Tratado de
DOR
Oncológica

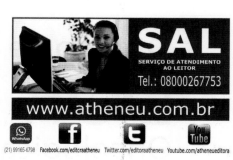

Tratado de DOR Oncológica

Editor Institucional Responsável
PAULO RENATO BARREIROS DA FONSECA

Editores
ANA CAROLINA BRAZ LIMA
ANDRÉ MARQUES MANSANO
CHARLES AMARAL DE OLIVEIRA
FABRÍCIO DIAS ASSIS

Editor-Chefe
CARLOS MARCELO DE BARROS

Editores
JOSÉ LUCIANO BRAUN FILHO
KARINA RODRIGUES ROMANINI SUBI
LEANDRO MAMEDE BRAUN
LÚCIO CÉSAR HOTT SILVA

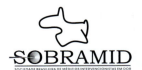
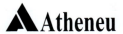

EDITORA ATHENEU

São Paulo —	*Rua Avanhandava, 126 – 8º Andar*
	Tel.: (11) 2858-8750
	E-mail: atheneu@atheneu.com.br
Rio de Janeiro —	*Rua Bambina, 74*
	Tel.: (21)3094-1295
	E-mail: atheneu@atheneu.com.br

CAPA: Equipe Atheneu

ILUSTRAÇÃO DE CAPA: Samara Salazar Schmidt

PRODUÇÃO EDITORIAL/DIAGRAMAÇÃO: Rosane Guedes

CIP-BRASIL. CATALOGAÇÃO NA PUBLICAÇÃO
SINDICATO NACIONAL DOS EDITORES DE LIVROS, RJ

T698

Tratado de dor oncológica / editores Paulo Renato Barreiros da Fonseca ... [et al.]. - 1. ed. - Rio de Janeiro : Atheneu, 2019.

    Inclui bibliografia
    ISBN 978-85-388-1001-8

    1. Dor do câncer. I. Fonseca, Paulo Renato Barreiros da.

19-57135   CDD: 616.994
                     CDU: 616-006

Meri Gleice Rodrigues de Souza - Bibliotecária CRB-7/6439

20/05/2019   22/05/2019

SOBRAMID; FONSECA, P. R. B.; MANSANO, A. M.; LIMA, A. C. B.; SILVA, L. C. H.; BRAUN, L. M.; SUBI, K. R. R.; BARROS, C. M.; ASSIS, F. D.; OLIVEIRA, C. A.; BRAUN FILHO, J.
Tratado de Dor Oncológica

© *Direitos reservados à EDITORA ATHENEU – São Paulo, Rio de Janeiro, 2019*

Corpo Editorial

Editor-Chefe

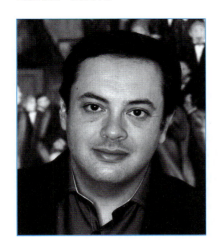

Carlos Marcelo de Barros

Graduação pela Faculdade de Ciências Médicas de Minas Gerais (Belo Horizonte – MG). *Fellow of Interventional Pain Practice* pelo WIP (World Institute of Pain), FIPP. Residência de Anestesiologia Hospital Alzira Velano (Alfenas – MG). Título de Área de Atuação em Dor pela Associação Médica Brasileira (AMB). Especialização em Tratamento da Dor: Universidade de São Paulo – Ribeirão Preto, SP. Especialização no Tratamento ao Paciente com Dor: IEP Hospital Sírio-Libanês. Especialização no Tratamento Intervencionista da Dor: Clínica Singular – Campinas, SP. Especialização em Processos Educacionais em Saúde – IEP Hospital Sírio-Libanês. Especialização em Cuidados Paliativos – IEP Hospital Sírio-Libanês. Diretor Clínico e Anestesiologista da Santa Casa de Alfenas. Ex-Coordenador da COREME da Santa Casa de Alfenas (2013-2019). Fundador e Diretor Técnico da Clínica Plenus – Medicina da Dor. Professor de Anestesiologia da Faculdade de Medicina – Universidade Federal de Alfenas – UNIFAL.

Editor Institucional Responsável

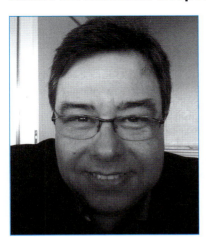

Paulo Renato Barreiros da Fonseca

Formado em Medicina pela Universidade Federal do Estado do Rio de Janeiro – UNIRIO, 1986. Médico Anestesiologista com Área de Atuação em Dor pela AMB/SBA/SBED. Atual Presidente da Sociedade Brasileira de Médicos Intervencionistas em Dor – SOBRAMID. Atual Vice-Presidente da Sociedade Brasileira para o Estudo da Dor – SBED. Ex-Professor Concursado de Anestesiologia da Universidade Federal do Estado do Rio de Janeiro – UNIRIO. Formação em Dor pela Universidade Federal de São Paulo – UNIFESP. *Fellow of Interventional Pain Practice* pelo WIP (World Institute of Pain), FIPP. MBA em Gerência de Saúde pela Fundação Getulio Vargas – FGV – Rio de Janeiro. Sócio Diretor – Médico da Aliviar – Medicina da Dor, Rio de Janeiro. Coordenador do Serviço de Anestesiologia e Clínica de Dor Oncológica da America's Oncologia – COI – Rio de Janeiro.

Editores

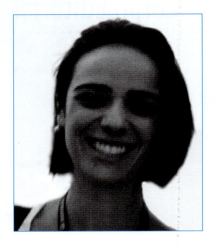

Ana Carolina Braz Lima
Título de Especialista em Anestesiologia – SBA. Título de Área de Atuação em Dor pela Associação Médica Brasileira (AMB). Pós-Graduação em Dor pelo Hospital Israelita Albert Einstein. *Fellowship* em Medicina Intervencionista da Dor pela Singular – Centro de Controle de Dor. *Fellow of Interventional Pain Practice* pelo WIP (World Institute of Pain), FIPP. *Certified Interventional Pain Sonologist* (WIP), CIPS. WAPMU. *Pain MSK Ultrasoud Certified* (PMUC) – ASRA. Clínica Aliviar – Medicina da Dor – Rio de Janeiro.

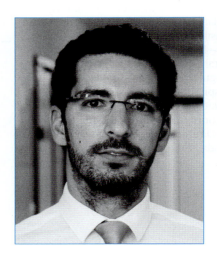

André Marques Mansano
Médico Intervencionista da Dor na Singular – Centro de Controle de Dor e no Hospital Israelita Albert Einstein. Graduado em Medicina pela Universidade Estadual de Londrina (UEL). Residência em Clínica Médica pela UEL. Residência em Anestesiologia pela Faculdade de Medicina de Botucatu – UNESP-FMB. *Fellowship* em Medicina Intervencionista da Dor pela Singular – Centro de Controle de Dor. Doutor em Anestesiologia pela UNESP-FMB. Título de Especialista em Anestesiologia (TEA) pela Sociedade Brasileira de Anestesiologia (SBA). Título Superior em Anestesiologia (TSA) pela SBA. Título de Área de Atuação em Dor pela Associação Médica Brasileira (AMB). *Fellow of Interventional Pain Practice* pelo WIP (World Institute of Pain), FIPP. *Certified Interventional Pain Sonologist* (World Institute of Pain), CIPS. Membro do Comitê de Educação – World Institute of Pain. Tesoureiro da Sociedade Brasileira dos Médicos Intervencionistas em Dor (SOBRAMID).

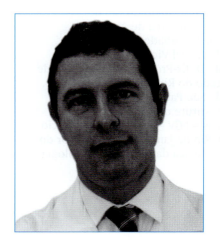

Charles Amaral de Oliveira
Médico Anestesiologista e Intervencionista da Dor. Sócio Fundador e Membro do Singular – Centro de Controle da Dor/Campinas-SP. Médico Intervencionista de Dor do Complexo Hospitalar São João de Deus/Divinópolis-MG. Presidente da SOBRAMID (2016-2017). Membro do Board de Examinadores do FIPP (2011-2015). Área de Atuação em Dor pela Associação Médica Brasileira (AMB).
Fellow of Interventional Pain Practice pelo WIP (World Institute of Pain), FIPP. *Certified Interventional Pain Sonologist* (WIP), CIPS. *Pain and MSK Interventional Ultrasound Certificate* (PMUC) – ASRA (American Society of Regional Anesthesia).

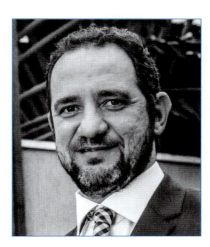

Fabrício Dias Assis
Anestesiologista. Título de Área de Atuação em Dor pela Associação Médica Brasileira (AMB). Sócio Fundador do Singular – Centro de Controle da Dor. *Fellow of Interventional Pain Practice* pelo WIP (World Institute of Pain), FIPP. Chair Board of Sections WIP (2018-2019). Cofundador da SOBRAMID (Sociedade Brasileira de Médicos Intervencionistas em Dor) e seu primeiro presidente.

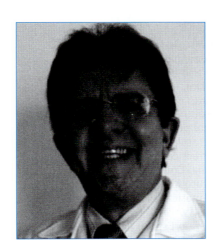

José Luciano Braun Filho
Ex-Presidente da Sociedade Brasileira para o Estudo da Dor (2000-2002). Fundador e Ex-Presidente da Sociedade Brasileira de Médicos Intervencionistas em Dor. Ex-Diretor da Academia Latinoamericana de Médicos Intervencionistas en Dolor (2011-2013). Ex-Diretor da Federação Latino-Americana de Associações para o Estudo da Dor (2005-2008). Ex-Diretor da Academia Latinoamericana de Médicos Intervencionistas en Dolor (2011-2013). Fundador e Vice-Presidente da Academia Latinoamericana de Médicos Intervencionistas en Dolor. Fundador e Ex-Presidente da Sociedade Norte e Nordeste para o Estudo da Dor.

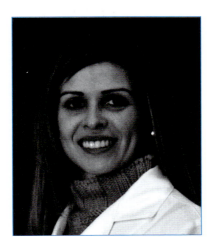

Karina Rodrigues Romanini Subi
Médica Anestesiologista. Título de Área de Atuação em Dor pela Associação Médica Brasileira (AMB). *Fellow of Interventional Pain Practice* pelo WIP (World Institute of Pain), FIPP. Médica Intervencionista da Dor do Centro de Oncologia e Hematologia do Hospital Israelita Albert Einstein (HIAE).

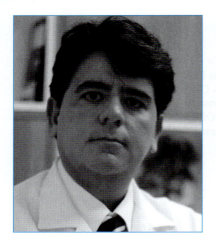

Leandro Mamede Braun

Médico graduado pela Universidade de Pernambuco (UPE). Residência Médica em Anestesiologia pela Faculdade de Medicina da Universidade de São Paulo (FMUSP). Especialização em Dor pelo Hospital das Clínicas – Departamento de Neurocirurgia Funcional da Universidade de São Paulo (FMUSP). Certificado de Área de Atuação em Dor pela Associação Médica Brasileira (AMB). *Fellow of Interventional Pain Practice* pelo WIP (World Institute of Pain) FIPP-WIP. Título de Especialista em Anestesiologia pelo Sociedade Brasileira de Anestesiologia (SBA). Título Superior de Anestesiologia (TSA) pelo Sociedade Brasileira de Anestesiologia (SBA). Sócio Fundador e Diretor da Clínica Real Dor.

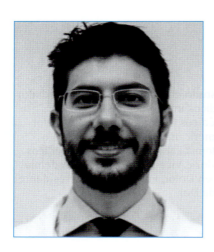

Lúcio César Hott Silva

Título de Especialista em Neurocirurgia pelo MEC e AMB. Título de Área de Atuação em Dor pela Associação Médica Brasileira (AMB). *Fellow of Interventional Pain Practice* pelo WIP (World Institute of Pain), FIPP. *Certified Interventional Pain Sonologist* (WIP), CIPS. Certificação Internacional em Medicina da Dor pela Sociedade Americana de Anestesia Regional e Medicina da Dor (ASRA-PMUC). Coordenador da Clínica de Dor do São Bernardo Apart Hospital, Colatina-ES. Coordenador da Liga Acadêmica de Dor, Intervencionismo e Reabilitação do UNESC – Colatina-ES. Pós-Graduado em Dor pela Universidade de São Paulo (USP). Pós-Graduado em Intervencionismo em Dor pela Clínica Singular, Campinas-SP. Pós-Graduado em Anestesia Regional pelo Hospital Sírio-Libanês, São Paulo-SP. Pós-Graduado em Medicina Regenerativa na Orthoregen/Extecamp – Escola de Extensão da Unicamp – Theoretical-Practical Course in Regenerative Medicine of Musculoskeletal System – International Course, Indaiatuba-SP. *Chairman* (Presidente) do Capítulo Brasil do Instituto Mundial de Dor (WIP) (2017-2019). *Chairman* (Presidente) do Capítulo América Latina da Academia Mundial de Medicina da Dor por Ultrassonografia (WAPMU) (2018-2020). Presidente da Regional da Sociedade Brasileira para o Estudo da Dor no Espírito Santo (RESBED-ES) (2017-2018).

Colaboradores

Adhemar Dias de Figueiredo Neto
Médico com Título de Especialista em Medicina de Família e Comunidade, com Certificado de Área de Atuação em Cuidados Paliativos. Doutorando Interinstitucional em Ciências da Saúde (Universidade Italiana de Rosário/ARG), Especialista em Geriatria pela Faculdade de Ciências Médicas de Minas Gerais (FCMMG). Professor Adjunto I do Curso de Medicina da Universidade Federal de Juiz de Fora – Campus Governador Valadares (UFJF-GV). Coordenador do Programa de Residência Médica em Medicina Geral de Família e Comunidade da Prefeitura Municipal de Governador Valadares – Minas Gerais.

Alessandra Denolato
Graduada em Nutrição pela Universidade do Estado do Rio de Janeiro (UERJ). Especialista em Nutrição Clínica pela Faculdade de Enfermagem Luiza de Marillac. Mestre em Biologia pela UERJ. Preceptora de Nutrição do Programa de Residência Multiprofissional em Saúde do Idoso (NAI/UNATI/UERJ). Coordenadora do Programa de Residência Multiprofissional em Saúde do Idoso (NAI/UNATI/UERJ).

Alexandra Raffaini
Anestesiologista com Área de Atuação em Dor pela Associação Médica Brasileira (AMB). *Fellow of Interventional Pain Practice* – FIPP. Médica Assistente da Equipe de Tratamento da Dor da Divisão de Anestesia do Hospital das Clínicas da FMUSP-Icesp. Médica Assistente da Equipe de Tratamento da Dor da Santa Casa de Misericórdia de São Paulo.

Alexandre Mio Pos
Mestrando em Dor Oncológica pela Faculdade de Ciências Médicas de Minas Gerais (FCMMG). Anestesiologista com Título de Especialista pela SBA e Certificado de Área de Atuação em Dor pela AMB. Vice-Coordenador da Clínica de Dor do Hospital das Clínicas da UFMG. Presidente da Sociedade Mineira para o Estudo da Dor – SOMED.

Alexandre Teixeira
MD, FFA (SA), Fellow of International Pain Practice (FIPP). Clínica de Dor, Porto, Portugal.

Allen Lopes Petrini
Residência em Medicina Interna na Fundação Hospitalar do Estado de Minas Gerais. Residência em Oncologia Clínica na Fundação Benjamin Guimarães em Belo Horizonte – MG.

Alyne Lopes Braghetto
Psicóloga do Centro de Oncologia e Hematologia do Hospital Israelita Albert Einstein (HIAE). Especialista em Psicologia Hospitalar pelo Hospital das Clínicas da Faculdade de Medicina da Universidade de São Paulo (HC-FMUSP). Extensão em Neuropsicologia pelo Instituto de Medicina Física e Reabilitação do HC-FMUSP. Psicóloga Clínica e Graduada em Psicologia pela Universidade Presbiteriana Mackenzie.

Amélie Falconi
Especialização em Medicina da Dor pela Santa Casa de Misericórdia de São Paulo. Aperfeiçoamento em Anestesia Regional pelo IEP – Hospital Sírio-Libanês. Anestesiologista AMB/SBA pelo Centro de Ensino e Treinamento do Hospital Universitário – Universidade de Juiz de Fora.

Ana Beatriz Dória Vigna
Residência Médica em Dor Crônica – Hospital das Clínicas da Universidade de São Paulo de Ribeirão Preto. Residência Médica em Anestesiologia Pediátrica – Hospital Pequeno Príncipe – Curitiba. Residência Médica em Anestesiologia – Instituto Penido Burnier – Campinas.

Ana Beatriz Galhardi di Tommaso

Médica Geriatra afiliada do Ambulatório de Longevos da Escola Paulista de Medicina da Universidade Federal de São Paulo (EPM/UNIFESP). Médica do Programa Einstein na Comunidade Judaica. Coordenadora da Pós-Graduação de Cuidados Paliativos do Hospital Israelita Albert Einstein (HIAE).

Ana Cristina Pugliese de Castro

Graduação em Medicina pela Faculdade de Medicina da Universidade de São Paulo (FMUSP). Residência em Cirurgia Geral e Torácica pelo Hospital das Clínicas da FMUSP. Pós-Graduação *lato sensu* em Cuidados Paliativos pelo Instituto de Ensino e Pesquisa do Hospital Sírio-Libanês. Médica da Equipe de Suporte e Cuidados Paliativos do Hospital Sírio-Libanês. Tutora do Curso de Pós-Graduação *lato sensu* em Cuidados Paliativos do Instituto de Ensino e Pesquisa do Hospital Sírio-Libanês. Doutoranda em Ciências da Saúde do Instituto de Ensino e Pesquisa do Hospital Sírio-Libanês.

Ana Gabriela Kriger Pinheiro

Graduação na Faculdade Pernambucana de Saúde (FPS). Residente do Terceiro Ano em Anestesiologia no Hospital Agamenon Magalhães, Recife-PE.

Ana Karla Arraes von Sohsten

Médica Anestesiologista com Área de Atuação em Dor pela Associação Médica Brasileira (AMB). Mestre em Medicina pela Universidade de Pernambuco (UPE). Supervisora do Programa de Residência Médica em Anestesiologia da UPE. Diretora Administrativa da Clínica de Tratamento da Dor do Complexo Hospitalar Real Hospital Português de Beneficência de Pernambuco.

André Aparecido da Silva Teles

Formado em Bacharelado em Enfermagem, Especialista em Docência no Ensino Técnico. Doutorando pela Escola de Enfermagem de Ribeirão Preto da Universidade de São Paulo (EERP-USP) e Pós-Graduando em Enfermagem em Estomaterapia pela Faculdade de Medicina de São José do Rio Preto (FAMERP).

André Filipe Junqueira dos Santos

Médico Geriatra e Paliativista Titulado pela Associação Médica Brasileira (AMB). Doutorado pela Universidade de São Paulo (USP). Atua no Serviço de Cuidados Paliativos do Instituto Oncológico de Ribeirão Preto/Grupo Oncoclínicas, no Hospital São Francisco e no Hospital Netto Campelo. Presidente da Academia Nacional de Cuidados Paliativos.

Andrea Trescot

MD, ABIPP, FIPP, CIPS.

Andrés Rocha Romero

Anesthesiology, Universidad de Costa Rica. Pain Medicine, Universidad Nacional Autónoma de México. Interventional Pain Management, Universidad Nacional Autónoma de México.

Andrew M. Khoury

MD, Interventional Pain Fellow, University of Florida, EUA.

Anita Perpetua Carvalho Rocha de Castro

Médica Anestesiologista com Certificado em Atuação na Área de Dor. Mestrado e Doutorado em Anestesiologia pela UNESP-Botucatu. Residência Médica em Anestesiologista pelo CET Obras Sociais Irmã Dulce. Residência Médica em Clínica da Dor na UNESP-Botucatu. Formação em Técnicas Intervencionistas para o Tratamento da Dor na Singular/Campinas. Membro Titular da Sociedade Brasileira de Anestesiologia. Membro Titular da Sociedade Brasileira de Dor. Membro Titular da Sociedade de Médicos Intervencionistas da Dor.

Anne Caroline Rocha de Carvalho

Graduação em Medicina pela Universidade Estadual do Piauí (UESPI). Anestesiologista com Área de Atuação em Dor pela Santa Casa de Alfenas.

Antonio Andrigo Ferreira de Carvalho

Graduação em Medicina pela Universidade Federal de Pernambuco (UFPE). Graduação em Tecnólogo em Radiologia pelo Instituto Federal de Pernambuco (IFPE). Especialização *lato sensu* em Docência do Ensino Superior pelo Centro Universitário Maurício de Nassau (UNINASSAU). Médico Especializado em Anestesiologia pelo Centro de Pesquisas Oncológicas (CEPON).

Antonio Vinicius Torres da Silva
Médico formado no Hospital Universitário Antonio Pedro/Universidade Federal de Fluminense (HUAP/UFF). Residência em Clínica Médica no Hospital Universitário Clementino Fraga Filho/Universidade Federal do Rio de Janeiro (HUCFF/UFRJ). Residência em Oncologia Clínica no HUCFF/UFRJ. Oncologista Clínico no Oncologia D'Or.

Argemiro Ferreira de Andrade Neto
Médico Anestesiologista com Atuação em Dor. Especialista em Cuidados ao Paciente com Dor pelo Instituto de Ensino e Pesquisa do Hospital Sírio-Libanês. Título de Especialista em Dor pela Associação Médica Brasileira (AMB). Médico Intervencionista em Dor pelo Singular – Centro de Controle da Dor.

Artur Padão Gosling
Fisioterapeuta. Mestre em Ciências/Clínica Médica pela Universidade Federal do Rio de Janeiro (UFRJ). Especialista em Fisioterapia Esportiva pela Sociedade Nacional de Fisioterapia Esportiva e da Atividade Física/Conselho Federal de Fisioterapia e Terapia Ocupacional (SONAFE/COFFITO). Capacitação em Dor pelo Hospital das Clínicas da Faculdade de Medicina da Universidade de São Paulo (HC-FMUSP) e pelo Hospital Federal dos Servidores do Estado, Rio de Janeiro (HSE-RJ).

Bart Jorrit Snel
MD, FIPP. Anesthesiologist – Pain Specialist. Radboudumc Expertise Center for Pain and Palliative Medicine. Radboudumc, Nijmegen, The Netherlands.

Beatriz Leal Carvalho Nunes
Residência Médica em Anestesiologia pelo Hospital Sírio-Libanês/Instituto de Ensino e Pesquisa Sírio-Libanês. Pós-Graduação em Cuidados ao Paciente com Dor no Hospital Sírio-Libanês. Certificado de Atuação em Dor pela Associação Médica Brasileira (AMB).

Benedito Domingos Amorim Filho
Médico Neurocirurgião com Área de Atuação em Dor. Médico Assistente do Instituto Dr. José Frota.

Berenice Carolina Hernández Porras
Anestesióloga Oncóloga. Algóloga Intervencionista. *Fellow of Intervencional Pain Practice*, *Certified Intervencional Pain Sonologist*.

Bernardo A. de Monaco
Neurocirurgia Funcional – Hospital das Clínicas da Faculdade de Medicina da Universidade de São Paulo (HC-FMUSP). Neurocirurgia Funcional – Associação de Assistência à Criança Deficiente – AACD – SP.

Bianca Figueiredo Barros
Geriatra pela Sociedade Brasileira de Geriatria e Gerontologia (SBGG) e Unifesp (EPM). Especialista em Dor pela Sociedade Brasileira de para Estudo da Dor (SBED). Secretária do Comitê Nacional de Dor no Idoso (SBED). Membro da Comissão Nacional da Dor (SBGG). Afiliada externa do Serviço de Doenças Ostearticulares e Dor da Disciplina de Geriatria e Gerontologia (DIGG/Unifesp).

Bráulio Nunes da Silva
Oncologista Clínico da Cetus Oncologia. Graduação – Universidade Federal de Minas Gerais (UFMG).

Breno Fialho Vitarelli de Carvalho
Residente em Anestesiologia na Casa de Caridade Nossa Senhora do Perpétuo Socorro – Santa Casa de Alfenas. Especialização em Medicina de Família e Comunidade (UNASUS-UERJ). Médico pela Universidade do Grande Rio (UNIGRANRIO).

Breno José Santiago Bezerra de Lima
Mestre e Doutor em Ciências Médicas pela FMPR/USP. Título Superior em Anestesiologia – TSA/SBAI. Certificado em Área de Atuação em Dor (CAAD/SBA/AMB). Certificado na Área de Atuação em Medicina Paliativa (CAAMP/SBA/AMB). *Fellow of Interventional Pain Practice* (FIPP/WIP). Membro da Comissão Examinadora do Título Superior em Anestesiologia/SBA.

Camila Hayacida
Enfermeira, especialista em Clínica Médico-Cirúrgica e Cuidados Paliativos pelo Instituto de Ensino e Pesquisa do Hospital Sírio-Libanês. Possui atuação assistencial voltada ao cuidado do paciente oncológico e em cuidados paliativos, e atualmente é Educadora Corporativa da UnitedHealthGroup Brasil.

Camille Amanda Khan

Bacharelado em Tradução e Interpretação (Uninove-SP), Diplomada no Ensino de Língua Inglesa para Estrangeiros (TEFL), Licenciatura Curta (UFRR), Certificados de Proficiência em Língua Portuguesa e Francesa (University of London). Filiada à Associação Brasileira de Tradutores (ABRATES). Mais de 20 anos de experiência como tradutora (língua inglesa), especializada em Ciências da Saúde, principalmente Medicina, Enfermagem e Odontologia. Nessas áreas, tem publicadas traduções/versões de: artigos científicos e teses, dois capítulos de livros de Medicina Intervencionista da Dor e Medicina Regenerativa (Editora Springer), retrotraduções na adaptação cultural e validação de instrumentos na Enfermagem, Oftamologia e Fisioterapia (UFMG, UFSJ e Unifenas), entre elas, o Conteúdo do Sistema de Triagem de Manchester (UFMG). Há 10 anos produz conteúdo digital para a educação ao paciente de dor e presta consultoria linguística na área de Medicina Intervencionista da Dor. Educadora há mais de 30 anos, lecionou no Ensino Público, em Cursos Libres e de Idiomas. Atua hoje na esfera privada como tradutora, redatora, revisora, professora de línguas e consultora linguística.

Carla Speroni Ceron

Professora Adjunta na Faculdade de Ciências Farmacêuticas da Universidade Federal de Alfenas (UNIFAL-MG). Pós-Doutorado junto à Divisão de Nefrologia do Departamento de Medicina da University of California, San Francisco (UCSF, EUA) Pós-Doutorado junto ao Departamento de Enfermagem Psiquiátrica e Ciências Humanas, Escola de Enfermagem de Ribeirão Preto da Universidade de São Paulo (EERP-USP). Doutorado e Mestrado em Farmacologia pela Faculdade de Medicina de Ribeirão Preto da Universidade de São Paulo (FMRP-USP). Farmacêutica pela Universidade Federal de Santa Maria (UFSM-RS).

Carlos Alexandre de Freitas Trindade

Especialista em Anestesiologia – HC-UFMG. Especialista em Cuidados ao Paciente com Dor – Hospital Sírio-Libanês. Especialista em Dor Crônica Intervencionista – HC-USP/RP. Título Superior em Anestesiologia TSA/SBA. Certificado de Área de Atuação em Dor – CAAD/AMB. Mestrando em Ciências da Saúde Aplicadas ao Aparelho Locomotor – USP/RP.

Carlos Eduardo Engel Velano

Graduação em Medicina pela Universidade José do Rosário Vellano. Residência em Clínica Médica e em Hematologia e Hemoterapia. Especialista em Hemoterapia pelo Hemocentro de Ribeirão Preto-USP. Especialista em Hematologia e Hemoterapia pela Sociedade Brasileira de Hematologia e Hemoterapia. Médico contratado do Hospital Universitário Alzira Velano. Professor de Hematologia da Faculdade de Medicina da UNIFENAS. Responsável pelo Serviço de Hematologia da Santa Casa de Alfenas.

Catarina Leticia Rodrigues Barbalho

Médica Anestesiologista pela Universidade do Estado do Pará (UEPA). *Fellow* em Terapia Antálgica e Cuidados Paliativos pela Universidade Estadual Paulista (UNESP). Atuando na Área de Dor no Hospital Israelita Albert Einstein (HIAE). Professora e Membro da Coordenação da Pós-Graduação Multiprofissional de Dor do HIAE.

Cintia Santos Braghiroli

Título de Especialista em Dermatologia pela Sociedade Brasileira de Dermatologia (SBD) e Associação Médica Brasileira (AMB). Membro Ativo da Sociedade Brasileira de Dermatologia e da Sociedade Brasileira de Cirurgia Dermatológica. *Fellowship* em Dermatoscopia, sob orientação do Dr. Giuseppe Argenziano, na Seconda Università degli Studi di Napoli. Graduação e Residência Médica em Dermatologia na Faculdade de Medicina de Botucatu (FMBUNESP).

Clarissa Seródio Baldotto

Médica Oncologista Clínica. Mestre em Cancerologia pelo Instituto Nacional de Câncer (INCA). Membro da Diretoria da Sociedade Brasileira de Oncologia Clínica (SBOC).

Claudio Tinoco Mesquita

Professor-Associado do Departamento de Radiologia da Universidade Federal Fluminense (UFF). Coordenador do Setor de Medicina Nuclear do Hospital Pró-Cardíaco. Responsável Técnico do Setor de Medicina Nuclear do Hospital Vitória. Editor Chefe do International Journal of Cardiovascular Sciences.

Cristina Clebis Martins

Anestesiologista. Especialista em Dor. Medicina Intervencionista da Dor. Clínica CINDOR: Centro Interdisciplinar de Tratamento da Dor. Título Superior em Anestesiologia. Área de Atuação em Dor pela Associação Médica Brasileira (AMB). Membro das Sociedades Brasileira e Paranaense de Anestesiologia. Pós-Graduada em Dor pelo Hospital Sírio-Libanês. Pós-Graduada em Anestesia Regional Guiada por Ultrassom pelo Hospital Sírio-Libanês. Medicina Intervencionista da Dor – Singular – Centro de Controle da Dor – Campinas-SP. MBA em Gestão em Saúde pela Fundação Getulio Vargas – FGV.

Dailson Mamede Bezerra

Título Superior em Anestesiologia – SBA. Área de Atuação em Dor – AMB. *Fellowship* em Medicina Intervencionista da Dor – Singular – Centro de Controle da Dor – Campinas-SP (em andamento).

Daniel Neves Forte

Médico Intensivista e Paliativista. Doutor em Ciências e Pós-Doutorando em Bioética pela Faculdade de Medicina da Universidade de São Paulo (FMUSP). Coordenador do Programa de Assistência, Ensino e Pesquisa em Cuidados Paliativos do Hospital Sírio-Libanês. Presidente da Academia Nacional de Cuidados Paliativos (2017-2019).

Daniel Rossini de Albuquerque

Graduado em Fisioterapia pela Universidade Tiradentes-SE. Graduado em Medicina pela Faculdade de Tecnologia e Ciência-BA. Residência em Anestesiologia pelo Hospital Universitário da Universidade Federal de Sergipe. Título de Especialista em Anestesiologia (TEA) pela Sociedade Brasileira de Anestesiologia. Pós-Graduação *lato sensu* em Dor pela Faculdade Israelita de Ciências da Saúde Albert Einstein.

Debora Cristina Victorino de Azevedo

Mestrado em Política e Gestão de Ciências, Tecnologia e Inovação – Escola Nacional de Saúde Pública – ENSP/FIOCRUZ. Especialização em Auditoria de Sistemas de Saúde – Universidade Estácio de Sá. Especialização em Prova de Título de Coordenação de Estudos – Sociedade Brasileira de Profissionais de Pesquisa Clínica – SBPPC. Especialização em Residência em Enfermagem Oncológica – Instituto do Câncer, INCA. Graduação em Enfermagem – Universidade do Estado do Rio de Janeiro – UERJ. Atualmente, atua como Gerente de Operações do Instituto COI. Gerente de Qualidade de Pesquisa Clínica do INCA. Monitoria de Pesquisa Clínica na Bristol Myers Squibb. Coordenadora do Curso de Especialização em Pesquisa Clínica no INCA por quatro anos.

Dinamara Kran Rocha

Graduação em Medicina pela Universidade Católica de Brasília (UCB). Residência Médica em Acupunturiatria no Hospital de Base do Distrito Federal (HBDF). Médica Acupunturiatra da Secretaria de Estado e Saúde do Distrito Federal (SES-DF). Preceptora do Programa de Residência Médica em Acupunturiatria do Hospital de Base do Distrito Federal. Membro da Diretoria do Colégio Médico Brasileiro de Acupuntura (CMBA).

Diogo Augusto Rodrigues da Rosa

Graduado em Medicina pela Universidade Federal do Estado do Rio de Janeiro (UFRJ). Residência em Oncologia Clínica pelo Hospital Universitário Clementino Fraga Filho. Membro da Sociedade Brasileira de Oncologia Clínica. Membro da American Society of Clinical Oncology. Diretor Educacional – LACOG GU.

Diogo Kallas Barcellos

Médico graduado pela Faculdade de Ciências Médicas de Minas Gerais. Geriatra titulado pela SBGG/AMB. Pós-Graduação em Cuidados ao Paciente com Dor pelo Hospital Sírio-Libanês. Presidente da Comissão de Dor no Idoso da Sociedade Brasileira de Geriatria e Gerontologia (SBGG). Diretor Científico do Comitê de Dor no Idoso da Sociedade Brasileira para Estudo da Dor (SBED). Médico Preceptor da Residência Médica em Geriatria da Universidade Federal de Uberlândia. Médico do Hospital Santa Clara – Uberlândia.

Dirce Maria Navas Perissinotti

Pós-Doutorado pela Escola Paulista de Medicina da Universidade Federal de São Paulo (EPM/UNIFESP). Doutorado e Mestrado em Ciências pela Faculdade de Medicina da Universidade de São Paulo (FMUSP). Especialista em Psicoterapias e Psicanálise. Avaliação e Reabilitação Neuropsicológica. Diretora Administrativa da Sociedade Brasileira para Estudos da Dor (SBED).

Edílson Silva Machado

Médico Ortopedista, com Área de Atuação em Dor AMB/CFM. Mestrado em Diagnóstico Genético e Molecular. Doutorando da Faculdade de Medicina da Universidade do Porto, Portugal. Diretor da Clínica UNIVIDA – Centro de Pesquisa e Manejo da Dor – LaSalle Saúde – Universidade LaSalle. Supervisor da Residência Médica em Dor do Hospital Nossa Senhora da Conceição – GHC. Membro Titular das seguintes sociedades: Sociedade Brasileira de Ortopedia e Traumatologia (SBOT); Sociedade Brasileira de Coluna (SBC); Sociedade Brasileira para o Estudo da Dor (SBED); Sociedade Gaúcha para o Estudo da Dor (SOGED) – Presidente (2017/2018); Sócio Fundador da Associação Brasileira de Pesquisa em Medicina Regenerativa; Sócio Fundador da Sociedade Brasileira de Regeneração Tecidual – SBRET; Fellow of the American Academy and Board of Regenerative Medicine; Membro da IASP – International Association for the Study of Pain.

Edison Iglesias de Oliveira Vidal

Professor-Associado da Disciplina de Geriatria da Faculdade de Medicina de Botucatu (UNESP). Especialista em Geriatria com Área de Atuação em Cuidados Paliativos pela Associação Médica Brasileira (AMB). Mestrado e Doutorado em Saúde Coletiva pela Universidade Estadual de Campinas (UNICAMP). Livre-Docência em Geriatria pela UNESP.

Eduardo Azevedo de Castro
Especialista em Anestesiologia TSA/SBA. Especialista em Clínica Médica pelo Hospital Santa Casa de Belo Horizonte. Especialista em Dor pelo Hospital Sírio-Libanês. Médico Assistente da Equipe de Medicina da Dor do Hospital da Santa Casa de Belo Horizonte. Médico Assistente da Equipe de Medicina da Dor Intervencionista da Rede Mater Dei de Saúde.

Eduardo Rossi Abud
Graduado em Medicina pela Universidade de Mogi das Cruzes (UMC). Residência Médica em Anestesiologia pela Universidade de Taubaté (UNITAU). Especialização em Terapia da Dor pela Santa Casa de Misericórdia de São Paulo.

Elaine Gomes Martins
WIP – CIPS (World Intitute of Pain). AMB – SBA – Certificado de Atuação em Dor. Pós-Graduação em Anestesia Regional – Hospital Sírio-Libanês. Especialização em Dor – Hospital Sírio-Libanês. Residência Médica e Anestesiologia – Hospital Sírio-Libanês. Medicina pela Universidade Federal do Ceará (UFC).

Eliza Maria Rezende Dázio
Estomaterapeuta e Docente da Escola de Enfermagem/Programa de Pós-Graduação *stricto sensu* em Enfermagem da Universidade Federal de Alfenas UNIFAL-MG.

Emanuely Fernandes Carlos
Graduanda em Fisioterapia pela Universidade Federal de Alfenas. Tem experiência na área de Fisioterapia com ênfase em dor.

Érica Carla Lage de Oliveira
Anestesiologista com Área de Atuação em Dor. Membro da Equipe de Dor da Rede Mater Dei de Saúde do Hospital das Clínicas da Universidade Federal de Minas Gerais (UFMG) e do Instituto Clind'Or.

Erika Satomi
Geriatra, Especialista em Geriatria pela SBGG e em Cuidados Paliativos pela ANCP. Médica responsável pelo Serviço de Cuidados Paliativos e Suporte ao Paciente do Hospital Israelita Albert Einstein (HIAE).

Fábio Ricardo de Souza Romano
Biólogo, Universidade Mackenzie, SP. Formação Técnica em Shiatsu e Medicina Tradicional Chinesa, EastWest School of Naturopathy, Austrália. Especialização em Medicina Comportamental, UNIFESP, SP. Fomação em Somatic Experience, Foundation for Human Enrichment, EUA. Especialização em Medicina Integrativa, IEP – Hospital Israelita Albert Einstein (HIAE). Formação em Facilitação de Processos de Desenvolvimento de Grupos. Instituto EcoSocial, SP. Formação em Integrative Health Coach, Duke University, EUA.

Fabíola Peixoto Minson
Anestesiologista, Área de Atuação em Dor (Associação Médica Brasileira – AMB). Coordenadora do Centro Integrado de Tratamento da Dor-SP. Médica da Equipe de Tratamento da Dor do Hospital Israelita Albert Einstein (HIAE). Diretora da Sociedade Brasileira para Estudo da Dor (SBED) (2009-2012). Autora do livro *Ufa! Chega de Dor!* (2014).

Fátima Geovanini
Psicóloga, Psicanalista, Doutora em Bioética pela Fiocruz e Especialista em Cuidados Paliativos (Instituto Pallium).

Felipe Duarte Augusto
Neurocirurgião do Hospital Irmã Denise – CASU, Caratinga, MG. Residência em Neurocirurgia pela Universidade Federal dos Vales do Jequitinhonha e Mucuri – UFVJM. *Fellow* em Neurocirurgia Funcional, Hospital Biocor, Nova Lima, MG. *Fellow* em Dor, Hospital Madre Teresa, Belo Horizonte, MG. Especialização em Cuidados Paliativos, PUC Minas, Belo Horizonte, MG.

Fernanda Bono Fukushima
Professora-Assistente Doutora da Disciplina de Dor e Cuidados Paliativos da Faculdade de Medicina de Botucatu – UNESP. Especialista em Anestesiologia com Área de Atuação em Dor e Cuidados Paliativos pela AMB. Doutora em Anestesiologia pela UNESP.

Fernanda de Paula Eduardo
Graduada pela Faculdade de Odontologia da UMC. Especialista em Odontologia para Pacientes com Necessidades Especiais – FUNDECTO/FOUSP. Mestre pelo Instituto de Pesquisas Energéticas e Nucleares da USP – IPEN-USP. Doutora em Diagnóstico Bucal pela Faculdade de Odontologia da USP. Clinical Research no Fred Hutchinson Cancer Research Center, Seattle Cancer Care Alliance (2000-2002) – Seattle – EUA. Cirurgiã-Dentista do Programa de Oncologia, Hematologia e TMO do Hospital Israelita Albert Einstein (HIAE). Coordenadora do Curso de PG de Odontologia Hospitalar do HIAE.

Fernando Antonio Pedrosa Fidelis

Médico com Título de Especialista em Psiquiatria. Doutorando Interinstitucional em Ciências da Saúde (Universidade Federal de Sergipe/UNCISAL). Mestre em Saúde Pública pelo CPQAM/Fiocruz. Pós-Graduado em Saúde Pública pela ENSP e em Análise de Situação de Saúde pela UFGO. Professor Adjunto I do Curso de Medicina do Centro Universitário Tiradentes (UNIT-AL), Professor Auxiliar do Curso de Medicina e Coordenador do Programa de Residência Médica em Medicina Geral de Família e Comunidade da Universidade Estadual de Ciências da Saúde de Alagoas – UNCISAL e Professor Titular do Centro Universitário de Maceió – CESMAC. Atualmente é Presidente da Comissão Estadual de Residências Médicas de Alagoas – CEREM, além de ser Médico Psiquiatra dos Municípios de Anadia.

Fernando José Gonçalves do Prado

Graduação em Medicina pela Faculdade de Ciências Médicas da Universidade de Pernambuco (UPE). Anestesiologista com Residência Médica no Hospital das Clínicas da Faculdade de Medicina da Universidade de São Paulo (HCFMUSP). Título Superior de Anestesiologia pela Sociedade Brasileira de Anestesiologia (TSA-SBA). Algologista com Especialização em Tratamento de Dor Crônica pelo Departamento de Neurocirurgia do Hospital das Clinicas da Universidade de São Paulo (HCFMUSP). Certificado na Área de Atuação em Dor pela Sociedade Brasileira para o Estudo da Dor (SBED), Associação Médica Brasileira (AMB), Sociedade Brasileira de Anestesiologia (SBA) e Academia Brasileira de Neurologia (ABN). Sócio Fundador do Real Dor – Centro de Tratamento de Dor do Real Hospital Português de Beneficência em Pernambuco. *Fellow Interventional Pain Practice* of World Institute of Pain (FIPP-WIP). Médico Acreditado en Técnicas Intervencionistas del Dolor pela Academia Latinoamericana de Médicos Intervencionistas en Dolor (MATID-ALMID).

Fernando Meton de Alencar Camara Vieira

Graduação em Medicina pela Universidade Federal do Ceará (UFC). Realizou Residência em Clínica Médica no Hospital Universitário Walter Cantídio – HUWC da UFC. Concluiu Residência em Oncologia Clínica no Instituto Nacional de Câncer (INCA). *Fellowship* em Pesquisa Clínica no INCA. Defendeu o Mestrado em Clínica Médica, Área de Atuação Onco-Hematologia, pela Universidade Federal do Rio de Janeiro (UFRJ). Foi Médico Sênior e Gerente Médico da Coordenação de Pesquisa e Incorporação Tecnológica do INCA. Diretor Substituto da Rede Nacional de Pesquisa Clínica em Câncer (RNPCC/MS). Presidente da Sociedade Brasileira de Oncologia Clínica (SBOC-RJ), Capítulo Rio de Janeiro. Foi Fundador e Diretor Técnico do Instituto COI. Foi Diretor Médico do Grupo COI. Atualmente é Diretor Executivo do Americas Oncologia da UnitedHealth Group (UHG) e Médico Pesquisador do Instituto COI.

Flávia Seullner Domingues

Enfermeira Graduada pela Faculdade de Medicina de Botucatu (FMB – UNESP), especialista em Saúde do Adulto e Idoso pela FMB-UNESP e Mestre em Anestesiologia pela FMB-UNESP.

Frank van Haren

MD, Fellow of International Pain Practice (FIPP), Anesthesiologist – Pain Physician. Radboudumc Expertise Centre for Pain and Palliative Medicine, Nijmegen, The Netherlands.

Frederico Azevedo

Médico Intensivista – TE AMIB. Medicina Interna – Mestrado em Clínica Médica pela Universidade Federal do Rio de Janeiro (UFRJ). Revisor Convidado da British Journal of Surgery. Atendimento Hospitalar, Ambulatorial e Domiciliar – Atuação na Família, Medicina Perioperatória e Cuidados Clínicos de Apoio em Oncologia.

Frederico Fernandes Ribeiro Maia

Pós-Doutorando (Pesquisador) da Unidade de Tireoide do HC UNICAMP. PhD (Doutorado) e Mestrado pela UNICAMP. *Clinical Fellowship* no Memorial Sloan Kettering Cancer Center (MSKCC). Endocrinologista – Especialista Titular pela SBEM.

Gilberto de Almeida Fonseca Filho

Médico Neurocirurgião. *Fellow* em Neurologia e Neurocirurgia da George Universitat Goettingen, Alemanha, e da Albert Lubwig Universitat de Freiburg – Alemanha. Especialista em Neurologia pela Academia Brasileira de Neurologia e em Neurocirurgia pela Sociedade Brasileira de Neurocirurgia.

Gisela Magalhães Braga

Graduação em Medicina, UFMG. Residência Médica em Anestesiologia – SBA/MEC. Pós-Graduação, Mestrado, Faculdade de Medicina (UFMG). Área de Atuação em Dor – AMB. Curso de Medicina Intervencionista da Dor – Singular – Campinas. FIPP – *Fellow of Intervencional Pain Practice*. Chefe da Clínica de Dor da Santa Casa de Belo Horizonte. Membro da Equipe de Medicina Intervencionista da Dor da Rede MaterDei.

Gisele Marinho dos Santos
Médica Oncologista. Gerente Médica do Américas Centro de Oncologia Integrado. Especialista em Oncologia pela Sociedade Brasileira de Oncologia Clínica (SBOC). MBA em Gestão de Saúde pela COPPEAD/UFRJ.

Gláucia de Oliveira Moreira
Pneumologista Pediátrica, Mestre em Saúde da Criança e do Adolescente e Doutora em Ciências na Área de Ensino em Saúde, ambos pela Unicamp. Instrutora do Curso de Reanimação Neonatal da SBP, com formação complementar em Alergia e Terapia Intensiva Pediátrica e Neonatal, Ultrassonografia e Broncoscopia Flexível Pediátrica. Professora Adjunta, chefe do Departamento de Pediatria e Coordenadora do Curso de Graduação em Medicina da Universidade Federal de Alfenas (UNIFAL).

Glínia Cavalcante Nogueira Lopes
Residência Médica Anestesiologista pela Santa Casa RP/SP. Especialização em Dor Crônica pela FMRP-USP (2015). Curso de Formação em Técnicas Minimamente Invasivas da Coluna – Centro Especializado em Coluna e Dor (2014). Lopes GCN. Evaluation of chronic pain after laparoscopic cholecystectomy with pre operate use of pregabalin – 2015.

Grace Haber
Título de Especialista em Anestesiologia AMB/SBA. Título de Especialista em Medicina da Dor pela AMB. Anestesiologista, Área de Controle da Dor do Instituto Nacional de Câncer – INCA/HCI – Rio de Janeiro/RJ. Medicina da Dor – Américas Medical City. Medicina da Dor – Clínica Relief – Rio de Janeiro/RJ.

Graziele Sales Diniz
Anestesiologia, Acupuntura e Dor. Membro da Equipe de Dor da Rede Mater Dei de Saúde do Hospital das Clínicas da Universidade Federal de Minas Gerais e do Instituto Clind'Or.

Gustavo Rodrigues Costa Lages
Anestesiologista, Medicina Intensiva e Dor. Coordenador da Clínica da Dor da Rede Mater Dei de Saúde. Coordenador do Centro de Dor do Hospital das Clínicas da Universidade Federal de Minas Gerais. Diretor do Instituto Clind'Or.

Helena Megumi Sonobe
Formada em Bacharelado em Enfermagem, Mestre e Doutora em Enfermagem Fundamental pela Escola de Enfermagem de Ribeirão Preto da Universidade de São Paulo (EERP-USP). Pós-Graduada em Enfermagem em Estomaterapia pela Escola de Enfermagem da Universidade de São Paulo (EEUSP). Professora-Associada do Departamento de Enfermagem Geral e Especializada da EERP-USP. Orientadora nos Cursos de Pós-Graduação Enfermagem Fundamental e de Mestrado Profissional em Tecnologia e Inovação em Enfermagem da EERP-USP. Vice-Coordenadora e Coordenadora da Área de Enfermagem do Programa de Residência Multiprofissional em Atenção ao Câncer do Hospital das Clínicas da Faculdade de Medicina de Ribeirão Preto da Universidade de São Paulo (HCFMRP-USP).

Herberth Duarte Cavalcante
Médico Graduado pela Universidade Federal do Ceará. Residência Médica em Anestesiologia pelo CET/SBA Instituto Dr. José Frota – Fortaleza/CE. Título de Especialista em Anestesiologia pelo CET/SBA – Instituto Dr. José Frota/CE – AMB. Especialização em Dor pelo Hospital das Clínicas da Faculdade de Medicina de Ribeirão Preto – USP. Certificado de Área de Atuação em Dor pelo CETDor/SBA – Hospital das Clínicas da Faculdade de Medicina da USP/RP – AMB. Mestrando na Linha de Dor Crônica no Programa de Ciências da Saúde Aplicadas ao Aparelho Locomotor da Universidade de São Paulo – Ribeirão Preto. Especialização em Medicina Intervencionista da Dor pela Clínica de Dor do Hospital Real Português de Recife/PE. Diretor Científico da Sociedade Cearense para o Estudo da Dor. Especialização em Acupuntura pelo Colégio Médico Brasileiro de Acupuntura. Membro da Sociedade Brasileira de Anestesiologia. Membro da Sociedade Brasileira para o Estudo da Dor. Membro da Sociedade Brasileira dos Médicos Intervencionistas em Dor.

Igor Migowski Rocha dos Santos
Médico Radio-Oncologista formado pelo INCA. Titular da Sociedade Brasileira de Radioterapia. Especialista em Radioterapia de Alta Tecnologia e Mestrando de Avaliação Tecnológica em Saúde pelo INC (Instituto Nacional de Cardiologia).

Igor Santos Martins
Graduado em Medicina na Universidade Federal de Sergipe (UFS). Residência Médica em Anestesiologia pelo Hospital do Servidor Público Estadual de São Paulo (HSPE/SP). Título de Especialista em Anestesiologia (TEA) pela Sociedade Brasileira de Anestesiologia (SBA). Anestesiologista do Hospital Universitário de Aracaju/SE. Anestesiologista da Cooperativa de Anestesiologistas de Sergipe (COOPANEST/SE). Pós-Graduação *lato sensu* na Área de Atuação em Dor pelo Hospital São Rafael de Salvador/BA. Título de Área de Atuação em Dor pela Associação Médica Brasileira (AMB). Membro da Sociedade Brasileira para Estudo da Dor (SBED). Curso de Medicina Intervencionista em Dor pelo Hospital Real Português de Recide/PE (CMIND).

Irimar de Paula Posso
Doutor em Medicina pela Faculdade de Medicina da Universidade de São Paulo (FMUSP). Professor-Associado em Anestesiologia pela FMUSP. Professor Titular em Anestesiologia, Fisiologia e Farmacologia pelo Departamento de Medicina da Universidade de Taubaté. Título Superior em Anestesiologia pela Sociedade Brasileira de Anestesiologia. Certificado de Área de Atuação em Dor pela Sociedade Brasileira de Anestesiologia. Presidente da SBED – Sociedade Brasileira para o Estudo da Dor, biênio 2016-2017. Médico do Hospital Israelita Albert Einstein. Advogado inscrito na OAB/SP.

Izabela Ono Adriazola
Graduação em Medicina pela Universidade Federal do Paraná (UFPR). Residência em Clínica Médica pelo Complexo Hospitalar Edmundo Vasconcelos. Residência em Geriatria pelo Hospital das Clínicas da Faculdade de Medicina da Universidade de São Paulo (HCFMUSP). Complementação especializada em Oncogeriatria pelo Hospital das Clínicas da Faculdade de Medicina da Universidade de São Paulo (HCFMUSP). Médica Assistente Voluntária do Serviço de Geriatria do Instituto do Câncer do Estado de São Paulo (ICESP).

Jailton Luiz Cordeiro Júnior
Preceptor do Programa de Residência Médica em Anestesiologia da FCM-UPE. Residência Médica em Anestesiologia pelo HGV, Recife – PE.

Janine Capobiango Martins
Residência em Oncologia Clínica – FMABC/SP. Residência de Clínica Médica na SCMBM/RJ. Mestre em Ciências da Saúde pela FMABC. Oncologista Clínica no Centro Paulista de Oncologia CPO/SP. Oncologista Clínica do Hospital Israelita Albert Einstein (HIAE).

Jauri Francisco da Siqueira Júnior
Farmacêutico. Pós-Graduado em Gestão Estratégica de Farmácias pela Universidade São Camilo. Pós-Graduando em Farmácia Clínica e Serviços Farmacêuticos (ABRAFARMA). Membro das Sociedades Brasileira de Farmácia Clínica (SBFC), da Sociedade de Brasileira de Diabetes (SBD) e da Sociedade Brasileira de Imunizações (SBIM). Habilitado e qualificado em aplicações de injetáveis, atendimento ao paciente diabético e vacinação e imunização humana (CFF).

Jéssica Anastácia Silva Barbosa
Enfermeira Graduada pela Univerdade de Salvador. Especialista em Clínica Médica Cirúrgica pelo Hospital Sírio-Libanês. Especialista em Oncologia pela Universidade Brazcubas; em PICC pelo HCor-SP. Integrante do Grupo de PICC do Hospital Sírio-Libanês. Enfermeira da Unidade de Internação de Oncologia do Hospital Sírio-Libanês.

José Alexandre Pedrosa
Graduado em Medicina – Universidade Federal do Rio de Janeiro. Residência Médica em Cirurgia Geral – Universidade Federal do Rio de Janeiro. Residência Médica em Urologia – Hospital Federal de Bonsucesso/Ministério da Saúde. Society of Urologic *Clinical Fellow* – Indiana University Cancer Center. Urologista – Instituto Nacional do Câncer. *Proctor* em Cirurgia Urológica Robótica – Hospital Barra D'Or.

José Aparecido da Silva
Professor Titular em Psicofísica, Percepção e Psicometria do Departamento de Psicologia da Universidade de São Paulo, Membro da Psychonomic Society, Ex-Presidente da Sociedade Brasileira de Psicologia, Ex-Presidente da International Society for Psychophysics, Professor Visitante na University of California, Santa Bárbara, EUA, Universidade de Paris XI, Orsay, França, Universidade de Hokkaido, Japão, e, atualmente, Professor Visitante da Universidade Federal de Juiz de Fora, MG. Ex-Vice-Diretor e Ex-Diretor da Faculdade de Filosofia, Ciências e Letras de Ribeirão Preto, Campus da USP de Ribeirão Preto e Ex-Prefeito do Campus Administrativo da USP de Ribeirão Preto. Membro da Sociedade Brasileira do Estudo da Dor (SBED) e do Conselho Editorial do *Brazilian Journal of Pain* e Coordenador dos Comitês de Saúde Mental e de Ciência Básica de Dor da SBED.

José Luiz de Campos
Anestesiologista com título de Especialista pela SBA e Certificado de Área de Atuação em Dor pela AMB. *Fellow Interventional Pain Practice* (FIPP), Cleveland Clinic, 2010. Coordenador do Centro de Ensino e Treinamento para Especialização em Dor, CET/SBA Hospital Vera Cruz, Campinas-SP. Médico Coordenador do Ambulatório de Dor do Hospital Vera Cruz, Campinas-SP. Diretor Médico do Instituto Adora, Centro de Tratamento de Dor, Campinas-SP.

José Luiz Dias Siqueira
Psicólogo Clínico no Singular – Centro de Controle da Dor e no Instituto de Psicologia Baseado em Evidências (InPBE). Mestre em Ciências pelo Departamento de Psicobiologia da Escola Paulista de Medicina da Universidade Federal de São Paulo (EPM/UNIFESP). Especialização em Dor pelo Instituto Israelita de Ensino e Pesquisa Albert Einstein, especializado em Medicina Comportamental pela UNIFESP. Secretário do Comitê de Saúde Mental da Sociedade Brasileira de Estudo da Dor (SBED). Certificado em "Biopsychosocial Management of Complex Patients with Pain", pela Keele University (Inglaterra).

José Oswaldo de Oliveira Júnior

Médico formado na 60ª Turma da Faculdade de Medicina da Universidade de São Paulo (FMUSP). Residência em Neurocirurgia no Hospital das Clínicas (HC) da FMUSP com Título de Especialista pela Sociedade Brasileira de Neurocirurgia e Associação Médica Brasileira (AMB). Doutorado em Ciências pela FMUSP. Docente Responsável pela Disciplina de Dor Oncológica da Escola de Cancerologia Celestino Bourroul da Fundação Antônio Prudente. Diretor da Central de Dor e Estereotaxia do A.C.Camargo Cancer Center. Diretor Científico da Sociedade Brasileira para o Estudo da Dor (SBED). Vice-Presidente e Presidente eleito da Sociedade Brasileira de Estereotaxia e Neurocirurgia Funcional (SBENF). Presidente da Comissão de Certificação de Área de Atuação em Dor da Associação Médica Brasileira.

Josie Resende Torres da Silva

Graduada em Fisioterapia pela Universidade de Franca. Mestrado e Doutorado em Ciências Biológicas (Farmacologia) pela Universidade de São Paulo. Experiência na Área de Fisioterapia com ênfase em Fisioterapia Neurológica e Farmacologia, com ênfase em Farmacologia Geral, com ênfase em Acupuntura.

Josino Brasil

MD, PhD.

Júlia Drumond de Camargo

Enfermeira Graduada pelo Centro Universitário São Camilo. Especialista em Oncologia pelo Hospital Sírio-Libanês. Especialista em Cuidados Paliativos pela Casa do Cuidar. Especialista em Gestão em Enfermagem pela Universidade Anhembi Morumbi. Enfermeira Oncologista no Hospital Sírio-Libanês.

Juliana Alencar da Silva Rezende

Graduada em Medicina pela Universidade de Brasília (UnB). Residência Médica em Clínica Médica/Medicina Interna no Hospital Universitário de Brasília (HUB). Médica Acupunturiatra da Secretaria de Estado e Saúde do Distrito Federal (SES-DF).

Juliana Gibello

Psicóloga e Psicanalista do Departamento de Pacientes Graves no Hospital Israelita Albet Einstein. Coordenadora da Pós-Graduação em Cuidados Paliativos - Instituto Israelita de Ensino e Pesquisa Albert Einstein, Mestre em Ciências pela UNIFESP, Especialização em Cuidados Paliativos – Instituto Pallium Latinoamérica – Buenos Aires/ Argentina, Especialização em Psicologia Hospitalar - Instituto Israelita de Ensino e Pesquisa Albert Einstein, Graduação em Psicologia – UNESP.

Juliana Luisa Ferreira Silva

Oncologista Clínica.

Juliana Ominelli

Médica Oncologista da Pesquisa Clínica do INCA e da Oncoclínica.

Juliano Farias Cordeiro

Título Superior em Anestesiologia TSA/SBA. Corresponsável pelo CET do Hospital Agamenon Magalhães. Residência Médica em Anestesiologia pelo HGV, Recife-PE.

Karen Miranda Chequer

Advogada inscrita na OAB/MG. Professora da Universidade de Itaúna. Mestre em Administração (Comportamento do Consumidor). Acadêmica de Medicina da Universidade de Itaúna.

Karen Santos Braghiroli

Fellow of Interventional Pain Practice (FIPP) pelo World Institute of Pain. *Certified Intervenciotional Pain Sonologist* (CIPS) pelo World Institute of Pain. Título de Especialista em Dor pela AMB/SBA. Título de Especialista em Anestesiologia pela AMB/SBA. Médica da Equipe de Dor/SMA do Hospital Alemão Oswaldo Cruz/SP. Professora na Pós-Graduação em Dor do Hospital Sírio-Libanês/SP. Mestre em Anestesiologia pela FMB/UNESP. Doutoranda em Anestesiologia pela FMB/UNESP. Membro e Integrante da Comissão Científica da SOBRAMID e da WIP – World Institute of Pain.

Karol Bezerra Thé

Médica Graduada pela Universidade Federal do Pará. Especialista em Clínica Médica pela Sociedade Brasileira de Clínica Médica (SBCM) e Associação Médica Brasileira (AMB). Especialista em Geriatria pela Sociedade Brasileira de Geriatria e Gerontologia (SBGG) e AMB. Área de Atuação em Dor pela AMB. Coordenadora do Comitê de Dor no Idoso da Sociedade Brasileira para Estudo da Dor (SBED). Membro da Comissão de Dor no Idoso da SBGG. Membro do Grupo Multidisciplinar de Tratamento de Dor do Hospital Santa Catarina de São Paulo. Coordenadora Médica do Projeto Home Care.

Laís Leite Ferreira

Graduada em Fisioterapia pelo Centro Universitário do Sul de Minas (UNIS/MG). Mestranda em Biociências Aplicada à Saúde (Neurociência) pela Universidade Federal de Alfenas (UNIFAL). Tem experiência na Área de Fisioterapia, com ênfase em Acupuntura.

Larissa Helena Torres

Professora Adjunta na Faculdade de Ciências Farmacêuticas da Universidade Federal de Alfenas (UNIFAL). Pós-Doutorado junto ao Departamento de Análises Clínicas e Toxicológicas da Universidade de São Paulo (FCF-USP). Doutorado e Mestrado em Toxicologia e Análises Toxicológicas pela Faculdade de Ciências Farmacêuticas da Universidade de São Paulo (FCF-USP). Farmacêutica com Habilitação em Análises Clínicas e Toxicológicas pela Universidade Federal de Alfenas (UNIFAL-MG).

Leonardo Giovani de Jesus

Residência Médica em Anestesiologia – Universidade Paranaense, Umuarama – Paraná. Residência Médica em Dor – Hospital Nossa Senhora da Conceição, Porto Alegre, Rio Grande do Sul. *Fellow* de Intervenção em Dor – Hospital Nossa Senhora da Conceição, Porto Alegre, Rio Grande do Sul. Sócio Fundador da Sociedade Brasileira de Regeneração Tecidual – SBRET.

Letícia Martins Arantes

Enfermeira Sênior Hospital Israelita Albert Einstein (HIAE). Pós-Graduada em Oncologia. Pós-Graduada em Gestão de Pessoas. Pós-Graduada em Bases de Medicina Integrativa.

Letícia Mello Bezinelli

Graduada pela Faculdade de Odontologia da Universidade de São Paulo (USP). Especialista em Odontologia para Pacientes com Necessidades Especiais – FUNDECTO/FOUSP. Mestre em Ciências Odontológicas pela Faculdade de Odontologia da USP. Doutora em Ciências Odontológicas pela Faculdade de Odontologia da USP. MBA em Gestão Empresarial – FIA-USP. Cirurgiã-Dentista do Programa de Oncologia, Hematologia e TMO do Hospital Israelita Albert Einstein (HIAE). Coordenadora do Curso de PG de Odontologia Hospitalar do HIAE.

Lia Rachel Chaves do Amaral Pelloso

Médica Anestesiologista com Área de Atuação em Dor pela SBA/AMB. Doutorado em Ciências USP/SP. Professora Associada da Universidade Federal do Mato Grosso. Membro Titular da Sociedade Brasileira de Anestesiologia. Membro Titular da Sociedade Brasileira de Dor. Membro Titular da Sociedade de Médicos Intervencionistas da Dor. Membro da IASP e WIP World Institute of Pain.

Livia Chiosini De Nadai

Médica Graduada pela Faculdade de Medicina de Marília (FAMEMA). Hematologista pela UNIFESP. Pós-Graduada em Dor pelo Instituto Israelita de Ensino e Pesquisa do Hospital Israelita Albert Einstein. Aprimoramento em Cuidados Paliativos pelo Instituto Paliar.

Lorraine Veran

Médica em Clínica Médica pela Universidade Federal do Rio de Janeiro (UFRJ). Título de Especialista em Medicina Intensiva pela Associação de Medicina Intensiva Brasileira. Treinamento Profissional em Medicina Paliativa – Universidade do Estado do Rio de Janeiro (UERJ). Coordenador do Ambulatório de Cuidados Continuados do Centro de Tratamento Oncológico – Oncoclínica Rio de Janeiro. Graduação em Medicina pela UFRJ.

Luciana Archetti Conrado

Mestre em Dermatologia pela Faculdade de Medicina da Universidade de São Paulo (FMUSP). Doutora em Ciências pela FMUSP. Título de Especialista em Dermatologia pela Sociedade Brasileira de Dermatologia (SBD) – Associação de Medicina do Brasil (AMB).

Luciana Corrêa

Graduada pela Faculdade de Odontologia da Universidade de São Paulo (FOUSP). Mestre em Patologia Bucal pela FOUSP. Doutora em Patologia Bucal pela FOUSP. Professora Doutora da Disciplina de Patologia Geral da FOUSP. Assessora Científica do Curso de PG de Odontologia Hospitalar do Hospital Israelita Albert Einstein (HIAE).

Luciana Machado Paschoal

Médica Graduada pela Universidade do Vale do Itajaí. Residência Médica em Clínica Médica pelo Hospital Edmundo Vasconcelos. Título de Especialista em Cínica Médica pela Sociedade Brasileira de Clínica Médica (SBCM). Residência Médica em Geriatria pelo Hospital Israelita Albert Einstein (HIAE). Título de Especialista em Geriatria pela Sociedade Brasileira de Geriatria e Gerontologia (SBGG). Médica Preceptora de Geriatria do HIAE.

Luciana Scatralhe Buetto
Formada em Enfermagem. Mestre e Doutora em Enfermagem Fundamental pela Escola de Enfermagem de Ribeirão Preto da Universidade de São Paulo (EERP-USP). Pós-Graduada em Enfermagem em Oncologia pela EERP-USP. Coordenadora das Unidades de Internação do Hospital Unimed de Riberião Preto.

Luciano Henrique de Jesus
Doutor em Odontologia/Patologia Bucal – UFRGS, Mestre em Odontologia/Cirurgia e Traumatologia Buco-Maxilo-Faciais – UFRGS, Especialista em Ortodontia, Coordenador e Docente do Curso de Odontologia da Faculdade Anhanguera/Sorocaba/SP.

Lucio Gusmão Rocha
Ortopedista com Título de Especialista pelo MEC e SBOT. Professor de Pós-Graduação em Dor – APM/Goiânia. Chefe do Centro Avançado de Tratamento em Dor, Ortotrauma/DF. Coordenador da Clínica de Dor, Centro Ortopédico de Taguatinga/DF.

Luiz Henrique Araújo
Graduado em Medicina pela Universidade Federal de Minas Gerais (UFMG). Residência em Clínica Médica pela Fundação Hospitalar do Estado de Minas Gerais. Residência em Oncologia pelo Instituto Nacional de Câncer. Mestrado em Oncologia pelo Instituto Nacional de Câncer. Doutorado em Medicina pela Universidade Federal do Rio de Janeiro (UFRJ). *Fellowship* de Pesquisa na Ohio State University. Médico Oncologista e Pesquisador do Américas Oncologia e do INCA. Diretor Técnico-Científico do Instituto COI de Educação e Pesquisa. Coordenador do Câncer Center do Hospital Samaritano Botafogo.

Luiz Paulo Marques de Souza
Formação em Psicologia, Universidade Mackenzie, São Paulo. Especialista em Psicologia Hospitalar voltada para a Medicina de Reabilitação pela Divisão de Medicina de Reabilitação do Hospital das Clínicas da Faculdade de Medicina da Universidade de São Paulo (HC-FMUSP). Especialista em Cinesiologia Psicológica/Terapia Junguiana e Técnicas Corporais pelo Instituto Sedes Sapientiae, São Paulo. Mestre em Ciências pela Faculdade de Medicina da Universidade de São Paulo. Psicólogo no Serviço de Medicina Física e Reabilitação do Instituto do Câncer do Estado de São Paulo (ICESP-USP).

Maísa Vitória Gayoso
Mestre em Anestesiologia pela Faculdade de Medicina – Campus de Botucatu (UNESP-FMB). Especialista em Saúde do Adulto e do Idoso pela UNESP-FMB e Bacharel em Enfermagem pela UNESP-FMB.

Marcela Miranda Salles
Bacharel em Farmácia pela Universidade Federal da Bahia (UFBA). Habilitação em Farmácia Bioquímica – Análises Clínicas e Saúde Pública pela UFBA. Mestre em Imunologia pela Pós-Graduação de Imunologia da Universidade Federal da Bahia – PPGIM/UFBA. Preceptora na Área de Concentração em Farmácia, na Residência Multiprofissional em Saúde do Hospital Universitário Antônio Pedro (HUAP/UFF). Farmacêutica do Setor de Manipulação e Fracionamento de Quimioterápicos e exercendo atividades em Farmácia Clínica em Onco-Hematologia, no Hospital Universitário Antônio Pedro – HUAP, pertencente à Universidade Federal Fluminense (UFF).

Marcella de Fontgaland Silveira Mata
Oncologista Clínica: Núcleo de Hematologia e Oncologia. *Observership* no Sarcoma Department no Hospital MD Anderson, Houston, EUA. Médica do Corpo Clínico do Hospital Madre Teresa – BH/MG.

Marcelo Lourenço da Silva
Graduado em Fisioterapia pela Universidade de Franca. Mestrado em Ciências Biológicas (Farmacologia) pela Universidade de São Paulo. Doutorado em Ciências Biológicas (Farmacologia) pela Universidade de São Paulo. Pós-Doutorado no Laboratório de Dor Inflamatória do Departamento de Farmacologia da FMRP-USP. Experiência na Área de Fisioterapia e Farmacologia, com ênfase em Acupuntura no Controle da Dor.

Marcelo Rizzatti Luizon
Professor Adjunto no Departamento de Genética, Ecologia e Evolução, Instituto de Ciências Biológicas da Universidade Federal de Minas Gerais. Bolsista de Atração de Jovens Talentos do CNPq pelo Departamento de Farmacologia, Instituto de Biociências de Botucatu (UNESP). Pós-Doutorado pelo Department of Bioengineering and Therapeutic Sciences, University of California, San Francisco (UCSF), EUA. Pós-Doutorado pelo Departamento de Farmacologia da Faculdade de Medicina de Ribeirão Preto da Universidade de São Paulo (FMRP/USP). Doutorado e Mestrado em Genética pela FMRP/USP. Graduação em Ciências Biológicas pela Universidade Estadual Paulista (UNESP).

Marcelo Silvestrini Cecchini

Residente de Clínica Médica no Hospital Israelita Albert Einstein (HIAE). Graduação em Medicina pela Pontifícia Universidade Católica de Campinas (PUC-Campinas).

Márcia Morete

Enfermeira. Doutora pela Faculdade de Medicina da Universidade de São Paulo (FMUSP). Coordenadora da Pós-Graduação em Dor do Instituto de Ensino e Pesquisa do Hospital Israelita Albert Einstein.

Marcos Lisboa Neves

Fisioterapeuta. Mestre em Neurociências pela Universidade Federal de Santa Catarina (UFSC). Especialista em Acupuntura pelo COFFITO. Pós-Graduação em Tratamento da Dor e Medicina Paliativa pela Universidade Federal do Rio Grande do Sul (UFRS).

Marcus Vinicius Rezende Fagundes Netto

Psicanalista. Psicólogo do Centro de Oncologia e Hematologia do Hospital Israelita Albert Einstein (HIAE). Especialista em Psicologia Hospitalar pela Faculdade de Medicina da Universidade de São Paulo (FMUSP). Especialista em Cuidados Paliativos pelo Instituto Pallium de Buenos Aires. Mestre em Pesquisa e Clínica em Psicanálise pela Universidade do Estado do Rio de Janeiro (UERJ) e Doutorando do Programa de Pós-Graduação em Psicologia Clínica da USP.

Maria Fernanda Rezende

Serviço de Medicina Nuclear – Americas Medical City. Mestre em Ciências Cardiovasculares pela Universidade Federal Fluminense (UFF).

Maria Lívia Tourinho Moretto

Psicanalista, Professora Livre-Docente do Departamento de Psicologia Clínica do Instituto de Psicologia da Universidade de São Paulo (IPUSP). Coordenadora do Programa de Pós-Graduação em Psicologia Clínica do IPUSP. Coordenadora do Laboratório de Pesquisa "Psicanálise, Saúde e Instituição" do IPUSP e Presidente da Comissão de Pesquisa do IPUSP. Editora-Chefe da Revista Psicologia da USP. Vice-Presidente da Sociedade Brasileira de Psicologia Hospitalar. Membro do Fórum do Campo Lacaniano de São Paulo, onde coordena a Rede de Pesquisa "Psicanálise e Saúde Pública". Membro do Grupo de Trabalho "Psicanálise, Política e Clínica" da Associação Nacional de Pesquisas e Pós-Graduação em Psicologia (ANPEPP).

Mariana Bruno Siqueira

Graduação em Medicina pela Universidade do Estado do Rio de Janeiro (UERJ). Residência Médica em Oncologia Clínica pelo Instituto Nacional de Câncer José Alencar Gomes da Silva (INCA). Oncologista Clínica da Oncologia D'Or. Pesquisadora do Instituto D'or de Pesquisa e Ensino (ID'Or). Vice-Presidente da Sociedade Brasileira de Oncologia Clínica do Rio de Janeiro (SBOC/RJ).

Mariana Camargo Palladini

Graduação em Medicina pela Faculdade de Medicina do ABC. Especialização em Anestesiologia e Terapia da Dor e Medicina Paliativa pela Santa Casa de Misericórdia de São Paulo. Título de Especialista em Dor pela AMB-SBA e formação em Técnicas Intervencionistas para o Tratamento da Dor na Singular/Campinas. Instrutora Associada do CET da Santa Casa de São Paulo. Docente da Pós-Graduação em Dor do Hospital Israelita Albert Einstein (HIAE). Responsável pelo Comitê de Dor Neuropática da SBED (biênio 2018-2019). Médica responsável pelo Centro Paulista de Dor.

Mariana Henriques Ferreira

Pós-Graduação em Cirurgia (FOB/USP). Aperfeiçoamento em Periodontia (APCD). Especialização em Implantodontia (FOB/USP). Habilitação em Odontologia Hospitalar (HIAE). Mestre em Patologia Oral e Pacientes Especiais (FO/USP). Doutoranda em Patologia Oral e Pacientes Especiais (FO/USP).

Mariana Mafra Junqueira

Gerente Médica de Onco-Hematologia – Clínica São Vicente. Referência Clínica de Dor – Clínica São Vicente – Rede D'Or e Copa Star. *Fellowship in Pain Medicine* – Children's National – Washington. Anestesiologia e Clínica da Dor. Título de Especialista – SBA. Título de Área de Atuação em Dor – AMB.

Mariana Monteiro

Residência Médica em Clínica Médica pela Universidade Federal do Rio de Janeiro (UFRJ) e em Oncologia Clínica pelo INCA. Médica Oncologista do Americas Centro de Oncologia Integrado. Pesquisadora Responsável pelo Instituto COI/SP.

Mariana Moraes Pereira das Neves Araújo

Título de Especialista em Anestesiologia pela AMB/SBA. Título de Especialista em Dor pela AMB/SBA. Mestre em Ciências Cirúrgicas pela UFRJ. Coordenadora do Serviço de Dor do HU/UFJF. Médica da Equipe de Anestesiologia do Hospital Monte Sinai/MG.

Mariana Musauer
Médica Anestesiologista com Área de Atuação em Dor pela AMB. Chefe da Clínica de Dor do Americas Centro de Oncologia Integrado, Clínica da Dor HUGG/RJ e INTO/RJ.

Mariana Oliveira Ferreira
Graduação em Medicina pela Universidade Federal de Viçosa. Residência Médica pela Casa de Caridade de Alfenas Nossa Senhora do Perpétuo Socorro – Santa Casa de Alfenas. Pós-Graduação em Preceptoria em Residência Médica no SUS pelo Hospital Sírio-Libanês. Residente em Dor na Casa de Caridade Nossa Senhora do Perpétuo Socorro – Santa Casa de Alfenas.

Mariane Fontes
Médica Oncologista Clínica e Coordenadora no Núcleo do Geniturinário do Grupo Oncoclínicas. Especialização em Uro-Oncologia e Desenvolvimento de Drogas pelo Royal Marsden NHS Foundation Trust/Institute of Cancer Research – London. Residência em Oncologia Clínica pelo Instituto Nacional de Câncer José Alencar Gomes da Silva.

Marília Queiroz Foloni
Médica Psiquiatra do Departamento de Psiquiatria da Universidade Federal de São Paulo (UNIFESP). Coordenadora do Ambulatório Longitudinal da Universidade Federal de São Paulo. Médica Psiquiatra do Setor de Hematologia do HIAE. Psicoterapeuta pela Escola Paulista de Psicodrama.

Marina Flaksman Rondinelli
Título de Especialista em Anestesiologia – AMB/SBA. Título de Área de Atuação em Dor – AMB. Anestesiologista – Hospital Federal da Lagoa – HFL. Medicina da Dor – Hospital Americas Medical City – RJ. Medicina da Dor – Hospital Relief – RJ. Medicina da Dor – Clínica de Alívio da Dor – CAD – RJ.

Marius Rijk van Ooijen
MD, MBA, Fellow of International Pain Practice (FIPP). Anesthesiologist – Pain Specialist. Radboudumc Expertisecenter for Pain and Palliative Medicine. Radboudumc, Nijmegen, The Netherlands.

Matheus Souza Steglich
Médico Psiquiatra do Departamento de Psiquiatria da Universidade Federal de São Paulo (UNIFESP). Terapeuta Cognitivo Comportamental.

Maurílio Pacheco-Neto
Professor Assistente na Universidade do Vale do Sapucaí (UNIVÁS-MG). Faculdade de Ciências Médicas Dr. José Antônio Garcia Coutinho. Mestrado em Ciências Médicas pelo Programa de Fisiopatologia Experimental da Faculdade de Medicina da Universidade de São Paulo (FMUSP). Farmacêutico com Habilitação em Análises Clínicas e Toxicológicas pela Universidade Federal de Alfenas (UNIFAL-MG).

Menno Sluijter
PhD, Fellow of International Pain Practice (FIPP). Center for Pain Medicine, Swiss Paraplegic Center, Nottwil, Switzerland.

Milena Macedo Couto
Oncologista do Centro de Câncer de Brasília – Cettro e do Instituto Hospital de Base – DF. *Observership* em Oncologia Torácica e Cuidados de Suporte em Oncologia – Carolinas Health Care System – Levine Cancer Institute – Charlotte, Carolina do Norte, EUA.

Millena Neves Luciano Leonardo
Graduado em Medicina pela Faculdade José do Rosário Velano com Residência em Clínica Médica. Especialista em Clínica Médica. Residente em Oncologia Clínica pela Faculdade de Medicina de Ribeirão Preto – USP, Hospital das Clínicas. Desenvolvimento de Material Didático ou Instrucional: Leonardo, MNL. Guia de Primeiros Socorros.

Mirlane Guimarães de Melo Cardoso
Anestesiologista com Certificado de Área de Atuação em Dor e Medicina Paliativa. Doutora em Farmacologia e Professora Adjunta da Universidade Federal do Amazonas (UFAM). Responsável pelo Serviço de Terapia da Dor e Cuidados Paliativos da Fundação Centro de Controle de Oncologia do Amazonas – STDCP/FCECON. Presidente da Comissão de Ensino e Treinamento em Medicina Paliativa da Sociedade Brasileira de Anestesiologia (SBA).

Monica de Oliveira Benarroz

Responsável Técnico do Serviço de Nutrição do Américas Centro de Oncologia Integrado. Mestre em Ciências da Saúde pela Universidade Federal do Rio Grande do Norte. Graduada em Nutrição pela Universidade do Estado do Rio de Janeiro. Analista em Acreditação em Saúde pela Fundação Getulio Vargas. Membro do Grupo de Estudos e Pesquisa em Cuidados Paliativos do Departamento de Direitos Humanos, Saúde e Diversidade Cultural da ENSP/FIOCRUZ.

Monique Anna Henrica Steegers

MD, PhD, Fellow of International Pain Practice (FIPP). Anesthesiologist – Pain Specialist. Professor of Pain Medicine. Amsterdam UMC, location VUmc, Amsterdam, The Netherlands.

Monique Seldlmaier França

Graduada pela Universidade Federal de Minas Gerais (UFMG). Oncologista Clínica do Hospital Israelita Albert Einstein (HIAE). Preceptora do Programa de Oncologia Clínica do HIAE.

Natália Freire Valente

Graduada em Medicina pela Universidade Estadual do Maranhão (UEMA). Residência Médica em Acupunturiatria pelo Hospital de Base do Distrito Federal (HBDF). Residência Médica em Dor pela Santa Casa de Misericórdia de Alfenas.

Nathalia Santos Lins

Médica Graduada pela Universidade Federal de Medicina de Pernambuco (UFPE). Anestesiologista Graduada pelo CET do Hospital Agamenon Magalhães.

Nelson Teich

Médico formado pela Universidade do Estado do Rio de Janeiro (UERJ). Residência em Clínica Médica pelo Hospital de Ipanema, SUS, Rio de Janeiro. Residência em Oncologia Clínica no Instituto Nacional de Câncer do Brasil (INCA alumnus). Especialista em Oncologia Clínica. MBA em Gestão de Saúde pelo COPPEAD – RJ (COPPEAD Alumnus). Mestrado em Economia da Saúde na Universidade de York, Reino Unido (University of York Alumnus). Formação em Business e Empreendedorismo pela Harvard Business School (HBS Alumnus).

Paula Jaegger Belém Rosa

Graduação em Medicina pela Universidade Federal Fuminense (UFF). Residência em Anestesiologia pelo Instituto Nacional do Câncer (INCA). Pós-Graduação em Cuidados ao Paciente com Dor – Instituto Sírio-Libanês. Título na Área de Atuação em Dor pela Associação Médica Brasileira (AMB). *Fellow of Intervencional Pain Practice* (FIPP) pela World Institute Pain.

Paulo Henrique Costa Diniz

Oncologista Clínico e Preceptor do Programa de Residência Médica em Oncologia Clínica do Hospital das Clínicas da Universidade Federal de Minas Gerais (UFMG). Mestrado em Farmacologia e Bioquímica pela UFMG. Residência em Oncologia Clínica pelo Hospital das Clínicas da UFMG. Residência em Clínica Médica pelo Hospital das Clínicas da UFMG.

Pedro Gonçalves Teixeira de Carvalho

Chefe do Serviço de Clínica Médica do Hospital Federal de Ipanema (HFI). Especialista em Medicina Interna. Médico Consultor de Cuidados Paliativos do HFI. Referência Médica da Associação Brasileira de Porfiria (ABRAPO), Rio de Janeiro.

Pedro Henrique Zavarize de Moraes

Oncologista Clínico do centro Paulista de Oncologia. Oncologista Clínico do Hospital Israelita Albert Einstein. Membro da American Society of Clinical Oncology.

Plínio Duarte Mendes

Neurocirurgião Preceptor do Programa de Residência Médica em Neurocirurgia do Hospital Biocor e Hospital Madre Teresa, Belo Horizonte, MG. Título de Especialista em Neurocirurgia, Sociedade Brasileira de Neurocirurgia. *Fellow* em Neurocirurgia Funcional, Hospital das Clínicas da Faculdade de Medicina da Universidade de São Paulo (USP), São Paulo, SP. Especialista em Neurocirurgia, Biocor Instituto, Belo Horizonte, MG. Diplomado em Medicina pelo Centro Universitário Serra dos Órgãos (UNIFESO), Teresópolis, Rio de Janeiro.

Polianna Mara Rodrigues de Souza

Médica Geriatra pela Disciplina de Geriatria e Gerontologia da UNIFESP. Especialização em Cuidados Paliativos pela Asociacion Pallium Latinoamerica com certificação de Oxford International Center for Palliative Care. Curso Avançado em Oncologia Geriátrica pela Sociedade Internacional de Oncologia Geriátrica (SIOG) e Università Cattolica del Sacro Cuore, Roma – Itália. Área de Atuação em Dor pela Associação Médica Brasileira (AMB). Coordenadora da Clínica de Suporte do Centro de Oncologia e Hematologia Família Dayan-Daycoval do Hospital Israelita Albert Einstein (HIAE), com responsabilidade direta pelas áreas de Cuidados Paliativos e Oncogeriatria. Membro da Academia Nacional de Cuidados Paliativos – ANCP. Membro da Sociedade Brasileira para o Estudo da Dor – SBED. Membro da Sociedade Internacional de Oncogeriatria – SIOG.

Priscila de Medeiros

Graduação em Enfermagem pela Universidade São Francisco, com aperfeiçoamento em iniciação científica e Treinamento Técnico no Laboratório de Neuropsicofarmacologia pela mesma universidade. Mestrado pelo Programa Interdisciplinar em Ciências da Saúde da Universidade Federal de São Paulo (UNIFESP). Doutorado pelo Departamento de Neurologia, Neurociências e Ciências do Comportamento da Faculdade de Medicina de Ribeirão Preto da Universidade de São Paulo (FMRP-USP). Pós-Doutoranda pelo Departamento de Farmacologia da FMRP-USP. Fez visita acadêmica no Basal Ganglia Neuroanatomy Laboratory do Centro de Investigacion Médica Aplicada da Universidade de Navarra, Pamplona, Espanha. Estágio no Department of Experimental Medicine, Division of Pharmacology, University of Campania L. Vanvitelli, Nápoles, Itália. Atua na Área de Neurociências com ênfase em estudos que abordam os aspectos sensoriais, emocionais e cognitivos da dor crônica e suas comorbidades psiquiátricas, além do estudo dos aspectos não motores da Doença de Parkinson.

Rafaella Della Santa Melo Dantas

Graduação em Medicina na Universidade Federal de Pernambuco (UFPE). Residência Médica em Anestesiologia no Hospital das Clínicas da UFPE.

Raphael Callado Campos

Graduação em Medicina pela Universidade Federal do Rio de Janeiro (UNIRIO). Residência Médica em Anestesiologia no Hospital Servidores do Estado-RJ. TSA – Título Superior em Anestesiologia pela Sociedade Brasileira de Anestesiologia. Pós-Graduação em Medicina da Dor na Universidade Federal do Rio de Janeiro (UFRJ). *Fellow of Intervencional Pain Practice* (FIPP) pelo World Institute of Pain. *Certified Intervencional Pain Sonologist* (CIPS) pela World Institute of Pain. Hospital Americas Medical City – Medicina da Dor. Hospital São Vicente de Paulo – Anestesiologista e Medicina da Dor.

Ravena Carolina de Carvalho

Graduanda em Fisioterapia pela Faculdade de Ciências Médicas e da Saúde de Juiz de Fora – SUPREMA. Especialização em Fisioterapia Pneumofuncional pela Universidade Gama Flho. Residência Multiprofissional em Saúde da Família (2015) e Mestrado em Biociências Aplicadas à Saúde pela Universidade Federal de Alfenas (UNIFAL). Responsável pela Área de Fisioterapia Hospitalar, UNIFAL. Fisioterapeuta Intensivista Neonatal no Hospital Universitário Alzira Velano. Discente do Programa de Pós-Graduação em Biociências Aplicadas à Saúde, Nível Doutorado.

Renato Leonardo de Freitas

Graduado em Ciências Biológicas pelo Centro Universitário Barão de Mauá. Aperfeiçoamento e Iniciação Científica em Morfologia e Farmacologia na Faculdade de Medicina de Ribeirão Preto – Universidade de São Paulo (FMRP-USP). Mestrado, Doutorado e Pós-Doutorado em Farmacologia pela FMRP-USP. Desenvolveu projeto em colaboração internacional com a Professora Doutora Nicola Sibison da Gray Laboratories, University of Oxford, Reino Unido. Estágio e colaboração internacional entre projetos com o Professor Sabatino Maione no Department of Experimental Medicine, Division of Pharmacology, University of Campania L. Vanvitelli, Nápoles, Itália. Professor Visitante na Universidade Federal de Alfenas (UNIFAL). Responsável do Auxílio à Pesquisa pela FAPESP – Jovem Pesquisador e também do Equipamento Multiusuário (EMU/FAPESP) na FMRP-USP. Diretor do Centro Multiusuário de Neuroeletrofisiologia. Coordenador do Laboratório de Dor & Emoções do Departamento de Cirurgia e Anatomia da FMRP-USP. Membro da Equipe do Laboratório de Neuroanatomia e Neuropsicobiologia do Departamento de Farmacologia da FMRP-USP, chefiada pelo Professor Norberto Cysne Coimbra. Docente na Pós-Graduação de Especialização em Dor na UFSCAR. Coordenador Científico do Comitê de Pesquisa Básica em Dor da Sociedade Brasileira para Estudo da Dor (SBED). Experiência na Área de Farmacologia e Neurociência, com ênfase em estudos nas áreas de Neurobiologia, Neuroanatomia, Neurofisiologia e Psicofarmacologia, atuando principalmente nos seguintes temas: Dor Crônica, Neuropatia, Aspectos Cognitivos, Sensoriais, Comportamentais e Emocionais Relacionados à Dor, Analgesia, Comorbidades entre Desordens Neurológicas/Psiquiátricas. Possui atualmente 34 artigos publicados em revistas internacionais com corpo editorial.

Rene Przkora

MD, PhD, Associate Professor, Chief, Pain Medicine Division, Program Director, Multidisciplinary Pain, Medicine Fellowship, Assistant Program Director, Anesthesiology Residency, Department of Anesthesiology, College of Medicine, University of Florida.

Ricardo Plancarte Sánchez

Md PhD. Fellow of Intervencional Pain Practice (FIPP). Jefe y Fundador de la Clínica Del Dolor del Instituto Nacional de Cancerologia, México. Professor Titular de la Catedra de Algologia y Manejo Intervencionista del Dolor, Universidad Nacional Autónoma de México. Certificate NO. 0018. PhD en Investigación en Medicina "Con Mención Honorifica". Miembro del Sistema Nacional de Investigadores (SNI).

Roberto Henrique Benedetti

Mestre em Ciências da Saúde pela Universidade Federal de Santa Catarina (UFSC). Título Superior em Anestesiologia pela SBA. Professor de Medicina da UFSC. Membro da Comissão de Ensino e Treinamento da SBA.

Rodrigo Vital de Miranda

Graduação em Medicina pela Faculdade de Ciências Médicas da Paraíba (FCMPB). Residência Médica em Anestesiologia na Faculdade de Medicina de Ribeirão Preto da Universidade de São Paulo (FMRP-USP). Especialização em Medicina Tradicional Chinesa e Acupuntura pela Associação Médica Brasileira de Acupuntura, AMBA, São Paulo. Especialização em *Fellow* em Tratamento Intervencionista da Dor Aguda e Crônica na FMRP-USP. Mestrado em Medicina pela FMRP-USP. Responsável pelo Serviço de Dor Aguda e Crônica do Hospital Memorial São Francisco – PB.

Sandra Caíres Serrano

Médica, Pediatra e Neurologista Infantil do Departamento de Terapia Antálgica, Cirurgia Funcional e Estereotaxia do A.C.Camargo Cancer Center – São Paulo. Chefe do Serviço de Cuidados Paliativos do A.C.Camargo Cancer Center – São Paulo. Área de Atuação em Medicina Paliativa pela Associação Médica Brasileira (AMB). Mestre em Ciências da Saúde, com Área de Concentração em Oncologia. Assistente de Ensino de Emergência Pediátrica – Hospital Santa Marcelina Itaquera (HSM).

Sandra van den Heuvel

MD, Fellow of International Pain Practice (FIPP), Anesthesiologist – Pain Physician – Radboudumc Expertise Centre for Pain and Palliative Medicine, Nijmegen, The Netherlands.

Sara Reis de Paula

Graduanda em Medicina – Universidade Federal de Alfenas (UNIFAL).

Selina Elisabeth Ingrid van der Wal

MD, MSc, PhD, Fellow of Intervencional Pain Practice (FIPP). Anesthesiologist – Pain Specialist. Radboudumc Expertisecenter for Pain and Palliative Medicine. Radboudumc, Nijmegen, The Netherlands.

Sérgio Silva de Mello

Anestesiologista da Rede Sarah de Hospitais de Reabilitação. Titulo Superior de Anestesiologia – TSA/SBA. Corresponsável CET-SBA, Hospital das Clínicas/UFMG. Mestre em Ciências da Reabilitação/Neurofarmacologia – Sarah/UNB. Certificação – Área de Atuação em Dor (AMB). Certified Interventional Pain Sonologist (CIPS) – WIP/WAPMU.

Silvana Maria Coelho Leite Fava

Docente da Escola de Enfermagem e Coordenadora do Programa de Pós-Graduação *stricto sensu* em Enfermagem da Universidade Federal de Alfenas (UNIFAL).

Silvia Graciela Ruginsk Leitão

Enfermeira formada pela Escola de Enfermagem de Ribeirão Preto da Universidade de São Paulo (EERP-USP). Mestrado, Doutorado e Pós-Doutorado pelo Departamento de Fisiologia da Faculdade de Medicina de Ribeirão Preto (Universidade de São Paulo), com destaque para o estágio de Doutorado Sanduíche, realizado na Flinders University – Austrália – e Estágio Pós-Doutoral, realizado na University of Bristol – Reino Unido. Professora do Departamento de Ciências Fisiológicas do Instituto de Ciências Biomédicas da Universidade Federal de Alfenas (UNIFAL). Além do ensino de Fisiologia para os cursos da Área de Saúde, é Orientadora credenciada pelo Programa de Pós-Graduação em Biociências Aplicadas à Saúde da UNIFAL, com três orientações de Mestrado concluídas e duas em andamento. Tem 26 artigos publicados e contribuição em outros quatro capítulos de livros com temas de Fisiologia.

Simone Gonçalves Bittencourt

Bacharel em Direito pela Universidade Estadual do Rio de Janeiro (UERJ). Pós-Graduação em Direito Societário e Mercados de Capitais pelo FGV/RJ. Pós-Graduação em Direto Processual Civil pela Pontifícia Universidade Católica do Rio de Janeiro (PUC-RJ). LLM Direito Societário – IBMEC. English for Legal Professionals – University of California, Davis, EUA. FGV – Management: Desenvolvimento de Líderes. Executive Development Program, Business Administration and Management – Columbia Business School, Nova York/EUA. Intensive Management Program (IMP) pela Nova Escola de Negócios e Economia de Lisboa.

Sueli Pinto Minatti

Psicóloga, Psicanalista, Mestre em Psicologia Clínica pela Pontifícia Universidade Católica de São Paulo (PUC-SP). Docente em Cursos de Pós-Graduação, coautora dos livros: *A Saúde Mental na Atenção à Criança e aos Adolescentes: os Desafios da Prática Pediátrica*, Atheneu; *Manual da Residência dos Cuidados Paliativos – Abordagem Multidisciplinar*, Manole; *O Psicanalista: na Instituição, na Clínica, no Laço Social, na Arte*, Volumes 1 e 2, Toro.

Suzana Marine Duarte Dourado
Graduada em Medicina pela Universidade de Pernambuco (UPE). Residência Médica em Anestesiologia no Hospital das Clínicas da Universidade Federal de Pernambuco (UFPE). Autora do artigo "Preditores de doença arterial coronariana obstrutiva em edema agudo de origem não definida" – International Journal of Cardiovascular Sciences. 2018; 31(2) 133-142. Apresentação oral no 64º Congresso Brasileiro de Anestesiologia – "Comparação da incidência de efeitos hemodinâmicos entre raquianestesia na posição sentada e em decúbito lateral esquerdo em gestantes submetidas à cesariana. Ensaio clínico randomizado".

Suzana Oliveira Marques Bretas
Advogada. Doutora em Direito Privado pela Pontifícia Universidade Católica de Minas Gerais (PUC-Minas). Mestre em Cultura, Educação e Organizações Sociais pela Universidade do Estado de Minas Gerais (UEMG). Professora de Direito Civil na Universidade de Itaúna (UIT). Membro Efetivo do Intituto dos Advogados de Minas Gerais (IAMG). Presidente da 34ª Subseção da OAB-MG, em Itaúna.

Taciana Sheylla Aguiar Lucena Maranhão
Hematologista pela Universidade Federal do Triângulo Mineiro (UFTM). Pós-Graduada em Dor pelo Instituto Israelita de Ensino e Pesquisa do Hospital Israelita Albert Einstein (HIAE). Pós-Graduada em Cuidados Paliativos pelo IEP do Hospital Sírio-Libanês. Médica do Corpo Clínico do Setor de Oncologia do HIAE. Médica Paliativista do Serviço de Cuidados Paliativos do Hospital Santa Helena – ABC-SP.

Tainá Melo Vieira Motta
Graduação em Medicina pela Universidade Federal de Goiás (UFG). Residência Médica em Anestesiologia pelo Centro de Ensino e Treinamento da SBA do Hospital das Clínicas da UFG. Residência Médica em Dor pela Santa Casa de Alfenas.

Tatiana Vieira Costa
Médica pela Universidade Federal do Triângulo Mineiro (UFTM). Oncologista Clínica pelo A.C.Camargo Cancer Center.

Thais Bezerra Martins
Título de Especialista em Anestesiologia pela AMB/SBA. *Fellowship* em Medicina Intervencionista de Dor no Singular – Centro de Controle da Dor – Campinas-SP.

Thais Khouri Vanetti
Médica Anestesiologista pela SBA com Área de Atuação em Dor pela AMB e *Fellow in Intervencional Pain Practice* pelo WIP.

Theodora Karnakis
Médica Geriatra. Pós-Graduação (*lato sensu*) em Dor e Cuidados Paliativos pelo Hospital Israelita Albert Einstein (HIAE). Pós-Graduação (*lato sensu*) em Cuidados Paliativos pelo Curso Pallium e pela University of Oxford, Reino Unido. Pós-Graduação (*stricto sensu*) Doutorado em Ciências Médicas pela Faculdade de Medicina da Universidade de São Paulo (FMUSP). Ex-Coordenadora do Programa de Oncogeriatria e Cuidados Paliativos da Oncologia do HIAE. Médica Coordenadora da Oncogeriatria do Instituto do Câncer do Estado de São Paulo (ICESP/FMUSP) e do Hospital Sírio-Libanês. Revisora do Journal of Geriatric Oncology (JGO). Representante Nacional da Sociedade Internacional de Oncologia Geriátrica (SIOG) desde 2012.

Thiago Nouer Frederico
ASRA – PMUC (American Society of Regional Anestesia). WIP – CIPS (World Intitute of Pain).

Tiago da Silva Freitas
Neurocirurgião Funcional/Médico Intervencionista da Dor da Clínica Neurocentro – Hospital Sírio-Libanês – Unidade Brasília e do Hospital de Base do Distrito Federal. Graduado em Medicina pela Universidade Federal de Goiás (UFG). Residência Médica em Neurocirurgia pelo Hospital de Base do Distrito Federal e pela Sociedade Brasileira de Neurocirurgia (SBN). Especialização em Neurocirurgia Funcional no Hospital das Clínicas da Universidade de São Paulo (USP). Especialização em Neurocirurgia Funcional, Tratamento da Dor e dos Distúrbios de Movimento, realizada na Cleveland Clinic Foundation, Ohio, EUA. Mestrado em Ciências de Saúde pela Universidade de Brasília (UnB). Doutorado em Ciências de Saúde pela Universidade de Brasília (UnB). Título de Área de Atuação em Dor pela Associação Médica Brasileira (AMB). Coordenador da LADOR – Liga Acadêmica de Dor do Distrito Federal. *Fellow Interventional Pain Procedures* (FIPP) – World Institute of Pain (WIP). Membro Titular da SBENF e SBN.

Valéria Delponte
Enfermeira da Equipe de Suporte e Cuidados Paliativos do Hospital Sírio-Libanês. Coordenadora do Curso de Aperfeiçoamento e Especialização em Cuidados Paliativos do IEP do Hospital Sírio-Libanês.

Vanessa Montes Santos

Médica Oncologista Clínica do Hospital Israelita Albert Einstein (HIAE). Residência em Oncologia Clínica pela Universidade de São Paulo (USP)/Instituto do Câncer do Estado de São Paulo (ICESP).

Vicente de Paula Melo Filho

Graduação em Medicina pela Universidade Federal do Piauí (UFPI). Residência Médica em Anestesiologia no Instituto de Medicina Integral Professor Fernando Figueira. Título de Especialista em Anestesiologia pela AMB/SBA. Residência Médica em Dor no Hospital Universitário Walter Cantídio/Universidade Federal do Ceará (UFC). Título de Especialista em Acupuntura pela AMB/CMBA. Membro Ativo da Sociedade Brasileira de Anestesiologia. Membro Ativo Sociedade Brasileira de Médicos Intervencionistas em Dor. Membro da Sociedade Brasileira de Médicos Intervencionistas em Dor (SOBRAMID).

Virginia Costa Lima Verde Leal

Graduada em Psicologia pela Universidade de Fortaleza (UNIFOR). Capacitação em Arte-terapia. Mestrado em Saúde Coletiva (UNIFOR). Ex-Pesquisadora da Coordenação de Pesquisa Clínica e Incorporação Tecnológica do Instituto Nacional de Câncer (INCA). Doutorado em Saúde Coletiva, na Área de Promoção da Saúde, pela Associação Ampla das Universidades Federal do Ceará (UFC); Universidade Estadual do Ceará (UECE) e Universidade de Fortaleza (UNIFOR). Especialização em Oncologia Multiprofissional pelo Instituto de Ensino e Pesquisa Albert Einstein. Pós-Graduação em Medicina Integrativa pelo Instituto de Ensino e Pesquisa Albert Einstein. Psicóloga Clínica no Americas Medical City.

Vitto Bruce Salles A. Fernandes

Bacharel em Medicina pela Faculdade Serra dos Órgãos – Teresópolis- RJ. Especialista em Anestesiologia pela Insitutição Santa Casa de Misericórdia de Belo Horizonte – MG. Especialista em Medicina Intervencionista da Dor. *Fellow of Internacional Pain Practice* – WIP. Área de Atuação da Dor pela Associação Médica Brasileira (AMB). Médico Intervencionista da Dor em Exercício nos Hospitais Aliança/Guanambi-BA, Fundação Hospitalar Senhora Santana de Caetité/BA, Hospital Aristides Maltez – Salvador/BA.

Walter Lisboa Oliveira

Psicólogo pela Universidade Federal de Sergipe (UFS). Mestre e Doutor em Psicologia Clínica pelo Instituto de Psicologia da Universidade de São Paulo (USP). Especialista em Psicologia Hospitalar pela Santa Casa de Misericórdia de São Paulo, Membro do Laboratório Sujeito e Corpo – SuCor (USP).

Walter Moisés Tobias Braga

Residência Médica em Hematologia e Hemoterapia pela Universidade Federal de São Paulo (UNIFESP). Título de Especialista pela Associação Brasileira de Hematologia e Hemoterapia (ABHH). Doutor em Hematologia pela UNIFESP. Professor Afiliado do Departamento de Oncologia Clínica e Experimental da UNIFESP. Responsável pelo Ambulatório de Mieloma Múltiplo da UNIFESP.

Dedicatórias

À família, agradeço ao meu pai, Armando Fonseca, por ser o exemplo de parceiro e amigo ímpar durante toda a minha trajetória pessoal e profissional, à minha mulher, Patricia, e às minhas duas filhas, também médicas, Lívia e Luísa, por entenderem minha paixão pela Medicina e o ensino médico.
Ao grande amigo, Carlos Marcelo de Barros, por não medir esforços na concretização deste projeto da SOBRAMID.
Aos meus mestres, José Leonardo Machado Vaz, Rioko Kimiko Sakata, Luciano Braun e Fabrício Assis, por serem minhas maiores fontes de inspiração e referência profissional.

Paulo Renato Barreiros da Fonseca

Um livro como este não nasce sem a presença constante de muitas mentes e mãos que, de algum modo, ajudaram a construir este projeto.
Agradeço a todos os editores e autores que doaram uma parte de suas vidas para que esta obra se concretizasse. Não há palavras suficientes para descrever a gratidão.
Agradeço aos meus pais, em especial, à minha querida mãe, que precocemente deixou a vida, mas deixou ensinamentos que cintilam eternamente em minha vida.
Às minhas irmãs, Raquel e Eugênia, que, no momento mais difícil de nossa história, permitiram com o seu trabalho que eu me tornasse médico.
A Lorena, pela família que construímos e pelo amor que dedica aos nossos filhos.
Dedico este livro a João Pedro e a Manuela, que são o motivo pelo qual me levanto todos os dias e tento, de algum modo, ser uma pessoa melhor.

Carlos Marcelo de Barros

Agradeço a todos que participaram da criação desta obra, aos meus professores, que tiveram a paciência de me ensinar e a quem tanto nutro admiração e respeito.

"Permanência, perseverança e persistência apesar de todos os obstáculos, desencorajamentos e impossibilidades: é isso que distingue uma alma forte de um fraca." (Thomas Carlyle)

Ana Carolina Braz Lima

Ao meu pai, a personificação da bondade, cuja ausência não raro me faz mais falta que ar.
Em meu olhar sempre haverá o seu olhar, em minhas ações, as suas ações...

"Nobre e maravilhoso espírito, ao qual devo tudo que sou e tenho (...) quem encontrar em minha obra qualquer alegria, consolo, erudição, que ouça o nome dele e saiba que, se Heinrich Schopenhauer não tivesse sido quem foi, Arthur Schopenhauer teria acabado cem vezes." (Arthur Schopenhauer)

André Marques Mansano

Ao Dr. Luís Alfonso Moreno Cuartas, meu primeiro professor e que me presenteou
com conhecimento, amizade, estímulo e direcionamento.
Ao amigo de jornada, Fabrício Dias Assis, com quem compartilho
certezas e dúvidas e seguimos juntos construindo sonhos.
Aos queridos *fellows*, com os quais divido grande parte do tempo.
A Beatriz, minha mãe, e Anderson, irmão e melhor conselheiro.
À minha amada esposa, Jane, pilar de nossa família e aos filhos, Clara e Pedro,
que entenderão algum dia que a ausência do pai teve um propósito maior.

Charles Amaral de Oliveira

Esta obra é resultado do trabalho de muitas mãos. Um muito obrigado a todos os autores
que colaboraram para que ela pudesse ser desenvolvida. Carlos Marcelo de Barros, sem você nada teria
acontecido, desde sua idealização. Obrigado pelo modo irretocável que conduziu este trabalho. Agradeço
também a todos os que de alguma maneira me ajudaram na construção do conhecimento. Meus preceptores
na residência de Anestesiologia, que tanto me inspiraram no início, João Lopes Vieira, Luiz Marciano
Cangiani e Luiz Fernando Alencar Vanetti. Meus primeiros tutores na área da dor no Hospital Clinic Y
Provincial de Barcelona, Dr. Luis Alfonso Moreno e Dr. Mauro Synche. Aos não sei quantos profissionais
que tanto me acolheram em todos os cantos do mundo onde estive no longo caminho de aprendizagem
em Medicina Intervencionista da Dor, em especial Dr. Charles Gauci, Dr. Gabor Racz, Dr. Serdar Erdine, Dr.
Menno Sluijter, Dr. Alexandre Teixeira, Dra. Andrea Trescot, Dr. Olav Rohof, Dr. Ricardo Placarte, Dr. Miles
Day, dentre tantos outros. Agradecimento especial a todos os nossos alunos e *fellows* que passaram pelo
Singular. Aprendo todos os dias com vocês. Ao meu parceiro de sempre nesta caminhada, Dr. Charles Amaral
de Oliveira. Desde o início me dando equilíbrio e suporte. A minha esposa, Maria Fernanda, e aos meus
filhos, Maria e João, razão da minha vida. E aos meus pais, que sempre foram o pilar de tudo na minha vida.

Fabrício Dias Assis

No momento do lançamento desta obra, gostaria de parabenizar a todos que participaram da idealização, editoração e redação deste compêndio. Sei do trabalho necessário, pois me faz lembrar das dificuldades que tive para lançar o primeiro livro sobre dor no câncer da Sociedade Brasileira para o Estudo da Dor (SBED), no momento em que era presidente dessa sociedade. A continuidade desse ideal me deixa feliz, tendo em vista que não foi em vão lutar pelos mesmos objetivos em épocas bem mais difíceis. É muito bonito e gratificante saber e ver um dos resultados da fundação da Sociedade Brasileira de Médicos Intervencionistas em Dor (SOBRAMID), da qual me orgulho de ter sido um dos idealizadores e fundador.

José Luciano Braun Filho

Aos que me ajudam a seguir o meu caminho. Especialmente meus pais, Walcyr e Cleide, por trilharem a estrada, meu esposo, Gustavo, por seguir de mãos dadas, e meu filho, Otávio, por iluminar todo o percurso. Obrigada aos amigos da terra e do céu. Ninguém faz nada sozinho.

Karina Rodrigues Romanini Subi

Gostaria de agradecer a todos que contribuíram para que eu chegasse até aqui. Primeiramente, aos meus pais, depois aos meus mestres e, especialmente, à minha esposa, Mayra, que sempre esteve ao meu lado me apoiando durante minha trajetória profissional. Juntos, construímos nossa família e fomos abençoados com a chegada dos nossos dois filhos, Joaquim e Luiza.

Leandro Mamede Braun

Agradeço a Deus esta honrosa oportunidade científica, e a todos os meus familiares por estarem comigo positivamente, mesmo na distância física. Especialmente agradeço à minha esposa, Fernanda, por andar ao meu lado e me apoiar, e a meus três presentes de Deus, Eduarda, Rafaela e Leonardo, pela alegria diária que me trazem.

Lúcio César Hott Silva

Agradecimentos

Uma obra literária, pretenciosamente completa, diversa em sua abordagem e abrangente sobre a Dor no paciente de Câncer requer muitas ações conjuntas. Ao nosso editor-chefe, Professor Carlos Marcelo de Barros que com uma dedicação única e de forma incansável construiu e realizou obra tão importante sobre o tema. Aos editores-associados pela escolha dos autores de capítulos, seus coautores, revisões sucessivas do conteúdo científico e busca pela alta qualidade técnica. Aos autores de capítulos que dedicaram tempo e energia, sem qualquer retorno financeiro, apenas pelo prazer de fazer bem feito. Aos muitos estudantes, residentes, estagiários, secretários, digitadores, desenhistas ilustradores, familiares e outros anônimos que contribuíram com a construção física desta obra o meu muito obrigado. Agradeço à Editora Atheneu, que abraçou o projeto desde o início, permitindo a sua realização. À Sociedade Brasileira de Médicos Intervencionistas em Dor (SOBRAMID), que acolhe os médicos que se dedicam à Medicina Intervencionista da Dor, idealizadora e realizadora desta obra, e às demais Sociedades parceiras, Sociedade Brasileira para o Estudo da Dor (SBED) e à Academia Nacional de Cuidados Paliativos (ANCP), pelas inestimáveis contribuições associativas e de suas respectivas diretorias.

Paulo Renato Barreiros da Fonseca, MD, FIPP
Rio de Janeiro, RJ, Brasil

Prólogo

Este tratado vem ocupar uma lacuna inadmissível na literatura médica nacional. Versa sobre todos os aspectos do paciente com dor oncológica, desde os princípios básicos, passando por aspectos psicológicos e sociais, além de dissertar com maestria sobre os tratamentos conservadores e intervencionistas para o paciente com dores relacionadas ao câncer.

É de leitura obrigatória para todo profissional de saúde que participe dos cuidados desse tipo de paciente. O conhecimento aqui contido deve, ou ao menos deveria, diminuir o vergonhoso subtratamento da dor em Oncologia, o que é fruto, em parte, do desconhecimento dos tratamentos mais efetivos por parte da equipe médica em especial.

Já é tempo, prezado leitor, de darmos a devida atenção, de fato, ao sintoma que mais causa temor e sofrimento ao paciente oncológico.

"Morte, você é valente,
O seu poder é profundo,
Quando eu cheguei neste mundo,
Você já matava gente.
Eu guardei na minha mente,
Este seu grande rigor,
Porém, lhe peço um favor,
Para ir ao campo santo,
Não me faça sofrer tanto,
Morte, me mate sem dor!"
(Patativa do Assaré)

André Marques Mansano, PhD, FIPP, CIPS
Campinas, SP, Brasil

Prefácio do Editor Institucional Responsável

O sofrimento humano em relação à dor nem sempre sensibilizou nossos antepassados persistindo em algumas culturas, em especial no Oriente, como uma sensação física que ainda sublima, ainda perdoa e eleva no plano espiritual. Em nossa cultura ocidental, a "dor" é sempre negativa, sinônimo de sofrimento e padecimento, inaceitável na maioria dos casos. Em pacientes ortopédicos ou oncológicos, parece haver uma realidade coletiva de tolerância à dor como se fizesse parte da doença ou inerente ao seu tratamento. Sabemos que o negligenciamento da dor além de profundo sofrimento sensitivo, acarreta alterações físicas e sociais com afastamento ou impossibilidade de continuidade de tratamento, aumento de custos, isolamento social e piora da qualidade de vida.

O primeiro grande *guideline* para o tratamento da dor oncológica foi divulgado pela Organização Mundial da Saúde (OMS), em 1986, a Escada Analgésica da OMS, que devido ao seu sucesso, foi extrapolada para servir de orientação para o tratamento de outras formas de dor. Campanhas protagonizadas pelas Sociedades organizadas de especialidades médicas e/ou sociedades que abrigam várias profissões que têm como missão o estudo e tratamento das diversas formas de dor, vêm mudando essa visão, permitindo a ampla divulgação do pensamento científico moderno em relação à dor. No Brasil, a maior Sociedade organizada nesse propósito é a Sociedade Brasileira para o Estudo da Dor (SBED), Capítulo brasileiro da International Association for Study of Pain (IASP), que abriga em seus quadros médicos, médicos veterinários, enfermeiros, fisioterapeutas, psicólogos, dentistas, assim como pacientes, familiares, cuidadores, legisladores e políticos. Programas como a implantação da "Dor como quinto sinal vital" o "Programa Brasil sem dor" e o "Inovador" trazem à tona a discussão nos serviços de saúde e nas esferas políticas as melhores práticas quanto a avaliação e tratamento racional das dores agudas e crônicas. Recentemente criado, o Comitê de Dor Oncológica da SBED é prova desta preocupação e compromisso ético e moral sobre o acesso aos tratamentos adequados multiprofissional , desde o acesso à medicação até os procedimentos intervencionistas mais complexos.

No Brasil, vivemos uma realidade inversa aos países europeus ou aos EUA, que vivem uma situação prescritiva abusiva de opioides, a chamada "crise de opioides".

Essa suposta "crise" vem acarretando crescente numero de mortes e complicações com o uso médico de analgésicos dessa família de medicamentos. Nesses países, devido a várias causas sociais e do sistema de saúde, analgésicos simples antitérmicos, como a dipirona, ou agentes anti-inflamatórios não esteroidais têm seu acesso dificultado acarretando uma prática prescritiva menos criteriosa, embora necessária, de medicamentos mais potentes e também mais perigosos em relação ao uso abusivo. A realidade brasileira ainda está numa fase de subtratamento, subavaliação das diversas síndromes dolorosas em especial aos pós operatórios, medicina pré-hospitalar e nos pacientes com câncer.

Parece que essa realidade em relação aos pacientes oncológicos é ainda mais perversa no negligenciamento em relação ao treinamento dos agentes de saúde, e na percepção e sensibilização dos médicos e familiares quanto ao sofrimento considerado aceitável diferentemente do aceitável em doenças "benignas".

Em 2016, a SBED divulgou números impressionantes sobre a prevalência das dores crônicas, aquelas que persistem por mais de três meses apesar do tratamento, na população brasileira. Os dados publicados estão compatíveis com os dados internacionais de prevalência. Para indivíduos que apresentam pelo menos uma dor crônica, há uma variação entre 30 e 40% da população brasileira.

A dor de cabeça e a dor lombar são as mais comuns e frequentes, trazendo um custo elevado para a Seguridade Social devido ao absenteísmo e afastamento laboral.

Com relação aos pacientes de Câncer, sabemos que dores de moderada à forte intensidade são mais prevalentes nas fases avançadas de doença ,mas as dores dos sucessivos exames complementares, coletas de sangue, biópsias, cirurgias e seus longos pós-operatórios, as complicações e consequências da radio e quimioterapia assim como os efeitos adversos das medicações analgésicas estão presentes durante todo o período desde o diagnóstico inicial. Isso não é apenas simplisticamente o sintoma "dor"e sim um cenário de grande sofrimento para o próprio paciente, familiares, cuidadores e agentes de saúde envolvidos.

O estudo e a reflexão ética e humanística sobre a dor e o sofrimento consequente aos que a sentem, assim como as suas múltiplas formas de tratamento, são o foco desta obra.

As mais modernas técnicas intervencionistas com a realização de bloqueios analgésicos neurolíticos com radiofrequência guiados por radioscopia, ultrassonografia ou tomografia vêm alcançando os centros de tratamento de câncer de forma sem precedentes e progressiva quanto ao acesso e a complexidade dos procedimentos. O uso da Medicina Tradicional Chinesa pela acupuntura, das terapias analgésicas elétricas como a modulação periférica ou central por estimulação magnética, a terapia por ondas de choque – TOC, o uso da Medicina Nuclear e das amplas possibilidades prescritivas medicamentosas com analgésicos opioides, antidepressivos, anticonvulsivantes, imunobiológicos e homeopatia já é acessível em grandes centros. O próximo desafio é a concretização de centros interdisciplinares de tratamento da dor com programas de reabilitação física e em doenças ameaçadoras de vida, os cuidados paliativos oncológicos.

Desejamos muito sucesso na divulgação dos conhecimentos em dor e que os diversos agentes de saúde encontrem cada vez mais espaço para a incorporação das novas práticas de tratamento em suas lidas diárias.

Saudações associativas.

Paulo Renato Barreiros da Fonseca, MD, FIPP
Rio de Janeiro, RJ, Brasil

Prefácio do Editor-Chefe

O propósito deste tratado é reunir, em um único livro, múltiplas visões e habilidades que podem amenizar o sofrimento dos pacientes com câncer, seja esse sofrimento físico ou espiritual, manifestado como dor ou não. Trata-se de uma obra inédita no Brasil, pois abrange o tratamento do paciente com câncer de maneira geral e contextualizada. Uma publicação integralmente focada no tratamento do paciente, apresentando abordagens claras das inúmeras facetas que geram dor e sofrimento nos doentes com câncer.

Este tratado se propõe a ser uma obra de consulta indispensável para todos os profissionais de saúde que atuem com pacientes oncológicos. Inovador, abrange desde os aspectos psicossociais até as terapias implantáveis, englobando, além do tratamento da neoplasia, inúmeros aspectos do tratamento da dor no câncer e do paciente oncológico. Inicialmente voltado a uma abordagem intervencionista, foi ampliado para encampar outras vertentes igualmente importantes no alívio do sofrimento, considerando-se que o tratamento efetivo da dor é necessariamente multidimensional, multiprofissional, multidisciplinar e até mesmo multicultural.

Não se faz mister enumerar as razões para a Sociedade Brasileira de Médicos Intervencionistas em Dor (SOBRAMID) lançar esta obra. Ao vislumbrar o sumário, percebe-se facilmente que este livro já devia existir há tempos, afinal, com os avanços da medicina e dos métodos para tratamento da dor existentes atualmente, é inadmissível que nossos pacientes e seus familiares ainda terminem suas vidas envoltos em sofrimento físico. A motivação dos editores é um desejo sincero de contribuir para aliviar o sofrimento muitas vezes prolongado pela doença e suas particularidades.

O objetivo fundamental desta obra é reunir as várias habilidades multidisciplinares e multiprofissionais e compartilhar uma visão de cuidado integral e multidimensional do ser humano, indo muito além do tratamento da neoplasia. Ao agrupar, em seu contexto, preceitos oncológicos, cuidados paliativos, tratamento clínico e tratamento intervencionista da dor, este livro apresenta-se como um possível pilar fundamental na integração dos diferentes saberes. Era inadmissível que, até então, os diferentes saberes fossem segmentados e não considerados de maneira única e indivisível na abordagem do paciente. O tratamento da dor no câncer extrapola muito a mera prescrição de analgésicos. O impacto do diagnóstico e do prognóstico na percepção do paciente e de seus familiares interfere profundamente na sua qualidade de vida e na realização holística dos seus sintomas. Ouvir e entender o sofrimento do paciente é tão importante quanto propiciar um tratamento moderno e dispendioso, pois as várias opções de tratamento não são excludentes e, sim, muito interligadas, devendo estar unidas em todas as fases da doença.

O conhecimento sobre como a medicina intervencionista da dor pode ajudar no tratamento e na manutenção da dignidade desses pacientes é ainda restrito no Brasil, mesmo em centros de excelência.

A graduação em medicina infelizmente não prepara os médicos para tratarem o paciente em toda a sua complexidade, priorizando o ensino do manejo de sintomas físicos e, muitas vezes, há o sentimento de impotência diante de um paciente com sofrimento claramente físico, mas também com uma dor não física que merece o mesmo nível de atenção e tratamento. A percepção clara da finitude da vida afeta a manifestação dos sintomas e os resultados do tratamento.

A SOBRAMID entende que a difusão dos conhecimentos sobre medicina intervencionista da dor entre os profissionais de saúde que atendem pacientes oncológicos é de suma importância para ampliar o acesso a esse tipo de tratamento, promovendo melhoria da qualidade de vida, com controle mais eficaz da dor.

Este livro é composto por cinco seções. A primeira seção aborda os conceitos gerais da dor, do tratamento, a epidemiologia, a fisiopatologia da dor oncológica, os aspectos biopsicossociais e econômicos e as reflexões de caráter ético e da educação médica voltada para o tratamento da dor no câncer.

A segunda seção tem como objetivo apresentar os princípios e as bases que sustentam o tratamento oncológico, abordando os conhecimentos primordiais e necessários aos profissionais de saúde que tratam esses pacientes, mas que não são oncologistas. Elucida o leitor acerca dos tipos de câncer, do tratamento quimioterápico, radioterápico, cirúrgico e da imunoterapia. Ao final, faz-se uma retrospectiva da evolução dos métodos diagnósticos.

A terceira seção é voltada aos princípios e fundamentos dos cuidados paliativos e, além de promover o conhecimento sobre o tratamento dos sintomas e as condutas de alívio, também servirá de fonte de conhecimento e mesmo de acolhimento aos profissionais que precisam entender como se abordam algumas questões como a comunicação de más notícias e o acolhimento de maneira empática aos pacientes em fim de vida. O foco é a atenção integral ao paciente e a busca pela qualidade de vida, alcançada por meio do conforto, do alívio, do controle dos sintomas, do suporte espiritual, psicossocial e do apoio durante o processo de luto, sempre em um contexto de abordagem humanista. Discute, também, a sedação paliativa no doente em fase avançada da doença, esclarecendo as dúvidas quanto ao momento para o seu início, os medicamentos, as doses e a via a ser empregada para maior benefício do paciente.

Considerando-se a multidimensionalidade da dor e também a necessidade de se realizar um manejo adequado para o controle dos sintomas, a quarta seção traz um aprofundamento do tratamento clínico, como: princípios farmacológicos, abuso de drogas e adição, interações medicamentosas, terapias alternativas, controle de náuseas, vômitos, fadiga e distúrbios psiquiátricos. Nesse contexto, aborda o uso racional dos opioides, adjuvantes e as terapias necessárias ao bem-estar do paciente com câncer.

A última parte do livro versa sobre a medicina intervencionista da dor, abordando, de modo amplo e detalhado, as indicações do tratamento, a descrição das técnicas, a segurança dos procedimentos, os tipos de bloqueios e as suas indicações, além das modernas técnicas implantáveis no tratamento da dor. Foi concebida para que os médicos intervencionistas em dor tenham uma fonte de consulta sobre técnicas, protocolos e indicações e para que os demais médicos e multiprofissionais possam adquirir conhecimentos sobre as diversas possibilidades terapêuticas e as suas indicações, recomendando e encaminhando no momento correto, melhorando, assim, a vida dos pacientes.

Um livro deste porte só é possível graças ao altruísmo dos autores nacionais e internacionais que enxergaram a importância que esta obra terá no tratamento dos pacientes com câncer e dedicaram seu tempo a nos ajudar nessa missão. Em nome da SOBRAMID e dos editores deste tratado, nossa gratidão.

Uma obra dedicada a todos os pacientes e a suas famílias, que sofrem com a dor da saudade, aqui representados pelos pacientes Rainner, Carina, Tatiane e Bruna, que, com sua partida precoce, nos ensinaram muito sobre a vida.

Carlos Marcelo de Barros MD, FIPP
Alfenas, MG, Brasil

Prefácio do Oncologista

Hipócrates, em vários momentos, referenciou a importância do alívio da dor. Essa preocupação pode ser simbolizada pela frase "aliviar a dor é obra divina". Ela representa a grande dificuldade e o desafio de tratar desse importante sintoma, que em alguns momentos deve ser encarado como um sinal vital. O manejo da dor é ainda mais importante quando o paciente possui uma enfermidade que, muitas vezes, se confunde com uma sentença de sofrimento ou, mesmo, de morte.

Assim, o maior desafio desta obra é integrar o tratamento específico oncológico com o manejo da dor, levando em consideração toda a complexidade do paciente e da dor total. Além disso, é necessário avaliar e ponderar os desejos e a autonomia do paciente. Respeitar essa autonomia incorre em tratar cada paciente embasado pelos seus desejos individuais. O que, em alguns momentos, pode impelir o tratamento por um caminho contrário às crenças da família ou do próprio médico.

Este livro nasceu com a pretensão de reunir conhecimento para se compreender um complexo sintoma, a dor. Que pode ter as mais variadas causas e que o tratamento inclui conhecimentos de todas as especialidades não apenas de médicos, mas de todos os profissionais envolvidos no cuidado de um paciente. Esse desafio monumental se realizou com o nascimento deste importante tratado.

Pedro Henrique Zavarize de Moraes, MD
São Paulo, SP, Brasil

Prefácio do Paliativista

Sinto-me honrado em escrever este prefácio. Este livro é um marco de superação na educação em saúde.

Embora a dor seja uma experiência ameaçadora e desagradável e que, de alguma maneira, todos nós já a tenhamos vivenciado, entendê-la não é fácil. Exige a integração de muitas das áreas do saber, sobretudo daquelas relacionadas à saúde. Entender as diversas dimensões, físicas, emocionais, sociais e espirituais que compõem essa experiência só não é desafio maior do que tratar e cuidar de tudo isso. Inúmeras empreitadas de conhecimento humano se lançaram nessa jornada desafiadora, que pode ser ainda mais difícil quando esse sintoma está relacionado ao câncer. A urgência de tempo e a complexidade do tema predispõem pacientes, familiares, profissionais da assistência e pesquisadores a ruídos e conflitos na comunicação. Nesse sentido, os múltiplos pontos de vista sobre a experiência da dor relacionada ao câncer, infelizmente, em vez de se somarem, muitas vezes chocam-se e depois se isolam. Essa é uma história humana, lamentavelmente comum e não exclusiva para esse tema.

O que este livro marca é uma superação do velho e do novo desafio humano de cooperação. Este livro conseguiu transpor estas dificuldades e reunir as mais diversas perspectivas necessárias para conhecer, tratar e cuidar do paciente com dor. Aqui estão apresentadas as diversas perspectivas de estudo nessa área – anestesiologistas, algologistas, médicos de família, neurologistas, neurocirurgiões, oncologistas, paliativistas, radiologistas, radio-oncologistas, sejam eles médicos, enfermeiros, fisioterapeutas, psicólogos, nutricionistas, dentre outros, expõem em um único volume seus diversos conhecimentos sobre o tema. Mais ainda, ao reunir numerosas e diversas áreas, a obra marca uma oportunidade significativa e crescente de cooperação entre estes que buscam um objetivo comum: oferecer cuidado de excelência ao paciente com dor e à sua família, que juntos enfrentam esse desafio.

Que este passo histórico seja sempre lembrado, muito estudado e que conduza a novas perspectivas para que o nosso objetivo comum seja alcançado.

Daniel Neves Forte, MD, PhD
São Paulo, SP, Brasil

Prefácio do Intervencionista em Dor

A dor é a queixa mais frequente no paciente com câncer e seu tratamento tem sido motivo de preocupação para a Organização Mundial de Saúde (OMS) há mais de 30 anos. Apesar disso, a dor oncológica ainda é subtratada e representa um grande problema de saúde pública, não apenas no Brasil e nos países menos desenvolvidos, mas em todo o mundo. A dor afeta cerca de 90% dos pacientes oncológicos durante seu tratamento e, em mais da metade deles, permanece de intensidade moderada a severa, levando a um quadro de grande incapacidade e sofrimento.

A utilização dos opioides é o pilar no tratamento da dor do câncer de acordo com a escada analgésica da OMS. O uso de outros analgésicos como os AINES, os corticosteroides, e os chamados analgésicos adjuvantes, como antidepressivos e anticonvulsivantes, também contribuem para um melhor controle da dor oncológica. Mesmo assim, 20% a 30% dos pacientes não apresentam alívio adequado da dor apenas com o tratamento medicamentoso. Além disso, o uso das medicações pode estar associado a uma série de efeitos indesejados, especialmente se utilizadas por um longo período.

As técnicas intervencionistas foram propostas como o quarto degrau na escada analgésica, indicadas somente após a falha nos três primeiros. Entretanto, vários fatores têm contribuído para uma crescente utilização dos procedimentos intervencionistas nas fases mais iniciais da doença com o objetivo de dar melhor qualidade de vida aos pacientes e evitar sofrimento e morbidade desnecessários. A maior sobrevida dos pacientes com câncer, o melhor entendimento da fisiopatologia da dor e o desenvolvimento de procedimentos cada vez mais eficazes e com menores taxas de complicações são os fatores principais.

Hoje, sabemos que a utilização precoce de procedimentos, como, por exemplo, a neurólise dos nervos esplâncnicos/plexo celíaco na dor do câncer de pâncreas, muda radicalmente a vida desses pacientes. Procedimentos minimamente invasivos diminuem de maneira considerável o uso de medicações analgésicas e por consequência seus efeitos colaterais, chegando em alguns casos a eliminar completamente a dor e o uso dessas medicações. O desenvolvimento mais recente de técnicas guiadas por ultrassonografia (USG) também tem ajudado a que cada vez mais pacientes tenham acesso a procedimentos intervencionistas para o controle da dor. Antes realizados principalmente guiados por radioscopia, a utilização da USG tem substituído, e em muitos casos com vantagens, o uso da radiografia. Diminuição do custo, praticidade do seu uso e portabilidade são algumas de suas vantagens. Procedimentos na coluna, estruturas muito profundas e pacientes obesos são os principais desafios a serem resolvidos.

O leque de procedimentos disponíveis também tem aumentado sobremaneira. Bloqueios de nervos periféricos ou do sistema nervoso autônomo, com anestésico local ou soluções neurolíticas, a utilização da radiofrequência convencional ou pulsada, as osteoplastias, o implante de bombas de infusão intratecal de fármacos ou de geradores para neuromodulação, dentre muitos outros procedimentos, têm sido utilizados e são uma importante ferramenta no controle da dor do paciente com câncer.

Apesar do crescente interesse no tratamento intervencionista da dor, o número de profissionais treinados e preparados ainda é pequeno no Brasil sendo este um fator limitante para que haja um acesso mais universalizado a esses tratamentos. O World Institute of Pain (WIP) é uma das sociedades pioneiras na educação e difusão das técnicas intervencionistas baseadas em evidências e certifica profissionais capacitados em todo o mundo com o FIPP (*Fellow of Interventional Pain Practice*) e o CIPS (*Certified Interventional Pain Sonologist*). No mês de fevereiro deste ano, em Miami, pela primeira vez foi realizada a prova do FIPP em português. Esse foi um grande passo para que cada vez um maior número de profissionais em nosso país possa obter a certificação. Até então, dos pouco mais de 1.100 FIPPs e 100 CIPSs certificados em mais de 60 países, o Brasil possuía 23 FIPPs e 8 CIPSs desde que eu e Charles obtivemos nosso FIPP em 2007. De uma só vez, outros 18 especialistas brasileiros obtiveram o FIPP e seis o CIPS, o que elevou o número de especialistas brasileiros cerificados com o FIPP para 41 (sexto no mundo) e com o CIPS para 14 (terceiro no mundo).

Os grandes centros de tratamento intervencionista da dor no Brasil estão, em sua maioria, fora das grandes universidades. Atualmente, temos quatro centros de excelência em tratamento da dor certificados com o *Excellence in Pain Practice* (EPP) pelo WIP em nosso país, e, destes, apenas um está em uma universidade, na USP de Ribeirão Preto. Os outros três são o Singular – Centro de Controle da Dor, em Campinas, a Aliviar – Medicina da Dor, no Rio de Janeiro, e a Clínica de Dor do Hospital São Bernardo, em Colatina.

Com esta obra extensa, multidisciplinar, e que conta com a participação de alguns dos maiores nomes da medicina da dor no mundo, a SOBRAMID estabelece um novo horizonte no tratamento da dor no Brasil e fora dele. Reunir nomes como Dr. Menno Sluijter, quem inventou a radiofrequência pulsada; Dr. Ricardo Plancarte, desenvolvedor de várias das técnicas intervencionistas que hoje utilizamos, como o bloqueio do gânglio ímpar e a femuroplastia, e Dra. Andrea Trescot, uma das maiores autoridades em dor dos EUA, ex-presidente da American Society of Interventional Pain Physicians (ASIPP). Há contribuição expressiva de tantos outros autores nacionais e internacionais com grande experiência nessa área, possibilitando que o conhecimento da medicina intervencionista da dor possa chegar a cada vez mais médicos em todos os lugares e que mais e mais pacientes possam viver com dignidade e sem dor.

"Todo mundo é capaz de dominar uma dor, exceto quem a sente."
(William Shakespeare)

Fabrício Dias Assis, MD, FIPP
Campinas, SP, Brasil

Epígrafe

"Conheça todas as teorias,
domine todas as técnicas,
mas ao tocar uma alma humana,
seja apenas outra alma humana."
(Carl Jung)

Karina Rodrigues Romanini Subi, MD, FIPP.
Vinhedo, SP, Brasil.

Sumário

Seção 1   Conceitos do Tratamento da Dor no Câncer, 1

Editora responsável
Ana Carolina Braz Lima

Editores revisores
Paulo Renato Barreiros da Fonseca
André Marques Mansano

1   Epidemiologia da Dor no Câncer, 3
Ana Carolina Braz Lima
Paula Jaegger Belém Rosa
Sérgio Silva de Mello

2   Taxonomia da Dor no Câncer, 9
Sandra Caíres Serrano

3   Bases Fisiopatológicas da Dor, 13
Renato Leonardo de Freitas
Silvia Graciela Ruginsk Leitão
Priscila de Medeiros
José Aparecido da Silva

4   Fisiopatologia da Dor Oncológica, 27
Berenice Carolina Hernández Porras

5   Aspectos Médico-Legais da Dor no Câncer, 37
Fernando Meton de Alencar Camara Vieira
Simone Gonçalves Bittencourt
Virginia Costa Lima Verde Leal
Gisele Marinho dos Santos
Debora Cristina Victorino de Azevedo

6   Abordagem Inicial do Paciente Oncológico com Dor, 45
Pedro Gonçalves Teixeira de Carvalho

7   Análise de Custos com o Tratamento e o Subtratamento da Dor no Paciente com Câncer, 63
Nelson Teich

8   **Educação Médica no Tratamento da Dor no Câncer, 73**

Irimar de Paula Posso

9   **Dor Oncológica e Terminalidade: Dignidade do Paciente e Responsabilidade Civil do Médico, 79**

Karen Miranda Chequer

Suzana Oliveira Marques Bretas

10   **Ética em Dor Oncológica: Um Olhar Pautado nos Cuidados Paliativos, 91**

Carlos Marcelo de Barros

Karen Miranda Chequer

Sara Reis de Paula

11   **Serviço de Dor: Gestão e Excelência na Assistência, 97**

Márcia Morete

Seção 2   Conceitos Oncológicos, 103

Editor responsável

Paulo Renato Barreiros da Fonseca

Editores revisores

Karina Rodrigues Romanini Subi

José Luciano Braun Filho

12   **Princípios de Oncologia, 105**

Clarissa Seródio Baldotto

Antonio Vinicius Torres da Silva

13   **Epidemiologia do Câncer, 113**

Juliana Ominelli

Mariana Monteiro

Luiz Henrique Araújo

14   **Fisiopatologia do Câncer, 121**

Taciana Sheylla Aguiar Lucena Maranhão

Monique Seldlmaier França

Livia Chiosini De Nadai

15   **Diagnóstico por Imagem em Oncologia, 149**

Vanessa Montes Santos

16   **Terapias Antineoplásicas, 155**

Pedro Henrique Zavarize de Moraes

Tatiana Vieira Costa

Janine Capobiango Martins

Seção 3 Cuidados Paliativos, 169

Editor responsável
Carlos Marcelo de Barros

Editores revisores
Ana Carolina Braz Lima
Leandro Mamede Braun
Charles Amaral de Oliveira

17 Princípios, Fundamentos e Objetivos dos Cuidados Paliativos, 171
Polianna Mara Rodrigues de Souza
Juliana Gibello
Ana Beatriz Galhardi Di Tommaso

18 Comportamento e Aspectos Psicossociais do Paciente Oncológico, 175
Dirce Maria Navas Perissinotti
Walter Lisboa Oliveira
Luiz Paulo Marques de Souza
José Luiz Dias Siqueira

19 Prognóstico em Oncologia, 189
Walter Moisés Tobias Braga
Milena Macedo Couto
Karen Miranda Chequer
Carlos Marcelo de Barros

20 Comunicação de Más Notícias, 197
Lorraine Veran
Fátima Geovanini
Frederico Azevedo

21 Dor e Subjetividade na Oncologia, 207
Marcus Vinicius Rezende Fagundes Netto
Alyne Lopes Braghetto
Sueli Pinto Minatti
Maria Lívia Tourinho Moretto

22 Espiritualidade, 213
Fernanda Bono Fukushima
Edison Iglesias de Oliveira Vidal

23 Qualidade de Vida e Bem-Estar do Paciente com Câncer, 221
Theodora Karnakis
Izabela Ono Adriazola

24 Multidisciplinaridade e Multiprofissionalidade no Tratamento da Dor no Câncer, 231
Letícia Martins Arantes
Fábio Ricardo de Souza Romano
Jauri Francisco da Siqueira Júnior

25 Controle de Sintomas, 237

Erika Satomi
Luciana Machado Paschoal

26 Cuidados de Fim de Vida, 253

Polianna Mara Rodrigues de Souza
Ana Beatriz Galhardi Di Tommaso
Erika Satomi

27 Medicina Nuclear na Dor Oncológica, 259

Claudio Tinoco Mesquita
Maria Fernanda Rezende

28 Diagnóstico e Tratamento de Transtornos Psiquiátricos no Paciente Oncológico, 265

Marília Queiroz Foloni
Matheus Souza Steglich

29 Sedação Paliativa, 275

Ana Cristina Pugliese de Castro
Daniel Neves Forte

30 Abordagem da Dor Total em Pacientes Oncológicos, 283

André Filipe Junqueira dos Santos
Mirlane Guimarães de Melo Cardoso

31 Radioterapia Paliativa na Dor Oncológica, 291

Igor Migowski Rocha dos Santos

32 Terapia Antineoplásica Sistêmica Paliativa na Dor Oncológica, 299

Milena Macedo Couto
Bráulio Nunes da Silva
Juliana Luisa Ferreira Silva
Marcella de Fontgaland Silveira Mata

33 Aspectos Nutricionais no Paciente Oncológico em Cuidados Paliativos, 309

Monica de Oliveira Benarroz
Alessandra Denolato

Seção 4 Tratamento Clínico do Paciente com Dor no Câncer, 321

Editores responsáveis
Leandro Mamede Braun
Karina Rodrigues Romanini Subi
Carlos Marcelo de Barros

Editores revisores
Lúcio César Hott Silva
André Marques Mansano
Fabrício Dias Assis
Paulo Renato Barreiros da Fonseca
Ana Carolina Braz Lima

34 Princípios e Fundamentos do Tratamento Clínico da Dor Oncológica, 323

Argemiro Ferreira de Andrade Neto
Glínia Cavalcante Nogueira Lopes
Beatriz Leal Carvalho Nunes

35 Princípios Farmacológicos do Tratamento da Dor Oncológica, 337

Larissa Helena Torres
Carla Speroni Ceron
Marcelo Rizzatti Luizon
Maurílio Pacheco-Neto

36 Cuidados ao Paciente Oncológico na Atenção Básica, 347

Adhemar Dias de Figueiredo Neto
Fernando Antonio Pedrosa Fidelis

37 Princípios e Fundamentos da Terapia Multimodal, 361

Marius Rijk van Ooijen
Bart Jorrit Snel
Selina Elisabeth Ingrid van der Wal
Monique Anna Henrica Steegers

38 Manejo da Dor Aguda em Pacientes Oncológicos, 367

Jailton Luiz Cordeiro Júnior
Nathalia Santos Lins
Juliano Farias Cordeiro
Leandro Mamede Braun

39 Uso da Cetamina no Tratamento da Dor no Câncer, 381

Leandro Mamede Braun
Suzana Marine Duarte Dourado

40 Uso de Canabinoides na Dor no Câncer, 389

Fabíola Peixoto Minson
Catarina Leticia Rodrigues Barbalho

41 Uso de Opioides na Dor no Câncer, 395

Leandro Mamede Braun
Igor Santos Martins
Ana Beatriz Dória Vigna
Tainá Melo Vieira Motta

42 Analgésicos não Opioides e Anti-inflamatórios não Esteroides na Dor no Câncer, 421

Herberth Duarte Cavalcante
Vicente de Paula Melo Filho
Leandro Mamede Braun
Mariana Oliveira Ferreira

43 Medicações Adjuvantes em Dor Oncológica, 431

Karina Rodrigues Romanini Subi
Eduardo Azevedo de Castro
Catarina Leticia Rodrigues Barbalho

44 Interações Medicamentosas no Tratamento da Dor e Cuidados Paliativos Oncológicos, 439

Flávia Seullner Domingues
Maísa Vitória Gayoso
Fernanda Bono Fukushima
Edison Iglesias de Oliveira Vidal

45 Desafios do Tratamento Clínico da Dor Oncológica: Subtratamento, *Over Treatment*, Abuso de Substâncias e Adicção, 453

Fernando José Gonçalves do Prado
Rafaella Della Santa Melo Dantas

46 Acupunturiatria em Oncologia, 475

Dinamara Kran Rocha
Juliana Alencar da Silva Rezende
Natália Freire Valente

47 Fisioterapia na Dor Oncológica, 491

Marcelo Lourenço da Silva
Josie Resende Torres da Silva
Ravena Carolina de Carvalho
Emanuely Fernandes Carlos

48 Alterações Odontológicas no Paciente Oncológico, 497

Fernanda de Paula Eduardo
Letícia Mello Bezinelli
Luciana Corrêa
Mariana Henriques Ferreira

49 Manejo Clínico da Caquexia no Câncer, 507

Allen Lopes Petrini
Millena Neves Luciano Leonardo

50 Dor Oncológica em Pacientes Pediátricos, 519

Gláucia de Oliveira Moreira
Luciano Henrique de Jesus

51 Tratamento da Dor no Câncer em Geriatria, 527

Diogo Kallas Barcellos
Bianca Figueiredo Barros
Karol Bezerra Thé
Polianna Mara Rodrigues de Souza

52 Manejo da Dor Pós-Operatória em Cirurgias Oncológicas, 541

Karina Rodrigues Romanini Subi
Catarina Leticia Rodrigues Barbalho
Eduardo Azevedo de Castro

53 Anestesia em Oncologia, 549

Juliano Farias Cordeiro
Ana Gabriela Kriger Pinheiro
Jailton Luiz Cordeiro Junior
Leandro Mamede Braun

54 Vias de Administração de Fármacos, 559

Valéria Delponte
Jéssica Anastácia Silva Barbosa
Camila Hayacida
Júlia Drumond de Camargo

55 Manejo e Cuidados de Pacientes com Estomias por Doença Oncológica, 565

Eliza Maria Rezende Dázio
Helena Megumi Sonobe
André Aparecido da Silva Teles
Luciana Scatralhe Buetto
Silvana Maria Coelho Leite Fava

56.1 Sintomas Gastrointestinais em Pacientes Oncológicos: Anatomia, Fisiologia, Xerostomia e Mucosite, 587

Ana Karla Arraes von Sohsten
Millena Neves Luciano Leonardo

56.2 Sintomas Gastrointestinais Relacionados ao Câncer, 597

Millena Neves Luciano Leonardo

57 Reabilitação Funcional em Pacientes Oncológicos, 603

Josie Resende Torres da Silva
Marcelo Lourenço da Silva
Laís Leite Ferreira

58 Manejo de Sintomas Geniturinários no Paciente Oncológico, 607

Diogo Augusto Rodrigues da Rosa
José Alexandre Pedrosa
Mariana Bruno Siqueira
Mariane Fontes

59 Dor Neuropática no Paciente Oncológico, 613

Mariana Camargo Palladini
Anita Perpetua Carvalho Rocha de Castro
Lia Rachel Chaves do Amaral Pelloso

60 Manejo da Dor Central no Paciente Oncológico, 623

Benedito Domingos Amorim Filho

61 Manejo de Distúrbios Osteomusculares, 629

Edilson Silva Machado
Leonardo Giovani de Jesus

62 Síndromes Paraneoplásicas, 637

Pedro Henrique Zavarize de Moraes
Janine Capobiango Martins
Tatiana Vieira Costa

63 Manejo de Distúrbios Endocrinológicos Secundários, 647

Frederico Fernandes Ribeiro Maia

64 Controle de Dor em Sobreviventes do Câncer, 661

Polianna Mara Rodrigues de Souza

65 Manejo de Distúrbios Dermatológicos no Paciente Oncológico, 667

Cintia Santos Braghiroli
Luciana Archetti Conrado

66 Síndrome Dolorosa Miofascial no Paciente Oncológico, 685

Artur Padão Gosling
Marcos Lisboa Neves

67 Síndrome Dolorosa Complexa Regional Tipos I e II no Paciente Oncológico, 693

José Luiz de Campos
Alexandre Mio Pos

68 Manejo de Distúrbios Hematológicos no Paciente Oncológico, 715

Carlos Eduardo Engel Velano

69 Manejo da Dor não Oncológica no Paciente Oncológico, 725

Gustavo Rodrigues Costa Lages
Érica Carla Lage de Oliveira
Paulo Henrique Costa Diniz
Graziele Sales Diniz

70 Manejo da Dor em Casos Complexos de Oncologia, 765

Alexandre Mio Pos
Lucio Gusmão Rocha
José Luiz de Campos

71 Neuropatia Induzida por Quimioterapia, 787

Frank van Haren
Sandra van den Heuvel
Monique Anna Henrica Steegers

Seção 5 Tratamento Intervencionista da Dor no Câncer, 815

Editores responsáveis
André Marques Mansano
Lúcio César Hott Silva

Editores revisores
Fabrício Dias Assis
Charles Amaral de Oliveira
José Luciano Braun Filho

72 História da Medicina Intervencionista da Dor: Origens e Evolução, 817

Charles Amaral de Oliveira
Fabrício Dias Assis
Camille Amanda Khan

73 Princípios e Conceitos da Intervenção em Dor, 823

André Marques Mansano
Charles Amaral de Oliveira
Fabrício Dias Assis

74 Segurança e Proteção Radiológica, 831

Charles Amaral de Oliveira
Karen Santos Braghiroli
Thais Bezerra Martins

75 Agentes de Contraste, 845

Breno José Santiago Bezerra de Lima
Roberto Henrique Benedetti
Antonio Andrigo Ferreira de Carvalho

76 Agentes Neurolíticos, 857

Thais Khouri Vanetti
Dailson Mamede Bezerra
Thaís Bezerra Martins

77.1 Radiofrequência na Dor no Câncer: Princípios, Desenvolvimento e Aplicações, 863

Alexandre Teixeira
Menno Sluijter
Fabrício Dias Assis
Josino Brasil

77.2 Procedimentos por Radiofrequência na Dor no Câncer, 873

Alexandre Teixeira
Menno Sluijter
Fabrício Dias Assis
Josino Brasil

78 Ultrassonografia na Dor no Câncer, 889

Thiago Nouer Frederico
Elaine Gomes Martins

79 **Manejo da Dor no Câncer de Cabeça e Pescoço, 915**

Karen Santos Braghiroli
Mariana Moraes Pereira das Neves Araújo
Marcelo Silvestrini Cecchini

80 **Manejo da Dor Torácica no Paciente Oncológico, 947**

Elaine Gomes Martins
Thiago Nouer Frederico

81 **Manejo da Dor Pélvica no Paciente Oncológico, 967**

Karina Rodrigues Romanini Subi
Karen Santos Braghiroli
Ana Carolina Braz Lima
Natália Freire Valente

82 **Manejo da Dor em Membros Superiores no Paciente Oncológico, 979**

Cristina Clebis Martins

83 **Manejo da Dor em Membros Inferiores no Paciente Oncológico, 995**

Mariana Mafra Junqueira
Marina Flaksman Rondinelli
Grace Haber
Mariana Musauer
Raphael Callado Campos

84 **Aprisionamento de Nervos Periféricos na Dor Oncológica, 1029**

Andrew M. Khoury
Rene Przkora
Andrea Trescot

85 **Bomba de Infusão Intratecal em Dor Oncológica, 1039**

Gilberto de Almeida Fonseca Filho
Felipe Duarte Augusto
Plínio Duarte Mendes

86 **Indicação, Instalação e Manejo de Neuromoduladores Medulares, 1045**

Tiago da Silva Freitas
Bernardo A. de Monaco

87 **Indicação, Instalação e Manejo de Cateteres Epidurais Totalmente Implantáveis e Externos, 1057**

Carlos Marcelo de Barros
Maurílio Pacheco-Neto
Breno Fialho Vitarelli de Carvalho
Gisela Magalhães Braga

88 **Indicação e Manejo de Procedimentos Neurocirúrgicos na Dor Oncológica, 1073**

José Oswaldo de Oliveira Júnior

89 Manejo Intervencionista de Metástases Ósseas, 1089

Ricardo Plancarte Sánchez
Berenice Carolina Hernández Porras
Andrés Rocha Romero

90 Manejo da Dor Abdominal no Paciente Oncológico, 1101

Alexandra Raffaini
Thais Khouri Vanetti
Amélie Falconi
Eduardo Rossi Abud

91 Simpatectomias na Dor no Câncer, 1111

Fernando José Gonçalves do Prado
Vicente de Paula Melo Filho
Daniel Rossini de Albuquerque
Herberth Duarte Cavalcante
Rodrigo Vital de Miranda

92 Quando Indicar Procedimentos Intervencionistas na Dor Oncológica, 1129

Lúcio César Hott Silva
Vitto Bruce Salles A. Fernandes
Marcela Miranda Salles

93 Complicações dos Procedimentos Intervencionistas no Tratamento da Dor, 1147

Carlos Marcelo de Barros
Mariana Oliveira Ferreira
Carlos Alexandre de Freitas Trindade
Anne Caroline Rocha de Carvalho

Índice Remissivo, 1159

Seção 1

Conceitos do Tratamento da Dor no Câncer

Editora responsável
Ana Carolina Braz Lima
Editores revisores
Paulo Renato Barreiros da Fonseca
André Marques Mansano

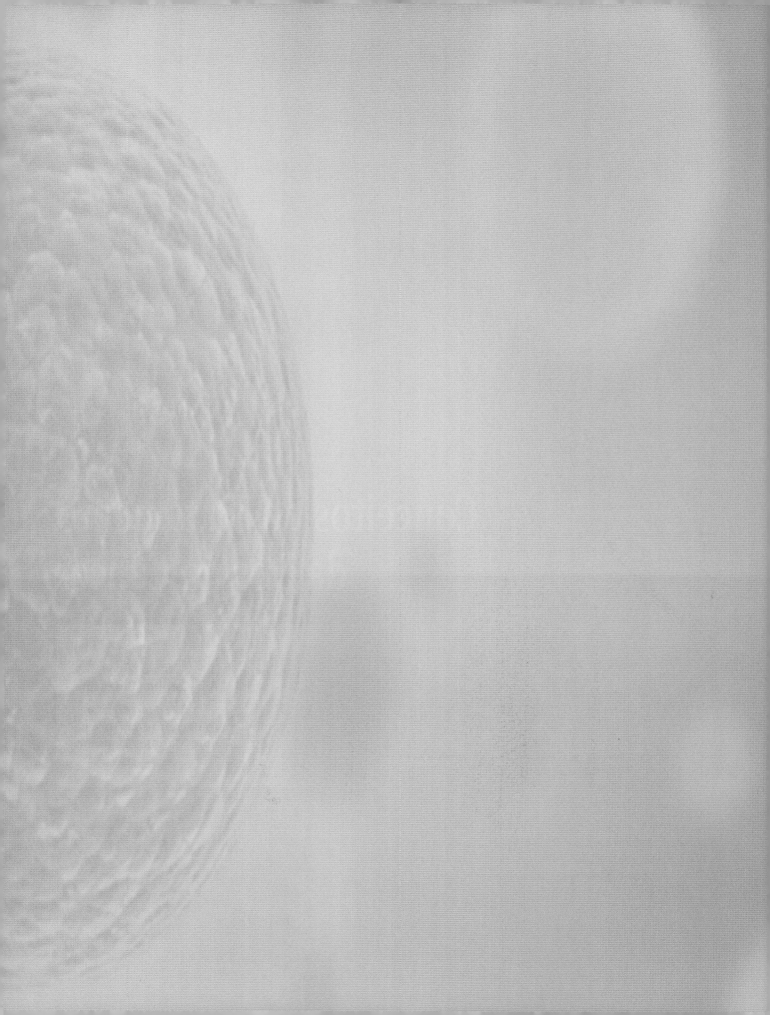

Capítulo 1

Epidemiologia da Dor no Câncer

Ana Carolina Braz Lima
Paula Jaegger Belém Rosa
Sérgio Silva de Mello

■ INTRODUÇÃO

Dor é uma experiência sensitiva e emocional desagradável associada ou relacionada com lesão real ou potencial dos tecidos (IASP). É um sintoma comum no paciente oncológico e surge como queixa importante relacionada com a própria doença ou secundária aos tratamentos empregados. O manejo adequado é fundamental, uma vez que possui relação direta com a qualidade de vida. A dor relacionada com o câncer é distinta da experimentada por pacientes sem doença maligna. Ocorre em aproximadamente um quarto dos pacientes com diagnóstico recente de malignidade, um terço dos pacientes em tratamento e três quartos dos pacientes com a doença em estágio avançado,[1-3] sendo um dos sintomas mais temidos. Destes, 50 a 80% apresentam controle inadequado da dor.[4] Evidências cada vez mais crescentes relacionam o manejo adequado da dor com aumento da sobrevida dos pacientes,[5] possibilitando não somente melhora da qualidade de vida, como muitas vezes retorno às atividades sociais, além de maior tolerância à realização dos tratamentos como radioterapia e quimioterapia.[6]

A dor pode ser decorrente de diversas causas. Dentre elas, podem ser citadas as relacionadas diretamente com o tumor, como invasão óssea, visceral e do sistema nervoso periférico, extensão direta às partes moles, aumento da pressão intracraniana. E também podem ser citadas as relacionadas indiretamente com o câncer, como espasmo muscular, linfedema, escaras de decúbito, constipação intestinal. Procedimentos terapêuticos e intervenções cirúrgicas[7] também podem causar dor, como após toracotomia: mastectomia, esvaziamento cervical, amputação (dor fantasma); pós-quimioterapia: mucosite, neuropatia periférica, nevralgia pós-herpética, espasmos vesicais, necrose da cabeça do fêmur, pseudorreumatismo (corticoterapia); pós-radioterapia: mucosite, esofagite, retite actínica, radiodermite, mielopatia actínica, fibrose actínica de plexo braquial e lombar.

Muitos pacientes com câncer avançado sofrem de mais de um tipo de dor, e o tratamento adequado vai depender da identificação de sua origem. A dor pode ser aliviada em 75% dos pacientes apenas com uso adequado de opioides, e um nível aceitável de alívio pode ser alcançado na maioria dos restantes com uso de outras terapias medicamentosas e/ou intervencionistas.[8,79]

O câncer tem sido apontado como uma "doença da velhice" por sua alta incidência nos idosos.[9] Apesar de os avanços no rastreamento e no tratamento terem impactado positivamente na sobrevida, o câncer ainda permanece como uma das principais causas de morte na maioria dos países ocidentais.[10] Os sintomas podem variar de acordo com o tipo e o estágio da doença. A dor é um sintoma típico das doenças mais avançadas,[11] estimando-se que até 60 a 80% dos indivíduos com doença recorrente ou metastática experimentam dor.[12] É resultado do dano tecidual subjacente próprio da doença, da sua progressão e de seu tratamento, o que torna o quadro muitas vezes complexo.[13]

Estudos demonstraram que nas fases terminais da doença a dor esteve presente em 81% dos casos, não havendo diferença estatística significativa quando se comparou os diferentes sítios primários.[14] Um estudo americano encontrou percentual semelhante de dor nos estágios avançados (84%), não havendo relação desse sintoma com o gênero.[15]

Uma revisão sistemática demonstrou que a prevalência de dor em pacientes com câncer foi alta: 64% em pacientes com doença metastática, avançada ou terminal, 59% em pacientes em tratamento antineoplásico e 33% em pacientes que tinham sido curados de câncer. Entretanto, não houve correlação significativa entre a prevalência da dor e o tipo de câncer.

A prevalência de dor foi substancialmente diferente entre diferentes tipos de câncer. Pacientes com maior prevalência de dor (> 85%) foram aqueles com câncer de pâncreas, osso, cérebro, linfoma, pulmão, cabeça e pescoço. A dor associada ao câncer foi descrita como angustiante por 67% dos pacientes, como aspecto intolerável em 36% e, por fim, 32% relataram tamanho sofrimento que por vezes prefeririam a morte.[16] Menor prevalência de dor (52%) estão documentados em cânceres urogenitais (próstata, bexiga) comparados com cabeça e pescoço (70%), ginecológico (60%), gastrointestinal (59%), pulmão (55%) e câncer de mama (54%).[11]

Nos Estados Unidos cerca de 14 milhões de pessoas sobreviveram ao câncer.[17] Com o diagnóstico cada vez mais precoce, acesso ao tratamento e com o desenvolvimento de novas terapias, há um número cada vez maior de sobreviventes. Se, por um lado, aumentar a sobrevida é algo positivo, por outro aumenta também o número de pessoas com sequelas tanto da própria doença como secundárias ao seu tratamento.

As consequências da dor persistente e tratada inadequadamente foram descritas em uma pesquisa, na qual 69% dos pacientes descreveram dificuldades em suas atividades diárias relacionadas à dor, além do sofrimento associado[16] comprometendo de maneira significativa a qualidade de vida dessa população.[18,19]

Uma infinidade de barreiras interfere na avaliação da dor dos pacientes oncológicos. Podem estar relacionadas com o paciente ou seu cuidador, com os profissionais de saúde e com o sistema de saúde. A avaliação da dor não costuma ter prioridade nas responsabilidades gerais do atendimento, sendo o diagnóstico e o tratamento da doença o foco primordial, o que acarreta falta de avaliação e identificação da dor. Muitos profissionais não têm conhecimento sobre avaliação e não usam ferramentas padronizadas em sua rotina. Outra barreira significativa é o medo do vício, por desconhecimento tanto dos pacientes quanto da própria equipe médica, o que ganhou ainda mais força com a atual crise dos opioides no Estados Unidos. Muitos pacientes omitem a ocorrência de dor, porque esta encontra-se muitas vezes associada ao medo de progressão da doença. Há também a falsa crença de que dor é algo inevitável no câncer e, portanto, negligenciam a informação.[20]

■ CLASSIFICAÇÃO

Uma das dificuldades para um melhor entendimento sobre o crescente dilema da dor crônica oncológica é a falta de critérios diagnósticos consistentes que possam ser usados em ambientes clínicos e de pesquisa. Normalmente se baseiam em classificações generalistas como intensidade (leve, moderada ou grave), curso esperado (agudo e crônico), suposta fisiopatologia subjacente (nociceptiva e neuropática), localização e mecanismos.[21] Critérios de classificação mais específicos permitiriam terapêuticas mais precisas.[22]

Deve ser feita a distinção entre dor aguda e crônica para uma melhor decisão sobre a terapia a ser empregada. A estratégia terapêutica depende da fisiopatologia da dor, que é determinada mediante exame e avaliação do paciente. Existem dois mecanismos predominantes, a dor nociceptiva e a dor neuropática.[23,24] A dor nociceptiva é o resultado de lesões nas estruturas somáticas e viscerais e a consequente ativação de nociceptores. Os nociceptores estão presentes na pele, nas vísceras, nos músculos e nos tecidos conjuntivos. Pode ainda ser dividida em dor somática e visceral.[25] A dor descrita como aguda, bem localizada, latejante e em aperto é provavelmente dor nociceptiva somática, e geralmente ocorre após procedimentos cirúrgicos ou de metástase óssea. A dor nociceptiva visceral é frequentemente descrita como mais difusa, dolorosa, e secundária a compressão, infiltração ou distensão de vísceras abdominais ou torácicas. A dor neuropática resulta de lesão no sistema nervoso central ou periférico. Esse tipo de dor pode ser descrito como queimação, aguda ou fisgada. Exemplos de dor neuropática incluem dor de estenose espinhal, neuropatia diabética, efeito adverso de quimioterapia, radioterapia ou lesões cirúrgicas.[26]

As síndromes de dor de câncer podem ser agudas ou crônicas. A dor aguda é mais frequentemente associada a intervenções diagnósticas ou terapêuticas relacionadas com o câncer. As abordagens diagnósticas prejudicam diretamente os tecidos, sobretudo os nervos, resultando em dor. A quimioterapia e a radioterapia induzem dor aguda no início do tratamento, ou, como efeito colateral, a dor crônica no câncer pode estar diretamente relacionada com o tumor ou decorrer de estratégias de tratamento.[27] Estudos estimaram que 18,7 a 21,4% dos pacientes com câncer têm dor neuropática. De acordo com essa revisão sistemática, a prevalência de síndromes dolorosas associadas à dor neuropática no cancer é de 19 a 39,1%.[28] O reconhecimento da DNC (dor neuropática no câncer) é especialmente importante, uma vez que diferentes estratégias de tratamento podem ser necessárias para superá-lo com êxito.[29]

A estimativa mundial mostra que, em 2012, ocorreram 14,1 milhões de casos novos de câncer e 8,2 milhões de óbitos. Houve um discreto predomínio do sexo masculino tanto na incidência (53%) quanto na mortalidade (57%). De modo geral, as maiores taxas de incidência foram observadas nos países desenvolvidos (América do Norte, Europa Ocidental, Japão, Coreia do Sul, Austrália e Nova Zelândia). Taxas intermediárias são vistas na América do Sul e Central, no Leste Europeu e em grande parte do Sudeste Asiático (incluindo a China). As menores taxas são vistas em grande parte da África e no Sul e Oeste da Ásia (incluindo a Índia). Enquanto nos países desenvolvidos predominam os tipos de câncer associados à urbanização e ao desenvolvimento (pulmão, próstata, mama feminina, cólon e reto), nos países de baixo e médio desenvolvimentos, ainda é alta a ocorrência de tipos de câncer associados a infecções (colo do útero, estômago, esôfago, fígado).

Os tipos de câncer mais incidentes no mundo foram pulmão (1,8 milhão), mama (1,7 milhão), intestino (1,4 milhão) e próstata (1,1 milhão). Nos homens, os mais frequentes foram pulmão (16,7%), próstata (15,0%), intestino (10,0%), estômago (8,5%) e fígado (7,5%). Em mulheres, as maiores frequências são mama (25,2%), intestino (9,2%), pulmão (8,7%), colo do útero (7,9%) e estômago (4,8%).

Estima-se, para o Brasil, biênio 2018-2019, a ocorrência de 600 mil casos novos de câncer para cada ano. Excetuando-se o câncer de pele não melanoma (cerca de 170 mil casos novos), ocorrerão 420 mil casos novos de câncer. Os cânceres de próstata (68 mil) em homens e mama (60 mil) em mulheres serão os mais frequentes. À exceção do câncer de pele não melanoma, os tipos de câncer mais incidentes em homens serão próstata (31,7%), pulmão (8,7%), intestino (8,1%), estômago (6,3%) e cavidade oral (5,2%). Nas mulheres, os cânceres de mama (29,5%), intestino (9,4%), colo do útero (8,1%), pulmão (6,2%) e tireoide (4,0%) figurarão entre os principais.[30]

Pâncreas

Alguns tumores são classicamente conhecidos por sua capacidade de causar dor. O câncer de pâncreas é um deles. A incidência estimada de câncer pancreático para o ano 2018 foi cerca de 55.440 nos Estados Unidos, com aproximadamente 44.230 mortes relacionadas com essa doença.[31] Os fatores de risco para câncer de pâncreas incluem história familiar, obesidade, tabagismo e pancreatite crônica.[32] A dor na região superior do abdome é um sintoma comum e a sua prevalência varia de 72 a 100%.[33]

As características principais da dor no câncer pancreático são dor abdominal superior com irradiação frequente para as costas, seja na região lombar ou na região entre as escápulas.[34] Menos frequente, quando se apresenta de forma difusa no abdome ou referida nos quadrantes abdominais inferiores. Geralmente é descrita como incômoda, sofrida, atormentadora ou espasmódica, e a intensidade pode flutuar ao longo do dia de acordo com a posição e a ingestão de alimentos ou pela progressão da doença.[34] Esse câncer é frequentemente diagnosticado tardiamente; assim, 20 a 30% dos pacientes relatam dor moderada a grave no momento do diagnóstico.[35] A dor é menos comum no câncer do corpo ou da cauda pancreática quando comparado com o da cabeça. A dor nas costas geralmente indica infiltração retroperitoneal ou do plexo celíaco. Mecanismos putativos incluem compressão ou infiltração, invasão perineural, de nervos esplâncnicos no plexo celíaco por expansão direta da tumor local, bem como compressão dos tecidos e órgãos circundantes.[36]

Diversos estudos documentaram uma prevalência muito alta de pacientes deprimidos com câncer de pâncreas, maior do que outros cânceres com prognósticos semelhantes.[37] A carga de sintomas, em geral, é alta nessa população, notadamente incluindo distúrbios do sono e da fadiga, bem como náuseas e vômito associado a obstrução ou esvaziamento gástrico retardado.[38]

Câncer de cabeça e pescoço

Câncer de cabeça e pescoço (CCP) é o nome dado a um grupo heterogêneo de tumores malignos originários do trato aerodigestivo superior que juntos compreendem o sétimo tipo mais comum de câncer no mundo. O National Câncer Institute (USA) define-os como "cânceres que se originam na região da cabeça e do pescoço (cavidade nasal, seios da face, lábios, boca, glândulas salivares, garganta e laringe)".[39] A vasta maioria dos CCP são carcinomas de células escamosas (CCE), originários do epitélio estratificado da cavidades oral, da faringe e da laringe.[40] A incidência anual do CCE é de cerca de 600.000 novos casos no mundo,[41] sendo que a mortalidade tem reduzido lentamente nos últimos anos. Historicamente, o CCP era uma doença de pacientes idosos, fumantes que usam álcool, porém nos últimos anos a infecção por HPV tem elevado o número de novos casos em pacientes jovens.[42]

As áreas da cabeça e do pescoço são altamente sensíveis à dor por serem ricamente inervadas e por conter estruturas anatômicas confinadas a espaços reduzidos.[43] Por esse motivo, pacientes com CCP têm a mais alta prevalência de dor entre os pacientes com câncer. Aproximadamente 50% dos pacientes com CCP tem dor antes, 81% durante e 70% após o término do tratamento. Além disso, 36% relatam dor dentro de 6 meses e cerca de 30% persistem com dor após 6 meses de tratamento.[44] Em um estudo retrospectivo com 1.412 pacientes, dor foi o sintoma inicial de câncer orofacial em 19% dos casos, sendo a dor um sintoma frequente nos caso de recidiva.[45]

Poucos estudos documentam e quantificam a dor nos pacientes com câncer orofacial e, quando o fazem, em geral utilizam escalas inespecíficas que não diferenciam dor espontânea de dor funcional, de grande importância quando se considera a extensiva manipulação e utilização da cavidade oral na vida cotidiana: mastigar, falar, beber, engolir. O USFC Oral Cancer Pain Questionnaire foi desenvolvido para contemplar esses aspectos funcionais da dor neste tipo de câncer.[46]

Os fatores associados à dor nos pacientes com CCP podem ter relação com aspectos relacionados com tumor, paciente e tratamento utilizado. MacFarlane e colaboradores, em uma revisão sistemática, encontraram alguns desses fatores, relacionados ou não com o câncer.[47] Das variáveis pesquisadas, aquelas relativas ao tratamento tiveram correlação mais forte com a dor, sendo os pacientes submetidos à cirurgia e, sobretudo, à radioterapia os que experimentaram dor em maior intensidade. Alguns outros fatores como sexo, idade, consumo de álcool, tamanho e sítio do tumor demonstraram alguma associação com a presença de dor, porém a qualidade dos estudos não permitiu uma conclusão definitiva sobre estas variáveis.

A dor nos pacientes com CCP pode ser de origem nociceptiva, inflamatória ou neuropática.[48] Em geral, existe uma composição entre estas.[49] A dor também pode ser aguda ou tornar-se crônica. Recentemente, Nielsen e colaboradores encontraram uma prevalência de dor de 45% em pacientes com, em média, 6 anos de sobrevida pósdiagnóstico, sendo que, destes, 11% relatavam dor forte. A dor crônica foi associada a depressão, ansiedade e baixa qualidade de vida.[50]

Múltiplos mecanismos estão envolvidos na fisiopatologia dor nos paciente com CCP,[51] podendo ser decorrente de efeito direto do tumor, tratamento do câncer, metástases ósseas ou não relacionada com o câncer. Células cancerosas têm a habilidade de invadir estruturas nervosas, levando a inflamação e destruição neural (invasão perineural), estando este fato relacionado com o crescimento e a recidiva do tumor.[52,53] Os nervos mais afetados nos pacientes com CCP parecem ser o trigêmeo e o facial.[54] As células cancerosas também induzem resposta inflamatória e secretam mediadores como fatores de crescimento, citocinas, interleucinas e outros que levarão a sensibilização periférica e central e alterações nos mecanismos modulatórios da medula espinhal.[45,55] Ambos os mecanismos levarão à dor neuropática, inflamatória e nociceptiva.

Novos avanços científicos no tratamento do câncer, como quimio e radioterapia, têm aumentado a sobrevida dos pacientes, porém um paradoxo do tratamento foi criado. Essas modalidades de tratamento combatem a doença, mas à custa de lesão dos tecidos saudáveis, levando muitas vezes ao esperado prolongamento da vida, porém à extensão do tempo de exposição desses indivíduos à dor.[56] Cirurgia, radioterapia e quimioterapia são utilizados com eficácia oncológica equivalentes quando empregados no tratamento dos pacientes com CCP, porém podem, no seu curso, lesionar tecidos e nervos. Todas essas modalidades terapêuticas, isoladas ou em conjunto, estão envolvidas na fisiopatologia da dor associada à terapêutica do câncer de cabeça e pescoço.

O procedimento cirúrgico, em si, leva a um significativo estresse para o organismo, gerando uma resposta endocrinometabólica e inflamatória intensas, que se refletem muitas vezes em forte dor aguda nociceptiva e neuropática. A dor aguda, se conduzida de maneira inadequada, pode acarretar dor crônica.[57] Recentemente, Hinter e colaboradores demonstraram controle inadequado da dor após cirurgia de CCP, sendo observados escores elevados de dor (> 5) em 31 de 45 pacientes avaliados.[58] Inhestern e colaboradores também avaliaram o controle da dor no primeiro dia pós-operatório de 145 pacientes submetidos a cirurgia para CCP. A conclusão foi a de que mais da metade dos pacientes tinham controle inadequado da dor, 30% apresentavam piora da qualidade do sono e 26% tiveram piora do humor.[59] O principal fator associado à dor pós-cirurgia nesses casos foi a intensidade da dor pré-operatória. Buchakjian e colaboradores, em um estudo com 27 pacientes, também associaram dor mais intensa no pós-operatório à dor intensa no pré-operatório, sobretudo quando esta possuir características neuropáticas.[60]

A proposta da radioterapia pré-operaróría nos pacientes com CCP é diminuir o tamanho do tumor e possibilitar a sua ressecção, e no pós-operatório tem como objetivo destruir as células tumorais remanescentes que não puderam ser removidas cirurgicamente, minimizando, assim, o risco de recidiva. Como salientado anteriormente, apesar de prolongar a sobrevida, esse tratamento leva a uma série de sintomas induzidos pela radiação. Em trabalho recente, Chiang e colaboradores constataram que no período de até 6 semanas pós-radioterapia cerca de 99% dos pacientes apresentavam dor.[61] Essa prevalência pode ser explicada porque a radioterapia na região da cabeça e pescoço provoca lesão grave da mucosa oral, levando à mucosite oral induzida pela radiação (MOIR). A MOIR afeta de 80 a 100% desses pacientes, durante entre 7 e 98 dias.[62] Apesar de autolimitada, essas alterações provocadas pela radioterapia afetam bastante a qualidade de vida desses indivíduos.[63]

Alguns fatores podem ser considerados preditores de dor nos pacientes com CCP. Shuman e colaboradores realizaram um estudo prospectivo com 374 pacientes e encontraram como principais fatores preditivos de dor xerostomia, níveis elevados de dor pré-tratamento, cirurgia de esvaziamento cervical, sintomas depressivos e baixa qualidade do sono.[64] Mais recentemente, Astrup e colaboradores realizaram estudo semelhante em pacientes submetidos à radioterapia e encontraram, além desses citados anteriormente, a úlceras bucais, dificuldade de deglutição, comorbidades, ausência de cirurgia antes da radioterapia e baixo suporte social. Curiosamente, nesse estudo pacientes com mais sintomas depressivos tinham melhor alívio da dor.[65]

A suscetibilidade genética parece ter um importante papel no desenvolvimento de dor nos pacientes com câncer. Reyes-Gibby e colaboradores sugeriram os genes MAPK1/ERK2 como novos alvos para estudo nos pacientes com dor associada a CCP.[66] Mais recentemente, estes mesmos autores realizaram estudos genéticos em pacientes com CCP com intuito de identificar polimorfismos de nucleotídeos únicos relacionados com a ocorrência de neuropatia e, consequentemente, dor neuropática,[67] sugerindo novos sítios a serem estudados. Mecanismos epigenéticos relacionados com a ocorrência de dor nos pacientes com CCP também vêm sendo investigados. Pereira e colaboradores sugeriram que os microRNAs parecem estar envolvidos na fisiopatologia da dor nesses indivíduos.[68] Futuros estudos provavelmente buscarão entender melhor os aspectos genéticos e moleculares envolvidos na dor dos pacientes com este e outros tipos de câncer.

Os dados disponíveis demonstram que a dor é um importante problema nos pacientes com câncer de cabeça e pescoço. Com os avanços obtidos com os novos tratamentos, uma percentagem cada vez maior desses indivíduos sobreviverá por mais tempo e, como consequência desses mesmos tratamentos, estarão por mais tempo expostos a dor. Conhecer os aspectos epidemiológicos envolvidos nesse processo permitirá que se realizem intervenções mais precoces, precisas e eficazes no intuito de melhor conduzir o controle da dor, diminuindo o sofrimento e melhorando a qualidade de vida desses pacientes.

Câncer ósseo

A dor secundária à metástase óssea ou dor óssea câncer induzida é um estado complexo de dor que envolve uma dor dita basal, dor espontânea e dor induzida pelo movimento.[69] A dor causada por uma metástase óssea de um câncer primário é comum e altamente debilitante, sendo que em média, 75 a 90% dos pacientes com neoplasias metastáticas ou em estado avançado desenvolvem dor forte.[70] Complicações da metástase óssea surgem em média 7 meses após o início da dor óssea. Essa dor afeta negativamente a qualidade de vida, aumenta a morbidade e diminui o *status* funcional desses indivíduos.[71]

Estima-se que cerca de 330.000 pacientes viviam com metástase óssea nos Estados Unidos em 2012.[72] Cânceres de pulmão, mama e próstata causam aproximadamente 80% das metástases ósseas. Cerca de 70% de todos os pacientes com câncer de próstata e mama desenvolverão metástases esqueléticas, comparando a apenas 20 a 30% daqueles com neoplasias gastrointestinais.[73] A doença metastática mais comumente se deposita no esqueleto axial, como vértebras e pelve, ou na medula do esqueleto apendicular, como fêmur proximal.[74] Apesar de as metástases ósseas serem na maior parte das vezes silenciosas, naquelas sintomáticas a dor costuma ser a manifestação mais comum e precoce dessas metástases.[71] Pacientes com ou sem câncer ativo que desenvolvem dor nesses locais frequentemente acometidos devem ser investigados para possíveis metástases. A metástase também pode enfraquecer o osso ao ponto de movimentos inócuos, bruscos ou quedas resultarem em fraturas patológicas. Dor localizada na coluna vertebral deve alertar para possíveis compressões medulares, sobretudo se acompanhadas de alterações no exame neurológico.[75]

A dor da metástase óssea habitualmente tem início gradual, aumenta com o tempo e tipicamente piora à noite, com atividade física e com o movimento, podendo ter características nociceptivas ou neuropáticas.[76] No entanto, a intensidade da dor não pode ser prevista pelo tamanho do tumor, pela localização ou pela histologia e frequentemente é desproporcional ao grau de envolvimento ósseo.[77]

A fisiopatologia da dor nas metástases ósseas envolve componentes relativos ao desequilíbrio formação/absorção ósseas, reação inflamatória e acidose locais, produção de fatores de crescimento neural, lesão e compressão neural local e sensibilização do sistema nervoso central e periférico.[78] A compreensão e conhecimento desses mecanismos permitirá o desenvolvimento de terapêuticas mais eficazes no tratamento da dor de origem óssea nos pacientes com diferentes tipos de câncer.

■ CONCLUSÃO

Tumores podem causar dor devido a diversas causas, dentre elas a compressão de estruturas adjacentes a ele. Evidências crescentes mostram que um manejo adequado da dor está relacionado com o aumento da sobrevida dos pacientes oncológicos. Estes devem ser avaliados a cada contato, e uma avaliação compreensiva da dor deve ser feita caso esteja presente, com o objetivo de aumentar o conforto do paciente, otimizar a função e melhorar a qualidade de vida.

É necessário um manejo abrangente da dor, uma vez que a maioria dos pacientes apresenta múltiplas fisiopatologias. O tratamento deve ser feito levando-se em conta os múltiplos sintomas apresentados e manejando os efeitos colaterais relacionados à própria terapia analgésica.

É importante a abordagem de uma equipe multidisciplinar para o gerenciamento abrangente da dor. A reavaliação da intensidade da dor deve ser realizada em intervalos específicos para garantir que a terapia selecionada esteja tendo o benefício máximo com o menor número possível de efeitos adversos. Dada a natureza multifacetada da dor, o uso de intervenções integrativas, incluindo modalidades físicas, cognitivas e apoio psicossocial, deve ser otimizado.[6] A experiência da dor tem sido associada com sofrimento, e o impacto multidimensional deste nos pacientes e suas famílias deve ser considerado.

■ REFERÊNCIAS BIBLIOGRÁFICAS

1. Cohen MZ, Easley MK, Ellis C, et al. Cancer pain management and the JCAHO's pain standards: an institutional challenge. J Pain Symptom Manage. 2003; 25:519-27. [PubMed: 12782432]
2. Goudas LC, Bloch R, Gialeli-Goudas M, et al. The epidemiology of cancer pain. Cancer Invest. 2005; 23:182-90. [PubMed: 15813511]
3. Svendsen KB, Andersen S, Arnason S, et al. Breakthrough pain in malignant and non-malignant diseases: a review of prevalence, characteristics and mechanisms. Eur J Pain. 2005; 9:195-206. [PubMed: 15737812]
4. Black B, Herr K, Fine P, et al. The relationships among pain, non-pain symptoms, and quality of life measures in older adults with cancer receiving hospice care. Pain Med. 2011; 12(6):880-9.
5. Temel JS, Greer JA, Muzikansky A, et al. Early palliative care for patients with metastatic non-small-cell lung cancer. N Engl J Med. 2010; 363:733-42. [PubMed: 20818875]
6. Swarm RA, Abernethy AP, Anghelescu DL, et al. Adult cancer pain – Clinical Practice Guidelines in Oncology. J Natl Compr Canc Netw. 2013; 11(8):992-1022.
7. McGuire DB. Occurrence of cancer pain. J Natl Cancer Inst Monogr. 2004; (32):51-6.
8. Vissers KCP, Besse K, Wagemans M. Pain in Patients with Cancer. Pain Practice. 2011; 11(5):453-475.
9. Yancik R, Ries LA. Cancer in older persons: An international issue in an aging world. Semin Oncol. 2004; 31:128-36.
10. World Health Organization (WHO). Global Status Report on Noncommunicable Diseases 2010. Geneva, Switzerland: WHO Press, 2011.
11. van den Beuken MHJ, van Everdingen JM, Rijke AG, et al. Prevalence of pain in patients with cancer: A systematic review of the past 40 years. Ann Oncol. 2007; 18: 1437-49.
12. Cleeland CS, Gonin R, Hatfield AK, et al. Pain and its treatment in outpatients with metastatic cancer. N Engl J Med. 1994; 330: 592-6.
13. McPherson CJ, Hadjistavropoulos T, Lobchuk MM, et al. Cancer-related pain in older adults receiving palliative care: patient and family caregiver perspectives on the experience of pain. Pain Res Manag. 2013;18(6):293-300. Epub 2013 Aug 16.
14. T-Y C, W-Y H, Ching-Yu C. Prevalence and severity of symptoms in terminal cancer patients: a study in Taiwan. Supp Care Cancer. 2000; 8:311-13.
15. Walsh D, Donnely S. The symptoms of advanced cancer: Relationship to age, gender and performance status in 1000 patients. Supp Care Cancer. 2000; 8:175-79.
16. Breivik H, Cherny N, Collett B, et al. Cancer-related pain: A pan-European survey of prevalence, treatment, and patient attitudes. Ann Oncol. 2009; 20:1420-33.
17. Glare PA, Davies PS, Finlay E, et al. Pain in cancer survivors. J Clin Oncol. 2014; 32:1739-47.
18. Hamood R, Hamood H, Merhasin I, Keinan-Boker L. Chronic pain and other symptoms among breast cancer survivors: Prevalence, predictors, and effects on quality of life. Breast Cancer Res Treat. 2018; 167:157-69.
19. Green CR, Hart-Johnson T, Loeffler DR. Cancer-related chronic pain: examining quality of life in diverse cancer survivors. Cancer. 2011; 117:1994-2003.
20. Fink RM, Brant JM. Complex Cancer Pain Assessment. Hematol Oncol Clin North Am. 2018; 32(3):353-69.
21. Portenoy RK. Treatment of cancer pain. Lancet. 2011; 377:2236-47. [PubMed: 21704873]
22. Paice JA, Mulvey M, Bennett M. AAPT Diagnostic criteria for chronic cancer pain conditions. J Pain. 2017; 18(3):233-46.
23. Caraceni A, Weinstein SM. Classification of cancer pain syndromes. Oncology (Williston Park). 2001; 15:1627-40. [PubMed: 11780704]
24. Hewitt DJ. The management of pain in the oncology patient. Obstet Gynecol Clin North Am. 2001; 28:819-46. [PubMed: 11766154]
25. Portenoy RK. Cancer pain. Epidemiology and syndromes. Cancer. 1989; 63:2298-307. [PubMed: 2655867]
26. Swarm RA, Abernethy AP, Anghelescu DL. Adult cancer pain. J Natl Compr Canc Netw. 2013; 11(8):992-1022.
27. Foley KM. Acute and chronic cancer pain syndromes. In: Hanks G, Cherny NI, Christakis NA, Fallon M, Kaasa S, Portenoy RK. Oxford Textbook of Palliative Medicine. 3 ed. New York: Oxford University Press; 2004:298.
28. Bennett MI, Rayment C, Hjermstad M, Aass N, Caraceni A, Kaasa S. Prevalence and aetiology of neuropathic pain in cancer patients: a systematic review. Pain. 2012; 153(2):359-65.
29. Esin E, Yalcin S. Neuropathic cancer pain: What we are dealing with? How to manage it? Onco Targets Ther. 2014; 7:599-618.
30. Instituto Nacional de Câncer José Alencar Gomes da Silva (INCA). Estimativa 2018: Incidência de câncer no Brasil. Coordenação de Prevenção e Vigilância. Rio de Janeiro: Inca, 2017.

31. Siegel RL, Miller KD, Jemal A. Cancer statistics, 2018. CA Cancer J Clin. 2018; 68(1):7-30.
32. Klein AP, Brune KA, Petersen GM, Goggins M, Tersmette AC, et al. Prospective risk of pancreatic cancer in familial pancreatic cancer kindreds. Cancer Res. 2004; 64:2634-38. [PubMed: 15059921]
33. Bond-Smith G, Banga N, Hammond TM, Imber CJ. Pancreatic adenocarcinoma. BMJ. 2012; 344:e2476. [PubMed: 22592847]
34. Sharma M, Simpson KH, Bennett MI, Gupta S. practical management of complex cancer pain. Oxford: Oxford University Press; 2014.
35. Caraceni A, Portenoy RK. Pain management in patients with pancreatic carcinoma. Cancer. 1996; 78:639-53. [PubMed: 8681303]
36. Niu L, Wang Y, Yao F, Wei C, Chen Y, Zhang L, Chen J, Li J, Zuo J, Xu K. Alleviating visceral cancer pain in patients with pancreatic cancer using cryoablation and celiac plexus block. Cryobiology. 2013; 66:105-11. [PubMed: 23267876]
37. Bapat AA, Hostetter G, Von Hoff DD, Han H. Perineural invasion and associated pain in pancreatic cancer. Nat Rev Cancer. 2011; 11:695-707. [PubMed: 21941281]
38. Paice JA, Mulvey M, Bennett M, et al. AAPT Diagnostic Criteria for Chronic Cancer Pain Conditions. J Pain. 2017; 18(3): 233-46.
39. National Cancer Institute. Unites States National Institute of Health. Dictionary of cancer terms. [Cited 2010 June 7]
40. Leemans CR, Braakhuis BJ, Brakenhoff RH. The molecular biology of head and neck cancer. Nat Rev Cancer. 2011; 11:9-22.
41. Siegel RL, Miller KD, Jemal A. Cancer statistics, 2016. CA Cancer J Clin. 2016; 66:7-30.
42. Mourad M, Jetmore T, Jategaonkar AA, Moubayed S, Moshier E, Urken ML. Epidemiological trends of head and neck cancer in the United States: A SEER Population Study . J Oral Maxillofac Surg. 2017; 75(12):2562-72.
43. MacFarlane TV, Wirth T, Ranasinghe S, Ah-See KW, Renny N, Hurman D. Head and neck cancer pain: Systematic review of prevalence and associated factors. J Oral Maxillofac Res. 2012; 3(1):e1.
44. Epstein JB, Hong C, Logan RM, Barasch A, Gordon SM, et al. A systematic review of orofacial pain in patients receiving cancer therapy. Supp Care Cancer. 2010; 18:1023-31.
45. Cuffari L, Tesseroli de Siqueira JT, Nemr K, et al.: Pain complaint as the first symptom of oral cancer: a descriptive study. Oral Surg Oral Med Oral Pathol Oral Radiol Endod. 2006; 102:56-61.
46. Schmidt BL. The neurobiology of cancer pain. Neurosc Rev J Bring Neurobiol Neurol Psych. 2014; 20(5):546-62
47. MacFarlane TV, Wirth T, Ranasinghe S, Ah-See KW, Renny N, Hurman D. Head and Neck Cancer Pain: Systematic Review of Prevalence and Associated Factors. Journal of Oral & Maxillofacial Research. 2012;3(1):e1
48. Ing JW. Head and neck cancer pain. Otolaryngol Clin North Am. 2017; 50(4):793-806.
49. Potter J, Higginson IJ, Scadding JW, Quigley C. Identifying neuropathic pain in patients with head and neck cancer: use of the Leeds Assessment of Neuropathic Symptoms and Signs Scale. J R Soc Med. 2003; 96(8):379-83.
50. Cramer JD, Johnson JT, Nilsen ML. Pain in head and neck cancer survivors: Prevalence, predictors, and quality-of-life impact. Otolaryngol Head Neck Surg. Jun 2018. [Epub ahead of print].
51. Benoliel R, Epstein J, Eliav E, et al. Orofacial pain in cancer: part I – mechanisms. J Dent Res. 2007; 86(6):491-505
52. Johnston M, Yu E, Kim J. Perineural invasion and spread in head and neck cancer. Expert Rev Anticancer Ther. 2012; 12:359-71.
53. Binmadi NO, Basile JR. Perineural invasion in oral squamous cell carcinoma: A discussion of significance and review of the literature. Oral Oncol. 2011; 47:1005-10.
54. Frunza A, Slavescu D, Lascar I. Perineural invasion in head and neck cancers – a review. J Med Life. 2014; 7:121-3.

55. Falk S, Bannister K, Dickenson AH. Cancer pain physiology. Brit J Pain. 2014; 8(4):154-62.
56. Romero-Reyes M, Salvemini D. Cancer and orofacial pain. Med Oral, Patol Oral Cirug Bucal. 2016; 21(6):e665-e671.
57. Thapa P, Euasobhon P. Chronic postsurgical pain: current evidence for prevention and management. Korean J Pain. 2018; 31(3):155-73.
58. Hinther A, Nakoneshny SC, Chandarana SP, Wayne Matthews T, Dort JC. Efficacy of postoperative pain management in head and neck cancer patients. J Otolaryngol – Head Neck Surg. 2018; 47:29.
59. Inhestern J, Schuerer J, Illge C, et al. Pain on the first postoperative day after head and neck cancer surgery. Eur Arch Otorhinolaryngol 2015; 272(11): 34019.
60. Buchakjian MR, Davis AB, Sciegienka SJ, Pagedar NA, Sperry SM. Longitudinal perioperative pain assessment in head and neck cancer surgery. Ann Otol Rhinol Laryngol. 2017; 126(9): 646-653.
61. Chiang SH, Ho KY, Wang SY, Lin CC. Change in symptom clusters in head and neck cancer patients undergoing postoperative radiotherapy: A longitudinal study. Eur J Oncol Nurs. 2018; 35:62-6.
62. Maria OM, Eliopoulos N, Muanza T. Radiation-induced oral mucositis. Front Oncol. 2017; 7:89.
63. Schaller A, Dragioti E, Liedberg GM, Larsson B. Quality of life during early radiotherapy in patients with head and neck cancer and pain. J Pain Res. 2017; 10:1697-1704.
64. Shuman AG, Terrell JE, Light E, Wolf GT, Bradford CR, et al. Predictors of pain among patients with head and neck cancer. Arch Otolaryngol Head Neck Surg. 2012; 138(12):1147-54.
65. Astrup GL, Rustøen T, Miaskowski C, Paul SM, Bjordal K. Changes in and predictors of pain characteristics in patients with head and neck cancer undergoing radiotherapy. Pain. 2015; 156(5):967-79.
66. Reyes-Gibby CC, Wang J, Silvas MRT, Yu R, Yeung S-CJ, Shete S. MAPK1/ERK2 as novel target genes for pain in head and neck cancer patients. BMC Genetics. 2016; 17:40.
67. Reyes-Gibby CC, Wang J, Yeung S-CJ, et al. Genome-wide association study identifies genes associated with neuropathy in patients with head and neck cancer. Sci Reports. 2018; 8:87-9.
68. Pereira CM, Sehnem D, Fonseca EO, et al. miRNAs: Important targets for oral cancer pain research. BioMed Res Intern. 2017; 2017:4043516.
69. Zeppetella G. Impact and management of breakthrough pain in cancer. Curr Opin Support Palliat Care. 2009; 3(1):1-6.
70. Falk S, Dickenson AH. Pain and nociception: mechanisms of cancer-induced bone pain. J Clin Oncol. 2014; 32:1647-54.
71. Figura N, Smith J, Yu MH-H. Mechanisms of, and adjuvants for, bone pain. Hematol Oncol Clin North Am. 2018; 32(3):447-58.
72. Hernandez RK, Adhia A, Wade SW, O'Connor E, Jorge Arellano J, et al. Prevalence of bone metastases and bone-targeting agent use among solid tumor patients in the United States. Clin Epidemiol. 2015; 7:335-45.
73. Coleman RE, Rubens RD. The clinical course of bone metastases from breast cancer. Br J Cancer. 1987; 55(1):61-6.
74. Tubiana-Hulin M. Incidence, prevalence and distribution of bone metastases. Bone. 1991; 12(Suppl 1):S9-10.
75. Kane CM, Hoskin P, Bennett MI. Cancer induced bone pain. BMJ. 2015; 350:1-8.
76. Milgrom DP, Lad NL, Koniaris LG, Zimmers TA. Bone pain and muscle weakness in cancer patients. Curr Osteoporos Rep. 2017; 15(2):76-87.
77. Mercadante S. Malignant bone pain: pathophysiology and treatment. Pain. 1997; 69(1-2):1-18.
78. Falk S, Bannister K, Dickenson AH. Cancer pain physiology. Brit J Pain. 2014; 8(4):154-62.
79. Vissers KCP, Besse K, Wagemans M. Pain in Patients with Cancer. Pain Practice. 2011; 11(5):453-475.

Capítulo 2

Taxonomia da Dor no Câncer

Sandra Caíres Serrano

■ INTRODUÇÃO

Há mais de 40 anos Loeser e Black alertaram que problemas semânticos muitas vezes impediam o intercâmbio dos fenômenos relativos à dor, sendo necessária uma taxonomia adequada.[1] Taxonomia é a ciência da classificação sistemática, e este vocábulo deriva do grego *taxis*, que significa arranjo, e *nomos* que significa lei.[1] A taxonomia da dor no câncer facilita a comunicação e a interpretação da informação científica e oferece uma classificação compreendida por clínicos e cientistas que compartilham informações sobre a etiologia, a biologia e a resposta às terapias relacionadas com vários tipos de neoplasias. A construção de uma abordagem taxonômica enfrenta grandes obstáculos, uma vez que a dor é uma experiência sensorial e emocional; não tem forma, tamanho ou órgãos.[1] Segundo Eildelman e Carr, todas as taxonomias atuais de dor têm uma dívida com a Associação Internacional para Estudo da Dor (Internacional Association for the Study of Pain – IASP), que organizou uma força-tarefa sobre taxonomia para desenvolver a classificação para dor crônica.[1]

Em 1994, a força-tarefa sobre taxonomia da IASP classificou a dor de acordo com cinco eixos: 1) localização da dor; 2) envolvimento de órgãos ou tecidos; 3) padrão temporal de dor; 4) intensidade da dor e o tempo decorrido desde seu início; e 5) etiologia da dor.[2] Contudo, a classificação da IASP não distingue formalmente a dor do câncer das causas não malignas de dor crônica.[1] Um estudo conduzido por Grond e colaboradores, aplicando a taxonomia para dor crônica da IASP, em 2.266 pacientes com dor do câncer demonstrou que informações relevantes sobre etiologia e fisiopatologia da dor do câncer não puderam ser resgatadas usando esse tipo de classificação. Esse estudo comprovou a necessidade de uma taxonomia diferente para dor do câncer em função das particularidades das diferentes síndromes, terapias e outras etiologias de dor que ocorrem dentro desse grupo de pacientes.[3]

A classificação da dor do câncer pode ter importantes implicações diagnósticas e terapêuticas, uma vez que norteia o raciocínio clínico no processo de tomada de decisão. A dor relativa ao câncer deve ser entendida como um fenômeno complexo, dinâmico e multidimensional, que envolve diversos mecanismos (inflamatórios, isquêmicos, neuropáticos e compressivos) em múltiplos locais, de modo heterogêneo e flutuante e que é modificado por humor, expectativas, aspectos históricos, genéticos e culturais, além de ser um dos sintomas mais comuns e temidos na doença avançada.[4]

Há vários esquemas para classificar a dor do câncer (Tabela 2.1). O objetivo deste capítulo é trazer uma visão geral das várias abordagens atuais para a categorização da dor do câncer, cada uma das quais com importância didática dentro de um contexto clínico específico.

■ CLASSIFICAÇÃO ETIOLÓGICA DA DOR DO CÂNCER

As quatro etiológicas predominantes da dor do câncer são: 1) aquela diretamente produzida pelo tumor; 2) aquela relacionada com os vários tipos de tratamento oncológico; 3) aquela relacionada com debilidade crônica; e 4) aquela relacionada com um processo de doença concomitante e não relacionado.[1,4-6] Essa classificação é importante para distinguir clinicamente as diferentes etiologias relacionadas em função de diferentes terapêuticas e implicações prognósticas.

Dor relacionada com o tumor

A maior parte das dores relacionadas com o câncer é causada diretamente por sua própria malignidade.[1] O tumor pode estender-se ao tecido circundante e exercer pressão sobre nociceptores em diversos órgãos e nervos. Tumores envolvendo órgãos luminais podem causar dor por obstrução de vísceras ocas, enquanto tumores local-

Tabela 2.1. Vários esquemas para classificar a dor do câncer

Classificação etiológica	Primariamente causada pelo câncer Tratamento oncológico Debilidade Patologia concorrente
Classificação fisiopatológica	Nociceptiva (somática, visceral) Neuropática Fisiopatologia mista Psicogênica
Localização das síndromes de dor do câncer	Cabeça e pescoço Síndromes da parede torácica Dor vertebral e radicular Dor abdominal Dor pélvica Dor de extremidades (p. ex., plexopatia braquial, acometimento ósseo)
Classificação temporal	Aguda Crônica
Classificação baseada na gravidade	Leve Moderada Intensa

Fonte: Adaptada de Eidelman A, Carr DB. Taxonomy of cancer pain. In: Leon-Casasola OA. Cancer pain: Pharmacologic, interventional, and palliative approaches. Philadelphia: Elsevier Saunders. 2006; 3-12.[1]

mente invasivos e erosivos são causa direta de destruição tecidual. Evidências vêm demonstrando que várias substâncias mediadoras geradoras de dor são diretamente liberadas de certos tumores ou de tecidos tumorais adjacentes em resposta à invasão tumoral ou a metástases como, por exemplo, nas metástases ósseas[1].

Dor relacionada com o tratamento

As várias modalidades de tratamento do câncer podem causar dor. Pacientes com câncer podem sofrer desde desconforto agudo após cirurgia ou qualquer tipo de procedimento invasivo até dor crônica de difícil controle relacionada a diversas síndromes de dor crônica pós-operatória como, por exemplo, na dor após mastectomia, dor após toracotomia, dor do membro fantasma e em caso de lesão não intencional de nervo periférico.[1] A própria administração de quimioterapia pode causar dor aguda imediata pela infusão intravenosa dolorosa ou mesmo pelo desconforto abdominal durante uma infusão intraperitoneal, além de complicações dolorosas como, por exemplo, mucosites, artralgias e cefaleias.[1] Contudo, vários agentes quimioterápicos estão associados a neuropatias periféricas. Os agentes quimioterápicos mais comumente associados a neuropatias periféricas são os compostos à base de platina (cisplatina, oxaliplatina), os taxanos (docetaxel, paclitaxel), a talidomida, os alcaloides da vinca (vincristina, vimblastina) e o bortezomibe.[4,7] Esses agentes neurotóxicos acometem o sistema nervoso em diferentes locais, incluindo gânglios da raiz dorsal, microtúbulos, canais iônicos e vasos sanguíneos de axônios periféricos. Os sintomas são dose-dependente, principalmente relacionados com sensibilidade (p. ex., dor e perda de sensibilidade), mas eles também podem manifestar-se como fraqueza motora ou disfunção autonômica. Os sintomas do sistema nervoso periférico estão relacionados com os componentes afetados. Danos em pequenas fibras causam dor, hiperestesia e perda de sensibilidade à dor e à temperatura, enquanto lesões em grandes fibras acarretam perda na vibração e na propriocepção e fraqueza muscular.[4,7] A radioterapia pode causar vários tipos de dano às estruturas irradiadas, resultando em mucosite, proctite, enterite, osteonecrose, neuropatias periféricas ou plexopatias. A hormonoterapia e a imunoterapia também podem estar relacionados com dor, de modo direto ou indireto. De fato, consequências adversas relacionadas à cirurgia, quimioterapia e radioterapia respondem por 15 a 25% dos problemas relacionados com a dor no câncer.[4]

Dor relacionada com debilidade

Muitos pacientes com câncer podem apresentar debilidades físicas que são relacionadas a diversas condições dolorosas,[1] dentre as quais destacamos o imobilismo e a caquexia tumoral.

Doença concomitante não maligna

Pacientes com câncer podem sofrer desconforto como consequência direta de doença não maligna como, por exemplo, na doença articular degenerativa ou na neuropatia diabética.[1] É sempre importante avaliar se há comorbidade não maligna como causa potencial de dor.

■ CLASSIFICAÇÃO FISIOPATOLÓGICA DA DOR DO CÂNCER

Os três tipos fisiopatológicos clássicos de dor oncológica são apresentados na Tabela 2.2, incluindo dores nociceptiva, neuropática e psicogênica.

A dor nociceptiva resulta da estimulação de vias nociceptivas aferentes em tecido visceral ou somático, inclusive como resultado de inflamação.[1] A dor nociceptiva é o

Tabela 2.2. Características clínicas das classes fisiopatológicas da dor do câncer

Dor nociceptiva	
Dor somática	• Característica da dor: dolorida, em facadas, latejante • Geralmente dor bem localizada
Dor visceral	• Característica da dor: geralmente é roendo ou em cólicas quando relacionada com obstrução de vísceras ocas • Dor tipicamente descrita como dolorida, afiada, latejante quando relacionada com tumor envolvendo órgão capsular • Costuma ser difusa e de difícil localização • Dor visceral pode ser referida a estruturas somáticas
Dor neuropática	
Compressão do nervo	• Característica da dor: costuma ser descrita como em queimação, em picadas, em descarga elétrica • Dor geralmente localizada na área inervada pelo nervo periférico comprimido, plexo ou raiz nervosa
Lesão nervosa por desaferentação	• Característica da dor: semelhante ao da compressão do nervo, mas pode também ser em disparo ou facadas • Pode haver disestesia ou alodinia • É frequente estar associada à perda da função sensorial aferente na região dolorosa • Dor em queimação superficial com alodinia, também pode ter componente de dor profunda
Dor mediada pelo simpático	• Sintomas associados incluem vasodilatação cutânea, alteração de temperatura da pele, padrão anormal de sudorese, alterações tróficas e alodinia • É confirmada com bloqueio simpático diagnóstico

Fonte: Adaptada de Eidelman A, Carr DB. Taxonomy of cancer pain. In: Leon-Casasola OA. Cancer pain: Pharmacologic, interventional, and palliative approaches. Philadelphia: Elsevier Saunders. 2006; 3-12.[1]

tipo de dor relativa a estímulos danosos ou potencialmente danosos, reconhecidos e transmitidos pelos receptores dolorosos desde a periferia até a medula e, dela, através de vias ascendentes, até a percepção consciente.[8]

A dor neuropática, antigamente considerada a dor iniciada ou causada por disfunção com ou sem lesão detectável do sistema nervoso, atualmente é aceita como decorrente diretamente de lesão ou doença afetando o sistema nervoso somático sensitivo.[8]

A dor psicogênica é primariamente relacionada com fatores psicológicos e é infrequentemente encontrada em pacientes com câncer.[1] A identificação e a avaliação adequadas da fisiopatologia da dor do câncer são fundamentais, uma vez que podem influenciar a escolha adequada de tratamento específico.

Dor oncológica nociceptiva somática

A dor somática é proveniente de estruturas de tecidos moles que não têm origem visceral ou neurológica, incluindo ossos, músculos, pele e articulações. Essa dor costuma ser bem localizada e descrita como dor aguda, dolorida ou latejante. A dor somática geralmente tem boa correlação com a extensão do dano tecidual e pode, ainda, ser classificada em dor somática profunda e superficial.[1]

Dor oncológica nociceptiva visceral

A dor visceral é proveniente de órgãos profundos do tórax, abdome ou pelve, e seus mecanismos subjacentes são menos conhecidos do que na dor somática. A dor visceral costuma ser vaga, mal delimitada e de difícil localização. A dor visceral é frequentemente referida para regiões somáticas, pela convergência sobre aferências somáticas dentro dos gânglios da raiz dorsal e corno dorsal.[9] Situações de malignidade podem induzir dor visceral por causar obstrução de vísceras ocas, distensão de parede de órgãos ou estiramento de cápsula de órgãos sólidos tais como pâncreas, fígado ou por extensão em mesentério, este último às vezes com uma reação inflamatória associada. As metástases peritoneais normalmente provenientes de tumores abdominais ou pélvicos primários são uma das causas mais comuns de dor visceral. Outras síndromes de dor visceral frequentes incluem distensão hepática, síndrome da linha média retroperitoneal, obstrução intestinal, obstrução uretral e dor perineal.[1]

Dor oncológica neuropática

A dor neuropática atualmente é aceita como a dor decorrente diretamente de lesão ou doença afetando o sistema nervoso somático sensitivo.[7] No contexto oncológico, a dor neuropática pode estar relacionada com compressão do nervo, lesão nervosa por desaferentação e dor induzida pelo simpático.[1] A dor neuropática é clinicamente diferente da dor nociceptiva. A dor neuropática costuma ser descrita como em queimação, elétrica, picada ou agulhadas e pode estar associada a déficits motor, sensitivo ou autonômico. Anormalidades sensoriais específicas, incluindo disestesia, hiperalgesia ou alodinia podem estar presentes. A dor neuropática é classicamente localizada em um dermátomo ou na região inervada pela raiz espinhal ou plexo nervoso.[1] Um estudo conduzido por Stute e colaboradores identificou a compressão nervosa como a causa mais comum de dor neuropática em pacientes com câncer (79%), seguido por lesão nervosa (16%) e dor mediada pelo simpático (5%).[10]

CLASSES FISIOPATOLÓGICAS MISTAS DE DOR

Uma porcentagem significativa de pacientes com câncer tem mais que um tipo de causa fisiopatológica de dor identificada. Em seu estudo, Grond e colaboradores[3] identificaram que 31% dos participantes apresentavam uma associação de dor neuropática e nociceptiva (dor mista). Outro estudo conduzido por Ashby e colaboradores identificou duas ou mais classes fisiopatológicas de dor em 70% dos pacientes que apresentavam câncer avançado.[11]

Dor psicogênica

A dor somente pode ser considerada psicogênica após a exclusão de uma causa orgânica de dor. Embora fatores psicológicos possam contribuir na dor e no sofrimento, uma etiologia puramente psicogênica é rara em pacientes com câncer.[1]

CLASSIFICAÇÃO ANATÔMICA DA DOR DO CÂNCER

A dor do câncer pode envolver virtualmente qualquer região anatômica do corpo,[1] e muitos autores classificam a dor do câncer de acordo com a localização das estruturas ou tecidos envolvidos.[6]

A dor do câncer pode originar-se da região da cabeça e do pescoço, da parede torácica, do abdome ou da pelve, das estruturas vertebrais ou de extremidades. Atualmente, há falta de consenso quanto à utilidade de uma classificação anatômica em função da falta de especificidade aos mecanismos de dor.[1] Contudo, o local de origem do câncer influencia a escolha do tratamento oncológico e de procedimentos invasivos relacionados ao controle de sintomas.

CLASSIFICAÇÃO TEMPORAL DA DOR DO CÂNCER

Diversas circunstâncias podem causar dor aguda em pacientes com câncer, incluindo procedimentos diagnósticos, terapêuticos, quimioterapia, radioterapia, hormonoterapia e imunoterapia. A dor aguda pode sinalizar uma nova metástase ou alguma complicação do câncer, sendo importante determinar a sua causa. A dor é considerada crônica quando persiste por mais de 3 meses. As síndromes crônicas após tratamento oncológico são comuns e incluem dor do membro fantasma, dor pós-mastectomia, neuropatias crônicas relacionadas com quimioterapia, enterites e proctites induzidas por radioterapia.[1]

CLASSIFICAÇÃO BASEADA NA GRAVIDADE DA DOR DO CÂNCER

A gravidade da dor do câncer pode refletir o tamanho do tumor, sua localização e a extensão do dano tecidual. O mecanismo da dor também é um importante determinante da gravidade da dor. A intensidade da dor costuma ser usada para guiar a estratégica analgésica, a exemplo da estratégia de três degraus da Escada Analgésica da Organização Mundial da Saúde. A intensidade da dor do câncer é dinâmica, com flutuações frequentes relacionadas com a progressão de doença e as diferentes formas de tratamento adotadas.

REFERÊNCIAS BIBLIOGRÁFICAS

1. Eidelman A, Carr DB. Taxonomy of cancer pain. In: Leon-Casasola OA. Cancer pain: Pharmacologic, interventional, and palliative approaches. Philadelphia: Elsevier Saunders. 2006; 3-12.
2. Merskey H, Bogduk N. Task force on taxonomy: Classification of chronic pain. Seattle: IASP; 1994.
3. Grond S, Zech D, Diefenbach C, et al. Assessment of cancer pain: A prospective evaluation in 2266 cancer patients referred to a pain service. Pain. 1996; 64:107-14.
4. Serrano SC, Vale e Melo IT. Dor oncológica. In: Posso IP, et al. Tratado de dor: Publicação da Sociedade Brasileira para o Estudo da Dor. Rio de Janeiro: Atheneu. 2017; 1313-26.
5. Twycross R. Cancer pain classification. Acta Anaesthesiol Scand. 1997; 41:141-5.
6. Caraceni A, Weinstein S. Classification of cancer pain syndromes. Oncology. 2001; 15:1627-40.
7. Bennett MI, Rayment C, Hjermstad M, et al. Prevalence and aetiology of neuropathic pain in cancer patients: A systematic review. Pain. 2012; 153:359-65.
8. Pagura JR, Oliveira Jr. JO. Taxonomia da dor. In: Posso IP, et al. Tratado de dor: Publicação da Sociedade Brasileira para o Estudo da Dor. Rio de Janeiro: Atheneu, 2017; 57-61.
9. Davis MP. Drugs management of visceral pain: Concepts from basic research. Pain Res Treat. 2012; 2012:265605. doi: 10.1155/2012/265605.
10. Stute P, Soukup, Menzel M. Analysis and treatment of different types of neuropathic cancer pain. J Pain Symptom Manage. 2003; 26:1123-30.
11. Ashby M, Fleming B, Brooksbank M, et al. Description of a mechanistic approach to pain management in advanced cancer. Preliminary report. Pain. 1992; 51:153-61.

Capítulo 3

Bases Fisiopatológicas da Dor

Renato Leonardo de Freitas
Silvia Graciela Ruginsk Leitão
Priscila de Medeiros
José Aparecido da Silva

■ INTRODUÇÃO

A sensação somática (do grego *soma*, que significa corpo), também chamada de somestesia, pode ser definida como aquela percebida por uma combinação de pelo menos quatro modalidades sensoriais: os sentidos do tato, temperatura, propriocepção (posição do corpo no espaço) e nocicepção (dor).

A dor vem sendo considerada como o quinto sinal vital, porém sua avaliação é altamente subjetiva e não pode ser estimada tão facilmente como os demais sinais vitais, visto que a mesma evoca respostas emocionais que podem variar bastante, mesmo entre indivíduos que tenham graus de lesões semelhantes.

Para transformar um estímulo nociceptivo em uma percepção dolorosa, é necessária uma cadeia de transmissão altamente especializada, que compreende desde os nociceptores periféricos e seus diferentes tipos de receptores e reconhecimento de modalidades dolorosas, tratos ascencentes e descendentes que controlam a entrada de informações no corno dorsal da medula espinhal, além de centros supraespinhais de integração, os quais integram a informação nociceptiva a outras sensações somáticas e à função autonômica.

Evolutivamente, a dor tem importante função protetora, uma vez que informa as condições em que se encontram os meios externo e interno do organismo. Contudo, a percepção dolorosa persistente, como em casos de dor crônica, perde esse caráter protetor, dando lugar a uma condição inviável e até mesmo prejudicial ao organismo.

A diferenciação da dor quanto ao tipo baseada em características fisiopatológicas é fundamental, visto que o tratamento clínico e sua eficácia dependem desses padrões específicos. Assim, entre os mecanismos patofisiológicos subjacentes à dor estão a sensibilização de nociceptores, ocorrência de disparos espontâneos e ectópicos em fibras aferentes nociceptivas, assim como mudanças moleculares na expressão de canais iônicos, neurotransmisso-

res e receptores na terminação sensorial, bem como em neurônios da raiz dorsal e centros supraespinhais. Outras anormalidades podem incluir alterações na função de interneurônios inibitórios do corno dorsal e de vias descendentes, bem como a hiperativação glial induzida pela síntese e liberação de citocinas pró-inflamatórias.

Dentro desse contexto, nas seções seguintes abordaremos com maior aprofundamento tais aspectos, destacando o estado da arte no estudo da dor e sua fisiopatologia.

■ DEFINIÇÃO

Segundo a Associação Internacional para o Estudo da Dor (IASP – International Association Study for Pain, 1994), a dor pode ser definida como uma "experiência sensorial e emocional desagradável associada a um dano tecidual potencial ou de fato ou, ainda, descrita em termos que sugerem tal dano".

A proposta pela IASP inclui elementos subjetivos, que descrevem dor como "uma experiência sensorial e emocional desagradável associada a uma lesão tecidual real ou potencial, ou descrita nos termos dessa lesão".[1,2] De acordo com Katz e Melzack,[3] dor é uma experiência pessoal e subjetiva que pode apenas ser sentida pelo sofredor. Essa visão também é suportada por McCaffery,[4] que afirma que "dor é tudo o que a pessoa vivenciando-a diz que é e existe todas as vezes que a pessoa diz que existe".

Embora dor seja algo altamente subjetivo, o entendimento de seus mecanismos e/ou processos é essencial para um melhor controle e manejo da mesma. Entretanto, tentativas para entendê-la, e quantificá-la, enfrentam dificuldades especiais, oriundas da associação de sua sensação a um conjunto variado de fatores emocionais, motivacionais, culturais, raciais e de gênero, cuja influência é inegável. Por consequência, a dor é considerada um fenômeno intrigante e enigmático.

O livro de Melzack, intitulado "The Puzzle of Pain" (1973), reflete a complexidade da sensação e experiência de dor, em que o autor argumenta que, devido a sua inadequada avaliação inicial, especificamente dos limiares de sua detecção e tolerância, a dor, especialmente a dor crônica (DC), não é corretamente tratada e documentada, tanto por parte dos clínicos, quanto pelos demais cuidadores do paciente. O autor entende que sua mensuração e avaliação são áreas nas quais muitos melhoramentos poderiam e deveriam ser feitos, podendo, assim, resultar em um melhor manejo da mesma, redução de sua frequência e da severidade do sofrimento por ela provocado.

Tentativas, todavia, para reduzir toda a dor percebida a zero, considerada em uma escala de zero a dez, parecem algo ilusório, não fisiológico e contraditório à visão de como nossa cultura a aborda enquanto fenômeno. Para muitos de nós, mal sentimos o fenômeno álgico, já buscamos remover, por meio de analgésicos, a dor, sem sequer atentarmos ao fator que a desencadeou. Do mesmo modo, há aqueles que buscam distrair-se para esquecer seus sintomas, quando não aguardam, simplesmente, que a dor diminua, ou finalize, espontaneamente.

Nesse contexto, cumpre lembrar que, assim como nossa tolerância para algum grau de dor é relativamente alta, há o reverso da moeda, no qual queixas sobre dor são, usualmente, vistas como fraquezas, configurando uma espécie de limiar sensorial-mental expresso em imperativos do tipo "não pergunte, nem diga nada sobre isso", os quais, semanticamente analisados, revelam ser limitada nossa tolerância em relação aos que "se queixam muito". Com isso, "avaliação de dor isoladamente não é o problema crucial", já "o limiar-mental que tolera a dor, o é". O que isso significa? Que nós temos encontrado o inimigo e ele, surpreendentemente, somos nós mesmos.[5]

Apesar de ser uma experiência corriqueira e conhecida por todos, a definição de dor não é tão simples quanto parece. Por ser uma experiência, com conotações subjetivas, que varia individualmente em função dos aspectos emocionais, culturais e ambientais, sua definição deixa clara a complexidade e natureza multidimensional que envolve aspectos fisiológicos, sensoriais, afetivos, cognitivos, comportamentais e socioculturais. Por essa grande variedade de aspectos envolvidos, é natural que sua avaliação e tratamento sejam amplos e complexos.[6] Fisiologicamente, existem três componentes da dor: o primeiro é o sensitivo-discriminativo, que nos permite distinguir, por exemplo, temperaturas nocivas entre aquelas inócuas à pele, além da localização precisa do estímulo; o segundo é o motivacional-afetivo, que está relacionado às reações emocionais (medo e ansiedade) e neurovegetativas (sudorese, taquicardia, hipotensão), evocadas segundo fatores inatos de cada espécie, aprendizagem e memória; e o terceiro, o cognitivo, relacionado à atenção e à tomada de decisão.[7-9]

De fato, a dor é uma experiência complexa que envolve não somente a transdução de estímulos nocivos provenientes do ambiente em que estamos inseridos, mas também o processamento cognitivo e emocional por estruturas supraespinhais.[11] Além disso, quanto à sua duração, a dor pode ser classificada em aguda ou crônica. A dor aguda está relacionada a afecções traumáticas, infecciosas ou inflamatórias e encontra-se delimitada temporalmente, havendo expectativa do seu desaparecimento após a cura da lesão primária. Durante a dor aguda, observa-se no indivíduo respostas neurovegetativas como aumento da pressão arterial, taquicardia, taquipneia, ansiedade e agitação psicomotora.[11,12] A dor crônica, por sua vez, está associada a processos patológicos crônicos, os quais causam dor contínua ou recorrente, não possuindo delimitação temporal precisa.[12] Normalmente, não há respostas neurovegetativas associadas ao sintoma, porém ansiedade, depressão, além de fadiga intensa são respostas frequentes nesse tipo de dor.[11,12]

Em 1999, Millan também caracterizou a dor baseada em sua origem, classificando-a como nociceptiva, neuropática ou mista, quando as duas primeiras ocorrem simultaneamente. A dor nociceptiva é aquela em que há síntese de substâncias algogênicas, sensibilização e estimulação de receptores e fibras nociceptivas, tal como ocorre em doenças inflamatórias e traumáticas ou isquêmicas.[12,13] A dor neuropática, por sua vez, foi inicialmente definida como aquela decorrente de disfunção e/ou lesão parcial ou total das vias nervosas do sistema nervoso periférico ou central, a exemplo do que ocorre no diabetes, infecção por herpes-zóster, acidente vascular cerebral, invasão de estruturas nervosas por tumores, entre outras condições patológicas.[12] Atualmente, o conceito de dor neuropática foi expandido, passando-se a assumi-la como a dor iniciada ou causada por uma lesão ou doença no sistema somatossensorial,[14] em um esforço para diferenciá-la da dor originada por mudanças plásticas que ocorrem em resposta à dor nociceptiva intensa e daquela originada por lesões em áreas do sistema nervoso central que não se relacionam diretamente ao seu processamento.

Além do mais, admite-se a existência da dor psicogênica, aquela experimentada pelo paciente sem que nenhuma evidência de dano real ou potencial seja encontrada. Um estudo de meta-análise com 6.500 pacientes revelou que a dor psicogênica responde por 9,5 a 18,2% de todos os casos, revelando sua importância etiológica.[15]

Nocicepção e as fibras aferentes primárias

Os nociceptores são terminações nervosas livres de neurônios pseudounipolares, cujos corpos celulares encontram-se nos gânglios das raízes dorsais do nervo espinhal e nos gânglios trigeminais.[16,17] Os axônios desses neurônios, denominados fibras aferentes primárias, conduzem a informação nociceptiva ao sistema nervoso central.

Com relação ao processo nociceptivo, os neurônios das fibras aferentes primárias convertem estímulo nocivo ou potencialmente injuriante (transdução) em impulsos que trafegam pelos receptores e terminais nervosos das fibras Aδ e fibras C, e são conduzidos pelos nervos espinhais e cranianos aos núcleos na medula espinhal e tronco cerebral (condução). Em seguida, ocorre a transferência sináptica dessa mesma informação aos neurônios localizados em lâminas específicas do corno dorsal da medula espinhal (transmissão) e redes neurais do núcleo espinhal do nervo trigêmeo.[18,19]

Os neurônios sensitivos podem ser divididos em subgrupos, baseando-se em características anatômicas (tamanho da fibra, grau de mielinização, conexões pós-sinápticas no corno dorsal da medula espinhal), histoquímicas (presença de peptídeos e outros neurotransmissores, presença de canais de íons e receptores, regulação dos fatores de crescimento), e fisiológicas (receptividade para modalidades sensoriais, velocidade de condução).[20-22]

Três tipos de receptores das terminações nervosas livres estão associados com dois tipos de fibras nervosas aferentes primárias. Considerando um critério funcional, são eles: 1) nociceptores mecanossensitivos com fibras Aδ (delta), mielinizadas e de diâmetro médio, com velocidade de condução de 5 a 30 m/s; 2) nociceptores mecanotérmicos com fibras Aδ; e 3) nociceptores polimodais com fibras C, não mielinizadas, de pequeno diâmetro e com velocidade de condução de cerca de 1 m/s, os quais respondem a estímulos térmicos, mecânicos e químicos.[10,13] Uma nova classe de nociceptores foi descrita em 1988 por Schaible e Schimidt[23] e consiste nos chamados nociceptores silenciosos. Esses não respondem a estímulos mecânicos ou térmicos imediatos, mas são recrutados durante o processo inflamatório, motivo pelo qual são chamados de "silenciosos".[24]

As fibras Aδ correspondem a 20% das fibras de dor e são responsáveis pela dor de duração rápida, aguda e lancinante sentida após a estimulação nociva. As fibras C correspondem a 80% das fibras condutoras da dor e são responsáveis pela dor de duração lenta e difusa.[10,13] O nível de atividade das fibras Aδ e C determina a localização, intensidade e qualidade da dor.[25] As fibras táteis Aδ, de largo diâmetro, mielinizadas, com rápida velocidade de condução, não estão diretamente envolvidas na transdução de estímulos dolorosos, porém participam do chamado "controle em portão da dor", uma vez que estimulam a atividade de interneurônios inibitórios do corno dorsal da medula espinhal. Assim, se um estímulo qualquer proveniente de uma fibra Aδ atingir um interneurônio inibitório simultaneamente a um estímulo proveniente de uma fibra C, a resposta integrada será a interrupção parcial da condução, resultando em uma percepção diminuída de dor.

Vias ascendentes da dor

As fibras aferentes primárias penetram pela raiz dorsal do nervo espinhal no corno dorsal da medula espinhal. No interior da substância cinzenta do corno posterior da medula espinhal, a projeção aferente do neurônio sensitivo primário faz sinapse com os neurônios sensitivos secundários (Figura 3.1).

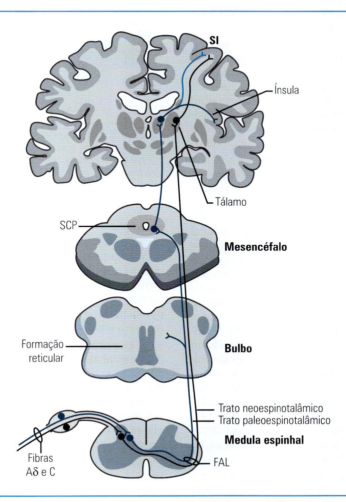

Figura 3.1. Representação esquemática das principais vias ascendentes anterolaterais de transmissão da dor. Trato neoespinotalâmico (em preto) e trato paleoespinotalâmico (em azul). FAL: funículo anterolateral; SCP: substância cinzenta periaquedutal; SI: somatossensorial primário. (Fonte: Menescal de Oliveira L. As Dores. In: Lent R (eds.). Neurociência da Mente e do Comportamento. Guanabara Koogan. 2008; 183-201.[37])

As sinapses medulares ocorrem na substância cinzenta da medula espinhal que foi dividida, com base citoarquitetônica, em dez lâminas.[26] As lâminas I (mais superficial) e a VI localizam-se no corno dorsal da medula espinhal, sendo que os corpos celulares dos neurônios secundários estão localizados na lâmina I (zona marginal), lâmina II (substância gelatinosa) e V (camada profunda). As fibras finas do neurônio sensitivo primário geralmente terminam nas camadas mais superficiais e as fibras mais grossas na camada profunda.[27,28] As fibras Aδ fazem sinapse com neurônios secundários das lâminas I, II e V, e as fibras C com neurônios da lâmina II.[29-31]

A comunicação do neurônio primário com o secundário depende da liberação de neurotransmissores, tais como o peptídeo relacionado ao gene da calcitonina (CGRP),[32] somatostatina, peptídeo vasoativo intestinal,[33] dentre outros. Os neurotransmissores mais estudados e provavelmente os mais envolvidos na transmissão nociceptiva são a substância P e o glutamato.[34-36]

Da medula (Figura 3.1), a informação nociceptiva ascende para o encéfalo por algumas vias específicas, das quais a mais importante é a via espinotalâmica, a qual se divide nas vias paleoespinotalâmica (filogeneticamente mais antiga), e neoespinotalâmica (filogeneticamente mais recente). A via nociceptiva filogeneticamente mais recente responde pela dor aguda, bem localizada, enquanto a via mais antiga responde pela dor mal localizada.[37,38]

Atualmente, várias vias ascendentes da dor são conhecidas. Temos os tratos espinotalâmico, espinomesencefálico, espinorreticular,[39,40] espinolímbico, espinocervical e a via da coluna dorsal pós-sináptica.[27] Os tratos que terminam nos diversos núcleos do tálamo e da formação reticular do tronco encefálico, tais como o espinotalâmico, espinorreticular e espinomesencefálico, são considerados as vias mais importantes na transmissão aferente da informação nociceptiva.[41]

A sensibilização das fibras sensitivas, entre elas as nociceptivas, é o denominador comum após injúria ou inflamação e resulta da liberação de mediadores químicos originados de diferentes células, conforme demonstrado na Figura 3.2. Como pode ser observada, a lesão tecidual leva à produção dos chamados algogênicos, os quais se ligam aos receptores do tipo metabotrópicos (acoplados à proteína G) ou ionotrópicos (canais iônicos ativados por ligantes) expressos na membrana dos nociceptores. Como resultado, ocorre aumento do influxo de cálcio e ativação de outras vias de segundos mensageiros (AMP cíclico – cAMP, inositol trifosfato – IP3 e diacilglicerol – DAG), levando à modulação da transcrição de genes alvo, que incluem aqueles que codificam canais iônicos dependentes de voltagem, essenciais para o desencadeamento do potencial de ação e manutenção da hiperexcitabilidade das fibras sensoriais aferentes. Em nível medular, as fibras primárias então liberam mais neurotransmissores (glutamato – Glu, ATP e substância P – SP), os quais não só ativam as fibras secundárias mas também promovem sua sensibilização, levando também à hiperexcitabilidade (Figura 3.2).

Na sinalização da dor neuropática, a micróglia reativa presente no corno dorsal sintetiza e libera citocinas pró-inflamatórias (IL1, IL6, TNF-α), prostaglandinas (PGE2), quimiocinas (MCP-1 or CCL2) e óxido nítrico, os quais agem de maneira parácrina para amplificar a própria atividade

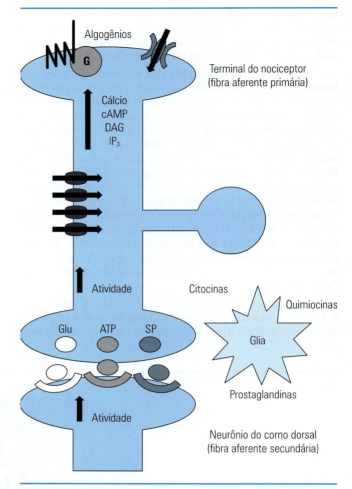

Figura 3.2. Modelo proposto para a hiperexcitabilidade das fibras aferentes primárias e secundárias na dor. (Fonte: Adaptada de Boadas-Vaello P, et al. Neuroplasticity of ascending and descending pathways after somatosensory system injury: reviewing knowledge to identify neuropathic pain therapeutic targets. Spinal Cord. 2016 mai; 54(5):330-40.[42])

microglial.[43] A microglia ativa ainda é responsável pela liberação de uma protease que degrada uma glicoproteína de membrana, presente tanto nas terminações nervosas quanto nos neurônios de segunda ordem medulares. Essa proteólise libera o fragmento ativo fractalquina, o qual interage com seu receptor na membrana microglial para potencializar a atividade dessas células. Como resultado, tem-se a manutenção da dor neuropática.[44-46]

É importante ressaltar que lesões traumáticas da medula espinhal também induzem ativação microglial, produzindo as mesmas manifestações mencionadas acima. Porém, a partir de cerca de 150 dias pós-lesão, é observada também uma ativação de astrócitos medulares, o que resulta em produção aumentada de proteínas de citoesqueleto astrocítico (como vimentina e GFAP) e produção de mais mediadores inflamatórios.[47]

Como mencionado anteriormente, o tálamo integra tanto o componente sensório-discriminativo como o afetivo-motivacional da dor, usando, para isso, vias neurais distintas. Dessa forma, a sensibilização central e hiperexcitabilidade neuronal que se estabelecem em etapas anteriores da condução na via ascendente se refletem também sobre o tálamo, por meio de maior sinalização em receptores glutamatérgicos (AMPA e NMDA) e maior influxo de cálcio, levando à despolarização dos neurônios talâmicos.

Nesse sentido, foi reportado que a dor neuropática causada por constrição crônica do nervo isquiático induz superexpressão de isoformas da proteína Homer não somente no corno dorsal da medula espinal, mas também em estruturas supraespinhais, como o tálamo e córtex pré-frontal, o que ocorre em paralelo a uma maior expressão de subunidades do receptor NMDA glutamatérgico.[48] Além do mais, a expressão do receptor opioide μ encontra-se reduzida no tálamo de animais submetidos ao protocolo de constrição crônica do nervo isquiático, indicando uma aparente diminuição da contribuição dessa via analgésica na cessação da dor neuropática em nível talâmico.[49] Sobre a participação de células gliais do tálamo na persistência da sinalização nociceptiva, os resultados são controversos, mostrando tanto sua participação como não alteração de função.[50,51]

Vias descendentes e o sistema endógeno de inibição da dor

Um importante componente do organismo em situações de emergência é a redução da capacidade de perceber a dor.[52-54] Para um indivíduo exposto a situações de perigo iminente, tais como aquelas que envolvem a presença de predadores, ou naquelas em que é imprescindível a mobilização de mecanismos de defesa, de dominância ou de adaptação a situações extremas e ameaçadoras detectadas no ambiente, ou até mesmo na vigilância de uma lesão após uma crise convulsiva, urge o recrutamento de algum sistema que module ou suprima a dor, pois as reações comportamentais recuperativas que seguem a percepção da dor seriam extremamente desvantajosas para a sobrevivência do animal.

De fato, a dor normalmente promove um conjunto de reflexos de retirada, fuga, retraimento, entre outros comportamentos recuperativos. Seria mais razoável, portanto, que essas reações fossem suprimidas automaticamente em favor de respostas mais adaptativas. Se a resposta natural do organismo a situações de emergência inclui uma redução na sensibilidade a impulsos nociceptivos, parece plausível que esse sistema endógeno de inibição de dor (Figura 3.3) seja recrutado em tais situações.[55-57]

A antinocicepção induzida pelo medo tem sido considerada como parte integrante da reação de defesa. Sem a existência de um sistema de inibição dos impulsos nociceptivos, os animais, se levados em confronto com um

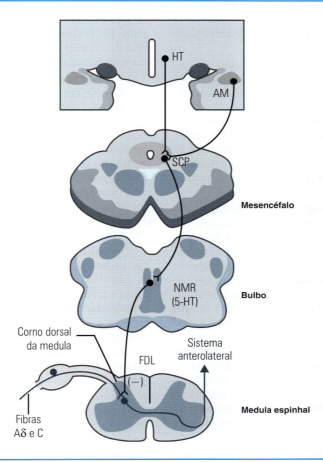

Figura 3.3. Representação esquemática das vias descendentes analgésicas endógenas que modulam a atividade dos neurônios de transmissão da informação nociceptiva no corno dorsal da medula espinhal. AM: amígdala; FDL: funículo dorsolateral; HT: hipotálamo; NMR: núcleo magno da rafe; SCP: substância cinzenta periaquedutal. (Fonte: Menescal de Oliveira L. As Dores. In: Lent R (eds.). Neurociência da Mente e do Comportamento. Guanabara Koogan. 2008; 183-201.[37])

predador, poderiam adquirir comportamentos de recuperação, induzidos pelo sofrimento, em vez de apresentarem uma postura defensiva, para preservar sua integridade física e, consequentemente, sua vida. O medo, induzido por estímulo incondicionado ou ameaça condicionada, inibe as respostas comportamentais à dor, provavelmente pela liberação de opioides endógenos,[58,59] embora haja evidência de que o estresse pode induzir tanto analgesia de natureza opioide como não opioide.[60]

Portanto, a antinocicepção pode ser definida como redução na resposta dos sistemas sensoriais aos estímulos nociceptivos, e há relatos de que a estimulação de determinadas estruturas cerebrais reduz a resposta dos neurônios sensoriais do corno dorsal da medula espinhal.[61] Assim, a estimulação elétrica das estruturas que compõem o teto mesencefálico é geralmente acompanhada por antinocicepção.[52,54,55,60-63]

Há evidências de que processos antinociceptivos ativados por aplicações centrais ou periféricas de drogas opioides, endorfina e encefalina, assim como a analgesia induzida por estimulação de determinados sítios encefálicos podem vir a ter um substrato neural comum, possivelmente ativado não somente após a indução de analgesia na substância cinzenta periaquedutal, na região dorsal ou ventral, próximo ou na intimidade do núcleo dorsal da rafe (rico em 5-HT), mas também em se estimulando as estruturas periventriculares, que se estendem rostralmente em direção ao encéfalo. Sabe-se que a dor de origem visceral e somática pode ser prontamente inibida com a estimulação dessas áreas.[28]

Não obstante, estudos em que se utilizaram neurotraçadores têm demonstrado profusas conexões partindo das camadas profundas do colículo superior e da substância cinzenta periaquedutal, em direção ascendente e descendente, permitindo o estabelecimento de sinapses, entre si e, também, em núcleos da formação reticular, como o núcleo magno da rafe e o núcleo reticular adjacente, o paragigantocelular (dois importantes sítios, cuja estimulação induz analgesia), os quais se projetam ao corno posterior da medula espinhal.[64,65]

Algumas projeções ascendentes da via paleoespinotalâmica dirigem-se aos núcleos intralaminares do tálamo, de modo similar ao padrão de conexões do trato neoespinotalâmico. Assim, também, o núcleo submédio do tálamo medial tem recebido, recentemente, considerável atenção como o sítio de um provável substrato neural envolvido na mediação do controle nociceptivo. Estudos anatômicos têm demonstrado claramente que essa região talâmica interconecta-se com outras regiões encefálicas associadas com nocicepção. Por exemplo, recebe conexões aferentes da medula espinhal e do núcleo espinhal do nervo trigêmeo, através das vias espinotalâmicas e trigêminotalâmicas, respectivamente.[66-70] Essa estrutura parece exercer importante papel na inibição de impulsos nociceptivos em segmentos supraespinhais do neuroeixo, mas não interfere nas respostas reflexas eliciadas por estímulos nocivos periféricos.[71]

As vias descendentes (Figura 3.3) que partem das estruturas periventriculares ou periaquedutais provavelmente formam parte de um sistema de controle nociceptivo que modula a transmissão de impulsos nocivos no corno dorsal da medula espinhal através dos núcleos da rafe localizados na linha média ou paramediana, quais sejam, o núcleo dorsal da rafe (NDR), o núcleo magno da rafe (NMR), o núcleo reticular paragigantocelular (NRpg), o núcleo reticular gigantocelular, parte alfa (NRgα), e, mais lateralmente, o núcleo reticular paragigantocelular lateral (NRpgl).

Há evidências de que as células do NDR, NMR, NRm, NRgα, NRpg estão envolvidas na modulação da dor.[72] O núcleo pré-tectal anterior consiste em outra importante estrutura, rica em circuitos opioides e monoaminérgicos, envolvida com processos antinociceptivos,[73] e pode apresentar-se como uma estrutura de saída de impulsos de inibição de dor para regiões craniais, como o tálamo, e caudais, como o corno dorsal da medula espinhal, para o qual convergem projeções das vias da dor e conexões descendentes de outros núcleos do sistema endógeno de inibição de dor (Figura 3.3).

A pesquisa dos neurotransmissores envolvidos na mediação de processos antinociceptivos tem despertado o interesse de muitos neurocientistas, sendo de crucial importância a investigação dos pontos do neuroeixo em que a percepção da dor pode ser eficientemente modulada. Nos últimos anos têm-se acumulado evidências sugestivas da ação de opioides em determinados sítios do sistema nervoso periférico e central. Receptores opioides foram identificados em terminais de pequeno diâmetro na medula espinhal e sobre o soma de neurônios localizados no gânglio da raiz dorsal do nervo espinhal.[74] Sob uma vasta gama de condições experimentais e clínicas, uma série de opioides e seus antagonistas evidenciam efeitos analgésicos e algésicos periféricos.[75-78]

Há estudos que sugerem a participação de neurônios encefalinérgicos da substância gelatinosa no controle da transmissão nociceptiva, inibindo as aferências primárias Aδ e C, por meio de projeções pré-sinápticas sobre seu primeiro contato neural com células nociceptivas localizadas no núcleo espinhal do nervo trigêmeo e, muito provavelmente, no corno dorsal da medula espinhal.[79] Esse mecanismo tomaria como base o bloqueio do influxo de íon cálcio em terminais axônicos de células do gânglio da raiz dorsal, por onde trafegam impulsos nociceptivos, realizados por neurotransmissores opioides, como a β-endorfina e encefalinas.[80]

A substância cinzenta periaquedutal (SCP) foi uma das primeiras regiões a serem implicadas na modulação da dor.[81,82] Muito embora alguns sítios mais rostrais sejam mais usualmente estimulados, há evidências de que a analgesia eliciada nesses sítios é transmitida através da SCP.[83] Processos antinociceptivos podem ser gerados em todas as regiões da SCP, apesar de haver relatos na literatura apontando a região ventrolateral como sendo mais efetiva em produzir analgesia,[84] ao lado de sítios localizados nas colunas dorsomedial e dorsolateral.[52,54,64]

Outros investigadores localizam pontos, cuja estimulação desperta forte analgesia, no NDR, uma região mesencefálica, situada ventralmente na SCP,[85] que se projeta ao núcleo magno da rafe. A partir do NMR, fibras serotoninérgicas descem, através do funículo dorsolateral espinhal, com destino à substância gelatinosa do CDME. Essas vias podem se projetar sobre interneurônios encefalinérgicos que, por sua vez, hiperpolarizam os neurônios responsáveis pela transmissão da mensagem nociceptiva.[61,86]

O fato de que a microinjeção de opioides[87] ou a estimulação elétrica da SCP geram analgesia (através de vias que compõem o funículo dorsolateral) e hiperpolarizam alguns neurônios localizados no corno dorsal da medula espinhal[88] vai ao encontro do ponto de vista de alguns autores de que analgesia opioide e analgesia induzida por estimulação elétrica da SCP possuem um substrato neural comum.[89-91] O substrato anatômico dessas duas formas de analgesia pode, entretanto, não ser completamente similar. Em alguns estudos encontrou-se que há sítios na SCP que são mais propensos à analgesia induzida por estimulação elétrica que a uma analgesia induzida por ativação de mecanismos estritamente opioides, pois esses efeitos podem ser antagonizados pela depleção de monoaminas.[92] Sendo assim, mecanismos serotoninérgicos e opioides e até mesmo colinérgicos têm sido implicados na elaboração de outro tipo de antinocicepção, a analgesia induzida por crises convulsivas.[56,93-99]

Uma compreensão mais aprofundada dessas redes neurais poderia explicar a hodologia neural utilizada em cada forma de processo antinociceptivo, como a analgesia induzida pelo medo,[52,54,64] a analgesia induzida pela ingesta de substâncias doces,[100-105] e a analgesia induzida por crises convulsivas, em um modelo experimental de convulsões tônico-clônicas.[56,93-99,106]

Vias descendentes importantes para a modulação da dor também partem de áreas bulbares, como do bulbo ventrolateral caudal (cVLM), primariamente envolvido no controle cardiovascular. Assim, foi demonstrado que a estimulação do cVLM induz analgesia na condição de dor aguda,[107] sendo esse efeito aparentemente mediado por sua porção lateral, localizada entre o núcleo trigeminal espinhal (pars caudalis) e o núcleo reticular lateral. Além do mais, essa área se projeta indiretamente para o corno dorsal da medula espinhal por meio de outras vias neurotransmissoras, como a noradrenérgica.[108]

Terminais de vias descendentes originadas no bulbo rostroventral (RVM) e outros núcleos do tronco cerebral interagem em nível medular com fibras aferentes, interneurônios e neurônios de projeção.[28] Registros eletrofisiológicos desse núcleo revelaram a presença de neurônios do tipo on e do tipo off, os quais estão envolvidos, respectivamente, na facilitação e na inibição da transmissão dolorosa.[109] Da mesma forma que em outros níveis do circuito, já foi demonstrado um aumento na atividade microglial e astroglial no RVM.[110]

■ TEXTOS ADICIONAIS

Texto 1: Pesquisa básica em dor

"Sem educação, não há pesquisa científica; sem pesquisa científica, não há desenvolvimento tecnológico; sem desenvolvimento tecnológico, não há inovação." A pesquisa científica básica, aquela que gera o conhecimento, pode não ter necessariamente aplicação imediata, mas gera o conhecimento básico que será fundamental para o amanhã.

Considerando os aspectos básicos da dor, essa sensibilidade pode ser descrita como uma resposta fisiológica normal, predita e decorrente de um estímulo mecânico, térmico ou químico associado à possibilidade de injúria tecidual, tal como um procedimento cirúrgico ou uma doença aguda, sendo portanto uma resposta sensorial. Enquanto essa definição a relaciona a mudanças objetivas, a IASP inclui elementos de subjetividade. Dor, todavia, é uma experiência pessoal e subjetiva que pode apenas ser sentida pelo sofredor. Dito de forma ampla e genérica, "dor é tudo o que a pessoa a vivenciando diz que é e existe todas as vezes que a pessoa diz que existe". Em adição, a dor nos seres humanos é uma sensação, e até mesmo, uma emoção. Os caminhos desde a lesão até a percepção da dor são transmitidos pelo sistema nervoso, sendo caracterizados como uma experiência emocional ou subjetiva. A sua intensidade depende das circunstâncias e dos contextos.

Diante do exposto, será que os animais sentem dor assim como os humanos? Como podemos estudar dor nos animais? Mamíferos e aves, por exemplo, possuem sistema nervoso semelhante dos humanos. Esses animais evocam comportamentos relacionados à dor, os quais variam de espécie para espécie, e até mesmo de indivíduo para indivíduo. De fato muitos dos experimentos realizados em pesquisa básica são derivados de metodologias que empregam modelos animais, tendo como índices nociceptivos reações comportamentais que são interpretados como a sensação ou a percepção de dor. Contudo, uma vez que não é possível determinar objetivamente se a sensação apresentada é realmente dor, há diretrizes para classificá-la como sendo resultado da ativação das vias nociceptivas. Sendo assim, podemos denominar tais reações em animais experimentais como nocicepção. Não obstante, sabe-se atualmente que a hiperatividade das vias que levam as informações nociceptivas nos animais também causa prejuízos cognitivos, comportamentais e emocionais, e que podem muito bem ser avaliados. Sendo assim, esses aspectos biopsicossociais, muito abordados na dor clínica, podem ser investigados utilizando modelos animais de dor em pesquisa básica.

Texto 2: Como a pesquisa básica estuda a dor?

A dor é um dos sintomas mais comuns que fazem com que as pessoas busquem ajuda e tratamentos nas unidades de saúde. Frequentemente os profissionais da saúde se deparam com o insucesso do controle da dor. Parte dessa falta de sucesso vem da incompleta compreensão de como os seres humanos processam a dor fisiologicamente.

Assim, a pesquisa científica básica utiliza-se de modelos animais de laboratório na busca de uma melhor compreensão da dor. Os modelos animais são correlatos aos fenômenos clínicos. É importante ressaltar que a pesquisa básica envolve a criação e a experimentação animal, uma vez que é necessária a atualização de técnicas e procedimentos, e principalmente conscientização quanto ao manejo dos animais de laboratórios. Russel & Burch (1959) publicaram "O Princípio da Técnica Experimental Humanitária" e introduziram o conceito dos 3Rs: replacement (dubstituição): animais vivos podem ser substituídos com métodos in vitro ou computacional, ou substituição de espécie por outra mais abaixo na escala zoológica ou para micro-organismos; reduction (redução): redução do número de animais utilizados; refinement (refinamento): refinamento das técnicas para minimizar o nível de estresse e dor causada ao animal durante a experimentação. No entanto, a substituição de animais é difícil na pesquisa da dor, devi-

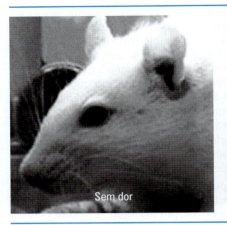 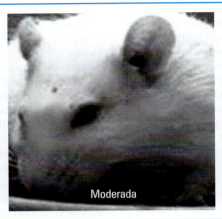 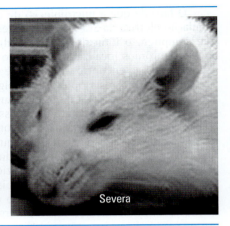

Figura 3.4. Expressão facial de dor em ratos. (Fonte: Adaptada de Barrot M. Tests and models of nociception and pain in rodents. Neuroscience. 2012; 211:39-50. Review.[111])

do à natureza dos experimentos comportamentais. Assim, o foco é muitas vezes na redução do número de animais necessários para obter dados e refinamento do método com o objetivo de diminuir a quantidade de nocicepção causada ao animal. Uma ferramenta que o pesquisador pode utilizar para avaliar o grau de severidade da dor no animal é o uso de escalas de codificação facial, uma vez que a expressão facial da dor também pode ser usada em roedores, como ilustrado na Figura 3.4.

No homem, dor e analgesia podem ser avaliadas por meio de relatos verbais sobre a sensação sentida; nos animais, essas só podem ser avaliadas indiretamente, por meio de atitudes comportamentais ou de dados fisiológicos.

Dessa forma, apresentam terminologias diferentes. Nocicepção é o processo neural de codificação de estímulos nocivos, é a resposta fisiológica real ou dano tecidual iminente e ocorre quando terminações nervosas especializadas nociceptoras são ativadas. A nocicepção pode ser quantificada e mensurada como disparo neuronal, liberação de neurotransmissores e resposta reflexa de retirada. As respostas frente a um estímulo não são chamadas de dor em pesquisa básica, uma vez que os animais não podem nos dizer o que estão sentindo. Os termos dor e analgesia são substituídos por nocicepção e antinocicepção. E os "testes de dor" são chamados de testes nociceptivos.

Os testes nociceptivos dependem de estímulo elétrico, térmico, mecânico ou químico para desencadear a nocicepção no animal. Alguns deles dependem da latência da aparência de um comportamento de evitação, geralmente um reflexo de retirada da pata ou da cauda. Neste caso, o estímulo é considerado como fixo. Os testes nociceptivos também podem ser quantificados com limiar de estímulo necessário para provocar um comportamento de evitação, caso em que o estímulo é variável.

Os testes nociceptivos relacionados à estimulação mecânica são tipicamente determinados usando o von Frey manual ou eletrônico e o teste de Randall-Selitto. O teste de von Frey avalia o limiar nociceptivo ao estímulo mecânico. Esse teste consiste em um conjunto de monofilamentos de náilon de várias espessuras que exercem diferentes graus de força quando aplicados sobre a área glabra da pata. Essa técnica permite avaliar a quantidade de força necessária para evocar o comportamento de retirada da pata. Os monofilamentos são colocados em caixas acrílicas, dispostas sobre uma mesa com assoalho de grade de aço não maleável, com 5 mm^2 de espaço entre as malhas. Os filamentos do teste de von Frey são então aplicados em ordem crescente de 2 a 100 g para a superfície plantar no centro da pata ou na base do terceiro ou quarto dedos da pata para induzir o reflexo de retirada da pata, lambidas ou sacudidas (Figura 3.5A).

O teste do Randall-Selitto é utilizado para medir limiares mecânicos, alodinia mecânica ou hiperalgesia. Esse teste envolve a aplicação de uma força mecânica crescente na superfície da pata ou da cauda do animal. A pata é colocada entre um elemento fixo, seja uma superfície ou um ponto, e um ponto cego móvel exercendo uma pressão controlada. O parâmetro medido é o limite (em gramas) para a aparência de um dado comportamento, que pode ser uma retirada reflexa, luta ou vocalização, dependendo do protocolo (Figura 3.5B).

Já os testes nociceptivos relacionados à estimulação térmica compreendem tanto aqueles envolvendo estímulo quente como frio. Entre os estímulos quentes, destacamos o teste de retirada da cauda (*tail-flick test*), teste de placa quente (*hot plate test*) e teste de Hargreaves.

O *tail-flick* consiste na aplicação de uma fonte radiante de calor na cauda do animal como estímulo nociceptivo térmico, provocando seu movimento de retirada. Esse teste é bastante empregado quando se pretende avaliar a atividade antinociceptiva central, caracterizando-se por uma nocicepção aguda não inflamatória. A intensidade do calor é configurada de acordo com a resposta de latência de retirada da cauda de cada animal. Além disso, existe um tempo (*cut-off*) máximo de 6 s de permanência da cauda na fonte de calor. Caso o animal não retire a cauda, o experimento é interrompido para não ocorrer o risco de lesões (Figura 3.5C).

O teste da placa quente (*hot plate test*) avalia o tempo em que os animais permanecem sobre uma chapa metálica aquecida até reagirem ao estímulo térmico quente. Existem vários protocolos, contudo a temperatura é frequentemente ajustada entre 50 e 55 °C. O parâmetro me-

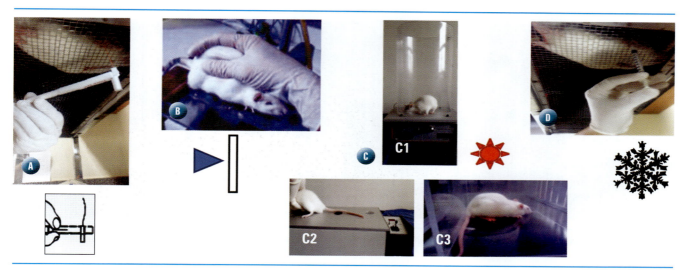

Figura 3.5. Testes nociceptivos utilizados em roedores. **(A)** Teste de von Frey; **(B)** Teste de pressão constante na pata de ratos; **(C)** Teste da placa quente – (C1); Teste de latência de retirada de cauda, em C (C2); Teste de Hargreaves, em C (C3); **(D)** Teste da acetona. (Fonte: Imagens A, C1, C2 e D – arquivo pessoal da dra. Priscila de Medeiros; Imagens B e C3 retiradas do *site* DOL (dor on line – http://www.dol.inf.br/html/MetodosExperimentais.html).

dido é a latência para lamber ou levantar a pata ou saltos. Da mesma maneira, o tempo de *cut-off* é de aproximadamente 30 s (Figura 3.5D).

O teste de Hargreaves consiste no aquecimento, por meio de uma fonte radiante de luz infravermelha, da região central da planta da pata traseira de roedores. O comportamento nociceptivo é avaliado como a sensibilidade ao calor (hipernocicepção térmica), determinada pela latência de retirada da pata do raio de luz. Contudo, o limite máximo permitido para exposição da pata ao raio infravermelho é 15 s, no sentido de evitar danos teciduais (Figura 3.5E).

Os testes nociceptivos relacionados à estimulação térmica fria geralmente empregam o uso da acetona, que pode ser aplicada nas patas dos roedores. O processo de evaporação produz um estímulo frio, que geralmente não é detectado como nociceptivo por animais sem qualquer lesão; contudo, em animais que passaram por lesão como aquelas para indução de neuropatia, eles apresentam alodinia ao frio. Em geral, os resultados são expressos como o número de retiradas, lambidas ou sacudidas repetidas da pata ao longo de 1 min. Placas frias também podem ser usadas para avaliar a nocicepção, e a resposta é determinada pela latência para a primeira resposta de retirada da pata.

Os testes relacionados ao estímulo químico são o teste das contorções abdominais induzidas por ácido acético e teste da formalina.

O teste de contorções abdominais é um modelo químico induzido pela injeção intraperitoneal de uma solução de ácido acético 0,9%. O teste se baseia na contagem do número de contorções abdominais, caracterizadas por contração e rotação do abdome, seguida pela extensão de uma ou ambas as patas traseiras. As contorções abdominais são contadas durante 20 min, iniciando-se dez minutos após a administração de ácido acético.

O teste da formalina consiste na administração suplantar de 20 μL de uma solução de formalina 2,5% na pata traseira. Nesse teste é possível analisar duas fases distintas da nocicepção. No primeiro período, que compreende os cinco primeiros minutos, está relacionado à dor não inflamatória (neurogênica); e a segunda fase, que vai de 15 a 30 minutos após a administração é denominada fase inflamatória. Essa fase é caracterizada pela inflamação local com liberação de mediadores inflamatórios e hiperalgesia. O período entre as fases é denominado intervalo de quiescência. O intervalo de quiescência entre a primeira e a segunda fase é resultado de uma inibição da transmissão nociceptiva por meio de circuitos supraespinhais e espinhais. A resposta comportamental característica é a da lambida da pata.

Vários testes nociceptivos foram desenvolvidos para o estudo em modelos animais. Com esses testes podemos explicar os mecanismos para diferentes tipos de dor, permitindo assim o avanço nos estudos da dor fisiológica e patológica. Acerca da escolha dos testes, cabe ao pesquisador embasar-se na literatura científica para definição da escolha correta do protocolo experimental. Os benefícios que a pesquisa básica tem fornecido para as áreas da ciência médicas são incontestáveis. Contudo, é importante mencionar questões referentes à condução desse tipo de pesquisa, os princípios éticos a serem adotados e seguidos e, finalmente, refletir sobre a validade dos seus resultados.

Texto 3: Modelos animais no estudo da dor

A pesquisa científica básica utiliza-se de modelos animais de laboratório na busca de uma melhor compreensão da dor. Os modelos animais são correlatos aos fenômenos encontrados na clínica. Os estudos experimentais são na maioria realizados em ratos e camundongos, sendo sempre observados os preceitos enunciados pelo Comitê Internacional e Brasileiro de Experimentação Animal. No artigo já publicado em edições anteriores do nosso Comitê, abordamos os principais testes nociceptivos utilizados em pesquisa animal, sendo eles o von Frey manual ou eletrônico e o teste de Randall-Selitto (estímulos mecânicos), teste de retirada de cauda (*tail flick test*), teste de placa quente (*hot plate test*), teste de Hargreaves (estímulo térmico quente) e teste da acetona (estímulo térmico frio).

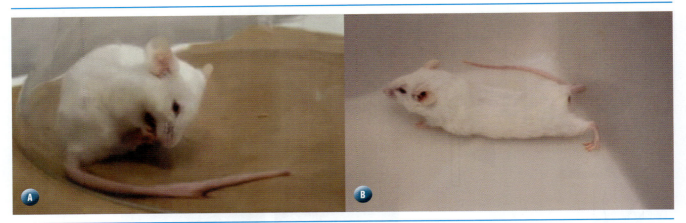

Figura 3.6. (A-B) Respostas de lambidas nas patas em camundongo durante o teste de formalina. (Fonte: *Site* Dor on Line – DOL. Disponível em: http://www.dol.inf.br/html/MetodosExperimentais.html.)

Os testes nociceptivos baseiam-se em estudos sobre nocicepção aguda. Para realizarmos uma pesquisa translacional sobre a dor e seus possíveis tratamentos, modelos animais são utilizados para indução de estados de dor, que são eles modelos de dor inflamatória e modelos de dor neuropática. Muito embora esses testes sejam para estudos da dor aguda, os mesmo são empregados para mensuração dos estados de dor inflamatória e/ou neuropática.

Nos modelos de dor inflamatória após dano tecidual, ocorre a liberação de mediadores químicos originados de diferentes células. Os mediadores químicos liberados atuam ativando diretamente os nociceptores ou mesmo sensibilizando-os.[10] A maioria dos modelos de dor inflamatória depende da administração de substâncias que induzem uma resposta imune ou da administração de mediadores inflamatórios.[112] Em geral, consiste da realização de uma injeção dessas substâncias nas patas ou articulações do animal. O teste da formalina pode ser considerado como um modelo de dor inflamatória de curto prazo (Figura 3.6). No entanto, em estudos sobre a dor inflamatória têm sido utilizadas outras substâncias com forte potencial algênico, como o adjuvante completo de Freund (CFA), carragenina. O *Mycobacterium butyricum* ou *Mycobacterium tuberculosum* também são utilizados. Em roedores, injeções no joelho ou na articulação do tornozelo contendo a mistura de Caoulin e carragenina, carragenina, zimozan ou CFA são usados como modelos de monoartrite inflamatória.[113] Em geral, todos esses compostos induzem alodinia térmica e mecânica e hiperalgesia durante pelo menos várias horas.

No que diz respeito aos modelos de dor neuropática, numerosos modelos foram desenvolvidos em roedores. Eles são baseados na maioria das conhecidas etiologias em humanos, visando reproduzir lesões no nervo periférico, lesões centrais, neuralgia do trigêmeo, neuropatias diabéticas, neuropatias induzidas por quimio, neuralgia pós-herpética, e assim por diante;[114] assim, apenas alguns deles, relacionados à manipulação do nervo isquiático, serão rapidamente apresentados neste artigo. Essa lesão (total ou parcial) pode ser causada por ligadura, transecção ou compressão do nervo periférico.[115] A transecção completa do nervo isquiático foi o primeiro modelo animal de dor neuropática.[116] Bennett e Xie[117] introduziram um novo modelo animal de neuropatia periférica. Esse modelo experimental consiste em lesão por constrição crônica (CCI) do nervo isquiático em roedores, compreendendo quatro ligaduras frouxas amarradas ao redor do nervo isquiático proximal à sua trifurcação. No entanto, aqueles mais utilizados, hoje, são a ligadura do nervo espinhal (SNL), consistindo na ligadura do nervo espinhal próximo ao gânglio da raiz dorsal do nervo espinhal em nível dos segmentos L5 e L6.[118] O modelo experimental de DN proposto por Seltzer e colaboradores consiste em amarrar firmemente 1/3 a 1/2 do nervo isquiático.[119] Lee e colaboradores transeccionaram uma combinação diferente dos três ramos neurais (tibial, sural e peroneal) do nervo isquiático para induzir NP (Figura 3.6). Em geral, ambas as lesões são caracterizadas por anormalidades sensitivas, tais como sensação anormal desagradável (disestesia), aumento da intensidade da resposta a estímulos dolorosos (hiperalgesia) e dor em resposta a estímulos que normalmente não provocam dor (alodinia).

Considerando a dor umas das principais queixas médicas, o desenvolvimento e a profunda investigação da pesquisa básica em modelos animais de dor inflamatória e neuropática têm contribuído para o melhor entendimento dos mecanismos e tratamentos de várias patologias dolorosas (Figura 3.7).

Texto 4: Dor e seus correlatos afetivos e emocionais

A sensação de dor é fundamental para a sobrevivência. Dor é o primeiro indicador de qualquer lesão tecidual. Qualquer estímulo que resulte em lesão ou ferimento conduz a uma sensação de dor, entre eles o calor, o frio, a pressão, a corrente elétrica, os irritantes químicos e, até mesmo, os movimentos mais bruscos. Diferente de outros sistemas sensoriais, todavia, o sistema sensorial para a dor é extremamente amplo: uma sensação dolorosa pode ser iniciada em qualquer parte do corpo ou no próprio sistema nervoso central. Várias regiões do corpo são emparelhadas aos vários tipos de sensações de dor. Sua complexidade e natureza multidimensional, as quais são evidentes mesmo nas análises mais elementares dos vários tipos de dor,

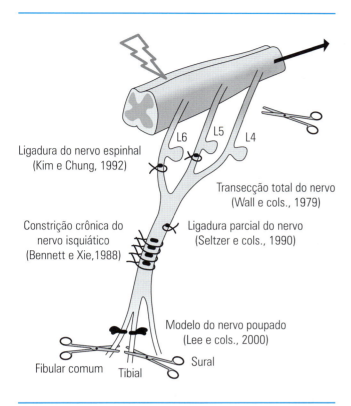

Figura 3.7. Representação esquemática de diferentes modelos experimentais de dor neuropática. (Fonte: Adaptada de Garcia-Larrea e Magnin, 2008.[121])

têm, contudo, obstruído virtualmente o desenvolvimento de uma definição adequada de dor, ou o que, talvez, seja o mais importante, dificultado a construção de uma teoria geral da dor, bem como a derivação de técnicas de tratamento claramente eficazes.

A análise do fenômeno da dor deve, necessariamente, ser concebida dentro do contexto fundamental de uma relação, ainda que incompleta, entre estímulo e sensação. O problema pode ser colocado de maneira mais simples se nos atermos em apenas duas alternativas para o aparecimento do estímulo adequado (presente ou ausente) e, também, em duas alternativas para o registro da experiência da dor (presente ou ausente). Praticamente todos os fenômenos de dor e os seus problemas teóricos e metodológicos podem ser considerados como similares àqueles que ocorrem para a sensação de som, de cor ou de brilho. Embora, naturalmente, inúmeros problemas esperem resolução experimental, nesses casos, obviamente, a derivação de funções psicofísicas, que especificam a dependência funcional da magnitude da resposta de dor em relação a alguma propriedade física do estímulo, pode ser facilmente estabelecida.

O que, de fato, torna a dor uma variável psicológica complexa e, às vezes, misteriosa, é a grande e desproporcional concentração de fenômenos relacionados à dor para os quais nenhum estímulo aparente pode ser identificado como, por exemplo, dor em um membro-fantasma ou em causalgia, uma dor provocada por queimadura que pode persistir por meses, mesmo após a lesão dos tecidos ter se regenerado. Inversamente e, talvez, mesmo mais intrigante, são aqueles exemplos nos quais estímulos nociceptivos independentemente demonstráveis fracassam em evocar sensações dolorosas em certos indivíduos, como, por exemplo, insensibilidade congênita à dor, ou em algumas circunstâncias especiais, tais como, participando de certas cerimônias religiosas ou, quando ocorre ferimento no campo de batalha, que pode render-lhe segurança no futuro. Com isso, o problema da avaliação e da mensuração da dor torna-se genuinamente um problema psicofísico envolvendo a detecção, a discriminação e a magnitude da sensação a estímulos dolorosos.

A sensação de dor não necessariamente necessita ser baseada em qualquer experiência prévia com ela. No entanto, muitos estudiosos tratam a dor como uma simples dimensão, variando apenas na magnitude sensorial. Mas, descrevê-la somente em termos de sua intensidade é o mesmo que especificar o mundo visual apenas em termos da intensidade luminosa, sem considerar o padrão, a cor, a textura. Apenas uma definição que integra todas essas características da sensação de dor pode ser significativa no contexto clínico e de pesquisa. A dor experimental (produzida em laboratórios) e a dor clínica (real) diferem na fonte do desconforto e pelas reações afetivas e cognitivas do indivíduo. A intensidade da dor experimental é usualmente muito menor que a severidade da dor clínica.

Embora seja tecnicamente possível manipular a dor experimental para que ela produza padrões de sofrimento, angústia, ansiedade, duração e nível de intensidade, os mais similares àqueles que ocorrem com a dor clínica, tais manipulações, felizmente, não são éticas e nem mesmo legais. Não obstante, a indução da dor possui algumas vantagens, pois permite um maior controle dos estímulos e das condições experimentais, combinados com um registro cuidadoso das respostas dos sujeitos. Isso certamente não ocorre com a dor clínica. Embora essas diferenças sejam extremamente valiosas, elas fracassam, em nossa opinião, por não destacarem a mais importante. No ambiente clínico, além do questionamento necessário para a documentação médica (lidando especificamente com os aspectos qualitativos da experiência da dor), um paciente típico raramente faz, se é que em algum momento o faz, um julgamento explícito sobre a intensidade de sua sensação dolorosa.

Em contraste, os estudos de laboratório acerca da dor, quase por definição, requerem que o sujeito se concentre sobre seus sentimentos de dor e julgue a intensidade dos mesmos. Mesmo nas observações clínicas, em que aspectos intensivos da dor são importantes, algumas vezes certas medidas são obtidas indiretamente como, por exemplo, o número de pacientes que solicita medicação, a quantidade de narcóticos ou de outros analgésicos requeridos, o número de queixas, de remoções etc., no lugar de ocorrerem avaliações explícitas. A resposta à dor pode ser influenciada por uma variedade de outros fatores, incluindo as habilidades para manejá-la e controlá-la, os sinais vitais, a história médica e cirúrgica, as condições socioeconômicas, o contexto cultural, o sexo e as habilidades intelectuais ou cognitivas. A resposta não está determinada exclusivamente pelo estímulo, mas é influenciada, também, por variáveis relacionadas com o paciente: emoções, expectativas, atenção, atitudes, sexo, raça e valores. Em outras palavras, a dor afeta o corpo e a mente, e sua complexidade a torna difícil de ser mensurada. Embora não haja qualquer marcador biológico da dor, exceto os indicadores manifestados por aqueles vivenciando dor, a descrição individual e o autorregistro geralmente fornecem evidências acuradas, fidedignas e suficientes para detectar a presença e a intensidade da dor.

Texto 5: Dor física e rejeição social: o que há em comum?

É comum ouvirmos pessoas expressarem que perder um amor dói. Ou, mesmo, que ser rejeitado socialmente é estressante e dolorido. Ambos machucam e, às vezes, a sensação dolorosa que os acompanham é percebida de modo similar. De fato, podemos perguntar o quão similares são a rejeição social e a dor física e, para isso, considere duas situações: (1) sua mão é queimada por um ferro de passar roupa, fazendo com que você vivencie uma dor intensa e (2) você relembra uma pessoa de seu afeto, com quem vivenciou um rompimento inesperado. Será que esses dois tipos de dor estressantes compartilham uma representação somatossensorial comum?

Estudos recentes usaram a técnica de ressonância magnética funcional (fMRI), e compararam essas duas ocorrências nos mesmos indivíduos, buscando verificar se rejeição social e dor física ativariam regiões comuns dentro da rede de conexões dos componentes sensoriais e afetivos da dor física. Além disso, os participantes, usando uma escala de 1 a 5, com números baixos refletindo maior estresse, estimaram como eles se sentiam após cada condição.

Globalmente, os dados suportaram que as áreas eliciadas, em ambas as condições, foram similares, ativando, especificamente, os componentes sensoriais da dor física, ou seja, o córtex somatossensorial secundário e a ínsula dorsal posterior, destacando a existência de uma forte relação neural entre estes dois tipos de vivências em áreas do cérebro, ou seja, uma parte em comum que se torna ativa quando uma pessoa vivencia sensações dolorosas, física ou não.

Esses dados conferem novo significado à ideia de que rejeição social machuca e dói. Os sistemas cerebrais que subjazem à rejeição social, desenvolvidos por cooptar circuitos cerebrais que suportam o componente afetivo da dor. Rejeição social e dor física não são apenas similares por serem ambas estressantes, mas também porque compartilham representações comuns no sistema somatossensorial. Tais resultados também esclarecem como experiências similares conduzem a várias desordens de dor física, do tipo psicossomáticas e fibromialgia, enfatizando o papel que o processamento somatossensorial pode desempenhar nesse processo. Ademais, têm implicações para pesquisa básica em emoções e suas manifestações como, por exemplo, medo, tristeza, raiva, ansiedade e culpa, podendo explicar, também, o fenômeno conhecido como "dor social" ou "dor da alma".

Portanto, dor física machuca, rejeição social dói, fazendo com que a rejeição social seja, também, uma dor que machuca. Logo, ambas são dores que precisam ser prevenidas.

■ REFERÊNCIAS BIBLIOGRÁFICAS

1. Merskey H, Bogduk N. Classification of Chronic Pain. 2 ed. IASP Task Force on Taxonomy. Seattle: IASP Press; 1994.
2. Loeser JD, Treede RD. The Kyoto protocol of IASP basic pain terminology. Pain. 2008; 137:473-7.
3. Katz J, Melzack R. Measurement of pain. Surg Clin North Am. 1999 Apr; 79(2):231-52.
4. https://www.amazon.comPain-Clinical-Practice-McCaffery-1989-03-03/dp/B01F9GAIYM Pain: Clinical Manual for Nursing Practice by Margo McCaffery; 1989.
5. Melzack R, Casey K. The skin senses. Springfield: Charles C. Thomas. 1968; 423-439.
6. Souza LAF, Pessoa APC, Barbosa MA, Pereira LV. O modelo bioético principialista aplicado no manejo da dor. Porto Alegre: Rev Gaúcha Enferm. 2013 Mar; 34:1.
7. Brandão ML. Psicofisiologia. As Bases Fisiológicas do Comportamento. São Paulo: Atheneu; 2001. p. 152-69.
8. Brandão ML. As Bases Biológicas do Comportamento: Introdução à Neurociência. Editora EPU; 2014.
9. Silva JA, Ribeiro-Filho NP. A dor como um problema psicofísico. São Paulo: Rev Dor. 2011 abr-jun; 12(2):138-51.
10. Julius D, Basbaum AI. Molecular mechanisms of nociception. Nature. 2001; 413:203-10.
11. Melzack R. Pain – an overview. Acta Anaesthesiol Ascand. 1999; 43:880-4.
12. Pimenta CAM. Dor – Manual Clínico de Enfermagem. São Paulo: (s.n.); 2000.
13. Millan MJ. The induction of pain: an integrative review. Prog Neurobiol. 1999; 57:1-164.
14. Jensen TS, Baron R, Haanpää M, Kalso E, Loeser JD, Rice ASC, et al. A new definition of neuropathic pain. Pain. 2011; 152:2204-5.
15. Haasenritter J, Biroga T, Keunecke C, Becker A, Donner-Banzhoff N, Dornieden K, et al. Causes of chest pain in primary care – a systematic review and meta-analysis. Croat Med J. 2015 out; 56(5):422-30.
16. Messlinger K. What is a nociceptor? Anaesthesist. 1997; 46:142-53.
17. Kandel ER, Schwartz JH, Jessell TM. Principle of Neural Science. 4 ed. New York: McGraw-Hill; 2000.
18. Kidd BL, Urban LA. Mechanisms of inflammatory pain. Br J Anaesth. 2001; 87:3-11.
19. Noback CR, Strominger NL, Dmarest RJ. The human nervous system: structure and function. Pain and temperature. 5 ed. New York: Williams & Wilkins; 1996. p. 123-37.
20. Lawson SN. Peptides and cutaneous polymodal nociceptor neurones. Prog Brain Res. 1996; 113:369-85.
21. Snider WB, Mcmahon SB. Tackling pain at the source: new ideas about nociceptors. Neuron. 1998; 20:629-32.
22. Caterina MJ, Julius D. Sense and specificity: a molecular identity for nociceptors. Curr Opin Neurobiol. 1999; 9:525-30.
23. Schaible HG, Schimidt RF. Time course of mechanosensitivity changes in articular afferents during a developing experimental arthritis. Neurophysiology. 1988; 60:2180-95.
24. Mcmaron S, Koltzenburg M. The changing role of primary afferent neurones in pain. Pain. 1990; 43:269-72.
25. Basbaum AI, Jessel TM. The perception of pain. An overview. In: Kandel ER, Schwarz JH, Jessel TU. Principles of neural science. 2000; p. 472-791.
26. Rexed B. Some aspects of the cytoarchitectonics and synaptology of the spinal cord. Prog Brain Res. 1964; 11:58-92.
27. Willis WD, Westlund KN. Neuroanatomy of the pain system and of the pathways that modulate pain. J Clin Neurophysiol. 1997; 14:2-31.
28. Millan MJ. Descending control of pain. Prog Neurobiol. 2002; 66:355-474.
29. Prado WA. Medicamentos Analgésicos de Ação Central. In: Graeff FG, Guimarães FS. Fundamentos de Psicofarmacologia. Atheneu; 2000.
30. Besson JM, Chaouch A. Peripheral and spinal mechanisms of nociception. Physiol Res. 1987; 67:67-186.
31. Riedel W, Neeck G. Nociception, pain, and antinociception: current concepts. Z Rheumatol. 2001; 60:404-15.
32. Morton CR, Hutchison WD. Release of sensory neuropeptides in the spinal cord: studies with calcitonin gene-related peptide and galanin. Neuroscience. 1989; 31:807-15.

33. Kuo DC, Kawatani M, de Groat WC. Vasoactive intestinal polypeptide identified in the thoracic dorsal root ganglia of the cat. Brain Res. 1985; 330:178-82.
34. Garry MG, Hargreaves KM. Enhanced release of immunoreactive CGRP and substance P from spinal dorsal horn slices occurs during carrageenan inflammation. Brain Res. 1992; 582:139-42.
35. Coderre TJ. The role of excitatory amino acid receptors and intracellular messengers in persistent nociception after tissue injury in rats. Mol Neurobiol. 1993; 7:229-46.
36. Fundytus ME. Glutamate receptors and nociception: implications for the drug treatment of pain. CNS Drugs. 2001; 15:29-58.
37. Menescal de Oliveira L. As Dores. In: Lent R (eds.). Neurociência da Mente e do Comportamento. Guanabara Koogan SA. 2008; 183-201.
38. Purves D, Augustine G, Fitzpatrick D, Lawrence K, Anthony SL, Macnamara S, et al. Neuroscience. 5 ed; 2011.
39. Willis WD, Kenshalo DR, Leonard RB. The cells of origin of the primate spinothalamic tract. J Comp Neurol. 1979; 188:543-74.
40. Hylden JLK, Hayashi H, Bennett GJ, Dubner R. Spinal lamina I neurons projecting to the parabrachial area of the cat midbrain. Brain Res. 1985; 336:195-8.
41. Willis WD. Nociceptive pathways: anatomy and physiology of nociceptive ascending pathways. Philos Trans R Soc Lond B Biol Sci. 1985; 308:253-70.
42. Boadas-Vaello P, Castany S, Homs J, Álvarez-Pérez B, Deulofeu M, Verdú E. Neuroplasticity of ascending and descending pathways after somatosensory system injury: reviewing knowledge to identify neuropathic pain therapeutic targets. Spinal Cord. 2016 mai; 54(5):330-40.
43. Zhuo M, Wu G, Wu LJ. Neuronal and microglial mechanisms of neuropathic pain. Mol Brain. 2011; 4:31.
44. Verge GM, Milligan ED, Maier SF, Watkins LR, Naeve GS, Foster AC. Fractalkine (CX3CL1) and fractalkine receptor (CX3CR1) distribution in spinal cord and dorsal root ganglia under basal and neuropathic pain conditions. Eur J Neurosci. 2004; 20:1150-60.
45. Zhuang ZY, Kawasaki Y, Tan PH, Wen YR, Huang J, Ji RR. Role of the CX3CR1/p38 MAPK pathway in spinal microglia for the development of neuropathic pain following nerve injury-induced cleavage of fractalkine. Brain Behav Immun. 2007; 21:642-51.
46. Clark AK, Malcangio M. Microglial signaling mechanisms: Cathepsin S and Fractalkine. Exp Neurol. 2012; 234:283-92.
47. Gao YJ, Zhang L, Samad OA, Suter MR, Yasuhiko K, Xu ZZ, et al. JNK-induced MCP-1 production in spinal cord astrocytes contributes to central sensitization and neuropathic pain. J Neurosci. 2009; 29:4096-108.
48. Obara I, Goulding SP, Hu JH, Klugmann M, Worley PF, Szumlinski KK. Nerve injury-induced changes in Homer/glutamate receptor signaling contribute to the development and maintenance of neuropathic pain. Pain. 2013; 154:1932-45.
49. Hoot MR, Sim-Selley LJ, Selley DE, Scoggins KL, Dewey WL. Chronic neuropathic pain in mice reduces μ-opioid receptor-mediated G-protein activity in the thalamus. Brain Res. 2011; 1406:1-7.
50. Apkarian AV, Lavarello S, Randolf A, Berra HH, Chialvo DR, Besedovsky HO, et al. Expression of IL-1β in supraspinal brain regions in rats with neuropathic pain. Neurosci Lett. 2006; 407:176-81.
51. Zhang F, Vadakkan KI, Kim SS, Wu LJ, Shang Y, Zhuo M. Selective activation of microglia in spinal cord but not higher cortical regions following nerve injury in adult mouse. Mol Pain. 2008; 4:15.
52. Coimbra NC, Tomaz C, Brandão ML. Evidence for the involvement of serotonin in the antinociception induced by electrical or chemical stimulation of the mesencephalic tectum. Behav Brain Res. 1992; 50:77-83.
53. Menescal de Oliveira L, Hoffmann A. The parabrachial region as a possible region modulating simultaneously pain and tonic immobility. Behav Brain Res. 1993; 56:127-32.
54. Coimbra NC, Brandão ML. Effects of 5-HT$_2$ receptors blockade on fear-induced analgesia elicited by electrical stimulation of the deep layers of the superior colliculus and dorsal periaqueductal gray. Behav Brain Res. 1997; 87:97-103.
55. Coimbra NC. Identificação de neurônios opióides e serotoninérgicos do teto mesencefálico e seu papel na analgesia induzida por estimulação intracerebral aversiva. Tese [Doutorado em Ciências] – Faculdade de Medicina de Ribeirão Preto, Universidade de São Paulo, Ribeirão Preto; 1995.
56. Freitas RL, Ferreira CM, Ribeiro SJ, Carvalho AD, Elias-Filho DH, Garcia-Cairasco N, et al. Intrinsic neural circuits between dorsal midbrain neurons that control fear-induced responses and sei-

zure activity and nuclei of the pain inhibitory system elaborating postictal antinociceptive processes: a functional neuroanatomical and neuropharmacological study. Exp Neurol. 2005; 191:225-42.
57. de Freitas RL, Bolognesi LI, Twardowschy A, Corrêa FM, Sibson NR, Coimbra NC. Brain Behav. 2013 May; 3(3):286-301. doi: 10.1002/brb3.105. Epub 2013 Apr 5.
58. Basbaum AI, Fields HL. Endogenous pain control systems: brainstem spinal pathways and endorphin circuitry. Annu Rev Neurosci. 1984; 7:309-38.
59. Fanselow MS, Bolles RC. Naloxone and shock-elicited freezing in the rat. J Comp Physiol Psychol. 1979; 93:736-44.
60. Watkins LR, Mayer DJ. Organization of endogenous opiate and nonopiate pain control systems. Science. 1982; 216:1185-92.
61. Basbaum AI, Fields HL. Endogenous pain control mechanisms: review and hypothesis. Ann Neurol. 1978; 4:451-62.
62. Fardin V, Oliveras JL, Beson JM. A reinvestigation of the analgesic effects induced by stimulation of the periaqueductal grey matter in the rat. I. The production of behavioural side effects together with analgesia. Brain Res. 1984; 306:105-23.
63. Fardin V, Oliveras JL, Marie Besson J. A reinvestigation of the analgesic effects induced by stimulation of the periaqueductal gray matter in the rat. II. Differential characteristics of the analgesia induced by ventral and dorsal PAG stimulation. Brain Res. 1984; 306:125-39.
64. Coimbra NC, Oliveira R, Freitas RL, Ribeiro SJ, Borelli KG, Pacagnella RC, et al. Neuroanatomical approaches of the tectum-reticular pathways and immunohistochemical evidence for serotonin-positive perikarya on neuronal substrates of the superior colliculus and periaqueductal bray matter involved in the elaboration of the defensive behavior and fear-induced analgesia. Exp Neurol; 2005.
65. Ribeiro SJ, Ciscato-Júnior JG, Oliviera R, Oliveira RC, Dias RD, Carvalho AD, et al. Functional and ultrastructural neuroanatomy of interactive intratectal/tectonigral mesencephalic opioid inhibitory links and nigro-tectal GABAergic pathways: Involvement of GABAA and mu1-opioid receptors in the modulation of panic-like reactions elicited by electrical stimulation of the dorsal mibrain. J Chem Neuroanat. 2005; 30:184-200.
66. Craig AD Jr, Burton H. Spinal and medullary lamina I projection to nucleus submedius in medial thalamus: a possible pain center. J Neurophysiol. 1981; 45:443-66.
67. Dado RJ, Giesler GJ. Afferent input to nucleus submedius in rats: retrograde labeling of neurons in the spinal cord and caudal medulla. J Neurosci. 1990; 10:2672-82.
68. Craig AD Jr, Dostrowski JO. Thermoreceptive lamina I trigeminothalmic neurons project to the nucleus submedius in the cat. Exp Brain Res. 1991; 85:470-4.
69. Blomqvist A, Berkley KJ. A re-examination of the spino-reticulo-diencephalic pathway in the cat. Brain Res. 1992 May; 579(1):17-31.
70. Iwata K, Kenshalo DR Jr, Dubner R, Nahin RL. Diencephalic projections from the superficial and deep laminae of the medullary dorsal horn in the rat. J Neurol. 1994; 321:404-20.
71. Roberts VJ, Dong WK. The effect of thalamic nucleus submedius lesions on nociceptive responding in rats. Pain. 1994 Jun; 57(3):341-9.
72. Basbaum AI, Fields HL. Endogenous pain control mechanisms. In: Wall PD, Melzack R (eds.). Textbook of Pain. 2 ed. Edinburg: Churchill Livingstone; 1989. p. 206-17.
73. Rosa MLNM, Oliveira MA, Valente RB, Coimbra NC, Prado WA. Pharmacological and neuroanatomical evidence for the involvement of the anterior pretectal nucleus in the antinociception induced by stimulation of the dorsal raphe nucleus in rats. Pain. 1998; 74:171-9.
74. Stein C, Hassan AH, Przewlocki R, Gramsch C, Peter K, Herz A. Opioids from immunocytes interact with receptors on sensory nerves to inhibit nociception in inflammation. Proc Natl Acad Sci. 1990; 87:5935-9.
75. Russel NJW, Schaible HG, Schimidt RF. Opiates inhibit the discharges of fine afferent units from inflamed knee joint of the cat. Neurosci Lett. 1987; 76:107-12.
76. Stein C, Comisel K, Haimerl E, Yassouridis A, Lehrberger K, Hertz A, et al. Analgesic effects of intraarticular morphine after arthoscopic knee surgery. N Engl J Med. 1991; 325:1123-6.
77. Stein C. Periphere opioidrezeptoren und ihre bedeutung fur die postoperative Schmerztherapie. Der Schmerz. 1993; 7:4-7.
78. Czlonkowski A, Stein C, Hertz A. Peripheral mechanisms of opioid antinociception in inflammation: involvement of cytokines. Eur J Pharmacol. 1993; 110:193-8.

79. Jessel TM, Iversen LL. Opiate analgesics inhibit substance P release from rat trigeminal nucleus. Nature. 1977; 268:549-51.

80. Mudge AW, Lecman SF, Fischbach GD. Enkephalin inhibits release of substance P from sensory neurons in culture and decreases action potential duration. Proc Natl Acad Sci. 1979; 76:526-30.

81. Reynolds DV. Surgery in the rat during electrical analgesia induced by focal brain stimulation. Science. 1969 Apr; 164(3878):444-5.

82. Mayer DJ, Wolfe TL, Akil H, Carder B, Liebeskind JC. Analgesia from electrical stimulation in the brain of the rat. Science. 1971; 174:1351-4.

83. Rhodes DL. Periventricular system lesions in stimulation-produced analgesia. Pain. 1979; 7:31-51.

84. Gebhart GF, Toleikis JR. An evaluation of stimulation produced analgesia in the cat. Exp Neurol. 1978; 62:570-9.

85. Oliveras JL, Guilbaud G, Besson JMA. Map of serotonergic structures involved in stimulation producing analgesia in unrestrained freely moving cats. Brain Res. 1979; 164:317-22.

86. Melzack R, Wall PD, Ty TC. Acute pain an emergency clinic: latency of onset and descriptor patterns related to different injuries. Pain. 1982; 14:33-43.

87. Murfin R, Bernnett T, Mayer DJ. The effect of dorsolateral cord (DLC) lesions on analgesia from morphine microinjected into the periaqueductal gray of the rat. Neurosci Abstr. 1976; 2:949.

88. Liebeskind JC, Guilbal G, Besson JM, Oliveras JL. Analgesia from electrical stimulation of the periaqueductal gray matter in the cat: Behavioral observations and inhibitory effects on spinal cord interneurons. Brain Res. 1973; 50:441-6.

89. Mayer DJ, Liebeskind JC. Pain reduction by focal electrical stimulation of the brain: an anatomical and behavioral analysis. Brain Res. 1974; 68:73-93.

90. Mayer DJ, Hayes RL. Stimulation-produced analgesia: development of tolerance and cross-tolerance to morphine. Science. 1975; 188:941-3.

91. Mayer DJ, Price DD. Central nervous system: mechanisms of analgesia. Pain. 1976; 2:379-404.

92. Tenen SS. Antagonism of the analgesic effect of morphine and other drugs by p-chlorophenylalanine, a serotonin depletor. Psychopharmacology. 1968; 12:278-85.

93. Coimbra NC, Castro-Souza C, Segato EN, Nora JEP, Herrero CFPS, Tedeschi-Filho W, et al. Post-ictal analgesia: involvement of opioid, serotoninergic and cholinergic mechanisms. Brain Res. 2001; 888:314-20.

94. Coimbra NC, Freitas RL, Savoldi M, Castro-Souza C, Segato EN, Kishi R, et al. Opioid neurotransmission in the post-ictal analgesia: Involvement of μ1-opioid receptor. Brain Res. 2001; 903:216-21.

95. Ferreira CMR, Freitas RL, Coimbra NC. Neuroanatomic and psychoneuropharmacologic study of connections between the deep layers of the superior colliculus and locus coeruleus involved in control of the post-ictal analgesia. Int J Morphology. 2005; 23:79.

96. Freitas RL, Oliveira RC, Carvalho AD, Felippotti TT, Bassi GS. Elias-Filho DH, et al. Role of muscarinic and nicotinic cholinergic receptors in an experimental model of epilepsy-induced analgesia. Pharmacol Biochem Behav. 2004; 79:367-76.

97. de Freitas RL, Bolognesi LI, Twardowschy A, Corrêa FM, Sibson NR, Coimbra NC. Neuroanatomical and neuropharmacological approaches to postictal antinociception-related prosencephalic neurons: the role of muscarinic and nicotinic cholinergic receptors. Brain Behav. 2013 May; 3(3):286-301. doi: 10.1002/brb3.105. Epub 2013 Apr 5.

98. de Freitas RL, Medeiros P, Khan AU, Coimbra NC. μ1-opioid receptors in the dorsomedial and ventrolateral columns of the periaqueductal grey matter are critical for the enhancement of post-ictal antinociception. Synapse. 2016 Dec; 70(12):519-530. doi: 10.1002/syn.21926. Epub 2016 Sep 6.

99. de Freitas RL, Medeiros P, da Silva JA, de Oliveira RC, de Oliveira R, Ullah F, Khan AU, Coimbra NC. The μ1-opioid receptor and 5-HT2A- and 5HT2C-serotonergic receptors of the locus coeruleus are critical in elaborating hypoalgesia induced by tonic and tonic-clonic seizures. Neuroscience. 2016 Nov; 336:133-145. doi: 10.1016/j.neuroscience.2016.08.040. Epub 2016 Sep 4.

100. Segato FN, Castro-Souza C, Segato EN, Morato S, Coimbra NC. Sucrose ingestion causesopioid analgesia. Braz J Med Biol Res. 1997; 30:981-4.

101. Irusta AEC, Savoldi M, Kishi R, Resende GCC, Freitas RL, Carvalho AD, et al. Psychopharmacological evidences for the ínvolvement of muscarinic and nicotinic cholinergic receptors on sweet substance-induced analgesia in Rattus norvegicus. Neurosci Lett. 2001; 305:115-8.

102. Kishi R, Bongiovanni R, Nadai TR, Freitas RL, Oliveira R, Ferreira CMR, et al. Dorsal raphe nucleus and locus coeruleus neural networks and the elaboration of the sweet substance- induced antinociception. Neurosci Lett; 2005 nov 9.

103. Miyase CI, Kishi R, Freitas RL, Paz DA, Coimbra NC. Involvement of pre- and post-synaptic serotonergic receptors of dorsal raphe nucleus neural network in the control of the sweet-substance-induced analgesia in adult Rattus norvegicus (Rodentia, Muridae). Neurosci Lett. 2005; 379:169-73.

104. Rebouças ECC, Segato EN, Kishi R, Freitas RL. Effect of the blockade of 1-opioid and 5HT2A-serotonergic/ alpha-1-noradrenergic receptors on sweet substance-induced analgesia. Psychopharmacology. 2005; 179:349-55.

105. Segato EN, Rebouças EC, Freitas RL, Caires MP, Cardoso AV, Resende GC, Shimizu-Bassi G, Elias-Filho DH, Coimbra NC. Effect of chronic intake of sweet substance on nociceptive thresholds and feeding behavior of Rattus norvegicus (Rodentia, Muridae). Nutr Neurosci. 2005 Apr; 8(2):129-40.

106. de Freitas RL, de Oliveira RC, de Oliveira R, Paschoalin-Maurin T, de Aguiar Corrêa FM, Coimbra NC. The role of dorsomedial and ventrolateral columns of the periaqueductal gray matter and in situ 5-HT2A and 5-HT2C serotonergic receptors in post-ictal antinociception. Synapse. 2014 Jan; 68(1):16-30. doi: 10.1002/syn.21697. Epub 2013 Oct 22

107. Tavares I, Lima D. From neuroanatomy to gene therapy: searching for new ways to manipulate the supraspinal endogenous pain modulatory system. J Anat. 2007; 211:261-8.

108. Tavares I, Lima D, Coimbra A. The ventrolateral medulla of the rat is connected with the spinal cord dorsal horn by an indirect descending pathway relayed in the A5noradrenergic cell group. J Comp Neurol. 1996; 374:84-95.

109. Heinricher MM, Tortorici V. Interference with GABA transmission in the rostral ventromedial medulla: disinhibition of off-cells as a central mechanism in nociceptive modulation. Neuroscience. 1994; 63:533-46.

110. Roberts J, Ossipov MH, Porreca F. Glial activation in the rostroventromedial medulla promotes descending facilitation to mediate inflammatory hypersensitivity. Eur J Neurosci. 2009; 30: 229-41.

111. Barrot M. Tests and models of nociception and pain in rodents. Neuroscience. 2012; 211:39-50. Review

112. Negus SS, Vanderah TW, Brandt MR, Bilsky EJ, Becerra L, Borsook D. Preclinical assessment of candidate analgesic rugs: recent advances and future challenges. J Pharmacol Exp Ther. 2006; 319:507-14.

113. Neugebauer V, Han JS, Adwanikar H, Fu Y, Ji G. Techniques for assessing knee joint pain in arthritis. Mol Pain. 2007; 3:8.

114. Jaggi AS, Jain V, Singh N. Animal models of neuropathic pain. Fundam Clin Pharmacol. 2011 fev; 25(1):1-28.

115. Mogil JS. Animal models of pain: progress and challenges. Nat Rev Neurosci. 2009; 10:283-94.

116. Wall PD, Devor M, Inbal R, Scadding JW, Schonfeld D, Seltzer Z, et al. Autotomy following peripheral nerve lesions: experimental anesthesia dolorosa. Pain. 1979; 7:103-13.

117. Bennett GJ, Xie YK. A peripheral mononeuropathy in rat that produces disorders of pain sensation like those seen in man. Pain. 1988; 33:87-107.

118. Kim SH, Chung JM. An experimental model for peripheral neuropathy produced by segmental spinal nerve ligation in the rat. Pain. 1992 Sep; 50(3):355-63.

119. Seltzer Z, Dubner R, Shir Y. A novel behavioral model of neuropathic pain disorders produced in rats by partial sciatic nerve injury. Pain. 1990; 43:205-18.

120. Lee BH, Won R, Baik EJ, Lee SH, Moon CH. An animal model of neuropathic pain employing injury to the sciatic nerve branches. Neuroreport. 2000 Mar; 11(4):657-61.

121. Garcia-Larrea L, Magnin M. Pathophysiology of neuropathic pain: review of experimental models and proposed mechanisms. [Article in French]. Presse Med. 2008 Feb; 37(2 Pt 2):315-40. doi: 10.1016/j.lpm.2007.07.025. Epub 2008 Jan 11.

122. Coimbra NC, Brandão ML. GABAergic nigro-collicular pathways modulate the defensive behavior elicited by midbrain tectum stimulation. Behav Brain Res. 1993; 59:131-9.

Capítulo 4

Fisiopatologia da Dor Oncológica

Berenice Carolina Hernández Porras

A dor é um sintoma presente em várias doenças. Ela é definida de acordo com a IASP como uma experiência sensorial e emocional desagradável associada a dano real ou potencial ou descrita nesses termos.[1] Nos pacientes oncológicos, esse sintoma pode estar presente, de acordo com uma das meta-análises mais recentes: 66,4% em pacientes com câncer avançado, metastático ou terminal; 55% durante o tratamento antineoplásico e 39,3% nos sobreviventes.[2] Especificamente, em pacientes com dor oncológica, existem várias causas de dor, entre as quais:[3]

- Dor devido ao efeito direto do tumor (pressão mecânica).
- Dor devido a efeito distante (neuropatia paraneoplásica dolorosa).
- Dor secundária a abordagens diagnósticas (biópsias).
- Dor devido ao tratamento (mucosite, proctite pós-radioterapia etc.).
- Dor não relacionada à neoplasia maligna.

A neurofisiologia desses diferentes tipos de dor, principalmente a causada pelo tumor, é complexa e pode compartilhar as mesmas vias da dor não oncológica. Envolve mecanismos inflamatórios, neuropáticos, isquêmicos e de compressão mecânica em vários locais.[4]

■ NEUROFISIOLOGIA DA DOR ONCOLÓGICA

À medida que o tumor cresce, ocorre infiltração inflamatória secundária ao dano do tecido circundante e à liberação de citocinas e mediadores de inflamação e dor das células cancerígenas e do centro necrótico do tumor. As células tumorais podem causar danos diretos aos nervos sensoriais por infiltração ou compressão ou por induzir a remodelação do microambiente local, causando hiperinervação ou denervação óssea ou estiramento do periósteo altamente inervado.[5]

Dor periférica

Existem quatro processos pelos quais a dor é transmitida. O primeiro passo é a transdução seguida de transmissão, modulação e percepção.

A transdução é o processo pelo qual um estímulo químico, mecânico ou térmico torna-se um estímulo elétrico. Inicia-se em um receptor, o qual é uma terminação periférica livre. Existem receptores especializados (mecanismo de pressão; sensíveis ao ácido – canais de prótons; térmicos – vaniloides; de inflamação – tirosina quinase A (TrKA), fator de crescimento nervoso).[5]

A transmissão ocorre através das vias primárias aferentes. As fibras Aβ de baixo limiar, mielinizadas, transmitem estímulos não nociceptivos; fibras Aδ de ampla faixa dinâmica, finas, transmitem estímulos dolorosos; fibras C de ampla faixa dinâmica, não mielinizadas, transmitem estímulos nociceptivos.

A transmissão das vias aferentes primárias ocorre pela despolarização dos canais de sódio e cálcio, fundamentais na sinapse do corno dorsal.[4,5]

• Corno dorsal da medula espinhal (*Spinal cord dorsal horn*)

A modulação das vias aferentes ocorre por causa das vias excitatórias ascendentes pelos receptores NMDA e substância P; da via descendente pela liberação de serotonina e interneurônios GABA (gama-aminobutírico), liberação de encefalinas (por receptores opioides) e vias descendentes (noradrenérgicas e serotoninérgicas)

As células gliais (micróglia e astrócitos) são fundamentais na regulação das sinapses do glutamato, na iniciação e manutenção da ativação neuronal.

As vias ascendentes estão localizadas nos neurônios espinotalâmicos e parabraquiais. Os neurônios espinotalâmicos conectam o corno dorsal com o tálamo que se projeta em direção ao córtex.[4,6]

Especificamente, o trato espinotalâmico contém axônios dos neurônios das lâminas I e V, seu trato lateral ou neoespinotalâmico projetando-se para a área ventral posterolateral do tálamo e ao giro pós-central. Seus axônios encontram-se somatotopicamente ordenados (os elementos caudais estão localizados lateralmente) e enviam projeções para a substância cinzenta periaquedutal no cérebro, onde conferem o aspecto sensível e discriminativo à dor. Por outro lado, o trato medial do feixe espinotalâmico ou paleotalâmico projeta-se em direção à parte medial do tálamo e é envolvido no componente afetivo e autonômico da dor.

Com relação ao trato espinorreticular, projeta para o tálamo e hipotálamo por meio da formação reticular, e é envolvido na percepção difusa e emocionalmente desagradável da dor. Os neurônios parabraquiais conectam a lâmina I ao hipotálamo e à amígdala, conferindo o componente afetivo à dor.[2,6]

A neurofisiologia da dor não oncológica e oncológica compartilha as mesmas vias ascendentes e descendentes. No caso da dor oncológica, sua complexidade reside no fato de que raramente é pura, ou seja, várias síndromes dolorosas e diferentes processos fisiopatológicos em que a inflamação desempenha um papel importante coexistem em um mesmo paciente. Entretanto, nesta revisão, as diversas fisiologias da dor oncológica serão descritas separadamente.

Dor visceral

Origina-se de uma lesão primária ou metástase em órgãos parenquimatosos ou linfoides; no caso do pulmão, o envolvimento da pleura parietal deve ser considerado como dor somática. A etiologia da dor no tecido visceral pode estar associada à isquemia, particularmente na metástase ou no pós-operatório. A isquemia atua como um modulador dos estímulos dos mecanorreceptores. A variabilidade nas respostas à isquemia pode ser causada pela patologia preexistente ou distorção mecânica secundária à doença oncológica decorrente de alterações/distorção do parênquima devido a alterações locais.[8]

Ao contrário da dor somática, é precariamente localizada, difusa, pois possui menos receptores que participam da dor visceral e pouca representação dentro do córtex somatossensorial. Sua natureza difusa e seu padrão referido é devido à convergência de aferentes viscerais e somáticos nos mesmos neurônios do corno dorsal da medula espinhal.[9]

As vísceras são inervadas por dois tipos diferentes de nociceptores sensíveis. Os receptores de alto limiar são ativados por estímulos dentro de um limiar nocivo e contribuem para a codificação de eventos prejudiciais na víscera. Os receptores de baixo limiar são ativados por estímulos de intensidade não prejudicial.

Os aferentes viscerais são polimodais, pois geram respostas excitatórias à inflamação, isquemia, alongamento e distensão. Inflamação e hipóxia induzem sensibilização e ativação de receptores que, em condições normais, não são estimulados, ou seja, de nociceptores silenciosos.

No câncer pancreático, a dor é causada pela obstrução dos ductos, infiltração de tecido conjuntivo, capilares e aferentes nervosos, bem como invasão de órgãos adjacentes. Os níveis de mediadores pró-nociceptivos nesses pacientes são substancialmente elevados; além disso, uma relação diretamente proporcional foi encontrada na superexpressão dos receptores vaniloides TRPV1 e na intensidade da dor. A presença de lombalgia pode indicar que há atividade tumoral no retroperitôneo e gânglios para-aórticos, bem como invasão paravertebral.[10]

Dor neuropática

A dor neuropática (DN) associada ao câncer é uma sequela comum e debilitante do câncer e seu tratamento. A Associação Internacional para o Estudo da Dor (IASP) define-a como dor diretamente proveniente de uma lesão ou doença que acomete o sistema somatossensorial.

A DN em pacientes oncológicos é resultado da combinação de mecanismos inflamatórios, neuropáticos, isquêmicos, infiltrativos e de compressão que envolvem um ou mais locais anatômicos.[11]

- Toxicidade: induzida por QT ou RT para o tratamento do câncer;
- Doença metabólica: deficiência de tiamina (vitamina B1), diabetes *mellitus*;
- Trauma: pode ocorrer secundário a corte de nervo durante cirurgia;
- Compressão: aprisionamento de nervo, pressão externa, distorção por estiramento.

Dor induzida pelo tratamento

- Neuropatia induzida pela quimioterapia;
- Dor pós-radioterapia;
- Dor pós-operatória.

Neuropatia induzida pela quimioterapia

Os agentes quimioterápicos têm efeitos potentes na proliferação de células tumorais e na morte celular. Não está totalmente claro se esses efeitos desejáveis nas células de proliferação rápida também são responsáveis por causar efeitos indesejáveis nos neurônios sensoriais não proliferativos, ou se efeitos farmacológicos adicionais contribuem para a neuropatia induzida por quimioterapia (NIQ).

Embora muitos agentes quimioterápicos possam causar neuropatia periférica, essa não é uma característica universal de todos esses compostos, sugerindo que provavelmente há a contribuição de pelo menos alguns mecanismos adicionais.

Os mecanismos patológicos subjacentes ao desenvolvimento do NIQ foram estudados extensamente, e provavelmente envolvem efeitos diretos sobre a viabilidade dos neurônios sensoriais, bem como consequências celulares específicas que ocorrem sob o objetivo ou alvo da atividade farmacológica desses fármacos citotóxicos.[12]

Em geral, apesar dos vários mecanismos farmacológicos dos diferentes agentes quimioterápicos, os seguintes mecanismos foram propostos:

- Estresse oxidativo;
- Alterações na homeostase do cálcio;
- Degeneração axonal;
- Remodelação da membrana;
- Processos inflamatórios.

- *Estresse oxidativo e vias apoptóticas*[12,13]

As mitocôndrias são pequenas organelas envolvidas em processos celulares importantes, incluindo: produção de energia, armazenamento de cálcio intracelular, sinalização de cálcio, apoptose, regulação do potencial de membrana e metabolismo celular.

A principal função das mitocôndrias é produzir adenosina trifosfato (ATP) por meio da respiração aeróbica. Em tecidos saudáveis, as mitocôndrias produzem pequenas quantidades de espécies reativas de oxigênio (ERO), como peróxido, superóxido, radicais hidroxila e oxigênio como subproduto do metabolismo do oxigênio. Esses radicais desempenham funções importantes na sinalização celular.

A maioria dos agentes quimioterápicos causa danos aos neurônios mitocondriais e não mitocondriais, que levam ao aumento da produção de radicais de oxigênio (ERO) e, portanto, geram maior estresse oxidativo. O aumento patológico na produção de ERO, por sua vez, pode causar danos intracelulares, como enzimas, proteínas e moléculas lipídicas, que por sua vez levam à desmielinização e fratura do citoesqueleto nervoso, bem como à sensibilização dos processos de transdução de sinal.

Além disso, os ERO podem causar a ativação de vias apoptóticas e aumentar a produção de mediadores pró-inflamatórios. Esses processos podem causar maiores danos às mitocôndrias, amplificando a produção de ERO e processos patológicos do estresse oxidativo.

A oxaliplatina e a cisplatina ligam-se ao DNA mitocondrial (mDNA) e formam adutos de mDNA que não podem ser reparados, uma vez que as mitocôndrias não expressam sistemas de reparo de DNA. Os referidos adutos de platina-mDNA (Pt-mDNA) comprometem a replicação e transcrição do DNA mitocondrial, o que leva à síntese de proteínas alteradas e erros funcionais na cadeia respiratória.

A vincristina causa modificação estrutural das mitocôndrias neuronais, levando à ativação de vias apoptóticas, alteração na excitabilidade neuronal e disfunção das células gliais.

Em contraste com a disfunção mitocondrial induzida pela platina, é provável que os efeitos da vincristina nas mitocôndrias envolvam a alteração da sinalização de Ca^{2+} mitocondrial.

Assim como a vincristina, o paclitaxel não afeta diretamente o DNA mitocondrial, mas induz a vacuolização de mitocôndrias em axônios mielinizados e não mielinizados. Essas mudanças, por sua vez, foram acompanhadas por um aumento na produção de ERO nos neurônios sensoriais e na medula espinhal, embora os mecanismos que levam à alteração da disfunção mitocondrial sejam pouco compreendidos.

A Figura 4.1 descreve a fisiopatologia do NIQ por diferentes agentes quimioterápicos. A lesão nervosa associada aos taxanos, alcaloides da vinca e bortezomibe é caracterizada por vários mecanismos, como dano microtubular, disfunção mitocondrial e apoptose.[13]

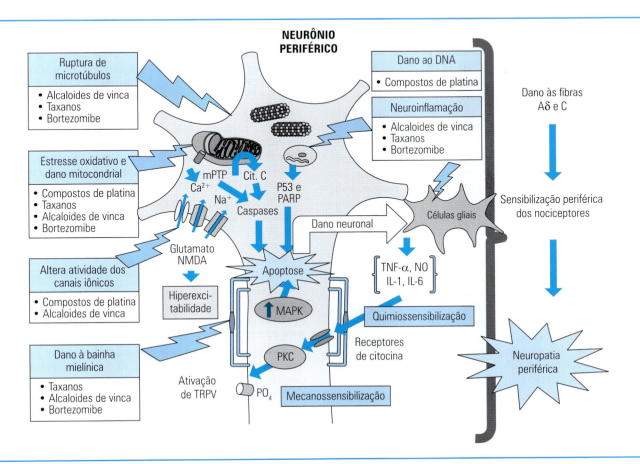

Figura 4.1. Fisiopatologia da neuropatia pós-quimioterapia.[13-17]

• Homeostase do cálcio

O cálcio é um íon essencial que regula muitos processos fisiológicos e celulares. No nível intracelular, é livre, mantendo níveis nanomolares, por meio de mecanismos como a liberação de vacúolos, mecanismos de sequestro e de fluxo de saída por meio de bombas de membrana e captura no retículo endoplasmático e nas mitocôndrias. As alterações intracelulares das concentrações de cálcio influenciam a excitabilidade da membrana, a liberação de neurotransmissores e a expressão genética de neurônios e células gliais. Consequentemente, tem sido sugerido que a desregulação da homeostasia e sinalização do Ca^{+2} contribuem para o desenvolvimento de NIQ pela oxaliplatina, cisplatina, vincristina e paclitaxel.

• Degeneração axonal

Vários estudos demonstraram degeneração axonal após administração em longo prazo de agentes quimioterápicos, como a perda de fibras nervosas mielinizadas, pequenas não mielinizadas (menos frequentes) e intraepidérmicas, que poderiam estar associadas à neuropatia sensorial e motora periférica.

As fibras intraepidérmicas carecem de mielina e estão localizadas na derme e são necessárias para transmitir a sensação de dor vinda da periferia. A perda de mielina e as alterações do citoesqueleto alteram a estrutura e a função dos nervos periféricos, o que, por sua vez, pode contribuir para alterações na percepção.

Além disso, a perda de mielina e as alterações no citoesqueleto axonal provavelmente alteram a estrutura e função dos nervos periféricos, o que, por sua vez, pode contribuir para o desenvolvimento da percepção alterada.

No entanto, embora a correlação da perda de fibras nervosas com o grau de neuropatia tenha sido tentada em várias condições, a contribuição da desmielinização do nervo periférico e da degeneração da biopatologia da NIQ não é totalmente clara.

Estudos clínicos e eletrofisiológicos demonstraram que a oxaliplatina provoca degeneração moderada dos axônios sensório-motores e perda de fibras nervosas intraepidérmicas. Da mesma maneira, a microscopia eletrônica de nervos periféricos de pacientes tratados com cisplatina revelou degeneração axonal de grandes fibras mielinizadas. Os mecanismos moleculares que levam a essas mudanças observadas na estrutura e função axonal permanecem incertos.

A quimioterapia que provoca neuropatia provavelmente tem efeitos tóxicos diretos sobre os axônios; isso é evidenciado pela falta de efeito sobre a integridade do axônio quando aplicada a corpos celulares neuronais sob condições de cultura compartimentalizada, embora isso possa ser decorrente de efeitos indiretos devido a uma expressão gênica alterada.

A degeneração walleriana devido a lesão traumática também representa um modelo útil para explicar a NIQ. Após a axotomia, ocorre uma degeneração walleriana de fase inicial latente com fragmentação do citoesqueleto, destruição de organelas e desintegração do axônio distal. Esse tipo de lesão foi observado com vincristina.[14]

• Alterações na excitabilidade neuronal

Além da degeneração axonal, os agentes quimioterápicos também causam alterações na excitabilidade do nervo periférico que contribuem para o desenvolvimento de neuropatia sensorial periférica. Essas são provavelmente causadas pela expressão e função alteradas de uma série de canais iônicos, incluindo a de sódio dependente de voltagem (NaV), aquelas de canais de potássio dependentes de voltagem (KV) e o potencial de receptor transitório (TRP).

Alterações na excitabilidade dos nervos sensíveis em pacientes tratados com oxaliplatina têm sido atribuídas aos efeitos nos canais de NaV expressados nos nódulos de Ranvier (Krishnan). A função alterada do canal NaV também é observada em axônios periféricos de roedores e em gânglios dos neurônios da raiz dorsal. Especificamente, a isoforma do canal NaV, a NaV1.6, parece estar envolvida no desenvolvimento da alodinia a frio, induzida pela oxaliplatina.

A dor aguda induzida pela oxaliplatina a frio foi abolida pelo tratamento com um inibidor seletivo de NaV1.6.

A neuropatia induzida por paclitaxel e vincristina é atribuída à ativação de TRPA1 e TRPV4 por meio da geração de espécies reativas de oxigênio que exacerbam ainda mais a excitabilidade neuronal alterada na NIQ.[16]

• Processos inflamatórios: ativação do sistema imunológico e inflamação

Em resposta à degeneração walleriana, as células de Schwann, mastócitos, fibroblastos e células endoteliais liberam TNF-α, o que causa a liberação de mediadores inflamatórios. A liberação de TNF-α é considerada responsável por ativar mecanismos imunes por meio do recrutamento de macrófagos fagocíticos no local da lesão. Há também evidências de que outros mediadores inflamatórios, como a IL-6, apresentam-se no gânglio da raiz dorsal, medula espinhal.[17]

Os agentes quimioterápicos causam imunossupressão transitória, devido à inibição da mieloproliferação. No entanto, a ativação do sistema imune parece ser fundamental para a destruição das células tumorais, embora também possa levar à neuroinflamação e, assim, contribuir para o desenvolvimento de NIQ.

Tanto a oxaliplatina como o paclitaxel podem levar ao aumento dos níveis de citocinas pró-inflamatórias (IL-6, IL-8, IL-1b, TNF-α), o que pode levar à sensibilização dos nociceptores. Além disso, a oxaliplatina aumenta os níveis de linfócitos circulantes CD4+ e CD8+ em camundongos e regula negativamente as células T regulatórias (T-reg).

A vincristina induz a expressão de integrinas (marcadores imunológicos) na superfície das células endoteliais que possibilitam aos macrófagos expressar o receptor CX3CR para aderir ao endotélio e migrar para o tecido nervoso.

A ativação de monócitos-macrófagos por quimiocinas também leva à produção de ROS e subsequente ativação de TRPA1.

Portanto, a ativação do sistema imunológico, o recrutamento de células imunes e a neuroinflamação devem ser considerados como um suposto mecanismo que contribui para o desenvolvimento de NIQ.

A Tabela 4.1 descreve os agentes citotóxicos envolvidos na NIQ.

Tabela 4.1. Quimioterápicos implicados na neuropatia pós-quimioterapia

Tipo de agente	Exemplo	Mecanismo de ação	Tipo de neurônio acometido
Agentes de platina	Cisplatina Oxaliplatina	Unem-se ao DNA, parada do ciclo celular e apoptose	Sensorial
Taxanos	Paclitaxel	Inibem a despolimerização de microtúbulos, parada mitótica	Sensorial
Alcaloides da Vinca	Vincristina	Inibem a polimerização de microtúbulos, parada mitótica	Sensorial, motor e autonômico
Inibidores de proteossoma	Bortezomibe	Inibem a degradação de proteossomas, potencializam a polimerização de microtúbulos	Sensorial

Fonte: Modificada de Fukuda Y, et al., 2017.[15]

Dor pós-radioterapia

A radioterapia produz lesão do nervo ou do plexo dependente da dose. A lesão ocorre por efeitos tóxicos diretos sobre os axônios e por lesão de *vasa nervorum*, o que gera microinfartos nervosos. A plexopatia neoplásica ocorre em 1/100 pacientes com câncer. As síndromes de plexopatia pós-radiação têm sido descritas com maior frequência em pacientes tratados para câncer de mama (variação de 1,8 a 4,9%).[5,7]

A plexopatia induzida por radiação pode ser transitória ou progressiva com início tardio. A plexopatia braquial ocorre 4 a 5 meses após a radioterapia. O padrão clínico inclui parestesias e déficits motores na mão. Dor axilar é relatada em 60% dos casos. Essa síndrome melhora após 3-6 meses de apresentação, embora uma porcentagem baixa possa apresentar um curso progressivo e levar à paralisia. Há uma variante da plexopatia tardia que aparece após 3 anos, e seu surgimento depende da dose total de radiação, tamanho da fração e quimioterapia. O exposto anteriormente é causado por lesão de pequenos vasos e fibrose ao redor dos nervos que causariam lesões neurológicas tardias. Os sintomas predominantes são alterações da sensibilidade e fraqueza motora, associadas a alterações na pele, como linfedema, em vez de apresentar dor. A gravidade dos sintomas é variável e vai de um simples desconforto até paralisia do braço. Independentemente das alterações sensoriais, um mecanismo de dor neuropática pode ser desenvolvido.[7,8]

Dor pós-operatória

As fibras nociceptoras são as fibras Aδ e C. As Aδ são fibras mielínicas de condução rápida, ativadas por mecanorreceptores térmicos, mecanotérmicos e de alto limiar. As fibras C diferem das Aδ por serem não mielinizadas, de condução lenta e com menor campo de receptividade. As fibras C apresentam a maioria dos nociceptores periféricos, sendo a maioria deles neurônios polimodais, ou seja, podem reagir a estímulos mecânicos, térmicos ou químicos.

Diferentemente de outros receptores somatossensoriais especializados, os nociceptores são os mais abundantes no organismo, possuem limiares de alta reação e descarga persistente a estímulos acima do limiar sem adaptação, e estão relacionados com alterações receptivas pequenas e terminais de fibras nervosas aferentes pequenas.

Em patologia e cirurgia de tecidos moles há uma estimulação de receptores cutâneos. No caso da cirurgia muscular e articular, produz-se ainda uma estimulação de receptores específicos localizados nessas estruturas e ela é transmitida via nervos somáticos. A cirurgia visceral (torácica, abdominal e pélvica) estimula principalmente os nociceptores C que acompanham as fibras simpáticas e parassimpáticas, e a dor evocada por essa ativação muitas vezes não tem localização precisa.

As fibras viscerais aferentes, em geral não mielinizadas, passam para o eixo cérebro-espinhal por meio dos nervos vagos, poplíteos, esplâncnicos e autonômicos de outros tipos. Quase 80% das fibras do nervo vago (X) são sensoriais. As fibras nervosas autônomas estão envolvidas na mensuração da sensibilidade visceral e até da dor e da dor irradiada.

As fibras Aβ de grande diâmetro e alto grau de mielinização estão envolvidas apenas na propriocepção e no tato; já os nociceptores, como peças-chave da fisiopatologia da dor pós-operatória. Estes, além de sustentarem que a sensação de dor é produzida pela estimulação direta das referidas terminações nervosas, geralmente induzida pela lesão tecidual local, também consideram o papel desempenhado pela sensibilização secundária ao procedimento cirúrgico, a qual produzirá uma sensibilização periférica, fenômeno no qual participam substâncias alogênicas, como prostaglandinas, potássio, bradicininas, histamina, substância P, entre outras. Essas substâncias aumentam a sensibilidade do nociceptor ao aumentar a permeabilidade dos canais iônicos e são denominadas mediadores da inflamação, diminuindo o limiar de ativação aferente e posteriormente eferente.

Como os nociceptores periféricos são sensibilizados por mediadores teciduais da lesão, aumentam a excitabilidade e a frequência de descarga neural. Essa resposta, também chamada de hiperalgesia primária, possibilita que estímulos previamente subnocivos que entram na medula através do corno posterior gerem potenciais de ação e sejam transduzidos ortodromicamente na medula espinhal. A facilitação da transdução do impulso nos neurônios de primeira ordem não somente é mediada por substâncias nocivas liberadas pelos tecidos danificados, mas também os reflexos axonais exacerbam essa reação liberando a substância P (neurotransmissor localizado nas vesículas sinápticas das fibras não causa vasodilatação, degranulação de mastócitos e isso libera histamina e serotonina e aumenta efetivamente a recepção do campo periférico incluindo tecido adjacente não lesionado).

As informações dos nociceptores são transmitidas ao sistema nervoso central pelas fibras Aδ e C. Subsequentemente, a transmissão dos sinais aferentes nociceptivos é determinada por influências moduladoras complexas na medula espinhal. Nos terminais centrais dos neurônios de primeira ordem, atuam os aminoácidos excitatórios L-glutamato, aspartato e vários neuropeptídeos, incluindo o peptídeo intestinal vasoativo, a colecistocinina, o peptídeo liberador de gastrina, a angiotensina II, o peptídeo relacionado com o gene da calcitonina e da substância P.

Essas moléculas, responsáveis pela gênese e transmissão do sinal de sensibilização, atuam em diferentes receptores, mas coletivamente produzem resultados finais semelhantes por ativação da mesma cascata intracelular, ativando a proteína quinase A (PKA) ou proteína quinase C (PKC).

Alguns impulsos nociceptivos passam para o corno anterior e para o corno anterolateral desencadeando respostas reflexas segmentares. Outros são transmitidos para os centros superiores através dos tratos espinotalâmico e espinorreticular, onde são produzidas respostas suprassegmentares e corticais, que são as que definem a reação do corpo à agressão e constituem a base que explica os problemas pós-cirúrgicos ligados à presença de dor, ou reação neuroendócrina e metabólica ao estresse. Assim, enquanto a hiperalgesia primária se desenvolve na periferia, o fenômeno da hiperalgesia secundária torna-se evidente no sistema nervoso central e precede a sensibilização central. A hiperalgesia secundária é a fonte para o estabelecimento da dor crônica pós-operatória.[13,18]

Dor óssea

O osso é o terceiro local mais frequente de metástases depois do pulmão e do fígado. Normalmente, tende a ser um indicador de mau prognóstico. Os tumores que causam a maior incidência de metástases ósseas (até 70%) são câncer de mama e próstata.[19]

Há eventos relacionados com o esqueleto que contribuem significativamente para a morbidade. Esses eventos são: dor intensa que requer radiação, mobilidade diminuída e fratura iminente, compressão medular, aplasia medular e hipercalcemia.

• Cascata metastática

É um mecanismo de múltiplas etapas em que uma célula tumoral primária deixa seu tecido de origem, entra na circulação, perde suas características epiteliais e torna-se uma célula tumoral disseminada, sobrevivendo no sangue, escapando do sistema imunológico inato e finalmente escolhendo seu destino final. Uma vez em um tecido secundário, as células tumorais disseminadas sobrevivem em estado de latência até que um gatilho as altere para um estado proliferativo, o que induz a colonização por metástase.[19-21]

Os seguintes passos foram descritos na cascata metastática:

• Invasão local

A invasão local indica a capacidade de as células tumorais primárias entrarem no estroma circundante e em tecido saudável vizinho. Inicialmente, as células do carcinoma rompem a membrana basal, afetando os compartimentos físicos e liberando os fatores de crescimento de ancoragem contidos na matriz extracelular, secundários à atividade proteolítica. Existem dois tipos de invasão: invasão coletiva, pela qual as unidades coesivas multicelulares podem invadir localmente, e a invasão de uma única célula caracterizada por células de carcinoma submetidas a programas de invasão mesenquimais ou ameboides.

Em resposta a sinais microambientais, as células tumorais podem alternar entre esses dois programas. Para a invasão de células individuais, a transição epitelial-mesenquimal (EMT) é necessária para dissociar uma célula tumoral de seus vizinhos. A EMT implica na dissolução das uniões que contêm E-caderina e é orquestrada por vários atores de transcrição, como Slug, Snail, Twist, ZEB1 e ZEB2. A perda da membrana basal possibilita que as células tumorais ataquem o compartimento estromal. Após a invasão e progressão de um tumor, o estroma torna-se "reativo". O microambiente inflamado promove o comportamento agressivo das células tumorais, estabelecendo um ciclo de retroalimentação positiva: as células do carcinoma estimulam um ambiente inflamatório e a inflamação melhora as características malignas das células primárias do tumor. Uma vez no compartimento estromal, as células tumorais acessam a circulação mais facilmente e, portanto, se espalham.

• Intravasamento

É o processo no qual as células tumorais entram nos vasos sanguíneos e no sistema linfático localmente. As características estruturais dos vasos sanguíneos associadas a tumores influenciam fortemente o intravasamento.

• Disseminação

Uma vez no lúmen dos vasos sanguíneos, as células cancerígenas são disseminadas pela circulação, e as células tumorais circulantes representam um intermediário metastático. Eles precisam enfrentar vários estresses: inicialmente, descolamento da matriz, que induz as células epiteliais; em segundo lugar, estresse hemodinâmico e ataque inato do sistema imunológico. As células cancerosas ignoram ambos os estresses por meio da formação de grandes êmbolos provenientes da interação com plaquetas sanguíneas. Uma vez revestidas por plaquetas, as células tumorais são mais capazes de persistir na circulação.

• Retenção em um local de órgão distante e extravasamento

Na verdade, há um debate sobre se a retenção de células tumorais circulantes deve-se simplesmente a um processo passivo, pelo qual as células tumorais ficam presas no leito capilar, ou se isso acontece por meio de interações ligando-receptor com a microvasculatura em órgãos específicos. Na microvasculatura de um órgão-alvo, as células tumorais crescem no lúmen ou podem atravessar a camada endotelial e os pericitos pelo processo de extravasamento, invadindo o parênquima. Por muito tempo, foi postulado que o extravasamento é o processo inverso do intravasamento. Entretanto, o extravasamento pode ser bem diferente mecanicamente. Por exemplo, os macrófagos associados ao tumor (TAM) que auxiliam no intravasamento não estão igualmente disponíveis para facilitar o extravasamento. Além disso, a neovasculatura formada em torno do tumor primário e utilizada pelas células tumorais para disseminar na circulação é muito diferente da vasculatura normal em um tecido distante.[20,21]

A medula hematopoética nos ossos longos e o esqueleto axial fornecem um ambiente único para a metástase; a medula óssea pode fornecer um nicho pré-metastático. As características anatômicas, como sinusoides abundantes e fluxo sanguíneo lento, tornam o osso favorável à metástase. Finalmente, a renovação óssea fornece recursos disponíveis para células tumorais. A matriz óssea armazena os fatores de crescimento que, durante a remodelação óssea, são liberados e podem promover a colonização e proliferação inicial das células tumorais. Essa é a base do *feedback* e do crescimento do tumor. Especificamente, as células tumorais são estabelecidas no tecido ósseo, onde a remodelação óssea fornece continuamente recursos abundantes; por sua vez, o estabelecimento de células tumorais no tecido ósseo afeta a remodelação óssea, o que leva à reabsorção e à formação desacopladas, promovendo o crescimento de células tumorais e o surgimento de lesão óssea.

• Sobrevivência

Após o lócus metastático ser alcançado, as células tumorais precisam sobreviver no novo microambiente para formar micrometástases. Esse novo microambiente é muito diferente do local do tumor primário e, pelo menos inicialmente, as células cancerosas estão mal adaptadas. Portanto, elas desencadeiam mecanismos complexos para sobreviver, como modificar o microambiente estranho por meio do estabelecimento de um "nicho pré-metastático", que consiste em predispor as mudanças do microambiente distal em um local mais hospitaleiro para seu futuro assentamento.[19,21]

• Tipos de metástases ósseas

Existem três tipos de metástases ósseas: osteoblásticas, osteolíticas e mistas.

• Lesões osteolíticas

A osteólise é a manifestação mais comum de metástase óssea. As evidências sugerem que existe um *feedback* positivo entre células tumorais, células ósseas (osteoclastos e osteoblastos) e a matriz óssea. Uma vez estabelecidas no osso, as células tumorais secretam fatores solúveis que promovem a diferenciação e reabsorção dos osteoclastos. Os fatores de crescimento são mobilizados a partir da matriz óssea reabsorvida para sustentar a sobrevivência e proliferação das células tumorais. Por sua vez, o tumor em crescimento libera fatores pró-osteolíticos, promovendo mais osteólise. Como a diferenciação e a maturação

dos osteoclastos são processos cruciais na patogenia das lesões osteolíticas, vários estudos demonstraram participação do eixo OPG-RANK-RANKL.[22,23]

Demonstrou-se que as células tumorais secretam fatores que direta ou indiretamente estimulam a formação e sobrevivência dos osteoclastos. Entre as moléculas pró-osteolíticas secretadas pelo tumor, descreveram-se a interleucina-6 (IL-6), IL-1, fator de necrose tumoral (TNF), IL-8, IL-11, fator de crescimento endotelial vascular (VEGF), metaloproteinases da matriz (MMP) e prostaglandinas.

Células de câncer de próstata, mama e cólon liberam altos níveis de IL-6. Essas características possibilitam a criação de estimulação autócrina, melhorando a proliferação e sobrevivência de células tumorais.

A IL-6 tem múltiplos efeitos no tecido ósseo:

- Induz a expressão de RANK-L a partir de células estromais e osteoblastos;
- Estimula as células tumorais a expressarem PTHrP, IL-8, IL-11, RANK-L e ciclo-oxigenase 2 (Cox-2), induzindo a reabsorção óssea;
- Inibe a osteogênese;
- Reduz a expressão de genes como colágeno tipo II e agrecano, reduzindo a formação óssea.

Todos esses efeitos levam à progressão do tumor e diminuição da massa óssea.

A IL-8 é uma quimiocina pró-inflamatória, secretada por monócitos, células endoteliais, osteoblastos e células tumorais que podem ativar os osteoclastos. Demonstrou-se que as células cancerosas produzem diretamente uma interleucina que suprime a atividade dos osteoblastos.

O TGF é liberado da matriz óssea durante a reabsorção óssea e é secretado pelas células tumorais, estimula a proliferação de células tumorais e tem duplo efeito sobre as células osteoblásticas: atua nos precursores dos osteoblastos que estimulam sua diferenciação e, caso se una ao seu receptor expressado por osteoblastos maduros, inibe sua função.[23]

• Lesões osteoescleróticas/osteoblásticas

Na metástase osteoblástica, um novo tecido ósseo pode ser observado. Os mecanismos que levam a lesões escleróticas são baseados em uma maior diferenciação dos osteoblastos e sua função. As células tumorais secretam vários fatores que estimulam várias etapas envolvidas na diferenciação, proliferação e maturação dos osteoblastos ou na inibição dos osteoclastos. Entre eles: proteínas Wnt, endotelina 1 (ET-1), uroquinase, antígeno prostático específico (PSA) e VEGF.

A endotelina-1 é um vasoconstritor que é detectado em osteoblastos, osteócitos e células endoteliais vasculares. As endotelinas medeiam seus efeitos por meio dos receptores da endotelina A (ETA) e da endotelina B (ETB), ambos expressos pelos osteoblastos.

A endotelina-1 estimula a proliferação de células osteogênicas, embora seus efeitos sobre os osteoclastos ainda sejam controversos. A ET-1 produzida pelas células tumorais atua de maneira autócrina e melhora o crescimento e invasividade de um tumor.[20,23,24]

O mecanismo de dor óssea, em lesões osteoblásticas, osteolíticas ou mistas, é descrito, de um ponto de vista simplista, como sendo de dois tipos, de origem inflamatória ou mecânica. Na verdade, a dor inflamatória é devida às citocinas e moléculas locais liberadas pelo tumor e pelas células inflamatórias, incluindo prostaglandinas, endotelina e fatores de crescimento nervoso previamente descritos; esses fatores são detectados por receptores sensíveis localizados no tecido ósseo que geram uma resposta dolorosa ou sensibilização dolorosa. O mecânico está associado à pressão do tumor ou microfraturas ósseas.[19,20]

Os modelos pré-clínicos postulam os seguintes mecanismos de dor óssea oncológica: o induzido pela acidose, a instabilidade mecânica, os fatores liberados pelas células tumorais e células estromais e, finalmente, a lesão nervosa induzida por tumor e dor neuropática e a formação do neuroma e reorganização das fibras sensoriais e simpáticas induzidas pelo tumor.

• Dor oncológica induzida por acidose

Encontrou-se uma subpopulação de neurônios sensoriais que detectam os estímulos nocivos que expressam o receptor vaniloide 1 de potencial transitório (TRPV1) e os canais iônicos sensíveis ao ácido 3 (ASIC3). Ambos os canais respondem à acidose produzida direta e indiretamente pelas células cancerosas, que geralmente têm um pH menor (6,8) que as células normais (7,2).[21,22]

O tumor induz uma proliferação acentuada e hipertrofia dos osteoclastos. Os osteoclastos reabsorvem osso rapidamente por meio da geração de um pH de 2 a 4 na interface osteoclasto/osso, que leva à reabsorção óssea excessiva, o que pode levar à fratura do osso onde o tumor está localizado.

As células tumorais não destroem diretamente o osso, mas junto com as células do estroma sintetizam e liberam o RANK-L. Esse ligando une-se ao seu receptor RANK, localizado na membrana dos osteoclastos. A ativação da via RANK-L/RANK promove a proliferação e hipertrofia dos osteoclastos, destruindo assim o osso.[25]

O processo de reabsorção está associado a uma acidose que pode estimular os canais TRPV1 ou ASIC e gerar dor oncológica óssea.[26]

• Instabilidade mecânica

O excesso de reabsorção osteoclástica destrói o osso e provoca instabilidade mecânica e fratura, o que causa distorção mecânica das fibras nervosas que inervam o osso, após o enfraquecimento ou fratura decorrente da remodelação óssea proveniente do crescimento do tumor; pode haver um tipo de dor gerada pelo movimento, presumivelmente devido à distorção mecânica das fibras nervosas mecanossensíveis que inervam o osso.

Os tumores osteolíticos e osteoblásticos induzem perda de resistência mecânica e estabilidade óssea mineralizada, de modo que, com a remodelação óssea, o estresse mecânico normalmente seguro pode agora resultar na distorção ou ativação das fibras nervosas mecanossensíveis que inervam o osso.

• Fatores liberados pelas células tumorais e células estromais

Os tumores são compostos não apenas de células cancerosas, mas também de células estromais associadas aos tumores. Na maioria dos tumores, as células do estroma são muito mais numerosas que as células cancerosas e incluem células endoteliais, fibroblastos, bem como uma grande variedade de células inflamatórias e imunes, incluindo macrófagos, mastócitos, neutrófilos e linfócitos T.

As células cancerosas e as células estromais secretam uma ampla variedade de fatores, que sensibilizam ou ativam diretamente os neurônios aferentes primários. Estes incluem bradicinina, canabinoides, citocinas, endotelina, fator estimulante de colônias de macrófagos e fator de crescimento nervoso (NGF).[27]

O NGF é essencial para a sobrevivência e desenvolvimento de fibras nervosas sensoriais e simpáticas em adultos; além disso, desempenha um papel importante na sensibilização e ativação dos neurônios sensoriais TrkA+, além de induzir a rápida fosforilação e sensibilização do TRPV1. Demonstrou-se que o transporte retrógrado do complexo NGF/TrkA desde o terminal periférico até o corpo celular dos nociceptores induz um aumento da síntese da substância P e do peptídeo relacionado com o gene da calcitonina (CGRP) e aumenta a expressão de receptores (bradicinina), canais (P2X3, TRPV1, ASIC3 e canais de sódio) e fatores de transcrição (ATF-3).[21,23]

• Lesão do nervo induzida pelo tumor e dor neuropática

As células tumorais que invadem o osso normal, em primeiro lugar, danificam e destroem os elementos distais das fibras sensoriais. Microscopicamente, as fibras sensoriais parecem ter uma morfologia normal na borda do tumor; no entanto, ao longo do tempo, as fibras nervosas sensoriais começam a apresentar uma aparência descontínua e fragmentada. Isso sugere que, após a ativação inicial das fibras sensoriais pelas células tumorais, os processos distais dessas fibras são lesionados e destruídos pela invasão das células tumorais que proliferam primeiro e produzem necrose.

Essa primeira ativação induzida pelo tumor e depois por uma lesão das fibras nervosas sensoriais é acompanhada por um aumento nos comportamentos de dor contínua e dor produzida pelo movimento.[27,28]

• Formação de neuroma e reorganização de fibras sensoriais e simpáticas

Em modelos animais, a reorganização patológica (nascimento) e a formação de neuroma por fibras nervosas sensoriais e simpáticas.[28]

■ CONCLUSÕES

Existem várias causas de dor oncológica: devido ao efeito direto do tumor, devido ao efeito da distância, secundária a abordagens diagnósticas, dor secundária ao tratamento e dor não oncológica. Sua fisiopatologia é complexa, principalmente pelo fato de existir um único mecanismo fisiopatológico que explica a causa da dor. Além das várias síndromes dolorosas que podem coexistir simultaneamente no paciente com câncer, as terapias diagnósticas e terapêuticas também podem exacerbar a dor, tornando-a aguda ou predispondo a uma lesão crônica persistente.

Além de conhecer e reconhecer a fisiopatologia da dor, para estabelecer um diagnóstico e, portanto, um tratamento adequado, o avaliador deve ter em mente que o processamento da dor inclui um componente afetivo, em que a excitação dos neurônios piramidais do córtex cingulado gera uma emoção negativa. Isso, fisiopatologicamente, também pode contribuir para a dor total. No entanto, a complexidade do ser humano deve sempre considerar os componentes da dor total, aquilo que não é aliviado, capaz de tornar-se o centro da vida de um ser humano com componentes físicos, emocionais, sociais e espirituais.

■ REFERÊNCIAS BIBLIOGRÁFICAS

1. Steeds C. The anatomy and physiology of pain. Surg J. 2016; 34(2):55-9.
2. Van den Beuken-van E, Hochstenbach LM, Joosten EA, Tjan-Heijnen VC, et al. Update on Prevalence of Pain in Patients with Cancer: Systematic Review and Meta-analysis. J Pain Symptom Manage. 2016; 51(6):1070-90.
3. Plancarte R, Mille J, Mayer F. Manejo del dolor en cáncer. Cir Ciruj. 2002; 70:356-68.
4. Raphael J, Ahmedzai S, Hester J, Barrie J, Williams J, et al. Cancer Pain: Part 1: Pathophysiology; Oncological, Pharmacological, and Psychological Treatments: A Perspective from the British Pain Society Endorsed by the UK Association of Palliative Medicine and the Royal College of General Practitioners. Pain Med. 2010; 11:742-64.
5. Falk S, Bannuster K, Dickenson A. Cancer pain physiology. Br J Pain. 2014; 8(4):156-62.
6. Portenoy R, Ahmed E. Cancer pain Syndromes. Hematol Oncol Clin N Am. 2018; 32(3):371-86.
7. Leppert W, Zajaczkowska R, Wordliczek J, Dobrogowski J, Woron J, et al. Pathophysiology and clinical characteristics of pain in most common locations in cancer patients. J Physiol Pharmacol. 2016; 67(6):787-99.
8. Mercadante S, Vitrano V. Pain in patients with lung cancer: Pathophysiology and treatment. Lung Cancer. 2010; 68:10-5.
9. Larauche M, Mulak A, Tache Y. Stress and visceral pain: from animal models to clinical therapies. Exp Neurol. 2012; 233:49-67.
10. Ceyhan GO, Michalski CW, Demir IE, Muller MW, Friess H. Pancreatic pain. Best Pract Res Clin Gastroenterol. 2008; 22:31-44.
11. Lerma MJ, Foley K. Types and Epidemiology of Cancer-Related Neuropathic Pain: The Intersection of Cancer Pain and Neuropathic Pain. Oncologist. 2010; 15(supl 2):3-8.
12. Starobova H, Vetter I. Pathophysiology of Chemotherapy-Induced Peripheral Neuropathy. Front Mol Neurosci. 2017; 10:174.
13. Areti A, Ganesh V, Naidu VGM, Kumar A. Chemotherapy-induced polyneuropathy. Part I. Pathophysiology. Redox Biol. 2014; 2:289-95.
14. Brzeziński K. Chemotherapy-induced polyneuropathy. Part I. Pathophysiology. Contemp Oncol (Pozn). 2012; 16(1):72-8.
15. Fukuda Y, Li Y, Segal R. A Mechanistic Understanding of Axon Degeneration in Chemotherapy-Induced Peripheral Neuropathy. Front Neurosci. 2017; 11(481):1-12.
16. Staff N, Grisold A, Grisold W, Windebank W. Chemotherapy – induced peripheral neuropathy: A current review. Ann Neurol. 81(6):772-81.
17. Zhang X, Chen W-W, Huang W-J. Chemotherapy-induced peripheral neuropathy. Biomed Rep. 2017; 6(3):267-71.
18. Rosas J, Navarrete V, Díaz M. Aspectos básicos del dolor postoperatorio y la analgesia multimodal preventive. Rev Mex Anest. 2014; (37)1:18-26.
19. Battafarano G, Rossi M, Marampon F, Del Fattore A. Cellular and Molecular Mediators of Bone Metastatic lesions. Int J Mol Sci. 2018; 19(6).
20. Roca H, McCauley L. Inflammation and skeletal metastasis. Bonekey Rep. 2015; 706(4):1-12.
21. Patel LR, Camacho DF, Shiozawa Y, Pienta KJ, Taichman RS. Mechanisms of cancer cell metastasis to the bone: a multistep process. Londres: Future Oncol. 2011; 7(11):1285-97.
22. Piccioli A, Maccauro G, Spinelli M, Biagini R, Rossi B. Bone metastases of unknown origin: epidemiology and principles of management. J Orthopaed Traumatol. 2015; 16:81-6.
23. Kristianto J, Johnson MG, Afzal R, Blank RD. Endothelin Signaling in Bone. Endocrinol Metab Clin N Am. 2017; 46:51-62.
24. Hiraga T, Myoui A, Hashimoto N, Sasaki A, Hata K, Morita Y, et al. Bone-derived IGF mediates crosstalk between bone and breast cancer cells in bony metastases. Cancer Res. 2012; 72:4238-49.
25. Smith HS, Mohsin I. Painful Boney Metastases. Korean J Pain. 2013; 26(3):223-41.
26. Clohisy DR, Mantyh PW. Bone cancer pain and the role of RANK-L/OPG. J Musculoskelet Neuronal Interact. 2004; 4(3):293-300.
27. Joyce JA, Pollard JW. Microenvironmental regulation of metastasis. Nat Rev Cancer. 2009; 9(4):239-52.
28. Montiel-Ruiz R, Acosta-González R, Jiménez JM. Dolor oncológico óseo: de la farmacología preclínica a los ensayos clínicos. Gac Méd Méx. 2013; 149:204-11.

Aspectos Médico-Legais da Dor no Câncer

Capítulo 5

Fernando Meton de Alencar Camara Vieira
Simone Gonçalves Bittencourt
Virginia Costa Lima Verde Leal
Gisele Marinho dos Santos
Debora Cristina Victorino de Azevedo

■ A DOR NO PACIENTE ONCOLÓGICO

De acordo com a International Association for The Study of Pain (IASP – 1979),[1] dor é uma experiência sensorial e emocional desagradável associada a dano tecidual real ou potencial. O tema dor demanda um olhar abrangente, pois envolve múltiplos fatores interdependentes. A dor apresenta fisiologia que acontece quando os sinais nervosos levam as informações ao cérebro, mas também possui caráter psicossocial, pois nem todas as pessoas, grupos sociais e culturais percebem, reagem e comunicam à dor da mesma maneira.

Na década de 1960, Cicely Saunders, médica, enfermeira e assistente social, formulou o conceito de dor total para demonstrar a presença de um estado complexo de sensações dolorosas. A dor total seria uma mistura de dores física, emocional, social, espiritual, financeira, interpessoal, familiar.[2]

No contexto oncológico, a dor é uma das queixas mais frequentes. Os quadros dolorosos no paciente oncológico decorrem de múltiplos mecanismos fisiopatológicos e podem estar relacionados direta ou indiretamente com o tumor, suas metástases, iatrogenias ou idiossincrasias resultantes das intervenções terapêuticas, dos procedimentos, da investigação, das consequências dessas condições ou de condições não oncológicas.

A Organização Mundial da Saúde (OMS) aponta a dor como o quinto sinal vital (juntamente com temperatura, pressão arterial, frequência cardíaca e frequência respiratória) e a dor oncológica como uma emergência médica mundial.[3] A dor associada às neoplasias se manifesta em cerca de 50 a 70% dos doentes em todos os estágios evolutivos da doença oncológica, sendo observada em 20 a 50% dos doentes ao diagnóstico e em 70 a 90% na doença avançada.[4-6] Foley e colaboradores descrevem que a dor é resultante do câncer em 62 a 78% dos casos, é decorrente do tratamento em 19 a 28% e não é relacionada com a neoplasia em 3 a 10%. Em 25% dos pacientes há duas origens etiológicas da dor.[7]

A dor pode ser classificada como aguda ou crônica, e esses dois tipos de dor interferem na qualidade de vida, visto que podem alterar negativamente aspectos como o humor, o comportamento, o sono, a alimentação e os relacionamentos. A dor crônica, porém, traz desafios distintos da dor aguda, pois, ao se prolongar, pode atrapalhar o engajamento em atividades valorizadas pela pessoa, pelos seus familiares e pela comunidade.[8]

Dados norte-americanos mostram que 31% da população têm dor crônica, acarretando incapacidade total ou parcial em 75% dos casos.[9] De acordo com a Sociedade Brasileira para o Estudo da Dor (SBED), 37% da população brasileira, ou cerca de 77,1 milhões de pessoas, têm dores crônicas: lombalgia, dores nas articulações, cefaleias e as relacionadas com o tratamento e o padecimento de doenças como o câncer e a esclerose múltipla.[10]

A palavra crônico possui uma relação com a palavra Cronos da mitologia grega. Cronos era o deus do tempo, da limitação. Um titã que devorava todos os seus filhos e a esperança de mudanças e renovação. A pessoa com dor crônica, em virtude de limitações de atividades cotidianas e sentimentos de desesperança e impotência, pode acabar apresentando quadros patológicos de depressão e ansiedade.

A dor é uma experiência que envolve componentes cognitivos e afetivos negativos, que podem ser consequência do sintoma, como também fatores que intensificam sua percepção. O medo, a raiva e a tristeza podem intensificar em função das crenças que a pessoa possui sobre a dor e sobre a vida. Para Vandenberghe, a luta contra a dor, contra o medo e a raiva de senti-la traz mais prejuízos à qualidade de vida do que a dor em si.[8] O estado de dor não controlada pode levar o indivíduo a uma condição de vulnerabilidade, que implica condições médico-legais relacionadas com o seu controle, bem como questões de discussões sobre os princípios da autonomia e da dignidade da pessoa humana.

As medidas oncoterápicas podem controlar a dor em cerca de três quartos dos pacientes, sendo a radioterapia, a quimioterapia, a hormonotarapia ou as cirurgias (radiais ou paliativas) opções consistentes para o tratamento da dor no paciente oncológico. As medidas farmacológicas podem controlar a dor em cerca de 70 a 90% dos casos. Os medicamentos devem ser administrados regularmente, ter baixo custo, ser de fácil aquisição e preferencialmente administrados por via enteral. O tratamento pode ser iniciado já nas primeiras manifestações de dor. Os medicamentos devem ser prescritos de acordo com a escala crescente de potência analgésica e de acordo com a intensidade da dor, respeitando as questões individuais de cada caso, tal como proposto pela OMS.

Uma das maiores dificuldades no cuidado da dor é a sua avaliação.[11] Para ser bem tratada, a dor precisa ser bem compreendida e avaliada. Para isso, uma boa comunicação precisa ser estabelecida. Pelo fato de ser única e pessoal, ou seja, cada dor é a dor de uma pessoa única, ela pode ser presumida pela equipe médica, porém só pode ser mensurada por aquele que sente.[12] Dessa maneira, quanto melhor for a comunicação entre paciente e equipe de saúde, melhor será a compreensão da dor e a escolha terapêutica. Grupos de pessoas, como, por exemplo, crianças, idosos, pacientes psiquiátricos ou sob efeitos de fármacos podem ter a comunicação dificultada.

A comunicação não acontece de maneira unicamente objetiva. Ela mescla informações verbais e não verbais, questões conscientes, inconscientes, ambiguidades de quem comunica e de quem é comunicado. Por esse motivo, o trabalho interdisciplinar pode contribuir para uma comunicação mais assertiva entres pacientes, familiares e equipe médica. Com a compreensão e o reconhecimento das emoções e das crenças relacionadas com a experiência dolorosa, somados ao uso de fármacos e práticas integrativas, o paciente com dor oncológica pode reduzir e aliviar o seu sofrimento.

■ ASPECTOS MÉDICO-LEGAIS DA DOR NO PACIENTE ONCOLÓGICO

Vulnerabilidade do paciente com dor

O termo vulnerabilidade é derivado do latim *vulnus*, que significa ferida e, referindo-se a pessoas, expressa de modo geral a possibilidade de alguém ser ferido.[13] Toda vulnerabilidade envolve uma condição instável e uma possibilidade. Todas as pessoas apresentam alguma vulnerabilidade e a verificação dessa vulnerabilidade é feita somente por comparação com outro em condições semelhantes.[37]

A vulnerabilidade deve ser vista com o contraponto da autonomia, o que significa que, ao identificar uma pessoa vulnerável, ela dever ser esclarecida até que, de fato, possa dar um consentimento, realmente, livre e esclarecido. Documentos importantes do mundo contemporâneo assinalam a vulnerabilidade como uma forma de angariar cuidados e precauções, estimulando a reflexão e a conduta ética, sendo a preocupação um conceito intrínseco.

A preocupação com o conceito de vulnerabilidade culminou com sua transformação em princípio ético, reconhecido em 2005 como "respeito pela vulnerabilidade humana", na Declaração Universal de Bioética e Direitos do Homem, da Unesco.[14] Quanto à vulnerabilidade, a Declaração a enfoca de três maneiras: (a) quando da apresentação geral, enfatiza a necessidade de reforçar o apoio entre nações no campo da bioética e solicita o reconhecimento das necessidades específicas das populações vulneráveis; (b) como princípio do respeito pela vulnerabilidade humana, considerada na aplicação do conhecimento científico, das práticas médicas, das tecnologias e seus avanços, chamando a atenção para a vulnerabilidade de indivíduos, grupos e sua respectiva proteção; (c) refere-se à cooperação internacional e fomenta a promoção da solidariedade entre Estados, indivíduos, grupos.

O princípio da vulnerabilidade, na Declaração da Unesco, encontra-se estrategicamente posicionado após o sexto princípio, que aborda o consentimento do indivíduo para se submeter às intervenções médicas, e após o sétimo, que faz menção aos indivíduos sem a capacidade de consentir. O objetivo é garantir o respeito pela dignidade humana mesmo nas situações em que os princípios anteriores não conseguirem circunscrever.[15]

Os professores Jussara Calmon e Kenneth Camargo Jr. explicam a tensão ética existente na prática médica da seguinte maneira:

> "Existe um aparente conflito entre os princípios da autonomia e da beneficência, da diferença entre o respeito pela liberdade e a preocupação com aquilo que mais convém às pessoas, o que remete também à questão de quem pode e deve tomar as decisões. Quando adoecemos, queremos e precisamos do cuidado dos outros, seja pelo conhecimento especializado que um profissional tem a compartilhar, seja pelo afeto e apoio emocional que tanto os profissionais quanto os amigos e familiares podem trazer. Isto, em si, não diminui a autonomia de uma pessoa doente; ao contrário, pode até fortalecê-la.
>
> Na relação médico-paciente, defender a autonomia não é propor a inversão na relação de hegemonia que se tem hoje, mas reconhecer que ambos os sujeitos devem ter espaço e voz no processo, com respeito às diferenças de valores, expectativas, demandas, objetivos entre eles. A relação é – e deve permanecer – heterogênea, diversa, plural, reconhecendo-se, porém, que o sujeito do processo terapêutico é o paciente.
>
> A possibilidade de que cada pessoa possa gerir sua própria vida passa pelo conhecimento e reconhecimento dos limites, das alternativas existentes, por uma perspectiva democrática e ética, o que implica respeito ao outro, respeito e valorização das subjetividades, saberes e valores, assim como pela impossibilidade de pensar o indivíduo como independente do coletivo. Ser humano autônomo é aquele que reconhece sua necessidade do outro em todos os planos – afetivo, intelectual, emocional."[38]

O princípio do respeito pela dignidade e o reconhecimento da vulnerabilidade humana reforçam-se mutuamente pela exigência do respeito pela autonomia e da inviolabilidade da integridade humana, passando a ser destaques no discurso bioético, bem como os sentidos e as implicações do termo vulnerabilidade.

Todo ser humano é vulnerável, em todas as suas dimensões, seja fisicamente, porque está sujeito a adoecer, a sofrer dor e incapacidade, seja psicologicamente, porque sua mente é frágil, seja socialmente, pois, como agente social, é suscetível a tensões e injustiças sociais.[16]

Em 1991, entrou em vigor no Brasil o Código de Defesa do Consumidor,[17] lei de ordem pública e interesse social, reconhecendo a vulnerabilidade do consumidor como regra geral e obrigando também o médico a encontrar os caminhos para sua compensação, independentemente da própria vontade. Após cinco anos, o reconhecimento da vulnerabilidade do sujeito da pesquisa, pela Resolução nº 196/967,[18] cumprindo as determinações do referido Código, afastou definitivamente as dúvidas sobre a aplicação deste à área de saúde.

É fato que as doenças crônicas ou os danos graves podem condicionar irrevogavelmente a capacidade de um indivíduo tomar decisões autônomas. Então, como podemos compreender, à luz da finitude, a noção de autonomia? Não será a doença uma interrupção da narrativa pessoal de um indivíduo?[19]

Os pacientes seriamente doentes estão vulneráveis a decisões paternalistas tomadas em seu favor, abdicando, assim, do seu direito à autonomia.[20] Carl Schneider (1998) vai mais longe afirmando que "os pacientes nem sempre querem ser parceiros dos seus médicos na tomada de decisões".[21] Seguindo essa linha de pensamento, Beauchamp e Childress (2001) defendem o princípio do respeito pela autonomia como um "direito correlativo de escolher, e não um dever mandatório de escolher".[22]

Neste aspecto, é importante delinear os limites da vulnerabilidade e da autonomia no que tange em especial à recusa de determinados procedimentos por parte dos pacientes, bem como a relação médico-paciente em confronto com os diferentes interesses: de um lado, a necessidade terapêutica e, de outro, a autonomia do médico e a vulnerabilidade do doente. Existe supremacia de um em detrimento do outro? Quando a autonomia do médico prepondera sobre a vulnerabilidade do paciente, desrespeitando sua autonomia?

O progresso da autonomia humana nos últimos anos concedeu ao paciente o direito a ser informado, de eleger tratamento a que pretende se submeter dentre os disponíveis e, até mesmo, consentir ou recusar uma proposta terapêutica. O consentimento informado é a tradução expressa do princípio da autonomia humana.

A dignidade da pessoa humana insere-se no texto constitucional como uma cláusula geral a que se subordinam todos os outros direitos da personalidade, quer sejam típicos como os previstos expressamente no texto da Constituição, tais como o direito à vida, à liberdade, à igualdade, à segurança e à propriedade (artigo 5º, *caput*), à liberdade de consciência e de crença (artigo 5º, inciso VI), entre outros; quer sejam atípicos não previstos no ordenamento jurídico.

Assim, os Direitos Fundamentais disciplinados na Constituição Federal de 1988 devem ser entendidos tendo como base o Princípio da Dignidade da Pessoa Humana, pois o mesmo contribui para a efetividade da Constituição. Desse modo, ao se mencionar direito à vida, entende-se vida digna.[24]

As relações entre médicos e pacientes são fundadas no *princípio da beneficência*, o qual determina que o médico assuma a postura de "protetor do paciente", sendo plenamente justificável qualquer medida tomada por tal profissional da saúde destinada a restaurar sua saúde ou prolongar a vida do enfermo.

Não obstante, não estando o paciente em iminente perigo de vida, deve-se observar o princípio da autodeterminação da pessoa, sendo o *consentimento informado* requisito imprescindível para a assistência médica.[23]

Niderlee e Silva Souza de Moura,[39] em seu artigo sobre o princípio da dignidade da pessoa humana como fundamento para o livre exercício da personalidade humana e a autonomia da vontade do paciente, com inteligência explicam a noção de autodeterminação dispondo que:

> "A autonomia da vontade possui uma estreita relação com o direito que o indivíduo possui de realizar suas próprias escolhas existenciais e morais, traçando os rumos de sua vida, possibilitando o livre desenvolvimento de sua personalidade e assumindo os riscos das decisões tomadas. Para isso, é preciso que sejam asseguradas as mínimas condições para que a possibilidade de se autodeterminar, por fazer escolhas livres, seja real.[25]

> Segundo o princípio da autonomia da vontade, uma pessoa tem o direito de determinar-se quanto ao seu corpo, preservando-lhe a integridade física e mental, quaisquer que sejam suas motivações.

> O art. 15 do Código Civil de 2002 contém uma regra que, conforme preceitua Carlos Roberto Gonçalves, em sua obra "Direito Civil Brasileiro", Parte Geral, Ed. Saraiva, São Paulo, 2003, vol. I, pág. 165, obriga os médicos, nos casos mais graves, a não atuarem sem prévia autorização do paciente, que tem a prerrogativa de recusar a sua submissão a um tratamento perigoso. A sua finalidade é proteger a inviolabilidade do corpo humano. Vale ressaltar, a necessidade e a importância do fornecimento de informação detalhada ao paciente sobre seu estado de saúde e o tratamento a ser observado para que a autorização possa ser concedida com pleno conhecimento dos riscos existentes.

> A autonomia do paciente possui uma relação íntima com a obrigação que o médico tem de fornecer informações, as quais devem ser prestadas de forma clara. Isso porque, caso o paciente não tenha acesso a todas as informações necessárias, sua autonomia será restrita e, em consequência, o seu poder de escolha será limitado. Portanto, além de todos os esclarecimentos acerca do procedimento proposto pelo médico, o paciente precisar estar ciente, inclusive, da existência ou não de tratamentos alternativos".

Vale registrar os ensinamentos de Roberta Kaufmann, em seu artigo sobre a colisão de direitos fundamentais "O direito à vida em oposição à liberdade religiosa", em que faz referência com maestria aoo Professor Paulo Gustavo Gonet Branco:[26]

> "Essa assertiva esbarra em dificuldades para ser aceita. Mesmo os diversos tribunais que o direito comparado conhece, dedicados à proteção de direitos humanos, proclamam amiudadamente que os direitos fundamentais podem ser objeto de limitações, não sendo, pois, absolutos. Prieto Sanchis noticia que a afirmação de que 'não existem direitos ilimitados se converteu quase em cláusula de estilo na jurisprudência de todos os tribunais competentes em matéria de direitos humanos".

A doutrina médica conceitua "consentimento informado" como a autorização concedida pelo paciente, ou pelos responsáveis, à equipe médica para o tratamento ou procedimento ao qual será submetido, consentimento este que somente deve ser prestado após todos os esclarecimentos relativos ao procedimento, em linguagem, clara e objetiva. O paciente ou seu responsável deve estar ciente de todos os riscos a que irá se submeter, a fim de que tenha total condições de decidir se deseja se submeter ou até mesmo se pretende recusar a orientação médica.

Ademais, não podemos deixar de destacar o papel do médico de preservar a vida do paciente, empreendendo todos os meios possíveis para tanto. Assim, nosso legislador indica a medida a ser adotada quando há colisão entre o direito à vida e a autonomia da vontade do paciente.

Não há dúvidas de que a conduta terapêutica deve fundamentar-se tanto na cura do paciente quanto na manutenção da sua vida. Isso é o que dispõe o Código de Ética Médica, instituído por meio da Resolução CFM nº 1.246/1988, de 8 de janeiro de 1988, publicada no DOU de 26 de janeiro do mesmo ano:

> "É vedado ao médico:
>
> **Art. 22.** Deixar de obter consentimento do paciente ou de seu representante legal após esclarecê-lo sobre o procedimento a ser realizado, salvo em caso de risco iminente de morte.
>
> **Art. 31.** Desrespeitar o direito do paciente ou de seu representante legal de decidir livremente sobre a execução de práticas diagnósticas ou terapêuticas, salvo em caso de iminente risco de morte.
>
> **Art. 32.** Deixar de usar todos os meios disponíveis de promoção de saúde e de prevenção, diagnóstico e tratamento de doenças, cientificamente reconhecidos e a seu alcance, em favor do paciente."

Assim, a atuação do profissional médico estaria amparada pela autorização disposta no § 3º do art. 146 do Código Penal:

> "Dos crimes contra a liberdade individual
>
> Art. 146. Constranger alguém, mediante violência ou grave ameaça, ou depois de lhe haver reduzido, por qualquer outro meio, a capacidade de resistência, a não fazer o que a lei permite, ou a fazer o que ela não manda:
>
> Pena – detenção, de 3 (três) meses a 1 (um) ano, ou multa.
>
> (...)
>
> § 3º Não se compreendem na disposição deste artigo:
>
> **I – a intervenção médica ou cirúrgica, sem o consentimento do paciente ou de seu representante legal, <u>se justificada por iminente perigo de vida</u>; (...)"**

Assim, o profissional da medicina, estando diante de uma recusa de tratamento, deve procurar convencer seu paciente. Não conseguindo, e havendo necessidade imperiosa e inadiável de sua assistência/intervenção, resta-lhe apenas um meio: intervir contra a vontade dos interessados. O Código de Ética Médica elegeu o *princípio da beneficência* como hierarquia coerente acima do *princípio da autonomia*.

Essa limitação da autonomia da vontade tem como objetivo único não apenas o bem-estar coletivo, mas a saúde de cada indivíduo. E, sob o aspecto ético-legal, a harmonia do princípio solidarista com o princípio individualista.

É indiscutível que, nos casos de não emergência, deve o médico ter sempre o consentimento expresso ou tácito do seu paciente ou dos familiares, pois aí está prevalecendo apenas interesse de ordem pessoal. É necessário que não exista apenas um simples risco à saúde, ou um perigo remoto e duvidoso, mas que a intervenção médica seja urgente, necessária e inadiável, com iminência de morte, para justificar o tratamento arbitrário.

Por outro lado, se atentarmos para a expressão "arbitrário", ela é imprópria, pois o médico faz apenas aquilo que sua ciência permite, como condição obrigatória em uma determinada situação. A arbitrariedade não estaria no tratamento, mas na forma de recusa do paciente. Tratamento arbitrário, *stricto sensu*, seria realizar uma experiência científica em um homem contra a sua vontade, no tratamento de uma enfermidade para a qual o tratamento convencional o curaria.

Quando um ato é processado no interesse de resguardar alguém de um perigo certo e iminente, e impossível de ser evitado de outra maneira, jamais pode ser passível de punição.

Assim, o iminente perigo de vida justifica, plenamente, a existência do estado de necessidade. O médico assume o importante compromisso de velar pela integridade física dos seus pacientes, devendo empregar todos os meios necessários ao completo desempenho desse encargo. Em outras palavras: uma vez que tais pacientes estão em iminente risco de morte, diante da vulnerabilidade de sua dor, relega-se a segundo plano a autonomia de decidir, ainda que de maneira tácita, e acata-se a preponderância da autonomia médica de zelar pela sua vida.

A dor em pessoas sem condições de tomar decisões

O câncer tem posição de destaque entre as doenças crônico-degenerativas, com mortalidade crescente a cada ano. Em sua fase terminal, os doentes oncológicos encontram-se, frequentemente, debilitados e dependentes, e sinais como dor, confusão mental, dificuldades respiratórias, alimentares e de locomoção são comumente relatados.[27]

A dor é a mais íntima experiência humana. Mesmo assim, embora todos conheçam algo sobre sua própria dor, como mal-estar e sofrimento, para outros ela constitui apenas um sintoma de doença ou lesão.

O sofrimento da dor aguda, breve, fugaz, ainda que desagradável, passa. Já a dor crônica, persistente ou intermitente, de longa duração, sempre foi um problema para o médico e uma insuportável e ameaçadora situação para o paciente.

Não há nenhum dispositivo na lei penal brasileira que se refira expressamente à dor. A responsabilidade do seu tratamento não está explicitada pela norma jurídica, ficando, na maioria das vezes, na dependência de cada profissional.

O comportamento moral do médico adiante da dor está referido no Código de Ética Médica. Os aspectos legais do receituário, pelas Portarias 19 e 20 da Divisão

Nacional de Vigilância Sanitária de Drogas, Medicamentos, Insumos Farmacêuticos, Produtos Dietéticos e Correlatos (Dimed), da Secretaria Nacional de Vigilância Sanitária, do Ministério da Saúde. Assim, nem sempre a modalidade terapêutica da dor pode ser uma opção pessoal do médico.

Sob esse aspecto, a vulnerabilidade e a proteção da criança, adolescente ou idoso possuem amplitude e pluralidade de visões apresentadas por diversos autores e organizações internacionais. A World Health Organization/ Council for International Organizations of Medical Sciences (WHO/CIOMS) promulga uma diretriz que define: "pessoas vulneráveis são pessoas relativa ou absolutamente incapazes de proteger seus próprios interesses.[28]

Vale registrar que a incapacidade é algo excepcional, previsto apenas em rol taxativo. Sua finalidade é proteger os direitos do incapaz, o que, definitivamente, não é uma limitação à personalidade jurídica.

O Código Civil divide as incapacidades em dois grupos: as absolutas (art. 3º, CC) e as relativas (art. 4º, CC), sendo que a única hipótese de incapacidade civil absoluta é o caso dos menores de 16 anos. A incapacidade civil, por sua vez, refere-se à incapacidade a certos atos ou à maneira de os exercer, previsto no seguinte rol:[29]

> "Art. 4º. São incapazes, relativamente a certos atos ou à maneira de os exercer:
>
> I - os maiores de dezesseis e menores de dezoito anos;
>
> II - os ébrios habituais e os viciados em tóxico;
>
> III - aqueles que, por causa transitória ou permanente, não puderem exprimir sua vontade;
>
> IV - os pródigos.
>
> Parágrafo único. A capacidade dos indígenas será regulada por legislação especial"

Quanto aos idosos, diz o art. 10 do Estatuto do Idoso:

> "Art. 10. É obrigação do Estado e da sociedade, assegurar à pessoa idosa a liberdade, o respeito e a dignidade, como pessoa humana e sujeito de direitos civis, políticos, individuais e sociais, garantidos na Constituição e nas leis".

Caso o idoso comece a apresentar sinais de impossibilidade de gerir sua vida, surge a necessidade de sua interdição, ou seja, quando um indivíduo se demonstra incapaz de praticar atos da vida civil por carência física ou mental, ele deve ser interditado.

O instituto jurídico da curatela é o caminho legal para indicação de uma pessoa, chamada curador, que irá representar o idoso, a ser denominado interditado. O curador fica responsável em vários atos da vida civil, principalmente por garantir o respeito e a dignidade do idoso interditado.

Assim, a principal característica da vulnerabilidade que essa diretriz identifica é uma capacidade ou liberdade limitadas para consentir ou recusar-se a um tratamento.

É difícil conceber a validade do consentimento de um paciente psiquicamente atingido pela dor. Há ocasiões em que, mesmo existindo um consentimento tácito ou expresso, não se justifica a intervenção, nem tal permissão tem valor, pois a norma jurídica pode impor-se a essa vontade e sua autorização não outorgaria certas condutas. A licitude de um ato médico está na sua inquestionável necessidade.

Um requisito fundamental para a tomada de decisões autônomas é a capacidade ou competência do indivíduo. "A capacidade para consentir tem a função de demarcar a linha que separa a autodeterminação da assistência".[30] Segundo Lydia Grande, podemos definir a capacidade como "a aptidão de um paciente para compreender a situação em que está, os valores que estão em jogo, os cursos de ação possíveis e os riscos, benefícios e consequências previsíveis de cada um deles. (...) Tal aptidão permite ao paciente tomar, expressar e defender uma decisão coerente com o seu sistema de valores".[31]

É suposto pela lei, pela medicina e pela filosofia que as características de uma pessoa competente são também as propriedades de uma pessoa autônoma. Na prática clínica, muitas das vezes se confunde capacidade para tomar decisões e autonomia, que são conceitos conceptualmente distintos. A capacidade para tomar decisões é uma condição necessária, mas não suficiente, para uma escolha autônoma.[20]

Por princípio, e exatamente rp sua autonomia, toda pessoa adulta deve ser considerada competente. No entanto, como exposto anteriormente, esse indivíduo doente, assoberbado por todas as transformações provocadas pela doença, pode tornar-se psicologicamente vulnerável, incapaz de fazer escolhas racionais e livres e incapaz de validar um consentimento autônomo. Como tal, a capacidade e, consequentemente, a autonomia de um paciente devem ser avaliadas e atestadas, sendo imprescindível indagar as aptidões cognitivas e a independência de julgamento do paciente e assegurar a competência, psicológica e legal, para este adotar decisões adequadas.

A psiquiatria mostrou-nos que muitos doentes podem passar por estados alternantes de lucidez e que a capacidade dos pacientes pode flutuar muito rapidamente, contrariando o pressuposto antigo de que a incapacidade era um estado permanente e duradouro. Assim, a demonstração da capacidade para tomar decisões em um dado momento não garante que essa persista na hora ou no dia seguintes. Por outro lado, muitos pacientes que se encontram seriamente doentes e que têm a sua autonomia profundamente comprometida, por dano físico, disfunção cognitiva ou delírio, podem preservar alguma capacidade para participar em discussões relativas aos seus cuidados médicos.

O reconhecimento de que a autonomia está significativamente condicionada em indivíduos seriamente doentes e que esta é de difícil avaliação não afasta a responsabilidade dos médicos de tentar perceber a habilidade do paciente para realizar escolhas autônomas, ou participar em discussões relativas à sua saúde, ou seja, é necessário ter a percepção de que escolhas mais complexas e de alto risco exigem uma capacidade decisional muito superior àquela necessária para tomar decisões mais triviais ou de baixo risco.

Desse modo, como deve um médico atuar quando um paciente não tem competência ou consciência para tomar decisões autônomas? Como podemos assegurar o cumprimento dos valores e preferências do paciente?

A ética médica contemporânea, baseada na comunicação entre médico e paciente, no respeito mútuo, no reconhecimento da pluralidade de opções morais e na defesa da autonomia, na sua dimensão racional e livre, é complexa e gera conflitos e incertezas. Assim, na bioética é fundamental adotar diferentes perspectivas, olhares e orientações para o exercício de uma medicina responsável e prudente.[32]

Assim, o consentimento informado, como disposto anteriormente, para ter validade, depende da capacidade civil para a manifestação de vontade. Ainda que do ponto de vista ético-fisiológico possamos reconhecer a capacidade de autodeterminação dos civilmente incapazes, não terá validade jurídica o consentimento manifestado por quem não tenha capacidade civil.

Em decisões de ordem médica, é fundamental adotar um método que enuncie os problemas ético-práticos existentes e analise os valores que se encontram em conflito. Para tal, são necessárias uma deliberação técnica dos dados clínicos do paciente, que objetive o diagnóstico, o prognóstico e os tratamentos existentes, e uma deliberação moral, que identifique os conflitos éticos e os valores morais que estão em jogo, de forma a imaginar alternativas que melhor preservem tanto os valores científicos quanto os legais. Para Tomás Domingo Moratellha, trata-se de "pensar adequadamente, fazer prudentemente e considerar imaginativamente".[32]

Mesmo sob o pressuposto de que a ética deliberativa e ponderada é o melhor caminho para uma prática médica diligente, o médico deve atentar para o fato de que o paciente enquanto indivíduo competente pode ter feito escolhas (informais ou sob a forma de diretivas antecipadas de vontade) que refletem os seus valores, as suas preferências e a continuação da sua narrativa de vida, e estas devem ser relevantes na tomada de decisão terapêutica.

A recusa ao tratamento oncológico, no entanto, não requer agente capaz, vez que a regra é a inviolabilidade, motivo pelo qual admitimos que o paciente com mais de 12 anos de idade – adolescente – possa recusar submeter-se a tratamento médico, desde que não haja risco à sua vida. Desse modo, o Código Civil reconhece a importância da vontade do adolescente quando a decisão recai sobre sua pessoa, condicionando, no art. 1.621, a adoção à concordância do adolescente com mais de 12 anos, mesmo com o consentimento dos pais ou representantes legais.

Além disso, o art. 17 do Estatuto da Criança e do Adolescente prevê o direito à inviolabilidade da integridade física, psíquica e moral da criança e do adolescente, protegendo, expressamente sua autonomia.

Ressalta-se, no entanto, por ausência de dispositivo legal, que o menor de 16 anos tem direito à participação no processo que conduz ao consentimento, assim como quanto no da eventual recusa do tratamento, mas não pode sozinho legitimar suas escolhas, pois lhe falta capacidade civil.

Oportunamente, convém lembrar que a incapacidade civil é condição que visa a proteger os interesses dos incapazes, pois presume-se a falta de experiência para exercerem sozinhos seus direitos.

Assim, não destoa da norma legal o entendimento que permite a participação do incapaz, inclusive com recusa, no procedimento relativo à obtenção do consentimento informado, pois a atuação médica sobre a integridade física ou a saúde do paciente, como mencionado, é exceção à inviolabilidade, motivo pelo qual deve ser autorizada por quem tenha plena capacidade civil, já o dissenso não depende deste requisito.

No seio da democracia plural em que vivemos, onde a sociedade abarca uma enorme diversidade ideológica, cultural e religiosa, com cidadãos mais críticos e exigentes, e em que a medicina paternalista foi sendo considerada, cada vez mais, inaceitável, tornou-se urgente o exercício de uma ética centrada na dignidade da pessoa e no respeito pelas suas escolhas autônomas.

Uma das premissas fundamentais para um consentimento informado válido, é a capacidade ou competência do indivíduo adotar decisões e efetuar escolhas realmente autônomas. Torna-se premente avaliar a pessoa holisticamente, perceber de que maneira a doença, a vulnerabilidade, a dor e a fraqueza afetam o modo como o paciente pensa e age e compreender se, de fato, a escolha de um indivíduo doente é realmente livre e racional, ou seja, autônoma.

Assim, o respeito pela autonomia leva-nos a considerar que o bem do paciente é algo que é aferido a partir do seu sistema de valores. Ao médico cabe a obrigação profissional de assegurar o cumprimento dos valores e das preferências do paciente e averiguar o que deseja ou crê essa pessoa. Para se chegar a decisões responsáveis e prudentes, é necessário que o médico adote um método deliberativo que tenha em conta não apenas os melhores interesses médico-terapêuticos para o paciente, mas também os conflitos éticos e os valores morais que se encontram em discussão, de modo a encontrar respostas que respeitem a autonomia de vontade.

■ PESQUISA CLÍNICA EM PACIENTE ONCOLÓGICO

A pesquisa clínica é uma importante ferramenta para tomada de decisão e formulação de políticas públicas na área de saúde, uma vez que seus resultados são utilizados para avaliar se os meios para prevenir, diagnosticar ou tratar as doenças são seguros e eficazes.[33]

No Brasil, a pesquisa clínica começou a ganhar destaque a partir de 1996 com a criação da Resolução nº 196, de 10 de outubro de 1996, e suas complementares, dos Comitês de Ética em Pesquisa (CEP) e da Comissão Nacional de Ética em Pesquisa (Conep). O reconhecimento das patentes e a existência de marcos regulatórios para realizar pesquisa em seres humanos aumentou a credibilidade do país no cenário internacional, tornando-se um mercado atrativo para as indústrias multinacionais realizarem seus estudos.[34]

O termo de consentimento é necessariamente exigido quando o projeto de pesquisa envolve seres humanos. Em tal hipótese, envolvendo seres humanos, deve-se obedecer às Resoluções da Conep, do Conselho Nacional de Saúde/Ministério da Saúde, que visam a assegurar os direitos e deveres que dizem respeito à comunidade científica, aos sujeitos da pesquisa e ao Estado. Além da Resolução nº 196/1996 do referido Conselho, também normas de Direito Internacional disciplinam a matéria, como o Código de Nuremberg (1947), a Declaração dos Direitos do Homem (1948), a Declaração de Helsinque (1964 e suas versões posteriores de 1975, 1983 e 1989), o Acordo

Internacional sobre Direitos Civis e Políticos da ONU (1966), as Propostas de Diretrizes Éticas Internacionais para pesquisas Biomédicas Envolvendo Seres Humanos (CIOMS/OMS, 1982 e 1983) e as Diretrizes Internacionais para Revisão Ética de Estudos Epidemiológicos (CIOMS, 1991), dentre outras.

Embora tenham sido alcançados avanços e benefícios com a participação nos protocolos de pesquisa internacional, ainda estamos aquém em termos de densidade de estudos por país se compararmos com Estados Unidos e Canadá no continente americano.

Essa situação é preocupante no caso de doenças como o câncer, que já é há algumas décadas um evidente problema de saúde pública mundial, sendo estimados pela OMS 27 milhões de casos novos e 17 milhões de mortes por câncer em 2030, com maior efeito desse aumento incidindo em países de baixa e média renda.[35]

Diante desse cenário, é absolutamente necessário que o Brasil com o conhecimento e a experiência acumulados há mais de duas décadas na condução de protocolos internacionais desenhados pelas empresas multinacionais possa desenvolver pesquisas que respondam às necessidades de saúde da população brasileira a fim de melhorar a sua qualidade de vida e aliviar os sintomas da doença, proporcionando maior eficiência e redução de custos ao sistema.

Desse modo, é fundamental desenvolver mais estudos na área de controle da dor, cuidados paliativos e medicina integrativa que ajudem a minimizar os sintomas da doença. Para tal, é imprescindível que os pesquisadores tenham conhecimento dos aspectos éticos e regulatórios, já bem estabelecidos na Resolução nº 466, de 12 de dezembro de 2012, especialmente quando a população estudada são indivíduos com autonomia reduzida, como é o caso de pacientes com dor aguda ou crônica graves e crianças.

Muitos pacientes e familiares apresentam vulnerabilidades sociais e culturais, como o analfabetismo e a escolaridade baixa, o que implica necessidade de maior atenção e melhor comunicação durante o procedimento de consentimento livre e esclarecido, visto que a capacidade reduzida e a dificuldade de entender os termos técnicos pode impedir o êxito do processo. Como exemplo, podem ser citadas as palavras "placebo" e "randomização", que não apresentam uma tradução direta, exigindo do médico um esforço maior para possibilitar uma comunicação eficiente.[36]

A produção de conhecimento é válida desde que a maneira de produzi-lo atenda aos requisitos éticos para evitar abusos já ocorridos no passado, quando milhares de seres humanos já sofreram em prol da ciência. Para o desenvolvimento da ciência é necessário respeitar limites para que não haja danos, buscando balancear riscos e benefícios por meio de uma análise ética que assegure a proteção dos participantes.[36] Os desenhos dos estudos devem ser avaliados dentro do conceito ético, para que não se deixe de oferecer opções com eficácia comprovada, principalmente em indivíduos que possuem enfermidades como o câncer ou nos casos de controle de dor. Oferecer placebo a pacientes com dor seria algo inaceitável.

Além da necessidade de os pesquisadores terem mais conhecimento e segurança nas questões éticas que envolvem os estudos com populações vulneráveis, é fundamental elaborar programas e políticas públicas que incentivem as instituições a produzir mais estudos nessas áreas, gerando melhor qualidade de vida para os pacientes e redução de custos com internação e procedimentos.

■ CONCLUSÃO

A dor oncológica deve ser avaliada de modo multi e interdisciplinar, com abordagem não apenas na dor física, mas entendendo a dor total e seus diversos aspectos. Deve-se garantir acesso ao controle da dor, visto que a maioria dos casos podem alcançar esse controle. Um indivíduo com dor extrema fica muito vulnerável, com perda de sua autonomia. Há responsabilidade médico-legal relacionado com o tema e deve-se estar atualizado quanto às legislações vigentes. Desenvolver uma melhor comunicação com pessoas com dor é fundamental para alcançar os melhores resultados. Grupos de pessoas com dificuldade na comunicação devem receber atenção especial para não ocorrer demora no controle dos sintomas. Por fim, a pesquisa clínica é bem vinda dentro do contexto de inovação. Entretanto, os órgãos regulatórios, juntamente com os pesquisadores e a equipe de pesquisa, devem ser responsáveis por estudos éticos, levando em consideração as normativas relacionadas com a pesquisa clínica para valorizar a comunicação adequada com o sujeito de pesquisa.

■ REFERÊNCIAS BIBLIOGRÁFICAS

1. International Association for The Study of Pain (IASP). Terms: A list with definitions and notes on usage. Pain. 1979; 6:249-52.
2. Carvalho MMMJ. A dor do adoecer e do morrer. Bol Acad Paulista Psicol. 2009; 29(2):322-8.
3. World Health Organization (WHO). Página institucional. Disponível em: https://www.who.int/. Acesso em: 03 fev 2019.
4. Muram D, Oxorn H, Curry RH, Drouin P, Walters JH. Postradiation ureteral obstruction: A reappraisal. Am J Obstet Gynecol. 1981; 139(3):289-93.
5. Ahles TA, Blanchard EB, Ruckdeschel JC. The multidimensional nature of cancer-related pain. Pain. 1983; 17(3):277-88.
6. Cleeland CS, Gonin R, Hatfield AKet al. Pain and its treatment in outpatients with metastatic cancer. N Engl J Med. 1994; 330(9):592-6.
7. Foley KM. Controlling cancer pain. Hosp Pract. 2000; 35(4):101-8, 111-2.
8. Vandenberghe L. Dor – Visão comportamental. In: Portinori AG (Org.). Psicologia da dor. Rio de Janeiro: Guanabara Koogan; 2014.
9. Kreling MC, Cruz DA, Pimenta CA. Prevalence of chronic pain in adult workers. Rev Bras Enferm. 2006; 59(4):509-13.
10. Sociedade Brasileira para Estudo da Dor (SBED). Página Institucional. Disponível em: http://sbed.org.br/. Acesso em: 03 fev 2019.
11. Mattos-Pimenta CA. Fundamentos teóricos da dor e sua avaliação. In: Carvalho MMMJ (Org.). Dor: Um estudo multidisciplinar. São Paulo: Summus Editorial; 1999.
12. Miceli AVP (). A comunicação médico-paciente da dor total no câncer. In: Portinori AG (Org.). Psicologia da dor. Rio de Janeiro: Guanabara Koogan; 2014.
13. Mello DG. A vulnerabilidade e suas relações com a autonomia e a pesquisa com seres humanos. Rio de Janeiro: UFRJ/Fiocruz; 2008.
14. Organização das Nações Unidas (Unesco). Declaração Universal de Bioética e Direitos do Homem, 2005. Disponível em: http://www.ufrgs.br/bioetica/undh.htm. Acesso em: 30 mar 2007.

15. Neves MP. Sentidos da vulnerabilidade: Característica, condição, princípio. Rev Bras Bioética. 2006; 2(2):157-72.
16. Torralba FR. Antropologia del cuidar. Madri: Institut Borja de Bioética/Fundación Mapfre Medicina; 1998.
17. Brasil. Código de Defesa do Consumidor. Lei nº 8078, de 11/09/1990. DOU de 12 de setembro de 1990, suplemento.
18. Brasil. Conselho Nacional de Saúde (CNS). Diretrizes e Normas Regulamentadoras de Pesquisas Envolvendo Seres Humanos. Resolução nº 196, de 10 de outubro de 1996. Disponível em: http://www.conselho.saude.gov.br. Acesso em: 16 fev 2001.
19. Cassel E. La persona como sujeto de la medicina. Barcelona: Fundación Victor Grifols i Lucas; 2009.
20. Tonelly MR, Misak CJ. Compromised autonomy and the seriously ill patient. Chest. 2010; 137:926-31.
21. Jennings B. Autonomy. In: Steinbock B (Ed.). The Oxford Handbook of Bioethics. New York: Oxford University Press, 2007; 72-88.
22. Beauchamp TL, Childress JF. Principles of biomedical ethics. 5 ed. New York: Oxford University Press; 2001.
23. Schramm FR, Silva CHD. Bioética da obstinação terapêutica no emprego da hemodiálise em pacientes portadoras de câncer do colo do útero invasor, em fase de insuficiência renal crônica agudizada. Rev Bras Cancerol. 2007; 53(1):17-27.
24. Moraes, Alexandre de. Constituição do Brasil Interpretada e Legislação Constitucional. 8. ed. São Paulo: Atlas, 2011, página 61.
25. Barroso LR. Parecer Jurídico Legitimidade da recusa de transfusão de sangue por Testemunha de Jeová. Dignidade Humana, liberdade religiosa e escolhas existenciais. Rio de Janeiro, 5 de abril de 2010. página 10.
26. Mendes G, Branco PG, Coelho I. Hermenêutica constitucional e direitos fundamentais. Brasília: Brasília Jurídica, 2000. p. 120.
27. Seow H, Barbera L, Sutradhar R et al. Trajectory of performance status and symptom scores for patients with cancer during the last six months of life. J Clin Oncol. 2011; 29(9):1151-8.
28. Macklin R. Bioética, vulnerabilidade e proteção. In: Garrafa V, Pessine I (Orgs.). Bioética: Poder e injustiça. São Paulo: Loyola, 2003: 59-70.
29. Brasil. Arts. 3º e 4º da Lei nº 10.4016, de 10 de janeiro de 2002. Disponível em: http://www.planalto.gov.br/ccivil_03/LEIS/2002/L10406.htm. Acesso em: 01 fev 2018.
30. Pereira AGD. Consentimento informado na relação médico paciente. Coimbra: Coimbra Editora; 2004.
31. Grande LF. Ética professional de la enfermería Filosofia de la enfermería como ética del cuidado. Madrid: PPC Editorial y Distribuidora; 2000.
32. Moratalla TD. Colóquio Autonomia e Vulnerabilidade – Deliberação e Decisão. FLUC; março de 2012.
33. Sung NS, Crowley WF, Genel M et al. Central challenges facing the national clinical research enterprise. JAMA. 2003; 289(10):1278-87.
34. Nishioka SA. Regulação da pesquisa clínica no Brasil: Passado, presente e futuro. Prat Hosp. 2006; 48:17-26.
35. Instituto Nacional de Câncer José Alencar Gomes da Silva (Inca). Sobre o instituto [Internet]. Disponível em: www.inca.gov.br. Acesso em: 29 jan 2019.
36. Cosac DCS. Autonomia, consentimento e vulnerabilidade do participante de pesquisa clínica. Rev Bioética. 2017; 25(1): 19-29
37. Mello DG. A vulnerabilidade e suas relações com a autonomia e a pesquisa com seres humanos. Disponível em: https://www.arca.fiocruz.br/bitstream/icict/5434/2/1033.pdf. Acesso em: 11 nov 2019.
38. Soares JCRS, Camargo Jr. KR A autonomia do paciente no processo terapêutico como valor para a saúde. Disponível em: https://www.scielosp.org/article/icse/2007.v11n21/65-78/. Acesso em: 11 mar 2019.
39. Moura NSS. O princípio da dignidade da pessoa humana como fundamento para o livre exercício da personalidade humana e a autonomia da vontade do paciente. Disponível em: https://jus.com.br/artigos/61417/o-principio-da-dignidade-da-pessoa-humana-como-fundamento-para-o-livre-exercicio-da-personalidade-humana-e-a-autonomia-da-vontade-do-paciente. Acesso em: 11 abr 2019.

Capítulo 6

Abordagem Inicial do Paciente Oncológico com Dor

Pedro Gonçalves Teixeira de Carvalho

"Acho que a mais simples, e provavelmente a melhor definição de dor, é aquela em que o paciente diz que dói. Acho que pode estar expressando algo multifacetado. Pode ter um componente físico, psicológico, familiar, social e espiritual, todas reunidas em uma única e completa experiência. Acho que devemos acreditar nas pessoas, e uma vez que acreditamos nelas, podemos começar a entender e talvez desvendar os vários elementos que compõem a dor". (Cicely Saunders)

Precursora dos Cuidados Paliativos, Cicely Saunders, em 1967, aplicou à dor uma visão ampla e multifatorial, e observou que muitos aspectos relacionados à experiência de vida do paciente, sendo elas físicas, emocionais, sociais e espirituais, podem influenciar uma percepção individualizada da dor. Ao englobar estas quatro experiências citadas à dor, Saunders introduziu o conceito de dor total.[1,2]

A dor física, sensitiva, se expressa como um sinalizador de alerta apresentado pela verbalização associada ou não com expressões faciais de sofrimento.

A dor emocional ou mental tem relação com a dificuldade do processo de enfrentamento e realização da finitude, muitas vezes amplificando transtornos mentais preexistentes, mudanças de humor, iniciativa e esperança.

A dor social, determinada pela perda do papel social e mudança no *status* de curador, é caracterizada pelo isolamento social e dificuldade de comunicação.

A dor espiritual tem como consequência a perda do sentido e significado de vida como um todo.

Durante a experiência dolorosa, os aspectos sensitivos, emocionais e culturais, muitas vezes são indissociáveis e devem ser abordados igualmente e em conjunto. Razão pela qual a abordagem de dor, principalmente em pacientes com câncer, deverá ser multidisciplinar e sincrônica.[1,2]

■ CONCEITO

A palavra dor vem do latim *dolor*, que por sua vez originou os termos *dolore* em italiano, *douleur* em francês e *dor* em português. A palavra *pain*, de significado dor na língua inglesa, é derivada do francês *peine*, originada do latim *poena* (pena ou punição).[3-5]

Segundo IASP International Association for the Study of Pain, dor é definida como uma experiência sensitiva e emocional desagradável associada ou relacionada à lesão real ou potencial dos tecidos.[6]

■ OBJETIVO

Apesar da disponibilidade atual de diversas alternativas, os pacientes ainda recebem abordagem e tratamento inadequados.

Este capítulo tem como objetivo a orientação na abordagem médica inicial ao paciente com câncer e sua dor física, auxiliando a identificação e avaliação clínica dos diversos padrões e tipos de dor sensitiva, o reconhecimento sindrômico das inúmeras causas de dor no paciente oncológico e com isso o direcionamento adequado para a melhor estratégia terapêutica inicial.

■ INTRODUÇÃO

A dor é um sintoma muito frequente em pacientes com câncer e sua prevalência aumenta com a progressão da doença. Ela pode estar relacionada à própria lesão tumoral, pode ser secundária à mesma ou ainda estar associada ao tratamento antineoplásico, quer seja cirúrgico, quimioterápico, radioterápico, hormonoterápico ou imunoterápico.[7]

A causa mais comum de dor em pacientes oncológicos está relacionada diretamente ao câncer e sua capacidade de invasão de partes moles, vísceras, ossos, sistema nervoso periférico ou central.

A dor secundária ao câncer pode estar relacionada à imobilidade, úlceras de pressão, linfedema, trombose venosa profunda e arterial, aumento da pressão intracraniana, constipação crônica, retenção urinária e contratura miofascial.

A experiência de dor é provocada por um estímulo nocivo que deflagra a ativação do sistema nociceptivo responsável pela percepção da mesma. Este estímulo é transmitido para terminações nervosas periféricas, para fibras nociceptivas específicas até chegar à medula espinhal. Da medula, a informação nociva é enviada para o tronco cerebral, tálamo, sistema límbico e áreas corticais. O sistema reticular no tronco cerebral é responsável pelas respostas neurovegetativas adrenérgicas que levam ao aumento da frequência cardíaca e pressão arterial. Através do tálamo, a informação nociva é localizada espacialmente e enviada para o sistema límbico e cortical. É no sistema límbico que ocorre a interpretação da informação nociva em dor física propriamente dita, sobretudo em seu componente afetivo. No córtex sensitivo ocorre a interpretação completa da experiência dolorosa e no córtex motor as respostas reativas para este estímulo.[7,8]

O sistema nociceptivo tem sua atividade modulada pelo sistema supressor da dor que por meio de tratos descendentes e ascendentes exercem uma atividade inibitória. Portanto, a interrupção da experiência de dor é alcançada pelo bloqueio ou confusão do sistema nociceptivo ou pela ativação e estimulação do sistema supressor ou modulador. A dor crônica não é apenas uma extensão temporal da dor aguda, os estímulos nocivos repetidamente acarretam diversas modificações no sistema nervoso central tanto do sistema nociceptivo como também do sistema supressor.[7]

A caracterização da síndrome dolorosa relacionada ao câncer, ou seja, o conjunto de sinais e sintomas relacionados à dor pode nortear a provável etiologia, a melhor opção de tratamento e determinar o prognóstico da dor e, por vezes, também do câncer. A síndrome dolorosa relacionada ao câncer pode ser inicialmente dividida em aguda e crônica.[9]

As causas agudas de dor geralmente estão relacionadas diretamente ao câncer em si ou à terapia antineoplásica. Frequentemente acompanham o período do diagnóstico ou as intervenções diagnósticas ou terapêuticas. A dor aguda apresenta início súbito e marcado. Possui relação objetiva com injúrias teciduais traumáticas, inflamatórias ou infecciosas. Tem como característica a resposta aos analgésicos e anti-inflamatórios, e não costuma recorrer após a cura da injúria tecidual. São observadas a verbalização, associada ou não, com expressões faciais de sofrimento, a postura antálgica e de proteção, e a resposta simpática como sudorese, aumento da pressão arterial e frequência cardíaca, ansiedade imediata e agitação.[9]

Por sua vez, as causas de dor crônica costumam apresentar relação com a extensão da neoplasia, podem estar associadas tardiamente ao ato pós-operatório, pós-radioterapia e como complicação de quimioterapia, terapia hormonal ou imunoterapia. Diferentemente da dor aguda, o paciente com dor crônica não apresenta relato de seu início com exatidão, não costuma apresentar resposta simpática tão acentuada como ocorre na dor aguda e muitas vezes não se observam a verbalização, expressões faciais de sofrimento, nem postura antálgica e de proteção. A intensidade da dor pode oscilar conforme maior participação dos aspectos psicossociais. A associação com distúrbios do humor, ansiedade, atenção, sono e fadiga são frequentes. A dor crônica costuma recorrer ou ser contínua.

Tanto a dor aguda como a crônica podem ser classificadas através do seu mecanismo fisiopatológico em nociceptiva ou somática, neuropática e simpaticomimética.

A dor nociceptiva pode ter origem nos tecidos ósseo, muscular, ligamentar, tecido cutâneo, subcutâneo ou em mucosas e vísceras. Pode ser localizada (dor somática superficial) ou difusa (dor somática profunda e dor visceral).[7] É deflagrada simultaneamente ao início da estimulação. A dor nociceptiva, com exceço a de origem visceral, apresenta relação de precisão com o local da injúria ou lesão, tornando o estímulo nocivo identificável. Frequentemente estão presentes sinais inflamatórios no local.

A dor visceral é caracteristicamente mal definida, sendo referida segundo a distribuição metamérica e podendo ser acompanhada de manifestações neurovegetativas (náusea, vômitos, palidez e sudorese fria). Nem toda víscera apresenta receptores para dor. As vísceras ocas podem apresentam dor do tipo cólica com aumento da pressão intraluminal.

A dor nociceptiva miofascial pode ocorrer na musculatura estriada esquelética por lesão tecidual direta e contratura muscular, podendo ser agravada pelo alongamento passivo da região ou contratura voluntária da mesma. Geralmente, apresenta-se com hipertonia muscular local e por vezes "nódulos" musculares dolorosos (pontos sensíveis satélites dentro da área de referência dolorosa do ponto deflagrador inicial). Pode apresentar como sugestão diagnóstica a presença de um ponto doloroso muscular deflagrador (ponto sensível) e a reprodução da dor por manobras de estiramentos da musculatura afetada ou por compressão de raízes nervosas adjacentes. Por vezes, a dor miofascial pode estar associada à dor neuropática por compressão de nervos periféricos ou raízes adjacentes.

A remoção do fator causal e utilização de medicações analgésicas, anti-inflamatórios e opioides provocam alívio da dor nociceptiva.

A dor neuropática é consequente à lesão parcial ou total de qualquer região do sistema nervoso periférico (nervo, plexo e raiz) ou do sistema nervoso central (medula espinhal e encéfalo). A dor neuropática pode ser percebida superficial ou profundamente, e pode irradiar para o território nervoso lesado. Pode ser descrita como espontânea (contínua ou intermitente) ou evocada.[7] Os pacientes podem descrevê-las de várias maneiras como, por exemplo, "ardência", "queimação", "formigamento", "pontada", "agulhada", "espetada" ou "choque". Frequentemente ocorre déficit sensitivo no local da dor neuropática.

A dor neuropática pode ser aliviada com determinadas medicações antidepressivas e anticonvulsivantes, e apresentam pouca resposta aos opioides, com algumas exceções como, por exemplo, a oxicodona e a metadona.

A dor simpaticomimética, dor reflexa simpática ou síndrome do complexo de dor regional apresenta características de dor neuropática, porém sem haver uma correlação entre a queixa de dor com o referido território neuroanatômico esperado. Possui uma distribuição regional sem apresentar correspondência com possíveis dermátomos. Costuma ser uma condição dolorosa desproporcional à duração e intensidade do curso comum de lesão habitual. Frequentemente podem estar presentes alterações sensitivas distais, motoras, sudomotoras, vasomotoras e tróficas. Existem dois subtipos da síndrome do complexo de dor regional: 1) tipo I: pacientes sem evidências de lesão de nervo periférico, representa aproximadamente 90% das apresentações; e 2) tipo II: pacientes com evidências de lesão de nervo periférico.[10,11]

Muitos pacientes portadores de neoplasia maligna avançada podem sofrer de mais de um tipo de dor, a dor mista, tanto por excesso de estímulos nociceptivos quanto por destruição das fibras e vias nociceptivas (somática e neuropática periférica ou central).

■ AVALIAÇÃO MÉDICA DA DOR NO PACIENTE ONCOLÓGICO

Preferencialmente, a abordagem inicial do paciente oncológico com dor deverá ser multidisciplinar (médica, psicológica, social, nutricional, reabilitação fisioterápica e fonoterápica, quando necessária). A avaliação médica inicial deverá ser meticulosa, detalhada e realizada em um ambiente tranquilo. Geralmente, os pacientes se apresentam bastante desgastados pela intensa peregrinação assistencial. O acolhimento é fundamental. É necessário desenvolvimento de empatia para a continuidade e aderência às propostas terapêuticas. A abordagem inicial dever ser feita de forma humanizada, transmitindo segurança e confiança de que será feito o melhor possível para o paciente, focando na individualidade do mesmo e sua dor.

A relação médico-paciente se inicia no primeiro contato e existem expectativas de ambas as partes. O paciente espera ser ouvido e saber ouvir fortalece a relação iniciada. Ele espera do médico interesse por ele próprio como ser humano e não apenas por sua doença. O desenvolvimento da estratégia terapêutica deve visar o paciente e suas individualidades, e não apenas a doença como entidade única. A informação deve ser transmitida com clareza e paciência, abordando todas as etapas de seu diagnóstico e tratamento. A repetição da informação muitas vezes se faz necessária. O paciente espera ser acolhido, e esta expectativa se torna mais intensa com a cronicidade do quadro, a progressão da doença oncológica e as reflexões sobre finitude.

É necessária uma revisão sistemática de avaliações clínicas, diagnósticos e tratamentos anteriores. Erros podem ocorrer, sintomas importantes podem ser subvalorizados pelos pacientes e com isso omitidos. Portanto, são necessários uma anamnese bem detalhada e um exame físico elaborado que inclua a avaliação objetiva e funcional musculoesquelética e neurológica.

Anamnese

O termo anamnese tem como significado a "relembrança" (anamnese, do grego *ana*, trazer de novo e *mnesis*, memória ou lembrança).[3,12] A obtenção da história clínica da dor e suas características é a parte mais importante da avaliação. A anamnese de pacientes oncológicos com dor deverá incluir, além da anamnese clássica habitual (queixa principal, história da doença atual, história patológica pregressa, história familiar e psicossocial), a descrição aprofundada da dor e suas características, a história oncológica incluindo as etapas de diagnóstico, estadiamento e as terapêuticas específicas realizadas (cirurgia, quimioterapia, radioterapia, hormonoterapia e imunoterapia). A Tabela 6.1 apresenta uma revisão dos componentes da história médica clássica.[12-15]

A narrativa espontânea do paciente fornece ao examinador importantes informações que auxiliam no direcionamento do problema, porém, na maioria das vezes, devem ser complementadas com ponderações e pontuações diretas para aquisição completa e detalhada da história médica.

Para melhor caracterização da dor no paciente oncológico, alguns tópicos específicos serão revisados para orientar a anamnese dirigida e o exame físico complementar apropriado para o diagnóstico e consequentemente o tratamento.

Tabela 6.1. Componentes da história médica clássica[12-15]

Identificação
Queixa principal
História da doença atual   • Início   • Sequência temporal ou cronológica   • Qualidade do(s) sintoma(s)   • Quantificação do(s) sintoma(s)   • Fatores desencadeantes ou agravantes   • Fatores atenuantes   • Sintomas associados   • Problemas médicos associados
Anamnese dirigida
História patológica pregressa   • Procedimentos cirúrgicos, transfusões e intercorrência clínico-anestésicas   • Internações hospitalares ou intercorrências   • Traumatismo   • Medicações prescritas, automedicação e suplementação nutricional   • Alergias   • Doenças da infância   • Doenças prévias significativas   • História da gravidez e parto
História familial e familiar   • História da pessoa   • Nível educacional   • História ocupacional   • Situação da vida atual   • Estrutura familiar   • Hábitos de saúde   • Dieta e nutrição   • Atividade física   • Crença   • Fumo, bebidas alcoólicas, drogas ilícitas e vícios   • Atividade sexual e cuidados   • Rotina diária, lazer, interesses especiais e aspirações

• Características da dor

É fundamental que se obtenha a descrição detalhada da dor com relação a sua localização e distribuição, qualidade, intensidade, duração e periodicidade, e as reações afetivas concomitantes ou correlacionadas com ela.[15]

• Localização e distribuição

A descrição da localização da dor somática de tecidos superficiais é bem delimitada e com frequência apresenta relação visível com a injúria tecidual (dor localizada ou pontual).

Diferentemente, a dor somática de tecidos profundos e a dor visceral são descritas como mais difusas, mal delimitadas e não apresentam relação de exatidão topográfica com a estrutura acometida, podendo ser referidas distantes do local de origem, porém dentro de um mesmo segmento (dor referida).

Tanto a dor localizada quanto a dor referida podem apresentar hiperalgesia, hiperestesia e contratura muscular. Os distúrbios autonômicos podem estar presentes e são associados mais frequentemente à dor referida de origem visceral.

A Tabela 6.2 apresenta a relação entre vísceras ou estruturas, com suas respectivas referências de dor (dor referida).

Tabela 6.2. Dor referida[13,14]

Origem da dor	Local onde a dor é referida
Ápice pulmonar	Ombro
Coração	Região esternal e paraesternal, membros superiores (classicamente a esquerda), pescoço, mandíbula, epigástrio (C8-T8)
Esôfago	Região retroesternal
Diafragma e cápsula hepática	Ombro (C4)
Rim	Dorso inferior e lombar (T11-L1)
Ureter (superior)	Região inguinal, testículos, anexos
Ureter (inferior)	Bolsa escrotal, grandes lábios
Próstata	Lombar (T10-T12) e perineal
Útero	Lombar (T10-T12) e perineal
Anexos ginecológicos	Face anterior da coxa
Facetas cervicais superiores	Occipital, vértice, região frontal
Facetas cervicais inferiores	Ombro, região cervical e escápula
Facetas lombares	Região inguinal, glúteos, face anterior e posterior de coxa, panturrilhas, pode ser referida na linha média acima de L5
Articulações sacroilíacas	Região inguinal, glúteos, face anterior e posterior de coxa, panturrilhas, pode ser referida na linha média acima de L5

A dor projetada, também chamada de transmitida ou irradiada, é expressa, como o próprio nome sugere, de forma irradiada através de trajeto nervoso periférico ou distribuição de segmentos específicos como raízes e plexos nervosos (dor neuropática irradiada).

Ao contrário da dor referida, a dor projetada pode estar associada à redução ou ausência do reflexo tendinoso correspondente.

As Figuras 6.1 a 6.3 apresentam esquema de um dermátomo, uma área de pele que é inervada por fibras que se originam de um único gânglio nervoso dorsal (dermátomo, "corte de pele").[3]

A síndrome dolorosa regional complexa (SDRC) (antigamente conhecida como causalgia, distrofia simpático-reflexa, algodistrofia, atrofia de Sudeck, osteoporose transitória ou atrofia aguda do osso) apresenta características de dor com padrão do tipo neuropático, porém sem que haja correlação entre a queixa de dor e o território neuroanatômico esperado. Possui distribuição regional sem apresentar correlação com os dermátomos e nervos periféricos correspondentes. A dor apresentada é desproporcional à duração e intensidade de uma lesão habitual.[10,17] Frequentemente, podem estar presentes alterações sensitivas distais, motoras, sudomotoras, vasomotoras e tróficas.

A SDRC pode ser diagnosticada clinicamente pela aplicação dos critérios de Budapest revisados.

• Tipo ou qualidade

A versão brasileira do questionário de dor McGill é um instrumento rápido e fácil para avaliação das dimensões sensitivo-discriminativas, afetivo-motivacional e cognitivo-avaliativa da dor através do autorrelato. O questionário é dividido em 20 categorias, onde cada categoria possui diversas opções de respostas. As opções são lidas para o paciente e ele deve escolher, dentro de cada categoria, ao menos uma opção de resposta que melhor represente a dor que sente (Tabela 6.3). As categorias de 1 a 10 correspondem às respostas sensitivas, categorias 11 a 15 correspondem às respostas afetivas, a categoria 16 possui caráter avaliativo e categorias 17 a 20 apresentam características diversas.[18,19]

• Duração e periodicidade

A determinação dos aspectos temporais da dor como início, duração, intervalos, horários, relacionamento psicossocial e a curva intensidade-tempo são fundamentais para a compreensão da etiopatogenia da dor e seu diagnóstico.[22]

A Figura 6.4 apresenta de forma ilustrativa a curva intensidade-tempo de diversos tipos de dor.

• Intensidade

A intensidade da dor pode ser a característica mais subjetiva a ser mensurada em pacientes oncológicos com dor crônica. A intensidade de dor pode apresentar oscilação de acordo com o nível de influência dos fatores afetivos e psicossociais.

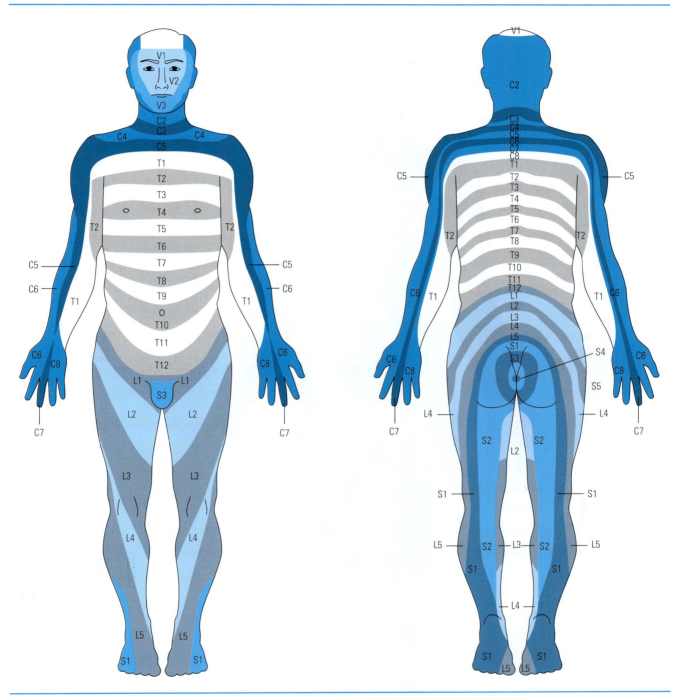

Figura 6.1. Dermátomos correlacionados, frente e verso. (Dermatomes – Copyright © 2019 Codev Ltd.)[16]

Na tentativa de se padronizar a intensidade da dor foram criadas ferramentas (escalas) para tornar esta avaliação mais rápida e objetiva. Existem diversos tipos de escalas para avaliação da intensidade da dor como, por exemplo, a Escala Visual/Verbal Numérica, Escala Visual Analógica e Escala de Faces de Dor. A escolha do tipo de escala dependerá da preferência do profissional frente às peculiaridades de cada paciente.[21]

A Escala de Faces de Dor é mais utilizada em pacientes com dor aguda, uma vez que pacientes com dor crônica, como a maioria dos pacientes oncológicos com dor, podem não apresentar expressões faciais de sofrimento ou dor.

Uma escala muito utilizada, simples e bastante informativa é a Escala Visual/Verbal Numérica (EVN), que objetiva a mensuração da dor em valores numéricos pela autodescrição, como apresentado na Figura 6.5.[22]

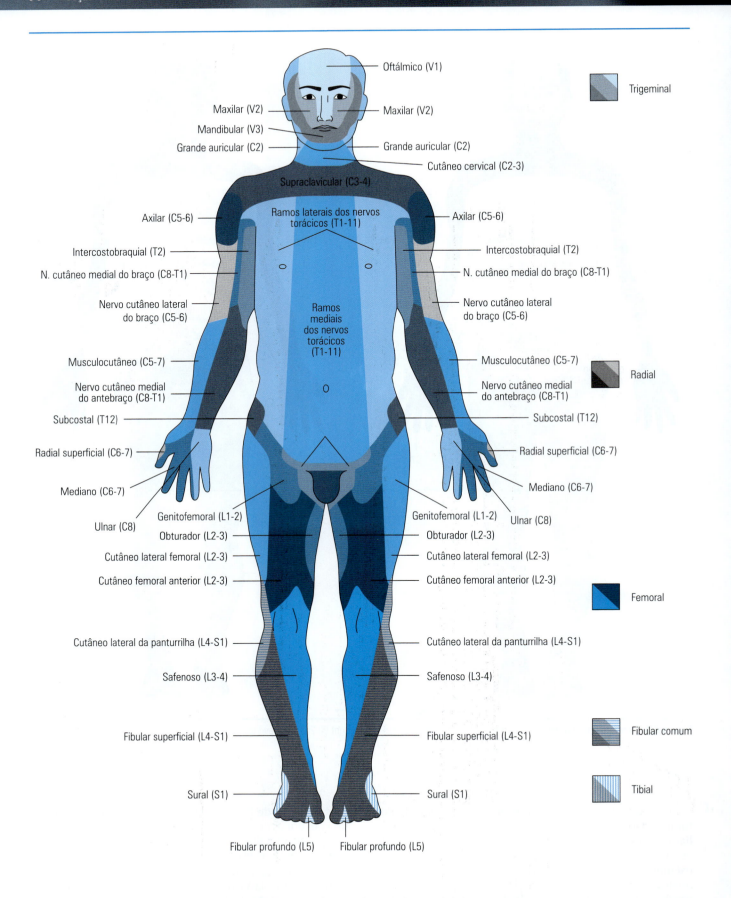

Figura 6.2. Nervos periféricos, frente. (Dermatomes – Copyright © 2019 Codev Ltd.)[16]

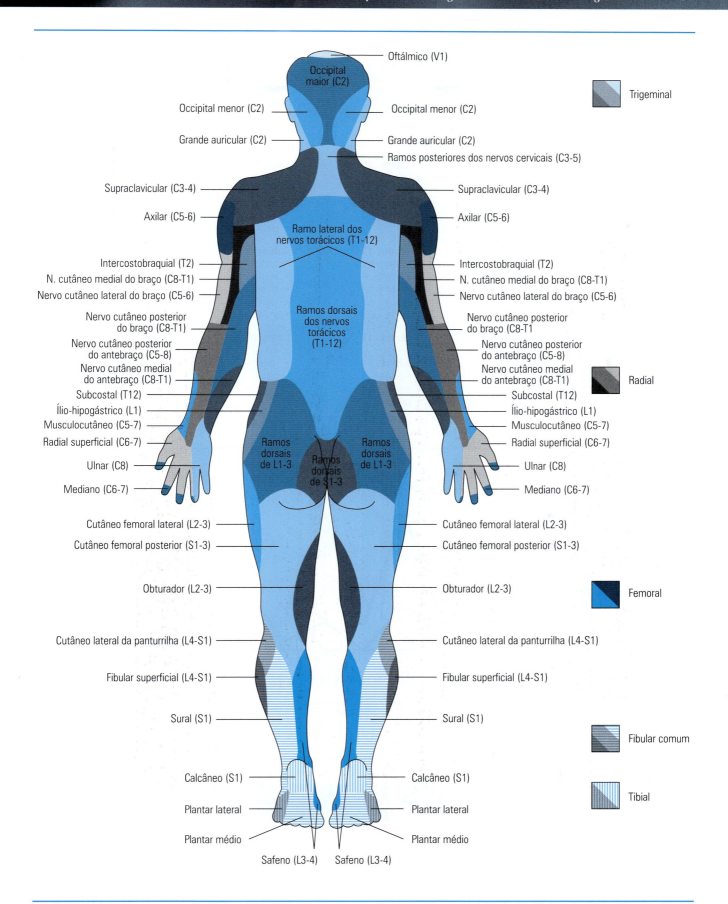

Figura 6.3. Nervos periféricos, verso. (Dermatomes – Copyright © 2019 Codev Ltd.)[16]

Tabela 6.3. Questionário de dor McGill, versão brasileira e adaptada[18,19]

Categoria 1 • vibração • tremor • pulsante • latejante • batida • pancada	Categoria 2 • pontada • choque • tiro	Categoria 3 • agulhada • perfurante • facada • punhalada • em lança	Categoria 4 • fina • cortante • estraçalhada	Categoria 5 • beliscão • aperto • mordida • cólica • esmagamento
Categoria 6 • fisgada • puxão • torção	Categoria 7 • calor • queimação • fervente • em brasa	Categoria 8 • formigamento • coceira • ardor • ferroada	Categoria 9 • mal localizada • dolorida • machucada • doída • pesada	Categoria 10 • sensível • esticada • esfolante • rachando
Categoria 11 • cansativa • exaustiva	Categoria 12 • enjoada • sufocante	Categoria 13 • amedrontada • apavorante • aterrorizante	Categoria 14 • castigante • atormentada • cruel • maldita • mortal	Categoria 15 • miserável • enlouquecedora
Categoria 16 • chata • incômodo • desgastante • forte • insuportável	Categoria 17 • espalha • irradia • penetra • atravessa	Categoria 18 • aperta • adormece • repuxa • espreme • rasga	Categoria 19 • fria • gelada • congelante	Categoria 20 • aborrecida • nauseante • agonizante • pavorosa • torturante

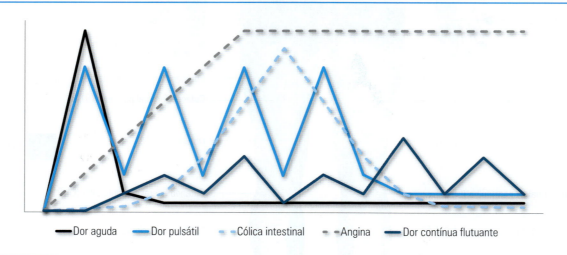

Figura 6.4. Curvas intensidade-tempo, dor.[15,20]

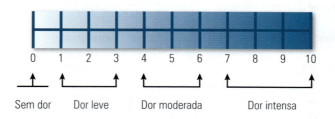

Figura 6.5. Escala Visual/Verbal Numérica de Dor.[22]

Exame físico

O exame físico inicial de pacientes oncológicos com dor consiste na avaliação objetiva neuromuscular que inclui inspeção, palpação e percussão, avaliação musculoesquelética, amplitude de movimentos, teste da sensibilidade, força, reflexos, testes especiais e manobras provocativas.

A avaliação da marcha pode ser conduzida informalmente como parte do processo de observação geral ou formalmente durante a parte motora do exame neurológico. Embora existam diversos tipos de marchas patológicas, para um exame físico direcionado à dor é fundamental que se perceba a presença da marcha antálgica, que pode ser caracterizada por uma postura de proteção em que o paciente evita apoiar o peso no membro ou articulação afetada para assim diminuir o tempo e a carga na fase de apoio sobre o mesmo. Também podem existir posturas viciosas, encurtamentos musculares e a perda do automatismo dos braços ao deambular, por apresentarem bloqueio por dor.

Outros padrões anormais de marcha podem ser causados por déficit de equilíbrio, déficits de força ou disfunções musculoesqueléticos.

É importante que se atente ao risco de queda de cada paciente e, se necessário, encaminhe para reabilitação motora e do equilíbrio, prevenindo, assim, possíveis fraturas e consequente dor relacionadas à queda.

• Avaliação psicocognitiva

O examinador deve estar atento às características afetivas relacionadas à dor e possíveis associações com transtorno do humor depressivo e/ou ansiedade, que frequentemente estão associados à dor crônica dificultando a avaliação objetiva, e por vez interferindo na frequência e intensidade da mesma.

• Inspeção

Após o término das observações gerais da dor física e seu componente afetivo, a atenção deve se voltar para o início do exame neuromusculoesquelético. O exame se inicia com a inspeção postural global e da região afetada a procura de sinais de eritema, edema, hematomas, derrame articular periférico ou lacerações, bem como evidência de trauma mais remoto, como cicatrizes.

Além disso, o examinador deve estar atento às evidências de contratura muscular local, erupções cutâneas, infecções, lesões herpéticas, alterações sudomotoras, alterações da coloração da pele (palidez, eritema e cianose), crescimento anormal de pelos e *cutis anserina*. A *cutis anserina* é uma manifestação piloeretora que, quando presente de forma segmentar, pode estar relacionada com disfunção autonômica consequente a hipersensibilidade pela denervação de raiz nervosa e nervos ao nível do forame intervertebral.[23]

Ao inspecionar estruturas musculares é importante que se observe volume e simetria, buscando qualquer atrofia, hipertrofia, fasciculação ou massa que esteja presente. A hipertrofia sugere uso excessivo ou compensatório, enquanto atrofia e fasciculação podem indicar um distúrbio do segundo neurônio motor.

A inspeção postural e avaliação das curvaturas fisiológicas cervical, torácica e lombossacral também são importantes. A observação da coluna vertebral deve se concentrar no reconhecimento de curvaturas anormais nos planos coronal e sagital como, por exemplo, o aumento da cifose na região cervicotorácica, lordose acentuada ou reduzida na região lombar e escoliose em qualquer região da coluna vertebral. A lordose reduzida ou escoliose funcional pode significar espasmo muscular paraespinhal importante, enquanto lordose lombar exagerada pode indicar musculatura abdominal enfraquecida ou medula ancorada.[24,26]

• Palpação e percussão

Para nortear a identificação das estruturas de partes moles a serem palpadas, são tomadas como referência algumas estruturas ósseas. Como referências ósseas cervicais e torácicas são utilizados os processos espinhosos, o processo mastóideo, ínion (protuberância occipital externa) e as regiões paraespinhais correspondentes às articulações facetárias. As referências ósseas lombossacrais incluem os processos espinhosos, o cóccix, o osso ilíaco, incluindo a espinha ilíaca superior posterior e as regiões paraespinhais, correspondentes às articulações sacroilíacas e facetárias.[24,26]

A presença de maior sensibilidade ou desconforto à palpação destas estruturas ósseas pode auxiliar a localização da origem nociceptiva. Por exemplo, sensibilidade à palpação do processo espinhoso pode sugerir acometimento vertebral inflamatório ou neoplásico da estrutura. Durante a palpação de estruturas também é possível determinar presença de calor local.

A palpação deve ser realizada de maneira sistemática, comparativa e uniforme iniciada na área menos dolorosa para a mais dolorosa. Isto permite uma comparação entre os tecidos normais e os dolorosos. O objetivo da palpação é identificar e delinear massas subcutâneas, edema e contraturas musculares, avaliar pulsos e localizar pontos de gatilho miofasciais.

A palpação da região cervical e do tronco pode identificar adenomegalias (cervicais, supraclaviculares e axilares), contraturas musculares, pontos de gatilho miofasciais e avaliação da integridade e estabilidade costovertebral.

A palpação de membros superiores pode identificar alterações sensoriais, tônus muscular, assimetria de pulso, tendinopatias e instabilidade articular.

A palpação da coluna lombar é iniciada pela identificação dos pontos de referência ósseos, especificamente as cristas ilíacas. Uma linha imaginária horizontal entre as cristas ilíacas pode orientar a localização do nível vertebral correspondente ao espaço entre a 4ª e 5ª vertebra lombar.[26] A palpação dos tecidos moles da região paravertebral lombar é importante para avaliar o tônus da musculatura de sustentação, presença de contratura muscular, a localização dos pontos de gatilho e a presença de massas, abscessos ou lipomas.

A palpação da parede abdominal pode auxiliar na diferenciação entre causas de dor localizadas na parede ou dentro da cavidade abdominal. A parede abdominal e o peritônio parietal recebem inervação dos seis últimos nervos intercostais, portanto, patologia acometendo a parede torácica poderá ser referida no abdome.

O exame retal por meio do toque digital pode auxiliar o diagnóstico diferencial entre síndrome do piriforme e coccidinia.

A percussão de estruturas específicas também fornece informações úteis. A dor à percussão de estruturas ósseas pode indicar fratura, abscesso ou infecção.

• Amplitude de movimento

Para compreensão e avaliação da amplitude de movimento de uma determinada articulação é importante que se tenha conhecimento prévio do tipo de articulação a ser avaliada, da sua função, da musculatura agonista e antagonista envolvida e da amplitude normal esperada para cada movimento.

As articulações podem ser de três tipos: 1) sinovial (ou diartrose); 2) fibrosa (ou sinartrose); e 3) cartilagínea (ou anfiartrose). As articulações de maior mobilidade e maior interesse para avaliações de amplitude de movimento são articulações sinoviais dos membros e articulações da coluna vertebral.

A postura antálgica em pacientes com inflamação articular ou muscular (por trauma, neoplasia ou infecção) é apresentada pela semiflexão da articulação envolvida por apresentar menor tensão na cápsula articular ou na musculatura executora.

A amplitude de movimento pode ser avaliada de forma ativa ou passiva. A movimentação ativa é aquela provocada pelo próprio esforço do paciente, enquanto a passiva é gerada pelo examinador movendo um segmento articulado do corpo através de seu arco de movimento. A frouxidão articular ou ligamentar pode resultar em mobilidade articular aumentada, enquanto a dor e anormalidades estruturais (por exemplo, estenoses, artrite, capsulites, encurtamento muscular) podem limitar a amplitude de movimento.

Durante a avaliação da amplitude de movimento passiva, com o paciente relaxado, é possível avaliar também o tônus muscular. A hipotonia pode ser observada em polineuropatias, miopatias e certas lesões da medula espinhal. A hipertonia é dividida em elástica e plástica. A espasticidade pode ser vista com a excitação dos arcos reflexos da coluna vertebral ou com a perda do controle inibitório descendente nos tratos reticulospinhal ou rubroespinhal. A hipertonia elástica é comumente observada após lesões no cérebro e na medula espinhal, correspondendo à lesão do primeiro neurônio motor. A hipertonia plástica, um aumento generalizado no tônus muscular, é característica das doenças extrapiramidais, e deve-se a lesões no sistema nigroestriatal.

A mobilidade da coluna cervical inclui flexão, extensão, rotação e flexão lateral da cabeça. Na coluna cervical, a metade do arco de flexão e extensão ocorre entre o occipital e C1, e a outra metade é distribuída ao longo da coluna cervical. Com relação à rotação cervical, aproximadamente a metade do arco de rotação ocorre entre a articulação de C1 e C2, e a outra metade é distribuída uniformemente pela coluna cervical. A amplitude normal de movimento na coluna cervical é de 65° de flexão (queixo no peito), 45° de extensão (olhar para cima), 35° a 45° de flexão lateral e 50° ou mais se de rotação (queixo no ombro).[26]

A mobilidade da coluna lombar, assim como a coluna cervical, também inclui flexão, extensão, rotação e flexão lateral. As amplitudes normais de movimentação da coluna lombar incluem 85° de flexão lombar verdadeira (sem incluir o movimento do quadril), 60° de extensão, 40° de flexão lateral e 50° de rotação.[24]

A mobilidade da coluna torácica e da região sacral são pequenas.

As mobilidades costovertebral e condrocostal devem ser avaliadas através de movimentos ventilatórios de inspiração e expiração de forma comparativa e simétrica.

O teste da amplitude de movimento da articulação temporomandibular consiste na avaliação harmônica e simétrica na execução da depressão, elevação, protrusão, retração e lateralização da mandíbula.

O exame da face se baseia principalmente na avaliação sensitiva e motora dos nervos cranianos (Tabela 6.8), da integridade das estruturas óssea e partes moles, e da articulação temporomandibular.

O exame das regiões cervical e lombar é baseado em avaliações motoras, sensoriais e de reflexos, que são melhores analisados de maneira integrada (Tabelas 6.4, 6.5 e 6.6).

• Força

A força muscular pode ser definida como a capacidade de um grupamento muscular em exercer uma tensão submáxima. Normalmente, a força muscular é testada e graduada de 0 a 5 (força normal). Este teste é dependente da compreensão e participação do paciente para execução da ativação submáxima do grupamento muscular desejado, e paciente com dor pode não ser capaz de realizar o esforço desejado para tal ativação. O teste de força muscular deve ser realizado bilateralmente e avaliação comparativa entre grupos musculares correspondentes pode auxiliar na identificação de déficits sutis.

A fraqueza muscular de predomínio proximal pode sugerir miopatia, enquanto fraqueza muscular de predomínio distal pode indicar polineuropatia.

É importante distinguir entre a fraqueza induzida pela dor e a fraqueza neurológica verdadeira, geralmente acompanhada por alterações dos reflexos tendinosos profundos e alterações tróficas dos músculos.

A fraqueza muscular generalizada pode ser encontrada em pacientes oncológicos em estágio avançado que apresentam caquexia e sarcopenia importante. As manobras antigravitacionais para membros superiores (manobra dos braços estendidos) e para membros inferiores (manobras de Mingazzini e Barrè) podem ser utilizadas em pacientes menos colaborativos ou com maior limitação funcional.[8,25]

A Tabela 6.4 apresenta a graduação do teste de força muscular, função e inervação correspondente.[24,26]

• Sensibilidade

A sensibilidade pode ser didaticamente dividida em: 1) superficial ou exteroceptiva (dolorosa, térmica, tátil protopática e tátil epicrítica); 2) profunda ou proprioceptiva (vibratória, pressórica e posicionamento segmentar); e

Tabela 6.4. Avaliação segmentar de força, inervação correspondente e função muscular[24]

Teste de força muscular	
Grau 0	Sem movimentação e sem palpação da contração muscular
Grau 1	Sem movimentação e com palpação da contração muscular
Grau 2	Movimentação que não vence a gravidade
Grau 3	Movimentação que vence a gravidade, porém não vence a resistência
Grau 4	Movimentação plena com força diminuída contra resistência
Grau 5	Movimentação plena com força plena

Membros superiores			
Músculo	**Raiz nervosa**	**Nervo**	**Função**
Deltoide	C4-C5	N. axilar	Abdução do ombro
Bíceps	C5	N. musculocutâneo	Flexão do cotovelo
Extensor radial longo do carpo	C6	N. radial	Extensão do punho
Pronadores	C6	N. mediano	Pronação do antebraço
Tríceps	C7	N. radial	Extensão do cotovelo
Flexor profundo dos dedos	C8	N. interósseo anterior	Flexão dos dedos
Abdutor do dedo mínimo	T1	N. ulnar	Abdução do 5º quirodáctilo

Membros inferiores			
Músculo	**Raiz nervosa**	**Nervo**	**Função**
Iliopsoas	L2	N. femoral	Flexão do quadril
Quadríceps	L3	N. femoral	Extensão do joelho
Tibial anterior	L4	N. tibial profundo	Dorsiflexão do tornozelo
Extensor longo do hálux	L5	N. tibial profundo	Extensão do hálux
Tensor da fáscia *lata*	L5	N. glúteo superior	Abdução do quadril
Gastrocnêmico e solear	S1	N. tibial	Flexão plantar

3) função sensorial cortical (estereognosia e grafiestesia; respectivamente, a percepção do objeto na mão e da escrita palmar) capaz de decodificar os estímulos em áreas corticais primárias (córtex parietal).[8]

A realização do exame neuromuscular detalhado, com obtenção de informações a respeito das alterações na sensibilidade, como a sensibilidade tátil, térmica e vibratória, associadas com anormalidades nos achados dos testes de força e reflexo, podem auxiliar a localização neuroanatômica da dor de padrão neuropático.

As alterações sensoriais devem ser descritas em termos padronizados para criar um registro universal dos sintomas. A pesquisa da sensibilidade deve ser realizada sempre que possível com avaliação comparativa da área correspondente contralateral. A hiperestesia é uma sensação desproporcional com relação ao estímulo aplicado. Ela pode ser dividida em hiperalgesia e alodinia. A hiperalgesia é uma dor de forte intensidade em resposta a um estímulo nocivo leve, como uma picada de agulha (*pinprick*). A alodinia é a sensação de dor em resposta a um estímulo não nocivo, como toque suave na pele. A hipoestesia é a diminuição da percepção do estímulo aplicado.

As fibras C podem ser testadas usando-se tanto um estímulo doloroso (*pinprick*) quanto térmico com temperatura acima de 45 ºC. As fibras Aδ são testadas usando-se *pinprick* e o frio. As fibras Aβ são avaliadas por meio de um toque suave, vibração ou determinada posição segmentar de articulação distal.

A sensibilidade vibratória é testada com um diapasão de 128 Hz e possui uma maior acurácia para localização neuroanatômica quando combinada com o teste de posição segmentar. A redução da sensibilidade vibratória isolada pode ser um sinal precoce de neuropatia de fibras grandes (Aβ) e, se combinado com déficits de posição segmentar, indicam doença do corno posterior ou envolvimento de nervo periférico.[8,26]

Tabela 6.5. Correspondência sensitiva[27]

Raiz nervosa	Localização sensitiva
C2	Protuberância occiptal
C3	Fossa supraclavicular
C4	Região acromioclavicular
C5	Fossa antecubital lateral
C6	Polegar
C7	Dedo médio
C8	Dedo mínimo
T1	Fossa antecubital medial
T2	Ápice axilar
T4	Região mamilar
T6	Nível do processo xifoide
T10	Nível da cicatriz umbilical
T12	Região inguinal
L2	Porção anteromedial da coxa
L3	Porção anteromedial do joelho
L4	Maléolo medial
L5	Porção dorsomedial do pé
S1	Maléolo lateral
S2	Fossa poplítea
S3	Tuberosidade isquiática
S4-5	Transição mucocutânea anal

Tabela 6.6. Reflexos (graduação, resposta e correspondência)[26,27]

Graduação do reflexo	Resposta reflexa
0	Ausente ou abolida
1+	Diminuída
2+	Normal
3+	Aumentada
4+	Clônus sustentado
Correspondência do reflexo avaliado	
Bíceps	C5
Braquiorradial	C6
Pronador	C6
Tríceps	C7
Flexor dos dedos	C8-T1
Patelar	L4
Isquiotibial	L5
Aquileu	S1

A incapacidade de perceber determinada posição segmentar pode estar relacionada com lesão cortical parietal (SNC) ou lesão de nervo periférico. A comparação cuidadosa entre os déficits sensoriais de um paciente em relação ao mapa dos dermátomos clássicos e nervos cutâneos periféricos permite a identificação topográfica de possíveis lesões neurológicas (Figuras 6.1 a 6.3 e Tabelas 6.5 e 6.9).[27]

• Reflexos

A avaliação dos reflexos é parte essencial para o auxílio da localização do nível da lesão neurológica do paciente com dor de padrão neuropática. Os reflexos podem ser divididos em superficiais e profundos.

Os reflexos tendinosos profundos podem ser pesquisados em: 1) flexores dos dedos; 2) estilorradial; 3) bíceps; 4) tríceps; 5) patelar; 6) adutor de coxa; e 7) aquileu. Como nos testes motores e sensoriais, os reflexos tendinosos profundos são ativados em níveis espinhais, periféricos (plexo, raiz e nervo).[25]

Nas neuropatias periféricas (lesão do 2º neurônio motor) os reflexos tendinosos profundos se apresentam diminuídos ou abolidos.

As lesões neurológicas centrais (encéfalo e medula espinhal) representam comprometimento do trato corticoespinhal (1º neurônio motor) ocasionando exacerbação dos reflexos profundos, hiper-reflexia.

O achado de hiper-reflexia do tipo pendular na avaliação do reflexo profundo pode ocorrer na lesão cerebelar.

Dentre os reflexos superficiais com utilidade diagnóstica para determinação da localização da dor, o reflexo cutâneo-plantar presente ou positivo (extensão do hálux, abertura "em leque" dos dedos e tríplice retirada), sinal de Babinski, sugere uma lesão no trato corticoespinhal (encéfalo ou medula espinhal).

A Tabela 6.6 apresenta a gradação dos reflexos, o local a ser testado e correspondência neuroanatômica.[26,27]

• Testes especiais e manobras provocativas

Para avaliação complementar da dor, testes provocativos e manobras especiais podem ser realizadas, regionalmente, para auxiliar na identificação da causa sindrômica de dor.

Como essas manobras são exclusivas para cada área, o conhecimento detalhado da anatomia e da função das estruturas envolvidas é fundamental para a execução e interpretação dos resultados.

A Tabela 6.7 apresenta algumas manobras, testes e sinais que auxiliam o diagnóstico sindrômico da dor.[26]

Tabela 6.7. Testes, manobras e sinais especiais[26]

Teste/manobras de:		Significado
Spurling	*Realização:* com o paciente sentado, realize a extensão e rotação da cabeça do paciente para o lado afetado e, posteriormente, aplique uma compressão axial *Resposta positiva:* dor radicular	Compressão radicular cervical
Lhermitte	*Realização:*com o paciente sentado, flexiona-se a cabeça para frente *Resposta positiva:* percepção abrupta de "choque" na medula em direção cefalocaudal	Lesão da coluna posterior da medula Mielopatia inflamatória e actínica Deficiência de vitamina B12 Intoxicação por vitamina B6
Slump	*Realização:* existem várias etapas e necessita da observação de sintomas em cada uma delas. Com o paciente sentado e as pernas pendentes, realize a flexão toracolombar e, posteriormente, a flexão cervical; solicite que o paciente realize a extensão ativa dos joelhos; com os joelhos estendidos, realize a dorsiflexão dos tornozelos *Resposta positiva:* percepção de "choque" descendente nos membros inferiores	Radiculopatia compressiva
Levantamento da perna estendida (teste de Lasègue)	*Realização:* com o paciente na posição supina, o examinador eleva a perna do paciente com o joelho estendido. Entre 30° e 70°. Para potencialização do teste pode realizar dorsiflexão plantar (Teste de Bragard) ou flexão cervical *Resposta positiva:* percepção de "choque" em região lombar com irradiação para face posterior de coxa	Radiculopatia L4-S1
Estiramento femoral	*Realização:* com o paciente em decúbito ventral, o examinador realiza a extensão do quadril *Resposta positiva:* percepção de dor súbita em face anterior da coxa	Radiculopatia L2-L3 Encurtamento do grupamento muscular
Valsalva	*Realização:* com o paciente sentado, solicite a expiração forçada contra o dorso da mão *Resposta positiva:* reprodução da dor lombar	Radiculopatia Dor discogênica Invasão do canal medular
Phalen	*Realização:* o paciente, forçadamente, pressiona o dorso de uma mão contra outra por 60 segundos *Resposta positiva:* percepção de "choque" no 1°, 2° e 3° quirodáctilos	Compressão do nervo mediano ao nível do túnel do carpo
Tinel	**Nervo mediano** *Realização:* com o martelo, percutir o nervo mediano ao nível do ligamento transverso do carpo *Resposta positiva:* percepção de "choque" no 1°, 2° e 3° quirodáctilos	Compressão do nervo mediano ao nível do túnel do carpo
	Nervo ulnar *Realização:* com o martelo, percutir o nervo ulnar ao nível do túnel cubital com o cotovelo flexão *Resposta positiva:* percepção de "choque" no 4° e 5° quirodáctilos	Compressão do nervo ulnar ao nível do túnel cubital
Pronação de Rainville	*Realização:* com o paciente sentado com o cotovelo flexionado à 90° e contra o tronco, o examinador realiza a supinação do antebraço em pronação contra a resistência do paciente *Resposta:* avaliação da fraqueza da pronação do antebraço pela Graduação do Teste de Força	Radiculopatia C6-C7
Apoio em uma perna de Rainville	*Realização:* a partir da posição sentada, o paciente se levanta apoiado em uma perna sem o auxílio dos braços *Resposta positiva:* avaliação da fraqueza do quadríceps em relação à perna oposta	Radiculopatia L3-L4
Sinal de:		**Significado**
Babinski	*Realização:* realização do estímulo tátil contínuo com início no calcâneo passando pela face plantar lateral até a base dos dedos e hálux *Resposta positiva ou presença do sinal:* extensão do hálux, abertura dos artelhos em leque, flexão parcial do dorso do pé, joelho e quadril	Lesão de primeiro neurônio motor (lesão encefálica ou medular espinhal)
Hoffman	*Realização:* com os dedos em semiflexão, realiza-se leve percussão na unha da falange terminal do dedo médio da mão *Resposta positiva ou presença do sinal:* flexão súbita e breve dos dedos da mão	Lesão de primeiro neurônio motor (lesão encefálica ou medular cervical acima de C5-C6)
Trömner	*Realização:* com os dedos em semiflexão, realiza-se leve percussão na polpa digital da falange terminal do dedo médio da mão *Resposta positiva ou presença do sinal:* flexão súbita e breve dos dedos da mão	Lesão de primeiro neurônio motor (lesão encefálica ou medular cervical acima de C5-C6)

Tabela 6.8. Pares cranianos (função motora e sensorial)[28]

Nervo craniano	Função
1º par: olfatório	Função sensorial: olfato
2º par: óptico	Função sensorial: acuidade visual e campo visual
3º par: oculomotor	Função motora: elevação palpebral, movimentação ocular dos músculos reto medial, reto superior, reto inferior e ciliar Função parassimpática: constrição pupilar
4º par: troclear ou patético	Função motora: movimentação ocular do m. oblíquo superior
5º par: trigêmio	Função sensorial: face e córnea Função motora: abertura mandibular e mastigação
6º par: abducente	Função motora: movimentação lateral do olho
7º par: facial	Função sensorial: gustatória (2/3 anterior da língua) e faringe Função motora: mímica facial Função parassimpática: lacrimejamento e salivação
8º par: vestibulococlear	Função sensorial: audição e equilíbrio
9º par: glossofaríngeo	Função sensorial: gustatória (1/3 posterior da língua), nasofaringe e reflexo do engasgo Função motora: deglutição e fonação faríngea Função parassimpática: salivação e reflexo carotídeo
10º par: vago ou pneumogástrico	Função sensorial: sensibilidade retroauricular Função motora: deglutição e fonação faríngea Função parassimpática: reflexo carotídeo, sudorese, ação parassimpática cardíaca, pulmonar e gastrointestinal
11º par: acessório	Função motora: rotação da cabeça e elevação dos ombros
12º par: hipoglosso	Função motora: fonação bucal (língua)

Adaptada de Siedel, Henry M. Mosby's Guide to Physical Examination, 5 ed. Philadephia: Elsevier; 2003.

■ SÍNDROMES DOLOROSAS NO PACIENTE ONCOLÓGICO

Diversos sinais e sintomas podem estar presentes durante a avaliação clínica do paciente oncológico com dor. O reconhecimento exato de cada conjunto de sinais e sintomas relacionados à dor, ou seja, uma síndrome dolorosa, auxiliará na compreensão de sua fisiopatologia e, consequentemente, será a base para a formulação da estratégia do tratamento álgico.

As síndromes dolorosas relacionadas ao câncer podem ser compreendidas e didaticamente divididas em agudas e crônicas. As síndromes dolorosas agudas geralmente acompanham o período próximo ao diagnóstico ou as intervenções diagnósticas e terapêuticas. Por sua vez, as síndromes dolorosas crônicas geralmente estão anatomicamente relacionadas à neoplasia e suas consequências diretas ou podem estar relacionadas às consequências crônicas da terapia antineoplásica.[9]

A síndrome dolorosa aguda mais comumente relacionada à terapia antineoplásica é a mucosite oral. A mucosite associada à quimioterapia pode afetar a mucosa de todo trato gastrointestinal e estar presente a partir da primeira semana da administração da droga. As três drogas citotóxicas que mais frequentemente estão relacionadas com mucosite são a doxorrubicina, fluorouracil e metotrexato. A mucosite restrita à orofaringe pode estar relacionada à disfagia de transferência e odinofagia; caso o paciente também apresente disfagia de condução, ou seja, após a deglutição, pode sugerir uma extensão do acometimento para o esôfago. Tanto a mucosite orofaríngea quanto a esofágica podem ocorrer também em pacientes que receberam radioterapia na região da cabeça e do pescoço. Superinfecções por bactérias ou fungos podem complicar a mucosite, tornando sua queixa mais intensa e prolongada.[29]

As síndromes dolorosas agudas relacionadas à radioterapia mais comuns são mucosite, enterite, proctite, plexopatia ou radiculopatia actínica. A enterite relacionada à radioterapia pode ser descrita por dor abdominal do tipo visceral em cólica e sintomas neurovegetativos como náuseas, vômitos e sudorese. A proctite relacionada à radioterapia, consequente a irradiação pélvica, é descrita como dor do tipo visceral em abdome inferior ou pelve em cólica, sintomas neurovegetativos, tenesmo e diarreia com muco e/ou sangue. Estes sintomas, geralmente, são encontrados após algumas semanas do início da radioterapia.

Os pacientes idosos em utilização de quimioterapia concomitante à radioterapia possuem um risco maior de desenvolver toxicidade intestinal relacionada à radioterapia.

Outras síndromes dolorosas relacionadas à radioterapia podem ser descritas, como a cistite actínica, fístulas, linfedema, fratura por osteoporose actínica, osteonecrose com consequente fratura por endarterite obliterante actínica e síndrome da parede torácica.

Atualmente, muitas drogas quimioterápicas disponíveis possuem algum grau de neurotoxicidade. A dor neu-

Tabela 6.9. Localização da dor neuropática[15,27]

Lesão	Disfunções segmentares			
	Motora	Sensitiva	Reflexo	Esfincteriana
Músculo	Fraqueza e flacidez (placa motora)	Sem alteração	Normal inicialmente Hiporreflexia no decorrer da progressão Reflexos cutâneos podem estar reduzidos	Sem alterações
	Incapacidade funcional e hipertonicidade local (espasmo)	Pode apresentar alteração sensitiva por pinçamento de nervo periférico local		
Nervo periférico	Fraqueza e flacidez Atrofia precoce Fasciculação (2° neurônio motor)	Alteração distal Segue o trajeto do nervo periférico Podem estar presentes alterações de todos os tipos de sensibilidade Podem haver dissociações	Diminuição ou ausência dos reflexos tendinosos Diminuição dos reflexos cutâneos	Raramente alterados
Medula espinhal	Fraqueza e alteração da tonicidade (hipotonicidade precoce; hipertonicidade elástica tardia) (1° neurônio motor)	Alteração com nível sensitivo correspondente à altura da lesão Acometimento proximal e distal Geralmente apresenta dissociação entre intensidade e subtipos de sensibilidade	Aumento do reflexo tendinoso e clônus (após fase de "choque medular") abaixo do nível da lesão Ausência ou diminuição dos reflexos cutâneos	Alterações dos esfíncteres vesical e anal
Tronco cerebral	Nervos cranianos: fraqueza e flacidez, atrofia precoce e fasciculação abaixo do nível da lesão (1° neurônio motor) Segmentos espinhais, tronco e membros: fraqueza e hipertonia elástica (1° neurônio motor)	Alteração com nível sensitivo correspondente à altura da lesão Acometimento proximal e distal Geralmente apresenta dissociação entre intensidade e subtipos de sensibilidade Alterações sensitivas de nervos cranianos abaixo do nível da lesão	Aumento do reflexo tendinoso e clônus (após fase de "choque medular") abaixo do nível da lesão Ausência ou diminuição dos reflexos cutâneos Pode alterar nervos cranianos abaixo do nível da lesão	Alterações dos esfíncteres vesical e anal
Cerebral	Fraqueza e hipertonia elástica (1° neurônio motor) Predomínio distal Pode apresentar afasia de Broca (motora)	Pode apresentar afasia sensorial (receptiva) e afasia de Wernicke (compreensão; afasias de fluência) Estereognosia e grafiestesia (função sensorial do córtex parietal)	Aumento do reflexo tendinoso e clônus Ausência ou diminuição dos reflexos cutâneos	Reflexos segmentares preservados Incompetência esfincteriana involuntária

ropática aguda induzida pela quimioterapia se manifesta, na maioria das vezes, como polineuropatia. As medicações quimioterápicas que apresentam maior incidência de polineuropatia aguda são bortezomibe, cisplatina, paclitaxel, oxaliplatina, talidomida e vincristina. A ocorrência de mononeuropatia aguda induzida por quimioterapia é infrequente, e a principal medicação envolvida é a vincristina.[30]

A síndrome de eritrodisestesia palmoplantar, caracterizada por lesão eritematosa dolorosa do tipo neuropática aguda ocorrendo na região palmar e plantar, pode estar associada principalmente com a utilização de capecitabina e doxorrubicina lipossomal.

A síndrome de queimação perineal relacionada à corticoterapia pode ocorrer imediatamente após a infusão de corticoesteroides.

A mononeuropatia dolorosa no paciente com câncer também pode estar associada com a invasão direta do tumor, como ocorre na neoplasia maligna de parede torácica com invasão nervos intercostais ou lesão nervosa cirúrgica, e na drenagem torácica com dreno tubular ou toracotomia.

Aproximadamente 70-80% dos pacientes com câncer apresentam dor crônica (nociceptiva e/ou neuropática) relacionada com os efeitos diretos da neoplasia ou da terapia antineoplásica.[31] As dores nociceptivas crônicas relacionada ao câncer podem ser originadas a partir do acometimento ósseo, articular, musculoesquelético, derme e hipoderme.

A metástase óssea é uma das causas mais comuns de dor crônica no paciente oncológico. A metástase óssea à distância é mais comum em tumores sólidos como a neoplasias de mama, pulmão e próstata. As lesões ósseas das neoplasias hematológicas raramente produzem dor. A invasão da neoplasia para o espaço epidural com consequente compressão medular ou da cauda equina pode acarretar síndromes neurológicas específicas com padrão de dor do tipo neuropática (Tabela 6.9).[32] A manobra de Valsalva pode provocar aumento na pressão intratecal, e o aumento da dor pode ser agravado pela compressão secundária ao tumor.

A maioria das fraturas patológicas ocorre no esqueleto axial, crânio, bacia e porções proximais dos ossos longos e costelas. O local de metástase óssea mais frequente é a vertebra. A fratura de corpo vertebral pode se manifestar como dor nociceptiva e/ou neuropática súbita no dorso ou na região lombar podendo apresentar irradiação para membro ou ser projetada no mesmo, como única apresentação. A fratura patológica, e consequentemente dor, pode estar relacionada a trauma, de baixa ou alta energia, ou ocorrer de forma espontânea. O colapso vertebral pode ser tratado conservadoramente com analgésicos, anti-inflamatório, opioides ou por meio de intervenção cirúrgica como a vertebroplastia.[33]

A síndrome da destruição da articulação atlantoaxial e fratura de processo odontoide é caracterizada por dor de padrão neuropático em região occipital, que pode ser projetada para a região posterior da cabeça até o vértice.

A síndrome dolorosa relacionada ao acometimento de C7-T1 pode ser descrita como dor com padrão neuropático local com projetação na região interescapular.

A síndrome dolorosa relacionada com a invasão tumoral ao nível de T12-L1 pode apresentar dor nociceptiva e neuropática local com possível irradiação para a crista ilíaca e articulação sacroilíaca.

A síndrome dolorosa sacral relacionada à invasão neoplásica local é caracterizada por dor de padrão neuropático com irradiação para região do períneo, glúteos e/ou face posterior das coxas. Pode ser agravada pelo estiramento do músculo piriforme com a realização da rotação interna da coxa e abdução do quadril.[33]

A radioterapia pode ser a primeira opção de tratamento para a maioria dos pacientes com compressão neurológica (medular ou radicular). A corticoterapia associada pode ser útil temporariamente para minimizar a dor, edema e o fenômeno compressivo. A descompressão cirúrgica pode ser considerada em pacientes específicos.

A dor somática visceral relacionada ao paciente oncológico pode ser causada pela distensão ou injúria de qualquer estrutura visceral sensível à dor como peritônio visceral, pleura visceral, cápsula hepática (vasos e trato biliar também), cápsula renal e ureteres. A obstrução ureteral associada à malignidade pode ser encontrada principalmente em neoplasia gastrointestinal, ginecológica e geniturinária, podendo se manifestar por dor do tipo visceral em cólica no flanco, como também dor referida em região inguinal ipsolateral.[35] O acometimento capsular hepático com consequente invasão justa diafragmática pode ocasionar dor referida no ombro direito.[34]

A invasão tumoral em estruturas medianas subdiafragmáticas como pâncreas, cápsula hepática de lobo esquerdo e linfonodo retroperitoneal podem apresentar dor somática do tipo visceral em cólica com distribuição "em barra" no abdome superior e/ou dor do tipo neuropática por invasão do plexo celíaco no abdome superior e mesogástrio. A dor neuropática do plexo celíaco frequentemente apresenta grande intensidade, por vezes refratária, em região mesoepigástrica com irradiação bilateral abaixo das costelas para as costas.[36,37]

A dor causada pela invasão neoplásica do peritônio parietal pode estar associada à invasão direta do mesmo (inervado pelos seis últimos nervos intercostais) pela extensão da tumoração mesentérica, oclusão e suboclusão intestinal por aderências e tensão abdominal por ascite volumosa.[37] As neoplasias malignas de origem epitelial (carcinoma e adenocarcinoma) que mais frequentemente causam carcinomatose peritoneal são os tumores colorretais, estômago e ovário.[38,39]

As síndromes dolorosas de origem neuropática que estão relacionadas à malignidade podem ocorrer por invasão neoplásica ou reação imunomediada que acomete a medula espinhal, raiz nervosa (cervical, torácica e lombossacra), plexo nervoso (cervical, braquial, lombar, sacral e coccígeo) e nervo periférico.

As neuralgias cranianas mais comumente relacionadas à malignidade são neuralgia trigeminal (NC V) e neuralgia de glossofaríngeo (NC IX). A neuralgia trigeminal pode ser causada por infiltração neoplásica da fossa craniana média ou posterior, infiltração das raízes de C1, C2 e respectivas facetas vertebrais por tumores da região cervical. A neuralgia trigeminal pode ser descrita como dor do tipo neuropática lancinante em choque ou queimação, podendo afetar o ramo oftálmico (V1), maxilar (V2) e/ou mandibular (V3).[40] A neuralgia de glossofaríngeo costuma ser descrita como dor do tipo neuropática lancinante ou "em facada" localizada na faringe posterior, podendo irradiar para o ouvido e mastoide ipsolateral. Pode apresentar como fator desencadeante a mastigação, deglutição, articulação da palavra, tosse, compressão da região anterolateral do pescoço e do canal auditivo externo (Tabela 6.8).

A infiltração metastática da leptomeninge pode ocorrer em neoplasias malignas como as de mama, pulmão, leucemia e linfoma. As manifestações clínicas como cefaleia, alteração cognitiva, convulsão, alteração de sensibilidade e força dimidiada, neuropatia sensitivomotora craniana ou radiculopatia podem ocorrer.[40] A parestesia mentoniana e perioral também podem ser descritas como manifestação inicial. A queixa de cefaleia pode ser consequente à hipertensão intracraniana, descrita classicamente como cefaleia latejante e difusa, acompanhada de náuseas e vômitos (em jato) que costuma piorar no período matinal e com manobra de Valsalva. A tríade de Cushing (hipertensão arterial sistêmica, bradicardia e alteração do padrão respiratório) pode ser encontrada na hipertensão intracraniana grave.

As síndromes dolorosas crônicas após cirurgias oncológicas, em sua grande maioria, possuem o padrão neuropático. Por sua vez, síndromes dolorosas agudas pós-operatória comumente estão associadas com o padrão nociceptiva como, por exemplo, linfedema pós-linfadenectomia alargada, fístulas por descência de anastomoses, síndrome do ombro congelado por imobilidade do braço, trombose venosa profunda por imobilidade e hemoconcentração.

A síndrome dolorosa pós-dissecção cervical pode apresentar disestesia e dor do tipo neuropática na região anterolateral do pescoço com possível irradiação para o ombro.[42]

A síndrome dolorosa pós-toracotomia consiste em dor do tipo neuropática localizada sobre a cicatriz cirúrgica que pode persistir por alguns meses, e sua recorrência pode sugerir recidiva neoplásica local.

A síndrome pós-mastectomia apresenta dor do tipo neuropática e disestesia em região axilar, face medial do braço e parede torácica anterior por lesão dos nervos intercostobraquial e ramo lateral do nervo torácico.

A síndrome dolorosa pós-operatória do assoalho pélvico está associada com dor nociceptiva com padrão miofascial que pode ser agravada com a ortostase e deambulação.[43]

A síndrome dolorosa aguda pós-amputação pode se manifestar como dor tipo neuropática localizada no coto operatório relacionada provavelmente à formação de neuroma pós-operatório ou dor tipo nociceptiva associada à infecção local, ferida por pressão ou isquemia. A dor crônica relacionada, tipo neuropática, percebida por toda região do membro amputado, descrita com frequência como em prurido, queimação ou choque, pode estar relacionada à síndrome do membro fantasma.[44,45] A síndrome do membro fantasma pode correr após amputação de membro ou extremidade, mastectomia, enucleação ocular, cirurgia de esvaziamento pélvico e retossigmoidectomia.

As síndromes dolorosas paraneoplásicas estão relacionadas, principalmente, com queixas referentes à polineuropatia, como a polineuropatia crônica sensitivomotora e a polineuropatia sensitiva subaguda. A dor nociceptiva também pode ocorrer como manifestação paraneoplásica, podendo estar relacionada, por exemplo, à osteoartropatia hipertrófica, osteomalácia oncogênica hipofosfatêmica, ginecomastia paraneoplásica e pênfigo paraneoplásico.

A osteomalácia oncogênica hipofosfatêmica é uma síndrome paraneoplásica rara, de tecidos moles ou ósseo. Pode apresentar dores e fraqueza muscular generalizada, múltiplas fraturas ósseas, acompanhada de hipofosfatemia, hiperfosfatúria, concentrações de vitamina D inapropriadamente normais ou diminuídas, hormônio da paratireoide (PTH) elevado e pesquisa negativa para tecido de paratireoide hiperfuncionante por cintilografia com sestamibi-99mTc. A resolução das anormalidades clínicas e laboratoriais ocorre após a remoção ou tratamento tumoral.[46] Atualmente, o exame de PET-CT *scan* associado ao DOTATATE-Ga[68] tem apresentado boa sensibilidade para identificar a neoplasia relacionada com esta síndrome paraneoplásica.[47]

■ COMENTÁRIOS FINAIS

Após aquisição do conhecimento necessário para realização do diagnóstico sindrômico e topográfico da dor associado às informações específicas dos exames complementares, o leitor se encontrará apto a dar seguimento aos próximos capítulos sobre tratamento e propor a melhor estratégia para controle da dor.

> "Ainda que não se possa curar,
> sempre é possível cuidar e tratar a dor."
> "*Sedare dolorem opus divinum est.*" (Hipócrates)

■ REFERÊNCIAS BIBLIOGRÁFICAS

1. Saunders C. The symptomatic treatment of incurable malignant disease. Prescriber's J. 1964; 4:68-78.
2. Saunders C. The Management of Terminal Malignant Disease. London: Edward Arnold; 1978.
3. Dorland S. Illustrated Medical Dictionary. 32 ed. Elsevier; 2012.
4. Galvão R. Vocabulário Etimológico, Ortográfico e Prosódico das palavras portuguesas derivadas da língua grega. Livraria Garnier; 1994.
5. Haubrich WS. Medical Meanings: A Glossary of Word Origins. 2 ed. Am Coll Phys; 2003.
6. https://www.iasp-pain.org.
7. Brasil. Ministério da Saúde. Instituto Nacional de Câncer. Cuidados Paliativos Oncológicos: Controle da Dor. Rio de Janeiro: INCA; 2001.
8. Campbell WW. DeJong's the Neurologic Examination. 7 ed. Lippincott Williams & Wilkins; 2013.

9. Foley KM. Acute and chronic cancer pain syndrome. Oxford Textbook of Palliative Medicine. 3 ed. New York: Oxford University Press; 2004.
10. Stanton-Hicks M, Jäing W, Hassenbusch S, Haddox JD, Boas R, Wilson P. Reflex sympathetic dystrophy: changing concepts and taxonomy. Pain. 1995; 63:127-33.
11. Harden RN, Bruehl S, Stanton-Hicks M, Wilson PR. proposed new diagnostic criteria for complex regional pain syndrome. Pain Med. 2007; 8(4):326-31.
12. Romeiro V. Semiologia Médica. Guanabara Koogan; 1968.
13. Rocco JR. Semiologia Médica. Elsevier; 2010.
14. Lopez M, Laurentys-Medeiros J. Semiologia Médica: As Bases do Diagnóstico Clínico. 4 ed. Revinter; 2001.
15. Neto OA, Costa CMC, Siqueira JTT. Dor: Princípios e Prática. Artmed Editora; 2009.
16. www.codev.uk; Dermatomes.
17. Merskey H. Classification of chronic pain: discription of chronic pain syndromes and definition of pain terms. Pain. 1986; 3:1-226.
18. Morete MC, Minson FP. Instrumentos para avaliação da dor em pacientes oncológicos. Revista Dor. 2010; 11(1):74-80.
19. Bottega FH, Fontana RT. A dor como quinto sinal vital: utilização da escala de avaliação por enfermeiros em um hospital geral. Texto & contexto enfermagem. 2010; 19(2):283-90.
20. Lewis T. Pain. Macmillan; 1942.
21. Hospital Israelita Albert Einstein. Gerenciamento da dor no SBIBHAE; 2010.
22. Fortunato JGS, Furtado MS, Hirabae LFA, Oliveira JA. Escala de dor no paciente crítico: uma revisão integrativa. Rev Hosp Univ Pedro Ernesto. 2013; 12(3):110-7.
23. Gunn CC, Milbrandt E. Early and subtle signsof low back pain. Spine. 1979; 3:267-81.
24. Benzon HT, Raja SN, Liu SS, Fishman SM, Cohen SP. Essential of Pain Medicine. Elsevier; 2018.
25. Bickerstaff ER. Exame Neurológico na Prática Médica. Atheneu; 1975.
26. Benzon HT, Raja SN, Liu SS, Fishman SM, Cohen SP. Essential of Pain Medicine. Elsevier; 2018.
27. Simon RP, Aminoff MJ, Greenberg DA. Clinical Neurology. 10 ed. McGraw Hill; 2018.
28. Nitrini R, Bacheschi LA. A neurologia que todo médico deve saber. Atheneu; 2003.
29. Lalla RV, Bowen J, Barasch A, Elting L, Epstein J, Keefe DM, McGuire DB, Migliorati C, Nicolatou-Galitis O, Peterson DE, Raber-Durlacher JE, Sonis ST, Elad S. Mucositis Guidelines Leadership Group of the Multinational Association of Supportive Care in Cancer and International Society of Oral Oncology (MASCC/ISOO) Cancer. 2014; 120(10):1453-61.
30. McCarthy GM, Skillings JR. Jaw and other orofacial pain in patients receiving vincristine for the treatment of cancer. Oral Surg Oral Med Oral Pathol. 1992; 74(3):299.
31. Portenoy RK. Treatment of cancer pain. Lancet. 2011; 377(9784): 2236.
32. Paice JA, Mulvey M, Bennett M, Dougherty PM, Farrar JT, Mantyh PW, Miaskowski C, Schmidt B, Smith TJ. Diagnostic Criteria for Chronic Cancer Pain Conditions. Pain. 2017; 18(3):233.
33. Feldenzer JA, McGauley JL, McGillicuddy JE. Sacral and presacral tumors: problems in diagnosis and management. Neurosurgery. 1989; 25(6):884.
34. Coombs DW. Pain due to liver capsular distention. In: Common problems in pain management. Common problems in anesthesia. Ferrer-Brechner T. Year Book Medical Publisher; 1990.
35. Russo P. Urologic emergencies in the cancer patient. Semin Oncol. 2000; 27(3):284.
36. Grahm AL. Andrén-Sandberg, A. Prospective evaluation of pain in exocrine pancreatic cancer. Digestion. 1997; 58(6):542.
37. Kelsen DP, Portenoy R, Thaler H, Tao Y, Brennan M. Pain as a predictor of outcome in patients with operable pancreatic carcinoma. Surgery. 1997; 122(1):53.
38. Ripamonti C. Management of bowel obstruction in advanced cancer. Curr Opin Oncol. 1994; 6(4):351.

39. Archer AG, Sugarbaker PH, Jelinek JS. Radiology of peritoneal carcinomatosis. Cancer Treat Res. 1996; 82:263.

40. Cheng TM, Cascino TL, Onofrio BM. Comprehensive study of diagnosis and treatment of trigeminal neuralgia secondary to tumors. Neurology. 1993; 43(11):2298.

41. Taillibert S, Laigle-Donadey F, Chodkiewicz C, Sanson M, Hoang-Xuan K, Delattre JY. Leptomeningeal metastases from solid malignancy: a review. J Neurooncol. 2005; 75(1):85.

42. Kori SH. Diagnosis and management of brachial plexus lesions in cancer patients. Oncology. 1995; 9(8):756.

43. Stillman M. Perineal pain: diagnosis and management, with particular attention to perineal pain of cancer. In: Second International Congress on Cancer Pain – Advances in pain research and therapy. Raven Press; 1990.

44. Weinstein SM. Phantom pain. Oncology. 1994; 8(3):65.

45. van der Schans CP, Geertzen JH, Schoppen T, Dijkstra PU. Phantom pain and health-related quality of life in lower limb amputees. J Pain Symptom Manage. 2002; 24(4):429.

46. Jan de Beur SM. Tumor-induced osteomalacia. JAMA. 2005; 294(10):1260.

47. Kawai S, Ariyasu H, Furukawa Y, Yamamoto R, Uraki S, Takeshima K, Warigaya K, Nakamoto Y, Akamizu T. Effective localization in tumor: induced osteomalacia using 68Ga-DOTATOC-PET/CT, venous sampling and 3T-MRI. Endocrinol Diab Metab Case Rep; 2017.

Capítulo 7

Análise de Custos com o Tratamento e o Subtratamento da Dor no Paciente com Câncer

Nelson Teich

■ INTRODUÇÃO

Existe uma preocupação crescente por parte de pacientes e profissionais de saúde sobre ter acesso ou não a novas tecnologias diagnósticas e terapêuticas. Essa preocupação acontece em todo o mundo, sendo um problema maior em países com recursos financeiros mais escassos, como é o caso do Brasil. Os custos com cuidados em saúde apresentam um crescimento significativo, maior que o crescimento da inflação, em praticamente todo o mundo. A Figura 7.1 mostra esses números no Brasil.[1]

Esses números deixam claro como a inflação da saúde é superior à inflação da economia e também mostram uma linha de tendência que, se mantida, projeta uma diferença crescente entre as duas inflações em curto e médio prazo.

Quando falamos em cuidados em saúde, alguns pontos importantes precisam ser realçados. Na estruturação e entrega de um cuidado adequado, que consiga oferecer o maior benefício clínico possível, existem variáveis além da incorporação de novas tecnologias, que têm um impacto muito significativo.

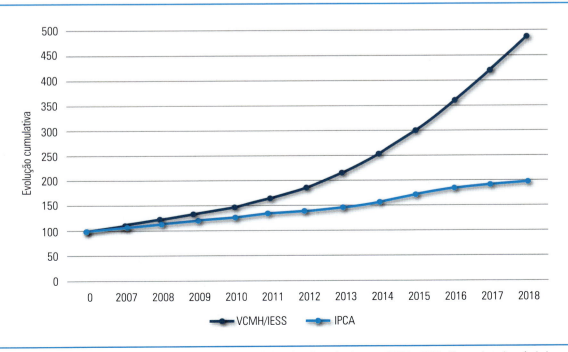

Figura 7.1. Inflação da economia (IPCA) e inflação da saúde (VCMH/IESS) no Brasil: evolução entre 2007 e 2018. (Fonte: Autoria própria.)

Curva de aprendizado

A perícia máxima em alguns procedimentos, sejam eles novos ou antigos, depende de uma curva de aprendizado, o que torna o processo de educação e treinamento algo fundamental. Por esse motivo é crítico termos informação dos resultados clínicos locais, de cada região ou unidade de assistência. Estudos científicos feitos em centros especializados, onde existem profissionais altamente treinados, programas de educação, treinamento e supervisão de boa qualidade, infraestrutura complexa e sofisticada, vão apresentar resultados que muito provavelmente não são a realidade de práticas da comunidade ou de locais onde a estrutura da operação é menos qualificada e complexa. De nada adianta saber a taxa de resultados e complicações em instituições de alta performance se essa realidade não se aplica à prática local.

Linha de cuidado do diagnóstico ao tratamento

Pacientes com diagnóstico de câncer normalmente precisam de cuidados envolvendo vários profissionais distintos, que atuam de forma coordenada e continuada ao longo de um período de tempo que vai variar de acordo com o tipo de câncer e seu estadiamento. Problemas que demandam um cuidado coordenado e integrado funcionarão muito mal em ambientes onde existe fragmentação do cuidado. A falta de informação adequada sobre os custos e desfechos clínicos faz com que a ineficiência e as falhas não sejam percebidas adequadamente e leva a um convívio muitas vezes confortável com situações de baixa entrega de melhores resultados. Essa combinação de falta de dados de qualidade e percepção de naturalidade sobre a operação vigente não leva a desconfortos e movimentos que desencadeiem ou estimulem uma revisão ampla da estrutura e da operação.

Inovação como uma bala de prata

Outro ponto bastante importante é a percepção da inovação por parte de profissionais de saúde e da sociedade como a solução mágica para os problemas do sistema de saúde. A inovação é muitas vezes tratada como se hoje fosse algo diferente do que ela sempre representou para a evolução tecnológica, comportamental e social da humanidade. Ponto fundamental é que a inovação é uma ferramenta e não uma solução por si. A inovação existe desde os tempos mais antigos, sendo a responsável pela evolução da humanidade e das sociedades para a situação que hoje vivemos. O que realmente transforma o mundo não é a inovação por si, mas sim como ela é usada. Na verdade, o que muda o mundo para melhor ou pior são as pessoas e não a tecnologia. As escolhas, os princípios, as atitudes, a infraestrutura e a capacidade técnica definem o quanto profissionais e sistemas de saúde conseguem ajudar a sociedade ter uma vida mais longa e com maior qualidade. É a forma como o novo é incorporado e usado que define o quanto uma inovação ajuda ou atrapalha.

Custos medidos e avaliados de forma isolada

A avaliação dos custos nunca pode acontecer separada da avaliação do benefício clínico porque sem essa avaliação concomitante não é possível definir o valor real de uma tecnologia e o custo de oportunidade das escolhas feitas. Por "custo de oportunidade" entendemos os benefícios e ganhos que deixam de acontecer em outras áreas pelo fato dos recursos financeiros estarem sendo utilizados em um problema ou doença em específico. Isso se aplica por exemplo à incorporação de novas tecnologias. Se o orçamento for limitado, sem existir a entrada de um dinheiro adicional em relação ao orçamento anteriormente existente, uma nova incorporação leva obrigatoriamente ao desinvestimento em alguma outra área. O problema fica maior quando não se sabe exatamente qual a área, doença ou população que está sendo sacrificada. Nesse caso não se consegue enxergar e medir a perda que está acontecendo. A avaliação e mensuração referente ao benefício clínico é muito difícil de ser obtida. Uma das grandes dificuldades na avaliação e na estruturação de sistemas de saúde é a falta de dados sobre os benefícios e malefícios de cada tecnologia, avaliados dentro de contextos específicos. A presença de comorbidades e de características individuais pode levar a resultados distintos para um mesmo tratamento e uma mesma doença ou situação clínica. Idealmente todas as variáveis que interferem no resultado final de um procedimento diagnóstico ou terapêutico precisam ser avaliadas de forma simultânea para que os problemas sejam abordados com a complexidade necessária.

■ FINANCIAMENTO DA SAÚDE

Antes de discutir o problema do custo da saúde é necessário entender quais os recursos disponíveis para financiar os sistemas e o cuidado. É comum ver comentários e opiniões sobre os recursos financeiros do sistema de saúde, se eles são adequados ou insuficientes, sem uma fundamentação adequada.

Comparando com países mais desenvolvidos, nossos recursos financeiros são bem menores. Importante que em uma avaliação econômica, quando discutimos financiamento, que isso seja abordado em números *per capita* e não como o valor total utilizado, pois isso pode criar a falsa impressão que os volumes disponíveis para cada indivíduo são elevados. No caso do Brasil, isso é importante por ter o país um dos maiores PIBs (Produto Interno Bruto) do mundo. Outro ponto que deve ser levado em consideração é a distribuição desses valores, porque em países com muitas desigualdades, os valores projetados *per capita* não necessariamente refletem o que acontece no plano individual. Para criarmos uma comparação, vamos tomar como exemplo inicial os Estados Unidos, pois esse país é uma referência em relação a acesso, lembrando que acesso e qualidade do cuidado não têm uma correlação perfeita.

Em 2018 os gastos em saúde projetados para os Estados Unidos foram de 3,66 trilhões de dólares, para uma população de 329 milhões de pessoas.[2] Isso nos leva a um gasto *per capita* em saúde de 11.100 dólares. Como comparação, o Brasil em 2018, com uma população de 208.5 milhões de pessoas,[3] tem um PIB projetado de 1,75 trilhões de dólares (usando a cotação do dólar de 3,8812 de 31 de dezembro de 2018 pela Bloomberg para calcular o valor em dólares).[4] O gasto com saúde projetado no Brasil em 2018 é de 174 bilhões de dólares, o que representa um gasto *per capita* de 836 dólares, um valor 13

Tabela 7.1. **Gastos com saúde no Brasil em 2018**

Em bilhões	Reais	Dólares
Total	674	174
Saúde suplementar	186	48
Governo	282	73
Out-of-pocket	205	53

Fonte: Autoria própria.

vezes menor que nos Estados Unidos. Além disso, temos no Brasil um sistema de saúde que é composto por um segmento privado e outro público.

No setor privado, o número de pessoas cobertas em novembro de 2018 era de 47,228 milhões de pessoas,[5] o que representa 22,65% da população brasileira.

Os gastos projetados para 2018 com saúde no Brasil estão citados na Tabela 7.1.[6]

Com os valores acima, a projeção para o sistema de saúde suplementar é de um gasto de 1.017 dólares *per capita* e, para o sistema público, levando em consideração apenas aqueles que não possuem contratos de saúde suplementar, o gasto seria de US$ 450 dólares *per capita*. Ambos valores muito abaixo das projeções de gastos com saúde nos Estados Unidos. O valor de gasto *out-of-pocket*, que é o gasto direto pelas pessoas, é significativo, representando 30,4% do gasto total. Um ponto importante em relação ao gasto *out-of-pocket* é não ser um valor que se possa incluir diretamente em programas e políticas desenhadas pelo governo ou pelas operadoras de saúde para melhorar a eficiência do sistema. Um aspecto que tem que ser levado em consideração quando projetamos os valores a serem usados no Sistema Único de Saúde é que pessoas com contratos de saúde suplementar usam alguns serviços do sistema público, como vacinação, o que torna os recursos referentes ao Sistema Único de Saúde proporcionalmente mais restritos.

Em situações em que o volume de recursos financeiros é escasso, é ainda mais importante que esses recursos sejam usados com uma eficiência máxima. Em países como o Brasil, onde existe um alto índice de corrupção e um baixo investimento em educação e infraestrutura, esses problemas dificultam o uso adequado dos valores disponíveis.

As Figuras 7.2 a 7.4 mostram uma análise dos países da OECD comparando o gasto *per capita* em saúde com a expectativa de vida ao nascer. Os gráficos mostram quanto da variação da expectativa de vida ao nascer é decorrente da variação dos gastos em saúde *per capita*. A Figura 7.2 mostra que apenas 27% dos gastos em saúde *per capita* explicam a variação da expectativa de vida ao nascer, porém quando avaliamos apenas a parte indicada do gráfico, com valores de investimento em saúde *per capita* de até 3.500 dólares, a variação do investimento em saúde responde por 66% da variação na expectativa de vida ao nascer. Se usarmos os valores brasileiros, mesmo ajustando para o poder de paridade de compra, os recursos disponíveis estão dentro de um patamar em que um maior aporte de dinheiro pode fazer uma diferença significativa. Um fato relevante é que em locais onde o sistema tem recursos humanos, infraestrutura e operação ruins, pequenos volumes de dinheiro investidos na melhora da operação do cuidado em saúde podem fazer uma enorme diferença para o nível

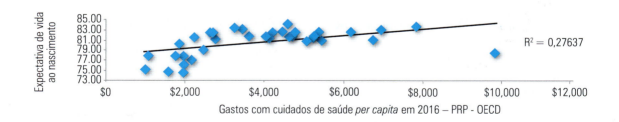

Figura 7.2. Gastos com saúde *per capita versus* expectativa de vida ao nascer nos países da OECD em 2016. (Fonte: Autoria própria.)

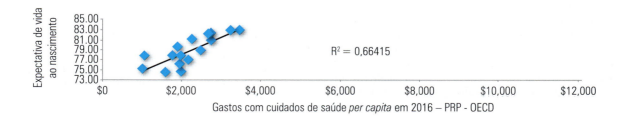

Figura 7.3. Gastos com saúde *per capita versus* expectativa de vida ao nascer nos países da OECD em 2016, no bloco dos países com gastos até 3.500 dólares (PPP) *per capita* por ano. PPP: poder de paridade de compra. (Fonte: Autoria própria.)

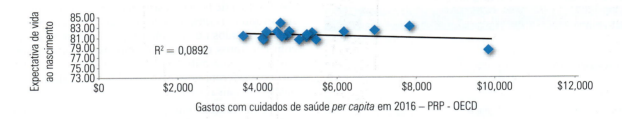

Figura 7.4. Gastos com saúde *per capita versus* expectativa de vida ao nascer nos países da OECD em 2016, no bloco dos países com gastos acima de US$ 3.500 dólares (PPP) *per capita* por ano. PPP: poder de paridade de compra. (Fonte: Autoria própria.)

de atenção e saúde da população. Vale sempre lembrar a significativa heterogeneidade que existe no Brasil. A Figura 7.4 sugere que após um certo patamar de investimento em saúde, valores adicionais não impactam de forma relevante na expectativa de vida. É interessante observar que a linha de tendência na Figura 7.4 é negativa. Essa situação se deve à inclusão dos Estados Unidos, que é o país mais à direita, com investimentos em saúde próximos a 10 mil dólares *per capita* em 2016 e com uma expectativa de vida menor que outros países da OECD. Esse dado é importante na hora de avaliar os Estados Unidos como referência em sistema de saúde, porque o resultado hoje entregue à população não é considerado ideal. Em 2017, a expectativa de vida ao nascer nos Estados Unidos caiu, sendo o único país da OECD em que isso ocorreu. Em 2016, uma redução semelhante havia acontecido.[7,8] Quando avaliamos expectativa de vida ao nascer, temos que levar em consideração os determinantes sociais da saúde, como educação, segurança, urbanização, condições de trabalho, performance econômica, entre outros.[9]

■ **AVALIANDO NECESSIDADES E A BUSCA POR EQUIDADE**

Com uma evolução crescente dos custos de incorporação e uso de tecnologias e com a pressão cada vez maior sobre aqueles que financiam e gerem a saúde, o foco da avaliação de procedimentos diagnósticos e terapêuticos migrou da avaliação isolada do benefício clínico para os estudos econômicos.

As avaliações econômicas são importantes em vários aspectos. Em primeiro lugar incluem a avaliação dos custos, o que permite auxiliar aqueles que têm a função de estruturar e gerir os sistemas de saúde a entender a melhor forma de alocar os recursos financeiros com objetivo a maximizar os ganhos em saúde e bem estar da sociedade. Nesse aspecto, um grande problema é não existir hoje uma definição detalhada das necessidades de saúde da população e do potencial absoluto de ganhos que podem acontecer de acordo com a alocação escolhida. O volume de doenças é muito grande e uma mesma doença pode se apresentar ou existir em diferentes estádios, com variados níveis de gravidade e de capacidade de recuperação. Conhecer a prevalência das doenças sem ter uma detalhamento maior da condição clínica das pessoas, incluindo as comorbidades, e sem uma avaliação contínua e em tempo real da transformação do poder de diagnóstico, tratamento, cura e recuperação que acontece com as incorporações tecnológicas, impede uma avaliação precisa da melhor forma de alocar os recursos financeiros, alocação essa que precisa ser ajustada continuadamente. Além disso, existem escolhas que precisam ser feitas pela sociedade, em que não se aplica o conceito de certo ou errado, e que apenas definem as prioridades e desejos da sociedade. Usando os idosos como um exemplo, como abordar os cuidados dessa população? Analisando os ganhos absolutos em tempo de vida e produtividade, investir em crianças e adultos jovens, em detrimento do idoso, talvez seja a escolha mais adequada, mas é essa realmente a escolha que a sociedade quer fazer? Como avaliar os ganhos que impactam nos últimos anos de vida, mesmo que eles representem apenas melhora da qualidade de vida e não do tempo de vida? O que pode ser considerado socialmente justo? Na avaliação das necessidades da sociedade temos que discutir esses problema em combinação com a discussão sobre equidade, que é um dos princípios do SUS, juntamente com universalidade e integralidade.[10] Não existe um consenso sobre o significado de equidade entre o público geral, filósofos, estudiosos de teoria política e economistas, por isso é importante alinhar o conceito antes de qualquer discussão sobre o tema.[11] Em geral se trata equidade como igualdade, embora também não exista um consenso sobre que aspectos deveriam ser iguais. Existem teorias morais que tentam servir de base para discussão de equidade; uma delas é o utilitarismo, que define moralidade e equidade como "a maior felicidade para o maior número de pessoas". Existem outras teorias que tentam explicar e definir o que é uma distribuição com equidade dos recursos em saúde. Podemos citar:

- A distribuição com equidade dos recursos em saúde é aquela que beneficia as pessoas menos favorecidas (*maximin theory*).
- A distribuição com equidade se origina do dever de cada um de nós em prover para outros (*deontological theory*).
- A distribuição com equidade é o desfecho de sistemas sociais e econômicos que são equânimes (*entitlement theory*).

Cada uma dessas teorias gera princípios e regras que conflitam com as outras e por isso é necessário que exista uma clara definição do que representa equidade dentro do contexto sendo trabalhado.

Normalmente definem-se dois tipo de equidade.

- Equidade horizontal: representa dar um tratamento igual para indivíduos que sejam iguais em aspectos relevantes. Como exemplo, podemos citar que aqueles que têm uma remuneração similar deveriam pagar o mesmo valor pelos serviços, ou que aqueles que apresentam necessidades semelhantes deveriam receber os mesmos serviços em saúde.
- Equidade vertical: tratamentos diferentes para indivíduos que são desiguais em aspectos relevantes. Aqui podemos citar que aqueles que recebem mais devem pagar um valor maior pelos cuidados em saúde e aqueles com maiores necessidades devem receber mais cuidados em saúde.

Uma questão chave é definir necessidade. Uma definição que economistas da saúde geralmente seguem é a de Culyer e Wagstaff, que diz que necessidade é o gasto necessário para esgotar a capacidade de um paciente se beneficiar.[12]

Independentemente da definição de necessidade e seus desdobramentos, sempre existirão escolhas a serem feitas e essas escolhas sempre acabarão priorizando alguns grupos em detrimento de outros. Se uma criança e um idoso são avaliados como precisando da mesma quantidade de recursos financeiros para entrega do cuidado necessário e os recursos financeiros existentes não permitem cuidar dos dois ao mesmo tempo, se pensarmos apenas em QALYs (anos de vida ajustados pela qualidade), futuros, o idoso nunca será escolhido. Nisso se enquadram pacientes com câncer, em fim de vida. Qual a escolha que será feita? Um dado que mostra como essas escolhas são complexas e difíceis é: no Reino Unido, com todo rigor usado para avaliar novas tecnologias, existe um movimento, uma tendência, que permite que incorporações ligadas a cuidados de fim de vida possam acontecer com um ICER igual ou maior que 30.000 libras por QALY. Em um sistema com recursos limitados, mesmo que os mesmos sejam alocados de forma considerada eficiente, muitos não terão acesso ao máximo de cuidado necessário. Nesse ponto, podemos entender a importância de instituições e grupos de pacientes que lutam por doenças específicas e pelas suas causas na tentativa de ter uma alocação de recursos maior para uma determinada população. Esses grupos expõem de forma mais contundente as necessidades daqueles por eles defendidos e isso facilita a obtenção de recursos e cuidado.

■ ANÁLISE DOS CUSTOS E AVALIAÇÕES ECONÔMICAS

As avaliações econômicas devem incluir sempre os braços de custos e desfechos. Uma avaliação que não leva em consideração essas duas variáveis, que mapeia apenas os custos ou os desfechos, não pode ser considerada uma avaliação econômica adequada. Estudos ditos econômicos, que analisam apenas custos, como estudos de custo de doenças, não permitem um entendimento e uma mensuração da eficiência do sistema e do cuidado oferecido. As avaliações econômicas podem ser de três tipos principais: custo-efetividade, custo-utilidade e custo-benefício. A Tabela 7.2 mostra as características desses diferentes tipos de análise econômica.

■ ÍNDICE DE CUSTO-EFETIVIDADE INCREMENTAL (ICER)

Como mencionado anteriormente, uma análise econômica inclui avaliação de custos e benefícios. Normalmente essa análise é feita comparando um material ou medicamento novo com uma terapêutica mais antiga. A fórmula do ICER está descrita na Figura 7.5.

O numerador corresponde à diferença de custos entre o medicamento ou material sendo testado e o comparador que está sendo usado, seja esse comparador um outro material ou medicamento ou simplesmente um placebo.

O denominador corresponde à diferença de desfechos entre o material ou medicamento testado e o comparador, seja o comparador um material ou medicamento usado na prática corrente ou simplesmente um placebo.

$$ICER = \frac{C1 - C2}{D1 - D2}$$

Figura 7.5. Fórmula para o cálculo do índice de custo-efetividade incremental (ICER – *incremental cost-effectiveness ratio*). (Fonte: Autoria própria.)

Tabela 7.2. Medidas de custos e consequências em análises econômicas

Tipo de estudo	Medida e avaliação de custos	Definição das consequências	Medida e avaliação das consequências
Análise de custo-efetividade	Unidades monetárias	Efeito único, semelhante nas duas alternativas	Unidades naturais (p. ex., anos de vida ganhos, sobrevida livre de progressão, redução dos níveis de colesterol
Análise de custo-utilidade	Unidades monetárias	Efeitos únicos ou múltiplos, não necessariamente comuns para ambas alternativas	Anos saudáveis (normalmente medidos em anos de vida ajustados para qualidade (QALY)
Análise de custo-benefício	Unidades monetárias	Efeitos únicos ou múltiplos, não necessariamente comuns para ambas alternativas	Unidades monetárias

Fonte: Adaptada de Drummond M, et al. Methods for the Economic Evaluation of Health Care Programmes. 4 ed. 2015; 11.[22]

Os custos e desfechos avaliados no estudo econômico vão depender da perspectiva e do tipo de estudo.

Quanto à perspectiva do estudo econômico, as duas mais importantes são a perspectiva da sociedade e a perspectiva da fonte pagadora, seja ela pública ou privada. Os tipos de estudo foram mostrados na Tabela 7.2.

Na perspectiva da sociedade são incluídos os custos chamados indiretos, que são os custos referentes à perda de produtividade, o que não acontece nos estudos que têm a perspectiva da fonte pagadora. Para uma operadora de saúde, por exemplo, não importa se a pessoa ou os familiares vão parar de trabalhar e produzir, interessa apenas o custo com o cuidado em saúde que acontece nos processos de diagnóstico e tratamento que acontecem ao longo do cuidado do paciente.

■ ANÁLISE DOS CUSTOS

Em uma avaliação econômica existem vários tipos de custo que podem ser incluídos na análise, e a definição de quais custos devem ser estudados depende da perspectiva do estudo. A definição da perspectiva é o ponto de partida para a estruturação de um estudo econômico. Vamos focar na perspectiva da sociedade e na perspectiva da fonte pagadora, seja ela pública ou privada.

Os possíveis custos a serem avaliados e medidos são:

- Custos médicos diretos/custos com cuidados em saúde: eles medem o que foi consumido pelo Sistema de Saúde para oferecer os programas de prevenção, diagnóstico e tratamento que estão sendo avaliados pelo estudo econômico. Essas medidas levam em consideração os custos ao longo do horizonte de tempo que foi definido pelo estudo econômico. Normalmente existem projeções futuras de custos e benefícios, o que traz mais incerteza no cálculo final do índice de custo-efetividade incremental.

- Custos médicos não diretos/pacientes e familiares: esse custo inclui os custos *out-of-pocket*. Importante na interpretação dos estudos econômicos avaliar o que está sendo incluído como *out-of-pocket*. Pode ser o pagamento de passagens e estacionamento, que tem um peso grande para pessoas mais pobres, mas alguns estudos incluem o valor pago nas mensalidades de planos de saúde, franquias e copagamentos, o que pode mudar o resultado final. Um estudo econômico deve discriminar quais os itens que estão incluídos em cada tipo de custo que faz parte da análise.

- Custos indiretos/perda de produtividade: medem a perda de produtividade de familiares e pacientes devido a morte ou incapacidade. Um dos grandes problemas na avaliação dos custos indiretos é que a escolha do método para avaliar a perda de produtividade pode levar a resultados significativamente diferentes. Existem dois métodos principais para essa avaliação de perda de produtividade, o método do capital humano e o método de fricção. Mais uma vez fica clara a importância de entender a metodologia que foi usada na condução e estruturação do estudo.[13,14]

■ ANÁLISE DOS DESFECHOS

Como visto na Tabela 7.2, os desfechos avaliados dependerão do tipo de estudo econômico que está sendo realizado.

Nos estudos de custo-efetividade, o desfecho medido representa uma medida clínica específica, que vai variar de uma doença para outra. Na oncologia, os desfechos normalmente avaliados são a sobrevida global e a sobrevida livre de progressão. O problema desse tipo de avaliação é que ele não permite comparar diferentes doenças. No caso do câncer são usados desfechos de sobrevida; em doenças reumatológicas, a evolução da qualidade de vida terá um peso maior que medidas de sobrevida. Para um gestor que precisa definir a alocação de recursos tomando como base as necessidades dos pacientes e os benefícios dos tratamentos, não ter uma metodologia que permita uma comparação entre os diferentes tipos de doença impede um entendimento adequado da eficiência atual do sistema e inviabiliza o entendimento da melhor forma de alocar os recursos financeiros existentes.

Nos estudos de custo-utilidade o desfecho normalmente medido é o QALY, em que se combina uma avaliação da sobrevida global com a qualidade de vida ao longo do período em que a pessoa está viva ou está sendo acompanhada no estudo. Esse tipo de métrica permite comparar a situação atual e o impacto das tecnologias nas diferentes doenças, o que em teoria viabiliza um melhor conhecimento da operação atual e um planejamento adequado sobre a melhor forma de alocar os recursos financeiros.

Os estudos tipo custo-benefício usam metodologias para atribuir um valor monetário ao desfecho clínico sendo avaliado, mas esse tipo de estudo é muito pouco frequente na prática da saúde.

Depois de definidos e mapeados os custos e desfechos, podemos chegar a um valor para o ICER. A Tabela 7.3 mostra um exemplo de como calcular o ICER.

■ O QUE É SER CUSTO EFETIVO?

É comum pessoas do meio da Saúde falarem em uma tecnologia ou alguma escolha ser custo-efetiva sem terem uma noção exata do que estão falando. O termo é usado

Tabela 7.3. Exemplo do cálculo do índice de custo-efetividade incremental

Cálculo ICER	Tratamento padrão	Novo fármaco para câncer	Crescente	ICER (por ano de vida preservado)
Custos	10.000	55.000	45.000	112.500
Desfecho (sobrevida global em anos)	1,5	1,9	0,4	–

Fonte: Autoria própria.

para descrever algo que é percebido como bom ou que valha a pena ser incorporado, mas o conceito de custo-efetividade é mais específico do que isso.

A Figura 7.6 mostra o plano de custo-efetividade incremental.

Esse plano é dividido em quatro quadrantes, em que são combinados os valores que retratam a variação de custo e a variação de efeito (benefício clínico) da avaliação econômica que está sendo feita.

Vamos usar a avaliação de uma nova droga como exemplo, comparando com uma droga ou um protocolo mais antigo.

Os quadrantes IV e II são bem simples de serem analisados. No quadrante IV, a nova droga, comparada com a anterior, é menos eficaz e mais cara, levando a uma negativa quanto a sua incorporação. No quadrante II, temos o oposto: a nova droga é mais eficaz e mais barata, o que leva a uma decisão lógica e natural de incorporar o medicamento.

O quadrante III representa uma situação mais complexa, pois nesse caso a nova droga é mais barata e menos eficaz. É muito difícil a sociedade e os profissionais de saúde aceitarem usar uma droga ou tratamento que seja percebido como pior que o anterior, mas se o novo tratamento for muito mais barato e tiver uma diferença pequena no benefício clínico, principalmente se existir algum tratamento adicional de resgate, talvez em lugares mais pobres a incorporação seja adequada. Se o tratamento for indicado para uma doença muito prevalente, a incorporação do novo medicamento poderia permitir o tratamento de um número maior de pacientes e o resultado final seria o benefício clínico de um número maior de pessoas em comparação com o tratamento comparador que representasse a prática corrente.

O quadrante I é no que a maior parte das tecnologias que tenta entrar no mercado se encontra. Nesses casos existe um ganho no benefício clínico, mas a contrapartida é que o custo também aumenta. Nessa situação temos duas perguntas importantes. Como defino se essa tecnologia é custo-efetiva? Em caso de definir que é custo-efetiva, tenho recursos para financiar essa incorporação?

Uma tentativa de avaliar e classificar as tecnologias é comparar o ICER com um valor referência, que normalmente é chamado de limiar ou *threshold*, como é conhecido na língua inglesa.

Nos Estados Unidos, nas últimas três décadas, o limiar de 50.000 dólares por ano de vida ganho ou por QALY foi o padrão. Esse valor foi definido sem uma justificativa teórica ou empírica.[15] Atualmente, existem estudos que apontam para um limiar de 100.000 a 150.000 dólares por QALY.

No Reino Unido, o limiar para avaliação de novas tecnologias trabalha entre 20.000 e 30.000 libras por QALY, sendo que doenças órfãs, oncologia e fim de vida têm trabalhado com valores no limite maior ou até superior. Entretanto, um estudo recente de Claxton aponta para um limiar de 13.000 libras por QALY como o valor adequado quando avaliamos a custo-efetividade de novas tecnologias e sua incorporação. De acordo com o estudo, incorporações tecnológicas com valores de ICER acima de 13.000 libras seriam piores para a sociedade porque estariam levando a desincorporação de tecnologias mais custo-efetivas, com ICERs menores. Um dos principais problemas da incorporação de tecnologias com ICERs considerados elevados é que, sem conhecimento claro da operação e da eficiência do sistema de saúde, não se consegue enxergar e diagnosticar onde as perdas estão acontecendo e qual o tamanho delas. Fica difícil dimensionar o mal que está sendo feito para a sociedade. Quando a restrição financeira alcança patamares maiores, fica mais claro onde perdas estão acontecendo porque leitos são fechados, cirurgias são canceladas, faltam medicamentos, faltam profissionais, falta cuidado.

O Organização Mundial de Saúde, com seu projeto WHO-CHOICE (*Choosing Interventions that are Cost-Effective*), define que uma intervenção que custa menos que três vezes o PIB (Produto Interno Bruto) *per capita* é considerada custo-efetiva, enquanto aquelas que custam menos que uma vez o PIB *per capita* são consideradas muito custo-efetivas.[17] No Brasil, não temos uma definição de qual seria o limiar para avaliação de novas tecnologias. O PIB *per capita* no Brasil em 2018 foi de 32.600 reais, que em dólares equivale a 8.400 dólares.

O problema com as análises para incorporação de novas tecnologias que se baseiam apenas no ICER é que os valores gerados nesse tipo de estudo econômico podem variar de acordo com o comparador; sendo assim, a escolha do comparador pode definir se uma nova tecnologia será definida ou não como custo-efetiva. Os valores usando estudos de custo-efetividade mostram valores diferentes dos estudos usando a metodologia de custo-utilidade. A perspectiva usada também pode levar a resultados bastante diferentes, mas provavelmente o maior problema é que esses estudos funcionam como análises isoladas, sem uma definição clara dos valores absolutos de ganhos e perdas de tempo e qualidade de vida, o que não permite uma comparação entre as diferentes doenças e condições clínicas que existem em um sistema de saúde. Essa informação fragmentada e baseada em números relativos impede uma visão ampla do funcionamento e da eficiência de todo o sistema e dificulta a melhor escolha de como alocar os recursos que normalmente são muito escassos, incluindo países como o Brasil.

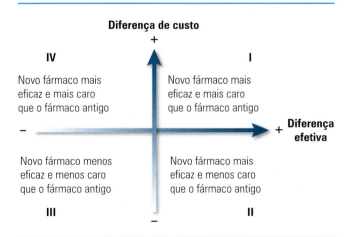

Figura 7.6. Plano de custo efetividade. (Fonte: Drummond M, et al. Methods for the Economic Evaluation of Health Care Programmes. 4 ed. 2015; 55.[23])

■ COMO ABORDAR O TRATAMENTO DA DOR, SEUS CUSTOS E O SUBTRATAMENTO

Quando analisamos o tratamento da dor nos pacientes com câncer temos que levar em consideração algumas variáveis, sendo o custo apenas uma delas.

Um país como o Brasil, de dimensões continentais e muito heterogêneo, com realidades distintas nas diferentes regiões, precisa ter uma abordagem do problema ajustada para cada realidade. Convivemos com um sistema de saúde que combina os sistemas público e privado, que representam realidades distintas. Mesmo dentro de um mesmo sistema existem grandes diferenças. O sistema de saúde privado, por exemplo, apresenta grandes variações nos possíveis planos existentes, o que em termos práticos representa maior ou menor acesso a instituições, profissionais, tecnologias e cuidados de melhor qualidade.

Antes de discutir o custo do tratamento da dor, é necessário trabalhar os seguintes pontos:

1. Qual é a estrutura mínima ideal para tratar os pacientes com os diferentes tipos de dor.
   - Acesso aos medicamentos e aos procedimentos existentes.
   - Infraestrutura ambulatorial e hospitalar disponível e a facilidade do paciente navegar nessa estrutura.
   - Existência de um navegador ou coordenador que coordene e facilite o fluxo do cuidado do paciente.
2. Qual é a qualidade e competência dos profissionais de saúde envolvidos no cuidado dos paciente. Um profissional de saúde altamente treinado e qualificado no cuidado dos pacientes é capaz de utilizar de forma mais eficiente os recursos existentes, sejam eles quais forem.
3. Identificar qual é o ganho incremental de novas drogas e procedimentos e o quanto a experiência e competência técnica dos profissionais de saúde pode resolver os problemas existentes dos pacientes usando medicamentos e tecnologias que não representem a última inovação.
4. Como é acompanhado o controle da dor e a qualidade de vida dos pacientes? Esse item é fundamental porque o valor do investimento no cuidado da dor vai ser avaliado mais em função da melhora na qualidade de vida do que na sobrevida. Nem sempre é fácil mostrar a correlação entre controle da dor e ganho em qualidade de vida. O EQ-5D é o método mais comumente usado para avaliar a variável qualidade de vida nos estudos econômicos, e uma das cinco dimensões considerada nesse questionário do EQ-5D avalia a dor quanto a sua existência e intensidade. A Figura 7.7 mostra a comparação entre dois programas teóricos de tratamento para uma doença específica. No cálculo do QALY há um peso (ou nível de utilidade) e dado para cada período da vida da pessoa, peso esse que varia de zero a um, com o zero representando a morte, e o um a saúde perfeita. Os períodos no tempo são multiplicados pela respectiva utilidade e em seguida somados para que se obtenha o total de QALYs de cada programa, permitindo uma comparação entre eles.[18-21]

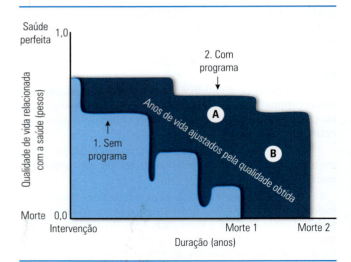

Figura 7.7. Anos de vida ajustados pela qualidade (QALY) – ganhos com uma intervenção. (Fonte: Drummond M, et al. Methods for the Economic Evaluation of Health Care Programmes. 4 ed. 2015; 9.[24])

É intuitivo assumir que o controle da dor leva a uma melhora na qualidade de vida e é eticamente inaceitável deixar uma pessoa sofrendo com dores quando existe uma forma satisfatória de controlar esse problema, mas quando falamos de incorporações tecnológicas, alocações, financiamento e definição de políticas, uma avaliação econômica é importante para que os recursos necessários sejam disponibilizados para criar e melhorar uma estrutura adequada para cuidar dos pacientes que sofrem do problema.

■ COMO MELHORAR O SISTEMA DE SAÚDE

Abaixo segue uma *checklist* que pode ser seguida no planejamento, desenho e implementação de um sistema ou de um serviço de saúde.

1. Quais são os recursos financeiros e de onde eles vêm? Os recursos financeiros podem vir do governo, dos planos de saúde suplementar, dos pacientes e familiares e cada braço do financiamento exige estratégias diferentes para otimizar sua alocação.
2. Quais são as necessidades de saúde e cuidados de saúde da população?
3. Quais são os resultados clínicos entregues pelo atual sistema de saúde?
4. Quão eficiente é o atual sistema de saúde e quais são as possíveis melhorias?
5. Como definir custo-efetividade e valor, ancorando essa definição e metodologia ao orçamento disponível?
6. Como alocar os recursos financeiros disponíveis, com base nas diferentes necessidades da população, de forma a maximizar o nível total de saúde de uma sociedade?
7. Como criar um sistema de informação que forneça as informações necessárias sobre custos, resultados e eficiência em tempo real?

8. Como definir e medir os indicadores que serão usados para avaliar o desempenho e a evolução do cuidado?

9. Como os estudos econômicos podem ajudar a criar uma operação de assistência médica eficiente, que usando as informações que são obtidas continuamente e o orçamento disponível, é capaz de fazer as mudanças e ajustes necessários ao longo do tempo para ter um sistema sustentável que melhore continuamente?

10. Qual é a melhor maneira de adicionar recursos digitais e móveis e como incluir informações provenientes dessas fontes em bancos de dados e avaliações econômicas?

11. Como usar as mídias sociais para gerar informações e mudar comportamentos?

12. Como outros determinantes sociais da saúde, como educação, saneamento, situação econômica (PIB *per capita*) e segurança, estão interagindo com o sistema de saúde?

■ COMO O PROFISSIONAL DE SAÚDE DEVE DE POSICIONAR?

O papel do médico e dos demais profissionais da saúde, assim como acontece com tudo na evolução do mundo, precisa se adaptar e transformar. Isso vai além de conhecer a mais recente tecnologia e de saber aplicá-la.

A geração de informação de qualidade é um outro ponto que precisa ser coordenado pelo profissional de saúde para que ele não seja colocado em um segundo plano nesse processo inevitável da busca de informação de alta qualidade e incorporações tecnológicas cada vez mais sofisticadas. Idealmente cada pessoa acompanhada e tratada deveria gerar informação para que a eficiência do sistema fosse cada vez melhor entendida e continuamente aprimorada. Dados locais da performance dos profissionais e dos resultados clínicos são fundamentais porque os números sobre benefícios e complicações que são publicados em revistas especializadas refletem normalmente a prática em grandes centros e é necessário entender o que acontece com as pessoas em todos os lugares onde algum tipo de cuidado em saúde é prestado.

O profissional de saúde precisa entender que ele é parte de um sistema que se torna cada vez mais complexo e que tem uma tendência natural em diluir a força dos profissionais. Existe uma percepção cada vez maior de que a inovação e a tecnologia são a solução do futuro. Hoje pessoas veem a inteligência artificial como algo que pode substituir o trabalho humano. Isso é um exagero, porque os profissionais de saúde nunca serão extintos, mas a incapacidade de se adaptar às transformações pode levar os profissionais de saúde a serem percebidos e tratados como um item secundário no processo de cuidado em saúde e com isso eles perdem a possibilidade de liderar uma transformação no sistema de saúde que usa de forma correta e adequada a tecnologia sem perder o lado humano que a saúde tem.

É necessário separar a avaliação das tecnologias da capacidade de incorporá-las. Um papel crítico do profissional de saúde é entender de forma precisa os benefícios e riscos das novas e antigas tecnologias, seja se preparando para a leitura dos artigos científicos com suas metodologias e estatísticas que ficarão cada vez mais complexas, seja gerando informação de alta qualidade continuadamente.

■ COMENTÁRIOS FINAIS

Nas avaliações de procedimentos diagnósticos e terapêuticos é preciso separar o conceito de benefício clínico do conceito de capacidade de pagar. Vamos supor um medicamento que tem um benefício clínico de 10%. Esse benefício será sempre o mesmo benefício independente da capacidade para pagar. Em saúde não deveríamos dizer que algo tem valor com base na percepção de caro ou barato. Valor é um termo hoje usado de forma superficial e vaga. É ideal que o valor de uma nova tecnologia seja definido simplesmente pelo potencial que ela tem de aumentar o tempo e a qualidade de vida das pessoas, do quanto ela pode permitir que a capacidade de viver plenamente seja mantida ou recuperada. A definição da incorporação vai depender da disposição e capacidade para pagar, sem que isso interfira na forma como o profissional e o sistema de saúde avaliam a tecnologia.

A formação e capacitação dos profissionais de saúde, sejam eles antigos ou novos, também deve ser uma prioridade porque com o número crescente de faculdades de medicina no Brasil e um modelo da saúde focado mais no lucro que nas pessoas, a possibilidade de profissionais despreparados serem colocados no mercado, tendo à sua disposição um número cada vez maior de procedimentos diagnósticos e terapêuticos complexos, pode gerar um sistema cada vez menos eficiente que resulte em danos enormes para a sociedade.

Para que profissionais e instituições transformem para melhor o cuidado em saúde, é necessário combinar assistência, educação e pesquisa de alta qualidade.

Também é crítico que o profissional de saúde nunca deixe diminuir ou desaparecer o lado humano do cuidado em saúde e trate como algo especial a interação com as pessoas que são por ele cuidadas.

As pessoas não buscam por saúde; saúde é apenas uma ferramenta, um pré-requisito. O que é realmente importante é ter uma condição física e mental que permita às pessoas estar com aqueles que elas amam, lutar pelos seus sonhos e desfrutar de coisas que lhes deem prazer. O maior produto e a maior entrega de um sistema de saúde é manter ou recuperar a possibilidade de acordar pela manhã com a capacidade plena de viver.

■ REFERÊNCIAS BIBLIOGRÁFICAS

1. http://www.aon.com/unitedkingdom/employee-benefits/news/articles/medical-cost-increases-2016.jsp

2. Keehan SP, et al. National Health Expenditure Projections, 2016-25: Price Increases, Aging Push Sector To 20 Percent of Economy. Health Aff (Millwood). 2017; 36(3):553-63. doi: 10.1377/hlthaff.2016.1627.

3. https://www.ibge.gov.br/estatisticas-novoportal/sociais/populacao/9109-projecao-da-populacao.html?=&t=resultados

4. https://www.bloomberg.com/quote/USDBRL:CUR

5. http://www.ans.gov.br/perfil-do-setor/dados-e-indicadores-do-setor/sala-de-situacao

6. https://bmo.bmiresearch.com/data/datatool – BMI Research, A Fitch Group Company – Data Tool.

7. https://www.cdc.gov/nchs/products/databriefs/db328.htm
8. https://www.cdc.gov/nchs/products/databriefs/db293.htm
9. https://www.who.int/social_determinants/sdh_definition/en/
10. http://portalms.saude.gov.br/sistema-unico-de-saude.
11. Culyer AJ. Equity – some theory and its policy implications. J Med Ethics. 2001; 27(4):275-83.
12. Culyer AJ, Wagstaff A. Equity and equality in health and health care. J Health Economics. 1993; 12:431-58.
13. Drummond M, et al. Methods for the Economic Evaluation of Health Care Programmes. 4 ed. 2015; 1-12.
14. Drummond M, et al. Methods for the Economic Evaluation of Health Care Programmes. 4 ed. 2015; 219-232, 247-250.
15. Folland S. The Economics of Health and Health Care. 8 ed. 2017; p. 102.
16. Claxton K, Martin S, Soares M, Rice N, Spackman E, Hinde S, et al. Methods for the estimation of the NICE cost effectiveness threshold. Health Technol Assess. 2015; 19(14):1-503. doi: 10.3310/hta19140.
17. https://www.who.int/bulletin/volumes/93/2/14-138206/en/
18. https://euroqol.org/eq-5d-instruments/
19. https://euroqol.org/wp-content/uploads/2016/10/Sample_UK__English__EQ-5D-5L_Paper_Self_complete_v1.0__ID_24700.pdf
20. Stolk E, et al. Overview, Update, and Lessons Learned from the International EQ-5D-5L Valuation Work: Version 2 of the EQ-5D-5L Valuation Protocol. Value Health. 2019; 22:23-30.
21. Folland S, et al. The Economics of Health and Health Care, 8 ed. 2017, by Routledge 2 Park Square, Milton Park, Abingdon, Oxon, OX14 4RN and by Routledge 711 Third Avenue, New York, NY 10017. Routledge is an imprint of the Taylor & Francis Group, an informa business.
22. Drummond M, et al. Methods for the Economic Evaluation of Health Care Programmes. 4 ed. 2015; 11.
23. Drummond M, et al. Methods for the Economic Evaluation of Health Care Programmes. 4 ed. 2015; 55.
24. Drummond M, et al. Methods for the Economic Evaluation of Health Care Programmes. 4 ed. 2015; 9.

Capítulo 8

Educação Médica no Tratamento da Dor no Câncer

Irimar de Paula Posso

■ INTRODUÇÃO

Embora o ensino sobre fisiologia, fisiopatologia e tratamento da dor no Brasil nas últimas décadas tenha evoluído bastante, não existem estudos que permitam analisar com segurança como tem sido realizada a educação dos médicos para o tratamento da dor aguda e crônica das diversas etiologias e especificamente no tratamento da dor ocasionada pelas doenças oncológicas.

■ SITUAÇÃO ATUAL DA EDUCAÇÃO MÉDICA PARA O TRATAMENTO DA DOR

Em sua formação o médico recebe ensinamento sobre a fisiologia, fisiopatologia e tratamento da dor no curso de graduação e em cursos de pós-graduação *lato sensu*.

Dependendo da especialidade e do interesse o médico também pode receber ensinamento sobre a fisiologia, fisiopatologia e tratamento da dor em curso de pós-graduação *strictu sensu* seja mestrado ou doutorado, em cursos de especialização, nos congressos patrocinados por sociedades médicas e não médicas, nos livros, tratados e nas revistas científicas.

Curso de graduação

O ensino da fisiologia, fisiopatologia e tratamento da dor no curso de graduação em medicina não é especificado na Resolução nº 3, de 20 de junho de 2014, que instituiu as Diretrizes Curriculares Nacionais do Curso de Graduação em Medicina e deu outras providências. Portanto, o ensino da fisiologia, fisiopatologia e tratamento da dor no curso de graduação em medicina fica a critério de cada instituição de ensino superior. Embora algumas instituições de ensino superior tenham inserido uma disciplina específica para o estudo da dor, a realidade é que, na maioria das instituições de ensino superior, o ensino da fisiologia, fisiopatologia e tratamento da dor fica disperso nas várias séries do curso de graduação, na dependência dos docentes responsáveis pelas diversas disciplinas, muitos deles sem formação adequada para ensinar ao aluno como tratar a dor.[1,2]

Cursos de pós-graduação *lato sensu*

O ensino da fisiologia, fisiopatologia e tratamento da dor no curso de pós-graduação *lato sensu* residência médica depende da especialidade e área de atuação médicas aprovadas pela Comissão Mista de Especialidades, especificada na Resolução CFM nº 2.149/2016, que homologou a Portaria CME nº 02/2016, a qual aprovou a relação de especialidades e áreas de atuação médicas aprovadas pela Comissão Mista de Especialidades.[3]

O Certificado de Área de Atuação em Dor somente pode ser emitido para médicos que exibam Título de Especialista outorgado pela Associação Médica Brasileira, ou Certificado de Residência Médica, reconhecida pelo Ministério da Educação das especialidades médicas Acupuntura, Anestesiologia, Clínica Médica, Medicina Física e Reabilitação, Neurocirurgia, Neurologia, Ortopedia, Pediatria e Reumatologia.[4]

Para obter o Certificado de Área de Atuação em Dor, portadores do Titulo de Especialistas nas especialidades médicas Acupuntura, Anestesiologia, Clínica Médica, Medicina Física e Reabilitação, Neurocirurgia, Neurologia, Ortopedia, Pediatria e Reumatologia e que comprovem ter frequentado curso de formação em fisiologia, fisiopatologia e tratamento da dor por período não inferior a 1 ano podem se inscrever ao exame de suficiência para Obtenção de Certificado de Área de Atuação em Dor.[4]

As especialidades médicas Acupuntura, Anestesiologia, Clínica Médica, Medicina Física e Reabilitação, Neurocirurgia, Neurologia, Ortopedia, Pediatria e Reumatologia que oferecerem Programa de Residência Médica complementar com duração de 1 ano sobre fisiologia, fisiopatologia e tratamento da dor podem outorgar o

Certificado de Área de Atuação em Dor sem que o especialista tenha de se submeter ao referido exame de suficiência para Obtenção de Certificado de Área de Atuação em Dor.[3,4]

Cursos de pós-graduação *lato sensu* em nível de especialização, presenciais ou a distância, normalizados pelo Ministério da Educação por meio da Resolução nº 1, de 8 de junho de 2007, e do Decreto nº 9.057, de 25 de maio de 2017, que estabeleceram as normas para o funcionamento de cursos de pós-graduação *lato sensu*. Cursos em nível de especialização voltados para o ensino da fisiologia, fisiopatologia e tratamento da dor tem sido ofertados, respeitando as normas entre as quais o corpo docente deve ser constituído por professores especialistas ou de reconhecida capacidade técnico-profissional, sendo que 50% pelo menos deverão apresentar titulação de mestre ou de doutor obtido em programa de pós-graduação *stricto sensu* reconhecido pelo Ministério da Educação e que tenham duração mínima de 360 horas, nestas não computado o tempo de estudo individual ou em grupo, sem assistência docente, e o reservado, obrigatoriamente, para elaboração individual de monografia ou trabalho de conclusão de curso. Esses cursos devem ser patrocinados por instituto de educação superior, ou sociedades médicas e/ou instituições hospitalares vinculadas a algum instituto de educação superior.[5-7]

Os cursos de especialização não podem emitir título de especialista em tratamento da dor para os médicos que cursarem, pois não existe especialidade médica em tratamento da dor, apenas área de atuação, cuja certificação é feita apenas pela Associação Médica Brasileira por meio das Sociedades Médicas das seguintes especialidades: Acupuntura, Anestesiologia, Clínica Médica, Medicina Física e Reabilitação, Neurocirurgia, Neurologia, Ortopedia, Pediatria ou Reumatologia. No entanto esses cursos desde que devidamente reconhecidos pela Associação Médica Brasileira ou por uma de suas afiliadas anteriormente nominadas, pode ser aceito como requisito para o médico portador de titulo de uma das especialidades já referidas possa se inscrever no Concurso para a Obtenção do Certificado de Área de Atuação em Dor, já nominado.[5-7]

Cursos de pós-graduação *stricto sensu*

Cursos de pós-graduação estrito senso em nível de mestrado e doutorado, normalizados pelo Ministério da Educação por meio da Resolução nº 1, de 9 de abril de 2001, e da Resolução nº 7, de 11 de dezembro de 2017, que estabeleceram as normas para o funcionamento de cursos de pós-graduação *stricto sensu*, podem e têm apresentado disciplinas voltadas para o ensino da fisiologia, fisiopatologia e tratamento da dor oncológica, embora não haja obrigatoriedade e a duração das disciplinas dependa de cada programa de pós-graduação *stricto sensu*.[5,8]

Congressos patrocinados por sociedades médicas

Algumas das Sociedades Médicas que podem ou não expedir o Certificado de Área de Atuação em Dor têm incluído em seus congressos nacionais ou regionais atividades relacionadas com o ensino da fisiologia, fisiopatologia e tratamento da dor no doente com câncer, o que contribui de modo importante para que os congressistas possam aprimorar sua educação no tratamento da dor oncológica, especialmente aqueles que trabalham com esse grupo de pacientes ou que estão pretendendo obter sua aprovação no exame de suficiência para Obtenção de Certificado de Área de Atuação em Dor.

Congressos e outros eventos patrocinados por sociedades não vinculadas à Associação Médica Brasileira, voltadas para o ensino da fisiologia, fisiopatologia e tratamento da dor

Sociedades voltadas para o ensino da fisiologia, fisiopatologia e tratamento da dor como a Sociedade Brasileira para o Estudo da Dor (SBED), suas regionais e seus comitês de dor, que não são constituídos exclusivamente por associados médicos, tem oferecido nas últimas décadas eventos voltados para o tratamento da dor oncológica, seja como um congresso bienal ou jornadas, simpósios, encontros etc., cujo tema é essencialmente o estudo da fisiologia, fisiopatologia e tratamento da dor em geral ou da dor oncológica em especial.[9]

Tratados e livros

Existe um único tratado de dor escrito por autores brasileiros, patrocinado pela SBED, editado em 2017, que tem capítulos exclusivamente relacionados ao tratamento da dor do câncer. Vários tratados escritos em outras línguas voltados exclusivamente para o estudo da fisiologia, fisiopatologia e tratamento da dor estão disponíveis, bem como inúmeros livros dedicados ao estudo do tratamento da dor em geral ou da dor oncológica em especial escritos na língua portuguesa ou em outros idiomas também estão disponíveis.[10]

Revistas científicas

Existem revistas cientificas em língua portuguesa que publicam artigos científicos originais, de revisão ou relatos de casos relacionados ao estudo da fisiologia, fisiopatologia e tratamento da dor oncológica, patrocinadas pela SBED e pela Associação Portuguesa para o Estudo da Dor (APED) ou pelas diversas especialidades médicas filiadas a Associação Médica Brasileira.[9,11]

Existem muitas revistas cientificas internacionais que publicam artigos científicos originais, de revisão ou relatos de casos relacionados com o tratamento da dor do câncer, em outros idiomas, que não o português.

Cursos patrocinados sociedades vinculadas ou não à Associação Médica Brasileira, por universidades ou institutos de ensino superior, voltados para o estudo da fisiologia, fisiopatologia e tratamento da dor

Muitas das sociedades vinculadas ou não à Associação Médica Brasileira e inúmeros institutos de ensino superior têm oferecido cursos voltados para o estudo da fisiologia, fisiopatologia e tratamento da dor com o objetivo de qualificar médicos interessados no tratamento da dor.

A SBED disponibiliza em seu *site* mais de uma dezena de cursos voltados ao estudo da dor em geral ou de algum tipo específico de dor, em diversas cidades do país, cujas informações podem ser obtidas no endereço eletrônico da SBED.[12]

Ligas

As ligas acadêmicas têm colaborado sobremaneira para a educação e o treinamento em dor para os alunos dos cursos de graduação na área da saúde e, em especial, para os alunos do curso de graduação em medicina, suprindo muitas vezes a lacuna existente pela falta de uma disciplina dedicada exclusivamente ao ensino da fisiologia, fisiopatologia e tratamento da dor.[13]

■ SITUAÇÃO ATUAL DA EDUCAÇÃO MÉDICA NO TRATAMENTO DA DOR NO CÂNCER

Em sua formação o médico recebe poucos ensinamentos sobre a fisiologia, fisiopatologia e tratamento da dor do câncer no curso de graduação e em cursos de pós-graduação *lato sensu*.

Dependendo da especialidade e do interesse, o médico também pode receber ensinamento sobre o tratamento da dor do câncer em curso de pós-graduação *stricto sensu* seja mestrado ou doutorado, em cursos de especialização, nos congressos patrocinados por sociedades médicas e não médicas, nos tratados, livros, e nas revistas científicas.

Curso de graduação

O ensino da fisiologia, fisiopatologia e tratamento da dor no paciente portador de doença oncológica no curso de graduação em medicina fica a critério de cada instituição de ensino superior, sendo estudado de modo disperso nas diversas disciplinas que tratam dos pacientes oncológicos, ou eventualmente na disciplina específica para o estudo da dor, que algumas instituições de ensino superior introduziram no curso de graduação em medicina.

A realidade é que o ensino do tratamento da dor do câncer nos cursos de graduação em medicina, salvo eventuais e raras exceções, dependendo dos docentes responsáveis pelas diversas disciplinas, muitos deles sem formação adequada para ensinar ao aluno como tratar a dor do paciente oncológico.[1,2]

Cursos de pós-graduação *lato sensu*

O ensino da fisiologia, fisiopatologia e tratamento da dor no paciente oncológico no curso de pós-graduação *lato sensu* residência médica certamente é ensinado aos residentes da especialidade Cancerologia. Para os residentes das outras especialidades e áreas de atuação médicas aprovadas pela Comissão Mista de Especialidades, especificadas na Resolução CFM nº 2.149/2016, que homologou a Portaria CME nº 02/2016, o estudo do tratamento da dor oncológica pode ou não fazer parte do programa da residência da especialidade.[3]

O ensino do tratamento da dor oncológica deve fazer parte da formação dos médicos das especialidades Acupuntura, Anestesiologia, Clínica Médica, Medicina Física e Reabilitação, Neurocirurgia, Neurologia, Ortopedia, Pediatria e Reumatologia que tenham obtido o Certificado de Área de Atuação em Dor outorgado pela Associação Médica Brasileira.[3,4]

O ensino da fisiologia, fisiopatologia e tratamento da dor no paciente oncológico pode ser ensinado em cursos de pós-graduação *lato sensu* em nível de especialização, presenciais ou a distância, normalizados pelo Ministério da Educação por meio da Resolução nº 1, de 8 de junho de 2007, e do Decreto Nº nº 9.057, de 25 de maio de 2017, patrocinados por sociedade médicas ou instituições hospitalares vinculadas a algum instituto de educação superior.[5-7]

Cursos de pós-graduação *stricto sensu*

Cursos de pós-graduação *stricto sensu* em nível de mestrado e doutorado, normalizados pelo Ministério da Educação por meio da Resolução nº 1, de 9 de abril de 2001, e da Resolução nº 7, de 11 de dezembro de 2017, que estabeleceram as normas para o funcionamento de cursos de pós-graduação *stricto sensu*, podem e têm apresentado disciplinas voltadas para o ensino da fisiologia, fisiopatologia e tratamento da dor, embora não haja obrigatoriedade e a duração das disciplinas dependa de cada programa de pós-graduação *stricto sensu*.[5,8]

Congressos patrocinados por sociedades médicas

As Sociedades Médicas de Acupuntura, Anestesiologia, Clínica Médica, Medicina Física e Reabilitação, Neurocirurgia, Neurologia, Ortopedia, Pediatria ou Reumatologia que podem expedir o Certificado de Área de Atuação em Dor tem por norma incluir em seus congressos nacionais ou regionais atividades relacionadas com o ensino da fisiologia, fisiopatologia e tratamento da dor no paciente oncológico, o que contribui de modo importante para que os médicos associados possam aprimorar sua educação no tratamento da dor do câncer, especialmente aqueles que estão pretendendo obter sua aprovação no exame de suficiência para Obtenção de Certificado de Área de Atuação em Dor.

Congressos e outros eventos patrocinados por sociedades não vinculadas à Associação Médica Brasileira, voltadas para o ensino da fisiologia, fisiopatologia e tratamento da dor

Sociedades voltadas para o ensino da fisiologia, fisiopatologia e tratamento da dor como a SBED, suas regionais e em alguns de seus comitês de dor, que não são constituídas exclusivamente por associados médicos, têm oferecido nas últimas décadas inúmeros eventos voltados para o tratamento da dor, inclusive a dor oncológica, como um congresso bienal e de jornadas, simpósios, encontros etc., cujo tema é essencialmente o estudo da fisiologia, fisiopatologia e tratamento da dor em geral e/ou da dor oncológica.[9,11,14]

Tratados e livros

Existe um único tratado de dor escrito por autores brasileiros, patrocinado pela SBED editado em 2017. Vários tratados escritos em outras línguas voltados exclusivamente para o estudo da fisiologia, fisiopatologia e tratamento da dor estão disponíveis, bem como inúmeros livros dedicados ao estudo da fisiologia, fisiopatologia e tratamento da dor em geral ou de determinados tipos de dor escritos na língua portuguesa ou em outros idiomas também estão disponíveis.[10]

Revistas científicas

Existem duas revistas científicas em língua portuguesa que publicam artigos científicos originais, de revisão ou relatos de casos exclusivamente relacionados à fisiologia, fisiopatologia e tratamento da dor, incluindo a dor do paciente com câncer, que são patrocinadas pela SBED e pela APED.[15,16]

As revistas científicas das diversas especialidades médicas filiadas à Associação Médica Brasileira também publicam artigos científicos sobre estudo e tratamento da dor no paciente oncológico.

Existem muitas revistas científicas internacionais que publicam artigos científicos exclusivamente relacionados com o estudo da fisiologia, fisiopatologia e tratamento da dor em geral as quais também publicam artigos focados no controle da dor de origem oncológica. Igualmente existe um enorme número de revistas científicas internacionais das mais diversas especialidades médicas que também publicam artigos científicos relacionados com estudo e tratamento da dor oncológica ou não, em outros idiomas, que não o português.

Cursos patrocinados sociedades vinculadas ou não à Associação Médica Brasileira, por universidades ou institutos de ensino superior, voltados para o estudo da fisiologia, fisiopatologia e tratamento da dor

Muitas sociedades vinculadas ou não à Associação Médica Brasileira, inúmeros institutos de ensino superior têm oferecido cursos voltados para o estudo da fisiologia, fisiopatologia e tratamento da dor com o objetivo de qualificar médicos interessados no tratamento da dor.

A SBED disponibiliza em seu *site* inúmeros cursos voltados ao estudo da dor em geral que certamente incluem o tratamento da dor do câncer os quais são ministrados em diversas cidades do país, cujas informações a respeito podem ser obtidas no endereço eletrônico.[12]

■ CENÁRIO IDEAL PARA A EDUCAÇÃO MÉDICA NO TRATAMENTO DA DOR NO CÂNCER

Os principais cenários para a educação dos médicos no tratamento da dor oncológica são o curso de graduação, os cursos de pós-graduação lato senso incluindo a residência médica e os cursos de especialização, e as atividades de treinamento e ensino desenvolvidas pela Associação Médica Brasileira por meio das Associações de

Especialidades suas afiliadas compostas apenas por médicos e das Associações não membros da Associação Médica Brasileira por terem em seus quadros de associados profissionais não médicos como a SBED e a Todos Juntos Contra o Câncer (TJCC).[9,17,18]

O cenário ideal no curso de graduação em medicina para a educação do futuro médico para o tratamento da dor no câncer é a inserção obrigatória nos cursos de graduação em medicina de disciplina voltada exclusivamente para o ensino da fisiologia, fisiopatologia e tratamento da dor, incluindo as dores aguda, crônica não oncológica e oncológica.

O cenário que pode ser considerado ideal em relação à Residência Médica com o objetivo de propiciar ao médico educação para o adequado tratamento da dor no paciente portador de câncer é a inserção obrigatória nas residências das especialidades que tratam o paciente oncológico de estágios destinados exclusivamente para o ensino da fisiologia, fisiopatologia e tratamento da dor crônica oncológica e não oncológica.

Na mesma linha de raciocínio, o cenário ideal no curso de pós-graduação *lato sensu* em nível de especialização com a finalidade de dar formação para o médico tratar de maneira correta a dor do paciente oncológico é a oferta de cursos de especialização de acordo com a legislação vigente destinados exclusivamente para o ensino da fisiologia, fisiopatologia e tratamento da dor crônica oncológica e não oncológica.

Também devem ser consideradas dentro do cenário ideal com o objetivo de aprimorar a formação dos médicos com foco no tratamento da dor oncológica as atividades de treinamento e ensino desenvolvidas pela Associação Médica Brasileira por meio das Associações de Especialidades suas afiliadas compostas apenas por médicos e Associações Multiprofissionais, como a SBED, a Academia Nacional de Cuidados Paliativos (ANCP) e a TJCC.[9,18,19]

■ COMO CHEGAR AO CENÁRIO IDEAL PARA A EDUCAÇÃO MÉDICA NO TRATAMENTO DA DOR NO CÂNCER

A tática para chegar ao cenário ideal para a educação médica no tratamento da dor no câncer é conscientizar as entidades governamentais sobre a importância de ensinar os médicos como e porque tratar adequadamente a dor oncológica.

As estratégias incluem tornar obrigatória a inserção nos cursos de graduação em medicina, de disciplina voltada exclusivamente para o ensino da fisiologia, fisiopatologia e tratamento da dor, incluindo a dor aguda, crônica não oncológica e oncológica; apoio das instituições de ensino para as ligas acadêmicas de combate a dor; inclusão obrigatória na Residência Médica das especialidades que tratam o paciente oncológico de estágios destinados exclusivamente para o ensino da fisiologia, fisiopatologia e tratamento da dor crônica oncológica e não oncológica; estimular e premiar as instituições de ensino superior para ofertarem cursos de especialização de acordo com a legislação específica destinados exclusivamente ao ensino da fisiologia, fisiopatologia e tratamento da dor crônica oncológica e não oncológica; além disso, também apoiar as atividades de treinamento e ensino desenvolvidas por associações médicas ou multiprofissionais cujos associados tratam pacientes oncológicos.

Também devem ser implementados por instituições governamentais e pelas associações médicas ou multiprofissionais voltadas para o tratamento de pacientes oncológicos programas para o desenvolvimento de diretrizes e programas educativos de melhoria da qualidade do tratamento de pacientes com dor oncológica.[20,21]

■ CONCLUSÃO

Existe necessidade premente de melhorar a educação médica no tratamento da dor do câncer, por meio de uma educação continuada fundamentada no conhecimento da fisiologia, fisiopatologia e tratamento da dor aguda, crônica oncológica e não oncológica.

■ REFERÊNCIAS BIBLIOGRÁFICAS

1. Brasil. Ministério da Educação. Conselho Nacional de Educação. Câmara de Educação Superior. Resolução nº 3, de 20 de junho de 2014. Diretrizes Curriculares Nacionais do Curso de Graduação em Medicina e dá outras providências. Diário Oficial da União, Brasília, 14 de janeiro de 2014, Seção 1, pp. 17-18.
2. Sereza TW; Dellaroza MSG. O Que Está Sendo Aprendido a Respeito da Dor na Uel? Semina: Ciênc Biol Saúde. 2003; 24: 55-66.
3. Brasil. Conselho Federal de Medicina. Resolução CFM nº 2.149/2016 Homologa a Portaria CME nº 02/2016, que aprova a relação de especialidades e áreas de atuação médicas aprovadas pela Comissão Mista de Especialidades. Diário Oficial da União, Brasília, 03 de agosto de 2016, Seção I, p. 99.
4. Associação Médica Brasileira-AMB. Edital de Convocação do Exame de Suficiência para Obtenção de Certificado de Área de Atuação em Dor – 2018. Disponível em: https://amb.org.br/wp-content/uploads/2018/08/EDITAL-DOR-2018-v2.pdf. Acesso em: 23 set 2018.
5. Brasil. Ministério da Educação. Conselho Nacional de Educação. Câmara de Educação Superior. Resolução nº 1, de 9 de abril de 2001. Estabelece normas para o funcionamento de cursos de pós-graduação. Diário Oficial da União, Brasília, 09 de abril de 2001, Seção 1, p. 12.
6. Brasil. Ministério da Educação. Conselho Nacional de Educação. Câmara de Educação Superior. Resolução nº 1, de 8 de junho de 2007. Estabelece normas para o funcionamento de cursos de pós-graduação lato sensu, em nível de especialização. Diário Oficial da União, Brasília, 8 de junho de 2007, Seção 1, p. 9.

7. Brasil. Ministério da Educação. Conselho Nacional de Educação. Câmara de Educação Superior. Decreto nº 9.057, de 25 de maio de 2017. Regulamenta o art. 80 da Lei nº 9.394, de 20 de dezembro de 1996, que estabelece as diretrizes e bases da educação nacional. Diário Oficial da União, Brasília, 26 de maio de 2017, Seção 1, p. 3.
8. Brasil. Ministério da Educação. Conselho Nacional de Educação. Câmara de Educação Superior. Resolução nº 7, de 11 de dezembro de 2017. Estabelece normas para o funcionamento de cursos de pós-graduação stricto sensu. Diário Oficial da União, Brasília, 12 de dezembro de 2017, Seção 1, p. 21.
9. Sociedade Brasileira para o Estudo da Dor-SBED. Capítulo Brasileiro da Internacional Association for the Study of Pain – IASP. Disponível em: http://www.sbed.org.br/home.php. Acesso em: 20 set 2018.
10. Posso IP, Grossmann E, Fonseca PRB, et al. Tratado de dor: Publicação da Sociedade Brasileira para o Estudo da Dor. São Paulo: Atheneu, 2017.
11. Associação Portuguesa para o Estudo da Dor (APED). Capítulo Português da Internacional Association for the Study of Pain – IASP. Disponível em: http://www.aped-dor.org. Acesso em: 20 set 2018.
12. Sociedade Brasileira para o Estudo da Dor-SBED. Capítulo Brasileiro da Internacional Association for the Study of Pain (IASP). Disponível em: http://www.sbed.org.br/materias.php?cd_secao=108&codant=&friurl=_-Cursos. Acesso em: 22/09/2018.
13. Lages GRC, Pedras RBN, Souza JB. Educação e Treinamento em Dor no Brasil. In: Posso IP, Grossmann E, Fonseca PRB et al. Tratado de dor: Publicação da Sociedade Brasileira para o Estudo da Dor. São Paulo: Atheneu, 2017:63-78.
14. European Pain Federation (EFIC) Cancer Pain Series. Disponível em: http://educationplatform.europeanpainfederation.eu. Acesso em: 25 set 2018.
15. Revista Dor: Pesquisa, Clínica e Terapêutica. Disponível em: http://www.sbed.org.br/materias.php?cd_secao=81&codant=&friurl=_-Revista-Dor. Acesso em: 26 set 2018.
16. Revista Dor. Disponível em: http://www.aped-dor.org/index.php/publicacoes/revistas-dor. Acesso em: 26 set 2018.
17. Associação Médica Brasileira-AMB. https://amb.org.br. Acesso em: 20/09/2018.
18. Todos Juntos Contra o Câncer (TJCC). Disponível em: https://todosjuntoscontraocancer.com.br. Acesso em: 20 set 2018.
19. Academia Nacional de Cuidados Paliativos (ANCP). Disponível em: https://paliativo.org.br. Acesso em: 20 set 2018.
20. Gordon DB, JL Dahl, Miaskowski C et al. American pain society recommendations for improving the quality of acute and cancer pain management: American Pain Society Quality of Care Task Force. Arch Intern Med. 2005; 165:1574-80.
21. Ducci AJ, Pimenta CAM. Programas educativos e a dor oncológica. Rev Bras Cancer. 2003; 49:185-92.

Dor Oncológica e Terminalidade: Dignidade do Paciente e Responsabilidade Civil do Médico

Karen Miranda Chequer
Suzana Oliveira Marques Bretas

"Apêndice! Rim!", ele pensava. "Ora, não é uma questão de apêndice ou rim, mas de vida... ou de morte. Sim. Havia vida, e agora ela está indo embora, esvaindo-se, e eu não tenho condições de detê-la." ("A Morte de Ivan Ilitch", Liev Tolstói, 1886)

■ INTRODUÇÃO

Os institutos jurídicos sofrem transformações ocasionadas por múltiplos fatores que acompanham os avanços e os retrocessos das relações humanas, sempre complexas. Nos últimos tempos, as sociedades, não apenas no Brasil como no mundo, vivenciaram grandes transformações sociais, políticas, econômicas, tecnológicas e culturais. Essas transformações influenciam todo o Direito e, de maneira significativa, o direito à vida, direito fundamental que possui uma natural e intrínseca relação com a Medicina e com a prática médica.

O presente capítulo tem por objetivo fazer uma breve análise do princípio da dignidade da pessoa humana, da autonomia privada, das concepções de eutanásia, suicídio assistido, ortotanásia e distanásia. Aborda, ainda, o testamento vital e mandato duradouro, sob o ponto de vista da legislação brasileira e comparada. Ao final, trata dos principais conceitos acerca da responsabilidade civil do médico e suas implicações jurídicas.

■ VIDA: DIGNIDADE HUMANA E AUTONOMIA PRIVADA

Vida é uma palavra dissílaba, pequena, porém com significados múltiplos que extrapolam a ciência do direito e a tornam grandiosa. O início e o término da vida são situações cujas respostas não se encontram na ciência do direito, mas, sim, na ciência médica e na religião.

A Resolução do Conselho Federal de Medicina (CFM) nº 1.857/2010, que revogou a Resolução nº 1.358/1991, as-

sim como a anterior, estabeleceu que, até 14 dias após a concepção, o ser biológico não é pessoa, podendo ocorrer, inclusive, o seu descarte.

As religiões também apresentam acepções divergentes sobre o significado da palavra vida: pode significar fim, começo, mudança ou passagem.

Na ciência jurídica, existem teorias que foram construídas de acordo com as características peculiares de determinado lugar e que fixam critério inicial da existência humana para fins de aquisição de direitos. No Brasil, há as teorias natalista e concepcionista. "A primeira defende a tese de que o nascituro só adquire personalidade após o nascimento com vida. A segunda, ao contrário, propugna pela tese de que a personalidade começa desde a concepção da vida no útero materno".[1]

Vida é tudo que vibra e palpita, é existência, significar, vitalidade, força, fervor, ânimo, exuberância, dinamismo, vivacidade, energia, existência, comportamento, governança, dentre outros significados.[2]

Não se pode falar em vida sem pensar na morte; eis que todos iremos morrer ou morremos um pouco a cada dia, a partir do nosso nascimento. A morte pode ser negação da existência, desconhecimento, fim, termo, derradeira etapa, mudança de ação para repouso, destruição, definhamento progressivo e rápido, dentre outras coisas.[2]

Na Medicina, em passado recente, a morte era configurada com a parada cardíaca, porém, após o primeiro transplante cardíaco, realizado na África do Sul pelo médico Christian Barnard, o Comitê da Havard Medical School passou a definir como termo da vida a morte encefálica.[3] A Resolução nº 1.480 do CFM fixa os exames e os dados clínicos que deverão ser feitos e observados para a caracterização da morte encefálica.

A dignidade é inerente à pessoa humana. Todos a possuem, independentemente de credo, condição social, econômica, escolaridade, raça, orientação sexual, na saúde ou em sua ausência, dentre outros fatores.

Antes de apresentar a importância do princípio da dignidade humana em nosso ordenamento jurídico, é importante refletir sobre o significado do termo princípio.

Os princípios refletem a estrutura ideológica de um Estado, consagrando os valores primados em um determinado sistema social. Esses princípios, ao serem inseridos na Constituição, carta norteadora do Estado Democrático de Direito, estabelecem, pois, um posicionamento ideológico. Possuem um caráter amplo, universal, já que representam os pilares do Direito. Assim, como pedra basilar do Direito, os princípios são fundamentais para a interpretação e a aplicação do Direito, devendo ser considerados ainda que não expressos na lei (princípios implícitos).

Tendo em vista a relevância da perspectiva principiológica para o Direito, muitos doutrinadores preocuparam-se em defini-los.

Miguel Reale afirma:

> Princípios são, pois, verdades ou juízos fundamentais, que servem de alicerce ou de garantia de certeza a um conjunto de juízos, ordenados em um sistema de conceitos relativos a dada porção da realidade. Às vezes também se denominam princípios certas proposições que, apesar de não serem evidentes ou resultantes de evidências, são assumidas como fundantes da validez de um sistema particular de conhecimentos, como seus pressupostos necessários.[4]

Celso Antonio Bandeira de Mello, por sua vez, destaca o papel de alicerce exercido pelos princípios:

> Princípio é, por definição, mandamento nuclear de um sistema, verdadeiro alicerce dele, disposição fundamental que se irradia sobre diferentes normas compondo-lhes o espírito e servindo de critério para a sua exata compreensão e inteligência, exatamente por definir a lógica e a racionalidade do sistema normativo, no que lhe confere a tônica e lhe dá sentido harmônico. É o conhecimento do princípio que preside a intelecção das diferentes partes componentes do todo unitário que há por nome sistema jurídico positivo. Violar um princípio é muito mais grave que transgredir uma norma. A desatenção ao princípio implica ofensa não apenas a um específico mandamento obrigatório, mas a todo sistema de comandos. É a mais grave forma de ilegalidade ou inconstitucionalidade, conforme o escalão do princípio atingido, porque representa insurgência contra todo o sistema, subversão de seus valores fundamentais, contumédia irremissível a seu arcabouço lógico e corrosão de sua estrutura mestra.[5]

Há, ainda, a definição de De Plácido e Silva:

> Princípio derivado do latim principium (origem, começo), em sentido vulgar, quer exprimir o começo da vida ou o primeiro instante em que as pessoas ou as coisas começaram a existir. No sentido jurídico, notadamente no plural, quer significar as normas elementares ou os requisitos primordiais instituídos como base, como alicerce de alguma coisa. E, assim, princípios revelam o conjunto de regras ou preceitos, que se fixaram para servir de norma a toda ação jurídica, traçando a conduta a ser tida em qualquer operação jurídica.[6]

A partir dessas definições, pode-se entender a importância dos princípios para interpretação das regras jurídicas, inclusive para solucionar conflitos e para determinar a validade ou não de uma norma. Estabelecendo uma hierarquia de valores, os princípios permitem a valoração das normas e, consequentemente, a sobreposição de umas às outras. Nesse aspecto, residem as principais distinções entre princípio e regra. Enquanto o primeiro apresenta-se de modo abrangente e amplo, a regra detém uma especificidade, devendo ser analisada conforme os princípios que a fundaram.

Na Constituição de 1988, os princípios adquiriram papel central, destacando-se, entre eles, o princípio da dignidade humana.

Incluída entre os fundamentos do Estado brasileiro, a dignidade da pessoa humana é um "valor supremo que atrai o conteúdo de todos os direitos fundamentais do homem, desde o direito à vida".[7] Contudo, nem sempre essa importância da dignidade humana foi reconhecida, como nos revela o desenvolvimento histórico de seu conceito.

Nas civilizações antigas, não se concebia a pessoa como hoje o fazemos. Segundo os pensamentos consolidados pela filosofia grega, o homem era conceituado com um animal político ou social, cuja essência estava, pois, no fato de pertencer ao Estado, que estava em plena conexão com a natureza. Era considerado, sob essa perspectiva, respaldada por Aristóteles, como parte de um todo. Essa ausência da concepção de pessoa enquanto ser individual era tão clara que sequer existia um vocábulo para exprimir a personalidade, uma vez que o termo persona tem } origem latina.

Somente com o advento do Cristianismo e da chamada filosofia patrística, desenvolvida posteriormente pelos escolásticos, é que o conceito de pessoa adquiriu um valor em si mesmo, como ser de fins absolutos, subjetivo. E é justamente o fato de não ser instrumento do outro, mas um fim em si mesmo, que caracteriza o ser humano, que, por deter tal peculiaridade, deve ser respeitado como um ser absoluto, que tem sentido por si. Justamente por isso é que ele tem dignidade e possui direitos subjetivos.

É essa consagração do valor distinto da pessoa humana que acarreta, pois, a afirmação dos direitos individuais, específicos a cada homem, de modo que ele não pode ser confundido, na vida em sociedade, com a vida do Estado. Essa evolução do conceito de pessoa provocou, assim, o deslocamento do Direito do plano do Estado para o plano do indivíduo, visando a um maior equilíbrio entre liberdade individual e poder estatal.

Percebe-se, portanto, que nem sempre a titulação da dignidade por todo e qualquer ser humano foi reconhecida. A escravidão, muito comum na organização social dos povos clássicos da Grécia e de Roma, implicava na privação do estado de liberdade do indivíduo, sendo reputada como a capitis deminutio máxima. Esse quadro se alterou somente com os ideais de fraternidade e igualdade proclamados pelo pensamento cristão, no final do Império Romano. O conhecido Imperador Constantino, ao impor a proibição de práticas cruéis aos escravos, fortaleceu essa mudança de mentalidade, que, entretanto, foi efetivamente implementada apenas com o triunfar dos movimentos abolicionistas do século XIX.

A Constituição da República italiana, de 27 de dezembro de 1947, refletiu essa evolução na concepção de ser humano quando, no pórtico do seu art. 3º, inserido no espaço reservado aos Princípios Fundamentais, afirmou que "todos os cidadãos têm a mesma dignidade social e são iguais perante a lei".

A iniciativa considerada revolucionária e pioneira no que diz respeito à consagração da dignidade da pessoa humana é creditada à Lei Fundamental de Bonn, de 23 de maio de 1949, responsável por expressar a incisiva declaração: "A dignidade do homem é intangível. Os poderes públicos estão obrigados a respeitá-la e protegê-la". Tal preceito, por sua vez, teve sua inspiração na Declaração Universal dos Direitos Humanos, aprovada pela Assembleia Geral das Nações Unidas de 10 de dezembro de 1948.

Pode-se citar, ainda, nessa perspectiva, a Constituição da República Portuguesa, promulgada em 1976, que acentua, em seu art. 1º: "Portugal é uma República soberana, baseada, entre outros valores na dignidade da pessoa humana e na vontade popular e empenhada na construção de uma sociedade livre, justa e solidária". Da mesma maneira, a Constituição da Espanha, advinda após a derrocada do regime fascista de Franco, expressa: "A dignidade da pessoa, os direitos invioláveis que lhe são inerentes, o livre desenvolvimento da personalidade, o respeito pela lei e pelos direitos dos outros são fundamentos da ordem política e da paz social".

Com a queda do comunismo no leste europeu, as recentes constituições desses países passaram a cultuar, entre as suas diretrizes, a dignidade do ser humano. Assim se verificou nos textos seguintes: Constituição da República da Croácia, de 22 de dezembro de 1990 (art. 25); Preâmbulo da Constituição da Bulgária, de 12 de julho de 1991; Constituição da Romênia, de 8 de dezembro de 1991 (art. 1º); Lei Constitucional da República da Letônia, de 10 de dezembro de 1991 (art. 1º); Constituição da República eslovena, de 23 de dezembro de 1991 (art. 21); Constituição da República da Estônia, de 28 de junho de 1992 (art. 10º); Constituição da República da Lituânia, de 25 de outubro de 1992 (art. 21); Constituição da República eslovaca, de 1º de setembro de 1992 (art. 12); Preâmbulo da Constituição da República tcheca, de 16 de dezembro de 1992; Constituição da Federação da Rússia, de 12 de dezembro de 1993 (art. 21).

Concebida, pois, como fundamento do Estado na grande maioria dos países, a dignidade humana exerce, na atualidade, papel de extrema relevância na elaboração e aplicação do Direito. Foi, por isso, também consagrada em nossa Lei Maior, promulgada após a queda da ditadura e buscando, assim, estabelecer garantias aos direitos individuais e, sobretudo, a dignidade humana. Seguindo essa linha de pensamento, o constituinte de 1988 expressamente declarou que o Estado Democrático de Direito que instituía tem, como fundamento, a dignidade da pessoa humana (art. 1º, III).

Após um período de instabilidade constitucional que a antecedeu, a Carta de 1988, com uma opção notoriamente socializante, reafirmou, assim, os dispositivos de organização e limitação do poder político, além de prever a garantia da Democracia e da cidadania, pela enunciação dos direitos fundamentais, pela promoção da justiça social, pelo controle do poder econômico e, sobretudo, pela preservação da dignidade da pessoa humana.

Se o texto constitucional afirma que a dignidade da pessoa humana é fundamento da República Federativa do Brasil, infere-se que o Estado existe em função de todas as pessoas, e não estas em função do Estado. Aliás, de maneira pioneira, o legislador constituinte de 1988, reforçando a ideia anterior, dispôs, topograficamente, o capítulo dos direitos fundamentais antes da organização do Estado.

Partindo dessa observação, pode-se afirmar que a dignidade da pessoa humana é um paradigma avaliativo de cada ação do Poder Público, posto que toda e qualquer ação do ente estatal deve ser avaliada sob esse ponto de vista, sob pena de ser inconstitucional, considerando-se cada pessoa como fim em si mesmo. Vale ressaltar que não se quer, com tal assertiva, defender o individualismo absoluto que coloca o indivíduo acima do interesse coletivo. O que se defende é a compatibilização entre os interesses individuais e coletivos, que será determinada consoante cada caso concreto, podendo haver a predominância de um sobre o outro, mas nunca aprioristicamente. Assim, ainda que prevaleça o valor absoluto, por exemplo, essa opção nunca pode sacrificar ou ferir o valor da pessoa, que é o mínimo que todo estatuto jurídico deve assegurar.

O princípio da dignidade humana, nessa linha de pensamento, reflete uma repulsa constitucional às práticas, imputáveis aos poderes públicos ou aos particulares, que visem a expor o ser humano, enquanto tal, em posição de desigualdade perante os demais.

Como a palavra vida, a palavra dignidade possui várias acepções, podendo significar classe, altura, nível, talento, intelecto, inteligência, reputação, renome, condição social, grandeza, honrarias, distinção, altivez, amor-próprio, respeitabilidade, honradez, ministério, ofício, dentre outras.[2]

Seguindo esse mesmo pensamento, é a doutrina dos autores espanhóis Rafael Junquera de Estéfani e F. Javier de la Torre Dáz que sustenta que o termo dignidade possui diversos significados. Assim, existe a dignidade social, que diz respeito a cargo, função, autoridade. Também a dignidade moral, que vem a ser um conjunto de comportamentos adequados e socialmente aceitos. Por fim, a dignidade como valor inerente à pessoa humana.[8]

Como bem salientou José de Oliveira Ascensão: "O homem é um ser social. Não apenas por viver em agregados, mas porque a sua realização se faz com os outros, pelos outros e para os outros".[9]

Atrelada à dignidade da pessoa humana está a autonomia privada. Autonomia é a manifestação intencional e livre de uma pessoa capaz.[10] No ordenamento jurídico brasileiro, quando não há condição de se manifestar a vontade, conforme situações descritas nas normas dos arts. 3º e 4º do Código Civil, as pessoas serão respectivamente representadas ou assistidas.

A autonomia está relacionada com a ideia de liberdade, sendo que a constituição de uma sociedade livre é um dos fundamentos da República Federativa do Brasil, conforme norma do art. 3º, I, da Constituição Federal.

Somente na Idade Média o conceito de liberdade firmou-se enquanto conceito subjetivo. Isso se deu com a separação entre querer e poder. O querer era definido como o ato de desejar e escolher, mas não necessariamente de realizar (quero, mas não posso). Entende-se, então, que a vontade é internamente livre na medida em que pode exercer ou não um ato voluntário (posso, mas não quero). Dessa forma, a liberdade do querer torna-se essencial na igualdade humana, posto que a autonomia da vontade está nessa possibilidade de o indivíduo querer ou não querer determinada coisa. Contudo, essa autonomia não é absoluta. Embora se afirme que no interior da vontade há uma ausência absoluta de coação, idealizando-se que todas as pessoas são absolutamente livres, é necessário enfatizar que o exercício da autonomia de vontade de um indivíduo é sempre limitado pelo exercício da autonomia do outro, com o qual se estabelece um relacionamento. Essa limitação se fará na medida das correlações de força, em que a parte que detém mais poder pode impor a sua vontade, limitando a autonomia do outro. Assim, mesmo em se tratando de uma pessoa que vive isolada, não há que se falar em autonomia incondicionada da vontade, posto que, nesse caso, a limitação se implementará pelas leis da natureza. Na vida em sociedade, cuja organização é dotada de complexidade, mais razão existe para limitar as autonomias individuais.

Nesse contexto, o Estado surge como aquele que estabelece as condições para o exercício dessas autonomias e o faz de tal modo que se fala atualmente em "liberdade negativa", ou seja, a pessoa é livre para fazer o que não está proibido, o que a lei não veda. Há, por isso, uma proporcionalidade entre o desenvolvimento de um dado ordenamento jurídico e o exercício das liberdades individuais, uma vez que, quanto maior o conjunto normativo estatal, menor a autonomia de vontade. Logo, há que se buscar uma equação entre o intervencionismo do Estado e a liberdade do indivíduo, determinando-se quando deve haver ou não a intervenção.

Ao tratar do direito à liberdade, José Afonso da Silva[7] narra as dificuldades de se conceituar a liberdade, por tratar-se esta de tema comum a diversos ramos do conhecimento. Lembra o constitucionalista que sempre haverá um mínimo de coação na vida em sociedade, sendo a autoridade, portanto, elemento fundamental nessa organização. Ser livre é possível quando se tem um equilíbrio entre liberdade e autoridade, permitindo ao cidadão a perfeita expressão de sua personalidade. Liberdade não é, pois, ausência de coação, mas fruto do equilíbrio desta com a autonomia das pessoas. A restrição imposta pela lei à liberdade individual pode ser válida, desde que tal restrição seja legítima.

A liberdade é o poder de atuação que o homem tem para a busca de sua realização pessoal, é a sua capacidade de autodeterminação, de fazer escolhas quanto aos seus comportamentos e de assumir as consequências que deles advenham. Da liberdade decorre a autonomia privada.

É importante distinguir autonomia da vontade de autonomia privada. A autonomia teve como fonte inicial de discussão o direito das obrigações e não questões existências. A autonomia da vontade tinha aspecto meramente formal, até a Constituição Federal de 1988, que consagrou como inspiração maior a dignidade da pessoa humana, a função social da propriedade, dentre outros inúmeros direitos individuais. O Código Civil de 2002 também trouxe para dentro de seu corpo a boa-fé objetiva, função social do contrato e lealdade. A autonomia deixou de ter uma concepção meramente formal, inspirada no positivismo, passando a ser vista como a possibilidade real e efetiva de "se autogovernar, e, por consequência, o detentor de autonomia tem a faculdade de se reger por um sistema de regras reconhecidas pelos demais".[11] Não se trata de autonomia absoluta, pois vivemos em um Estado Democrático de Direito, no qual vigora a reserva legal. Contudo, tem se que compatibilizar liberdade, legalidade, princípios constitucionais e direitos individuais consagrados na Constituição Federal.

A autonomia deve ser observada em todas as fases da vida, inclusive na fase terminal. A definição do que seja terminal será encontrada na ciência médica. Considera-se "paciente terminal aquele que, a despeito das tentativas médicas, não responde a nenhuma medida terapêutica aplicada".[12] Em tese, se a pessoa não pode mais exercer sua autonomia pessoalmente, esta deverá ser exercida por seu representante legal. Na fase terminal da vida, uma das formas de exercício da autonomia é o consentimento informado, que consiste no dever do médico de informar ao paciente sobre o seu real estado de saúde, suas perspectivas de vida, quais os tratamentos disponíveis e quais são suas chances de cura. A informação dever ser dada por meio de linguagem acessível ao paciente. A partir de uma explicação clara, objetiva e minuciosa, o paciente, por meio da autonomia privada, pode definir a que tipo de tratamento está disposto a se submeter. O consentimento informado deve ser escrito, embora se admita a forma verbal, conforme será analisado oportunamente, quando tratarmos do testamento vital e do mandato duradouro.

A vida surge ou acontece de modo involuntário, pois não se determina quando nascer. A partir do nascimento, dentro de uma situação de normalidade ou ordem natural, exerce-se autodefesa, sempre buscando o melhor. Partindo dessas premissas, a morte deveria ser involuntária.

Contudo, há situações excepcionais em que, embora se esteja tecnicamente vivo, em razão do auxílio de aparelhos tecnológicos, já não se mantém qualquer ligação ou interação com o mundo à volta, lembrando que as pessoas são seres sociais. Questiona-se, pois, se, nessas situações excepcionais, não se poderia exercer a autonomia ou o livre arbítrio e ter o direito de morrer?

A partir desse questionamento, que admite respostas várias, seguem algumas ideias e noções sobre eutanásia, suicídio assistido, ortotanásia e distanásia, situações em que a terminalidade se escancara e em que o conceito de vida se reveste de subjetividade.

■ EUTANÁSIA, SUICÍDIO ASSISTIDO, ORTOTANÁSIA E DISTANÁSIA

Sobre o tema, observa-se certa divergência doutrinária entre os autores.

Segundo Maria de Fátima Freire de Sá e Bruno Torquato de Oliveira Naves, eutanásia "é a conduta, por meio da ação ou omissão do médico, que emprega, ou omite, meio eficiente para produzir a morte do paciente incurável e em estado de grave sofrimento, diferente do curso natural, abreviando-lhe a vida".[3] A eutanásia pode decorrer de uma conduta ativa ou passiva.

Os que defendem a eutanásia argumentam que a finalidade é afastar o sofrimento da pessoa em sua fase terminal, além de permitir que a pessoa possa morrer de maneira digna, uma vez que há doenças que, na fase terminal, desfiguram a pessoa, além de torná-la totalmente dependente da boa vontade e da caridade de terceiros. Quando o doente deixa o consentimento informado, por escrito, a questão é menos complexa no que se refere ao exercício da autonomia do paciente, embora a eutanásia seja considerada um ilícito criminal em vários países. O tema é complexo, pois envolve o direito penal, a ciência médica, a psicologia, a cultura e a tradição do povo, a religião e os aspectos patrimoniais e sucessórios: "É clara a divisão de posições em nossa sociedade. A eutanásia e o suicídio assistido são defendidos por alguns como possibilidade moral e legal em nome da dignidade da pessoa. Para outros, tais práticas são uma violação da mesma".[8]

> São tão diversos e contraditórios os argumentos de quem se manifesta a favor ou contra a legalização ou despenalização da eutanásia ou/e do suicídio medicamente assistido, que uma conhecida expressão de Thomas Kuhn nos ocorre para caracterizar este "estado das coisas": incomensurabilidade de paradigmas.[13]

A distanásia, também denominada "obstinação terapêutica", ao contrário da eutanásia, tem por objetivo prolongar a vida do paciente por meio de aparelhos artificiais e desproporcionais. Conhecida em inglês pela expressão *medical futility*, a distanásia está relacionado com o desenvolvimento tecnológico. Nos dizeres do jurista Henrique Moraes Prata,[14] como a morte é cada vez mais medicalizada, o momento da morte ocorre quase sempre em hospitais, tornando-se exceção a morte em momento natural. Tem que ser examinada com cautela, eis que não pode ser utilizada para fins exclusivamente financeiros, tanto do ponto de vista dos médicos como do ponto de vista família, pois, muitas vezes, a manutenção da "vida" de um familiar pode objetivar a manutenção de uma pensão ou outro benefício patrimonial.

A distanásia, assim, caracteriza-se pelo prolongamento além do necessário do processo de morrer, sendo, quase sempre, um ato mais nocivo do que o mal que se alega evitar. É, pois, uma maneira de desrespeito ao princípio da não maleficência, uma grave lesão ao princípio da dignidade humana, já que "a vida não é uma coisa biológica (...). Morta a possibilidade de sentir alegria diante do belo, morre também a vida, tal como Deus no-la-deu – ainda que a parafernália dos médicos continue a emitir seus bips e a produzir zigue-zagues no vídeo".[15]

Já o termo "mistanásia" significa morte da pessoa que sequer chegou a ser paciente. É usado para se referir, por exemplo, à morte prematura que ocorre em razão de vários fatores, quais sejam: (a) precariedade dos serviços de atendimento, muito comum em países latinos e africanos, (b) miséria, (c) genocídio, dentre outros.

O suicídio assistido e a eutanásia, embora sejam semelhantes, não se confundem, pois, no suicídio assistido, a conduta é praticada pelo próprio paciente. "Diferentemente, no suicídio assistido, a morte não depende de forma direta da ação de terceiro. Ela ocorre por ato do próprio paciente, que pode ser orientado, auxiliado ou observado por médico ou terceiro".[16]

Segundo doutrina de Ricardo Vergueiro Figueiredo,

> na visão do ordenamento jurídico-penal, entendemos o suicídio como a eliminação pelo homem, isto é, por suas próprias mãos, de sua vida, realizada de forma voluntária e consciente. Tal conceito, por si só, já indica de maneira implícita que o ofendido deve ter capacidade de discernimento para compreender a conduta que pratica.[17]

O suicídio não é considerado ilícito penal no Brasil. O ordenamento jurídico brasileiro pune o induzimento, a instigação ou o auxílio ao suicídio. Contudo, a doutrina diverge se o homem tem ou não o direito de morrer, assim como tem o direito de viver.

A ortotanásia ocorre em razão da ausência de intervenção médica. Convém frisar que não se trata de conduta negligente, mas caracteriza-se simplesmente quando o médico deixa a morte ocorrer de forma natural e espontânea, remontando à origem grega da palavra: *orthos*, que significa correto, e *thanatos*, que significa morte. Na ortotanásia, não se "recorrem a medidas que, sem terem o condão de reverter o quadro terminal, apenas resultariam em prolongar o processo de sofrer e morrer para o paciente e sua família", mas os cuidados médicos são mantidos. O paciente apenas não é submetido a tratamentos que adiam a sua morte (distanásia). Essa conduta de não intervir no desenvolvimento natural e inevitável da morte é considerada ética sempre que a decisão médica se pautar em consentimento informado e foi declarada legal em julgado de 2010 sobre a Resolução do CFM que regulamentou a ortotanásia (Ação Civil Pública nº 2007.34.00.00.014809-3).[18] A ortotanásia baseia-se em cuidados paliativos. A Organização Mundial da Saúde (OMS), desde 2002, define cuidado paliativo como "o cuidado total e ativo de pacientes cuja doença não é mais responsiva a tratamento curativo. O controle da dor e dos problemas psicológicos, sociais e espirituais são as bases do tratamento. A meta do cuidado paliativo é fazer com que o paciente tenha a melhor qualidade de vida possível para si próprio e seus familiares".

Os cuidados são feitos por equipe multidisciplinar composta por médico, fisioterapeuta, terapeuta ocupacional, fonoaudiólogo, farmacêutico, biomédico, equipe de enfermagem, psicólogo e algum profissional ligado ao campo religioso como um padre ou pastor. A finalidade é aliviar a dor e o sofrimento. As decisões médicas, portanto, devem se pautar não apenas na "segurança do prognóstico de morte iminente e inevitável, mas também no custo-benefício da adoção de procedimentos extraordinários que redundem em intenso sofrimento, em face da impossibilidade de cura ou vida plena".[18]

Assim, sob o paradigma médico de obstinação diagnóstica e terapêutica, é preciso se questionar a verdadeira *ratio* das intervenções biomédicas.[14]

■ TESTAMENTO VITAL E MANDATO DURADOURO

Aqui também há divergência doutrinária no que diz respeito às nomenclaturas diretivas antecipadas, testamento vital e mandato duradouro. Parte da doutrina vislumbra diretivas antecipadas como gênero, dos quais são espécies testamento vital e mandato duradouro. Contudo, outra parte da doutrina entende que diretivas antecipadas e testamento vital são expressões sinônimas.

Testamento vital pode ser definido como "espécie de diretiva antecipada por meio da qual a pessoa declara os tratamentos médicos a que deseja ser submetida ou não em caso de incapacidade decorrente de doença ou acidente".[19]

O Código Civil atual não define testamento, contudo, a noção de testamento está prevista nos arts. 1857, *caput*, e 1858.

O testamento é negócio jurídico e apresenta as seguintes características:

- Ato personalíssimo: ato exclusivo do autor da herança. Não se admite a confecção de testamento através de procurador.
- Negócio jurídico unilateral, pois aperfeiçoa-se com uma única manifestação de vontade; somente a manifestação do testador é suficiente para a celebração do negócio.
- Solene: somente terá validade se forem observadas todas as formalidades essenciais previstas em lei. A excessiva formalidade tem por objetivo assegurar a autenticidade e a liberdade do testador, uma vez que, quando da abertura do testamento, o testador não estará mais presente para defendê-lo.
- Gratuito: não há contraprestação. O testador não visa à obtenção de vantagem.
- Revogável: neste sentido, é a norma do art. 1969 do Código Civil. É invalida qualquer cláusula testamentária que impeça a revogação do testamento. Não há exigência de justificativa para que o testador possa revogar seu testamento. Tampouco fixa a lei número de vezes que essa conduta possa ser praticada.
- *Causa mortis*: o testamento produz efeito somente após a morte do testador.

Diante disso, entende-se que a nomenclatura testamento vital não é a mais adequada, eis que este é negócio jurídico "*inter vivos*" e testamento é negócio jurídico "*causa mortis*". As diretivas antecipadas são definidas como "*um documento sem qualquer cunho patrimonial*".[20] Contudo, o testamento, como regra, contém disposições patrimoniais, embora possa conter disposições não patrimoniais, conforme as normas dos arts. 62; 1.609, III; 1.729, parágrafo único, 1.818 e 1.848, todos do Código Civil. Por fim, conforme mencionado, o testamento é negócio jurídico solene, enquanto as diretivas antecipadas (testamento vital) podem ser celebradas assim: (a) escritura pública celebrada no cartório de notas; (b) documento particular com firma reconhecida em cartório; (c) declaração feita ao médico assistente, registrada em prontuário e assinada; e (d) hipótese de paciente que declarou verbalmente a amigos e familiares sua resistência a esforço terapêutico.[3]

O testamento vital possui outras denominações: testamento biológico, diretivas antecipadas de tratamento, declaração antecipada de vontade, declaração antecipada de tratamento, declaração prévia de vontade de paciente terminal, dentre outras.[21]

O testamento vital fundamenta-se no respeito à autonomia do paciente, sendo um documento em que ele determina expressamente que tipo de tratamento a que deseja ou não ser submetido quando, pelo evoluir de sua enfermidade, encontrar-se incapaz de manifestar sua vontade.

O mandato duradouro é modalidade de diretivas antecipadas em que o doente indica uma terceira pessoa à qual terá poderes para fazer escolhas de tratamentos médicos na hipótese de sua inconsciência.

No Brasil, tem crescido o número de diretivas antecipadas de vontade registradas em cartório,[14] sobretudo após a Resolução CFM nº 1.805/2006. Em geral, pessoas que acompanharam parentes durante longos períodos de hospitalização e pessoas que não têm convívio com parentes próximos se preocupam mais em registrar sua vontade. Filmes de grande público, como *Os Descendentes, Millenium – O homem que não amava as mulheres* e *Saturno em Oposição*, também revelam situações em que se ressalta a importância das diretivas antecipadas de vontade, como na cena descrita por Prata,[14] em que há um conflito entre a família afetiva do paciente inconsciente, formada por seus amigos, e a família biológica:

> Marta (enfermeira): O pai do amigo de vocês quer levá-lo embora, sabia?
>
> Roberta (amiga): Para onde quer levá-lo?
>
> Marta: para o Norte, onde vive, em um centro para doentes terminais. Se sobreviver.
>
> Roberta: Não nos disse nada, nem tampouco ao Davi, acho.
>
> Marta: Ele não é obrigado a dizê-lo. Quem são vocês? Somente amigos e amigos, neste caso, não contam "nada". (Cena 53:33 a 54:04, *Saturno em Oposição*)

Vale ressaltar, conforme dispõe a Resolução nº 1.995/2012 do CFM, que "o médico não poderá, é evidente, por sentir-se vinculado ao testamento vital, deixar de decidir em prol da vida do paciente, em circunstância favorável ao moribundo – sob pena de responsabilidade criminal", devendo considerar, também, que o tempo decorrido entre a manifestação de vontade do paciente e o momento da decisão pode ressignificar as disposições do testamento vital.[22]

O médico deverá recorrer ao Comitê de Bioética da instituição ou, na falta deste, à Comissão de Ética Médica do hospital ou ao Conselho profissional para fundamentar sua decisão sobre conflitos éticos quando não forem conhecidas as diretivas antecipadas de vontade do paciente nem houver representante designado nem familiares disponíveis e em acordo (Resolução nº 1.995/2012).

■ LEGISLAÇÃO BRASILEIRA E COMPARADA

A referida Resolução nº 1.995/2012, do CFM dispõe sobre as diretivas antecipadas de vontade dos pacientes, art. 1º, e também sobre o mandato duradouro, na norma do art. 2º.

Quanto à eutanásia, no ordenamento jurídico brasileiro não há norma expressa sobre o tema. O art. 121 do Código Penal pune o homicídio. O §1º do art. 121 do Código Penal prevê a hipótese de homicídio privilegiado, que ocorre quando o agente comete o crime impelido por motivo de relevante valor social ou moral, ou sob o domínio de violenta emoção, logo em seguida à injusta provocação da vítima, o juiz pode reduzir a pena de um sexto a um terço.

Conforme já mencionado, o suicídio no Brasil não é ilícito criminal, contudo o Código Penal, na norma do art. 122, pune quem induz ou instiga alguém a suicidar-se ou prestalhe auxílio para que o faça. No Brasil, por conseguinte, a eutanásia tem tido tratamento de homicídio privilegiado.

> Praticar eutanásia é crime, é homicídio, punido pela lei brasileira. Uma das razões dessa orientação é a consideração da vida humana como um bem do indivíduo, mas também da humanidade, além de se considerar o risco de se praticar a eutanásia sob o pretexto piedoso, mas para encobrir outros interesses.[23]

O Código de Ética Médica também se posiciona contra a prática da eutanásia no art. 41:

> É vedado ao médico:
>
> Artigo 41 – Abreviar a vida do paciente, ainda que a pedido deste ou de seu representante legal.
>
> Parágrafo único. Nos casos de doença incurável e terminal, deve o médico oferecer todos os cuidados paliativos disponíveis sem empreender ações diagnósticas ou terapêuticas inúteis ou obstinadas, levando sempre em consideração a vontade expressa do paciente ou, na sua impossibilidade, a de seu representante legal.

Logo, com relação à ortanásia, a Resolução do CFM nº 1.805/2006 prevê que na fase terminal de enfermidades graves e incuráveis é permitido ao médico limitar ou suspender procedimentos e tratamentos que prolonguem a vida do doente, garantindo-lhe os cuidados necessários para aliviar os sintomas que levam ao sofrimento, na perspectiva de uma assistência integral, respeitada a vontade do paciente ou de seu representante legal.

Em São Paulo, a Lei nº 10.241/1999 permite ao paciente recusar tratamento doloroso ou extraordinário para tentar prolongar sua vida.

No âmbito internacional, a questão sobre eutanásia é controversa, embora alguns países já possuam uma legislação mais densa e amadurecida que a nossa.

A lei norte-americana *The Patient Self-Determination Act* (PSDA), de 1991, prevê três maneiras de se efetivarem as diretrizes antecipadas: (a) testamento vital (*living will*); (b) por intermédio de procurador regulamente investido; e (c) decisão ou ordem antecipada para o cuidado médico.[21]

A lei espanhola nº 41/2002, em seu art. 11, trata das instruções prévias. Neste texto, *"uma pessoa maior de idade, capaz e livre, pode manifestar antecipadamente sua vontade, como o objetivo de que essa vontade se cumpra no momento em que a pessoa se encontre em uma situação em que não seja capaz de expressar esta vontade pessoalmente".*[21] A legislação espanhola também prevê a possibilidade do mandato duradouro.

Na Itália tramita projeto de lei denominado testamento biológico. O fundamento jurídico dessa legislação é o art. 32 da Constituição italiana que prevê que ninguém pode ser obrigado a um determinado tratamento sanitário, a não ser por disposição de lei.[21]

A lei uruguaia nº 18.473/2009 prevê que o paciente pode se opor a determinados tratamentos médicos desde que de forma voluntária e consciente. A antecipação de vontade pode ser feita através de escritura pública, ata notarial ou mediante documento particular assinado pelo paciente e por duas testemunhas.

Por fim, trataremos da lei holandesa, que é complexa, além de apresentar um nome muito extenso, "Lei de 12 de abril de 2001, relativa ao Término da Vida sob Solicitação e Suicídio Assistido e alteração do Código Penal e da Lei de Entrega do Corpo".

A referida lei não faz menção expressa ao termo eutanásia que continua sendo ilícito criminal. Ocorre que os médicos obtiveram uma exclusão da ilicitude se a eutanásia tiver sido praticada, conforme determina a lei. Essa lei somente se aplica aos médicos. A justificativa para a eutanásia é o estado de necessidade psicológico.

A execução da morte, por meio da eutanásia, deve ser comunicada ao Instituto Médico Legal.

Para que a prática da eutanásia não seja considerada ilícita, devem ser observados os seguintes procedimentos:

- 1º - O médico deve estar seguro de que se trata de solicitação voluntária e pensada do paciente.
- 2º - O paciente deve estar consciente de sua situação.
- 3º - Conclusão de que não havia outra solução ou saída para o paciente.
- 4º - Consulta a outro médico independente.

Sob o ponto de vista etário, há três formas de eutanásia: (a) paciente com mais de 18 anos e que não pode expressar sua vontade, porém deixou uma declaração autorizando a eutanásia; (b) paciente entre 16 e 18 anos que solicitou a eutanásia, desde que os pais tenham participado da decisão; (c) paciente entre 12 e 16 anos, desde que os pais tenham concordado com a eutanásia.

A lei holandesa também trata das Comissões Regionais de Verificação do Término da Vida sob Solicitação e Suicídio Assistido. É a parte mais complexa dessa lei. As Comissões mencionadas são órgãos públicos que têm por objetivo verificar se a eutanásia foi praticada de acordo com a lei. Cada Comissão é composta por um número ímpar de membros, sendo um jurista, um médico e um especialista em ética.

O papel do médico legista na Holanda é verificar se a eutanásia foi ou não praticada de acordo com a lei. Se houver sido praticada de forma legal, o médico legista pede autorização ao Procurador da Coroa para se proceder ao enterro ou à cremação. Se o médico que praticou a eutanásia não tiver observado a legislação, tal fato será comunicado ao Procurador da Coroa.

Se o Procurador da Coroa concluir que o médico não observou a legislação, será dado início às investigações. Tal fato será comunicado ao Instituto Médico Legal e à Comissão Regional de Verificação.

Se a Comissão Regional concluir que o médico agiu corretamente, a decisão não é levada ao conhecimento do Ministério Público. No entanto, se houver dúvida por parte da Comissão, o médico poderá ser processado criminalmente.

Em função dos objetivos propostos nesta obra, não se esgotou, neste capítulo, a pesquisa na legislação comparada, valendo frisar que Bélgica, França, Inglaterra, dentre outros países, também fazem referência à eutanásia, às diretivas antecipadas e a institutos similares.

Especificamente quanto ao manejo da dor, não há dispositivo na legislação penal brasileira que contemple o tema, devendo se observar o Código de Ética Médica em relação ao controle e ao tratamento da mesma.

Sendo o prognóstico limitado no caso dos pacientes em fase terminal da doença, o benefício proporcionado por fármacos potencialmente causadores de dependência supera a preocupação com essa adição, uma vez que o objetivo primordial é elevar a qualidade de vida dos pacientes.

Os bloqueios anestésicos, as diversas técnicas neurolíticas, a acupuntura, a hipnose e os métodos fisioterápicos "não trazem implicações éticas ou legais, quando indicadas e executadas com discernimento e habilidade por profissionais devidamente qualificados e capacitados do ponto de vista técnico, científico e legal". Vale frisar, ainda, que o tratamento cirúrgico da dor deve ser considerado apenas para os pacientes nos quais os métodos menos agressivos tenham falhado. Por haver risco de produção de lesões irreversíveis, os pacientes devem ser devidamente informados sobre os riscos e benefícios das técnicas cirúrgicas.[24]

■ RESPONSABILIDADE CIVIL DO MÉDICO E TERMO DE CONSENTIMENTO

Aspectos históricos e evolução

A dor, a doença e a morte são inerentes ao ser humano e, desde os primórdios, há registros de mecanismos criados para combatê-las. Não havia, inicialmente, foco na compreensão das diversas patologias. O objetivo das primeiras civilizações era a cura, o controle dos sintomas. A ignorância do funcionamento do organismo humano e da etiologia das doenças tornava o médico mais próximo a um mago que a um cientista.

> Curiosos, observadores, receitavam determinada erva para amenizar uma dor, ou determinado modo de imobilização para solidificar um osso fraturado (...) Se, no entanto, a cura não acontecia, não é difícil imaginar que a culpa recaísse sobre o feiticeiro, acompanhada da acusação de imperícia ou de incapacidade. Desde os primórdios, portanto, preveem-se sanções para os casos de culpa relativa ao insucesso profissional dos médicos.[25]

Havia, então, a previsão de graves penas para o erro médico, sendo este entendido como o causado por imperícia ou má prática, da qual tenha resultado lesão ao paciente ou morte. O Código de Hammurabi (1790-1770 a.C.), primeiro documento oficial que aborda o erro médico, previa, inclusive, a amputação da mão do médico imperito.

Em Roma, havia a previsão da pena de morte ou deportação do médico culpado de falta profissional na *Lex Aquilia*. Muitos médicos gregos que pouco entendiam de medicina atuavam na cidade italiana.

> Consequentemente, em face dos numerosos insucessos, adotaram-se penas particularmente severas para os médicos malsucedidos: trabalhos forçados nas minas, chibatadas, fratura das pernas e, o que era absolutamente mais grave, a crucificação.[22]

Entretanto, somente na Grécia foi se estabelecendo paulatinamente a culpa em seu sentido jurídico atual, a partir do *Corpus Hippocraticum*, no século V a.C. Passava-se a

analisar a conduta do médico de modo individual e em cada caso, e não apenas com base no insucesso do tratamento.[25]

Com o surgimento de corporações de médicos e das universidades, por volta do século XIII, e o desenvolvimento da filosofia e da ciência em geral, a medicina foi perdendo seu caráter empírico, os erros médicos foram reduzidos e a culpa, em caso de insucesso, passou a ser avaliada sob uma ótica mais racional.

Na França do começo do século XIX, houve um movimento de proteção aos médicos em que se dificultou extremamente a responsabilização por erro médico. A chamada "responsabilidade eufemística" defendia que a atividade médica é multifatorial (diagnóstico, tratamento, técnicas etc.) e que, portanto, o médico deveria ser responsabilizado apenas em caso de erro grosseiro, cabendo o ônus da prova sempre ao paciente.[22]

Atualmente, porém, há plena reparabilidade do erro médico entre os franceses, inclusive com médicos convidando juízes a "assistirem a grandes cirurgias abdominais, a fim de que os julgadores possam vivenciar a atividade médico-cirúrgica, em todas as suas nuanças, materiais e psíquicas".[22]

A maior consciência de seus direitos enquanto pacientes, mesmo em camadas sociais menos elevadas, e a consolidação do direito do consumidor no país levam a uma menor tolerância em relação aos erros médicos. Por outro lado, dada a desigualdade social que impera em nossa sociedade, há muitos médicos que trabalham em condições bastante adversas, com ausência ou escassez de recursos adequados a diagnóstico e tratamento mais acurados. Assim, convém que tal panorama seja considerado pelos operadores do direito ao julgarem as condutas médicas.

Modalidades de responsabilidade civil e a responsabilidade do médico

A responsabilidade civil se estabelece quando se reúnem os seguintes fatores: dano injusto, conduta voluntária e nexo causal.

Antes de se analisar especificamente o tratamento legal da responsabilidade do médico em nosso ordenamento, é importante se estabelecer a diferenciação entre responsabilidade subjetiva e objetiva, fundamental quando se pretende pleitear indenização por danos morais e/ou patrimoniais.

A responsabilidade subjetiva exige a comprovação do dolo ou culpa por parte do agente causador do dano. Caso a vítima do dano não promova essa comprovação, não se caracterizará o direito à indenização.

Já na responsabilidade objetiva não se exige prova de culpa do agente para que este seja obrigado a reparar o dano. Presume-se a culpa na lei ou simplesmente se dispensa sua comprovação para caracterização da obrigação de indenizar.

O Código Civil brasileiro adota a responsabilidade subjetiva como regra:

> Art. 186. Aquele que, por ação ou omissão voluntária, negligência ou imprudência, violar direito e causar dano a outrem, ainda que exclusivamente moral, comete ato ilícito.

Assim, adotou-se a teoria subjetiva no que tange a responsabilidade civil do médico (arts. 186 e 951), o que encontra respaldo na natureza da atividade médica e no impasse de se equiparar condutas praticadas por profissionais diversos. Adotar a responsabilidade objetiva como regra no âmbito médico seria questionável, pois isso

> (...) faria com que se equiparassem o médico estudioso, atento e diligente, com o profissional descuidado, que nunca mais abriu um livro de medicina desde sua formatura.
>
> Ademais, revela-se dificuldade instransponível, na aplicação da teoria da responsabilidade sem culpa à profissão médica: como saber se a morte ou invalide decorreram de um erro médico ou da própria natureza humana?[22]

O Código de Defesa do Consumidor (CDC), por sua vez, adota a responsabilidade objetiva como regra (arts. 12 a 14). Isso apresenta grande impacto à relação consumidor-fornecedor de produtos/serviços, uma vez que não cabe ao consumidor comprovar dolo ou culpa, sendo suficiente a demonstração do dano e do nexo causal.

Os profissionais liberais, como médicos e advogados, não se enquadram nessa responsabilidade civil prevista no CDC (arts. 951 do Código Civil e art. 14, §4º, do CDC).

Havendo, no entanto, vínculo entre o médico e o hospital, dotado de personalidade jurídica, o médico responde por culpa, mas a responsabilidade civil do hospital será objetivamente apurada, podendo o paciente demandar a reparação do dano em face da pessoa jurídica, cabendo ao hospital o ônus da prova.

Esse entendimento, porém, tem sido alterado nos últimos anos, havendo já decisões judiciais em sentido contrário. Em tais julgados, tem-se entendido que, mesmo havendo vínculo entre médico e hospital, é necessário provar a culpa do médico para se imputar a responsabilidade ao hospital, ou seja, a responsabilidade objetiva dos hospitais, conforme prevista no CDC, somente se restringiria ao aspecto empresarial propriamente dito, ou seja, aos fatores ligados às instalações, aos equipamentos e aos serviços auxiliares, e não à atividade médica.[26]

Quanto às empresas operadoras de planos de saúde, embora não se tenha um posicionamento unânime na jurisprudência, tem-se consolidado o entendimento de que a empresa tem responsabilidade também pelas condutas dos profissionais e dos hospitais que fazem parte de seu quadro.

Vale ressaltar, ainda, que determinados danos gerados pela conduta médica terão repercussão não apenas na esfera da responsabilidade civil, mas também na esfera criminal.

Modalidades de dano e perda de uma chance

A honra das pessoas encontra proteção jurídica na Constituição Federal, ao preceituar no seu art. 5º, X: "são invioláveis a intimidade, a vida provada, a honra e a imagem das pessoas, assegurado o direito à indenização pelo dano material ou moral decorrente".

Esse preceito constitucional consagrou a reparação do considerado doutrinariamente dano moral puro independentemente de repercussão patrimonial ou prejuízo material suportado pela vítima, fortalecendo posição doutrinária e jurisprudencial que já sufragava a tese, antes mesmo do novo texto constitucional, assegurando-se "uma sanção para melhor tutelar setores importantes do direito privado, onde a natureza patrimonial não se manifesta, como os direitos da personalidade", na doutrina prestigiada de Humberto Theodoro Júnior.[27]

O valor dessa indenização por dano moral deverá ser arbitrado por equidade na sentença, de modo a traduzir "de um lado, a ideia de punição do infrator, que não pode ofender em vão a esfera jurídica alheia; de outro lado, proporcionar à vítima uma compensação pelo dano suportado".[28]

Já o dano material abrange o que a vítima perdeu efetivamente e o que ela deixou de lucrar (lucros cessantes) em função da conduta ilícita do agente, conforme preceitua o Código Civil brasileiro (art. 402). A liquidação dos danos materiais, tratando-se de erro médico, ocorre pelos mesmos princípios de liquidação processual em processo de conhecimento, ou seja, é necessária a comprovação dos gastos realizados, em geral, em prova documental. A reparação dos lucros cessantes pode envolver não apenas a vítima direta do dano, mas também o pagamento de pensão às pessoas por ela sustentadas.

Nem sempre, porém, há necessidade de verificação de dano para haver o direito à indenização. Muitas vezes, pela conduta do médico, não há necessariamente um dano, mas o paciente perde uma chance (de cura, de alívio, de um melhor resultado) em função da conduta inadequada. É a chamada indenização por perda de uma chance.

> O primeiro julgado, em França, que inaugura a jurisprudênciasobre a perda de uma chance, é da 1ª Câmara Civil da Corte de Cassação, reapreciando caso julgado pela Corte de Apelação de Paris, de 17.07.1964. O fato ocorreu em 1957. Houve um erro de diagnóstico, que redundou em tratamento inadequado. Entendeu-se em primeira instância que entre o erro do médico e as graves consequências (invalidez) do menor, não se podia estabelecer de modo preciso o nexo de causalidade. A Corte de Cassação assentou: "Presunções suficientemente graves, precisas e harmônicas podem conduzir à responsabilização". Tal entendimento foi acatado a partir da avaliação de o médico haver perdido uma chance de agir de modo diverso, e condenou-o à indenização de 65.000 francos.[22]

Na perda de uma chance, portanto, indeniza-se a oportunidade perdida, não o resultado final. Essa teoria tem sido adotada na jurisprudência pátria, incluindo os casos de responsabilidade do médico.

Um exemplo é um julgado do Superior Tribunal de Justiça,[29] em que foi aplicada a teoria da perda de uma chance para responsabilizar o médico que, diante de um quadro de câncer de mama, escolheu realizar a mastectomia parcial e não a mastectomia radical. A paciente teve recidiva, com metástase, e evoluiu a óbito. No referido julgado, o texto afirma que, mesmo não se podendo afirmar que a evolução da paciente teria sido diversa, caso o médico tivesse feito a mastectomia radical, uma vez que as metástases são possíveis em qualquer tratamento, se o procedimento correto tivesse sido adotado, a paciente teria possibilidade de cura. O Tribunal entendeu, assim, que a chance de êxito do tratamento da paciente foi diminuída pela opção do médico, que não se pautou em dados estatísticos. Portanto, o dever de indenizar foi caracterizado.

Convém frisar que não é a frustração de qualquer expectativa que gerará o dever de indenizar, mas somente a perda de uma chance séria e relevante. Com relação ao valor da indenização no caso de perda de uma chance, este não será arbitrado de acordo com o valor integral do bem perdido, devendo ser proporcionalmente reduzido.

Termo de consentimento informado

Como analisado anteriormente, o médico é responsável pelos danos causados aos pacientes por negligência, imperícia ou imprudência. Além dessas três hipóteses de responsabilização civil do médico, o descumprimento do dever de informar o paciente gera também a responsabilidade civil.

Nesse cenário, o termo de consentimento informado é um instrumento utilizado pelos médicos para fornecer ao paciente todas as informações necessárias à sua tomada de decisões quanto a procedimentos não urgentes. É uma maneira, também, de prevenir a responsabilidade civil por desrespeito ao dever de informar e fundamenta-se na autonomia de vontade do paciente, hoje princípio basilar na relação médico-paciente, uma vez que, diferentemente do que ocorria no passado, quando o paciente não participava das decisões de seu tratamento, respeita-se e, inclusive, estimula-se seu papel ativo no manejo de sua patologia.

Vale ressaltar, porém, que o referido documento, ao contrário do que imaginam alguns profissionais, não se destina a isentar o médico de toda a responsabilidade, devendo ser observados todos os princípios éticos e legais que regem a relação médico-paciente, sob pena de transformar o termo de consentimento em mero papel sem validade jurídica.

No Brasil, o termo "consentimento informado" foi utilizado pela primeira vez em uma decisão judicial somente em 2002, quando o Superior Tribunal de Justiça reconheceu a responsabilidade civil do médico e do hospital pelos danos causados a uma paciente submetida à cirurgia oftalmológica sem ter sido devidamente informada sobre o risco de cegueira, que ocorreu no caso.[30]

O Código de Ética Médica brasileiro prevê a necessidade do termo de consentimento informado, dispensável somente em casos de urgência. No documento, devem constar os efeitos e as consequências possíveis da terapêutica adotada e a informação do direito de recusa do paciente. Deve ser um instrumento de diálogo entre o profissional de saúde e o paciente, com a oportunidade do esclarecimento de todas as dúvidas acerca dos tratamentos possíveis.

Assim, o termo de consentimento representa o direito do paciente de participar das decisões relativas a seu tratamento, sendo, ainda, uma demonstração documental de que o médico forneceu a ele as informações essenciais.

Para que o termo de consentimento seja válido, é essencial que aquele que o firma tenha capacidade de autodeterminação, ou seja, tenha plena capacidade civil. No caso de incapacidade do paciente, temporária (paciente inconsciente, por exemplo) ou permanente, o termo deve ser assinado pelo representante legal.[31]

Embora não se exija legalmente a forma escrita para o termo de consentimento, recomenda-se sempre a utilização dessa forma de registro, que possibilita a prova de maneira simplificada.

Exige-se, para sua validade, que o consentimento seja apresentado ao paciente com antecedência razoável, propiciando-lhe tempo suficiente para análise cautelosa das informações antes da decisão. A exigência de assinatura do termo de consentimento em prazo próximo ao início do procedimento caracteriza juridicamente coação e torna o documento nulo.

Dada a presumida hipossuficiência técnica do paciente em relação ao médico, no que se refere ao conteúdo, o termo de consentimento deve ter como centro a informação, que, além dos dados padrões, deve ser detalhada de maneira individualizada, considerando as peculiaridades de cada paciente. Deve conter: possíveis consequências, efeitos colaterais, riscos de sequelas, medicamentos a serem administrados e demais dados relevantes no caso específico. As informações devem ser precisas e claras, adequadas ao grau de escolaridade do paciente.

O CDC e o Código de Ética Médica tratam do dever de informar, vedando a omissão de informações sobre o procedimento, entendimento majoritário também na jurisprudência nacional. O médico descumpre uma obrigação contratual, portanto, ao não colher o termo de consentimento informado. Conforme mencionado, a mera apresentação de um termo padronizado, abrangente demais e quiçá ambíguo, não é aceita pelos tribunais como prova do adimplemento do dever de informar, que é muito mais amplo e deve ser feito conforme a individualidade do paciente.

O termo de consentimento informado, portanto, calca-se na dignidade da pessoa humana e na autonomia privada, princípios já abordados neste capítulo e que devem prevalecer no processo de tomada de decisões no manejo da dor oncológica.

■ CONCLUSÕES

A Constituição Federal consagra a dignidade da pessoa humana como um de seus fundamentos, na norma do art. 1º, III. A dignidade é inerente à pessoa humana, independentemente de credo, condição social, econômica, estado de saúde, escolaridade, raça, opção sexual, dentre outros fatores.

A autonomia é um dos fundamentos da República Federativa do Brasil, conforme norma do art. 3º, I, da Constituição Federal, e deve ser observada em todas as fases da vida, inclusive na fase terminal.

Tentou-se definir e não conceituar eutanásia, suicídio assistido, ortotanásia e distanásia, pois há uma certa divergência doutrinária entre os autores. Também se examinou o negócio jurídico testamento vital e mandato duradouro, entendendo-se que testamento vital não é a nomenclatura mais adequada, pois é negócio jurídico "inter vivos", e testamento é negócio jurídico "causa mortis".

Examinou-se a legislação brasileira sobre a eutanásia e sobre diretivas antecipadas, bem como a legislação comparada, enfatizando a holandesa, embora não se tenha esgotado o tema.

Sobre a responsabilidade civil do médico e suas consequências jurídicas, tampouco se exauriu o tema, dada sua amplitude e diversidade de situações que engloba, ficando a sugestão de leitura das referências utilizadas neste capítulo para os que desejarem um estudo mais aprofundado da questão.

As ciências jurídicas estão atualmente mais voltadas para a proteção do ser humano, buscando adaptar-se cada vez mais aos seus anseios e abandonando o legalismo estrito, que prima pelo positivismo exacerbado e ignora o clamor da sociedade.

Por outro lado, a excessiva judicialização da medicina, com julgados interferindo nas decisões médicas, muitas vezes sem o devido conhecimento das peculiaridades técnico-científicas envolvidas nos procedimentos de saúde, é prejudicial inclusive aos próprios pacientes, que têm suas opções de tratamento limitadas pelo temor dos profissionais em relação à atuação do judiciário.

Nossa vivência nos meios jurídico e médico permite distinguir o objetivo principal de cada área: o direito alimenta-se do conflito, existe em função dele, e objetiva resolvê-lo, atribuindo a cada parte o que lhe é devido, seja ônus ou direito; a medicina, por outro lado, busca o alívio, a reunião de conhecimentos vários em prol do bem-estar de alguém que padece. Não se pode permitir, portanto, que médico e paciente assumam posição de litigantes, um querendo apontar a culpa do outro, um enxergando no outro um adversário em potencial. Essa relação de litígio cabe ao direito, devendo ser, na medicina, a exceção raríssima, aplicável apenas quando o profissional ou o paciente não agir de acordo com a lei.

Como na medicina, tratando-se de responsabilidade civil do médico, o mais importante é a prevenção. E a melhor maneira de prevenir a judicialização da relação médico-paciente é a construção de uma relação sólida, com confiança e respeito mútuos. Manter-se atualizado em relação aos conhecimentos de sua área de atuação, ter consciência e vigilância necessárias a seus atos e atender aos direitos (de informação, de esclarecimento, de escuta) do paciente são passos fundamentais para se evitarem erros passíveis de culpabilização legal.

Mesmo diante da impossibilidade de nunca se errar, dada a natural falibilidade humana e os riscos inerentes à medicina, é preciso evitar ficar em polo oposto ao do paciente, buscando sempre permanecer lado a lado com essa pessoa que, estando em um momento de estresse e vulnerabilidade, confia aos profissionais da saúde talvez o que tem de mais valioso, sua vida.

■ REFERÊNCIAS BIBLIOGRÁFICAS

1. Fiúza C. Direito civil curso completo. 12 ed. Belo Horizonte: Del Rey. 2008; p. 124.
2. Azevedo FFS. Dicionário analógico da língua portuguesa: ideias afins/thesaurus. 2 ed. Rio de Janeiro: Lexikon. 2010; p. 1, 2, 67, 142, 151, 153, 162, 360, 574, 682, 692.
3. Sá MFF, Naves BTO. Manual de biodireito. 2 ed. Belo Horizonte: Del Rey. 2011; 294:312,333-4.
4. Reale M. Lições preliminares de Direito. 27 ed. São Paulo: Saraiva. 2002; p. 44.
5. Mello CAB. Conteúdo jurídico do princípio da igualdade. São Paulo: Malheiros. 1993; p.11.
6. De Plácido e Silva. Vocabulário jurídico. Vol. III. Rio de Janeiro: Forense. 1989; p. 447.
7. Silva JA. Curso de Direito Constitucional positivo. São Paulo: RT. 1993; p. 195.
8. Estéfani RJ, Díaz FJT. Bioética, teologia moral y sociedade. Madrid: Comillas. 2014; p. 191/192, 212.
9. Ascensão JO. O fundamento do direito: entre o direito natural e a dignidade da pessoa. In: Sá MFF, Moureira DL, Almeida, RB. Direito privado revisitações. Belo Horizonte: Arraes. 2013; 11.
10. Sidou, JMO. Dicionário jurídico. 10 ed. Rio de Janeiro: Forense. 2009; p. 88.
11. Ruger A, Rodrigues RL. Autonomia como princípio jurídico estrutural. In: Fiúza C, Sá MFF, Naves BTO (coord.). Direito civil da autonomia privada nas situações jurídicas patrimoniais e existências. Belo Horizonte: Del Rey. 2007; 4.
12. Naves BTO, Rezende DFC. A autonomia privada do paciente em fase terminal. In: Fiúza C, Sá MFF, Naves BTO (coord.). Direito civil da autonomia privada nas situações jurídicas patrimoniais e existências. Belo Horizonte: Del Rey. 2007; 95.
13. Kuhn, 1983, p. 172 *apud* Santos LF. Deem-me liberdade e, se Eu quiser, Deem-me a Morte. In: Curado M, Oliveira N (orgs.). Pessoas transparentes: questões actuais de bioética. Coimbra: Almedina. 2010; 169-170.
14. Prata HM. Cuidados paliativos e direitos do paciente terminal. Barueri, SP: Manole. 2017; 147, 150, 184, 185.
15. Alves R. O médico. Campinas: Papirus; 2002.
16. Bontempo TV. A ortotanásia e direito de morrer com dignidade: uma análise constitucional. Rev Síntese Direito de Família. 2011; 13(68):75-92.
17. Figueiredo RV. Da participação em suicídio. Belo Horizonte: Del Rey; 2001.
18. Brasil. Ministério Público Federal. Procuradoria da República no Distrito Federal. Procuradoria Regional dos Direitos de Cidadão. Ação Civil Pública nº 2007.34.00.00.014809-3, da 14ª Vara Federal. Brasília, 9 maio 2007.
19. Cruz EC. Autonomia do processo de morrer: as diretivas antecipadas como concretização da dignidade da pessoa humana. Rev Síntese de Direito de Família. 2013; 15(80):44-59.
20. Dadalto L. Aspectos registrais das diretivas antecipadas de vontade. Porto Alegre: Rev Síntese Direito de Família. 2013; 15(80): 60-9.
21. Alves CA. Diretivas antecipadas de vontade e testamento vital: considerações sobre linguagem e fim da vida. Rev Jur. 2013; 61(427):96-97, 100.
22. Kfouri Neto M. Responsabilidade civil do médico. 9 ed. São Paulo: Editora Revista dos Tribunais. 2018; p. 54, 73, 364.
23. Dallari DA. Direito à vida e liberdade para morrer. In: Campos DL, Chinellato SJA (coord.). Pessoa humana e direito. Coimbra: Almedina. 2009; 42.
24. Posso IP, Posso MBS. Princípios de bioética no tratamento da dor. In: Alves Neto O, Costa CMC, Siqueira JTT, Teixeira MJ. Dor – Princípios e prática. Porto alegre: Artmed. 2008; 1369-74.
25. Avecone P. La responsabilità penale del medico. Padova: Francesco Vallardi; 1981.
26. Superior Tribunal de Justiça, 4ª Turma. Resp 258.389/SP, rel. Min. Fernando Gonçalves, j. 16.06.2005, DJU 22.08.2005.
27. Theodoro Júnior H. Alguns impactos da nova ordem constitucional sobre o direito civil. Rev Tribunais. 662: 8, item n. 2.
28. Pereira CMS. Instituições de Direito Civil. 8 ed. Rio de Janeiro: Forense. 1986; 11(176):235.
29. Superior Tribunal de Justiça, 3ª Turma. Resp 1.254.141/PR, rel. Min. Nancy Andrighi, DJe 20.02.2013.
30. Pithan LH. O consentimento informado no Poder Judiciário Brasileiro. Rev AMRIGS. 2012; 56(1):87-92.
31. Brêtas SOM, Lobo E. Autonomia privada e a (im)possibilidade de renúncia a direitofundamental: eutanásia e suicidio assistido. In: CONPEDI, VIII, 2018, Espanha. Anais. Zaragoza: Universidade de Zaragoza. 2018; 1-18.

Ética em Dor Oncológica: Um Olhar Pautado nos Cuidados Paliativos

Capítulo 10

Carlos Marcelo de Barros
Karen Miranda Chequer
Sara Reis de Paula

As questões éticas relacionadas ao paciente com dor oncológica, e muitas vezes terminal, são de grande importância. Diante do sofrimento individual e familiar, muitos médicos se questionam sobre a quantidade e a qualidade do tratamento a ser realizado em pacientes com a expectativa de vida reduzida.

Os avanços tecnológicos, a implementação de melhorias na delimitação das metodologias dos estudos científicos e a busca da manutenção da vida provocaram o aumento da expectativa de vida da população e geraram aprimoramentos na área da saúde em geral e, especificamente, na área de manejo da dor. Simultaneamente, a manutenção das funções vitais "a qualquer custo" fez surgirem novos debates éticos, promovendo uma reflexão crítica acerca das decisões terapêuticas mais relevantes em pacientes em fase terminal de vida.

Esse assunto é fonte de intermináveis discussões e, até mesmo, conflitos entre o médico, a equipe de enfermagem, outros membros da equipe multiprofissional e, inclusive, familiares. Este capítulo tem por objetivo contemplar as situações diárias ao longo do tratamento de um paciente oncológico, evidenciando seus dilemas e demonstrando quais as condutas mais adequadas sob a perspectiva ética e a jurídica.

■ PRINCÍPIOS BIOÉTICOS APLICADOS À SAÚDE

Frente a um paciente com dor oncológica, o médico se encontrará diante de uma série de decisões e condutas a serem tomadas. Os princípios bioéticos evidenciam os deveres do profissional e atuam, além disso, como uma tentativa de instrumentalizar os dilemas morais encontrados ao longo do tratamento de um indivíduo. São constituídos pela beneficência, não maleficência, autonomia e justiça. Diante do complexo cenário atual, com tecnologia crescente, envelhecimento populacional, aumento da expectativa de vida e ganho de consciência sobre aspectos éticos, ét-

nicos, culturais e econômicos, tais princípios podem ser conflitantes em algumas situações. Cabe ao médico utilizar seu discernimento associado ao aparato legal na tomada de decisão para que o melhor seja feito sem prejudicar a relação médico-paciente e sem que o paciente sofra.

Beneficência

Relaciona-se ao dever moral de fazer o bem aos outros, independente da própria vontade. Para alguns autores a benevolência é parte integrante deste princípio e trata-se de uma virtude relacionada ao caráter individual. Diz-se, ainda, que, ao pautar-se na beneficência, o médico deve afastar a possibilidade do uso indiscriminado de técnicas para preservar a vida do paciente a qualquer custo.[1,4]

A beneficência é modulada pelo princípio da autonomia, uma vez que é preciso conhecer os desejos do paciente em relação à maneira como preferem ser auxiliados. Visa a garantir que a terapêutica escolhida deve ser sempre avaliada em relação ao seu potencial de impedir ou remover sintomas ou sofrimentos e de proporcionar alívio ao paciente.[5,6]

Não maleficência

Segundo esse relevante princípio norteador das decisões terapêuticas, cabe ao médico não fazer o mal nem causar dano ao paciente. É notório que diversas ações terapêuticas, ainda que objetivando o bem-estar do paciente, podem provocar danos inevitáveis à sua realização ou que, estatisticamente, têm alta probabilidade de ocorrer em dados procedimentos. Daí a importância de se aplicar o princípio da não maleficência modulado pelo princípio da autonomia.[6]

Para alguns autores, esse princípio envolve evitar o sofrimento com o prolongar inútil da vida por meio de procedimentos invasivos, ou seja, a chamada obstinação terapêutica. Ainda segundo a literatura, a não maleficência está embutida no princípio da beneficência, visto que não fazer o mal, muitas vezes, implica em fazer o bem. No entanto, segundo os autores, a primeira deve prevalecer diante da segunda visto que a beneficência pode ser corrompida, em algumas situações, pelo paternalismo médico.[1,4]

Autonomia

Primeiramente, pressupõe-se a existência de uma pessoa autônoma e capaz de tomar decisões. A partir disso, o princípio consiste em reconhecer que as decisões do paciente são norteadoras para o tratamento, mesmo que, consoante a formação e as crenças do médico, não sejam as mais adequadas. O indivíduo é livre e possui independência de vontade e ação. Dessa forma, a tomada de decisão deverá ser compartilhada sendo inadmissível que seja exclusiva do médico, uma vez que o paciente é também detentor de um sistema de valores próprios que lhe serve de base para julgar as várias alternativas terapêuticas.[1-3,5,6]

Essa transformação na relação entre pacientes e profissionais de saúde, que se transformou em menos unilateral e mais democrática, é relativamente recente, aceitando-se que ao paciente cabe o direito, legal e ético, de decidir o melhor para si, consentindo ou contrapondo-se a determinados tratamentos, com base em um consentimento livre e devidamente esclarecido.[6]

Justiça

Este princípio abrange uma série de questões. Pode ser aplicado no tratamento do paciente na condição de ser humano, merecedor de respeito e consideração. Pode aplicar-se quanto ao acesso a um tratamento adequado com distribuição igualitária dos recursos disponíveis. Pode ser usado quanto ao direito do paciente em evitar medidas intervencionistas que, diante da morte certa, promovem apenas o sofrimento. E pode, inclusive, se referir ao direito do médico em abster-se do seguimento junto ao paciente quando as decisões tomadas não condizem com seus valores morais e crenças.[1-3,5]

O princípio da justiça estabelece, ainda, limites éticos à autonomia do paciente, delimitada pelo respeito à dignidade e à liberdade das demais pessoas e/ou da coletividade, uma vez que nenhum ato individual deve ser aprovado se causar prejuízo ou lesão aos outros.[6]

Embora apresentados aqui, esses principais princípios bioéticos que devem nortear as decisões terapêuticas em pacientes em fase terminal de vida, não se pretendeu, neste capítulo, esgotar o tema, uma vez que, pela dinâmica social, tecnológica e jurídica desse cenário, aos princípios bioéticos básicos supra-analisados, têm sido acrescentados princípios que direcionam as condutas médicas.[6]

■ PATERNALISMO MÉDICO × AUTONOMIA DO PACIENTE

A palavra paternalismo vem do latim *pater* (pai) e se relaciona ao modelo familiar patriarcal, no qual todas as decisões são tomadas pelo pai, principalmente se tratando dos filhos. Ela pode se fazer presente no meio familiar, no meio legal e, inclusive, no meio médico.[7]

O princípio da beneficência consiste no dever moral de fazer o bem, empenhando-se para proporcionar um atendimento e atenção adequados e para proteger o paciente diante do dano e da injustiça. Entretanto, quando realizado de forma exagerada, este princípio se transforma no paternalismo, uma forma de cuidado que excede os limites da beneficência ainda que a motivação seja também baseada em boas intenções. Diante do paternalismo, a relação médico-paciente, que já é assimétrica pela vulnerabilidade natural do paciente, pode levar o médico a esquecer da interdependência que deve se fazer presente ao longo do tratamento, o que pode anular a voz do paciente juntamente com suas singularidades. O paternalismo médico pode ocorrer quando a intenção do profissional é beneficiar o paciente sem sua autorização, quando existe omissão ou distorção de informações para não causar sofrimento e, ainda, pode relacionar-se à coerção médica na tomada de decisões.[7,8]

Diferentemente dos Estados Unidos, cujo princípio da autonomia se faz presente de forma incisiva na constituição devido ao protestantismo e ao histórico de luta pela independência, países como Brasil e França, que possuem uma forte raiz humanista pautada na tradição católica, demonstram um olhar misericordioso e paternalista acerca de muitos assuntos. Em se tratando dos aspectos éticos da medicina, essa visão também pode ser evidenciada. Devido às características do sistema jurídico americano e à importância da autonomia em seus princípios, a conduta médica, diante do grande risco de processos, consiste na tomada conjunta de decisões. Na França, por sua vez, os médicos são pagos pelo estado por meio de um fundo nacional voltado ao sistema de saúde. Diante disso, por serem funcionários do estado, os médicos estão, de certa forma, menos vulneráveis a processos e reinvindicações. Além disso, para muitos deles, concordar com a decisão de um paciente leigo seria o mesmo que abdicar de sua responsabilidade profissional. Tais fatores contribuem para o aumento da conduta paternalista nesses países.[7-9]

O artigo 59 do Código de Ética Médica brasileiro afirma que é proibido a ocultação de informações sobre diagnóstico e prognóstico, salvo quando isso trouxer mais danos ao paciente. Diante disso e do prognóstico terminal, muitos médicos, temendo o sofrimento ainda maior por parte do paciente, optam e convencem os familiares a não revelar a gravidade do quadro ao indivíduo. O que pode gerar remorso ou culpa na família, durante o curso da doença e após a morte do familiar, privando-os de organizarem e discutirem seus sentimentos em um tempo compatível. Vale lembrar que esses reveses podem ser frutos de uma visão unilateral passível de diferir do ponto de vista do próprio paciente.[8]

O paternalismo se torna mais evidente em situações cuja escolha do paciente o coloca em situação de risco. A capacidade em exercer a autonomia é então colocada em cheque diante da falta de conhecimento e informação sobre o assunto. Diante disso, o papel adequado do médico não é sobrepor a decisão do paciente diante da falta de competência, mas sim, utilizar todos os meios possíveis para expor os riscos e benefícios envolvidos em uma escolha. O paciente tem o direito de entender o que se passa com ele e quais as nuances envolvidas na tomada de decisão. Dessa forma, cabe ao profissional trabalhar para que a comunicação com o paciente seja fácil e efetiva.[7,8]

Os limites entre as diferentes formas de paternalismo não são bem especificados. Sendo assim, deve haver um equilíbrio entre a beneficência do médico e a autonomia do paciente, ficando claro que a linha entre beneficência e paternalismo não deve ser cruzada, para que não ocorra a passagem do saber ao poder. O paternalismo médico, ao colocar a competência do paciente em discussão, só evidencia suas próprias falhas tanto no âmbito da comunicação quanto na relação médico-paciente. Dessa forma, o modelo de decisão pautada no princípio de respeito à autonomia deve ser considerado ideal. Todo paciente pode ser sugestionado por influências externas, mas a decisão sobre sua vida ou sobre a vida das pessoas que ama deve partir dele, e somente dele.[7-10]

■ PRINCÍPIOS ÉTICOS DA MEDICINA PALIATIVA

A OMS estabelece uma série de princípios que priorizam a dignidade do indivíduo, fazendo que ele seja visto não só como uma doença, mas sim como um todo. Os princípios são da veracidade, da proporcionalidade terapêutica, do duplo efeito, da prevenção e do não abandono. A violação de qualquer um deles é mais grave do que transgredir uma norma qualquer, implicando em ofensa, inconstitucionalidade e subversão dos valores fundamentais de todo um sistema.

Princípio da veracidade[11-13]

Consiste na base da confiança nas relações interpessoais e é caracterizado pelo respeito constante à verdade. Através dela, o paciente e seus familiares podem participar de forma ativa no processo de tomada de decisões.

Princípio da proporcionalidade[11-13]

Consiste na adoção de medidas terapêuticas úteis. Trata-se de uma relação de proporção entre os meios terapêuticos utilizados e os resultados prováveis. Propõe-se chegar à solução de um problema jurídico complexo, julgando as intervenções médicas quanto aos riscos, benefícios e utilidade da medida dentro das circunstâncias sociais, econômicas, psicossociais e políticas.

Princípio do duplo efeito[11-13]

Esse princípio afirma, assim como São Tomás de Aquino, que todo ato terapêutico tem dois efeitos, um positivo (intencional) e outro negativo (acidental). Desse modo, os efeitos positivos devem prevalecer sobre os negativos. Os possíveis efeitos danosos de uma terapêutica contra a dor devem ser avaliados quanto à sua aceitação quando confrontados aos resultados que se pretende alcançar. Tal princípio é muito utilizado no manejo da dor por opioides, que são capazes de reduzir a dor do paciente, dando-lhe alívio, mas que, em contrapartida, podem gerar efeitos adversos como depressão respiratória. Ao observar esse princípio do duplo efeito, deve-se ter cautela sobretudo com relação a intervenções potencialmente fatais e que impliquem em uma forma de eutanásia.[6,11-13]

Princípio da prevenção[11-13]

O médico deve ser capaz de prever as possíveis complicações ou sintomas inerentes à evolução clínica do paciente para preveni-las, evitando sofrimentos e procedimentos desnecessários e aconselhando a família desde o início, para que possam se preparar e adequar da melhor forma possível às mudanças que virão.

Princípio do não abandono[11-13]

O princípio afirma ser condenável afastar-se ou abandonar um paciente quando ele se recusa a realizar as terapias que o médico optou como mais adequadas. Espera-se que o profissional seja solidário sempre, ficando junto de seu paciente e da família, estabelecendo um diálogo empático que pode ser capaz, inclusive, de fazer com que o paciente repense algumas decisões.[11-13]

■ TOMADA DE DECISÃO: A IMPORTÂNCIA DA RELAÇÃO MÉDICO-PACIENTE

A tomada de decisão parte do princípio da autonomia do paciente, que possui o direito de aceitar ou negar quaisquer recomendações médicas realizadas, mesmo que sejam responsáveis pelo suporte de sua vida. Entretanto, deve-se ressaltar que isso não dá o direito ao paciente de exigir que certas condutas e intervenções não indicadas sejam realizadas em seu tratamento. O respeito à autonomia do paciente entende que a opinião médica é complexa e multifatorial, cabendo ao indivíduo avaliar os riscos e benefícios a partir de sua própria vivência, valores, objetivos e relações sociais. Isso faz com que as decisões diante da mesma condição clínica sejam diferentes e individuais.[1]

O médico deve manter sempre uma janela para dialogar com o paciente e sua família, entendendo seus valores, preferências e objetivos. Dessa forma, a partir de discussões enriquecedoras, o médico poderá alinhar o melhor tipo de tratamento de acordo com o que o paciente considera como mais importante. Além disso, a comunicação aberta permite que paciente e familiares possam participar de forma pacífica nas decisões, evitando conflitos no futuro.[1,14]

É importante determinar quais as definições do próprio paciente acerca do que é qualidade de vida e do que é considerado intolerável. Ao revisar os riscos e os benefícios de qualquer conduta ou intervenção e como eles irão impactar na vida do paciente em curto e longo prazos, evita-se o sofrimento desnecessário tanto do paciente quanto da família. A própria definição de dor preconizada pela Força-Tarefa da Associação Internacional para o Estudo da Dor (IASP) consagra a subjetividade da dor. Ao admitir a possibilidade da existência de dor sem relação direta com uma lesão tissular, englobando a experiência individual na interpretação do processo doloroso, a IASP fomentou essa perspectiva de um tratamento mais humanizado ao paciente com dor e valorizou a autonomia individual.[15]

Diante desse panorama, somos levados novamente aos princípios éticos do cuidado paliativo, que afirma que o médico deve ser capaz de prever a evolução da doença e as possíveis intercorrências. Frente a esse cuidado amplo desde o início, o mesmo médico, juntamente à família, saberá decidir quanto aos rumos do tratamento, ainda que o indivíduo não seja mais capaz de expressar sua opinião, visto que tal conduta poderá ter sido previamente discutida com o próprio paciente.[15]

Face à impossibilidade de comunicação com o paciente, muitas vezes é necessário que a tomada de decisões seja realizada com os familiares ou responsáveis pelo indivíduo. Teoricamente, espera-se que tais pessoas sejam capazes de opinar e refletir em suas decisões os desejos que o paciente teria, baseado no tempo de convívio e no conhecimento de suas particularidades. Entretanto, o que ocorre com certa frequência é a incapacidade do familiar em deixar as próprias opiniões e sentimentos de lado para satisfazer ao que teria sido a vontade do paciente. Estudos afirmam que até um terço das decisões feitas por familiares não são compatíveis com o que o paciente teria optado.[16]

Atuar como substituto do paciente na tomada de decisões pode acarretar em várias consequências para o indivíduo. Além do peso legal, o fardo emocional, o estresse e a frustração podem se fazer presentes durante e, até mesmo, anos após o processo. É comum o sentimento de dúvida e o constante questionamento acerca da compatibilidade da decisão. Muitos, inclusive, se culpam diante do desfecho de falecimento seguido de alguma resolução. Cabe ao médico empatia ante a situação daquele indivíduo, portando-se de forma ética e se disponibilizando a responder todas dúvidas e questionamentos, dando seu parecer clínico sobre a opção que acarretará em menos sofrimento físico ao paciente e não aproveitando da situação de vulnerabilidade para atuar de forma paternalista e autoritária sobre as decisões. Diante de uma equipe multiprofissional, é indicado também que os familiares tenham acesso ao suporte psicológico para conseguirem lidar não só com a perda iminente do ente querido, mas também com o peso emocional da tomada de decisões.[1,17,18]

■ COMUNICAÇÃO DE MÁS NOTÍCIAS: O QUE O PACIENTE DEVE/PODE SABER?

É muito comum na prática diária a solicitação dos familiares para que o médico retenha informações do paciente sobre o quadro clínico e sua gravidade. Muitos afirmam que tal sinceridade poderia aumentar o estresse do paciente, fazendo com que ele perdesse a esperança e até mesmo a vontade de viver. Entra-se, então, em um dilema ético, visto que, de acordo com os princípios da veracidade e da não maleficência, cabe ao médico dizer somente a verdade ao paciente e ao mesmo tempo não causar nenhum tipo de dano a ele. Entretanto, evidências científicas mostraram-se contrárias a esse entendimento, demonstrando que a piora clínica não pode ser verificada como um consenso.[14,20]

É importante que o médico, mesmo discordando da postura familiar, mantenha o diálogo com a família para evitar futuras tensões. É necessário que ele reafirme e reconheça o quão difícil aquele momento é, demonstrando que entende o ponto de vista apresentado e sobre o que ele está baseado. No entanto, ele deve ser claro com cada um demonstrando que não irá faltar com a verdade em circunstância alguma, para que os familiares não interpretem o tema de uma maneira e depois sintam-se, de certa forma, traídos pelo médico. Trata-se de apresentar a verdade ao paciente e a seus familiares, sem perder a noção de que essa verdade na seara médica representa, muitas vezes, uma verdade árdua.[19]

Conversar com a família sobre o que o paciente iria querer baseado em suas decisões no passado não é a melhor maneira de tomar decisões, visto que, como já foi apresentado, parte significativa das decisões são discrepantes. No entanto, a família deve ser aliada do médico no momento da comunicação de más notícias. Eles podem ser consultados sobre como abordar a notícia com o paciente de forma eficiente e que permita inferir o que, como e quanto eles querem saber sobre sua condição clínica.[19,21]

Os princípios éticos devem ser obedecidos, mas deve existir certa flexibilidade visto que, muitas vezes, o próprio paciente não deseja saber sua real condição. Sendo assim, é indicado que o médico dialogue de forma clara com o paciente, perguntando o que ele entende de sua situação vigente, como ele a encara e o que ele gostaria de saber, deixando claro que em nenhum momento irá faltar com a verdade.[21]

■ A PONTE ENTRE O TRATAMENTO CURATIVO E O PALIATIVO: UM DESAFIO PARA O MÉDICO

Diante da impossibilidade de cura, muitos médicos sentem-se frustrados com a falha terapêutica. O sentimento de impotência diante do não prolongamento da vida de seus pacientes pode vir acompanhado do empenho terapêutico excessivo, evidenciando uma dificuldade cultural em aceitar a morte como um processo natural da vida. Isso faz com que a indicação dos cuidados paliativos, muitas vezes, venha tardiamente. Em um estudo coreano de 2009 com 3.867 pacientes com câncer, a taxa de sobrevivência após o encaminhamento aos cuidados paliativos foi de 18 dias. O mesmo pôde ser verificado em diversos outros países com uma variação pequena no número de dias. Nos Estados Unidos, por exemplo, em 2009 observou-se uma taxa de 21 dias. Esses dados evidenciam como a referenciação ocorre tardiamente, negligenciando os princípios da beneficência e não maleficência, visto que o início do tratamento paliativo em tempo adequado permite ao paciente uma melhora da qualidade de vida e do morrer.[1,3,5,22]

Pautadas pelo princípio da não maleficência, tanto a retenção quanto a retirada do tratamento podem ser realizadas com o objetivo de evitar medidas e intervenções que aumentem o sofrimento do indivíduo sem nenhum tipo de benefício. A retirada do tratamento, inclusive, é fonte de sofrimento para muitos familiares, principalmente quando vem seguida pela morte do indivíduo em um curto intervalo de tempo. Muitos se sentem culpados e podem, inclusive, confundir o ato de deixar morrer com o ato de matar. Sendo assim, diante da terminalidade e impossibilidade terapêutica, cabe ao médico saber indicar o momento certo do início dos cuidados paliativos, para que nenhum tratamento ilusório e invasivo seja iniciado somente para ser retirado posteriormente.

■ OBSTINAÇÃO TERAPÊUTICA: INFLUÊNCIA CULTURAL E IMPLICAÇÕES ÉTICAS

Ao longo da história da medicina, uma constante busca pela cura de diversas afecções se fez presente. Com o passar dos anos e com os avanços tecnológicos instituiu-se uma cultura em que a morte é inaceitável e que o médico deve sempre triunfar de forma heroica sobre a doença. O prolongamento da vida a qualquer custo se tornou cotidiano, empregando-se a tecnologia como instrumento de cura inclusive a pacientes sem possibilidades de mudança terapêutica.[5,23]

Buscando evitar morte, muitos médicos voltam seus esforços para o curar e se esquecem do cuidar, transferindo seu foco de atuação do doente para a doença. A erradicação da doença passa a ser o mais importante, investindo-se, a todo custo, em alcançar a cura ou evitar a morte. Dessa forma, o doente é substituído por seus componentes individuais e esquecido como um todo, negligenciando-se seus desejos, seu bem-estar e sua qualidade de vida, promovendo, então, seu sofrimento.[23,25,26]

Na corrida pela cura ou pelo adiamento da morte, o paciente é submetido a uma série de intervenções e medidas que, muitas vezes, podem estar pautadas no princípio da beneficência. O profissional realmente acredita que a manutenção da vida a qualquer custo beneficia mais o paciente do que a morte. Muitos, inclusive, creem que existe esperança para o indivíduo enquanto seus sinais vitais estiverem presentes. Diante dessa crença exagerada no poder salvício da medicina, limites são esquecidos e caímos, então, no excesso terapêutico.[24,25]

O termo futilidade médica vem sido amplamente discutido ao longo dos anos e possui várias definições. A futilidade foi dividida por alguns autores em quantitativa e qualitativa. A primeira ocorre quando a ação possui pouca probabilidade de beneficiar o doente. A segunda, quando o benefício obtido é pouco significativo. Então, julga-se uma medida terapêutica como fútil quando existe ausência de eficácia médica, sob olhares técnicos, e ausência de uma sobrevivência de qualidade, sob o olhar do doente. Como exemplo, temos a indicação de quimioterapia curativa em casos terminais, cirurgias desnecessárias, intubação, RCP, desfibrilação, entre outros. A insistência em implementar medidas consideradas fúteis resulta no que é classificado como obstinação terapêutica.[25]

É necessário que o profissional não reduza a beneficência como um sinônimo de alcançar a cura a qualquer custo. O indivíduo deve ser cuidado como um todo e isso envolve seu bem-estar físico, mental e social. A busca incessante pela cura ou pela postergação da morte faz com que ele seja submetido a técnicas invasivas e intervenções que só aumentam o sofrimento, não só dele como de toda a família. Diante disso, a obstinação terapêutica contraria uma série de princípios éticos, inclusive o da beneficência e o da não maleficência, visto que, além de não trazer benefício clínico ou social para o paciente, muitas vezes é fonte de dano e aflição.

■ OPIOIDES: COMO A FALTA DE INFORMAÇÃO IMPLICA O MANEJO DA DOR ONCOLÓGICA

Uma das maiores preocupações do paciente oncológico é a dor. Ela se faz consideravelmente presente e quando seu manejo não é realizado de forma adequada, trata-se de uma fonte de grande sofrimento tanto para o indivíduo quanto para sua família. Estudos afirmam que

em sua última semana de vida, cerca de 35% dos pacientes referiram uma dor severa ou intolerável. Diante disso, outros autores defendem que a dor oncológica em sua fase terminal deve ser considerada uma emergência médica. A OMS afirma que o tratamento da dor é um direito de qualquer paciente e, devido à relevância do assunto, o Ministério da Saúde criou, em 2002, o Programa Nacional de Educação e Assistência a Dor e Cuidados Paliativos.[28,29]

A dor oncológica, devido a sua intensidade, muitas vezes necessita ser manejada com o uso de opioides. Entretanto, devido à falta de preparo técnico ou desinformação, muitos médicos optam por não utilizá-los ou por fazê-lo em doses pouco otimizadas e, até mesmo, subclínicas. Um estudo brasileiro realizado em Porto Alegre identificou que, de 1.107 prescrições, apenas 6,5% estavam adequadas, não havendo um manejo eficiente da dor aguda ou crônica.

Vale ressaltar que:

> a falta de preparo e de atualização técnica e científica, a falta de vontade ou de condições adequadas de trabalho do profissional de saúde em assistir de modo efetivo ao enfermo, que padece as angústias causadas pela dor, pode ser considerada uma séria quebra da ética e importante lesão à Declaração Universal dos Direitos Humanos e infringência à Carta Magna Brasileira.[6]

Outros estudos referem a existência de uma opiofobia na cultura médica brasileira que se faz presente em muitas equipes multidisciplinares. Identificou-se que parte dos médicos não prescrevem opioides em sua rotina de trabalho por motivos sociais, como o preconceito dos próprios pacientes, ou pela imagem que associa o opioide ao consumo ilegal de drogas. Além disso, podemos citar também a burocracia envolvida na aquisição dos receituários, a falta de capacitação quanto ao seu uso, e o medo de induzir dependência química ou depressão respiratória.[27,28]

Quanto aos aspectos éticos, o princípio do duplo efeito pode ser usado como defensor na utilização dos opioides para o manejo da dor oncológica. Muitos afirmam que o uso de opioides, quando feito por meio de uma titulação agressiva, pode adiantar a morte do paciente. Entretanto, o médico deve entender que o quadro álgico extremo, além do desconforto físico, causa sofrimento emocional e impede que o paciente coloque suas pendências em ordem, que retome determinados relacionamentos e que ele e a família se despeçam de maneira adequada. Sendo assim, a intenção de alcançar o alívio da dor e promover o benefício do paciente sem aumentar seu sofrimento prevalece sobre os possíveis efeitos adversos que acompanham o uso desse tipo de fármaco.[30]

■ CONSIDERAÇÕES FINAIS

O tratamento adequado da dor pode, sob o ponto de vista legal, ser passível de discussões, porém, quando examinado sob o prisma da bioética, fica evidente que o profissional da área de saúde, ao procurar mitigar a dor do enfermo sob seus cuidados, deve exercer sua profissão de forma completa, total, integral, em toda a sua complexidade, demonstrando sempre extenso e denso preparo científico, indiscutíveis habilidades técnicas e, sobretudo, respeito à dignidade humana.[6]

Como previsto na Resolução nº 1.805/2006 do Conselho Federal de Medicina, é lícito ao médico limitar ou suspender terapêuticas que prolonguem a vida do paciente em fase terminal de vida, desde que respeitada a vontade da pessoa ou de seu representante legal.

Com base nos princípios desenvolvidos neste capítulo e calcados em uma sólida relação médico-paciente, os profissionais que lidam com a dor oncológica em fase final de vida podem optar, assim, por terapêuticas (ou a não utilização delas) que permitam ao paciente não viver o máximo de tempo possível, mas, sobretudo, viver com dignidade e com o maior bem-estar possível seus últimos momentos.

■ AGRADECIMENTO

Um agradecimento especial à acadêmica de Medicina da Universidade Federal de Alfenas, Sara Reis de Paula, por sua importante colaboração neste capítulo.

■ REFERÊNCIAS BIBLIOGRÁFICAS

1. Carvalho RT, Parsons HA. Manual de cuidados paliativos ANCP. In: Manual de cuidados paliativos ANCP; 2012.
2. Lopes de Paiva FC, Jailson de Almeida Júnior J, Damásio AC. Ética em cuidados paliativos: concepções sobre o fim da vida. Revista Bioética. 2014; 22(3):555.
3. Nunes L. Ética em cuidados paliativos: limites ao investimento curativo. Revista Bioética. 2009; 16(1).
4. https://www.ufrgs.br/bioetica/benefic.htm
5. Castro DA. Psicologia e ética em cuidados paliativos. Psicologia: Ciência e Profissão. 2001; 21(4):44-51.
6. Posso I, Posso MB. Bioética e o tratamento da dor. In: Tratado de Dor da SBED. São Paulo: Atheneu; 2018.
7. Trindade ES, et al. O médico frente ao diagnóstico e prognóstico do câncer avançado. Rev Assoc Med Bras. 2007; 53(1):68-74.
8. Almeida J. Da moral paternalista ao modelo de respeito à autonomia do paciente: os desafios para o ensino da ética médica. Rev Bras Educ Med. 2000; 24(1):27-30.
9. Fournier V. The balance between beneficence and respect for patient autonomy in clinical medical ethics in France. Cambridge Quarterly of Healthcare Ethics. 2005; 14(3):281-6.
10. Demarco JP. Competence and paternalism. Bioethics. 2002; 16(3):231-45.
11. Pereira da Silva E, Sudigursky D. Concepções sobre cuidados paliativos: revisão bibliográfica. Acta Paul Enf. 2008; 21(3).
12. Chaves JHB, et al. Cuidados paliativos na prática médica: contexto bioético. Revista Dor. 2011; 12(3):250.
13. Martai GN, Hannaii SA. Cuidados paliativos e ortotanásia. CEP. 2010; 1308:50.

14. Bernacki RE, Block SD. Communication about serious illness care goals: a review and synthesis of best practices. JAMA Int Med. 2014; 174(12):1994-2003.
15. Fromme EK, Arnold RM, Schmader KE. Ethical issues in palliative care. UpToDate. 2019. Disponível em: https://www.uptodate.com/contents/ethical-issues-in-palliative-care?search=Ethical%20issues%20in%20palliative%20care&source=search_result&selectedTitle=1~150&usage_type=default&display_rank=1. Acesso em: 01 fev 2019.
16. Shalowitz DI, Garrett-Mayer E, Wendler D. The accuracy of surrogate decision makers: a systematic review. Archives of internal medicine, 2006; 166(5):493-7.
17. Sharma RK, et al. Family understanding of seriously-ill patient preferences for family involvement in healthcare decision making. J Gen Int Med. 2011; 26(8):881-6.
18. Pochard F, et al. Symptoms of anxiety and depression in family members of intensive care unit patients: ethical hypothesis regarding decision-making capacity. Crit Care Med. 2001; 29(10):1893-7.
19. Chaitin E, Rosielle DA. Responding to requests for nondisclosure of medical information, # 219. J Pall Med. 2013; 16(3):320-1.
20. Madelyn Balicas ANP-BC MSN. Ethical dilemma: therapeutic nondisclosure. J Doc Nur Prac. 2011; 4(2):115.
21. Mccabe MS, Wood WA, Goldberg RM. When the family requests with holding the diagnosis: who owns the truth? J Onc Prac. 2010; 6(2):94-6.
22. Dias ASS. Referenciação para unidades de internamento de cuidados paliativos portuguesas: quando?, quem? e porquê? Tese de Doutorado; 2012
23. Vilhena RRVSM. Cuidados paliativos e obstinação terapêutica decisões em fim de vida. Tese de Doutorado; 2013.
24. Knopp de Carvalho K, Lerch Lunardi V. Obstinação terapêutica como questão ética: enfermeiras de unidades de terapia intensiva. Rev Lat-Amer Enf. 2009; 17(3).
25. Floriani CA, Schramm FR. Cuidados paliativos: interfaces, conflitos e necessidades. Ciência & Saúde Coletiva. 2008; 13:2123-32.
26. Jones JW, Mccullough LB. Extending life or prolonging death: when is enough actually too much?; 2014.
27. Kipel AG. Prevalência da dor: mitos, medos e desacertos relacionados ao uso de analgésicos opiáceos. Texto & Contexto Enfermagem. 2004; 13(2).
28. Kulkamp IC, Barbosa CG, Bianchini KC. Percepção de profissionais da saúde sobre aspectos relacionados à dor e utilização de opioides: um estudo qualitativo. Ciência & Saúde Coletiva. 2008; 13:721-31.
29. Ventafridda V, et al. Symptom prevalence and control during cancer patients' last days of life. J Pall Care. 1990; 6(3):7-11.
30. Jackson V, Nabati L, Abrahm J, Schmader KE. Ethical considerations in effective pain management at the end of life. UpToDate. 2019. Disponível em: https://www.uptodate.com/contents/ethical-considerations-in-effective-pain-management-at-the-end-of-life?-search=Ethical%20considerations%20in%20effective%20pain%20management%20at%20the%20end%20of%20life&source=-search_result&selectedTitle=1~150&usage_type=default&display_rank=1. Acesso em: 01 fev 2019.

Capítulo 11

Serviço de Dor: Gestão e Excelência na Assistência

Márcia Morete

■ INTRODUÇÃO

Dor é um evento comum nos diversos cenários que envolvem a assistência à saúde, desde o nascimento até a morte, no âmbito hospitalar ou fora dele.[1,2]

É definida como uma experiência sensorial e emocional desagradável, associada a uma lesão tecidual ou potencial ou descrita em termos de tal dano.[3] A dor aguda inicia-se com uma lesão ou injúria, e substâncias algogênicas são sintetizadas no local e liberadas, estimulando terminações nervosas (nociceptores) de fibras mielinizadas finas ou amielínicas; sua evolução natural é a remissão, porém, em decorrência da ativação de várias vias neuronais de modo prolongado, o caráter da dor pode modificar-se e esta cronificar-se.[3-5]

A dor crônica é aquela que persiste além do tempo razoável para a cura de uma lesão e dura mais de 6 meses, segundo critérios estabelecidos pela Associação Internacional de Estudo da Dor (IASP). A dor é motivo frequente de busca de serviços de saúde em pessoas de todas as idades e em diferentes locais do mundo[6-11] e indivíduos com dor crônica utilizam mais os serviços em comparação com outros pacientes.[11-14]

A dor crônica é considerada um problema global e complexo que envolve sofrimento desnecessário, incapacidade progressiva e custo socioeconômico relevante.[15] Pode decorrer de fatores ambientais ou psicopatológicos que normalmente geram estresse físico, emocional, econômico e social significativo para o paciente e sua família.[16]

Os pacientes com dor crônica apresentam comprometimento em diversos aspectos de sua vida. A dor compromete as emoções e provoca uma cascata de modificações neurofisiológicas e funcionais, gerando sofrimento, incertezas, medo da incapacidade, preocupações com perdas materiais e/ou sociais, limitações para a realização das atividades profissionais, sociais e/ou domiciliares, afetando também sono, afeto, apetite, lazer. Os impactos psicossociais, espirituais e as incapacidades relativas à dor fazem com que a dor crônica tenha um impacto bastante negativo na qualidade de vida.

Todas essas condições biopsicossociais da dor crônica podem levar a um intenso sofrimento físico e psíquico pela impossibilidade de controlar tais fatores. Diante disso, vale ressaltar a importância do planejamento de medidas efetivas para sua avaliação e controle, bem como para o tratamento adequado.[17] É importante uma abordagem mais integral do paciente com dor crônica independentemente de ser um serviço ambulatorial ou hospitalar, pois a dor é uma razão frequente da busca por serviços de saúde.[18,19]

Enfim, a condição de dor é considerada um dos grandes problemas de saúde pública atualmente.[20] Adicionalmente, há uma crescente demanda por serviços de saúde, recursos tecnológicos e uma equipe multiprofissional capacitada, para a abordagem integral do paciente em suas diversas dimensões. Diante desse contexto, o cuidar da pessoa com dor crônica representa um desafio para os profissionais de saúde.[21]

■ TIPOS DE ATENDIMENTOS

À medida que a complexidade da dor vem sendo amplamente estudada, tem havido um número crescente de pedidos por abordagens mais abrangentes que incorporam o conhecimento e as habilidades de vários profissionais de assistência médica. Talvez o maior ímpeto para o movimento em direção ao manejo interdisciplinar de pacientes com dor possa ser atribuído aos esforços de John J. Bonica, que estabeleceu um dos primeiros centros multidisciplinares de dor. Embora a ênfase na inclusão de múltiplas disciplinas tenha sido iniciada no tratamento de pacientes adultos com dor crônica não oncológica, a importância da inclusão diversos profissionais de saúde se estendeu rapidamente ao tratamento de pacientes com câncer e dor aguda.[22]

A abordagem interdisciplinar inicialmente focada em adultos foi ampliada para abranger todo o espectro de desenvolvimento de bebês e crianças para populações geriátricas. No entanto, continua a haver com frequência uma única disciplina e abordagem de tratamento na prática. Além disso, alguns serviços de saúde têm relutado em reembolsar o tratamento interdisciplinar, apesar das evidências de que essa abordagem pode ser clinicamente eficaz e econômica.[22]

Segundo estudos com pacientes com lombalgia crônica, menos de 50% de pacientes retornaram ao trabalho com 6 meses de afastamento, e o número praticamente chega a zero após 2 anos de afastamento. As perspectivas tão sombrias melhoram quando se atua multi e interdisciplinarmente. Em 70% dos pacientes que estavam afastados do trabalho, antes de iniciar tratamento em clínicas multidisciplinares de dor, houve queda do número de afastamento para menos de 40% após tratamento multidisciplinar nesses centros.[23]

Multidisciplinar

Uma equipe multidisciplinar é a junção de diferentes categorias profissionais que se inter-relacionam de maneira independente em prol de um paciente. Assim, há expectativas de que profissionais da saúde consigam ultrapassar o desempenho técnico e metodológico com base em uma única especialização. O trabalho em equipe traz desafios, exige competências e habilidades em termos de trabalho em conjunto, para que se tenha justificado clara e objetivamente cada procedimento técnico pertencente à determinada especialidade.[24]

Embora na abordagem multidisciplinar os cuidados prestados por várias disciplinas, eles podem não ser coordenados e o tratamento pode se dar com objetivos diferentes e em paralelo, e não como uma abordagem integrada. Sugere-se ainda que, no atendimento multidisciplinar, as identidades profissionais sejam claramente definidas, a adesão à equipe seja secundária e a liderança seja muitas vezes hierárquica, com um médico responsável. Cada membro da equipe tem um lugar claramente definido nos cuidados gerais do paciente, o que contribui para com um relativo isolamento um do outro.[25,26]

Os Centros Multidisciplinares de Dor (CMD) foram criados na tentativa de contemplar as necessidades assistenciais dos profissionais especializados que participam nos cuidados dos pacientes com dor, por meio de uma visão holística, abrangendo seus aspectos biológicos, culturais, reações afetivas, crenças e expectativas e impactos no desempenho individual, com profundos conhecimentos sobre terapias farmacológicas, quimioterapia e radioterapia, cirúrgicas e sobre o controle dos efeitos colaterais destas. Os resultados dos programas multidisciplinares de tratamento da dor variam de acordo com os critérios utilizados para avaliá-los (redução da dor, utilização de recursos dos serviços médicos e/ou do uso de analgésicos, melhora da função e da capacidade de trabalho). Apesar das diferenças metodológicas, muitos trabalhos evidenciaram que a assistência em CMD proporciona resultados melhores que aqueles observados em clínicas mono disciplinares.[27]

Os programas multidisciplinares de controle da dor com base no modelo biopsicossocial são uma ferramenta importante no algoritmo de tratamento da dor crônica não oncológica.[28,29] Os programas têm mostrado serem eficazes para o tratamento da dor lombar crônica e também são recomendados pelas atuais diretrizes alemãs para o tratamento da lombalgia.[30-33]

Clínicas multidisciplinares de dor incluem médicos de diferentes especialidades e profissionais não médicos especializados na avaliação e no tratamento de pacientes com vários diagnósticos dolorosos. Pesquisa e educação profissional não são centrais nessas clínicas.[22]

Interdisciplinar

O cuidado interdisciplinar é definido como o tratamento fornecido por múltiplos profissionais que integram a equipe reunida por comunicação frequente e objetivos comuns.

Os membros de equipes interdisciplinares devem ter papéis complementares que melhorem o atendimento ao paciente. Cada disciplina envolvida na equipe interdisciplinar tem uma base valiosa de conhecimento e um conjunto de habilidades distintas que se complementam

Estudos revelam que a abordagem interdisciplinar apresenta maior melhora a longo prazo em comparação com nenhum tratamento ou uso de métodos unimodais. A abordagem interdisciplinar é significativamente mais custo-efetiva do que o implante de estimuladores medulares ou de infusores de drogas, cuidado conservador e cirurgia, mesmo para pacientes selecionados. A abordagem interdisciplinar resulta em graus variados de redução da dor, variando de 14 a 60%, com uma média de 20 a 30%. Esses dados são comparáveis a conduta médica convencional de dor crônica com uso de opioides, o que produz uma média de redução da dor da ordem 30%. A abordagem interdisciplinar, comparada com os programas unimodais ou nenhum tratamento, dão os seguintes resultados: retorno ao trabalho de 68% ×32%; redução da dor, 37% ×4%; redução da medicação, 63% ×21% e aumento da atividade física, 53% ×13%, respectivamente. Esses programas são destinados a medir e melhorar a função dos indivíduos com dor e estimula-los a usar os sistemas e serviços de saúde de maneira apropriada. A equipe de base é constituída de médico, psicólogo, enfermeiro especializado, fisioterapeuta e terapeuta ocupacional, conselheiro vocacional e farmacêutico. Depois dessa avaliação, toda a equipe desenvolve um plano abrangente de tratamento. A equipe elabora o plano de tratamento de acordo com as necessidades individuais do paciente, com foco em alcançar objetivos mensuráveis de tratamento estabelecidos com o paciente.[34-37]

Os modelos interdisciplinares reconhecem e apoiam a interdependência entre os membros da equipe que promove uma aliança de respeito mútuo e comunicação aberta.[38] Para trabalhar efetivamente, o ambiente no qual o atendimento interdisciplinar é fornecido deve levar à cooperação e encorajar pontos de vista diversos para que os membros da equipe possam contribuir, sem medo de ser descontado. Para conseguir este tempo e espaço adequados, deve ser dedicado à equipe todos os recursos necessários para otimizar os processos associados ao cuidado interdisciplinar e às interações entre os membros da equipe.[38]

Abordagem transdisciplinar

A transdisciplinaridade pauta-se em um diálogo que impulsiona a busca de significados entre disciplinas, principalmente sobre assuntos que necessitem de múltiplos olhares, de modo a permitir que a ciência seja discutida em seu contexto dinâmico e inesgotável por diferentes áreas e formas de saber. Assim, a transdisciplinaridade não alude ou sinaliza para que várias disciplinas cooperem entre si, mas defende a ideia de que é possível estabelecer e organizar novas formas de conhecimento mediante diálogo e além de fronteiras criadas pela própria ciência, ou, ainda, pelo pensamento complexo, que sugere a uma discussão sobre um panorama metadisciplinar, e não de um ponto de vista único, no qual o objetivo não é meramente de organizar disciplinas, mas de integrar saberes na compreensão de fenômenos.[39]

■ SERVIÇOS DE DOR

A IASP sugeriu várias características que distinguem entre as instalações de tratamento da dor com base nas disciplinas envolvidas, grau de integração do tratamento, opções de tratamento, foco em diagnóstico específico ou localização corporal e dedicação ao tratamento. educação profissional e pesquisa. Eles categorizam as instalações de tratamento da dor em clínicas de dor especializadas em grupos diagnósticos específicos (p. ex., dor de cabeça, dor pélvica), clínicas orientadas para modalidade (p. ex., bloqueio de nervos, acupuntura, *biofeedback*), clínicas multidisciplinares de dor e centros multidisciplinares de dor.[40]

O centro de dor deve servir como um modelo de excelência para a estrutura, processos e resultados que são essenciais para o gerenciamento da dor de alta qualidade. A avaliação e o tratamento do paciente devem ser multidisciplinares, envolvendo especialistas apropriados, conforme necessário, para assegurar o manejo ideal de todos os aspectos biomédicos e psicológicos dos problemas de dor. O tratamento deve ter como objetivo melhorar a dor e/ou o manejo da dor e também melhorar o funcionamento físico, psicológico e do trabalho e o papel social do paciente. Os médicos devem estar familiarizados com todas as diretrizes de tratamento relevantes, e estas devem ser consideradas no planejamento das atividades clínicas. A equipe do centro deve coletar e resumir rotineiramente os dados sobre as características e os resultados (incluindo intensidade da dor, sofrimento psicológico, função e qualidade de vida) dos pacientes avaliados e tratados, e deve engajar-se em esforços contínuos de melhoria da qualidade.[41]

A equipe deve incluir clínicos de diversas disciplinas médicas e outras de saúde. Todos os médicos devem ter experiência em manejo da dor. Os clínicos que avaliam e tratam pacientes no centro de dor devem incluir médicos, enfermeiros, profissionais de saúde mental (p. ex., psicólogo clínico, psiquiatra) e fisioterapeutas. O centro deve ser capaz de tratar qualquer tipo de problema de dor; assim, deve haver um sistema para obter consultas, conforme necessário, de médicos de disciplinas não incluídas na equipe.[41]

A dor deve ser um indicador de qualidade importante nos serviços de saúde, e todas as instituições devem estar preparadas para estabelecer os padrões de melhores práticas no gerenciamento de dor dos seus pacientes.

■ QUALIDADE E DOR

Vários são os aspectos importantes que os centros de dores devem estabelecer com vistas à qualidade da assistência ao paciente com dor. Dentre eles, podem ser destacados os aspectos abordados a seguir.[22]

Avaliação

Dependendo do problema apresentado, vários membros da equipe devem estar envolvidos na avaliação inicial, bem como na avaliação contínua durante todo o processo de tratamento e, quando possível, no acompanhamento apropriado. Os pacientes e seus cuidadores ou outras pessoas importantes devem participar, tanto quanto possível, e dar entrada no plano de tratamento e nas metas de resultados.[22]

A avaliação da dor deve ser um processo interativo que compreenda a pessoa e sua família, o enfermeiro, o médico e os demais profissionais da equipe multiprofissional que também são essenciais para oferecerem um atendimento amplo e individualizado. Desse modo, a avaliação integral é o ponto-chave para um manejo eficaz da dor. Convém ressaltar que o relato do paciente e da família constitui a fonte primária da avaliação, o qual facilita um acompanhamento efetivo.[42]

Tratamento

Cada membro da equipe deve estar familiarizado com o plano geral de tratamento, métodos e modalidades utilizados e as metas de cada profissional que trabalha com o paciente e que contribui para as metas gerais (redução da dor, melhor tolerância à dor e melhoras físicas) e funcionamento emocional, satisfação do paciente). Todos os objetivos devem ser claros, focados, realistas e mensuráveis. Tudo isso ocorre por meio de comunicações interdisciplinares da equipe e posterior discussão entre a equipe, o paciente e outras pessoas importantes.[22]

Comunicação

A comunicação contínua entre os membros da equipe, com o paciente e a família, é um componente central e necessário do cuidado interdisciplinar. Embora haja objetivos comuns para toda a equipe, cada disciplina pode direcionar questões específicas para promover as metas globais de redução da dor e efeitos adversos do tratamento, em conjunto com melhorias no funcionamento físico e emocional. Além da comunicação entre os membros de equipes interdisciplinares, a comunicação também deve incorporar pacientes, cuidadores e outras pessoas significativas. Esse envolvimento vai além do simples fornecimento de informações; envolve a participação ativa desses indivíduos na medida do possível nas decisões de tratamento e autogerenciamento da dor. O envolvimento de pacientes, cuidadores e outras pessoas importantes requer que os tratamentos sejam adequados às necessidades e ajustes culturais dos pacientes.[22]

Documentação

A documentação é um componente básico de todo o atendimento ao paciente. No entanto, quando várias disciplinas e estratégias de tratamento estão envolvidas, a documentação torna-se crítica como um meio de estabelecer progresso em direção aos objetivos compartilhados de curto e longo prazos. É essencial que a documentação necessária e a documentação gerada pelo paciente, como avaliações de acompanhamento, devem ser compartilhadas, mas, adicionalmente, todas as notas de progresso e relatórios devem ser disponibilizados para todos os membros da equipe. O acompanhamento apropriado é essencial para confirmar a eficácia do plano de tratamento, identificar problemas e prevenir e tratar progressão, crises e recaídas.[22]

Educação

Os resultados importantes para as partes interessadas devem ser compreendidos, considerados e, quando possível e razoáveis, incluídos como objetivos do tratamento. Uma comunicação clara sobre o plano de tratamento, métodos de tratamento e resultados que serão usados para avaliar os efeitos do tratamento deve ser delineada e fornecida aos interessados, bem como aos pacientes, cuidadores, familiares, membros da equipe e outros relacionados aos cuidados. A educação de terceiros sobre o tratamento da dor interdisciplinar e algumas negociações pode ser importante para obter seu apoio contínuo.[22]

Uma distinção primária feita pela IASP8 entre centros de dor e clínicas é a pesquisa. No entanto, é importante não usar a pesquisa no sentido estrito de testes de hipóteses e o uso de ensaios clínicos randomizados para avaliar a eficácia do tratamento. Os dados podem ser coletados para estimar se avaliações abrangentes estão sendo realizadas, protocolos de tratamento estão sendo seguidos e metas e resultados documentados. Esses dados podem ser usados para fins internos, mas também, quando apropriado, podem ser disseminados mais amplamente. Idealmente, as instalações de dor interdisciplinar são capazes de identificar sua missão e objetivos, critérios de admissão, serviços oferecidos, dados de satisfação do paciente e indicadores de resultado.[40]

Equipes interdisciplinares devem se esforçar para encontrar oportunidades compartilhadas de trabalhar juntos em projetos de melhoria da qualidade, pesquisa, publicações e atividades educacionais. Essas experiências incentivam ainda mais a colaboração entre os membros da equipe e promovem um entendimento compartilhado das abordagens de avaliação e gerenciamento.[22]

Existe uma literatura substancial importância na interação entre o paciente-provedor na satisfação com o tratamento em geral.[43] Em particular, até que ponto a importância dos objetivos do tratamento foi expressa pelo provedor de serviços,[44] o grau de confiança do paciente e confiança no provedor,[45] e a congruência dos estilos interpessoais do paciente e do provedor[46] demonstraram ter impacto significativo na satisfação do paciente. Além disso, esse impacto na satisfação geralmente é igual e às vezes excede o do mero alívio dos sintomas. A previsão da satisfação do tratamento no paciente com dor crônica, portanto, talvez deva ter como foco simultaneamente as variáveis que compõem a interação paciente-provedor e o alívio dos sintomas.

■ REFERÊNCIAS BIBLIOGRÁFICAS

1. Pasero C, McCaffery M. The patient's report of pain: Believing vs. accepting. There's a big difference. Am J Nurs. 2001; 101(12):73-4.
2. McCaffery M, Grimm MA, Pasero C, Ferrell B, Uman GC. On the meaning of "drug seeking". Pain Manag Nurs. 2005; 6(4):122-36.
3. Department of Health and Human Services (US). National Institutes of Health (NIH) Consensus Development Program. The integrated approach to the management of pain [Internet]. Consensus Development Conference Statement; 1986 may 19-21; Kensington (MD).
4. Santos CM, Pimenta CA, Nobre MR. The PICO strategy for the research question construction and evidence search. Rev Latinoam Enferm. 2007; 15(3):508-11.
5. Teixeira MJ, Teixeira WGJ, Kraychete DC. Epidemiologia geral da dor. In: Teixeira MJ, Braum FHO, Marques JO, Lin TY (orgs). Dor: contexto interdisciplinar. Curitiba. 2003; 53-66.
6. Blyth FM, March LM, Cousins MJ. Chronic pain-related disability and use of analgesia and health services in a Sydney community. Med J Aust. 2003; 179(2):84-7.
7. D'Avolio DA, Feldman J, Mitchell P, Strumpf N. Access to care and health-related quality of life among older adults with non urgent emergency department visits. Geriatr Nurs. 2008; 29(4):240-6.
8. Mossey JM, Gallagher RM. The longitudinal occurrence and impact of comorbid chronic pain and chronic depression over two years in continuing care retirement community residents. Pain Med. 2004; 5(4):335-48.
9. Reid MC, Williams CS, Gill TM. Back pain and decline in lower extremity physical function among community-dwelling older persons. J Gerontol A Biol Sci Med Sci. 2005; 60(6):793-97.
10. Reyes-Gibby CC, Aday L, Cleeland C. Impact of pain on self-rated health in the communitydwelling older adults. Pain. 2002; 95(1/2):75-82.
11. Rosa MRQP, Patrício ZM, Silvério MR, Rumel D. Motivos que levaram idosos a buscar atenção em uma unidade básica de saúde. Rev Lat Am Enferm. 2009; 17(5):670-6.
12. Blay SL, Andreoli SB, Gastal FL. Chronic painful physical conditions, disturbed sleep and psychiatric morbidity: results from an elderly survey. Ann Clin Psychiatry. 2007; 19(3):169-74.
13. Blyth FM, March LM, Brnabic AJ, Cousins MJ. Chronic pain and frequent use of health care. Pain. 2004; 111(1-2):51-8.
14. Eriksen J, Sjogren P, Ekholm O, Rasmussen NK. Health care utilisation among individuals reporting long – term pain: an epidemilogical study based on Danish National Health Surveys. Eur J Pain. 2004; 8(6):517-23.
15. Cailliet R. Dor: mecanismo e tratamento. Porto Alegre: Artmed. 1999; 257-74.
16. Bruno AA. Abordagem clínica na dor crônica. Rev Bras Med. 2001; 58(6):446-53.
17. Dellaroza MS, Pimenta CA, Matsuo T. Prevalência e caracterização da dor crônica em idosos não institucionalizados. Cad Saúde Pública [periódico na Internet]. 2007.
18. Rosa MRQP, Patrício ZM, Silvério MR, Rumel D. Motivos que levaram idosos a buscar atenção em uma unidade básica de saúde. Rev Lat Am Enferm. 2009; 17(5):670-76.
19. Venturi I, Rosado LEFP, Cotta RMM, et al. Identificação da área de influência do serviço de atenção básica do sistema público de saúde à população idosa, município de Viçosa-MG. Cienc Saude Coletiva. 2008; 13(4):1293-304.
20. Sociedade Brasileira para Estudo da Dor (SBED) [sítio web]. São Paulo: Sociedade Brasileira para Estudo da Dor (SBED); 2014.
21. Lima MA, Trad LA. A dor crônica sob o olhar médico: modelo biomédico e prática clínica. Cad Saúde Pública [periódico na Internet]; 2007.
22. Turk DC, et al. Interdisciplinary Pain Management. American Pain Society, 2010.
23. Waddell G, Main CJ, Morris EW, Di Paola M, Gray ICM. Chronic low back pain, physiological distress and illness behavior. Spine. 1984; 9:209-13.

24. Tonetto A, Gomes W. A prática do psicólogo hospitalar em equipe multidisciplinar. Porto Alegre; 2008.
25. Boon H, et al. From parallel practice to integrative health care: a conceptual framework. BMC Health Serv Rev. 2004; 4:15.
26. Crawford GB, Price SD. Team working: palliative care as a model of interdisciplinary practice. MJA. 2004; 179(suppl):S32-S34.
27. Lin TY. Avaliação de um programa educacional multidisciplinar em doentes com distúrbios ósteo-musculares relacionados ao trabalho (DORT), 2003. Tese (Doutorado) – Faculdade de Medicina da Universidade de São Paulo.
28. Guzman J, Esmail R, Karjalainen K, et al. Multidisciplinary rehabilitation for chronic low back pain: systematic review. BMJ. 2001; 322:1511-16.
29. Guzman J, Esmail R, Karjalainen K, et al. Multidisciplinary bio-psychosocial rehabilitation for chronic low back pain. Cochrane Database Syst Rev. 2002; 1.
30. Schütze A, Kaiser U, Ettrich U, et al. Evaluation of a multimodal pain therapy at the University Pain Centre Dresden. Schmerz. 2009; 23:609-17.
31. Pöhlmann K, Tonhauser T, Joraschky P, Arnold B. The Dachau multidisciplinary treatment program for chronic pain. Efficacy data of a diagnosis-independent multidisciplinary treatment program for back pain and other types of chronic pain. Schmerz. 2008; 23:40-6.
32. Neubauer E, Zahlten-Hinguranage A, Schiltenwolf M, Buchner M. Multimodal therapy patients with chronic cervical and lumbar pain. Results of a comparative prospective study. Schmerz. 2006; 20:210-18.
33. Hildebrandt J, Pfingsten M. From GRIP to multimodal pain therapy. A concept asserts itself. Orthopäde. 2009; 38:885-95.
34. Gatchel RJ, Okifuji A. Evidence-based scientific data documenting the treatment and cost-effectiveness of comprehensive pain programs for chronic nonmalignant pain. J Pain. 2006; 7:779-93.
35. McCracken LM, Turk DC. Behavioral and cognitive-behavioral treatment for chronic pain: outcome, predictors of outcome, and treatment process. Spine. 2002; 27:2564-73.
36. Okifuji A. Interdisciplinary pain management with pain patients: evidence for its effectiveness. Semin Pain Med. 2003; 1:110-9.
37. Robbins H, Gatchel RJ, Noe C, et al. A prospective one-year outcome study of interdisciplinary chronic pain management: compromising its efficacy by managed care policies. Anesth Analg. 2003; 97:156-62.
38. Kedziera P, Ley MH. Collaborative practice in oncology. Sem Oncol. 1994; 21:705-11.
39. Theophilo R. A transdisciplinaridade e a modernidade. Disponível em: http://www.sociologia.org.br/tex/ap40.
40. Merskey J, Bogduk N. Classification of chronic pain. IASP Task Force on taxonomy. Seattle, WA, IASP Press; 1994.
41. Sluka K, Turner J, et al. Pain Clinic Guidelines Task Force. IASP on May 2; 2009.
42. Lucchetti G, Oliveira AB, Mercante JP, Peres MF. Anxiety and fear-avoidance in musculoskeletal pain. Curr Pain Headache. 2012; 16(5):399-406.
43. Hall JA, Roter DL, Katz NR. Meta-analysis of correlates of provider behavior in medical encounters. Med Care. 1988; 26:657-75.
44. Dawson R, Spross JA, Jablonski ES, Hoyer DR, Sellers DE, Solomon MZ. Probing the paradox of patients' satisfaction with inadequate pain management. J Pain Symp Manag. 2002; 23:211-20.
45. McCracken LM, Klock A, Mingay DJ, Asbury JK, Sinclair DM. Assessment of satisfaction with treatment for chronic pain. J Pain Symp Manag. 1997; 14:292-99.
46. Krupat E, Rosenkranz SL, Yeager CM, Barnard K, Putnam SM, Inui TS. The practice orientations of physicians and patients: The effect of doctor-patient congruence on satisfaction. Pat Educ Couns. 2000; 39:49-59.

Seção 2

Conceitos Oncológicos

Editor responsável
Paulo Renato Barreiros da Fonseca
Editores revisores
Karina Rodrigues Romanini Subi
José Luciano Braun Filho

Capítulo 12

Princípios de Oncologia

Clarissa Seródio Baldotto
Antonio Vinicius Torres da Silva

■ ASPECTOS HISTÓRICOS

O câncer inquieta a humanidade desde a Antiguidade, motivando a busca por teorias sobre o seu surgimento e respostas para o seu tratamento. As primeiras referências a essa doença datam provavelmente do Egito, há cerca de 2.000 a 3.000 anos antes de Cristo. Presume-se ser deste período o papiro *Edwin Smith*, texto de medicina que contém descrições de sinais, sintomas e tratamentos de diversas patologias cirúrgicas, entre elas, o câncer de mama. Nele, há referências a alguns tipos de tumores e tratamentos, além da descrição de casos sem possibilidade de abordagem terapêutica. A própria origem da palavra "câncer" remete à Antiguidade. *Karkinos* é a palavra grega para "caranguejo". A aparência de um tumor em crescimento, com suas projeções para os tecidos ao redor, assemelhar-se-ia à figura desse animal, como definiu Hipócrates. O enciclopedista e médico romano Celso, posteriormente, utilizou a palavra "cancer", tradução de *Karkinos* para o latim.

O conceito de que o câncer provém de alterações orgânicas, decorrentes ou não de insultos externos, é antigo. A teoria humoral de Hipócrates postulava que as doenças seriam causadas pelo desequilíbrio entre os quatro líquidos (humores) corporais: o sangue, a fleuma, a bílis amarela e a bílis negra. Esta última responsável pelo surgimento de tumores. A partir do século XX, com a evolução tecnológica, e a mudança no perfil epidemiológico das doenças, houve um crescente interesse na pesquisa sobre o câncer. No período entre o final do século XIX e início do século XX, avanços técnicos e o surgimento da anestesia propiciaram o desenvolvimento de cirurgias mais complexas e precisas. A contribuição de Halsted e Billroth é das mais importantes nas cirurgias de mama e estômago, respectivamente. Novos aparatos e métodos de imagem possibilitaram o estadiamento mais acurado, reduzindo a necessidade de mórbidas cirurgias exploratórias e levando ao surgimento de abordagens menos invasivas.

A descoberta da radiação por Roentgen, das propriedades do elemento rádio por Marie Curie e do uso da radia-ção contra o câncer por London e Goldberg deram origem a uma outra modalidade de tratamento: a radioterapia. A cirurgia e a radioterapia dominaram o cenário da oncologia até a década de 1960. Nesta época passou a ficar claro que a taxa de cura, mesmo com procedimentos locais agressivos, atingira um platô (em torno de 33%), pela provável presença de micrometástases. Além disso, novos dados sugeriam que a combinação com quimioterapia poderia melhorar os resultados. Diversas terapias sistêmicas começaram a ser desenvolvidas neste período. A hormonoterapia foi primeiro descrita a partir dos estudos de Charles Huggins, que avaliou os efeitos da redução da testosterona, após orquiectomia e administração de estrógenos, no câncer de próstata, na década de 1940. Ainda no final dessa década foram publicados os experimentos de Goodman e Gilman com mostarda nitrogenada, os quais foram aplicados por Lindskog, com sucesso parcial em paciente com linfoma. Em sequência, Sidney Farber utilizou o antimetabólito aminopterina em crianças com leucemia linfoblástica aguda, produzindo as primeiras remissões prolongadas descritas.

Na segunda metade do século XX e no inicio deste século, acompanhamos avanços científicos progressivos e determinantes no entendimento e tratamento dos tumores, resultando na oncologia moderna ou de precisão. Estudos clínicos maiores e mais complexos, o melhor entendimento da carcinogênese, a evolução da biologia molecular e o fortalecimento da medicina translacional tornaram realidade a utilização de testes genéticos, terapias com alvo molecular, imunoterapia, técnicas modernas de radioterapia e cirurgias minimamente invasivas. Avanços que trouxeram diagnóstico e resultados de tratamentos oncológicos a patamares sem precedentes.

■ CARCINOGÊNESE

Os tumores se originam de alterações nos mecanismos fisiológicos de crescimento e diferenciação celular. Normalmente, as células se originam da divisão da sua progenitora, respeitando seu perfil de diferenciação, cumprem sua função predeterminada e se dividem ou sofrem apoptose. Assim, permitem a continuidade do funcionamento de seu meio ou tecido, garantindo a homeostase celular e tecidual. Todo esse processo é controlado pelos mecanismos de divisão celular, mediante a transcrição e a replicação do DNA. A sinalização celular pelos receptores de membrana, a ativação de proteínas tirosina quinase, a ligação a receptores nucleares e os mecanismos de controle da divisão são algumas das etapas envolvidas.

Para que a divisão celular ocorra de maneira ordenada, é importante que, durante a transcrição e a replicação, a estabilidade genômica seja mantida. Os mecanismos de reparo do DNA têm papel importante nesse processo, pois a cromatina, principal substrato, passa por profundas alterações enquanto o DNA é replicado, compactado e desenovelado. Durante a transcrição e replicação podem ocorrer erros no pareamento das bases, que resultariam em produtos aberrantes. Os mecanismos de reparação atuam consertando ou levando as células defeituosas à apoptose.

A maior exposição do DNA a erros durante a replicação torna essa fase a mais suscetível à ação de carcinógenos, que são fatores que podem alterar o DNA, na maioria das vezes agindo sobre os mecanismos de replicação e reparação do DNA, causando descontrole no crescimento celular. Esses fatores podem ser:

- Físicos: como a exposição a radiações ionizantes e não- ionizantes (p. ex., UVB);
- Químicos: nicotina, asbesto, aminas aromáticas;
- Infecciosos: oncovírus, como HPV (papilloma vírus humano) e o EBV (vírus Epstein-Barr).

Os carcinógenos atuam sobre proto-oncogenes ou sobre os genes supressores tumorais. Os proto-oncogenes normalmente são atuantes na divisão celular. A ação dos carcinógenos muda sua estrutura e expressão, transformando-os em oncogenes, responsáveis pela transformação neoplásica da célula. O processo de malignização se dá através da produção aumentada dos seus produtos, como fatores de crescimento, receptores de fatores de crescimento, proteínas de transdução de sinal, fatores de transcrição, entre outros. Fisiologicamente, os genes supressores tumorais exercem controle negativo sobre o ciclo celular, inibindo crescimento e sobrevivência. De modo geral, as proteínas codificadas por estes genes inibem as mesmas vias celulares ativadas e estimuladas por produtos dos oncogenes. Há, portanto, ganho de função quando predomina a ação de produtos produzido pelos oncogenes e perda de função quando pelos genes supressores tumorais. Exemplos de genes supressores tumorais são o *PTEN*, o *p53* e o *Rb*. Exemplos de oncogenes são o *RAS*, *EGFR* e *HER2*. O acúmulo progressivo de mutações sofridas pelo DNA da célula leva, em última análise, ao surgimento do clone mutante que irá iniciar o processo de tumorigênese.

Apesar da origem possivelmente monoclonal, com a evolução temporal do tumor, outras mutações surgem e se somam às previamente existentes, transformando a população de células que inicialmente compõem o tumor em um agregado policlonal, com grande instabilidade gênica na sua constituição final. Essas alterações progressivas também são, ao menos em parte, responsáveis pelas alterações que ocorrem na doença ao longo de seu curso. Mutações acumuladas durante a vida de um tumor fazem com que as células neoplásicas consigam criar um microambiente no qual seu crescimento é possível, alterando o estroma, iniciando neoangiogênese, escapando dos mecanismos de controle local, da ação do sistema imunológico e se comunicando com células no seu local e a distância. Doenças inicialmente localizadas se tornam capazes de invadir tecidos vizinhos, de enviar células metastáticas para a rede linfática ou sanguínea e para "escolher" os sítios de metástases onde se instalarão. Os marcos da carcinogênese, descritos por Hanahan e Weinberg, são eventos que supostamente as células de todos os tumores, ou quase todos, passariam para adquirir a capacidade de se tornarem neoplásicas. A sinalização sustentada para proliferação, o escape ao sistema imunológico e fatores supressores de crescimento, a promoção de inflamação tecidual, a capacidade de invasão e disseminação, a angiogênese ampliada, a instabilidade genômica, a capacidade de evasão da apoptose e alterações no metabolismo celular seriam etapas necessárias para que as células se tornem tumores capazes de crescer, invadir e expandir-se a distância. O conhecimento mais amplo a respeito dos mecanismos de carcinogêse é fundamental para o desenvolvimento de métodos diagnósticos e abordagens terapêuticas.

■ ESTADIAMENTO DO CÂNCER

Uma vez que o tumor se estabeleça e inicie seu crescimento, o local anatômico de onde se originou será o chamado sítio primário. Com sua progressão, alguns padrões de crescimento podem ser observados: crescimento local, ocupando espaço ainda maior na região do seu sítio primário; crescimento regional, invadindo tecidos, órgãos ou linfonodos adjacentes, ou disseminação a distância, através dos vasos linfáticos ou sanguíneos, atingindo cadeias linfonodais distantes ou outros órgãos. Desse modo, classifica-se a doença de acordo com seu local de acometimento:

- Doença localizada: quando confinada ao seu sitio primário;
- Doença localmente avançada: quando há crescimento para fora do sítio primário, acometendo órgãos ou tecidos adjacentes ou, ainda, cadeias linfonodais regionais, de drenagem do sítio primário;
- Doença metastática: quando há acometimento de órgãos ou cadeias nodais distantes do sítio primário, caracterizando a disseminação sanguínea ou linfática.

O processo em que se avaliam a localização e a extensão da neoplasia no corpo se chama estadiamento. O conhecimento do estadio de um tumor é de fundamental importância para sua classificação e para fornecer informações prognósticas e terapêuticas. O principal sistema de classificação para estadiamento utilizado é o AJCC/UICC (*American Joint Comitee on Cancer* e *Union for International Câncer Control*). A adoção universal dessa classificação, na maioria dos tipos de tumores, permitiu maior concordância, auxiliando a obtenção de informações uniformes sobre os tumores. A criação de uma linguagem comum possibilitou a melhora na obtenção de dados para as pesquisas clínicas, promovendo avanços na terapia e na construção de conhecimento sobre a doença, além de permitir maior harmonia no entendimento de todos envolvidos no cuidado do paciente com câncer. A classificação é atualizada frequentemente, para incluir novos dados sobre a relação entre o estadiamento e a evolução clínica, avaliando também marcadores tumorais, biomarcadores, grau histológico e outros fatores que possam se associar ao prognóstico dos tumores. Cada tumor possui uma classificação específica, não sendo possível extrapolar critérios, ainda que tipos diferentes de tumores acometam um mesmo órgão. A classificação *AJCC/UICC* foi atualizada para a sua oitava edição em 2017. Sua principal função, do ponto de vista prático, é fornecer informações para a escolha do melhor tratamento e para determinar o prognóstico do paciente.

A classificação é feita utilizando-se o sistema conhecido como TNM, em que:

- T – "Tumor". Descreve o tumor no seu sítio primário, avaliando localização, tamanho e nível de invasão a estruturas vizinhas. Numerado de 1 a 4, dependendo da sua extensão, podendo ainda ter a classificação *Tis*, para neoplasias *in situ;* T0, para quando não há evidência de um tumor primário, ou TX, para quando não há informações sobre o tumor primário. Em alguns tipos de neoplasias, pode haver ainda uma subclassificação alfabética, para fornecer maiores detalhes sobre as informações anatômicas;
- N – "Linfonodo". Descreve o acometimento linfonodal. Numerado de 0 a 3, dependendo do número e localização das cadeias nodais acometidas, ou NX, para quando não há informações sobre o *status* linfonodal;
- M – "Metástase". Descreve o acometimento de órgãos distantes. Numerado de 0 a 1, podendo haver a subdivisão *a, b ou c*, dependendo da localização das lesões metastáticas.

Dependendo dos métodos utilizados, adicionam-se as seguintes informações ao TNM:

- c – clínico, quando feito mediante exames de imagem, laboratoriais, endoscópicos, biópsia do sítio primário, de linfonodos ou sítios de metástases, exploração cirúrgica sem ressecção ou outros exames relevantes para o caso, identificados antes do tratamento;
- p – utilizado após cirurgia como tratamento definitivo, com as informações sobre acometimento dada pela análise patológica;
- yp ou yc – após tratamento neoadjuvante, podendo ser feito antes ou após a cirurgia como tratamento, utilizando yp ou yc, respectivamente;
- r – para recorrência;
- a – para o estadiamento após análise de autopsia.

Além disso, como descrito anteriormente, em alguns tumores a presença de biomarcadores, marcadores tumorais e grau histológico é incorporada às informações anatômicas, dado o impacto desses fatores no prognóstico das doenças. Do agrupamento dessas informações são obtidos os grupos de estádio da doença, usualmente representados em algarismos romanos, que fornecem um sumário facilmente reprodutível sobre o estadiamento.

Os grupos são classificados de 0 a IV:

- 0 – reservado para as neoplasias *in situ;*
- I – normalmente tumor pequeno e confinado ao seu sítio de origem;
- II e III – tumores maiores e/ou com acometimento linfonodal;
- IV – quando há metástases a distância.

Diversos são os métodos para realizar o diagnóstico e o estadiamento, e a indicação é específica para cada tipo de neoplasia. Exames de imagem (como tomografia computadorizada e ressonância magnética), medicina nuclear, biópsias cirúrgicas ou guiadas por imagem, cirurgias e avaliação clínica minuciosa são alguns exemplos. Esse processo deve conseguir definir com o máximo de precisão o estadiamento tumoral, passo fundamental para que informações sobre prognóstico e tratamentos a serem empregados possam ser definidos.

■ TERAPIA

O principal objetivo do tratamento do câncer é erradicar a doença. Nos casos em que a doença é avançada a ponto de não poder ser erradicada, o tratamento deverá promover a paliação, aliviar os sintomas e manter a qualidade de vida, enquanto se tenta estender a sobrevida do paciente. O índice terapêutico de grande parte dos tratamentos contra o câncer é pequeno, de modo que complicações e toxicidades associadas ao tratamento são frequentes e há risco de tratamentos com toxicidade oferecerem pouco ou nenhum benefício ao paciente. Maximizar a relação benefício/risco deve ser sempre o objetivo. Independentemente do cenário de tratamento, a velocidade e a assertividade no início do tratamento devem ser o fio condutor do cuidado com o paciente com câncer.

O tratamento do câncer é multidisciplinar por natureza. Cirurgia, radioterapia e a terapia sistêmica farmacológica, incluindo a quimioterapia citotóxica, a hormonoterapia, a terapia com alvo molecular, a imunoterapia e a terapia genética são as base do tratamento multimodal. As duas primeiras são formas de tratamento local, enquanto as últimas são formas de tratamento sistêmico. Frequentemente as diferentes modalidades são utilizadas em combinação, pois suas ações, dependendo do contexto, são complementares.

A multidisciplinaridade é também um esforço para o cuidado. A coordenação entre diferentes especialidades médicas é necessária. Cirurgiões, oncologistas clínicos, radiologistas, patologistas, entre outros, devem trabalhar conjuntamente a fim de fornecer a melhor abordagem para o para o diagnóstico e tratamento do paciente. Receber um diagnóstico de câncer causa estresse físico, psicológico, social, financeiro e espiritual, entre outros. Por isso, outros profissionais, mesmo em cuidados além da saúde, podem desempenhar papel importante no cuidado integral do paciente com câncer. Enfermeiros, psicólogos, nutricionistas, fisioterapeutas, assistentes sociais, entre outros, são de grande importância em diversos momentos durante e após o tratamento.

De acordo com a intenção do tratamento (Figura 12.1), este poderá ser:

- Radical: quando o intuito é a cura. Pode envolver cirurgia, radioterapia ou terapias sistêmicas, isoladas ou em combinação. Como descrito anteriormente, nessa modalidade de tratamento, a ocorrência de toxicidade é mais aceita, dada a relação risco/benefício que poderá haver;

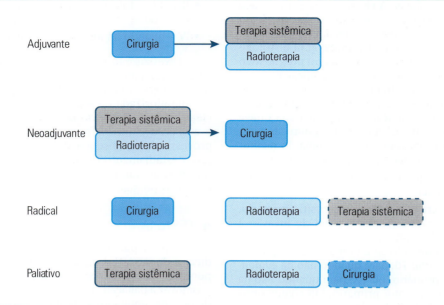

Figura 12.1 Modalidades de tratamento oncológico de acordo com a intenção. (Fonte: Elaboração dos autores.)

- Adjuvante: após o tratamento radical, com o intuito de erradicar a doença micrometastática e aumentar a sobrevida;
- Neoadjuvante: antes do tratamento radical, com intuito de reduzir o volume de doença e erradicar doença micrometastática, permitindo que o tratamento radical seja feito de maneira mais efetiva;
- Paliativo: quando a cura não é mais possível pelo acometimento de doença metastática ou por doença localizada inoperável pelas condições do local ou do paciente. O tratamento pode controlar sintomas causados pela doença, reduzir o tamanho do tumor, atrasar a progressão da doença e prolongar a sobrevida do paciente. Ao contrário do que ocorre no tratamento radical, no contexto paliativo as possíveis toxicidades devem ser mais bem avaliadas quanto ao benefício do tratamento, visto que impactos na qualidade de vida nessa fase podem ser bastante prejudiciais para o paciente.

■ PRINCIPAIS MODALIDADES DE TRATAMENTO

Cirurgia

A cirurgia é utilizada em diversos cenários. Apesar dos avanços dos métodos diagnósticos não invasivos, o estadiamento cirúrgico ainda é de importância fundamental em diversas patologias, como no câncer de mama, de ovário, de estômago, entre outros. O tratamento cirúrgico é a modalidade mais importante para a doença localizada. A cirurgia, com algumas exceções, deve seguir o padrão oncológico, com a remoção em bloco do local acometido (tumor visível) e margem de tecido normal, e das cadeias linfáticas regionais. A extensão dessa ressecção poderá variar de acordo com o tipo de câncer e com o estadiamento do tumor. Estadiamentos mais precoces, com doenças localizadas, normalmente resultam em cirurgias menores, mais conservadoras, ao passo que estadiamentos maiores, em doenças localmente avançadas, nas quais há acometimento mais extenso do órgão, maior invasão de cadeias linfonodais adjacentes ou a estruturas vizinhas, a necessidade de ressecção de porção maior do órgão, ou a sua totalidade, em conjunto com ressecção linfonodal mais extensa, comumente é necessária. Nesse contexto de doença localmente avançada, é frequente a utilização de quimioterapia ou radioterapia em combinação ou sequência.

Mesmo no contexto de doença metastática, a cirurgia ainda pode ajudar a prover a cura, ainda que com menor chance e dependendo da seleção cuidadosa dos pacientes. Casos de metástases cerebrais isoladas em pacientes com câncer de mama, de metástases hepáticas em pacientes com câncer colorretal e metástases pulmonares de osteossarcoma ou sarcomas de partes moles são exemplos de possíveis indicações de cirurgia com intuito curativo, em pacientes com doença avançada.

No contexto do tratamento paliativo, a cirurgia pode possibilitar controle de sintomas e melhorar a qualidade de vida dos pacientes. Cirurgias para desobstrução ou derivação, nos casos de obstrução intestinal, biliar ou ureteral, correção de fístulas causadas pela progressão da doença ou pela terapia, descompressão da medula espinhal nos casos de síndrome de compressão medular, craniectomia ou derivações nos casos de hipertensão intracraniana, fixação profilática de ossos longos acometidos com risco de fratura patológica, entre várias outras modalidades de tratamento. Em alguns casos, a cirurgia para citorredução (*debulking*), como nos casos de câncer de ovário com carcinomatose peritoneal, pode aliviar sintomas e até mesmo prolongar a sobrevida dos pacientes. Nesses casos, sempre é importante selecionar corretamente os pacientes que passarão pelos procedimentos, pesar o risco/benefício do tratamento, para que complicações não comprometam a qualidade de vida dos pacientes.

A cirurgia também tem papel na prevenção do câncer. Cirurgia profilática é empregada nos casos de condições associadas à alta incidência de câncer. Orquidopexia ou mesmo orquiectomia nos casos de criptorquidia, em que há aumento do risco de câncer de testículo; colectomia total em alguns casos de câncer colorretal, como na polipose adenomatosoa familiar (FAP) e no câncer colorretal hereditário não-poliposo (HNPCC); tireoidectomia total precoce nos pacientes portadores de neoplasia endócrina múltipla tipo 2 (NEM 2), pelo risco de carcinoma medular da tireoide; e mastectomia bilateral e ooforectomia nos casos de mulheres com mutação do gene BRCA, em que há risco cumulativo alto de câncer de mama e de ovário, entre outros.

Quimioterapia

Quimioterapia faz parte do tratamento sistêmico do câncer e pode ser empregada em diferentes momentos. O químico alemão Paul Erlich cunhou o termo quimioterapia (uso de substâncias químicas para tratar doenças) no início do século XX. Na época ele esperava encontrar medicamentos que funcionassem como "balas mágicas" que atingissem a doença com precisão, com danos mínimos ao funcionamento normal do organismo. Entretanto, o baixo índice terapêutico da quimioterapia sempre trouxe a percepção por médicos e pacientes de efeitos colaterais importantes e pouca seletividade.

Os medicamentos, de maneira geral, atuam interrompendo o ciclo celular, seja por dano direto ao DNA ou pelo dano em proteínas importantes para a divisão celular, causando efeitos citotóxicos ou citostáticos. Podem ser classificadas quanto à sua atuação na fase do ciclo celular ou por suas propriedades bioquímicas. Normalmente, substâncias da mesma classe bioquímica possuem mecanismos de ação semelhantes (Tabela 12.1). Podem ser utilizadas isoladamente ou em combinação. Os princípios para o uso combinado são:

- Atuação em diferentes fases do ciclo celular, aumentando a letalidade e diminuindo a chance de resistência.
- Mecanismos de ação diferentes, aditivos ou sinérgicos, com dosagem e agendamento compatíveis.
- Perfis de toxicidades diferentes, para reduzir a chance de toxicidades graves.

Assim, há diversas possibilidades de combinação entre as drogas, utilizadas nos mais variados contextos do tratamento contra o câncer. Na maioria dos tumores não é possível a cura com a utilização da quimioterapia isolada, à exceção de tumores de células germinativas, coriocarcinoma, linfomas e leucemias agudas. Também é possível a combinação de quimioterapia com outras modalidades de tratamento sistêmico, como terapia-alvo, anticorpos monoclonais e imunoterapia. São aplicadas em intervalos regulares, chamados de ciclos, determinados pela capacidade de os tecidos normais se recuperarem. Cada ciclo elimina uma determinada fração de células e, como os tumores têm menor capacidade de reparação de danos celulares que as células normais, a cada ciclo, espera-se que ocorra maior redução na população celular de um tumor.

Como previamente mencionado, a janela terapêutica do tratamento é curta. Assim, toxicidades associadas ao tratamento quimioterápico são comuns. Além de náuseas e vômitos, consequentes à ativação colinérgica aguda, vários dos efeitos são causados pelo efeito das substâncias sobre a divisão das células normais. Citopenia, mucosite e alopecia estão entre as mais comuns. A incidência e a gravidade dos efeitos colaterais variam de acordo com o agente ou a combinação utilizada. Algumas substâncias causam toxicidades mais específicas, como a cardiotoxicidade das antraciclinas, a nefrotoxicidade e a ototoxicidade das platinas, a neurotoxicidade dos taxanos, entre outros. Outras toxicidades, especialmente tardias, relacionam-se com as doses cumulativas dos tratamentos, como a cardiotoxicidade pelas antraciclinas, a fibrose pulmonar da bleomicina, a neurotoxicidade dos alcaloides da vinca. Além destes, malignidades secundárias e disfunção gonadal podem ocorrer após utilização de quimioterapia em crianças e jovens.

Nos últimos anos houve também avanços, com o desenvolvimento de novos medicamentos, estudos clínicos e medicamentos de suporte, e a quimioterapia ainda é uma importante arma no tratamento da maioria dos tumores.

Radioterapia

A radioterapia vem sendo utilizada há mais de um século para tratar o câncer. Entretanto, avanços tecnoló-

Tabela 12.1. Exemplos de quimioterápicos e indicações comuns de utilização

Classe	Drogas	Indicação terapêutica
Alquilantes	Ciclofosfamida, dacarbazina temozolamida, melfalan	Linfomas Tumores de mama e de sistema nervoso central
	Platinas: cisplatina, carboplatina, oxaliplatina	Tumores de pulmão, ovário, útero, colo de útero, colorretal, cabeça e pescoço e germinativos
Antimetabólitos	Metotrexato, 5-fluorouracil, capecitabina, pemetrexede, gencitabina	Tumores de pulmão, colorretal, pâncreas, estômago e mama
	Antimicrotúbulos: paclitaxel, docetaxel, vinorelbina	Tumores de pulmão, mama, ovário, útero, cabeça e pescoço
	Inibidores de topoisomerase: irinotecan, topotecan, etoposida	Tumores de colo de útero, pulmão, colorretal
Antibióticos	Adriamicina, bleomicina, mitomicina C	Tumores de mama, germinativos e linfoma de Hodgkin

Fonte: Elaboração dos autores.

gicos possibilitaram uma rápida evolução técnica nos últimos anos, aumentando a precisão e minimizando efeitos colaterais. Pode ser empregada de maneira isolada ou em combinação com cirurgia e terapias sistêmicas. Assim como a quimioterapia, o intuito do tratamento pode ser adjuvante, neoadjuvante, paliativo ou radical. No ultimo cenário, tornou-se uma ferramenta importante quando o objetivo é preservar órgãos e evitar cirurgias potencialmente mutiladoras, como em tumores de laringe e canal anal (Figura 12.2).

O mecanismo de ação da radioterapia se dá através de danos causados ao DNA das células tumorais. A ionização resulta em quebra de ligações atômicas e moleculares na dupla hélice do DNA, principal evento responsável por causar letalidade cellular. Células malignas e benignas, que se encontram no campo delimitado, sofrerão os efeitos da radiação ionizante. Células normais possuem maior capacidade de regeneração. Entretanto, os tecidos normais possuem um limite de dose tolerável, que não deve ser excedido. Assim, diferentes tumores possuem sensibilidade distinta à radioterapia, implicando variações nas doses administradas. A dose de radioterapia é definida como a energia depositada por unidade de massa e sua unidade é o gray (1 Gy = 1 J/kg). As principais modalidades de radioterapia são: radioterapia externa, braquiterapia e radioterapia intraoperatória.

Na radioterapia externa, como o próprio nome diz, a radiação é fornecida por meio de uma fonte externa ao corpo do paciente. Atualmente, os aceleradores de partículas lineares, aparelhos que produzem aceleração de elétrons para alta energia, gerando feixes de fótons ou elétrons, são mais utilizados e recomendados do que equipamentos com radioisótopos (como o Cobalto-60). No intuito de melhorar a definição do alvo terapêutico e o cálculo de dose, são utilizadas técnicas mais modernas, como a radioterapia conformacional. Essa estratégia define a adequação da região de dose mais alta de radiação ao volume do alvo tumoral. O principal benefício é garantir doses mais altas aos tumores, reduzindo efeitos colaterais aos tecidos normais. Para atingi-lo utiliza-se o planejamento mediante imagem de alta definição. O refinamento dessa técnica veio por meio da imagem, com a utilização, por exemplo, da radioterapia de intensidade modulada (IMRT) e radioterapia guiada por imagem (IGRT), na qual a intensidade da radiação que chega ao paciente é modulada com a segmentação do feixe incidente. Outra estratégia altamente dependente de imagem é a radioterapia estereotática (SBRT), que administra altas doses em uma ou poucas frações. Essa técnica vem substituindo procedimentos cirúrgicos em pacientes de alto risco e ampliando as possibilidades de utilização de radioterapia.

A braquiterapia é a forma de administração de radioterapia onde a fonte é inserida dentro ou muito próxima à area a ser tratada. Tumores ginecológicos e de próstata são exemplos de utilização mais frequente da técnica. Na radioterapia intraoperatória o tratamento é feito durante o ato cirúrgico. Em geral tem intuito adjuvante. Os efeitos colaterais da radioterapia variam muito de acordo com o

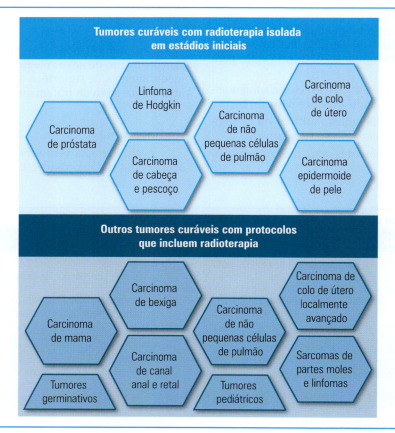

Figura 12.2 Exemplos de tumores com indicação de radioterapia. (Fonte: Elaboração dos autores.)

local a ser tratado e as doses cumulativas administradas. Podem ser agudas, como mucosites e astenia, ou tardias, como cardiotoxicidade, infertilidade e risco de segunda malignidade.

Outras formas de tratamento

Nos últimos anos houve uma evolução considerável no campo da terapia sistêmica. Essas mudanças permitirão tornar de fato o câncer avançado uma doença crônica. Além da quimioterapia, as principais modalidades terapêuticas sistêmicas são:

• Hormonoterapia

Tratamento que utiliza manipulação hormonal, por medicamentos ou cirurgias (p. ex., orquiectomia, ooforectomia). Utilizada com excelentes resultados para tumores cuja evolução sofre influência hormonal, como câncer de mama e próstata. Pode ser indicada com intuito adjuvante, neoadjuvante ou paliativo. São medicamentos em geral bem tolerados, e os efeitos colaterais agudos e crônicos se assemelham aos causados por baixos níveis de hormônios femininos ou masculinos (p. ex., impotência sexual, fogachos, osteoporose, dentre outros).

• Terapia com alvo molecular

Essa modalidade terapêutica utiliza medicamentos que interferem nos alvos moleculares específicos, necessários para o mecanismo de carcinogênese. Portanto, pressupõe-se a identificação prévia desse alvo no tecido tumoral ou normal, dando origem à chamada oncologia personalizada ou de precisão. A evolução da biologia molecular e a da bioinformática vêm permitindo a descoberta e a utilização de novos testes diagnósticos e alvos.

Há uma classe enorme de medicamentos nesta categoria, como as pequenas moléculas (um exemplo é o imatinibe, utilizado para tratamento do tumor gastrointestinal estromal [GIST]) e os anticorpos monoclonais (como o rituximabe para o tratamento de linfomas com positividade para CD20). Os efeitos colaterais variam para cada classe de medicamentos, mas são distintos dos observados com a quimioterapia. Citopenias são menos frequentes e alterações cutâneas e cardiovasculares mais comuns. Podem ser utilizadas de forma isolada ou combinadas à quimioterapia e/ou à radioterapia. Para alguns tumores com pouca quimiossensibilidade, como GIST, melanoma e câncer de pulmão, a utilização dessa modalidade terapêutica trouxe enormes avanços.

• Imunoterapia

Embora a relação do sistema imunológico com o câncer já seja investigada desde o século XIX, recentemente o curso do conhecimento sobre o assunto foi acelerado. Em poucos anos essa modalidade de terapia se tornou uma ferramenta muito importante no tratamento de quase todos os tipos de tumores. Há várias maneiras de intervenção sendo utilizadas e descritas (Figura 12.3). Dentre elas, os chamados inibidores de *checkpoint* imunológico (p. ex., inibidores de PD-1, PD-L1 e CTLA-4) já se tornaram o principal modo de tratamento para tumores como melanoma, câncer de rim, câncer de pulmão, com benefício demonstrado na sobrevida dos pacientes. Sua função é reativar a resposta imunológica do organismo, outrora suprimida pelo tumor. Assim, há efeitos colaterais específicos dessa classe de substâncias, relacionados com uma exacerbação da resposta imunológica, como tireoidite, hipofisite, pneumonite e hepatite. Sua utilização ainda é primordialmente no cenário da doença avançada e pode se dar isolada ou combinada a outras terapias.

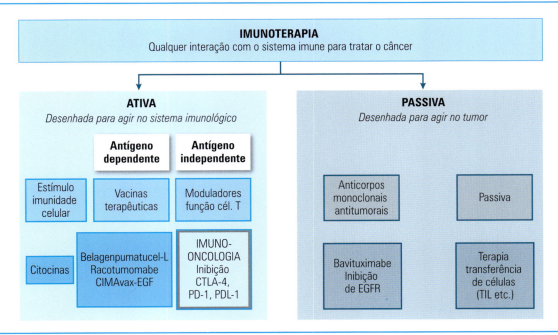

Figura 12.3 Exemplos de modalidades de imunoterapia. (Fonte: Elaboração dos autores.)

■ CONCLUSÃO

O aumento da incidência e da prevalência de pacientes com câncer faz com que todos os profissionais da área médica, em algum momento, estejam em contato com esta população. O maior conhecimento dos mecanismos de carcinogênese e os avanços tecnológicos vem permitindo uma rápida evolução nos métodos diagnósticos e terapêuticos, levando a melhoras substanciais na sobrevida. A abordagem multidisciplinar é fundamental neste novo e promissor cenário, propiciando também incrementos na qualidade de vida dos pacientes.

■ BIBLIOGRAFIA

1. Amin MB, Edge S, Greene F et al. Cancer Staging Manual – AJCC. 8 ed. Chicago: Springer International Publishing; 2017.

2. Connell PP, Hellman S. Advances in radiotherapy and implications for the next century: a historical perspective. Cancer Res. 2009; 69:383-92.

3. DeVita Jr. VT, Chu E. A history of cancer chemotherapy. Cancer Res. 2008; 68:8643-53.

4. DeVita Jr. VT, Lawrence TS, Rosenberg SA. Cancer. Philadelphia: Lippincott Williams & Wilkins; 2018.

5. Domenico R. Sidney Farber and the treatment of childhood acute lymphoblastic leukemia with a chemotherapeutic agent. Ped Hematol Oncol. 2012; 29:299-302.

6. Hanahan D, Weinberg R. Hallmarks of cancer: Next generation. Cell. 2011; 144:646-746.

7. Hustedt N. The control of DNA repair by the cell cycle. Nature Cell Biology 2017; 19: 1-9.

8. Kulakowski A. The contribution of Marie Skłodowska-Curie to the development of modern oncology. Anal Bioanal Chem. 2011; 400:1583-6.

9. Ribas A, Wolchok JD. Cancer immunotheraoy using checkpoint blockade. Science. 2018; 359:1350-55.

Capítulo 13

Epidemiologia do Câncer

Juliana Ominelli
Mariana Monteiro
Luiz Henrique Araújo

■ INTRODUÇÃO

O câncer se tornou uma das principais causas de morte em diversos países, independentemente do nível de desenvolvimento. Ademais, é esperado um aumento no número de casos na próxima década, o que se deve ao envelhecimento da população e a mudanças do estilo de vida.[1] Em cada caso específico, a incidência e mortalidade por câncer acompanha fatores de risco. Exemplos disso são o surgimento do câncer de pulmão no início do último século e a recente redução na incidência, em paralelo ao perfil mundial de consumo de tabaco e seus derivados. De modo geral, países de média e baixa rendas tendem a apresentar um perfil misto de incidência de câncer.[2] Ao mesmo tempo que neoplasias relacionadas ao desenvolvimento humano estão presentes – como o próprio câncer de pulmão e o câncer colorretal, outras neoplasias relacionadas ao baixo desenvolvimento econômico são frequentes – tais como os cânceres de pênis e de colo uterino. Neste capítulo, revisaremos aspectos relevantes da epidemiologia do câncer em escala mundial e nacional.

■ FATORES DE RISCO E MEDIDAS PREVENTIVAS

Alguns fatores podem aumentar a chance de uma pessoa apresentar câncer, ou morrer devido ao câncer. Em 1965, foi criada a Agência Internacional de Pesquisa em Câncer (IARC) da Organização Mundial da Saúde, em que especialistas do mundo inteiro buscam desde então identificar agentes com potenciais carcinogênicos.[3] A partir da lista de potenciais fatores causais, foi estimada a fração de cânceres atribuíveis a fatores que são, pelo menos em teoria, capazes de serem modificados (Figura 13.1).[4-7] O objetivo é diminuir o risco de neoplasia na população mediante identificação de hábitos saudáveis. Em 1982, foi fundada uma Rede Global do Fundo Mundial de Pesquisa contra o Câncer (WCRF) que se dedica a promover a prevenção do câncer.[8] Nos Estados Unidos, foram estimados

que 42% dos casos de câncer e 45% dos óbitos por câncer poderiam ser atribuídos a esses fatores de risco.[4] Já no Brasil foram estimados 34% dos casos de câncer e 42% dos óbitos por câncer.[5]

Tabagismo

Em 1950, foi publicado o primeiro grande estudo que correlacionou o tabagismo com o câncer de pulmão.[9] Hoje, é estimado que o tabagismo seja responsável por 1 milhão de mortes no mundo[10] e por cerca de 30% das mortes por câncer.[4] Ele é responsável pelo aumento do risco de novos casos de câncer, bem como pelo aumento do risco de morte pelo câncer.[11]

Desde a criação da IARC em 1965, foi observado importante declínio na prevalência do tabagismo no mundo, sendo estimado nos Estados Unidos queda de 55% nas cinco décadas subsequentes.[12] No entanto, este ainda é de longe o fator com maior proporção de casos de câncer atribuíveis, variando de 13,4 a 19%.[4-7] O câncer de pulmão teve a maior proporção de casos atribuíveis ao cigarro (72,2-88,3%), seguido dos cânceres de laringe (64-80,2%), esôfago (50-71,4%), cavidade oral (49,2-71%) e bexiga (17,7-46,9%).

O risco de câncer aumenta com o tempo de exposição e com a quantidade de cigarros consumidos, seguindo uma curva de dose-resposta. A melhor prevenção é evitar o início do hábito, no entanto sua cessação pode evitar que o risco continue se elevando.[10] Seguindo esse conceito, os programas antitabaco foram capazes de gerar grande impacto na redução de novos casos de câncer.[12] As principais medidas antitabaco incluem: maior taxa de impostos para produtos de cigarro, a proibição de fumar em locais públicos, fiscalização para evitar venda da cigarros a menores de 18 anos, advertências sobre doenças relacionadas com o cigarro nas mídias e nas embalagens de cigarros, além de assistência para cessar o tabagismo.[12]

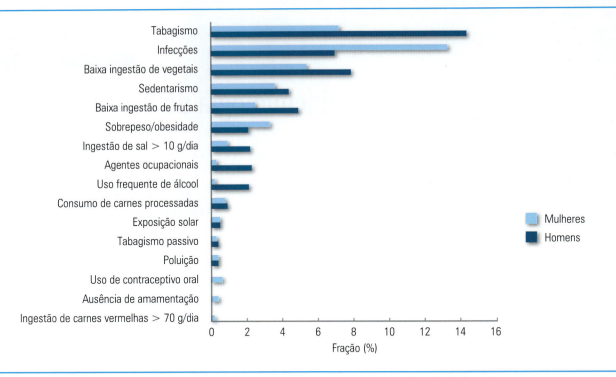

Figura 13.1. Fração estimada do total de casos de câncer para a população de 30 anos ou mais no Brasil atribuível a fatores de risco selecionados em 2020.[5]

Infecção

Em países de média e baixa rendas, a infecção aparece como segundo fator em proporção de casos atribuíveis que poderiam ser prevenidos, com cerca de 13%.[5] O principal motivo é a alta incidência de câncer de colo uterino nesses países e a correlação com a infecção pelo vírus do papiloma humano (HPV) em virtualmente todos os casos. A infecção pelo HPV também é atribuída a câncer de canal anal (74,5-90,5%) e orofaringe (11,2-37,9%) em ambos os sexos, assim como câncer de vulva (cerca de 40%) e vagina (cerca de 70%) em mulheres e câncer de pênis (cerca de 50%) em homens.[5]

Para a prevenção da infecção pelo HPV e do surgimento de doenças relacionadas, foram desenvolvidas vacinas específicas. No Brasil, a vacina oferecida é a quadrivalente que inclui os subtipos 6, 11, 16 e 18, que foi incorporada ao calendário nacional de vacinação do adolescente no Brasil desde julho de 2013.[13] Essa vacina se mostrou eficaz na soroconversão de 93-100% dos vacinados, além da prevenção de até 100% das lesões genitais relacionadas ao vírus em pessoas que não eram previamente infectadas e em 44% da população em geral. A população-alvo para vacinação contra o HPV deve ser prioritariamente aquela que não teve contato prévio com o vírus. No Brasil, essa população inclui meninas de 9 a 14 anos e meninos de 11 a 14 anos de idade, mulheres e homens de 9 a 26 anos de idade vivendo com HIV/Aids e os indivíduos submetidos a transplantes de órgãos sólidos, de medula óssea e pacientes oncológicos.[14] Além disso, o câncer do colo uterino pode ser detectado precocemente através do exame periódico de Papanicolau.

Outras infecções também merecem destaque, dentre elas a infecção pela bactéria *Helicobacter pylori* (*H. py-lori*), que é atribuível a 15-30% dos casos de câncer de estômago. O risco de infecção por essa bactéria está relacionado com condições socioeconômicas e condições de vida no início da vida. Em países de baixa renda, a maioria das crianças com menos de 10 anos e 80% dos adultos antes dos 50 anos podem apresentar a infecção.[15,16] Apesar da associação com o câncer gástrico, a indicação de rastreio e tratamento da infecção pelo *H. pylori* é bem limitada.

Todos os casos de sarcoma de Kaposi são atribuíveis à infecção pelo herpesvírus humano 8 e atribuíveis ao vírus da imunodeficiência humana (HIV) em cerca de 90% dos casos em homens e 50% dos casos em mulheres.[17] Ao HIV são atribuíveis também cânceres de canal anal e de colo uterino, além de alguns linfomas. O tratamento com antirretrovirais parece ser a principal ferramenta para diminuir o risco de neoplasias associadas a esse vírus.[11]

Os vírus da hepatite B (5,4-9,6%) e C (8,7-26,1%), por sua vez, são atribuíveis ao câncer hepático. Intervenções específicas incluem: vacinação contra hepatite B, rastreamento de infecção, tratamento de hepatite C e programas de conscientização para reduzir o risco de transmissão.

Hábitos alimentares inadequados, ingestão de álcool e inatividade física

No Brasil, a proporção de câncer atribuível aos hábitos alimentares varia de cerca de 8% para baixa ingestão de vegetais a cerca de 0,5% relativa à ingestão de carnes processadas.[5] A baixa ingestão de vegetais e frutas está relacionada com cânceres de pulmão, cavidade oral, faringe, laringe esôfago, estômago e colorretal. O benefício da ingestão desses alimentos pode ser causado pelas vitaminas, minerais, fibras, carotenoides e outras substâncias que podem ajudar na prevenção do câncer,[8] mas também pelo melhor controle do peso corporal e menor risco de obesidade.[18]

A grande ingestão de carne vermelha está associada a 3,08% dos casos de câncer colorretal no Brasil,[5] quando considerado o ponto de corte de 70 g/dia. Em estudos prévios, foi evidenciado que o consumo superior a 160 g/dia de carne vermelha apresentava risco 1,35 vez maior de câncer de cólon em comparação com consumo inferior a 20 g/dia.[19] A carne processada, com muitos nitritos/nitratos e adição de sal, está relacionada com 6,61% dos tumores colorretais e 7,14% dos tumores gástricos. No entanto, esses dados não são suficientes para contraindicar o consumo da carne vermelha ou processada, porém esta deve ser limitada.[20]

A ingestão de álcool está relacionada como câncer em cerca de 6% dos casos nos Estados Unidos; no Brasil, é atribuída a cerca de 2%. As principais neoplasias associadas são: de cavidade oral, faringe e laringe (14-46,3%), de fígado (11,9-24,8%), esôfago (19-28,4%), mama (16,4%) e colorretal (8,1-17,1%).[4,5,6,7]

A inatividade física está associada a mais de 4% dos casos de câncer, principalmente o colorretal (18%), de mama (3,9%), corpo uterino (26,7%), pâncreas (22,3%), próstata (6,4%) e rim (16,1%). A atividade física ajuda a balancear as calorias ingeridas e a regularizar hormônios sexuais, insulina, prostaglandinas que estão associadas direta ou indiretamente ao câncer.[21]

Hábitos alimentares saudáveis, redução da ingestão de bebida alcoólica e atividade física regular são importantes ações na prevenção do câncer, da obesidade e de doenças cardiovasculares. São recomendados ao menos 150 minutos semanais de atividade física de moderada intensidade e 75 minutos de atividade intensa.[20] A intervenção no estilo de vida na fase adulta é eficaz,[22] mas o foco deve ser na infância, na qual o impacto parece ser maior.

Exposição à radiação ultravioleta

Aproximadamente 95% dos casos de melanoma são atribuíveis à exposição à radiação ultravioleta (UV),[4] apesar desse fator ser relacionado com menos de 0,5% dos casos de câncer no Brasil.[5] Considerando-se a alta incidência de exposição solar no nosso país, a forte associação a câncer de pele melanoma e não melanoma e da possibilidade de prevenção, campanhas para conscientização da população são maciças.

As principais medidas de prevenção à exposição aos raios UV são: uso de protetor solar diariamente, exposição limitada ao sol e uso de roupas protetoras.[23]

■ INCIDÊNCIA E MORTALIDADE

O projeto Globocan é uma iniciativa da IARC com o objetivo de fornecer informações sobre incidência, prevalência e mortalidade dos principais tipos de câncer em 185 países. Em sua última atualização em 2018, foi estimada a prevalência de 32 milhões de casos de câncer no mundo, sendo destes 18 milhões de casos novos em um ano. A expectativa é de aumento da incidência para até 24 milhões em 2035.[24] O impacto econômico do câncer também é significativo e vem crescendo progressivamente. Em 2010, por exemplo, o custo anual foi de aproximadamente U$1,16 trilhão, levando em consideração os custos com prevenção, tratamento e o impacto causado por invalidez e anos de vida perdidos.[25] Conhecer a estatística do câncer é essencial para se estabelecerem medidas preventivas e mobilizar recursos para o tratamento da doença.

Os subtipos de câncer mais comuns no mundo para ambos os sexos são aqueles originados no pulmão, mama e colorretal (Figura 13.2A). Em homens, os tumores de pulmão, próstata e colorretal são os mais frequentes e correspondem a 38,9% do total. Já em mulheres, o câncer de mama passa a ser o mais frequente, contribuindo com 24,2% do total de casos diagnosticados, seguido pelos tumores colorretais e de pulmão respectivamente. Em ter-

Distribuição proporcional dos dez tipos de câncer mais incidentes estimados para 2018 por sexo, exceto pele não melanoma*

LOCALIZAÇÃO PRIMÁRIA	CASOS	%	LOCALIZAÇÃO PRIMÁRIA	CASOS	%
Próstata	68.220	31,7	Mama feminina	59.700	29,5
Traqueia, brônquio e pulmão	18.740	8,7	Cólon e reto	18.980	9,4
Cólon e reto	17.380	8,1	Colo e útero	16.370	8,1
Estômago	13.540	6,3	Traqueia, brônquio e pulmão	12.530	6,2
Cavidade oral	11.200	5,2	Glândula tireoide	8.040	4
Esôfago	8.240	3,8	Estômago	7.750	3,8
Bexiga	6.690	3,1	Corpo do útero	6.600	3,3
Laringe	6.390	3	Ovário	6.150	3
Leucemias	5.940	2,8	Sistema nervoso central	5.510	2,7
Sistema nervoso central	5.810	2,7	Leucemias	4.860	2,4

*Números arredondados para múltiplos de 10.

Figura 13.2. Incidência e mortalidade por câncer conforme subtipo em ambos os sexos.[4]

mos de prevalência, o câncer de mama lidera o *ranking* dos tumores mais prevalentes em virtude dos inúmeros avanços do tratamento, elevando não apenas as taxas de cura, mas também de controle mesmo em doença avançada.[24]

Estatísticas norte-americanas estimaram para 2018 mais de 1,8 milhão de casos novos de câncer e mais de 600 mil mortes apenas nos Estados Unidos.[26] Com esse dado, a chance de um indivíduo ser diagnosticado com câncer no decorrer da vida chega a quase 40%.[27] Na Europa, a estimativa chega a 3,9 milhões de casos novos e 1,9 milhão de mortes. No Brasil, com uma população que ultrapassava 200 milhões de habitantes em 2018, as estimativas de novos casos de câncer chega a aproximadamente 600 mil por ano segundo o INCA, sendo que, destes, cerca de 170 mil são casos de câncer de pele não melanoma. Dentre os tumores mais frequentes, estão os de próstata em homens e mama em mulheres. Em homens, as neoplasias mais incidentes são próstata (31,7%), pulmão (8,7%) e colorretal (8,1%). Nas mulheres, os cânceres de mama (29,5%), colorretal (9,4%), colo de útero (8,1%) e pulmão (6,2%) são os mais frequentes.[28]

Em termos de mortalidade, o câncer ocupa o segundo lugar, perdendo apenas para doenças cardiovasculares, e é o responsável por aproximadamente uma em cada seis mortes no mundo, com um total de 9,5 milhões de mortes por ano.[24,29] Dentre os tipos de maior mortalidade, destaca-se o câncer de pulmão como principal causa, seguido das neoplasias colorretais e gástricas, respectivamente (Figura 13.2B). Quando são avaliados os números absolutos, a mortalidade por câncer vem crescendo progressivamente, com aumento de 5,7 milhões em 1990 para 8,9 milhões em 2016. Entretanto, do total de mortes por câncer, 44% ocorrem em pacientes com mais de 70 anos e 88% naqueles com mais de 50 anos, de modo que o aumento da expectativa de vida da população como um todo vem causando impacto não apenas no surgimento dos tumores, mas também no elevado número de mortes encontrado.[30] Ao utilizar a medida chamada "taxa de mortalidade ajustada por idade", cuja principal função é corrigir os efeitos da distribuição etária entre as regiões e no decorrer do tempo, nota-se que ela vem reduzindo na maior parte dos países, incluindo o Brasil (Figuras 13.3 e 13.4).

Nas últimas décadas, houve significativa evolução na oncologia e inúmeros esforços foram feitos na tentativa de controlar a evolução do câncer, principalmente em países de alta renda.[31] A taxa de incidência ajustada por idade é 1,8 vez maior em regiões como Europa, América do Norte e Japão quando comparado com o restante do mundo, não apenas pelos impactos da industrialização na alimentação e estilo de vida, mas também pelo maior acesso ao diagnóstico e pelo controle mais rigoroso nos métodos de notificação epidemiológica. Entretanto, cerca de 57% dos casos de câncer estão em países menos desenvolvidos, já que estes também representam a maior parte da população mundial, e muitos deles sem acesso adequado aos tratamentos,[24] de modo que neles ocorrem aproximadamente 70% das mortes por câncer no mundo.[25] Países desenvolvidos gastam cerca de cinco a 10 vezes mais por paciente quando comparados com os países subdesenvolvidos, o que demonstra a maior necessidade de esforços mundiais para reduzir essa desigualdade.[6,8] Ao avaliarmos as diferentes regiões brasileiras as disparidades também se sobressaem. Nas regiões Sul e Sudeste, por exemplo, concentram-se cerca de 70% dos casos novos de câncer, metade deles apenas no Sudeste, prevalecendo os mesmos subtipos que nos países desenvolvi-

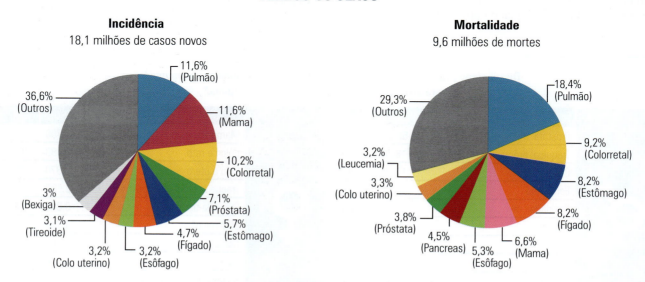

Figura 13.3. Mortalidade por câncer global em números absolutos (verde), taxa de mortalidade, que corresponde ao número de mortes por 100 mil habitantes, padronizando populações de tamanhos diferentes (vermelho) e taxa de mortalidade ajustada por idade, que corrige os efeitos de distribuição etária entre os diferentes países (azul). O Brasil, assim como os países desenvolvidos, tem apresentado aumento na mortalidade por câncer aliado ao aumento da incidência e envelhecimento da população, mas com redução na mortalidade ajustada por idade nas últimas décadas. (Fonte: Ritchie H, Roser M. Causes of death. Disponível em: https://ourworldindata.org/causes-of-death. Acesso em: 10 de novembro de 2018.)

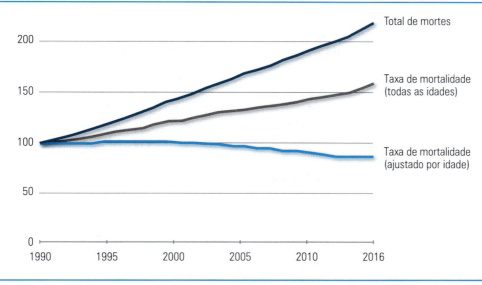

Figura 13.4. Incidência de câncer em ambos os sexos conforme subtipos no Brasil. (Fonte: Estimativa INCA, 2018.[28])

dos (mama, próstata, pulmão e colorretal). Já nas regiões Norte, Nordeste e Centro-Oeste, a incidência de tumores como colo uterino e estômago ainda é marcante, destacando a importância de incentivar medidas preventivas e de diagnóstico precoce.[28]

Câncer de pulmão

O câncer de pulmão é o mais frequente em todo o mundo, com uma estimativa de 2,1 milhões de casos novos em 2018 (11,6% do total de neoplasias estimados), 58% dos quais ocorrem em países menos desenvolvidos. Além da elevada incidência, o câncer de pulmão é a principal causa de morte por câncer no mundo quando consideramos ambos os sexos, totalizando cerca de 1,8 milhão de mortes em 2012, 18,4% do total de mortes por câncer.[24] No Brasil (Figura 13.4), a estimativa para 2018-2019 é de 18.740 casos novos por ano entre homens e 12.530 entre mulheres, ocupando, assim, a segunda e a quarta posições em incidência em homens e mulheres, respectivamente.[28] No decorrer dos anos, a maior parte dos países tem identificado aumento da incidência de câncer de pulmão em mulheres e redução da incidência em homens, exceto no Brasil, cuja incidência tem se elevado em ambos os sexos. Isso pode ser explicado pelo aumento inicial e declínio subsequente na prevalência do tabagismo masculino, processo que foi seguido por mulheres posteriormente. Ao contrário, as taxas de mortalidade têm reduzido na maior parte dos países, inclusive no Brasil, graças aos avanços no tratamento.[32,33]

Câncer de mama

O câncer de mama é o mais frequente em mulheres em todo o mundo, responsável por aproximadamente 2,1 milhões novos casos estimados em 2018 ou 24,2% de todos os casos. É também a principal causa de morte por câncer em mulheres, com uma estimativa de 630 mil mortes ao ano, 70% das quais acontece em países em desenvolvimento.[24] No Brasil, o Instituto Nacional de Câncer estima que 206 mil novos casos de câncer aconteçam em mulheres no ano de 2018, sendo que 28% destes (57.960) seriam de câncer de mama. Esses números representam uma taxa de incidência de 56 novos casos para cada 100 mil mulheres ao ano. A taxa de mortalidade no Brasil foi de 14,7 para cada 100 mil mulheres em 2014, com um total de 14.622 óbitos no mesmo ano. Foi estimado que 168.752 anos de vida foram perdidos prematuramente por câncer de mama no país em 2014.[28]

Câncer de próstata

O câncer de próstata é a segunda neoplasia mais comum em homens no mundo, sendo responsável por 1,3 milhão de homens em 2018, correspondendo a 13,5% do total.[24] Cerca de 70% dos casos são diagnosticados em países desenvolvidos, mas a incidência ao redor do mundo varia com a prática de rastreio com teste de antígeno prostático específico (PSA). No Brasil, foram estimados para 2018 68.220 novos casos, o que corresponde a 31,7% dos esperados. Também foram estimadas 359.000 mortes em 2018, representando a quinta causa de morte por câncer em homens (6,7% do total de óbitos).[28] As taxas de mortalidade têm diminuído em países de alta renda em virtude de diagnóstico precoce e melhor tratamento de doenças metastáticas. Contudo, em países de baixa renda a tendência foi inversa,[24] possivelmente em razão de atraso no diagnóstico e acesso limitado ao tratamento eficaz.

Câncer colorretal

O câncer colorretal é a terceira neoplasia mais comum no mundo em homens, responsável por 1 milhão de casos novos (10,9% do total), e a segunda em mulheres, com 795.000 casos (9,5% do total);[24] o câncer de reto corresponde a 38% dos casos.[26] No Brasil, foram estimados em 2018 17.380 novos casos em homens e 18.980 em mulheres.[28] Nos últimos anos foi observado um aumento gradual da incidência de câncer colorretal em pacientes com menos de 50 anos de idade, principalmente do câncer de reto.[34] É a terceira maior causa de morte por câncer, com estimativa de 883.000 óbitos ao ano (9,2% do total), sendo 52% dos óbitos em países de baixa e média rendas.[24] Nos últimos 30 anos, foi observada redução da incidência desses tumores, possivelmente pela realização de colonoscopia de rastreio com retirada de lesões pré-malignas.[28]

Outros cânceres

O câncer de pele não melanoma é o mais frequente em ambos os sexos e tem baixas taxas de mortalidade, sendo classificados separadamente por esse motivo. Os tumores de pulmão, mama, colorretal e próstata previamente relatados correspondem a cerca de 40% dos casos de câncer no mundo e seguem como os mais prevalentes na grande maioria das regiões. Alguns outros subtipos também frequentes merecem destaque. O câncer de colo uterino, por exemplo, é o quarto mais frequente em mulheres no mundo (570.000 casos estimados em 2018). Países menos desenvolvidos são responsáveis por 85% dos casos e a mortalidade é cerca de 18 vezes maior quando comparado aos países desenvolvidos.[24] No Brasil, ele ocupa a terceira posição em mulheres e é mais frequente nas regiões Norte, Nordeste e Centro-Oeste. Houve significativa redução de casos novos nas últimas décadas pela expansão do exame Papanicolau, mas tem-se notado discreta elevação da incidência na Europa oriental em virtude de mudanças no comportamento sexual mais recentes.[28] Assim como o câncer de colo uterino, o câncer de fígado tem relação estreita com causas infecciosas e sua incidência é maior em países menos desenvolvidos. É o quinto câncer mais comum em homens e o nono em mulheres (4,7% dos casos de câncer no mundo, 841.000 estimados para 2018), e apresenta alta mortalidade, sendo a quarta maior causa de morte por câncer no mundo (8,2% dos casos). O câncer de estômago tem a quinta maior incidência (5,7% dos casos, 1,03 milhão de casos novos foram estimados para 2018) e a terceira maior mortalidade por câncer no mundo (8,2%). Felizmente, sua incidência tem reduzido significativamente, visto que a foi a doença mais frequente na década de 1970.[24]

As neoplasias menos frequentes ainda correspondem a mais de 40% dos casos e se distribuem de maneira heterogênea entre os mais de 100 tipos de câncer já documentados na literatura. Dentre eles destacam-se tumores de esôfago (572.000 casos novos no mundo estimados em 2018); cavidade oral (355.000); sistema nervoso central (297.000); leucemias (437.000); linfoma não Hodgkin (509.000); tireoide (567.000); bexiga (549.000); linfoma de Hodgkin (80.000); ovário (295.000); melanoma (288.000); pâncreas (459.000); rim (403.000) e laringe (177.000).[24,28]

Tumores mais raros, como é o caso daqueles com incidência menor que 6/100.000 pessoas por ano, correspondem a cerca de 20% dos casos e muitas vezes carecem de dados epidemiológicos e de estudos clínicos randomizados que padronizem seus tratamentos. Nesse contexto, as taxas de sobrevida de portadores desses tumores também tendem a ser menores quando comparados com as neoplasias mais frequentes.[35]

■ PERSPECTIVAS

A epidemiologia do câncer se mostra dinâmica ao longo dos anos visto que acompanha o desenvolvimento humano, a incorporação de novos hábitos e envelhecimento da população. Enquanto as estimativas preveem um claro aumento do número de casos na próxima década, o avanço na prevenção, detecção precoce e tratamento é notável e deve impactar a maneira como lidamos com esse grupo de doenças. Novas transformações no perfil do câncer são esperados, com neoplasias hoje em crescimento potencialmente se tornando histórias do passado. Exemplo desse fenômeno podem ser as neoplasias do colo uterino e da orofaringe relacionadas com o HPV. Espera-se que as futuras gerações observem redução na incidência e na mortalidade por essas neoplasias com o advento e uso rotineiro da vacinação. Modernas técnicas de genética e de imagem também tendem a transformar a maneira como lidamos com o risco de câncer em cada família. Esperamos em um futuro próximo contar com melhores marcadores preditivos de câncer e técnicas não invasivas de rastreamento. Em última instância, o perfil e estigma do câncer certamente serão positivamente impactados.

■ REFERÊNCIAS BIBLIOGRÁFICAS

1. Torre LA, Siegel RL, Ward EM, Jemal A. Global cancer incidence and mortality rates and trends – An update. Cancer Epidemiol Biomarker Prev. 2016; 25(1):16-27.
2. Bray F, Jemal A, Grey N, Ferlay J, Forman D. Global cancer transitions according to the Human Development Index (2008-2030): A population-based study. Lancet Oncol; 2012.
3. International Agency for Research on Cancer (IARC). IARC monographs on the Evaluation of Carcinogenic Risks to Humans. IARC, 2017. Disponível em: https://monographs.iarc.fr/. Acesso em: 22 ago 2018.
4. Islami F, Goding Sauer A, Miller KD, et al. Proportion and number of cancer cases and deaths attributable to potentially modifiable risk factors in the United States. CA Cancer J Clin; 2018.
5. Azevedo e Silva G, Moura L, Curado MP, et al. The fraction of cancer attributable to ways of life, infections, occupation, and environmental agents in Brazil in 2020. PLoS One. 2016 Feb.
6. Brown KF, Rumgay H, Dunlop C, et al. The fraction of cancer attributable to modifiable risk factors in England, Wales, Scotland, Northern Ireland, and the United Kingdom in 2015. Br J Cancer; 2018.
7. Whiteman DC Webb PM, Green AC, et al. Cancers in Australia in 2010 attributable to modifiable factors: Introduction and overview. Aust N Z J Public Health; 2015.
8. World Cancer Research Fund/American Institute for Cancer Research. Food, Nutrition, Physical Activity, and the Prevention of Cancer: a Global Perspective. Washington DC: AICR, 2007.
9. Wynder EL, Graham EA. Tobacco smoking as a possible etiologic factor in bronchogenic carcinoma; a study of 684 proved cases. J Am Med Assoc; 1950.
10. IARC Working Group on the Evaluation of Carcinogenic Risks to Humans. Tobacco smoke and involuntary smoking. IARC Monogr Eval Carcinog Risks Hum; 2004.
11. Carter BD, Freedman ND, Jacobs EJ. Smoking and mortality – beyond established causes. N Engl J Med; 2015.
12. Levy DT, Meza R, Zhang Y et al. Gauging the effect of U.S. tobacco control policies from 1965 through 2014 using SimSmoke. Am J Prev Med; 2016.
13. Brasil. Ministério da Saúde (MS). Informe técnico sobre a vacina papilomavírus humano (HPV) na Atenção Básica. Brasília, fevereiro/2014.
14. Brasil. Ministério da Saúde (MS). Informe técnico da ampliação da oferta das vacinas papilomavírus humano 6, 11, 16 e 18 (re-

combinante) – vacina HPV quadrivalente e meningocócica C (conjugada). Brasília, março/2018.

15. Torres J, Leal-Herrera Y, Perez-Perez G, et al. A community-based seroepidemiologic study of Helicobacter pylori infection in Mexico. J Infect Dis. 1998; 178(4):1089.

16. Pounder RE, Ng D. The prevalence of Helicobacter pylori infection in different countries. Aliment Pharmacol Ther; 1995.

17. de Martel C, Shiels MS, Franceschi S, et al. Cancers attributable to infections among adults with HIV in the United States. AIDS; 2015.

18. Mozaffarian D, Hao T, Rimm EB, et al. Changes in diet and lifestyle and long-term weight gain in women and men. N Engl J Med; 2011.

19. Norat T, Bingham S, Ferrari P, et al. Meat, fish, and colorectal cancer risk: the European Prospective Investigation into cancer and nutrition. J Natl Cancer Inst; 2005.

20. Kushi LH, Doyle C, McCullough M, et al. American Cancer Society Guidelines on nutrition and physical activity for cancer prevention: Reducing the risk of cancer with healthy food choices and physical activity. CA Cancer J Clin; 2012.

21. McTiernan A, Tworoger SS, Ulrich CM. Effect of exercise on serum estrogens in postmenopausal women: A 12-month randomized clinical trial. Cancer Res; 2004.

22. Samdal GB, Eide GE, Barth T, et al. Effective behaviour change techniques for physical activity and healthy eating in overweight and obese adults; systematic review and meta-regression analyses. Int J Behav Nutr Phys Act; 2017.

23. US Department of Health and Human Services. The Surgeon General's Call to Action to Prevent Skin Cancer. Washington (DC): Office of the Surgeon General (US); 2014.

24. Bray F, Ferlay J, Soerjomataram I, et al. Global Cancer Statistics 2018: Globocan estimates of incidence and mortality worldwide for 36 cancers in 185 countries. CA Cancer J Clin; 2018.

25. Stewart BW, Wild CP. World Cancer Report 2014. Lyon: International Agency for Research on Cancer; 2014.

26. Siegel RL, Miller KD, Jemal A. Cancer statistics, 2018. CA Cancer J Clin; 2018.

27. Simon S. Facts & figures 2018: Rate of deaths from cancer continues decline. Published online 2018, Jan 4. Disponível em: https://www.cancer.org/latest-news/facts-and-figures-2018-rate-of-deaths-from-cancer-continues-decline.html.

28. Brasil. Instituto Nacional de Câncer José Alencar Gomes da Silva (INCA) Estimativa 2018: incidência de câncer no Brasil. Coordenação de Prevenção e Vigilância. Rio de Janeiro: INCA, 2017.

29. Prager GW, Braga S, Bystricky B, et al. Global cancer control: responding to the growing burden, rising costs and inequalities in access. ESMO Open. 2018; 3(2):e000285. Published online 2018 Feb 2.

30. Roser M, Ritchie H. Cancer. Published online at OurWorldInData. org in 2018. Disponível em: https://ourworldindata.org/cancer.

31. Union for International Cancer Control. The Economics of Cancer Prevention and Control: Data Digest. Published 2014. Disponível em https://www.iccp-portal.org/economics-cancer-prevention-control-data-digest.

32. Wong MCS, Lao XQ, Ho KF, et al. Incidence and mortality of lung cancer: global trends and association with socioeconomic status. Sci Rep. 2017; 7(1).

33. Jemal A, Miller KD, Ma J, Siegel RL. Higher lung cancer incidence in young women than young men in the United States. N Engl J Med. 2018;378:1999-2009.

34. Bailey CE, Hu CY, You YN, et al. Increasing disparities in the age-related incidences of colon and rectal cancers in the United States, 1975-2010. JAMA Surg; 2015.

35. Pillai RK, Jayasree K. Rare cancers: Challenges & issues. Indian J Med Res. 2017; 145(1):17-27.

Capítulo 14

Fisiopatologia do Câncer

Taciana Sheylla Aguiar Lucena Maranhão
Monique Seldlmaier França
Livia Chiosini De Nadai

■ INTRODUÇÃO

O câncer é hoje um dos principais problemas de saúde no mundo. Estima-se uma incidência de 14.067.894 casos por ano, excluindo tumores de pele não melanoma. Em alguns países, como a Holanda, os tumores malignos já são a principal causa de mortalidade. Nos dias atuais, aproximadamente oito milhões de pessoas morrem de câncer ao ano.[1]

Em 2018, foram estimados 1.735.350 novos casos de câncer nos Estados Unidos e cerca de 609.000 pessoas morrerão pela doença.[2] Sua incidência é de 439,2/100.000 habitantes/ano e mortalidade de 163,5/100.000 habitantes/ano (baseado nas estatísticas de 2011-2015).[1] No Brasil, foram estimados cerca de 528.000 casos novos de câncer no Brasil para o ano de 2018 (Tabelas 14.1 e 14.2).[3]

Os tipos mais frequentes são mama, pulmão, próstata, cólon e reto, melanoma, bexiga, linfoma não Hodgkin, rim, pelve renal, endométrio, leucemias, pâncreas, tireoide e fígado, em ordem decrescente de acordo com as estimativas para novos casos em 2018.[2]

O conhecimento da fisiopatologia do câncer é fundamental para se compreender o comportamento biológico e, dessa forma, criar mecanismos para combatê-lo ou atenuá-lo. Neste capítulo, será discutido como os tumores malignos são formados, seus fatores de riscos e progressão.

Tabela 14.1. Distribuição proporcional dos dez tipos de câncer mais incidentes estimados para 2018 por sexo, exceto pele não melanoma*

Localização primária	Casos	%	Homens	Mulheres	Localização primária	Casos	%
Próstata	68.220	31,7%			Mama feminina	59.700	29,5%
Traquia, brônquio e pulmão	18.740	8,7%			Cólon e reto	18.980	9,4%
Cólon e reto	17.380	8,1%			Cólon e útero	16.370	8,1%
Estômago	13.540	6,3%			Traqueia, brônquio e pulmão	12.530	6,2%
Cavidade oral	11.200	5,2%			Glândula tireoide	8.040	4,0%
Esôfago	8.240	3,8%			Estômago	7.750	3,8%
Bexiga	6.690	3,1%			Corpo do útero	6.600	3,3%
Laringe	6.390	3,0%			Ovário	6.150	3,0%
Leucemias	5.940	2,8%			Sistema nervoso central	5.510	2,7%
Sistema nervoso central	5.810	2,7%			Leucemias	4.860	2,4%

*Números arredondados para múltiplos de 10.
Fonte: Ministério da Saúde. Instituto Nacional do Câncer.[3]

Tabela 14.2. Estimativas para o ano de 2018 das taxas brutas e ajustadas de incidência por 100 mil habitantes e do número de casos novos de câncer, segundo sexo e localização primária*

Localização primária Neoplasia maligna	Estimativa dos casos novos											
	Homens						Mulheres					
	Estados			Capitais			Estados			Capitais		
	Casos	Taxa bruta	Taxa ajustada	Casos	Taxa bruta	Taxa ajustada	Casos	Taxa bruta	Taxa ajustada	Casos	Taxa bruta	Taxa ajustada
Próstata	68.220	66,12	67,82	15.720	70,76	66,31	–	–	–	–	–	–
Mama feminina	–	–	–	–	–	–	59.700	56,33	51,29	19.920	80,33	63,98
Colo do útero	–	–	–	–	–	–	16.370	15,43	17,11	4.620	18,66	17,58
Traqueia, brônquio e pulmão	18.740	18,16	16,97	4.520	20,33	21,05	12.530	11,81	9,22	3.710	15,06	11,44
Cólon e reto	17.380	16,83	20,03	5.630	25,34	25,16	18.980	17,90	18,40	6.820	27,49	20,84
Estômago	13.540	13,11	14,98	3.240	14,55	10,95	7.750	7,32	5,96	2.210	8,92	5,34
Cavidade oral	11.200	10,86	11,22	2.770	12,38	12,03	3.500	3,28	2,86	1.010	3,89	2,80
Laringe	6.390	6,17	6,31	1.540	6,86	8,44	1.280	1,20	0,96	420	1,30	0,92
Bexiga	6.690	6,43	7,79	1.920	8,59	9,20	2.790	2,63	2,21	890	3,42	2,61
Esôfago	8.240	7,99	6,73	1.450	6,46	7,04	2.550	2,38	1,67	540	1,85	1,38
Ovário	–	–	–	–	–	–	6.150	5,79	4,80	2.140	8,46	6,54
Linfoma de Hodgkin	1.480	1,43	1,14	550	2,19	1,93	1.050	0,96	0,92	400	1,33	1,19
Linfoma não Hodgkin	5.370	5,19	5,42	1.480	6,59	6,81	4.810	4,55	4,19	1.520	6,10	5,44
Glândula tireoide	1.570	1,49	1,50	500	1,87	1,76	8.040	7,57	5,88	2.490	10,01	7,02
Sistema nervoso central	5.810	5,62	5,49	1.340	6,10	6,55	5.510	5,17	5,17	1.400	5,63	4,70
Leucemias	5.940	5,75	5,51	1.480	6,69	6,58	4.860	4,56	4,29	1.190	4,72	4,59
Corpo de útero	–	–	–	–	–	–	6.600	6,22	5,44	2.370	9,46	7,46
Pele melanoma	2.290	2,82	2,69	800	3,34	3,31	3.340	3,16	2,15	880	3,42	2,74
Outras localizações	41.480	40,17	35,26	9.470	42,62	43,45	36.230	34,17	29,04	8.920	36,00	28,39
Todas as neoplasias, exceto pele não melanoma	214.970	208,32	217,27	52.410	235,91	226,91	202.040	190,61	191,78	61.450	247,95	199,05
Pele não melanoma	85.170	82,53	–	17.020	76,60	–	80.410	75,84	–	17.230	69,60	–
Todas as neoplasias malignas	300.140	290,86	–	69.430	312,52	–	282.450	266,47	–	78.680	317,47	–
Todas as neoplasias malignas corrigidas para sub-registro	324.580	314,55	–	–	–	–	310.300	292,74	–	–	–	–

Fonte: Ministério da Saúde. Instituto Nacional do Câncer.[3]

■ A NATUREZA DO CÂNCER

Nos últimos séculos, várias descobertas conduziram ao conhecimento que temos hoje sobre as neoplasias malignas. Uma das descobertas mais importantes foi que um óvulo fertilizado é capaz de originar todas as células do corpo através de repetidos ciclos de divisão e crescimento celular. A maioria das células normais cresce, multiplica-se e morre de maneira ordenada. Porém, algumas nunca se dividem, como os neurônios, e outras, como as células do tecido epitelial, dividem-se de forma rápida e contínua. Cada célula carrega um genoma completo e tem a habilidade de se proliferar e participar da morfogênese tecidual. Essa capacidade de proliferação também se mantém na vida adulta, possibilitando o reparo de lesões, assim como a reposição de células que sofreram desgaste devido a sua atividade por um longo período. Entretanto, o fato das células carregarem todo o genoma e terem a capacidade de proliferação pode representar um risco. Caso ocorra alguma mutação genômica, essa pode ser transmitida para as "células filhas", as quais podem levar ao surgimento de grandes populações de células que não obedecem às regras de construção e manutenção dos tecidos normais, o que configura a formação de tumores. Portanto, o câncer é uma doença de base genética em que as alterações moleculares no genoma das células somáticas é a base para sua progressão.[4,62]

A história natural das neoplasias se caracteriza por 4 fases: transformação (alteração na célula-alvo), crescimento das células transformadas, invasão local e metástases à distância, respectivamente[5].

O desenvolvimento do tumor ocorre pela expansão clonal de uma única célula precursora que sofreu mutações genéticas em algum dos genes reguladores normais do ciclo celular. Essas mutações podem ser influenciadas por fatores ambientais como vírus, agentes químicos, radiação etc.

A partir de uma mutação, ocorre lesão no DNA da célula somática e a impossibilidade de seu reparo, além de ativação dos proto-oncogenes, inativação dos genes supressores tumorais e dos genes reguladores da apoptose, o que leva à expansão clonal.[5] Para isso, são descritas alterações na fisiologia celular que juntas determinam o fenótipo maligno. São elas:[4]

- Manutenção na sinalização de proliferação celular;
- Evasão dos supressores tumorais e da apoptose;
- Indução da angiogênese;
- Capacidade de invadir e gerar metástases;
- Reprogramação do metabolismo;
- Alterações imunes;
- Instabilidade genômica.

Cada umas dessas fases será discutida neste capítulo.

■ TIPOS DE CRESCIMENTO CELULAR

A proliferação celular pode ser controlada ou não controlada. No crescimento controlado tem-se um aumento localizado e autolimitado do número de células de tecidos normais que formam o organismo, causado por estímulos fisiológicos ou patológicos. Nele, as células são normais ou com pequenas alterações na sua forma e função, podendo ser iguais ou diferentes do tecido em que se instalam. O efeito é reversível após o término dos estímulos que o provocaram. A hiperplasia, a metaplasia e a displasia são exemplos desse tipo de crescimento celular. No crescimento não controlado tem-se uma massa anormal de tecido, cujo desenvolvimento é quase autônomo, persistindo, dessa maneira excessiva, após o término dos estímulos que o provocaram. As neoplasias malignas (câncer in situ e câncer invasivo) correspondem a essa forma não controlada de crescimento celular e, na prática, são denominadas tumores.[62]

■ CLASSIFICAÇÃO DAS NEOPLASIAS

Os tumores são formados por células pouco diferenciadas denominadas anaplásicas ou indiferenciadas, que podem estar presentes em variados graus de diferenciação. Essas células perdem sua semelhança com as células normais das quais se originam, e quanto mais indiferenciadas menor a probabilidade de exercerem suas atividades especializadas.

A taxa de crescimento de um tumor é determinada pelo tempo de duplicação das células tumorais, replicação celular e apoptose. O excesso de produção celular em relação à apoptose determina o crescimento progressivo dos tumores, que pode variar dependendo do tecido acometido e tipo de neoplasia. São exemplos alguns tipos de leucemias, linfomas e carcinoma de pequenas células de pulmão, que apresentam uma fração de crescimento relativamente alta com curso clínico rápido, enquanto alguns tumores de intestino e mama tem frações baixas de crescimento e curso clínico mais arrastado.

Para que haja crescimento tumoral, a taxa de proliferação celular deve ser maior que a apoptose, que pode não ocorrer de maneira constante. Além disso, fatores intrínsecos e extrínsecos podem afetar o crescimento tumoral, como estimulação hormonal, vascularização e suprimento sanguíneo adequado, e muitos fatores ainda desconhecidos.

Esse crescimento é acompanhado de infiltração, invasão e destruição dos tecidos adjacentes, determinado lesões irregulares e pouco demarcadas de tecido normal, descaracterizando a anatomia normal. Alguns tipos de tumor apresentam um estágio pré-invasivo denominado carcinoma in situ. As neoplasias in situ apresentam alterações celulares características de malignidade, porém sem a invasão da membrana basal, o que pode caracterizá-las como uma etapa anterior ao câncer invasivo. A maioria dos cânceres in situ é curável se for tratada antes de progredir para a fase de câncer invasivo.

Os tumores que crescem localizados, sem invasão de tecidos adjacentes são classificados como benignos. As neoplasias benignas têm seu crescimento de forma organizada, geralmente lento, expansivo e apresentam limites bem nítidos. Apesar de não invadirem os tecidos vizinhos, podem comprimir os órgãos e os tecidos adjacentes. O lipoma (que tem origem no tecido gorduroso), o mioma (que tem origem no tecido muscular liso) e o adenoma (tumor benigno das glândulas) são exemplos de tumores benignos (Tabela 14.3).

Tabela 14.3. Principais diferenças entre tumores benignos e malignos

Tumor benigno	Tumor maligno
Formado por células bem diferenciadas (semelhantes às do tecido normal); estrutura típica do tecido de origem	Formado por células anaplásicas (diferentes das do tecido normal); atípico; falta diferenciação
Crescimento progressivo; pode regredir; mitoses normais e raras	Crescimento rápido; mitoses anormais e numerosas
Massa bem delimitada, expansiva; não invade nem infiltra tecidos adjacentes	Massa pouco delimitada, localmente invasivo; infiltra tecidos adjacentes
Não ocorre metástase	Metástase frequentemente presente

Fonte: Ministério da Saúde. Instituto Nacional do Câncer.[3]

Os tumores que invadem tecidos próximos e se espalham (metástase) são classificados como malignos ou câncer. A invasão dos tumores se dá pela penetração em vasos sanguíneos, linfáticos e cavidades corpóreas, possibilitando a disseminação das células tumorais por via hematológica, linfática e pelo implante direto nas cavidades, como peritônio e pleura, o que caracteriza a formação de metástases, que nada mais são que implantes tumorais descontínuos em relação ao tumor.

A maioria dos tumores humanos se desenvolvem a partir de tecidos epiteliais e dão origem ao carcinoma. Aproximadamente 1% dos tumores são sarcomas, os quais se originam dos tecidos mesenquimais. Outro grupo de tumores é o que se desenvolve a partir de diversos tipos de células que constituem os tecidos formadores de sangue (tecido hematopoético). Por fim, os tumores também podem se desenvolver a partir dos diversos componentes do sistema nervoso central ou periférico (tumores neuroectodérmicos).

A nomeação dos tumores baseia-se na sua histogênese e histopatologia. Para os tumores benignos, a regra é acrescentar o sufixo "oma" (tumor) ao termo que designa o tecido que os originou. Exemplos:

- Tumor benigno do tecido cartilaginoso – condroma;
- Tumor benigno do tecido gorduroso – lipoma;
- Tumor benigno do tecido glandular – adenoma.

Quanto aos tumores malignos, é necessário considerar a origem embrionária dos tecidos de que deriva o tumor. Quando sua origem for dos tecidos de revestimento externo e interno, os tumores são denominados carcinomas. Quando o epitélio de origem for glandular, passam a ser chamados de adenocarcinomas. Já os tumores malignos originários dos tecidos conjuntivos ou mesenquimais será feito o acréscimo de "sarcoma" ao vocábulo que corresponde ao tecido. Por sua vez, os tumores de origem nas células blásticas, que ocorrem mais frequentemente na infância, têm o sufixo "blastoma" acrescentado ao vocábulo que corresponde ao tecido original. Exemplos:

- Carcinoma basocelular de face – tumor maligno da pele;

- Adenocarcinoma de ovário – tumor maligno do epitélio do ovário;
- Condrossarcoma – tumor maligno do tecido cartilaginoso;
- Lipossarcoma – tumor maligno do tecido gorduroso;
- Leiomiossarcoma – tumor maligno do tecido muscular liso;
- Hepatoblastoma – tumor maligno do tecido hepático jovem;
- Nefroblastoma – tumor maligno do tecido renal jovem.

Entretanto, existem algumas exceções:

- Tumores embrionários: teratomas (podem ser benignos ou malignos, dependendo do seu grau de diferenciação), seminomas, coriocarcinomas e carcinoma de células embrionárias. São tumores malignos de origem embrionária, derivados de células primitivas totipotentes que antecedem o embrião tridérmico;
- Epônimos: São tumores malignos que receberam os nomes daqueles que os descreveram pela primeira vez: linfoma de Burkitt, doença de Hodgkin, sarcoma de Ewing, sarcoma de Kaposi, tumor de Wilms (nefroblastoma), tumor de Krukemberg (adenocarcinoma mucinoso metastático para ovário);
- Nomes complementares: carcinomas e adenocarcinomas podem receber nomes complementares (epidermoide, papilífero, seroso, mucinoso, cístico, medular, lobular etc.), para melhor descrever sua morfologia, tanto macro como microscópica: cistoadenocarcinoma papilífero, carcinoma ductal infiltrante, adenocarcinoma mucinoso, carcinoma medular etc;
- Epitélios múltiplos: os tumores, tanto benignos como malignos, podem apresentar mais de uma linhagem celular. Quando benignos, recebem o nome dos tecidos que os compõem, mais o sufixo "oma": fibroadenoma, angiomiolipoma etc. O mesmo é feito para os tumores malignos, com os nomes dos tecidos que correspondem à variante maligna: carcinossarcoma, carcinoma adenoescamoso etc. Outras vezes, coexistem componentes benigno e maligno, e os nomes estarão relacionados com as respectivas linhagens: adenoacantoma (linhagem glandular maligna e metaplasia escamosa benigna);
- Sufixo indevido: algumas neoplasias malignas ficaram denominadas como se fossem benignas (ou seja, apenas pelo sufixo "oma") por não possuírem a correspondente variante benigna: melanoma, linfomas e sarcomas. Estes dois últimos nomes representam classes de variados tumores malignos;
- Outros: algumas vezes, a nomenclatura de alguns tumores escapa a qualquer critério histogenético ou morfológico: mola hidatiforme (corioma) e micose fungoide (linfoma não Hodgkin cutâneo).

■ FATORES DE RISCO E PROTETORES

Damos o nome de carcinogênese à sucessão de eventos genéticos que transformam uma célula normal em maligna. A carcinogênese é um processo de alta complexidade que pode ser induzido por vários fatores. Um fator de risco é um acontecimento ou característica pessoal que aumenta o risco de desenvolver câncer.

Diferentes tumores apresentam diferentes fatores de risco. Alguns, como cigarro e álcool, podem ser controlados; outros, como predisposição genética e idade, não.

A presença dos agentes cancerígenos, por si só, não pode ser responsabilizada pelo desenvolvimento dos tumores. Há, porém, casos em que isso acontece. Sabe-se que a exposição prolongada à substância química benzina pode aumentar o risco de produzir câncer na bexiga (principal tipo de câncer encontrado em trabalhadores das antigas indústrias de tintas, couros, borracha e papel que utilizavam benzina na sua fabricação) e o câncer de pulmão, que ocorre entre fumantes, em mais de 90% dos casos é consequência do tabagismo crônico. A presença de um ou mais fatores de risco não é condição necessária nem suficiente para o aparecimento do câncer: há pessoas com vários fatores de risco que não desenvolvem a doença, enquanto outras sem nenhum fator apresentam tumores graves.

A seguir, discutiremos os principais fatores de risco para o desenvolvimento do câncer (Figura 14.1).

Tabaco

O tabaco ainda é a maior causa de mortes no mundo, apesar de haver uma considerável redução no número de tabagistas (20,7% da população mundial em 2017), ainda morrem mais de 7 milhões de pessoas por ano.[7,8]

Apesar de mais relacionado com neoplasia de pulmão, pode estar associado à origem de outras neoplasias, como orofaringe, bexiga e colo útero. Seu risco está associado à quantidade de cigarros ao dia e tempo de tabagismo, sendo que o risco de neoplasia de pulmão reduz com a cessação do tabagismo.[9]

Em estudo prospectivo multicêntrico com 1.200.000 homens e mulheres tabagistas, realizado pela American Cancer Society durante 3 períodos (1959-1965, 1982-1988 e 2000-2010), comparando os riscos absoluto e relativo do tabagismo, observou-se que o risco relativo para morte por câncer de pulmão era de 11,94 (IC 95%, 9,99-14,26) para mulheres e de 22,36 (IC 95%, 17,77-28,13) para homens.[11] A mortalidade por câncer de pulmão em homens tabagistas era 12 vezes maior que em homens que nunca haviam fumado, conforme este estudo (Tabela 14.4).[10,11]

Além disso, o risco relativo de morte por câncer de pulmão foi maior conforme o maior tempo de tabagismo, uma vez que aumentou de 2,73 para 12,65 e, a seguir, para 25,66 em mulheres nos 3 períodos analisados, respectivamente, e de 12,22 para 23,81 e para 24,97 em homens.[11]

De acordo com CDC, no ano 2000 havia 1.696.000 pessoas com história de câncer associada ao tabagismo e eram relacionadas a câncer de pulmão, bexiga, faringe/boca, esôfago, colo uterino, rim, laringe e pâncreas. Atualmente, foi incluída a associação com câncer de cólon e fígado.[12]

Além de câncer, o tabagismo também está relacionado a diversas outras enfermidades, como doenças cardía-

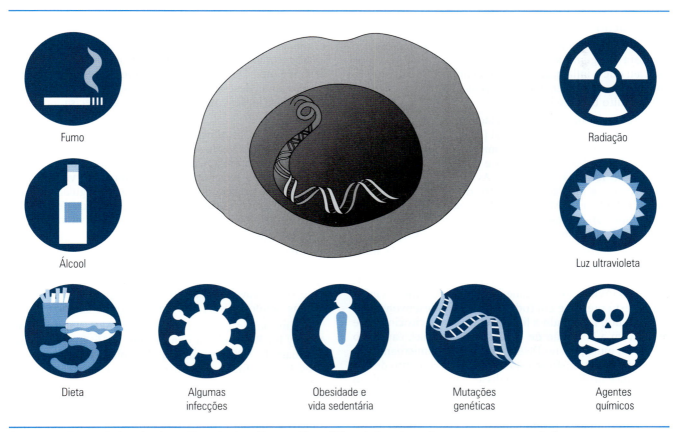

Figura 14.1. Fatores de risco do câncer. (Fonte: Instituto Vencer o Câncer.[6] Disponível em: https://www.vencerocancer.org.br/.)

Tabela 14.4. Risco relativo para mortalidade em adultos (> 35 anos) de doenças relacionadas ao tabagismo, baseado no Cancer Preventions Study II, Estados Unidos

Enfermidades (CID-10)	Homens		Mulheres	
	Fumante	Ex-fumante	Fumante	Ex-fumante
Traqueia, pulmão, brônquios (C33, C34)	23,6	8,7	12,69	4,53
Laringe (C32)	14,6	6,34	13,02	5,16
Faringe e boca (C00-C14)	10,89	3,4	5,08	2,29
Esôfago (C15)	6,76	4,46	7,75	2,79
Bexiga (C67)	3,27	2,09	2,22	1,89
Rim e pelve renal (C64-C65)	2,72	1,73	1,29	1,05
Pâncreas (C25)	2,31	1,15	2,25	1,55
Estômago (C16)	1,96	1,47	1,36	1,32
Leucemia mieloide aguda (C92.0)	1,86	1,33	1,13	1,38
Colo uterino (C53)	NA	NA	1,59	1,14

Fonte: Adaptada de Centers for Disease Control and Prevention, 2011.[10]

cas e pulmonares, e causam um grande impacto na saúde pública, com aumento da morbidade e mortalidade e altos custos relacionados a isso. Portanto, são fundamentais medidas educativas para que se reduza o número de tabagistas e que sejam estimulados os programas de cessação de tabagismo.[13]

Inflamação

A inflamação é um processo biológico complexo em resposta a alguma agressão celular ou tecidual. Estudos indicam que a inflamação tem papel importante no desenvolvimento do câncer, apesar de seus mecanismos não estarem muito bem esclarecidos.

Várias citocinas estão relacionadas à inflamação, como o fator de necrose tumoral (TNF), interleucinas (IL-1, IL-6, IL-8, IL-9) e fator de crescimento endotelial vascular (VEGF). As células inflamatórias e suas diferentes vias de sinalização levam à inflamação. As vias inflamatórias são primariamente mediadas pelo fator de transcrição nuclear kappa (NF-κB) e STAT-3 (*signal transducer and activator of transcription 3*), que estão relacionados a transformação celular, proliferação, invasão celular, angiogênese e metástase.

No câncer, o TNF é o mediador primário da inflamação, apesar de que já foi demonstrado que fatores de transcrição pró-inflamatórios (AP-1, STAT-3, NF-κB, HIF-1, β-catenina/Wnt) são simultaneamente expressados. A inflamação está presente em todas as fases do desenvolvimento do tumor, induzindo a liberação de várias citocinas que promovem a liberação de células inflamatórias, causando oxidação, mutações no DNA e alterações no microambiente, permitindo transformação celular, com aumento de sua sobrevida e proliferação. Além disso, a inflamação também contribui para remodelamento da matriz extracelular, angiogênese e fibrose em diversos tecidos.

Enfermidades pró-inflamatórias como colite, bronquite, gastrite e hepatites podem, eventualmente, evoluir para neoplasia. Portanto, são condições que se tratadas podem prevenir o câncer (Figura 14.2).[14]

Fatores dietéticos

Fatores ambientais como a alimentação estão relacionados com a incidência do câncer em seus diferentes estágios através de mecanismos diversos. Algumas formas de processar os alimentos podem torná-los mutagênicos e, com isso, levar ao dano do DNA. Alguns mecanismos celulares, como a apoptose, podem bloquear ou inativar os carcinógenos. Devido à complexidade desses mecanismos, muitos ainda desconhecidos, a relação de fatores nutricionais com o desenvolvimento do câncer precisa ainda ser mais elucidada.[15]

Diversos estudos epidemiológicos já foram realizados com o objetivo de se estabelecer a associação de dieta com câncer, porém apresentam muitos vieses uma vez que outros fatores relacionados aos hábitos de vida podem interferir nos resultados, como a prática regular de exercícios físicos, cessação do tabagismo, perda de peso, redução do consumo de álcool e suplementação vitamínica.[15]

O fator de risco mais implicado com o desenvolvimento do câncer é a obesidade, que vem aumentando consideravelmente nas últimas décadas, atingindo proporções epidêmicas nos Estados Unidos. Estima-se que a obesidade é responsável por 14-20% das neoplasias nos Estado Unidos, sendo mais de 50% em maiores de 65 anos.[16,17]

Em publicação realizada pela IARC (International Agency for Research on Cancer), em 2016, foram analisados mais de 1.000 estudos epidemiológicos em câncer e obesidade, e foram demonstradas evidências suficientes para relacionar a obesidade com um maior risco para desenvolvimento de diversos tipos de câncer, conforme ilustrado na Tabela 14.5.[18] Entretanto, são estudos epidemiológicos e não há estudos randomizados controlados que confirmem esses dados. Porém a ASCO, NCCN (National

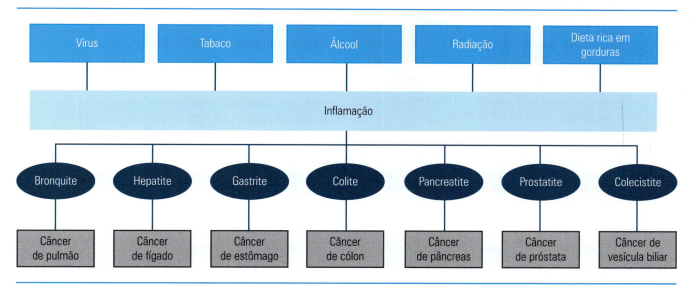

Figura 14.2. Inflamação como fator de risco para o desenvolvimento do câncer. (Fonte: Adaptada de DeVita, Hellman, Rosenberg's. Cancer Principles & Practice of Oncology. Philadelphia: Wolters Kluwer Health/Lippincott Williams & Wilkins; 2015.[14])

Tabela 14.5. Nível de evidência do efeito protetor da ausência de obesidade no câncer, de acordo com local ou tipo

Local/ tipo câncer	Evidências em humanos	Risco relativo de IMC elevado *versus* normal (IC 95%)
Esôfago (adenocarcinoma)	Suficiente	4,8 (3,0-7,7)
Gástrico – cárdia	Suficiente	1,8 (1,3-2,5)
Cólon e reto	Suficiente	1,3 (13-1,4)
Fígado	Suficiente	1,8 (1,6-2,1)
Vesícula biliar	Suficiente	1,3 (1,2-1,4)
Pâncreas	Suficiente	1,5 (1,2-1,8)
Mama (pós-menopausa)	Suficiente	1,1 (1,1-1,2)
Corpo de útero	Suficiente	7,1 (6,3-8,1)
Ovário	Suficiente	1,1 (1,1-1,2)
Rim – células claras	Suficiente	1,8 (1,7-1,9)
Tireoide	Suficiente	1,1 (1,0-1,1)
Mieloma múltiplo	Suficiente	1,5 (1,2-2,0)

IMC: índice de massa corpórea; IC: intervalo de confiança.
Evidência suficiente indica que a International Agency for Research on Cancer Handbook Working Group considera uma relação de prevenção entre a a ausência de obesidade e o risco de câncer. Os demais tipos de câncer não tem evidências suficientes de que peso saudável tenha efeito protetor contra o câncer.
Fonte: N Engl J Med. 2016 Aug; 375(8):794-8.[18]

Compreensive Cancer Network), American Cancer Society, entre outras, já recomendam um estilo de vida mais saudável, mais ativo e peso saudável como prevenção do câncer.

Na década de 1980, alguns estudos relacionaram o consumo de gordura animal com a maior incidência de câncer de mama na pós-menopausa. Porém, grandes estudos prospectivos atuais não sustentam essa relação, uma vez que não apenas a gordura animal está implicada no aumento do risco, mas também a gordura vegetal. Nos casos de câncer de cólon, há diversas publicações que relacionam o consumo de gordura animal à sua origem, porém, acredita-se que outros fatores relacionados à carne vermelha como, por exemplo, o uso de hormônios anabolizantes em sua produção é que podem estar implicados, e não somente a gordura.[19,20]

Diversos outros nutrientes e alimentos estão relacionados à prevenção do câncer, porém sem evidências suficientes para que seja recomendado o seu consumo ou para que sejam evitados. Exemplos são a carne vermelha, atribuída ao maior risco de câncer de colón em alguns estudos; vitamina D, relatada na redução da carcinogênese; consumo de leite e laticínios relacionados ao aumento do risco de câncer de próstata e endométrio; tomate na prevenção do câncer de próstata. Também não há dados que comprovem que dieta vegetariana, baseada em alimentos orgânicos, alimentos crus ou à base de grãos estejam menos implicadas no desenvolvimento dos mais diversos tipos de câncer.[21-23]

Não há dados suficientes que comprovem que a suplementação vitamínica com selênio, vitamina E, entre outras, reduza os riscos de câncer. Portanto, não estão recomendadas até o momento.

Diante desses dados, diversas instituições de pesquisa em câncer recomendam uma dieta equilibrada, rica em frutas, verduras e vegetais, com menos alimentos processados, sal e bebidas alcóolicas.[24-28]

Álcool

O consumo de álcool está bem estabelecido como fator de risco para desenvolvimento de neoplasias. É classificado como um carcinógeno pela International Agency for Research on Cancer (IARC, 2007)[20] e está relacionado com diversos tipos de neoplasia, como as de fígado, cabeça e pescoço, laringe, faringe, mama e colorretal.[14,28]

Em revisão sistemática realizada de 1990-2016 sobre o consumo de álcool e suas implicações relacionadas à saúde, observou-se que em 2016, 32,5% (95% uncertainty interval [UI] 30,0-35,2) da população mundial havia consumido bebidas alcoólicas nos últimos 12 meses, sendo 25% (95% UI 23-27) de mulheres e 39% (36-43) de homens. A média de consumo foi de 0,73 g/dia (95% UI 0,68-0,78) para mulheres e 1,7 g/dia (1,5-1,9) para homens.[29]

Ao consumo de álcool foram atribuídas 2,8 milhões de mortes em 2016 (95% UI 2,4-3,3), correspondendo a 2,2% (95% UI 1,5-3,0) das causas em mulheres e 6,8% (5,8-8,0) em homens. É o sétimo fator de risco para morte prematura e incapacidade, sendo o principal responsável na faixa etária de 15-49 anos, com 3,8% (95% UI 3,2-4,3) de mortes no sexo feminino e 12,2% (10,8-13,6) no sexo masculino.[29]

Na população acima de 50 anos, o câncer foi o maior responsável pelas mortes atribuídas ao consumo de álcool, com 27,1% (95% UI 21,2-33,3) das mortes em mulheres e 18,9% (15,3-22,6) em homens.[29]

Acreditava-se que o álcool tinha um fator protetor para algumas doenças em estudos mais antigos, como doenças cardiovasculares e diabetes; entretanto, tais estudos eram limitados por apresentarem amostras pequenas e muitos vieses em suas análises.[21]

Estudos mais recentes indicam que não há um efeito protetor significativo em todas as causas de mortalidade e, quando presentes, são compensados pelo risco aumentado de desenvolvimento de câncer. Portanto, a despeito da quantidade, esses dados sugerem que o álcool leva a um aumento do risco de desenvolvimento de diversas enfermidades, efeito que é minimizado com o consumo zero (95% UI: 0-0,8) de bebidas alcóolicas diariamente.[29]

Alguns estudos mais antigos já mostravam que baixas doses de álcool, como 1 dose ou menos ao dia, aumentam o risco de câncer de mama em 4%, enquanto um maior consumo (3 ou mais doses/dia) podem aumentar o risco em 40-50%.[30,31] Além disso, a frequência aumentada de consumo de álcool também está relacionada ao aumento da mortalidade por câncer de mama.[32]

Em estudo de coorte prospectivo realizado nos Estados Unidos de 1986 a 2010, com mais de 88.000 mulheres e 47.000 homens, foi demonstrado um aumento discreto, mas não significativo, no risco de câncer em quem bebia pouco ou de forma moderada (definido como consumo de < 15 g/dia para mulheres e < 30 g/dia para homens) quando comparado a quem não bebia. Quando relacionado o etilismo ao tabagismo, houve aumento do risco de câncer em mulheres (colorretal, mama, boca, faringe, laringe, fígado e esôfago), mesmo com apenas uma dose diária de bebida alcoólica (RR 1,13, IC 95% 1,06-1,20), principalmente relacionado ao aumento do risco para câncer de mama.[33]

Em estudo de coorte prospectivo realizado na Dinamarca de 1993 a 2003, em 2 períodos de 5 anos, com 21.523 mulheres na pós-menopausa, foi observado que as mulheres que haviam aumentado o consumo de álcool em 5 anos tiveram maior risco de desenvolver câncer de mama. O hazard ratio entre quem consumia 7 e 14 doses por semana e câncer de mama foi de 1,13 (IC 95% 1,03-1,23) e 1,29 (1,07-1,55), respectivamente. Já em mulheres que reduziram o consumo de álcool, o risco para câncer de mama não foi significativo (Figura 14.3).[34]

Em países desenvolvidos, estima-se que 75% dos casos de câncer em esôfago, faringe, laringe e boca estejam relacionados ao tabaco e álcool, com risco aumentado em quem consome ambos, sugerindo um efeito aditivo. Não há relação estabelecida entre o tipo de álcool ingerido, o que sugere que o etanol é o responsável pela carcinogênese.[28]

Aproximadamente 3,6% de todas as neoplasias (5,2% em homens e 1,7% em mulheres) em todo o mundo, assim como 3,5% de todas as mortes relacionadas ao câncer estão relacionadas ao consumo crônico de álcool (Tabela 14.6).[35]

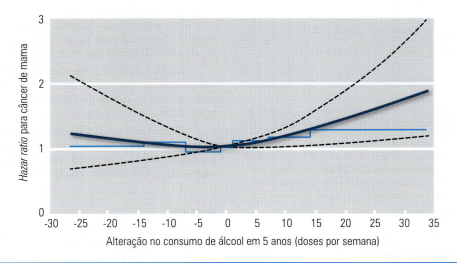

Figura 14.3. Razão de risco (hazard ratio) entre câncer em mulheres pós-menopausa em 5 anos de mudança no consumo de álcool, de 1993-1998 a 1999-2003 (intervalo de confiança de 95%), e câncer de mama. (Fonte: Dam MK, Hvidtfeldt UA, Tjønneland A, Overvad K, Grønbæk M, Tolstrup JS. Five year change in alcohol intake and risk of breast cancer and coronary heart disease among postmenopausal women: prospective cohort study. BMJ. 2016; 353: i2314.[34])

Tabela 14.6. Câncer atribuído ao consumo de álcool (em 1000 DALY -disability-adjusted life years) por sexo e país em 2014

	Brasil	China	Alemanha	Índia	Japão	Nigéria	Rússia	África do Sul	Tailândia	Estados Unidos
Homens	93 (9)	2.180 (18)	83 (9)	325 (7)	164 (11)	85 (15)	143 (9)	34 (13)	100 (22)	168 (7)
Mulheres	51 (5)	403 (5)	63 (8)	19 (0)	60 (6)	57 (8)	109 (7)	13 (5)	22 (5)	122 (5)

DALY – definido pela WHO (World Health Organization) como anos potencialmente perdidos devido a morte prematura.
Zero indica < 500 DALY atribuídos ao álcool.
Fonte: Adaptada de Roswall N, Weiderpass E. Alcohol as a risk factor for cancer: existing evidence in a global perspective. J Prev Med Public Health. 2015; 48:1-9.[36]

Existem vários mecanismos atribuídos à carcinogênese pelo álcool em cada tipo de câncer, sendo os mais comumente citados o efeito do acetaldeído, primeiro metabólito da oxidação do etanol, e o estresse oxidativo.[37]

Além disso, recentemente há algumas evidências que ele pode induzir alterações epigenéticas, também implicadas na fisiopatologia do câncer, em particular a metilação aberrante do DNA, contribuindo para a carcinogênese.[38]

Portanto, diante de todas as evidências atuais, o consumo de álcool deve ser cada vez mais desestimulado para evitar doenças crônicas, morte precoce e incapacidades e, consequentemente, um menor impacto em saúde pública.

Exercício físico

Assim como os fatores dietéticos, as evidências de que o exercício físico pode reduzir os riscos de desenvolvimento do câncer são limitadas a estudos epidemiológicos, uma vez que poucos estudos randomizados foram realizados. Além disso, também contam com o viés de outros fatores associados a mudança de estilo de vida, como as alterações na alimentação e perda de peso.

Os estudos realizados até o momento incluem um grupo específico de pacientes, onde não são avaliados todos os tipos de câncer. Além disso, a maioria avalia pacientes já diagnosticados ou já tratados, e que muitas vezes usam suplementos vitamínicos como cálcio, vitamina D e selênio associados à prática de exercícios físicos, como nos estudos SELECT, CARE e VITAL.[24-27]

Alimentação saudável, perda de peso e a prática de atividades físicas são fatores independentes que têm um efeito aditivo nos mecanismos biológicos na modulação do câncer. Em conjunto, promovem um microambiente que favorece a supressão tumoral e reduzindo o risco de desenvolvimento do câncer, mas esses mecanismos não são bem esclarecidos. Hormônios sexuais, reguladores de crescimento celular, reparo de dano no DNA, marcadores de inflamação e antioxidantes também podem estar relacionados, mas requerem maiores estudos.[38,39]

Podem proporcionar bem-estar e melhora de alguns sintomas relacionados ao tratamento oncológico e à própria neoplasia, como a fadiga, e por isso, o exercício é recomendado para os pacientes também já diagnosticados e em tratamento.[39,40]

Em revisão sistemática com estudos observacionais, pacientes tratados e que praticavam exercícios físicos de modo mais intenso tiveram 37% menos risco de morrer pelo câncer do que os que praticaram exercícios mais le-

ves. A redução desse risco estava mais relacionada com neoplasias de mama, colorretal e próstata.[40,41]

Diante das evidências de que fatores dietéticos, sedentarismo e consumo de álcool são importantes fatores de risco no desenvolvimento do câncer, a American Institute for Cancer Research/World Cancer Research Fund estabeleceu diretrizes para a prevenção do câncer, que inclui um estilo de vida mais ativo, a manutenção de um peso e dieta saudável, esta baseada em alimentos naturais e sem a necessidade de suplementação vitamínica (Tabela 14.7).[19]

Vírus oncogênicos

O vírus como causa de câncer foi descrito pela primeira vez em 1964 por Epstein, que identificou partículas virais em linfoblastos de humanos acometidos por linfoma de Burkitt, e o denominou vírus Epstein-Barr.[42]

Posteriormente, foram descritas associações de outros vírus como etiologia de neoplasias, como hepatites B e C e hepatocarcinoma, HTLV em linfomas de células T, HPV e câncer de colo uterino, herpes tipo 8 (HHV-8) em sarcoma de Kaposi, entre outros menos frequentes.[43,44]

Apesar de ser um fator de risco para o desenvolvimento do câncer, uma pequena porcentagem de pessoas infectadas irá desenvolvê-lo. Além disso, pode levar anos a décadas após a infecção para que a neoplasia se estabeleça.

Estima-se que 15-20% de todas as neoplasias sejam causadas por oncovírus (Tabela 14.8).[44]

Os oncogenes são conhecidos por participar nas diferentes fases do desenvolvimento tumoral. Foram reconhecidos, inicialmente, como genes celulares adquiridos por retrovírus através de recombinação para convertê-los em RNA vírus tumorais.[43]

Os vírus oncogênicos modulam as vias de sinalização que controlam o crescimento e proliferação celular, promovendo condições favoráveis para a replicação viral e evasão da apoptose. A desregulação dessas vias por meio de mutação ou fatores virais estão relacionadas a muitos tipos de câncer.[43,44]

A ativação das vias de supressão tumorais é fundamental para a defesa celular contra a transformação que ocorre em células infectadas por vírus oncogênicos. O próprio ciclo celular, a apoptose e senescência podem inibir a replicação viral, reparar o DNA celular e evitar o desenvolvimento da célula neoplásica. O antígeno p53, por exemplo, é um supressor tumoral capaz de reprimir a gênese tumoral através da regulação do ciclo celular e indução da apoptose.[44]

Tabela 14.7. Diretrizes da American Cancer Society e da American Institute for Cancer Research/World Cancer Research Fund

Manter peso saudável durante toda a vida
Evitar ganhos excessivos de peso, bem como evitar o baixo peso
Praticar exercícios físicos regularmente
Limitar o consumo de alimentos muito calóricos e de bebidas alcoólicas
Adotar um estilo de vida ativo
Praticar pelo menos 150 minutos de atividades físicas de moderada intensidade ou 75 minutos de alta intensidade por semana, preferencialmente em dias separados ou 30 minutos/dia de atividade de moderada a alta intensidade
Crianças e adolescentes devem praticar pelo menos 1 hora de atividade física moderada a intensa por dia, pelo menos 3 vezes/semana de atividades de alta intensidade
Limitar atividades de lazer sedentárias, como assistir televisão
Adotar uma dieta saudável
Escolher alimentos e bebidas em quantidades que favoreçam a manutenção de um peso saudável
Evitar consumo de alimentos muito calóricos
Evitar bebidas com açúcar
Limitar o consumo de carnes vermelhas e processadas
Comer uma maior variedade de frutas, vegetais e grãos integrais todos os dias (pelo menos 2,5 xícaras por dia)
Dar preferência a grãos integrais e evitar grãos refinados
Limitar o consumo de sal e alimentos processados pelo excesso de sódio
Limitar o consumo de álcool
Não usar suplementos alimentares e vitaminas para evitar o câncer
Amamentação exclusiva por 6 meses para peso saudável em mães e crianças

Fonte: Adaptada de American Institute for Cancer Research; World Cancer Research Fund.[19]

Tabela 14.8. Vírus oncogênicos e câncer

Vírus	Câncer
Epstein-Barr	• 40% linfomas de Hodgkin • > 95% linfomas de Burkitt • 10% carcinomas gástricos • Carcinoma nasofaríngeo tipos II e III • Sarcoma de Kaposi • Outros linfomas
Vírus hepatite B	• 53% hepatocarcinomas
HTLV-1	• > 99% leucemias células T no adulto
HPV	• > 95% carcinoma de colo uterino • 70% carcinomas de orofaringe • Outros carcinomas anogenitais
Vírus hepatite C	• 25% hepatocarcinomas • Linfomas não Hodgkin de células B
Herpesvírus 8	• > 99% sarcomas de Kaposi • > 99% linfomas primários relacionados à AIDS
Poliomavírus de células de Merkel	• 80% de carcinoma de células de Merkel

Fonte: Adaptada de Krump NA, You J. Molecular mechanisms of viral oncogenesis in humans. Nat Rev Microbiol. 2018 Aug 24.[44]

dificulta a compreensão de como os vírus isoladamente poderiam causar o câncer. A ativação ou inativação dos oncogenes e dos genes supressores tumorais se faz por interações complexas, o que dificulta a definição da causalidade da neoplasia.

Portanto, sabendo que os vírus estão implicados nessa complexa gama de fatores, sua prevenção e tratamento estão indicados, para que se evite o desenvolvimento de neoplasias em que se sabe que o vírus é fator determinante em seu desenvolvimento, como o HPV e neoplasia de colo de útero.[46]

Fatores químicos

Relatos do início do século XVII mostram o câncer relacionado a algumas atividades ocupacionais, associação em que se fez acreditar que alguns produtos químicos estariam implicados na origem tumoral. Entretanto, só anos mais tarde é que se comprovou por meio de estudos a sua relação causal.

Os agentes químicos mais comumente relacionados ao aumento do risco de desenvolvimento de neoplasias são o tabaco, bebidas alcoólicas e hormônios. Sabe-se que não são os únicos causadores, mas sim parte de um conjunto complexo de fatores que também envolvem fatores físicos, biológicos e sociais. Geralmente, afetam um órgão específico e tem como alvo as células epiteliais.[47,48]

Causam um dano no DNA com consequentes mutações somáticas, e podem ocorrer por exposição exógena ou endógena, através de radicais livres e óxido nítrico, por exemplo.[49]

São caracterizados, atualmente, 113 agentes como carcinógenos pela IARC (International Agency for Research

Os vírus oncogênicos causam infecções persistentes em indivíduos imunocompetentes, manifestam poucos sintomas e levam à malignidade, principalmente naqueles com sistema imune comprometido. Os diversos vírus que causam câncer se utilizam de diferentes meios de replicação celular e, apesar de suas diferenças, estão adaptados para causar uma infecção crônica em humanos. Vírus que causam infecções agudas ou autolimitadas não foram relacionados com o desenvolvimento tumoral. O tempo entre a infecção e o desenvolvimento do câncer reflete o número necessário de modificações epigenéticas nas células do hospedeiro.[43,45]

A interação entre vírus oncogênicos com fatores físicos, químicos, alterações genéticas hereditárias ou adquiridas, fatores hormonais e desequilíbrio do sistema imune

Tabela 14.9. Exemplos de alguns carcinógenos químicos conhecidos em humanos

Órgão-alvo	Agente
Pulmão	Tabaco, arsênico, asbesto, sílica cristalina, benzopireno, berílio, gás mostarda, níquel, diesel, fuligem, alcatrão, carvão
Pleura	Asbesto, erionita
Cavidade oral	Tabaco, álcool, níquel
Esôfago	Tabaco, álcool
Estômago	Tabaco
Cólon	Álcool, tabaco
Fígado	Álcool, tabaco, aflatoxina
Rim	Tabaco, tricloroetileno
Bexiga	Tabaco, ciclofosfamida, 4-aminobifenil, benzidina, 2-naftilamina
Próstata	Cádmio
Pele	Arsênico, benzopireno, carvão, óleos minerais, ciclosporina A, azatioprina, xisto betuminoso
Medula óssea	Benzeno, tabaco, agentes antineoplásicos, ciclosporina A, formaldeídos

Fonte: Adaptada de IARC Monographs on the Evaluation of Carcinogenic Risk to Humans.[48]

on Cancer) (Tabela 14.9). São ativados pelo citocromo P450 ou através de outras vias metabólicas até promoverem alterações epigenéticas, podendo induzir primariamente uma mutação e causar expansão clonal com expressão do fenótipo de uma célula tumoral.[47]

Identificar os carcinógenos químicos e evitar a sua exposição pode trazer grandes impactos na saúde pública, especialmente quando se trata de agentes já bem conhecidos como o tabaco e álcool, responsáveis por alta morbimortalidade quando associados ao câncer, bem como a outras enfermidades como cardiovasculares e pulmonares.[48,49]

■ FATORES FÍSICOS

Assim como os agentes químicos, os fatores físicos também estão implicados na carcinogênese. A radiação ionizante e ultravioleta são as mais frequentemente relacionadas e que oferecem maior risco quando expostos a elas.[50]

Estudos epidemiológicos realizados a partir da Segunda Guerra Mundial, após a exposição a bomba atômica no Japão e o acidente nuclear de Chernobyl, trazem evidências de que a exposição a esses agentes tem relação com diversos tipos de tumor, principalmente de tireoide e leucemia, que mantinham sua incidência aumentada mesmo 20 anos após o evento.

Bem como quanto aos agentes químicos, os mecanismos pelos quais a radiação pode levar a carcinogênese são complexos e envolvem mutações que culminam na ativação de oncogenes, como o RAS, e na inativação de genes supressores tumorais, como o p53, e posterior dano no reparo do DNA.

Estudos sugerem que a carcinogênese é diretamente proporcional à dose de radiação e que nenhuma dose é segura; portanto, deve ser evitada quando possível.

Pacientes oncológicos tratados com radioterapia têm um risco maior de desenvolver uma segunda neoplasia devido à radiação, especialmente na medula óssea, tireoide, mama e pulmão.[51]

A exposição solar aumenta a incidência de neoplasias, especialmente o melanoma, devido à exposição à radiação ultravioleta. O papel da luz ultravioleta difere no melanoma e nas neoplasias de pele não melanoma. Acredita-se que a exposição cumulativa à luz UV é que está relacionada com as neoplasias de pele não melanoma e a exposição intensa à luz UV na infância, com o melanoma.[52]

A radiação ultravioleta é considerada um potente carcinógeno por, além de induzir lesões no DNA, também suprimir o sistema imune, permitindo que as células mutadas sobrevivam por mais tempo e proliferem.[52]

A exposição a radiofrequência e ondas eletromagnéticas, como as emitidas por micro-ondas, telefones celulares, radiotransmissores, radares e equipamentos em medicina diagnóstica, ainda necessitam de maiores estudos para se esclarecer seu real risco à saúde e ao desenvolvimento do câncer. Estudos epidemiológicos estão sendo realizados, porém ainda inconclusivos ou com evidências pouco suficientes.

■ ONCOGÊNESE

O processo de formação do câncer é chamado de carcinogênese ou oncogênese e, em geral, acontece lentamente, podendo levar vários anos para que uma célula cancerosa se prolifere e dê origem a um tumor visível. Os efeitos cumulativos de diferentes agentes cancerígenos ou carcinógenos são os responsáveis pelo início, promoção, progressão e inibição do tumor. A carcinogênese é determinada pela exposição a esses agentes, em uma dada frequência e em dado período de tempo, e pela interação entre eles. Devem ser consideradas, no entanto, as características individuais, que facilitam ou dificultam a instalação do dano celular.

Esse processo é composto por três estágios (Figura 14.4):

- **Estágio de iniciação:** é o primeiro estágio da carcinogênese, onde as células sofrem o efeito causado pelos agentes cancerígenos (físicos, químicos ou biológicos) que provocam mutações em alguns genes. Nesta etapa as células se tornam geneticamente alteradas, mas clinicamente não é possível se detectar um tumor;
- **Estágio de promoção:** é o segundo estágio da carcinogênese, onde as células mutadas sofrem os efeitos dos agentes cancerígenos denominados oncopromotores. Essas células se transformam em malignas, de forma lenta e gradual. Mas, para que isso ocorra, é necessário o contato contínuo com o agente cancerígeno oncopromotor. Caso esse contato deixe de acontecer, muitas vezes o processo é interrompido neste estágio;

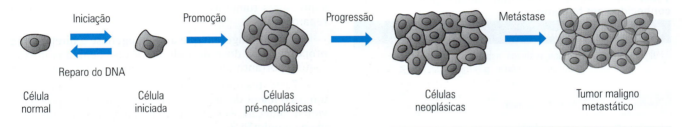

Figura 14.4. Fases da oncogênese. (Fonte: Adaptada e traduzida de Tao Shen, et al. Protective effects of dietary polyphenols in human disease and mechanisms of action. Nutricional Antioxidant Therapies: Treatments and Perspectives. 2018; 307-45.[53])

- **Estágio de progressão**: é o terceiro e último estágio da carcinogênese, no qual ocorre a multiplicação descontrolada das células alteradas. Nesta etapa, a multiplicação é irreversível e se estende até as primeiras manifestações clínicas da doença. Essa expansão clonal modifica também os tecidos adjacentes às células modificadas. A progressão representa a etapa em que as células malignas apresentam o fenótipo característico, desenvolvem maior agressividade, crescimento rápido e potencial de invasão e disseminação.

O período de latência varia com a intensidade do estímulo carcinogênico, com a presença ou a ausência dos agentes oncoiniciadores, oncopromotores e oncoaceleradores, e com o tipo e localização primária do câncer:

- Agente oncoiniciador: provoca o dano em células, diretamente. É o agente iniciador do câncer. Um exemplo é o benzopireno, um dos componentes da fumaça do cigarro;
- Agente oncopromotor: transforma células iniciadas em malignas;
- Agente oncoacelerador: multiplica descontroladamente células já iniciadas. Participa do estágio final do processo.

As células que constituem os animais são formadas por três partes: a membrana celular, que é a parte mais externa da célula; o citoplasma, que constitui o corpo da célula; e o núcleo, que contém os cromossomos que por sua vez são compostos de genes. Os genes são arquivos que guardam e fornecem instruções para a organização das estruturas, formas e atividades das células no organismo. Toda a informação genética encontra-se inscrita nos genes, numa "memória química" – o ácido desoxirribonucleico (DNA). É através do DNA que os cromossomos passam as informações para o funcionamento da célula.

Uma célula normal pode sofrer alterações no DNA dos genes. É o que chamamos mutação genética. As células cujo material genético foi alterado passam a receber instruções erradas para as suas atividades. As alterações podem ocorrer em genes especiais, denominados proto-oncogenes, que a princípio são inativos em células normais. Quando ativados, os proto-oncogenes transformam-se em oncogenes, responsáveis pela malignização (cancerização) das células normais. Essas células diferentes são denominadas cancerosas.

As células alteradas passam então a se comportar de forma anormal.

Multiplicam-se de maneira descontrolada, mais rapidamente do que as células normais do tecido à sua volta, invadindo-o. Geralmente, têm capacidade para formar novos vasos sanguíneos que as nutrirão e manterão as atividades de crescimento descontrolado. O acúmulo dessas células forma os tumores malignos.

Adquirem a capacidade de se desprender do tumor e de migrar. Invadem inicialmente os tecidos vizinhos, podendo chegar ao interior de um vaso sanguíneo ou linfático e, através desses, disseminarem-se, chegando a órgãos distantes do local onde o tumor se iniciou, formando as metástases. Dependendo do tipo da célula do tumor, alguns produzem metástases mais rápido e mais precocemente, outros o fazem bem lentamente ou até não o fazem.

■ CICLO CELULAR

O destino das células é ditado pelos sinais que cada uma delas recebe de seus arredores. Assim, quase todos os tipos de células normais não proliferarão a menos que sejam induzidas a fazê-lo.

No núcleo das células, existe uma rede de proteínas que recebe sinais de várias fontes originárias dos ambientes intra e extracelular, integrando-os e, a partir disso, decide o destino da célula. Caso o estímulo seja a favor a proliferação, essa rede de proteínas orquestram o ciclo celular de crescimento e divisão.

O ciclo celular é o conjunto de fases, no qual uma célula passa para se reproduzir e gerar células idênticas a ela. A função principal da divisão celular é que uma célula progenitora passe para duas novas células o DNA nos cromossomos, gerando filhas geneticamente iguais. Porém, se cada vez que uma célula se reproduzisse dividisse o resto do seu conteúdo, ela iria diminuir a cada divisão, até sumir (isso acontece em algumas exceções). Então, o que acontece é que todo seu material interno, do tipo organelas, também é duplicado.

Nos eucariontes, esse ciclo é dividido em fase M (representa 10% do tempo da divisão) e fase de interfase (representa 90% do tempo da divisão). Na interfase, o DNA é replicado, as proteínas são sintetizadas, organelas se duplicam e centríolos se dividem. Esse período, dividimos em três fases (Figura 14.5):

- G1 (*gap*, intervalo em inglês): é a fase mais longa do ciclo. Nela a célula aumenta de tamanho, sintetiza RNA e proteínas. Nesta fase existem dois pontos de con-

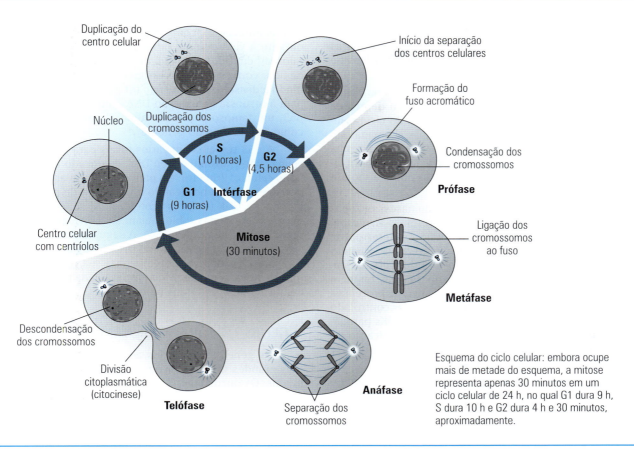

Figura 14.5. Ciclo celular. (Fonte: Martho GR, Amabis JM. Biologia, volume 1 – das células. Origem da vida, citologia, histologia e embriologia. 2 ed. Moderna; 2005.[55])

trole que verificam se há sinais de DNA danificado, ou algum sinal externo para que não haja divisão;

- S: representa o que de fato ocorre na célula neste instante: síntese do DNA, para que as células filhas tenham o mesmo material genético da célula progenitora. Além disso, os centrossomas começam a ser duplicados também;
- G2 (*gap*): a célula continua sintetizando proteínas, duplicando organelas e há um aumento rápido de tamanho. É o preparo da célula para fase M. Os centrossomas de deslocam com o auxílio de dineínas e cinesinas. Há uma intensa condensação de cromossomos, que marca o final desta fase, para o início da fase M. Na fase G2, também há pontos de controle para que a célula verifique o meio interno e externo e decida se a divisão celular procederá.

Algumas células possuem a fase G0, que está entre a fase M e a fase G1. Nela, a célula entra em estágio de repouso da divisão celular. Ocorre, por exemplo, em células nervosas e musculares.

Acabada a interfase, se inicia a fase M (mitose). Esta é a etapa da divisão celular propriamente dita, na qual o material genético será divido entre duas células filhas. Esta fase é subdividida em prófase, pró-metáfase, metáfase, anáfase e telófase. Com o final da mitose, vem a citocinese, que é o fim da divisão celular e é a fase em que os citoplasmas são clivados em dois, gerando duas células filhas. Este processo ocorre de formas diferentes entre vegetais e animais.[54,55]

A duração do ciclo celular varia com o tipo de célula. Por exemplo, células epiteliais do intestino têm um ciclo celular de aproximadamente 12 horas, enquanto fibroblastos em meio de cultura têm aproximadamente 20 horas e as células do fígado em torno de um ano.

O comportamento proliferativo das células cancerosas indica que os responsáveis pelo destino da célula são influenciados não apenas pelas proteínas normais, mas também por proteínas codificadas por oncogenes que se inserem em várias rotas de sinalização e rompem o mecanismo normal de controle celular.

Outras personagens importantes no ciclo celular são as ciclinas. Elas são um grupo de proteínas que ajudam a regular o ciclo celular.

Como os nomes sugerem, cada ciclina está associada a uma determinada fase, transição ou conjunto de fases no ciclo celular e ajuda a conduzir os eventos dessa fase ou período. Por exemplo, a ciclina M promove os eventos da fase M, tais como a quebra do envelope nuclear e a condensação cromossômica.[55]

Os níveis das diferentes ciclinas variam consideravelmente em todo o ciclo celular, como mostrado no diagrama à direita. Uma ciclina típica está presente em níveis baixos na maior parte do ciclo, mas aumenta acentuadamente no estágio onde for necessária. A ciclina M, por exemplo, atinge um pico de forma acentuada na transição entre as fases G2 e M. As ciclinas G1 são incomuns pelo fato de serem necessárias na maior parte do ciclo celular.

Para fazer com que o ciclo celular avance, uma ciclina deve ativar ou desativar muitas proteínas-alvo dentro da célula. As ciclinas desencadeiam os eventos do ciclo celular associando-se a uma família de enzimas chamada quinases dependentes de ciclinas (CDKs). Uma CDK sozinha fica inativa, mas a ligação com uma ciclina a ativa, tornando-a uma enzima funcional e permitindo que ela modifique proteínas-alvo dentro da célula.

Como isso funciona? CDKs são quinases, enzimas que fosforilam (ligam grupos fosfato) proteínas-alvo específicas. O grupo fosfato ligado age como um interruptor, tornando a proteína-alvo mais ou menos ativa. Quando uma ciclina se liga a uma CDK, isto tem dois efeitos importantes: ativa a CDK como uma quinase, mas também direciona a CDK para um conjunto específico de proteínas-alvo, adequadas para o período do ciclo celular controlado pela ciclina. Por exemplo, ciclinas G enviam CDKs para alvos da fase S (promovendo, por exemplo, a replicação do DNA), enquanto ciclinas M enviam CDKs para alvos da fase M (fazendo a membrana nuclear se romper).

Em geral, os níveis de CDK permanecem relativamente constantes por todo o ciclo celular, mas a atividade das CDK e as proteínas-alvo mudam à medida que os níveis das várias ciclinas aumentam e diminuem. Além de precisar de uma parceira ciclina, as CDKs também devem ser fosforiladas em um local específico para serem ativadas, e também podem ser reguladas negativamente pela fosforilação de outros locais.

CDKs e ciclinas são reguladoras diretas das transições do ciclo celular, mas não estão sempre no comando. Em vez disso, elas respondem a sinais que vêm de dentro e de fora da célula. Esses sinais influenciam a atividade dos principais reguladores para determinar se a célula avança ou não no ciclo celular. Sinais positivos, como fatores de crescimento, normalmente aumentam a atividade de CDKs e ciclinas, enquanto os negativos, como danos ao DNA, normalmente diminuem ou bloqueiam a atividade.

Como exemplo, vamos examinar como um dano ao DNA interrompe o ciclo celular em G1. Danos ao DNA podem acontecer, e acontecem em várias células do corpo durante a vida de uma pessoa (por exemplo, devido aos raios UV emitidos pelo sol). As células devem ser capazes de lidar com esse dano, corrigindo-o, se possível, e impedindo a divisão celular se não for possível corrigir. A chave para a resposta ao dano ao DNA é uma proteína chamada p53, um famoso supressor tumoral comumente descrito como "o guardião do genoma".[45]

A p53 trabalha em vários níveis para garantir que as células não transmitam seu DNA danificado através da divisão celular.[9] Primeiro, ela para o ciclo celular no ponto de checagem G desencadeando a produção de proteínas inibidoras de CDK (CKI). As proteínas CKI se ligam aos complexos CDK-ciclinas e bloqueiam sua atividade, ganhando tempo para o reparo do DNA. A segunda função da p53 é ativar as enzimas de reparo do DNA. Se o dano ao DNA não é reparável, a p53 vai desempenhar sua terceira e última função: ativar a morte celular programada para que o DNA danificado não seja transmitido.[54,56]

■ GENES TUMORAIS E SUAS MUTAÇÕES

Os genes relacionados ao câncer são divididos em dois grandes grupos: oncogenes e genes supressores tumorais. Os oncogenes são genes mutados que podem estimular o desenvolvimento do câncer. Eles "ganham" uma habilidade de levar à proliferação celular. Utilizando uma analogia, os oncogenes poderiam ser comparados a um acelerador de um carro (Figura 14.6). A mutação neste gene corresponderia ao acelerador do carro continuamente pressionado. Por outro lado, os genes supressores tumorais funcionam como os freios (Figura 14.7). Quando funcionam de forma correta, inibem a tumorigênese. Os genes supressores tumorais nas células normais funcionam como um freio do sinal de proliferação celular na fase G1 do ciclo celular. Quando os genes supressores tumorais estão mutados, o mecanismo de "frenagem" é perdido, resultando no crescimento das células de forma descontrolada. No caso de mutação nos genes supressores tumorais há uma perda de função, que geralmente se expressa quando as duas cópias dos genes estão mutadas.

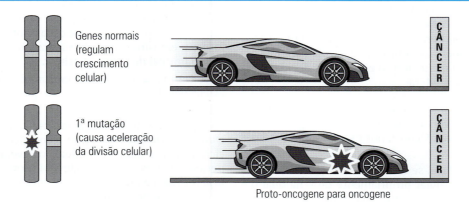

Figura 14.6. Oncogenes. (Fonte: National Cancer Institute.[57])

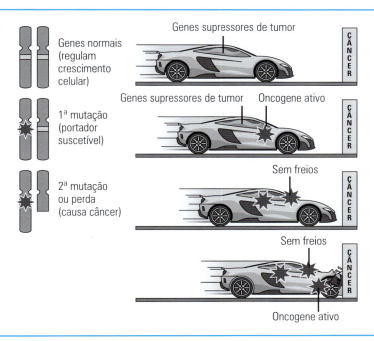

Figura 14.7. Genes supressores tumorais. (Fonte: National Cancer Institute.[57])

Além dos genes supressores tumorais e os oncogenes, existe um outro grupo de genes envolvido na formação do câncer: os genes de reparo do DNA.

Danos ao DNA podem ocorrer em quase qualquer ponto do tempo de vida da célula, não apenas durante a replicação. Na verdade, seu DNA sofre danos todo o tempo, por fatores externos como luz UV, produtos químicos e raios X, sem falar nas reações químicas espontâneas que acontecem mesmo sem agressões ambientais.

Felizmente, suas células têm mecanismos de reparo para detectar e corrigir muitos tipos de danos ao DNA. Os processos de reparo que ajudam a corrigir o DNA, incluem:

- **Reversão direta:** algumas reações químicas danosas ao DNA podem ser diretamente "desfeitas" por enzimas na célula;
- **Reparo por excisão:** dano a uma ou a umas poucas bases do DNA é frequentemente corrigido por remoção (excisão) e substituição da região danificada. No reparo por excisão de base, apenas a base avariada é removida. No reparo por excisão de nucleotídeo, como no reparo do mal pareamento que vimos acima, é removido um retalho de nucleotídeos;
- **Reparo de quebra de dupla fita:** duas vias principais, a de união das extremidades não homólogas e a recombinação homóloga, são utilizadas na correção de quebras de dupla fita de DNA (isto é, quando um cromossomo inteiro se divide em duas partes).

Os genes de reparo codificam proteínas cujo papel é corrigir erros que acontecem durante a duplicação do DNA antes da célula se dividir. Mutações nesses genes levam à falha no reparo do DNA, o que permite que ouras mutações se acumulem.

Alguns importantes genes relacionados ao câncer estão exemplificados na Tabela 14.10.

ETAPAS DO DESENVOLVIMENTO DO CÂNCER

O processo de desenvolvimento tumoral depende da aquisição de uma série de capacidades biológicas. Essas capacidades são distintas e complementares, e permitem que o tumor cresça e se dissemine (Figura 14.8):

- Manutenção na sinalização de proliferação celular;
- Evasão dos supressores tumorais e da apoptose;
- Indução da angiogênese;
- Capacidade de invadir e gerar metástases;
- Reprogramação do metabolismo;
- Alterações imunes;
- Instabilidade genômica.

Manutenção na sinalização de proliferação celular

Diferentemente dos tecidos normais que respeitam um ritmo de divisão celular, garantindo uma homeostase, as células do câncer possuem uma habilidade de manter a proliferação celular de forma crônica e sustentada. Alguns dos mecanismos utilizados pelos tumores para se multiplicarem são: produção de fatores de crescimento celular, aumento do número de receptores de fatores de crescimento, alteração dos receptores celulares de forma a torná-los independentes de um ligante, ativação da via de sinalização celular, perda de *feedback* negativo que regula a proliferação celular. Indiscutivelmente, o traço mais fundamental das células cancerígenas é a capacidade de sustentar a proliferação crônica. Tecidos normais controlam a produção e liberação de sinais promotores de crescimento que instruem a entrada e progressão através do ciclo de divisão celular, garantindo assim uma homeostase do número celular e, portanto, manutenção da arquitetura

Tabela 14.10. Oncogenes, genes supressores tumorais e genes de reparo do DNA

Gene	Exemplo	Função
Oncogenes	HER-2/neu	Codifica um receptor celular que estimula a proliferação celular. Este gene está amplificado em até 30% dos tumores de mama
	RAS	Está envolvido na via de sinalização celular, que em última análise controla a transcrição de genes, regula crescimento celular e a diferenciação
	MYC	A proteína MYC é um fator transcritor e controla a expressão de vários genes
	SRC	A proteína SRC é uma tirosina quinase que regula a atividade celular
Genes supressores tumorais	p53	É um fator que regula a divisão celular e a morte celular
	Rb	Altera a atividade da transcrição de fatores, de forma a controlar a divisão celular
	APC	Controla a disponibilidade da transcrição de fatores
Genes de reparo	BRCA1/BRCA2	Repara danos ao DNA

Fonte: Autoria da Dra. Monique Seldmaier França.

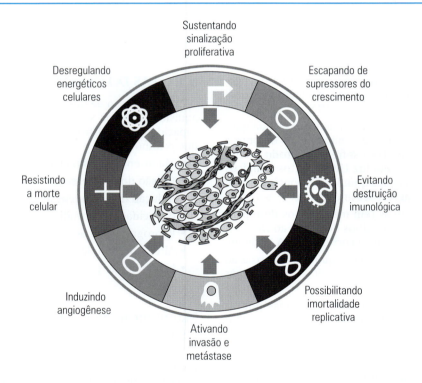

Figura 14.8. Etapas do desenvolvimento do câncer. (Fonte: Hanahan D, Weinberg R. Hallmarks of cancer: an organizing principle for cancer medicine. In: DeVita, Hellman, Rosenberg's (ed.). Cancer Principles & Practice of Oncology. Philadelphia: Wolters Kluwer Health/Lippincott Williams & Wilkins. 2015; 24-44.[4])

tecidual normal e sua função. As células cancerosas, por desregulação desses sinais, tornam-se mestres de seus próprios destinos. Os sinais de habilitação são transmitidos em grande parte por fatores de crescimento que se ligam a receptores na superfície celular, tipicamente contendo tirosina quinase intracelular e continuam a emitir sinais que regulam a progressão, o ciclo celular, bem como o crescimento celular, ou seja, o do aumento do tamanho da célula. Muitas vezes, esses sinais influenciam ainda outras propriedades biológicas das células como a sobrevivência celular e o metabolismo energético (Figura 14.9).

Células cancerosas podem adquirir a capacidade de sustentar a sinalização proliferativa em uma série de formas alternativas: elas podem produzir fator de crescimento aos quais podem responder por meio da expressão de receptores cognatos, resultando em proliferação e estimu-

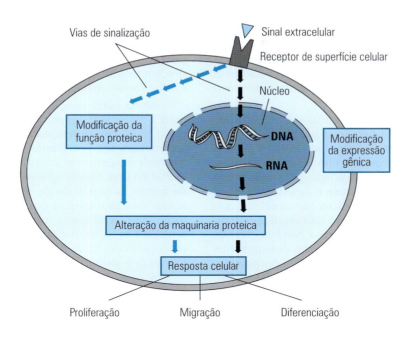

Figura 14.9. Tradução de sinais: o estímulo de um receptor de superfície celular por um sinal extracelular desencadeia uma cascata de sinalização intracelular (via de sinalização), transferindo a informação do meio extracelular para o meio intracelular. As vias de sinalização promovem uma resposta celular que pode ser dependente ou independente de modificações da expressão gênica. (Fonte: Souza WF, et al. Sinalização celular em câncer. São Paulo: Cienc Cult. v. 66. n. 1. 2014.[56])

lação autócrina. Alternativamente, as células cancerígenas podem enviar sinais para estimular células normais dentro do tumor associada ao estroma tumoral, que retribui fornecendo as células cancerígenas com vários fatores de crescimento. A sinalização do receptor também pode ser desregulada elevando os níveis de proteínas receptoras exibidas na célula cancerígena.

Evasão dos supressores tumorais e da apoptose

Além da capacidade marcante de induzir e sustentar sinais estimuladores do crescimento, as células cancerígenas envolvem programas que regulam negativamente a proliferação celular; muitos desses programas dependem das ações de genes supressores de tumor.

Dezenas de supressores de tumor que operaram de várias maneiras para limitar o crescimento e proliferação celular foram descobertos através de sua inativação característica em tipos de câncer humano ou animal. Muitos desses genes foram validados como genuínos supressores de tumor, por meio de experimentos de ganho ou perda de função em camundongos.

Os dois protótipos de genes supressores de tumor codificam a RB (retinoblastoma) e a proteína TP53; eles operam como central de controle dentro de dois principais circuitos reguladores celulares complementares que determinam as decisões das células de proliferar ou, alternativamente, ativar senescência e programas apoptóticos. A proteína RB integra sinais de diversos fontes intracelulares ou extracelulares e, em resposta, decide se uma célula deve ou não prosseguir através de seu ciclo de crescimento e divisão. Células cancerosas com defeitos na função da via RB estão, portanto, com deficiência no controle da progressão do ciclo celular, cuja ausência permite persistência da proliferação celular.

Considerando que o RB transduz inibidores do crescimento, sinais que se originam em grande parte fora da célula, TP53 recebe sinalizações de sensores de estresse e anormalidade que funcionam dentro dos sistemas operacionais intracelulares da célula. Se o grau de dano ao genoma é excessivo, ou se os níveis de nucleotídeos, sinais promotores do crescimento, glicose ou oxigenação são abaixo do ideal, o TP53 pode interromper a progressão do ciclo celular até que essas condições tenham sido normalizadas. Alternativamente, se deparando com sinais de alarme indicando irreparável dano a esses subsistemas celulares, o TP53 pode desencadear apoptose. Notavelmente, os vários efeitos do TP53 ativado são complexos e altamente dependentes do contexto, variando por tipo de célula bem como pela gravidade e persistência das condições de estresse celular e dano genômico.

Imortalidade celular

Várias evidências indicam que os telômeros, que protegem o fim dos cromossomos, estão envolvidos na capacidade de proliferação celular ilimitada. Os telômeros funcionam como um relógio que determina o potencial de replicação das células normais. Eles encurtam progressivamente nas células normais, perdendo, eventualmente, sua capacidade de proteger o fim do DNA cromossômico. Isso leva à fusão entre as extremidades do DNA, acarretando ao fim da viabilidade celular. A telomerase é uma DNA polimerase capaz de adicionar sequências repetidas de DNA à extremidade do DNA, impedindo a erosão do telômero. Nas células normais, a telomerase está praticamente ausente. Entretanto, algumas células tumorais possuem a capacidade de manter o telômero, o que a confere uma característica de imortal. Por outro lado, alguns estudos mostraram que telômeros muito erodidos foram documentados em lesões pré-malignas.

O conceito de que a morte celular programada por apoptose serve como uma barreira natural ao desenvolvimento do câncer foi estabelecida por estudos funcionais convincentes realizados nas últimas duas décadas. Elucidação do circuito de sinalização que gere o programa apoptótico revelou como a apoptose é desencadeada em resposta a vários estresses fisiológicos que as células cancerígenas vivenciam durante o curso da tumorigênese ou como resultado de terapia anticancerosa. Notável entre os indutores de apoptose, estresses sinalizam desequilíbrios resultantes de níveis elevados de sinalização oncogênica, como mencionado anteriormente, e danos no DNA associado com hiperproliferação. No entanto, outras pesquisas revelaram como a apoptose é atenuada naqueles tumores que conseguem progredir para estados de malignidade de alto grau e resistência à terapia. Os reguladores, por sua vez, são divididos em dois circuitos principais: um que recebe o sinal e processa a indução extracelular da morte (o programa apoptótico extrínseco, envolvendo por exemplo receptor Fas/receptor Fas) e o outro, sentindo e integrando uma variedade de sinais de origem intracelular (o programa intrínseco). Cada um culmina na ativação de uma protease normalmente latente que inicia uma cascata de proteólise envolvendo caspases efetoras responsável pela fase de execução da apoptose, em que a célula é progressivamente desmontada e depois consumida, tanto por seus vizinhos quanto por células fagocíticas. Atualmente, o programa apoptótico intrínseco é mais amplamente implicado como uma barreira à patogênese do câncer. O "gatilho apoptótico" que transmite sinais entre os reguladores e os efetores são controlados pelo contrabalanceamento de membros pró e anti-apoptóticos da família de proteínas reguladoras Bcl-2. O arquétipo Bcl-2, junto com seus parentes mais próximos (Bcl-xL, Bcl-w, Mcl-1, A1), são inibidores da apoptose, agindo em grande parte ligando-se e, assim, suprimindo duas proteínas pró-apoptóticas (Bax e Bak). Estas estão presentes na membrana externa mitocondrial.

Quando livres da inibição por seus parentes anti-apoptóticos, as proteínas Bax e Bak rompem a integridade da membrana mitocondrial externa causando a liberação de proteínas sinalizadoras pró-apoptóticas. A mais importante delas é o citocromo C. O citocromo C liberado ativa, por sua vez, uma cascata de caspases que atuam através de suas atividades proteolíticas para induzir as múltiplas alterações celulares associadas com o programa apoptótico. Bax e Bak compartilham domínios de interação proteína-proteína, denominados motivos BH3, com os anti-apoptóticos, proteínas semelhantes a Bcl-2 que medeiam suas várias interações físicas. As atividades de uma subfamília de proteínas relacionadas, cada uma que contém um único motivo BH3, são acopladas a uma variedade de sensores de anormalidade celular. Estas proteínas agem interferindo com as proteínas anti-apoptóticas Bcl-2 ou estimulando diretamente os membros pró-apoptóticos desta família.

Vários sensores de anormalidade no desenvolvimento de tumores foram identificados. O mais notável é um sensor de dano no DNA, que funciona por meio do supressor de tumor TP53 que induz a apoptose pela regulação positiva e expressão das proteínas Noxa e Puma BH3, fazendo assim, em resposta a níveis substanciais de quebras de DNA e outros anormalidades cromossômicas.

Ainda outra condição que leva à morte celular envolve a sinalização hiperativada por certas oncoproteínas, como Myc, que desencadeia a apoptose, a menos que contrabalançada por fatores anti-apoptóticos. As células tumorais desenvolvem uma variedade de estratégias para limitar ou contornar a apoptose, a mais comum é a perda da função do supressor de tumor TP53 que elimina este sensor de danos críticos dos circuitos indutores de apoptose. Alternativamente, os tumores podem atingir fins semelhantes, aumentando a expressão de reguladores anti-apoptóticos (Bcl-2, Bcl-xL) regulando negativamente os fatores pró-apoptóticos (Bax, Bim, Puma).

A multiplicidade de mecanismos de prevenção de apoptose, presumivelmente, reflete a diversidade de sinais indutores de apoptose que as populações de células cancerígenas encontram durante a sua evolução para o estado maligno.

Indução da angiogênese

Assim como as células normais, as células tumorais necessitam garantir o aporte de nutrientes e oxigênio, além de eliminar os metabólitos. Frequentemente, o processo tumoral está associado à formação de novos vasos sanguíneos para permitir esse suporte.

Os tumores organizam sua vascularização liberando sinais quimiotáticos que ajudam a recrutar células endoteliais precursoras circulantes para o estroma. Esse recrutamento é ajudado por fatores de crescimento endotelial vascular (VEGF), que ajuda também essas células a amadurecerem em células endoteliais funcionais. A produção do VEGF é governada pela disponibilidade de oxigênio. Em condição de hipóxia, vários genes se expressam e favorecem a angiogênese.

Mecanismos similares parecem operar durante a formação de vasos linfáticos. Os ductos linfáticos são importantes reguladores do balanço fluido no estroma tumoral.

Capacidade de invadir e gerar metástases

Os tumores malignos têm como característica invadir tecidos adjacentes e a disseminar para outros órgãos ou tecidos. Por razões ainda obscuras, alguns tumores têm alta capacidade de gerar metástases, como o melanoma. Outros, por outro lado, raramente metastatizam, como o carcinoma espinocelular de pele e o astrocitoma.

Até o tumor tornar-se metastático ocorrem várias etapas: invasão local, invasão de vasos sanguíneos e linfáticos, circulação da célula tumoral pelo sistema circulatório e/ou linfático, "escape" do interior dos vasos para o parênquima de outros tecidos, formação de pequenos nódulos por células tumorais (micrometástase) e crescimento das micrometástases em macrometástases (colonização). Esse processo ficou conhecido como cascata invasão metástase.

No processo de invasão, as células tumorais modificam sua morfologia e alteram a aderência à outras células e à matriz extracelular. A E-caderina, uma molécula de adesão intercelular, está relacionada à essa capacidade de invasão pelos tumores malignos. Foram observados *downregulations* ou mutações na E-caderina nos carcinomas humanos. Alguns experimentos demostraram que o comportamento invasivo e metastático pode ser muito influenciado por sinais produzidos por células do estroma, como o TGF-β e TGF-α. As células estromais também produzem metaloproteinases de matriz, enzimas que dissolvem a densa quantidade de moléculas que rodeiam e confinam células individuais, criando, dessa forma, espaço para as células se moverem. As células tumorais alcançam os vasos sanguíneos e linfáticos, podendo se espalhar pelo corpo. Alguns modelos experimentais de metástase em camundongo indicam que a sobrevivência das células malignas na circulação é muito aumentada se elas conseguirem atrair um séquito de plaquetas para acompanhá-las. Além de aumentar a sobrevivência das células tumorais, a associação com as plaquetas aumenta a interação tumor-vasos sanguíneos e ajuda a escapar do sistema imune.

Ao atingir outros tecidos, o crescimento de micrometástases em macrometástases é claramente o passo-chave para determinar se a doença será metastática ou não.

Certamente, a colonização é um processo muito ineficiente, e a grande maioria das células que acabam formando micrometástases nunca consegue se adaptar de maneira adequada ao tecido no qual chegaram, originando macrometástases. Muitas evidências apoiam a ideia de que células metastáticas se tornaram altamente especializadas para conseguir colonizar um órgão-alvo, e que diferentes tipos de células de câncer possuem habilidades distintas para atingir outros órgãos. Em 1889, foi proposta a hipótese da "semente e solo", utilizando a analogia da semeadura de células do câncer com a dispersão de sementes de plantas. Esse modelo estabelece que as células do câncer são dispersadas por todo o corpo, entretanto, apenas as células tumorais que conseguem chegar a um tecido hospitaleiro encontram o microambiente adequado, e obtém sucesso em sobreviver. Acredita-se que órgãos-alvo podem liberar mensagens químicas específicas que levam ao recrutamento de células cancerígenas. Os vasos sanguíneos também podem influenciar neste processo. Os capilares expressam moléculas tecido-específicas em suas superfícies luminais, que podem servir como sítios de ancoragem de específicos para células tumorais que expressam moléculas de adesão, como as integrinas. Entretanto, o fator que parece mais contribuir para a definir a predileção dos possíveis focos de metástase é simplesmente o padrão de fluxo sanguíneo. Por exemplo, carcinomas do cólon frequentemente fazem metástase para o fígado. Isso é um reflexo do fato das células tumorais do intestino, após passar pela veia porta (que drena o trato gastrointestinal inferior) chega aos capilares do fígado.

Reprogramação do metabolismo

A proliferação descontrolada das células tumorais depende da capacidade de ajustar o metabolismo energético de forma a permitir a sustentabilidade desse processo.

Observou-se que as células tumorais, mesmo na presença de oxigênio, conseguem reprogramar o metabolismo da glicose, uma característica que normalmente é vista nas células saudáveis em condições de anaerobiose. Esse estado é chamado de glicólise aeróbica.

Durante a glicólise aeróbica ocorre um *upregulation* dos receptores de glicose, principalmente o GLUT1, o que aumenta substancialmente o aporte de glicose citoplasmático, que é necessário para a proliferação celular.

Em alguns tumores também já foi descrito diferentes tipos de populações celulares com relação ao caminho de geração de energia. Uma subpopulação consiste em células dependentes de glicose que secretam lactato. A outra subpopulação, preferencialmente, importa e utiliza o lactato produzido por suas células vizinhas. Dessa forma, as células tumorais convivem de forma simbiótica e conseguem se adaptar ao processo de proliferação.

Alterações imunes

As células do sistema imunológico são cada vez mais aceitas como constituintes no processo tumoral.

Nos anos 1990, começaram a acumular evidências de que a infiltração de tecidos neoplásicos pelas células do sistema imunológico sirva, talvez contraintuitivamente, para promover a progressão do tumor. Tal trabalho traçou suas raízes conceituais de volta para a associação de sítios de inflamação crônica com formação de tumor e à observação que os tumores poderiam ser retratados como feridas que nunca cicatrizam.

No decorrer da cicatrização de feridas, células inflamatórias imunes aparecem transitoriamente e depois desaparecem, em contraste com sua persistência em locais de inflamação crônica onde sua presença tem sido associada a várias patologias teciduais incluindo fibrose, angiogênese aberrante e neoplasia.

Na última década, a manipulação de genes envolvidos na determinação ou funções efetoras de vários tipos de células imunológicas, juntamente com inibidores farmacológicos dessas células ou suas funções, mostrou desempenhar papéis diversos e críticos na promoção da tumorigênese. A lista de células inflamatórias promotoras de tumor inclui agora subtipos de macrófagos, mastócitos e neutrófilos, bem como linfócitos T e B.

Tais estudos estão produzindo uma lista crescente de moléculas de sinalização liberadas por células inflamatórias que servem como efetores de suas ações promotoras de tumor. Estes incluem o fator de crescimento do tumor EGF, o fator de crescimento angiogênico VEGF, outros pró-angiogênicos, fatores como FGF2, quimiocinas e citocinas que amplificam o estado inflamatório. Além disso, essas células podem produzir enzimas pró-angiogênicas e/ou pró-invasivas que degradam a matriz, incluindo metaloproteinases, entre outras.

Além de células imunes totalmente diferenciadas presentes no estroma tumoral, uma variedade de progenitores mieloides parcialmente diferenciados foram identificados em tumores. Essas células representam intermediários entre as células circulantes de origem na medula e as células imunes diferenciadas, tipicamente encontradas em tecidos normais e inflamados. Esses progenitores, como seus derivados mais diferenciados, também têm demonstrado atividade promotora de tumor.

A existência contraintuitiva de ambos os promotores de tumor e células imunes antitumorais podem ser racionalizadas por diversos papéis do sistema imunológico. Por um lado, o sistema imunológico detecta e atinge especificamente agentes com a resposta imune adaptativa, que é apoiada por células do sistema imune inato. Por outro lado, o sistema imunológico inato está envolvido na cicatrização de feridas e limpeza das células mortas e detritos celulares. Essas tarefas especializadas são realizadas por subclasses distintas de células inflamatórias, ou seja, uma classe de macrófagos convencionais e neutrófilos (envolvidos no apoio à imunidade adaptativa) e subclasses de macrófagos, neutrófilos e progenitores mieloides envolvidos na cicatrização e limpeza de tecidos. O último subtipo de células imunes são aquelas que participam como algumas das principais fontes de fatores de crescimento angiogênico, epitelial e estromal e remodelamento da matriz, que são necessárias para a cicatrização de feridas. Estas células são recrutadas e subvertidas para apoiar a progressão neoplásica.

Similarmente, subclasses de linfócitos B e T, podem facilitar o recrutamento, ativação e persistência de tal cicatrização de feridas e promoção do tumor. Claro, outras subclasses de linfócitos B e T e tipos de células imunes inatas podem demonstrar morte tumoral.

Instabilidade genômica e mutação

Para que ocorra a instabilidade genômica e as mutações, é preciso uma sucessão de alterações nos genomas das células neoplásicas. Certos genótipos mutantes conferem vantagens seletivas aos subclones de células, possibilitando crescimento e eventual dominância em um ambiente de tecidual. Assim, a progressão tumoral em múltiplos passos pode ser retratada como uma sucessão de expansões clonais, cada uma das quais é desencadeada pela possibilidade de aquisição de um genótipo mutante. Algumas expansões clonais podem ser desencadeadas por alterações que afetam a regulação da expressão gênica. A extraordinária capacidade dos sistemas de manutenção do genoma detectar e resolver defeitos no DNA garante que as taxas de mutação espontânea sejam geralmente muito baixas durante cada geração de célula.

Para orquestrar a tumorigênese, as células cancerígenas aumentam as taxas de mutação. Esta mutabilidade é obtida através do aumento da sensibilidade a agentes mutagênicos, através de uma quebra em um ou vários componentes do mecanismo de manutenção genômica. Além disso, o acúmulo de mutações pode ser acelerado, comprometendo os sistemas de vigilância que normalmente monitoram integridade genômica e forçam as células geneticamente danificadas a senescência ou apoptose.

O papel do TP53 é central aqui, levando-o a ser chamado de "guardião do genoma". O gene p53 codifica uma proteína, com o mesmo nome, que evita a propagação de células geneticamente defeituosas. O p53 está mutado em mais de 50% de todos os cânceres humanos. É interessante que algumas substâncias carcinogênicas podem induzir mutações específicas em p53. Por exemplo, a ingestão dietética de aflatoxina, que pode resultar em câncer de fígado. E a exposição ao benzopireno, potente mutagênico e carcinogênico encontrado no cigarro, produz mutações em três códons do gene que estão relacionadas ao aparecimento do câncer de pulmão. O gene p53 também está funcionalmente ligado e relacionado à patogênese da LMA (leucemia mieloide aguda).

Apesar das mutações em p53 serem, na maioria das vezes, observadas em células somáticas, também podem ocorrer em células germinativas, caracterizando a síndrome de Li-Fraumeni. Esta síndrome é uma condição rara de câncer hereditário, que se caracteriza pela predisposição a tumor cerebral, sarcomas, leucemias e carcinoma adrenocortical em crianças e adultos jovens.

Outra importante fonte de instabilidade genômica associada ao tumor, como descrito anteriormente, é a perda de carga telomérica. O DNA em muitos tumores gera instabilidade cariotípica e amplificação e deleção de segmentos cromossômicos. Quando visto sob essa luz, a telomerase é mais do que um facilitador da capacidade de potencial replicativo ilimitado.

Os avanços na análise genética molecular do genoma de células cancerígenas forneceram as demonstrações mais convincentes de que mutações se acumulam durante a progressão do tumor. A hibridização genômica (CGH) documenta os ganhos e perdas do número de cópias do gene ao longo do genoma da célula. Em muitos tumores, as aberrações genômicas generalizadas reveladas pelo CGH fornecem evidência clara de perda de controle da integridade do genoma. Importante é a recorrência de aberrações específicas (ambas as amplificações e deleções) em locais específicos no genoma indicando que esses locais provavelmente abrigam genes cuja alteração favorece progressão neoplásica.

Mais recentemente, com tecnologias de sequenciamento de DNA, análises de alta resolução tornaram-se possíveis. Os primeiros estudos revelam padrões de mutações de DNA em diferentes tipos de tumores. Em um futuro não muito distante, o sequenciamento de genomas inteiros de células cancerosas promete esclarecer a prevalência de mutações aparentemente aleatórias espalhadas no genoma de células cancerosas. Assim, alterações genéticas recorrentes podem apontar para um papel causal de mutações particulares na patogênese tumoral.

Embora as especificidades da alteração do genoma variem muito entre diferentes tipos de tumores, o grande número de defeitos de manutenção e reparo que já foram documentados no genoma em tumores humanos, juntamente com evidências abundantes de desestabilização generalizada do número de cópias do gene e sequência de nucleotídeos, faz-nos crer que a instabilidade do genoma é inerente para a grande maioria das células cancerígenas humanas. Isso leva, por sua vez, a conclusão de que os defeitos de manutenção do genoma e reparação são seletivamente vantajosos e, portanto, instrumental para a progressão tumoral, apenas porque aceleram a taxa em que as células pré-malignas em evolução podem acumular genótipos.

Promoção de inflamação

Com o advento de melhores marcadores para identificar com precisão os diferentes tipos de células do sistema imunológico, agora está claro que praticamente toda lesão neoplásica contém células imunes presentes, variando de infiltrações sutis detectáveis apenas com tipos celulares anticorpos específicos a inflamações grosseiras que são aparentes mesmo por técnicas de coloração histoquímica padrão.

Historicamente, as respostas imunes refletiam como uma tentativa do sistema imunológico para erradicar tumores e, de fato, há evidências crescentes de respostas antitumorais em muitos tipos de tumores. Posteriormente, houve indícios de que resposta inflamatória teve o efeito paradoxal imprevisto de aumentar a tumorigênese e progressão, na verdade ajudando neoplasias incipientes a se desenvolverem.

A inflamação pode contribuir fornecendo moléculas bioativas, microambiente tumoral incluindo fatores de crescimento que sustentam a sinalização proliferativa, fatores de sobrevivência que limitam a morte, fatores pró-angiogênicos, modificação da matriz extracelular, enzimas que facilitam a angiogênese, invasão e metástase.

É importante ressaltar que a inflamação, como citado, é em alguns casos, evidente nos estágios iniciais da progressão neoplásica e é comprovadamente capaz de promover o desenvolvimento de neoplasias incipientes em cânceres completos. Além disso, as células inflamatórias podem liberar produtos químicos, que são ativamente mutagênicos para as células cancerosas próximas, acelerando sua evolução genética.

Microambiente tumoral

Os tumores são cada vez mais reconhecidos como órgãos cuja complexidade se aproxima, e talvez até exceda, a dos tecidos saudáveis normais. Visto desta perspectiva, a biologia de um tumor só pode ser entendida estudando os tipos de células especializadas individuais dentro dele, bem como o "microambiente tumoral" que eles constroem durante o curso da tumorigênese em várias etapas. Esta representação contrasta fortemente com a visão reducionista anterior, de que um tumor nada mais é do que uma coleção de células cancerígenas relativamente homogêneas. Toda a biologia poderia ser entendida através da elucidação da célula autônoma com as propriedades dessas células. As observações citadas a seguir derivam do estudo de carcinomas, nos quais as células epiteliais neoplásicas constituem um compartimento (o parênquima) que é claramente distinto das células mesenquimais, formando o estroma associado ao tumor (Figura 14.10)

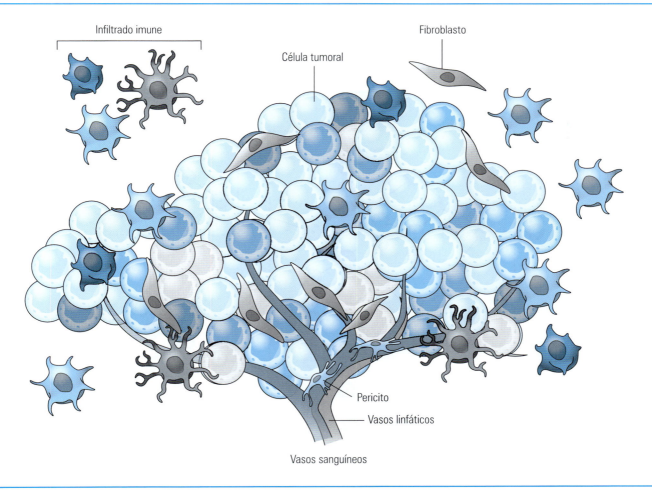

Figura 14.10. Microambiente tumoral. (Fonte: Adaptada de Junttila MR, de Sauvage FJ. Influence of tumour micro-environment heterogeneity on therapeutic response. Nature. 2013 Sep; 501(7467):346-54.[58])

• Células do câncer e células-tronco

As células cancerosas são a base da doença; elas iniciam tumores e impulsionam a progressão do tumor para a frente, transportando mutações oncogênicas e supressoras de tumor que definem o câncer como uma doença genética. Tradicionalmente, as células cancerígenas dentro dos tumores foram retratadas como populações celulares razoavelmente homogêneas até relativamente tarde no curso da progressão do tumor, quando a hiperproliferação combinada com aumento de instabilidade geram subpopulações clonais distintas. Refletindo tal heterogeneidade clonal, muitos tumores humanos são histopatologicamente diversificados, contendo regiões demarcadas por vários graus de diferenciação, proliferação, vascularização, inflamação e/ou invasividade. Nos últimos anos, no entanto, várias evidências apontam para existência de uma nova dimensão de heterogeneidade intratumoral e até então não apreciada subclasse de células neoplásicas dentro de tumores, denominado células-tronco do câncer (*cancer stem cells* – CSCs). Embora as evidências ainda sejam fragmentárias, as CSCs podem provar ser um componente comum de muitos, se não a maioria, dos tumores, embora presente com abundância muito variável. As CSCs foram observadas por meio de sua capacidade de semear eficientemente novos tumores após inoculação em ratos hospedeiros.

As CSCs foram inicialmente implicadas na patogênese de malignidades hematopoéticas e, anos depois, foram identificados em tumores sólidos, em particular carcinomas de mama e tumores neuroectodérmicos. Fracionamento de células cancerígenas com base nos marcadores de superfície celular apresentados produziu subpopulações de células neoplásicas com uma capacidade muito aumentada, relativa às populações majoritárias correspondentes, para semear novos tumores após a implantação em camundongos imunodeficientes. Essas raras células iniciadoras de tumor mostraram perfis transcricionais com certas características de populações de células estaminais teciduais, motivando a designação como *stem-like*.

As origens das CSCs dentro de um tumor sólido não foram esclarecidas e, de fato, podem variar de um tipo de tumor para outro. Células-tronco de tecidos normais podem servir em alguns casos como células que sofrem transformações oncogênicas para produzir CSCs; em outros, as células progenitoras podem sofrer a transformação oncogênica inicial, assumindo mais características *stem-like*.

Uma vez formados os tumores primários, a CSCs podem se autorrenovar. Essas células descendentes formam a grande maioria de muitos tumores. Em um número crescente de tumores humanos são relatadas subpopulações com as propriedades das CSCs. No entanto, a importância de CSCs como uma subclasse fenotípica distinta de células neoplásicas continua a ser uma questão de debate (Figura 14.11).

Com essas complexidades, é evidente que nova dimensão da heterogeneidade do tumor tem importantes implicações para terapias do câncer bem-sucedidas. Evidências crescentes em uma variedade de tipos de tumor sugerem que as células com propriedades de CSCs são mais resistentes a vários quimioterápicos comumen-

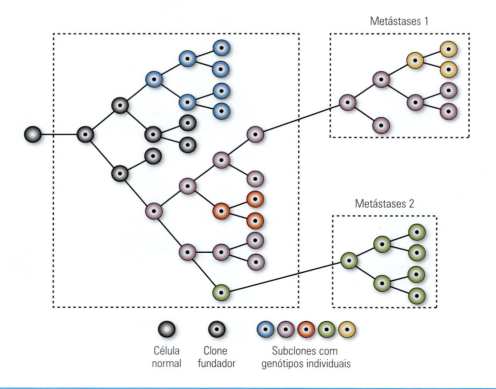

Figura 14.11. Heterogeneidade tumoral. Partes diferentes do tumor podem ter clones diferentes. (Fonte: Adaptada de Caldas C. Cancer sequencing unravels clonal evolution. Nat Biotechnol. 2012 May; 30(5):408-10.[59])

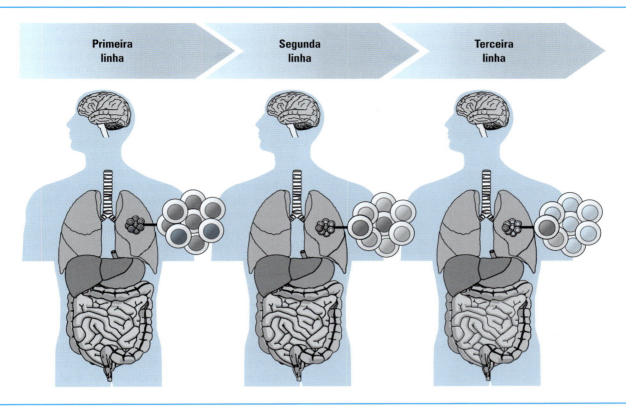

Figura 14.12. Heterogeneidade temporal do tumor pode ser em decorrência da progressão natural do tumor quanto como resultado de uma seleção natural imposta pelas intervenções clínicas (linhas de tratamento). As cores denotam a presença de subclones com diferentes características genéticas. (Fonte: Adaptada de Dagogo-Jack I, Shaw AT. Tumour heterogeneity and resistance to cancer therapies. Nat Rev Clin Onc. 2018; 15(2):81-94.[60])

te usados nos tratamentos. Sua persistência pode ajudar a explicar a quase inevitável recorrência da doença após tratamentos aparentemente bem-sucedidos dos tumores sólidos humanos por radiação e várias formas de quimioterapia (Figura 14.12).

De fato, as CSCs podem ser provas para fundamentar certas formas de "dormência" tumoral, onde células cancerígenas latentes persistem por anos ou mesmo décadas após ressecção cirúrgica ou rádio/quimioterapia, e de repente entram em atividade e geram doença com risco para a vida. Consequentemente, CSCs podem representar uma dupla ameaça, na medida em que são mais resistentes à erradicação terapêutica e, ao mesmo tempo, tem a capacidade de regenerar um tumor, uma vez que a terapia tenha sido terminada. Esta plasticidade fenotípica implícita no estado de CSC pode também permitir a formação de subpopulações funcionalmente distintas dentro de um tumor, que suporta o crescimento do tumor em geral de várias maneiras.

A descoberta de CSCs e sua plasticidade biológica em tumores, indicam que uma única população geneticamente homogênea de células dentro de um tumor pode, no entanto, ser fenotipicamente heterogênea devido à presença de células em distintos estados de diferenciação. No entanto, uma fonte igualmente importante de variabilidade de fenótipos pode derivar da heterogeneidade genética dentro de um tumor que se acumula à medida que a progressão do câncer prossegue.

Assim, elevada instabilidade genética atuando em fases posteriores da progressão tumoral pode impulsionar a diversificação genética desenfreada que supera o processo de seleção darwiniana, gerando subpopulações geneticamente distintas muito mais rapidamente do que pode ser erradicado. Tal pensamento é cada vez mais apoiado por uma sequência detalhada na análise de genomas de células tumorais, que se tornou prática devido a grandes avanços recentes na tecnologia de sequenciamento de DNA (e RNA).

Assim, o sequenciamento dos genomas das células cancerígenas de diferentes setores do mesmo tumor revelou marcante heterogeneidade genética intratumoral. Alguma dessa diversidade genética pode ser refletida na heterogeneidade histológica há muito reconhecida nos tumores humanos. Alternativamente, essa diversificação genética pode permitir a especialização funcional, produzindo subpopulações de células cancerígenas que contribuem com capacidades distintas e complementares, que então se acumulam para o benefício comum global do crescimento do tumor.

• Fibroblastos associados ao câncer

Os fibroblastos são encontrados nos tumores de forma variável, sendo que, em alguns casos, são as células que predominam no tumor. Eles secretam substâncias que contribuem com a proliferação das células tumorais, angiogênese, invasão e metástases.

• Células endoteliais

Essas células contribuem na formação da vasculatura associada ao tumor. Elas são estimuladas por fatores regulatórios da angiogênese, que em última análise, propicia a formação de vasos no tumor de forma a permitir que o tumor continue a crescer.

No tumor também há a formação de vasos linfáticos. Devido à alta pressão intersticial no tumor sólido, os vasos linfáticos intratumorais são colapsados e não funcionantes. Em contrapartida, os neovasos linfáticos geralmente são funcionantes na periferia do tumor e nos tecidos próximos a eles. Esses vasos linfáticos servem como canais para a disseminação de metástases.

• Pericitos

Os pericitos representam células mesenquimais especializadas que envolvem as células endoteliais dos vasos. Nas células normais, os pericitos emitem sinais parácrinos para as células endoteliais quiescentes e ajudam os vasos sanguíneos a aguentar a pressão hidrostática causada pelo sangue. No caso dos cânceres, acredita-se que aqueles tumores pobres em pericitos estão mais permissivos à invasão tumoral, facilitando, assim, a disseminação hematogênica.

• Células inflamatórias imunes

As células inflamatórias que infiltram os tumores ajudam a orquestrar vários sinais que levam à angiogênese, proliferação celular e que facilitam a disseminação tumoral. Por outro lado, o sistema imune também tem a capacidade de se organizar de forma a "destruir" o inimigo, seja ele um agente infeccioso ou uma célula com alterações genéticas. Atualmente, existem várias opções de tratamento do câncer que tem como objetivo modular o sistema imune, de forma a redirecionar ou reprogramar a resposta imune a favor da sua capacidade de destruir tumor.

■ FISIOPATOLOGIA DO CÂNCER E AS ESTRATÉGIAS DE TRATAMENTO

Nas últimas décadas, houve grande avanço no conhecimento sobre a fisiopatologia, genética e bioquímica da patogênese do câncer, o que contribuiu muito para o desenvolvimento de vários tratamentos.

Até algumas décadas atrás, o tratamento dos tumores era definido baseado nos achados morfológicos e histológicos. Atualmente, para grande parte dos tumores, é essencial saber o tipo de receptores que estão expressos ou hiperexpressos, e os tipos de mutações que estão presentes. Um exemplo é o câncer de pulmão. Há poucos anos basicamente classificávamos os tumores de pulmão em pequenas células ou não pequenas células. Hoje, o oncologista clínico necessita, além dessas informações, de outros dados como presença de mutações (EGFR, ROS, BRAF), presença de rearranjo ALK e expressão de PD-L1 para definir o melhor tratamento.

As primeiras drogas utilizadas no tratamento do câncer, e muitas outras prescritas atualmente, têm como princípio básico alterações no ciclo celular. Durante a Segunda Guerra Mundial, pessoas que tinham sido expostas ao gás mostarda tiveram alterações na medula óssea. Após estudos baseados nesta observação foi desenvolvida a mostarda nitrogenada, que se mostrou efetiva no combate ao linfoma. A mostarda nitrogenada serviu como modelo para o desenvolvimento de vários outros agentes mais efetivos na destruição de células tumorais com crescimento acelerado através do dano ao DNA (agentes alquilantes).

Pouco tempo depois, descobriu-se que análogos do ácido fólico poderiam bloquear reações fundamentais na replicação do DNA e levar à remissão de leucemia aguda. A partir deste conceito, pesquisadores descobriram várias medicações que bloqueiam a replicação celular, incluindo análogos de purina, pirimidina e guanina, que atrapalhavam o multiplicação das células.

Com o passar dos anos, foram desenvolvidas outras medicações com atuação em etapas específicas do ciclo célula. Em 1964, foi criado o paclitaxel, um agente antimitótico que interfere na ação dos microtúbulos durante a mitose. Outra droga muito utilizada na oncologia é o irinotecano, que inibe a topoisomerase 1, uma enzima que permite o DNA desenrolar para ser replicado.

Até o final dos anos 1990, quase todas as medicações utilizadas para combater o câncer, excluindo os tratamentos hormonais, tinham como grande objetivo matar células que estivessem replicando o DNA e se dividindo em duas. Essas medicações (quimioterapia) acabam matando células normais, mas têm maior eficácia na destruição de células tumorais.

Mais recentemente, foram desenvolvidas as chamadas terapias-alvo. Em última análise, se uma capacidade celular é importante para a biologia do tumor, então a sua inibição deve impedir o crescimento e progressão tumoral. Sendo assim, as terapias-alvo funcionam de diferentes formas: influenciando o processo do crescimento, divisão e invasão celular, além de impactar na apoptose (Figura 14.13).

Fatores de crescimento são substâncias semelhantes a hormônios que ajudam a sinalizar quando a célula deve crescer ou dividir. Alguns desses fatores de crescimento foram identificados como produtos de oncogenes e promovem mudanças nesta via de sinalização, levando ao desenvolvimento de células tumorais, como discutido previamente neste capítulo. Várias medicações foram desenvolvidas objetivando justamente o bloqueio dessa via de sinalização anômala, como é o caso do trastuzumabe, imatinibe, cetuximabe e erlotinibe.

Os vasos sanguíneos também são alvo das terapias antitumorais. A formação de vasos normalmente é um processo saudável e importante para o processo de cicatrização. Entretanto, no indivíduo com câncer, a angiogênese é mais exuberante e permite que o tumor crie seus próprios vasos sanguíneos que ajudam a sustentar o crescimento tumoral. Em 2004, foi aprovado o uso do bevacizumabe, um antiangiogênico que atualmente é utilizado no tratamento de vários tumores como os intestinais, pulmão e rim.

Vários outros pontos importantes da fisiopatologia do câncer são alvo de estudo para o desenvolvimento de novas formas de tratamento: as CDKs, telomerases, processos inflamatórios, genes de reparo do DNA, HGF/c-Met e regulação energética celular.

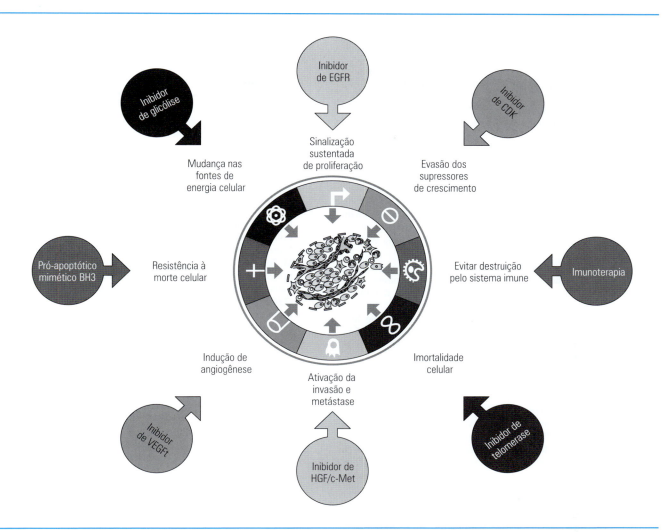

Figura 14.13. Diferentes formas de combater o câncer, levando em consideração os diferentes mecanismos da tumorigênese. (Fonte: Adaptada de Hanahan D, Weinberg R. Hallmarks of cancer: an organizing principle for cancer medicine. In: DeVita, Hellman, Rosenberg's (ed.). Cancer Principles & Practice of Oncology. Philadelphia: Wolters Kluwer Health/Lippincott Williams & Wilkins. 2015; 24-44.[4])

Mais recentemente, vários estudos têm como foco o sistema inume do paciente. Descobriu-se que os tumores desenvolvem vários mecanismos para escaparem do sistema imune. Atualmente, estão disponíveis no mercado, drogas que, em última análise, estimulam o sistema imune a destruir as células cancerosas. Essa abordagem tem mostrado resultados animadores e, em geral, com menos efeitos colaterais que as tradicionais quimioterapias.

O crescente conhecimento sobre a fisiopatologia do câncer certamente abrirá novas oportunidades para o desenvolvimento de tratamentos para o combate ao câncer.

■ REFERÊNCIAS BIBLIOGRÁFICAS

1. International Agency for Research on Cancer/World Health Organization. Population facts shits worldwide. Cancer Today. Disponível em: http://globocan.iarc.fr/Pages/fact_sheets_population.aspx. Acesso em: 31 outubro 2018.
2. Cancer Statistics. National Cancer Institute. Disponível em: https://www.cancer.gov/about-cancer/understanding/statistics. Acesso em: 31 outubro 2018.
3. Incidência de Câncer no Brasil. Estimativa 2018. Disponível em: http://www.inca.gov.br/estimativa/2018/casos-taxas-brasil.asp. Acesso em: 31 outubro 2018.
4. Hanahan D, Weinberg R. Hallmarks of cancer: an organizing principle for cancer medicine. In: DeVita, Hellman, Rosenberg's (ed.). Cancer Principles & Practice of Oncology. Philadelphia: Wolters Kluwer Health/Lippincott Williams & Wilkins. 2015; 24-44.
5. Stricker T, Kumar V. Neoplasia. In: Robbins & Cotran: Patologia – Bases Patológicas das Doenças. 9 ed. Rio de Janeiro: Elsevier. 2016; 270-3478.
6. Vencer o câncer. Disponível em https://www.vencerocancer.org.br/
7. Who Report on The Global Tobacco Epidemic 2017. Monitoring tobacco use and prevention policies. Disponível em: http://apps.who.int/iris/bitstream/handle/10665/255874/9789241512824-eng.pdf;jsessionid=DF9CE68B673837D36336F607283780FA?sequence=1. Acesso em: 31 outubro 2018.
8. O'Connor R. Tobacco. In: DeVita, Hellman, Rosenberg's (ed.). Cancer Principles & Practice of Oncology. Philadelphia: Wolters Kluwer Health/Lippincott Williams & Wilkins. 2015; 62-8.
9. Peto R, Darby S, Deo H, et al. Smoking, smoking cessation, and lung cancer in the UK since 1950: combination of nationalstatistics with two case-control studies. BMJ. 2000 Ago; 321(7257):323-9.

10. Department of Health and Human Services. Reducing the health consequences of smoking: 25 years of progress: a report of the Surgeon General. Washington, DC: Government Printing Office; 1989. (DHHS publication no. [CDC] 89-8411.)

11. Michael J, Thun MD, Brian D, et al. 50-Year Trends in Smoking-Related Mortality in the United States. N Engl J Med. 2013 Jan; 368(4):351-64.

12. 2014 Surgeon General's Report: The Health Consequences of Smoking – 50 Years of Progress, Chapter 12, Table 12.4. Disponível em: https://www.cdc.gov/tobacco/data_statistics/fact_sheets/health_effects/tobacco_related_mortality/index.htm. Acesso em: 30 outubro 2018.

13. Gallaway MS, Tai E, Rohan EA. Smoking Cessation Treatment Programs Offered at Hospitals Providing Oncology Services. J Smok Cessat; 2018. doi: 10.1017/jsc.2018.15. Epub 2018 Apr 30.

14. Prasad S, Aggarwal B. Inflammation. In: DeVita, Hellman, Rosenberg's. Cancer Principles & Practice of Oncology. Philadelphia: Wolters Kluwer Health/Lippincott Williams & Wilkins. 2015; 83-8.

15. Michels K, Willett W. Dietary Factors. In: DeVita, Hellman, Rosenberg's. Cancer Principles & Practice of Oncology. Philadelphia: Wolters Kluwer Health/Lippincott Williams & Wilkins. 2015; 103-13.

16. LoConte N, Gershenwald J, Thomson C, et al. Lifestyle Modifications and Policy Implications for Primary and Secondary Cancer Prevention: Diet, Exercise, Sun Safety and Alcohol Reduction. ASCO Educational Book. 2018; 38:88-100.

17. Massetti GM, Dietz WH, Richardson LC. Excessive Weight Gain, Obesity, and Cancer Opportunities for Clinical Intervention. JAMA. 2017; 318(20):1975-6.

18. Lauby-Secretan B, Scoccianti C, Loomis D, et al. Body Fatness and Cancer-Viewpoint of the IARC Working Group. N Engl J Med 2016 Aug ; 375(8):794-8.

19. American Institute for Cancer Research; World Cancer Research Fund. Disponível em: www.aicr.org/reduce-your-cancer-risk/recommendations-for- cancer-prevention. Acesso em: 6 fevereiro 2018.

20. World Cancer Research Fund/American Institute for Cancer Research. Food, Nutrition, Physical Activity, and the Prevention of Cancer: A Global Perspective. Washington: AICR; 2007.

21. Kang S, Zhao Y, Wang L, et al. Lack of association between the risk of prostate cancer and vitamin D receptor Bsm I polymorphism: a meta-analysis of 27 published studies. Canc Man Res. 2018; 10:2377-87.

22. Bradbury KE, Balkwill A, Spencer EA, et al. Organic food consumption and the incidence of cancer in a large prospective study of women in the United Kingdom. Brit J Cancer. 2014; 110(9):2321-6.

23. Gilsing AMJ, Schouten LJ, Goldbohm RA, Dagnelie PC, van den Brandt PA, Weijenberg MP. Vegetarianism, low meat consumption and the risk of colorectal cancer in a population based cohort study. Scientific Reports. 2015; 5:13484.

24. Wactawski-Wende J, Kotchen JM, Anderson GL, et al. Women's Health Initiative Investigators. Calcium plus vitamin D supplementation and the risk of colorectal cancer. N Engl J Med. 2006; 354:684-96.

25. Lippman SM, Klein EA, Goodman PJ, et al. Effect of selenium and vitamin E on risk of prostate cancer and other cancers: the Selenium and Vitamin E Cancer Prevention Trial (SELECT). JAMA. 2009; 301:39-51.

26. Omenn GS, Goodman GE, Thornquist MD, et al. Risk factors for lung cancer and for intervention effects in CARET, the Beta-Carotene and Retinol Efficacy Trial. J Natl Cancer Inst. 1996; 88:1550-9.

27. Sata JA, Litman A, Slatore CG, et al. Long-term use of β-carotene, retinol, lycopene, and lutein supplements and lung cancer risk: results from the VITamins And Lifestyle (VITAL) study. Am J Epidemiol. 2009; 169:815-28.

28. Praud D, Rota M, Rehm J, et al. Cancer incidence and mortality attributable to alcohol consumption. Int J Cancer. 2016; 138:1380-7.

29. GBD 2016. Alcohol use and burden for 195 countries and territories, 1990-2016: a systematicanalysis for the Global Burden of Disease Study 2016. Lancet; 2018 Aug 23. pii: S0140-6736(18)31310-2. doi: 10.1016/S0140-6736(18)31310-2. [Epub ahead of print]

30. Pelucchi C, Tramacere I, Boffetta P, et al. Alcohol consumption and cancer risk. Nutr Cancer. 2011; 63(7):983-90.

31. Seitz HK, Pelucchi C, Bagnardi V, la Vecchia C. Epidemiology and pathophysiology of alcohol and breast cancer: update 2012. Alcohol and Alcoholism. 2012; 47(3):204-12.

32. Varela-Rey M, et al. Alcohol, DNA Methylation, and Cancer. Alcohol Research: Current Reviews. 2013; 35(1):25-35.

33. Cao Y, et al. Light to Moderate Intake of Alcohol, Drinking Patterns, and Risk of Cancer: Results from Two Prospective US Cohort Studies. BMJ. 2015; 351:h4238.

34. Dam MK, Hvidtfeldt UA, Tjønneland A, Overvad K, Grønbæk M, Tolstrup JS. Five year change in alcohol intake and risk of breast cancer and coronary heart disease among postmenopausal women: prospective cohort study. BMJ. 2016; 353: i2314.

35. Boffetta P, Hashibe M, la Vecchia C; et al. The burden of cancer attributable to alcohol drinking. Int J Cancer. 2006; 119(4): 884-7.

36. Roswall N, Weiderpass E. Alcohol as a Risk Factor for Cancer: Existing Evidence in a Global Perspective. J Prev Med Public Health. 2015; 48:1-9.

37. Seitz HK, Stickel F. Molecular mechanisms of alcohol-mediated carcinogenesis. Nature Reviews. Cancer. 2007; 7(8): 599-612.

38. Esteller M. Epigenetics in cancer. N Engl J Med. 2008; 358(11): 1148-59.

39. Lu Y, Clag J, Bernstein L. Obesity and Physical Activity. In: DeVita, Hellman, Rosenberg's. Cancer Principles & Practice of Oncology. Philadelphia: Wolters Kluwer Health/Lippincott Williams & Wilkins. 2015; 114-9.

40. Alfano CM, Smith T, de Moor JS, et al. An Action Plan for Translating Cancer Survivorship Research Into Care. JNCI J Nat Cancer Inst. 2014; 106(11):dju287.

41. Demark-Wahnefried W, et al. Weight Management and Physical Activity Throughout the Cancer Care Continuum. CA Cancer J Clin. 2018; 68:64-89.

42. Epstein MA, Achong BG, Barr YM. Virus particles in cultured lymphoblasts from Burkitt's lymphoma. Lancet. 1964; 1:702.

43. Buck C, Hartner L. Oncogenic Viruses. In: DeVita, Hellman, Rosenberg's. Cancer Principles & Practice of Oncology. Philadelphia: Wolters Kluwer Health/Lippincott Williams & Wilkins. 2015; 69-82.

44. Krump NA, You J. Molecular mechanisms of viral oncogenesis in humans. Nat Rev Microbiol; 2018 Aug 24. doi: 10.1038/s41579-018-0064-6. [Epub ahead of print]

45. Vogelstein B, Sur S, Prives C. p53: the most frequently altered gene in human cancers. Nature Educ. 2010; 3(9):6.

46. Zur Hausen H, de Villiers EM. Cancer "causation" by infections – individual contributions and synergistic networks. Semin Oncol. 2014; 41:860-75.

47. Yuspa S, Shields P. Chemical factors. In: DeVita, Hellman, Rosenberg's. Cancer Principles & Practice of Oncology. Philadelphia: Wolters Kluwer Health/Lippincott Williams & Wilkins. 2015; 89-94.

48. IARC Monographs on the Evaluation of Carcinogenic Risk to Humans. Disponível em: https://monographs.iarc.fr/agents-classified-by-the-iarc/. Acesso em: 28 julho 2018.

49. Irigaray P, Belpomme D. Basic properties and molecular mechanisms of exogenous chemical carcinogens. Carcinogenesis. 2010 Feb; 31(2):135-48. doi: 10.1093/carcin/bgp252. Epub 2009 Oct 25.

50. Ljungman M. Physical factors. In: DeVita, Hellman, Rosenberg's. Cancer Principles & Practice of Oncology. Philadelphia: Wolters Kluwer Health/Lippincott Williams & Wilkins. 2015; 95-102.
51. Hall E, Giaccia A. Radiobiology for the Radiologist. Philadelphia: Lippincott Williams & Wilkins; 2012.
52. Murphy GM. Ultraviolet radiation and immunosuppression. Br J Dermatol. 2009; 161(Suppl 3):90-5.
53. Shen T, et al (Adaptado e traduzido). Protective Effects of Dietary Polyphenols in Human Disease and Mechanisms of Action. Nutricional Antioxidant Therapies: Treatments and Perspectives. 2018; 307-45.
54. Reece JB, Urry LA, Cain ML, Wasserman SA, Minorsky PV, Jackson RB. The cell cycle. In: Reece et al. Campbell biology (10 ed.). San Francisco: Pearson. 2011; 244.
55. Martho GR, Amabis JM. Biologia, volume 1 – das células. Origem da vida, citologia, histologia e embriologia. 2 ed. Moderna; 2005
56. Souza WF, et al. Sinalização celular em câncer. Cienc Cult. 2014; 66(1):30-3.
57. National Cancer Institute. Disponível em: https://www.cancer.gov/.
58. Junttila MR, de Sauvage FJ. Influence of tumour micro-environment heterogeneity on therapeutic response. Nature. 2013 Sep; 501(7467):346-54.
59. Caldas C. Cancer sequencing unravels clonal evolution. Nat Biotechnol. 2012 May; 30(5):408-10.
60. Dagogo-Jack I, Shaw AT. Tumour heterogeneity and resistance to cancer therapies. Nat Rev Clin Oncol. 2018; 15(2):81-94.
61. Brasil. Instituto Nacional de Câncer. ABC do câncer: abordagens básicas para o controle do câncer. Instituto Nacional de Câncer. Rio de Janeiro: Inca; 2011.
62. Ministério da Saúde. Secretaria de Atenção à Saúde. Departamento de Regulação, Avaliação e Controle/Coordenação Geral de Sistemas de Informação. Manual de Bases Técnicas da Oncologia – SIA/SUS – Sistema de Informações Ambulatoriais. 21 ed. 2015.

Capítulo 15

Diagnóstico por Imagem em Oncologia

Vanessa Montes Santos

■ INTRODUÇÃO

A evolução dos métodos diagnósticos em radiologia, como radiografias, ultrassonografias, tomografias computadorizadas e ressonâncias magnéticas e também dos métodos funcionais em medicina nuclear como PET-CT e PET-RM nos últimos anos vem permitindo diagnóstico cada vez mais precoce e com maior acurácia para detecção das neoplasias malignas.

Em alguns tipos específicos de neoplasias existem ainda protocolos de rastreamento bem definidos que facilitam o diagnóstico precoce desses tumores na população geral.

Além de importantes no diagnóstico das neoplasias, os métodos de imagem permitem também a determinação do estadiamento da neoplasia que influencia de forma fundamental no prognóstico da doença e no seguimento dessas neoplasias ao longo do tratamento, com laudos que possuem enfoque principal nos achados oncológicos. Com esse intuito foram criados métodos padronizados de comparação, como, por exemplo, o método de RECIST, muito frequente nas avaliações de imagens de protocolos científicos.[1]

Abaixo mostraremos com maiores detalhes os principais métodos diagnósticos utilizados tanto no rastreamento como no estadiamento dos tumores malignos mais prevalentes.

■ ESTADIAMENTO EM ONCOLOGIA

O sistema de estadiamento, que é a avaliação inicial da extensão da neoplasia, mais utilizado em oncologia é a classificação de TNM (Tabela 15.1). Esse sistema internacional de classificação consiste na avaliação do tamanho e grau de invasão do tumor primário (T), da presença e extensão do comprometimento linfonodal (N) e da presença de metástases à distância (M) (Tabela 15.1).[2] O uso de características histopatológicas e de imagem permite a classificação do tumor dentro desse sistema, e em conjunto esses fatores determinam o estádio clínico da neoplasia que tem relação direta com o prognóstico da doença oncológica.[2] Na maioria dos tumores, o estadiamento clínico e patológico da doença é feito em estádios de I a IV. Sendo o estádio I a doença mais precoce e o estádio IV a doença avançada e/ou metastática, ou seja, de pior prognóstico (Tabela 15.2).[2,3]

■ MÉTODOS DIAGNÓSTICOS PARA RASTREAMENTO

As neoplasias malignas para as quais existem exames de rastreamento bem estabelecidos atualmente para uso populacional são o câncer de mama, câncer colorretal, câncer de pulmão, câncer de colo uterino e, apesar de algumas controvérsias, o câncer de próstata.[3]

Câncer de mama

O câncer de mama é o tumor maligno de maior incidência no Brasil entre as mulheres (excluindo tumores de pele não melanoma).[4]

O uso de métodos diagnósticos para rastreamento no câncer de mama depende do risco individual de cada paciente. Os pacientes considerados de alto risco, como aqueles com história prévia de câncer de mama, história familiar significativa, portadores de mutações que aumentam o risco dessa neoplasia, iniciam o rastreamento em idade mais precoce.[3] Para o restante da população, em pacientes assintomáticos, recomenda-se a realização anual de mamografias a partir dos 40 anos.[3,5,6]

Câncer colorretal

O câncer colorretal é o segundo tumor mais incidentes entre mulheres no Brasil e o terceiro entre os homens (excluindo tumores de pele não melanoma).[4]

Tabela 15.1. Classificação de TNM para o câncer de pulmão[2]

T (tumor primário)	
Tis	Carcinoma *in situ*
T1	Tumor ≤ 3 cm
T1a	Tumor ≤ 1 cm
T1b	Tumor > 1 e ≤ 2 cm
T1c	Tumor > 2 e ≤ 3 cm
T2	Tumor > 3 e ≤ 5 cm ou tumor que envolve pleura visceral ou brônquio principal
T2a	Tumor > 3 e ≤ 4 cm
T2b	Tumor > 4 e ≤ 5 cm
T3	Tumor > 5 e ≤ 7 cm ou tumor que invade parede torácica, pericárdio ou nervo frênico; ou tumores separados no mesmo lobo
T4	Tumor > 7 cm ou tumor invadindo mediastino diafragmático, coração, grandes vasos, carina, traqueia, esôfago ou coluna; ou nódulos separados em lobos ipsolaterais diferentes
N (linfonodos regionais)	
N0	Sem linfonodos acometidos
N1	Linfonodos pulmonares ou hilares ipsolaterais
N2	Linfonodos mediastinais ipsolaterais ou subcarinais
N3	Linfonodos mediastinais ou hilares contralaterais ou supraclaviculares
M (metástases à distância)	
M0	Sem metástases à distância
M1a	Metástase pleural ou pericárdica; derrame maligno pleural ou pericárdico; ou nódulos separados no pulmão contralateral
M1b	Metástase extratorácica única
M1c	Múltiplas metástases extratorácicas

Tabela 15.2. Estadiamento do câncer de pulmão, considerando a classificação de TNM[2,3]

T/M	Subcategorias	N0	N1	N2	N3
T1	T1a	IA1	IIB	IIIA	IIIB
	T1b	IA2	IIB	IIIA	IIIB
	T1c	IA3	IIB	IIIA	IIIB
T2	T2a	IB	IIB	IIIB	IIIB
	T2b	IIB	IIB	IIIB	IIIB
T3	T3	IIB	IIIA	IIIB	IIIC
T4	T4	IIIA	IIIA	IIIB	IIIC
M1	M1a	IVA	IVA	IVA	IVA
	M1b	IVA	IVA	IVA	IVA
	M1c	IVB	IVB	IVB	IVB

Para a população geral (sem risco aumentado por fatores como síndromes hereditárias, por exemplo síndrome de Lynch), as opções de testes para rastreamento são: pesquisa de sangue oculto nas fezes, colonografia (colonoscopia virtual por tomografia computadorizada), retossigmoidoscopia flexível e colonoscopia. A periodicidade dos exames depende da sensibilidade dos testes utilizados no caso da pesquisa de sangue oculto nas fezes e dos achados encontrados no exame, no caso das imagens.[3]

Câncer de pulmão

O uso da tomografia computadorizada de tórax de baixa dosagem de radiação como método de rastreamento para o câncer de pulmão ainda é controverso. Porém, resultados de um grande estudo prospectivo, que mostraram uma redução de 20% no risco de morte de pacientes considerados de alto risco para esse tipo de neoplasia, levaram à sua incorporação como método recomendado para rastreamento oncológico nos principais *guidelines* internacionais.[3,7]

Os indivíduos considerados como de alto risco para câncer de pulmão, para os quais o rastreamento com tomografia computadorizada é realizado com baixa dosagem, são: pacientes com idade entre 55 e 74 anos com história de tabagismo maior ou igual a 30 maços/ano ainda fumantes ou que pararam de fumar há menos de 15 anos e pacientes com 50 anos ou mais de idade, carga tabágica de 20 ou mais maços/ano e que têm pelo menos um fator de risco (por exemplo, história familiar de câncer de pulmão, exposição aleatória sustentada e elevada e exposição ocupacional a agentes cancerígenos).[3]

No caso de a tomografia computadorizada de baixa dosagem se mostrar negativa (sem lesões suspeitas), deve-se repetir anualmente tal exame.[3,7]

Câncer de próstata

O câncer de próstata é o tumor maligno mais incidente entre homens.[4] O uso de métodos de rastreamento nesse câncer ainda é assunto cercado de controvérsias. A preocupação com o diagnóstico precoce do câncer de próstata se relaciona ao fato de muitas vezes o diagnóstico em fases muito iniciais de doenças prostáticas indolentes gerar um excesso de procedimentos e tratamentos desnecessários sem um real benefício em sobrevida e qualidade de vida para esses pacientes.[8-11]

O PSA é uma glicoproteína secretada pelas células epiteliais prostáticas. Apesar de ser amplamente utilizado na detecção precoce de tumores prostáticos, esse não é um marcador tumoral específico. Somente 25% dos homens com PSA entre 4 e 10 ng/mL têm uma biópsia de próstata positiva para neoplasia maligna.[12] O toque retal também é utilizado como teste complementar no diagnóstico precoce do câncer de próstata, porém seu uso deve ser complementar à dosagem de PSA sérico com esse intuito.[3]

A recomendação para esse tipo de câncer é que esses testes comecem a ser feitos a partir dos 45 anos, sendo repetidos a cada 1 a 2 anos em valores de PSA sérico maior ou igual a 1 ng/mL e a cada 2 a 4 anos se os valores forem menores que esse.[3]

■ MÉTODOS DE IMAGEM EM RADIOLOGIA PARA DIAGNÓSTICO EM ONCOLOGIA

Radiografia

Os raios X são uma das técnicas em imagem mais antigas. Eles são compostos por feixes de elétrons de alta velocidade que ao entrar em contato com o paciente liberam fótons que são absorvidos de formas diferentes pela matéria, a depender da espessura, número atômico e densidade dos tecidos atravessados.[13]

As radiografias podem ser simples ou contrastadas. A radiografia simples em oncologia é comumente utilizada para analisar os campos pulmonares em avaliação preliminar de tumores torácicos e também no seguimento oncológico periódico de vários tipos de neoplasias (Figura 15.1). Já as radiografias contrastadas utilizam um meio de contraste para acentuar diferenças de densidade entre as estruturas analisadas. O bário e iodo são frequentemente utilizados como meios de contraste, pois atenuam o feixe de raios X, facilitando a avaliação de cavidades (estudos do trato digestivo, estudos das vias urinárias, fistulografias, entre outros).

Ultrassonografia

A ultrassonografia é uma técnica radiológica baseada na formação de imagens a partir de ondas sonoras. O transdutor do aparelho produz ondas sonoras que atravessam a área analisada. O retorno dessas ondas sonoras, chamadas de ecos, é processado pelo aparelho, gerando a formação das imagens do exame.

Em oncologia, os métodos ultrassonográficos são utilizados essencialmente no diagnóstico e acompanha-

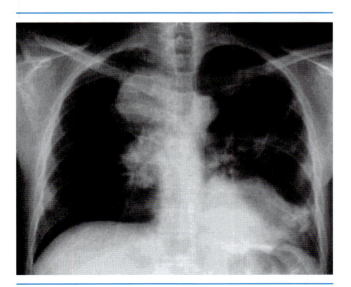

Figura 15.1. Nódulos pulmonares em radiografia simples de tórax. (Fonte: acervo pessoal.)

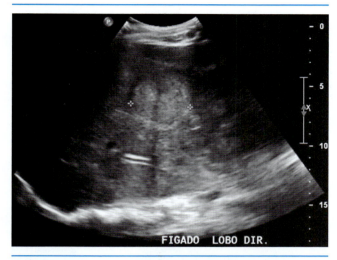

Figura 15.2. Metástase hepática em ultrassonografia de abdome. (Fonte: acervo pessoal.)

mento dos tumores gastrointestinais, principalmente fígado e vias biliares; neoplasias ginecológicas; tumores da tireoide e no câncer de mama.

No caso dos tumores hepáticos, frequentemente a ultrassonografia é utilizada para biópsias guiadas de lesões suspeitas, além de ser muitas vezes um dos exames no diagnóstico inicial de tumores primários do fígado e metástases desse órgão[14,15] (Figura 15.2).

Em tumores pélvicos ginecológicos, a combinação de ultrassonografias transabdominais e transvaginais de alta resolução mostraram-se comparáveis a imagens de ressonâncias magnéticas de pelve em alguns estudos, sendo uma boa opção para o diagnóstico dos tumores ginecológicos.[16]

Nas neoplasias de tireoide que serão submetidas a ressecção cirúrgica, é recomendada a realização de ultrassonografia cervical no pré-operatório, principalmente para avaliação de acometimento linfonodal.[17]

Quanto aos tumores de mama, embora a recomendação para rastreamento seja utilizar o exame de mamografia, muitas vezes a ultrassonografia de mama é utilizada com esse intuito, principalmente em mulheres jovens e com mamas de maior densidade. Em alguns estudos, inclusive a ultrassonografia se mostrou superior à mamografia na detecção de pequenos nódulos nessas populações descritas.[18-20]

Tomografia computadorizada

As imagens da tomografia computadorizada são geradas por meio da emissão de feixes de raios X que atravessam a matéria estudada e são captados por detectores. Esses dados são processados por computadores integrados aos aparelhos, constituindo os cortes transversais que compõem a imagem de tomografia.

O iodo é o principal meio de contraste utilizado nesse exame; ele faz a atenuação dos feixes de raios X.

As tomografias computadorizadas são pouco utilizadas no cenário dos exames de rastreamento, porém com frequência são realizadas para investigação de queixas es-

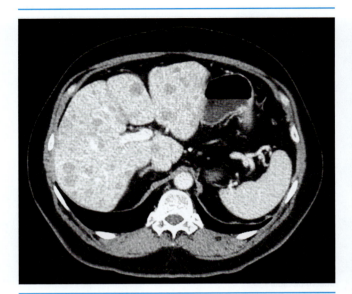

Figura 15.3. Metástases hepáticas em tomografia de abdome. (Fonte: Acervo pessoal.)

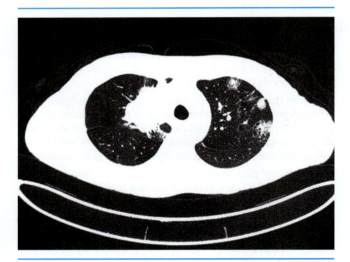

Figura 15.4. Metástases pulmonares em tomografia de tórax. (Fonte: Acervo pessoal.)

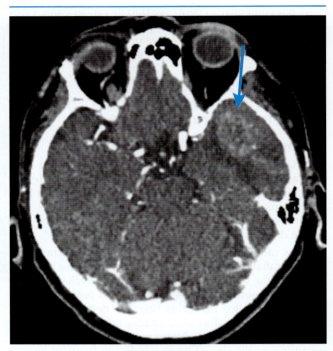

Figura 15.5. Neoplasia primária de alto grau de sistema nervoso central em tomografia de crânio. (Fonte: Acervo pessoal.)

pecíficas dos diversos sistemas, sendo por isso um exame muito utilizado ao diagnóstico das doenças oncológicas. Esse método permite boa avaliação da cavidade abdominal, tórax, cabeça e pescoço, além de sistema nervoso central, como exame inicial (Figuras 15.3 a 15.5).

No seguimento das doenças oncológicas, esse é um dos exames mais realizados como avaliação de imagem periódica (por exemplo no câncer colorretal, câncer de pulmão, câncer de cabeça e pescoço, entre muitos outros).[1]

Ressonância magnética

A ressonância magnética (RM) é uma tecnologia de imagem que utiliza radiação de radiofrequência não ionizante dentro de um campo magnético que interage com os prótons em móleculas de água, seguida de excitação com pulsos de radiofrequência e leitura pelo receptor do aparelho.[21]

O uso desse método de imagem é extremamente difundido em oncologia, pois figura entre os principais exames para diagnóstico e acompanhamento clínico de diversos tipos de tumores, entre eles câncer de próstata, câncer de mama, tumores ginecológicos, neoplasia maligna de reto e tumores do sistema nervoso central.

O uso da ressonância magnética no câncer de próstata é algo bem estabelecido há muitos anos. Existem ténicas particulares que podem melhorar a qualidade das imagens nesse tipo de tumor, como o uso de bobina endorretal e da ressonância multiparamétrica que analisa três sequências específicas para melhor avaliação das lesões.[22,23]

No câncer de mama, a ressonância magnética pode ser útil no diagnóstico inicial da doença, na avaliação de resposta a terapia neoadjuvante e no diagnóstico de recidivas após tratamento quando a mamografia e ultrassonografia de mama não são conclusivas. No entanto, nesse tipo de tumor a ressonância não é utilizada como exame de rotina no seguimento oncológico de pacientes já tratadas[24-26] (Figura 15.6).

Nos tumores ginecológicos, o uso da ressonância de pelve com contraste não é obrigatório ao diagnóstico, sendo uma opção à tomografia computadorizada. Entretanto, em situações particulares, a ressonância magnética de pelve pode ser superior a outros métodos de imagem, por exemplo em carcinomas de corpo uterino na avaliação de envolvimento cervical e invasão miometrial.[27]

No câncer de reto, a ressonância magnética é uma opção à ultrassonografia endoscópica endorretal no esta-

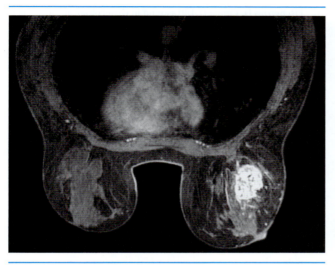

Figura 15.6. Neoplasia primária de mama direita em ressonância magnética de mama. (Fonte: Acervo pessoal.)

diamento inicial da doença, pois avalia melhor o grau de penetração do tumor e a presença de acometimento linfonodal que a tomografia computadorizada.[28] Nesse cenário, a ressonância magnética também vem sendo utilizada como bom preditor de resposta patológica em pacientes submetidos a tratamento neoadjuvante.[29]

A ressonância magnética de crânio é o principal exame no diagnóstico dos tumores primários de sistema nervoso central (gliomas), e em alguns casos também pode ser utilizada na avaliação de metástases para o sistema nervoso central.[30] Técnicas específicas como a espectroscopia podem ajudar na diferenciação entre tecido tumoral infiltrativo e lesões não neoplásicas nos gliomas, principalmente os de alto grau.[31] (Figura 15.7).

■ MÉTODOS DE IMAGEM EM MEDICINA NUCLEAR PARA DIAGNÓSTICO EM ONCOLOGIA

A tomografia por emissão de pósitrons (PET) é uma técnica de imagem funcional que permite a análise metabólica das lesões estudadas.

A fusão das imagens do PET pode ser feita tanto com a tomografia computadorizada (PET-CT), quanto com a ressonância magnética (PET-RM), objetivando maior qualidade e acurácia das imagens pela melhor avaliação das características anatômicas.

O PET-CT faz a fusão da imagem tridimensional da tomografia computadorizada com a imagem funcional do PET, dando maior detalhamento anatômico ao estudo do PET. Entretanto, existem algumas limitações clínicas para a indicação desse método, como a radiação a que o paciente é exposto no exame e o fato de não ser a melhor técnica para avaliação de lesões de partes moles.[32] Esse exame tem importante papel no estadiamento de algumas neoplasias como o câncer de pulmão e tumores malignos do esôfago[1] (Figura 15.8).

Mais recentemente a técnica de PET-RM passou a ser utilizada em oncologia, pois permite avaliação estrutural

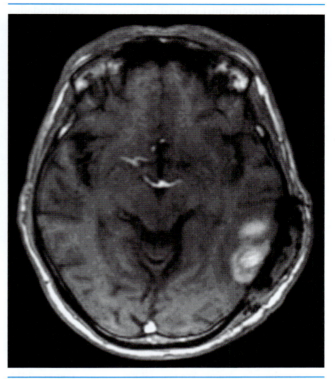

Figura 15.7. Neoplasia maligna (glioma) de alto grau em ressonância magnética de crânio. (Fonte: Acervo pessoal.)

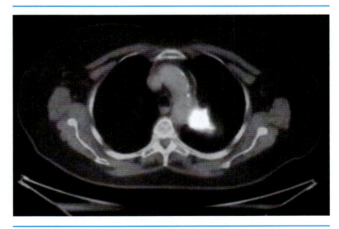

Figura 15.8. Imagem de PET-CT mostrando captação em lesão pulmonar (neoplasia maligna primária de pulmão). (Fonte: Acervo pessoal.)

de alta resolução, com baixa radiação e alto contraste em lesões de partes moles. Apesar de suas vantagens, esse exame está disponível em poucos centros. Acredita-se que isso seja decorrente dos custos operacionais do equipamento e da logística envolvida no seu funcionamento.[32,33]

■ CONCLUSÃO

A ampla variedade de métodos de imagem (radiológicos ou funcionais) disponíveis na atualidade permite o diagnóstico mais precoce e preciso em oncologia.

O conhecimento específico sobre as peculiaridades de cada tipo de tumor possibilita a escolha correta dos exames necessários no estadiamento de cada neoplasia. Buscando esse objetivo, a criação de protocolos para investigação de cada tipo de neoplasia maligna se faz essencial, pois permite o uso racional desses métodos, evitando a realização de exames desnecessários e aumento do custo para os sistemas de saúde.

■ REFERÊNCIAS BIBLIOGRÁFICAS

1. Disponível em: https://www.http://recist.eortc.org. Acesso em: ago 2018.
2. AJCC (American Joint Committee on Cancer) Cancer Staging Manual. 8 ed. 3 printing. Amin MB, Edge SB, Greene FL, et al. (eds.). Chicago: Springer; 2018.
3. Disponível em: https://www.nccn.org/professionals/physician_gls/default.aspx#detection. Acesso em: ago 2018.
4. Disponível em: http://www.inca.gov.br/estimativa/2018/casos-taxas-brasil.asp. Acesso em: ago 2018.
5. Moss SM, Wale C, Smith R, et al. Effect of mammographic screening from age 40 years on breast cancer mortality in the UK Age trial at 17 years' follow-up: a randomized controlled trial. Lancet Oncol. 2015; 16:1123-32.
6. Hellquist BN, Duffy SW, Abdsaleh S, et al. Effectiveness of population-based service screening with mammography for women ages 40 to 49 years: evaluation of the Swedish Mammography Screening in Young Women (SCRY) cohort. Cancer. 2011; 117:714-22.
7. National Lung Screening Trial Research T, Aberle DR, Adams AM, et al. Reduced lung-cancer mortality with low-dose computed tomographic screening. N Engl J Med. 2011; 365:295-409.
8. McDonald ML, Parsons JK. The case for tailored prostate cancer screening: an NCCN perspective. J Nati Compr Canc Netw. 2015; 13:1576-83.
9. Wilt TJ, Dahm P. PSA screening for prostate cancer: why saying no is a high-value health care choice. J Nati Compr Camc Netw. 2015; 13:1566-74.
10. Penson DF, Resnick MJ. Let´s not throw the baby out with the bathwater in prostate cancer screening. J Clin Oncol. 2016; 34:3489-91.
11. Pinsky PF, Prorok PC, Kramer BS. Prostate cancer screening- a perspective on the current state of the evidence. N Engl J Med. 2017; 376:1285-89.
12. Catalona WJ, Partin AJ, Slawin KM, et al. Use of the percentage of free prostate specific antigen to enhance differentiation of prostate cancer from benign prostatic disease: a prospective multicenter clinical trial. JAMA. 1998; 279:1542-7.
13. Bushberg JT, et al. The AAPM/RSNA physics tutorial for residents. X-ray interactions. Radiographics. 1998; 18:457-68.
14. Shao H, Cheng W, et al. Use of 18F-FDG PET Scan and Ultrasound – guided biopsy in the diagnosis of the hepatic carcinomas. Hepatogastroenterology. 2015; 62:978-81.
15. Postema M, Gilja OM. Contrast enhanced and targeted ultrasound. World J Gastroenterol. 2011; 17:28-41.
16. Fischerova D, Cibula D. Ultrasound in Gynecological cancer: is it time for re-evaluation of its uses? Curr Oncol Rep. 2015; 17:28.
17. O'Connell K, Yen TW, et al. The utility of routine preoperative cervical ultrasonography in patients undergoing thyroidectomy for differentiated thyroid cancer. Surgery. 2013; 154:697-701.
18. Shen S, Zhou Y, et al. A multi-centre randomised trial comparing ultrasound vs mammography for screening breast cancer in high-risk Chinese women. Br J Cancer. 2015; 112:998-1004.
19. Berg WA, Blume JD, Cormack JB, Mendelson EB, Lehrer D, Bohm-Velez M, et al. Combined screening with ultrasound and mammography vs mammography alone in women at elevated risk of breast cancer. JAMA. 2008; 299(18):2151-63.
20. Kolb TM, Lichy J, Newhouse JH. Comparison of the performance of screening mammography, physical examination, and breast US and evaluation of factors that influence them: an analysis of 27,825 patient evaluations. Radiology. 2002; 225(1):165-75.
21. Andrew ER. Nuclear magnetic resonance imaging in medicine: physical principles. Proc R Soc Lond B Biol Sci. 1985; 225:399.
22. Schnall MD, Lenkinski RE, Pollack HM, et al. Prostate: MR imaging with an endorectal surface coil. Radiology. 1989; 172:570.
23. Hegde JV, Mulkern RV, Panych LP, et al. Multiparametric MRI of prostate cancer: an update on state-of-the-art techniques and their performance in detecting and localizing prostate cancer. J Magn Reson Imaging. 2013; 37:1035.
24. Harms SE, Flamig DP, Hesley KL, et al. MR imaging of the breast with rotating delivery of excitation off resonance: clinical experience with pathologic correlation. Radiology. 1993; 187:493
25. Martincich L, Montemurro F, De Rosa G, et al. Monitoring response to primary chemotherapy in breast cancer using dynamic contrast-enhanced magnetic resonance imaging. Breast Cancer Res Treat. 2004; 83:67.
26. Rieber A, Merkle E, Zeitler H, et al. Value of MR mammography in the detection and exclusion of recurrent breast carcinoma. J Comput Assist Tomogr. 1997; 21:780.
27. Kinkel K, Kaji Y, et al. Radiologic staging inpatients with endometrial cancer: a meta-analysis. Radiology. 1999; 212: 711-8.
28. Kim NK, Kim MJ, et al. Preoperative staging of rectal cancer with MRI: accuracy and clinical usefulness. Ann Surg Oncol. 2000; 7:732-7.
29. Foti PV, Privitera G, et al. Locally advanced rectal cancer: qualitative and quantitative evaluation of diffusion-weighted MR imaging in the response assessment after neoadjuvant chemo-radio-therapy. Eur J Radiol Open. 2016; 3:145-52.
30. Ostrom QT, Gittleman H, Fulop J, et al. CBTRUS Statistical Report: Primary Brain and Central Nervous System Tumors Diagnosed in the United States in 2008-2012. Neuro Oncol. 2015; 17(Supl 4):iv1.
31. Lai PH, Hsu SS, Ding SW, et al. Proton magnetic resonance spectroscopy and diffusion-weighted imaging in intracranial cystic mass lesions. Surg Neurol. 2007; 68(Supl 1):S25.
32. Hu Z, Yang W, et al. From PET/CT to PET/MRI: Advances in Instrumentation and Clinical Applications. Mol Pharmaceutics. 2014; 11:3798-809.
33. Vitor T, Martins KM, et al. PET/RM: um novo método de imagem híbrida. Principais indicações clínicas e experiência preliminar no Brasil. Einstein. 2017; 15:115-8.

Capítulo 16

Terapias Antineoplásicas

Pedro Henrique Zavarize de Moraes
Tatiana Vieira Costa
Janine Capobiango Martins

■ INTRODUÇÃO

Antes de pensar no tratamento antineoplásico, deve-se definir o objetivo deste. O tratamento pode ter objetivo curativo, ou seja, curar o paciente da neoplasia maligna, ou objetivo paliativo, buscando o controle da doença oncológica e de seus sintomas. Esse segundo objetivo é muito mais amplo do que parece. Ele pode conter desde aumento de sobrevida global até aliviar algum sintoma, em especial a dor.

Dentro dessa avaliação de objetivos pesando os riscos e benefícios, pode-se combinar diversas modalidades terapêuticas para se ter o sucesso pretendido. Essas combinações podem incluir terapias sequenciais ou concomitantes. Sempre que se associa qualquer modalidade de tratamento, deve-se lembrar da associação entres os efeitos adversos e das possíveis potencializações de outros eventos adversos.

Para otimizar o tratamento oncológico podemos associar os tratamentos que são indicados de forma individual. Dessa forma, podemos associar quimioterapia com radioterapia, cirurgia, técnicas ablativas regionais (crioablação, ablação por radiofrequência). Dentro da quimioterapia podemos associar quimioterápicos com outros tratamentos, como anticorpos ou radiofármacos.

■ QUIMIOTERAPIA

Introdução

A quimioterapia teve seu início com Paul Ehrlich, que cunhou esse termo. O estudo da quimioterapia foi iniciado com modelos murinos com tumores implantados. Esses estudos *in vivo* potencializaram o desenvolvimento de vários compostos. O primeiro quimioterápico foi um agente alquilante, derivado do gás mostarda, de uso bélico. Foi notado que, durante a guerra, as pessoas expostas a esse gás apresentavam linfopenia com inibição da medula óssea. Com essa observação, a mostarda nitrogenada foi utilizada para tratamento de linfoma não Hodgkin.

Aplicação clínica

A quimioterapia pode ser utilizada de quatro formas distintas: tratamento primário para cânceres sem outro tratamento eficaz ou terapia de indução primária; tratamento neoadjuvante para pacientes com doença localizada; tratamento adjuvante realizado após o tratamento primário (cirúrgico ou radioterápico ou ambos); perfusão de membro específico ou em santuários em que a quimioterapia tem menor atividade.

A terapia de indução ou primária é aplicada para os pacientes com doença metastática não aptos para receber outras formas de tratamento. Esse tipo de tratamento pode ter intenção curativa para alguns tipos de tumores, como seminoma, coriocarcinoma, linfoma Hodgkin e não Hodgkin, leucemias. A maioria dos tumores sólidos não são curáveis somente com o tratamento quimioterápico.

Quimioterapia neoadjuvante se refere a utilizar a quimioterapia antes de um tratamento local, como cirurgia ou radioterapia, em um paciente já apto para o tratamento local. Nesses casos, os dados da literatura demonstram que somente o tratamento local não é eficaz o suficiente, ou o uso da quimioterapia pode tornar o tratamento local menos tóxico. Fazendo o tratamento quimioterápico antes do tratamento local, pode-se reduzir a agressividade do tratamento local, evitando-se por exemplo cirurgias deformantes ou amputações, tentando-se preservar a funcionalidade do órgão acometido pela neoplasia.

O tratamento adjuvante é considerado quando somente o tratamento local, radioterapia ou cirurgia, é ineficaz para propiciar a cura. A recidiva local ou à distância, muitas vezes se deve à micrometástases. O objetivo da quimioterapia adjuvante é eliminar essa doença microscópica residual, que pode estar local, ou mesmo circulando na rede sanguínea. Alguns pacientes com doença local podem tem detectado células tumorais circulantes, mesmo na ausência de metastástases.

Pode-se, ainda, utilizar a quimioterapia para infusão em sítios de baixa biodisponibilidade, como infusão de quimioterapia intratecal. Também é utilizada em tratamento de malignidades hematológicas, como leucemias ou linfomas, e, ocasionalmente, em tumores sólidos com envolvimento meníngeo. Outra modalidade é a perfusão de quimioterapia regional. Pode-se infundir quimioterapia em altas doses em membros isolados de pacientes com sarcoma, na tentativa de reduzir o volume tumoral para evitar uma amputação. Nesse caso, coloca-se o membro em circulação extracorpórea para se evitar a circulação sistêmica de doses altas de quimioterapia sob os riscos de graves toxicidades.

Atualmente, utiliza-se a quimioterapia em outras formas, como perioperatória, quando se faz quimioterapia pré e pós-operatória, como no tratamento de alguns tipos de cânceres gástricos, por exemplo. Uma variação do tratamento neoadjuvante é o tratamento de conversão. Nessa modalidade, o paciente recebe quimioterapia na tentativa de converter uma doença não ressecável em ressecável após redução de massa tumoral.

Agentes alquilantes

Derivados do gás mostarda, como já explicitado, foram a primeira classe de quimioterápico a ser administrado. Essa classe é subdividida em diversas subclasses de fármacos. As toxicidades são dependentes de cada fármaco individualmente. Uma toxicidade que vale destaque está na ifosfamida e ciclofosfamida, que podem ser metabolizadas em acroleína, molécula tóxica para urotélio. O contato prolongado dessa molécula com urotélio pode desencadear cistite hemorrágica. A incidência e gravidade podem ser amenizadas com hidratação adequada, esvaziamento vesical frequente, inclusive noturno, e utilização de 2-mercaptoetano sulfonato (MESNA). Essa medicação deve ser infundida horas antes da quimioterapia para que já exista dose significativa do MESNA regionalmente quando a acroleína chegar às vias urinárias. Em caso de toxicidade aguda à quimioterapia, deve-se avaliar a manutenção da infusão de MESNA para evitar ainda mais eventos adversos. Os fármacos dessa classe podem ocasionar reações alérgicas agudas durante a infusão. Essas reações podem variar desde prurido e hiperemia cutânea até anafilaxia propriamente dita. Alguns agentes podem levar à fibrose pulmonar. O comportamento da fibrose pulmonar é altamente variável. No caso do busulfan, a parada do tratamento normalmente leva à estabilização do quadro. No caso do melfalan, clorambucil ou mitimocina C, a fibrose pulmonar pode ser posterior ao tratamento.

Análogos da platina

A cisplatina foi um quimioterápico introduzido para o mundo clínico da década de 70 e é o principal representante dessa classe. É utilizada em diversos tumores até a atualidade. Além da cisplatina, existe em uso clínico atualmente a carboplatina e oxaliplatina. Cada uma dessas três medicações tem perfil de toxicidade muito diferentes e indicações específicas, também.

Cisplatina, cis diamina-cicloroplatina, é o exemplo mais significativo dessa classe de agentes. Tem um uso clínico amplo e um perfil de toxicidade mais significativo do que os outros integrantes dessa classe. As principais toxicidades são: renal, náuseas ou vômitos, neurotoxicidade (incluindo ototoxicidade), toxicidade medular. Para reduzir a toxicidade renal é importante pré-hidratação do paciente com alto fluxo urinário (aproximadamente 200 mL/h) durante a infusão e por algumas horas após a infusão do quimioterápico. A nefrotoxicidade pode lesar a porção distal do túbulo coletor distal dos néfrons, levando à hipocalemia e hipomagnesemia. Esse quimioterápico possui alto poder emetogênico, necessitando de potentes pré-medicações.[1]

Carboplatina, cis diamina-ciclobutano dicarboxilato-platina, tem uma gama de indicação semelhante à cisplatina, porém com perfil de toxicidade diferente. Usualmente menos nefrotóxico e com menor potencial emetogênico. Por outro lado, para algumas doenças, tem eficiência menor do que a cisplatina. A carboplatina tem toxicidade medular mais importante do que a cisplatina. Usualmente a dose é calculada pela área sob a curva de biodisponibilidade (AUC). Existe um cálculo em que se usa o *clearance* de creatinina somado a 25; esse resultado é multiplicado pela dose desejada em AUC, resultado da dose em miligramas. Essa forma de cálculo prediz com maior segurança a toxicidade desse quimioterápico. A estrutura química da carboplatina é muito semelhante à da cisplatina. A única diferença entre elas é o grupo saliente (*leaving group*).[1]

Oxaliplatina, 1,2-diamino-ciclohexano oxalato-platina (II), é o terceiro integrante desse grupo. As diferenças de atividade dessa com a cisplatina ainda são desconhecidas.[2] O núcleo de platina da oxaliplatina se assemelha, em características químicas, ao da cisplatina. Uma pequena porção da oxaliplatina é mantida dentro das células vermelhas, mas insuficiente para se ter um acúmulo após o uso repetitivo. As maiores toxicidades estão relacionadas com neutropenia, diarreia e estomatite, neuropatia periférica e moderada probabilidade de náusea ou vômito. Não de forma habitual, pode-se evidenciar relação alérgica tipo anafilática com o uso desse quimioterápico.[1]

Antimetabólitos

Antimetabólitos são substâncias que se parecem com as que formam o DNA, alterando a função das enzimas necessárias para o metabolismo e síntese proteica. Em outras palavras, elas mimetizam os nutrientes que a célula necessita para crescer, enganando a célula para consumi-las e bloqueando o metabolismo celular. Antimetabólitos são específicos com o ciclo celular. Eles são mais eficientes da fase de síntese (fase "S" da mitose), porque eles primariamente atuam no mecanismo de síntese de novas moléculas de DNA para a formação de novas células. Eles se subdividem em diversos grupos, entre os quais, antagonistas de purinas, antagonistas de pirimidinas, antagonistas do folato.

• Antifolatos

A aminopterina é o primeiro antimetabólito a demonstrar atividade clínica. Era utilizado em crianças com leucemia por volta de 1940. Posteriormente foi substituída pelo metrotexato (MTX). Outro fármaco muito utilizado na oncologia é o pemetrexede, uma pirolopimidina análoga de antifolato multialvo que atua em diversas enzimas envolvidas no metabolismo do folato como a timidilato sintetase, di-hidrofolato redutase, glicinamida ribonucleotídeo formiltransferase.[3]

A biodisponibilidade do MTX é saturável e errática em doses superiores a 25 mg/m². O MTX é completamente absorvido por via parenteral e tem nível sérico máximo em 30 a 60 minutos após a infusão. A distribuição em coleções no terceiro espaço, como ascite ou derrame pleural, altera drasticamente a farmacocinética desse antifolato. Ele é absorvido por esses sistemas que liberam pequenas doses, continuamente prolongando de forma importante a meia-vida e a toxicidade; dessa forma, preconiza-se esvaziar essas coleções previamente ao tratamento com MTX. Aproximadamente 80 a 90% é eliminado pela urina sem sofrer metabolização. A excreção renal do MTX é reduzida por penicilinas, cefalosporinas, aspina e anti-inflamatório não esteroidal.

Os principais efeitos adversos do MTX são supressão medular e toxicidade gastrointestinal que normalmente se revertem completamente em 14 dias. Pacientes com disfunção renal têm eliminação da droga lentificada, estando sujeitos a toxicidade aumentada e prolongada.

As principais toxicidades do pemetrexede são mielossupressão, mucosite e *rash* cutâneo. Esses efeitos podem ser reduzidos por suplementação de ácido fólico via oral e vitamina B12 que devem ser iniciados uma semana antes do tratamento. A vitamina B12 deve ser suplementada por via intramuscular, sendo repetida a cada 9 semanas, ou 3 ciclos. Não existe nenhuma evidência de que essa suplementação reduza a atividade antineoplásica do pemetrexede.

• Fluoropimidinas

O 5-fluorouracil (5-FU) foi sintetizado na década de 1950 e desde então vem sendo amplamente utilizado na oncologia. Existem compostos mais novos, inclusive com administração oral como a capecitabina, o tegafur/gimeracil/oteracil (S-1), a trifluridina e tipiracil (lonsurf).

O 5-FU entra na célula pelo mecanismo de transporte facilitado do uracil e depois é anabolizado em várias formas de nucleotídeos citotóxicos por diversos caminhos bioquímicos. Acredita-se que o 5-FU exerça seu efeito citotóxico por vários mecanismos, incluindo inibição da timidilato sintetase, incorporação no RNA e incorporação no DNA. Além disso, o estresse resultante da inibição da timidilato sintetase pode ativar a cascata de morte programada celular (via das caspases), o que induz fragmentação do DNA e apoptose.

O 5-FU pode ser administrado em bólus ou em infusão contínua, o que modifica sua ação e suas toxicidades. Quando administrado em bólus, tem biodisponibilidade rápida e metabolização, também, rápida. Apresenta meiavida de 8 a 14 minutos, sendo metabolizado pela di-hidropirimidina desidrogenase (DPD). Existem algumas pessoas com deficiência parcial dessa enzima (3 a 5%) ou deficiência completa (0,1%). O primeiro tipo apresenta toxicida-

de exacerbada a qualquer fármaco dessa classe, o último grupo apresenta toxicidade extremamente importante e potencialmente fatal. O teste de deficiência dessa enzima pode ser feito de forma genética e os *guidelines* americanos recomendam tratamento adjuvante.

Uma forma de tentar otimizar o efeito antitumoral do 5-FU é modificar os diversos esquemas de infusão, entre contínua ou bólus. Outra forma é a associação de moficadores, como o ácido folínico levogiro.

As toxicidades dependem do esquema de infusão. A infusão aguda possui toxicidade medular mais importante, enquanto a infusão contínua apresenta mais toxicidade cutânea com síndrome mão-pé, mucosite e diarreia. As formulações orais mimetizam infusão contínua por manter nível sérico constante por diversos dias, reforçando as últimas toxicidades listadas.

• Gemcitabina

O transporte da gemcitabina dentro das células requer um sistema de transporte de nucleosídios. A gemcitabina é uma forma inativa que necessita ativação intracelular. Essa substância é ativada quando transformada no metabólito trifosfato. A gemcitabina trifosfato é incorporada ao DNA celular, resultando na inibição de síntese de DNA e de sua função, ou o trifosfato pode interagir inibindo diretamente a DNA polimerase α, β e γ, limitando a síntese de DNA e seu reparo.

As toxicidades da gemcitabina mais frequentes são náuseas e vômitos (se não utilizada a devida profilaxia), proteinúria, hematúria, *rash* cutâneo, edema periférico e lesão hepática (elevação transitória de TGO e TGP). A gemcitabina pode ter por efeito adverso *radiation recall*, efeito que retoma toxicidade da radioterapia em local previamente irradiado.

Inibidores da topoisomerase

As ezimas nucleares topisomerase I e II são críticas para a função do DNA e sobrevivência celular. A topoisomerase I atua em todo o ciclo celular, enquanto a topoisomerase II é atuante dependente da fase do ciclo. Aparentemente, a inibição de uma topoisomerase leva ao incremento da função da outra. A topoisomerase I é importante no movimento do DNA durante toda replicação celular, no relaxamento do DNA quando ele está supercomprimido. A topoisomerase II é especialmente atuante em separar as cromátides irmãs durante a replicação do DNA e contribui para o relaxamento do DNA durante sua transcrição.

Os inibidores da topoisomerase I são representados pela classe das camptotecinas, originárias da planta *Camptoheca accuminata*, cujo extrato era utilizado em casos de leucemia. Os principais quimioterápicos representados nessa classe são topotecano e ininotecano.

Os inibidores da topoisomerase II se subdividem em antraciclinas, podofilotoxinas e outros. A primeira subclasse, representada especialmente pela doxorrubicina, epirrubicina e a doxorrubicina peguilada tem como característica marcante a cardiotoxicidade usualmente irreversível e dependente de dose cumulativa para a vida do paciente. A subclasse das podofilotoxinas é representada pelo etoposide. Já a última é representada pela mitoxantrona.[4]

Antimicrotúbulos

Os antimicrotúbulos são subdivididos em alcaloides da vinca e taxanos. Os microtúbulos são vitais para a dinâmica celuar, em especial na divisão celular. Eles executam o transporte direcional de vesículas e organelas, modificam a forma celular e criam a polaridade celular para se executar o processo de divisão propriamente dito. Os microtúbulos são formados por 13 protofilamentos lineares de heterodímeros de tubulina polimerizados e organizados de forma paralela circundando um eixo cilíndrico.[1]

Os alcaloides da vinca induzem despolimerização dos microtúbulos celulares, tornando-os ineficazes em executar a divisão celular. Os taxanos produzem polimerização da tubulina, levando também à inatividade dos microtúbulos.[5]

Os principais representantes dos alcaloides da vinca são a vinorelbina, vincristina e vimblastina. As principais toxicidades são neurológica para os últimos dois exemplificados e medular (anemia e neutropenia) para os três.

Os taxanos são representados pelo paclitaxel, docetaxel e nab-paclitaxel. Todos eles possuem neurotoxicidade significativa, além de neutropenia. O paclitaxel é extremamente alergênico pelo seu solvente, com alto risco de anafilaxia se não devidamente pré-medicado. Mesmo com as medicações adequadas, aproximadamente 3% dos pacientes apresentarão hipersensibilidade, usualmente nos primeiros 10 minutos da infusão.[1,5]

■ ANTICORPOS

Terapia baseada em anticorpos tem sido cada vez mais importante na oncologia. São imunoglobulinas – na oncololgia mais comumente a imunoglobulina G (IgG) – produzidas por linfócitos B para responder à exposição de diversas estruturas ou antígenos. Os primeiros tratamentos desse tipo não eram eficientes por serem anticorpos murinos; dessa forma, os pacientes começavam a expressar anticorpo contra essas imunoglobulinas, eliminando seus efeitos. Com o passar da evolução dessa terapêutica, não se usa mais anticorpo murino. Atualmente utilizamos anticorpos quiméricos (humano-murino), humanizados e completamente humanos. Essa informação nos remete à antigenicidade do tratamento e, por conseguinte, sua probabilidade de reação infusional aguda, em especial do tipo alérgica. Pelo nome do anticorpo pode-se saber a qual desses três grupos ele pertence. Os quiméricos terminam em -ximabe (por exemplo, cetuximabe), os humanizados em -zumabe (por exemplo, pertuzumabe) e os completamente humanos em -umabe (por exemplo, panitumumabe).

A ação pode ser dividida em duas diferentes formas de atuação. A primeira, ação direta antitumoral que pode ser novamente dividida em três mecanismos diferentes. O anticorpo se liga à célula tumoral expondo sua fração Fc. Essa fração se liga às células efetoras imunes, como as células NK, ativando a imunidade celular. Outra forma de ação, mais comum com IgM, mas que pode ocorrer com IgG, em especial com IgG1, é a ativação do sistema de complemento. Essa ativação se dá pela ativação do C1q,

disparando a cascata de proteases que mata o complexo célula-anticorpo. O terceiro mecanismo é com a imunomodulação por meio dos inidores de *checkpoint*, que será discutido no tópico abaixo. A segunda forma de ação se dá pela alteração do sinal pelo receptor transmembrana em que o anticorpo se liga. O anticorpo pode-se conectar à um receptor celular tumoral, normalizando a taxa de crescimento celular e sensibilizando as células tumorais para outros tratamentos citotóxicos.

Nessa classe de fármacos, existem diveros alvos terapêuticos e toda ação e eventos adversos serão baseados na via celular bloqueada pelo anticorpo em questão.

■ IMUNOTERAPIA

A imunoterapia é utilizada de longa data na oncologia clínica. Ficou em evidência nos últimos anos com o surgimento dos inibidores de *checkpoint*. Apesar de aparentemente a história da imunoterapia ser antiga, o uso prático é algo extremamente novo.

Voltando às bases históricas, desde o Egito Antigo existem relatos de tumores que aumentam ou reduzem após eventos infecciosos, potencialmente ligando o câncer com o sistema imune. Em meados do século XIX, dois médicos começam a ver relação de infecção com regressão tumoral. Em especial em pacientes com erisipela, posteriormente se relacionou essa infecção com *Streptococcus pyogenes*. Em 1868, ocorreu a primeira tentativa de infecção terapêutica para pacientes com câncer. Em 1891 o experimento foi reproduzido com algumas respostas satisfatórias pelo cirurgião americano William Coley.[6,7] Os estudos de Coley apresentavam resultados pouco reprodutíveis e foram desaparecendo com o advento da radioterapia e da quimioterapia. Em 1976, Morales descreveu a eficácia da bacteria *Bacillus* Calmette-Guérin (BCG) em tratamento de câncer de bexiga superficial. Esse tratamento é utilizado até a atualidade. Esse estudo de Morales foi baseado em estudos de 1959 com o principal autor (Old). Tendo em vista os princípios descritos por Old e Coley, ambos dividem o título de "Pai da Imunoterapia".

Em 1957, foi descoberto o interferon como um fator que influenciava as infecções virais.[8] Este foi utilizado como tratamento somente em 1984, para tratamento de leucemia de células pilosas.[9]

Em 1975, George Koehler e Caesar Milstein produziram os primeiros anticorpos monoclonais, e por esse evento foram contemplados com o Prêmio Nobel em 1984.[10] Em 1996, foi descoberto que o bloqueio da CTLA-4 era uma forma de tratar tumores em modelos animais.[11] Em 2011 foi aprovado pelo FDA o primeiro anticorpo anti-CTLA4, ipilimumabe, para tratamento de melanoma maligno mestastático.[12] Esse foi o primeiro inibidor de *checkpoint* aprovado para uso. Já em 2016, foi aprovado o segundo inibidor de *checkpoint*, pembrolizumabe, um anti-PD-1 para tratamento de melanoma maligno metastático.[13]

Com esse breve relato histórico pode-se notar o tempo de desenvolvimento da terapia que vem revolucionando a oncologia moderna. A evolução dos inibidores de *checkpoint* trouxe a primeira aprovação da história pelo FDA para um tratamento oncológico baseado em sua característica molecular e não em seu sítio primário. Em

2017, foi aprovado o pembrolizumabe para qualquer tumor metastático não ressecável que tenha instabilidade de microssatélite em alta frequência.[14]

Cada classe de fármaco componente dessa família que está em expansão expoente possui um mecanismo de ação individual e ímpar. Será discutida cada classe de forma sucinta para compreensão de ação farmacológica e posteriormente compreensão de efeitos adversos.

Interferon

• Mecanismo de ação

Mecanismo de ação de descrição diversa em fontes variadas confirmando a complexidade do sistema imune. O primeiro imunoterápico listado no histórico até a atualidade possui um mecanismo de ação não completamente compreendido. Interferon-alfa constitui uma família de proteínas, produzida por células nucleadas que têm atividade antiviral, antiproliferativa e regulatória do sistema imune. Existem 16 subtipos de interferon-alfa. Esses interagem com células por receptores de superfície celular de alta afinidade. Ativando esses receptores, existem múltiplos efeitos que podem ser detectados, incluindo transcrição de genes. O interferon pode inibir o crescimento celular, alterar *status* de diferenciação celular, interferir com expressão de oncogenes, alterar expressão de antígenos de superfície celular, aumentar atividade fagocítica de macrófagos e aumentar a citotoxicidade de linfófitos.[15] Apesar de sua grande importância histórica, o interferon vem cada vez menos sendo utilizado na oncologia clínica por ter uma relação resposta-evento adverso desfavorável.

• Efeitos adversos

Os efeitos são altamente variáveis de acordo com a dose utilizada. Em cada uma das diversas indicações, as doses podem variar extremamente. Para o tratamento da hepatite C, pode-se utilizar três megaunidades, três vezes por semana, e para melanoma maligno, 20 megaunidades por metro quadrado de superfície corpórea, 5 vezes por semana.[16,17] Com essa ampla variedade de doses, claramente os efeitos adversos são extremamente variáveis.

Os efeitos mais comuns são depressão, toxicidade medular (citopenias) e toxicidade hepática. A supressão medular no uso de dose alta (melanoma maligno) chega a ter 60% de pacientes com toxicidade grau 3 ou 4 (com necessidade de redução de dose e/ou ameaçando a vida do paciente).[17]

Anti-CTLA4

• Mecanismo de ação

CTLA-4 (proteína 4 associada ao linfócito T citotóxico), como o CD28, é um membro da família das imunoglobulinas. O CTLA-4 e o CD28 são compostos por sequências semelhantes de proteínas. A primeira delas é induzida a ser produzida por alguns linfócitos CD4+ e CD8+ após a ativação inicial, entretanto ela é constitutivamente expressa pelos linfócitos T reguladores (Treg). O CTLA-4 se liga no mesmo ligante que o CD28, porém com maior afinidade, fazendo uma competição e mudando o estímulo ativador da ligação B7-CD28 para um estímulo inibitório B7-CTLA-4. A ligação B7-CTLA-4 inibe a proliferação dos linfócitos T e a produção de interleucina 2 (IL-2). O CTLA-4 tem uma função principalmente na fase mais precoce de ativação do sistema imune.[18] Resumindo, o linfócito após ativado expressa CTLA-4, e quando retorna para o sintema linfoide, o B7 da célula apresentadora de antígeno se liga ao CTLA-4, inativando o linfócito T e mantendo a homeostase do sistema imunológico.

CTLA-4 e PD-1 podem participar de algumas disfunções dos linfócitos T, mas eles não têm o mesmo impacto na homeostase do sistema imune, conforme demonstrado em modelos murinos. A deficiência de CTLA-4 é fatal para ratos com doenças linfoproliferativas agressivas e precoces e infiltração multiorgânica de linfócitos T policlonais.[19] A deficiência de PD-1 leva a doenças autoimunes mais indolentes e compatíveis com a vida dos modelos animais como artrite reumatoide, glomerulonefrite, cardiomiotapia dilatada.[20] Esses achados são compatíveis com o uso prático dos anticorpos anti-CTLA-4 e anti-PD-1, já que os efeitos adversos imunomediados são mais frequentes no primeiro tratamento do que no segundo.[21,22]

• Efeitos adversos

Os efeitos adversos dessa classe de fármacos são imunomediados, ou seja, são efeitos que não são comuns às outras quimioterapias e possuem um manejo ímpar, a depender de sua classificação de gravidade.

As toxicidades imunomediadas têm uma certa ordem cronológica para aparecimento. A primeira toxicidade, e a mais comum, é a cutânea, com prevalência de 47 a 68%. Normalmente um *rash* cutâneo aparece entre 2 a 3 semanas. A toxicidade gastrointestinal mais comumente apresentada como diarreia se apresenta entre 4 a 6 semanas. Aproximadamente após 6 semanas as toxicidades mais comuns são alterações hepáticas e endocrinológicas com atenção especial para hipotireoidismo, hipopituitarismo, síndrome de Addison, entre outras alterações endocrinológicas.

Anti-PD-1 e anti-PD-L1

• Mecanismo de ação

PD-1 (ligante de morte celular programada ou CD279) é um membro da superfamília das imunoglolinas. É muito mais expresso que o CTLA-4 e pode ser detectado em linfócitos T ativados, linfócitos B e linfócitos *natural killer* (NK). Além de mais presente, esse receptor fica presente por mais tempo, entre 6 e 12 horas contra aproximadamente 1 hora para o CTLA-4. O PD-1 se liga com o ligante de morte programada 1 ou 2 (PD-L1 e PD-L2); entretanto, o PD-L1 pode interagir com o CD80 (B7) e o PD-L2 pode ligar com RGMb (*repulsive guidance molecule* B). PD-L1 pode ser expresso por células tumorais e por células dendríticas, enquanto PD-L2 somente é expresso por células dendríticas em tecidos saudáveis. Todas essas interações, essencialmente, transmitem um sinal inibitório. Depois de ligado, o PD-1 agrupa-se com os receptores de células T (que fazem parte do mecanismo de reconhecimento antigênico), ativando sinalização intracelular que desfosforila a região proximal do TCR e suprimindo a ativação do linfócito.[18,23]

De forma mais simples, se um linfócito ativo reconhece o antígeno com a ligação TCG-MHC e concomitante existe uma ligação PD-1-PD-L1, esse linfócito se inativa, regulando o sistema imune. Esse é um dos mecanismos reguladores do sistema imune com intuito de evitar a ativação crônica e as doenças autoimunes. Mas essa expressão de PD-L1 por células tumorais ou por linfócitos que estão no mesmo microambiente pode servir como um dos mecanismos de escape imunológico que permitem o crescimento tumoral.[24]

• Efeitos adversos

De forma semelhante aos anti-CTLA4, os eventos adversos são imunomediados. Eles podem ser quaisquer eventos autoimunes, como encefalite, meningite, uveíte, mucosite, pneumonite, tireoidite, vitiligo, miocardite, pancreatite, hepatite, insuficiência adrenal, hipofisite, colite e enterite. O melhor manejo para os eventos adversos imunomediados não está estabelecido em nenhum grande trial, mas é baseado em imunossupressão. A depender da gravidade do evento adverso, utiliza-se corticoide em dose imunossupressora via oral, pulsoterapia com corticoide, infliximabe, ciclofosfamida ou micofenolato.[25] Esse manejo é extremamente semelhante e compartilha o mesmo racionado do manejo de efeitos adversos dos anti-CTLA4.

■ INIBIDORES TIROSINA QUINASE

Os inibidores de tirosina quinase (TKI) são tratamentos efetivos contra alvos bem dirigidos. Existem inúmeras drogas com alvos diferentes, mas eles compartilham mecanismos de ação semelhantes. Eles inibem de forma competitiva o ATP no ponto de ligação de uma tirosina quinase. Cada uma delas está em uma via de comunicação celular, o que faz com que cada fármaco dessa classe tenha um alvo bem delimitado. Alguns deles bloqueiam diversas tirosinas quinases ao mesmo tempo, sendo mais seletivo para alguma em especial.

Apesar de apresentarem efeitos adversos específicos com cada via de bloqueio em especial, apresentam alguns efeitos de classe. O evento adverso mais comum é toxicidade cutânea com foliculite. Outras toxicidades cutâneas podem ser crescimento de pelos na face, eritema facial, alopecia frontal, edema periorbitário. Outros eventos adversos podem ser hematológicos (citopenias), edema, náusea, hipotireoidismo, diarreia.

Todos os fármacos dessa classe são de apresentação por via oral e, usualmente, devem ser tomados com estômago vazio com um tempo de intervalo entre a tomada e próxima refeição para otimizar a absorção e a eficácia do remédio.[26]

■ HORMONOTERAPIA

Alguns tumores apresentam receptores de hormônio e sofrem uma influência positiva desses hormônios para seu crescimento. Dessa forma, bloquear a via hormonal pode apresentar efeito de controle de crescimento tumoral. Os tumores em que mais de utiliza essa técnica terapêutica são câncer de próstata e de mama.

Claramente não existe um mecanismo de ação específico, mas sim um para cada classe de fármaco pertencente a essa grande família. Pode-se atuar em diversas vias hormonais, ocasionalmente, até combinada, para se atingir o objetivo. Esses fármacos normalmente atuam bloqueando a produção hormonal ou interferindo com o sítio de ação do hormônio.

■ RADIOEMBOLIZAÇÃO

A aplicação de terapia hepática citorredutora pode alterar de forma favorável o prognóstico e a história natural da doença oncológica. Isso porque o envolvimento hepático muitas vezes denota pior prognóstico. A via transarterial normalmente é escolhida tendo em vista que se acredita que a nutrição tumoral hepática é preferencialmente arterial e não venosa, como nos hepatócitos saudáveis.[27] Dessa forma, a via arterial permite atingir de forma preferencial as células tumorais. A embolização com microesferas impede o fluxo sanguíneo capilar, reduzindo a nutrição arterial do tumor.

A radioterapia hepática tem efeito antitumoral se for possível entregar dose suficientemente elevada nas células tumorais sem que haja uma entrega de dose letal para os hepatócitos, permitindo que o fígado não entre em falência. Dessa forma, a radioterapia externa tem eficácia limitada para lesões multifocais ou muito grandes, que iriam requerer uma dose grande para os hepatócitos saudáveis para se atingir a dose alvo nas lesões neoplásicas.[28] A braquiterapia permite que fonte radioativa seja implantada muito próximo ao tumor, maximizando a dose neste e reduzindo a dose em tecidos saudáveis circunjacentes. Como o tumor hepático possui importante nutrição arterial, levar a fonte radioativa por essa via permite sua entrega dentro da lesão neoplásica evitando a via tradicional de implante de braquiterapia. A radioembolização é a união da técnica de embolização com braquiterapia implantando fontes radioativas de alta energia e tamanho microscópico. Dessa forma, cria-se a premissa da radioembolização, também conhecida como radioterapia interna seletiva ou braquiterapia de microesferas. Do ponto de vista prático, infunde-se milhões de microesferas de aproximadamente 30 micra de diâmetro que são incorporadas com yttrium-90, um betaemissor de alta potência e rápido decaimento de dose. Durante a terapia se pode atingir doses de radiação com 200 ou 300 Gy no tumor, poupando as células hepáticas saudáveis. A penetração média é de 2,5 mm e a máxima de 11 mm.[29]

Antes da infusão é de vital importância a pesquisa da anatomia circulatória do paciente. Dessa forma, garante-se que não exista nenhum *shunt* que possa levar as microesferas para outros órgãos de forma indesejada. Muitas vezes essa técnica tem seu nome abreviado por TARE (*transarterial radioembolization*).

Um dos efeitos adversos possíveis é a síndrome pósradioembolização que inclui fadiga, náusea ou vômito, dor abdominal e caquexia. A gravidade dessa síndrome é menor do que as encontradas em procedimentos embólicos exclusivos. Outro evento adverso possível se relaciona com náusea ou vômito exclusivo, normalmente controlável com medicação e previnível com medicação pré-procedimento. O paciente pode apresentar disfunção hepática induzida por radiação; ao componente embólico não se atribui insuficiência hepática isquêmica. A presença de hipertensão portal pré-procedimento não é uma contraindicação. Porém, pós-procedimento alguns pacientes evoluem com hipertensão portal. Esse evento adverso é raro e na maioria dos casos em que ocorre, evidencia-se hipertensão portal em exames de imagem sem alterações em exames laboratoriais.

Em até 10% dos casos se pode ter sequela biliar, em especial em pacientes com cirurgias que alteraram anatomia de vias biliares ou já fizeram vários ciclos de quimioterapia; entretanto, a cirrose hepática parece ser um fator protetor desse evento adverso. Colecistite radioativa pode acontecer se houver infusão de esferas na artéria cística. Outra complicação relacionada à árvore biliar é a colangite radioativa que apresenta a mesma clínica da colangite clássica e normalmente tem necessidade de antibioticoterapia.

QUIMIOEMBOLIZAÇÃO

O racional de nutrição tumoral hepático se repete nessa técnica em comparação com a radioembolização. A TACE (*transarterial chemoembolization*) vai agregar a embolização seletiva de ramos que nutrem o tumor com esferas que liberam agentes quimioterápicos, como a doxorrubicina. A TACE pode ser feita com um agente embolizante seguido de infusão de uma substância oleosa com a quimioterapia diluída que promove uma liberação lenta e programada do agente quimioterápico, como o lipiodol, por exemplo. Outra técnica é utilizar esferas de PVA (polivinil álcool), polímero solúvel em água, eluído com quimioterápico.

Assim como a radioembolização, a quimioembolização é um processo de tratamento de utilização ampla em lesões hepáticas. Isso se justifica pelo racional de nutrição tumoral e de hepatócitos saudáveis por diferentes vias (arterial ou portal), permitindo a entrega de radiação ou quimioterapia de forma selecionada para as células malignas, reduzindo a toxicidade em células saudáveis.

TACE pode ter diversos efeitos adversos, entretanto muitas vezes esses efeitos advêm de complicações de aplicação técnica inadvertida. Os principais fatores de predisposição de efeitos adversos são disfunção hepática prévia ao procedimento, obstrução de via portal comum, obstrução de trato biliar, cirurgia de vias biliares pregressa, superdosagem de lipiodol, oclusão de artéria hepática em casos de múltiplos TACEs. A complicação mais comum é a síndrome de pós-embolização que consiste em dor abdominal e febre, com prevalência de 60 a 80%. Elevação de transaminase tipicamente acontece nesses casos. Não se sabe o quanto dessa síndrome representa lesão aos hepatócitos saudáveis e o quanto representa necrose tumoral. O uso de antibiótico não é necessário para controlar essa febre e essa complicação normalmente é autolimitada em 3 ou 4 dias. A dor é um evento colateral comum e, frequentemente, causa prolongamento da internação hospitalar.[30]

Insuficiência hepatica após TACE está relacionada a lesão isquêmica ao tecido hepático saudável. Esse evento é difícil de mensurar, já que cada estudo usa um critério diferente de definição, porém aparentemente é consensual que a taxa de lesão irreversível é em torno em 3%. Outros

eventos adversos são colecistite isquêmica, abscesso hepático, estenose de vias biliares. A maioria dos casos de colecistite isquêmica são assintomáticos e sem necessidade de intervenção terapêutica. Complicações de trato gastrointestinal superior como gastrite, úlcera e sangramento podem ocorrer, possivelmente por regurgitação de agente embólico pelas artérias gástricas ou presença de *shunt* não diagnosticado antes do procedimento.[30]

RADIOFÁRMACOS

Os radiofármacos são substâncias radioativas que podem ser utilizadas tanto em medicina diagnóstica quanto em medicina terapêutica. No campo diagnóstico, o radiofármaco expressa afinidade por um determinado tecido do corpo e emite radiação, usualmente gama. Um detector desse tipo de radiação permite uma imagem funcional; esse é o princípio da imagem do PET, que associado à uma tomografia computadorizada gera a imagem do PET-CT.

Falando sobre tratamento, segue-se esse mesmo princípio. Um radiofármaco, nesse contexto, é um fármaco que tem afinidade por certo tecido mas emite radiação com objetivo terapêutico.

Um bom exemplo dessa atividade é o radium-223 (xofigo). Um fármaco que se concentra em regiões ósseas com *turnover* acelerado, liberando partículas alfa de baixa penetração (100 micra). O radium-223 se liga ao estroma ósseo, especialmente no microambiente de metástases osteoblásticas ou osteolíticas. A radiação alfa emitida induz a quebra da dupla fita do DNA, resultando em um efeito citotóxico potente e altamente localizado.[31]

Os eventos adversos serão individuais de cada fármaco relacionando com seu devido alvo terapêutico e partícula radioativa que ele emite, já que cada partícula possui uma penetração diferente e muitas toxicidades advêm da irradiação de tecidos saudáveis circunjascentes aos alvos tarpêuticos. Mas esses remédios possuem ação sistêmica associada.

RADIOTERAPIA

A radioterapia começou a ser utilizada como técnica terapêutica há aproximadamente 100 anos. Em 1896, Emil Grubbe deu um dos primeiros exemplos de tratamento para câncer de mama ulcerado com raios X. No primeiros anos do século 20, os relatos de uso de raios X e radium, uma recém descoberta fonte de radiação, foram aumentando de forma expressiva. Câncer de pele era o mais frequentemente tratado, até pelas características desse tipo de irradiação que na época apresentava uma baixa penetração tecidual. Por volta de 1910, Coolidge desenvou um emissor de raios X com maior energia e maior penetração tecidual, que possibilitou tratamento de lesões mais profundas.[32] Porém, devido ao desconhecimento dos mecanismos de ação e das propriedades da radioterapia, o tratamento era demasiadamente tóxico e não tão eficaz. Novos radioisótopos, novos tipos de raios e técnicas para irradiar foram descobertas. A relação entre dose de radiação e sobrevivência celular começou a ser compreendida. Por volta de 1920 iniciou-se uma melhor compreensão sobre fracionamento de dose, permitindo um melhor controle oncológico com menos eventos adversos.[33]

Entre 1930 e 1950 a evolução científica permitiu o tratamento de tumores mais profundos. Avançou-se muito na braquiterapia, mecanismo em que se implanta a fonte radioativa (descrito a seguir), e em raios X de alta voltagem (entre 50.000 V e 200.000 V), permitindo tratamento de tecidos mais profundos. Nos anos seguintes, muito se evoluiu para se desenvolver novas técnicas radioterápicas com novas fontes para se tratar tecidos profundos. Foi iniciado o uso da radioterapia com cobalto como fonte e, posteriormente, aceleradores lineares. Os aceleradores lineares iniciaram o uso de raios X com megavoltagem (milhões de volts). Com esse avanço se permitiu tratar tecidos profundos, poupando de forma mais adequada a pele.

O avanço concomitante das modalidades diagnósticas permitiu um planejamento do tratamento radioterápico muito superior em eficácia com redução de toxicidade.[34] Inicialmente para se localizar um tumor se utilizava de uma radiografia e referências ósseas: planejamento em duas dimensões; o que permite uma menor quantidade de campos de irradiação fazendo com que o tecido saudável receba dose semelhante ao alvo terapêutico. Com o advento de imagens como a tomografia, permitiu-se um planejamento terapêutico em três dimensões, utilizando mais planos para se concentrar uma dose maior de radiação no alvo com menor dose nos tecidos saudáveis. Conforme a radioterapia se mostrou eficaz e capaz de controlar o câncer, os avanços foram acontecendo. Esses incluiram controle computadorizado, trazendo mais precisão na dose aplicada. Por volta de 1990 se iniciou a radioterapia conformacional em três dimensões.[35]

Aspectos biológicos da radioterapia

Radioterapia pode ser administrada sob forma de fótons (raios X, raios gama) ou partículas (prótons, nêutrons, elétrons). Quando fótons ou partículas interagem com material biológico, eles podem causar danos ionizantes que interagem diretamente com estruturas subcelulares ou que interagem com água, o principal constituinte da célula. Essa interação gera radicais livres que podem modificar estruturas subcelulares. A radioterapia tem ação direta no DNA, promovendo absorção de energia pelos cromossomos, induzindo ionização dos mesmos. Esse é o principal mecanismo de dano ao DNA por transferência de energia linear alta. O mecanismo de transferência de energia linear baixa, por exemplo, é o mecanismo pelo qual os fótons interagem com moléculas de água levando à formação de radicais livres.[36,37] Um radical livre, como hidroxila, pode interagir com DNA para retirar uma molécula de hidrogênio, levando dano a esse DNA. Algumas células possuem alto nível de radicais livres, e dessa forma a transferência de energia linear baixa (raios X) tem um menor potencial; porém, essa característica não influencia na capacidade de lesão celular e transferência de energia linear alta (radioterapia com fótons). Entretanto, tecidos com baixa oxigenação acabam permitindo menor formação de radicais livres, protegendo as células de parte dos danos ao DNA induzido por radioterapia. Teoricamente a baixa oxigenação tem pouca influência no dano direto induzido pelas terapias com alta transferência de energia linear.[38]

Braquiterapia

A braquiterapia é um procedimento em que uma fonte radiativa é implantada próximo ou dentro do tumor. Dessa forma, propicia um tratamento a curta distância. Normalmente a fonte de radiação tem uma pequena penetração, permitindo fornecer altas doses de radioterapia perto da semente radioativa com um decaimento curto, poupando os tecidos saudáveis circunjacentes.

Radioterapia em duas dimensões

Radioterapia em 2 dimensões ou convencional é aplicada levando como referência uma radiografia. Localiza-se o tumor utilizando referências ósseas e por meio delas se desenha o local a ser irradiado. Como o plano é feito sobre uma imagem simples, sua precisão é reduzida, o que também limita a dose a ser empregada, já que com menor precisão os tecidos saudáveis circunjacentes recebem uma maior dose de irradiação. A cada posição que se aplica a radioterapia se dá o nome de campo. Nesse modelo de aplicação, desenha-se o campo para atingir o tumor e normalmente se usam poucos campos que se sobrepõem na região do tumor para somar as doses, entregando uma dose maior no tumor e menor nos tecidos próximos a ele. Em cada campo de radioterapia se aplica uma mesma dose em todo o território alvo.

Radioterapia conformacional em três dimensões

Para se atingir uma maior dose no tumor com menor dose em tecidos saudáveis e garantir que o tratamento seja direcionado para o tecido tumoral, as técnicas de imagem mais modernas são empregadas. Esse tipo de radioterapia usa para planejamento tomografia ou ressonância nuclear magnética.

Com o planejamento em três dimensões se permitiu utilizar múltiplos campos que convergem na área tumoral, fazendo com que a dose no tumor possa ser muito maior e Mantendo o princípio de mesma dose em cada campo a ser utilizado.

IMRT

A IMRT é uma técnica agregada à radioterapia conformacional que quer dizer "radioterapia de intensidade modulada". Ou seja, um sistema controlado por computador faz com que seja possível que em cada área do campo de radioterapia seja entregue uma dose diferente. Isso permite conformar ainda mais a dose, concentrando no tumor. Essa variação de dose se dá por aletas que se movimentam em frente ao campo ora liberando a dose de radiação em parte do campo, ora impedindo a radiação. Porém, para se deixar a dose alta de radiação mais direcionada para o tumor, espalha-se uma dose menor de radiação por um volume maior de tecido saudável, o que implica em alguns efeitos adversos. Outra desvantagem dessa técnica é que aumenta o tempo de tratamento em cada seção de radioterapia.

IGRT

Essa é outra técnica agregada à radioterapia em três dimensões e que pode ser agregada à IMRT. O nome quer dizer "radioterapia guiada por imagem". Em todas as outras técnicas, para se assegurar que o tumor está sendo irradiado, tenta-se colocar o paciente na mesma posição na maca da radioterapia. Usa-se marcações na pele e pontos ósseos para garantir a repetição do mesmo posicionamento. Na IGRT, após posicionar o paciente na maca, faz-se uma imagem no próprio aparelho da radioterapia. Dessa forma, tem-se certeza que o tumor está no alvo a ser irradiado.

Quatro dimensões

Esse é um avanço da IGRT em que se faz a imagem em tempo real para se poder irradiar tumores que são móveis; por exemplo, tumores nos pulmões ou no fígado, que se movem durante o ciclo respiratório. O aparelho com a imagem em tempo real é capaz de ativar e desativar o feixe de radioterapia conforme o tumor está no alvo. Para se ter um resultado ainda mais preciso, pode-se implantar uma fiducial no tumor. Dessa forma o aparelho tem uma facilidade maior de localizar a lesão e tratar de forma ainda mais precisa. Em todas as outras modalidades o médico que está fazendo o planejamento da radioterapia tenta levar em conta os possíveis movimentos do tumor, aumentando o alvo a ser irradiado para compensar os deslocamentos naturais dos órgãos. Isso acaba limitando o uso de doses maiores e entregando doses indesejadas a tecidos saudáveis.

RapidARC ou VMAT

Em todas as técnicas anteriores, o aparelho de radioterapia para e aplica a dose desejada no campo em questão. Quanto mais campos de tratamento, mais se pode desenhar o tumor para receber a dose terapêutica evitando-se que os tecidos saudáveis recebam altas doses de radioterapia. Essa técnica leva isso para o limite, o aparelho contorna o paciente completamente enquanto irradia, podendo conformar o tumor o máximo possível.

Normalmente se associa com essa técnica a irradiação com quatro dimensões e IMRT, podendo, ainda, utilizar-se de fiducial para maior precisão.[39]

Radiocirurgia

O princípio da radiocirurgia é aplicar altas doses de radiação em poucas frações, podendo até mesmo ser uma única fração. Para isso é necessário um mecanismo de altíssima precisão para localizar o tumor e dirigir a radioterapia. Existem alguns aparelhos diferentes que têm o mesmo objetivo, levando por diferentes técnicas, desde a radiocirurgia estereotáxica até aparelhos como a GammaKnife e a Cyberknife.[40] Para se atingir essa precisão de tratamento, a imobilização do paciente é de vital importância. Pequenos deslocamentos do paciente podem levar a altas doses de radioterapia em local inadequado.

Radioterapia intraoperatória

Como o próprio nome deixa claro, radioterapia intraoperatória é executar o tratamento durante o ato cirúrgico. Quando se aplica a radioterapia convencional, o tumor está cercado por tecido saudável, e esse tecido que limita a tolerância de dose a ser aplicada. Durante a cirurgia pode-se preparar o paciente para receber a radioterapia diretamente no tumor, sem os tecidos saudáveis que limitam a dose efetiva. Aplica-se uma única fração de tratamento radioterápico com dose limitada pelos tecidos regionais do tumor ou da loja tumoral (se for aplicado após a remoção completa do tumor) que não podem ser movidos. As maiores decisões terapêuticas são tomadas durante o ato operatório mesmo, baseadas em informações do patologista que está na sala cirúrgica.

Essa técnica de radioterapia pode ser associada com radioterapia conformacional pré-operatória ou pós-operatória.

■ BIFOSFONATOS E INIBIDOR DE LIGANTE DE RANK

Bifosfonatos são os primeiros agentes contra atividade osteoclástica para osteoporose, doença de Paget, metástases ósseas, mieloma múltiplo, hipercalcemia da malignidade. Esses fármacos podem ser usados com intenção terapêutica das condições supracitadas ou profiláticas.[41]

O inibidor de ligante de Rank, representado pelo anticorpo denosumabe, é um anticorpo totalmente humanizado que se liga ao ligante do Rank, impedindo a ligação do Rank e seu ligante. O Rank é um receptor de superfície de osteoclastos que, quando não está ativo, reduz a formação de novos osteoclastos, reduz a atividade osteoclástica e reduz a sobrevida dessa mesma célula. Dessa forma, ele inibe a reabsorção óssea, fazendo com que o equilíbrio entre formação e absorção óssea seja inclinado para a atividade osteoblástica.

Pacientes com câncer de mama que estão em tratamento hormonal curativo podem ter benefício de uso de bifosfonatos mesmo na ausência de metástase óssea e na ausência de osteopenia. Os dados de profilaxia são controversos, mas alguns estudos demonstraram redução de metástases ósseas com o uso desses fármacos.[42-44]

Além dos dados controversos, esses fármacos possuem efeitos adversos sérios como osteonecrose, em especial da mandíbula, hiperparatireoidismo terciário, entre outros.

■ CIRURGIA

Cirurgia é o tratamento mais antigo contra o câncer, e até recentemente era a única opção com tratamento curativo.[1] Avanços em técnica cirúrgica e melhor compreensão da história natural de cada tumor permite cada vez mais uma ressecção de sucesso. Melhora em técnica de radioterapia e tratamentos sistêmicos capazes de controlar doença micrometastática permitiram uma revisão da magnitude e da morbidade cirúrgica.[1] Associado com exames de estadiamento mais precisos, o procedimento cirúrgico pode ser melhor planejado, levando a uma execução que atinja os objetivos propostos. A cirurgia pode ter diversos objetivos, sendo curativa ao retirar toda a doença ou paliativa para controlar algum sintoma.

História da cirurgia

Os relatos mais antigos da cirurgia advêm de 1600 a.C. de um papiro egípcio. A era moderna da cirurgia visceral é iniciada em 1809 com um relato de retirada de um tumor ovariano gigante por Ephraim McDowell com sucesso e cura da paciente. Esse foi o primeiro procedimento cirúrgico eletivo oncológico, abrindo caminho para os procedimentos eletivos e programados. Mantendo o contexto histórico, em 1846 foi realizado o primeiro procedimento cirúrgico com anestesia geral com éter e em 1867 foram introduzidos os primeiros conceitos referentes à assepsia cirúrgica, duas importantes evoluções permitindo o desenvolvimento da cirurgia oncológica e da cirurgia de forma geral.

O papel da cirurgia no tratamento oncológico

Assim como qualquer outro tratamento no paciente com câncer, os riscos e benefícios de um procedimento cirúrgico devem ser avaliados para indicação. O câncer é comumente uma doença de pacientes com idade mais avançada. Infelizmente, algumas vezes, mesmo com intenção curativa, o tratamento pode ser postergado ou evitado em função da idade dos pacientes. Precisa sempre se levar em conta expectativa de vida local, funcionalidade do paciente e comorbidades, muito mais que a idade em tempo de vida absoluto.

A cirurgia pode ter diversas indicações, que não somente tratamento.[1]

Prevenção do câncer

Algumas comorbidades, condições genéticas ou congênitas podem aumentar muito a chance de certos tumores. Se esse tumor não for em nenhum órgão vital, pode-se questionar fazer uma cirurgia profilática. Um exemplo são os pacientes com mutações que dispõem síndromes poliposas dos cólons. Algumas síndromes têm probabilidade de tumor de cólon em 50% aos 40 anos, e dessa forma uma colectomia pode ser uma efetiva medida terapêutica profilática. Aproximadamente 40% dos pacientes com retocolite ulcerativa com envolvimento colônico morrem de câncer de cólon.

Pacientes com neoplasia endócrina múltipla tipo 2A têm uma grande chance de câncer de tireoide, tendo indicado tireoidectomia profilática. Exemplo com destaque na mídia é a adenomastectomia bilateral profilática para neoplasia maligna de mama para pacientes portadoras de mutação patogênica nos genes BRCA1 ou BRCA2. Essas mesmas pacientes podem se beneficiar de outra cirurgia profilática, a salpingo-ooforectomia para profilaxia de câncer de ovário.[45]

Diagnóstico

A cirurgia pode ter papel diagnóstico, quando o objetivo é adquirir tecido suspeito para confirmação diagnóstica. O tecido pode ser acessado por procedimentos minimamente invasivos, como punção aspirativa, ou procedimentos como videolaparoscopia ou laparoscopia propriamente dita.

Deve-se ter atenção especial para o cuidado com implante de células tumorais em tecidos saudáveis por agulhas ou durante o procedimento. Outro ponto de importante nota é a quantidade do material. Alguns casos necessitam de volume maior de material para ter um diagnóstico bem formado pelo patologista, ou às vezes se faz necessário algum estudo genético, como em casos de câncer de pulmão. Dessa forma, é necessário especificar todos os detalhes para que o cirurgião recolha material na quantidade adequada.

Tratamento

Cirurgia pode ser um método seguro para curar paciente com tumores sólidos quando a doença está localizada. Normalmente a cirurgia inclui a ressecção regional de linfonodos com intenção de controle de doença e estadiamento adequado. Entretanto, muitas vezes as micrometástases podem não ser controladas somente com o procedimento cirúrgico, sendo necessária integração de diversos métodos terapêuticos.

A cirurgia pode ter alguns objetivos:

- Tratamento local definitivo do sítio primário e estadiamento para avaliar necessidade de outras terapias adjuvantes.
- Redução do volume de doenças localmente avançadas;.
- Ressecção de metástases com intenção curativa (metástase pulmonar para alguns sarcomas, metástase hepática para tumor de cólon).
- Cirurgia para tratamento de emergências oncológicas (obstrução intestinal maligna, síndrome de veia cava).
- Paliação de sintomas.
- Reconstrução e reabilitação.

Em cada uma dessas indicações a integração de mais de uma modalidade terapêutica pode ser necessária para se atingir o objetivo desejado.

Tratamento do sítio primário

O cirurgião oncologista tem alguns desafios para definir o tratamento cirúrgico local:

- Identificar o paciente que pode ser curado somente com terapia cirúrgica.
- Selecionar uma estratégia de controle local com boa relação entre cura, morbidade e qualidade de vida.
- Associar terapias adjuvantes para otimizar controle local e de micrometástase.
- Associar terapias pré-operatórias para otimizar planejamento cirúrgico, melhorando resultados oncológicos e reduzindo morbidade cirúrgica.

Atualmente, com a melhora de técnica cirúrgica e uso de ferramentas como robôs e salas híbridas se conseguem resultados mais precisos, reduzindo morbidade, tempo cirúrgico e tempo de internação. O uso de robôs, por exemplo, propiciou a possibilidade de anastomose colo-anal mais baixa, evitando o uso de colostomia definitiva em alguns casos de tumores de reto baixo.

A melhora dos tratamentos complementares (adjuvantes ou neoadjuvantes) fez com que a taxa de sucesso oncológico e cura venha aumentando progressivamente.

Terapia citorredutora

A redução do volume de doença oncológica para posterior tratamento complementar eficaz traz bom controle de doenças para tumores que tenham tratamento eficiente. Tumor de ovário com disseminação peritoneal pode ter benefício de citorredução. Historicamente se achava adequada a remoção de toda doença peritoneal até 1 cm para pacientes com tumores primários de ovário. A intenção é facilitar o controle oncológico da terapia sistêmica, reduzindo o volume de doença do paciente. Atualmente esse conceito vem se reduzindo e cada vez mais se preconiza uma ressecção sem doença macroscópica residual.[46,47] Em casos seletos, resseção parcial de tumor pode aliviar sintomas e propiciar melhora de qualidade de vida, em especial se complementado com terapia eficiente.

Na ausência de terapia sistêmica com boa eficácia, raramente se tem benefício da remoção parcial da doença oncológica, exceto em casos seletos para paliação de sintomas.

Doença metastática

A terapia cirúrgica em casos metastáticos tende a ser pouco utilizada, mas existem dados consolidados para casos seletos. Pacientes com sarcomas com metástases pulmonares podem ter importante benefício e até mesmo serem curados.[48] Paciente com tumores de cólon tem benefício claro de metastasectomia hepática em casos seletos.[49,50]

Emergências oncológicas

Como pode acontecer com qualquer outro paciente, os pacientes em tratamento de câncer podem sofrer algumas emergências que demandam procedimento cirúrgico. Pode-se incluir nos diagnósticos hemorragias, abscessos, obstrução intestinal maligna, obstrução de vias biliares, metástases sintomáticas em sistema nervoso central, obstrução de quarto ventrículo com hidrocefalia aguda, entre outras. Cada caso deve ser avaliado individualmente, levando em conta a história oncológica de cada paciente. Além dos riscos inerentes a cada uma das emergências, usualmente os pacientes que estão em tratamento sistêmico incorrem em efeitos adversos importantes possivelmente associados à imunossupressão. Na programação terapêutica dos pacientes em tratamento sistêmico deve-se levar em conta eventos adversos esperados como depleção medular levando à neutropenia, aumentando o risco infeccioso, ou plaquetopenia, aumentando o risco hemorrágico. Deve-se atentar que esses efeitos podem ocorrer em datas posteriores à data da infusão, e podem ser manejados de forma antecipatória em alguns casos.

Historicamente se utilizava de procedimento cirúrgico para controle de síndrome de veia cava, mas atualmente se usam outras abordagens terapêuticas.

Paliação

A cirurgia pode auxiliar em melhorar a qualidade de vida paliando sintomas. Entre as principais indicações de cirurgias paliativas encontra-se:

- Desvio de trânsito intestinal para obstrução maligna.
- Controle de dor com remoção de massas.
- Controle de doença local como em tumores de mama inflamatório (que infiltram a pele, causando infecção e dor).
- Derivação bílio-digestiva em obstrução de via biliar.
- Estética em caso de importante alteração anatômica.

Reabilitação e reconstrução

Paciente após tratamento curativo ou de controle local podem apresentar disfunção orgânica, necessitando de correção cirúrgica, seja para reconstruir um trânsito intestinal desviado ou para reconstruir uma mama após mastectomia. Após algumas terapias locais, o paciente pode apresentar contraturas musculares, limitando a função do segmento corporal, e uma intervenção cirúrgica pode restaurar.

■ REFERÊNCIAS BIBLIOGRÁFICAS

1. DeVita V, Lawrence T, Rosenberg S. DeVita, Hellman, and Rosenberg's Cancer: Principles and Practice of Oncology. DeVita, Hellman, Rosenberg's. Cancer: Principles and Practice of Oncology; 2011.
2. Chaney SG, Vaisman A. Specificity of platinum-DNA adduct repair. J Inorg Biochem [Internet]. 1999 out; 77(1-2):71-81. Disponível em: http://www.ncbi.nlm.nih.gov/pubmed/10626357. Acessado em 2 fev 2019.
3. Chattopadhyay S, Moran RG, Goldman ID. Pemetrexed: biochemical and cellular pharmacology, mechanisms, and clinical applications. Mol Cancer Ther [Internet]. 2007 fev 1; 6(2):404-17. Disponível em: http://www.ncbi.nlm.nih.gov/pubmed/17308042. Acessado em 2 fev 2019.
4. Sinha BK. Topoisomerase Inhibitors. Drugs [Internet]. 1995 jan; 49(1):11-9. Disponível em: http://www.ncbi.nlm.nih.gov/pubmed/7705211. Acessado em 7 fev 2019.
5. Niitani H, Hisakatsu S. [Antimicrotubule agents]. Gan To Kagaku Ryoho [Internet]. 1993 jan; 20(1):34-41. Disponível em: http://www.ncbi.nlm.nih.gov/pubmed/8093658. Acessado em 7 fev 2019.
6. Coley WB. The treatment of malignant tumors by repeated inoculations of erysipelas. With a report of ten original cases. 1893. Clin Orthop Relat Res [Internet]. 1991 jan; (262):3-11. Disponível em: http://www.ncbi.nlm.nih.gov/pubmed/1984929. Acessado em 26 jan 2019.
7. Fehleisen null. Ueber die Züchtung der Erysipelkokken auf künstlichem Nährboden und ihre Uebertragbarkeit auf den Menschen. DMW – Dtsch Medizinische Wochenschrift [Internet]. 1882 out 26; 8(41):553-4. Disponível em: http://www.thieme-connect.de/DOI/DOI?10.1055/s-0029-1196806. Acessado em 26 jan 2019.
8. Virus interference. I. The interferon. Proc R Soc London Ser B – Biol Sci [Internet]. 1957 set 12; 147(927):258-67. Disponível em: http://www.royalsocietypublishing.org/doi/10.1098/rspb.1957.0048. Acessado em 27 jan 2019.
9. Quesada JR, Reuben J, Manning JT, Hersh EM, Gutterman JU. Alpha Interferon for Induction of Remission in Hairy-Cell Leukemia. N Engl J Med [Internet]. 1984 jan 5; 310(1):15-8. Disponível em: http://www.ncbi.nlm.nih.gov/pubmed/6689734. Acessado em 27 jan 2019.
10. Köhler G, Milstein C. Continuous cultures of fused cells secreting antibody of predefined specificity. Nature [Internet]. 1975 ago 7; 256(5517):495-7. Disponível em: http://www.ncbi.nlm.nih.gov/pubmed/1172191. Acessado em 27 jan 2019.
11. Leach DR, Krummel MF, Allison JP. Enhancement of Antitumor Immunity by CTLA-4 Blockade. Science [Internet]. 1996 mar 22; 271(5256):1734-6. Disponível em: http://www.sciencemag.org/cgi/doi/10.1126/science.271.5256.1734. Acessado em 27 jan 2019.

12. Mansh M. Ipilimumab and cancer immunotherapy: a new hope for advanced stage melanoma. Yale J Biol Med [Internet]. 2011 dez; 84(4):381-9. Disponível em: http://www.ncbi.nlm.nih.gov/pubmed/22180676. Acessado em 27 jan 2019.

13. Research C for DE and. Approved Drugs – Pembrolizumab (KEYTRUDA) Checkpoint Inhibitor. Disponível em: https://www.fda.gov/Drugs/InformationOnDrugs/ApprovedDrugs/ucm526430.htm. Acessado em 27 jan 2019.

14. Research C for DE and. Approved Drugs – FDA grants accelerated approval to pembrolizumab for first tissue/site agnostic indication. Disponível em: https://www.fda.gov/Drugs/InformationOnDrugs/ApprovedDrugs/ucm560040.htm. Acessado em 27 jan 2019.

15. Mendelsohn J, Howley PM, Israel MA, Gray JW, Thompson CB, Borden EC, et al. Interferons. Mol Basis Cancer [Internet]. 2008 jan 1; 621-33. Disponível em: https://www.sciencedirect.com/science/article/pii/B9781416037033100524. Acessado em 27 jan 2019.

16. Lin R, Roach E, Zimmerman M, Strasser S, Farrell GC. Interferon alfa-2b for chronic hepatitis C: effects of dose increment and duration of treatment on response rates. Results of the first multicentre Australian trial. Australia Hepatitis C Study Group. J Hepatol [Internet]. 1995 nov; 23(5):487-96. Disponível em: http://www.ncbi.nlm.nih.gov/pubmed/8583134. Acessado em 27 jan 2019.

17. Kirkwood JM, Ibrahim JG, Sosman JA, Sondak VK, Agarwala SS, Ernstoff MS, et al. High-dose interferon alfa-2b significantly prolongs relapse-free and overall survival compared with the GM2-KLH/QS-21 vaccine in patients with resected stage IIB-III melanoma: results of intergroup trial E1694/S9512/C509801. J Clin Oncol [Internet]. 2001 mai 1; 19(9):2370-80. Disponível em: http://ascopubs.org/doi/10.1200/JCO.2001.19.9.2370. Acessado em 27 jan 2019.

18. Granier C, De Guillebon E, Blanc C, Roussel H, Badoual C, Colin E, et al. Mechanisms of action and rationale for the use of checkpoint inhibitors in cancer. Open [Internet]. 2017; 2. Disponível em: http://esmoopen.bmj.com. Acessado em 27 jan 2019.

19. Waterhouse P, Penninger JM, Timms E, Wakeham A, Shahinian A, Lee KP, et al. Lymphoproliferative disorders with early lethality in mice deficient in Ctla-4. Science [Internet]. 1995 nov 10; 270(5238):985-8. Disponível em: http://www.ncbi.nlm.nih.gov/pubmed/7481803. Acessado em 27 jan 2019.

20. Nishimura H, Nose M, Hiai H, Minato N, Honjo T. Development of lupus-like autoimmune diseases by disruption of the PD-1 gene encoding an ITIM motif-carrying immunoreceptor. Immunity [Internet]. 1999 ago; 11(2):141-51. Disponível em: http://www.ncbi.nlm.nih.gov/pubmed/10485649. Acessado em 27 jan 2019.

21. Postow MA, Sidlow R, Hellmann MD. Immune-Related Adverse Events Associated with Immune Checkpoint Blockade. Longo DL (ed.). N Engl J Med [Internet]. 2018 jan 11; 378(2):158-68. Disponível em: http://www.nejm.org/doi/10.1056/NEJMra1703481. Acessado em 27 jan 2019.

22. Lesokhin AM, Callahan MK, Postow MA, Wolchok JD. On being less tolerant: Enhanced cancer immunosurveillance enabled by targeting checkpoints and agonists of T cell activation. Sci Transl Med [Internet]. 2015 mar 25; 7(280):280sr1-280sr1. Disponível em: http://www.ncbi.nlm.nih.gov/pubmed/25810313. Acessado em 27 jan 2019.

23. Yokosuka T, Takamatsu M, Kobayashi-Imanishi W, Hashimoto-Tane A, Azuma M, Saito T. Programmed cell death 1 forms negative costimulatory microclusters that directly inhibit T cell receptor signaling by recruiting phosphatase SHP2. J Exp Med [Internet]. 2012 jun 4; 209(6):1201-17. Disponível em: http://www.ncbi.nlm.nih.gov/pubmed/22641383. Acessado em 29 jan 2019.

24. Simon S, Labarriere N. PD-1 expression on tumor-specific T cells: Friend or foe for immunotherapy? Oncoimmunology [Internet]. 2017; 7(1):e1364828. Disponível em: http://www.ncbi.nlm.nih.gov/pubmed/29296515. Acessado em 30 jan 2019.

25. Michot JM, Bigenwald C, Champiat S, Collins M, Carbonnel F, Postel-Vinay S, et al. Immune-related adverse events with immune checkpoint blockade: a comprehensive review. Eur J Cancer [Internet]. 2016 fev; 54:139-48. Disponível em: https://linkinghub.elsevier.com/retrieve/pii/S0959804915011120. Acessado em 27 jan 2019.

26. Hartmann J, Haap M, Kopp H-G, Lipp H-P. Tyrosine Kinase Inhibitors – A Review on Pharmacology, Metabolism and Side Effects. Curr Drug Metab [Internet]. 2009 jun 1; 10(5):470-81. Disponível em: http://www.eurekaselect.com/openurl/content.php?genre=article&issn=1389-2002&volume=10&issue=5&spage=470. Acessado em 7 fev 2019.

27. Breedis C, Young G. The blood supply of neoplasms in the liver. Am J Pathol [Internet]. 1954; 30(5):969-77. Disponível em: http://www.ncbi.nlm.nih.gov/pubmed/13197542. Acessado em 3 fev 2019.

28. Dawson LA, Normolle D, Balter JM, McGinn CJ, Lawrence TS, Ten Haken RK. Analysis of radiation-induced liver disease using the Lyman NTCP model. Int J Radiat Oncol Biol Phys [Internet]. 2002 jul 15; 53(4):810-21. Disponível em: http://www.ncbi.nlm.nih.gov/pubmed/12095546. Acessado em 3 fev 2019.

29. Murthy R, Kamat P, Nuñ Ez R, Salem R. Radioembolization of Yttrium-90 Microspheres for Hepatic Malignancy. Disponível em: https://www.ncbi.nlm.nih.gov/pmc/articles/PMC3036397/pdf/sir25048.pdf. Acessado em 3 fev 2019.

30. Chan AO, Yuen M-F, Hui C-K, Tso W-K, Lai C-L. A prospective study regarding the complications of transcatheter intraarterial lipiodol chemoembolization in patients with hepatocellular carcinoma. Cancer [Internet]. 2002 mar 15; 94(6):1747-52. Disponível em: http://www.ncbi.nlm.nih.gov/pubmed/11920537. Acessado em 3 fev 2019.

31. Parker C, Nilsson S, Heinrich D, Helle SI, O'sullivan JM, Fosså SD, et al. Alpha Emitter Radium-223 and Survival in Metastatic Prostate Cancer. N Engl J Med [Internet]. 2013; 369:213-36. Disponível em: http://ctep.cancer.gov/protocol. Acessado em 4 fev 2019.

32. Lawrence EO, Livingston MS. The Production of High Speed Light Ions Without the Use of High Voltages. Phys Rev [Internet]. 1932 abr 1; 40(1):19-35. Disponível em: https://link.aps.org/doi/10.1103/PhysRev.40.19. Acessado em 6 fev 2019.

33. Coutard H. PRINCIPLES OF X RAY THERAPY OF MALIGNANT DISEASES. Lancet [Internet]. 1934 jul 7; 224(5784):1-8. Disponível em: http://linkinghub.elsevier.com/retrieve/pii/S0140673600900850. Acessado em 6 fev 2019.

34. Fry DW, Harvie RB, Mullett LB, Walkinshaw W. A Travelling-Wave Linear Accelerator for 4-MeV. Electrons. Nature [Internet]. 1948 nov 27; 162(4126):859-61. Disponível em: http://www.nature.com/articles/162859a0. Acessado em 6 fev 2019.

35. Field shaping for three-dimensional conformal radiation therapy and multileaf collimation. Semin Radiat Oncol [Internet]. 1995 abr 1; 5(2):86-99. Disponível em: https://www.sciencedirect.com/science/article/pii/S1053429695800034?via%3Dihub. Acessado em 6 fev 2019.

36. Grossi GF, Durante M, Gialanella G, Pugliese M, Mosse I. Effects of melanin on high- and low- linear energy transfer (LET) radiation response of human epithelial cells. Radiat Environ Biophys; 1998.

37. Kim EH, Kim M-S, Lee K-H, Sai S, Jeong YK, Koh J-S, et al. Effect of low- and high-linear energy transfer radiation on in vitro and orthotopic in vivo models of osteosarcoma by activation of caspase-3 and -9. Int J Oncol [Internet]. 2017 out; 51(4):1124-34. Disponível em: http://www.ncbi.nlm.nih.gov/pubmed/28849129. Acessado em 26 jan 2019.

38. Mayles P, Nahum AE, Rosenwald J-C. Handbook of radiotherapy physics: theory and practice [Internet]. Taylor & Francis; 2007. Disponível em: https://books.google.com.br/books?id=v68J1dgCEn8C&printsec=frontcover&dq=Fowler+-JF.+Developing+aspects+of+radiation+oncology.+Med+-Phys+1981;8:+427.&hl=en&sa=X&ved=0ahUKEwjJnLClvovg-

AhXJHbkGHbyPBrYQ6AEIRDAG#v=onepage&q&f=false. Acessado em 26 jan 2019.

39. Infusino E. Clinical utility of RapidArc™ radiotherapy technology. Cancer Manag Res [Internet]. 2015; 7:345-56. Disponível em: http://www.ncbi.nlm.nih.gov/pubmed/26648755. Acessado em 7 fev 2019.

40. Ding C, Saw CB, Timmerman RD. Cyberknife stereotactic radiosurgery and radiation therapy treatment planning system. Med Dosim [Internet]. 2018 jun 1; 43(2):129-40. Disponível em: http://www.ncbi.nlm.nih.gov/pubmed/29605528. Acessado em 7 fev 2019.

41. Drake MT, Clarke BL, Khosla S. Bisphosphonates: Mechanism of Action and Role in Clinical Practice [Internet]. Disponível em: https://www.ncbi.nlm.nih.gov/pmc/articles/PMC2667901/pdf/nihms100526.pdf. Acessado em 7 fev 2019.

42. Early Breast Cancer Trialists' Collaborative Group (EBCTCG). Adjuvant bisphosphonate treatment in early breast cancer: meta-analyses of individual patient data from randomised trials. London: Lancet [Internet]. 2015 out 3; 386(10001):1353-61. Disponível em: http://www.ncbi.nlm.nih.gov/pubmed/26211824. Acessado em 7 fev 2019.

43. Gnant M, Pfeiler G, Dubsky PC, Hubalek M, Greil R, Jakesz R, et al. Adjuvant denosumab in breast cancer (ABCSG-18): a multicentre, randomised, double-blind, placebo-controlled trial. London: Lancet [Internet]. 2015 ago 1; 386(9992):433-43. Disponível em: http://www.ncbi.nlm.nih.gov/pubmed/26040499. Acessado em 7 fev 2019.

44. Coleman RE, Finkelstein D, Barrios CH, Martin M, Iwata H, Glaspy JA, et al. Adjuvant denosumab in early breast cancer: First results from the international multicenter randomized phase III placebo controlled D-CARE study. J Clin Oncol [Internet]. 2018 mai 20; 36(Supl 15):501. Disponível em: http://ascopubs.org/doi/10.1200/JCO.2018.36.15_suppl.501. Acessado em 7 fev 2019.

45. Pilarski R, Berry MP, Jude S, Buys SS, Friedman S, Garber JE, et al. FORCE: Facing Our Risk of Cancer Empowered NCCN Guidelines Version 2.2019 Genetic/Familial High-Risk Assessment: Breast and Ovarian [Internet]. 2019. Disponível em: https://www.nccn.org/professionals/physician_gls/pdf/genetics_screening.pdf. Acessado em 13 jan 2019.

46. Heng DYC, Wells JC, Rini BI, Beuselinck B, Lee JL, Knox JJ, et al. Cytoreductive nephrectomy in patients with synchronous metastases from renal cell carcinoma: Results from the International Metastatic Renal Cell Carcinoma Database Consortium. Eur Urol. 2014; 66(4):704-10.

47. Vergote I, Tropé CG, Amant F, Kristensen GB, Ehlen T, Johnson N, et al. Neoadjuvant chemotherapy or primary surgery in stage IIIC or IV ovarian cancer. N Engl J Med. 2010; 363(10):943-53.

48. Treasure T, Fiorentino F, Scarci M, Møller H, Utley M. Pulmonary metastasectomy for sarcoma: a systematic review of reported outcomes in the context of Thames Cancer Registry data. BMJ Open [Internet]. 2012 jan 1; 2(5):e001736. Disponível em: http://www.ncbi.nlm.nih.gov/pubmed/23048062. Acessado em 13 jan 2019.

49. Pawlik TM, Schulick RD, Choti MA. Expanding criteria for resectability of colorectal liver metastases. Oncologist [Internet]. 2008 jan 1; 13(1):51-64. Disponível em: http://www.ncbi.nlm.nih.gov/pubmed/18245012. Acessado em 13 jan 2019.

50. Quesada-Soto P, Landaverde D, Ramos-Esquivel A. Liver Metastasectomy and Systemic Therapy Improve Overall Survival Compared With Surgery Alone After Curative Liver Resection of Colorectal Metastases in a Developing Country (Costa Rica). J Glob Oncol [Internet]. 2017 fev 4; 3(1):31-6. Disponível em: http://ascopubs.org/doi/10.1200/JGO.2016.003285. Acesso em: 13 jan 2019.

Seção **3**

Cuidados Paliativos

Editor responsável
Carlos Marcelo de Barros

Editores revisores
Ana Carolina Braz Lima
Leandro Mamede Braun
Charles Amaral de Oliveira

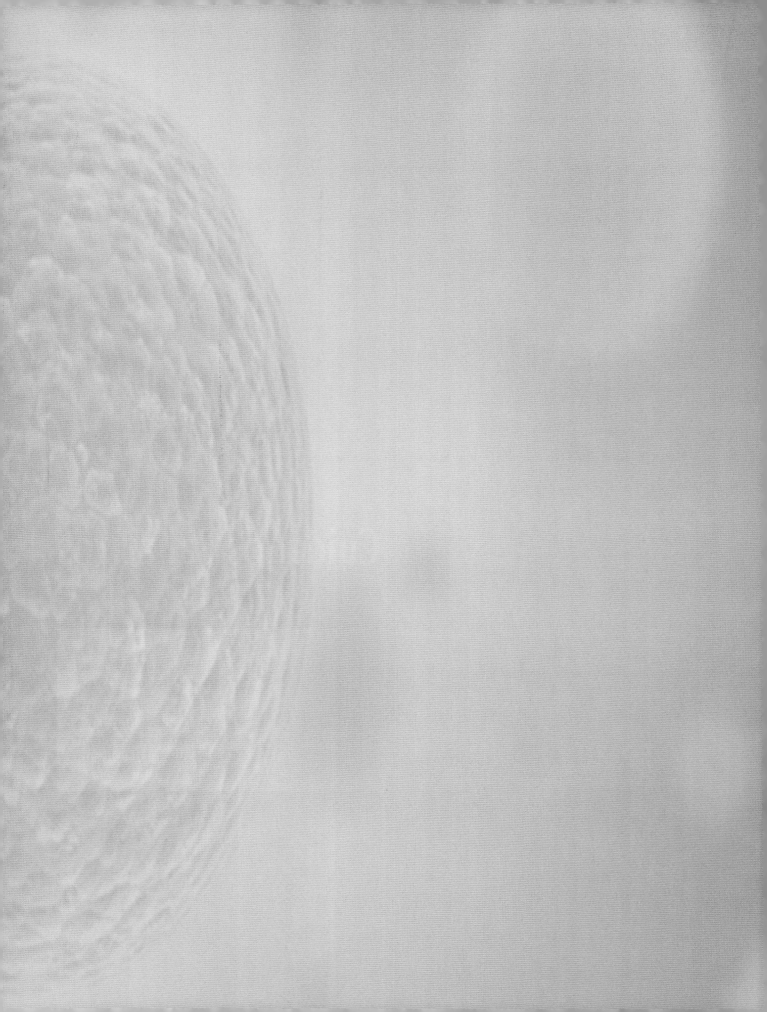

Princípios, Fundamentos e Objetivos dos Cuidados Paliativos

Capítulo 17

Polianna Mara Rodrigues de Souza
Juliana Gibello
Ana Beatriz Galhardi Di Tommaso

■ INTRODUÇÃO

O câncer é um importante problema de saúde pública que tende a se agravar nos próximos anos, acompanhando não somente a ascensão do envelhecimento populacional, mas também o aumento da sobrevida dos pacientes oncológicos com o advento dos novos tratamentos. É uma doença de elevada incidência e prevalência, afetando indivíduos de todas as faixas etárias.[1] A Organização Mundial de Saúde (OMS) estima que ocorram anualmente cerca de 14 milhões de novos casos e aproximadamente 8 milhões de mortes por câncer no mundo.[1] Estimativas do Instituto Nacional de Câncer José Alencar Gomes da Silva (INCA) apontam que no Brasil, para o biênio 2018-2019, ocorrerão cerca de 600 mil casos novos de câncer ao ano. Excetuando-se o câncer de pele não melanoma, serão cerca de 420 mil casos novos de câncer.[2]

Durante a trajetória da doença oncológica, pacientes e familiares podem se deparar com imensa carga de sofrimento decorrente de sintomas físicos e emocionais, além de problemas socioeconômicos e questões de cunho espiritual gerados pela própria doença e/ou seu tratamento, levando a grave comprometimento da qualidade de vida.[3-5] Para a avaliação e tratamento de tais problemas, organizações e sociedades internacionais que exercem papel de liderança no combate ao câncer, como a OMS, a American Society of Clinical Oncology (ASCO), a European Society of Medical Oncology (ESMO) e o National Comprehensive Cancer Network (NCCN), recomendam a integração cada vez mais precoce de cuidados paliativos durante o curso da doença. Tal recomendação resulta da publicação de um número crescente de estudos randomizados e controlados, com elevado nível de evidência, que demonstraram os benefícios de se ofertar precocemente esse tipo de cuidado ao paciente oncológico concomitante ao tratamento oncológico usual, determinando melhora no humor, no entendimento prognóstico, na qualidade de vida e na sobrevida global do paciente (Figuras 17.1 e 17.2).[3-7]

Em 2014, a primeira resolução global sobre cuidados paliativos, a resolução WHA67.19 da Assembleia Mundial da Saúde, considerou os cuidados paliativos como componente essencial do controle do câncer, tanto para adultos quanto para crianças e instou a OMS e seus Estados-membros a melhorar o acesso aos cuidados paliativos como um elemento central dos sistemas de saúde, com ênfase na saúde primária e nos cuidados comunitários/domiciliares.[8]

Em 31 de outubro de 2018 foi aprovada a Política Nacional de Cuidados Paliativos para o Sistema Único

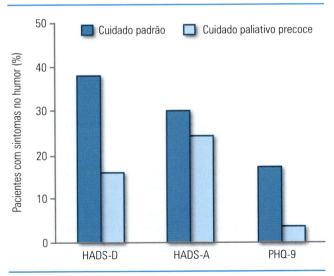

Figura 17.1. Resultados de avaliações de doze semanas do humor, utilizando as escalas HADS (Escala Hospitalar de Ansiedade e Depressão) e PHQ-9 (Patient Health Questionnaire 9), mostrando as porcentagens de pacientes com sintomas de humor, avaliados com base em cada uma dessas medidas, no grupo designado ao tratamento padrão e no grupo designado para cuidados paliativos. (Fonte: Retirada de Temel JS. N Engl J Med. 2010; 363:733-42.)

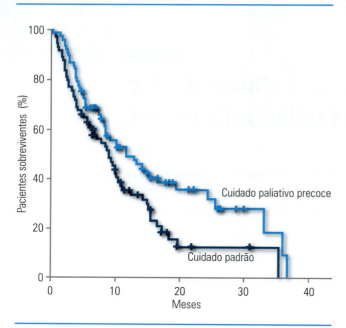

Figura 17.2. Estimativas de sobrevivência em curvas de Kaplan-Meier de acordo com o grupo de estudo. (Fonte: Retirada de Temel JS. N Engl J Med. 2010; 363:733-42.)

de Saúde (SUS), no Brasil. A aprovação ocorreu na 8ª Reunião Ordinária da Comissão Intergestores Tripartite, sendo publicada no Diário Oficial da União no dia 23 de novembro de 2018. Tal resolução dispõe sobre as diretrizes para a organização dos cuidados paliativos no âmbito do SUS.[9]

À semelhança do que ocorre com o câncer, e por razões análogas, muitas outras doenças crônicas e de curso progressivo vêm apresentando incrementos constantes em suas prevalências. Baseada nessa realidade, a OMS recomenda que as abordagens a serem adotadas pelas políticas de saúde públicas devam focar na prevenção efetiva de doenças e incapacidades, assim como na redução de danos e na preservação da qualidade de vida por meio da disponibilização de suporte adequado àqueles que já sofrem as consequências de doenças crônico-degenerativas, irreversíveis e incuráveis. Para essas condições, a OMS preconiza como valor central o cuidado digno, sensível e centrado no paciente e sua família, premissas fundamentais dos cuidados paliativos.[10,11]

A OMS estima que, a cada ano, cerca de 20 milhões de pessoas necessitam de cuidados paliativos para cuidados de fim de vida; e dessas, 6% são crianças. Essas são estimativas para cuidados de fim de vida. Acredita-se que cerca de 20 milhões a mais requerem cuidados paliativos nos anos que antecedem a morte.[12]

Considerados pela Organização Mundial de Saúde (OMS) como uma prioridade em saúde e direito humano universal, os cuidados paliativos representam uma resposta ativa e total aos problemas decorrentes de doenças prolongadas, progressivas e/ou ameaçadoras da vida, tendo como base uma abordagem interdisciplinar, cujo objetivo primordial é proporcionar a melhor qualidade de vida possível aos doentes e seus familiares.[12] Trata-se de uma filosofia de cuidados de saúde que combinam ciência e humanismo, na tentativa de prevenir e tratar o sofrimento, almejando cuidar de todos os estágios de uma doença grave e não devendo ser limitados somente ao estágio final da vida, como muitos ainda acreditam.[11-14]

■ DEFINIÇÕES E CONCEITOS ESSENCIAIS

Segundo a OMS, os cuidados paliativos definem-se como uma "abordagem que busca aprimorar a qualidade de vida de pacientes (adultos e crianças) e seus familiares que enfrentam problemas associados a doenças ameaçadoras da vida, tendo por base a prevenção e o alívio do sofrimento por meio de identificação precoce, avaliação e tratamento adequados da dor e outros problemas de ordem física, psíquica, social ou espiritual."[11-14]

O termo paliativo, etimologicamente, deriva de *pallium*, que em latim significa manto ou coberta, trazendo a acepção de cobrir o paciente e seus sintomas de cuidados apropriados, compreendendo uma abordagem que considera que cuidar do sofrimento envolve muito mais que se ocupar somente das questões físicas, como promover um cuidado que considere o indivíduo em sua totalidade, tendo como valor central a dignidade humana.[14]

Historicamente, os programas de cuidados paliativos eram focados nas necessidades de pacientes com câncer, conhecidos por ter alta carga de sintomas. No entanto, a maioria dos que necessitam de cuidados paliativos em todo o mundo sofrem de condições crônicas não malignas. Tais cuidados são claramente necessários para uma ampla gama de doenças. A maioria dos adultos que necessitam de cuidados paliativos apresenta doenças crônicas como doenças cardiovasculares (38,5%), câncer (34%), doenças respiratórias crônicas (10,3%), Aids (5,7%) e diabetes (4,6%). Estima-se que, a cada ano, cerca de 40 milhões de pessoas necessitam de cuidados paliativos, 78% dos quais encontram-se em países de baixa e média renda. Para as crianças, 98% das que necessitam de cuidados paliativos vivem em países de baixa e média renda.[13,14]

■ PRINCÍPIOS FUNDAMENTAIS

Existem alguns princípios básicos que devem nortear todas as ações em cuidados paliativos. Segundo esses, os cuidados paliativos:

- Elegem como unidade de cuidados o paciente e sua família, que devem ser cuidados e respeitados em seus princípios, valores, cultura e crenças.
- Promovem o alívio da dor e outros sintomas, utilizando-se da melhor evidência científica disponível; garantindo que os doentes tenham acesso a toda medida, medicamentosa ou não, necessária para o controle adequado de seus sintomas, sejam esses físicos ou não.
- Afirmam a vida e encaram a morte como processo natural. Deve-se assegurar aos pacientes os meios que os capacitem a viver da forma mais ativa e produtiva possível durante todo o curso da doença, acompanhando suas modificações ao longo da mesma.
- Não apressam nem postergam a morte. Não se utilizam de medidas que abreviem de forma intencional

a vida, assim como não empregam medidas artificiais de prolongamento de vida quando as mesmas não são indicadas; o que não significa, de forma alguma, limitação das investigações e tratamentos necessários e adequados para cada situação, servindo-se do uso racional dos mesmos.

- Integram os aspectos sociais, psicológicos e espirituais nos cuidados, conforme as necessidades dos pacientes, seus familiares e cuidadores.
- Promovem meios que auxiliem a família a lidar com a doença e com o luto.
- Preconizam abordagem por equipe multiprofissional.
- São aplicáveis desde os estágios iniciais das doenças, concomitantemente com outras terapias com intenção curativa.
- Visam o aprimoramento da qualidade de vida e o conforto, segundo a concepção dos doentes e seus familiares; podendo, inclusive, influenciar positivamente no curso da doença e na sobrevida;
- Preconizam comunicação efetiva com a família e o paciente sobre diagnóstico e prognóstico, assim como as possibilidades, riscos e benefícios dos tratamentos possíveis.
- Zelam para que se respeitem as decisões e preferências do paciente (ou de seus familiares ou representantes legais, quando o paciente estiver incapacitado para decidir e não existir informação prévia sobre suas preferências).

■ OBJETIVOS DOS CUIDADOS PALIATIVOS

Os profissionais de saúde devem zelar para que os princípios fundamentais dos cuidados paliativos sejam cumpridos da melhor forma possível. Esse trabalho só é possível se houver o envolvimento real e coeso dos diversos membros da equipe multiprofissional, de forma que todos estejam em sintonia com as propostas terapêuticas e com as demandas dos pacientes e familiares.

Para que se possa manter uma equipe com o altíssimo nível de disposição necessário, atenção especial deve ser dispensada a todos os membros envolvidos no processo de cuidados. Todos devem ser acolhidos de acordo com a evolução da doença de base e com o aproximar da finitude. Após o falecimento, o suporte ao luto deve ser reforçado a fim de se evitar o desenvolvimento de quadros de luto complicado, inclusive entre os profissionais de saúde.

Em 2016, a Sociedade Americana de Oncologia (ASCO) desenvolveu um projeto para a oferta de cuidados paliativos de alta qualidade.[15] Essas recomendações foram reforçadas em um novo documento publicado em 2018.[5] O documento foi dividido em domínios fundamentais para o bom cuidado, quais sejam:

- Diagnóstico precoce e manejo adequado dos sintomas: todos os sintomas, tais como náuseas, vômitos, diarreia, dispneia e dor, devem ser avaliados e administrados. Os doentes com sintomas não mal controlados devem ser encaminhados para cuidados paliativos especializados ou outras especialidades, de acordo com a indicação clínica.

- Avaliação e suporte psicossocial desde o início do seguimento: os membros do painel concordaram que deve haver uma avaliação psicossocial inicial, bem como uma avaliação de sofrimento. As angústias e o sofrimento devem ser sistematicamente avaliados.
- Abordagem de aspectos espirituais e culturais de forma ativa: vários elementos de apoio espiritual foram considerados a fim de fornecer uma estrutura para acolhimento de expectativas e esperanças. Culturalmente, as preferências por comunicação e linguagem devem ser avaliadas e documentadas.
- Reforço à comunicação para decisões compartilhadas: os pacientes e as famílias devem ser avaliados quanto às preferências em relação a: 1) como querem receber informações sobre o câncer, prognóstico, riscos/benefícios do tratamento, plano de tratamento e más notícias; e 2) quem participa da tomada de decisão e em que medida.

As práticas oncológicas devem fornecer documentação oral e escrita do plano de tratamento ao paciente e à família com detalhes específicos sobre: 1) expectativas de controle da doença; 2) efeitos esperados sobre sintomas e qualidade de vida; 3) duração esperada e frequência do tratamento; e 4) a frequência e a justificativa para a reavaliação da doença.

As dúvidas e os erros devem ser abertamente reconhecidos e tratados assim que forem notados.

- Estímulo à construção de um plano de cuidados avançados: a discussão de diretivas antecipadas de vontade deve começar no momento do diagnóstico de câncer avançado, com a avaliação da disponibilidade do paciente e da família em discutir o planejamento antecipado de cuidados e quaisquer preocupações que possam surgir.
- Promover continuidade de cuidados com integração entre os diferentes níveis de assistência: os membros do painel registraram a necessidade extrema de haver coordenação do cuidado com a atenção primária, hospital de alta complexidade, instituições de longa permanência e *hospice* para promoção de um cuidado contínuo de acordo com as demandas e progressão dos sintomas.
- Garantir a oferta de assistência conjunta por parte de uma equipe especializada em cuidados paliativos: avaliações de rotina devem ser realizadas para determinar a necessidade de cuidados paliativos ou encaminhamento para equipes especializadas de cuidados paliativos.
- Suporte aos que cuidam (cuidadores formais, informais e equipe de saúde): os participantes do painel concordaram que os médicos devem se aproximar do cuidador principal e incluí-lo em conversas sobre o cuidado do paciente. Cuidadores que frequentam consultas clínicas com pacientes devem ser avaliados a partir de um determinado número de atendimentos e os responsáveis devem saber como entrar em contato com os médicos em situações de emergência. Os cuidadores enlutados devem receber suporte e ter acesso a informações sobre os recursos de atendimento, caso seja necessário. Deve haver comunicação aberta, respeito e cuidado constantes.

- Cuidados de final de vida: as equipes devem ter processos para avaliar os sintomas, aconselhar as mudanças de medicações e fornecer suporte 24 horas do dia, 7 dias por semana à medida que a doença evolui. A identificação da progressão da doença e dos sintomas de finitude deve ser precisa e rápida.

■ CONSIDERAÇÕES FINAIS

A integração precoce dos cuidados paliativos ao tratamento oncológico pode favorecer melhores desfechos assistencias, incluindo planejamento terapêutico, identificação e controle adequado dos sintomas (fisicos, emocionais, sociais, espirituais), comunicação sincera e efetiva, satisfação com o cuidado, prevenção da sobrecarga do cuidador e qualidade de vida. Para que esse cuidado ocorra, é necessária a participação de uma equipe multiprofissional e interdisciplinar, reunindo saberes, atitudes e habilidades para auxiliar o paciente a se adaptar às mudanças de vida consequentes ao adoecimento, promovendo a reflexão necessária para o enfrentamento dessa condição de ameaça à vida não apenas aos pacientes, mas também a seus familiares.

Nesse sentido, as premissas fundamentais dos cuidados paliativos preconizadas também pela OMS, pressupõem um cuidado digno, sensível e centrado nas necessidades e desejos de todos os envolvidos.

■ REFERÊNCIAS BIBLIOGRÁFICAS

1. WHO. World cancer report 2014. Lyon; 2014. (ISBN 978-92-832-0443-5).
2. Instituto Nacional de Câncer José Alencar Gomes da Silva. Coordenação de Prevenção e Vigilância. Estimativa 2018: incidência de câncer no Brasil. Rio de Janeiro; 2017.
3. Bauman S, Temel ST. The integration of early palliative care with oncology care: the time has come for a new tradition. JNCCN. 2014; (12)12:1763-71.
4. Ferrel BR, et al. Integration of palliative care into standard oncology care: American Society of Clinical Practice Guidiline Update. J Clin Oncol. 2016; (34):1-19.
5. Osman H, et al. Palliative care in the global setting: ASCO resource-stratified practice guideline. J Glob Oncol. 2018; (4):1-24.
6. National Comprehensive Cancer Network. Palliative care (Version 1.2018). Disponível em: https://www.nccn.org/professionals/physician_gls/pdf/palliative.pdf. Acessado em: 4 ago 2018.
7. Temel JS. Metastatic Non-Small-Cell Lung Cancer. N Engl J Med. 2010; 363:733-42.
8. WHO. Palliative care. Disponível em: http://www.who.int/cancer/palliative/en/. Acessado em 8 ago 2018.
9. Resolução n° 41, de 32 de outubro de 2018/Ministério da Saúde. Disponível em: http://www.in.gov.br/web/guest/materia/-/asset_publisher/Kujrw0TZC2Mb/content/id/51520746/do1-2018-11-23-resolucao-n-41-de-31-de-outubro-de-2018-51520710. Acessado em: 28 jan 2019.
10. World Health Organization. Better Palliative Care for Old People. 2004; Disponível em: http://www.euro.who.int/__data/assets/pdf_file/0009/98235/E82933.pdf. Acessado em: 8 ago 2018.
11. Hall S, Petkova H, Tsouros AD, et al. Palliative Care for older people: better practices. World Health Organization; 2011. Disponível em: http://www.euro.who.int/__data/assets/pdf_file/0017/143153/e95052.pdf. Acessado em: 8 ago 2018.
12. Connor S, Bermedo MC. Global atlas of palliative care at the end of life. Geneva, Switzerland/London, UK: World Health Organization and Worldwide Palliative Care Alliance; 2014.
13. WHO. Palliative care. Disponível em: http://www.who.int/news-room/fact-sheets/detail/palliative-care. Acessado em 8 ago 2018
14. Twycross R. Medicina paliativa: filosofía y consideraciones éticas. Acta Bioeth. 2000; (6)1:27-46.
15. Bickel KE, et al. Defining High-Quality Palliative Care in Oncology Practice: An American Society of Clinical Oncology/American Academy of Hospice and Palliative Medicine Guidance Statement. Jl Onc Prac. 2016 set; 12(12):828-38.

Capítulo 18

Comportamento e Aspectos Psicossociais do Paciente Oncológico

Dirce Maria Navas Perissinotti
Walter Lisboa Oliveira
Luiz Paulo Marques de Souza
José Luiz Dias Siqueira

■ INTRODUÇÃO

Sob o nome de câncer existem muitas enfermidades que se caracterizam pelo crescimento descontrolado e anormal de células que podem ou não se espalhar pelo corpo. Quando há um potencial de invasão e disseminação, o câncer é denominado neoplasia maligna, que se difunde por meio do processo de metástase, ou seja, rupturas das células tumorosas que se deslocam para outros órgãos e tecidos. Não se trata de uma doença única, dada a variedade de tipos, mas os diferentes processos cancerosos dividem algumas características comuns, sejam elas biológicas ou psicológicas, trazendo impactos diferentes na vida do paciente, seja em função do tratamento adotado, ou do curso que a doença estabelece.[1,2]

Popularmente, outras palavras são usadas para designar a enfermidade na tentativa de amenizar os efeitos do estigma social de conotações negativas: "coisa ruim", "aquele problema", "aquela doença", "doença maldita", "aquilo", entre algumas expressões utilizadas.[3]

O Instituto Nacional do Câncer, em 2017,[4] estimou que em 2018 e 2019, devem ocorrer cerca de 600 mil casos novos em cada ano. Considerando as possibilidades de sub-registro, esse número pode ir para 640 mil casos por ano. Excetuando-se o câncer de pele não melanoma, os cânceres de próstata em homens (68 mil) e mama (60 mil) em mulheres serão os mais frequentes. Além disso, cita ainda que em 2014, foi a segunda causa de mortalidade nos países ocidentais, após doenças circulatórias e cerebrovasculares.

O processo de adoecimento comporta, além de características próprias da doença, outros fatores relacionados à realidade socioeconômico e cultural e história de vida do doente. É comum que angústias, medos, inseguranças, entre alguns sentimentos, tanto do doente como em seus familiares estejam potencializados e muitas vezes também presentes na equipe responsável pelos cuidados e tratamento.[5] Diante disso, a Declaração de Alma-Ata de

1978[6] e a Carta de Ottawa de 1986,[7] acentuam a ideia de que as práticas de saúde e políticas públicas devem considerar tais perspectivas, algo que o Sistema Único de Saúde (SUS) em nosso país procura privilegiar.

A psicologia da saúde, impulsionada pelo modelo biopsicossocial, traz contribuições que consideram os aspectos psicossociais, porém não ignora as influências e base biológica das afecções. Ao levar em conta aspectos como a cultura, sociedade, religião, aspectos da personalidade, cognição, comportamentos e emoção, permite maior e melhor compreensão do amplo contexto de vida em que uma doença ocorre.

O câncer é uma doença multifatorial e, portanto, seu tratamento deve levar em consideração todos os fatores envolvidos, e não apenas o modelo biomédico. A prática clínica e de pesquisa dela derivadas demonstram que a abordagem multidimensional relacionada ao câncer é mais eficaz que uma única abordagem isoladamente. Equipes de atenção ao doente incluem diferentes profissionais no tratamento como acupunturistas, nutrólogos e educadores físicos, dentre algumas profissões que colaboram para a melhoria da qualidade de vida do doente com câncer. No campo da psicologia, o conhecimento comprovado com diferentes técnicas tende a tornar mais ampla a promoção da saúde mental em tais condições.

Em março de 2015, a Associação Americana de Psicologia (American Psychological Association – APA) publicou o livro "Psychology has Important Role in Changing Cancer Landscape",[8] em número especial de seu jornal, que revê o papel da psicologia na redução de comportamentos de risco para o desenvolvimento de câncer, adesão ao tratamento e qualidade da sobrevida, entre outros temas. O texto afirma que a psicologia tem se empenhado, e continuará a se empenhar, com o objetivo de contribuir e tendo papel crítico na prevenção, tratamento e controle do câncer.

O periódico da American Psychologist® publicou número especial intitulado "Cancer and Psychology" (Special issue of the APA, Journal American Psychologist, vol. 70), em que destacam as descobertas e as realizações que se enraízam na ciência da psicologia, propondo alguns pilares de pesquisas no âmbito comportamental e psicossocial, da prática e da política de controle do câncer, observando que tais fatores são fundamentais no processo de tratamento e de sobrevida.

Quatro grandes áreas em desenvolvimento relacionadas à esfera comportamental, o adoecimento e o câncer, segundo as diretrizes acima, estão subdivididas em:

- Abordagens comportamentais para avaliação e teste do risco genético do câncer.
- Mecanismos biológicos de efeitos psicossociais no câncer.
- Papel das percepções de risco na adesão à triagem de câncer.
- Impacto de intervenções específicas e direcionadas à pesquisa de prevenção e controle do câncer.

■ FATORES INTRÍNSECOS E EXTRÍNSECOS E SITUAÇÃO DE ADOECIMENTO, CÂNCER E DOR

Estudos vêm examinando a possibilidade de haver fatores tanto intrínsecos como extrínsecos às condições do doente que influenciam o comportamento de saúde, cuja interação complexa do conceito acerca do que vem a se definir como saúde e comportamento de saúde em pessoas com doenças crônicas. Investigações vêm ocorrendo com o objetivo de identificar os efeitos individuais relacionados a tais fatores, ou seja, sobre o conceito de saúde, o comportamento de saúde, diferenciando-os dos comportamentos relacionados à situação de doença. Além disso, os resultados têm apontado para a afirmação de que os fatores sobre o conceito de saúde afetam o comportamento em saúde geral. O entusiasmo pela vida, a serenidade e o significado atribuído à vida e à saúde foram os fatores que mais o afetaram, o que representa variação sobre o comportamento de saúde apoiando a noção de que o comportamento de saúde das pessoas com doença crônica pode ser previsto quando se examina o autoconceito de saúde. Certamente, novas pesquisas usando diferentes desenhos são necessárias para esclarecer a relação causal entre o conceito de saúde/doença e comportamento de saúde/doença em pessoas com doenças crônicas, particularmente câncer e dor.

Deeg e Kriegsman[9] desenvolveram um estudo com 2.000 adultos australianos, maiores de 65 anos, para observar o efeito da percepção do "estado de saúde" mensurada por itens individuais por meio da autoavaliação da saúde. Os resultados foram obtidos por meio de três medidas diferentes em sete ocasiões entre 1992 e 2004, e se referiam a julgamentos tais como autoconceito, ou seja, "como eu me vejo *versus* como eu me via anteriormente", "como eu me vejo *versus* como eu penso que outros da mesma idade se veem", entre alguns argumentos, e concluíram que geralmente todos os índices de autopercepção pioraram ao longo do tempo, o que permitiu aos autores deduzirem que naturalmente as medidas que empregamos para avaliar a autopercepção pode influenciar descobertas e interpretações novas no cotidiano. Os dados do estudo podem confirmar que a autopercepção não é medida estática e com o passar do tempo de vida vai se alterando de acordo com as vivências ou a experiência, sendo esse fator comum em todos os indivíduos.

Tem sido dada atenção particular ao campo da vida social no qual a doença se desenvolve, ou seja, a maneira que os pacientes respondem às demandas de tratamento, conforme estabelecidas pelo médico e equipe de assistência. Esse é um campo emergente de análise de variáveis que permite identificar fatores comportamentais discretos e sua ação, relacionadas aos comportamentos específicos, e suas correlações visam aperfeiçoar o emprego de intervenções comportamentais específicas. Para tanto, é necessário reconhecê-las por meio de estratégias técnicas como encorajamento, relaxamento, dessensibilização e métodos de reforçamento, entre outras, em que as respostas mal adaptadas são substituídas por outras mais bem adaptadas.[10]

Teorias referentes a comportamentos específicos em relação à doença têm sido desenvolvidas, ainda que, até o momento, nada de definitivo tenha sido postulado. Duas posturas teóricas são encontradas: (1) as que de um lado consideram a forma de se compreender a dinâmica de funcionamento mental e comportamental baseando-se nas ciências naturais, biológicas e, por outro, (2) aquelas que se baseiam na dinâmica de representações mentais. Contudo, jamais poderemos nos esquecer que dentre as formas de compreensão do problema, a divisão é somente didática, não havendo relação de exclusão entre uma e outra. Ambas são suplementares.

Pesquisas sugerem que a crença de que a pessoa doente teria algum controle sobre a causa da doença leva a resultados ruins, ao passo que a crença da pessoa doente de que haveria algum controle sobre o curso da doença leva a melhores resultados.[11]

O estresse psicossocial parece também levar a maiores taxas de recaída no câncer. Assim, pacientes com câncer que aprendem a usar estratégias de confronto e enfrentamento mais diretas são menos angustiados do que aqueles que usam evitação e negação. Além disso, um "espírito de luta" sobre a doença leva a uma probabilidade de maior sobrevida.[12]

A experiência de vida altera o funcionamento e composição da química cerebral, como vem sendo amplamente divulgado e bem estudado pela Epigenética, nessa e em diversas outras áreas. Sabe-se que o meio ambiente afeta o eixo hipófise-hipotálamo(pituitária)-adrenal (HPA) e, resumidamente, poderia-se dizer que mantém condições internas adequadas (alostase) em resposta às tensões da vida. O envolvimento do eixo HPA na resposta ao estresse é complexo, relacionando-se com pelo menos um outro sistema cerebral, envolvendo a amígdala, mostrando um aumento na/da expressão do hormônio liberador de corticotrofina (CRH) associando-se a transtornos de ansiedade e depressão.[13] Sabe-se hoje que *status* social afeta a resposta do eixo HPA de forma a torná-lo ineficiente em algumas condições, o que também se associa a transtornos de ansiedade e depressão.[13] Além disso, perfis comportamentais e químicos geralmente dependem do contexto da situação estressante e que se compõe de condições intrínsecas e extrínsecas ao organismo.

Isso significa dizer que para que ocorra a manutenção de certas condições e fatores internos adequadamente estáveis (alostase) em resposta às tensões da vida, níveis de hormônio liberador de corticotrofina (CRH) formados nas células hipotalâmicas, nos núcleos paraventriculares na porção média do hipotálamo (eminência), devem agir aumentando a síntese de betaendorfina, de hormônio adrenocorticotrófico (ACTH), que por sua vez, sendo o responsável pelo controle da liberação de cortisol no córtex adrenal (além do melanotrófico e de moléculas pró-opiomelanocortina) e por sua degradação, darão origem a respostas de moduladoras da dor, por meio de vários opioides endógenos. O eixo hipófise-hipotálamo-adrenal (HPA), portanto, precisa mostrar-se primorosamente responsivo ao ambiente social, cujos trabalhos experimentais em primatas, outros animais e em humanos vem sendo demonstrado.[14]

Estudos sugerem que o aumento nos índices de cortisol pode alterar níveis de dopamina (DA), cujo excesso de liberação na amígdala pode reforçar comportamentos desajustados, como comportamento depressivo, exacerbando sentimentos de desamparo e desesperança. Assim, o estresse e a depressão não coincidentes co-ocorrem frequentemente com a variedade de doenças, incluindo doenças como o câncer, entre outras patologias.[15]

Mecanismos comportamentais diante do adoecimento

Parte-se do conceito de que seriam naturalmente desenvolvidos os comportamentos aprendidos responsáveis pela previsibilidade da dor e adaptabilidade a situações novas, como o surgimento de uma doença, com base em pistas internas ou externas ao organismo, o que se constitui como um processo fundamental e visa sobretudo a autoproteção. Contudo, há discrepâncias no desenvolvimento desse processo para diferentes organismos e, com isso, para diferentes indivíduos.

O medo relacionado à doença, ao câncer, à dor e aos efeitos de tratamentos seria um dos componentes essenciais das respostas autoprotetoras que são formadas por meio de processos de aprendizagem associativa e instrumental, sendo que esquemas comportamentais utilizados para o desenvolvimento das diferentes espécies animais e em humanos acrescidos de processos simbólicos e socioculturais são variáveis de interesse para desvendar o processo.[16]

No câncer, assim como na dor e em outras condições patológicas, o medo a eles relacionado pode se tornar mal adaptativo, conduzindo a comportamentos de evitação, o que contribui para a cronicidade de alguns sintomas, particularmente os pertinentes à esfera comportamental e psicossocial.

O condicionamento do medo, feito por meio de processos conhecidos como condicionamento clássico ou pavloviano, elucidaria parte da compreensão do problema quando afirma que a aprendizagem associativa e a extinção envolvendo os estímulos aversivos, incluindo-se a dor ao se cronificar, são os responsáveis pela retroalimentação, além de outros aspectos da doença. Todavia, o processo ainda não está totalmente elucidado, uma vez que outros elementos como significados pessoais entram na equação de esquemas de aprendizagem. Algumas evidências tendem a aclarar a relação entre estresse crônico e doença; no entanto, o estresse raramente é abordado na reabilitação de doenças como o câncer, bem como na dor dele decorrente.[16]

Respostas fisiológicas ao estresse podem ser evocadas pelo medo ou percepção de ameaça à segurança, *status* social, incluindo-se respostas de frustração e rejeição (atualmente nomeada como dor social), ou bem-estar eliciando um processo fisiológico de adaptação em que catecolaminas simpáticas (epinefrina e norepinefrina) e hormônios neuroendócrinos (cortisol), visando a manutenção da sobrevivência do organismo, são liberados ou inibidos.[17]

Quanto aos aspectos sociais, têm surgido discussões cada vez mais frequentes e consistentes[18] de que a exclusão do grupo ou o sentimento de exclusão e não necessariamente o fato da exclusão em si – a dor social – comporta-se com ativação semelhante à da dor física, visto que o córtex pré-frontal ventral direito associa-se tanto à regulação da dor física quanto da dor social. Assim, é possível dizer que a dor social "dói" de forma semelhante ao que "dói" na dor física.[19]

Nesse ponto, deve-se lembrar que tanto os processos cerebrais, como os psicológicos (cognitivos, afetivos, emocionais, relacionais e, portanto, mentais), constantemente geram e atualizam previsões baseados em experiências "antecedentes" sobre o mundo e sobre o corpo em que ocorrem, como uma "codificação preditiva" que é ativamente modificável a depender tanto do que foi experimentado como da situação atual. Os *inputs* sensoriais e os *outputs* motores aqui são considerados como as inferências intrínsecas e extrínsecas acima mencionadas, a fim de reduzir os "erros de previsão" angustiantes. Assim, tanto as descargas neuroquímicas (cortisol, catecolaminas e citocinas e neuroendócrinas, entre outras) como as decorrentes de condicionamento comportamental e psicossocial visam a estabilidade do organismo diante de adversidades.[20]

Contudo, há que se observar que o estresse de curto prazo visa a adaptação, enquanto as respostas mal adaptativas (por exemplo, aumento da ruminação, evitação e desamparo) consideradas como estresse de longo prazo, relacionadas ao câncer ou à dor ou a outros estressores a ela relacionadas (ou a situações comórbidas ou concorrentes), podem intensificar o processo e condicionar diferentes respostas fisiológicas e/ou psicofisiológicas recrutadas exaustivamente na tentativa de alívio. Em última análise, uma resposta ao estresse prolongada ou exagerada pode perpetuar respostas disfuncionais, sejam elas neuroquímicas e/ou inflamatórias e/ou comportamentais e tem função de generalizar respostas mal adaptadas, o sofrimento e a dor.[21]

Em termos gerais, o que poderia ser considerado como inevitável na vida, assim como o adoecer ou a dor, pode passar a ser considerado como desafios inerentes ao processo da vida e do viver.

Seres humanos e outros animais têm a capacidade de modificar o que percebem como estressante, alterando a forma como respondem a ele. Contudo, nem sempre se tem essa consciência (sem estar ciente *vs*. estar com essa ciência), que serviria como meio de retroalimentação e fixação de padrões disfuncionais.[22]

As respostas psicológicas exageradas, como comportamentos de evitação e catastrofização, também serviriam de potenciais estressores ameaçadores que exacerbariam mecanismos neuroquímicos e hormonais, facilitando a consolidação de memórias baseadas no medo de dor ou outros estressores não relacionados diretamente à dor. Entretanto, o enfrentamento, assim como a reavaliação cognitiva ou confronto de respostas a tais estressores, devem minimizar a retroalimentação condicionada e prevenir cronificação da dor ou outros sintomas recorrentes. Não obstante, em tais situações, como o condicionamento operante não ocorre de maneira consciente, requer estratégias (psico)terapêuticas específicas muito bem estruturadas para a dessensibilização; caso contrário, o efeito será muito pouco favorável e induzirá mais esquemas mal adaptativos, reforçando negativamente o comportamento disfuncional.[10]

Sabe-se que o estresse exerce efeitos diferentes nos processos de aprendizagem emocional e memória, sendo que seu mecanismo ainda não está esclarecido e objetivamente postulado com respeito ao medo relacionado à dor particularmente a que se cronifica.

Tudo indica que o estresse compromete os processos de aprendizagem, tanto daquela denominada associativa, como aquela denominada aprendizagem por extinção relacionada à dor, assim como aquela relacionada ao envolvimento do processamento atentivo (incluindo-se a capacidade perceptiva e de memória), que quando alterada imprime disfunção na efetividade da habilidade executiva e revisão de erros. Tais efeitos se amplificam por mecanismo de retroalimentação crônica devido à adversidade precoce e/ou comorbidades psicopatológicas em pacientes com dor crônica.[10]

Atualmente já se compreende que a dor não é um estímulo em si, mas uma resposta comportamental, psicológica e psicossocial. Com isso, a dor é uma resposta e não apenas um estímulo, pois ao se expressar por meio dos sintomas, a aprendizagem associativa também é revelada em sua codificação de informações anteriormente aprendidas (associadas de maneira não consciente). Com isso, dizemos que não somente a sensação nociceptiva se revela em si, havendo "co-incidência" entre os *inputs* (nociceptivos) e as respostas a eventos semelhantes previsivelmente subsequentes. A precisão com a qual a informação multissensorial (temporal, proprioceptiva, espacial) incide sobre o evento doloroso é codificada e representada no cérebro em decorrência de fatores psicossociais e comportamentais, determinando o grau de resposta dolorosa e generalizando-se para eventos similares.[16]

A dor é um estressor de impacto na saúde geral mesmo quando aguda. Quando o estresse se cronifica (lembrando que dor é um estressor), é conhecido como fator de risco para sentimentos de desvalia e catastróficos antecipatórios, no geral, de evitação, induzindo alterações morfológicas no córtex pré-frontal e no hipocampo e aumentando da densidade dendrítica da amígdala.

O enfrentamento como resposta ao estresse foi estudado por meio de experimentos com ratos enxertados com tumor,[23] e quando o resultado foi a falta de controle sobre estressores,ocorreu a diminuição da rejeição tumoral e taxa de sobrevida, além de induzir hiperalgesia.[24] O mesmo deve ocorrer com sentimentos derivados de situações estressantes em humanos.

Fatores comportamentais e psicossociais: conceitos

Por fatores comportamentais considera-se que são aqueles relacionados a reações psicológicas (cognitivas, emocionais conativas e afetivas) e revelados tanto por comportamentos objetivos como subjetivos, sendo os primeiros aqueles que podem ser observados e identificados por um observador externo e podem ser mensurados objetivamente, enquanto os conteúdos subjetivos são aqueles intrínsecos aos indivíduos, podendo ser mensurados partir de autorrelatos e dificilmente podem ser compreendidos por interpretação externa.

Por fatores psicossociais, considera-se a combinação de condições tanto psicológicas como as influências culturais ou ambientais que afetam a saúde e os comportamentos dos indivíduos. Frente à situação de adoecimento, elementos como o apoio social, as redes sociais, a integração social, a solidão, o capital social, o luto, a perturbação social, o ambiente de trabalho, o sofrimento psicológico, os estados depressivos, a raiva e a hostilidade são fatores psicossociais que em maior ou menor grau podem se transformar em estressores agudos ou crônicos; ou seja, a combinação de fatores psicológicos e sociais e suas influências (culturais ou ambientais) que afetam a saúde e os comportamentos dos indivíduos, incluindo-se os estressores intrínsecos e extrínsecos, agudos e crônicos.[25]

Não parece haver um grupo particular de fatores psicossociais até o momento que teria mais importância no desenvolvimento de desfechos de câncer, ainda que se sustente a hipótese de que os fatores psicossociais como isolamento social ou estresse relacionado ao trabalho seriam risco causal de seu desenvolvimento. Ainda assim, mesmo se tendo por base resultados de estudos populacionais relativamente baixos, o risco atribuível de fatores psicossociais pode se tornar parte de intervenções de redução de risco mais complexas, mas se concentrando preferencialmente em múltiplos fatores de risco, em vez de ser o foco de intervenções de fator único.[25]

No âmbito de fatores comportamentais e contextuais, estudos vêm demonstando que a associação entre doença, câncer e características individuais estabelecem relações cada vez mais consistentes entre as características de personalidade, emoção, impulsividade, hostilidade/raiva, instabilidade emocional e estados depressivos, por um lado, e condução de alto risco, ocupando-se com fatores contextuais, incluindo fatores econômicos, culturais, comunitários, sociais e de estilo de vida que influenciam a saúde.

No contexto do câncer, os aspectos psicossociais correspondem aos questionamentos acerca de diversos pontos comportamentais relacionados ao processo de adoecimento, como quando um paciente já enfermo e que continua fumando, se recusa a tomar medicamento e a adotar algum comportamento saudável ou mesmo a continuar o tratamento, por exemplo. Concentra-se a refletir também sobre o papel das emoções especificamente nesse contexto, visto que elas são um componente universal e que nos humanos estão vinculados a ideias, valores, princípios e juízos complexos,[26] podendo ser entendida, no campo da neurociência, como um conjunto complexo de reações químicas e neurais que produzem uma reação específica como lutar, correr ou iniciar uma atividade prazerosa. Ao mesmo tempo promove a regulação do estado interno do organismo, objetivando o preparo para uma dada reação. Pode também visar o abastecimento ou fornecimento de fluxo sanguíneo mais intenso às artérias das pernas para que os músculos recebam oxigênio e glicoses, no caso do comportamento adaptativo de fuga, ou alterar o ritmo cardíaco e respiratório no caso de imobilização, por exemplo,[27] campo bem conhecido da psicofisiologia aplicada atualmente.

Dessa forma, intensas vivências emocionais podem alterar a fisiologia do organismo e, quando negativas, podem interferir no tratamento e curso da doença. Por fim, considerar os aspectos psicossociais, implica entender que o sofrimento psicológico, assim como anseios e expectativas, exercem efeitos e os tratamentos, quando estabelecidos segundo esse ponto de vista, podem levar o paciente a ter melhor qualidade de vida.

Dessa forma, os eventos mentais são concebidos como "nós" em uma complexa rede causal, envolvendo-se em transações com o mundo exterior, recebendo informações sensoriais e eliciando comportamentos.[28]

■ EXPERIÊNCIA DO DOENTE QUANTO AO ADOECIMENTO, CURA, ESTAR DOENTE E SENTIMENTO DE DOENÇA

Elementos causais de impacto psicológico, além dos já mencionados, são a imagem simbólica do corpo, autoimagem corporal e esquema corporal. Esses conceitos são descritos como independentes e cada qual concentra um corpo de estudos dentro do campo da psicologia.

Além de sintomas físicos como fadiga e dispneia, que fazem o paciente sentir-se cansado, sem energia, destacamos a experiência da dor, como apontado pela IASP,[29] os fatores emocionais como uma parte intrínseca da experiência de dor.

Nesse sentido, intervenções puramente físicas nem sempre são eficientes para eliminação ou diminuição da dor. Portanto, a mesma deve ser entendida também como uma "experiência subjetiva",[30] de modo que para que seja devidamente tratada é preciso intervir considerando os aspectos psicológicos a ela agregados.

As diferenças entre os conceitos que envolvem o adoecimento e a cura, estar doente e sentimento de doença são pouco discutidas, mas necessárias para elucidar o processo pelo qual o doente enfrenta. Diferentes modalidades são observadas do ponto de vista psicológico que vão da maneira como os indivíduos interpretam até a maneira que experimentam suas vivências ao longo do tempo, quando acometidos ou mesmo após os tratamentos usuais.

Quando o quadro de doença ou da condição médica termina? Sob a perspectiva psicológica, haveria coincidência entre o momento em que um problema de saúde termina segundo a perspectiva médica ou ainda restaria algo a ser lidado, manejado ao final de um tratamento médico, como uma dor? Coincide necessariamente a elaboração mental do problema dor e seu processo neurofisiológico?[31]

Há inumeras definições sobre o que significa cura. As ideias mais frequentes se referem a um retorno ou restebelecimento do estado de saúde habitual, antes do adoecimento.

A cura possibilita desenvolver novos padrões de vida às vezes melhores que os antigos, mas nunca idênticos, ou seja, não se retorna ao estado original anterior à doença. Tornar-se novamente, ou mais exatamente, tornar-se o mesmo. A questão do adoecimento é uma questão psíquica (mental, emocional e cognitiva) e "a doença é um fantasma ou uma realidade?" ("La guérison: fantasme ou réalité?").[32]

Definitivamente, não se tem uma única resposta definitiva para esse dilema. Para algumas pessoas haverá sempre um fantasma que os assombra em sua realidade após o término do tratamento de uma doença. Como algo que os acompanhasse, mesmo que a cura tenha ocorrido há anos. Seria esse um efeito "traumático" do sentir-se doente? Do ter estado doente?

Se o conceito de cura for aquele que se refere a condição objetiva, ou seja, desaparecimento dos sinais e sintomas de uma doença e o retorno ao estado de saúde, então seria essa concepção coincidente com a versão de cura e todos os que adoeceram? A versão do paciente é suficiente o bastante para que se afirme que o sentir-se curado ou o sentir-se doente? Retornar, voltar a ser aquela "mesma pessoa" ao final do tratamento, retornar a ter "aquele mesmo" estado de saúde, com um mínimo de danos físicos, como poderíamos definir isso?

Sob o ponto de vista psíquico, contudo, sabe-se que há um sentido diverso daquilo que se objetiva em outras esferas de tratamento. Seria o sentido da cura, a "cura do medo da morte" ("la guérison de la peur de mourir"),[32] da "impotência" diante da realidade.

A noção de cura no sentido médico seria um estado que pode ser definido e, também, comprovado, por meio da sensação (ordem do sensível) e deve se separar da forma de que se anunciam suas propriedades (ordem simbólica), de sua integração psíquica, separando-se a cura de sua posse (ter cura), obter a cura e o sentir-se curado (sentimento de cura) e, finalmente, o estar curado (ser curado).[33]

O sentimento de cura – assim como o sentimento de doença – parece ligado a variáveis que vão além daquelas objetivamente relacionadas ao desenvolvimento dos sinais e sintomas objetivos. Estão relacionados aos efeitos da realidade sobre cada indivíduo e como foram suportados, elaborados e desenvolvidos.[34]

O modo como é transmitido o diagnóstico e também a forma com que o paciente absorve a informação e a interpreta (o que lhe foi dito) ocupam um lugar que deve ser considerado como uma das fases do tratamento e que refletirá no "após o tratamento". Vale dizer o mesmo quanto à maneira como foram "anunciadas" as consequências acerca da doença e do restabelecimento da saúde física e psicológica, e qualidade de vida. Estão aí incluídas a relação com a história pessoal – melhor seria poder grafar a palavra como "estória", pois diz respeito às idiossincrasias, singularidades do viver. As atitudes quanto aos relacionamentos sociais e com entes queridos, e como desempenhará seu papel na "reapropriação" do sentido de pertencimento para com o grupo familiar e outros.[32]

Em muitos casos encontram-se situações em que permeiam a remissão dos sintomas com a sensação de cura, havendo certa ambivalência entre sensação de vulnerabilidade e o medo de uma recidiva carregados de ansiedade diante da possibilidade de morte, sentimento de abandono[35] e muitas vezes tais situações são corroboradas pela desorganização do quadro de cuidados.

Sintomas como medo de reincidência podem induzir baixa autoestima, preocupação mórbida com a morte e abandono, gerando labilidade emocional amiúde observada por meio do isolamento social, dificuldade de reintegração social, profissional e familiar. Nessas condições ocorreria algo como uma "desordem psíquica transitória" com duração variada, havendo necessidade de elaboração mental da sensação de cura e remissão do problema. Ao elaborar o processo evolutivo, ocorre o instante de ver a doença e o tempo de compreendê-la até que se chegue ao momento de concluí-la, parafraseando a noção de tempo lógico, preconizado por alguns autores psicanalistas.

Pesquisa realizada na França[36] concluiu que apenas 58% das pacientes alegaram estar curadas em pacientes com câncer de mama, embora de acordo com o seu médico tenha havido remissão total do problema. Foi observado que o resultado esteve presente em 53% de mulheres em remissão objetiva da condição, que declararam estar curadas; e 47% das mulheres estudadas em remissão, declararam-se, no entanto, não curadas por não se sentirem "elas mesmas". Os resultados descritos foram independentes das características de variáveis sociodemográficas dos pacientes estudados, como idade, situação civil, nível de grau ou de renda.

Os autores discutem se nessas doentes ocorreria uma identidade "desfigurada", como uma sequela psíquica na qual o efeito da doença permanece até vir a ser elaborada mentalmente, não havendo para tanto compasso uníssono com o tempo decorrido para o tratamento médico.

A sensação de cura não se reduz à objetividade de sua remissão dos sintomas objetivos. O tempo da elaboração mental obedece à lógica do funcionamento psíquico, mental: há um instante de ver o problema, um tempo envolvido para a sua compreensão para posteriormente haver o momento de se concluir a elaboração e a "sequela" psíquica.

Com isso, a cura física e a cura psíquica não são necessariamente síncronas, havendo diferença entre o que ocorre no tempo real e o tempo psíquico para que a cura de uma doença ocorra, uma vez que são conceitos que não se sobrepõem.[37,38]

Os critérios médicos e psicológicos diferem e, portanto, deve haver conjugação de esforços para que a cura e o sentimento de cura possam vir a ser melhor conjugados, uma vez que a evolução do sentimento de cura, quando da remissão objetiva da doença dor, está intimamente integrada com comprovação subjetiva do sentimento de doença.

A sensação de cura não é redutível ao conceito objetivo de remissão ou cura objetiva, e com isso é necessário que se estude também sobre como o sofrimento intervem no processo de doença.

Vários estudos vêm sendo dedicados à melhor compreensão entre sofrimento e dor e os dois são considerados experiências desagradáveis.[39]

Não somente os estudos desenvolvidos em termos neurobiológicos, mas a consciência cognitiva, a interpretação, as disposições comportamentais, bem como os fatores culturais e educacionais definitivamente têm uma influência decisiva na percepção da dor, bem como o sofri-

mento que afeta gravemente o indivíduo, tanto do ponto de vista psicofísico, como existencial e neurobiológico.[40]

A compreensão de cada uma dessas perspectivas separadamente e depois sua integração pode e deve ser igualmente útil para gerenciá-las, uma vez que não se define uma única característica para descrever o fenômeno.[41]

A inclusão do conceito "sofrimento" tem relevância, uma vez que seus efeitos são marcados na maneira como as relações de apego ocorrem (incluindo-se a gestão pessoal, ou as influências culturais e sociais que o moldam) e a compreensão da dor como experiência significa que diversos aspectos da vida somam-se como uma constante dessas experiência e evita-se como isso inúmeros erros epistemológicos e injustiças morais e atuais limitações na maneira em que os tratamentos disponíveis vêm sendo disponibilizados.[31]

■ EFEITOS PSICOLÓGICOS DO CÂNCER E DOR: VULNERABILIDADES

Além de ser uma doença desgastante do ponto de vista físico, o câncer tem importantes consequências psicológicas, principalmente em pacientes mais vulneráveis, como crianças e idosos. São comuns também desordens psiquiátricas, ocorrendo em cerca de metade dos pacientes. Muitos deles lidam bem com sua doença, mas aqueles que não conseguem, caso tenham problemas psicológicos ou neuropsiquiátricos, podem ter comprometida a sua qualidade de vida e adesão ao tratamento.

Dentre as desordens psiquiátricas mais comuns, encontram-se a depressão, a ansiedade, o *delirium* e outras condições cognitivas e psicossociais, como veremos a seguir.

Vulnerabilidade: conceitos

O termo vulnerabilidade, no contexto da saúde, é originário da abordagem epidemiológica proveniente do campo da saúde pública e foi incorporação alternativa aos conceitos analíticos frente ao conceito de risco de doença, possibilitando a compreensão de maneira mais clara dos complexos processos de saúde e enfermidade. Visou-se obter respostas sociais mais efetivas e integrais quanto aos cuidados de saúde. Com isso, o termo vulnerabilidade, no campo da saúde, objetiva trazer à tona os elementos associados e associáveis aos processos de adoecimento, expressando assim os potenciais de adoecimento relacionados a todo indivíduo. Nesse sentido, a exposição a agravos de saúde seria resultante de aspectos individuais e de contexto ou ainda condições coletivas que promovem uma suscetibilidade a tais agravos e morte e, concomitante, à possibilidade e recursos de enfrentamento.[42]

Vários são os componentes de vulnerabilidade induzindo riscos de doença, e com o uso estendido do conceito, nem sempre se concentra na identificação do problema, mas por outro lado, pode auxiliar a examinar diferentes questões pouco discutidas até o momento.

A questão da vulnerabilidade em saúde enquadra-se na vertente biopsicossocial e se trata de mais uma tentativa de compreensão abrangente dos estados de saúde e doença sob a vertente que vincula múltiplas áreas de estudo, como saúde ambiental, saúde mental, envelhecimento e saúde, doenças infecciosas e crônicas, estágios críticos de fragilidade clínica, reflexões sobre a bioética, entre algumas – aponta diversos caminhos e perspectivas em que a sua aplicação apareceria carregada de ambiguidades e contradições.[42]

No entanto, para o presente capítulo consideraremos o termo vulnerabilidade no sentido lato, uma vez que é característico dos seres viventes responderem espontaneamente e lutar contra aquilo que se apresenta como um obstáculo para a sua persistência e para os seus desenvolvimentos considerados como normais.[43]

O presente subtítulo então considera como pontos de vulnerabilidade a serem destacados os obstáculos enfrentados pelos doentes com câncer que dificultam o desenvolvimento de respostas comportamentais e psicossociais mais efetivas, seja quanto aos tratamentos e/ou à sobrevida, diferindo-se daqueles apregoados por estudos da saúde coletiva.

Alguns aspectos devem ser considerados como de importância e que em algumas condições podem se colocar de maneira fronteiriça entre problemas puramente comportamentais ou psicossociais, exigindo maior cuidado a ser observado, particularmente, na condução de terapêutica clínica não farmacológica.

Idosos

No caso de pacientes idosos, é ainda mais importante atentar aos problemas psicossociais e comportamentais, devido à alta prevalência e maior suscetibilidade dessa população. Apesar de muitos pacientes apresentarem melhor ajustamento emocional que pacientes mais jovens frente à enfermidade, ocorre natural declínio, às vezes acentuado pelo declínio da saúde física, o que pode gerar maior declínio mental (cognitivo e emocional). Porém, algumas das possíveis explicações desse melhor ajustamento emocional são as habilidades para manejar o estresse de maneira mais produtiva por anos de experiência lidando com adversidades, experiência de doenças físicas, menos responsabilidades e sentir que a vida não foi tão curta como costuma ocorrer em pacientes mais jovens.[44]

Depressão

A depressão é um aspecto essencial na avaliação da condição de doença e álgica em geral, pois são muitas as conexões entre ambas. Uma grande quantidade de estudos aponta que a depressão está relacionada com o aumento da dor, do risco de aumento de frequências de crises, sendo um fator de risco para mau prognóstico. Diante disso, é essencial investigar o quadro atual de depressão, bem como se há histórico dessa comorbidade no histórico clínico do paciente.[45]

Estima-se que até 20% dos pacientes com câncer apresentem depressão grave, processo de luto desadaptado, sentimento de falta de controle da vida, alterações temporárias de aspectos da personalidade, raiva e ansiedade. Apesar dos indícios de relação entre o declínio persistente do humor e a história psiquiátrica prévia, falta de apoio social, idade e ausência de relacionamento íntimo,

há indícios de que esse declínio esteja também associado a uma perda da funcionalidade física.[1]

Os efeitos psicológicos do câncer vão do medo da morte, das consequências da doença; da dependência da família e cuidados pessoais de saúde; desfiguração (deformação) decorrentes de possíveis alterações físicas ou funcionais; da deficiência ou incapacidade para a realização dos objetivos; de rupturas de relações sociais, da vida laborativa e de relações familiares; do desconforto derivado da doença e/ou do tratamento e da dor.

Os transtornos depressivos são caracterizados por humor triste, vazio ou irritável e anedonia acompanhados de alterações somáticas e cognitivas que interferem significativamente na capacidade de funcionamento geral do indivíduo. Dentre esses transtornos, o depressivo maior representa a condição clássica, envolvendo episódios distintos de pelo menos duas semanas de duração, com claras alterações no afeto, na cognição, funções neurovegetativas e remissões interepisódicas.[8]

Na realidade, o câncer pode frequentemente associar-se a condições psicológicas como as dificuldades de adaptação à enfermidade e ao tratamento, estresse constante, efeitos negativos do diagnóstico e tratamento no trabalho, na família, aparência física, na autonomia e na vida financeira do paciente. Quanto às causas biológicas, cita a literatura que o estresse orgânico (oxidativo) induz mudanças fisiopatológicas, inflamações e efeitos colaterais do tratamento.[46] O local, tipo ou presença de dor podem ser importantes fatores que podem causar ou agravar os quadros depressivos. Entre os sintomas psicológicos específicos estão a tristeza, anedonia, sentimento de culpa ou baixa autoestima e pensamentos de morte e/ou suicídio. Com relação aos sintomas somáticos, podem ser citadas perturbações do sono, alterações do apetite, perda da libido, fadiga, diminuição da concentração e agitação psicomotora. O diagnóstico de depressão em pacientes enfermos é mais complexo que na população em geral, visto que os sintomas somáticos podem estar relacionados à própria condição médica ou ao tratamento; dessa forma, para que seja feira uma avaliação adequada é importante atentar para os sintomas psicológicos.[1]

Em pesquisa de metanálise[47] foi observada prevalência média de depressão de 8 a 24%, sendo mais alta durante a fase de tratamento e com essa variação devido ao tipo de instrumento, tipo de câncer e fase de tratamento.

Ansiedade

Estima-se uma prevalência de distúrbios de ansiedade em doentes com câncer entre 10 e 12%, com taxas maiores em pacientes jovens e mulheres e naqueles com estados mais avançados da doença. Ainda assim, apesar dos inúmeros tratamentos para ansiedade, ela costuma ser subdiagnosticada e, consequemente, não tratada adequadamente e, nesses casos, o sofrimento psicológico é mantido em longo prazo, interferindo nas tomadas de decisão, na adesão ao tratamento, no desenvolvimento da enfermidade e na forma como lida com ela.[48]

Um dos transtornos psicológicos mais recorrentes nesses quadros são os transtornos de ansiedade que se caracterizam por medo e ansiedade e angústia (separadamente ou em conjunto) excessivos, e alterações comportamentais relacionadas. Enquanto o medo diz respeito a uma resposta emocional a ameaça iminente real ou percebida, a ansiedade é a antecipação de ameaças futuras. Muitas vezes os dois estados se sobrepõem, ficando difícil sua identificação ou mesmo indistinguíveis. Outras vezes se apresentam diferenciados, sendo o medo mais frequente em períodos de excitabilidade autonômica, mecanismo necessário para o desenvolvimento de resposta adaptativa de luta ou fuga.

Os transtornos de ansiedade costumam ter funcionamento muito semelhante, diferenciando-se entre si pelos objetos ou situações que os induzem. Tais transtornos tendem a ser altamente comórbidos e são comumente encontrados em indivíduos que superestimam o perigo nas situações que temem ou evitam, de modo que esse indício pode ser um elemento detectável pelo profissional de saúde. É importante destacar que o transtorno de ansiedade só deve ser diagnosticado quando os sintomas não são consequências de efeitos fisiológicos do uso de substância, medicamento ou alguma condição médica.[8]

A ansiedade é um sintoma comum em pacientes recém-diagnosticados com câncer, principalmente quando existe a possibilidade de cirurgias ou tratamentos mais invasivos. Muitas vezes, a ansiedade pode interferir na tomada de decisão, de forma que se torna importante o olhar atento do profissional.[49]

O tratamento da reação ansiosa algumas vezes é de difícil diagnóstico em decorrência da comorbidade de sintomas ocasionados pelo próprio tratamento oncológico, como fadiga, anedonia, debilidade e/ou desânimo. Por isso é importante a investigação detalhada da história prévia do paciente.

Cognição e relacionados

A dimensão cognitiva se refere à maneira com que os pacientes pensam sobre a dor e o que ela representa para eles em termos de pensamentos, crenças, atitudes e expectativas.[50] A forma com que o paciente oncológico pensa sobre os sintomas dolorosos tem um papel fundamental em sua experiência de dor. Pacientes que atribuem a dor a uma causa benigna não relacionada à doença reportam menos interferência na qualidade de vida do que pacientes que acreditam que a dor representa a progressão da doença, e foi identificado que pacientes oncológicos com dor reportam significativamente maior influência de questões cognitivas que pacientes sem dor.

Dentre as questões cognitivas mais presentes em pacientes oncológicos com dor, destacam-se autoeficácia, ou a percepção do quanto a pessoa tem capacidade de lidar com os problemas, e catastrofização.[51]

Outro transtorno psicológico importante de ser observado é o delirium. É o distúrbio mental mais comum de origem exclusivamente orgânica em pacientes com câncer, devendo ser tornar cada vez mais frequente no ambiente hospitalar devido ao envelhecimento da população. É um distúrbio agudo, caracterizado por alterações na excitação, percepção e cognição. Muitos pacientes têm uma fase de irritabilidade ou ansiedade, por conta dessas alterações, algumas vezes associadas com delírios paranoides.

O ciclo de sono comumente fica desornado nesses quadros, o que pode ser tanto uma consequência como um fator que contribui para o surgimento do delirium. Ele tem diversas etiologias, relacionadas tanto à doença como ao tratamento, desde efeito de alterações metabólicas, metástases, distúrbios eletrolíticos, efeitos adversos de medicamentos, entre outros, e é importante que seja devidamente tratado, pois além de gerar sofrimento, há o risco de evoluir para outros transtornos.

Embora a quimioterapia seja um tratamento capaz de destruir células tumorais, proporciona diferentes efeitos colaterais indesejáveis e ainda pouco conhecidos, particularmente no que se refere a prática clínica e especialmente sobre os efeitos comportamentais, além dos efeitos sistêmicos. A quimioterapia pode levar a alterações cognitivas, em especial aquelas relacionadas à memória de curto prazo, atenção, aprendizado e mesmo habilidades visioespaciais que tendem a interferir na propriocepção.[52]

Os possíveis mecanismos de ação pelos quais a quimioterapia causaria deterioração cognitiva ainda não são bem esclarecidos, entretanto na literatura há algumas hipóteses bastante consideradas, sendo elas relacionadas à capacidade da quimioterapia em atravessar a barreira hematoencefálica; danos ao DNA; alteração na regulação das citocinas; alterações no reparo neural; alteração genética dos neurotransmissores; e alterações nos níveis dos hormônios estrógeno e testosterona são as principais hipóteses de explicação da ocorrência dos prejuízos cognitivos.[53]

Nesse sentido, a atenção por parte da equipe envolvida no tratamento, especialmente por parte de psicólogos, torna-se necessária para identificar estratégias de intervenção com o objetivo de minimizar tais efeitos. Não há uma padronização para a avaliação desses déficits de modo que a prática pode se concentrar tanto em um simples rastreio por meio de instrumentos como o Mini Exame do Estado Mental (Mini-Mental) ou Avaliação Cognitiva Montreal (MoCA), como por meio de testes neuropsicológicos específicos e, às vezes, bastante complexos e que exigem, portanto, formação adequada para o domínio dos mesmos. Segue daí a importância da intervenção e de que a reabilitação deva ser planejada por profissional capacitado, de modo que ela venha a promover ganhos quantitativos e qualitativos no desempenho das funções cognitivas; benefícios em funcionalidade na vida diária do paciente, com sua adaptação aos ambientes dos quais participa e a aquisição – considerando o comprometimento cognitivo existente – de maior autonomia.

Orientar os pacientes e familiares em relação à possibilidade de alterações cognitivas e saber identificar a presença desses déficits é ponto relevante para os profissionais de saúde envolvidos no processo do tratamento do paciente.[54]

A radioterapia também desempenha um papel importante no tratamento de pacientes com tumores cerebrais primários ou metástases. No entanto, apesar de sua eficácia como tratamento, a radiação também danifica os tecidos saudáveis, afetando a cognição, independentemente da dose utilizada. Esses efeitos negativos sobre a cognição parecem ter sua origem em lesões vasculares nos danos de matéria, desmielinização e necrose. Para o melhor seguimento no tratamento do paciente naquilo que diz respeito à esfera cognitiva, é importante que se investigue se desordens cognitivas já estavam estabelecidas antes da radioterapia, em especial no caso de idosos, indivíduos que em seu histórico clínico sofreram acidentes vasculares cerebrais ou outras formas de lesões encefálicas adquiridas e também que se avalie o tempo decorrido desde a aplicação da radioterapia até o surgimento de alterações cognitivas. Não existem protocolos específicos para a avaliação e seguimento de pacientes nessas condições em função das diferentes áreas cerebrais que podem ser atingidas, bem como pelas diferenças em termos de idade, escolaridade e déficits encontrados na população atendida. Contudo, a escolha de testes e o seguimento devem sempre visar objetivos claros e que possam favorecer tanto a melhor compreensão do quadro clínico do paciente como também medidas cabíveis em termos de reabilitação ou de cuidados paliativos.[52,53]

A deficiência auditiva é uma das complicações da terapia oncológica em pacientes com tumores, particularmente os de cabeça e pescoço. Em alguns pacientes o diagnóstico tardio da condição poderia levar a suspeita de déficit cognitivo, conforme comentado acima. Em casos em que há uma situação de doença avançada e, portanto, marcada pela presença de tumores volumosos, há a necessidade de se irradiar o sítio primário da doença e áreas suspeitas de doença microscópica, tendo como consequência um efeito potencial de complicações, principalmente nos tecidos sadios próximos ao leito tumoral. Se recentemente a adição de quimioterapia com cisplatina à radioterapia tem melhorado a sobrevida dos pacientes portadores dessas neoplasias, por outro lado, são também conhecidos seus efeitos tóxicos ao aparelho auditivo. Deficiências auditivas irreversíveis, como consequência do tratamento de radioterapia em região de cabeça e pescoço, têm sido estudadas, e a literatura consultada demonstra uma grande variação de incidência para a sua ototoxicidade, variando de 18 a 50%. A depressão é o transtorno psiquiátrico mais comum em pacientes com câncer, com prevalência de 22 a 29%, dependendo da localização do tumor, estádio clínico, dor, desempenho funcional físico e existência de suporte social. Com relação ao câncer de cabeça e pescoço, por meio de um estudo estimou-se prevalência de depressão entre 6 e 15%, em contraste com taxas de até 40%.[55] No caso dos déficits auditivos decorrentes da ação da radioterapia, os estados depressivos levam a isolamento social por não se conseguir ouvir e compreender o que o interlocutor quer comunicar ou porque este não se dispõe a usar um tom mais alto na voz ou mesmo repetir informações. Os pacientes também podem passar a se mostrar dependentes da presença de uma pessoa, geralmente o cuidador, que lhes transmita informações trazidas pelas pessoas, ou ainda indiferentes ao meio, inapetentes e reclusos em suas casas evitando situações que antes eram significativas.[56]

Outros efeitos psicológicos

História de abuso ou trauma também devem ser investigados, pois é fator de risco para exacerbação de condições psicológicas induzindo mudanças persistentes de atitudes e no sistema imunológico, prejudicando o sistema de endorfina e diminuindo a capacidade de controle endógeno.

O risco de suicídio é elevado em pacientes com câncer, especialmente no primeiro ano após o diagnóstico e na fase terminal. Um aspecto essencial a ser levado em conta é de que a ideação suicida é maior em pacientes com dor não controlada. Os pensamentos relacionados ao suicídio representam para essas pessoas uma maneira de evitar o sofrimento intolerável.[57]

Temas como evitação, catastrofização e suicídio são de relevância, pois interferem no processamento geral diante tanto da dor como do câncer, ou do processo de doença ou tratamento(s), pois a forma como o paciente se comporta, o que faz em relação aos sintomas e à doença em geral, encontram-se mais significativamente os comportamentos de busca por tratamentos não recomendados ou estratégias de evitação de prescrições úteis. Por isso, investigar as estratégias de enfrentamento do paciente é de grande valia e aponta para os recursos a serem trabalhados posteriormente em um eventual processo psicoterapêutico, além de revelar em análise mais aprofundada a respeito dos comportamentos do paciente que podem influenciar as suas ações, que podem se relacionar à presença de reforçamento positivo em relação a determinados comportamentos. Por exemplo, quando o paciente recebe mais atenção dos familiares ou da equipe ao apresentar comportamento exacerbado de dor, como claudicar, gemer, chorar, reclamar.

Catastrofização é um amálgama de vários elementos, dentre eles o ajuizamento dos próprios recursos de enfrentamento como ineficazes e a atenção prolongada na doença ou dor podem aparecer por meio de pensamentos de ruminação. O constructo está associado ao aumento dos níveis de cortisol, gerando mais sensibilização, além de predizer piores resultados e maior incapacidade.

Estudos focados na redução do estresse com base na atenção plena resultaram em aumento do ajuste psicossocial.

Raiva é outra emoção a ser levada em conta, estando presente em diversos casos. Quando persistente, pode também influenciar reações comportamentais diante do diagnóstico de câncer e trazer efeitos ao tratamento. O relevante nesse caso em específico é abordar como o paciente maneja tais sentimentos, já que estudos mostram que raiva reprimida ou mal gerenciada é um fator que exacerba significativamente a dor e o sofrimento.

Comportamentos associados também podem estar sendo mantidos por reforçamento negativo, por exemplo, quando ocorre relato de dor como tentativa do paciente evitar algo desagradável para ele, como o trabalho ou uma tarefa doméstica.[51]

Substâncias lícitas e ilícitas: alguns efeitos psicológicos

A situação em que o paciente oncológico se encontra, por vários dos tópicos comentados até o momento, propicia como forma de atenuação do sofrimento que alguns doentes busquem alívio no uso ou abuso de substâncias lícitas ou ilícitas, uma vez que os pacientes oncológicos sofrem e em muitas situações veem como saída para o desespero o uso de drogas licitas ou ilícitas, álcool ou outras.

Certamente o tema deve ser muito mais bem explorado do que o que vamos descrever a seguir. Mas nos parece pertinente, no que se refere aos aspectos comportamentais e psicossociais, comentar brevemente que o câncer é uma doença que ameaça não apenas a vida e a integridade física, mas também a estabilidade da saúde mental. O papel do abuso de substâncias na patogênese do câncer é estudado sistematicamente, uma vez que existem dados de pesquisas que apoiam os efeitos mutagênicos de certas substâncias. Os estudos sustentam que uma possível desregulação do sistema imunológico está ligada aos processos oncogênicos induzidos por substâncias de abuso. No entanto, resultados conflitantes têm sido oferecidos por estudos experimentais em animais, que mostraram que os opioides, como a morfina, dependendo da dosagem administrada, podem não apenas aumentar o processo de crescimento do tumor, mas também inibi-lo.[58]

Além disso, há dados de pesquisas mais recentes indicando que o uso de *Cannabis* pode estar associado ao câncer, seja como fator independente ou em relação a outros mutagênicos, embora ainda não esteja claro até que ponto esses efeitos podem estar relacionados à doença, especialmente quando conjuntamente com o consumo de tabaco e álcool.[59]

No entanto, argumenta-se que certos canabinoides podem ter atividades biológicas-adrenérgicas que poderiam ser usadas terapeuticamente sem serem acompanhadas pelos correspondentes efeitos psicoativos do 9-tetra-hidrocanabinol.[59]

Sabe-se que o álcool é um fator de risco para o desenvolvimento de câncer de cabeça e pescoço, e estudos epidemiológicos indicam que quanto maior o consumo de álcool, maior a mortalidade por câncer. Além disso, suge-re-se que não há nível de segurança para o consumo de álcool em relação ao risco de desenvolver câncer; ou seja, mesmo um consumo mínimo diário está associado à ocorrência de certos tipos de câncer. Componentes específicos foram identificados no tabaco, que são considerados carcinogênicos e responsáveis pelo desenvolvimento de tumores em vários locais. Além disso, problemas psiquiátricos complicados surgem devido ao abuso de substâncias em pacientes com câncer, seja no contexto do tratamento da dor, ou sob dependência preexistente.[60]

O uso racional de analgésicos opioides, quando medicamente exigido, como sugerido pelos profissionais de saúde especializados no tratamento da dor em pacientes oncológicos é preconizado como opção terapêutica. O abuso de substâncias reduz a adesão ao tratamento, piora o prognóstico do câncer e parece ser um fator negativo para a qualidade de vida desses pacientes. A literatura atual destaca a importância de intervenções psiquiátricas e psicológicas apropriadas para abordar o abuso de substâncias em tais pacientes.[13]

Os problemas de abuso de drogas apresentam um conjunto complexo de questões físicas e psicossociais que complicam o tratamento do câncer e o controle da dor e/ou sintomas associados e é necessário habilitar a equipe de profissionais de suporte tanto em termos conceituais ou em sua prática para questões relacionadas ao vício. E, muitas vezes, o tratamento efetivo dos pacientes que são ou foram abusadores é agravado pelo próprio esquema terapêutico disponível.[61]

Alguns modelos explicativos interligam a dor e os transtornos do uso de substâncias (TUS) por eles serem caracterizados pelas semelhanças na capacidade hedônica prejudicada, procura compulsiva de drogas e dificuldade para responder ao estresse. Tanto na dependência de drogas, como na dor, a sintomatologia tem sido atribuída à deficiência do sistema de recompensa, controle inibitório prejudicado, sensibilização de incentivo, aprendizagem aberrante e neuroadaptações alostáticas antirrecompensa e que haveriam mecanismos cerebrais semelhantes entre pacientes com dor, especialmente quando crônica, e aqueles que ocorrem em dependentes de drogas.[62]

■ AVALIAÇÃO DO PACIENTE ONCOLÓGICO E DOR

Para o presente capítulo, apontaremos alguns aspectos sobre avaliação psicológica do doente com câncer, independentemente do estado de dor, mas também naqueles casos que apresentam dor (aguda ou crônica), com o intento de analisar com um pouco mais de profundidade diferentes elementos que são a ele essenciais e não com a pretensão de oferecer uma lista definitiva ou hierarquizada de temas a serem abordados.

Uma avaliação psicológica abrangente fornece informações importantes aos clínicos auxiliando no planejamento de intervenções durante ou após o tratamento médico.

Ao se considerar a experiência de doença e/ou de dor, o profissional pode recorrer tanto a medidas psicológicas, já descritas, quanto a medidas fisiológicas, por meio de consultas à equipe e prontuários.

Quando se evidencia a necessidade do encaminhamento para uma avaliação psicológica, um desafio recorrente é a resistência do paciente em se consultar com um profissional de saúde mental e, para tanto, é essencial que o clínico esclareça o paciente a respeito dos motivos desse encaminhamento. Muitas vezes a receptividade é maior quando o acompanhamento psicológico é introduzido como parte de uma rotina essencial para os resultados do tratamento.[63]

Dois aspectos principais dificultam a avaliação de aspectos psicológicos, comportamentais e psicossociais em pacientes com câncer. O primeiro deles é a relutância de alguns pacientes em trazer informação sobre o assunto, talvez os considerando irrelevantes. Algumas vezes o fazem apegando-se aos aspectos mais objetivos de sua experiência; outras vezes, por temerem ser julgados ou questionados como se seus sintomas decorressem puramente de aspectos imaginários ("coisa da sua cabeça" – SIC) ou crenças não fundamentadas.

O segundo aspecto que dificulta uma avaliação mais abrangente é a falta de treinamento de profissionais de saúde sobre o tema para abordar os aspectos comportamentais e psicossociais, o que se torna crítico em casos mais complexos, que exigem uma análise mais aprofundada.

Nesses casos, o trabalho em equipe multidisciplinar é essencial e o profissional da psicologia contribui significativamente ao oferecer uma avaliação psicológica consistente.

Muitas pessoas associam a avaliação psicológica com a investigação de patologias psiquiátricas ou de causas não físicas associadas ao problema, à dor e à incapacidade,[64] mas ela é uma prática abrangente baseada em método científico, que busca compreender de maneira mais completa as ocorrências, o estado de adoecimento e suas variáveis, tendo como principais práticas a coleta de informações, o uso de instrumentos psicológicos e diferentes formas de medida científica.[65] Seu principal objetivo é identificar os fatores emocionais, comportamentais e sociais que podem tornar o doente menos responsivo ao tratamento, gerando maior incapacidade,[63] assim como apontar intervenções psicoterapêuticas que possam abordar diferentes componentes associados à dor em cada caso específico.

Indicam-se seis situações em que é indicada a realização de uma avaliação psicológica:

1. Incapacidade excede em demasia o que se espera do paciente.
2. Demanda exagerada aos serviços de saúde.
3. Insistência em tratamentos e exames não recomendados.
4. Angústia significativa.
5. Comportamento de dependência de fármacos ou não aderência ao tratamento proposto.
6. Antes de procedimentos intervencionistas mais complexos, como neuroestimulação medular, tratamentos invasivos, ou cirúrgicos radicais.

No início do processo de avaliação, no geral se faz de interesse que o psicólogo consulte os registros médicos do paciente, discuta com as fontes de encaminhamento (médicos ou outros profissionais de saúde) para entender a severidade da condição médica, as causas da dor, a resposta a tratamentos prévios e a história natural prevista para a doença.[45]

A avaliação psicológica, na maioria das vezes, se compõe de entrevista semiestruturada e pelo uso de instrumentos de uso exclusivos, como testes projetivos, e que sejam relevantes e pertinentes para cada caso em específico, a depender da avaliação das condições clínicas e das características dos instrumentos para a condição. Exemplos de material utilizado de uso não exclusivo dos psicólogos são questionários ou inventários que podem ser inseridos na avaliação psicológica com o objetivo de auxiliar proporcionando melhor compreensão sobre como ocorre e qual a experiência de sofrimento e dor do paciente.

A maneira de sistematizar o processo pode diferir para os autores, mas essencialmente compõe-se das seguintes categorias:[45]

- Aspectos descritivos (da dor, da doença, ou da incapacidade, ou do sofrimento, como suas qualidades, além de sua intensidade, local, distribuição, entre outros).
- Sintomas comórbidos (sono, fadiga, problemas cognitivos).
- Vulnerabilidade afetiva (ansiedade, raiva, entre outros).
- Crenças/atitudes (catastrofização, autoeficácia, resiliência).
- Ambiente/social (família, amigos, trabalho, médicos).

Outro elemento a ser considerado é a identificação de forma mais qualitativa das características da doença e dor. Pode ser útil compreender melhor como ocorrem as vivências de doença e dor características subjetivas, como é processada, por exemplo ao ser descrita em termos afetivos, caráter atribuído como punitivo ou expiatório, assim como com julgamento (insuportável), ou comparativo ("como um peso demasiado em cima das minhas costas"). A avaliação das características descritivas também pode ser usada posteriormente, na utilização de exercícios de visualização, ou como parte da técnica psicoterapêutica.

Na entrevista, é importante aprofundar no entendimento do medo, seja de piora, seja de algo que possa causar danos físicos, ou ainda de que a dor ou a doença ou ambas possam representar agravamento da situação de doença. Por exemplo, a cinesiofobia, ou medo de que movimento poderia causar mais danos físicos, é um elemento fundamental na avaliação de aspectos emocionais relacionados à dor, podendo gerar aumento de risco de cronicidade e incapacidade.

■ MANEJO DE FATORES COMPORTAMENTAIS E PSICOSSOCIAIS NO CÂNCER E DOR

O manejo de fatores comportamentais e psicossociais pode seguir alguns caminhos, mas no geral se enquadra no rol de procedimentos psicológicos.

A presente obra reservará capítulo especial sobre o tema "Psicoterapia do doente oncológico".

Neste capítulo ressalta-se que para que se alcancem bons resultados, a intervenção psicológica deve se basear em avaliação objetiva, tanto para planejar a intervenção, como para mensurar os progressos e identificar as estratégias mais eficazes, tanto para cada caso como as derivadas de estudos de efetividade e eficácia e tratamentos na área da psicologia. Assim, as intervenções psicológicas devem obedecer a critérios científicos consistentes para a sua prescrição.

Os objetivos do manejo de fatores comportamentais e psicossociais visam a melhor adaptação do paciente e familiares envolvidos no tratamento; melhoria da qualidade de vida, sendo essa compreendida como quanto à qualidade da saúde física e mental, de grau de independência, da qualidade de suas relações sociais, de sua integração social e, posteriormente incorporadas pela abrangência de crenças pessoais.[66]

O manejo psicológico deve privilegiar tanto para o paciente quanto para sua família técnicas específicas o desenvolvimento de habilidades de comunicação, maneiras de lidar com os diferentes tratamentos oncológicos (cirurgia, quimioterapia, radioterapia, entre outros) e seus efeitos colaterais (medo, náuseas e vômitos, dor, fadiga etc.), o controle de emoções ansiosas negativas. Também deve operar em relação à mudança da imagem corporal, problemas sexuais e de casal.

Pacientes que manifestam "espírito de luta" e enfrentam a situação de doença com menor preocupação ansiosa ou sentimentos de desamparo, fatalismo ou negação podem ser considerados como aqueles que utilizam estratégias de enfrentamento mais adequadas e, portanto, os que utilizam estilo de enfrentamento mais assertivos e caracterizam-se, por exemplo, pela busca ativa de informações sobre a doença e os tratamentos, o que favorece a mudança no estilo de vida. Isso os faz perceber que são capazes de lidar com a doença e considerar que a cura depende, pelo menos em parte, senão em grande parte, do que fazem para administrar sinais e sintomas passíveis de controle.

■ CONSIDERAÇÕES FINAIS

Partindo-se dos pressupostos de que tanto o adoecimento como o sofrimento fazem parte da vida, que a dor é tudo aquilo que o doente diz que sente, que os aspectos comportamentais e psicossociais são constitucionais e constituintes, assim como todos os processos biológicos que estão a eles entrelaçados, o presente capítulo considera que não há como se propor algum alívio sem que que tais dimensões sejam observadas.

Ressalta-se que há ainda muito a ser desenvolvido acerca da conjugação dos aspectos comportamentais e psicossociais e suas relações com a natureza e desenvolvimento do câncer, assim como sobre as questões relacionadas à dor nesses doentes, seja em condição aguda ou crônica. Contudo, pelo que se pode desenvolver até o momento, é notório que tais fatores são decisivos para o bom andamento de apropriados esquemas terapêuticos.

A palavra "câncer" ainda está envolta, ainda, de leitura mística. Talvez, porque pouco se conheça acerca de fatores comportamentais e psicossociais a ela associadas. A dor ainda é um desafio, talvez, também, porque ainda se conheça muito pouco sobre os fatores comportamentais e psicossociais a ela associadas. Conhecê-los deve abrir novas bases sistematizadas sobre o desconhecido.

Um desafio!

■ REFERÊNCIAS BIBLIOGRÁFICAS

1. Ogden J. Health Psychology - A Textbook. 4 ed. New York: Open University Press; 2007.
2. Skeath P, Berger A. "Living in the moment" among cancer survivors who report life-transforming change. Ann Palliat Med. 2017; 6(3):227-36. doi:10.21037/apm.2017.06.22.
3. Ramirez M, Altschuler A, McMullen C, Grant M, Hornbrook M, Krouse R. "I Didn't Feel Like I Was a Person Anymore": Realigning Full Adult Personhood after Ostomy Surgery. Med Anthropol Q. 2014; 28(2):242-59. doi:10.1111/maq.12095.
4. Instituto Nacional de Câncer José Alencar Gomes da Silva. Estimativa 2018: Incidência de câncer no Brasil. Rio de Janeiro: INCA; 2017.
5. Oliveira WL, Rodrigues AL. Sobre a prática psicanalítica em enfermarias hospitalares. Estud Psicanálise. 2014; 41:157-66.
6. Brasil. Declaração de Alma-Ata. In: As Cartas Da Promoção Da Saúde. Brasília: Ministério da Saúde; 2002.
7. Brasil. Carta de Ottawa. In: As Cartas Da Promoção Da Saúde. Brasília: Ministério da Saúde; 2002.
8. American Psychological Association (APA). Psychology has important role in changing cancer landscape. Disponível em: http://www.apa.org/news/press/releases/2015/03/psychology-cancer.aspx.
9. Deeg DJH, Kriegsman DMW. Concepts of self-rated health: Specifying the gender difference in mortality risk. Gerontologist; 2003. doi:10.1093/geront/43.3.376.
10. Berzin MGR, Perissinotti DMN. Contribuições da Saúde Mental. In: Grossmann E, et al. (eds.). Dor Orofcial. SBED; 2018.
11. Robinson H, Norton S, Jarrett P, Broadbent E. The effects of psychological interventions on wound healing: A systematic review of randomized trials. Br J Health Psychol. 2017; 22(4):805-35. doi:10.1111/bjhp.12257.

12. Heikkila K, Nyberg ST, Theorell T, et al. Work stress and risk of cancer: meta-analysis of 5700 incident cancer events in 116 000 European men and women. BMJ. 2013; 346(feb07 1):f165. doi:10.1136/bmj.f165.
13. Grassi L, Caruso R, Sabato S, et al. Psychosocial screening and assessment in oncology and palliative care settings. Front Psychol. 2014; 5(OCT):1-6. doi:10.3389/fpsyg.2014.01485.
14. Haaker J, Yi J, Petrovic P, Olsson A. Endogenous opioids regulate social threat learning in humans. Nat Commun. 2017; 8:15495. doi:10.1038/ncomms15495.
15. Kuner R, Flor H. Structural plasticity and reorganisation in chronic pain. Nat Rev Neurosci. 2016; 18(1):20-30. doi:10.1038/nrn.2016.162.
16. Perissinotti DMN. Integração de terapêuticas farmacológicas e não-farmacológicas em dor neuropática. Rev Conex Sinapsen. 2018; 3(5):4-7. ISSN 2447-8962.
17. Elsenbruch S, Wolf OT. Could Stress Contribute to Pain-Related Fear in Chronic Pain ? 2015; 9:1-8. doi:10.3389/fnbeh.2015.00340.
18. Eisenberger NI. Social Pain and the Brain: Controversies, Questions, and Where to Go from Here; 2015. doi:10.1146/annurev-psych-010213-115146.
19. Keysers C, Kaas JH, Gazzola V. Somatosensation in social perception. Nat Rev Neurosci; 2010. doi:10.1038/nrn2833.
20. Hausteiner-Wiehle C, Henningsen P. Do we have to rethink Complex Regional Pain Syndrome? J Psychosom Res. 2018; 111:13-4. doi:10.1016/j.jpsychores.2018.05.002.
21. Slavich GM. Life Stress and Health. Teach Psychol; 2016. doi:10.1177/0098628316662768.
22. Spiegel D. Minding the body: Psychotherapy and cancer survival. Br J Health Psychol. 2014; 19(3):465-85. doi:10.1111/bjhp.12061.
23. Bergamini MR, Kabadayan F, Bernardi MM, et al. Stress and its role in the dentin hypersensitivity in rats. Arch Oral Biol. 2017; 73:151-60. doi:10.1016/j.archoralbio.2016.10.007.
24. Ohrbach R, Michelotti A. The Role of Stress in the Etiology of Oral Parafunction and Myofascial Pain. Oral Maxillofac Surg Clin North Am. 2018; 30(3):369-79. doi:10.1016/j.coms.2018.04.011.
25. Pikhart H, Pikhartova J. The relationship between psychosocial risk factors and health outcomes of chronic diseases: a review of the evidence for cancer and cardiovascular diseases. Copenhagen: WHO Regional Office for Europe; 2015:1-40.
26. Ekman P. A Linguagem Das Emoções. São Paulo: Lua de Papel; 2003.
27. Damásio A. O Mistério Da Consciência - Do Corpo e Das Emoções Ao Conhecimento de Si. São Paulo: Companhia das Letras; 2000.
28. Perissinotti DMN. Dói aqui, dói alí: vicissitudes da dor crônica. In: Quayle J (ed.). Adoecimento. São Paulo: Editora dos Editores; 2019.
29. Darnall B, Bohen RI. Behavioral Risk Factors and Interventions, Including Hypnosis, for Acute and Chronic Pain After Surgery. 2017 - Glob Year Against Pain After Surg. 2017; (6):4. Disponível em: http://iasp.files.cms-plus.com/2017GlobalYear/FactSheets/6.Behavioral risk factors and management.Darnall-Cohen-EE_1485790041862_4.pdf.
30. Zaki J, Wager TD, Singer T, Keysers C, Gazzola V. The Anatomy of Suffering: Understanding the relationship between nociceptive and empathic pain. Trends Cogn Sci. 2016; 20(4):249-59. doi:10.1016/j.tics.2016.02.003.
31. Perissinotti D. Dor Psicogênica. In: Posso IP, Grossmann E, et al. (eds.). Tratado de Dor. São Paulo: Atheneu. 2017; 1359-65.
32. Marx E. Guérison psychique: fantasme ou réalité? Cas clinique. Rev Francoph Psycho-Oncologie; 2004. doi:10.1007/s10332-004-0017-3.
33. Seigneur E. Découverte d'une grossesse pendant le traitement d'un jeune enfant atteint de cancer: accompagnement psycho-thérapique des parents. Psycho-Oncologie; 2015. doi:10.1007/s11839-015-0528-4.

34. Perissinotti DMN. Dor psicogênica. In: Dor: epidemiologia, fisiologia, avaliação, síndromes dolorosas e tratamento. In: Teixeira MJ, Figueiró JAB (orgs.), São Paulo: Grupo Editorial Moreira Jr. 2001; p. 82-5.

35. Lakke SE, Meerman S. Does working alliance have an influence on pain and physical functioning in patients with chronic musculoskeletal pain ; a systematic review. J Compassionate Heal Care; 2016. doi:10.1186/s40639-016-0018-7.

36. Le Corroller-Soriano A-G, Malavolti L, Mermilliod C. La vie deux ans après le diagnostic de cancer; 2008.

37. Wright JS, Panksepp J. An Evolutionary Framework to Understand Foraging, Wanting, and Desire: The Neuropsychology of the SEEKING System. Neuropsychoanalysis. 2012; 14(1):5-39. doi:1 0.1080/15294145.2012.10773683.

38. Taipale J. Self-regulation and Beyond: Affect Regulation and the Infant–Caregiver Dyad. Front Psychol. 2016; 7:1-13. doi:10.3389/ fpsyg.2016.00889.

39. Bueno-Gómez N. Conceptualizing suffering and pain. Philos Ethics, Humanit Med. 2017; 12(1):1-11. doi:10.1186/s13010-017-0049-5.

40. Berryman C, Stanton TR, Bowering KJ, Tabor A, Mcfarlane A, Moseley GL. Evidence for working memory deficits in chronic pain : A systematic review and meta-analysis. Pain. 2013; 154(8):1181-96. doi:10.1016/j.pain.2013.03.002.

41. Bustan S, Gonzalez-Roldan AM, Kamping S, et al. Suffering as an independent component of the experience of pain. Eur J Pain. 2015; 19(7):1035-48. doi:10.1002/ejp.709.

42. Bertolozzi MR, Nichiata LYI, Takahashi RF, et al. Os conceitos de vulnerabilidade e adesão na Saúde Coletiva. Rev da Esc Enferm da USP. 2009; 43(Esp2):1326-30. doi:10.1590/S0080-62342009000600031.

43. Canguilhem G. The Normal and the Pathological & Normality and Normativity. In: A Vital Rationalist: Selectd Writings; 2001.

44. Kornblith AB, Hegel MT. Optimizing quality of life in older adults with cancer. In: Hurria A, Cohen HJ (eds.). Practical Geriatric Oncology. New York: Cambridge University Press. 2010; 299-311.

45. Borkum J, Wooton R. Psychosocial Assessment of Chronic Pain. In: Baiwa Z, Wootton R, Warfield C (eds.). Principles and Practice of Pain Medicine. New York: Mc Graw Hill. 2016; 129-49.

46. Smith HR. Depression in cancer patients: Pathogenesis, implications and treatment (Review). Oncol Lett. 2015; 9(4):1509-14. doi:10.3892/ol.2015.2944.

47. Krebber AMH, Buffart LM, Kleijn G, et al. Prevalence of depression in cancer patients : a meta-analysis of diagnostic interviews and self-report instruments. Psycho-Oncology. 2014; 23(2):121-30.

48. Shaw J, Pearce A, Lopez A, Price MA. Clinical anxiety disorders in the context of cancer: A scoping review of impact on resource use and healthcare costs. Eur J Cancer Care. 2018; 1-9. doi:10.1111/ecc.12893.

49. Grassi L, Mezzich JE, Nanni MG, Riba MB, Sabato S, Caruso R. A person-centred approach in medicine to reduce the psychosocial and existential burden of chronic and life-threatening medical illness. Int Rev Psychiatry. 2017; 29(5):377-88. doi:10.1080/0 9540261.2017.1294558.

50. Sipilä RM, Haasio L, Meretoja TJ, Ripatti S, Estlander A-M, Kalso EA. Does expecting more pain make it more intense? Factors associated with the first week pain trajectories after breast cancer surgery. Pain. 2017; 158(5):922-30. doi:10.1097/j. pain.0000000000000859.

51. Portnoi AG, Vanderberg L. O Enfrentamento da Dor. In: Irimar de Paula Posso, Grossman E, et al. (orgs.). Tratado de dor: Publicação da Sociedade Brasileira para Estudo da Dor - SBED. 1 ed. São Paulo: Atheneu. 2017; 1:305-16.

52. Matsos A, Loomes M, Zhou I, et al. Chemotherapy-induced cognitive impairments: White matter pathologies. Cancer Treat Rev; 2017. doi:10.1016/j.ctrv.2017.09.010.

53. Santos JC, Pyter LM. Neuroimmunology of behavioral comorbidities associated with cancer and cancer treatments. Front Immunol. 2018; 9. doi:10.3389/fimmu.2018.01195.

54. Untura LP, Rezende LF. A função cognitiva em pacientes submetidos à quimioterapia: uma revisão integrativa TT - Cognitive function in patients undergoing chemotherapy: a systematic review. Rev bras cancerol; 2012.

55. Dell'Aringa AHB, Isaac MDL, Arruda GV, Dell'Aringa AR, Esteves MCBN. Achados audiológicos em pacientes tratados com radioterapia para tumores de cabeça e pescoço. Braz J Otorhinolaryngol. 2010; 76(4):527-32. doi:10.1590/S1808-86942010000400019.

56. Oliveira PF de, Oliveira CS, Andrade JS, do Carmo Santos TF, de Oliveira-Barreto AC. Cancer treatment in determination of hearing loss. Braz J Otorhinolaryngol. 2016; 82(1):65-9. doi: 10.1016/j.bjorl.2014.12.010.

57. Kumar V, Chaudhary N, Soni P, Jha P. Suicide Rates in Cancer Patients in the Current Era in United States. Am J Psychiatry Resid J; 2017. doi:10.1176/appi.ajp-rj.2017.120104.

58. Schatman M, Darnall B. Intrathecal Opioids for Chronic Nonmalignant Pain: A Case Study and the Search for Balance. Pain Med. 2014; 15:1268-71. http://onlinelibrary.wiley.com/doi/ 10.1111/pme.12494/full.

59. National Academies of Sciences Engineering and Medicine; Health and Medicine Division; Board on Health Sciences Policy; Committee on Pain Management and Regulatory Strategies to Address Prescription Opioid Abuse. Pain Management and the Opioid Epidemic: Balancing Societal and Individual Benefits and Risks of Prescription Opioid Use; 2017.

60. Grassi L, Caruso R, Sabato S, Massarenti S, Nanni MG. Psychosocial screening and assessment in oncology and palliative care settings. 2015; 5:1-6. doi:10.3389/fpsyg.2014.01485.

61. Passik SD, Kirsh KL, Donaghy KB, Portenoy RK. Pain and Aberrant Drug-Related Behaviors in Medically Ill Patients With and Without Histories of Substance Abuse. Clin J Pain. 2006; 22(2):173-81. doi:10.1097/01.ajp.0000161525.48245.aa.

62. Elman I, Borsook D. Common Brain Mechanisms of Chronic Pain and Addiction. Neuron. 2016; 89(1):11-36. doi:10.1016/j.neuron. 2015.11.027.

63. Ogbeide S, Fitch-martin A. Cancer Pain Management: Implications for Psychologists. Psychol Comunity Heal. 2016; 5(1): 61-79. doi:10.5964/pch.v5i1.144.

64. Siqueira JLD, Morete MC. Avaliação psicológica de pacientes com dor crônica: quando, como e por que encaminhar? Rev Dor. 2014; 15(1):51-4. doi:10.5935/1806-0013.20140012.

65. Perissinotti DMN, Matos P. Terapias comportamentais e psicológicas no controle da dor. In: Posso P, Grossmann E, Fonseca P, et al. (eds.). Tratado de Dor. Rio de Janeiro: Atheneu. 2017; 1559-71.

66. Brier MJ, Schwartz LA, Kazak AE. Psychosocial, health-promotion, and neurocognitive interventions for survivors of childhood cancer: A systematic review. Heal Psychol; 2015. doi: 10.1037/ hea0000119.

Prognóstico em Oncologia

Capítulo 19

Walter Moisés Tobias Braga
Milena Macedo Couto
Karen Miranda Chequer
Carlos Marcelo de Barros

A palavra prognóstico origina-se do latim medieval *prognosticus*, que significa um "saber antecipado", conhecer antes. Na medicina, alcunha-se de prognóstico o parecer médico acerca da evolução e/ou prováveis consequências de uma doença.[1]

Estimar o prognóstico em pacientes portadores de doença grave e/ou ameaçadora de vida é fator crítico e de extrema importância para o médico e para o paciente. No caso de pacientes oncológicos que se aproximam do fim da vida, a relevância de se determinar um prognóstico é ainda maior, uma vez que é necessário reavaliar os objetivos do tratamento e o cuidado paliativo torna-se mais central que o tratamento direcionado especificamente à doença.

Na oncologia, os objetivos dos cuidados paliativos são antecipar, prevenir e reduzir sofrimento, buscando manter a melhor qualidade de vida para o paciente e para seus familiares, de acordo com o estágio da doença e com as necessidades de outras terapias além da terapia antineoplásica.[2] Os cuidados paliativos devem começar tão logo se tenha o diagnóstico de qualquer neoplasia maligna, com o planejamento terapêutico curativo ou a utilização de terapias que visam a prolongar a sobrevida, sempre respeitando a autonomia e a escolha do paciente, além do acesso a informações sobre biologia e prognóstico de sua doença.[3]

Sendo tão relevante, definir prognóstico diante de uma neoplasia maligna não é, entretanto, tarefa fácil, já que o cuidado com o paciente envolve vários fatores, desde a natureza biológica do tumor, os sintomas apresentados, o impacto sobre a qualidade de vida, a terapia antineoplásica, passando por seus efeitos colaterais e riscos, até as taxas de resposta e/ou cura esperados para cada tipo de tumor.[4]

A prognosticação é, assim, inexata e imperfeita. Os médicos tendem a ser mais otimistas ao estimar a sobrevida e ainda mais otimistas para comunicá-la ao paciente. Em um estudo com 1.193 pacientes portadores de câncer de pulmão ou colorretal de estádio IV recebendo quimio-

terapia, 69% daqueles com câncer de pulmão e 81% daquelas com câncer colorretal acreditavam que a quimioterapia tinha potencial curativo.[5] Essa desinformação se deve à falha de comunicação entre o oncologista e o paciente.

Para tentar melhorar essas estimativas, investigadores vêm integrando fatores prognósticos previamente estabelecidos em modelos mais fáceis de usar na prática clínica. O objetivo é melhorar a compreensão sobre expectativa de sobrevida, permitindo ao paciente fazer suas escolhas sobre o tratamento e sobre questões sociais ao fim de vida, seja em relação ao tratamento dirigido à doença oncológica em si, seja em relação ao cuidado paliativo ou a ambos.[6,7]

Visando, portanto, melhorar a acurácia do prognóstico, há uma literatura crescente focada em identificar fatores preditivos de sobrevida em pacientes com câncer. Pesquisadores tentam integrar esses dados para desenvolver novos fatores prognósticos compatíveis com a prática clínica em paciente com câncer em estádio terminal.

■ PREDITORES DE SOBREVIDA

Performance Status

Performance Status é a medida da capacidade funcional do paciente. É consistente em predizer sobrevida em pacientes com câncer e é utilizada para definir se o paciente preenche critérios para entrar em estudos clínicos sobre terapias antineoplásicas. Os mais usados são a Performance Status da Eastern Cooperative Oncology Group (ECOG) e a Performance Status de Karnofsky.

A escala do ECOG foi desenvolvida pelo Eastern Cooperative Oncology Group (ECOG) e publicada em 1982.[8] É de domínio público e disponível para uso (Tabela 19.1).

A escala ECOG Performance Status e Performance Status de Karnofsky são dois métodos amplamente usados para acessar o *status* funcional do paciente. Ambas são de

Tabela 19.1. ECOG Performance Status

Grau	ECOG Performance Status
0	Atividade plena; mantidas habilidades de cuidado prévias à doença, sem restrição de performance.
1	Restrição em atividades físicas extenuantes, mas é capaz de desenvolver atividades leves, como atividades domésticas leves e trabalhar em escritório.
2	Capacidade de manter cuidado ambulatorial e autocuidados, mas incapaz de manter atividades laborais. Permanece fora do leito mais de 50% do tempo do dia.
3	Capacidade limitada aos autocuidados; confinado ao leito mais de 50% do tempo do dia.
4	Completamente incapaz, sem capacidade de autocuidados; totalmente confinado ao leito.
5	Morto

Fonte: Oken M, Creech R, Tormey D, et al. Toxicity and response criteria of the Eastern Cooperative Oncology Group. Am J Clin Oncol. 1982; 5:649-55.

Tabela 19.2. ECOG Performance Status e Performance Status de Karnofsky

ECOG Performance Status	Performance Status de Karnofsky
0 – Atividade plena; mantidas habilidades de cuidado prévias à doença, sem restrição de performance	100 – Normal, sem queixas; sem sinais da doença 90 – Capaz de desenvolver suas atividades; discretos sinais e sintomas da doença
1 – Restrição em atividades físicas extenuantes, mas é capaz de desenvolver atividades leves, como atividades domésticas leves, trabalhar em escritório	80 – Atividade normal com esforço, alguns sinais e sintomas da doença 70 – Capaz de manter o autocuidado mas já incapaz de manter atividade normal ou trabalho
2 – Mantidas capacidades ambulatorial e de manter autocuidados, mas incapaz de manter atividades laborais. Permanece fora do leito mais de 50% do tempo do dia	60 – Necessita assistência ocasionalmente, mas ainda é capaz de realizar a maioria das suas necessidades pessoais 50 – Requer assistência considerável e cuidados médicos frequentes
3 – Capacidade limitada aos autocuidados; confinado ao leito mais de 50% do tempo do dia	40 – Requer cuidados e assistência especiais 30 – Severamente incapacitado; indicação de hospitalização mas sem morte evidente
4 – Completamente incapaz, sem capacidade de autocuidados; totalmente confinado ao leito	20 – Doente grave; hospitalização e necessidade de cuidados de suporte 10 – Moribundo
5 – Morto	0 – Morto

Fonte: Oken M, Creech R, Tormey D, et al. Toxicity and response criteria of the Eastern Cooperative Oncology Group. Am J Clin Oncol. 1982; 5:649-55.

domínio público para classificar o paciente de acordo com o comprometimento funcional, comparar a efetividade da terapia e acessar o prognóstico do paciente. A Escala de Karnofsky varia de 0 a 100 e foi introduzida em 1949.[9]

Vários estudos já tentaram descrever associação entre a sobrevida dos pacientes com câncer com seu KPS.[10-13] A magnitude da associação é variável de acordo com o método estatístico empregado em cada estudo, mas de forma geral KPS < 50% sugere expectativa de vida menor que 8 semanas para pacientes acompanhados em programas de cuidados paliativos (Tabela 19.2).[10,12,13]

A Palliative Performance Scale (PPS), que inclui informações sobre autocuidado, ingesta oral, atividade física, extensão de doença, e nível de consciência, apresenta similaridade na acurácia para predizer sobrevida, assim como KPS.[14,15] As duas escalas podem ser intercambiáveis em várias populações de paciente.[16]

■ SINAIS E SINTOMAS CLÍNICOS

O uso de sinais e sintomas clínicos com fatores prognósticos independentes foi descrito pela primeira vez em 1966.[17] Em particular, dispneia é um forte preditor negativo de sobrevida em paciente gravemente enfermos.[11,13,18]

Dispneia, disfagia, perda de peso, xerostomia, anorexia e comprometimento cognitivo apresentam forte evidência para estimativa de sobrevida.[19] Esses achados auxiliam o médico a estimar a sobrevida (Tabela 19.3).

Modelos prognósticos integrados

Pesquisadores clínicos vêm tentando desenvolver ferramentas de uso fácil que combinem fatores prognósticos de diferentes métodos (preditivos clínicos, status performance, sinais e sintomas relatados pelo paciente, sítio primário e metastático) para tentar desenvolver estimativas de sobrevida mais acuradas.

É preciso compreender as características do grupo em que o paciente se encontra, tentando definir se será aplicável ou não individualmente. Os pacientes são divididos primariamente em dois grupos: recebendo somente cuidados paliativos ou recebendo/candidatos a tratamento específico. Não é claro se há realmente diferença de prognóstico nos dois grupos. Pelo menos dois estudos mostraram benefício em cuidado paliativo precoce em conjunto com terapia dirigida a doença.[20,21]

Uma revisão sistemática em pacientes oncológicos com uma sobrevida média de seis meses ou menos concluiu que havia pouca evidência de que o tratamento direcionado para a doença melhorasse a sobrevida nos estágios terminais.[22] Os autores estabeleceram uma série de fatores clínicos que foram associados com uma sobrevida média de seis meses ou menos em uma variedade de tipos de tumores (Tabela 19.4).

Para pacientes em cuidados paliativos, o Palliative Prognostic Index (PPI) é capaz de estimar sobrevida. O PPI foi desenvolvido para paciente em cuidados paliativos, e é capaz de predizer sobrevida de três semanas com sensibilidade e especificidade de 83 e 85%, respectivamente. Já a

Tabela 19.3. Preditores de sobrevida em pacientes com câncer avançado recebendo cuidados paliativos

Índice de sobrevida	Valor	Mediana	Referências
KPS	10 a 20 30 a 40 > 50	7 a 16 dias 8 a 50 dias 50 a 90 dias	Evans 1985, Maltoni 1994, Maltoni 1995, Reuben 1998, Morita 1999, Llobera 2000, Bruera 1992
Anorexia	Presente	< 58 dias	Maltoni 1995, Llobera 2000, Bruera 1992
Confusão mental	Presente	< 38 dias	Llobera 2000, Bruera
Disfagia	Presente	< 30 dias	Maltoni 1995
Dispneia	Presente	< 30 dias	Maltoni 1995
Xerostomia	Presente	< 50 dias	Bruera 1992
Estimativa do médico	3 meses	30 dias	Parkes 1972, Heyse-Morre, Chistakis 2000

Fonte: Lee S, Smith A. Predictors of survival in patients with advanced care under palliative care. UptoDate; 2019.

sobrevida de seis semanas possui sensibilidade e especificidade de 79 e 77%, respectivamente (Tabela 19.5).[23]

Outra forma de estimar sobrevida em pacientes que não receberam nenhum tratamento antineoplásico é por meio da análise de sobrevida média em cada tipo de câncer, denominada "história natural da doença". Estudos de história natural da doença tendem a séries de casos de única instituição de pacientes não tratados com seguimento de mortalidade (Tabela 19.6).

■ EXAMES LABORATORIAIS

Diversos exames laboratoriais, sejam eles de bioquímica, genéticos ou marcadores tumorais específicos, são classicamente envolvidos no estadiamento e prognóstico nas diferentes neoplasias malignas. Em contrapartida, alguns exames laboratoriais se mostraram com fatores prognósticos em pacientes com neoplasias malignas avançadas em alguns estudos. A desidrogenase lática (DHL) é um marcador que se eleva no sangue quando há destruição celular, o que ocorre frequentemente em tumores de alto potencial proliferativo e/ou volumosos. Alguns estudos associam níveis elevados de DHL sérico com pior prognóstico em pacientes com cânceres avançados.[24,25] Tanto a presença de leucocitose quanto de linfopenia também são associadas a mau prognóstico nesses pacientes.[26]

A proteína C reativa (PCR) também é um marcador inflamatório sérico que se encontra frequentemente aumentado em pacientes com neoplasia avançadas, especialmente naqueles com evolução ruim.[27] Outro provável marcador sérico de mau prognóstico é a hipoalbuminemia.[26,27] O Modified Glasgow Prognostic Score (mGPS) define dois grupos de pacientes com riscos de óbito distintos: mGPS 0 – albumina 10 mg/dL; e mGPS 2 – albumina 10 mg/dL. O mGPS parece ser um fator prognóstico adicional ao desempenho funcional medido pelo ECOG-PS em pacientes com neoplasias malignas avançadas.[28]

■ O PAPEL DO MÉDICO NO PROGNÓSTICO

Dois estudos mostraram que grupos médicos tendem a apresentar maior acurácia em estimar um prognóstico que médicos individualmente.[29,30] Outro mostrou que médicos que conhecem pouco o paciente costumam predizer mais precisamente o prognóstico do que médicos com envolvimento emocional com o paciente e também médicos mais experientes tendem a predizer melhor.[31] Tais evidências mostram que médicos mais velhos e experientes podem ser de ajuda para predizer prognóstico assim como discussões em grupos.

■ CONSIDERAÇÕES FINAIS

Embora o cuidado paliativo não tenha como objetivo principal aumentar a sobrevida como condição essencial e sim melhorar a sua qualidade, a habilidade de prever com precisão a sobrevida de pacientes oncológicos é relevante, pois essa informação pode ser norteadora para familiares, pacientes e profissionais da saúde no momento de tomada de decisão e elaboração de planos.[32] Essa é uma das tarefas árduas do médico oncologista, especialmente em pacientes com neoplasias malignas avançadas ou incuráveis, que podem ter sobrevidas variando de poucos dias até vários anos.[33] Uma acurada estimativa de sobrevida pode auxiliar, por exemplo, na indicação ou não de algum procedimento mais invasivo (como a realização de quimioterapia ou radioterapia, uso de sondas de alimentação, procedimentos de diálise, transfusões de hemoderivados, internação hospitalar, entre outros), além de facilitar a comunicação com o paciente e seus familiares, visando favorecer um melhor planejamento pessoal quanto ao final de vida a ser vivenciado.

Sempre que o tratamento de uma neoplasia maligna acarretar em risco de prejuízos maiores que benefícios, a necessidade de um planejamento sobre cuidados paliativos deverá ser discutida junto com paciente e seus familiares, bem como com os outros profissionais que fazem parte da equipe multidisciplinar do centro de oncologia em que o paciente está inserido.[34]

A filosofia de cuidados ao paciente oncológico precisa se voltar ao controle de sintomas, ao apoio psicossocial, à assistência espiritual, comunicação, tomada de decisão, apoio aos cuidadores e, em alguns casos, aos cuidados de fim de vida. Sendo assim, os cuidados paliativos não devem

Seção 3 – Cuidados Paliativos

Tabela 19.4. Características clínicas de pacientes com neoplasias variadas e sobrevida média ≤ 6 meses

Tumor sólido por sítio	Fatores clínicos
Câncer de mama	
Qualquer câncer de mama com um ou mais dos seguintes achados	• KPS < 60 (ECOG >2) • Cálcio sérico > 11,2 mg/dL • Compressão espinhal epidural com diminuição da capacidade de deambular • Proteína C reativa sérica > 10 mg/L e albumina sérica < 3,5 g/dL • Metástases peritoneal ou leptomeníngea
Qualquer câncer de mama com três ou mais dos seguintes achados	• KPS < 80 (ECOG ≥ 2) • Desidrogenase lática sérica (DHL) > 500 UI/L • Qualquer metástase hepática • Pelo menos dois sítios de metástases • Intervalo livre de doença da apresentação inicial para metastática < 24 meses • Doença recorrente ou refratária após QT inicial • Receptores estrogênio/progesterona negativos
Carcinoma metastático com metástases cerebrais e pelo menos um dos seguintes achados	• KPS < 80 (ECOG ≥ 2) • ≥ 2 metástases cerebrais mais metástases extracranianas
Tumor primário no sistema nervoso central (SNC)	
Glioblastoma com ou mais dos seguintes achados	• KPS < 80 (ECOG ≥ 2) • Ressecção cirúrgica subótima ou doença irressecável • Doença progressiva ou refratária apesar do tratamento inicial
Glioblastoma com dois ou mais dos seguintes achados	• KPS < 90 (ECOG ≥ 1) • Idade > 55 anos • Doença recorrente após tratamento inicial • Lesão em localização crítica • Volume tumoral > 50 cm³ previamente à ressecção • Hemoglobina < 12 g/dL • Plaquetas acima do limite de normalidade
Câncer do trato gastrointestinal	
Câncer colorretal	
Câncer colorretal metastático com ou mais dos seguintes achados	• KPS < 70 (ECOG ≥ 2) • Idade > 75 anos • Metástases SNC com KPS < 80, idade > 70 anos, metástases extracranianas ou ≥ 2 metástases SNC
Câncer colorretal metastático com dois ou mais dos seguintes achados	• KPS < 90 (ECOG ≥ 1) • Carcinomatose peritoneal • > 2 sítios com metástases • Ascite maligna • Doença refratária à quimioterapia
Câncer esofágico e gástrico	
Doença localmente avançada ou câncer metastático gástrico ou esofágico com um ou mais dos seguintes achados	• KPS < 80 (ECOG ≥ 1) • Doença recorrente ou refratária com intervalo livre de doença < 6 meses
Doença localmente avançada ou câncer metastático gástrico ou esofágico com dois ou mais dos seguintes achados	• KPS < 90 (ECOG ≥ 1) • Metástases hepáticas • Metástases peritoneais • Fosfatase alcalina sérica > 100 U/L • DHL > 200 UI/L • Hemoglobina < 11 g/dL
Câncer hepatobiliar e pancreático	
Localmente avançado ou colangiocarcinoma, carcinoma de vesícula ou pancreático metastáticos com ou mais dos seguintes achados	• KPS < 90 (ECOG ≥ 1) • Obstrução biliar com icterícia • Doença recorrente ou refratária após QT inicial • Metástases hepáticas, peritoneal ou à distância • Trombose de veia porta ou outra invasão vascular • Doença grosseira residual (visível macroscopicamente) após ressecção • Doença pouco diferenciada ou infiltrativa • Albumina sérica < 3,5 d/dL ou perda de peso > 10% • DHL > 500 UI/L • Episódio de tromboembolismo pulmonar ou de extremidades • Ascite maligna

Continua

Capítulo 19 – Prognóstico em Oncologia 193

Tabela 19.4. Características clínicas de pacientes com neoplasias variadas e sobrevida média ≤ 6 meses (*continuação*)

Tumor sólido por sítio	Fatores clínicos
Qualquer carcinoma hepatocelular com um ou mais dos seguintes achados	• KPS < 60 (ECOG >2) • Cirrose terminal • Tumor grande (diâmetro máximo do tumor > 10 cm ou volume do tumor > 70% do volume do fígado)
Doença localmente avançada irressecável ou carcinoma hepatocelular metastático com dois ou mais dos seguintes achados	• KPS < 90 (ECOG ≥ 1) • Metástases extra-hepáticas • Cirrose moderada a severa (icterícia, ascite, fatiga ou sangramento) • Alfafetoproteína ≥ 400 ng/mL • Trombose de veia porta
Câncer cabeça e pescoço	
Carcinoma de células escamosas, recorrente, refratário ou metastático com um ou mais dos seguintes achados	• KPS < 90 (ECOG ≥ 1) • Recorrência de doença com qualquer metástase e perda de peso > 10% • Invasão muscular ou tumor residual no sítio primário • Hemoglobina pré-tratamento < 11 g/dL • Cálcio sérico > 11,2 mg/dL
Melanoma	
Melanoma avançado ou metastático com ou mais dos seguintes achados	• KPS < 80 (ECOG ≥ 2) • DHL > 2× limite superior da normalidade • Cálcio sérico > 11,2 mg/dL • Metástases para SNC • Metástases para fígado ou outro sítio
Câncer de pulmão de não pequenas células	
Qualquer câncer de pulmão não pequenas células avançado ou metastático com um ou mais dos seguintes achados	• KPS < 70 (ECOG > 2) • Perda de peso > 5% ou albumina sérica < 3 g/dL • Metástases hepáticas • Metástases ósseas ou medula óssea • Metástases SNC com sintomas neurológicos, KPS < 70, idade > 65 anos ou metástases extracranianas • Derrame pericárdico • Derrame pleural com evidência de metástases à distância • Hemoglobina sérica < 12 g/dL • Cálcio sérico > 11,2 mg/dL • Idade > 70 anos com derrame pericárdico, hipoalbuminemia, DHL elevado ou hiponatremia
Neoplasias urogenitais	
Neoplasias ginecológicas	
Câncer de ovário, endométrio localmente avançado ou metastático ou colo uterino avançado localmente ou à distância com um ou mais dos seguintes achados	• KPS < 60 (ECOG > 2) • Calcio sérico > 11,2 mg/dL • Metástases SNC mais lesão extracraniana ou KPS < 70 ou ≥ 2 metástases SNC • Obstrução intestinal sem sucesso no reparo ou obstrução urinária com colocação de *stent* • Doença irressecável devido localização ou comorbidades
Câncer de ovário, endométrio localmente avançado ou metastático ou colo uterino avançado localmente ou à distância com dois ou mais dos seguintes achados	• KPS < 80 (ECOG > 1) • Doença refratária ou recorrente (irresponsiva ao tratamento) • Intervalo livre de doença do diagnóstico até recorrência < 6 meses • Ressecção subótima com doença residual volumosa • Perda de peso > 5% • Metástases extra-abdominais
Câncer de próstata	
Doença hormônio-refratária com um ou mais dos seguintes achados:	• KPS < 60 (ECOG > 2) • KPS < 80 (ECOG > 1) ou fatiga significativa mais hemoglobina < 12 g/dL • Hemoglobina < 10 g/dL • Compressão medular com diminuição da deambulação
Câncer de bexiga e rim	
Câncer de bexiga e rim localmente avançado ou metastático com um ou mais seguintes achados:	• KPS < 70 (ECOG > 2) • ≥ 2 metástases SNC ou metástases extracranianas • Cálcio sérico > 11,2 mg/dL
Câncer de bexiga e rim localmente avançado ou metastático com três ou mais seguintes achados	• KPS < 80 (ECOG ≥ 2) • Hemoglobina 11,5 d/dL • DHL > 300 UI/L ou fosfatase alcalina > 220 U/L • Intervalo livre de doença desde o diagnóstico até progressão ≤ 1 • Metástases viscerais

Fonte: Salpeter SR, Malter DS, Luo EJ, et al. Systematic review of cancer presentations with a median survival of six months or less. J Palliat Med. 2012; 15:175.

Tabela 19.5. Palliative Prognostic Index (PPI)

Fator prognósticos	Escore parcial
PPS 10-20% PPS 30-50% PPS > 50%	4 2,5 0
Delirium	4
Dispneia em repouso	3,5
Alimentação severamente reduzida Alimentação moderadamente reduzida Alimentação normal	2,5 1 0
Edema	1
Pontuação • Grupo A • Grupo B • Grupo C	 0 a 2 3 a 4 5 a 14
Expectativa de vida • PPI ≤ 4: > 6 semanas • PPI > 4: < 6 semanas • PPI > 6: < 3 semanas	

Fonte: Morita T, Tsunoda J, Inoue S, Chihara S. The Palliative Prognostic Index: a scoring system for survival prediction of terminally ill cancer patients. Supp Care Cancer. 1999; 7:128-33.

se restringir apenas a pacientes sem possibilidades terapêuticas de cura, mas a todo paciente com doença oncológica, desde o seu diagnóstico. Dessa maneira, a avaliação prognóstica do paciente com câncer deverá ser feita não só pelo médico, mas todos os profissionais de saúde, de acordo com demandas particulares de cada paciente, visando melhorar a assistência integral ao paciente, evitando tratamentos desnecessários e facilitando a comunicação sobre a expectativa de vida ao paciente e seus familiares.

Tentar definir o prognóstico de um paciente com câncer em estágio terminal de forma exata e precisa é praticamente impossível, considerando as características biológicas individuais de cada paciente e também do seu tumor. Entretanto, apresentamos nesse capítulo que, por meio de análises e estimativas respaldados na literatura, é possível estimar o prognóstico de um paciente com melhor acurácia.

Do ponto de vista do tratamento da dor, a definição correta do prognóstico é fundamental para eficácia da terapêutica, em estudo realizado por Yasser M. Amr (2014)[35] ficou bem demonstrado que o tratamento intervencionista precoce, quando paciente está em tratamento para dor no segundo degrau da escada analgésica da OMS, melhora a sobrevida, a percepção da doença e reduz o uso de opioides.

É fundamental que a equipe médica tenha em mente que o prognóstico é parte fundamental da perspectiva de tratamento que será indicado ao paciente, principalmente do ponto de vista da medicina intervencionista da dor, pois postergar procedimentos intervencionistas como neurólises ou implante de bomba de infusão de fármacos, por exemplo, pode ser devastador nos cuidados de fim de vida, fazendo com que o paciente tenha que se submeter a procedimentos intervencionistas em condições clínicas ruins ou chegue a perder o momento adequado e não serem passíveis de tratamento da dor que não por medicação endovenosa em altas doses, o que gera alívio da dor mas também acarreta importantes efeitos colaterais.

A indicação no momento adequado de procedimentos intervencionistas requer uma sintonia muito acurada entre diagnóstico e prognóstico. Havendo possibilidade terapêutica e benefícios de sua realização precoce, o paciente deve ser informado sobre essa possibilidade e tomar sua decisão, mediante as informações de riscos e benefícios, exercendo plenamente sua autonomia.

Retomando a etimologia de "prognóstico", percebe-se que a avaliação adequada desse "conhecimento anteci-

Tabela 19.6 Sobrevida mediana em estudos que incluíram pacientes sem tratamento com câncer avançado

Histologia do tumor	Estádio da doença	Sobrevida média (paciente sem tratamento específico)	Referências
Adenocarcinoma colorretal	IV	5 a 6 meses	Scheitahauer 1993
Adenocarcinoma gástrico	IV	5 meses	Glimelius 1997
Câncer escamoso cabeça e pescoço	IV/recorrente	4 meses	Kowalski 2000
Câncer de pulmão de não pequenas células	IIIb/IV Doença avançada	4,1 meses 5,3 meses 5,9 meses 2,5 meses	Roszkowski 2000 Attali 1987 Cellerino 1991 Meta-analysis, BMJ 1995
Carcinoma hepatocelular	Irressecável	4,2 a 8 meses	Llovet 2008, Cheng 2009
Adenocarcinoma pancreático	IV IV, seguido de falência à primeira linha de quimioterapia com gemcitabina (localmente avançado inoperável ou metastático)	7 meses 2,3 meses	Huguier 2001 Pelzer 2011

Fonte: Lee S, Smith A. Median survivals from studies that include untreated patients with advanced care. UptoDate; 2019.

pado" é crucial no caminho (ou melhor, nos caminhos) que o paciente precisará percorrer, seja rumo à cura, seja rumo aos derradeiros dias de sua vida. O exercício de sua autonomia, princípio fundamental que lhe é garantido pela legislação pátria, só será efetivamente possível se lhe forem dadas, com acurácia, todas as informações acerca de sua doença e, sobretudo, acerca de seu prognóstico. O prognóstico é, pois, um dos primeiros e mais relevantes passos desse caminho que todo paciente merece viver com qualidade de vida e dignidade.

■ REFERÊNCIAS BIBLIOGRÁFICAS

1. Michaelis. Dicionário Brasileiro da Língua Portuguesa. Editora Melhoramentos; 2015. ISBN 978-85-06-04024-9.
2. WHO. Definition of Palliative Care. World Health Organization; 2015. http://www.who.int/cancer/palliative/definition/en/. Acesso em: 8 set 2018.
3. Connors Jr. AF, Dawson NV, Desbiens NA, et al. A controlled trial to improve care for seriously ill hospitalized patients. The study to understand prognoses and preferences for outcomes and risks of treatments (SUPPORT). The SUPPORT Principal Investigators. JAMA. 1995; 274(20):1591-8.
4. About Palliative Care. Center to Advance Palliative Care. Disponível em: https://www.capc.org/about/palliative-care/. Acesso em: 8 set 2018.
5. Weeks JC, Catalano PJ, Cronin A, et al. Patients' expectations about effects of chemotherapy for advanced cancer. N Engl J Med. 2012; 367:1616.
6. Weeks JC, Cook EF, O'Day SJ, et al. Relationship between cancer patients' predictions of prognosis and their treatment preferences. JAMA. 1998; 279:1709.
7. Lee SJ, Fairclough D, Antin JH, Weeks JC. Discrepancies between patient and physician estimates for the success of stem cell transplantation. JAMA. 2001; 285:1034.
8. Oken M, Creech R, Tormey D, et al. Toxicity and response criteria of the Eastern Cooperative Oncology Group. Am J Clin Oncol. 1982; 5:649-55.
9. Karnofsky D, Burchenal J, The clinical evaluation of chemotherapeutic agents in cancer. In: MacLeod C (ed.). Evaluation of Chemotherapeutic Agents. New York, NY: Columbia University Press. 1949; 191-205.
10. Evans C, McCarthy M. Prognostic uncertainty in terminal care: can the Karnofsky index help? Lancet. 1985; 1:1204.
11. Gripp S, Moeller S, Bölke E, et al. Survival prediction in terminally ill cancer patients by clinical estimates, laboratory tests, and self-rated anxiety and depression. J Clin Oncol. 2007; 25:3313.
12. Maltoni M, Nanni O, Derni S, et al. Clinical prediction of survival is more accurate than the Karnofsky performance status in estimating life span of terminally ill cancer patients. Eur J Cancer. 1994; 30A:764.
13. Maltoni M, Pirovano M, Scarpi E, et al. Prediction of survival of patients terminally ill with cancer. Results of an Italian prospective multicentric study. Cancer 1995; 75:2613.
14. Morita T, Tsunoda J, Inoue S, Chihara S. Validity of the palliative performance scale from a survival perspective. J Pain Symptom Manage. 1999; 18:2.
15. Anderson F, Downing GM, Hill J, et al. Palliative performance scale (PPS): a new tool. J Palliat Care. 1996; 12:5.
16. De Kock I, Mirhosseini M, Lau F, et al. Conversion of Karnofsky Performance Status (KPS) and Eastern Cooperative Oncology Group Performance Status (ECOG) to Palliative Performance Scale (PPS), and the interchangeability of PPS and KPS in prognostic tools. J Palliat Care. 2013; 29:163.
17. Feinstein AR. Symptoms as an index of biological behaviour and prognosis in human cancer. Nature. 1966; 209:241.
18. Reuben DB, Mor V, Hiris J. Clinical symptoms and length of survival in patients with terminal cancer. Arch Intern Med. 1988; 148:1586.
19. Viganò A, Dorgan M, Buckingham J, et al. Survival prediction in terminal cancer patients: a systematic review of the medical literature. Palliat Med. 2000; 14:363.
20. Temel JS, Greer JA, Muzikansky A, et al. Early palliative care for patients with metastatic non-small-cell lung cancer. N Engl J Med. 2010; 363:733.
21. Bakitas MA, Tosteson TD, Li Z, et al. Early Versus Delayed Initiation of Concurrent Palliative Oncology Care: Patient Outcomes in the ENABLE III Randomized Controlled Trial. J Clin Oncol. 2015; 33:1438.
22. Salpeter SR, Malter DS, Luo EJ, et al. Systematic review of cancer presentations with a median survival of six months or less. J Palliat Med. 2012; 15:175. Copyright © 2012 Mary Ann Liebert, Inc.
23. Morita T, Tsunoda J, Inoue S, Chihara S. The Palliative Prognostic Index: a scoring system for survival prediction of terminally ill cancer patients. Support Care Cancer. 1999; 7:128.
24. Suh S-Y, Ahn H-Y. Lactate dehydrogenase as a prognostic factor for survival time of terminally ill cancer patients: a preliminary study. Eur J Cancer. 2007; 43(6): 1051-9.
25. Bachelot T, Ray-Coquard I, Catimel G, Ardiet C, Guastalla JP, Dumortier A, et al. Multivariable analysis of prognostic factors for toxicity and survival for patients enrolled in phase I clinical trials. Ann Oncol. 2000; 11(2):151-6.
26. Viganó A, Bruera E, Jhangri GS, Newman SC, Fields AL, Suarez-Almazor ME. Clinical survival predictors in patients with advanced cancer. Arch Intern Med. 2000; 160(6):861-8.
27. Suh S-Y, Ahn H-Y. A prospective study on C-reactive protein as a prognostic factor for survival time of terminally ill cancer patients. Support Care Cancer. 2007; 15(6):613-20.
28. Laird BJ, Kaasa S, McMillan DC, Fallon MT, Hjermstad MJ, Fayers P, et al. Prognostic factors in patients with advanced cancer: a comparison of clinicopathological factors and the development of an inflammation-based prognostic system. Clin Cancer Res. 2013; 19(19):5456-64.
29. Trédan O, Ray-Coquard I, Chvetzoff G, et al. Validation of prognostic scores for survival in cancer patients beyond first-line therapy. BMC Cancer. 2011; 11:95.
30. Tassinari D, Montanari L, Maltoni M, et al. The palliative prognostic score and survival in patients with advanced solid tumors receiving chemotherapy. Support Care Cancer. 2008; 16:359.
31. Christakis NA, Lamont EB. Extent and determinants of error in doctors' prognoses in terminally ill patients: prospective cohort study. BMJ. 2000; 320:469.
32. Chiang J-K, Lai N-S, Wang M-H, Chen S-C, Kao Y-H. A proposed prognostic 7-day survival formula for patients with terminal cancer. BMC Public Health. 2009; 9:365.
33. Krishnan M, Temel JS, Wright A, Bernacki R, Selvaggi K, Balboni T. Predicting life expectancy in patients with advanced incurable cancer: a review. J Support Oncol. 2013; 11(2):68-74.
34. Gripp S, Moeller S, Bölke E, Schmitt G, Matuschek C, Asgari S, et al. Survival prediction in terminally ill cancer patients by clinical estimates, laboratory tests, and self-rated anxiety and depression. J Clin Oncol. 2007; 25(22):3313-20.
35. Amr YM, Makharita MY, Departments of Anesthesiology and Surgical Intensive Care (Y.M.A.), Faculty of Medicine, Tanta University, Tanta; and Departments of Anesthesiology and Surgical Intensive Care (M.Y.M.), Faculty of Medicine, Mansoura University, Mansoura City, Egypt http://dx.doi.org/10.1016/j.jpainsymman.2014.01.015.

Capítulo 20

Comunicação de Más Notícias

Lorraine Veran
Fátima Geovanini
Frederico Azevedo

"O diálogo é uma canção que nos une, vamos ouvir seus refrãos de silêncio e descobrir suas palavras nos acordes mais doces." (Lorraine Veran)

■ INTRODUÇÃO

Desde a época pré-histórica, a comunicação permeia a história da humanidade. O homem desejava se expressar e deixar, de alguma forma, o registro de suas vivências.

O processo de comunicação representa um dos fenômenos mais importantes da espécie humana.[1] As palavras comunicação e comunhão possuem a mesma origem etimológica do latim *communis*, e isso nos remete a tornar algo em comum, a um compartilhamento entre as pessoas, a criar uma ligação, uma união.[2] O ato de comunicar é um processo e como tal é evolutivo e dinâmico.[1]

A comunicação humana envolve uma troca de sentimentos e necessidades entre duas ou mais pessoas. Quando uma mensagem deve ser transmitida, tipicamente as pessoas utilizam a linguagem que, quer falada, escrita, ou por sinais, envolve um sistema que transmite um significado.[3,4] Antes mesmo de surgir a escrita e a padronização da linguagem verbal, o homem se utilizava da linguagem não verbal como uma importante ferramenta para sua comunicação. Esse tipo de linguagem nos possibilita entender e perceber o que as palavras por vezes não conseguem, ou mesmo não desejam expressar. Sabe-se que a linguagem não verbal é inerente ao homem. Toda comunicação possui duas partes: a primeira é o conteúdo, o fato, a informação que queremos transmitir e que está ligado diretamente ao nosso referencial de cultura; a segunda é o que estamos sentindo quando nos comunicamos com a pessoa.[5]

A importância da comunicação na área de saúde tem sido reconhecida na educação médica como o fundamento do bom cuidado. A habilidade dos profissionais de saúde em se comunicar adequadamente com o paciente é uma condição *sine qua non* para o sucesso da relação médico-paciente.[6] Essa efetiva comunicação com o paciente exerce uma influência positiva em diversos aspectos, sejam eles na esfera psicológica ou física.

O trabalho dos profissionais de saúde está baseado nas relações humanas que estabelece e, o processo comunicativo está, portanto, inserido em todas as atividades de seu cotidiano.[7]

A educação médica, em especial, parece oferecer aos alunos pouco embasamento curricular formal para essa tarefa.[8] Atividades instrucionais que dizem respeito ao ensino-aprendizagem dessas habilidades são, por vezes, consideradas secundárias frente àquelas que abordam objetivos mais biomedicamente orientados, ou seja, os que gozariam de um *status* "mais científico". Nesse sentido, toda oportunidade deve ser usada para desenvolver e descrever atividades instrucionais que lidem com traços humanísticos, de maneira a encorajar sua inclusão consistente nos currículos médicos. Em suma, somos ensinados a lidar com situações médicas orgânicas, de forma que se torna difícil saber se comportar, quando diferentes atitudes são exigidas pelos pacientes. As instituições tradicionais utilizam técnicas de ensino baseadas no conhecimento e na aplicação de protocolos e *guidelines*. Porém, diferentemente do conhecimento científico, os traços humanísticos e as relações interpessoais não seguem padrões prontos.

Existem diferentes formas consideradas adequadas para se discutir notícias ruins com o doente, na medida em que pacientes e médicos são humanamente diversos.[9] Buckman[10] aponta duas grandes dificuldades que os médicos encontram face à necessidade de dar uma má notícia: a ansiedade e os fatores que nos fazem sentir responsáveis pela doença.

No cenário da oncologia, pesquisas conduzidas na década de 1950 a 1970,[11] quando as perspectivas no tratamento do câncer eram sombrias, revelaram que a maioria dos médicos considerava desumano comunicar a má notícia sobre o diagnóstico. Ironicamente, enquanto o avanço nos tratamentos tem alterado o curso da doença, de maneira que é mais fácil dar esperança aos pacientes no momento do diagnóstico, criou-se uma maior necessidade de habilidades clínicas em lidar com outros momentos igualmente importantes como, por exemplo, a recidiva ou a impossibilidade em tratar a progressão da doença.[10,11]

Ofri[6] cita que um dos mais precoces estudos, que demonstrou o efeito positivo da comunicação médica adequada e empática, foi conduzido em 1964 em pacientes em pós-operatório de cirurgia abdominal, o qual demonstrou seu benefício com a redução no uso de analgésicos opioides e melhor controle de dor. O autor reforça ainda que a humanização da experiência pelo profissional de saúde aumenta a conexão com o paciente, desmistificando com isso a imagem e o medo do efeito "jaleco branco".

Silva[5] aponta que estar realmente presente nos encontros permite desenvolver a perspicácia em relação aos sinais não verbais que falam e expressam o sensível, que criam vínculos. Nesse caso, a escuta ativa e a presença são fundamentais.

COMUNICAÇÃO INTERPESSOAL: VERBAL E NÃO VERBAL

Uma vez que a qualidade da assistência está intimamente ligada à comunicação satisfatória com o paciente, é necessário que o profissional de saúde tenha uma visão holística do outro, que inclua os seus aspectos biológicos, psicológicos, sociais e espirituais.[12]

A comunicação é vista, portanto, como um elemento básico da interação humana e é um processo interpessoal complexo que envolve trocas verbais e não verbais de informação e ideias, comportamentos e relacionamentos.

A comunicação interpessoal pode ser classificada como verbal, que é a fala e a escrita, utilizada como meio de transmissão da mensagem e representa apenas 7%, e a comunicação não verbal, a qual utiliza a simbologia como código (são as expressões faciais, a nossa postura corporal, a maneira como tocamos e as distâncias interpessoais que mantemos com essa outra pessoa, entre outros) e abrange 93% das possibilidades de expressão[12] e qualifica a dimensão da relação. Em caso de conflito entre a comunicação verbal e a não verbal, a mensagem não verbal prevalecerá.[12] Além das linguagens verbais e não verbais, existe ainda a maneira como falamos, que podemos chamar de paraverbal, que são os silêncios, os grunhidos, a entonação de voz e as pausas. A comunicação eficaz inclui todos esses elementos envolvidos na transmissão de mensagens de forma equilibrada, em que se completam para tornar uma ideia comum a todos.[5,12]

Para se afirmar que a interação está sendo efetiva, temos que ser coerentes com as palavras e com nossa comunicação não verbal, que possui quatro finalidades: complementar, contradizer, substituir e demonstrar sentimentos.[5] Nem sempre ela é consciente, pois não expressamos tudo o que pensamos e sentimos, por diversas razões, porém nossas decisões e ações estão interligadas ao que pensamos. Quando o paciente se sente acolhido e atendido nas suas necessidades, e percebe o quanto estamos atentos e presentes emocionalmente, isso faz com que ele se sinta mais tranquilo e seguro.[5]

Silva[5] cita um estudo realizado no hospital londrino St. Josephs, com pacientes em cuidados de fim de vida, em que lhes foi feita a seguinte pergunta: "Quando você se sente cuidado?". As respostas em sua grande maioria referiam-se à forma de interação não verbal, apontando para sua importância como um ato de cuidar mais humanizado e valorizando o paciente como pessoa e não somente a sua doença.

Quando falamos em humanização do atendimento, falamos em oferecer o nosso melhor no cuidado ao outro, ter empatia pela pessoa à nossa frente.[5]

NOTÍCIAS QUE (DES)ENGANAM: COMUNICAÇÃO DE MÁS NOTÍCIAS EM ONCOLOGIA

Comunicar más notícias tem sido considerada uma das mais difíceis tarefas da prática médica. É um processo gradativo, que envolve mais que um simples encontro. Discutir o tema provoca uma primeira reflexão quanto ao que pode caracterizar, ou não, uma má notícia. O adjetivo "má" atrelado ao substantivo "notícia" sugere interpretações e julgamentos dependentes do contexto e da perspectiva do receptor da mensagem. Dessa forma, o que é uma má notícia para alguém pode ser considerada uma boa notícia, não apenas para outra pessoa, como até mesmo para a própria, em um outro momento ou contexto de sua vida. A pluralidade de perspectivas e expectativas enriquece a interpretação dos fatos, e os sentimentos vão qualificá-la como boa ou má. No entanto, ao relacionarmos o conceito ao cenário oncológico, presume-se um destino interpretativo que pouco se escapa: más notícias, nesse caso, são sempre e invariavelmente, más notícias. Um teste de realidade se impõe a todos os envolvidos – profissionais e, especialmente, pacientes e familiares se deparam com o impacto causado pela informação do diagnóstico de uma doença crônica, degenerativa e potencialmente fatal.[13] Moacyr Scliar,[14] em seu livro "A Paixão Transformada", nos fala da comparação da medicina com o amor, uma vez que a relação médico-paciente é inevitavelmente colorida por emoções, pela angústia e medo, muitas vezes.

Baile e colaboradores[11] conceituam más notícias como "qualquer informação que adversa e seriamente afete a própria visão sobre o seu futuro". Outros autores optam por utilizar o termo notícias difíceis. Ambas as nomeações podem ser utilizadas, pois, de fato, a comunicação de diagnósticos e prognósticos de câncer pode tanto ser má, no sentido de ruim, na medida em que afeta seriamente o curso de uma vida, quanto difícil, se pensarmos nas dificuldades que o manejo dessa comunicação envolve.[11,15] Na oncologia, elas representam os diversos encontros com a doença em seus mais diversos estágios, desde o diagnóstico. Algumas pessoas, sejam pacientes ou familiares, utilizam a metáfora das más notícias como a morte vivenciada a cada momento.

No entanto, consideramos que essas notícias são, acima de tudo, notícias que (des)enganam, posto que representam um marco no curso da vida, um antes e um depois, provocando uma desorganização na ilusão, ainda que inconsciente, de uma pretensa imortalidade da vida. Embora atualmente seja pouco usual, durante muito tempo, no senso comum, quando um paciente recebia um diagnóstico fatal, dizia-se que este havia sido "desenganado" pelo médico. O discurso popular, revelando representações simbólicas subliminares mostra-se, especialmente nesse caso, muito apropriado. A verdade imposta pela revelação do diagnóstico representa uma ameaça à vida e revela a fragilidade da condição humana, realidade a qual todos têm que se confrontar, provocando uma desconstrução, um (des)engano, com relação a valores, crenças e formas de viver construídos ao longo da vida.[13]

As evidências mostram que pessoas com diferentes antecedentes culturais podem mostrar atitudes diferenciadas em relação à divulgação de más notícias. Na América do Norte e na Europa, a maioria dos médicos fala sobre o diagnóstico com o paciente, mas no Sul e Leste Europeu e China, devido à visão paternal, alguns pacientes são excluídos de receber informações sobre sua doença.[16]

Susan Sontag,[17] escritora norte-americana, em sua obra "A Doença como Metáfora", publicada inicialmente como artigo em 1978, abordou a experiência do adoecimento considerando inicialmente os significantes atrelados à tuberculose no século XIX e ao câncer, no século atual, e seus respectivos efeitos no paciente. Ambas eram descritas como doenças da paixão – da paixão reprimida. No caso do câncer, as palavras de cunho negativo a ele relacionadas, e também às possibilidades de tratamento, são reveladoras da forma como socialmente a doença é considerada. Palavras de cunho bélico como "bomba", "arsenal", "guerra" e "inimigo" indicam o simbolismo da doença e incidem diretamente sobre a forma como o doente interpreta e vivencia o seu adoecimento.[17] Enquanto a tuberculose, durante muito tempo, foi compreendida como uma doença "romântica", de pessoas delicadas, cuja enfermidade trazia os sentimentos individuais à flor da pele, o câncer era exatamente o seu oposto.[18] Nessa época, Sontag[17] nos trouxe uma grande reflexão: "De que forma as doenças ajudam na criação de representações e de imagens mentais? E que repertório simbólico é utilizado para a descrição dessas enfermidades, ou mais, como a ideia de doença é recriada no imaginário?". O argumento principal da autora é que as doenças não são metáforas, faz questão de sublinhar; e que o uso impensado dessa figura de linguagem pode trazer em si mais sofrimento, ou sofrimentos desnecessários, para a pessoa que está diante do desafio existencial imposto pela doença, seja o câncer, a tuberculose ou a Aids. Porém, é quase impossível residir no campo da enfermidade, sem ser afetado pelas metáforas que são parte integrante da paisagem.[18]

Dessa forma, entendemos que, embora muitas outras doenças, por exemplo, as doenças cardíacas, as doenças neurodegenerativas, as doenças renais crônicas, entre outras, coloquem também em risco a continuidade da vida, há especificidades relacionadas ao câncer que merecem destaque.

■ FINITUDE DA VIDA

A despeito de todos os avanços na detecção, tratamento e índices de cura, o câncer ainda se mantém como uma doença comumente associada à mortalidade e à terminalidade da vida. A consciência da finitude traz sofrimento ao ser humano e lidar com a morte e o morrer e, mais especificamente, com a ideia de aniquilamento do

ser, é um desafio. Como não temos a experiência prévia de nossa própria morte, lidamos com ela por meio da morte do outro. Por isso, acompanhar ou vivenciar a perspectiva, ou mesmo a proximidade do fim da vida de alguém nos remete a questionamentos existenciais relacionados à finitude de nossas vidas. Há um dito popular que diz que nem o sol e nem a morte podem ser olhados de frente.[19] Como não conseguimos olhar de frente para ela, a "indesejada das gentes", como assim chamou o poeta, cada um fará uso de recursos próprios para o seu enfrentamento.[*] Muitos não querem falar a respeito e fogem de qualquer situação em que o seu confronto se faça necessário, enquanto outros, ainda que temerosos, procuram se aproximar. Dificuldades pessoais do profissional para lidar com as questões relacionadas à morte e ao morrer, dentre outros fatores, contribuem para os impasses que se apresentam na comunicação de diagnósticos e prognósticos de câncer, permeada, muitas vezes, por metáforas, omissões e silêncios que comprometem a relação médico-paciente.[13] A forma como a notícia é transmitida ao paciente influencia diretamente a sua interpretação da doença, as suas reações emocionais e a satisfação com a assistência médica prestada. Marie De Hennezel,[20] psicóloga clínica com formação em haptonomia, em seu livro "A Morte Íntima," nos ensina mediante sua experiência com doentes em fim de vida que a pessoa, antes de morrer, tentará depositar naqueles que a acompanham o essencial de si mesma. Por meio de um gesto, de um olhar, tentará dizer o que verdadeiramente importa e o que não pode ou não soube dizer.

A comunicação com o doente envolve habilidades específicas, dentre as quais se destaca a capacidade de escuta ativa, de interpretação e de relacionamento interpessoal, em que a empatia, a compaixão e a prudência são virtudes esperadas. Importante ressaltar que diante da complexidade do ato de comunicar, o cuidado com a comunicação não se limita à revelação da informação inicial de um diagnóstico ou prognóstico, devendo permear todas as etapas do tratamento, da fase curativa, paliativa, até os cuidados ao fim da vida, quando devem ser oferecidos cuidados paliativos exclusivos. Comunicar é uma importante ferramenta do cuidado, sendo um processo de grande relevância para a tomada de decisão compartilhada e o estabelecimento do vínculo com o paciente e seus familiares.[21-23]

■ FATORES DETERMINANTES

Se a definição inicial de Baile e colaboradores[11] destaca os efeitos vividos pelo receptor de uma má notícia, ou seja, o paciente, que vê sua percepção de futuro seriamente afetada, hoje, torna-se premente pensar também no impacto que sofre o seu transmissor, o profissional, que frequentemente se depara com a necessidade de informar e discutir más notícias, embora, na maioria das vezes, pouco preparo tenha recebido para abordar essa temática.

De acordo com a literatura, inúmeros fatores contribuem para as dificuldades enfrentadas na comunicação de más notícias em oncologia. Além das já abordadas, relacionadas à finitude, podem ainda ser incluídos outros fatores como: 1) a crença generalizada de que o conhecimento de um diagnóstico sombrio venha a afetar negativamente o paciente, acelerando a evolução da doença; 2) o medo de

*Poema "Consoada" de Manuel Bandeira.

causar sofrimento ao doente; 3) o receio das próprias emoções e das do paciente; 4) o medo do fracasso terapêutico, nesse caso, especialmente quando o profissional tem dificuldades de reconhecer os limites da atuação terapêutica e a evolução natural da doença; e 5) o reconhecimento de que tem pouco, ou nenhum, preparo para lidar com essas situações.[8,10,24]

Pesquisa realizada com oncologistas, clínicos e cirurgiões, na cidade do Rio de Janeiro, apresentou dados que destacam o reconhecimento da importância dos fatores existenciais relacionados à personalidade e à experiência pessoal do médico como sendo os facilitadores para uma boa abordagem comunicacional com o paciente. Outro fator ressaltado aponta para uma carência, ao longo da graduação médica, de investimentos em disciplinas e em programas educacionais que promovam o desenvolvimento de habilidades humanísticas e interpessoais. Esse é um fator relevante para a comunicação de más notícias e deve ser abordado relacionando-o a um aspecto histórico da relação médico-paciente.[13,24]

Durante muito tempo considerou-se recomendável que o paciente não participasse ativamente das decisões relativas ao tratamento de sua doença. No caso do câncer, as dificuldades relacionadas ao seu simbolismo contribuíram para a prática da "mentira benevolente" usada na tentativa de proteger os pacientes e, claro, todos os envolvidos, das dificuldades e emoções desencadeadas pela doença. No século XIX, nos tradicionais códigos de ética médica, havia o incentivo à ocultação do diagnóstico a fim de promover o bem estar do doente. No entanto, um século depois, é possível observar uma nova orientação moral, contrária à anterior. O que foi moralmente prescrito, em uma determinada época, passou a ser considerado inadequado e, desde então, recomenda-se a revelação da verdade ao paciente. Portanto, atualmente, considerando os novos modelos de relação médico-paciente, nos quais a autonomia ganhou valor de destaque, a mentira benevolente não encontra mais argumentação moral e ética que a justifique. Diante dessas mudanças, ocorridas principalmente a partir da segunda metade do século XX, o médico pode se ver despreparado para lidar com essa nova orientação. Muitas vezes observa-se que ele reconhece o que deve ser feito, mas não necessariamente sabe como fazê-lo.[13,25]

■ A PRÁTICA E AS FERRAMENTAS

Entendemos que no processo da relação do médico com o paciente e sua família, no momento de um diagnóstico de mau prognóstico, surgem variáveis imprevisíveis. Nem sempre há a possibilidade do médico se preparar para a comunicação; ela será iminente ao se abrir o resultado de um laudo de exame na presença do receptor. Este poderá ser um antigo paciente, com toda história de vida já conhecida ou um parcial "estranho". O médico, por sua vez, pode ser um especialista de uma área pouco afeita a essas situações ou pode ser um paliativista. Dessa forma, acreditamos que as ferramentas e fundamentos teóricos-práticos irão diminuir as chances de uma má comunicação. E o que seria uma má comunicação? Alguns diriam "não passar as informações de forma clara e verdadeira". Na verdade, a má comunicação, ou melhor, a adequada comunicação de

más notícias, tem a ver com o que o receptor deve e quer saber, baseado na sua linguagem verbal direta e indireta, na linguagem corporal, na sua historia de vida e, não podemos negar, no "somatório" familiar – em nosso meio os pacientes frequentemente delegam todos os cuidados e comunicação à sua família.

Girgis e Sanson-Fisher[26] descreveram três modelos de comunicação de más notícias, que estão descritos a seguir.

Omissão

Modelo paternalista, preconizado pelo código de ética médica estadunidense no final do século XIX, visava proteger o indivíduo doente de notícias que "pudessem desencorajar o paciente ou perturbar seu espírito". Nesse modelo, o médico decide o que é melhor para o paciente, sem a participação do próprio; quais notícias o paciente deve ou não receber. No entanto, pesquisas mostraram que predizer os desejos dos pacientes é muito difícil e que a maioria dos pacientes gostaria de saber sobre sua doença. Caso o comunicador não esteja preparado para dizer o que o preceptor deseja ouvir, incertezas surgirão assim como estresse decorrente. A palavra câncer, sem dúvida pode aumentar a ansiedade geralmente de forma usual em curto prazo, mas em longo prazo ajuda o paciente a lidar realisticamente com sua doença, seus médicos e familiares. Além disso, esse modelo seria uma violação dos direitos do homem à informação sobre si mesmo, algo cobrado eticamente e juridicamente nos dias de hoje. Afinal, estaríamos negando ao paciente e seus familiares a oportunidade de elaborar o luto e decidir abertamente sobre suas preferências no tratamento, no processo de morte e até sobre assuntos práticos que inegavelmente cercam a todos, como organização social e financeira.

Informação total

Nesse modelo, o médico comunica o diagnóstico, tratamento e prognóstico a todos os pacientes. As desvantagens nesse método estão na não avaliação prévia de como o paciente gostaria que fossem abordadas as notícias sobre sua saúde. Algumas pessoas preferem definir o momento e o detalhamento das informações a serem transmitidas. A negação de parte ou quase totalidade das características de sua enfermidade permite a esses indivíduos proceder ao que a literatura chama de "estratégia de sobrevivência". O paciente tem direito a esse estado de "negação" e ignorá-lo seria, nesses casos em particular, acrescentar mais estresse.

Informação individualizada

Esse método de abordagem requer uma maior relação entre o médico e o paciente, visto que a única maneira objetiva de moldar as notícias aos desejos de temporalidade e dimensão será perguntando ao receptor de que forma ele quer que elas sejam transmitidas. Por ser uma pergunta direta, a confiança mútua diminuirá disparidades como pedir menos informação do que na verdade gostaria ou aceitar ouvir todas as informações apenas para agradar ao comunicante. O médico deve evitar usar do conhecimento que tem do paciente, seu histórico e particularidades familiares para escolher, ele mesmo, como comunicar as notícias, pois corre o risco de realizar uma comunicação paternalista. Por outro lado, essa relação prévia entre as partes ajudará na linguagem verbal e não verbal do discurso, moldando mais ainda o modo como aquele paciente em particular irá receber as más notícias.

A forma como o médico irá conduzir na prática a informação das más notícias depende de diversos fatores, visto que tantos os médicos quanto os pacientes são pessoas únicas em suas formações social, cultural e espiritual.

Diversos protocolos foram gerados para diminuir as falhas na transmissão das notícias, principalmente para aqueles médicos que não têm muita experiência ou que não tiveram suficiente formação sobre o assunto. Nesses protocolos encontramos ferramentas que não são unânimes em todas as pesquisas, mas servem como um ponto de partida para uma correta transmissão de informações.[11,22,27,28]

Girgis e Sanson-Fisher[26] realizaram em 1995 uma análise da literatura médica sobre comunicação de más notícias e submeteram os principais pontos a um painel de especialistas que reuniu algumas diretrizes que foram julgadas em grau de importância por 100 pacientes portadores de câncer. Dessa pontuação, saíram várias recomendações, sendo as de maior destaque:

- Garanta privacidade e disponibilidade de tempo: o local da consulta médica deve ser silencioso e o tempo suficiente para passar todas as informações e responder dúvidas; preocupe-se em evitar toques de telefones ou interrupções durante esse período.

- Acesse o que o paciente já sabe sobre o caso: ele já pode saber que o prognóstico é ruim ou mostrar total ignorância ou até mesmo negação da doença, permitindo um bom ponto de partida a partir da resposta.

- Transmita a informação com simplicidade e honestidade: deve-se dizer a verdade, evitando termos que suavizem a notícia ou jargão médico, pois ambos os casos afastam a verdade. Exemplos disso, como "tumorzinho", "disseminação hematogênica" devem ser evitados. Use a palavra câncer se o diagnóstico for esse e o momento for adequado.

- Encoraje os pacientes a expressarem seus sentimentos: as reações podem ser as mais diversas. Tranquilize o paciente de que esses sentimentos são esperados e normais, dessa forma deixando o receptor mais à vontade para expor suas preocupações. Responda com empatia e use o toque para transmitir acolhimento e segurança. Tenha lenços para oferecer.

- Dê uma noção de tempo ao prognóstico: uma margem realista, mas não absoluta, possibilitará ao paciente resolver questões pessoais enquanto se sente bem para isso.

- Evite dar a noção de que nada poderá ser feito: mesmo que o câncer seja avançado demais para se pensar em cura, deixe claro que você dará suporte e tratamento necessários para garantir conforto.

- Revisão: notícias sobre a doença deverão ser novamente transmitidas, pois os pacientes não absorvem tudo de uma vez; agende novo encontro para breve. Disponibilize a consulta para familiares e pessoas importantes.

Gilligan e colaboradores[22] realizaram uma pesquisa com 700 participantes de um grande congresso de oncologia e descobriram que apenas 10% dos entrevistados tinham recebido algum treinamento em como dar más notícias e cerca da metade não se considerava hábil na tarefa. Parte desse grupo de pesquisadores lançou em 2000 um protocolo chamado SPIKES, reunindo as recomendações das últimas publicações sobre o assunto nos anos anteriores, com a intenção de oferecer técnicas de informação que auxiliem o profissional que estiver envolvido na comunicação.[11] O protocolo é composto por seis etapas:

• Etapa 1

Planejando a entrevista (S – *setting up the interview*).

Nessa etapa, recomenda-se um ensaio mental do que será dito e como se irá responder às reações do paciente, além do preparo do tempo disponível, espaço físico e seu entorno. O local ideal é um consultório, mas se não estiver disponível procure um local reservado, sente-se em frente ao paciente para não parecer que vai sair a qualquer momento, procure estabelecer contato visual direto e se, aparentemente permitido, um contato físico – um toque de mãos – irá ajudar a estabelecer uma boa conexão com o receptor. A presença de um a dois familiares além de uma outra pessoa da área de saúde é recomendada, mas deverá ser permitida pelo paciente.

• Etapa 2

Avaliando a percepção do paciente (P – *perception*).

• Etapa 3

Obtendo o convite do paciente (I – *invitation*).

As etapas 2 e 3 têm a ver com "perguntar ao paciente" antes de começar a discutir o quadro clínico e achados de exames. A percepção se refere a quando o médico pergunta, por exemplo, como o paciente "percebe seu quadro clínico" e "o que entende dos resultados dos exames já realizados", pois ele está se abastecendo de informações que ajudam a entender o que o paciente sabe sobre sua doença, a ausência ou confusão de informações, perceber negações ou crenças. Isso permitirá ao comunicante transmitir informações pertinentes, corrigir falsas impressões e respeitar os limites do ouvinte. O convite é estabelecido quando o paciente diz como quer receber as notícias sobre sua saúde e os resultados de exames. Para isso, o médico perguntará no início da consulta de que forma o outro gostaria que fossem conduzidas as informações, visto que essas podem ser mais focadas em objetivos do tratamento que no prognóstico ou abordar amplamente resultados e prognósticos, mesmo que sejam ruins. Assim, o médico poderá ter sua tensão diminuída e respeitar os limites que o paciente impõe.

• Etapa 4

Dando conhecimento e informação ao paciente (K – *knowledge*).

Talvez a parte mais central da comunicação, em que se introduz a informação com frases preparatórias como "não tenho boas notícias", "infelizmente o que vou dizer não é bom" para tentar diminuir um choque emocional no paciente. A linguagem deve ser acessível ao paciente, não dever ser muito técnica nem dura em demasia como "a disseminação metastática vai progredir até sua morte". Comunicando as notícias por partes e permitindo uma pausa, o comunicante poderá verificar de tempos em tempos a compreensão do paciente do que está sendo dito. Por fim o médico poderá informar que existirá tratamento, mesmo que em cenário de prognóstico ruim no controle do câncer, para os sintomas vigentes e futuros.

• Etapa 5

Abordar as emoções dos pacientes com respostas afetivas (E – *emotions*).

As reações dos pacientes podem ser de tristeza, raiva, desesperança e até mesmo negação ou silêncio. O médico pode oferecer palavras de apoio nesse momento, com afeição e empatia. Logo após dar uma má notícia, um resultado de um exame, por exemplo, ele deve observar a reação do paciente para entender que tipo de sentimento está experimentando e, com isso, fazer uma afirmação empática. São exemplos de afirmações: "percebi que ficou triste", "acredito que você não esperava por isso", "sei que essa não é uma boa notícia", "sinto muito ter que lhe dizer isso", "eu também esperava um resultado melhor". Muitas vezes os pacientes continuam silenciosos ou falam com pouca clareza. Isso motivará perguntas que visam explorar o que eles estão sentindo como: "conte-me mais sobre isso", "o que está lhe preocupando?". Por fim o médico pode dar palavras de apoio como "entendo como está se sentindo", "provavelmente eu teria a mesma reação"; evitando assim apoiar com falsas esperanças.

• Etapa 6

Estratégia e resumo (S – *strategy* e S – *summary*).

Antes de explicar para o paciente sobre o tratamento e prognóstico, o médico deve entender se aquele é o melhor momento. Se por um lado o receptor da notícia sentir-se menos ansioso se souber os planos e perspectivas de seu tratamento, por outro poderá ser muita informação para ele processar e fixar de forma adequada. Após as explicações, é adequado certificar-se do entendimento por parte do ouvinte, evitando-se por exemplo superestimar a eficácia de determinado tratamento.

O protocolo SPIKES (Tabela 20.1) é apenas uma forma de uniformizar e treinar equipes na tarefa de divulgação de más notícias. Um grupo de pesquisadores realizou uma pesquisa na Alemanha com 350 pacientes portadores de câncer sobre a percepção e satisfação com as seis etapas do protocolo.[27] Somente 46% dos entrevistados ficaram totalmente satisfeitos com o processo de comunicação. A pesquisa foi mais centrada nos pacientes, não tendo informações de como foi o uso do SPIKES por parte dos médicos e nem como era o estilo dos mesmos quanto a habilidades pessoais como empatia e afeição. Notou-se que o preparo do ambiente não foi adequado, os pacientes não puderam acessar suas dúvidas da forma desejada, e somente 23,6% das vezes houve um segundo encontro para rever as informações e participar a outros familiares. Os autores sugeriram que o ambiente deve ser cuidadosamente preparado; durante cada etapa do protocolo o médico deve assegurar a compreensão do paciente e se tem alguma dúvida do que foi dito; e um segundo encontro deve ser agendado.

Pereira e colaboradores[28] publicaram em 2017 uma adaptação do protocolo SPIKES para o português, denominando-o P-A-C-I-E-N-T-E. Acrescentaram uma sétima etapa, "N – não abandone o paciente", na qual o médico assegura ao paciente que estará sempre acompanhando direta ou indiretamente a evolução do quadro e supervisionando os cuidados mesmo em uma fase de fim de vida. O estudo se deu com o treinamento e respostas a um questionário a

Tabela 20.1. Protocolo SPIKES e as habilidades e competências a serem desenvolvidas para comunicação de más notícias

Fases do protocolo SPIKES	Habilidades e competências
1. *Setting* – indica habilidade em lidar com o ambiente e seu entorno, como organização do espaço e preparo para a entrevista	Aprender a avaliar seus próprios sentimentos e a melhor forma de otimizar o tempo disponível para a comunicação
2. *Perception* – são os momentos dedicados a observar percepção dos pacientes em sua situação e desejo de compreensão	Aprender a avaliar a percepção do paciente/familiar e incentivar o diálogo com perguntas
3. *Invitation* – refere-se à solicitação de participação do paciente para compartilhar a informação	Aprender a ouvir, observar e ter sensibilidade para perceber se o paciente está em condições para receber as notícias
4. *Knowledege* – refere-se à habilidade de saber sobre o conhecimento e proferir a comunicação	Aprender a informar com clareza e delicadeza, sendo honesto nas informações prestadas
5. *Explore emotions* – a habilidade em reconhecer as emoções do paciente e a reação de empatia para abordar o paciente	Aprender a acolher a diversidade de sentimentos como: raiva, ansiedade, revolta, tristeza dos pacientes e familiares, dando-lhes algum tempo e, quando necessário, oferecendo respostas de reconhecimento e sintonia afetiva
6. *Strategy and summary* – a priorização das questões encontradas, resumindo e reforçando esperanças, bem como a continuidade realista de expectativas planificadas no cuidado	Aprender a sintetizar e falar sobre as principais questões, verificando se estão prontos para discutir um plano de cuidado. Estar capacitado também para compartilhar responsabilidades na tomada de decisão com o paciente

Fonte: Adaptada de Instituto Nacional do Câncer. Comunicação de notícias difíceis: compartilhando desafios na atenção a saúde. Coordenação geral de gestão assistencial. Rio de janeiro: INCA. 2010; 194-6.

um grupo de 100 médicos e 100 enfermeiros. Houve maciça aceitação do protocolo pelo grupo que o considerou uma ferramenta útil para a prática, sem, no entanto, ser aplicado a pacientes.

A Sociedade Americana de Oncologia Clínica publicou diretrizes para boa comunicação, baseadas em extensa revisão da literatura publicada até 2016 e no consenso entre especialistas. Um dos autores das diretrizes foi o próprio Baile, autor principal do estudo original que lançou o protocolo SPIKES. Há um maior detalhamento nas etapas que envolvem a comunicação e alguns pontos são reforçados.

Na preparação para o encontro é recomendado o conhecimento dos objetivos e preferências do paciente no tratamento e como este pode afetar suas atividades diárias e a sua qualidade de vida; avaliar uma entrevista prévia com outro profissional ou preenchimento de um questionário específico. O clínico deve solicitar o envolvimento do familiar ou cuidador principal nas entrevistas e deixar claro que eles representarão os desejos do paciente na eventual incapacidade de decisão do mesmo.

As notícias ruins devem ser deliberadas com veracidade, devendo o médico evitar amenizá-las ou mudar de assunto frente a uma reação emocional do paciente. Nesse caso, além das técnicas já relatadas, o clínico pode reforçar seu compromisso e sua participação até o desfecho com frases como "eu continuarei cuidando de você em todos os momentos". Caso seja apropriado, o profissional pode indicar outras fontes adicionais de suporte como familiares, amigos, igrejas, terapeutas, assistente social, grupos de suporte.

Essas ferramentas, diretrizes e recomendações não são obrigatórias e sabemos o quanto pode ser difícil segui-las no momento da consulta. No Brasil, vemos frequentemente, principalmente quando envolve idosos, pacientes delegando decisões sobre o tratamento a terceiros. O que não podemos esquecer é que isso não significa que eles não desejam saber sobre sua doença. Existem cenários bem heterogêneos no nosso país em relação ao preparo do ambiente, visto que os atendimentos podem ser realizados em um consultório particular com tempo e silêncio necessários ou até mesmo em um corredor de hospital público em que esses quesitos são mais difíceis de serem providenciados. Não há dúvida que, em ambos ambientes, o conhecimento de ferramentas para dar notícias irá ajudar os médicos a evitarem distorções de uma boa prática.

■ ESCUTAR, DIALOGAR E CUIDAR

O olhar e a palavra são estruturantes. Olhar para a luz no outro e dirigir-lhe uma palavra de reconhecimento e de acolhimento estruturam o bem, o belo e o bom. Por outro lado, olhar apenas para a sombra e dizer "olá" apenas para o sintoma do outro, estruturam o mal, o feio e a pequenez. Não apenas no outro, também em si mesmo. Pois nos tornamos aquilo para o qual olhamos e aquilo que evocamos. Crema,[29] psicólogo, afirma que "mistério talvez seja esse ponto inacessível onde nossos olhares se encontram, e que é tão longe e tão perto, tão íntimo e tão inacessível". Os pacientes esperam por esse encontro no qual reafirmamos, de maneira não verbal, nossa intenção de cuidar do outro.

Todo o contato do paciente com o médico se dá por meio da comunicação. Esta tem sido vista como uma destreza clínica que merece investimento de tempo e treinamento. Como sabemos, há diversas formas de nos comunicarmos. A fala, a escrita, o silêncio, o olhar, a postura corporal, o tom de voz. Tudo é comunicação. No entanto, embora um ato rotineiro, comunicar envolve uma série de habilidades que devem ser desenvolvidas ao longo da formação ética e humana do profissional. Dentre as relacionadas à comunicação, a escuta possivelmente é a de maior valor e implica em escutar ativamente o outro, para além do que se ouve com as palavras. Por consistir em um processo que se estabelece na relação com o outro, com um alguém, uma série de variáveis se apresentam. Não há como prever o que o seu receptor vai entender, de que forma vai fazer uso do que ouviu, de como ouviu e de suas reações a partir do que foi assimilado e compreendido. A reação do outro é sempre da ordem do diferente, do inesperado. É por isso que escutar e interpretar são habilidades tão importantes na comunicação. Ao falarmos para alguém, lançamo-nos ao desconhecido, tocando e nos deixando tocar pelo território estrangeiro que é o mundo habitado pelo doente.

Como cada encontro é absolutamente singular e, de certa forma, imprevisível, a disponibilidade para conhecer o paciente e sua história pode representar o caminho para se alcançar uma boa comunicação. O modo mais poderoso de nos ligarmos a outra pessoa, de estarmos com ela em comunhão, é a escuta. Para isso, devemos considerar outros recursos e metodologias que possam auxiliar na formação humanística do profissional de forma a capacitá-lo para uma comunicação efetiva com o doente.[24] Mais importante que falar, é a forma como se fala e escuta o outro. O escritor mineiro Rubem Alves[30] em seu texto "Escutatória" nos aponta: "Ouçamos o humano que habita em cada um de nós e clama pela nossa humanidade, pela nossa solidariedade, que teima em nos falar e nos fazer ver o outro que dá sentido e é a razão do nosso existir, sem o qual não somos e jamais seremos humanos na expressão da palavra".

Uma metodologia que se encontra em franca expansão no Brasil, Estados Unidos e diversos países da Europa, é a medicina narrativa. Surgindo ao final do século XX, a medicina narrativa, também conhecida como medicina baseada em narrativas, foi desenvolvida pela Prof. Rita Charon, com o propósito de desenvolver no profissional da saúde as competências relacionais e humanísticas pertinentes à prática clínica. Charon[31] entende a medicina narrativa como uma medicina que deve ser exercida com competência narrativa, ou seja, com capacidade para a leitura, o reconhecimento e a interpretação da história do doente de forma a proporcionar um cuidado que ultrapasse os mecanismos biológicos que se apresentam na doença. Charon[31] destaca as competências narrativas capazes de modificar o encontro entre o paciente e o médico, promovendo a confiança, que é a pedra basilar da relação de cuidado: as capacidades de escuta, de interpretação e de representação têm impacto no modo como se faz o diagnóstico, no modo como se prescreve, bem como na adesão do paciente à terapia e na comunicação entre a equipe de saúde. Para a autora, a literatura e o estímulo à escrita reflexiva podem promover o desenvolvimento da escuta, da empatia, da compaixão e de valores morais, bem como auxiliar o profissional a refletir sobre sua própria história, suas experiências de vida, reconhecendo assim as dificuldades que podem interferir na dinâmica relacional estabelecida com o paciente. Charon[32] utiliza em seus grupos de trabalho a prática do *close reading*, promovido por uma leitura atenta, ao pé da letra, próxima do autor, tal qual devemos nos disponibilizar para a história que nos conta o paciente. A leitura de um livro, assim como a escuta de um paciente, nos prepara para o desconhecido e nos leva a percorrer o inusitado, pois nunca sabemos exatamente as surpresas que nos reservam os nossos personagens, sejam eles ficcionais ou reais.[24,32]

Anatoyle Broyard, crítico literário nascido em New Orleans, em sua obra "Intoxicated by my Illness", na qual narra sua experiência com o câncer e o sofrimento, cita que "o médico ideal leria sua poesia, seria um leitor atento de sua doença e um bom crítico da medicina". Broyard enxergava o médico como um ser metafísico capaz de tratar do corpo e da alma e entender a mais angustiante solidão dos enfermos. Ele valorizava a narrativa como uma grande ferramenta de humanização e terapêutica, uma reveladora dos sentimentos mais ocultos, facilitando o entendimento e a comunicação, o que contribui enormemente para as tomadas de decisão mais complexas e difíceis que os profissionais de saúde se deparam em sua vivência clínica.[33]

Ao escutarmos as histórias de vida dos pacientes, nos dispomos a conhecê-los, identificando suas dificuldades, características, medos e outras particularidades, construindo dessa forma uma relação dialógica e interacional em que seja possível comunicar más notícias em um ambiente acolhedor e cuidadoso para todos os envolvidos.

O reconhecimento do papel da narrativa na prática clínica não é inovador. Medicina e literatura possuem uma forte, antiga e indissociável relação. O ofício do escritor mostra-se interligado e complementar ao do médico, o que parece justificar o vasto corpo literário de médicos escritores que encontramos no cenário mundial. Tchekhov, João Lobo Antunes, Antônio Lobo Antunes, Pedro Nava, Moacyr Scliar, entre outros, enriquecem a lista. Da mesma forma, na literatura, temas relacionados à medicina como o adoecimento, o sofrimento e a morte são frequentemente abordados na ficção.[24]

A medicina é dialógica, não existe sem a palavra e a palavra não existe sem as emoções. E as histórias que ouvimos todos os dias são balneários das mais diversas emoções, muitas vezes opostas e contraditórias, porém complementares. A alegria e a tristeza, o choro e o riso, a dor e o alívio; nos deparamos a todo instante com essa dualidade presente nas histórias que ouvimos diariamente.

Outro ponto a ressaltar é a importância desse casamento entre a medicina e a literatura na formação médica, o que proporciona uma visão centrada na pessoa e na sua singularidade. Com isso, humanizamos a relação do profissional com o paciente, que por meio da literatura, amplia seu vocabulário, cria novas perspectivas e novas realidades.

■ MEDICINA NARRATIVA NA PRÁTICA

A medicina narrativa mostra-se inovadora ao fazer uso da literatura e da produção narrativa como um recurso de trabalho cujo foco final é o cuidado – do profissional, do paciente e de seus familiares. Sua metodologia é prática e flexível, pois pode ser desenvolvida em diversos cenários – tanto na formação, em cursos de graduação, pós-graduação e programas de residência; como em hospitais, por meio de grupos de trabalho voltados para a equipe multidisciplinar, individualmente ou em grupos.[24,32,34]

Os contributos da medicina narrativa podem alcançar diversos níveis da assistência. Contudo, o seu grande feito está no reconhecimento da necessária atenção que deve ser dada ao profissional. Quando falamos em comunicação, em geral, pensamos imediatamente em metodologias cujos efeitos incidam diretamente no paciente. No entanto, o cuidado deve ter início com o próprio profissional. Não haverá um bom cuidador, se este não tiver conseguido enfrentar os seus próprios fantasmas frente à comunicação de más notícias, ou seja, com relação à sua própria mortalidade. O profissional "humano", como se almeja encontrar nos dias atuais, precisa se confrontar com a sua própria humanidade.[19]

Acreditamos que a literatura e a escrita possam proporcionar uma hospitalidade a todos aqueles que acreditam que os livros, para além do prazer e conhecimento proporcionados, possam, acima de tudo, levá-los a uma viagem rumo à sua própria interioridade, de forma a conseguirem estar, de fato, disponíveis para o outro, com todas as suas fraquezas e fragilidades que se revelam com o adoecimento.[24]

Para finalizar, seguindo a proposta da medicina narrativa, gostaríamos de sugerir uma relação de livros que esperamos poder contribuir para o seu percurso nesse árduo caminho de incertezas que é o da comunicação de más notícias. Certamente não vai encontrar nos livros as respostas prontas para as suas perguntas. Ao contrário, talvez seja levado a construir novos e mais questionamentos a partir dessas leituras. Mas, ainda assim, apostamos na literatura, concordando com as palavras de João Lobo Antunes: "Percebi há muito que a medicina tem um travo diferente quando é praticada por médicos cultos não só porque apreendem mais facilmente a complexidade do que é estar doente (...) mas também porque desenvolvem aptidões como empatia, curiosidade, sentido de humor, imaginação, disponibilidade, que lhes permitem saborear melhor a profissão que abraçam".[35]

Esperamos que todos os profissionais da saúde, interessados em desenvolver suas potencialidades na comunicação com os pacientes e familiares possam, cada vez mais, de fato, apreender a complexidade do que é estar doente.

■ REFERÊNCIAS BIBLIOGRÁFICAS

1. Perles JB. Comunicação: conceitos, fundamentos e história. Disponível em: http://www.bocc.ubi.pt/pag/perles-joao-comunicacao-conceitos-fundamentos-historia.pdf. Acessado em: ago 2018.
2. Burlá C, Py L. Peculiaridades da comunicação ao fim da vida de pacientes idosos. Rev Bioét. 2005; 13:97-106.
3. Deliberato D. Comunicação alternativa: recursos e procedimentos utilizados no processo de inclusão do aluno com severo distúrbio na comunicação. In: Pinho SZ, Saglietti JRC (eds.). Núcleos de ensino. São Paulo: Cultura Acadêmica. 2007; 366-78.
4. Boone DR, Plante E. Comunicação humana e seus distúrbios. Porto Alegre: Editora Artes Médicas; 1994.

5. Silva MJP. O papel da comunicação na humanização da atenção a saúde. Rev Bioét. 2002; 10:73-88.
6. Ofri D. What patients say, what doctors hear. Boston: Beacon Press; 2017.
7. Alves LE, Sá RCN. A comunicação interpessoal entre profissionais de saúde: um levantamento bibliográfica. XXXI Congresso Brasileiro de Ciências da Comunicação. Natal, Brasil. Nata: Intercom Sociedade Brasileira de Estudos Interdisciplinares da Comunicação; 2008.
8. Brighton LJ, Bristowe K. Communication in palliative care: talking about the end of life, before the end of life. Postgrad Med J. 2016; 92:466-70.
9. Tapajós RA. comunicação de notícias ruins e a pragmática da comunicação humana: o uso do cinema em atividades de ensino/aprendizagem na educação médica. Interface Comun Saúde Educ. 2007; 11:165-72.
10. Buckman R. Breaking bad news: why is it still so difficult? Br Med J (Clin Res Ed). 1984; 288:1597-9.
11. Baile WF, Buckman R, Lenzi R, Glober G, Beale EA, Kudelka AP. SPIKES-A six-step protocol for delivering bad news: application to the patient with cancer. Oncologist. 2000; 5:302-11.
12. Ramos AP, Bortagarai FM. A comunicação não-verbal na área da saúde. Rev CEFAC. 2012; 14:164-70.
13. Geovanini FCM. Notícias que (des) enganam: o impacto da revelação do diagnóstico e as implicações éticas na comunicação de más notícias para pacientes oncológicos [dissertação]. Rio de Janeiro: Fundação Oswaldo Cruz; 2011.
14. Scliar MA. Paixão transformada: Histórias da medicina na literatura. 2 ed. São Paulo: Companhia das Letras; 1996.
15. Instituto Nacional do Câncer; Sociedade Beneficente Israelita Brasileira Albert Einstein. Comunicação de notícias difíceis: compartilhando desafios na atenção à saúde. Rio de Janeiro: Instituto Nacional do Câncer/São Paulo: Sociedade Beneficente Israelita Brasileira Albert Einstein; 2010.
16. Arbabi M, Rozdar A, Taher M, Shirzad M, Arjmand M, Ansari S, et al. Patient's preference to hear cancer diagnosis. Iran J Psychiatry. 2014; 9:8-13.
17. Sontag S. A doença como metáfora. New York: Farrar, Starus & Giroux; 1978.
18. Oliveira, JLR. Cinema e doença: as metáforas da enfermidade através da representação fílmica. Anais do II Encontro Nacional de Estudos da Imagem. Londrina: Universidade Estadual de Londrina. 2009; 743-50.
19. Geovanini FCM. Tanatologia. Rio de Janeiro: Seses; 2018.
20. Hennezel M. A morte íntima. Aparecida: Editora Ideias e Letras; 2004.
21. Diaz FG. Comunicando malas notícias en Medicina: recomendaciones para hacer de la necesidad virtud. Med Intensiva. 2006; 30:452-9.
22. Gilligan T, Coyle N, Framkel RM, Berry DL, Bohlke K, Epstein RM, et al. Patient-clinician communication: American Society of Clinical Oncology Consensus Guideline. J Clin Oncol. 2017; 35:3618-32.
23. Diaz FG. Comunicando malas noticias en medicina. Madrid: Asta Medica; 1996.
24. Geovanini FCM. Apoderando-se do câncer dos outros: contribuições da ética das virtudes ao estudo da comunicação de prognósticos de câncer a pacientes e familiares [tese]. Rio de Janeiro: Fundação Oswaldo Cruz; 2015.
25. Geovanini F, Braz M. Conflitos éticos na comunicação de más notícias em oncologia. Rev Bioét. 2013; 21:455-62.
26. Girgis A, Sanson-Fisher RW. Breaking bad news: consensus guidelines for medical practitioners. J Clin Oncol. 1995; 13: 2449-56.
27. Seifart C, Hofmann M, Bär T, Riera Knorrenschild J, Seifart U, Rief W. Breaking bad news-what patients want and what they get: evaluating the SPIKES protocol in Germany. Ann Oncol. 2014; 25:707-11.
28. Pereira CR, Calonego MAM, Lemonica L, Barros GAM. Protocolo P-A-C-I-E-N-T-E: instrumento de comunicação de más notícias adaptado à realidade médica brasileira. Rev Assoc Méd Bras. 2017; 63:43-9.
29. Crema R. Uma breve introdução à arte de cuidar. Disponível em: http://robertocrema.com.br/uma-breve-introducao-arte-de-cuidar. Acessado em: ago 2018.
30. Alves R. O amor que acende a lua. Escutatoria. Rio de Janeiro: Papirus. 1999; p. 65-72.
31. Charon R. Narrative medicine: a model for empathy, reflection, profession, and trust. JAMA. 2001; 286:1897-902.
32. Charon R. Narrative medicine: honoring the stories of illness. New York: Oxford University Press; 2006.
33. Rodríguez-Prat A, Monforte-Royo C. 25 years after intoxicated my illness: challenges for medical humanities. Lancet. 2017; 389:249-50.
34. Fernandes I. A pertinência da medicina narrativa. Rev Port Med Geral Fam. 2014; 30:289-90.
35. Antunes JL. Sobre a mão e outros ensaios. Lisboa: Gradiva; 2005.

■ LISTA DE LIVROS SUGERIDOS

A Morte de Ivan Illitch
A Ausência que Seremos
As Intermitênicas da Morte
Ensaio sobre a Cegueira
A Hora da Estrela
A Peste – Albert Camus
Americanah
A Montanha Mágica
Crime e Castigo
O 11º Mandamento
Enfermaria n 6
A Morte Íntima
O Alienista

Dor e Subjetividade na Oncologia

Marcus Vinicius Rezende Fagundes Netto
Alyne Lopes Braghetto
Sueli Pinto Minatti
Maria Lívia Tourinho Moretto

■ INTRODUÇÃO

Não raro os profissionais de saúde que trabalham na Oncologia se deparam com pacientes que se queixam de dor. Aliás, a literatura aponta que 50% das pessoas com câncer apresentam dor durante o tratamento, sendo que de 10 a 15% com intensidade significativa, já no estágio inicial da doença. Quando há metástases, a prevalência desse sintoma aumenta de 25 a 30%, e nas fases avançadas da doença 60 a 90% dos pacientes podem queixar-se de dor.[1]

Ao contrário de outros, a dor é o sintoma mais subjetivo do campo da medicina. Afinal, sua intensidade não pode ser mensurada por meio de exames laboratoriais ou de imagem, dependendo inteiramente do relato do paciente. Atrelado a isso, frequentemente a dor impõe-se como um enigma para a equipe de saúde, quando não cessa ou minimiza a despeito da medicação administrada ou quando não há uma razão orgânica para seu aparecimento.[2]

Em consequência disso, os pacientes são submetidos a exames desnecessários, têm sua dor hipermedicada, são encaminhados ou, quando não respondem a nenhuma dessas intervenções, caem em descrédito perante a equipe.[2] *"Não é nada; é psicológico!"*, uma fala, não tão infrequente no âmbito da saúde, faz equivalência entre o que é da ordem do psíquico e o nada. Com isso, denuncia, ao mesmo tempo, a angústia da equipe e seu despreparo para acolher a dor e o sofrimento, quando esses não são eminentemente físicos.

Assim, neste capítulo será abordado, a partir da Psicanálise, o tema da dor na oncologia com foco nos aspectos psíquicos que intensificam ou até mesmo encontram-se na gênese da dor (Figura 21.1).

■ DE QUE CORPO TRATAMOS?

"Essa dor é psíquica?" Esse é o questionamento que geralmente justifica o encaminhamento de um paciente com dor para um psicanalista. Assim, ao se deparar com um corpo que dói, mesmo adequadamente medicado ou quando não está nele a causa de sua dor, o médico começa a ter notícias de um corpo que está para além do orgânico.

Sigmund Freud, neurologista e inventor da Psicanálise, foi um dos primeiros a atentar para o fato de que não há uma equivalência entre corpo e organismo.[3] Na verdade, nasce-se com um organismo. O corpo, por sua vez, constitui-se paralelamente ao psiquismo, que também não está dado, por mais bem formado que o cérebro se encontre.

Assim, ao propor que o aparelho psíquico é formado por três instâncias – *eu, isso e supereu* – que estão em constante interação, Freud defende a tese de que psiquicamente não somos apenas consciência de si (eu), mas nossos atos e a maneira como nos sentimos é também e, principalmente, determinada pelo inconsciente (isso) e pela voz grossa e imperativa que nos habita (supereu).[4]

Além disso, Freud faz uma intrigante consideração a respeito do "eu", afirmando que essa instância psíquica é corpórea.[4] Por mais estranheza que essa afirmação possa gerar, a relação entre o "eu" e o corpo é facilmente observada em algumas situações na Oncologia, quando, por exemplo, os pacientes, sofrendo pelas perdas e pelo impacto causado no corpo pela doença e pelo próprio tratamento, surpreendem-nos com uma foto de si anterior ao diagnóstico e nos dizem *Esse sou eu*. Essa afirmação que também pode ser lida "sou um outro", o psicanalista a toma como uma pergunta "Quem sou?". Ou seja, o paciente não se reconhece mais naquele corpo que se apresenta enfraquecido, debilitado e, por vezes, mutilado. Outra situação recorrente é quando o paciente assintomático procura uma segunda opinião médica, já que o corpo doente mostrado pelos exames de imagem não coincide com a imagem do corpo que o paciente tem como próprio.

No entanto, Freud nos alerta que a imagem do corpo na qual o "eu" se reconhece não está dada desde o

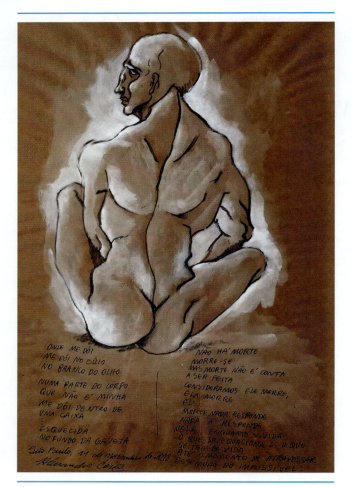

Figura 21.1. Poema 1. (Fonte: Imagem cedida por Alessandro Ribeiro Correa.)

nascimento, sendo necessária uma ação psíquica para sua formação e, consequentemente, para a formação do corpo enquanto imagem.[5] Entretanto, Freud não conseguiu determinar qual seria essa ação psíquica.

Jacques Lacan, psicanalista francês, apresentou grandes avanços para o campo da Psicanálise e se debruçou em vários momentos de sua obra sobre o tema do corpo. Assim, para esse autor, a ação psíquica à qual Freud se referia relaciona-se com o reconhecimento que a criança tem de seu corpo por meio do olhar do outro. Para formalizar sua teoria, Lacan inspirou-se em Henri Wallon, filósofo, médico e psicólogo, e em sua teoria "A prova do espelho", por meio da qual descrevia a maneira como as crianças vão aos poucos diferenciando seu corpo da imagem que observam no espelho.[6]

Segundo Wallon, isso ocorre por uma compreensão simbólica, por parte da criança, em relação ao espaço imaginário em que constitui sua unidade corporal. Assim, a "Prova do espelho" atestaria a passagem do especular para o imaginário e do imaginário para o simbólico. Além de Wallon, Lacan também se interessou pelas descobertas no âmbito da etologia, que comprovam a modificação corpórea em uma espécie de pomba – formação das gônadas sexuais – a partir do momento que veem a pomba do sexo oposto. Ou seja, Lacan se intrigou com a potência da imagem em gerar mudanças no corpo.[6]

A partir dessas referências propõe sua teoria chamada de "Estádio do espelho", segundo a qual, por volta dos 18 meses de vida, a criança já consegue se reconhecer na imagem no espelho que até então era vista como um outro.[7] Assim, nesse momento, diante do espelho a criança não apenas vê a imagem como sua, bem como essa imagem é nomeada pelo outro. *"Este é você"* – diz aquele que segura a criança ou está atrás dela.

É por meio do estádio do espelho, portanto, que a criança conquista de maneira antecipada a imagem do seu corpo. Ou seja, antes deste momento a criança não percebe seu corpo como algo unificado, mas sim como uma coisa dispersa. Então, é somente a partir deste estádio que a criança passa a experenciar seu corpo como algo unificado e total, entendendo que a imagem do seu corpo é a representação do seu corpo. A imagem do corpo é estruturante para a identidade da criança e é mediante essa imagem que o sujeito realiza sua identificação. Esse protótipo de identificação, por sua vez, leva a criança à estruturação de seu "eu".[6] Não à toa, geralmente é nessa fase da vida que a criança deixa de se referir a si própria na terceira pessoa para então dizer "eu".

Como percebemos, então, quando há uma queixa de dor sem uma causa orgânica, por exemplo, é importante lembrar que não estamos mais diante de um organismo que lesionado responde ou não à medicação prescrita, mas sim de um corpo enquanto imagem, cuja unidade ao qual o eu se reconhece não está garantida, sofrendo abalos ao longo da vida. No caso do paciente oncológico esses abalos não acontecem de maneira gradual como ocorre no envelhecimento, por exemplo, mas sim de modo abrupto, violento e constante. Com isso, o paciente precisa lidar com perdas relativas à imagem de seu corpo até então saudável: perda de cabelo, emagrecimento, inchaço, colocação de bolsa de colostomia, amputação de membros, para mencionar apenas alguns exemplos.[8]

Além disso, o corpo permeia a relação com o outro e é nele que nossa impossibilidade de tudo controlar se faz presente de modo mais radical – a morte! Assim, o paciente oncológico muitas vezes se depara com a perda ou mudança do olhar e da voz do outro frente as mudanças corpóreas trazidas pela doença. *"Minha esposa não me olha mais do mesmo jeito!"*, *"Meus filhos não conseguem mais falar comigo"* são falas recorrentes que denotam o quanto o olhar e a voz podem se configurar enquanto objetos de investimento que, quando perdidos, dizem da perda de um lugar subjetivo em uma relação.

É por intermédio do corpo, ainda, que muitas vezes o paciente vai tendo notícias de que sua vida não será mais a mesma, seja pela gravidade da doença ou pelo próprio tratamento – que pode ser extremamente agressivo trazendo perdas para a vida social, familiar e laboral –, seja pela impossibilidade curativa de algumas doenças.

Assim, para além das perdas *na vida* o paciente se depara com a possibilidade de perda *da vida* e, nessas situações, é tomado pela dor psíquica mais frequente na Oncologia: a dor causada pelo processo de luto (Figura 21.2).

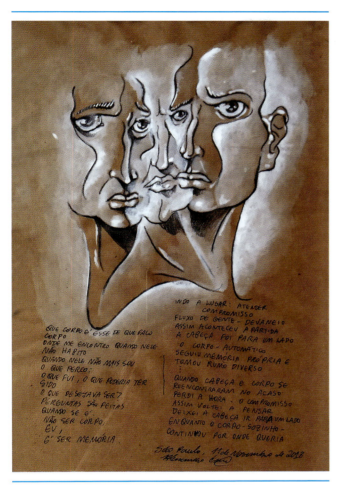

Figura 21.2. Poema 2. (Fonte: Imagem cedida por Alessandro Ribeiro Correa.)

■ LUTO NORMAL E MELANCOLIA

Freud foi um dos primeiros a trazer contribuições significativas sobre o processo de luto. Ou seja, o trabalho psíquico que ocorre após a perda de algum objeto de investimento, que pode se tratar tanto de uma perda de fato (de um ente querido, de um trabalho etc.), como de uma perda simbólica (um papel social) ou de um ideal.[9]

Além disso, o autor também estabelece a diferença entre o luto normal e a melancolia (luto patológico), afirmando que, apesar de ambos poderem ser considerados maneiras de se posicionar diante de uma perda, "no luto, é o mundo que se torna pobre e vazio; na melancolia, é o próprio eu" (p. 251).[9] Com isso, a melancolia:

> se caracteriza por um desânimo profundamente penoso, cessação de interesse pelo mundo externo, perda da capacidade de amar, inibição de toda a produtividade, e uma diminuição dos sentimentos de auto-estima – "sentimento de estima de si" – a ponto de encontrar expressão em se recriminar e em se degradar, culminando ainda numa expectativa delirante de punição. No luto, "a perturbação da estima de si" está ausente, assim como a expectativa delirante de punição (p. 72-73).[10]

Dessa forma, se no luto a perda é de um objeto, na melancolia há uma identificação do eu com o objeto perdido e, por isso, "o melancólico representa seu *eu* como sendo desprovido de valor, incapaz de qualquer realização e moralmente desprezível" (p. 73).[10]

Assim, ainda que no luto haja baixa autoestima e autorrecriminações ao eu, essas referem-se a um sentimento de culpa e de insuficiência em relação ao objeto perdido. *"Não fui um bom marido" "Acho que não fiz tudo o que podia"* são falas recorrentes entre aqueles que se encontram em um processo de luto. Na melancolia, por outro lado, além da culpa não se fazer presente, a autorrecriminação e a baixa autoestima são decorrentes de uma sensação de perda de si e não relativas ao objeto perdido.

Além disso, observa-se que na melancolia há a impossibilidade de escolha de um novo objeto de investimento, o que não acontece após o período de elaboração de um luto considerado "normal". Geralmente, a literatura cita como 12 meses o tempo médio de elaboração normal de uma perda.[11] Entretanto, cabe ressaltar que, apesar desse critério diagnóstico, em termos de psiquismo o tempo não é apenas cronológico, mas também lógico.[12] Lógica essa que diz da posição subjetiva do paciente ante a perda. Ou seja, se há a possibilidade de investimento em outros objetos – mesmo que a tristeza com relação ao objeto perdido perdure por mais de 12 meses – não estaremos necessariamente diante de um processo de luto patológico.

Essa distinção entre luto normal e melancolia mostra-se fundamental na clínica com pacientes oncológicos, uma vez que não é infrequente a tentativa de se medicalizar o luto, que é um processo natural e esperado diante de todas as perdas que o paciente experiencia e que, geralmente, são inerentes ao processo de adoecimento e ao próprio tratamento.[13] Dito de outro modo, reações esperadas de tristeza e angústia são erroneamente diagnosticadas como depressão maior que, do ponto de vista fenomenológico, poderia ser aproximado do diagnóstico psicanalítico de melancolia, um tipo clínico dentre as psicoses.[10]

Uma vez abordada a dor do luto como eminentemente psíquica, como compreender aqueles pacientes que se queixam de uma dor física, que não encontra no organismo sua causa? Adentramos então no terreno das dores psíquicas que fazem doer o corpo.

■ DOR PSÍQUICA QUE SE MANIFESTA NO CORPO

A dor é uma manifestação *do e no* corpo. No entanto, muitas vezes ela não é acessível nem perceptível de maneira a ser localizada no corpo. Como atesta a fala de uma mãe em relação à dor de sua filha: *"Corremos muitas vezes de madrugada ao pronto-socorro. Nos dizem que ela não tem nada."* O que é possível entender que o "não ter nada" visível nos exames de imagem ou perceptível nos exames clínicos deixavam mãe e filha "enlouquecidas" – como diziam – ainda que a filha dissesse que o corpo doía. Então, dizer é possível afirmar que há momentos em que a dor somente é acessível pela fala. Ora, o campo da palavra é o campo da Psicologia, e especificamente da Psicanálise.[14]

Por outro lado, mesmo em casos como esse, diante do dito –"dói!" –, o profissional procurado é aquele que se encontra em um campo que tradicionalmente se ocupa do sofrimento físico: o campo médico, que trata do organismo e seu funcionamento. Entretanto, há aqui um paradoxo. Quando o mal-estar é nomeado como dor física, mas que não se evidencia nos exames, a fala "dói!", muitas vezes, não é reconhecida ou legitimada nesse mesmo campo.

Em seu texto de 1890, "Tratamento psíquico ou tratamento anímico", Freud escreve sobre a dor e seu impacto na vida dos doentes:

> [Ocorre que] há um grande número de doentes de maior ou menor gravidade que, por seus distúrbios e queixas, fazem grandes exigências à habilidade do médico, mas em quem não se encontram sinais visíveis e palpáveis do processo patológico (...) Um grupo desses doentes destaca-se pela abundância e pela variedade multiforme do quadro patológico; não podem fazer nenhum trabalho intelectual, em consequência de dores de cabeça ou insuficiência de atenção, seus olhos doem durante a leitura, suas pernas se cansam ao andar, ficando pesadas, doloridas ou dormentes, sua digestão é perturbada por sensações dolorosas, eructações ou espasmos gástricos, a defecação não se dá sem a ajuda de laxativos, o sono é abolido etc. (p. 272-73).[15]

Além disso, Freud, ainda como neurologista na época, passa a articular o campo da Medicina, que trata a anatomia, ao campo psíquico, quando observa em sua prática clínica o efeito dos afetos no corpo de seus pacientes:

> Os estados afetivos persistentes de natureza penosa, ou, como se costuma dizer, "depressiva", tais como desgosto, a preocupação e a tristeza, abatem a nutrição do corpo como um todo, causam o embranquecimento dos cabelos, fazem a gordura desaparecer e provocam alterações patológicas nas paredes dos vasos sanguíneos (p. 275).[15]

Assim, da mesma maneira que um paciente entrega seu corpo doente a um médico, quando o corpo inexplicavelmente dói, o paciente entrega sua história a um psicanalista e, ao falar, faz descobertas surpreendentes, até então inconscientes, acerca de si e de sua dor.

Ou seja, distinto do campo da Medicina que generaliza os sinais para que se possa diagnosticar e medicar, o inconsciente, acessível pela fala tem e dá sentidos particulares aos eventos. Na clínica com pacientes oncológicos que sofrem em decorrência de perdas e limitações associadas à doença e ao tratamento, encontram na dor a possibilidade de nomeação para seu sofrimento. *"Depois do diagnóstico, toda sensação é dor. Um aperto no peito, sentir o coração batendo mais forte é dor"*. A fala desse paciente mostra o quanto a angústia, afeto sem palavras, pode receber o nome de dor. Entretanto, e se a angústia fosse tomada realmente como dor? Haveria outros desdobramentos? Certamente sim.

Não raro, alguns pacientes, após terminarem seus tratamentos, não conseguem mais se reapropriar de certo lugar subjetivo ocupado antes da doença. *"Depois da doença, fico me perguntado quem sou eu?"*. Muitas vezes, a única reposta possível para essa pergunta frequente é: sou doente. A dor, portanto, pode ser a via encontrada para que o paciente se localize subjetivamente. Se há dor, há doença.

Assim, entendemos até aqui, que a dor é uma forma de falar do sofrimento e, como outros sinais ou sintomas apresentados no corpo e pelo corpo, pode se configurar como uma via de expressão que não conta com outras formas de representação.[14] Dessa maneira, por meio da fala e da ampliação de sentidos que ela proporciona, desdobrando-se em perguntas, questões e pedidos, o conflito psíquico que se valia do corpo para representar suas angústias, pode agora fazê-lo por meio da palavra (Figura 21.3).[2]

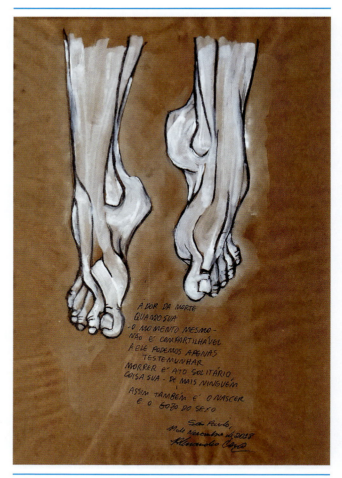

Figura 21.3 Poema 3. (Fonte: Imagem cedida por Alessandro Ribeiro Correa.)

■ SOFRIMENTO EXISTENCIAL

Há dor física, existe a dor psíquica, há a dor psíquica que usa o corpo como seu palco de representação, mas há também uma dor decorrente do simples fato de se existir. Essa, ao contrário das outras, pode ser amenizada, mas nunca sanada.

Na Oncologia, o profissional de saúde geralmente relaciona aquilo que a literatura nomeia de sofrimento existencial como algo apresentado apenas por pacientes que se encontram em fim de vida. Ou seja, sofreriam pelo fato de não mais conseguirem atribuir um sentido à sua existência, uma vez que a mesma é permeada por demasiada dor, limitações e perdas.[16]

Entretanto, não podemos deixar de ressaltar que o sofrimento é marca indelével da condição humana. Comte-Sponville provoca questões ao afirmar: "o que mais angustiante que viver? (...) fazem-me rir nossos pequenos gurus, que querem nos proteger dela. Ou nossos pequenos psis, que querem curar-nos dela. Por que não nos curam, em vez dela, da morte?" (p. 35).[17] Nesse sentido, Freud em *O mal estar na Civilização*, afirma: "ficamos inclinados a dizer que a intenção de que o homem seja feliz não está incluída no plano da criação" e se dedica a delimitar as três grandes fontes de mal-estar para o ser humano: o corpo, a relação com o outro e as forças da natureza. Afinal, a impossibilidade de controle apresenta-se como marca que se repete nessas três fontes de sofrimento.[18] O corpo está fadado ao fracasso, por mais que dele se cuide. Na relação com outro, a todo momento, lida-se com o fracasso ante a incessante busca de completude na alteridade que, por sua vez, impõe-se enquanto diferença radical. Finalmente, o envelhecimento é a força mais natural que tentamos adiar ou evitar a custo de muita frustração.

Como não há sujeito sem corpo, sem outro e sem finitude, o sofrimento existencial é inevitável. No entanto, se a dor de existir é inerente à vida, diante de uma doença grave como o câncer, muitas vezes, esse sofrimento encontra-se potencializado, já que o paciente pode se deparar com o fato de que a vida a rigor não faz sentido e, para suportar o peso da existência, atribuem-se sentidos a ela os quais são abalados em um processo de adoecimento. Além disso, a morte cuja representação, como também nos ensina Freud,[19] encontra-se recalcada na maior parte do tempo em nosso psiquismo, revela-se neste momento como uma inegável certeza, fazendo vacilar nossa *ilusão de eternidade*.

"Antes do câncer, depois do câncer – a.c., d.c. – assim se resume minha vida."

"Mesmo que os médicos me digam 'vida normal', não consigo fazer planos, porque tenho medo do câncer voltar."

"É muito sofrimento, não vale a pena viver desse jeito."

"Não sei viver sem poder ter o controle de tudo. O câncer me mostrou que não controlo mais nada."

Essas falas recorrentes demonstram que o abalo dos sentidos atribuídos à vida não é exclusivo de um processo de terminalidade. Evidentemente, para morte não há remédio e talvez, por isso, o sofrimento existencial seja apenas escutado e diagnosticado nese momento, já que não cessa independentemente dos psicotrópicos administrados.

■ CONSIDERAÇÕES FINAIS

Neste capítulo discutimos o quanto a dor, muitas vezes, impõe-se como um enigma na clínica com pacientes oncológicos. Afinal, por mais que existam escalas que tentem mensurar, por meio de números, o sofrimento causado por esse sintoma, somente o paciente pode dizer de sua dor. Assim, o tratamento da dor, seja ela de origem física ou psíquica, nunca é sem a presença da palavra.

Por vezes, a palavra, o relato do paciente aponta o caminho a ser seguido através da escolha do melhor esquema de analgesia. Todavia, há momentos em que a intensidade da dor que se faz presente na fala não coincide com aquilo que se vê em exames de imagem ou laboratoriais. Nessas situações há apenas uma solução: tomar a dor como um sintoma que, como tal, representa algo para além de si mesmo. A dor nesses casos é uma mensagem a ser decifrada e porta algo da subjetividade, que, por sua vez, somente será acessada pela escuta.

Entretanto, como vimos, o ato de existir não ocorre sem perdas e, portanto, sem dor ou sem sofrimento. Na Oncologia, isso é potencializado. A perda do corpo até então saudável, perdas simbólicas e a possibilidade da perda da própria vida fazem com que o paciente tenha que entrar em um trabalho de luto constante, que é acompanhando por sentimentos de tristeza e angústia para os quais não há medicação e sim elaboração.

Finalmente, não se pode deixar de considerar que, na atualidade, a saúde vem cada vez mais se tornando um objeto de consumo, um *bem* a ser adquirido a qualquer custo. Com isso, engendra-se a ilusão de uma felicidade sem sombras – na qual não há espaço para o sofrimento –, o que pode impelir a equipe a um ideal de ação que, paradoxalmente, é o que, muitas vezes, gera sofrimento ao paciente.

■ REFERÊNCIAS BIBLIOGRÁFICAS

1. Graner KM, Costa Junior AL, Rolim GS. Dor em oncologia: Intervenções complementares e alternativas ao tratamento medicamentos. Temas em Psicologia. 2010; 18:345-55.
2. Catani J, Moretto MLT. A dor no limite do corpo e da psique: reflexões sobre a clínica psicanalítica e psiquátrica. Psicanálise. 2016; 18(1).
3. Jorge MAC. Fundamentos da psicanálise de Freud a Lacan: A prática analítica. Rio de Janeiro: Zahar; 2017.
4. Freud S. O Ego e o Id (1923). Edição Stand Bras das obras psicológicas Complet Sigmund Freud [Internet]. 1923;19:27 – 80 ST – O Ego e o Id (1923). Disponível em: http://scholar.google.com/scholar?hl=en&btnG=Search&q=intitle:O+ego+e+o+id#0
5. Freud S. Sobre o narcisismo: Uma introdução (1914). ESB. Rio de Janeiro: Imago Editora; 1974.
6. Almeida SFC. A importância do outro na transmissão e apropriação do conhecimento e na construção da consciência de si e do mundo. Temas em Psicologia. 1997; 5:109-20.
7. Lacan J. O estádio do espelho como formador do eu. Um mapa da ideologia. 1996; 97-104.
8. Ferreira DM, Castro-Arantes JM. Câncer e corpo: Uma leitura a partir da psicanálise. Anal Rev Psic. 2014; 3(5).
9. Freud S. Luto e melancolia. ESB. Rio de Janeiro: Imago Editora; 1996.
10. Siqueira ESE. A depressão e o desejo na psicanálise. Estud Pesq Psicol. 2007; 7(1):68-77.
11. Flach K, Lobo BOM, Potter JR, Lima NS. O luto antecipatório na Unidade de Terapia Intensiva Pediátrica: Relato de experiência. Rev Soc Bras Psicol Hosp. 2012; 15(1):83-100.
12. Jorge MAC, Ferreira NP. Lacan, o grande freudiano. Rio de Janeiro: Jorge Zahar; 2005.
13. Tomás-Sábado J, Gómez-Benito J. Variables relacionadas con la ansiedad ante la muerte. Rev Psicol Gen Aplic. 2003; 56:257-79.
14. Minatti SP. O psicanalista no tratamento da dor. Rev Latinoam Psicopatol Fundam. 2012; 15(4):825-37.
15. Freud S. Tratamento psíquico ou anímico (1890). In: Edição standard brasileira das obras psicológicas completas de Sigmund Freud. Rio de Janeiro: Imago Editora; 1969.
16. Alves MLSD, Jardim MHAG, Freitas OMS. Sofrimento do doente oncológico em situação paliativa . Vol. serIII, Rev Enferm Ref. 2012; III:115-24.
17. Comte-Sponville A. Bom dia, angústia! São Paulo: Martins Fontes; 2000.
18. Freud S. O mal-estar na civilização (1930). In: O mal-estar na civilização, Novas conferências introdutórias à Psicanálise e outros textos (1930-1936). Obras completas. 2010; 13-122.
19. Freud S. Sobre a transitoriedade (1916). In: Obras completas. São Paulo: Companhia das Letras; 2010.

Capítulo 22

Espiritualidade

Fernanda Bono Fukushima
Edison Iglesias de Oliveira Vidal

"Começar a pensar sempre em amor como ação em vez de sentimento é a forma pela qual as pessoas que usam a palavra dessa maneira automaticamente assumem responsabilidade." (Bell Hooks)

Prover cuidados espirituais é um aspecto de central importância nos cuidados paliativos. A abordagem espiritual está ligada à redução do sofrimento no paciente no final da vida e representa uma oportunidade de crescimento pessoal para pacientes, seus entes queridos e para a equipe de saúde.[1]

■ ASPECTOS HISTÓRICOS

Historicamente, a abordagem da medicina antiga entendia o processo de cura do indivíduo como um processo que envolvia corpo, alma e espírito. Tal abordagem foi gradualmente substituída por outra de natureza dualista que separava a cura para o corpo do cuidado com as dimensões espirituais e psicossociais. De fato, na Europa, após a Idade Média, a atenção ao indivíduo polarizou-se entre duas figuras: os sacerdotes cristãos tornaram-se os curadores da alma e os médicos, os curadores do corpo. Nos séculos XIX e XX os avanços no campo das ciências básicas e da medicina aumentaram consideravelmente as possibilidades de curar ou controlar um grande número de condições clínicas. Entretanto, tal evolução científica não se refletiu no entendimento do sofrimento do paciente adoecido.

Ao longo dos últimos dois séculos a morte passou a ser vista por todos, leigos e profissionais de saúde, como inimigo a ser debelado. Paralelamente ao crescimento do conhecimento sobre as diferentes doenças, a prática médica deixava de ver no alívio do sofrimento humano sua missão primária. O paciente passou a ser visto como uma máquina biológica dividida em sistemas, e o papel da medicina muitas vezes se reduzia à correção do que estava "errado". O sofrimento do ser humano em toda a sua complexidade assume importância secundária no âmbito da atenção à saúde.

Nesse contexto, os cuidados paliativos se desenvolveram precisamente como uma reação à incapacidade da medicina tradicional em entender e aliviar o sofrimento humano no final da vida em suas múltiplas dimensões.

Paliativo advém da palavra latina *pallium*, a qual pode ser traduzida como manto e por isso representaria uma forma de mitigar condições que não podem ser evitadas, como o inverno, mas cujo desconforto pode ser minimizado. O termo "hospice" deriva do radical latino *hospes*, traduzido como anfitrião ou convidado, e sugere uma atitude de acolhimento e suporte para as necessidades do viajante, conferindo uma imagem de calor e cuidado.

■ DOR TOTAL

Cicely Saunders descreve o sofrimento como experiência composta por quatro elementos. A expressão *dor total* cunhada por Saunders identifica na experiência dolorosa a presença de elementos físicos, psicológicos, sociais e espirituais.[2] Todos esses aspectos convergem quando pensamos a existência humana através de uma perspectiva ampla, indispensável quando temos por objetivo o alívio do sofrimento e a melhora da qualidade de vida. Com base nesse conceito, a avaliação da dor enquanto sintoma deve abordar as múltiplas causas de sofrimento (Figura 22.1).

Pacientes em cuidados paliativos podem sofrer terrivelmente mesmo quando não apresentam sintomas físicos graves ou quando seus sintomas físicos estão bem controlados.

Abordar o sofrimento existencial enquanto um "grito por sentido" pode por vezes ser mais importante para muitos pacientes do que soluções meramente técnicas.[3] Victor Frankl, psiquiatra austríaco e sobrevivente dos campos de concentração de judeus na Alemanha na época do nazismo, observou que um fator muitas vezes decisi-

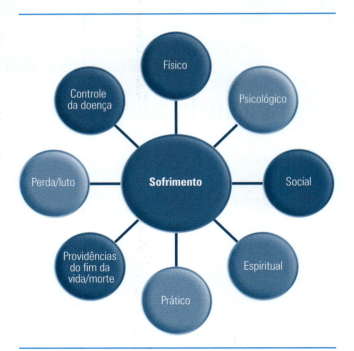

Figura 22.1. Causas de sofrimento durante a experiência de uma enfermidade ameaçadora da vida. (Fonte: Autoria própria dos autores.)

vo para a sobrevivência naquele contexto extremamente duro dos prisioneiros judeus envolvia a percepção de sentido ou propósito que cada um dava à sua vida. A partir da famosa observação de "Quem tem um 'porquê' enfrenta qualquer 'como'", Frankl desenvolveu as bases da logoterapia enquanto psicoterapia centrada na busca por sentido e propósito.[3]

■ DEFINIÇÃO DE ESPIRITUALIDADE

A Organização Mundial da Saúde (OMS) define saúde como "não somente a ausência de doença, mas um estado de bem estar físico, psíquico, social e espiritual". Dentro do contexto de cuidados paliativos uma importante conferência de consenso internacional definiu a espiritualidade como "o aspecto da humanidade que se refere à maneira como os indivíduos procuram e expressam significado e propósito e a maneira como eles se conectam com o momento, consigo mesmos, com a natureza e com o que lhes é significativo ou sagrado.[4]

O cuidado espiritual vem ao encontro das necessidades espirituais do paciente as quais podem incluir a procura por identidade e significado dentro da experiência de adoecimento, bem como a procura por paz de espírito e libertação do medo da morte iminente.

A abordagem espiritual envolve essa conexão compassiva entre o profissional de saúde e o paciente com a conduta na direção das necessidades do paciente.

A experiência espiritual pode ser descrita como sagrada, transcendente ou simplesmente relacionada com um profundo sentimento de interconexão. Alguns podem relacionar a dimensão espiritual com igreja, templo, mesquita ou sinagoga. Outros podem orar ou encontrar conforto em um relacionamento pessoal com a ideia de Deus ou de um Poder Superior. Outros, ainda, encontram sentido por meio de suas conexões com a natureza ou a arte. Trata-se de uma visão individual e que pode mudar ao longo da vida.

Smith-Stoner entrevistou ateus quanto a suas preferências de cuidado no final de vida.[5] Nessa população observou-se que a questão espiritual incluía três domínios que influenciavam o bem estar desses pacientes:

- Intrapessoal: importância do significado na vida.
- Interpessoal: conexão com a família e amigos.
- Interconexão com o mundo natural enquanto tempo vivido com a natureza ou com animais.

O cuidado espiritual deve ser visto como parte da atenção à saúde e desempenha papel central para que a atenção à saúde restabeleça seu foco sobre o que é genuinamente humano nos processos de cuidado. "A espiritualidade e a atenção à saúde estão ligadas e são companheiras inseparáveis na dança de alegria e tristeza, saúde e doença, vida e morte".[6]

■ ESPIRITUALIDADE E RELIGIOSIDADE

O termo espiritualidade pode ser por vezes confundido com religiosidade. A religião é tipicamente entendida como organização de crenças, rituais e práticas de um indivíduo em relação com um Ser divino.[7] Por espiritualidade entende-se algo mais complexo e expresso na cultura, na religião e/ou na sociedade independentemente da sua ligação à religiosidade.[8] Alguns pacientes podem ser considerados religiosos e espiritualizados, enquanto outros podem tender a uma ou outra situação específica apenas. O denominador comum entre religiosidade e espiritualidade é a noção de transcendência e a procura por um sentido mais profundo para a existência.

Importância

Muitos estudos evidenciam que tanto a religiosidade como a espiritualidade desempenham papel positivo no enfrentamento de pacientes em relação a seu adoecimento. O bem-estar espiritual representa um importante fator de proteção contra a desesperança, a depressão e o desejo pela morte.[9,10] Um estudo envolvendo o pós-operatório de revascularização miocárdica em mais de 400 pacientes observou que a habilidade de experimentar amor, profundo respeito e reverência ao próximo e à natureza foi fator preditivo de menor tempo de internação.[11] Estudos avaliando pacientes oncológicos e pacientes dependentes químicos também evidenciaram potencial benefício da religiosidade e da espiritualidade em múltiplos desfechos.[12] A não abordagem dos aspectos espirituais durante a atenção à saúde de pacientes portadores de doenças ameaçadoras da vida está associada a maiores níveis de estresse ao paciente, aumento dos custos e desfechos clínicos desfavoráveis.[13]

A doença é uma experiência pessoal e ninguém além da pessoa adoecida pode adaptar-se às limitações e às perdas inerentes a esse processo. Desse modo, o cuidado espiritual possui dois objetivos principais: abordar o sentimento profundo de solidão que frequentemente acompanha o processo de adoecimento e ajudar pacientes e entes queridos a reencontrar em si mesmos a sensação de conforto, força e equilíbrio. Ao alcançar tais objetivos, o indivíduo pode encontrar um entendimento amplo e profundo da sua relação com o mundo.

■ ASPECTOS DO CUIDADO ESPIRITUAL

O cuidado espiritual reconhece e procura responder a necessidades de:

- Significado.
- Valorização do indivíduo e de sua história.
- Expressão individual.
- Apoio religioso (p. ex., ritos, preces e sacramentos).
- Escuta empática.

A abordagem espiritual envolve uma conexão compassiva entre o profissional de saúde e o paciente buscando contribuir para o atendimento dessas necessidades. A abordagem de questões espirituais não deve ser restrita a capelões, pastores ou sacerdotes. Toda a equipe de cuidados paliativos deveria dividir a responsabilidade de identificar e abordar essas questões.

Várias barreiras ao fornecimento de cuidados espirituais de qualidade foram descritas na literatura,[14] entre elas:

- Marginalização e desvalorização do cuidado psicossocial e espiritual na formação médica.
- Falta de ambiente seguro para que possam ser discutidas questões relativas à morte e ao luto.
- Escassez de tempo e dificuldades de gerenciamento de escala de trabalho.
- Falta de treinamento em habilidades de comunicação com pacientes sobre questões espirituais.

■ HABILIDADES NECESSÁRIAS AO CUIDADO ESPIRITUAL

Algumas habilidades podem ser desenvolvidas para facilitar uma comunicação mais efetiva e abordagem das questões espirituais de maneira adequada. A seguir são descritas algumas habilidades que integram o cuidado espiritual.[13]

Escuta

A escuta é a habilidade central no cuidado do paciente. Otto Scharmer afirma que a escuta pode acontecer em quatro diferentes níveis de profundidade. No primeiro nível a escuta pode ser superficial, onde apenas confirmam-se julgamentos ou saberes habituais do ouvinte. No segundo nível, a escuta seria centrada no objeto ou em fatos. Nesse tipo de escuta o ouvinte foca a sua atenção nos dados ou fatos que diferem daquilo que já sabe. O terceiro nível corresponderia à escuta empática, onde o ouvinte se conecta diretamente com o interlocutor e o discurso ganha vida. O quarto nível de escuta é chamado de escuta compassiva. Nesse nível de escuta o ouvinte conse-

gue abster-se de julgamentos e abre espaço para que uma conexão ainda mais profunda com o interlocutor ocorra.[15]

Para a abordagem espiritual espera-se que o profissional consiga desenvolver o terceiro ou quarto níveis de escuta, atentando para o tom da conversa, pausas e mensagens implícitas. A partir dessa escuta, traça-se o perfil das necessidades do paciente.

Olhar

O olhar espiritual difere da simples percepção visual. Este objetiva olhar além da superfície, atentando ao sagrado que habita em cada indivíduo. Envolve atenção ao ambiente e à própria figura do paciente de modo que se tenha uma noção do mundo interior e da história daquele indivíduo.

Fala

A preocupação excessiva com a comunicação verbal pode prejudicar a adequada abordagem da espiritualidade. A fala possui potencial para auxiliar, mas também para distanciar as relações, especialmente quando ligada a jargões e clichês. As palavras usadas devem ser acessíveis ao paciente, breves e concisas. O objetivo principal é entender a perspectiva espiritual do paciente e conectar-se com seus sentimentos e necessidades a partir do entendimento de suas crenças, experiências e valores significativos e não o de dar sermões extensos.

Toque

O toque é reconhecido como habilidade essencial no cuidado espiritual. Apesar de o cuidado espiritual não estar primariamente associado a cuidados à beira do leito, os efeitos dos cuidados físicos são sentidos frequentemente além da dimensão física, influenciando o bem-estar do paciente. Quando o cuidado físico se dá com respeito, dignidade, compaixão, aceitação e afeto, seus efeitos terapêuticos estendem-se para o domínio espiritual. Esses cuidados podem ser entendidos como qualquer ato físico com a intencionalidade de promover no paciente dignidade, confiança e individualidade.

Presença

A presença corresponde à base para o desenvolvimento e aplicação das habilidades listadas anteriormente. A prática da presença não está ligada a uma competência técnica ou caminho espiritual do profissional. A presença é vivenciada através da sensação de "estar com" alguém e tem como seu oposto as sensações de solidão, isolamento e desconexão.

Um aspecto central para a prática da presença é colocar-se "vulnerável". A vulnerabilidade possibilita ao profissional reconhecer sua própria humanidade, falibilidade e mortalidade. Em grande medida apenas conseguimos nos conectar autenticamente com outras pessoas quando nos reconhecemos e nos aceitamos em nossa própria vulnerabilidade. A vulnerabilidade está intimamente ligada à vergonha e ao medo, mas também ao amor, ao pertencimento e ao sentido.[16]

Essas habilidades, quando utilizadas na prática clínica, exercem grande impacto tanto na qualidade da assistência oferecida como na qualidade de vida do paciente e dos próprios profissionais de saúde.

■ AVALIAÇÃO ESPIRITUAL

Atualmente existem mais de 35 instrumentos validados para avaliação da espiritualidade. A existência de tantos instrumentos apenas reflete a dificuldade em se encontrar em um questionário o que se pode ter em uma conversa sincera e aberta com o paciente. Por outro lado, o conhecimento do conteúdo de diversos instrumentos pode auxiliar os profissionais de saúde a construírem um repertório próprio para abordar diversos aspectos relativos à espiritualidade em cuidados paliativos. A avaliação espiritual envolve a construção/criação de uma relação terapêutica significativa e profunda. Essa avaliação deveria ser incorporada dentro da anamnese habitual. Sendo a dor um fenômeno complexo, dentro da avaliação da dor, por exemplo, é possível incluir algumas questões de cunho espiritual. Ao questionar sobre a espiritualidade do paciente, uma conexão entre profissional e paciente acontece e a partir desta conexão, de certo modo, o cuidado espiritual acontece. São descritos a seguir exemplos de perguntas abertas que podem ser utilizadas para explorar questões relacionadas à espiritualidade:

- Como está seu ânimo?
- Você está sofrendo?
- Você está em paz?
- Diante de tudo o que está acontecendo, você tem medo?
- Você está preocupado(a) com o futuro?
- Qual é a pior coisa nesse processo todo?
- O que te dá forças?
- O que agrega valor e significado à sua vida?
- Como você descreveria sua identidade? Como você responderia a pergunta: quem sou eu?
- Do que você se orgulha? Quais são seus arrependimentos?
- Na sua opinião, qual o significado da sua doença?
- Existe alguma pergunta ou assunto que você gostaria de trabalhar e até esse momento não teve oportunidade?

Questionários estruturados e validados podem trazer ao médico e à equipe informações de modo sistematizado, elencando necessidades e recursos do paciente para lidar com o sofrimento espiritual. Também são uma maneira de iniciar a implementação de uma rotina de avaliação da dimensão espiritual em serviços que ainda não tenham incorporado tal prática ao seu dia a dia. Essas ferramentas, entretanto, não podem ou devem substituir a interação autêntica entre o paciente e a equipe de saúde.

Na Língua Portuguesa estão disponíveis várias possibilidades de instrumentos voltados à avaliação da dimensão espiritual. A seguir, alguns exemplos (Figuras 22.2 e 22.3).

■ INTERVENÇÕES

As intervenções espirituais podem ser entendidas como estratégias terapêuticas que incorporam a dimensão religiosa e/ou espiritual como componente central.

Atividades religiosas e/ou espirituais podem ser praticadas durante todo o processo de cuidado. Intervenções religiosas são geralmente mais estruturadas, com abordagem mais cognitiva, externa, ritualística e pública. As intervenções espirituais tendem a ser mais interculturais, afetivas, transcendentes e experienciais. Toda intervenção deve ser acordada com o paciente com antecedência e adaptadas para atender às necessidade daquele indivíduo. Esse tipo de intervenção é contraindicada em caso de psicose, fragilidade psíquica ou recusa do paciente.

Como o sofrimento espiritual pode advir de múltiplas causas, sua abordagem pode incluir:

- Promover continuidade do cuidado e tratamento ativo dos sintomas.
- Avaliar sistematicamente as atitudes dos pacientes quanto à esperança e significado da vida.
- Abordar o luto e cultivar a esperança.
- Incentivar a busca por um novo papel e/ou propósito na vida.
- Uso de terapia cognitiva para ressignificar crenças negativas.
- Envolvimento da comunidade religiosa do paciente como fonte de apoio espiritual.
- Promoção do apoio da comunidade através de voluntários.
- Condução de reuniões de família no sentido de facilitar e otimizar as relações.
- Revisar periodicamente os objetivos de cuidado dentro do contexto da equipe multidisciplinar.

O modo mais tradicional de abordagem espiritual envolve orações, leitura das escrituras sagradas (daquele paciente) e reflexões. Para algumas pessoas apenas a presença silenciosa pode oferecer suporte. Alguns pacientes em estádio avançado da doença podem não desejar (ou não conseguir) estabelecer um diálogo. Em alguns casos mesmo esboçar expressões faciais demandam uma energia que não está disponível. Existem outras maneiras simples de prover cuidado espiritual para um paciente bastante adoecido:

- **Local**: o paciente restrito ao leito pode sentir-se isolado em seu próprio quarto. Pode-se considerar trazer a cama do paciente para um ambiente mais central da casa, como a sala de estar, de modo que o paciente possa participar, ainda que indiretamente, do cotidiano daquele domicílio. A proximidade física pode trazer ao paciente a sensação de conexão e pertencimento.
- **Natureza**: muitas pessoas relatam sensação de bem-estar quando na presença da natureza. Mover a cama para próximo de uma janela com vista para a natureza pode trazer conforto. Outras possibilidades são gravações (áudio ou vídeo) do mundo natural, ou aromas que remetam a algo maior (incensos ou mesmo aromas que remetam a memórias queridas). O sentido do tato em situações de adoecimento extremo geralmente é

Capítulo 22 – Espiritualidade *217*

Questionário SNAP validado para a Língua Portuguesa

Por favor, escolha a opção que melhor descreve seu nível de necessidade a respeito de como você está lidando com sua doença. Você pode ter necessidades agora. Ou, pode ter necessidades mais tarde. Por favor, responda sobre qualquer necessidade que você tenha agora ou acha que pode ter mais tarde. Se você acha que nunca vai ter a necessidade, por favor marque "De maneira nenhuma".

O quanto você gostaria de ajuda para:	Muito	Um pouco	Não (muito)	De maneira nenhuma
1. Entrar em contato com outros pacientes com doenças semelhantes?				
2. Alguma atividade de relaxamento ou para diminuição de estresse?				
3. Aprender a lidar com sentimentos de tristeza?				
4. Compartilhar seus pensamentos e sentimentos com pessoas próximas a você?				
5. Preocupações que você tem com sua família?				
6. Encontrar significado na sua experiência com a doença?				
7. Encontrar esperança?				
8. Superar medos?				
9. Meditação (pessoal) ou prática de orações?				
10. Seu relacionamento com Deus ou algo além de você?				
11. Ficar mais próximo de uma comunidade que compartilhe de suas crenças espirituais?				
12. Lidar com qualquer sofrimento que você esteja passando?				

Por favor, responda sobre qualquer necessidade que você tenha agora ou acha que pode ter mais tarde.

O quanto você gostaria de falar com alguém sobre:	Muito	Um pouco	Não (muito)	De maneira nenhuma
13. O significado e propósito da vida humana?				
14. O morrer?				
15. Encontrar paz de espírito?				
16. Resolver disputas antigas, mágoas ou ressentimentos entre familiares ou amigos?				
17. Encontrar perdão?				
18. Tomar decisões sobre seu tratamento médico que estejam de acordo com suas crenças espirituais ou religiosas?				

O quanto as seguintes situações seriam benéficas para você?	Muito	Um pouco	Não (muito)	De maneira nenhuma
19. Visitas de um líder religioso da sua própria comunidade religiosa?				
20. Visitas de um pastor/padre do hospital?				
21. Visitas de membros de sua comunidade religiosa?				
22. Algum ritual religioso como cânticos, acender velas ou incensos, unção, comunhão ou oração ou passe?				
23. Alguém trazer para você textos espirituais como a Bíblia, Evangelho segundo o Espiritismo, Torah, Alcorão (Corão), Analectos de Confúcio ou O Livro Tibetano dos Mortos?				

Figura 22.2. Questionário SNAP validado para a Língua Portuguesa (Spiritual Needs Assessment for Patients).[17]

Escala de Avaliação da Espiritualidade

As frases/expressões seguintes referem-se à sua espiritualidade/suas crenças pessoais, e ao modo como elas afetam a sua qualidade de vida. Por favor, marque com um X aquela opção que melhor expressar a sua opção, na última semana. Não existe resposta certa ou errada.

	Não Concordo	Concordo um pouco	Concordo bastante	Plenamente de acordo
1. As minhas crenças espirituais/religiosas dão sentido à minha vida.				
2. A minha fé e crenças dão-me forças nos momentos difíceis.				
3. Vejo o futuro com esperança.				
4. Sinto que a minha vida mudou para melhor.				
5. Aprendi a dar valor às pequenas coisas da vida.				

Figura 22.3. Escala de Avaliação da Espiritualidade.[18]

negligenciado. O estímulo sensorial pode trazer de volta o senso de cuidado, integridade e valor. O tato pode ser estimulado tanto com a permissão da presença de animais de estimação como com massagens.

- **Arte**: alguns pacientes sentem-se conectados a algo maior por mei da arte. A arte pode ser produzida em conjunto com o paciente ou apenas apresentada (quadros, filmes, espetáculos). A música também é uma forma de arte. Quando pertinente, toda forma de arte pode alimentar a alma, trazendo força interior e equilíbrio.

São outras possibilidades de intervenção espiritual: rituais religiosos, meditação, terapia cognitivo-comportamental, psicoterapia ou psicodinâmica com abordagem da espiritualidade, terapia cognitiva baseada na atenção plena e logoterapia.

■ RECOMENDAÇÕES

Em dezembro de 2001, representantes das principais organizações de cuidados paliativos dos Estados Unidos se reuniram para discutir as diretrizes de cuidados paliativos naquele país. A partir desse encontro surgiu o Projeto do Consenso Nacional para Cuidados Paliativos de Qualidade. A partir dessa força-tarefa em 2004 foram lançadas as Diretrizes de Práticas Clínicas para Cuidados Paliativos de Qualidade. Essas diretrizes recomendam diversos aspectos espirituais que devem ser integrados à prática de cuidados paliativos:

- Desenvolver e documentar um plano baseado na avaliação de preocupações religiosas, espirituais e existenciais, usando um instrumento estruturado e integrar as informações obtidas na avaliação ao plano de cuidados.
- Fornecer informações quanto à disponibilidade de serviços de cuidado espiritual e fornecer o cuidado espiritual por meio do aconselhamento espiritual institucional ou do próprio conselheiro espiritual do paciente (p. ex., padre, pastor e rabino).
- Equipes especializadas de cuidados paliativos devem incluir profissionais adequadamente treinados e

certificados para assistência espiritual em cuidados paliativos.

- Profissionais especializados em cuidados espirituais em cuidados paliativos devem construir parcerias com as iniciativas religiosas da comunidade e oferecer educação e aconselhamento relacionados aos cuidados de fim de vida.
- Incorporar a avaliação cultural como um componente da avaliação ampla do paciente. São aspectos importantes da avaliação cultural:
  - O local de tomada de decisão.
  - As preferências de divulgação de informações relativas à saúde.
  - As preferências quanto a alimentação, idioma, família e comunicação.
  - O desejo por medidas de apoio, como terapias paliativas e complementares/alternativas.
  - As perspectivas quanto à morte, sofrimento, luto e funeral.

■ REFERÊNCIAS BIBLIOGRÁFICAS

1. Spencer-Adams S. Incorporating spirituality in end-of-life nursing care. End Life Care. 2011; 1:3.
2. Saunders C. The care of the dying patient and his family. Doc Med Ethics. 1975; 5:12-18.
3. Frankl VE. The unheard cry for meaning: psychotherapy and humanism. 1st Touchstone ed. New York: Simon and Schuster, 1979. 191 p.
4. Puchalski C, Ferrell B, Virani R, Otis-Green S, Baird P, Bull J et al. Improving the quality of spiritual care as a dimension of palliative care: the report of the Consensus Conference. J Palliat Med. 2009; 12(10):885-904.
5. Smith-Stoner M. End-of-life preferences for atheists. J Palliat Med. 2007; 10(4):923-8.
6. Wright SG. Reflections on spirituality and health. London; Philadelphia: Whurr; 2005.
7. Smith AR. Using the synergy model to provide spiritual nursing care in critical care settings. Crit Care Nurse. 2006; 26:41-7.
8. Cohen J, Hanzo G, Swift CJC. Healthcare chaplaincy and spirituality. In: Cobb M, Rumbold B. Textbook of spirituality in healthcare. Oxford University Press; 2012.
9. Breitbart W, Rosenfeld B, Pessin H, Kaim M, Funesti-Esch J, Galietta M et al. Depression, hopelessness, and desire for has-

tened death in terminally ill patients with cancer. JAMA. 2000; 284(22):2907-11.

10. Nelson CJ, Rosenfeld B, Breitbart W, Galietta M. Spirituality, religion, and depression in the terminally ill. Psychosomatics. 2002; 43(3):213-20.

11. Ai AL, Wink P, Shearer M. Secular reverence predicts shorter hospital length of stay among middle-aged and older patients following open-heart surgery. J Behav Med. 2011; 34(6):532-41.

12. Park CL, Masters KS, Salsman JM, Wachholtz A, Clements AD, Salmoirago-Blotcher E et al. Advancing our understanding of religion and spirituality in the context of behavioral medicine. J Behav Med. 2017; 40(1):39-51.

13. Sinclair S, Bouchal SR, Chochinov H, Hagen N, McClement S. Spiritual care: How to do it. BMJ Support Palliat Care. 2012; 2(4):319-27.

14. Chibnall JT, Bennett ML, Videen SD, Duckro PN, Miller DK. Identifying barriers to psychosocial spiritual care at the end of life: a physician group study. Am J Hosp Palliat Care. 2004; 21(6):419-26.

15. Scharmer CO. The essentials of Theory U: Core principles and applications.1 ed. Oakland, CA: BK, Berrett-Koehler Publishers, Inc.; 2018. 170 p.

16. Brown B. A arte da imperfeição. 1 ed. São Paulo: Editora Novo Conceito; 2012. 197 p.

17. Araujo TD, Uema D, Matsushita F, Andrade PAS, Branco TP, Chino FTBC, et al. Validation of questionnaire on the Spiritual Needs Assessment for Patients (SNAP) questionnaire in Brazilian Portuguese. 2016; 10.

18. Pinto CP. Construção de uma escala de avaliação da espiritualidade em contextos de saúde. Arq Med. 2007; 21(2):47-53.

Capítulo 23

Qualidade de Vida e Bem-Estar do Paciente com Câncer

Theodora Karnakis
Izabela Ono Adriazola

■ INTRODUÇÃO

A pessoa não é o organismo, não é a mente, não é o cérebro, e é ao meu ver, insatisfatório se limitar a dizer que é um produto bio-psico-social. O indivíduo é o resultado final, sempre provisório enquanto seu cérebro estiver em funcionamento, da sua história interativa individual elaborada em termos físicos, culturais, sociais e afetivos específicos, através da linguagem e de outras formas de comunicação. Em resumo: a pessoa é o produto singular da sua biografia.[1]

O objetivo deste capítulo é despertar aos leitores os principais tópicos relativos à qualidade de vida no contexto do cuidado do indivíduo com câncer:

- Definição de qualidade de vida: discutir a subjetividade e a dificuldade em se definir qualidade de vida em termos gerais e no paciente com câncer.
- Metodologias para avaliação da qualidade de vida: abordar metodologias de avaliar qualidade de vida.
- Intervenções em qualidade de vida e manejo dos sintomas: abordar as principais intervenções médicas e não médicas relacionadas com o alívio de sofrimento.

■ DEFINIÇÃO DE QUALIDADE DE VIDA

Conceito geral

Por se tratar de uma expressão, "qualidade de vida" não se define em apenas uma palavra. É abordada em diversas áreas e de forma interdisciplinar, muitas vezes como sinônimo de bem-estar, juntamente com o que influenciar a satisfação global com a vida. De maneira geral, entende-se qualidade de vida como uma percepção do existir. Envolve não apenas formas de ciência, como também conhecimento popular e conceitos que permeiam o cotidiano, "considerando desde a percepção e expectativa subjetivas sobre a vida, até questões mais deterministas como o agir clínico frente a doenças e enfermidades".[2]

Minayo compara a definição de qualidade de vida à noção de saúde:[3]

> É como um guarda-chuva onde estão ao abrigo nossos desejos de felicidade; nossos parâmetros de direitos humanos; nosso empenho em ampliar as fronteiras dos direitos sociais e das condições de ser saudável e de promover a saúde.

Como área de estudo recente, encontra-se em processo de afirmação de fronteiras e conceitos; assim, definições sobre qualidade são comuns, mas nem sempre concordantes.

A pesquisa em qualidade de vida caminha entre extremos: por um lado, pretende dar conta da enorme complexidade de todos os fatores que impactam nas condições de vida das pessoas; por outro, espera poder apresentar o resultado na forma simples de índices numéricos.[2]

Segundo a Organização Mundial da Saúde,[4] é "a percepção do indivíduo de sua inserção na vida no contexto da cultura e sistemas de valores nos quais ele vive e em relação aos seus objetivos, expectativas, padrões e preocupações".

Em termos de saúde e cuidados relacionados, a expressão qualidade de vida é usada especificamente para questões relativas a doenças ou condições que afetam a saúde, por isso se utiliza o conceito de "qualidade de vida relacionada à saúde" (QVRS).

Qualidade de vida relacionada à saúde

QVRS tem, por definição, enfoque nos aspectos influenciados ou que exercem influência direta no estado de saúde do indivíduo. Dentre esses aspectos, podem-se citar sintomas das doenças e efeitos adversos do tratamento, satisfação com o tratamento, funcionalidade física e bem-estar, funcionalidade social e satisfação com a vida e saúde mental, incluindo bem-estar emocional e funcionalidade cognitiva. QVRS não contempla aspectos da vida frequentemente associados ao espectro mais abrangente de QV, como recursos financeiros, nutrição e condições ambientais como qualidade do ar, clima, política, liberdade individual ou segurança pública. Algumas pesquisas já começaram a abordar esses aspectos e sua relação com QVRS, mas não são objeto deste capítulo.

Qualidade de vida, doença e câncer

A avaliação da qualidade de vida na oncologia geral possibilitou novas e importantes informações, como as relativas ao valor da preservação da mama no câncer de mama, da função sexual no manejo do câncer de próstata e dos efeitos da amputação de um membro na qualidade de vida do indivíduo. Historicamente, ganhou destaque na Oncologia a partir do lançamento da escala de quantificação da *performance* funcional do paciente oncológico por Karnofsky e colaboradores.[6]

No início do tratamento, a qualidade de vida é considerada um fator prognóstico independente.[5] Está relacionada com a sobrevida de indivíduos diagnosticados com câncer, e seu conhecimento permite ao médico identificar pacientes sob maior risco de recorrência ou mortalidade. Assim, se os aspectos da qualidade de vida que predizem sobrevida forem potencialmente modificáveis, então são passíveis de intervenção para a redução do risco de recorrência ou morte.[7] Epplein e colaboradores demonstraram que 6 meses após o diagnóstico de câncer de mama, houve associação de menor risco de mortalidade e recorrência entre as pacientes com melhor bem-estar social na avaliação de qualidade de vida. De maneira geral, ter melhor qualidade de vida aos 6 meses após o diagnóstico de câncer de mama se associou a 27% de redução do risco de recorrência do câncer comparado com a pior qualidade de vida (HR 0,73; IC 95%, 0,54 a 0,98). No estudo de Sloan e colaboradores,[8] dentre os mais de 2 mil pacientes que completaram a avaliação de qualidade de vida pelo menos uma vez dentro dos 6 meses após receber o diagnóstico de câncer de pulmão, aqueles com escore clinicamente deficiente apresentaram sobrevida média de 1,5 ano após o diagnóstico, enquanto para os pacientes que não apresentaram déficit de qualidade de vida, a sobrevida média foi de 5,6 anos (P < 0,001). A forte associação entre qualidade de vida e sobrevida observada no estudo ressalta a importância da abordagem desse aspecto nos pacientes com câncer de pulmão quando do diagnóstico, como parte do plano de cuidados. Os autores destacam que a qualidade de vida é tão importante quanto a condição de tabagismo ou o estágio da doença como preditor de sobrevida no câncer de pulmão.

■ METODOLOGIAS PARA AVALIAÇÃO DA QUALIDADE DE VIDA

Intuitivamente, qualidade de vida é facilmente compreendida. Variações na satisfação com a vida e contentamentos ocorrem diariamente. Entretanto, a tradução dessas experiências diárias em medidas quantitativas para determinar o melhor caminho numa determinada situação clínica é uma tarefa mais difícil.[5]

Uma grande variedade de questionários validados e confiáveis está disponível para avaliação da QVRS. Trata-se de instrumentos de avaliação do estado geral de saúde, de doenças gerais e de doenças específicas.

Estado geral de saúde

Os questionários de avaliação do estado geral de saúde são aplicáveis à população e podem ser completados por indivíduos com e sem doença. Constituem referências para comparação entre diversos grupos, como população saudável e doente, ou diferentes grupos etários. Exemplos incluem o Perfil de Saúde de Nottingham – Nottingham Health Profile (NHP) – e Short Form-36 (SF-36).[9,10] Ambos estão validados para a Língua Portuguesa,[11,12] sendo empregados habitualmente em serviços de assistência à saúde com vínculo acadêmico.

Doenças gerais

Instrumentos de avaliação de doenças são aplicáveis a populações com ou sem comprometimento de saúde e podem ser usados para comparar diferentes doenças, níveis ou gravidade de doenças, bem como tipos de intervenção. Essas comparações são cada vez mais importantes na alocação de recursos limitados para os cuidados com a saúde. Além de mensurar o estado geral de saúde, esses instrumentos comumente avaliam a percepção do indivíduo sobre o impacto funcional da doença ou disfunção.

No serviço de Geriatria do Hospital das Clínicas da Faculdade de Medicina da Universidade de São Paulo (HC-FMUSP) e na Geriatria do Instituto do Câncer do Estado de São Paulo (ICESP) é utilizado o índice de comorbidades de Charlson,[13] escala que avalia o impacto das comorbidades no prognóstico do indivíduo. No estudo original, o desfecho avaliado foi mortalidade em 1 ano.

Avaliação doença-específica

Medidas doença-específicas foram desenvolvidas para avaliar a QVRS de indivíduos com doenças específicas (p. ex., câncer, diabetes), tratamentos específicos (p. ex., quimioterapia, transplante pulmonar, cuidados paliativos) ou sintomas específicos (p. ex., náusea, incontinência urinária). Comparadas com outros instrumentos, essas ferramentas fornecem uma avaliação mais detalhada de determinadas doenças e são mais sensíveis a mudanças na QVRS decorrentes de tratamentos específicos. Podemos citar o Diabetes Quality of Life instrument (DQOL), traduzido e validado em Português (DQOL-Brasil),[14] o Functional Living Index – Cancer (FLIC)[15] – ainda sem tradução e validação no Brasil –, o Functional Assessment of Cancer-Therapy-General-7 (FACT-7) e o European Organization for Research and Treatment of Cancer Quality of Life Core 15- Palliative Care (EORTC QLQ-C15-PAL).[17,18] A escala FACT está disponível em versões câncer-específica e sintoma-específica (FACIT Measurement System),[19] mas nem todas têm tradução validada no Brasil.

A combinação de instrumentos genéricos e específicos de avaliação das doenças se tornou uma tendência na pesquisa de QVRS, possibilitando uma cobertura completa de áreas importantes que podem ter impacto na QVRS.

Como exemplo, em um relatório de pacientes que seriam submetidos à artroplastia do joelho, o instrumento de avaliação genérico de saúde foi mais sensível para avaliação do estado geral da saúde e de comorbidades, enquanto a medida de doença-específica foi mais sensível para o grau de disfunção do joelho.

Instrumentos combinados para avaliação dos desfechos reportados pelos pacientes

• PROMIS

O Patient-Reported Outcomes Measurement Information System (PROMIS)[20] – em Língua Portuguesa, Escala de Saúde Global do PROMIS[21] – apresenta um novo conjunto de instrumentos de avaliação multidimensional da QVRS que combina características das três categorias previamente mencionadas. Esses instrumentos são aplicáveis em populações com doenças crônicas em complemento a instrumentos de avaliação de doenças neoplásicas. Estão disponíveis bancos de dados de testes adaptados para computadores e questionários curtos para funcionalidade física, interferência na dor, comportamento da dor, intensidade da dor, qualidade da dor, fadiga, transtornos do sono, comprometimento do sono, sintomas gastrointestinais, dispneia, função e satisfação sexual, depressão, ansiedade, raiva, uso abusivo de álcool, tabagismo, uso de substâncias psicotrópicas, impacto psicossocial da doença, função cognitiva, capacidade de participar de atividades e papéis sociais, satisfação com a participação em atividades e papéis sociais, companhia, suporte emocional, suporte de informações, suporte instrumental, isolamento e saúde global em adultos.

Todos os instrumentos de avaliação do PROMIS foram desenvolvidos com base em métodos quantitativos e qualitativos rigorosos, incluindo avaliação psicométrica e estratégia analítica que permitiram a criação de formulários curtos adaptados e o uso de uma medida comum. Apesar de os instrumentos do PROMIS terem aplicação limitada em populações em cuidados paliativos, a extensão da cobertura dos domínios sugere utilidade para uso em pesquisa e cuidados clínicos nessa população. Isso é embasado em trabalhos recentes que demonstraram medidas do PROMIS como preditoras de sobrevida em pacientes em cuidados paliativos.

• Neuro-QoL

O projeto de Qualidade de Vida em Doenças Neurológicas (Quality of Life in Neurological Disorders Project – Neuro-QoL)[22] foi uma medida similar desenvolvida pelo PROMIS, fundada pelo National Institute of Neurological Disorders and Stroke para desenvolver e testar instrumentos de avaliação de QVRS aplicáveis nas diferentes doenças neurológicas. Esses instrumentos foram validados em cinco doenças de adultos e duas pediátricas (acidente vascular encefálico, esclerose lateral amiotrófica, esclerose múltipla, doença de Parkinson, epilepsias adulta e pediátrica e distrofia muscular) com metodologia similar ao PROMIS. Espera-se que os resultados das ferramentas de avaliação de QVRS sejam usados para facilitar a comparação dos resultados de ensaios clínicos e de outras pesquisas clínicas dentro dessas condições.

• Avaliação da QVRS pelo cuidador ou procurador

Em certas circunstâncias (quando, por exemplo, os pacientes são crianças, idosos, portadores de comprometimento cognitivo ou de doenças avançadas em cuidados de fim de vida), o relato de QVRS do paciente precisa ser substituído por uma avaliação do procurador. Nas situações em que isso foi estudado, houve concordância entre a avaliação do paciente e de seu familiar ou procurador na maior parte dos estudos,[23-28] mas não em todos.[29] Ademais, a possibilidade de viés associado ao fardo subjetivo do cuidado (zelo) pelo indivíduo deve ser considerada quando o procurador é o cuidador.

Paralelamente, é importante levar em conta a qualidade de vida dos membros da família dos indivíduos gravemente doentes. Cônjuges, filhos e parentes podem experimentar alterações significativas no seu estado de bem-estar emocional, social e mesmo físico em resposta à doença do ente querido.

Utilização dos dados de QVRS

Ensaios clínicos que comparam dois ou mais tratamentos incluem avaliação da QVRS como um meio de determinar benefício clínico global, particularmente quando os efeitos adversos relacionados ao tratamento são consideráveis. Em comparação com a terapia controle, a alternativa de tratamento deve estar associada a diversas combinações de benefícios relativos de sobrevida e QVRS. Essas combinações incluem:

- Maior sobrevida com melhor QVRS.
- Sobrevida semelhante com melhor QVRS.
- Menor sobrevida com melhor QVRS.
- Maior sobrevida com pior QVRS.
- Menor sobrevida e pior QVRS.

Apesar de não se esperar que alguém proponha determinado tratamento que resulte tanto em menor sobrevida quanto pior QVRS, a melhora na QVRS durante um tratamento pode ser percebida como suficientemente atraente (particularmente durante o tratamento de câncer) para superar uma menor sobrevida.

Melhora na QVRS como desfecho final de pesquisas clínicas requer o recrutamento de um número suficiente de sujeitos para que o ensaio tenha poder adequado. Instrumentos de avaliação da QVRS que tenham coeficiente de variação limitado podem dispor de um ensaio clínico de tamanho reduzido e, assim, oferecer vantagem importante no que se propõem.[30]

• Ferramentas de planejamento de cuidados clínicos

Como as informações relativas à QVRS fornecem avaliações detalhadas sobre a doença e os efeitos do tratamento, além do impacto global na vida diária do indivíduo, podem ser usadas como ferramentas de planejamento para avaliar necessidades de um futuro tratamento, reabilitação ou cuidados paliativos. Em particular, a avaliação da QVRS pode revelar sintomas de ansiedade ou depressão, queixas de dor ou dispneia, dando início à comunicação entre médico e paciente a respeito de intervenções médicas, psicológicas ou sociais para melhorar o bem-estar do paciente.[31,32]

• Percepção das mudanças clínicas durante o tratamento

A oportunidade de usar o relato do paciente sobre a qualidade de vida para nortear os cuidados clínicos individuais é cada vez mais importante para os médicos. Por exemplo, um instrumento breve e multidimensional de avaliação da QVRS pode ser aplicado a cada visita para quimioterapia. O enfermeiro ou o médico podem então revisar a QVRS para identificar problemas e comparar com a QVRS da visita prévia. Mudanças significativas podem assim ser reconhecidas e acompanhadas. Essa prática pode ser significativamente positiva em grandes serviços nos quais nem sempre há tempo suficiente para perguntar tudo o que se gostaria durante o atendimento. Uma rápida olhada em tabelas ou gráficos de QVRS computadorizados padronizados pode chamar a atenção para problemas que de outro modo não seriam notados. Em um estudo com pacientes com câncer de pulmão em fase avançada, a aceitação e colaboração com o preenchimento de questionários sobre QVRS foi alta e a maioria dos pacientes relatou que a avaliação semanal ajudou em discussões direcionadas com sua equipe de cuidados de saúde. Do outro lado, os profissionais de saúde acharam úteis as mudanças apresentadas pelos pacientes no decorrer do tempo.[33]

Em um centro médico de oncologia ginecológica, a integração virtual de testes de QVRS com o prontuário eletrônico possibilitou graduação, interpretação, notificação e triagem para cuidados psicossociais em tempo real, e foi demonstrado ser factível e com boa aceitação pelos pacientes e pela equipe.[34] Com o aumento crescente do interesse nas avaliações de QVRS, diversos serviços de assistência à saúde vêm demonstrando interesse e desenvolvendo iniciativas e tecnologias.[35]

Uma revisão sistemática de captação, transferência e retorno em tempo real de desfechos centrados no paciente abrangeu 16 estudos que preenchiam os critérios de inclusão, a maioria ensaios randomizados em pacientes oncológicos. Houve evidências suficientes para concluir que o uso de medidas centradas no paciente para avaliação de desfechos melhorou processos de cuidados (p. ex., comunicação paciente-profissional da saúde sobre sintomas) e desfechos, incluindo bem-estar psicológico do paciente e cuidador. Entretanto, as evidências de efeitos na QVRS global e a carga de sintomas não ficou clara.[36]

Fornecer informações rotineiras sobre a QVRS ao oncologista pode melhorar a comunicação médico-paciente.[32,37] Isso parece ter efeitos positivos em alguns aspectos da QVRS. Apesar de essa demonstração ainda ser empírica, é possível que a identificação precoce de problemas através de avaliações rotineiras da QVRS possa prevenir custos decorrentes de atendimentos de emergência e internações hospitalares.

• Preditor de resposta ao tratamento

Dados da QVRS podem ser usados para predizer desfechos do tratamento. Como exemplo, em pacientes com câncer de pulmão metastático, melhor QVRS pré-tratamento foi preditora de resposta semelhante à quimioterapia e mudança na QVRS entre a linha de base e 6 semanas após o início do tratamento também foi preditora de sobrevida.[38,39]

• Decisão terapêutica em condições de saúde ameaçadoras à vida

Prolongamento da vida sem atenção à qualidade de vida não é um objetivo universalmente desejado. Quando se considera submeter o indivíduo a um tratamento agressivo e prolongador de vida e tomada de decisões de fim de vida, é necessário considerar cada aspecto individual sobre o que faz a vida valer a pena.

Alguns pacientes desejam tratamentos agressivos e potencialmente tóxicos apesar das chances reduzidas de sobrevida; problemas médicos nem sempre constituem os principais fatores a serem considerados. Em um estudo, o tratamento mais agressivo foi mais aceito entre pacientes com noção positiva de bem-estar social ou crianças vivendo em domicílio.[40] Num segundo estudo, 388 idosos foram apresentados a 17 situações hipotéticas de decisão terapêutica em condições terminais e não terminais com qualidade de vida muito ruim e lhes foi solicitado classificar a aceitabilidade de diversas opções de fim de vida.[41] A maioria escolheu se esforçar para viver e buscar tratamento ativo em vez de morrer mesmo se tivessem baixa QVRS, caracterizada por dor, imobilidade e extrema dependência de terceiros. Variáveis psicossociais, incluindo religiosidade, valores e medo da morte, contribuíram significativamente para o processo de decisão, ressaltando a relação complexa entre QVRS e qualidade de vida.

Para pacientes com condições graves de saúde, a decisão de continuar tratamentos potencialmente prolongadores da vida é obviamente individual. Entretanto, o que também fica evidente é que cuidados paliativos apropriados podem melhorar a QVRS ao diminuir a carga de sintomas e reduzir a interferência nas atividades habituais de vida.

Um grupo cooperado de estudos patrocinado pelo National Institute of Health (NIH) foi formado para estudar questões específicas para assuntos de cuidados paliativos e de fim de vida.[42,43] Esse grupo fez diversos avanços logo nos primeiros anos de operação, unindo e organizando colaboradores em cuidados paliativos, além de lançar o primeiro ensaio clínico completo, que mostrou que interromper o uso de estatina em pacientes terminais não apenas é seguro, como também melhora a qualidade de vida e diminui custos.

• Avaliação da qualidade dos cuidados

Até o momento, a análise da qualidade dos cuidados à saúde fez uso de ferramentas que avaliam o processo do cuidado. Essas medidas de desempenho podem incluir avaliação da proporção de profissionais que examinam o pé de pacientes diabéticos, ou funcionários interessados em utilizar medidas de QVRS adicionais para reconhecer desfechos dos cuidados. Medidas dos desfechos relatadas pelos pacientes incluem avaliações como o nível de sintomas depressivos, grau de disfunção física, dor e qualidade do sono.[44]

Desafios dos estudos da qualidade de vida

Apesar do progresso na pesquisa em QVRS nas últimas duas décadas, ainda há grandes desafios. Por exemplo, a Oncologia validou diversos instrumentos psicométricos; por outro lado, a avaliação da QVRS em outras doenças se encontra em estágios variados de desenvolvimento. Os desafios entre diferentes disciplinas incluem a identificação do que constitui diferença clinicamente significativa e mudanças relevantes na QVRS, desenvolvimento e teste de modelos conceituais unindo variáveis médicas e psicológicas em QVRS e o desenvolvimento de um banco de dados e testes computadorizados adaptados para medir QVRS de um modo que permita comparação entre doenças e tratamentos.[45]

• Definição de medida clinicamente relevante

Que grau de mudança em QVRS tem magnitude suficiente para garantir uma mudança no tratamento pelo médico? A identificação de alterações clinicamente significativas na QVRS envolve determinar de que modo a alteração percebida em resposta a uma intervenção é relevante e importante, ou estatisticamente significativa apesar de clinicamente irrelevante.[46]

Uma maneira de abordar a resposta a essa questão é mediante comparação entre mudanças nos escores de QVRS com classificações de mudanças em diferentes dimensões da vida ou em unidades de estresse.

Abordagens complementares desse questionamento receberam atenção considerável. Por exemplo: diferenças clinicamente significativas de mudança podem ser calculadas pela comparação de escores de diferença de QVRS, mudanças em esteios significativos, como a classificação global de diferença pelo paciente ou medidas clinicamente relevantes para determinada condição (como resposta tumoral em oncologia ou alteração da hemoglobina em pacientes com anemia). Outros esteios importantes utilizados em Oncologia, por exemplo, incluem estágio/gravidade da doença, situação do tratamento, progressão de sobrevida livre de doença e *status performance*.

Outra maneira de auxiliar clínicos a interpretar escores de QVRS é através da identificação de pontos de corte significativos (p. ex., momento-alvo no qual o oncologista deve considerar encaminhamento para manejo de desgaste emocional ou mudança no tratamento da dor). O sucesso na instituição de pontos de corte significativos para sintomas (p. ex., leve, moderado ou grave) foi demonstrado em pacientes oncológicos e em pacientes com doenças neurológicas graves.[47,48] Essa abordagem reconhece que uma mudança no escore pode ter significados diferentes, dependendo do seu posicionamento no escore de graduação.

• Pacientes em cuidados paliativos

Definir uma mudança clinicamente significativa pode ser particularmente desafiador para pacientes em cuidados paliativos, uma vez que a progressão das doenças crônicas e ameaçadoras da vida geralmente progride em fases específicas de piora clínica e de crescentes desafios físicos, mentais e sociais. Além disso, quando um indivíduo se encontra gravemente doente ou debilitado, é difícil de obter respostas confiáveis para um questionário extenso. Por isso, muitos estudos abreviaram questionamentos para uso em estudos de fase final da vida.[16]

A progressão das doenças é frequentemente acompanhada de mudança de prioridades dos objetivos da vida do paciente e de sua família.[49] Quando isso acontece, pode ter impacto nas respostas aos autoquestionamentos sobre sintomas e funcionalidade. É comum que assuntos sociais, familiares e espirituais ganhem mais importância do que costumavam ter. E isso decorre, em grande parte das vezes, da percepção de que a qualidade de vida global é mantida ou até mesmo melhorada mesmo diante de piora dos sintomas físicos e da funcionalidade.[50]

• Personalidade e diferenças individuais

Características psicológicas como otimismo/pessimismo, ansiedade, depressão e desejo de aceitação social podem influenciar o "tom" da resposta individual às questões. Isso geralmente é manejado como uma constante, variável pouco clara que quase sempre é controlada individualmente em uma escala de variação longitudinal e balanceada entre grupos quando a distribuição de quem responderá às questões é feita de maneira aleatória. Assim, a cautela ao se destacar influência de personalidade é garantida.

• Bem-estar espiritual e existencial

Bem-estar espiritual é definido como um senso de significado, paz e conexão com algo maior que si mesmo.[51] No tratamento de doenças ameaçadoras à vida, espiritualidade é frequentemente vista como um recurso efetivo para lidar com sintomas físicos e limitações funcionais. Por outro lado, estresse ou conflito espiritual pode ser particularmente problemático, sobretudo se prolongado. Com o consentimento do paciente, capelães, líderes espirituais ou equipe de assistência à saúde espiritualmente sintonizada podem auxiliar o paciente a explorar e resolver as fontes de estresse.

Conflitos espirituais ("Por que eu?", "O que minha vida significa se vai terminar tão cedo?") podem afetar negativamente a QVRS com manifestação parecida com sintomas físicos como dor. Alguns questionários, como o Questionário de Qualidade de Vida de McGill[52,53] validado para a Língua Portuguesa por Faria,[54] incluem subescala de avaliação do bem-estar existencial. Por exemplo, indivíduos são questionados sobre se são capazes de alcançar seus objetivos, se suas vidas valem a pena e até que ponto cada dia de vida é um peso ou um presente.

■ INTERVENÇÕES EM QUALIDADE DE VIDA E MANEJO DOS SINTOMAS

Nos últimos anos, a qualidade de vida foi reconhecida por diversas entidades como American Society of Clinical Oncology (ASCO – Sociedade Americana de Oncologia Clínica), European Society of Medical Oncology (ESMO – Sociedade Europeia de Oncologia Médica) e US Food and Drug Administration (FDA) como critério de desfecho secundário na avaliação de tratamentos antineoplásicos, principalmente quando as intervenções sabidamente não alteram a sobrevida global do indivíduo.[55] Nesse contexto, o manejo dos sintomas assume papel principal no seguimento de pacientes com doença oncológica. A abordagem da qualidade de vida possibilita maior aproximação do doente com o médico e, assim, melhor compreensão de como aliviar os sintomas.

Praticamente todos os pacientes com câncer apresentam sintomas durante a evolução de suas doenças, sobretudo durante as fases mais avançadas. Dor, astenia, depressão, *delirium*, dispneia, anorexia, caquexia, ansiedade, náusea, vômitos e constipação intestinal são exemplos comuns e em geral causam significativo impacto na qualidade de vida dos pacientes.[56,57] É importante notar que a etiologia de um mesmo sintoma em pacientes com câncer pode ser variada, decorrente da neoplasia propriamente dita, do tratamento antineoplásico ou ainda das comorbidades.

A história detalhada dos sintomas associada à investigação dos antecedentes pessoais e uso de medicamentos é fundamental. Recomenda-se o uso de escalas objetivas para avaliação de sintomas, mencionadas neste capítulo.

Náusea e vômito

Náusea e vômito são comuns em pacientes oncológicos e têm etiologia variada e fisiopatologia complexa.[58] Náuseas são consideradas crônicas em pacientes com câncer quando perduram por mais de 1 semana na ausência de fatores etiológicos identificáveis e autolimitados, como ciclos de quimioterapia ou efeitos agudos de sessões de radioterapia.[56]

O entendimento básico da fisiopatologia das náuseas permite a adequada seleção da terapêutica. Duas estruturas no tronco cerebral, o centro do vômito (CV) e a zona gatilho quimiorreceptora (ZGQ), são centrais na gênese desses sintomas. O CV é composto pela junção de duas redes neuronais, o núcleo do trato solitário e o núcleo motor dorsal do vago, onde convergem aferências do córtex cerebral (responsáveis por estímulos psicológicos e sensoriais), do sistema vestibular e do sistema gastrointestinal, cápsulas viscerais e membranas serosas, além de fibras conectoras da ZGQ. A ZGQ, por sua vez, recebe aferências do trato gastrointestinal através do nervo vago e tem a função de "sensor" de substâncias no sangue e/ou liquor (anormalidades metabólicas, metabólitos tóxicos, outras toxinas etc.). O CV tem função efetora e, uma vez ativado, desencadeia estímulos vasomotores para uma série de órgãos (diafragma, trato digestivo e respiratório, músculos da parede abdominal) através do núcleo motor dorsal do vago, induzindo as náuseas e/ou vômitos, na dependência da intensidade do sinal aferente.[59] Diferentes receptores para neurotransmissores foram identificados em órgãos/ regiões específicas na fisiopatologia de náuseas e vômito, como receptor de serotonina (5HT3), aceticolínico muscarínico (M), de dopamina (D2), de histamina (H1) e de neurocinina 1 (NK1).

O tratamento deve ser realizado levando-se em conta os mecanismos mais prováveis em cada caso.[60]

Astenia

Astenia (ou fadiga) relacionada com o câncer é extremamente comum e afeta a grande maioria dos pacientes, causando significativo impacto na qualidade de vida.[61,62] Sua etiologia é multifatorial: relacionada com fatores tumorais, resposta imunológica do paciente à neoplasia, caquexia, descondicionamento físico, uso de opioides e outras substâncias (incluindo quimioterápicos), efeitos diretos de radioterapia, infecções, anemia severa, ansiedade e depressão.[63,64] Transtornos do sono, imobilismo, comorbidades – como insuficiência cardíaca congestiva, doença pulmonar obstrutiva crônica, insuficiência renal e/ou hepática –, polifarmácia, hipogonadismo, desidratação e má nutrição são causas concorrentes de astenia, especialmente na população idosa.

A astenia em pacientes oncológicos é definida como sensação subjetiva de cansaço ou exaustão relacionada com o câncer ou seu tratamento e que não é proporcional às atividades recentes, interferindo no funcionamento habitual do indivíduo.[65] Suas manifestações incluem sintomas físicos – como fraqueza muscular e cansaço – e psicológicos – como dificuldade de concentração e falta de motivação. O diagnóstico de fadiga é clínico e pode ser auxiliado pelo uso de ferramentas de avaliação sistemática como o Edmonton Symptom Assessment System (ESAS).[66] Ferramentas mais longas como o questionário sobre fadiga do FACT-F (Functional Assessment of Cancer Therapy – Fatigue, com versão em Língua Portuguesa) também podem ser utilizados, embora geralmente sejam restritos ao uso em pesquisa.[67,68]

Delirium

Mais do que um sintoma, o *delirium* é uma complexa síndrome que, de modo geral, pode ser definida como um estado confusional de início agudo, associado a distúrbios cognitivos, psicomotores e/ou comportamentais. Sua prevalência em pacientes com câncer é variável, mas a grande maioria dos pacientes apresenta *delirium* ao final da vida, especialmente indivíduos idosos, nos quais pode estar associado à demência (dificultando seu diagnóstico).[69-71]

Embora sua fisiopatologia não seja completamente compreendida, considera-se que o *delirium* seja causado por um déficit central de acetilcolina combinado ou não com excesso de dopamina. O ácido gama-aminobutírico (GABA) e a serotonina também podem estar envolvidos.

Como a maior parte dos sintomas em pacientes com câncer avançado, a etiologia do *delirium* é multifatorial.[72] Estão frequentemente relacionados: tumores do sistema nervoso central (SNC), distúrbios eletrolíticos, infecções, anemia, deficiências nutricionais (tiamina, ácido fólico, vitamina B12), síndromes neurológicas paraneoplásicas, radioterapia dirigida ao SNC e uso de álcool e drogas ilícitas. Algumas substâncias também são potencialmente causadoras de *delirium*: anticolinérgicos, corticosteroides, opioides, ciprofloxacino, clorpromazina, prometazina, difenidramina, lítio e levodopa são exemplos.

O *delirium* é com frequência subdiagnosticado, especialmente em idosos e, portanto, o uso de metodologia objetiva para sua identificação é fortemente recomendado.[73,74] Instrumentos de avaliação como o Mini Mental

State Examination (Miniexame do Estado Mental)[75] ou o Confusion Assessment Method (Método de Avaliação da Confusão Mental)[76] possuem validações em português e podem ser utilizados para diagnóstico e seguimento do *delirum*.

Ansiedade e depressão

Cerca de um quarto dos pacientes com câncer apresenta depressão e/ou ansiedade, sendo a última mais frequentemente encontrada associada a quadros depressivos.[77] Ambas aumentam em prevalência e intensidade nas fases mais avançadas da doença e com a piora do estado geral do paciente. Diante de um quadro de câncer avançado, é compreensível e esperado que o indivíduo apresente algum grau de apreensão ou ansiedade e até mesmo tristeza, sendo mecanismos normais e adaptativos.

Não se deve confundir essas reações normais com quadros depressivos/ansiosos patológicos.

Sinais como o desinteresse pelas atividades habituais, perda de peso, alterações do ciclo sono-vigília, cansaço e dificuldade de concentração são habitualmente considerados marcadores para o diagnóstico da depressão. No paciente idoso com câncer, entretanto, estes sinais não são diagnósticos, podendo estar relacionados com muitas outras causas. Nesses pacientes, é interessante usar outros marcadores como recusa de tratamento, problemas de relacionamento com a equipe médica, expressão de ideação suicida, baixa autoestima, preocupações exageradas com questões do dia a dia (finanças, trabalho, família) e história ou uso corrente de álcool ou drogas ilícitas, por exemplo.[78] O uso de escalas objetivas para avaliação da depressão e da ansiedade é novamente recomendado, sobretudo para auxiliar o acompanhamento da evolução dos sintomas.

Anorexia e caquexia

Com prevalência em pacientes com câncer ao redor de 80%, frequentemente nos estágios avançados da doença,[79] caquexia, do grego *kakós* (mau) e *hexis* (estado) é tradicionalmente relacionada com emagrecimento excessivo associado a determinadas enfermidades.[80] A caquexia é definida como uma síndrome multifatorial que cursa com perda continuada de massa muscular (associada ou não à perda de massa gordurosa) que não pode ser revertida por suporte nutricional e leva a um progressivo declínio funcional. Considera-se portador de caquexia o paciente com perda de mais de 5% da massa corporal nos últimos 6 meses (na ausência de má nutrição), o paciente com índice de massa corporal (IMC) inferior a 20 kg/m² com qualquer perda de peso maior ou igual a 2%, ou ainda o paciente que apresente sarcopenia (baixa massa muscular, definida por antropometria, bioimpedância ou avaliação por imagem) e perda de peso maior ou igual a 2%.[81] A anorexia, definida como a perda do apetite, é frequentemente parte integrante da caquexia, participando da redução do aporte energético/proteico.

A caquexia pode ser classificada quanto à sua etiologia em primária e secundária. A caquexia primária é o resultado da descompensação metabólica causada pela doença de base. Estão envolvidos na etiologia da caquexia primária aumento da atividade inflamatória e da resistência insulínica, anorexia, hipogonadismo e anemia.[82] Já a caquexia secundária engloba os fatores agravantes da caquexia primária, como má nutrição (seja por redução da ingesta oral, da capacidade de absorção intestinal, ou por perda/sequestro proteico), perda de massa muscular por outras causas, ou outros estados hipercatabólicos. Tratamentos da doença de base, como a quimioterapia, podem contribuir para as causas de caquexia secundária.[83]

Dispneia

Presente em cerca de metade dos pacientes com câncer, a dispneia é definida como percepção desconfortável da respiração, por vezes descrita como sufocamento, respiração "difícil" ou simplesmente "falta de ar".[84,85] Em linhas gerais, a fisiopatologia da dispneia passa pela percepção cortical de um esforço respiratório não usual, em resposta a aferências da periferia, como quimiorreceptores que detectam níveis anormais da pressão parcial de oxigênio e dióxido de carbono na circulação e mecanorreceptores nos pulmões, vias aéreas e músculos respiratórios.[86] Sensação predominantemente subjetiva, a dispneia deve ser avaliada sistematicamente, por meio de escalas objetivas como as numéricas,[66] uma vez que dados objetivos de exame (p. ex., taquipneia, uso de musculatura auxiliar, saturação de oxigênio) podem não refletir adequadamente o grau de dispneia percebido pelo paciente. A dispneia em pacientes com câncer avançado pode ser causada por muitos fatores, e o tratamento das causas de base deve ser sempre considerado.

Constipação

É conhecida como a evacuação difícil, dolorosa, ou descrita como incompleta, com fezes endurecidas e ressecadas, geralmente associados à redução da frequência evacuatória.[87] Distensão abdominal ou "inchaço", náuseas, redução do apetite ou dor abdominal também podem ocorrer. Acomete cerca de metade dos pacientes oncológicos,[85] e na grande maioria (mais de 90%) dos pacientes com câncer que usam opioides.[88]

Seu diagnóstico é predominantemente clínico e deve incluir uma história detalhada do problema. Deve-se buscar conhecer as características habituais das evacuações, antes do início da constipação (incluindo frequência, aspecto das fezes, dificuldade ou dor para evacuar, presença de sangue ou muco) e depois que o problema se instalou. A completa ou quase completa ausência da sensação de necessidade de evacuar deve ser explorada, bem como a presença desta sensação associada à inabilidade de evacuar. História alimentar também deve ser obtida, buscando conhecer fatores dietéticos que possam contribuir para a constipação (p. ex., ausência de fibras e reduzida ingesta hídrica). Dor abdominal, flatulência, náuseas e halitose devem também ser investigados, pois podem estar associados à constipação. Especialmente em pacientes idosos, incontinência urinária de início recente pode ser um sinal de impactação fecal e constipação. A investigação por imagem (raios X simples do abdome) não é necessária em todos os casos, mas pode auxiliar o diagnóstico diferencial de íleo paralítico e obstrução intestinal, se houver dúvida diagnóstica após a cuidadosa observação clínica.[89]

Tomada de decisão terapêutica

Decisões terapêuticas em geral são tomadas mediante um processo que deve contar com o uso da medicina baseada em evidências combinada com a experiência do médico responsável. No paciente oncológico em sofrimento, todas as possibilidades de conduta devem ser avaliadas com cuidado, pois às vezes até mesmo um tratamento mais invasivo ou intensivo pode trazer grande benefício no controle de sintomas, a despeito de sua aparente complexidade. O mesmo raciocínio é válido para condutas não tão complexas ou invasivas que podem trazer desconforto e devem, portanto, ser evitadas.

Um método de cinco passos é descrito para auxiliar esse processo de tomada de decisão.[90] O primeiro passo envolve a *identificação e investigação dos problemas*. Pacientes oncológicos geralmente se apresentam com diversos problemas clínicos que cursam com a expressão de sintomas. A detalhada investigação clínica, incluindo o uso de ferramentas de avaliação sistemática como o ESAS ou outras escalas de avaliação, é fundamental na identificação de todos os problemas e sintomas. O segundo passo é *quantificar o desconforto* do paciente quanto às questões identificadas. Diferentes sintomas podem causar diferente impacto no paciente em distintas fases da evolução da doença. Uma queixa de fadiga/cansaço pode causar enorme desconforto no paciente em uma consulta, mas pode ser menos importante em outro encontro subsequente, quando aparece além da fadiga uma queixa de dor intensa, por exemplo. Deve-se, assim, estabelecer uma ordem de importância, contemplando todos os problemas identificados. O terceiro passo envolve a *identificação dos problemas/efeitos colaterais relacionados ao tratamento*. Por vezes, os tratamentos indicados para resolver ou melhorar uma questão identificada podem causar mais desconforto e reduzir a qualidade de vida do que a própria questão inicial. Cabe ao profissional identificar esses potenciais desconfortos ou efeitos colaterais e seu impacto na qualidade de vida (p. ex., longas sessões de diálise ou o incômodo de uma internação em unidade de terapia intensiva). Uma *análise de custo-benefício* deve então ser efetuada, levando-se em conta os problemas identificados, a importância de cada um deles e o impacto dos tratamentos na qualidade de vida. Além disso, informações como sobrevida estimada e preferências do paciente devem fazer parte desta análise. O quinto e último passo é, portanto, a chegada a um *consenso*, incluindo, sempre que possível, paciente, sua família e a equipe. A comunicação franca com paciente e familiares, explicando prós e contras das intervenções e abrindo amplo espaço para diálogo é fundamental nas decisões terapêuticas. Algumas decisões são bastante simples e diretas, e todo esse processo se dá em curto espaço de tempo (p. ex., modificar um opioide para tratamento de uma dor que está sem controle), enquanto outras podem ser mais complicadas tomar mais tempo e maiores discussões com paciente e familiares (p. ex., a introdução de uma sonda de gastrostomia em um paciente com náuseas intensas e com expectativa de sobrevida relativamente longa).

Nota-se, portanto, que a terapêutica de sintomas em pacientes com câncer não é simplesmente um protocolo. Um mesmo problema clínico pode ser adequadamente tratado com uma conduta em um paciente e outra completamente distinta em outro. De fato, diferentes abordagens para uma mesma situação podem ser utilizadas inclusive no mesmo paciente em momentos diferentes. A razão para essa disparidade de condutas está na multifatorialidade da etiologia dos sintomas (discutida em diversos tópicos deste capítulo), e nos fatores associados (como os descritos nos cinco passos mencionados anteriormente), que sempre precisam ser atentamente considerados no processo de tomada de decisão.

■ CONCLUSÃO

Dados objetivos como sobrevida e taxa de mortalidade são facilmente mensuráveis. Já os aspectos subjetivos – como felicidade, amor, solidariedade, inserção social, realização pessoal e espiritualidade, por exemplo – constituem um grande desafio na pesquisa clínica. Graças a uma visão fragmentada sobre o tema, muitas vezes – e de maneira equivocada – qualidade de vida é abordada como algo a ser alcançado e que depende unicamente da boa vontade e da atitude individual do sujeito em mudar seus hábitos.

Em vista do aumento da incidência de doenças crônicas e potencialmente incuráveis, os estudos passaram a valorizar QVRS, principalmente pelo impacto que tem na sobrevida dos indivíduos diagnosticados com câncer. Diversas ferramentas estão disponíveis para abordagem da qualidade de vida, e a falta de um consenso sobre qual é a ideal não deve ser vista como empecilho, mas como resultado da singularidade da relação médico-paciente. Cabe ao profissional de saúde identificar qual é a que lhe parece mais confortável para abordar o assunto com o paciente e seus familiares, possibilitando entender suas carências e identificar pontos de atuação dentro de um contexto de grande sofrimento.

■ REFERÊNCIAS BIBLIOGRÁFICAS

1. Bayés R. Sobre la felicidad y el sufrimiento. Madrid, 22 de janeiro de 2009. Discurso de investidura como Doutor *Honoris Causa* pela UNED (Universidade Nacional de Educação a Distância).
2. Almeida AB, Gutierrez GL, Marques R. Qualidade de vida: Definição, conceitos e interfaces com outras áreas de pesquisa. São Paulo: Escola de Artes, Ciências e Humanidades – EACH/USP, 2012.
3. Minayo MCS. Enfoque ecossistêmico de saúde e qualidade de vida. In: Minayo MCS, Miranda AC (Orgs.) Saúde e ambiente sustentável: estreitando nós [online]. Rio de Janeiro: Editora FIOCRUZ, 2002: 173-189.
4. World Health Organization (WHO). The World Health Organization Quality of Life Assessment (WHOQOL): position paper from the World Health Organization. Social Sci Med. 1995; 41(10):403-9.
5. Karnofsky DA, Abelmann WH, Craver LF, Burchenal JH. The use of nitrogen mustards in the palliative treatment of carcinoma with particular reference to bronchogenic carcinoma. Cancer. 1948; 1(4):634-56.
6. Balducci L. Perspectives on quality of life of older patients with cancer. Drugs & Aging. 1994; 4(4):313-24.
7. Epplein M, Zheng Y, Zheng W, et al. Quality of life after breast cancer diagnosis and survival. J Clin Oncol. 2011; 29(4):406-12,.
8. Sloan JA, Zhao XZ, Novotny PJ, et al. Relationship between deficits in overall quality of life and non-small-cell lung cancer survival. J Clin Oncol. 2012; 30(13):1498-504.
9. Hunt SM, McEwen J, McKenna SP. Measuring health status: A new tool for clinicians and epidemiologists. J R Coll Gen Pract. 1985; 35(273):185.

10. Ware JE, Sherbourne Jr. CD. The MOS 36-item short-form health survey (SF-36). I. Conceptual framework and item selection. Med Care. 1992; 30(6):473.

11. Cabral DL, Damascena CG, Teixeira-Salmela LF, Laurentino GEC. Confiabilidade do Perfil de Saúde de Nottingham após acidente vascular encefálico. Ciência & Saúde Coletiva. 2012; 17(5):1313-22.

12. Ciconelli RM. Tradução para o português e validação do questionário genérico de avaliação de qualidade de vida "Medical Outcomes Study36-Item Short-Form Health Survey (SF-36)", São Paulo, 1997. 120p. [Tese (doutorado)] – Universidade Federal de São Paulo (EPM).

13. CharlsonME, Pompei P, AlesKI, Mackenzie RC. A new method of classifying prognostic comorbidity in longitudinal studies: Development and validation. J Chron Dis. 1987; 40(5):373-83.

14. Correr CJ, Pontarolo R, Melchiors, et al. Tradução para o Português e Validação do Instrumento Diabetes Quality of Life Measure (DQOL-Brasil). Arq Bras Endrocrinol Metab. 2008; 52/3.

15. Cella D, Yount S, Rothrock N, et al. The Patient-Reported Outcomes Measurement Information System (PROMIS): progress of an NIH Roadmap cooperative group during its first two years. Med Care. 2007; 45(5 Suppl 1):S3.

16. Zumpano CE, Mendonça TMS, Silva CHM, et al.. Adaptação transcultural e validação da escala de Saúde Global do PROMIS para a língua portuguesa. Cad Saúde Publ. 2017; 33(1):e00107616.

17. Arlt S, Hornung J, Eichenlaub M, et al. The patient with dementia, the caregiver and the doctor: cognition, depression and quality of life from three perspectives. Int J Geriatr Psychiatry. 2008; 23(6):604.

18. Gundy CM, Aaronson NK. The influence of proxy perspective on patient-proxy agreement in the evaluation of health-related quality of life: an empirical study. Med Care. 2008; 46(2):209.

19. Klaassen RJ, Barr RD, Hughes J, et al. Nurses provide valuable proxy assessment of the health-related quality of life of children with Hodgkin disease. Cancer. 2010; 116(6):1602.

20. McPhail S, Beller E, Haines T. Two perspectives of proxy reporting of health-related quality of life using the Euroqol-5D, an investigation of agreement. Med Care. 2008; 46(11):1140.

21. Hocaoglu MB, Gaffan EA, Ho AK. Health-related quality of life in Huntington's disease patients: a comparison of proxy assessment and patient self-rating using the disease-specific Huntington's disease health-related quality of life questionnaire (HDQoL). J Neurol. 2012; 259(9):1793-800. Epub 2012 Mar 6.

22. Jones JM, McPherson CJ, Zimmermann C, et al. Assessing agreement between terminally ill cancer patients' reports of their quality of life and family caregiver and palliative care physician proxy ratings. J Pain Symptom Manage. 2011; 42(3):354-65. Epub 2011 Mar 31.

23. Cheung YB, Goh C, Thumboo J, Khoo KS, Wee J. Variability and sample size requirements of quality-of-life measures: a randomized study of three major questionnaires. J Clin Oncol. 2005; 23(22):4936.

24. McLachlan SA, Allenby A, Matthews J, et al. Randomized trial of coordinated psychosocial interventions based on patient self-assessments versus standard care to improve the psychosocial functioning of patients with cancer. J Clin Oncol. 2001; 19(21):4117.

25. Detmar SB, Muller MJ, Schornagel JH, Wever LD, Aaronson NK. Health-related quality-of-life assessments and patient-physician communication: a randomized controlled trial. JAMA. 2002; 288(23):3027.

26. Davis K, Yount S, Del Ciello K, et al. An innovative symptom monitoring tool for people with advanced lung cancer: a pilot demonstration. J Support Oncol. 2007; 5(8):381.

27. Wagner LI, Spiegel D, Pearman T. Using the science of psychosocial care to implement the new american college of surgeons commission on cancer distress screening standard. J Natl Compr Canc Netw. 2013; 11(2):214-21.

28. Baumhauer JF, Bozic KJ. Value-based healthcare: Patient-reported outcomes in clinical decision making. Clin Orthop Relat Res. 2016; 474(6):1375-8. Epub 2016 Apr 6.

29. Etkind SN, Daveson BA, Kwok W, et al. Capture, transfer, and feedback of patient-centered outcomes data in palliative care populations: does it make a difference? A systematic review. Pain Symptom Manage. 2015; 49(3):611. Epub 2014 Aug 15.

30. Velikova G, Booth L, Smith AB, et al. Measuring quality of life in routine oncology practice improves communication and patient well-being: a randomized controlled trial. J Clin Oncol. 2004; 22(4):714.

31. Bonomi P, Kim K, Fairclough D, et al. Comparison of survival and quality of life in advanced non-small-cell lung cancer patients treated with two dose levels of paclitaxel combined with cisplatin versus etoposide with cisplatin: results of an Eastern Cooperative Oncology Group trial. J Clin Oncol. 2000; 18(3):623.

32. Eton DT, Fairclough DL, Cella D, et al. Early change in patient-reported health during lung cancer chemotherapy predicts clinical outcomes beyond those predicted by baseline report: results from Eastern Cooperative Oncology Group Study 5592. J Clin Oncol. 2003; 21(8):1536.

33. Yellen SB, Cella DF. Someone to live for: social well-being, parenthood status, and decision-making in oncology. J Clin Oncol. 1995; 13(5):1255.

34. Cicirelli VG. Relationship of psychosocial and background variables to older adults' end-of-life decisions. Psychol Aging. 1997; 12(1):72.

35. Abernethy AP, Aziz NM, Basch E, et al. A strategy to advance the evidence base in palliative medicine: formation of a palliative care research cooperative group. J Palliat Med. 2010; 13(12):1407-13. Epub 2010 Nov 24.

36. LeBlanc TW, Kutner JS, Ko D, et al. Developing the evidence base for palliative care: formation of the Palliative Care Research Cooperative and its first trial. Hosp Pract (1995). 2010; 38(3):137.

37. Basch E, Snyder C, McNiff K, et al. Patient-reported outcome performance measures in oncology. J Oncol Pract. 2014; 10(3):209-11. Epub 2014 Apr 22.

38. Buchanan DR, O'Mara AM, Kelaghan JW, Sgambati M, McCaskill-Stevens W, Minasian L. Challenges and recommendations for advancing the state-of-the-science of quality of life assessment in symptom management trials. Cancer. 2007; 110(7):1621.

39. Sprangers MA, Moinpour CM, Moynihan TJ, et al. Assessing meaningful change in quality of life over time: a users' guide for clinicians. Mayo Clin Proc. 2002; 77(6):561.

40. Cella, D.; Choi, S.; Garcia, S, et al. Setting standards for severity of common symptoms in oncology using the PROMIS item banks and expert judgment. Qual Life Res. 2014; 23(10):2651-61. Epub 2014 Jun 18.

41. Cook KF, Victorson DE, Cella D, Schalet BD, Miller D. Creating meaningful cut-scores for Neuro-QOL measures of fatigue, physical functioning, and sleep disturbance using standard setting with patients and providers. Qual Life Res. 2015; 24(3):575. Epub 2014 Aug 23.

42. Yanez B, Pearman T, Lis CG, Beaumont JL, Cella D. The FACT-G7: A rapid version of the functional assessment of cancer therapy-general (FACT-G) for monitoring symptoms and concerns in oncology practice and research. Ann Oncol. 2013; 24(4):1073-8. Epub 2012 Nov 7.

43. Mularski RA, Rosenfeld K, Coons SJ, et al. Measuring outcomes in randomized prospective trials in palliative care. J Pain Symptom Manage. 2007; 34(1 Suppl):S7-S19. Epub 2007 May 25.

44. Robbins RA, Simmons Z, Bremer BA, Walsh SM, Fischer S. Quality of life in ALS is maintained as physical function declines. Neurology. 2001; 56(4):442-4.

45. Peterman AH, Fitchett G, Brady MJ, Hernandez L, Cella D. Measuring spiritual well-being in people with cancer: the functional assessment of chronic illness therapy – Spiritual Well-being Scale (FACIT-Sp). Ann Behav Med. 2002; 24(1):49.

46. Cohen SR, Mount BM, Strobel MG, Bui F. The McGill Quality of Life Questionnaire: A measure of quality of life appropriate for people with advanced disease. A preliminary study of validity and acceptability. Palliat Med. 1995; 9(3):207.

47. Faria SO. Adaptação transcultural e validação da versão em português de questionário de qualidade de vida para pacientes com câncer em cuidados paliativos no contexto cultural brasileiro. 2013. Dissertação (Mestrado em Medicina Preventiva) – Faculdade de Medicina, Universidade de São Paulo, São Paulo, 2013. doi:10.11606/D.5.2013.tde-22012014-143533. Acesso em: 2019-02-05.

48. Scotté F, Bossi P, Carola E, et al. Addressing the quality of life needs of older patients with cancer: a SIOG consensus paper and practical guide. Annals of Oncology 0: 1–9, 2018 doi:10.1093. Published online 13 July 2018.

49. Dalal S, Del Fabbro E, Bruera E. Symptom control in palliative care – Part I: oncology as a paradigmatic example. J Palliat Med. 2006; 9:391-408.

50. Walsh D, Rybicki L, Nelson KA, Donnelly S. Symptoms and prognosis in advanced cancer. Support Care Cancer. 2002; 10:385-8.

51. Davis MP, Walsh D. Treatment of nausea and vomiting in advanced cancer. Support Care Cancer. 2000; 8: 444-52.

52. Stephenson J, Davies A. An assessment of aetiology-based guidelines for the management of nausea and vomiting in patients with advanced cancer. Support Care Cancer. 2006; 14: 348-53.

53. Curt GA, Breitbart W, Cella D., et al. Impact of cancer-related fatigue on the lives of patients: new findings from the Fatigue Coalition. Oncologist. 2000; 5:353-60.

54. Ashbury FD, Findlay H, Reynolds B, McKerracher K. A canadian survey of cancer patients' experiences: Are their needs being met? J Pain Symptom Manage. 1998; 16:298-306.

55. Minton O, Richardson A, Sharpe M, et al. A systematic review and meta-analysis of the pharmacological treatment of cancer-related fatigue. J Natl Cancer Inst. 2008; 100:1155-66.

56. Seruga B, Zhang H, Bernstein LJ, Tannock IF. Cytokines and their relationship to the symptoms and outcome of cancer. Nat Rev Cancer. 2008; 8:887-99.

57. National Comprehensive Cancer Network (NCCN). Cancer-related fatigue panel 2006 guidelines. In Edition 2006.

58. Bruera E, Kuehn N, Miller MJ, et al. The Edmonton Symptom Assessment System (ESAS): A simple method for the assessment of palliative care patients. J Palliat Care. 1991; 7:6-9.

59. Cella DF, Tulsky DS, Gray G, et al. The Functional Assessment of Cancer Therapy scale: Development and validation of the general measure. J Clin Oncol. 1993; 11:570-9.

60. Ishikawa NM. Validação do FACT – F no Brasil e avaliação da fadiga e qualidade de vida em mulheres com câncer de mama. 2009. Tese (Doutorado) Universidade Estadual de Campinas. Faculdade de Ciências Médicas. Campinas, SP : [s.n.], 2009.

61. Voyer P, Cole MG, McCusker J, Belzile E. Prevalence and symptoms of delirium superimposed on dementia. Clin Nurs Res. 2006; 15:46-66.

62. Francis J, Martin D, Kapoor WN. A prospective study of delirium in hospitalized elderly. JAMA. 1990; 263:1097-101.

63. Massie MJ, Holland J, Glass E. Delirium in terminally ill cancer patients. Am J Psychiat. 1983; 140:1048-50.

64. Tuma R, De Angelis LM. Altered mental status in patients with cancer. Arch Neurol 2000; 57: 1727-1731.

65. Lyness JM. Delirium: Masquerades and misdiagnosis in elderly inpatients. J Am Geriatr Soc. 1990; 38:1235-8.

66. Bruera E, Miller L, McCallion J, et al. Cognitive failure in patients with terminal cancer: a prospective study. J Pain Symptom Manage. 1992; 7:192-5.

67. Almeida OP. Mini mental state examination and the diagnosis of dementia in Brazil. Arq Neuropsiquiatr. 1998; 56:605-12.

68. Fabbri RM, Moreira MA, Garrido R, Almeida OP. Validity and reliability of the Portuguese version of the Confusion Assessment Method (CAM) for the detection of delirium in the elderly. Arq Neuropsiquiatr. 2001; 59:175-9.

69. Massie MJ, Payne DK. Anxiety in palliative care. In: Chochinov HMC, Breitbart W (Eds.). Handbook of Psychiatry in Palliative Medicine. New York: Oxford University Press, 2000: 63-74.

70. Anderson R, Forman WB. Symptom management in the older person. In: Balducci L, Ehrshler WB, Lyman GH (Eds.). Comprehensive geriatric oncology 2 ed. Boca Raton, FL: Taylor and Francis, 2004: 813-829.

71. Ma G, Alexander H. Prevalence and pathophysiology of cancer cachexia. In: Bruera E, Portenoy RK (Eds.). Topics in palliative care. New York: Oxford University Press, 1998: 91-129.

72. Billingsley K, Alexander H. The pathophysiology of cachexia in advanced cancer and AIDS. In: Bruera E, Higginson I (Eds). Cachexia-Anorexia in Cancer Patients. New York: Oxford University Press, 1996: 1-22.

73. Evans WJ, Morley JE, Argiles J, et al. Cachexia: A new definition. Clin Nutr. 2008; 27:793-9.

74. Strasser F. Pathophysiology of the anorexia/cachexia syndrome. In: Doyle D, Hanks G, Cherny N, Calman KC (Eds.). Oxford Textbook of Palliative Medicine. New York: Oxford University Press, 2004: 520-533.

75. Wasserman K, Casaburi R. Dyspnea: Physiological and pathophysiological mechanisms. Annu Rev Med. 1988; 39:503-15.

76. Komurcu S, Nelson KA, Walsh D, et al. Common symptoms in advanced cancer. Semin Oncol. 2000; 27:24-33.

77. Scano G, Ambrosino N. Pathophysiology of dyspnea. Lung. 2002; 180:131-48.

78. Curtis EB, Krech R, Walsh TD. Common symptoms in patients with advanced cancer. J Palliat Care. 1991; 7:25-9.

79. Mancini I, Bruera E. Constipation in advanced cancer patients. Supp Care Cancer. 1998; 6:356-64.

80. Sykes N. Constipation and diarrhoea. In: Hanks G, Cherny NI, Christakis NA, et al. (Eds.). Oxford textbook of palliative medicine. New York: Oxford University Press, 2010: 833-850.

81. Parsons HA, Bruera E. Clinical decision making. In: Yennurajalingam S Bruera E (Eds.). Oxford american handbook of hospice and palliative medicine. New York: Oxford University Press; 2011.

82. Mannix KA. Palliation of nausea and vomiting. In: Hanks G, Cherny NI, Christakis NA, et al. (Eds.). Oxford textbook of palliative medicine New York: Oxford University Press, 2010: 801-812.

83. Fearon K, Strasser F, Anker SD, et al. Definition and classification of cancer cachexia: An international consensus. Lancet Oncol. 2011; epub ahead of print.

84. Schipper H, et al. Measuring the quality of life of cancer patients: The Functional Living Index-Cancer – Development and Validation. J Clin Oncol.1984; 2(5).

85. Groenvold M, Petersen MA, Aaronson NK, et al. The development of the EORTC QLQ-C15-PAL: a shortened questionnaire for cancer patients in palliative care. Eur J Cancer. 2006; 42(1):55. Epub 2005 Sep 12.

86. Nunes NA. The quality of life of Brazilian patients in palliative care: validation of the European Organization for Research and Treatment of Cancer Quality of Life Questionnaire Core 15 PAL (EORTC QLQ-C15-PAL). Support Care Cancer. 2014; 22(6):1595-600. Epub 2014 Jan 26.

87. Cella D. FACIT Measurement System. Disponível em: http://www.facit.org/FACITOrg/Questionnaires.

88. Person-Centered Assessment Resource. NeuroQoL. Disponível em: http://www.healthmeasures.net/.

89. McGrath C, McMillan AS, Zhu HW, Li LS. Agreement between patient and proxy assessments of oral health-related quality of life after stroke: An observational longitudinal study. J Oral Rehabil. 2009; 36(4):264. Epub 2009 Feb 9.

90. Cohen SR, Sawatzky R, Russell LB, et al. Measuring the quality of life of people at the end of life: The McGill Quality of Life Questionnaire-Revised. Palliat Med. 2017; 31(2):120.

Capítulo 24

Multidisciplinaridade e Multiprofissionalidade no Tratamento da Dor no Câncer

Letícia Martins Arantes
Fábio Ricardo de Souza Romano
Jauri Francisco da Siqueira Júnior

■ INTRODUÇÃO

Dor é definida como uma experiência sensorial e emocional desagradável associada a um dano tecidual atual ou potencial.[1] É uma das principais causas do sofrimento humano, suscitando incapacidades, comprometimento da qualidade de vida e imensuráveis repercussões psicossociais e econômicas.[2] A dor em câncer pode ser causada pela doença, comorbidades relacionadas à doença central ou ser resultante do tratamento e procedimentos necessários.[3]

Para o sucesso do tratamento da dor, é necessária uma avaliação criteriosa de sua natureza, entendimento dos diferentes tipos e padrões de dor e conhecimento do melhor tratamento. Uma boa avaliação inicial da dor irá atuar como uma linha de base para intervenções subsequentes.[4]

Devido à natureza pluridimensional da dor, o uso de analgésicos pode ser apenas uma das estratégias utilizadas pelas equipes multiprofissionais.[4] A assistência ao paciente oncológico envolve múltiplos aspectos, tais como: físicos, psicológicos, sociais, culturais, espirituais e econômicos, além de atuar profundamente no processo educacional do paciente que, por desconhecimento técnico, pode ser resistente a algumas opções ofertadas pela equipe multiprofissional, a qual precisa usar uma visão multidisciplinar, buscando compreendê-lo nas suas múltiplas relações para proporcionar uma abordagem profissional humanizada. Nesse sentido, as interações entre os profissionais possibilitam visualizar o paciente em seu todo, nos seus aspectos biopsicossocial e espiritual.[5]

■ UM POUCO DE HISTÓRIA

O contexto atual nos cenários da educação, política, economia e sociologia são complexos, fruto da globalização e inovações tecnológicas exponenciais, que abriram novos paradigmas e desafios a serem encarados pelas novas gerações. Entre os diversos benefícios do avanço tecnológico, a facilitação do acesso à informação, de maneira quase imediata no mundo todo, é um dos mais impactantes na vida da população atual. Certamente quebrou diversas barreiras, assim como também ajudou a verificar as grandes diferenças sociais, econômicas e culturais existentes no globo terrestre – e esse cenário é extremamente complexo e multifacetado.[6]

No contexto da educação e formação profissional, interdisciplinaridade, multidisciplinaridade, trabalho em equipe e multiprofissionalismo são termos atualmente em voga. A educação passa continuamente por modificações, alinhadas ao contexto histórico na qual se encontra. Ora dotada de uma visão unificada, restrita a altas castas, grupos de alta elite social e religiosa, ela era difundida somente para escolhidos, que acreditavam em um modelo único de ensino, desde épocas antigas, como na Grécia. A ideia de um saber unitário sempre existiu na história do saber, não sendo um tema tão atual como imaginamos. O ensino era tido como a transmissão de um único saber, com advento de uma pedagogia também unitária, que transpassava por matérias que conversavam entre si, sem grandes delimitações.[6-8]

Na Grécia antiga, um programa denominado *enkyklios paideia*, retomado posteriormente por Roma, e transmitido por sua vez para a Idade Média, sob o título de *orbis doctrinae*. Esses conjecturavam uma ideia de educação com objetivo de formação integral, não meramente enciclopédico e justaposto, mas com conhecimentos que se articulavam e formavam uma unidade integrada. Essa "preocupação" de um saber integrado também se fez presente no movimento Iluminista, no século XVIII, no qual a enciclopédia foi um método de transmissão de conhecimento unitário, e como expressão da nova unidade intelectual, em contraposição ao modelo dogmático imposto pela Igreja Católica.[6]

Contudo, com o advento da Modernidade, um período de grande efervescência cultural, deturpou-se esse conceito de unidade do saber. Em meados do século XVII, Descartes inaugurou o pensamento moderno, propondo o uso disciplinado da razão como prática para um conhecimento mais verdadeiro e definitivo da realidade, por meio de um "método" mais racional e lógico, hoje conhecido por Cartesianismo, caracterizado por uma série de operações de decomposição do objeto a se conhecer e pela redução às suas partes mais simples de um todo, uma simbiose entre ciência e técnica. Esse modelo, também chamado cartesiano, tornou-se um paradigma. Isso ocorreu simultaneamente com uma revolução tecnológica que criava a necessidade de profissionais cada vez mais especializados nas demandas que ela mesma terminava por criar.[6,7]

Por meio desse olhar, a educação e transmissão de conhecimentos se tornou mais lógica, racional e democrática, mas também acabou por tornar a educação mais fragmentada, extremamente focada em determinados campos e delimitações, trazendo desafios e consequências enfrentadas atualmente. Desse modo, abriu-se caminho para as especializações, as quais foram se valorizando cada vez mais, novas profissões foram criadas, e um novo sistema de formação e ensino foi se consolidando, com base na estratégia da disciplinaridade, caracterizada pela fragmentação do saber e super especialização do sujeito científico.[7,8]

Ao mesmo tempo que o paradigma cartesiano viabilizou o desenvolvimento técnico científico atual, ele fortaleceu a versão fragmentada de que somente por meio do método científico cartesiano analítico pode-se obter a comprovação da verdade. Desse modo, o reducionismo que o caracteriza representa um perigo. É inegável que o método cartesiano foi fator marcante de ruptura na produção de conhecimento e ciência, e que passa por revisões e reflexões constantes, em função das novas perspectivas e desafios hoje encarados pela ciência. Esse paradigma racionalista apresenta sinais de esgotamento, e essa inferência foi possível graças ao próprio desenvolver da ciência.[6,9,10]

Nesse contexto de superespecialistas, e de uma realidade extremamente complexa, voltou-se a debater a importância de profissionais, ou equipes multiprofissionais, que consigam enxergar um caso-problema por diferentes prismas e faces, em toda sua riqueza de nuances e possibilidades.[6,7]

■ MULTIDISCIPLINARIDADE E MULTIPROFISSIONALIDADE NO TRATAMENTO DA DOR NO CÂNCER

A multidisciplinaridade caracteriza-se por um trabalho em conjunto, porém sem relação, entre disciplinas em que cada uma trata de temas comuns sob a sua própria ótica. Na abordagem multiprofissional, há mais de uma área de conhecimento em um determinando projeto ou propósito, mas cada uma dessas disciplinas mantém seus métodos e teorias em perspectiva. Não possui foco na articulação e nos ganhos colaborativos. Cada especialista, nesse caso, faz suas próprias observações considerando seus saberes, sem estabelecer contato com os saberes dos demais membros da equipe e sem a intenção de se estabelecer relações diretas e integrativas entre as diversas disciplinas.[11,12]

Em reuniões multiprofissionais, sob a ótica da multiprofissionalidade, o que se pretende, é que cada especialista emita um ponto de vista único, a partir de seus saberes particularizados, considerando seus saberes técnicos distintos para informar aos demais membros da equipe o que está sendo feito por cada um em prol do objetivo comum.[11,12]

Em um trabalho multidisciplinar, além das funções diferentes, os profissionais possuem práticas e conhecimento técnico distintos.[13,14] Portanto, é comum a fragmentação do cuidado e a justaposição de disciplinas diferentes, em que os saberes especializados delimitarão a atuação de cada profissional.[15]

Os membros de um grupo multiprofissional devem trabalhar de acordo com os limites e especificidades de sua formação, e respeitada essa especificidade, necessitam conhecer a ação individual de cada um dos outros membros.[16]

Os profissionais somam seus conhecimentos e habilidades em prol de prover uma assistência voltada mais eficaz ao paciente, em geral, priorizando a qualidade de vida, bem-estar físico, mental e social, bem como a redução de dificuldades, incapacidades e inabilidades frente à história natural da doença.[17]

O atendimento multiprofissional propõe que diferentes saberes do grupo se complementem, de forma que fiquem mais amplos e atendam as demandas dos pacientes. Nesse trabalho em conjunto ocorre a união de vários conhecimentos técnicos específicos para produzir uma solução ou intervenção que não seria produzida por nenhum dos profissionais isoladamente.[18]

Na assistência ao paciente oncológico, a equipe multiprofissional pode ser composta por enfermeiros, técnicos de enfermagem, médicos, farmacêuticos, assistentes sociais, fisioterapeutas, nutricionistas e psicólogos.[17]

Em uma prática multiprofissional, a enfermagem pode se utilizar da sistematização da assistência como elemento norteador de sua atuação profissional, subsidiando ações de cuidado. O adequado preparo do enfermeiro é estratégia fundamental para o controle da dor e sintomas prevalentes em pacientes com câncer. Os enfermeiros são os profissionais que mais frequentemente avaliam a dor, a resposta a terapêuticas e a ocorrência de efeitos colaterais, colaboram na reorganização do esquema analgésico e propõem estratégias não farmacológicas. Também auxiliam no ajuste de atitudes e expectativas sobre os tratamentos, preparam os doentes e treinam cuidadores para a alta hospitalar.[4,17]

Como o enfermeiro é o profissional que permanece mais tempo em contato com o paciente, ele também pode auxiliar a equipe ao perceber as necessidades do paciente e solicitar os demais profissionais da equipe de saúde. O enfermeiro deve estar alerta às queixas e outras manifestações que possam indicar algum tipo de intercorrência.[19]

O farmacêutico clínico na equipe multiprofissional pode identificar problemas relacionados a medicamentos como reações adversas, interações medicamentosas, superdosagens e demais formas de uso incorreto de medicamentos e também participar da educação em saúde do paciente e seus cuidadores, ao prestar informação em relação à terapia medicamentosa, à duração do tratamento, ao acondicionamento correto dos medicamentos.[13]

O fisioterapeuta na equipe multiprofissional tem uma atuação complexa, no tratamento da dor, é o profissional que ajuda a examinar, testar e tratar problemas físicos, utilizando-se de diversos recursos, como: exercícios, calor, frio ou outras terapias que restauram ou mantêm a força, mobilidade e funções do corpo. Às vezes é necessária a realização de exercícios para ajudar a prevenir a rigidez muscular e articular ou mesmo prevenir um linfedema.[20]

A nutrição é de grande relevância durante o tratamento do câncer. A nutricionista pode auxiliar o paciente a manter uma alimentação saudável, pois isso ajuda a manter uma boa qualidade de vida e alivia os sintomas que o tratamento pode causar em alguns pacientes. A nutricionista também faz o acompanhamento de pacientes que necessitam não só da nutrição oral, mas também auxilia com suplementos nutricionais, dieta enteral e parenteral, avaliando a aceitação e realizando a adequação conforme o estado clínico do paciente.[20]

O psicólogo identifica e compreende os fatores emocionais que intervêm na saúde, auxiliando na redução dos sintomas emocionais e físicos causados pelo câncer e seus tratamentos, e ajudando o paciente a compreender o significado da experiência do adoecer, possibilitando a ressignificação do processo. Sua prática pode ser exercida em qualquer etapa do tratamento e, muitas vezes, não só os pacientes precisam dessa atenção, mas também seus familiares, que experimentam diferentes níveis de estresse e de perturbação emocional.[16,19-21]

O serviço social possibilita o conhecimento das variáveis socioeconômicas e culturais que interferem no processo saúde/doença, também no tratamento e na recuperação, contribuindo para a efetivação da integralidade; também atende as demandas dos pacientes e familiares ao viabilizar os direitos sociais disponíveis, que são aqueles permitidos pela legislação que garantem para portadores de doenças oncológicas alguns direitos e benefícios. O objetivo dessas medidas é apoiar a família no enfrentamento do problema; visam reduzir as dificuldades financeiras advindas da doença. Entre esses direitos, estão: saque de FGTS, auxílio-doença e aposentadoria por invalidez.[16]

O trabalho de uma equipe multiprofissional é diferente do trabalho em equipe, pois na multiprofissionalidade os vários conhecimentos técnicos e científicos resultam em soluções e propostas de intervenção, as quais não poderiam ser produzidas isoladamente por um profissional, pois são fruto de cooperação de diversos indivíduos portadores de diferentes saberes. Já o trabalho em equipe é quando um resolve criar um esforço coletivo para resolver um problema ou realizar uma tarefa.[18] O diferencial de uma equipe multiprofissional está, basicamente, na união de profissionais com diferentes especializações trabalhando para alcançar um objetivo comum, de modo que suas diferentes abordagens e habilidades contribuam complementarmente para a realização de um projeto.

As ações multiprofissionais caracterizaram-se pelo acolhimento, pela escuta qualificada e pela integralidade do atendimento, incentivando a participação ativa do usuário e práticas de educação em saúde em prol de sua reabilitação.[17,22]

Alguns serviços de saúde relatam dificuldades em trabalhar em uma vivência multiprofissional, pois dependem da interação de diversos saberes entre os profissionais de saúde. Com as interações na prática, novos saberes podem ser produzidos, permeados pela diferença e desigualdade contidas nas diferentes profissões. Além disso, outro fato que também atrapalha o trabalho de uma equipe multidisciplinar é que muitos profissionais desconhecerem o trabalho de algum membro da equipe.[18]

Apesar de ser uma ferramenta fundamental para o alcance da integralidade na assistência, a prática multiprofissional ainda é pouco exercida no âmbito da atenção básica, pois os núcleos profissionais trabalham de forma desarticulada, faltando centralidade das decisões. As ações prestadas e/ou intervenções técnicas não conseguem harmonizar-se com o contexto social dos pacientes, pois os determinantes sociais ainda são desconsiderados na organização, planejamento e execuções dos serviços de saúde em nível local.[23]

Além de não conhecer o trabalho de todos os membro da equipe, outros obstáculos devem ser transpostos como a valorização social distinta entre os trabalhos especializados, que direcionam as relações de subordinação entre os diferentes segmentos de trabalho e respectivos agentes, como também as falhas no processo de trabalho, inadequação na organização e indefinições de papéis dos profissionais em ações, além da valorização do modelo médico. O profissional da área de saúde precisa atuar na ampliação dos referenciais com quem trabalha e reconhecer que sua ação individual e isolada é limitada para atender a todas as demandas do paciente, contribuindo, assim, para a atenção integral.

Reuniões multidisciplinares proporcionam os melhores meios de formular planos de tratamento abrangentes para pacientes com câncer. Essas reuniões devem incluir diversos profissionais com o objetivo de combinar conhecimentos de cada campo para gerar um plano de cuidados abrangente e coordenado para os pacientes.[25]

As reuniões da equipe multidisciplinar fazem parte do trabalho diário na maioria dos hospitais que cuidam de pacientes com câncer como forma de comunicação institucionalizada. O grau de organização e o tipo de comunicação nessas reuniões tem um impacto direto na qualidade do atendimento prestado ao paciente. Uma decisão resultante de uma discussão multidisciplinar é mais precisa e eficaz que a soma de todas as opiniões individuais. Outros benefícios incluem consistência no padrão de gestão de pacientes, um elemento de ensino para médicos juniores e melhoria na comunicação entre diferentes especialistas. A reunião precisa de liderança madura para produzir um clima democrático que permita uma discussão aberta e construtiva. As inevitáveis controvérsias que ocorrem dentro de uma equipe que está se esforçando para alcançar decisões relativas a situações complexas, podem se transformar em ricos momentos de aprendizagem e crescimento coletivo. Portanto, vale a pena dedicar tempo para elaborar as reuniões, considerando as organizações, metas, documentação, colaboração e participação de todos.[26]

A partir do momento em que os conhecimentos são combinados e as diferentes profissões passam a atuar conjuntamente, de forma articulada e integrada com intuito de garantir uma maior efetividade do cuidado à saúde, podemos chamar essa atuação da equipe multiprofissional de cuidado interdisciplinar.[18,27]

O tratamento de câncer é complexo e envolve muitos profissionais, e para garantir a consistência dos cuidados aos pacientes uma boa comunicação entre as pessoas é fundamental.[28]

Para otimizar os resultados do tratamento do câncer é necessário que o cuidado ao paciente se estenda para as questões não oncológicas, pois a carga de doenças coexistentes é considerável, além da prevalência de hábitos não saudáveis (uso de tabaco, etilismo, alimentação inadequada, entre outros). Por conta disso, o cuidado integral ao paciente precisa se ampliar para além da doença e para isso a equipe multiprofissional, com a abordagem interdisciplinar se faz ainda mais necessária.[29]

Um ponto importante é a relação médico-paciente; criar uma equipe não atrapalha o tratamento, desde que a liderança esteja clara para todos, inclusive para o paciente. Todos da equipe de cuidado devem manter uma boa comunicação, a fim de evitar que informações conflituosas cheguem ao paciente ou familiares e cuidadores.

O cuidado em conjunto é bem aceito pelo paciente quando o mesmo é encaminhado para aconselhamento de outros especialistas formalmente pelo médico primário. Quando um paciente é encaminhado para outro médico, esse profissional deve ter a consciência de que sua opinião afetará o paciente e, portanto, é necessário tomar cuidado no exercício de seu julgamento ao dar um parecer.[25]

As discussões de casos clínicos são de grande importância para todos os profissionais, pois todos aprendem a avaliar diferentes opções, aceitar pontos de vista de outros especialistas e se beneficiar das diferentes perspectivas e olhares diversos, como dos psicólogos, por exemplo. Como todas as propostas terapêuticas e observacionais devem ser aprovadas pela equipe, todas as opções são consideradas objetivamente, evitando assim a promoção de uma terapia em particular e assegurando a apresentação regular de estratégias observacionais.[30]

A abordagem interdisciplinar de uma equipe multidisciplinar e multiprossional melhora o gerenciamento de casos de pacientes individuais. Discutir as melhores opções do paciente, avaliando-o de maneira global (bem-estar físico, mental, emocional e espiritual), verificando possíveis estudos adequados ao seu estado de doença e considerando seus valores e prioridades pessoais, significa que a medicina baseada em evidências é adaptada a esse paciente, evitando exames e terapias desnecessárias e criando bom relacionamento paciente-especialista e especialista-especialista.[30]

O cuidado de um paciente envolve "custos" pessoais, profissionais e psicológicos e é, portanto, crucial que os médicos que participam da equipe multidisciplinar estejam cientes de suas responsabilidades médicas e legais. Na primeira instância, deve haver tal conscientização de que todos os participantes da reunião são potencialmente responsáveis por garantir que nenhum indivíduo ou especialidade domine a tomada de decisão em detrimento de outros. Deve haver respeito mútuo e um ambiente de discussão aberto, resultando em um risco reduzido de erro e em melhores decisões sendo tomadas. Se algum médico achar que a sua opinião não foi considerada apropriada ou se não concordar com a decisão final, deve assegurar-se de que isso seja registrado formalmente. Idealmente, cada médico deve documentar sua concordância, desacordo ou abstenção de cada decisão tomada na reunião, e isso deve ser armazenado nos prontuários do paciente. O processo de documentação em si fornece um lembrete constante para cada médico de que eles são responsáveis individualmente pela decisão da equipe.

Alguns pesquisadores propõem que o objetivo primário é identificar uma posição consensual entre os membros da equipe, que é então colocada ao paciente. A lógica por trás dessa visão é que os pacientes acham difícil decidir entre os vários tratamentos, e que os médicos do grupo multidisciplinar devem se esforçar para determinar a opção mais apropriada. No entanto, essa visão não aprecia o potencial de responsabilidade individual. Uma única opção de tratamento só deve ser oferecida a um paciente se houver concordância unânime entre os especialistas. No entanto, se em algum momento um ou mais médicos acharem que existem opções de tratamento alternativas e razoáveis, elas devem ser colocadas ao paciente, mesmo que a maioria restante tenha chegado a uma posição consensual sobre outra opção. As discussões entre a equipe não devem ser um fórum democrático em que a maioria prevaleça. Como cada médico é individualmente responsável, toda opinião que difere da maioria deve ser transmitida ao paciente. A recusa da maioria de colocar a opinião de um médico individual ao paciente deve levar a uma opinião dissidente desse médico, liberando-o da responsabilidade pela decisão. O resultado será que os pacientes recebam informações sobre todas as opções de tratamento razoáveis, que é o cenário ideal.[25]

No tratamento do câncer, a dor exerce impactos negativos em diversos aspectos da vida dos indivíduos. Em geral, há um declínio significativo da funcionalidade, dos relacionamentos sócio-familiares e da qualidade de vida nos indivíduos com dor, principalmente a dor crônica. Para um melhor tratamento, há a necessidade de adoção de modelos não só de atendimento multiprofissional e multidisciplinar, mas também interdisciplinar aos pacientes com dor, com maior envolvimento e empenho dos profissionais de diversas áreas de saúde.[31]

Sem duvida, o efeito mais temido do câncer é a dor associada à doença e aos tratamentos. Dor mal controlada em pacientes com câncer leva a sofrimento, nutrição mal controlada, redução da adesão aos regimes de tratamento e aumento da mortalidade. Obviamente, o controle efetivo da dor é um dos pilares globais do tratamento efetivo do câncer em geral. Historicamente, o tratamento da dor na população com câncer era de responsabilidade do médico oncologista, com doses crescentes de opioides sendo a principal forma de terapia. As descobertas nos diagnósticos e tratamento do câncer têm permitido que pacientes vivam mais e potencialmente sobrevivam a essa doença. A terapia simples modal única com opioides orais não consegue o controle adequado da dor em uma porcentagem significativa de pacientes. O modelo interdisciplinar para o manejo do câncer tem sido um padrão de prática, com colaboração entre oncologistas médicos, radiologistas, cirurgiões e toda a equipe de suporte.[32]

A interdisciplinaridade, ao invés de se apresentar como alternativa para substituição de um jeito de produzir e transmitir conhecimento, propõe-se a ampliar a nossa visão de mundo, de nós mesmos e da realidade, no propósito de superar a visão disciplinar.[6,7]

A multiprofissionalidade é capaz de orientar e possibilitar a realização de uma assistência integral, sendo, erroneamente, confundida com interdisciplinaridade. Aquela representa uma justaposição de várias disciplinas e cada profissional atuará de acordo com a sua formação; o processo terapêutico é fragmentado. Esta retrata a interação entre duas ou mais disciplinas, resultando em uma integração de conceitos-chave, na epistemologia e na organização da pesquisa e do ensino.[6,10]

A interdisciplinaridade pode ser definida por alguns autores como "ações conjuntas, integradas e inter-relacionadas de profissionais de diferentes procedências quanto à área básica do conhecimento". O trabalho interdisciplinar exige criatividade, originalidade e flexibilidade diante das várias formas de solucionar problemas. Na prática interdisciplinar nenhuma especialidade é desvalorizada ou priorizada, o que ocorre é a busca pela superação da fragmentação do conhecimento, para reconhecer e respeitar as especificidades de cada área profissional, facilitando assim a relação entre os profissionais, a assistência humanizada e o cidadão, contribuindo para melhorar a compreensão da realidade.[33]

Em resposta à situação atual do saber, em um cenário de enfoque em especialistas pontuais, a interdisciplinaridade representa mais um "sintoma da situação patológica em que se encontra o saber" que um real progresso do conhecimento. A fragmentação excessiva e esmigalhada do saber conduziu a uma situação patológica do progresso intelectual e analítico, e ela acaba por ser o remédio mais adequado "à cancerização ou à patologia geral do saber".[6]

Autores debatem muito sobre a conceituação do tema "interdisciplinaridade", não tendo ele um sentido único e estável terminológico. No entanto, caracteriza-se por um conjunto de ações, atitudes e trocas entre especialistas e pelo grau de integração real das disciplinas e agentes, no interior de um mesmo projeto de pesquisa.

Para que profissionais possam executá-la, denota-se que precisam possuir determinado conjunto de competências e atitudes, como exemplo: flexibilidade, confiança, sensibilidade ao contexto social, aceitação de riscos, capacidade de trabalhar em equipe, comunicação e integração.

A interdisciplinaridade é a maior interação entre as disciplinas, não havendo verticalização entre ela e sim a necessidade de se compartilhar uma mesma forma de trabalho, atuando sobre conceitos comuns e se esforçando para que haja uma boa inter-relação profissional. Com isso se efetiva uma nova combinação de elementos internos e o estabelecimento de canais de trocas entre os campos em torno de uma tarefa a ser desempenhada conjuntamente.[34]

Para prover um cuidado de maior qualidade é necessário ir além do que a maioria das escolas de saúde preconizam, pois ensinam e treinam o olhar para a doença ou para o sintoma; raras são as exceções que treinam seus alunos a olharem para o ser humano que se apresenta diante de si, com um universo pronto para ser conhecido. Para isso ocorrer é necessária a escuta sensível, que dá espaço para brotar o necessário, em que juntamente com a linguagem assertiva e acolhedora permite um diálogo de trocas e aprendizagem.

O saber de maneira isolada pode causar uma "cegueira do conhecimento com pertinência", que é quando o homem se congela em suas verdades traduzidas em centenas de artigos, textos ou aulas, porém se descola do contextos sociais e realidades humanas.[35]

Quando se está com o outro (colega de trabalho ou paciente) em uma relação franca, o pensamento se expande na preservação das identidades e também na direção do acolhimento, de pessoas que buscam um certo alívio de suas dores físicas, emocionais e sociais.[36] Momentos comuns de diálogos promovem uma sensação familiar de acolhimento, em que o sentimento de pertencimento toma conta e desarma, permitindo assim que surja o que incomoda, o que trás angústia, o que precisa ser cuidado e trocado. Nesses momentos de troca é quando o conhecimento se faz valer, pois permeia o outro e ganha movimento, isto é, vida.

■ REFERÊNCIAS BIBLIOGRÁFICAS

1. Classification of chronic pain. Descriptions of chronic pain syndromes and definitions of pain terms. Prepared by the International Association for the Study of Pain, Subcommittee on Taxonomy. Pain. 1986; 3:S1-226.
2. Bertoncello KCG, Xavier, LB, Nascimento ERP, Amante LN. Dor Aguda na Emergência: Avaliação e Controle com o Instrumento de MacCaffery e Beebe. J Health Sci. 2016; 18(4):251-6.
3. Miceli AVP. Dor crônica e subjetividade em oncologia. Rev Bras Cancerol. 2002; 48(3):363-73.
4. Ministério da Saúde. Instituto Nacional de Câncer. Cuidados paliativos oncológicos: controle da dor. Rio de Janeiro: INCA; 2001.
5. Costa CA, Lunardi WD, Soares NV. Assistência humanizada ao cliente oncológico: reflexões junto à equipe. Rev Bras Enferm. 2003 jun [acesso em 2018 jul 15]; 56(3):310-14. doi: 10.1590/S0034-71672003000300019. Disponível em: http://www.scielo.br/scielo.php?script=sci_arttext&pid=S0034-71672003000300019&lng=en
6. Vilela E, Mendes I. Interdisciplinaridade e saúde: estudo bibliográfico. Rev Lat-Am Enferm. 2003; 11(4):525-31. doi: 10.1590/S0104-11692003000040001
7. Araújo MBS, Rocha PM. Trabalho em equipe: um desafio para a consolidação da estratégia de saúde da família. Ciênc Saúde Colet. 2007; 12(2):455-64. Disponível em: https://www.scielo-sp.org/scielo.php?pid=S1413-81232007000200022&script=sci_arttext&tlng=en.
8. Birmam J. A Interdisciplinaridade na Saúde Coletiva. Physis. Disponível em: https://www.scielosp.org/article/physis/1996.v6n1-2/7-13/pt/
9. Alvarenga JPO, Meira AB, Fontes WD de. Recife: J Nurs UFPE on line. 2013 out; 7(10):5944-51. Multiprofissionalidade e Interdisciplinaridade na formação em saúde: vivências de graduandos no estágio regional interprofissional. Disponível em: https://periodicos.ufpe.br/revistas/revistaenfermagem/article/view/12221
10. DEBATE. Transdisciplinaridade e Saúde Coletiva. Ciênc Saúde Colet. 1997; 2(1-2). Disponível em: https://www.scielosp.org/scielo.php?pid=S1413-81231997000100005&script=sci_arttext&tlng=en
11. Pires MFC. Multidisciplinaridade, Interdisciplinaridade e Transdisciplinaridade no Ensino. Interface (Botucatu). 1998; 2(2): 173-9.
12. Bicalho LM, Oliveira M. Aspectos conceituais da multidisciplinaridade e da interdisciplinaridade e a pesquisa em ciência da informação. Rev Eletr Bibliotecon Ci Inf. 2011; 16(32):1-26. doi: 10.5007/1518-2924.2011v16n32p1.
13. Paula RA. Relação Multiprofissional do trabalho em equipe na atenção básica de saúde [tese]. Minas Gerais: Universidade Federal de Minas Gerais; 2005.

14. Yamaguchi B, Ferreira M, Israel VL. A multidisciplinaridade na redução da levodopa na pessoa com doença de Parkinson avançada. Acta Fisiátr. 2016 dez 29 [acesso em 2018 ago 16]; 23(4):197-200. Disponível em: http://www.revistas.usp.br/actafisiatrica/article/view/137672

15. Araújo TAM, Vasconcelos ACCP, Pessoa TRRF, Forte FDS. Multiprofissionalidade e interprofissionalidade em uma residência hospital: o olhar de residentes e preceptores. Interface (Botucatu). 2017; 21(62):601-13.

16. V Diretrizes Brasileiras de Hipertensão Arterial. Abordagem Multiprofissional. Arq Bras Cardiol. 2007 set [acesso em 3 set 2018]; 89(3):e24-e79. Disponível em: http://departamentos.cardiol.br/dha/vdiretriz/06-abordagem.pdf

17. Pereira FJN, Bezerra AA, Marques CCO, Lucena CMF, Silva EM, Santos FSA, et al. Multiprofissionalidade em Saúde Cardiovascular: Atuação Integrada em Clínica Cirúrgica. Rev Bras Ciência e Saúde. 2013; 17(3):209-16.

18. Salvador AS, Medeiros CS, Cavalcanti PB, Carvalho RN. Construindo a Multiprofissionalidade: um Olhar sobre a Residência Multiprofissional. Rev Bras Ci Saúde. 2011; 15(3):329-38.

19. Costa MJC. Atuação do enfermeiro na equipe multiprofissional. Rev Bras Enferm. 1978 [acesso em 2018 nov 9]; 31(3):321-39. doi: 10.1590/0034-716719780003000007. Disponível em: http://www.scielo.br/scielo.php?script=sci_arttext&pid=S0034-71671978000300321&lng=en.

20. Oncoguia. Equipe Multidisciplinar para o tratamento do câncer [homepage na internet]. Instituto Oncoguia; 2015 set 23 [acesso em 2018 set 14]. Disponível em: http://www.oncoguia.org.br/conteudo/equipe-multidisciplinar/8213/50/

21. Tonetto AM, Barbosa Gomes W. A prática do psicólogo hospitalar em equipe multidisciplinar. Estud Psicol. 2007; 24(1):89-98. Disponível em: https://www.redalyc.org/articulo.oa?id=395336187010

22. HEMOMED. A importância da equipe multidisciplinar na oncologia [homepage na internet]. Instituto Hemomed; 2018 mar 3 [acesso em 2018 set 14]. Disponível em: https://www.hemomed.com.br/single-post/2018/03/13/A-IMPORTÂNCIA-DA-EQUIPE-MULTIDISCIPLINAR-NA-ONCOLOGIA

23. Medeiros CS, Carvalho RN, Cavalcanti PB, Salvador AR. O Processo de (Des)Construção da Multiprofissionalidade na Atenção Básica: Limites e Desafios a Efetivação do Trabalho em Equipe na Estratégia Saúde da Família Em João Pessoa-PB. Rev Bras Ci Saúde. 2011; 15(3):319-28.

24. Pareira AKL, Pinto KHS, Almeida IJGV, Oliveira ATO, Maia PCG, Sousa MNA. Dificuldades e implicações do processo de trabalho em equipe interdisciplinar na estratégia de saúde da família. Cajazeiras: Rev Inter Saúde. 2015; 2(3):277-89.

25. Sidhom MA, Poulsen MG. Multidisciplinary care in oncology: medicolegal implications of group decisions. Rev Lancet Oncol. 2006; 7:951-54. doi: 10.1016/S1470-2045(06)70942-1

26. Ruhstaller T, Roe H, Thürlimann B, Nicoll JJ. The multidisciplinary meeting: An indispensable aid to communication between different specialities. Eur J Cancer. 2006 out; 42(15):2459-62.

27. Peduzzi M. Equipe multiprofissional de saúde: conceito e tipologia. Rev Saúde Públ. 2001; 35(1):103-9.

28. Fleissing A, Jenkins V, Catt S, Fallowfield L. Multidisciplinary teams in cancer care: are the effective in the UK? Rev Lancet Oncol. 2006; 7:935-43.

29. Chaudhry S, Ko C. The need for a multidisciplinary approach to cancer care. J Surg Res. 2002 jun 1; 105(1):53-7.

30. Magnani T, Valdagni R, Salvioni R, Villa S, Bellardita L, Donegani S. The 6-year attendance of a multidisciplinary prostate cancer clinic in Italy: incidence of management changes. BJU Int. 2012 out; 110(7):998-1003. doi: 10.1111/j.1464-410X.2012.10970.x. Epub 2012 mar 8.

31. Freire MEM, Sawada NO, França ISXF, Costa SFG, Oliveira CDB. Qualidade de vida relacionada à saúde de pacientes com câncer avançado: uma revisão integrativa. Rev Esc Enferm USP. 2014; 48(2):357-67.

32. Sayed D. The interdisciplinary management of cancer pain. Department of Anesthesiology and Pain Medicine, The University of Kansas Medical Center. Kansas City. 2013; 17:163-7.

33. Zanchett S, Dallacosta FM. Percepção do profissional da saúde sobre a importância do trabalho multiprofissional e interdisciplinar na atenção básica. Rev Inter Estud Saúde. 2015; 4(2):145-53.

34. Oliveira ERAO, Fiorin BH, Lopes LJ, Gomes MJ, Coelho SO, Morra JS. Interdisciplinaridade, trabalho em equipe e multiprofissionalismo: concepções dos acadêmicos de enfermagem. Rev Bras Pesq Saúde. 2011; 13(4):28-34.

35. Morim E. Os sete saberes necessários à educação do futuro. São Paulo: Cortez; 2002.

36. Souza FC, Fazenda ICA. Interdisciplinaridade e cuidado humano. In: Lima PTR, Waksman RD, Farah OGD. Manuais de especialização: Bases da Medicina Integrativa. 2 ed. São Paulo: Manole; 2018. p. 25-48.

Capítulo 25

Controle de Sintomas

Erika Satomi
Luciana Machado Paschoal

■ NÁUSEAS E VÔMITOS

Introdução

A náusea é definida como uma sensação subjetiva e desagradável em epigástrio e orofaringe, que provoca o desejo de vomitar e pode ser acompanhada por taquicardia, tontura e fraqueza. O vômito é um reflexo neuromuscular, ocasionado pela contração dos músculos do abdome e do diafragma que desencadeiam o esvaziamento do conteúdo gástrico pela boca. Ambos os sintomas, juntos ou sozinhos, podem ser muito perturbadores e angustiantes para os pacientes e seus familiares.

São sintomas de alta prevalência em pacientes com câncer, e podem ocorrer como resultado da própria doença ou de seu tratamento. Afetam cerca de 60 a 80% dos pacientes, em especial nos tumores gástricos, ginecológicos e intestinais. No câncer avançado, um terço dos pacientes têm vômitos e até 60% dos mesmos têm náuseas. Entre os efeitos colaterais relacionados ao tratamento, náuseas e vômitos induzidos pela quimioterapia (NVIQ) são os mais comuns. Cerca de 90% dos pacientes que recebem quimioterápicos com alto nível emetogênico apresentarão vômitos. Entretanto, mesmo após a profilaxia, 25 a 55% dos pacientes submetidos à quimioterapia ainda apresentam vômitos, e 50 a 75% terão náuseas, sendo que esse é o sintoma mais difícil de ser controlado.

São estressantes tanto do ponto de vista físico quanto psicológico, podendo impactar significativamente a sua qualidade de vida, capacidade funcional e adesão ao tratamento, uma vez que podem levar a diversas complicações como distúrbios hidroeletrolíticos, desidratação, anorexia e novos sintomas associados. Apesar disso, 75% dos profissionais de saúde subestimam a sua prevalência e gravidade.

Diversos fatores conferem risco de náuseas e vômitos no paciente oncológico, incluindo: local do tumor, grau emetogênico, dose e administração dos quimioterápicos, local da radioterapia, e fatores individuais como experiência prévia do tratamento quimioterápico, uso crônico de álcool, idade menor que 50 anos, gênero feminino e antecedente de emese gravídica. Além disso, outros fatores como infecção, uremia, distúrbios hidroeletrolíticos (hipercalcemia), desidratação, metástases no trato gastrointestinal, fígado ou sistema nervoso central, constipação e uso de alguns medicamentos, como opioides e antibióticos também devem ser avaliados.

Fisiopatologia

Ambos são controlados ou mediados pelo sistema nervoso central, porém apresentam mecanismos diferentes. A náusea é mediada pelo sistema nervoso autônomo. Enquanto o vômito resulta da estimulação de um reflexo complexo, desencadeado por estímulos aferentes que chegam ao "centro do vômito", localizado no tronco cerebral. Tais estímulos são oriundos das seguintes áreas:

- Zonas quimiorreceptoras.
- Córtex cerebral e sistema límbico em resposta à estimulação sensorial (particularmente olfato e paladar), sofrimento psicológico e dor.
- Sistema vestibular em resposta a discinesias e outras alterações vestibulares.
- Trato gastrointestinal: por meio de estímulos periféricos vias nervos simpáticos vagais e espinhais.

A seguir, estímulos eferentes são enviados do centro de vômito para o centro de salivação, músculos abdominais, centro respiratório e nervos cranianos, induzindo o vômito.

Acredita-se que as duas áreas chaves que organizam o reflexo do vômito são o centro de vômito e as zonas quimiorreceptoras (CTZ). A área postrema, ou "zona quimiorreceptora", está localizada no assoalho do quarto ventrículo, fora da barreira hematoencefálica, recebendo estímulos predominantemente por via hematogênica, em resposta a drogas e toxinas circulantes. A ativação nessa área de receptores dopaminérgicos (D2) e serotoninérgicos (5-HT3) desencadeia a ativação do centro do vômito e pode ser responsável pela náusea induzida pela quimioterapia.

Vários neurotransmissores estão envolvidos nesse procecesso, como a acetilcolina muscarínica (M1), dopamina (D2), histamina (H1), serotonina (5-HT3) e neurocina (NK1). Portanto, qualquer interferência com a transmissão desses mediadores químicos pode impedir a ativação do centro de vômito. Muitos fármacos podem bloquear um ou mais desses receptores, exercer seus efeitos em diferentes áreas ou comportar-se sinergicamente com outros antieméticos para potencializar o seu efeito.

Avaliação

A avaliação inicial deve incluir anamnese detalhada, exame físico completo, avaliação nutricional, revisão de medicamentos, antecedentes cirúrgicos, avaliação ambiental e psicossocial.

Perguntas norteadoras:

- O início, duração e frequência dos sintomas.
- Agravantes, atenuantes e gatilhos.
- Intensidade em uma escala de 0 a 10, sendo 10 a pior.
- Sintomas associados.
- Tratamentos atuais ou anteriores (eficácia, efeitos adversos).
- Percepção do paciente. "Qual é o impacto desse sintoma em você e sua família?" "Qual é o nível aceitável de intensidade deste sintoma em uma escala de 0 a 10?"

O exame físico pode fornecer informações adicionais, como desidratação, papiledema, distensão abdominal e diminuição dos ruídos hidroaéreos e impactação fecal.

As investigações complementares devem ser consideradas com base nas informações obtidas da anamnese e exame físico, tendo em vista o estágio da doença do paciente, o prognóstico e os objetivos do cuidado. Se houver suspeita de causas específicas, considerar avaliação laboratorial (função renal, eletrólitos, albumina, função hepática, concentrações séricas de drogas etc.). Exames de imagem, como raios X simples de abdome, pode auxiliar na identificação de constipação, íleo paralítico ou obstrução intestinal. A tomografia de abdome auxilia no diagnóstico de obstrução intestinal, porém é menos sensível para detectar implantes peritoneais menores que 1 cm. Já imagem do encéfalo pode ser útil para comprovação diagnóstica nos casos de suspeita de hipertensão intracraniana.

Classificação

A ocorrência de náuseas e vômitos nos pacientes oncológicos pode ser classificada em:

1. Náusea e vômitos induzidos pela quimioterapia (NVIQ):
   - Aguda: até 24 horas após a administração dos quimioterápicos.
   - Tardia: ocorre após as 24 horas do tratamento, persistindo por 6 a 7 dias, e está geralmente associada ao uso de cisplatina, ciclofosfamida e outros fárma-

cos (doxorrubicina) administrada em doses elevadas ou em 2 dias consecutivos.

   - Antecipatória: antes da quimioterapia, a partir do segundo ciclo de tratamento, em resposta a estímulos como cheiro e sons da sala de tratamento. É mais comum em pacientes mais jovens, com incidência de 18-57%, e a náusea é o sintoma mais comum.
   - Avançada: ocorre em qualquer dia após o início do tratamento a despeito do uso profilático de antieméticos e requer resgate de medicamento.
   - Refratária: que não responde ao tratamento.

2. Náuseas e vômitos induzidos pela radioterapia: depende do local da irradiação, dose total e por sessão, esquema de fracionamento e técnica. Quanto ao local irradiado:
   - Risco elevado: irradiação de corpo total.
   - Risco moderado: irradiação de abdome superior e cranioespinhal.
   - Baixo: crânio, cabeça e pescoço, tórax e pelve.
   - Mínimo: mama e extremidades.

3. Náuseas e vômitos em paciente com doença oncológica avançada: geralmente etiologia multifatorial, sendo que os principais fatores causais incluem alterações metabólicas, gastrointestinais (obstrução intestinal maligna; gastroparesia e constipação) e uso de medicamentos como opoides.

Tratamento não farmacológico

Recomendações nutricionais simples auxiliam no manejo, como: optar por alimentos leves, macios e fáceis de digerir; evitar alimentos e bebidas com cheiros fortes; não pular as refeições e lanches; tomar líquidos ao longo dia; beber apenas pequenas quantidades durante as refeições; manter o ambiente confortável e bem ventilado; lavar a boca antes e depois de comer; ingerir balas duras, como as balas de hortelã, se a boca tiver um gosto ruim.

Algumas técnicas, especialmente aquelas com relaxamento, também podem ser úteis. Acupuntura e acupressão podem fornecer algum benefício no cenário de quimioterapia. Dispositivos, incluindo estimulação elétrica gástrica e transcutânea de estimulação nervosa estão atualmente sob investigação, mas sem resultados conclusivos, além do custo alto que limita o seu uso.

Tratamento farmacológico

O regime de uso de antieméticos deve ser baseado na causa suspeita e no neurotransmissor evolvido, além do regime de quimio e radioterapia ao qual está sendo submetido. Em alguns cenários de alto risco emetogênico, será necessário associar vários fármacos.

• Náuseas e vômitos induzido pela quimioterapia (NVIQ)

A decisão sobre o antiemético a ser prescrito dependerá da capacidade intrínseca de cada quimioterápico de provocar episódios de náuseas e vômitos. As três categorias de fármacos com o melhor resultado terapêutico para o tratamento de NVIQ são: os antagonistas dos receptores de serotonina do tipo 5-HT3 (palonosetrona, ondansetrona, granisetrona, dolasetrona, tropisetrona), os antagonistas do receptor de neurocinina-1 (NK1R) e os glicocorticoides (especialmente dexametasona). Estudos mais recentes demonstraram atividade antiemética efetiva com o antipsicótico olanzapina, principalmente nos casos refratários, nas doses de 5 ou 10 mg por dia, durante 3 dias, quando usado em combinação com outros antieméticos.

Os canabioides sintéticos (dronabinol e nabilone) apresentam modesta atividade antiemética e muitos efeitos colaterais desfavoráveis, especialmente em pacientes mais idosos, limitando a utilidade dessa classe de medicamentos. No entanto, as diretrizes da National Comprehensive Cancer Network (NCCN) e American Society of Clinical Oncology (ASCO) apenas recomendam seu uso nos casos refratários que não responderam ao tratamento convencional.

• Náuseas e vômitos induzido pela radioterapia (NVIR)

Os antagonistas dos receptores de serotonina (5-HT3) são os agentes mais estudados, porém não foram comparados entre si. Além disso, não há dados suficientes para definir dose alvo e melhores horários de posologia. A formulação injetada de dolasetrona é contraindicada para a profilaxia da NVIR, devido ao risco de prolongamento do intervalo QTc.

Os corticosteroides são uma opção devido à sua ampla disponibilidade, baixo custo e atividade como antieméticos. A NCNN recomenda para profilaxia de náuseas e vômitos o uso da ondasentrona ou granisetrona com ou sem dexametasona.

Em pacientes que receberam quimio e radioterapia concomitante, o tratamento antiemético deve ser guiado para aquele de maior risco sintomático que está sendo administrado.

• Estase gástrica ou causas abdominais (excluindo obstrução intestinal)

Pode-se considerar sondagem nasogástrica de alívio se houver distensão abdominal e sintomas intensos. Nos casos refratários, casos esses em que a sonda não é uma opção viável, deve-se usar procinéticos como: metoclopramida, bromoprida, domperidona e eritromicina nos casos refratários.

A metoclopramida é um agonista do receptor de serotonina tipo 4 (5-HT4) e antagonista do receptor de dopamina D2. Promove o esvaziamento gástrico e o trânsito intestinal. Também possui propriedades antieméticas que estão relacionadas à inibição central e periférica dos receptores de dopamina. Estudos apontam a metoclopramida (5 a 10 mg tomados por via oral antes das refeições e ao deitar, ou 5 mg por via subcutânea duas a quatro vezes ao dia) como opção terapêutica nos pacientes com câncer com gastroparesia e náusea crônica de diversas causas.

A eritromicina é um antibiótico macrolídeo bacteriostático com propriedades pró-cinéticas amplamente utilizado na gastroparesia diabética, uma vez que melhora o esvaziamento gástrico induzindo o peristaltismo gástrico. A evidência da eficácia da eritromicina oral em pacientes com gastroparesia associada a malignidade é limitada. Em estudos retrospectivos, a melhora dos sintomas foi observada em pacientes que desenvolveram gastroparesia após radioterapia e transplante de medula óssea.

• Náusea e vômitos associados ao uso de opioides

A náusea geralmente surge no início da terapia com opioides, mas não costuma ser persistente. Há muita variação individual na ocorrência de náusea e na resposta do indivíduo a diferentes tipos de opioides. A titulação gradual parece prevenir náuseas.

Os mecanismos emetogênicos dos opioides incluem: efeito direto na zona de gatilho dos quimiorreceptores, maior sensibilidade vestibular e retardo do esvaziamento gástrico. Constipação refratária e impactação das fezes também podem contribuir.

A maioria dos casos responde ao uso de metoclopramida, sendo que seu efeito parece aumentar gradualmente nos primeiros 7 dias. Em casos de náusea refratária, pode-se associar uma outra droga antiemética com mecanismo de ação diferente ou realizar a rotação do opioide

A olanzapina ou risperidona podem ser opções nos casos refratários. Um estudo retrospectivo observacional constatou que a risperidona 1 mg por dia por via oral diminuía a náusea e o vômito refratários secundários a opioides em pacientes com câncer avançado.

• Náuseas e vômitos secundários a metástase do SNC

Náuseas e vômitos estão presentes em até 40% dos pacientes com tumores cerebrais primários ou secundários. Os corticosteroides são a terapia de primeira linha para sintomas associados à náusea, dada a sua capacidade de diminuir o edema intracerebral. A dexametasona é o agente de escolha, uma vez que sua baixa atividade mineralocorticoide reduz o potencial de retenção de líquidos. Além disso, pode estar associada a um menor risco de infecção e comprometimento cognitivo em comparação com outros glicocorticoides. Diretrizes para o tratamento de metástases do SNC recomendam uma dose de dexametasona de 16 mg por dia ou mais para pacientes com sintomas graves. Para pacientes com sintomas mais leves, uma dose inicial de 4 a 8 mg ao dia é suficiente.

Outra opção é o uso de drogas anticonvulsivantes como a carbamazepina, que parece diminuir a náusea em uma variedade de condições, incluindo a carcinomatose leptomeníngea.

• Sistema vestibular

Pacientes que apresentam náusea com movimento ou associada a vertigem podem responder a um medicamento anticolinérgico, como a escopolamina, ou a um anti-histamínico, como a meclizina.

• Obstrução intestinal

A obstrução intestinal em pacientes com câncer pode ocorrer devido à compressão intrínseca ou extrínseca pelo tumor, aderências ou fibrose pós-radiação. Os tumores também podem prejudicar a motilidade intestinal por infiltração do mesentério, nervos, plexos celíacos e musculatura intestinal.

A obstrução gastroduodenal de qualquer câncer gástrico, duodenal primário ou de tumores causando compressão extrínseca, resulta em náuseas e vômitos graves. O implante de *stent* geralmente proporciona uma paliação adequada e sustentada, sendo que seu objetivo é restaurar a patência luminal em pacientes sintomáticos com malignidade irressecável ou recorrência do tumor em uma área com anastomose.

A obstrução intestinal maligna é uma complicação bem reconhecida em pacientes com tumores avançados intra-abdominais ou pélvicos. A maioria desses casos é inoperável e sua sobrevida curta. O seu manejo clínico requer uma abordagem específica e individualizada, baseada no prognóstico da doença e nos objetivos do tratamento. Nesses casos, os tratamentos incluem colocação de *stent*, descompressão com sonda nasogástrica ou gastrostomia, hidratação endovenosa, antieméticos (exceto procinéticos), corticoide, anticolinérgicos e análogos de somatostatina (octreotida).

Recomendações para o tratamento de náuseas e vômitos em câncer avançado com obstrução intestinal maligna da European Society for Medical Oncology (ESMO) sugerem o uso da octreotida associado a um antiemético convencional, dando preferência ao haloperidol. Nos casos refratários, o uso de agentes anticolinérgicos (escopolamina) e/ou glicocorticoides (dexametasona, dose inicial de 4 mg, duas vezes ao dia) é recomendado como intervenções adjuntas ou alternativas. Os glicocorticoides geralmente são incluídos nos esquemas de tratamento, pelo seu potencial efeito na redução do fator de compressão além da inflamação local.

• Náusea e vômitos associados a ansiedade

Recomenda-se abordagem psicoterápica naqueles pacientes com náusea e vômitos antecipatórios pela quimioterapia. A diretriz de 2018 de manejo de náuseas e vômitos da NCCN incluiu também yoga, técnicas de relaxamento, *biofeedback* e hipnose. Como terapia farmacológica pode-se usar benzodiazepínicos como o lorazepam na dose 0,5 a 2 mg na noite anterior ao início de tratamento seguido de nova administração uma a duas horas antes da infusão do quimioterápico.

Pacientes em fase terminal

A maioria dos episódios de náuseas e vômitos nesse grupo tem um caráter multifatorial; causas comuns incluem medicamentos como opioides, uremia, obstrução intestinal, gastroparesia, ascite e hipertensão intracraniana. A avaliação e manejo seguem os princípios já relatados. O tratamento pode ser empírico ou dirigido pela causa: corticoides quando os sintomas são devidos a hipertensão intracraniana, metoclopramida nos casos de gastroparesia, octreotida e corticoides para obstrução intestinal maligna.

Embora, ainda existam poucas evidencias que sustentam um antiemético a favor do outro ou suas associações, para pacientes com doença oncológica avançada a ESMO e Multinational Association of Supportive Care in Cancer (MASCC) sugerem como primeira opção a metoclopramida, seguida de haloperidol, levomepromazina ou olanzapina. Outra opção é o uso de haloperidol como terapia inicial, por sua ação direta no centro do vômito, nas doses de 1 mg por via oral ou 0,5 mg SC/IV a cada 6 a 8 horas, conforme necessário. Para pacientes com mais de 65 anos, sugere-se reduzir a dose (0,5 mg por via oral ou 0,25 mg SC/IV a cada 8 horas). A dose total em 24 horas deve ser limitada a não mais que 6 mg por via oral ou 3 mg por via intravenosa.

Se os sintomas não forem adequadamente controlados, sugere-se a titulação da dose ou a adição de um segundo agente, ao invés de sua troca, uma vez que na maioria das vezes a causa é multifatorial e vários neurotransmissores podem estar envolvidos. Benzodiazepínicos podem ser úteis nos casos de ansiedade importante. Os corticosteroides, como a dexametasona, podem ser benéficos devido ao seu efeito não específico na zona de ativação dos quimiorreceptores. A adição de um antagonista de 5-HT3, como ondansetrona (que pode ser administrado SC), ou um agente anticolinérgico, como escopolamina, ou um anti-histamínico, como meclizine, pode ser considerada nos casos refratários a altas doses de haloperidol.

Consideração importante ao selecionar um antiemético nesse grupo é o seu perfil de efeitos adversos. Por exemplo, um paciente com náusea devido à estimulação da zona quimiorreceptora pode se beneficiar de um antagonista 5-HT3 ou D2. Entretanto, se o paciente está preocupado com a sedação excessiva, o clínico pode evitar o antagonista D2, ao passo que, se o paciente apresentar previamente constipação, o antagonista D2 pode ser a melhor opção.

Mirtazapina, um antidepressivo que antagoniza o receptor 5-HT3, parece aliviar sintomas de difícil controle, porém a evidência apoiando seu uso é limitada a pequenos estudos e relatos de casos.

Para aqueles pacientes que não podem tomar medicamentos orais, outras vias devem ser consideradas, a metoclopramida, a dexametasona e o haloperidol podem ser administrados com segurança por via intravenosa e subcutânea. A via retal pode ocasionalmente ser usada, mas pode ser desconfortável para os pacientes, devido à necessidade de administração frequente, dada a curta duração de ação dos antieméticos.

Se náuseas e vômitos permanecerem refratários às medidas realizadas, a sedação paliativa deve ser considerada para pacientes com expectativa de vida limitada.

■ CONSTIPAÇÃO

Introdução

A constipação intestinal (CI) apresenta-se como um desafio, sendo frequentemente subdiagnosticada e subtratada, apesar de ser um sintoma muito comum na população geral, principalmente entre as mulheres. Afeta pacientes com câncer, sobretudo aqueles com doença avançada e em uso de opioides, sendo que a prevalência varia entre 50 e 90%. A prevalência aumenta com a idade e os idosos são cinco vezes mais propensos à constipação devido à polifarmácia, imobilidade, menor ingesta de líquidos e alimentos e desejo reduzido de evacuar. Em pacientes idosos com câncer que recebem cuidados paliativos, a constipação é um dos sintomas mais presentes, com prevalência variando entre 51 e 55%.

Quando não tratada, pode levar a uma série de outros sintomas, como desconforto, dor abdominal, náusea, vômitos, impactação fecal com ou sem lesão traumática anal e incontinência urinária que invariavelmente impactam na saúde global e qualidade de vida do paciente oncológico. Essas complicações podem aumentar o uso de outros medicamentos, custos relacionados a essas intervenções, assim como aumento do risco de hospitalização. Além disso, cerca de um terço dos pacientes reduzirá ou interromperá o uso de opioides, na tentativa de melhorar a constipação, o que pode resultar em agravamento da dor. Portanto, a prevenção, investigação e a intervenção precoce devem fazer parte do cuidado do paciente oncológico para redução do sofrimento por ele causado.

Definição

A constipação intestinal é definida como uma série de sinais e sintomas relacionados à dificuldade na eliminação das fezes, resultando em diminuição da frequência nas evacuações, fezes com volume reduzido, endurecidas ou de difícil eliminação. Podem estar relacionados sintomas como sensação de evacuação incompleta, plenitude, desconforto abdominal ou a necessidade de manobras facilitadoras para a saída do bolo fecal, hiporexia, anorexia, náuseas e vômitos.

Os critérios diagnósticos mais utilizados são os de Roma III, que agregam sintomas objetivos e subjetivos. Considera-se o diagnóstico de constipação intestinal funcional como quando dois ou mais dos seguintes sintomas estão presentes por pelo menos 12 semanas nos 6 meses anteriores (não necessariamente consecutivamente):

- Critérios gerais:
  - Pelo menos uma de cada quatro evacuações cumpre com critérios específicos.
  - Critérios para síndrome do intestino irritável (SII) são insuficientes.
  - Ausência de fezes, ou, raras vezes, fezes de consistência diminuída.

- Critérios específicos: presença de dois ou mais:
  - Esforço para evacuar.
  - Fezes fragmentadas ou endurecidas.
  - Sensação de evacuação incompleta.
  - Sensação de obstrução anorretal ou bloqueio.
  - Necessidade de manobra manual ou digital para facilitar a evacuação.
  - Menos de três movimentos intestinais por semana.

Embora os critérios de Roma III para a constipação sejam amplamente aceitos e úteis em pesquisa, eles são pouco utilizados em pacientes oncológicos uma vez que requerem uma duração muito prolongada. Além disso, a experiência da constipação é altamente subjetiva; assim devem ser levados em consideração, além de sinais objetivos como característica e frequência da evacuação, a percepção de desconforto e dificuldade para evacuar.

A constipação induzida por opioides (CIO) é definida como aquela desencadeada ou agravada após o início da terapia com analgésicos opioides e caracterizada por dois ou mais dos seguintes critérios, durante mais de um quarto das evacuações:

- Frequência reduzida de evacuações espontâneas (< 3 evacuações/semana).
- Desenvolvimento de esforço evacuatório.
- Sensação de evacuação incompleta.
- Consistência endurecida das fezes.
- Sensação de obstrução anorretal.
- Manobras manuais para facilitar as evacuações.
- Raramente, a OIC grave pode produzir obstipação com diarreia pós-obstrutiva.

Fisiopatologia

O funcionamento normal do intestino, que resulta em evacuações frequentes com eliminação de fezes pastosas sem esforço excessivo depende do equilíbrio entre três processos fisiológicos básicos: motilidade, continência e defecação. O cólon tem como principais funções a absorção de fluidos como água, eletrólitos, algumas vitaminas e o transporte de resíduos para o reto (motilidade) por meio de contrações repetidas e periódicas que impulsionam o material fecal (peristalse). Esse processo é involuntário e diretamente influenciado pela distensão do lúmen pelas fezes. O reto eventualmente se distende, resultando no desejo evacuatório. O sistema nervoso parassimpático aumenta a frequência e a amplitude dos movimentos e o simpático os inibe. A média de tempo de trânsito no cólon é de 20 a 72 horas.

A constipação representa uma ruptura desses mecanismos normais. As causas podem ser primárias (disfunção colônica ou anorretal) ou secundárias (relacionado à doença ou medicação). Fatores contribuintes envolvem desde mudanças na dieta, atividade física ou estilo de vida, até disfunções motoras primárias e transtorno de evacuação, associado a percepção diminuída da distensão retal com perda de vontade de defecar e disfunção do esfíncter retal.

Entre os pacientes com câncer, a constipação se deve a uma combinação de fatores, que podem ser classificados como orgânicos ou funcionais. Fatores orgânicos incluem medicamentos (especialmente opioides, alcaloides da vinca, antieméticos antagonistas do 5-HT3, ferro e antidepressivos), distúrbios metabólicos (desidratação, hipercalcemia, hipocalemia e uremia), disfunção neuromuscular (neuropatia autonômica e miopatia), problemas estruturais (massa abdominal ou pélvica, fibrose pela radiação) e dor. Fatores funcionais incluem, por exemplo, idade, má alimentação, baixa ingesta de fluidos e falta de privacidade para ir ao banheiro.

• Constipação induzida por opioide

Os opioides são os medicamentos mais comumente utilizados para tratar a dor nos pacientes oncológicos, porém seu efeito colateral mais comum em todas as populações é a constipação intestinal, com incidência entre 40-60%, que pode variar a depender da dose e tipo de opioide utilizado. Além disso, diferente do que ocorre com sintomas como náusea, vômito e sedação, a constipação induzida pelo opioide pode aparecer em qualquer momento após o início do tratamento e não é dose-dependente, ou seja, até opioides fracos e em baixas doses levam a essa complicação. Alguns estudos indicaram menor risco de constipação com uso de fentanil e, possivelmente, metadona e com formulação combinada de oxicodona/naloxone oral (indisponível no Brasil).

Com relação à fisiopatologia, os opioides ligam-se a receptores no sistema nervoso entérico, diminuindo a peristalse do intestino delgado e grosso, retardando o esvaziamento gástrico, aumentando o tônus do esfíncter pilórico, e aumentando o tônus do esfínceter anal. Todos esses fatores comprometem os reflexos evacuatórios e o desejo de evacuar.

• Constipação induzida pelos quimioterápicos alcaloides da vinca

Os alcaloides da vinca são importante causa de constipação. Embora o mecanismo não seja claro, parece estar relacionado à neuropatia periférica, que leva ao aumento do tempo de trânsito intestinal. Os efeitos colaterais mais graves ocorrem com vincristina e vindesina; menos com vinblastina e o menos relatado é com vinorelbina. Efeitos adversos com a vincristina são relacionados à dose e são mais comuns e graves entre os pacientes que receberam doses maiores que 2 mg da dose total.

Avaliação

Todos os pacientes oncológicos devem ser avaliados para constipação e devem sempre ser pesquisadas causas secundárias e reversíveis como desidratação, diminuição de ingesta de fibras, e distúrbios hidroeletrolíticos. Além disso, é importante avaliar o uso de medicamentos comumente utilizados nesse grupo de pacientes e que podem induzir a constipação, como os antiácidos, anticolinérgicos, antidepressivos (especialmente tricíclicos), anti-histamínicos, betabloqueadores, bloqueadores de canal de cálcio, diuréticos, ferro, levodopa, ondasentrona e opioides.

Além dos parâmetros clínicos já incluídos nos critérios de Roma III e já citados anteriormente, é importante avaliar sintomas associados, como flatulência, dor para evacuar, sangramento, dor lombar, náuseas e vômitos. A anamnese deve ser dirigida (Tabela 25.1) e um exame físico criterioso são essenciais (Tabela 25.2). O exame físico abdominal deve incluir ausculta, inspeção perineal e toque retal. Porém, este último deve ser evitado em pacientes com suspeita de neutropenia pelo risco aumentado de translocação bacteriana. Se a constipação for considerada parte da síndrome de compressão da medula espinhal, um exame neurológico completo é essencial, incluindo avaliação do tônus do esfíncter anal e sensibilidade retal.

A constipação em doentes oncológicos deve ser avaliada de forma contínua, sistemática e sempre documentada, para que as informações possam ser resgatadas e

Tabela 25.1. Anamnese dirigida

Hábitos intestinais anteriores e mudanças recentes nos padrões intestinais
Dor abdominal ou retal, detalhando tipo e intensidade
Náuseas e/ou vômitos
Data da última defecação
Frequência evacuatória e consistência das fezes
Sensação de evacuação (completa ou incompleta)
Incontinência fecal (presença ou ausência)
Evidência de sangue ou muco nas fezes
Uso de laxante atual e anterior
Ingestão de fluidos e alimentos
Necessidade de manipulação digital

Fonte: Autoria própria.

Tabela 25.2. Exame físico

Sinais de desidratação
Distensão abdominal
Ruídos hidroaéreos aumentados ou diminuídos
Presenças de fissuras ou estenose anal ao toque retal
Tônus do esfíncter anal
Impactação fecal
Presença de sangue ao toque retal
Alterações neurológicas sensoriais e/ou motoras

Fonte: Autoria própria.

forneçam a evolução do quadro. Existem algumas escalas específicas para diagnóstico e avaliação da magnitude desse sintoma, sendo que o Bowel Function Index é recomendado para quadros de CIO e tem como vantagem definir limite de 30 para terapias laxativas dirigidas naqueles com tratamento usual para constipação (ver tratamento farmacológico de CIO) (Tabela 25.3).

Exames diagnósticos não são rotineiramente necessários; eles devem ser direcionados pelo histórico e exame físico do paciente. Em caso de suspeita clínica, exames laboratoriais com dosagem de eletrólitos, glicemia e hormônios tireoidianos devem ser solicitados para avaliar a causa e possíveis complicações e radiografia simples de abdome em casos de distensão abdominal e suspeita de fecaloma alto. Uma investigação mais extensa é justificada naqueles pacientes com sintomas mais graves, mudanças repentinas no número e consistência das fezes ou presença de sangue, desde que esteja de acordo com os seus objetivos de cuidado.

Tabela 25.3. Bowel Function Index

Facilidade em evacuar nos últimos 7 dias:
- 0 = fácil/sem dificuldade
- 100 = dificuldade extrema

Pergunta: "Durante os últimos 7 dias, como você pontuaria a facilidade em evacuar em uma escala de 0 a 100, sendo 0 = fácil e sem dificuldade e 100 = muita dificuldade?"

Para complementar a pergunta: "Nos últimos 7 dias qual foi a facilidade ou dificuldade em apresentar movimentos intestinais em uma escala de 0 a 100, sendo 0 fácil e 100 muita dificuldade?"

Sensação de evacuação incompleta nos últimos 7 dias:
- 0 = nenhuma
- 100 = muito forte

Pergunta: "Nos últimos 7 dias, como você pontuaria qualquer sensação de evacuação incompleta em uma escala de 0 a 100, em que 0 é nenhuma e 100 sensação muito frequente de evacuação incompleta?"

Para complementar a pergunta: "Nos últimos 7 dias, quão intensamente você sentiu que sua evacuação não foi completa? Por favor indique quão intensa foi essa sensação em uma escala de 0 a 100, sendo 0 nenhuma e 100 muito forte."

Julgamento do próprio paciente em relação a constipação no últimos 7 dias:
- 0 = nenhuma
- 100 = muito forte

Pergunta: "Nos últimos 7 dias, como você pontuaria sua constipação em uma escala de 0 a 100, em que 0 é nenhuma e 100 é muito forte?"

Para complementar a pergunta: "Nos últimos 7 dias, como você classificaria o quanto constipado se sentiu em uma escala de 0 a 100, sendo 0 nenhum e 100 muito forte."

Fonte: Ducrotte P, Cousse C. The Bowel Function Index: a new validated scale for assessing opioid-induced constipation. Curr Med Res Opin. 2012; 28(3).

Tratamento

A abordagem inicial deve se basear no equilíbrio entre estratégias de prevenção, autocuidado e no tratamento precoce da constipação intestinal. A correção das alterações metabólicas passíveis de reversão é mandatória, assim como a redução na polifarmácia ou substituição de algumas drogas, visando minimizar o uso de agentes constipantes sempre que possível. O tratamento da constipação deve ser multidisciplinar incluindo nutricionistas, enfermeiros, médicos, fisioterapeutas e psicólogos.

Medidas não farmacológicas

Os profissionais de saúde devem incentivar e promover mudanças no estilo de vida do paciente ou outros fatores subjacentes que podem impedir ou reduzir a constipação. As principais recomendações incluem: garantir privacidade e conforto no momento da evacuação; aumento da ingestão de líquidos e fibras; incentivo à atividade física e aumento da mobilidade; atenção ao efeito colateral medicamentoso; e prescrição de laxantes profilaticamente no caso do uso de opioides.

• Intervenções nutricionais

A intervenção nutricional deve ser iniciada precocemente e continuada mesmo que o paciente esteja em uso de laxantes. As principais recomendações englobam uma ingestão hídrica satisfatória, consumo de fibras dietéticas oriundas, principalmente de cereais integrais, leguminosas secas, vegetais e frutas, além de regularização das refeições. Essas medidas contribuem para minimizar os sintomas relacionados à constipação, por vezes reduzindo a necessidade do uso de métodos invasivos e desconfortáveis.

Já nos pacientes com anorexia, nem sempre é possível atingir uma ingestão suficiente de fibras, e os estudos ainda não chegaram a um consenso sobre os valores adequados para indivíduos com câncer avançado. Além disso, apesar da ingesta adequada de líquidos também ser fundamental para a eficácia das fibras, a capacidade de atingir volumes elevados diminui com a progressão da doença. Conclui-se que, nesses casos, o uso de fibras deve ser reavaliado, reduzido ou até descontinuado e todos os pacientes devem ser acompanhados diariamente e observados quanto à tolerância e aceitação.

• Atividade física

Existem evidências que apoiam a relação entre exercício e aumento no tempo de trânsito intestinal, uma vez que a imobilidade pode resultar no enfraquecimento da musculatura abdominal e consequentemente dificuldade para aumentar a pressão intra-abdominal no ato de defecação. O aumento da frequência de atividades físicas pode melhorar a amplitude das contrações no cólon e facilitar a eliminação das fezes. Nos pacientes com doença oncológica em fase avançada, a fadiga pode comprometer uma atividade física robusta, mas se deve incentivar a mobilidade e atividade de acordo com sua possibilidade.

Intervenções farmacológicas

As intervenções não farmacológicas, quando aplicadas isoladamente, geralmente apresentam baixa eficácia, sendo necessário na maioria das vezes o tratamento medicamentoso para prevenção e tratamento. Há evidências limitadas para apoiar o uso de um laxante em detrimento de outro; a escolha e doses a serem empregadas devem ser individualizadas, levando-se em conta os mecanismos mais provavelmente envolvidos na constipação intestinal, além da aceitação e boa resposta do paciente.

Os laxantes são classificados segundo o seu mecanismo de ação em: formadores de bolo, emolientes/lubrificantes, osmóticos e estimulantes (Tabela 25.4). Outros medicamentos são os lubrificantes retais, os agentes procinéticos e os antagonistas opioides dos receptores centrais e periféricos.

• Laxantes orais geralmente recomendados em pacientes com doença oncológica avançada

- Laxantes osmóticos: consistem em soluções eletrolíticas contendo polietilenoglicol ("PEG" ou macrogol) ou açúcares não absorvíveis, como a lactulose. Agem retendo fluidos na luz intestinal por efeito osmótico. A administração da lactulose deve ser feita juntamente com líquidos para ser eficaz e pode levar até 3 dias para promover o efeito laxativo esperado, não sendo, portanto, indicada para alívio imediato dos sin-

Tabela 25.4. Tipos de laxantes

Formadores de bolo	Psílio Metilcelulose
Emolientes/Lubrificantes	Docusato Parafina líquida Óleo mineral
Osmóticos	Lactulona Hidróxido de magnésio Polietilenoglicol
Estimulantes	Bisacodil Sene Picossulfato

Fonte: Autoria própria.

tomas da constipação. Além disso, náusea, distensão abdominal ou desconforto são comuns. Outros laxantes comumente utilizados são os laxantes salinos (hidróxido de magnésio, sulfato de sódio), porém podem levar à hipermagnesemia e devem ser usados com cautela na insuficiência renal.

- Laxantes estimulantes: agem estimulando diretamente o plexo mioentérico, induzindo peristalse e redução da absorção de água e eletrólitos no cólon. O sene é um estimulante natural do grupo das antraquinonas. Após administração oral, ele é ativado no intestino grosso pela flora intestinal. O bisacodil e o picossulfato são outros agentes estimulantes e agem de modo semelhante ao sene. Os efeitos colaterais comuns são dor abdominal e cólicas, o que pode limitar o seu uso; entretanto podem ser evitados dividindo a dose total em doses menores e aumentando a sua frequência.

• Laxantes orais geralmente não recomendados na doença oncológica avançada

- Laxantes formadores de bolo fecal: atuam aumentando a motilidade colônica em decorrência do aumento do volume fecal. Requerem boa ingesta de líquidos; caso contrário podem resultar em obstrução intestinal. Dessa forma, raramente estão indicados em pacientes com doença avançada e CIO.
- Laxantes emolientes: estimulam a secreção de líquidos pelo intestino delgado e grosso. O uso isolado de docusato de sódio em cuidados paliativos não se mostrou eficaz; a efetividade parece ser maior quando em associação com laxantes estimulantes e pode ser indicada em casos refratários por um curto período de tempo.
- Laxantes lubrificantes: favorecem o deslizamento da matéria fecal ao lubrificá-la, sem causar efeito irritativo na mucosa. Devido ao risco potencial de pneumonia lipídica, o óleo mineral não deve ser administrado aos pacientes com rebaixamento do nível de consciência, dispneicos ou com alterações na deglutição.

• Supositórios e enemas

Estão indicados como terapia inicial em casos de impactação fecal. Além disso, recomenda-se o uso em pacientes que não respondem adequadamente ou não toleram os laxantes orais e para o esvaziamento retal em pacientes com compressão da medula espinhal.

Os enemas e supositórios aumentam o teor de água e estimulam o peristaltismo, ajudando na eliminação de fezes. Ambos atuam mais rapidamente que os laxantes orais. O uso de enemas envolve riscos de perfuração da parede intestinal, que deve ser suspeitada pela presença de dor abdominal, lesão da mucosa retal e bacteremia. Pacientes em anticoagulação terapêutica ou profilática ou que são afetados por distúrbios de coagulação correm risco maior de complicações hemorrágicas ou hematomas intramurais.

Contraindicações para o seu uso incluem: neutropenia ou trombocitopenia; íleo paralítico ou obstrução intestinal; cirurgia colorretal ou ginecológica recente; traumatismo anal ou retal recente; colite severa, inflamação ou infecção abdominal; megacólon tóxico; e radioterapia recente na área pélvica.

• Manejo da constipação induzida por opioide (CIO)

Todos os pacientes em uso de opioides, mesmo aqueles usuários de opioides fracos (tramadol e codeína) e em baixas doses, devem ser mantidos sob tratamento regular com laxantes para prevenção e tratamento da constipação. Os laxantes osmóticos ou estimulantes são geralmente a primeira escolha na terapia inicial, enquanto os laxantes formadores de bolo fecal como o psyllium não são recomendados. Nos pacientes refratários ao tratamento inicial, os antagonistas de receptores opioides demonstraram boa resposta ao tratamento:

- Metilnatrexona: é um antagonista de receptores opioides periféricos (PAMORA). Não atravessa a barreira hematoencefálica, e não diminui o efeito analgésico dos opioides. É aprovada para o tratamento de CIO em pacientes com câncer. É usada por via subcutânea (dose habitual de 8-12 mg ajustada pelo peso corpóreo), em dias alternados, com possível aumento na frequência de aplicação conforme a necessidade, não excedendo uma vez ao dia. A formulação por via oral é aprovada para CIO em pacientes com dor crônica não oncológica, mas pode ser usado *off label* em casos de CIO com dor oncológica. A naldemedina também é um PAMORA oral que não causa reversão analgésica do opioide. Já o alvimopan foi aprovado para íleo pós-cirúrgico em casos de ressecção intestina, mas não foi aprovado para CIO visto que há relato de aumento dos casos de infarto do miocárdio.
- Naloxona: é um antagonista terciário dos receptores opioides que revertem o efeito do opioide tanto em nível central como periférico. Pequenos estudos sem evidência suficiente, realizados com naloxona, reportaram melhora da constipação induzida por opioides, mas com efeitos secundários significativos, tais como síndrome de abstinência e reversão completa da analgesia. Outra opção é a forma peguilhada da naloxona: naloxegol, indisponível no país. Sua vantagem é a eficácia em CIO sem reversão do efeito analgésico do opioide.

- Lubiprostone: é um ativador do canal de cloro que aumenta a secreção de fluido na luz intestinal. Foi estudado em pacientes não oncológicos com CIO mas com resultados mistos, parecendo não ser eficaz para aqueles em uso de metadona.

• Manejo da impactação fecal

A impactação fecal é uma complicação da constipação crônica evidenciada pela presença de grande massa de fezes secas e duras no reto ou no cólon proximal. O tratamento da impactação retal distal não tem sido objeto de estudos, portanto a prática clínica recomenda a remoção manual seguida de enema ou supositório. Uma vez que o cólon distal foi parcialmente esvaziado, um laxante osmótico como o polietinoglicol pode ser administrado.

No caso de impactação fecal proximal e na ausência de obstrução intestinal completa, lavagem com soluções de macrogol contendo eletrólitos pode ajudar a amolecer ou lavar as fezes. Complicações da impactação fecal, embora incomuns, incluem obstrução do trato urinário, perfuração do cólon, desidratação, distúrbios hidroeletrolíticos, insuficiência renal, incontinência fecal, úlceras de decúbito e sangramento retal.

Pacientes em fase terminal

Os objetivos do manejo da constipação intestinal nesse grupo de pacientes devem levar em consideração além dos aspectos já citados o alívio da dor e desconforto causados pela constipação, melhorar a sensação de bem-estar do paciente; restabelecer um nível satisfatório de independência em relação aos hábitos intestinais quando possível e considerar a preferência individual do paciente. O tratamento da constipação nesses pacientes também inclui a abordagem de fatores não farmacológicos potencialmente reversíveis, interrupção de medicamentos constipantes não essenciais e intervenções farmacológicas (terapia laxativa).

Durante os últimos dias de vida, é importante reavaliar regularmente os objetivos do cuidado, uma vez que sintomas prévios podem melhorar ou se agravar e novos sintomas podem surgir. Embora a constipação ainda possa ser um problema nos últimos dias de vida, com a evolução do quadro ela se torna menos aparente e por consequência se torna uma prioridade mais baixa no seu cuidado geral. Nessa fase, quando os pacientes não são mais capazes de receber medicação e seu nível de consciência diminui, os laxantes orais devem ser descontinuados. Como nesses casos a via oral não é uma opção, recomenda-se a utilização de clister glicerinado, uma vez que a constipação pode ser um fator de risco para *delirium* terminal, o qual traz grande sofrimento para os pacientes e familiares.

■ FADIGA RELACIONADA AO CÂNCER

Introdução

A fadiga relacionada ao câncer (FRC) é uma sensação subjetiva, persistente e incômoda de cansaço ou exaustão física, emocional e/ou cognitiva, relacionada ao câncer ou ao seu tratamento e que não é proporcional ao grau de atividade recente, sendo que interfere no funcionamento habitual do indivíduo. Comparada com a fadiga em indivíduos saudáveis, a fadiga relacionada ao câncer é mais intensa, persistente, impactante e com menos chance de ser aliviada com descanso. É uma queixa subjetiva, e assim como a dor, o profissional deve confiar no relato do paciente.

A FRC é uma queixa comum e impacta negativamente na qualidade de vida (aspectos físico, social, emocional e ocupacional) dos pacientes oncológicos, uma vez que eles se sentem muito cansados para participar nas atividades que dão significado importante à vida. Cerca de 80% dos indivíduos que recebem quimioterapia e/ou radioterapia se queixam de fadiga, o que interefere em todas as atividades de vida diária. Em pacientes com câncer metastático, a prevalência ultrapassa 75%. Mesmo quando analisados apenas os pacientes que sofrem com fadiga moderada a grave, essa taxa chega a 45% naqueles recebendo tratamento ativo e 29% nos sobreviventes de câncer de mama, próstata, colorretal e pulmão.

Nos sobreviventes de câncer, a queixa de fadiga pode persistir por meses e até anos após o término do tratamento. Ainda é incerto se esses sobreviventes recuperarão totalmente a funcionalidade.

Apesar da alta prevalência e do grau de desgaste gerado pelo mesmo, esse sintoma ainda é subdiagnosticado e subtratado, o que gera impacto na adesão ao tratamento, controle da doença e desfecho do paciente. O paciente pode não relatar espontaneamente a fadiga, por acreditar que faz parte do efeito do tratamento, por medo de ser rotulado como poliqueixoso ou receio de receber um tratamento subótimo por estar fadigado. Por esse motivo, fadiga deveria ser rastreada em consulta inicial, assim como regularmente durante e após o término do tratamento oncológico, conforme a recomendação de diversas sociedades como a American Society of Clinical Oncology (ASCO) e National Comprehensive Cancer Network (NCCN).

Fisiopatologia

A etiologia da FRC é desconhecida, mas provavelmente multifatorial. Saligan sugere que o câncer e seu tratamento poderiam ativar o sistema imune, com liberação de citocinas pró-inflamatórias e isso geraria uma série de alterações no sistema endócrino, disfunção do eixo HPA, assim como comprometimento mitocondrial tanto no sistema nervoso central quanto periférico. Fatores genéticos influenciariam os processos acima mencionados. Esses eventos resultariam em disfunção do sistema musculoesquelético, cansaço, depressão, distúrbios do sono e comprometimento cognitivo.

Avaliação/escalas

Os critérios diagnósticos para FRC foram propostos no CID-10 (Classificação Internacional de Doenças, 10ª versão), sendo que 6 dos 11 critérios devem estar presentes para o seu diagnóstico. Porém, seu uso não é de uso rotineiro e tampouco recomendado pelos grupos de experts.

Critérios do CID-10 para fadiga relacionada ao câncer:

1. Fadiga significativa, redução da energia, ou aumento da necessidade de repouso, desproporcional a qualquer mudança recente no grau de atividade.
2. Queixa de fraqueza ou peso de membros.
3. Diminuição da concentração ou atenção.
4. Diminuição da motivação ou interesse em engajar em atividades usuais.
5. Insônia ou hipersonia.
6. Sensação de sono não restaurador.
7. Percepção de necessidade de esforço para romper a inatividade.
8. Reatividade emocional marcante (p. ex., tristeza, frustração, irritabilidade).
9. Dificuldade em completar atividades diárias atribuídas à sensação de fadiga.
10. Percepção de problemas de memória de curto prazo.
11. Cansaço pós-exercício que dura várias horas.

Esses sintomas causam desconforto significativo, impacto social, ocupacional ou em outras áreas importantes do funcionamento.

Há evidência da história, exame físico ou laboratorial que os sintomas são consequência do câncer ou seu tratamento.

Os sintomas não são consequência primária de comorbidade psiquiátrica como depressão maior ou transtorno somatoforme ou *delirium*.

Devido à etiologia multifatorial, a avaliação da fadiga relacionada ao câncer é multidimensional. O passo inicial é o rastreamento da fadiga em consulta inicial e periodicamente durante e após o tratamento oncológico. Se o paciente confirmar a FRC, esse sintoma deve ser quantificado e avaliado quanto ao impacto nas atividades de vida diária (alimentação, ir ao banheiro, higiene pessoal, escolher a roupa, vestir-se, continência urinária e fecal, banho, andar). A quantificação pode ser realizada, por exemplo, com a escala numérica em que 0 significa sem fadiga e 10 a pior fadiga imaginável. Nesse caso, pontuações de 1 a 3 indicam sintoma leve; 4 a 6, moderado; e 7 a 10, grave. Os pacientes que não conseguem dar uma nota para seu sintoma podem classificar como leve, moderada ou grave. Pontuações maiores ou iguais a sete estão relacionadas à diminuição da capacidade funcional.

Naqueles com sintoma moderado ou grave ou com impacto nas atividades de vida diária, uma investigação mais profunda é necessária. É importante avaliar se a fadiga está relacionada à progressão da doença ou recorrência. Caso se excluam essas duas possibilidades, reafirmar suas conclusões é fundamental para reduzir o nível de ansiedade de paciente e familiares. Outros fatores a serem investigados são: início dos sintomas, padrão, duração, mudança ao longo do tempo, fatores de melhora e piora e interferência na funcionalidade, cognição e psicológico.

Alguns fatores podem contribuir para a queixa de fadiga relacionada ao câncer e devem fazer parte da rotina de investigação de pacientes com essa queixa:

- Dor não controlada.
- Estresse emocional.
- Distúrbios do humor e do sono.
- Anemia.
- Alteração metabólica, nutricional ou hormonal (p. ex., desnutrição, distúrbios hidroeletrolíticos, desidratação, hipotireoidismo, menopausa).
- Descondicionamento.
- Efeito adverso de medicações (especialmente sedação por opioides).
- Abuso de álcool e outras substâncias.
- Comorbidades.

É raro a fadiga ocorrer isoladamente. O mais comum é ser parte de um complexo de sintomas físicos como a dor, queixas de humor, alterações de sono e da cognição. Quanto à depressão, existe uma correlação forte entre esse sintoma e a FRC. A distinção entre os dois também pode ser desafiadora, uma vez que a fadiga pode ser um sintoma da depressão, assim como a FRC pode gerar estresse emocional. Porém, alguns estudos sugerem que se trata de dois sintomas que devem ser distintos, uma vez que o uso de antidepressivos não resultou em melhora da fadiga mesmo quando se reduziram os sintomas de humor.

Outro aspecto são as alterações do sono comuns nessa população, com prevalência entre 30-75%. Pacientes com fadiga, durante a fase de tratamento ativo, geralmente aumentam o tempo de sono mas com ruptura importante do padrão normal do sono. Não é infrequente comportamentos que podem prejudicar o sono estejam presentes, como: ambiente de sono inadequado, cochilos durante o dia, hábitos de sono noturno irregulares, dificuldade em relaxar antes de dormir e uso de aparelhos eletrônicos que emitem luz à noite (computador, tablet, celular etc.). Além disso, procedimentos de cabeça e pescoço, mudanças na composição corpórea, e alterações hormonais podem aumentar o risco de síndrome da apneia obstrutiva do sono.

A avaliação do estado funcional do paciente deve incluir o que ele conseguia fazer antes e o que mudou devido ao descondicionamento. Ele consegue realizar atividades do dia a dia? Qual a frequência atual de exercícios? Isso é fundamental para criar um plano de tratamento e orientar o paciente que a realização de exercícios poderá melhorar seu sintoma.

A listagem de todas as medicações em uso tem como objetivo checar o efeito e a interação medicamentosa que podem contribuir com a piora do sintoma. Exemplos: betabloqueadores podem causar bradicardia e cansaço relacionado ao exercício. Já o uso de opioides associados a antidepressivos, antieméticos e anti-histamínicos tendem a causar sonolência e aumento da fadiga. O ajuste de dose ou posologia podem ser testados para reduzir a fadiga.

Já as comorbidades cardíacas, pulmonares, renais, gastrointestinais, hepáticas, neurológicas e endócrinas (como hipotireoidismo, hipogonadismo e insuficiência adrenal) devem ser avaliadas uma vez que a otimização do seu tratamento tem o potencial de melhorar a fadiga. O hipotireoidismo é particularmente prevalente nesse grupo, uma vez que está relacionado a situações como radiação de linfoma, câncer de cabeça e pescoço, ou irradiação de corpo total previamente a transplante de medula óssea. Além disso, drogas como sorafenib e sunitinib podem causar hipotireoidismo.

Tratamento não farmacológico e farmacológico
• Educação e aconselhamento

Antes do início de tratamentos oncológicos, todos os pacientes devem ser orientados que essa terapia pode causar fadiga e que, não necessariamente, isso indica falha do tratamento ou progressão da doença. Essa educação é fundamental, uma vez que o receio de progressão de doença é um dos principais fatores para a subnotificação do sintoma. Da mesma maneira, após completar o tratamento oncológico, paciente e família devem ser educados quanto à possibilidade de apresentarem fadiga nessa nova fase, mas que a maioria apresenta melhora gradual com restauro da energia.

Intervenções não farmacológicas
• Conservação de energia

A conservação de energia é definida como a administração do recurso de energia disponível para prevenir a depleção da mesma. Dessa maneira, o paciente pode ter expectativas mais realistas, priorizar as atividades mais relevantes e delegar as menos essenciais. Outra técnica é usar os períodos de maior energia durante o dia para realizar as atividades mais importantes. Um estudo multicêntrico demonstrou que essa estratégia de conservação de energia diminui a intensidade de fadiga em pacientes recebendo tratamento oncológico ativo. Estudos descritivos sugerem que atividades distratoras como música, jogos e leitura podem ser úteis na redução da fadiga. Sonecas diurnas de curta duração podem restaurar transitoriamente energia, mas deve-se tomar cuidado para que não sejam longas a ponto de causar distúrbios no sono noturno. Por isso, sugere-se limitar as sonecas diurnas a menos de uma hora.

• Atividade física

Uma grande meta-análise com 4.881 pacientes com câncer durante e após tratamento analisou o impacto da atividade física na redução da fadiga. Houve um redução da fadiga tanto durante quanto após o tratamento. Revisões sistemáticas evidenciaram melhora em indivíduos com câncer de próstata, linfoma e transplante de medula óssea.

Portanto, todos os pacientes devem ser encorajados a realizar atividades moderadas durante e após o tratamento oncológico. As evidências atuais são insuficientes para determinar a quantidade necessária de exercício. Porém, alguns estudos sugerem que aqueles que realizam ao menos 3 a 5 horas de atividade moderada por semana têm menos efeitos adversos da terapia, incluindo fadiga.

Apesar de a recomendação ser de atividade moderada, o tratamento deve ser individualizado e algumas populações específicas devem ter sua atividade supervisionada, como:

- Pacientes com comorbidades importantes (p. ex., insuficiência cardíaca congestiva, doença pulmonar obstrutiva crônica).
- Cirurgias de grande porte recentes.
- Descondicionamento substancial.
- Alterações funcionais ou anatômicas.
- Pacientes com metástases ósseas, trombocitopenia, anemia, infecção ativa ou febre (esse grupo demanda ainda maior cuidado na realização de exercícios).

Independentemente, o programa de exercícios deve ser ajustado de acordo com a idade, tipo de neoplasia, preferências e condicionamento do paciente. Deve-se iniciá-lo com baixa intensidade e duração e ajustar progressivamente de acordo com a condição do indivíduo.

Para os sobreviventes de câncer, as mesmas recomendações devem ser seguidas, pois apesar de as evidências nesse subgrupo ainda serem escassas, a melhor delas refere-se à atividade física de intensidade moderada.

• Terapias complementares

Os pacientes devem ser educados quanto a como lidar com a fadiga e a associação com sintomas emocionais. Tanto terapia cognitivo-comportamental/terapia comportamental quanto terapias psicoeducacionais parecem ser benéficas na redução da fadiga em pacientes com câncer.

Pacientes com câncer frequentemente se queixam de alterações do sono: desde insônia até hipersonia. Esses distúrbios têm o potencial de exacerbar a fadiga. Intervenções não farmacológicas como controle de estímulo, restrição de sono e higiene do sono são recomendadas para amenizar esse problema. Deve-se ter atenção redobrada com intervenções farmacológicas para tratar distúrbios do sono, tendo em vista seus efeitos adversos, risco de dependência, abstinência e interação medicamentosa.

Apesar da escassez de evidências quanto ao impacto da consulta nutricional na fadiga, o paciente com câncer tem alto risco de deficiências nutricionais secundárias à anorexia, náusea, vômitos etc. Portanto, uma avaliação que auxilie em adequada hidratação e balanço eletrolítico poderão ser benéficos na prevenção e tratamento da fadiga.

As evidências dos benefícios de terapias como acupuntura, massagem, yoga, relaxamento muscular, redução de estresse por meio de *mindfulness* ainda são muito escassas e limitadas para que haja uma recomendação formal.

Tratamento farmacológico
• Metilfenidato

Metilfenidato, um psicoestimulante, é a droga mais estudada até o momento para o tratamento da FRC. Essa medicação estimula os receptores adrenérgicos e indiretamente causa a liberação de dopamina e norepinefrina nos terminais pré-sinápticos.

De maneira geral, os estudos realizados até o momento mostram resultados conflitantes, sendo alguns favoráveis ao uso do metilfenidato, principalmente no subgrupo de indivíduos com fadiga grave e/ou doença avançada. Uma meta-análise de 2014 encontrou efeito positivo do metilfenidato em fadiga, principalmente em longo prazo, sendo que os principais efeitos colaterais encontrados foram vertigem, ansiedade, anorexia e náusea.

Já nos sobreviventes, os estudos são mais limitados, mas as evidências atuais sugerem que ocorra melhora estatisticamente significativa da fadiga em pacientes com esse perfil tratados com metilfenidato.

• Modafinila

Já a modafinila, outro psicoestimulante, foi estudado em pacientes em quimioterapia. Em um estudo inicial, houve melhora do sintoma apenas naqueles com fadiga grave. Porém, em outro estudo em pacientes com câncer de mama e próstata metastáticos em quimioterapia, não foi encontrada melhora da fadiga, e o braço com modafinila apresentou maior incidência de náusea e vômito. No grupo de sobreviventes de câncer, os estudos tampouco se mostraram consistentes na melhora da fadiga. Devido à escassez de estudos e melhora apenas marginal encontrada em alguns deles, o seu uso não é atualmente recomendado.

Quanto aos suplementos dietéticos, apesar de a coenzima Q10 e L-carnitina não terem evidenciado melhora da fadiga, um estudo clínico randomizado mostrou melhora da FRC com o uso de ginseng principalmente após 8 semanas na população em tratamento ativo de câncer.

Pacientes em fase terminal

A avaliação e manejo nesse grupo seguem os mesmos princípios anteriormente relatados; porém alguns detalhes devem ser levados em consideração. Essa população tem maior risco de apresentar anemia, efeitos adversos de medicações pela polifarmácia, desnutrição e impacto físico de diversas linhas de tratamento oncológico. Além disso, a intensidade da fadiga progride de acordo com o avanço da doença oncológica. Ela ocorre simultaneamente a outros sintomas como dor, dispneia e anorexia, que devem ser igualmente avaliados e tratados.

O objetivo da conservação de energia nessa fase da vida é manter um balanço entre o repouso e manutenção de atividades significativas para o indivíduo. A abordagem psicossocial deve incluir a ênfase nas interações familiares/pessoais que não requerem gasto energético elevado.

Mesmo com a expectativa de vida curta, os exercícios físicos devem ser recomendados, uma vez que, além de apresentarem boa tolerância, parece haver redução dos níveis de fadiga, melhora da ansiedade, aumento do bem-estar e menor impacto da fadiga nas atividades de vida diárias.

Apesar de poucos estudos, o uso de metilfenidato pode ser considerado em casos selecionados. Além desse, o uso de corticoides pode ser considerado. A maioria dos estudos que não tinham fadiga como end-point primário demonstraram alívio em curto prazo e melhora do bem-estar. Um estudo mais recente em pacientes com câncer avançado demonstrou que o uso de dexametasona (8 mg/dia) melhorou o sintoma significativamente usando a escala FACIT-F (efeito de 5,9 pontos) nas duas primeiras semanas de intervenção.

Já o uso de progestágenos como acetato de megestrol, que mostraram benefício para anorexia-caquexia, não tiveram impacto na fadiga relacionada ao câncer em metanálise de 2010.

■ DISPNEIA

Introdução

Dispneia é uma percepção subjetiva de dificuldade para respirar. Esse é um dos sintomas mais comuns e mais temidos por pacientes com câncer, ocorrendo em cerca de 40% no câncer em fase avançada e até 70% nas últimas semanas de vida. Esse sintoma está relacionado a impacto negativo na qualidade de vida do indivíduo, principalmente por estar associado a outros sintomas como ansiedade, depressão, fadiga, perda de apetite e dor. Além disso, é um sintoma independentemente associado à menor sobrevida em pacientes com câncer.

A sensação de dispneia é multidimensional e dinamicamente mediada e percebida de acordo com experiências prévias, valores, emoções e crenças. Existem subtipos de dispneia que podem ser descritas como fome de ar, maior esforço para respirar, pressão torácica, respiração acelerada, expiração incompleta ou sensação de sufocamento.

Fisiopatologia

A fisiopatologia da dispneia não foi totalmente elucidada. Ela geralmente está associada a condições em que há maior demanda do drive respiratório ou sobrecarga mecânica do sistema respiratório. Isso gera a sensação de fome de ar ou maior esforço para respirar. Outras situações envolvem o estímulo direto de receptores pulmonares, e se correlacionam a queixa de constrição ou aperto no peito. Além disso, o estímulo de quimioceptores (por hipercapnia, por exemplo) e de mecanoceptores das vias aéreas superiores e face parecem modificar a sensação de falta de ar. Na maioria das vezes a fisiopatologia parece envolver mais de um mecanismo e essa associação determinaria a qualidade e intensidade da dispneia.

Avaliação

A avaliação desse sintoma no contexto de cuidados paliativos visa compreender a intensidade, impacto funcional e emocional; diagnosticar fatores contribuintes e monitorar a resposta às intervenções realizadas. Causas comuns e com potencial de resposta a intervenções encontram-se na Tabela 25.5. Porém, deve-se levar em con-

Tabela 24.5. Exemplos de causas potencialmente tratáveis e intervenções

Causa	Intervenção
Obstrução tumoral de via aérea	Laser, *stent*, radioterapia, ressecção, corticoides
Broncoconstrição	Broncodilatadores e corticoides
Pneumonia	Antibioticoterapia, fisioterapia, precaução para aspiração
Pneumonite secundária a terapia antineoplásica ou radiação	Corticoides
Derrame pleural	Pleurodese, pleurocentese
Ascite maligna	Paracentese
Anemia	Transfusão de concentrado de hemácias
Tromboembolismo	Anticoagulação, trombólise, filtro de veia cava

Fonte: Autoria própria.

sideração que todas as intervenções devem ser analisadas tendo em vista o risco e benefício do procedimento e ser consistentes com os objetivos de cuidado de curto e longo prazo do paciente.

Quando essas causas não forem mais reversíveis, o alívio do sintoma torna-se o principal objetivo da terapia. Como citado anteriormente, a dispneia geralmente não ocorre isoladamente e sim em conjunto com outros sintomas físicos, espirituais, emocionais, sociais ou existenciais. Assim, os fatores não físicos também devem ser investigados e adequadamente manejados.

No momento de avaliação da dispneia, deve-se levar em consideração a queixa do paciente e, na sua impossibilidade, a de seu cuidador, uma vez que parâmetros fisiológicos citados anteriormente, como oximetria, frequência cardíaca e respiratória e uso de musculatura acessória, não refletem a gravidade do sintoma do paciente, como demonstrado por Hui e colaboradores. Da mesma maneira, pessoas sem sinais físicos podem queixar-se de dispneia.

Existem diversas ferramentas para avaliar sintomas como a escala de avaliação de sintomas de Edmonton revisada ou Memorial versão reduzida. Todavia, não há um padrão-ouro e nenhum instrumento aborda a intensidade, impacto funcional e desconforto causado pelo sintoma. De maneira geral, avalia-se:

• Qualidade

Certos descritores da sensação de dispneia sugerem diferentes alterações fisiopatológicas causadas por processos de doença distintos. Por exemplo: compressão torácica ou incapacidade de exalar o ar totalmente sugerem quadros respiratórios obstrutivos como asma; enquanto fome de ar infere quadros de insuficiência cardíaca. Mas, essa ferramenta é pouco utilizada rotineiramente e sua utilidade é limitada, pois vários indivíduos têm múltiplas alterações simultâneas.

• Intensidade

A ferramenta mais utilizada é a de classificação numérica de 0 a 10 ou a análoga visual (0-100 mm). Já a escala de Borg modificada com descritores verbais de intensidade é frequentemente usada para avaliar a intensidade da dispneia com esforço físico em pesquisas clínicas. Como descrito anteriormente, deve-se questionar o paciente quanto à intensidade da falta de ar e não estimar pelo esforço respiratório, uso de musculatura acessória ou taquipneia. Ocasionalmente, pacientes com taquipneia moderada a intensa não apresentarão dispneia, enquanto outros com bom padrão respiratório se queixarão de dispneia intensa.

• Impacto funcional

A falta de ar inevitavelmente reduz o nível de atividade suportado; portanto, a avaliação do impacto funcional deve fazer parte da avaliação geral. Uma das ferramentas disponíveis é o *oxygen cost diagram* que identifica o grau de atividade que não é possível atingir devido à falta de ar e o relaciona ao gasto de oxigênio (Tabela 25.6).

Tabela 25.6. Valores de consumo de oxigênio

Atividade	Consumo de O$_2$
Subir ladeira andando vigorosamente	95
Subir ladeira andando moderadamente	75
Andar vigorosamente no plano	69
Carregar compras pesadas	58
Subir ladeira lentamente	57
Andar moderadamente no plano	47
Fazer a cama	42
Carregar compras leves	36
Banho	27
Andar lentamente no plano	27
Ficar em pé	21
Sentar-se	17
Dormir	7

Fonte: McGavin CR, Artvinili M, Naoe H, et al. Dyspnoea, disability, and distance walked: comparison of estimates of exercise performance in respiratory disease. Br Med J. 1978; 2:241-3.

• Impacto emocional

O significado da dispneia para o paciente é influenciado por sua personalidade, experiências, mecanismos de *coping* e comorbidades psiquiátricas. Episódios agudos geralmente são acompanhados por ansiedade, medo e às vezes pânico. Entre os principais medos está o da morte durante esses episódios de agudização. Por esse motivo, o acompanhamento de psicólogos e capelães pode ser de grande valia para aliviar a dispneia.

Tratamento

O objetivo do tratamento é reduzir o desconforto causado pelo sintoma. Entre os pacientes em cuidados paliativos para doenças avançadas, as causas da dispneia nem sempre são passíveis de reversão. Porém, se uma causa tratável for encontrada (como broncoespasmo ou derrame pleural), um tratamento específico pode ser apropriado dependendo da sua invasibilidade e preferências do paciente. Porém, neste capítulo, o foco será o tratamento do sintoma em si e não de suas causas.

Manejo não farmacológico

• Oxigênio

Em paciente com DPOC, a suplementação de oxigênio oferece tanto benefício de sobrevida quanto qualidade de vida; e naqueles com hipoxemia apenas ao esforço, o uso de oxigênio parece melhorar a qualidade de vida e dispneia. No entanto, nos outros grupos de pacientes, os resultados ainda não são conclusivos.

O uso de suplementação de oxigênio deve ser considerado principalmente naqueles com hipoxemia. Dando respaldo a essa conduta, Abernethy e colaboradores compararam o uso de oxigênio e ar comprimido em pacientes não hipoxêmicos e não houve diferença na sensação de falta de ar ou qualidade de vida entre os grupos. Porém, um dado interessante é que em ambos grupos houve melhora da falta de ar, provavelmente pela sensação da movimentação de ar e não pela propriedade do gás inalado. Essa melhora ocorreu nos primeiros 3 dias e, portanto, sugere-se que, se for tentado o uso desse tipo de terapia, ela seja reavaliada após 3 dias e suspensa caso não haja melhora.

Em concordância com a proposição de Abernethy e colaboradores quanto ao alívio da dispneia pela movimentação do ar, outro estudo comparando o uso de ventilador voltado para a face ou voltado para a perna demonstrou melhora da falta de ar no primeiro grupo. Essa é uma recomendação para todos aqueles com queixa de dispneia e não requer nenhum tipo de treinamento.

• Cateter nasal de alto fluxo

O cateter nasal de alto fluxo (CNAF) apresenta potenciais benefícios em pacientes em cuidados paliativos como umidificação das secreções com maior facilidade para mobilização; permite o *washout* de CO_2 do espaço morto; aumento da pressão final expiratória (aproximadamente 1 cmH_2O a cada 10 L/min de fluxo com boca fechada); e redução da frequência respiratória. Em estudo com pacientes com diversos tipos de neoplasias em fase avançada, o grupo em uso de CNAF teve melhora em 41% dos casos (não especificamente dispneia) e mostrou ser bem tolerado. Porém, estudos mais robustos precisam ser realizados para comprovar sua eficácia e segurança nessa população.

• Ventilação não invasiva

A ventilação não invasiva (VNI) tem potencial de melhorar a falta de ar por melhorar a oxigenação, ventilação, diminuir o trabalho da musculatura respiratória e hiperinsuflação. No contexto de cuidados paliativos, ela pode ser usada em três cenários distintos:

1. Aqueles que não desejam limitar nenhum tipo de tratamento.
2. Aqueles com ordem de não entubar.
3. Aquele que desejam apenas medidas de conforto, sem mais nenhum tratamento invasivo.

No primeiro cenário, a falha da VNI resultará na entubação orotraqueal. No segundo, a VNI também está sendo usada como terapia de suporte ventilatório e é usada enquanto a causa da dispneia está sendo tratada (uma broncopneumonia, por exemplo). Nesse contexto, outro objetivo do uso da VNI pode ser a tentativa de manter-se vivo para a chegada de membros da família para despedidas.

Já no terceiro cenário, o objetivo do uso da VNI é o alívio da dispneia. Além disso, em alguns casos, essa é uma maneira de preservar a capacidade de comunicação e cognição, à medida que se pode usar uma dose menor de opioides para controle de sintomas. Caso a VNI torne-se intolerável, não gere conforto desejado ou se o paciente não conseguir mais se comunicar, ela deve ser suspensa.

• Posicionamento

Posicionamento do tronco para frente parece permitir que a cintura escapular e membros superiores permitam uso de musculatura acessória de maneira mais eficiente; facilita o reposicionamento do conteúdo abdominal, permitindo melhor movimentação diafragmática; e melhora a função respiratória naqueles com pulmão hiperinsuflado. Quando em repouso no leito, pode-se priorizar o decúbito lateral elevado para minimizar a dispneia. Essa técnica de reposicionamento é particularmente usada em pacientes mais restritos quanto à mobilidade ou com dispneia ao repouso.

• Reabilitação

Exercícios físicos devem ser encorajados, principalmente no início da doença, antes que o paciente torne-se descondicionado. Porém, mesmo naqueles com limitação física devido à falta de ar, os exercícios podem ser úteis como distrator e reduzir a dependência de cuidadores. Especificamente em pacientes com DPOC como comorbidade, exercícios aeróbicos, além de melhorar a capacidade física, reduzem a intensidade da dispneia, provavelmente por diminuir a demanda ventilatória, permitindo tempo mais adequado para expiração com diminuição da hiperinsuflação pulmonar.

Além disso, órteses como andadores e bengalas podem ser úteis ao permitirem o reposicionamento para frente ao andar e geram um ponto de apoio para recuperação sempre que necessário.

Já a respiração com lábios entreabertos reduz a hiperinsuflação dinâmica em pessoas com DPOC grave e melhora a dispneia, frequência respiratória e saturação de oxigênio. Todavia, em outros grupos, essa técnica não é recomendada, pois pode aumentar o esforço respiratório.

• Procedimentos intervencionistas

Em casos de derrames pleurais, a dispneia pode ser aliviada por meio de sua abordagem, seja com pleurodese, pleurectomia ou implante de cateter para drenagem. A decisão quanto à melhor alternativa deve levar em conta estado clínico do paciente, custo relacionado levando em conta a expectativa de vida, e desejo do paciente.

• Outros

Além de todas as técnicas anteriormente citadas, todos os pacientes devem ser avaliados e orientados quanto a terapias de conservação de energia, de acordo com a fase da doença em que se encontram. Isso permite maior controle do paciente sobre suas atividades e rotina, gerando também bem-estar e prevenindo a exaustão.

Além disso, terapias de apoio para a redução de ansiedade diminuem a percepção de falta de ar e seu impacto. Podem ser iniciadas em qualquer fase da doença em pessoas ansiosas; porém, como requerem motivação e energia cognitiva para que sejam eficazes, não costumam ser eficazes nas fases muito avançadas de doença.

Tratamento farmacológico

• Opioides

Essa é a classe mais estudada e utilizada para o alívio da dispneia. Eles agem em diversas frentes, como: resposta ventilatória à hipercapnia e hipóxia, aumento da resistência do fluxo inspiratório, diminuição do consumo de oxigênio tanto em exercício quanto em repouso, vasodilatação pulmonar e efeito ansiolítico e analgésico.

A morfina é a droga dessa classe mais estudada nas formas parenteral, oral e inalatória, mas apenas as duas primeiras mostraram efeito significativo em revisão sistemática de Jennings e colaboradores.

A dose inicial para pacientes virgens de opioides costuma ser baixa, entre 10 e 20 mg de morfina por via oral em 24 h. Naqueles que já estão em uso de opioides, o aumento de 25% da dose diária total parece ser semelhante a aumentos mais agressivos como de 50% da dose diária total. Esse benefício no alívio do sintoma parece perdurar por meses (Uma sugestão do uso de opioide para pacientes com dispneia está na Tabela 25.7).

Uma das barreiras para a prescrição de opioides em indivíduos com dispneia é o medo de depressão respiratória, retenção de gás carbônico e antecipação da morte. Porém, Clemens e colaboradores demonstraram que ocorre diminuição da frequência respiratória e melhora da dispneia com a titulação adequada de morfina e hidromorfona, mas sem alteração de outros parâmetros como saturação de oxigênio, e pressão arterial de CO_2.

• Ansiolíticos

Os benzodiazepínicos e antidepressivos podem ser usados em pacientes com ansiedade associada à dispneia. O uso de inibidor de receptação de serotonina também tem o potencial de efeito direto no centro de controle de percepção de dispneia. Já o uso de benzodiazepínicos isoladamente (sem associação a opioides) ainda é controverso quanto à sua eficácia, modelo de titulação e potenciais efeitos adversos. Portanto, considera-se seu uso como segunda linha de tratamento, quando opioides e tratamentos não farmacológicos falharam no controle adequado da dispneia, principalmente em pacientes muito ansiosos.

• Corticoides

Corticoides são frequentemente usados para alívio de sintoma respiratório, por sua ação anti-inflamatória em vias aéreas, podendo levar à melhora da função pulmonar. Porém, a evidência para seu uso é fraca e, com exceção de paciente com envolvimento de vias aéreas ou parênquima pulmonar, sua prescrição deve ser vista com parcimônia.

• Furosemida inalatória

O uso de furosemida inalatória tem o potencial de melhora da dispneia pelo seu efeito inibitório no reflexo de tosse, efeito na redução da broncoconstrição em asma e ação indireta na inervação sensorial do epitélio de vias aéreas. Em paciente com doença pulmonar obstrutiva crônica (DPOC), demonstrou-se benefício quanto a falta de ar induzida por exercício e melhora do tempo de endurance. Porém, na população com câncer, esses resultados não foram reproduzidos até o momento.

■ BIBLIOGRAFIA

1. Abernethy AP, Mcdonald CF, Frith PA, et al. Effect of palliative oxygen versus room air in relief of breathlessness in patients with refractory dyspnoea: a double-blind, randomised controlled trial. Lancet. 2010; 376:784-93.
2. Almeida RGL, Pontes ACAC, Cardoso DA, et al. O Manejo da Êmese em uma Unidade Oncológica: a Necessidade da Intervenção Farmacêutica em Tempo Real. Rev Bras Cancerol. 2015; 61(2):115-21.
3. Bennett S, Pigott A, Beller EM, et al. Educational interventions for the management of cancer-related fatigue in adults. Cochrane Database Syst Rev, 2016; 11:CD008144.
4. Berger AM, Mitchell SA, Jacobsen PB, et al. Screening, evaluation, and management of cancer-related fatigue: Ready for implementation to practice? CA Cancer J Clin. 2015; 65:190-211.
5. Berger AM, Mooney K, Alvarez-Perez A, et al. Cancer-Related Fatigue, Version 2.2015. J Natl Compr Canc Netw. 2015; 13:1012-39.
6. Blinderman CD, Billings A. Comfort Care for Patients Dying in the Hospital. N Engl J Med. 2015; 373(26).
7. Booth S, Moffat C, Burkin J, et al. Nonpharmacological interventions for breathlessness. Curr Opin Support Palliat Care. 2011; 5:77-86.
8. Bouvette M, Angelis C. Consensus Recommendations for the Management of Constipation in Patients with Advanced, Progressive Illness. J Pain Symptom Manage. 2010; 40(5).
9. Brand RE, Dibaise JK, Quigley EM, et al. Gastroparesis as a cause of nausea and vomiting after high-dose chemotherapy and haemopoietic stem-cell transplantation. Lancet. 1998; 352(9145).
10. Bree E, Koops W, Kröger R, et al. Peritoneal carcinomatosis from colorectal or appendiceal origin: correlation of preoperative CT with intraoperative findings and evaluation of interobserver agrément. J Surg Oncol. 2004; 86(2):64-73.
11. Bruera E, Seifert L, Watanabe S, et al. Chronic náusea in advanced cancer patients: a retrospective assessment of a metoclopramida-based antiemetic regimen. J Pain Sympton Manage. 1996; 11(3):147.
12. Burburan SM, Silvia AC de S. Constipação intestinal no câncer avançado. Série Cuidados Paliativos; 2009.
13. Caponero R, Jorge JMN, Melo AGC. Consenso Brasileiro de Constipação Intestinal Induzida por Opioides. Rev Bras Cuidados Paliat. 2009; 2:1-41.
14. Carvalho RT, Parsons HA. Manual de Cuidados Paliativos ANCP. 2 ed. Porto Alegre: Sulina; 2012.

Tabela 25.7. Pacientes virgens de opioide, com doença em fase terminal

Inicie com dose de morfina baixa (1-2 mg EV). Faça a titulação a cada 15 minutos até ter o resultado desejado. Após o controle do sintoma, mantenha doses regulares e resgates
Monitore a dispneia, conforto, e efeito sedativo da medicação (usando ferramentas como a *Richmond agitation-sedation scale*)
Previna a constipação associada a opioides prescrevendo laxantes rotineiramente
Lembre-se que a dose correta é aquela que alivia a dispneia sem efeitos colaterais intoleráveis

Fonte: Autoria própria.

15. Castilhos MCR, Borella M. Uso de antieméticos no tratamento de náuseas e **vômitos em pacientes oncológicos**. Infarma. 2011; 23(9).

16. Clemens KE, Klaschik E. Symptomatic therapy of dyspnea with strong opioids and its effect on ventilation in palliative care patients. J Pain Symptom Manage. 2007; 33:473-81.

17. Coluzzi F, Rocco A, Mandatori I, et al. Non-analgesic effects of opioids: opioid-induced nausea and vomiting: mechanisms and strategies for their limitation. Curr Pharm Des. 2012; 18(37):6043.

18. Curtis JR, Cook DJ, Sinuff T, et al. Noninvasive positive pressure ventilation in critical and palliative care settings: understanding the goals of therapy. Crit Care Med. 2007; 35:932-9.

19. Damani A, Ghoshal A, Salins N, et al. Prevalence and Intensity of Dyspnea in Advanced Cancer and its Impact on Quality of Life. Indian J Palliat Care. 2018; 24:44-50.

20. Davis MP, Hallerbrug G. Palliative care: assessment and management of nausea and vomiting. J Pain Symptom Manage. 2010; 39(4).

21. Ducrotte P, Cousse C. The Bowel Function Index: a nex validated scale for assessing opioid-induced constipation. Curr Med Res Opin. 2012; 28(3).

22. Epstein AS, Hartridge-Lambert SK, Ramaker JS, et al. Humidified high-flow nasal oxygen utilization in patients with cancer at Memorial Sloan-Kettering Cancer Center. J Palliat Med. 2011; 14:835-9.

23. Ettinger DS, et al. National Comprehensive Cancer Network. NCCN Clinical Practice Guidelines in Oncology: Antiemesis; 2018.

24. Forsyth PA, Posner JB. Headaches in patients with brain tumors: a study of 111 patients. Neurology. 1993; 43(9):1678.

25. Glare P, Miller J, Nikolova T, et al. Treating nausea and vomiting in palliative care: a review. Clin Interv Aging. 2011; v. 6.

26. Gong S, Sheng P, Jin H, et al. Effect of methylphenidate in patients with cancer-related fatigue: a systematic review and meta-analysis. PLoS One. 2014; 9:e84391.

27. Hui D, Morgado M, Vidal M, et al. Dyspnea in hospitalized advanced cancer patients: subjective and physiologic correlates. J Palliat Med. 2013; 16:274-80.

28. Jennings AL, Davies AN, Higgins JP, et al. A systematic review of the use of opioids in the management of dyspnoea. Thorax. 2002; 57:939-44.

29. Kamal AH, Maguire JM, Wheeler JL, et al. Dyspnea review for the palliative care professional: assessment, burdens, and etiologies. J Palliat Med. 2011; 14:1167-72.

30. Larkin PJ, Chernys NI, Carpia D. Diagnosis, assessment and management of constipation in advanced cancer: ESMO Clinical Practice Guidelines. Ann Oncol. 2018; 29(4).

31. Maltoni M, Pirovano M, Scarpi E, et al. Prediction of survival of patients terminally ill with cancer. Results of an Italian prospective multicentric study. Cancer. 1995; 75:2613-22.

32. Manning HL, Schwartzstein RM. Pathophysiology of dyspnea. N Engl J Med. 1995; 333:1547-53.

33. Marmo MCR, Eliana MMC, Puty FCB, et al. Avaliação do hábito intestinal em pacientes com câncer que utilizam morfina para controle da dor. Rev Dor. 2012; 13(3):243-8.

34. McGavin CR, Artvinili M, Naoe H, et al. Dyspnoea, disability, and distance walked: comparison of estimates of exercise performance in respiratory disease. Br Med J. 1978; 2:241-3.

35. McMillam SC, Tofthajen C, Small B, et al. Trajectory of medication induced constipation. Oncol Nurs Forum; 2013.

36. Mearing F, Lacy BE, Chang K, et al. Prevention and management of side effects in patients receiving opioids for chronic pain. Gastroenterology; 2016.

37. Minton O, Richardson A, Sharpe M, et al. Drug therapy for the management of cancer-related fatigue. Cochrane Database Syst Rev. 2010; CD006704.

38. Mitchell SA, Hoffman AJ, Clark JC, et al. Putting evidence into practice: an update of evidence-based interventions for cancer-related fatigue during and following treatment. Clin J Oncol Nurs. 2014; 18 supl:38-58.

39. Modlińska A, Kowalik B, Buss T, et al. Strategy of coping with end-stage disease and cancer-related fatigue in terminally ill patients. Am J Hosp Palliat Care. 2014; 31:771-6.

40. Navari RM, Aapro M. Antiemetic Prophylaxis for Chemotherapy-Induced Nausea and Vomiting. N Engl J Med. 2016; 374: 1356-67.

41. Nee J, Zakari M, Sugarman MA, et al. Efficacy of Treatments for Opioid-Induced Constipation: Systematic Review and Meta-Analysis. Clin Gastroenterol Hepatol; 2018.

42. Nelson AD, Camilleri M. Chronic opioid induced constipation in patients with nonmalignant pain: challenges and opportunities. Ther Adv Gastroenterol. 2015; 8(4):206-20.

43. Pachman DR, Price KA, Carey EC. Nonpharmacologic approach to fatigue in patients with cancer. Cancer J. 2014; 20:313-8.

44. Rhondali W, Nguyen L, Palmer L. Self-Reported Constipation in Patients with Advanced Cancer: A Preliminary Report. J Pain Symptom Manage. 2013; 45(1).

45. Roila F, Molassiotis A, Herrstedt J, et al. 2016 MASCC and ESMO guideline update for the prevention of chemotherapy- and radiotherapy-induced nausea and vomiting and of nausea and vomiting in advanced cancer patients. Ann Oncol. 2016; v. 27.

46. Rulhmann CH, Christenses TB, Dohn LH, et al. Radiotherapy-induced náusea and vomiting: Prophylaxis and treatment. Lancet Oncol. 2016; 17(4).

47. Ryken TC, Mcdermott M, Robinson PD, et al. The role of steroids in the management of brain metastases: a systematic review and evidence-based clinical practice guideline. J Neurooncol. 2010; 96(1):103.

48. Saligan LN, Olson K, Filler K, et al. The biology of cancer-related fatigue: a review of the literature. Support Care Cancer. 2015; 23:2461-78.

49. Salvo N, Doble B, Khan L, et al. Prophylaxis of radiation-induced nausea and vomiting using 5-hydroxytryptamine-3 serotonin receptor antagonists: a systematic review of randomized trials. Int J Radiat Oncol Biol Phys. 2012; 82(1):408.

50. Shih DQ, Kwan LY. All roads lead to Rome: update on Rome III criteria and new treatment options. Gastroenterol Rep. 2007; 1:56-65.

51. Soares LGL, Japiassu AM, Gomes LC, et al. Prevalence and intensity of dyspnea, pain, and agitation among people dying with late stage dementia compared with people dying with advanced cancer: a single-center preliminary study in Brazil. Ann Palliat Med; 2018.

52. Sommariva S, Pongiglione B, Tarricone R. Impact of chemotherapy-induced nausea and vomiting on health-related quality of life and resource utilization: A systematic review. Crit Rev Oncol Hematol. 2016; 99:13-36.

53. Stats OS, Markowitz J, Schun J. Incidence of constipation associates with long acting opioid therapy a comparative study. South Med J. 2004; 97(2).

54. Sturm A, von der Ohe M, Rosien U, et al. Treatment of radiotherapy-induced gastroparesis with erythromycin. Dtsch Med Wochenschr. 1996; 121(13):402.

55. Tomlinson D, Diorio C, Beyene J, et al. Effect of exercise on cancer-related fatigue: a meta-analysis. Am J Phys Med Rehabil. 2014; 93:675-86.

56. Wong RKS, et al. 5-hydroxytryptamine-3 receptor antagonist with or without short-course dexamethasone in the prophylaxis of radiation induced emesis: a placebo-controlled randomized trial of the National Cancer Institute of Canada Clinical Trials Group (SC19). J Clin Oncol. 2006; 24(21):3458.

57. Wood GJ, Shega JW, Lynch B, et al. Management of Intractable Nausea and Vomiting in Patients at the End of Life. JAMA. 2007; 298(10):1196-207.

58. Yennurajalingam S, Bruera E. Cancer-related fatigue, the role of adrenal suppression and steroids. Cancer J. 2014; 2:319-24.

Capítulo 26

Cuidados de Fim de Vida

Polianna Mara Rodrigues de Souza
Ana Beatriz Galhardi Di Tommaso
Erika Satomi

A fase final de vida é o período que antecede a morte, sendo definido como aquele no qual se instalam insuficiências orgânicas e declínio funcional irreversíveis, o que nem sempre pode ser demarcado com exatidão, sendo um momento desafiador para pacientes, familiares e profissionais de saúde. No entanto, o reconhecimento de que uma pessoa está entrando em seus últimos dias de vida é de extrema importância para que muitas ações essenciais sejam implementadas, uma vez que tal fase costuma ser marcada por exacerbação do sofrimento tanto de pacientes como dos familiares e dos membros das equipes de cuidados.[1]

Indivíduos em seus últimos dias ou horas de vida costumam apresentar aumento na incidência e na intensidade de sintomas e demandam avaliação criteriosa e continuada de suas necessidades para um adequado planejamento de cuidados que leve ainda em consideração seus valores e crenças, sua autonomia e sua dignidade.[1,2] Nesse momento, mais do que em qualquer outro, o plano de cuidados deve ter como meta minimizar o sofrimento evitando-se a utilização de terapias fúteis e concentrar esforços na manutenção do conforto físico e no alivio do sofrimento emocional, espiritual e social do paciente e da família.[1-3]

Apesar de não ser tarefa fácil determinar um prognóstico acurado sobre a expectativa de vida, mesmo para aqueles indivíduos portadores de doenças crônicas avançadas, a definição prognóstica, ainda que aproximada, é de grande relevância para que pacientes, familiares e equipes de cuidados possam elaborar um plano de cuidados adequado, baseado em expectativas realistas e que contemple cuidados de fim de vida condizentes com os desejos e a moral de cada indivíduo.[1-3] O reconhecimento tardio dos últimos dias de vida coloca em risco o manejo satisfatório dos sintomas e acaba por suprimir cuidados psicossociais e espirituais apropriados para os pacientes que estão morrendo, assim como para seus familiares.[1-3]

A fase final de vida pode durar horas a dias, bem como pode ter variados padrões de trajetória até a morte, mas costuma apresentar alguns sinais característicos que auxiliam sua identificação:[1-4]

- Emagrecimento progressivo, podendo levar até à dificuldade de fechar os olhos;
- Fadiga e fraqueza profundas e progressivas;
- Isolamento social ou desinteresse por interações sociais;
- Desinteresse por alimentos e bebidas;
- Sonolência na maior parte do tempo;
- Disfagia, inclusive para deglutição de medicações;
- Desorientação no tempo, com atenção cada vez mais reduzida;
- Pressão arterial baixa não relacionada com hipovolemia;
- Incontinências esfincterianas ou retenções causadas por fraqueza;
- Redução de débito urinário;
- *Delirium* refratário;
- Alucinações envolvendo indivíduos importantes anteriormente falecidos;
- Modificações na frequência e no padrão respiratório;
- Respiração ruidosa, com acúmulo de secreções das vias respiratórias;
- Extremidades frias pela instabilidade vasomotora;
- Pele fria ou com aspecto de cera.

A partir do reconhecimento dessa fase, algumas questões importantes se impõem, tais como comunicar e preparar paciente, família/cuidadores e profissionais envolvidos nos cuidados; adequar o plano de cuidados, considerando preferências relativas aos cuidados desejados e não desejados ao final da vida, assim como o local de falecimento e antecipar os problemas possíveis de surgirem nesse período, e também o seu adequado controle.[1]

Quanto aos cuidados de fim de vida, idealmente, as discussões a respeito das diretivas antecipadas de vontade deveriam ser realizadas durante o curso da doença e não na fase final do quadro. A construção dessa diretiva antecipadamente reduz a angústia e o sofrimento psíquico que surgem ao longo da piora clínica, melhora os índices de qualidade de vida e não aumenta o risco de transtornos de humor tanto para pacientes quanto para os familiares.[4-6] Vários estudos mostram que tal prática, baseada em uma comunicação aberta, verdadeira e empática; reduz de maneira significativa a escolha por intervenções médicas agressivas e invasivas no fim de vida.

■ MANEJO DOS PRINCIPAIS SINAIS E SINTOMAS DE FIM DE VIDA

Anorexia e redução da ingesta oral

Ao final da vida há importante redução das atividades metabólicas e grande parte dos pacientes apresenta o que se considera uma anorexia fisiológica, com considerável redução na ingestão alimentar e perda acelerada de peso. A aceitação de líquidos também se torna progressivamente mais difícil, uma vez que, além da redução da sensação de sede, a deglutição torna-se progressivamente prejudicada ao final da vida, em partes devido à fraqueza generalizada que se instala concomitantemente. A perda da habilidade de engolir é um sinal indicativo da proximidade da morte.[1,2,7]

A redução da ingesta oral, apesar de não parecer incomodar os pacientes, causa intenso estresse emocional em familiares e cuidadores, uma vez que em nosso meio a alimentação possui conotações culturais que transcendem as questões nutricionais, fazendo com que a família solicite por outras vias artificias de alimentação e, na ausência de uma intervenção assertiva, interprete a recusa na sua introdução como desamparo e ausência de cuidados. Por isso, a importância da presença da equipe de cuidados, da educação familiar e do aconselhamento sobre o processo natural de morrer.[1,2,7,8]

Não existem evidências de que a melhora na oferta calórica favoreça a força, a energia ou a funcionalidade e nem de que possa prolongar a sobrevida desses pacientes. Quando o paciente for capaz de deglutir, considera-se oferta alimentar de acordo com suas preferências. Insistir na alimentação artificial por meio de sondas enterais pode, inclusive, ser prejudicial ao paciente, uma vez que, além do desconforto provocado pela presença da sonda, podem ser gerados novos sintomas como náuseas, vômitos, aumento do risco de broncoaspiração e sensação de empachamento e desconforto abdominal.[1,7,8]

A hidratação artificial nesta fase é bastante controversa e a possibilidade de que a desidratação poderia contribuir para o sofrimento do paciente e apressar sua morte já foi extensivamente debatida na literatura médica, com muitos trabalhos contra e a favor. Existe relativo consenso entre os profissionais da área de cuidados paliativos na orientação de que, quando se opta pela hidratação, esta deve ser cuidadosa e criteriosa para que se evite acúmulos e edemas desnecessários, assim como quadros de congestão pulmonar e desconforto respiratório.[1,7,8]

Muitos profissionais, tomando como base a prática clínica, sustentam que a desidratação em pacientes ao final da vida está associada à melhora de sintomas como acúmulo de secreções em vias respiratórias com sensações de afogamento, tosse e congestão pulmonar. Além desses, poderia relacionar-se com redução da diurese com menor necessidade de sondagem vesical; diminuição de líquidos em trato gastrointestinal, reduzindo vômitos e diarreia e menor incidência de edema periférico e, consequentemente, de dor e sensação de peso nos mesmos, associando-se a uma morte menos desconfortável. O jejum da finitude leva a um estado de acidose metabólica que, segundo alguns autores, pode promover conforto e serenidade.[1,6-8]

Fraqueza, fadiga, declínio funcional e imobilidade

O agravamento da doença, a deterioração do estado nutricional e a redução de reserva funcional resultam em fraqueza, fadiga e diminuição da tolerância à atividade física, com consequente declínio nas atividades de vida diária e perda progressiva da independência, sendo tal processo irreversível.[1,3,7] Educar e orientar paciente, familiares e cuidadores neste sentido é essencial para evitar angústias e sofrimentos desnecessários.

Com a proximidade da morte, há perda progressiva da capacidade de se movimentar, com instalação da imobilidade.[3,8] Nessa situação, deve-se atentar para que a movimentação do paciente seja a mais gentil e cautelosa possível, visando evitar dor e outros desconfortos. Transferências devem ser realizadas somente enquanto consideradas seguras e devem ser interrompidas quando gerarem dor e desconforto. Manter sempre cuidados relativos à prevenção de lesões cutâneas, higiene e cuidados com pele e mucosas.[7]

Função esfincteriana – urinária e fecal

A perda do controle esfincteriano é comum nas últimas horas de vida, podendo levar à incontinência urinária e/ou fecal. Tal situação associada à redução de mobilidade pode impactar na higiene pessoal e acentuar mal-estar emocional de paciente, familiares e cuidadores.[1]

Alguns pacientes, por outro lado, evoluem com retenção urinária ou fecal, principalmente quando em uso de opioides e outras medicações com ação anticolinérgica, o que pode gerar profundo incômodo e associar-se a quadros de agitação psicomotora e *delirium*.[1] O manejo da constipação com laxativos, quando o paciente ainda é capaz de deglutir, ou uso de enemas retais deve ser considerado; assim como a sondagem vesical de alívio, nos casos de retenção urinária.[1]

Dor

O manejo da dor mantém sua importância na fase final de vida, sendo crucial para a qualidade dos cuidados ofertados ao fim da vida. Deve-se manter os analgésicos em uso, mesmo quando o paciente evoluiu sonolento ou com rebaixamento do nível de consciência secundário ao processo ativo de morte. Nesse caso, deve-se ajustar a via de administração, uma vez que se torna improvável a conservação da via oral. Ajustes adequados devem ser feitos sempre que houver sinais diretos ou indiretos de agravamento da dor.[1,7]

Dispneia

Cerca de 70% dos pacientes em cuidados paliativos se queixam de dispneia nas últimas semanas de vida, sendo este um dos sintomas mais angustiantes e que mais gera medos relativos à morte. Além disso, mesmo com manejo impecável, ao final da vida, o sintoma pode, frequentemente, tornar-se refratário, sendo uma das principais causas de sedação paliativa.[1]

Seu manejo se dá habitualmente pelo uso de opioides, mais frequentemente a morfina, em doses inicias de 1 a 2,5 mg por vias subcutânea ou endovenosa a cada 4 horas, com ajustes posteriores de doses. Nos casos em que o sintoma se encontra agravado pela presença de ansiedade, deve-se considerar o uso de benzodiazepínicos. As causas de base associadas à dispneia também devem ser maximamente manejadas, sempre que possível.[1,2,7]

A administração rotineira de oxigenioterapia para pacientes que estão próximos da morte não é recomendada e seu uso deve idealmente ser restrito a pacientes hipoxêmicos.[1,8] Além disso, a suplementação de oxigênio gera trabalho na instalação dos equipamentos em domicílio, seca a mucosa nasal (aumentando o risco de epistaxe) e dificulta sua mobilidade e participação de atividades prazerosas.[9]

Mudanças no padrão respiratório podem indicar comprometimento neurológico significativo e morte iminente. Os movimentos respiratórios podem tornar-se superficiais e frequentes e períodos de apneia ou padrão respiratório de Cheyne-Stokes podem surgir. Familiares e cuidadores podem interpretar tal alteração como falta de ar ou sufocamento iminente, devendo, portanto, ser discutido com a família desde o início.[2]

Acúmulo de secreções em vias respiratórias superiores (roncos da morte ou "sororoca")

A fraqueza progressiva e a redução das funções neurológicas levam a perda da capacidade de deglutição, redução do reflexo de vômito e de limpeza reflexiva da orofaringe, fazendo com que se acumulem secreções em orofaringe e em vias respiratórias superiores que culminam em uma respiração ruidosa, que alguns chamam de roncos da morte, estertores finais ou "sororoca". Considerado um dos sinais mais característicos das últimas horas de vida, costuma ocorrer em cerca de 44% dos pacientes em processo ativo de morte e causa considerável angústia em familiares e cuidadores, necessitando de intervenções educativas.[1,10]

Em seu manejo, recomenda-se redução ou interrupção da administração de fluidos endovenosos não essenciais, além do uso de substâncias anticolinérgicas, combinados ao adequado posicionamento do paciente. Alguns pacientes podem beneficiar-se da aspiração oral e de vias respiratórias superiores, porém o procedimento não é rotineiramente recomendado.

As principais medicações utilizadas são hioscina ou escopolamina nas doses de 10 a 20 mg a cada 4 ou 6 horas, atropina a 1% aplicada topicamente em cavidade oral na dose de 2 a 4 gotas a cada 6 ou 8 horas e a propantelina gel a 1 a 10% aplicada topicamente em região retro auricular bilateralmente.[1,2,10,11]

Alterações cognitivas, *delirium* e agitação

Durante a evolução do processo de morte podem ocorrer alterações neurológicas características que podem seguir por dois principais caminhos: rebaixamento progressivo do nível de consciência até o momento da morte ou desenvolvimento de *delirium* hiperativo com agitação psicomotora em variados graus de intensidade. Antecedendo essa fase, pode-se notar deterioração progressiva da memória e do raciocínio, com respostas lentificadas e, por vezes, inadequadas ou inexistentes. Podem ocorrer visões e alucinações, por vezes relacionadas com pessoas já falecidas.[1,2,7]

O *delirium*, em alguns estudos, chega a estar presente em mais de 80% dos pacientes nos últimos dias de vida e, como em outras situações, é multifatorial. Nessa fase, costuma estar relacionado com perdas orgânicas progressivas, que levam a inúmeras alterações metabólicas, associadas ao uso de diversas medicações precipitantes de *delirium* comumente usadas para controle de sintomas ao final da vida, como opioides, benzodiazepínicos, glicocorticoides e anticolinérgicos.[1,2,7] *Delirium* refratário costuma ser indicativo de proximidade da morte.

O manejo inicial do *delirium* deve abranger obrigatoriamente medidas comportamentais. As intervenções medicamentosas devem ser iniciadas apenas quando há *delirium* hiperativo e que represente alguma ameaça à segurança e ao conforto do paciente.[7]

Neurolépticos em baixas doses são as substâncias de escolha e podem ser ajustados até controle adequado do sintoma. drogas Os medicamentos mais utilizadas no cenário de fim de vida são o haloperidol, na dose de 1 a 5 mg por dose, sendo recomendado não ultrapassar 15 mg ao dia, e a clorpromazina, nas doses de 25 a 100mg ao dia. Ambas as medicações podem ser utilizadas por via oral, endovenosa ou subcutânea.[1,7]

Mioclonias

Abalos musculares involuntários são frequentes e indicam neurotoxicidade. Podem ser secundários a medicamentos (p. ex., opioides e antagonistas dopaminérgicos), distúrbios metabólicos (p. ex., uremia e elevação de amônia), hipóxia ou edema cerebral, no caso de tumores e metástases centrais. O tratamento para seu controle é o uso de benzodiazepínicos.[7]

Convulsões

Cerca de 10% dos pacientes em fim de vida podem apresentar crises convulsivas, podendo ser secundárias a hipertensão intracraniana, tumores primários ou secundários do sistema nervoso central, a epilepsia prévia ou a distúrbios metabólicos e hidroeletrolíticos. O tratamento farmacológico deverá ser escolhido de acordo com a causa de base identificada associado ao uso de anticonvulsivantes, sendo que, nesta fase, as substâncias de escolha são os benzodiazepínicos.[11]

USO RACIONAL DE MEDICAÇÕES NO FIM DA VIDA: REVENDO A PRESCRIÇÃO

A polifarmácia é bastante comum em pacientes com doenças avançadas, principalmente quando há grande carga de sintomas, mas, conforme se aproxima o final da vida, perde-se o seu sentido. Por essa razão, nessa fase da vida, há que se pensar e pesar os reais benefícios de cada uma das medicações prescritas, principalmente quando se sabe que a polifarmácia aumenta a possibilidade de interações medicamentosas e eventos adversos, podendo gerar mais sintomas e desconfortos nesse momento tão delicado para o paciente e o seu entorno.[1,12,13]

Os medicamentos não essenciais, isto é, que não são mais consistentes com o novo plano de cuidados devem ser descontinuadas sempre que possível. Dentre eles estão aquelas utilizadas com objetivo de prevenção (primária ou secundária), anti-hipertensivos, reposições hormonais e vitamínicas, antidepressivos e anticoagulantes, por exemplo. O manejo de pacientes diabéticos deve ser adaptado às necessidades individuais do paciente ao final da vida. Em geral, os riscos e as consequências da hipoglicemia suplantam os da hiperglicemia nesses pacientes e, portanto, recomenda-se controle mais permissivo da glicemia.[1,2,12,13]

Não devem ser suspensas medicações essenciais para o adequado controle dos sintomas presentes. Medicações de resgate ou "se necessário" para os sintomas mais comuns da fase devem ser previstas e prescritas.

SEDAÇÃO PALIATIVA

Sedação paliativa, isto é, o uso deliberado de drogas sedativas com o objetivo de reduzir nível de consciência e, consequentemente, a percepção de sofrimento, deve ser considerada quando da presença de sintomas refratários, que já foram avaliados e tratados por uma equipe multiprofissional e não responderam ao tratamento máximo convencional. Também pode ser considerada para sintomas agudos que são de gravidade ou trajetória que requer intervenção imediata, como em casos de sangramento maciço, convulsões do tipo grande mal ou obstrução aguda das vias respiratórias, por exemplo.[1,2]

USO DE ANTIMICROBIANOS NO FINAL DA VIDA

Infecções e febre estão entre as complicações agudas mais comuns em pacientes ao final da vida. Os antimicrobianos são comumente prescritos para pacientes que estão morrendo na ausência de sintomas clínicos para debelar eventuais infecções bacterianas. Cabe lembrar que a febre pode estar presente e ser refratária em grande parte dos pacientes nas últimas horas de vida.[14]

Não há evidência disponível para apoiar qualquer benefício do uso de antimicrobianos nessa fase da vida.

A decisão final sobre seu uso ao fim da vida deveria ser considerada no planejamento antecipado de cuidados e, quando não ponderada previamente, deve-se pesar, caso a caso, riscos *versus* benefícios, além do fator tempo provável de vida *versus* tempo necessário para ação do medicamento. Considerar, nesse processo, crenças e valores de paciente e familiares.

CUIDADOS ESPIRITUAIS

A espiritualidade ajuda as pessoas a dar sentido sobre a situação pela qual estão passando e encontrar conforto na fase final de vida. Abordar essa esfera não é papel exclusivo de religiosos e deve fazer parte do cuidado mais amplo do indivíduo. Em razão de sua natureza subjetiva, algumas ferramentas podem ser usadas para auxiliar a avaliação e a discussão sobre o tema. Uma delas é a ferramenta HOPE,[15] criada em 2001:

- H (*hope*): Fontes de esperança, força, conforto, significado, paz, amor e conexão;
- O (*organised*): Papel de uma religião organizada para o indivíduo;
- P (*personal*): Práticas e espiritualidade pessoais;
- E (*effects*): Efeito no cuidado médico e decisões de fim de vida.

CUIDADOS FUNDAMENTAIS AO FINAL DA VIDA

Na fase final de vida ganham imenso valor aqueles "pequenos" cuidados, que se mostram cada vez mais fundamentais, à medida que a morte se aproxima. Nesta fase torna-se primordial zelar por medidas que garantam conforto. Manter o paciente sempre limpo e seco, hidratar olhos, lábios e boca, cuidar de sua pele e posicionamento, prevenir o surgimento de lesões por pressão e certificar-se de que todos os seus sintomas estejam bem controlados. Além disso, deve-se orientar familiares, cuidadores e equipe de cuidados a manter o ambiente o mais tranquilo possível.[11]

É imprescindível orientar a família sobre o processo natural de morte, como, por exemplo, alterações na frequência e no padrão respiratório, na capacidade de lidar com secreções e no nível de consciência, a fim de minimizar o seu impacto e auxiliar no preparo dos familiares para o momento da morte.[1,2,11]

REFERÊNCIAS BIBLIOGRÁFICAS

1. Lacey J. Management of the actively dying process. In: Cherny NI, et al. Oxford Textbook of Palliative Medicine. 15 ed. Oxford: Oxford University Press. 2015; 1125-33.
2. Bailey FA, Harman SM. Palliative care: The last hours and days of life. In: Post TW (Ed.). UpToDate. Waltham, MA: UpToDate Inc. Disponível em: http://www.uptodate.com. Acesso em: July 30, 2018.
3. Lunney JR, Lynn J, Foley DJ, et al. Patterns of functional decline at the end of life. JAMA. 2003; 289:2387.
4. Van der Heide A, Veerbeek L, Swart S, et al. End-of-life decision making for cancer patients in different clinical settings and the impact of the LCP. J Pain Symptom Manage. 2010; 39:33.

5. Wright A, et al. Associations between end of life discutions, patient mental health, medical care near death, and caregiver bereavement adjustment. JAMA. 2008; 300:1665-73.

6. Mack JW, et al. End of life discussions, goal attainment and distress at the end of life: Predictors and outcomes of receipt of care consistent with preferences. JCO. 2010; 28:1203-8.

7. Americo AFQ. As últimas 48 horas de vida. In: Carvalho RT, Parsons HA. Manual de cuidados paliativos ANCP: revisado e ampliado. 2 ed. São Paulo: ANCP, 2012: 533-43.

8. Campbell ML, Yarandi H, Dove-Medows E. Oxygen is nonbeneficial for most patients who are near death. J Pain Symptom Manage. 2013; 45:517.

9. Baldwin J, Cox J. Treating dyspnea: Is oxygen therapy the best option for all patients? Med Clin North Am. 2016; 100(5): 1123-30.

10. Morita T, et al. Incidence and underlying etiologies of bronchial secretion in terminally ill cancer patients: a multicenter, prospective, observational study. J Pain Symptom Manage. 2004; 27:533-39.

11. Kira CM. As últimas 48 horas. In: Oliveira RA. Cuidado paliativo. Conselho Regional de Medicina do Estado de São Paulo. São Paulo. 2008; 337-353.

12. Todd A, Husband A, Andrew I, et al. Inappropriate prescribing of preventative medication in patients with life-limiting illness: a systematic review. BMJ Support Palliat Care. 2017; 7:113.

13. Williams BR, Amos Bailey F, Kvale E, et al. Continuation of non-essential medications in actively dying hospitalised patients. BMJ Support Palliat Care. 2017; 7:450.

14. Furuno JP, Noble BN, Horne KN, et al. Frequency of outpatient antibiotic prescription on discharge to hospice care. Antimicrob Agents Chemother. 2014; 58:5473.

15. Anandarajah G, Hight E. Spirituality and medical practice: usind the HOPE questions as a practical tool for spiritual assessment. Am Fam Physician. 2001; 63(1):81-9.

Capítulo 27

Medicina Nuclear na Dor Oncológica

Claudio Tinoco Mesquita
Maria Fernanda Rezende

■ MEDICINA NUCLEAR E A DOR ONCOLÓGICA

A dor secundária a presença de uma neoplasia é um grande desafio de saúde pública. Enquanto até 90% dos pacientes com câncer podem ser acometidos por dor significativa durante a sua trajetória clínica, nem todos os pacientes devem ser tratados com medicações opiáceas. Diversas outras estratégias reduzem ou evitam o uso de opiáceos e estão associadas a melhora da qualidade de vida e até mesmo com aumento de sobrevida.[1] Os pacientes oncológicos têm os mesmos riscos de adição, uso inapropriado e complicações do uso de opiáceos que o restante da população, e com a recente crise relacionada com o excesso de uso de opiáceos tomando proporções catastróficas, os médicos devem saber empregar adequadas alternativas que são validadas cientificamente.[2] A medicina nuclear oferece um potencial de medicamentos com ação específica e direcionada por mecanismos fisiopatológicos que a tornam uma importante ferramenta no manejo da dor oncológica.

A medicina nuclear é caracterizada pela administração de pequenas quantidades de material radioativo para o diagnóstico e tratamento de diversas condições. Os fármacos empregados na medicina nuclear frequentemente conjugam um elemento radioativo (radionuclídeo) e um ligante que traz a afinidade farmacêutica, sendo o conjunto denominado radiofármaco. Este uso de fontes radioativas não seladas permite oferecer de modo seletivo células e tecidos radiação, que de acordo com o tipo de emissão radioativa do radiofármaco pode determinar propriedades diagnósticas ou terapêuticas, com mínima toxicidade.[3]

A utilização da medicina nuclear tem apresentado um crescimento exponencial na área oncológica especialmente por causa de duas áreas: 1) a tomografia por emissão de pósitrons (PET), que permite a avaliação metabólica dos tecidos e células com precisão ímpar; e 2) a terapia com radionuclídeos que oferece possibilidades de tratamento únicas para o paciente oncológico.[3,4]

Os mecanismos que explicam a eficácia da terapia com medicina nuclear são fundamentados no teragnóstico.[5] Essa palavra descreve a ligação entre um mecanismo fisiopatológico que possibilita o diagnóstico de uma anormalidade por um radiotraçador que também será o mecanismo envolvido no tratamento com o mesmo radiotraçador em doses mais altas ou com outro radiotraçador que emita partículas mais eficazes para o tratamento. O ciclo envolvido é mais bem descrito assim: 1) inicialmente a pesquisa básica identifica um potencial alvo em tumor; 2) um radiotraçador diagnóstico é empregado para identificar esse alvo nos pacientes com os tumores e quantificar a expressão desse alvo; 3) um radiofármaco terapêutico que utiliza o princípio identificado no exame diagnóstico é administrado nos pacientes em que o alvo foi identificado; e 4) a resposta do paciente é acompanhada por meio de imagens com radiotraçadores. Uma nova área foi criada e denominada teragnose, que utiliza o conceito de detectar um alvo por exames diagnósticos e seguir com um tratamento que emprega os mesmos princípios diagnósticos.

A despeito do impressionante crescimento das novas técnicas de imagem, como o PET-CT, a cintilografia óssea responde por cerca de 25 a 28% de todos os procedimentos de medicina nuclear realizados no mundo, conforme dados publicados pela Agência Internacional de Energia Atômica.[6] A utilização da cintilografia óssea na abordagem inicial de pacientes com câncer de mama e próstata se dá pelas vantagens oferecidas pela técnica que é sensível, não invasiva, com poucos efeitos colaterais e, com custo relativamente baixo, oferece a possibilidade de um rastreamento de corpo inteiro para metástases ósseas. A cintilografia óssea não detecta diretamente células tumorais, e sim o aumento do remodelamento ósseo local, com produção de hidroxiapatita higroscópica que retém mais cátions e tem maior afinidade pelo radiotraçador da cintilografia, o ^{99m}Tc-MDP. Assim, apesar de extremamente sensível para detecção de metástases ósseas osteoblásticas, a cintilografia óssea pode apresentar falso-negati-

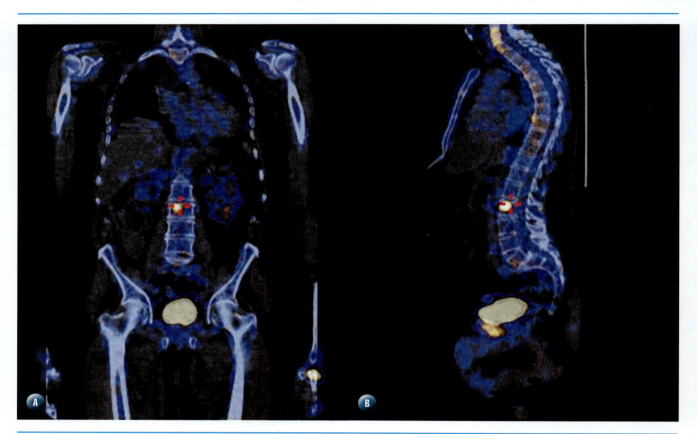

Figura 27.1. Cintilografia óssea corregistrada com tomografia computadorizada obtida em aparelho híbrido, demonstrando uma projeção coronal **(A)** e sagital **(B)** com área de aumento de atividade osteoblástica com esclerose óssea compatíveis com metástase vertebral em paciente com carcinoma de próstata (Fonte: Arquivo pessoal).

vos para detecção de metástases essencialmente líticas. Novas tecnologias em medicina nuclear, como os aparelhos híbridos de cintilografia acoplada a equipamento de tomografia computadorizada (SPECT-CT) que permitem o corregistro de imagens dos dois exames (Figura 27.1), têm aumentado a sensibilidade da técnica e facilitado o diagnóstico das metástases com sensibilidade de 97% e especificidade de 94%.[7]

■ DOR ÓSSEA METASTÁTICA – FISIOPATOLOGIA E ASPECTOS CLÍNICOS

Enquanto até 85% dos pacientes com cânceres de próstata, pulmão e mama apresentam metástases ósseas em estudos de autópsia, cerca de metade destes apresentarão evolução clínica com metástases ósseas dolorosas, frequentemente decorrentes de atividade osteoblástica.[7] As metástases ocorrem como consequência do implante de células tumorais que derivam da massa tumoral primária e se assestam em tecidos distantes. No caso das metástases osteoblásticas, há produção de mediadores de atividade osteoblástica que promovem a produção de matriz óssea de forma maior que o normal, enquanto as lesões osteolíticas têm aumento da destruição da matriz óssea, em decorrência de aumento da atividade dos osteoclastos. Além das metástases osteoblásticas e osteolíticas, podem ocorrer metástases mistas com componentes de ambas.[6]

A dor óssea metastática é diversa da dor neuropática, visceral e, apesar da característica somática, também não se assemelha a outros tipos como a dor inflamatória. A dor metastática se inicia de modo insidioso e com uma baixa intensidade até evoluir para episódios incapacitantes de dor aguda que podem levar o paciente à hospitalização. A dor aumenta ao final do efeito do medicamento analgésico e caracteristicamente é multifatorial. A dor está associada à produção de diversas substâncias pelas células tumorais, células da matriz óssea e células inflamatórias como prostaglandinas, citocinas, fatores de necrose tumoral, fatores de crescimento tumoral, e fatores de ativação osteoclástica. Essas substâncias excitam direta ou indiretamente os neurônios aferentes primários e causam a sensação de dor. A sensibilização de receptores álgicos periféricos está associada a maior liberação de substância P, mesmo com pequenos estímulos. Outros fatores, como a mudança dos pH intra e extracelulares, também contribuem para ativação dos neurônios que transmitem os estímulos dolorosos.[8] Além da dor óssea, outras complicações das metástases são fraturas, compressão medular e hipercalcemia, que podem prejudicar de modo considerável a qualidade de vida e aumentar a mortalidade, em decorrência da restrição à movimentação que aumenta o risco de infecções e de trombose venosa profunda.[6]

O tratamento das metástases ósseas envolve controle da dor, preservação da função e manutenção da integridade do esqueleto.[6] As estratégias mais frequentemente empregadas para controle da dor secundária são divididas em sistêmicas ou locais. Analgésicos, quimioterapia, esteroides e bifosfonatos são de uso sistêmico, enquanto cirurgia, bloqueio neural e radioterapia são empregados de modo local para alívio da dor. A radioterapia é o tratamento de escolha para os pacientes com dor metastástica localizada, pois há alguma resposta em até 85% dos casos com desaparecimento completo da dor em até 58% dos casos. Nas situações em que a dor é difusa em decorrência de diversas metástases ou quando a região a ser irradiada encontra-se próxima ou superposta a regiões vitais, o risco da radioterapia pode exceder o potencial benefício.[9] Desse modo, como uma alternativa eficaz para irradiação de múltiplos sítios de metástases o uso de radiofármacos com afinidade por metástases ósseas se mostra útil, eficaz e amplamente disponível para diversos tipos de neoplasias. A toxicidade dos radionuclídeos empregados em terapia é limitada ao sistema hematopoético e poucos efeitos colaterais são observados.[6]

■ RADIOFÁRMACOS E TIPOS DE RADIAÇÃO EMPREGADOS EM ONCOLOGIA

Os radiofármacos mais empregados para tratamento da dor óssea têm como característica principal apresentarem avidez (*bone-seeking* – avidez óssea) por áreas de aumento do remodelamento ósseo, fazendo jus ao paradigma mencionado por Whal, em que o mesmo princípio fisiopatológico envolvido na identificação diagnóstica do alvo potencial será o empregado para o tratamento (teragnose), tendo em vista que a cintilografia óssea detecta áreas de aumento de atividade osteoblástica.[10] Mais recentemente, radiotraçadores com avidez por alvos moleculares expressos nas próprias células tumorais tem sido empregados na prática clínica, esses traçadores seguem o princípio da terapia-alvo e da medicina de precisão.[11]

Os radiotraçadores com avidez por áreas de remodelamento ósseo empregados para tratamento das metástases ósseas disponíveis no Brasil são o EDTMP-samário-153 e o dicloreto de rádio-223.[10] A principal diferença entre os radiofármacos é o tipo de emissão radioativa: EDTMP-samário-153 é um emissor de partículas beta, enquanto o dicloreto de rádio-223 é um emissor de partículas de alfa (Tabela 27.1). Outra importante diferença clínica é que o rádio-223 demonstrou ser capaz não apenas de atuar no mecanismo de dor óssea, mas também de interferir na sobrevida dos pacientes com câncer de próstata castração-resistente e metástases ósseas sintomáticas.[12]

As partículas beta são originárias de transformações isobáricas do núcleo atômico e tem uma massa de aproximadamente 1/1.840 da massa de um próton com uma carga elétrica oposta a deste. A partícula beta tem penetração tecidual muito maior que a partícula alfa, que é composta por um núcleo do átomo de hélio (dois prótons e dois nêutrons). As partículas alfa têm maior energia, menor penetração e maior transferência de energia para o tecido que as partículas beta, o que resulta em maior dano celular e quebra da dupla hélice do DNA. As partículas alfa emitidas pelo átomo de rádio-223 têm energia elevada (5 a 8 MeV) e grande probabilidade de interação tecidual, o que reduz a sua penetração para 50 a 80 micrômetros, o que é pouco mais do que o diâmetro de duas a 10 células.[9]

■ SAMÁRIO-153 – PROPRIEDADES FÍSICAS E USO CLÍNICO

O samário-153, além de ser um emissor de partículas beta, é também um emissor de fótons gama com fotopico de 103 keV, o que permite a realização de imagens após a sua administração que podem confirmar a fixação do traçador nos sítios de metástases. A partícula beta do samário-153 tem uma energia de 0,81 MeV e uma meia-vida física de 1,9 dia (Tabela 27.1). A apresentação farmacológica disponível para paliação da dor óssea é a complexada com o quelante EDTMP, que se liga com grande afinidade à hidroxiapatita nos sítios de atividade osteoblástica, sendo que até 75% da dose administrada por via venosa se fixa no esqueleto. O componente restante do medicamento é excretado por via urinária nas 6 horas seguintes da administração. A relação de captação do EDTMP-samário-153 no tumor em relação ao osso normal varia de 4:1 até 7:1, indicando a sua grande afinidade por metástases osteoblásticas.[8]

A maior experiência clínica com samário-153 é em pacientes com câncer de próstata e a administração desse radiotraçador é feita em regime ambulatorial em serviços de medicina nuclear certificados pela Comissão Nacional de Energia Nuclear (CNEN). A dose-padrão de samário-153 para uso clínico é de 1 mCi/kg. Essa dose é clinicamente eficaz em 60 a 80% dos pacientes com dor óssea por metástases osteoblásticas de câncer de próstata, mama e pulmão. A duração média do alívio da dor é de 8 semanas, podendo haver piora dos sintomas nos primeiros dias (*flare phenomenon* – fenômeno de agudização). O início da melhora dos sintomas pode ser observado nas primeiras semanas após a administração. O tratamento com samário-153 é paliativo, com melhora dos sintomas, porém sem modificação no risco de morte pelo câncer.

Tabela 27.1. **Comparação entre os radiofármacos com afinidade óssea**

Radiofármaco	Meia-vida (dias)	Energia máxima partícula beta	Energia máxima partícula alfa	Dose padrão	Penetração máxima no tecido (média)
EDTMP-samário-153	1,9	0,81 MeV	–	1 mCi/kg dose única	2,5 mm (0,6 mm)
Dicloreto de rádio-223	11,4	–	5,64 MeV	1,35 mCi × 6 aplicações	0,08 mm (0,05 mm)

Fonte: Adaptada de Paes FM, Ernani V, Hosein P, Serafini AN. Radiopharmaceuticals: When and how to use them to treat metastatic bone pain. J Support Oncol [Internet] 2011; 9(6):197-205. Disponível em: http://dx.doi.org/10.1016/j.suponc.2011.06.004.[8]

Tabela 27.2. Critérios clínicos e de imagem para seleção do paciente para terapia com samário-153

Informações clínicas e de métodos de imagem
Cintilografia óssea positiva nas últimas 8 semanas
Correlação dos achados cintilográficos com os sítios de dor óssea
Dor grave apesar do uso de opiáceos
Paciente não é candidato à radioterapia externa
Não realizou quimioterapia ou radioterapia externa nas últimas 4 a 12 semanas
Expectativa de vida superior a 4 semanas
Incontinência urinária (neste caso é necessário cateter vesical)
Assinatura de consentimento informado
Envolvimento da coluna vertebral cervical (uso de esteroides prévio é indicado)

Fonte: Adaptada de Paes FM, Ernani V, Hosein P, Serafini AN. Radiopharmaceuticals: When and how to use them to treat metastatic bone pain. J Support Oncol [Internet]. 2011; 9(6):197-205. Disponível em: http://dx.doi.org/10.1016/j.suponc.2011.06.004.[8]

Tabela 27.3. Critérios laboratoriais para seleção do paciente para terapia com samário-153

Informações laboratoriais
Hemoglobina > 9,0 g/dL
Leucometria > 3.500 /dL
Neutrófilos > 1.500/dL
Plaquetas > 100.000/dL (pode considerar em casos > 60.000/dL)
Taxa de filtração glomerular > 50 mL/min (dose 1 mCi/kg)
Taxa de filtração glomerular entre 30 e 50 mL/min (dose 0,5 mCi/kg)

Fonte: Adaptada de Paes FM, Ernani V, Hosein P, Serafini AN. Radiopharmaceuticals: When and how to use them to treat metastatic bone pain. J Support Oncol [Internet]. 2011; 9(6):197-205. Disponível em: http://dx.doi.org/10.1016/j.suponc.2011.06.004.[8]

Mielossupressão leve transitória (até 40% de redução das contagens celulares em relação aos valores basais) é o principal efeito colateral do tratamento com samário-153, sendo que plaquetopenia tem um nadir com 4 semanas e recuperação com 5 semanas, enquanto a leucopenia tem um nadir 2 semanas e recuperação entre 7 e 10 semanas. Os pacientes com doença metastática mais extensa e os previamente tratados com quimioterápicos têm maior probabilidade de desenvolvimento de mielossupressão. A administração de novas doses de samário-153 é exequível em pacientes que apresentam retorno ou piora da dor.[8]

A seleção do paciente para terapia com EDTMP-samário-153 é baseada nas características clínicas e cintilográficas, sendo resumida na Tabela 27.2.

Os critérios laboratoriais para permitir o uso da terapia com EDTMP-samário-153 estão resumidos na Tabela 27.3.

As contraindicações para uso do samário-153 são: 1) gravidez; 2) amamentação; 3) taxa de filtração glomerular < 30 mL/min; 4) compressão medular ou da base do crânio (indicação de radioterapia); e 5) envolvimento ósseo difuso com pancitopenia (padrão cintilográfico de "superscan" é uma contraindicação relativa).[8] A associação de quimioterapia com tratamento com samário-153 deve ser evitada para não potencializar o efeito mielossupressor.[13] De modo geral, recomenda-se a suspensão da quimioterapia por 4 semanas antes do tratamento e o retorno após um mínimo de 8 semanas.[8]

■ RÁDIO-223 – PROPRIEDADES FÍSICAS E USO CLÍNICO

O rádio-223 é o primeiro radiofármaco emissor de partículas alfa a entrar em uso clínico e demonstrar melhora da sobrevida em pacientes com câncer. A partícula alfa tem uma alta taxa de transferência de energia para os teci-dos, o que causa uma alta taxa de ionizações na molécula do DNA, levando à ruptura da dupla hélice e morte das células tumorais com relativa facilidade. O rádio-223 tem padrão de acúmulo nas lesões osteoblásticas semelhante ao observado na cintilografia óssea e tem a excreção de 75% da dose administrada em uma semana, sendo que a maior parte é por via intestinal,[14] sendo essa a razão para que até 25% dos pacientes apresentem efeitos colaterais gastrointestinais como náuseas, vômitos e diarreia.

A administração por via venosa em um esquema de doses mensais de 1,35 mCi/kg de rádio-223 por 6 meses é considerada tratamento-padrão para metástases ósseas sintomáticas de pacientes com câncer de próstata resistente à castração, que tenham feito uso de docetaxel ou não. A aprovação do rádio-223 para esse uso foi alicerçada no estudo multicêntrico Alsympca[12] que comparou o uso desse esquema de tratamento com o placebo em 921 pacientes, sendo observado um benefício de aumento de sobrevida, assim como aumento do tempo para aparecimento de eventos esqueléticos sintomáticos como fraturas, necessidade de cirurgia ortopédica, radioterapia ou compressão medular. O estudo demonstrou uma melhora de 30% na sobrevida global significativa a ponto de o comitê de monitoramento recomendar a interrupção do estudo pelo benefício alcançado na sobrevida global. A melhora da dor das metástases ósseas ocorre em 2 semanas em 29 a 75% dos pacientes tratados.[12]

Apesar de aprovado inicialmente para o câncer de próstata, diversos outros tumores com metástases osteoblásticas tem potencial para resposta ao tratamento com radio-223. Coleman e colaboradores[15] estudaram pacientes com câncer de mama e encontraram resposta metabólica em 32% dos pacientes que receberam duas administrações de rádio-223. Apesar de apresentar plausibilidade biológica a administração de rádio-223 ainda não foi testada em pacientes com câncer de pulmão, sendo que esses pacientes são frequentemente encaminhados para tratamento com samário-153 quando apresentam padrão cintilográfico blástico.[16]

A menor penetração da partícula alfa do rádio-223 está associada a menor taxa de complicações hematológicas, porém até 10% dos pacientes podem apresentar anemia, linfopenia, plaquetopenia e neutropenia. Trombocitopenia graus 3 e 4 pode ocorrer em 6% dos pacientes. Não há relatos de toxicidade medular tardia como mielodisplasia, anemia aplásica ou leucemia após o uso de rádio-223. As reações adversas mais comuns são diarreia, náusea, fadiga e vômito. A diarreia começa em média 8 dias após a administração e pode durar até 13 dias.[12]

■ TERAPIAS-ALVO EM MEDICINA NUCLEAR E EFEITO NAS METÁSTASES ÓSSEAS

Tumores neuroendócrinos

O uso dos peptídeos radioativos tem revolucionado a abordagem dos tumores neuroendócrinos. O conceito de terapia-alvo é compreendido com facilidade ao destacarmos que o grupo de tumores neuroendócrinos (carcinoides de intestino, de pâncreas, feocromocitoma, paraganglioma, gastrinoma, insulinoma, entre outros) têm como característica ímpar a expressão de receptores de somatostatina na superfície celular. Esse receptor permite a identificação diagnóstica dos tumores neuroendócrinos com o radiotraçador ^{99m}Tc-octreotato (Figura 27.2) ou mais o sensível radiotraçador empregado para PET: 68Ga-dotatate. Essa identificação da expressão do receptor de somatostatina permite a seleção do paciente para a administração do radiotraçador 177-lutécio-dotatate, que é hoje paradigma para tratamento dos tumores neuroendócrinos metastáticos inoperáveis.

O 177-lutécio é um emissor de partículas beta e de fótons gama o que permite a realização de imagens cintilográficas para determinação da dosimetria e da eficácia do tratamento. O tratamento com 177-lutécio-dotatate é feito por via venosa, com infusão de solução de aminoácidos para proteção da função renal (a insuficiência renal ocorre em menos de 1% dos casos) e com a disponibilidade de octreotida fria para administração venosa em caso de surgimento da síndrome carcinoide. O regime mais empregado atualmente é o de 4 a 6 sessões com administração de 200 mCi de 177-lutécio-dotatate por via venosa com intervalo entre as sessões de 6 a 8 semanas.[17] Na maioria dos pacientes, os efeitos tóxicos como náuseas, vômitos, fadiga e discreta mielossupressão transitória são mínimos. O recentemente publicado estudo Netter-1 demonstrou que o uso do tratamento com 177-lutécio-dotatate em comparação com o tratamento padrão com octreotida fria de longa ação, está associado com redução de 79% do risco de efeitos adversos como progressão da doença ou mortalidade em pacientes com tumor neuroendócrino do intestino.[18]

O tratamento das metástases ósseas de tumores neuroendócrinos com peptídeos ligados ao 177-lutécio leva a resposta completa da dor óssea em 42% dos casos e resposta parcial em 58% dos pacientes sintomáticos nas primeiras 3 a 9 semanas após o primeiro ciclo de tratamento.[19] Entre as contraindicações ao tratamento com 177-lutécio devemos destacar gravidez, lactação, *clearance* de creatinina < 50 mL/min, plaquetopenia, anemia, leucopenia, disfunção hepática e descompensação cardíaca.[19,20]

Câncer de próstata

Uma nova forma de tratamento vem sendo testada com sucesso em pacientes com câncer de próstata metastático avançado, em que a resposta ao tratamento convencional não está mais presente: o tratamento com radiofármacos emissores de partículas beta (177Lu) ou alfa

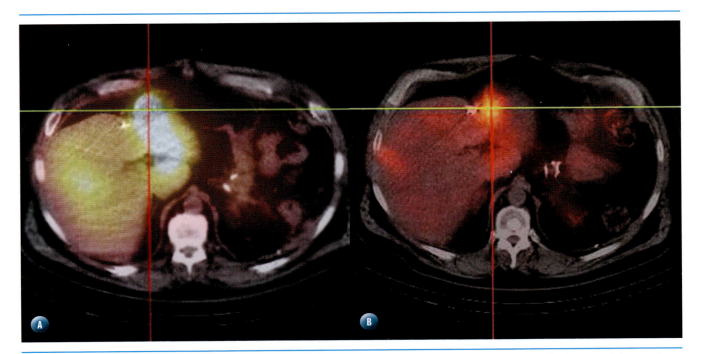

Figura 27.2 Cintilografia tomográfica do abdome com co-registro de imagens com ^{99m}Tc-octreotato demonstrando acúmulo anormal do traçador na hepática indicando metástases de um tumor neuroendócrino primário do pâncreas **(A)**. O paciente foi submetido a 4 sessões de 200 mCi de 177-lutécio-dotatate e apresentou expressiva redução das lesões hepáticas **(B)**. (Fonte: Arquivo pessoal).

(actínio-225) ligados com a molécula de PSMA (antígeno prostático específico). Para a seleção desse tratamento, é necessária a demonstração da expressão da molécula de PsMA na superfície das células metastáticas, o que ocorre normalmente nos tumores mais avançados, agressivos e refratários ao tratamento convencional. O PET com PSMA-gálio-68 identifica os pacientes com expressão desse antígeno e, a partir dos princípios da teragnose, usamos um radiofármaco com afinidade pelo mesmo antígeno com o objetivo de tratamento. Respostas positivas ao tratamento estão sendo observadas e, em pouco tempo, teremos resultados de estudos clínicos definitivos sobre à sua eficácia clínica.[21]

■ REFERÊNCIAS BIBLIOGRÁFICAS

1. Handkiewicz-Junak D, Poeppel TD, Bodei L, et al. EANM guidelines for radionuclide therapy of bone metastases with beta-emitting radionuclides. Eur J Nucl Med Mol Imaging. 2018; 45(5):846-59.
2. Copenhaver DJ, Karvelas NB, Fishman SM. Risk management for opioid prescribing in the treatment of patients with pain from cancer or terminal illness: inadvertent oversight or taboo? Anesth Analg. 2017; 125(5):1610-5.
3. Chatal JF HC. Radionuclide therapy. Lancet. 1999; 354:9315.
4. Faulkner K, Yoshizumi TT, Mahesh M et al. Radiologic and nuclear medicine studies in the United States and worldwide: Frequency, radiation dose, and comparison with other radiation sources – 1950-2007. Radiology. 2009; 253(2):520-31.
5. Dondi M, Pascual T, Paez D. Improving Nuclear Medicine practices in cardiology in the emerging economies: Role of the International Atomic Energy Agency. 2017; 1-8.
6. Handkiewicz-Junak D, Poeppel TD, Bodei L, et al. EANM guidelines for radionuclide therapy of bone metastases with beta-emitting radionuclides. Eur J Nucl Med Mol Imaging. 2018;
7. Palmedo H, Marx C, Ebert A, et al. Whole-body SPECT/CT for bone scintigraphy: Diagnostic value and effect on patient management in oncological patients. Eur J Nucl Med Mol Imaging. 2014; 41(1):59-67.
8. Paes FM, Ernani V, Hosein P, Serafini AN. Radiopharmaceuticals: When and how to use them to treat metastatic bone pain. J Support Oncol [Internet]. 2011; 9(6):197-205. Disponível em: http://dx.doi.org/10.1016/j.suponc.2011.06.004.
9. Abi-ghanem AS, McGrath MA, Jacene HA. Radionuclide therapy for osseous metastases in prostate cancer. Semin Nucl Med [Internet]. 2015; 45(1):66-80. Disponível em: http://dx.doi.org/10.1053/j.semnuclmed.2014.07.006.
10. Pandit-Taskar N, Batraki M, Divgi CR. Radiopharmaceutical therapy for palliation of bone pain from osseous metastases. J Nucl Med [Internet]. 2004; 45(8):1358-65. Disponível em: http://www.ncbi.nlm.nih.gov/pubmed/15299062.
11. Mena E, Sanli Y, Marcus C, Subramaniam RM. Precision Medicine and PET/Computed Tomography in Melanoma. PET Clin [Internet]. 2017; 12(4):449-58. Disponível em: http://dx.doi.org/10.1016/j.cpet.2016.08.010.
12. Parker C, Nilsson S, Heinrich D et al. ALSYMPCA TRIAL: Alpha emitter radium-223 and survival in metastatic prostate cancer. N Engl J Med [Internet]. 2013; 369(3):213-23. Disponível em: http://www.ncbi.nlm.nih.gov/pubmed/23863050.
13. Tu SM, Mathew P, Wong FC, Jones D, Johnson MM, Logothetis CJ. Phase I study of concurrent weekly docetaxel and repeated samarium-153 lexidronam in patients with castration-resistant metastatic prostate cancer. J Clin Oncol. 2009; 27(20):3319-24.
14. Carrasquillo JA, O'Donoghue JA, Pandit-Taskar N et al. Phase i pharmacokinetic and biodistribution study with escalating doses of 223Ra-dichloride in men with castration-resistant metastatic prostate cancer. Eur J Nucl Med Mol Imaging. 2013; 40(9):1384-93.
15. Coleman R, Aksnes AK, Naume B et al. A phase IIa, nonrandomized study of radium-223 dichloride in advanced breast cancer patients with bone-dominant disease. Breast Cancer Res Treat. 2014; 145(2):411-8.
16. Silva SC, Wilson C, Woll PJ. Bone-targeted agents in the treatment of lung cancer. Ther Adv Med Oncol. 2015; 7(4):219-28.
17. Zaknun JJ, Bodei L, Mueller-Brand J et al. The joint IAEA, EANM, and SNMMI practical guidance on peptide receptor radionuclide therapy (PRRNT) in neuroendocrine tumours. Eur J Nucl Med Mol Imaging. 2013; 40(5):800-16.
18. Strosberg J, El-Haddad G, Wolin E et al. Phase 3 Trial of [177] Lu-Dotatate for Midgut Neuroendocrine Tumors. N Engl J Med [Internet]. 2017; 376(2):125-35. Disponível em: http://www.nejm.org/doi/10.1056/NEJMoa1607427.
19. Sabet A, Khalaf F, Haslerud T et al. Bone metastases in GEP-NET: response and long-term outcome after PRRT from a follow-up analysis. Am J Nucl Med Mol Imaging [Internet]. 2013; 3(5):437-45. Disponível em: http://www.ncbi.nlm.nih.gov/pubmed/24116352%0Ahttp://www.pubmedcentral.nih.gov/articlerender.fcgi?artid=PMC3784807.
20. Bodei L, Cremonesi M, Kidd M et al. Peptide receptor radionuclide therapy for advanced neuroendocrine tumors. Thorac Surg Clin [Internet]. 2014; 24(3):333-49. Disponível em: http://dx.doi.org/10.1016/j.thorsurg.2014.04.005.
21. von Eyben FE, Roviello G, Kiljunen T et al. Third-line treatment and 177Lu-PSMA radioligand therapy of metastatic castration-resistant prostate cancer: A systematic review. Eur J Nucl Med Mol Imaging. 2018; 45(3):496-508.

Capítulo 28

Diagnóstico e Tratamento de Transtornos Psiquiátricos no Paciente Oncológico

Marília Queiroz Foloni
Matheus Souza Steglich

■ INTRODUÇÃO

O diagnóstico de uma doença oncológica é sem dúvida uma marca na história de vida de um indivíduo. O processo diagnóstico, a confirmação e os desafios posteriores relacionados com o tratamento resultam em mudanças físicas, psíquicas e geram uma transformação na maneira de lidar com o mundo. Todo esse processo, por si, é considerado um enorme estressor psicossocial que pode precipitar ou agravar a apresentação de transtornos psiquiátricos nessa população. As possíveis transformações no contexto social, *status* socioeconômico e função laboral em função da doença exigem dos pacientes e familiares uma reação de adaptação que nem sempre acontece de maneira apropriada. O resultado disso pode ser o sofrimento psíquico somado ao já existente sofrimento físico.

A própria apresentação de uma neoplasia pode se dar por sintomas psiquiátricos, bem como estes podem surgir em função dos tratamentos propostos. Além disso, transtornos psiquiátricos comórbidos podem ter início após o diagnóstico da neoplasia causando piora da qualidade de vida e prejuízos à adesão correta do tratamento. A equipe de cuidados tem a função de compreender o doente como um todo, bem como verificar as reações dos familiares mais próximos, buscando ativamente facilitar a adaptação do paciente ao seu momento de vida. Além disso, na suspeita de uma comorbidade psiquiátrica, os profissionais devem providenciar a avaliação e o tratamento necessário para tais condições.

Estudos apontam que o paciente com câncer tem risco maior que a população geral para manifestar sintomas e transtornos psiquiátricos, além de doenças cardiovasculares. A literatura relata uma chance aumentada de suicídio logo após o diagnóstico oncológico entre pacientes de todas as idades, nações e tipos de tumor. Nesse cenário, o transtorno depressivo maior foi mais bem estudado. Os demais transtornos psiquiátricos não receberam a mesma atenção, apesar dos dados epidemiológicos sugerindo que sejam comorbidades comuns. Por exemplo, pacientes com diagnóstico de dependência de álcool ou tabaco podem desenvolver neoplasias relacionadas com o uso da substância, exigindo tratamento em paralelo da dependência.

Dados de um estudo epidemiológico sueco apontam que o risco relativo para desenvolvimento de um transtorno psiquiátrico aumenta 10 meses antes do diagnóstico oncológico, tendo pico na semana da confirmação da neoplasia. A magnitude do risco cai rapidamente, porém ainda se mantém acima do esperado para a população geral durante período de pelo menos 10 anos. Nesse trabalho, o risco foi maior em mulheres, em indivíduos jovens e em pacientes com melhor nível educacional. Os resultados foram similares para todos os tipos de tumor, excluindo câncer de pele não melanoma. Pacientes com doença localmente avançada ou metástases não tiveram um aumento ainda maior no risco relativo para transtornos psiquiátricos. O transtorno depressivo maior teve a incidência acumulada mais elevada durante o período avaliado de 10 anos, seguido por transtornos de ansiedade e de ajustamento.

A interface entre a psiquiatria e a oncologia diante dos pontos já expostos deixa clara sua suma importância. Assim, a proposta deste capítulo é apresentar os transtornos psiquiátricos mais comuns nesse cenário em termos diagnósticos e de manejo inicial, possibilitando ao leitor uma compreensão maior do campo para aplicação na prática clínica.

■ *DELIRIUM*

Definição

Delirium (ou síndrome confusional aguda) é um transtorno da consciência, caracterizado por um início agudo, curso flutuante, acompanhado por mudanças na cognição e/ou sensopercepção, onde a capacidade de receber, processar, armazenar e evocar informações estão prejudicadas. Geralmente acomete pacientes considerados graves e é um marcador de pior prognóstico. Não confundir com delírio, uma alteração do pensamento e juízo crítico da realidade.

• Critérios diagnósticos pelo Manual de Diagnóstico de Transtornos Mentais – 5ª edição (DSM-5)

A. Perturbação da atenção (isto é, capacidade reduzida para direcionar, focalizar, manter e mudar a atenção) e da consciência (menor orientação para o ambiente).

B. A perturbação se desenvolve em um período breve de tempo (normalmente de horas a poucos dias), representa uma mudança da atenção e da consciência basais e tende a oscilar quanto à gravidade ao longo de um dia.

C. Perturbação adicional na cognição (p. ex., déficit de memória, desorientação, linguagem, capacidade visuoespacial ou percepção).

D. As perturbações dos Critérios A e C não são mais bem explicadas por outro transtorno neurocognitivo preexistente, estabelecido ou em desenvolvimento e não ocorrem no contexto de um nível gravemente diminuído de estimulação, como no coma.

E. Há evidências a partir da história, do exame físico ou de achados laboratoriais de que a perturbação é uma consequência fisiológica direta de outra condição médica, intoxicação ou abstinência de substância (isto é, por uma droga de abuso ou a um medicamento), de exposição a uma toxina ou de que ela se deva a múltiplas etiologias.

Avaliação e diagnóstico

O diagnóstico é feito com base na história clínica e no exame do estado mental do paciente.

A história típica é de um doente grave que subitamente começa com confusão mental, sonolência, desatenção e alterações na psicomotricidade, podendo ou não apresentar sintomas psicóticos. Com base na psicomotricidade, o *delirium* pode ser dividido em três subtipos: hipoativo (com inibição psicomotora), hiperativo (com agitação psicomotora) ou misto (alternância dos anteriores). Essa diferenciação é importante pelas implicações terapêuticas, bem como pelas possíveis complicações advindas do quadro.

Pacientes em quadro de agitação podem sofrer lesões físicas, agredir a equipe ou familiares e retirar dispositivos invasivos. Esse subtipo geralmente é reconhecido e tratado pelas equipes de cuidado. Pacientes letárgicos e com lentificação psicomotora tem diagnóstico tardio, exigindo dos profissionais uma maior vigilância para reconhecimento da condição.

Ferramentas complementares ajudam na percepção e no diagnóstico, como a Confusion Assesment Method (CAM). Ela é uma escala validada em português para aplicação em pacientes idosos. O uso do instrumento pode facilitar a detecção precoce do quadro, possibilitando tratamento.

Na anamnese, deve-se buscar os fatores predisponentes, tais como idade superior a 65 anos, sexo mascu-

Tabela 28.1 Fatores predisponentes para *delirium*

Demográficos • Idade > 65 anos • Sexo masculino
Estado cognitivo • Demência • História prévia de *delirium* • Depressão
Déficit sensorial • Déficits auditivo e visual
Redução da ingesta oral • Desidratação • Desnutrição
Substâncias • Polifarmácia • Substâncias psicoativas • Álcool
Comorbidades • Doença grave ou terminal • Múltiplas comorbidades • História de acidente vascular encefálico • Doenças neurológicas • Doença renal crônica ou hepática • Fratura ou traumatismo
Estado funcional • Imobilidade • História de quedas • Constipação • Privação de sono

Fonte: Adaptada de Saxena S, Lawley D. Delirium in the elderly: a clinical review. Postgrad Med; 2009.

lino, demência, *delirium* prévio, alterações nutricionais e polifarmácia. Na Tabela 28.1 podem-se verificar outros marcadores clínicos. O reconhecimento dos predisponentes possibilita a atuação preventiva e maior grau de vigilância por parte da equipe.

Nos casos em que o *delirium* for diagnosticado, a investigação dos fatores precipitantes será essencial. Como demonstrado na Tabela 28.2, fatores ambientais, uso de determinadas medicações (inclusive aquelas empregadas no tratamento oncológico), quadros infecciosos, dentre outras causas podem desencadear o quadro confusional e exigem do médico assistente pronto reconhecimento, investigação e conduta.

Em resumo: após realizado o diagnóstico de *delirium*, deve-se investigar qual a causa precipitante do quadro e, sempre que possível, tratá-la, resolvendo, assim, o quadro confusional.

Profilaxia

Estratégias de psicoeducação do paciente e da família são centrais na tentativa de evitar *delirium*. A abordagem profilática consiste na avaliação precoce dos fatores predisponentes, no uso crítico de medicações que podem precipitar o estado confusional agudo, em manter a hidratação, no uso de óculos e aparelhos auditivos e na

Tabela 28.2 Fatores precipitantes do *delirium*

Condições e doenças associadas
Infecções, febre, choque, doença aguda grave, anemia, infarto agudo do miocárdio, insuficiência cardíaca, hipoxemia, distúrbios metabólicos, doenças endócrinas, retenção urinária, constipação intestinal, hipoalbuminemia

Cirurgias
Ortopédicas, cardíacas, circulação extracorpórea

Substâncias
Overdose, sedativos, anticolinérgicos, anticonvulsivantes, síndrome de abstinência por álcool ou benzodiazepínicos

Ambientais e situacionais
Admissão em Unidade de Terapia Intensiva, restrição física, cateter vesical, estresse emocional, privação de sono

Doenças neurológicas
Acidente vascular encefálico, traumatismo craniano, hemorragia subaracnóidea, encefalite, meningite, epilepsia

Fonte: Adaptada de Saxena S, Lawley D. Delirium in the elderly: a clinical review. Postgrad Med J; 2009.

manutenção do ciclo sono-vigília. Estratégias farmacológicas, como uso de antipsicóticos atípicos em unidades de tratamento intensivo e pós-operatório já foram tentadas e apresentaram resultados mistos. O uso de melatonina foi investigado em pacientes com fraturas de quadril e em enfermarias de medicina interna. O possível papel da melatonina na prevenção de *delirium* em pacientes paliativos é uma área de interesse para pesquisas futuras.

Tratamento

Estratégias não farmacológicas consistem em reorientação, normalização do sono e promoção de mobilidade com segurança. Isso pode ser feito abrindo-se as janelas do quarto durante o dia, desligando-se as luzes à noite, situando o paciente sobre o horário e auxiliando a saída do leito, quando possível. Essas intervenções já foram testadas para pacientes idosos e em Unidades de Terapia Intensiva, mas ainda precisam ser validadas para pacientes oncológicos em cuidados paliativos, apesar da recomendação na maioria dos *guidelines*.

Estratégias farmacológicas incluem o uso de medicações no quadro confusional agudo que têm tem como alvo controlar a agitação ou aliviar as alterações de sensopercepção (alucinações).

Antipsicóticos são a classe geralmente utilizada. Dentro dessa família, o haloperidol é o fármaco de escolha, apesar das evidências limitadas. Essa medicação atua como bloqueador de receptores dopaminérgicos D2, sendo pouco sedativo. Antipsicóticos de segunda geração, como quetiapina, risperidona e olanzapina, têm menor afinidade pelo receptor D2, ação em receptores de serotonina 5-Ht2 e são mais sedativos que o haloperidol.

Caso exista a suspeita de *delirium* por redução da atividade do sistema GABA, como nos casos de abstinência de álcool, o uso de benzodiazepínicos é recomendado nesse contexto. Alem disso, o midazolam pode ser útil para sedação, porém deve-se ficar atento a possibilidade de efeito paradoxal da medicação.

Outras medicações com baixos níveis de evidência foram testadas para *delirium* tais como ondasetrona, melatonina, modafinila, gabapentina, valproato e dexmedetomidina. Essas substâncias não são empregadas rotineiramente, mas são campo para pesquisas futuras.

Deve-se iniciar a medicação sempre na menor dose possível, com ajustes pequenos caso necessário. Na Tabela 28.3 são apresentadas as doses habituais das medicações mais comuns empregadas para *delirium*.

■ INSÔNIA

Definição

Insônia é uma queixa heterogênea que envolve dificuldades para iniciar o sono, despertares no meio da noite sem conseguir voltar a dormir ou acordar antes da hora habitual. Pode ter fatores clínicos e nãoclínicos envolvidos.

A classificação internacional de transtornos do sono divide a insônia em três grandes grupos:

1. Dissonias: dificuldades de iniciar ou sustentar o sono.
2. Parassonias: comportamentos e sensações anormais durante o sono.
3. Alterações do sono que acompanham transtornos mentais, neurológicos ou outras causas clínicas.

Tabela 28.3. Medicações utilizadas em *delirium*

Substância	Dose	Efeitos colaterais	Comentários
Haloperidol	0,5-1 mg oral ou intramuscular; pode repetir VO a cada 4 horas ou IM a cada 1 hora	Sintomas extrapiramidais; alongamento de intervalo QT	Ensaios clínicos randomizados demonstram redução na gravidade
Risperidona	0,5 mg, até 2 vezes ao dia	Sintomas extrapiramidais; alongamento de intervalo QT	Ensaios clínicos comparando com haloperidol demonstraram resultados similares
Olanzapina	2,5-5 mg ao dia	Sintomas extrapiramidais; alongamento de intervalo QT	Ensaios clínicos comparando com haloperidol demonstraram resultados similares
Quetiapina	25 mg, até 2 vezes ao dia	Sintomas extrapiramidais; alongamento de intervalo Qt	Ensaios clínicos comparando com Haloperidol demonstraram resultados similares

Fonte: Adaptada de Guidelines P. Delirium in adult cancer patients: ESMO Clinical Practice Guidelines. 2018; 29:143-65.

A condição é prevalente em pacientes com câncer e frequentemente recebe pouca atenção apesar de possíveis consequências negativas no funcionamento físico e psíquico. Pode ser uma consequência da neoplasia em si, originária de outros sintomas relacionados ao processo ou ligada ao tratamento. Estudos de prevalência revelam números que variam de 19 a 63%, em virtude de definições e mensurações imprecisas. O sintoma mais comum relatado na literatura é o despertar noturno repetitivo. Idosos e mulheres parecem ser mais afetados. Tumores de pulmão e mama são os mais ligados ao sintoma.

Critérios diagnósticos pelo Manual de Diagnóstico de Transtornos Mentais – 5ª edição (DSM-5)

A. Queixas de insatisfação predominante com a quantidade ou a qualidade do sono associadas a um (ou mais) dos seguintes sintomas:

1. Dificuldade para iniciar o sono (em crianças, pode manifestar-se como dificuldade para iniciar o sono sem intervenção de cuidadores).

2. Dificuldade para manter o sono, que se caracteriza por despertares frequentes ou por problemas para retornar ao sono depois de cada despertar (em crianças, pode manifestar-se como dificuldade para retornar ao sono sem intervenção de cuidadores).

3. Despertar antes do horário habitual com incapacidade de retornar ao sono.

B. A perturbação do sono causa sofrimento clinicamente significativo e prejuízo no funcionamento social, profissional, educacional, acadêmico, comportamental ou em outras áreas importantes da vida do indivíduo.

C. As dificuldades relacionadas com o sono ocorrem pelo menos três noites por semana.

D. As dificuldades relacionadas com o sono permanecem durante pelo menos 3 meses.

E. As dificuldades relacionadas com o sono ocorrem a despeito de oportunidades adequadas para dormir.

F. A insônia não é mais bem explicada ou não ocorre exclusivamente durante o curso de outro transtorno do sono-vigília (p. ex., narcolepsia, transtorno do sono relacionado com respiração, transtorno do sono-vigília do ritmo circadiano, parassonia).

G. A insônia não é atribuída aos efeitos fisiológicos de alguma substância (p. ex., abuso de drogas ilícitas, medicamentos).

H. A coexistência de transtornos mentais e de condições clínicas não explica adequadamente a queixa predominante de insônia.

Avaliação e diagnóstico

Mediante história subjetiva e objetiva as queixas centrais de dificuldades em iniciar ou sustentar o sono são evidenciadas. É necessário investigar outros sinais e sintomas, referentes a condições psiquiátricas, efeitos de medicamentos ou complicações clínicas associadas.

Estudos apontam que até 80% dos pacientes não relatam suas dificuldades com sono e acreditam que isso faz parte do tratamento. Além disso 50% dos pacientes entendem que seu médico não pode ajudá-los neste tópico. Por esses motivos, durante a anamnese, a pergunta "Como você está dormindo?" deve ser incluída e feita de modo rotineiro. O uso de diário de sono pode fornecer dados subjetivos a respeito da noite de sono, porém o padrão-ouro para diagnóstico de transtornos do ciclo sono-vigília é a polissonografia.

Tratamento

• Terapia não farmacológica

Essa modalidade tem eficácia de longo prazo, ausência de interação medicamentosa e efeitos colaterais. A higiene do sono é uma intervenção eficaz e propõe:

• Ter um quarto silencioso, confortável, escuro e com temperatura adequada.

• Manter uma rotina de dormir e acordar sempre no mesmo horário.

• Ir dormir somente quando estiver com sono, e, caso não durma, levantar da cama voltando apenas quando estiver sonolento novamente.

• Prática de exercícios físicos regularmente.

• Consumo de cafeína somente antes das 16 h e em pequenas quantidades, além da abstinência do álcool

• Não ficar exposto à luz artificial (televisão, smartphone, computador, lâmpadas) antes de dormir.

• Usar a cama somente para dormir ou para atividade sexual. Não comer, ler, conversar ou trabalhar na cama.

• Não dormir durante o dia.

O paciente deve manter o padrão de comportamento por algumas semanas, quando começará a verificar os benefícios no padrão de sono.

• Terapia farmacológica

Os dados da literatura são escassos quanto à eficácia de hipnóticos em pacientes com câncer. Uma preocupação sempre existente é a interação medicamentosa com os medicamentos prescritos para o tratamento da neoplasia. A seguir, são listados os agentes utilizados no manejo da insônia:

• Antidepressivos: a mirtazapina pode ser uma opção em doses entre 7,5-15 mg para tratamento da insônia associada a redução de apetite, por sua ação em receptores histamínicos. Trazodona é outra opção, com relatos de tolerabilidade e segurança nas doses de 12,5-25 mg. Antidepressivos tricíclicos, como doxepina e amitriptilina, podem ajudar em casos de dor neuropática associados a insônia, contudo esse grupo tem um perfil de efeitos colaterais pior que o dos demais fármacos da classe.

• Anti-histamínicos: uso muito limitado na população com câncer, devido efeitos colaterais de boca seca, tolerância e prejuízo cognitivo.

• Melatonina: melhora o sono pela regulação do ciclo sono-vigília. Pode ajudar na insônia primária, porém não foi estudada nos pacientes oncológicos. Secura na boca e constipação são efeitos colaterais comuns. O agonista dos receptores de melatonina (Ramelteon®) deve ser evitado em pacientes tomando ciprofloxacino devido à mesma metabolização por CYP 450 1A2.

- Benzodiazepínicos: apresentam interações farmacodinâmicas com opioides, precipitando *delirium*, risco de quedas e déficits cognitivos. O uso deve ser cuidadosamente calculado em relação a risco-benefício. Não há estudos de longo prazo para segurança. O efeito de tolerância pode se apresentar rapidamente.

■ TRANSTORNO DEPRESSIVO MAIOR

Segundos dados da Organização Mundial da Saúde (OMS), depressão será a causa número um de incapacidade em 2030. Em pacientes com doenças crônicas isso parece ser ainda mais significativo, com a comorbidade trazendo piora na qualidade de vida.

Em pacientes oncológicos depressão é uma condição comum, com diversos estudos apontando consequências negativas na qualidade de vida, aderência aos tratamentos propostos, percepção subjetiva da doença e, possivelmente, em pior prognóstico. Apesar dessa importância, nem sempre a condição é diagnosticada na prática clínica, exigindo da equipe de cuidado treinamento para detectar os casos.

Estudos de prevalência em pacientes com neoplasia e depressão apontam números variando entre 8 e 24%. Essas diferenças surgem das metodologias e ferramentas empregadas nos trabalhos, nos quais alguns usam entrevistas estruturadas enquanto outros lançam mão de questionários. Independente disso, a comorbidade é frequente e merece atenção.

Cânceres específicos que têm sido associados à depressão incluem: cânceres de pâncreas, que, como os linfomas e os cânceres de pulmão, podem aumentar as citocinas pró-inflamatórias (IL-1, IL-6, fator de necrose tumoral alfa). Síndromes paraneoplásicas também podem causar transtornos do humor.

Diversos fatores de risco foram identificados nos pacientes que apresentaram ambas as condições. Fatores individuais, sociais, biológicos e as medicações usadas no tratamento relacionam-se com o aparecimento do quadro depressivo (Tabela 28.4).

Critérios diagnósticos pelo Manual de Diagnóstico de Transtornos Mentais – 5ª edição (DSM-5)

A. Cinco (ou mais) dos seguintes sintomas estiveram presentes durante o mesmo período de duas semanas e representam uma mudança em relação ao funcionamento anterior; pelo menos um dos sintomas é (1) humor deprimido ou (2) perda de interesse ou prazer.

Nota: Não incluir sintomas nitidamente decorrentes de outra condição clínica.

1. Humor deprimido na maior parte do dia, quase todos os dias, conforme indicado por relato subjetivo (p. ex., sente-se triste, vazio, sem esperança) ou por observação feita por outras pessoas (p. ex., parece choroso). (*Nota:* Em crianças e adolescentes, pode ser humor irritável).

2. Acentuada diminuição do interesse ou prazer em todas ou quase todas as atividades na maior parte do dia, quase todos os dias (indicada por relato subjetivo ou observação feita por outras pessoas).

3. Perda ou ganho significativo de peso sem estar fazendo dieta (p. ex., uma alteração de mais de 5% do peso corporal em 1 mês), ou redução ou aumento do apetite quase todos os dias. (*Nota:* Em crianças, considerar o insucesso em obter o ganho de peso esperado).

Tabela 28.4. Fatores de riscos principais para depressão em pacientes com câncer

Fatores individuais	• História familiar de transtornos de humor • História pessoal de transtornos psiquiátricos • Traços de personalidade (mecanismos de adaptação ruins, repressão emocional)
Fatores sociais e interpessoais	• História de eventos estressores (perdas) • Solidão e isolamento social • Dificuldade socioeconômica • Suporte social deficiente/disfunção familiar
Fatores biológicos	• Sexo feminino • Idade mais jovem • Tipo de câncer • Doença avançada ou metastática • Sintomas físicos sem controle (náuseas, dor, fadiga etc.) • Fatores pró-inflamatórios (IL-2; IL-6; TNF-alfa) • Comorbidades neurológicas, distúrbios metabólicos ou endócrinos
Fatores ligados ao tratamento	• Terapia imunológica (interferon-alfa) • Anticonvulsivantes (fenitoína, levetiracetam) • Quimioterápicos (vinblastina, vincristina, procarbazina, L-asparaginase, vinorelbina, paclitaxel, docetaxel) • Outras medicações: corticcides, metildopa, ciproterona, reserpina, betabloqueadores, antibióticos (anfotericina), clonidina, inibidores da enzima conversora da angiotensina

Fonte: adaptadade Caruso R, Nanni MG, Riba M et al. Depressive spectrum disorders in cancer: prevalence, risk factors and screening for depression: a critical review. Acta Oncol (Madr) [Internet]. 2017; 56(2):146-55. Disponível: http://dx.doi.org/10.1080/0284186X.2016.1266090.

4. Insônia ou hipersonia quase todos os dias.

5. Agitação ou retardo psicomotor quase todos os dias (observáveis por outras pessoas, não meramente sensações subjetivas de inquietação ou de estar mais lento).

6. Fadiga ou perda de energia quase todos os dias.

7. Sentimentos de inutilidade ou culpa excessiva ou inapropriada (que podem ser delirantes) quase todos os dias (não meramente autorrecriminação ou culpa por estar doente).

8. Capacidade diminuída para pensar ou se concentrar, ou indecisão, quase todos os dias (por relato subjetivo ou observação feita por outras pessoas).

9. Pensamentos recorrentes de morte (não somente medo de morrer), ideação suicida recorrente sem um plano específico, uma tentativa de suicídio ou plano específico para cometer suicídio.

B. Os sintomas causam sofrimento clinicamente significativo ou prejuízo no funcionamento social, profissional ou em outras áreas importantes da vida do indivíduo.

C. O episódio não é atribuível aos efeitos fisiológicos de uma substância ou a outra condição médica. *Nota:* Os Critérios A-C representam um episódio depressivo maior.

Nota: Respostas a uma perda significativa (p. ex., luto, ruína financeira, perdas por um desastre natural, uma doença clínica grave ou incapacidade) podem incluir os sentimentos de tristeza intensos, ruminação acerca da perda, insônia, falta de apetite e perda de peso observados no Critério A, que podem se assemelhar a um episódio depressivo. Embora tais sintomas possam ser entendidos ou considerados apropriados à perda, a presença de um episódio depressivo maior, além da resposta normal a uma perda significativa, também deve ser cuidadosamente considerada. Essa decisão requer inevitavelmente o exercício do julgamento clínico com base na história do indivíduo e nas normas culturais para a expressão de sofrimento no contexto de uma perda.

D. A ocorrência do episódio depressivo maior não é mais bem explicada por transtorno esquizoafetivo, esquizofrenia, transtorno esquizofreniforme, transtorno delirante, outro transtorno do espectro da esquizofrenia e outro transtorno psicótico especificado ou transtorno da esquizofrenia e outro transtorno psicótico não especificado.

E. Nunca houve um episódio maníaco ou um episódio hipomaníaco.

Nota: Essa exclusão não se aplica se todos os episódios do tipo maníaco ou do tipo hipomaníaco são induzidos por substância ou são atribuíveis aos efeitos psicológicos de outra condição médica.

Avaliação e diagnóstico

O diagnóstico é firmado com dados da anamnese com o próprio paciente e familiares.

Convém notar que o transtorno depressivo maior tem sintomas afetivos (depressão, anedonia, pensamentos de ruína ou morte) e uma síndrome neurovegetativa associada (alterações em apetite, sono, energia, psicomotricidade e cognição). Separar quais os sintomas referentes a neoplasia ou resultados do tratamento daqueles que são do quadro depressivo é uma tarefa por vezes difícil, uma vez que existe uma sobreposição inevitável (quando, por exemplo, um quadro de fadiga *versus* sintomas depressivos podem ser idênticos).

Ao avaliar o paciente, pode-se notar uma mudança no padrão de comportamento e enfrentamento das situações de maneira desadaptativa que causa sofrimento. Em crianças e adolescentes o humor pode ser irritável em vez de triste.

Ao exame do estado mental pode-se notar uma piora no autocuidado, pensamento de curso lentificado, atenção voluntária reduzida, prejuízos na memória de evocação recente, humor hipotímico, inibição ou aceleração psicomotora, dificuldade para tomar decisões e possivelmente sintomas psicóticos (alucinações e delírios de ruína ou somáticos).

Avaliar ideação suicida é extremamente importante, não apenas nos pacientes deprimidos. Deve-se perguntar abertamente se o paciente tem pensamentos de morte, se pensou em fazer mal a si mesmo e se planejou como o fazer (identificar se há falta de sentido, falta de propósito, desesperança ou sentimento de inutilidade como caminhos para estruturação de pensamentos suicidas). com base nas respostas, o profissional pode avaliar o risco de suicídio naquele momento, providenciando o suporte necessário. Fatores de risco como tentativa prévia, histórico familiar de tentativas, desesperança, homens, idosos e dependência de substâncias psicoativas são marcadores relevantes que devem ser levantados na história.

Com relação a ferramentas complementares, com o Inventário de sintomas depressivos de Beck (BDI-II), estudos apontam que elas têm mais utilidade para rastreio, com uma *performance* ruim em diagnosticar casos positivos.

Tratamento

A escolha da medicação para o quadro depressivo depende do quadro clínico apresentado, resposta prévia ao tratamento com medicações dessa classe e das interações com outros fármacos (alerta para as prováveis interações medicamentosas negativas que podem comprometer o tratamento de base e inviabilizar seu uso).

O conhecimento das peculiaridades de cada substância é necessário para a escolha correta em termos de segurança e eficácia.

Os antidepressivos de primeira linha preconizados em pacientes oncológicos com nível III de evidência pelo Canadian Network for Mood and Anxiety Treatments (CANMAT) são: escitalopram, venlafaxina e desvenlafaxina, bupropiona XL, duloxetina e mirtazapina (Tabela 28.5).

Antidepressivos de primeira geração, como tricíclicos (ADT) e inibidores da monoamina oxidase (iMAO) apresentam um perfil de efeitos colaterais muitas vezes proibitivo para uso em pacientes oncológicos. Efeitos anticolinérgicos dos ADT podem piorar queixas como secura na boca, constipação e retenção urinária.

Tabela 28.5. **Antidepressivos: mecanismo de ação, doses, pérolas clínicas e efeitos colaterais**

Substância	Mecanismo de ação	Dosagem (mg/dia)	Pérolas clínicas	Efeitos colaterais e precauções

Amitriptilina, clomipramina e imipramina	• Inibem absorção 5-HT e NA
	• Antimuscarínico
	• Anti-histamínico
	• Anti-alfa-1
		25-150	• Efetivo na dor (dose baixa)
			• Sedativo (amitriptilina)
			• Ativador (clomipramina)
				• Ação anticolinérgica – constipação
				  – Secura na boca (risco de mucosite)
				  – Retenção urinária
				• Síncope
				• *Delirium*
				• Evitar em cardiopatas sintomáticos (hipotensão, arritmias)

Fluoxetina	• Inibidor seletivo de recaptação de serotonina	10-60	• Risco mínimo de síndrome de descontinuação (meia-vida longa) • Uso em ondas de calor	• Inibe conversão do tamoxifeno • Chance alta de interação medicamentosa
Sertralina	• Inibidor seletivo de recaptação de serotonina	25-200	• Uso em ondas de calor	• Poucas interações medicamentosas • Efeitos colaterais gastrointestinais comuns
Paroxetina	• Inibidor seletivo de recaptação de serotonina	10-60	• Uso em ondas de calor (mas não recomendável)	• Inibe a conversão do tamoxifeno • Alto potencial de interação medicamentosa • Chance de síndrome de descontinuação • Ganho de peso e efeitos anticolinérgicos
Citalopram	• Inibidor seletivo de recaptação de serotonina	10-40	• Uso em ondas de calor • Perfil sedativo • Aumento do intervalo QT em altas doses > 20	• Poucas interações medicamentosas, sedativo
Escitalopram	• Inibidor seletivo de recaptação de serotonina • S-enantiômero do citalopram	5-20	• Uso em ondas de calor • Perfil sedativo	• Poucas interações medicamentosas, poucos efeitos colaterais
Venlafaxina	• Inibidor seletivo de recaptação de serotonina e noradrenalina • Fraco inibidor da recaptação de dopamina	37,5-300	• Uso na dor neuropática • Uso em ondas de calor	• Aumento de pressão arterial em doses altas • Risco alto de síndrome de descontinuação • Náusea, vômitos, diarreia, insônia, disfunção sexual e cefaleia
Desvenlafaxina	• Inibidor seletivo de recaptação de serotonina e noradrenalina • Fraco inibidor da recaptação de dopamina	50-200	• Uso na dor neuropática • Uso em ondas de calor	• Metabólito ativo da venlafaxina • Cuidado com insuficiência hepatorrenal • Menos provável de interagir com o metabolismo de tamoxifeno
Duloxetina	• Inibidor seletivo de recaptação de serotonina e noradrenalina • Fraco inibidor da recaptação de dopamina	30-120	• Uso na dor neuropática • Uso em ondas de calor	• Possível hepatotoxicidade • Possível retenção urinária
Mirtazapina	• Ação em receptores alfa-adrenérgicos pré-sinápticos • Anti histamínicos H1 • Serotoninérgicos pós-sinápticos 5-Ht2/5-Ht3 • Aumenta atividade 5HT e NA	7,5-60	• Melhora do apetite e do sono • Efeito antiemético • Uso em ondas de calor • Pouca interação no metabolismo do tamoxifeno • Apresentação orodispersível	• Risco de agranulocitose (raro) • Aumento de lipídeos • Contraindicado em casos de fenilcetonúria • Pouca disfunção sexual
Trazodona	• Ação em receptores alfa-adrenérgicos pré-sinápticos • Histamínicos H1 • Inibidor seletivo de recaptação de serotonina	25-300	• Efeito hipnótico • Efeito ansiolítico	• Priapismo (raro) • Evitar após infarto agudo do miocárdio • Pouca disfunção sexual
Bupropiona	• Inibidor seletivo de recaptação de noradrenalina e dopamina	75-450	• Útil para cessar tabagismo • Não piora agregação plaquetária como os agentes de recaptação de serotonina	• Pouca disfunção sexual • Evitar em câncer do sistema nervoso central pelo risco aumentado de convulsão

Fonte: Adaptada de Grassi L, Nanni MG, Rodin G, Caruso R. The use of antidepressants in oncology: a review and practical tips for oncologists. Ann Oncol. 2018; 29(1):101-11.

Nas últimas décadas o surgimento de medicações da classe dos inibidores seletivos de recaptação de serotonina (ISRS), inibidores seletivos de recaptação de serotonina e noradrenalina (ISRNS) e inibidores seletivos da recaptação da dopamina e noradrenalina (ISRDN), apresentam melhor tolerabilidade, sendo empregados mais frequentemente. Medicamentos com mecanismos novos, como ação em receptores da melatonina, necessitam de mais estudos para determinar sua utilidade em pacientes com câncer.

O risco de interações medicamentosas deve ser medido antes da introdução do antidepressivo. Medicações dessa classe geralmente tem ação de inibição de enzimas do sistema citocromo P450 (CYP450), promovendo mudanças farmacodinâmicas importantes em alguns casos. Fluoxetina e paroxetina inibem marcadamente CYP2D6, enquanto duloxetina e bupropiona têm inibição mais moderada. Sertralina em doses mais altas pode inibir CYP3A4. Citalopram, escitalopram, venlafaxina e mirtazapina têm ação fraca ou nula na inibição de enzimas CYP, configurando escolhas com menor chance de interação.

Em pacientes com câncer de mama, uma questão sempre preocupante é o fato da inibição enzimática por parte dos antidepressivos prejudicar a ação do tamoxifeno. Essa medicação necessita passar por conversão enzimática, principalmente por ação da CYP2D6, liberando o metabólito ativo endoxifeno. O uso de antidepressivos que inibem essa isoforma sistema CYP pode reduzir os níveis de endoxifeno, prejudicando o tratamento oncológico.

Ao iniciar a medicação deve-se optar por doses baixas, evitando-se, assim, efeitos colaterais indesejados. Os pacientes precisam ser informados quanto à latência de resposta de 2 a 4 semanas na qual o antidepressivo ainda não faz efeito plano. É importante monitorar a resposta regularmente, com ajustes de dose após 2-4 semanas e aumento em caso de melhora parcial. Após a remissão dos sintomas, é necessário um período de manutenção (4-6 meses), para evitar recaídas no quadro depressivo. Pacientes com história de depressão recorrente podem beneficiar-se do uso por períodos mais longos.

Psicoterapia parece ser uma intervenção útil para pacientes com sintomas depressivos, porém carece de evidências para pacientes com o diagnóstico de depressão maior.

■ TRANSTORNOS DE ANSIEDADE

Ansiedade é uma reação natural de pacientes com diagnóstico de câncer, sendo uma possível resposta ao risco da perda das funções corporais, alterações na aparência, estresse de familiares ou medo da morte. Contudo, alguns pacientes apresentam uma resposta de ansiedade exacerbada, causando sofrimento significativo durante a progressão da doença e do tratamento. Esse sentimento pode alterar as percepções em relação ao prognóstico, catastrofizar a vida após o diagnóstico e superestimar desfechos negativos.

Os transtornos de ansiedade são um grupo grande de patologias em que o traço comum é a percepção exagerada quanto às preocupações. A prevalência estimada dos transtornos de ansiedade na população oncológica varia entre 15 e 28%, pelas diferenças metodológicas entre os estudos. Nesses pacientes com frequência existe a comorbidade com transtorno depressivo maior. Especificando por transtorno, estudos apontam prevalência de transtorno de ajustamento em 19,4%. Em amostra de pacientes que realizaram tratamento oncológico, 5% apresentaram transtorno de estresse pós-traumático. Compreender a ansiedade como parte do processo de adoecimento é importante, assim como permanecer vigilante para quando essa reação é demasiada e necessita de intervenção.

Avaliação e diagnóstico

Na história subjetiva deve-se buscar por informações da personalidade pré-mórbida do paciente, diferenciando um estado de ansiedade de um traço de ansiedade. Os sintomas de ansiedade aguda compreendem incapacidade de relaxar, inquietação, irritabilidade, insônia, imagens intrusivas em relação ao câncer, sensação de perda de controle, taquicardia, sudorese, tontura, diarreia, náuseas, entre outras manifestações vegetativas.

Massie e Shakin propõem dividir as reações de ansiedade em três grandes grupos:

- Ansiedade reativa: nesse grupo encontramos a ansiedade natural decorrente do diagnóstico e o transtorno de ajustamento com sintomas ansiosos. As diferenças entre o normal e o patológico encontram-se na duração prolongada dos sintomas e no alto grau de sofrimento no transtorno de ajustamento.

- Transtornos de ansiedade preexistentes: transtorno de pânico, fobia específicas, transtorno de ansiedade generalizada, transtorno de estresse pós-traumático e transtorno obsessivo-compulsivo geralmente já se apresentavam antes do diagnóstico oncológico, ou surgem posterior a ele de maneira sustentada e duradoura.

- Ansiedade relacionada com a condição clínica: sintomas causados por dor não controlada, alterações metabólicas, síndromes de abstinência ou tumores produtores de hormônios.

- Instrumentos psicométricos auxiliam a avaliação dos pacientes ansiosos. As escalas devem ser pontuadas e discutidas com cada paciente, e são úteis para dar uma noção à equipe sobre o estado de ansiedade. A Escala Hospitalar de Ansiedade e Depressão (HADS) é uma opção prática validada para português, compreendendo 14 itens respondidos pelo paciente.

Tratamento

Um dos pontos centrais do tratamento da ansiedade é a psicoeducação acerca do quadro ansioso e do diagnóstico oncológico. Usar a rede de apoio dentro da família e da comunidade também é importante. Para os casos graves ou com um transtorno de ansiedade pode-se utilizar psicoterapia ou medicação, visando minimizar a desadaptação e o sofrimento emocional.

O manejo não farmacológico inclui: intervenções como terapia cognitivo-comportamental, psicoterapia de suporte, grupos de autoajuda e técnicas de relaxamento (alongamento muscular, meditação, *biofeedback*) demonstraram eficácia em estudos com pacientes ansiosos e diagnósticos oncológicos.

No manejo farmacológico, o uso de medicações deve ser cuidadosamente calculado em relação a riscos e benefícios. Benzodiazepínicos de meia-vida curta e sem metabólitos ativos são opções para ansiedade aguda. Os inibidores seletivos de recaptação de serotonina são a opção para tratamento prolongado, com boa tolerabilidade e segurança (verificar doses na Tabela 28.5). Durante o período de latência após a introdução de um ISRS o uso de benzodiazepínicos auxilia no controle sintomático. Antipsicóticos atípicos (olanzapina, quetiapina, risperidona) também têm ação na ansiedade, podendo agir ainda na insônia e na redução de apetite.

■ DEPENDÊNCIA DE SUBSTÂNCIAS PSICOATIVAS

O uso e abuso de substâncias psicoativas estão entre os maiores problemas de saúde pública no mundo desenvolvido, e podem levar a sérias complicações. Um estudo sugere que sobreviventes de câncer diagnosticados com idade avançada tinham mais risco para abuso de substâncias e a intervenção psiquiátrica apropriada poderia reduzir esse risco. Além disso, o uso de álcool, tabaco e outras substâncias psicoativas estão relacionados com tumores específicos.

Os opioides são analgésicos comuns prescritos para tratamento da dor oncológica. Todavia, o receio do médico (ou da família) em relação a essas medições, em função da possibilidade de dependência, pode impedir o uso terapêutico por pacientes. A utilização no tratamento da dor aguda parece estar associada a um risco pequeno de abuso. Contudo, o uso em dor crônica, e especialmente em pacientes já com histórico de abuso, pode elevar o risco relativo de desenvolver dependência para 17%. Diante isso, o uso ponderado em casos de dor aguda parece apropriado.

Com relação ao álcool, pacientes usuários tem chance aumentada para tumores de cabeça e pescoço. Alguns deles continuam o uso mesmo após o diagnóstico de uma neoplasia. Intervenções de psicoeducação sobre o efeito do álcool e o tratamento de sintomas de abstinência podem levar à redução do consumo de álcool e melhor prognóstico para o câncer.

Muitos tabagistas continuam a fumar após serem diagnosticados com uma neoplasia ou então recaem rapidamente após cessar o uso. Um estudo que avaliou pacientes com câncer de pulmão não pequenas células verificou que somente 40% dos pacientes parou de fumar nos primeiros 2 anos após a descoberta da doença. Parece que pacientes mais graves cessam tabagismo mais rapidamente, como observado em um estudo que seguiu pacientes tratados com laringectomia. O uso da terapia de reposição de nicotina e técnicas comportamentais de resolução de problemas melhora as chance de abandonar o tabagismo.

Na avaliação do paciente a equipe deve perguntar regularmente sobre o uso de substâncias psicoativas, possibilitando o diagnóstico dos quadros de dependência, com encaminhamento para tratamento adequado.

■ BIBLIOGRAFIA

1. Zhu J, Fang F, Sjölander A, Fall K, Adami HO, Valdimarsdóttir U. First-onset mental disorders after cancer diagnosis and cancer-specific mortality: a nationwide cohort study. Ann Oncol. 2017; 28(8):1964-9. doi:10.1093/annonc/mdx265.
2. Caruso R, Nanni MG, Riba M, Sabato S, Mitchell AJ, Croce E, et al. Depressive spectrum disorders in cancer: prevalence, risk factors and screening for depression: a critical review. Acta Oncol (Madr) [Internet]. 2017; 56(2):146-55. Disponível em: http://dx.doi.org/10.1080/0284186X.2016.1266090.
3. Curran L, Sharpe L, Butow P. Anxiety in the context of cancer: A systematic review and development of an integrated model. Clin Psychol Rev [Internet]. 2017; 56:40-54. Disponível em:: http://dx.doi.org/10.1016/j.cpr.2017.06.003.
4. Ebrahimi B, Tucker SL, Li D, Abbruzzese JL, Kurzrock R. Cytokines in pancreatic carcinoma: correlation with phenotypic characteristics and prognosis. Cancer. 2004; 101(12):2727-36.
5. Grassi L, Caruso R, Hammelef K, Nanni MG, Riba M. Efficacy and safety of pharmacotherapy in cancer-related psychiatric disorders across the trajectory of cancer care: A review. Int Rev Psychiatry. 2014; 26(1):44-62.
6. Grassi L, Nanni MG, Rodin G, Li M, Caruso R. The use of antidepressants in oncology: A review and practical tips for oncologists. Ann Oncol. 2018; 29(1):101-11.
7. Induru RR, Walsh D. Cancer-Related Insomnia. Am J Hosp Palliat Med. 2014; 31(7):777-85.
8. Kennedy SH, Lam RW, McIntyre RS et al. Canadian Network for Mood and Anxiety Treatments (CANMAT) 2016 clinical guidelines for the management of adults with major depressive disorder: Section 3. Pharmacological Treatments. Can J Psychiatry. 2016; 61(9):540-60.
9. Lawlor PG, Bush SH. Delirium in patients with cancer: Assessment, impact, mechanisms and management. Nat Rev Clin Oncol [Internet]. 2015; 12(2):77-92. Disponível em: http://dx.doi.org/10.1038/nrclinonc.2014.147.
10. Lu D, Andersson TML, Fall K et al. Clinical diagnosis of mental disorders immediately before and after cancer diagnosis: A nationwide matched cohort study in Sweden. JAMA Oncol. 2016; 2(9):1188-96.
11. Trill MD. Anxiety and sleep disorders in cancer patients. Eur J Cancer, Suppl [Internet]. 2013; 11(2):216-24. Disponível em: http://dx.doi.org/10.1016/j.ejcsup.2013.07.009.

Capítulo 29

Sedação Paliativa

Ana Cristina Pugliese de Castro
Daniel Neves Forte

■ INTRODUÇÃO

Dentro do escopo dos cuidados paliativos, definidos pela Organização Mundial da Saúde (OMS) como "abordagem que promove a qualidade de vida de pacientes e seus familiares, que enfrentam doenças que ameaçam a vida, através da prevenção e alívio do sofrimento, mediante a identificação precoce e impecável avaliação e tratamento da dor e de problemas de natureza física, psicossocial e espiritual"[1] encontramos como principais pilares: o controle agressivo de sintomas físicos e biopsicossociais-espirituais; suporte a tomada de decisões e definição do objetivo de cuidado; e os cuidados de fim de vida.[1-6] Para tanto, são utilizadas estratégias avançadas de comunicação e sofisticada coordenação multidisciplinar. Há um amplo consenso de que o tratamento impecável da dor e outros sintomas – em qualquer fase da doença – é um imperativo ético e moral.[2,4,5] Já o entendimento compartilhado do objetivo do cuidado entre profissionais de saúde, paciente e familiares é um importante guia para decisões clínicas éticas a respeito de intervenções no final da vida, e é um componente essencial do cuidado centrado no paciente.[6]

Existem diferentes contextos clínicos dentro dos cuidados paliativos nos quais sedação pode estar indicada, indo desde sedação transitória para procedimentos desagradáveis e/ou dolorosos, até sedação para manejo de sintomas refratários no final da vida, incluindo sofrimento psíquico ou existencial.[4,7] As primeiras descrições do uso de sedação para controle de sintomas em estágios avançados de doenças incuráveis foram publicadas nos anos 1990-1991,[4] e o termo "sedação terminal" foi cunhado em 2000.[8] Desde então, a sedação tem sido progressivamente aceita, e hoje é consenso tratar-se de ferramenta terapêutica útil, e muitas vezes indispensável, no espectro dos cuidados aos pacientes nos momentos finais da vida, sejam eles portadores de câncer ou de diagnósticos não oncológicos.[3-5,8-13]

No entanto, o uso de sedação em pacientes com doenças terminais levanta uma série de questões clínicas e éticas relevantes, que vão desde a terminologia, a distinção de práticas como eutanásia e suicídio assistido e a dificuldade de realizar estudos que tragam bom nível de evidência, até questões como: a adequação e legitimidade da suspensão concomitante de nutrição e hidratação artificiais; a sedação para alívio de sofrimento existencial; e a sedação de pacientes impossibilitados de dar o consentimento informado.[3-5,8] Há poucos *guidelines* disponíveis provenientes da América Latina, mas as considerações éticas nos poucos estudos publicados destes países não diferem daquelas dos estudos europeus e norte-americanos.[13]

Considera-se a sedação paliativa um procedimento multidisciplinar. A prescrição dos sedativos é um procedimento médico, que exige experiência em cuidados paliativos. Mas o sofrimento no final da vida é um fenômeno multidimensional que demanda a coordenação dos esforços de uma equipe multidisciplinar altamente treinada: requer expertise em farmacologia; no controle da dor, dispneia e outros sintomas físicos, mediante a coordenação de medidas farmacológicas e não farmacológicas; e em intervenções que endereçam sofrimento psicológico, interpessoal, espiritual, familiar, e até mesmo a resolução de pendências legais e financeiras – orquestrados em função do cuidado centrado no paciente e na família.[3] O desenvolvimento da expertise se dá pelo treinamento específico e continuado de todos os membros da equipe nas diversas competências necessárias.

■ CONCEITO, DEFINIÇÃO E TERMINOLOGIA

Define-se sedação paliativa como a redução intencional e monitorada do nível de consciência visando aliviar sofrimento intolerável, decorrente de sintomas refratários do paciente em fase final de evolução de doença, com expectativa de vida igual ou menor a duas semanas, ou seja, na situação de iminência da morte.[2-4,7,9,10]

A terminologia usada para a sedação no final da vida é confusa e necessita ser clarificada e sistematizada.[14] A possibilidade ou não de reversão levou os autores ao uso de diferentes nomenclaturas, tais como sedação paliativa, sedação terminal, sedação contínua profunda e outras. Essa distinção conceitual permanece controversa. Hoje, é consenso na literatura que se deve abolir o termo "sedação terminal" – que pode levantar dúvidas sobre o propósito da terapia.[4] Entre 2006 e 2008, 83% dos estudos publicados já adotavam "sedação paliativa", em contraposição a "sedação terminal".[10] Abarshi, em revisão sistemática[15] de treze *guidelines,* provenientes de dez países – da Europa, da América do Norte e o Japão – constatou unanimidade no uso da terminologia "sedação paliativa" ou "terapia de sedação paliativa". Observou, também, homogeneidade no conceito e nas indicações.

■ CLASSIFICAÇÃO

As diferentes estratégias de implementação da sedação paliativa variam em profundidade e continuidade.[4]

Conforme a profundidade, pode ser classificada como superficial, moderada ou profunda.[4,14] Desta forma, contempla o princípio da proporcionalidade, segundo o qual os sedativos devem ser titulados à mínima dose necessária para controlar o(s) sintoma(s) intolerável(is).[3] Para alguns pacientes, este nível será a inconsciência profunda, mas muitos ficarão confortáveis com níveis superficiais ou moderados de sedação, que permitam a interação com os familiares, amigos e equipe assistencial.

Conforme a temporalidade, pode ser classificada como intermitente, contínua ou transitória[4] – também visando o princípio da proporcionalidade. A sedação transitória pode ser utilizada em caráter de prover um descanso, visando restaurar ao paciente a condição prévia, em situações nas quais os sintomas não são refratários, mas se mostram de difícil controle.[2,7]

Dados mostram que, frequentemente, a sedação paliativa começa de forma superficial e/ou intermitente, progredindo gradualmente para níveis mais profundos,10 conforme a necessidade do paciente.

As maiores controvérsias hoje dizem respeito à sedação contínua profunda, que tem importantes implicações éticas.[4,10]

■ PREVALÊNCIA

Os estudos existentes mostram grande variação na prevalência de sedação paliativa em diferentes centros – indo de cerca de 5-10% a mais de 60%.[2,4,5,10,16] Esta variação ampla reflete:

- Controvérsias no conceito e terminologia;[4]
- Falta de uniformidade nos critérios clínicos para sua indicação;[4]
- Diferenças entre os tipos de instituição (hospitais gerais de vários níveis de complexidade e *hospices*), que abrangem diversidade nos recursos materiais (disponibilidade de tecnologia e medicamentos) e humanos (expertise).[4,10]

No Brasil, há poucos dados disponíveis. Prado, em estudo retrospectivo[17] realizado em um centro oncológico terciário em hospital geral, reportou prevalência de 54,2%.

■ INDICAÇÕES E CRITÉRIOS

A única indicação de sedação paliativa se resume a "sintoma refratário causando sofrimento intolerável (para o paciente)".[9] O critério de sintoma refratário exige uma definição rigorosa.[4,9,14] É importante diferenciá-lo de sintomas de difícil controle, os quais potencialmente respondem a intervenções, invasivas ou não, dentro de um prazo razoável. Já os sintomas refratários não podem ser controlados a despeito de esforços agressivos. Esta distinção se torna relevante quando analisadas as indicações de sedação em diferentes serviços, posto que, a depender dos recursos tecnológicos e medicamentosos disponíveis, e da experiência dos profissionais de saúde, sintomas de difícil controle podem vir a ser considerados refratários.[4]

O que caracteriza um sintoma como refratário é:[2,4,14,18]

- A inexistência de tratamento disponível ou não efetividade do tratamento convencional;
- O efeito esperado será obtido muito tardiamente;
- O tratamento convencional possui efeitos adversos inaceitáveis, numa base individualizada.

Os sintomas físicos que mais frequentemente se comportam como refratários no final da vida são: *delirium*, dispneia e dor.[2-5,8-10,16,18] Mas vários outros podem se tornar refratários, tais como náuseas e vômitos incoercíveis, convulsões[2,10] e fadiga.[8] A prevalência relatada de *delirium* varia entre 14 e 60%; de dispneia entre 22,8% e 63%; e dor é o terceiro sintoma físico mais prevalente, entre 10 e 51%.[5,8]

Em algumas situações, tais como hemorragia maciça, asfixia por obstrução de via aérea ou dispneia terminal intensa, a indicação da sedação adquire contornos emergenciais, e a antevisão da possibilidade de um desfecho catastrófico torna mandatória a discussão e tomada de decisão antecipadas sobre as diretivas do paciente.[2]

A indicação de sedação paliativa por sintomas psicoespirituais, incluindo sofrimento existencial, vem sendo muito estudada na literatura, e hoje é amplamente aceita, embora individualmente seja complexa e controversa.[3,4,14,19] Morita[19] definiu sofrimento psicoexistencial refratário como "estresse emocional não acompanhado por sintomas físicos, por exemplo, esvaziamento de sentido de vida/sentimento de inutilidade/sensação de ser um peso para os outros/dependência/inabilidade para cuidar de si mesmo/angústia de morte/medo/pânico/desejo de controlar o momento da própria morte/isolamento/falta de suporte social e sobrecarga econômica". Diferentes autores[14,20] pontuam a dificuldade em se estabelecer uma moldura conceitual que englobe e nomeie as diversas modalidades de sofrimento não físico: sofrimento psicológico (ansiedade, angústia, depressão); sofrimento espiritual; sofrimento existencial (perda de sentido e propósito de vida, medo da morte, desesperança, perda de dignidade, desamparo).[14]

Segundo Rodrigues, em revisão sistemática,[14] estudos holandeses reportaram sofrimento psicoexistencial como indicação da sedação paliativa em 16 a 26,4% dos casos – em concordância com o achado de Maltoni, em outra revisão sistemática:[5] 19%. Hasselaar, em estudo comparativo[21] da prática de sedação paliativa na Holanda, antes e depois da publicação do *guideline* holandês,[9] reportou 9,4% de sedações por sintomas não físicos na ausência de sintomas físicos e envolvimento de sofrimento não físico em 81,3% das indicações. As dificuldades e controvérsias em indicar sedação paliativa por sofrimento psicoexistencial residem:[2,6,14,20] na dificuldade em estabelecer a refratariedade do sintoma; na dificuldade em realizar o diagnóstico diferencial com quadros psiquiátricos como depressão, ou orgânicos como *delirium*; no fato da presença destes sintomas não necessariamente estar associada à terminalidade; e no fato das abordagens convencionais para os sintomas não físicos – psicoterapia,[2,6] aconselhamento religioso,[2,6] suporte espiritual[2,6] e terapia da dignidade[22,23] – não serem de alto risco.

Recomenda-se que a indicação de sedação paliativa por sofrimento não físico seja sempre colegiada e inclua profissionais com expertise em Saúde Mental.[2,8,14,19,20] E deve ser reservada a pacientes em fase final de evolução de doença e com uma ordem de não ressuscitação previamente definida.[20] Todos os tratamentos pertinentes devem ter sido propostos, inclusive para comorbidades como depressão e transtorno de ansiedade, assim como aconselhamento espiritual, se pertinente.[20] Sugere-se que a estratégia inicial, nestes casos, seja com sedação intermitente ou transitória.[2,8,14]

É critério imprescindível e inegociável para a implementação de sedação paliativa a definição prévia, acordada consensualmente entre paciente ou procurador de saúde, equipe médica e, sempre que possível, familiares, de uma diretiva de vontade declinando das manobras de suporte avançado de vida.[3] É altamente recomendável que haja uma ordem de não ressuscitação documentada em prontuário.[3,18]

Considera-se uso inadequado da sedação paliativa aquele que ocorre com a intenção de aliviar sintomas, mas em circunstâncias clínicas inadequadas, ou seja, para sintomas rotulados como refratários sem que realmente o sejam, por não terem sido cuidadosamente submetidos aos tratamentos disponíveis, ou porque fatores que poderiam revertê-los não foram devidamente analisados.[4,7,18]

Faz-se necessário mencionar também outras situações inapropriadas e inaceitáveis:

- Omissão: quando o profissional posterga a prescrição da sedação paliativa por medo de efeitos adversos, ou para não ter que lidar com o processo de comunicação e tomada de decisão necessário à implementação desta terapia;

- Instalação com indicação correta mas processo inadequado: comunicação deficitária, falta de consentimento informado, drogas inapropriadas (sendo o problema mais comum o uso de opioides para sedação), monitorização inadequada, deficiência dos cuidados de fim de vida, suporte insuficiente à família e equipe assistencial.[4,7,10,18]

É totalmente proscrito o abuso da sedação paliativa, caracterizado pela prescrição de sedativos com a intenção primária de apressar a morte,[18] o que pode ocorrer com o uso de doses muito superiores às necessárias para o controle de sintomas, ou com a prescrição de sedação contínua profunda quando não há sintomas refratários. Tais abusos constituem prática eticamente inaceitável,[4,7,24] e também ilegal na maioria dos países do mundo, incluindo o Brasil.

■ ASPECTOS TÉCNICOS

Processo de decisão

A discussão sobre a implementação de sedação paliativa ocorre diante da constatação de que há um ou mais sintomas refratários levando o paciente a sofrimento intolerável. Demanda avaliação acurada do prognóstico, posto que esta intervenção só cabe em pacientes com sobrevida estimada de até cerca de duas semanas. Ressalte-se que em muitas situações é difícil fazer uma estimativa acurada do prognóstico.[18] Em seguida, preconiza-se que o caso seja amplamente revisto e discutido pela equipe multidisciplinar, a fim de assegurar que todos os tratamentos razoáveis foram oferecidos, e que a sedação está de acordo com os valores do paciente e o objetivo de cuidado.[2,18,35]

Habitualmente, o processo de decisão é pautado por várias conversas difíceis, buscando sequencialmente elucidar biografia e valores do paciente, esclarecer sobre prognóstico e desfechos esperados, e, tendo em vista o conjunto das condutas medicamente apropriadas e o conjunto de valores e desejos do paciente, estabelecer, idealmente de forma compartilhada, o objetivo do cuidado, que norteará todo o plano terapêutico. Dependendo das particularidades de cada caso, a decisão pode ser alcançada num curto prazo de tempo, requerendo apenas um ou dois encontros, ou ser o resultado de um processo demorado e dramático, às vezes durante meses, ao longo dos quais ocorrem várias conversas difíceis e desafiadoras. O ponto central do desafio é lidar com pessoas que, diante de situações ameaçadoras à vida, apresentam os mais diversos modos de enfrentamento, pautados por fatores biográficos, culturais e religiosos/espirituais e que, ao enfrentar prognósticos sombrios precisam, de alguma forma, encontrar o equilíbrio entre manter a esperança e ter objetivos realistas. Preconiza-se que tais conversas e a definição do objetivo do cuidado se dêem em fases mais precoces da doença, e não que sejam abordados somente diante da terminalidade, quando frequentemente o paciente terá perdido sua melhor janela para exercer a autonomia.[2,6,7,18,25] Robijn, em um estudo qualitativo,[25] recomenda que este processo não seja postergado, inclua o paciente, e se dê por uma série de encontros estruturados que compreendem quatro fases: conversações iniciais; intercâmbio de informações; deliberação e decisão sobre o uso da sedação paliativa; e por fim, a decisão do momento de iniciar a sedação.[25]

Quando o paciente está em fase final de evolução de doença e há risco de cursar com sintomas refratários, deve-se abordar a opção de sedação paliativa antes do quadro entrar na fase crítica. Tais discussões têm implicações religiosas, culturais, e relativas a valores, desejos e preocupações do paciente e família. É recomendável assistência de membros da equipe multidisciplinar: enfermeiro(a), capelão(ã), psicólogo(a), assistente social e outros.[18] É imperativo que se proporcionem programas de educação

Seção 3 – Cuidados Paliativos

e capacitação para que os profissionais da equipe multidisciplinar saibam conduzir e participar dessas reuniões contemplando todas as dimensões envolvidas.[18,26]

A discussão sobre implementação da sedação paliativa deve compreender: revisão do prognóstico e objetivo do cuidado; propósito, riscos e benefícios da sedação; e alternativas ao seu uso. Recomenda-se que sejam enfatizados:

- A irreversibilidade da condição clínica;
- Que é um último recurso, pois todos os tratamentos possíveis já foram oferecidos;
- Critérios, objetivos e métodos da sedação (incluindo nível de sedação pretendido, temporalidade, monitorização e a possibilidade de descontinuar a sedação);
- Que todos os cuidados prosseguem dentro das melhores práticas vigentes;
- Outras opções de tratamento, e respectivos desfechos em termos de alívio do sofrimento e sobrevida;
- Os riscos e os efeitos da sedação – especialmente os relativos à limitação da interação e da alimentação.[2]

Contudo, nem todos os pacientes desejam discutir prognóstico e sedação com total profundidade, ainda que isso lhes reduza o exercício da autonomia; e com frequência, nessa fase da doença, muitos sequer têm condições físicas e/ou cognitivas para tais decisões. Portanto, a discussão sobre sedação poderá ser delegada ao procurador de saúde, em geral um familiar designado pelo paciente, que deve agir e decidir de acordo com a vontade do paciente e no melhor interesse deste, e livre de pressões e conflitos de interesses.[2,27] Em último caso, na impossibilidade de um consentimento informado do paciente ou procurador de saúde nas condições mencionadas, a decisão será direcionada às equipes médicas responsáveis, de forma paternalista com assentimento, dentro dos cânones das melhores práticas baseadas em evidências.[2] Uma definição prévia do objetivo de cuidado é a melhor garantia de que as decisões nesse momento, em que o paciente está impossibilitado de se expressar, estão de acordo com seus valores e desejos.

Na Holanda, é reportada participação do paciente na tomada de decisão em 82,2% dos casos.[21]

Prescrição da sedação paliativa

As drogas mais comumente usadas são os benzodiazepínicos, neurolépticos e barbitúricos.[4,10] Os opioides não são bons sedativos e universalmente não são recomendados para este fim.[4]

Midazolam é a droga de escolha e/ou a mais administrada,[2,5,7-10,18,28] seguida por levomepromazina[2,9] (no Brasil indisponível na apresentação parenteral), clorpromazina,[2,8,10] haloperidol[2,5,8,10] e fenobarbital.[2,8,9] O uso de outros sedativos, como propofol,[2,9,10] lorazepam,[5,7] flunitrazepam[7] e pentobarbital[7] também é relatado, em condições específicas ou diante de refratariedade.

É frequente o uso concomitante de opioides, devido à alta prevalência de dispneia e dor, mas seu uso isolado para sedação paliativa é considerado inapropriado.[18,28]

Schildmann analisou, em revisão sistemática,[28] nove *guidelines* publicados, constatando em todos eles que as classes farmacológicas recomendadas são os benzodiazepínicos (em especial o midazolam), antipsicóticos e barbitúricos (estes últimos, em geral, diante de refratariedade), mas ressalta que o nível de evidência é baixo, e há grande variabilidade nas doses recomendadas. Na Tabela 29.1 são apresentadas as doses mais comumente utilizadas.

A via de administração mais comum é a intravenosa, sendo a subcutânea por hipodermóclise[29] a segunda opção. Na literatura, encontramos relato de uso das vias intramuscular, retal e gastrostomia,[2] que no entanto não fazem parte da nossa prática diária.

No caso de refratariedade à sedação, a primeira providência é checar a integridade e o funcionamento da rota de administração. Segue-se a exclusão de outros fatores, tais como retenção urinária e constipação.[9] É de suma importância a prescrição de terapia de resgate para manejar crises de escapes dos sintomas.[2]

A administração concomitante de medicações que promovem o conforto (tais como escopolamina, antiemé-

Tabela 29.1. Drogas utilizadas para sedação paliativa em adultos

Droga	Dose inicial	Dose efetiva usual
Midazolam[b]	0,5 a 1 mg/h IV ou SC (contínuo)	1 a 20 mg/h IV ou SC (contínuo)
Clorpromazina	12,5 mg IV a cada 4-12 h ou 3 a 5 mg/h IV (contínuo)	37,5 a 150 mg/dia IV (contínuo)
Levomepromazina[a,b]	12,5 a 25 mg IV a cada 8 h (+ resgates até 1 por hora) ou 50-75 mg/dia IV ou SC (contínuo)	12,5 a 25 mg IV ou SC a cada 8 h (+ resgates na mesma dose até 1 por hora) ou até 300 mg/dia IV ou SC (contínuo)
Fenobarbital[b]	Bólus 1 a 3 mg/kg seguido de infusão contínua 0,5 mg/kg/h IV ou SC	50 a 100 mg/h IV ou SC (contínuo)
Pentobarbital	Bólus IV lento 2 a 3 mg/kg (a não mais que 50 mg/min) seguido de infusão contínua 1 a 2 mg/kg/h IV	Titular para o nível desejado de sedação
Propofol	0,5 mg/kg/h IV (contínuo)	1 a 4 mg/kg/h IV (contínuo)

[a]Apresentação intravenosa não disponível atualmente no Brasil.
[b]Podem ser administrados por hipodermóclise.[29]
Fonte: *Guidelines* da ESMO e EAPC.2,7

ticos, anticonvulsivantes e outros) deve ser mantida, mas recomenda-se que drogas e outros itens que não estejam consistentes com o objetivo do cuidado sejam suspensas (antibióticos, anticoagulantes, antiagregantes, estatinas, transfusão de hemocomponentes, quimioterápicos e outros). A supressão destas medicações da prescrição precisa ser consensual com paciente e familiares, evitando que haja a percepção de abandono ou desistência.[2,3,7] Os cuidados, tais como banho, higiene oral, medidas antixerostômicas, prevenção de úlceras de pressão, curativos e medidas fisioterápicas visando conforto, seguem inalterados, pelo mesmo motivo.[7]

Monitorização e registro em prontuário

A monitorização deve ser sistemática, voltada tanto para a detecção de efeitos adversos[2,4] (sinais vitais: pressão arterial, frequência cardíaca e respiratória, oximetria), quanto para a eficiência da sedação[4] (escalas de dor e de nível de sedação, por exemplo escala RASS[9] ou CCPOT – Critical-Care Pain Observation Tool[7]), devendo-se padronizar o uso de escalas que sejam familiares a todos os profissionais envolvidos na assistência. A implantação do procedimento de sedação paliativa em nível institucional deve ser precedido pelo treinamento dos profissionais para o uso das escalas.

Em pacientes em fase ativa de morte, a aferição sistemática de sinais vitais deixa de ser prioridade (alguns *guidelines* recomendam inclusive que seja suspensa),[28] sendo mantida a monitorização rigorosa pertinente ao conforto. A deterioração dos sinais vitais é esperada no processo de morte e, portanto, não implicará em redução das doses de sedativos.[2]

Recomenda-se manter todas as avaliações de riscos e necessidades, em especial àquelas dos familiares. Podem surgir, com a instalação dos sedativos, diversos fatores estressantes adicionais para a família: percepção de início precoce ou tardio, dificuldade de compreensão da indicação, perda da comunicação com o paciente, intensificação do luto antecipatório; fadiga do cuidador. As informações para a família precisam ser meticulosas, enfatizando que a sedação paliativa é o último recurso, que ela pode ser interrompida a qualquer momento, e que não apressa nem posterga a morte.[10]

Todo o processo de decisão e monitorização deve ser documentado em prontuário,[9] constando de forma clara quando e quem participou da decisão; a indicação e a meta da sedação (se superficial, moderada ou profunda); drogas e doses prescritas; os escores de monitorização; os ajustes de doses e respectivos motivos. Recomenda-se fortemente que a ordem de não ressuscitação esteja documentada em prontuário.[3]

Usualmente, a sedação paliativa é administrada no ambiente hospitalar, mas há na literatura estudos relativos ao uso no ambiente domiciliar. Trata-se de alternativa factível para pacientes selecionados que desejem morrer em casa.[2,30] As indicações, drogas utilizadas e desfechos são similares àqueles do ambiente hospitalar. As dificuldades dizem respeito à estrutura, recursos e equipe assistencial disponíveis. A sedação e o óbito domiciliares podem implicar numa sobrecarga emocional adicional para os familiares; portanto, além da logística, fatores psicológicos e culturais podem ser limitantes desta opção.[30] No Brasil, na prática diária, ainda é um procedimento de exceção, limitado a iniciativas isoladas, tanto por dificuldades estruturais quanto por questões culturais – do paciente, da família e também dos profissionais de saúde. É imperativo o conhecimento das normas éticas e legais que regulamentam essa matéria antes de implementar a sedação em domicílio.[30]

Duração

A mediana ou média da duração da sedação reportada por Maltoni em revisão sistemática[5] é de 0,8 e 12,6 dias, mas outros trabalhos mostram uma faixa ampla de tempo, tanto mais curto quanto muito mais longo (de poucas horas até 43 dias).[5] Claessens, em outra revisão,[8] relata que a sobrevida média vai de 1 a 6 dias após o início da sedação, e que 96% dos pacientes morrem em até 1 semana.

Durante o período de sedação, deve-se encorajar a presença dos familiares e sua participação no cuidado, assim como facilitar e incentivar as despedidas e os ritos fúnebres significativos para o paciente e família. Isso inclui suporte psicológico especializado ao luto (extensivo ao período após o óbito), e um contínuo de compartilhamento de informações com a família acerca do estado clínico e eventos esperados.[2,7]

Sobrevida

O desenho de estudo mais confiável para avaliar a sobrevida (estudo randomizado controlado) é eticamente impraticável para esta intervenção.[10] As evidências disponíveis provêm de estudos observacionais. Tais estudos demonstram que a sedação paliativa tecnicamente adequada não reduz a sobrevida e não apressa a morte.[2,4,7,10,17,31,32]

No Brasil, os poucos resultados publicados[17] são muito semelhantes aos da literatura: midazolam foi a droga mais usada; os sintomas mais frequentes foram dispneia e *delirium*; e a sobrevida média após instalação foi de 1 a 2 dias.

■ ASPECTOS ÉTICOS

Os cuidados paliativos trazem em seu cerne o respeito aos valores e à dignidade do paciente, e, dentro dos princípios definidos pela Organização Mundial da Saúde (OMS),[1] concentram-se em esforços para que tais valores e princípios sejam preservados. Nesse sentido, é fundamental estabelecer se, do ponto de vista ético, a sedação paliativa é procedimento irrepreensível.

A EAPC Ethical Task Force[33] comparou eutanásia e sedação paliativa em relação a três tópicos fundamentais: intenção, processo e resultado. Quanto à intenção, a sedação paliativa visa aliviar sofrimento insuportável, enquanto a eutanásia visa à morte. Com relação ao processo, a sedação envolve a administração individualizada, titulada e monitorada de sedativos (em geral benzodiazepínicos) para mitigar sintomas refratários; a eutanásia é feita com doses fixas padronizadas de drogas letais (curares e barbitúricos). Já o desfecho pretendido, na sedação, é o alívio do sofrimento, mas na eutanásia é a morte. Estas distinções, portanto, são muito claras.[2,3,10,33]

Segundo Rodrigues,[14] "o princípio do duplo efeito se estabelece quando uma ação tem dois efeitos: um efeito bom intencional e um efeito ruim não intencional. Quatro condições precisam ser atingidas para a justificativa ética da ação: a natureza da ação precisa ser neutra ou boa, independente das consequências; a intenção do agente precisa ser boa; um efeito ruim não pode causar um efeito bom; e o efeito bom é suficientemente desejável para compensar o efeito ruim. Alguns autores adicionam uma quinta condição: que a ação precisa ser usada como último recurso. Essencialmente, isso quer dizer que nenhuma ação menos danosa está disponível. Esse princípio tem sido usado para prover justificativa ética para a sedação paliativa de maneira geral e, em casos mais pontuais, para o sofrimento existencial refratário".

A doutrina do duplo efeito nasceu da Teologia Moral Católica. A expressão foi usada por São Tomás de Aquino ao discutir o assassinato em defesa própria. Simplificadamente, diz respeito ao fato de que ações tem uma pluralidade de resultados, e não apenas aqueles intencionados.[34] No contexto da sedação paliativa, a doutrina do duplo efeito condiciona que encurtar a vida de um paciente pode ser um efeito colateral, previsto mas não intencional, moralmente aceitável, de uma ação empreendida por uma boa razão (mitigar sofrimento intolerável).[34] Esta é uma ferramenta importante tanto nas considerações clínicas e éticas para decisões sobre sedação paliativa – estimulando a reflexão e clareza das intenções das condutas médicas – quanto para o debate público acerca dos tratamentos no final da vida, sem que a sedação paliativa se torne um precedente para a eutanásia, prática que viola a ética, e é ilegal no Brasil.

Pelo exposto, aspectos inerentes à sedação paliativa, tais como a possibilidade de abolir (quando moderada ou profunda) a capacidade mental, a autonomia, a comunicação e a capacidade de alimentação, devem ser cuidadosamente levados em consideração antes da implementação.[4,33]

No contexto da sedação paliativa profunda, a questão da alimentação e hidratação artificiais contém algum grau de controvérsia.[4,16] Alguns autores postularam que a suspensão dos mesmos deveria ser parte integrante do procedimento; no entanto, isso não é aceito pela maioria, que defende que a retirada daquelas deve ser, conceitualmente, uma conduta à parte da sedação.[4] O processo de decisão para suspensão de alimentação e hidratação artificiais é, de fato, independente da decisão de sedação.[2,3,7,10] A descontinuação da alimentação e hidratação é carregada de significados, e pode ter grande impacto emocional; é preciso trabalhar com paciente e família um consenso moralmente aceitável e medicamente apropriado,[2] dado que o aporte nutricional e hídrico diante da morte iminente pode implicar em danos como anasarca, hipersecreção em vias aéreas e broncoaspiração.

Especificamente na situação de sedação paliativa por sofrimento psicoespiritual/existencial, a análise dos argumentos favoráveis e contrários, à luz da Bioética, permanece controversa, em contraste à unanimidade existente para o uso de sedação paliativa visando controlar sofrimento físico refratário. As definições e a terminologia para sofrimento existencial são imprecisas e confusas, carecendo de um consenso para a prática clínica. Além disso, a compreensão e aplicação de conceitos como os princípios de duplo efeito, proporcionalidade, refratariedade, dualismo pessoa-corpo e condição terminal, assim como dos princípios bioéticos de autonomia, beneficência, não maleficência e justiça, apresentam aspectos multifacetados no contexto do sofrimento não físico.[14,19]

■ SUPORTE À EQUIPE ASSISTENCIAL

A sedação paliativa é, obrigatoriamente, uma intervenção multiprofissional. É importante que as instituições de saúde desenvolvam uma diretriz para a execução de sedação paliativa,[7] com clareza das indicações, e que os profissionais envolvidos recebam informação e treinamento, tanto para administração quanto para monitorização da sedação e cuidados de fim de vida, dentro de *guidelines* válidos.[10,15,26,28]

Além de gerar estresse emocional para os familiares, a sedação paliativa pode ser impactante para a equipe multiprofissional, que deve receber cuidado durante e após o procedimento.[9] É imperativo esclarecer a todos os membros da equipe multiprofissional o racional da indicação, o objetivo do cuidado e o manejo do paciente e familiares, e também prover oportunidades para que expressem seus sentimentos, percepções e dúvidas acerca do processo. A criação de uma cultura institucional que valoriza a sobrecarga emocional dos profissionais, a participação no processo de decisão e o compartilhamento de informações é um fator preventivo do estresse da equipe.[2,7,26]

■ CONSIDERAÇÕES FINAIS

A sedação paliativa é intervenção consensualmente aceita como ferramenta clínica útil no cuidado adequado a pacientes no final da vida. Deve ser usada como último recurso para manejo de sintomas refratários que tragam sofrimento intolerável ao paciente em fase final de evolução de doença, com curta expectativa de vida. Esses sintomas podem ser físicos ou não físicos, sendo que nesses casos a implementação deve obedecer a cuidados específicos.

Precisa ser instalada seguindo um processo rigoroso de tomada de decisão, com consentimento informado – inserido na definição dos objetivos do cuidado – e dentro dos preceitos técnicos recomendados, com indicações, prescrição das drogas e doses adequadas, monitorização e cuidados de fim de vida de acordo com os *guidelines* disponíveis na literatura. Oncologistas, anestesistas, intensivistas e outros especialistas, assim como membros da equipe multidisciplinar, devem desenvolver habilidades básicas para manejo da sedação paliativa.

A sedação paliativa, dentro desses preceitos, é ética e legal,[24,27] e condiz com os princípios dos cuidados paliativos preconizados pela Organização Mundial da Saúde (OMS).[1] Seu uso implica na educação dos pacientes, familiares e profissionais de saúde, sendo recomendáveis diretrizes ou protocolos institucionais que orientem a prática, associados a programas institucionais de educação continuada.

■ REFERÊNCIAS BIBLIOGRÁFICAS

1. World Health Organization (WHO). Definition of Palliative Care. [Internet] 2002. Disponível em: http://www.who.int/cancer/palliative/definition/en/. Acessado em: 2018 Sept 23.
2. Cherny NI; ESMO Guidelines Working Group. ESMO Clinical Practice Guidelines for the management of refractory symptoms at the end of life and the use of palliative sedation. Ann Oncol. 2014; 25(Suppl 3):iii143-52. doi: 10.1093/annonc/mdu238.
3. Kirk TW, Mahon MM; Palliative Sedation Task Force of the National Hospice and Palliative Care Organization Ethics Committee. National Hospice and Palliative Care Organization (NHPCO) position statement and commentary on the use of palliative sedation in imminently dying terminally ill patients. J Pain Symptom Manage. 2010; 39(5):914-23. doi: 10.1016/j.jpainsymman.2010.01.009.
4. Taboada P. Sedation at the end of life. Clinical realities, trends and current debate. In: Taboada P. Sedation at the end-of-life: an interdisciplinary approach. Dordrecht: Springer; 2015.
5. Maltoni M, Scarpi E, Rosati M, et al. Palliative sedation in end-of-life care and survival: a systematic review. J Clin Oncol. 2012; 30(12):1378-83. Erratum for: J Clin Oncol. 2012;30(27):3429. doi: 10.1200/JCO.2011.37.3795.
6. Sullivan WF. Palliative sedation and the goals of care. In: Taboada P (ed.). Sedation at the end-of-life: an interdisciplinary approach. Dordrecht: Springer; 2015.
7. Cherny NI, Radbruch L; Board of the European Association for Palliative Care. European Association for Palliative Care (EAPC) recommended framework for the use of sedation in palliative care. Palliat Med. 2009; 23(7):581-93. doi: 10.1177/0269216309107024.
8. Claessens P, Menten J, Schotsmans P, et al. Palliative sedation: a review of the research literature. J Pain Symptom Manage. 2008; 36(3):310-33. doi: 10.1016/j.jpainsymman.2007.10.004.
9. Verkerk M, van Wijlick E, Legemaate J, et al. A national guideline for palliative sedation in the Netherlands. J Pain Symptom Manage. 2007; 34(6):666-70.
10. Maltoni M, Scarpi E, Nanni O. Palliative sedation in end-of-life care. Curr Opin Oncol. 2013 Jul; 25(4):360-7. doi: 10.1097/CCO.0b013e3283622c47
11. Swart SJ, Rietjens JAC, van Zuylen L, et al. Continuous palliative sedation for cancer and noncancer patients. J Pain Symptom Manage. 2012 Feb; 43(2):172-81. doi: 10.1016/j.jpainsymman.2011.04.004.
12. Krakauer EL, Quinn TE. Sedation in palliative medicine. In: Hanks G, Cherny NI, Christakis NA, et al. Oxford Textbook of Palliative Medicine. New York: Oxford University Press; 2010.
13. Manzini JL. Palliative sedation: ethical perspectives from Latin America in comparison with European recommendations. Curr Opin Support Palliat Care. 2011; 5(3):279-84. doi: 10.1097/SPC.0b013e3283492acd.
14. Rodrigues P, Crokaert J, Gastmans C. Palliative sedation for existential suffering: a systematic review of argument-based ethics literature. J Pain Symptom Manage. 2018 Jun; 55(6):1577-90. doi: 10.1016/j.jpainsymman.2018.01.013.
15. Abarshi E, Rietjens J, Robijn L, et al. International variations in clinical practice guidelines for palliative sedation: a systematic review. BMJ Support Palliat Care. 2017; 7(3):223-9. doi: 10.1136/bmjspcare-2016-001159.
16. Seymour JE, Janssens R, Broeckaert B. Relieving suffering at the end of life: practitioners' perspectives on palliative sedation from three European countries. Soc Sci Med. 2007 Apr; 64(8):1679-91. doi: 10.1016/j.socscimed.2006.11.030.
17. Prado BL, Gomes DBD, Usón Júnior PLS, et al. Continuous palliative sedation for patients with advanced cancer at a tertiary care cancer center. BMC Palliat Care. 2018 Jan; 17(1):13. doi: 10.1186/s12904-017-0264-2.
18. Walker PW. Clinical aspects of palliative sedation for refractory symptoms. In: Taboada P (ed.). Sedation at the end-of-life: an interdisciplinary approach. Dordrecht: Springer; 2015.
19. Morita T. Palliative sedation to relieve psycho-existential suffering of terminally ill cancer patients. J Pain Symptom Manage. 2004 Nov; 28(5):445-50. doi: 10.1016/j.jpainsymman. 2004.02.017.
20. Portnoy A, Rana P, Zimmermann C, et al. The use of palliative sedation to treat existencial suffering: a reconsideration. In: Taboada P (ed.). Sedation at the end-of-life: an interdisciplinary approach. Dordrecht: Springer; 2015.
21. Hasselaar JG, Verhagen SC, Wolff AP, Engels Y, Crul BJ, Vissers KC. Changed patterns in Dutch palliative sedation practices after the introduction of a national guideline. Arch Intern Med. 2009; 169(5):430-7. doi: 10.1001/archinternmed.2008.613.
22. Chochinov HM, Kristjanson LJ, Breitbart W, et al. Effect of dignity therapy on distress and end-of-life experience in terminally ill patients: a randomised controlled trial. Lancet Oncol. 2011; 12(8):753-62. doi: 10.1016/S1470-2045(11)70153-X.
23. Martínez M, Arantzamendi M, Belar A, et al. 'Dignity therapy', a promising intervention in palliative care: A comprehensive systematic literature review. Palliat Med. 2017; 31(6):492-509. doi: 10.1177/0269216316665562.
24. Conselho Federal de Medicina. Resolução CFM nº 1.931, de 17 de setembro de 2009. Código de Ética Médica. (versão de bolso). [Texto na Internet]. CFM – Conselho Federal de Medicina, Brasil, Brasília (DF); 2010. Disponível em: https://portal.cfm.org.br/images/stories/biblioteca/codigo%20de%20etica%20medica.pdf. Acessado em: 2018 Set 23.
25. Robijn L, Seymour J, Deliens L, et al. The involvement of cancer patients in the four stages of decision-making preceding continuous sedation until death: A qualitative study. Palliat Med. 2018; 32(7):1198-207. doi: 10.1177/0269216318770342.
26. Koike K, Terui T, Takahashi Y, et al. Effectiveness of multidisciplinary team conference on decision-making surrounding the application of continuous deep sedation for terminally ill cancer patients. Palliative and Supportive Care. Cambridge University Press; 2015; 13(2):157-64.
27. Dadalto L. Testamento Vital. 4 ed. Indaiatuba: Editora Foco Jurídico; 2018.
28. Schildmann EK, Schildmann J, Kiesewetter I. Medication and monitoring in palliative sedation therapy: A systematic review and quality assessment of published guidelines. J Pain Symptom Manage. 2015 Apr; 49(4):734-46. doi: 10.1016/j.jpainsymman.2014.08.013.
29. Bruno VG. Hypodermoclysis: a literature review to assist in clinical practice. Einstein. 2015; 13(1):122-8.
30. Mercadante S, Porzio G, Valle A, et al. Palliative sedation in patients with advanced cancer followed at home: a systematic review. J Pain Symptom Manage. 2011; 41(4):754-60. doi: 10.1016/j.jpainsymman.2010.07.013.
31. Maeda I, Morita T, Yamaguchi T, et al. Effect of continuous deep sedation on survival in patients with advanced cancer (J-Proval): a propensity score-weighted analysis of a prospective cohort study. Lancet Oncol. 2016; 17(1):115-22. doi: 10.1016/S1470-2045(15)00401-5.
32. Beller EM, van Driel ML, McGregor L, et al. Palliative pharmacological sedation for terminally ill adults. Cochrane Database Syst Rev. 2015 Jan; 1:CD010206. doi: 10.1002/14651858.CD010206.
33. Materstvedt LJ, Clark D, Ellershaw J, et al. Euthanasia and physician-assisted suicide: a view from an EAPC Ethics Task Force. Palliat Med. 2003; 17(2):97-101; discussion 102-79. doi: 10.1191/0269216303pm673oa.
34. Boyle J. The relevance of double effect to decisions about sedation at the end of life. In: Taboada P (ed.). Sedation at the end-of-life: an interdisciplinary approach. Dordrecht: Springer; 2015.
35. Forte DN, Kawai F, Cohen C. A bioethical framework to guide the decision-making process in the care of seriously ill patients. BMC Med Ethics. 2018 Aug; 19(1):78. doi: 10.1186/s12910-018-0317-y.

Capítulo 30

Abordagem da Dor Total em Pacientes Oncológicos

André Filipe Junqueira dos Santos
Mirlane Guimarães de Melo Cardoso

■ INTRODUÇÃO

Pacientes com doenças avançadas enfrentam muitos desafios. A dor é o sintoma de uma doença que pode ser associada a muitas perdas, como de sua normalidade, independência, saúde e futuro. Ainda é comum as pessoas acreditarem que a dor grave é inevitável no avanço da doença, especialmente no câncer, e isso pode ser um fator de amplificação da dor nesses pacientes.

A dor é quase uma realidade inevitável para pessoas que morrem de câncer. A dor no câncer no final da vida tem sido um dos problemas de saúde pública mais negligenciados para ser reconhecida como uma prioridade de saúde mundial. A Organização Mundial da Saúde (OMS) desenvolveu políticas e estratégias de tratamento para beneficiar pacientes com câncer em atenção paliativa que experimentam a dor.[1] Embora a dor possa ser controlada em 85 a 95% dos pacientes por métodos farmacológicos ou não farmacológicos, o alívio inadequado da dor continua ser uma realidade bem documentada para muitos pacientes.[2,3] Estima-se que até 25 milhões de pessoas em todo o mundo morram com dores a cada ano.[4] Segundo a OMS, o doente com câncer apresenta uma média de dez sintomas simultaneamente. A dor, mesmo não sendo o sintoma mais frequente, é o que significativamente afeta a qualidade de vida dos doentes oncológicos na terminalidade, constituindo-se num fator importante do sofrimento relacionado com a doença, mesmo quando comparado com a expectativa de morte.[5]

A falta de consenso na compreensão dos aspectos críticos que compreendem a experiência da dor nos pacientes com dor oncológica avançada ou em fase final de vida contribui significativamente para a persistência do mau manejo da dor. A tendência de se concentrar no componente físico da dor, excluindo outros aspectos que contribuem, também é um grande obstáculo para o manejo adequado da dor. A percepção da dor no paciente em atenção paliativa pode ser influenciada por vários fatores e precisa ser entendida com uma abordagem multidimensional.

O objetivo deste capítulo é apresentar o conceito de "dor total", fornecer um pano de fundo na teoria da dor e destacar os aspectos únicos da dor oncológica avançada no contexto dos cuidados paliativos.

Segundo a OMS, os cuidados paliativos consistem na assistência promovida por uma equipe multidisciplinar, que objetiva a melhoria da qualidade de vida do paciente e seus familiares, diante de uma doença que ameace a vida, por meio da prevenção e alívio do sofrimento, da identificação precoce, avaliação impecável e tratamento de dor e demais sintomas físicos, sociais, psicológicos e espirituais.[6,7] Embora a avaliação das várias dimensões do ser humano sejam centrais para a filosofia dos cuidados paliativos, a forma como eles são operacionalizados na prática do controle da dor no cenário de cuidados paliativos continua sendo um desafio, sendo uma questão problemática porque a dor exige a mesma análise.[8]

■ DOR TOTAL: CONCEITOS

Uma descrição inicial para dor em um câncer terminal foi proposta por Cicely Saunders, fundadora do movimento *Hospice*, na década de 1960, que reconheceu a dimensão física, psicológica, social e espiritual na percepção da sensação dolorosa e os efeitos multidimensionais que tem sobre a vida do doente e sua família.[9,10] Diante disso, Saunders cunhou o termo "dor total" para que a dor fosse entendida como tendo natureza multidimensional,[11] sendo que a combinação desses elementos resulta em uma experiência de "dor total" individualizada e específica à situação particular de cada paciente.[12]

Pode haver pouca dúvida de que, quando Cicely Saunders usou pela primeira vez o termo "dor total", ela estava no processo de legar à medicina e à saúde um conceito de interesse clínico e conceitual duradouro. Surgiu de sua experiência única como enfermeira, assistente social e médica – a notável plataforma pessoal multidisciplinar da qual ela lançou o moderno movimento de cuidados paliativos. Também refletia a disposição de reconhecer o sofrimento espiritual do paciente e perceber isso com relação a problemas físicos. Fundamentalmente, estava ligada a um senso de narrativa e biografia, enfatizando a importância de ouvir a história do paciente e de compreender a experiência do sofrimento de maneira acolhedora. Esta foi uma abordagem que viu a dor como uma chave para desvendar outros problemas e como algo que requer múltiplas intervenções para a sua resolução.[13]

A inseparabilidade da dor física dos processos mentais é mencionada por Cicely Saunders, mesmo em algumas de suas primeiras publicações. Em 1959, ela anotou "Grande parte da nossa experiência de "dor total" é composta de nossa reação mental...".[14] Nesse estágio, temos a ideia de "dor total" em um sentido mais fraco, mais preliminar, indicando que pode haver várias camadas que devem ser compreendidas para se ter uma compreensão completa do problema da dor nos pacientes em fase de terminalidade. O contexto específico deste entendimento é o estágio da doença "quando todas as medidas curativas tiverem sido esgotadas".[15] Este momento, no qual a medicina moderna tipicamente afirma que "não há mais nada a ser feito",[8] torna-se assim o ponto de partida para uma medicina emergente de cuidados de fim de vida, fundamental para a compreensão multifacetada da dor. Esta é uma medicina preocupada também com o significado da dor. Saunder escreve então: "Um choro só para se livrar da dor não é digno do homem... O homem, por sua própria natureza, descobre que tem que questionar a dor que ele sofre e buscar significado nela". E é essa visão que também permite que "o julgamento de valores materialistas" seja quebrado por uma abordagem ao sofrimento e vê nele uma oportunidade para os melhores sentimentos humanos brilharem.

Nesse sentido, a dor tornou-se algo indivisível tanto do corpo quanto da personalidade de maneira mais ampla. Assim, pode-se observar que "o corpo tem uma sabedoria própria e ajudará o forte instinto de lutar pela vida para transformar-se em um tipo ativo de aceitação que pode nunca ser expresso em palavras".[16] A seguinte narrativa, de um artigo de 1964 no Nursing Mirror, descreve pela primeira vez os elementos-chave do que veio a ser visto como "dor total". É sobre a Sra. Hinson, uma paciente cuidada no St. Joseph's Hospice. Essa narrativa mais tarde foi citada extensivamente na literatura de cuidados paliativos, tornando-se emblemático de todo o princípio do cuidado dentro da especialidade:

> Uma pessoa me deu mais ou menos a seguinte resposta quando lhe fiz uma pergunta sobre sua dor, e em sua resposta ela destaca as quatro principais necessidades que estamos tentando cuidar nessa situação. Ela disse: "Bem doutora, a dor começou nas minhas costas, mas agora parece que tudo de mim está errado." Ela deu uma descrição de vários sintomas e males e depois continuou: "Meu marido e meu filho eram maravilhosos, mas eles estavam no trabalho e teriam que sair e perder o dinheiro. Eu poderia ter chorado pelas pílulas e injeções, embora soubesse que não deveria. Tudo parecia estar contra mim e ninguém parecia entender." E então ela fez uma pausa antes de dizer: "Mas é tão maravilhoso começar a se sentir segura de novo". Sem qualquer outro questionamento, ela falou de seu sofrimento mental e físico, de seus problemas sociais e de sua necessidade espiritual de segurança.[17] (p. viii)

■ A DEFINIÇÃO INICIAL DA DOR TOTAL

Naquele mesmo ano, 1964, em um artigo para o The Prescribers' Journal, a frase "tudo de mim está errado" é usada mais formalmente para introduzir o conceito de "dor total" em seu sentido mais forte e definitivo: incluir sintomas físicos, sofrimento mental, problemas sociais e problemas emocionais.[18] A abertura deste artigo destaca o valor da "avaliação cuidadosa" aproveitada para uma "abordagem positiva" no tratamento dos sintomas de uma doença oncológica em fase avançada. Embora muitas vezes negligenciado por escritores de publicações posteriores sobre dor e cuidados paliativos, esta é a peça fundamental em que a "dor total" é totalmente descrita por Saunders pela primeira vez.

Em um artigo de 1966, um paciente admitido em St. Joseph usou a frase: "Foi tudo dor" e a autora observou que essa "dor total" nos chama a analisar, a avaliar e a antecipar.[19] Já em 1959, ela reconheceu que a dor nesse sentido não poderia ser aliviada apenas por meio de analgésicos.[20] Da mesma forma, colocava desafios maiores do que os que poderiam ser superados pelas tecnologias de administração regular do alívio da dor. Em 1967, surgiu uma nova conceituação da dor: "A dor exige a mesma análise e consideração de uma doença em si. São as síndromes de dor e não as síndromes de doença com as quais estamos preocupados".[21]

Nos primeiros anos do St. Christopher's Hospice, que ela fundou em 1967, o conceito de "dor total" foi mais elaborado – por pesquisadores, médicos e pacientes. O conceito entrou no cotidiano do hospice e tornou-se uma característica definidora de sua filosofia e abordagem. Em 1985, quando Cicely Saunders se aposentou do cargo de diretora médica do St. Christopher's em tempo integral para se tornar sua presidente, a medicina paliativa estava a apenas dois anos de reconhecimento como especialidade no Reino Unido. Não é irracional ver o conceito de "dor total" como um elemento importante dentro do arsenal conceitual dos cuidados paliativos. De fato, ela pode muito bem ser julgada como um dos conceitos mais inovadores que ainda emergem do campo dos cuidados paliativos.

■ AMADURECIMENTO DO CONCEITO DA DOR TOTAL

Quando consideramos as publicações de Cicely Saunders sobre "dor total" e assuntos relacionados, várias publicações no período de 1968-1985 merecem nossa atenção. A noção de que a dor crônica apresenta desafios particulares ao médico é regularmente declarada em seu trabalho naquele momento. Em particular, é visto como um problema no nível do significado, pois essa dor pode ser atemporal, sem fim, sem sentido, trazendo uma sensação de isolamento e desespero.[22] Isto está em contraste com a dor aguda, familiar em hospitais escola, que tantas vezes é vista como intencional – por exemplo, no processo de diagnóstico como um indicador de problemas, ou no pós-operatório como um ponto de preparo no caminho para a recuperação. Um importante capítulo publicado em 1970 descreve a dor crônica como "não apenas um evento, ou uma série de eventos... mas sim uma situação em que o paciente é, por assim dizer, mantido em cativeiro".[23] Em pacientes em fase terminal de vida, um grande desafio é evitar o aparecimento dessa dor por meio de estratégias ativas de prevenção, em particular a administração regular de forte analgesia antecipatória, e não em resposta ao início da dor. Nós vemos a máxima frequentemente repetida: 'a dor constante precisa de controle constante'. Ao mesmo tempo, o valor da escuta acolhedora também é enfatizado, como no paciente que disse "a dor parecia passar apenas falando". De fato, a dor terminal pode ser considerada uma doença em si mesma. Portanto, o uso de drogas não é simplesmente uma questão de técnica, mas também a expressão de um compromisso entre uma pessoa e outra.

Crucialmente, Saunders viu o alívio da dor como o componente mais vital no confronto com a questão da eutanásia: a dor nos estágios finais do câncer é algo que atraiu a imaginação da população e é um tema regular no debate público na indicação da eutanásia.[24] Por isso, era importante demonstrar ao público que a dor pode ser evitada. O uso de doses moderadas de opiáceos fortes é uma característica central disso, por exemplo, na década de 1970, apenas 10% dos pacientes atendidos no St. Christopher's Hospice precisavam de uma dose máxima de mais de 30 mg de diamorfina. Além disso, constatou-se que, ao proporcionar alívio físico, surgiram oportunidades de comunicação com o paciente em um nível muito mais profundo, inclusive na questão complexa do que dizer sobre o prognóstico.

■ APOIANDO A PESQUISA

Por volta de 1973, surgiram publicações sobre os trabalhos de pesquisa em dor que estavam sendo realizados no St. Christopher's Hospice.[25] A dor foi reconhecida como um problema ainda enfrentado inadequadamente na própria casa do paciente ou em uma enfermaria de um hospital geral. Um dos problemas é que a dor contínua do câncer em fase avançada não é aliviada pelos ensinamentos anteriores no sentido de que as doses de narcóticos devem ser espaçadas o mais amplamente possível, a fim de evitar o aparecimento de dependência. Os medos sobre a dependência também limitam a disponibilidade de morfina e de diamorfina em alguns países, e os ensaios duplo-cegos em St. Christopher's foram projetados para lançar luz sobre os méritos relativos das duas drogas. Outro problema foi o da titulação de opioides, largamente vista como um processo subjetivo, embora em 1976 fosse possível fazer uso do radioimunoensaio como um método para medir o nível de drogas no corpo, permitindo assim que a pesquisa de Robert Twycross mostrasse que o uso de opiáceos nos pacientes em fase de terminalidade não aumenta continuamente, e poderia até diminuir.[26] A essa altura, estava ficando claro, a partir do trabalho de Twycross, que não havia diferença clínica observável entre a morfina e a diamorfina, embora esta última fosse mais favorável para injeção devido à sua maior solubilidade.

Evidências do crescente reconhecimento da abordagem de Cicely Saunders em "dor total" podem ser vistas no convite para contribuir com um dos volumes de pesquisa editados pelos especialistas internacionais em dor, John Bonica e Vittorio Ventafridda, publicado em 1979.[27] Aqui, pinturas e desenhos de pacientes, histórias de casos e pesquisas foram usados para desenvolver seu argumento da "dor total". Uma série de fotos de pacientes foi particularmente reveladora, onde os pacientes demonstram os sentimentos de dor através de representações, como de ser empalado por um ferro em brasa, de isolamento total do mundo, o peso implacável da dor ou, em um caso, a sensação de que "eu sou um monte de lixo". Uma mulher que havia experimentado um ano de dor implacável de carcinoma do pâncreas desenhou-o como um pequeno roedor comendo na lateral de um tronco de árvore; os poucos vestígios de verde no topo foram descritos como "minha vida tentando passar". Pela atenção a todos os aspectos de tal dor, a possibilidade do seu alívio vem à vista. Assim, de modo bastante incomum, Cicely Saunders pôde afirmar: "Os sinais vitais em uma enfermaria especializada no controle da dor terminal incluem a mão firme o suficiente para desenhar, a mente alerta o suficiente para escrever poemas e jogar cartas, e, acima de tudo, espírito para desfrutar de visitas familiares e passar os últimos fins de semana em casa." (1979; 637). Argumenta-se ainda que um bom atendimento deste tipo também pode ser entregue em uma variedade de configurações e não depende da disponibilidade de um modelo de internação hospitalar.

No início dos anos 1980, outro capítulo substancial apareceu da caneta de Saunders, desta vez na coleção de Mark Swerdlow, The Therapy of Pain.[28] Aqui, ela cita exemplos de estudos realizados entre 1954 e 1978, que evidenciam dores avançadas não aliviadas. Por outro lado, os dados de 3.362 pacientes atendidos no St. Christopher's, entre 1972 e 1977, mostraram que apenas 1% apresentava problemas permanentes de dor, embora mais de três quartos fossem admitidos ao *hospice* com tais problemas. A obtenção desses resultados, no entanto, pode ocasionar o fenômeno da "dor pessoal", resultante da exposição prolongada ao sofrimento de pacientes e familiares que estão diante da morte. Embora a necessidade de apoio formal da equipe seja reconhecida e descrita, argumenta-se que: "A resiliência daqueles que continuam a trabalhar neste campo é conquistada por uma compreensão total do que está acontecendo e não por um recuo por trás de uma técnica". O mesmo capítulo fez o ponto importante para aqueles países nos quais a diamorfina não está disponível, e a morfina é o analgésico de referência. Também observou que o uso de misturas contendo álcool e cocaína deve ser descontinuado. Ambos os pronunciamentos seguiram o trabalho de Robert Twycross e Ronald Melzack. Três anos depois, tendo estabelecido a preferência pela morfina, foi possível discutir novas técnicas para sua administração: por meio da formulação de liberação lenta e do uso da bomba de infusão com seringas.[29]

Cicely Saunders, em seu conceito visionário, já incluiu o atendimento de pacientes com esclerose lateral amiotrófica (ELA) ou doença do neurônio motor. Nos últimos anos, ficou claro que seu conceito de "dor total", da abordagem multiprofissional, da integração precoce dos cuidados paliativos é essencial para inúmeros pacientes que sofrem de distúrbios neurológicos.[30]

■ CONTRIBUINDO PARA O CAMPO DOS CUIDADOS PALIATIVOS

Havia agora uma crescente confiança no mundo do *hospice* e de cuidados paliativos que os sintomas comple-

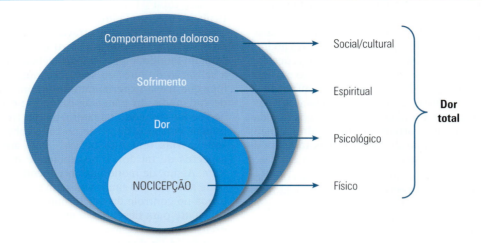

Figura 30.1. Organização dos domínios envolvidos no contexto da dor total.[32]

xos e multicamadas associados à dor terminal poderiam ser atendidos de forma eficaz por uma combinação do uso bem informado de drogas e uma compreensão sofisticada do emocional, espiritual e problemas sociais que também podem ocorrer. Em meados da década de 1980, a "dor total" tornou-se firmemente estabelecida como um conceito central dentro da especialidade emergente de cuidados paliativos e estava provando ser um conceito útil no trabalho clínico, no ensino e (em menor extensão) na pesquisa. Interessante, então, que Cicely Saunders publicou neste momento um pequeno volume que continha poemas, orações e outros escritos selecionados para ajudar aqueles que enfrentavam doenças sem possibilidade de cura.[31] Suas seleções incluíram o trabalho do sobrevivente do campo de concentração e fundador da logoterapia, Viktor Frankl; pelos teólogos Teilard de Chardin e Olive Wyon; pelos escritores ingleses John Bunyan e DH Lawrence; bem como por alguns pacientes de St. Christopher's Hospice. Isso refletiu importantes verdades aprendidas em um quarto de século de atenção ao sofrimento de pacientes em fase final de vida, sendo o livro intitulado "Beyong All Pain" (Além de toda dor).[31]

O CONCEITO MULTIDIMENSIONAL DE DOR TOTAL

O tratamento efetivo da dor crônica como fenômeno multidimensional requer fluidez conceitual que incorpore uma compreensão dos fatores físicos, psicológicos, espirituais e sociais que afetam a neurofisiologia da nocicepção, percepção e modulação da dor e, finalmente, do comportamento doloroso. O conceito de "dor total" descreve exatamente essa natureza abrangente da dor, que ajuda a explicar os insucessos da farmacoterapia analgésica em alguns casos em nossa prática diária.

O dor total inicia-se através da via clássica de ativação neurofisiológica da dor. Quando esse componente físico não é controlado, ocorre a percepção da dor em si ao nível do sistema nervoso central, com impacto direto na modulação da resposta a dor. Os indivíduos após essa etapa podem se apresentar psicologicamente afetados, por meio de alteração na imagem corporal, perda do papel anterior nas esferas da família e do trabalho, bem como enfrentar a morbidade e a mortalidade, gerando um quadro de sofrimento decorrente da dor e, com isso, impacto na sua existência e sentido decorrente na dor, com forte impacto no domínio espiritual. Por último, a dor causa diminuição da atividade e conduz à incapacidade progressiva, o que dá origem a uma socialização reduzida, ciclo de sono e despertar alterado e uso abusivo de drogas, gerando assim um comportamento doloroso com forte impacto no parte social e valores culturais do indivíduo nesse contexto.[13,14]

Um esquema dos domínios envolvidos na dor total pode ser visto na Figura 30.1.

Esse conceito, da mesma forma, ressalta a importância de uma interação complexa entre as causas físicas e outros aspectos do ser humano, incluindo personalidade, cognição, comportamento e relações sociais. Sem atenção a todos esses aspectos, o alívio da "dor total" provavelmente não será atingido.[10,33,34]

O aperfeiçoamento desse conceito na abordagem das questões físicas, psicológicas, sociais e espirituais envolvidas na "dor total" é essencial para o desenvolvimento de estratégias para o alívio da dor, mesmo em situações não relacionadas com doença em fase de terminalidade.[35,36] As terapias psicossociais dirigidas principalmente a variáveis psicológicas podem ter um impacto na intensidade ou na angústia da dor, enquanto as terapias somáticas dirigidas à nocicepção podem reduzir os aspectos psicológicos adversos da dor. Portanto, para gerenciar todos esses aspectos da "dor total", as terapias somáticas e psicossociais devem ser utilizadas em uma abordagem de multimodalidade.[33,37]

AVALIAÇÃO DA DOR TOTAL NO CONTEXTO DOS CUIDADOS PALIATIVOS

A interação de fatores cognitivos, emocionais e socioambientais com os aspectos nociceptivos da dor ilustra a natureza multidimensional da dor e sugere uma avaliação global e ambiental do paciente e de sua família, por meio de uma equipe multiprofissional. Em alguns casos, o sofrimento físico pode desencadear problemas psicológicos, espirituais e sociais. Da mesma forma, a dor espiritual pode ser estimulada ou expressa como dor física.[34]

Por exemplo, um doente que não pode se alimentar por causa de um câncer esofágico se beneficia grandemente com uma gastrostomia para retomar a alimentação. No entanto, o impacto da cirurgia paliativa nas dimensões psicológicas, sociais e espirituais pode demorar para o paciente se adaptar à nova condição, e isso envolve ansiedade antecipada ou preocupação de que a situação possa piorar no futuro. Se o indivíduo é submetido a uma cirurgia paliativa com êxito, mas esses outros domínios não são atendidos, ele permanece assistido de maneira incompleta. Para as famílias, há, igualmente, grande sofrimento nesse processo: perda antecipada, testemunho permanente da angústia emocional dos pacientes e o fardo do cuidado.

Finalmente, os cuidadores profissionais testemunham potencialmente o sofrimento dos pacientes e de suas famílias que desafia seus recursos emocionais. De acordo com esse modelo, o sofrimento de cada um desses três grupos – paciente, família e cuidador profissional – está inextricavelmente interrelacionado, de tal forma que a angústia percebida de qualquer um dos três grupos pode amplificar o sofrimento dos outros. Esse modelo tem sido chamado de sofrimento recíproco.[37,38]

■ ESTRATÉGIA PARA O MANEJO DA DOR TOTAL

Dados da literatura demonstram que sobreviventes de câncer com "dor total" quando instruídos e treinados para construir resistência às perdas físicas, para reconhecer situações estressantes e utilizar estratégias de enfrentamento, melhoraram a dor e a qualidade de vida. A equipe de cuidados paliativos, ao construir experiências bem-sucedidas no paciente com "dor total", pode encontrar e utilizar o significado existencial para superar situações futuras.[39]

A identificação dos fatores de cada domínio da dor total é fundamental para entender a influência dos mesmos na manifestação da dor. A equipe deve considerar manifestações de cada domínio ao longo da avaliação do indivíduo com dor (Tabela 30.1).

Exige-se, portanto, das equipes que atuem em cuidados paliativos uma base de conhecimento que permita identificar os fatores de cada domínio que possam influenciar o curso da doença limitante de vida, com um excelente controle da "dor total" e, consequentemente, melhor qualidade de vida, em detrimento do esforço ilimitado e desnecessário de curar a doença.

Com base nessa abordagem multidimensional, a equipe de cuidados paliativos pode formular um plano de cuidados interdisciplinares para atender às necessidades da trilogia dos cuidados: paciente, família e cuidadores, em cada uma das dimensões físicas, psicológicas, sociais e existenciais, ou espirituais (Tabela 30.2).[33,34]

Cuidar de indivíduos no final da vida e de suas famílias é uma proposta desafiadora. Entender os desafios para fornecer cuidados de qualidade é o primeiro passo importante. Como definido por Saunders, o cuidado paliativo

Tabela 30.1. Manifestações prováveis nos domínios envolvidos na dor total[40]

Domínio	Manifestações
Físico	• Dor causada ou associada à enfermidade • Efeitos adversos do tratamento • Comorbidades
Psicológico	• Raiva por atrasos diagnósticos • Raiva por fracassos terapêuticos • Alteração da imagem corporal • Medo da dor/morte • Sentimento de desesperança
Espiritual	• Por que comigo? • Por que Deus permite que ocorra? • Qual é o sentido disto tudo? • Tem significado a vida? • Serei perdoado por meus erros?
Social	• Preocupação pela família/finanças • Perda de prestígio laboral • Perda de *status* social • Perda do papel familiar • Medo do abandono/isolamento

Tabela 30.2. Plano de cuidados interdisciplinares para trilogia dos cuidados paliativos em cada uma das dimensões físicas, psicológicas, sociais e existenciais

Planejamento multiprofissional e interdisciplinar	
1	Avaliação da condição clínica do paciente e os objetivos do cuidado
2	Descrição da família envolvida e dos cuidadores profissionais
3	Avaliação dos transtornos do paciente: físicos, psicológicos, existenciais, sociais, de comunicação e compreensão
4	Avaliação dos transtornos dos familiares: físicos, psicológicos, existenciais, sociais, de comunicação e compreensão
5	Avaliação dos transtornos do cuidador profissional: pessoais, emocionais, de treinamento, necessidade de recursos
6	Avaliação do enfrentamento: paciente, família e pessoal profissional
7	Planejamento de contingência: contingências previstas, planejadas e intervenções

está dirigido ao alívio do sofrimento e da "dor total". Para isso, estabeleceu três princípios essenciais para atingir os objetivos dos cuidados paliativos: tratamento dos sintomas (destacando-se o controle da dor); apoio psicossocial e espiritual e comunicação contínua para adaptação das necessidades do doente e de sua família, considerando o paciente, e não a doença, como o verdadeiro centro da atenção do tratamento, trabalhando com uma equipe multiprofissional, para oferecer uma resposta rápida e efetiva a pacientes, suas famílias e cuidadores profissionais.[10]

Historicamente, Twycross já tinha proposto uma estratégia de base científica para o manejo adequado da "dor total" e de outros sintomas, que é referendada até os dias atuais e que se resume na sigla EMMA: Evolução e Explicação Manejo terapêutico e Monitorização Atenção aos detalhes.[41]

■ EVOLUÇÃO

Prevenir, diagnosticar, tratar e curar (muitas vezes) faz parte da arte milenar do médico, porém, estamos nos esquecendo da arte e da ciência de prognosticar. Estrategicamente, em cuidados paliativos, devemos prognosticar antes de diagnosticar e tratar, pois o manejo da dor está intimamente relacionado com o prognóstico, para delinear os objetivos do plano individual de intervenção, como também na condução das expectativas, prioridades, tomadas de decisão e escolhas terapêuticas consensuais da equipe, dos pacientes e de seus familiares. De modo geral, a maioria dos clínicos evita fazer previsões ou, se as fazem, guardam para si e não as comunicam ao paciente e, quando comunicam, não o fazem claramente, superestimando o prognóstico em situação de doença avançada, incurável e progressiva.[42]

Cada indivíduo tem as próprias vivências, que induzem à subjetividade de resposta diante da expressão de dor, envolvendo respostas afetivas e cognitivas. Sobre essa ótica, devemos identificar e informar basicamente os quatro aspectos da dor na sequência evoluídos: a discriminação da dor (localização, duração intensidade e características); as causas da dor (relacionadas com própria doença, tratamentos ou patologias recorrentes); os mecanismos da dor (nociceptivo, neuropático ou misto, orgânico ou funcional); e os fatores não físicos envolvidos com a expressão da dor. Essa última é frequentemente negligenciada pelos profissionais de saúde na evolução do doente com doença avançada.[42]

Explicação

A explicação da causa, do mecanismo da dor e de fatores relacionados por meio de uma linguagem simples para o paciente e sua família habitualmente contribui para a confiança e adesão ao tratamento. A expectativa do paciente com dor crônica é que, ao aderir a um tratamento farmacológico, haverá redução da dor e sua vida retornará ao normal. Em geral, essa expectativa é um pouco irreal e não considera a necessidade de múltiplos tratamentos (fisioterapia, exercício físico, psicoterapia e nutrição, entre outros), sendo pouco realista no tocante ao tempo necessário para uma reabilitação satisfatória. Nesse sentido, reduzir a intensidade da "dor total" é o primeiro de muitos aspectos a serem abordados.

A qualidade de vida dos pacientes com "dor total" pode ser consideravelmente melhorada com a farmacoterapia multimodal. Entretanto, existem vários obstáculos práticos à adesão do paciente à farmacoterapia com opioide, como a ocorrência importante de efeitos adversos.[43,44] Na prática clínica, encontram-se, com muita frequência, pacientes que mudam de médico para não mudar de tratamento analgésico. Portanto, discutir e esclarecer esses aspectos com os pacientes e familiares é importante para a adesão ao tratamento proposto.

Manejo terapêutico

Implica a consideração de três aspectos: tratar a causa da dor quando possível; usar medidas não farmacológicas (físicas e comportamentais); e adotar analgesia de amplo espectro. A terapia medicamentosa refere-se à arte e à ciência no uso combinado de três grupos farmacológicos: analgésicos não opioides, analgésicos opioides, com a morfina como a droga de eleição, e drogas adjuvantes.[45] Nesse sentido, a OMS publicou, em 1986, um algoritmo que serve até os dias atuais como modelo clínico para o tratamento da dor oncológica, validado e aceito mundialmente, que é a Escada Analgésica, na qual a dor deve ser tratada segundo uma escala ascendente de potência medicamentosa ou de complexidade de procedimentos anestésicos e/ou neurocirúrgicos.[46] As principais vantagens desse método são a simplicidade e a eficácia. As drogas aumentam sua potência, desde analgésicos anti-inflamatórios não hormonais até dipirona na dor leve, passando pelos opioides fracos (como codeína e tramadol) na dor moderada, até opioides potentes (como morfina, metadona, oxicodona, fentanil e buprenorfina) nas dores severas. Dadas as limitações da abordagem convencional, muitos clínicos utilizam oxicodona e morfina, tradicionalmente designadas para dor severa, para dor moderada em baixas doses. Essa prática é apoiada por evidências científicas de eficácia.[47,48]

Os medicamentos adjuvantes são usados com o objetivo de aumentar a eficácia analgésica dos opioides, previnem e tratam sintomas concomitantes que exacerbam a "dor total" e colaboram com o manejo da dor neuropática. Podem ser usados em todos os degraus da escada analgésica da OMS. Entre eles estão: corticoides, anticonvulsivantes, psicoestimulantes, antidepressivos tricíclicos, agonista α-2, anti-histamínicos, cetamina, anestésicos locais e bifosfonatos, entre outros. Ao contrário dos opioides, esses medicamentos não causam dependência fisiológica. Como são agentes sinérgicos aos opioides, podem ser associados com doses mais baixas do que as prescritas isoladamente, o que pode reduzir os efeitos adversos, pois alguns são fármacos de faixa terapêutica estreita com potencial de toxicidade, como os anticonvulsivantes e antidepressivos. São amplamente prescritos e, amiúde, fornecem benefícios reais quando adequadamente associados.

Monitorização

É necessário o seguimento não só para a avaliação contínua da eficácia terapêutica e detecção dos efeitos adversos, mas também para pesquisar o aparecimento de novos focos de dor e revisar as respostas aos fármacos que o paciente recebeu previamente, para ajustar a posologia (doses, intervalos), agregar fármacos adjuvantes quando necessário, modificar os fármacos prescritos ou adaptar a via de administração dos medicamentos. Embora a morfina por via oral seja a terapêutica farmacológica de eleição, alguns pacientes possuem limitações para essa via de administração.

Com base no que o próprio paciente refere para avaliação da intensidade da dor, é sugerida a utilização de escalas unidimensionais (numérica, verbal, percentual e visual analógica) e multidimensionais, que nos fornecem informação quantitativa e qualitativa da dor.

Rotineiramente, a monitorização de fatores que podem intervir na resposta analgésica apropriada dos opioides no curso da doença se faz necessária para a implementação dos ajustes terapêuticos, a considerar: progressão da doença; desenvolvimento de tolerância; aparecimento de efeitos adversos intratáveis; fatores farmacocinéticos e farmacodinâmicos; identificação do padrão temporal da dor; tipo de dor; a abordagem adequada do componente neuropático da dor mista, frequentemente negligenciado, contribuindo diretamente para a baixa adesão ao tratamento analgésico.[49]

Atenção aos detalhes

O controle da dor tem uma base científica, mas existem também aspectos de ordem prática que garantem sua eficácia: a prescrição de fármacos profiláticos para sintomas persistentes; recomendações médicas assistenciais escritas e orientadas quantas vezes forem necessárias; atitude proativa para evoluir e não presumir. Quanto mais fácil for o plano terapêutico, maior a possibilidade de seu cumprimento.

Alguns fármacos têm cores distintas, segundo sua potência, o que ajuda a comunicação e orientação diária de alguns pacientes. Diversificar a forma de apresentação dos diferentes analgésicos (comprimidos, cápsulas, soluções, gotas, adesivos) pode dar a impressão, para o paciente, que ele não está usando tantos medicamentos, assim, talvez, sua adesão seja facilitada. Por isso, dentro do possível, deve-se restringir o número de medicamentos.

A relação positiva entre o número de fármacos administrados e a incidência de reações adversas a eles já está bem documentada. Estudos demonstram que o número médio de prescrições, na maioria da população adulta, varia de quatro a oito fármacos, e que as reações adversas para o paciente que está tomando apenas um fármaco é em torno de 10%, chegando a quase 100% quando são utilizados 10 tipos de fármacos.[50]

Prescrição comum na população idosa, em que a dor crônica tem elevada prevalência, o risco de ocorrência de um efeito adverso na população geriátrica, em que a dor crônica é de alta prevalência, foi estimado em 13% para dois fármacos, 58% para cinco e 82% para sete ou mais.[50] A prescrição de analgésicos de ação prolongada, quando a dose titulada já foi definida, muitas vezes garante maior adesão. Estudos anteriores comprovam que quanto maior o número de tomadas menor será o grau de cumprimento pelo doente. Infelizmente, isso nem sempre é possível por causa da evolução flutuante da dor e da limitação financeira da maioria dos pacientes para aquisição desses fármacos.

■ ESTRATÉGIA DE EQUIPE

O desafio da abordagem da dor total é a complexidade de sua composição por meio dos domínios que a compõem, de formas e intensidades diferentes em cada indivíduo. Dessa maneira, a participação de uma equipe é fundamental.

Primeiramente, é necessário entender os conceitos de equipe multidisciplinar, interdisciplinar e transdisciplinar.

O trabalho de uma equipe multidisciplinar "visa avaliar o paciente de maneira independente executando seus planos de tratamento como uma camada adicional de serviços". Logo, não há um trabalho coordenado por parte dessa equipe e uma identidade grupal, ou seja, o médico, em geral, é o responsável pela decisão do tratamento, e os outros profissionais vão se adequar a demanda do paciente e as decisões do médico referente a este.[51] Isso cria um grupo composto por integrantes que atuam em áreas diferentes, mas que se completam, para o desenvolvimento de um trabalho específico, porém não obrigatoriamente atuando no mesmo momento.

Uma equipe de profissionais que, por sua vez, atue de forma interdisciplinar busca integrar diferentes disciplinas, compreendidas como campos específicos do conhecimento científico, agindo assim na interpretação da dor total de forma integrada.[52] Nessa relação, mais de um profissional se une, com um planejamento que os relacione. Durante o processo, essas pessoas trocam conhecimentos entre si e enriquecem ainda mais as possibilidades.[53]

Quando a equipe consegue agir de forma interdisciplinar e amplia a troca de conhecimento, ela pode atingir uma integração contínua e ininterrupta dos conhecimentos, onde não há mais profissionais segmentados, mas o propósito é a relação complexa dos diversos membros sendo que nenhum é mais importante que o outro,[53] passando a agir como uma equipe transdisciplinar. Enquanto a interdisciplinaridade busca integrar diferentes disciplinas, compreendidas como campos específicos do conhecimento científico, a transdisciplinaridade busca, além disso, a integração do conhecimento científico a outros modos de produção de conhecimento construídos historicamente pela humanidade, buscando um diálogo rigoroso não apenas entre ciências exatas e humanas, mas também entre ciência, arte, cultura, tradição, religião, experiência interior e pensamento simbólico.

O desafio da equipe de profissionais que irão atuar com a "dor total" é basear-se numa perspectiva interdisciplinar e transdisciplinar, superando o modelo centrado na doença, com o desenvolvimento de estratégias que abordem a complexidade inerente à saúde. Para isso, é necessário agregar conceitos de qualidade de vida, cidadania e inclusão social ao seu campo de ação, busca superar o reducionismo, apoiando-se no princípio da integralidade da atenção.[52]

Contrária à neutralidade e objetividade da ciência tradicional, a transdisciplinaridade reconhece a importância da subjetividade humana na produção do conhecimento, aspecto fundamental no manejo da "dor total".

■ CONSIDERAÇÕES FINAIS

O paciente com uma doença ameaçadora da vida pode enfrentar vários desafios e perdas, começando com a perda de sua saúde e expectativa de futuro. Como a cada desafio uma perda pode acontecer, o paciente demora a absorver a nova situação, e esse sofrimento fica demonstrado nas diferentes dimensões da "dor total". Sua reavaliação contínua é essencial, assim como a reconsideração de como apoiar a compreensão, a adaptação e a resolução de cada um dos domínios físico, psicológico, espiritual e social, inseridos na "dor total".

■ REFERÊNCIAS BIBLIOGRÁFICAS

1. Stjernsward J, Colleau SM, Ventafridda V. The World Health Organization Cancer Pain and Palliative Care Program. Past, present, and future. J Pain Symptom Manage. 1996; 12(2):65-72.
2. Abrahm JL. Management of pain and spinal cord compression in patients with advanced cancer. ACP-ASIM End-of-life Care Consensus Panel. American College of Physicians-American Society of Internal Medicine. Ann Intern Med. 1999; 131(1):37-46.
3. Lin CC. Enhancing management of cancer pain: contribution of the internal working model. Cancer Nurs. 1998; 21(2):90-6.
4. Foley KM. Pain syndromes in patients with cancer. Med Clin North Am. 1987; 71(2):169-84.
5. Organization WH. The Top 10 Causes of Death; 2013. Disponível em: http://www.who.int/news-room/fact-sheets/detail/the-top-10-causes-of-death.
6. WHO. Definition of Palliative Care. Disponível em: http://www.who.int/cancer/palliative/definition/en/.
7. Pickett M, Cooley ME, Gordon DB. Palliative care: past, present, and future perspectives. Semin Oncol Nurs. 1998; 14(2):86-94.
8. C S. The Management of Terminal Illness. London; 1967.
9. Syrjala KL, Cummings C, Donaldson GW. Hypnosis or cognitive behavioral training for the reduction of pain and nausea during cancer treatment: a controlled clinical trial. Pain. 1992; 48(2):137-46.
10. C S. Hospice and Palliative Care: an Interdisciplinary Approach. Arnold E (ed.). London; 1990.
11. Clark D. 'Total pain': the work of Cicely Saunders and the maturing of a concept Glasgow; 2014. [cited 2018 11 de Maio]. September 25]. Disponível em: http://endoflifestudies.academicblogs.co.uk/total-pain-the-work-of-cicely-saunders-and-the-maturing-of-a-concept/ - _ednref5.
12. C S. Introduction: history and challenge. In: Stoughton HA (ed.). The Management of Terminal Malignant Disease. London, Great Britain; 1993; 1-14.
13. Clark D. 'Total pain', disciplinary power and the body in the work of Cicely Saunders, 1958-1967. Soc Sci Med. 1999; 49(6):727-36.
14. Saunders C. Control of pain in terminal cancer. Nursing Times. 1959; 23:1031-2.
15. Saunders C. Drug treatment in the terminal stages of cancer. Current Medicine and Drugs. 1960; 1(1):16-28.
16. Saunders C. Telling patients. District Nursing. 1965; 149-54.
17. Saunders C. The care of the dying. Guy's Hospital Gazette. 1966; 80:136-42.
18. Saunders C. The symptomatic treatment of incurable malignant disease. Prescribers' J. 1964; 4:68-73.
19. Saunders C. The care of the dying. Guy's Hospital Gazette. 1966; 136-42.
20. Saunders C. Care of the dying 3. Control of pain in terminal cancer. Nursing Times. 1959; 1031-2.
21. Saunders C. The Management of Terminal Illness. London; 1967.
22. Saunders C. The moment of truth: care of the dying person. In: Pearson L (ed.). Death and Dying: Current issues in the treatment of the dying person. Cleveland. 1969; 49-78.
23. C S. Nature and management of terminal pain. In: Shotter EF (ed.). Matters of Life and Death. London: Dartman, Longman and Todd. 1970; 15-26.
24. Saunders C. An individual approach to the relief of pain. People and Cancer. 1970 (The British Council); 34-8.
25. Saunders CaW, A. Research into terminal care of cancer patients. In: Trust NPH (ed.). London; 1973.
26. Saunders C. The challeng of terminal care. In: eds TSaRC (ed.). The Scientific Foundations of Oncology. London; 1976.
27. Saunders C. The nature and management of terminal pain and the hospice concept. In: Ventafridda JBaV (ed.). Advances in Pain Research 2. New York: Raven Press; 1979.
28. Saunders C. Current views on pain relief and terminal care. In: Swerdlow M (ed.). The Therapy of Pain Lancaster: MTP Press; 1981.
29. Saunders CaB, M. Living with Dying: the management of terminal disease. Oxford; 1983.
30. Diagnosis ETFo. Management of Amyotrophic Lateral. In: Andersen PM, Abrahams S, Borasio GD, de Carvalho M, et al. EFNS guidelines on the clinical management of amyotrophic lateral sclerosis (MALS) – revised report of an EFNS task force. Eur J Neurol. 2012; 19(3):360-75.
31. Saunders C. Beyond All Pain: A companion for the suffering and bereaved. London: SPCK; 1983.
32. Loeser JD, Cousins MJ. Contemporary pain management. Med J Aust. 1990; 153(4):208-12.
33. Breitbart W HJ. Psychiatric aspects of cancer pain. New York: Raven Press; 1990.
34. Silva JO AV, Cardoso BGM, et al. Dimensão espiritual no controle da dor e sofrimento do paciente com câncer avançado: relato de caso. Rev Dor. 2015; 16:71-4.
35. Portenoy RK. Treatment of cancer pain. Lancet. 2011; 377(9784): 2236-47.
36. Mackie-Jenkins W, Tosca RM, Groninger H. Consultation for total pain in high-risk obstetrics. BMJ Support Palliat Care. 2018; 8(1):64-6.
37. Laufenberg-Feldmann RSR, Rolke R, et al. Cancer pain in palliative medicine. Anaesthesist. 2012; 61:457-67.
38. Kaasa S LJ. Quality of life in palliative care: principles and practice. In: Cherny N FM, Kaasa S, et al (ed.). Oxford Textbook of Palliative Medicine. 5 ed. Oxford: Oxford University Press. 2015; 1198-209.
39. Rayment C BM. Definition and assessment of chronic pain in advanced disease. Oxford: Oxford University Press; 2015.
40. Saunders C SN. The management of terminal malignant disease. 3 ed. London; 1993.
41. R T. Introducing Palliative Care. 4 ed. Editor. Oxford; 2003.
42. Cardoso MGdM. Estratégias no Manejo da Dor Total. Sergio Luiz do Logar Mattos, Mauro Pereria de Azevedo, Mirlane Guimarães de Melo Cardoso e Rogean Rodrigues Nunes. Rio de Janeiro: SBA; 2018.
43. Lugoboni F, Mirijello A, Zamboni L, Faccini M, Casari R, Cossari A, et al. High prevalence of constipation and reduced quality of life in opioid-dependent patients treated with opioid substitution treatments. Expert Opin Pharmacother. 2016; 17(16):2135-41.
44. LoCasale RJ, Datto C, Margolis MK, Coyne KS. Satisfaction with Therapy Among Patients with Chronic Noncancer Pain with Opioid-Induced Constipation. J Manag Care Spec Pharm. 2016; 22(3):246-53.
45. G DS. Fundamentos de cuidados paliativos y control de sintomas: manual para estudiantes de la carrera de medicin. Buenos Aires: Latinoamérica P; 2004.
46. R T. Introducing Palliative Care. Editor. Oxford; 2003.
47. Caraceni A, Hanks G, Kaasa S, Bennett MI, Brunelli C, Cherny N, et al. Use of opioid analgesics in the treatment of cancer pain: evidence-based recommendations from the EAPC. Lancet Oncol. 2012; 13(2):e58-68.
48. Ripamonti CI BC. Pharmacology of opioid analgesia: clinical principles. Press CU, editor. Cambridge: Bruera ED, Portenoy RK; 2009.
49. Cardoso MGM WJ, Sardá Júnior JJ. Adesão ao tratamento da dor neuropática. Rev Dor. 2016; 17:107-9.
50. Fulton MM, Allen ER. Polypharmacy in the elderly: a literature review. J Am Acad Nurse Pract. 2005; 17(4):123-32.
51. Souza N. Diferença entre Multidisciplinar, Interdisciplinar e Transdisciplinar. 2017. Disponível em: https://www.e-sanar.com.br/aluno/mural-post/322,diferenca-entre-multidisciplinar-interdisciplinar-e-transdisciplinar.html.
52. Feriotti MdL. Equipe multiprofissional, transdisciplinaridade e saúde desafios do nosso tempo. Revista do NESME. 2009; 2(6):113-219.
53. Ensino Cd. Multidisciplinaridade, interdisciplinaridade e transdisciplinaridade – Diferenças e convergências; 2018. Disponível em: https://canaldoensino.com.br/blog/multidisciplinaridade-interdisciplinaridade-e-transdisciplinaridade-diferencas-e-convergencias.

Capítulo 31

Radioterapia Paliativa na Dor Oncológica

Igor Migowski Rocha dos Santos

■ INTRODUÇÃO

A Radioterapia ou Radio-oncologia é uma especialidade médica que se utiliza de radiação ionizante seja eletromagnética (raios X e gama) como particuladas (elétron, prótons, íons carbono e nêutrons) para combater e eliminar neoplasias malignas.

O mecanismo de ação pelo qual a radioterapia pode eliminar a célula do câncer é através de lesão direta ou indiretamente ao DNA tumoral, sendo, portanto, uma terapia eficaz e elegante. Seus princípios e minúcias são tema de estudo da Radiobiologia, não estando no escopo deste capítulo.

Como os avanços tecnológicos, a radioterapia tem se tornado cada vez mais precisa, segura e eficaz, reduzindo cada vez mais a toxicidade, permitindo escalonamento de dose e, consequentemente, maior controle tumoral.

Ela pode ser utilizada sozinha ou em combinação com outras modalidades de tratamento, tais como cirurgia e quimioterapia.

O objetivo principal da radioterapia é entregar doses precisas de radiação a um volume bem delimitado de uma lesão, com mínimo dano possível às estruturas adjacentes.

As novas tecnologias em radioterapia permitem uma maior precisão e acurácia, reduzindo-se assim, as toxicidades agudas e crônicas. São elas, a saber: IMRT (radioterapia de intensidade modulada), VMAT (radioterapia com arco modulado) e IGRT (radioterapia guiada por imagem) (Figura 31.1).

■ DEFINIÇÃO DE DOR

A definição de dor proposta pela Associação Internacional para o Estudo da Dor é "uma experiência sensorial e emocional desagradável associada ao dano tecidual real ou potencial".

Tipos de dor

Três tipos de dor foram descritos a partir da ativação e sensibilização de nociceptores e mecanorreceptores na periferia por estímulos mecânicos (p. ex., compressão tumoral ou infiltração) ou estímulos químicos (p. ex., epinefrina, serotonina, bradicinina).

• Dor somática

Quando os nociceptores são ativados em tecidos cutâneos ou profundos resulta em dor somática, tipicamente caracterizada por uma dor incômoda ou dolorosa, mas bem localizada. Dor óssea metastática, dor incisional pós-operatória, miofascial ou musculoesquelética são exemplos comuns de dor somática.

• Dor visceral

A dor visceral resulta da ativação dos nociceptores por infiltração, compressão, extensão ou alongamento de vísceras torácicas abdominais ou pélvicas. Esse tipo de dor é de localização difusa e imprecisa, comumente descrita como profunda, em aperto ou pressão. Quando aguda, usualmente vem acompanhada de disfunção autonômica incluindo náuseas, vômitos e diaforese.

• Dor neuropática

Esse tipo de dor deriva de dano de sistema nervoso central ou periférico por infiltração ou compressão tumoral, ou mesmo por dano pelo próprio tratamento oncológico (cirurgia, quimioterapia ou radioterapia). A dor neuropática é comumente descrita como dor em queimação, disestesia, podendo haver alodinia (hipersensibilidade à estímulos não dolorosos).

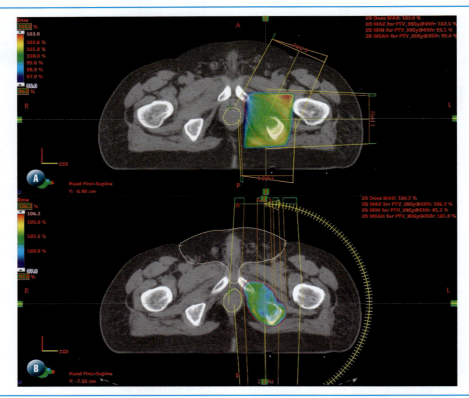

Figura 31.1. Radioterapia com arco modulado **(A)** *versus* 3D conformacional **(B)** – *color wash* evidenciando a mesma dose, consideravelmente mais conformado no VMAT. (Fonte: Arquivo pessoal do autor.)

Aspectos temporais da dor

• Dor aguda

Essa dor é caracterizada por um padrão temporal definido do início da dor, normalmente associada à sinais físicos objetivos ou subjetivos, normalmente cursando com hiperatividade do sistema nervoso autônomo.

• Dor crônica

Dor que persiste por mais de 3 meses, sem um padrão temporal de início dos sintomas bem definido, como na dor aguda, e normalmente não há mais os sinais físicos objetivos devido a uma adaptação do sistema nervoso autônomo.

Dor oncológica

O paciente com diagnóstico de câncer normalmente apresenta dor em algum momento de sua história natural, seja pela doença, seja pelo próprio tratamento.

A dor oncológica é fenômeno complexo, podendo ser composta das características descritas antes, tanto em padrão quanto em temporalidade.

Muitas vezes, pela dor oncológica ser oriunda de ação direta do tumor, seja por compressão ou infiltração da lesão primária ou metastática, o próprio tratamento oncológico pode gerar melhora significativa da dor nesses pacientes.

■ RADIOTERAPIA COMO TRATAMENTO DA DOR

Mecanismo de ação

A radioterapia usa partículas ou ondas eletromagnéticas que se deslocam em uma alta frequência, e quando atingem o DNA das células tumorais são capazes de afetar a capacidade de replicação e divisão dessas células. Se o DNA requerido para a mitose e replicação estiver lesionado, as células são incapazes de replicar como de costume e o crescimento de um tumor maligno é inibido.

Este tipo de terapia tira proveito do fato de que as células neoplásicas geralmente se replicam mais rapidamente do que as células normais no corpo. Como o DNA é mais facilmente lesionado quando as células estão realizando o processo de replicação – não na fase G0 – a maioria das células normais que levam mais tempo para se replicar são menos afetadas do que as células cancerosas.

Essa lesão pode ocorrer de maneira direta, ou seja, uma partícula carregada lesa diretamente o DNA tumoral, ou de maneira indireta, em que a partícula carregada gera radicais livres no citoplasma celular, gerando posteriormente o dano ao DNA por esse radical livre.[1]

Existem dois tipos principais de radioterapia: radiação de fótons (também chamadas esparsamente ionizantes) e radiação de partículas (também chamada de densamente ionizante). Cada um destes trabalha de maneira específica, assunto que está fora do escopo deste capítulo.

A radioterapia é mais comumente utilizada contra patologias oncológicas, embora também possa ser usada em algumas doenças benignas, a saber: profilaxia de queloide, em tumores benignos cerebrais (gliomas de baixo grau, meningiomas e schwannomas), dor trigeminal, doença de Parkinson, doença de Graves e artrite refratária, dentre outras.

Quanto à intenção da radioterapia, ela pode ser curativa ou paliativa.

No contexto paliativo, tem-se a radioterapia anti-hemorrágica, desobstrutiva, descompressiva e antálgica. Esta última será o tema deste capítulo.[2]

Dor oncológica – dor óssea

O paciente oncológico sentirá dor em algum momento de sua doença, não só por causa do tumor, mas também devido ao próprio tratamento oncológico.

A prevalência de dor em pacientes oncológicos em tratamento chega a 64%, sendo, portanto, muito elevada.

Embora a dor oncológica seja um complexo patológico e um formidável problema clínico, avanços significativos ocorreram no sentido de aumentar o conhecimento sobre os mecanismos neurológicos básicos que são responsáveis por gerar dor no câncer. Os sintomas experimentados pelo paciente oncológico são consequências de alterações celulares, teciduais e sistêmicas que ocorrem durante a proliferação, invasão e metástase. O sistema imunológico também tem papel na dor do câncer, uma vez que a íntima relação com as células cancerosas pode gerar mediadores inflamatórios que influenciam todo o microambiente do câncer e das células sadias. A nocicepção quase certamente envolve interações dinâmicas entre o câncer e o nociceptor aferente primário.

Interferir nesse processo altamente complexo e reduzir a dor do paciente não é fácil. Porém, a radioterapia é bem estudada, principalmente na dor óssea, onde ela tem um papel de destaque na otimização da terapia antálgica podendo, às vezes, gerar respostas completas na redução da dor.

Kristopher Denni e colaboradores[4] avaliaram 2.696 referências em que selecionaram 26 artigos para uma revisão sistemática. Estes ensaios descreveram 24 estudos que cumulativamente randomizaram 3.233 pacientes para 28 braços de fração única: dois braços receberam 4 Gray (Gy), um 5 Gy, um 6 Gy, vinte e dois 8 Gy, um 10 Gy e um 8-15 Gy. Oitenta e quatro por cento de todos os pacientes receberam 8 Gy e este desequilíbrio impediu análises de modelagem formal para diferentes doses.

Efeitos de avaliação de eficácia e avaliação da dor

• Vezes variadas

Em geral, doses mais elevadas produziram melhores taxas de resposta à dor. O *overall response* (OR) e *complete response* (CR) para diferentes doses, de acordo com a intenção de tratar (ITT) disponível, foram avaliadas. O esquema de dose que obteve melhor resposta foi o de 8 Gy com:

> OR = 31-93% e CR = 14-57%

Outros estudos corroboram esses resultados, mostrando que a taxa de resposta antálgica após radioterapia pode chegar a 90% com resposta completa podendo passar de 50%.

Chow e colaboradores.[3] fizeram uma revisão sistemática sobre o tema, reunindo diversos trabalhos que de alguma forma evidenciaram a eficácia da radioterapia no controle da dor oncológica por lesão óssea, bem como comprovaram a igual eficácia de esquemas mais curtos, como a radioterapia em dose única, em relação a tratamentos mais longos com 10 ou mais sessões.

As Tabelas 31.1 e 31.2 resumem alguns desses artigos.

As indicações de radioterapia como tratamento local primário das lesões ósseas são[5]:

- Tumores radiossensíveis sem irradiação prévia;
- Doença óssea vertebral disseminada com múltiplos pontos de compressão neural;
- Plegia abaixo do nível de compressão > 48 h;
- Contraindicação a procedimento cirúrgico.

A radioterapia para lesões ósseas pode ser feita de forma localizada ou em técnica de hemicorpo.

A técnica de hemicorpo normalmente é reservada para pacientes com múltiplas lesões sintomáticas e tem a vantagem de *prevenir* o surgimento e novas lesões sintomáticas. A desvantagem é ter que ser praticada com o paciente internado e poder gerar mais mielotoxicidade que a irradiação local, uma vez que mais tecido hematopoético será exposto à radiação.[6]

■ NOVAS TÉCNICAS DE TRATAMENTO DA DOR EM RADIOTERAPIA

Radiocirurgia (ou SBRT ou SABR)

A radioterapia estereotáxica corporal (SBRT – *stereotactic body radiotherapy*), também denominada radioterapia estereotáxica ablativa (SABR – *stereotactic ablative radiotherapy*) ou mesmo radiocirurgia, é um avanço tecnológico recente para o tratamento de metástases ósseas e da doença oligometastática. O SBRT é capaz de fornecer doses biologicamente equivalentes (BED) significativamente mais altas do que a radiação convencional. Conforme definido pela Associação Canadense de Oncologistas de Radiação (CARO), o SBRT é "o fornecimento preciso de radioterapia externa hipofracionada altamente conformada e guiada por imagem, entregue em uma ou poucas frações, para um alvo corporal extracraniano com doses pelo menos biologicamente equivalentes a um curso radical quando administradas em um programa prolongado convencionalmente fracionado (1,8-3,0 Gy/fração)".[7] Assim, o SBRT é capaz de mudar o objetivo da terapia para maximizar tanto o controle do tumor local quanto a redução da dor, ao contrário de apenas gerar alívio da dor e dos sintomas. Como o SBRT ainda é um campo relativamente novo, informações sobre as toxicidades e os resultados associados a este tratamento ainda precisam ser mais estudados e consolidados, porém cada vez mais dados evidenciam ser este, um tratamento muito seguro e eficaz.

Em metástases ósseas, há três principais indicações potenciais para a utilização de SBRT como tratamento. A

Tabela 31.1. Estudos de radioterapia em dor óssea

Características de estudo					
			Pacientes	Randonização verdadeira	
Autor(es) e País	Ano	Opção de tratamento	Nº verdadeiro* Intenção de tratamento	Nº	Avaliáveis
Price et al., Reino Unido	1986	8 Gy único *versus* 30 Gy/10 frações	288	288 pacientes/locais	97
Cole, Reino Unido	1989	8 Gy único *versus* 24 Gy/6 frações	29	29 pacientes/locais	25
Kagei et al., Japão	1990	8, 10, 12 ou 15 Gy único *versus* 20 Gy/4 ou 25 Gy/5 ou 30 Gy/6 frações†	27	27 pacientes/locais	27
Gaze et al., Reino Unido	1997	10 Gy único *versus* 22,5 Gy/5 frações	260 (20 entraram duas vezes*)	280 randonizações	240 locais
Foro et al., Espanha	1998	8 Gy único *versus* 15 Gy/3 frações ou 30 Gy/10 frações	75	75 pacientes/locais	75
Nielsen et al., Dinamarca e Reino Unido	1998	8 Gy único *versus* 20 Gy/5 frações	241	241 pacientes/locais	207
Bone Pain Trial Working Party, Reino Unido e Nova Zelândia	1999	8 Gy único *versus* 20 Gy/5 frações	765*	765 pacientes/locais	681
Koswig e Budach, Alemanha	1999	8 Gy único *versus* 30 Gy/10 frações	107	107 pacientes	107
Steenland et al., Holanda	1999	8 Gy único *versus* 24 Gy/6 frações	1.171	1.171 pacientes	1.157
Kirkbride et al., Canadá	2000 (resumo)	8 Gy único *versus* 20 Gy/5 frações	398	398 pacientes	278
Ozsaran et al., Turquia	2001	8 Gy único *versus* 20 Gy/5 frações ou 30 Gy/10 frações	87	109 campos	109‡
Sarkar et al., Índia	2002	8 Gy único *versus* 30 Gy/10 frações	73	73 pacientes	36
Altundag et al., Turquia	2002	5 ou 8 Gy único *versus* 30 Gy/10 frações	54*	60 campos	49
Badzio et al., Polônia	2003	8 Gy único *versus* 20 Gy/5 frações	115	146 locais	126
van der Linden et al., Holanda	2004	8 Gy único *versus* 24 Gy/6 frações	1.157	1.157 pacientes§	1.099
Hartsell et al., Estados Unidos	2005	8 Gy único *versus* 30 Gy/10 frações	898	898 pacientes/locais	573
Roos et al., Austrália, Nova Zelândia e Reino Unido	2005	8 Gy único *versus* 20 Gy/5 frações	272	272 pacientes/locais	234
Kaasa et al., Noruega e Suécia	2006	8 Gy único *versus* 30 Gy/10 frações	376	376 pacientes/locais	307
Haddad et al., Irã	2006	8 Gy único *versus* 30 Gy/10 frações	70	70 pacientes	58

*"Verdadeiro" indica o número de pacientes/entradas randomizadas que foram relatados no início do estudo, como alguns estudos listam o número de pacientes com intenção de tratar divididos em cada grupo. Estes diferem dos denominadores utilizados para nossas análises para estudos por Gaze et al., Bone Pain Trial Working Party e Altundag et al..

†Resultados foram calculados baseados em frações únicas ou múltiplas; autores não especificaram quais doses os pacientes receberam; portanto, nenhuma análise pôde ser realizada baseando-se em cada dose especificada.

‡Treze pacientes foram listados como "perdidos para acompanhamento (*follow-up*)". Entretanto, os autores não especificaram a qual opção de tratamento o paciente pertencia. Por esta razão, o número de pacientes avaliáveis não pôde ser determinado e o número de intenção de tratar foi utilizado em seu lugar.

§Randomizações incluem apenas aqueles em que a resposta foi calculada com base no tratamento inicial (as taxas de resposta de retratamento não foram incluídas).

Traduzida de Chow et al., 2007.[3]

Tabela 31.2. Definição de resposta à radioterapia, avaliação de dor e acompanhamento

Estudo	Acompanhamento	Avaliações	Quem avaliou a dor	Definição completa da resposta	Definição parcial da resposta	Medição da taxa de resposta	Duração da resposta
Steenland et al.	Toda semana por 3 meses pós-tratamento e então a cada 4 semanas até 2 anos	Dor: escala 0-10 para pior dor	Paciente	Diminuição da dor para 0 ou 1 independente de consumo e analgésico	Diminuição na dor por $\geq$ 2 pontos	Qualquer momento durante o primeiro ano	Mediana: dado não disponível na fonte
		Analgésico					FU: 20 semanas
		Rotterdam Symtom Checklist (efeitos adversos agudos)					FM: 24 semanas
Kirkbride et al.	Não definido	Não definido	Não definido	Escore de dor = 0 no local tratado sem aumento de analgésico	Diminuição no escore de dor no local tratado com diminuição de analgésico	3 meses	Dado não disponível na fonte
Ozaasaran et al.	10 dias, 1 e 3 meses pós-tratamento	Dor: nenhuma, suave, moderada, grave	Não definido	100% de alívio da dor	> 50% de alívio da dor	3 meses	Mediana: dado não disponível na fonte
		Uso de analgésicos					800/1: 3 meses
		Nível de atividade					2.000/5: 4 meses
		Paliativo para dor: progressão, estável, alívio suave (10-50% de resposta), o alívio considerável da dor e exigência mínima de analgésico (60-90% de resposta), alívio completo da dor (100% de resposta)					3.000/10: 7 meses
Sarker et al.	1-4 e 8 semanas pós-tratamento	Dor: nenhuma, suave, moderada, grave	Médico	Sem dor no local tratado	Diminuição da dor em $\geq$ 1 categoria	8 semanas	Dado não disponível na fonte
Altundag et al.	Semanalmente VAS	VAS	Semanalmente VAS	Escore VAS = 0	Valor VAS diminuiu em $\geq$ 50%	2-3 semanas pós-tratamento	Dado não disponível na fonte
	Acompanhamento clínico 15, 30 e 45-69 dias pós-tratamento (interrupção dos analgésicos 48-72 horas de antecedência)	Analgésico	Acompanhamento clínico de paciente				
		Hemograma e bioquímica	Não definido				
		Raios X plano e tomografia					
Badzio et al.	2, 4 e 8 semanas póstratamento e casa 4 semanas em seguida	Dor: nenhuma, suave, moderada, grave	Paciente e médico	Nenhuma dor e retirada de todas drogas analgésicas	Diminuição na dor registrada por paciente em $\geq$ 1 categoria ou diminuição significativa de analgésicos tomados com dor estável		Mediana para socorristas: dado não disponível na fonte FU: 8 meses FM: 10 meses
		Analgésico					Mediana para CR: FU: 10 meses FM: 11 meses Sem diferença significativa
van der Linden et al.	Semanalmente por 13 semanas pós-tratamento e então mensalmente por 2 anos	Dor: máximo em escala 0-10	Paciente	Diminuição no escore inicial da dor para 0 sem aumento de analgésico	Diminuição na dor em $\geq$ 2 pontos sem aumento de analgésicos ou diminuição de analgésicos sem aumento da dor	Sem data fixa, mas os pacientes precisaram de duas pontuações em acompanhamentos para serem avaliados	Média: dado não disponível na fonte
		Analgésico					FU: 18 semanas
		Rotterdam Symtom Checklist (efeitos adversos agudos)					FM: 19 semanas

FU: fração única; FM: fração múltipla; VAS: Visual Analog Pain Scale (Escala Visual Analógica de Dor). Traduzida de Chow et al., 2007.[3]

Tabela 31.3. Estudos SBRT

Autor	Pacientes estudados	Idade (anos), [faixa etária]	Local primário do câncer [%]	Dosagem de SBRT [%], BED em Gy	Áreas de tratamento	Tratamento corrente	*Endpoints*	Controle local	Sobrevivência	Toxicidade [%]	Notas
Jhaveri et al.[19]	18 pacientes (24 metástases ósseas)	–	Carcinoma de células renais	18-40 Gy (3-5 frações); 24 Gy/3 [33], 51; 40 Gy/5 [37,5], 85,7; outros [29,5]	Coluna vertebral; costelas; pelve escapular	–	Alívio da dor; toxicidade	78% alívio sintomático; 32% recorrência sintomática em média de 10 semanas	–	Gr 1 toxicidade na pele [5,5]	Metástases de coluna vertebral e ossos combinadas
Ahmed et al.[11]	8 pacientes (9 lesões)	–	Próstata	18 Gy/1 [33], 50,4; 24 Gy/1 [44], 81,6; 24 Gy/3 [11], 43,2; 30 Gy/3 [11], 60	Costelas; escapula; omoplata; ísquio; pélvis; acetábulo	–	Controle local; sobrevida livre de matástase; toxicidade	Desconhecido somente para ossos não espinhais	Desconhecido somente para ossos não espinhais	Gr 2 dispnea [11]	–
Zelefsky et al.[20]	105 lesões	–	Carcinoma de células renais	18-37,5 Gy em 1-5 frações, 50,4-65,6	Fêmur; coluna vertebral; pélvis; linfonodos	–	Resposta local com sobrevida livre de progressão	Mediana do tempo para recaída: 2 meses (0-25 meses)	Sobrevida livre de progressão 44%	Gr 2 dermatite [2]; fraturas [4]; Gr 4 eritema [1]	Inclui lesões espinhais
Solanki et al.[17]	31 pacientes (58 lesões – 11 lesões ósseas)	–	Câncer de pulmão não pequenas células [29]; sarcoma [16]; mama [13]; cabeça e pescoço [13]; cólon [13]	24 Gy/3 [33], 43,2; 30 Gy [35]; 36 Gy [14]; 42 Gy [16]; 50 Gy/10 [3], 75	Ossos e outros	Nenhum	Resposta à PET[†]	55% de resposta completa com PET[†]; 45% de resposta parcial com PET[†]	Tempo para progressão – 4,5 meses; sobrevida livre de progressão aos 6 meses – 45%, 1 ano – 39%; mediana de sobrevivência – 31,7 meses	–	–
Milano et al.[18]	32 pacientes (155 lesões)	Mediana 60 [35-88]	Mama [37]; cólon retal [30]; pulmão [16]; outros [17]	–	Pulmão; linfonodos; fígado; cérebro; osso	–	*SG; sobrevida livre de progressão	18 lesões falharam localmente	*SG de 2- e 4-anos foi de 65% e 33%, respectivamente; sobrevida livre de progressão de 2- e 4- anos foi de 54% e 28%, respectivamente; mediana de sobrevida geral – 32 meses; mediana de sobrevida livre de progressão – 28 meses	–	Apenas 2 locais ósseos – não podem se separar dos outros

*SG: sobrevida geral. [†]PET: tomografia por emissão de pósitrons.
Traduzida de Bedard Gillian, et al., 2016.[23]

primeira indicação é o retratamento em um local previamente irradiado com radioterapia externa convencional.[8] A próxima indicação é em oligometástases com cinco ou menos sítios metastáticos.[9] A terceira indicação é a progressão oligometastática em pacientes com metástases disseminadas; no entanto, uma ou duas áreas podem ser significativamente piores. SBRT é capaz de direcionar essas poucas áreas que estão causando dor ou progrediram em exame radiológico.

• Resultados

Atualmente, já existem diversos trabalhos avaliando os resultados do uso da radiocirurgia no controle das metástases ósseas e da dor oncológica. Desfechos típicos incluíram controle local, sobrevida global e sobrevida livre de progressão. O controle local é usualmente definido da seguinte forma: doença estável, resposta parcial ou resposta completa na imagem,[10] falta de progressão do tumor no sítio de tratamento[11] ou usando os critérios RECIST.[12]

Conforme Critérios RECIST: resposta completa é o desaparecimento de todas as lesões, a resposta parcial é uma diminuição de $\geq 30\%$ no tamanho linha de base, a doença progressiva é definida como um aumento $\geq 20\%$ em tamanho e doença estável não é uma resposta parcial nem doença progressiva.[13] Alguns estudos não utilizam definição clara para controle local, dificultando comparações.[14] Em estudos que relataram taxas de controle local, essas taxas foram superiores a 85% em todos estes![15] Sobrevida global mediana variou entre valores como 9,3 meses, 13,5 meses,[16] 31,7 meses[17] e 32 meses.[18] Essa variação deve-se à natureza heterogênea dos pacientes incluídos, não estando diretamente ligadas necessariamente ao grau de resposta à SBRT. A sobrevida livre de progressão também variou significativamente entre os estudos. Devido à grande variação nos *endpoints* avaliados, as conclusões do controle local e sobrevida livre de progressão são muito difíceis de serem calculadas.[19] Não houve diferença significativa entre os pacientes que receberam múltiplas frações em oposição ao tratamento de fração única em termos de controle local e sobrevida. Os resultados de controle local foram melhores em esquemas de SBRT cujo BED foi de pelo menos 85 ou mais, com tempo médio de redução da dor de 1 semana e com 83% de taxa de resposta no controle da dor!

Os dados de toxicidade estão listados na Tabela 31.3. Muito raramente foram observadas toxicidades graus 3 ou 4.[20] Toxicidades que ocorreram com maior frequência foram dermatite, dispneia e fratura. Não houve tendência entre o BED e a gravidade da toxicidade. No entanto, tratamentos de fração única parecem ter uma porcentagem maior de pacientes com toxicidade do que em tratamentos com múltiplas frações.[21] Para estudos em que mais de 50% dos pacientes foram tratados com esquema de fração única, os dados de toxicidade foram agrupados e percentagens globais de toxicidade foram calculadas: aproximadamente 24% dos pacientes submetidos a tratamento com fração única *versus* 12% dos pacientes submetidos a tratamentos com múltiplas frações[22] experimentaram algum tipo de toxicidade aguda ou tardia ao tratamento. Os números acima são estimativas baseadas nas toxicidades relatadas de cada um dos estudos, levando-se em consideração que sítios não ósseos também acabaram por ser incluídos na análise. Devido à variação na dose entre os estudos, somos incapazes de determinar quais as toxicidades mais prováveis para tratamentos de fração única e múltipla.

■ CONCLUSÃO

A radioterapia é uma modalidade terapêutica extremamente eficaz no tratamento da dor oncológica. Os dados mais sólidos na literatura dizem respeito ao tratamento das lesões ósseas, com excelentes taxas de resposta inclusive com importante índice de resposta completa e com baixa toxicidade. As novas tecnologias vieram agregar maior precisão junto com melhores resultados de controle de doença como evidenciado pelos novos estudos de radiocirurgia.

■ REFERÊNCIAS BIBLIOGRÁFICAS

1. Lomax ME, Folkes LK, O'Neill P. Biological consequences of radiation-induced DNA damage: relevance to radiotherapy. Clin Oncol (R Coll Radiol). 2013; 25(10):578-85.
2. Patel AA, Patel B, Patel KM. Management of cancer pain. Gujarat Med J. 2014; 69:2.
3. Chow E, Harris K, Fan G, Tsao M, Sze WM. Palliative radiotherapy trials for bone metastases: a systematic review. J Clin Oncol. 2007; 25(11):1423-36.
4. Dennis K, Makhani L, Zeng L, Lam H, Chow E. Single fraction conventional external beam radiation therapy for bone metastasis: A systematic review of randomized controlled trials. Radiot Oncol. 2013; 106:5-14.
5. Penas-Prado M, Loghin ME. Spinal cord compression in cancer patients: review of diagnosis and treatment. Curr Oncol. 2008; 10(1):78-85.
6. Pal S, Dutta S, Adhikary SS, Bhattacharya B, Ghosh B, Patra NB. Hemi body irradiation: an economical way of palliation of pain in bone metastasis in advanced cancer. South Asian J Cancer. 2014; 3(1):28-32.
7. Sahgal A, Roberge D, Schellenberg D, et al. The Canadian Association of Radiation Oncology scope of practice guidelines for lung, liver and spine stereotactic body radiotherapy. Clin Oncol (R Coll Radiol) 2012; 24:629-39.
8. Takahashi T, Nishimura K, Yamano T, et al. Role of palliative radiotherapy for bone metastasis. J Palliat Care Med. 2014; 4:171.
9. Parikh RB, Cronin A, Kozono DE, et al. Factors Associated With Survival in Patients With Oligometastatic Non-Small Cell Lung Cancer (NSCLC). Int J Radiat Oncol Biol Phys. 2013; 87:S202.
10. Owen D, Laack NN, Mayo CS, et al. Outcomes and toxicities of stereotactic body radiation therapy for non-spine bone oligometastases. Pract Radiat Oncol. 2014; 4:e143-9.
11. Ahmed KA, Barney BM, Davis BJ, et al. Stereotactic body radiation therapy in the treatment of oligometastatic prostate cancer. Front Oncol. 2013; 2:215.
12. Milano MT, Katz AW, Zhang H, et al. Oligometastases treated with stereotactic body radiotherapy: long-term follow-up of prospective study. Int J Radiat Oncol Biol Phys. 2012; 83:878-86.
13. van Persijn van Meerten EL, Gelderblom H, Bloem JL. RECIST revised: implications for the radiologist. A review article on the modified RECIST guideline. Eur Radiol. 2010; 20:1456-67.
14. Merrell KW, Barney BM, Yan E, et al. A Comparison of Standard Fractionation and Stereotactic Body Radiation Therapy in the Treatment of Metastatic Breast Cancer. Radiat Oncol. 2013; 87(2):S232-S233.
15. Bhattacharya IS, Woolf DK, Hughes RJ, et al. Stereotactic body radiotherapy (SBRT) in the management of extracranial oligometastatic (OM) disease. Br J Radiol. 2015; 88:20140712.

16. De Ruysscher D, Wanders R, van Baardwijk A, et al. Radical treatment of non-small-cell lung cancer patients with synchronous oligometastases: long-term results of a prospective phase II trial (Nct01282450). J Thorac Oncol. 2012; 7:1547-55.

17. Solanki AA, Weichselbaum RR, Appelbaum D, et al. The utility of FDG-PET for assessing outcomes in oligometastatic cancer patients treated with stereotactic body radiotherapy: a cohort study. Radiat Oncol. 2012; 7:216.

18. Milano MT, Philip A, Okunieff P. Analysis of patients with oligometastases undergoing two or more curative-intent stereotactic radiotherapy courses. Int J Radiat Oncol Biol Phys. 2009; 73:832-7.

19. Jhaveri PM, Teh BS, Paulino AC, et al. A dose-response relationship for time to bone pain resolution after stereotactic body radiotherapy (SBRT) for renal cell carcinoma (RCC) bony metastases. Acta Oncol. 2012; 51:584-8.

20. Zelefsky MJ, Greco C, Motzer R, et al. Tumor control outcomes after hypofractionated and single-dose stereotactic image-guided intensity-modulated radiotherapy for extracranial metastases from renal cell carcinoma. Int J Radiat Oncol Biol Phys. 2012; 82:1744-8.

21. Rajagopalan MS, Clump DA, Heron DE, et al. Initial Report of a Prospective Phase 2 Study Including Patient-Reported Quality of Life Data of Stereotactic Body Radiation Therapy (SBRT) for Patients With Oligometastatic Disease. Int J Radiat Oncol Biol Phys. 2013; 87:S570.

22. Azzam G, Lanciano R, Arrigo S, et al. SBRT: An Opportunity to Improve Quality of Life for Oligometastatic Prostate Cancer. Front Oncol. 2015; 5:101.

23. Bedard G, McDonald R, Sahgak A, et al. Stereotactic body radiation therapy for non-spine bone metastases – a review of the literature. Ann Palliat Med. 2016; 5(1):58-66.

Capítulo 32

Terapia Antineoplásica Sistêmica Paliativa na Dor Oncológica

Milena Macedo Couto
Bráulio Nunes da Silva
Juliana Luisa Ferreira Silva
Marcella de Fontgaland Silveira Mata

■ INTRODUÇÃO

Terapia antineoplásica sistêmica compreende todos os tratamentos existentes atualmente (anticorpos monoclonais, antiangiogênicos, hormonoterapia, imunoterapia, drogas-alvo e quimioterapia), que atingem a corrente sanguínea e são capazes de combater o câncer. Por ser paliativa, não é capaz de curar. Apresenta então como objetivos o aumento de sobrevida global, aumento sobrevida de livre de progressão, melhora da qualidade de vida e dos sintomas, sendo a dor um dos principais alvos dos últimos dois últimos desfechos citados.

Ressaltamos que a palavra quimioterapia corresponde à aplicação de qualquer composto químico com o intuito de tratar qualquer entidade clínica, entretanto o termo quimioterapia está fortemente relacionado à terapia antineoplásica sistêmica.

O tratamento do câncer pode ser realizado por meio de intervenções locais sobre o tumor, como a radioterapia e cirurgia. Os tratamentos antineoplásicos sistêmicos têm a capacidade de atuar no tumor primário como também à distância possibilitando o controle de células cancerígenas que tenham se espalhado além do local de origem.

O começo do uso da terapia antineoplásica deu-se no início século XX, quando foi observado que os soldados expostos ao gás de mostarda, utilizado como arma química durante as Guerras Mundiais, desenvolviam hipoplasia medular e linfoide, levando à sua aplicação no tratamento dos linfomas. Os primeiros estudos foram publicados em 1946, após a Segunda Guerra Mundial e, desde então, as pesquisas seguem evoluindo, proporcionando avanço importante dos agentes quimioterápicos e desenvolvimento de novas drogas (p. ex., drogas-alvo e imunoterapia), hoje mais eficazes e menos tóxicas.[10]

Primeiramente, precisamos lembrar as definições conceituais da aplicação de quimioterapia durante as diferentes fases da evolução do câncer. Independente do sítio inicial da doença, a nomenclatura do tipo de quimiotera-pia sofre alterações de acordo com o estágio do câncer, finalidade do uso e momento em que é aplicada.

Os tipos de quimioterapia são denominados:

- Quimioterapia curativa: tem como objetivo atingir a remissão completa e prevenir a recorrência do câncer. Como exemplo, casos recém-diagnosticados de linfoma de Hodgkin, tumor de testículo e leucemia linfocítica aguda. O termo "curativa" reflete o desejo esperado: a cura.[36]

- Quimioterapia adjuvante: atua como adjuvante aos tratamentos locais, como cirurgia e/ou radioterapia. Nos casos em que há recorrência, local ou sistematicamente, após cirurgia e/ou irradiação é principalmente decorrente de disseminação de micrometástases ocultas. Tem como objetivo reduzir a incidência tanto de recorrência local como sistêmica e melhorar a sobrevida global (SG) dos pacientes. Em geral, os esquemas de quimioterapia com atividade clínica (redução do tumor mensurável por exame clínico e/ou imagens, melhora dos sintomas) contra a doença avançada podem ter potencial curativo após ressecção cirúrgica do tumor primário, desde que sejam administrados a dose e protocolo adequados.[20]

- Quimioterapia neoadjuvante: refere-se ao uso de quimioterapia neoadjuvante quando se acredita que o câncer subjacente esteja localizado e para o qual as terapias alternativas, como cirurgia e/ou radiação, existem, mas não são consideradas totalmente eficazes.[18] Para que a quimioterapia seja utilizada nessa situação, geralmente há evidências que documentam sua eficácia clínica em casos de doença mais avançada. Atualmente, a terapia neoadjuvante é recomendada no tratamento do câncer localmente avançado de canal anal, bexiga, mama, esôfago, laringe, pulmão de não pequenas células e sarcoma osteogênico. Com relação ao câncer de canal anal, gastroesofágico, laringe e pulmão de não pequenas células, o benefício clínico máximo é obtido quando a quimioterapia é administrada com radioterapia, seja de forma concomitante ou sequencial.[20]

- Quimioterapia no fim da vida: é uma subdivisão de quimioterapia paliativa; é aquela aplicada próxima a morte, sem aumento de sobrevida e incapaz de melhorar sintomas ou qualidade de vida, pelo contrário, podendo até piorá-los.[44]

- Quimioterapia paliativa: refere-se à quimioterapia que não é capaz de curar. Não tem como objetivo a cura, mas o controle do tumor, melhora dos sinais e sintomas da doença, melhora da qualidade e até da sobrevida do paciente.[36] Precisamos esclarecer que quimioterapia paliativa não é sinônimo de terminalidade ou fim de vida. Estudos em vários tipos de tumores sólidos têm mostrado que a quimioterapia em pacientes com doença avançada confere benefício de sobrevida quando comparada ao tratamento de suporte, fornecendo fundamentação sólida para o início precoce do tratamento medicamentoso.[22,43,45,49] Ainda assim, há cenários em que essa indicação é bastante controversa. Esses temas serão abordados neste capítulo.

Neugut e Prigerson[36] sugeriram uma subdivisão dentro da quimioterapia paliativa: *life-extendig chemotherapy* (quimioterapia que prolonga a vida); devido à conotação negativa da palavra "paliativa", implicando que o paciente está em fim de vida, igualando a quimioterapia paliativa à quimioterapia de fim de vida.

Quimioterapia paliativa foi inicialmente mencionada na década de 50, juntamente com o início da quimioterapia citotóxica. Em meados dos anos 60, a quimioterapia paliativa no tratamento tumores sólidos tornou-se rotineira, com redução da dor e sintomas da doença com pequenos ganhos na sobrevida e melhora da qualidade de vida. Hoje estamos vivendo um grande avanço da oncologia, não só com novas drogas, mas em todas as áreas correlatas, e os desfechos vêm melhorando de forma significativa.[36]

Sob o espectro tradicional, o tratamento quimioterápico paliativo é instituído de forma a incrementar a sobrevida ou promover controle da doença.

Uma revisão de dados da literatura demonstrou que 64% de pacientes com câncer localmente avançado ou metastático apresentam dor.[52] A manifestação e a intensidade da dor, além de apresentarem importantes repercussões clínicas na qualidade de vida, indicam informações prognósticas sobre a sobrevida dos pacientes.[15,42]

O controle inadequado da dor está associado a maiores incidências de estado de ansiedade e alterações no humor, maior demanda por suporte multiprofissional e maior absenteísmo em atividades sociais. O controle satisfatório, por sua vez, implica melhor índice de qualidade de vida, menor incidência de internações não planejadas e melhor adesão ao tratamento antineoplásico.[5] Muitas vezes o tratamento quimioterápico é indicado para dar melhor qualidade de vida para o paciente. É uma condição na qual a quimioterapia em casos de tumores avançados está indicada para controle da dor.

A prevalência de dor varia conforme o tipo e estágio da neoplasia, bem como o sítio das lesões primária e metastáticas, além de fatores diversos. A intensidade da dor,

entretanto, parece não apresentar diferenças significativas ao confrontar lesões malignas sólidas e hematológicas.[4,16]

Diversos estudos demonstraram benefício de tratamento quimioterápico em pacientes com câncer avançado, comparativamente à terapia de melhor cuidado clínico, ao oferecer prolongamento de sobrevida a esses pacientes.[7,24,26]

Para muitos tumores, mesmo que incuráveis, a sobrevida com os melhores tratamentos vem ultrapassando mais de um ano de maneira geral. Sobrevida em câncer colorretal metastático vem excedendo 24 meses, com 10% dos pacientes vivos em 5 anos.[22,47]

■ AVALIAÇÕES PROGNÓSTICAS

Performance Status (PS) e Performance Status de Karnofsky (KPS)

Há várias ferramentas clínicas que auxiliam o oncologista para a definição do tratamento quimioterápico paliativo. Entre os critérios clínicos, os mais difundidos são o ECOG Performance Status e Performance Status de Karnofsky.

Para conduzir ensaios clínicos para tratamento do câncer de uma forma que seja consistente em vários hospitais ao redor do mundo, há uso de critérios padronizados para mensurar o impacto que a doença representa nas atividades diárias do paciente, o chamado *performance status*. Uma delas é a escala ECOG. Ela mede o nível de funcionalidade em termos de habilidade do paciente em autocuidado, atividade diária e física (caminhar, trabalhar etc.).

Um bom *performance status* é geralmente utilizado para avaliar se o paciente será capaz de tolerar e responder ao tratamento. Por esse motivo é usado para avaliar se a quimioterapia oferecerá valor clínico.

A escala foi desenvolvida pelo Eastern Cooperative Oncology Group (ECOG) e publicada em 1982.[38] É de domínio público e disponível para uso (Tabela 32.1).

Tabela 32.1. ECOG Performance Status

Grau	ECOG Performance Status
0	Atividade plena, mantidas habilidades de cuidado prévias à doença, sem restrição de performance
1	Restrição em atividades físicas extenuantes, mas é capaz de desenvolver atividades leves, como atividades domésticas leves, trabalhar em escritório
2	Capacidade de manter autocuidados, mas incapaz de manter atividades laborais. Permanece fora do leito mais de 50% do tempo do dia
3	Capacidade limitada aos autocuidados; confinado ao leito mais de 50% do tempo do dia
4	Completamente incapaz, sem capacidade de autocuidados; totalmente confinado ao leito
5	Morto

Fonte: Oken M, Creech R, Tormey D, et al. Toxicity and response criteria of the Eastern Cooperative Oncology Group. Am J Clin Oncol. 1982; 5:649-55.[38]

Tabela 32.2. ECOG Performance Status e Performance Status de Karnofsky

ECOG Performance Status	Performance Status de Karnofsky
0. Atividade plena, mantidas habilidades de cuidado prévias à doença, sem restrição de performance	100. Normal, sem queixas; sem sinais da doença 90. Capaz de desenvolver suas atividades; discretos sinais e sintomas da doença
1. Restrição em atividades físicas extenuantes, mas é capaz de desenvolver atividades leves, como atividades domésticas leves, trabalhar em escritório	80. Atividade normal com esforço, alguns sinais e sintomas da doença 70. Capaz de manter o autocuidado mas já incapaz de manter atividade normal ou trabalho
2. Mantidas capacidades ambulatoriais e de manter autocuidados, mas incapaz de manter atividades laborais. Permanece fora do leito mais de 50% do tempo do dia	60. Necessita assistência ocasionalmente, mas ainda é capaz de realizar a maioria das suas necessidades pessoais 50. Requer assistência considerável e cuidados médicos frequentes
3. Capacidade limitada aos autocuidados; confinado ao leito mais de 50% do tempo do dia	40. Requer cuidados e assistência especiais 30. Severamente incapacitado; indicação de hospitalização mas sem morte evidente
4. Completamente incapaz, sem capacidade de autocuidados; totalmente confinado ao leito	20. Doente grave; hospitalização e necessidade de cuidados de suporte 10. Moribundo
5. Morto	0. Morto

Fonte: Oken M, Creech R, Tormey D, et al. Toxicity and response criteria of the Eastern Cooperative Oncology Group. Am J Clin Oncol. 1982; 5:649-55.[38]

A escala ECOG Performance Status e Performance Status de Karnofsky são dois métodos amplamente usados para acessar o *status* funcional do paciente. Ambas são de domínio público para classificar o paciente de acordo comprometimento funcional, comparar a efetividade da terapia e acessar o prognóstico do paciente. A escala de Karnofsky varia de 0 a 100 e foi introduzida em 1949 (Tabela 32.2).[25]

Palliative Performance Scale (PPS)

O PPS é a escala de performance paliativa, usada para determinar a funcionalidade do paciente oncológico, avaliando sua capacidade de deambulação, atividade e evidência de doença, capacidade de autocuidado, ingesta oral e nível de consciência. A sua pontuação varia de 0 a 100%, sendo uma modificação do Karnofsky *performance score*.[53]

Palliative Prognostic Index (PPI)

A acurácia da previsão de sobrevida é essencial para o cuidado paliativo. Devido à subjetividade dessa avaliação, foram estabelecidos poucos métodos clínicos para tentar determinar a sobrevida esperada do paciente.[1]

O PPI foi desenvolvido para a predição de sobrevida, a partir de um estudo de coorte retrospectivo que avaliou pacientes com câncer em estado terminal, baseado em achados clínicos como o PPS, ingesta oral, edema, dispneia e *delirium*.[1,33,34]

Os doentes foram divididos em três grupos, de acordo com a pontuação final obtida – variando de 0 a 15, sendo que um PPI ≤ 4 representa sobrevida maior que 6 semanas; PPI > 4, sobrevida inferior a 6 semanas; e PPI > 6 estima menos de 3 semanas de sobrevida (Tabela 32.3).

Esse algoritmo melhorou a habilidade dos médicos em prever a sobrevida dos pacientes oncológicos.[33,34]

Tabela 32.3. Palliative Prognostic Index

Fator prognóstico	Escore parcial
PPS 10-20% PPS 30-50% PPS > 50%	4 2,5 0
Delirium	4
Dispneia em repouso	3,5
Alimentação severamente reduzida Alimentação moderadamente reduzida Alimentação normal	2,5 1 0
Edema	1
Pontuação • Grupo A • Grupo B • Grupo C	 0 a 2 3 a 4 5 a 14
Expectativa de vida • PPI ≤ 4: > 6 semanas • PPI > 4: < 6 semanas • PPI > 6: < 3 semanas	

Fonte: Morita T, Tsunoda J, Inoue S, Chihara S. The Palliative Prognostic Index: a scoring system for survival prediction of terminally ill cancer patients. Supp Care Cancer. 1999; 7:128-33.[33]

■ COMO PODEMOS MELHORAR A INDICAÇÃO DE TRATAMENTO ANTINEOPLÁSICO SISTÊMICO PALIATIVO?

Muitos estudos clínicos demonstraram o benefício da quimioterapia em pacientes com câncer avançado, comparado com melhor suporte clínico, e que poderia oferecer ganho em sobrevida comparado com a quimioterapia.[7,24,26] Entretanto, dada a alta toxicidade e custo financeiro desses tratamentos com ganhos, muitas vezes pouco expressivos, tanto de sobrevida livre de progressão quanto de sobrevida global, sendo de suma importância prover o tratamento de suporte de qualidade a esses pacientes.[9,23,27]

A American Society Of Clinical Oncology (ASCO) propõe que sejam incorporadas nos estudos clínicos medidas de manejo de sintomas nos tratamentos. A proposta é focada em três indicadores de qualidade: benefício clínico, toxicidade e custo. Dessa forma, os tratamentos poderão mostrar benefício além dos desfechos tradicionais em oncologia, tais como sobrevida global e sobrevida livre de progressão.[47] O U.S. Food and Drug Administration (FDA) se utiliza desses desfechos para avaliação de aprovação de novas drogas.

Sabemos que a quimioterapia pode melhorar dor, função física e longevidade no câncer pancreático. Pode ainda melhorar o apetite e sintomas como dispneia e constipação. Em um estudo com 120 pacientes com câncer de pâncreas sintomático avançado, esses foram randomizados para receber quimioterapia com gemcitabina ou 5-fluoracil, com objetivo primário de melhorar dor, *performance status* e ganho de peso. A taxa de benefício clínico da gemcitabina foi de 23,8% *versus* 4,8% do grupo do 5-fluoracil, com um pequeno ganho de sobrevida global de 1,21 meses.[8] Baseado nesse estudo, o FDA aprovou a droga nesse cenário, devido ao alto benefício clínico, mesmo com ganho pequeno de sobrevida.

As novas drogas, nominadas drogas-alvo, anticorpos monoclonais e imunoterapia, vêm crescendo exponencialmente na oncologia. Tais drogas apresentam perfis de toxicidades mais toleráveis, maiores taxas de resposta e melhor qualidade de vida quando comparadas à quimioterapia tradicional. O sequenciamento dos tratamentos oncológicos, desde que o paciente tenha acesso, está evoluindo para que a quimioterapia fique para linhas subsequentes.

Para avaliarmos o impacto dos novos tratamentos como intervenções paliativas, três mudanças-chave devem ser abordadas:[6]

- Em estudos clínicos randomizados, criar braços-controle com suporte clínico agressivo, baseado em *guidelines* previamente estabelecidas.

- Realizar estudos grandes em fase II e fase III, avaliar sintomas e QoL, usando medidas confiáveis e clinicamente significativos. A ASCO percebe que QoL não é tão facilmente incorporada aos estudos clínicos pela subjetividade de sua avaliação. Incorporar novas tecnologias e dados podem melhorar essa avaliação.

- Ampliar a aceitação da relevância clínica de medidas dos desfechos relatados pelo paciente é um pré-requisito para avaliar o potencial papel das terapias antineoplásicas como reais intervenções paliativas.

A orientação da ASCO é para não usar terapia antineoplásica em pacientes com tumores sólidos com as seguintes características:[48]

- *Performance status* ruim (3 ou 4).
- Ausência de evidência clínica que comprove o benefício do tratamento.
- Paciente que não preencha critério para estudo clínico randomizado.

Estudos mostram que terapias antineoplásicas são provavelmente ineficazes em pacientes que preencham os critérios acima. Exceções incluem: pacientes com limitações de *status* funcional causadas por outras causas que não a neoplasia ou então câncer com características específicas (por exemplo, mutações) que sugerem alta probabilidade de resposta à terapia direcionada. A ASCO recomenda que implementação dessa abordagem deve ser acompanhada de cuidados de suporte e paliativo adequados.[48]

A recomendação contra quimioterapia em pacientes com ECOG 3 ou 4 vem desde o início dos anos 80, quando o PS passou a ser um preditor de sobrevida ruim, resposta reduzida e pior toxicidade à quimioterapia. A evidência para benefício de tratamento ou dano raramente é quantificada em pacientes com baixo PS. Os ensaios clínicos randomizados são concentrados em pacientes com bom PS que apresentam maior chance de mostrar resultado benéfico em sobrevida.[48]

Entre pacientes com câncer de pulmão de não pequenas células (CPNPC), 29% dos pacientes apresentam PS ruim ao diagnóstico. Os dados disponíveis sugerem que quimioterapia usada nesses pacientes com PS ruim ou múltiplas reincidências da doença é comum. Em uma instituição americana, 49% dos pacientes com CPNPC e PS entre 3 ou 4 receberam quimioterapia.[46]

Há poucos estudos com novas terapias (drogas-alvo, imunoterapia, anticorpos monoclonais) combinadas com melhor suporte clínico em pacientes com PS ruim, e nenhum estudo randomizado que compare quimioterapia com ou sem melhor suporte clínico. Gemcitabina semanal, docetaxel ou vinorelbina em 63 pacientes com CPNPC e PS 3, atingiu taxa de resposta de 19%, o mesmo que em pacientes com PS 1 ou 2. Houve melhora em qualidade de vida e dispneia com uma toxicidade aceitável, porém o ganho de sobrevida global foi a metade dos pacientes com PS 1 ou 2, de 3,4 meses *versus* 1,8 meses.[28] Gemcitabina usada como agente isolado promoveu resposta em 8% dos pacientes com CPNPC e PS 3, mas a sobrevida mediana foi apenas de 65 a 83 dias.[2] Nenhum desses estudos tinham grupo-controle. E não há nenhum estudo publicado de quimioterapia em pacientes com outros tipos de câncer e baixo *performance status*.

Para pacientes que progridem durante três linhas diferentes de tratamento também não é recomendada a continuidade de tratamento subsequente, devido à baixa probabilidade de sucesso e alta toxicidade. Há poucos estudos clínicos que tenham comparado pacientes que apresentam progressão de doença a despeito de múltiplas linhas de tratamento *versus* melhor suporte clínico. A taxa de resposta para CPNPC mostrou taxa de resposta de 2% para terceira linha de tratamento e 0% em quarta linha de tratamento na maior série do MD Anderson Cancer Center.[2] Quando houve dados de benefício em quarta linha de quimioterapia, como eribulina no câncer de mama, foram excluídos pacientes com baixo PS. Apesar da ausência de evidência científica para politratamento quimioterápico paliativo, isso é uma prática comum na comunidade médica oncológica. Esses achados sugerem que essa prática se deve à dificuldade do médico, do paciente e sua família em fazer a transição para os cuidados de fim de vida.

Não é recomendado tratamento específico se não houver benefício definido, apesar de opiniões individuais de que a falta de evidência não prediz a falta de benefício, já que poucos estudos de quarta linha de tratamento são publicados.[48] Em análise retrospectiva em pacientes com câncer de pulmão que sobreviveram 3 meses desde o diagnóstico, aqueles que receberam quimioterapia com 2 semanas antes da morte não viveram mais que aqueles que descontinuaram a quimioterapia mais cedo. Em outro estudo randomizado, menor uso de quimioterapia intravenosa nos últimos 2 meses de vida esteve fortemente associado a melhor sobrevida.[30]

Exceções incluem pacientes com limitações funcionais causadas por outras condições que não estejam relacionadas ao câncer e também neoplasia com características específicas com alta probabilidade de resposta a terapia direcionada (exemplos: doença altamente responsiva a quimioterapia com mieloma recém-diagnostica, HER-2 amplificado em câncer de mama em paciente virgem de tratamento ou outros cânceres com alvo molecular, com EGFR, ALK, ROS em câncer de pulmão não pequenas células).

Uma maneira bem simples que ajuda o oncologista a indicar ou não um tratamento sistêmico paliativo, é avaliar se o paciente é capaz de ir caminhando sem ajuda até o ambulatório para receber a quimioterapia.[19] Quando o oncologista clínico recebe *feedback* sobre o uso excessivo e indevido de quimioterapia no cenário de fim de vida, há melhora rápida na prática clínica com queda de prescrição de quimioterapia nos últimos 14 dias de vida, de 50% para menos de 20%. A parada de tratamento antineoplásico deve sempre ser acompanhada por suporte clínico e paliativo. A melhor prática envolve continuação de cuidados paliativos desde o diagnóstico do câncer para qualquer paciente com câncer metastático ou muito sintomático.

■ SÍNDROMES ÁLGICAS COM BENEFÍCIO DE TRATAMENTO ANTINEOPLÁSICO SISTÊMICO PALIATIVO

Conforme já mencionado, o objetivo do tratamento sistêmico antineoplásico sistêmico não é a cura, mas sim aumentar o tempo de sobrevida e melhorar a qualidade de vida. Lembrando sempre do equilíbrio, conceito básico na Medicina, em que o tratamento não deve causar mais malefício que benefício ao paciente. Apesar da qualidade de vida ser algo de mensuração subjetiva, a dor é um dos principais alvos, já que está intrinsicamente ligada à qualidade de vida. A definição de quem deve ou não receber o tratamento antineoplásico deve ser individualizada para cada paciente. A avaliação clínica do paciente, iniciando-se pelo seu *performance status* – conforme já mencionado anteriormente, é de suma importância. Além das comorbidades de base do paciente, *status* nutricional, ou seja, a avaliação do paciente como um todo. A avaliação tumoral também influenciará na escolha do tratamento. Tumores com mutações com drogas-alvo específicas e também imunoterapia, tendem a apresentar boas respostas e menor toxicidade quando comparadas à quimioterapia em pacientes selecionados, podendo ser consideradas em cenários com um paciente mais frágil. Outro exemplo: uma paciente com câncer de ovário muito sintomática e com *performance status* 3 por ascite neoplásica apresenta grandes possibilidades de resposta a primeira linha de tratamento, com possibilidade de melhora do *performance status* com a quimioterapia.

Dessa forma, devem considerados em cada decisão para iniciar o tratamento sistêmico: as condições clínicas do paciente, *performance status*, sensibilidade tumoral, perfil molecular, mutações com drogas dirigidas, prognóstico e sobrevida, efeitos adversos e comorbidades.

Considerando-se então um paciente com *performance status* e boas condições clínicas, vamos apresentar situações com benefício do tratamento antineoplásico no que diz respeito à dor.

As síndromes álgicas oncológicas podem ser divididas em agudas ou crônicas. As síndromes agudas geralmente são acompanhadas de intervenções terapêuticas ou diagnósticas, enquanto as síndromes crônicas são geralmente relacionadas à própria neoplasia ou ao tratamento antineoplásico.[17] Nesse tópico, vamos abordar as síndromes álgicas que apresentam o tratamento antineoplásico que colaboram no tratamento da dor:

- Tratamento antineoplásico sistêmico paliativo na dor oncológica secundária a metástases ósseas.
- Tratamento antineoplásico sistêmico paliativo na dor oncológica secundária a metástases viscerais.
- Tratamento antineoplásico sistêmico paliativo na dor oncológica secundária a dor neuropática relacionada ao tumor.
- Tratamento antineoplásico sistêmico paliativo na dor oncológica secundária a síndrome neoplásica.

Aproximadamente três quartos dos pacientes oncológicos que manifestam dor nociceptiva (somática e visceral) ou síndromes neuropáticas apresentam efeitos diretos da neoplasia. Outras causas de dor crônica são aquelas relacionadas ao tratamento e desordens não relacionadas ao tratamento.[39]

Tratamento antineoplásico sistêmico paliativo na dor oncológica secundária a metástases ósseas

As metástases ósseas representam a causa mais prevalente de dor crônica em paciente oncológico. Metástases no esqueleto ósseo são sítio comum de doença à distância principalmente no câncer de pulmão, mama e próstata.

O tratamento da dor óssea relacionada a metástase requer uma equipe multidisciplinar. Tratamento medicamentoso, radioterapia, cirurgia e tratamento dirigido ao osso com bifosfonatos e denosumab poderão ser combinados dependendo da biologia da doença, da extensão da doença óssea e expectativa de vida do paciente.

O tratamento sistêmico para metástases ósseas pode ser dirigido contra as próprias células tumorais para reduzir a carga tumoral ou, alternativamente, por meio do bloqueio de fatores de crescimento derivado do tumor e citocinas da célula hospedeira. Quimioterapia, agentes biológicos-alvo e terapia endócrina apresentam efeito antitumoral direto, enquanto agentes com bifosfonatos e denosumab são efetivos na prevenção das células hospedeiras (osteoclastos) a reagirem contra os produtos tumorais.

No câncer de mama, terapia endócrina é o tratamento de escolha para o tratamento inicial de metástases ósseas a não ser que seja doença com receptor hormonal negativo ou presença de doença visceral agressiva/extensa. A resposta ao tratamento é alívio dos sintomas, inclusive dor óssea, podendo o paciente retornar às suas atividades usuais. Apesar da taxa de reposta ser em média de 15 meses, não são incomuns respostas prolongadas à primeira linha de tratamento, podendo durar anos.

Há vários avanços em terapia citotóxica e biológicos para o paciente com câncer de mama com metástase óssea. Resposta a quimioterapia geralmente é parcial, com média de resposta de 9 a 12 meses.[12]

Vale citar o estudo CLEOPATRA, que incorporou no tratamento para pacientes com câncer de mama metastático, o duplo bloqueio da via HER, associando o pertuzumab ao trastuzumab e docetaxel em primeira linha *versus* placebo mais trastuzumab e docetaxel. A sobrevida global média foi de 56,5 meses no grupo do pertuzumab *versus* 40,8 meses no grupo que continha o placebo (HR 0,68; IC 95%, 0,56 a 0,84; P < 0,001), um ganho significativo de 15,7 meses de sobrevida global média. Esse estudo não avaliou qualidade de vida.[49]

No câncer de próstata, pelo menos 80% dos casos apresentam algum grau de responsividade ao bloqueio hormonal com média de resposta de 2 anos.

Ainda na era da quimioterapia no câncer de próstata metastático, o estudo fase III, randomizado, comparou o bloqueio hormonal combinado à quimioterapia padrão-ouro na época, mitoxantrona, ou combinado com docetaxel no cenário da doença resistente a castração (quando a doença progride mesmo com o bloqueio da testosterona). Além do ganho em sobrevida global de 18,9 meses *versus* 16,5 meses (HR 0,76; IC 95%, 0,62 a 0,94; P = 000,9) para o grupo de bloqueio hormonal + docetaxel, houve ganho importante na qualidade de vida, que englobou a melhora da dor. A melhora na qualidade de vida também foi significativamente maior no grupo do docetaxel, 23% *versus* 13% (P = 0,009 e P = 0,005, respectivamente). Além da dor, os outros fatores avaliados foram perda de peso, apetite, conforto físico, função intestinal e geniturinária.[51]

Após 2010, começaram a aparecer os resultados dos estudos com hormonoterapia moderna. Por exemplo, o acetato de abiraterona é um pró-droga da abiraterona, um inibidor oral da enzima do citocromo P450, essencial na produção andrógena. A droga já foi avaliada em vários cenários do câncer de próstata, na doença metastática sensível e resistente a castração, com ganhos expressivos em sobrevida global, tornando-se um dos padrões no tratamento do câncer de próstata nos dias de hoje. Com relação à dor, houve um estudo clínico randomizado que avaliou entre os seus desfechos o tempo para início de opioide em comparação com os pacientes em uso de abiraterona *versus* placebo (HR 0,72, IC 95%, 0,61-0,85; P < 0,0001). O tempo médio para uso de opioide para dor relacionada ao câncer de próstata foi de 33,4 meses (IC 95%, 30,2-39,8) no grupo da abiraterona *versus* 23,4 meses (IC 95%, 20,3-27,5) no grupo placebo (Figura 32.1).[45]

Novas drogas-alvo vêm sendo desenvolvidas. Incluem rádio-223 (que é disponível em grandes centros no Brasil); inibidores de catepsina K, uma enzima derivada do osteoclasto que é essencial para reabsorção do osso; e SRC quinase, uma molécula-chave na osteoclastogênese. Entre eles, o mais promissor é o rádio-223. É uma molécula que mimetiza o cálcio que preferencialmente atinge as metástases ósseas e emite partículas alfa de alta energia resultando em efeito citotóxico com mielossupressão mínima. Em recente estudo, fase 3, de rádio-223 em 921 pacientes com câncer de próstata resistente a castração e metásta-

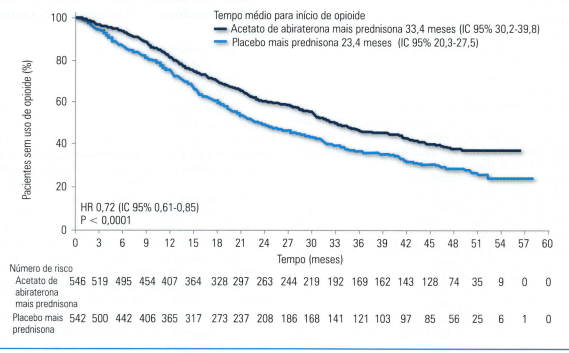

Figura 32.1. Tempo para início do uso de opioide no paciente com câncer de próstata.[45]

ses ósseas sintomáticas, o rádio-223 melhorou a sobrevida global em 3,6 meses (*hazard ratio* = 0,70; IC 95%, 0,58 a 0,83; P < 0,0001) e atraso significativo para primeiro evento ósseo sintomático (*hazard ratio* = 0,66; IC 95%, 0,52 a 0,83; P < 0,001).[40]

Radioterapia também é uma terapia bastante eficaz no tratamento das metástases e dor óssea, principalmente em dores localizadas, e será abordada em capítulo específico.

Tratamento antineoplásico sistêmico paliativo na dor oncológica secundária a metástases viscerais

Dor visceral pode ser causada por obstrução visceral ou qualquer outra injúria visceral com comprometimento estrutural, como pleura visceral, capsula hepática ou peritônio.[11] Essas síndromes são comuns em pacientes com câncer de mama, gastrointestinal ou ginecológico.

Estruturas sensitivas dolorosas na região do fígado incluem cápsula hepática, vasos sanguíneos e trato biliar. Distensão da cápsula hepática causada por hepatocarcinoma ou metástases secundárias, podem causar dor crônica, que é comumente descrita por dor subcostal direita inespecífica, levando a síndrome de distensão hepática.

Crise visceral é definida quando há comprometimento orgânico pela metástase, levando a disfunção do órgão. No caso de comprometimento hepático, além da dor de forte intensidade, haverá alteração da função do fígado. Nesse caso é necessário o uso de quimioterapia paliativa rapidamente, principalmente se é recém-diagnosticada, para aumento de taxa de resposta a fim de tirar o paciente do risco de maiores complicações. É considerada uma emergência na oncologia.

O câncer de mama ilustra essa situação. A hormonoterapia é a chave para tratamento do câncer de mama metastático receptor hormonal positivo. Agente isolado, ou em combinação com inibidores de CDK4-6, mostram bom desfechos. Hormonoterapia pode levar à regressão de metástases ósseas e viscerais com bom controle álgico. No caso de progressão sintomática de doença, iminência de crise visceral ou resistência a hormonoterapia, está indicada a quimioterapia para aumento de taxa de resposta.[55]

A quimioterapia também será opção no caso de doença receptora hormonal negativa e em combinação com anti-HER2 na doença HER-2 positivo. Pacientes com doença volumosa muito sintomática ou em iminência de crise visceral necessitam de tratamento inicial com quimioterapia. Não há estudos prospectivos randomizados que comparem esquemas de quimioterapia ou se é melhor droga única ou combinada. Não há diferença em termos de sobrevida, porém são observadas taxas de resposta mais altas, o que pode ser bastante interessante para pacientes que apresentem dor entre os seus sintomas.

Carcinomatose peritoneal: carcinomatose condiciona inflamação peritoneal, adesão mesentérica, ascite, o que resulta em dor. Cânceres de ovário, colorretal e gástrico são causas frequentes dessa síndrome. A dor pode ser exacerbada ao sentar ou ficar de pé, pode haver componente de tenesmo ou dor intermitente severa consistente com espasmos de bexiga.

O câncer de ovário é um mais dos comuns em se apresentar com ascite. Aproximadamente 75% dos casos são diagnosticados com doença em estádio III (cavidade peritoneal e linfonodal) ou estádio IV (órgãos à distância). Nas linhas iniciais de tratamento e no câncer epitelial, as respostam ao tratamento costumam ser satisfatórias, com redução importante da ascite, melhora da qualidade da vida e dor. Com o avançar das linhas de tratamento, as taxas de resposta costumam ser menos satisfatórias.

Tratamento antineoplásico sistêmico paliativo na dor oncológica secundária a dor neuropática relacionada ao tumor

Síndromes neuropáticas são causadas diretamente por invasão que pode envolver a medula espinhal, raízes nervosas, plexos e nervos periféricos. Cerca de 40% dos pacientes com câncer apresentam dores crônicas relacionadas à síndrome álgica neuropática.

• Metástases leptomeníngeas

As metástases leptomeníngeas compreendem qualquer neoplasia sólida ou hematológica que infiltram as leptomeninges, sendo que as mais comuns são pulmão, linfoma e leucemia. A apresentação clínica é bem variável. Pode cursar com cefaleia, podendo ter ou não sinais de hipertensão intracraniana. Pode haver dor radicular afetando qualquer nível do neuroeixo. Pode ser acompanhada ou não de sintomas neurológicos, como convulsões, déficit cognitivo, hemiparesia ou síndromes hemisensoriais ou qualquer combinação de distúrbio sensitivo ou motor consistente com neuropatia ou radiculopatia.

O diagnóstico se dá por meio de punção lombar com achado de células malignas no líquor, podendo a ressonância nuclear magnética auxiliar no diagnóstico. Apresenta de forma geral prognóstico muito reservado.

Com relação ao tratamento antineoplásico paliativo nesse cenário, a fim de controlar sintomas e, consequentemente, a dor, a melhor conduta é administração de quimioterapia no espaço leptomeníngeo, desde que não haja doença *bulky*. O acesso é por meio de cateter ventricular (Ommaya) com implante em subcutâneo ou então administração por meio da punção lombar. Quimioterapia intratecal com agentes como citarabina e metotrexato apresenta pouca toxicidade sistêmica e permite distribuição uniforme e níveis terapêuticos da droga no espaço subaracnoide. A limitação desse uso é doença volumosa que possa obstruir o fluxo do quimioterápico. Doença volumosa na meninge pode ser revertida com irradiação local. Geralmente, a radioterapia é aplicada previamente à quimioterapia.

Quimioterapia comumente utilizada intratecal inclui metotrexato, citarabina, citarabina lipossomal e tiotepa. Complicações relacionadas ao tratamento incluem meningite, e mais frequentemente que se apresentam como aracnoidite química. Menos de 10% apresentam meningite bacteriana, usualmente Gram-positiva. Migração, mal posição ou obstrução do cateter pode ocorrer, com risco de 1% de hemorragia pós-operatória.[50]

• Plexopatia

Vamos exemplificar com câncer pancreático, que já na maioria das vezes está em estado avançado, com necessidade de tratamento sistêmico paliativo.

Plexo celíaco: câncer pancreático é comumente associado a dor epigástrica e do hipocôndrio direito refratária e de forte intensidade, que é descrita como queimação e que irradia bilateralmente acima das costelas e costas. Essa dor é atribuída ao crescimento tumoral local dos tumores pancreáticos e sua proximidade ao plexo celíaco.[14]

Até os dias de hoje, os tratamentos para o câncer de pâncreas ainda apresentam taxas de sobrevida muito modestas. Porém, a quimioterapia é capaz de trazer benefício clínico com melhora do controle da dor. Quimioterapia com gemcitabina no câncer de pâncreas metastático foi capaz de apresentar benefício clínico (mensurado a partir do consumo de analgésicos e intensidade da dor) de 23,8% comparado a 4,8% (P = 0,0022) dos pacientes tratados com 5-fluoracil.[8]

Tratamento antineoplásico sistêmico paliativo na dor oncológica secundária às síndromes paraneoplásicas

Síndromes paraneoplásicas são desordens sistêmicas causadas remotamente pelo tumor primário ou pelas metástases. Estima-se que possam afetar 8% dos pacientes com câncer. Os sintomas mais comumente afetados pela síndrome paraneoplásica são neurológicos, endocrinológicos, hematológicos, dermatológicos e reumatológicos. Câncer de pulmão de pequenas células é a neoplasia mais comumente associada a síndrome paraneoplásica. Outras causas incluem desordens linfoproliferativas, timoma, tumores de mama e ginecológicos. Os dois principais mecanismos para o desenvolvimento da síndrome paraneoplásica são produção ectópica de produção hormonal como hormônios, peptídeos ou citocinas e resposta imune cruzada através de tecidos malignos e normais.[13]

Geralmente o sistema nervoso é o mais afetado pela síndrome paraneoplásica, mas pode afetar muitos tecidos. Segue abaixo descrição mais detalhada de duas síndromes.

• Neuropatia sensorial subaguda

Uma das síndromes álgicas dolorosas mais bem caracterizadas; uma condição devido a inflamação da raiz do gânglio dorsal. Comumente causada por câncer de pulmão de pequenas células.

• Osteoartropatia hipertrófica

É uma síndrome caracterizada pela proliferação anormal da pele e tecido ósseo na parte distal das extremidades. Também associada a câncer de pulmão. Achados clínicos incluem baqueteamento digital, periostite óssea e efusão sinovial – mais proeminente nas grandes articulações. Periostite geralmente é acompanhada de dor à palpação nas áreas envolvidas. Alguns pacientes apresentam artropatia dolorosa em baqueteamento doloroso.[31]

Devido à raridade das síndromes paraneoplásicas, não há nenhum estudo baseado em evidência que nos trace a melhor conduta. De forma geral, o tratamento segue os princípios do tratamento na neoplasia de base, imunossupressão e suporte clínico dirigido aos sintomas. Muitas vezes, esse paciente requer cuidados coordenados de oncologistas, neurologistas e paliativistas. O tratamento apropriado para cada tipo e estádio do câncer deve ser prontamente iniciado.

■ QUIMIOTERAPIA NO FIM DE VIDA

Quimioterapia no fim de vida é aquela que é aplicada próxima à morte que não melhora sobrevida e não é capaz de melhorar sintomas ou qualidade de vida; pelo contrário, podendo até piorá-los.[44]

A maioria dos estudos publicados de quimioterapia paliativa incluem pacientes com ECOG 0 ou 1. Ocasionalmente, pacientes com ECOG 2 são incluídos nos estudos. Há pouca evidência para paciente ECOG 3, porém há alguma evidência para primeira linha de tratamento de tumores quimiossensíveis e com mutações, como mama, bexiga, ovário, cólon, reto, câncer de pulmão de pequenas células e não pequenas células com mutação EGFR, ALK ou altos níveis PDL-1. Quanto menos sensível um tumor à quimioterapia, mais deve ser considerada para a decisão do tratamento. O tempo de sobrevida é algo difícil de se predizer, mas um *performance status* limitado é um dos preditores mais fortes de pouco tempo de vida. O PPI talvez seja a ferramenta mais adequada e disponível para predizer prognóstico, porém o seu uso ainda está mais restrito aos paliativistas, não sendo prática comum dos oncologistas.

Sinais de queda do estado clínico e efeitos adversos devem ser monitorados de perto a fim de ser evitar um supertratamento. Outros fatores a serem considerados: número de linhas de tratamento, desejo do paciente em ser tratado e desejo da equipe médica em tratar. Conforme a doença progride, os efeitos deletérios do tratamento vão se sobrepondo aos ganhos de sobrevida e qualidade de vida. A quimioterapia pode causar internações e, no pior dos cenários, até diminuir a sobrevida do paciente.[35]

Como a quimioterapia afeta células cancerígenas e células saudáveis, muitas vezes o tratamento pode trazer mais malefícios que benefícios ao paciente, especialmente se não houver a resposta esperada ao tratamento. Por exemplo, depois de uma aplicação trissemanal de quimioterapia venosa, haverá uma piora no *performance status* geralmente nas primeiras duas semanas após o tratamento, além da supressão medular que pode ocorrer do 10º ao 14º dia da aplicação – período chamado de nadir da quimioterapia. Geralmente, o paciente e seus exames de sangue estarão melhores na terceira semana do tratamento, quando deverá ser aplicado novo ciclo da quimioterapia. O desafio ao médico é balancear os prós e contras para cada paciente de forma a otimizar a resposta tumoral ao tratamento e ao mesmo tempo minimizar efeitos adversos e danos.

Apesar de idade não ser critério definidor para tratamento sistêmico, pacientes mais jovens tendem a receber mais quimioterapia em relação aos pacientes mais idosos, 51% *versus* 31%.[35] Pacientes idosos podem apresentar o mesmo benefício clínico em relação aos pacientes mais jovens se apresentarem boas condições clínicas e *performance status*.[54]

O uso de quimioterapia próximo ao fim da vida é deletério, conforme já demonstrado em várias análises. Além de piorar a qualidade de vida, também não é capaz de aumentar a sobrevida; pelo contrário, podendo acelerar o processo da morte. O uso da quimioterapia próximo ao fim da vida pode ser deletério até em pacientes com bom *performance status*.[41] Quimioterapia usada em segunda linha de tratamento de câncer metastático não foi capaz de aumentar sobrevida e foi associada a tratamentos intensivos (ressuscitação cardiopulmonar, ventilação mecânica ou ambos) na última semana de vida e maior chance de óbito em Unidades de Tratamento Intensivo.[56]

É essencial instituir precocemente a terapia de cuidados paliativos concomitante ao tratamento oncológico padrão no paciente com câncer metastático, o quanto mais precoce. Estudos clínicos demostraram que essa medida, quando instituída prontamente, resulta em ganho de qualidade de vida, inclusive com aumento de sobrevida global.[3]

Um estudo sueco concluiu que a quimioterapia, quando administrada no fim da vida (nesse estudo, menos de 1 mês de vida), está relacionada aos seguintes desfechos desfavoráveis:[35]

- Menor sobrevida em relação ao tratamento paliativo.
- Maior número de admissões hospitalares.
- Menor coleta de documentação para cessar o tratamento.
- Pacientes morrem menos frequentemente em casa.

Estudos mostraram que pacientes que tiveram discussões de fim de vida com seus médicos receberam significativamente menos intervenções próximas à morte. Esses pacientes também apresentaram melhor qualidade de vida nas últimas semanas de vida.[29] Martoni e colaboradores[29] descreveram a seguinte situação: "Uso inapropriado de quimioterapia no cenário paliativo pode levar a consequências negativas importantes tanto para pacientes quanto para o sistema de saúde. A principal consequência para os pacientes é o risco de ser administrado tratamento inútil, tóxico e com potencial ameaçador de vida, resultando em pior qualidade de vida."

Várias são as indicações de quimioterapia paliativa, por exemplo o controle de sintomas, sendo a dor um dos principais, aumentar a sobrevida e dar qualidade de vida ao paciente.[27,32]

Após o diagnóstico de um câncer incurável, os pacientes são obrigados a lidar com vários estressores; um deles é a urgência de decisões sobre tratamento, manejo adverso dos efeitos colaterais do tratamento e tolerar a incerteza em relação ao seu futuro.[27,32]

À medida em que a doença avança, prolongar a vida se torna menos importante, enquanto melhorar a qualidade de vida se torna o principal objetivo. Os médicos precisam conversar com seus pacientes com doença incurável sobre objetivos do tratamento, pois este deve ser individualizado de acordo com as preferências e expectativas de cada paciente.[27,32,37]

Essa discussão deve ocorrer no início do tratamento para que os pacientes possam expressar sua posição sobre o futuro e suas preocupações, para quando a doença se tornar pior ou o tratamento falhar.[27,32]

Muitos pacientes com câncer têm uma visão inadequada dos objetivos do tratamento e de seu prognóstico. Esses pacientes têm uma baixa consciência prognóstica, que é definida pela capacidade de compreender o prognóstico e a trajetória da doença. Melhorar essa capacidade é um componente importante para a instituição de cuidados paliativos, estando associada a menores taxas de hospitalização e de ressuscitação cardiopulmonar de pacientes com câncer incurável.[21,27]

Talvez o maior desafio em tratar um paciente com uma doença grave incurável seja saber o melhor momento de parar algum tratamento antineoplásico específico que o paciente esteja recebendo, podendo ser algo devastador para o paciente ao deixá-lo sem esperanças. Infelizmente, a formação do médico no Brasil não contempla o entendimento adequado da terminalidade e da formação mínima adequada em cuidados paliativos. Os cuidados paliativos são de extrema necessidade nesse momento na vida do paciente, compreendendo todos os cuidados e tratamentos necessários, porém sem a toxicidade vinculada aos penosos tratamentos antineoplásicos. O paciente não deve se sentir abandonado. Precisamos melhorar e construir nossa relação médico-paciente desde a primeira consulta para que haja diminuição da ansiedade tanto da parte do médico, trabalhando seu sentimento de impotência frente ao tratamento do câncer, tanto para os pacientes e sua família, para que aceitem melhor a doença e tudo que estará por vir após o diagnóstico de uma doença incurável.

■ REFERÊNCIAS BIBLIOGRÁFICAS

1. Alshemmari S, et al. The Palliative Prognostic Index for the Prediction of Survival and In-Hospital Mortality of Patients with Advanced Cancer in Kuwait. J Palliat Med. 2012 fev; 15(2).
2. Baka S, Ashcroft L, Anderson H, et al. Randomized phase II study of two gemcitabine schedules for patients with impaired performance status (Karnofsky performance status ≤ 70) and advanced non-small-cell lung cancer. J Clin Oncol. 2005; 23:2136-144.
3. Bakitas MA, Tosteson TD, Li Z, et al. Early Versus Delayed Initiation of Concurrent Palliative Oncology Care: Patient Outcomes in the ENABLE III Randomized Controlled Trial. J Clin Oncol. 2015; 33(13):1438-45. doi: 10.1200/JCO.2014.58.6362.
4. Bandieri E, Sichetti D, Luppi M, et al. Is pain in patients with haematological malignancies under-recognised? The results from Italian ECAD-O survey. Leuk Res. 2010; 34:e334-5.
5. Basch E, Deal AM, Kris MG, et al. Symptom monitoring with patient-reported outcomes during routine cancer treatment: a randomized controlled trial. J Clin Oncol. 2016; 34:557-65.
6. Bullok et al. Understanding the non-curative potential of palliative chemotherapy: Do patients hear what they want to hear? J Clin Oncol. 2017; 35:15(suppl):6575.
7. Burdett S. Chemotherapy in addition to supportive care improves survival in advanced non-small-cell lung cancer: a systematic review and meta-analysis of individual patient data from 16 randomized controlled trials. J Clin Oncol. 2008; 26:4617-25.
8. Burris HA, et al. Improvements in survival and clinical benefit with gemcitabine as first-line therapy for patients with advanced pancreas cancer: a randomized trial. J Clin Oncol. 1997; 16:2403-13.
9. Cleeland CS, et al. Recommendations for Including Multiple Symptoms as Endpoints in Cancer Clinical Trials. Cancer. 2013; 119:411-20.
10. Instituto Nacional do Câncer. Controle do Câncer: uma proposta de integração ensino-serviço. 2 ed. Rev Atual. Rio de Janeiro: Pro-Onco; 1993.
11. Coombs DW. Pain due to liver capsular distention. In: Ferrer-Brechner T (ed.). Common problems in pain management. Commom problems in anestesia. Chigago: Year Book Medical Publishers. 1990; p. 247.

12. DeVita V, Lawrence T, Rosemberg S. Metastatic Cancer to the Bone em Cancer: Principles and Practice of Oncology. 10 ed. Philadelphia, PA. 2014; 126:2712-3362.

13. DeVita V, Lawrence T, Rosemberg S. Paraneoplastic Syndromes em Cancer: Principles and Practice of Oncology. 10 ed. Philadelphia, PA. 2014; 129:2747-62.

14. Grahm AL, Andrén-Sandberg A. Prospective evaluation of pain in exocrine pancreatic cancer. Digestion. 1997; 58:542.

15. Efficace F, Bottomley A, Smit EF, et al. Is a patient's self-reported health-related quality of life a prognostic factor for survival in non-small-cell lung cancer patients? A multivariate analysis of prognostic factors of EORTC study 08975. Ann Oncol. 2006; 17:1698-704.

16. Fadul NA, El Osta B, Dalal S, Poulter VA, Bruera E. Comparison of symptom burden among patients referred to palliative care with hematologic malignancies versus those with solid tumors. J Palliat Med. 2008; 11:422-7.

17. Foley KM. Acute and chronic cancer pain syndromes: Oxford Textbook of Palliative Medicine. 3 ed. New York: Oxford University Press. 2004; p. 298.

18. Frei AII, Clark JR, Miller D. The concept of neoadjuvant chemotherapy. In: Salmon SE (ed.). Adjuvant therapy of cancer. 5 ed. Orlando: Grune E Straton. 1987; 67-77.

19. Greer JA, Pirl WF, Jackson VA, et al. Effect of early palliative care on chemotherapy use and end-of-life care in patients with metastatic non-small-cell lung cancer. J Clin Oncol. 2012; 30:394-400.

20. Hoff editores associados, Artur Katz. Tratado de Oncologia. In: Princípios de Oncologia. São Paulo: Atheneu. 2013; 618-9.

21. Jackson VA, et al. The Cultivation of Prognostic Awareness Through the Provision of Early Palliative Care in the Ambulatory Setting: A Communication Guide. J Palliat Med. 2013 abr; 16(8):1-7.

22. Jawed I, Wilkerson J, Prasad V, et al. Colorectal Cancer Survival Gains and Novel Treatment Regimens: A Systematic Review and Analysis. JAMA Oncol. 2015; 1(6):787-95.

23. Joly F, et al. Quality of life and/or symptom control in randomized clinical trials for patients with advanced cancer Ann Oncol. 2007; 18:1935-42.

24. Jonker DJ. Cetuximab for the Treatment of Colorectal Cancer. N Engl J Med. 2007; 357:2040-8.

25. Karnofsky D, Burchenal J. The clinical evaluation of chemotherapeutic agents in cancer. In: MacLeod C (ed.). Evaluation of Chemotherapeutic Agents. New York, NY: Columbia University Press. 1949; 191-205.

26. Kort SJ, et al. Quality of life versus prolongation of life in patients treated with chemoterapy in advanced colorectal cancer: A review of randomized controlled clincial trials. Eur J Cancer. 2006; 42:835-45.

27. Lee RT, et al. Implementation of supportive care and best supportive care interventions in clinical trials enrolling patients with cancer. Ann Oncol. 2015; 26:1838-45.

28. Leong SS, Toh CK, Lim WT, et al. A randomized phase II trial of single-agent gemcitabine, vinorelbine, or docetaxel in patients with advanced non-small cell lung cancer who have poor performance status and/or are elderly. J Thorac Oncol. 2007; 2:230-6.

29. Martoni AA, Tanneberger S, Mutri V. Cancer chemotherapy near the end of life: the time has come to set guidelines for its appropriate use. Tumori. 2007; 93:417-22.

30. Massarelli E, Andre F, Liu DD, et al. A retrospective analysis of the outcome of patients who have received two prior chemotherapy regimens including platinum and docetaxel for recurrent non-small-cell lung cancer. Lung Cancer. 2003; 39:55-61.

31. McIllmurray M, Hanks G, Cherny N, Christakis N, et al. The medical treatment of cancer in palliative care. Oxford Textbook of Palliative Medicine. 4 ed. New York: Oxford University Press. 2010; 513-25.

32. Medical Oncology Communication Skills Training Learning Module, capitulo 4, Talking About Advance Care Plans and Do Not Resuscitate Orders; 2002.

33. Morita T, Tsunoda J, Inoue S, Chihara S. The Palliative Prognostic Index: a scoring system for survival prediction of terminally ill cancer patients. Supp Care Cancer. 1999; 7:128-33.

34. Morita T, Tsunoda J, Inoue S, Chihara S. Survival prediction of terminally ill cancer patients by clinical symptoms: development of a simple indicator. Jap J Clin Oncol. 1999; 29:156-9.

35. Näppä U, Lindqvist O, Rasmussen BH, Axelsson B. Palliative chemotherapy during the last month of life. Ann Oncol. 2011 nov; 22(11): 2375-80. Disponível em: https://doi.org/10.1093/annonc/mdq778.

36. Neugut A, Prigerson H. Curative, Life-extending, and Palliative Chemotherapy: New Outcomes Need New Names. The Oncologist. AlphaMed Press; 2017 mai 26. Web. 25 Abr 2018.

37. Nipp RD, et al. Coping and Prognostic Awareness in Patients with Advanced Cancer. J Clin Oncol. 2017 ago; 35(22):2551-7.

38. Oken M, Creech R, Tormey D, et al. Toxicity and response criteria of the Eastern Cooperative Oncology Group. Am J Clin Oncol. 1982; 5:649-55.

39. Paice JA, Portenoy R, Lacchetti C, et al. Management of Chronic Pain in Survivors of Adult Cancers: American Society of Clinical Oncology Clinical Practice Guideline. J Clin Oncol. 2016; 34:3325.

40. Parker C, Nilsson S, Heinrich D, et al. Alpha emitter radium-223 and survival in metastatic prostate cancer. N Engl J Med. 2013; 369:213-23.

41. Prigerson HG, Bao Y, Shah MA, et al. Chemotherapy Use, Performance Status, and Quality of Life at the End of Life. JAMA Oncol. 2015; 1(6):778-84. doi: 10.1001/jamaoncol.2015.2378

42. Quinten C, Coens C, Mauer M, et al. Baseline quality of life as a prognostic indicator of survival: a meta-analysis of individual patient data from EORTC clinical trials. Lancet Oncol. 2009; 10:865-71.

43. Renouf DJ, Lim HJ, Speers C, et al. Survival for metastatic colorectal cancer in the bevacizumab era: a population-based analysis. Clin Colorectal Cancer. 2011; 10(2):97-101.

44. Roeland E, LeBlanc T. Palliative chemotherapy: oxymoron or misunderstanding? BMC Palliative Care; 2016. Web. 30 mai 2018

45. Ryan CJ, Smith MR, et al. Abiraterona acetate plus prednisone versus placebo plus prednisone in chemotherapy-naïve ment with metastatic castration-resistant prostate cancer (COU-AA-302): final overall survival analysis of a randomized, double-blind, placebo-controlled please 3 study. Lancet Oncol; 2015.

46. Salloum RG, Smith TJ, Jensen GA, et al. Survival among non-small cell lung cancer patients with poor performance status after first line chemotherapy. J Clin Oncol. abstr e18144; in press.

47. Schnipper LE, et al. American Society of Clinical Oncology Statement: A Conceptual Framework to Assess the Value of Cancer Treatment Options. J Clin Oncol. 2015; 33:2563-77.

48. Schnipper LE, Smith TJ, Raghavan D, et al. American Society of Clinical Oncology Identifies Five Key Opportunities to Improve Care and Reduce Costs: The Top Five List for Oncology. J Clin Oncol. 2012; 30(14):1715-24.

49. Swain SM, et al. Pertuzumab, Trastuzumab, and Docetaxel in HER2-Positive Metastatic Breast Cancer. N Engl J Med. 2015; 372:724-34.

50. Taillibert S, Laigle-Donadey F, Chodkiewicz C, et al. Leptomeningeal metástases from solid malignancy: a review. J Neurooncol. 2005; 75:85.

51. Tannock IF, Wit R, et al. Docetaxel plus prednisone or mitoxantrone plus prednisone for advanced prostate cancer. N Engl J Med. 2004; 351:1502-12.

52. van den Beuken-van Everdingen MH, de Rijke JM, Kessels AG, Schouten HC, van Kleef M, Patijn J. Prevalence of pain in patients with cancer: a systematic review of the past 40 years. Ann Oncol. 2007; 18:1437-49.

53. Victoria Hospice Society [website]. Palliative performance scale (PPSv2) version 2. Victoria, BC: Victoria Hospice Society; 2006 Disponível em: http://victoriahospice.com/files/attachments/2Ba1PalliativePerformanceScaleENGLISHPPS.pdf. Acesso em: 2009 jul 27.

54. Wedding U, Ködding D, Pientka L, et al. Physicians' judgement and comprehensive geriatric assessment (CGA) select different patients as fit for chemotherapy. Crit Rev Oncol Hematol. 2007; 64:1-9.

55. Wilcken N, Hornbuckle J, Ghersi D. Chemotherapy alone versus endocrine therapy alone for metastatic breast cancer. PubMed. Cochrane Database Syst Rev; 2003.

56. Wright AA, Zhang B, Keating NL, Weeks JC, Prigerson HG. Associations between palliative chemotherapy and adult cancer patients' end of life care and place of death: prospective cohort study. BMJ. 2014; 348:g1219. doi: 10.1136/bmj.g1219.

Capítulo 33

Aspectos Nutricionais no Paciente Oncológico em Cuidados Paliativos

Monica de Oliveira Benarroz
Alessandra Denolato

■ INTRODUÇÃO

A cada dia, os assuntos relacionados à alimentação, nutrição e câncer têm tido uma abordagem mais ampla, dialogando com diferentes áreas de conhecimento, tendo em vista sua complexidade tanto na prevenção primária quanto na secundária, a partir de mudanças no comportamento alimentar e na intervenção nutricional, de acordo com as inúmeras propostas terapêuticas.[1]

Vários estudos têm demonstrado que a assistência nutricional desempenha um papel relevante e preventivo na escolha das melhores vias de alimentação e na oferta adequada de nutrientes durante os tratamentos anticânceres. De igual modo, a assistência nutricional pode auxiliar nas mudanças necessárias do padrão alimentar, no controle dos efeitos adversos e, tanto quanto possível, na prevenção ou na delonga do processo de desnutrição, condição prevalente no paciente com câncer avançado.[2-7]

Nessa perspectiva, as estratégias nutricionais incluem um plano de cuidado nutricional individualizado, com a melhor via de alimentação, adequação da oferta de nutrientes e de quantidade/volume, fracionamento, propósitos terapêuticos, educativos e de conforto, adaptados ao estado geral do paciente, à aceitação e tolerância aos alimentos.

Na certeza que a assistência nutricional pode melhorar significativamente o estado geral e a qualidade de vida dos pacientes, este capítulo tem como objetivos: 1) abordar os aspectos nutricionais no paciente oncológico, com maior ênfase em cuidados paliativos; 2) apresentar a complexidade da assistência nutricional em cuidados paliativos; 3) destacar a contribuição do nutricionista na equipe multidisciplinar, contribuindo para a execução do plano terapêutico integrado, por meio de comunicação efetiva centrada no paciente e na tomada de decisão compartilhada com a família e a equipe; provendo segurança e tranquilidade aos pacientes e suas famílias.

■ ALIMENTAÇÃO E NUTRIÇÃO: UMA INTERSEÇÃO DE VALORES BIOLÓGICOS E AFETIVOS

Os termos nutrição e alimentação, embora estejam intrinsecamente ligados e sejam confundidos no discurso leigo, possuem sentidos, mecanismos e objetivos diferentes. Por isso, antes de adentrarmos nas questões relativas ao câncer, faz-se necessário esclarecer tais conceitos para uma melhor compreensão e aplicação do conhecimento.

Podemos definir nutrição como um conjunto de processos metabólicos, involuntários e dependentes do fornecimento regular e satisfatório de todos os nutrientes, com o objetivo de nutrir o corpo e promover sistemas totalmente funcionais em diversas condições fisiológicas.

A boa nutrição – proposta por Pedro Escudero há quase 80 anos e válida ainda hoje – está relacionada às quatro leis da alimentação que por um lado estabelecem uma visão normativa do consumo de nutrientes, mas por outro ressaltam a importância de flexibilizar tais normas para atender às necessidades biopsicossociais do indivíduo.[8] Essas leis dizem respeito à quantidade, qualidade, harmonia e adequação (Tabela 33.1), das quais esta última é a que mais será abordada, por se tratar de pacientes com câncer avançado e em cuidados paliativos.

Diferentemente, a alimentação é considerada um fenômeno complexo que engloba aspectos biológicos, psicológicos e sociais, com múltiplos objetivos, pois a comida está vinculada a valores socioculturais e ao prazer sensorial.[9]

O alimento e o bem-estar estão intrinsicamente ligados para além da perspectiva da nutrição, ou seja, da oferta de macro e micronutrientes que favorecem a homeostase; pois o ato de comer, além de garantir os insumos necessários à vida, promove e fortalece a socialização e está associado à esperança e à vitalidade.[7]

Tabela 33.1. Leis da alimentação[8]

Lei da quantidade	A quantidade de alimento deve ser suficiente para atender às necessidades calóricas do corpo e manter o equilíbrio calórico, indicando que a quantidade de calorias consumidas durante o dia deve ser igual ao gasto calórico. Do contrário será insuficiente ou excessiva
Lei da qualidade	Uma dieta deve ser completa em composição para prover o corpo com todas as substâncias que o integram. Os alimentos devem conter nutrientes de cada grupo alimentar (carboidratos, proteínas, gordura, vitaminas, minerais e água)
Lei da harmonia	As quantidades dos vários princípios nutricionais que integram a dieta devem manter uma relação de proporções entre si, com distribuição de 50 a 70% de carboidratos, 10 a 20% de proteínas e 20 a 35% de gorduras conforme estabelecido pelo órgão regulador. Da mesma forma, considerar as recomendações para os micronutrientes, as fibras e a água. Do contrário, a dieta será desarmoniosa ou desequilibrada
Lei da adequação	O propósito de uma dieta depende das necessidades de um usuário em particular, quando os nutrientes ingeridos devem ser adequados à idade, atividade física e estado fisiológico do indivíduo, bem como adaptada aos gostos, hábitos, tendências e *status* socioeconômico

A alimentação é um ato voluntário e consciente de livre escolha dos alimentos, indissociável do ponto de vista biopsicossocial, pois além de suprir as necessidades nutricionais, faz parte da história pessoal e da cultura de uma sociedade[10] e, sobretudo, é um direito humano fundamental garantido na Constituição Federal.

Do mesmo modo, a alimentação tem um papel simbólico de esperança e vitalidade, fundamental para o indivíduo com câncer,[7,9] sujeito à anorexia, à perda de peso e a outras alterações biológicas que afetam o estado nutricional, a autoestima,[7,11,12] a vida cotidiana[13] e causam sofrimento emocional.[4,7,12,13]

É importante destacar que a alimentação também é um fator determinante e condicionante de saúde, refletindo diretamente no estado nutricional e no processo de adoecimento de cada um, dependendo de suas escolhas alimentares ao longo da vida (Lei 8080/90). A quantidade, a qualidade, a variedade e a frequência do consumo dos alimentos é o resultado da autonomia de cada pessoa (ou do seu responsável direto, como no caso de alguém vulnerável, como as crianças e os idosos) em fazer as suas escolhas.

Enquanto o indivíduo saudável faz suas escolhas alimentares baseadas na construção sociocultural, associadas aos determinantes antropológicos e econômicos,[10] o indivíduo adoecido nem sempre pode escolher o que deseja comer e com quem comer, embora a comida sempre represente uma esperança.[9] De maneira oposta, não raro o paciente pode ser submetido à sonda para alimentação artificial ou passar semanas "comendo" algum alimento líquido para suportar o tratamento, ou ainda ingerir o que consegue para sobreviver. Além disso, esse indivíduo pode ser surpreendido por escolhas feitas pela família, a partir da crença que vincula alimento à saúde, apropriando-se de um discurso científico sem fundamento.[4,7,11,12]

■ CUIDADOS PALIATIVOS, ALIMENTAÇÃO E NUTRIÇÃO NA PERSPECTIVA BIOÉTICA

Podemos resumidamente conceituar os cuidados paliativos como um modelo de assistência multidisciplinar, convergindo para pessoas com doenças crônicas, progressivas, ameaçadoras à vida e terminais, cuja abordagem holística e humanizada é centrada na singularidade do sujeito biopsicossocial-espiritual e na sua família, a fim de prevenir o sofrimento, controlar sintomas, promover melhores condições de cuidado ativo, competente e compassivo, reconhecido como um direito humano básico e um componente essencial dos cuidados integrados.[14]

No câncer avançado, os tratamentos anticânceres podem ser fúteis e bastante danosos para a qualidade de vida dos pacientes e de seus familiares. Nesse momento, ocorre uma mudança gradual nos objetivos terapêuticos e os cuidados paliativos tornam-se a melhor resposta para o cuidado integral por meio de uma abordagem multidimensional e multidisciplinar.[15,16]

Empregar os cuidados paliativos na assistência nutricional também é contribuir para melhorar a condição global do paciente, bem como sua qualidade de vida e de sua família.[7] Nessa perspectiva, é fundamental discutir os quatro princípios bioéticos universalmente reconhecidos na área da saúde: autonomia, beneficência, não maleficência e justiça,[14] e aplicados na assistência nutricional de pacientes em cuidados paliativos,[17] conforme apresentado sumariamente na Tabela 33.2.

Essas questões são complexas, mas devem nortear as condutas do nutricionista a fim de garantir que as orientações e intervenções nutricionais propostas sejam objetivas, esclarecedoras, de fácil compreensão e adequadas para cada fase da doença, a fim de ajudar e não gerar mais sofrimento.

A bioética é uma ciência que aborda os conceitos de ética em saúde, promove a reflexão sobre os conflitos morais enfrentados regularmente pelos profissionais da área e pode ser compreendida como uma ferramenta de tomada de decisão útil em um ambiente hospitalar.[7]

Para além de uma discussão acadêmica, a bioética está inserida em toda prática profissional dos cuidados por meio de tomadas de decisão dos profissionais de saúde, dos pacientes e seus familiares. Na assistência nutricional, por exemplo, à medida que as dificuldades de alimentação do paciente em cuidados paliativos se agravam, faz-se necessária a discussão, a reflexão e a tomada de decisão compartilhada sobre os objetivos da nutrição e hidratação.[14,17]

A autonomia talvez seja o princípio mais desafiador da bioética, devido aos valores, à cultura e à situação clínica do paciente.[7] Esse princípio reconhece o direito e a capacidade da pessoa escolher aceitar ou recusar o tratamento proposto após a total compreensão do plano terapêutico, sem nenhum tipo de coesão e, do mesmo modo,

Tabela 33.2. Princípios bioéticos[17]

Autonomia	É direito e a capacidade da pessoa escolher aceitar ou recusar o tratamento proposto após a total compreensão do plano terapêutico. Mas não significa que ele tenha o direito de obter todos os tratamentos, desejos ou solicitações, caso esse tratamento específico não for medicamente indicado
Beneficência e não maleficência	Qualquer tratamento desproporcional deve ser evitado Prolongar a vida pode nunca ser o único objetivo e sempre tem que ser avaliado em relação ao bem-estar do paciente Retirar ou reter um tratamento que não fornece benefício ou se tornou desproporcional, sem interromper as outras formas de cuidados paliativos e o conforto A nutrição artificial é usada de acordo com tratamento individual e o desejo do próprio paciente, após avaliação da sua condição clínica pelo médico e outros profissionais de saúde
Justiça	Todo indivíduo tem o direito de obter o melhor atendimento disponível. Os recursos devem ser distribuídos de forma justa, sem qualquer discriminação. Por outro lado, tratamentos que são fúteis e apenas prolongam o sofrimento ou a fase da morte, têm que ser evitados. No que diz respeito aos recursos limitados, deve haver um uso adequado de critérios eticamente apropriados e transparentes

é garantido o direto de revogar sua decisão. Nos casos de pacientes incapazes de tomar suas próprias decisões, haverá um substituto legal para as tomadas de decisão.[17]

Outra questão desafiadora é aplicar o princípio da beneficência e não maleficência relacionada a conflitos como: 1) manter a dieta oral em um paciente anorético ou substituir por uma sonda e garantir a alimentação "forçada"; 2) suspender o uso de dietas especializadas e/ou suplementos orais de um paciente caquético, tendo em vista a baixíssima tolerância; 3) deixar a alimentação conforme a aceitação do paciente sem a imposição de seguir um padrão de "alimentação saudável" para pacientes idosos, com prognóstico ruim e hábitos arraigados.

Diante de tantas considerações que envolvem a bioética, alimentação e hidratação, qualquer decisão deve ser compartilhada com o paciente e seus familiares respeitando seu sistema de valores culturais, pessoais e religiosos.[5,17]

Tais suposições, de modo geral, não são refletidas com a equipe e nem com o paciente, prevalecendo a opinião e a imposição da vontade do profissional de saúde ou da família, que na intenção de fazer o bem, viola o princípio da autonomia e não respeita nem os sintomas do paciente, sua vontade e seus direitos, provocando sofrimento biopsicossocial.[7,17]

Apesar da relevância do tema, é surpreendente que essas discussões ainda sejam negligenciadas, mantendo uma lacuna desse assunto na prática profissional, na discussão de casos clínicos e na literatura. Certamente o engajamento em criar políticas públicas com a implantação

e execução dos cuidados paliativos centrados na pessoa e orientados para a família, a comunicação efetiva entre os profissionais e o paciente, o plano de cuidados preventivos bem definidos, e um programa de educação[16] podem mudar esse contexto.

São muitos os desafios relacionados aos cuidados paliativos e à alimentação, por isso a abordagem nutricional deve contemplar a prevenção e o alívio do sofrimento por meio da identificação precoce e avaliação correta, conforme definido pela Organização Mundial de Saúde.[15] Portanto, a assistência nutricional individualizada deve ser fornecida para todos os pacientes após uma avaliação completa das necessidades individuais; o plano alimentar deve ser compartilhado com a equipe de saúde e os casos mais difíceis discutidos previamente. Semelhantemente, todas as tomadas de decisão devem ser discutidas com os pacientes e suas famílias, que devem ser ouvidos, informados, respeitados e envolvidos nos seus cuidados.[14]

■ COMUNICAÇÃO: FERRAMENTA IMPRESCINDÍVEL NO CUIDADO AO PACIENTE

A comunicação é uma das habilidades mais importantes e mais difíceis no contexto da assistência em saúde, embora seja uma das bases dos cuidados paliativos.

Tanto a comunicação verbal, expressa na escuta ativa, na transmissão de informações e na prescrição orientada, quanto a comunicação não verbal, demonstrada nas posturas e atitudes bem-humoradas e otimistas – com discernimento e cautela em cada situação, contribuem para os cuidados gerais e para a saúde emocional dos pacientes e de seus familiares/cuidadores.[2]

A comunicação efetiva é uma ferramenta imprescindível para o alto desempenho da equipe multidisciplinar[18] e deve ser pautada em elementos que caracterizem sua efetividade, tais como: honestidade, clareza, objetividade e empatia.[19]

Quando pensamos nas relações entre os diferentes saberes da equipe multidisciplinar – essenciais para os cuidados paliativos,[16] entendemos a importância da comunicação entre os profissionais integrantes da equipe multidisciplinar e da comunicação dessa equipe com o paciente/familiares/cuidadores. A comunicação efetiva facilita o entendimento entre as partes e evita ruídos de comunicação e incompreensões nas diferentes abordagens,[20] o que possibilita as tomadas de decisão e as responsabilidades compartilhadas.[18,19]

No que concerne aos pacientes e seus familiares/cuidadores, a comunicação efetiva contribui de modo singular nas práticas do cuidado,[7,20] por meio da informação segura e criteriosa, adequada à realidade de cada paciente, esclarecendo dúvidas, desconstruindo mitos, evitando os erros e eventos adversos, fortalecendo a confiança entre as partes e, por conseguinte, essas ações estimulam a adesão do paciente às variadas propostas terapêuticas e garante a segurança do paciente, agregando valor a todos os procedimentos.[18]

Se, por um lado, as muitas intercorrências que podem surgir durante os cuidados paliativos causam preocupações e ansiedade, por outro lado a comunicação efetiva com escuta empática promove o respeito aos valores do paciente, uma melhor compreensão do seu sofrimento,[19] e como resultado conquistamos a confiança do paciente e de seus familiares, reduzimos seu sofrimento e promovemos qualidade de vida.

Dessa forma, o profissional nutricionista tem grande importância nesse contexto, no aconselhamento e prescrição nutricionais, sempre respeitando a história de vida do paciente, seus hábitos e costumes, preferências e aversões alimentares, visando à construção de vínculo e compartilhamento de responsabilidades.

■ CÂNCER E OS IMPACTOS NO ESTADO NUTRICIONAL

Os cânceres estão entre as principais causas de morbidade e mortalidade em todo o mundo.[5,14] São doenças altamente debilitantes, muitas vezes insidiosas e nem sempre podem ser percebidas por sinais e sintomas, expondo os pacientes à desnutrição e ao pior prognóstico quando descobertas tardiamente.

Diante do franco desenvolvimento de recursos tecnobiológicos para diagnósticos e tratamentos de diferentes doenças, a desnutrição oncológica é uma condição bastante preocupante devido aos impactos na mortalidade.[5,6,21] Entretanto, ainda é negligenciada em muitas unidades de oncologia,[22] ou quando reconhecida pelo médico é frequentemente subestimada pelos pacientes e seus familiares,[6] com sua prevalência variando de 25% a mais de 70% em diferentes países.[22]

No Brasil, devido à baixa renda de grande parte da população e do acesso restrito a bens e serviços, incluindo a saúde, que é afetada diretamente pela alimentação (fator determinante e condicionante da saúde) a desnutrição oncológica apresenta característica parecida. Em um estudo recente realizado em um hospital da rede do Serviço Único de Saúde, em Recife, Nordeste brasileiro, Silva e colaboradores identificaram uma alta prevalência de desnutrição (71,1%) nos pacientes internados, dos quais 35,4% foram classificados com desnutrição moderada e 35,7% com desnutrição severa.[23]

De modo geral, os pacientes com câncer apresentam aumento do gasto energético influenciado por: 1) tipo e localização do tumor; 2) estadiamento da doença; e 3) tipo de tratamento.[5,24] Os tipos de tumor mais agressivos ao estado nutricional são os gastroesofágico, pancreático, de cabeça e pescoço e pulmão.[21]

A desnutrição e a perda de peso são fatores de risco independentes para morbidade e mortalidade dos pacientes com câncer, limitando a resposta terapêutica, prejudicando o desempenho funcional e comprometendo a qualidade de vida,[5,21,24] tanto do paciente que sofre com os sintomas, quanto da família que tem dificuldades em lidar com a evolução da doença.[4]

A desnutrição é um problema grave e comum em pacientes com câncer, porém complexo porque é provocada por muitos fatores, tais como as alterações metabólicas do tumor e do hospedeiro, efeitos adversos do tratamento e a anorexia, que é tanto causa como consequência da desnutrição.[3,5,6,21,24]

A anorexia, da mesma forma que a desnutrição, é uma condição complexa, multifatorial e frequente nos pacientes com câncer em qualquer fase da doença, caracterizada pela perda total ou parcial do desejo de comer[12] e desencadeada, primariamente, por alterações no sistema nervoso central. Entre as causas secundárias, existem as biológicas, como as toxicidades provocadas pelos tratamentos que causam alterações do sistema digestório e disfunções quimiossensoriais.[5,6]

Ao passo que o câncer progride, os pacientes tornam-se cada vez mais debilitados com o agravamento da perda de peso progressiva, as alterações metabólicas, inflamatórias e imunológicas e a intensificação da anorexia. Tal condição é conhecida como síndrome de anorexia-caquexia, cujos principais sintomas são a degradação dos tecidos muscular e adiposo, com perda significativa da capacidade funcional.[3,21,24]

Além das condições supracitadas, coexistem no paciente com câncer avançado a dor de difícil controle e as alterações de ordem emocional.[5,6] Consequentemente, isso pode resultar em apatia, desinteresse gradual pela vida, isolamento social, além de afetar a qualidade de vida dos pacientes,[5-7,11-13] conforme descrito na Tabela 33.3.

Segundo Cooper e colaboradores, a desnutrição tem implicações psicológicas relevantes nos pacientes com câncer e em seus cuidadores, que expressaram um conjunto de emoções negativas como: tristeza, raiva, frustração, incerteza, medo, desespero e desamparo.[12]

Assim como ocorre com os pacientes, as famílias sofrem com a falta de clareza nas informações concernentes à perda de peso e à anorexia, com a culpa que sentem com a piora da condição clínica dos pacientes, apesar de todo investimento em melhor alimentá-lo, com a desesperança e a preocupação.[4]

Tabela 33.3. Exemplos do impacto da desnutrição e da anorexia no paciente oncológico[5-7,11-13]

Fisiológicos e metabólicos	Redução da competência do sistema imunológico; perda de apetite; menor absorção de nutrientes; esgotamento das reservas corporais de gordura e massa magra; aumento do risco de infecção; do tempo de internação e de complicação pós-cirúrgicas; menor tolerância aos tratamentos com maior toxicidade
Capacidade funcional	Redução de massa magra, principalmente de massa muscular, comprometendo a funcionalidade muscular com redução na força e equilíbrio
Emoção e humor	Isolamento social
Financeiros	Aumento dos custos hospitalares com impacto negativo para o sistema de saúde e para o paciente e/ou famílias que custeiam o tratamento devido às possíveis intercorrências, com maior tempo de internação e outras necessidades assistenciais
Qualidade de vida	As alterações metabólicas, a redução da capacidade funcional, as incertezas sobre a resposta terapêutica, os gastos financeiros e o esgotamento de recursos aumentam o sofrimento do paciente e de sua família

Jane Hopkinson, pesquisadora que há mais de 20 anos faz investigação exploratória das manifestações, significados e manejo da caquexia do câncer, argumenta que se as causas da caquexia são multifatoriais, os tratamentos deveriam ser multimodais, promovendo alívio dos sofrimentos emocionais e sociais experienciados pelos pacientes e seus familiares.[13]

O impacto no estado nutricional que o câncer provoca no paciente pode ser tão devastador do ponto de vista psicossocial, tanto para si, quanto para sua família, o que causa a necessidade de que a abordagem nutricional seja sempre multidimensional e compartilhada com a equipe multidisciplinar.

■ ASSISTÊNCIA NUTRICIONAL EM CUIDADOS PALIATIVOS

Os processos da assistência nutricional foram descritos pela American Dietetic Association em 2001 com a pretensão de estabelecer um padrão global para a prestação de cuidados nutricionais e, desde então, esses processos são atualizados e se tornaram referência em diversos países.[25]

Esse modelo de assistência nutricional está centrado na relação paciente-nutricionista e apresenta quatro passos que favorecem a integração e a adesão tanto do planejamento de cuidados nutricionais quanto do aconselhamento nutricional por meio de uma abordagem holística, conforme resumido abaixo:[25]

- Avaliação e reavaliação nutricional: coleta, análise e interpretação dos dados baseadas em evidências científicas. Registro em prontuário.
- Diagnóstico nutricional: identificação e classificação do problema, definição da causa e dos fatores de risco, identificação dos sinais e sintomas. Registro em prontuário.
- Intervenção nutricional: planejamento e realização de um plano de cuidados nutricionais com objetivos estabelecidos. Registro em prontuário.
- Monitoramento e verificação: conferência dos resultados alcançados e da adesão ao plano estabelecido, manutenção ou alteração no planejamento conforme as condições clínicas do paciente e baseadas em evidências científicas. Registro em prontuário.

Os pacientes com câncer avançado, de modo geral, apresentam maior vulnerabilidade física e psicossocial e, dessa forma, a avaliação nutricional deve ser minuciosa e o mais precocemente possível.[5,6]

O plano dietético individualizado tem como objetivo a oferta adequada de nutrição e hidratação, respeitando os quesitos: queixas do sistema digestório, perda de apetite, alteração no peso corporal, via(s) de alimentação, condições psicossociais, aspectos culturais, atividade de vida diária e aspectos econômicos. Podemos também considerar padrões de sono e outros fatores característicos do estilo de vida, como a prática de atividades físicas, o tabagismo e o etilismo.

Partindo desses pressupostos, as modificações na alimentação podem ocorrer nos seguintes fatores: quantidade, qualidade, composição química, valor nutricional, temperatura, consistência, volume dos alimentos, viscosidade, fracionamento e via de alimentação.[5]

Uma ferramenta importante e eficaz na assistência nutricional é o aconselhamento nutricional, descrito como "um processo de comunicação profissional dedicado e repetido que visa proporcionar aos pacientes uma compreensão completa dos tópicos nutricionais que podem levar a mudanças duradouras nos hábitos alimentares", que mais produz efeitos positivos no estado nutricional e na qualidade de vida dos pacientes em cuidados paliativos.[5,6]

Nessa lógica, o nutricionista deve utilizar o aconselhamento nutricional sistemático e adequado para: 1) influenciar o comportamento alimentar de modo prático;[26] 2) fornecer o apoio necessário aos pacientes/famílias a lidarem com distúrbios alimentares durante a progressão da doença;[4] 3) dar um novo sentido e significado ao alimento;[2] 4) orientar na preparação dos alimentos, no fracionamento das refeições, no uso racional de suplementos nutricionais orais, nos cuidados com a alimentação artificial; 5) esclarecer dúvidas e orientar sobre o manejo dos sintomas gastrointestinais,[2,7,25] entre muitas outras contribuições.[28]

Como já mencionado, o aconselhamento nutricional deve ser centrado na relação paciente-nutricionista, a fim de estimular a empatia e a confiança, o que resultará em maior adesão ao plano dietético.[5,6,25,26]

Para além de uma ferramenta circunscrita ao ambiente hospitalar, o aconselhamento nutricional, igualmente, pode ajudar pacientes na manutenção do estado nutricional no momento da alta.[28]

■ INTERVENÇÃO NUTRICIONAL E OS DESAFIOS ALIMENTARES EM CUIDADOS PALIATIVOS

As necessidades nutricionais correspondem à quantidade de macronutrientes (carboidratos, lipídios e proteínas) e micronutrientes (vitaminas e minerais) que cada organismo precisa para nutrir o corpo, manter um estado nutricional estável e promover o bom funcionamento do organismo em diversas condições fisiológicas. Isso corresponde ao equilíbrio entre o consumo de insumos energéticos e proteicos e o gasto de energia, um dos fatores que determinará o estado nutricional.

A avaliação nutricional é um instrumento investigativo e diagnóstico do estado nutricional. De modo geral, os dados antropométricos são utilizados para gerar o Índice de Massa Corporal, um indicador importante, porém pouco fidedigno para os pacientes em cuidados paliativos que apresentam alterações metabólicas como: 1) desequilíbrios eletrolíticos; 2) hipoalbuminemia; 3) edemas; e 4) ascite.

Conquanto não haja um instrumento ideal para a avaliação nutricional, o Consenso Nacional de Nutrição Oncológica (CNNO), de 2015, elegeu Avaliação Subjetiva Global Produzida pelo Próprio Paciente, ASG-PPP (*patient-generated subjective global assessment* – PG-SGA) como o instrumento recomendado para os pacientes em cuidados paliativos.[29]

As necessidades proteico-calóricas do paciente com câncer são dependentes do tipo de tumor, do estadiamento da doença e dos tratamentos que aos pacientes são submetidos. Nesse entendimento, o CNNO sugere que os macronutrientes sejam estipulados em: 1) calorias totais diárias: 25 a 35 kcal/kg; e 2) proteínas totais diárias: 1,0 g a 1,5 g proteína/kg. Para a hidratação é sugerido um volume médio de 30 a 35 mL/kg ao dia e, no idoso, de 25 mL/kg ao dia. Entretanto, esse planejamento deve ser flexível e sem a expectativa que será plenamente cumprido, porquanto dependerá da capacidade de tolerância e aceitação do paciente diante das alterações metabólicas,[29] já discutidas neste capítulo.

Conforme as recentes diretrizes publicadas pela Sociedade Europeia de Nutrição Enteral e Parenteral, a via oral deva ser sempre a primeira escolha para alimentar o paciente, podendo-se fazer uso de suplementos nutricionais orais e nutrição artificial (enteral e parenteral) de modo racional, posto que não há evidências que essas estratégias mudam a condição do paciente e estão associadas a riscos, encargos e custos que precisam ser ponderados em relação aos benefícios esperados, com o conhecimento e consentimento do paciente.[5,6]

Os suplementos nutricionais orais são uma excelente opção para aumentar aporte nutricional,[3,5,6] por serem produtos industrializados, formulados com macronutrientes e micronutrientes, adicionados à alimentação habitual do paciente que necessita de maior aporte calórico e proteico, atendendo às necessidades dos pacientes em condições metabólicas e fisiológicas específicas; sendo de fácil administração, não invasivos e de consistência líquida, o que melhora a aceitação do paciente.[30]

As recomendações práticas para a intervenção nutricional adequada devem considerar diferentes sintomas, como as alterações de paladar e/ou olfato, a saciedade precoce, e as aversões alimentares como resultado dos tratamentos.[27] Outrossim, os distúrbios da deglutição, as alterações gástricas e a obstrução intestinal podem tornar a via oral imprópria, sendo necessário introduzir a terapia nutricional enteral,[3,5,6] cujo objetivo é melhorar o estado nutricional dos pacientes enquanto possível e é benéfico para a qualidade de vida.[3]

De modo geral, as dietas especiais industrializadas são as mais indicadas para serem utilizadas nas sondas (gástrica ou entérica); porém, as refeições caseiras modificadas (liquidificada e peneirada) também podem ser administradas por meio das sondas. Isso é possível devido a questões de custo e desejo da família em mostrar cuidado ao alimentar o paciente com comida a comida caseira.[7]

A nutrição parenteral é usada com menos frequência que a alimentação por sonda enteral devido a complicações como infecção e sepse.[3,17]

Sempre que possível, devemos tentar atender as necessidades nutricionais dos pacientes, exceto nos cuidados de fim de vida.[5] Todavia, em cuidados paliativos, a intervenção nutricional possibilita meios e vias de alimentação a fim de contribuir para a melhora do estado geral e da qualidade de vida, reduzindo os efeitos adversos provocados pelos tratamentos, retardando a síndrome de anorexia-caquexia.[2]

Nesse sentido, a intervenção nutricional para os pacientes em cuidados paliativos deve ser individualizada, ponderando a gravidade de cada paciente, avaliando os benefícios e os riscos, mitigando os impactos dos tratamentos e da desnutrição.[5,17] Assim sendo, impor para esse grupo de pacientes as recomendações de alimentação saudável para a população em geral não é adequado, nem salutar.[7]

A intervenção de nutrição adequada é um domínio crítico nos cuidados de final de vida, no qual a alimentação deve ser destinada principalmente a apoiar o conforto e a qualidade de vida, saciando as sensações de fome e sede do paciente que ainda precisam ser atendidas.[6] Desconstruir o papel da alimentação nos cuidados de final da vida é uma tarefa bastante desafiadora para a equipe de saúde, pois as famílias nem sempre conseguem lidar com a realidade da finitude e a impossibilidade de comer.

■ CONTROLE DE SINTOMAS

Pacientes com câncer avançado experimentam muitos sintomas por causa dos tratamentos ou mesmo pelo avanço da doença, de modo isolado ou concomitante, que podem variar de moderados a graves. Entre esses sintomas, os mais prevalentes são: dor (89%), fadiga (69%), fraqueza (66%), anorexia (66%), falta de energia (61%), náusea (60%), boca seca (57%), constipação (52%), saciedade precoce (51%), dispneia (50%), vômitos (30%).[31]

Alguns tratamentos anticânceres provocam alterações quimiossensoriais, distorcem o paladar e aumentam a sensibilidade aos odores devido ao próprio câncer ou como efeito adverso do tratamento.[27] Sintomas como ausência de paladar, gosto metálico ou sensação de "mastigar palha" são algumas queixas que podem fazer com que os pacientes rejeitem a alimentação.

Estudo realizado com 1.199 pacientes, em sete de centros de tratamento de câncer, mostrou que 50,2% dos pacientes relataram aumento da sensibilidade gustativa; 18,6% maior sensibilidade ao gosto metálico; 9,3% dos pacientes relataram diminuição da sensibilidade do paladar ao doce, 8,6% ao salgado, 4,8% ao azedo e 4,7% ao amargo; 43,3% dos pacientes relataram maior sensibilidade por, pelo menos, um tipo de aroma; e 40% com impacto negativo no apetite.[27]

Os cuidados paliativos são focados em responder eficazmente as necessidades multidimensionais relacionadas ao controle de sintomas e ao cuidado dos pacientes e sua família, por isso a importância de uma equipe multidisciplinar, com a inserção do nutricionista.[16]

Os sintomas, quando não controlados, afetam o comportamento alimentar do paciente, causando impacto negativo no estado nutricional, danos psicossociais, prejuízo no estado geral e na qualidade de vida que afeta tanto o paciente quanto sua família, conforme descrito neste capítulo.

Considerando o exposto nesse tópico, vamos abordar apenas o controle de sintomas do sistema digestório de modo sucinto, conforme Tabela 33.4.

Tabela 33.4. Controle de sintomas[2,32]

Sintomas	Conduta
Alteração no paladar	• Utilizar temperos naturais e especiarias para melhorar o sabor da comida ou temperos mais fortes • Mascar chiclete sem açúcar • Escolher comida ou bebida de preferência que seja saborosa • Escolher a temperatura que mais agrada • Substituir alimentos menos palatáveis por outros do mesmo valor nutricional • Substituir os utensílios de metal por utensílios de plástico se a comida tiver gosto metálico
Boca seca e saliva espessa	• Beber água frequentemente e em pequena quantidade ao longo do dia • Mascar chiclete sem açúcar • Preferir alimentos suculentos, com molhos, caldos ou recheios cremosos • Acompanhar as refeições com algum tipo de bebida • Evitar alimentos secos e duros • Usar enxaguantes bucais sem álcool regularmente • Escovar os dentes regularmente ao longo do dia
Constipação	• Beber líquidos em volume superior a 1,5 L/dia e aumentar a quantidade toda vez que consumir cereais integrais • Consumir diferentes tipos de fibras vegetais: legumes coloridos, vegetais folhosos, frutas frescas laxativas (abacate, ameixa, kiwi, laranja, manga, mamão, tangerina, uvas etc.) • Frutas desidratadas (ameixa preta, figo, uva passa); • Beber suco misto com água de coco e algum vegetal folhoso (salsa, couve ou agrião) • Reduzir o consumo de batatas, massas e frituras
Diarreia	• Beber líquidos em volume superior a 1,5 L/dia e aumentar a quantidade toda vez que tiver um episódio de diarreia • Beber isotônico para reposição de eletrólitos • Preferir leite sem lactose • Evitar alimentos laxativos: cereais integrais, diversas frutas frescas, frutas secas, grãos, sementes e vegetais folhosos • Evitar alimentos açucarados e gordurosos
Dificuldade e/ou dor na deglutição e mastigação	• Preferir alimentos bem cozidos ou cremosos • Evitar alimentos duros ou secos • Acompanhar as refeições com líquidos para facilitar a deglutição
Náuseas e vômitos	• Fracionar as refeições em pequenas porções ao longo do dia • Preferir preparações simples, sem odores e temperos fortes • Evitar alimentos com temperaturas extremas • Evitar beber líquidos durante as refeições • Evitar alimentos açucarados e gordurosos
Mucosite	• Preferir alimentos bem cozidos ou cremosos • Usar pouco sal e pouco açúcar nas preparações • Preferir alimentos em temperaturas mornas e frias • Evitar alimentos picantes, ácidos, duros ou secos • Evitar comida ou bebida muito quente ou muito fria
Saciedade precoce	• Fracionar as refeições conforme tolerância • Diminuir a quantidade/volume dos alimentos • Reduzir oferta de alimentos ricos em fibras (cereais integrais e salada crua) e gordurosos

■ DOR, DISFUNÇÃO INTESTINAL INDUZIDA POR OPIOIDE E ALIMENTAÇÃO

A dor é uma das queixas mais comuns dos pacientes com câncer e ao mesmo tempo um sintoma difícil de tratar, impactando negativamente na qualidade de vida.[33]

Na década de 1960, Cicely Saunders, a grande precursora dos cuidados paliativos, cunhou o termo dor total, pressupondo que todas as dimensões indissociáveis do sofrimento humano – físico, mental, social e espiritual, podem ser afetadas no paciente com câncer e, por conseguinte, devem ser semelhantemente investigadas, avaliadas e tratadas de modo multidisciplinar.[14]

A dor pode levar o paciente ao sofrimento psicossocial, alteração de humor, ansiedade e depressão,[33] sendo um gatilho para a anorexia, a perda de peso e o risco nutricional.

Além da problemática da dor oncológica, os medicamentos adotados para o tratamento mais efetivo são os opioides, cujo principal efeito adverso é a constipação induzida por opioide (CIO), com prevalência de 80%,[34] variando de 70 a 100% entre pacientes hospitalizados.[35]

A constipação intestinal é uma impressão subjetiva de evacuação irregular em frequência e volume, cujas principais características são fezes duras e ressecadas, sensação de evacuação incompleta e de bloqueio anal, com recorrentes manobras manuais que podem ter várias etiologias.[36] No paciente com câncer avançado, além dos fatores preexistentes, somam-se a inatividade física e a limitação funcional; a baixa ingestão de alimentos ricos em fibras e líquidos; o agravamento das comorbidades e a pluralidade de medicamentos que causam constipação, principalmente os opioides.[34,37,38]

Quando a constipação é um efeito adverso do opioide, ela é percebida pelo paciente como uma complicação angustiante,[39] sendo considerada a terceira principal queixa, depois da dor e da anorexia.[37] Ainda que seja um dos efeitos adversos mais frequentes e persistentes da terapia com opioides, provocando medo nos pacientes quanto à própria dor, é frequentemente subestimado e subtratado.[39,40] Isso resulta no abandono do opioide para evitar a angústia da constipação, limitando a adesão ao tratamento mais eficiente contra a dor.[35,37]

Estudos recentes têm demonstrado que os receptores opioides estão presentes em todo o sistema digestório e, dessa forma, os sintomas não estão restritos somente ao cólon, provocando apenas a constipação, mas outros sintomas concomitantes, como náusea, vômito, boca seca, refluxo gastroesofágico, cólicas abdominais, espasmos e inchaço. Esse conjunto de sintomas foi definido por disfunção intestinal induzida por opioides.[40,41]

A constipação, semelhante à dor, compromete a qualidade de vida dos pacientes[36,40,41] e indiretamente o estado nutricional, por redução do apetite e todos sintomas gastrointestinais supracitados.[36,39]

Considerando o exposto, percebe-se que a avaliação multidimensional é fundamental para o paciente em cuidados paliativos, pois além de ter uma doença ameaçadora à vida, está sujeito à dor de difícil controle, associada aos efeitos adversos do tratamento, cursando com um conjunto de alterações digestivas e intestinais, comprometendo tanto a alimentação quanto a qualidade de vida dos mesmos.[34]

Portanto, ouvir as queixas do paciente, conhecer seus hábitos de vida, rotina, condições clínicas,[37] certamente conduzirá a uma abordagem mais efetiva e resolutiva, com orientações e intervenções nutricionais objetivas, esclarecedoras e de fácil compreensão, a fim de promover, em tempo oportuno, um aporte nutricional adequado para o controle dos sintomas e a melhora da qualidade de vida.[7]

A melhor proposta de tratamento para a CIO é a profilaxia. Por esse motivo, imediatamente após a prescrição do opioide, o laxante deve ser prescrito associado às medidas não farmacológicas,[34,36,37,40,41] entre elas as orientações nutricionais adequadas à realidade de cada paciente.

Embora não haja evidências que a alimentação rica em fibra e o aumento da hidratação sejam efetivas no tratamento da CIO, sabe-se que podem contribuir na profilaxia e no tratamento, quando associadas aos laxantes e a medidas não farmacológicas.[34,36,37]

Quanto à hidratação, recomenda-se o consumo de 1,5 L a 2,0 L ao dia, sendo necessário aumentar o volume em caso de desidratação ou aumento do consumo de alimentos ricos em fibras.[34,36,37,41]

Quanto à alimentação, recomenda-se que seja laxativa, com oferta regular de vegetais – frutas, hortaliças, grãos, oleaginosas e cereais integrais - por serem alimentos ricos em fibras. Apesar das fibras exercerem importante papel na prevenção da constipação funcional, quando se trata de CIO, elas devem ser consumidas com atenção nos sintomas já descritos.[34,36,38]

As fibras insolúveis presentes nos cerais integrais, nas cascas dos vegetais e nas verduras, retêm água e aumentam o bolo fecal, acelerando o trânsito intestinal. Devido à sua insolubilidade, elas não são fermentadas pela flora intestinal e, assim, não são metabolizadas, podendo provocar distensão abdominal e flatulência. Considerando que o paciente pode apresentar náuseas, vômitos, distensão abdominal e outros sintomas além da CIO, a oferta da fibra insolúvel deve ser limitada e sua aceitação monitorada, bem como os sintomas.[34,38]

Em contrapartida, as fibras solúveis são degradadas pelas bactérias colônicas, formando gases e ácidos graxos de cadeia curta (acetato, propionato e butirato), que estimulam a mobilidade e aceleram o tempo de trânsito intestinal, além de serem benéficos à flora colônica.[38]

A quantidade de fibras dietéticas recomendada varia de 20 a 35 g, a partir dos alimentos vegetais. Contudo, em caso de constipação refratária ao uso de laxante, sugere-se reduzir a quantidade de fibras para 5 a 10 g evitando assim o risco de obstrução intestinal.[38] Vale destacar que o *psyllium*, uma fibra solúvel industrializada derivada da planta *plantago ovata*, é a fibra mais utilizada nas pesquisas, demonstrado bons resultados no controle da CIO.[36]

A proposta de aumentar o consumo de líquidos e fibra nem sempre será viável para os pacientes em cuidados paliativos devido a anorexia, condição muito frequente nesses pacientes.[34,37,38]

Quanto aos probióticos e prebióticos, não há pesquisas suficientes para alegar sua importância no manejo da CIO.

A CIO deve ser tratada com rigor por meio de medidas profiláticas, com o correto diagnóstico e o monitoramento das queixas do paciente. A prescrição permanente de laxante e as medidas não farmacológicas profiláticas (Tabela 33.5)[34,37,38] são estratégias que, associadas, podem prevenir a constipação e contribuir para a qualidade de vida do paciente.

■ A DOR CRÔNICA NO IDOSO: UM CUIDADO ESPECIAL

Desde as últimas décadas, o Brasil se depara com o processo de envelhecimento e aumento da longevidade populacional, assim como é observado em outros países.[42] Se por um lado há uma conquista em viver mais, resultado do progresso das políticas públicas, por outro lado há um desafio e uma insegurança que envolve questões de: 1) saúde física, mental e emocional; 2) rede de apoio social e afetiva; 3) condições financeiras para o autossustento; 4) preservação da autonomia e independência; entre muitas outras. Essas inseguranças fazem surgir desafios relacionados principalmente com a previdência social, a saúde, a assistência social, o cuidado e a integração social dos idosos.[42]

A Organização Mundial de Saúde define o envelhecimento saudável como um "processo de desenvolvimento e manutenção da capacidade funcional que permite

Tabela 33.5. Controle da constipação[34,37,38]

Medidas não farmacológicas		Considerações
Alimentação e hidratação	Consumir líquidos em geral, pelo menos 2 L por dia de água e sucos de frutas laxativas, como ameixa, figo, laranja, manga, mamão	Além de hidratar e nutrir, tanto as frutas citadas quanto a frutose concentrada estimulam a peristalse
	Consumir frutas que têm sementes pequenas: kiwi, morango, framboesa, mirtilo, figo	Têm ação laxante e são ricas em fibra solúvel
	Consumir creme de ameixa e/ou figo desidratados: 1 colher de sopa 2 vezes ao dia	Têm ação laxante e a frutose concentrada estimula a peristalse
	Adicionar azeite de oliva na alimentação (ou beber como remédio): 1 a 2 colheres de sopa ao dia	Tem ação emoliente
	Evite cereais integrais (p. ex., arroz, pão, biscoito)	Fibras insolúveis aumentam o bolo fecal, provocam gases intestinais, o que piora o desconforto abdominal e podem piorar a dificuldade de evacuação
Atividade física moderada		Muito importante, mas pode ser difícil de realizar em pacientes com dor crônica
Massagens abdominais		Podem ajudar o intestino nos movimentos peristálticos e na eliminação de gases
Privacidade		Lugar privado e tranquilo favorece a evacuação
Responder imediatamente aos desejos de defecar		Criar rotina e respeitar o relógio biológico favorece a evacuação

o bem-estar na velhice". Embora o processo de envelhecimento não esteja necessariamente relacionado às doenças e incapacidades físicas ou mentais, nessa fase da vida é comum o surgimento do declínio progressivo da capacidade funcional e o aumento do risco de doenças não transmissíveis – incluindo o câncer e a dor crônica – com grande repercussão negativa na qualidade de vida dos idosos, dificultando consideravelmente a autonomia no desempenho nas atividades de vida diária e maior dependência.[43]

A dor crônica configura-se em um diagnóstico frequente em idosos; sendo assim, a tendência atual é termos um número crescente de indivíduos idosos que, apesar de viverem mais, apresentam maiores condições crônicas, referentes ao processo de envelhecimento malsucedido ou doenças características da faixa etária, fato que pode interferir de modo acentuado na sua qualidade de vida.[44,45]

Considerada uma das causas mais significativas de sofrimento e incapacidade para todos os tipos de pacientes em todo o mundo, a dor crônica se apresenta de modo multidimensional, com consequências físicas, psicológicas e sociais, com sérias implicações na qualidade de vida.[14]

Nesse conceito, a dor é compreendida como um fenômeno multifatorial, em que a lesão tecidual, os aspectos emocionais, socioculturais e ambientais influenciam diretamente no fenômeno,[44] levando o indivíduo a manifestar sintomas como depressão, incapacidade física e funcional, dependência, afastamento social, mudanças na sexualidade, alterações nos padrões de sono, apetite e libido, manifestações de irritabilidade, alterações de energia, diminuição da capacidade de concentração, restrições na capacidade para as atividades familiares, profissionais e sociais, desequilíbrio econômico, desesperança, sofrimento e sentimento de morte.[46]

Igualmente, a dor crônica pode ser um acelerador do envelhecimento e um dos principais causadores de distúrbios do humor e do sono com importante ônus social.[45] Pode ainda acarretar em fadiga e alterações do sistema digestório (constipação, náuseas e anorexia) como consequência medicamentosa dos opioides,[40,41] e levar à diminuição de mobilidade, resultando em perda de força física, redução da competência do sistema imunológico, dificultando consideravelmente sua autonomia e seu desempenho nas funções diárias e maior incapacidade funcional.[14]

Desse modo, a capacidade funcional surge como um importante componente na saúde dos idosos e é particularmente útil no contexto do envelhecimento do paciente com câncer, porque envelhecer mantendo todas as funções evita problemas para o indivíduo e para a sociedade, já que a redução ou perda da capacidade funcional é um fator de risco para quedas e um impeditivo para as atividades de vida diária, como preparar o próprio alimento, locomover-se, usar o vaso sanitário, tomar banho, vestir-se, entre outras.[47]

O idoso *per se* é elegível para os cuidados paliativos, e sendo oncológico isso se torna uma urgência devido aos sintomas múltiplos e complexos relativos às condições de fragilidade e vulnerabilidade do idoso oncológico, que exigem avaliação e tratamento apropriados e oportunos, em especial o alívio da dor.[48]

Quanto à assistência nutricional no manejo da dor, os objetivos são identificar as principais queixas de dor, avaliar seu impacto no apetite, no consumo dos alimentos e no estado nutricional, e fazer uma intervenção nutricional baseada em evidência, mas respeitosa aos hábitos alimentares do paciente.

Recentemente, Rondanelli e colaboradores publicaram uma revisão narrativa alegando que algumas substân-

Tabela 33.6. Exemplo de recomendações alimentares que auxiliam no combate da dor crônica[49]

Regularidade	Tipo de alimentos	Considerações
Todos os dias	Água	A boa hidratação (1,5 a 2 L/dia) reduz a concentração de cortisol, podendo auxiliar no controle da dor
	Frutas e hortaliças em geral	São ricos em vitaminas, minerais, fitoquímicos e fibras. O consumo diário de cinco porções de frutas e hortaliças ajuda a reduzir os processos inflamatórios
	Cereais integrais (arroz integral, trigo integral e aveia)	Consumir três porções de carboidratos com baixo índice glicêmico auxilia na redução dos processos inflamatórios
	Azeite de oliva extravirgem e azeitonas	São ricos em substâncias bioativas como os ácidos graxos monoinsaturados e polifenóis. O consumo de 10 mL de azeite cru (adicionado nas saladas ou outros alimentos) ajuda a reduzir os processos inflamatórios e oxidativos
	Nozes e sementes oleaginosas	São ricas em magnésio, cobre, vitamina E, fitosteróis, e outras substâncias, com ação anti-inflamatória e antioxidante. O consumo diário de 30 g pode ajudar a combater a dor crônica
Quatro vezes por semana	Peixe	São ricos em ácidos graxos poli-insaturados ômega 3 (PUFA). O consumo diário de 150 g de peixe, em especial os mais gordos: cavala, anchova, sardinha, atum, podem ajudar no controle da dor pois apresentam propriedade anti-inflamatória
	Grãos (feijões, ervilha lentilhas, soja etc.)	O consumo diário de 100 g de grãos pode ajudar no controle da dor, pois o alto teor de fibra dos grãos reduz os processos inflamatórios
Uma vez por semana	Carne vermelha	Piora os processos inflamatórios
Ocasionalmente	Doces em geral	Preferir os doces caseiros, com farinha integral e cacau 70%. Pioram os processos inflamatórios

cias presentes nos alimentos podem desempenhar uma ação moduladora na dor crônica, por meio do controle do estresse oxidativo. Assim sendo, o estudo apresenta uma pirâmide alimentar hierarquizando os alimentos moduladores com o objetivo de orientar quais são os alimentos que podem ajudar no combate à dor crônica (Tabela 33.6).[49]

A construção da pirâmide foi uma ideia inovadora e interessante, contudo os autores não fizeram nenhuma ressalva aos idosos nem aos cuidados paliativos, duas situações críticas. Logo, vale lembrar que sempre haverá a necessidade de avaliar os riscos e os benefícios quando se trata de um paciente idoso com câncer avançado, no qual a expectativa de vida já é reduzida. Por isso, na abordagem dos cuidados paliativos, conforme já comentado, a assistência nutricional é multidimensional e centrada no paciente e seu familiar, respeitando seus limites e preferências.

Embora as necessidades dos cuidados paliativos sejam notórias para o idoso com câncer e, com grande possibilidade de experimentar a dor crônica durante a progressão da doença, associada ou não a outras comorbidades,[48] nem sempre esse paciente tem acesso ao tratamento mais adequado para alívio do sofrimento provocado pela dor. Essa lacuna no cuidado é um desafio, visto que o paciente com dor, não come, não dorme, não vive dignamente os poucos dias que lhe restam.

■ CONCLUSÃO

Os cuidados paliativos destinados aos pacientes com câncer avançado são permeados de estigmas e constru-

ções simbólicas negativas. Mas a compreensão dos benefícios que os cuidados paliativos promovem interfere diretamente na qualidade de vida dos pacientes e seus familiares e nas perspectivas de futuro, pois os cuidados paliativos reafirmam a vida e promovem a boa morte.

A abordagem nutricional pautada nos pilares dos cuidados paliativos consegue associar a excelência profissional, à confiança e ao respeito para com o pacientes/famílias. Esse esforço consiste em ressignificar o alimento e tornar a intervenção nutricional uma aliada na promoção da qualidade de vida. Mas, para que isso seja factível, é necessário o apoio de uma equipe multidisciplinar.

■ REFERÊNCIAS BIBLIOGRÁFICAS

1. World Cancer Research Fund. Diet, nutrition, physical activity and cancer. A global perspective. Continuous update Project expert report; 2018. Disponível em: https://www.wcrf.org/sites/default/files/Summary-third-expert-report.pdf. Acesso em: 2018 set 2018.
2. Benarroz MO, Faillace GBD, Barbosa LA. Bioética e nutrição em cuidados paliativos oncológicos em adultos. Cad Saude Publica. 2009; 25:1875-82.
3. Caccialanza R, Pedrazzoli P, Cereda E, et al. Nutritional Support in Cancer Patients: A Position Paper from the Italian Society of Medical Oncology (AIOM) and the Italian Society of Artificial Nutrition and Metabolism (SINPE). J Cancer. 2016; 7:131-5.
4. Amano K, Maeda I, Morita T, et al. Eating-related distress and need for nutritional support of families of advanced cancer patients: a nationwide survey of bereaved family members. J Cachexia Sarcopenia Muscle. 2016; 7:527-3.

5. Arends J, Bachmann P, Baracos V, et al. ESPEN guidelines on nutrition in cancer patients. Clin Nutr. 2017; 36:11-48.

6. Arends J, Baracos V, Bertz H, et al. ESPEN expert group recommendations for action against cancer-related malnutrition. Clin Nutr. 2017; 36:1187-96.

7. Benarroz MO, Scapulatempo HH, da Silva SMA, et al. Nutritional intervention and bioethics challenges in palliative care for advanced cancer. In: Cole CM. Bio and Research Ethics. Issues, Perspectives and challenges of the 21st century. Nova Iorque: Nova Science Publishers Inc. 2017; p. 57-75.

8. Chávez-Bosquez O, Pozos-Parra P. The Latin American laws of correct nutrition: Review, unified interpretation, model and tools. Comput Biol Med. 2016; 70:67-79.

9. Costa MF, Soares JC. Alimentar e Nutrir: Sentidos e Significados em Cuidados Paliativos Oncológicos. Rev Bras Cancerol. 2016; 62:215-24.

10. Jomori MM, Proença RPC, Calvo MCM. Determinantes de escolha alimentar. Rev Nutr. 2008; 21:63-73.

11. Locher JL, Robinson CO, Bailey FA, et al. The contribution of social factors to undereating in older adults with cancer. J Support Oncol. 2009; 7:168-73.

12. Cooper C, Burden ST, Cheng H, et al. Understanding and managing cancer-related weight loss and anorexia: insights from a systematic review of qualitative research. J Cachexia Sarcopenia Muscle. 2015; 6:99-111.

13. Hopkinson JB. Psychosocial impact of cancer cachexia. J Cachexia Sarcopenia Muscle. 2014; 5:89-94.

14. Gómez-Batiste X, Connor S Building Integrated Palliative Care Programs and Services. WHO Collaborating Centre Public Health Palliative Care Programmes; 2017.

15. World Health Organization. National cancer control programmes: policies and managerial guidelines. Geneva: World Health Organization; 2002.

16. Dans M, Smith T, Back A, et al. NCCN Guidelines Insights: Palliative Care, Version 2.2017. J Natl Compr Canc Netw. 2017; 15:989-97.

17. Druml C, Ballmer PE, Druml W, Oehmichen F, Shenkin A, Singer P, et al. ESPEN guideline on ethical aspects of artificial nutrition and hydration. Clin Nutr. 2016; 35:545-56.

18. Hui D, Bruera E. Integrating palliative care into the trajectory of cancer care. Nat Rev Clin Oncol. 2016; 13:159-71.

19. Forte DN, Kawai F, Cohen C. A bioethical framework to guide the decision-making process in the care of seriously ill patients. BMC Med Ethics. 2018; 19:78. doi: 10.1186/s12910-018-0317-y.

20. World Health Organization. Being an effective team player. Disponível em: http://www.who.int/patientsafety/education/curriculum/who_mc_topic-4.pdf. Acesso em: ago 2018.

21. Muscaritoli M, Lucia S, Farcomeni A. Prevalence of malnutrition in patients at first medical oncology visit: the PreMiO study. Oncotarget. 2017; 8:79884-96.

22. Caccialanza R, De Lorenzo F, Gianotti L, et al. Nutritional support for cancer patients: still a neglected right? Support Care Cancer. 2017; 25:3001-4.

23. Silva FR, de Oliveira MG, Souza AS, et al. Factors associated with malnutrition in hospitalized cancer patients: a cross-sectional study. Nutr J. 2015; 14:123.

24. Pressoir M, Desné S, Berchery D, Rossignol G, et al. Prevalence, risk factors and clinical implications of malnutrition in French Comprehensive Cancer Centre. Br J Cancer. 2010; 102:966-71.

25. Hammond MI, Myers EF, Trostler N. Nutrition care process and model: an academic and practice odyssey. J Acad Nutr Diet. 2014; 114:1879-94.

26. Endevelt R, Gesser-Edelsburg A. A qualitative study of adherence to nutritional treatment: perspectives of patients and dietitians. Patient Prefer Adherence. 2014; 8:147-54.

27. Coa KI, Epstein JB, Ettinger, et al. The impact of cancer treatment on the diets and food preferences of patients receiving outpatient treatment. Nutr Cancer. 2015; 67:339-53.

28. Laur C, Curtis L, Dubin J, et al. Nutrition Care after Discharge from Hospital: An Exploratory Analysis from the More-2-Eat Study. Healthcare. 2018; v. 6. pii: E9. doi: 10.3390/healthcare6010009.

29. Ministério da Saúde. Instituto Nacional de Câncer. Consenso Nacional de Nutrição Oncológica. 2ª Edição revista, ampliada e atualizada. Rio de Janeiro. INCA; 2015.

30. Pinheiro RL, Benarroz MO, Reis P. Suplementos Nutricionais Orais no Paciente Cirúrgico. In: Campos ACI. Tratado de nutrição e metabolismo em cirurgia. Editora Rubio; 2013. p. 262-73.

31. Shoemaker KH, Estfan B, Induru R, et al. Symptom management: an important part of cancer care. Clev Clin J Med. 2011; 78:25-34.

32. Adelaide Hills Community Health Service. Diet and nutrition in palliative care – A guide for clients and carers. Department for Health and Ageing, Government of South Australia; 2012.

33. Li XM, Xiao WH, Yang P, et al. Psychological distress and cancer pain: Results from a controlled cross-sectional survey in China. Sci Rep. 2017; 7:39397.

34. López GZ, Fernández SA, González ET. Tratamiento del estreñimiento inducido por opiáceos en paciente adulto terminal. RqR Enfermería Comunitaria. 2018; 6:23-46.

35. Coyne KS, Sexton C, LoCasale RJ, et al., Opioid-induced constipation among a convenience sample of Patients with cancer Pain. Front Oncol. 2016; 6:131.

36. Remes-Troche, et al. Consenso mexicano sobre estreñimiento crónico. Rev Gastroenterol Mex. 2018; 83:168-89.

37. Scotté F, Morel A, Marsan F, et al. Prise en charge de la constipation: des recommandations? La Lettre du Cancérologue. 2009; 6:322-6.

38. Benarroz MO, Pereira K, Silva CHD. Dietoterapia como estratégia de tratamento da constipação intestinal em cuidados paliativos. Salud(i) Ciencia. 2015; 21:505-10.

39. Clemens KR, Klaschik E. Managing opioid-induced constipation in advanced illness: focus on methylnaltrexone bromide. Ther Clin Risk Manag. 2010; 6:77-82.

40. Kumar L, et al. Opioid-Induced Constipation: Pathophysiology, Clinical Consequences, and Management. Gastroenterol Res Pract. 2014; 2014:141737. doi: 10.1155/2014/141737.

41. Müller-Lissner S, Bassotti G, Coffin B, et al. Opioid-Induced Constipation and Bowel Dysfunction: A Clinical Guideline. Pain Med. 2017; 18;1837-63.

42. Ministério do Planejamento, Desenvolvimento e Gestão. Síntese de indicadores sociais: uma análise das condições de vida da população brasileira: 2016/IBGE, Coordenação de População e Indicadores Sociais. Rio de Janeiro: IBGE, 2016. Disponível em: https://biblioteca.ibge.gov.br/visualizacao/livros/liv98965.pdf. Acesso em: 2018 set 14.

43. Beard J, Officer A, Cassels A. World report on ageing and health. Geneva: World Health Organization; 2015.

44. Dellaroza MSG, Pimenta CAM. Impacto da dor crônica nas atividades de vida diária de idosos da comunidade. Cienc Cuid Saúde. 2012; 11:235- 42.

45. Paladini A, Fusco M, Coaccioli S, et al. Chronic Pain in the Elderly: The Case for New Therapeutic Strategies. Pain Physician. 2015; 18:E863-76.

46. Kreling MCGD, Cruz DALM, Pimenta CAM. Prevalência de dor crônica em adultos. Rev Bras. Enferm. 59, 509-13, (2006).

47. Overcash J. Assessing the Functional Status of Older Cancer Patients in an Ambulatory Care Visit. Healthcare. 2015; 3:846-59.

48. Hall S, Petkova H, Tsouros AD, et al. Palliative care for older people: better practices. Copenhagen: World Health Organization, Regional Office for Europe; 2011. Disponível em http://www.euro.who.int/__data/assets/pdf_file/0017/143153/e95052.pdf. Acesso em: 2018 set 7.

49. Rondanelli M, Falive MA, Miccono A, et al. Food pyramid for subjects with chronic pain: foods and dietary constituents as anti-inflammatory and antioxidant agents. Nut Res Rev. 2018; 31:131-51.

Seção 4

Tratamento Clínico do Paciente com Dor no Câncer

Editores responsáveis
Leandro Mamede Braun
Karina Subi
Carlos Marcelo de Barros

Editores revisores
Lúcio César Hott Silva
André Marques Mansano
Fabrício Dias Assis
Paulo Renato Barreiros da Fonseca
Ana Carolina Braz Lima

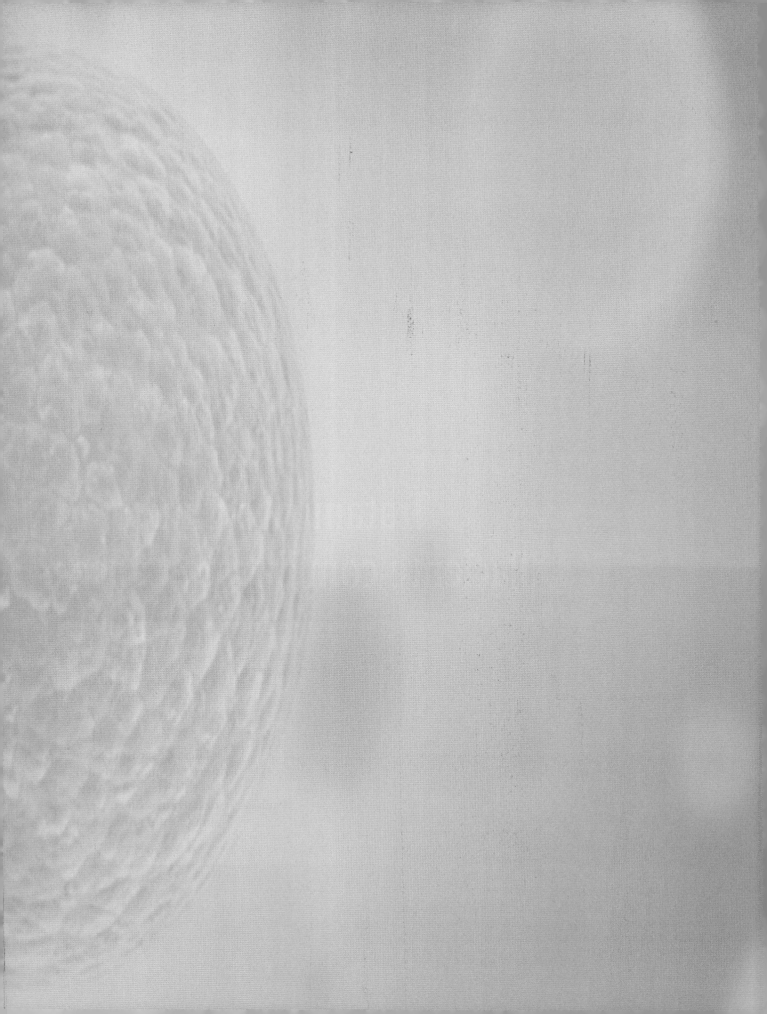

Capítulo 34

Princípios e Fundamentos do Tratamento Clínico da Dor Oncológica

Argemiro Ferreira de Andrade Neto
Glínia Cavalcante Nogueira Lopes
Beatriz Leal Carvalho Nunes

■ INTRODUÇÃO

A dor é um sintoma frequentemente relacionado ao câncer, contribuindo muitas vezes para o seu diagnóstico. Ela pode estar presente em qualquer fase da doença, sendo mais comum e intensa à medida que o câncer progride.[42] Dores mal controladas prejudicam a capacidade física, o bem-estar psicológico e a vida social dos pacientes, além de ocasionarem mais internações hospitalares e elevarem os custos do tratamento.[62] A adequada abordagem da dor é fundamental para a manutenção de uma boa qualidade de sobrevida em pacientes oncológicos.

O câncer tem sido diagnosticado cada vez mais cedo. A detecção precoce, aliada aos avanços na terapêutica oncológica, tem aumentado consideravelmente a sobrevida e as chances de cura desses pacientes.[42] Cada vez mais pessoas irão evoluir com experiências dolorosas decorrentes do câncer, por mais tempo.[61]

As dores nos pacientes oncológicos geralmente são bastante complexas. Sessenta e cinco por cento dos casos são diretamente relacionados à doença (proliferação tumoral), ao passo que os métodos diagnósticos e as medidas terapêuticas respondem por 25% das ocorrências. Os 10% restantes provêm de síndromes dolorosas não relacionadas diretamente ao câncer, tais como lombalgias e cefaleias.[28,61]

A Organização Mundial de Saúde (OMS) desenvolveu, em 1986, um protocolo para tratamento da dor em pacientes oncológicos que tem como fundamento o uso escalonado de fármacos analgésicos e adjuvantes.[75] Estima-se que, com o correto uso desse protocolo, 70-80% do pacientes possam se beneficiar do adequado controle da dor.[28,61,62,66] Os demais pacientes necessitariam ser submetidos a uma terapêutica mais invasiva.[61] As diversas possibilidades terapêuticas existentes fazem da dor um dos sintomas oncológicos mais suscetíveis a um adequado controle.[62] Diversas adaptações têm sido propostas no sentido de aumentar a eficácia do protocolo da OMS, ao mesmo tempo reduzindo os efeitos colaterais dos fármacos utilizados.

Segundo revisão sistemática publicada em 2014, a porcentagem de pacientes que receberam tratamento inadequado reduziu em 25% (de 43,4% para 31,8%) de 2007 a 2013.[31] Apesar disso, a dor oncológica ainda tem sido comumente avaliada e conduzida de maneira inadequada, pois aproximadamente um terço dos pacientes continua sem receber uma abordagem analgésica de forma proporcional à intensidade dolorosa relatada.[24,31,62]

A efetiva terapêutica da dor baseia-se em duas práticas interdependentes e contínuas: a criteriosa avaliação do paciente e a correta prescrição da terapêutica (Figura 34.1). A primeira busca compreender a intensidade da dor, a sua relevância e os componentes fisiopatológicos envolvidos na sua expressão; a última intenciona o estabelecimento de uma terapia bem fundamentada e em consonância com as necessidades de cada indivíduo.[2,24,61]

O tratamento da dor por meio de profissionais especializados, com uso de diretrizes definidas com base em estudos, é imprescindível para a melhora funcional e da quali-

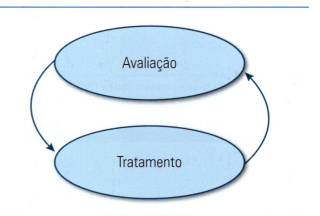

Figura 34.1. Bases de uma terapêutica efetiva da dor oncológica. (Fonte: Autoria própria.)

dade de vida dos pacientes com câncer. Assim, eles poderão cooperar com o tratamento oncológico e voltar suas atenções ao que realmente interessa e traz sentido às suas vidas.

■ EPIDEMIOLOGIA

Segundo a Organização Mundial de Saúde, teremos mais de 15 milhões de novos casos de câncer por ano em 2020.[24,27] A estimativa mundial mostra que ocorreram 14,1 milhões de casos novos de câncer e 8,2 milhões de óbitos em 2012.[24,45] O Instituto Nacional do Câncer (INCA) estima que no Brasil, no biênio 2018-2019, ocorrerão 600.000 novos casos de câncer para cada ano. Desses, 170.000 serão cânceres de pele não melanoma.

A dor é comum em pacientes com câncer em estado avançado. Sua prevalência é de 59% naqueles pacientes em tratamento, 33% nos pacientes considerados curados e 64% na população com doença metastática, avançada ou terminal. Os pacientes com doenças hematológicas também cursam com alta prevalência de dor, seja durante o diagnóstico, a terapia, ou nos últimos meses de vida.[24] O câncer pancreático é o mais comumente associado à dor em estágios precoces (44%).[24,28]

A terapêutica oncológica avançou bastante nas últimas décadas. Os pacientes, vivendo cada vez mais, frequentemente sofrem com a dor em decorrência da doença ou do seu tratamento por períodos cada vez maiores.[61]

As barreiras ao adequado controle da dor no paciente com câncer são multifatoriais, sendo atribuídas aos médicos, pacientes, familiares e razões sociais.[51,52,54,56] Conhecer a importância dessas variáveis pode proporcionar uma melhor assistência, pois permite identificar aqueles indivíduos vulneráveis.[62]

Com relação aos profissionais, os principais determinantes de um tratamento ineficaz são a inadequada avaliação do paciente e a falta de conhecimento no manejo da dor; em relação aos pacientes e familiares, falta de informação (com conceitos errôneos) sobre os fármacos e seus efeitos colaterais, não adesão ao tratamento e comunicação deficiente com a equipe de saúde.[29,77]

Pacientes com menor nível socioeconômico têm menos acesso a recursos materiais e humanos, o que contribui para o inadequado manejo de situações de estresse, incluindo a dor. A qualidade de vida em pacientes com câncer também é influenciada pela idade e por fatores como nível educacional, raça e presença de comorbidades físicas ou mentais.[32,64,69]

Pain Management Index (PMI)

Em 1994, Cleeland e colaboradores desevolveram um cálculo capaz de mensurar o nível de adequação do tratamento da dor fornecido aos pacientes[17] (Tabela 34.1). A princípio, avalia-se a maior pontuação da dor de acordo com o *brief pain inventory**; em seguida, pontua-se o analgésico prescrito de acordo com quatro níveis, que vão do zero (ausência de analgésicos) a três (analgésicos potentes). Por fim, subtrai-se a pontuação atribuída ao opioide mais potente utilizado pelo paciente pelo maior nível de dor relatado. O resultado é o Pain Management Index (PMI). Um valor positivo indica que o tratamento está adequado, enquanto um negativo significa que a dor está sendo subtratada.[62]

O PMI não avalia exatamente quais opioides, dosagens, vias de administração ou intervalos utilizados. Também não leva em consideração o uso concomitante ou não de medicamentos adjuvantes. Apesar disso, seu uso é amplamente difundido como meio de avaliar a adequação da conduta analgésica frente às dores em pacientes oncológicos e não oncológicos.[62]

Em um artigo de 2017, avaliou-se a interferência do PMI em sete determinantes da qualidade de vida (QV): atividades gerais, trabalho, deambulação, sono, humor, prazer no dia a dia e relacionamento social. Os pacientes com PMI negativo obtiveram pontuações significativamente piores em todos eles quando comparados àqueles com PMI positivo.[62]

O PMI também pode ser calculado por outras fórmulas (ver Zelman e colaboradores[78] e Ward e colaboradores,[69] Amsterdan PMI,[73] entre outros).

■ AVALIAÇÃO DO PACIENTE COM DOR

A avaliação da dor oncológica requer um trabalho constante e dinâmico, objetivando caracterizar a dor de forma precisa e seu impacto no sofrimento do paciente.[15] Desde o diagnóstico, deve-se informar sobre o possível início de um quadro doloroso em qualquer estágio da doença (caso a dor não esteja presente), tanto decorrente de intervenções diagnósticas quanto em consequência do câncer ou de seu tratamento.[24]

Embora não exista um consenso acerca da melhor maneira de se intervir na educação do paciente, muitos

*Instrumento para avaliação da dor em pacientes oncológicos desenvolvido pelo Pain Research Group of the WHO Collaborating Centre for Symptom Evaluation in Cancer Care.

Tabela 34.1. Pain Management Index (PMI)

	Analgésicos			
Dor	**Nenhum (0)**	**AINE (1)**	**Opioide fraco (2)**	**Opioide potente (3)**
Ausente – 0 pontos (0)	0	+1	+2	+3
Leve – 1 a 3 pontos (1)	-1	0	+1	+2
Moderada – 4 a 7 pontos (2)	-2	-1	0	+1
Intensa – 8 a 10 pontos (3)	-3	-2	-1	0

Fonte: Adaptada de Cleeland CS, Gonin R, Hatfield AK, et al. Pain and Its Treatment în Outpatients with Metastatic Cancer. N Engl J Med; 1994.[17]

autores consideram que a informação reduz as barreiras relacionadas aos pacientes e familiares, melhorando o conhecimento e a comunicação com a equipe de saúde.[32,51,54]

Os pacientes devem ser estimulados a ter uma conduta mais ativa em relação ao seu tratamento, comunicando aos seus cuidadores sobre seus sofrimentos, a eficácia das terapêuticas empregadas, assim como seus efeitos colaterais. O envolvimento do paciente influencia nas avaliações e nas tomadas de decisões pela equipe de saúde.[1,6,24] Estudos mostram que pacientes que possuem uma boa comunicação com a equipe e participam ativamente do tratamento são mais satisfeitos com os resultados.[3]

Alguns pacientes podem relutar em relatar suas dores. Várias são as causas: crenças errôneas sobre a dor oncológica, receio de desviar a atenção da equipe acerca da terapia antitumoral e esforço para ser um "bom paciente", além de preocupações relacionadas à dependência e tolerância aos analgésicos.[62] Uma avaliação cuidadosa requer a participação de familiares, médicos, enfermeiros, assistentes sociais, fisioterapeutas e líderes espirituais, entre outros.

Um grupo de especialistas, em um consenso publicado em 2016 (Delphy Survey), definiu que a dor está controlada quando o paciente está satisfeito com seu regime analgésico basal. Isso não inclui as exacerbações transitórias que podem ocorrer em pacientes com dor oncológica.[39]

A American Pain Society, em 1995, sugeriu a avaliação da dor como o quinto sinal vital, por meio de sua mensuração quantitativa e registro junto à pressão arterial, frequência cardíaca, temperatura e diurese.[2] A ideia, nos anos seguintes, foi incorporada às rotinas de clínicas e hospitais em todo o mundo, inclusive como um determinante do padrão de qualidade dessas instituições. A avaliação rotineira da dor é fundamental para a assistência integral ao paciente. Todavia, na prática clínica, tal avaliação se mostrou mais complexa do que se esperava.[48] Muitos autores não conseguiram demonstrar um melhor desfecho ao se utilizar a dor como quinto sinal vital, conforme inicialmente proposto.[49]

Os pacientes, ao relatarem dor, esperam uma resposta dos seus cuidadores; estes, quando não atingem bons resultados com paracetamol, dipirona ou AINEs, prontamente iniciam (ou elevam) o uso de analgésicos opioides. Nos Estados Unidos, constatou-se que o uso desses fármacos quase dobrou quando se compara o período 1988-1994 (3,2% utilizavam opioides para tratar a dor) a 2005-2008 (5,7% usavam).[48] Estima-se atualmente uma população de 2 milhões de indivíduos com idade acima de 12 anos dependentes de opioides nos Estados Unidos.[30,40,65,67]

Embora a inclusão da dor como quinto sinal vital servisse para detectá-la e mensurá-la, as informações avaliadas geralmente não estavam completas. Segundo Morone e colaboradores, ainda falta uma adequada formação das equipes de saúde na abordagem do paciente com dor, a qual acaba sendo conduzida como uma experiência puramente sensorial, cujo tratamento termina limitado à prescrição de analgésicos.[48] Muitas associações chegaram inclusive a questionar a inclusão rotineira da dor como sinal vital.[40,48,49]

A Joint Commission, que funciona como uma agência regulatória para diversas instituições de saúde nos Estados Unidos, desenvolveu 19 elements of performance (EPs), que deveriam ser seguidos pelas instituições por ela acreditadas a partir de janeiro de 2018. O sétimo EP afirma que a avaliação quantitativa da dor de maneira isolada é inadequada, uma vez que "restringe a importância da avalição de como a dor afeta a função e a progressão do tratamento", enfatizando a importância de uma avaliação mais ampla e contínua.[40]

A avaliação do paciente com câncer deve incluir uma avaliação dos seus sentimentos e atitudes frente à dor e à doença.[61] Dores crônicas e menos intensas, bem como aquelas não relacionadas ao câncer, tendem a ser subtratadas.[62] As dores crônicas comumente vêm associadas a distúrbios do sono, alterações do humor a problemas socioafetivos.[8]

Medicamentos analgésicos são apenas parte da abordagem da dor oncológica, que é multidisciplinar e envolve o tratamento antitumoral, a terapia intervencionista e os procedimentos cirúrgicos, além de uma variedade de técnicas não invasivas como acompanhamento psicológico e sessões de reabilitação.[24,39]

São objetivos da avaliação da dor em pacientes com câncer: caracterizar precisamente a dor e avaliar sua importância no contexto geral do sofrimento do paciente.[62] A presença de múltiplas queixas é comum. Caso mais de um foco de dor seja relatado, cada um deles deve ser avaliado independentemente.[15] Existe um entendimento geral acerca da importância de se mensurar a dor pela perspectiva do paciente, de modo a definir os passos da prescrição analgésica.[31]

Intensidade

Instrumentos validados para mensuração da dor (escalas) dão forma à comunicação entre o paciente e os profissionais de saúde, sendo utilizados para monitorar a adequação do tratamento.[15,36] Vale lembrar que mudanças no padrão da dor ao longo do tempo são a base para se avaliar a resposta à terapêutica prescrita;[31] por isso, reavaliações devem ser feitas regularmente.

Os instrumentos unidimensionais para análise quantitativa da dor mais frequentemente utilizados são a escala visual analógica (EVA), a escala verbal numérica (EVN) e a escala de descritores verbais (EDV) (Figura 34.2).[46]

A literatura corrente define dor leve como aquela cuja pontuação é menor que quatro, dor moderada quando a pontuação vai de quatro a seis, dor intensa de sete a dez pontos e zero como ausência de dor.[50]

São exemplos de instrumentos multidimensionais para avaliação da dor o breve inventário da dor (brief pain inventory, BPI) e o questionário de McGill de dor, que avaliam não apenas a intensidade da dor, mas sua influência no sono, humor, relações sociais e atividades diárias, entre outros.[15,25]

Há ainda os meios validados para uso em grupos específicos de pacientes. Entre eles, temos:[44,46,47]

- NIPS e PIPP (neonatos e prematuros).
- NFCS (recém-nascidos).
- CONFORT (neonatos em ventilação mecânica).
- MOPS e FLACC (crianças).
- Escala de Faces de Wong-Baker (crianças a partir dos três anos).
- PACSLAC e PAINAD (em idosos com alterações cognitivas).
- Escala Comportamental de Dor ou Behavioral Pain Scale (idosos sedados em ventilação mecânica).

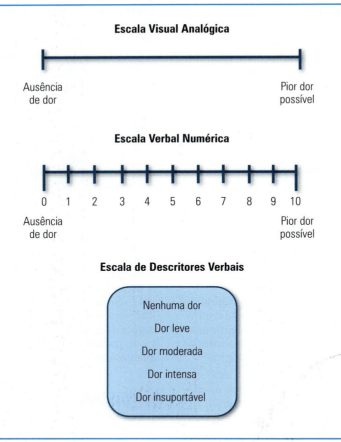

Figura 34.2. Exemplos de instrumentos unidimensionais utilizados na avaliação quantitativa da dor. (Fonte: Adaptada de Morete MC, Rossato LM. Semiologia da Dor. In: Albert Einstein - Sociedade Beneficente Israelita Brasileira. Manuais de Especialização – Dor. São Paulo: Manole; 2015.[46])

A intensidade da dor e sua influência no contexto geral de sofrimento do paciente se alteram ao longo do tempo. Assim, é importante registrar a maior pontuação atribuída nas últimas 24 h.[24,61] Segundo a European Society for Medical Oncology, pacientes com escore menor que três devem apenas ser monitorados; aqueles com três ou mais pontos ou que estejam apresentando algum fator de estresse relacionado à dor devem ser questionados mais detalhadamente (p. ex., incluir avaliação da dor "média" e da dor no momento do exame).[24]

Distribuição

Os pacientes podem relatar dores focais, multifocais ou generalizadas, influenciando diretamente na escolha dos diferentes tipos de tratamentos, tais como medicamentos orais/parenterais, bloqueios de nervos, radioterapia ou abordagens cirúrgicas.[15] A dor focal, que pode ser ou não irradiada, deve ser distinguida da dor referida. Dores referidas são aquelas que ocorrem em um local remoto em relação à lesão, devido a convergências do sistema nervoso sensitivo. As fibras do nervo frênico que inervam a porção central do diafragma, por exemplo, convergem para a medula juntamente com fibras do plexo braquial. Assim, processos que acometam tal porção desse músculo podem ser percebidos como dores na região dos ombros ou base do pescoço.[53]

Duração

As dores agudas têm início súbito, provocam ativação de sistema nervoso simpático (aumento da frequência cardíaca e pressão arterial), causando ansiedade, medo e irritação. Elas podem estar associadas ao início ou recrudescência de lesões primárias ou metastáticas.[61] A dor visceral aguda, em cólicas, pode vir acompanhada de náuseas, vômitos, sudorese e de alterações da pressão arterial e da frequência cardíaca. As dores crônicas são persistentes (duram mais de três meses), têm alívio inadequado e causam alterações psicológicas como depressão, falta de prazer e letargia, além de distúrbios do sono.[58,61]

Fisiopatologia

A dor oncológica pode ainda ser classificada em nociceptiva, neuropática e psicogênica[46] (Figura 34.3). Os pacientes oncológicos podem ainda ser acometidos pelas dores funcionais, nas quais não se identifica uma origem orgânica.[58] Não há na literatura comprovação da relação entre o câncer e dores funcionais.

• **Dor nociceptiva**

Dor nociceptiva é aquela decorrente da injúria tecidular em nociceptores ou em terminações nervosas livres. Mesmo estímulos a princípio inócuos, como o calor, o frio

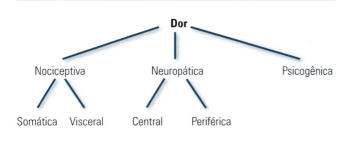

Figura 34.3. Fisiopatologia da dor oncológica. (Fonte: Autoria própria.)

ou o toque, quando suficientemente intensos, podem causar dor por nocicepção. Pode-se classificar a dor nociceptiva em somática ou visceral.[18,46]

• *Dor somática*

Dores somáticas são aquelas oriundas da pele, músculos, ossos, ligamentos, tendões e articulações, alcançando a medula espinhal através dos nervos espinhais dorsais. Elas normalmente são constantes e bem localizadas, mas podem ser intermitentes, às vezes relacionadas a alguma atividade física ou postura.[18,46] As dores somáticas superficiais são mais precisas quando comparadas às profundas. Entre suas causas de dores somáticas estão: esmagamentos ou pressões sobre os tecidos (invasão tumoral, edema, congestão venosa), liberação de mediadores inflamatórios, traumas (punções venosas, biópsias) e processos degenerativos (artroses, rupturas ligamentares). Os pacientes costumam queixar-se de dores cortantes, perfurantes e/ou latejantes.[46,58] Elas costumam ter boa resposta após o uso de AINEs e opioides ou após interrupção da condução nervosa pelas vias somáticas proximais à lesão (nervos periféricos) por anestésicos locais ou agentes neurolíticos.[61]

• *Dor visceral*

As dores viscerais se originam da injúria de órgãos, sendo transmitidas à medula espinhal através de fibras do sistema nervoso autônomo. Essas dores possuem distribuição vaga e mal definida, sendo comumente descritas como profundas, constantes ou em aperto. Elas são geralmente causadas por distensão capsular, espasmo muscular, isquemia dos órgãos ou por processos inflamatórios que envolvem as serosas das vísceras.[42,46,58] Essas dores têm resposta menos favorável aos AINEs e opioides, podendo ser aliviadas com o uso de antiespasmódicos e bloqueios do sistema nervoso autônomo.[17]

• *Dor neuropática*

Dor neuropática é aquela consequente a uma lesão ou disfunção de um ou mais componentes do sistema nervoso. Ela pode ocorrer após procedimentos invasivos, radioterapia, quimioterapia ou por invasão tumoral em torno de tecidos nervosos. Nesse caso, até mesmo um leve toque, calor ou frio podem causar dor. A região dolorosa não se situa necessariamente no local afetado, mas na região corresponde à estrutura nervosa acometida. Alguns pacientes têm dores na ausência de estímulos externos.

A dor pode ser leve a muito intensa, sendo descrita como queimação, choque, formigamento, agulhada ou dormência, algumas vezes associada a alterações autonômicas, de reflexos e/ou força muscular na área de distribuição anatômica da dor. Por ser resultado de uma lesão nervosa, é comum a dor neupática se transformar em um sintoma crônico que pode ser gravemente debilitante.[18,46,58]

• *Dor psicogênica*

Fatores psicológicos podem estar na gênese da sensação dolorosa.[26] A dor psicogênica, embora mais rara que a nociceptiva ou a neuropática, pode ser observada em distúrbios como a depressão e a ansiedade generalizada, as quais interagem na percepção da dor via mecanismos inibitórios e facilitatórios do sistema nervoso central.[46] A dor psicogênica pode acompanhar a dor nociceptiva ou neuropática, tornando a percepção dolorosa mais intensa e desagradável. O componente psicogênico da dor responde melhor a ansiolíticos, antidepressivos, terapia cognitivo-comportamental e psicoterapia, incluindo *biofeedback*, hipnose, exercícios de relaxamento e técnicas de distração do fenômeno da dor.[16]

Muitos pacientes oncológicos com doença avançada têm pelo menos dois tipos de dores relacionadas ao câncer, resultando em uma fisiopatologia variada.[24] A correta caracterização da dor interfere diretamente no seu tratamento; portanto, é importante pra seu prognóstico.[19] Assim, a utilização de instrumentos específicos para a avaliação da dor neuropática pode permitir a identificação desse tipo de dor, resultando em benefícios na prática clínica e acadêmica. Entre esses instrumentos, temos o DN4 (*douleur neurophatique* 4), composto por dez questões, sendo que valores iguais ou maiores que quatro sugerem dor neuropática; o LANSS (*Leeds assessment of neuropathic symptoms and sings*) e o NPQ (*neuropathic pain questionnaire*).[20,46]

Breakthrough pain

O termo *breakthough pain* (BP) foi introduzido por Portenoy e Hagen em 1990, visando definir alterações temporárias no padrão de dor dos pacientes oncológicos, com picos de elevada intensidade interrompendo estados de adequada analgesia.[43] Ainda não existe consenso acerca da definição e caracterização da BP. A literatura científica define BP como um episódio de dor intensa (de 7 a 10 pontos) que ocorre em pacientes com dores leves (< 4 pontos) proporcionadas por um regime estável de opioides.[24,43]

Em 2016, uma Delphi *survey* realizada com um grupo de especialistas, cada um possuindo pelo menos três publicações relacionadas ao tema, objetivou definir e subclassificar as exacerbações de dor transitórias relacionadas ao câncer.[41] Esses especialistas definiram BP como uma exacerbação de dor transitória que ocorre em pacientes com dores controladas, mas não necessariamente em uso de opioides.[24,41]

Esse mesmo artigo afirmou que existem outras exacerbações de dor além da BP em pacientes com câncer e que essas exacerbações, chamadas genericamente de "dores oncológicas episódicas", podem inclusive ocorrer em pacientes sem queixas prévias de dores ou com dores constantes não controladas, estando em uso ou não de opioides.[41]

Os mesmos especialistas definiram que as dores oncológicas seriam consideradas controladas quando os pacientes estivessem "satisfeitos" com a prescrição de analgésicos, ao mesmo tempo em que uma exacerbação transitória da dor poderia ser mais precisamente avaliada por meio das necessidades do paciente da medicação de resgate.[41]

A BP do tipo espontânea, também conhecida com idiopática, ocorre na ausência de um fenômeno precipitante identificável. Outro tipo de BP, chamada incidental, é desencadeada por um evento identificável como o movimento em pacientes com metástase óssea ou a deglutição em pacientes com mucosite oral.[43] A BP idiopática costuma ter início mais insidioso e maior duração, ao passo que a incidental tem início súbito e menor duração. A maioria dos pacientes com BP têm até quatro episódios por dia, salvo algumas exeções.[28,43]

Pacientes com BP incidental tentarão evitar os fatores desencadeantes, limitando sobremaneira sua qualidade de vida. Nesses casos, deve-se reajustar a dose diária de opioides visando um equilíbrio entre a mobilização do paciente e os efeitos colaterais desses fármacos. Indivíduos prostrados ou com baixa atividade física decorrente de uma doença avançada tenderão a apresentar menos dores incidentais por realizarem menos movimentos.[43]

A dor episódica que ocorre frequentemente antes da próxima dose de analgésico agendada, designada *end-of-dose failure*, foi até pouco tempo considerada um subtipo de BP. Essa dor ocorre quando a concentração plasmática do fármaco declina a níveis abaixo do mínimo efetivo e requer uma redução do intervalo entre as doses ou um aumento das doses. As publicações mais recentes não incluem a *end-of-dose failure* como um subtipo de BP.[35,61]

■ TRATAMENTO

Em 1986, a Organização Mundial de Saúde (OMS) apresentou um conjunto de diretrizes a serem utilizadas durante o tratamento da dor em pacientes com câncer, baseado em uma série de recomendações propostas por especialistas de vários países.[75,76] Até então, inúmeros estudos epidemiológicos documentavam a alta prevalência de pacientes com dores oncológicas, muitas vezes intensas.[14]

O elemento central da publicação da OMS era uma escada composta por três degraus, os quais correlacionavam a indicação dos fármacos analgésicos à intensidade da dor relacionada ao câncer.[75,76] O propósito dessa escada era tornar o alívio da dor prontamente disponível a pacientes oncológicos por meio do uso de analgésicos efetivos e acessíveis administrados regularmente, considerando aspectos como facilidade de uso e segurança.[14] A OMS legitimou, dessa forma, o uso de analgésicos opioides potentes em regiões do globo onde essas medicações eram inaceitáveis ou mesmo ilegais.[14]

Após três décadas, a escada analgésica continua efetiva e amplamente utilizada na promoção do alívio da dor oncológica. Várias mudanças têm sido propostas por outros autores, como a eliminação do segundo degrau (opioides fracos), a inversão no uso da escada para tratar a dor aguda e o seu uso com guia para a abordagem da dor não oncológica.[6,13] Por fim, foi proposto o acréscimo de um quarto degrau, considerando procedimentos invasivos e técnicas neurocirúrgicas (Figura 34.4).[14]

Tabela 34.2. Medicamentos básicos necessários para uma adequada assistência aos pacientes com dor oncológica segundo a OMS/1996

Categoria	Medicamentos básicos	Alternativas
Não opioides	Ác. acetilsalicílico Paracetamol Ibuprofeno Indometacina	Diclofenaco Naproxeno Diflunisal Trissilicato de magnésio
Opioides fracos	Codeína	
Opioides potentes	Morfina	Metadona Hidromorfona Oxicodona Levorfanol Petidina Buprenorfina
Antagonistas opioides	Naloxona	
Antidepressivos	Amitriptilina	Imipramina
Anticonvulsivantes	Carbamezepina	Ác. valproico
Corticosteroides	Prednisona Dexametasona	Betametazona

Fonte: Adaptada de World Health Organization. Cancer Pain Relief, 2 ed. Genebra (Suíça): 1996.[76]

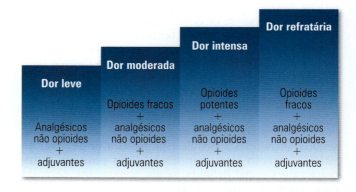

Figura 34.4. Escada analgésica da OMS, modificada. (Fonte: Adaptada de Vargas-Schaffer G. Is the WHO Analgesic Ladder Still Valid? Twenty-four Years of Experience. Canadian Family Physician, Canada, 2010.[66])

A OMS publicou, em 1996, a segunda e última edição de seu protocolo. Nessa ocasião, foi elaborada uma listagem dos medicamentos básicos necessários para uma assistência adequada aos pacientes, listando-os entre analgésicos não opioides, opioides fracos, opioides potentes, antagonistas opioides, antidepressivos, anticonvulsivantes e corticosteroides. Optou-se por fármacos custo-efetivos e acessíveis em vários países (Tabela 34.2).[76]**

As diretrizes da OMS continuam sendo os pilares do tratamento clínico da dor oncológica em todo o mundo.

**De 1996 aos dias atuais, alguns fármacos rotineiramente utilizados passaram a ser substituídos por outros mais eficazes e/ou mais seguros.

Tabela 34.3. Recomendações da OMS/1996 para o uso da escada analgésica, importantes nos dias atuais

1. A terapêutica prescrita deve ser o mais simples possível para os pacientes e seus familiares. Os medicamentos devem ser prescritos prioritariamente por via oral.
2. Os medicamentos devem ser administrados em intervalos fixos.
3. Os analgésicos devem ser prescritos de acordo com o grau da dor, aferida por meio de uma das escalas de intensidade.
4. A posologia deve ser adaptada a cada indivíduo, visando o melhor equilíbrio entre analgesia e efeitos colaterais.
5. Atenção aos detalhes: a regularidade no uso de cada medicação é crucial para um melhor resultado.

Fonte: Adaptada de World Health Organization. Cancer Pain Relief, 2 ed. Genebra (Suíça): 1996.[76]

Inúmeras publicações demonstram que a dor pode ser eliminada ou satisfatoriamente reduzida na grande maioria dos pacientes.[14,61,66] Na segunda edição de seu protocolo, ainda referência mundial, estão presentes algumas recomendações sobre o correto uso dos medicamentos analgésicos, visando tornar os tratamentos prescritos mais efetivos (Tabela 34.3).[24,76]

A via oral, quando bem tolerada, é a mais indicada para administração de fármacos nesses pacientes. Ela está contraindicada em caso de vômitos, obstrução intestinal, disfagia intensa ou confusão mental. Também se deve evitar essa via em casos de dores intensas, que requerem uma rápida titulação das doses, ou na presença de fortes reações adversas aos opioides.[24]

Os analgésicos devem ser utilizados levando-se em conta sua meia-vida, biodisponibilidade e duração de ação.[24] Para aliviar a dor adequadamente, deve-se respeitar a duração de ação de cada medicamento e utilizá-los em intervalos fixos. A dose subsequente deve ser administrada antes do término de ação total da dose anterior. A posologia deve ser ajustada gradualmente até a obtenção de um efeito constante.[76]

A escada analgésica da OMS recomenda o uso de analgésicos não opioides, assim como de adjuvantes, em todos os seus três degraus. Assim, paracetamol e AINEs podem ser utilizados isoladamente ou associados aos adjuvantes em caso de dores leves. No segundo degrau acrescentam-se os opioides fracos; no terceiro, mantém-se o uso de analgésicos não opioides acrescidos ou não de adjuvantes, dessa vez associados a um opioide potente.[76] Assim, os opioides são o alicerce do tratamento da dor oncológica de média e forte intensidade.

O tipo e a dose dos analgésicos devem ser ajustados para alcançar um equilíbrio entre o alívio satisfatório da dor com efeitos colaterais mínimos. Muitos autores têm sugerido a eliminação do segundo passo da escada analgésica, com a substituição de opioides fracos por morfina em baixas doses.[24] Isso porque faltam dados que justifiquem a efetividade do tramadol, da codeína e da di-hidrocodeína na dor oncológica, tendo o tramadol significativos efeitos colaterais, enquanto a codeína e a di-hidrocodeína pos-

suem grandes variações em seu metabolismo entre os indivíduos. A codeína precisa ser metabolizada em morfina para agir como analgésico, sendo inefetiva em metabolizadores lentos e potencialmente tóxica em metabolizadores ultrarrápidos.[24]

A atenção aos detalhes é muito importante. A morfina de liberação prolongada, por exemplo, deve ser administrada a cada 12 h. A primeira e última dose do dia devem estar associadas ao despertar e ao repouso noturno dos pacientes.[76] Dessa forma, o indivíduo inicia suas atividades já tendo feito uso do analgésico e tem um sono com mais qualidade e sem interrupções. A administração regular dos fármacos analgésicos é essencial para um bom resultado. As prescrições devem ser repassadas aos pacientes ou seus cuidadores por escrito de modo que tenham acesso às informações necessárias sempre que desejarem.[24]

A incidência de BP oscila entre os estudos.[41] Os diversos tipos de doenças oncológicas e seus sintomas, aliados à falta de consenso acerca da definição e dos critérios diagnósticos de BP, contribuem para essa variação. Segundo Deandrea e colaboradores, uma média de 59,2% dos pacientes oncológicos apresentam BP.[22] A equipe de saúde deve estar atenta a essa intercorrência, ajustando o tratamento de forma individualizada.[42] Opioides de liberação imediata são os mais indicados nessas situações.[24,43]

Por fim, em qualquer situação se deve evitar a utilização de dois ou mais produtos pertencentes à mesma classe de medicamentos e que estão alocados no mesmo degrau da escada analgésica. Não há, por exemplo, melhora da dor ou da função comprovados com a administração de dois AINEs ou dois opioides fracos simultanaemente. Além disso, essa conduta eleva a incidência de efeitos colaterais e reações adversas.[24,66,76]

Opioides

Os opioides são os agentes mais importantes para o alívio da dor de câncer, comumente usados no controle da dor moderada a intensa. Pode ser indicado no tratamento de dor crônica não oncológica; entretanto, apresenta indicações precisas e o uso prolongado deve ser monitorado. Os opioides atuam em receptores específicos presentes na membrana celular em diferentes órgãos e nos neurônios relacionados à transmissão dolorosa em nível periférico e central. São designados receptores opioides: mu (μ), delta (δ) e kappa (κ). Os fármacos que se ligam ao receptor mu são a maioria dos atualmente disponíveis; poucos fármacos se ligam ao receptor kappa, com farmacologia clínica desconhecida e não existe nenhum fármaco em uso clínico que se liga ao receptor delta. Os receptores estão dispostos em todo o sistema nervoso central (encéfalo e medula espinhal), no sistema nervoso periférico (SNP), no sistema nervoso autônomo simpático, monócitos, linfócitos e macrófagos. Podem ser agonistas, agonistas parciais, agonista-antagonistas e antagonistas.[37]

A Organização Mundial de Saúde (OMS) propõe uma estratégia (atualmente em revisão) para o tratamento da dor oncológica com base em uma escala analgésica sequencial de três etapas, incluindo medicações não opioides a opioides fortes.[76] A escada da OMS recomenda analgésicos não opioides como opções possíveis em todas as etapas; no entanto, isso é de maior relevância para as duas primeiras etapas da escada da OMS. Em termos práticos, isso significa paracetamol e anti-inflamatório não esteroide (etapa 1). Analgésicos opioides são a base da terapia analgésica e são classificados de acordo com capacidade de controlar a dor leve a moderada (etapa 2) e moderada a severa (etapa 3). No entanto, alguns autores sugeriram eliminar a segunda etapa da escada analgésica, com opioides fracos sendo substituídos por baixas doses de morfina.[7] Desde 2012, a Associação Europeia de Cuidados Paliativos (EAPC) e o National Opioid Use Guideline Group (NOUGG) do Canadá passaram a recomendar o uso de opioides fortes em baixa dose pra o controle da dor de intensidade moderada. No Brasil, em 2015, o Consenso Brasileiro sobre o Manuseio da Dor Relacionada ao Câncer adotou também essa recomendação.

Os analgésicos devem ser administrados preferencialmente pela via oral. Vias de administração alternativas como retal, transdérmica ou parenteral podem ser úteis em pacientes com disfagia, vômitos incoercíveis ou obstrução intestinal.[24] Analgésicos para dor crônica devem ser prescritos regularmente e o tipo e dose do analgésico precisa ser condicionado à dor do paciente, ou seja, inicia-se com doses pequenas, sendo progressivamente aumentadas até que receba alívio da dor; devendo ser ajustadas pra alcançar um equilíbrio entre alívio ideal da dor e efeitos colaterais mínimos. Doses de resgate devem ser prescritas proativamente para o alívio da dor no *breakthrough* e superar a falha no final da dose, sendo que essa dose deve corresponder a 10 a 30% da dose total diária. A escolha do opioide baseia-se na avaliação das variáveis relacionadas ao paciente, histórico em relação ao uso de fármacos e a disponibilidade do opioide. Klepstard e colaboradores, em 2005, mostraram que a morfina foi o analgésico mais usado na dor moderada a intensa, seguida por fentanil transdérmico, oxicodona, metadona e hidromorfona. Em 2018, Fallon e colaboradores, também mostraram que a morfina é o analgésico mais usado.[24] Faltam estudos de boa qualidade metodológica comparando o uso de morfina e outros analgésicos opioides na dor oncológica. No entanto, estudos mais recentes confirmam que a oxicodona, hidromorfona, metadona, fentanil transdérmico e buprenorfina apresentam eficácia semelhante no controle da dor. Quanto aos efeitos colaterais, a última revisão sistemática da Cochrane mostrou dados insuficientes para comparar os opioides. Contudo, a evidência apontou que pacientes tratados com fentanil em comparação com morfina oral apresentavam uma redução significativa na constipação.[34,72]

Muitos pacientes durante o uso crônico de opioides desenvolvem efeitos colaterais como os gastrointestinais (constipação, evacuação incompleta, náuseas e vômitos), prurido, depressão respiratória e toxicidade do sistema nervoso central (sonolência, confusão mental, alucinações). O manejo dos eventos adversos induzidos por opioides é um importante aspecto do tratamento da dor. Diversas estratégias podem ser usadas para reduzir a incidência desses efeitos: redução da dose de opioides, usar terapia alternativa como os bloqueios, alterar a via de administração ou mesmo realizar rotação de opioides. Rotação de opioides é o processo de substituir um opioide por outro para melhorar o alívio da dor ou reduzir a intensidade dos efeitos colaterais. A Associação Multinacional de Cuidado

e Suporte ao Câncer (MASCC) publicou orientações sobre o manejo desses eventos adversos. Os laxantes estimulantes devem ser rotineiramente prescritos para a profilaxia e tratamento da constipação induzida por opioides, assim como deve ser feita a orientação para aumento da ingestão de fibras alimentares e líquidos, juntamente com exercícios. No entanto, mais da metade dos pacientes permanecem com constipação. O uso de naloxona em associação com oxicodona ou metilnaltrexona para controlar a constipação também pode ser considerado.[34] Metoclopramida e medicamentos antidopaminérgicos devem ser recomendados para tratamento de náuseas/vômitos relacionados aos opioides. Psicoestimulantes (por exemplo, metilfenidato) para tratar a sedação, são apenas aconselhados quando outros métodos foram testados, pois há poucas evidências para o uso de metilfenidato ou similar no manejo da sedação induzida por opioides. Antagonistas do receptor mu (por exemplo, naloxona) devem ser usados prontamente no tratamento da depressão respiratória induzida por opioides. A naloxona, um antagonista opioide de ação curta, é administrado por via intravenosa para reverter sintomas de *overdose* acidental de opioides. No tratamento da constipação deve-se usar uma formulação oral.[73]

Os medicamentos adjuvantes devem ser associados em todos os degraus da escada, de acordo com as indicações específicas (antidepressivos, anticonvulsivantes, neurolépticos, bifosfonatos, corticosteroides etc.). Em dores oncológicas de características neuropáticas, os anticonvulsivantes, neurolépticos e antidepressivos são a base do tratamento e os opioides assumem um papel secundário na terapêutica.[24,76]

• Dor leve a moderada

Existem poucas opções para tratar a dor do câncer leve a moderada antes de mudar para os opioides fortes, como a morfina. Tramadol e codeína são as opções amplamente disponíveis no Brasil.

• *Tramadol*

Existe um uso generalizado de tramadol em cuidados paliativos, mesmo embora os dados sobre seu uso sejam limitados e os efeitos adversos possam ser intensos.[72] O tramadol tem um papel importante na etapa 2 da escada analgésica, particularmente se outras drogas nessa etapa não forem toleradas ou não tiverem boa resposta, como a codeína. O tramadol é um agonista fraco de receptores do tipo mu e sua potência analgésica é de 1/6 a 1/10 da morfina. Promove o aumento da liberação de serotonina pelos neurônios e inibição concomitante da recaptação da serotonina e noradrenalina. Pode ser útil para dor nociceptiva de intensidade leve a moderada e para dor neuropática, com biodisponibilidade de 75%. É transformado no fígado em um metabólito ativo, o O-desmetiltramadol, que apresenta maior afinidade que o composto original.[70,71]

O tempo necessário para atingir a concentração de pico é de aproximadamente duas horas. A meia-vida é de seis horas, com metabolismo de primeira passagem hepática, podendo triplicar em caso de insuficiência hepática. A dose usual é de 50 a 100 mg por via oral, a cada quatro a seis horas. A dose máxima recomendada para adultos (sem comprometimento hepático) é de 400 mg ao dia. Para os portadores de cirrose hepática, as doses diárias recomendadas não excedem 50 mg a cada 12 horas.[70,72]

Tramadol pode ter efeitos colaterais significativos, como tontura, náusea, vômito e constipação.[24] Pelo fato de aumentar o nível de serotonina e ser apenas parcialmente antagonizado pela naloxona, podem provocar crises convulsivas, particularmente em idosos.

• Codeína

A codeína tem pouco efeito analgésico até ser metabolizada em morfina, principalmente via CYP2D6. Em metabolizadores fracos é, portanto, essencialmente ineficaz, enquanto nos metabolizadores ultrarrápidos, é potencialmente tóxica. A codeína possui baixa afinidade por receptores opioides, sua biodisponibilidade é de 40% por via oral e atinge o pico de efeito em uma hora, com meia-vida de 2,5 a 3,5 horas. A dose habitual da codeína pura (sem associações) é de 30 a 60 mg via oral a cada quatro horas, tendo potência analgésica de 1/10 em relação à morfina. A segunda etapa da escada da OMS tem várias controvérsias. A primeira crítica diz respeito à ausência de um prova de eficácia de opioides fracos. Uma meta-análise de dados de ensaios clínicos randomizados não mostrou diferença entre a eficácia dos analgésicos não opioides sozinha e em combinação com opioides fracos.[24] A evidência disponível indica que a codeína é mais eficaz contra a dor do câncer em adultos que o placebo, mas com risco aumentado. Portanto, acredita-se que em estudos futuros será substituída pela baixa dose de morfina já que não há evidências de aumento dos efeitos adversos do uso de opioides fortes em baixas doses em vez da abordagem padrão com opioides fracos.

• Dor moderada a grave

Os opioides fortes são a base da terapia analgésica no tratamento da dor oncológica moderada a grave. Embora os trabalhos afirmem que não há superioridade de um sobre o outro, a morfina é a mais amplamente disponível e prescrita. Enquanto em alguns países o uso de opioide é restrito, em outros o consumo de oxicodona e adesivos de fentanil e buprenorfina aumentou.[5] Novas opções de opioides combinados estão agora disponíveis, por exemplo oxicodona/naloxona, que demonstraram ser potencialmente úteis na redução da constipação. Uma revisão sistemática Cochrane publicada em 2016 analisou 62 estudos com 4.241 participantes e apoiou o uso de morfina oral como um analgésico eficaz para a dor do câncer, com baixa taxa (6%) de eventos adversos intoleráveis relatados. O fentanil transdérmico também alcançou taxas similares de analgesia efetiva e também tem sido defendido como um analgésico eficaz e tolerável.[72] Embora a via de administração não parenteral seja defendida, pacientes com dor intensa que precisam de alívio urgente devem ser tratados com opioides parenteral geralmente administrados por via subcutânea (SC) ou via intravenosa (IV).

Em geral, o ajuste das doses de opioides é necessário no paciente com insuficiência renal e pacientes idosos, pois o acúmulo de metabólitos tóxicos pode causar confusão, sonolência e alucinações. Assim, doses menores com intervalos maiores de dosagem devem ser usadas. Opioides preferidos para pacientes com disfunção renal moderada a grave ou em diálise são a buprenorfina ou fentanil.[24]

• Morfina

A morfina é o fármaco de escolha para dor intensa, devendo ser administrada a cada quatro horas. A dose ideal varia para cada pessoa, sendo aquela que alivia a dor com efeitos colaterais toleráveis. É importante manter doses extras de morfina prescritas no intervalo das doses fixas, caso haja descontrole da dor, sendo chamadas de dose de resgate ou "SOS". Os pacientes e cuidadores devem ser orientados a solicitar a dose extra sempre que houver dor nos intervalos das doses fixas. A dose noturna de morfina pode ser "dobrada", possibilitando um sono de melhor qualidade, sem interrupções, e evitando que o paciente desperte por dor ou a apresente ao despertar. É rapidamente absorvida por via oral, mas tem baixa biodispoibilidade (20% a 30%) pelo grande efeito de primeira passagem hepática. O pico plasmático apresenta grande variação interindividual (30 a 90 minutos após ingestão) e a alimentação não altera a biodisponibilidade da morfina. Possui excreção renal e maior via de metabolização hepática por meio da conjugação com ácido glicurônico no fígado, o que leva à formação de dois metabólitos principais: morfina-6-glicuronídeo (aproximadamente 55%) e morfina-3-glicuronídeo (10%).[24] Em pacientes com hepatopatias, a meia-vida da morfina pode aumentar e a dose deve ser espaçada para três a quatro vezes ao dia. Os metabólitos da morfina podem acumular na insuficiência renal e causar toxicidade, podendo ser necessário reduzir a dose ou suspender o uso, dependendo da situação clínica, já que há risco de analgesia profunda e prolongada, sedação e depressão respiratória.[61,72]

Os efeitos colaterais principais da morfina incluem náuseas, vômitos, sudorese intensa, constipação intestinal, sedação e/ou disfonia, mioclonias, convulsões, alucinações, distúrbios do sono e confusão mental. Não existe dose máxima para os opioides. O que define a dose máxima de uso dos analgésicos opioides é o equilíbrio entre analgesia eficaz e efeitos adversos toleráveis. No Brasil, há morfina de liberação rápida e morfina de liberação controlada. Essa última possui tecnologia de microgrânulos que permite sua liberação cronogramada. Uma vez estabelecida a dose de morfina de liberação imediata necessária para controlar a dor, poderá ser feita a conversão de morfina de liberação cronogramada, que permite reduzir oscilações de nível sérico da morfina, reduzindo os efeitos colaterais. A morfina de liberação cronogramada possibilita uso eficaz a cada 8 ou 12 horas, facilitando posologia e analgesia de melhor qualidade, melhorando a qualidade de vida dos pacientes.[37]

• Oxicodona

A oxicodona é um opioide semissintético, agonista mu e kappa, que possui o dobro da potência analgésica da morfina, e biodisponibilidade oral de 42% a 87%.[4] Em razão de sua ação nos receptores kappa, a oxicodona combate melhor dores de origem visceral, como cólica biliar ou doenças do pâncreas. Até o momento, no Brasil, é comercializada na apresentação de liberação controlada, com duas aparentes meias-vidas de absorção (37 minutos e 6,2 horas, respectivamente) e permite rápida absorção inicial, com início analgésico na primeira hora em 90% dos pacientes, seguida de absorção prolongada, possibilitando analgesia por 12 horas.[55] Outra vantagem é sua baixa taxa de ligação a proteínas plasmásticas (aproximadamente 45%), proporcionando considerável fração livre. A oxicodona sofre metabolismo hepático para noroxicodona e oximorfona, sendo 10% da oxicodona excretada de forma inalterada. O fármaco original e seus metabólitos farmacologicamente ativos podem se acumular na insuficiência renal, devendo ser usados com cautela em doses baixas. A *clearance* de oxicodona diminui substancialmente na insuficiência hepática grave e a meia-vida de eliminação torna-se prolongada. Em casos de insuficiência hepática, deve-se evitar seu uso ou, se não possível, deve-se administrá-la em doses baixas e em formulação de liberação imediata. Os efeitos adversos da oxicodona de liberação controlada são os mesmos dos outros opioides fortes, embora em menor intensidade. No Brasil, até o momento, não é comercializada a oxicodona de liberação imediata. A oxicodona de liberação controlada disponível no país deve ser utilizada a cada 12 horas.

• Metadona

Revisões extensivas demonstram que a metadona oral tem o potencial de controlar a dor que não responde à morfina ou outros opioides, sendo uma alternativa eficaz à morfina oral, oxicodona, hidromorfona e fentanil transdérmico. Porém, devido às suas diferenças interindividuais na meia-vida plasmática, é necessário atenção ao usar esse medicamento no tratamento de dor crônica oncológica, pois sua dose deve ser adequadamente titulada. Suas características peculiares lhe conferem comportamento de acúmulo, podendo ser necessário reduzir a dose cinco a dez dias após o início do uso ou aumento dela, exigindo observação e monitorização do prescrito. O baixo custo da metadona a torna mais acessível para os países em desenvolvimento e juntamente com o fentanil transdérmico é incluída na lista de medicamentos essenciais da OMS.[76]

A metadona é um opioide agonista sintético potente e antagonista dos receptores N-metil-D-aspartato (NMDA). Possui excelente biodisponibilidade oral, meia-vida longa e incerta (24 a 36, até 72 horas), com efeito analgésico cerca de 30 minutos após ingestão oral e taxa de ligação proteica de aproximadamente 90%, além de metabolismo predominantemente hepático. Além de sua ação agonista sobre os receptores mu, apresenta dois outros efeitos farmacodinâmicos: é antagonista de receptores NMDA – na medula espinhal, esses receptores estão envolvidos na facilitação central do *wind up* na dor neuropática – e, por ser antagonista de receptores NMDA, pode bloquear o *wind up* e elevar a eficácia dos opioides sobre os receptores mu.

Deve ser feito o cálculo de doses equianalgésicas de metadona e ser utilizada com cautela na doença renal em estágio final. Em pacientes que nunca utilizaram opioide, a conversão em morfina pode ser 1:1; porém, quando estão utilizando qualquer outro opioide forte, essa relação aumenta. A conversão ainda é um tema a ser estudado, mas as formas mais usadas na prática clínica são estimativas aproximadas: a titulação da dose deve ser feita de forma lenta e conservadora, buscando-se sempre a dose mímima eficaz, com o aumento dessa a cada um a cinco dias no máximo. As vias alternativas para a administração de metadona são a venosa e subcutânea. Há descrições de prolongamento de intervalo QT em vigência de doses altas de metadona na literatura internacional, contudo alguns autores sugerem que esse efeito possa ser atribuído ao uso prolongado de metadona mais que ao uso de doses altas. Um cuidado que se deve ter em pacientes em uso de metadona é o uso concomitante de fármacos que induzem a enzima CYP, pois esses aceleram o metabolismo e diminuem seus níveis séricos. Agentes antirretrovirais, dexametasona, carbamazepina, fenitoína e barbitúricos são exemplos frequentes de uso frequente na prática clínica.

• Opioides transdérmicos

• Fentanil transdérmico

O fentanil é um agonista opioide sintético, que age principalmente no receptor opioide μ.[55] É 100 vezes mais potente que a morfina, resultando em uma taxa de conversão estimada de 1:100, a fim de fornecer um grau igual de analgesia. Seu baixo peso molecular, alta potência e lipossolubilidade o tornam ideal para a entrega através da via transdérmica. *Patches* de fentanil estão disponíveis em vários doses: 12, 25, 50, 75 e 100 μg/h, necessitando de substituição a cada 72 horas. Pode levar de 12 a 24 horas para os níveis plasmáticos de fentanil estabilizarem após o início da terapia e sua ação se mantém até 18 horas após sua retirada. A via transdérmica elimina o metabolismo de primeira passagem pelo fígado, aumentando a biodisponibilidade para 90%, tornando possível usar doses mais baixas do fármaco e reduzindo assim a incidência de efeitos.[34] Está indicado em pacientes com insuficiência renal e em diálise, que mantêm dor constante, mas com pouca dor episódica e também para pacientes impossibilitados de usar a via oral, em risco de broncoaspiração e intolerância à morfina e outros opioides. Precisa-se ter cautela ao usar em pacientes oncológicos e com caquexia avançada, pois podem não atingir plenamente os efeitos benéficos esperados do sistema de liberação transdérmico, quando comparados a pacientes com índice de massa corpórea normal.[68]

No Brasil, não se encontra disponível fentanil oral de ação rápida e a dose-resgate do paciente em uso da terapia transdérmica deve ser feita com opioides de ação curta. Drogas que aumentam ou inibem o citocromo P450 afetarão seu metabolismo, pois o fentanil é metabolizado pelas enzimas do citocromo P450 em metabólitos inativos. Vários estudos mostraram que, quando em comparação com a morfina oral de libertação sustentada, o fentanil tem uma incidência 30% menor de efeitos adversos, como constipação e sedação.[68]

• Buprenorfina

A buprenorfina é um composto semissintético, agonista μ opioide parcial de ação prolongada, bem como um antagonista do receptor opioide κ e δ. É 25-100 vezes mais potente que a morfina, resultando em uma taxa de conversão estimada de 1:110 a 1:115. Liga-se aos receptores com alta afinidade e sua dissociação lenta, resulta em início lento, mas relativamente longo de duração da ação analgésica.[68] Os níveis plasmáticos no estado estacionário são atingidos após a aplicação do terceiro adesivo consecutivo (> 200 h), e a meia-vida de eliminação é de até 27 horas.[38] Buprenorfina transdérmica também ignora o metabolismo de primeira passagem, produzindo biodisponibilidade de 50%.[68] O fígado metaboliza a buprenorfina em norbuprenorfina, metabólito moderadamente ativo, que é excretado com bile, prevenindo acumulação de opioides.

A buprenorfina também se mostra promissora no tratamento da dor neuropática, que muitas vezes pode se manifestar em condições de dor de câncer. O uso de buprenorfina transdérmica na dor neuropática relacionada ao câncer tem uma grande redução no número de pacientes com dor moderada a grave.[68] Tem um papel na terapia analgésica de pacientes com insuficiência renal e em tratamento dialítico. Como a buprenorfina é excretada principalmente nas fezes, a redução da dose não é necessária. O fentanil e buprenorfina (via transdérmica ou intravenosa) são os opioides mais seguros em pacientes com doença renal crônica 4 ou 5 (taxa de filtração glomerular estimada < 30 mL/min).

Anti-inflamatórios não esteroides (AINEs)

Os anti-inflamatórios não esteroides (AINEs) são usados com o objetivo de proporcionar efeitos anti-inflamatórios, antipiréticos e analgésicos em condições agudas e crônicas de dor e inflamação, sendo os medicamentos mais comumente prescritos nesses casos. AINEs agem inibindo os subtipos de ciclo-oxigenases (COX-1 e 2), catalisadores do ácido aracdônico, que são responsáveis pela síntese de prostaglandinas.[12] As ações analgésicas e anti-inflamatórias dos AINEs são atribuídas à inibição da ciclo-oxigenase-2 (COX-2), enquanto quaisquer efeitos antiplaquetários e gastrointestinais adversos são atribuídos à inibição da ciclo-oxigenase-1 (COX-1).[55]

Os eventos adversos gastrointestinais são os mais frequentes e limitantes relacionados ao uso de AINEs. A inibição da COX-1 leva a um aumento da incidência de úlcera péptica e sangramento digestivo.[74] Em uma revisão da Cochrane de 2017, procurou-se evidências de uma diferença de frequência de complicações entre os AINEs e combinações de AINEs e opioides. Não houve diferenças óbvias entre os grupos de tratamento.[12,23]

Os AINEs convencionais (não seletivos) inibem as enzimas COX-1 e COX-2 em vários graus; os seletivos inibem predominantemente a enzima COX-2.[6] Os inibidores seletivos da isoenzima COX-2 são mais seguros em relação aos efeitos gastrointestinais, no entanto podem causar danos cardiocirculatórios e/ou nefrológicos tais como os não seletivos.[1] Os pacientes mais suscetíveis a danos gastrointestinais são os idosos acima de 75 anos ou aqueles em uso de corticosteroides, anticoagulantes, inibidores seletivos da receptação de serotonina ou inibidores da função plaquetária.[59]

Inúmeros mecanismos têm sido propostos para explicar a injúria renal causa pelos AINEs; todavia, a principal hipótese seria a vasoconstrição das arteríolas renais e a consequente redução do fluxo sanguíneo para esses órgãos.[2] As consequências do acometimento renal incluem a insuficiência aguda ou crônica, a nefrite intersticial, a retenção de sódio e a hipercalemia. Pacientes hipovolêmicos e/ou em uso de diuréticos são mais suscetíveis à lesão renal decorrente do uso desses fármacos.[23,60]

Diversos estudos relacionam o infarto do miocárdio, a fibrilação atrial e a hipertensão, entre outros eventos cardiovasculares, ao uso AINEs. Algumas das causas seriam: ausência de inibição da atividade plaquetária (inibidores da COX-2), formação de espécies reativas do oxigênio e aumento da reabsorção renal de sódio.[2] Em uma meta-análise publicada em 2016, Gunter e colaboradores não encontraram diferença na incidência desses efeitos adversos de acordo com a seletividade dos AINEs pelas diferentes isoformas da enzima COX; a única exceção foi o rofecoxib, que se apresentou um perfil mais danoso que os demais AINEs para o sistema cardiovascular. Em suma, tanto os seletivos quanto os não seletivos elevam os riscos de eventos adversos cardiovasculares.[33,60]

Não há evidências de qualidade para provar que os AINEs e/ou o paracetamol, associados ou não a opioides, são úteis no tratamento de pessoas com dor oncológica de acordo com os passos da escada analgésica da OMS. Existem estudos, de baixa qualidade, mostrando que algumas pessoas com dores oncológicas moderadas ou graves têm dor reduzida dentro de uma ou duas semanas como uso desses fármacos.[71]

O uso dos AINEs tem sido importante, pois em muitos países os opioides são severamente restritos. Isso significa que muitas pessoas com câncer terão considerável dor e sofrimento, a menos que analgésicos não opioides possam ser usados. Assim, os AINEs continuam sendo escolha nos casos de dor leve, como orienta a escala de dor da OMS ou podem ser usados em associação com outras drogas em caso de dor moderada ou intensa.[76]

• Dipirona

A dipirona, por causar inibição da ciclo-oxigenase, pertence ao grupo dos AINEs, porem é AINE atípico, pois tem a ação antinociceptiva independente de sua capacidade de inibir a ciclo-oxigenase. Em relação ao seu uso observou-se que pelo menos 50% dos pacientes tiveram melhora da dor em 5 dias, tanto com o uso de dipirona 3 g ou 6 g por dia, sendo que a avaliação da melhora da dor foi melhor com a maior dose.[55,57] A dose analgésica da dipirona é de 30 mg/kg, não devendo exceder o teto de 2 mg/kg em adultos.

• Paracetamol

O mecanismo de ação preciso do paracetamol ainda deve ser claramente entendido. A falta de atividade anti-inflamatória significativa do paracetamol implica um modo de ação distinto daquele dos AINEs. Anteriormente, foi demonstrado não ter efeitos significativos sobre COX-1 ou COX-2. Acredita-se que o paracetamol age inibindo a COX-3, uma isoforma de ciclo-oxigenase encontrada no cérebro e medula espinhal.[71] Existe uma pesquisa experimental em ratos que sugere que o paracetamol muda o sistema canabinoide endogeno, podendo ter um efeito na dor neuropática via receptores canabinoides.[21]

A falta de evidência do efeito do paracetamol na dor oncológica é semelhante à falta de evidência do seu uso na dor musculoesquelética e dor neuropática, bem como uma série de outras condições de dor crônica.[21] A evidência que temos é de que é um analgésico muito útil pra reduzir o consumo de opioide, quando usado em combinação.

A dose recomendada é 10 a 15 mg/kg a cada 4 a 6 horas, tendo dose máxima de 50 a 75 mg/kg. Para adultos e crianças maiores de 12 anos, as doses variam de 500 a 1.000 mg/dose com intervalos de 4 a 6 horas, não excedendo a dose de 4 g em 24 horas.

Adjuvantes

• Antidepressivos e anticonvulsivantes

A prevalência de dor neuropática em pacientes com câncer varia de 20 a 40%.[10,11] Os opioides, quando utilizados isoladamente, são ineficazes para o controle desse tipo de dor. Os fármacos antidepressivos e/ou anticonvulsivantes são, atualmente, a primeira linha de tratamento para a dor oncológica com componente neuropático. Os antidepressivos tricíclicos e a duloxetina, assim como os anticonvulsivantes pregabalina e gabapentina são fortemente recomendados.[24]

Os antidepressivos e anticonvulsivantes possuem uma série de efeitos colaterais que requerem uma monitorização contínua, tais como sonolência, fadiga, aumento de peso, náuseas, constipação, hipotensão ortortática, boca seca, visão turva, retenção urinária e disfunção sexual, entre outros. Deve-se evitar o uso de antidepressivos tricíclicos em pacientes que possuem olhos com ângulo estreito, devido ao risco de se desencadear uma crise aguda de glaucoma. Essas drogas possuem em geral meia-vida longa e elevado índice terapêutico, podendo ser administradas em poucas doses diárias ou mesmo em dose única.

• Corticosteroides

Os corticosteroides são amplamente utilizados para o controle da dor oncológica, porém ainda não possuem eficácia comprovada quando utilizados com esse propósito. Uma revisão sistemática publicada pela Cochrane, em 2015, concluiu que as evidências da eficácia dos corticosteroides no controle da dor em pacientes com câncer são fracas.[4] Como também não existem evidências contrárias ao uso desses fármacos no controle da dor oncológica, eles podem ser utilizados desde que nas menores doses consideradas efetivas, pelo menor período de tempo possível e com uma frequente monitorização dos seus efeitos adversos.[4]

A compressão medular tumoral é uma emergência oncológica cuja dor costuma anteceder seu diagnóstico, por dias ou meses, em 95% dos pacientes.[24] Nesses casos, os corticosteroides são úteis quando administrados precocemente após seu diagnóstico clínico e radiológico, situação na qual a dexametasona é o fármaco mais frequentemente utilizado. A radioterapia (tratamento de primeira linha) e a cirurgia são opções capazes de aliviar a dor decorrente da compressão medular por tumores.[24]

• Bifosfonatos

Os bifosfonatos são drogas com atividade inibitória da reabsorção óssea, com um possível efeito anti-inflamatório, utilizados no tratamento da osteoporose e da doença de Paget, que também são úteis no tratamento da dor óssea e da hipercalcemia induzida pelo tumor. As evidências do efeito analgésico desses fármacos no controle da dor óssea devido a metástases são fracas;[24] dessa forma, eles sempre devem ser usados associados a analgésicos, especialmente quando a dor não é bem localizada e/ou a radioterapia não é prontamente acessível.[24]

Antes da prescrição de bifosfonatos, é importante uma avaliação odontológica. Procedimentos dentários invasivos, em especial as extrações, durante o uso desses fármacos, elevam o risco de osteonecrose de mandíbula. Essa complicação é mais comum com a terapia intravenosa (0,8% a 12%) que com a oral (0,01% a 0,4%), ocorrendo com mais frequência em pacientes imunodeprimidos, com diabetes ou em uso concomitante de corticosteroides.[24]

• Outros

Os neurolépticos são usados para dor neuropática, para controle da dispneia e da agitação e para sedação na fase terminal. Os benzodiazepínicos são indicados para reduzir a ansiedade e melhorar o sono. O baclofeno (relaxante muscular) é administrado quando o paciente apresenta contratura muscular, câimbra ou dor neuropática. A lidocaína tópica serve para o controle da dor neuropática. A clonidina, um agonista α2-adrenérgico, possui ação analgésica e pode ser administrada inclusive por via peridural ou intratecal, tal como o baclofeno e a morfina. A calcitonina pode ser usada para as dores fantasmas e das metástases ósseas, por via intramuscular ou na forma de *spray* nasal.[24,63]

A quetamina, um antagonista do N-metil-D-aspartato (NMDA), tem sido estudada no controle da dor neuropática oncológica, porém ainda não existem evidências que indiquem seu uso rotineiro. Alguns artigos sugerem que pacientes com sensibilização central, presente na forma de *wind up*, poderiam se beneficiar do uso desse fármaco adjuvante.[24,63]

Elementos radioativos (iodo 131, samário 153, estrôncio 89 etc.) podem ser utilizados para tratar a dor por câncer de próstata; a hormonoterapia (andrógenos, estrógenos, inibidores de andrógenos/estrógenos, inibidores da aromatase etc.) melhoram a dor em alguns tipos de câncer como próstata e mama.[24]

■ CONSIDERAÇÕES FINAIS

O controle da dor é um importante aspecto da qualidade de vida de pacientes com câncer. A dor oncológica tem caráter multifatorial e inclui componentes físicos, psicológicos, sociais, emocionais e espirituais. Todas essas nuances devem ser avaliadas com o objetivo de controlar não apenas a dor, mas o impacto que ela causa na qualidade de vida dos pacientes.

As diretrizes da OMS criaram novos paradigmas no tratamento da dor. Desde sua publicação, inúmeros estudos foram realizados tomando como base a escada analgésica, que foi sendo gradualmente modificada e melhorada. A literatura prova que um adequado alívio da dor é possível na quase totalidade dos casos, desde que seguidos os princípios e fundamentos nela descritos e que vêm sendo aprimorados ao longo dos anos.

■ REFERÊNCIAS BIBLIOGRÁFICAS

1. Allard P, Maunsell E, Labbe J, et al. Educational interventions to improve cancer pain control: a systematic review. J Palliat Med. 2001; 4(2):191-203.
2. American Pain Society Quality of Care Committee. Quality improvement guidelines for the treatment of acute pain and cancer pain. JAMA. 1995; 274(23):1874-80.
3. Arthur J, Tanco K, Park M, et al. Personalized Pain Goal as an Outcome Measure in Routine Cancer Pain Assessment. J Pain Symptom Manage. 2018; 56(1):80-7.
4. Ashar A, Hardy J, Good P, et al. Corticosteroids as Co-analgesics with Opioids for Cancer-related Pain: a feasibility Study. J Pain Symptom Manage. 2017; 54(6):e1-e2.
5. Bandieri E, Chiarolanza A, Luppi M, et al. Prescription of Opioids in Italy: Everything, but the Morphine. Ann Oncol. 2009; 20:961-2.
6. Bandieri E, Romero M, Ripamonti C, et al. Randomized Trial of Lowdose Morphine versus Weak Opioids in Moderate Cancer Pain. J Clin Oncol. 2016; 34:436-42.
7. Bandieri E, Sichetti D, Luppi M, et al. Is pain in patients with haematological malignancies under-recognised? The results from Italian ECAD-O survey. Leuk Res. 2010; 34:e334-5.
8. Barthas F, Sellmeijer J, Hugel S, et al. The Anterior Cingulate Cortex Is a Critical Hub for Pain-Induced Depression. Biol Psychiatry. 2015; 77(3):236-45.
9. Bennett MI, Bagnall AM, Jose Closs S. How effective are patient-based educational interventions in the management of cancer pain? Systematic review and meta-analysis. Pain. 2009; 143(3):192-9.
10. Bennett MI, Rayment C, Hjermstad M, et al. Prevalence and etiology of neuropathic pain in cancer patients: a systematic review. Pain. 2012; 153(2):359-65.
11. Bouhassira D, Luporsi E, Krakowski I. Prevalence and Incidence of Chronic Pain with or without Neuropathic Characteristics in Patients with Cancer. Pain. 2017; 158(6):1118-25.
12. Brune K, Patrignani P. New Insights into the Use of Currently Available Nonsteroidal Anti-Inflammatory Drugs. J Pain Res. 2015; 8:105-18.
13. Caraceni A, Hanks G, Kaasa S, et al. Use of opioid analgesics in the treatment of cancer pain: evidence-based recommendations from the EAPC. Lancet Oncol. 2012; 13:e58-68.
14. Carlson CL. Effectiveness of the World Health Organization Cancer Pain Relief Guidelines: an integrative review. J Pain Res. 2016; 9:515-34.
15. Cherny NI. Cancer Pain Assessment and Syndromes. In: McMahon S, Koltzenburg M, Tracey I (eds.). Wall & Melzack's Textbook of Pain. Philadelphia: Elsevier Saunders; 2013. p. 1039-60.
16. Chhabria A. Psychogenic Pain Disorder – Differential Diagnosis and Treatment. J Assoc Physicians India. 2015; 63(2 Suppl):36-40.
17. Cleeland CS, Gonin R, Hatfield AK, et al. Pain and Its Treatment in Outpatients with Metastatic Cancer. N Engl J Med. 1994; 330(9):592-6.
18. Cohen SP, Raja SN. Pain. In: Goldman L, Schafer AI. Goldman-Cecil Medicine. Philadelphia: Elsevier Saunders; 2016. p. 133-43.
19. Colloca L. The Placebo Effect in Pain Therapies. Annu Rev Pharmacol Toxicol. 2019 Jan; 59:191-211.
20. Colloca L, Ludman T, Bouhassira D, et al. Neuropathic Pain. Nat Rev Dis Primers. 2017; 3:17002. p. 1-19.
21. Curros-Criado MM, Herrero JF. Antinociceptive Effects of NCX-701 (Nitro-paracetamol) in Neuropathic Rats: Enhancement of Antinociception by Co-administration with Gabapentin. Br J Pharmacol. 2009; 158(2):601-9.
22. Deandrea S. Prevalence of Breakthrough Cancer Pain: A Systematic Review and a Pooled Analysis of Published Literature. J Pain Symptom Manage. 2014; 47(1):57-76.
23. Derry S, Wiffen PJ, Moore RA, et al. Oral Nonsteroidal Anti-Inflammatory Drugs (NSAIDs) for Cancer Pain in Adults. Cochrane Database Syst Rev. 2017; 7:CD012638.
24. Fallon M, Giusti R, Aielli F, et al. Management of Cancer Pain in adult Patients: ESMO Clinical Practice Guidelines. Ann Oncol. 2018; 29(Suppl 4):iv166-91.
25. Ferreira KA, Teixeira MJ, Mendonza TR, et al. Validation of brief pain inventory to Brazilian patients with pain. Support Care Cancer. 2011; 19(4):505-11.
26. Flor H, Turk DC. Cognitive and Learning Aspects. In: McMahon S, Koltzenburg M, Tracey I (eds.). Wall & Melzack's Textbook of Pain. Philadelphia: Elsevier Saunders; 2013. p. 256-72.
27. Frankish H. 15 million new cancer cases per year by 2020, says WHO. Lancet. 2003; 361:1278.
28. Freedman GM, Kreitzer JM, Thomas V. Cancer Pain Management. In: Reed AP, Yudkowitz FS. Clinical Cases in Anesthesia. Philadelphia: Elsevier Saunders; 2014. p. 370-3.
29. Gibson S, McConigley R. Unplanned Oncology Admissions within 14 Days of Non-Surgical Discharge: a retrospective study. Support Care Cancer. 2016; 24:311-7.
30. Gostin LO, Hodge JG, Noe SA. Reframing the Opioid Epidemic as a National Emergency. JAMA. 2017; 318(16):1539-40.
31. Greco MT, Roberto A, Corli O, et al. Quality of Cancer Pain Management: an Update of a Systematic Review of Undertreatment of Patients with Cancer. J Clin Oncol. 2014; 32(36):4149-54.
32. Gunnarsdottir S, Donovan HS, Serlin RC, et al. Patient-related Barriers to Pain Management: the barriers questionnaire II (BQ-II). Pain. 2002; 99:385-96.
33. Gunter BR, Butler KA, Wallace RL, et al. Non-steroidal Anti-inflammatory Drug-induced Cardiovascular Adverse Events: a meta-analysis. J Clin Pharm Ther. 2017; 42(1):27-38.
34. Hadley G, Derry S, Moore RA, et al. Transdermal Fentanyl for Cancer Pain. Cochrane Database Syst Rev. 2013; 10:CD010270.
35. Haugen DF, Hjermstad MJ, Hagen N, et al. Assessment and Classification of Cancer Breakthrough Pain: a systematic literature review. Pain. 2010; 149(3):476-82.
36. Higginson IJ. Innovation in Assessment: epidemiology and assessment of pain in advanced cancer. In: Janson TS, Turner JA, Wiesenfeld-Hallin Z (eds.). Seattle: IASP Press; 1997. p. 707-16.
37. Kraychete DV. Opioides: O Que Você Deve Saber. Editora: Casa Leitura Médica; 2015.
38. Kress HG. Clinical Update on the Pharmacology, Efficacy and Safety of Transdermal Buprenorphine. Eur J Pain. 2009; 13(3):219-30.
39. Landmark T, Romundstad P, Dale O, et al. Chronic Pain: One year prevalence and associated characteristics (the HUNT pain study). Scandinavian J Pain. 2013; 4:182-7.
40. Levy N, Sturgess J, Mills P. "Pain as the Fifth Vital Sign" and Dependence on the "Numerical Pain Scale" is being Abandoned in the US: Why? Br J Anesth. 2018; 120(3):435-8.
41. Løhre ET, Klepstad P, Bennett MI, et al. From "Breakthrough" to "Episodic" Cancer Pain? A European association for palliative care research network expert Delphi survey toward a common terminology and classification of transient cancer pain exacerbations. J Pain Symptom Manage. 2016; 51(6):1013-9.
42. Mantyh PW. Cancer Pain: causes, consequences, and therapeutic opportunities. In: McMahon S, Koltzenburg M, Tracey I (eds.). Wall & Melzack's Textbook of Pain. Philadelphia: Elsevier Saunders; 2013. p. 1029-38.
43. Mercadante S, Cuomo A. Breakthrough Cancer Pain: Ten Commandments. Value Health. 2016; 19(5):531-6.
44. Melo GM, Lélis ALPA, Moura AF, et al. Escalas de Avaliação de Dor em Recém-nascidos: revisão integrativa. Rev Paul Pediatr. 2014; 32(4):395-402.
45. Ministério Da Saúde – Instituto Nacional de Câncer José Alencar Gomes da Silva (INCA). Estimativa | 2018 Incidência de Câncer no Brasil. Rio de Janeiro. Disponível em: http://www.inca.gov.br. Acessado em 20 out 2018.
46. Morete MC, Rossato LM. Semiologia da Dor. In: Albert Einstein – Sociedade Beneficente Israelita Brasileira. Manuais de – Dor. São Paulo: Manole. 2015; 41-4.

47. Morete MC, Mofatto SC, Pereira CA, et al. Tradução e adaptação cultural da versão portuguesa (Brasil) da escala de dor Behavioural Pain Scale. Rev Bras Ter Intensiva. 2014; 26(4):373-8.

48. Morone NE, Weiner DK. Pain as the 5th Vital Sign: exposing the vital need for pain education. Clin Ther. 2013; 35(11):1728-32.

49. Mularski RA, White-Chu F, Overbay D, et al. Measuring Pain as the 5th Vital Sign does not Improve Quality of Pain Management. J Gen Intern Med. 2006; 21(6):607-12.

50. National Comprehensive Cancer Network. NCCN Clinical Practice Guidelines in Oncology – Adult Cancer Pain; 2018. Disponível em: https://www.nccn.org/. Acessado em 22 jun 2018.

51. Oldenmenger WH, Geerling JI, Mostovaya I, et al. A Systematic Review of the Effectiveness of Patient-based Educational Interventions to Improve Cancer-related Pain. Cancer Treat Rev. 2018; 63:96-103.

52. Oldenmenger WH, Sillevis Smitt PA, van Dooren S, et al. A Systematic Review on Barriers Hindering Adequate Cancer Pain Management and Interventions to Reduce Them: a critical appraisal. Eur J Cancer. 2009; 45:1370-80.

53. Oliver KA, Ashurst JV. Anatomy, Thorax, Phrenic Nerves. Última atualização em 9 de dezembro de 2018. Disponível em: https://www.ncbi.nlm.nih.gov/books/NBK513325/. Acessado em 20 dez 2018.

54. Potter VT, Wiseman CE, Dunn SM, et al. Patient Barriers to Optimal Cancer Pain Control. Psychooncology. 2003; 12: 153-60.

55. Posso IP, Grossmann E, Fonseca PRB, et al. Tratado de dor: Publicação da Sociedade Brasileira Para Estudo da Dor – SBED. 2017; 133:1623-27.

56. Rios R, Zautra AJ. Socioeconomic Disparities in Pain: the role of economic hardship and daily financial worry. Health Psychol. 2011; 30:58-66.

57. Rodríguez M, Barutell C, Rull M, et al. Efficacy and Tolerance of Oral Dipyrone Versus Oral Morphine for Cancer Pain. Eur J Cancer. 1994; 30A(5):584-7.

58. Sakata RK. Nomenclatura e Classificação da Dor. In: Sakata RK, Issy AM. Guias de Medicina Ambulatorial e Hospitalar da Unifesp – EPM. São Paulo: Manole; 2008. p. 1-4.

59. Scheiman MJ. NSAID-induced Gastrointestinal Injury: a Focused Update for Clinicians. J Clin Gastroenterol. 2016; 50(1):5-10.

60. Sevinsky RE, Stewart DW, Harirforoosh S. Nonsteroidal Anti-inflammatory Drugs: Is There a Link between Cardiovascular and Renal Adverse Effects? Journal of Integrative Nephrology & Andrology. 2017; 4(1):1-2.

61. Sharma V, Leon-Casasola O. Cancer Pain. In: Benzon H, Rathmell JP, Wu CL (eds.). Practical Managment of Pain. Philadelphia: Elsevier Mosby; 2014. p. 335-45.e3.

62. Shen W, Chen JS, Shao YY, et al. Impact of Undertreatment of Cancer Pain with Analgesic Drugs on Patient Outcomes: a nationwide survey of outpatient cancer patient care in Taiwan. J Pain Symptom Manage. 2017; 54(1):55-65.e1.

63. Sousa AM, Slullitel A, Tahamtani SM, et al. Tratamento da Dor no Paciente com Câncer. In: Cangiani LM, Carmona MJC, Torres MLA (eds.). Tratado de Anestesiologia – SAESP. 8 ed. São Paulo: Atheneu. 2017; 2(129):2085-104.

64. Stein KD, Alcaraz KI, Kamson C, et al. Sociodemographic inequalities in barriers to cancer pain management: a report from the American Cancer Society's Study of Cancer Survivors-II (SCS-II). Psycho-Oncology. 2016 out; 25(10):1212-21.

65. Torre LA, Bray F, Siegel RL, et al. Global cancer statistics, 2012. CA Cancer J Clin. 2015; 65:87-108.

66. Vargas-Schaffer G. Is the WHO Analgesic Ladder Still Valid? Twenty-four Years of Experience. Can Fam Physician. 2010; 56(6):514-7, e202-5.

67. Van den Beuken-van Everdingen MH, de Rijke JM, Kessels AG, et al. Prevalence of pain in patients with cancer: a systematic review of the past 40 years. Ann Oncol. 2007; 18:1437-49.

68. Vithlani RH, Baranidharan G. Transdermal Opioids for Cancer Pain Management. Rev Pain. 2010; 4:8-12.

69. Ward SE, Goldberg N, Miller-McCauley V, et al: Patient-related barriers to management of cancer pain. Pain. 1993; 52:319-24.

70. Wiffen PJ, Derry S, Moore RA. Tramadol With or Without Paracetamol (acetaminophen) for Cancer Pain. Cochrane Database Syst Rev. 2017; 5:CD012508.

71. Wiffen PJ, Derry S, Moore RA, et al. Oral Paracetamol (Acetaminophen) for Cancer Pain. Cochrane Database Syst Rev. 2017; 7:CD012637.

72. Wiffen PJ, Wee B, Derry S, et al. Opioids for Cancer Pain – an Overview of Cochrane Reviews. Cochrane Database Syst Rev. 2017; 7:CD012592.

73. Wit R, van Dam F, Loonstra S, et al. The Amsterdam Pain Management Index compared to eight frequently used outcome measures to evaluate the adequacy of pain treatment in cancer patients with chronic pain. Pain. 2001; (3):339-49.

74. Wongrakpanich S, Wongrakpanich A, Melhado K, et al. A Comprehensive Review of Non-Steroidal Anti-Inflammatory Drug Use in The Elderly. Aging Dis. 2018; 9(1):143-50.

75. World Health Organization. Cancer Pain Relief. Genebra; 1986.

76. World Health Organization. Cancer Pain Relief. 2 ed. Genebra; 1996.

77. Yates PM, Edwards HE, Nash RE, et al. Barriers to effective cancer pain management: a survey of hospitalized cancer patients in Australia. J Pain Symptom Manage. 2002; 23:393-405.

78. Zelman DC, Cleeland CS, Howland EW. Factors in appropriate pharmacological management of cancer pain: A cross-institutional investigation. Pain. 1987; 4:S136.

Capítulo 35

Princípios Farmacológicos do Tratamento da Dor Oncológica

Larissa Helena Torres
Carla Speroni Ceron
Marcelo Rizzatti Luizon
Maurílio Pacheco-Neto

■ INTRODUÇÃO

A dor é o sintoma mais comum em pacientes com câncer e afeta negativamente a qualidade de vida dos doentes. Cerca de 70% dos pacientes relatam restrições no seu dia a dia devido à dor e, desses, 50% acreditam que sua qualidade de vida não é considerada como prioridade pelos profissionais da saúde envolvidos em seu tratamento.[1] A dor relacionada ao câncer depende da localização e do tipo de câncer, e inclui a dor causada pelo próprio tratamento, com quimio e radioterápicos e cirurgias. Esse quadro pode ser agravado por transtornos como ansiedade, depressão, desânimo e desesperança, além de preocupações financeiras e familiares.

A Organização Mundial da Saúde (OMS) estabeleceu em 1986 um protocolo visando a efetividade do tratamento farmacológico da dor, que prevê o escalonamento de analgésicos, anti-inflamatórios, fármacos adjuvantes e opioides. Em geral, esse protocolo reduz a dor em 70 a 90% dos casos quando o tratamento é realizado de forma adequada. Contudo, estudos mostram que 40 a 60% dos pacientes com câncer não recebem tratamento farmacológico adequado, seja pela dose insuficiente ou pela não adesão ao tratamento.[2,3]

Diante desse contexto, o objetivo deste capítulo é discutir os princípios farmacológicos do tratamento clínico da dor oncológica, com foco em alterações farmacocinéticas, farmacogenética, interações medicamentosas e nas reações adversas aos medicamentos.

■ FARMACOCINÉTICA

Para que um medicamento tenha a ação desejada é necessário que o princípio ativo consiga chegar ao seu sítio de ação em concentração efetiva, a qual pode ser influenciada por diversos fatores farmacocinéticos. A farmacocinética compreende os processos de absorção, distribuição, biotransformação e excreção dos fármacos.

A absorção ocorre quando os fármacos atingem a circulação sistêmica; portanto, depende da via de administração e pode ser influenciada por diversos fatores, como a alimentação ou doenças no trato gastrointestinal, em casos de fármacos administrados por via oral; ou do fluxo sanguíneo local, em caso de fármacos administrados por via intramuscular. Após a absorção ou a administração do medicamento por via intravenosa, ocorre a distribuição dos fármacos pelo organismo, evento que depende de processos fisiológicos, como fluxo sanguíneo regional, e também das características físico-químicas dos compostos. A distribuição é influenciada por fatores como a capacidade de ligação dos fármacos às proteínas plasmáticas e a afinidade por diferentes tecidos, como o tecido adiposo em caso de fármacos lipofílicos. A biotransformação e a excreção são processos relacionados à eliminação dos fármacos do organismo. Os fármacos são biotransformados por meio de reações de fase I e/ou fase II. As reações de fase I são reações de hidrólise, oxidação e redução, enquanto as reações de fase II são reações de conjugação com compostos endógenos altamente hidrofílicos (ácido glicurônico, glutationa etc.). As principais enzimas envolvidas nas reações de fase I são as enzimas das superfamílias dos citocromo P-450 (CYPs), enquanto as principais enzimas de fase II são as glicuronosiltransferases (UGT), as sulfotransferases, a glutationa-S-trasferase, a N-acetiltransferases e a tiopurina metiltransferase (TPMT). As reações de fase II levam à formação de metabólitos mais hidrofílicos que as reações de fase I. No entanto, ambas aumentam a hidrossolubilidade, facilitando o processo de excreção. Os fármacos podem ser excretados por diversas vias, como a renal e a biliar-fecal. Nesse processo, deve-se considerar as características físico-químicas do fármaco e/ou metabólito, o pH do meio e os transportadores de efluxo.

A posologia dos fármacos depende de sua farmacocinética, pois os processos citados estão diretamente relacionados à concentração efetiva do fármaco no seu sítio de ação e também à sua meia-vida e taxa de depuração. De maneira geral, a posologia determinada para cada fármaco leva em consideração os processos farmacocinéticos em adultos saudáveis. Assim, para que seja possível aperfeiçoar a terapia, é necessário conhecer os fatores que podem influenciar a farmacocinética, como a idade, o peso, a presença de comorbidades, as interações medicamentosas, entre outros.

O diagnóstico de câncer é mais comum em pessoas acima de 60 anos, sendo que o pico de diagnósticos ocorre entre 80 e 84 anos, quando são considerados dados mundiais, independente do tipo de câncer e da etnia.[4] Nos idosos há mudanças fisiológicas que podem alterar a farmacocinética de diversos fármacos. Os idosos apresentam menor área de superfície no intestino delgado, além de menor motilidade no trato gastrointestinal, fatores que podem influenciar a absorção de fármacos administrados por via oral. A distribuição dos fármacos pode ser alterada pelo maior porcentual de gordura corporal e menor porcentagem de água e também pela diminuição na concentração de proteínas plasmáticas como a albumina. Com o avanço da idade, há diminuição do tamanho do fígado, do fluxo sanguíneo hepático e da síntese de proteínas, sem que haja alteração significativa nos exames de função hepática. Os idosos apresentam ainda diminuição da filtração glomerular, sendo que as pessoas acima de 60 anos apresentam cerca de 80% da função renal em relação aos adultos jovens. Acima de 80 anos, a função renal é de 60% em relação aos adultos jovens. Assim, há a diminuição na excreção de vários fármacos. O aumento na meia-vida dos compostos em decorrência da diminuição da filtração glomerular está diretamente relacionado à maior incidência de reações adversas aos medicamentos. Ao contrário do que ocorre na excreção renal de fármacos, as variações fisiológicas não levam a alterações clinicamente significativas nos processos de absorção, distribuição e metabolismo dos fármacos em pacientes idosos saudáveis. No entanto, em pacientes debilitados, como é o caso de um grande número de pacientes oncológicos, tais alterações devem ser observadas durante o tratamento farmacológico. Em geral, recomenda-se a titulação dos medicamentos no início do tratamento em pacientes idosos, para que seja possível atingir a dose efetiva com o menor número de efeitos adversos. Há ainda que considerar os riscos de interações medicamentosas, já que comumente os pacientes idosos apresentam comorbidades como hipertensão, diabetes, arritmias, hipotireoidismo, entre outras.[5,6]

Com relação aos pacientes obesos, é fato que há alterações nos processos farmacocinéticos. A absorção pode ser influenciada pela alteração da microbiota intestinal[7] e realização de cirurgia bariátrica, enquanto a maior porcentagem de tecido adiposo afeta diretamente a distribuição dos fármacos, levando ao aumento do tempo de meia-vida de fármacos lipossolúveis, o que contribui para o aparecimento de efeitos adversos. Doenças hepáticas, como esteatose e hepatite, interferem em reações de biotransformação, como a glicuronidação. Em pacientes obesos há maior área tecidual renal, o que aumenta a filtração glomerular de fármacos hidrofílicos.[8] Em um estudo que avaliou a analgesia controlada pelo paciente (PCA – *patient-control anaesthesia*) foi observado que os pacientes obesos apresentavam maior frequência de náuseas e vômitos em decorrência do uso de opioides em relação aos pacientes não obesos.[9] A obesidade também está relacionada com

maior risco de depressão respiratória pelo uso de opioides em pacientes que são submetidos à anestesia geral.[10]

De maneira geral, a prática clínica mostra que existe variabilidade na resposta dos pacientes à mesma dose de determinados analgésicos: alguns pacientes apresentam uma resposta eficaz, outros mostram ineficácia terapêutica e alguns apresentam reações adversas severas. Como mencionado, essa variabilidade na resposta pode ser atribuída a vários fatores, tais como idade, sexo, interações entre fármacos, fatores genéticos etc.[11,12] O entendimento de como as variantes genéticas influenciam os processos farmacocinéticos, bem como a farmacodinâmica dos analgésicos, certamente é uma alternativa viável para aprimorar a terapia dos pacientes.

■ FARMACOGENÉTICA E FARMACOGENÔMICA NO CONTEXTO DA DOR ONCOLÓGICA

A farmacogenética estuda como a variação genética herdada (germinativa) e adquirida (somática) entre indivíduos pode afetar a resposta aos fármacos.[13,14] Existem variações genéticas em locais específicos na sequência dos genomas entre diferentes indivíduos. Variações que apresentam uma frequência maior do que 1% em uma dada população são definidas como polimorfismos genéticos.[15] Alelos são formas alternativas do polimorfismo genético na população e os indivíduos possuem o alelo *1 ou *2, bem como as possíveis combinações de alelos nos genótipos *1/*1, *1/*2 e *2/*2. Polimorfismos de nucleotídeo único (SNP – *single nucleotide polymorphism*) são o tipo de variação mais comum no genoma humano,[5] além de inserções/deleções de nucleotídeos (*indels*), ou deleção, duplicação ou multiplicação de genes, considerados como variações no número de cópias (CNV – *copy number variation*).[15]

Os SNPs não sinônimos causam mudanças de aminoácidos que podem ter consequências para a função proteica. Uma alteração do nucleotídeo adenina por citosina (A>C) em um local específico na sequência do gene promove uma mudança de aminoácido da proteína, que prejudica a função da enzima CYP2D6, da família do citocromo P450 (CYP). Por exemplo, a mudança definida pelo alelo *CYP2D6*10* [identificado pela nomenclatura *CYP* (superfamília), *2* (família), *D* (subfamília), *6* (isoforma) e *10* (alelo)] influencia na estabilidade da proteína e leva à função reduzida da enzima CYP2D6. Dessa forma, indivíduos que possuem esses alelos podem metabolizar mais lentamente os fármacos biotransformados pela enzima CYP2D6 e têm maior chance de experimentar reações adversas.

Na farmacogenética, o fenótipo pode se referir ao *status* de metabolizador, ou atividade de uma enzima metabolizadora do fármaco. O termo metabolizador pobre ou extensivo foi cunhado quando estudos descreveram as diferenças na habilidade para metabolizar certas drogas em determinados grupos da população. Diferentes substratos para uma determinada enzima de interesse foram usados para definir o fenótipo de um indivíduo pela mensuração dos seus metabólitos na urina, plasma e saliva. A depender do método de determinação do fenótipo e da droga ou substrato usado, os seguintes grupos podem ser diferenciados: metabolizadores pobres (PMs – *poor metabolizers*), intermediários (IMs – *intermediate metabolizers*), extensivos

(EMs – *extensive metabolizers*) e ultrarrápidos (UMs – *ultra-rapid metabolizers*).[16]

■ INFLUÊNCIAS GENÉTICAS NA ANALGESIA POR OPIOIDES

Enzimas do citocromo P450 (CYP)

Os analgésicos opioides são metabolizados no fígado por vias complexas que envolvem reações de fase I e fase II. As principais enzimas das reações de fase I envolvidas no metabolismo desses analgésicos são as da família CYP, principalmente CYP2D6, CYP3A4 e CYP3A5. Os opioides são convertidos a metabólitos ativos ou inativos, e muitas vezes o metabólito é mais potente que o fármaco.[17] A CYP2D6 participa do metabolismo de aproximadamente 25% dos fármacos comumente prescritos, incluindo algumas drogas analgésicas. O gene *CYP2D6* é altamente polimórfico e aproximadamente 100 variações foram identificadas, que resultam principalmente de SNPs. Como consequência, existem diferentes graus de perda de atividade da enzima CYP2D6 entre os indivíduos. As combinações de alelos determinam o fenótipo: os indivíduos que portam dois alelos não funcionais são considerados metabolizadores pobres (PMs); um alelo não funcional e um alelo funcional caracterizam os metabolizadores intermediários (IMs); a presença de dois alelos normais gera um fenótipo de metabolizadores extensivos (EMs) e múltiplas cópias de um alelo funcional caracterizam os metabolizadores ultrarrápidos (UMs).[18] Desses, o fenótipo PM é encontrado em cerca 6% da população caucasiana e em apenas 1% nas populações asiáticas e africanas, enquanto o fenótipo UM é observado em cerca de 4% dos caucasianos, 29% dos etíopes e 21% das populações árabes.[19]

A CYP2D6 faz a mediação do metabolismo primário de O-desmetilação de codeína, di-hidrocodeína, oxicodona, hidrocodona e tramadol para os seus metabólitos O-desmetilados mais ativos (morfina, di-hidromorfona, oximorfona, hidromorfona e O-desmetiltramadol, respectivamente).[20] Na sequência, será detalhado o papel de polimorfismos do gene *CYP2D6* no metabolismo primário de O-desmetilação dos opioides codeína, tramadol, hidrocodona e oxicodona.

Codeína

A codeína é um pró-fármaco que sofre O-desmetilação em morfina mediada pela CYP2D6, responsável por cerca de 10% da eliminação da codeína. Metabolizadores pobres para CYP2D6 produzem baixas concentrações plasmáticas de morfina e, muito provavelmente, não obtêm qualquer benefício clínico da codeína. No oposto de atividade do CYP2D6 estão os indivíduos metabolizadores ultrarrápidos, que possuem pelo menos três alelos de função normal, que podem apresentar níveis supraterapêuticos de morfina. Estudos farmacocinéticos demonstraram uma correlação significativa entre a atividade da CYP2D6 e a exposição à morfina. Por exemplo, voluntários saudáveis do sexo masculino receberam uma dose única de 30 mg de codeína. Houve um aumento de pelo menos 20 vezes da morfina na área sob a curva em indivíduos com fenótipos metabolizadores extensivos (11 mcg*h/L) e UM (16

mcg*h/L) para a CYP2D6 em relação aos indivíduos com fenótipo PM (0,5 mcg*h/L; P = 0,02). Além disso, a relação de codeína para morfina foi cerca de 10 vezes maior nos PMs (198; intervalo interquartil [IQR] 143-599) em comparação com NMs (19; IQR 9,9-28) e UMs (17; IQR 13-19).[21]

Outros polimorfismos nos genes *CYP2D6* e *UGT2B7* foram reportados por influenciar a resposta analgésica da codeína. Além de variações nos genes *ABCB1*, *COMT* e *CYP2D6*, fatores específicos do paciente como idade e etnia foram relatados como determinantes da variabilidade da codeína. Outros estudos relataram o efeito de polimorfismos genéticos na toxicidade e reações adversas na terapia com codeína, como revisados previamente.[22] Em um estudo que buscou determinar as características de mães e bebês com e sem depressão do sistema nervoso central após terapia com codeína, os fatores de risco para toxicidade neonatal após o uso materno foram: a alta dose de codeína, o fenótipo de metabolizador ultrarrápido da CYP2D6 e o genótipo *UGT2B7*2/*2*.[23] Em um relato de caso, um paciente de 29 meses de idade que desenvolveu apneia após terapia com codeína tinha o fenótipo UM para CYP2D6.[24]

Com relação à aplicação clínica da informação farmacogenética, a variabilidade na atividade da CYP2D6 para a codeína é um exemplo com diretriz no Consórcio de Implementação Clínica da Farmacogenética (CPIC),[18,25] que pode ser consultado no Pharmacogenomics Knowledge Base (PharmGKB; disponível em: https://www.pharmgkb.org/guideline/PA166104996). Isso se deve principalmente ao efeito sério das toxicidades atribuídas aos fatores genéticos, particularmente aos polimorfismos do CYP2D6 entre jovens usuários de codeína. Nessa diretriz do CPIC, é altamente recomendável que os indivíduos UMs e PMs para a CYP2D6 evitem a codeína devido ao aumento do risco de toxicidade e falta de efeitos analgésicos, respectivamente.

Tramadol

Um estudo mostrou que a proporção de não respondedores mais que dobrou no grupo de indivíduos PMs (21,6 *vs*. 46,7%) se comparado aos pacientes com alelos funcionalmente ativos da CYP2D6.[26] Em uma população chinesa, pacientes homozigotos para o alelo *CYP2D6*10*, conhecido por reduzir a atividade da enzima, precisaram de mais tramadol se comparado aos pacientes heterozigotos e pacientes sem esse alelo devido à falta de analgesia mediada pelos agonistas de receptor opioide O-desmetiltramadol.[27]

Esses resultados foram confirmados pela análise das concentrações séricas de O-desmetiltramadol em diferentes genótipos *CYP2D6*. Indivíduos PMs apresentaram concentrações insignificantes desse metabólito ativo comparado com indivíduos heterozigotos EMs e UMs, que portam um alelo funcional ativo da *CYP2D6*. Portanto, indivíduos PMs que não apresentam atividade da CYP2D6 exigiram e receberam mais doses de tramadol via analgesia controlada pelo paciente comparado com indivíduos com atividade normal da CYP2D6, como revisados previamente.[28]

Hidrocodona

Os polimorfismos no gene *CYP2D6* têm impacto significativo sobre os efeitos analgésicos da hidrocodona. Altas concentrações plasmáticas de hidromorfona como resultado de enzimas CYP2D6 funcionais se correlacionaram com o alívio da dor em mulheres após cesariana. Além disso, a concentração de hidromorfona foi o único fator preditor significativo da resposta da dor à hidrocodona na análise de regressão múltipla após ajuste para idade, índice de massa corporal e duração do tratamento.[29]

Com relação à implementação clínica da farmacogenética, a diretriz da CPIC para a codeína relata que a hidrocodona pode não ser uma boa alternativa à codeína em indivíduos UMs e PMs para a enzima CYP2D6. Essas recomendações baseiam-se principalmente no fato de a hidrocodona ser um substrato do CYP2D6 e não em evidências clínicas robustas. Na diretriz da CPIC, a hidrocodona está na categoria de "pesquisa adicional necessária" para elucidar a relação entre polimorfismos dos genes *CYP2D6* ou *OPRM1* e resposta à hidrocodona.[22]

Oxicodona

A N-desmetilação mediada pela CYP3A foi descrita como a principal via metabólica em humanos, enquanto a O-desmetilação mediada pela CYP2D6 responde por aproximadamente 11% dos metabólitos urinários. Embora a oximorfona (metabólito do CYP2D6) tenha uma afinidade de ligação pelo receptor m-opioide 40 vezes maior que a oxicodona, ela tem papel insignificante considerando os efeitos analgésicos. A CYP2D6 não desempenha um papel central na eficácia analgésica, e a via da CYP3A4 parece ser a mais importante.[30,31] Em um estudo envolvendo pacientes no pós-operatório, não foi observada diferença no efeito analgésico da oxicodona entre indivíduos EMs e PMs, embora as concentrações plasmáticas da oximorfona tenham sido significativamente menores nos indivíduos PMs.[32]

Transportador transmembrana ABCB1

O membro 1 da subfamília B de cassetes de ligação de ATP (ABCB1 – ATP-binding cassette B1), também conhecido por MDR-1, codifica para a glicoproteína-P (gpP) que regula o transporte de efluxo de morfina do cérebro para o sangue através da barreira hematoencefálica.[33] Os níveis/atividade reduzidos da gpP resultam em analgesia aumentada a partir da administração sistêmica (mas não central) de morfina. Os SNPs mais estudados no gene MDR1 são: C3435T, GT2677A e C1236T. Indivíduos com genótipo TT para o SNP C3435T possuem um nível reduzido de expressão da gpP.[34]

Esses SNPs no gene MDR1 foram examinados em estudos de pacientes oncológicos que receberam morfina. Foi observada uma associação do SNP C3435T com a variabilidade no alívio da dor em um estudo com pacientes oncológicos que iniciaram tratamento com morfina. Pacientes com o genótipo TT desse SNP tiveram maior analgesia que aqueles com o genótipo CC. O efeito conjunto de SNPs dos genes OPRM e MDR1 também foi examinado. Pacientes com o genótipo AA do SNP A118G do gene OPRM e genótipo TT do SNP C3435T do gene MDR1 parecem estar associados a uma melhor analgesia se comparados a outras combinações de genótipos para esses dois SNPs. No entanto, os resultados das análises de interação não foram estatisticamente significativos.[35] Tais achados requerem replicação em outros estudos, mas ilustram que combinações entre SNPs podem ser mais informativos que a análise de polimorfismos únicos em estudos de associação com caracteres complexos, tais como dor e analgesia, conforme revisado previamente.[36]

Receptor opioide μ (OPRM1)

Os receptores opioides, μ, κ e δ, são responsáveis pelo efeito analgésico e pela maioria dos efeitos adversos dessa classe de fármacos.[37] A ativação do receptor μ leva a analgesia e efeitos adversos conhecidos, como depressão respiratória, sedação, euforia e diminuição da motilidade gastrointestinal. O gene *OPRM1* codifica tais receptores e possui centenas de polimorfismos.[22]

Um dos SNPs mais estudados é o A118G, que leva a uma mudança de aminoácido de asparagina para ácido aspártico. O alelo G tem frequência de 7,4 a 15,3% na população caucasiana, 1,6% na população afro-americana e de até 48,6% na população asiática.[19] A presença do alelo 118G resulta na redução do efeito analgésico dos opioides e na maior necessidade de morfina.[19,38,39] Um estudo comparou o efeito de genótipos do *OPRM1* e diferentes doses de morfina, e pacientes com o genótipo AA necessitaram de uma dose de morfina 2,3 vezes menor que pacientes com genótipo GG.[38] Outro estudo com pacientes em cuidados paliativos mostrou que indivíduos com o genótipo AG precisaram de uma dose maior de morfina que os indivíduos com o genótipo AA do SNP A118G. Além disso, pacientes com genótipo AA tiveram função cognitiva significativamente menor que pacientes com o genótipo GA desse SNP do gene *OPRM1*.[40] Além da morfina, esse SNP também tem efeitos sobre o fentanil e a metadona.[41]

Entretanto, há controvérsia sobre a relevância do polimorfismo A118G. Alguns estudos não encontraram diferença de ligação da morfina, do fentanil e de outros agonistas ao receptor μ, apenas uma redução da ligação β-endorfina ao receptor,[42,43] ou não encontraram associação dos genótipos AA e GG do polimorfismo A118G com a quantidade necessária de morfina para causar analgesia em pacientes que sofrem de dor no câncer.[44,45]

Catecol O-metiltransferase

O gene *COMT* codifica a enzima catecol O-metiltransferase (COMT), que participa do metabolismo das catecolaminas, como a adrenalina, noradrenalina e dopamina,[46] que são neurotransmissores no sistema nervoso central. O aumento de seus níveis tem sido associado ao aumento da sensação dolorosa e, portanto, uma redução na atividade da enzima COMT tem sido associada à hiperalgesia;[47] e os SNPs do gene *COMT*, que codifica para a enzima COMT, tornam-na um candidato promissor associado à sensibilidade variável à dor. O polimorfismo mais estudado, conhecido como Val158Met, é caracterizado pela substituição da valina pela metionina na posição 158 do aminoácido e reduz a atividade da enzima COMT de 3 a 4 vezes.[48]

Um estudo que avaliou a associação entre variantes genéticas e a necessidade de opioides no tratamento da dor do câncer sugere que pacientes que possuem a combinação dos genótipos *OPRM1* 118AG/GG e *COMT* 472GG (Val158Val) requerem um aumento de 50% na dose de morfina para que a analgesia seja satisfatória. Entretanto, assim como o gene *OPRM1*, o gene da *COMT* possui um número limitado de estudos, de resultados muitas vezes controversos.[49]

A suscetibilidade à dor e à resposta analgésica aos opioides são características complexas, controladas por muitos genes e por produtos de interações gene-gene e gene-ambiente. O papel de tais interações no efeito genético da resposta aos opioides representa um desafio para estudos farmacogenéticos. Entretanto, existem exemplos de interações gene-gene como fatores preditores da eficácia do tratamento em pacientes com câncer colorretal metastático[50] e associadas ao risco de infecção em pacientes com mieloma múltiplo submetidos ao transplante autólogo de células-tronco hematopoéticas.[51]

Existe a necessidade de novos estudos que avaliem casuísticas com maior tamanho amostral e de análises estatísticas que considerem covariáveis de risco. É importante notar que a replicação dos resultados é considerada padrão-ouro para a validação de achados de associação. Entretanto, menos de 20% das associações genéticas foram replicadas de forma robusta.[52] Nesse contexto, pode-se incluir a variabilidade na atividade da CYP2D6 e a resposta à codeína como exemplo de implementação clínica da farmacogenética da dor oncológica.[29,30]

Esforços adicionais devem direcionados ao estudo dos polimorfismos de diferentes genes, uma vez que nenhum SNP único deva ser responsável pelo fenótipo da resposta analgésica.[22,36] Além disso, polimorfismos genéticos relacionados tanto a parâmetros farmacocinéticos como farmacodinâmicos devem ser avaliados em conjunto nesses estudos futuros, pois ambos são essenciais para o efeito analgésico.

■ INTERAÇÕES MEDICAMENTOSAS

As interações medicamentosas podem ocorrer quando o paciente faz uso de dois ou mais fármacos concomitantemente. Tais interações podem ser benéficas, quando potencializam a eficácia do tratamento, ou prejudiciais, quando levam à diminuição da eficácia clínica ou ao aparecimento de reações adversas. Os pacientes oncológicos são mais vulneráveis ao risco de interações medicamentosas, pois é comum utilizarem diversos fármacos em seu tratamento. Cabe destacar que muitos pacientes oncológicos apresentam comorbidades, como diabetes, hipertensão, depressão e transtornos de ansiedade, o que leva ao uso de diversos fármacos, aumentando o risco de interações prejudiciais.

As interações medicamentosas podem ser classificadas como farmacocinéticas ou farmacodinâmicas. As interações farmacocinéticas são caracterizadas por alteração na concentração do fármaco no sítio de ação e podem ocorrer durante a absorção, distribuição, biotransformação ou excreção dos fármacos. As interações farmacodinâmicas resultam dos mecanismos de ação dos fármacos, podendo ser caracterizadas como adição, sinergismo, potenciação ou antagonismo. A adição ocorre quando os fármacos levam ao mesmo efeito terapêutico com mecanismos semelhantes (efeito analgésico – dipirona e anti-inflamatórios não esteroides). O sinergismo ocorre quando os fármacos possuem os mesmos efeitos, mas atuam por mecanismos diferentes (efeito analgésico – ácido acetilsalicílico e opioides). A potenciação é caracterizada pelo efeito final maior que a soma dos efeitos parciais dos fármacos isolados (depressão do sistema nervoso central – etanol e benzodiazepínicos). O antagonismo pode ocorrer quando fármacos atuam em diferentes receptores e levam a efeitos opostos (β-bloqueadores levam à bradicardia, enquanto atropina leva à taquicardia), ou quando determinado fármaco impede a ação de outro no mesmo receptor (antagonista competitivo – opioide e naloxona).

A maioria dos trabalhos sobre interações medicamentosas em pacientes oncológicos tem como foco as interações entre os antineoplásicos. Assim, as evidências sobre interações medicamentosas no tratamento da dor oncológica são bastante limitadas, uma vez há poucos estudos sobre o tema, especialmente no Brasil.

Em estudo europeu que avaliou 2.282 pacientes oncológicos com dor moderada a severa, os autores relataram que a média de medicamentos foi de 7,8 por paciente, sendo que cerca de 30% dos pacientes utilizavam 10 ou mais medicamentos. Os opioides mais frequentemente utilizados foram morfina oral (42%), fentanil transdérmico (32%) e oxicodona oral (21%) e os fármacos mais frequentemente utilizados em associação aos opioides foram inibidores da bomba de prótons (62%), analgésicos não opioides (54%), laxantes (52%), corticosteroides (49%), antagonistas dopaminérgicos (metoclopramida e domperidona; 30%), benzodiazepínicos (24%), anticoagulantes (23%), antibióticos (21%), anticonvulsivantes (21%), diuréticos (20%) e antidepressivos (20%).[53]

A interação medicamentosa entre opioides e demais analgésicos é benéfica, pois contribui para melhora na dor e permite a redução na dose de opioides, gerando menor número de reações adversas. É interessante observar que em países europeus, onde a dipirona pode ser comercializada, o uso concomitante com opioides é comum. Na Alemanha e na Suécia, cerca de 75% dos pacientes utilizam dipirona em associação aos opioides no tratamento da dor. Nos países em que a dipirona não é liberada, os principais analgésicos não opioides utilizados são paracetamol (31%) e anti-inflamatórios não esteroides como diclofenaco (29%) e ibuprofeno (14%). Além de algumas interações benéficas, os autores também relatam interações medicamentosas farmacodinâmicas prejudiciais. Metade dos pacientes do estudo utilizam fármacos que atuam nos mesmos sistemas de neurotransmissão (dopaminérgico, serotoninérgico ou muscarínico, especialmente), o que aumenta o risco de complicações neuropsiquiátricas como delírio, sintomas extrapiramidais e síndromes serotoninérgica e anticolinérgica. A sonolência é agravada em 48% dos pacientes que, além dos opioides, utilizam outros fármacos que contribuem para esse efeito adverso. Além disso, 2,4% dos pacientes recebem antiplaquetários e anticoagulantes concomitantemente, sendo que alguns desses pacientes fazem uso de anti-inflamatórios não esteroides, contribuindo para o risco de hemorragia. Com relação às interações farmacocinéticas, os autores observaram que 10% dos pacientes utilizavam indutores ou inibidores da CYP3A4, uma das principais enzimas envolvidas no metabolismo do fentanil e da oxicodona.[53]

O conhecimento da farmacocinética e da farmacodinâmica dos fármacos utilizados no tratamento da dor oncológica permite prever possíveis interações medicamentosas. Os principais opioides utilizados para dor leve a moderada (opioides fracos) são codeína e tramadol, enquanto os principais utilizados para dor moderada a severa (opioides fortes) são morfina, fentanil, oxicodona e buprenorfina.

A codeína é um opioide natural que possui ação analgésica e antitussígena. É um pró-fármaco e sua ação analgésica ocorre após metabolização, gerando morfina, norcodeína e codeina-6-glicuronídeo (C6G), o qual também possui efeito analgésico. De maneira geral, estudos mostram que 50 a 60% da codeína é metabolizada a C6G pela ação da UGT2B7, 10 a 15% da norcodeína pela ação da CYP3A4 e 1 a 15% da morfina pela ação da CYP2D6. No entanto, a metabolização da codeína é altamente influenciável pelo polimorfismo genético da CYP2D6. Em metabolizadores pobres, apenas 10% da codeína é metabolizada a morfina, enquanto esse valor é de 40% para metabolizadores extensivos e de 51% em metabolizadores ultrarrápidos. Cabe destacar que tanto metabolizadores extensivos quanto pobres não respondem bem à codeína. Em metabolizadores extensivos há elevada produção de morfina, o que contribui para sua toxicidade, enquanto nos metabolizadores pobres o efeito analgésico da codeína é prejudicado. Fármacos que são inibidores ou indutores enzimáticos da CYP3A4 e especialmente da CYP2D6 são alvos de interações medicamentosas com a codeína (Tabela 35.1).[54-56]

O tramadol promove sua ação antinociceptiva por atuar em receptores opioides μ. O tramadol também interfere nos sistemas serotoninérgico e noradrenérgico. É interessante notar que o enantiômero (+)-tramadol inibe principalmente a recaptação de serotonina, enquanto (-)-tramadol inibe a recaptação de noradrenalina. O tramadol é metabolizado principalmente pelas enzimas CYP3A4 e CYP2D6, gerando metabólitos ativos que contribuem para eficácia analgésica: O-desmetiltramadol (M1) e N,O-desmetiltramadol (M5). O (+)-M1 é formado principalmente pela ação da CYP2D6 e possui afinidade 300 a 400 vezes maior pelo receptor μ em comparação ao composto original. Assim, medicamentos que inibem a CYP2D6, como cimetidina e ranitidina, interferem na eficácia do tramadol, já que a formação do (+)-M1 é prejudicada. A ad-

ministração concomitante de tramadol e antidepressivos eleva o risco de síndrome serotoninérgica, uma vez que os antidepressivos (fluoxetina, sertralina, entre outros) atuam por inibir a recaptação de serotonina e são inibidores enzimáticos da CYP2D6.[57-60]

A morfina é o fármaco mais utilizado no tratamento da dor oncológica e é a referência para comparação para os demais opioides. A morfina é biotransformada predominantemente em morfina-3-glicuronídeo (M3G) e morfina-6-glicuronídeo (M6G) pela ação da enzima UGT2B7. Independente da via de administração, cerca de 90% do efeito analgésico da morfina se deve ao metabólito M6G, sugerindo que a morfina é na verdade um pró-fármaco. Ainda, a morfina é responsável por efeitos adversos como náuseas, vômitos e sedação, que ocorrem com menos frequência com o M6G. O metabólito M3G parece ser desprovido de atividade analgésica e tem sido relacionado a efeitos adversos como mioclonia e convulsão.[61-64] Assim, interações medicamentosas envolvendo a enzima UGT2B7 podem influenciar tanto o efeito terapêutico quanto os efeitos adversos da morfina. A cetamina e anti-inflamatórios não esteroides, como diclofenaco, ácido mefenâmico e naproxeno, são exemplos de fármacos que inibem a enzima UGT2B7 e, consequentemente, a biotransformação da morfina. Fitoterápicos derivados de *Andrographis paniculata* têm sido descritos úteis como antineoplásicos, no entanto são potentes inibidores da UGT2B7.[65-67]

Há diversos relatos publicados sobre síndrome serotoninérgica em decorrência do uso concomitante de opioides e inibidores da recaptação de serotonina. O tramadol é o principal opioide envolvido nessa associação, o que é explicado pelo seu mecanismo de ação. De fato, alguns opioides, como tramadol e metadona, inibem o transportador de serotonina (SERT) impedindo a sua recaptação. É interessante notar que o segundo opioide mais descrito na síndrome serotoninérgica em decorrência de interação medicamentosa é o fentanil. Contudo, o mecanismo envolvido nessa associação não está claro, já que o fentanil não interage com o SERT. Um estudo observou que o fentanil possui afinidade pelos receptores serotoninérgicos 5-HT$_{1A}$ e 5-HT$_{2A}$, sugerindo que a síndrome serotoninérgica nesses casos seja causada por uma hiperestimulação dos receptores serotoninérgicos.[68] A eficácia analgésica do fentanil é

Tabela 35.1. Exemplos de fármacos indutores e inibidores das enzimas CYP3A4 e CYP2D6

	Fármacos indutores	Fármacos inibidores
CYP3A4	*Anticonvulsivantes:* carbamazepina, oxcarbamazepina, fenitoína, fenobarbital, entre outros	*Quimioterápicos:* imatinibe, irinotecano, tamoxifeno, entre outros
	Estatinas: sinvastatina, atorvastatina, entre outros	*Antibióticos e antifúngicos:* ciprofloxacino, claritromicina, cetoconazol, fluconazol, entre outros
	Antirretrovirais: efaviranz, nevirapina, entre outros	*Antidepressivos:* fluoxetina, sertralina, nortriptilina, entre outros
CYP2D6	*Antibióticos:* rifampicina, entre outros	*Antidepressivos:* fluoxetina, sertralina, duloxetina, clomipramina, entre outros
		Antipsicóticos: clorpromazina, levomepromazina, entre outros
	Glicocorticoides: dexametasona, entre outros	*Antagonistas receptor de histamina H$_2$:* cimetidina, ranitidina, entre outros
		Outras drogas: celecoxibe, amiodarona, entre outros

Fonte: Criada pela Dra. Larissa com base nos artigos que foram citados ao longo do texto sobre "Interações Medicamentosas".

cerca de 100 vezes maior que a morfina. O fentanil é utilizado principalmente por via transdérmica, no entanto outras formas farmacêuticas estão disponíveis, como *spray* e solução injetável. Após absorção, cerca de 90% do fentanil é biotransformado em norfentanil, um metabólito inativo, por ação da CYP3A4, enzima que é inibida ou induzida por diversos fármacos. Portanto, o fentanil é um fármaco suscetível a interação medicamentosa, já que fármacos que inibem a CYP3A4 levam ao aumento do tempo de meia-vida do fentanil e, consequentemente, à intensificação de seus efeitos terapêuticos e adversos, enquanto fármacos que induzem a CYP3A4 levam a maior produção de norfentanil, diminuindo a eficácia clínica.[58]

A oxicodona e a buprenorfina são opioides que também são alvos de interações medicamentosas farmacocinéticas, já que seu metabolismo envolve enzimas do CYP450, como CYP3A4 e CYP2D6. Contudo, a maioria dos estudos sugerem que tais interações não são clinicamente significativas. A oxicodona é biotransformada principalmente em noroxicodona pela ação da CYP3A4 e, em menor proporção, em oximorfona pela ação da CYP2D6. A noroxicodona é metabolizada em noroximorfona via CYP2D6, enquanto a oximorfona é metabolizada em noroximorfona via CYP3A4 e CYP2D6. Apesar de sua baixa lipossolubilidade, a oxicodona passa facilmente pela barreira hematoencefálica. Em estudo realizado com roedores foi observado que a concentração de oxicodona no encéfalo é três vezes maior que sua concentração no sangue, fato que contribui para explicar sua eficácia clínica. A noroximorfona, metabólito final do processo de biotransformação via CYP450, possui afinidade significativa pelos receptores opioides, no entanto, não possui efeito analgésico pois não consegue atravessar a barreira hematoencefálica.[58,69] Com relação à buprenorfina, há biotransformação em norbuprenorfina por ação da enzima CYP3A4. Tanto a buprenorfina quanto a norbuprenorfina são metabolizadas pelas enzimas UGT1A1/1A3 em buprenorfina-3-glicuronídeo e norbuprenorfina-3-glicuronídeo. A buprenorfina-3-glicuronídeo tem alta afinidade pelos receptores opioides μ, no entanto possui baixo efeito analgésico. A norbuprenorfina-3-glicuronídeo possui alta afinidade pelos receptores opioides κ, sendo associada à diminuição de frequência respiratória e a sedação em roedores.[58,70]

De maneira geral, os fármacos opioides apresentam interações farmacodinâmicas com medicamentos que atuam como depressores do sistema nervoso central, como benzodiazepínicos, antipsicóticos e alguns antidepressivos, intensificando efeitos como a sedação e aumentando o risco de depressão respiratória.

■ REAÇÕES ADVERSAS AOS MEDICAMENTOS

Quando um tratamento farmacológico é prescrito, espera-se o efeito terapêutico máximo dos fármacos, com o mínimo de efeitos adversos, meta que pode ser aperfeiçoada com a individualização da terapia. Para tanto, é necessário considerar uma interação complexa entre a farmacocinética, a farmacodinâmica e a farmacogenética. Apesar de diversos estudos terem como foco a busca por marcadores clínicos, farmacocinéticos ou farmacogenéticos que permitam a individualização do tratamento, nem sempre é possível utilizar tais ferramentas na prática clíni-

ca. Nesse contexto, a monitorização das reações adversas aos medicamentos (RAMs) é um instrumento útil para a otimização da terapia.

As RAMs podem ser definidas como qualquer efeito prejudicial ou indesejável, que seja não intencional e que apareça após a administração de um medicamento em doses normalmente utilizadas para profilaxia, diagnóstico ou tratamento de uma enfermidade. O efeito adverso de determinado fármaco compreende os efeitos tóxicos e os efeitos colaterais. O efeito tóxico ocorre pela intensificação do efeito farmacológico responsável pelo efeito terapêutico e está relacionado à dose do fármaco, enquanto o efeito colateral ocorre por ação farmacológica distinta da que produz o efeito terapêutico e pode ou não estar relacionado à dose.

No tratamento farmacológico da dor oncológica, os principais fármacos utilizados são os opioides, analgésicos potentes para dor moderada a grave. De maneira geral, os opioides são efetivos no tratamento da dor e sua eficácia é bem conhecida. No entanto, poucos estudos diferenciam os efeitos adversos entre os fármacos opioides. Uma revisão sistemática sobre os efeitos adversos relacionados à morfina, oxicodona, fentanil e metadona no tratamento da dor oncológica mostrou que as RAMs mais relatadas foram constipação (97%), boca seca (94%), náusea (85%), sonolência (88%) e vômito (50%).[71] Confusão, sudorese e prurido foram relados com menos frequência. Sintomas como sonolência e boca seca possuem alta prevalência e são classificados como moderados a graves por diversos pacientes. De maneira geral, os estudos mostram que as RAMs estão relacionadas à dose dos opioides já que foram relatados mais efeitos adversos com doses iniciais mais elevadas e/ou doses altas após titulação. No entanto, a relação entre a dose e os efeitos adversos foi mais evidente para morfina, uma vez que a faixa de dose utilizada para os demais fármacos foi restrita.

Na comparação entre os efeitos adversos de diferentes opioides no tratamento da dor oncológica, parece não haver diferença entre as reações adversas no tratamento com morfina ou oxicodona por via oral.[72] No entanto, o tratamento com fentanil transdérmico leva a menor número de RAMs, especialmente constipação, quando comparado ao tratamento com morfina de liberação lenta por via oral. Com o uso de fentanil, a incidência de constipação variou entre 6 e 30%, enquanto com a morfina a incidência foi de 15 a 55%. Para náusea e sonolência, os resultados foram de 19-32% e 17-25% para o fentanil, respectivamente; e 22-25% e 19-52% para a morfina, respectivamente.[73]

Em estudo clínico de fase IV com 520 pacientes, que avaliou o uso de morfina e oxicodona de liberação prolongada por via oral e também adesivos transdérmicos de fentanil e buprenorfina por 28 dias, foram observadas sonolência, constipação e boca seca como os efeitos adversos mais comuns, sendo relatados em mais da metade dos casos. Os pacientes que participaram do estudo consideraram a buprenorfina e a morfina os medicamentos com mais reações adversas. Foram consideradas moderadas a severas 60% das RAMs induzidas pela buprenorfina, 58,9% pela morfina, 50,4% pelo fentanil e 48,8% pela oxicodona. As RAMs relacionadas ao trato gastrointestinal, como boca seca, náuseas, vômitos e constipação, foram consideradas semelhantes para os fármacos avaliados. No entanto, as

RAMs relacionadas ao sistema nervoso central foram mais evidentes para morfina. Os pacientes que utilizavam morfina apresentaram confusão (15,5%), alucinações (13,2%) e mioclonia severa (4,7%). Alucinações também foram observadas em 6,2% dos pacientes que utilizaram oxicodona e buprenorfina e em 2,4% dos pacientes que foram tratados com fentanil, o qual também induziu confusão em 6,3% dos casos.[74]

Apesar de não ser comum, a depressão respiratória é o efeito adverso mais grave relacionado ao uso de opioides, já que é potencialmente fatal. Gupta e colaboradores revisaram 13 estudos sobre depressão respiratória induzida por opioides (DRIO) e observaram que a prevalência é de 0,5%. Os autores também observaram diversos fatores de risco que podem levar a DRIO após cirurgias. Pacientes idosos e/ou do sexo feminino, com presença de comorbidades respiratórias, doença cardíaca, diabetes *mellitus*, hipertensão, doença neurológica, doença renal e obesidade apresentam maior risco para DRIO, assim como pacientes que são dependentes de opioides ou que utilizam esses fármacos para analgesia controlada pelo paciente ou fazem uso concomitante com fármacos sedativos.[75]

Em estudo realizado em 2013, os autores avaliaram 42 relatos de caso sobre DRIO em pacientes em tratamento da dor crônica oncológica ou não oncológica. Os relatos foram publicados no período de 1980 a 2012, sendo divididos entre publicados antes de 2000 e após 2000. Os autores observaram um aumento no número de casos de DRIO nos últimos anos, já que, considerando tais relatos, houve 0,8 casos/ano entre 1980 e 2000, e 2,3 casos/ano entre 2000 e 2012. Nos relatos anteriores a 2000, 80% dos casos de depressão respiratória ocorreram em decorrência do uso de morfina, sendo que nos relatos publicados posteriormente, houve um declínio para 19%. Essa redução reflete o aumento no uso de outros fármacos opioides no tratamento da dor. Em conjunto, o uso de metadona e de adesivos transdérmicos de fentanil foram responsáveis por 60% dos casos de DRIO publicados (30% cada) após o ano de 2000, enquanto a oxicodona foi responsável por 17% dos relatos. Ainda nesse estudo, foi possível observar uma alteração nos fatores que contribuem para a DRIO. A elevada concentração plasmática de opioides em decorrência de comprometimento da função renal e a desaferenciação sensorial foram os principais fatores que contribuíram para DRIO nos casos anteriores a 2000, enquanto nos casos posteriores a 2000, o principal fator foi a elevada concentração plasmática de opioides em decorrência de interações medicamentosas que envolvem enzimas do citocromo P450.[76]

Embora os opioides sejam os principais fármacos utilizados no tratamento da dor oncológica, diversos fármacos adjuvantes, como anti-inflamatórios, anticonvulsivantes e antidepressivos, são utilizados para melhorar a efetividade da terapia. No entanto, poucos estudos têm como foco as reações adversas dos fármacos adjuvantes no tratamento da dor oncológica. Os efeitos adversos mais comuns relatados por pacientes que utilizam gabapentina como fármaco adjuvante na dor são sonolência (19%), tontura (17%), ataxia (13%) e fadiga (11%). Com relação a pregabalina, os pacientes relatam fadiga (67%), sonolência (45%), distúrbios cognitivos (28%), náuseas (26%), tontura (12%), entre outros. Fadiga, ataxia e sintomas como constipação e ansiedade foram considerados de média severida-

de pelos pacientes. A duloxetina é antidepressivo bastante utilizado no tratamento da dor de pacientes com neuropatia induzida pela quimioterapia. Em estudo que avaliou o uso de duloxetina comparado com placebo no tratamento da dor de 231 pacientes, os efeitos adversos mais comuns relatados para os pacientes que utilizaram duloxetina foram fadiga (7%), insônia (5%) e náusea (5%), enquanto foram relatados sonolência (8%), insônia (7%) e fatiga (5%) no grupo placebo.[77-80]

Em revisão sistemática publicada em 2013 por Jongen e colaboradores, os autores relatam que o benefício do uso de fármacos adjuvantes no tratamento da dor neuropática em pacientes oncológicos supera os problemas causados pelas RAMs.[81] De fato, essa parece ser uma realidade na prática clínica, sendo comum a associação de fármacos para melhorar a efetividade do tratamento da dor. No entanto, é importante destacar que no estudo de Jongen e colaboradores tal conclusão foi baseada apenas nos pacientes que abandonaram o tratamento em decorrência das RAMs, não sendo analisado o impacto da RAMs na qualidade de vida dos pacientes que continuaram o tratamento. Os autores observaram que 5% dos pacientes avaliados abandonaram o tratamento devido aos efeitos adversos de anticonvulsivantes (levetiracetam, lamotrigina, valproato de sódio e carbamazepina) e 13% devido aos efeitos adversos de antidepressivos (amitriptilina, venlafaxina, duloxetina e trazodona).

Opioides e fármacos adjuvantes são frequentemente utilizados com êxito no tratamento da dor oncológica. No entanto, é importante considerar a individualização do tratamento, para que seja possível obter a máxima eficácia dos fármacos com o menor número e intensidade de RAMs. Os profissionais da saúde envolvidos no tratamento da dor devem estar atentos às RAMs, já que tais efeitos impactam negativamente na qualidade de vida do paciente, o que influencia na adesão e no compromisso do paciente com o seu tratamento.

■ REFERÊNCIAS BIBLIOGRÁFICAS

1. Breivik H, Cherny N, Collett B, de Conno F, Filbet M, Foubert AJ, et al. Cancer-related pain: a pan-European survey of prevalence, treatment, and patient attitudes. Ann Oncol; 2009.
2. Ministério da Saúde. Protocolo Clínico e Diretrizes Terapêuticas - Dor Crônica; 2012. p. 7.
3. Deandrea S, Montanari M, Moja L, Apolone G. Prevalence of undertreatment in cancer pain. A review of published literature. Ann Oncol. 2008; 19(12):1985-91.
4. SEER Program. Cancer Stat Facts: Cancer of Any Site. National Cancer Institute; 2018.
5. Katzung B, Masters S, Trevor A. Farmacologia Básica e Clínica. Lange; 2014.
6. Huang AR, Mallet L. Prescribing opioids in older people. Maturitas; 2013.
7. DiBaise JK, Zhang H, Crowell MD, Krajmalnik-Brown R, Decker GA, Rittmann BE. Gut microbiota and its possible relationship with obesity. Mayo Clin Proc. 2008; 83(4):460-9.
8. Linares CL, Declèves X, Oppert JM, Basdevant A, Clement K, Bardin C, et al. Pharmacology of morphine in obese patients: Clinical implications. Clin Pharmacokinet. 2009; 48(10):635-51.
9. Lee YY, Kim KH, Yom YH, Ee YYL, Im KHK, Om YHY, et al. Predictive models for post-operative nausea and vomiting in patients using patient-controlled analgesia. J Int Med Res [Internet]. 2007; 35(4):497-507. Disponível em: http://www.ncbi.nlm.nih.gov/pubmed/17697527.

10. Rose DK, Cohen MM, Wigglesworth DF, DeBoer DP. Critical respiratory events in the postanesthesia care unit: Patient, surgical, and anesthetic factors. Anesthesiology. 1994. 81:410-8.

11. Charlab R, Zhang L. Pharmacogenomics: historical perspective and current status. Methods Mol Biol; 2013.

12. Huang SM, Temple R. Is this the drug or dose for you? Impact and consideration of ethnic factors in global drug development, regulatory review, and clinical practice. Clin Pharmacol Ther; 2008.

13. Wang L, McLeod HL, Weinshilboum RM. Genomics and Drug Response. N Engl J Med [Internet]. 2011; 364(12):1144-53. Disponível em: http://www.nejm.org/doi/10.1056/NEJMra1010600.

14. Roden DM, Altman RB, Benowitz NL, Flockhart DA, Giacomini KM, Johnson JA, et al. Annals of Internal Medicine Review Pharmacogenomics : Challenges and Opportunities. Ann Intern Med; 2006.

15. Haraksingh RR, Snyder MP. Impacts of variation in the human genome on gene regulation. J Mol Biol; 2013.

16. Gaedigk A. Chapter 2. Genetic Concepts of Pharmacogenomics: Basic Review of DNA, Genes, Polymorphisms, Haplotypes and Nomenclature. In: Pharmacogenomics: An Introduction and Clinical Perspective; 2013.

17. Tverdohleb T, Dinc B, Knezevic I, Candido KD, Knezevic NN. The role of cytochrome P450 pharmacogenomics in chronic non-cancer pain patients. Expert Opin Drug Metab Toxicol [Internet]. 2016; 5255(jul):1-9. Disponível em: http://www.ncbi.nlm.nih.gov/pubmed/27388970.

18. Crews KR, Gaedigk A, Dunnenberger HM, Leeder JS, Klein TE, Caudle KE, et al. Clinical pharmacogenetics implementation consortium guidelines for cytochrome P450 2D6 genotype and codeine therapy: 2014 Update. Clin Pharmacol Ther; 2014.

19. Xu Y, Johnson A. Opioid therapy pharmacogenomics for noncancer pain: Efficacy, adverse events, and costs. Pain Research and Treatment. 2013; 1-8.

20. Somogyi AA, Barratt DT, Coller JK. Pharmacogenetics of opioids. Clin Pharmacol Ther; 2007.

21. Kirchheiner J, Keulen JTHA, Bauer S, Roots I, Brockmöller J. Effects of the CYP2D6 gene duplication on the pharmacokinetics and pharmacodynamics of tramadol. J Clin Psychopharmacol; 2008.

22. Owusu Obeng A, Hamadeh I, Smith M. Review of Opioid Pharmacogenetics and Considerations for Pain Management. Pharmacotherapy; 2017.

23. Madadi P, Ross CJD, Hayden MR, Carleton BC, Gaedigk A, Leeder JS, et al. Pharmacogenetics of neonatal opioid toxicity following maternal use of codeine during breastfeeding: A case-control study. Clin Pharmacol Ther; 2009.

24. Voronov P, Przybylo HJ, Jagannathan N. Apnea in a child after oral codeine: A genetic variant - An ultra-rapid metabolizer. Paediatr Anaesth; 2007.

25. Crews KR, Gaedigk A, Dunnenberger HM, Klein TE, Shen DD, Callaghan JT, et al. Clinical Pharmacogenetics Implementation Consortium (CPIC) guidelines for codeine therapy in the context of cytochrome P450 2D6 (CYP2D6) genotype. Clin Pharmacol Ther; 2012.

26. Stamer UM, Lehnen K, Höthker F, Bayerer B, Wolf S, Hoeft A, et al. Impact of CYP2D6 genotype on postoperative tramadol analgesia. Pain. 2003; 105(1-2):231-8.

27. Wang GX, Zhang H, He FF, Fang XM. Effect of the CYP2D6*10 C188T polymorphism on postoperative tramadol analgesia in a Chinese population. Eur J Clin Pharmacol; 2006.

28. Kleine-Brueggeney M, Musshoff F, Stuber F, Stamer UM. Pharmacogenetics in palliative care. Forensic Sci Int [Internet]. 2010 dez 15 [acesso em 2018 set 7]; 203(1-3):63-70. Disponível em: https://www.sciencedirect.com/science/article/pii/S0379073810003324?via%3Dihub.

29. Stauble ME, Moore AW, Langman LJ, Boswell MV, Baumgartner R, McGee S, et al. Hydrocodone in postoperative personalized pain management: Pro-drug or drug? Clin Chim Acta; 2014.

30. Lalovic B, Kharasch E, Hoffer C, Risler L, Liu-Chen LY, Shen DD. Pharmacokinetics and pharmacodynamics of oral oxycodone in healthy human subjects: Role of circulating active metabolites. Clin Pharmacol Ther; 2006.

31. Lemberg KK, Heiskanen TE, Neuvonen M, Kontinen VK, Neuvonen PJ, Dahl ML, et al. Does co-administration of paroxetine change oxycodone analgesia: An interaction study in chronic pain patients. Scand J Pain; 2010.

32. Zwisler ST, Enggaard TP, Mikkelsen S, Brosen K, Sindrup SH. Impact of the CYP2D6 genotype on post-operative intravenous oxycodone analgesia. Acta Anaesthesiol Scand [Internet]. 2010; 54(2):232-40. Disponível em: https://www.ncbi.nlm.nih.gov/pubmed/19719813.

33. Cordon-Cardo C, O'Brien JP, Casals D, Rittman-Grauer L, Biedler JL, Melamed MR, et al. Multidrug-resistance gene (P-glycoprotein) is expressed by endothelial cells at blood-brain barrier sites. Proc Natl Acad Sci; 1989.

34. King M, Su W, Chang A, Zuckerman A, Pasternak GW. Transport of opioids from the brain to the periphery by P-glycoprotein: Peripheral actions of central drugs. Nat Neurosci; 2001.

35. Campa D, Gioia A, Tomei A, Poli P, Barale R. Association of ABCB1/MDR1 and OPRM1 Gene Polymorphisms With Morphine Pain Relief. Clin Pharmacol Ther. 2008; 83(4):559-66.

36. Droney J, Riley J, Ross JR. Evolving Knowledge of Opioid Genetics in Cancer Pain. Clin Oncol; 2011.

37. Trescot AM, Datta S, Lee M, Hansen H. Opioid Pharmacology. Pain Physician; 2008.

38. Klepstad P, Rakvag TT, Kaasa S, Holthe M, Dale O, Borchgrevink PC, et al. The 118 A > G polymorphism in the human mu-opioid receptor gene may increase morphine requirements in patients with pain caused by malignant disease. Acta Anaesthesiol Scand. 2004; 48(10):1232-9.

39. Coulbault L, Beaussier M, Verstuyft C, Weickmans H, Dubert L, Trégouet D, et al. Environmental and genetic factors associated with morphine response in the postoperative period. Clin Pharmacol Ther; 2006.

40. Hajj A, Halepian L, El Osta N, Chahine G, Kattan J, Rabbaa Khabbaz L. OPRM1 c.118A>G polymorphism and duration of morphine treatment associated with morphine doses and quality-of-life in palliative cancer pain settings. Int J Mol Sci. 2017; 18(4).

41. Lötsch J, Skarke C, Wieting J, Oertel BG, Schmidt H, Brockmöller J, et al. Modulation of the central nervous effects of levomethadone by genetic polymorphisms potentially affecting its metabolism, distribution, and drug action. Clin Pharmacol Ther; 2006.

42. Beyer A, Koch T, Schröder H, Schulz S, Höllt V. Effect of the A118G polymorphism on binding affinity, potency and agonist-mediated endocytosis, desensitization, and resensitization of the human mu-opioid receptor. J Neurochem; 2004.

43. Bond C, LaForge KS, Tian M, Melia D, Zhang S, Borg L, et al. Single-nucleotide polymorphism in the human mu opioid receptor gene alters beta-endorphin binding and activity: possible implications for opiate addiction. Proc Natl Acad Sci U S A; 1998.

44. Janicki PK, Schuler G, Francis D, Bohr A, Gordin V, Jarzembowski T, et al. A genetic association study of the functional A118G polymorphism of the human mu-opioid receptor gene in patients with acute and chronic pain. Anesth Analg; 2006.

45. Oosten AW, Matic M, Van Schaik RH, Look MP, Jongen JL, Mathijssen RH, et al. Opioid treatment failure in cancer patients: The role of clinical and genetic factors. Pharmacogenomics; 2016.

46. George SR, Kertesz M. Met-enkephalin concentrations in striatum respond reciprocally to alterations in dopamine neurotransmission. Peptides; 1987.

47. Diatchenko L, Nackley AG, Slade GD, Bhalang K, Belfer I, Max MB, et al. Catechol-O-methyltransferase gene polymorphisms are associated with multiple pain-evoking stimuli. Pain; 2006.

48. Shield AJ, Thomae BA, Eckloff BW, Wieben ED, Weinshilboum RM. Human catechol O-methyltransferase genetic variation: Gene resequencing and functional characterization of variant allozymes. Mol Psychiatry; 2004.

49. Matic M, Jongen JL, Elens L, De Wildt SN, Tibboel D, Sillevis Smitt PA, et al. Advanced cancer pain: The search for genetic factors correlated with interindividual variability in opioid requirement. Pharmacogenomics. 2017;

50. Pander J, Wessels JAM, Gelderblom H, van der Straaten T, Punt CJA, Guchelaar H-J. Pharmacogenetic interaction analysis for the efficacy of systemic treatment in metastatic colorectal cancer. Ann Oncol; 2011.

51. Trigo FMB, Luizon MR, Dutra HS, Maiolino Â, Nucci M, Simões BP. Interaction between IL-6 and TNF-α genotypes associated with bacteremia in multiple myeloma patients submitted to autologous stem cell transplantation (ASCT). Leuk Res Reports; 2014.

52. Ioannidis JPA, Trikalinos TA, Ntzani EE, Contopoulos-Ioannidis DG. Genetic associations in large versus small studies: An empirical assessment. Lancet; 2003.

53. Kotlinska-Lemieszek A, Paulsen Ø, Kaasa S, Klepstad P. Polypharmacy in patients with advanced cancer and pain: A european cross-sectional study of 2282 patients. J Pain Symptom Manage. 2014; 48(6):1145-59.

54. Linares OA, Fudin J, Schiesser WE, Daly Linares AL, Boston RC. CYP2D6 phenotype-specific codeine population pharmacokinetics. J Pain Palliat Care Pharmacother; 2015.

55. Yee DA, Atayee RS, Best BM, Ma JD. Observations on the urine metabolic profile of codeine in pain patients. J Anal Toxicol; 2014.

56. Smith HS. Opioid metabolism. Mayo Clin Proc. 2009; 84(7): 613-24.

57. Miotto K, Cho AK, Khalil MA, Blanco K, Sasaki JD, Rawson R. Trends in Tramadol: Pharmacology, Metabolism, and Misuse. Anesth Analg. 2017; 124(1):44-51.

58. Leppert W. Pain management in patients with cancer: Focus on opioid analgesics. Curr Pain Headache Rep. 2011; 15(4):271-9.

59. Liston HL, DeVane CL, Boulton DW, Risch SC, Markowitz JS, Goldman J. Differential time course of cytochrome P450 2D6 enzyme inhibition by fluoxetine, sertraline, and paroxetine in healthy volunteers. J Clin Psychopharmacol. 2002; 22(2):169-73.

60. Raffa RB, Friderichs E, Reimann W, Shank RP, Codd EE, Vaught JL, et al. Complementary andSynergistic Antinociceptive Interaction betweenthe Enantiomers of Tramadol. J Pharmacol Exp Ther. 1992; 267(1):331-40.

61. Klimas R, Mikus G. Morphine-6-glucuronide is responsible for the analgesic effect after morphine administration: a quantitative review of morphine, morphine-6-glucuronide, and morphine-3-glucuronide. Br J Anaesth; 2014.

62. Dorp EL van, Morariu A, Dahan A. Morphine-6-glucuronide: potency and safety compared with morphine. Expert Opin Pharmacother; 2008.

63. Binning AR, Przesmycki K, Sowinski P, Morrison LMM, Smith TW, Marcus P, et al. A randomised controlled trial on the efficacy and side-effect profile (nausea/vomiting/sedation) of morphine-6-glucuronide versus morphine for post-operative pain relief after major abdominal surgery. Eur J Pain. European Federation of International Association for the Study of Pain Chapters. 2011; 15(4):402-8.

64. Smith MT. Neuroexcitatory effects of morphine and hydromorphone: Evidence implicating the 3-glucuronide metabolites. Clin Exp Pharmacol Physiol. 2000; 27(7):524-8.

65. Uchaipichat V, Raungrut P, Chau N, Janchawee B, Evans AM, Miners JO. Effects of ketamine on human UDP-glucuronosyltransferases in vitro predict potential drug-drug interactions arising from ketamine inhibition of codeine and morphine glucuronidation. Drug Metab Dispos. 2011; 39(8):1324-8.

66. Ma HY, Sun DX, Cao YF, Ai CZ, Qu YQ, Hu CM, et al. Herb-drug interaction prediction based on the high specific inhibition of andrographolide derivatives towards UDP-glucuronosyltransferase

(UGT) 2B7. Toxicol Appl Pharmacol [Internet]. 2014; 277(1):86-94. Disponível em: http://dx.doi.org/10.1016/j.taap.2014.02.021.

67. Shrivastava N, Varma A, Padh H. Andrographolide: A new plant-derived antineoplastic entity on horizon. Evidence-Based Complement Altern Med. 2011; v. 2011.

68. Rickli A, Liakoni E, Hoener MC, Liechti ME. Opioid-induced inhibition of the human 5-HT and noradrenaline transporters in vitro: link to clinical reports of serotonin syndrome. Br J Pharmacol. 2018; 175(3):532-43.

69. Boström E, Simonsson US, Hammarlund-Udenaes M. In vivo blood-brain barrier transport of oxycodone in the rat: indications for active influx and implications for pharmacokinetics/pharmacodynamics. Drug Metab Dispos Biol Fate Chem. 2006; 34(9):1624-31.

70. Brown SM, Holtzman M, Kim T, Kharasch ED. Buprenorphine metabolites, buprenorphine-3-glucuronide and norbuprenorphine-3-glucuronide, are biologically active. Anesthesiology; 2011.

71. Oosten AW, Oldenmenger WH, Mathijssen RHJ, Van Der Rijt CCD. A Systematic Review of Prospective Studies Reporting Adverse Events of Commonly Used Opioids for Cancer-Related Pain: A Call for the Use of Standardized Outcome Measures. J Pain [Internet]. 2015; 16(10):935-46. Disponível em: http://dx.doi.org/10.1016/j.jpain.2015.05.006.

72. Riley J, Branford R, Droney J, Gretton S, Sato H, Kennett A, et al. Morphine or oxycodone for cancer-related pain? A randomized, open-label, controlled trial. J Pain Symptom Manage; 2015.

73. Tassinari D, Sartori S, Tamburini E, Scarpi E, Raffaeli W, Tombesi P, et al. Adverse Effects of Transdermal Opiates Treating Moderate-Severe Cancer Pain in Comparison to Long-Acting Morphine: A Meta-Analysis and Systematic Review of the Literature. J Palliat Med; 2008.

74. Corli O, Floriani I, Roberto A, Montanari M, Galli F, Greco MT, et al. Are strong opioids equally effective and safe in the treatment of chronic cancer pain? A multicenter randomized phase IV "real life" trial on the variability of response to opioids. Ann Oncol Off J Eur Soc Med Oncol. 2016; 27(6):1107-15.

75. Gupta K, Prasad A, Nagappa M, Wong J, Abrahamyan L, Chung FF. Risk factors for opioid-induced respiratory depression and failure to rescue: A review. Curr Opin Anaesthesiol. 2018; 31(1):110-9.

76. Dahan A, Overdyk F, Smith T, Aarts L, Niesters M. Pharmacovigilance: a review of opioid-induced respiratory depression in chronic pain patients. Pain Physician [Internet]. 2013; 16(2):E85-94. Disponível em: http://www.ncbi.nlm.nih.gov/pubmed/23511694.

77. van den Beuken-van Everdingen MHJJ, de Graeff A, Jongen JLMM, Dijkstra D, Mostovaya I, Vissers KC. Pharmacological Treatment of Pain in Cancer Patients: The Role of Adjuvant Analgesics, a Systematic Review. Pain Pract. 2017; 17(3):409-19.

78. Sanderson C, Quinn SJ, Agar M, Chye R, Clark K, Doogue M, et al. Pharmacovigilance in hospice/palliative care: Net effect of pregabalin for neuropathic pain. BMJ Support Palliat Care. 2016; 6(3):323-30.

79. Article O, Brody AL, Mandelkern MA, Lee G, Smith E, Sadeghi M, et al. Brain Metabolic Changes During Cigarette Craving. J Psychiatr Res. 2010; 59(5):269-81.

80. Smith EML, Pang H, Cirrincione C, Fleishman S, Paskett ED, Ahles T, et al. Effect of Duloxetine on Pain, Function, and Quality of Life Among Patients With Chemotherapy-Induced Painful Peripheral Neuropathy. JAMA Psychiatry. 2013; 309(13):1359-67.

81. Jongen JLM, Huijsman ML, Jessurun J, Ogenio K, Schipper D, Verkouteren DRC, et al. The evidence for pharmacologic treatment of neuropathic cancer pain: Beneficial and adverse effects. J Pain Symptom Manage [Internet]. 2013; 46(4):581-590.e1. Disponível em: http://dx.doi.org/10.1016/j.jpainsymman.2012.10.230.

Capítulo 36

Cuidados ao Paciente Oncológico na Atenção Básica

Adhemar Dias de Figueiredo Neto
Fernando Antonio Pedrosa Fidelis

Em 2005, foi publicada pelo Ministério da Saúde a Política Nacional de Atenção Oncológica (PNAO),[1] sendo que esta política destacava a qualificação, a especialização e a educação permanente como componente essencial para a estratégia do controle do câncer em nível nacional.[2] Essa proposição se manteve confirmada na Portaria nº 874/2013, que substituiu a PNAO.[3]

Para auxiliar no processo educativo de ampliação da qualificação das ações de saúde, Costa e colaboradores[4] afirmam que o uso da tecnologia como o ambiente virtual de aprendizagem oferece novos caminhos para o processo de aprendizado através da integração de diversas linguagens e recursos, bem como para a mediação de saberes, sendo determinante para a formação acadêmica e, consequentemente, para o aumento da qualidade do mercado de trabalho.

O perfil epidemiológico do câncer no Brasil e no Mundo chama a atenção dos governantes e das sociedades, principalmente devido as previsões de incidência e prevalência para as próximas décadas.[67] Estima-se que, para o Brasil, a incidência da doença entre 2016 e 2030 aumentará cerca de 30%. A incidência atual é de cerca de 600 mil casos novos a cada ano e a prevalência de 1 milhão de casos.[5,6]

Esse panorama vem exigindo que os profissionais atuantes nos diferentes níveis de atenção à saúde estejam preparados para o atendimento de pessoas com suspeita de câncer, com doença oncológica e dos sobreviventes do câncer. No entanto, estudo realizado pelo Instituto Nacional do Câncer (INCA) aponta o déficit de qualificação dos profissionais da área da saúde e destaca que esta limitação é ainda maior dentre os profissionais atuantes na atenção básica.[2]

De acordo com a Portaria nº GM/MS 874/2013, que define a Política Nacional para a prevenção e controle do Câncer, reorientando o Modelo de Atenção às Pessoas com Câncer, no qual a efetividade dos programas de controle dos cânceres é alcançada com a garantia da organização, da integralidade e da qualidade dos serviços através do aprimoramento das redes assistenciais para a estruturação de serviços de diagnóstico e tratamento, no que tange a duas estratégias a primeira é o fortalecimento e ampliação do acesso às informações relativas à Promoção, prevenção e a *detecção precoce* como: cessação do tabagismo, adoção de dietas saudáveis e estímulo a prática de atividades físicas e a segunda organizar o *rastreamento*, baseado em evidências sobre os possíveis benefícios e danos na faixa etária prioritária (câncer de mama e colo do útero) com *ampliação do acesso* ao diagnóstico e tratamento do câncer no País, com qualidade e equidade, *definindo e pactuando serviços* para procedimentos especializados e referência para tratamento de casos confirmados além de garantir que todos os pacientes com diagnóstico confirmado iniciem seu tratamento em tempo oportuno.

A qualificação profissional envolve o desenvolvimento de habilidades relacionais ao manejo dos pacientes e seus familiares, a partir de um modo propositivo de enfrentamento do tratamento e de atenção à sobrevivência ao câncer, que conduz o profissional a aprender a lidar com os medos, sofrimentos, necessidades psicobiológicas, espirituais e de saúde/doença.[7]

Durante a formação profissional, a articulação entre ensino, pesquisa e extensão, promove o desenvolvimento de competências e habilidades necessárias à construção de um novo perfil de profissional enfermeiro, capaz de atuar considerando os problemas e/ou situações de saúde, incluindo as doenças mais prevalentes no perfil epidemiológico nacional, principalmente no caso de uma doença como o câncer.[8]

O desenvolvimento da capacidade de produzir conhecimento próprio, assegurando uma assistência de qualidade e estruturada dentro do rigor científico, tem como principal pilar, a articulação da pesquisa com o ensino e os serviços de saúde. Sendo assim, deve haver uma integração mais ampla, que envolva também a pesquisa, reconhecendo o potencial educativo da mesma na formação e na educação permanente dos trabalhadores da saúde.[9]

De acordo com a lógica da formação profissional e, considerando as demandas da sociedade, a saúde requer profissionais que aprendam a aprender, tornando suas práticas cuidadoras a partir do desenvolvimento de si, do coletivo e da instituição. Neste contexto, as ações de extensão e as transformações resultantes da educação permanente objetivam a atuação crítica, propositiva, compromissada e tecnicamente competente.[8]

Nessa perspectiva, preconiza-se que o processo educativo proporcionado pela pesquisa e extensão, não deve ser considerado um momento particular da vida acadêmica e, sim, um investimento na formação para o trabalho, no qual o mesmo possa definir as demandas educacionais.[8]

Paralelamente à necessidade de educação permanente nos serviços de saúde, o Ministério da Saúde instituiu, em 2004, a Política Nacional de Educação Permanente em Saúde (PNEPS), objetivando a articulação do sistema de saúde com instituições formadoras, a fim de desenvolver processos educativos que respondam à realidade e às necessidades do SUS.[2]

Nesse cenário, as políticas de educação permanente para os profissionais da saúde pública no Brasil que atuam na atenção oncológica merecem especial importância. A utilização dos recursos da educação à distância, especialmente com o uso de ambientes virtuais de aprendizagem, pode vir a representar uma promissora estratégia de superação dos desafios que se apresentam no contexto destas políticas.[10]

Na estrutura da Rede de Atenção às Pessoas com Doenças Crônicas, a Atenção Básica à Saúde (ABS) tem caráter estratégico por ser o ponto de atenção com maior capilaridade e potencial para identificar as necessidades de saúde da população e realizar a estratificação de riscos que subsidiará a organização do cuidado em toda a rede. É responsável também por realizar ações de promoção e de proteção da saúde, prevenção de agravos, diagnóstico, tratamento, reabilitação, redução de danos e manutenção da saúde para a maior parte da população.[11]

Desse modo, o desenvolvimento do cuidado integral à saúde que impacte na situação de saúde, na autonomia das pessoas e nos determinantes e condicionantes de saúde das coletividades passa por um papel central da ABS, de modo articulado com os demais pontos de atenção da rede. Para que a ABS desempenhe efetivamente seu papel de ordenadora da rede e coordenadora do cuidado, é fundamental garantir sua expansão e qualificação em todo o território nacional.

Nesse sentido, a Estratégia Saúde da Família é a principal estratégia de organização e expansão da ABS; o Programa Nacional de Melhoria do Acesso e da Qualidade é o principal indutor da ampliação do acesso e da qualidade do cuidado; e o Programa de Requalificação das Unidades Básicas de Saúde possibilita a qualificação da infraestrutura da ABS.

As ações para a qualificação da ABS, sejam relacionadas à infraestrutura dos serviços, à oferta diagnóstica e terapêutica, ao processo de trabalho dos profissionais e outras, precisam ser desenvolvidas de forma coerente com a atuação em rede, respondendo de forma efetiva às necessidades de saúde da população adscrita.

Destacamos uma ABS forte e robusta, com boa cobertura populacional, enquanto item essencial para a constituição da Rede de Atenção às Pessoas com Doenças Crônicas. Também assume importância a implantação dos serviços de ABS para populações específicas (equipes de Saúde da Família para populações ribeirinhas, Unidades Básicas de Saúde Fluviais, equipes de Consultório na Rua) e a expansão e aprimoramento do apoio matricial às equipes de referência da ABS por meio dos Núcleos de Apoio à Saúde da Família (NASF).

Para ter sucesso, a ABS precisa de profissionais qualificados para atender, de maneira integral, aos principais problemas de saúde daquela população. Isso exige processos de educação permanente voltados para a realidade de trabalho daqueles profissionais.

Para que a ABS seja realmente resolutiva, em especial no cuidado às pessoas com doenças crônicas, é fundamental que a RAS disponha de fortes sistemas de apoio diagnóstico e terapêutico. Os sistemas de teleconsultoria são instrumentos importantes para a qualificação da atenção e podem ser também incorporados enquanto elementos para regulação na RAS.

Outro importante apoio para a ABS são os equipamentos de telediagnóstico, que podem ampliar a oferta de serviços atualmente sobrecarregados ou que se concentram em poucos municípios, muitas vezes distantes dos usuários e das equipes da atenção básica. Nesse sentido, o programa Telessaúde Brasil Redes vem apoiar a integração dos pontos de atenção por meio de apoio diagnóstico e da segunda opinião formativa.

Os sistemas de informação, como o uso do prontuário eletrônico, fornecem subsídios precisos para a estratificação de risco da população, planejamento e acompanhamento do cuidado na RAS, favorecendo também a comunicação entre a ABS e os diferentes pontos de atenção.

No tocante ao apoio terapêutico, a garantia da assistência farmacêutica para atenção às doenças crônicas, tanto dos medicamentos da farmácia básica quanto daqueles da farmácia especializada/estratégica, é fundamental. Mas também é preciso garantir outras ofertas terapêuticas na RAS, como as práticas integrativas e complementares (homeopatia, acupuntura, entre outras) e as práticas corporais.

Como complememention, os polos do programa Academia da Saúde tornam-se espaços privilegiados para essas atividades. O apoio ao autocuidado também deve ser ofertado, a exemplo de outros países que utilizam com sucesso ferramentas como o *callcenter* para manter contato com os usuários que precisam de acompanhamento diferenciado, como após a alta hospitalar decorrente do processo de agudização de uma condição crônica ou como forma de acompanhar a pessoa que está com dificuldade em praticar o autocuidado. A estrutura de *callcenter* é flexível, podendo ser um serviço mais estruturado ou uma ação mais simples, caracterizada apenas por uma ligação telefônica da equipe de atenção básica para saber como está a pessoa, suas dificuldades, conquistas e novas soluções.

No âmbito da ABS, a promoção da saúde deve ser considerada como ação estratégica. Para isso, a articulação intersetorial com os demais equipamentos sociais do território (escolas, associações de moradores, igrejas) e as lideranças comunitárias é essencial para o desenvolvimento de estratégias conjuntas que impactem positivamente nas condições determinantes da saúde da população.

De acordo com o Art. 26 da PNPCC, os pontos de atenção à saúde garantirão tecnologias adequadas e profissionais aptos e suficientes para atender à região de saúde, considerando-se que a caracterização desses pontos deve obedecer a uma definição mínima de competências e de responsabilidades, mediante articulação dos distintos componentes da rede de atenção à saúde, nos seguintes termos no componente Atenção Básica e Atendimento domiciliar:

a) Realizar ações de promoção da saúde com foco nos fatores de proteção relativos ao câncer, tais como alimentação saudável e atividade física, e prevenção de fatores de risco, tais como agentes cancerígenos físicos e químicos presentes no ambiente.

Estudos publicados na última década têm propiciado um maior conhecimento no papel da dieta na morbimortalidade por neoplasias. Observou-se que uma alimentação rica em carne vermelha, gordura animal e alimentos enlatados e embutidos estão diretamente ligados ao câncer gástrico, de cólon e reto.

Segundo Spence e Johnston,[12] estudos epidemiológicos sugerem que até um terço das mortes por câncer estão relacionadas à carcinógenos presentes na alimentação. Conforme dados do INCA,[13] existem alimentos que contêm níveis significativos de agentes cancerígenos. Por exemplo, os nitritos e nitratos usados para conservar alguns tipos de alimentos, como picles, salsichas e outros embutidos e alguns tipos de enlatados, se transformam em nitrosaminas no estômago. Estas têm ação carcinogênica potente, são responsáveis pelos altos índices de câncer de estômago observados em populações que consomem alimentos com estas características de forma abundante e frequente. Para Jacobson,[14] numerosos aspectos da dieta estão vinculados a um aumento de câncer, incluindo: consumo alto de gordura, consumo alto de alimentos defumados, ocorrência natural de carcinógenos nos alimentos, carcinógenos produzidos por micro-organismos contidos nos alimentos e dieta pobre em fibras.

No caso do câncer de intestino (cólon e reto), até 75% dos casos é resultante da ação cumulativa de agentes carcinógenos.[15] Entre os fatores relacionados ao seu desenvolvimento estão as dietas pobres em frutas e verduras, e ricas em gordura animal. A maioria dos potenciais agentes causadores de câncer é parte natural dos alimentos, outros são produzidos por contaminação microbiana ou durante o cozimento.[14] O câncer colorretal está associado a dietas ricas em proteínas e gorduras; também destaca que aditivos alimentares e métodos de preparação do alimento também contribuem para o desenvolvimento deste câncer.[16]

O alto consumo de carne vermelha pode aumentar o risco de desenvolvimento do câncer colorretal.[17] Várias teorias vêm sendo propostas para explicar essa associação, como a presença de ácidos graxos específicos, substâncias formadas durante o preparo das carnes em altas temperaturas. Outros estudos têm proposto que seria devido às altas concentrações de ferro na carne vermelha, por este mineral estar envolvido na síntese de radicais hidroxilas, que podem causar danos às células do intestino.[15]

Em estudo populacional realizado em nove países europeus e com quase 500.000 pessoas, constatou-se que o hábito de comer carne vermelha diariamente aumentou significativamente o aparecimento de câncer de cólon e reto, comparando com uma população que ingeria carne vermelha apenas uma vez por semana. A substituição da carne vermelha por pescados mostrou-se bastante benéfica na diminuição das taxas de câncer do intestino grosso.[18]

A modificação da dieta, reduzindo a ingestão de alimentos como defumados e enlatados, assim como o aumento do consumo de frutas, pode representar uma estratégia prática para prevenir o câncer gástrico, diminuindo também os casos de câncer intestinal.[19] Fortes evidências indicam também que há redução do risco de câncer de cabeça e pescoço em dietas com frutas, alimentos que contêm carotenoides e vegetais pobres em amido. Um estudo recente confirmou que mudanças no padrão alimentar com alto consumo de frutas e vegetais e baixa ingestão de carne vermelha foram associados a risco reduzido de câncer de cabeça e pescoço.[20]

Spence e Johnston[12] relatam que o alto consumo de frutas, verduras e fibras, pode prevenir o desenvolvimento do câncer de intestino, isso devido ao seu alto teor de nutrientes e outras substâncias que podem inibir a formação de carcinógenos. Além disso, a incidência de câncer é menor em populações que consomem uma dieta rica em fibras, evitando o câncer de cólon e, possivelmente, o câncer de mama. Mota e colaboradores[21] confirmam em seu estudo que o consumo de vegetais crus, frutas cítricas, maçãs e peras são um fator de proteção também contra o câncer de esôfago. Waitzberg[22] constatou que em áreas rurais da África, o câncer de mama e colorretal apresenta baixa incidência onde, notoriamente, também há uma baixa ingestão de gordura e alta ingestão de fibras por parte dos trabalhadores rurais.

Uma dieta rica em gordura animal e pobre em agentes antioxidantes, como o selênio (encontrado em grãos, alho, frutos do mar, castanha-do-pará, nozes, avelãs e abacate) e a vitamina E (encontrada em sementes como amêndoas, amendoim, nozes e castanhas), são fatores de risco para o desenvolvimento de câncer de próstata. O câncer de próstata exibe a mais forte associação com a gordura animal saturada, embora também se associe com a ingestão de carne vermelha.[12]

Otto[23] recomenda a redução do consumo de gorduras, tanto saturadas quanto insaturadas e aumentar a quantidade de fibras naturais consumidas diariamente. Waitzberg,[22] amparado nos conhecimentos adquiridos e em estudos experimentais e clínicos, conclui que a ingestão de alguns tipos de fibras alimentares conferem proteção contra o câncer colorretal, e uma redução no risco de desenvolver câncer de mama.

As evidências da literatura apontam para a nutrição como um dos principais determinantes modificáveis do câncer. Apesar de ser um assunto ainda polêmico e em estudo, há dados suficientes na literatura para recomendar-se a diminuição da ingestão de carne vermelha e o aumento do consumo de peixes, frutas, verduras e legumes, principalmente na prevenção do câncer digestivo e colorretal.

b) Desenvolver ações voltadas aos usuários de tabaco, na perspectiva de reduzir a prevalência de fumantes e os danos relacionados ao tabaco no seu território, conforme o Programa

Nacional de Controle do Tabagismo e Outros Fatores de Risco de Câncer ou conforme diretrizes definidas localmente.

O tabagismo e o álcool são fatores diretamente ligados a diversos tipos de cânceres, um exemplo é o elevado risco do desenvolvimento de câncer de boca e de lábios. Em 2012, no Brasil, estimaram-se 9.990 novos casos de câncer de boca em homens e 4.180 em mulheres. O tabaco está relacionado a 90% dos casos de câncer de boca em homens e a 60% em mulheres; o álcool está associado a 55% dos casos.[15,24] Carrard e colaboradores,[25] afirmam que o dano causado pelo consumo de álcool na mucosa oral pode ser por ação direta, pela sua presença na corrente sanguínea ou de sua atuação sobre outros sistemas.

A prevenção primária do surgimento do câncer de boca está embasada nos fatores etiológicos e no estilo de vida.[26] Tendo em vista que a incidência desse câncer tem aumentado nos últimos tempos, torna-se relevante que os profissionais de saúde estejam preparados em reconhecer a lesão e capacitados para identificar os fatores de riscos da doença, buscando promover/desenvolver atividades de prevenção e detecção precoce.[27]

Feitosa e Pontes[28] destacam que o tabaco e o álcool são os dois fatores de risco mais importantes para o desenvolvimento de neoplasias de boca, e também para seu prognóstico. Cobos e colaboradores[29] concluem que a causa direta de aparições de lesões neoplásicas malignas na cavidade bucal estão ligadas ao hábito de fumar, o qual se agrava com o consumo de álcool. De acordo com Ilias,[18] o hábito de fumar e ingerir bebidas alcoólicas em grande quantidade também tem influência na gênese do câncer digestivo, principalmente no que se refere ao câncer de esôfago.

Um interessante relato surgiu a partir de observações de um médico inglês chamado John Hill, que notou a conexão entre o câncer nasal e o excessivo uso do tabaco. Mas talvez a associação mais convincente entre exposição ambiental e incidência do câncer tenha sido forjada entre 1949-1950, quando dois grupos de epidemiologistas reportaram que indivíduos que fumavam cigarros em grandes quantidades corriam um risco de desenvolver câncer de pulmão vinte vezes mais alto do que não fumantes.[30]

A principal causa de morte por câncer em todo mundo é por carcinoma brônquico, a forma mais comum de câncer de pulmão, e está intimamente relacionado com o tabagismo. O cigarro contém nitrosaminas e hidrocarbonetos policíclicos carcinogênicos genotóxicos que podem aumentar o risco de doenças. Tais elementos podem alterar o perfil molecular dos indivíduos e causar mutações.[31]

O câncer de cabeça e pescoço é a quinta causa de óbito na população mundial, com 500.000 novos casos por ano.[20] O câncer de laringe constitui hoje um grave problema de saúde pública mundial, sendo o tipo mais comum que atinge a região da cabeça e pescoço. Representa 25% dos tumores malignos que acometem essa área e 2% quando consideradas todas as doenças malignas. Os fatores de risco mais importantes para este tipo de câncer são o tabagismo e o alcoolismo.[24]

O surgimento do câncer depende da duração e intensidade da exposição das células aos agentes causadores do câncer. O risco de uma pessoa desenvolver câncer de pulmão é diretamente proporcional ao número de cigarros fumados por dia e ao número de anos que ela vem fumando.[24] Spence e Johnston[12] afirmam que o risco de câncer não é determinado apenas pelo número de maços consumidos por ano, mas também pela idade em que a pessoa começou a fumar. O risco de câncer de pulmão aumenta na proporção direta do número de cigarros que se fuma por dia, do tempo e duração do hábito de fumar, do início precoce ao vício e do conteúdo da nicotina. Dessa mesma forma, o risco diminui em proporção ao número de anos transcorridos depois de se abandonar o hábito de fumar.[22]

A literatura indica o tabagismo como um grande vilão no que se refere a sua relação com o surgimento de neoplasias malignas, principalmente de pulmão. O uso do tabaco é a causa de câncer que mais se pode prevenir. Usar produtos de tabaco ou estar regularmente em contato com o fumo (fumante passivo), aumenta o risco do câncer. Alguns autores asseguram que o tabaco associado ao consumo de álcool aumenta ainda mais o risco de surgimento do câncer de boca, laringe, esôfago, estômago, intestino, fígado e pâncreas. Isso devido ao fato de o cigarro e de a bebida alcoólica possuírem diversas substâncias carcinogêneas.

c) Avaliar a vulnerabilidade e a capacidade de autocuidado das pessoas com câncer e realizar atividades educativas, conforme necessidade identificada, ampliando a autonomia dos usuários.

A obesidade e a vida sedentária são fatores de risco bem reconhecidos para diferentes tipos de câncer, incluindo: câncer de mama, colorretal, renal e câncer do endométrio.[12] Estudos indicam que aproximadamente 25% dos casos de câncer são decorrentes do excesso de peso e do modo de vida sedentário. A obesidade tem sido associada com o risco e prognóstico de muitos tipos de câncer, onde diversos mecanismos têm sido propostos para explicar essa relação.[32]

Howard e colaboradores,[33] em um estudo, observaram que a atividade física de qualquer intensidade está associada com a redução do risco de câncer de cólon e reto e o sedentarismo ao risco aumentado de câncer de cólon. Conforme estudo realizado pelo INCA,[15] a prática regular de atividades físicas pode diminuir o risco do câncer de intestino em até 50%, isso devido à diminuição do tempo de trânsito intestinal, minimizando o tempo de contato entre a mucosa intestinal e substâncias carcinógenas. Segundo Spence e Johnston,[12] o estilo de vida sedentária provavelmente duplica o risco de câncer de cólon.

Engajar-se em atividade física de qualquer intensidade está associada com reduções do risco de câncer de cólon e reto. Por outro lado, o tempo gasto de forma sedentária está associado ao aumento do risco de câncer de cólon.[33] Ortega e colaboradores[34] afirmam que o exercício físico pode reduzir a quantidade de gordura corporal, evitando assim a obesidade, que é considerada um fator de risco para alguns tipos de câncer, como o de endométrio, de mama e de cólon. O exercício pode também influenciar sobre os níveis adequados de certos hormônios, como o estradiol que, quando em excesso, é referido como um agente causal em algumas formas de câncer de mama.

Ao identificar a prevalência dos fatores de risco para o câncer de mama em mulheres de 40 a 69 anos, verificou-se que dentre os fatores de risco identificados destaca-se o grande número de mulheres acima do peso. Frente a isso, ressalta-se a importância de práticas/ações que visem a identificar os fatores de risco modificáveis para o desenvolvimento do câncer de mama para diminuir o número de acometimentos e mortes por essa patologia.[35]

Além disso, dietas com base em gordura animal, carne vermelha, embutidos e cálcio têm sido associados ao aumento no risco de desenvolver câncer da próstata. A obesidade ou o sobrepeso favorecem o desenvolvimento de câncer de cólon e reto, de ovário e de câncer do útero. Em contrapartida, dietas ricas em vegetais, vitaminas D e E, licopeno, ômega-3, atividade física e alimentação saudável são apontados como possíveis fatores de proteção.[24]

d) Realizar rastreamento de acordo com os protocolos e as diretrizes federais ou de acordo com protocolos locais, baseado em evidências científicas e na realidade locorregional.

O rastreamento é a estratégia internacionalmente recomendada para detectar a doença em sua fase assintomática, por meio da realização de exames simples em pessoas sadias. Engloba ações interdependentes e simples, e é a forma mais indicada para buscar a população-alvo. Desde o final da década de 1990 a metodologia para o rastreamento vem sendo revisada, e diversos países passaram a adotar a estratégia de *breast awareness*, que significa estar alerta para a saúde das mamas.[36-38]

Um programa de rastreamento para o câncer de mama contempla um conjunto de ações e tecnologias em prol da redução da mortalidade, da morbidade e melhora da qualidade de vida e sobrevida da população-alvo.

Os tipos de rastreamento baseiam-se na forma de como será realizada a busca da população-alvo e na complexidade do seu acompanhamento. Para tanto, existem os rastreamentos oportunístico e organizado ou populacional.[37,39]

O rastreamento organizado é sistematizado e voltado para a detecção precoce, oferecido a toda a população feminina considerada prioritária de abrangência populacional. As mulheres que se enquadram nos critérios elegíveis para o rastreamento (idade e presença de fatores de risco) são convocadas a participar do programa pelos serviços de saúde para realizarem exames periódicos recomendados.[40,41] Uma vez participante do programa, sua trajetória será acompanhada ao longo de sua duração e do caminho a ser percorrido pela usuária na condução dos casos dentro dos níveis de atenção à saúde.

Ocorre, também, a avaliação do desempenho de cada etapa, objetivando garantir a qualidade e a eficiência dos serviços prestados.[40,41] A sua implantação favorece a redução dos gastos e da mortalidade, com tratamento menos agressivo e com melhor prognóstico.[40,42]

O rastreamento oportunístico é uma estratégia ofertada às mulheres que vão às unidades de saúde sem uma periodicidade estabelecida com uma queixa qualquer que não seja necessariamente relacionada à mama.[36,39] Não existe sistematização, monitoramento e avaliação das etapas do processo. Em geral, os profissionais de saúde adotam a consulta clínico-ginecológica como um espaço para captar a mulher.[40,41] Deve-se salientar que a adoção do rastreamento oportunístico como estratégia de controle ao câncer de mama tem menor efetividade no impacto sobre a morbidade e mortalidade e é mais oneroso para o sistema de saúde. Contudo, a maioria dos serviços de saúde no mundo adota essa estratégia.[36,40]

Ainda assim, a estratégia oportunística é relevante na abordagem às mulheres que buscam os serviços de saúde de forma espontânea, independentemente da sua queixa de saúde. No Estado do Maranhão, o programa de rastreamento oportunístico é amplamente incentivado e utilizado pelos profissionais de saúde, reconhecendo sua relevância para detectar precocemente o CM.[43]

Apesar do Ministério da Saúde recomendar a adoção do rastreamento organizado, não existe um programa nacional implantado.[36,44] Alguns municípios das regiões Sudeste e Sul – cujos índices de mulheres afetadas por essa neoplasia estão entre os mais altos do país – possuem em suas diretrizes o rastreamento mamográfico organizado.[45-49]

Países europeus publicaram suas diretrizes clínicas, as quais indicam que o rastreamento mamográfico para risco populacional deve ser realizado na faixa de 50 a 69 anos.[50,51] Justifica-se essa recomendação devido às questões fisiológicas da mama de mulheres abaixo dos 50 anos, que possuem maior densidade, resultam em menor sensibilidade do exame e menor especificidade.

A realização da mamografia em mulheres abaixo dos 50 anos acarretaria aumento de biópsias e exames de imagem que não necessariamente levariam a um diagnóstico.[6,37] Há, também, o risco de expor a mulher à radiação ionizante, excessiva ou mal controlada, o que leva a aumento do acúmulo de radiação em mulheres jovens, podendo gerar sobrediagnóstico de câncer de mama e/ou sobretratamento.[6,36,38,52-54]

Em mulheres com 70 anos ou mais, a possibilidade de sobrediagnóstico e sobretratamento são maiores devido à fisiologia da mama feminina nessa faixa etária. E quando se realiza o rastreamento, a espera pelo diagnóstico ou a possibilidade de apresentar efeitos colaterais decorrentes de exames invasivos afetam muito o psicológico da mulher por aumentar os níveis de ansiedade enquanto aguarda o resultado.[6,36,38,54]

Em contrapartida, a United States Preventive Services Task Force (USPSTF) e a Canadian Task Force on Preventive Health Care (CTFPHC) recomendam uma rotina de rastreamento com mamografia a partir de 40 anos devido à agressividade do tumor que atinge mulheres jovens. Nessas mulheres, os tumores costumam comprometer os linfonodos, apresentarem receptores de estrogênio negativos e superexpressão de HER2.[3,37,55] Para mulheres de 50 a 74 anos o rastreamento mamográfico deve ser bienal, estendendo a faixa prioritária para o rastreamento do câncer de mama.[37,56]

Em mulheres com idade inferior a 50 anos, o rastreamento deve levar em consideração os riscos que ela apresenta e ponderar os benefícios e danos que a exposição à radiação pode gerar. Por isso, a decisão deve ser tomada pela mulher, após receber todas as informações sobre a doença e o rastreamento.[37,56] É importante salientar que as evidências são insuficientes para contraindicar a mamografia de rastreio para mulheres com 40 anos.

Também, não existem evidências comprovando a importância de se recomendar o rastreamento mamográfico em mulheres com 75 anos ou mais, devido à maior possibilidade de sobrediagnóstico e sobretratamento.[37,42]

A International Agency for Research on Cancer (IARC) ampliou a idade do início do rastreamento para 45 anos, pois a mamografia consegue detectar tumores em seus estádios iniciais. Assim, a partir dos 45 anos os benefícios deste exame superariam os seus riscos. Ressalta que essas mudanças são válidas para pacientes de baixo risco. Caso a mulher já possua um histórico familiar, as recomendações serão personalizadas.[37,57]

Pelo Consenso de 2004, a população prioritária para rastreamento mamográfico são mulheres entre 50 e 69 anos de idade, com risco populacional, justificado pela contenção 22 de gastos desnecessários.[6,40,58,60] Já para mulheres na faixa de 40 a 49 anos e acima dos 75 anos, o Ministério da Saúde posiciona-se contra o rastreamento mamográfico pela possibilidade dos danos superarem os benefícios.

Entre 70 e 74 anos, o Ministério da Saúde é contrário ao rastreamento mamográfico devido à incerteza dos danos e benefícios.[54,59] Apesar disso, em 2008, a Lei nº 11.664 passou a assegurar a realização da MMG a todas as mulheres a partir dos 40 anos pelo SUS.[36,44,61] A Sociedade Brasileira de Mastologia ratifica que a mamografia deve ser iniciada a partir dos 40 anos, uma vez que a incidência do câncer de mama aumentou muito em mulheres jovens. Este aumento alcança quase 20% dos casos diagnosticados.

Com relação à periodicidade do exame, o Ministério da Saúde e o Consenso da União Europeia preconizam que o rastreamento mamográfico da população-alvo seja realizado no mínimo a cada dois anos, por ser tão eficiente quanto o anual. Para a recomendação desse intervalo considerou-se a história natural da doença e a necessidade de reduzir os riscos de exposição à radiação.[36,41,63,64]

Já a American Cancer Society, juntamente com a American College of Obstetricians and Gynecologists[38] e a National Comprehensive Cancer Network,[65] recomendam o rastreamento com exame clínico regularmente como método complementar à mamografia. Para a população feminina na faixa de 40 a 49 anos com risco habitual, até 2014, o Ministério da Saúde recomendava realizar o exame clínico, a fim de detectar alguma alteração. Se detectada, a mamografia seria indicada, com posteriores intervenções conforme seu resultado.[44,62,64]

No entanto, evidências internacionais foram insuficientes para avaliar os benefícios e malefícios do exame clínico em mulheres com 40 anos, pela incerteza que este exame pode acarretar. Por isso, alguns países europeus, a China, o Japão e o Uruguai não recomendam o exame como método de rastreamento.[37,57,66]

e) Implementar ações de diagnóstico precoce, por meio da identificação de sinais e de sintomas suspeitos dos tipos de cânceres passíveis desta ação e o seguimento das pessoas com resultados alterados, de acordo com as diretrizes técnicas vigentes, respeitando-se o que compete a este nível de atenção.

O processo de desenvolvimento de um tumor, denominado carcinogênese, é multifatorial, sofre interferências de fatores de risco ambientais, de características genéticas e de suscetibilidade individual dos pacientes.

As medidas de prevenção primária são aquelas que visam a diminuir ou eliminar a exposição a fatores de risco sabidamente carcinogênicos, como o tabagismo, por exemplo.[68] No entanto, o papel dos fatores ambientais ou exógenos no desenvolvimento do câncer na criança e no adolescente é mínimo. Esses fatores, geralmente, necessitam de um período de exposição longo e possuem um intervalo grande de latência entre a exposição e o aparecimento clínico da doença. Dessa forma, não existem medidas efetivas de prevenção primária para impedir o desenvolvimento do câncer na faixa etária pediátrica, exceto a vacinação contra hepatite B, que é eficaz na prevenção do desenvolvimento do hepatocarcinoma.[69]

Na prevenção secundária, o objetivo é a detecção do câncer em seu estágio inicial de desenvolvimento. Uma das modalidades desse nível de prevenção é o rastreamento que visa a detectar o câncer antes mesmo que ele produza sinais e sintomas clínicos. Para os adultos, mostram-se eficazes as medidas de rastreamento do câncer do colo do útero pelo teste de Papanicolaou, do câncer de mama pela mamografia e do câncer de intestino pelos exames de sangue oculto nas fezes e colonoscopia. Para as crianças, as medidas de rastreamento não se mostraram efetivas ou são restritas a um grupo pequeno de pacientes.

As estratégias para a detecção precoce do câncer são o diagnóstico precoce (abordagem de pessoas com sinais e/ou sintomas iniciais da doença) e o rastreamento (aplicação de teste ou exame numa população assintomática, aparentemente saudável, com o objetivo de identificar lesões sugestivas de câncer e, a partir daí, encaminhar as mulheres com resultados alterados para investigação diagnóstica e tratamento).

A estratégia de diagnóstico precoce contribui para a redução do estágio de apresentação do câncer, sendo conhecida algumas vezes como down-staging. Nessa estratégia, destaca-se a importância da educação da mulher e dos profissionais de saúde para o reconhecimento dos sinais e sintomas do câncer, bem como do acesso rápido e facilitado aos serviços de saúde.

A orientação é que tanto o homem como a mulher realizem a autopalpação/observação do seu corpo, sempre que se sentir confortável para tal (seja no banho, no momento da troca de roupa ou em outra situação do cotidiano), sem nenhuma recomendação de técnica específica, valorizando-se a descoberta casual de pequenas alterações mamárias. É necessário que ambos os sexos sejam estimulados a procurar esclarecimento médico sempre que perceber alguma alteração suspeita em algum lugar do seu corpo e a participar das ações de detecção precoce do câncer. O sistema de saúde precisa adequar-se para acolher, informar e realizar os exames diagnósticos adequados em resposta a essa demanda estimulada. Prioridade na marcação de exames deve ser dada às pessoas sintomáticas, que já apresentam alguma alteração suspeita no corpo.

f) Encaminhar oportunamente a pessoa com suspeita de câncer para confirmação diagnóstica.

Em adultos, estudos têm verificado que atrasos mais longos no diagnóstico podem influenciar no prognóstico. O estudo da importância do atraso no diagnóstico em crianças, no entanto, não tem recebido tanta atenção. A pesquisa sobre esse assunto é complicada por dificuldades metodológicas, assim como por problemas inerentes às características clínicas e ao comportamento biológico dos tumores da infância.[70]

Poucos estudos têm sido publicados sobre os fatores que influenciaram o tempo para o diagnóstico no câncer da infância, sendo, na sua maioria, retrospectivos, o que pode ocasionar vieses.[71] Além disso, os resultados das diferentes pesquisas por vezes são discordantes, ou seja, algumas variáveis têm importância para o tempo de diagnóstico em alguns estudos e não em outros.

Os seguintes fatores podem interferir no tempo gasto desde o início da apresentação dos primeiros sinais e sintomas até o diagnóstico do câncer em crianças e adolescentes:

- Tipo do tumor: diferentes tipos de câncer na infância têm diferentes tempos para diagnóstico. Tumor de Wilms e leucemia tendem a ser diagnosticados mais precocemente (2,5 a 5 semanas), enquanto os tumores do SNC e os tumores ósseos são diagnosticados mais tardiamente (21 a 29 semanas).[70,72-74]

- Localização do tumor: foi observado tempo mais curto de diagnóstico em crianças com rabdomiossarcoma localizado no nariz, faringe e órbita, comparadas com crianças que desenvolvem a doença na face e no pescoço.[75] Os tumores de SNC são diagnosticados mais rapidamente quando se manifestam na região infratentorial (10,8 semanas em média) do que quando ocorrem na região supratentorial (43,4 semanas em média).[76]

- Idade do paciente: vários estudos demonstraram que o tempo para o diagnóstico foi mais curto em crianças menores de 5 anos do que em adolescentes. Tem sido sugerido que isso ocorre porque os pais prestam mais atenção a lactentes e pré-escolares e os levam a maior número de consultas de rotina com o pediatra, ao contrário dos adolescentes, que têm vergonha de despir-se diante dos pais e são pouco levados ao pediatra.[70,73,77]

- Suspeita clínica: em estudos de crianças com tumor do SNC, os pais relataram que consultaram, em média, 4,5 médicos (variação de 1-12) antes de obter o diagnóstico. Algumas vezes a comunicação insuficiente entre o pediatra geral, ou o médico de família, e outros profissionais, como oftalmologistas, psicólogos e professores, contribuiu para o retardo no diagnóstico.[78] O índice de suspeita dos médicos é considerado uma importante variável para o diagnóstico correto.

- Extensão da doença: o estágio da doença no momento do diagnóstico é um fator importante a ser considerado, porque é um indicador da cronologia da progressão da doença e um determinante da constelação de sinais e sintomas. A análise do tempo para diagnóstico e estágio da doença é mais complexa, pois fatores biológicos podem também interferir no tempo para o diagnóstico. Alguns estudos mostraram que o tempo mais longo de diagnóstico foi associado ao estágio mais avançado da doença.[79,80] No México, mais de 50% das crianças com tumores sólidos foram diagnosticadas com a doença avançada.

g) Coordenar e manter o cuidado dos usuários com câncer, quando referenciados para outros pontos da rede de atenção à saúde;

Segundo Merhy[81] e Merhy e Cecílio,[82] o cuidado é multidisciplinar por natureza, dependendo da integração do trabalho de vários profissionais. A dominação presente em algumas profissões, ou a relação assimétrica entre esses profissionais pode impedir a colaboração entre eles, o que impossibilita que o cuidado aconteça de maneira integral. Ele, de forma idealizada, consiste num somatório de ações, realizadas pelos mais diversos trabalhadores, que se complementam inclusive inconscientemente. Dessa forma, essa complexa trama de atos, horários, cronogramas, procedimentos e saberes compõe o que é conhecido como "cuidado em saúde". Sendo assim, um dos maiores desafios é a capacidade de coordenar de forma adequada toda essa variedade de profissionais e de atos fragmentados. Diante disso, torna-se necessário um processo de gestão eficiente, capaz de diferenciar esse processo de uma "linha de montagem", focando em articular um modo de atuação solidário, integralizando o cuidado através desse aperfeiçoamento administrativo. Ainda segundo os autores, esse processo deve ocorrer por meio de "pontes" de contato entre as profissões que horizontalizem as relações, como médicos e enfermeiros comunicando entre si, somando suas práticas e saberes em prol do paciente.

Sendo assim, a produção do cuidado e de sua micropolítica dependem da rede de serviços para atuar com integralidade. Para uma gestão eficiente é essencial a participação dos trabalhadores nas tomadas de decisão, na formulação de protocolos e na definição de condutas e responsabilidades.

h) Registrar as informações referentes às ações de controle de câncer nos sistemas de informação vigentes, quando couber.

O Sistema de Informação do Câncer (SISCAN) é uma versão em plataforma *web* que integra os sistemas de informação do Programa Nacional de Controle do Câncer do Colo do Útero (SISCOLO) e do Programa Nacional de Controle do Câncer de Mama (SISMAMA).

O SISCAN é integrado ao Cadastro Nacional de Usuários do SUS (CADWEB), permitindo a identificação dos usuários pelo número do cartão SUS e a atualização automática de seu histórico de seguimento.

O SISCAN disponibiliza, em tempo real, as informações inseridas no sistema pela internet. No momento em que a unidade de saúde fizer a solicitação do exame pelo SISCAN, esta ficará visível para o prestador incluir o resultado. Quando o laudo estiver liberado pelo prestador de serviço, a unidade de saúde solicitante poderá visualizá-lo. Ao final da competência, quando o prestador encerrá-la, automaticamente as informações epidemiológicas serão exportadas para a base nacional.

O fluxo de utilização do SISCAN deverá ser adequado segundo o cenário local quanto ao nível de informatização das unidades de saúde. Nas unidades com computador, internet e impressora a solicitação de exames poderá ser feita diretamente pelo SISCAN, bem como a impressão, a requisição e a visualização dos laudos. Unidades de saúde que não tenham impressora podem incluir as requisições no sistema e anotar no formulário em papel o protocolo, número único gerado automaticamente pelo sistema, para cada requisição de exame incluído, facilitando sua localização pelo prestador de serviço que incluirá o resultado. Nas localidades sem acesso à internet o fluxo não muda, as unidades de saúde continuam preenchendo os formulários de solicitação de exames em papel e encaminhando ao prestador de serviço, que fará a inclusão no sistema.

i) Realizar atendimento domiciliar e participar no cuidado paliativo às pessoas com câncer, de forma integrada com as equipes de atenção domiciliar e com as UNACON e os CACON, articulada com hospitais locais e com demais pontos de atenção, conforme proposta definida para a região de saúde.

Rodrigues[83] afirma que existem três modelos assistenciais para os cuidados paliativos: o hospitalar, o domiciliar e o ambulatorial. Cada um possui suas particularidades; no entanto, a atenção domiciliar é a única que permite o acolhimento do usuário em sua forma plena, no conforto do próprio domicílio, junto de sua família e sem a necessidade de rotinas hospitalares.

Segundo ATTY:[84]

"A atenção domiciliar está definida na Portaria nº 963/2013 como uma nova modalidade de atenção à saúde, substitutiva ou complementar às já existentes, caracterizada por um conjunto de ações de promoção à saúde, prevenção e tratamento de doenças e reabilitação prestadas em domicílio, com garantia de continuidade de cuidados e integrada às redes de atenção à saúde. Essa Portaria descreve os tipos de equipes de atenção domiciliar: Equipes Multiprofissionais de Atenção Domiciliar (EMAD) (tipo 1 e tipo 2) e Equipes Multiprofissionais de Apoio (EMAP); e as suas modalidades de organização: atenção domiciliar tipo 1 (AD1), tipo 2 (AD2) e tipo 3 (AD3).

A AD1 destina-se aos usuários que demandam cuidados de menor complexidade, ficando, desse modo, a cargo das equipes da atenção básica. As modalidades AD2 e AD3 destinam-se aos usuários que, em virtude de sua condição física, exigem cuidados mais frequentes e acompanhamento contínuo. Ambas deverão ser prestadas por EMAP ou EMAD, e o que as distingue é o período de permanência do usuário em cuidados domiciliares. Na AD2, a permanência pode ser contínua e, caso a situação de saúde do usuário fique mais estável, ele poderá ser encaminhado para AD1. Já a modalidade AD3 caracteriza-se pela permanência contínua do usuário, dada a sua condição de saúde. Destaca-se, portanto, que os cuidados paliativos se enquadram nas modalidades de atenção AD2 e AD3.

A partir da competência de abril de 2012, a modalidade de atendimento Atenção Domiciliar (AD) foi incluída na Tabela de Procedimentos, Medicamentos e OPM (Órteses, Próteses e Materiais Especiais) do SUS, permitindo monitorar as ações realizadas por esse tipo de atendimento, dada a estruturação do banco de dados no Sistema de Informação Ambulatorial (SIA/SUS) (SAD – Serviço de Atenção Domiciliar), que passou a consolidar a produção realizada por essa modalidade de cuidado, a partir de novembro de 2012."

j) Desenvolver ações de saúde do trabalhador por meio da capacitação das equipes para registro do histórico ocupacional, tanto a ocupação atual quanto as anteriores, contendo atividades exercidas e a exposição a agentes cancerígenos inerentes ao processo de trabalho, otimizando as ações de vigilância do câncer relacionado ao trabalho.

O câncer ocupacional é considerado uma forma de toxicidade retardada em seu curso clínico e em seu desfecho, devido à exposição a agentes químicos, físicos ou biológicos classificados como cancerígenos, presentes no ambiente de trabalho.[85]

Para a Occupational Safety and Health Administration,[86] é considerado um potencial cancerígeno ocupacional qualquer substância, combinação ou mistura de substâncias que causem aumento da incidência de neoplasias ou uma redução substancial no período de latência entre a exposição e o aparecimento da doença em humanos ou mamíferos, com resultado de exposição oral ou dérmica ou qualquer outra exposição que resulte na indução do tumor em um local distinto de onde ocorreu a exposição. Essa definição inclui qualquer substância cancerígena ocupacional potencial que é metabolizada por mamíferos.

As doenças e sua relação com o trabalho podem ser classificadas de duas formas: 1) a primeira é como doença profissional, quando existe relação direta com condições de trabalho específicas, a exemplo do desenvolvimento de osteossarcoma em adultos por exposição à radiação ionizante e do mesotelioma de pleura por exposição ocupacional ao asbesto (amianto). A nomenclatura adequada para esse tipo de doença é câncer ocupacional;[87] 2) a segunda forma, que engloba a maioria das neoplasias, é a doença relacionada ao trabalho, isto é, que tem sua frequência, surgimento ou gravidade modificados pelo trabalho. Segundo a classificação de Shilling,[88] no caso da doença ocupacional, o trabalho é causa necessária e, no caso de doenças relacionadas ao trabalho, esse pode ser entendido como um fator de risco, ou seja, um atributo ou uma exposição que está associada com uma probabilidade aumentada de ocorrência de uma doença.

Para a maioria dos cânceres, a nomenclatura adequada é de câncer relacionado ao trabalho. Na prática, a caracterização etiológica ou de nexo causal será essencialmente de natureza epidemiológica, seja pela observação de um excesso de frequência em determinados grupos ocupacionais ou profissões, seja pela ampliação quantitativa ou qualitativa do espectro de determinantes causais, que podem ser conhecidos a partir do estudo dos ambientes e das condições de trabalho.

A eliminação desses fatores de risco reduz a incidência ou modifica o curso evolutivo da doença ou agravo à saúde.[87] Os cânceres relacionados ao trabalho têm sido mal dimensionados pela escassez de pesquisas no país. Quando comparados aos demais fatores de risco, a ocupação ainda não é enfatizada, mesmo quando o risco é bem conhecido e documentado, como é o caso dos cânceres por asbesto, benzeno, derivados do carvão, radiação ionizante, alta tensão, entre outros.

A invisibilidade do câncer relacionado ao trabalho no Brasil pode ser avaliada pela irrisória participação de 749 casos de neoplasia relacionada ao trabalho (0,23%) dentre os auxílios-doença acidentários concedidos pela Previdência Social. Desses, 683 foram casos de neoplasia maligna (câncer).[89] Dentre os 113.801 casos de auxílios-doença por câncer (previdenciário e acidentário), o câncer relacionado ao trabalho representou 0,66%. Para os registros de acidente de trabalho (com Comunicação de Acidente de Trabalho – CAT), os casos de câncer foram 51 no ano de 2009, representando 0,23% dos casos de doenças ocupacionais.[90]

Entre os países que possuem políticas públicas voltadas para o câncer relacionado ao trabalho, como a Espanha e a Itália, as estimativas identificam que, entre todos os casos de câncer, de 4 a 6% podem ser atribuídos à exposição ocupacional.[91,92] A maioria das estimativas da carga de câncer relacionado ao trabalho nos países industrializados situa-se em torno de 5% do total de cânceres,[93] com variações importantes, principalmente ligadas ao tipo de exposição, que permite identificar risco atribuível em até 40%.

Câncer atribuível à ocupação foi estimado no Reino Unido em 6% por Higginson, em 1980, em 4% na Itália por Tomatis, em 1990, em média 5,5% para a Europa com 9% para homens por Boffetta e Kogevinas, em 1999, em 3% em média para a França com 6% para homens por Deschamps, em 2006.[93] Confrontada a literatura internacional, em que a participação dos países europeus e da América do Norte sobrepuja enormemente a produção científica brasileira, a importância do câncer relacionado ao trabalho nesses países é mais enfatizada, mesmo em centros de trabalho mais sujeitos ao controle de agentes tóxicos potencialmente cancerígenos.

No campo das políticas públicas, a falta de informação sobre o papel do trabalho na causalidade do câncer não tem favorecido a sua priorização no debate sobre o tema e nas estratégias de prevenção divulgadas pelos órgãos de saúde. Pode-se inferir a existência de um verdadeiro silêncio epidemiológico[94] para a situação dos cenários de exposição a agentes cancerígenos nos centros de trabalho do Brasil, cujo manuseio de substâncias tóxicas em inúmeras situações beira as condições europeias do século XVIII, a falta de informação é sistemática e as medidas de prevenção em saúde e segurança no trabalho ainda não consideram a existência desse risco.

k) Realizar o cuidado paliativo de acordo com as linhas de cuidado locais, compartilhando e apoiando o cuidado com as equipes de atenção básica e articulando com os pontos de atenção especializados de cuidado da pessoa com câncer.

Segundo a Organização Mundial de Saúde (OMS), cuidados paliativos são um tipo de abordagem que tem por finalidade melhorar a qualidade de vida dos pacientes e de suas famílias diante do risco de morte associado a uma doença. Para garantir qualidade de vida, bem-estar, conforto e dignidade humana, os cuidados paliativos devem ser centrados na pessoa, valorizando as necessidades do paciente de forma que este receba informações adequadas e culturalmente apropriadas sobre seu estado de saúde e o seu papel nas tomadas de decisões sobre o tratamento recebido.

É importante que os cuidados paliativos façam parte da linha de cuidado, que sejam incluídos em todos os níveis de atenção, em especial, na atenção básica. A rede deve estar integrada e articulada para assegurar ao paciente, sob tais cuidados, a internação numa unidade de cuidados paliativos, os exames de investigação diagnóstica e o seu acompanhamento, proporcionando segurança ao paciente e aos seus familiares, e compartilhando as decisões para o final da vida. A integração inadequada dos cuidados palitivos na rede de saúde contribui para a falta de acesso equitativo aos cuidados de saúde, comprometendo a integralidade do cuidado. Uma política pública de saúde que considere mecanismos de financiamento, a formação de profissionais de saúde nessa área e a garantia de medicamentos é fundamental para o desenvolvimento de cuidados paliativos, visto que no ano de 2012, no Brasil, somente três faculdades de medicina incluíam os cuidados paliativos como matéria obrigatória.

Em 2002, o Ministério da Saúde do Brasil implementou no SUS o Programa Nacional de Assistência à Dor e Cuidados Paliativos, que foi revogado e adaptado para a Câmara Técnica em Controle da Dor e Cuidados Paliativos. Esta se tornou responsável pelas diretrizes nacionais em dor e cuidados paliativos, estruturando as redes de atenção e a qualificação dos profissionais.

l) Atuar com competência cultural, para reconhecimento adequado de valores e funcionamento das famílias atendidas, aliada à humildade cultural, para a ênfase ao respeito dessas mesmas características observadas, em espaço e em tempo tão íntimos que é o evento morte no domicílio.

Gerir o cuidado é prover ou disponibilizar tecnologias de saúde de acordo com as necessidades de cada pessoa ao longo da vida, visando ao seu bem-estar, segurança e autonomia para seguir com uma vida produtiva e feliz.

A gestão do cuidado em saúde apresenta diversas dimensões interdependentes, que operam com lógicas diferentes e dependentes da ação ou do protagonismo de múltiplos atores.[95] Para discutir a gestão do cuidado na atenção domiciliar (AD), serão utilizadas as dimensões do cuidado apresentadas por Cecílio[95] no artigo "A morte de Ivan Ilitch, de Leon Tolstói: elementos para se pensar as múltiplas dimensões da gestão do cuidado" e, a seguir, apresentados alguns arranjos e dispositivos úteis para qualificar a gestão do cuidado no âmbito do SUS.

A "dimensão profissional" é considerada o "núcleo duro" da gestão do cuidado. É o momento do encontro entre o trabalhador/equipe e o usuário, configurando-se um "espaço intercessor"[96] entre aqueles que portam necessidades de saúde e os que se dispõem a cuidar. É um espaço de grande potência criativa, atravessado por determinantes externos (organizações, crenças, formação etc.) que influenciam tanto as equipes quanto os usuários, mas também marcado por importante grau de liberdade e responsabilidade na ação dos trabalhadores.

Três componentes determinam uma boa ou má gestão do cuidado na dimensão profissional: [...] a postura ética do trabalhador, em particular como ele concebe esse "outro" (o paciente) que necessita de seus cuidados; a competência com que o trabalhador opera o seu "núcleo" de saber, o que nos remete ao maior ou menor domínio técnico-científico para buscar as melhores respostas para o problema apresentado pelo paciente; e a capacidade de criação de um bom vínculo profissional-paciente.[95]

A "dimensão organizacional" da gestão do cuidado seria o "círculo do meio", institucionalizando as práticas de saúde dentro da organização, embora na AD esse cuidado se desenvolva no espaço próprio do usuário, o domicílio, sem a estrutura da instituição. Nessa dimensão, as relações de trabalho são mais complexas, com novos atores e questões. A fragmentação das práticas pela divisão técnica do trabalho exige esforço de coordenar o processo de trabalho.[95] Enquanto na "dimensão profissional", a gestão do cuidado é produzida em um espaço privativo (trabalhador-usuário), na "dimensão organizacional", o registro e o uso da informação, os espaços de diálogo, a troca entre os trabalhadores, a organização do processo de trabalho e a divisão de responsabilidades demandam outra lógica gerencial, com ênfase na dinâmica de relacionamento da equipe.[95]

A "dimensão sistêmica" da gestão do cuidado refere-se à existência de serviços de saúde com diferentes papéis e incorporação tecnológica que produzem certo grau de comunicação entre eles para garantir a integralidade na assistência. Essa dimensão é mediada por regras e normas, representadas por protocolos, sistemas de referência e contrarreferência e centrais de regulação. Essa rede de cuidados deve ser objeto de gestão para garantir o acesso dos usuários às tecnologias em saúde necessárias. Essa dimensão pode ser discutida à luz do conceito de Redes de Atenção à Saúde (RAS).

m) Comunicar-se de forma clara, possibilitando ao paciente e à família a possibilidade de receber todas as informações necessárias e expressar todos os sentimentos.

A comunicação representa uma troca de informação e compreensão entre as pessoas, com objetivo de transmitir fatos, pensamentos e valores. É um processo humano de emissão e recepção de mensagens, no qual existem dois meios de transmissão de mensagens: o verbal e não verbal. O verbal contempla a linguagem falada e escrita, enquanto os gestos, as expressões corporais e o toque fazem parte da forma não verbal.

A comunicação verbal é a base da comunicação cotidiana. Quando os profissionais conhecem esses mecanismos, ocorre melhoras no desempenho de suas funções e no êxito da relação entre os que estão envolvidos na integralidade daquele cuidado.[97] A comunicação médico-paciente é denominada comunicação terapêutica, identificando as necessidades do paciente, não só no âmbito da saúde, o que permite que ele se sinta seguro e satisfeito aumentando a sua confiança nas condutas do profissional.[98,99] Tal fato permitirá o estabelecimento de uma relação plena, com menos medo e ansiedade e maior dignidade ao paciente. Em se tratando da Unidade Intensiva, além do suporte técnico, é necessário, então, que o profissional esteja atento ao processo de comunicação, para facilitar os efeitos da hospitalização e permitir que o paciente seja capaz de suportar aquela realidade.[100]

Por ocasião de estágio curricular, no hospital, observei a importância da Comunicação Terapêutica, na UTI. Os pacientes, por perderem o contato com o ambiente familiar, tornam-se mais sensíveis, necessitando tanto de atendimento de alta complexidade como do relacionamento terapêutico, especialmente com a equipe de enfermagem, responsável pelos cuidados do paciente hospitalizado, diuturnamente, em uma relação que tem base na comunicação.

n) Atingir o maior nível de controle dos sintomas, com ênfase no controle da dor.

Cerca de 50% das pessoas com câncer apresentam dor durante o tratamento, sendo 10 a 15% com intensidade significativa já no estágio inicial. Com o aparecimento de metástases, isto é, a capacidade que um tumor maligno tem de invadir tecidos e órgãos vizinhos ou distantes formando tumores secundários, a prevalência de dor aumenta de 25 a 30%, e nas fases avançadas da doença, de 60 a 90%.[101] E, muitas vezes, esse fato é subdiagnosticado devido a relutância dos pacientes, falta de conhecimento e prática com as drogas analgésicas disponíveis, bem como o medo de seus efeitos adversos.[102] A dor, inclusi-

ve, possui grande impacto emocional na vida do paciente oncológico, visto que esse sofrimento ocorre com as técnicas diagnósticas, como punções, com as terapêuticas, como multilações, e com questões sociais, financeiras e psicológicas.[103]

A dor costuma ser manejada pela técnica medicamentosa, no entanto, quando esta não é eficaz, pode ser benéfico o uso de técnicas terapêuticas alternativas, como o relaxamento, ioga, acupuntura, dentre outros.[102,104,105]

o) Preparar paciente e familiares para a morte dentro dos limites de cada um, e proporcionar o máximo alívio do sofrimento.

Segundo Kovacs:[106]

"A Association for Death Education and Counselling (ADEC) foi fundada em 1976, nos Estados Unidos, com estes objetivos:

1. Oferecer oportunidades de interação entre seus membros, estabelecendo redes de contato,

2. Promover encontros, workshops e material escrito para divulgar o assunto;

3. Incrementar a educação para a morte e as possibilidades de intervenção.

Foram estabelecidas diretrizes para profissionais e estudantes, e especialistas foram certificados."

Ainda segundo a autora, embora o tema da morte seja delicado e muitas vezes considerado um tabu, é crescente o número de pesquisas sobre o tema, existindo alguns núcleos de estudos no Brasil, como o Núcleo de Estudos e Pesquisas sobre Tanatologia (NEPT – UFRJ), o Laboratório de Estudos sobre o Luto (LELU – PUCSP), e o Laboratório de Estudos sobre a Morte (LEM – USP).

p) Instrumentalizar cuidadores e familiares para o cuidado paliativo domiciliar.

É importante que os familiares assumam o cuidado do paciente, visto que são considerados a unidade de saúde de maior importância, uma vez que a proximidade, o amor e a convivência favorecem o estabelecimento de um cuidar eficiente. Este, no entanto, consiste em um dos maiores desafios, uma vez que muitos demonstram medo e preocupação de não serem capazes de realizar as técnicas adequadamente. Sendo assim, quando é possível o cuidado domiciliar, cabe à equipe multiprofissional orientar os familiares e realizar o devido treinamento, para evitar possíveis complicações.

q) Proporcionar qualidade de vida e dignidade para o paciente e seus familiares, com todo o suporte e segurança possível.

A palavra paliativo deriva do latim *pallium*, que significa manto. Segundo Andrade:[107]

"Tal terminologia denota a ideia principal dessa filosofia: de proteger, amparar, cobrir, abrigar, quando a cura de determinada doença não é mais possível. Além disso, no latim, *pallium* são vestimentas usadas pelo Papa, portanto, há uma forte ligação desse termo histórico com o sagrado e com a espiritualidade. Dessa forma, os cuidados paliativos constituem um campo interdisciplinar de cuidados totais, ativos e integrais, destinados a melhorar a qualidade de vida do paciente sem possibilidades de cura e dos seus familiares, por meio de avaliação correta e de tratamento adequados para o alívio da dor e dos sintomas decorrentes da fase avançada de uma doença, além de proporcionar suporte psicossocial e espiritual, em todos os estágios, desde o diagnóstico de uma doença incurável até o período de luto da família. A comunicação adequada é considerada um método fundamental para o cuidado integral e humanizado porque, por meio dela, é possível reconhecer e acolher, empaticamente, as necessidades do paciente, bem como de seus familiares."

De acordo com o Art 12 da RASDC:

"A Atenção Básica constitui-se como o centro de comunicação da Rede de Atenção à Saúde, com papel-chave na sua estruturação como ordenadora e coordenadora do cuidado, com a responsabilidade de realizar o cuidado integral e contínuo da população que está sob sua responsabilidade e de ser a porta de entrada prioritária para organização do cuidado.

I - Realizar o diagnóstico, o rastreamento e o tratamento da sua população adstrita de acordo com os protocolos e as diretrizes clínicas estabelecidas pelo Ministério da Saúde ou elaboradas pelo nível local;

II - Prevenir, diagnosticar e tratar precocemente as possíveis complicações decorrentes das doenças crônicas;

III - Encaminhar para a Atenção Especializada os casos diagnosticados para procedimentos clínicos ou cirúrgicos em função de complicações decorrentes das doenças crônicas, ou quando esgotadas as possibilidades terapêuticas na Atenção Básica, com base no controle dos fatores de risco e no acometimento de órgãos-alvo, ou de acordo com diretrizes clínicas, regulação e pactuação locais, considerando-se as necessidades individuais;

IV - Coordenar o cuidado das pessoas com doenças crônicas, mesmo quando referenciadas para outros pontos da Rede de Atenção à Saúde;

V - Acionar a Academia da Saúde e/ou outros equipamentos disponíveis no território como forma de contribuir para o cuidado das pessoas com doenças crônicas, de acordo com as necessidades identificadas;

VI - Acionar as ferramentas de teleassistência, de teleducação e regulação vigentes ou outra estratégia local, sempre que necessário, para qualificar a atenção prestada e o eventual direcionamento da demanda dos usuários com doenças crônicas aos demais componentes da Rede de Atenção à Saúde; e

VII - Realizar ações de promoção da saúde e de prevenção das doenças crônicas de forma intersetorial e com participação popular, considerando os fatores de risco mais prevalentes na população."

■ CONCLUSÃO

O câncer continua sendo um grande desafio para a saúde pública nos dias atuais, apesar do avanço científico. Cabe à atenção primária se responsabilizar pela prevenção dessa doença, realizar sua detecção precoce e promover os cuidados paliativos adequados ao paciente, quando necessário.

■ REFERÊNCIAS BIBLIOGRÁFICAS

1. Brasil. Ministério da Saúde. Portaria n. 2.439/GM, de 8 de dezembro de 2005. Institui a Política Nacional de Atenção Oncológica: Promoção, Prevenção, Diagnóstico, Tratamento, Reabilitação e Cuidados Paliativos, a ser implantada em todas as unidades federadas, respeitadas as competências das três esferas de gestão.

2. Thuler LCS, Bergmann A, Ferreira SC. Ensino em Atenção Oncológica no Brasil: Carências e Oportunidades. Rio de Janeiro: Rev Bras Cancerologia. 2011; 57(4):467-72.

3. Brasil. Ministério da Saúde. Portaria n. 874, de 16 de maio de 2013. Institui a Política Nacional para a Prevenção e Controle do Câncer na Rede de Atenção à Saúde das Pessoas com Doenças Crônicas no âmbito do Sistema Único de Saúde (SUS).

4. Costa PB, Prado C, Oliveira LFT, Peres HHC, Massarollo MCKB, Fernandes MFP, et al. Fluência digital e uso de ambientes virtuais: caracterização de alunos de enfermagem. Rev Esc Enferm USP. 2011; 45(esp.):1589-94.

5. Ervik M, et al. Cancer Today. Lyon, France: International Agency for Researchon Cancer. Cancer Today; 2016.

6. Instituto Nacional do Câncer (INCA). Estimativa 2015: Incidência do câncer de mama no Brasil. Rio de Janeiro: INCA; 2015.

7. Luz KR, et al. Estratégias de enfrentamento por enfermeiros da oncologia na alta complexidade. Rev Bras Enferm [Internet]. 2016; 69(1):59-63.

8. Freitas TLL, de et al. Extensão Universitária: contribuições para a formação profissional do enfermeiro. Rio Grande do Sul: Rev Eletr Extensão da Uri. 2014 mai; 10(18):164-73.

9. Ellery AEL, Bosi MLM, Loiola FA. Integração Ensino, Pesquisa e Serviços em Saúde: antecedentes, estratégias e iniciativas. São Paulo: Revista Saúde e Sociedade. 2012 out; 22(1):187-98.

10. Silva L. Aprendizagem Ativa em Ambiente Online. 2015. Disponível em: http://www.educacao-a-distancia.com/aprendizagem-ativa-em-ambiente-online/.

11. BRASIL. Portaria Interministerial n° 2.087, 1° de setembro de 2011. Institui o Programa de Valorização do Profissional da Atenção Básica. Diário Oficial [da] República Federativa do Brasil, Poder Executivo, Brasília, DF, 2 set. 2011b. Seção 1, p. 92.

12. Spence RAJ, Johnston PG. Oncologia. Rio de Janeiro: Guanabara Koogan; 2003.

13. Instituto Nacional do Câncer (INCA). Prevenção e detecção. Rio de Janeiro: INCA; 2013.

14. Jacobson RGS. Atlas de fisiopatologia. Rio de Janeiro: Guanabara Koogan; 2004.

15. Instituto Nacional do Câncer (INCA). Estimativas da incidência e mortalidade por câncer no Brasil. Rio de Janeiro: INCA; 2003.

16. Springhouse C. Fisiopatologia: série incrivelmente facil!. Rio de Janeiro: Guanabara Koogan, 2004.

17. Zandonai AP, Sonobe HM, Sawada NO. Os fatores de riscos alimentares para câncer colorretal relacionado ao consumo de carnes. Rev Esc Enferm USP. 2012; 46(1):234-9.

18. Ilias EJ. Hábitos alimentares e câncer digestivo. Rev Assoc Med Bras. 2006; 52(5):281.

19. Taborda AG, Prolla JC. Alimentary factors in the development of gastric intestinal metaplasia in functional dyspeptic patients. Arq Gastroenterol. 2012; 49(3):208-13.

20. Chuang SC, et al. Diet and the risk of head and neck cancer: a pooled analysis in the INHANCE consortium. Cancer Causes Control. 2012; 23(1):69-88.

21. Mota OM, et al. Risk factors for esophageal cancer in a low-incidence area of Brazil. São Paulo: Medical J. 2013; 131(1):27-34.

22. Waitzberg DL. Dieta, nutrição e câncer. São Paulo: Atheneu; 2006.

23. Otto SE, Gomes IL. Oncologia. Rio de Janeiro: Reichmann & Affonso; 2002.

24. Instituto Nacional do Câncer (INCA). Estimativa 2012 – Incidência de câncer no Brasil. Rio de Janeiro: INCA; 2011.

25. Carrard VC, et al. Álcool e câncer bucal: considerações sobre os mecanismos relacionados. Rev Bras Cancerologia. 2008; 54(1):49-56.

26. Santos RAS, et al. Avaliação epidemiológica de pacientes com câncer no trato aerodigestivo superior: relevância dos fatores de risco álcool e tabaco. Rev Bras Cancerologia. 2012; 58(1):21-9.

27. Oliveira JMB, et al. Câncer de Boca: Avaliação do Conhecimento de Acadêmicos de Odontologia e Enfermagem quanto aos

Fatores de Risco e Procedimentos de Diagnóstico. Rev Bras Cancerologia. 2013; 59(2):211-8.

28. Feitosa RC, Pontes ER. Levantamento dos hábitos de vida e fatores associados à ocorrência de câncer de tabagistas do município de Sidrolândia (MS, Brasil). Ciência & Saúde Coletiva. 2011; 16(2):605-13.

29. Cobos MR, et al. Tipos de tabaquismo como factor de riesgo asociado a cáncer bucal. Reporte de los casos. Barranquilla: Salud. 2012; 28(3)438-44.

30. Weinberg RA. A biologia do câncer. Porto Alegre: Armed; 2008.

31. Galbiatti ALS, et al. Head and neck cancer: causes, prevention and treatment. Braz J Otorhinolaryngol. 2013; 79(2):239-47.

32. Costa FO, et al. Epidemiological and molecular mechanisms aspects linking obesity and cancer. Arq Bras Endocrinol Metab. 2009; 53(2)213-26.

33. Howard RA, et al. Physical activity, sedentary behavior, and the risk of colon and rectal cancer in the NIH-AARP Diet and Health Study. Cancer Causes Control. 2008; 19(9):939-53.

34. Ortega E, Peters C, Barriga C, Lotzerich H. A atividade física reduz o risco de câncer? Rev Bras Med Esporte. 1998; 4(3):81-6.

35. Matos JC, Pelloso MS, Carvalho MDB. Prevalência de fatores de risco para o câncer de mama no município de Maringá, Paraná. Rev Latino-Am Enf. 2010; 18(3).

36. Silva RFC, Da Hortale VA. Rastreamento do câncer de mama no Brasil: quem, como e por quê? Rev Bras Cancerologia. 2012; 58(1):67-71.

37. U.S. Preventive Services Task Force. Screening for breast cancer: U.S. Preventive Services Task Force recommendation statement. Ann Intern Med. 2009; 151:716-26.

38. American College of Obstetricians-Gynecologists. Practice bulletin n. 122: breast cancer screening. New York: Obstetrics and gynecology. 2011; 118(2):372-82.

39. Ferrat E, et al. Understanding barriers to organized breast cancer screening in france: Women's perceptions, attitudes, and knowledge. Journal Family Practice. 2013; 30(4):445-51.

40. Brasil. Instituto Brasileiro de Geografia e estatística. Sinopse do censo demográfico; 2010.

41. Brasil. Ministério da Saúde. Portaria GM n. 963, de 27 de maio de 2013. Redefine a Atenção Domiciliar no âmbito do Sistema Único de Saúde (SUS).

42. Nelson HD, et al. Screening for breast cancer an update for the U.S. Preventive Services Task Force. Annals Internal Medicine. 2009; 151(10):727-37.

43. Lima ALPR, et al. Rastreamento oportunístico do câncer de mama entre mulheres jovens no Estado do Maranhão, Brasil. Cadernos de Saúde Pública. 2011; 27(7):1433-9.

44. Ribeiro RA, Caleffi M, Polanczyk CA. Custo-efetividade de um programa de rastreamento organizado de câncer de mama no Sul do Brasil. Cad Saúde Pública. 2013; 29(1):131-45.

45. Instituto Nacional de Câncer José Alencar Gomes da Silva. Estimativa 2012: incidência de câncer no Brasil. Rio de Janeiro: INCA. 2011; 118 p.

46. Brasil. Ministério da Saúde. Instituto Nacional de Câncer, INCA. O que é câncer. Disponível em: http://www2.inca.gov.br/wps/wcm/connect/cancer/site/oquee. Acesso em: 10 abr. 2014a.

47. Brasil. Ministério da Saúde. Secretaria de Atenção à Saúde. Diretrizes para a Detecção precoce do Câncer de Mama no Brasil. Brasília: Ministério da Saúde; 2015a.

48. Renck DV, Barros F, Domingues MR, Gonzalez MC, Sclowitz ML, Caputo EL, Gomes LM. Equidade no acesso ao rastreamento mamográfico do câncer de mama com intervenção de mamógrafo móvel no sul do Rio Grande do Sul, Brasil. Cad Saúde Pública. 2014; 30(1):88-96.

49. Mattos JSC, De Caleffi M, Vieira RAC. Rastreamento mamográfico no Brasil: Resultados preliminares. Rev Bras Mastologia. 2013 jan-mar; 23(1).

50. National Cancer Institute (Estados Unidos da América). International Cancer Screening Network. Breast Cancer Screening Programs in 26 ICSN Countries, 2012: Organization, Policies, and Program Reach. Bethesda; 2012.

51. Giordano L, et al. Mammographic screening programmes in Europe: organization, coverage and participation. J Med Screen. 2012; 19(Suppl):72-82.

52. Hendrick RE. Radiation doses and câncer risks from breast imagin studies Radiology. 2010; 257(1):246-53.

53. Stein AT, Zelmanowicks AM, Zerwes FP, Biazus JVN, Lázaro L, Franco LR. Rastreamento do câncer de mama: recomendações baseadas em evidências. Rev AMRIGS. 2009; 53:438-46.

54. Instituto Nacional de Câncer José Alencar Gomes da Silva. Diretrizes para detecção precoce do câncer de mama no Brasil. Rio de Janeiro, 2014.

55. Rosa LM, Radunz V. Taxa de sobrevida na mulher com câncer de mama: estudo de revisão. Texto Contexto Enferm. 2012; 21:980-9.

56. Canadian Task Force on Preventive Health Care. Recommendations on screening for breast cancer in average-risk women aged 40-74 years. CMAJ. 2011; 183:1991-2001.

57. Jemal A, Vineis P, Bray F, Torre L, Forman D. The Cancer Atlas. Second Ed. Atlanta, GA: American Cancer Society; 2014.

58. Ministério da Saúde (BR). Secretaria de Atenção à Saúde. Instituto Nacional de Câncer. Coordenação de Prevenção e Vigilância (CONPREV). Controle do Câncer de Mama: documento de consenso. Rio de Janeiro: INCA; 2004.

59. BRASIL. Ministério da Saúde. Secretaria de Atenção à Saúde. Diretrizes para a Detecção precoce do Câncer de Mama no Brasil. Brasília: Ministério da Saúde, 2015b.

60. BRASIL. Conselho Nacional de Secretários de Saúde. Conselho Nacional de Secretários de Saúde. A Atenção Primária e as Redes de Atenção à Saúde. Brasília: CONASS, 2015c.

61. BRASIL. Lei nº 11.664, de 29 de abril de 2008. Dispõe sobre a efetivação de ações de saúde que assegurem a prevenção, a detecção, o tratamento e o seguimento dos cânceres do colo uterino e de mama. Brasília, 2008. Disponível em: http:// http://www2.camara.leg.br/legin/fed/lei/2008/lei-11664-29-abril-2008-574731-publicacaooriginal-97838-pl.html.

62. Brasil. Ministério da Saúde. Mais saúde: direito de todos: 2008-2011. 5 ed. Brasília: Ministério da Saúde; 2010 [cited 2014 Mar 14];164 p. Disponível em: http:// bvsms.saude.gov.br/bvs/publicacoes/mais_saude_direito_ todos_3ed.pdf.

63. BRASIL. Ministério da Saúde. Secretaria de Atenção à Saúde. Diretrizes para a Detecção precoce do Câncer de Mama no Brasil. Brasília: Ministério da Saúde; 2015d.

64. BRASIL. Ministério da Saúde. Secretaria de Atenção à Saúde. Departamento de Atenção Básica. Controle dos cânceres do colo do útero e da mama. 2 ed. Brasília: Ministério da Saúde; 2013b.

65. National Comprehensive Cancer Network. Breast cancer screening and diagnosis. v. 2; 2013. NCCN Clinical Practice Guidelines in Oncology. http://www.nccn.org/professionals/physician_gls/f_guidelines.asp.

66. IARC. International Agency for Research on Cancer. World Health Organization. World Cancer Report 2014. Edited by Bernard W. Stewart and Christopher P. Wild. Lyon; 2014.

67. Siegel R, Ma J, Zou Z, Ahmedin Jemal A. Cancer Statistics, 2014. CA Cancer J Clin. 2014; 64:9-29.

68. Pollock BH, Knudson Junior AG. Preventing cancer in adulthood: advice for the pediatrician. In: Pizzo PA, Poplack DG. Principles and practice of pediatric oncology. 5 ed. Philadelphia: Lippincott Willians & Wilkins; 2006.

69. Chang MH, et al. Hepatitis B vaccination and hepatocellular carcinoma rates in boys and girls. J Amer Med Assoc. 2000; 284: 3040-2.

70. Dang-Tan T, Franco EL. Diagnosis delays in childhood cancer: a review. Cancer. 2007; 110(4):703-13.

71. Fajardo-Gutiérrez A, et al. Clinical and social factors that affect the time to diagnosis of Mexican children with cancer. Med Ped Onc. 2002; 39(1):25-31.

72. Pollock BH, Krischer JP, Vietti TJ. Interval between symptom onset and diagnosis of pediatric solid tumors. J Ped. 1991 nov; 119(5):725-32.

73. Haimi M, Nahum PM, Arush MWB. Delay in diagnosis of children with cancer: a retrospective study of 315 children. Ped Hematol Oncol. 2004 jan-fev; 21(1):37-48.

74. Klein-Geltink JE, et al. Waiting times for cancer care in Canadian children: impact of distance, clinical and demographic factors. Ped Blood & Cancer. 2005 abr; 44(4):318-27.

75. Pratt CB, et al. Factors leading to delay in the diagnosis and affecting survival of children with head and neck rhabdomyosarcoma. Pediatrics. 1978 jan; 61(1):30-4.

76. Flores LE, et al. Delay in the diagnosis of pediatric brain tumors. Am J Dis Children. 1986 jul; 140(7):684-6.

77. Rodrigues KE, Camargo B. Diagnóstico precoce do câncer infantil: responsabilidade de todos. Revista da Associação Médica Brasileira. 2003; 49(1):29-34.

78. Edgeworth J, et al. Why are brain tumours still being missed? Arc Dis Childhood. 1996; 74(2):148-51.

79. Ferman SE, et al. O diagnóstico tardio de rabdomiossarcoma. Pediatria. 2006; 28(2):109-16.

80. Rodrigues KE, Latorre MR, Camargo B. Atraso diagnóstico do retinoblastoma. J Pediat. 2004; 80(6):511-6.

81. Cecílio LCO, Merhy EE. A integralidade do cuidado como eixo da gestão hospitalar. In: Pinheiro R, Mattos RA. Construção da integralidade: cotidiano, saberes e práticas em saúde. Rio de Janeiro: Abrasco. 2003; 197-210.

82. Merhy EE, Cecílio LCO. A integralidade do cuidado como eixo da gestão hospitalar. Campinas: Unicamp; 2003. (mimeogr.).

83. Rodrigues LF. Modalidades de atuação e modelos de assistência em Cuidados Paliativos. In: Manual de Cuidados Paliativos ANCP. Ampliado e atualizado. 2 ed. 2012; 86-93.

84. Atty ATM, Tomazelli JG. Cuidados paliativos na atenção domiciliar para pacientes oncológicos no Brasil. Saúde em Debate. 2018; 42:225-36.

85. Simonato L, Saracci R. Cancer occupational. In: Parmeggiani L, technical editor. Encyclopaedia of Occupational Health and Safety. 3 ed. Geneva: International Labour Office. 1983; 1:369-75.

86. Occupational Safety and Health Administration. Department of Labor. US Regulation: identification, classification, and regulation of potential occupational carcinogens. Title 29: Labor, Chapter XVII. [place unknown: publisher unknown]; 1981. Disponível em: http://law.justia.com/cfr/title29/29-9.1.1.1.16.html.

87. Brasil. Ministério da Saúde. Portaria n. 1.969, de 25 de outubro de 2001. Dispõe sobre o preenchimento de Autorização de Internação Hospitalar – AIH, em casos de quadro compatível com causas externas e com doenças e acidentes relacionados ao trabalho. Diário Oficial da União, Brasília (2001 out 26);Sec.1:87.

88. Schilling RS. More effective prevention in occupational health practice? J Soc Occup Med. 1984; 34(3):71-9.

89. Brasil. Ministério da Previdência Social. Empresa de Tecnologia e Informações da Previdência Social (Dataprev). Benefícios por incapacidade concedidos por CID para 2009 [Internet]. [Brasília; 2009a] [citado 2010 dez 30]. Consulta on line. Disponível em: http://www3.dataprev.gov.br/scripts9/netuno.cgi.

90. Brasil. Ministério da Previdência Social. Empresa de Tecnologia e Informações da Previdência Social (Dataprev). Acidentes do trabalho por CID [Internet]. [Brasília; 2009b] [citado 2010 dez 30]. Quantidade de acidentes do trabalho por motivo, segundo os 50 CIDs mais incidentes em 2009. Consulta on-line. Disponível em: http://www3.dataprev.gov.br/scripts9/netuno.cgi.

91. González CA, Agudo A. Occupational cancer in Spain. Environ Health Perspect. 1999; 107(Suppl 2):273-7.

92. Aubrun JC, Binet S, Bozec C, Brochard P, Dimerman S, Fontaine B, et al. Occupational cancer in France: epidemiology, toxicology, prevention, and compensation. Environ Health Perspect. 1999; 107(Suppl 2):245-52.

93. Weiderpass E, Boffetta PE, Vainio H. Occupational causes of cancer. In: Alison MR, editor-in-chief. The cancer handbook. 2 ed. Hoboken (NJ): John Wiley & Sons; 2007.

94. Correa MJM. A construção social do silêncio epidemiológico do benzenismo: uma história negada [dissertação]. Porto Alegre: Pontifícia Universidade Católica do Rio Grande do Sul; 2008.

95. Cecilio LCO. A morte de Ivan Ilitch, por Leo Tolstoy: elementos para se pensar a múltiplas dimensões da gestao do cuidado. Interface: Comunic Saúde Educ Botucatu. 2009; 13 (supl.1):545-55.

96. Merhy EE, et al. Em busca de ferramentas analisadoras das tecnologias em saúde: a informação e o dia a dia de um serviço, interrogando e gerindo o trabalho em saúde. In: Merhy EE, Onocko Campos RT (Orgs.). Agir em saúde: um desafio para o público. São Paulo: Hucitec. 1997; 113-50.

97. Dobro ERH, et al. A percepção da realidade associada a uma situação hospitalar e a sua influência na comunicação interpessoal. São Paulo: Rev Esc Enf USP. 1998; 32(3):255-61.

98. Stefanelli MC. Comunicação com paciente teoria e ensino. São Paulo: Robe editorial; 1993.

99. Atkinson LD, Murray ME. Fundamentos de Enfermagem: introdução ao processo de enfermagem. Rio de Janeiro: Guanabara Koogan; 1989.

100. Hudak CM, Gallo BM. Efeitos da unidade de terapia intensiva sobre o enfermeiro. In: Hudak CM, Gallo BM.Cuidados intensivos de enfermagem: uma abordagem holística. 6 ed. Rio de Janeiro: Guanabara Koogan; 1997.

101. Arantes ACLQ. Dor e câncer. In: Carvalho VA (Org.). Temas em Psico-Oncologia. São Paulo: Summus. 2008; 287-93.

102. Bardia A, Barton L, Prokop LJ, Bauer BA, Moynihan TJ. Efficacy of Complementary and Alternative Medicine Therapies in Relieving Cancer Pain: A Systematic Review. J Clin Oncol. 2006; 24(34):5457-64.

103. Caponero R, Santos RL, Naylor C. Cuidados paliativos. In: Guimarães JRQ (Org.). Manual de oncologia. São Paulo: BBS. 2004; 717-120).

104. Barnes PM, Bloom B, Nahin RL. Complementary and Alternative Medicine Use Among Adults and Children: United States, 2007. National Health Statistics Reports. 2008; 12(10):1-24.

105. Brauer JA, El Sehamy A, Metz JM, Mao JJ. Complementary and alternative medicine and supportive care at leading cancer centers: A systematic analysis of websites. J Altern Compl Med. 2010; 16(2):183-6.

106. Kovács MJ. Instituições de saúde e a morte: do interdito à comunicação. Psicologia: Ciência e Profissão. 2011; 31(3): 482-503.

107. Andrade CG, Costa SFG, Lopes MEL. Cuidados paliativos: a comunicação como estratégia de cuidado para o paciente em fase terminal. Ciência & Saúde Coletiva. 2013; 18(9):2523-30.

■ LEITURA COMPLEMENTAR

Academia Nacional de Cuidados Paliativos. Manual de cuidados paliativos. Rio de Janeiro: Diagraphic; 2009.

Brasil. Ministério da Saúde. Portaria SAS n. 276, de 30 de março de 2012. Institui o sistema de Registro das Ações Ambulatoriais de Saúde (RAAS).

Brasil. Ministério da Saúde. Secretaria de Atenção à Saúde. Departamento de Atenção Básica. Caderno de atenção domiciliar. v. 1. Brasília, DF: Ministério da Saúde; 2012.

Callefi M, Ribeiro RA, Bedin Jr. AJ, et al. Adherence to a Breast Cancer Screening Program and Its Predictors in Underserved Women in Southern Brazil. Cancer Epid Biom Prev. 2010; 19(10):2673-9.

Callefi M, Riebeiro RA, Duarte Filho DL, et al. A model to optimize public health care and downstage breast cancer in limited-resource populations in southern Brazil. BMC Public Health. 2009; 13(9):83.

Correa MJM. A construção social do silêncio epidemiológico do benzenismo: uma história negada [dissertação]. Porto Alegre: Pontifícia Universidade Católica do Rio Grande do Sul; 2008.

González CA, Agudo A. Occupational cancer in Spain. Environ Health Perspect. 1999; 107(Suppl 2):273-7.

Instituto Nacional do Câncer (INCA). ABC do câncer: abordagens básicas para o controle do câncer / Instituto Nacional de Câncer José Alencar Gomes da Silva. Rio de Janeiro: INCA; 2012.

Capítulo 37

Princípios e Fundamentos da Terapia Multimodal

Marius Rijk van Ooijen
Bart Jorrit Snel
Selina Elisabeth Ingrid van der Wal
Monique Anna Henrica Steegers

■ INTRODUÇÃO

Como em qualquer outro paciente com dor, o objetivo do tratamento em pacientes com câncer é aliviar a dor com efeitos colaterais aceitáveis, a fim de melhorar a qualidade de vida. Este capítulo é baseado principalmente na diretriz holandesa Dor no Câncer.[1]

As bases teóricas e a fisiologia da dor são descritas nos Capítulos 3 e 4.

A dor pode ser classificada de várias maneiras: nociceptiva (através de dano tecidual), dividida em somática (localizada na pele, músculo, tecido conjuntivo ou osso) e visceral (gerada em vísceras torácicas, abdominais ou pélvicas), neuropática (por lesão do sistema nervoso), dor irruptiva (dividida em dor incidente, dor em final de dose e dor irruptiva espontânea) e hiperalgesia induzida por opioide. Cerca de 65% da dor em pacientes com câncer está na forma nociceptiva (incluindo dor visceral), 10% é de origem neuropática, deixando 25% de dor de origem mista. A dor visceral, às vezes, pode ser sentida como dor referida (através do dermátomo que se projeta no mesmo nível espinhal, por exemplo, dor no ombro gerada por metástases hepáticas com invasão da cápsula e do diafragma). A dor neuropática pode ser resultado de compressão do tumor ou do crescimento dos nervos, uma consequência da radioterapia ou resultante de um procedimento cirúrgico (p. ex., cirurgia de amputação gerando dor fantasma).

Um forte aumento súbito e temporário da dor na dor crônica existente é chamado de dor irruptiva. É observada em 50-65% dos pacientes com câncer e geralmente ocorre 4 vezes ao dia e dura cerca de 30 minutos (com um intervalo de 1 a 240 minutos). Pode ser incapacitante, levando a transtornos de humor e ansiedade. Três tipos de dor irruptiva são distinguidos:

- Dor incidente: dor irruptiva associada a determinada postura, movimento ou atividade;
- Dor no fim da dose: dor irruptiva pouco antes da próxima dose analgésica;
- Dor irruptiva espontânea: que surge sem razão aparente.

Se uma dosagem aumentada de opioides conduzir a hiperalgesia (e assim aumentar a dor), ela é denominada hiperalgesia induzida por opioides. Não se sabe com que frequência este fenômeno ocorre, porque é difícil distinguir da tolerância e dependência. Se a hiperalgesia induzida por opioides ocorre em uma dose muito alta ou após um aumento rápido da dose, pode-se observar alodinia evidente e, às vezes, mioclonias.

É importante perceber que a dor somática primária, como é o caso da dor no câncer, também é altamente influenciada por fatores psicossociais e existenciais. Este conceito abrangente de dor é denominado 'dor total'.

■ ABORDAGEM INTEGRAL

Informação

- Discutir quais aspectos somáticos, cognitivos, afetivos, comportamentais, sociais, existenciais ou culturais poderiam ter seu efeito na dor e como estes podem ser tratados. O medo e a depressão são de grande influência na experiência da dor e o tratamento desses fatores deve ser discutível.
- Discutir tratamentos de dor e seus prós e contras.
- Fortalecer sentimentos de autonomia, fornecendo informações sobre os esquemas diários e métodos aplicáveis pelos pacientes e sua família para gerenciar a dor.
- Enfatizar a importância do sono suficiente.
- Fornecer informações sobre medicação e seu uso:
  – Tipo de medicação e mecanismo de ação;

- Possibilidade de combinação de diferentes medicamentos;
- Diferentes vias de administração;
- Informações sobre opioides de ação curta e longa, e seu uso;
- Informações sobre dor e como tratar isso. Explicar também que a medicação pode ser usada em antecipação de dor previsível (movimento, higiene pessoal);
- A importância da adesão rigorosa aos tempos de dosagem, independente da dor naquele momento específico;
- Quando o efeito da medicação é esperado.
- Fornecer informações sobre os efeitos colaterais esperados e, possivelmente, prescrever medicamentos para neutralizar esses efeitos colaterais.
- Fornecer informações sobre legislação de trânsito

Comunicação

- É prática adequada permitir que o paciente descreva a intensidade da dor em uma escala de classificação numérica (0-10). Precisa de recomendação para medir a intensidade da dor duas vezes ao dia. Desta maneira, podemos desenvolver uma visão no decorrer da dor e eficácia do tratamento. Além disso, ajuda a comunicação, reduzindo a chance de erros de interpretação.
- Estabelecer quando e por quem o efeito do tratamento da dor é avaliado.
- Discutir o papel da família e dos amigos com relação ao apoio ao paciente, experiência de dor e adesão terapêutica.
- Certificar-se de que há um relato por escrito do curso dos eventos e da política médica escolhida.
- Certificar-se de que o paciente e sua família sabem quem é o profissional líder e para quem ligar em caso de dúvidas ou emergências.

Cuidados de suporte

- Fornecer assistência de enfermagem de suporte para tratamento não farmacológico, administração de medicamentos e/ou cuidados pessoais.
- Avaliar a necessidade de fisioterapia ou terapia ocupacional.
- Avaliar a necessidade de fornecer informações sobre manejo não farmacológico adicional (p. ex., aplicação de calor, massagem, terapia musical, exercícios de relaxamento, terapia cognitivo-comportamental, cuidado espiritual).
- Considerar o uso de voluntários na fase terminal, quando o cuidado é cada vez mais difícil para a família e os amigos.

Continuidade do cuidado

- O cuidado de uma entrega total para todos os profissionais de saúde envolvidos na política clínica e, possivelmente, para dificuldades futuras.

- Continuidade do atendimento a ser garantido na ausência do médico generalista do paciente.
- Fazer arranjos na avaliação do efeito do manejo da dor (quem implementa isso, quando e com qual método?).
- Envolver os profissionais de saúde em tempo hábil para acompanhamento e aconselhamento.
- Fazer uso de um arquivo escrito ligado ao paciente, acessível para todos os cuidadores.
- Certificar-se de que haja um relato por escrito da política clínica e das responsabilidades dos cuidadores envolvidos.
- Concordar sobre acordos de colaboração entre as disciplinas envolvidas.
- Concordar sobre qual profissional de saúde é o principal profissional e quem é responsável por qual aspecto do cuidado, em diferentes momentos no tempo. Fornecer esta informação por escrito ao paciente, família e amigos e cuidadores envolvidos.

■ TRATAMENTO DA CAUSA SUBJACENTE
Terapia hormonal e quimioterapia

Considerar a terapia hormonal em pacientes com tipos de câncer sensíveis a hormônios (carcinoma de próstata, carcinoma de mama sensível a hormônios, carcinoma endometrial) como controle da dor. Se o paciente for responsivo, a dor deve diminuir. Nos primeiros dias a semanas após o início do tratamento, a dor pode aumentar temporariamente ('exacerbação' ou 'exacerbação do tumor'). Da mesma maneira (com carcinoma de próstata ou mama resistente a hormônio e outros tumores sensíveis à quimioterapia), a quimioterapia pode ser uma opção.

Radioterapia

A radioterapia pode ser uma opção no caso de metástases localizadas (ósseas), e também em caso de dor gerada por um tumor primário. Isso vale especialmente para locais como ossos longos e vértebras, com chance de fraturas. O envolvimento ósseo tem que ser visível na imagem. Existem esquemas de radioterapia curtos e longos: formam uma dose única de 800 cGy (que pode ser repetida) a 4-10 frações com uma dose diária de 400-500 cGy. Todos os esquemas têm um efeito de redução da dor comparável. A escolha do esquema depende do tipo de tumor primário, prognóstico e extensão das metástases. Em alguns casos, um aumento temporário da dor é observado após a radioterapia, geralmente respondendo bem à dexametasona 4-8 mg por dia. A redução da dor pode ser observada logo após uma semana, mas o efeito definitivo pode ser avaliado em 4 a 6 semanas. Em 70-80% dos casos, a radioterapia leva à redução da dor.

Terapia cirúrgica

Os tratamentos cirúrgicos podem reduzir ou abolir a dor no câncer. São exemplos, a cirurgia da coluna vertebral em caso de fraturas vertebrais, osteossíntese ou cirurgia de prótese em caso de fraturas de ossos longos, cirurgia de *bypass* abdominal em caso de obstrução intestinal e ressecção de tumor ou metástase.

Terapia com radionuclídeos

Quando um paciente é diagnosticado com metástases esqueléticas difusas, não respondendo à terapia hormonal ou citostática, o tratamento com um radionuclídeo em busca de osso pode ser considerado um tratamento paliativo. Indicações e pré-requisitos são os seguintes:

- Múltiplas metástases com locais dispersos para serem alvo de radioterapia, gerando dor refratária ao tratamento farmacológico.
- Múltiplas metástases osteoblásticas na cintilografia esquelética.
- Prognóstico de pelo menos 3 meses.
- Reserva adequada da medula óssea (trombócitos $> 100 \times 10^9$/L, leucócitos $> 3 \times 10^9$/L).
- Função renal adequada (creatinina < 130 mcmol/L).
- Ausência de hipercalcemia.

Para o tratamento com radionuclídeos, utilizam-se isótopos de estrôncio, samário ou rênio. Em 70% dos pacientes, há um efeito de redução sustentada da dor, com início usual de 2-3 semanas. Logo após a administração, pode-se observar um aumento temporário da dor. Os efeitos colaterais são geralmente limitados a uma redução nos trombócitos.

Terapia com bifosfonatos

Em pacientes com metástases ósseas de carcinoma de mama e mieloma múltiplo (doença de Kahler), o tratamento com bifosfonatos reduz a dor e o desenvolvimento de hipercalcemia. Esses pacientes têm menos necessidade de radioterapia ou cirurgia para suas metástases ósseas. Os agentes em uso para esta indicação são: ácido pamidrônico (90 mg), ácido zoledrônico (4 mg), ácido ibandrônico (6 mg), todos administrados por via intravenosa uma vez em 3-4 semanas, ou ácido clodrônico (dose oral de 1.600 mg), uma vez ao dia. Pesquisas recentes sugerem que o ácido zoledrônico é mais eficaz que o ácido pamidrônico, mas o custo é muito alto. Muitos profissionais optaram pelo ácido clodrônico, aceitando que, por via oral, a reabsorção é muito limitada e variável. Os efeitos colaterais incluem anorexia, náuseas e vômitos. O ácido clodrônico não deve ser tomado com leite e derivados ou com outra medicação. Entre a ingestão de ácido clodrônico e cálcio, ferro ou magnésio, deve-se esperar pelo menos 2 horas. Em pacientes que sofrem de metástases ósseas de câncer de próstata, o ácido zoledrônico pode ser considerado, já que os outros bifosfonatos não são eficazes.

Tratamento de fatores contribuintes

Fatores que provocam, mantêm ou pioram os sintomas dolorosos devem ser bem gerenciados. Não apenas sintomas físicos como tosse e soluços, mas também fatores de origem espiritual, social, cultural ou cognitiva podem interferir no tratamento adequado da dor. Várias modalidades de tratamento são descritas adiante.

■ TERAPIA NÃO MEDICAMENTOSA

A maioria das opções terapêuticas para tratar a dor descrita adiante deve ser considerada como terapia não prejudicial: embora não haja evidências conclusivas, ela pode ser de grande valor para o paciente isoladamente. Elas são possivelmente sinérgicas com outras terapias ou diminuem os efeitos colaterais porque outras terapias não precisam ser ainda mais aumentadas. Além disso, os efeitos negativos são, na sua maioria, não significativos ou não são descritos. A aplicação dessas terapias deve ser baseada principalmente na história do paciente.

Aconselhamento e orientação

O aconselhamento e a orientação dos pacientes, familiares e outros cuidadores podem ser de valor na redução da dor. Portanto, atenção deve ser dada a esses elementos nos planos de tratamento para pacientes com dor oncológica.

Calor

O calor pode ser facilmente aplicado com garrafas, bolsas de água quente ou tomando-se um banho morno, e pode reduzir a dor bloqueando a transmissão de sinais de dor; ele melhora o fluxo sanguíneo local e o relaxamento muscular. A dor superficial, especialmente local, é uma boa indicação para administrar o calor. É preciso ter cuidado com o calor em caso de percepção sensorial perturbada, radioterapia local recente, linfedema, infecção local ou adesivos próximos (p. ex., de fentanila).

Frio

O frio tem um efeito anestésico local, reduzindo o fluxo sanguíneo local e diminuindo os sinais de inflamação. Pode ser aplicado em pacientes com artralgia local, dor profunda e dor com sinais de inflamação. A aplicação de frio pode ser feita facilmente por compressas frias. O contato direto com a pele deve ser evitado. Recomenda-se precaução em pacientes com fluxo sanguíneo local reduzido, adesivos próximos (p. ex., de fentanila), linfedema e percepção sensorial perturbada.

Massagem

Para um aumento no tônus muscular ou tendomialgia, a massagem pode ser útil para diminuir as queixas. Aumenta o relaxamento muscular, diminui a transmissão de sinais de dor e melhora o fluxo sanguíneo local. Sinais de inflamação local, radioterapia recente, linfedema ou danos na pele exigem uma determinada precaução ao se aplicar massagem.

TENS

A estimulação elétrica nervosa transcutânea (TENS) é uma forma de terapia elétrica local que pode ser útil tanto na dor neuropática quanto na nociceptiva. Embora existam algumas designações na literatura para a eficácia do TENS no tratamento da dor em pacientes com câncer, não há evidências sólidas. No entanto, é uma opção bastante segura, fácil de avaliar e não dispendiosa. Ele usa uma corrente elétrica de baixa voltagem que é aplicada por dois eletrodos na pele. A corrente é transportada de um pequeno dispositivo operado por bateria, que é transportado pelo paciente. A corrente elétrica fornece relaxamento local, calor e bloqueia os sinais de dor. Na Holanda, o dispositivo TENS e as instruções relacionadas são fornecidas por fisioterapeutas, após o encaminhamento pelo médico responsável. Inflamação local ou presença de marca-passo é uma contraindicação para o uso de TENS.

Técnicas de relaxamento

As técnicas de relaxamento podem ser úteis em pacientes que sentem dor com relação a um aumento no tônus muscular ou estresse mental. Existem várias técnicas de relaxamento descritas. A técnica de Jacobson concentra-se em apertar e relaxar músculos específicos em sequência. O treinamento autogênico, desenvolvido pelo psiquiatra Schulz, é um sistema de auto-hipnose. Baseia-se na concentração passiva de percepções corporais (como calor e peso) e induz a um estado de relaxamento. O Comfort Talk® é outra técnica de relaxamento, desenvolvida por Elvira Lang, que pode ser aplicada por familiares ou cuidadores.

Terapia de remediação

A terapia de remediação, aplicada por um fisioterapeuta ou terapeuta de remediação, visa a melhorar o movimento passivo e ativo, o relaxamento, o posicionamento adequado e a circulação local. Não apenas o treinamento real propriamente dito, mas também a informação e orientação adequadas são importantes.

Distração

O sofrimento decorrente de sintomas de dor pode ser influenciado pela distração. Existem formas conscientes e inconscientes de distração. O canto ou a respiração rítmica são formas conscientes, assistir televisão, receber telefonemas ou mensagens de texto são tipos inconscientes de distração. Um método relativamente novo de distração é a realidade virtual. Até agora, os testes são escassos e não conclusivos.

Terapia cognitivo-comportamental

A terapia comportamental cognitiva (TCC) é uma forma heterogênea de psicoterapia que visa a acabar com um círculo vicioso devido a pensamentos e sentimentos negativos. Ela tenta romper os padrões negativos modificando esses pensamentos, sentimentos e emoções disfuncionais. A TCC é geralmente realizada por psicoterapeutas ou psicólogos e normalmente necessita de várias sessões.

■ TERAPIA FARMACOLÓGICA

Existem várias diretrizes bem conhecidas que descrevem estratégias de tratamento para pacientes com dor oncológica. Uma delas, e provavelmente a mais conhecida, é da Organização Mundial de Saúde, originalmente publicada em 1986 e atualizada em 1996.[2] Outra publicação recente é "Manejo da Dor do Câncer em Pacientes Adultos: Diretrizes de Prática Clínica ESMO".[3] Essas diretrizes fornecem boas informações sobre o tratamento geral e o manejo da dor em pacientes com câncer. No entanto, algumas observações devem ser feitas: na maioria das diretrizes, o tratamento é aplicado uniformemente a todos os pacientes com dor oncológica, é baseado em intensidade e é concentrado principalmente em opioides.

A dor em pacientes com câncer é mais frequentemente uma síndrome de dor mista: de natureza nociceptiva, inflamatória, neuropática e nociplástica (dor que surge da função nociceptiva alterada, por exemplo, sensibilização periférica).

Além disso, a causa da dor não é uniforme e está sujeita a mudanças no tempo:

- Dor relacionada ao procedimento ou cirurgia;
- Dor relacionada ao tratamento;
- Dor de doença metastática;
- Dor terminal;
- Dor crônica em sobreviventes de câncer.

Hoje em dia, mais e mais pacientes com câncer ou após o tratamento bem-sucedido apresentam dor crônica. Portanto, na 11ª versão da Classificação Internacional de Doenças (CID) da Organização Mundial de Saúde (OMS), a dor crônica do câncer é acrescentada e descrita da seguinte maneira:

2. Dor crônica do câncer;

2.1. Dor crônica devido ao câncer e metástases;

2.2. Dor crônica induzida por quimioterapia ("pai" primário: dor neuropática crônica);

2.3. Dor crônica devido a cirurgia de câncer (pai primário: dor crônica pós-operatória e pós-traumática);

2.4. Dor crônica devido à radioterapia;

2.x. Outra dor crônica relacionada com o câncer;

2.z. Dor oncológica crônica não especificada.

Ainda há debate sobre se o controle farmacológico da dor, principalmente focado em opioides, é adequado para pacientes com câncer com dor crônica. Parece mais racional tratá-los como pacientes com dor crônica "normal" e afastar-se dos opioides como tratamento principal.

Assim, em conclusão, a dor em pacientes com câncer é, na maioria das vezes, uma síndrome de dor mista, tem origens diversas, mudanças no tempo e é, cada vez mais, um elemento crônico pois mais pessoas sobrevivem ao câncer por mais tempo hoje em dia. O foco principal nos opioides no algoritmo de tratamento certamente não se ajustará a todos e pode ser prejudicial devido a efeitos colaterais significativos. Portanto, um tratamento de dor mais individual, que se adapta ao longo do tempo, multimodal, deve ser considerado para qualquer paciente com dor oncológica.

Primeiro, é preciso identificar quais metas de tratamento devem ser atingidas no manejo da dor oncológica com uma terapia individual multimodal. Na maioria das diretrizes, diminuir a intensidade da dor é o objetivo principal. No entanto, com base em uma abordagem biopsicossocial, existem vários fatores mais importantes que devem ser abordados nos planos de tratamento. A pesquisa IMMPACT identificou nove desfechos relatados pelos pacientes:

- Dor;
- Funcionamento físico;

- Funcionamento emocional;
- Satisfação e melhora do paciente;
- Sintomas e efeitos colaterais;
- Participação de pacientes do estudo;
- Funcionamento social;
- Funcionamento interpessoal;
- Qualidade de sono e cansaço.

A fim de alcançar esses resultados relatados pelos pacientes, por tratamento farmacológico em uma base multimodal, as lições podem ser aprendidas a partir do manejo da dor perioperatória aguda. A utilização de múltiplos agentes com diferentes características farmacodinâmicas pode melhorar todos os aspectos mencionados anteriormente, menor consumo de opioides com menos efeitos colaterais. Exemplos de agentes farmacológicos usados no cenário perioperatório, que também podem ser usados para tratar a dor do câncer, são:

- Paracetamol (acetaminofeno);
- AINE (seletivos e não seletivos);
- Antagonistas do receptor de NMDA (cetamina);
- Agonistas alfa-2 adrenérgicos (clonidina, dexmedetomidina);
- Anestésicos locais (lidocaína);
- Corticosteroides.

Além disso, antidepressivos, anticonvulsivantes e inibidores da recaptação de noradrenalina podem ser valiosos no tratamento da dor em pacientes com câncer.

Esses agentes devem ter como alvo os processos nociceptivos básicos conhecidos:

- Transdução (p. ex., AINE, anestésicos locais tópicos);
- Condução/transmissão (p. ex., anestesia regional por anestésicos locais);
- Modulação (p. ex., opioides, cetamina, clonidina, dexmedetomidina);
- Percepção (p. ex., opioides, paracetamol);
- Inibição descendente da modulação (p. ex., antidepressivos, clonidina).

Por fim, atenção especial deve ser dada ao tratamento dos efeitos colaterais dos opioides, ainda o agente farmacológico mais usado no tratamento da dor no câncer. Em "Manejo da Dor do Câncer em Pacientes Adultos: Diretrizes de Prática Clínica ESMO",[3] várias afirmações são feitas:

- Laxantes devem ser prescritos rotineiramente;
- Naloxegol, nalaxona ou metilnaltrexona devem ser considerados;
- Metoclopramida ou medicamentos antidopaminérgicos devem ser considerados para o tratamento de náuseas/vômitos devido a opioides.

■ TERAPIA INTERVENCIONISTA DA DOR

A terapia intervencionista da dor é uma modalidade de tratamento importante para pacientes com dor oncológica. Isso é amplamente descrito na seção de Tratamento Intervencionista (Seção 5).

■ REFERÊNCIAS BIBLIOGRÁFICAS

1. Graeff A, Verhagen EH, Besse TC, Crul BJP, Krol RJA. Pain in cancer. Version 2.1; 2016.
2. World Health Organization (WHO). Cancer pain relief: with a guide to opioid availability. 2 ed. Geneva: World Health Organization; 1996.
3. Fallon M, Giusti R, Aielli F, Hoskin P, Rolke R, Sharma M, Ripamonti CI; ESMO Guidelines Committee. Management of cancer pain in adult patients: ESMO Clinical Practice Guidelines. Annals of Oncology. 2018 Oct; 29(Suppl 4):iv166-iv191.

Capítulo 38

Manejo da Dor Aguda em Pacientes Oncológicos

Jailton Luiz Cordeiro Júnior
Nathalia Santos Lins
Juliano Farias Cordeiro
Leandro Mamede Braun

■ INTRODUÇÃO

A dor oncológica é um sintoma complexo e comum. As consequências do manejo inadequado da dor são devastadoras, com impacto nos estados emocionais e psicológicos,[1] na interação social, execução de atividades corriqueiras e, consequentemente, na qualidade de vida.[2] Cerca de um terço dos pacientes descrevem a dor relacionada ao câncer como angustiante ou como um aspecto intolerável da sua doença.[3]

Prevalência de dor em pacientes oncológicos varia de acordo com numerosos fatores, como população estudada, tipo do câncer e grau de invasão, e com o tratamento estabelecido. De acordo com revisão sistemática da literatura, a prevalência de dor em pacientes submetidos a tratamento curativo é de 33% e atinge até 55% dos pacientes que ainda se encontram em tratamento.[4] Em pacientes com doença avançada, metastática ou terminal, a prevalência de dor é consideravelmente mais alta, estando presente em até 66%. Os tipos de dores mais prevalentes são neuropática e do tipo *breakthrough*. Com relação a intensidade, 38% dos pacientes reportam dor moderada a severa.[4]

Um estudo realizado em Ontário, no Canadá, entre 2002 e 2005, registrou 194.017 visitas de pacientes oncológicos à emergência de hospitais nos últimos seis meses de vida. Entre as causas das visitas, dor abdominal foi a mais prevalente das 30 causas listadas no estudo. Combinados os diagnósticos envolvendo dor em diferentes áreas do corpo (abdome, tórax, dorso ou em membros), foram registradas 18.267 (9,4%) visitas durante os seis meses finais de vida e 1.856 (5,1%) durante as duas últimas semanas de vida desses pacientes.[5]

Apesar de fazer parte da rotina de cuidados, seja durante a internação ou no tratamento ambulatorial, os profissionais de saúde ainda apresentam dificuldades em relação à avaliação e manuseio da dor. A falta de conhecimento adequado entre profissionais de saúde, falta de métodos objetivos para avaliação da dor, assim como au-sência de protocolos institucionais e comitês de grupos interdisciplinares impõem barreiras para o tratamento adequado desses pacientes. Estudos recentes mostram que a dor não é adequadamente controlada em mais de 31% dos casos.[3]

■ AVALIAÇÃO DO PACIENTE COM DOR

Devido à alta prevalência de dor e sua potencialidade para consequências adversas, todos os pacientes diagnosticados com neoplasias malignas devem ser rotineiramente avaliados e questionados sobre o sintoma.

Crise ou emergência álgica é definida como dor de severa intensidade, podendo ser por exacerbação de uma dor previamente estabilizada ou dor nova, acompanhada por sofrimento importante, capaz de causar distúrbio psicossocial. Requer intervenção imediata.

A avaliação do sintoma inicia-se com a história detalhada da dor (intensidade, localização, duração, flutuações diárias, qualidade, padrão de irradiação, fatores agravantes e de alívio), do tipo de câncer e seu tratamento. Descrição da sintomatologia pelo paciente, achados do exame físico e dados de imagem devem ser utilizados para análise da etiologia e fisiopatologia subjacentes à dor e, se possível, para identificar uma síndrome dolorosa oncológica específica. Síndromes dolorosas agudas geralmente têm início bem definido e causa precipitante identificável.

Ansiedade, depressão, crise existencial e *delirium* são sintomas psicológicos comuns que podem estar presentes no paciente com dor oncológica severa e devem ser avaliados, pois podem ser alvos independentes para terapia.

Vários métodos podem ser utilizados para mensurar a intensidade da dor, como a escala verbal (leve, moderada, severa), escala numérica de zero a dez (zero, sem dor; dez, a pior dor que se pode imaginar) e a escala visual analógica (Figura 38.1).

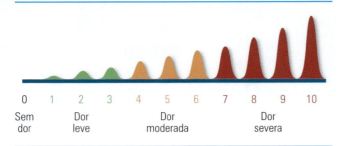

Figura 38.1. Escala Visual Analgésica.

A intensidade deve ser rastreada utilizando-se da mesma escala, para comparação, e interrogada sobre um espaço de tempo específico, como "dor nesse momento", "durante o dia anterior". Há ainda questionários formais que foram desenvolvidos como instrumentos de avaliar dor em múltiplas dimensões, como o questionário de McGill[6] elaborado para fornecer medidas quantitativas da dor e permitir comunicação das qualidades sensoriais, afetivas e avaliativas do fenômeno doloroso; o Inventário Breve de Dor;[7] a Edmonton Symptom Assessment Scale[8] e o Memorial Pain Assessment Card (MPAC).[9] MPAC é um método validado para rápida avaliação da intensidade da dor e grau de alívio e leva apenas 15 segundos para ser realizado, permitindo repetição frequente.

Em muitos casos, o conjunto de sinais e sintomas pode sugerir uma síndrome oncológica dolorosa específica. A identificação da síndrome pode ajudar a elucidar a etiologia da dor, direcionar para a avaliação diagnóstica e guiar a intervenção terapêutica.

A maioria das síndromes oncológicas dolorosas agudas são iatrogênicas, isto é, relacionadas ao exame diagnóstico ou ao tratamento, como mucosite oral; polineuropatia relacionada a quimioterapia; plexopatia pós-radiação; proctite e enterite pós-radiação. Algumas são relacionadas à própria doença, como dor secundária à hemorragia aguda do tumor; dor óssea devido a fratura patológica e dor visceral secundária a obstrução ou perfuração de víscera oca. De forma geral, a dor no câncer pode ser contínua e/ou episódica. A contínua, ou dor basal, é constantemente experienciada pelos pacientes e pode, muitas vezes, ser controlada com medicações de referência.

■ CARACTERÍSTICAS DA DOR

Saber a fisiopatologia da dor oncológica é primordial para se planejar a estratégia de combate ao quadro álgico, diferenciando-se as etiologias designadas como nociceptiva, neuropática ou psicogênica. Desordens mistas são comuns.[11]

Quando a etiologia da dor está relacionada à doença, usualmente envolve invasão de tecido subjacente pelas células tumorais.[12] O osso é o tecido mais comumente afetado. Outras etiologias incluem lesão ou invasão de estruturas nervosas, distensão da cápsula de órgãos, distorção ou oclusão de vasos sanguíneos e obstrução de vísceras ocas.[12]

A dor nociceptiva é predominantemente sustentada por contínua invasão tecidual, havendo uma divisão na sua classificação entre somática e visceral, dependendo do tecido envolvido. A dor somática envolve ossos, músculos e articulações, podendo ser descrita como em "pressão", "latejante" ou "em facada". Já a visceral envolve lesão às vísceras, sendo caracterizada como dor "corrosiva" ou "em cólica".

A dor neuropática é causada por processamentos somatossensoriais anormais no sistema nervoso central ou periférico e seus mecanismos estão geralmente envolvidos em cerca de 40% das síndromes dolorosas oncológicas, podendo ser causada tanto pela doença como pelo tratamento de combate ao câncer.[12] Disestesias descritas como "em queimação", "em choque" e "elétrica" também são relatadas.

O termo dor psicogênica é utilizado para descrever dor originada predominantemente de fatores psicológicos. Não é comum no paciente oncológico, a não ser que haja evidência de psicopatologia.

■ DOR INCIDENTAL (*BREAKTHROUGH PAIN*)

Dor incidental ou *breakthrough pain* é um estado álgico heterogêneo referido pela primeira vez por Portenoy e Hagen em 1990.[13] Apesar de não ter definição universalmente aceita, a maioria dos autores definem dor incidental como uma dor aguda e severa que ocorre de forma espontânea ou relacionada a algum gatilho, apesar de dor basal controlada. Deve ser diferenciada da dor episódica relacionada ao paciente sem controle álgico adequado ou à dor que antecipa a próxima dose da droga analgésica. A falta de consenso quanto a uma definição formal tem levado a dificuldades em se comparar estudos e recomendar estratégias de tratamento.

A relação com a dor basal já foi variavelmente explorada. Foi visto que pacientes que apresentavam episódios agudos de dor incidental possuíam dor de base mais intensa e mais frequente que aqueles sem dor aguda,[4,13,14] corroborando a ideia de que a otimização da analgesia de base resultaria em redução dos fenômenos de dor incidental.[108] No entanto, foi demonstrado em estudos subsequentes que, apesar da otimização da terapia analgésica e redução da intensidade da dor basal, o número de pacientes com agudização da dor não mudou significativamente. Portanto, enquanto o fenômeno não pode ser abolido, essa conduta pode reduzir a duração, severidade e número de episódios de dor incidental com consequente benefícios para os pacientes.[109]

A prevalência varia entre 35-95%, dependendo da definição utilizada e da população estudada.[12,13,15,16] A dor tipo incidental pode ser causada pela neoplasia, pelo tratamento, ou não estar relacionada ao tumor ou ao seu manejo. Só é possível identificar fatores desencadeantes em apenas metade dos casos.[17]

O quadro clínico varia entre indivíduos e, no mesmo indivíduo, pode variar de um episódio para outro. De forma geral, pode ser caracterizada como uma dor de rápido início, atingindo grau máximo de intensidade entre 3 a 5 minutos, curta duração (15 a 30 minutos), de mesma localização que a dor basal previamente referida e que se repete periodicamente (três a quatro vezes ao dia).[17] Alguns autores sugerem que pacientes que apresentam de três a quatro episódios ao dia possuem, na verdade, uma dor de base mal controlada (ao invés de incidental), e assim deveriam ter sua medicação ajustada.[18-20] No entanto, alguns *guidelines* não fazem referência quanto ao número de episódios de dor incidental em sua definição, porque alguns pacientes têm numerosos episódios ultracurtos de dor severa que vão ao encontro do critério diagnóstico (isto é, dor de base controlada por mais de 12 horas por dia).

O diagnóstico é realizado por meio da história clínica, exame físico e testes complementares. Uma ferramenta de auxílio é o algoritmo de Davies,[21] utilizado para diagnóstico e para distinguir a dor do tipo *breakthrough* da dor de base mal controlada.

Opioides são as drogas de resgate mais comumente utilizadas e a medicação ideal deve possuir alta potência analgésica, rápido início de ação, curta duração e mínimos efeitos colaterais.

A abordagem de escolha é normalmente uma dose suplementar de um opioide de curta latência em conjunto com doses fixas de uma droga de ação longa.[22] A depender da dose necessária para o alívio do sintoma, a droga de resgate pode ser uma formulação oral única, como morfina, oxicodona, hidromorfona ou oximorfina de liberação imediata. A dose típica utilizada para resgate corresponde a 5 a 15% da dose basal de opioide requerida diariamente.[22] Entretanto, como a dor incidental pode variar em severidade, duração, etiologia e fisiopatologia, também é possível que a dose para a tratar possa ser variável. Alguns clínicos têm recomendado individualização e titulação para opioides orais e transmucosos.[23]

Tem sido a prática comum utilizar o mesmo opioide para tratamento da dor de base e da dor incidental, porém em diferentes formulações. Embora pareça sensato para tratamento da dor de base não controlada, não há evidência que sugira ser necessária a mesma abordagem para dor tipo incidental. Em uma revisão sistemática, Giovambattista Zeppetella identificou estudos que sugeriram que fentanil venoso pode ser utilizado com sucesso em pacientes que fazem uso de uma variedade de opioides orais, como morfina, oxicodona, hidromorfona e metadona.[24]

Tradicionalmente, morfina de liberação imediata tem sido utilizada,[25,26] porém estudos farmacocinéticos têm demonstrado que esses opioides orais podem ter início de ação retardado e longa duração, resultando em efeitos colaterais. Dessa forma, opioides de latência curta vêm sendo desenvolvidos com farmacodinâmica que se espelha no rápido início e curta duração da dor, como fentanil e sufentanil por via transmucosa e intranasal.[27-29]

Em uma revisão, foram identificados oito estudos que descrevem uso de opioides via transmucosa e parenteral. A maioria relata a utilidade do fentanil transmucoso e confirma sua eficácia, segurança e tolerabilidade quando é titulado a uma dose segura em pacientes já em uso de opioides. Um estudo demonstrou a utilidade da morfina via parenteral e seu início de ação mais rápido quando comparada ao fentanil transmucoso.

A formulação transmucosa do fentanil é indicada especificamente para dor incidental relacionada ao câncer. Existem seis formulações disponíveis nos Estados Unidos: pastilha oral; tablete de liberação imediata, tablete efervescente; *spray* nasal e *spray* sublingual. Estudos com essas apresentações comprovaram a eficácia da droga por via transmucosa, que apresenta início de ação e efeito mais rápidos que o esperado para formulações orais.[30-33] Pacientes parecem preferir o fentanil sublingual à morfina subcutânea.[34] Uma recente revisão da Cochrane reportou a utilidade de sete diferentes formulações do fentanil transmucoso em comparação a opioides orais. Fentanil transmucoso oral e nasal foram efetivos para tratamento da dor aguda. Comparando-se com placebo ou morfina oral, participantes reportaram baixa intensidade e maior alívio da dor em todos os momentos de avaliação, quando tratados com o fentanil transmucoso.

A escolha da dose de resgate a ser prescrita continua sendo controversa. Em contraste com as doses de medicações orais de resgate, alguns estudos recomendam que a dose de início do fentanil transmucoso de liberação imediata seja a mais baixa disponível. Essa recomendação baseia-se na falta de confirmação por ensaios controlados de que a dose de início deve ser proporcional à dose diária de base para que se observem efeitos.

Apesar de quase todos estudos comparativos sugerirem que a dose de início deva ser a mais baixa possível, também foi visto que em pacientes efetivamente tratados para dor aguda, a dose regular de resgate foi um preditor moderado da dose efetiva do citrato de fentanil transmucoso,[35,36] e ainda que, por vezes, as doses tituladas e que efetivamente causam analgesia são ainda mais altas que aquelas proporcionais às esperadas utilizando-se doses proporcionais ao regime basal.[37]

Além disso, o tempo levado pela titulação até se calcular a dose certa pode exceder a duração do episódio álgico, que pode regredir espontaneamente. Isso pode tornar os pacientes relutantes em fazer uso do fentanil transmucoso.[16] Sugere-se então que pacientes fazendo uso de altas doses de opioide para tratamento da dor de base não seriam candidatos a titulação com doses iniciais baixas de fentanil, por serem tolerantes, e porque esse processo desprenderia de tempo, sendo razoável pular alguns níveis da titulação e começar o tratamento com doses mais altas.[16]

Se houver falha na terapia medicamentosa, deve-se avaliar possibilidade para terapias intervencionistas.

■ ESTRATÉGIA TERAPÊUTICA

Grande proporção de pacientes com dor por doença ativa necessita de tratamento sintomático, que pode ser iniciado seguindo-se a escala analgésica da Organização Mundial de Saúde (OMS).

Agentes não opioides, como paracetamol, dipirona e anti-inflamatórios não hormonais, devem ser considerados para dor leve (primeiro *step* da escada da OMS). Essas drogas são efetivas em qualquer *step* da escada analgésica da OMS (nível de recomendação I grau A, o que indica uma recomendação consensual baseada em evidência amplamente estudada) (Tabelas 38.1 e 38.2).

Não há evidência que um AINE seja mais efetivo que outro e a combinação de dois medicamentos dessa mesma classe aumenta a toxicidade sem melhorar qualidade da analgesia. Alguns estudos têm relatado que a combinação de paracetamol com opioides melhora o manejo da dor e aumenta a sensação de bem-estar.[38]

Tabela 38.1. Graus de recomendação

Grau de recomendação	Descritivo
Grau I	Existem evidências e/ou consenso geral de que determinado procedimento/tratamento é benéfico, útil e eficaz
Grau II	Existem evidências contraditórias e/ou divergências de opinião sobre a utilidade/eficácia de determinado tratamento ou procedimento
Grau IIa	Evidências/opinião majoritariamente a favor da utilidade/eficácia
Grau IIb	Utilidade/eficácia pouco comprovada pelas evidências/opinião
Grau III	Existem evidências e/ou consenso geral de que determinado procedimento/tratamento não é benéfico/eficaz e poderá ser, em certas situações, prejudicial

Fonte: Caldeira D, Almeida J, Pinto FJ, Ferreira JJ. Recommendations and levels of evidence underlying the current guidelines of the European Society of Cardiology. University of Lisbon, Laboratory of Clinical Pharmacology and Therapeutics, Faculdade de Medicina, Universidade de Lisboa, Lisbon, Portugal; University of Lisbon, CCUL, CAML, Lisbon, Portugal. Disponível em: https://esc365.escardio.org/Congress/ESC-CONGRESS-2016/Still-learning-of-DAPT-Clopidogrel-out-of-the-game/136612-recommendations-and-levels-of-evidence-underlying-the-current-guidelines-of-the-european-society-of-cardiology

Tabela 38.2. Níveis de evidência

Nível de evidência	Descritivo
A	Informação recolhida a partir de vários ensaios clínicos aleatorizados ou meta-análises
B	Informação recolhida a partir de um único ensaio clínico aleatorizado ou estudos alargados não aleatorizados
C	Opinião consensual dos especialistas e/ou pequenos estudos, estudos retropectivos e registros

Fonte: Caldeira D, Almeida J, Pinto FJ, Ferreira JJ. Recommendations and levels of evidence underlying the current guidelines of the European Society of Cardiology. University of Lisbon, Laboratory of Clinical Pharmacology and Therapeutics, Faculdade de Medicina, Universidade de Lisboa, Lisbon, Portugal; University of Lisbon, CCUL, CAML, Lisbon, Portugal. Disponível em: https://esc365.escardio.org/Congress/ESC-CONGRESS-2016/Still-learning-of-DAPT-Clopidogrel-out-of-the-game/136612-recommendations-and-levels-of-evidence-underlying-the-current-guidelines-of-the-european-society-of-cardiology

Para o segundo degrau da escala de dor, opioides fracos são a base do tratamento, utilizados em combinação ou não com drogas do primeiro *step*, e codeína, tramadol e di-hidrocodeína. Baixas doses de fentanil transdérmico e buprenorfina também podem ser utilizadas (Tabela 38.3).

Alguns estudos têm demonstrado que a efetividade do segundo *step* da escala dura cerca de um mês, devido à analgesia insuficiente. Como opioides fracos têm efeito teto terapêutico, alguns autores propõem abandonar seu uso em casos de dor moderada em favor de iniciar precocemente baixas doses de opioides fortes.[39] Ainda, a meta-análise de ensaios clínicos randomizados não encontrou diferença significativa entre a utilização de apenas analgésicos do primeiro *step* e a combinação desses com opioides fracos.[39]

Dor considerada severa (correspondente a nível 6 a 10 na escala visual analógica, *step* 3) deve ser tratada com opioides fortes, como morfina, fentanil, metadona, oxicodona, hidromorfona. A escolha do opioide deve levar em consideração idade do paciente, função hepática e renal, comorbidades e drogas em uso concomitante.

Evidências recentes sugerem que morfina, hidromorfona, oxicodona e metadona fornecem eficácia similar[40] (nível de evidência IA). A escolha da droga deve levar em consideração eficácia, segurança e flexibilidade.

Considera-se morfina como o padrão-ouro devido à sua versatilidade de apresentações (oral, venosa, retal, venosa, intramuscular, intratecal, subcutânea), segurança e custo. A primeira escolha é por via oral (nível de evidência IV D).[42] Quando alívio imediato é necessário, titular com opioide venoso.[43]

A escada da OMS foi originalmente desenvolvida como um guia por meio de uma abordagem sistemática para o manejo da dor. Apesar de ser considerada efetiva no tratamento da dor oncológica da maioria dos pacientes, há um debate constante se essas *guidelines* ainda permanecem como uma forma ótima de tratamento para todos os pacientes.[44,45] Novas evidências indicam que pacientes com dor moderada secundária ao câncer são mais propensos a responder a baixas doses de morfina que a codeína, pondo em dúvida se é necessário tentar um opioide fraco (do segundo "degrau") antes de iniciar morfina para controle de dor moderada, principalmente porque não há diferença de efeitos adversos entre os dois grupos.[46] Apesar de não estarem incluídos na escada da OMS, analgésicos adjuvantes, terapias integrativas e intervenções podem e devem ser considerados em qualquer estágio do manejo da dor. Evidências recentes sugerem que intervenções podem apresentar maior benefício quando oferecidas precocemente na trajetória da doença, ao invés de estarem reservadas apenas quando a dor é considerada refratária ao tratamento farmacológico padrão.[47,48]

O manejo inicial deve começar por meio do diagnóstico da causa da dor, diferenciando causas reversíveis de causas intratáveis. Se o paciente estiver em cuidados paliativos, próximo à morte, estudos diagnósticos adicionais devem ser evitados e o cuidado deve ser focado em promover conforto físico, psicológico e social ao paciente e seus familiares.

Consultar o especialista o quanto antes possível é importante para estabelecer a estratégia do tratamento. De acordo com as metas do cuidado, rápida seleção de métodos de analgesia deve ser estabelecida, com titulação agressiva de opioides e, se necessário, analgésicos

Tabela 38.3. Nível de evidência científica por tipo de estudo.

Nível	Terapia/prevenção, etiologia/dano	Prognóstico	Diagnóstico	Diagnóstico diferencial/estudo de prevalência de sintoma	Análises econômica e de decisão
1a	RS (com homogeneidade) de ECR	RS (com homogeneidade) de estudos iniciais de coorte; RDCs validadas em diferentes populações	RS (com homogeneidade) de estudos diagnósticos de nível 1; RDCs com estudos 1b de diferentes centros clínicos	RS (com homogeneidade) de estudos de coorte prospectivos	RS (com homogeneidade) de estudos econômicos de nível 1
1b	ECR individual (com intervalo de confiança estreito)	Estudo de coorte inicial individual com acompanhamento > 80%; ECRs validadas em uma única população	Validando estudo de coorte com bons padrões de referência; ou RDCs testadas dentro de um centro clínico	Estudo de coorte prospectivo com bom acompanhamento	Análise baseada em custos clinicamente sensíveis ou alternativas; revisão(ões) sistemática(s) da evidência; incluindo análises de sensibilidade de múltiplas vias
1c	Todos ou nenhum	Todas ou nenhuma série de casos	SpPins e SnNouts absolutos	Todas ou nenhuma série de casos	Análises de melhor ou pior valor absolutas
2a	RS (com homogeneidade) ou estudos de coorte	RS (com homogeneidade) de estudos de coorte retrospectivos ou grupos de controle não tratados em ECR	RS (com homogeneidade) de estudos diagnósticos de nível > 2	RS (com homogeneidade) de 2b e melhores estudos	RS (com homogeneidade) de estudos econômicos de nível > 2
2b	Estudo de coorte individual (incluindo ECR de baixa qualidade; p. ex., acompanhamento < 80)	Estudo de coorte retrospectivo ou de acompanhamento em casos-controle não tratados em ECR; derivação de RDCs após derivação, ou validade apenas em amostra dividida	Estudo de coorte exploratório com bons padrões de referência; RDCs após derivação ou validade apenas em amostra dividida ou bases de dados	Estudo de coorte retrospectivo ou acompanhamento precário	Análise baseada em custos clinicamente sensíveis ou alternativos; revisão(ões) limitada(s) de evidência ou estudos únicos; incluindo análises de sensibilidade de múltiplas vias
2c	Pesquisas de "desfechos"; estudos ecológicos	Pesquisas de "desfechos"		Estudos ecológicos	Auditoria ou pesquisa de "desfechos"
3a	RS (com homogeneidade) de estudos casos-controle		RS (com homogeneidade) de 3b e melhores estudos	RS (com homogeneidade) de 3b e melhores estudos	RS (com homogeneidade) de 3b e melhores estudos
3b	Estudo de caso-controle individual		Estudo não consecutivo; ou sem padrões de referência consistentemente aplicados	Estudo de coorte não consecutivo ou população muito limitada	Análise baseada em alternativas ou custos limitados, estimativas de qualidade precárias de dados, mas incluindo análises de sensibilidade que incorporam variações clinicamente sensíveis
4	Séries de casos (e estudos de coorte e caso-controle de qualidade precária)	Séries de casos (e estudos de coorte e prognósticos de qualidade precária)	Estudo de caso-controle precário ou padrão de referência não independente	Séries de casos ou padrões de referência suplantados	Análise sem análise de sensibilidade
5	Parecer de especialista sem avaliação crítica explícita, ou baseado em fisiologia, pesquisa de bancada ou "primeiros princípios"	Parecer de especialista sem avaliação crítica explícita, ou baseado em fisiologia, pesquisa de bancada ou "primeiros princípios"	Parecer de especialista sem avaliação crítica explícita, ou baseado em fisiologia, pesquisa de bancada ou "primeiros princípios"	Parecer de especialista sem avaliação crítica explícita, ou baseado em fisiologia, pesquisa de bancada ou "primeiros princípios"	Parecer de especialista sem avaliação crítica explícita, ou baseado em teoria econômica ou "primeiros princípios"

Fonte: Oxford Centre for Evidence-based Medicine – Levels of Evidence; 2009.

adjuvantes (anti-inflamatórios não hormonais, glicocorticoides). O paciente deve ser constantemente monitorado quanto aos efeitos adversos dos opioides e a resposta ao tratamento frequentemente reavaliada até que a dor seja controlada.

Uma rápida resposta à crise dolorosa é essencial. Falha no controle álgico em estágios iniciais da doença acarreta em grande preocupação ao paciente e familiares quanto ao escalonamento da dor ao longo do curso da enfermidade. No caso de dor intratável e refratária à terapia inicial com opioides (incluindo titulação de dose e rotação da droga) ou coanalgésicos e outras abordagens anestésicas, deve-se considerar sedação a fim de promover conforto temporário ao paciente enquanto outras abordagens são exploradas.

■ OPIOIDES

Escolha do opioide

Em pacientes não expostos previamente a opioides, morfina é geralmente considerada a droga convencional para início da terapia.[49,50] No entanto, deve ser evitada ou utilizada com precaução em pacientes portadores de insuficiência hepática ou renal. Seu metabólito ativo, morfina-6-glucoronido, contribui para analgesia e pode provocar ou piorar efeitos adversos pelo acúmulo em pacientes com insuficiência renal. Morfina-3-glucoronido, um metabólito inativo, provoca efeitos neuroexcitatórios e o acúmulo desses dois metabólitos está associado a confusão, sedação e mioclonia.[51] Nesse grupo de pacientes, portanto, recomenda-se um opioide de meia-vida curta, como hidromorfona ou fentanil.

Tem-se demonstrado que metadona promove analgesia efetiva para pacientes cuja dor não é controlada com outros opioides.[52-55] Deve-se estar atento à vasta variabilidade do tempo de meia-vida dessa droga, estimado entre 17 a 50 horas a até 190 horas em alguns pacientes com câncer.[52,54] Ainda, se houver rotação de outro opioide para metadona, a dose equianalgésica dependerá do grau de tolerância do paciente ao opiode previamente utilizado e pode variar em cerca de 10 vezes.[56-59]

Pensa-se que a redução significativa da dose está também relacionada, em parte, pela d-metadona ser um antagonista não competitivo do receptor NMDA.[60]

Os antagonistas desse receptor são bons analgésicos para dor neuropática e tem sido demonstrado que estão relacionados ao bloqueio do desenvolvimento de tolerância a opioides.[60] Além disso, metadona inibe a captação de serotonina e de norepinefrina.

Oxicodona é um derivado semissintético da tebaína e, portanto, não sofre as mesmas alterações metabólicas da morfina. Isso a torna especialmente útil em pacientes com idade avançada, assim como em pacientes que apresentam disfunção hepática ou renal. Há apresentações disponíveis na forma de curta e longa ação. Naloxone é um antagonista competitivo de receptores opioides e age no trânsito intestinal via mecanismos diferentes, evitando constipação induzida por opioides. A combinação de oxicodona com naloxone em doses sugeridas de 160/80 mg ao dia é efetiva e geralmente bem tolerada (nível de evidência IB).[61]

Tabela 38.4. Equianalgesia de opioides via oral e endovenosa*

Fármaco	Dose intravenosa ou intramuscular equianalgésica (mg)	Razões orais/ intravenosas
Morfina	10	3
Oxicodona	Não disponível	Não disponível
Oximorfona	1	10
Hidromorfona	1,5	5
Metadona	10	1-2
Levorfanol	2	2
Fentanila	250 µg	1 (transdérmica-intravenosa)

*Esta tabela deve ser usada apenas como guia e não substituir uma revisão mais detalhada. A dosagem individual e a seleção do fármaco dependem da situação particular de cada paciente e de avaliação abrangente.
Fonte: Adaptada de Moryl N, Coyle N, Foley KM. Managing an acute pain crises in a patient with advanced cancer. JAMA; 2008.

Hidrocodona é metabolizada no fígado por meio das enzimas do citocromo P450. CYP3A4 exerce atividade inibidora do metabolismo, aumentando a concentração plasmática da droga. Hidromorfona é o metabólito ativo da hidrocodona, sendo mais potente e com maior afinidade pelo receptor opioide. Possui meia-vida curta e, consequentemente, pode ser utilizado para titulação escalonada de doses. Sua apresentação de longa duração tem a vantagem de ser administrada apenas uma vez ao dia. Uma recente revisão envolvendo de quatro ensaios clínicos, totalizando 604 pacientes, comparou hidromorfona com oxicodona ou morfina. Eficácia analgésica similar foi demonstrada entre os grupos em ambas as comparações (nível de evidência IIA).[62]

Opioides transdérmicos (fentanil, buprenorfina) são alternativas válidas aos opioides orais em indivíduos incapazes de deglutir, garantindo administração constante efetiva e não invasiva.[63] Exibem boa aceitação pelos pacientes.

A Tabela 38.4 fornece uma *guideline* de equianalgesia entre os opioides mais utilizados a serem convertidos das vias oral ou transdérmica para venosa, ou de conversão de doses de um opioide para outro.

Escalonamento de dose

Uma vez selecionado o opioide a ser administrado, sua dose deve ser titulada até que o paciente obtenha alívio da dor ou até que apareçam sintomas adversos. Baseado na farmacocinética de cada opioide especificamente e na prática do National Comprehensive Cancer Network, Cancer Pain Guidelines, e American Pain Society Guidelines, opioides intravenosos são normalmente administrados a cada 15 minutos, de acordo com a necessidade. Esse intervalo de tempo baseia-se no tempo aproximado para se obter efeito analgésico por via venosa.

Rotação de opioides

Indicada quando há necessidade de substituição de um opioide potente previamente prescrito por outro alternativo, igualmente potente, com objetivo de obter melhor analgesia ou reduzir toxicidade (nível de evidência IIA).

Estudos envolvendo pacientes com câncer demonstraram ampla variação interindividual quanto à resposta analgésica e de efeitos adversos, podendo ser necessárias tentativas com duas ou três drogas opioides diferentes para se obter analgesia efetiva com efeitos adversos toleráveis. Tolerância a um opioide não necessariamente implica em tolerância total a outro. Esse fenômeno, chamado de tolerância cruzada incompleta, é evidenciado por meio de otimização do controle da dor ou de redução de efeitos adversos com uso de uma droga diferente, podendo estar relacionado à gama de fatores farmacogenéticos individuais, incluindo polimorfismo genético no gene da morfina e no metabolismo da droga.[64-66]

Quando rodar de um opioide de meia-vida curta como fentanil ou hidromorfona para outro, calcular a dose equianalgésica e estimar dose segura de início.

De maneira geral, pode-se calcular a dose diária total do opioide utilizada (basal e resgate) e, a partir dessa, a dose equivalente do novo opioide. A nova dose deve ser 25-50% menor para avaliar tolerância do paciente, deixando-se dose de resgate, e se avalia então a resposta do paciente ao novo fármaco. Se houver boa resposta, com controle da dor, mantém-se a dose. Se não, aumenta-se dose em 15%.[67]

Manejo da dor aguda em pacientes que fazem uso crônico de opioides

Dentre os pacientes que fazem uso de terapia crônica com opioides, um aumento na intensidade da dor basal pode ocorrer devido à interação medicamentosa, causando diminuição da efetividade de um regime terapêutico preexistente, um novo problema médico, desenvolvimento de tolerância ou por progressão/exacerbação da doença subjacente.

O primeiro passo para prescrever analgésicos opioides para dor aguda em pacientes em uso crônico de opioides é calcular o total da dose utilizada diariamente antes do início da dor aguda. O equivalente de morfina oral em 24 h provém uma base para comparação da potência entre os diferentes regimes de opioides e cálculo de doses equianalgésicas para preparações orais, transdérmicas e intravenosas (Tabela 38.4).

Escolha do regime e da via de administração

O opioide oral ou transdérmico de longa ação previamente utilizado deve ser continuado, se possível. A via oral é preferível para o tratamento da dor aguda. Se o paciente não conseguir deglutir, o equivalente oral da morfina pode ser convertido em uma dose parenteral e ser administrado em infusão contínua ou em esquema intermitente de doses IV ou subcutâneas. A escolha do mesmo opioide da terapia subjacente para o manejo da dor aguda é preferível, reduzindo-se, assim, a ocorrência de efeitos colaterais com um novo agente.[68]

Ainda, se alívio rápido de dor aguda severa for necessário, a titulação adequada de analgésicos pode requerer inicialmente administração intravenosa ou subcutânea de opioides de curta latência ou analgesia controlada pelo paciente (PCA). PCA constitui uma boa escolha para dor aguda em pacientes alertas e com capacidade de pressionar o botão para receber analgesia.[68] Estudos no departamento de emergência sugerem que PCAs são efetivas para dor aguda e a satisfação dos pacientes é alta.[69] Se essa modalidade for escolhida, o opioide de ação longa ou transdérmico utilizados para tratamento da dor de base devem ser continuados ou convertidos em uma taxa basal para o PCA.

Opioides intermitentes

O regime intermitente de opioides oferece maior controle aos médicos assistentes de quando administrar o bólus, porém, com frequência, resulta em atraso entre o pedido de analgesia pelo paciente e a entrega da medicação.[68] Constitui a melhor opção para controle de dor aguda em pacientes incapazes de manejar a PCA ou que podem requerer rápida titulação de doses. Uma revisão da literatura sobre titulação da dose de opioides para manejo de dor severa de origem oncológica sugere que rápida titulação utilizando opioides intravenosos pode promover alívio álgico em menos de 24 horas e evitar eventos adversos graves, como depressão respiratória.[70] No entanto, o tamanho, a qualidade e a variabilidade dos estudos limitam as conclusões quanto à efetividade de alguma estratégia particular para o cálculo da dose.

As recomendações a seguir são baseadas em opiniões de especialistas:[71-73]

- Após avaliação do opioide de uso prévio, administrar em bólus 10 a 20% da dose diária total.
- Avaliar resposta em 15 a 30 minutos, se utilizado analgésico venoso, ou em 1 hora se usado agente oral, de acordo com a necessidade.
- Se não houver mudança na intensidade da dor, ou se continuar a queixa de dor maior que 7 em uma escala de 0 a 10, aumentar dose do bólus em 50%. Se não ocorrerem efeitos adversos, bólus intravenosos podem ser repetidos a cada 15 a 30 minutos, ou a cada hora. Se a dose anterior tiver sido ineficaz, aumentar dose em mais 50% a cada hora, com monitorização cuidadosa, até que a dor esteja em níveis aceitáveis pelo paciente ou até que apareçam efeitos colaterais limitantes.
- Quando tiver sido alcançado o controle álgico, prescrever doses "se necessário", correspondentes a 10 a 20% da dose total utilizada no dia anterior, administradas como um opioide de curta latência a cada 3 a 4 horas, e continuar o opioide de longa ação da dose basal já utilizada pelo paciente.
- Opioides prescritos para pacientes com dor aguda e severa, quando prescritos na forma S/N, devem ter intervalos de no máximo 2h, IV ou SC.

Riscos da titulação rápida

A maioria dos pacientes tolerantes a opioides são capazes de aguentar aumentos da dose sem experienciar sedação ou depressão respiratória. Contudo, deve-se tomar precaução em pacientes vulneráveis a esses efeitos adversos, incluindo idosos, portadores de apneia obstrutiva do sono e falência hepática ou renal.

Analgesia controlada pelo paciente

Apropriada para manejo de dor aguda severa se o paciente estiver alerta, capaz de pressionar o botão eficazmente e se rápida titulação da dose for necessária. Da mesma forma que a administração intermitente, o opioide de longa ação de uso basal, utilizado previamente pelo paciente, deve ser continuado. Se não for possível, pode-se calcular uma infusão basal contínua como PCA em dose equivalente. A dose inicial em bólus da PCA deve corresponder a 50 a 100% da necessidade horária de opioide pelo paciente, administrada a cada 8 a 15 minutos.[68]

A maioria dos pacientes alcança controle adequado da dor com os bólus de PCA, mas para aqueles cujo nível de dor é resistente e esperado a continuar no mesmo patamar, particularmente se têm dificuldade em dormir à noite devido à necessidade de, frequentemente, pressionar o botão por requisição do opioide, é recomendado reavaliar a taxa basal de infusão a cada 24 horas e aumentar em não mais que 50%, baseado na dose total necessitada durante o dia.[68] A dose de infusão contínua deve ser reavaliada diariamente e reduzida se houver diminuição da intensidade da dor.

Rotação de opioides

Em alguns casos, titulação de opioides pode não ser efetiva devido a um limite de doses devido aos efeitos colaterais ou diminuição da efetividade do opioide utilizado previamente. Descontinuar o opioide vigente e iniciar um novo agente pode melhorar a analgesia devido a diferentes interações em receptores opioides μ, κ, e δ também devido à tolerância cruzada incompleta.[73]

Cada droga tem uma potência diferente, definida como a dose necessária para produzir um dado efeito. A dose de início da nova droga deve ser cuidadosamente calculada, sendo próxima o suficiente da dose equianalgésica predita para evitar desenvolvimento de abstinência (se a dose for muito baixa) ou *overdose* não intencional (se a dose for muito alta). De maneira geral, pode-se calcular a dose diária total do opioide utilizada (basal e resgate) e, a partir desta, a dose equivalente do novo opioide. A dose inicial da nova droga deve ser 25-50% menor, devendo-se avaliar tolerância e a resposta do paciente ao novo fármaco.

Se a nova droga escolhida for a metadona, a redução da dose inicial deve ser de 75 a 90% da dose equianalgésica calculada.[68] Deve-se tomar cuidado se a dose equivalente corresponder a 100 mg ou mais de metadona ao dia; considerar monitorização do paciente, incluindo eletrocardiogramas seriados.

Se a rotação for para fentanil transdérmico, prosseguir escolhendo uma dose mais próxima ao limite superior da redução (redução de 50%) se o paciente estiver recebendo doses relativamente altas do regime atual de opioide, se não for caucasiano, ou se for idoso ou frágil; selecionar uma dose próxima ao limite superior (redução de 25%) se o paciente não possuir essas características ou se estiver

sendo submetido a uma troca da via de administração sistêmica da mesma droga.

Se houver boa resposta, com controle da dor, mantém-se a dose. Se não, aumenta-se dose em 15 a 30%.[74]

■ TERAPIA COM NÃO OPIOIDES

Introduzir analgésicos adjuvantes concomitantemente à terapia com opioides é recomendado baseado no mecanismo inferido da crise álgica e na sua conhecida efetividade. Ao longo de três décadas, o número, a diversidade e o uso dessas drogas tem aumentado dramaticamente, e muitas são indicados como terapia de primeira linha para certos tipos de dor.[75]

Alguns especialistas acreditam que, como regra geral, um teste com analgésicos adjuvantes deveria ser considerado apenas após tentativas de otimizar a terapia com opioides. Essa abordagem assegura que uma segunda droga se faça necessária, reduzindo o risco de toxicidade aditiva por eliminar a necessidade de titulação de ambas as drogas simultaneamente, e limitar a confusão em identificar a fonte de um efeito colateral. Apesar de dados de uma revisão sistemática apoiarem essa abordagem,[76] ela não é universalmente aceita. Outros especialistas acreditam que o uso precoce de adjuvantes, comumente em paralelo com cautelosa titulação de opioides, podem trazer melhores desfechos.

■ GLICOCORTICOIDES

Glicocorticoides podem ser benéficos para tratamento de uma variedade de tipos de dor, incluindo dor neuropática e óssea; dor relacionada à expansão capsular; obstrução ductal; relacionada à obstrução intestinal; causada por lindefema; e cefaleia ou aumento da pressão intracraniana.[84] No entanto, recomendações específicas para uso no tratamento de dor relacionada ao câncer não são baseadas em evidência devido às limitações de dados na literatura. Os ensaios clínicos randomizados que foram desenvolvidos para avaliar as propriedades analgésicas dos glicocorticoides em pacientes oncológicos são pequenos e trazem resultados conflitantes.[77-81] Uma revisão sistemática realizada em 2015 com seis ensaios randomizados observou que a terapia com glicocorticoides resultou em discreta redução da dor em 1 semana, comparada com o grupo controle (placebo ou terapia convencional) (0,84 [IC 95% 1,38-0,30]).[82] No entanto, a qualidade da evidência é fraca.

Um estudo com 40 pacientes oncológicos demonstrou que terapia com metilprednisolona por 14 dias reduziu a intensidade da dor em uma média de 36,8 pontos na escala visual analógica de 0 a 100.[83]

Dexametasona é comumente a escolha para o manejo de dor relacionada a câncer, presumivelmente devido à sua meia-vida longa e relativamente poucos efeitos mineralocorticoides. Porém não há evidência empírica de que essa droga seja mais segura ou mais efetiva que outra na população oncológica.

Um regime clássico sugere 1 a 2 mg de dexametasona por via oral ou parenteral duas vezes ao dia. Pode ser precedido por uma dose de ataque de 10 a 20 mg. Esse esquema é baseado em experiência clínica.[84]

Terapia com altas doses de glicocorticoides por um curto período pode ser considerada para crises álgicas, definidas com dor severa, e que não respondem suficientemente aos opioides.[84] Um regime típico nesses casos consiste em dexametasona, doses iniciais de 50 a 100 mg via intravenosa, que podem ser seguidas de doses de 12 a 24 mg quatro vezes ao dia.[84] Essa dose deve ser reduzida de forma gradativa em 1 a 3 semanas, usualmente quando outra intervenção, como radiação ou bloqueio neuronal, é utilizada para tratamento da dor.

Apesar de a terapia com altas doses ser administrada na expectativa de prover alívio da dor de forma mais rápida e completa que a de baixas doses, a única evidência de benefício desse regime origina-se nos pacientes com síndrome da compressão medular, e mesmo nessa população os dados são conflitantes. As evidências limitadas e a potencial toxicidade relacionada a altas doses devem ser consideradas ao se pesar o potencial benefício dessa terapia. Outro propósito da terapia de altas doses é para uso crônico no contexto de doença avançada. Nessa situação, os riscos de toxicidade relacionada a terapia prolongada, como miopatia, imunossupressão, efeitos psicomiméticos e de insuficiência adrenal, são atenuados pela limitada expectativa de vida.

Outro esquema terapêutico, utilizando baixas doses, recomenda 4 a 8 mg ao dia de dexametasona.[68]

Se não houver benefício dentro de uma semana do início do tratamento, o glicocorticoide deve ser descontinuado.

■ CETAMINA

Muitos especialistas acreditam no poder analgésico da cetamina em baixas doses para tratamento de dor forte refratária,[85,86] e ainda como infusão contínua ou terapia por via oral no contexto de dor refratária associada à doença oncológica avançada.[87] Seu uso não apenas promove alívio importante da dor, mas também permite reduções significativas na dose dos analgésicos e sedativos em uso concomitante. Alguns estudos afirmam que a cetamina é útil para dor visceral e também para dor tipo neuropática.

Cetamina deve ser iniciada em doses baixas, de 0,02 a 0,05 mg/kg por hora, em infusão contínua, e rapidamente titulada para aumento da dose, se necessário. A dose pode ser escalonada para aumentos de até 100% a cada 4 a 6 horas, dependendo da intensidade da dor e ocorrência de efeitos adversos.[71] Efeitos adversos congnitivos não são frequentes com essas doses. No entanto, em doses de 10 a 20 mg/h, 30 a 50% dos pacientes relatam desenvolvimento de sonolência, pesadelos e halucinações.[88]

No entanto, as evidências que apoiam o benefício da cetamina como adjuvante à terapia com opioides são limitadas. Uma revisão de três ensaios clínicos pela Cochrane em 2017 concluiu que as evidências eram insuficientes para avaliar os riscos e benefícios da cetamina como terapia adjuvante no tratamento da dor refratária de origem oncológica.

Ainda assim, o uso de cetamina intravenosa para tratamento de dor crônica é respaldado em *guidelines* elaborados pela American Society of Regional Anesthesia and Pain Medicine, a American Academy of Pain Medicine, e a American Society of Anesthesiologists,[89] e continua sendo utilizada por especialistas na medicina paliativa para tratar dor refratária na fase final da vida dos pacientes.

■ ANTI-INFLAMATÓRIOS NÃO ESTEROIDES

Os analgésicos não opioides acetominofeno e anti-inflamatórios não esteroides têm um papel bem estabelecido no tratamento de dor de origem oncológica quando usados como agentes únicos.[90,91] Quando utilizados em combinação com opioides, essas drogas promovem analgesia aditiva, permitindo redução da dose do opioide, com uma consequente redução dos efeitos colaterais, como náusea, constipação, sedação.

Os AINEs consistem em um grupo diverso de drogas que produzem analgesia inibindo a enzima ciclo-oxigenase (COX) e, assim, reduzindo a produção central e periférica de prostaglandinas, mediadores inflamatórios que iniciam, causam, intensificam e mantêm a dor. Os AINEs inibem os dois tipos da enzima, COX-1 e COX-2, mas com seletividade variável para as duas isoformas. As drogas que são relativamente mais seletivas para a COX-2 têm propriedades analgésicas e anti-inflamatórias, e são menos propensas a produzirem os efeitos adversos relacionados com a inibição da COX-1, como toxicidade gastrointestinal.

AINEs são considerados analgésicos efetivos para dor de origem oncológica quando usados como terapia única ou combinada com opioides.[90,92] Baseado em observações clínicas, são especialmente úteis em pacientes com dor óssea ou relacionada a graves lesões inflamatórias. No entanto, sua utilização no tratamento de dor relacionada ao câncer é limitada pelos efeitos colaterais e por uma dose analgésica "teto", em que incrementos acima desta falhariam em produzir maior alívio do sintoma.

Porém, as evidências da literatura são conflitantes, com alguns estudos demonstrando mínima ou nenhuma diferença quando se compara o uso de AINEs combinados com opioides *versus* uso único de outra classe de drogas.[93-94]

Uma revisão da Cochrane de 2017 incluiu 11 ensaios randomizados comparando diferentes AINEs (oito ensaios) ou um opioide associado ou não a um AINE (três ensaios).[95] Inicialmente, houve redução do nível da dor de moderada ou severa para dor leve, após uma ou duas semanas, em quatro estudos (total de 415 participantes). No entanto, todos os estudos incluídos na revisão apresentam alto risco de viés por falta de cegamento, dados de resultados incompletos, ou pequeno tamanho de amostra. Os autores concluem que não houve evidência de alta qualidade para apoiar o uso ou refutar os benefícios dos AINEs para qualquer severidade de dor relacionada ao câncer.

Uma terapia teste com AINEs pode ser considerada em qualquer paciente com dor de origem oncológica de nível leve a moderado. No entanto, a decisão terapêutica deve considerar probabilidade do benefício e o risco de efeitos adversos.

Há contraindicação relativa aos AINEs para pacientes considerados de alto risco para desenvolvimento de úlcera péptica, história de doença ulcerosa péptica ou gastroduodenopatia relacionada ao uso prévio desses agentes, doença avançada, diátese hemorrágica, ou uso concomitante com corticosteroides.

Dada a probabilidade de todos os AINEs estarem relacionados a atividade protrombótica, pacientes com história importante de doença cardiovascular ou evidência de hipercoagulabilidade relacionada ao câncer (p. ex., história de trombose venosa), também devem ser considerados como de relativa contraindicação ao uso dessa medicação.

Todos os AINEs podem causar nefrotoxicidade e, assim, doença renal preexistente ou fortes fatores predisponentes (como mieloma múltiplo) consistem em contraindicação ao uso. Essas drogas devem ser prescritas com cautela em pacientes hipertensos, com insuficiência renal ou em estados de baixa perfusão, como insuficiência cardíaca.

ACETOMINOFEN

Os mecanismos analgésicos do acetominofen são fracamente compreendidos, mas parecem envolver inibição da formação de prostaglandinas no sistema nervoso central, entre outros mecanismos.[96-98] Em contraste com os AINEs, não possui atividade anti-inflamatória.

O pico de concentração plasmática ocorre com aproximadamente 30 a 60 minutos, e os limites das doses diárias dependem da idade e da função hepática.[45] A dose máxima diária total recomendada não deve exceder 4 g para adultos, e doença hepática significativa ou consumo importante de álcool devem ser considerados como contraindicação relativa a essa droga.[99,100]

Outros fatores de risco para hepatotoxicidade incluem idade avançada, baixo *status* nutricional, anorexia, e uso concomitante de drogas que interferem no metabolismo do acetominofen, como o fenobarbital.[98]

Acetominofen pode ser utilizado em combinação com opioides (acetominofen mais codeína, hidrocodona ou oxicodona) em algumas formulações, facilitando a administração.

Pode ser usado como tratamento de primeira linha em pacientes com dor oncológica leve, que podem não precisar de associação com opioides. Contudo, uma revisão sistemática sobre evidência do uso de acetominofen associado a um opioide não encontrou benefício na adição do primeiro em quatro dos cinco estudos envolvidos.[92,95,101,102] As evidências que suportam o benefício do uso em combinação com opioides fracos (como o segundo degrau da escala analgésica da OMS) em pacientes com dor moderada a severa,[91] ou, em pacientes com dor de forte intensidade, em conjuntos com altas doses de um opioide forte, são limitadas.[92,103-107] Entretanto, a maioria dos ensaios randomizados que sugerem não haver benefício tem baixo poder estatístico, e ao menos um ensaio sugeriu um pequeno, mas clinicamente importante efeito aditivo.[104]

Consequentemente, embora os pacientes possam iniciar o regime terapêutico com uso do acetominofen para dor de grau leve, clínicos devem considerar rapidamente mudança para um opioide, objetivando maior controle álgico, se analgesia adequada não tiver sido alcançada apenas com uso do acetominofen.[84] Ainda, seu uso é limitado na população oncológica por risco de hepatotoxicidade, particularmente nos pacientes com doença hepática e também pela necessidade do monitoramento de febre em pacientes neutropênicos, que pode ser mascarada pelo uso contínuo do acetominofen.

O manejo álgico inadequado continua a afligir pacientes com câncer, apesar das múltiplas opções seguras e efetivas para controle da dor nessa população. A dor deve ser avaliada e caracterizada em cada visita e, embora os pacientes possam não ficar completamente livres do sintoma, clínicos e pacientes devem trabalhar em conjunto a fim de determinar uma estratégia que permita ao paciente viver uma vida independente e ativa com um nível de dor tolerável.

Uma abordagem multimodal de opioides, medicamentos adjuvantes e terapias intervencionistas ou complementares podem ser utilizados em conjunto com o tratamento específico da doença. Ainda, apesar de a discussão nesse capítulo ter sido voltada para o manejo medicamentoso e intervencionista da dor, o cuidado holístico do paciente deve incluir também o apoio psicológico. Criação de *guidelines* institucionais deve ser incentivada para implementação da rotina de cuidados aos pacientes com câncer. Nem todos esses pacientes poderão ser curados, mas todos devem se beneficiar dos métodos disponíveis para a eliminação ou alívio da dor.

REFERÊNCIAS BIBLIOGRÁFICAS

1. Porter LS, Keefe FJ. Psychosocial Issues in Cancer Pain. Curr Pain Headache Rep. 2011; 15:263. Disponível em: https://doi.org/10.1007/s11916-011-0190-6.
2. Kroenke K, Theobald D, Wu J, et al. The association of depression and pain with health-related quality of life, disability, and health care use in cancer patients. J Pain Symptom Manage. 2010; 40(3):327-41.
3. Breivik H, Cherny N, Collett B, de Conno F, Filbet M, Foubert AJ, et al. Cancer-related pain: a pan-European survey of prevalence, treatment, and patient attitudes. Ann Oncol. 2009; 20(8):1420-33.
4. van den Beuken-van Everdingen, Marieke HJ, et al. Update on Prevalence of Pain in Patients with Cancer: Systematic Review and Meta-Analysis. J Pain Symptom Manage. 2016; 51(6):1070-90.e9.
5. Barbera L, Taylor C, Dudgeon D. Why do patients with cancer visit the emergency department near the end of life? Can Med Assoc J. 2010; 182(6):563-8.
6. Melzack R. The McGill Pain Questionnaire: major properties and scoring methods. Pain. 1975; 1:277.
7. Daut RL, Cleeland CS, Flanery RC. Development of the Wisconsin Brief Pain Questionnaire to assess pain in cancer and other diseases. Pain. 1983; 17:197.
8. Bruera E, Kuehn N, Miller MJ, Selmser P, Macmillan K. The Edmonton Symptom Assessment System (ESAS): a simple method for the assessment of palliative care patients. J Palliat Care. 1991; 7:6-9.
9. Fishman B, Pasternak S, Wallenstein SL, et al. The Memorial Pain Assessment Card. A valid instrument for the evaluation of cancer pain. Cancer. 1987; 60:1151.
10. Portenoy RK, Ahmed E. Cancer Pain Syndromes. Hematol Oncol Clin North Am. 2018; 32(3):371-86. doi: 10.1016/j.hoc.2018.01.002.
11. Portenoy RK. Treatment of cancer pain. Lancet. 2011; 377:2236.
12. Caraceni A, Portenoy RK. An international survey of cancer pain characteristics and syndromes. IASP Task Force on Cancer Pain. International Association for the Study of Pain. Pain. 1999; 82:263.
13. Portenoy RK, Hagen NA. Breakthrough pain: definition, prevalence and characteristics. Pain. 1990; 41:273-81.
14. Caraceni A, et al. Working Group of an IASP Task Force on Cancer Pain. Breakthrough pain characteristics and syndromes

14. in patients with cancer pain. An international survey. Palliat Med. 2004; 18:177-83.
15. Portenoy RK, et al. Breakthrough pain: characteristics and impact in patients with cancer pain. Pain. 1999; 81:129-34.
16. Mercadante S, et al. Italian Oncologic Pain Survey (IOPS): a multi-centre Italian study of breakthrough pain performed in different settings. Clin J Pain. 2015; 31:214-21.
17. Jara C, del Barco S, Grávalos C, Hoyos S, Hernández B, Muñoz M, et al. SEOM clinical guideline for treatment of cancer pain (2017). Clin Transl Oncol. 2017; v. 20. doi: 10.1007/s12094-017-1791-2.
18. European Oncology Nursing Society. Breakthrough cancer pain guidelines; 2013 [acesso em 2017 nov 12]. Disponível em: http://www.cancernurse.eu/documents/EONSBreakthrough-CancerPainGuidelines.pdf.
19. Wengström Y, Geerling J, Rustøen T. European Oncology Nursing Society breakthrough cancer pain guidelines. Eur J Oncol Nurs. 2014; 18:127-31.
20. Porta-Sales J, Pérez C, Escobar Y, et al. Diagnosis and management of breakthrough cancer pain: Have all the questions been resolved? A Delphi-based consensus assessment (DOIRON). Clin Transl Oncol 2016; 18:945-54.
21. Davies AN, Dickman A, Reid C, et al. The management of cancer-related breakthrough pain: recommendations of a task group of the Science Committee of the Association for Palliative Medicine of Great Britain and Ireland. Eur J Pain. 2009; 13:331-8.
22. Portenoy RK, Mehta Z, Ahmed E. Cancer Pain Management With Opioids: Optimizing Analgesia. In: Post T (ed.) Waltham, MA: UpToDate; 2017.
23. Davies AN, Elsner F, Filbet MJ, Porta-Sales J, Ripamonti C, Santini D, et al. Breakthrough cancer pain (BTcP) management: A review of international and national guidelines. BMJ Support Palliat Care. 2018; v. 8. doi: 10.1136/bmjspcare-2017-001467.
24. Zeppetella G, Davies AN. Opioids for the management of breakthrough pain in cancer patients. Cochrane Database Syst Rev. 2015; (8):CD004311. doi: 10.1002/14651858.CD004311.pub4..
25. Klepstad P, Kaasa S, Skauge M, Borchgrevink PC. Pain intensity and side effects during titration of morphine to cancer patients using a fixed schedule dose escalation. Acta Anaesthesiol Scand. 2000; 44(6):656-64.
26. Klepstad P, Kaasa S, Borchgrevink PC. Start of oral morphine to cancer patients: effective serum morphine concentrations and contribution from morphine-6-glucuronide to the analgesia produced by morphine. Eur J Clin Pharmacol. 2000; 55(10):713-9.
27. Fallon M, Reale C, Davies A, et al. Efficacy and safety of fentanyl pectin nasal spray compared with immediate-release morphine sulfate tablets in the treatment of breakthrough cancer pain: a multicenter, randomized, controlled, double-blind, double-dummy multiple-crossover study. J Support Oncol. 2011; 9:224.
28. Jandhyala R, Fullarton JR, Bennett MI. Efficacy of rapid-onset oral fentanyl formulations vs. oral morphine for cancer-related breakthrough pain: a meta-analysis of comparative trials. J Pain Symptom Manage. 2013; 46:573.
29. Mercadante S, Adile C, Cuomo A, et al. Fentanyl Buccal Tablet vs. Oral Morphine in Doses Proportional to the Basal Opioid Regimen for the Management of Breakthrough Cancer Pain: A Randomized, Crossover, Comparison Study. J Pain Symptom Manage. 2015; 50:579.
30. Rauck R, North J, Gever LN, et al. Fentanyl buccal soluble film (FBSF) for breakthrough pain in patients with cancer: a randomized, double-blind, placebo-controlled study. Ann Oncol. 2010; 21:1308.
31. Fallon M, Reale C, Davies A, et al. Efficacy and safety of fentanyl pectin nasal spray compared with immediate-release morphine sulfate tablets in the treatment of breakthrough cancer pain: a multicenter, randomized, controlled, double-blind, double-dummy multiple-crossover study. J Support Oncol. 2011; 9:224.
32. Rauck R, Reynolds L, Geach J, et al. Efficacy and safety of fentanyl sublingual spray for the treatment of breakthrough cancer pain: a randomized, double-blind, placebo-controlled study. Curr Med Res Opin. 2012; 28:859.

33. Jandhyala R, Fullarton JR, Bennett MI. Efficacy of rapid-onset oral fentanyl formulations vs. oral morphine for cancer-related breakthrough pain: a meta-analysis of comparative trials. J Pain Symptom Manage. 2013; 46:573.
34. Zecca E, Brunelli C, Centurioni F, et al. Fentanyl Sublingual Tablets Versus Subcutaneous Morphine for the Management of Severe Cancer Pain Episodes in Patients Receiving Opioid Treatment: A Double-Blind, Randomized, Noninferiority Trial. J Clin Oncol. 2017; 35:759.
35. Mercadante S. The use of rapid onset opioids for breakthrough cancer pain: the challenge of its dosing. Crit Rev Oncol Hematol. 2011; 80:460-5.
36. Mercadante S. Rapid onset opioids for breakthrough pain: titrating or not titrating, this is the question. Eur J Pain. 2011; 5(2):443-8.
37. Zeppetella GB. Opioids for cancer breakthrough pain: a pilot study reporting patient assessment of time to meaningful pain relief. J Pain Symptom Manage. 2008; 35:563-7.
38. Stocker M, Vardy J, Pillai A, Warr D. Acetaminophen (paracetamol) improves pain and wellbeing in people with advanced cancer already receiving a Sorong opioid regimen: a randomized, doubled-blind, placebo-controlled cross-over trial. J Clin Oncol. 2004; 22(16):3389-94.
39. Ripamonti CI, Bandieri E, Roila F; ESMO Guidelines Working Group. Management of cancer pain: ESMO Clinical Practice Guidelines. Ann Oncol. 2011; 22(Suppl 6):vi69-77.
40. NCCN Clinical Practice Guidelines in Oncology. Adult Cancer Pain. v. 2. 2017. National Comprehensive Cancer Network; 2017.
41. Wengström Y, Geerling J, Rustøen T. European Oncology Nursing Society guidelines breakthrough cancer pain. Eur J Oncol Nurs. 2014; 18(2):127-31. https://doi.org/10.1016/j.ejon.2013.11.009.
42. NICE. Palliative care for adults: strong opioids for pain relief. Clinical guideline [Internet]; 2016 ago [acesso em 2017 jun 12].
43. Cancer-Related Pain Management. Toronto (ON): Cancer Care Ontario; 2012 Apr 3 [Education and Information 2011 Sep]. Program in Evidence-based Care Evidence-based Series n. 16-2 Education and Information. 2011.
44. Vargas-Schaffer G. Is the WHO analgesic ladder still valid? Twenty-four years of experience. Can Fam Physician. 2010; 55: 514-7.
45. Vardy J, Agar M. Nonopioid drugs in the treatment of cancer pain. J Clin Oncol. 2014; 32:1677-90.
46. Bandieri E, Romero M, Ripamonti CI, et al. Randomized trial of low-dose morphine versus weak opioids in moderate cancer pain. J Clin Oncol. 2016; 34:436-42.
47. de Oliveira R, dos Reis MP, Prado WA. The effects of early or late neurolytic sympathetic plexus block on the management of abdominal or pelvic cancer pain. Pain. 2004; 110(1-2):400-8.
48. Amr YM, Makharita MY. Neurolytic sympathectomy in the management of cancer pain-time effect: a prospective, randomized multicenter study. J Pain Symptom Manage. 2014; 48:944-56. e942.
49. Klepstad P, Kaasa S, Skauge M, Borchgrevink PC. Pain intensity and side effects during titration of morphine to cancer patients using a fixed schedule dose escalation. Acta Anaesthesiol Scand. 2000; 44(6):656-64.
50. Klepstad P, Kaasa S, Borchgrevink PC. Start of oral morphine to cancer patients: effective serum morphine concentrations and contribution from morphine-6-glucuronide to the analgesia produced by morphine. Eur J Clin Pharmacol. 2000; 55(10):713-9.
51. Smith MT. Neuroexcitatory effects of morphine and hydromorphone: evidence implicating the 3-glucuronide metabolites. Clin Exp Pharmacol Physiol. 2000; 27(7):524-8.
52. Manfredi PL, Foley KM, Payne R, Houde R, Inturrisi CE. Parenteral methadone: an essential medication for the treatment of pain. J Pain Symptom Manage. 2003; 26(2):687-8.
53. Bruera E, Sweeney C. Methadone use in cancer patients with pain: a review. J Palliat Med. 2002; 5(1):127-38.
54. Davis MP, Walsh D. Methadone for relief of cancer pain a review of pharmacokinetics, pharmacodynamics, drug interactions

55. Gorman AL, Elliott KJ, Inturrisi CE. The D- and L-isomers of methadone bind to the non-competitive site on the N-methyl D-aspartate (NMDA) receptor in rat forebrain and spinal cord. Neurosci Lett. 1997; 223(1):5-8.

and protocols of administration. Support Care Cancer. 2001; 9(2):73-83.

55. Gorman AL, Elliott KJ, Inturrisi CE. The D- and L-isomers of methadone bind to the non-competitive site on the N-methyl D-aspartate (NMDA) receptor in rat forebrain and spinal cord. Neurosci Lett. 1997; 223(1):5-8.

56. Bruera E, Pereira J, Wantanabe S, Belzile M, Kuehn N, Hanson J. Opioid rotation in patients with cancer pain: a retrospective comparison of dose ratios between methadone, hydromorphone, and morphine. Cancer. 1996; 78(4):852-71.

57. Ripamonti C, Zecca E, Bruera E. An update on the clinical use of methadone for cancer pain. Pain. 1997; 70(2-3):109-15.

58. Santiago-Palma J, Khojainova N, Kornick C, et al. Intravenous methadone in the management of chronic cancer pain: safe and effective starting doses when substituting methadone for fentanyl. Cancer. 2001; 92(7):1919-25.

59. Mercadante S, Villari P, Ferrera P, Casuccio A, Gambaro V. Opioid plasma concentrations during a switch from transdermal fentanyl to methadone. J Palliat Med. 2007; 10(2):338-44.

60. Gorman AL, Elliott KJ, Inturrisi CE. The D- and L-isomers of methadone bind to the non-competitive site on the N methyl D-aspartate (NMDA) receptor in rat forebrain and spinal cord. Neurosci Lett. 1997; 223(1):5-8.

61. Mercadante S. The use of opioids for treatment of cancer pain. Expert Opin Pharmacother. 2015; 16(3):389-94.

62. Bao YJ, Hou W, Kong XY, Yang L, Xia J, Hua BJ, et al. Hydromorphone for cancer pain. Cochrane Database Syst Rev. 2016; 10:CD011108.

63. Mercadante S, Porzio G, Gebbia V. New opioids. J Clin Oncol. 2014; 32:1671-6.

64. Pasternak GW. Molecular biology of opioid analgesia. J Pain Symptom Manage. 2005; 29(5 Suppl):S2-9.

65. Somogyi AA, Barratt DT, Coller JK. Pharmacogenetics of opioids. Clin Pharmacol Ther. 2007; 81(3):429-44.

66. Tomalik-Scharte D, Lazar A, Fuhr U, Kirchheiner J. The clinical role of genetic polymorphisms in drug-metabolizing enzymes. Pharmacogenomics. 2008; 8(1):4-15.

67. Jara C, Del Barco S, et al. SEOM clinical guideline for treatment of cancer pain (2017). Clin Transl Oncol. 2018 jan; 20(1):97-107. doi: 10.1007/s12094-017-1791-2. Epub 2017 nov 10.

68. Arnold RM, Childers JW. Management of acute pain in the patient chronically using opioids. www.uptodate.com.

69. Rahman NH, DeSilva T. A randomized controlled trial of patient-controlled analgesia compared with boluses of analgesia for the control of acute traumatic pain in the emergency department. J Emerg Med. 2012; 43:951.

70. Davis MP, Weissman DE, Arnold RM. Opioid dose titration for severe cancer pain: a systematic evidence-based review. J Palliat Med. 2004; 7:462.

71. Moryl N, Coyle N, Foley KM. Managing an acute pain crisis in a patient with advanced cancer: "this is as much of a crisis as a code". JAMA. 2008; 299:1457.

72. National Comprehensive Cancer Network. NCCN Clinical Practice Guidelines in Oncology. Adult Cancer Pain. 2012 [acesso em 2012 nov 5]; v. 1. Disponível em: ww.nccn.org.

73. Walsh D, Rivera NI, Davis MP, et al. Strategies for pain management: Cleveland clinic foundation guidelines for opioid dosing for cancer pain. Support Cancer Ther. 2004; 1:157.

74. Fine PG, Portenoy RK; Ad Hoc Expert Panel on Evidence Review and Guidelines for Opioid Rotation. Establishing "best practices" for opioid rotation: conclusions of an expert panel. J Pain Symptom Manage. 2009; 38:418.

75. Moryl N, Carver A, Foley KM. Pain and palliation. In: Holland JF, Frei E (eds.). Cancer Medicine. 7 ed. Hamilton, ON: BC Decker Inc; 2006. p. 1113-24.

76. de Craen AJ, Di Giulio G, Lampe-Schoenmaeckers JE, et al. Analgesic efficacy and safety of paracetamol-codeine combinations versus paracetamol alone: a systematic review. BMJ. 1996; 313:321.

77. Mercadante SL, Berchovich M, Casuccio A, et al. A prospective randomized study of corticosteroids as adjuvant drugs to opioids in advanced cancer patients. Am J Hosp Palliat Care. 2007; 24:13.

78. Bruera E, Moyano JR, Sala R, et al. Dexamethasone in addition to metoclopramide for chronic nausea in patients with advanced cancer: a randomized controlled trial. J Pain Symptom Manage. 2004; 28:381.

79. Paulsen O, Klepstad P, Rosland JH, et al. Efficacy of methylprednisolone on pain, fatigue, and appetite loss in patients with advanced cancer using opioids: a randomized, placebo-controlled, double-blind trial. J Clin Oncol. 2014; 32:3221.

80. Yennurajalingam S, Frisbee-Hume S, Palmer JL, et al. Reduction of cancer-related fatigue with dexamethasone: a double-blind, randomized, placebo-controlled trial in patients with advanced cancer. J Clin Oncol. 2013; 31:3076.

81. Basile A, Masala S, Banna G, et al. Intrasomatic injection of corticosteroid followed by vertebroplasty increases early pain relief rather than vertebroplasty alone in vertebral bone neoplasms: preliminary experience. Skeletal Radiol. 2012; 41:459.

82. Haywood A, Good P, Khan S, et al. Corticosteroids for the management of cancer-related pain in adults. Cochrane Database Syst Rev. 2015; (4):CD010756.

83. Bruera E, Roca E, Cedaro L, et al. Action of oral methylprednisolone in terminal cancer patients: a prospective randomized double-blind study. Cancer Treat Rep. 1985; 69:751.

84. Portenoy RK, Ahmed E, Keilson YY. Cancer pain management: Adjuvant analgesics (coanalgesics). In: UpToDate.

85. Wiffen PJ, Derry S, Lunn MP, Moore RA. Topiramate for neuropathic pain and fibromyalgia in adults. Cochrane Database Syst Rev 2013; CD008314.

86. Yajnik S, Singh GP, Singh G, Kumar M. Phenytoin as a coanalgesic in cancer pain. J Pain Symptom Manage. 1992; 7:209.

87. Hardy JR, Rees EA, Gwilliam B, et al. A phase II study to establish the efficacy and toxicity of sodium valproate in patients with cancer-related neuropathic pain. J Pain Symptom Manage. 2001; 21:204.

88. White PR, Way WL, Trevor AL. Ketamine—its pharmacology and therapeutic uses. Anesthesiology. 1982; 56:119-36.

89. Mercadante S, Arcuri E, Tirelli W, Casuccio A. Analgesic effect of intravenous ketamine in cancer patients on morphine therapy: a randomized, controlled, double-blind, crossover, double-dose study. J Pain Symptom Manage. 2000; 20:246.

90. Eisenberg E, Berkey CS, Carr DB, et al. Efficacy and safety of nonsteroidal anti-inflammatory drugs for cancer pain: a meta-analysis. J Clin Oncol. 1994; 12:2756.

91. McNicol E, Strassels SA, Goudas L, et al. NSAIDS or paracetamol, alone or combined with opioids, for cancer pain. Cochrane Database Syst Rev. 2005; (1):CD005180.

92. Nabal M, Librada S, Redondo MJ, et al. The role of paracetamol and nonsteroidal anti-inflammatory drugs in addition to WHO Step III opioids in the control of pain in advanced cancer. A systematic review of the literature. Palliat Med. 2012; 26:305.

93. Abernathy AP, Kamal A, Currow DC. When should nonsteroidal antiinflammatories be used to manage pain? In: Goldstein NE, Morrison RS (eds.). Evidence Based Practice of Palliative Medicine. Filadélfia, PA: Elsevier; 2013. p. 49-53.

94. McNicol E, Strassels S, Goudas L, Lau J, Carr D. Nonsteroidal anti-inflammatory drugs, alone or combined with opioids, for cancer pain: a systematic review. J Clin Oncol. 2004; 22: 1975-92.

95. Wiffen PJ, Derry S, Moore RA, et al. Oral paracetamol (acetaminophen) for cancer pain. Cochrane Database Syst Rev. 2017; 7:CD012637.

96. Anderson BJ. Paracetamol (Acetaminophen): mechanisms of action. Paediatr Anaesth. 2008; 18:915.

97. Pickering G, Loriot MA, Libert F, et al. Analgesic effect of acetaminophen in humans: first evidence of a central serotonergic mechanism. Clin Pharmacol Ther. 2006; 79:371.

98. Twycross R, Pace V, Mihalyo M, Wilcock A. Acetaminophen (paracetamol). J Pain Symptom Manage. 2013; 46:747.
99. fda.gov/drugs/DrugSafety/InformationbyDrugClass/ucm165107.htmAcesso em: May 20, 2014.
100. FDA Drug Safety Communication. Disponível em: http://www.fda.gov/Safety/MedWatch/SafetyInformation/SafetyAlertsforHSafetyAlertsforHuma/ucm239955.htm. Acessado em 2011 jan 14.
101. Curatolo M, Sveticic G. Drug combinations in pain treatment: a review of the published evidence and a method for finding the optimal combination. Best Pract Res Clin Anaesthesiol. 2002; 16:507.
102. Sima L, Fang WX, Wu XM, Li F. Efficacy of oxycodone/paracetamol for patients with bone-cancer pain: a multicenter, randomized, double-blinded, placebo-controlled trial. J Clin Pharm Ther. 2012; 37:27.
103. Axelsson B, Borup S. Is there an additive analgesic effect of paracetamol at step 3? A double-blind randomized controlled study. Palliat Med. 2003; 17:724.
104. Stockler M, Vardy J, Pillai A, Warr D. Acetaminophen (paracetamol) improves pain and well-being in people with advanced cancer already receiving a strong opioid regimen: a randomized, double-blind, placebo-controlled cross-over trial. J Clin Oncol. 2004; 22:3389.
105. Israel FJ, Parker G, Charles M, Reymond L. Lack of benefit from paracetamol (acetaminophen) for palliative cancer patients requiring high-dose strong opioids: a randomized, double-blind, placebo-controlled, crossover trial. J Pain Symptom Manage. 2010; 39:548.
106. Cubero DI, del Giglio A. Early switching from morphine to methadone is not improved by acetaminophen in the analgesia of oncologic patients: a prospective, randomized, double-blind, placebo-controlled study. Support Care Cancer. 2010; 18:235.
107. Straube C, Derry S, Jackson KC, et al. Codeine, alone and with paracetamol (acetaminophen), for cancer pain. Cochrane Database Syst Rev. 2014; :CD006601.
108. Mercadante S, et al. Optimization of opioid therapy for preventing incident pain associated with bone metastases. J Pain Symptom Manag. 2004; 28:505-10.
109. Mercadante, S. Relationship between background cancer pain, breakthrough pain, and analgesic treatment: a preliminary study for a better interpretation of epidemiological and clinical studies. Curr Med Res Opin. 2013; 29:667-71.

Capítulo 39

Uso da Cetamina no Tratamento da Dor no Câncer

Leandro Mamede Braun
Suzana Marine Duarte Dourado

■ INTRODUÇÃO

A cetamina é um inibidor não competitivo dos receptores NMDA, sucessor da fenciclidina. Foi sintetizada em 1962 por Stevens, administrada em humanos pela primeira vez em 1965 e teve seu uso liberado em 1970, originalmente como potente agente anestésico dissociativo (isto é, que causa dissociação entre o tálamo e o sistema límbico).[1] A partir dos anos 90, tem sido amplamente empregada também em doses subanestésicas para o tratamento da dor aguda, moderada a severa, assim como da dor crônica.[2]

Utilizada para indução e manutenção da anestesia geral, especialmente na área da pediatria, em vítimas de trauma, pacientes hipovolêmicos e nas cirurgias de enxertos de pele em queimados, a cetamina tem também efeito analgésico, sendo útil no tratamento da dor aguda pós-operatória e pós-traumática, para sedação na unidade de cuidados intensivos ou em procedimentos fora do centro cirúrgico.[3] Além disso, também foi demonstrado o papel da droga no tratamento da dor neuropática de etiologias diversas: neuralgia pós-herpética,[4] dor da síndrome complexa regional,[5] neuropatia diabética,[6] neuropatia glossofaríngea,[4] entre outros. Novos benefícios têm sido relatados com o uso da cetamina em baixas doses (0,1-0,5 mg/kg) para o tratamento de desordens de estresse pós-traumático[7] e depressão resistente à terapia padrão.[8]

Em 2016, mais de 15,5 milhões de americanos foram afetados pelo câncer.[9] No Brasil, em 2018, são estimados mais de 634 mil novos casos.[10] A dor é importante causa de morbidade nesses pacientes, incidindo em 58-69% daqueles com doença avançada, a depender da histologia e localização anatômica,[11] podendo ser de etiologia nociceptiva (somática ou visceral), neuropática ou mista.[12] A dor é mais comum nos casos de tumores sólidos com invasão local e/ou proximidade neural, a exemplo dos tumores avançados de cabeça e pescoço, metástases ósseas, câncer de mama, gastrointestinais e urinários.[13]

Em 1986 a Organização Mundial de Saúde (OMS) estabeleceu as primeiras recomendações para o tratamento da dor oncológica.[14] A "escada da dor" da OMS baseia-se no escalonamento de analgésicos, baseado na intensidade da dor apresentada pelos pacientes, consistindo de três passos sequenciais: 1) analgésicos não opioides (acetaminofeno ou drogas anti-inflamatórias não esteroidais – AINEs); 2) opioides fracos (hidrocodona, codeína ou tramadol; 3) opioides "fortes" (morfina, oxicodona, fentanil, metadona), todos eles em associação com adjuvantes.[12]

Em pacientes com câncer avançado, após 6 meses de tratamento, em média, costuma haver a necessidade do uso de opioides para alívio da dor.[14] Evidências apontam que o uso de opioides chega a ser efetivo em 95% dos casos de dor moderada a severa.[15] Sabe-se, contudo, que seu uso, com frequência, é limitado em razão dos diversos efeitos colaterais que podem provocar: constipação, náuseas e vômitos, depressão respiratória, sedação, retenção urinária; além de eventos adversos que incluem tolerância, hiperalgesia, hipogonadismo, dependência e risco de abuso.[12]

Outra estratégia para o tratamento da dor oncológica inclui a realização de procedimentos intervencionistas, que podem ser indicados em casos refratários ao tratamento medicamentoso padrão. Apesar de efetivos, esses procedimentos podem ter curta duração e necessitam de deslocamento até o hospital para que sejam realizados.[12]

Estudo publicado por Tolle e colaboradores evidencia que membros da família de pacientes com câncer terminal relatam controle inadequado da dor em 46% dos casos. Há, portanto, a clara necessidade de que sejam identificadas e avaliadas novas intervenções baseadas em evidências para o tratamento da dor oncológica refratária.[12]

Existem diversas evidências sobre o papel dos receptores N-metil-D-aspartato (NMDA) na indução e manutenção da sensibilização central durante os estados de dor. Esses receptores também podem ter um papel na sensibilização periférica e na dor visceral.[16] Nesse cenário, a cetamina se apresentaria como uma opção no arsenal terapêutico da dor oncológica, já que, como inibidor não competitivo dos receptores NMDA, atuaria contrapondo seus efeitos.[17] Além disso, estudos em animais e evidências clínicas sugerem que a cetamina contribuiria com o efeito analgésico dos opioides e preveniria o desenvolvimento de tolerância aos mesmos.[18]

O objetivo deste capítulo é rever as indicações do uso da cetamina na dor oncológica, com base no que já foi publicado sobre o assunto, assim como as contraindicações ao uso, efeitos colaterais e eventos adversos, além de doses e técnicas a serem empregadas.

■ FARMACOLOGIA

A cetamina é um bloqueador não competitivo do receptor N-metil-D-aspartato (NMDA), o mais potente disponível para uso clínico. Ela se liga ao sítio para a fenciclidina quando os canais estão no estado aberto ativado. No estado de repouso, o canal é bloqueado pelo magnésio e está inativo. Quando o potencial de repouso é modificado como resultado de excitação prolongada, o canal é desbloqueado e o cálcio se move para dentro da célula. Isso leva a uma hiperexcitabilidade e resulta em hiperalgesia e alodinia, assim como redução da responsividade aos opioides[1] (Figura 39.1). Além de bloquear os receptores NMDA, a cetamina possui outras ações que podem contribuir para o seu efeito analgésico: interação com receptores opioides μ, κ e δ, receptores muscarínicos, canais de cálcio e receptores monoamina. Também inibe a recaptação de norepinefrina, dopamina e serotonina.[3]

Devido à presença do centro quiral na molécula, a cetamina existe em duas variantes estereoisoméricas (Figura 39.2): S(+) cetamina e R(-) cetamina. Os estereoisômeros diferem quanto à potência analgésica, sendo a S(+) cetamina 3-5× mais potente que a variante R(-).[2] Estudos em animais demonstraram que a afinidade da ligação fenciclidina da S(+) cetamina no receptor NMDA é 4 vezes maior que do seu estereoisômero. Estudo em ratos demonstrou

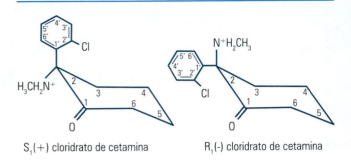

Figura 39.2. Esteroisômeros de cetamina, conforme formulada. (Fonte: Reves JG, Glass P, Lubarsky DA, et al. Intravenous anesthetics. In: Miller RD, Eriksson LI, Fleischer LA, et al. (eds.). Miller's anesthesia, 7 ed. Philadelphia: Churchill Livingstone. 2010; 719-68.)

que a S(+) cetamina é 5× mais hipnótica e 3× mais analgésica que a R(-) cetamina.[3] O isômero S(+) tem *clearance* e recuperação mais rápidos, com menos efeitos colaterais psicomiméticos. Em alguns países, a S(+) cetamina está comercialmente disponível, enquanto em outros, somente a mistura racêmica é comercializada.[2]

As duas formas racêmicas têm propriedades farmacodinâmicas distintas, porém apresentam perfis farmacocinéticos semelhantes.[3]

A cetamina é metabolizada principalmente pelo sistema do citocromo P450 em norcetamina (N-desmetilação hepática). A norcetamina é um metabólito farmacologicamente ativo, tem menor afinidade pelo receptor NMDA que a cetamina, e, apesar de ter sido comprovado efeito analgésico da norcetamina em roedores, não está comprovado esse efeito em humanos. A norcetamina sofre metabolismo subsequente em hidroxinorcetamina, que não é farmacologicamente ativo.[1,2]

Devido à alta lipossolubilidade e moderada ligação proteica (69%), a cetamina é extensivamente distribuída pelo corpo (volume de distribuição = 2,4 L/kg).

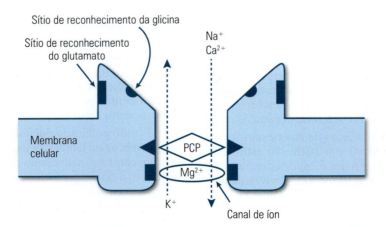

Figura 39.1. Diagrama do complexo canal-receptor NMDA (excitatório). O canal é bloqueado por magnésio (Mg^{2+}) quando o potencial da membrana está em seu nível de repouso (*bloqueio dependente de voltagem*) ou por fármacos que atuam no local de ligação da fenciclidina (PCP) no canal ativado por glutamato, p. ex., dextrometorfano, cetamina, metadona (*bloqueio dependente do uso*). (Fonte: Quibell R, Fallon M, Mihalyo M, Twycross R, Wilcock A. Ketamine. J Pain Symptom Manage. 2015; 50(2):268-78. Disponível em: https://doi.org/10.1016/j.jpainsymman.2015.06.002.)

Provavelmente por isso pode ser administrada efetivamente por diversas vias.[3] Tem sido utilizada por via oral (VO), subcutânea (SC), infusão contínua SC, intramuscular (IM), intravenosa (IV), sublingual (SL), intranasal, retal e espinhal (fórmula livre de preservativo). Noventa por cento da droga é excretada na urina, maior parte como conjugados de metabólitos hidroxilados e menos de 5% excretada inalterada nas fezes e urina.[1]

Apresenta rápido início de ação e duração relativamente curta após administração venosa (início em 30 s, meia-vida de distribuição ($t_{1/2}$) de 10 min e $t_{1/2}$ eliminação de 2-3 h). Tempo para pico plasmático é 5-15 min após administração IM e 30 min após uso oral. Duração de ação tem sido descrita como 0,5-2 h após uso IM e 4-6 h após uso VO. A biodisponibilidade após uso oral da cetamina, contudo, é relativamente baixa (17-25%), e isso se deve ao extenso efeito de primeira passagem hepática. Em contraste, estudo publicado por Malinkovsky e colaboradores, demonstrou biodisponibilidade de 50% após administração da cetamina por via intranasal,[19] apesar desse ter sido um estudo realizado em crianças e com limitações de validade interna.[12]

Formulações da cetamina para via oral (VO) não estão disponíveis comercialmente: a formulação parenteral é administrada VO ou é realizada preparação extemporânea. A administração da cetamina por VO é associada a maiores níveis séricos de norcetamina comparado com outras vias de administração. A meia-vida de eliminação é de aproximadamente 2-3 h para a cetamina e 4 h para a norcetamina.[20]

■ INDICAÇÕES

Apesar dos potenciais benefícios do uso da cetamina no alívio da dor crônica, seu papel na dor oncológica ainda não está bem estabelecido. É considerada uma droga de terceira linha nesse cenário, representando uma opção para pacientes com dor oncológica refratária ao tratamento convencional com opioides e adjuvantes.[17] Isso se deve ao fato de não existirem, até o momento, boas evidências ou recomendações claras a respeito da utilização da cetamina na dor do câncer, já que uma quantidade limitada de estudos controlados, randomizados e de boa qualidade foram publicados até o momento.[17]

A mais recente metanálise da Cochrane sobre o assunto, publicada em 2017, teve como objetivo determinar a efetividade e eventos adversos da cetamina como adjuvante aos opioides para dor oncológica refratária em adultos. Foram selecionados três ensaios clínicos randomizados, controlados, em modelo duplo-cego; e após a exclusão de 215 estudos que foram inelegíveis: Yang, em 1996, comparou cetamina + morfina intratecal vs. apenas morfina intratecal; Mercadante, em 2000, comparou bólus de cetamina IV com placebo como suplemento para terapia em curso com mofina; e Hardy, em 2012, comparou infusão de cetamina SC em três diferentes doses (100 mg, 300 mg ou 500 mg) com placebo em pacientes tratados com opioides.[21]

Yang e Mercadante observaram diminuição da intensidade da dor e redução nas necessidades de morfina. Apesar dos resultados positivos, uma análise da Cochrane concluiu que ambos os estudos possuem alto risco de viés devido à reduzida amostragem (20 e 10 pacientes, respec-

tivamente) e relatório incompleto.[21] Já o estudo de Hardy incluiu 185 pacientes e não observou diferença nos escores de dor, nem no número de respondedores (31% da cetamina vs. 27% placebo). A incidência de efeitos colaterais foi quase duas vezes maior no grupo da cetamina, após o dia 1 e durante todo o estudo (taxa de incidência, 1,95; IC 95%, 1,46-2,61; P = 0,001), incluindo 31 episódios de reação no sítio de injeção (incidência quase três vezes maior que no grupo placebo). Sete eventos adversos graves foram reportados, dois deles no grupo da cetamina (bradiarritmia e parada cardíaca).[22]

A meta-análise conclui que não se pode fornecer uma indicação confiável do efeito da cetamina, em qualquer dose, como adjuvante aos opioides na dor do câncer.[21]

Artigo de revisão sobre cetamina intranasal e seu papel na dor do câncer elenca as evidências que existem, até o momento, para o uso da cetamina nesse cenário e conclui que as mesmas são insuficientes para avaliar os benefícios e os riscos no seu uso como adjuvante na dor oncológica.[12]

Outro estudo[2] também realizou uma revisão sistemática sobre o uso da cetamina na dor crônica e encontrou apenas poucos artigos que avaliam a eficácia da mesma na dor do câncer, já que a maior parte dos estudos foi realizada no cenário da dor crônica não oncológica. A maioria dos ensaios clínicos teve a participação de pequeno número de pacientes e, três dos quatro estudos analisados,[22-24] que representavam mais de 90% da amostragem total, mostraram efeito negativo, indicando ausência de valor adicional à cetamina.[2]

O autor também revisa 16 estudos abertos e séries de caso com, pelo menos, oito pacientes. Esses últimos mostram eficácia da cetamina no cenário da dor oncológica, com melhora dos sintomas da dor neuropática, redução do consumo de opioides e alta satisfação por parte dos pacientes.[2]

A Sociedade Europeia de Oncologia (ESMO), nas *guidelines* de cuidados paliativos, faz as seguintes recomendações sobre o uso da cetamina:

- O uso da cetamina é indicado para tratamento paliativo da dor neuropática sob supervisão de especialistas.

- O uso da cetamina é indicado na dor neuropática complexa e síndromes dolorosas vasculares, em que opioides se tornaram inefetivos.

- A cetamina deve ser administrada somente após se tornar inefetiva a combinação de opioides e agentes adjuvantes orais.[24]

■ EVENTOS ADVERSOS E CONTRAINDICAÇÕES AO USO

Devido ao bloqueio dos receptores NMDA, o tratamento com cetamina pode ser acompanhado por uma série de efeitos colaterais esquizotípicos, que incluem pesadelos, alucinações, inabilidade de controlar os pensamentos, ansiedade e, algumas vezes, ataques de pânico.[2] Tais eventos adversos ocorrem em cerca de 1/3 dos pacientes e costumam ser dose-dependentes,[26] podendo ser prevenidos com a administração concomitante de benzodiazepínicos em baixas doses ou alfa-2 agonistas.[2,17]

Fenômenos psicomiméticos ocorrem em cerca de 40% dos pacientes que recebem cetamina em infusão contínua subcutânea e têm menor incidência quando a droga é administrada por via oral.[1]

Outros efeitos sobre o SNC incluem sonolência, tontura, visão borrada, nistagmo, audição alterada. Após administração de altas doses, movimentos tônico-clônicos são muito comuns (> 10%), mas esses efeitos não foram relatados após uso oral ou em doses analgésicas parenterais.[1]

Efeitos colaterais colinérgicos e cardiovasculares (hipertensão, taquicardia, náuseas e vômitos) também são comuns e podem ocorrer com doses apenas ligeiramente maiores que as doses necessárias para produzir analgesia.[1] Deve-se, portanto, estar atento ao uso em pacientes hipertensos, com insuficiência cardíaca, doença cardíaca isquêmica, história de acidente vascular cerebral e hipertireóideos, não controlados. Esses efeitos, contudo, raramente costumam ocorrer no cenário dos cuidados paliativos.[17]

Não existem estudos sobre efeitos neuropsiquiátricos em pacientes que recebem cetamina terapêutica por longos períodos. Em pessoas que fazem uso abusivo da droga, observa-se um aumento dose-dependente de sintomas psicóticos subclínicos (delírios, dissociação e esquizotipia). A maioria desses pacientes, contudo, faz uso abusivo de múltiplas outras drogas. A relevância de tais dados, portanto, torna-se incerta. O uso abusivo também pode afetar a memória, tanto recente quanto de longo prazo, assim como a memória visual e espacial.[1]

Cetamina é uma droga potencialmente neurotóxica em usuários crônicos. Liao Y e colaboradores evidenciaram alterações nas imagens de ressonância nuclear magnética, sugestivas de danos à substância branca nas regiões frontal bilateralmente e temporoparietais esquerdas em usuários dependentes de cetamina. Os efeitos na substância branca do lobo frontal foram tão mais severos quanto maior era o consumo da droga.[27]

Estudo publicado em 2009 relata três casos de toxicidade urinária provavelmente relacionados ao uso crônico da cetamina VO 650-800 mg/dia durante 5-18 meses em pacientes com dor crônica. Os pacientes desenvolveram hematúria, disúria, aumento da frequência urinária e dor perineal. Os sinais e sintomas, em todos os casos, foram atenuados e até completamente resolvidos em um dos casos, após cessado o uso da cetamina.[28] Sintomas urinários são apresentados por 20-30% dos usuários que fazem uso abusivo de cetamina. Entretanto, as quantidades consumidas são significativamente maiores que aquelas utilizadas no contexto dos cuidados paliativos. Séries de casos demonstram uma ligação temporal entre o abuso de cetamina e danos ao trato urinário, com melhora em alguns, mas não todos os casos, após cessação do uso.[28]

A cetamina tem um efeito irritante direto sobre o trato urinário.[1] O mecanismo exato do dano é desconhecido, mas investigações com cistoscopia e biópsia podem demonstrar alterações diversas. Com isso, em pacientes que estão recebendo cetamina terapêutica e apresentam sintomas urinários, investigação deve ser realizada e, excluídas outras causas, interrupção da droga deve ser considerada. Os sintomas costumam se resolver semanas após cessado o uso, podendo, contudo, persistir em alguns casos.[1]

O uso crônico da cetamina também está ligado à alteração nos testes de função hepática, tanto nos adictos, quanto durante uso terapêutico da droga. A causa é desconhecida, mas há a possibilidade de efeito tóxico direto da droga ou de seus metabólitos ao trato hepatobiliar. Alguns recomendam a monitorização regular dos testes de função hepática durante uso terapêutico em longo prazo da cetamina.[1]

De acordo com *guidelines* da Sociedade Europeia de Oncologia (ESMO) a cetamina é contraindicada em pacientes com hipertensão intracraniana, *delirium*, história recente de convulsões ou psicose.[25]

Devido ao efeito no aumento da pressão intraocular e pressão do líquido cérebro-espinhal, precauções também devem ser tomadas em pacientes com glaucoma e em patologias que elevem a pressão intracraniana (injúria cerebral, hidrocefalia, tumores no SNC).[1]

■ DOSES E TÉCNICAS

Conforme exposto anteriormente, provavelmente por ser uma droga com alta lipossolubilidade e baixa ligação proteica, a cetamina pode ser utilizada efetivamente por diversas vias de administração, distribuindo-se extensivamente pelo corpo.[3] Além da via venosa e intramuscular, a cetamina tem sido administrada para tratamento da dor crônica por via oral,[1,29,30] subcutânea (bólus ou infusão contínua), intranasal, retal e espinhal (fórmula livre de preservativos).[29,30]

As doses, vias de administração e frequência do uso da cetamina variam consideravelmente nos estudos, não havendo regime padrão para guiar a prática clínica ou pesquisas com o uso da droga.[22]

Serão explanadas, a seguir, as doses e técnicas para uso da cetamina nos pacientes com dor oncológica refratária, com base nos dados disponíveis na literatura vigente.

Em pacientes com prognóstico de semanas a meses, uma vez que a analgesia seja obtida, deve-se tentar desmamar a droga para que seja suspensa em 2 a 3 semanas, qualquer que seja a via de administração. Os benefícios de um breve curso de administração da droga podem durar por semanas ou até meses. Já em pacientes com prognóstico de apenas dias a semanas, pode-se usar a cetamina continuamente como último recurso. Caso a droga seja administrada por mais que três semanas, pode haver hiperalgesia ou alodinia após suspensão abrupta da mesma.[1]

Caso o paciente experimente disforia ou alucinações após uso da cetamina, a dose da mesma deve ser reduzida e um benzodiazepínico prescrito: diazepam, via oral (VO), 5 mg, de imediato e antes de dormir, ou lorazepam, 1 mg, nos mesmos horários, ou midazolam, 5 mg SC e 5-10 mg em infusão contínua SC ou haloperidol. Em pacientes com elevado risco de disforia (aqueles com nível alto de ansiedade), essas medidas podem ser tomadas profilaticamente.[1]

Uso subcutâneo[1]

- Se necessário, 10-25 mg; alguns usam doses menores (2,5-5 mg).

- Se necessário, as doses podem ser aumentadas gradualmente em alíquotas de 25 a 30%.

- Autores do Departamento de Cuidados Paliativos de Poznan, Polônia, fazem as seguintes recomendações para uso da cetamina no cenário da dor oncológica refretária, de acordo com a experiência local:
  - Iniciar tratamento com dose 2,5-5 mg IV/SC ou 20 mg VO.
  - Avaliar eficácia e efeitos colaterais. Adicionar midazolam 1 mg em caso de alucinações ou pesadelos.
  - Iniciar tratamento começando com dose 0,6-0,8 mg/kg/dia SC ou VO.
  - Prescrever midazolam concomitantemente.
  - Titular a dose de cetamina, aumentando as doses em 25-30% até que a dor seja aliviada ou os efeitos colaterais limitem aumentos adicionais.
  - Reduzir morfina, se possível.
  - Administrar doses extras para dor aguda (dor incidental) (1/10-1/6 da dose oral ou SC ou 5-10 mg IV) em momentos de manipulação, banhos etc.
  - Ajustar dose de midazolam ou haloperidol na ocorrência de efeitos colaterais.

Infusão contínua subcutânea[1]

- Já que a cetamina é irritante, deve-se diluir para o maior volume possível e considerar solução salina 0,9% como diluente.
- Iniciar dose de 1 a 2,5 mg/kg/24 h.
- Se necessário, aumentar a dose em 50 a 100 mg/24 h.
- Titular a dose até alívio adequado da dor.
- Dose máxima usual: 500 mg/24 h.
- Dose máxima publicada: 3,6 g/24 h.

O maior estudo randomizado, controlado, duplo-cego, sobre o uso da cetamina na dor oncológica, publicado em 2012 por Hardy e colaboradores, com nº de 185 pacientes (93 no braço da cetamina, 92 no placebo), utilizou a cetamina em infusão SC contínua em regimes de doses de 100, 300 ou 500 mg, diluindo hidrocloridrato de cetamina 200 mg/2 mL em solução salina, em esquema de 5 dias. O estudo no qual se baseou para escolha das doses e duração do tratamento[31] foi uma série de casos que utilizou as mesmas doses em regime de 3 a 5 dias. A taxa de resposta deste último foi 22/44 (50%), e 9 permaneceram sem dor. Hardy e colaboradores, contudo, não encontraram diferença estatisticamente significativa na proporção de desfechos positivos entre placebo e grupo intervenção (taxa de resposta, 27% [25 de 92] e 31% [29 de 93], respectivamente (0,04; IC 95%, 0,10-0,18; P = 0,55). Com relação aos eventos adversos, Hardy e colaboradores observaram mais psicotoxicidade e irritação no sítio de infusão SC nos pacientes que receberam a cetamina.[22]

Uso oral

A administração por via oral da cetamina é preferível no uso de longo prazo, apesar dessa via apresentar extenso metabolismo de primeira passagem, resultando em uma biodisponibilidade de aproximadamente 16%[32] A VO é associada a maiores níveis séricos de norcetamina, quando comparada a outras vias de administração, o que poderia contribuir para o efeito analgésico e duração do efeito após administração VO da droga.[31]

Formulações orais da cetamina não estão comercialmente disponíveis. A formulação parenteral pode ser administrada por VO com adição de algum aroma artificial de escolha do paciente para mascarar o sabor amargo ou solução oral pode ser manipulada.[1,31]

- Iniciar com 10-25 mg 3x ao dia e quando necessário.[1]
- Se necessário, aumentar a dose em 10-25 mg, até 100 mg/d.[1]
- Dose máxima descrita 200 mg/d.[33]

Em caso de fenômenos psicomiméticos ou sonolência sem melhora com redução da dose dos opioides, deve-se administrar doses menores da cetamina a intervalos mais próximos.[1]

Artigo de revisão publicado no European Journal of Pain sobre cetamina oral para manejo de dor crônica encontrou reduzido número de ensaios clínicos sobre o uso da cetamina oral na dor do câncer, os quais envolviam poucos pacientes. A maioria dos artigos publicados foi de natureza descritiva. Esse estudo revisou 22 artigos, incluindo um total de 166 pacientes com dor crônica de etiologias diversas. Os estudos de natureza não comparativa iniciavam o tratamento com cetamina de uma das duas maneiras: (1) os pacientes já iniciavam o uso da cetamina por VO em baixas doses com titulação gradual baseada nos efeitos clínicos e eventos adversos ou (2) a via parenteral era utilizada inicialmente (IV ou SC) com posterior mudança para via oral em dose equipotente. As doses efetivas diárias variaram de 45 a 1.000 mg. Não houve relação dose-resposta consistente. O número de doses diárias para efeito analgésico contínuo variou de 1 vez ao dia a uma frequência de 6 vezes ao dia (média 3-4×/d). Em todos os estudos, apenas a mistura racêmica foi utilizada.[31]

Os eventos adversos mais observados foram efeitos no SNC (sedação, sonolência, tontura, ilusões do sensório, alucinações). A duração do tratamento foi limitada, frequentemente, devido aos eventos adversos. O período máximo de uso da droga foi de mais de um ano e, nesses casos, não houve eventos adversos atribuídos ao tratamento de longo prazo.[34]

Série de casos (N = 32)[35] avaliou os efeitos colaterais da cetamina em longo prazo (3 meses) nos pacientes com dor neuropática. Durante o período do estudo, valores de frequência cardíaca e pressão arterial permaneceram inalterados. Também não houve alteração nos valores de enzimas hepáticas. Ao final dos três meses, os eletroencefalogramas também não evidenciaram atividade epileptiforme.

O estudo concluiu que as evidências sobre o efeito da cetamina por via oral na dor crônica são limitadas e que a qualidade dos estudos publicados até o momento não é muito alta.[31]

Intranasal

A administração intranasal é uma via promissora para o uso da cetamina e de outras drogas, por ser uma opção para pacientes não internados, livre de agulhas, e por apresentar uma maior biodisponibilidade devido à ausência de efeito de primeira passagem hepática. A absorção sistêmica por essa via é facilitada pela grande área de superfície, alta permeabilidade e extensa vascularização.[36] Além disso, outras vias de administração podem estar limitadas em pacientes terminais, os quais frequentemente apresentam náuseas e vômitos, limitando a ingesta oral de medicações, e são submetidos a múltiplas punções venosas e tratamentos quimioterápicos, além de se apresentarem, por vezes, desidratados, dificultando o acesso venoso.

Nos estudos, a cetamina intranasal era administrada por meio de um dispositivo atomizador conectado a uma seringa com a solução de cetamina. Deve-se atentar ao fato de que a capacidade de cada narina humana é limitada a 0,2 mL , e, qualquer volume superior é deglutido ou pode ser perdido, dependendo da posição da cabeça. Condições locais também podem interferir na absorção da droga, como quantidade de muco ou ocorrência de espirros ou tosse após o uso.[36]

Ensaio clínico randomizado, duplo-cego (n = 20) avaliou a cetamina intranasal para tratamento de dor crônica refratária de etiologias diversas, incluindo quatro pacientes com câncer. Solução salina a 10% de hidrocloridrato de cetamina era comparada com o veículo apenas em *spray* nasal. Os pacientes administravam 1 a 5 *sprays* (0,1 mL/*spray*, ou seja, 10 mg/*spray*) em narinas alternadas, aguardando 90 segundos entre as aplicações, até que analgesia adequada fosse atingida. Quinze pacientes receberam a dose completa (50 mg). Os escores de dor eram mensurados até 60 min após a administração e diferença significativa foi observada no grupo da cetamina, já a partir de 10 min da administração final e até 60 min após. Redução nos escores de dor no grupo da cetamina foi de 2,65 unidades na escala numérica de dor, comparada com redução de 0,81 unidades no grupo placebo (P < 0,0001). Não foram evidenciadas alucinações visuais ou auditivas 60 min e 24 h após uso da cetamina.[36,37]

Artigo de revisão sobre a cetamina intranasal relata apenas 10 estudos publicados na língua inglesa sobre o assunto. Desses, apenas dois eram ensaios clínicos randomizados, e, apenas um, citado acima, incluía pacientes com câncer (4 em um total de 20 pacientes com dor crônica de outras causas).[12]

Observa-se que os dados na literatura sobre o uso da cetamina intranasal para tratamento da dor do câncer são bastante escassos, apesar dessa ser uma via promissora para administração da droga, sobretudo nesses pacientes. Novos estudos se fazem necessários para que se avalie eficácia, segurança, doses da cetamina intranasal, entre outros, identificando pacientes que mais provavelmente podem se beneficiar do uso.

Neuroeixo

Alguns relatos de caso sugerem que a cetamina intratecal seria um poderoso adjuvante aos opioides no tratamento da dor neuropática oncológica refratária.[38,39] J. Benrath e colaboradores[37] relatam caso de paciente com dor neuropática relacionada a tumor uretral metastático, com episódios de dor lancinante (VAS 10) refratária ao tratamento com morfina intratecal 120 mg/d e clonidina 360 mg/d. Após adição de S(+) cetamina 7,5 mg/dia no dia 1, com dose elevada até 50 mg no décimo dia, paciente apresentou dramática melhora dos escores de dor, com possibilidade de redução da dose da morfina intratecal e alta hospitalar recebendo infusão contínua de S(+) cetamina, com retorno para acompanhamento ambulatorial.

Yang e colaboradores, em 1996, avaliaram 20 pacientes com câncer terminal em estudo randomizado, duplo-cego, que demonstrou redução do consumo de morfina intratecal nos pacientes que recebiam também a cetamina no neuroeixo, comparado aos pacientes que recebiam apenas morfina, sem diferenças nos efeitos colaterais entre os grupos, apesar de não ter havido também diferença nos escores de dor.[40]

Não existem, até o momento, grandes estudos em pacientes oncológicos tratados com cetamina no neuroeixo. No entanto, a S(+) cetamina tem sido sugerida como adjuvante efetivo aos opioides, anestésicos locais e clonidina no neuroeixo.[3]

Intravenoso[1]

- Quando necessário, 2,5-5 mg.
- Durante procedimentos dolorosos: 500 mcg/kg a 1 mg/kg, pode ser precedido de benzodiazepínicos para reduzir fenômenos alucinatórios.
- Concentração máxima de 50 mg/mL (pode ser diluída em solução salina 0,9% ou soro glicosado 5%).

Existe risco de sedação importante quando cetamina e benzodiazepínicos são utilizados concomitantemente. Cuidados em relação à monitorização e patência de vias aéreas devem ser tomados. Procedimentos de longa duração podem requerer infusão contínua.[1]

Em 2007, Chung e Pharo observaram melhora dos escores de dor e redução da dose dos opioides após administração de cetamina 0,2-0,65 mg/kg/h durante 30 dias em paciente oncológica com dor refratária.[41]

Em 2000, Mercadante e colaboradores realizaram estudo randomizado, duplo-cego, em 10 pacientes com dor neuropática relacionada ao câncer, refratários à morfina venosa, e observaram melhora significativa nos escores de dor.[42]

Infusão contínua intravenosa[1]

- Diluir para uma concentração de 1 mg/mL com solução salina ou soro glicosado 5%.
- Administrar *burst* de 600 mcg/kg até um máximo de 60 mg ao longo de 4 h (reduzir a dose em 1/3 a 1/2 em pacientes idosos ou frágeis).
- Monitorizar pressão arterial no início e a cada hora;
- Se necessário, repetir por até 5 dias.
- Não havendo efeito analgésico, pode-se aumentar a dose em 30%.
- Titulação da dose deve ser feita de acordo com resposta e efeitos indesejáveis.
- Pode ser repetida em caso de recorrência subsequente da dor.
  Ou:
- Iniciar com 50-150 mcg/kg/h (em geral, 50-100 mg/24 h) e titular se necessário (aumentos de 25-50 mg/24 h).
- Em uma série de 46 pacientes com câncer:

- Vinte por cento responderam a 100 mg/24 h.
- Dose típica: 100-300 mg/24 h.
- Não foram observados efeitos psicomiméticos com doses menores que 300 mg/24 h.[1]

Em 2010, Schwartzman e colaboradores realizaram estudo randomizado, controlado, duplo-cego, com 19 pacientes (10 no grupo placebo e 9 no grupo da cetamina) investigando a eficácia da cetamina em infusão contínua em pacientes com síndrome da dor complexa regional. Os pacientes receberam cetamina durante 4 h diariamente por 10 dias ou solução salina. A taxa de infusão máxima foi 0,35 mg/kg/h, não excedendo 25 mg/h. O estudo evidenciou redução estatisticamente significativa (P < 0,05) no escore de dor comparado com o grupo placebo.[43]

Outro estudo randomizado, duplo-cego, publicado em 2012, avaliou a eficácia da infusão venosa contínua de cetamina em pacientes com dor oncológica refratária aos opioides. Os autores avaliaram 20 pacientes (11 receberam morfina + cetamina; e 9 morfina + placebo). A dose inicial de cetamina foi 0,5 mg/kg por dia e então 1 mg/kg por dia após 24 h, caso a escala numérica de dor permanecesse ≥ 1. Os escores de dor eram avaliados no momento da randomização, no início da infusão e em 2, 24 e 48 horas após o início da infusão contínua. Os escores de dor não diferiram entre os dois grupos.[23]

■ CONCLUSÃO

A cetamina tem sido utilizada para tratamento da dor oncológica refratária em diferentes tipos de câncer, apesar de não haver, até o momento, fortes evidências ou recomendações claras para o seu uso. Poucos estudos randomizados e controlados de boa qualidade foram publicados, a maioria dos quais com pequena amostra de pacientes.[17]

Enquanto as evidências clínicas de maior relevância falham em demonstrar o benefício da cetamina no tratamento da dor do câncer, grande número de estudos abertos e séries de caso demonstram efeito analgésico significativo, com redução do consumo de opioides e melhora da satisfação dos pacientes. Observações similares foram feitas no cenário da dor neuropática não oncológica.[2] Deve-se levar em conta, contudo, as muitas complexidades envolvidas nos estudos de analgesia em pacientes com câncer terminal.

Além disso, sabe-se que o manejo da dor do câncer, especialmente em estágios terminais, pode ser desafiador. Uma variedade de vias media a dor oncológica, incluindo as viscerais, nociceptivas, centrais e neuropáticas, e os agentes são limitados em tratar cada um desses componentes, além de apresentarem efeitos colaterais significativos.[12] A cetamina surge nesse cenário como agente promissor, já que atuaria inibindo a sensibilização central por meio da ligação aos receptores NMDA, ativando as vias inibitórias descendentes, inibindo neurônios pré-sinápticos no corno dorsal da medula espinhal, além de apresentar efeito anti-pró-inflamatório, sendo único entre os agentes anestésicos por não deprimir os sistemas cardiovascular e respiratório.[12,17]

Conclui-se que há a evidente necessidade de que se realizem grandes estudos randomizados, controlados sobre o uso da cetamina na dor do câncer, para que recomendações e indicações mais claras possam ser estabelecidas e o perfil de segurança nesses pacientes seja melhor analisado. Não existem evidências, contudo, para que o uso da cetamina na dor oncológica seja descartado, permanecendo a indicação atual de utilização no contexto de dor oncológica refratária à terapêutica padrão com opioides e adjuvantes sob julgamento médico adequado.

■ REFERÊNCIAS BIBLIOGRÁFICAS

1. Quibell R, et al. Ketamine. J Pain Symptom Manage. 2011 ago [acesso em 2018 ago 18]; 50(2):268-78. Disponível em: https://www.jpsmjournal.com/article/S0885-3924(15)00272-9/fulltext.
2. Jonkman K, van de Donk T, Dahan A. Ketamine for cancer pain: what is the evidence? Curr Opin Support Palliat Care. 2017 jun; 11(2):88-92.
3. Ben-Ari A, Lewis MC, Davidson E. Chronic Administration of Ketamine for Analgesia. J Pain Palliat Care Pharmacother. 2007 jun [acesso em 2018 ago 18]; 21(1):7-14. Disponível em: https://www.ncbi.nlm.nih.gov/pubmed/17430824.
4. Eide K, et al. Continuous subcutaneous administration of the N-methyl-D-aspartic acid (NMDA) receptor antagonist ketamine in the treatment of post-herpetic neuralgia. Pain. 1995 mai; 61(2):221-8.
5. Kiefer RT, et al. Efficacy of ketamine in anesthetic dosage for the treatment of refractory complex regional pain syndrome: an open-label phase II study. Pain Med. 2008 fev; 9(8):1173-201.
6. Noppers I, et al. Ketamine for the treatment of chronic non-cancer pain. Expert Opin Pharmacother. 2010 out [acesso em 2018 ago 18]; 11(14):2417-29. Disponível em: https://www.ncbi.nlm.nih.gov/pubmed/20828267.
7. Feder A, et al. Efficacy of intravenous ketamine for treatment of chronic posttraumatic stress disorder: a randomized clinical trial. JAMA Psychiatry. 2014 jun [acesso em 2018 ago 20]; (71):6. Disponível em: https://www.ncbi.nlm.nih.gov/pubmed/ 24740528.
8. Singh JB, et al. Intravenous esketamine in adult treatment-resistant depression: a double-blind, double-randomization, placebo-controlled study. Biol Psychiatry. 2015 set; 80(6):424-31.
9. American Cancer Society. Cancer treatment and survivorship, facts and figures 2016-2017. Disponível em: https://www.cancer.org/content/dam/cancer-org/research/cancer-facts-and-statistics/cancer-treatment-and-survivorship-facts-and-figures/cancer-treatment-and-survivorship-facts-and-figures-2016-2017.pdf. Acessado em 2018 set 1.
10. Instituto Nacional do Câncer José Alencar Gomes da Silva. Estimativa 2018. Disponível em: http://www.inca.gov.br/estimativa/2018/casos-taxas-brasil.asp. Acessado em 2018 set 4.
11. van den Beuken-Van Everdingen MH, et al. Prevalence of pain in patients with cancer: a systematic review of the past 40 years. Ann Oncol. 2007 mar; 18(9):1437-49.
12. Singh V, et al. Intranasal ketamine and its potential role in cancer-related pain. Pharmacotherapy. 2018 mar; 38(3):390-401.
13. Davis MP, Walsh D. Epidemiology of cancer pain and factors influencing poor pain control. Am J Hosp Palliat Care. 2004 mar; 21(2):137-42.
14. Ventafridda V, et al. Who guidelines for the use of analgesics in cancer pain. Int J Tissue React. 1985; 7(1):93-6.
15. Wiffen PJ, et al. Opioids for cancer pain - an overview of Cochrane reviews. Cochrane Database Syst Rev. 2017; 7:CD012592.
16. Petrenko AB, et al. The role of N-methyl-D-aspartate (NMDA) receptors in pain: a review. Anesth Analg. 2003 out; 97(4):1108-16.
17. Zgaia AO, et al. The role of ketamine in the treatment of chronic cancer pain. Clujul Med. 2015 nov; 88(4):457-61.
18. Okamoto Y, et al. Can gradual dose titration of ketamine for management of neuropathic pain prevent psychotomimetic effects in patients with advanced cancer? Am J Hosp Palliat Care. 2013 ago; 30(5):450-4.

19. Malinovsky JM, et al. Ketamine and norketamine plasma concentrations after i.v., nasal and rectal administration in children. Br J Anaesth. 1996 ago; 77(2):203-7.

20. Blonk MI, et al. Use of oral ketamine in chronic pain management: a review. Eur J Pain. 2012 mai; 14(5):466-72.

21. Bell RF, Eccleston C, Kalso EA. Ketamine as an adjuvant to opioids for cancer pain (review). Cochrane Database Syst Rev. 2012; 11:CD003351.

22. Hardy J, et al. Randomized, double-blind, placebo-controlled study to assess the efficacy and toxicity of subcutaneous ketamine in the management of cancer pain. J Clin Oncol. 2012 out; 30(29):3611-7.

23. Salas S, Frasca M, Planchet-Barraud B, et al. Ketamine analgesic effect by continuous intravenous infusion in refractory cancer pain: considerations about the clinical research in palliative care. J Palliat Med. 2012 mar; 15(3):287-93.

24. Ishizuka P, Garcia JBS, Sakata RK, et al. Assessment of oral s+ ketamine associated with morphine for the treatment of oncologic pain. Rev Bras Anestesiol. 2007 fev; 57(1):19-31.

25. Kurdi MS, Theerth KA, et al. Ketamine: current applications in anesthesia, pain, and critical care. Anesth Essays Res. 2014 set/dez; 8(3):283-90.

26. Jackson K, Ashby M, et al. "Burst" ketamine for refractory cancer pain: an open-label audit of 39 patients. J Pain Symptom Manage. 2011 out; 22(4):834-42.

27. Liao Y, Tang J, Ma M, et al. Frontal white matter abnormalities following chronic ketamine use: a diffusion tensor imaging study. Brain. 2012 jul; 133(7):2115-22.

28. Storr TM, Quibell R. Can ketamine prescribed for pain cause damage to the urinary tract? Palliat Med. 2009 out; 23(7):670-2.

29. Kronenberg RH. Ketamine as an analgesic: parenteral, oral, rectal, subcutaneous, transdermal and intranasal administration. J Pain Palliat Care Pharmacother. 2002; 16(3):27-35.

30. Vranken JH, Dijkgraaf MG, et al. Iontophoretic administration of s (+)-ketamine in patients with intractable central pain. Pain. 2005 nov; 118(1):224-31.

31. Jackson K, Ashby M, Howell D, et al. The effectiveness and adverse event profile of "burst" ketamine in refractory cancer pain: The VCOG PM 1-0 study. J Palliat Care. 2010; 26:176-83.

32. Maren I, Blonk A, et al. Use of oral ketamine in chronic pain management: a review. Eur J Pain; 2009 set.

33. Clark JL, Kalan GE. Effective treatment of severe cancer pain of the head using low-dose ketamine in an opioid tolerant patient. J Pain Symptom Manage. 1995 mai; 10(4):310-4.

34. Vielvoye-Kerkmeer AP, van der Weide M, Mattern C. Re: clinical experience with ketamine. J Pain Symptom Manage. 2000; 19:3e4.

35. Cvrcek P. Side effects of ketamine in the long-term treatment of neuropathic pain. Pain Med. 2008 mar; 9(2):253-7.

36. Dale O, Hjortkjaer R, Kharasch ED. Nasal administration of opioids for pain management in adults. Acta Anaesthesiol Scand. 2002 ago; 46(7):759-70.

37. Carr DB, Goudas LC, et al. Safety and efficacy of intranasal ketamine for the treatment of breakthrough pain in patients with chronic pain: a randomized, double-blind, placebo-controlled, crossover study. Pain. 2004 mar; 108(1):17-27.

38. Benrath J, Scharbert G, et al. Long-term intrathecal s(+)-ketamine in a patient with cancer-related neuropathic pain. Br J Anaesth. 2005 ago; 95(2):247-9.

39. Vranken JH, et al. Treatment of neuropathic cancer pain with continuous intrathecal administration of S +-ketamine. Acta Anaesthesiol Scand. 2004 fev; 48(2):249-52.

40. Yang CY, et al. Intrathecal ketamine reduces morphine requirements in patients with terminal cancer pain. Can J Anaesth. 1996 abr; 43(4):379-83.

41. Chung WJ, Pharo GH. Successful use of ketamine infusion in the treatment of intractable cancer pain in an outpatient. J Pain Symptom Manage. 2007 jan; 33(1):2-5.

42. Mercadante S, Arcuri E, et al. Effect of intravenous ketamine in cancer patients on morphine therapy: a randomized, controlled, double-blind, crossover, double-dose study. J Pain Symptom Manage. 2000 out; 20(4):246-52.

43. Schwartzman RJ, et al. Outpatient intravenous ketamine for the treatment of complex regional pain syndrome: a double-blind placebo controlled study. Pain. 2009 dez; 147(1):107-15.

Capítulo 40

Uso de Canabinoides na Dor no Câncer

Fabíola Peixoto Minson
Catarina Leticia Rodrigues Barbalho

■ INTRODUÇÃO

Os canabinoides fazem parte do grupo de compostos químicos que produzem seus efeitos por meio da ativação dos receptores canabinoides. São compostos ativos com 21 átomos de carbono presentes na *Cannabis sativa* (CS), além dos análogos e possíveis produtos de transformação. A CS, planta da qual se derivam os canabinoides, vem sendo usada em medicina há séculos, havendo registros de seu uso desde a China antiga, passando pela Europa Napoleônica e a Inglaterra do século XIX. No Brasil, há relatos de sua utilização desde o descobrimento, em 1500.[1]

O uso medicinal da planta CS tem sido recomendado para diversas condições clínicas. Nesse sentido, vale a pena ressaltar que as duas classes de fármacos mais utilizados no tratamento da dor (opioides e anti-inflamatórios) são de origem vegetal. De maneira semelhante, os estudos relacionados às propriedades farmacológicas da CS e seu potencial uso terapêutico ganharam grande impulso nas últimas décadas, principalmente, a partir do isolamento, em 1964, do seu principal componente psicoativo, o Δ9-tetra-hidrocanabinol (THC).[2]

Esse avanço propiciou a descoberta do sistema "canabinérgico", endógeno posteriormente denominado sistema endocanabinoide (SEC) ou canabinoide endógeno. Diversas evidências clínicas e experimentais vem sugerindo a participação do SEC na modulação da dor, abrindo espaço para o desenvolvimento farmacêutico nessa área.[1]

Em 1988, foi identificado o primeiro receptor canabinoide, posteriormente denominado receptor endocanabinoide 1 (CB1). Em 1993, um segundo receptor foi descoberto e designado receptor endocanabinoide 2 (CB2). Ambos os receptores pertencem a família de proteínas de membrana celular acopladas as proteínas G. A distribuição tecidual dos receptores CB1 ocorre principalmente nos gânglios da base, cerebelo, hipocampo, córtex, medula espinhal e em nervos periféricos, o que explica a maior parte dos efeitos psicotrópicos. Os receptores CB2 são encontrados nas células do sistema imune, o que em parte pode explicar os efeitos dessas substâncias sobre a dor e a inflamação.[1,2]

■ FARMACOLOGIA

Os canabinoides são divididos em três tipos: os fitocanabinoides, os canabinoides sintéticos e os canabinoides endógenos ou endocanabinoides (Figura 40.1).[3]

Os endocanabinoides são substâncias químicas naturais representadas principalmente pela anandamida (N-araquidonoil etanolamina) e pelo 2-araquidonoil glicerol. A anandamida e o 2-araquidonoil glicerol são compostos encontrados em diversos animais, especialmente naqueles que hibernam, e estão fisiologicamente relacionados a funções como relaxar, comer, dormir, esquecer e proteger.[1,2,4]

O SEC engloba os endocanabinoides, suas enzimas de síntese e de catabolismo, e seus receptores correspondentes. O nome anandamida deriva do termo sanscrítico *ananda*, que significa êxtase, felicidade suprema, gozo ou bem-aventurança. Tanto a anandamida como o 2-araquidonoil glicerol são agonistas dos receptores CB1 e CB2.

Evidências clínicas e experimentais sugerem que o SEC tem importante papel fisiológico na regulação de várias vias de sinalização, incluindo aquelas envolvidas na fisiopatologia da dor. Os endocanabinoides parecem ser mediadores envolvidos na modulação de fenômenos dolorosos como o *wind up* e a alodinia.[2] Perifericamente, a ativação dos receptores CB1 parece exercer uma ação importante na redução tanto da hiperalgesia como da alodinia. A resposta inflamatória mediada por astrócitos e micróglia depende de mecanismos que envolvem a ativação dos receptores CB2 espinhais.[4]

Os fitocanabinoides são representados por mais de 100 produtos encontrados naturalmente no extrato bruto da *Cannabis sativa*. O tetra-hidrocanabidiol (THC) e o

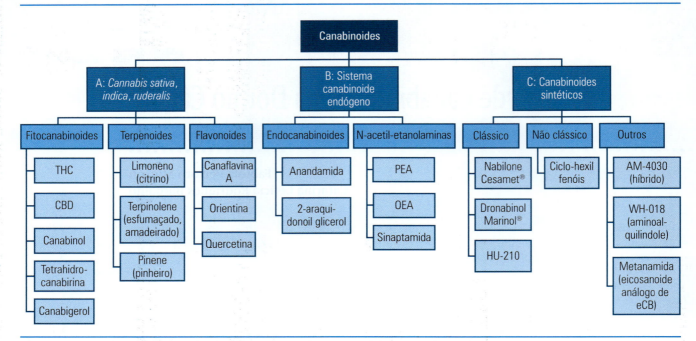

Figura 40.1. Classificação dos canabinoides.[3]

canabidiol (CBD) são os mais estudados. O THC age em processos inflamatórios, inibe prostaglandinas e tem atividade antioxidante (por mecanismos não canabinoides). O canabidiol inibe liberação de glutamato no hipocampo (reduz resposta dolorosa mediada NMDA). O canabidiol inibe a recaptação de anandamida, além de reduzir o metabolismo hepático do THC, o que reduz assim as alterações psicóticas e os sinais e sintomas de ansiedade. Dessa maneira, o canabidiol parece agir como um modulador do SEC, atenuando os efeitos do THC sobre o comportamento. Estes compostos principais, THC e canabidiol, são disponíveis isoladamente em ou diferentes concentrações e proporções THC:canabidiol, sob a forma de *spray* transmucoso, óleos e cápsulas. Na Europa, as concentrações de THC variam de 1 a 22% e de CBD de 0,05 a 9%.[5]

É interessante perceber que parece haver um sinergismo farmacológico entre substâncias canabinoides e opioides, e que esse fenômeno poderia potencializar os efeitos analgésicos de ambas, reduzindo assim as doses utilizadas sem prejuízo do efeito terapêutico, além de diminuir de maneira significativa os seus efeitos adversos.[3,5]

Os canabinoides sintéticos também agem nos receptores CB1 e CB2, e mimetizam os efeitos dos fitocanabinoides.[1,6,7] Classicamente indicado para o tratamento da perda de apetite em pacientes com vírus da imunodeficiência humana e para o tratamento de náuseas e vômitos em paciente em quimioterapia, o dronabinol é um exemplo de canabinoide sintético, e encontra-se disponível no mercado americano em cápsulas gelatinosas. A nabilona é outro análogo semissintético do THC, disponível em cápsulas orais tanto nos Estados Unidos como na Europa. Apresenta efeito terapêutico mais prolongado do que o THC por possuir potência farmacológica aproximadamente 10 vezes maior, assim como também por apresentar maior meia-vida. Apesar dos relatos do uso da nabilona no tratamento da dor neuropática e de outras síndromes dolorosas, sua indicação clássica é como agente antiemético para pacientes em quimioterapia.[6]

■ **EFICÁCIA DOS CANABINOIDES NA DOR RELACIONADA AO CÂNCER**

Vários estudos foram conduzidos para se testar a eficácia analgésica dos canabinoides em dor, com bons resultados em dores neuropáticas, porém pouco específicos e com boa qualidade científica na dor do câncer.[3,8]

Uma revisão de 28 estudos randomizados e placebo controlados, que englobou 3 estudos em dores oncológicas, concluiu moderada evidência científica suportando o uso de canabinoides em dor crônica, independente do tipo.[3] Em 1975, Noyes demonstrou, com uma amostra pequena de pacientes, que o Δ9-THC era significativamente superior ao placebo e com analgesia comparável a codeína, porém com maior índice de sedação.[5,8] Após este estudo pioneiro, várias publicações analisaram combinações Δ9-THC/CBD em pacientes refratários a opioides. Portenoy e colaboradores encontraram uma grande proporção de pacientes que reportaram analgesia com baixas doses de nabiximol, comparado com placebo.[5,8] A intolerância por efeitos adversos significativos não ocorreu com baixas doses de canabinoides, ocorreu apenas no grupo que recebeu altas doses destes medicamentos. Johnson e colaboradores acharam superioridade no alívio da dor em pacientes tratados com a combinação de Δ9-THC/CBD em comparação com Δ9-THC sozinho ou placebo, o que foi mantido por mais de 2 anos, sem necessidade de aumento nas dosagens dos opioides.[5] De maneira similar, Bar-Sela e colaboradores fizeram um estudo observacional e encontraram, além de melhora na dor relacionada ao câncer, redução das doses de opioides consumidas em 50% da amostra.[9-11]

Os 4 melhores estudos de uso de canabinoides em dores relacionadas ao câncer conduzidos dos últimos 10 anos demonstraram, em uma amostra de 1.130 pacientes com duração de tratamento de 2 a 9 semanas, melhora da qualidade de vida comparado ao placebo.

Ponto-chave: canabinoides podem ser considerados como parte de um teste terapêutico individual para dor do câncer sem alívio suficiente com opioides, outros analgésicos e adjuvantes, além das técnicas de medicina intervencionista da dor após um período bem estabelecido.

■ USO EM DORES NEUROPÁTICAS

A recomendação atual para a farmacoterapia em dores neuropáticas propõe como primeira linha e com forte evidência científica, o uso de antidepressivos tricíclicos, inibidores de receptação de serotonina e noradrenalina, pregabalina e gabapentina. Como segunda linha, estão os *patches* de lidocaína, capsaicina e tramadol. Em painel de opinião de experts, os canabinoides entram como a terceira linha de tratamento para dores neuropáticas.[5,12]

Neuropatia pós-quimioterapia

Com o NNT (número necessário para tratamento de 5) em um estudo, o nabiximol apresentou eficácia semelhante a outros agentes da primeira e segunda linha em pacientes com neuropatia periférica induzida por quimioterapia.[13,14]

Ponto-chave: os medicamentos à base de *Cannabis* podem ser considerados como terapia de terceira linha para dor neuropática crônica.

■ CONTRAINDICAÇÕES

O uso de canabinoides tem suas contraindicações bem definidas, sendo desaconselhado para pacientes menores de 25 anos, pois seu uso em pessoas muito jovens predispõe a risco aumentado de transtornos psicossociais, como ideação suicida, uso de drogas ilícitas e prejuízo da função cognitiva em longo prazo.[5,15] Também são contraindicados para pacientes com histórico de psicose, uso recreativo de CS e, nestes casos, deve-se encaminhar o paciente para tratamento da dependência. Em pacientes com histórico de abuso de substâncias ou outras drogas psicoativas, em decorrência da predisposição em desenvolver desordens de abuso dessas substâncias, a terapia com canabinoides também é contraindicada. O uso de canabinoides pode liberar catecolaminas, causando vasoconstrição e taquicardia. Em pacientes com doenças cardiovasculares, como angina e arritmia, e naqueles com doenças cerebrovasculares, devem ser usados com precaução. Seu uso não é recomendado para gestantes, e ainda deve ser prescrito com cautela em pacientes com desordens de humor ou ansiedade, tabagistas, etilistas crônicos ou com histórico de abuso de benzodiazepínicos, opioides ou outros sedativos.[1,5]

Pontos-chave:
• Uma história de reação de hipersensibilidade a medicamentos à base de *Cannabis* é uma contraindicação absoluta.
• Gravidez (contemplando ou existente)/lactação, crianças e adolescentes são contraindicações absolutas, exceto em circunstâncias excepcionais.
• História atual ou pregressa de transtorno mental (especialmente abuso de substâncias e dependência) e psicose são contraindicações relativas.
• Convulsões e distúrbios cardíacos graves são contraindicações relativas.

■ EFEITOS ADVERSOS

O espectro de efeitos adversos do uso de canabinoides é vasto e pode ser dividido em efeitos desejáveis e indesejáveis. Dentro do primeiro grupo encontram-se os efeitos ansiolíticos, diminuição da percepção dolorosa, ação anticonvulsivante e antiemética, estimulação do apetite em pacientes inapetentes, melhora do sono, diminuição da espasticidade com aumento do relaxamento do tônus muscular e controle do glaucoma com redução da pressão intraocular. No segundo grupo estão taquicardia, hipertensão, despertares noturnos, diminuição da capacidade cognitiva, da concentração e da memória, ansiedade, psicose, alucinações, depressão e apatia.[14,15]

Embora o uso medicinal de CS possa levar à ocorrência de efeitos colaterais de ordem psíquica, estes são mais discretos do que os experimentados com seu uso recreativo pois a dosagem medicinal é restrita a, no máximo, 1 g/dia. Não há relatos de *overdose* por CS medicinal, uma vez que há quantidade baixa de receptores no tronco cerebral, o que torna o risco de depressão cardiorrespiratória ínfimo.

■ SITUAÇÃO ATUAL SOBRE A PRESCRIÇÃO DE CANABINOIDES NO BRASIL E NO MUNDO

No Brasil, a Agência Nacional de Vigilância Sanitária (ANVISA) retirou o canabidiol da lista de substâncias proibidas em 2015 e, em sua mais recente resolução, autoriza a prescrição e a importação de medicamentos e produtos com THC e/ou canabidiol. A decisão da ANVISA deve ser vista como uma grande vitória, os medicamentos foram liberados apenas para o tratamento de epilepsia refratária e alguns tipos de dor, e devem ser importados por pessoa física para uso próprio e sob prescrição médica.

Alguns países já legalizaram o uso medicinal de *C. sativa*, inclusive para o tratamento da dor, tendo sido o Uruguai o primeiro deles na América do Sul. Outros países como Holanda, Espanha, Canadá e alguns estados dos Estados Unidos têm legislações específicas para o plantio e o uso de canabinoides.[5,16,17]

Ponto-chave: existem diferenças na aprovação e disponibilidade de medicamentos à base de *Cannabis* naturais, sintéticos ou semissintéticos em diferentes países.

■ CONCLUSÃO

Os tratamentos clínicos disponíveis atualmente são insuficientes para o controle da dor no câncer crônica refratária. Nesse contexto, torna-se necessário o desenvolvimento de novos medicamentos para ampliar as possibilidades terapêuticas. Em concordância com os artigos revisados, o uso de canabinoides constitui uma terapia antálgica promissora em oncologia (Figura 40.2 e Tabela 40.1).

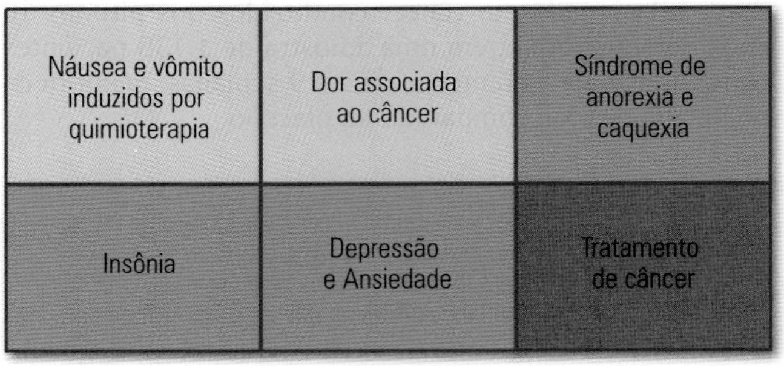

Figura 40.2. Indicações de canabinoides em oncologia: adequada evidência para tratamento de náuseas e vômitos induzidos por quimioterapia e dor relacionada ao câncer (azul-claro); evidência fraca para ganho de peso, distúrbios do sono e do humor (azul-escuro); nenhuma evidência clínica significativa para tratamento do câncer (cinza).[3]

Tabela 40.1. **Boa prática clínica para prescrição de canabinoides**[5]

Avaliação e supervisão adequadas de pacientes com dor crônica potencialmente tratados por medicamentos à base de *Cannabis*
Pontos-chave:
Todos os pacientes com dor devem ser adequadamente avaliados por clínicos competentes com base em uma abordagem biopsicossocial. A estratégia de gestão deve ser concebida e implementada com a devida atenção às melhores práticas internacionais
Todos os médicos que prescrevem devem estar familiarizados com as técnicas de avaliação da dor e as diretrizes de manejo, incluindo o uso seguro e eficaz de medicamentos à base de *Cannabis*
A monoterapia com medicamentos à base de *Cannabis* deve ser evitada. A terapia medicamentosa deve ser combinada com terapias físicas e/ou psicológicas, se apropriado
Na tomada de decisão compartilhada, os pacientes devem ser informados sobre os benefícios para indicações específicas, incluindo os números necessários para tratar (com duração), bem como sobre eventos adversos comuns. Informe o paciente sobre informações disponíveis on-line sobre o uso de *Cannabis* medicinal disponível (p. ex., Gabinete Holandês de *Cannabis* Medicinal 2011; Health Canada, 2016; ANVISA 2018)
A dose correta de quaisquer medicamentos à base de *Cannabis* é a menor dose possível que atinge o efeito clínico desejado (p. ex., alívio da dor de 30% ou mais, melhoria significativa da funcionalidade diária) com o perfil mínimo de efeitos colaterais
Um período de teste de, no máximo, 3 meses deve ser considerado tanto pelos pacientes quanto pelos prescritores, para avaliar a eficácia e a segurança do tratamento. No final deste período de testes, o tratamento em longo prazo só deve ser considerado com melhoria significativa e ausência de questões ligadas a segurança do paciente
Se for alcançado um resultado satisfatório, o doente deve permanecer sob vigilância médica rigorosa durante o período de duração da terapêutica medicamentosa à base de *Cannabis*
Se os objetivos predefinidos do tratamento não forem alcançados e/ou for inaceitável o fardo dos efeitos colaterais e/ou se forem observados sinais de abuso e uso indevido, os medicamentos específicos à base de *Cannabis* devem ser retirados com segurança e opções alternativas ativamente exploradas
Os doentes e as famílias devem ser plenamente informados sobre a utilização e o armazenamento de medicamentos à base de *Cannabis* e ser totalmente apoiados durante todo o período de duração da terapêutica
Os medicamentos à base de *Cannabis* devem ser dispensados por farmacêuticos competentes e responsáveis, tendo devidamente em conta as regulamentações locais e nacionais e de acordo com as melhores práticas internacionais
Um médico único deve ser responsável pelas prescrições de tratamento e pelo acompanhamento, para uma utilização mais segura
Em pacientes com qualquer tipo de transtorno psiquiátrico, o tratamento deve incluir psiquiatra no início e no seguimento

O'Brien Häuser et al. The main principles of GCP for prescribing cannabis-based medicines for chronic pain do not differ from the ones for prescribing other drugs, e.g. opioids, for chronic pain; 2017.

■ REFERÊNCIAS BIBLIOGRÁFICAS

1. Lessa MA, Cavalcanti IL, Figueiredo NV. Derivados canabinóides e o tratamento farmacológico da dor. São Paulo: Rev Dor. 2016 jan./mar; 17(1):47-51.
2. Ascenção MD, Lustosa VR, Silva LJ. Canabinoides no tratamento da dor crônica. Revista de Medicina e Saúde de Brasília; 2016.
3. Ilit Turgeman I, Bar-Sela G. Cannabis for cancer – illusion or the tip of an iceberg: a review of the evidence for the use of Cannabis and synthetic cannabinoids in oncology; Expert Opinion on Investigational Drugs; Dec 2018.
4. Castaneto MS, Gorelick DA, Desrosiers NA, Hartman RL, Pirard S, Heustis MA. Synthetic cannabinoids: epidemiology, pharmacodynamics, and clinical implications. Drug and Alcohol Dependence. 2014; 144:12-41.
5. Häuser W, Finn DP, Kalso E, Krcevski-Skvarc N, Kress HG, Morlion B, Perrot S, Schäfer M, Wells C, Brill S. European Pain Federation (EFIC) position paper on appropriate use of cannabis – based medicines and medical cannabis for chronic pain management. Eur J Pain; 2018. doi: 10.1002/ejp.1297.
6. International Association for the study of pain. Medical Cannabis and Pain. v. XXII, n. 3, October 2014.
7. Bonfá L, Vinagre RCO, Figueiredo NV. Uso de canabinoides na dor crônica e em cuidados paliativos. Campinas: Rev Bras Anestesiol. 2008 mai/Jun; 58(3).
8. Shin S, Mitchell C, Mannion K, Smolyn J, Meghani SH. An Integrated Review of Cannabis and Cannabinoids in Adult Oncologic Pain Management. Pain Manag Nurs. 2018; 1-12.
9. Blake A, Wan BA, Malek L, DeAngelis C, Diaz P, Lao N, Chow E, O'Hearn S. A selective review of medical cannabis in cancer pain management. Review Article; 2017.
10. Whiting PF, Wolff RF, et al. Medical Use of Cannabinoids. JAMA. 2015; 313(24):2456-73.
11. Brown MRD, Farquhar-Smith WP. Cannabinoids and cancer pain: A new hope or a false dawn? Eur J Intern Med. 2018 Mar; 49:30-6.
12. Casey SL, Vaughan CW. Based Cannabinoids for the Treatment of Chronic Neuropathic Pain. Medicines (Basel). 2018 jul; 5(3).
13. Lynch ME, Rittenberg PC, Hohmann AG. A Double-Blind, Placebo-Controlled, Crossover Pilot Trial With Extension Using an Oral Mucosal Cannabinoid Extract for Treatment of Chemotherapy-Induced Neuropathic Pain. J Pain Symp Manag. 2014 jan; 47(1).
14. Badowski ME. A review of oral cannabinoids and medical marijuana for the treatment of chemotherapy induced nausea and vomiting: a focus on pharmacokinetic variability and pharmacodynamics. Cancer Chem Pharm. 2017; 80:441-9.
15. Pellati F, Borgonetti V, Brighenti V, Biagi M, Benvenuti S, Corsi. *Cannabis sativa L.* and Nonpsychoactive Cannabinoids: Their Chemistry and Role against Oxidative Stress, Inflammation, and Cancer. BioMed Research International. Volume 2018 Article ID 1691428, 15 pages.
16. Pascual D, Sánchez-Robles EM, García MM, Goicoechea C. Chronic pain and cannabinoids. great expectations or a christmas carol. Biochem Pharmacol. 2018 nov; 157:33-42.
17. Weiss SRB, Howlett KD, Baler RD. Building smart cannabis policy from the science up. Intern J Drug Policy 2017; 42:39-49.

Capítulo 41

Uso de Opioides na Dor no Câncer

Leandro Mamede Braun
Igor Santos Martins
Ana Beatriz Dória Vigna
Tainá Melo Vieira Motta

■ INTRODUCÃO

Apesar da melhora do tratamento no últimos 15 anos, a dor relacionada ao câncer continua afetando significativamente a saúde pública. A dor continua sendo o sintoma mais temido, sendo que nesses pacientes ela transcende seu conceito tradicional e se encaixa no conceito de "dor total" descrito por Cecily Saunders, refletindo a interação da percepção dolorosa com a incapacidade física, isolamento social e familiar, preocupações financeiras, temor das sequelas relacionadas à doença e medo da morte.[1]

Não menos de um terço dos pacientes com câncer apresenta dor no momento do diagnóstico, enquanto dois terços com a doença em estágio avançado classificam sua dor como de intensidade moderada ou severa. A falta do controle dos sintomas álgicos se associa com maiores índices de depressão, somatização, hostilidade e ansiedade. Pacientes com dor causada pelo câncer apresentam maior incidência de desordens emocionais do que pacientes sem dor, embora estes respondam menos ao tratamento e possuam menor expectativa de vida.[2]

A dor relacionada ao câncer continua sendo estigmatizante e o medo dos pacientes está relacionado à presença da dor, aos mitos e preconceitos sobre as drogas utilizadas para tratá-la, ao tratamento antineoplástico com suas repercussões físicas, sociais e emocionais, às vezes mutilante, resultando em incapacidade, sofrimento e medo da morte. A dor psíquica, ou sofrimento, tem grande impacto na qualidade de vida do paciente. Ignorar esse tipo de dor é tão perigoso quanto ignorar a dor somática. A dor física e a dor psíquica estão intimamente relacionadas, o que mostra a importância da interdisciplinaridade no cuidado do paciente com dor oncológica.[3]

Apesar do uso da tecnologia de ponta no diagnóstico precoce das neoplasias, do desenvolvimento de novas técnicas de radioterapia e cirurgia, além do surgimento de novas drogas antineoplásicas, pouca atenção vem sendo dada ao controle adequado da dor, principalmente nos países subdesenvolvidos. Em 1990, esse fato levou a Organização Mundial de Saúde (OMS) a decretar que a dor associada às neoplasias constitui uma emergência médica mundial.[4]

■ EPIDEMIOLOGIA

No Brasil, para tentarmos mensurar a prevalência de dor oncológica, faz-se necessária uma análise prévia do perfil epidemiológico do câncer no país. Segundo as estimativas divulgadas pelo Ministério da Saúde sobre a incidência de Câncer em 2018 no Brasil, com relação ao biênio 2018-2019, estima-se a ocorrência de 600 mil novos casos de câncer para cada ano. Essas estimativas refletem o perfil de um país que possui os cânceres de próstata, pulmão, mama feminina, cólon e reto, entre os mais incidentes, sendo estes considerados cânceres relacionados à urbanização e ao desenvolvimento. Entretanto, o país ainda apresenta altas taxas de incidência para os cânceres do colo do útero, estômago e esôfago, que se relacionam à existência de infecções prévias e, portanto, ao subdesenvolvimento. As razões para o aumento da mortalidade por câncer variam de região para região. Alguns fatores são conhecidos, como o tabagismo, as dietas insalubres, a redução de atividade física e o aumento da expectativa de vida.[5]

Avaliando as diferentes regiões geográficas do Brasil, evidencia-se uma grande variação na magnitude e nos tipos de câncer. As regiões Sul e Sudeste concentram 70% da ocorrência de novos casos, merecendo destaque que na região Sudeste encontra-se quase a metade dessa incidência, mantendo o predomínio dos cânceres de próstata e de mama feminina como os mais frequentes. A região Centro-Oeste, apesar de semelhante, apresenta também os cânceres de colo de útero e de estômago entre os mais incidentes. Nas regiões Norte e Nordeste também apresentam os cânceres de próstata e mama feminina entre os principais, porém a incidência dos cânceres do colo do útero e estômago possui grande relevância nesta população. A região Norte é a única do país onde as taxas dos cânceres de mama e do colo do útero se equivalem entre as mulheres.

De forma mais detalhada, os tipos de câncer mais incidentes em homens são próstata (31,7%), pulmão (8,7%), intestino (8,1%), estômago (6,3%) e cavidade oral (5,2%). Nas mulheres, os cânceres de mama (29,5%), intestino (9,4%), colo do útero (8,1%), pulmão (6,2%) e tireoide (4,0%) figuram entre os principais; à exceção do câncer de pele não melanoma, o mais prevalente em ambos os sexos. Vale salientar que as taxas de incidência ajustadas por idade tanto para homens (217,27/100 mil) quanto para mulheres (191,78/100 mil) são consideradas intermediárias e compatíveis com as apresentadas para países em desenvolvimento.[5]

Com essa estimativa de chamar atenção, e números absolutos tão altos, o constante interesse pelo manejo de uma das comorbidades de maior prevalência dessa patologia, a dor, é fundamental. A experiência dolorosa inclui não só aspectos sensitivos, mas também emocionais e culturais, indissociáveis e que devem ser igualmente investigados e manejados de modo adequado. Por isso, o tratamento da dor oncológica é complexo, multiprofissional e inclui diversas terapêuticas, além do tradicional tratamento medicamentoso. E apesar dos tantos desafios no manejo clínico dessa queixa tão temida, o foco principal deve ser fortalecer a ideia que, com o tratamento individualizado, pode-se alcançar uma analgesia adequada.

Em termos globais, uma revisão sistemática que incluiu 52 artigos produzidos nos últimos 40 anos nos diferentes continentes, sobre a prevalência de dor em pacientes com câncer, mostrou que 64% dos pacientes com metástase ou câncer avançado apresentam dor, além de 59% dos pacientes em tratamento ativo apresentarem a mesma queixa. Mesmo após o tratamento curativo, 33% dos pacientes continuam queixando-se de dor crônica. Com essa mesma revisão, também foi possível observar que mais de um terço de todos os pacientes com dor oncológica relatam sofrer de dor considerada de intensidade de moderada à severa. Outros dados internacionais corroboram essa realidade ao evidenciar que cerca de 5 a 10% dos sobreviventes ao câncer apresentam dor crônica severa capaz de interferir significativamente no desempenho funcional do paciente.[6]

Barreiras ao adequado tratamento da dor

Infelizmente, no Brasil, ainda não existe uma política efetiva de saúde pública que atenda de forma satisfatória as necessidades do paciente portador de dor oncológica e que careça de prática dos cuidados paliativos. A OMS tem estabelecido políticas de implementação e disseminação do conhecimento por meio de programas educacionais em todo o mundo.

A Associação Internacional para o Estudo da Dor (IASP), com o apoio de suas afiliadas, como a Sociedade Brasileira de Estudo da Dor (SBED), tem desenvolvido um trabalho de excelência na área educacional enfatizando a importância de um currículo mínimo para os profissionais da área de saúde, do manejo adequado da dor oncológica e do controle dos sintomas indesejáveis nos cuidados paliativos. Existe a necessidade de criar programas educacionais para os profissionais da área de saúde e para a população leiga sobre o manejo adequado da dor. Há uma grande restrição quanto a dispensação de analgésicos opioides, isso porque poucos são os serviços públicos, no Brasil, que fornecem, gratuitamente, opioides fortes e/ou drogas coadjuvantes. Pode-se dizer, assim, que as barreiras ao adequado tratamento da dor são multifatoriais e incluem:

- Desconhecimento sobre os mecanismos fisiopatológicos das síndromes dolorosas relacionadas ao câncer;
- Desconhecimento sobre a terapêutica (farmacológica e não farmacológica) em uso no tratamento dos diversos mecanismos;
- Medo da dependência física e psicológica, adição, tolerância e/ou efeitos colaterais relacionados ao uso de opioides (paciente, família e profissionais de saúde);
- Desconhecimento da avaliação correta da dor, quanto à localização, intensidade, irradiação, variação temporal, e fatores de melhora ou piora do sintoma;
- Medo de que a utilização de opioides venham acelerar a morte na fase terminal;
- Ausência de informações sobre dor nos currículos de médicos e de outros profissionais de saúde;
- Falta de informação e crenças incorretas, responsáveis por levar os pacientes a acreditarem que a dor do câncer é inevitável e intratável.[7]

■ ESCADA ANALGÉSICA DA ORGANIZAÇÃO MUNDIAL DE SAÚDE[8,9]

A Organização Mundial de Saúde (OMS), em 1986, com participação da Associação Internacional para Estudo da Dor (IASP), propôs um método para o manejo das dores oncológicas: a Escada Analgésica. A OMS sugeriu a organização e padronização do tratamento analgésico da dor baseado em uma escada de três degraus, nos quais ocorre uma progressão dos medicamentos prescritos de acordo com a intensidade da dor referida pelo paciente: 1) o primeiro degrau recomenda o uso de medicamentos anti-inflamatórios para dores fracas; 2) o segundo degrau sugere opioides fracos, que podem ser associados aos anti-inflamatórios do primeiro degrau, para dores moderadas; 3) o terceiro degrau consta de opioides fortes, associados ou não aos anti-inflamatórios, para dores fortes. Os adjuvantes podem ser associados, a qualquer momento, nos três degraus da escada.

A escada de três degraus indica somente a classes de medicamentos sem especificar os fármacos, o que permite flexibilidade e facilita a adaptação às particularidades de cada paciente e de seu país.[56]

A Escada Analgésica da OMS é um método simples, relativamente barato e eficaz em 70 a 90% das dores decorrentes de neoplasias malignas. O primeiro passo do tratamento é uma explicação ao paciente sobre as causas das dores oncológicas. Muitas vezes são empregadas as combinações de tratamento medicamentos e não medicamentosos. O controle álgico deve ser aplicado simultaneamente ao tratamento antineoplásico.

Os princípios da farmacoterapia propostos pela OMS podem ser resumidos em cinco tópicos, descritos a seguir.

Princípios pela Escada Analgésica

A Escada Analgésica se inicia com os anti-inflamatórios não hormonais, que constituem o primeiro degrau, para os casos de dores fracas. Se não houver alívio da dor, associa-se um opioide fraco, subindo para o segundo degrau da escada analgésica (dor leve a moderada). Contudo, se essa combinação não for suficiente, substitui-se o opioide fraco por um opioide forte, para tratamento de dor de grande intensidade. Somente um medicamento de cada categoria deve ser usado por vez. Medicamentos adjuvantes, como antidepressivos, anticonvulsivantes e neurolépticos, por exemplo, podem ser associados a qualquer momento e em todos os degraus da escada, de acordo com indicações específicas.

• Via oral

Os analgésicos devem ser administrados, preferencialmente, pela via oral. Outras vias de administração, como retal, transdérmica ou endovenosa, podem ser utilizadas em casos selecionados, como pacientes com disfagia, vômitos incoercíveis ou obstrução intestinal.

• Intervalos fixos

Os analgésicos devem ser administrados a intervalos regulares, sendo que a dose seguinte deve ser administrada antes que o efeito da dose anterior tenha cessado. A dose prescrita deve ser adequadamente correlacionada à intensidade da dor do paciente: inicia-se com doses pequenas, com aumentos progressivos até que ocorra o alívio completo. Alguns pacientes necessitam também de doses de resgate dos opioides, além das doses regulares prescritas, para controle de dores súbitas ou incidentais. A dose de resgate varia entre 10 e 30% da dose total diária.

• Individualização

A dose adequada dos opioides deve causar alívio da dor com menos efeitos adversos possíveis. Quando a analgesia não é adequada, sobe-se um degrau na escada analgésica. Não é indicado à prescrição de medicamentos da mesma categoria simultaneamente.[56]

• Atenção aos detalhes

Os horários dos medicamentos devem ser detalhados, bem como as possíveis complicações e os efeitos adversos, para que se possa realizar condutas profiláticas. Quando o uso é crônico, deve ser associado com laxativos para evitar a constipação reflexa que geralmente ocorre.[56]

Questionamento sobre a Escada Analgésica da OMS

Após mais de 30 anos de utilização, a continuidade da Escada Analgésica da OMS vem sendo quaestionada. Atualmente, acredita-se que ela tenha uma função educativa, porém poderia ser aperfeiçoada.

A prática clínica tem evidenciado que alguns medicamentos utilizados no segundo degrau da Escada Analgésica (opioides fracos) apresentam baixa eficácia, além de dose limitada. Por isso, em casos de dores moderadas a fortes, pode-se já iniciar os opioides fortes em baixas doses.

A indicação de procedimentos minimamente invasivos é outro ponto de questionamento no modelo tradicional da Escada Analgésica. Atualmente, esses procedimentos estão localizados em um hipotético quarto degrau da escada. A avaliação dos riscos e benefícios dos bloqueios anestésicos e outras técnicas da Medicina Intervencionista da Dor, concomitante com a utilização dos fármacos, pode ser indicada em qualquer fase do tratamento.

Os anticonvulsivantes, neurolépticos e antidepressivos são a base do tratamento da dor oncológica de característica neuropática. Nesses casos, os opioides são medicamentos secundários na terapêutica adotada.

Novos algoritmos foram propostos, entretanto a Escada Analgésica permanece como orientação para o tratamento farmacológico. Necessita-se de treinamento das equipes médicas para a prescrição desses analgésicos de forma adequada e individualizada.

Recomendações

- Não combinar dois anti-inflamatórios não esteroidais;
- Não associar dois opioides fracos;
- Dois opioides fortes só podem ser prescritos associados se um deles for utilizado como resgate.

■ OPIOIDES

A dor em pacientes oncológicos pode ser originada de diferentes mecanismos fisiopatológicos (nociceptiva, neuropática ou mista), pode ser aguda ou crônica e sofrer grande interação com fatores psicossociais e emocionais. Devido às suas diferentes formas de apresentação, a dor oncológica é melhor manejada com a associação de diferentes terapias e classes de fármacos.

Os opioides constituem um dos principais pilares da terapia medicamentosa no paciente oncológico, sendo assim é de suma importância conhecer em detalhes as opções de tais fármacos, as propriedades de cada um e a aplicabilidade no contexto clínico de cada paciente oncológico de forma individualizada.

Os opioides apresentam padrão favorável e grande eficácia e, por isso, são os analgésicos eleitos para o controle da dor moderada a grave. No entanto, deve-se atentar para a extensa lista de efeitos adversos possíveis.[11,12]

Na analgesia com opioides não há teto máximo de ação, ou seja, a dose pode ser aumentada virtualmente, sem limites. No entanto, é necessário atentar para os potenciais efeitos secundários, que muitas vezes condicionam a opção terapêutica, e para a possibilidade do desenvolvimento de tolerância farmacológica. Recomenda-se o uso de apenas um opioide de cada vez, e a escolha desse medicamento deve levar em consideração fatores como intensidade, tempo de ação, comodidade de via de administração, efeitos adicionais e colaterais.[13]

Farmacologia dos opioides
• Farmacocinética dos opioides

A farmacocinética é o estudo do destino dos fármacos no organismo após a sua administração. Envolve os processos de absorção, distribuição, biotransformação e excreção. Os processos farmacocinéticos são determinantes da prescrição medicamentosa, uma vez que interferem na dose e na via de administração a ser escolhida. Observando os opioides, sabe-se que os mesmos apresentam características farmacocinéticas próprias (Tabela 41.1) e que a compreensão desta farmacocinética é fundamental para o adequado manejo da dor.[14,15]

Considerando os opioides após a administração oral, observa-se que este fármaco transita por dois extremos de pH, o do estômago, ácido, e o do intestino, alcalino. Por ser uma base fraca, os opioides são melhor absorvidos em nível intestinal.

A maioria dos opioides, no entanto, sofre extenso metabolismo de primeira passagem hepática antes de chegar ao plasma, o que reduz a biodisponibilidade destes fármacos, como a morfina que tem disponível entre 35 e 70% de sua dose oral. A metadona é uma exceção a este padrão, pois, por sua baixa taxa de extração hepática na primeira passagem, apresenta alta biodisponibilidade, próxima a 97%.

A absorção é o primeiro passo para que um medicamento exerça sua ação no organismo, já que para um fármaco exercer seu efeito é necessário que o mesmo atravesse as membranas e alcance o local efetor. No caso dos opioides, o local efetor é representado pelos receptores opioides do tipo mu (μ), kappa (κ), sigma (σ), delta (δ) e épsilon (ε). Não existe, entretanto, absorção quando o opioide é aplicado diretamente na corrente sanguínea.

Uma vez absorvido, o fármaco cai na corrente sanguínea e precisa ser distribuído para os tecidos onde, efetivamente, atuará. O conceito do volume de distribuição tenta estimar o tamanho desses compartimentos com base em uma dose de medicação administrada. Quanto maior for a capacidade de penetrar tecidos periféricos, maior será o volume de distribuição.

Por outro lado, a velocidade e extensão com as quais uma substância penetra as membranas são determinadas por seu peso molecular, pela solubilidade lipídica, pela ligação a proteínas plasmáticas e pelo grau de ionização.

Uma molécula com baixo peso molecular atravessa mais rapidamente as membranas celulares, quando comparada a uma de elevado peso molecular. Em geral, os opioides têm baixo peso molecular. A maior lipossolubilidade permite ao fármaco passar pelas membranas plasmáticas, as quais são ricas em lipídeos, mais rapidamente. A morfina apresenta uma solubilidade lipídica pequena quando comparada com outros opioides. A solubilidade lipídica da morfina é de 1,4, enquanto a do fentanil é de 813, por exemplo. Em função disto, o início de ação da morfina é mais lento quando comparado ao do fentanil. E mais, a maior lipossolubilidade do remifentanil, do sufentanil, e em menor grau, do alfentanil, proporciona uma rápida biodisponibilidade destes fármacos, com início de ação mais precoce. De outra forma, a ligação às proteínas plasmáticas, sejam a albumina ou a α1-glicoproteína ácida, deixa menos fármaco livre para alcançar os receptores. O fentanil, o alfentanil e o sufentanil ligam-se principalmente a α1-glicoproteína ácida, enquanto a morfina liga-se, principalmente, à albumina. O fentanil, o alfentanil e o sufentanil possuem um alto grau de ligação proteica quando comparado com a morfina, consequentemente, uma menor quantidade destes fármacos está disponível na forma livre para exercer o seu efeito. Em contrapartida, situações de hipoproteinemia favorecem o desenvolvimento de efeitos colaterais. Em situações de estresse fisiológico, em que há maior produção de proteínas reacionais (α-glicoproteína ácida), a fração livre de opioides é reduzida, retardando seu início de ação.

O grau de ionização do fármaco contribui para sua mobilização através das membranas e explica, parcialmente, seu início de ação. Os opioides são bases fracas e possuem um pKa que varia de 6,5 a 9,2. A dissociação em fração ionizada e não ionizada é determinada pela relação entre o pH do meio e o pKa do opioide que está sendo administrado. Os fármacos não ionizados são mais lipossolúveis e atravessam mais facilmente a membrana plasmática. A porcentagem de fármaco não ionizado, em pH 7,4, é de 23 para a morfina, 10 para o fentanil, 20 para o sufentanil e 90 para o alfentanil. Quanto menor o grau de ionização, mais precoce é o seu início de ação.

Desse modo, substâncias com elevada lipossolubilidade, maior fração não ionizada e baixo grau de ligação proteica apresentam maior volume de distribuição. Grande parte dos opioides apresenta volume de distribuição elevado.

Os opioides, em sua maioria, sofrem metabolização hepática, gerando metabólitos ativos e inativos, os quais são excretados por via biliar ou renal.

Existem dois tipos de metabolismo: o de fase 1 (reações de modificação) e o de fase 2 (reações de conjugação). O metabolismo de fase 1 consiste na oxidação e hidrólise das moléculas do fármaco. Neste processo, estão envolvidos os citocromos P450 (CYP), que permitem a ocorrência de várias reações. No metabolismo de fase 2, a reação mais importante é a glucuronização, em que o fármaco é catalisado pela enzima uridina difosfato glucuronosiltransferase (UDG), produzindo compostos altamente hidrofílicos, sendo facilmente eliminados na urina.

A participação do sistema de citocromos no metabolismo dos opioides os torna vulneráveis à interação com substâncias que dependem da mesma via de biotransformação, podendo ter seu efeito clínico potencializado ou reduzido. Esta particularidade demanda mais vigilância durante a administração concomitante de opioides e outros fármacos. Uma exceção a esta regra é o remifentanil, o qual é metabolizado pelas esterases plasmáticas e teciduais.

Tabela 41.1. Características farmacocinéticas de alguns opioides[16]

Opioide	Volume de distribuição (L/kg)	Grau de ligação proteica (%)	Clearance (mL/min/kg)
Morfina	3-5	30	15-30
Fentanil	3-5	84	0,8-1
Metadona	4	60-90	4-6 L/h
Oxicodona	2-4	45	10-15
Buprenorfina	2,5	96	210-712 L/h
Codeína	3,6	< 10%	0,85 L/min

Com relação à eliminação dos opioides, é importante observar que a lipossolubilidade também desempenha um papel fundamental. Um fármaco altamente lipossolúvel é facilmente armazenado e lentamente liberado dos tecidos corporais, o que implica numa baixa velocidade de eliminação. Fármacos com alto grau de lipossolubilidade possuem meia-vida de eliminação maior do que aqueles com menor grau de lipossolubilidade.

Sabe-se que cada opioide tem um determinado tempo de ação, o qual é influenciado pelo *clearance* e pela meia-vida da substância em questão. A morfina, por exemplo, apresenta maior duração de ação quando comparada com fármacos lipossolúveis como o remifentanil, o alfentanil, o fentanil e o sufentanil, mesmo em doses equianalgésicas.

A morfina, no entanto, não tem a excreção alterada na insuficiência renal, porém seus metabólitos ativos podem se acumular nessa circunstância. A hidromorfona sofre até o quádruplo de redução na sua excreção em pacientes com disfunção renal grave, os quais devem ter as doses reduzidas nessas condições. O fentanil tem a excreção inalterada em pacientes com alterações leves e moderadas da função renal, devendo ter a dose reduzida apenas em quadros avançados. Também, em idosos, há uma potencial redução da depuração renal de morfina, oxicodona e fentanil; há um aumento da concentração de equilíbrio para fármacos hidrossolúveis e aumento da meia-vida para agentes lipossolúveis. Isso implica em necessidade de doses menores e intervalos de tempo alargados para manter o balanço apropriado entre analgesia prolongada e risco de efeitos adversos. Por outro lado, sexo e raça também influenciam na depuração renal do opioide; a depuração renal de hidromorfona e oxicodona está reduzida em mulheres, e a da morfina aumentada em chineses.

Assim, em pacientes com insuficiência renal, pode-se fazer algumas considerações: 1) deve ser ajustada a dose de oxicodona, morfina e hidromorfona; 2) os opioides recomendados são o fentanil e a buprenorfina; e 3) a metadona pode ser utilizada com precaução. Na insuficiência hepática, o fármaco mais recomendado é o fentanil.[14,16]

Via de administração dos opioides[16-18]

O estudo das diferentes vias de administração dos fármacos é de grande importância para uma correta escolha do fármaco opioide a ser administrado em pacientes oncológicos, tendo em vista que normalmente tais pacientes apresentam condições clínicas que impossibilitam algumas vias para o uso de farmacoterapias. Como exemplo, pode-se citar a administração via oral em pacientes portadores de neoplasias de esôfago com obstrução de via digestiva alta. Deve-se, portanto, levar sempre em consideração as características farmacológicas do opioide em questão e as condições inerentes ao paciente.

A escolha da via de administração de um fármaco deve ter por princípio alcançar os efeitos terapêuticos do mesmo com eficácia e segurança. Devido a absorção errática, a via intramuscular não é aconselhada para o tratamento da dor. Cada uma das demais vias apresenta características próprias (Tabela 41.2).

Tabela 41.2. Vantagens e desvantagens de diversas vias de administração de opioides[16]

Via de administração	Vantagem	Desvantagem	Fármacos disponíveis
Oral	• Fácil de administrar • Menor complicação • Baixo custo • Disponibilidade de formulações de liberação cronogramada	• Menor biodisponibilidade (metabolismo de primeira passagem)	• Morfina, metadona, tramadol, codeína, oxicodona, hidromorfona
Intravenosa	• Elevada biodisponibilidade • Titulação rápida	• Custo elevado • Requer acesso venoso e suporte de enfermagem • Risco de infecção	• Morfina, tramadol, fentanil, sufentanil, metadona
Subcutânea	• Titulação rápida • Não requer acesso venoso • Elevada biodisponibilidade	• Custo elevado • Volume de infusão limitado a 1-4 mL/h • Requer suporte de enfermagem	• Morfina, metadona, fentanil
Transdérmica	• Fácil administração • Menor complicação • Longa duração de ação	• Custo maior que a oral • Não permite titulação rápida • Efeitos colaterais não são rapidamente reversíveis	• Fentanil e buprenorfina
Transmucosa	• Maior disponibilidade quando comparada com a via oral • Rápida absorção	• Custo elevado • Preparações de curta ação	• Fentanil e metadona
Retal	• Pode não sofrer metabolismo de primeira passagem • Baixo custo • Conversão 2.4:1 (subcutânea); disponível em http://www.epcrc.org	• Resistência de alguns pacientes • Absorção errática e irregular • Irrita a mucosa anal	• Morfina, metadona e hidromorfona

A via oral é a mais extensivamente utilizada, tendo em vista que é a menos invasiva e está associada a resultados satisfatórios. Uma preocupação acerca da utilização dessa via é o metabolismo de primeira passagem hepático e sua possível redução da biodisponibilidade de alguns fármacos (como morfina, metadona e oxicodona). A morfina, por exemplo, quando administrada da via venosa para oral, deve ter sua dose multiplicada em 3 vezes. Acrescidamente, deve-se levar em consideração o *status* de normalidade da função hepática do paciente. Neste caso, faz-se necessário que o clínico da dor possua conhecimentos e ferramentas para a correta avaliação do perfil da função hepática de tais pacientes. Podendo fazer uso de tradicionais classificações como a de Child-Pugh e MELD.

A via oral somente está contraindicada quando o paciente não pode engolir, apresenta náusea e vômito persistente, obstrução intestinal, intolerância, dor do tipo *breakthrough* ou pouca aceitação da técnica.

O clínico da dor, ao deparar-se com um paciente oncológico, deve ter o domínio das bases farmacocinéticas da utilização de opioides na via transdérmica. Não raro, semelhante via será a melhor opção para controle de manutenção do quadro álgico.

No Brasil, mais comumente, utiliza-se pela via transdérmica o fentanil e a buprenorfina. Tais opioides apresentam características farmacocinéticas ideais para tal utilização, podendo citar a alta lipossolubilidade que facilita a passagem pela camada bilipídica da pele e alta potência analgésica (superior à morfina).

As vantagens do emprego do opioide por via transdérmica estão relacionadas: à fácil aplicação; ao uso em pacientes confusos ou muito debilitados; ao conforto (a troca do adesivo pode ser realizada a cada 3 dias para o fentanil e a cada 7 dias para a buprenorfina); à redução do emprego de laxativos; e à técnica a qual é efetiva em longo prazo. Como desvantagens, existem a dificuldade para titular o opioide (necessitando período prévio de uso de opioides de ação rápida e posterior transformação equianalgésica), início de ação lento (por conta da meia-vida longa) e circulação do fármaco após remoção do adesivo, facilitando novos picos séricos e risco de efeitos adversos graves, como depressão respiratória.

A via endovenosa é a preferida para tratar dores agudas em ambiente hospitalar, principalmente quando o paciente não pode deglutir. Normalmente, a estratégia adotada é o uso de bomba de infusão, com o corpo clínico multidisciplinar devidamente treinado.

A analgesia controlada pelo paciente (PCA – *patient controlled analgesia*) permite que a dose analgésica mínima necessária seja progressivamente titulada e, quando obtida, pode ser determinada uma dose de base contínua ou de bólus intermitente, ajustada de acordo com o peso, a idade, a avaliação da dor e a situação clínica do paciente. Isto evita efeitos colaterais indesejáveis, quedas da concentração sanguínea da droga (baseada em sua meia-vida contexto-sensitiva) e a lacuna normalmente existente entre a solicitação do analgésico e o preparo e administração do medicamento pela enfermagem. De modo que, quando bem indicado, o PCA poderá contribuir para uma maior satisfação do paciente e reduzir o tempo de permanência hospitalar e a morbidade.

A via subcutânea não é rotineiramente utilizada no Brasil, apesar de ser difusamente utilizada na Europa. A taxa de conversão da via oral para subcutânea é 2:1. Os efeitos adversos mais frequentes são eritema, edema, placas no local. Esta via apresenta algumas importantes restrições para uso em pacientes oncológicos em estado crítico e/ou em cuidados paliativos que apresentem edema periférico ou distúrbio de coagulação. Entretanto, quando bem indicada, é uma importante alternativa para o arsenal do clínico da dor.

A via sublingual é usada em pacientes com baixa dose de opioide e que não possa deglutir.

Farmacodinâmica dos opioides

A farmacodinâmica estuda os efeitos das drogas no organismo, atentando para o seu mecanismo de ação e para a relação entre a dose e o efeito do fármaco.

• Índice terapêutico

O índice terapêutico (IT) reflete a relação entre as concentrações tóxicas e terapêuticas de um fármaco. Apesar de alguns conceitos inadequados que comprometem o tratamento da dor e a utilização dos opioides, sabe-se que são fármacos seguros e apresentam índices terapêuticos variados. Quanto maior o IT, mais seguro e menos tóxico é o fármaco. A Tabela 41.3 mostra o IT de alguns opioides, demonstrando que a morfina e o fentanil apresentam uma janela terapêutica ampla e, portanto, podem ser utilizados com segurança.[19]

Mecanismos de ação e receptores opioides

A ação dos opioides ocorre em nível celular, e seus receptores estão distribuídos por todo o sistema nervoso central (SNC), principalmente no núcleo do trato solitário, área cinzenta periaquedutal, córtex cerebral, tálamo e substância gelatinosa da medula espinhal. Receptores opioides podem ser encontrados também em terminações nervosas aferentes periféricas e em vários outros órgãos. A analgesia promovida pela ação dos opioides administrados no compartimento central é evidente. Contudo, a eficácia desses medicamentos não é tão confiável quando administrados perifericamente em situações de resposta inflamatória e pós-trauma. Os receptores opioides são ligados às proteínas G inibitórias que, quando ativadas, levam à uma cascata de eventos (fechamento de canais de cálcio volta-

Tabela 41.3. Índice terapêutico de alguns opioides[9]

Fármaco	Índice terapêutico
Morfina	69,5
Meperidina	4,8
Fentanil	277,0
Alfentanil	1.080,0
Sufentanil	25.211

gem-dependentes, redução na produção de monofosfato de adenosina cíclico – AMPs – com inibição da adenilato ciclase e estímulo ao efluxo de potássio) que desencadeia a hiperpolarização celular.

Assim, ocorre uma redução da excitabilidade neuronal e consequente redução da neurotransmissão de impulsos nociceptivos e bloqueio da liberação de neurotransmissores relacionados à via nociceptiva como glutamato, substância P e do peptídeo geneticamente relacionado a calcitonina. As alterações nos níveis de AMP cíclico são associadas ao desenvolvimento de tolerância e dependência física.[10]

A descoberta dos receptores opioides antecedeu a dos peptídeos opioides endógenos, os quais seriam os ligantes naturais desses receptores. Esses ligantes são representados pelas encefalinas, dinorfinas e β-endorfina. Sua liberação parece estar associada à modulação da transmissão nociceptiva e na resposta ao estresse.[11]

Os receptores opioides são receptores metabotrópicos, compostos por uma porção intracelular, uma porção transmembrana e outra extracelular. Cada receptor consiste de uma terminação-N extracelular, sete hélices transmembranas e uma terminação-C intracelular, além de alças que ocupam o espaço intra e extracelular.

Existem cinco tipos de receptores específicos para opiáceos (μ, κ, σ, δ e ε), os quais exercem suas funções tanto no sistema nervoso central como no sistema nervoso periférico. Estes se localizam nas regiões sensorial, límbica, hipotalâmica, da amígdala e região cinzenta periaquedutal. No que tange às funções, o receptor mu (μ): o subtipo 1 é responsável pelos sintomas da analgesia, euforia e depressão respiratória enquanto o subtipo 2 medeia efeitos gastrointestinais; o receptor kappa (κ) relaciona-se a analgesia, sedação, miose, disforia e sintomas psicomiméticos, como despersonalização e desrealização; o delta (δ) interfere na analgesia e pode estar associado a mudanças do humor; o épsilon (ε) associa-se à sedação; o sigma (σ) está associado a mudanças do humor e, talvez, alucinações. Alguns autores defendem a ideia de que o receptor sigma não seja propriamente um receptor opioide verdadeiro, já que os seus efeitos não são revertidos pela administração de naloxona, fármaco antagonista dos receptores opioides.[12,13]

Com relação aos subtipos do receptor μ, acredita-se que o receptor μ1 é o mediador das ações analgésicas supraespinhais, da euforia e da serenidade. O μ2 é responsável pela depressão respiratória, liberação de prolactina e de hormônio do crescimento, queda da dopamina cerebral, comprometimento do trânsito no trato gastrointestinal e dependência física dos opioides. Acredita-se que os receptores, por sua localização nas regiões límbicas, estejam relacionados com as alterações do comportamento afetivo.

Alguns opioides podem também antagonizar os receptores N-metil-D-aspartato (NMDA), ativar as vias descendentes serotoninérgicas e noradrenérgicas, contribuindo para o controle do estímulo álgico. Os receptores NMDA atuam nos processos de plasticidade neuronal e no desenvolvimento da memória e da dor. Sabe-se que o número de receptores NMDA encontra-se aumentado durante a inflamação, o que pode contribuir para o processo de sensibilização periférica e central. Deste modo, fármacos que possuam ação antagonista neste receptor podem tratar a dor.[14]

Os agonistas opioides puros (como a morfina, hidromorfona, fentanil) estimulam os receptores μ e são os analgésicos mais potentes. À medida que a dose aumenta, teoricamente a analgesia ocorre em expressão logarítmica, sendo o grau de analgesia apenas limitado pela intolerância aos efeitos adversos, que são dose-dependentes, como é o caso da depressão respiratória (mediada pelo receptor μ).[15] Os agonistas puros são muitas vezes preferidos para o tratamento da dor moderada a intensa, pois não têm limite máximo de efeito analgésico e estão disponíveis em várias formulações.[16] Os agonistas/antagonistas e os agonistas parciais (como a buprenorfina) apresentam efeito teto no grau de analgesia que induzem, podendo precipitar reações de privação. O efeito de depressão respiratória dos agonistas parciais não é completamente revertido com naloxona.[15] Agonistas parciais (buprenorfina, pentazocina), ao ligarem-se aos receptores opioides, produzem efeito submáximo quando comparados aos agonistas puros. Antagonistas opioides (naloxona, naltrexona) possuem afinidade com os receptores, porém nenhuma atividade intrínseca.[11,17] A farmacologia dos opioides raramente é específica, reconhecendo-se-lhes outros alvos. Por exemplo, vários opioides têm afinidade pelos receptores da serotonina (5-HT3A), e a metadona e as dinorfinas modulam os receptores NMDA (Tabela 41.4).[18]

Regulação dos receptores opioides

As propriedades farmacológicas são influenciadas pelo tempo de uso do fármaco. Os receptores opioides têm um ciclo que é determinado por diversos estímulos. A administração crônica de um agonista opioide causa uma regulação decrescente do número de receptores e altera o acoplamento à proteína G, a atividade da adenilil ciclase e a condutância ao potássio. Por outro lado, a administração prolongada de um antagonista resulta em uma regulação crescente, com aumento do número de receptores e elevação da potência do agonista opioide.

A interação entre um opioide e um receptor se traduz em quatro etapas importantes, quando o receptor poderá ser dessensibilizado, internalizado, reciclado ou degradado. Após a ação do agonista opioide no receptor, ocorre formação de GTP e dissociação entre a fração alfa e a fração beta-gama. São, então, fosfatados, e há gasto de energia causando dessensibilização da unidade opioide -receptor (toda vez que ocorre dessensibilização, o opioide não agirá). Por outro lado, para o opioide ser internalizado, que é a etapa seguinte, precisa se juntar a molécula arrestina, e dessa interação ocorre a internalização do receptor. Este é um dado importante, porque se o receptor não for internalizado, não será expresso novamente na membrana, sendo necessária uma dose muito maior de opioide para obter o efeito desejado. Qualquer interrupção nesse mecanismo fisiológico pode causar uma ação inadequada do fármaco. Assim, muitos dos efeitos colaterais dos opioides dependerão de esses mecanismos estarem intactos ou não (e também do fármaco em si). No momento em que esse complexo é internalizado, pode

Tabela 41.4. Efeitos da ativação dos receptores opioides

	μ	δ	κ	ORL1
Receptores opioides	• Analgesia • Sedação, vômito, depressão respiratória, prurido, euforia, anorexia, retenção urinária, dependência física • Localizam-se, sobretudo, no tronco cerebral e tálamo medial	• Analgesia, mas fraca, a menos que haja estímulo externo (p. ex., morfina, inflamação crônica) • Convulsões, efeitos antidepressivos/ ansiolíticos e alteração da motilidade intestinal • Localizam-se, sobretudo, no cérebro	• Analgesia fraca • Atividade alucinogênica e catatônica • Sedação, dispneia, miose, depressão respiratória, euforia, disforia, bloqueio do prurido, hipertermia • Localizam-se, sobretudo, na área límbica e outros locais do diencéfalo, tronco cerebral e medula espinhal	• Analgesia • Bloqueio da analgesia dos opioides e induzida pelo estresse • Ansiolítico, alterações da memória e aprendizagem
Peptídeos endógenos				
Encefalinas	Agonista	Agonista		
β-endorfinas	Agonista	Agonista		
Dinorfina A	Agonista		Agonista	
Fármacos agonistas				
Morfina	Agonista		Agonista fraco	
Codeína	Agonista fraco	Agonista fraco		
Fentanil	Agonista			
Meperidina	Agonista	Agonista		
Metadona	Agonista			
Buprenorfina	Agonista			Agonista
Hidromorfona	Agonista			
Oxicodona	Agonista			
Fármacos antagonistas				
Naloxona	Agonista	Agonista fraco	Agonista	
Naltrexona	Agonista	Agonista fraco	Agonista	

Traduzida e adaptada de Marvizon et al., 2010; Krenzischek et al., 2008 e Trescot et al., 2008, com permissão.[21,25,48]

ser degradado pelos lisossomos ou, então, reaproveitado quando há ação da fosfatase. A fosfatase retira o fósforo da molécula e transforma-a novamente em um complexo trimérico. Esta conjunção de fatores levará a expressão final da ação do opioide. Sendo assim, os mecanismos de tolerância estão relacionados com a eficácia intrínseca dos opioides, os fenômenos de dessensibilização e de internalização.

Acredita-se que a tolerância seja um exemplo de regulação dos receptores opioides. É definida como o fenômeno responsável pela diminuição da eficácia do fármaco, apesar da manutenção da concentração do mesmo no organismo. Clinicamente, a tolerância se traduz pela necessidade de aumento da dosagem do opioide com o intuito de resgatar o efeito analgésico, e este aumento na dosagem do opioide pode perpetuar a presença de efeitos colaterais. O seu mecanismo não é completamente compreendido, mas envolve a regulação para baixo dos receptores opioides, a diminuição da produção de opioides endóge-

nos e a fosforilação do receptor induzida pelos agonistas. A administração aguda de agonistas opioides reduz o conteúdo de cálcio em vesículas sinápticas, com compensatória regulação, para cima, do conteúdo destas vesículas.[19] Em adição, a ativação dos receptores opioides dos tipos μ, δ e κ diminui a atividade da adenilil ciclase e o influxo de cálcio AMPc-dependente. Evidências do acoplamento positivo do opioide aos canais de potássio, levando a modulação negativa dos canais de cálcio, têm sido observadas em diferentes modelos de dor. É importante observar que tolerância é um fenômeno diferente da hiperalgesia induzida por opioide. Pacientes recebendo opioides para controle da sua dor podem, paradoxalmente, tornarem-se mais sensíveis aos estímulos álgicos, como um resultado direto da terapia opioide. Inicialmente, o uso do opioide proporciona efeito analgésico, porém posteriormente expressam hiperalgesia, provavelmente refletindo um fenômeno de regulação, para cima, de vias pronociceptivas compensatórias.[20]

Classificação dos opioides

Os opioides podem ser classificados conforme a potência, a meia-vida, a sua origem e a sua interação com o receptor.

Com relação a potência, os opioides são classificados como forte ou fraco.

O opioide forte é utilizado no tratamento da dor classificada como moderada a intensa, constituindo o terceiro degrau da Escada Analgésica da Organização Mundial de Saúde. O opioide fraco, por sua vez, encontra-se no segundo degrau e é recomendado aos pacientes portadores de dor fraca a moderada. Os opioides fortes são representados pela morfina, metadona, hidromorfona, metadona, oxicodona, fentanil, sufentanil, buprenorfina, alfentanil e remifentanil. Dentre os opioides fracos, destacam-se a codeína e o tramadol.[21]

Segundo a meia-vida (duração de ação) os opioides são classificados como de meia-vida curta, intermediária e prolongada. Os opioides de ação curta são indicados para situações de dor aguda ou intermitente, e incluem a morfina, oxicodona, oximorfona, hidromorfona, hidrocodona, fentanil ou tramadol. Os opioides de ação prolongada como a metadona, por exemplo, permitem o alívio da dor ao longo do dia de forma mais consistente. É importante que seja realizada uma monitorização precisa da dose administrada ao longo de 24 horas, para que seja identificada uma dose efetiva para o controle álgico e com mínimos efeitos adversos. Atualmente, existem no mercado preparações de liberação prolongada, como os sistemas transdérmicos de morfina e fentanil, as quais permitem uma ação mais duradoura do opioide administrado.[21]

Quanto a origem, os opioides são classificados em natural, semissintéticos e sintéticos (Tabela 41.5).

No tocante à interação com o receptor, sabe-se que a capacidade de uma determinada substância ativar o receptor ao qual está ligada, produzindo efeito farmacológico, chama-se atividade intrínseca ou eficácia. A atividade intrínseca varia de zero a um. A afinidade, por sua vez, reflete a força de ligação entre o opioide e o seu receptor, seja μ, κ, σ, δ ou ϵ. Os fármacos agonistas apresentam ambas as propriedades citadas, devendo acoplar-se com eficácia aos seus receptores, desse modo formando um complexo fármaco-receptor capaz de desencadear uma resposta plena. Os fármacos antagonistas, por sua vez, bloqueiam os receptores, pois apresentam elevada afinidade com baixa, ou nenhuma, eficácia.

Assim, de acordo com o tipo de interação com o receptor, os opioides podem ser classificados em agonista, antagonista, agonista parcial e agonista-antagonista.

Tabela 41.5. Classificação dos opioides segundo a origem

Opioides naturais	Opioides semissintéticos	Opioides sintéticos
• Morfina • Codeína • Papaverina • Tebaína	• Buprenorfina • Heroína • Diamorfina • Oxicodona	• Meperidina • Fentanil • Alfentanil • Metadona • Remifentanil

Quando a atividade intrínseca é igual a um, diz-se que o agonista é puro, uma vez que a ocupação de todos os receptores produz uma resposta máxima; quando a atividade intrínseca é zero, tem-se um antagonista, pois não produz efeito, independente da ocupação dos receptores. Já os compostos agonistas parciais e agonistas-antagonistas têm atividade intrínseca que varia entre zero e um.

• Opioides agonistas

Os fármacos agonistas representam a maioria dos opioides e exercem a sua ação ao atuarem diretamente nos receptores opioides. Acredita-se que os agonistas opioides ligam-se ao receptor estimulando atividade fisiológica plena, e não apresentam efeito teto para analgesia. São representados pela morfina, meperidina, fentanil, alfentanil, sufentanil, codeína, hidromorfona e metadona. Apesar de pertencerem ao mesmo grupo de opioides, observa-se que os mesmos podem estar associados a diferentes efeitos, os quais são determinados pela estimulação relativa dos diferentes receptores e pela diferenciação genética na sensibilidade do receptor em questão.

• Opioides agonistas-antagonistas

Os opioides nalbufina, nalorfina, levalorfan, pentazocina, butorfanol e dezocina são classificados como agonistas-antagonistas, uma vez que são agonistas sobre o receptor κ e antagonista sobre o receptor μ. Apresentam elevada afinidade e pequena eficácia sobre os receptores μ, porém, ao ligar-se aos receptores κ, produzem efeito pleno. Em função disto, observa-se a possibilidade de desenvolvimento de síndrome de abstinência e a existência de efeito teto. Este representa a dose a partir da qual não há benefício no aumento da dosagem do fármaco a ser administrada.

• Opioides agonistas parciais

A buprenorfina é o protótipo deste grupo, e apresenta elevada afinidade, porém, baixa eficácia ao ligar-se aos receptores opioides. De fato, a buprenorfina tem efeito agonista parcial sobre o receptor μ, do qual se dissocia lentamente, o que lhe confere uma longa duração de ação. Agonistas parciais também apresentam efeito teto.[22]

• Antagonistas opioides

Antagonistas opioides são substâncias que, ao ligarem-se aos seus receptores específicos, não apresentam atividade farmacológica intrínseca. Têm um papel fundamental na prática clínica, pois interferem com a ação dos agentes agonistas. São representados pela naloxona e pela naltrexona.

Os fármacos antagonistas podem ser classificados em antagonistas competitivos e não competitivos. Os competitivos são aqueles que se ligam ao mesmo receptor que o agonista, enquanto os não competitivos exercem a sua ação ao interagirem em locais diferentes.

Rotação de opioides

Rotação refere-se à mudança de um opioide para o outro, quando o grau de analgesia é insuficiente ou quando há presença de efeitos colaterais que inviabilizem a manutenção do esquema analgésico vigente. Assim, quando um opioide é administrado na dose máxima tolerável pelo paciente, mas a analgesia obtida não é adequada ou os efeitos adversos do mesmo são intoleráveis, pode ocorrer a troca para outro opioide, visto que a resposta a diferentes opioides pode variar em um mesmo paciente. O primeiro opioide deve ser suspenso, e uma segunda opção de droga deve ser iniciada e ter sua dose aumentada progressivamente, com acompanhamento profissional capacitado que possa detectar e evitar a toxicidade por tolerância cruzada incompleta. Outra opção é a substituição do opioide por uma associação de opioide e outro analgésico.[23]

A dose calculada para a rotação de opioides deve ser segura e eficaz. Essa dose deve ser reduzida para um terço da dose diária total do novo opioide, por questões de segurança. Além disso, devem ser prescritas doses de resgate, de ação rápida e curta duração, com cerca de 1/6 da dose diária total do paciente.

Os seguintes passos devem ser seguidos para realizar todo o processo de maneira segura:

- Determinar a dose diária total de opioide utilizado (incluindo os resgates);
- Consultar as tabelas de conversão e calcular a dose equivalente do opioide que passará a ser utilizado (Tabela 41.6), e passar esta dose para 1/3;
- Garantir doses de resgate que possam ser administradas quando necessário, com 1/6 da dose total;
- Reavaliar periodicamente e ajustar a dose diária do novo opioide para otimização terapêutica.[24]

Quando se prescreve terapêutica com morfina para um doente que nunca foi medicado com opioides, a dose inicial deve ser 5-10 mg de morfina de liberação rápida de 4/4 h (dose diária 30-60 mg). Após 24 horas, a dose deve ser titulada de acordo com a resposta da dose prescrita, considerando também as doses de resgate solicitadas. Após a titulação da dose diária necessária, a morfina prescrita deve ser substituída para a formulação de liberação lenta, que deverá ser iniciada no horário de administração de uma das tomadas de morfina de libertação rápida. As doses de "resgate" devem ser mantidas, e a dose diária deve ser frequentemente avaliada.

Quando ocorre a troca da via de adminstração de oral para transdérmica (p. ex., fentanil TD), as doses devem se sobrepor nas primeiras 24 horas, visto que o pico de analgesia do adesivo transdérmico ocorre após 24-48 horas.[55]

A metadona é um opioide com características únicas. A farmacocinética desta droga apresenta grande variedade interindividual. Existe também um potencial importante para provocar toxicidade tardia, além de relatos de cardiotoxicidade com morte súbita. Por isto, a relação equianalgésica pode variar muito de acordo com vários fatores, como o tempo de exposição prévia ao opioide, a dose total de opioide, da motivação da rotação (efeitos adversos ou dor) e interação com outros fármacos, se situando em um intervalo de 16:1 a 2,5:1. Para doses de morfina menores que 300 mg, a relação de conversão utilizada é de 5:1 no geral, e 3:1 se o motivo da troca de opioide for a dor. A razão de conversão será de 10:1 quando existe necessidade de doses maiores que 300 mg de morfina, e para pacientes ansiosos, deprimidos, com delírio ou que necessitaram de aumento rápido da dose. A taxa de 10:1 também é a utilizada para pacientes com creatinina igual ou maior a 1,5 mg.dL^{-1}. Nos casos em que a rotação for motivada por dor, a taxa utilizada será de 5:1.

A avaliação do quadro clínico, da satisfação do paciente e da necessidade de doses de resgate deve ser realizada periodicamente, e a metadona deve ser tilulada para

Tabela 41.6. Doses de equivalência entre opioides (mg)

Fármaco	Fator		Apresentação
	EV	Oral	
Morfina	10	30	Comprimidos/cápsulas de ação curta ou prolongada, solução oral, EV
Buprenorfina	0,3	0,4 (sl)	Comprimidos sublinguais, EV, transdérmica
Codeína	100	200	Comprimidos, solução oral
Fentanil	0,1	NA	Injetável, transmucosa, transdérmica
Hidrocodona	NA	30	Só disponível em combinação com outros fármacos
Hidromorfona	1,5	7,5	Comprimidos, solução oral, EV, supositórios
Petidina	100	300	Comprimidos, xarope, solução oral, EV
Metadona	1	3	Comprimidos, solução oral
Oxicodona	10	20	Comprimidos/cápsulas de ação curta ou prolongada, solução oral
Oximorfona	1	10	Comprimidos de ação curta ou prolongada, solução oral, EV
Tramadol	100	120	Comprimidos de ação curta ou prolongada, EV

Alguns dos fármacos ou das apresentações mencionadas não estão disponíveis em Portugal.
Adaptada de Mary Lynn McPherson. In demystifying opioid conversion calculation. Âm Soc of Health-System Pharmacists; 2010.

cima ou para baixo a cada 48 ou 72 horas, com ajustes entre 30 e 50% da dose.

A requisição de morfina é inversamente proporcional a idade, porém não existe relação com a idade para a metadona. Não tem sido observada correlação das doses equivalentes de morfina e metadona com o sexo, parâmetros bioquímicos e hematológicos, e características da doença e tratamento. A rotação da metadona para outros opioides tem sido pouco estudada e ainda existem poucos dados disponíveis na literatura. Assim, diante das características farmacológicas dessa droga e da grande variação sobre o tema na literatura existente, sugere-se que a metadona seja retirada gradualmente, a medida que o novo opioide seja introduzido.[32]

A administração de opioides por via parenteral, por perfusão contínua, deve ser reservada para situações em que não é possível a via oral, por náuseas e vômitos ou alterações do trânsito intestinal que afetem a absorção gastrointestinal da morfina. Pode ser utilizada a via endovenosa ou subcutânea. As vias endovenosa e subcutânea utilizam bombas infusoras portáteis, com sistemas de segurança. A dor não controlada, por si só, não é indicação para administração de morfina por via parenteral, apesar de às vezes ser utilizada em casos de dor intensa, visto o alívio e a titulação da dose serem mais rápidos.

Para converter a dose de morfina por via oral para via endovenosa, soma-se a dose total das 24 horas de morfina oral, divide-se essa dose por 3 e calcula-se a velocidade de perfusão. Atendendo que a preparação de morfina para perfusão é numa proporção de 1:1 (diluição de 50 mg/50 mL de soro fisiológico; 1 mg/mL), a velocidade de administração é fácil de determinar. Exemplo: se a dose diária de morfina oral é de 120 mg, a dose diária por via endovenosa será de 40 mg. Assim, deve-se administrar 1,6 mg/h, logo, 1,6 mL/h (Tabela 41.7).[25]

Efeito dos opioides nos diferentes sistemas do organismo[25]

• Sistema cardiovascular

Normalmente, os opioides não promovem grandes alterações na função cardiovascular. No entanto, altas doses de certos opioides são associadas a bradicardia vagal. Com exceção da meperidina, os opioides não deprimem a contratilidade. Porém, é comum uma queda na pressão arterial como resultado de bradicardia e redução na atividade simpática. Os opioides também podem liberar histamina, que pode levar à redução na pressão arterial e na resistência vascular sistêmica. Áreas do tronco cerebral que integram o sistema cardiovascular e a homeostase incluem o núcleo solitário, núcleo dorsal do vago, núcleo ambíguo e núcleo parabraquial.

• Sistema nervoso central

Em geral, há uma relação dose-depedente do opioide e redução do consumo de oxigênio cerebral, redução do fluxo sanguíneo cerebral e pressão intracraniana. Estimulação da zona de gatilho quimiorreceptora da área postrema medular é responsável pela alta incidência de náuseas e vômitos. Dependência física é um problema

Tabela 41.7. Exemplo de conversão de fentanil intravenoso para transdérmico

Intravenoso	Transdérmico
8-25 mcg.h^{-1}	25 mcg.h^{-1}
26-42 mcg.h^{-1}	50 mcg.h^{-1}
43-58 mcg.h^{-1}	75 mcg.h^{-1}
59-75 mcg.h^{-1}	100 mcg.h^{-1}
Qualquer aumento acima de 17 mcg.h^{-1}	Acrescentar 25 mcg.h^{-1}

importante associado ao uso crônico. Opioides não causam amnésia. Outros efeitos no sistema nervoso central incluem: euforia, sonolência, apatia, confusão mental e alteração de humor.

• Sistema respiratório

Há uma relação dose-dependente do opioide e depressão da respiração por meio da inibição do centro respiratório no tronco cerebral, particularmente com relação à frequência respiratória e profundidade da respiração (volume-minuto) em pacientes de risco, especialmente com comorbidades. A $PaCO_2$ (pressão parcial arterial de monóxido de carbono) aumenta, e reduz a resposta ao CO_2 desviando a curva de dissociação do CO_2 para direita. Esses efeitos são mediados no centro respiratório do tronco cerebral. A resposta à hipóxia é deprimida e o limiar de apneia (maior $PaCO_2$ que o paciente permanece em apneia) é aumentado. Normalmente, tais efeitos não são clinicamente insignificantes em doses terapêuticas e em pacientes saudáveis. Opioides, como a morfina, podem induzir liberação de histamina causando broncoespasmo em pacientes suscetíveis. Opioides também causam depressão do centro de reflexo da tosse medular criando um efeito antitussígeno.

• Sistema gastrointestinal

Os opioides reduzem a velocidade de esvaziamento gástrico por redução da peristalse intestinal. Este efeito pode ser mediado por mecanismos do sistema nervoso central ou efeito local no órgão. Tal efeito pode levar a constipação e refluxo gastroesofágico (relaxamento do esfíncter esofagiano inferior). No trato biliar há constrição do esfíncter de Oddi, resultando em desconforto epigástrico ou cólica biliar, e aumento da pressão no ducto biliar por aumento do tônus no esfíncter de Oddi de forma dose-dependente.

Principais opioides e antagonistas

• Morfina

A morfina é o protótipo do agonista μ puro. Apresenta diferentes vias de administração: via oral (solução e cápsula de liberação prolongada); via parenteral (subcutânea, intramuscular e intravenosa); via intraespinhal (epidural e intratecal). Não tem um teto posológico, sendo a "dose ideal" aquela que oferece o máximo de analgesia com o mínimo de efeitos colaterais, devendo ser titulada essa dose de acordo com as necessidades do doente.[15]

A administração oral tem biodisponibilidade que varia entre 35 e 75%. A morfina oral de liberação rápida tem início de ação cerca de 30 minutos após a administração e duração de aproximadamente 4 horas. A morfina oral de liberação lenta tem início de ação cerca de 1 hora após a administração, com pico em 2-3 horas e duração de aproximadamente 12 horas. Doses repetidas da morfina não alteram a sua duração de ação.

É metabolizada no fígado (mais de 90%). Os principais metabólitos são: morfina-6-glicoronídeo (M6G) e morfina-3-glicoronídeo (M3G). A M6G é agonista dos receptores μ, sendo um analgésico eficaz e 10 a 20 vezes mais potente que a própria morfina, e atravessa com facilidade a barreira hematoencefálica. A M3G representa 90% dos metabólitos da morfina e tem baixa afinidade para os receptores opioides, não tendo atividade analgésica, mas possui propriedades neuroexcitatórias (convulsivogênica). Acredita-se que a M3G em elevada concentração esteja relacionada ao fenômeno de hiperalgesia. Os metabólitos são excretados na urina, ficando a depuração diminuída quando há prejuízo da função renal ou desidratação. A acumulação dos metabólitos pode levar ao aumento da incidência de efeitos adversos.[25,26]

A morfina não é isenta de efeitos colaterais, os quais são representados por efeitos no sistema nervoso central, respiratório, cardiovascular, gastrointestinal e urinário. Pacientes que a utilizam podem apresentar: euforia, disforia e alucinações; depressão respiratória mediada pelo núcleo *acumbens* e consequente redução da resposta de dióxido de carbono; bradicardia e hipotensão postural por diminuição do tônus do sistema nervoso simpático; náusea, vômito e constipação por inibição da motilidade intestinal; além de retenção urinária por aumento do tônus do esfíncter vesical. É importante lembrar que a morfina se diferencia de muitos opioides utilizados em dor crônica pela associação com a liberação de histamina, com posterior eritema cutâneo, prurido e broncoespasmo.[27]

• Metadona

É um importante agonista dos receptores μ, apresentando vias de administração oral e parenteral com elevada biodisponibilidade oral (70-80%) e potência. Devido à liposolubilidade e à alta ligação às proteínas plasmáticas, tem um grande volume de distribuição e meia-vida longa e variável (8,5-120 horas). É, principalmente, metabolizada em nível hepático, mas também em nível intestinal. A excreção ocorre quase exclusivamente por via fecal, o que a torna segura para utilização em pacientes nefropatas. A metadona é um opioide sintético comumente usado no tratamento de manutenção de dependentes de opioides e, em alguns países, também no tratamento da dor crônica.[15,26,28,29]

Trata-se de uma mistura racêmica de dois enantiômeros, a forma R e a forma S. A R-metadona tem afinidade pelo receptores opioides, enquanto o isômero S atua inibindo o receptor NMDA, e a recaptação de noradrenalina e serotonina. Tais ações em receptores NMDA, serotonina e noradrenalina fazem com que a metadona seja uma excelente opção na composição do tratamento farmacológico multimodal em casos de dor crônica mista (nociceptiva e neuropática) de difícil controle.[15]

Em função da sua elevada liposolubilidade, sofre um processo de redistribuição na gordura tissular, com consequente aumento da fase de eliminação e da sua meia-vida. Como consequência, a metadona tem um maior potencial de causar depressão respiratória, e até mesmo morte, quando comparada com outros opioides.[30]

Devido às suas características farmacocinéticas e farmacodinâmicas, os ajustes de dose são difíceis, especialmente no idoso. Assim, a terapêutica com metadona deverá ser sujeita a monitorização cuidadosa e apenas realizada por profissionais experientes. Doses elevadas associam-se ao prolongamento do intervalo QT, podendo desencadear *Torsades de pointes*.[15,28]

O metabolismo da metadona é muito variável, na dependência do tipo de enzima envolvida neste processo e do perfil genético do indivíduo. Diferentes enzimas têm sido descritas. Destacam-se as enzimas CYP2D6, CYP3A4, CYP3A4, CYP1A2, CYP1B2 e CYP2B6. Fármacos que interferem com o funcionamento do sistema do citocromo P450 podem favorecer o seu acúmulo, tais como ciprofloxacina, diazepam, cimetidina e fluconazol. A metabolização da metadona não gera metabólitos ativos e isto implica numa menor incidência de efeitos colaterais, como neurotoxicidade e euforia.

O tratamento da dor com metadona deve ser individualizado. Doses que variam de 2,5 a 930 mg/dia têm sido propostas, na dependência do perfil do paciente e da patologia; entretanto, doses acima de 200 mg ao dia devem ser evitadas, uma vez que nesta situação, há uma chance maior de desenvolvimento de eventos cardíacos.[31,32]

• Buprenorfina

A buprenorfina é um agonista parcial dos receptores μ e antagonista dos receptores κ. Apresenta como vias de administração a via oral (sublingual) e a via transdérmica. A meia-vida de eliminação é de 24 horas após a administração sublingual e 2-3 horas após injeção parenteral. A biodisponibilidade oral é baixa, dado o elevado efeito de primeira passagem hepática; contudo, possui excelente biodisponibilidade sublingual devido à elevada liposolubilidade.[15,33-35]

Acredita-se que a buprenorfina seja cerca de 25 a 100 vezes mais potente que a morfina e que, em doses terapêuticas equivalentes, tenha início de ação e qualidade analgésica semelhantes, porém com maior duração dos seus efeitos. A concentração plasmática eficaz é atingida após 12-24 horas e mantém-se o efeito constante durante 72 horas.[33] Um terço é metabolizado no fígado e na parede intestinal, originando três metabólitos principais: norbuprenorfina (inativa), buprenorfina-3-glicoronídeo (efeitos analgésicos muito inferiores aos da buprenorfina) e norbuprenorfina-glicoronídeo. Aproximadamente dois terços da buprenorfina são eliminados pelo sistema biliar através das fezes inalteradas, juntamente com os metabólitos resultantes do terço restante.[34]

A buprenorfina tem elevada liposolubilidade, baixo peso molecular e elevada potência, características que a tornam um bom fármaco para administração por via transdérmica.[33] O adesivo da buprenorfina é composto de uma matriz que, em função do seu gradiente de concentração com relação a pele, libera gradualmente o fármaco durante 7 dias. No Brasil, a apresentação é de 5, 10 e 20 mcg/hora. A dose da buprenorfina varia de acordo com a doença e o uso prévio de opioide. Há alguma evidência de que 35 mcg/h (0,8 mg em 24 h) é equivalente a 60 mg de morfina oral e 25 mcg/h de fentanil transdérmico. O dispositivo transdérmico da buprenorfina pode ser usado por 7 dias.[36]

A exposição renal aos metabólitos da buprenorfina é muito reduzida. No caso de alterações da função hepática, o tempo de meia-vida do fármaco é prolongado, mas devido à baixa atividade dos metabólitos, tem pouca expressão clínica, porém, recomenda-se monitorização cuidadosa. No caso de disfunção renal, não se observam alterações clínicas importantes; desse modo, a redução da dose não é necessária.[34] O risco de depressão respiratória é baixo quando comparado com o da morfina, hidromorfona ou fentanil, desde que não ocorra administração concomitante de outros fármacos sedativos.[37] Com doses clinicamente relevantes, verifica-se efeito teto para a ocorrência de depressão respiratória, mas não para a analgesia.[35] Caso ocorra depressão respiratória, poderá ser revertida com naloxona, embora utilizando doses mais altas que as habituais e por um período de tempo mais longo.[38]

É importante observar que a afinidade da buprenorfina pelo receptor μ é elevada, sendo superior a da morfina em aproximadamente 50 vezes. Apesar disto, observa-se que, por ser um agonista parcial do receptor μ e antagonista do receptor κ, está associada a menor incidência de efeitos colaterais como sedação, depressão respiratória, disforia, constipação, náusea, vômito, vertigem, cefaleia e os efeitos psicomiméticos.

• Hidromorfona

A hidromorfona é um agonista dos receptores μ e, em menor extensão, dos receptores δ.[5] Apresenta via de administração oral (comprimidos de libertação prolongada),[34] com início de ação após 30 minutos e duração de ação de 4 horas. Sofre extensa metabolização hepática (62% da dose oral é eliminada após efeito de primeira passagem). O principal metabólito é a hidromorfona-3-glicoronídeo (H3G), análogo estrutural do M3G, que à semelhança deste é eliminado por via renal.[34,35] A hidromorfona é um derivado da morfina com características farmacocinéticas e farmacodinâmicas semelhantes, mas é significativamente mais potente.[35] O seu metabólito H3G tem propriedades hidrofílicas (dificultando a passagem da barreira hematoencefálica) e baixa afinidade para os receptores opioides, o que diminui a probabilidade de efeitos cognitivos adversos em doentes com alteração da função renal, contrariamente ao que acontece com a M3G.[39-42]

• Fentanil

O fentanil é um agonista dos receptores μ. Apresenta como vias de administração: via oral (comprimido, sublingual, transmucosa); via parenteral (intramuscular ou intravenosa); via intraespinhal (epidural e intratecal); e via transdérmica.[15,34]

O fentanil é um analgésico opioide forte, 80 a 100 vezes mais potente que a morfina. Seus análogos são o sufentanil, o alfentanil e o remifentanil, os quais apresentam diferentes potências e duração de ação. O fentanil é caraterizado pela sua elevada potência e lipossolubilidade. Isto permite que tenha uma ação precoce de curta duração, uma vez que sua elevada lipossolubilidade lhe possibilita atravessar rapidamente as barreiras celulares, inclusive a barreira hematoencefálica. Esta propriedade também foi decisiva para o desenvolvimento de suas formulações, sejam a parenteral, a transdérmica ou a transmucosa.[25,43]

O efeito analgésico do fentanil por via transdérmica tem início aproximadamente 12 horas após a aplicação do adesivo, pico em 24-48 horas e duração de 72 horas.[44] Majoritariamente metabolizado pelo fígado (90%) e, possivelmente, em parte pelo intestino delgado em norfentanil inativo e vários outros metabólitos inativos não tóxicos.[15] Aproximadamente 10% da substância ativa não é metabolizada, sendo excretada na urina, bem como cerca de 75% dos metabólitos. Nos casos de diminuição da função renal, o *clearance* do fentanil é diminuído e o tempo de meia-vida de eliminação é prolongado. Quando aplicado na forma de tablete ou de pirulito, uma parte do fentanil é deglutida e submetida ao mecanismo de primeira passagem no fígado, enquanto a outra é absorvida por via submucosa, atingindo mais rapidamente a corrente sanguínea e o local efetor.[14]

• Oxicodona

A oxicodona é um potente agonista de vários receptores opioides.[16] Estudos animais apontam-na como agonista dos receptores κ e, uma vez que estes parecem desempenhar um papel importante na mediação da dor visceral, a oxicodona apresenta-se como mais eficaz que a morfina no tratamento desta.[43,45] Apresenta como vias de administração a via oral (comprimidos orodispersíveis e de libertação prolongada) e a via parenteral.[23] Após administração oral, possui elevada biodisponibilidade e tempo de meia-vida de 2,53 horas. Sofre metabolização hepática pela enzima CYP 2D6.[15] Os metabólitos principais são a noroxicodona (fracamente ativo) e oximorfona (mais potente que a oxicodona, mas atinge baixas concentrações plasmáticas), que têm efeitos analgésicos clinicamente desprezíveis. A oximorfona é um metabólito ativo, com grande afinidade pelo receptor μ, maior, inclusive, que o observado com a própria oxicodona. Sabe-se que 5 a 10% da população branca possui atividade reduzida da enzima CYP 2D6, fato que parece estar associado à redução da eficácia da oxicodona. É importante enfatizar que a oxicodona possui efeito analgésico intrínseco, não sendo caracterizada como uma pró-droga.[5,46,47]

A dose recomendada da oxicodona é bastante variável. Em pacientes oncológicos a dose média utilizada é de 40 a 360 mg. Já em indivíduos portadores de dor crônica não oncológica, como osteoartrite, neuralgia pós-herpética e polineuropatia diabética, a dose média é de 20 a 60 mg ao dia. Sabe-se que a oxicodona pode ser administrada por diferentes vias. A via mais comum é a oral. No Brasil, a oxicodona pode ser encontrada na forma de comprimidos de liberação cronogramada. Os comprimidos de oxicodona de liberação lenta apresentam um padrão bifásico de absorção, caracterizado por uma rápida absorção inicial, o que permite um começo de ação dentro de 1 a 3 horas após a sua administração. A concentração do estado de equilíbrio plasmático pode ser atingida após 24 a 36 horas quando da utilização sistemática deste fármaco.

A concentração plasmática da oxicodona aumenta na disfunção renal por esta ser a via principal de excreção, agravando o risco de sedação e acumulação de metabólitos.[15] Em um estudo realizado com a oxicodona, verificou-se que 12 horas após a sua administração por via oral, em doentes com idade superior a 70 anos submetidos a cirurgia ortopédica, ocorreu aumento de 50-80% da exposição média ao fármaco (área sob a curva tempo-concentração plasmática), do seu tempo de meia-vida e do metabólito noroxicodona, e da concentração plasmática média, quando comparada com indivíduos mais jovens. Contudo, a concentração de pico da oxicodona e a atividade do citocromo CYP2D6 não parecem ser afetadas pela idade.[44] A experiência clínica sugere boa eficácia e tolerabilidade, razões pelas quais alguns autores a recomendam como o opioide de escolha nos doentes idosos com dor crônica moderada a intensa.[15,16,35]

• Meperidina

É um agonista fraco dos receptores µ. Apresenta via de administração parenteral. Sua metabolização é hepática em normeperidina, um metabólito ativo com tempo de meia-vida longo (15-30 horas). A meperidina possui cerca de 10% da eficácia da morfina e efeitos anticolinérgicos significativos. O seu metabólito, normeperidina, é estimulante do SNC, diminuindo o limiar convulsivogênico, sendo responsável por efeitos cognitivos adversos (incluindo elevados índices de dependência química).[23] O risco de acumulação em doentes com alteração da função renal contraindica a sua utilização no idoso, sobretudo por períodos de tempo prolongados.[6,37,38] É um fármaco que, devido à sua baixa potência analgésica e elevada probabilidade de graves efeitos adversos, está atualmente proscrito para a maioria das aplicabilidades clínicas.

• Tramadol

É um agonista fraco dos receptores µ. Apresenta diversas vias de administração: via oral (gotas, comprimidos de libertação prolongada ou orodispersíveis); via parenteral; e via retal. É rápido e extensamente absorvido por via oral.[15,33,49]

O tramadol é um opioide sintético de ação central, amplamente utilizado na prática clinica. Exerce efeito analgésico ao atuar sobre receptores opioides e ao estimular o sistema descendente inibitório da dor. É um fármaco com ação agonista sobre os receptores opioides, que inibe a recaptação da noradrenalina e da serotonina; isto o torna um fármaco especial. Em função de seus múltiplos mecanismos de ação, apresenta melhor perfil de segurança quando comparado aos demais opioides, uma vez que possui baixo potencial de adição e de depressão respiratória, menor incidência de eventos cardiovasculares e maior eficácia no tratamento da dor neuropática.

Apresenta metabolização hepática pelo sistema do citocromo P450, como a enzima 2D6-aspartato oxigenase, originando um metabólito ativo: O-desmetiltramadol, um agonista mais potente e com afinidade 200 vezes maior que o tramadol para os receptores µ.[15,49] Doentes que sejam metabolizadores lentos poderão ter menor efeito analgésico com o tramadol e aqueles que forem ultrarrápidos poderão ser mais sensíveis.[50,51]

A excreção é renal.[26,29] Alguns autores constataram que apenas 30% do efeito analgésico do tramadol é antagonizado pela naloxona.[57] Possui potência analgésica equiparável à codeína e ambos são opioides fracos, possuindo efeito teto para a analgesia e efeitos adversos dose-dependentes.[15,58] Quando administrado por via intravenosa, na dose de 50-150 mg, tem uma potência analgésica equivalente a dose de 5-15 mg de morfina. O risco de depressão respiratória é significativamente menor com tramadol em doses equianalgésicas com relação a outros opioides, tendo sido descrita apenas em doentes com falência renal.[52,54] Não deve ser excedida a dose de 400 mg/dia por reduzir o limiar convulsivo.[59] Após aplicação oral de 100 mg de tramadol, o pico de ação ocorre entre 1 a 4 horas e sua atuação persiste por 3 a 6 horas. Formulações de liberação cronogramada estão disponíveis e são recomendadas, principalmente, em portadores de dor crônica. O tramadol de liberação cronogramada está associado a maior estabilidade e melhor controle dos sintomas álgicos.[60]

O tramadol não é isento de efeitos colaterais. As reações adversas mais comumente observadas são náusea, vômito, tontura, sedação, boca seca, alteração da pressão arterial e sudorese. Depressão respiratória e dependência química, apesar de raras, têm sido descritas.[61]

• Codeína

É um agonista fraco dos receptores µ e κ. Trata-se de um fármaco alcaloide derivado do ópio (*Papaver somniferum*), que apresenta pequena afinidade pelos receptores opioides presentes no sistema nervoso central e periférico. Em função disto, encontra-se indicada no tratamento da dor de moderada intensidade. Outras recomendações para o seu uso são tosse não bacteriana e de síndromes diarreicas persistentes, uma vez que apresenta ação inibitória sobre o centro da tosse e redução do peristaltismo por estimulação de receptores opioides presentes no trato gastrointestinal.[15,48,49]

A codeína tem uma potência analgésica equivalente a cerca de 50% da observada com a morfina. A codeína é rapidamente absorvida após administração oral, sendo cerca de 50% do fármaco disponibilizado para metabolismo intestinal e hepático. O pico plasmático ocorre 1 hora após a sua utilização. A codeína pode ser administrada por via oral, retal e por via intramuscular, embora seu uso intramuscular não seja recomendado para o tratamento de dor.[33] A administração intravenosa não é indicada devido à possibilidade de hipotensão, efeito provavelmente relacionado à liberação de histamina.[62] A codeína retal tem sido disponibilizada para uso e parece não haver diferença na biodisponibilidade da codeína, quando comparada a via oral. Em pacientes pediátricos, a dose sugerida é de 1 a 3 mg/kg/dia, com ajustes de acordo com a gravidade da dor e com a sensibilidade de cada paciente. Em adultos, geralmente, utiliza-se 30 a 240 mg de codeína ao dia, dividida em 3 a 6 doses diárias, ainda que doses maiores que 65 mg não sejam bem toleradas. A codeína pode ser utilizada em combinação com outros fármacos, a exemplo do paracetamol e de anti-inflamatórios não hormonais. Esta composição tem por fim efeito aditivo e sinérgico, evitando doses elevadas e efeitos colaterais indesejáveis.

O metabolismo é predominantemente hepático, sofrendo um processo de glucuronização e de desmetilação, dando origem a diferentes metabólitos, tais como a codeína-6-glicuronídeo, a norcodeína, a morfina, a normorfina e a hidrocodona. Acredita-se que a codeína seja uma pró-droga, uma vez que necessita ser metabolizada em morfina e codeína-6-glicuronídeo para exercer a sua ação analgésica.[63] Tais metabólitos são excretados por via renal. O tempo de meia-vida é de 2,5-3 horas, sendo excretada mais de 80% da dose em poucas horas.[15,26]

À semelhança do tramadol, existem metabolizadores lentos que terão menor efeito analgésico e metabolizadores ultrarrápidos que obterão maior efeito analgésico.[50,51] A ação analgésica da codeína é devida ao metabolismo de cerca de 10% da dose em morfina.[15,49] Cerca de 5-10% da população caucasiana possui escassa quantidade das enzimas responsáveis pela metabolização da codeína em morfina.[38]

• Nalbufina

A nalbufina é um fármaco opioide com ação agonista sobre o receptor κ e antagonista sobre o receptor μ. Possui ação analgésica e início de ação dependente da via de administração. Quando aplicado por via endovenosa, o início de ação ocorre com 2 a 3 minutos e após uso por via subcutânea é inferior a 15 minutos. A meia-vida plasmática da nalbufina é de 5 horas. A nalbufina apresenta baixa disponibilidade quando administrada por via oral, devido ao extenso mecanismo de primeira passagem.[64]

O fato de a nalbufina ter propriedade agonista-antagonista, permite que seja utilizada na condução de casos de intoxicação por fármacos opioides agonistas puros; entretanto, é importante lembrar que, ao atuar como antagonista μ, pode causar síndrome de abstinência em pacientes usuários crônicos de opioide.[64]

A nalbufina sofre metabolização hepática e apresenta efeito teto, não havendo benefício no acréscimo da dose administrada. Sabe-se que, apesar da nalbufina ser um fármaco agonista-antagonista, ela não é isenta de efeitos colaterais. Há relato de depressão respiratória, sedação, cefaleia, zumbido e efeitos gastrointestinais.[64]

• Naloxona

A naloxona é um antagonista competitivo dos receptores opioides do tipo μ, κ e σ, apresentando elevada afinidade pelo receptor μ e menor efeito pelos receptores κ e σ. Trata-se de um fármaco de ação central e periférica, com baixa biodisponibilidade quando administrada por via oral. O início de ação após administração por via parenteral é praticamente imediato, o que permite o seu uso com o intuito de reverter os efeitos dos agonistas dos receptores opioides; entretanto, é importante observar que a naloxona possui uma meia-vida curta e, portanto, está associada à possibilidade de "re-narcotização".

Tratamento da dor irruptiva

A dor irruptiva configura uma exacerbação passageira da dor em um quadro de dor persistente e estável. Pacientes com dor crônica moderada ou intensa podem apresentar esse quadro em 52 a 64% dos casos. Geralmente, é uma dor de início rápido (menor que 3 minutos em 43% dos pacientes) e de curta duração (aproximadamente 30 minutos), com intensidade importante (moderada a grave), podendo ocorrer em uma frequência de 1 a 4 episódios em 24 horas. Pode ser de dois tipos:[23,65]

- Incidental: tem um evento desencadeante identificável (p. ex., pôr-se em pé, andar, tossir);
- Espontânea: sem causa desencadeante identificável.

Quando a causa da dor irruptiva é a queda da concentração plasmática dos análgesicos de manutenção, o ajuste da dose ou redução do intervalo de administração pode ser a melhor medida para controle do quadro. Nos casos dor irruptiva incidental, uma estratégia de controle é prevenir os eventos desencadeantes, porém isso pode limitar a autonomia e comprometer a qualidade de vida dos pacientes. Outra estratégia é a administração do fármaco de resgate antes do evento precipitante.

A dor irruptiva espontânea não é previsível, e só pode ser tratada quando surge. Pode-se lançar mão do aumento da dose da medicação de uso habitual, porém essa medida não é isenta do risco de se perder o equilíbrio ideal entre a analgesia e efeitos indesejáveis. Por isso, o melhor manejo nesses casos é a administração de doses de resgate, sendo estas correspondentes a 1/6 da dose diária total do fármaco já utilizado para o tratamento da dor crônica do paciente. O fármaco ideal deve ter início de ação rápido e curta duração, e para se aproximar desse modelo, pode-se mudar à formulação do opioide utilizado: em um paciente que faz uso de morfina de liberação lenta, deve-se prescrever morfina de liberação rápida; pacientes com fentanil transdérmico devem utilizar fentanil transmucoso (TM) que tem início de ação em 3-5 minutos. Nos casos em que é necessário trocar o medicamento utilizado, deve-se atentar para a dose equianalgésica. Para o fentanil TM, por exemplo, 200 mcg correspondem a 2 mg de morfina endovenosa e 6 mg de morfina oral.[23,65]

■ EFEITOS COLATERAIS DE OPIÁCEOS

Como resultado de um grande esforço educacional de várias organizações, incluindo a Organização Mundial da Saúde, a Associação Internacional para o Estudo da Dor e a Sociedade Americana de Oncologia Clínica, o uso de opioides melhorou significativamente nos países desenvolvidos nos últimos 15 anos.[66] Os resultados de tais esforços foram bastante variáveis.[8] Em muitas regiões do mundo, no entanto, houve progresso com o uso de opioides em doses mais altas e em estágios iniciais de cuidados paliativos.[9] Pacientes com câncer, que agora têm exposição precoce a opioides e geralmente recebem tratamento com doses mais altas, são mais bem administrados do que no passado. Este aumento altamente desejável no uso de opioides, combinado com o aumento da vigilância, resultou no aumento da detecção de vários efeitos colaterais, principalmente neurotoxicidade. Com esse aumento no uso de opioides e a melhoria na identificação de efeitos

Tabela 41.8. Efeitos colaterais de opiáceos

Visão tradicional
- Sedação
- Náusea e vômito
- Constipação
- Depressão respiratória
- Menos comum: prurido, anafilaxia, sudorese, retenção urinária

Visão emergente
- Edema pulmonar não cardiogênico
- Neurotoxicidade induzida por opioides, sedação grave, alucinação/delírio, mioclonia/convulsões, hiperalgesia/alodinia
- Efeitos do sistema imunológico
- Efeitos da função endócrina (hipogonadismo)

adversos, estratégias de manejo para lidar com esses efeitos indesejados foram desenvolvidas e aumentadas.

Muitos efeitos colaterais dos opioides são reconhecidos há bastante tempo. No entanto, uns foram mais claramente identificados nos últimos 10 a 20 anos, e as implicações clínicas de outros, como os efeitos sobre os sistemas imunológico e endócrino, ainda não estão claras. A Tabela 41.8 resume os efeitos colaterais dos opiáceos conhecidos e identificados mais recentemente.

Sedação

A sedação é um efeito adverso comum quando os pacientes recebem inicialmente analgésicos opioides ou após um aumento significativo na dose.[10-14] Em voluntários saudáveis que não utilizam opioides, doses clínicas de buprenorfina causam alterações no tempo de reação, coordenação muscular, atenção e memória de curto prazo.[15,16] No entanto, pacientes com câncer que recebem doses estáveis de opioides não desenvolvem comprometimento significativo no desempenho psicomotor,[11] tempos de reação a estímulos auditivos,[17] estabilidade postural[18] ou dirigir.

Indivíduos dependentes de opioides em terapia de manutenção com metadona parecem ter função cognitiva e tempo de reação normais.[19-22] Em alguns pacientes com dor severa, a sonolência durante os primeiros dias de tratamento ou após um aumento na dose pode simplesmente refletir maior conforto após dias de insônia induzida pela dor, em vez de verdadeira sonolência.

Existem outras causas de sonolência em pacientes que fazem uso de opioides, são elas: sepse, desidratação, insuficiência hepática, metástases cerebrais, alterações metabólicas, hipercalcemia, hiponatremia, uso concomitante de benzodiazepínicos, antidepressivos tricíclicos, ativos metabólicos dos opioides em uso pelo paciente (o acúmulo de metabólitos ativos de opioides causa sedação e pode ocorrer muito rapidamente em várias situações; e é mais provável que ocorra em pacientes em altas doses de opioides e naqueles com insuficiência renal), insuficiência renal que se desenvolve como resultado da administração de anti-inflamatórios não esteroides (AINEs).[23,24]

Medicação que tenha efeito sedativo, e atua centralmente, pode aumentar a sedação se usada com opioides; exemplos incluem hipnóticos, antidepressivos tricíclicos, como foi citado antes e antieméticos de ação central. A consideração do uso de hipnóticos é particularmente importante em pacientes com câncer, porque eles são frequentemente prescritos para essa população por períodos significativos de tempo.[25,26] É importante considerar que a rápida sedação progressiva pode ser o resultado de outras complicações, incluindo alterações metabólicas como a hipercalcemia ou hiponatremia, sepse ou metástases cerebrais.

• Tratamento

Em pacientes com câncer que apresentam sedação relacionada ao uso de opioides, a administração de naloxona não é indicada na ausência de sinais de depressão respiratória. O uso de naloxona pode precipitar uma síndrome de abstinência de opioide desnecessária e dor intensa.[27]

Quando a sonolência é encontrada na presença de dor residual, é necessário reexaminar a possibilidade de que ansiedade, depressão ou outro distúrbio psicológico esteja aumentando a expressão de dor do paciente, e que a dose de opioide seja excessiva com relação ao componente nociceptivo da dor. A somatização do sofrimento psicossocial foi identificada como um preditor independente do controle da dor em pacientes com câncer.[28] Nestes casos, a dose de opioide deve ser reduzida e outros sintomas devem ser adequadamente tratados.

Em pacientes nos quais há sedação persistente em doses de opioides necessárias para alcançar o controle da dor, medidas adjuvantes de preservação de opioides devem ser consideradas, e podem permitir redução na dose de opioide. Estas incluem o uso de AINEs, bifosfonatos e corticosteroides. A dor neuropática pode ser tratada com antidepressivos tricíclicos ou anticonvulsivantes, intervencionismo em dor com bloqueio de nervos e radioterapia.

Finalmente, um teste de psicoestimulantes pode ser útil em pacientes que estão sedados com doses de opioides necessárias para o controle adequado da dor. Psicoestimulantes (dextroanfetamina, metilfenidato e pemolina) potencializam a analgesia induzida por opioides, combatem a sedação relacionada a opioides e a disfunção cognitiva.[29]

Verificou-se, em um estudo de dose única envolvendo pacientes pós-cirúrgicos, que a dextroanfetamina antagoniza a sedação induzida por opioides.[30] Ensaios clínicos controlados mostram resultados conflitantes. Vários pesquisadores descobriram que o uso de metilfenidato resultou em uma melhoria significativa na Escala Analógica Visual para sonolência e confusão.[4,31,32] Wilwerding e colaboradores[33] não conseguiram demonstrar um benefício estatisticamente significativo para o metilfenidato na redução da sonolência induzida por opioides; no entanto, uma tendência para diminuição da sonolência após metilfenidato foi observada.

O metilfenidato melhorou significativamente a função cognitiva (medida pela velocidade do toque do dedo, aritmética, memória de dígitos, memória e memória visual) em pacientes em tratamento com altas doses de opioides. Fernandez e colaboradores[34] relataram um estudo não controlado, envolvendo 19 pacientes com comprometimento cognitivo com complexo relacionado à AIDS, que demonstrou melhora nos testes neuropsicológicos quando tratados com metilfenidato e dextroanfetamina.

Os psicoestimulantes podem produzir efeitos adversos, como alucinações, delírio ou psicose (que podem ser tratados com haloperidol ou descontinuação da droga). Derivados de anfetamina têm outros efeitos adversos, como diminuição do apetite, e a tolerância a seus efeitos pode se desenvolver.

Antes de prescrever psicoestimulantes, deve-se ter uma história médica cuidadosa para excluir qualquer transtorno psiquiátrico. Isso é importante, pois os estimulantes são contraindicados em pacientes com história de alucinações, delírio ou distúrbios paranoides. Eles também são relativamente contraindicados em pessoas com histórico de abuso de substâncias ou hipertensão arterial.

Na prática clínica, as doses iniciais usuais de psicoestimulantes são metilfenidato 10 mg/dia, dextroanfetamina 2,5 mg/dia ou pemolina 20 mg/dia. A dose da droga pode ser aumentada se nenhum efeito adverso for observado. O efeito terapêutico é evidente dentro de 2 dias de tratamento. A administração pela manhã e ao meio-dia é aconselhada, de modo a não perturbar o sono.[35]

Náusea e vômito

Os opioides podem causar náusea e vômito em pacientes após início ou aumento da dose. Este efeito adverso geralmente responde bem para antieméticos e desaparece espontaneamente a partir do terceiro ou quarto dia de tratamento.[37,38] Alguns pacientes, particularmente aqueles que recebem altas doses de opioides, experimentam náusea severa, acompanhada por dor abdominal, constipação e distensão abdominal.

As principais causas de náuseas em pacientes oncológicos são quimioterapia, radioterapia, úlcera péptica, alterações metabólicas e constipação.

Os opioides causam náusea crônica por vários mecanismos, incluindo estimulação do quimiorreceptor da zona de gatilho na medula oblonga, estimulação do centro do vômito, vertigem por estimulação do oitavo nervo craniano, gastroparesia e constipação. A náusea tem sido associada ao acúmulo de metabólitos ativos da morfina, como a morfina-6-glicuronídeo (M6G).[39] A frequência de náusea e vômito é comparativamente maior em pacientes ambulatoriais do que em pacientes acamados. Isso sugere que essas drogas também atuam alterando a sensibilidade do centro vestibular.

• Tratamento

Pacientes expostos a opioides pela primeira vez, ou que precisam de um aumento significativo da dose, devem ter acesso garantido a antieméticos. É provável que as náuseas e vômitos induzidos por opioides, provavelmente, sejam mais tratados com agentes pró-cinéticos, como a metoclopramida.[40-42] No entanto, não houve ensaios controlados randomizados comparando diferentes agentes no manejo da êmese induzida por opioides. Drogas com efeitos no sistema nervoso central (SNC) também podem ser úteis, por exemplo, porque o centro vestibular tem uma alta concentração de receptores colinérgicos muscarínicos e histaminérgicos H1;[43,44] o uso de drogas anticolinérgicas e anti-histamínicas pode ser benéfico nos casos específicos de náusea relacionados ao movimento. Agentes antieméticos que atuam centralmente no SNC têm o potencial de causar efeitos colaterais, como sedação. Aos pacientes que não respondem aos antieméticos, prescreve-se corticosteroides.[44]

Constipação

A constipação ocorre em aproximadamente 90% dos pacientes tratados com opioides.[46] Observações clínicas sugerem que a constipação causada por opioides é um fenômeno relacionado à dose com ampla variabilidade individual. A tolerância a esse sintoma se desenvolve lentamente, e muitos pacientes necessitam de terapia laxante em uso de opioides.

Há evidências recentes de diferenças entre os opioides individuais em seu potencial indutor de constipação. Hunt e colaboradores[47] realizaram um ensaio cruzado de doses equianalgésicas de fentanil e morfina subcutânea em 23 pacientes com câncer internados, e descobriram que estes apresentavam evacuações mais frequentes durante o tratamento com fentanil. Medidas para náusea, delírio e função cognitiva não mostraram diferenças entre as duas drogas. Em um estudo retrospectivo com 49 pacientes, a quantidade de laxantes necessária para atingir pelo menos um movimento intestinal a cada 3 dias foi comparado com a dose diária equivalente média de morfina parenteral para cada opioide. Doses laxantes para metadona foram significativamente menores do que para morfina. O hábito intestinal, o sexo feminino e a idade avançada também resultaram em maior necessidade de laxantes.[48]

Os opioides causam constipação reduzindo a motilidade intestinal, prolongamento do trânsito, aumento da absorção de água e aumento da viscosidade fecal.[49-51]

A administração de opioides exógenos amplia o tempo de trânsito e desseca o conteúdo intraluminal. Existem algumas evidências de que a morfina estimula os receptores sensoriais da mucosa, que, por sua vez, ativam um arco reflexo para aumentar ainda mais a absorção de líquidos.[52]

• Tratamento

Pacientes que estão iniciando medicação opioide devem ser avisados da probabilidade de desenvolvimento de constipação, e devem ser prescritos laxantes concomitantemente à dose titulada para ter o efeito laxativo. Deve-se instituir o tratamento com aumento da ingestão hídrica, consumo de fibras e privacidade durante a defecação.

Tratamento com laxantes orais, supositórios retais, enemas e extração manual do bolo fecal. Os laxantes lubrificantes (óleo mineral) não são indicados para uso crônico em pacientes oncológicos.

Agentes pró-cinéticos (metoclopramida e domperidona) estão indicados para constipação que não foi resolvida pelos métodos convencionais.

A naloxona pode reverter a constipação induzida por opioides e, com isso, diminuir o uso de laxantes de uso crônico.

O tratamento combinado com laxantes não é universalmente eficaz; 40% dos pacientes com câncer avançado também requerem o uso de enemas e/ou manipulação retal.[46] Para a maioria dos pacientes com câncer, o uso de enemas e supositórios retais é limitado ao tratamento agudo e de curto prazo de episódios mais graves de constipação. Alguns pacientes que não toleram laxantes orais podem ser capazes de usar laxantes retais de longo prazo ou enemas efetivamente.[58]

Os supositórios podem ser inertes ou ativos. Os supositórios inertes geralmente contêm glicerina e extraem fluido para o reto, agindo como um estímulo para a defecação. Supositórios ativos contêm um catártico, e quando são ineficazes, os enemas podem ser usados.

Outra abordagem em pacientes com constipação refratária grave é considerar a rotação opioide para metadona, que parece ser menos constipante do que outros opioides.[48]

Depressão respiratória

A depressão respiratória como efeito colateral do uso de opioides é dose-dependente. Os opioides têm um efeito direto nos centros respiratórios, no bulbo e na ponte do tronco encefálico, reduzindo o drive respiratório.[70] A depressão respiratória, geralmente, ocorre após a administração em curto prazo de altas doses de opioides em indivíduos que estão tomando opioides pela primeira vez. Em pacientes com câncer que estão em tratamento com opioides em longo prazo, a tolerância se desenvolve para os efeitos depressores respiratórios com a administração repetida das drogas.[71] A depressão respiratória ocorre com outros efeitos colaterais concomitantes, como a sedação. Os pacientes que ignoram a sedação e continuam a tomar medicação opioide regular podem desenvolver depressão respiratória. Na insuficiência renal, o acúmulo de metabólitos excretados pela morfina, como M6G, pode levar à depressão respiratória.[72] A depressão respiratória pode ocorrer em pacientes que fazem rotação de outro opioide para a metadona; problemas com relações de dose e redução da tolerância cruzada resultam em um risco significativo de depressão respiratória.[73,74] A dor é um antagonista efetivo dos efeitos depressores respiratórios dos opioides. A abolição da dor por bloqueios neurolíticos em pacientes sob medicação opioide resultou em depressão respiratória.[75,76]

• Tratamento

Em doentes com depressão respiratória, o opioide deve ser reduzido ou suspenso temporariamente. A naloxona deve ser administrada imediatamente em uma solução diluída em dosagens paulatinas para evitar sintomas de abstinência. Geralmente, é possível começar com 0,1 mg a cada 3-5 minutos até a reversão dos sintomas. O paciente deve ser monitorado, pois a naloxona tem uma meia-vida de eliminação de 30 minutos, e a depressão respiratória pode ocorrer quando acabar o efeito da naloxona.

Prurido

Alguns efeitos colaterais variam com a via de administração do opioide: prurido, náusea e vômito, e retenção urinária são mais comuns com administração do opioide no neuroeixo (peridural e intratecal).[77] Prurido é incomum

após a administração venosa de opioides, mas foi relatado em 8,5% e em 46% dos pacientes que receberam opioides epidurais e intratecais, respectivamente.[78] A etiologia é desconhecida, mas pode estar relacionada à liberação de histamina ou a um efeito central.

• Tratamento

Anti-histamínicos, propofol intravenoso e naloxona intravenosa em baixas doses podem ser utilizados com sucesso.[83] A mudança de opioide de morfina para hidromorfona também tem sido relatada como efetiva.[85,86]

Retenção urinária

A retenção urinária, como prurido, também é mais comum com a administração neuroaxial de opioides.[77] É mais provável que ocorra em pacientes sem tratamento prévio com opioides e nos primeiros dias do tratamento. A dose baixa de naloxona intravenosa pode ser útil, mas deve-se tomar cuidado para não induzir a abstinência; alternativamente, um programa de sondagem vesical intermitente pode ser usado, mas raramente é necessário.

Edema pulmonar não cardiogênico

Está bem documentado com o uso de narcóticos e em casos de altas doses de opioides; também foi relatado após a administração de naloxona.[88] Nos últimos anos, com o uso de altas doses de opioides no tratamento da dor oncológica, esse fenômeno já foi descrito em pacientes oncológicos.[89] Pacientes com câncer que desenvolvem esse problema, geralmente, tiveram um grande aumento na dose de opioide para alívio da dor em um curto espaço de tempo.

Existem hipóteses para o edema pulmonar não cardiogênico, incluindo aumento da permeabilidade capilar, deposição de imunocomplexos no pulmão e dano endotelial por hipóxia.[89]

• Tratamento

A relação entre grandes aumentos na dose de opioides e o desenvolvimento de edema pulmonar não cardiogênico indica que isso deve ser considerado em pacientes que necessitaram de um aumento maciço da dose de seus opioides. Aproximadamente 15% dos pacientes que recebem opioides parenterais requerem aumentos rápidos na dose diária.[90] Nesses pacientes, deve-se considerar o uso de medidas analgésicas adjuvantes com outros agentes farmacológicos e não farmacológicos para tentar evitar a necessidade de um aumento rápido da dose. A rotação de opioides pode ser útil na redução dos aumentos de dose devido à tolerância cruzada incompleta entre os diferentes opioides.[91]

Neurotoxicidade induzida por opioides

A neurotoxicidade induzida por opioides (NIO) é uma síndrome recentemente reconhecida das consequências neuropsiquiátricas da administração de opioides.[92] As características do NIO incluem comprometimento cognitivo, sedação grave, alucinação, delírio, mioclonia, convulsões, hiperalgesia e alodinia. Os pacientes que exibem algumas, ou todas, dessas características sofrem de neurotoxicidade induzida por opioides. A NIO é mais observada em pacientes que recebem altas doses de opioides por períodos prolongados, que recebem doses prolongadas de opioide, que possuem insuficiência renal, que estão desidratados ou que exibem um comprometimento cognititvo.

• Tratamento

Como é o caso de muitos sintomas em pacientes com câncer avançado, a sedação, o comprometimento cognitivo, as alucinações e o delírio com agitação ou abstinência têm várias causas subjacentes potenciais. Em um estudo prospectivo de delírio previamente mencionado em pacientes com câncer avançado, foi identificada uma mediana (variação) de três (intervalo, 1-6) fatores precipitantes para cada episódio de delírio.[100] Em indivíduos que apresentam possíveis efeitos colaterais de opioides ou toxicidade, uma avaliação detalhada é necessária para identificar causas tratáveis. Isso inclui uma história (e história colateral, se o paciente estiver confuso), com atenção especial a medicamentos e histórico de abuso de álcool ou substâncias, exame físico e avaliação do estado mental. Quando qualquer uma das características do NIO está presente, deve-se realizar exames de sangue para analisar hemograma completo, eletrólitos, função renal, função hepática e cálcio, juntamente com exame de urina, e um possível estudo de radiografia de tórax se a sepse for considerada. Os possíveis fatores contribuintes identificados devem ser tratados corretamente. O tratamento para episódios agudos de neurotoxicidade induzida por opioides abrange a hidratação do paciente, rotação do opioide, redução ou descontinuação da dose do opioide, interromper hipnóticos e anti-inflamatórios não esteroides, uso de haloperidol e modulação circadiana.

A rotação de opioide refere-se à prática de conversão de um opioide para um segundo, quando a resposta analgésica opioide é inadequada e/ou se efeitos adversos relacionados ao opioide são intoleráveis ou incontroláveis. Razões para iniciar a rotação opioide são efeitos colaterais intoleráveis, neurotoxicidade, alucinações, mioclonia, náusea e dor incontrolável.[80,102] Em todos os casos de rotação de opioides, os pacientes devem ser acompanhados de perto para avaliar a adequação do alívio da dor e o efeito sobre eventos adversos relacionados ao opioide. Tal como acontece com qualquer regime de opiáceos, provavelmente serão necessários ajustes posológicos subsequentes.

O uso da rotação de opioides requer familiaridade com uma série de opioides e com o uso de tabelas de doses equianalgésicas. No entanto, também é importante considerar que as evidências para apoiar as proporções de dose nas tabelas equianalgésicas padrão se referem em grande parte ao contexto da administração de dose única; eles não refletem necessariamente as realidades clínicas da administração crônica de opiáceos no tratamento da dor do câncer com doses repetidas de opioides. Assim, as doses mostradas na maioria das tabelas de dose equianalgésicas padrão podem não ser exatas para pacientes que desenvolveram tolerância ou estiveram tomando opioides por longos períodos de tempo. Além disso, o fenômeno da tolerância cruzada incompleta pode levar a uma potência inesperada no agente recém-introduzido.[68] É necessário cuidado especial com rotações com metadona. O processo de mudança de um agonista opiáceo de alta dose para metadona é complexo, e só deve ser tentado por médicos experientes.[81] Mesmo entre médicos experientes, ocasional toxicidade pode ocorrer durante a administração de metadona.[82] Ao contrário das expectativas, a toxicidade ocorre com maior frequência em pacientes previamente expostos a altas doses de opioides do que em pacientes que recebem baixas doses. Bruera e colaboradores[94] fornecem algumas diretrizes para a conversão de pacientes de altas doses de opioides orais em metadona oral. Eles recomendam diminuir a dose anterior de opioide em um terço nas primeiras 24 horas e substitui-la por metadona usando uma razão de dose equianalgésica.

Por exemplo: 1 mg de metadona oral é igual a 10 mg de morfina por via oral (ou seja, um doente a receber 1.000 mg de morfina oral por dia mudará para 660 mg de morfina oral por dia, mais 33 mg de metadona oral durante o primeiro dia). Administrar metadona a cada 8 horas pela via oral. Durante o segundo dia, se o controle da dor for adequado, o paciente precisa de mais um terço de redução na dose do opioide anterior. A dose da metadona só deve aumentar se o paciente tiver dor moderada a grave.

Gerencie episódios transitórios de dor com doses de resgate intermitentes de opioides de curta duração. Durante o dia 3, descontinuar o terço final do opioide anterior e manter o paciente em metadona regular a cada 8 horas, mais aproximadamente 10% da dose diária de metadona como dose extra por via oral para a BTP. Avalie os requisitos de dor e metadona com frequência, até que uma dose estável de metadona seja alcançada. Até que a razão da dose equianalgésica dos opioides parenterais e orais para a metadona seja claramente estabelecida, os pacientes que recebem altas doses de opioides orais/parenterais que necessitam de conversão para metadona devem ser submetidos a essa conversão somente sob supervisão e, de preferência, em ambiente hospitalar. Em geral, o uso seguro da metadona para controlar a dor do câncer requer cuidados de acompanhamento meticulosos e titulação antecipada da dose para baixo.

Prevenção, reconhecimento precoce e tratamento da neurotoxicidade podem levar a uma melhor qualidade de vida para pacientes com câncer avançado. A prevenção é melhor alcançada pela avaliação individual dos fatores de risco em cada paciente e pela prevenção do aumento da dose de opioides.

Sedação, falha cognitiva, alucinação e delírio

Alterações na cognição podem ser vistas em pacientes com câncer avançado[93] ou em pacientes que tiveram, recentemente, um aumento significativo na dose de opioides; no entanto, estas alterações desaparecem dentro de aproximadamente 1 semana de manutenção do opioide.[12,96,97] A disfunção cognitiva pode ser mais grave em pacientes que recebem doses mais altas ou opioides com atividade agonista/antagonista em comparação com agonistas puros em pacientes que recebem outros medicamentos psicoativos, e em pacientes com comprometimento cognitivo limítrofe antes do tratamento. A deficiência é, geralmente, um abrandamento das habilidades cognitivas, em vez de um aumento no número de erros ou lapsos importantes no julgamento.[98,99]

Em geral, os pacientes devem ser aconselhados a não dirigir, operar máquinas e realizar tarefas que exijam concentração significativa e habilidades psicomotoras por 3 a 4 dias após o início da terapia com opioides e após aumentos significativos (30 a 50%) em sua dose diária de opioide. Em casos de dúvida sobre a capacidade de dirigir em pacientes que recebem opioides, uma abordagem apropriada seria pedir ao paciente que faça um teste com um terapeuta ocupacional qualificado.

Alucinações foram descritas em pacientes que receberam analgesia com opioides.[103-107] A maioria dos relatos descreveu alucinações visuais. No entanto, sugere-se que alucinações táteis ocorram com maior frequência.[108] Ocasionalmente, os pacientes podem ter alucinações sem falha cognitiva óbvia,[104] e seu medo de ter doença psiquiátrica pode causar relutância em revelar a situação aos cuidadores. Em alguns casos, uma mudança abrupta no humor do paciente (ansiedade ou depressão) pode ser o único sinal do desenvolvimento de alucinação orgânica.[109]

Hiperalgesia e alodinia

A hiperalgesia e a alodinia são duas das apresentações mais angustiantes da toxicidade por opioides. A hiperalgesia é uma resposta nociceptiva exagerada a estímulos nocivos, enquanto a alodinia é uma resposta nociceptiva exagerada a estímulos indolores.[87] Hiperalgesia e alodinia foram observadas após altas doses de morfina (tanto parenteral quanto intratecal) em humanos.[101,106] Pode ter duas apresentações, uma como resposta nociceptiva exagerada, por exemplo, à estimulação cutânea, como uma picada de agulha; e a segunda, como agravamento da síndrome da dor subjacente com o possível desenvolvimento de dor paradoxal. Isto é de relevância clínica, pois os médicos podem interpretar mal este fenômeno, não reconhecendo-o como um efeito adverso neurotóxico e responder aumentando ainda mais a dose de opiáceo, numa tentativa de controlar a dor. É importante considerar a possibilidade de neurotoxicidade induzida por opioide em pacientes que sofrem um agravamento repentino de dor ou hiperalgesia cutânea. Sabe-se que a hiperalgesia induzida por opioides (HIO) é um fenômeno de mecanismo fisiopatológico complexo e, até o momento, a prevalência dessa síndrome foi relacionada com o tipo de opioide utilizado ou a duração do tratamento. Acredita-se que ocorre modificações neuroplásticas no sistema nervoso central e no periférico, com aumento da excitabilidade neuronal. Alguns autores propuseram uma relação entre a morfina-3-glicuronídeo, um metabólito da morfina e a HIO; entretanto, esta teoria não seria abrangente a ponto de justificar a HIO em pacientes usuários de outros tipos de opioides.[30] Outra possibilidade seria alterações: 1) no sistema glutaminérgico; 2) nas dinorfinas espinhais; 3) na redução da recaptação de substâncias algogênicas; 4) nos receptores NMDA; 5) na inibição do sistema transportador do glutamato; e 6) na facilitação da regulação intracelular do cálcio.[31] Modificações celulares foram identificadas em vários locais anatômicos, como em neurônios aferentes e medula espinhal, células da glia, núcleos encefálicos e vias descendentes envolvidas com a modulação da dor. Além disto, alterações também podem ser encontradas nos receptores e em outros canais iônicos envolvidos com a percepção e a transmissão dolorosa.[32]

É possível que a dose e a duração do tratamento com opioide influenciem na ocorrência do HIO. Alterações no gene que codifica o receptor beta-adrenérgico e polimorfismo genético no sistema transportador ABC, mais precisamente o haplótipo ABCB1b glicoproteína-P, podem ser determinantes deste fenômeno.[33] O diagnóstico da HIO é eminentemente clínico. Deve-se suspeitar da sua existência quando, na vigência do uso de opioide, o paciente apresenta dor não condizente com sua doença de base, alodinia generalizada ou piora progressiva do quadro álgico apesar do aumento da dosagem do opioide administrado. Neste contexto, é fundamental diferenciar a HIO do fenômeno de tolerância, de progressão da doença de base, do tratamento inadequado da dor e da exacerbação da dor preexistente, secundária ou não ao surgimento de uma nova doença. A avaliação cuidadosa do paciente e a observação da resposta ao aumento da dosagem do opioide permitem distinguir estas situações.

Algumas estratégias têm sido propostas com o intuito de tratar e prevenir a HIO. O emprego do propofol pode ser justificado pela ação em receptores do ácido gama-aminobutírico, do tipo A, em nível supraespinhal, modulando o sistema glutaminérgico.[34] Os antagonistas do receptor-NMDA, os alfa-2 agonistas e os inibidores da ciclooxigenase tipo 2 (COX-2) também podem ser utilizados.

Os antagonistas do receptor-NMDA modulam diretamente o sistema glutaminérgico, já que inibem a sensibilização central e previnem a hiperalgesia. A cetamina é o principal representante deste grupo, embora haja evidências para o uso de memantina por via oral para a prevenção e tratamento de HIO. A cetamina tem sido utilizada de maneira variada, havendo protocolos que envolvem a administração deste fármaco na dose de 0,15 a 0,5 mg/kg em bólus, seguida de infusão contínua de 5 mcg/kg/min. Uma alternativa às medicações citadas é a metadona, a qual apresenta tolerância cruzada incompleta com os receptores opioides e atua como antagonista de receptores NMDA. Os alfa-2 agonistas têm sido envolvidos na modulação da HIO. Apesar disto, estudos demonstram resultados contraditórios quanto ao benefício do seu uso em animais e em indivíduos portadores de alodinia.[35]

Os inibidores da COX-2 tem por mecanismo de ação a inibição da síntese de prostaglandinas (PG), as quais têm sido implicadas na estimulação da liberação do glutamato no cordão espinhal. O emprego de inibidores da COX-2, consequentemente, poderá reduzir a HIO. Também, estudos demonstraram que os inibidores da COX atuam como antagonistas dos receptores NMDA no SNC e reduzem o desenvolvimento de tolerância aos opioides em animais.[36]

A abordagem do paciente com HIO, todavia, deve envolver não apenas a utilização de adjuvantes, mas também a cuidadosa titulação e redução da dose do opioide, a rotação e a modificação da via de administração do opioide, além da constante avaliação e monitoração clínica do paciente.[37]

Vários compostos foram identificados como estando envolvidos no mecanismo da alodinia em estudos com animais, incluindo morfina, morfina-3-glicuronídeo (M3G), normorfina e hidromorfona. Todos são capazes de causar alodinia em ratos após administração intratecal.[84,95]

Efeitos do sistema imunológico

Existem evidências substanciais para apoiar a teoria de que os opioides têm um efeito na defesa do hospedeiro e estão associados à patogênese da infecção entre usuários de drogas intravenosas. Mostrou-se que a morfina *in vivo* suprime uma variedade de respostas imunitárias que envolvem os principais tipos celulares no sistema imunitário, incluindo células assassinas naturais, células T, células B, macrófagos e leucócitos polimorfonucleares (PMNs). Há evidências de que parte desse efeito é por depressão direta da função de macrófagos e PMN, mas também parece que pode haver um efeito indireto no sistema imunológico, possivelmente através de um circuito neural imune *in vivo* através do qual a morfina atua para deprimir a função de todas as células do sistema imunológico.

A importância desses achados para pacientes com câncer, especialmente aqueles com câncer avançado e expectativa de vida curta recebendo analgesia com opioides, ainda é desconhecida. É possível que algumas das alterações imunológicas atribuídas à quimioterapia e ao câncer avançado possam estar, em parte, relacionadas aos opioides em alguns pacientes. Atualmente, o uso de opioides não é contraindicado em pacientes imunossuprimidos. Saber se os opioides individuais têm efeitos diferentes nessas populações de pacientes pode ajudar a identificar melhores terapias para vários grupos de pacientes.

Efeitos endócrinos

Sabe-se que a administração de opioides está associada a anormalidades endócrinas. A administração de opioides mostrou inibir os níveis de hormônio adrenocorticotrófico (ACTH) e cortisol, e a naloxona estimula a liberação de ACTH.[79] Os opioides também mostraram inibir a liberação de vasopressina e ocitocina em nível da hipófise posterior, elevar a insulina e o glucagon e inibir a somatostatina.

Um estudo de 73 pacientes que receberam administração opiácea intratecal em longo prazo para dor não maligna intratável, mostrou hipogonadismo hipogonadotrófico na grande maioria dos pacientes. Além disso, 15% demonstraram desenvolver hipocortisolismo e aproximadamente a mesma porcentagem desenvolveu deficiência de hormônio do crescimento. Um grupo de controle de pacientes com uma síndrome de dor comparável, mas não tratados com opioides, foi usado.[53]

Mais estudos são necessários para analisar o efeito do uso de opioides na função endócrina em pacientes com câncer, já que existe a possibilidade de que alguns dos sintomas que agora atribuímos ao câncer possam estar relacionados, pelo menos em parte, à disfunção endócrina secundária à administração de opioides. A maioria das anormalidades endócrinas é relativamente fácil de diagnosticar com exames de sangue. Se alguns dos sintomas que atualmente associamos à presença de câncer, como fadiga profunda, diminuição da libido e perda de massa muscular, estão relacionados a alterações endócrinas, a suplementação hormonal pode oferecer opções de tratamento em pacientes com esses problemas.

Evidências

Ao contrário das expectativas, a toxicidade ocorre com maior frequência em pacientes previamente expostos a altas doses de opioides do que em pacientes que recebem baixas doses. Bruera e colaboradores[94] fornecem algumas diretrizes para a conversão de pacientes de altas doses de opioides orais em metadona oral. Eles recomendam diminuir a dose anterior de opioide em um terço nas primeiras 24 horas e substitui-la por metadona usando uma razão de dose equianalgésica. Cada 1 mg de metadona oral é igual a 10 mg de morfina por via oral (ou seja, um doente a receber 1.000 mg de morfina oral por dia mudará para 660 mg de morfina oral por dia, mais 33 mg de metadona oral durante o primeiro dia). Administrar metadona a cada 8 horas pela via oral. Durante o segundo dia, se o controle da dor for adequado, o paciente precisa de mais um terço de redução na dose do opioide anterior. A dose da metadona só deve aumentar se o paciente tiver dor moderada a grave. Gerencie episódios transitórios de dor com doses de resgate intermitentes de opioides de curta duração. Durante o dia 3, descontinuar o terço final do opioide anterior e manter o paciente em metadona regular a cada 8 horas, mais aproximadamente 10% da dose diária de metadona como dose extra por via oral para a BTP. Avalie os requisitos de dor e metadona com frequência até que uma dose estável de metadona seja alcançada. Até que a razão da dose equianalgésica dos opioides parenterais e orais para a metadona seja claramente estabelecida, os pacientes que recebem altas doses de opioides orais/parenterais que necessitam de conversão para metadona devem ser submetidos a essa conversão somente sob supervisão e, de preferência, em ambiente hospitalar. Em geral, o uso seguro da metadona para controlar a dor do câncer requer cuidados de acompanhamento meticulosos e titulação antecipada da dose para baixo.

Existem vários opioides que devem ser evitados no tratamento da dor no câncer, incluindo meperidina e nalbufina. A meperidina tem uma meia-vida curta e o seu metabólito, normeperidina, é tóxico.[67] A nalbufina tem uma eficácia máxima baixa e têm o potencial de reverter a analgesia do receptor mu (μ), e até mesmo precipitar uma síndrome de abstinência física quando tomados por pacientes que já estão recebendo agonistas totais, como a morfina.[68] Além disso, os opioides agonistas-antagonistas têm um efeito teto.[68,69] O propoxifeno é uma má escolha para uso rotineiro por causa da sua longa vida e do risco de acumulação de norpropoxifeno, um metabólito tóxico. Os opioides agonistas puros (morfina, oxicodona, fentanil, metadona) são os principais fármacos usados para o controle da dor associada ao câncer e são prescritos quando outras modalidades terapêuticas (procedimentos intervencionistas, farmacológicas e não farmacológicas) não causam analgesia suficiente para que os pacientes tenham uma qualidade de vida.

As preparações de opioides de ação prolongada proporcionam alívio da dor no câncer por um longo período

(8 a 72 h) em comparação aos opioides de liberação imediata (4 a 6 h), podemos concluir, com base nas evidências, que os opioides de ação prolongada proporcionam alívio da dor, superior aos opioides de ação imediata, mas deve-se ter em mente que todos os pacientes oncológicos se beneficiam de cronogramas constantes de dosagem, ao contrário do que eles usam, que é conforme necessário.

Os pacientes oncológicos que recebem terapia com opioides devem ter o mesmo monitoramento que os pacientes com dor crônica não oncológica, pois existe a mesma incidência de adição e de uso indevido como nos pacientes não oncológicos. Embora o risco de dependência em pacientes com câncer possa ser menos preocupante, também é verdade que pacientes com câncer que têm a dependência de abuso de opioides merecem um tratamento assíduo da dor com médicos especialistas em dor, para garantir o controle da dor e o monitoramento da terapia com opioides.

Os opioides não aumentam o risco de herpes-zóster agudo e não estão associados ao risco de neuralgia pós-herpética. Além da vacinação contra o vírus zóster, estudos demonstraram que o início precoce da terapia antiviral e o manejo correto da dor, incluindo opioides, podem prevenir o desenvolvimento ou reduzir a gravidade da neuralgia pós-herpética.

Uso de opioides em longo prazo

A maioria dos pacientes com câncer está vivendo bem depois de 5 anos após o diagnóstico, e muitos estão retornando à força de trabalho após o tratamento. Como os pacientes com câncer estão vivendo mais, a preocupação é crescente sobre a qualidade de vida e saúde daqueles diagnosticados com câncer e a qualidade dos cuidados que recebem. O tratamento do câncer progride por etapas, incluindo diagnóstico, tratamento, sobrevivência e, às vezes, cuidados no fim da vida. Entre os sintomas mais comuns de câncer e seus tratamentos estão dor, depressão e fadiga. Estes sintomas podem persistir ou aparecer após o término do tratamento.

O uso ideal de opioides para uso em longo prazo em pacientes sem câncer ativo deve seguir as diretrizes padrão para dor crônica. As síndromes de dor pós-tratamento podem evoluir de maneira diferente das outras síndromes de dor crônica não cancerígena, e novos problemas de dor carregam o peso emocional de uma possível doença recorrente. Portanto, os pacientes em remissão ou cura putativa que têm condições de dor crônica precisam ser acompanhados com visitas regulares, avaliação imediata de nova dor ou queixas progressivas, e um diagnóstico diferencial de escalonamento de dose que inclui doença recorrente.

■ CONCLUSÃO

Os opioides são os agentes mais importantes para alívio da dor oncológica. A morfina é a medicação de escolha para dor moderada a intensa.

A dose pode ser aumentada de maneira segura para controle adequado da dor. Os pacientes em fase terminal têm as condições para ingerir morfina. A morfina de libera-ção controlada não pode ser macerada, a dose habitual da morfina de liberação controlada é de 30 a 60 mg (0,6 mg/kg) a cada 8 a 12 horas e a dose da morfina de liberação imediata é de 10 a 60 mg (0,3 mg/kg).

A codeína, por via oral, é usada na dose de 30 a 60 mg a cada 4 a 6 horas.

O tramadol é usado na dose de 50 a 100 mg a cada 4 a 6 horas e pode ser administrado via oral, venosa e subcutânea.

A oxicodona, via oral, é usada na dose de 10 a 40 mg a cada 12 horas.

A metadona, via oral, é usada na dose de 5 a 10 mg a cada 8 a 12 horas, conforme necessidade, por 3 a 5 dias, até obter efeito adequado, modificando a dose e os intervalos após esse período.

O tratamento da dor para maximizar a qualidade e a quantidade da vida do paciente é um imperativo.

A avaliação detalhada da dor e de outras preocupações com a qualidade de vida é a base para o sucesso do tratamento da dor no paciente com câncer. Tipicamente, a experiência da dor é multidimensional e o tratamento deve abordar os componentes físicos, psicológicos, sociais e existenciais. A falta de compreensão suficiente da etiologia da queixa de dor, invariavelmente, resultará em um manejo inadequado da dor. A colaboração interdisciplinar é essencial para o cuidado integral do paciente com câncer. Disciplinas e especialidades envolvidas no cuidado comumente incluem especialistas em gerenciamento da dor, oncologistas, cirurgiões, psiquiatras, psicólogos, fisioterapeutas, farmacêuticos, enfermeiros e assistentes sociais. A terapia agressiva do câncer e da dor é mutuamente benéfica, e é melhor realizada por equipes especializadas e interdisciplinares.

A maioria dos pacientes pode obter alívio sintomático adequado da dor do câncer usando farmacoterapia oral apropriada. O uso concomitante de terapias adjuvantes ou especializadas, às vezes, é necessário; entretanto, o encaminhamento para intervenção cirúrgica, anestésica ou psicológica especializada beneficia um número significativo de pacientes. Além disso, o crescimento da indústria de cuidados domiciliares e de *hospice* ampliou as possibilidades de estender as estratégias básicas e sofisticadas de gerenciamento da dor para o lar. À medida que mais pacientes são curados ou entram em remissão em longo prazo, são essenciais provisões adequadas para avaliação e manejo contínuos da dor crônica.

■ REFERÊNCIAS BIBLIOGRÁFICAS

1. Portenoy RK. Câncer e dor. Epidemiologia e síndromes. Câncer. 1989; 63(11 suppl):2298-307.
2. Twycross R. Introducing palliative care. 4 ed. Oxford: Radcliffe Medical Press. 2003; p. 208.
3. Francis RJ, Franklin JE. Transtorno por uso de alcohol y otras substancias psicoativas. In: Tratado de Psiquiatria. Barcelona: Ancora. 1995; 373-434.
4. Scottish Intercollegiate Guidelines Network (SIGN). Control of pain in patients with cancer; 2000. www.sign.ac.uk.
5. Instituto Nacional de Câncer (INCA). Estimativa 2018: incidência de câncer no Brasil / José Alencar Gomes da Silva. Coordenação de Prevenção e Vigilância. Rio de Janeiro: INCA; 2017.

6. Brown MDR, Juan D, Ramirez JD, Paul Farquhar-Smith P. Pain in cancer survivors. Br J Pain. 2014; 8:139-53.
7. Instituto Nacional de Câncer (INCA). Centro de Suporte Terapêutico Oncológico – Divisão Técnico-Científica. Cuidados Paliativos Oncológicos: Controle da dor. Rio de Janeiro: INCA; 2002.
8. Boswell M, Cole B. Weiner's Pain Management. 7 ed. CRC Press; 2005.
9. Caraceni A, Hanks G, Kaasa S, et al. Use of opioid analgesics in the treatment of cancer pain: evidence-based recommendations from the EAPC. Lancet Oncol. 2012; 13:e58-e68.
10. Fallon M, Do We Need Step 2 of the WHO Pain Ladder – An EAPC Research Network Study. Madrid: EAPC Abstract Book. EAPC. 2017; PS05, 36.
11. Fernandes SAC. Opções terapêuticas no tratamento da dor crónica na população idosa – Teses de Mestrado FMUC Medicina – Universidade de Coimbra; 2009.
12. Mendonça I, et al. Tratamento da dor do paciente oncológico. UNIMED BH – Cooperativa de Trabalho Médico LTDA. Belo Horizonte: Grupo de Avaliação de Tecnologias em Saúde – GATS; 2008.
13. Thomaz A. Dor oncológica: conceituação e tratamento farmacológico. Onco. 2010 Ago-Set; 25-29.
14. Inturrise CE, Lipman AG. Opioid analgesic. In: Fishman SM, Ballantyne J, Rathmell J. (ed.). Bonica's management of pain. 4 ed. Baltimore: Lippincott Williams & Willkins. 2010; 1172-87.
15. Smith HS. Opioid metabolismo. Mayo Clin Proc. 2009; 84(7): 613-24.
16. Garcia JB, Barbosa JO. Princípios farmacocinéticos dos opioides. In: Kraychete DC (ed.). Opioides, o que você deve saber. Leitura Médica. 2015; 39-55.
17. Sousa AM, Santana Neto J, Guimaraes GM, et al. Safety profile of intravenous patient-controlled analgesia for breakthrough pain in cancer patients: a case series study. Support Care Cancer. 2014; 22(3):795-801.
18. Leppert W, Krajnik M, Wordliczek J. Delivery systems of opioid analgesicsfor pain relief: a review. Curr Pharm Des. 2013; 19(41):7271-93.
19. Gozzani JL. Opioides e Antagonistas. Rev Bras Anestesiol. 1994; 44(1):65-73.
20. Kandel ER, et al. Principles of Neural Science. 4 ed. New York: McGraw-Hill; 2000.
21. Marvizon JC, Ma YY, Charles AC, Waldwyn W, Evans CJ. Pharmacology of the Opioid System. In: Beaulieu P, Lussier D, Porreca F, Dickenson A (ed.). Pharmacology of Pain. Seattle: IASP Press. 2010; 87-110.
22. Baltieri D, et al. Abuso e Dependência dos Opiáceos. Assoc Bras Psiq; 2008.
23. Francis RJ, Franklin JE. Transtorno por uso de alcohol y otras substancias psicoativas. In: Tratado de Psiquiatria. Barcelona: Ancora. 1995; 373-434.
24. Meldrum ML. A capsule history of pain management. JAMA. 2003; 290:2470-5.
25. Trescot AM, Datta S, Lee M, Hansen H. Opioid Pharmacology. Pain Physician Opioid Special 2008; 11:S133-53.
26. Beaulieu P, Lussier D, Porreca F, Dickenson A. Pharmacology of Pain. Seattle: IASP Press; 2010.
27. Rang HP, Dale MM, Ritter JM, Moore PK. Pharmacology. New York: Churchill Livingstone; 2003.
28. Wollemann M, Benyhe S. Non-opioid actions of opioid peptides. Life Sci. 2004; 75:257-70.
29. Diaz A, Ruiz F, Florez J, et al. Opioid tolerance and supersensitivity induce regional changes in the autoradiographic density of dihydropyridine-sensitive calcium channels in the rat central nervous system. Pain. 2000; 86:227-35.
30. Richards ML, Sadée W. Buprenorphine is an antagonista at the kappa opioid receptor. Pharm Res. 1985; 2:178-81.
31. Centro de Suporte Terapêutico Oncológico – Divisão Técnico-Científica. Cuidados Paliativos Oncológicos: Controle da dor. Rio de Janeiro: INCA; 2002

32. Kraychete D, Sakata R. Uso e rotação de opioides para dor crônica não oncológica. Rev Bras Anest. 2012; 62:4.
33. Alves Costa C, Santos C, et al. Dor oncológica. Rev Bras Pneum; 2007 nov-dez, v. XII, n. 6.
34. Boswell M, Cole B. Weiner's Pain Management. 7 ed. Boca Raton: CRC Press; 2005.
35. Pergolizzi J, Böger RH, Budd K, Dahan A, Erdine S, Hans G, et al. Opioids and the Management of Chronic Severe Pain in the Eldery: Consensus Statement of an International Expert Panel with Focus on the Six Clinically Most Often Used World Health Organization step III Opioids (Buprenorphine, Fentanyl, Hydromorphone, Methadone, Morphine, Oxycodone). Pain Pract. 2008; 8(4):287-313.
36. Macintyre PE, Scott DA, Schug SA, Visser EJ, Walker SM. Acute Pain Management: Scientific Evidence. 3 ed. Melbourne: ANZCA & FPM; 2010.
37. Pasero C, McCaffery M. Management of opioid-induced adverse side effects. In: Paseroand C, McCaffery M (ed.). Pain assessment and pharmacologic management. St. Louis: Mosby Elsevier. 2001; 483-522.
38. American Geriatric Society (AGS). Panel on Pharmacological Management of persistent pain in older persons. J Am Geriatr Soc. 2009; 57:1331-46.
39. Urban D, Cherny N, Catane R. The manegement of cancer pain in the eldery. Crit Rev Oncol Hematol. 2010; 73:176-83.
40. Moolchan ET, Umbricht A, Epstein D. Therapeutic drug monitoring in methadone maintenance: Choosing a matrix. J Addict Dis. 2001; 20:55-73.
41. Sandoval JA, Furlan AD, Mailis-Gagnon A. Oral Methadone for chronic noncancer pain. Clin J Pain. 2005; 21:503-12.
42. Johnson RE, Fudala PJ, Payne R. Buprenorphine: considerations for pain management. J Pain Symptom Man. 2005; 29(3): 297-326.
43. INFARMED. Infomed – Base de dados de medicamentos; 2012. Disponível em: http://www.infarmed.pt /infomed/inicio.php. Acesso em: 28/05/2012.
44. Yassen A, Olofsen E, Romberg R, Sarton E, Danhof M, Dahan A. Mechanism-based pharmacokinetic-pharmacodynamic modeling of the antinociceptive effect of buprenorphine in healthy volunteers. Anesthesiology. 2006; 104(6):1232-42.
45. Pergolizzi J, Aloisi AM, Dahan A, Filitz J, Langford R, Likar R, Mercandante S, Morlion B, Raffa RB, Sabatowski R, Sacerdote P, Torres LM, Weinbroum AA. Current Knowledge of Buprenorphine and Its Unique Pharmacological Profile. Pain Pract. 2010; 10(5):428-50.
46. Kress HG. Clinical update on the pharmacology, efficacy and safety of transdermal buprenorphine. Eur J Pain. 2009; 13(3):219-30.
47. Van Dorp E, Yassen A, Sarton E, Romberg R, Olofsen E, Teppema L, Danhof M, Dahan A. Naloxone Reversal of Buprenorphine-induced Respiratory Depression. Anesthesiology. 2006; 105:51-7.
48. Krenzischek DA, Dunwoody CJ, Polomano RC, Rathmell JP. Pharmacotherapy for Acute Pain: Implications for Practice. J Perianesth Nurs. 2008; 23(1A):S28-42.
49. Smith MT. Neuroexcitatory effects of morphine and hydromorphone: evidence implicating the 3-glucuronide metabolites. Clin Exp Pharmacol Physiol. 2000; 27(7):524-8.
50. Wright AW, Mather LE, Smith MT. Hydromorphone-3-glucuronide: a more potent neuroexcitant than its structural analogue, morphine-3-glucuronide. Life Sci. 69(4):409-20.
51. Murray A, Hagen NA. Hydromorphone. J Pain Symptom Man. 2005; 29(5 Suppl):S57-66.
52. Scottish Intercollegiate Guidelines Network (SIGN). Control of pain in patients with cancer; 2000. www.sign.ac.uk.
53. Babul N, Darke Ac, Hagen N. Hydromorphone metabólito acumulação em renal fracasso [carta]. J Dor Sintoma Gerir 1995; 10(3):184-6.
54. Liukas A, Kuusniemi K, Aantaa R, Virolainen P, Neuvonen M, Neuvonen PJ, Olkkola KT. Plasma concentrations of oral oxycodone are greatly increased in the elderly. Clin Pharmacol Ther. 2008; 84(4):462-7.

55. Costa CA. et al. Dor oncológica. Rev Port Pneumol. 2007; 13(6): 855-867.
56. Diretriz de Tratamento Farmacologico da Dor, Albert Einstein; 2012. Disponível em: http://www.saudedireta.com.br/docsupload/1344435028Diretriz%20do%20tto%20da%20dor.pdf.
57. Gloth FM. Concerns with Chronic Analgesic Therapy in Eldery Patients. Am J Med. 1996; 101(Suppl 1A):19S-24S.
58. Direção Geral de Saúde. Circular Normativa n. 015/2010: Orientações técnicas sobre o controlo da dor crónica na pessoa idosa; 2010.
59. Lötsch J. Opioid Metabolites. J Pain Symptom Man. 2005; 29(5S):S10-24.
60. Stamer UM, Lehnen K, Höthker F, Bayerer B, Wolf S, Hoeft A, Stuber F. Impact of CYP2D6 genotype on postoperative tramadol analgesia. Pain 2003; 105(1-2):231-8.
61. Kirchheiner J, Keulen JT, Bauer S, Roots I, Brockmöller J. Effects of the CYP2D6 gene duplication on the pharmacokinetics and pharmacodynamics of tramadol. J Clin Psychopharmacol. 2008; 28(1):78-83.
62. Warren PM, Taylor JH, Nicholson KE, Wraith PK, Drummond GB. Influence of tramadol on the ventilatory response to hypoxia in humans. Br J Anaesth. 2000; 85(2):211-6.
63. Nielsen CK, Ross FB, Lotfipour S, Saini KS, Edwards SR, Smith MT. Oxycodone and morphine have distinctly different pharmacological profiles: radioligand binding and behavioural studies in two rat models of neuropathic pain. Pain. 2007; 132(3):289-300.
64. Barnung SK, Treschow M, Borgbjerg FM. Respiratory depression following oral tramadol in a patient with impaired renal function. Pain. 1997; 71(1):111-2.
65. Staahl C, Christrup LL, Andersen SD, Arendt-Nielsen L, Drewes AM. A comparative study of oxycodone and morphine in a multi-modal, tissue-differentiated experimental pain model. Pain. 2006; 123(1-2):28-36.
66. Lalovic B, Kharasch E, Hoffer C, Risler L, Liu-Chen LY, Shen DD. Pharmacokinetics and pharmacodynamics of oral oxycodone in healthy human subjects: role of circulating active metabolites. Clin Pharmacol Ther. 2006; 79(5):461-79.
67. Crawford RD, Baskoff JD. Fentanil-associado delírio em homem. Anestesiologia. 1980; 53(2):168-9.
68. Bruera E, Schoeller T, Montejo G. Orgânico hallucinosis em pacientes receber alto doses de opiáceos para câncer dor. Dor. 1992; 48(3):397-9.
69. Poyhia R, Vainio UM, Kalso E. Uma revisão de oxicodona é clínico farmacocinética e farmacodinâmica. J Dor Sintoma Gerir. 1993; 8(2):63-7.
70. Vainio UM, Ollila J, Matikainen E, et al. Condução capacidade em câncer pacientes receber longo-termo morfina analgesia. Lancet. 1995; 346(8976):667-70.
71. Proibição UM, Sjogren P, Kaiser F. Reação tempo em câncer pacientes receber perifericamente-agindo analgésicos sozinho ou em combinação com opióides. Acta Anaesthesiol Scand. 1992; 36(5):480-2.
72. Proibição UM, Sjogren P. Cerebral efeitos de longo-termo oral opióides em câncer pacientes medido por contínuo reação tempo. Clin J Dor. 1995; 6(2):91-5.
73. Saarialho-Kere U, Mattila MJ, Paloheimo M, Seppala T. Psicomotor, respiratório e neuroendocrinological efeitos de buprenorfina e amitriptilina em saudável voluntários. Eur J Clin Pharmacol 1987; 33(2):139-46.
74. Mcdonald FC, Gough KJ, Nicoll RA, Dow RJ. Psicomotor efeitos de ketorolac em comparação com buprenorfina e diclofenaco. Br J Clin Pharmacol 1989; 27(4):453-9.
75. Sjogren P, Proibição A. Dor, sedação e reação tempo durante longo-termo tratamento de câncer pacientes com oral e epidural opióides. Dor. 1989; 39(1):5-11.
76. Sjogren P, Proibição SOU, Larsen Tk, et al. Postural estabilidade durante longo-termo tratamento de câncer pacientes com epidural opióides. Acta Anaesthesiol Scand. 1990; 34(5):410-12.
77. Gordon N. reação vezes de metadona tratado ex-heroína viciados. Psychopharmacologia. 1976; 16:337-44.
78. Lombardo WK, Lombardo B, Goldstein A. Cognitivo funcionamento sob moderado e baixa dosagem metadona manutenção. Intl J Vícios 1976; 11(3):389-401.
79. Danziger LH, Andorinhão SJ, Blum RA. Central sistema nervoso toxicidade associado com meperidina usar em hepático doença. Farmacoterapia. 1994; 14(2):235-8.
80. Fabricantes de Carroças PD, Hesse C, Jackson AO. Myoclonic espasmos seguinte intratecal diamorphine. J Dor Sintoma Gerir. 1993; 8(7):492-5.
81. Szeto HH, Inturrisi CE, Houde R, et al. Acumulação de normeperidine, um ativo metabólito de meperidina, em pacientes com renal fracasso de câncer. Ann Internar Med. 1977; 86(6):738-41.
82. Labella FS, Pinsky C, Havlicek V. Morfina derivados com diminuído opiáceo receptor potência mostrar reforçada central excitatórios atividade. Cérebro Res. 1979; 174(2):263-71.
83. Wilens TE, Biederman J. O estimulantes. Psychiatr Clin Nort Sou. 1992; 15(1):191-222.
84. Massie MJ, Holanda J, Vidro E. Delírio em terminal doente câncer pacientes. Sou J Psiquiatria. 1983; 140(8):1048-50.
85. Allan SG. Náusea e vômito. In: Doyle D, Novelos GW, Mcdonald N (eds.). Oxford: Oxford Médico Imprensa. 1993; 282-90.
86. Clarke RS. Náusea e vômito. Br J Anaesth. 1984; 56(1):19-27.
87. Lawlor P, Gagnon B, Mancini IL, et al. Fenomenologia de delírio e sua subtipos em avançado câncer pacientes: um potenciais estudo [resumo]. J Palliat Cuidado. 1998; 14(3):106.
88. Bruera E, Seifert L, Watanabe S, et al. Crônico náusea em avançado câncer pacientes: um retrospectiva avaliação de um metoclopramida-baseado antiemético regime [ver comentários]. J dor sintoma gerir 11 (3): 147-53, 1996.
89. Bruera ED, Maceachern TJ, Spachynski KA, et al. Comparação de eficácia, segurança, e farmacocinética de controlado lançamento e imediato lançamento metoclopramida para o gestão de crônico náusea em pacientes com avançado câncer [publicado errata aparece em câncer 75(7):1733, 1995]. Câncer. 1994; 74(12):3204-11.
90. Bruera E, Belzile M, Neumann C, et al. Um duplo-cego, cruzamento estudo de controlado-lançamento metoclopramida e placebo para o crônico náusea e dispepsia de avançado câncer. J Dor Sintoma Gerir. 2000; 19(6):427-35.
91. Wamsley JK, Lewis MS, Jovem WS III, Kuhar MJ. Autoradiographic localização de muscarínicos colinérgica receptores em rato tronco cerebral. J Neurosci. 1981; 1(2):176-91.
92. Palacios JM, Wamsley JK, Kuhar MJ. O distribuição de histamina h1-receptores em o rato cérebro: um autoradiographic estudo. Neurociência. 1981; 6(1):15-37.
93. Bruera ED, Roca E, Cedaro L, et al. Melhorado controle de quimioterapia-induzido emese por o adição de dexametasona para metoclopramida em pacientes resistente para metoclopramida. Câncer Tratar Representante. 1983; 67(4):381-3.
94. Lowe GR. O fenomenologia de alucinações como um ajuda para diferencial diagnóstico. Br J Psiquiatria. 1973; 123(577):621-33.
95. Lawlor PG, Gagnon B, Mancini IL, et al. Ocorrência, causas, e resultado de delírio em pacientes com avançado câncer: um potenciais estudo. Arco Internar Med. 2000; 160(6):786-94.
96. Mancini EU, Hanson J, Neumann C, Bruera E. Opióide tipo e outro clínico preditores de laxante dose em avançado câncer pacientes. um retrospectiva estudo. J Palliat Med. 2000; 3(1):49-56.
97. De Luca UM, Coupar IM. Percepções em opióide ação em o intestinal trato. Pharmacol Ther. 1996; 69(2):103-15.
98. Portenoy RK. Constipação em câncer paciente: causas e gestão. Med Clin Norte Sou. 1987; 71(2):303-11.
99. Manara L, Bianchetti A. O central e periférico influências de opióides em gastrointestinal propulsão. Annu Rotação Pharmacol Toxicol. 1985; 25:249-73.

100. Gunter JB, Mcauliffe J, Gregg T, et al. Contínuo epidural butorphanol alivia prurido associado com epidural morfina infusões em crianças. Paediatr Anaesth. 2000; 10(2):167-72.

101. Bruera E, Brenneis C, Michaud M, et al. Usar o subcutâneo rota para o administração de narcóticos em pacientes com câncer dor. Câncer. 1988; 62(2):407-11.

102. Stiefel F, Holanda J. Delírio em câncer pacientes. Int Psychogeriatr. 1991; 3(2):333-6.

103. Osborne RJ, Joel SP, Slevin ML. Morfina intoxicação em renal fracasso: o papel de morfina-6-glicuronídeo. Br Med J (Clin Res Ed). 1986; 292(6535):1548-9.

104. Caçar G, Bruera E. Respiratório depressão em um paciente receber oral metadona para câncer dor. J Dor Sintoma Gerir. 1995; 10(5):401-4.

105. Oneschuk D, Bruera E. Respiratório depressão durante metadona rotação em um paciente com avançado câncer. J Palliat Cuidado. 2000; 16(2): 50-4.

106. Novelos GW, Twycross RG, Lloyd JW. Inesperado complicação de bem sucedido nervo bloco. Morfina induzido respiratory depressão precipitado por remoção de grave dor. Anestesia. 1981; 36(1):37-9.

107. Poços CJ, Lipton S, Lahuerta J. Respiratório depressão após percutânea cervical anterolateral cordotomy em pacientes em lento-lançamento oral morfina [carta]. Lancet. 1984; 1(8379):739.

108. Primos MJ, Mather LE. Intratecal e epidural administração de opióides. Anestesiologia. 1984; 61(3):276-310.

109. Ballantyne JC, Covil AB, Carr DB. Coceira após epidural e espinal opiáceos. Dor. 1988; 33(2):149-60.

Capítulo 42

Analgésicos não Opioides e Anti-inflamatórios não Esteroides na Dor no Câncer

Herberth Duarte Cavalcante
Vicente de Paula Melo Filho
Leandro Mamede Braun
Mariana Oliveira Ferreira

■ INTRODUÇÃO

Os analgésicos não opioides incluem um grupo de substâncias bastante heterogêneas, como drogas ácidas (anti-inflamatórias não esteroidais – AINEs) e não ácidas (acetaminofeno e pirazolinonas). Além desses, há vários inibidores seletivos da ciclo-oxigenase-2 (COX-2) com melhor tolerância gastrointestinal em comparação aos anti-inflamatórios convencionais; eles vêm sendo usados mais amplamente para o tratamento sintomático nos últimos anos. Este capítulo resume a farmacologia de todas essas drogas, com ênfase especial no seu uso racional baseado em suas características farmacocinéticas e efeitos adversos. Além disso, os mecanismos subjacentes à sua ação anti-hiperalgésica são amplamente discutidos.

■ MODO DE AÇÃO DOS ANALGÉSICOS NÃO OPIOIDES

Em 1971, Vane mostrou que a ação anti-inflamatória dos AINEs está relacionada com sua capacidade de inibir a atividade da enzima COX, que por sua vez resulta na redução da síntese de prostaglandinas pró-inflamatórias. Essa ação não é considerada a única, mas um fator importante do modo de ação dos AINEs. A via que resulta na formação de prostaglandinas foi esclarecida em detalhes. Nesse processo, a enzima COX, ou prostaglandina H sintase, como também é conhecida, catalisa a primeira etapa da síntese de prostanoides convertendo o ácido araquidônico em prostaglandina H2, que é o substrato comum para prostaglandinas sintases específicas. A enzima é bifuncional, apresentando atividade de COX no ácido graxo, catalisando a conversão de ácido araquidônico em prostaglandina G2, e na prostaglandina hidroperoxidasina, como catalisadora de prostaglandina G2 em prostaglandina H2.[1]

No início da década de 1990, demonstrou-se que a COX existe como duas enzimas distintas.[2,3] A COX-1 é expressada constitutivamente como uma enzima de "limpeza" em quase todos os tecidos e medeia respostas fisiológicas (p. ex., citoproteção do estômago, agregação plaquetária). A COX-2, expressa por células que estão envolvidas na inflamação (p. ex., macrófagos, monócitos, sinoviócitos), surgiu como a isoforma que é primariamente responsável pela formação de prostaglandinas envolvidas em processos patológicos, tais como estados inflamatórios agudos e crônicos. A expressão da enzima COX-2 é regulada por um amplo espectro de outros mediadores envolvidos na inflamação. Consequentemente, foi relatado que glicocorticoides e citocinas anti-inflamatórias (interleucina-4, 10, 13) inibem a expressão da isoenzima COX-2.[2,4,5] Por outro lado, os produtos da via COX-2 (p. ex., a prostaglandina E2 em virtude do segundo mensageiro, adenosina monofosfato cíclico [AMPc]) pode exercer uma ação de *feedback* positivo sobre a expressão de sua enzima biossintetizante no tecido inflamado,[6] bem como em numerosos tipos de células.[7-10] Da mesma forma, os derivados do ácido araquidônico e endocanabinoide mostraram promover a expressão de COX-2 via síntese de ceramida.[11,12]

Todos os AINEs convencionais interferem na atividade enzimática da COX-1 e COX-2 em doses terapêuticas.[13] De fato, muitos dos efeitos colaterais dos AINEs (p. ex., ulceração e sangramento gastrointestinal, disfunções plaquetárias) são o resultado de uma supressão de prostanoides derivados da COX-1. Da mesma forma, a inibição da COX-1 confere hipersensibilidade à aspirina em 5 a 20% dos pacientes com asma crônica e uma fração desconhecida de pacientes com urticária crônica e angioedema. Aqui, a inibição da COX-1 leva à ativação da via da lipo-oxigenase e produção de cisteinil leucotrienos que induzem broncoespasmo e obstrução nasal. Os pacientes asmáticos intolerantes aos AINEs produzem baixos níveis de prostaglandina E2 broncodilatadora (provavelmente devido à falta de COX-2) e têm níveis aumentados de leucotrieno C4 sintase e níveis reduzidos de metabólitos (lipoxinas) liberados por meio do metabolismo celular do ácido paraquidônico.[14] Por outro lado, a inibição de prostanoides derivados de

COX-2 facilitam os efeitos anti-inflamatório, analgésico e antipirético dos AINEs. Por conseguinte, a hipótese em que a inibição seletiva da COX-2 poderia ter ações terapêuticas semelhantes às dos AINEs, no entanto sem causar os efeitos colaterais indesejados, era a justificativa para o desenvolvimento de inibidores seletivos da COX-2. No entanto, o simples conceito da COX-2 ser uma enzima exclusivamente pró-inflamatória e indutiva não pode ser sustentado à luz de descobertas experimentais e clínicas mais recentes. Consequentemente, a COX-2 também se mostrou expressa sob condições basais em órgãos como o útero, cérebro, medula espinhal, rim, cartilagem, osso e até mesmo no intestino, sugerindo que essa isoenzima pode desempenhar um papel fisiológico mais complexo. Além disso, durante os últimos anos, as evidências aumentaram para sugerir que uma COX-2 constitutivamente expressa pode desempenhar um papel nas funções renais e cardiovasculares.

■ IMPACTO DA BIODISTRIBUIÇÃO NOS EFEITOS FARMACOLÓGICOS DOS ANALGÉSICOS NÃO OPIOIDES

Após a descoberta de que drogas similares à aspirina exercem sua ação farmacológica suprimindo a síntese de prostaglandinas, questiona-se a causa da aspirina e os AINEs exercem atividade anti-inflamatória e efeitos analgésicos, enquanto as drogas não ácidas fenazona e paracetamol são analgésicos, mas com menos efeito anti-inflamatório.[15] Especulou-se que todos os analgésicos anti-inflamatórios ácidos, que apresentam alta ligação às proteínas plasmáticas e com um grau de acidez semelhante (valores de pKa entre 3,5 e 5,5), deveriam levar a uma específica distribuição das drogas no corpo de humanos ou animais. De fato, altas concentrações desses compostos são alcançadas na circulação sanguínea, fígado, baço e medula óssea (devido à alta ligação proteica e uma camada endotelial exposta da vasculatura), mas também em compartimentos corporais com valores de pH extracelular ácido.[16] Esse último tipo de compartimento inclui o tecido inflamado, a parede do trato gastrointestinal superior e os ductos coletores dos rins. Por outro lado, o acetaminofeno e a fenazona, compostos com valores de pKa mais neutros e uma baixa ligação às proteínas plasmáticas são distribuídos de forma homogênea e rápida por todo o corpo, devido à sua habilidade de penetrar nas barreiras, como a barreira hematoencefálica, facilmente.[17] É evidente que o grau de inibição da síntese de prostaglandinas depende da potência do fármaco e de sua concentração local. Além de outros fatores, foi proposta a distribuição diferencial de analgésicos opioides e não opioides para explicar porque os compostos ácidos (AINEs) são mais anti-inflamatórios e causam efeitos colaterais agudos no trato gastrointestinal (ulcerações), na corrente sanguínea (inibição da agregação plaquetária) e nos rins (retenção de sódio e fluidos), enquanto os fármacos não ácidos apresentam uma menor atividade anti-inflamatória, e sem toxicidade renal e gástrica. Com relação à toxicidade gastrointestinal, existem, de fato, pelo menos dois componentes principais que contribuem para a ação ulcerogênica dos AINEs no estômago, a saber, um efeito irritante tópico no epitélio e a capacidade de suprimir a síntese de prostaglandinas.[18-21] As pro-

priedades irritantes tópicas são limitadas a AINEs ácidos, que se acumulam nas células epiteliais gástricas devido ao fenômeno de "aprisionamento iônico".[17] Nesse contexto, sugeriu-se que os AINEs produzem uma lesão na mucosa por desacoplamento da fosforilação oxidativa mitocondrial nas células epiteliais, resultando em menor produção celular de adenosina trifosfato, toxicidade celular devido a espécies reativas de oxigênio e o cálcio, e subsequente aumento da permeabilidade da mucosa.[20] É importante ressaltar que a propriedade de desacoplamento dos AINEs reside nos grupos ácido carboxílico ou enólico. Da mesma forma, modificações do grupo carboxila (p. ex., dímeros de flurbiprofeno ou modificação de nitroxibutil do flurbiprofeno) tornam a molécula inativa como um desacoplador da fosforilação oxidativa.[20] Outras evidências contra o único papel da inibição da prostaglandinas em conferir toxicidade gastrointestinal pelos AINEs pode ser devido a observações de COX-1 em ratos geneticamente modificados, que não desenvolvem espontaneamente úlceras gástricas, mas ainda desenvolvem erosões gástricas em resposta à administração oral de indometacina.[22]

■ MECANISMOS DE HIPERALGESIA

A inflamação causa uma produção aumentada de prostaglandinas dependentes de COX-2, que sensibilizam os terminais periféricos do nociceptor e produzem uma hipersensibilidade localizada à dor. As prostaglandinas regulam a sensibilidade dos denominados nociceptores polimodais que estão presentes em quase todos os tecidos.

Uma porção significativa desses nociceptores não pode ser facilmente ativada por estímulos fisiológicos como uma leve pressão ou algum aumento de temperatura.[23] No entanto, após trauma tecidual e subsequente liberação de prostaglandinas, os nociceptores polimodais "silenciosos" tornam-se excitáveis à pressão, mudanças de temperatura e acidose tecidual.[24] Esse processo resulta em um fenômeno chamado hiperalgesia – em alguns casos, alodinia. A prostaglandina E2 e outros mediadores inflamatórios facilitam a ativação de canais de Na^+ resistentes à tetrodotoxina em neurônios do gânglio da raiz dorsal.[25-27] Evidências convincentes indicam que os neurônios do gânglio da raiz dorsal dão origem às fibras finas C amielínicas e Aδ, ambas conduzindo estímulos nociceptivos. O aumento da abertura desses canais de Na^+ envolve a ativação da enzima adenilato ciclase e aumentos no AMPc, possivelmente levando à fosforilação dependente da proteína quinase A dos canais. Enquanto isso, duas subunidades de canais de sódio resistentes a tetrodotoxina de neurônios sensoriais específicos, Nav1.8 e Nav1.9, foram caracterizadas em gânglios da raiz dorsal.[28] Outro alvo importante da fosforilação mediada pela proteína quinase A é o receptor de capsaicina (receptor potencial transitório vaniloide 1 [TRPV1]), um canal de cátion não seletivo de neurônios envolvidos na sensação de temperatura e dor inflamatória.[29-31] O TRPV1 responde a temperaturas acima de 40 °C e a estímulos nocivos, incluindo a capsaicina, o componente pungente de pimenta-malagueta e a acidificação extracelular. Com base nesse mecanismo, as prostaglandinas produzidas em estados inflamatórios podem aumentar significativamente a excitabilidade das fibras nervosas nociceptivas, incluindo a reatividade a temperaturas abaixo de 40 °C (isto é, temperatura corporal), contribuindo para a reativação de nociceptores "silentes" e o desenvolvimento de dor em queimação. A ação antinociceptiva periférica de analgésicos antipiréticos ácidos surge da prevenção dessa sensibilização periférica. As prostaglandinas atuam tanto na sensibilização dos nociceptores periféricos qunto no sistema nervoso central, produzindo hiperalgesia central. Dados experimentais sugerem que não só inibidores da COX ácidos, mas também não ácidos antagonizam a hiperalgesia central no corno dorsal da medula espinhal por meio da modulação da transferência do sinal glutamatérgico de fibras-C de neurônios nociceptivos, que propagam os sinais para o sistema nervoso central, mais precisamente nos centros superiores. Algumas COX-2 são expressas constitutivamente no corno dorsal da medula espinhal e tornam-se suprarreguladas após um trauma, como danos a um membro, nos segmentos sensoriais correspondentes da medula espinhal.[32] A presença e indução da expressão de COX-2 na medula espinhal é facilitada pela transmissão do sinal nociceptivo. Em consonância com o papel da COX-2 na percepção central da dor, Smith e colaboradores[33] relataram que a inibição seletiva da COX-2 suprimia os níveis de prostaglandina induzidos por inflamação no líquido cefalorraquidiano, enquanto a inibição seletiva da COX-1 era inativa a esse respeito. Essas observações foram substanciadas por descobertas mostrando uma ampla indução da expressão de COX-2 em neurônios da medula espinhal e em outras regiões do sistema nervoso central após inflamação periférica.[34] Vários mecanismos têm sido propostos para fundamentar a ação facilitadora da prostaglandina E2 na sensação central de dor. Baba e colaboradores[35] mostraram que a prostaglandina E2, em concentrações relativamente altas, despolariza diretamente neurônios de ampla faixa dinâmica no corno dorsal profundo. De forma mais convincente, a prostaglandina E2 em concentrações significativamente mais baixas reduz o tônus inibitório do neurotransmissor glicina em neurônios nas camadas superficiais do corno dorsal[36] pela fosforilação do receptor específico de glicina subtipo GlyRα3,[37] causando inibição da transmissão nociceptiva espinhal. Em um estudo recente, o mesmo grupo identificou receptores de prostaglandinas E2 do subtipo de receptores EP2 como elementos-chave de sinalização na hiperalgesia inflamatória da medula espinhal,[38] abrindo novos caminhos para o desenvolvimento de novos analgésicos.

■ ANALGÉSICOS NÃO OPIOIDES PARA O TRATAMENTO DA DOR DO CÂNCER

A dor do câncer reflete síndromes com uma etiologia complexa que envolve tipos de lesão tecidual ou distorção mecânica (expansão do tumor em víscera, osso/fáscia), processos líticos (p. ex., erosão do osso ou pele), liberação de neurotransmissores que ativam pequenos aferentes e lesão nervosa secundária à compressão do tumor, ativação de processos imunológicos ou eventos iatrogênicos, como a secção do nervo para remoção de um tumor (p. ex., na dor pós-mastectomia ou lesão por radiação). O potente efeito inibitório dos analgésicos não opioides na dor secundária à invasão óssea reflete claramente o importante papel das prostaglandinas na mediação da dor secundária aos processos líticos de in-

vasão tumoral. Os analgésicos não opioides são a primeira linha de implementação de acordo com o esquema da Organização Mundial da Saúde (OMS) para dor no câncer. Com o incremento progressivo dos níveis de dor, seu uso é complementado pela adição de drogas opioides. A eficácia dos AINEs em pacientes com dor tumoral foi demonstrada em numerosos ensaios clínicos.[39-44]

Em virtude de suas ações analgésicas e anti-inflamatórias combinadas, os analgésicos não opioides ácidos têm demonstrado ser especialmente eficazes no tratamento da dor moderada a grave resultante de metástases ósseas, distensão mecânica do periósteo, compressão mecânica de músculos e tendões (p. ex., associada a sarcoma), distensão mecânica da pleura ou peritônio (p. ex., associado a tumores intratorácicos ou intra-abdominais) e inflamação e rigidez das articulações ou músculos devido à terapia antineoplásica.[45] Os analgésicos não opioides não ácidos possuem um poder analgésico semelhante, embora tenham menos atividade anti-inflamatória. Notavelmente, é impossível prever qual analgésico não opioide é mais bem tolerado por um paciente com câncer em particular. Além disso, nem a dose analgésica efetiva mínima nem a dose tóxica é conhecida para um paciente com dor no câncer, e pode ser maior ou menor à recomendada do analgésico não opioide.[46] As diferenças farmacocinéticas entre os analgésicos não opioides e o perfil de efeitos adversos influenciam o seu uso clínico ótimo.

■ ANALGÉSICOS NÃO OPIOIDES ÁCIDOS

Com base na constatação de que a aspirina em altas doses (3 g/dia) não só inibe a febre e a dor, mas também interfere na inflamação, Winter e colaboradores[47] desenvolveram um ensaio para pesquisar drogas, com um perfil similar de atividade anti-inflamatória. Surpreendentemente, todas as substâncias que sobreviveram ao teste de farmacologia experimental e ensaios clínicos revelaram-se ácidos com alto grau de polaridade lipofílico-hidrofílico, valores de pKa semelhantes e alto grau de ligação às proteínas plasmáticas.

Além da aspirina, todos esses compostos diferem em sua potência; isto é, a dose única necessária para alcançar um certo grau de efeito varia desde alguns miligramas (p. ex., lornoxicam) até cerca de 1 g (p. ex., ácido salicílico). Eles também diferem em suas características farmacocinéticas, ou seja, a velocidade de absorção (tempo até o pico $[t_{max}]$, que também pode depender da formulação galênica usada), as concentrações plasmáticas máximas (C_{max}), a meia-vida de eliminação ($t_{1/2}$) e a biodisponibilidade oral. Curiosamente, todos os AINEs tradicionais não possuem um grau relevante de seletividade para COX-2.[13] Isso é surpreendente, porque todos eles foram selecionados com base na alta potência anti-inflamatória e baixa gastrotoxicidade, o que depende da inibição da COX-1.[48]

■ AINES COM BAIXA POTÊNCIA E MEIA-VIDA DE ELIMINAÇÃO CURTA

O protótipo dos AINEs com baixa potência e curta meia-vida de eliminação é o ibuprofeno. A biodisponibilidade do ibuprofeno é de 100%, e a eliminação é sempre rápida, mesmo em pacientes com insuficiência hepática ou renal leves ou graves.[48] O ibuprofeno é utilizado em doses únicas entre 200 e 800 mg. É possível uma dose máxima de 3,2 g/dia (Estados Unidos) ou 2,4 g/dia (Europa) para artrite reumatoide. Em doses baixas, o ibuprofeno parece ser particularmente útil para o tratamento da dor inflamatória ocasional aguda. Doses altas de ibuprofeno também podem ser administradas, embora com menor benefício, para o tratamento de doenças reumáticas crônicas. Em altas doses mostrou resultar em um aumento da incidência de efeitos colaterais gastrointestinais.[49] Outras drogas desse grupo são salicilatos e ácido mefenâmico. Esse último não parece oferecer grandes vantagens. Por outro lado, esse e outros fenamatos são também tóxicos na sobredosagem (sistema nervoso central). As drogas desse grupo são particularmente úteis para bloquear ocasionalmente a dor inflamatória leve.

■ AINES COM ALTA POTÊNCIA E MEIA-VIDA DE ELIMINAÇÃO CURTA

AINEs com alta potência e curta meia-vida de eliminação são prescritos predominantemente para tratamento da dor reumática. O composto mais utilizado desse grupo é o diclofenaco; aparentemente ele é menos ativo na COX-1 quando comparado com a COX-2.[13,50] Isso é considerado uma razão para a incidência relativamente baixa de efeitos colaterais gastrointestinais do diclofenaco.[55] O diclofenaco tem um considerável metabolismo de primeira passagem, o que promove uma biodisponibilidade oral limitada, de 50%. Consequentemente, a falta de efeito terapêutico pode exigir adaptação da dosagem ou mudança do fármaco. A incidência ligeiramente maior de toxicidade hepática associada ao diclofenaco pode resultar do alto grau de metabolismo de primeira passagem, mas outras interpretações parecem viáveis. Recentemente, demonstrou-se que concentrações farmacologicamente relevantes de diclofenaco são geradas por meio de bioativação limitada, porém sustentada, após a administração oral de aceclofenaco.[51] Como aceclofenaco não interfere nas enzimas COX, o diclofenaco parece conferir uma parte importante da ação farmacológica do aceclofenaco. Curiosamente, a geração metabólica de diclofenaco após a administração de uma dose de 100 mg de aceclofenaco foi associada a uma aparente melhora da seletividade de COX-2 comparado com uma dose de 75 mg de diclofenaco de liberação lenta.[51] Esse grupo contém outras drogas importantes, como como lornoxicam, fluriprofeno e indometacina (muito potente), mas também cetoprofeno e fenoprofeno (menos ativo). Além disso, apresentam maior biodisponibilidade oral e boa efetividade, mas também um risco relativamente alto de efeitos indesejados.

■ AINES COM ALTA POTÊNCIA E LONGA MEIA-VIDA DE ELIMINAÇÃO

O quarto grupo consiste dos oxicams (meloxicam, piroxicam e tenoxicam). Esses compostos são caracterizados por um alto grau de circulação êntero-hepática, metabolismo lento e lenta eliminação.[47] Devido à sua meia-vida longa (dias), os oxicams são drogas de primeira escolha para tratamento da dor aguda de curta duração. A principal in-

dicação dos oxicams é a dor inflamatória que persiste por dias, isto é, dor resultante de câncer (metástases ósseas) ou poliartrite crônica. A alta potência e a longa persistência no corpo podem ser a razão para a incidência um tanto maior de efeitos adversos graves no trato gastrointestinal e nos rins observado na presença desses medicamentos.[51]

■ COMPOSTOS DE INTERESSE ESPECIAL

A aspirina, o prototípico dos AINEs, merece discussão especial. Esse fármaco inibe irreversivelmente tanto COX-1 (altamente eficaz) como a COX-2 (menos eficaz) por acetilação de sítio ativo serina. Consequentemente, essa modificação covalente interfere com a ligação do ácido araquidônico no sítio da COX. A maioria das células compensa a perda de enzima devido à acetilação pela aspirina por meio da síntese de novas enzimas. No entanto, uma vez que as plaquetas são incapazes de produzir uma enzima fresca, uma única dose de aspirina pode suprimir a síntese de tromboxano plaquetário dependente de COX-1 durante toda a meia-vida dos trombócitos (8-11 dias) até que novas plaquetas sejam formadas.

Após a administração oral, a aspirina é quebrada antes, durante e logo após a sua absorção para produzir ácido salicílico. Consequentemente, a biodisponibilidade oral é baixa e a meia-vida plasmática da aspirina é de aproximadamente 15 minutos. A aspirina pode ser usada como uma solução (efervescente) ou como um sal (lisina), permitindo rápida absorção, distribuição e alívio da dor. A aspirina pode causar sangramento de úlceras por causa de seu efeito antiplaquetário prolongado e efeito irritativo da mucosa gastrointestinal.[52] A inevitável irritação da mucosa gástrica pode ser tolerável em pacientes saudáveis. A aspirina não deve ser usada em mulheres grávidas (sangramento prematuro, fechamento de canal arterial) ou crianças antes da puberdade (síndrome de Reye), além das contraindicações pertinentes a todos os AINEs. Após a administração de doses baixas de aspirina ($\leq$ 100 mg), a aspirina acetila a isoenzima COX-1 das plaquetas pré-sistemicamente na circulação portal antes da aspirina ser desacetilado a salicilato no fígado. Assim, a aspirina em baixas doses tem sua única indicação na prevenção de eventos trombóticos e embólicos. Uma questão não resolvida diz respeito ao uso de aspirina em baixas doses associado a outros inibidores seletivos ou não seletivos de COX-2. Nesse contexto, demonstrou-se que baixas doses de aspirina acompanhadas de inibidores seletivos da COX-2 podem alterar e até mesmo anular os efeitos poupadores gastrointestinais dos últimos compostos.[49,53] Além disso, o ibuprofeno e o naproxeno podem interferir na atividade antiagregante plaquetária da aspirina em baixas doses quando são administradas concomitantemente.[54,55] O mecanismo subjacente pode ser uma inibição competitiva no local de acetilação da COX-1 plaquetária. A implicação clínica dessa interação não é clara. É, no entanto, potencialmente importante porque o efeito cardioprotetor da aspirina, quando usado para prevenção secundária de infarto do miocárdio, pode ser diminuído ou suspenso se os AINES também forem usados. Nesse contexto, um pequeno estudo epidemiológico em sobreviventes de infarto do miocárdio sugeriu que o ibuprofeno coadministrado, mas não o diclofenaco, reduziu a eficácia da aspirina na prevenção secundária de infarto do miocárdio.[56] Dessa forma, a Food and Drug Administration,[57] em suas recomendações atuais, propõe revisões aos pacientes que usam aspirina de liberação imediata e tomam uma dose única de 400 mg de ibuprofeno: devem administrar ibuprofeno pelo menos 30 minutos após a ingestão de aspirina, ou mais de 8 horas antes da ingestão de aspirina.

■ ANALGÉSICOS NÃO OPIOIDES NÃO ÁCIDOS

Derivados de anilina

O principal representante dos soropositivos idosos é o acetaminofeno. Essa droga possui fraca atividade anti-inflamatória, mas eficiente atividade analgésica e antipirética. A principal vantagem do acetaminofeno está na sua relativa falta de efeitos colaterais graves, desde que os limites de dose sejam obedecidos, embora eventos graves possam ser observados com doses baixas.[58] Uma pequena proporção de acetaminofeno é metabolizada para a N-acetil-benzoquinoneimina altamente tóxica que geralmente é inativada pela reação com grupos sulfidrila na glutationa. No entanto, após a ingestão de grandes doses de acetaminofeno, a glutationa hepática é depletada, resultando na ligação covalente de N-acetil-benzoquinoneimina com DNA e proteínas estruturais em células parenquimatosas (p. ex., fígado e rins).[59] Sob essas circunstâncias, pode ocorrer necrose hepática dose-dependente e potencialmente fatal. Quando detectada precocemente, a superdosagem pode ser antagonizada dentro das primeiras 12 horas após a ingestão de paracetamol pela administração de N-acetilcisteína, que regenera os mecanismos desintoxicantes ao repor os estoques hepáticos de glutationas. Assim, o acetaminofeno não deve ser administrado em pacientes com disfunção hepática grave. Indicações clássicas de paracetamol são febre e dor que ocorrem em infecções virais. Além disso, muitos pacientes com cefaleia recorrente se beneficiam do acetaminofeno e sua baixa toxicidade. O acetaminofeno também é usado em crianças, mas, apesar de sua toxicidade um pouco menor em pacientes jovens, foram relatadas mortes devido a superdosagem involuntária. As diretrizes do American College of Rheumatology para osteoartrite, recomendam que o acetaminofeno deve permanecer com terapia de primeira linha devido a seu custo, eficácia e perfil de segurança.[60] De fato, o acetaminofeno proporciona alívio efetivo da dor para muitos pacientes com osteoartrite, e tem se demonstrado seguro em grande parte da população, proporcionando menor ou nenhum efeito tóxico gastrointestinal em comparação com os AINES.[61] Assim como os AINEs, o acetaminofeno é usado rotineiramente no tratamento da dor do câncer.

O mecanismo de ação farmacológico do acetaminofeno ainda é uma questão de debate. Nesse contexto, é comumente afirmado que o acetaminofeno age centralmente e é, na melhor das hipóteses, um fraco inibidor da síntese de prostaglandinas pela COX-1 e COX-2.[62] Esse conceito é baseado no trabalho inicial de Flower e Vane,[63] que mostraram que a produção de prostaglandina no cérebro é 10 vezes mais sensível à inibição pelo paracetamol que no baço. No entanto, esse achado não foi apoiado por estudos posteriores.[64-66] Além disso, descobriu-se que o acetaminofeno não provoca inibição mensurável da formação de prostaglandinas em preparações celulares rompidas, mas uma profunda supressão em células intactas.[67] Tentativas

de explicar a ação farmacológica do acetaminofeno como inibição de uma isoforma COX central, derivada do mesmo gene como COX-1 e referida como COX-3,[68] entretanto, foram rejeitadas por várias razões.[69] Atualmente, o modo de ação mais plausível do medicamento é a "teoria do peróxido" que foi sugerida com base em observações, mostrando que o acetaminofeno inibe as enzimas COX pela redução do alto estado de oxidação dessas proteínas.[70] De acordo com essa descoberta, altos níveis de peróxidos mostraram superar o efeito inibitório do acetaminofeno nas enzimas COX em plaquetas e células imunológicas. Portanto, altos níveis extracelulares de peróxido no tecido inflamado também podem explicar porque a acetaminofeno não suprime a inflamação associada à artrite reumatoide.[71,72] e porque as primeiras investigações levaram à alegação de que o acetaminofeno não possui atividade anti-inflamatória. Por outro lado, vale ressaltar que o acetaminofeno diminui o edema tecidual após cirurgia oral em humanos, com atividade muito semelhante à do ibuprofeno.[73,74] Uma ação anti-inflamatória periférica é apoiada ainda mais por descobertas que mostram o acetaminofeno como um inibidor da nocicepção e edema em modelo de carraginina em ratos,[75,76] condição inflamatória criticamente dependente das prostaglandinas derivadas da COX-2.[33]

O perfil farmacológico do acetaminofeno é muito semelhante ao dos inibidores seletivos da COX-2.[67] Como os coxibes, acetaminofeno administrado por via oral em dose única recomendada não tem efeito tóxico no trato gastrointestinal,[77] não inibe a função plaquetária,[53,78] e dificilmente provoca broncoconstrição em asmáticos sensíveis à aspirina.[79] De acordo com essas observações, um estudo clínico demonstrou que a administração oral de 1.000 mg de acetaminofeno a voluntários humanos inibiu a COX-2 do monócito sanguíneo em mais de 80%, em comparação ao dos AINEs e dos inibidores seletivos da COX-2. Nesse estudo, o acetaminofeno exibiu cerca de quatro vezes mais seletividade para a inibição da COX-2 tanto in vitro quanto in vivo. Em contraste, um bloqueio da COX-1 relevante para a inibição da função plaquetária (maior que 95%) não foi alcançado, refletindo a fraqueza atividade antiplaquetária e boa segurança gastrointestinal do paracetamol.[80] Com relação ao impacto do paracetamol na função cardiovascular, um estudo de coorte prospectivo concluiu que o consumo regular de paracetamol foi associado a um risco maior de desenvolvimento de hipertensão comparado com não uso.[81] O risco relativo de acetaminofeno foi semelhante aos AINEs. Um estudo prospectivo mostrou que o uso de acetaminofeno em mais de 15 comprimidos por semana confere quase o mesmo risco de eventos cardiovasculares que os AINEs tradicionais.[82] A razão para esse comportamento inesperado não é clara e merece uma investigação mais aprofundada. No entanto, em vista da inibição da COX-2 e dos conceitos que associam a supressão da COX-2 em longo prazo aos efeitos colaterais cardiovasculares, uma avaliação dos riscos cardiovasculares do acetaminofeno parece ser justificada em estudos futuros.

Derivados pirazolinonas

A dipirona, ou metamizol, é um analgésico não opioide do grupo das pirazolonas desenvolvido na Alemanha pela Hoeschst em 1920 e comercializado em massa em 1922. Devido ao risco de agranulocitose, deixou de ser comercializada nos Estados Unidos, Reino Unido, Japão, Austrália e parte da União Europeia na década de 1970. Atualmente ainda é amplamente utilizada no mundo, especialmente nos países em desenvolvimento como o Brasil.[83]

• Farmacocinética

A dipirona apresenta rápida absorção por via oral (VO), com biodisponibilidade de quase 90% sem sofrer interferências significativas de alimentos ou do envelhecimento. No trato gastrointestinal, a molécula sofre hidrolise não enzimática formando o principal metabólito ativo, 4-metil-amino-antipirina (MAA), que é rapidamente absorvido, e apresenta pico plasmático entre 1 e 2 horas. Por via intramuscular não há diferença clinicamente significativa quanto a concentração plasmática máxima e tempo de pico comparado com VO. Por via intravenosa, rapidamente a dipirona é hidrolisada em MAA.[84]

No fígado, MAA é desmetilado em 4-amino-antipirina (AA) e, diretamente ou via AA, é transformado em formil-amino-antipirina (FAA). O AA também pode ser acetilado em 4-acetilamino-antipirina (AAA). MAA e AA são os únicos metabólitos ativos da dipirona. Os metabólitos apresentam excreção renal maior que 90%. O MAA apresenta meia-vida de eliminação de 2,5 h no jovem e 4,5 h no idoso, devido ao decaimento da função renal.[83,84]

• Farmacodinâmica

Apesar de ser utilizado como agente analgésico e antipirético há mais de 90 anos, os mecanismos de ação do metamizol ainda não estão completamente elucidados. Parte do efeito analgésico da dipirona pode ser devido à ação de seu principal metabólito, MMA, na atividade da enzima ciclo-oxigenase (COX). A COX é ativada pela ação de hidroxiperóxidos que oxidam o grupo heme (Fe^{+2}) da enzima, iniciando a transformação do ácido aracdônico em prostaglandina (PG) H_2, precursora da PGE_2, importante mediador inflamatório e de dor. O MAA interfere de forma reversível na atividade da COX por meio do consumo dos hidroxiperóxidos, que são essenciais no ciclo catalítico da enzima, e/ou pela inibição da oxidação da molécula da COX.[83,85]

Em 1986, Carlsson e colaboradores observaram que a dipirona também exerce efeito analgésico pelas vias modulatórias descendentes de dor.[86,87] Em modelos animais, a injeção de antagonistas de receptor opioide na substância cinzenta periarquedutal (PAG), nos núcleos magnos da rafe ou na medula espinhal, inibiu o efeito analgésico da dipirona.[88,89] Em outro estudo em ratos, a injeção do antagonista canabinoide AM251 na PAG ou nos núcleos ventromediais da medula diminuíram o efeito antinociceptivo da dipirona.[90]

Outros estudos sugerem que a dipirona interfere no equilíbrio entre cAMP e cGMP pela via arginina-NO-cGMP, promovendo aumento do cGMP intracelular, abertura dos canais de K_{ATP} e consequente efeito analgésico pela hiperpolarização do primeiro neurônio sensitivo.[89,91-93]

• Eventos adversos e segurança

Em meta-análise que incluiu 79 trials e 4.000 pacientes que utilizaram dipirona por até duas semanas, Kötter e colaboradores não observaram diferença em segurança entre dipirona e paracetamol, aspirina ou AINES. A dipirona apresentou melhor perfil de segurança comparada aos opioides, com menor incidência de náusea e vômitos, sintomas neurológicos (vertigem, cefaleia e tontura) e sintomas inespecíficos (sudorese, sonolência, cansaço, tremor e febre), entretanto dor à injeção foi mais prevalente com a dipirona. Não se observou nenhum evento adverso grave nesses estudos de curto segmento.[94]

A dipirona não apresenta risco de importantes eventos adversos gastrointestinais e renais quando comparada a outros AINES. Entretanto, seu uso é motivo de celeuma devido ao risco de agranulocitose induzida por medicação em estudo populacionais.[95]

Na década de 1970, países como Estados Unidos e Suécia suspenderam as vendas de dipirona por apresentarem alta incidência de agranulocitose sanguíneas relacionadas à dipirona; 0,79 a 0,86% e 1:3000 a 700:1.000.000, respectivamente.[95-97] Foi encontrada incidência de 1:1.000.000 pela International Agranulocytosis and Aplastic Aneamia Study (IAAAS), mas com grande variabilidade regional de incidência entre os centros participantes.[95] Hungria e Israel não apresentaram risco aumentado de agranulocitose induzida por dipirona.[98] Estudos realizados na Bulgária, Polônia e em Bangkok observaram risco muito baixo de Agranulocitose.[99-101] No estudo LATIN, observou-se que a agranulocitose é uma doença rara e o pequeno número de casos impossibilitou análise precisa de sua correlação com uso de medicações.[102]

• Aplicação clínica

Em revisão da Cochrane com cinco estudos sobre tratamento de dor aguda pós-operatória e um total de 288 indivíduos, evidenciou-se que 500 mg de dipirona VO promove alívio de 50% na intensidade da dor em 70% dos pacientes, com NNT de 2,4, com baixa necessidade de medicação de resgate, 7%, nas 4-6 horas subsequentes à dose inicial.[103]

Em revisão sistemática de Gaertner e colaboradores, na qual foram selecionados quatro estudos com um total de 252 pacientes, observou-se que a dipirona reduz a intensidade de dor oncológica de forma dose-dependente. Na posologia de 1 g 3 vezes ao dia, o efeito analgésico foi similar a 60 mg de morfina VO por dia. Apesar de ainda não existirem estudos que avaliem a sua utilização em longo prazo, a dipirona pode ser utilizada em monoterapia ou em associação com opioides para o tratamento de dor oncológica de baixa e alta intensidade, respectivamente, ou como uma alternativa ao outros AINES.[104]

■ INIBIDORES SELETIVOS DE COX-2

Os inibidores seletivos da enzima COX-2, também denominados coxibes, foram desenvolvidos como substâncias de ações terapêuticas semelhantes ao dos AINEs, mas sem causar efeitos colaterais gastrointestinais. Por definição, uma substância pode ser considerada um inibidor seletivo de COX-2 se não causar nenhuma inibição clinicamente significativa da COX-1 em doses terapêuticas máximas. A sulfonamida celecoxibe, o metilsulfona etoricoxibe e o parecoxibe (pró-fármaco injetável do valdecoxibe) são os inibidores seletivos da COX-2 utilizados na atualidade. Diferenças nas características físico-químicas refletem o comportamento farmacocinético indiferenciado. Por conseguinte, os compostos não ácidos celecoxibe e etoricoxibe se distribuem homogeneamente no corpo (Vd $\approx$ 1 kg/L), enquanto os derivados de ácido acético (p. ex., diclofenaco) se distribuem heterogeneamente no sangue, tecido inflamado, rins e fígado (Vd $\approx$ 0,15 kg/L).[48] Devido à sua muito alta lipofilicidade, a absorção do celecoxibe é relativamente lenta e incompleta; esse composto sofre considerável metabolismo de primeira passagem (20-60% de biodisponibilidade oral), e sua taxa de eliminação ($t_{1/2} \sim$ 6-12 h) parece ser altamente variável.[105-107] O etoricoxibe é eliminado lentamente do organismo ($t_{1/2} \sim$ 20-26 horas) e é absorvido rapidamente, o que parece ser responsável pelo seu rápido início de ação.[108]

Todos os inibidores de COX-2 sofrem metabolismo oxidativo pelas enzimas do citocromo P450 (CYP). Demonstrou-se que o celecoxibe inibe o CYP2D6, que interfere na eliminação de metoprolol, sedativos, inibidores de recaptação de serotonina, antidepressivos tricíclicos e alguns neurolépticos.

Baseando-se na farmacocinética, recomenda-se o uso de diferentes inibidores de COX-2 nos diversos contextos clínicos. Consequentemente, a absorção lenta e o metabolismo de primeira passagem variável do celecoxibe limitam sua utilidade para o tratamento de dor aguda. Em contraste, o etoricoxibe parece promissor para essa indicação, particularmente quando é necessária ação prolongada, como na artrite gotosa e na artrite reumatoide.

De acordo com um papel decisivo da COX-1 na asma induzida por aspirina, os inibidores de COX-2 foram bem tolerados por pacientes asmáticos sensíveis à aspirina em vários estudos de reexposição.[109-111] Entretanto, esses achados ainda não são vistos como prova, e as recomendações dos fabricantes de todos os inibidores de COX-2 ainda considera a asma induzida por aspirina como contraindicação.

Os inibidores da COX-2 foram associados a uma incidência aumentada de efeitos colaterais cardiovasculares. Em estudos clínicos randomizados controlados por placebo, o rofecoxibe e o celecoxibe aumentaram a incidência de infartos cardíacos e outros eventos cardiovasculares após um período prolongado de tratamento.[112,113] Além disso, em pacientes de alto risco, o tratamento de curto prazo com valdecoxib ou parecoxib foi associado a um aumento no número de eventos tromboembólicos graves.[114] Para minimizar esse risco, essas substâncias devem ser tomadas com a menor dose efetiva e pelo menor tempo de tratamento possível.

Em contraste com os inibidores da COX-2, nenhum ensaio randomizado controlado por placebo foi desenvolvido para definir o risco cardiovascular dos AINEs. No entanto, uma meta-análise publicada de 138 ensaios randomizados[119] concluiu que a incidência de eventos vasculares graves é semelhante entre um inibidor de COX-2 e qualquer AINE não naproxeno, e que o risco do naproxeno é semelhante ao placebo. Finalmente, taxas comparáveis de eventos cardiovasculares trombóticos foram relatadas para etoricoxib e o diclofenaco no estudo MEDAL (Multinational Eocoxib and Diclofenac Arthritis Long-Term),[115] que envolveu aproximadamente 35.000 pacientes com osteoartrite

ou artrite reumatoide, sugerindo que não há razão para novas comparações de segurança cardiovascular entre inibidores seletivos da COX-2 e os demais AINEs.

A explicação mais plausível para o risco cardiovascular conferida pelo uso de longo prazo de inibidores seletivos e não seletivos da COX-2 é um bloqueio permanente das prostaglandinas dependentes da COX-2, incluindo a prostaciclina. De fato, a prostaciclina, que é suprimida em mais de 60% pelos AINEs e inibidores de COX-2,[116] não é apenas uma inibidora potente da agregação plaquetária, mas também interfere com processos que levam à hipertensão, aterogênese e disfunção cardíaca. Na hipótese cardiorrenal, mudanças na pressão arterial sistêmica têm sido consideradas efeitos colaterais cardiovasculares tanto de AINEs como de inibidores da COX-2. O papel da COX-2 na função renal humana é apoiado por numerosos estudos clínicos que mostraram que os inibidores da COX-2, à semelhança dos AINEs, podem causar edema periférico, hipertensão e exacerbação de hipertensão preexistente ao inibir a excreção de água pelos rins.[117-119] Essas observações são de grande importância, dado que pequenas mudanças na pressão arterial podem ter um impacto significativo nos eventos cardiovasculares. Em pacientes com osteoartrite, aumentos na pressão arterial sistólica de 1-5 mm Hg têm sido associados a 7.100-35.700 doenças isquêmicas cardíacas e cerebrovasculares em um ano.[120]

■ REFERÊNCIAS BIBLIOGRÁFICAS

1. Vane JR. Inhibition of prostaglandin synthesis as a mechanism of action for aspirin-like drugs. Nat New Biol. 1971; 231(25):232-5.
2. Masferrer JL, Zweifel BS, Seibert K, Needleman P. Selective regulation of cellular cyclooxygenase by dexamethasone and endotoxin in mice. J Clin Invest. 1990; 86(4):1375-9.
3. Xie WL, Chipman JG, Robertson DL, Erikson RL, Simmons DL. Expression of a mitogen-responsive gene encoding prostaglandin synthase is regulated by mRNA splicing. Proc Natl Acad Sci U S A. 1991; 88(7):2692-6.
4. Onoe Y, Miyaura C, Kaminakayashiki T, et al. IL-13 and IL-4 inhibit bone resorption by suppressing cyclooxygenase-2-dependent prostaglandin synthesis in osteoblasts. J Immunol. 1996; 156(2):758-64.
5. Niiro H, Otsuka T, Izuhara K, et al. Regulation by interleukin-10 and interleukin-4 of cyclooxygenase-2 expression in human neutrophils. Blood. 1997; 89(5):1621-8.
6. Nantel F, Denis D, Gordon R, et al. Distribution and regulation of cyclooxygenase-2 in carrageenan-induced inflammation. Br J Pharmacol. 1999; 128(4):853-9.
7. Hinz B, Brune K, Pahl A. Cyclooxygenase-2 expression in lipopolysaccharide-stimulated human monocytes is modulated by cyclic AMP, prostaglandin E(2), and nonsteroidal anti-inflammatory drugs. Biochem Biophys Res Commun. 2000; 278(3):790-6.
8. Hinz B, Brune K, Pahl A. Prostaglandin E(2) upregulates cyclooxygenase-2 expression in lipopolysaccharide-stimulated RAW 264.7 macrophages. Biochem Biophys Res Commun. 2000; 272(3):744-8.
9. Hinz B, Rösch S, Ramer R, Tamm ER, Brune K. Latanoprost induces matrix metalloproteinase-1 expression in human nonpigmented ciliary epithelial cells through a cyclooxygenase-2-dependent mechanism. FASEB J. 2005; 19(13):1929-31.
10. Maldve RE, Kim Y, Muga SJ, Fischer SM. Prostaglandin E(2) regulation of cyclooxygenase expression in keratinocytes is mediated via cyclic nucleotide-linked prostaglandin receptors. J Lipid Res. 2000; 41(6):873-81.
11. Ramer R, Weinzierl U, Schwind B, Brune K, Hinz B. Ceramide Is Involved in R(+)-Methanandamide-Induced Cyclooxygenase-2

Expression in Human Neuroglioma Cells. Mol Pharmacol. 2003; 64(5):1189-98.

12. Hinz B, Ramer R, Eichele K, Weinzierl U, Brune K. Up-Regulation of Cyclooxygenase-2 Expression Is Involved in R(+)-Methanandamide-Induced Apoptotic Death of Human Neuroglioma Cells. Mol Pharmacol. 2004; 66(6):1643-51.

13. Patrignani P, Panara M, Differential inhibition of human prostaglandin endoperoxide synthase-1 and -2 by nonsteroidal anti-inflammatory drugs. J Physiol Pharmacol. 1997; 48:623-31.

14. Picado C. Mechanisms of aspirin sensitivity. Curr Allergy Asthma Rep. 2006; 6(3):198-202.

15. Brune K. How aspirin might work: a pharmacokinetic approach. Agents Actions. 1974; 4(4):230-2.

16. Brune K, Glatt M, Graf P. Mechanisms of action of anti-inflammatory drugs. Gen Pharmacol Vasc Syst. 1976; 7(1):27-IN1.

17. Brune K, Rainsford KD, Schweitzer A. Biodistribution of mild analgesics. Br J Clin Pharmacol. 1980; 10(Suppl 2):279S-84S.

18. McCormack K, Brune K. Classical absorption theory and the development of gastric mucosal damage associated with the non-steroidal anti-inflammatory drugs. Arch Toxicol. 1987; 60(4):261-9.

19. Price AH, Fletcher M. Mechanisms of NSAID-Induced Gastroenteropathy. Drugs. 1990; 40(Suppl 5):1-11.

20. Somasundaram S, Rafi S, Hayllar J, et al. Mitochondrial damage: a possible mechanism of the "topical" phase of NSAID induced injury to the rat intestine. Gut. 1997; 41(3):344-53.

21. Wallace JL. Nonsteroidal anti-inflammatory drugs and gastroenteropathy: the second hundred years. Gastroenterology. 1997; 112(3):1000-16.

22. Langenbach R, Morham SG, Tiano HF, et al. Prostaglandin synthase 1 gene disruption in mice reduces arachidonic acid-induced inflammation and indomethacin-induced gastric ulceration. Cell. 1995; 83(3):483-92.

23. Schaible HG, Schmidt RF. Time course of mechanosensitivity changes in articular afferents during a developing experimental arthritis. J Neurophysiol. 1988; 60(6):2180-95.

24. Neugebauer V, Geisslinger G, Rümenapp P, et al. Antinociceptive effects of R(-)- and S(+)-flurbiprofen on rat spinal dorsal horn neurons rendered hyperexcitable by an acute knee joint inflammation. J Pharmacol Exp Ther. 1995; 275(2):618-28.

25. Akopian AN, Sivilotti L, Wood JN. A tetrodotoxin-resistant voltage-gated sodium channel expressed by sensory neurons. Nature. 1996 ;379(6562):257-62.

26. England S, Bevan S, Docherty RJ. PGE2 modulates the tetrodotoxin-resistant sodium current in neonatal rat dorsal root ganglion neurones via the cyclic AMP-protein kinase A cascade. J Physiol. 1996; 495(Pt 2):429-40.

27. Gold MS, Reichling DB, Shuster MJ, Levine JD. Hyperalgesic agents increase a tetrodotoxin-resistant Na+ current in nociceptors. Proc Natl Acad Sci U S A. 1996; 93(3):1108-12.

28. Benn SC, Costigan M, Tate S, Fitzgerald M, Woolf CJ. Developmental expression of the TTX-resistant voltage-gated sodium channels Nav1.8 (SNS) and Nav1.9 (SNS2) in primary sensory neurons. J Neurosci. 2001; 21(16):6077-85.

29. Lopshire JC, Nicol GD. Activation and Recovery of the PGE2-Mediated Sensitization of the Capsaicin Response in Rat Sensory Neurons. J Neurophysiol. 1997; 78(6):3154-64.

30. Caterina MJ, Leffler A, Malmberg AB, et al. Impaired nociception and pain sensation in mice lacking the capsaicin receptor. Science. 2000; 288(5464):306-13.

31. Davis JB, Gray J, Gunthorpe MJ, et al. Vanilloid receptor-1 is essential for inflammatory thermal hyperalgesia. Nature. 2000; 405(6783):183-7.

32. Beiche F, Scheuerer S, Brune K, Geisslinger G, Goppelt-Struebe M. Up-regulation of cyclooxygenase-2 mRNA in the rat spinal cord following peripheral inflammation. FEBS Lett. 1996; 390(2):165-9.

33. Smith CJ, Zhang Y, Koboldt CM, et al. Pharmacological analysis of cyclooxygenase-1 in inflammation. Proc Natl Acad Sci U S A. 1998; 95(22):13313-8.

34. Samad TA, Moore KA, Sapirstein A, et al. Interleukin-1β-mediated induction of Cox-2 in the CNS contributes to inflammatory pain hypersensitivity. Nature. 2001; 410(6827):471-5.

35. Baba H, Kohno T, Moore KA, Woolf CJ. Direct activation of rat spinal dorsal horn neurons by prostaglandin E2. J Neurosci. 2001; 21(5):1750-6.

36. Ahmadi S, Lippross S, Neuhuber WL, Zeilhofer HU. PGE2 selectively blocks inhibitory glycinergic neurotransmission onto rat superficial dorsal horn neurons. Nat Neurosci. 2002; 5(1):34-40.

37. Harvey RJ, Depner UB, Wässle H, et al. GlyR 3: An Essential Target for Spinal PGE2-Mediated Inflammatory Pain Sensitization. Science. 2004; 304(5672):884-7.

38. Reinold H, Ahmadi S, Depner UB, et al. Spinal inflammatory hyperalgesia is mediated by prostaglandin E receptors of the EP2 subtype. J Clin Invest. 2005; 115(3):673-9.

39. Ferrer-Brechner T, Ganz P. Combination therapy with ibuprofen and methadone for chronic cancer pain. Am J Med. 1984; 77(1A):78-83.

40. Minotti V, Patoia L, Roila F, et al. Double-blind evaluation of analgesic efficacy of orally administered diclofenac, nefopam, and acetylsalicylic acid (ASA) plus codeine in chronic cancer pain. Pain. 1989; 36(2):177-83.

41. Carlson RW, Borrison RA, Sher HB, Eisenberg PD, Mowry PA, Wolin EM. A multiinstitutional evaluation of the analgesic efficacy and safety of ketorolac tromethamine, acetaminophen plus codeine, and placebo in cancer pain. Pharmacotherapy. 1990; 10(3):211-6.

42. Ventafridda V, De Conno F, Panerai AE, Maresca V, Monza GC, Ripamonti C. Non-Steroidal Antiinflammatory Drugs as the First Step in Cancer Pain Therapy: Double-blind, Within-Patient Study Comparing Nine Drugs. J Int Med Res. 1990; 18(1):21-9.

43. Björkman R, Ullman A, Hedner J. Morphine-sparing effect of diclofenac in cancer pain. Eur J Clin Pharmacol. 1993; 44(1):1-5.

44. Dellemijn PL, Verbiest HB, van Vliet JJ, Roos PJ, Vecht CJ. Medical therapy of malignant nerve pain. A randomised double-blind explanatory trial with naproxen versus slow-release morphine. Eur J Cancer. 1994; 30A(9):1244-50.

45. Bonica JJ. Cancer pain. In: Bonica JJ (ed.). The Management of Pain. Bonica. Philadelphia, PA: Lea & Febiger; 1990. p. 400-60.

46. Portenoy RK. Cancer pain management. Semin Oncol. 1993; 20(2 Suppl 1):19-35.

47. Winter CA, Risley EA, Nuss GW. Carrageenin-induced edema in hind paw of the rat as an assay for antiiflammatory drugs. Proc Soc Exp Biol Med. 1962; 111:544-7.

48. Brune K, Lanz R. Pharmacokinetics of non-steroidal anti-inflammatory drugs. In: Bonta I, Bray M, Parnham M (eds.). The Pharmacology of Inflammation, Vol. 5, Handbook of Inflammation. Amsterdam: Elsevier Science; 1985. p.413-49.

49. Silverstein FE, Faich G, Goldstein JL, et al. Gastrointestinal toxicity with celecoxib vs nonsteroidal anti-inflammatory drugs for osteoarthritis and rheumatoid arthritis: the CLASS study: A randomized controlled trial. Celecoxib Long-term Arthritis Safety Study. JAMA. 2000; 284(10):1247-55.

50. Hinz B, Rau T, Auge D, et al. Aceclofenac spares cyclooxygenase 1 as a result of limited but sustained biotransformation to diclofenac. Clin Pharmacol Ther. 2003; 74(3):222-35.

51. Henry D, Lim LL, Garcia Rodriguez LA, et al. Variability in risk of gastrointestinal complications with individual non-steroidal anti-inflammatory drugs: results of a collaborative meta-analysis. BMJ. 1996; 312(7046):1563-6.

52. Kimmey MB. Cardioprotective effects and gastrointestinal risks of aspirin: maintaining the delicate balance. Am J Med. 2004; 117(Suppl 5A):72S-8S.

53. Schnitzer TJ, Burmester GR, Mysler E, et al. Comparison of lumiracoxib with naproxen and ibuprofen in the Therapeutic Arthritis Research and Gastrointestinal Event Trial (TARGET), reduction in ulcer complications: randomised controlled trial. Lancet. 2004; 364(9435):665-74. doi: 10.1016/S0140-6736(04)16893-1.

54. Catella-Lawson F, Reilly MP, Kapoor SC, et al. Cyclooxygenase Inhibitors and the Antiplatelet Effects of Aspirin. N Engl J Med. 2001; 345(25):1809-17. doi: 10.1056/NEJMoa003199.

55. Capone ML, Sciulli MG, Tacconelli S, et al. Pharmacodynamic interaction of naproxen with low-dose aspirin in healthy subjects. J Am Coll Cardiol. 2005; 45(8):1295-301.

56. MacDonald TM, Wei L. Effect of ibuprofen on cardioprotective effect of aspirin. London, England: Lancet. 2003; 361(9357):573-4.

57. Food and Drug Administration U.S. Department of Health and Human Services. Concomitant use of ibuprofen and aspirin. J Pain Palliat Care Pharmacother. 2007; 21(2):73-4.

58. Bridger S, Henderson K, Glucksman E, Ellis AJ, Henry JA, Williams R. Deaths from low dose paracetamol poisoning. BMJ. 1998; 316(7146):1724-5.

59. Seeff LB, Cuccherini BA, Zimmerman HJ, Adler E, Benjamin SB. Acetaminophen hepatotoxicity in alcoholics. A therapeutic misadventure. Ann Intern Med. 1986; 104(3):399-404.

60. Schnitzer TJ, American College of Rheumatology. Update of ACR guidelines for osteoarthritis: role of the coxibs. J Pain Symptom Manage. 2002; 23(Suppl 4):S24-30; discussão S31-4.

61. Brandt K. Paracetamol in the treatment of osteoarthritis pain. Drugs. 2003; 63(2):23-41.

62. Botting RM. Mechanism of Action of Acetaminophen: Is There a Cyclooxygenase 3? Clin Infect Dis. 2000; 31(Suppl 5):S202-S210.

63. Flower RJ, Vane JR. Inhibition of prostaglandin synthetase in brain explains the anti-pyretic activity of paracetamol (4-acetamidophenol). Nature. 1972; 240(5381):410-11.

64. Lanz R, Polster P, Brune K. Antipyretic analgesics inhibit prostaglandin release from astrocytes and macrophages similarly. Eur J Pharmacol. 1986; 130(1-2):105-9.

65. Swierkosz TA, Jordan L, McBride M, McGough K, Devlin J, Botting RM. Actions of paracetamol on cyclooxygenases in tissue and cell homogenates of mouse and rabbit. Med Sci Monit. 2002; 8(12):BR496-503.

66. Warner TD, Vojnovic I, Giuliano F, Jiménez R, Bishop-Bailey D, Mitchell JA. Cyclooxygenases 1, 2, and 3 and the production of prostaglandin I2: investigating the activities of acetaminophen and cyclooxygenase-2-selective inhibitors in rat tissues. J Pharmacol Exp Ther. 2004; 310(2):642-7.

67. Graham GG, Scott KF. Mechanism of action of paracetamol. Am J Ther. 12(1):46-55.

68. Chandrasekharan NV, Dai H, Roos KLT, et al. COX-3, a cyclooxygenase-1 variant inhibited by acetaminophen and other analgesic/antipyretic drugs: Cloning, structure, and expression. Proc Natl Acad Sci. 2002; 99(21):13926-31.

69. Kis B, Snipes JA, Busija DW. Acetaminophen and the Cyclooxygenase-3 Puzzle: Sorting out Facts, Fictions, and Uncertainties. J Pharmacol Exp Ther. 2005; 315(1):1-7.

70. Boutaud O, Aronoff DM, Richardson JH, Marnett LJ, Oates JA. Determinants of the cellular specificity of acetaminophen as an inhibitor of prostaglandin H2 synthases. Proc Natl Acad Sci. 2002; 99(10):7130-5.

71. Boardman PL, Hart FD. Clinical measurement of the anti-inflammatory effects of salicylates in rheumatoid arthritis. Br Med J. 1967; 4(5574):264-8.

72. Ring EF, Collins AJ, Bacon PA, Cosh JA. Quantitation of thermography in arthritis using multi-isothermal analysis. II. Effect of nonsteroidal anti-inflammatory therapy on the thermographic index. Ann Rheum Dis. 1974; 33(4):353-6.

73. Bjornsson GA, Haanaes HR, Skoglund LA. A randomized, double-blind crossover trial of paracetamol 1000 mg four times daily vs ibuprofen 600 mg: effect on swelling and other postoperative events after third molar surgery. Br J Clin Pharmacol. 2003; 55(4):405-12.

74. Skjelbred P, Lokken P. Paracetamol versus placebo: Effects on post-operative course. Eur J Clin Pharmacol. 1979;15(1):27-33.

75. Ferreira SH, Lorenzetti BB, Correa FM. Blockade of central and peripheral generation of prostaglandins explains the antialgic effect of aspirin like drugs. Pol J Pharmacol Pharm. 30(2-3):133-40.

76. Honoré P, Buritova J, Besson J-M. Aspirin and acetaminophen reduced both Fos expression in rat lumbar spinal cord and inflammatory signs produced by carrageenin inflammation. Pain. 1995; 63(3):365-75.

77. Rodríguez LAG, Hernández-Díaz S. Relative Risk of Upper Gastrointestinal Complications among Users of Acetaminophen and Nonsteroidal Anti-Inflammatory Drugs. Epidemiology. 12:570-6.

78. Mielke CH. Comparative effects of aspirin and acetaminophen on hemostasis. Arch Intern Med. 1981; 141(3):305-10.

79. Jenkins C, Costello J, Hodge L. Systematic review of prevalence of aspirin induced asthma and its implications for clinical practice. BMJ. 2004; 328(7437):434.

80. Hinz B, Cheremina O, Brune K. Acetaminophen (paracetamol) is a selective cyclooxygenase-2 inhibitor in man. FASEB J. 2008; 22(2):383-90.

81. Forman JP, Stampfer MJ, Curhan GC. Non-Narcotic Analgesic Dose and Risk of Incident Hypertension in US Women. Hypertension. 2005; 46(3):500-7.

82. Chan AT, Manson JE, Albert CM, et al. Nonsteroidal Antiinflammatory Drugs, Acetaminophen, and the Risk of Cardiovascular Events. Circulation. 2006; 113(12):1578-87.

83. Nikolova I, Tencheva J, Voinikov J, Petkova V, Benbasat N, Danchev N. Metamizole: A Review Profile of a Well-Known "Forgotten" Drug. Part I: Pharmaceutical and Nonclinical Profile. Biotechnol Biotechnol Equip. 2012; 26(6):3329-37.

84. Levy M, Zylber-Katz E, Rosenkranz B. Clinical Pharmacokinetics of Dipyrone and its Metabolites. Clin Pharmacokinet. 1995; 28(3):216-34.

85. Pierre SC, Schmidt R, Brenneis C, Michaelis M, Geisslinger G, Scholich K. Inhibition of cyclooxygenases by dipyrone. Br J Pharmacol. 2007; 151(4):494-503.

86. Carlsson KH, Jurna I. The role of descending inhibition in the antinociceptive effects of the pyrazolone derivatives, metamizol (dipyrone) and aminophenazone ("Pyramidon"). Naunyn Schmiedebergs Arch Pharmacol. 1987; 335(2):154-9.

87. Carlsson KH, Helmreich J, Jurna I. Activation of inhibition from the periaqueductal grey matter mediates central analgesic effect of metamizol (dipyrone). Pain; 1986.

88. Vazquez E, Hernandez N, Escobar W, Vanegas H. Antinociception induced by intravenous dipyrone (metamizol) upon dorsal horn neurons: Involvement of endogenous opioids at the periaqueductal gray matter, the nucleus raphe magnus, and the spinal cord in rats. Brain Res. 2005; 1048(1-2):211-7.

89. Ertin IH, Gunduz O, Ulugol A. Contribution of nociceptin/orphanin FQ receptors to the anti-nociceptive and hypothermic effects of dipyrone. Acta Neuropsychiatr. 2014; 27(1):48-52.

90. Escobar W, Ramirez K, Avila C, Limongi R, Vanegas H, Vazquez E. Metamizol, a non-opioid analgesic, acts via endocannabinoids in the PAG-RVM axis during inflammation in rats. Eur J Pain. 2012; 16(5):676-89.

91. Dos Santos GG, Dias EV, Teixeira JM, et al. The analgesic effect of dipyrone in peripheral tissue involves two different mechanisms: Neuronal KATPchannel opening and CB1receptor activation. Eur J Pharmacol. 2014; 741:124-31.

92. Duarte IDG, dos Santos IR, Lorenzetti BB, Ferreira SH. Analgesia by direct antagonism of nociceptor sensitization involves the arginine-nitric oxide-cGMP pathway. Eur J Pharmacol; 1992.

93. Lorenzetti BB, Ferreira SH. Activation of the arginine-nitric oxide pathway in primary sensory neurons contributes to dipyrone-induced spinal and peripheral analgesia. Inflamm Res; 1996.

94. Kötter T, Da Costa BR, Fässler M, et al. Metamizole-associated adverse events: A systematic review and meta-analysis. PLoS One. 2015; 10(4):1-18.

95. Nikolova I, Petkova V, Tencheva J, Benbasat N, Voinikov J, Danchev N. Metamizole: A review profile of a well-known "forgotten" drug. part ii: Clinical profile. Biotechnol Biotechnol Equip. 2013; 27(2):3605-19.

96. Huguley CM. Agranulocytosis Induced by Dipyrone, a Hazardous Antipiretic and Analgesic. JAMA. 1964; 189:938-41.

97. Discombe G. Agranulocytosis caused by amidopyrine: An avoidable cause of death. Br Med J. 1952; 1(4771):1270-3.

98. IAAAS. Risks of agranulocytosis and aplastic anemia. A first report of their relation to drug use with special reference to analgesics. The International Agranulocytosis and Aplastic Anemia Study. JAMA. 1986; 256(13):1749-57.

99. Vlahov V, Bacracheva N. Agranulocytosis and Dypirone. Lancet. 1989; 334(8673):1215.

100. Basak GW, Drozd-Sokołowska J, Wiktor-Jedrzejczak W. Update on the incidence of metamizole sodium-induced blood dyscrasias in Poland. J Int Med Res. 2010; 38(4):1374-80.

101. Shapiro S, Issaragrisil S, Kaufman DW, et al. Agranulocytosis in Bangkok, Thailand: a predominantly drug-induced disease with an unusually low incidence. Aplastic Anemia Study Group. Am J Trop Med Hyg. 1999; 60(4):573-7.

102. Hamerschlak N, Maluf E, Biasi Cavalcanti A, et al. Incidence and risk factors for agranulocytosis in Latin American countries--the Latin Study: a multicenter study. Eur J Clin Pharmacol. 2008; 64(9):921-9.

103. Derry S, Faura C, Edwards J, McQuay HJ, Moore RA, Derry S. Single dose dipyrone for acute postoperative pain. In: Derry S (ed.). Cochrane Database of Systematic Reviews. Chichester, UK: John Wiley & Sons, Ltd; 2010.

104. Gaertner J, Stamer UM, Remi C, et al. Metamizole/dipyrone for the relief of cancer pain: A systematic review and evidence-based recommendations for clinical practice. Palliat Med. 2017; 31(1):26-34.

105. Werner U, Werner D, Pahl A, Mundkowski R, Gillich M, Brune K. Investigation of the pharmacokinetics of celecoxib by liquid chromatography-mass spectrometry. Biomed Chromatogr. 2002; 16(1):56-60.

106. Werner U, Werner D, Rau T, Fromm MF, Hinz B, Brune K. Celecoxib inhibits metabolism of cytochrome P450 2D6 substrate metoprolol in humans. Clin Pharmacol Ther. 2003; 74(2):130-7.

107. Hinz B, Dormann H, Brune K. More pronounced inhibition of cyclooxygenase 2, increase in blood pressure, and reduction of heart rate by treatment with diclofenac compared with celecoxib and rofecoxib. Arthritis Rheum. 2006; 54(1):282-91.

108. Rodrigues AD, Halpin RA, Geer LA, et al. Absorption, metabolism, and excretion of etoricoxib, a potent and selective cyclooxygenase-2 inhibitor, in healthy male volunteers. Drug Metab Dispos. 2003; 31(2):224-32.

109. Dahlén B, Szczeklik A, Murray JJ; Celecoxib in Aspirin-Intolerant Asthma Study Group. Celecoxib in Patients with Asthma and Aspirin Intolerance. N Engl J Med. 2001; 344(2):142.

110. Szczeklik A, Nizankowska E, Bochenek G, Nagraba K, Mejza F, Swierczynska M. Safety of a specific COX-2 inhibitor in aspirin-induced asthma. Clin Exp Allergy. 2001; 31(2):219-25.

111. Woessner KM, Simon RA, Stevenson DD. The safety of celecoxib in patients with aspirin-sensitive asthma. Arthritis Rheum. 2002; 46(8):2201-6.

112. Bresalier RS, Sandler RS, Quan H, et al. Cardiovascular Events Associated with Rofecoxib in a Colorectal Adenoma Chemoprevention Trial. N Engl J Med. 2005; 352(11):1092-102.

113. Solomon SD, McMurray JJV, Pfeffer MA, et al. Cardiovascular Risk Associated with Celecoxib in a Clinical Trial for Colorectal Adenoma Prevention. N Engl J Med. 2005; 352(11):1071-80.

114. Nussmeier NA, Whelton AA, Brown MT, et al. Complications of the COX-2 Inhibitors Parecoxib and Valdecoxib after Cardiac Surgery. N Engl J Med. 2005; 352(11):1081-91. doi: 10.1056/NEJMoa050330.

115. Cannon CP, Curtis SP, FitzGerald GA, et al. Cardiovascular outcomes with etoricoxib and diclofenac in patients with osteoarthritis and rheumatoid arthritis in the Multinational Etoricoxib and Diclofenac Arthritis Long-term (MEDAL) programme: a randomised comparison. Lancet. 2006; 368(9549):1771-81.

116. McAdam BF, Catella-Lawson F, Mardini IA, Kapoor S, Lawson JA, FitzGerald GA. Systemic biosynthesis of prostacyclin by cyclooxygenase (COX)-2: the human pharmacology of a selective inhibitor of COX-2. Proc Natl Acad Sci U S A. 1999; 96(1):272-7.

117. Catella-Lawson F, McAdam B, Morrison BW, et al. Effects of specific inhibition of cyclooxygenase-2 on sodium balance, hemodynamics, and vasoactive eicosanoids. J Pharmacol Exp Ther. 1999; 289(2):735-41.

118. Schwartz JI, Vandormael K, Malice MP, et al. Comparison of rofecoxib, celecoxib, and naproxen on renal function in elderly subjects receiving a normal-salt diet*. Clin Pharmacol Ther. 2002; 72(1):50-61.

119. Whelton A, Maurath CJ, Verburg KM, Geis GS. Renal safety and tolerability of celecoxib, a novel cyclooxygenase-2 inhibitor. Am J Ther. 2000; 7(3):159-75.

120. Singh G, Miller JD, Huse DM, Pettitt D, D'Agostino RB, Russell MW. Consequences of increased systolic blood pressure in patients with osteoarthritis and rheumatoid arthritis. J Rheumatol. 2003; 30(4):714-9.

Capítulo 43

Medicações Adjuvantes em Dor Oncológica

Karina Rodrigues Romanini Subi
Eduardo Azevedo de Castro
Catarina Leticia Rodrigues Barbalho

■ INTRODUÇÃO

Em pacientes com câncer, a dor é um dos sintomas mais temidos e onerosos.[1] É uma experiência relatada por 90% dos pacientes em diferentes estágios da progressão da doença.[2] Dados obtidos em revisão de 52 artigos mostraram que esse sintoma está presente em 33% dos pacientes curados, 59% dos pacientes recebendo tratamento antineoplásico e 64% dos pacientes com doença metastática ou em estágio avançado.[1] Cerca de 80% dos indivíduos com doença avançada apresentam dor de intensidade moderada a grave e 50% dos pacientes relatam controle inadequado da dor.[2]

As consequências da dor oncológica são devastadoras e podem incluir comprometimento funcional, isolamento social e sofrimento emocional, principalmente se abordada de forma inadequada. Além disso, o mau controle pode levar à cessação de terapias potencialmente curativas, tendo um impacto negativo na sobrevida do paciente.[1]

Desde sua concepção, em 1986, a escada analgésica da Organização Mundial de Saúde (OMS) serve de estrutura para o controle dos quadros álgicos relacionados ao câncer. O aumento nas taxas de sobrevida dos pacientes oncológicos foi acompanhado por aumento na prevalência de dor crônica secundária ao câncer. Com isso foi necessário o desenvolvimento de novas condutas terapêuticas não preconizadas inicialmente nos pilares da escada analgésica da OMS.[6]

Atualmente é preconizada uma abordagem de tratamento multimodal, que incorpora o uso criterioso de agentes farmacológicos, terapias intervencionistas, neuromodulação, terapias psicológicas e fisioterapia. O diagrama analgésico original da OMS consiste em três etapas; atualmente essa proposta vem sofrendo modificações em que os procedimentos intervencionistas para controle da dor e o uso de medicações adjuvantes podem ser incorporados em cada etapa da escada analgésica, dependendo da situação clínica.[6]

As drogas adjuvantes são definidas como medicações com uma indicação primária que não o alívio da dor, mas que possuem propriedades analgésicas sob certas circunstâncias.[1] Podem ser usados para aumentar o efeito de outras substâncias ou, em certas situações selecionadas, serem usados como analgésicos primários, devendo isso ser considerado durante a realização da prescrição.[6] Elas podem ser aplicadas em vários contextos na abordagem da dor oncológica: dor oncológica mista, dor oncológica puramente neuropática e dor óssea metastática.[1] São particularmente úteis quando há evidência de responsividade diminuída aos opioides, ou quando esses estão sendo usados em doses elevadas para atingir um controle álgico.[5]

São variados os grupos dessas medicações, entre eles: os antidepressivos, anticonvulsivantes, antidepressivos, corticosteroides, neurolépticos, bifosfonatos, bloqueadores do receptor NMDA, entre outras.

■ ANTIDEPRESSIVOS

Os antidepressivos desempenham um papel importante no tratamento da dor crônica, pois apresentam uma ampla variedade de interações com as vias nociceptivas do neuroeixo, possuem interações com opioides, causam inibição descendente e agem bloqueando canais iônicos.[3] A literatura sobre o uso de antidepressivos como adjuvantes em pacientes oncológicos é limitada e tem como foco o tratamento da dor puramente neuropática, ou uma combinação de dor nociceptiva e neuropática (dor mista).[1,4] As pesquisas com elevada qualidade sobre o efeito dos antidepressivos na dor oncológica é escassa. O nível de evidência desses estudos foi, portanto, classificado como baixo ou muito baixo.[4]

A risco absoluto médio de benefício para o uso de antidepressivos em dor mista ou puramente neuropática em uma revisão sistemática, baseada em cinco estudos controlados e randomizados, foi de 0,55 (IC 95%: 0,40 a 0,69). A diminuição média da dor medida na escala numérica de dor foi de aproximadamente 25%. O risco absoluto médio de dano dos antidepressivos foi de 0,13, implicando que 13% dos pacientes pararam de tomar o medicamento por causa dos efeitos colaterais.[1] No entanto, uma diretriz recente considera que há razões suficientes para considerar as medicações antidepressivas como analgésicos adjuvantes, isoladamente ou em adição a um opioide, se houver dor neuropática ou mista. As vantagens da ação analgésica superam os efeitos colaterais.[1]

Antidepressivos tricíclicos (ADTs), como amitriptilina ou nortriptilina, e inibidores seletivos da recaptação de serotonina-noradrenalina (ISRNs), como duloxetina ou venlafaxina, são comumente usados. Os inibidores seletivos da serotonina (ISRSs), como a fluoxetina, têm aplicação limitada na dor neuropática, devido à baixa eficácia.[6]

Tricíclicos (ADTs)

Os tricíclicos são considerados terapia de primeira linha na dor neuropática, inclusive em pacientes oncológicos. Eles inibem a recaptação de noradrenalina e serotonina, melhorando assim as vias inibitórias descendentes da dor, com efeitos adicionais sobre os receptores NMDA e canais de sódio.[5] São muito eficazes em diversos contextos de dor neuropática, como dor decorrente de compressão e/ou infiltração nervosa, pós-quimioterapia e pós-radioterapia.[6]

Os efeitos colaterais são principalmente secundários às propriedades anticolinérgicas dessas medicações, entre eles: boca seca, visão turva; e em altas doses podem causar arritmias cardíacas, anormalidades de condução cardíaca, glaucoma de ângulo fechado, hiperplasia prostática, hipotensão ortostática, pesadelos, ganho de peso, sonolência e constipação.[6] As propriedades anticolinérgicas dessas drogas contribuem para o delírio em idosos ou para qualquer pessoa em risco de *delirium*, como pacientes cujo câncer tenha metastizado para o sistema nervoso central.[5] Como resultado, os tricíclicos muitas vezes não são adequados para pacientes idosos e são pouco tolerados devido à problemática decorrente de eventos adversos, principalmente hipotensão ortostática e sedação.[5] A nortriptilina, em vez da amitriptilina, deve ser prescrita em idosos, que por razões farmacológicas podem transmitir efeitos sedativos e anticolinérgicos menos intensos.[3] Habitualmente, a dose analgésica requerida é menor que a dose antidepressiva. Os números necessários para tratar (NNTs) para os tricíclicos na dor neuropática estão na faixa de 2,1-2,8.[6] Esses medicamentos devem ser iniciados à noite em uma dose mais baixa; esse cuidado é necessário para melhorar a adesão.[6,7] Os escalonamentos de dose são feitos a cada 3 a 4 dias se a resposta analgésica estiver abaixo do ideal.[5] A interrupção abrupta de altas doses pode causar sintomas de abstinência.[3,6]

A amitriptilina, nortriptilina e desipramina são eficazes para a maioria das condições neuropáticas.[5] Os efeitos antidepressivos também podem ser benéficos, particularmente em pacientes com câncer, que são mais propensos à depressão e ainda aumentam os efeitos anti-hiperalgésicos da morfina coadministrada.[6]

Inibidores não seletivos da serotonina (ISRNs)

Inibidores da recaptação de serotonina e noradrenalina (ISRNs), por exemplo, duloxetina e venlafaxina, não apresentam os efeitos anticolinérgicos e anti-histamínicos dos tricíclicos.[3] Os IRSNs apresentam resultados promissores no tratamento da dor neuropática relacionada ao câncer. Em comparação com os ADTs, esses têm um melhor perfil de efeitos colaterais.[6]

Alguns SNRIs têm mecanismos de ação únicos que podem torná-los úteis para a dor do câncer; por exemplo, a venlafaxina, que inibe a absorção de serotonina e norepinefrina (importante na regulação das vias descendentes de dor), é eficaz para modular a alodinia e a hieperalgesia em modelos experimentais para o alívio da dor neuropática relacionada ou não com a terapia usada no câncer de mama. Medicamentos mais novos, como a duloxetina, também são eficazes na dor neuropática, especialmente nos quadros relacionados à quimioterapia.[3]

Tanto venlafaxina e duloxetina também foram encontrados para ser eficaz para os fogachos em pacientes em terapia hormonal para câncer de mama. A duloxetina interage com o tamoxifeno administrado concomitantemente, reduzindo a eficácia da medicação anticâncer,[6] sendo portanto contraindicado. Nesses casos, a venlafaxina se torna medicação de escolha.

Durand e colaboradores descreveram um estudo clínico controlado e randomizado em 48 pacientes sobre os efeitos da venlafaxina no desenvolvimento de dor neuropática induzida por oxaliplatina. O alívio completo da neurotoxicidade aguda induzida por oxaliplatina ocorreu significativamente mais no grupo venlafaxina que no grupo placebo: 31% *vs.* 5%, P = 0,03. A venlafaxina foi significativamente melhor que o placebo no alívio da dor aguda (P < 0,001) e da dor desencadeada pelo frio (P = 0,06), e o estado funcional dos pacientes foi melhor no grupo venlafaxina (P < 0,001). Após 3 meses, houve mais pacientes com toxicidade de grau 0 (38,5% *vs.* 5,6%, P = 0,06) e significativamente menos pacientes com toxicidade de grau 3 (0% *vs.* 33,3%, P = 0,03) no braço de venlafaxina, embora esse tenha sido um desfecho secundário.[6]

Em um estudo randomizado, duplo-cego, cruzado com 231 pacientes com neuropatia induzida por quimioterapia, os pacientes que iniciaram com duloxetina descreveram uma redução maior na dor média quando comparados com placebo. A diferença nos escores de dor antes e após o tratamento também foi maior no grupo que começou com duloxetina comparado ao grupo que começou com placebo. Nenhum efeito adverso grave ou moderado foi relatado no grupo da duloxetina.[6]

Inibidores seletivos da serotonina (ISRSs)

Os inibidores seletivos da recaptação da serotonina (ISRSs), como paroxetina e fluoxetina, são antidepressivos eficazes, mas ineficazes como analgésicos. Possuem boa eficácia no manejo de comorbidades como ansiedade, depressão e insônia, que freqüentemente afetam pacientes com dor neuropática crônica, seja ela oncológica ou não. Porém os ISRSs não mostraram a mesma eficácia analgésica que os tricíclicos no tratamento da dor neuropática.[3]

Os inibidores seletivos da recaptação da serotonina (ISRSs) têm um papel limitado como adjuvantes, embora a paroxetina e o citalopram tenham sido avaliados para a dor neuropática não maligna. Nenhum estudo foi realizado sobre a dor oncológica.[3]

Outros

A bupropiona, um composto noradrenérgico que inibe a recaptação de dopamina possui propriedades analgésicas e pode ser eficaz em pacientes com depressão e dor neuropática significativa.[3,5]

■ ANTICONVULSIVANTES

Os anticonvulsivantes vêm se tornando um dos agentes mais promissores para o manejo da dor neuropática, sendo considerados como tratamento de primeira linha nessas patologias. O principal mecanismo de ação é a redução da excitabilidade neuronal. A dor oncológica possui como característica ser formada por componente nociceptivo e neuropático, sendo portanto classificada como dor mista. Devido ao benefício dessas drogas na dor neuropática, elas se tornaram também drogas essenciais no arsenal medicamentoso para abordagem da dor oncológica.[1]

A gabapentina é o anticonvulsivante mais utilizado, e com boa eficácia, na abordagem dos pacientes com dor neuropática relacionada ao câncer.[5,6] O NNT dessa medicação em dores neuropáticas varia de 4,2 a 6,4.[6] Possui uma boa resposta no tratamento da mucosite induzida por quimioterapia e radioterapia.[6] Estudo clínico randomizado com 115 pacientes portadores de neuropatia pós-quimioterapia não evidenciou diferença significativa quando a gabapentina foi comparada com o placebo; um possível viés desse trabalho foi que todos os indivíduos possuíam uma escala de dor numérica inicial relativamente baixa (4/10).[1] Portanto, é plausível que o estudo não tenha tido sensibilidade adequada para detectar a diferença na intensidade da dor.[1] Porém, em uma revisão de dez trabalhos científicos (total de 1.307 pacientes) a gabapentina reduziu a intensidade da dor; três dos estudos incluídos nessa revisão referiam-se ao tratamento da dor neuropática induzida por quimioterapia. Essa droga é excretada sem ser metabolizada pelo rim, devendo ter sua dose ajustada nessas situações. Outra característica importante é o fato de possuir poucas interações medicamentosas, porém deve se manter a vigilância desses pacientes, já que em sua maioria estão em uso de várias classes medicamentosas. Efeitos colaterais comuns são sonolência, tontura, edema periférico e ganho de peso, sendo esses efeitos adversos significativos se a dose inicial for alta ou se for titulada com muita rapidez. Idealmente a dose inicial deve ser entre 150 mg e 300 mg na hora de dormir, e escalonamentos devem ser realizados a cada 3 dias. A dose máxima é de 3.600 mg/dia.[1,6]

Revisão sistemática avaliando o uso pregabalina na dor neuropática em pacientes oncológicos obteve como conclusão que, baseada na literatura atual, a pregabalina não reduz a intensidade da dor neuropática em pacientes oncológicos. No entanto, um estudo controlado e randomizado comparando a eficácia da pregabalina (oral) *versus* fentanil (transdérmica) em pacientes com dor neuropática no câncer relatou uma proporção significativamente maior de pacientes com redução superior a 30% na escala analógica visual no grupo que usou pregabalina. Por fim, um estudo controlado e randomizado, que comparou a eficácia do placebo, amitriptilina, gabapentina e pregabalina na dor neuropática encontrou um escore de dor significativamente menor para a pregabalina em 4 semanas em comparação com o valor basal. Os outros três grupos tiveram escores de dor semelhantes. Em todos os quatro grupos, uma redução significativa nos escores de dor ocorreu ao longo do tempo.[1] Trabalho envolvendo a pregabalina no tratamento da dor óssea metastática foi abortado devido a baixa inclusão de pacientes, porém os dados iniciais sugeriam que o grupo em uso de pregabalina reduz o quadro álgico quando comparado com placebo.[1]

Outro anticonvulsivante que pode ser útil para a dor oncológica é a fenitoína. Agentes como lamotrigina, oxcarbazepina, topiramato e levetiracetam têm sido usados para dor neuropática não maligna e são considerações no caso refratário, mas não foram estudados na população com dor oncológica. Levetircetam requer mais estudos para neuropatia relacionada ao câncer. Não houve diferença significativa no efeito sobre a intensidade da dor com o uso da lamotrigina nos pacientes portadores de dor puramente neuropática. A lamotrigina não é eficaz na neuropatia induzida por quimioterapia.[5]

Essa classe de medicamentos é indutora do sistema hepático do citocromo P450, e com isso podem interagir com drogas que são metabolizadas pelo mesmo sistema, por exemplo algumas drogas antineoplásicas e os esteroides, drogas frequentemente usadas por pacientes oncológicos.[6]

■ CORTICOSTEROIDES

Os corticosteroides são amplamente utilizados como medicação adjuvante em pacientes portadores de dor oncológica. Seus efeitos anti-inflamatórios e consequente alívio do edema parecem ser o principal mecanismo de ação.[3,5,7] Suas principais indicações são os processos dolorosos secundários a compressão da medula espinhal, síndrome da veia cava superior, cefaleia devido a aumento da pressão intracraniana, dor óssea metastática, distensão capsular hepática, dor devido a obstrução intestinal e dor secundária a linfedema. Outras indicações que podem ser consideradas são os pacientes com metástases hepáticas e processo álgico devido a obstrução de ureter, embora a base de evidências para essas indicações não sejam fortes.[1,3,13]

A dexametasona é um potente corticosteroide de longa duração, e possui baixa atividade mineralocorticoide, por essas características tem sido a droga mais utilizada.[1,3,7] Habitualmente doses diárias de 1 a 2 mg de dexametasona via oral são efetivas.[10] Em pacientes com proposta paliativa 8 mg de dexametasona são adequados, essa dose não possui mais efeitos adversos do que o placebo. O uso de curto prazo de altas doses de esteroides é recomendado para pacientes com comprometimento funcional, principalmente quando esse é de evolução rápida.[1,3] Em casos críticos, como compressão da medula espinhal, existem recomendações para dexametasona em dose alta (96 mg/dia) ou em dose baixa (16 mg/dia).[4] O tratamento do edema associado à metástase cerebral pode ser tratado com dexametasona 4 a 6 mg a cada 6 horas, sendo a dose mínima eficaz 8 mg/dia.[1,5,14]

O desafio, com o uso prolongado e/ou de doses mais altas, de corticosteroides é a maior ocorrência de eventos adversos nessas situações. Os pacientes devem ser monitorados quanto às possíveis complicações, como: hiperglicemia, edema, candidíase, complicações neurológicas, sangramento gastrointestinal, úlcera péptica, doença de Cushing. Durante sua retirada deve-se atentar ao risco do desenvolvimento de insuficiência adrenal.[3,7]

Além da analgesia, os corticosteroides têm sido usados como antiemético, para melhorar o apetite e humor nesses pacientes. Os esteroides podem ser úteis para aliviar fenômenos secundários a radiação, principalmente quando essa é aplicada em locais ósseos dolorosos.[1,5]

■ AGONISTAS ALFA-2

Os alfa-2 agonistas são conhecidos por terem um efeito analgésico espinhal por meio da sua ação nos receptores adrenérgicos do subtipo alfa-2. A clonidina possui efeito analgésico primário quando administrado por via intratecal no período pós-operatório, e ainda potencializa o benefício analgésico dos opioides. A tizanidina é um agonista alfa-2 adrenérgico oral de ação relativamente curta, com efeito hipotensor muito menor que a clonidina; essa tem sido usada principalmente para o controle da espasticidade. Estudos em animais sugerem utilidade da tizanidina para uma variedade de estados dolorosos, incluindo a dor neuropática.[3] Embora essas drogas aparentemente possuam efeitos nociceptivos, estudos com melhor desenho metodológico são necessários para definir o beneficio dessa classe medicamentosa no arsenal terapêutico da dor oncológica.

■ RELAXANTES MUSCULARES

Quadro álgico originado de lesão do tecido conjuntivo é comum em pacientes com neoplasia. No entanto, o uso de relaxantes musculares como agentes adjuvantes não foi avaliado em pacientes com câncer.[5] Como exceção a essa regra uma medicação desse grupo que possuímos como opção é o baclofeno.

O baclofeno é um derivado do ácido gama-aminobutírico (GABA); esse possui como principal característica uma ação antiespasmódica eficaz, sendo habitualmente usado como relaxante muscular de ação central. Além desse uso, o baclofeno possui efeito analgésico, sendo o mecanismo multifatorial: com inibição dos canais de cálcio, inibição da liberação de substância P, inibição direta dos neurônios do corno posterior e inibição da transmissão da dor no tálamo.[8] Sua efetividade é principalmente no manejo das dores com características neuropáticas; devido a essas características vem sendo usado como analgésico adjuvante nas dores oncológicas, que possuem em sua grande maioria características mistas.[8]

A administração de baclofeno é muitas vezes iniciada em 10 a 30 mg/dia, sendo a dose de manutenção habitualmente de 30 a 60 mg/dia. Os principais efeitos colaterais são: sonolência, sintomas gastrointestinais, fraqueza e náusea. Esses podem ser aliviados com o início parcimonioso da medicação, sendo esse considerado uma medicação altamente tolerável para uso a longo prazo. Sua

excreção é principalmente renal, portanto deve se tomar cuidado com os pacientes oncológicos, pois esses podem desenvolver disfunção renal ao longo do curso da doença.[8]

Devido a essas observações o baclofeno deve ser considerado como opção de medicação analgésica adjuvante no manejo da dor oncológica.

■ NEUROLÉPTICOS

Essa classe de medicamentos possui efeitos analgésico, sedativo, ansiolítico, antiemético e simpaticolítico. São indicados como adjuvantes em caso de dor de difícil controle e refratária à terapia convencional.[9]

As fenotiazinas (clorpromazina, levomepromazina) e as butirefenonas (haloperidol) são empregadas amplamente, geralmente em associação com os antidepressivos, para o tratamento da dor. Agem como depressores do SNC, em especial no sistema límbico, acarretando assimbolia da dor. Parecem interferir positivamente com a farmacocinética dos antidepressivos. Os efeitos adversos ocorrem de ação anticolinérgica e antidopaminérgica: hipotensão postural, retenção urinária, obstipação intestinal, síndromes parkinsonianas, discinesias. Devido à frequência desses efeitos colaterais, a clorpromazina, a fenotiazina mais consagrada, deve ter seu uso restrito na população geriátrica e em pacientes com outras comorbidades.[9] A levomepromazina, na dose de 2-4 mg oral a cada 6-8 horas é utilizada com maior frequência devido ao seu melhor perfil farmacológico e consequente menor prevalência de efeitos colaterais.[9] O haloperidol possui papel importante no controle de náuseas e vômitos induzidos pelos opioides, que em geral estão sendo usados nos pacientes oncológicos; a dose habitual é de 1-2 mg ao deitar, sendo esse bastante eficaz.[10,11]

O fumarato de quetiapina, um diabenzepínico, vem recebendo preferência crescente, em relação aos neurolépticos tricíclicos mais antigos, principalmente pelo seu perfil mais brando de efeitos adversos.[9]

Os neurolépticos de segunda geração (atípicos), como a olanzapina, demonstraram ter atividade antinociceptiva em modelos animais. A avaliação clínica de seus efeitos analgésicos tem sido limitada.[5] Khojainova e colaboradores[16] avaliaram a atividade analgésica da olanzapina em pacientes com dor oncológica intensa que não tiveram melhora com o aumento da dose de opioides. Os doentes do estudo receberam 2,5 a 7,5 mg de olanzapina diariamente, foi aferida a intensidade da dor, grau de sedação e consumo de opioides antes e após 2 dias da administração da olanzapina. Todos os participantes experimentaram escores reduzidos de dor, e redução do uso diário de opioides após 48 h de tratamento. Comprometimento cognitivo e ansiedade foram resolvidos em até 24 horas após o início da olanzapina. Os autores sugeriram que a olanzapina pode ter ação analgésica intrínseca, mas os resultados encontrados podem ser resultado da melhora na função cognitiva e no conhecido efeito ansiolítico da mesma.[5]

■ AGENTES TÓPICOS

Os dois principais agentes tópicos para o tratamento da dor neuropática incluem a lidocaína e a capsaicina.

A lidocaína transdérmica (5% *patch*) foi desenvolvida para a neuralgia pós-herpética, mas também é eficaz em outras neuropatias localizadas, incluindo neuropatia diabética, dor pós-mastectomia e neuropatia relacionada ao HIV, esses efeitos são particularmente evidentes naquelas patologias acompanhadas de alodinia. O adesivo possui uma absorção sistêmica mínima. A área dolorida deve ser coberta com o adesivo uma vez por dia por até 12 horas dentro de um período de 24 horas. Cada adesivo deve ser usado por, no máximo, 12 horas. O intervalo subsequente sem emplastro deve ser de pelo menos 12 horas. Evidências sugerem que o aumento do número de adesivos e períodos prolongados podem ser seguros. Podem ser necessárias várias semanas para se observar um efeito máximo. O seu uso em neuropatias relacionadas com o câncer requer melhores evidências científicas.[5] A principal vantagem é a falta de efeitos colaterais sistêmicos.[7] Os eventos adversos mais frequentemente relatados são: irritação no local de aplicação do adesivo com vermelhidão da pele e erupção cutânea.[5,7]

A capsaicina, substância natural da pimenta malagueta, ativa o receptor vaniloide da membrana neuronal. Após uma despolarização inicial, a administração de uma única dose de capsaicina parece produzir uma desativação prolongada de nociceptores sensíveis à capsaicina. O efeito analgésico é dose-dependente e pode durar várias semanas. Estudos com baixas concentrações de capsaicina (0,075% ou menos) mostraram resultados mistos. Essas preparações devem proporcionar alívio da dor em pacientes com condições de dor pós-cirúrgica, neuropática e musculoesquelética por semanas ou meses após um único tratamento.[3]

■ ANESTÉSICOS LOCAIS

Os anestésicos locais operam com base no princípio da diminuição da excitabilidade neuronal no nível dos canais de Na^+ e Ca^+ que propagam os potenciais de ação. Esse bloqueio dos canais iônicos tem efeito na dor espontânea e na dor evocada. Além disso, modelos animais sugerem que tanto os anestésicos tópicos e os anestésicos centrais podem apresentar sinergismo com a morfina.[1]

O anestésico parenteral mais comum usado para o manejo dos sintomas é a lidocaína. Estudos sugerem sua eficácia em casos refratários de dor neuropática. Um estudo em pacientes com câncer e dor refratária mostrou melhora da analgesia com uma dose única de lidocaína. A dose inicial recomendada é de 1 a 5 mg/kg infundida por 20 a 30 minutos. Em pacientes frágeis, doses menores podem ser necessárias. A lidocaína deve ser evitada em pacientes com doença arterial coronariana. Um benefício potencial é o alívio prolongado da dor e o poder de potencializar o efeito dos opioides, principalmente em dores neuropáticas.[15,16] A lidocaína pode ser administrada por via subcutânea no ambiente doméstico ou hospitalar.[1,5]

O anestésico local mexiletina é um bloqueador dos canais de sódio com propriedades analgésicas para dor neuropática semelhante às de alguns anticonvulsivantes (por exemplo, lamotrigina, carbamazepina). A mexiletina é contraindicada na presença de bloqueio de condução atrioventricular de segundo e terceiro graus. Além disso, a incidência de efeitos colaterais gastrointestinais (por exemplo, diarreia, náusea) é bastante alta em pacientes fazendo uso dessa medicação.[1,5]

■ BIFOSFONATOS

Os bifosfonatos, análogos sintéticos do pirofosfato, ligam-se com grande afinidade aos cristais de hidroxiapatita óssea e assim reduzem a reabsorção óssea pela inibição da atividade osteoclástica.[3,7] No entanto, o mecanismo subjacente do efeito analgésico dos bifosfonatos é pouco compreendido. Esse pode estar relacionado à inibição e apoptose de células fagocitárias ativas, como osteoclastos e macrófagos. Consequentemente ocorrendo uma diminuição na liberação de citocinas pró-inflamatórias.[3] O resultado final da diminuição da atividade dos osteoclastos é o aumento da estabilidade óssea e com isso uma redução das fraturas patológicas.[7]

A literatura sobre a eficácia dos bifosfonatos e do denosumabe no tratamento da dor em pacientes com dor oncológica quase sempre diz respeito a estudos sobre prevenção ou atraso no início de eventos relacionados ao esqueleto, principalmente fraturas.[1] A dor óssea é um problema comum no cenário de cuidados paliativos. A radioterapia pode ser eficaz na dor localizada. Porém em pacientes com lesões multifocais os bifosfonatos podem ser úteis.[7]

Bifosfonatos anteriores, como o etidronato, foram amplamente substituídos pelo uso de bifosfonatos de segunda geração (pamidronato) e bifosfonatos de terceira geração (ácido zolendrônico e ibandronato). Vários estudos demonstraram a eficácia dos bifosfonatos de segunda e terceira geração na redução da dor para metástases ósseas. O ácido zolendrônico e o ibandronato proporcionam alívio significativo e sustentado da dor óssea metastática, melhorando o funcionamento do paciente e a qualidade de vida.[3,7]

O bifosfonato mais potente é o ácido zoledrônico, que demonstrou reduzir a dor e fraturas ósseas em pacientes com câncer de mama, próstata, mieloma múltiplo e alguns tumores sólidos, inclusive o câncer de pulmão.[1]

O denosumabe, um anticorpo monoclonal humano contra o ativador do receptor do fator nuclear kappa-B, é útil quando a insuficiência renal impede o uso de bifosfonatos.[5] Resultados positivos foram observados em pacientes com metástases ósseas, inclusive sendo observado menor perda óssea. Comparado aos bifosfonatos, apresenta melhor perfil analgésico, previne eventos ósseos e possui menos efeitos adversos.[7]

A calcitonina pode ter várias indicações relacionadas à dor em pacientes com dor óssea, incluindo metástases ósseas. As vias mais frequentes de absorção são a injeção intranasal e subcutânea. A calcitonina reduz a reabsorção óssea inibindo a atividade osteoclástica e a osteólise.[3]

Um evento adverso que emergiu recentemente em vários pacientes oncológicos tratados com os bifosfonatos mais potentes é a osteonecrose da mandíbula. Os casos relatados são, em sua maioria, em pacientes oncológicos em tratamento com medicações para mieloma múltiplo ou metástase óssea de câncer de mama, próstata ou pulmão. Os fatores de risco incluem: duração prolongada do tratamento (administração intravenosa mensal por mais de 1 a 2 anos), má higiene bucal e história de extração dentária recente.[3]

■ AGENTES NEUROIMUNOMODULATÓRIOS

Evidências de pesquisas clínicas em pacientes com dor neuropática indicam que o fator de necrose tumoral

(TNF-alfa), bem como outras interleucinas pró-inflamatórias, tem um papel fundamental no mecanismo da dor nesses pacientes. Anticorpos neutralizantes para o TNF-alfa e para o receptor da interleucina-1 podem se tornar, em um horizonte não muito distante, uma importante ferramenta na abordagem terapêutica dos pacientes com dor inflamatória grave resistente a drogas anti-inflamatórias não esteroidais e para certas formas de dor neuropática. A talidomida demonstrou prevenir a hiperalgesia causada por lesão da constrição nervosa em ratos; esse fármaco é conhecido por inibir a produção de TNF-alfa. Antagonistas de TNF-alfa ou análogos de talidomida recentemente desenvolvidos com um melhor perfil de segurança podem desempenhar um papel relevante na prevenção e tratamento de distúrbios dolorosos intratáveis. Finalmente, os inibidores da ativação da micróglia e do fator de transcrição conhecido como NF-kB estão sendo explorados. Essas linhas de pesquisa podem abrir novos e excitantes caminhos de tratamento, porém ainda é necessário aguardamos maiores evidências científicas.[3]

■ CANABINOIDES

Estudos clínicos em animais indicam que os canabinoides possuem propriedades analgésicas. Locais de ação foram identificados em áreas do cérebro, medula espinhal e sistema nervoso periférico. Os canabinoides parecem ter uma ação anti-inflamatória periférica e induzem antinocicepção em doses menores que aquelas obtidas a partir de concentrações efetivas do sistema nervoso central.[1] Tais compostos têm a propriedade de ativar os receptores canabinoides endógenos.[12]

Os fármacos contendo *Cannabis* diferenciam-se em suas composições. Algumas medicações são compostas pelo tetra-hidrocanabidinol isolado (THC), ou o canabidiol (CBD) isolado, ou então pela combinação de ambos. O delta-9-trans-tetra-hidrocanabinol (D-9-THC) é o canabinoide mais amplamente estudado até o momento.[1]

Johnson e colaboradores[12] compararam o uso de THC/CBD, THC isolado e placebo em pacientes com dores oncológicas crônicas refratárias. Os autores concluíram que o uso de THC/CBD foi superior ao uso de THC isolado e ao placebo. O grupo THC/CBD teve uma redução no escore de dor de aproximadamente 30% quando comparado com os outros dois grupos, sendo esse achado estatisticamente significativo ($P < 0,024$). O extrato de THC não apresentou mudanças significativas quando comparado ao placebo.[5,12]

Revisão sistemática, abrangendo nove estudos, dos quais cinco abordaram pacientes com câncer, concluiu que o efeito de uma dose única oral de canabinoides na dor nociceptiva é, na melhor das hipóteses, comparável a uma dose diária de 60 mg de codeína.[5]

Em contraste com os fortes dados de benefício encontrados em estudos pré-clínicos, no momento ainda faltam boas evidências científicas sobre a eficácia dos canabinoides no paciente oncológico.[1] O uso de canabinoides para fins terapêuticos na dor neuropática permanece controverso, com resultados contraditórios sobre a eficácia e potencial abuso. No entanto, existem alguns resultados positivos na dor neuropática secundária a dor

oncológica, e em alguns países o *spray* nasal já está licenciado.[7] Curiosamente, a adição de doses de canabinoides a doses baixas de agonistas opioides μ parece potencializar a antinocicepção causada por esses últimos. Além disso, os canabinoides parecem ter um efeito predominante anti-alodínico e anti-hiperalgésico.[3] Outros benefícios são o potente efeito antiemético e melhora do apetite.[7] A depressão do SNC parece ser o efeito colateral limitante mais predominante, devendo estar atento a esse possível evento adverso.[1]

■ BLOQUEADORES NMDA

A cetamina é um antagonista do receptor NMDA, e deve ser considerada principalmente nos pacientes com dor oncológica refratária.

Duas revisões foram encontradas sobre o uso clínico de cetamina na dor em pacientes adultos com câncer. A revisão de Bell e colaboradores (2 ECRs) concluiu que não há evidências suficientes sobre o efeito da cetamina como um adjuvante para opiáceos na dor do câncer. Bredlau e colaboradores (cinco ensaios clínicos randomizados, seis estudos observacionais e uma série de casos) concluíram que a cetamina pode ser uma opção para o tratamento da dor crônica intratável no câncer, embora sejam escassas as evidências fortes. Uma conclusão similar foi tirada do ECR de Salas e colaboradores, em um ECR que comparou 48 horas de infusão de cetamina ou placebo na dor oncológica refratária aos opioides. Esse estudo sugeriu que podem existir pacientes respondedores e não respondedores, 4 de 11 pacientes tiveram uma redução maior que três pontos na EVA.[1]

Múltiplas vias existem para administração da cetamina: via oral, intravenosa, intranasal, transmucosa, subcutânea e tópica. A cetamina é recomendada pela OMS para o manejo da dor refratária. A biodisponibilidade oral é de 17% e o início de ação da cetamina é de 15 a 20 minutos. A cetamina tem ligação proteica de 20 a 30%. Seu início de ação intravenosa é em segundos e, por via subcutânea, o início da ação é de 15 a 20 minutos. A meia-vida é de 2 a 3 horas para ambas as rotas. Os resultados de um ensaio de cetamina subcutânea como uma opção adicional aos opioides não mostrou eficácia na dor nociceptiva relacionada ao câncer.[5,7]

Embora os dados sejam contraditórios sobre sua eficácia, seu uso deve ser considerado, principalmente na dor oncológica refratária.[5,7] Quando usada como adjuvante, parece aumentar o alívio da dor em 20 a 30% e permite a redução da dose de opioides em 25 a 50%.[5] No entanto, a cetamina apresenta janela terapêutica estreita e pode causar efeitos colaterais intoleráveis, como alucinações e comprometimento da memória, devendo se manter alerta em relação a possível ocorrência desses eventos adversos.[3]

■ CONCLUSÃO

O uso adequado de drogas adjuvantes é uma das chaves para o sucesso no tratamento eficaz da dor oncológica. Como esses são tipicamente administrados a pacientes que fazem uso de vários medicamentos, as decisões relativas à administração e dosagem devem ser tomadas com uma compreensão clara do estágio da doença e dos objetivos do tratamento. Essas drogas possuem seus próprios efeitos colaterais, portanto o seu uso deve ser avaliado criteriosamente. Sempre deve ser avaliado o possível risco de interação medicamentosa entres as várias classes de medicações adjuvantes e as drogas analgésicas.[4]

Com base nas evidências clínicas disponíveis, nenhuma diretriz rigorosa deve ser utilizada durante o uso de drogas adjuvantes nos pacientes portadores de dor oncológica. O tratamento deve ser adaptado ao paciente. Ao escolher a terapia ideal para o paciente, deve-se levar em consideração a natureza e gravidade da dor, o perfil de efeitos colaterais, o risco de interações medicamentosas e a preferência do paciente. Não raramente é necessário utilizar estratégias de tentativas de erro e acerto para um ajuste fino e adequado dessas medicações.[1]

■ REFERÊNCIAS BIBLIOGRÁFICAS

1. van den Beuken-van Everdingen MH, de Graeff A, Jongen JL, Dijkstra D, Mostovaya I, Vissers KC. Pharmacological Treatment of Pain in Cancer Patients: The Role of Adjuvant Analgesics, a Systematic Review. Pain Pract. 2017 mar; 17(3):409-19.
2. Candido KD, Kusper TM, Knezevic NN. New Cancer Pain Treatment Options. Curr Pain Headache Rep. 2017; 21:12.
3. Knotkova H, Pappagallo M. Adjuvant analgesics. Med Clin North Am. 2007 jan; 91(1):113-24.
4. Liu WC, Zheng ZX, Tan KH, Meredith GJ. Multidimensional Treatment of Cancer Pain. Curr Oncol Rep. 2017; 19:10.
5. Prommer EE. Pharmacological Management of Cancer-Related Pain. Cancer Control. 2015 out; 22(4):412-25.
6. Guerard EJ, Cleary JF. Managing Cancer Pain in Older Adults. Cancer J. 2017 jul/ago; 23(4):242-5.
7. Schug SA, Chandrasena C. Pain management of the cancer patient. Expert Opin Pharmacother. 2015 jan; 16(1):5-15.
8. Yomiya K. Baclofen as an Adjuvant Analgesic for Cancer Pain. Am J Hospice Palliat Med. 2009 abr/mai; 26(2).
9. de Paula I, et al. Tratado de Dor: Publicação da Sociedade Brasileira para Estudo da Dor. 2017; p. 699-717.
10. de Paula I, et al. Tratado de Dor: Publicação da Sociedade Brasileira para Estudo da Dor. 2017; p. 1313-26.
11. Bonica JJ, Ballantyne JC, Fishman SM, Rathmell JP. Bonica's Management of Pain. 4 ed. 2010; 1187-93.
12. Johnson JR, Burnell-Nugent M, Lossignol D, Ganae-Motan ED, Potts R, Fallon MT. Multicenter, double-blind, randomized, placebo-controlled, parallel-group study of the efficacy, safety, and tolerability of THC:CBD extract and THC extract in patients with intractable cancer-related pain. J Pain Symptom Manage. 2010 fev; 39(2):167-79.

13. George R, Jeba J, Ramkumar G, Chacko AG, Leng M, Tharyan P. Interventions for the treatment of metastatic extradural spinal cord compression in adults. Cochrane Database Syst Rev. 2008; (4):CD006716.
14. Haywood A, Good P, Khan S, Leupp A, Jenkins-Marsh S, Richett K, et al. Corticosteroides for the management of cancer-related pain in adults. Cochrane Database Syst Rev. 2015; 24(4): CD010756.
15. Sharma S, Rajagopal MR, Palat G, Singh C, Haji AG, Jain D. A phase II pilot study to evaluate use of intravenous lidocaine for opioids-refractory pain in cancer patients. J Pain Symptom Management. 2009; 37(1):85-93.
16. Hutson P, Backonja M, Knurr H. Intravenous lidocaine for neuropathic pain: a retrospective analysis of tolerability and efficacy. Pain Med. 2015; 16(3):531-6.
17. de Paula I, et al. Tratado de Dor: Publicação da Sociedade Brasileira para Estudo da Dor. 2017; p. 1623-9.
18. de Paula I, et al. Tratado de Dor: Publicação da Sociedade Brasileira para Estudo da Dor. 2017; p. 1629-35.
19. Khojainova N, Santiago-Palma J, Kornick C, et al. Olanzapine in the management of cancer pain. J Pain Symptom Manage. 2002; 23(4):346-50.
20. Bennett MI. Effectiveness of antiepileptic or antidepressant drugs when added to opioids for cancer pain: systematic review. Palliat Med. 2011 jul; 25(5):553-9.
21. Mishra S1, Bhatnagar S, Goyal GN, Rana SP, Upadhya SP. A comparative efficacy of amitriptyline, gabapentin, and pregabalin in neuropathic cancer pain: a prospective randomized double-blind placebo-controlled study. Am J Hosp Palliat Care. 2012 mai; 29(3):177-82.
22. Smith EM1, Pang H, Cirrincione C, Fleishman S, Paskett ED, Ahles T, et al. Effect of duloxetine on pain, function, and quality of life among patients with chemotherapy-induced painful peripheral neuropathy: a randomized clinical trial. JAMA. 2013 abr; 309(13):1359-67.
23. George R, Jeba J, Ramkumar G, Chacko AG, Tharyan P. Interventions for the treatment of metastatic extradural spinal cord compression in adults. Cochrane Database of Systematic Reviews. 2015; 9:CD006716.
24. Eastman P, Le B. Corticosteroids as co-analgesics with opioids for cancer pain: a survey of Australian and New Zealand palliative care clinicians. Intern Med J. 2015 dez; 45(12):1306-10.
25. Fengxia Chen, Feifei Pu. Safety of Denosumab Versus Zoledronic Acid in Patients with Bone Metastases: A Meta-Analysis of Randomized Controlled Trials. Oncol Res Treat. 2016; 39:453-9.
26. Gibbons K, DeMonbrun A, Beckman EJ, Keefer P, Wagner D, Stewart M, et al. Continuous Lidocaine Infusions to Manage Opioid-Refractory Pain in a Series of Cancer Patients in a Pediatric Hospital. Pediatr Blood Cancer. 2016 jul; 63(7):1168-74.
27. Jonkman K, van de Donk T, Dahan A. Ketamine for cancer pain: what is the evidence? Curr Opin Support Palliat Care. 2017 jun; 11(2):88-92.

Capítulo 44

Interações Medicamentosas no Tratamento da Dor e Cuidados Paliativos Oncológicos

Flávia Seullner Domingues
Maísa Vitória Gayoso
Fernanda Bono Fukushima
Edison Iglesias de Oliveira Vidal

■ INTRODUÇÃO

As interações medicamentosas (IM) em pacientes oncológicos representam um importante desafio para os profissionais de saúde que atuam nessa área e em sua interface com o tratamento da dor e os cuidados paliativos. Os esquemas terapêuticos farmacológicos no campo da oncologia e dos cuidados paliativos vêm se tornando cada vez mais complexos mediante o surgimento de novas drogas. Além disso, frequentemente os profissionais de uma área possuem conhecimento limitado sobre os medicamentos prescritos pelos colegas de outra área.[1] As implicações das diversas IM podem variar desde alterações leves e pouco significativas até quadros extremamente graves.

Uma revisão de oito estudos internacionais sobre a prevalência de IM em pacientes oncológicos identificou que a frequência de IM potenciais nesses pacientes variava entre 12 e 63%, na dependência da população de pacientes estudados.[2] Um estudo retrospectivo que examinou episódios de hospitalização em pacientes oncológicos identificou que 2% das hospitalizações foram associadas a uma IM.[3] Muitos fatores contribuem para uma grande frequência de interações medicamentosas nos pacientes oncológicos. Dentre esses fatores, merece destaque o fato de a maior parte dos pacientes portadores de neoplasias serem idosos, possuindo uma variedade de outras comorbidades que, por sua vez, demandam tratamentos farmacológicos próprios, além de frequentemente possuírem redução no *clearance* hepático e renal de diversos medicamentos.[4]

O presente texto tem como objetivo descrever as principais IM relacionadas a medicamentos comumente utilizados para o tratamento da dor e de outros sintomas comuns em pacientes oncológicos. Adotou-se como principal parâmetro de referência para seleção de medicamentos a serem abordados neste capítulo, a lista de medicamentos essenciais em cuidados paliativos produzida pela International Association for Hospice and Palliative Care (IAHCP) para a Organização Mundial de Saúde (OMS).[5,6]

O texto foi organizado de forma a apresentar uma breve introdução sobre princípios de IM, a qual é seguida por uma seção mais extensa voltada à descrição das principais IM envolvendo os medicamentos mais comumente utilizados pelos especialistas em dor e cuidados paliativos. Todas as IM descritas no âmbito do presente capítulo foram extraídas da base de dados Micromedex®, a qual representa uma das mais extensas e completas bases de dados sobre medicamentos no mundo. Atualmente, essa base de dados é acessível gratuitamente a todos os profissionais de saúde do Brasil por meio do Portal Saúde Baseada em Evidências do Ministério da Saúde (www.psbe.ufrn.br) e pode ser usada para cruzar esquemas terapêuticos complexos envolvendo múltiplos medicamentos. Devido a restrições de espaço, optou-se por restringir a apresentação das IM àquelas de caráter potencialmente mais grave, as quais são representadas pelas categorias de "contraindicação" e "alto risco" adotadas pela Micromedex®. A categoria de medicamentos contraindicados corresponde a situações em que há uma contraindicação formal à combinação de dois ou mais medicamentos, e a categoria de alto risco representa situações em que a IM pode implicar em risco à vida ou requerer intervenção médica para diminuir ou evitar efeitos adversos. Os medicamentos quimioterápicos envolvidos em IM descritas nas tabelas foram destacados em negrito.

■ PRINCÍPIOS DE INTERAÇÃO MEDICAMENTOSA

A IM é definida como uma situação em que um medicamento interfere sobre a ação de outro. Essa interferência pode se dar através da redução ou intensificação de efeitos terapêuticos ou adversos de cada uma das substâncias, ou mesmo por meio do surgimento de efeitos únicos que não surgiriam com nenhum dos medicamentos isoladamente.[4] As IM costumam ser classificadas como de origem farmacocinética (quando uma droga afeta a absorção, distribuição, metabolismo ou a eliminação de outra droga), ou farmacodinâmica (quando dois ou mais medicamentos possuem mecanismos que afetam os mesmos processos fisiológicos).

As IM de origem farmacodinâmica, usualmente, se remetem a situações em que diferentes medicamentos competem pelos mesmos receptores celulares, conforme expresso pelo conceito de medicamentos agonistas/antagonistas. No entanto, nas últimas décadas, surgiu o conceito de agonismo inverso a partir da observação de que toda uma variedade de receptores (p. ex., opioides, adrenérgicos, histaminérgicos e serotoninérgicos) apresenta-se potencialmente ativa, mesmo na ausência de um agonista. A constatação de atividade espontânea desses receptores foi acompanhada da observação de que certas drogas (os agonistas inversos) são capazes de inibir essa atividade intrínseca. Desse modo, haveria três tipos de efeitos com relação a receptores celulares: agonista, onde a ligação da substância com o receptor promove sua ativação; agonista inverso, que é capaz de inibir tanto a ação de agonistas diretos como a atividade intrínseca espontânea do receptor; e antagonista neutro, que inibe apenas a ação dos agonistas e agonistas inversos.[7]

Grande parte das IM é de natureza farmacocinética e relaciona-se ao metabolismo de diversos medicamentos através do sistema do citocromo P450 (CYP), o qual envolve um conjunto de 57 enzimas responsáveis pelo metabolismo de fases I e II, e localiza-se majoritariamente no fígado.[1] O metabolismo de fase I envolve reações de hidroxilação, oxidação, redução e dealquilação, as quais podem envolver a conversão de uma droga ativa em inativa, menos ativa ou mais ativa, e a conversão de uma pró-droga em um metabólito ativo ou mesmo implicar na produção de um metabólito tóxico.[4] As reações de fase II incluem a glucoronidação, a sulfatação, metilação e acetilação, e usualmente resultam na formação de compostos inativos hidrossolúveis e mais facilmente excretados. Seis das 57 enzimas do CYP são responsáveis pelo metabolismo da maior parte dos medicamentos (CYP1A2, CYP2C9, CYP2C19, CYP2D6, CYP2E1 e CYP3A4). Além disso, muitas das enzimas do CYP apresentam importante polimorfismo genético, o que implica em perfis de resposta diferentes a uma variedade de medicamentos, por exemplo, com indivíduos denominados "metabolizadores rápidos" e outros "metabolizadores lentos", de acordo com o perfil de polimorfismo genético herdado. Os efeitos dos medicamentos sobre as enzimas do CYP pode se dar por meio do fenômeno da indução enzimática (quando ocorre um estímulo à síntese de determinada enzima); da inibição competitiva (quando duas drogas são substrato de uma mesma enzima); e da inibição não competitiva (quando um medicamento se liga de forma irreversível a uma enzima ou a destrói). Ao contrário do fenômeno da indução, que se dá ao longo de dias a semanas, as interações inibitórias ocorrem de imediato. As implicações clínicas desses fenômenos dependerão de diversos fatores, como o montante de enzimas disponíveis e afetadas e a presença de outras vias de metabolização que não tenham sido afetadas.

Outros mecanismos importantes de IM de ordem farmacocinética envolvem medicamentos que interferem com a eliminação de outras drogas através de efeitos sobre a função renal e hepática. Pacientes idosos, que apresentam redução fisiológica do funcionamento desses órgãos, são mais predispostos a efeitos adversos decorrentes desse tipo de IM que pacientes jovens.

■ INTERAÇÕES MEDICAMENTOSAS ENTRE FÁRMACOS UTILIZADOS NO TRATAMENTO DA DOR E EM CUIDADOS PALIATIVOS

Analgésicos simples

O grupo de analgésicos simples inclui o paracetamol e a dipirona. O paracetamol apresenta IM de alto risco apenas com dois medicamentos quimioterápicos, o imatinibe e o pixantrone, cujo uso combinado ao paracetamol pode implicar em maior risco de hepatotoxicidade quando da administração simultânea com o paracetamol. A dipirona apresenta interações de alto risco apenas com a ácido acetilsalicílico (AAS) e com o metotrexato, resultando em redução da eficácia do AAS ou aumentando o risco de toxicidade hematológica do metotrexato.

Anti-inflamatórios não esteroidais (AINEs)

Exercem efeito analgésico e agem reduzindo a síntese de prostaglandinas pela inibição das enzimas ciclooxigenases. Dentre os AINEs, aqueles presentes na lista de medicamentos essenciais da OMS/IAHCP, encontram-se o diclofenaco e o ibuprofeno. De modo geral, deve-se evitar o uso do diclofenaco devido a maior risco cardiovascular e gástrico quando comparado ao ibuprofeno e outros AINEs.

Geralmente, os AINEs apresentam interações de alto risco com as três classes de antidepressivos (os tricíclicos, os inibidores seletivos da recaptação de serotonina e os inibidores da recaptação de serotonina-norepinefrina), com agentes antiplaquetários e anticoagulantes, resultando em aumento do risco de sangramento. Quando empregados simultaneamente com a ciclosporina, ocasionam aumento no risco de desenvolvimento de nefrotoxicidade. Em situações em que são coadministrados com a desmopressina, podem incrementar significativamente o risco de hiponatremia. O uso concomitante com lítio resulta em aumento de toxicidade desse medicamento.

Opioides

São indicados para o controle álgico da dor de grau moderado a intenso, sendo seu mecanismo de ação relacionado à inibição de estímulos nociceptivos através da ativação dos receptores opioides.[8]

Quando administrados com algumas medicações, os opioides podem apresentar IM de alto risco e até serem contraindicados, como pode ser observado na Tabela 44.1. Uma interação potencialmente grave dos opioides envolve sua combinação com outros medicamentos com efeitos serotoninérgicos: a síndrome serotoninérgica. Esta síndrome, embora infrequente na prática clínica, representa uma possibilidade potencialmente grave de IM. A síndrome serotoninérgica é caracterizada por um conjunto de sintomas (mudança do estado mental, anormalidades neuromusculares e hiperatividade autonômica) resultantes da estimulação excessiva de receptores serotoninérgicos centrais e periféricos.

Capítulo 44 – Interações Medicamentosas no Tratamento da Dor e Cuidados Paliativos Oncológicos **441**

Tabela 44.1. Medicamentos contraindicados ou com interação medicamentosa de alto risco com a classe de fármacos opioides[9]

Fármacos	Ação da interação
Naltrexona, nalmefene e safinamida (contraindicado)	Diminui a eficácia dos opioides
Agonistas e antagonistas de opioides mistos, opioides, carbamazepina, ciclobenzaprina, lítio, metaxalona, oximorfona Agentes serotonérgicos (citalopram, cocaína, mirtazapina, ondansetrona, sibutramina, triptano, venlafaxina)	Risco de síndrome serotoninérgica
Clopidogrel	Eficácia reduzida do clopidogrel
Desmopressina	Aumento da hiponatremia
Bromoprida	Potencialização do efeito sedativo
Depressores do SNC, metoclopramida e periciazina	Risco de depressão do SNC

A Tabela 44.2 descreve as IM específicas da morfina. Deve-se ratificar que a morfina, assim como os demais fármacos abordados neste tópico, também compartilha das interações descritas na Tabela 44.1.

A Tabela 44.3 apresenta as interações da codeína. Assim como a morfina, a codeína interage com antidepressivos tricíclicos.

A metadona, diferentemente dos fármacos citados antes, apresenta interações específicas, além daquelas relacionadas à classe dos opioides, com maior número de associações contraindicadas, como observado na Tabela 44.4.

A Tabela 44.5 exibe as interações de alto risco da metadona. Entre elas, destacam-se alguns antineoplásicos que podem levar também ao prolongamento do intervalo QT ou ao aumento das concentrações séricas da metadona.

Algumas interações com o tramadol são classificadas como de alto risco, salientando-se aquelas envolvendo a classe dos antipsicóticos, antifúngicos e antirretrovirais que podem desencadear risco de depressão respiratória. O tramadol interage de forma moderada com o anticoagulante varfarina, aumentando o risco de hemorragia (Tabela 44.6).

Tabela 44.2. Interação medicamentosa de alto risco com a morfina[9]

Fármaco	Ação da interação
Antagonista seletivo opioide	Diminuição da eficácia
Ciclosporinas Inibidores da glicoproteína P (antirretrovirais, azitromicina, carvedilol, captopril, **doxorrubicina**, diltiazem, itaconazol e verapamil)	Aumento da concentração plasmática da morfina
Cimetidina	Aumento da toxicidade
Antidepressivos tricíclicos	Risco de síndrome serotoninégica

Medicamentos **em negrito** correspondem a antineoplásicos.

Tabela 44.3. Interação medicamentosa de alto risco com a codeína[9]

Fármaco	Ação da interação
Conivaptana, netuptant e inibidores de CYP3A4 (antifúngicos e antirretrovirais, amiodarona, ciclosporina, ciprofloxacina, diltiazem e ranitidina)	Aumento da concentração plasmática de codeína
Fenobarbital	Risco de depressão do SNC
Antidepressivos ISRSs*	Risco de síndrome serotoninérgica
Antidepressivos tricíclicos e ciclobenzaprina	
Depressores anticolinérgicos do SNC (clorpromazina, clozapina, difenidramina e tizanidina)	Risco de depressão respiratória
Indutores de CYP3A4 (fenitoína, rifampicina e prednisona)	Diminuição da eficácia da codeína

*ISRSs: inibidores seletivos da receptação de serotonina.

Tabela 44.4. Medicamentos contraindicados para administração em conjunto com metadona[9]

Fármacos	Ação da interação
Antifúngicos, amifampridina, amisulprida, bepridil, dronedarona, nelfinavir, saquinavir, terfenadina, pimozida, tioridazina, piperaquina	Prolongamento do intervalo QT
Ziprasidona	Risco de síndrome serotoninégica
Rasagilina	Risco de depressão respiratória

Tabela 44.5. Interações medicamentosas de alto risco com a metadona[9]

Fármacos	Ação da interação
Antirretrovirais (ritonavir, telaprevir, tipranavir, topinavir)	Aumento dos sintomas de abstinência
Antidepressivos tricíclicos, antipsicóticos, antiarrítmicos amprenavir, amiodarona, ciclobenzaprina, citalopram, disopiramida, donepezila, domperidona, levofloxacina, moxifloxacina, ondansetrona, panobinostat, quetiapina, antineoplásicos (**ivosidenib**, **ribociclibe**, **vinflunina**, **osimertinibe**, **sorafenibe** e **vandetanibe**)	Prolongamento do intervalo QT
Inibidores de CYP3A4 (fluvoxamina e nefazodona), anfetaminas, mirtazapina, palonosetrona, vortioxetina, levomilnaciprano e lorcaserina	Risco de síndrome serotoninérgica
Boceprevir, **ceritinibe** e **idelalisib**	Aumento da expressão de metadona
Cariprazina e orfenadrina	Depressão respiratória e do SNC

Medicamentos **em negrito** correspondem a antineoplásicos.

Tabela 44.6. Interação medicamentosa de alto risco com tramadol[9]

Fármaco	Ação da interação
Antidepressivos ISRSs*, anfetaminas e dolasetrona	Risco de síndrome serotoninérgica
Anticonvulsivantes, cimetidina, corticoides e fenobarbital	Aumento da concentração plasmática do tramadol
Antipsicóticos (clorpromazina)	Risco de depressão respiratória e do SNC
Antifúngicos, antirretrovirais, ranitidina e verapamil	Risco de depressão respiratória
Dosulepina	Risco aumentado de convulsão
Varfarina (risco moderado)	Risco de hemorragia

*ISRSs: inibidores seletivos da receptação de serotonina.

A oxicodona deve ser usada com ponderação quando associada com o antineoplásico abiraterona, fármaco usado em tratamento de câncer de próstata. Essa interação, assim como com outros indutores da CYP3A4, pode levar ao aumento da concentração plasmática da oxicodona (Tabela 44.7).

A Tabela 44.8 descreve as interações de alto risco com o fentanil. A única interação contraindicada deste fármaco é com a mifepristona, abortivo proibido no Brasil, que pode levar ao aumento da concentração plasmática do fentanil.

Antidepressivos

Os antidepressivos da classe de inibidores seletivos da receptação de serotonina (ISRSs) são metabolizados prima-riamente de forma hepática, afetando as enzimas metaboli-zadoras do citocromo P-450 e prejudicando o metabolismo de outros fármacos. As IM mais graves desta classe de fár-macos podem ser observadas nas Tabelas 44.9 e 44.10.

Uma das drogas mais prescritas dessa classe é a fluo-xetina, que também apresenta intensas IM relacionadas à CYP3A4.[10] As drogas classificadas como contraindicadas ou com IM de alto risco são apresentadas nas Tabelas 44.11 e 44.12.

Entre as principais drogas utilizadas da classe dos antidepressivos ISRSs, encontra-se a sertralina. Trata-se de um antidepressivo disponível pelo serviço público de saú-de e muito prescrito em cuidados paliativos. As principais IM da sertralina encontram-se nas Tabelas 44.13 e 44.14.

O citalopram é a droga que mais apresenta IM da classe de antidepressivos ISRSs, interagindo em grande

Capítulo 44 – Interações Medicamentosas no Tratamento da Dor e Cuidados Paliativos Oncológicos

Tabela 44.7. Fármacos com interação medicamentosa de alto risco com oxicodona[9]

Fármaco	Ação da interação
Antagonista seletivo de opioide (naloxona)	Diminuição da eficácia do opioide
Anfetaminas e antidepressivos ISRSs*	Risco de síndrome serotoninérgica
Fenobarbital	Risco de depressão respiratória e do SNC
Conivaptana, **abiraterona** Indutores de CYP3A4 (fenitoína, prednisona e rifampicina)	Aumenta exposição de oxicodona
Inibidores da CYP3A4 (antifúngicos, antirretrovirais, ranitidina e verapamil)	Risco de depressão respiratória

*ISRSs: inibidores seletivos da receptação de serotonina.
Medicamentos **em negrito** correspondem a antineoplásicos.

Tabela 44.8. Fármacos com interação medicamentosa de alto risco com fentanil[9]

Fármaco	Ação da interação
Inibidores da CYP3A4 (antifúngicos, antirretrovirais ranitidina, verapamil) Amiodarona e **pazopanibe**	Aumento da toxicidade
Indutores de CYP3A4 (fenitoína, prednisona e rifampicina) Ranolazina	Aumenta concentração plasmática do fentanil
Nifedipina	Risco de hipertensão grave
Anfetaminas, dolasetrona, nefazodona e palonosetrona	Risco de síndrome serotoninérgica
Depressores anticolinérgicos do SNC (clorpromazina e prometazina)	Risco de depressão respiratória e do SNC
Fenobarbital	Aumenta concentração plasmática do fentanil e depressão do SNC
Itraconazol	Prolonga efeito do opioide

Medicamentos **em negrito** correspondem a antineoplásicos.

Tabela 44.9. Medicamentos contraindicados para administração concomitante à classe de antidepressivos inibidores seletivos de recaptação de serotonina[9]

Fármacos	Ação da interação
Metoclopramida	Risco aumentado de reações extrapiramidais e síndrome neuroléptica maligna
Amissulprida e safinamida	Risco de síndrome serotoninérgica
Amifampridina, bepridil, mesoridazina, piperaquina, saquinavir, esparfloxacina, terfenadina e ziprasidona	Prolonga intervalo QT

quantidade com antineoplásicos e com antirretrovirais, como demonstrado nas Tabelas 44.15 e 44.16.

A duloxetina e a venlafaxina encontram-se entre os antidepressivos inibidores da recaptação de serotonina-norepinefrina. A duloxetina forma metabólitos ativos, que são excretados em grande medida sem modificação pela urina e em menor quantidade pelas fezes.[11] As IM da duloxetina podem ser observadas nas Tabelas 44.17 e 44.18.

A venlafaxina expõe IM de alto risco com muitos fármacos da classe dos antirretrovirais, além de interagir com drogas de uso comum, como o cetoconazol e a amoxicilina. As principais IM relacionadas à venlafaxina são expostas nas Tabelas 44.19 e 44.20.

Os antidepressivos tricíclicos são fármacos de primeira escolha para o tratamento da dor neuropática.[8] Essa classe de fármaco é empregada em larga escala e demanda atenção especial para suas IM.

A Tabela 44.21 apresenta uma lista de medicamentos contraindicados para administração concomitante com a classe dos antidepressivos tricíclicos. Entre essas interações destaca-se a metoclopramida, que é amplamente empregada para o tratamento de náusea e vômito.

Entre as interações consideradas como de alto risco com a classe dos antidepressivos tricíclicos destacam-se os AINEs, que podem aumentar o risco de sangramento quando usados conjuntamente. Merecem atenção espe-

Tabela 44.10. Interação medicamentosa de alto risco com a classe de antidepressivos inibidores seletivos de recaptação de serotonina[9]

Fármacos	Ação da interação
Bromoprida	Risco aumentado de reações extrapiramidais
Iobenguano (mIBG)	Redução da eficácia
Anfetamina, alfentanil, butorfanol, ciclobenzaprina, codeína, **dabrafenib**, dolasetrona, desvenlafaxina, fenitoína, fluconazol, metadona, milnaciprano, mirtazaprina, morfina, nalbufina, oxicodona, palonossetrom, remifentanil, sibutramina e sufentanil	Risco de síndrome serotoninérgica
AINEs, edoxabano e rivaroxabana	Risco de sangramento
Doxorrubicina	Aumenta concentração plasmática da doxorrubicina
Tramadol	Diminui concentração plasmática do antidepressivo
Amiodarona, domperidona, escitalopram, **encorafenibe**, **ivosidenib**, ivabradina, levofloxacina, lítio, metadona, **nilotinibe**, **osimertinibe**, quetiapina, sevoflurano e vinflunina	Prolonga intervalo QT

Medicamentos **em negrito** correspondem a antineoplásicos.

Tabela 44.11. Medicamentos de administração contraindicada concomitante à fluoxetina[9]

Fármacos	Ação da interação
Azul de metileno, clorgilina, linezolida, nialamida, toloxatona e IMAO	Risco de síndrome serotoninérgica
Levometadil e Terfenadina	Risco de cardiotoxicidade
Pimozida	Prolonga intervalo QT

Tabela 44.12. Interação medicamentosa de alto risco com a fluoxetina[9]

Fármacos	Ação da interação
Anticoagulante (varfarina), ciprofloxacina, citalopram, clozapina, domperidona, fenitoína, flecainida, flufenazina, galantamina, haloperidol, iloperidona, itraconazol, ritonavir, metadona, ondansetrona, paroxetina, risperidona, tamoxifeno e venlafaxina	Prolonga intervalo QT
Anagrelida, cilostazol, clorpromazina e clopidogrel	
Carbamazepina, dextrometorfano, duloxetina e propranolol	Risco de toxicidade
Agentes serotonérgicos, antidepressivos tricíclicos, ciclobenzaprina, dexfenfluramina, escitalopram, fenfluramina, fluvoxamina, lorcaserina, oxicodona, propafenona, trazodona e vortioxetina	Risco de síndrome serotoninérgica
Antiarrítmicos, antipsicóticos, astemizol, cloroquina, cotrimoxazol, droperidol, enflurano, eritromicina, espiramicina, fenotiazina, fluconazol, foscarnet, halofantrina, halotano, isoflurano, lidoflazina, mefloquina, octreotida, pentamidina, probucol, telitromicina e vasopressina, isradipino	Risco de cardiotoxicidade

Medicamentos **em negrito** correspondem a antineoplásicos.

Tabela 44.13. Medicamentos de administração contraindicada concomitante à sertralina[9]

Fármacos	Ação da interação
Azul de metileno, clorgilina, fenelzina, isocarboxazida, iproniazida, linezolida, moclobemida, nialamida, pargilina, procarbazina, rasagilina, selegilina, toloxatona, tranilcipromina	Risco de síndrome serotoninérgica
Pimozida	Prolonga intervalo QT

Capítulo 44 – Interações Medicamentosas no Tratamento da Dor e Cuidados Paliativos Oncológicos

Tabela 44.14. Interação medicamentosa de alto risco com a sertralina[9]

Fármacos	Ação da interação
Agentes serotonérgicos (carbamazepina), amitriptilina, amoxapina, dexfenfluramina, dextrometorfano, duloxetina, dosulepina, fenfluramina, fluoxetina, fluvoxamina, lofepramine, nortriptilina, oxcarbazepina e oxicodona	Risco de síndrome serotoninérgica
Anticoagulante (varfarina) e antiplaquetários (clopidogrel)	Risco de sangramento
Astemizol	Risco de cardiotoxicidade
Anagrelida, clozapina, risperidona, ritonavir e tamoxifeno	Prolonga intervalo QT
Fenitoína, flecainida e propafenona	Risco de toxicidade
Haloperidol	Concentrações aumentadas de haloperidol

Medicamentos **em negrito** correspondem a antineoplásicos.

Tabela 44.15. Medicamentos de administração contraindicada concomitante ao citalopram[9]

Fármacos	Ação da interação
Azul de metileno, linezolida, toloxatona e IMAO* (furazolidona, iproniazida, selegilina e tranilcipromina)	Risco de síndrome serotoninérgica
Cetoconazol, fluconazol e posaconazol	Prolonga intervalo QT

*IMAO: inibidores da monoaminoxidase.

Tabela 44.16. Interação medicamentosa de alto risco com citalopram[9]

Fármacos	Ação da interação
Antineoplásicos (**dasatinibe, ribociclibe, lapatinibe, trióxido de arsênio, pazopanibe, vandetanibe, sunitinibe, toremifeno, crizotinibe, sorafenibe e vemurafenibe**), astemizol, alfuzosina, amitriptilina amoxapina, apomorfina, asenapina, azitromicina, clomipramina, ciprofloxacina, claritromicina, domperidona, eritromicina, esomeprazol, felbamato, flecainida, gemifloxacina, haloperidol, hidroxizina, ibutilida, itraconazol, lansoprazol, levofloxacina, moxifloxacina, nortriptilina, ofloxacina, omeprazol, ondansetrona, oxcarbazepina, paliperidona, pantoprazol, pentamidina, probenecida, prometazina, protriptilina, propafenona, procainamida, quetiapina, quinidina, ranolazina, salmeterol, saquinavir, sotalol, telitromicina, topiramato, trimipramina, trifluoperazina e vardenafila	Prolonga intervalo QT
Dexfenfluramina, dextrometorfano, duloxetina meperidina e paroxetina	Risco de síndrome serotoninérgica
Anticoagulantes (varfarina), anagrelida e agentes antiplaquetários (clopidogrel)	Risco de sangramento
Nilotinibe	Prolonga intervalo QT e aumenta concentração plasmática do citalopram
Aripiprazol, ciclobenzaprina, fluoxetina, fluvoxamina metadona e trazodona	Risco de síndrome serotoninérgica e prolonga intervalo QT

Medicamentos **em negrito** correspondem a antineoplásicos.

Tabela 44.17. Medicamentos de administração contraindicada concomitante à duloxetina[9]

Fármacos	Ação da interação
Azul de metileno, fenelzina, linezolida, isocarboxazida, **procarbazina**, rasagilina, selegilina e tranilcipromina	Risco de síndrome serotoninérgica
Tioridazina	Aumento das concentrações séricas de tioridazina e risco de arritmia cardíaca

Tabela 44.18. Interação medicamentosa de alto risco com a duloxetina[9]

Fármacos	Ação da interação
Citalopram, escitalopram, fluoxetina, fluvoxamina, paroxetina, sertralina, trazodona e venlafaxina	Risco de síndrome serotoninérgica
Agentes antiplaquetários (clopidogrel)	Risco de sangramento

Tabela 44.19. Medicamentos de administração contraindicada concomitante à venlafaxina[9]

Fármacos	Ação da interação
Azul de metileno, isocarboxazida, fenelzina, furazolidona, linezolida, moclobemida, nialamida, pargilina, **procarbazina**, rasagilina, selegilina, tranilcipromina e toloxatona	Risco de síndrome serotoninérgica
Trifluoperazina	Risco de cardiotoxicidade

Medicamentos **em negrito** correspondem a antineoplásicos.

Tabela 44.20. Interação medicamentosa de alto risco com a venlafaxina[9]

Fármacos	Ação da interação
Cetoconazol, domperidona	Prolonga intervalo QT
Amoxicilina, varfarina, dexfenfluramina, duloxetina, fenfluramina, fluoxetina, lorcaserina, **toremifeno** e trazodona	Risco de síndrome serotoninérgica
Antiplaquetários (clopidogrel)	Risco de sangramento
Antidepressivos tricíclicos, haloperidol e vasopressina	Risco de cardiotoxicidade
Atazanavir, claritromicina, dextrometorfano, itraconazol, nefazodona, nelfinavir, ritonavir e telitromicina	Aumenta concentração plasmática da venlafaxina
Entacapona	Risco de taquicardia

Medicamentos **em negrito** correspondem a antineoplásicos.

Tabela 44.21. Medicamentos de administração contraindicada concomitante à classe dos antidepressivos tricíclicos[9]

Fármacos	Ação da interação
Amifampridina, bepridil, cisaprida, dronedarona, grepafloxacina, mesoridazina, pimozida, piperaquina, saquinavir, terfenadina, tioridazina e ziprasidona	Prolonga intervalo QT
Safinamida	Risco de síndrome serotoninérgica
Metoclopramida	Risco de reação extrapiramidal e síndrome maligna neuroléptica
Ranolazina	Aumento da concentração plasmática do ADT
Bromoprida	Risco de reações extrapiramidais

cial também a família dos triptanos, como exemplo naratriptano, sumatriptano e frovatriptano, e alguns opioides cuja associação pode resultar em síndrome serotonérgicas (Tabela 44.22).

Entre os antidepressivos tricíclicos mais utilizados na prática clínica, destacam-se a amitriptilina e a nortriptilina. A amitriptilina apresenta interações contraindicadas e de alto risco quando associada a diversas medicações (Tabela 44.23).

As interações classificadas como de alto risco abrangem várias classes de medicamentos, conforme detalhado na Tabela 44.24. Entre as IM, onde ocorre prolongamento do intervalo QT, encontram-se aquelas em associação com a clorpromazina, cetoconazol, ondansetrona e antineoplásicos (nitolonibe, sorafenibe e toremifeno).

As principais IM relacionadas à nortriptilina encontram-se descritas nas Tabelas 44.25 e 44.26. Entre as interações de alto risco é importante notar a presença de

Tabela 44.22. Interação medicamentosa de alto risco com a classe dos antidepressivos tricíclicos[9]

Fármacos	Ação da interação
AINEs*	Risco de sangramento
Antipsicóticos, astemizol, cotrimoxazol, enflurano, eritromicina, espiramicina, fenotiazina, foscarnet, gatifloxacina, gemifloxacina, halotano, hidrato de cloral, isoflurano, lítio, pentamidina, **trióxido de arsênio**, venlafaxina, vasopressina e zolmitriptano	Risco de cardiotoxicidade
Amiodarona, donepezila, **encorafenibe**, escitalopram, fluoxetina, levofloxacina, moxifloxacina, paroxetina, quetiapina, **vemurafenibe** e **vinflunina**	Prolonga intervalo QT
Alfapeginterferona, bupropiona e darunavir	Aumenta concentração plasmática do ADT e toxicidade
Clonidina	Diminuição da eficácia anti-hipertensiva
Oximetazolina e simpatomiméticos (epinefrina)	Risco de hipertensão e arritmias
Levotiroxina e quinidina	Aumenta risco da toxicidade
Loxapina	Risco de depressão respiratória
Alfentanil, anfetaminas, buprenorfina, ciclobenzaprina, codeína, desvenlafaxina, dolasetrona, fentanil, frovatriptano, levorfanol, metadona, mirtazapina, morfina, naratriptano, oxicodona, palonasetron, remifentanil, sumatriptano, tapentadol, tramadol e vilazodona	Risco de síndrome serotoninérgica
Isradipina, levalbuterol e vilanterol	Risco cardiovascular
Doxorrubicina	Aumenta concentração plasmática da doxorrubicina
Tiotrópio	Risco de efeitos anticolinérgicos
Desmopressina	Risco de hiponatremia

*AINEs: anti-inflamatórios não esteroides.
Medicamentos **em negrito** correspondem a antineoplásicos.

Tabela 44.23. Medicamentos de administração contraindicada concomitante à amitriptilina[9]

Fármacos	Ação da interação
Clorgilina, fenelzina, furazolidona, isocarboxazida, iproniazida, moclobemida, nialamida, pargilina, selegilina, tranilcipromina e toloxatona	Neurotoxicidade, convulsões
Azul de metileno, linezolida e IMAO*	Risco de síndrome serotoninérgica
Procarbazina	Neurotoxicidade e convulsões

*IMAO: inibidores da monoaminoxidase.
Medicamentos **em negrito** correspondem a antineoplásicos.

Tabela 44.24. Interação medicamentosa de alto risco com a amitriptilina[9]

Fármacos	Ação da interação
Alfuzosina, apomorfina, azitromicina, cetoconazol, citalopram, ciprofloxacina, clorpromazina, desipramina, domperidona, fosfato de sódio, iloperidona, lopinavir, **nilotinibe**, norfloxacina, nortriptilina, ofloxacina, paliperidona, pazopanibe, posaconazol, procainamida, prometazina, solifenacina, **sorafenibe**, sunitinibe, telavancin, trazodona, **toremifeno**, trimipramina, vardenafila	Prolonga intervalo QT
Almotriptano, buspirona, bronfeniramina, cocaína, clorfeniramina, doxepina, nefazodona, ondansetrona, sibutramina	Risco de síndrome serotoninérgica
Disopiramida e fluconazol	Risco de cardiotoxicidade
Lorcaserina	Aumenta concentração plasmática da amitriptilina
Levalbuterol	Risco cardiovascular

Medicamentos **em negrito** correspondem a antineoplásicos.

Seção 4 – Tratamento Clínico do Paciente com Dor no Câncer

Tabela 44.25. Medicamentos de administração contraindicada concomitante à nortriptilina[9]

Fármacos	Ação da interação
Levometadil	Risco de cardiotoxicidade
Azul de metileno, linezolida e IMAO* (iproniazida, furazolidona, selegilina, tranilcipromina)	Risco de síndrome serotoninérgica
Dronedarona	Risco de taquiarritmia

*IMAO: inibidores da monoaminoxidase.

Tabela 44.26. Interação medicamentosa de alto risco com a nortriptilina[9]

Fármacos	Ação da interação
Almotriptano, dextrometorfano e sertralina	Risco de síndrome serotoninérgica
Clonidina	Diminuição da eficácia anti-hipertensiva
Fluconazol e procainamida	Risco de cardiotoxicidade
Bupropiona	Aumenta nível sérico da nortriptilina
Alfuzosina, apomorfina, asenapina, amitriptilina, amoxapina, azitromicina, ciprofloxacina, citalopram, clomipramina, clorpromazina, domperidona, fosfato de sódio, imipramina, lopinavir, norfloxacina, ondansetrona, ofloxacina, paliperidona, prometazina, quinina, solifenacina, telavacina, trimipramina, trazodona, vardenafila e voriconazol Antineoplásicos (**crizotinibe**, **lapatinibe**, **nilotinibe**, **pazopanibe**, **sorafenibe**, **sunitinibe** e **toremifeno**)	Prolonga intervalo QT

Medicamentos **em negrito** correspondem a antineoplásicos.

Tabela 44.27. Medicamentos de administração contraindicada concomitante à carbamazepina[9]

Fármacos	Ação da interação
Antirretrovirais (ritonavir, telaprevir e tenofovir)	Redução da concentração plasmática do antirretroviral
Nefazodona, praziquantel, voriconazol e ranolazina	Aumenta concentração plasmática da carbamazepina
Nialamida e toloxatona	Risco de urgência hipertensiva, hiperpirexia e convulsões
IMAO* (iproniazida, furazolidona e selegilina)	Risco de síndrome serotoninérgica

*IMAO: inibidores da monoaminoxidase.

risco de prolongamento do intervalo QT quando do uso concomitante aos seguintes quimioterápicos: crizotinibe, lapatinibe, nilotinibe, pazopanibe, sorafenibe, sunitinibe e toremifeno. Além disso, a associação da nortriptilina com a clonidina pode levar à diminuição da eficácia anti-hipertensiva deste último medicamento.

Anticonvulsivantes

A diversidade farmacológica relacionada aos anticonvulsivantes requer que grande atenção seja tomada com relação a potenciais IM envolvendo tais drogas.

A gabapentina e a pregabalina apresentam apenas duas interações medicamentosas de alto risco: com o orlistat e com o calcifediol. A associação com calcifediol pode reduzir a meia-vida do calcifediol e o uso concomitante ao orlistat pode reduzir a efetividade desses anticonvulsivantes.

As Tabelas 44.27 e 44.28 apresentam as interações contraindicadas e de alto risco com a carbamazepina. Evidencia-se que este fármaco tem um elevado risco de interação com múltiplos medicamentos e deve ser prescrito com cautela.[12] Salienta-se a necessidade de cautela em associar a carbamazepina com diversos antineoplásicos, antifúngicos e até mesmo opioides.

Antipsicóticos

No âmbito da classe farmacológica dos antipsicóticos encontra-se o haloperidol, que é empregado em diversas situações clínicas tanto para o tratamento de sintomas psicóticos como de náusea e vômito. O haloperidol apresenta contraindicação quando combinado ao fluconazol devido ao prolongamento do intervalo QT. O haloperidol também apresenta diversas interações de alto risco com antineoplásicos e antidepressivos, conforme descrito na Tabela 44.29.

Tabela 44.28. Interação medicamentosa de alto risco com a carbamazepina[9]

Fármacos	Ação da interação
Claritromicina, telitromicina, saquinavir, cetoconazol, netupitant, ciclosporina, diltiazem, verapamil, itraconazol, **pazopanibe**, **palbociclibe**, **crizotinibe**	Aumenta concentração plasmática da carbamazepina e diminui dos demais fármacos
Doxorrubicina, **enzalutamida** e fenitoína	Diminuição da concentração plasmática dos dois fármacos
Alprazolam, bupropiona, clonazepam, dronedarona, eritromicina, etravirine, felodipina, **ixabepilona**, lamotrigina, **lapatinibe**, nimodipina, quetiapina, quinina, rivaroxabana, sinvastatina, **sunitinibe**, terfenadina, **vandetanibe** e **vincristina** Contraceptivos hormonais (estradiol e levonorgestrel)	Carbamazepina reduz concentração plasmática aos fármacos
Almotriptano, fentanil, oxicodona, trazodona, vortioxetina, vilazodona e ziprasidona	Risco de síndrome serotoninérgica
Ciclofosfamida, dextropropoxifeno, fluconazol, fluoxetina, lopinavir, loxapina, olanzapina e vigabatrina	Risco de toxicidade
Isoniazida	Risco de hepatotoxicidade pela isoniazida
Cisatracúrio	Risco de menor duração do bloqueio neuromuscular
Clorpromazina e tioridazina	Risco de formação de precipitado
Adenosina	Risco de maior grau de bloqueio cardíaco
Desmopressina	Risco de hiponatremia
Ifosfamida	Risco de neurotoxicidade e nefrotoxicidade

Medicamentos **em negrito** correspondem a antineoplásicos.

Tabela 44.29. Medicamentos contraindicados ou com interação medicamentosa de alto risco com o haloperidol[9]

Fármacos	Ação da interação
Fluconazol (contraindicado)	Prolonga intervalo QT
Acetonida, azimilide, bretílio, dalfopristina, flecainida, ibutilida, propranolol, quinupristina, sertindol, **toremifeno** e zotepina	Risco de cardiotoxicidade
Arteméter/lumefantrina, apomorfina, azitromicina, cetoconazol, ciprofloxacina, citalopram, claritromicina, clomipramina, domperidona, fluoxetina, fosfato de sódio, granisetrona, lopinavir, mifepristona, norfloxacina, ofloxacina, ondansetrona, pazopanibe, prometazina, propafenona, quinidina, ranolazina, risperidona, salmeterol, solifenacina, telavancina, tetrabenazina, trazodona, vardenafila, venlafaxina, voriconazol Antineoplásicos (alfuzosina, **lapatinibe**, **sorafenibe**, **sunitinibe** e **vandetanibe**)	Prolonga intervalo QT
Itraconazol, paroxetina e sertralina	Haloperidol aumenta concentração plasmática do outro fármaco
Cobicistate	Aumenta a concentração plasmática do haloperidol

Medicamentos **em negrito** correspondem a antineoplásicos.

Laxantes

As medicações laxativas, muito utilizadas na prática paliativa, apresentam IM com poucas medicações. Todavia algumas das IM envolvendo esses medicamentos podem ser de alto risco. O bisacodil pode causar ulceração da mucosa ou colite isquêmica quando em uso concomitante com polietileno glicol, cloreto de potássio, sulfato de sódio e ácido ascórbico. O docusato pode causar alto risco de cardiotoxicidade quando administrado com droperidol (um antipsicótico) e/ou prolongar o intervalo QT quando concomitante ao levometadil (opioide usado principalmente para o tratamento de dependência de narcóticos).

O óleo mineral é uma droga comumente utilizada devido ao seu efeito laxativo, e seu uso por via alternativa de alimentação (sonda) é contraindicado, em decorrência do seu alto potencial de adesão à sonda. Devida atenção deve ser tomada quando o óleo mineral é administrado com docusato, pois há moderado risco de causar inflamação da mucosa intestinal. O óleo mineral deve ser evitado em pacientes idosos ou com disfagia devido ao risco de aspiração com subsequente desenvolvimento de pneumonia lipoídica.[12]

450 Seção 4 – Tratamento Clínico do Paciente com Dor no Câncer

Tabela 44.30. Interação medicamentosa de alto risco com a metoclopramida[9]

Fármacos	Ação da interação
Digoxina	Reduz concentração plasmática da digoxina
Ciclosporina, sirolimo e tacrolimo	Risco de toxicidade
Insulinas	Risco de hiperglicemia
Bupropiona, fluoxetina, quinidina e paroxetina	Aumenta concentração plasmática da metoclopramida
Tranilcipromina	Risco de síndrome serotoninérgica ou crise hipertensiva
IMAO* (furazolidona, iproniazida, selegilina e tranilcipromina)	Risco de crise hipertensiva
Agentes dopaminérgicos (levodopa)	Diminuição da ação de ambos os fármacos

*IMAO: inibidores da monoaminoxidase.

Tabela 44.31. Medicamentos de administração contraindicada concomitante à ondansetrona[9]

Fármacos	Ação da interação
Apomorfina	Risco de hipotensão profunda e alteração do nível de consciência
Fluconazol	Prolonga intervalo QT
Cetoconazol e tioridazina	Risco de cardiotoxicidade

Tabela 44.32. Interação medicamentosa de alto risco com a ondansetrona[9]

Fármacos	Ação da interação
Droperidol, enflurano, halotano, isoflurano, isradipina, telitromicina e trióxido de arsênio	Risco de cardiotoxicidade
Alfuzosina, amitriptilina, antineoplásicos (**lapatinibe**, **pazopanibe**, **vandetanibe**, **sorafenibe**, **sunitinibe**), asenapina, azitromicina, citalopram, claritromicina, clomipramina, desipramina, eritromicina, disopiramida, domperidona, fluoxetina, fosfato de sódio, gatifloxacina, gemifloxacina, granisetrona, haloperidol, lopinavir, norfloxacina, nortriptilina, ofloxacina, proclorperazina, propafenona, quinidina, quinina, salmeterol, solifenacina, trazodona, trifluoperazina, trimipramina, vardenafila e voriconazol	Prolonga intervalo QT
Toremifeno	Risco de taquiarritmia

Medicamentos **em negrito** correspondem a antineoplásicos.

Antieméticos

Entre as drogas utilizadas para tratamento de náusea e vômito destaca-se a metoclopramida. Este bloqueador dopaminérgico apresenta IM de alto risco, como descrito na Tabela 44.30.

Também com atividade antiemética, a ondansetrona e a granisetrona são amplamente indicadas em situações de tratamento quimioterápico. A duas medicações apresentam perfil de IM semelhantes. Neste tópico iremos abordar as IM da ondansetrona, por ser a medicação mais prescrita, como pode ser observado nas Tabelas 44.31 e 44.32.

Ainda no que refere aos antieméticos, ressalta-se o recente uso do netupitant/palonosetrona no controle de sintomas induzidos pela quimioterapia. Este medicamento apresenta IM de alto risco com alguns quimioterápicos, como a vincristina e a vimblastina, resultando em aumento da concentração plasmática e dos efeitos colaterais.

Em uso concomitante com a varfarina, este medicamento pode resultar em risco de sangramento.

Benzodiazepínicos

Os benzodiazepínicos apresentam contraindicação para o uso concomitante com três quimioterápicos devido ao potencial para aumento da concentração sérica destes últimos: ivosidenib, idelalisib e ribociclibe. A Tabela 44.33 expõe as medicações que apresentam alto risco de IM com os benzodiazepínicos.

O midazolam apresenta risco de depressão respiratória e de toxicidade quando empregado com alguns antirretrovirais e antifúngicos. As drogas contraindicadas em uso conjunto com o midazolam são apresentadas na Tabela 44.34. Já na Tabela 44.35 são exibidas as drogas com alto risco de IM, como os barbitúricos.

Tabela 44.33. Medicamentos contraindicados ou com interação medicamentosa de alto risco com a classe dos benzodiazepínicos[9]

Fármacos	Ação da interação
Flumazenil (contraindicado)	Risco de convulsão
Barbitúricos, bromazepam, codeína, metadona, metoclopramida, morfina, mirtazapina, nalbufina, oxicodona, sufentanil, tramadol e zolpidem	Risco depressão respiratória
Netupitant, **ivosidenib**, **idelalisib** e **ribociclibe**	Aumenta concentração sérica do outro fármaco
Fospropofol	Risco de cardiotoxicidade

Medicamentos **em negrito** correspondem a antineoplásicos.

Tabela 44.34. Medicamentos de administração contraindicada concomitante ao midazolam[9]

Fármacos	Ação da interação
Antirretrovirais (ritonavir, saquinavir, telaprevir, tipranavir), cobicistate e itraconazol	Risco de depressão respiratória
Cetoconazol/isavuconazonio, antirretrovirais (amprenavir, atazanavir, boceprevir, darunavir, delavirdina, fosamprenavir, indinavir, lopinavir, nelfinavir)	Risco de toxicidade

Tabela 44.35. Interação medicamentosa de alto risco com midazolam[9]

Fármacos	Ação da interação
Nilotinibe, posaconazol, primidona e simeprevir	Risco de toxicidade
Barbitúricos	Risco de depressão respiratória

Medicamentos **em negrito** correspondem a antineoplásicos.

Tabela 44.36. Interação medicamentosa de alto risco com corticosteroides[9]

Fármacos	Ação da interação
Fentanil	Risco de hiponatremia
Oxicodona, nifedipina, sufentanil, tramadol, **ceritinibe** e **idelalisib**	Aumenta concentração plasmática do outro fármaco
AINEs*, bemiparina, nadroparina cálcica e sargramostim	Risco de sangramento
Metadona	Sintomas de abstinência de metadona
Codeína	Diminui eficácia do opioide

*AINEs: anti-inflamatórios não esteroides.
Medicamentos **em negrito** correspondem a antineoplásicos.

Ainda na classe dos benzodiazepínicos, o lorazepam, quando administrado com opioides, pode causar alto risco de depressão respiratória. Já o diazepam, quando associado à fenitoína e ao etravirine pode aumentar a concentração plasmática destas drogas. Por outro lado, quando administrado com o cobicistate, tem sua concentração plasmática diminuída.

Corticosteroides

Os corticosteroides são uma classe de medicamentos aplicados como base para o tratamento de muitas doenças autoimunes e inflamatórias.[8] A Tabela 44.36 expõe as IM de alto risco que ocorrem com fármacos administrados com corticosteroides de modo geral.

Como parte dos fármacos essenciais em cuidados paliativos, encontra-se a dexametasona, que apresenta interações de alto risco com diversos fármacos, como pode ser observado na Tabela 44.37.

A prednisolona é empregada como alternativa à dexametasona. Mesmo apresentando IM com poucas medicações, é contraindicado seu uso concomitante à desmopressina, pois pode resultar em aumento do risco de hiponatremia grave. Esta droga apresenta IM de alto risco importantes, que podem ser verificadas na Tabela 44.38.

Tabela 44.37. Interação medicamentosa de alto risco com a dexametasona[9]

Fármacos	Ação da interação
Norfloxacina e talidomida	Risco de toxicidade
Claritromicina	Aumenta concentração plasmática da dexametasona
Cobicistate	Diminui concentração plasmática da dexametasona
Boceprevir, contraceptivo hormonal, darunavir, efavirenz, elvitegravir, fosamprenavir, nevirapina, nimodipina e telaprevir, antineoplásicos (**enzalutamida**, **ixabepilona**, **lapatinibe**, **nilotinibe**, **romidepsina**, sunitinibe e vincristina)	Dexametasona reduz concentração plasmática do fármaco

Medicamentos **em negrito** correspondem a antineoplásicos.

Tabela 44.38. Interação medicamentosa de alto risco com a prednisolona[9]

Fármacos	Ação da interação
Lopinavir, telaprevir	Aumenta da concentração plasmática da prednisolona
Contraceptivo hormonal, elvitegravir e darunavir	Diminui concentração plasmática do outro fármaco
Asparaginase	Risco de toxicidade

Antidiarreico

Entre as drogas com a finalidade de controlar a diarreia, utilizadas na prática clínica em cuidados paliativos, destaca-se a loperamida. Esta droga apresenta alta IM com saquinavir, o que pode resultar em concentrações plasmáticas aumentadas da loperamida, além de apresentar moderada IM com valeriana, podendo resultar em agitação nos pacientes.

■ REFERÊNCIAS BIBLIOGRÁFICAS

1. Stehmer T, Bernard SA. Drug Interactions in Palliative Cancer Care and Oncology. In: Alt-Epping B, Nauck F (ed.) Palliative Care in Oncology. Berlin: Springer. 2015; 157-85.
2. Riechelmann RP, Del Giglio A. Drug interactions in oncology: how common are they? Annals of Oncology: Official J Eur Soc Med Oncol. 2009 Dec; 20(12):1907-12. PubMed PMID: 19713244.
3. Miranda V, Fede A, Nobuo M, Ayres V, Giglio A, Miranda M, et al. Adverse drug reactions and drug interactions as causes of hospital admission in oncology. J Pain Symptom Manag. 2011 Sep; 42(3):342-53. PubMed PMID: 21454043.
4. Blower P, de Wit R, Goodin S, Aapro M. Drug-drug interactions in oncology: why are they important and can they be minimized?

Crit Rev Oncol/Hematol. 2005 Aug; 55(2):117-42. PubMed PMID: 15890526.
5. De Lima L. International Association for Hospice and Palliative Care list of essential medicines for palliative care. Annals of Oncology: Official J Eur Soc Med Oncol. 2007 Feb; 18(2):395-9. PubMed PMID: 17071936.
6. IAHCP. World Health Organization Essential Medicines in Palliative Care: Organização Mundial de Saúde; 2013. Disponível em: http://www.who.int/selection_medicines/committees/expert/19/applications/PalliativeCare_8_A_R.pdf. Acesso em: 2018 29/09/2018.
7. Khilnani G, Khilnani AK. Inverse agonism and its therapeutic significance. Ind J Pharmacol. 2011 Sep; 43(5):492-501. PubMed PMID: 22021988. Pubmed Central PMCID: 3195115.
8. Golan DE, Tashjian Jr. AH. Princípios de Farmacologia – A Base Fisiopatológica da Farmacologia. 3 ed. Rio de Janeiro: Guanabara Koogan; 2014.
9. Micromedex® [Internet]. 2018. Disponível em: https://http://www.micromedexsolutions.com/. Acesso em: 19/08/2018.
10. Moreno RA, Soares MBM. Psicofarmacologia de antidepressivos. Rev Bras Psiquiatr. 1999; 21(1):24-40.
11. Sakata RK, Nunes MHG. Analgesics use for kidney failure. Rev Dor. 2014; 15:224-9.
12. American Geriatrics Society. American Geriatrics Society 2015 Updated Beers Criteria for Potentially Inappropriate Medication Use in Older Adults. J Amer Ger Soc. 2015 Nov; 63(11):2227-46. PubMed PMID: 26446832.

Capítulo 45

Desafios do Tratamento Clínico da Dor Oncológica:
Subtratamento, *Over Treatment*, Abuso de Substâncias e Adicção

Fernando José Gonçalves do Prado
Rafaella Della Santa Melo Dantas

■ OBJETIVOS DO CAPÍTULO

Abordar o tema de maneira a demonstrar a importância da individualização do tratamento com alvos corretos e bem delimitados.

■ INTRODUÇÃO DA DOR ONCOLÓGICA DO PONTO DE VISTA EPIDEMIOLÓGICO, IMPACTO, NÚMERO DE PESSOAS, CASOS DE CÂNCER DIAGNOSTICADOS/ANO NO BRASIL

No Brasil, para tentarmos mensurar a prevalência de dor oncológica, faz-se necessário uma análise prévia do perfil epidemiológico do câncer no país. Segundo as estimativas divulgadas pelo Ministério da Saúde sobre a incidência de câncer em 2018, para o Brasil, no biênio 2018-2019, estima-se a ocorrência de 600 mil novos casos de câncer para cada ano. Essas estimativas refletem o perfil de um país que possui os cânceres de próstata, pulmão, mama feminina, cólon e reto, considerados cânceres relacionados à urbanização e ao desenvolvimento, entre os mais incidentes. Entretanto, infelizmente, o país ainda apresenta altas taxas de incidência para os cânceres do colo do útero, estômago e esôfago, relacionados à existência de infecções prévias e, portanto, característicos do subdesenvolvimento.

Avaliando as diferentes regiões geográficas do Brasil, evidencia-se uma grande variação na magnitude e nos tipos de câncer. As regiões Sul e Sudeste concentram 70% da ocorrência de novos casos, merecendo destaque que na região Sudeste encontra-se quase a metade dessa incidência, mantendo o predomínio dos cânceres de próstata e de mama feminina como os mais frequentes. A região Centro-Oeste, apesar de semelhante, incorpora em seu perfil os cânceres do colo do útero e de estômago entre os mais incidentes. Nas regiões Norte e Nordeste, apesar de também apresentarem os cânceres de próstata e mama feminina entre os principais, a incidência dos cânceres do colo do útero e estômago têm impacto importante nessa população. A região Norte é a única do país onde as taxas dos cânceres de mama e do colo do útero se equivalem entre as mulheres.

Numa análise nacional mais detalhada, os tipos de câncer mais incidentes em homens serão próstata (31,7%), pulmão (8,7%), intestino (8,1%), estômago (6,3%) e cavidade oral (5,2%). Nas mulheres, os cânceres de mama (29,5%), intestino (9,4%), colo do útero (8,1%), pulmão (6,2%) e tireoide (4,0%) figurarão entre os principais. À exceção do câncer de pele não melanoma, o mais prevalente em ambos os sexos. Vale salientar que as taxas de incidência ajustadas por idade, tanto para homens (217,27/100 mil) quanto para mulheres (191,78/100 mil), são consideradas intermediárias e compatíveis com as apresentadas para países em desenvolvimento.[1]

Com essa estimativa de chamar atenção, e números absolutos tão altos, o constante interesse pelo manejo de uma das comorbidades de maior prevalência dessa patologia, a dor, é fundamental. A experiência dolorosa inclui não só aspectos sensitivos, mas também emocionais e culturais, todos indissociáveis e que devem ser igualmente investigados e manejados de forma adequada. Por isso, o tratamento da dor oncológica é complexo, multiprofissional e inclui diversas terapêuticas, além do tradicional tratamento medicamentoso. E. apesar dos tantos desafios no manejo clínico dessa queixa tão temida, o foco principal deve ser fortalecer a ideia que, com o tratamento individualizado, pode-se alcançar uma analgesia adequada.

Em termos globais, uma revisão sistemática que incluiu 52 artigos produzidos nos últimos 40 anos nos diferentes continentes, sobre a prevalência de dor em pacientes com câncer, mostrou que 64% dos pacientes com metástase ou câncer avançado apresentam dor, além de 59% dos pacientes em tratamento ativo apresentarem a mesma queixa. Mesmo após o tratamento curativo, 33% dos pacientes continuam queixando-se de dor crônica. Com essa mesma revisão, também foi possível observar que mais de um terço de todos os pacientes com dor oncológica relatam sofrer de dor considerada de intensidade de moderada à severa.[2] Outros dados internacionais corroboram essa realidade ao evidenciar que aproximadamente 5 a 10% dos sobreviventes ao câncer apresentam dor crônica severa capaz de interferir significativamente no seu desempenho funcional.[3]

A dor sentida pelo paciente oncológico pode ter como causa o próprio câncer, onde o processo doloroso envolve à invasão tumoral às estruturas ósseas, viscerais, do sistema nervoso periférico e de partes moles, o que corresponde ao componente etiológico principal, responsável por aproximadamente 46 a 92% dos relatos de dor entres os pacientes. Uma segunda causa de dor nesses pacientes, seriam as dores relacionadas ao câncer, que atingem em média 12 a 29% dessa população e podem ser descritas como sensações dolorosas relacionadas a espasmo muscular, linfedemas, escaras de decúbito e constipação intestinal. Outra causa bastante importante são as dores associadas ao tratamento antitumoral, que correspondem a 5 a 20%, e incluem as dores pós-operatórias, pós-quimioterapias, pós-radioterapias e, por último, porém não menos importantes, de 8 a 22% do relato de dor do paciente oncológico está relacionado à desordens concomitantes, como osteoartrite, espondiloartrose, entre outras.[4]

Portanto, a dor pode ocorrer em qualquer momento durante a doença, seja como o primeiro sinal de malignidade, nos cuidados paliativos ou até mesmo após tratamento curativo. Muitos desses pacientes com câncer sofrem de mais de um tipo de dor, sendo este o sintoma que mais causa angústia nos pacientes e familiares, além de influenciar diretamente no desenvolvimento e/ou no agravamento de outros sintomas como a insônia, a depressão, a ansiedade e a anorexia.[5] Como a dor está diretamente ligada às alterações fisiopatologicas da doença oncológica, como já mencionado, esta exerce muitas vezes um papel sinalizador, por exemplo, de progressão ou até mesmo de uma possível recidiva, o que exacerba ainda mais sua importância do ponto de vista psicológico.

■ DEFINIÇÃO DOS ALVOS DE TRATAMENTO, METAS A SEREM ALCANÇADAS (ATIVIDADES DIÁRIAS, DOR INCIDENTAL, DOR EM REPOUSO, EFEITOS COLATERAIS)

Na atualidade, já é consenso entre todos os profissionais responsáveis pela assistência ao paciente com câncer a importância de diagnosticar, avaliar e iniciar o tratamento da dor oncológica precocemente e de forma efetiva. Com ênfase em um seguimento clínico periódico, capaz de manter uma avaliação abrangente da dor, incluindo a mensuração da intensidade, da etiologia e fisiopatologia da dor, visando sempre alcançar o que o paciente busca como objetivo, seja isso refletido numa diminuição de seu escore álgico ou mesmo na melhora de seu resultado funcional.[6]

De acordo com a Associação Internacional do Estudo da Dor (International Association for the Study of Pain – IASP):

> "(...) a dor é caracterizada como uma sensação ou experiência emocional desagradável, associada com dano tecidual real ou potencial, ou descrito nos termos de tal dano. Sendo esta sempre subjetiva e pessoal".

Ainda em meados de 1980, Cecily Saunders, referência mundial em cuidados paliativos, introduziu o conceito de "dor total", onde destacava os vários componentes da dor: físico, mental, social e espiritual. Essa visão mais global e integrativa mostra a importância de se abordar todos os aspectos que podem envolver o sofrimento humano, perpetuando a dor e impedindo que a mesma seja tratada adequadamente.

Na avaliação da dor, existem várias escalas que ajudam o paciente a quantificar sua intensidade. Tais escalas podem ser numéricas, verbais e, até mesmo, visuais. O importante é identificar qual das escalas é melhor utilizada pelo paciente em questão e, a partir disso, sempre avaliá-lo utilizando a escala primariamente escolhida, utilizando a mesma ferramenta em todas as seguintes consultas de avaliação.

Na maioria dos pacientes cujo *status* cognitivo está intacto, a utilização das escalas antes citadas é comumente aceita e eficaz, porém, não é raro que os pacientes acometidos por diferentes tipos e estágios da doença evoluam com distúrbios cognitivos que impossibilitem a utilização das escalas de dor como ferramenta de avaliação. Nesses casos, o médico assistente deve considerar sinais e sintomas clínicos sugestivos, como agitação, irritabilidade, gemidos, entre outros. Diante dessa possível limitação, é importante considerar o caso clínico como um todo e avaliar, a partir da experiência prévia de casos semelhantes, se a maioria das pessoas com cognição intacta relatavam dor nas mesmas condições clínicas, e jamais partir do pressuposto que na ausência de queixas claras ou sinais sugestivos de dor, o paciente está com a analgesia adequada. Essas situações exigem ainda mais atenção e sensibilidade da equipe multidisciplinar responsável.[7]

Mais do que quantificar a dor, a anamnese desses pacientes deve elucidar se a dor é de natureza somática, frequentemente descrita como uma pressão, se seria uma dor visceral ou uma dor neuropática, associada geralmente à uma sensação de queimação ou formigamento. Essa diferenciação é fundamental, pois as três síndromes álgicas apresentam diferentes algoritmos de tratamento.

Diante da complexidade desse sintoma, e de suas distintas fisiopatologias, destaca-se também uma entidade relativamente negligenciada, a dor do tipo *breakthrough* ou dor irruptiva oncológica (DIO), que se caracteriza por exacerbação transitória da dor que ocorre, quer espontaneamente, quer desencadeada por um fator específico, previsível ou imprevisível, apesar do relativamente estável e adequado controle da dor basal.[8] A dor irruptiva é uma dor grave ou incapacitante que atinge pico de intensidade minutos após o seu início e, geralmente, cessa após 15 a 30 minutos. É diferente da dor crônica basal mal controlada, e a clara distinção entre essas duas entidades é imprescindível para seu correto tratamento (Figura 45.1).

A dor irruptiva pode ser subdividida em:

- Dor espontânea ("dor idiopática"): os episódios dolorosos não estão relacionados com um fator precipitante identificável, sendo, portanto, imprevisíveis por natureza.

- Dor incidental ("dor precipitada"): os episódios dolorosos estão relacionados com um fator precipitante

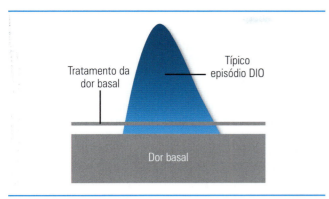

Figura 45.1. Dor irruptiva oncológica. (Fonte: European Oncology Nursing Society – EONS. Dor irruptiva oncológica Guidelines 2013. Página 2. Guia de bolso.[9])

identificável, pelo que são geralmente previsíveis. A dor incidental é geralmente subdividida, ainda, em três categorias:

- Dor incidental volitiva: quando é desencadeada por um ato voluntário (p. ex., caminhar);
- Dor incidental não volitiva: quando é desencadeada por um ato involuntário (p. ex., tossir);
- Dor relacionada com os procedimentos: que está relacionada com um procedimento, uma intervenção terapêutica (p. ex., tratamento de feridas).[8]

O tratamento convencional para DIO, também utilizado no Brasil, emprega opioides orais, como a morfina, oxicodona e hidromorfona.[10] No entanto, a natureza hidrofílica de tais opioides faz com que eles sejam absorvidos principalmente no intestino, deixando-os propensos ao metabolismo de primeira passagem e apresentando início lento de ação. Assim, essas drogas podem demandar cerca de 30 minutos para produzir analgesia, a qual, em seguida, tem duração de cerca de 4 horas; o que não parece ser uma abordagem adequada de tratamento, pela curta duração característica dessa dor. Assim, o fentanil tem sido a droga mais amplamente estudada e utilizada em suas diferentes formulações e vias de administração, entre elas a via oral, a transmucosa e o *spray* nasal são os mais indicados.

Para facilitar o seguimento dos pacientes já em tratamento analgésico, uma ferramenta muito utilizada nesse acompanhamento é o diário de dor, um relato escrito que documenta a frequência do uso de medicação, a hora do dia em que as mediações são mais requisitadas e o surgimento de quaisquer efeitos colaterais, ajudando a quantificar o impacto da dor no estado funcional do paciente. Assim, são usados pelo profissional assistente, direcionando-o a realizar as mudanças necessárias para otimizar o tratamento farmacológico. Esses pacientes também devem ser incentivados a se comunicar com os médicos e toda equipe multidisciplinar sobre o seu sofrimento, a eficácia da terapia implantada e seus efeitos colaterais, criando um fluxo de informação eficiente e frequente.

Antes de ser iniciado qualquer tratamento, é imprescindível criar uma relação de confiança entre a equipe médica e o paciente, ajustando as expectativas sobre o resultado individualmente para cada caso. Afinal, a etiologia da dor pode influenciar o resultado independentemente do tratamento proposto. Por exemplo, a dor de um tumor primário ou de uma fratura aguda pode melhorar de maneira previsível à medida que a doença é tratada. Enquanto em outras situações, como as neuropatias, a trajetória nem sempre é retilínea assim. Adequar as expectativas do paciente ao tratamento e seus possíveis desfechos estão diretamente ligados a uma maior satisfação do paciente e adesão ao tratamento.[11]

Com o reconhecimento da magnitude do problema em âmbito, a Organização Mundial da Saúde (OMS) criou, em 1986, Diretrizes de Alívio da Dor no Câncer, e atualizada aproximadamente uma década após sua criação. O princípio dessa diretriz, considerada até hoje um dos mais importantes elementos para direcionamento do tratamento da dor oncológica no mundo, é baseado em uma escada analgésica de três degraus, usada para guiar o uso sequencial de drogas de acordo com a intensidade da dor referida.

A escada da OMS consiste em uma abordagem gradual em que a escolha do analgésico é determinada proporcionalmente à gravidade de dor. O primeiro passo sugere o uso de analgésicos não opioides, de livre comércio, para controlar a dor, sendo esta uma estratégia responsável pelo tratamento da dor considerada "leve" ou fraca. O segundo passo, usado no tratamento da dor moderada, inclui o uso de medicamentos tradicionalmente considerados opioides "fracos" como, por exemplo, a codeína. Por último, e direcionada para pacientes com dor severa, o passo três orienta o uso de opioides mais fortes. Depois desses três passos, os médicos são encorajados ao quarto passo, que seria iniciar o uso de intervenções não farmacológicas para o alívio da dor (Figura 45.2).

O objetivo da Escada Analgésica da OMS é promover o alívio da dor utilizando medicamentos eficazes e baratos, administrando-os regularmente, cuja via preferencial seria a via oral. Essas diretrizes ajudaram a legi-

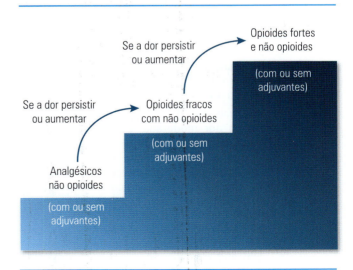

Figura 45.2. Escala analgésica para tratamento de dor oncológica da OMS. (Fonte: Adaptada de Vargas-Schaffer G. Is the WHO analgesic ladder still valid? Twenty-four years of experience. Can Fam Physician. 2010 Jun; 56(6):514-7.)

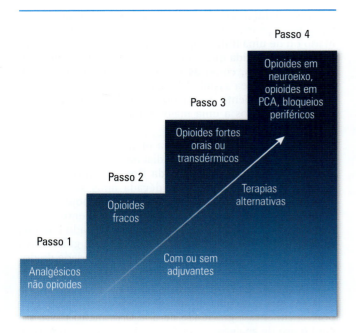

Figura 45.3. Nova adaptação da Escada Analgésica da OMS. (Fonte: Adaptada de Vargas-Schaffer G. Is the WHO analgesic ladder still valid? Twenty-four years of experience. Can Fam Physician. 2010 Jun; 56(6):514-7.)

timar o uso de opioides considerados fortes em todo o mundo como, por exemplo, a morfina e seus derivados. Incrementando o uso em regiões aonde esses medicamentos eram infrequentes ou mesmo ilegais. Apesar dessa diretriz ter sido amplamente divulgada e incentivada em todo o mundo, o problema na inefetividade em cessar a dor em pacientes oncológicos está longe de ser um problema solucionado.

No decorrer desses 32 anos desde a sua criação, a Escada Analgésica da OMS vem sendo alvo de intenso debate sobre sua real efetividade, além do questionamento sobre a importância de sua atualização, incluindo os novos medicamentos e as diversas terapias alternativas não farmacológicas, sempre buscando uma ampla cobertura analgésica, onde para isso são analisados a meia-vida dos medicamentos, a biodisponibilidade, o tempo de latência, entre outros (Figura 45.3).

Evidências mais recentes, por exemplo, indicam que pacientes com dor moderada, e que originalmente seriam tratados pelo segundo passo, são mais propensos a respondem à morfina de baixa dose do que à codeína, questionando-se, portanto, se seria necessário tentar primeiramente opioides considerados fracos, ao invés de se iniciar o tratamento precoce com a morfina. Esse questionamento se fortalece ainda mais quando se considera que os eventos adversos nesses dois grupos não são significativamente diferentes.[12] Então, na atualidade, alguns autores sugerem a substituição do segundo passo pela utilização de morfina em baixas doses.[13]

Hoje, também, se advoga que as terapias alternativas ao tratamento medicamentoso tradicional possam, e devam, ser consideradas em qualquer etapa do tratamento da dor, inicial ou tardio, leve ou severo, e não como um último recurso à dor refratária ao tratamento farmacológico padrão. Muitas evidências sugerem que tais intervenções são mais benéficas quando oferecidas de forma precoce.[14,15]

Além desse grande passo para orientar o manejo da dor oncológica, com a criação da escada analgésica, posteriormente os princípios do controle da dor em pacientes com câncer foram resumidos em seis princípios pela OMS:

1. Pela boca;
2. Pelo relógio;
3. Pela escada;
4. Para o indivíduo;
5. Uso de adjuvantes;
6. Atenção aos detalhes.

No primeiro deles, pela boca, orienta-se que a via oral seja a via de escolha para a administração de medicação analgésica sempre que possível. Poupa o paciente do incômodo de injeções, além de manter a autonomia para o autocuidado.

O segundo princípio, pelo relógio, sugere que toda medicação analgésica para dor de moderada a intensa deve ser administrada em intervalos fixos de tempo. A manutenção dessa escala de horário fixo tenta assegurar que o paciente não tenha intervalos sem analgesia entre as doses, gerando um efeito de alívio da dor mais consistente.

O terceiro princípio, pela escada, orienta que os profissionais utilizem a escada analgésica de três degraus criada pela OMS.

No quarto princípio, para o indivíduo, alerta para o intuito da individualização dessa analgesia, tanto nas doses quanto nas interações medicamentosas, abordagens e ferramentas de acompanhamento etc.

No quinto princípio, uso de adjuvante, destaca-se a capacidade de otimização da analgesia por meio da utilização de outras classes de medicações não opioides.

Por último, porém não menos importante, temos o sexto princípio, atenção aos detalhes, que incluem todos os detalhes necessários para que o esquema de terapia analgésica seja eficaz, desde dar ao paciente e cuidadores instruções precisas até o fornecimento de informações sobre os nomes dos medicamentos, suas indicações, dosagens, intervalos entre as tomadas e possíveis efeitos colaterais. Portanto, trabalha-se mais uma vez em cima desse conceito de "dor total" do paciente.

Aplicação, benefícios e risco do primeiro degrau da Escada da OMS – tratamento de dor leve

O paracetamol e os anti-inflamatórios não esteroides são instrumentos importantes no tratamento da dor oncológica em qualquer dos degraus da escada orientada pela OMS. Não raramente, são as primeiras intervenções medicamentosas para o manejo terapêutico dessa dor, respaldados em vários estudos que ratificam a eficácia dessas classes isoladas ou em combinação com opioides.

• Paracetamol

Droga que apresenta pico plasmático após, aproximadamente, 30 a 60 minutos da sua administração e tem sua dosagem máxima diária dependente da idade e, principalmente, da capacidade funcional de metabolização hepática do paciente. Pode ser usado como terapia única ou em combinação com os opioides, inclusive, algumas formulações já contêm o paracetamol e algum opioide no mesmo comprimido para facilitar a adesão terapêutica. Apesar de seu uso ser bastante disseminado em diversos centros, uma revisão sistemática que avaliou os benefícios da associação de paracetamol aos opioides não encontrou reais benefícios. Nessa mesma revisão sistemática, os estudos que evidenciaram algum ganho analgésico nessa associação usaram uma dose de 5 g de acetominofeno, o que é uma dose usualmente maior do que a recomendada. Além disso, nesse mesmo estudo, o seguimento clínico foi de apenas 4 dias, o que pode ser considerado relativamente curto.[16]

O uso dessa medicação tem uma de suas limitações em seu potencial hepatotóxico, particularmente em pacientes com história prévia ou em vigência de doença hepática. Outro aspecto que requer atenção em seu uso é a difícil monitorização de febre devido a seu efeito antiemético, principalmente em pacientes com suspeita de neutropenia febril.

No Brasil, precisamos destacar a utilização da dipirona, importante medicação no tratamento de dores miofasciais e viscerais agudas, tais como dor pós-operatória, por exemplo. Em alguns países, seu uso está proibido devido à possibilidade de agranulocitose, evento não detectado nos mais importantes trabalhos sobre a droga. Quando avaliamos seu uso como tratamento da dor oncológica, dois estudos merecem destaque. No primeiro deles, os autores[33] compararam o uso de dipirona em doses distintas (1 e 2 g) de 8/8 h *versus* morfina (10 mg) de 4/4 h, em um ensaio clínico randomizado e duplo-cego com 121 pacientes alocados para 7 dias de tratamento. Ao final do estudo, não houve diferença de eficácia entre os três grupos, embora tenha havido melhor tolerabilidade no grupo de dipirona 1 g 3×/ dia. Mais recentemente, um estudo brasileiro,[34] por meio de delineamento cruzado, comparou dois grupos de pacientes com dor oncológica: morfina (10 mg) de 4/4 h mais dipirona (500 mg) de 6/6 h *versus* morfina (10 mg) de 4/4 h mais placebo. Após 48 horas, os autores concluíram haver benefício do uso de dipirona como adjuvante à morfina.

• Anti-inflamatórios não esteroides

Os anti-inflamatórios não esteroides apresentam propriedades anti-inflamatória, analgésica e antipirética. Suas limitações surgem pela sua possível interferência no sangramento, além de ter seu uso restrito em doenças renais e poder aumentar o risco de hipertensão. Quanto ao seu benefício no alívio da dor, as evidências são conflitantes. Alguns estudos mostram benefícios,[17] enquanto outros mostram mínima ou nenhuma diferença com essa combinação.[18,19]

• Resumo

- Não existe evidência significativa que indique ou contraindique o uso de paracetamol como terapia única ou em combinação com opioides para tratamento de dor fraca. [I, C].
- Não existe evidência significativa que indique ou contraindique o uso de anti-inflamatórios não esteroides como terapia única ou em combinação com opioides para tratamento de dor fraca. [I, C].

Nessa primeira etapa do tratamento, a grande preocupação da equipe médica deve ser a certificação de que a analgesia está realmente adequada, já que se trata de medicações com uma potência analgésica reduzida. Tais drogas não têm um perfil aditivo e são raros os abusos intencionais.

Aplicações, benefícios e riscos do segundo degrau da Escada da OMS – tratamento de dor moderada

Em pacientes cuja dor não é adequadamente controlada com analgésicos não opioides, deve-se iniciar o segundo degrau da Escada Analgésica da OMS, começando com um opioide agonista parcial, como a codeína ou o tramadol. Optando-se por um manejo clínico da dor oncológica através do uso de opioides, é importante que a equipe responsável compreenda bem a farmacologia dessa classe, além de ser capaz de tratar as possíveis complicações ou efeitos adversos.

A codeína é uma pró-droga e precisa ser biotransformada em morfina para exercer seu efeito analgésico. É considerada menos potente que a morfina, pois apenas 10% da codeína são bioconvertidos. Teoricamente uma dose de 200 mg de codeína oral equivale a uma dose de 30 mg de morfina oral. Sua forma de administração é em doses de 30 a 60 mg, de 4/4 horas, ou em associações com AINEs em intervalos mais prolongados. Acima desta dose, deve-se avaliar a indicação da morfina, para evitar efeitos adversos com doses mais altas de codeína. O efeito analgésico ocorre em 20 minutos após administração oral, com efeito máximo em 1-2 horas. Constipação, náuseas e vômitos, tontura e sonolência são seus principais efeitos colaterais.

Na literatura, o uso da codeína isolada ou em associação ao paracetamol parece eficaz para alívio de dor oncológica, porém devido aos efeitos colaterais ocasionados pelo uso da codeína, é comum que os pacientes descontinuem o tratamento. Em pacientes com insuficiência renal, seu uso merece cuidados, pois sua excreção é essencialmente renal podendo haver acúmulo de metabólitos ativos e sinais de sobredose. Os autores também colocam a necessidade de mais estudos sobre a codeína, e questionam o seu uso na dor leve para obtenção de analgesia do câncer. Alguns estudos evidenciam um poder analgésico maior da codeína em relação ao tramadol, porém com maior incidência de constipação.[20]

O tramadol é o segundo fármaco pertencente à classe de opioides fracos, muito utilizado nesse segundo degrau da Escada da OMS. É um analgésico de ação central, o qual estruturalmente está relacionado à morfina e à codeína. Trata-se de um agente opioide agonista puro, com seletividade para o receptor μ, ligando-se fracamente aos receptores κ e δ. A afinidade do tramadol para o receptor μ é aproximadamente 6.000 vezes inferior à da morfina e

10 vezes inferior à da codeína. Sua dose usual é de 50 a 100 mg, de 4/4 ou 6/6 horas, podendo ser a dose diária máxima recomendada de até 400 mg. Estudos indicam que sua potência analgésica é de 1/10 da morfina e sua dose de 50 mg é equivalente a 30 mg de codeína. Doses maiores que 400 mg/dia aumentam o risco de convulsões, porém o uso deste fármaco apresenta menores efeitos adversos, como constipação intestinal, depressão respiratória e dependência, quando comparado a outros opioides.[21]

• Resumo

- Para dor moderada, opioides fracos como tramadol, codeína ou hidrocodeína podem ser administrados em combinação com analgésicos não opioides. [III, C].
- Uma alternativa ao uso de opioides fracos, é iniciar baixas doses de opioides fortes, apesar da recomendação atual da Escada da Dor da OMS não incluir essa opção no segundo degrau. [II, C].
- Não existem evidências que corroborem o aumento do efeitos adversos com o uso de baixas doses de opioides fortes ao invés de opioides fracos, como recomendado no segundo passo da Escada de Dor da OMS. [II, C].

Aplicações, benefícios e riscos do terceiro degrau da Escada da OMS – tratamento de dor severa

Não existe uma diferença significativa entre a morfina, oxicodona ou fentanil como primeira escolha para iniciar essa terceira etapa. Assim, para direcionar a melhor alternativa, deve-se levar em conta o custo, a facilidade de acesso e as particularidades clínicas do paciente. A morfina termina apresentando algumas vantagens por ter menor custo e ser de fácil administração devido as suas diversas formulações, sendo assim o opioide forte mais prescrito.

Como já citado anteriormente, a via oral é a escolha sempre que possível. Já em pacientes que precisam de um alívio imediato da dor, a administração subcutânea ou endovenosa deve ser considerada. Quando a administração de morfina, por exemplo, deixar de ser via oral e passar a ser parenteral, a dose prescrita deve ser inicialmente dividida pela metade ou até mesmo em um terço, para depois acontecer o ajuste final dessa titulação, de acordo com a resposta individual de cada paciente.

A morfina é uma opção, entre os opioides, bastante conhecida, e respaldada numa literatura que sugere que aproximadamente 80% das dores oncológicas respondem bem à morfina.[23] Sua dose analgésica varia de 5 mg até mais de 200 mg, a cada 4 horas. No entanto, na maioria dos casos, a dor é controlada com doses de 10 a 30 mg, por via oral. O equilíbrio entre o controle da dor e mínimos efeitos adversos possíveis é a chave para titular a dose analgésica adequada. Há uma considerável variação nas respostas dos pacientes à morfina. Em média, de 20 a 30% dos pacientes não consegue analgesia adequada ou experimentam efeitos adversos intoleráveis com o seu uso, assim, outros opioides fortes alternativos ao seu uso são cada vez mais incorporados nas terapias farmacológicas para o controle da dor.

É válida a menção sobre a semelhança estrutural entre a morfina e a heroína. A heroína é desacetilada em 6-monoacetilmorfina, e a morfina, ao ser acetilada, forma a mesma substância. A heroína, sendo mais lipofílica do que a morfina, atravessa mais rapidamente a barreira hematoencefálica. O aumento mais rápido das concentrações encefálicas de heroína provoca uma sensação de euforia maior e mais rápida. Isto explica, em parte, o porquê da heroína ser mais usada como droga de abuso do que a morfina. O mecanismo pelo qual a heroína causa dependência e adição é idêntico ao da morfina e de outros opioides.

A oxicodona tem propriedades semelhantes à morfina, sendo considerada uma opção à sua substituição, com a vantagem de causar menos sedação, delírio, vômito e prurido, porém mais obstipação. No Brasil, a oxicodona só é disponível em formulação prolongada, em comprimidos de 10, 20 e 40 mg, que é caracterizada por mecanismo de absorção bifásico, isto é, inicialmente o princípio ativo é rapidamente liberado e absorvido, seguido de uma fase de liberação prolongada. Atua, então, com rápido início de ação, aproximadamente 1 hora e duração prolongada, permitindo a administração a cada 12 horas. Apresentando assim um excelente perfil farmacodinâmico e desempenhando também ação ansiolítica.[22]

Outra opção ao uso de morfina é o emprego de fentanil transdérmico, cada adesivo tem ação por 72 horas; ação que se mantém até 18 horas após sua retirada. Os adesivos estão disponíveis no mercado nas doses de 12, 25, 50 e 100 µg. Pode levar até 24 horas, após a colocação do adesivo, para proporcionar uma analgesia eficaz, o que exige o emprego de algum outro método analgésico até que sua ação se inicie.

Já a metadona precisa de maiores evidências para sua consagração quanto à sua aplicabilidade no tratamento da dor oncológica, diferentemente da dor crônica onde seu uso já está relativamente bem estabelecido. Este é opioide sintético com ação de bloqueio em receptores NMDA e alguma ação em receptores 5-HT (bloqueando a recaptação da serotonina), e altamente lipossolúvel, com grande volume de distribuição e depósito em gorduras. Esta droga possui um metabolismo diferenciado: praticamente não apresenta metabólitos ativos e sua ação prolongada é explicada pelos mecanismos de redistribuição, provenientes de sítios inativos. Sua meia-vida plasmática varia de 8 a 80 horas, com grande variação interindividual, necessitando de monitoração frequente e acréscimo vagaroso de dose, permitindo intervalo entre doses de 12 a 24 horas. Possui excreção renal (60%) e hepática (40%); em casos de disfunção renal, a eliminação poderá ser compensada pelo fígado, e vice-versa. Por atuar em receptores opioide e NMDA, tem indicação na dor somática e também na dor neuropática. Deve ser utilizada com cuidado nos pacientes idosos e debilitados por apresentar riscos de acumulação.

Alguns serviços de dor têm a metadona como droga de primeira escolha. Existem diversos protocolos de uso do fármaco. São várias as tabelas de doses equipotentes à morfina; alguns utilizam substituição gradual dos opioides (de morfina para metadona), outros utilizam esquema de primeira semana de titulação e segunda semana de manutenção. Há disponível no mercado farmacêutico, comprimidos de 5 e 10 mg, e ampolas de 10 mg/mL para uso injetável.

De maneira geral, quando analisamos a prevalência e o manejo dos efeitos adversos, temos a constipação intestinal como uma das queixas que merece destaque, pois diferente dos outros efeitos adversos desta classe, como sedação, vômitos, náuseas e outros, a constipação não apresenta melhora com o tempo, devendo ser prevenida, tratada e investigada adequadamente. Na prática, a grande maioria dos pacientes em tratamento com opioide vai necessitar de laxantes regularmente, que podem inclusive ser empregados de forma preventiva após o início da terapia com opioides e antes da queixa se instalar. Náuseas e vômitos também são sintomas comuns no início de tratamento com opioides, mas sua intensidade diminui com o tempo ou até com a rotação dos opioides.

Aplicações, benefícios e riscos das drogas adjuvantes

Os adjuvantes são indicados, principalmente, para o manejo da dor nociceptiva, e também parecem proporcionar uma melhora na analgesia da dor neuropática quando associados aos opioides. A dor neuropática afeta aproximadamente entre 20 e 40% dos pacientes com câncer, tendo a característica de causar mais danos sensitivos do que motores especificamente. Esse tipo de dor está muito associada à realização de quimioterapia, embora a prevalência da neuropatia induzida por quimioterapia (chemotherapy induced peripheral neuropathy – CIPN) varie de acordo com a droga utilizada. Uma revisão sistemática evidenciou que aproximadamente 68% dos pacientes apresentavam CIPN após 30 dias de quimioterapia independente do agente utilizado, e passados 6 meses, 30% desses pacientes continuaram queixando-se de dor neuropática.

As duas classes mais importantes nesse contexto são os antidepressivos e os anticonvulsivantes. A fisiopatologia da neuropatia é complexa e envolve receptores para noraepinefrina, serotoninérgicos, receptores opioides e NMDA. Consequentemente, alguns antidepressivos ou anticonvulsivantes que interferem nesses receptores podem influenciar no tratamento da dor neuropática. Dos antidepressivos, a duloxetina e a venlafaxina foram responsáveis por uma diminuição na escala numérica da dor em relação ao placebo, além de reduzir queixas como sensação de "queimação", dormência ou formigamento. Também proporcionaram, como desfecho secundário, uma melhora na qualidade de vida do paciente. Tratando-se de dor neuropática, esse achado é bastante relevante.

A amitriptilina, um antidepressivo tricíclico, é o mais usado no tratamento de dor neuropática de outras origens, mas parece não melhorar especificamente a dor neuropática induzida por agentes antineoplásicos. Porém, apesar dos estudos controversos, pode ser uma opção após a avaliação individual do balanço risco- benefício em pacientes que apresentam dor neuropática com múltiplas origens. Um exemplo é aquele paciente que tem neuropatia diabética, mielopa múltiplo e também está sendo submetido à quimioterapia.

Dentre os anticonvulsivantes, a gabapentina e a pregabalina são os mais utilizados. A gabapentina, apesar de usada com bons resultados na dor neuropática não oncológica, apresenta mínimo ou nenhum efeito positivo no manejo da dor oncológica. Já a pregabalina, é superior à maioria dos anticonvulsivantes, incluindo a gabapentina. Em um estudo randomizado, duplo-cego, os pacientes que receberam pregabalina apresentaram menos dor, precisaram menos de morfina e obtiveram uma melhora no status funcional quando comparados aos pacientes que receberam gabapentina ou amitriptilina.[24]

A inclusão das terapias alternativas

Embora as terapias alternativas não sejam a primeira linha de tratamento da dor oncológica, podem ser uma boa opção como complemento da terapia tradicional farmacológica ou para pacientes que recusam à polifarmácia. Atualmente, são indicados em qualquer degrau da Escada da OMS e não como a última estratégia terapêutica, como antigamente foi proposto. A importância dessas estratégias é a possibilidade de reduzir a exposição do paciente aos opioides, otimizando o tratamento analgésico como um todo, além de assim poder contribuir com a redução das doses dos opioides e de seus efeitos indesejáveis.

• Acupuntura

Estima-se que 31% dos pacientes com câncer usam a acupuntura como terapia adjuvante para controle da dor, o que nos mostra uma relativa aceitação dos pacientes a essa ferramenta. Os resultados científicos são conflitantes pois os estudos avaliam diferentes tipos de dor, como dor crônica, dor neuropática, dor pós-toracotomia, dor pós-operatória, o que propicia o surgimento de vários vieses.

Um importante estudo-piloto avaliou que após o uso de acupuntura em pacientes oncológicos houve uma diminuição do escore de dor de 6, pré-intervenção, para 3,8 após as sessões de acupuntura, além da redução nas prescrições de analgésicos.[25] Porém, outras revisões não têm mostrado significativa diferença entre a associação da acupuntura com a terapia tradicional versus a terapia tradicional isolada. Assim, devido a essa divergência de resultados, cada caso deve ser avaliado individualmente pesando-se os riscos e os benefícios.

• Mindfulness

Tem sido descrito como "controle cognitivo, reavaliação emocional e insights existenciais". Embora seja recente o interesse sobre essa técnica como ferramenta no controle da dor não oncológica, parecem promissores os estudos sobre o uso do mindfullnes para tratar dor ou outros sintomas em pacientes oncológicos. Apesar de sabermos da complexidade que envolve a experiência dolorosa e o bem-estar de cada indivíduo, tem surgido evidências que o mindfulnes pode influenciar positivamente biomarcadores associados ao estresse. Também está sendo usado como um recurso em pacientes viciados em terapias farmacológicas.[26]

Aplicações, benefícios e riscos das estratégias invasivas

Por meio de estratégias invasivas, busca-se alcançar melhoria analgésica significativa naqueles pacientes refratários à terapia convencional, cujo alívio ainda é inadequado apesar do uso escalonado de opiáceos e analgesia adjuvante adequada.

Como uma das vias cujos opiáceos exercem seu efeito analgésico é ligando-se ao receptor μ na substância gelatinosa na medula, a administração via peridural ou intratecal através de cateteres percutâneos, ou até com bombas programadas, seria possivelmente uma alternativa mais eficiente que a administração via oral.[26]

A via intratecal, devido à sua proximidade às estruturas centrais, geralmente leva à diminuição ao consumo de opioides, exigindo doses mais baixas e, consequentemente, menos efeitos colaterais e melhor analgesia.[27] A via intratecal pode ser considerada em pacientes que sentem dor em diferentes locais, como cabeça, tronco, membros inferiores e superiores, embora apresente melhor eficácia para queixas dolorosas abaixo do diafragma. Existem evidências limitadas quanto ao uso de doses subanestésicas de cetamina, um antagonista NMDA ou outros adjuvantes por essas vias de administração.

Defende-se a ideia de, inicialmente, optar-se por cateteres peridurais ou intratecais temporários ou, até mesmo, bólus intermitentes, sendo uma posterior opção as "bombas implantáveis", principalmente para pacientes que responderam de forma satisfatória às abordagens temporárias e que têm uma expectativa de vida maior que 6 meses. Mantêm-se as contraindicações tradicionais de punção de neuroeixo, sendo excluídos pacientes com infecção e coagulopatias.

Bloqueios periféricos

Essa intervenção é bastante interessante nos dependentes químicos cujo tratamento da dor com opioide deve ser ainda mais criteriosamente avaliado, e o bloqueios regionais apresentam-se como excelentes opções.

■ DEFINIÇÕES DE SUBTRATAMENTO, *OVER TREATMENT*, ABUSO DE SUBSTÂNCIAS E ADICÇÃO

Mesmo com todo o avanço na tentativa de tratar adequadamente a dor oncológica, o subtratamento ainda é amplamente vivenciado por diversos pacientes. Uma revisão sistemática que incluiu 26 estudos, de 1994 até 2007, e adotou o Índice de Gerenciamento da Dor (Pain Management Index – PMI) para avaliar a adequação da terapia farmacológica, evidenciou uma taxa que variava entre 8 e 82% de pacientes potencialmente subtratados, com média ponderada de 43%;[28,29] embora estudos mais recentes sugiram níveis mais baixos para tratamentos analgésicos inadequados.[30] A estimativa média de pacientes com um escore negativo do PMI variou de 46,6%, nos últimos anos da década de 1990, para 31,8% em períodos mais recentes, após 2007. Tal melhora corresponde a uma redução de 5% a cada 5 anos, aproximadamente.[31,32]

O Índice de Gerenciamento da Dor, ferramenta usada na maioria dos trabalhos que abordam o assunto, apresenta limitações básicas, pois praticamente leva em consideração dois fatores, a congruência entre a intensidade da dor e a prescrição de opioides potentes prescritos. Essa ferramenta, portanto, descarta importantes aspectos para um adequado diagnóstico de subtratamento, como fatores fisiopatológicos da dor, comorbidade e condições psicológicas dos pacientes, além de terapia complementar.

O Índice de Gerenciamento da Dor é construído a partir do escalonamento da pior dor relatada pelo paciente, onde: 0 representa um *status* clínico sem dor; 1 é atribuído quando o paciente relata uma dor leve (escala numérica da dor entre o 1 e 3); 2 para pacientes com dor moderada (escala numérica da dor entre 4 e 7); e 3 para dor severa (escala numérica da dor entre 8 e 10). Depois, semelhante ao escalonamento numérico da queixa, haverá a avaliação da prescrição realizada para o paciente, onde: 0 representa a não utilização de analgésicos; 1 representa a utilização de analgésicos não opioides; 2 o uso de opioides fracos; e 3 caracteriza o uso de opioides fortes. Após essa avaliação inicial, é feita a subtração entre o escore da prescrição e o escore da queixa álgica. Resultados negativos indicam um inadequado tratamento farmacológico e, a partir do resultado 0, começamos a ter um tratamento farmacológico compatível com a queixa do paciente.

O que merece destaque é que parece existir uma relação íntima entre a quantidade de opioide prescrita e consumida, os índices sócio-econômicos da região e o subtratamento da dor no câncer. Quando analisamos o consumo de morfina em todo o mundo, a disparidade entre o consumo de opioide é alarmante: nos países desenvolvidos as pessoas consomem cerca de 79% da morfina global, enquanto nos países em desenvolvimento, que englobam 80% da população mundial, o consumo é de apenas 6%.

Infelizmente, faltam dados estatísticos para avaliarmos especificamente o subtratamento da dor oncológica no Brasil ou até mesmo na América Latina; porém, quando fazemos uma avaliação mais ampla sobre o tratamento de dor crônica e a utilização de opioides no país, encontramos relatos de subtratamento da dor crônica não oncológica associada ao uso excessivo e persistente de analgésicos não opioides e a baixa prescrição de opiáceos, seja pelas barreiras regulatórias, seja pela desinformação do profissional ou por questões culturais que impedem a aderência da população ao tratamento. Outro importante fator colaborador para a perpetuação da dor crônica na América Latina é a baixa aderência às diretrizes mundiais de tratamento que nem sempre são seguidas pelos profissionais, e o tratamento da dor parece ser impulsionado principalmente pela tradição e pela experiência pessoal, ao invés de baseado em *guidelines* e evidências científicas.

Em análises mais recentes como, por exemplo, em uma revisão de 20 artigos publicados entre 2007 e 2013, que utilizaram o mesmo instrumento PMI para análise dessa variável, evidenciou um decréscimo de "subtratamentos" de aproximadamente 25%. Outra análise de 46 estudos, de 1994 à 2013, confirma essa tendência de achados mais positivos nos trabalhos mais recentes, o que pode ser um reflexo da melhora no tratamento analgésico como um todo. Contudo, aproximadamente um a cada três pacientes ainda não apresentam uma prescrição compatível com o nível de dor relatado.

Apesar de ano após ano ser fortalecido o fundamental papel dos opioides no manejo da dor, é impossível ignorar que quando o seu uso é deliberado, o opioide pode trazer mais malefícios do que benefícios, através de um de seus maiores problemas: o vício. Hoje, responsável pela morte de mais americanos do que acidentes automobilísticos, o alerta sobre a importância da melhor regulamentação e orientação sobre os riscos inerentes à utilização dessa classe é mais do que instaurado.

Um questão social de tamanha magnitude não se desenhou do dia para a noite, e tem raízes históricas, quando em 1996, uma mudança de paradigma na assistência clínica referiu-se a dor como "quinto sinal vital" e a Sociedade Americana de Dor (American Pain Society – APS) encorajou os médicos a medir e tratar agressivamente a dor, na maioria das vezes, somente com base em escores numéricos de dor.

No entanto, a ausência de clínicas multidisciplinares de dor e, na época, uma compreensão limitada da diferença entre dor aguda e crônica, corroborados por dois pequenos estudos que evidenciavam baixo risco de dependência com o uso de opioides, levou clínicos a adotarem uma conduta mais liberal quanto a prescrição de opioides, independentemente da etiologia da dor.[33]

Após anos com essa conduta disseminada no meio clínico, em 2006, novos estudos mostraram que tratar a dor como um "quinto sinal vital", apesar do aumento no consumo de opioides, não alterou a qualidade da terapêutica analgésica. Um consenso concluiu que o tratamento da dor crônica deve se concentrar na qualidade de vida e nos resultados funcionais do paciente, e não apenas em escores numéricos de dor.

A abordagem do tratamento da dor, que começou na década de 1990, desencadeou um aumento no uso de opioides tão grande, que hoje os Estados Unidos vivem as consequências, literalmente fatais, dessa generalização nas prescrições de opioides. Entre 1992 e 2003, o número de americanos que abusaram de medicamentos controlados duplicou, passou de 7,5 milhões para 15,1 milhões. De 2000 a 2010, as taxas de *overdose* acidental com opioides aumentou quase 4 vezes.[34] A notória epidemia levou o país a mudanças regulatórias importantes, tornando uma tendência atual a diminuição da prescrição desses fármacos.

Em outra avaliação mais específica sobre opioides, observou-se que esse analgésico usado no tratamento de dor oncológica ou não, teve seu consumo aumentado significativamente em 10 anos, 1.293% para metadona, 866% para oxicodona e 525% para os derivados do fentanil. Muitas vezes, esses medicamentos são obtidos sem prescrição médica, fornecidos por conhecidos ou comercializados pela internet. Esses medicamentos sem prescrição médica levam a morte 9,3 vezes mais que a cocaína, e 5,3 vezes mais óbitos que a heroína, nos Estados Unidos, sendo que quase 80% dessas mortes são não intencionais.

Apesar desse contexto desestimulador, deve-se enfatizar que o paciente que trata dor oncológica não é a população primariamente responsável por esse cenário, e os oncologistas devem estar conscientes de como diretrizes práticas para o manejo da dor crônica não maligna diferem daqueles que orientam o tratamento da dor oncológica.

No Brasil, diferentemente dos Estados Unidos, a prescrição correta de opioides ainda é um desafio e merece um pouco mais de incentivo. Um levantamento realizado nas 108 maiores cidades do país, em 2005, revelou que 1,3% da população brasileira faz uso de opioides, sendo as mulheres entre 18 e 34 anos as que mais utilizam. Assim, o Brasil ainda é o maior consumidor de analgésicos opioides da América do Sul, em números absolutos.

Antes de iniciar a terapia com opioide, é fundamental ter a documentação completa do paciente; que inclui uma avaliação detalhada da dor, uma análise do quadro clínico geral, a história psicossocial, as condições psiquiátricas, com a pesquisa de passado com eventual abuso de substância ilícita, além de um termo de consentimento informado para o uso de opioide (portaria da Agência Nacional de Vigilância Sanitária – Anvisa).

O uso prolongado de opioides provoca inúmeras alterações celulares responsáveis pelo desenvolvimento de três fenômenos clínicos: tolerância, dependência e vício.

Tolerância é definida como aumento da dose necessária para obter os mesmos efeitos anteriores, ou redução dos efeitos desejados em paciente recebendo a mesma dose.

Dependência química é a dependência física e/ou psicológica para uma ou mais substâncias psicoativas. É uma adaptação à presença contínua do fármaco no organismo, manifestando a síndrome de abstinência com a sua retirada abrupta, diminuição da dose ou utilização de antagonista. Porém, diferentemente da tolerância, não exige doses mais altas para que o mesmo efeito seja gerado.[31]

Já o vício, é considerado uma doença neurobiológica crônica primária. Recebendo, portanto, uma influência considerável de fatores genéticos, psicossociais e ambientais. Caracteriza-se por um comportamento que inclui falta de controle sobre o uso de determinada substância, com o uso contínuo da mesma, apesar de prejuízos à saúde e à vida social, profissional e familiar. A tolerância e a dependência estão presentes no vício e, provavelmente, contribuem para a sua manutenção e à falta de sucesso no tratamento.

O pseudovício é a alteração de comportamento relacionado consequente a um tratamento inadequado da dor. O quadro clínico caracteriza-se por queixas constantes de dor, com relatos frequentes de piora dos sintomas álgicos. Uma característica bem marcante é a busca pelo analgésico em consultórios médicos ou em unidades de emergência, com solicitação frequente do analgésico de resgate e um estado de hipervigilância quanto ao horário de prescrição deste analgésico. Na maioria das vezes, vem com manifestações neurovegetativas.

Abuso é o uso de substância psicoativa de maneira imprópria para as convenções psicossociais. Segundo o critério da CID-10 para definição de abuso, também conhecido como "uso nocivo," é um padrão de uso que tenha causado um dano real à saúde física ou mental do usuário, sem que os critérios para dependência sejam preenchidos. Na maioria das vezes, o paciente recebe substância controlada de algum local que não o do médico que prescreve no centro onde faz o tratamento da dor.

O tratamento de pacientes que apresentam qualquer um dos fenômenos supracitados costuma ser difícil. Porém, não pode ser um motivo para que a dor seja negligenciada, tendo o médico o dever de estar atento às alterações comportamentais que indiquem abuso ou dependência. Portanto, o conhecimento de toda a equipe sobre os riscos inerentes ao uso de opioides deve ser acurado, possibilitando uma melhor conduta diante desses casos.

Para muitos, a diferenciação teórica desses conceitos já não é tão simples, o diagnóstico na prática clínica e a adequação da terapêutica necessária é um desafio ainda maior. Por isso, a importância dos instrumentos de triagem que devem ser utilizados para detectar, em uma amostra populacional, aquelas pessoas que têm tendência a apresentar qualquer um dos distúrbios citados acima. Além disso, esses instrumentos de triagem ajudam a determinar os focos principais da intervenção e servem para informar ao usuário seu padrão de consumo. Portanto, servem para orientar o tipo de intervenção necessária para a melhoria das condições de saúde e qualidade de vida do usuário, e por hipótese alguma devem funcionar como uma forma de "rotular" os pacientes. É fundamental que o modo como tais instrumentos são utilizados e a maneira de abordar o usuário seja a mais apropriada possível, melhorando a comunicação interpessoal e estreitando os laços de confiança médico-paciente.

Existem no mundo diversos instrumentos validados para essa espécie de rastreio quanto ao perfil de consumo de drogas. Citaremos apenas um, conhecido como ASSIST, que é indicado pelo Ministério da Saúde como possibilidade nesse trabalho. O nome do instrumento ASSIST também é derivado de uma sigla em inglês (Alcohol, Smoking and Substance Involvement Screening Test) e a palavra formada pela sigla significa "dar assistência".

Esse instrumento foi desenvolvido para triagem do uso de substâncias psicoativas, com o apoio da OMS, contando com a participação de pesquisadores brasileiros nas suas fases de testagem e adaptação para outras línguas, sendo direcionado principalmente para profissionais de Atenção Primária à Saúde para o uso em suas rotinas de trabalho.

O ASSIST coleta informações sobre:

- Uso de substâncias na vida e nos últimos três meses;
- Problemas relacionados ao uso de substâncias;
- Risco atual ou de futuros problemas decorrentes do uso;
- Indícios de dependência;
- Uso de drogas injetáveis.

O ASSIST é composto por oito questões. Cada questão terá alternativas de respostas já estruturadas, e o paciente terá que optar por uma delas. No final do questionamento, será feito um somatório das respostas selecionadas pelo candidato e então esse paciente será classificado de acordo com o seu padrão de consumo e direcionado para o tratamento mais adequado para seu caso. Podendo ir de apenas uma orientação preventiva, nos casos dos pacientes com escores baixos, intervenções breves, quando escores intermediários, até a necessidade de tratamento especializado para pacientes com escores altos. A importância de se conhecer e aplicar esses escores é tornar esses diagnósticos menos empíricos e indicar uma terapêutica de forma individualizada. Essa ferramenta é simples, e com um treinamento básico sua aplicação é possível e segura.

No Brasil, dentre os opioides, a heroína é a droga mais abusada e com alto poder de causar dependência. Diferentemente dos Estados Unidos, que tinham a heroína como principal opioide utilizado nas décadas de 1970 e 1980, atualmente, já foi superada pelos opioides sintéticos fortes de maior perfil analgésico. A heroína geralmente é injetada, cheirada/inalada ou fumada, e chega rapidamente ao cérebro, onde é convertida em morfina e se liga aos receptores opioides. Com o uso regular da heroína, a tolerância se desenvolve e mais heroína é necessária para obtenção de efeito de mesma intensidade. A expectativa de vida em dependentes de opioides, especialmente dependentes de heroína, é acentuadamente reduzida. Uma proporção substancial dessas mortes deve-se a reações tóxicas, *overdose* da droga, infecções e suicídios.

Analisando a farmacocinética e a farmacodinâmica, sabe-se que opioides apresentam diferentes potências e afinidades com cada grupo de seus receptores, onde destacamos os três principais tipos: μ, κ e δ. Sendo o tipo μ subdividido em $\mu1$ relacionado à analgesia, $\mu2$ relacionado principalmente à depressão respiratória, e $\mu3$ relacionado à imunossupressão. A variabilidade interpessoal das respostas fisiológicas ao uso de opioides é em parte explicada pela variação genética desses receptores nos indivíduos. Os receptores opioides são encontrados em várias áreas do sistema nervoso central – a amígdala, a formação reticular mesencefálica, substância cinzenta periaquedutal e o bulbo ventromedial rostral. Os efeitos analgésicos dos opioides ocorrem a partir de sua capacidade de inibir diretamente a transmissão ascendente da informação nociceptiva, além de ativar os circuitos de controle da dor que descem a partir de cérebro, através do bulbo ventromedial rostral para o corno posterior da medula espinhal.

Na medula espinhal, os opioides atuam nas sinapses pré e pós-sinápticas. Os receptores opioides são abundantes na substância gelatinosa, onde a liberação da substância P do neurônio sensorial primário é inibida por opioides. Além disso, os opioides podem também produzir analgesia através de mecanismo periférico.

Estudos epidemiológicos indicam que o fator genético de risco para o vício é de 40 a 60% para álcool, cocaína ou opioides; porém, ainda não foram identificados genes específicos para o vício. Existem outros aspectos apontados como fatores de risco para o desenvolvimento de dependência como, por exemplo, ser jovem, dor crônica pós-trauma, múltiplas regiões dolorosas, uso de doses altas de opioide, antecedente de uso de substâncias ilícitas, depressão, ansiedade ou doença psiquiátrica, história de abuso sexual, uso de medicamento psicotrópico, dependência de tabaco e história familiar de vício são os mais importantes.

Pars entendermos como o fenômeno de tolerância e dependência se desenvolvem, temos que relembrar o funcionamento da interação entre opioide e receptor, e suas consequências. As ações descritas vulgarmente como sendo efetuadas pelos opioides através da ligação agente-receptor que, nesse caso, é a proteína Gi ou G0, podem sem resumidas em: inibição da adenilciclase, a ativação da condutância do potássio – correntes de influxo de potássio, inibição da conductância do Ca^{2+}, com a posterior inibição da libertação do neurotransmissor.

Observações mais recentes e menos conhecidas pela maioria estendem as ações dos opioides à ativação da proteína quinase C (PKC), à libertação do Ca^{2+} de reservas intracelulares, à ativação da cascata ligada à MAPK (*mitogen activated protein kinase*) e à realização do tráfego de receptores. Quando conseguimos entender os mecanismos de ação dos opioides, concluímos que os mecanismos subjacentes ao desenvolvimento de tolerância ou de dependência produzem efeitos opostos, como uma forma de antagonizar o que seria a ação do opioide, exigindo doses mais e mais frequentes para que o efeito desejado de inibição causado pelo opioide seja alcançado.

Hoje, sabemos que acontecem adaptações celulares induzidas pelo uso crônico do opioide que incluem a diminuição da expressão do receptor, conhecido como *down-regulation*, um alça de *feedback* que gera um *up-regulation* da via do AMPc e sua consequente supersensibilização, além de uma acoplamento de proteínas G excitatórias (Gs) aos receptores opioides e ativação de proteínas quinases e células da glia que geram um estado de excitabilidade neuronal disfuncional e persistente. Pode-se adicionar a todo esse fenômeno, uma maior inserção de receptores glutamatérgicos (AMPA e NMDA) na superfície das células, contribuindo ainda mais para a manutenção da excitabilidade neuronal.

Também acredita-se que no uso crônico acontece uma adaptação neuronal à descarga contínua de dopamina, com consequente diminuição da produção desta em neurônios pós-sinápticos e, portanto, diminuição dos efeitos dopaminérgicos, e também sua ação ansiolítica, fazendo com que a sensação de bem-estar se torne menos

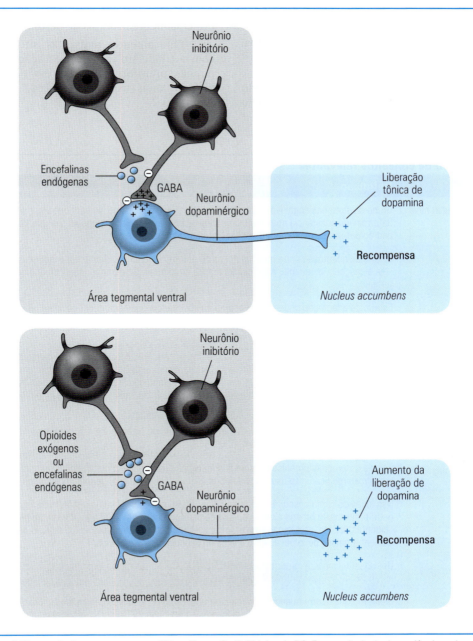

Figura 45.4. Papel dos opioides na via de recompensa encefálica. (Fonte: Swift RM, Lewis DC. Farmacologia da dependência e abuso de drogas. UFPI.br. 2013; 17:269.)

frequentes com o tempo. Por exemplo, o uso crônico de morfina induz a alterações na plasticidade sináptica chegando a reduzir o número de neurônios dopaminérgicos em até 25% (Figura 45.4).

O tratamento da dependência pode ser dividido em duas abordagens: desintoxicação e manutenção. A prioridade inicial da desintoxicação não é conseguir a abstinência mas, sim, ser a primeira etapa de um tratamento em longo prazo. É aplicação da terapia de substituição com metadona ou buprenorfina e, a seguir, a redução gradual das mesmas. Apesar de menos eficientes do que as drogas supracitadas, a clonidina é um agonista alfa-2 adrenérgico bastante utilizado no manejo dos sintomas de abstinência dos opioides.[34] O melhor tratamento para cada paciente dependente de opioide varia de acordo com a comorbidade, a gravidade da dependência, a rede de apoio existente e a história dos tratamentos já realizados, além dos custos e dos efeitos colaterais de cada droga.

Para melhor entendimento de todos esses conceitos, ver a Tabela 45.1 com conceitos importantes relacionados à prescrição de opioides.

Mudando um pouco dos quadros ocorridos devido ao uso crônico, existem situações de risco causadas pelo uso abusivo agudo dessa classe de fármacos. Tais casos produzem quadros de intoxicação, caracterizados por sedação, alteração do humor, predominando euforia, e miose. Com o aumento da dose pode ocorrer uma superdosagem, também conhecida como *overdose*. Essa sobredosagem pode ser acidental, o que é mais frequente, ou intencional, como tentativa de suicídio. Ambas as situações exigem atendimento médico de emergência. A intoxicação acidental ocorre em pessoas com baixa tolerância à substância, ao uso associado a outras drogas depressoras do sistema nervoso central ou a uma variação abrupta da dose. O quadro clínico da *overdose* é decorrente de uma rápida estimulação cerebral, seguida de depressão do sistema nervoso central, obnubilação da consciência ou coma, depressão respiratória, diminuição da atividade cardíaca e, em casos mais graves, convulsões e morte. A *overdose* é causa de mortalidade entre dependentes de opioides, principalmente usuários de heroína.[34]

Clinicamente, ambas as situações podem cursar com a tríade típica de intoxicação por opioides: coma, pupilas puntiformes e depressão respiratória. Porém, incluem mais aspectos clínicos, como detalhados na Tabela 45.2.

Tabela 45.1. Definição de conceitos relevantes

Conceito	Definição
Transtorno por uso de substância	Grupo de sintomas cognitivos, comportamentais e fisiológicos que indicam que um indivíduo continua usando determinada substância apesar de significativos problemas relacionados ao seu uso. Diagnóstico baseado num padrão patológico de comportamento relacionado ao uso da substância
Tolerância	Estado de adaptação onde maiores doses de determinada droga são necessárias para que o efeito desejado seja alcançado, ou quando a exposição resulta em diminuição de um ou mais efeitos da substância ao longo do tempo
Dependência química	Estado de adaptação onde uma síndrome de abstinência pode acontecer devido a retirada abrupta de determinada droga, redução rápida da dose utilizada, diminuição rápida da concentração plasmática ou, até mesmo, o uso de um antagonista
Vício	Doença crônica e neurobiológica onde aspectos genéticos, psicossociais, além de fatores ambientais, influenciam no seu desenvolvimento e nas suas manifestações. É caracterizado por um comportamento que pode ter um ou mais dos aspectos listados a seguir: falta de controle sobre o uso de determinada substância, continuação do uso apesar de determinado prejuízo e ânsia. Vale salientar que este último termo não é mais usado como termo diagnóstico
Comportamento aberrante relacionado à drogas	Comportamento considerado fora dos limites do plano de tratamento, e que deve ser definido o mais cedo possível na relação médico-paciente
Uso indevido	Uso de determinada medicação sem fins medicinais, ou seja, uso por qualquer outra razão que não seja a prescrição médica. Esse uso indevido pode ser intencional ou não, gerando prejuízo ou tendo potencial de gerar
Abuso	Uso indevido com consequências prejudiciais. O uso de determinada substância de forma ilegal ou que possa gerar prejuízos ao próprio usuário ou a terceiros. Tais consequências potencialmente prejudiciais incluem acidentes, lesões, problemas com a Justiça, alterações de comportamentos sexuais que podem, inclusive, aumentar o risco de infecção com o vírus da imunodeficiência humana
Desvio	Desvio intencional de determinada substância controlada de meios legais de distribuição para ilegais, ou a obtenção de drogas controladas por meios ilegais
Abstinência	Síndrome que ocorre quando os níveis plasmáticos ou teciduais de determinada substância decai significativamente em pessoas que já fazem uso prolongado. Os sintomas apresentam espectro bastante variado dependendo do tipo de droga em questão

Fonte: Adaptada de Kaye AD. Prescription Opioid Abuse in Chronic Pain: An Updated Review of Opioid Abuse Predictors and Strategies to Curb Opioid Abuse: Part 1. Pain Physician. 2017; 20:S93-S109.

Tabela 45.2. Uso, intoxicação aguda e *overdose* de opioides

	Uso regular	Intoxicação aguda	*Overdose*
Sinais e sintomas	**Uso via oral** • Analgesia • Miose • Xerostomia • Constipação • Diminuição da diurese • Náusea • Vômito • Sonolência • Enfraquecimento dos dentes • Dificuldade de concentração e de evocação • Redução do desejo e do desempenho sexual • Dificuldades de relacionamento • Problemas no trabalho e financeiros, violações da lei • Risco de tolerância e dependência **Uso endovenoso** • Coceira • Sensação de prazer extremo • Sensação de calor no corpo • Esquecimento "do mundo" • Mãos e pés pesados	• Uso recente de opioide • Humor alterado (euforia inicial, seguida de apatia e disforia) • Sensação de calor • Rubor • Prurido • Miose • Depressão respiratória • Agitação ou retardo psicomotor • Fala arrastada • Julgamento prejudicado • Prejuízo no funcionamento social ou ocupacional • Torpor ou coma • Prejuízo na atenção ou memória • Retenção urinária	• Pupilas puntiformes ou midríase devido a anóxia • Depressão respiratória • Lábios e corpo azulados • Edema pulmonar • Arreflexia • Rigidez muscular • Coma • Hipotermia • Hipotensão • Bradicardia • Choque • Aumento da pressão intracraniana • Arritmia cardíaca • Convulsões • Morte (depressão respiratória, edema pulmonar e cardíaco)
Manejos	**Opioides prescritos** • Monitoramento médico • Orientar sobre riscos • Avaliação rotineira do tempo e dose de uso, tolerância, dependência **Uso abusivo** • Iniciar vínculo médico-paciente • Questionar uso • Orientar sobre riscos • Avaliar tempo de uso, tipo de substância, dose, via de administração, sinais de tolerância e dependência • Solicitar exames laboratoriais para monitorização do uso e abuso das substâncias • Entrevista motivacional • Envolver a família e corresponsabilizar o cuidado	• Avaliar droga usada, dose, tempo desde ingestão e possibilidade de hipóxia • Manter acesso endovenoso • Controlar vias aéreas e sinais vitais • Avaliar condições cardiopulmonares • Monitorar até diminuição ou cessação da intoxicação • Não usar estimulantes **Coma** • Tratar como *overdose* (ver coluna ao lado) • Após cessada a fase de intoxicação, seguir com as mesmas orientações relacionadas ao uso abusivo (ver coluna ao lado)	• Estabilização do paciente • Controlar viais aéreas e sinais vitais • Manter acesso endovenoso • Prevenir aspiração • Entubação/respirador • Tratar hipotensão e arritmia **Já na unidade de internação hospitalar** • Pressão positiva de oxigênio (se edema pulmonar) • *Coma:* naloxona 0,4 mg (1 mL) endovenoso. Dobrar a dose 15/15 minutos até resposta ou, no máximo, 3 doses • *Manutenção:* 4 mg de naloxona/litro de SG 5%, 100 mL/h em 24-72 horas • Monitorar até 72 horas

Fonte: Adaptada de Associação Médica Brasileira (AMB). Abuso e dependência dos opioides e opiáceos. Projeto Diretrizes, 2012, página 9.

■ CONCLUSÃO

Tratamento clínico da dor oncológica é sempre um grande desafio. Todas as ferramentas devem ser conhecidas e estar à disposição para que seja encontrado um ponto de equilíbrio entre efeitos terapêuticos e colaterais das diversas medicações disponíveis a fim de se obter melhor controle da dor possível, visando sempre qualidade de vida para o paciente.

As ferramentas que temos disponíveis para tratamento, como a Escada de Tratamento da Dor Oncológica da OMS, e detecção de riscos relacionados às drogas, como ASSIST, devem ser usadas como guias no dia a dia. Conhecimento profundo sobre farmacocinética e farmacodinâmica das diversas medicações, suas interações entre si e com medicações do tratamento da doença de base, assim como aspectos clínicos do próprio paciente devem ser o pilar do que chamamos de individualização do tratamento, e também fazer parte de nosso dia a dia.

Particularmente quanto ao uso de opioides, temos que melhorar sua prescrição, pois são medicações fundamentais ao bom controle da dor, especialmente em casos avançados de câncer. Nosso país, como um todo, ainda os prescreve pouco, provavelmente devido ao medo de efeitos colaterais e complicações. Por isso, aspectos de segurança do paciente devem ser levados em consideração e nos deixar sempre alertas, tanto para o subtratamento quanto para o tratamento excessivo (*overtreatment*). Essas barreiras realmente só serão rompidas com treinamento e educação, tanto de médicos que já estão trabalhando quanto aos alunos e residentes de diversas especialidades ainda em formação. Este livro, como um todo, tem esse objetivo, e espero que este capitulo também possa contribuir.

ANEXO

ASSIST – OMS
Questionário para triagem do uso de álcool, tabaco e outras substâncias

Nome:	Registro:
Entrevistador:	Data: ___ / ___ / ___

1. Na sua vida qual(is) desta(s) substâncias você já usou?
(somente uso não prescrito pelo médico)

a.	Derivados do tabaco	Não	Sim
b.	Bebidas alcoólicas	Não	Sim
c.	Maconha	Não	Sim
d.	Cocaína, *crack*	Não	Sim
e.	Anfetaminas ou *ecstasy*	Não	Sim
f.	Inalantes	Não	Sim
g.	Hipnóticos/sedativos	Não	Sim
h.	Alucinógenos	Não	Sim
i.	Opioides	Não	Sim
j.	Outras; especificar	Não	Sim

✓ Se "não" em todos os itens, investigue: Nem mesmo quando estava na escola?
✓ Se "não" em todos os itens, pare a entrevista.
✓ Se "sim" para alguma droga, continue com as demais questões.
✓ Se "nunca" em todos os itens da questão 2, pule para a questão 6; com outras respostas continue com as demais questões.

2. Durante os três últimos meses, com que frequência você utilizou essa(s) substância(s) que mencionou?
(primeira droga, depois a segunda droga etc.)

		NUNCA	1 OU 2 VEZES	MENSALMENTE	SEMANALMENTE	DIARIAMENTE OU QUASE TODOS OS DIAS
a.	Derivados do tabaco	0	2	3	4	6
b.	Bebidas alcoólicas	0	2	3	4	6
c.	Maconha	0	2	3	4	6
d.	Cocaína, *crack*	0	2	3	4	6
e.	Anfetaminas ou *ecstasy*	0	2	3	4	6
f.	Inalantes	0	2	3	4	6
g.	Hipnóticos/sedativos	0	2	3	4	6
h.	Alucinógenos	0	2	3	4	6
i.	Opioides	0	2	3	4	6
j.	Outras; especificar	0	2	3	4	6

3. Durante os três últimos meses, com que frequência você teve um forte desejo ou urgência em consumir?
(primeira droga, depois a segunda droga etc.)

		NUNCA	1 OU 2 VEZES	MENSALMENTE	SEMANALMENTE	DIARIAMENTE OU QUASE TODOS OS DIAS
a.	Derivados do tabaco	0	3	4	5	6
b.	Bebidas alcoólicas	0	3	4	5	6
c.	Maconha	0	3	4	5	6
d.	Cocaína, *crack*	0	3	4	5	6
e.	Anfetaminas ou *ecstasy*	0	3	4	5	6
f.	Inalantes	0	3	4	5	6
g.	Hipnóticos/sedativos	0	3	4	5	6
h.	Alucinógenos	0	3	4	5	6
i.	Opioides	0	3	4	5	6
j.	Outras; especificar	0	3	4	5	6

4. Durante os três últimos meses, com que frequência o seu consumo de *(primeira droga, depois a segunda droga etc.)* **resultou em problemas de saúde, sociais, legais ou financeiros?**

		NUNCA	1 OU 2 VEZES	MENSALMENTE	SEMANALMENTE	DIARIAMENTE OU QUASE TODOS OS DIAS
a.	Derivados do tabaco	0	4	5	6	7
b.	Bebidas alcoólicas	0	4	5	6	7
c.	Maconha	0	4	5	6	7
d.	Cocaína, *crack*	0	4	5	6	7
e.	Anfetaminas ou *ecstasy*	0	4	5	6	7
f.	Inalantes	0	4	5	6	7
g.	Hipnóticos/sedativos	0	4	5	6	7
h.	Alucinógenos	0	4	5	6	7
i.	Opioides	0	4	5	6	7
j.	Outras; especificar	0	4	5	6	7

Capítulo 45 – Desafios do Tratamento Clínico da Dor Oncológica: Subtratamento, *Over Treatment*, Abuso de Substâncias e Adicção

Faça as questões 6 e 7 para todas as substâncias mencionadas na questão 1.

5. Durante os três últimos meses, com que frequência, por causa do seu uso de *(primeira droga, depois a segunda droga etc.)*, você deixou de fazer coisas que eram normalmente esperadas de você?		NUNCA	1 OU 2 VEZES	MENSALMENTE	SEMANALMENTE	DIARIAMENTE OU QUASE TODOS OS DIAS
a.	Derivados do tabaco	0	5	6	7	8
b.	Bebidas alcoólicas	0	5	6	7	8
c.	Maconha	0	5	6	7	8
d.	Cocaína, *crack*	0	5	6	7	8
e.	Anfetaminas ou *ecstasy*	0	5	6	7	8
f.	Inalantes	0	5	6	7	8
g.	Hipnóticos/sedativos	0	5	6	7	8
h.	Alucinógenos	0	5	6	7	8
i.	Opioides	0	5	6	7	8
j.	Outras; especificar	0	5	6	7	8

6. Há amigos, parentes ou outra pessoa que tenha demonstrado preocupação com seu uso de *(primeira droga, depois a segunda droga etc.)*?		NUNCA, nunca	SIM, nos últimos 3 meses	SIM, mas não nos últimos 3 meses	DIARIAMENTE OU QUASE TODOS OS DIAS
a.	Derivados do tabaco	0	6	3	6
b.	Bebidas alcoólicas	0	6	3	6
c.	Maconha	0	6	3	6
d.	Cocaína, *crack*	0	6	3	6
e.	Anfetaminas ou *ecstasy*	0	6	3	6
f.	Inalantes	0	6	3	6
g.	Hipnóticos/sedativos	0	6	3	6
h.	Alucinógenos	0	6	3	6
i.	Opioides	0	6	3	6
j.	Outras; especificar	0	6	3	6

NOTA IMPORTANTE:
Pacientes que tenham usado drogas injetáveis nos últimos três meses devem ser perguntados sobre seu padrão de uso injetável durante esse período, para determinar seus níveis de risco e a melhor forma de intervenção.

7. Alguma vez você já tentou controlar, diminuir ou parar o uso de *(primeira droga, depois a segunda droga etc.)* e não conseguiu?		NUNCA, nunca	SIM, nos últimos 3 meses	SIM, mas não nos últimos 3 meses
a.	Derivados do tabaco	0	6	3
b.	Bebidas alcoólicas	0	6	3
c.	Maconha	0	6	3
d.	Cocaína, *crack*	0	6	3
e.	Anfetaminas ou *ecstasy*	0	6	3
f.	Inalantes	0	6	3
g.	Hipnóticos/sedativos	0	6	3
h.	Alucinógenos	0	6	3
i.	Opioides	0	6	3
j.	Outras; especificar	0	6	3

8. Alguma vez você já usou drogas por injeção? *(Apenas uso não médico)*

NUNCA, nunca	SIM, nos últimos 3 meses	SIM, mas não nos últimos 3 meses

Guia de intervenção para padrão de uso injetável

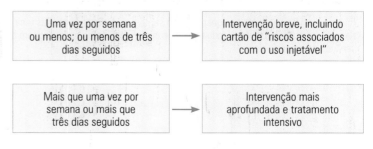

Cartão de respostas:

CARTÃO DE RESPOSTAS - 1 substância

a. **Derivados do tabaco** (cigarros, charuto, cachimbo, fumo de corda)

b. **Bebidas alcoólicas** (cerveja, vinho, champanhe, licor, pinga, uísque, vodca, vermutes, caninha, rum, tequila, gim)

c. **Maconha** (baseado, erva, liamba, birra, fuminho, fumo, mato, bagulho, pango, manga-rosa, massa, haxixe, *skank* etc.)

d. **Cocaína, crack** (coca, pó, branquinha, nuvem, farinha, neve, pedra, cachimbo, brilho)

e. **Estimulantes, como anfetaminas** (bolinhas, rebites, bifetamina, moderine, MDMA)

f. **Inalantes** (solventes, cola de sapateiro, tinta, esmalte, corretivo, verniz, tíner, clorofórmio, tolueno, gasolina, éter, lança-perfume, cheirinho da loló)

g. **Hipnóticos/sedativos** (ansiolíticos, tranquilizantes, barbitúricos, fenobarbital, pentobarbital, benzodiazepínicos, diazepam)

h. **Alucinógenos** (LSD, chá de lírio, ácido, passaporte, mescalina, peiote, cacto)

i. **Opioides** (morfina, codeína, ópio, heroína, elixir, metadona)

j. **Outras** (especificar)

CARTÃO DE ALTERNATIVAS - questões 2 a 5
Frequência de uso

Nunca: não usou nos últimos 3 meses

1 a 2 vezes: usou 1 ou 2 vezes nos últimos 3 meses

Mensalmente: usou entre 1 e 3 vezes em 1 mês

Semanalmente: usou entre 1 e 4 vezes na semana

Diariamente ou quase todos os dias: usou entre 5 e 7 dias por semana

CARTÃO DE ALTERNATIVAS - questões 6 a 8

Não, nunca

Sim, mas NÃO nos últimos 3 meses

Sim, nos últimos 3 meses

CARTÃO COMPLEMENTAR - Informações sobre riscos do uso injetável

Usar drogas injetáveis aumenta o risco de danos por uso de substâncias. Esses danos podem ser consequência:

✓ **Da substância:** ao se injetar alguma substância você fica mais suscetível a se tornar dependente, pode apresentar sintomas psicóticos (no caso de cocaína ou anfetamina) ou pode ter uma *overdose* (principalmente com opiáceos).

✓ **Do comportamento de injeção:** ao se injetar, você pode danificar sua pele e veias e ter uma infecção; causar cicatrizes, lesões, inchaço, abscessos e úlceras; suas veias podem sofrer trombose e colapso e até causar um AVC (acidente vascular cerebral ou "derrame"), principalmente se você se injetar no pescoço.

✓ **Do compartilhamento dos equipamentos de injeção:** ao compartilhar os equipamentos de injeção (agulhas, seringas, colheres, filtros etc.) você está exposto a contrair infecções transmitidas pelo sangue, como hepatite A, hepatite B e Aids.

É MAIS SEGURO NÃO SE INJETAR. Mas se você for se injetar, use sempre material limpo ou novo (p. ex., agulhas, seringas, colheres, filtros etc.);

NUNCA compartilhe o equipamento; limpe adequadamente a região de preparo, suas mãos e a região onde será aplicada a injeção; use locais diferentes para se injetar a cada aplicação; se injete lentamente; coloque a seringa e a agulha usadas em uma caixa de papelão resistente ou garrafa (de vidro ou de plástico resistente) e descarte em local seguro e adequado, de preferência leve até um posto de saúde ou hospital.

Se você usa drogas estimulantes, como anfetamina ou cocaína, para a redução do risco de psicose evite injetar e fumar, além de nunca usar mais de 1 g por dia.

Se usa drogas depressoras, como heroína, você pode reduzir o risco de *overdose* se não usar outras drogas, especialmente sedativos ou álcool, no mesmo dia. Use uma pequena quantidade e sempre teste, usando apenas uma "amostra" de um novo lote da substância. Tenha sempre alguém ao seu lado quando estiver usando e evite se injetar em lugares onde ninguém possa ajudar em caso de *overdose*. Saiba o número do telefone de serviços de emergência.

COMO APLICAR O ASSIST

Início da entrevista

É importante que, inicialmente, você explique o conteúdo das questões do ASSIST e forneça orientações claras para as respostas.

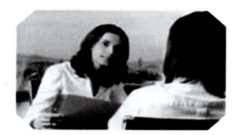

INSTRUÇÕES PARA APLICAÇÃO DO ASSIST

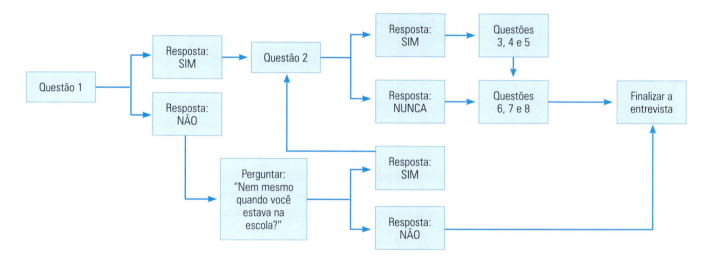

Antes de iniciar as perguntas, dê ao paciente o cartão de respostas correspondente a cada pergunta. Esses cartões ajudarão o paciente a lembrar alternativas de respostas lidas por você. Assista aos vídeos 2 e 3 no DVD que acompanha o material didático e veja exemplos de aplicação do ASSIST!

✓ Na **questão 1**, mostrando a tabela com os nomes populares (gírias) usados para as diferentes drogas, você perguntará sobre o uso de cada substância (álcool, outras drogas ou medicamentos, sem prescrição médica). Somente se a pessoa **NUNCA** tiver usado nenhuma delas você encerrará a entrevista;

✓ A **questão 2** deve ser feita com relação a cada uma das substâncias que a pessoa disse já ter usado alguma vez na vida, em resposta à questão 1;

✓ As **questões 3, 4 e 5** devem ser feitas para cada substância mencionada na questão 2 como tendo sido usada **nos últimos 3 meses**.

Para todos os pacientes que relataram **uso na vida** de alguma substância
na questão 1, você deve aplicar as questões 6, 7 e 8.

PONTUAÇÃO E INTERPRETAÇÃO DO ASSIST

Cada questão do ASSIST apresenta respostas estruturadas e cada resposta apresenta um valor numérico. Você deve circular o valor numérico correspondente à resposta do paciente, para cada questão. No fim da entrevista, esses valores (também chamados escores ou pontos) são somados para obter um escore final do ASSIST.

Diferentes escores podem ser calculados no ASSIST

✓ **Envolvimento com Substâncias Específicas:** é a soma da pontuação relativa às questões 2 a 7, para cada classe de droga;

✓ **Envolvimento Total com Substâncias:** é a soma dos escores (*continuum* global de risco) relativos às questões 1 a 8, para todas as classes de droga.

O escore mais útil para a triagem e para a clínica é o **Envolvimento com Substâncias Específicas** para cada classe de droga usada, pois fornece uma medida do uso e dos problemas que ocorreram, nos últimos 3 meses, para cada substância investigada no ASSIST e alerta para o risco de futuros problemas relacionados ao uso de drogas.

Ao final da entrevista, haverá um escore para cada droga, podendo-se obter até 10 escores de Envolvimento com Substâncias Específicas, dependendo de quantos tipos diferentes de drogas foram utilizados.

Cálculo do escore do Envolvimento com Substâncias Específicas

Esse escore é calculado pela soma das respostas das questões 2 a 7, para cada uma das seguintes classes de drogas: tabaco, álcool, maconha, cocaína, estimulantes tipo anfetamina, inalantes, sedativos/hipnóticos, alucinógenos e outros.
Não inclua no cálculo os escores das questões 1 e 8.
No caso do **TABACO**, a **questão 5** não deve ser considerada (não se aplica a essa substância), contudo a resposta a essa questão pode levar a discussão dos prós e contras do uso da droga e ao estabelecimento de estratégias para redução dos problemas decorrentes desse uso. Portanto, no caso do tabaco, o escore máximo possível do Envolvimento com Substâncias Específicas, no ASSIST, é 31.
Para todas as outras substâncias o escore máximo possível é 39.

	Apenas orientação preventiva	Aplicar intervenção breve	Encaminhar para tratamento especializado
Tabaco	0-3	4-26	27 ou mais
Álcool	0-10	11-26	27 ou mais
Maconha	0-3	4-26	27 ou mais
Cocaína	0-3	4-26	27 ou mais
Estimulante tipo anfetaminas	0-3	4-26	27 ou mais
Inalantes	0-3	4-26	27 ou mais
Hipnóticos/sedativos	0-3	4-26	27 ou mais
Alucinógenos	0-3	4-26	27 ou mais
Opioides	0-3	4-26	27 ou mais

SIGNIFICADO DOS ESCORES

ÁLCOOL		OUTRAS SUBSTÂNCIAS	
0 a 10	Baixo risco	0 a 3	Baixo risco
11 a 26	Risco moderado	4 a 26	Risco moderado
27 ou mais	Alto risco	27 ou mais	Alto risco

✓ Pacientes com escores menores que 3 (ou 10, no caso do álcool) apresentam **BAIXO RISCO**, ou seja, embora usem substâncias, eles ainda não apresentam problemas relacionados a esse uso;

✓ Pacientes com escores de 4 (ou 11, para o álcool) a 26 podem ter uso nocivo ou problemático de substâncias e apresentam **RISCO MODERADO** de desenvolvimento de problemas devido ao uso de drogas;

✓ Pacientes com escores acima de 27 apresentam **ALTO RISCO** de dependência da substância investigada e devem ser encaminhados para serviço especializado.

O que fazer após a aplicação do ASSIST?

Após a aplicação do ASSIST e o cálculo da pontuação do paciente para cada substância, você deverá:

✓ Fornecer uma orientação preventiva, reforçando o comportamento de **BAIXO RISCO** para pacientes que apresentarem escores menores que 3 (ou 10, no caso do álcool);

✓ Utilizar a Intervenção Breve para escores entre 4 e 26 (ou 11 e 26 para o álcool). Essa modalidade de intervenção você verá com detalhes no módulo a seguir.

A **questão 8** do ASSIST não está incluída no cálculo dos escores do Envolvimento com Substância. No entanto, lembre que o uso injetável de substâncias nos últimos 3 meses (escore 2, na questão 8) representa um fator de RISCO para os pacientes. Por isso, **todos** os pacientes com uso por via injetável devem receber intervenção e, se necessário, devem ser encaminhados para um serviço especializado. Utilize o cartão de orientação para ajudá-lo nesta tarefa.

Cálculo do escore do Envolvimento com Substância Específica

Para cada substância (de "a" a "j") some os escores obtidos nas questões 2 a 7 (inclusive).
Não inclua os resultados das questões 1 e 8 aqui.
Por exemplo, um escore para maconha deverá ser calculado do seguinte modo: Q2c + Q3c + Q4c + Q5c + Q6c + Q7c.
Note que Q5 para tabaco não é codificada, sendo a pontuação para tabaco = Q2a + Q3a + Q4a + Q6a + Q7a.

REFERÊNCIAS BIBLIOGRÁFICAS

1. Instituto Nacional de Câncer José Alencar Gomes da Silva (INCA). Estimativa 2018: incidência de câncer no Brasil. Coordenação de Prevenção e Vigilância. Rio de Janeiro: INCA; 2017.
2. Van den Beuken-van Everdingen MH, de Rijke JM, Kessels AG, Schouten HC, van Kleef M, Patijn J. Prevalence of pain in patients with cancer: a systematic review of the past 40 years. Ann Oncol. 2007; 18:1437-49.
3. Brown MDR, Juan D, Ramirez JD, Farquhar-Smith P. Pain in cancer survivors. Br J Pain. 2014; 8:139-53.
4. BRASIL. Ministério da Saúde. Instituto Nacional de Câncer. Cuidados paliativos oncológicos: controle da dor. Rio de Janeiro: INCA; 2001.
5. Twycross R. Introducing palliative care. 4 ed. Oxford: Radcliffe Medical Press. 2003; p. 208.
6. National Comprehensive Cancer Network. NCCN Clinical Practice Guidelines in Oncology: Adult Cancer Pain. Version 2.2016. Disponível em: nccn.org/professionals/physician_ gls/pdf/pain.pdf. Acesso em: 06/03/2017.
7. Husebo BS, Ballard C, Sandvik R, Nilsen OB, Aarsland D. Efficacy of treating pain to reduce behavioural disturbances in residents of nursing homes with dementia: cluster randomised clinical trial [serial online]. BMJ. 2011; 343:d4065.
8. Davies AN, et al. The management of cancer-related breakthrough pain: recommendations of a task group of the Science Committee of the Association for Palliative Medicine of Great Britain and Ireland. Eur J Pain. 2009; 13:331-8.
9. European Oncology Nursing Society – EONS. Dor irruptiva oncológica Guidelines 2013. Página 2. Guia de bolso.
10. de GC Lage. Dor irruptiva oncológica: revisão da literatura e análise crítica do seu tratamento. Rev Med Minas Gerais. 2015; 25(Supl 5):S10-S13.
11. Beck SL, Towsley GL, Berry PH, Lindau K, Field RB, Jensen S. Core aspects of satisfaction with pain management: cancer patients' perspectives. J Pain Symptom Manage. 2010; 39:100-15.
12. Bandieri E, Romero M, Ripamonti CI, et al. Randomized trial of low-dose morphine versus weak opioids in moderate cancer pain. J Clin Oncol. 2016; 34:436-42.
13. Fallon M. Do We Need Step 2 of the WHO Pain Ladder – An EAPC Research Network Study. EAPC Abstract Book. Madrid: EAPC. 2017; PS05, 36.
14. de Oliveira R, dos Reis MP, Prado WA. The effects of early or late neurolytic sympathetic plexus block on the management of abdominal or pelvic cancer pain. Pain. 2004; 110(1-2):400-8.
15. Amr YM, Makharita MY. Neurolytic sympathectomy in the management of cancer pain-time effect: a prospective, randomized multicenter study. J Pain Symptom Manage. 2014; 48:944-56, e942.
16. Nabal M, Librada S, Redondo MJ, Pigni A, Brunelli C, Caraceni A. The role of paracetamol and nonsteroidal anti-inflammatory drugs in addition to WHO step III opioids in the control of pain in advanced cancer. A systematic review of the literature. Palliat Med. 2012; 26:305-12.
17. Caraceni A, Hanks G, Kaasa S, et al. Use of opioid analgesics in the treatment of cancer pain: evidence-based recommendations from the EAPC. Lancet Oncol. 2012; 13:e58-e68.
18. Abernathy AP, Kamal A, Currow DC. When should nonsteroidal antiinflammatories be used to manage pain? In: Goldstein NE, Morrison RS (eds.). Evidence Based Practice of Palliative Medicine. Philadelphia: Elsevier. 2013; 49-53.
19. McNicol E, Strassels S, Goudas L, Lau J, Carr D. Nonsteroidal anti-inflammatory drugs, alone or combined with opioids, for cancer pain: a systematic review. J Clin Oncol. 2004; 22:1975-992.
20. Minson FP, et al. Opioides – Farmacologia básica. Manual de Cuidados Paliativos ANCP. 2012; p. 123.
21. Mendes TR, et al. Occurrence of pain in cancer patients in palliative care. Acta Paul Enferm. 2014; 27(4):356-61.
22. Hennemann-Krause L. Aspectos práticos da prescrição de analgésicos na dor do câncer. Rev Hosp Univ Pedro Ernesto. 2012; 11(2).
23. Mishra S, Bhatnagar S, Goyal GN, Rana SP, Upadhya SP. A comparative efficacy of amitriptyline, gabapentin, and pregabalin in neuropathic cancer pain: a prospective randomized double-blind placebo-controlled study. Am J Hosp Palliat Care. 2012; 29:177-82.
24. Garcia MK, Driver L, Haddad R, et al. Acupuncture for treatment of uncontrolled pain in cancer patients: a pragmatic pilot study. Integr Cancer Ther. 2014; 13:133-40.
25. Rouleau CR, Garland SN, Carlson LE. The impact of mindfulness-based interventions on symptom burden, positive psychological outcomes, and biomarkers in cancer patients. Cancer Manag Res. 2015; 7:121-31.
26. Bobb BT, Smith TJ. When should epidural or intrathecal opioid infusions and pumps be considered for pain management? In: Nathan E, Goldstein NE, Morrison RS (eds.). Evidenced-Based Practice of Palliative Medicine. Philadelphia: Elsevier. 2013; 93-8.
27. Kurita GP, Kaasa S, Sjogren P. Spinal opioids in adult patients with cancer pain: a systematic review: a European Palliative Care Research Collaborative (EPCRC) opioid guidelines project. Palliat Med. 2011; 25:560-77.
28. Deandrea S, Montanari M, Moja L, et al. Prevalence of undertreatment in cancer pain: A review of published literature. Ann Oncol. 2008; 19:1985-1991.
29. Apolone G, Corli O, Caraceni A, et al. Pattern and quality of care of cancer pain management: Results from the Cancer Pain Outcome Research Study Group. Br J Cancer 2009; 100:1566-1574.
30. Fisch MJ, Lee JW, Weiss M, et al. Prospective observational study of pain and analgesic prescribing in medical oncology outpatients with breast, colorectal, lung or prostatic cancer. J Clin Oncol. 2012; 30:1980-8.
31. Mitera G, Zeiadin N, Kirou-Mauro A, et al. Retrospective assessment of cancer pain management in an outpatient palliative radiotherapy clinic using the Pain Management Index. J Pain Symptom Manage. 2010; 39:259-67.
32. Portenoy RK. Treatment of cancer pain. Lancet. 2011; 377: 2236-47.
33. Tompkins DA, Hobelmann JG, Compton P. Providing chronic pain management in the "fifth vital sign" era: historical and treatment perspectives on a modern-day medical dilemma. Drug Alcohol Depend. 2017; 173(suppl 1):S11-S21.
34. Calcaterra S, Glanz J, Binswanger IA. National trends in pharmaceutical opioid related overdose deaths compared to other substance related overdose deaths: 1999-2009. Drug Alcohol Depend. 2013; 131:263-70.
35. de DCH Nascimento. Dependência de opioide em pacientes com dor crônica. São Paulo: Rev Dor. 2011 abr-jun; 12(2):160-5.

Capítulo 46

Acupunturiatria em Oncologia

Dinamara Kran Rocha
Juliana Alencar da Silva Rezende
Natália Freire Valente

■ INTRODUÇÃO

Há achados arqueológicos que sugerem que a acupuntura, inicialmente de forma rudimentar, exista há pelo menos 3.000 anos ou até bem mais, atingindo 5.000 anos. Oriunda da medicina tradicional chinesa, baseia-se na estimulação de determinadas áreas do corpo com objetivo terapêutico. O termo acupuntura, termo ocidental criado pelos missionários jesuítas que chegaram ao Extremo Oriente no século XVII, deriva dos radicais latinos *acus* (agulha) e *punctio* (punção). Assim sendo, no sentido estrito da palavra, "acupuntura" significa simplesmente "punção com agulha", o que não reflete todo o arsenal terapêutico e as diversas abordagens realizadas pelo médico especialista, mas se restringe à referência a seu principal procedimento terapêutico.

A acupuntura começou a ser assimilada pela medicina contemporânea a partir do final do século XIX e no meio médico brasileiro estabeleceu-se há aproximadamente 60 anos. No Sistema Único de Saúde (SUS), implantou-se como assistência médica especializada desde 1988, e o número de pacientes adeptos vem aumentando a cada ano.

A acupunturiatria é a especialidade médica que se dedica ao estudo e pesquisa dos conhecimentos principalmente referentes aos campos de redes neurais, redes miofasciais, redes metabólicas e redes genômicas, que conduzem ao singular manejo clínico de pacientes, por meio de procedimentos, sobretudo invasivos, ativadores tópicos de zonas neurorreativas (ZNRs) e zonas reativas miofasciais (ZRMFs), com a finalidade de desencadear primariamente neuromodulação (em níveis local, segmentar e supraespinhal) e modulação miofascial, ocasionando repercussão nas redes metabólicas, sobretudo por meio de modulação da expressão gênica, daí gerando hipoalgesia e supressão de informações sensoriais, normalização de funções orgânicas (autonômicas, sensoriais, motoras, endócrinas) e modulação imunitária. É originária da antiga racionalidade médica tradicional chinesa e contempora-

neamente passou a ser investigada e comprovada à luz da metodologia científica, utilizando modelos de pesquisa básica em laboratório e estudos clínicos controlados.

Assim, acupuntura configura-se como a denominação de um determinado procedimento terapêutico característico, e acupunturiatria define a especialidade médica.

A acupunturiatria tem seu papel na atenção primária, mas principalmente na atenção secundária e, mais recentemente vem ganhando espaço também na atenção terciária, devido ao baixo custo, à alta resolutividade, redução do uso de medicamentos e melhora da qualidade de vida.

O câncer é uma doença que causa preocupação mundial devido à alta incidência e prevalência; é um problema de saúde pública com altos custos. Embora os trabalhos envolvendo a acupunturiatria não tenham se dirigido a buscar evidências que a indiquem especificamente na cura do câncer, gradativamente vêm se encontrando níveis progressivos de comprovações de que a intervenção por acupuntura pode auxiliar tanto no manejo da dor oncológica, como nas alterações e complicações enfrentadas no decorrer do tratamento, além de ter papel importante no processo de reabilitação.

■ MEDICINA CHINESA

A civilização chinesa é uma das poucas civilizações antigas que atravessou séculos e chegou viva aos dias de hoje e, por dispor de uma escrita própria desde sua antiguidade, tornou-se possível acompanhar, por meio de seus relatos literários, a evolução de sua cultura, incluindo aí a evolução de seus peculiares conhecimentos e prática médicos. Dessa maneira, o estudo da literatura médica clássica chinesa preservada permitiu verificar que esse saber não se manteve estático, mas permaneceu sempre em constante evolução, incorporando as descobertas e conhecimentos de cada época.

Acompanhando-se a literatura desde 200 a.C., por meio de livros conservados arqueologicamente, pode-se observar como foi ocorrendo um gradual acréscimo e mapeamento de zonas de intervenção ("pontos de acupuntura") ao longo do tempo, e a incorporação de novos conhecimentos e especulações médicas de cada época, bem como o descarte de conceitos que se mostraram empiricamente menos importantes ou com resultados terapêuticos mais insatisfatórios.

No século XX isso não foi diferente e, assim, incorporou a si o método científico de pesquisa e o universo dos conhecimentos biomédicos contemporâneos, bem como novas tecnologias de intervenção. Justamente pelo resultado atual desse processo contínuo de atualização, a chamada "medicina tradicional chinesa" passou a ser denominada no século XXI, por iniciativa das próprias autoridades chinesas, apenas "medicina chinesa".

É importante salientar que aquela antiga e tradicional medicina chinesa utilizou a linguagem própria do pensamento clássico hegemônico daquela civilização iniciada há mais de cinco mil anos, academicamente denominado taoísta, para explicar os fenômenos fisiológicos e os raciocínios eminentemente clínicos e também o uso terapêutico das suas intervenções no organismo. As referências-chave utilizadas por esse pensamento e discurso taoísta se baseiam na observação dos fenômenos da natureza e propõem uma cosmovisão sistêmica com uma lógica circular cíclica (com fluxo de ideias multidirecionado e simultâneo) e com uma abordagem funcional e comportamental dos fenômenos naturais universais, transferindo toda essa referência de raciocínio para o organismo, que passa a ser compreendido de forma sistêmica, não linear, com alta interconectividade e complexidade, com ênfase não no aspecto estrutural e anatômico, mas no aspecto funcional. Assim, desenvolveu-se a teoria do Yin e Yang (resultante da sistematização da observação do comportamento funcional dos fenômenos cósmicos e terrestres durante a sucessão contínua de dia e noite), a teoria dos cinco movimentos, cinco fases ou cinco transformações (resultante da sistematização da observação do comportamento funcional das transformações climáticas progressivas e cíclicas das estações do ano) e a teoria do ciclo do comportamento da água na natureza (resultante da sistematização da observação do comportamento funcional da água e seu ciclo na natureza).

Justamente pelo fato desse enfoque discursivo taoísta sobre o cosmo, e portanto também sobre o corpo humano, ser de natureza funcional e comportamental, os rótulos diagnósticos referidos na medicina chinesa são ancorados em situações de disfuncionalidade, o que vem convergindo fortemente com tendências emergentes da medicina contemporânea, tal como a *network medicine*, que coincidentemente se propõe a expressar abordagens clínicas de natureza sistêmica, funcional, de alta complexidade e com alta conectividade, confirmando, assim, uma mudança do paradigma estrutural, compartimentar, linear e de baixa interconectividade da velha medicina ocidental.

Por meio desse acompanhamento histórico, cultural e científico, podemos identificar e destacar três grandes legados e genialidades da antiga medicina chinesa no campo das intervenções por acupuntura:

- Descoberta empírica e mapeamento progressivo de zonas neurorreativas e zonas reativas miofasciais (denominadas em chinês com o termo *xué* (穴), que significa "buraco" ou "caverna"), habitualmente traduzidos no Ocidente como "pontos de acupuntura".

- Criação de instrumentos invasivos próprios para atingir a profundidade dos tecidos corporais (onde se encontra aquele "buraco" ou "caverna") e ali efetuar estímulos neurais/miofasciais, sendo as agulhas os instrumentos mais utilizados – embora hoje se saiba que a despolarização neuronal também pode ser obtida por meio de outros instrumentos, como a eletroestimulação, o raio laser de baixa potência, e o aquecimento local (a clássica e antiga moxabustão).

- Criação de uma explicação para o mecanismo de ação que antevê um sistema funcional complexo de alta interconectividade assemelhado às vias/redes neurais e miofasciais e vias/redes vasculares (utilizando inclusive a mesma denominação *jing mai* (經絡), em que *jing* (經) significa "via" e *mai* (絡) significa "rede", e que nos idiomas ocidentais é habitualmente traduzido como "meridiano"), interconectado às redes metabólicas (*zang fu* (臟腑), habitualmente traduzido como "órgãos e vísceras").

■ MECANISMOS DE AÇÃO

Para o efeito das intervenções por acupuntura ser desencadeado é preciso o estímulo de um substrato estrutural, os chamados "pontos de acupuntura", que são as zonas neurorreativas (ZNRs) e as zonas reativas miofasciais (ZRMFs). As zonas neurorreativas (ZNRs) se localizam próximas às terminações nervosas livres e as zonas reativas miofasciais (ZRMFs) são aquelas localizadas em placas motoras musculares e regiões de convergência de fáscias (como "centros de coordenação" e "centros de fusão"). Esse substrato estrutural é sistêmico e de alta conectividade, pois por meio de sua ativação, o estímulo alcança a rede neural periférica e a rede miofascial (RMF), havendo, inclusive, interface entre elas (Tabelas 46.1 e 46.2).

O interesse sobre o sistema fascial tem crescido muito nos últimos anos. A fáscia é composta de uma matriz extracelular de tecido conjuntivo, forma estruturas que rodeiam cada órgão do corpo humano e integra o sistema musculoesquelético, os vasos sanguíneos e a vasculatura linfática. A disfunção do sistema fascial, como a rigidez e falta de mobilidade da fáscia, tem implicações além de simplesmente um paciente não conseguir se mover adequadamente; é também uma característica da estrutura subjacente ao tecido conjuntivo (ou conectivo), que pode afetar o comportamento de todas as células interagindo com a matriz desse tecido conjuntivo. Uma disfunção da RMF poderia propiciar um ambiente fértil para o aparecimento e a disseminação de uma neoplasia, bem como um tumor poderia causar uma disfunção miofascial. Ou seja, a rede fascial é um sistema que integra o corpo inteiro, e por isso é importante a modulação funcional exercida pela acupuntura sobre essa rede integradora.

A inserção de uma agulha em ZNRs e ZRMFs estimula fibras nervosas sensitivas na pele (principalmente as fibras mielínicas Aδ) e nos músculos (fibras mielínicas II e III) desencadeando potenciais de ação que se espalham pela rede neural localmente e, além de provocar a despolarização neuronal, ativa receptores nas proximidades do agulhamento e promove uma resposta inflamatória local com a liberação de diversas substâncias, resultando no que chamamos de efeitos locais da intervenção por acupuntura.

Há liberação de neuropeptídeos, como o peptídeo relacionado ao gene da calcitonina (CGRP, *calcitonin gene-related peptide*), o peptídeo intestinal vasoativo (VIP, *vasoactive intestinal peptide*) e o neuropeptídeo Y, com efeito vasodilatador e de neoformação vascular; liberação de histamina, com vasodilatação e aumento da permeabilidade capilar; liberação de prostaglandinas, com aumento do fluxo sanguíneo local; liberação de quimiocinas, com estímulo à migração e diferenciação de leucócitos, sinalizando-os para o aumento da produção de vários imunomediadores. Observa-se, ainda, redução na expressão da interleucina-6 (IL-6), do fator de crescimento neuronal β (βNGF, *nerve growth factor* β) e de inibidores teciduais de metaloproteinase-1 (TIMP-1, *tissue inhibitors of metalloproteinase-1*), com efeito anti-inflamatório; e redução das citocinas pró-inflamatórias IL-1, IL-6 e fator de necrose tumoral-α (TNF-α, *tumor necrosis factor-α*) por meio da ativação de receptores canabinoides CB_2, com efeito antinociceptivo na dor inflamatória (Figuras 46.1 e 46.2).

Existem, ainda, evidências de que a estimulação mecânica do tecido conjuntivo, por meio da inserção de agulhas, contribua para a transmissão de sinais aos tecidos e nervos sensitivos adjacentes, agindo diretamente na conectividade da rede miofascial, além de evocar respostas locais que influenciam a modulação sensorial periférica mediada pela adenosina, com efeitos antinociceptivos já bem documentados em modelos animais mediados por receptores A1.

A intervenção por acupuntura desencadeia uma cascata de eventos com repercussões não apenas locais, mas também segmentares, extrassegmentares e centrais. Os mecanismos envolvidos são complexos e envolvem múltiplos sistemas simultaneamente, que vêm sendo cada vez mais minuciosamente estudados, porém ainda não elucidados em sua totalidade. A estimulação das fibras sensoriais aferentes é apenas o evento inicial que conduz à ativação das redes neurais do sistema nervoso central envolvidas na modulação sensorial e na regulação autonômica.

Os potenciais de ação gerados pela introdução da agulha nas ZNRs e ZRMFs, e consequente estímulo do sistema nervoso periférico, percorrem o nervo até atingir seu segmento no corno dorsal da medula espinhal, desencadeando os efeitos segmentares da intervenção por acupuntura.

No corno posterior da medula, há a liberação do neurotransmissor encefalina pelas células intermediárias, que inibe a atividade das células gelatinosas e reduz, desse modo, sua resposta ao estímulo doloroso mediado pelas fibras aferentes amielínicas C da pele e IV dos músculos. Essa analgesia é chamada de segmentar por ter o potencial efeito de inibir a dor em qualquer parte do corpo que corresponda ao mesmo segmento do local onde foi inserida a agulha e beneficia também, indiretamente, segmentos adjacentes, uma vez que as conexões nervosas provavelmente não estão confinadas a um único segmento.

A inibição do corno dorsal reduz tanto o estímulo doloroso proveniente do sistema nervoso somático como a dor oriunda das estruturas viscerais. Isso ocorre porque o corno dorsal recebe aferências somáticas e viscerais que ali convergem em uma única via. Essa convergência é responsável pela ocorrência da chamada "dor referida" (a percepção de dor proveniente de uma víscera localizada em uma área cutânea com mesma inervação segmentar) e explica os efeitos da acupuntura sobre a função dos órgãos, desencadeados pelo agulhamento de determinada região muscular, desde que esse músculo que sofreu a intervenção por acupuntura e o órgão a ser tratado se encontrem no mesmo nível segmentar. Isso significa dizer que, por exemplo, ao se inserir uma agulha sobre a ZNR relacionada ao ponto PC6 (*neiguan*), que está sob o território do nervo mediano (raízes C5, C6, C7, C8 e T1), invariavelmente, poderemos ter efeitos segmentares neuromoduladores sobre as funções cardíacas e pulmonares. E, como a inibição do corno dorsal da medula também interrompe o impulso aferente autonômico, a acupuntura, por meio do estímulo segmentar relacionado, estaria indicada para a modulação dos sintomas disautonômicos, como observados na distrofia simpático-reflexa, por exemplo.

No corno dorsal da medula espinhal, os potenciais de ação gerados pelo procedimento acupunturiátrico também estimulam células de transmissão cujos axônios ascendem até o tronco cerebral e também ao córtex cerebral, dando início a uma cascata de eventos que denominamos efeitos supraespinhais da intervenção por acupuntura.

É por essa via que a acupuntura ativa a substância cinzenta periaquedutal (SCP) no mesencéfalo, de onde emergem várias fibras, principalmente noradrenérgicas e serotoninérgicas, que irão constituir as vias de controle descendente inibitório da dor. O trajeto descendente da SCP continua até o núcleo magnocelular na medula oblonga de onde saem fibras serotoninérgicas para o funículo dorsolateral da medula espinhal que irão terminar nos interneurônios pedunculados encefalinérgicos. Fibras descendentes noradrenérgicas provenientes da SCP também acabam por estimular os interneurônios pedunculados encefalinérgicos. Esses neurônios encefalinérgicos, por sua vez, impedem que os estímulos álgicos provenientes das fibras aferentes C se propaguem para os neurônios de ampla variação dinâmica, bloqueando, assim, a transmissão ascendente da dor. Tal estímulo encefalinérgico inibe o corno dorsal da medula amplamente, não se limitando ao segmento estimulado pela acupuntura, tendo, portanto, seus efeitos mais amplos e sistêmicos, além de potencializar os efeitos segmentares da acupuntura mencionados anteriormente.

As vias aferentes ao tronco cerebral também emitem colaterais ao lócus *ceruleus* (LC) na ponte e ao núcleo paragigantocelular (nPGC), o qual parece estimular indiretamente o LC. As vias inibitórias noradrenérgicas descendentes do LC inibem diretamente os neurônios espinhais com que têm contato na substância gelatinosa, também inibindo a propagação do estímulo álgico aferente das fibras C.

A analgesia induzida pela intervenção por acupuntura pode ser bloqueada ou revertida pelo antagonista opioidérgico naloxona, evidência que aponta para um mecanismo opioidérgico envolvido. Vários estudos utilizando a eletroacupuntura em modelos animais e em humanos mostraram que, a depender da frequência que se utiliza, uma *pool* de determinados neurotransmissores é liberada, ou seja, a escolha da frequência do estímulo elétrico de-

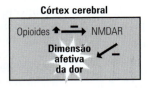
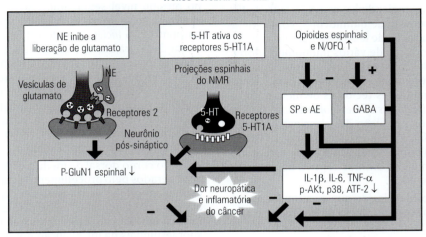
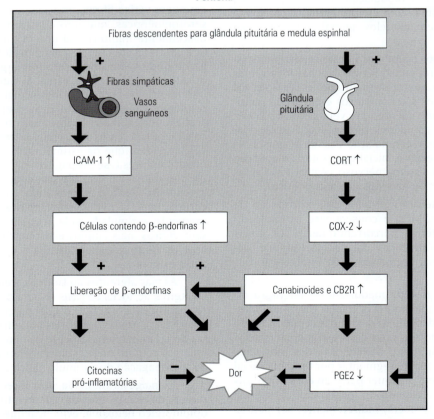

Figura 46.1. Mecanismos de ação da eletroacupuntura na dor inflamatória e neuropática. Os símbolos + e - representam respectivamente aumento e inibição; 5-HT1AR: receptores 5- hidroxitriptamina 1A; ATF-2: ativação do fator de transcrição 2; CB2R: receptor canabinoide 2; CORT: corticosterona; COX-2: ciclo-oxigenase 2; AE: aminoácido excitatório; GABA: ácido γ-aminobutírico; ICAM-1: molécula de adesão intracelular 1; IL-6: interleucina 6; IL-1β: interleucina 1β; N/OFQ: nociceptina/orfanina FQ; NE: norepinefrina; NMDAR: receptor N-metil-D-aspartato; NMR: núcleo magno da rafe; p-Akt: Akt fosforilada; PGE2: prostaglandina E2; pGluN1: GluN1 fosforilado; SP: substância P; TNF-α: fator de necrose tumoral α. (Fonte: adaptado de Zhang A, et al., 2018.)

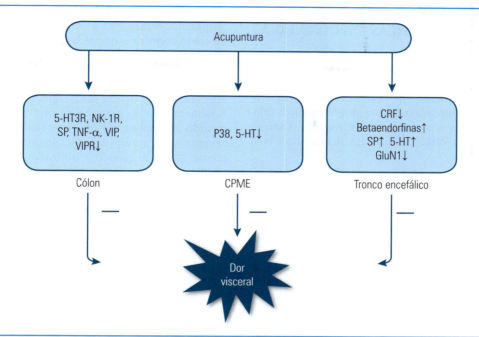

Figura 46.2. Mecanismos de inibição da dor visceral por meio da eletroacupuntura. Os símbolos — representam inibição; CRF: fator liberador de corticotrofina; CPME: corno posterior da medula espinhal; NK-1: neurocinina 1; SP: substância P; TNF-α: fator de necrose tumoral α; VIP: polipeptídeos intestinais vasoativos; VIPR: receptor VIP; 5-HT: 5-hidroxitriptamina (ou serotonina). (Fonte: adaptado de Zhang A, et al., 2018.)

pende do tipo de peptídeo opioide que se deseja liberar. Frequências baixas, em torno de 2 a 4 Hz, estão associadas a maior liberação de betaendorfina, encefalina e orfanina, sendo utilizadas, sobretudo, para dores crônicas, já que têm seu efeito um pouco mais prolongado, apesar de demorarem um pouco mais a aparecer; enquanto frequências altas, em torno de 50 a 100 Hz, aumentam a liberação sobretudo de dinorfinas, com ação melhor em curto prazo, já que seu efeito aparece mais precocemente, porém com meia-vida mais curta, sendo empregada, por exemplo, na analgesia para um procedimento cirúrgico.

Finalmente, os potenciais de ação alcançam o tálamo, de onde seguem para várias estruturas cerebrais, como o córtex somatossensorial e o sistema límbico, desencadeando os denominamos efeitos centrais da intervenção por acupuntura.

Estudos experimentais que empregam estímulos dolorosos indicam que as principais regiões cerebrais que estão positivamente associadas à dor são o córtex somatossensorial primário e secundário (S1 e S2), a ínsula, o córtex cingulado anterior, o córtex pré-frontal e o tálamo. O córtex pré-frontal é importante no processamento da dor. Como resultado de uma dor não tratada, há um aumento continuado da atividade neuronal, podendo levar a uma neuroinflamação e perda de processos neuronais no córtex pré-frontal, resultando, então, em uma diminuição da modulação da dor, com mudanças não só estruturais, mas também funcionais do córtex pré-frontal.

As intervenções por acupuntura vêm se mostrando uma intervenção eficaz de atuação central. Estudos com ressonância magnética funcional (RMf) e tomografia por emissão de positrons (PET/CT) demonstraram, após estímulo por acupuntura, ativação da amígdala, do córtex cingulado anterior, do hipotálamo e ativação relativamente persistente da ínsula anterior e do córtex pré-frontal; bem como mudança positiva da atividade e conectividade de estruturas cerebrais em humanos, particularmente a ínsula, áreas do sistema límbico envolvidas nas respostas afetivas e na modulação da dor e áreas somatossensoriais (S1 e S2), com efeitos em longo prazo incluindo plasticidade cortical e mudanças nos receptores opioides. A ação da acupuntura no sistema límbico é responsável pela sensação de bem-estar descrita após o tratamento e por seu benefício no componente afetivo da dor.

Mais recentemente, um novo papel da intervenção acupuntural tem se destacado. Embora os mecanismos moleculares da acupuntura ainda não estejam completamente elucidados, mudanças nos níveis de algumas proteínas e de RNAm têm sido uma influência fisiológica induzida após um procedimento acupunturiátrico.

Em recente revisão da literatura, foi demonstrado o efeito terapêutico da acupuntura na redução dos efeitos oxidativos por meio da modulação de biomarcadores induzidos pelo estresse oxidativo, enzimas antioxidativas e pró-oxidantes. Além disso, a acupuntura pode atuar por meio da modulação dos níveis de expressão e do *status* epigenético dos genes para gerar efeitos biológicos. Ao longo de várias sessões de acupuntura, por exemplo, observa-se que tanto seu efeito na dor quanto sobre o reflexo autonômico se acumulam, o que pode ser explicado pela melhora na expressão gênica com o decorrer do tratamento, uma vez que a liberação de peptídeo opioide induz a uma maior produção e armazenamento de peptídeo opioide no terminal sináptico, estando disponível em maior quantidade a cada novo estímulo. Ou seja, a expressão gênica é um processo fisiológico que regula as funções orgânicas e o metabolismo e, atualmente, a modulação gênica tem sido relacionada como um dos efeitos capitais da acupuntura.

PRINCIPAIS LIMITAÇÕES METODOLÓGICAS EM PESQUISAS CIENTÍFICAS ENVOLVENDO A ACUPUNTURIATRIA

Embora não seja um objetivo específico deste capítulo, alguns esclarecimentos acerca das dificuldades metodológicas enfrentadas em pesquisas envolvendo a acupunturiatria são importantes para que o médico, seja ele acupunturiatra ou não, desenvolva e exercite o senso crítico e investigativo, características essenciais para a boa prática da medicina.

Um dos primeiros pontos a serem discutidos é a inexistência de um método efetivamente placebo de intervenção acupunturiátrica. Na maioria dos trabalhos que se propõem a avaliar a intervenção por acupuntura, é utilizado como controle o que chamamos de acupuntura falsa ou acupuntura *sham*. Existem vários métodos descritos como acupuntura *sham*, os quais podemos citar: quando as agulhas são inseridas fora/distante dos chamados "pontos de acupuntura", podendo essas agulhas ser inseridas superficialmente (só na pele) ou na profundidade dos tecidos; quando as agulhas são inseridas nos próprios "pontos de acupuntura", porém superficialmente de forma minimamente invasiva; quando é utilizado algum dispositivo de agulhamento simulado (agulha retrátil ou palito de dente, por exemplo) (Figura 46.3). O fato é que, por mais que

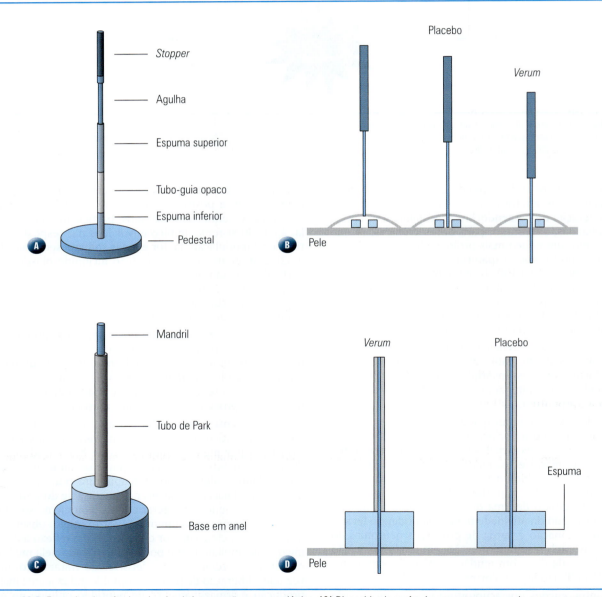

Figura 46.3. Exemplos de métodos placebo de intervenção acupunturiátrica. **(A)** Dispositivo japonês: é composto por um guia opaco e uma superfície com espuma permitindo a execução de um trabalho duplo-cego; **(B)** Dispositivo de Streitberger: constituído por uma agulha de ponta romba que recua para um eixo oco quando pressionado contra a pele, assim simulando a penetração. Esse dispositivo é ancorado em um anel de plástico na superfície da pele e mantido na lugar com fita cirúrgica ou gesso; **(C)** Dispositivo de Park: o dispositivo é composto por tubos plásticos presos a uma base que estabilizam a agulha e aderem à pele por meio de uma fita adesiva; **(D)** Dispositivo de espuma: é colocada uma espuma no local especificado. A acupuntura real será realizada com inserção da agulha através da espuma e na *sham* a agulha ficará presa na espuma sem chegar à pele. (Fonte: Autoria própria).

esses métodos sejam utilizados como controle, eles não podem ser considerados placebos, pois há um efeito neurológico, mesmo que mínimo, envolvido. Isso explicaria porque, em determinadas situações, não há diferença estatisticamente significativa entre a acupuntura verdadeira e a acupuntura *sham*, o que não significa, de modo algum, que a acupuntura não tenha efeito. Nesse caso, o controle inibitório difuso por agentes nocivos (DNIC, *diffuse noxious inhibitory control*) está sendo plenamente ativado, porém seu efeito é inespecífico. DNIC é o nome dado a um sistema que suprime a dor por meio de um mecanismo também opioidérgico que age inibindo os neurônios de ampla variação dinâmica da medula espinhal que transmitem a informação gerada pelo estímulo doloroso em direção ao cérebro. Isso significa que o agulhamento em qualquer parte do corpo, seja superficial ou profundo, ativaria esse sistema. Ou seja, o DNIC também é ativado pela intervenção por acupuntura e faz parte do que chamamos de efeitos inespecíficos da acupuntura e por isso deveria ser levado em consideração na avaliação da escolha de um controle.

Outra questão de dificuldade metodológica nos ensaios clínicos a ser levantada é a necessidade de cegamento do especialista que executa a intervenção acupunturiátrica. Como a acupuntura é de natureza cirúrgico-invasiva e operador-dependente, é inviável o cegamento do operador nos trabalhos científicos. Ou seja, torna-se praticamente impossível a realização de um trabalho com procedimento de acupuntura que seja duplo-cego (do operador e do paciente), simplesmente por uma limitação técnica.

Como a acupunturiatria tem sua origem clínica inicialmente pautada no paradigma da racionalidade da antiga medicina chinesa, no qual os rótulos diagnósticos são disfuncionais, muitos trabalhos utilizam-se de padronizações diagnósticas utilizando esse padrão clássico e consequentemente usam protocolos de tratamento diferenciados segundo esse padrão para cada paciente, o que dificulta a análise dos resultados das intervenções, principalmente para um médico não especialista. Essa dificuldade é agravada pela nomenclatura comumente utilizada e pela imperfeição na padronização e/ou falta de descrição adequada das intervenções, anulando a capacidade de entendimento e reprodutibilidade de alguns trabalhos.

Como descrito anteriormente, os mecanismos de ação desencadeados pela intervenção por acupuntura são complexos e sistêmicos e, por mais que busquemos dirigirmo-nos a apenas um desfecho determinado, efeitos inesperados e benéficos são encontrados. É impossível delimitarmos precisamente todos os resultados dessa intervenção, uma vez que não conseguimos atuar de forma tão seletiva sobre seus amplos efeitos sobre o sistema nervoso. A implicação disso nos trabalhos científicos é justamente a presença de múltiplos desfechos resultantes da intervenção acupunturiátrica. Na prática, isso quer dizer que uma prescrição de procedimento de acupuntura para um paciente que sofra de cefaleia pode ter efeito sobre a dor, mas também sobre o sono, sobre o humor, sobre disfunções gastrointestinais etc., dificultando, dessa forma, a objetivação e quantificação da eficácia do procedimento para determinadas condições.

Por último, e talvez essa seja a questão mais importante, o modelo empregado e exigido nos trabalhos envolvendo a acupunturiatria talvez não seja o mais adequado. Atualmente o que se utiliza é o modelo de pesquisa farmacológica. Porém, a acupunturiatria executa um singular manejo clínico do paciente por meio de uma intervenção de natureza cirúrgico-invasiva, com efeitos endofarmacológicos sistêmicos e potentes, sendo então operador-dependente e dose-dependente. Portanto, essas características peculiares tornam o modelo de pesquisa adotado na maioria dos trabalhos insatisfatório e, grande parte das vezes, conduzem a uma interpretação equivocada dos resultados obtidos.

■ ACUPUNTURIATRIA EM ONCOLOGIA

O câncer tem sido considerado uma epidemia na sociedade moderna. Os avanços tecnológicos e científicos da medicina, e a consequente melhora dos métodos de diagnóstico e tratamento, impactaram na sobrevida dos pacientes oncológicos. Com isso, uma maior quantidade de pacientes vivencia os efeitos adversos do tratamento do câncer.

Entre uma variedade de tratamentos ditos complementares, a intervenção por acupuntura é largamente a intervenção mais utilizada, sendo útil no tratamento de sintomas e condições associadas ao câncer e de efeitos adversos relacionados ao tratamento oncológico. Recentes ensaios clínicos têm evidenciado que a intervenção acupuntural pode aliviar esses sintomas durante e após o tratamento oncológico convencional, auxiliando no manejo clínico desses efeitos adversos, incluindo tanto os sintomas físicos como os psicológicos.

É importante ressaltar que a intervenção por acupuntura é uma modalidade de tratamento em medicina intervencionista e que tem indicações e contraindicações. Para determinadas situações, ela pode ser indicada resolutivamente como tratamento único; na maioria das vezes, é indicada como tratamento adjuvante e/ou neoadjuvante; e, em outras situações, ela simplesmente não está indicada ou até mesmo está contraindicada. No caso de pacientes oncológicos, a acupunturiatria está indicada como tratamento complementar ao tratamento convencional instituído. Por isso, é importante uma correta avaliação médica, com estabelecimento de diagnóstico clínico-nosológico, estadiamento e prognóstico.

A questão do estabelecimento de diagnóstico nosológico e consequente prognóstico se faz especialmente importante quando se trata de um paciente portador de neoplasia maligna. A não realização do diagnóstico compromete seriamente a vida e a sobrevida do paciente, já que isso implicaria no atraso do estabelecimento do tratamento oncológico específico e adequado.

Dentro desse contexto especial, uma nova subespecialidade tem emergido, a acupunturiatria oncológica. Pacientes portadores de câncer constituem uma população única e especial para o tratamento por meio de intervenções acupunturiátricas. A complexidade dos tipos de câncer e suas especificidades, a grande quantidade de opções de tratamento e os diversos resultados e efeitos colaterais, fazem com que a intervenção por acupuntura em pacientes oncológicos seja um desafio maior que em pacientes sem câncer.

Embora a acupunturiatria oncológica ainda seja um campo relativamente novo, pesquisas emergentes encontraram evidências promissoras de seu papel no manejo de vários sintomas, principalmente quando as opções-padrão existentes permanecem um desafio. E por isso vem ganhando espaço nos países ocidentais, nos quais os acupunturiatras especializados em oncologia prestam serviços clínicos como membros de uma equipe multidisciplinar dentro dos centros especializados em câncer.

CUIDADOS ESPECIAIS AO PACIENTE ONCOLÓGICO

A intervenção acupunturiátrica não é um procedimento inócuo e livre de riscos, apesar de ser uma técnica considerada segura e eficaz para uma série de condições patológicas, com poucos efeitos adversos e em geral de baixa gravidade quando praticada por médico habilitado. Os efeitos adversos mais comuns são: dor local, hematoma, pequenos sangramentos e problemas ortostáticos. Complicações graves e fatais, contudo, podem ocorrer, sobretudo com a prática indevida por profissional legalmente não habilitado, com relatos de infecções graves, como osteomielite vertebral, peritonite aguda, septicemia, hepatite e síndrome do choque tóxico; e casos de perfuração de órgãos e tecidos, com óbitos por pneumotórax e tamponamento cardíaco.

Para a boa prática da acupunturiatria, algumas situações especiais devem ser cuidadosamente avaliadas e precauções devem ser adotadas. E isso vale de forma geral, tanto para pacientes oncológicos ou não.

A intervenção por acupuntura geralmente está contraindicada nos casos de recusa do paciente, por exemplo, devido à extrema fobia de agulhas. Também está contraindicada nos casos em que o paciente seja portador de severo distúrbio de coagulação ou esteja em uso de doses altas de anticoagulantes. Nessas situações, deve ser avaliada qual a melhor técnica de estimulação neural a ser empregada, estando no rol de opções a eletroestimulação transcutânea (uso de eletrodos de superfície associados à eletroestimulação).

A presença de próteses de silicone deve ser sempre avaliada para se evitar a punção com extravasamento de substância indesejada. O agulhamento deve ser bastante criterioso em pacientes que apresentam doença cardíaca valvar prévia pelo risco de endocardite bacteriana; bem como em pacientes neutropênicos, após esplenectomia, e/ou em uso de imunossupressores, pelo risco de infecção.

Pacientes que sejam portadores de marca-passo cardíaco e/ou apresentam arritmia cardíaca importante estão contraindicados ao uso da eletroestimulação. Aqueles pacientes que possuem próteses/órteses metálicas devem ter a eletroestimulação evitada sobre o local pelo risco de aquecimento dessas estruturas.

Todas as condições acima descritas, embora não específicas do paciente oncológico, devem ser levadas em consideração, pois podem estar presentes.

As complicações são potencialmente mais frequentes e graves em pacientes com câncer, debilitados pela doença de base e pelo tratamento oncológico. São pacientes que apresentam com frequência neutropenia e trombocitopenia, com risco aumentado de infecção e sangramento.

Também podem evoluir com desidratação e desnutrição, condições que aumentam o risco de instabilidade hemodinâmica e de perfuração de órgãos e tecidos durante o procedimento de acupuntura. Maior atenção, portanto, deve ser dada ao paciente com caquexia. Agravamento dos sintomas, fadiga, mal-estar e sonolência após o agulhamento são efeitos adversos que dependem da sensibilidade de cada indivíduo e que também são descritos com maior frequência em pacientes oncológicos.

O conhecimento da doença de base, do tipo de câncer, seu estadiamento e prováveis sítios metastáticos são importantes para se evitar o agulhamento no local do tumor, bem como avaliar a evolução da doença. Portanto, o médico acupunturiatra que atua com pacientes oncológicos deve estar atento a essas informações. A punção no local da tumoração está contraindicada pelo risco de aumento de funcionalidade tecidual levando a uma consequente promoção da nutrição do tumor, estímulo à progressão da doença e piora da condição clínica do paciente.

Pacientes que apresentam linfedema ou que estejam propensos ao surgimento do linfedema apresentam contraindicação ao agulhamento no membro acometido. É o caso de pacientes com câncer de mama que foram submetidos à mastectomia e linfadenectomia axillar; é aconselhável o não agulhamento no membro ipsolateral à cirurgia pelo risco de linfedema e/ou linfangite.

Desse modo, os acupunturiatras, ao tratar pacientes oncológicos devem conhecer adequadamente a técnica e as condições inerentes a esses pacientes, reforçando os cuidados com a assepsia, o local e a profundidade do agulhamento, monitorando os sinais vitais do paciente antes e sempre que necessário durante o período em que permanece agulhado, controlando caso a caso a quantidade de estímulo (número de agulhas e tempo de agulhamento) e reconhecendo as complicações para que essas possam ser prontamente tratadas.

Quando se fala da associação entre acupunturiatria e oncologia, as principais condições que acometem os pacientes oncológicos e que são abordadas por meio da intervenção por acupuntura são: dor oncológica, náuseas e vômitos, síndrome vasomotora/fogachos, transtornos emocionais como ansiedade e depressão e auxílio no processo de reabilitação.

DOR ONCOLÓGICA

A dor é extremamente prevalente e refratária e um dos sintomas mais comuns relacionados ao câncer, embora também seja um dos mais difíceis de ser manejado. Além disso, é um dos sintomas que os pacientes mais temem.

Estima-se que de 40% a 85% dos pacientes portadores de câncer experimentem dor. A dor oncológica ocorre em diferentes estágios: 25% em pacientes recém-diagnosticados, 33% em pacientes recebendo o tratamento anticâncer e mais de 75% em estágio avançado da doença.

Em geral, a dor oncológica é desencadeada por dois fatores principais:

- A dor relacionada ao crescimento tumoral e/ou compressão tumoral, e que alguns autores chamam de dor relacionada à malignidade (causa principal em pacientes com a doença ativa).

- A dor relacionada ao tratamento oncológico instituído, que compreende: a dor relacionada à quimioterapia, a dor relacionada à radioterapia, a dor relacionada à terapia hormonal e a dor relacionada ao tratamento cirúrgico.

Com o diagnóstico cada vez mais precoce e os avanços do tratamento, os pacientes estão vivendo mais e alcançando uma taxa de sobrevida mais alta. Somado a isso, evidências crescentes mostram que a maior sobrevida desses pacientes está vinculada ao controle eficaz da dor.

Além disso, esses pacientes sobreviventes podem evoluir com alterações físicas, sociais e emocionais que afetam diretamente sua qualidade de vida, sendo a dor relacionada ao câncer uma das maiores preocupações médicas, já que, se não tratada corretamente, prejudica substancialmente não só a qualidade de vida, mas a sobrevida desses pacientes oncológicos.

A Sociedade Americana de Oncologia Clínica (ASCO) publicou, em 2016, uma *guideline* para a dor crônica e recomenda que os médicos estejam atentos às síndromes de dor crônica resultantes do tratamento oncológico, conhecendo a prevalência dessas síndromes, bem como os fatores de risco individuais ligados aos pacientes e as opções de tratamento mais apropriadas. Também recomenda fortemente que os médicos assistentes ou prescrevam diretamente ou encaminhem os pacientes para outras especialidades, com objetivo de serem instituídas abordagens não farmacológicas para auxiliar no alívio da dor e melhorar a evolução do paciente. A acupunturiatria está incluída nessa *guideline* como uma das opções de abordagem aos pacientes com dor crônica relacionada ao câncer.

Os analgésicos continuam sendo a base do tratamento em pacientes com dor relacionada ao câncer; no entanto, esses fármacos são geralmente associados a uma variedade de efeitos colaterais adversos, como náusea e vômito, retenção urinária, constipação, sedação, depressão respiratória, mioclonia, *delirium*, disfunção sexual e hiperalgesia. Além disso, o uso inadequado pode resultar em insucesso no manejo da dor, sendo estimado que mais de 50% dos pacientes estejam sendo subtratados em relação à dor oncológica.

A Organização Mundial de Saúde (OMS) preconiza a utilização de medicamentos para o alívio álgico em pacientes oncológicos. Ela recomenda a utilização de uma escada analgésica que tem se mostrado bastante efetiva para alívio da dor quando aplicada corretamente. Mas, mesmo assim, estima-se que entre 20% a 40% da dor oncológica não seja aliviada adequadamente com a utilização desse protocolo. A OMS recomenda, além dos medicamentos de horário, terapias adjuvantes para o auxílio no manejo da dor, incluindo as intervenções acupunturais.

Hu e colaboradores demonstraram, por meio de meta-análise, que o procedimento acupuntural isoladamente não teve efeito superior quando comparado à terapia convencional com drogas, mas que, quando a intervenção por acupuntura era associada à terapia com drogas, o efeito sobre a analgesia foi maior que a terapia com drogas isoladamente. Além disso, também revelou que o procedimento acupuntural associado à terapia com drogas conduziu a uma redução significativa do tempo de início do alívio álgico e que tinha efeito significativo em prolongar o tempo de analgesia, além de melhorar a qualidade de vida.

Em outra meta-análise conduzida por Chiu e colaboradores, os autores concluíram que a realização de intervenções por acupuntura reduzia significativamente a dor relacionada ao câncer, sobretudo a dor relacionada à malignidade e a dor pós-cirúrgica, mas afirmaram não haver ainda evidência suficiente sobre os efeitos positivos da acupuntura sobre a dor relacionada à radioterapia ou quimioterapia e a dor induzida pela hormonoterapia.

Já em modelo animal, ficou demonstrado que a eletroacupuntura significativamente aliviava tanto a alodinia quanto a hiperalgesia, efeito esse que durou até três semanas depois de completo o tratamento em um modelo de dor induzida por quimioterapia em ratos.

A neuropatia periférica induzida pela quimioterapia é um sintoma comum, mas de difícil manejo clínico, com exíguas terapias efetivas disponíveis. Mais de 76% dos pacientes apresentam sintomas neuropáticos após quimioterapia e até 50% dos sobreviventes do câncer de mama sofrem com neuropatia periférica persistente induzida por quimioterapia.

Inúmeros agentes quimioterápicos podem induzir neuropatia periférica, incluindo a talidomida, o bortezomibe e os taxanos, bem como alguns procedimentos cirúrgicos. A neuropatia é um problema angustiante e doloroso e que pode se tornar suficientemente grave. Embora algumas formas de neuropatia induzida pela quimioterapia sejam reversíveis, danos permanentes na função biológica podem ser observados.

Recente ensaio clínico randomizado foi realizado com pacientes portadores de mieloma múltiplo tratados com bortezomibe e que cursaram com neuropatia periférica após quimioterapia. Foram investigados os efeitos da intervenção por acupuntura mais terapia com metilcobalamina *versus* terapia com metilcobalamina sozinha (grupo controle). A intervenção por acupuntura foi realizada diariamente por três dias consecutivos e depois em dias alternados por dez dias, completando um ciclo de tratamento. Eram realizados três ciclos, com intervalo de 28 dias entre cada ciclo, totalizando 24 sessões de acupuntura em 84 dias. Ao final do período, 85,7% dos pacientes do grupo acupuntura mais metilcobalamina e 77,6% do grupo só metilcobalamina apresentaram redução do escore de dor na escala visual analógica, porém esses escores no grupo da acupuntura diminuíram mais significativamente que aqueles no grupo controle. Medidas de qualidade de vida e outras medidas objetivas, como a velocidade de condução nervosa, também demonstraram a superioridade do grupo acupuntura mais metilcobalamina em comparação com o grupo controle só com metilcobalamina.

Além da neuropatia induzida por quimioterapia, a radioterapia também pode levar a complicações que afetam diretamente a qualidade de vida dos pacientes. Os procedimentos de acupuntura têm se mostrado uma opção eficaz no manejo das síndromes dolorosas pós-radiação, como a cistite e proctite desenvolvidas após radioterapia em mulheres com câncer do colo cervical e endometrial. A infecção e desenvolvimento de sintomas clínicos provocados pelo vírus da varicela-zóster, cursando com neuropatia pós-herpética, também é uma condição que pode acontecer após a radioterapia e que pode responder bem ao tratamento acupunturiátrico.

Apesar da atuação das intervenções por acupuntura na dor secundária ao tratamento radioterápico, a xerostomia é o efeito adverso da radioterapia mais relatado nos trabalhos envolvendo a acupuntura. A xerostomia é a secura excessiva da boca devido à insuficiência ou ausência de secreção salivar e é um sintoma comum em pacientes com câncer de cabeça e pescoço, já que os campos da radioterapia frequentemente envolvem as áreas das glândulas salivares. Em estudo com RMf, a intervenção por acupuntura mostrou ativar a área cerebral responsável pela produção de saliva, além de aumentar a liberação de CGRP (peptídeo relacionado ao gene da calcitonina) que afeta positivamente a produção salivar. Apesar dos indícios da eficácia da acupuntura no tratamento da xerostomia induzida por radioterapia, as limitações metodológicas são marcantes, sendo necessários estudos clínicos randomizados maiores e de melhor qualidade metodológica.

Um dos campos mais promissores da atuação da acupunturiatria oncológica é no câncer de mama. O câncer de mama é o segundo tipo de câncer mais frequente no mundo, sendo o mais prevalente entre mulheres e a segunda principal causa de mortalidade por câncer. O tratamento do câncer de mama pode incluir cirurgia, radioterapia, quimioterapia e terapia hormonal, podendo levar a algumas das complicações já mencionadas anteriormente. Cerca de 70-75% dos cânceres de mama são positivos para o receptor de estrogênio, e os tratamentos hormonais mais eficazes em mulheres na pós-menopausa são os inibidores da aromatase (IAs).

Os IAs, embora eficazes, estão relacionados a vários efeitos colaterais, como distúrbios do sono, náusea, diminuição da libido, secura vaginal, fadiga, além de desconforto musculoesquelético. Esse desconforto musculoesquelético se caracteriza por dor, rigidez e diminuição da função das articulações, acometendo principalmente mãos e joelhos, sendo esse conjunto de sintomas também conhecido por síndrome musculoesquelética induzida por IAs.

É estimado que cerca de 50% dos pacientes em uso de IAs de terceira geração (anastrozol, letrozol e exemestano) desenvolvam a síndrome musculoesquelética induzida pelos IAs, com cerca de dois terços apresentando sintomas moderados a graves, sendo um importante fator para a descontinuação e/ou abandono do tratamento.

Em recente revisão sistemática e meta-análise avaliando o efeito das intervenções por acupuntura na artralgia induzida pelos IAs em pacientes com câncer de mama, Chen e colaboradores mostraram que o tratamento com acupuntura significativamente diminuiu os escores de dor, com alívio álgico mais importante após 6 a 8 semanas de tratamento, concluindo que a acupunturiatria conduz a um tratamento seguro e não farmacológico para pacientes com câncer de mama e artralgia induzida pelos IAs.

Outros trabalhos, no entanto, mostram que, apesar da síndrome musculoesquelética induzida pelos IAs ser clinicamente importante e que a acupuntura poderia ser uma intervenção promissora para o tratamento dessa condição, as evidências ainda são consideradas inconclusivas sob a alegação de que os efeitos da intervenção por acupuntura não relacionados ao agulhamento também tinham benefício e seria muito difícil estabelecer os efeitos específicos do procedimento.

A última revisão da Cochrane concluiu que há evidência insuficiente que propicie um julgamento adequado se o procedimento acupuntural é eficaz no tratamento da dor relacionada ao câncer, embora ela seja amplamente usada para dor oncológica e tenha sido usada com algum sucesso em outras condições relacionadas ao câncer, como sintomas vasomotores resultantes de tratamentos contra o câncer e também náuseas e vômitos induzidos por quimioterapia.

Também menciona um debate em andamento na comunidade científica, que é o questionamento se a acupuntura *sham* (falsa) é a forma apropriada de controle/placebo nos trabalhos envolvendo a intervenção por acupuntura, já que esse tipo de intervenção pode não ser fisiologicamente inerte e pode ser tão eficaz quanto a verdadeira intervenção por acupuntura em determinadas circunstâncias. Essas informações nos chamam a atenção para a importância de uma correta leitura e análise de um trabalho científico envolvendo a acupunturiatria. Infelizmente, os trabalhos avaliando a intervenção acupunturiátrica têm alto risco de viés e esbarram em problemas metodológicos, principalmente no que diz respeito ao tamanho da amostra (*n*), ao protocolo de intervenção utilizado e sua consequente reprodutibilidade, ao cegamento e ao método placebo empregado.

■ REABILITAÇÃO APÓS TRATAMENTO CIRÚRGICO DO CÂNCER DE MAMA

A acupunturiatria vem ganhando espaço em nível de atenção terciária e isso inclui o processo de reabilitação. Na neoplasia maligna mamária, a abordagem cirúrgica continua sendo o tratamento mais indicado, porém, concomitantemente, podem ser instituídas a quimioterapia, a hormonoterapia, a radioterapia e, para a reabilitação, a fisioterapia. Atualmente, podemos incluir também a acupunturiatria como um dos efetores de intervenções terapêuticas disponíveis para o processo de reabilitação, levando em consideração seus efeitos já comprovados na promoção da analgesia.

O tratamento cirúrgico do câncer de mama pode levar a complicações como dor, linfedema, disestesia, dimuição da força muscular e redução da amplitude de movimento (ADM) no lado ipsolateral à cirurgia. Além disso, os outros tratamentos instituídos como a quimioterapia, a radioterapia e a hormonoterapia podem gerar complicações já descritas anteriormente, incluindo dor neuropática, e afetar diretamente a qualidade de vida.

A dor crônica pós-cirúrgica é bastante frequente e é também chamada de síndrome dolorosa pós-mastectomia (SDPM), sendo que a dor neuropática parece ser o principal componente. Geralmente a dor acomete a região anterolateral do tórax, axila e face interna do membro superior homolateral ao procedimento cirúrgico, podendo ser acompanhada ou não de alteração de sensibilidade e, nos casos em que foi realizado o esvaziamento axilar, de linfedema.

Dor, linfedema e disestesia são sintomas importantes que favorecem a limitação da amplitude de movimento do membro acometido, gerando mobilidade funcional reduzida e comprometimento da realização das atividades diárias.

Em pacientes que sofreram adenectomia axilar, recomenda-se que não seja feito procedimento invasivo, como é o caso das intervenções por acupuntura, no membro ipsolateral à cirurgia, e, nos casos de mastectomia bilateral com esvaziamento axilar, o agulhamento em ambos os membros superiores está contraindicado pelo risco de desenvolvimento de linfedema e infecção.

Por esse motivo, para a reabilitação de pacientes pósmastectomia está indicada a intervenção por acupuntura neuromiossegmentar. A acupuntura neuromiossegmentar (ANMS) deriva da técnica fisiátrica chamada neuromioterapia segmentar, que se caracteriza pelo bloqueio paraespinhal com infiltração de lidocaína a 1%. A técnica acupunturiátrica também age na região paraespinhal, mas sem a infiltração de nenhuma substância, apenas o agulhamento seco, podendo ser associada ou não a eletroestimulação.

Os níveis medulares afetados ou sensibilizados dependem do tipo e extensão da cirurgia, da quantidade de tecido retirado e da altura da incisão, características que variam caso a caso, tornando a semiologia e o exame físico de extrema importância para a identificação dos segmentos a serem tratados. Geralmente os níveis mais acometidos são de C6 a T4, mas podem variar de acordo com as características acima descritas.

Por meio da exploração semiológica com a técnica do pinçamento e rolamento na região dorsal e membro homolateral à cirurgia, as áreas sensibilizadas são identificadas, pois o paciente geralmente sente dor local, há uma maior aderência do tecido subcutâneo que torna mais difícil o deslizamento, a pele fica com coloração mais avermelhada e pode assumir a característica de casca de laranja.

Identificados os níveis a serem tratados, o agulhamento deve ser feito do mesmo lado da cirurgia e, em casos de mastectomia bilateral, a acupuntura neuromiossegmentar deve ser realizada bilateralmente. Palpa-se o processo espinhoso do nível segmentar a ser abordado e, lateralmente e rente a esse processo espinhoso, a agulha é introduzida perpendicularmente e inserida até tocar o processo transverso, atingindo e estimulando as ramificações das raízes nervosas dos ramos posteriores dos nervos espinhais correspondentes. Então, por exemplo, em paciente submetido à mastectomia direita com sensibilização dos níveis de C6 a T4 ao exame físico, o agulhamento deve ser feito à direita, rente aos processos espinhosos referentes às vértebras C6, C7, T1, T2, T3 e T4 (Figura 46.4).

O tamanho da agulha a ser utilizada também pode variar de acordo com a espessura do coxim adiposo, mas deve ser assegurado que o comprimento da agulha seja o suficiente para chegar o mais próximo possível do processo transverso e atingir as ramificações nervosas correspondentes. Na maioria dos casos, as agulhas 0,25 x 0,40 mm são as escolhidas. Devido à proximidade da agulha com a vértebra, é mandatória a avaliação da presença de metástase óssea local, estando o procedimento contraindicado em casos confirmados ou suspeitos.

Pacientes submetidas à mastectomia geralmente apresentam disfunções musculares após o tratamento cirúrgico, sendo necessária a avaliação miofascial e a identificação dos grupos musculares disfuncionais e uma possível síndrome miofascial. Frequentemente são observadas disfunções nos músculos supra e infraespinhal, trapézio, elevador da escápula, romboide e subescapular, podendo

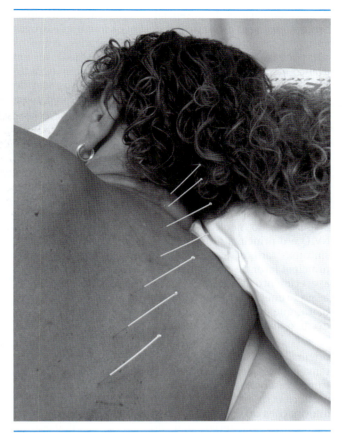

Figura 46.4. Acupuntura neuromiossegmentar sem eletroestimulação, rente aos processos espinhosos referentes às vértebras C6, C7, T1, T2, T3, T4 E T5 em paciente submetida a mastectomia a esquerda. (Fonte: arquivo pessoal da Dra. Dinamara Kran.)

englobar outras cadeias musculares de acordo com as características e condições prévias da paciente. Nesse caso, uma das opções terapêuticas que pode ser associada à acupuntura neuromiossegmentar, é a eletroestimulação de ponto motor dos músculos acometidos e/ou dos troncos neurais, promovendo uma neuromiomodulação e restauração da funcionalidade.

A abordagem com estímulo neural medular segmentar e estimulação elétrica de placa motora muscular e/ou tronco neural promove analgesia importante, restauração da funcionalidade miofascial e melhora das alterações de sensibilidade, favorecendo o ganho de amplitude do membro acometido (avaliado pela goniometria, que é a medida angular da amplitude de movimento da articulação do ombro por meio de um goniômetro), com impacto direto na realização das atividades cotidianas e na qualidade de vida.

■ NÁUSEAS E VÔMITOS INDUZIDOS POR QUIMIOTERAPIA

As náuseas e vômitos induzidos por quimioterapia (NVIQ) são efeitos adversos frequentes do tratamento oncológico, estando entre os efeitos mais temidos pelos pacientes. Sem profilaxia antiemética, mais de 90% dos indivíduos em tratamento com quimioterápicos de alto potencial emético e de 30% a 90% dos pacientes em uso de antineoplásicos de potencial emético moderado apresentarão náuseas e vômitos. O desenvolvimento de drogas antieméticas mais eficazes e melhor toleradas, como os antagonistas de 5-HT3 e de neurocinina-1 (NK-1), foi um avanço na profilaxia antiemética das NVIQ, porém nem todos os pacientes têm acesso aos medicamentos, devido ao alto custo, ou não realizam a profilaxia adequadamente, devido à intolerância ou contraindicação aos medicamentos. As náuseas e os vômitos persistentes aumentam o risco de desidratação, desequilíbrio hidroeletrolítico e desnutrição, reduzem a qualidade de vida e comprometem a adesão ao tratamento. Conforme o tempo de surgimento após a aplicação do quimioterápico, os sintomas são classificados em agudos (início durante as primeiras 24 horas), tardios (início após 24 horas) e antecipatórios (precedem a aplicação do medicamento). O controle inadequado das NVIQ é o principal fator de risco para o aparecimento de sintomas tardios, que podem perdurar por 3 a 4 dias. O principal fator de risco para as náuseas antecipatórias é o aparecimento de sintomas agudos e tardios, principalmente no primeiro ciclo de quimioterapia. É importante, portanto, que a profilaxia antiemética seja adequada e eficaz desde o início do tratamento.

O vômito é uma resposta reflexa a vários estímulos originados no trato gastrointestinal, no labirinto e no sistema nervoso central. O "centro do vômito", localizado no tronco cerebral, é formado por interneurônios na medula, no núcleo solitário e na formação reticular, que recebem informações do córtex cerebral, de órgãos do sistema gastrointestinal via nervo vago, do sistema vestibular e da área postrema, localizada no assoalho do quarto ventrículo. A área postrema, ou "zona de gatilho quimiorreceptora", é rica em receptores relacionados ao vômito, como os receptores de dopamina (D2), muscarina (M1), histamina, neurocinina-1 (NK1), serotonina (5-HT3) e opioide. Nas NVIQ, esses receptores são ativados por via hematogênica (uma vez que a área postrema se encontra fora da barreira hematoencefálica) diretamente pelos quimioterápicos ou por seus metabólitos. Os agentes quimioterápicos também causam danos às células enterocromafins do trato gastrointestinal, estimulando a liberação local de serotonina, dopamina e substância P, as quais agem nos receptores 5-HT, de dopamina e de NK1, respectivamente, ativando o reflexo do vômito via aferentes vagais.

Vários efeitos já descritos das intervenções por acupuntura poderiam atuar e parecem estar envolvidos no controle das náuseas e vômitos. Os procedimentos acupunturiátricos têm ação moduladora no sistema nervoso autônomo, contribuindo para uma melhor homeostase entre a atividade vagal e a atividade simpática. Também age sobre o sistema opioide endógeno e sobre a transmissão da serotonina. Estudos de neuroimagem com RMf e PET/CT evidenciaram influência da intervenção por acupuntura nas atividades vestibulares do cerebelo, bem como desativação da área somatossensorial primária, a qual está envolvida no processamento de percepções gástricas nocivas.

Estudos experimentais têm evidenciado efeitos das intervenções acupunturais sobre o trato digestivo alto, tanto em modelo animal como em humanos. A estimulação do ponto PC6 em humanos reduziu a taquigastria e aumentou a porcentagem de ondas lentas à eletrogastrografia, contribuindo para a regularização da atividade mioelétrica gástrica. Em cães conscientes com êmese induzida por vasopressina, a eletroestimulação do PC6 suprimiu as contrações peristálticas retrógradas e reduziu os episódios de vômito, com efeito provavelmente mediado por uma via central opioidérgica, uma vez que foi abolido pela naloxona, um antagonista opioidérgico. Estudo em ratos anestesiados demonstrou que a acupuntura no abdome foi capaz de induzir relaxamento gástrico ao estimular os nervos simpáticos espinhais via reflexo somatossimpático; enquanto o procedimento acupuntural na pata traseira causou aumento da motilidade gástrica mediada pelo nervo vago, provavelmente por meio de reflexos supraespinhais. Em voluntários saudáveis, a eletroestimulação do PC6 inibiu a taxa de relaxamento transitório do esfíncter esofágico inferior desencadeada pela distensão gástrica, com efeito provavelmente mediado por reflexo somatovisceral.

Estudos de revisão concluíram haver benefício da intervenção por acupuntura para prevenção das NVIQ, bem como das náuseas e vômitos no pós-operatório. Revisão da Cochrane analisou 11 estudos randomizados (n = 1.247 pacientes) envolvendo o tratamento das NVIQ com acupuntura e concluiu que a eletroestimulação com agulha no ponto PC6 é capaz de reduzir o vômito agudo induzido pela quimioterapia, mas não a náusea; e que a estimulação do PC6 por pressão (técnica denominada "acupressão") é mais eficaz para náusea, mas não para o vômito. Nos três estudos analisados que utilizaram eletroestimulação, foi administrada baixa frequência (2 a 10 Hz) e as sessões realizadas 5 minutos antes ou logo após a quimioterapia em um dos estudos e 2 horas antes da quimioterapia e diariamente por 5 dias em outro (no terceiro estudo esse dado não foi mencionado). Nos estudos envolvendo a estimulação do PC6 por pressão, foram utilizados estímulos de demora como a *sea-band* (pulseira antienjoo com um botão que faz pressão sobre o ponto PC6) com possibilidade de estimulação no momento da náusea, o que pode ter contribuído para a boa resposta observada nas náuseas agudas com esse tipo de estimulação. Revisões mais recentes realizadas por Chien e colaboradores, Garcia e colaboradores e Wu e colaboradores também evidenciaram benefício da intervenção por acupuntura como tratamento adjuvante no controle das NVIQ.

Apesar da eletroestimulação com agulhas parecer ser mais eficaz, até o momento não há consenso quanto a melhor técnica e estímulo a serem utilizados (se manual ou elétrico, com agulhas ou não invasivo), nem se há benefício para todos os tipos de NVIQ (agudo, tardio e antecipatório). Como muitos estudos foram realizados antes das diretrizes antieméticas atuais, também não é possível inferir se o tratamento com procedimentos de acupuntura é superior ao tratamento padrão medicamentoso atual. No entanto, nos casos de NVIQ de difícil controle e nos pacientes com contraindicações aos medicamentos antieméticos, a intervenção por acupuntura está indicada e pode ser uma grande aliada.

■ SÍNDROME VASOMOTORA/FOGACHOS

A síndrome vasomotora é mais comumente reconhecida como ondas de calor, também chamadas de fogachos. Caracteriza-se pela sensação de calor moderado ou intenso, que normalmente se inicia pelo tórax, subindo para pescoço e face, de forma súbita e transitória. Esses sintomas são comuns em mulheres com história de câncer de mama, principalmente quando a quimioterapia induziu falência ovariana e/ou após hormonoterapia. O quadro pode atingir mais de 60% dessas pacientes, apresentando características mais severas e mais frequentes que em mulheres com menopausa fisiológica. Além disso, outros sintomas do climatério como secura vaginal, queixas cognitivas, variações de humor e insônia podem atingir até 50% desse grupo de pacientes, provocando impacto relevante na qualidade de vida dessas mulheres.

Os procedimentos acupunturais são comumente usados como uma intervenção não farmacológica para aliviar os fogachos e sintomas do climatério, com resultados promissores tanto quando a menopausa ocorre de forma fisiológica como na induzida pelo tratamento oncológico. Estudo controlado randomizado (ECR) realizado com 190 mulheres com câncer de mama evidenciou que a intervenção por acupuntura, com técnica de manipulação da agulha, quando comparada a outras abordagens não medicamentosas, foi eficaz em reduzir os fogachos e melhorar significativamente a qualidade de vida das pacientes, incluindo respostas positivas no aspecto psicológico e físico. Estudo recente com portadoras de câncer de mama e sintomas do climatério indicou que a eletroacupuntura foi eficaz na redução dos sintomas, podendo ter efeitos similares e mais duradouros que os da gabapentina; entretanto, com menos efeitos colaterais. Outros ECRs, dois com procedimento acupuntural com técnica de manipulação da agulha e um com estimulação oriunda de eletroacupuntura, também em portadoras de neoplasia mamária, mostraram reduções significativas nos fogachos, bem como melhora dos distúrbios do sono, em tratamentos que duraram de 10 a 12 semanas.

Meta-análise recente realizada por Salehi e colaboradores com 12 ECRs observou resultados positivos do tratamento com intervenções por acupuntura na redução da frequência das ondas de calor e na melhora da qualidade de vida em mulheres com câncer de mama. Todos os estudos avaliados concordaram que os procedimentos acupunturais promoveram melhora sintomática dos fogachos. No entanto, Chien e colaboradores, em outra meta-análise com 13 ECRs, também envolvendo portadoras de câncer de mama, concluiu que as intervenções por acupuntura, apesar de eficazes em reduzir os sintomas relacionados ao climatério, como distúrbios do sono, parestesia, depressão, dores articulares, palpitações, cefaleia, tontura e irritabilidade, apresentam efeitos pouco significativos na redução da frequência ou intensidade das ondas de calor, o que pode estar associado aos vieses metodológicos anteriormente comentados.

Acredita-se que o mecanismo de ação das intervenções por acupuntura nos sintomas da menopausa e no alívio das ondas de calor esteja associado à modulação do sistema nervoso autônomo e da atividade neuroendócrina. O aumento da atividade simpática ocasiona as ondas de calor observadas como sintoma do climatério, alterando a temperatura corporal. Nesse contexto, o procedimento acupuntural poderia atuar por meio da regulação da via parassimpática, contrabalanceando a ação do sistema nervoso autônomo, ou por meio da inibição indireta das vias simpáticas. Outras possíveis explicações para o efeito do procedimento de acupuntura na redução das ondas de calor são que essa intervenção poderia aumentar as taxas de estrogênio e/ou induzir vasodilatação ao liberar o peptídeo relacionado ao gene da calcitonina.

■ TRANSTORNOS EMOCIONAIS

Transtornos emocionais como ansiedade e depressão afetam cada vez mais pessoas no mundo. Estudos realizados recentemente mostram que, comparativamente aos indivíduos sem história de câncer, os portadores da doença, assim como aqueles que sobreviveram ao tratamento, apresentam índices mais altos de ansiedade, mas não de depressão. Apesar de a depressão ser menos significativa nesse grupo de pacientes, afeta significativamente a qualidade de vida e diminui a sobrevida.

As intervenções acupunturiátricas são frequentemente usadas para controle de distúrbios de ansiedade e depressão, entretanto ainda são poucos os estudos que avaliam a resposta ao tratamento desses sintomas nos pacientes com câncer. Meta-análises recentes evidenciaram que os procedimentos por acupuntura melhoram a qualidade de vida dos pacientes portadores de câncer, incluindo aspectos como fadiga mental e física, ansiedade e depressão. Estudos controlados randomizados mostram que após sessões de intervenções por acupuntura, os pacientes portadores de distúrbios de ansiedade generalizada apresentam redução significativa da ansiedade.

■ CONSIDERAÇÕES FINAIS E PERSPECTIVAS PARA O FUTURO

A abordagem e manejo clínico do paciente oncológico requer alto nível de especialização, e a atualização e o diagnóstico correto e precoce é decisivo no estabelecimento do prognóstico e do tratamento adequado. É importante ressaltar que a acupunturiatria oncológica tem sua indicação de forma adjuvante e/ou neoadjuvante, e jamais em substituição aos tratamentos convencionais instituídos, e o paciente deve ser esclarecido quanto a isso. O atraso do início do tratamento etiológico impacta diretamente na sobrevida do paciente, cabendo ao médico a indicação do tratamento adequado e o manejo clínico, sendo o médico acupunturiatra o profissional mais preparado e habilitado para indicar, contraindicar e executar o procedimento acupunturiátrico com segurança.

A acupunturiatria é especialidade médica ocidental relativamente nova e que vem se desenvolvendo muito rapidamente e ganhando cada vez mais espaço no ambiente hospitalar e junto ao paciente com câncer. Quando bem indicadas, as intervenções por acupuntura, embora não tratem o câncer diretamente, podem ajudar no manejo das diversas situações clínicas relacionadas à doença e às complicações, bem como de reações adversas do tratamento instituído, além de melhorar sensivelmente a qualidade de vida do paciente oncológico.

Embora tenham sido muitos os avanços acerca dos conhecimentos envolvidos nos mecanismos de ação neurofisiológicos e neurobiológicos dos procedimentos acupunturais, ainda há um longo caminho a percorrer, principalmente no que diz respeito à elucidação dos mecanismos relativos à expressão gênica e seu possível impacto

Tabela 46.1. Principais zonas neurorreativas (ZNRs) sugeridas[a]

Xerostomia	LI4 ST6 ST36 TE17 SP6
Dor oncológica	LI4 LR3 ST36
Náuseas e vômitos	PC6 CV12 ST36
Fogachos	SP6 KI3 YT[b] GV20
Dor relacionada à topografia	
Dor torácica	PC6 CV17 ANMS[c]
Dor abdominal	
Superior	CV12 PC6 ANMS[c]
Inferior	LR3 SP6 CV4 CV6 Estímulo elétrico de ponto motor dos músculos reto abdominal (porção infraumbilical) e oblíquo externo
Dor lombar baixa	BL40 BL60 BL23 GB34 ANMS[c]
Dor em membros	
Superiores	LI4 LI11 TE5 ANMS[c]
Inferiores	GB31 GB34 LR3 ANMS[c]
Transtornos do humor	PC6 YT[b] LR3 SP6 ST36 Cranioacupuntura[d] (cinco agulhas frontais)
Imunomodulação	ST36 GV23 CV6 KI3

[a]Notação utilizada conforme padronização da Organização Mundial de Saúde (OMS).
[b]*Yin Tang* ou ponto EX-HN3.
[c]Acupuntura neuromiossegmentar (estímulo segmentar por meio de agulhamento paravertebral correspondente).
[d]Acupuntura escalpeana (técnica de agulhamento no couro cabeludo), sendo as cinco agulhas frontais utilizadas para estímulo da área pré-frontal.
Fonte: Autoria própria.

Tabela 46.2. Localização das principais zonas neurorreativas (ZNRs) sugeridas

Cinco agulhas frontais da acupuntura escalpeana	Agulhas inseridas a 2 cm da linha de implantação do cabelo, no sentido anteroposterior, por cerca de 3 cm de extensão, na direção do ápice da cabeça (GV20). Uma agulha na linha longitudinal mediana, duas agulhas nas laterais do osso frontal, na margem do músculo temporal (uma de cada lado) e duas agulhas entre as agulhas do centro e da lateral (uma de cada lado)
ANMS[a]	Agulha inserida lateralmente e rente ao processo espinhoso do nível segmentar a ser abordado, introduzida perpendicularmente até tocar o processo transverso, atingindo as ramificações da raiz nervosa do ramo posterior do nervo espinhal correspondente
BL23	Agulha inserida a 1,5 *cun*[b] lateral à margem inferior do processo espinhoso da 2ª vértebra lombar, introduzida perpendicular ou obliquamente, atingindo a aponeurose toracolombar do músculo latíssimo do dorso e os músculos ereter da espinha e quadrado lombar, no dermátomo de L2
BL40	Agulha inserida na face posterior do joelho, no ponto médio da prega poplítea, introduzida perpendicularmente, entre os músculos semimembranáceo e bíceps femoral, nos dermátomos de S1 e S2
BL60	Agulha inserida no ponto médio da depressão entre a proeminência do maléolo lateral e o tendão do calcâneo, introduzida perpendicularmente, atingindo a depressão entre os tendões do calcâneo e dos músculos fibulares longo e curto, no dermátomo de S1
CV4	Agulha inserida na linha mediana da parede anterior do abdome, 2 *cun* acima da margem superior da sínfise púbica e 3 *cun* abaixo da cicatriz umbilical, introduzida perpendicularmente, atingindo a linha alba, no dermátomo de T12
CV6	Agulha inserida na linha mediana da parede anterior do abdome, 1,5 *cun* abaixo da cicatriz umbilical, introduzida perpendicularmente, atingindo a linha alba, no dermátomo de T10
CV12	Agulha inserida na linha mediana da parede anterior do abdome, 4 *cun* acima da cicatriz umbilical, no ponto médio entre a sínfise xifoesternal e a cicatriz umbilical, introduzida perpendicularmente, atingindo a linha alba, no dermátomo de T8

Continua

Tabela 46.2. Localização das principais zonas neurorreativas (ZNRs) sugeridas (*continuação*)

CV17	Agulha inserida na linha mediana da parede anterior do tórax, ao nível do IV espaço intercostal, na linha horizontal entre os mamilos, introduzida obliquamente, atingindo a tela subcutânea e o osso esterno, no dermátomo de T4
GB31	Agulha inserida na linha média da face lateral da coxa, a 7 *cun* proximais à prega poplítea (em posição ereta, o paciente toca o ponto com o dedo médio da mão), introduzida perpendicularmente, sobre o músculo vasto lateral, no dermátomo de L3 e L4
GB34	Agulha inserida na face lateral da perna, em uma depressão anterior e distal à cabeça da fíbula, introduzida perpendicularmente, entre os músculos fibular longo e extensor longo dos dedos, no dermátomo de L5
GV20	Agulha inserida na interseção da linha mediana da cabeça com a linha de ligação entre as extremidades superiores de ambas as orelhas (considerando a extremidade superior da orelha como o ponto por onde passa a linha que cruza a orelha em seu maior diâmetro craniocaudal), introduzida obliquamente, atingindo a aponeurose epicrânica do músculo occipitofrontal, no dermátomo de C2
KI3	Agulha inserida no ponto médio entre a proeminência do maléolo medial e o tendão do calcâneo, introduzida perpendicularmente, atingindo a depressão entre os tendões do calcâneo e dos músculos flexor longo dos dedos e flexor longo do hálux, no dermátomo de L4
LI4	Agulha inserida no dorso da mão, entre o 1º e o 2º metacarpos, ao nível do ponto médio do 2º metacarpo, na saliência muscular quando há abdução do polegar, introduzida perpendicularmente, atingindo os músculos primeiro interósseo dorsal e adutor do polegar, no dermátomo de C7
LI11	Agulha inserida na extremidade radial da prega cubital com o antebraço em flexão, introduzida perpendicularmente, atingindo os músculos extensor radial longo do carpo e braquiorradial, no dermátomo de C6
LR3	Agulha inserida no dorso do pé, no sulco entre o 1º e o 2º ossos metatarsais, distal às articulações metatarsofalangeanas, introduzida perpendicularmente, entre o tendão do músculo extensor curto do hálux e o músculo interósseo dorsal, nos dermátomos de L4 e L5
PC6	Agulha inserida na face anterior do antebraço, a 2 *cun* proximais à prega do punho, introduzida perpendicular ou obliquamente, entre os tendões dos músculos palmar longo e flexor radial do carpo e sobre os músculos flexor superficial dos dedos e pronador quadrado, nos dermátomos de C5 e T1
Ponto motor da porção inferior do músculo reto abdominal	Agulha inserida dois dedos lateralmente à linha mediana da parede anterior do abdome, entre a cicatriz umbilical e a sínfise púbica, introduzida perpendicularmente, na região média do ventre muscular
Ponto motor do músculo oblíquo externo	Agulha inserida acima da crista ilíaca, na altura do ponto médio da linha de ligação entre o ponto mais alto da crista ilíaca e a espinha ilíaca anterossuperior, introduzida perpendicularmente, até ultrapassar a aponeurose do músculo
SP6	Agulha inserida a 3 *cun* proximais à proeminência do maléolo medial, na margem posterior medial da tíbia, introduzida perpendicular ou obliquamente, sobre o músculo flexor longo dos dedos, no dermátomo de L4
ST6	Agulha inserida com a boca levemente aberta na depressão situada a 1 *cun* acima e anteriormente ao ângulo da mandíbula, na saliência que se forma ao cerrar fortemente os dentes, introduzida perpendicular ou obliquamente, atingindo o músculo masseter, sob o território do nervo trigêmeo (ramo mandibular), no dermátomo de C1
ST36	Agulha inserida a 3 *cun* distais ao ápice da patela e a 1 *cun* lateral à margem anterior da tíbia, introduzida perpendicularmente, sobre os músculos tibial anterior e extensor longo dos dedos, no dermátomo de L4
TE5	Agulha inserida na face dorsal do antebraço entre o rádio e a ulna, a 2 *cun* proximais à articulação radiocarpal (prega do punho), introduzida perpendicular ou levemente oblíqua, entre os tendões dos músculos extensor dos dedos e extensor longo do polegar, no dermátomo de C7
TE17	Agulha inserida com a boca levemente aberta na depressão abaixo do lóbulo da orelha, entre o processo mastoide e a mandíbula, introduzida obliquamente em direção ventral, em direção à glândula parótida, no dermátomo de C2
YinTang	Agulha inserida na linha mediana anterior da cabeça, ao nível das extremidades mediais dos supercílios, introduzida obliquamente, sobre o músculo prócero, sob o território do nervo trigêmeo (ramo oftálmico)

[a]Acupuntura neuromiossegmentar.

[b]Pronuncia-se "tsun": medida relativa individual, utilizada na medicina chinesa, que corresponde à distância entre duas estruturas anatômicas fixas. Em geral, refere-se a uma polegada do paciente. No abdome inferior, refere-se a 1/5 da distância entre a sínfise púbica e a cicatriz umbilical. No abdome superior, a 1/8 da distância entre a cicatriz umbilical e a sínfise xifosternal.

Fonte: Autoria própria.

no desenvolvimento e abordagem de diversas doenças, entre elas o câncer e suas metástases.

A acupunturiatria é uma das especialidades médicas, assim como a oncologia, que está na fronteira dos novos conhecimentos, incorporando o que há de mais atual no campo da ciência e em plena convergência com a nova medicina contemporânea emergente, dadas as suas características de natureza sistêmica, funcional, de alta complexidade e alta conectividade.

A acupunturiatria oncológica é, portanto, uma subespecialidade que tende a crescer não só no aspecto do campo de atuação, mas também em relação ao número de pacientes adeptos, ao número crescente de unidades hospitalares que ofertam a especialidade e à quantidade de trabalhos científicos relacionados.

■ BIBLIOGRAFIA

1. Bae K, Yoo H-S, Lamouri G, et al. Acupuncture for Aromatase Inhibitor-Induced Arthralgia: A Systematic Review. Integr Cancer Ther. 2015; 14(6):496-502.
2. Chen L, Lin C-C, Huang T-W, et al. Effect of acupuncture on aromatase inhibitor-induced arthralgia in patients with breast cancer: A meta-analysis of randomized controlled trials. Breast. 2017; 33:132-8.
3. Chen YP, Liu T, Peng YY, et al. Acupuncture for hot flashes in women with breast cancer: A systematic review. J Cancer Res Ther. 2016; 12(2):535-42.
4. Chien T-J, Hsu C-H, Liu C-Y, et al. Effect of acupuncture on hot flush and menopause symptoms in breast cancer - A systematic review and meta-analysis. Zhang Q (ed.). PLoS ONE. 2017; 12(8):e0180918.
5. Chien T-J, Liu C-Y, Hsu C-H. Integrating Acupuncture into Cancer Care. J Tradit Complement Med. 2013; 3(4):234-9.
6. Chiu HY, Hsieh YJ, Tsai PS. Systematic review and meta-analysis of acupuncture to reduce cancer-related pain. Eur J Cancer Care (Engl). 2017; 26(2):1-17.
7. Cricenti SV. Localização anatômica dos pontos de Acupuntura. São Paulo: Manole; 2011.
8. Darbandi S, Darbandi M, Mokarram P, et al. The Acupuncture-Affected Gene Expressions and Epigenetic Modifications in Oxidative Stress-Associated Diseases. Medical Acupuncture. 2016; 28(1):16-27.
9. Delagi EF, Iazzetti J, Perotto A, Morrison D. Anatomical guide for the Electromyographer: The Limbs and Trunk. Illinois: Charles C Thomas; 1994.
10. Ezzo JM, Richardson MA, Vickers A, et al. Acupuncture-point stimulation for chemotherapy-induced nausea or vomiting. Cochrane Database Syst Rev. 2006; 19(2):CD002285.
11. Filshie J, Hester J. Guidelines for providing acupuncture treatment for cancer patients – a peer-reviewed sample policy document. Acupunct Med. 2006; 24(4):172-82.
12. Garcia MK, McQuade J, Haddad R, et al. Systematic Review of Acupuncture in Cancer Care: A Synthesis of the Evidence. J Clin Oncol. 2013; 31(7):952-60.
13. Goldman N, Chen M, Fujita T, et al. Adenosine A1 receptors mediate local anti-nociceptive effects of acupuncture. Nat Neurosci. 2010; 13(7):883-8.

14. Halsey EJ, Xing M, Stockley RC. Acupuncture for joint symptoms related to aromatase inhibitor therapy in postmenopausal women with early-stage breast cancer: a narrative review. Acupunct Med. 2015; 33:188-95.
15. Hu C, Zhang H, Wu W, et al. Acupuncture for Pain Management in Cancer: A Systematic Review and Meta-Analysis. Evid Based Complement Alternat Med. 2016; 1-13.
16. Kilian-Kita A, Puskulluoglu M, Konopka K, et al. Acupuncture: could it become everyday practice in oncology? Contemp Oncol (Pozn). 2016; 20(2):119-23.
17. Langevin HM, Keely P, Mao J, et al. Connecting (T)issues: How Research in Fascia Biology Can Impact Integrative Oncology. Cancer Res. 2016; 76(21):6159-62.
18. Lesi G, Razzini G, Musti MA, et al. Acupuncture As an Integrative Approach for the Treatment of Hot Flashes in Women With Breast Cancer: A Prospective Multicenter Randomized Controlled Trial (AcCliMaT). J Clin Oncol. 2016; 34(15):1795-802.
19. Lian WL, Pan MQ, Zhou DH, et al. Effectiveness of acupuncture for palliative care in cancer patients: a systematic review. Chin J Integr Med. 2014; 20(2):136-47.
20. Lu W, Rosenthal DS. Oncology Acupuncture for Chronic Pain in Cancer Survivors: A Reflection on the American Society of Clinical Oncology Chronic Pain Guideline. Hematol Oncol Clin North Am. 2018; 32(3):519-33.
21. Ong WY, Stohler CS, Herr DR. Role of the Prefrontal Cortex in Pain Processing. Mol Neurobiol; 2018.
22. Paley CA, Johnson MI, Tashani OA, et al. Acupuncture for cancer pain in adults (Review). Cochrane Database Syst Rev. 2015; 10:CD007753.
23. Rocha DK, Genschow FCZ. Câncer de mama – Mastectomia. In: Bittar JP, Moré AOO (eds.). Manual Clínico de Acupuntura. São Paulo: Atheneu; 2014. p. 26-31.
24. Salehi A, Mazban M, Zadeh AR. Acupuncture for treating hot flashes in breast cancer patients: an updated meta-analysis. Support Care Cancer. 2016; 24(12):4895-99.
25. Stone JAM, Johnstone PAS. Mechanisms of Action for Acupuncture in the Oncology Setting. Curr Treat Options Oncol. 2010; 11(3-4):118-27.
26. Streitberger K, Ezzo JM, Schneider A. Acupuncture for nausea and vomiting: an update of clinical and experimental studies. Auton Neurosci. 2006; 129(1-2):107-17.
27. Towler P, Molassiotis A, Brearley SG. What is the evidence for the use of acupuncture as an intervention for symptom management in cancer supportive and palliative care: an integrative overview of reviews. Support Care Cancer. 2013; 21(10): 2913-23.
28. White A, Cummings M, Filshie J. Introdução à Acupuntura Médica Ocidental. São Paulo: Roca; 2013.
29. White A, Filshie J. Acupuntura Médica: um enfoque científico do ponto de vista ocidental. São Paulo: Roca; 2002.
30. Wu X, Chung VC, Hui EP, et al. Effectiveness of acupuncture and related therapies for palliative care of cancer: overview of systematic reviews. Scientific Reports. 2015; 5:16776.
31. Zhang A, Li A, Xin J, et al. Electroacupuncture alleviates chemotherapy-induced pain through inhibiting phosphorylation of spinal CaMKII in rats. Eur J Pain. 2018; 22(4):679-90.
32. Zia FZ, Olaku O, Bao T, et al. The National Cancer Institute's Conference on Acupuncture for Symptom Management in Oncology: State of the Science, Evidence, and Research Gaps. J Natl Cancer Inst Monogr. 2017; p. 52.

Capítulo 47

Fisioterapia na Dor Oncológica

Marcelo Lourenço da Silva
Josie Resende Torres da Silva
Ravena Carolina de Carvalho
Emanuely Fernandes Carlos

■ O PAPEL DO FISIOTERAPEUTA NO CONTROLE DA DOR ONCOLÓGICA

Fisioterapeutas desempenham um importante papel ao ajudar as pessoas com dor oncológica. Esses profissionais trabalham durante todo o ciclo de vida ajudando os pacientes com sua dor com o objetivo de diminuir a dor, melhorar a qualidade de vida sempre que possível e prevenir as condições dolorosas. A reabilitação de pacientes com câncer está ganhando reconhecimento crescente e agora é considerada um componente essencial no tratamento do paciente oncológico.

Fisioterapeutas com treinamento e experiência adicionais em ciências da dor trabalham em centros de reabilitação de saúde, clínicas privadas e serviços de dor terciária como parte de equipes multidisciplinares de pessoas com dor oncológica para melhorar sua qualidade de vida, aumentando seu nível de atividade e participação em sua comunidade. Fornecimento de informações de apoio à família, ao ambiente de trabalho e outros profissionais de saúde também têm um papel importante da fisioterapia.

É importante ressaltar que recentemente fisioterapeutas podem aplicar a abordagem biopsicossocial com o objetivo de colaborar com práticas e facilitar o conhecimento e habilidades necessárias para que as pessoas autogerenciem sua dor. O treinamento em autogerenciamento para pessoas com dor é parte de uma abordagem centrada na pessoa que visa educar as pessoas em torno da ciência da dor, incluindo a neuroplasticidade, a modificação do estilo de vida e a otimização da função e independência. Essa abordagem requer uma parceria com pacientes que envolva o gerenciamento colaborativo de sua condição e pode ocorrer na comunidade, hospital ou no atendimento residencial e com várias abordagens, como consultas individuais ou aulas de educação em grupo. Os fisioterapeutas que trabalham dessa maneira têm mais treinamento e experiência em técnicas de controle da dor e trabalham de maneira global para considerar as influências biopsicossociais na condição do paciente.

■ RECURSOS FISIOTERAPÊUTICOS UTILIZADOS NO TRATAMENTO DA DOR ONCOLÓGICA

As principais modalidades no tratamento das neoplasias malignas são: tratamento cirúrgico, tratamento radioterápico, tratamento clínico e tratamento clínico de suporte. Embora esses tratamentos sejam efetivos na remoção e/ou ataque às células malignas, algumas dessas intervenções também afetam células de tecidos saudáveis, e podem desencadear efeitos deletérios que podem levar a condições de saúde agudas e crônicas em função da toxicidade. A toxicidade ou efeitos colaterais das drogas antineoplásicas estão relacionadas ao mecanismo de ação, pois agem tanto nas células tumorais quanto nas não tumorais.

Os principais efeitos colaterais ou toxicidades do tratamento quimioterápico são hematológicos, gastrointestinais, cardiotoxicidade, hepatotoxicidade, toxicidade pulmonar, neurotoxicidade, disfunção reprodutiva, toxicidade vesical e renal, alterações metabólicas, toxicidade dermatológica e reações alérgicas. Para o tratamento fisioterapêutico, as condições de interesse, que podem influenciar na continuidade das sessões, incluem a redução na capacidade cardiorrespiratória, a diminuição dos níveis de atividade física e o aumento de dor.

Para a construção do diagnóstico fisioterapêutico, as avaliações devem incluir aspectos subjetivos e objetivos e devem utilizar todas as informações disponíveis de anotações médicas, outros membros da equipe multiprofissional e dos próprios pacientes e cuidadores. Todas as comorbidades relevantes precisam ser consideradas.

O objetivo final da utilização de recursos fisioterapêuticos é o alcance do pleno potencial funcional do paciente e que este se torne autônomo na administração do impacto das limitações e dor em sua vida diária. Atualmente, há grande interesse em maiores evidências para o uso de algumas intervenções terapêuticas em pacientes com dor relacionada ao câncer, e mais pesquisas são necessárias nesse campo.

■ CINESIOTERAPIA SEGMENTAR

O principal objetivo do exercício é abordar os problemas associados à inatividade e imobilidade (específica ou geral) e ao medo do movimento, também chamado de cinesiofobia. Os efeitos prejudiciais da imobilização estão bem documentados e incluem perda e fraqueza muscular, rigidez articular, controle motor reduzido, alterações de humor, capacidade reduzida de enfrentamento e baixo condicionamento cardiovascular. Os programas de exercícios devem ser adaptados às necessidades individuais do paciente e devem começar com cautela, se construir gradualmente e estar dentro dos níveis de tolerância do paciente.

Em situação de dor oncológica, é comum os pacientes perderem função muscular e articular e a atividade física de um modo geral. Esse comportamento pode levar ao comprometimento gradual do condicionamento físico e da força muscular, bem como da flexibilidade e da capacidade aeróbica, predispondo o paciente ao desenvolvimento da síndrome de imobilização. Uma vez instalada, a síndrome de imobilização pode trazer sérios prejuízos para a saúde do paciente devido ao comprometimento da coordenação motora, ao aparecimento das retrações musculares e tendinosas e a redução da amplitude do movimento articular. Nos estágios mais avançados, podem ocorrer atrofia na musculatura por desuso ou desnutrição, com consequente aumento de tensão devido à dor e às posturas antálgicas, podendo apresentar pontos-gatilhos ou pontos locais de dor.

A cinesioterapia permite restaurar ou melhorar o desempenho funcional dos segmentos corporais comprometidos e os programas de atividade física têm como objetivo desenvolver a força e o trofismo muscular, o senso de propriocepção do movimento, resgatar a amplitude do movimento articular e prevenir a imobilidade no leito.

Diferentes tipos de exercícios físicos, como os exercícios passivos, ativos, ativos assistidos e ativos resistidos, estão disponíveis para serem utilizados em pacientes com câncer, de acordo com a gravidade do déficit funcional. O estímulo à marcha e o condicionamento dos aparelhos cardiovascular e respiratório são também instrumentos que podem contribuir para melhorar o processo de reabilitação, de maneira que a utilização dos exercícios terapêuticos deva ser adaptada à capacidade de cada indivíduo.

Atualmente, alguns recursos auxiliares melhoram a aderência do paciente à fisioterapia e melhoram a qualidade da cinesioterapia. Esses recursos incluem bolas terapêuticas, com peso ou não, bandas elásticas de grau de resistência variados, bastões, rolos e faixas inelásticas. Esses recursos permitem a execução dos exercícios que usam padrões de movimentos básicos, como agachar, puxar e empurrar, mas com maior propriocepção e utilizando o peso e a resistência do próprio paciente.

■ REEDUCAÇÃO POSTURAL

A reeducação postural é apropriada para pacientes que apresentam postura alterada ou movimento secundário à dor. É importante tentar corrigir essas anormalidades posturais precocemente, a fim de evitar padrões de movimento disfuncionais progressivos e adicionais. Exemplos incluem pacientes com câncer de mama que desenvolvem dor crônica pós-cirúrgica após mastectomia e adotam posturas protetoras resultando em encurtamentos musculares e desequilíbrios posturais associados. Em pacientes com câncer de cabeça e pescoço, existem evidências crescentes do uso de treinamento com reeducação postural para controlar a disfunção do ombro e a dor secundária à lesão do nervo acessório da coluna vertebral cervical.

■ MASSAGEM E MOBILIZAÇÃO DE TECIDOS MOLES

A mobilização de tecidos moles é amplamente praticada no manejo da dor e inclui técnicas como a mobilização e massagem da cicatriz, técnicas miofasciais e massagem de tecido conjuntivo.

A massoterapia produz a estimulação mecânica dos tecidos, por meio da aplicação rítmica de pressões e estiramentos. A pressão comprime os tecidos moles e estimula os receptores sensoriais, produzindo sensação de prazer ou bem-estar, basicamente por controle medular das aferências nociceptivas. A manobra de estiramento reduz a tensão sobre os músculos e produz relaxamento muscular.

Em geral, observa-se nos pacientes com câncer o aumento da tensão muscular causada pela presença da dor ou de origem emocional. A massoterapia pode ser utilizada com o objetivo de induzir o relaxamento muscular e o alívio da dor, redução do estresse e dos níveis de ansiedade, redução de parte dos efeitos colaterais provocados pela medicação, como náuseas e vômitos. Os benefícios finais são a melhora da qualidade do sono e da qualidade de vida.

Antes de realizar a massoterapia em pacientes com dor oncológica, é importante avaliar a região a ser manipulada, já que ela pode estar alterada pelo próprio tumor ou pelo tratamento realizado.

■ ESTIMULAÇÃO ELÉTRICA NERVOSA TRANSCUTÂNEA (TENS)

A estimulação elétrica nervosa transcutânea (TENS) é uma forma não invasiva de estimulação elétrica, usada há muitos anos para tratar uma ampla gama de problemas relacionados à dor. Embora os especialistas sugiram que a TENS tenha um papel importante, atualmente não há diretrizes formais para o uso da TENS em pacientes com câncer. Apenas dois ensaios clínicos randomizados avaliando o uso da TENS na dor relacionada ao câncer foram identificados e a eficácia da TENS permanece inconclusiva. No entanto, alguns pacientes se beneficiam do uso contínuo.

A TENS é um método que utiliza a corrente elétrica para induzir analgesia. Os eletrodos são acoplados à pele, por meio de uma fina camada de gel, para permitir a transmissão dos impulsos elétricos para a região a ser estimulada. O mecanismo de analgesia obtido pela TENS envolve a modulação medular da aferência nociceptiva, no corno posterior da medula, assim como a ativação do sistema descendente inibitório da dor, na qual inclui a participação de projeções diretas noradrenérgicas e serotoninérgicas, provenientes do mesencéfalo, e liberação de opioides endógenos. Em resumo, os impulsos aferentes da dor ascendem pelas fibras do tipo A-delta e C, projetam-se para o tálamo e posteriormente para o córtex somatossensorial e núcleos superiores. Na medula espinhal, interneurônios inibitórios situados na substância gelatinosa são estimulados pelas fibras de tato (A-beta) ativados pela corrente elétrica da TENS e bloqueiam a transmissão dolorosa, isto é, interrompem a passagem dos impulsos da dor para os centros superiores do mesencéfalo e córtex. Esse processo de redução ou minimização da transmissão da dor é conhecido como neuromodulação.

Em processos inflamatórios agudos e crônicos, a TENS é usada como coadjuvante ao tratamento medicamentoso. Também pode ser utilizada com segurança nos tratamentos de dor em pacientes oncológicos. Existem quatro tipos principais de modulação da corrente da TENS utilizados na clínica: convencional, acupuntura, trens de pulso e breve-intensa. Existem diversos relatos na literatura sobre as modalidades da TENS no alívio das dores do câncer. Porém, ainda não existe um consenso sobre tal assunto. Alguns autores demonstraram que a TENS de baixa e alta frequência induzem analgesia em dor de origem oncológica. No pós-cirúrgico, a TENS pode ser utilizada por 24 horas com frequência de 120 Hz, largura de pulso igual a 0,2 ms e uma intensidade entre 14-20 mA.

A TENS convencional é o modo mais comum de aplicação e deve ser a primeira opção de tratamento na maioria das situações. Geralmente, recomenda-se começar com eletrodos de TENS na área dolorida ou em um dermátomo adjacente. A intensidade deve ser "forte, mas confortável" e os pacientes podem aumentar com segurança o tempo de tratamento até várias horas, desde que não ocorram efeitos colaterais e que haja benefício.

■ TERMOTERAPIA COM USO DE CALOR E FRIO

A aplicação de calor pode ser conseguida por métodos simples como por meio de banho quente para auxiliar o relaxamento ou aplicações mais localizadas, tais como bolsas de água quente ou compressas. O frio pode ser administrado por meio de compressas de gelo, envoltas em uma toalha ou um tecido protetor para evitar queimaduras de congelamento na pele. Todas as contraindicações e precauções-padrão devem ser seguidas e a escolha do tratamento dependerá da apresentação da dor e dos efeitos terapêuticos necessários.

A termoterapia superficial por meio de compressas quentes, bolsa térmica ou compressa de parafina, é frequentemente utilizada para aliviar a dor oncológica em pacientes em controle paliativo. O objetivo primário é o de controlar a dor e promover o relaxamento muscular em indivíduos portadores de tumores primários ou secundários.

O calor superficial reduz o espasmo muscular e a dor por meio da redução da atividade de motoneurônios gama na medula espinhal. Além disso, há redução da atividade das fibras musculares intrafusais e o aumento da atividade das vias aferentes dos órgãos tendinosos de Golgi, que produz relaxamento muscular. O calor superficial também remove os produtos do metabolismo local, bem como de mediadores químicos responsáveis pela indução da dor.

A termoterapia, superficial e profunda, é contraindicada quando aplicada diretamente sobre as áreas de tumor maligno pois a vasodilatação provocada pelo calor super-

ficial pode apresentar riscos na disseminação de células tumorais por via sanguínea e/ou linfática. Os demais cuidados inerentes da termoterapia, devem ser tomados, como evitar áreas desprovidas de sensação térmica ou sobre as áreas com insuficiência vascular.

A crioterapia pode ser um recurso utilizado no controle da dor inflamatória que pode surgir em determinados tipos de câncer como os carcinomas inflamatórios. A crioterapia provoca vasoconstrição e essa ação vasoconstritora reduz os mediadores químicos que são liberados no local da lesão, reduzindo a dor. Atualmente, a crioterapia tem sido utilizada para de evitar a queda de cabelo, uma consequência comum para quem passa por quimioterapia. Desde 2015, a Food and Drug Administration (FDA), agência de controle dos Estados Unidos, aprovou uma touca de resfriamento (4 °C) e vários pacientes a têm utilizado prevenir a queda de cabelo durante o tratamento. A crioterapia atua no resfriamento do couro cabeludo durante as sessões de quimioterapia, levando à contração dos vasos sanguíneos e, dessa forma, cria uma espécie de capa protetora que preserva os folículos capilares. Em geral, os pacientes permanecem por 4 horas e meia com o equipamento na cabeça, sendo meia-hora antes do início da quimioterapia e mais 2 horas após o término.

■ ACUPUNTURA

Essa terapia é a inserção de agulhas na pele e tecidos subjacentes para fins terapêuticos ou preventivos em locais específicos, conhecidos como pontos de acupuntura.

Os mecanismos da acupuntura ainda não estão satisfatoriamente explicados para a visão ocidental. Ao que se sabe, parece ser um método de estimulação neurológica, com efeitos sobre neurotransmissores, neuromoduladores e reação do sistema imunológico (pró e anti-inflamatória). Essa técnica chama a atenção devido ao controle da dor e por visar a prevenção e tratamento de algumas doenças por meio do equilíbrio das energias circulantes no corpo, pois um organismo equilibrado não adoece. O controle da dor pode estar relacionado à liberação de endorfinas causadas pelos estímulos das agulhas sobre os nervos específicos. Além do alívio da dor que proporciona, aceito já pela maioria dos profissionais de medicina, a Organização Mundial de Saúde lista mais de 40 doenças para as quais a acupuntura é indicada, entre elas algumas disfunções musculoesqueléticas.

A analgesia mediada pela acupuntura envolve a modulação central. Modelos atuais demonstram que quando o ponto de acupuntura é estimulado, fibras grossas (A-beta) e fibras finas (A-delta) são seletivamente estimuladas. Isso resulta na ativação de neurônios nas camadas profundas e superficiais na medula espinhal que transmitem ao sistema nervoso central, onde vários núcleos são ativados. Esses núcleos, principalmente a substância cinzenta periaquedutal, lócus *coeruleus* e o núcleo magno da rafe participam do controle descendente inibitório da nocicepção da acupuntura, que desce pelo funículo dorsolateral inibindo os neurônios multirreceptivos profundos da medula espinhal.

A eletroacupuntura consiste na estimulação das agulhas de acupuntura com um aparelho de eletroestimulação de alta ou baixa frequência. Alguns trabalhos mostram que a eletroacupuntura realizada em baixa frequência (2 Hz) pode produzir um aumento de encefalina, mas não de dinorfina A; enquanto a eletroacupuntura realizada com alta frequência (100 Hz) produz uma elevação nos níveis de dinorfina A, mas não altera os níveis de encefalina.

Alguns estudos ainda demonstraram que a betaendorfina e endomorfina produzem efeitos similares aos da estimulação de baixa frequência. Com isso, pode-se sugerir que a eletroestimulação de alta frequência pode produzir analgesia pela liberação de dinorfina, que vai atuar nos receptores opioides κ, enquanto a estimulação de baixa frequência produz liberação de endomorfinas e betaendorfinas que ativam receptores opioides δ e μ, e encefalinas. No entanto, outros mediadores também podem estar envolvidos no efeito analgésico induzido por eletroacupuntura como a serotonina, noradrenalina, glutamato e ácido gama-aminobutírico (GABA).

Uma revisão sistemática identificou dois ensaios clínicos randomizados e não encontrou evidências convincentes de que a acupuntura controla a dor do câncer, o que foi confirmado por outros revisores. No entanto, é eficaz no alívio de náuseas e vômitos relacionados à quimioterapia e pode, portanto, contribuir para o controle da dor.

A acupuntura pode ser utilizada nos casos de toxicidade aguda ao tratamento quimioterápico, que produzem reações como náusea, vômito, fadiga e mialgia.

Para náusea, destacam-se os pontos de acupuntura VC-13 (*Shangwan*), VC-10 (*Xiawan*), CS-6 (*Neiguan*) e BP-4 (*Gongsu*). Para vômito, destacam-se os pontos de acupuntura E-36 (*Zusanli*) e CS-6 (*Neiguan*), usualmente estimulados para tratamento de náuseas e vômitos. Nos casos de fadiga, destacam-se os pontos de acupuntura VC6 (*Qihai*), VC4 (*Guanyuan*), R3 (*Taixi*), E36 (*Zusanli*), BP6 (*Sanyinjiao*), IG11 (*Quchi*) e C6 (*Yinxi*). Nos casos de mialgia, destacam-se os pontos de acupuntura VG20 (*Baihui*), VC17 (*Danzhong*), VC6 (*Qihai*), VC4 (*Guanyuan*), E36 (*Zusanli*), BP6 (*Sanyinjiao*), IG4 (*Hegu*) e F3 (*Taichong*).

A toxicidade tardia à quimioterapia está relacionada à estrutura química da droga, aos metabólitos, mecanismo de ação, hipersensibilidade do paciente à droga e à formação de radicais livres induzida pelos citostáticos. As reações tardias geralmente são hematológicas, como mielodepressão e anemia; gastrointestinais, como mucosite, náusea, anorexia e diarreia e cirrose hepática; neurotoxicidade central e periférica; condições geniturinárias, como incontinência urinária e supressão gonadal; e dermatológicas como flebite, urticária, dor, eritema.

Para condições hematológicas, em casos de mielodepressão, pesquisas recentes apontam a utilização dos pontos de acupuntura BP6 (*Sanyinjiao*), E36 (*Zusanli*); B10 (*Tianzhu*); B17 (*Geshu*); B18 (*Ganshu*); B20 (*Pishu*); VB39 (*Xuanzhong*); F8 (*Ququan*); IG11 (*Quchi*); CS3 (*Quze*); VG20 (*Baihui*). Em pacientes com anemia, o grupo de pontos de acupuntura indicados são BP6 (*Sanyinjiao*), E36 (*Zusanli*), BP10 (*Xuehai*), B17 (*Geshu*), B18 (*Ganshu*), VB39 (*Xuanzhong*).

Nas condições de toxicidade tardia gastrointestinais, em casos de mucosite são indicados os pontos de acupuntura IG11 (*Quchi*), IG2 (*Erjian*), VB20 (*Fengchi*), VG20 (*Baihui*), *Yin Tang*, E7 (*Xiaguan*), E5 (*Daying*), E6 (*Jiache*), VC23 (*Lianquan*), E36 (*Zusanli*) e BP6 (*Sanyinjiao*). Para náusea são indicados VC13 (*Shangwan*), VC10 (*Xiawan*), CS6 (*Neiguan*) e BP4 (*Gongsu*). Para anorexia e diarreia os pontos de acupuntura VC12 (*Zhongwan*), E36 (*Zusanli*), BP3 (*Taibai*), BP6 (*Sanyinjiao*), B20 (*Pishu*) e B21 (*Weishu*). Para os casos de cirrose hepática são indicados os pontos F3 (*Taichong*), F14 (*Qimen*), B18 (*Ganshu*) e E36 (*Zusanli*).

Para condições de neurotoxicidade central e periférica, em que os pacientes podem apresentar tremor, tique, parestesia, tontura, convulsões ou paralisia, os pontos indicados são F8 (*Ququan*), F3 (*Taichong*), BP6 (*Sanyinjiao*), R3 (*Taixi*), B18 (*Ganshu*), B17 (*Geshu*), B20 (*Pishu*), B23 (*Shenshu*), IG4 (*Hegu*), VB20 (*Fengchi*), VG16 (*Fengfu*) e VG20 (*Baihui*).

Para as condições geniturinárias, nos casos de incontinência urinária, há indicações dos pontos R3 (*Taixi*), BP3 (*Taibai*), BP6 (*Sanyinjiao*), VC4 (*Guanyuan*) e B23 (*Shenshu*). Para casos de supressão gonadal, os pontos de acupuntura indicados são BP6 (*Sanyinjiao*), R3 (*Taixi*), B17 (*Geshu*), B23 (*Shenshu*) e VG4 (*Mingmen*) e moxabustão em cachimbo ou berço no trajeto de VC3 (*Zhongji*) a VC8 (*Shenque*).

Nos casos de condições dermatológicas como flebite, urticária, dor e eritema na pele, são indicados os pontos de acupuntura P9 (*Taiyuan*), BP3 (*Taibai*), ID3 (*Houxi*) e TA2 (*Houxi*).

■ TERAPIA DO RISO

O humor é uma estratégia de enfrentamento do estresse, permitindo a expressão de sinais e sintomas subjetivos do indivíduo. O contato entre terapeuta e paciente é de extrema importância para se obter sucesso no tratamento de enfermos. A hospitalização e o quadro da doença levam os pacientes, em sua maioria, a mudar as atividades da vida diária que exerciam antes da patologia, afastando-os muitas vezes do convívio direto com o seu meio social de costume. Como consequência, a sensação de incapacidade e isolamento leva ao agravamento da enfermidade ou até mesmo ao surgimento de novas, como quadros depressivos.

Em meio a sessões de fisioterapia, medicações e ao longo período no ambiente hospitalar, a intervenção de profissionais e voluntários que se vestem de palhaços, em sua maioria fisioterapeutas, enfermeiros, auxiliares e médicos, possibilita a mudança na rotina dos pacientes por meio de musicoterapia, piadas, diversão, truques de mágica e teatro. Estudos demonstram o êxito no tratamento dos pacientes, auxiliando na melhora e na recuperação que, em muitos casos, embora houvesse a persistência da dor física, é possível observar antes e durante a realização de algum tratamento ou procedimento médico, a diminuição significativa da ansiedade entre as crianças e os adultos que receberam visitas dos palhaços. Isso possibilita uma maior adesão entre os hospitalizados e os demais profissionais, promovendo um meio para quebrar barreiras e criar vínculos.

Sob a perspectiva de uma abordagem fisiológica, a alegria e o bom humor estimulam a modulação glandular da hipófise para a síntese de endorfinas, dando sensação de bem-estar e relaxamento. Além disso, o riso exerce modulação na glândula pineal, que quando estimulada, gera o processamento do aminoácido triptofano para a produção de serotonina, a qual regula os estados emocionais.

■ BIBLIOGRAFIA

1. Andrews J, Harrelson GL, Wilk KE. Reabilitação física das lesões esportivas. Tradução de Giuseppe Taranto. 1 ed. Bras. 2000. Rio de Janeiro: Guanabara Koogan; 2000.
2. Assis RD, et al. Fisioterapia neurológica. São Paulo: Manole; 2012.
3. Caillet R. Dor: mecanismo e tratamento. Trad. de Walkíria MF. Porto Alegre: Artmed. 1999; 83-102.
4. Fonseca JFD, Britto MN. Terapias complementares com técnicas adjuvantes no controle da dor oncológica. Rev Saúde Pesquisa. 2009 set/dez; 2(3):387-95.
5. Hoppenfeld S, Murthy VL. Tratamento e reabilitação de fraturas. Trad. Fernando Gomes do Nascimento. 1 ed. Bras. 2001. São Paulo: Manole; 2001.
6. IASP (Internat association for the study of pain). In: Miceli AVP. Dor crônica e subjetividade em oncologia. Disponível em: www.inca.gov.br.
7. Kitchen S, Bazin S. Eletroterapia de Clayton. 11 ed. São Paulo: Manole; 2009.
8. Melo ACG, Caponero R. Cuidados paliativos. Sociedade brasileira para o estudo da dor (SBED). Assoc Bras de Cuid Paliat (ABCP). Primeiro Consenso Nacional de Dor Oncológica. São Paulo, SP: Projetos Médicos (EPM); 2002. p. 105-12. Rev Bras Anest. v. 56, n. 6. Nov/Dez, 2006.
9. Monteiro V, et al. Fisioterapia neurológica. São Paulo, SP: Manole; 2012.
10. Monteiro VC, Assis RD, et al. Estimulação elétrica funcional. Fisioterapia Neurológica. São Paulo, SP: Manole; 2012. 226-40.
11. Organização Mundial da Saúde. In: Cuidados paliativos oncológicos: controle da dor. São Paulo: Instituto Nacional do Câncer. Ministério da Saúde do Brasil; 2001. Disponível em: www.inca.gov.br.
12. Pena R, Barbosa LA, Ishikawa NM. Estimulação Transcutânea do Nervo (TENS) na dor oncológica – Uma revisão de literatura. Rev Bras Cancerol. 2005; 51:339-46.
13. Rev Hosp Univers, Pedro Ernesto (RHUPE); 2012 abr/jun. Disponível em: www.inca.gov.br; http://www.revista.hupe.uerj.gov.br/artigo.
14. Salamonde GLF, Verçosa N, Barrucaud L, Costa AFC. Análise clínica e terapêutica dos pacientes oncológicos atendidos no programa de dor e cuidados paliativos do Hosp Univers Clementino Fraga Filho. Rev Bras Anestesiol. 2006; 56(6):602-18.
15. Sampaio LR, de Moura CV, de Resende MA. Recursos fisioterapêuticos no controle da dor oncológica: revisão de literatura. Rev Bras Cancerol. 2005; 51(4):339-46.
16. Schisler GL. O conceito da dor total no câncer. São Paulo: Robe Editorial; 1997.
17. Simões ASL. A dor irruptiva na doença oncológica avançada. São Paulo: Rev Dor; 2011 abr/jun.
18. Soares LGL, Cavalcanti IL, Madallena ML. Dor em pacientes com câncer. Rio de Janeiro: Rev Dor SAERJ. 2003; 198-213.
19. Teixeira MJ, Pimenta KAM, Koizumi MS. Dor no doente com câncer: características e controle. Rev Bras Cancerol. 1997 jan/fev/mar; 43(1).
20. Vanderberghe L. Abordagens comportamentais para a dor crônica [tese]. Pontifícia Universidade de Goiás. Rev Psicologia: Reflexão e Crítica. 2005; 18(1);47-54.

Capítulo 48

Alterações Odontológicas no Paciente Oncológico

Fernanda de Paula Eduardo
Letícia Mello Bezinelli
Luciana Corrêa
Mariana Henriques Ferreira

■ INTRODUÇÃO

A dor na cavidade oral é um sintoma frequente e bastante debilitante no paciente oncológico. Em boa parte dos casos, é derivada do tratamento antineoplásico, o qual tem efeito tóxico para a mucosa oral e os ossos gnáticos. A toxicidade dos agentes antineoplásicos (quimioterapia e radioterapia) ocasiona lesões inflamatórias, que culminam com focos necróticos de intensa sintomatologia dolorosa. Outra parcela de pacientes pode ter dor de origem dentária, em função de infecções odontogênicas e periodontais preexistentes, latentes ou ativas, que evoluem para um quadro agudo principalmente devido às condições sistêmicas debilitantes, comuns no paciente oncológico. Assim, os cuidados odontológicos antes, durante e após o tratamento antineoplásico são fundamentais para evitar a dor na cavidade oral, garantindo as funções de mastigação, deglutição e fonação. Os centros de oncologia empregam diretrizes para prevenir efeitos colaterais debilitantes em cavidade oral durante o tratamento oncológico, que incluem protocolos odontológicos executados previamente ao início da terapia antineoplásica ou em momentos adequados ao longo do tratamento.[1]

Neste capítulo, serão abordadas as principais alterações na cavidade oral que podem estar presentes no paciente oncológico, enfatizando sua etiologia e os cuidados preventivos e curativos.

■ ALTERAÇÕES NA CAVIDADE ORAL

Mucosite oral

• Fisiopatologia

A mucosite oral é uma complicação frequente nos pacientes em tratamento quimio e radioterápico. Está associada a dor intensa em muitos casos e, portanto, pode comprometer significativamente a qualidade de vida. O modelo vigente para explicar o mecanismo da mucosite oral inclui etapas comuns a processos inflamatórios derivados de agentes citotóxicos. A ação de agentes quimioterápicos ou da radiação ionizante sobre os tecidos bucais acarreta intensa produção de espécies reativas de oxigênio, com consequente dano no DNA. Várias células então entram em apoptose, em particular células epiteliais, fibroblastos e células endoteliais. Deflagra-se, em seguida, uma resposta inflamatória aguda intensa, com grande produção de citocinas inflamatórias e outros mediadores químicos, principalmente os derivados do ácido aracdônico. Nessa fase, clinicamente, o paciente exibe mucosa oral eritematosa, e a sintomatologia dolorosa pode ser intensa, mesmo na ausência de ulceração. Provavelmente a atrofia epitelial, comum nesse estágio, pode contribuir para a sensação dolorosa. Esta atinge seu pico quando o paciente exibe ulcerações múltiplas, por vezes coalescentes, que inviabilizam a função mastigatória e de fonação. Frequentemente, nessa fase, o paciente exibe também alterações salivares, incluindo hipossalivação e modificação dos constituintes salivares, que contribui significativamente para o quadro doloroso, tornando a mucosa oral desidratada, com potencial reparativo reduzido e propensa a infecções secundárias. O quadro de mucosite oral tem reversão espontânea cessado o efeito citotóxico, ou seja, a mucosa oral não perde seu potencial regenerativo. Há redução paulatina da inflamação, seguida de intensa reepitelização, formação de tecido de granulação discreto e remodelamento do tecido conjuntivo com contração leve da ferida. Na fase de reepitelização, a sensação dolorosa é praticamente inexistente. As propriedades mecânicas originais são quase totalmente restabelecidas em um intervalo de 7 dias após o início do remodelamento tecidual.

• Características da dor derivada da mucosite oral

A dor oriunda da mucosite oral é descrita com sendo pungente, ardente e lancinante. Revisão sistemática da literatura considerou como importantes as seguintes características da dor em cavidade oral presentes no paciente oncológico com quimioterapia e radioterapia de cabeça e pescoço:[29]

- A dor derivada da mucosite oral é frequente (cerca de 80% dos pacientes exibem essa sintomatologia), com impacto significativo na qualidade de vida.
- Nas situações de quimiorradioterapia, os episódios de dor, em geral, podem persistir mesmo após finalizado o tratamento, por até 2 semanas.
- Os pacientes reportam dor espontânea ou provocada por tempo prolongado devido a atrofia epitelial, sensibilização neurológica e/ou neuropatia. A dor pode ser provocada por alimentos quentes, picantes e ácidos.
- Os fatores de risco para a dor derivada da mucosite oral são: regimes quimiorradioterápicos tóxicos para a mucosa oral, xerostomia, infecções oportunistas na cavidade oral e tabagismo ativo.
- A dor derivada da mucosite oral aumenta os custos hospitalares devido a administração excessiva de opioides e prescrição de tubos enterais, bem como pode acarretar em modificação ou adiamento do protocolo antineoplásico.

Algumas medidas podem ser tomadas para minimizar a dor derivada da mucosite oral (Tabela 48.1).

A dor provocada pela mucosite oral pode ser episódica do tipo irruptiva, quando o paciente exibe um pico intenso de dor em uma situação de dor basal controlada. Pode também ser incidental, provocada principalmente durante as funções de fonação e mastigação. Nos quadros de mucosite oral, a dor incidental é a mais frequente, seguida da dor espontânea irruptiva e da dor de fim de dose.[29] Vale mencionar que não necessariamente a intensidade da dor é proporcional ao grau de severidade da mucosite, ou seja, graus menores (1 e 2) de mucosite oral também podem estar atrelados a quadros álgicos com certa importância clínica.

É importante diferenciar a dor neurogênica da dor nociceptiva derivada da mucosite oral. Ambos os tipos de dor devem ser tratados, já que os quadros álgicos derivados da mucosite oral podem ser agravados pela dor neurogênica e vice-versa. A dor neurogênica está presente na cavidade oral em situações de tumor de cabeça e pescoço; é oriunda de infiltração tumoral ou de polineuropatia, a qual pode ser paraneoplásica ou decorrente do tratamento antineoplásico. Nesses casos, pode ser necessária a associação de outros analgésicos além dos narcóticos, já que os opioides não necessariamente podem ser eficazes para o controle da dor neurogênica.

Analgesia tópica ou sistêmica é recomendada para o tratamento da dor nociceptiva derivada da mucosite. Opioides parenterais estão associados a efeitos colaterais sistêmicos, o que pode ser uma limitação ao seu uso. Os anestésicos tópicos (p. ex., lidocaína) são utilizados sozinhos ou em combinações conhecidas como enxaguatórios bucais "mágicos" ou "milagrosos", indicados para alívio da dor; nessas soluções, a lidocaína está associada a corticosteroides e agentes antimicrobianos. A morfina tópica tem demonstrado certa eficácia para o controle da dor nos quadros de mucosite. Essa terapia tem suas vantagens, como baixo custo, diminuição de efeitos colaterais em comparação à administração sistêmica e melhor adesão do paciente. Além disso, os efeitos benéficos da morfina tópica na mucosite oral podem não estar limitados aos seus efeitos analgésicos. Algumas evidências mostraram que os receptores opioides são expressos nas células epiteliais orais, e a morfina pode acelerar a migração celular, o que, por sua vez, pode ajudar no processo de reparo da mucosa oral.[9] Contudo, mais investigações são necessárias para confirmar esses e outros mecanismos de ação da morfina tópica na cavidade oral.

Fentanil (spray nasal) tem sido testado em pacientes com dor irruptiva em situações de mucosite oral derivada do tratamento antineoplásico, principalmente radioterapia de cabeça e pescoço. Essa terapia parece ser eficaz, apesar de poucos estudos terem sido focados na dor derivada da mucosite oral. A administração sublingual com ta-

Tabela 48.1. Medidas para minimizar a dor derivada da mucosite oral segundo o período do tratamento antineoplásico

Período do tratamento antineoplásico	Medida
Antes do tratamento	- Inteirar-se do tratamento a que o paciente será submetido. A dor na cavidade oral tem associação com a dosimetria da radioterapia, bem como com certos quimioterápicos, principalmente agentes alquilantes e antimetabólitos. A associação de quimioterapia com radioterapia tende a causar mais episódios de dor na cavidade oral - Verificar se o paciente pode receber doses altas de opioides, se for necessário. Pacientes idosos, frágeis ou com associação de comorbidades podem ter contraindicação desses medicamentos
Durante o tratamento	- Adotar escalas de mensuração de dor (verbal, visual, numérica) durante o tratamento, para averiguar a dor basal, irruptiva ou de fim de dose - Verificar se a dor é proveniente de mucosite oral ou de mucosite em outras regiões do trato digestivo alto, como orofaringe e esôfago; nesse caso, a dor para deglutir é um sintoma frequente - Adotar regimes individualizados de prescrição de analgésicos e opioides, com base na mensuração diária da dor - Adotar protocolos de prevenção e tratamento de mucosite oral, incluindo higienização oral criteriosa - Adotar protocolos de analgesia local, incluindo aplicação tópica de lidocaína, bochecho com morfina e laserterapia de baixa potência

Informações adaptadas de Mirabile et al. Pain management i head and neck cancer undergoing chemo-radiotherapy. Clin Prac Rec; 2016.[29]

bletes de fentanil também tem sido utilizada com sucesso; contudo, ainda não é totalmente conhecido se a presença de áreas ulceradas na região sublingual poderia aumentar os níveis séricos da droga de forma imprevisível, devendo ser prescrita com cautela.

• Fatores de risco

Os fatores de risco para o desenvolvimento da mucosite podem ser:[6,7]

- Relacionados ao tumor: tumores primários localizados em região de cabeça e pescoço tendem a ser associados a alta frequência de mucosite oral, devido à necessidade de radioterapia seguinte ao procedimento cirúrgico de retirada do tumor.
- Relacionados ao tratamento: a radioterapia na região de cabeça e pescoço é a modalidade de tratamento de maior risco para mucosite oral; esse risco está associado a número de frações, volume irradiado, tempo total de tratamento e dose cumulativa. Com relação a quimioterapia, os agentes antimetabólitos e alquilantes resultam numa maior incidência e gravidade da mucosite, principalmente quando combinados à radioterapia.
- Relacionados ao paciente: pacientes idosos parecem ter mais propensão à mucosite oral do que pacientes adultos e pediátricos, devido à atrofia natural da mucosa oral, à xerostomia característica da idade e à presença de comorbidades, como diabetes e imunodeficiências; doença periodontal preexistente, estado nutricional deficiente, microflora oral alterada e uso de álcool e/ou tabaco também estão associados a maior frequência de mucosite oral.

• Curso clínico

A mucosite secundária à quimioterapia geralmente se manifesta após 7 a 10 dias de tratamento. Os sintomas geralmente desaparecem dentro de 1 a 2 semanas, embora um curso mais prolongado de recuperação possa ocorrer em alguns pacientes.[2]

A quimioterapia em altas doses em pacientes submetidos a transplante de células hematopoéticas está associada a uma incidência estimada de 70 a 80% de mucosite oral de graus 3 e 4. Esses graus mais severos, em geral, são detectados 7 a 10 dias após a infusão das células hematopoéticas, e podem persistir por cerca de 20 dias. Frequentemente, o reparo das lesões coincide com a enxertia medular. Pacientes com mucosite oral ou gastrointestinal relacionados à quimioterapia em altas doses apresentam mais episódios de sangramento na cavidade oral, principalmente nas gengivas; exibem também taxas mais altas de infecção, principalmente de candidíase oral, e hospitalizações mais longas do que os pacientes não afetados pela mucosite.[3]

A radioterapia na região de cabeça e pescoço frequentemente causa grande injúria na mucosa oral em pacientes após os regimes de hiperfracionamento ou fracionamento acelerado. A mucosite induzida por radioterapia geralmente manifesta-se após 2 ou 3 semanas do início do tratamento. Os sintomas iniciais são, geralmente, desconforto leve e secura da boca, associados com eritema leve da mucosa. A partir da quinta semana, a mucosa pode exibir eritema generalizado, formação de pseudomembrana (destacamento das camadas superficiais do epitélio) e, posteriormente, ulceração.[4]

• Prevenção e tratamento

O manejo clínico da mucosite oral induzida por quimio e/ou radioterapia inicia-se com medidas de suporte, que podem ser consideradas as bases terapêuticas para essas lesões. A realização de exames odontológicos completos para identificar e remover infecções são fundamentais, bem como a instituição de protocolos preventivos que incluem orientação sobre higiene bucal com pasta dentária e escovas específicas para cada caso, e uso frequente de enxaguatórios bucais enzimáticos e sem álcool. Essas medidas visam manter a saúde bucal, além de fornecer mais conforto. O reforço dos cuidados bucais é fundamental, já que o paciente tende a descontinuar os cuidados orais devido ao desconforto.

Os bochechos enzimáticos são desprovidos de clorexidina, e têm por função lubrificar a mucosa oral e exercer certa atividade antimicrobiana transitória. A clorexidina não é indicada para o tratamento da mucosite oral. Na cavidade oral, esse tipo de bochecho tem efeito antimicrobiano potente, mas pode também ser deletério para a mucosa oral, sendo sua indicação feita somente nos casos de presença de infecção oportunista.

O fator de crescimento de queratinócitos, que promove o reparo de células epiteliais por meio do aumento da proliferação celular, tem demonstrado uma ação efetiva na redução da mucosite e seus sintomas no transplante de células hematopoéticas.[4,6] Seu uso está contraindicado nas situações de tumores sólidos epiteliais, em função do risco de contribuir para a proliferação de células neoplásicas.

A crioterapia oral pode ser adotada como uma ação preventiva da mucosite derivada da quimioterapia.[5] Sua eficácia tem sido confirmada nos últimos anos por meio de inúmeros estudos clínicos randomizados. Nessa terapia, o paciente fica com gelo ou substâncias geladas (sorvete, gelatina etc.) no interior da cavidade oral durante todo o tempo de infusão do quimioterápico e durante o clearance da droga. A diminuição da temperatura da mucosa oral acarreta vasoconstrição, restringindo o contato das células da mucosa oral com o quimioterápico. Atualmente, a crioterapia tem sido feita em situações cujo tempo de infusão e de clearance não são tão longos (no máximo entre 1 hora e meia e 2 horas), permitindo que o paciente fique com o gelo de forma ininterrupta na cavidade oral. Tempos maiores de infusão e de clearance podem demandar maior tempo de crioterapia, o que pode ser cansativo e desconfortável para o paciente. Essa terapia tem sido adotada com mais frequência em regimes quimioterápicos contendo melfalano e 5-FU.

Outros agentes tópicos para manejo da mucosite oral, como soluções contendo ervas medicinais, anti-inflamatórios, antioxidantes e antimicrobianos, assim como administração de medicamentos que inibem citocinas, têm sido testados, porém com eficácia ainda precisa ser comprovada.

• Fotobiomodulação da laserterapia de baixa potência – efeito analgésico

A laserterapia de baixa potência é utilizada para prevenção e tratamento de mucosite oral em pacientes sob radio e quimioterapia e também no transplante de células hematopoéticas. A ação biológica primária da laserterapia se dá por intermédio da absorção da energia luminosa por cromóforos localizados no interior das células. Essa absorção, em geral, é convertida em ATP e em produção de espécies reativas de oxigênio e nitrogênio, podendo acarretar efeitos estimulatórios e inibitórios. Esses efeitos serão observados nos tecidos dependendo principalmente da dose aplicada, a qual depende, por sua vez, da potência e do tempo de irradiação. Em geral, um efeito estimulatório é obtido com doses menores, enquanto efeitos inibitórios são derivados de doses maiores, com potência maior.

Os efeitos estimulatórios incluem a ativação de inúmeras vias de transcrição e sinalização celular, culminando com progressão no ciclo celular e proliferação celular.[18] Esse efeito é desejável nas situações de mucosite oral em que se almeja o reparo dos tecidos danificados. Já os efeitos inibitórios são os desejáveis para analgesia.[7,8] Há indícios de que a laserterapia de baixa potência é eficaz tanto para a dor nociceptiva quanto para a dor neurogênica. Esse efeito é obtido principalmente utilizando comprimentos de onda no espectro vermelho (660 nm), infravermelho próximo (780 nm) ou infravermelho (808 nm); estes dois últimos comprimentos de onda têm maior penetração nos tecidos e provocam analgesia mais prolongada. A Tabela 48.2 resume os principais mecanismos de analgesia deflagrados pela laserterapia.

A eficácia da laserterapia de baixa potência para prevenção da mucosite oral e para controle da dor na cavidade oral tem sido confirmada de forma sistemática na literatura científica. Contudo, a dosimetria ideal para as diferentes fases de evolução clínica da mucosite oral ainda precisa ser estabelecida. Mesmo com seu potencial terapêutico máximo ainda inexplorado, a laserterapia tem as vantagens de acarretar alívio imediato da sensação dolorosa, sem provocar efeitos colaterais locais e sistêmicos.

Tabela 48.2. Mecanismos de analgesia decorrentes da laserterapia de baixa potência

Natureza do efeito	Mecanismo
Efeito anti-inflamatório	Redução de mediadores químicos relacionados ao estímulo doloroso, como prostaglandina E2 e bradicinina
Alteração da excitação e da condução nos nervos periféricos	Inibição de fibras aferentes e fibras nervosas C e delta A, o que reduz a velocidade de condução nervosa
Modulação de neurotransmissores	Redução principalmente da produção de substância P
Efeito narcótico	Indução da produção de β-endorfinas e ativação de receptores opioides

Fonte: Elaboração das autoras.

Alterações salivares

• Funções da saliva

A saliva desempenha alguns papéis essenciais para as funções da cavidade oral, orofaringe e laringe, assim como da fala e deglutição, realizando a primeira parte da digestão. Ela reduz o risco de traumas na mucosa e promove o reparo de áreas lesionadas por meio da veiculação de fatores de crescimento e citocinas, os quais têm afinidade com receptores específicos nas células epiteliais. Além disso, desempenha papel de proteção contra micro-organismos através de imunoglobulinas e outras enzimas, sendo crucial para o acionamento da imunidade inata, principalmente contra bactérias, fungos e vírus. Uma das funções mais importantes da saliva é fornecer os substratos necessários de cálcio e fosfato para a integridade do esmalte dentário.[4]

Diminuição da quantidade de saliva e alterações dos constituintes salivares resulta no risco de desmineralização dentária e cárie, e aumenta o risco de outras infecções orais, como candidíase. A hipossalivação também pode aumentar o risco de mucosite, fissuras linguais, alterações no paladar, dificuldade para falar, halitose, dor e queimação oral, redução da retenção de dentaduras e dificuldade de mastigação e deglutição. Todos esses fatores podem impactar significativamente na qualidade de vida dos pacientes.[10]

• Efeito do tratamento antineoplásico sobre a saliva

Os pacientes em tratamento de radioterapia em região de cabeça e pescoço são propensos a desenvolver xerostomia (sensação subjetiva de boca seca), a qual pode ser derivada de redução do fluxo salivar, de alteração dos constituintes salivares ou de ambos. O parênquima das glândulas salivares é sensível à radiação ionizante e possui potencial regenerativo limitado, fato que dificulta o reparo local. Vasos sanguíneos e nervos também são afetados pela radiação, contribuindo para a menor secreção salivar. Os ácinos serosos são inicialmente mais sensíveis à radioterapia, o que resulta em diminuição do volume da saliva e aumento de sua viscosidade. No entanto, com a continuação do tratamento, os ácinos mucosos podem se tornar igualmente comprometidos.[11] Na existência de lesões irreversíveis nos ácinos e ductos glandulares, a tendência é haver reparo por cicatrização, o que leva a redução da produção de saliva e a alterações dos componentes da saliva.

A ocorrência de xerostomia está relacionada a vários fatores, como dose de radiação, volume de tecido irradiado e quimioterapia associada a radioterapia. Caso grande quantidade de dose seja entregue às glândulas salivares maiores, a tendência é o paciente vivenciar xerostomia por longo tempo após a cessação do tratamento. Por vezes, essa sensação pode ser permanente, devido a comprometimento extenso das glândulas salivares. Atualmente, novas técnicas no tratamento de radioterapia em cabeça e pescoço (tridimensional e de intensidade modulada, por exemplo) têm mostrado sucesso na redução desse sintoma. Na radioterapia de intensidade modulada (IMRT), as glândulas salivares maiores e algumas estruturas ligadas à função de deglutição podem ser preservadas, reduzindo a chance de xerostomia e disfagia. Em alguns estudos no qual foi comparada essa técnica à convencional, a xerostomia apresentou-se menos intensa, bem como o retorno à normalidade do fluxo salivar ocorreu mais precocemente. Contudo, evitar que as glândulas salivares fiquem no alvo da radiação pode elevar a dose em outros tecidos normais, o que pode levar aumentar o risco de outras complicações; portanto, a preservação das glândulas salivares deve ser bem indicada.[12]

No transplante de células hematopoéticas, alguns tipos de condicionamento contendo ciclofosfamida, bussulfano, melfalano e radiação corpórea total (TBI) podem provocar alterações salivares. Um regime de condicionamento mieloablativo, que tem por objetivo erradicar as células malignas e induzir a imunossupressão, afeta mais as glândulas salivares do que os regimes de intensidade reduzida ou não mieloablativos. Há ainda uma maior incidência de xerostomia nos transplantes alogênicos com relação aos autólogos, devido principalmente aos regimes profiláticos para a doença do enxerto contra hospedeiro (DECH), bem como pela própria fisiopatologia dessa doença, que tende a afetar diretamente as glândulas salivares. Durante esse tratamento, a profilaxia e o tratamento dos efeitos colaterais e de comorbidades pode exigir diversos agentes medicamentosos, incluindo opioides, substâncias imunossupressoras, corticoesteroides, antieméticos, antimicrobianos, diuréticos, antidepressivos e antivirais, que podem intensificar a xerostomia.[13]

• Cuidados bucais

Existem algumas formas de amenizar a xerostomia induzida pelo tratamento antineoplásico. A estimulação da produção de saliva pode ser feita através de mastigação e sabor, como alimentos ácidos e goma de mascar sem açúcar. A ingestão de água várias vezes ao dia também pode ser um fator de importante controle da secura bucal, bem como o uso de enxaguatórios bucais sem álcool, que além de diminuírem o ressecamento bucal, fazem a proteção contra desmineralização dentária. O uso de fármacos, como a pilocarpina, pode aumentar o fluxo salivar por possuir propriedades β-adrenérgicas, que estimulam receptores colinérgicos na superfície das glândulas exócrinas, reduzindo a xerostomia. Porém, esse medicamento pode provocar alguns efeitos colaterais como sudorese, náusea e vômito e aumento da frequência urinária. A saliva artificial ameniza o sintoma de secura bucal em pacientes com alteração de fluxo e composição da saliva. Pode ter composição semelhante à da saliva humana, contendo sais minerais, hidratantes e enzimas que auxiliam na proteção da mucosa oral e dos dentes.[14]

• Xerostomia e tratamento com opioides

A redução do fluxo salivar agrava a sintomatologia dolorosa na cavidade oral, principalmente por estar associada a dor incidental nos quadros de mucosite oral. A perda da lubrificação da mucosa oral contribui também para a atrofia epitelial, com consequente formação de fissuras, as quais podem ser sangrantes e doloridas. Assim, é comum a associação de opioides em quadros de mucosite acompanhados de xerostomia, pois são as situações clínicas de sintomatologia dolorosa de alta intensidade. Contudo, a prescrição prolongada de opioides pode contribuir para o agravamento da sensação de boca seca. Tramadol (50 mg/3× ao dia), por exemplo, pode reduzir o fluxo salivar e diminuir a concentração salivar de proteínas totais e de imunoglobulina A secretora.[30] A xerostomia foi o sintoma mais citado e de maior severidade em pacientes oncológicos medicados com morfina de utilização regular (25 mg a cada 4 h), associada ou não a outros medicamentos de ação analgésica.[31] Os pacientes também reportaram, com menor frequência e menor severidade, mioclonia, sudorese, constipação e hesitância urinária. Assim, é importante potencializar os cuidados odontológicos durante a prescrição de opioides, para minimizar esses efeitos na cavidade oral e contribuir para o sucesso dessa terapia. A administração de pilocarpina pode contribuir para a restituição do fluxo salivar, porém há o risco de aumentar de forma excessiva esse fluxo,[30] bem como de outros efeitos colaterais já descritos anteriormente.

Osteonecrose associada a medicamentos

A osteonecrose associada a medicamentos é uma complicação relativamente rara, mas potencialmente séria e debilitante. Consiste em destruição óssea progressiva dos ossos gnáticos em pacientes expostos a medicamentos que exercem efeito sobre o metabolismo ósseo e que não sofreram radioterapia de cabeça e pescoço. O paciente exibe exposição do tecido ósseo, principalmente da mandíbula, e progressiva necrose óssea, com formação de sequestros, persistência do desnudamento na região e ausência de regeneração da mucosa oral.

Nos primeiros relatos dessas lesões, acreditava-se que somente os bifosfonatos estariam relacionados às osteonecroses. Nos pacientes oncológicos, esses medicamentos são prescritos principalmente para inibir ou prevenir metástases ósseas. Os bifosfonatos se ligam firmemente à hidroxiapatita e reduzem o metabolismo e remodelamento ósseo. São medicamentos de meia-vida longa, que se acumulam no tecido ósseo mesmo após a interrupção de sua administração. A meia-vida plasmática dos bifosfonatos é bastante curta, variando de 30 minutos a 2 horas; no entanto, uma vez incorporados ao tecido ósseo, podem persistir por mais de 10 anos. Provocam apoptose de osteoclastos, levando à parada do estímulo reabsortivo. Contudo, ao haver inibição de osteoclastos, os osteoblastos também deixam de ser estimulados, havendo parada da aposição óssea. Caso seja necessário remodelamento e reparo ósseos, funções frequentemente requisitadas nos ossos gnáticos, estas não ocorrem, o que leva a alterações do trabeculado ósseo e a focos necróticos.

Atualmente, outros medicamentos também têm sido associados a essas necroses, os quais estão listados na Tabela 48.3. Dentre eles, o denosumabe é frequentemente associado a necroses ósseas. Trata-se de um anticorpo monoclonal humano que se liga fortemente ao ativador do receptor do fator nuclear kappa B (RANKL), bloqueando a maturação, função e sobrevivência dos osteoclastos. Tem uma meia-vida de 25 a 32 dias. Destaca-se também como possíveis causadores de necroses ósseas, os corticosteroides administrados em altas doses por tempo prolongado, por vezes associados a outras drogas reabsortivas. Há ainda medicamentos antiangiogênicos, indicados para inibi-

Tabela 48.3. Exemplos de medicamentos associados a necrose dos ossos gnáticos

Medicamento	Classe	Ação sobre o tecido ósseo
Ácido zoledrônico	Bifosfonato	Redução da sinalização celular; diminuição da angiogênese
Risedronato	Bifosfonato	Redução da sinalização celular; diminuição da angiogênese
Pamidronato	Bifosfonato	Redução da sinalização celular
Alendronato	Bifosfonato	Apoptose de osteoclastos
Ibandronato	Bifosfonato	Apoptose de osteoclastos
Denosumabe	Anticorpo monoclonal	Inibição de RANKL
Bevacizumabe	Anticorpo monoclonal	Inibição da angiogênese
Sunitinibe	Inibidor tirosina quinase	Inibição de fatores de crescimento vasculares e da proliferação celular em geral
Sorafenibe	Inibidor tirosina quinase	Inibição de fatores de crescimento vasculares e da proliferação celular em geral
Dexametasona	Corticoide	Inibição da proliferação de células imunes, inibição da angiogênese

Fonte: Elaboração das autoras.

ção da vascularização tumoral, que também têm potencial de originar necroses ósseas, porém com menor frequência.[28] Alguns inibidores de tirosina quinase também têm sido associados a essas necroses, porém as evidências nesses casos são mais tênues, dada a escassez de trabalhos comprovando essa associação.

Embora a fisiopatologia dessas osteonecroses não tenha sido totalmente explicada, várias hipóteses têm sido propostas: remodelação óssea alterada ou supressão da reabsorção óssea, inibição da angiogênese, microtraumas constantes, supressão da imunidade inata ou adquirida, deficiência de vitamina D e inflamação ou infecção. Via endovenosa de administração da medicação e procedimentos dentoalveolares são os principais fatores de risco para essa condição. Procedimentos odontológicos invasivos, como extrações dentárias e tratamento endodôntico e periodontal, são as principais situações que podem predispor a osteonecrose dos ossos gnáticos.[23] O papel de infecções secundárias no quadro dessas osteonecroses ainda não é totalmente conhecido, mas acredita-se que a progressão das necroses ocorra também devido a ação destrutiva de agentes microbianos. Exemplos são bactérias periodontopatogênicas. A disseminação de bactérias da bolsa periodontal (principalmente *Porphyromonas gingivalis*) para o osso alveolar tem sido relatada nos quadros de osteonecroses concomitantes a situações de doença periodontal crônica.

Para evitar a osteonecrose, é necessário que o paciente seja orientado a buscar atendimento odontológico antes de iniciar a terapia, com o objetivo de realizar extrações dentárias ou outras manipulações do tecido ósseo em tempo hábil para que ocorra o reparo desses tecidos. Para isso, exames clínicos e radiográficos detalhados devem ser feitos, e o planejamento da conduta odontológica deve ser realizado em conjunto com o oncologista.

Quando o paciente já iniciou a terapia com medicamentos relacionados a essas lesões e não realizou os cuidados bucais devidos, avaliação odontológica periódica deve ser instituída, a fim de minimizar os riscos de instalação de focos necróticos. Nos casos de necessidade de intervenções odontológicas invasivas, o trauma cirúrgico deve ser atenuado. Quando várias extrações dentárias são necessárias, é indicada a remoção de um dente por sessão, principalmente quando os medicamentos relacionados a osteonecrose não foram suspensos. A antibioticoterapia é indicada no pré e pós-operatório, bem como enxaguatórios bucais a base de clorexidina. É necessário o acompanhamento do paciente por longos períodos, com o intuito de avaliar a reparação tecidual e se há deiscência de sutura, a qual pode expor o tecido ósseo subjacente.

Quando as lesões ósseas estiverem instaladas, o tratamento dependerá do estágio de destruição óssea. Em geral, debridamento local conservador, com remoção de sequestro ósseo, se houver, são as medidas mais eficazes. Lesões com intensa sintomatologia dolorosa, supuração e necroses extensas (Figura 48.1) demandam a adoção de antibioticoterapia sistêmica de amplo espectro, associada a remoção cirúrgica dos focos necróticos. Em casos extremos, pode ser necessária a remoção cirúrgica de segmentos ósseos mais amplos. Uso de antimicrobianos locais e terapia fotodinâmica (terapia que associa a aplicação de um fotossensibilizador local seguida da iluminação com LED ou laser) são medidas adjuvantes que contribuem para o controle de infecções secundárias e o reparo da mucosa oral, favorecendo o recobrimento do osso necrótico e a parada do processo destrutivo (Figura 48.2).

Osteorradionecrose

A osteorradionecrose é um efeito colateral tardio decorrente de ação deletéria da radioterapia de cabeça e pescoço sobre os ossos gnáticos. Afeta mais comumente a mandíbula, devido a menor vascularização nessa região. A radioterapia acarreta destruição da rede vascular local, levando a episódios frequentes de isquemia, que podem culminar com a necrose do tecido ósseo. A hipovascularização é acompanhada de diminuição da proliferação de células da

Capítulo 48 – Alterações Odontológicas no Paciente Oncológico   503

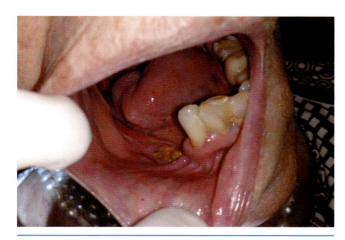

Figura 48.1. Paciente com osteonecrose de mandíbula por uso de bifosfonatos. Região com drenagem purulenta e espículas ósseas. (Fonte: Acervo pessoal das autoras.)

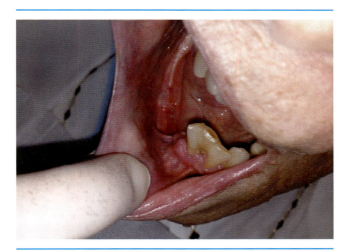

Figura 48.2. Mesmo paciente da figura anterior após intervenção cirúrgica, com remoção de espículas ósseas necróticas, aplicação de terapia fotodinâmica e antibioticoterapia tópica e sistêmica. (Fonte: Acervo pessoal das autoras.)

medula óssea, do periósteo e do endósteo, bem como de redução da deposição colagênica, o que acarreta redução do potencial de renovação celular e de deposição de matriz orgânica no osso. É uma condição muito debilitante, que pode comprometer a qualidade de vida dos pacientes.[24]

Esse efeito colateral pode ocorrer precocemente, ou seja, em um intervalo de até 2 anos após o tratamento radioterápico. Alta dose de radiação (> 70 Gy), trauma cirúrgico excessivo e radiação concomitante à quimioterapia são alguns fatores associados a essa condição. Pode haver também osteorradionecrose tardia, ou seja, vários anos após o tratamento radioterápico, quando então não houve restabelecimento da vascularização óssea.

A necrose do tecido ósseo progride lentamente e, em geral, não repara espontaneamente. O paciente pode sentir dor intensa, o osso fica mais suscetível a fraturas, sequestros ósseos e fístulas, o que dificulta a alimentação e os cuidados orais.

Os fatores predisponentes da osteorradionecrose, além da dose de radiação, incluem manipulação do tecido ósseo mandibular em período crítico após a radioterapia, presença e progressão de doenças dentárias e periodontais, e invasão óssea do tumor. Comorbidades também podem aumentar o seu risco, tais como diabetes, uso de tabaco e álcool, e má nutrição.

O tratamento inclui controle antimicrobiano com uso tópico de clorexidina 0,12% e antibióticos por longos períodos, remoção não cirúrgica do sequestro ósseo e tratamento cirúrgico no caso de doença progressiva. Outros tratamentos também podem ser instituídos, tais como oxigenoterapia hiperbárica, prescrição de pentoxifilina e vitamina E, aplicação de plasma rico em plaquetas e fibrina e terapia com proteína morfogenética (BMPs). Entretanto, ainda não existe um consenso sobre a eficácia dessas terapias para o controle e a remissão da osteorradionecrose.

O ideal é prevenir a osteorradionecrose por intermédio da execução de intervenções odontológicas previamente ao início da radioterapia. Deve-se orientar acerca da higiene oral adequada, bem como remover focos infecciosos (incluindo tratamento periodontal e extrações dentárias), prescrever enxaguatórios bucais antimicrobianos e verificar a necessidade de suporte nutricional.

Infecções orais odontogênicas

Infecções de origem dentária preexistentes comumente agudizam em pacientes oncológicos sob tratamento antineoplásico. Esses episódios ocorrem principalmente em períodos de neutropenia, quando bactérias periodontopatogênicas ou associadas a infecções pulpares podem originar clones resistentes a ação de agentes antimicrobianos, levando ao aparecimento de quadros agudos de pulpite, abscessos periapicais, gengivite e periodontite. Parte dessas infecções se manifesta em situações de mucosite oral e xerostomia, quando então é esperada disbiose da microbiota oral.[15] Vale dizer que a grande maioria dos quadros agudos de infecção dentária podem gerar disseminação sistêmica, por vezes deflagrando sepse.

É necessário o diagnóstico e o tratamento das infecções odontogênicas e a estabilização da doença periodontal antes do início do tratamento antineoplásico, minimizando o risco de haver manifestação dessas infecções durante o tratamento e, consequentemente, evitando sintomatologia dolorosa proveniente dessas condições, a qual é, em geral, de alta magnitude.[4] Medidas preventivas são fundamentais para minimizar as alterações dentárias e periodontais em longo prazo. Fatores de risco que podem levar a infecções em cavidade oral durante o tratamento devem ser identificados e tratados antes de iniciar a terapia.

Particularmente, o risco de cárie dentária deve ser mensurado em cada paciente, bem como deve-se realizar a erradicação de focos de infecção cariosos. O risco de cárie aumenta substancialmente durante o tratamento antineoplásico, já que as alterações salivares podem contribuir para a perda da estrutura do esmalte. A desmineralização dentária pode ser mediada pela diminuição da capacidade de tamponamento da saliva, bem como pela redução da disponibilidade de cálcio e fosfato salivares. Além disso, há aumento da frequência de bactérias cariogênicas (*Streptococcus mutans* e *Lactobacillus*) durante o tratamento antineoplásico. Deve-se considerar, ainda, que modificações dietéticas podem ocorrer, havendo a instituição de dieta mais cariogênica em função de alterações do paladar que porventura sejam vivenciadas pelo paciente.[3]

A prescrição de dentifrícios contendo cálcio, fluoreto e fosfato auxilia na prevenção da cárie, incrementando a remineralização dentária. O uso de enxaguatórios bucais antimicrobianos sem álcool e a orientação de uma higiene bucal eficiente diminuem a incidência de micro-organismos prejudiciais; esses enxaguatórios, além de terem ação antimicrobiana, contribuem também para sensação de frescor na cavidade oral, promovendo maior conforto aos pacientes.[16]

O periodonto é sensível aos efeitos da quimioterapia e radioterapia em altas doses, principalmente os vasos sanguíneos, periósteo e ligamento periodontal localizados nessa região; durante a radioterapia, pode haver aumento do espaço do ligamento periodontal pela presença de alterações vasculares decorrentes de insulto inflamatório. Essas alterações podem aumentar o risco de desenvolvimento da doença periodontal e reduzir a remodelação e o reparo ósseo.[17] É importante realizar raspagem e alisamento radicular antes do início do tratamento antineoplásico, certificando-se da ausência de cálculos e de biofilme no periodonto, bem como da estabilização da bolsa periodontal, caso esta esteja presente.

Caso não seja possível realizar a adequação do meio bucal antes do início do tratamento, os cuidados odontológicos de erradicação dos focos de infecção devem ser feitos quando o paciente não se encontra em neutropenia. Quando isso não for possível, a cobertura antibiótica deve ser considerada nas situações de contagem de neutrófilos inferior a 1.500 células/mL; a necessidade da intervenção odontológica deve sempre ser reavaliada em conjunto com a equipe médica.[15]

Infecções orais não odontogênicas

• Candidíase oral

A candidíase oral é uma das infecções mais comuns no tratamento de quimioterapia e radioterapia em região de cabeça e pescoço, principalmente em fases de imunossupressão. Pode permanecer restrita à cavidade oral ou disseminar-se localmente para a região esofágica; pode ainda ter efeito sistêmico, por vezes originando candidemia. Os sintomas mais comuns dessa infecção na cavidade oral são dor, prurido, sensação de queimação, alterações do paladar e disfagia, com consequente comprometimento nutricional. Alguns pacientes apresentam-se assintomáticos, fazendo-se necessário o diagnóstico pelo exame clínico intrabucal.[18]

A candidíase oral assume diversos aspectos clínicos. A forma mais predominante é a de pseudomembrana, com destacamento das camadas mais superficiais do epitélio em função da colonização fúngica e da reação inflamatória local. A candidíase eritematosa apresenta-se como lesões avermelhadas decorrentes de atrofia epitelial e inflamação provocada pelo fungo. Em comparação à pseudomembranosa, esse tipo de candidíase causa maior

sintomatologia dolorosa, associada a prurido e sensação de queimação. Os pacientes portadores de próteses dentárias podem exibir a estomatite protética, inflamação da região da mucosa na qual a prótese entra em contato, originada por trauma mecânico e por infecção bacteriana associada a *Candida sp*.[19] A queilite angular consiste na infecção por esse gênero de fungo na região da comissura labial, sendo mais frequente em idosos. Tanto a estomatite protética quanto a queilite são menos sintomáticas, prevalecendo a sensação de prurido e queimação em detrimento da dor.

O uso de corticoides e de antibióticos de amplo espectro por período prolongado são fatores determinantes do desenvolvimento dessa infecção em pacientes oncológicos. A prevenção dessa infecção é feita, sobretudo, por higiene oral adequada associada a bochechos com nistatina nos casos de maior risco.[19]

Além dos fatores medicamentosos, as situações de candidíase oral em pacientes oncológicos geralmente compõem um quadro clínico em que predominam xerostomia, mucosite oral e atrofia das papilas linguais. A estimulação simpática derivada da sensação dolorosa provocada pela infecção ou mesmo pela mucosite oral exerce efeito inibitório sobre a secreção salivar, bem como favorece a formação de uma saliva mais concentrada, com menor quantidade de água. Esse tipo de saliva tem menor ação de limpeza e um pH ácido, o que favorece a aderência e o crescimento de leveduras na superfície epitelial. A saliva ainda contém elementos de ação antifúngica (lisozima, histatinas); esta ação pode estar comprometida nos pacientes oncológicos pela redução desses componentes.

A eliminação da infecção fúngica contribui para a diminuição do estímulo doloroso, levando à normalização da secreção e dos constituintes salivares. Também promove a restituição anatômica das papilas linguais, minimizando as alterações do paladar. Os tratamentos locais são recomendados como terapia de primeira linha para a candidíase oral. Para pacientes com imunossupressão ou imunodepressão intensas, é recomendável a associação da terapia tópica com a sistêmica a base de fluconazol.

A candidíase oral é mais frequentemente causada por *Candida albicans;* contudo, situações de infecção em que prevalecem *Candida krusei, Cronobacter dublinensis* e outras espécies que possuem maior resistência ao fluconazol têm sido reportadas. Anfotericina B e novas classes de antifúngicos, incluindo equinocandinas, podem ser usadas em pacientes com infecções mais resistentes.[4]

• Infecções por herpes-vírus

A infecção orofacial pela família herpes-vírus é comum em pacientes imunossuprimidos em tratamento oncológico, principalmente durante o transplante de células hematopoéticas.[20] Os vírus de herpes simples dos tipos 1 e 2 são os mais comumente ativados nessas situações,[4] o que obriga a adoção de profilaxia antiviral. As infecções na cavidade oral em geral têm curso agressivo, sob a forma de múltiplas ulcerações dolorosas generalizadas por toda a mucosa oral (Figura 48.3). O herpes-vírus humano 6 (HHV-6) pode também causar infecção oral com certa frequência, por vezes sendo indistinta a manifestação oral com relação aos outros subtipos virais. Acredita-se que o HHV-6

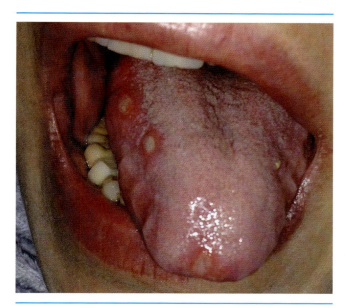

Figura 48.3. Paciente em tratamento quimioterápico exibindo lesões ulcerativas em dorso e borda linguais, sugestivas de infecção por herpesvírus. O tratamento instituído foi administração sistêmica de antiviral, com aplicação local de laserterapia de baixa potência, para controle da dor. (Fonte: Acervo pessoal das autoras.)

seja transmitido via saliva, estando presente em uma grande proporção da população adulta. Em adultos, a infecção primária pelo HHV-6 pode se manifestar como uma doença semelhante à mononucleose. Em pacientes imunocomprometidos, a reativação do HHV-6 pode causar doença sistêmica grave, incluindo encefalopatia.

O vírus Epstein-Barr (EBV) também é responsável por certa parcela de manifestações orais, por vezes de aspecto inespecífico. Por outro lado, participa também de quadros clínicos mais definidos, como leucoplasia pilosa (espessamento da camada epitelial da mucosa do dorso da língua, originando placas esbranquiçadas elevadas), mononucleose infecciosa, carcinoma nasofaríngeo, linfoma de células B, linfoma de Burkitt e transtornos linfoproliferativos pós-transplante.

O citomegalovírus (CMV), originalmente isolado na glândula salivar, pode causar sintomas semelhantes à mononucleose, incluindo faringite, linfadenopatia e febre. Em pacientes com mielossupressão, a ulceração crônica do trato gastrointestinal (incluindo a mucosa oral) também pode ocorrer. As infecções virais causam grande morbidade ao paciente, levando a um quadro de dor intensa e redução na ingestão alimentar, além de grande risco de infecção sistêmica.[21]

Aciclovir, valaciclovir ou ganciclovir são os antivirais de escolha nesses casos, e sua dose varia de acordo com o acometimento do paciente. Na cavidade oral, a terapia fotodinâmica antimicrobiana vem sendo utilizada como adjuvante no tratamento tópico das lesões virais, contribuindo para a remissão de sintomas e para a abreviação do curso clínico das infecções. A laserterapia de baixa potência também tem sido utilizada em lesões ulcerativas sugestivas de infecção viral, para remissão principalmente da sensação dolorosa.[22]

Alteração do paladar

A alteração do paladar é comum em pacientes oncológicos. Sua frequência e intensidade dependem, entre outros fatores, do tipo de câncer e seu tratamento. Alguns aspectos relacionados à cavidade oral podem contribuir para esse efeito, como infecções orais e higiene bucal inadequada. Outros fatores, como medicações profiláticas, hipossalivação e doença do enxerto contra hospedeiro exacerbam essa condição. As alterações do paladar nesses pacientes ocorrem, principalmente, por danos nas células dos botões gustativos e nos receptores de superfície; tanto a radioterapia quanto a quimioterapia prejudicam o potencial mitótico das células e dificultam o *turnover* celular das papilas gustativas. Além disso, a interrupção da condução nervosa até o sistema nervoso central também participa dessas alterações, levando a perda ou diminuição da sensação do sabor.[25]

A alteração na percepção do paladar é uma das principais causas de aversão aos alimentos vivenciadas por pacientes em tratamento oncológico. Amplifica sintomas como náusea, vômitos e inapetência. Esses sintomas, associados a redução dos sabores dos alimentos, podem levar à má nutrição, perda de peso e menor qualidade de vida.[26]

Os pacientes devem ser avaliados por toda a equipe multiprofissional, a fim de minimizar esses sintomas. A higiene oral adequada, uso de emolientes bucais e redução no acúmulo de placa bacteriana são medidas eficazes no controle desse quadro.

Os próprios pacientes podem modificar seus hábitos alimentares ou adotar algumas estratégias para minimizar esse efeito, como o aumento da ingestão de alimentos gordurosos e condimentados ou adicionando algo doce às refeições. O acompanhamento dessa complicação em modalidades específicas de tratamento é necessário para melhorar a informação do paciente e adotar medidas para prevenção da perda do apetite e desnutrição.[27] A suplementação com zinco pode ser uma opção, já que esse componente é necessário para a renovação celular dos botões gustativos. Essa indicação deve ser feita em conjunto com o nutricionista e o médico do paciente.[28]

■ REFERÊNCIAS BIBLIOGRÁFICAS

1. Hong CHL, Hu S, Haverman T, Stokman M, Napeñas JJ, Braber JB den, et al. A systematic review of dental disease management in cancer patients. Support Care Cancer. 2018; 26(1):155-74.
2. Thariat J, Bensadoun R-J, Barasch A, Murphy BA, Kolnick L, Popplewell L, et al. Oral Complications of Cancer and Cancer Therapy From Cancer Treatment to Survivorship. CA Cancer J Clin. 2012; 62:400-22.
3. Naidu MUR, Ramana GV, Rani PU, Mohan Iyyapu K, Suman A, Roy P. Chemotherapy-Induced and/or Radiation Therapy-Induced Oral Mucositis-Complicating the Treatment of Cancer. Neoplasia [Internet]. 2004; 6(5):423-31. Disponível em: http://linkinghub.elsevier.com/retrieve/pii/S1476558604800198.
4. Keefe DM, Schubert MM, Elting LS, Sonis ST, Epstein JB, Raber-Durlacher JE, et al. Updated clinical practice guidelines for the prevention and treatment of mucositis. Cancer. 2007; 109(5):820-31.
5. Eduardo FP, Bezinelli LM, Lopes RMG, Nascimento Sobrinho JJ, Hamerschlak N, Correa L. Efficacy of cryotherapy associated with laser therapy for decreasing severity of melphalan-induced oral mucositis during hematological stem-cell transplantation: a prospective clinical studytle. Hematol Oncol. 2015; 33:152-8.

6. Heller G, Brink MRM Van Den. Transplants. 2014; 48(1):99-104.

7. T Karu. Photobiology of low-power laser effects. PubMed Commons. 2015; 56(5):265-1364.

8. Schubert MM, Eduardo FP, Guthrie KA, Franquin JC, Bensadoun RJJ, Migliorati CA, et al. A phase III randomized double-blind placebo-controlled clinical trial to determine the efficacy of low level laser therapy for the prevention of oral mucositis in patients undergoing hematopoietic cell transplantation. Support Care Cancer. 2007; 15(10):1145-54.

9. Hemati S, Meidani M, Ashouri M, Roayaei M, Shahsanai A, Sarvizadeh M. Morphine mouthwash for the management of oral mucositis in patients with head and neck cancer. Adv Biomed Res [Internet]. 2015; 4(1):44. Disponível em: http://www.advbiores.net/text.asp?2015/4/1/44/151254.

10. Academy TA, Medicine O, Clinical T, Statement P. AAOM Clinical Practice Statement: Subject: Clinical management of cancer therapy-induced salivary gland hypofunction and xerostomia. Oral Surg Oral Med Oral Pathol Oral Radiol. 2016; 122(3):310-2.

11. Lou J, Huang P, Ma C, Zheng Y, Chen J, Liang Y, et al. Parotid gland radiation dose-xerostomia relationships based on actual delivered dose for nasopharyngeal carcinoma. J Appl Clin Med Phys. 2018; 19(3):251-60.

12. Brennan PA, Bradley KL, Brands M. Intensity-modulated radiotherapy in head and neck cancer – an update for oral and maxillofacial surgeons. Br J Oral Maxillofac Surg [Internet]. 2017; 55(8):770-4. Disponível em: http://dx.doi.org/10.1016/j.bjoms.2017.07.019.

13. Hull KM, Kerridge I, Schifter M. Long-term oral complications of allogeneic haematopoietic SCT. Bone Marrow Transplant [Internet]. 2012; 47(2):265-70. Disponível em: http://dx.doi.org/10.1038/bmt.2011.63.

14. Davies A, Bagg J, Laverty D, Sweeney P, Filbet M, Newbold K, et al. Salivary gland dysfunction ('dry mouth') in patients with cancer: A consensus statement. Eur J Cancer Care (Engl). 2010; 19(2):172-7.

15. Raber-Durlacher JE, Epstein JB, Raber J, Van Dissel JT, Van Winkelhoff AJ, Guiot HFL, et al. Periodontal infection in cancer patients treated with high-dose chemotherapy. Support Care Cancer. 2002; 10(6):466-73.

16. Nuñez-Aguilar J, Fernández-Olavarría A, Oliveros-López LG, Torres-Lagares D, Serrera-Figallo MA, Gutiérrez-Corrales A, et al. Evolution of oral health in oral cancer patients with and without dental treatment in place: Before, during and after cancer treatment. J Clin Exp Dent. 2018; 10(2):e158-65.

17. Epstein JB, Stevenson-Moore P. Periodontal disease and periodontal management in patients with cancer. Oral Oncol. 2001; 37(8):613-9.

18. Mothibe JV, Patel M. Pathogenic characteristics of Candida albicans isolated from oral cavities of denture wearers and cancer patients wearing oral prostheses. Microb Pathog [Internet]. 2017; 110:128-34. Disponível em: http://dx.doi.org/10.1016/j.micpath.2017.06.036.

19. Davies AN, Brailsford SR, Beighton D. Oral candidosis in patients with advanced cancer. Oral Oncol [Internet]. 2006; 42(7):698-702. Disponível em: http://www.ncbi.nlm.nih.gov/pubmed/16527512%0Ahttp://linkinghub.elsevier.com/retrieve/pii/S1368837505003234.

20. Clarkson E, Mashkoor F, Abdulateef S. Oral Viral Infections: Diagnosis and Management. Dent Clin North Am [Internet]. 2017; 61(2):351-63. Disponível em: http://dx.doi.org/10.1016/j.cden.2016.12.005.

21. Pukownik E, Kubicka M, Kurylo-Rafinska B, Debski R, Galazka P, Czyzewski K, et al. Impact of CMV and EBV on Immune Recovery After Allogeneic Hematopoietic Cell Transplantation in Children. Anticancer Res [Internet]. 2018; 38(10):6009-13. Disponível em: http://ar.iiarjournals.org/lookup/doi/10.21873/anticanres.12950.

22. Zverev VV, Makarov OV, Khashukoeva AZ, Svitich OA, Dobrokhotova YE, Markova EA, et al. In vitro studies of the antiherpetic effect of photodynamic therapy. Lasers Med Sci [Internet]. 2016; 31(5):849-55.

23. Karna H, Gonzalez J, Radia HS, Sedghizadeh PP, Enciso R. Risk-reductive dental strategies for medication related osteonecrosis of the jaw among cancer patients: A systematic review with meta-analyses. Oral Oncol [Internet]. 2018; 85(June):15-23. Disponível em: https://doi.org/10.1016/j.oraloncology.2018.08.003.

24. Reuther T, Schuster T, Mende U, Kübler AC. Osteoradionecrosis of the jaws as a side effect of radiotherapy of head and neck tumour patients – A report of a thirty year retrospective review. Int J Oral Maxillofac Surg. 2003; 32(3):289-95.

25. CC Boer, Correa EM, Boer C S. Taste disorders and oral evaluation in patients. Bone Marrow Transpl. 2010 Apr; 45(4):705-11. doi: 10.1038/bmt.2009.237. Epub 2009 Sep 21.

26. Ponticelli E, Clari M, Frigerio S, De Clemente A, Bergese I, Scavino E, et al. Dysgeusia and health-related quality of life of cancer patients receiving chemotherapy: A cross-sectional study. Eur J Cancer Care (Engl). 2017; 26(2):1-7.

27. Gamper EM, Zabernigg A, Wintner LM, Giesinger JM, Oberguggenberger A, Kemmler G, et al. Coming to your senses: Detecting taste and smell alterations in chemotherapy patients. a systematic review. J Pain Symptom Manage [Internet]. 2012; 44(6):880-95. Disponível em: http://dx.doi.org/10.1016/j.jpainsymman.2011.11.011.

28. Hovan AJ, Williams PM, Stevenson-Moore P, Wahlin YB, Ohrn KEO, Elting LS, et al. A systematic review of dysgeusia induced by cancer therapies. Support Care Cancer. 2010; 18(8):1081-7.

29. Mirabile A, Airoldi M, Ripamonti C, Bolner A, Murphy B, Russi E, Numico G, Licitra L, Bossi P. Pain management in head and neck cancer patients undergoing chemo-radiotherapy: Clinical practical recommendations. Crit Rev Oncol Hematol. 2016 Mar; 99:100-6.

30. Looström H, Akerman S, Ericson D, Tobin G, Götrick B. Tramadol-induced oral dryness and pilocarpine treatment: effects on total protein and IgA. Arch Oral Biol. 2011 Apr; 56(4):395-400.

31. Glare P, Walsh D, Sheehan D. The adverse effects of morphine: a prospective survey of common symptoms during repeated dosing for chronic cancer pain. Am J Hosp Palliat Care. 2006 jun-jul; 23(3):229-35.

Capítulo 49

Manejo Clínico da Caquexia no Câncer

Allen Lopes Petrini
Millena Neves Luciano Leonardo

■ INTRODUÇÃO

A caquexia é uma síndrome multifatorial e de múltiplos órgãos, e uma das principais causas de morbidade e mortalidade nos estágios tardios de condições como Aids, doença pulmonar obstrutiva crônica (DPOC), insuficiência cardíaca congestiva, esclerose múltipla, tuberculose e, sobretudo, câncer.[1]

Para auxiliar em estudos, no desenvolvimento de *guidelines* e no estabelecimento de rotinas clínicas de manejo da caquexia, foi criado em 2011 um consenso internacional para sua definição e classificação.[1] A caquexia associada ao câncer foi então definida como uma síndrome multifatorial, na qual há perda contínua de massa muscular (com perda ou não de massa gorda), que não pode ser totalmente revertida por terapia nutricional convencional, conduzindo ao comprometimento funcional e progressivo do organismo.[2]

A caquexia afeta negativamente a qualidade de vida, a responsividade a quimioterapia e a sobrevida dos pacientes oncológicos.[3-5] Mais de 50% dos pacientes com câncer sofrem de caquexia em sua fase terminal, com a distribuição variando por tipo de tumor. A incidência é maior em pacientes com câncer gástrico e pancreático (~ 80%), enquanto pacientes com câncer de mama e leucemia demonstram uma menor proporção (~ 40%).[6-8] Além disso, cerca de 20% das mortes dos pacientes oncológicos estão diretamente ligadas à síndrome.[9]

As manifestações clínicas mais frequentes associadas à síndrome incluem a falta de apetite, alterações no paladar, perda de peso, anemia, náuseas, astenia, perda de habilidades motoras e físicas, fadiga, entre outras.

Essa grande variedade de sintomas observados é mediada através de um espectro de fatores derivado do tumor e hospedeiro: a alfa-2-glicoproteína de zinco (ZAG), um fator pró-caquexia secretado pelas células tumorais.[10-12] Citocinas pró-inflamatórias (IL-1, IL-6, TNF-α, IFN-γ) atuam tanto através da mediação central quanto periférica, ocorrendo independentemente[13] da desregulação da via de resposta à leptina,[14,15] provocando assim uma estimulação persistente das vias anorexígenas, além de alterações metabólicas como estado de hipercatabolismo, lipólise,[16,17] degradação muscular,[18] e resposta de fase aguda[19] observada em pacientes caquéticos. No entanto, além dos numerosos mediadores moleculares da caquexia, sabe-se também que a carga tumoral e o tratamento oncológico podem levar a náusea, disfagia, mucosite, insuficiência pancreática e má absorção[20] resultando na redução da ingestão de alimentos e, subsequentemente, perda de peso.[21]

Por mais que a definição sobre a síndrome de caquexia esteja validada,[22] o diagnóstico continua a ser um desafio, devido à vários fatores como: heterogeneidade na apresentação clínica,[23] dificuldades no diagnóstico consistente da doença nos estágios iniciais (pré-caquexia),[22,24] idade avançada de muitos pacientes,[25] e complexidade da abordagem multidiciplinar necessária para gerenciar a caquexia,[26] determinando a dificuldade dos esforços para um tratamento padronizado e eficaz.

Neste capítulo, nos concentraremos no manejo clínico da caquexia oncológica no que se concerne a fisiopatologia, diagnóstico, avaliação e tratamento.

■ FISIOPATOLOGIA

As vias bioquímicas e aspectos celulares participantes do intenso quadro catabólico, integrando-se e superpondo-se entre si, formando uma rede ainda não totalmente desvendada cuja compreensão é essencial para a adequada abordagem terapêutica.

A concepção da síndrome como estado inflamatório crônico, no qual a reação do hospedeiro à presença do tumor aparece como o principal agente causal, tem, desde o início da década, tomado impulso.[1-3] Atualmente, a própria definição da síndrome enfatiza o papel da inflamação crônica[4-6] em paralelo à resposta de estresse neuroendócrino.[7]

A complexidade da síndrome é bem ilustrada pela miríade de reflexos da caquexia sobre o metabolismo energético. As alterações descritas no metabolismo de carboidratos incluem maior taxa de neoglicogênese, a partir de alanina (proveniente da musculatura esquelética), glicerol (cuja disponibilidade no fígado resulta do incremento da lipólise no tecido adiposo periférico) e de lactato, produzido pelo tumor em grandes quantidades.[8-10] O glicogênio hepático é degradado, havendo massiva liberação de glicose pelo órgão.[11] A intolerância à glicose é sintoma frequente (presente em 37% de todos os pacientes de câncer) e foi a primeira anomalia metabólica associada à caquexia.[12] A resistência à insulina é também comum,[13] e pode ser pelo menos parcialmente revertida pela administração de insulina exógena, como demonstrado em modelos animais de caquexia.[14] O TNF-α tem papel na etiologia da resistência à insulina na caquexia.[15]

Os efeitos da síndrome sobre o metabolismo proteico são o alvo mais frequente dos estudos sobre a caquexia, posto que a degradação da musculatura constitui um dos sintomas mais particulares da doença. A astenia ou fraqueza estão entre as queixas mais comum dos pacientes. No jejum prolongado, mecanismos regulatórios impedem a degradação extensa da massa magra, preservando o nitrogênio corporal. Na vigência da caquexia, quando a ingestão de nitrogênio já está reduzida em razão da anorexia, tais mecanismos falham, permitindo a proteólise, inclusive da musculatura cardíaca e lisa. O *turnover* proteico total do organismo está aumentado na maioria dos pacientes com câncer avançado, mas é observado também naqueles com massa tumoral diminuta.[16] O custo energético desse desequilíbrio pode chegar a 100 kcal/dia. Redução na taxa de síntese proteica foi descrita para humanos.[17] Alterações na taxa de degradação de proteína são, contudo, de difícil avaliação *in vivo*. Utilizando modelo de caquexia em ratos, Llovera e colaboradores[18] sugeriram que há ativação de sistema ATP-dependente, mediado pela ubiquitina, e insensível a alterações na concentração celular de cálcio, bem como independente de mecanismos lisossomais de degradação. Ocorre, concomitantemente, inibição do transporte de aminoácidos para o músculo esquelético.[19]

Os principais aminoácidos liberados pela musculatura do indivíduo ou animal caquético são a alanina e a glutamina.[12] A alanina servirá à gliconeogênese hepática, enquanto a glutamina é, na maior parte, utilizada pelo tumor em processos energéticos e biossintéticos.[20] Os aminoácidos essenciais (leucina, isoleucina e valina) têm concentração plasmática aumentada, bem como taxa de *turnover* alterada na caquexia.[21] Entre eles está a leucina, que representa sozinha cerca de 8% da proteína corporal total, que é mais oxidada como resultado da caquexia.[12] A valina e a leucina são ativamente requisitadas pelo tumor em progressão.[22] Dessa maneira, há aumento do fluxo desses aminoácidos da musculatura esquelética para o tumor,[12] que pode ser suprimido pela utilização de agonistas para receptores adrenérgicos do tipo β2.[23]

Em adição à marcada degradação proteica, o conteúdo de DNA da fibra muscular também é reduzido, o que induz à fragmentação e, consequentemente, à apoptose.[24]

O TNF-α também atua na mediação dos efeitos da síndrome sobre a musculatura. A resposta apoptótica, por exemplo, pode ser mimetizada pela citocina.[24] Embora muitos estudos tenham logrado demonstrar associações entre o TNF-α e o aumento da proteólise, os resultados são alvo de controvérsia e admite-se que o efeito não seja direto, mas fruto da interação com outros mediadores. Dessa forma, propõe-se que fatores secretados pelo próprio tumor, como o PMF (*protein mobilizing factor*), isolado a partir da urina de pacientes e animais portadores de tumor, possam tomar parte da resposta, em adição ao TNF-α. Outras alterações descritas abrangem hipoalbuminemia e incremento na concentração plasmática de fibrinogênio, refletindo alteração na taxa de síntese das duas proteínas no fígado do organismo hospedeiro. Essas mudanças na função do fígado estão ligadas à priorização diferencial da síntese proteica, típica da resposta de proteínas de fase aguda verificadas no trauma, inflamação e infecção grave.[25] Assim, a resposta de fase aguda desencadeada pela presença do tumor, gera aumento da proteina C reativa e do fibrinogênio. A primeira está intimamente correlacionada à dimensão da perda de peso, anorexia, reincidência do tumor e redução da sobrevida.[26]

Estudos recentes[26] indicam a participação inequívoca da inflamação característica da caquexia na deflagração dos sintomas metabólicos: o TNF-α e a IL-6 apresentam efeitos contundentes sobre o processo de síntese proteica no músculo, pela mediação na transcrição e ativação de fatores de transcrição, como o NF-κB (*nuclear factor kappa B*), MyoD, além de outras vias, como por exemplo a do mTOR (que estaria inibida na caquexia). Há ainda relatos de aumento da concentração de miostatina (importante regulador negativo da massa muscular) em pacientes caquéticos.[4]

Os efeitos da caquexia sobre o metabolismo lipídico são menos conhecidos do que aqueles incidentes sobre o metabolismo proteico, principalmente no tocante aos mecanismos envolvidos. Tal fato deriva da presunção de que a perda de proteínas é mais deletéria ao organismo do que a de gordura. Entretanto, sabe-se hoje que, mesmo durante o jejum voluntário, ocorre preservação de depósitos de tecido adiposo associados a vantagens adaptativas e, em presença de doenças, alguns sítios de acúmulo de gordura são mantidos ou até mesmo expandidos.[27] O metabolismo energético não pode, de modo algum, ser compreendido de forma segmentada. Há óbvia associação entre as vias do metabolismo lipídico, proteico e de carboidratos, e inúmeros mecanismos comuns de controle. A resistência periférica à insulina é um bom exemplo de efeitos metabólicos cruzados, tanto do ponto de vista causal como das consequências. Desse modo, alterações promovidas pela caquexia, cuja incidência é detectada em um desses compartimentos, geram indubitavelmente efeitos diretos ou indiretos sobre os demais processos metabólicos do organismo. Pode-se, então, afirmar que modificações no metabolismo lipídico, embora não tão abrangentemente estudadas até o momento, impliquem em alterações nos mais variados níveis metabólicos e fisiológicos no organismo portador de tumor.

A gordura (na forma de triacilglicerol) constitui 90% das reservas energéticas de um indivíduo adulto e é dramaticamente afetada pela síndrome da caquexia. Tanto em pacientes como em animais portadores de tumor há acentuada perda de massa gorda,[16] que pode atingir 85% em pacientes que perderam 30% do peso inicial.[28] A concentração plasmática de glicerol, indicativa de lipólise no tecido adiposo periférico, está aumentada na vigência do quadro, e relata-se aumento do *turnover* de ácidos graxos e glicerol em pacientes com câncer caquéticos, comparados aos que não desenvolvem a síndrome.[29] Os ácidos graxos liberados, principalmente se poli-insaturados, podem promover o crescimento tumoral pela inativação da proteína ativadora da GTPase e, ainda, a apoptose de adipócitos.[30] Entretanto, diversos estudos apontam para pequena participação da lipólise na perda de massa gorda, atribuindo-a, principalmente, à redução na lipogênese.[31] Há também aumento na taxa total de oxidação lipídica, não suscetível à inibição por glicose,[29] relatado por alguns autores,[1] mas contestado por outros. Até hoje, o *turnover* de ácidos graxos no tecido adiposo é pouco conhecido em pacientes caquéticos.[30] Fica claro, entretanto, que há redução na deposição lipídica, mediada pela redução na expressão/atividade da enzima lipase de lipoproteínas e pela redução na concentração de insulina. A enzima lipase hormônio-sensível, por sua vez, apresenta atividade aumentada frente à estimulação pelas catecolaminas.[30] O tecido adiposo de pacientes e animais caquéticos apresenta nítidas alterações morfológicas.[30,32]

O tecido adiposo recebe, com a descoberta da leptina em 1994, nova importância, relacionada à atuação, como importante órgão endócrino. Sabe-se, presentemente, que esse tecido secreta ativamente vários hormônios, proteínas e citocinas, capazes de regular diretamente o metabolismo lipídico, a atividade do sistema complemento e a homeostasia vascular. Entre tais fatores, destacamos o TNF-α, a IL-6 e os hormônios leptina, adiponectina e resistina, entre outros.[33,34] Em pacientes caquéticos, é observada redução da concentração de leptina,[35] entre outras alterações. Mracek e colaboradores[36] propõem que uma adipocina recentemente descrita, a ZAG, tenha papel fundamental na redução do tecido adiposo na caquexia.

Os efeitos da caquexia sobre o perfil lipídico plasmático são acentuados: há marcadas hiperlipemia e hipercolesterolemia. Esse quadro decorre, pelo menos parcialmente, de redução significativa[37] da atividade da enzima lipase lipoproteica (LPL), enzima responsável pela remoção do triacilglicerol plasmático nos tecidos periféricos.

A caquexia é nitidamente uma síndrome sistêmica na qual a inflamação desempenha papel de grande relevância, afetando o metabolismo intermediário e o eixo neuroimunoendócrino.

■ DIAGNÓSTICO

Avanços recentes no campo da caquexia associada ao câncer têm ajudado a elucidar a fisiopatologia da doença. No entanto, a heterogeneidade na apresentação da condição clínica tem dificultado uma única definição diagnóstica de caquexia.

Com objetivo de facilitar, utilizaremos a definição do European Palliative Care Research Colaborativo (EPCRC), validada em um grande grupo de pacientes de um estudo multicêntrico internacional[1] que segue descrito na Tabela 49.1.[2]

Logicamente, existem algumas críticas em sua definição: como a não inclusão do PCR no sangue periférico

Tabela 49.1. Definições baseadas em consenso de caquexia do câncer

Número	Estudo	Critério
3	EPCRC	• Perda de peso $>$ 5% nos últimos 6 meses sem fome e/ou • Perda de peso $>$ 2% e IMC $<$ 20 e/ou • Perda de peso $>$ 2% e sarcopenia

Adaptada de Sadeghi M, et al. Cancer cachexia: diagnosis, assessment, and treatment. Crit Rev Oncol Hematol. 2018; 127.

está relacionado ao impulso catabólico; e a incorporação de apenas um único ponto de corte de 20 para o IMC que, segundo a European Society for Clinical Nutrition and Metabolism (ESPEN), poderia afetar as análises realizadas em pacientes de diferentes faixas etárias.[2]

O conceito de pré-caquexia tem sido objeto de recentes discussões; porém, até o momento não há dados robustos devido a sua baixa prevalência[3] ou a falta de critérios diagnósticos suficientes para denotar, com confiança, um paciente como pré-caquético.[1]

■ AVALIAÇÃO

A caquexia oncológica é uma doença multidimensional, que requer ampla avaliação e adequada caracterização da condição clínica de cada paciente. A condição clínica do paciente é importante, pois indica o melhor plano terapêutico possível como, por exemplo, se devemos prosseguir com o tratamento abortivo (destinado a interromper a progressão da condição) ou a terapia paliata. Portanto, o objetivo de qualquer terapia é fornecer um benefício subjetivamente tangível ao estado atual do paciente.[1]

Há quatro principais aspectos na avaliação da caquexia oncológica, que serão detalhados a seguir.

Triagem e avaliação nutricional

A ingestão insuficiente de alimentos é um fenômeno comumente observado em pacientes com câncer avançado, seja pela doença oncológica específica ou em associação com a caquexia, sendo uma das principais causas de morbidade e redução da responsividade ao tratamento.[2]

Os efeitos da desnutrição não são meramente fisiológicos, há um grande impacto psicossocial e uma importante redução da qualidade de vida (QV).[3,4] Assim, fica claro que a triagem nutricional de rotina em pacientes oncológicos poderia levar à identificação de estágios iniciais de desnutrição. Isso poderia gerar benefícios consideráveis, uma vez que levaria a uma abordagem terapêutica mais precoce.[5]

Músculo e composição corporal

Como uma das características da caquexia, a depleção muscular deve ser monitorada em pacientes com câncer. Isto pode ser conseguido por meio da análise de massa muscular ou avaliação da força muscular. Na avaliação da massa muscular, técnicas de imagem transversal, incluindo tomografia computadorizada (TC) ou ressonância magnética (RM), são métodos preferidos.[6] Além de determinar massa muscular, estes métodos são bons avaliadores do gasto de energia de repouso (REE)[7] ao separar músculo e tecido adiposo com maior precisão.[8] Embora menos sensível do que a técnicas de imagem transversal, DEXA e BIA têm algumas vantagens. O método DEXA expõe o paciente a menos radiação,[9] enquanto o método BIA tem amplo uso devido à sua simplicidade e baixo custo.[10]

Para a avaliação da força muscular, a manipulação de membros superiores (dinamometria) é o método preferido.[6] A força do músculo é uma manifestação consistente da massa muscular e pode ser um melhor indicador de caquexia do que a atividade física geral.[11]

• Qualidade de vida e avaliação psicossocial

Um dos aspectos mais negligenciados da caquexia oncológica são seus efeitos psicossociais sobre os pacientes. Estes efeitos apresentam-se, frequentemente, como emoções negativas devido à perda de peso involuntária e redução da ingestão dietética.[12] A perda de peso pode ter diferentes efeitos psicológicos sobre pacientes com câncer. Mais comumente, as mudanças na aparência física leva a uma autopercepção alterada, e até mesmo constrangimento, ocasionando angústia e isolamento social.[13] No entanto, alguns pacientes, particularmente os obesos, consideram essa perda de peso como benéfica[14] e pode até experimentar melhorias na autoimagem. Esta atitude acolhedora com relação à perda de peso pode resultar em complacência no manejo da dieta e atividade física, acelerando assim a progressão da doença.[15]

Alterações na ingestão dietética também poderiam levar a efeitos psicossociais negativos. Os alimentos realizam muitas funções não biológicas em nosso cotidiano, e carregam uma grande importância simbólica.[3,16,17] Mudanças nos padrões alimentares podem resultar em conflitos dentro da família em contextos sociais mais amplos. Consequentemente, os cuidadores ficam ansiosos e tentam deter a perda de peso e a deterioração clínica do paciente tentando aumentar a ingestão nutricional por meio de vários métodos.[14,18] A ausência de melhoria pode levá-los a assumir a responsabilidade pelo fracasso e, assim, sentirem-se incompetentes.[18] Isso destaca a necessidade de fornecer apoio psicológico aos cuidadores dos pacientes nas instituições acolhedoras.

A avaliação das propriedades psicossociais e funcionais dos pacientes, geralmente, ocorre por meio de avaliações de qualidade de vida (QV). Como método de avaliação, sugerimos questionários que utiliza a ferramenta FAACT que é específica para a caquexia oncológica e, ainda assim, criticada pela cobertura insuficiente do domínio social. Permanece, portanto, a necessidade de cooperação internacional de uma ferramenta validada, que cobre adequadamente todos os aspectos psicossociais da caquexia no câncer.[19] Na Tabela 49.2[20] estão descritas algumas ferramentadas validadas para qualidade de vida.

Biomarcadores de caquexia

A caquexia oncológica tem sido associada a alterações nas concentrações de uma ampla gama de compostos nos fluidos corporais. Essas mudanças estão associadas aos diferentes domínios das funções fisiológicas afetadas na anorexia e caquexia oncológica. A palavra biomarcador destina-se a transmitir o significado amplo de qualquer substância no corpo que é influente ou preditiva da incidência, desfecho ou resposta ao tratamento da doença.[21] Esses marcadores foram propostos não só para identificar pacientes caquéticos, mas também para distinguir diferentes estágios de caquexia.[2] Os componentes séricos mais reconhecidos da caquexia oncológica são os mediadores da inflamação sistêmica, notadamente as proteínas de fase aguda de resposta (APRPs). Em um esforço para quantificar a inflamação sistêmica observada no câncer, foi proposta a pontuação prognóstica de Glasgow (mGPS/GPS), desenvolvida em 2003, e desde então tem sido validada como uma ferramenta para definir objetivamente a caquexia oncológica em numerosos estudos (Tabela 49.3).[22]

■ TRATAMENTO

Até o momento, não há uma diretriz de padrão internacional para o tratamento da caquexia oncológica. Isso dificulta os esforços para melhores opções de tratamento, pois não há padrão-ouro para com os quais novos métodos poderiam ser comparados. Para qualquer tratamento de caquexia, os desfechos primários são, na sua maior parte, melhorias na massa magra, gasto energético de repouso,

---

Tabela 49.2. Ferramentas de avaliação da qualidade de vida (QV) em pacientes caquéticos

Ferramenta de avaliação	Número de itens para avaliação	Domínios de QV relacionados à saúde	Condição
Questionário da Organização Europeia para o Tratamento e Pesquisa sobre Qualidade de Vida em Câncer (EORTC QLQ-C30)[1,26,29]	30	Físico, funcional, social, psicológico, tratamento	Câncer
Avaliação Funcional da Terapia Anorexia/Caquexia (FAACT) – (Avaliação da Terapia do Câncer [FACT] combinada com subescala anorexia e caquexia [ACS])[7,23,24]	39	Físico, funcional, social, emocional, sexual	Caquexia do câncer
Índice Funcional de Vida no Câncer (FLIC)[4,9,16]	22	Físico, funcional, social, psicológico, tratamento	Câncer

Adaptada de Sadeghi M, et al. Cancer cachexia: diagnosis, assessment, and treatment. Crit Rev Oncol Hematol. 2018; 127.

Tabela 49.3. Biomarcadores da caquexia do câncer[20]

Domínio da caquexia do câncer	Biomarcadores associados	Mudança observada
Inflamação sistêmica	CRP	Aumenta
	IL-1α	Aumenta
	IL-1β	Aumenta
	IL-6	Aumenta
	IFN-γ	Diferença insignificativa
	IL-S	Aumenta
	TNF-α	Aumenta
	IL-10	Aumenta
	Albumina	Diminui

Adaptada de Sadeghi M, et al. Cancer Cachexia: Diagnosis, assessment, and treatment. Crit Rev Oncol Hematol. 2018; 127.

fadiga, anorexia, qualidade de vida, *status* de desempenho e redução de citocinas pró-inflamatórias.[1] Vamos considerar como opções de tratamento disponíveis os itens listados a seguir.

Tratamento nutricional

Pacientes com câncer, frequentemente, têm consumo reduzido de calorias.[2-4] A anorexia pode ser resultado da inflamação sistêmica inerente ao tumor ou relacionada diretamente pelos efeitos relativos ao tratamento oncológico que geralmente ocasiona náuseas, mucosite e vômitos, culminando com a diminuição drástica do aporte calórico.[5] Portanto, é de suma importância a identificação da causa, quando possível, para reverter esses sintomas.

Outros aspectos da intervenção nutricional incluem aconselhamento dietético, suplementação nutricional e nutrição. O aconselhamento nutricional deve ser feito preferencialmente por profissional nutricionista, através do cálculo de requisitos energéticos e nutricionais.[6] Nesta fase, as recomendações incluem mudanças na dieta, como a ingestão de uma dieta rica em energia e proteína, e mudanças no estilo de vida, como aumentar a frequência das refeições e diminuir o tamanho delas. Se essas mudanças não forem eficazes, suplementações orais podem ser oferecidas. Vários compostos, notavelmente, β-hidroxi-β-metilbutirato (HMB),[7,8] ácido eicosapentaenoico[9-11] e L-carnitina,[12,13] foram mostrados em alguns ensaios clínicos para afetar positivamente pacientes caquéticos; no entanto, não há dados suficientes para recomendar HMB e L-carnitina para uso médico.[6] O potencial terapêutico dos ácidos graxos ômega-3, para a caquexia oncológica, tem sido amplamente estudado. Os resultados foram inconclusivos até agora;[14-17] no entanto, estudos recentes com melhores metodologias têm mostrado resultados interessantes.[6,18-20] E, em último caso, se os pacientes se tornarem incapazes de comer adequadamente por um longo tempo, a nutrição artificial faz-se necessária.[6]

Tratamento do exercício

Um dos principais objetivos da terapia na caquexia contra o câncer é a preservação da massa muscular e do desempenho físico. O exercício tem um efeito anti-inflamatório[21] e poderia contrariar a indução da inflamação, degradação muscular e resistência à insulina.[22] Mesmo assim, várias considerações devem ser feitas antes de receitar a atividade física como uma abordagem terapêutica viável. Pacientes com câncer sofrem regularmente de fadiga crônica e, portanto, têm uma capacidade diminuída para o exercício em regime de tempo integral.[23] Isto é demonstrado pelas altas taxas de abandono de estudos clínicos, incluindo exercícios.[24] Outra consideração seria qual o melhor exercício a ser prescrito: o aeróbico e ou de resistência? Embora alguns estudos tenham favorecido o treinamento de resistência,[25,26] os dados gerais são inconclusivos. Isso não impede, no entanto, a prescrição de ambos para a atividade física. Claramente, como é comum com outros aspectos da caquexia oncológica, houve poucos ensaios randomizados controlados para determinar a melhor abordagem terapêutica utilizando atividade física.

Tratamento psicossocial

Tal como foi descrito na avaliação do aspecto psicossocial da caquexia, o manejo desses sintomas tem sido negligenciado. Uma característica única desta modalidade terapêutica é que os cuidadores do paciente também devam ser incluídos nas intervenções.[27] A negatividade das emoções experimentadas pelo paciente e cuidadores é inversamente proporcional à aceitação da situação e da eficácia de suas estratégias de enfrentamento.[28] Como resultado, intervenções psicossociais têm sido propostas por Lazarus e Folkman ("Teoria de Enfrentamento e Adaptação"),[29,30] que, atualmente,[29] estão realizando um ensaio clínico para testar uma nova intervenção de psicoeducação que se concentra na praticidade, bem como os conceitos já estabelecidos.[29]

Tratamento farmacológico

Muitos medicamentos diferentes têm sido sugeridos como eficazes contra caquexia oncológica. A lógica é, geralmente, baseada no mecanismo de ação dos mediadores da caquexia. Portanto, em uma classificação geral, essas drogas executam 3 funções básicas:[31]

1. Redução da inflamação associada ao tumor;
2. Capitalização do potencial anabolizante do corpo para combater o estado debilitante e hipercatabólico;
3. Estimulação do apetite.

Naturalmente, os caminhos envolvidos nesses fenômenos são completamente emaranhados, tornando a tradução de resultados laboratoriais e observações clínicas difíceis de interpretar. Uma solução é identificar pontos de convergência onde as diferentes vias celulares mediadoras são integradas. Um exemplo é o sistema ubiquitina-proteassoma, que parece ser o sistema dominante na quebra de proteínas musculares.[32] Outro fator problemático é a falta de ensaios clínicos randomizados em grandes grupos de estudo. O tamanho reduzido e heterogeneidade dos grupos de pacientes, além da ampla apresentação de diferentes critérios de inclusão e desfechos primários, tornam as conclusões quase impossíveis de serem realizadas.

Atualmente, o acetato de megestrol (MA) é o único medicamento em uso clínico para o tratamento de caquexia, e que foi aprovado pelo FDA para o tratamento da caquexia associada à Aids. Até o momento, nenhuma outra droga demonstrou ser superior à MA em termos de eficácia e tolerabilidade.[33] No entanto, alguns pesquisadores questionaram o valor de MA, afirmando que o ganho de peso como resultado da MA pode ser apenas o resultado do aumento da gordura corporal e da retenção de líquidos, sem melhora significativa na massa corporal magra.[34,35]

Outras categorias de drogas incluem o receptor de melanocortina-4 (MC4R), inibidores de TNF-α e anticorpos monoclonais. Ativação do MC4R em modelos murinos diminui a procura por alimentos, aumenta a taxa metabólica basal e diminui massa corporal.[36] A eficácia dos antagonistas do MC4R foi demonstrada em modelos murinos;[37] no entanto, ensaios clínicos ainda estão por ser iniciados. Os inibidores de TNF-α, propostos como potenciais fármacos com base no grande papel que o TNF-α desempenha na mediação da caquexia, surpreendentemente, foram falhos em vários ensaios clínicos, sendo incapazes de alcançar qualquer atenuação na caquexia. Seu principal exemplo é o infliximabe, um anticorpo monoclonal contra o TNF-α.[38] Outro agente biológico, o clazaquizumabe (ALD518), um anticorpo anti-IL-6 humanizado, demonstrou prevenir a redução da massa magra corporal em estudos de fase II em pacientes com câncer de pulmão de não pequenas células.[39] O OHR/AVR118 tem como alvos TNF-α e IL-6, e foi observada melhora do estado funcional, estabilização de peso, estimulação do apetite e até ganho de peso.[40] Tocilizumabe, um receptor anti-IL-6, anticorpo vendido sob o nome comercial Actemra® (Genentech, Inc., South San Francisco, CA, EUA), demonstrou melhorias no peso corporal, estado nutricional, inflamação, anemia e *status* de desempenho em vários relatos de casos.[41-43] Outras drogas ainda estão sendo propostas com base na patogênese da caquexia oncológica, mas não foram validadas, como o hormônio do crescimento (GH),[33] sulfato de hidrazina,[44,45] metoclopramida,[46] olanzapina[47] e bortezomibe.[48] Deve-se notar que essas drogas, com um bom racional, ainda podem ser eficazes, porém, como foi mencionado anteriormente, a heterogeneidade e tamanho reduzido dos grupos de estudo limitam a confiança nos ensaios. Portanto, é melhor integrar esses medicamentos em abordagens multimodais, a fim de melhor determinar sua eficácia.[49] Recentemente, emergiram categorias de medicamentos como o ruxolitinibe, um inibidor JAK/STAT3, e BYM338, um inibidor da miostatina/activina (Novartis Pharmaceuticals, East Hanover, NJ, EUA), que também devem ser considerados em um futuro próximo.

Na Tabela 49.4 estão listados alguns medicamentos utilizados para tratamento da caquexia oncológica.

Tabela 49.4. Opções de tratamento farmacológico para caquexia oncológica

Droga	Mecanismo de ação proposto	Observado melhorias	Categoria de drogas	Deficiências/eficácia confirmada
Acetato de megestrol, acetato de medroxiprogesterona (MPA)	Redução e inibição de citocinas pró-inflamatórias[50] e estimulação do apetite através do aumento da liberação de neuropeptídeo Y no hipotálamo[51]	Apetite, ganho de peso, qualidade de vida[52-54]	Progestágenos	Risco aumentado de eventos tromboembólicos (a mais importante), edema periférico, hiperglicemia, hipertensão, e síndrome de Cushing[55,56]
Canabinoides (p. ex., dronabinol)	Interação com receptores de endorfina, interferência com síntese de IL-1, ativação de canabinoides, receptores envolvidos no circuito neuronal da leptina e inibição da síntese de prostaglandinas	Apetite, mecanismos homeostáticos de armazenamento de energia[57]	Canabinoides	Efeitos adversos graves, especialmente em sistema nervoso central (p. ex., alucinações, vertigem, psicose)[58,59]
Anti-inflamatórios não esteroidais (AINEs), incluindo inibidores da ciclo-oxigenase-2 (COX-2) como o celecoxibe, ibuprofeno e indometacina	Redução da inflamação associada ao tumor	Massa magra, níveis de TNF-α, aderência, força, qualidade de vida, prognóstico pelo escore Glasgow[60-62]	Inibidores de citocinas	Risco de insuficiência renal e hepática, e sangramento gastrointestinal (NSAIDs).[63] Os resultados iniciais são positivos;[64] no entanto, eles não são suficientes para recomendar o uso generalizado fora dos ensaios clínicos[49,63]
Talidomida	Imunomodulação da talidomida, ação anti-inflamatória e redução no TNF-α, além de ter propriedades para inibir a IL-6, inibição de NF-kB[65-67]	Apetite, massa corporal magra, ganho de peso[68,69]	Inibidores de citocinas	Baixa tolerabilidade no câncer de esôfago[70] Ensaios clínicos maiores são necessários, com base nos resultados iniciais promissores[60,71,72]

Continua

Tabela 49.4. Opções de tratamento farmacológico para caquexia oncológica (*continuação*)

Melatonina	Citocina e inibição do TNF-α[73]	Contrariando resultados[73,74]	Inibidores de citocinas	Mais ensaios clínicos projetados especificamente para efeito deste hormônio se fazem necessários Estudos de fase 3 sobre a melatonina foram conduzidos sem observação de qualquer melhoria (NCT0051337)
Grelina (e os agonistas do seu receptor, anamorelina e macimorelina)	Estimulação da secreção de GH,[75] supressão de citocinas pró-inflamatórias e inibição do NF-κB[76-79]	Ganho de peso, apetite, massa corporal magra[80-82]		A grelina pode estimular o crescimento do tumor[83] A confirmação requer mais pesquisas clínicas Ensaios clínicos de fase 3 estão sendo conduzidos (NCT01395914, NCT01387282)
Moduladores seletivos de receptor de androgênio (p. ex., enobosarm)	Atua seletivamente nos receptores de andrógenos do músculo esquelético e osso, minimizando a estimulação de outros órgãos como próstata, pele e fígado	Desempenho físico e massa corporal magra[84,85]	Receptor seletivo de andrógenos moduladores (SARMs)	Fase 3 de ensaios clínicos foram realizados (NCT01355484, NCT01355497)
Espindolol	β-bloqueador não seletivo com 5-HT1A central e efeitos agonistas do receptor β2 parcial	Massa corporal magra, ganho de peso[86]	β-bloqueador não seletivo com 5-HT1A central e efeitos agonistas do receptor β2 parcial	São ecessários mais dados eficazes e seguros, mas os dados iniciais foram promissores[86]
Oximetolona, oxandrolona, nandrolona e fluoximesterona	Marcada atividade anabólica com mínima ação androgênica[87]	Massa magra, anorexia com pontuação subjetiva[87]		Alta hepatotoxicidade[88] Os dados de confirmação ainda estão pendentes e, às vezes, foi mostrado ser inferior em comparação com outros tratamentos[89] A maioria dos estudos foram realizados em pacientes com caquexia de origem não oncológica[90]
Dexametasona, prednisona, metilprednisona	Supressão de citocinas pró-inflamatórias, como TNF-α[91,92]	Apetite, ingestão de calorias, sensação de bem-estar e náusea[93-95]	Corticosteroides	O efeito é de curta duração (menos de 4 semanas); além disso, os efeitos colaterais em longo prazo Resistência a insulina, retenção de fluidos, miopatia, fragilidade da pele, insuficiência adrenal, distúrbios do sono e distúrbios cognitivos foram observados[33] Os ensaios clínicos foram conduzidos[71,96]

Adaptada de Sadeghi M, et al. Cancer cachexia: diagnosis, assessment, and treatment. Crit Rev Oncol Hematol. 2018; 127.

■ CONCLUSÃO

Com o crescente entendimento, a caquexia oncológica tornou-se um foco importante de pesquisa. Numerosos ensaios foram conduzidos para o desenvolvimento de melhores opções de tratamento, e várias diretrizes de tratamento foram propostas.[1] No entanto, vários elementos frequentemente limitam a aplicabilidade dos seus resultados. Individualmente, muitos estudos sofrem com o tamanho reduzido e heterogeneidade de suas amostras de pacientes. Além disso, as diferenças utilizadas nos critérios de inclusão, para gerar amostras de pacientes, faz a interpretação dos resultados ainda mais difícil. O desenvolvimetno de um consenso internacional unificaria critérios de inclusão e *endpoints*, e traria enormes benefícios, como um melhor *design* dos ensaios clínicos e permitiria que os dados fossem mais bem comparados e integrados, pavimentando assim o caminho para uma abordagem clínica padrão.

REFERÊNCIAS BIBLIOGRÁFICAS

Introdução

1. Sadeghi M, et al. Cancer Cachexia: Diagnosis, assessment, and treatment. Crit Rev Onc Hem. 2018; 127:91-104.
2. Fearon K, et al. Definition and classification of cancer cachexia: an international consensus. Lancet Oncol. 2011; 12(5):489-95.
3. Bachmann J, et al. Cachexia worsens prognosis in patients with resectable pancreatic cancer. J Gastrointest Surg. 2008; 12(7):1193-1201.
4. Dewys WD, et al. Prognostic effect of weight loss prior to chemotherapy in cancer patients. Eastern Cooperative Oncology Group. Am J Med. 1980; 69(4):491-7.
5. Penet MF, Bhujwalla ZM. Cancer cachexia, recent advances, and future directions. Cancer J. 2015; 21(2):117-122.
6. Argiles JM, et al. Molecular mechanisms involved in muscle wasting in câncer and ageing: cachexia versus sarcopenia. Int J Biochem Cell Biol. 2005; 37(5):1084-1104.
7. Muscaritoli M, et al. Prevention and treatment of cancer cachexia: new insights into an old problem. Eur J Cancer. 2006; 42(1):31-41.
8. Tisdale MJ. Molecular pathways leading to cancer cachexia. Bethesda: Physiology. 2005; 20:340-8.
9. Warren S. The immediate causes of death in cancer. Am J Med Sci. 1932; 184(5):610-5.
10. Wyke SM, Tisdale MJ. NF-kB mediates proteolysis-inducing factor induced protein degradation and expression of the ubiquitin-proteasome system in skeletal muscle. Br J Cancer. 2005; 92(4):711-21.
11. Felix K, et al. Identification of serum proteins involved in pancreatic cancer cachexia. Life Sci. 2011; 88(5-6):218-25.
12. Hirai K, et al. Biological evaluation of a lipid-mobilizing factor isolated from the urine of cancer patients. Cancer Res. 1998; 58(11):2359-65.
13. Faggioni R, et al. LPS-induced anorexia in leptin-deficient (ob/ob) and leptina receptor-deficient (db/db) mice. Am J Physiol. 1997; 273(Pt.1):R181-R186.
14. Janik JE, et al. Interleukin 1 alpha increases serum leptin concentrations in humans. J Clin Endocrinol Metab. 1997; 82(9):3084-6.
15. Grunfeld C, et al. Endotoxin and cytokines induce expression of leptin, the ob gene product, in hamsters. J Clin Invest. 1996; 97(9):2152-7.
16. Petruzzelli M, et al. A switch from white to brown fat increases energy expenditure in cancer-associated cachexia. Cell Metab. 2014; 20(3):433-47.
17. Kir S, et al. Tumour-derived PTH-related protein triggers adipose tissue Browning and cancer cachexia. Nature. 2014; 513(7516):100-4.
18. Fearon K, Arends J, Baracos V. Understanding the mechanisms and treatment options in cancer cachexia. Nat Rev Clin Oncol. 2013; 10(2):90-9.
19. Fearon KC, et al. Pancreatic cancer as a model: inflammatory mediators, acutephase response, and cancer cachexia. World J Surg. 1999; 23(6):584-8.
20. Deutsch J, Kolhouse JF. Assessment of gastrointestinal function and response to megesterol acetate in subjects with gastrointestinal cancers and weight loss. Support Care Cancer 2004; 12(7):503-10.
21. Wigmore SJ, et al. Contribution of anorexia and hypermetabolism to weight lossin anicteric patients with pancreatic cancer. Br J Surg. 1997; 84(2):196-7.
22. Blum D, et al. Validation of the consensus-definition for cancer cachexia and evaluation of a classification model – a study based on data from an international multicentre project (EPCRC-CSA). Ann Oncol. 2014; 25(8):1635-42.
23. Fearon KC, Glass DJ, Guttridge DC. Cancer cachexia: mediators, signaling, and metabolic pathways. Cell Metab. 2012; 16(2):153-66.
24. Argiles JM, et al. Cancer cachexia: understanding the molecular basis. Nat. Rev. Cancer. 2014; 14(11):754-62.
25. Dodson S, et al. Muscle wasting in cancer cachexia: clinical implications, diagnosis, and emerging treatment strategies. Annu Rev Med. 2011; 62:265-79.
26. Fearon KC. Cancer cachexia: developing multimodal therapy for a multidimensional problem. Eur J Cancer. 2008; 44(8):1124-32.

Fisiopatologia

1. Fearon KC, Moses AG. Cancer cachexia. Int J Cardiol. 2002 Sep; 85(1):73-81.
2. McCarthy DO. Rethinking nutritional support for persons with cancer cachexia. Biol Res Nurs. 2003 Jul; 5(1):3-17.
3. Lundholm K, Daneryd P, Bosaeus I, Körner U, Lindholm E. Palliative nutritional intervention in addition to cyclooxygenase and erythropoietin treatment for patients with malignant disease: Effects on survival, metabolism, and function. Cancer. 2004 May; 100(9):1967-7.
4. Argilés JM, Olivan M, Busquets S, López-Soriano FJ. Optimal management of cancer anorexia-cachexia syndrome. Cancer Manag Res. 2010 Jan; 2:27-38.
5. Baldwin C. Nutritional support for malnourished patients with cancer. Curr Opin Support Palliat Care. 2011 Mar; 5(1):29-36.
6. Fearon K, Strasser F, Anker SD, Bosaeus I, Bruera E, Fainsinger RL, Jatoi A, Loprinzi C, Macdonald N, Mantovani G, Davis M, Muscaritoli M, Ottery F, Radbruch L, Ravasco P, Walsh D, Wilcock A, Kaasa S, Baracos VE. Definition and classification of cancer cachexia: an international consensus. Lancet Oncol. 2011 Feb 4. [Epub ahead of print]
7. Skipworth RJ, Stewart GD, Dejong CH, Preston T, Fearon KC. Pathophysiology of cancer cachexia: much more than host-tumour interaction? Clin Nutr. 2007; 74(26):3211-22.
8. Nelson KA, Walsh D, Sheehan FA. The cancer anorexia-cachexia syndrome. J Clin Oncol. 1994 Jan; 12(1):213-25.
9. De Blaauw I, Deutz NE, Von Meyenfeldt MF. Metabolic changes in cancer cachexia--first of two parts. Clin Nutr. 1997 Aug; 16(4):169-76.
10. Seelaender MCL, Curi R. Metabolic aspects in cancer cachexia. J Braz Ass Adv Sci. 1994; 46:92-6.
11. Rivera CA, Wheeler MD, Enomoto N, Thurman RG. A choline-rich diet improves survival in a rat model of endotoxin shock. Am J Physiol. 1998 Oct; 275(4 Pt1):G862-7.
12. Argilés JM, Alvarez B, López-Soriano FJ. The metabolic basis of cancer cachexia. Med Res Rev. 1997 Sep; 17(5):477-98.
13. Tayek JA. A review of cancer cachexia and abnormal glucose metabolism in humans with cancer. J Am Coll Nutr. 1992 Aug; 11(4):445-56.
14. Tessitore L, Costelli P, Baccino FM. Humoral mediation for cachexia intumour-bearing rats. Br J Cancer. 1993 Jan; 67(1):15-23.
15. Tijerina AJ. The biochemical basis of metabolism in cancer cachexia. Dimens Crit Care Nurs. 2004 Nov-Dec; 23(6):237-43.
16. Fearon KC, Falconer JS, Slater C, McMillan DC, Ross JA, Preston T. Albumin synthesis rates are not decreased in hypoalbuminemic cachectic câncer patients with an ongoing acute-phase protein response. Ann Surg. 1998 Feb; 227(2):249-54.
17. Dworzak F, Ferrari P, Gavazzi C, Maiorana C, Bozzetti F. Effects of cachexia due to cancer on whole body and skeletal muscle protein turnover. Cancer. 1998 Jan; 82(1):42-8.
18. Llovera M, García-Martínez C, López-Soriano FJ, Argilés JM. The effect of chronic tumour necrosis factor-alpha treatment on urinary nitrogen excretion in the rat. Biochem Mol Biol Int. 1994 Jul; 33(4):681-9.
19. García-Martínez C, López-Soriano FJ, Argilés JM. Amino acid uptake in skeletal muscle of rats bearing the Yoshida AH-130 ascites hepatoma. Mol Cell Biochem.1995 Jul; 148(1):17-23.
20. Medina MA, Sanchez-Jimenez F, Marquez J, Rodriguez Quesada A, Nunez de Castro I. Relevance of glutamine metabolism to tumor cell growth. Mol Cell Biochem. 1992 Jul; 113(1):1-15.
21. Argilés JM, López Soriano FJ. [The molecular bases of the cachexia associated with cancer]. Barcelona: Med Clin. 1990 Jan; 94(1):18-20. Review. Spanish.

22. Nishihira T, Takagi T, Mori S. Leucine and manifestation of antitumor activity by valine-depleted amino acid imbalance. Nutrition. 1993 Mar- Apr; 9(2):146-52.

23. Costelli P, Garcia-Martinez C, Llovera M, Carbo N, Lopez-Soriano FJ, Agell N, Tessitore L, Baccino FM, Argiles JM. Muscle protein waste in tumorbearing rats is effectively antagonized by a beta 2-adrenergic agonist (clenbuterol). Role of the ATP-ubiquitin-dependent proteolytic pathway. J Clin Invest. 1995 May; 95(5):2367-72.

24. van Royen M, Carbó N, Busquets S, Alvarez B, Quinn LS, López-Soriano FJ, Argilés JM. DNA fragmentation occurs in skeletal muscle during tumor growth: A link with cancer cachexia? Biochem Biophys Res Commun. 2000 Apr; 270(2):533-7.

25. Baumann H, Gauldie J. The acute phase response. Immunol Today. 1994 Feb; 15(2):74-80.

26. Durham WJ, Dillon EL, Sheffield-Moore M. Inflammatory burden and amino acid metabolismo in cancer cachexia. Curr Opin Clin Nutr Metab Care. 2009 Jan; 12(1):72-7.

27. Pond CM. Long-term changes in adipose tissue in human disease. Proc Nutr Soc. 2001 Aug; 60(3):365-74.

28. Tisdale MJ. Cancer cachexia. Curr Opin Gastroenterol. 2010 Mar; 26(2):146-51.

29. Shaw JH, Wolfe RR. Fatty acid and glycerol kinetics in septic patients and in patients with gastrointestinal cancer. The response to glucose infusion and parenteral feeding. Ann Surg. 1987 Apr; 205(4):368-76.

30. Bing C, Trayhurn P. New insights into adipose tissue atrophy in cancer cachexia. Proc Nutr Soc. 2009 Nov; 68(4):385-92.

31. Barber MD, Ross JA, Fearon KC. Changes in nutritional, functional, and inflammatory markers in advanced pancreatic cancer. Nutr. 2007 Dec; 26(6):667-76.

32. Machado AP, Costa Rosa LF, Seelaender MC. Adipose tissue in Walker 256 tumour-induced cachexia: possible association between decreased leptin concentration and mononuclear cell infiltration. Cell Tissue Res. 2004 Dec; 318(3):503-14.

33. Yang YS, Song HD, Shi WJ, Hu RM, Han ZG, Chen JL. Chromosome localization analysis of genes strongly expressed in human visceral adipose tissue. Endocrine. 2002 Jun; 18(1):57-66.

34. Deng Y, Scherer PE. Adipokines as novel biomarkers and regulators of the metabolic syndrome. Ann N Y Acad Sci. 2010 Nov; 1212:E1-E19.

35. Smiechowska J, Utech A, Taffet G, Hayes T, Marcelli M, Garcia JM. Adipokines in patients with cancer anorexia and cachexia. J Investig Med. 2010 Mar; 58(3):554-9.

36. Mracek T, Stephens NA, Gao D, Bao Y, Ross JA, Rydén M, Arner P, Trayhurn P, Fearon KC, Bing C. Enhanced ZAG production by subcutaneous adipose tissue is linked to weight loss in gastrointestinal cancer patients. Br J Cancer. 2011 Feb; 104(3):441-7.

37. Evans RD, Williamson DH. Tissue-specific effects of rapid tumour growth on lipid metabolism in the rat during lactation and on litter removal. Biochem J. 1988 May; 252(1):65-72.

Diagnóstico

1. Blum D et al. Validation of the consensus-definition for cancer cachexia and evaluation of a classification model – a study based on data from an international multicentre project (EPCRC-CSA). Ann Oncol. 2014; 25(8):1635-42.

2. Sadeghi M, et al. Cancer Cachexia: Diagnosis, assessment, and treatment. Critical Reviews in Oncology. Hematology 2018; 127:91-104.

3. Blauwhoff-Buskermolen S, et al. Pre-cachexia: a non-existing phenomenon in cancer? Ann Oncol. 2014; 25(8):1668-9.

Avaliação

1. Aaronson NK, et al. The European Organization for Research and Treatment of Cancer QLQ-C30: a quality-of-life instrument for use in international clinical trials in oncology. J Natl Cancer Inst. 1993; 85(5):365-76.

2. Arends J, et al. ESPEN guidelines on nutrition in cancer patients. Clin Nutr. 2017; 36(1):11-48.

3. Bayer LM, Bauers CM, Kapp SR. Psychosocial aspects of nutritional support. Nurs Clin North Am. 1983; 18(1):119-28.

4. Bektas HA, Akdemir N. Reliability and validity of the functional living indexcancer in Turkish cancer patients. Cancer Nurs. 2008; 31(1):E1-E7.

5. Bilir C, et al. The prognostic role of inflammation and hormones in patients with metastatic cancer with cachexia. Med Oncol. 2015; 32(3):56.

6. Chamberlain K. Food and health: expanding the agenda for health psychology. J. Health Psychol. 2004; 9(4):467-81.

7. Chang VT, Xia Q, Kasimis B. The functional assessment of Anorexia/Cachexia therapy (FAACT) appetite scale in veteran cancer patients. J Support Oncol. 2005; 3(5):377-82.

8. Fearon K, et al. Definition and classification of cancer cachexia: an international consensus. Lancet Oncol. 2011; 12(5):489-95.

9. Fong DY, et al. The functional living index-cancer is a reliable and valid instrument in Chinese cancer patients. Qual Life Res. 2014; 23(1):311-6.

10. Gallagher D, et al. Organ-tissue mass measurement allows modeling of REE and metabolically active tissue mass. Am J Physiol. 1998; 275(Pt (2)):E249-58.

11. Hopkinson JB. Psychosocial impact of cancer cachexia. J Cachexia Sarcopenia Muscle 2014; 5(2):89-94.

12. Hopkinson J, Corner J. Helping patients with advanced cancer live with concerns about eating: a challenge for palliative care professionals. J Pain Symptom Manage. 2006; 31(4):293-305.

13. Hopkinson JB, et al. The deliverability, acceptability, and perceived effect of the Macmillan approach to weight loss and eating difficulties: a phase II, cluster-randomized, exploratory trial of a psychosocial intervention for weight- and eating-related distress in people with advanced cancer. J Pain Symptom Manage. 2010; 40(5):684-95.

14. Isenring EA, Capra S, Bauer JD. Nutrition intervention is beneficial in oncology outpatients receiving radiotherapy to the gastrointestinal or head and neck area. Br J Cancer. 2004; 91(3):447-52.

15. Jacquelin-Ravel N, Pichard C. Clinical nutrition, body composition and oncology: a critical literature review of the synergies. Crit Rev Oncol Hematol. 2012; 84(1):37-46.

16. Laenen A, Alonso A. The functional living index-cancer: estimating its reliability based on clinical trial data. Qual Life Res. 2010; 19(1):103-9.

17. Mathieson CM, Stam HJ. Reneotiating identity: cancer narratives. Sociol. Health Illn. 1995; 17(3):283-306.

18. McClement SE, Degner LF, Harlos M. Family responses to declining intake and weight loss in a terminally ill relative. Part 1: fighting back. J Palliat Care. 2004; 20(2):93-100.

19. McGrath P. Reflections on nutritional issues associated with cancer therapy. Cancer Pract. 2002; 10(2):94-101.

20. McMillan DC. The systemic inflammation-based Glasgow prognostic score: a decade of experience in patients with cancer. Cancer Treat Rev. 2013; 39(5):534-40.

21. Mondello P, et al. Cancer cachexia syndrome: pathogenesis, diagnosis, and new therapeutic options. Nutr Cancer. 2015; 67(1):12-26.

22. Reid J, et al. The experience of cancer cachexia: a qualitative study of advanced cancer patients and their family members. Int J Nurs Stud. 2009; 46(5):606-16.

23. Ribaudo JM, et al. Re-validation and shortening of the Functional Assessment of Anorexia/Cachexia Therapy (FAACT) questionnaire. Qual Life Res. 2000; 9(10):1137-46.

24. Salsman JM, et al. Brief versions of the FACIT-fatigue and FAACT subscales for patients with non-small cell lung cancer cachexia. Support Care Cancer. 2015; 23(5):1355-64.

25. Senesse P, et al. Nutritional support during oncologic treatment of patients with gastrointestinal cancer: who could benefit? Cancer Treat Rev. 2008; 34(6):568-75.

26. Sprangers MA, et al. The European Organization for Research and Treatment of Cancer approach to developing question-

naire modules: an update and overview. EORTC Qual. Life Study Group Qual Life Res. 1998; 7(4):291-300.

27. Strasser F. Diagnostic criteria of cachexia and their assessment: decreased muscle strength and fatigue. Curr Opin Clin Nutr Metab Care. 2008; 11(4):417-21.

28. Strimbu K, Tavel JA. What are biomarkers? Curr Opin HIV AIDS. 2010; 5(6):463-6.

29. Stukan M, et al. Independent psychometric validation of European Organization for Research and Treatment of Cancer Quality of Life Questionnaire-Endometrial Cancer Module (EORTC QLQ-EN24). Eur J Cancer Care; 2017.

30. Tuca A, Jimenez-Fonseca G. Clinical evaluation and optimal management of cancer cachexia. Crit Rev Oncol Hematol. 2013; 88(3):625-36.

31. Wheelwright SJ, Johnson CD. Patient-reported outcomes in cancer cachexia clinical trials. Curr Opin Support Palliat Care. 2015; 9(4):325-32.

32. Wheelwright S, et al. A systematic review of health-related quality of life instruments in patients with cancer cachexia. Support Care Cancer 2013; 21(9):2625-36.

Tratamento

1. Donohoe CL, Ryan AM, Reynolds JV. Cancer cachexia: mechanisms and clinical implications. Gastroenterol Res Pract. 2011; 601434.

2. Bosaeus I, et al. Dietary intake and resting energy expenditure in relation to weight loss in unselected cancer patients. Int J Cancer. 2001; 93(3):380-3.

3. Hutton JL, et al. Dietary patterns in patients with advanced cancer: implications for anorexia-cachexia therapy. Am J Clin Nutr. 2006; 84(5):1163-70.

4. Bovio G, et al. Evaluation of nutritional status and dietary intake in patients with advanced cancer on palliative care. Minerva Gastroenterol Dietol. 2008; 54(3):243-50.

5. Nicolini A, et al. Malnutrition, anorexia and cachexia in cancer patients: a minireview on pathogenesis and treatment. Biomed Pharmacother. 2013; 67(8):807-17.

6. Arends J, et al. ESPEN guidelines on nutrition in cancer patients. Clin Nutr. 2017; 36(1):11-48.

7. Aversa Z, et al. Beta-hydroxy-beta-methylbutyrate (HMB) attenuates muscle and body weight loss in experimental cancer cachexia. Int J Oncol. 2011; 38(3):713-20.

8. Fitschen J, et al. Efficacy of beta-hydroxy-beta-methylbutyrate supplementation in elderly and clinical populations. Nutrition. 2013; 29(1):29-36.

9. Murphy RA, et al. Nutritional intervention with fish oil provides a benefit over standard of care for weight and skeletal muscle mass in patients with nonsmall cell lung cancer receiving chemotherapy. Cancer. 2011; 117(8):1775-82.

10. Fearon KC, et al. Double-blind, placebo-controlled, randomized study of eicosapentaenoic acid diester in patients with cancer cachexia. J Clin Oncol. 2006b; 24(21):3401-7.

11. Sanchez-Lara K, et al. Effects of an oral nutritional supplement containing eicosapentaenoic acid on nutritional and clinical outcomes in patients with advanced non-small cell lung cancer: randomised trial. Clin Nutr. 2014; 33(6):1017-23.

12. Gramignano G, et al. Efficacy of l-carnitine administration on fatigue, nutritional status, oxidative stress, and related quality of life in 12 advanced cancer patients undergoing anticancer therapy. Nutrition. 2006; 22(2):136-45.

13. Kraft M, et al. L-carnitine-supplementation in advanced pancreatic câncer (CARPAN) – a randomized multicentre trial. Nutr J. 2012; 11:52.

14. Dewey A, et al. Eicosapentaenoic acid (EPA, an omega-3 fatty acid from fish oils) for the treatment of cancer cachexia. Cochrane Database Syst Rev. 2007; (1) Cd004597.

15. Mazzotta P, Jeney CM. Anorexia-cachexia syndrome: a systematic review of the role of dietary polyunsaturated fatty acids in the management of symptoms, survival, and quality of life. J Pain Symptom Manage. 2009; 37(6):1069-77.

16. Ries A, et al. A systematic review on the role of fish oil for the treatment of cachexia in advanced cancer: an EPCRC cachexia guidelines project. Palliat Med. 2012; 26(4):294-304.

17. Bruera E, et al. Action of oral methylprednisolone in terminal cancer patients: a prospective randomized double-blind study. Cancer Treat Rep. 1985; 69(7-8):751-4.

18. Ryan AM, et al. Enteral nutrition enriched with eicosapentaenoic acid (EPA) preserves lean body mass following esophageal cancer surgery: results of a doubleblinded randomized controlled trial. Ann Surg. 2009; 249(3):355-63.

19. Weed HG, et al. Lean body mass gain in patients with head and neck squamous cell cancer treated perioperatively with a protein- and energy-dense nutritional supplement containing eicosapentaenoic acid. Head Neck. 2011; 33(7):1027-33.

20. Van Dijk DJ, et al. Effects of oral meal feeding on whole body protein breakdown and protein synthesis in cachectic pancreatic cancer patients. J Cachexia, Sarcopenia Muscle. 2015; 6(3):212-21.

21. Petersen AM, Pedersen BK. The anti-inflammatory effect of exercise. J Appl Physiol. 2005; 98(4):1154-62.

22. Gould DW, et al. Cancer cachexia prevention via physical exercise: molecular mechanisms. J Cachexia Sarcopenia Muscle. 2013; 4(2):111-24.

23. Argiles JM, et al. Are there any benefits of exercise training in cancer cachexia? J Cachexia Sarcopenia Muscle. 2012; 3(2):73-6.

24. Maddocks M, Murton AJ, Wilcock A. Improving muscle mass and function in cachexia: non-drug approaches. Curr Opin Support Palliat Care. 2011; 5(4):361-4.

25. Courneya KS, et al. Effects of aerobic and resistance exercise in breast câncer patients receiving adjuvant chemotherapy: a multicenter randomized controlled trial. J Clin Oncol. 2007; 25(28):4396-404.

26. Schwartz AL, Winters-Stone K. Effects of a 12-month randomized controlled trial of aerobic or resistance exercise during and following cancer treatment in women. Phys. Sportsmed. 2009; 37(3):62-7.

27. Hudson P, Payne S. Family caregivers and palliative care: current status and agenda for the future. J Palliat Med. 2011; 14(7):864-9.

28. Oldervoll LM, et al. Physical exercise for cancer patients with advanced disease: a randomized controlled trial. Oncologist. 2011; 16(11):1649-57.

29. Reid J, et al. Evaluation of a psychoeducational intervention for patients with advanced cancer who have cachexia and their lay carers (EPACaCC): study protocol. J Adv Nurs. 2014; 70(5):1174-83.

30. Lazarus RS, Folkman S. Stress, Appraisal, and Coping. Springer Publishing Company; 1984.

31. Argiles JM, et al. Optimal management of cancer anorexia-cachexia syndrome. Cancer Manag Res. 2010; 2:27-38.

32. Shum AMY. Cancer cachexia: molecular targets and pathways for diagnosis and drug intervention. Endocr Metab Immune Disord Drug Targets. 2012; 12(3):247-59.

33. Tuca A, Jimenez-Fonseca G. Clinical evaluation and optimal management of cancer cachexia. Crit Rev Oncol Hematol. 2013; 88(3):625-36.

34. Madeddu C, et al. Medroxyprogesterone acetate in the management of câncer cachexia. Expert Opin Pharmacother. 2009; 10(8):1359-66.

35. Perez De Oteyza C, et al. [Megestrol in the treatment of AIDS associated cachexia. Evaluation by bioelectric impedance analysis of body composition]. An Med Interna. 1998; 15(5):255-8.

36. Marks DL, Ling N, Cone RD. Role of the central melanocortin system in cachexia. Cancer Res. 2001; 61(4):1432-8.

37. Dallmann R, et al. The orally active melanocortin-4 receptor antagonist BL-6020/ 979: a promising candidate for the treatment of cancer cachexia. J Cachexia Sarcopenia Muscle. 2011; 2(3):163-74.

38. Jatoi A, et al. A placebo-controlled, double-blind trial of infliximab for cancerassociated weight loss in elderly and/or poor performance non-small cell lung câncer patients (N01C9). Lung Cancer. 2010; 68(2):234-9.

39. Rigas JR, et al. Efect of ALD518, a humanized anti-IL-6 antibody, on lean body mass loss and symptoms in patients with advanced non-small cell lung câncer (NSCLC): results of a phase II randomized, double-blind safety and efficacy trial. J Clin Oncol. 2010; 28(Suppl. 15):7622.

40. Chasen M, Hirschman SZ, Bhargava R. Phase II study of the novel peptidenucleic acid OHR118 in the management of cancer-related anorexia/cachexia. J Am Med Dir Assoc. 2011; 12(1):62-7.

41. Ando K, et al. Tocilizumab, a proposed therapy for the cachexia of Interleukin6- expressing lung cancer. PLoS One 2014; 9(7):e102436.

42. Ando K, et al. Possible role for tocilizumab, an anti-interleukin-6 receptor antibody, in treating cancer cachexia. J Clin Oncol. 2013; 31(6):e69-e72.

43. Berti A, et al. Assessment of tocilizumab in the treatment of cancer cachexia. J Clin Oncol. 2013; 31(23):2970.

44. Chlebowski RT, et al. Hydrazine sulfate influence on nutritional status and survival in non-small-cell lung cancer. J Clin Oncol. 1990; 8(1):9-15.

45. Kosty M, et al. Cisplatin, vinblastine, and hydrazine sulfate in advanced, nonsmall- cell lung cancer: a randomized placebo-controlled, double-blind phase III study of the Cancer and Leukemia Group B. J Clin Oncol. 1994; 12(6):1113-20.

46. Chen SZ, Xiao JD. Rosiglitazone and imidapril alone or in combination alleviate muscle and adipose depletion in a murine cancer cachexia model. Tumour Biol. 2014; 35(1):323-32.

47. Naing A, et al. Olanzapine for cachexia in patients with advanced cancer: an exploratory study of effects on weight and metabolic cytokines. Support Care Cancer. 2015; 23(9):2649-54.

48. Jatoi A, et al. Is bortezomib, a proteasome inhibitor, effective in treating cancerassociated weight loss? Preliminary results from the North Central Treatment Group. Support Care Cancer. 2005; 13(6):381-6.

49. Solheim TS, et al. Non-steroidal anti-inflammatory treatment in cancer cachexia: a systematic literature review. Acta Oncol. 2013; 52(1):6-17.

50. Mantovani G, et al. Megestrol acetate in neoplastic anorexia/cachexia: clinical evaluation and comparison with cytokine levels in patients with head and neck carcinoma treated with neoadjuvant chemotherapy. Int J Clin Lab Res. 1995; 25(3):135-41.

51. McCarthy HD, et al. Megestrol acetate stimulates food and water intake in the rat: effects on regional hypothalamic neuropeptide Y concentrations. Eur J Pharmacol. 1994; 265(1-2):99-102.

52. Lesniak W, et al. Effects of megestrol acetate in patients with cancer anorexiacachexia syndrome – a systematic review and meta-analysis. Pol Arch Med Wewn. 2008; 118(11):636-44.

53. Pascual Lopez A, et al. Systematic review of megestrol acetate in the treatment of anorexia-cachexia syndrome. J Pain Symptom Manage. 2004; 27(4):360-9.

54. Ruiz Garcia V, et al. Megestrol acetate for treatment of anorexia-cachexia syndrome. Cochrane Database Syst Rev. 2013; (3) Cd004310.

55. Maccio A, Madeddu C, Mantovani G. Current pharmacotherapy options for cancer anorexia and cachexia. Expert Opin Pharmacother. 2012a; 13(17):2453-72.

56. Marshall LL. Megestrol acetate therapy in geriatric patients: case reviews and associated deep vein thrombosis. Consult Pharm. 2003; 18(9):764-73.

57. Gamage TF, Lichtman AH. The endocannabinoid system: role in energy regulation. Pediatr Blood Cancer. 2012; 58(1):144-8.

60. Mantovani G, et al. Phase II nonrandomized study of the efficacy and safety of COX-2 inhibitor celecoxib on patients with cancer cachexia. J Mol. Med. 2010; 88(1):85-92.

61. McMillan DC, et al. A prospective randomized study of megestrol acetate and ibuprofen in gastrointestinal cancer patients with weight loss. Br J Cancer. 1999; 79(3-4):495-500.

62. Lai V, et al. Results of a pilot study of the effects of celecoxib on cancer cachexia in patients with cancer of the head, neck, and gastrointestinal tract. Head Neck. 2008; 30(1):67-74.

63. Reid J, et al. Non-steroidal anti-inflammatory drugs for the treatment of câncer cachexia: a systematic review. Palliat Med. 2013; 27(4):295-303.

64. Maccio A, et al. A randomized phase III clinical trial of a combined treatment forcachexia in patients with gynecological cancers: evaluating the impact on metabolic and inflammatory profiles and quality of life. Gynecol Oncol. 2012b; 124(3):417-25.

65. Jin SH, et al. Thalidomide suppresses the interleukin 1beta-induced NFkappaB signaling pathway in colon cancer cells. Ann NY Acad Sci. 2002; 973:414-8.

66. Keifer JA, et al. Inhibition of NF-kappa B activity by thalidomide through suppression of IkappaB kinase activity. J Biol Chem. 2001; 276(25):22382-7.

67. Fujita J, et al. Thalidomide and its analogues inhibit lipopolysaccharide-mediated iinduction of cyclooxygenase-2. Clin Cancer Res. 2001; 7(11):3349-55.

68. Gordon JN, et al. Thalidomide in the treatment of cancer cachexia: a randomised placebo controlled trial. Gut. 2005; 54(4):540-5.

69. Davis M, et al. A phase II dose titration study of thalidomide for cancer-associated anorexia. J Pain Symptom Manage. 2012; 43(1):78-86.

70. Wilkes EA, et al. Poor tolerability of thalidomide in end-stage oesophageal cancer. Eur J Cancer Care. 2011; 20(5):593-600.

71. Yennurajalingam S, et al. The role of thalidomide and placebo for the treatment of cancer-related anorexia-cachexia symptoms: results of a double-blind placebocontrolled randomized study. J Palliat Med. 2012; 15(10):1059-64.

72. Wen HS, et al. Clinical studies on the treatment of cancer cachexia with megestrol acetate plus thalidomide. Chemotherapy 2012; 58(6):461-7.

73. Lissoni P, et al. Is there a role for melatonin in the treatment of neoplastic cachexia? Eur J Cancer. 1996; 32a(8):1340-3.

74. Del Fabbro E, et al. Effects of melatonin on appetite and other symptoms in patients with advanced cancer and cachexia: a double-blind placebo-controlled trial. J Clin Oncol. 2013; 31(10):1271-6.

75. Takaya K, et al. Ghrelin strongly stimulates growth hormone release in humans. J Clin Endocrinol Metab. 2000; 85(12):4908-11.

76. Waseem T, et al. Exogenous ghrelin modulates release of pro-inflammatory and anti-inflammatory cytokines in LPS-stimulated macrophages through distinct signaling pathways. Surgery. 2008; 143(3):334-42.

77. Li WG, et al. Ghrelin inhibits proinflammatory responses and nuclear factorkappaB activation in human endothelial cells. Circulation. 2004; 109(18):2221-6.

78. Kamegai J, et al. Chronic central infusion of ghrelin increases hypothalamic neuropeptide Y and Agouti-related protein mRNA levels and body weight in rats. Diabetes. 2001; 50(11):2438-43.

79. Cowley MA, et al. The distribution and mechanism of action of ghrelin in the CNS demonstrates a novel hypothalamic circuit regulating energy homeostasis. Neuron. 2003; 37(4):649-61.

80. Neary NM, et al. Ghrelin increases energy intake in cancer patients with impaired appetite: acute, randomized, placebo-controlled trial. J Clin Endocrinol Metab. 2004; 89(6):2832-6.

81. Garcia J, et al. A phase II randomized, placebo-controlled, double-blind study of the efficacy and safety of RC-1291 (RC) for the treatment of cancer cachexia. J Clin Oncol (Meet. Abstr.). 2007; 25(Suppl. 18):9133.

82. Garcia JM, et al. Anamorelin for patients with cancer cachexia: an integrated analysis of two phase 2, randomised, placebo-controlled, double-blind trials. Lancet Oncol. 2015; 16(1):108-16.

83. Murphy KT, Lynch GS. Editorial update on emerging drugs for cancer cachexia. Expert Opin Emerg Drugs. 2012; 17(1):5-9.

84. Dalton JT, et al. The selective androgen receptor modulator GTx-024 (enobosarm) improves lean body mass and physical function in healthy elderly men and postmenopausal women: results of a double-blind, placebo-controlled phase II trial. J Cachexia Sarcopenia Muscle. 2011; 2(3):153-61.

85. Dobs AS, et al. Effects of enobosarm on muscle wasting and physical function in patients with cancer: a double-blind, randomised controlled phase 2 trial. Lancet Oncol. 2013; 14(4):335-45.

86. Stewart Coats AJ, et al. Espindolol for the treatment and prevention of cachexia in patients with stage III/IV non-small cell lung cancer or colorectal cancer: a randomized, double-blind, placebo-controlled, international multicentre phase II study (the ACT-ONE trial). J Cachexia Sarcopenia Muscle. 2016; 7(3):355-65.

87. Lesser GJ, et al. A phase III randomized study comparing the effects of Oxandrolone (Ox) and Megestrol acetate (Meg) on weight (wt), lean body mass (LBM) and quality of life (QOL) in solid tumor patients (pts) receiving chemotherapy (chemo). J Clin Oncol. 2006; 24(90180):18546.

88. García-Cortés M, et al. Hepatotoxicity by dietary supplements: a tabular listing and clinical characteristics. Int J Mol Sci. 2016; 17(4).

89. Loprinzi CL, et al. Randomized comparison of megestrol acetate versus dexamethasone versus fluoxymesterone for the treatment of cancer anorexia/cachexia. J Clin Oncol. 1999; 17(10):3299-306.

90. Storer TW, et al. A randomized, placebo-controlled trial of nandrolone decanoate in human immunodeficiency virus-infected men with mild to moderate weight loss with recombinant human growth hormone as active reference treatment. J Clin Endocrinol Metab. 2005; 90(8):4474-82.

91. Han J, Thompson BB. Dexamethasone and pentoxifylline inhibit endotoxin- induced cachectin/tumor necrosis factor synthesis at separate points in the signaling pathway. J Exp Med. 1990; 172(1):391-4.

92. Uehara A, et al. Anorexia induced by interleukin 1: involvement of corticotropinreleasing factor. Am J Physiol. 1989; 257(Pt 3):R613-7.

93. Bruera E, et al. Action of oral methylprednisolone in terminal cancer patients: aprospective randomized double-blind study. Cancer Treat Rep. 1985; 69(7-8):751-4.

94. Della Cuna GR, Pellegrini A, Piazzi M. Effect of methylprednisolone sodium succinate on quality of life in preterminal cancer patients: a placebo-controlled, multicenter study. The Methylprednisolone Preterminal Cancer Study Group. Eur J Cancer Clin Oncol. 1989; 25(12):1817-21.

95. Willox JC, et al. Prednisolone as an appetite stimulant in patients with cancer. Br Med J (Clin Res Ed). 1984; 288(6410):27.

96. Goldberg RM, et al. Pentoxifylline for treatment of cancer anorexia and cachexia? A randomized, double-blind, placebo-controlled trial. J Clin Oncol. 1995; 13(11):2856-9.

Conclusão

1. Arends J, et al. ESPEN guidelines on nutrition in cancer patients. Clin Nutr. 2017; 36(1):11-48.

Dor Oncológica em Pacientes Pediátricos

Gláucia de Oliveira Moreira
Luciano Henrique de Jesus

A maioria dos pacientes oncológicos sofre muito de pelo menos um sintoma comum, a dor.[1-2] Apesar do aumento da conscientização sobre as causas e melhora da avaliação da dor em pacientes pediátricos com câncer avançado, a maioria ainda relata altos níveis de dor e sofrimento associado.[3] A avaliação adequada e o tratamento da dor no final da vida é essencial em crianças, porque a dor não tratada ou mal controlada pode ter um impacto duradouro nos membros da família[4] e pode complicar o luto parental.[5]

Em revisão de literatura realizada por Hockenberry e colaboradores,[6] a repetição de procedimentos dolorosos não diminui sua sensibilidade, podendo inclusive piorar se não for adequadamente tratada, devendo inclusive ser abordada também a ansiedade gerada.

A dor em crianças com doença maligna progressiva é frequentemente conduzida por múltiplas abordagens, como técnicas não farmacológicas ou integrativas, além de terapias farmacológicas (analgésicos não opioides e opioides).[7] Os pacientes geralmente necessitam de medicamentos analgésicos adjuvantes e podem até requerer abordagens analgésicas invasivas para o controle efetivo da dor; entretanto, as medidas não farmacológicas devem ser utilizadas primeiramente, a fim de diminuir a necessidade de medicamentos.[8] Essa abordagem multimodal do manejo da dor é melhor fornecida por equipes interdisciplinares, que podem abordar as causas complexas da dor e do sofrimento associado em pacientes e familiares, incluindo sofrimento psicossocial e existencial, além de aumentar e complementar o tratamento da dor.[8,9]

A avaliação e o manejo dos sintomas da dor são guiados por princípios específicos e parâmetros terapêuticos.[3,9,10] De fato, existe uma série de ferramentas de avaliação da dor clinicamente relevantes e bem validadas que são responsáveis pelo nível de idade/desenvolvimento do paciente.[11-13] A avaliação da dor deve ser adequada ao desenvolvimento e incluir uma história detalhada e exame físico, determinação das causas primárias e avaliação de causas secundárias ou fatores moduladores da dor. Qualquer patologia subjacente deve ser identificada e tratada concomitantemente com a administração de analgésicos e não deve atrasar as intervenções de controle da dor. As queixas de dor precisam ser levadas a sério, e a dor intensa deve ser tratada como uma emergência médica. Uma avaliação minuciosa da dor, incluindo a qualidade, intensidade, localização, radiação, gravidade, características temporais e fatores exacerbantes ou de alívio, deve ser realizada. A avaliação apropriada da dor considera fatores individuais, como o funcionamento social e emocional do paciente, e fatores externos ou sociais, como funcionamento familiar e situações ou contextos em que a dor da criança tem maior ou menor probabilidade de aumentar ou diminuir.[12] A avaliação adicional inclui a história de intervenções prévias não farmacológicas e farmacológicas de dor, incluindo a dose, intervalo e última dose, administradas para todos os medicamentos para dor. Pacientes e familiares também devem ser questionados sobre suas preocupações com relação ao plano de controle da dor.[14]

A otimização entre cuidados paliativos e específicos para dor é recomendada para maximizar o controle da dor e otimizar o conforto para os pacientes no final da vida. A equipe de cuidados paliativos desempenha um papel crucial na coordenação dos cuidados durante toda a difícil transição do ambiente oncológico pediátrico orientado para a cura para o cuidado do fim da vida, ou de cuidados paliativos orientados ao conforto. Embora o bom controle da dor no final da vida possa ser alcançado na maioria dos pacientes com câncer usando a escada de alívio da dor da Organização Mundial de Saúde, os pacientes restantes precisam de uma abordagem mais agressiva envolvendo cateteres epidurais ou bloqueio de nervos, que são gerenciados por especialistas em dor.[13,15]

A avaliação adequada e o tratamento da dor em pacientes no final da vida estão entre as tarefas mais importantes dos profissionais de saúde para crianças com doenças terminais.

Os ensaios de administração de doses baixas a moderadas de opioides a pacientes com desconforto respiratório mostraram rápido alívio dos sintomas sem depressão respiratória ou outros efeitos colaterais. Para os pacientes que já tomam altas doses de opioides, mas ainda experimentam dor significativa, pode ser necessária uma rápida escalada à beira do leito de doses de opioides para o controle adequado da dor refratária.

Os dois princípios do manejo farmacológico da dor são a identificação precisa do mecanismo e da fisiopatologia da dor e o uso de múltiplas medicações com diferentes mecanismos de ação. A correta identificação e categorização da dor começa pela distinção entre dor relacionada à inflamação e dor não associada a estados inflamatórios conhecidos.

Além disso, a dor pode ser classificada como nociceptiva ou neuropática, e a dor nociceptiva pode ser ainda categorizada como visceral ou somática. Padrões mistos de dor são comuns em pacientes com tumores malignos sólidos, particularmente com a invasão de nervos ou raízes nervosas.[16-19]

A adição, ou "camadas", de múltiplos medicamentos com diferentes mecanismos de ação pode ajudar a melhorar o controle dos sintomas e diminuir os efeitos colaterais de qualquer medicamento isolado (especialmente os opioides) em altas doses.

No entanto, durante todo o curso da doença, opções não farmacológicas e medicamentos não opioides também devem ser considerados. Os analgésicos não opioides incluem o acetaminofeno, os anti-inflamatórios não esteroidais (AINEs) e os inibidores seletivos da ciclo-oxigenase-2 (COX-2). Há evidências de que o ibuprofeno é mais eficaz que o paracetamol na melhora da analgesia, especialmente na inflamação, mas esses estudos foram realizados apenas em pacientes com dor aguda.[20] Os medicamentos não esteroidais, especialmente os AINEs não seletivos, precisam ser usados com cautela em pacientes com câncer, pois podem ter função renal alterada, trombocitopenia, mucosite, gastrite e aumento do risco de sangramento. Inibidores seletivos de COX-2 podem ter um efeito mais suave na função plaquetária e, portanto, estar associados a uma diminuição do risco de sangramento.[21] No entanto, esses medicamentos têm outros efeitos colaterais cardiovasculares bem documentados.[22]

A diminuição da ingestão oral ou dificuldade de deglutição no final da vida pode limitar o uso de medicações orais; portanto, vias alternativas de administração devem ser consideradas. Toxicidade renal e gastrointestinal, sangramento com AINEs, hepatotoxicidade e *overdose* aguda com paracetamol podem ser encontrados. Como tal, ambos os medicamentos têm doses diárias máximas. Para o tratamento da dor no final da vida em pacientes com neoplasias progressivas, medicamentos combinados contendo opioides e AINEs ou paracetamol devem ser evitados devido à limitação de uma "dose teto" para ambas as medicações e à incapacidade de rapidamente titular doses para o controle da dor. Quando usados corretamente, os opioides são analgésicos seguros e eficazes que não aceleram a morte. Portanto, a avaliação frequente da resposta à dor e ajuste da medicação, via e administração, é essencial. Em todas as etapas, terapias adjuvantes abordando o mecanismo e a fisiopatologia da dor devem ser consideradas e adicionadas, se possível.

Intervenções psicossociais são um componente importante do controle da dor durante o curso do tratamento, incluindo perto do final da vida, e podem capacitar o paciente para obter uma sensação de controle e diminuir a experiência e a percepção da dor.[23-25] Estas intervenções podem ajudar a aliviar a dor, influenciando a forma como se interpreta e experimenta eventos dolorosos e sensações corporais.[26-28] Por exemplo, a terapia comportamental cognitiva para dor incorpora estratégias de relaxamento (p. ex., respiração diafragmática, relaxamento muscular progressivo) para abordar o desconforto fisiológico, estratégias cognitivas para identificar e reestruturar pensamentos ilógicos sobre a dor e resolução de problemas para auxiliar na identificação e implementação de padrões mais adaptativos.[24-28] Quando usadas em combinação, as técnicas cognitivas e comportamentais formam um programa de tratamento altamente eficaz; como resultado, os pacientes muitas vezes experimentam mudanças clinicamente relevantes em como a dor é fisicamente vivenciada.

O objetivo do manejo da dor é o alívio da dor e a manutenção de uma boa qualidade de vida. As modalidades físicas podem ajudar a diminuir a necessidade de analgésicos e restaurar a mobilidade e a função.[29] Os terapeutas ocupacionais e fisioterapeutas ajudam a determinar a adequação das modalidades para o manejo da dor e ensinam aos pais e outros cuidadores algumas técnicas,[30] incentivando-as a desempenhar um papel mais ativo no cuidado ao paciente, especialmente no final da vida.

Existe uma literatura limitada sobre o uso de opioides para controlar a dor em crianças no final da vida, e diferentes metodologias de revisão e apresentação de dados tornam as comparações difíceis. É importante ressaltar que, como não há dose máxima para opioides, as doses devem ser tituladas até que o controle efetivo da dor seja alcançado ou que ocorram efeitos colaterais inaceitáveis. Há uma enorme variação nos requisitos totais de opiáceos para o controle adequado da dor, devido a diferenças na fisiopatologia da dor e na farmacocinética de medicamentos com base na idade e fatores genéticos.[2,29-32]

A analgesia controlada pelo paciente (PCA) para crianças é amplamente disponível e comumente usada, e sua segurança e eficácia estão bem estabelecidas.[32-34] A PCA oferece flexibilidade, titulação rápida à dor ou eventos dolorosos previstos,[35] e alta satisfação do paciente,[36] além de melhorar o controle da dor em crianças com dor intensa no final da vida. Contudo, crianças muito jovens ou muito doentes e aquelas com deficiências de desenvolvimento podem não ter a capacidade cognitiva ou física de apropriadamente se autoadministrar medicamentos. Em nossos estudos retrospectivos, a taxa de complicação para PCA por procuração é menor do que a PCA padrão,[37-38] e a primeira modalidade continua sendo uma boa opção para o controle da dor no final da vida em todas as faixas etárias, incluindo em configurações ambulatoriais.[39]

Dois estudos sobre o uso de opiáceos por PCA em pacientes pediátricos com câncer nas últimas 2 semanas de vida relataram mediana de MED (mg/kg/h) no último dia de vida de 0,092 (variação de 0,013-0,78) e 0,4 (variação

0,004-4,87),[40] respectivamente. Nosso grupo descobriu que o MED médio aumentou significativamente nas últimas 2 semanas de vida sem uma mudança significativa nos escores médios de dor, o que pode ser interpretado como uma função da progressão da doença no final da vida e/ou desenvolvimento de tolerância a opioides.[41]

A morfina está bem estabelecida como a primeira linha de medicamentos opiáceos, devido ao seu baixo custo e ampla gama de formulações disponíveis. Existem várias considerações ao escolher entre os opioides no final da vida. Atenção especial deve ser dada aos medicamentos concomitantes e possíveis interações medicamentosas; as decisões de tratamento devem ser tomadas com base nos riscos e benefícios das intervenções e metas de cuidado. A disfunção de órgãos-alvo, como insuficiência hepática devido a doença ou tratamento, ou diminuição do débito urinário e depuração renal, pode levar ao acúmulo de metabólitos tóxicos com certos medicamentos opioides.

A morfina e os fármacos relacionados (p. ex., hidromorfona, codeína) são metabolizados no fígado em morfina-3-glicuronídeo (M3G) e morfina-6-glicuronídeo (M6G) e excretados por via renal.[42-43] M6G tem um efeito analgésico mais forte, mas menor capacidade de atravessar a barreira hematoencefálica do que o M3G. O M3G não tem atividade analgésica, e altas concentrações podem causar hiperalgesia, alodinia (ou resposta à dor de estímulos não dolorosos) e mioclonia.[44] Portanto, pacientes com função hepática diminuída podem ter um efeito analgésico fraco e aqueles com diminuição da depuração renal podem desenvolver mais efeitos colaterais dos opioides relacionados à morfina. Em pacientes que desenvolvem ou estão em risco de desenvolver efeitos colaterais devido à disfunção orgânica, a rotação para um opioide estruturalmente diferente sem metabólitos ativos, como fentanil ou metadona, deve ser fortemente considerada.

A metadona é um opioide lipofílico de ação prolongada, com boa biodisponibilidade oral e sem metabólitos ativos. O antagonismo do receptor NMDA no cérebro, medula espinhal e nervos periféricos leva à redução da dor e hiperalgesia em estados de dor inflamatória e neuropática e, parcialmente, previne ou reverte a tolerância aos opioides. Devido à sua ação mista e farmacocinética (meia-vida longa e grande volume de distribuição), é necessária muita atenção durante o início do tratamento com metadona e conversão de outro opioide para metadona, bem como durante a titulação da dose. Doses altas são necessárias nos primeiros dias enquanto os tecidos do corpo ficam saturados; no entanto, a continuação de doses elevadas pode resultar em sedação e, possivelmente, depressão respiratória ou toxicidades. A metadona é muito potente em doses equivalentes em pacientes tolerantes aos opioides, o que é uma consideração importante no tratamento de pacientes com neoplasias terminais que já podem receber altas doses de opioides para controle da dor. Se a adição de metadona for eficaz, a dosagem do opioide alternativo pode ser diminuída (ou ainda não aumentada) com a redução dos efeitos colaterais.

Os medicamentos opioides podem produzir uma ampla gama de efeitos colaterais, mais comumente náuseas e vômitos, prurido, constipação, sedação, retenção urinária e depressão respiratória;[45-47] estas não são alergias ou contraindicações ao uso de um medicamento em particular. Existe variação individual na tolerância de alguns opioides e seus efeitos colaterais.

A constipação é comum entre os pacientes que recebem medicamentos opiáceos, especialmente no final da vida quando a ingestão oral diminui. Portanto, a menos que existam contraindicações (p. ex., diarreia, obstrução), laxantes com estimulantes programados devem ser iniciados quando o tratamento com opioide é iniciado. Como a maioria dos medicamentos usados para prevenir ou tratar a constipação é enteral, gerenciar este sintoma é um desafio em pacientes com dificuldade de deglutição ou má absorção devido a complicações relacionadas à doença ou ao tratamento (p. ex., doença grave do enxerto contra hospedeiro do intestino, obstrução intestinal maligna). Novos antagonistas opioides restritos entericamente ou periféricos podem ser eficazes no tratamento da constipação.[48-51] A metilnaltrexona, um inibidor competitivo seletivo dos receptores de opioides periféricos, reverte os efeitos gastrointestinais dos opioides sem comprometer os efeitos analgésicos centrais.[50]

A escolha da medicação para tratar os efeitos colaterais induzidos por opioides deve ser feita cuidadosamente com o objetivo de simplificar os regimes de medicação e tratar múltiplas etiologias e sintomas. Injeções com doses baixas de naloxona podem ajudar a tratar constipação, náusea/vômito e prurido, e reduzir os efeitos colaterais indesejados (p. ex., sedação excessiva, retenção urinária) de medicamentos alternativos.

Ao tratar a dor intensa no final da vida, é essencial a rápida escalada dos medicamentos opioides, além do controle agressivo de outros sintomas. Para pacientes com analgesia inadequada e sem efeitos colaterais significativos, o opioide atual pode ser continuado com a titulação à beira do leito das doses.[51] O plano a seguir é recomendado para escalonamento de opioides:

- Titulação à beira do leito com dose em bólus a cada 10-15 minutos para medicações intravenosas/subcutâneas (IV/SC) e a cada 20-30 minutos para medicações entéricas/transmucosas até que a dor seja aliviada. A dose inicial em bólus deve ser de 10 a 20% dos requerimentos de opioides nas últimas 24 horas.

- Aumentar a dose de opioide em 30 a 50% a cada terceira dose até que o controle adequado da dor seja alcançado.

- Após o controle adequado da dor, calcule o novo requisito de 24 horas para o uso de opioide, incluindo as doses de resgate.

- Considere a possibilidade de adicionar medicamentos adjuvantes ou coanalgésicos.

Embora a grande maioria dos pacientes oncológicos pediátricos tenha acesso venoso central no final da vida devido à colocação prévia para fins de tratamento, um pequeno número de pacientes pode não ter acesso central funcional, utilizável ou atual. Para estes pacientes, é importante ter um plano para a titulação rápida de opioides usando rotas alternativas, como formulação oral concentrada de medicamentos através da via bucal, intranasalmente ou através de infusões SC contínuas.[52] Concentrados líquidos de morfina e metadona estão disponíveis em formulações até 10 vezes mais concentradas que as soluções padrão; até 1 mL de solução pode ser colocado na cavidade bucal, permitindo o fornecimento para o trato gastrointestinal. Dado o risco potencial de aspiração com esses medicamentos, eles devem ser administrados aos pacientes na posição vertical (pelo menos 30 graus).[53] O fentanil intranasal tem sido efetivamente usado para controlar a dor em recém-nascidos e lactentes no final da vida,[54] mas pode não estar tão prontamente disponível e ser mais caro do que outros medicamentos. Em pacientes sem acesso venoso que se beneficiariam da infusão contínua de opioides, uma via SC pode ser usada com doses similares àquelas administradas por via IV.[55]

Se um paciente tiver analgesia adequada com o opioide, mas sofrer efeitos colaterais significativos (especialmente depressão respiratória ou sedação excessiva), a dose de opioide deve ser reduzida em 25 a 50% e o paciente deve ser monitorado de perto. Se um paciente não tiver analgesia adequada e/ou tiver efeitos colaterais limitantes da dose com um opioide, a rotação para outro opioide é recomendada.[56] A prática de mudar entre os opioides para prevenir potenciais efeitos adversos e limitar o escalonamento de doses tira proveito de variações individuais no metabolismo de diferentes medicamentos. Quando se alterna entre os opioides, conversões analgésicas iguais devem ser usadas e a dose calculada deve ser reduzida em 30-50% para levar em conta a tolerância.[57]

Alguns pacientes podem necessitar de rápida escalada de doses de opioides para controle adequado da dor refratária. Pacientes com tumor que se espalha para os nervos ou compressão da medula espinhal pode exigir doses muito altas de opioides no final da vida.[39,60] Até 40% dos pacientes adultos e adolescentes com câncer têm dor neuropática, seja como dor neuropática pura ou como dor neuropática nociceptiva mista.[61] Apesar da alta ocorrência desse tipo de dor, o aumento da dose de analgésicos não prova, necessariamente, a presença de um componente de dor neuropática no final da vida.[60] Deve-se considerar cuidadosamente os fatores potenciais que contribuem para o aumento da necessidade de analgesia, incluindo aumento da dor nociceptiva, hiperalgesia opioide não reconhecida, dor neuropática ou "sofrimento terminal".[63] Pacientes com um componente neuropático de dor podem se beneficiar da adição precoce de medicamentos adjuvantes para melhorar o controle da dor e/ou reduzir o consumo de opioides. O uso de opioides continua sendo apropriado para a dor neuropática não controlada no final da vida, devido ao menor tempo para o efeito e à rápida aceleração do que para medicamentos específicos para dor neuropática, como os gabapentinos e antidepressivos tricíclicos.

No entanto, se os pacientes na fase terminal puderem ser identificados, a seleção de medicamentos adjuvantes, como cetamina ou metadona, pode ser benéfica. Estes adjuvantes são muito eficazes no tratamento da dor neuropática através do antagonismo do receptor NMDA, o que pode aumentar o efeito opioide no receptor I e permitir um melhor controle da dor com menor uso de opioides.[64-65]

Os medicamentos adjuvantes são medicações com uma indicação primária que não a dor e com propriedades analgésicas em determinadas circunstâncias clínicas. Os medicamentos adjuvantes têm diferentes mecanismos de ação e são administrados em combinação com analgésicos para aumentar e aumentar o alívio da dor. Os medicamentos adjuvantes mais comumente utilizados para dor em crianças são para dor neuropática ou doença específica relacionada à dor, como dor óssea ou dor associada a espasmos na bexiga, intestino ou músculo. No entanto, a utilidade destes medicamentos neste cenário clínico é baseada em evidências de extrapolação de estudos com adultos. Não há revisões sistemáticas ou ensaios clínicos randomizados sobre a eficácia dos medicamentos adjuvantes para dor neuropática em crianças. Aqui, nos concentramos principalmente em medicamentos adjuvantes usados para tratar a dor neuropática e óssea.

O algoritmo de medicação e a ordem dos medicamentos usados para tratar a dor neuropática em pacientes de nossa instituição são os seguintes: 1) anticonvulsivantes (gabapentina, pregabalina); 2) antidepressivos tricíclicos (amitriptilina, nortriptilina); 3) metadona; e 4) outras intervenções farmacológicas (infusão de cetamina ou lidocaína). O uso de gabapentinos e antidepressivos tricíclicos em pediatria em pacientes no final da vida são limitados, por causa da administração enteral e titulação lenta da dosagem. Os pacientes que não podem engolir comprimidos ou não têm outras formas de acesso entérico (p. ex., sonda nasogástrica ou gástrica) necessitam de medicamentos alternativos para tratar a dor neuropática. Esses medicamentos, geralmente usados em combinação com opioides, incluem metadona, cetamina e lidocaína.

A gabapentina é comumente usada para tratamento ou dor neuropática associada a doenças oncológicas em pacientes pediátricos oncológicos. Atua como um bloqueador dos canais de cálcio, levando ao aumento da síntese e liberação do ácido caminobutírico. Apesar da escassez de literatura, o uso empírico de gabapentina como tratamento de primeira ou segunda linha de dor neuropática em crianças é comum. Efeitos colaterais incluem sedação e outros sintomas neurológicos (p. ex., nistagmo, distúrbios do pensamento, alucinações, dor de cabeça) e mialgias. A gabapentina tem absorção saturável na faixa de dosagem usual; portanto, doses menores e administração mais frequente são necessárias para maximizar a absorção.[66] Seus efeitos colaterais (especialmente sedação e confusão), bem como administração enteral e titulação lenta da dose (a cada 3-6 dias), tornam difícil seu uso como agente único nos pacientes no final da vida.

A pregabalina, um agente mais novo que é um congênere estrutural da gabapentina, também é usada *off-label* para tratar a dor neuropática em pacientes pediátricos. Num ensaio aberto de pregabalina, em 30 doentes oncológicos pediátricos com idades entre os 10 e os 17 anos, 86% dos doentes tiveram um alívio duradouro da dor e os escores médios de dor diminuíram 59% após 2 meses de tratamento.[65] Os pacientes tiveram apenas efeitos colaterais leves e transitórios, e não sonolência ou tontura. A pregabalina é bem absorvida entericamente e não tem absorção saturável como a gabapentina. No entanto, estudos limitados sobre sua eficácia, bem como seu custo, tornam seu uso em pacientes pediátricos menos comum. Em geral, reservamos a pregabalina para pacientes que não respondem à gabapentina ou nos quais a gabapentina não pode ser titulada em doses máximas devido a efeitos colaterais.

Apesar das evidências limitadas para o uso de amitriptilina em pacientes pediátricos, está entre as medicações mais antigas e comumente usadas para dor neuropática, e é usada como tratamento de primeira ou segunda linha para dor neuropática em nossa prática. O efeito colateral mais comum na dosagem usada para dor neuropática é a sedação, que pode ser controlada pela administração da medicação à noite. Tal como acontece com gabapentinos, a atividade analgésica da amitriptilina geralmente começa 3 a 7 dias após o início da terapia. Geralmente, não titulamos doses mais frequentemente do que a cada 3-7 dias e tentamos evitar dosagens > 50 mg/dia, dado o aumento do risco de efeitos colaterais anticolinérgicos (p. ex., hipotensão ortostática, tontura, retenção urinária, constipação). Dado o seu potencial para prolongar o intervalo QTc, recomendamos que potenciais interações medicamentosas e efeitos colaterais sejam discutidos com pacientes pediátricos no final da vida e suas famílias.

Se um paciente tiver um fenótipo de alto risco, os agentes alternativos devem ser usados para controlar a dor neuropática (p. ex., metadona, pregabalina). Não houve estudos comparativos entre gabapentina e amitriptilina, mas a experiência clínica sugere eficácia semelhante entre os dois anticonvulsivantes. Estes medicamentos são frequentemente utilizados em combinação para tratar a dor neuropática em crianças.

AINEs, corticosteroides e bifosfonatos são os coanalgésicos mais comumente usados em pacientes pediátricos com dor óssea devido a lesões metastáticas. Quanto a outros medicamentos, a evidência de eficácia é inferida a partir de ensaios em pacientes adultos. Uma revisão sistemática mostrou que os AINEs eram superiores ao placebo no controle da dor relacionada ao câncer em adultos, mas não havia evidência de eficácia superior ou melhora no controle da dor de um AINE em detrimento de outro quando uma combinação de opioides e AINEs foi usada. Outros estudos em adultos com dor relacionada ao câncer mostram maior analgesia e escalonamento mais lento da dose de opioides em pacientes que receberam cetarolaco, além de opioides, do que naqueles recebendo somente opioides.[66] A dor visceral e somática devida a metástases ósseas pode ser igualmente responsiva aos AINEs além dos opioides, com uma exigência mínima para o escalonamento de opioides.[67] Em pacientes pediátricos com dor considerável devido a metástase óssea, recomendamos um teste de AINEs, geralmente cetarolaco administrado via uma formulação IV, após discutir os riscos e benefícios com o paciente e sua família, particularmente para pacientes com trombocitopenia que estão no final da vida.

Os corticosteroides são eficazes como medicação adjuvante no tratamento da dor relacionada ao câncer, incluindo a dor causada por metástases ósseas, embora a evidência disponível seja fraca. Os corticosteroides em doses médias (equivalente a 32 mg de metilprednisona ou 8 mg de dexametasona) são bem tolerados por até 7 dias, mas em doses mais altas pode ocorrer toxicidade grave e efeitos colaterais consideráveis.[68] Em pacientes com dor óssea significativa que não responde à titulação opioide e aos AINEs, geralmente, recomendamos uma pequena quantidade de esteroides, continuando a titular outros medicamentos.

Devido aos seus efeitos sobre a integridade do esqueleto e possíveis efeitos analgésicos agudos, os bifosfonatos são usados para controlar a dor crônica causada por metástases ósseas.[71] Embora existam evidências de que o pamidronato e o ácido zoledrônico são usados para tratar a dor óssea em adultos com câncer, reduzindo a incidência de eventos relacionados ao esqueleto, incluindo fratura patológica,[70-72] a evidência em crianças é limitada a uma única série retrospectiva de casos: o uso de ácido zoledrônico em 19 pacientes com neoplasias metastáticas.[72] Anormalidades eletrolíticas, especificamente hipocalcemia e hipofosfatemia, eram comuns; nenhum outro efeito colateral significativo foi observado. Recomendamos o tratamento com ácido zoledrônico a cada 3 a 4 semanas. Devido a problemas comuns com eletrólitos, recomenda-se o monitoramento de pacientes hospitalizados por 3 a 4 dias após a infusão, e a suplementação de cálcio e vitamina D pode ser necessária.

A radioterapia paliativa deve ser considerada como parte de um plano abrangente de controle da dor para pacientes com dor devido ao câncer metastático ou progressivo. Embora não haja literatura sobre crianças, uma revisão sistemática de estudos prospectivos em adultos relatou alívio completo da dor em 30-50%, e alívio parcial da dor em 60-80% dos pacientes até várias semanas após receber radiação de feixe externo.[73] A radiação repetida para um local ósseo previamente tratado pode aliviar a dor em 50% dos pacientes.[74]

Os opioides sistêmicos são geralmente administrados a crianças com câncer no final da vida,[38] e um escalonamento rápido e maciço da dose de opioide pode ser necessário.[73-74] Quando o controle da dor permanece inadequado e/ou os efeitos adversos são intoleráveis, apesar das medidas adjuntas e integrativas, as técnicas intervencionistas para fornecer anestesia regional precisam ser consideradas. A administração neuroaxial contínua (epidural ou intratecal) ou perineural de anestésicos locais e opioides fornece controle localizado da fonte de dor e limita os efeitos colaterais indesejáveis de doses sistêmicas mais elevadas de opioides. Para crianças com neoplasias avançadas, os cateteres neuroaxiais podem ser tunelizados subcutaneamente e fixados a uma bomba portátil ou totalmente implantada, permitindo assim fácil ajuste das taxas de infusão e uma opção de bólus para o paciente e os cuidadores.[75] As abordagens neurolítica ou neuroablativa destroem permanentemente o nervo alvo e, portanto, raramente são usadas em crianças com dor no final da vida. No entanto, em alguns casos, eles tiveram sucesso em crianças.[73-75]

Bloqueios intratecais neuroaxiais centrais[74-76] e bloqueios contínuos de nervos periféricos são cada vez mais utilizados para o controle da dor no final da vida em adultos. As infusões epidurais e subaracnóideas são as abordagens regionais mais utilizadas para a dor tumoral invasiva.[76] A literatura sobre bloqueios de nervos neuroaxiais e periféricos para tratamento de dor relacionada ao câncer em crianças no final da vida é limitada a relatos de casos anedóticos e pequenas séries que descrevem o uso de cateteres peridurais,[74-77] cateteres intratecais e cateteres de bloqueio de nervo periférico.[77] Nosso grupo relatou uma série de casos de 10 pacientes com 14 cateteres peridurais e de nervo periférico usados por 3-81 dias.[19] Para 12 dos 13 cateteres utilizados, os escores médios de dor para pacientes melhoraram e/ou a necessidade de opioides diminuiu em 1 e 5 dias pós-intervenção. Em alguns casos, as contraindicações típicas para cateteres de demora (p. ex., metástase da coluna vertebral, fratura vertebral, trombocitopenia, febre) foram substituídas pelas necessidades de cuidados paliativos. Não houve complicações hemorrágicas, infecciosas ou neurológicas.[19]

As complicações associadas às técnicas anestésicas invasivas incluem infecção, taquifilaxia e toxicidade do anestésico local. A analgesia neuroaxial pode estar associada a cefaleias pós-punção e depressão respiratória. Além disso, dependendo da localização, dose, concentração e outros fatores, os anestésicos locais podem produzir graus variados de bloqueio motor (fraqueza) e autonômico (vasodilatação).

Para os pacientes que apresentam dor refratária, apesar do aumento na dose de opioides, a superatividade do NMDA é uma importante causa de diminuição da responsividade aos opioides. Os antagonistas de NMDA são recomendados para analgesia em pacientes com resposta pobre a opioides ou aqueles com dor neuropática.

A cetamina é um antagonista do receptor de NMDA que é usado em doses subanestésicas, isoladamente ou em combinação com opioides, para tratar dor aguda e crônica refratária, e para dor neuropática.[75-77] Além de seu uso em anestesia, as infusões intravenosas contínuas de cetamina (CIKIs) são indicadas para dor quando as intervenções farmacológicas padrão não controlam a dor, apesar da terapia com altas doses de opioides ou quando o aumento da dose de opioides é limitado devido à tolerância ou efeitos colaterais relacionados a opioides incontroláveis. Os CIKIs podem ser usados para tratar a dor neuropática intratável que não responde a medicações adjuvantes ou quando o escalonamento da dose do tratamento atual é limitado por interações medicamentosas ou efeitos colaterais. A cetamina não causa depressão respiratória, e os efeitos colaterais mais comuns, como nistagmo, hipersalivação, taquicardia e movimentos tônico-clônicos, geralmente não são vistos nas doses mais baixas usadas para tratar a dor neuropática.[76] Embora menos provável em doses menores de cetamina e em pacientes pediátricos, efeitos colaterais cardiovasculares (p. ex., taquicardia, hipertensão) e neurológicos (p. ex., sonhos vívidos, delírio, reações de emergência) ocorrem em alguns pacientes, e requerem monitoramento especial. O aumento da pressão intracraniana é uma contraindicação e deve ser evitado em pacientes com tumores cerebrais ou espinhais terminais que bloqueiam o fluxo do líquido cefalorraquidiano.

As infusões intravenosas contínuas de lidocaína (CILIs) podem ser usadas para dor neuropática aguda ou crônica. A lidocaína é um agente antiarrítmico da classe Ib que bloqueia a iniciação e a condução dos impulsos nervosos, diminuindo a permeabilidade da membrana neuronal aos íons de sódio.

A lidocaína é metabolizada principalmente pelo fígado nos metabólitos ativos MEGX e 6X, que podem se acumular e causar toxicidade no sistema nervoso central; portanto, deve ser usado com cautela em pacientes com disfunção hepática. Os sinais de toxicidade da lidocaína são sequenciais, relativamente previsíveis e facilmente revertidos devido à sua curta meia-vida. Se houver sintomas de toxicidade, a infusão é diminuída ou interrompida. Os sintomas de toxicidade correlacionam-se com as concentrações séricas de lidocaína. A meia-vida da lidocaína é de 60 a 90 minutos, o que permite tempo para os efeitos colaterais se resolverem; no entanto, os efeitos analgésicos podem durar mais tempo. Dados seus mecanismos de ação, o CILI deve ser evitado em pacientes com distúrbios eletrolíticos. Essas contraindicações podem limitar o uso de CILI para tratar a dor neuropática refratária no final da vida.

Algumas crianças no final da vida sofrem de sofrimento físico intratável que é refratário às intervenções médicas tradicionais, apesar do rápido aumento da dose de analgésicos e do uso de adjuvantes, da rotação opioide e do bloqueio neuroaxial ou perineural. Nessas circunstâncias raras, a terapia de sedação paliativa (PST) com medicamentos (p. ex., propofol) para obter uma sedação profunda contínua pode ser necessária para o alívio adequado dos sintomas e permitir que a criança morra sem dor ou sofrimento.[79]

■ CONCLUSÃO

A adequada abordagem da dor e ansiedade de pacientes pediátricos com doenças malignas são essenciais para reduzir o sofrimento do paciente e da família. Os membros da equipe interdisciplinar precisam avaliar corretamente e caracterizar o tipo de dor, bem como identificar as condições patológicas e psicossociais potencialmente associadas à percepção e modulação da dor. O controle adequado da dor em crianças doentes requer o uso de várias modalidades, tais como técnicas não farmacológicas ou integrativas e terapias farmacológicas (analgésicos não opioides e opioides). O paciente, a família e a equipe de atendimento devem ser instruídos sobre os procedimentos e os medicamentos comumente usados para dor, especificamente medicamentos opioides, abordando equívocos, indicações de uso e efeitos colaterais como parte das discussões sobre riscos e benefícios. O aumento da dose de opioides para melhorar o controle da dor é comum em pacientes com neoplasias malignas terminais, e a dose de opioide necessária para obter o controle suficiente varia substancialmente, dependendo de fatores individuais. Alguns pacientes podem necessitar de medicamentos analgésicos adjuvantes e abordagens analgésicas invasivas para o controle efetivo da dor. Os pacientes que não conseguem seu controle, apesar de usar todas essas medidas, podem necessitar de TSP para aliviar o sofrimento. O controle da dor no final da vida requer uma abordagem multimodal, a qual é melhor fornecida por uma equipe interdisciplinar que pode abordar as complexas causas da dor e do sofrimento associado ao paciente e seus familiares, levando a um melhor gerenciamento da dor oncológica.

■ REFERÊNCIAS BIBLIOGRÁFICAS

1. Wolfe J, Grier HE, Klar N, Levin SB, Ellenbogen JM, Salem-Schatz S, et al. Symptoms and suffering at the end of life in children with cancer. N Engl J Med. 2000; 342(5):326-33. doi:10.1056/NEJM200002033420506.

2. Wolfe J, Orellana L, Ullrich C, Cook EF, Kang TI, Rosenberg A, et al. Symptoms and distress in children with advanced cancer: prospective patient-reported outcomes from the PediQUEST Study. J Clin Oncol. 2015; 33(17):1928-35. doi:10.1200/JCO.2014.59.1222.

3. Contro NA, Larson J, Scofield S, Sourkes B, Cohen HJ. Hospital staff and family perspectives regarding quality of pediatric

palliative care. Pediatrics. 2004; 114(5):1248-52. doi:10.1542/peds.2003-0857-L.

4. Klick JC, Hauer J. Pediatric palliative care. Curr Probl Pediatr Adolesc Health Care. 2010; 40(6):120-51. doi:10.1016/j.cppeds.2010.05.001.

5. Cohen LL, Lemanek K, Blount RL, Dahlquist LM, Lim CS, Palermo TM et al. Evidence-based assessment of pediatric pain. J Pediatr Psychol. 2008; 33(9):939-55. doi:10.1093/jpepsy/jsm103.

6. Hockenberry MJ, McCarthy K, Taylor S, Scarberry H, Franklin Q, Louis CU, Torres G. Managing Painful Procedures in Children With Cancer. J Pediatr Hematol Oncol. 2011; 33(2):119-27. doi:10.1097/MPH.0b013e3181f46a65.

7. Palermo TM, Chambers CT. Parent and family factors in pediatric chronic pain and disability: an integrative approach. Pain. 2005; 119(1-3):1-4. doi:10.1016/j.pain.2005.10.027.

8. Pancekauskaitė G, Jankauskaitė L. Paediatric Pain Medicine: Pain Differences, Recognition and Coping Acute Procedural Pain in Paediatric Emergency Room. Medicina (Kaunas). 2018; 54(6):94. Doi: 10.3390/medicina54060094.

9. Friedrichsdorf SJ, Kang TI. The management of pain in children with life-limiting illnesses. Pediatr Clin N Am. 2007; 54(5):645-72, x. doi:10.1016/j.pcl.2007.07.007.

10. American Academy of Pediatrics Council on Children with Disabilities. Care coordination in the medical home: integrating health and related systems of care for children with special health care needs. Pediatrics. 2005; 116(5):1238-44. doi:10.1542/peds.2005-2070.

11. Zech DF, Grond S, Lynch J, Hertel D, Lehmann KA. Validation of World Health Organization Guidelines for cancer pain relief: a 10-year prospective study. Pain. 1995; 63(1):65-76.

12. Dussel V, Kreicbergs U, Hilden JM, Watterson J, Moore C, Turner BG, et al. Looking beyond where children die: determinants and effects of planning a child's location of death. J Pain Symptom Manag. 2009; 37(1):33-43. doi:10.1016/j.jpainsymman.2007.12.017.

13. Scadding JW. Treatment of neuropathic pain: historical aspects. Pain Med. 2004; 5(Suppl 1):S3-8.

14. World Health Organization (WHO). Guidelines on the Pharmacological Treatment of Persisting Pain in Children with Medical Illnesses. WHO Guidelines Approved by the Guidelines Review Committee. Geneva; 2012.

15. Levesque LE, Brophy JM, Zhang B. The risk for myocardial infarction with cyclooxygenase-2 inhibitors: a population study of elderly adults. Ann Intern Med. 2005; 142(7):481-9.

16. Turk DC, Swanson KS, Tunks ER. Psychological approaches in the treatment of chronic pain patients – when pills, scalpels, and needles are not enough. Can J Psychiatry. 2008; 53(4):213-23.

17. Cohen LL, Bernard RS, Greco LA, McClellan CB. A childfocused intervention for coping with procedural pain: are parente and nurse coaches necessary? J Psychol. 2002; 27(8):749-57.

18. Ybarra GJ, Passman RH, Eisenberg CS. The presence of security blankets or mothers (or both) affects distress during pediatric examinations. J Consult Clin Psychol. 2000; 68(2):322-30.

19. Tupper SM, Swiggum MS, O'Rourke D, Sangster ML. Physical therapy interventions for pain in childhood and adolescence. In: McGrath PJ, Stevens BJ, Walker SM, Zempsky WT (ed.). Oxford textbook of paediatric pain. Oxford: Oxford University Press. 2014; 581-9.

20. Holsti L, Backman CL, Engel JM. Occupational therapy. In: McGrath PJ, Stevens BJ, Walker SM, Zempsky WT (ed.). Oxford textbook of paediatric pain. Oxford: Oxford University Press. 2014; 590-9.

21. Zernikow B, Michel E, Craig F, Anderson BJ. Pediatric palliative care: use of opioids for the management of pain. Paediatr Drugs. 2009; 11(2):129-51. doi:10.2165/00148581-200911020-00004.

22. Hewitt M, Goldman A, Collins GS, Childs M, Hain R. Opioid use in palliative care of children and young people with cancer. J Pediatr. 2008; 152(1):39-44. doi:10.1016/j.jpeds.2007.07.005.

23. Siden H, Nalewajek. High dose opioids in pediatric palliative care. J Pain Symptom Manag. 2003; 25(5):397-9.

24. Nelson KL, Yaster M, Kost-Byerly S, Monitto CL. A national survey of American Pediatric Anesthesiologists: patient-controlled analgesia and other intravenous opioid therapies in pediatric acute pain management. Anesth Analg. 2010; 110(3):754-60. doi:10.1213/ANE.0b013e3181ca749c.

25. Howard RF, Lloyd-Thomas A, Thomas M, Williams DG, Saul R, Bruce E, et al. Nurse-controlled analgesia (NCA) following major surgery in 10,000 patients in a children's hospital. Paediatr Anaesth. 2010; 20(2):126-34. doi:10.1111/j.1460-9592.2009.03242.x.

26. Anghelescu DL, Burgoyne LL, Oakes LL, Wallace DA. The safety of patient-controlled analgesia by proxy in pediatric oncology patients. Anesth Analg. 2005; 101(6):1623-7. doi:10.1213/01.ANE.0000184198.13285.33.

27. Anghelescu DL, Faughnan LG, Oakes LL, Windsor KB, Pei D, Burgoyne LL. Parent-controlled PCA for pain management in pediatric oncology: is it safe? J Pediatr Hematol Oncol. 2012; 34(6):416-20.

28. Anghelescu DL, Zhang K, Faughnan LG, Pei D. The safety and effectiveness of patient-controlled analgesia in outpatient children and young adults with cancer: a retrospective study. J Pediatr Hematol Oncol. 2015; 37(5):378-82. doi:10.1097/MPH.0000000000000354.

29. Schiessl C, Gravou C, Zernikow B, Sittl R, Griessinger N. Use of patient-controlled analgesia for pain control in dying children. Support Care Cancer. 2008; 16(5):531-6. doi:10.1007/s00520-008-0408-2.

30. Anghelescu DL, Snaman JM, Trujillo L, Sykes AD, Yuan Y, Baker JN. Patient-controlled analgesia at the end of life at a pediatric oncology institution. Pediatr Blood Cancer. 2015; 62(7):1237-44. doi:10.1002/pbc.25493.

31. Lugo RA, Kern SE. Clinical pharmacokinetics of morphine. J Pain Palliat Care Pharmacother. 2002; 16(4):5-18.

32. Smith MT. Neuroexcitatory effects of morphine and hydromorphone: evidence implicating the 3-glucuronide metabolites. Clin Exp Pharmacol Physiol. 2000; 27(7):524-8.

33. Anghelescu DL, Faughnan LG, Hankins GM, Ward DA, Oakes LL. Methadone use in children and young adults at a câncer center: a retrospective study. J Opioid Manag. 2011; 7(5):353-61.

34. Maxwell LG, Kaufmann SC, Bitzer S, Jackson EV Jr, McGready J, Kost-Byerly S, et al. The effects of a small-dose naloxone infusion on opioid-induced side effects and analgesia in children and adolescents treated with intravenous patient controlled analgesia: a double-blind, prospective, randomized, controlled study. Anesth Analg. 2005; 100(4):953-8.

35. Flerlage JE, Baker JN. Methylnaltrexone for opioid-induced constipation in children and adolescents and young adults with progressive incurable cancer at the end of life. J Palliat Med. 2015; 18(7):631-3. doi:10.1089/jpm.2014.0364.

36. Slatkin N, Thomas J, Lipman AG, Wilson G, Boatwright ML, Wellman C, et al. Methylnaltrexone for treatment of opioid-induced constipation in advanced illness patients. J Support Oncol. 2009; 7(1):39-46.

37. Chamberlain BH, Cross K, Winston JL, Thomas J, Wang W, Su C, et al. Methylnaltrexone treatment of opioid-induced constipation in patients with advanced illness. J Pain Symptom Manag. 2009; 38(5):683-90. doi:10.1016/j.jpainsymman.2009.02.234.

38. Moryl N, Coyle N, Foley KM. Managing an acute pain crisis in a patient with advanced cancer: "this is as much of a crisis as a code". JAMA. 2008; 299(12):1457-67. doi:10.1001/jama.299.12.1457.

39. Leung JG, Nelson S, Leloux M. Pharmacotherapy during the end of life: caring for the actively dying patient. AACN Adv Crit Care. 2014; 25(2):79-88. doi:10.1097/NCI.0000000000000010(quiz 9–90).

40. McPherson ML, Kim M, Walker KA. 50 practical medication tips at end of life. J Support Oncol. 2012; 10(6):222-9. doi:10.1016/j.suponc.2012.08.002.

41. Zeppetella G. Evidence-based treatment of cancer-related breakthrough pain with opioids. J Natl Compr Canc Netw JNCCN. 2013; 11(Suppl 1):S37-43.

42. Harlos MS, Stenekes S, Lambert D, Hohl C, Chochinov HM. Intranasal fentanyl in the palliative care of newborns and infants. 2 ed. J Pain Symptom Manag. 2013; 46(2):265-74. doi:10.1016/j.jpainsymman.2012.07.009.

43. Schechter NL, Berde CB, Yaster M. Pain in Infants, Children, and Adolescents. Philadelphia: Lippincott Williams & Wilkins. 2003, ISBN: 0-7817-2644-1. Pages: 892..

44. Smith HS, Peppin JF. Toward a systematic approach to opioid rotation. J Pain Res. 2014; 7:589-608. doi:10.2147/JPR.S55782.

45. Bennett MI, Rayment C, Hjermstad M, Aass N, Caraceni A, Kaasa S. Prevalence and aetiology of neuropathic pain in câncer patients: a systematic review. Pain. 2012; 153(2):359-65. doi:10.1016/j.pain.2011.10.028.

46. Berde C, Wolfe J. Pain, anxiety, distress, and suffering: interrelated, but not interchangeable. J Pediatr. 2003; 142(4):361-3. doi:10.1067/mpd.2003.194.

47. Strasser F, Walker P, Bruera E. Palliative pain management: when both pain and suffering hurt. J Palliat Care. 2005; 21(2):69-79.

48. Jackson K, Ashby M, Howell D, Petersen J, Brumley D, Good P, et al. The effectiveness and adverse effects profile of "burst" ketamine in refractory cancer pain: The VCOG PM 1-00 study. J Palliat Care. 2010; 26(3):176-83.

49. Toombs JD, Kral LA. Methadone treatment for pain states. Am Fam Physician. 2005; 71(7):1353-8.

50. Keskinbora K, Pekel AF, Aydinli I. The use of gabapentin in a 12-year-old boy with cancer pain. Acta Anaesthesiol Scand. 2004; 48(5):663-4. doi:10.1111/j.0001-5172.2004.0376c.x.

51. Rusy LM, Troshynski TJ, Weisman SJ. Gabapentin in phantom limb pain management in children and young adults: report of seven cases. J Pain Symptom Manag. 2001; 21(1):78-82.

52. Butkovic D, Toljan S, Mihovilovic-Novak B. Experience with gabapentin for neuropathic pain in adolescents: report of five cases. Paediatr Anaesth. 2006; 16(3):325-9. doi:10.1111/j.1460-9592.2005.01687.x.

53. Guay DR. Pregabalin in neuropathic pain: a more "pharmaceutically elegant" gabapentin? Am J Geriatr Pharmacother. 2005; 3(4):274-87.

54. Vondracek P, Oslejskova H, Kepak T, Mazanek P, Sterba J, Rysava M, et al. Efficacy of pregabalin in neuropathic pain in paediatric oncological patients. Eur J Paediatr Neurol. 2009; 13(4):332-6. doi:10.1016/j.ejpn.2008.06.011.

55. McNicol E, Strassels S, Goudas L, Lau J, Carr D. Nonsteroidal anti-inflammatory drugs, alone or combined with opioids, for cancer pain: a systematic review. J Clin Oncol. 2004; 22(10):1975-92. doi:10.1200/JCO.2004.10.524.

56. Mercadante S, Fulfaro F, Casuccio A. A randomised controlled study on the use of anti-inflammatory drugs in patients with cancer pain on morphine therapy: effects on dose-escalation and a pharmacoeconomic analysis. Eur J Cancer. 2002; 38(10):1358-63.

57. Paulsen O, Aass N, Kaasa S, Dale O. Do corticosteroids provide analgesic effects in cancer patients? A systematic literature review. J Pain Symptom Manag. 2013; 46(1):96-105. doi:10.1016/j.jpainsymman.2012.06.019.

58. Bonabello A, Galmozzi MR, Bruzzese T, Zara GP. Analgesic effect of bisphosphonates in mice. Pain. 2001; 91(3):269-75.

59. Hatoum HT, Lin SJ, Smith MR, Barghout V, Lipton A. Zoledronic acid and skeletal complications in patients with solid tumors and bone metastases: analysis of a national medical claims database. Cancer. 2008; 113(6):1438-45. doi:10.1002/cncr.23775.

60. Berenson JR, Rosen LS, Howell A, Porter L, Coleman RE, Morley W, et al. Zoledronic acid reduces skeletal-related events in patients with osteolytic metastases. Cancer. 2001; 91(7):1191-200.

61. Saad F, Gleason DM, Murray R, Tchekmedyian S, Venner P, Lacombe L, et al. A randomized, placebo-controlled trial of zoledronic acid in patients with hormone-refractory metastatic prostate carcinoma. J Natl Cancer Inst. 2002; 94(19):1458-68.

62. August KJ, Dalton A, Katzenstein HM, George B, Olson TA, Wasilewski-Masker K, et al. The use of zoledronic acid in pediatric cancer patients. Pediatr Blood Cancer. 2011; 56(4):610-4. doi:10.1002/pbc.22681.

63. Chow E, Harris K, Fan G, Tsao M, Sze WM. Palliative radiotherapy trials for bone metastases: a systematic review. J Clin Oncol. 2007; 25(11):1423-36. doi:10.1200/JCO.2006.09.5281.

64. Chow E, van der Linden YM, Roos D, Hartsell WF, Hoskin P, Wu JS, et al. Single versus multiple fractions of repeat radiation for painful bone metastases: a randomised, controlled, non-inferiority trial. Lancet Oncol. 2014; 15(2):164-71. doi:10.1016/S1470-2045(13)70556-4.

65. Hewitt M, Goldman A, Collins GS, Childs M, Hain R. Opioid use in palliative care of children and young people with cancer. J Pediatr. 2008; 152(1):39-44.

66. Baker JN, Anghelescu DL, Kane JR. Pain still lords over children. J Pediatr. 2008; 152(1):6-8. doi:10.1016/j.jpeds.2007.08.019.

67. Rork JF, Berde CB, Goldstein RD. Regional anestesia approaches to pain management in pediatric palliative care: areview of current knowledge. J Pain Symptom Manag. 2013; 46(6):859-73. doi:10.1016/j.jpainsymman.2013.01.004.

68. Galloway K, Staats PS, Bowers DC. Intrathecal analgesia for children with cancer via implanted infusion pumps. Med Pediatr Oncol. 2000; 34(4):265-7.

69. Baker L, Lee M, Regnard C, Crack L, Callin S. Evolving spinal analgesia practice in palliative care. Palliat Med. 2004; 18(6):507-15.

70. Coyne PJ, Smith T, Laird J, Hansen LA, Drake D. Effectively starting and titrating intrathecal analgesic therapy in patients with refractory cancer pain. Clin J Oncol Nurs. 2005; 9(5):581-3. doi:10.1188/05.CJON.581-583.

71. Chambers WA. Nerve blocks in palliative care. Br J Anaesth. 2008; 101(1):95-100. doi:10.1093/bja/aen105.

72. Aram L, Krane EJ, Kozloski LJ, Yaster M. Tunneled epidural catheters for prolonged analgesia in pediatric patients. Anesth Analg. 2001; 92(6):1432-8.

73. Tobias JD. Applications of intrathecal catheters in children. Paediatr Anaesth. 2000; 10(4):367-75.

74. Aspinall RL, Mayor A. A prospective randomized controlled study of the efficacy of ketamine for postoperative pain relief in children after adenotonsillectomy. Paediatr Anaesth. 2001; 11(3):333-6.

75. Finkel JC, Pestieau SR, Quezado ZM. Ketamine as an adjuvante for treatment of cancer pain in children and adolescents. J Pain. 2007; 8(6):515-21. doi:10.1016/j.jpain.2007.02.429.

76. Klepstad P, Borchgrevink P, Hval B, Flaat S, Kaasa S. Longterm treatment with ketamine in a 12-year-old girl with severe neuropathic pain caused by a cervical spinal tumor. J Pediatr Hematol Oncol. 2001; 23(9):616-9.

77. Tsui BC, Davies D, Desai S, Malherbe S. Intravenous ketamine infusion as an adjuvant to morphine in a 2-year-old with severe cancer pain from metastatic neuroblastoma. J Pediatr Hematol Oncol. 2004; 26(10):678-80.

78. Greco C, Berde C. Pain management for the hospitalized pediatric patient. Pediatr Clin N Am. 2005; 52(4):995-1027, vii–viii. doi:10.1016/j.pcl.2005.04.005.

79. Anghelescu DL, Hamilton H, Faughnan LG, Johnson LM, Baker JN. Pediatric palliative sedation therapy with propofol: recommendations based on experience in children with terminal cancer. J Palliat Med. 2012; 15(10):1082-90. doi:10.1089/jpm.2011.0500.

Capítulo 51

Tratamento da Dor no Câncer em Geriatria

Diogo Kallas Barcellos
Bianca Figueiredo Barros
Karol Bezerra Thé
Polianna Mara Rodrigues de Souza

INTRODUÇÃO

O câncer há muito vem sendo considerado um grave problema de saúde pública com tendência a aumentar sua prevalência nos próximos anos, acompanhando não somente a ascensão do envelhecimento populacional em todo o mundo, mas também o aumento da sobrevida dos pacientes oncológicos com o advento dos novos tratamentos. É uma doença de elevada incidência e prevalência, afetando indivíduos de qualquer faixa etária.[1]

Segundo estimativas do World Cancer Report, de 2014, da Organização Mundial de Saúde (OMS), ocorrem cerca de 14 milhões de novos casos e aproximadamente 8 milhões de mortes por câncer no mundo ao ano.[2] Estimativas do Instituto Nacional de Câncer José Alencar Gomes da Silva (INCA) apontam que no Brasil, para o biênio 2018-2019, ocorrerão cerca de 600 mil casos novos de câncer. Excetuando-se o câncer de pele não melanoma, serão cerca de 420 mil casos novos de câncer.[3] Cerca de 60% dos casos de câncer no mundo são diagnosticados em indivíduos com 60 anos ou mais e cerca de 70% das mortes relacionadas ao câncer ocorrem nessa faixa etária.[1-3]

A dor é o principal sintoma relacionado ao câncer, além de ser aquele que mais temor causa em pacientes e familiares. A dor oncológica na população geriátrica será, cada vez mais, uma situação clínica a ser enfrentada pelas equipes de saúde.[1]

Aproximadamente um terço dos pacientes com câncer apresenta dor no momento do diagnóstico, mais de 50% sentem dor em algum momento da doença e esse número aumenta para quase 90% em casos de doença avançada, sendo que, nestes casos, cerca de dois terços dos doentes classificam sua dor como moderada a intensa.[4-6]

Faltam dados específicos sobre a prevalência de dor por câncer na população geriátrica, no entanto se sabe que a prevalência de dor, por qualquer causa, entre os idosos também é bastante elevada. Vários trabalhos mostram que 40 a 70% dos idosos provenientes da comunidade experimentam dor, sendo que cerca de 30% apresentam dor persistente por mais de 6 meses. Esse número aumenta para 45 a 80% em pacientes institucionalizados, podendo ser ainda maior nos hospitalizados, com a dor sendo sub-reconhecida e subtratada em grande parte dos casos. Estudos mostram que mais de 50% desses não recebem o controle adequado da dor e mais de 25% morrem sem obter o seu controle.[7,8] Em idosos com demência, o diagnóstico e tratamento da dor pode tornar-se um problema ainda maior, o que, em parte, se justifica pela maior dificuldade em sua avaliação.[8,9]

As consequências da dor mal controlada para os idosos são inúmeras: depressão, ansiedade, isolamento social, distúrbio do sono, dificuldades de movimentação e deambulação, prejuízo da autoavaliação de saúde e aumento da necessidade de gastos com cuidados de saúde, além do forte impacto negativo sobre a qualidade de vida. O estresse gerado pela dor não controlada prejudica processos de reabilitação e de recuperação de danos, podendo levar à redução de capacidade funcional e aumento de dependência, principalmente em idosos, além de estar associado a alterações do humor, isolamento social, distúrbio do sono, alterações do apetite, dificuldades de movimentação e deambulação, prejuízo da autoavaliação de saúde, aumento da necessidade de gastos com cuidados de saúde e comprometimento da qualidade de vida.[10]

A inadequada avaliação e o subtratamento da dor em idosos pode estar relacionada a uma série de fatores como a crença por parte dos pacientes, familiares e profissionais de saúde de que a dor é natural do processo de envelhecimento e de que os idosos devem, portanto, tolerar mais a presença da dor; a convicção por parte dos pacientes de que não devem desviar a atenção do médico para nada além do tratamento de seu câncer e a inabilidade por parte dos profissionais de saúde em oferecer o tratamento medicamentoso adequado, principalmente quando envolve opioides, pelo medo de maior risco de eventos adversos e interações medicamentosas devido à maior prevalência de comorbidades e polifarmácia nessa população.[11]

A presença de comorbidades e da polifarmácia, associadas às modificações fisiológicas próprias do processo de envelhecimento são, de fato, o que faz do tratamento da dor no idoso com câncer um grande desafio, sendo imperioso avaliar as possibilidades de interações droga-doença e droga-droga a cada nova prescrição, com a preocupação de reduzir o risco de interações inadequadas e de iatrogenias.[1,8]

Com o processo fisiológico de envelhecimento espera-se redução da reserva funcional de todos os órgãos e sistemas, o que pode alterar significativamente o modo como o organismo idoso metaboliza os medicamentos, alterando sua farmacocinética e farmacodinâmica. Tais alterações tornam o idoso especialmente suscetível a efeitos adversos, principalmente na presença de polifarmácia.[12] Não somente a frequência, mas também a gravidade das reações adversas aumenta com o envelhecimento. Eventos adversos são causas comuns e importantes de hospitalização entre os idosos.[12-15]

Ainda assim, em cerca de 90% dos casos é possível obter analgesia satisfatória com medidas relativamente simples, utilizando-se medicações por via oral.

As causas da dor oncológica em idosos não diferem das causas da população geral, podendo a dor ser somativa, visceral, neuropática ou mista.[1,11] A maioria dos pacientes apresenta inicialmente um dos tipos, porém, à medida que a doença avança, pode estar presente mais de um tipo de dor.

Cerca de 60 a 65% dos pacientes terão dor diretamente relacionada ao tumor (por exemplo, dores secundárias à inflamação tumoral induzida por mediadores, infiltração ou invasão tumoral de estruturas adjacentes, compressão extrínseca de estruturas adjacentes, obstrução visceral, ulceração cutânea e fraturas patológicas); 20 a 25%, dor relacionada aos procedimentos diagnósticos e ao tratamento (como nas síndromes dolorosas pós-biópsias, cirurgias ou punções; nas neuropatias e mucosites pós-quimioterapia e nas lesões por radioterapia); e 10 a 15% terão dor por outras razões que não a patologia oncológica e suas consequências.[6,10] Na população idosa não é incomum a concomitância de dores secundárias a outras patologias crônicas dolorosas, como fibromialgia, neuropatia diabética e outras neuropatias periféricas, osteoartrose, espondilodiscoartrose, osteoporose e suas complicações, doença vascular periférica, neuralgia pós-herpética, síndrome dolorosa pós-acidente vascular encefálico, polimialgia reumática, lombalgias, desordens musculoesqueléticas e quaisquer condições com prejuízo de mobilidade.[1,7,9,11]

■ O ENVELHECIMENTO E SEUS EFEITOS SOBRE OS MECANISMOS DE DOR

Inúmeros estudos, principalmente em animais, têm sugerido que o envelhecimento exerce importantes alterações nas estruturas envolvidas no processamento e modulação da dor. A maioria dos estudos em humanos limita-se à avaliação das alterações de limiar e tolerância da dor e apresentam dificuldades em sua uniformização devido ao caráter multifatorial da dor. Segundo tais estudos, o envelhecimento tem efeitos significativos nos aspectos morfológicos e funcionais de todo o sistema nervoso e, consequentemente, nas áreas e estruturas relacionadas à dor.[16,19]

No sistema nervoso periférico (SNP) ocorrem alterações como redução do número de fibras nervosas mielinizadas e amielinizadas, diminuição da velocidade de condução nervosa e do fluxo sanguíneo endoneural, regeneração anormal dos nervos após agravos, menor número de sinapses colaterais e maior número de fibras com danos e degenerações, além de maior processo inflamatório.[16,19-22] Alguns estudos sugerem que as alterações ocorridas no SNP com o processo de envelhecimento assemelham-se ao processo fisiopatológico da dor neuropática.[22] Outros ainda indicam que as alterações na função das fibras nociceptivas mielinizadas A-δ levariam à disfunção dos mecanismos de alerta da dor.[16,20]

Estudos imuno-histoquímicos da medula espinhal de animais idosos revelam importantes alterações na expressão de neurotransmissores e receptores, ocorrendo aumento no conteúdo de ácido ribonucleico mensageiro (RNAm) dos neuropeptídeos galanina e tirosina nos neurônios dos gânglios sensoriais das raízes dorsais da medula, redução do conteúdo celular do peptídeo geneticamente relacionado à calcitonina e de substância P, enquanto os níveis de somatostatina permanecem normais.[16,21]

Ainda com relação à medula, ocorre redução progressiva de neurônios noradrenérgicos e serotoninérgicos na lâmina superficial do corno posterior da medula, implicados no controle inibitório bulboespinhal descendente, podendo levar à consequente prejuízo nos mecanismos endógenos de supressão da dor, reduzindo a capacidade de modulação da dor.[16,19-21]

O cérebro também sofre alterações com o processo de envelhecimento. Pode ocorrer redução do volume cerebral, perda de neurônios em diversas áreas, além de acúmulo de placas neuríticas e emaranhados neurofibrilares. Não se sabe se essas alterações, aparentemente sem repercussões clínicas, podem afetar tratos relacionados à percepção e ao controle da dor, principalmente quando presentes em regiões como o córtex frontal, giro do cíngulo, ínsula, neocórtex somatossensorial, tálamo e hipotálamo. Morte neuronal e gliose, quando presentes em regiões como formação reticular, bulbo (núcleo reticular magno, lócus *coeruleus*) e substância cinzenta periaquedutal; áreas ricas em receptores opioides, monoaminas e acetilcolina; poderiam afetar diretamente tratos neuronais envolvidos nos mecanismos de inibição descendente da dor.[16,20]

Ocorre também redução na quantidade de neurotransmissores nessas mesmas áreas centrais envolvidas na regulação da dor e nas áreas por onde ascendem os tratos do corno posterior da medula. Tais áreas normalmente são ricas em serotonina, noradrenalina, acetilcolina e opioides endógenos. Na medula, essas substâncias podem inibir a entrada do estímulo nociceptivo pela via aferente. Em outras palavras, a neuroquímica necessária para a modulação da dor pode não estar suficientemente disponível nos idosos.

Muito se pesquisa hoje a respeito da influência das alterações das células da micróglia nas modificações dos mecanismos de dor relacionados ao envelhecimento.[17]

A percepção da dor, envolvendo seus aspectos sensoriais e afetivos, depende de um adequado funcionamento cognitivo, emocional, autonômico e neuroendócrino. Questiona-se se todas essas alterações, envolvendo áreas como as do sistema límbico, por exemplo, poderiam afetar os mecanismos de significação e enfrentamento da dor.[16,18,20] Estudos mostraram que depressão, ansiedade e enfrentamento inadequado da dor levam a um pior funcionamento do sistema inibitório da dor.[16,23]

Estudos que avaliaram limiar e tolerância à dor em humanos apresentam resultados contraditórios. Em 2003, um estudo sobre o tema, revisando dados de 50 estudos realizados previamente, encontrou que o limiar de dor aumenta com o envelhecimento.[22] Outros estudos sugerem que o aumento do limiar não é igual e nem verdadeiro para todos os tipos de estímulo, sugerindo que para estímulos somatossensoriais não nocivos poderia estar aumentado, mas que para estímulos nocivos, como pressão e temperatura nocivas, estaria reduzido.[22,23] Quanto à tolerância, a maioria dos estudos aponta que a mesma encontra-se reduzida nos idosos.

Com relação à dor visceral, vários estudos, principalmente os relacionados à isquemia miocárdica, mostram que há um aumento considerável do limiar de dor. Ocorreria ausência de dor em situações nas quais a mesma seria extremamente benéfica, representando uma falha importante no sistema de alerta.[16,19]

■ ABORDAGEM NÃO FARMACOLÓGICA DA DOR NO CÂNCER DO IDOSO

O interesse no papel das abordagens não farmacológicas para o manejo da dor em adultos mais velhos está aumentando.[24] As razões para esse interesse incluem preocupações do paciente e do médico sobre o potencial de eventos adversos relacionados ao medicamento e preocupações do médico sobre interações medicamentosas no contexto da polifarmácia. As terapias não farmacológicas são melhor consideradas dentro do contexto de todos os tratamentos médicos baseados em evidências. Os termos "complementar e alternativo" estratificam o cuidado por considerações que não sejam evidências de eficácia e risco. Terapias não farmacológicas baseadas em evidências são componentes seguras e eficazes no cuidado integral da dor que também pode ser poupador de opioides, ou seja, reduzir a necessidade de opioides para tratar a dor aguda e aguda e, consequentemente, reduzir a necessidade de opioides crônicos. Terapias não farmacológicas podem ser intervenções isoladas ou trabalhar em combinação com medicamentos, procedimentos ou cirurgia. Uma característica frequentemente não reconhecida das terapias não farmacológicas é a sua capacidade de conferir benefícios adicionais: um tratamento para reduzir a dor também pode reduzir a ansiedade e a depressão, náuseas e vômitos; facilitar o sono reparador; e aumentar a sensação de bem-estar do paciente e desejar participar de sua própria recuperação.

Muitas abordagens não farmacológicas envolvem técnicas cognitivas (por exemplo, distração), técnicas comportamentais (por exemplo, estabelecimento de metas, exercícios), ou ambos, que constituem métodos bem estabelecidos para o tratamento da dor. Evidências sugerem que essas terapias são seguras, podem reduzir a dor, e, em muitos casos, melhoram a funcionalidade.[24-33]

Decisões políticas para estratégias sobre o cuidado da dor devem ser informadas por pesquisas e evidências para todas as práticas em medicina. A suposição de que o cuidado convencional é um cuidado comprovado foi questionada por revisões: o Escritório de Avaliação Tecnológica dos Estados Unidos, em 1978, estimou que apenas 10 a 20% de todos os procedimentos usados na prática médica se mostraram eficazes por meio de um estudo controlado.[34] Estimativas relatadas no início dos anos 1990, determinou que 10 a 15% das intervenções médicas eram baseadas em resultados de ensaios clínicos randomizados; em 2003, essa cifra melhorou: aproximadamente 50% dos atendimentos convencionais foram encontrados com base em evidências.[35] Cuidados abrangentes e informados por pesquisa devem seguir as evidências e incluir todas as disciplinas em uma abordagem multimodal para o tratamento da dor, não somente terapias em curto prazo; mas, também, ser avaliadas quanto ao impacto longitudinal, isto é, cuidados que registram melhora de meses e anos após o curso do tratamento.[36,37] Quase todos os estudos de intervenções não farmacológicas realizadas com idosos até o momento foram de curto prazo (menos de 6 meses). A eficácia em longo prazo de intervenções não farmacológicas e a capacidade de idosos de sustentar seu uso ao longo do tempo permanecem inadequadamente determinados. No entanto, mesmo o alívio temporário pode oferecer uma oportunidade para o desenvolvimento de expectativas e compromissos positivos que podem ser reforçados pelo médico.

Existem terapias não farmacológicas eficazes disponíveis por profissionais licenciados e regulamentados, como a terapia com acupuntura, massagem terapêutica, medicina manual osteopática, quiropraxia, fisioterapia e psicologia. Há instrutores treinados em terapias de movimento meditativo, movimentos dirigidos ou autocentrados e terapias de movimento meditativo, como o ioga e o tai chi chuan. As abordagens comportamentais ou de estilo de vida, como o controle do estresse, a terapia cognitivo-comportamental, a meditação/*mindfulness* e as terapias de movimento meditativo também são recomendadas como estratégias não farmacológicas. Outras abordagens de estilo de vida, incluindo dieta e higiene do sono, demonstraram beneficiar a saúde. Essas são de baixo risco, baixo custo, bem aceitas pelos pacientes e muitas têm sido utilizadas com sucesso há milhares de anos.

Diferentemente das drogas e da cirurgia, as modalidades não farmacológicas envolvem a participação do paciente e um compromisso com o autocuidado. O aumento da autoeficácia no controle da dor geralmente acompanha o tratamento e correlaciona-se com melhor humor e prediz melhores resultados em muitas condições crônicas, incluindo a dor.[38]

A relação médico-paciente está no centro do tratamento para pacientes com dor persistente. Embora poucos estudos tenham abordado a contribuição específica da aliança terapêutica para os resultados do tratamento em pacientes com dor,[39] uma relação paciente-médico positiva foi associada a melhores resultados de tratamento entre pacientes que receberam atendimento médico geral e reabilitativo.[40,41] Dedicar tempo para estabelecer metas de tratamento mutuamente acordadas é um passo importante na construção de uma aliança terapêutica.[42] Outros elementos centrais da aliança terapêutica incluem: 1) estabelecer expectativas realistas sobre o que pode e não pode ser realizado, levando em conta tais fatores imutáveis, como idade do paciente, etiologia e duração da dor;

2) disponibilidade do médico para aconselhamento, reafirmação e apoio durante as crises de dor; 3) tenacidade e comprometimento por parte do médico e do paciente; 4) respeito mútuo; e 5) uma ligação recíproca gerada pelo investimento emocional de ambas as partes nos resultados do tratamento.[42-44]

Motivar o paciente mais velho com polipatologias e dor para se engajar em um tratamento é muitas vezes difícil, particularmente se o paciente tiver pouca esperança de benefícios futuros. Embora os fatores que influenciam o nível motivacional de qualquer paciente sejam complexos, certos fatores, se abordados, podem ajudar a melhorar os resultados do tratamento. Por exemplo, ao discutir um plano de manejo, o médico poderia explicar os benefícios das intervenções recomendadas, enfatizando os benefícios em cada visita subsequente. Da mesma forma, o médico pode reforçar o sucesso do paciente em cada visita. O programa de gerenciamento pode ser adaptado às preferências e habilidades do indivíduo; preferencialmente, se o paciente identificou aspectos do programa que são mais desejáveis, realistas e viáveis, aumentando assim a probabilidade de adesão. Para motivar os pacientes a aderirem a um programa de manejo, o ambiente no qual o paciente idoso se envolve em uma atividade terapêutica deve ser apropriado e acessível. Para reforçar a iniciação e a manutenção do tratamento, o médico pode alavancar apoios sociais na forma de membros da família, atendentes domésticos e agências comunitárias. Educar seus cuidadores remunerados e familiares para reforçar e apoiar seu engajamento nessas atividades é indicado. Reforçar a importância da socialização ao idoso e seus familiares e cuidadores como técnica de controle da dor parece promissor. Incentivar a participação em atividades de grupo (por exemplo, aulas de ioga, aulas de apreciação musical) em um centro de idosos ou outra agência pode ajudar a reduzir seu isolamento social, dor e incapacidade funcional.[49]

A terapia de resolução de problemas[45] é uma forma de terapia cognitivo-comportamental que ensina os indivíduos a abordar e resolver problemas encontrados na vida cotidiana e melhora os desfechos entre adultos mais velhos com artrite e depressão comórbidos,[46] bem como aqueles com depressão e disfunção executiva.[47] A terapia de resolução de problemas pode ser especialmente eficaz no tratamento da dor persistente, redirecionando o foco cognitivo para longe da dor.[48]

A funcionalidade e o risco de quedas são criticamente importantes para todos os pacientes mais velhos, particularmente para aqueles com dor crônica.[50] As terapias de reabilitação, incluindo fisioterapia e terapia ocupacional, podem ajudar o idoso a manter e, possivelmente, melhorar seu *status* funcional atual. As diretrizes de manejo geriátrico da dor recomendam que todos os pacientes idosos com dor persistente adotem esquemas de atividade física que incluam exercícios de fortalecimento, flexibilidade, equilíbrio e resistência.[51-53] Os terapeutas físicos e ocupacionais podem ajudar a implementar programas de tratamento domiciliar individualizados.[54] Os serviços domiciliares direcionados a melhorar sua segurança e mobilidade poderiam facilitar o envolvimento de fora de casa; esses serviços podem gerar dividendos indiretamente, como mais tempo gasto na socialização com a família e os amigos.[55] Em apoio a essa abordagem, uma recente revisão clínica destaca o

papel crítico que os fisioterapeutas podem desempenhar no desenvolvimento de "intervenções que melhoram as funções" em idosos com limitações de mobilidade.

Além disso, os fisioterapeutas podem realizar um inventário dos equipamentos existentes (por exemplo, o paciente possui um andador que funcione adequadamente?) e fazer recomendações sobre novos dispositivos auxiliares/de mobilidade.[56] Os terapeutas ocupacionais podem observar diretamente as atividades de vida diária do paciente em casa e fazer recomendações sobre dispositivos auxiliares que podem ajudar a melhorar sua funcionalidade. Tanto cuidadores remunerados como familiares, especialmente de idosos com comprometimento cognitivo, podem reforçar o uso contínuo de técnicas de reabilitação e devem ser engajados e com poderes para fazê-lo.[57] Por último, fisioterapeutas e terapeutas ocupacionais também podem treinar cuidadores para reforçar conceitos aprendidos durante as sessões de tratamento, incluindo treinamento em risco de queda, segurança, mecânica corporal e estimulação.

A Sociedade Americana de Diretrizes de Prática Clínica de Oncologia Clínica descobriu que a acupuntura foi eficaz na melhoria da dor. Os revisores classificaram esses achados como "baseados em evidências, os benefícios superam os danos, a qualidade da evidência: baixa e a força da recomendação: fraca".[58] Uma revisão sistemática mais recente com meta-análise de 29 ECRs encontrou acupuntura eficaz para dor relacionada ao câncer, particularmente a dor relacionada à malignidade e à cirurgia.[59] A acupuntura alivia os efeitos colaterais do tratamento com radiação, incluindo a disfagia associada à dor como foi encontrado em uma revisão sistemática do tratamento com acupuntura para disfagia após acidente vascular cerebral.[60,61] Pacientes com câncer que recebem acupuntura em um grande centro apresentaram melhora significativa na dor, distúrbios do sono, ansiedade, sonolência, náusea e fadiga.[62] Em uma revisão sistemática com meta-análise, a acupuntura aliviou a dor articular associada à menopausa induzida pelo tratamento do câncer de mama.[63] Uma revisão sobre o manejo da neuropatia periférica induzida por quimioterapia encontrou a acupuntura entre terapias que podem ser úteis.

A massagem terapêutica foi encontrada em revisões sistemáticas com meta-análises por ser eficaz na dor em pacientes com câncer em comparação com cuidados habituais.[64] A massagem terapêutica também foi eficaz para dor óssea metastática,[65] e aquelas submetidas a transplante de células-tronco.[66]

Cursos baseados na conscientização, incluindo intervenções de *mindfulness* baseadas na *web* (eHealth), dão suporte à carga de sintomas dos pacientes com câncer.[67] Em revisões sistemáticas com meta-análises, a redução do estresse baseada na atenção (MBSR) teve um impacto psicológico benéfico em pacientes com câncer de mama, e na qualidade de vida, humor e sofrimento em pacientes com câncer.[68-70] Um ensaio recente de MBSR para pacientes com câncer de mama metastático demonstrou um impacto positivo no sofrimento com um efeito moderado de melhorar a dor média.[71]

Em uma grande revisão sistemática com meta-análise, a musicoterapia mostrou melhorias estatisticamente significativas na dor oncológica, sofrimento emocional decorrente da dor e um efeito pequeno, mas significativo, no uso de anestésico, consumo de opioides e não opioides.[72] A musicoterapia em um ambiente de cuidados paliativos produziu melhora significativa na dor, ansiedade, depressão, falta de ar e humor.

■ ABORDAGEM FARMACOLÓGICA DA DOR ONCOLÓGICA NO IDOSO

Muitas das alterações fisiológicas ocorridas durante o processo de envelhecimento podem alterar significativamente o modo como o organismo metaboliza os fármacos administrados. Tais alterações tornam o idoso especialmente suscetível a efeitos adversos, principalmente na presença de doenças crônicas e polifarmácia. Estudos mostram que a mesma dose de uma determinada droga administrada em indivíduos de mesmo peso e sexo pode produzir respostas diferentes e muitas vezes inesperadas em idosos, quando comparados aos adultos jovens.[73]

Não somente a frequência, mas também a gravidade das reações adversas aumenta com o envelhecimento. Eventos adversos são causas comuns e importantes de hospitalização entre os idosos.[73-77]

A absorção de fármacos administrados pela via oral pode estar alterada devido à ocorrência de hipocloridria secundária a alterações tróficas da mucosa gástrica, diminuição de motilidade do trato gastrointestinal e, consequentemente, da velocidade de esvaziamento, redução do fluxo esplâncnico e do transporte ativo transmembrana secundário à redução das vilosidades intestinais. A elevação do pH gástrico pode afetar a ionização e a solubilidade de algumas drogas.[73]

A biodisponibilidade de drogas com alta taxa de metabolismo de primeira passagem pode estar aumentada devido à redução da extração de primeira passagem. Colabora para essa alteração a redução do fluxo esplâncnico e do tamanho hepático.

Outra alteração importante é a modificação dos compartimentos corporais. Com o envelhecimento espera-se que ocorra redução da água corporal total em 20 a 30%, incluindo o líquido intracelular, e redução do volume plasmático em até 10%. Há também aumento da gordura corporal em 20 a 30% e perda de massa magra. Essas alterações podem interferir na concentração, distribuição e meia-vida das drogas, aumentando sobremaneira os riscos de efeitos adversos.[76,77]

Pode haver redução da produção de albumina e aumento da alfa-1-glicoproteína ácida. Uma vez que a albumina é uma das principais proteínas plasmáticas carreadoras (principalmente de drogas predominantemente ácidas), pode ocorrer aumento da fração livre, ou seja, da forma farmacologicamente ativa, de muitas drogas, como os anti-inflamatórios não hormonais (AINHs) e os anticonvulsivantes, por exemplo.

A metabolização hepática também pode estar prejudicada no envelhecimento, modificando o processo de biotranformação dos fármacos, o que pode ser justificado por alterações estruturais e funcionais do fígado. As mais importantes são redução do tamanho e do fluxo sanguíneo hepático e disfunção do sistema microssomal (redução do conteúdo, afinidade e atividade do sistema enzimático do citocromo P-450), responsável pelas reações de oxidação e redução da fase I do metabolismo hepático (metabolismo oxidativo). A fase II, também conhecida como fase das reações de conjugação, acetilação e metilação, costuma estar normal ou pouco alterada. Essas alterações podem diminuir a inativação de muitos fármacos.

A taxa de filtração glomerular (TFG) também declina progressivamente no envelhecimento. A partir da quarta década de vida há redução de 8 a 10 mL/min/1,73 m² por década na TFG, resultante da diminuição do fluxo sanguíneo renal. Ocorre também perda de função tubular, com menor capacidade reabsortiva e secretiva. Essas alterações podem ser ainda mais importantes na presença de comorbidades, como diabetes *mellitus* (DM) e hipertensão arterial sistêmica (HAS), e em indivíduos que fazem uso crônico de drogas nefrotóxicas, como os AINHs, por exemplo.[74] Os problemas gerados pelo uso de drogas nefrotóxicas podem ser agravado quando há uso concomitante de diuréticos para tratamento de patologias como HAS e insuficiência cardíaca.[72,74,76,78]

A redução da função renal retarda a eliminação de alguns fármacos, aumentando seu tempo de permanência no organismo e, consequentemente, sua meia-vida, aumentando o risco de eventos adversos.

A farmacodinâmica das drogas também pode estar alterada nos idosos. Respostas farmacodinâmicas dependem da quantidade e afinidade de receptores, dos mecanismos de transdução de sinais, das respostas celulares e da capacidade de regulação homeostática do organismo. Todos esses fatores podem alterar-se no envelhecimento.

Alterações moleculares e polimorfismos genéticos podem ocorrer em enzimas e receptores necessários para a ação dos fármacos, reduzindo ou modificando sua ação e aumentando o risco de eventos idiossincrásicos.

Redução das reservas fisiológicas, com consequente prejuízo na manutenção do controle homeostático, expõe o idoso a maior risco de efeitos indesejáveis. Como exemplos, podemos citar a disfunção de barorreceptores, aumentando a possibilidade de hipotensão postural; menor atividade colinérgica central, facultando maior chance de confusão mental e *delirium*; comprometimento do controle postural, com maior risco de instabilidade postural e quedas; e redução da função dopaminérgica, levando a sensibilidade extrapiramidal aumentada e maior risco de rigidez e bradicinesia.

Outros agravantes relacionados ao uso de fármacos em idosos são relacionados à presença de múltiplas comorbidades e polifarmácia, sendo imperioso avaliar as possibilidades de interações droga-doença e droga-droga a cada nova prescrição; com a preocupação de reduzir o risco de interações inadequadas e de iatrogenias. Além do mais, deve-se atentar para o fato de que, quanto maior o número de drogas prescritas e mais complexo o regime posológico, pior é a adesão ao tratamento proposto.

A OMS estabeleceu, em 1986, alguns princípios para o tratamento da dor oncológica que podem ser reproduzidos à dor crônica de qualquer etiologia:[79]

1. Por via oral ou transdérmica, se possível, permitindo ao paciente maior grau de independência e conforto.

2. Pelo relógio, prescrição de doses fixas que respeitem o tempo de ação de cada droga, permitindo alívio constante da dor.

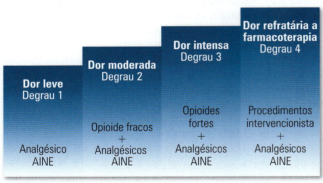

Figura 51.1. Escada Analgésica – OMS, 1990. (Fonte: World Health Organization – WHO. Cancer pain relief with a guide to opioid availability. Geneva: WHO; 1986.[86])

3. Pela intensidade, guiando-se pela Escada Analgésica da OMS, porém considerando que atualmente há evidências para a possibilidade de flexibilização da mesma (Figura 51.1).
4. Para o indivíduo, considerando suas necessidades e permitindo controle adequado da dor com efeitos adversos mínimos.
5. Com atenção aos detalhes, reavaliações frequentes, adequando o tratamento aos hábitos e rotinas do paciente e prevenindo efeitos colaterais previsíveis com o tratamento utilizado.

A Escada Analgésica preconiza o tratamento da dor de acordo com a intensidade:

- O primeiro degrau corresponde à dor de leve intensidade, com pontuação de 1 a 4 na escala numérica verbal (EVN), que deve ser tratada com analgésicos não opioides ou anti-inflamatórios.
- O segundo degrau corresponde à dor moderada, com pontuação 5 a 7 na EVN, sendo indicado tratamento com opioides fracos associados ou não aos medicamentos do primeiro degrau, flexibilizando o uso de opioides fortes em doses baixas na dor oncológica moderada.
- O terceiro degrau, dor de forte intensidade, pontuação 8 a 10 na EVN, em que está indicado o tratamento com opioides fortes.
- O quarto degrau, atualmente utilizado quando há dor refratária ou eventos adversos à farmacoterapia, para o qual utilizamos procedimentos intervencionistas.

Em qualquer degrau e desde o início do tratamento, podem ser associados fármacos adjuvantes como anticonvulsivantes, antidepressivos, neurolépticos, entre outros.

Analgésicos não opioides

• Paracetamol

Apresenta ação analgésica e antipirética, sem ação anti-inflamatória significativa. Tem mecanismo de ação pouco conhecido, porém presume-se que tenha ação central. É metabolizado pelo fígado e excretado pelos rins.

Pode ser usado na dose de 500 a 1.000 mg em intervalos de 6 a 8 horas, não devendo ser ultrapassada a dose de 4 g/dia se usado cronicamente, pelo risco de hepatotoxicidade. Nos idosos, recomenda-se dose máxima de 2 g/dia, e deve ser usado com cautela quando há insuficiência renal ou hepática, devendo sua dosagem ser ajustada.

• Dipirona

Atua no sistema nervoso central e perifericamente inibindo a ciclo-oxigenase, demonstrando ação analgésica e antipirética. Pode ser administrada por via oral, retal, intramuscular, subcutânea e endovenosa, sendo uma excelente opção devido à versatilidade.

Tem duração de efeito de aproximadamente 6 horas, independentemente da via utilizada, podendo ser administrada na dose de 500 a 1.000 mg em intervalos de 6 a 8 horas, com dose de 6 g/dia; sendo que, para pacientes idosos, o máximo é de 4 g/dia.

Pode provocar excitação do sistema nervoso central, reações de hipersensibilidade e, raramente, granulocitopenia, sendo por esse motivo não aprovada para uso nos Estados Unidos pelo Food and Drug Administration (FDA).

• Viminol

Tem ação analgésica parcialmente esclarecida. Parece inibir os estímulos nociceptivos por ação no sistema nervoso central em nível subcortical, atuando na inibição da percepção e elaboração dos estímulos algogênicos.

Induz intensa analgesia, sem interferência significativa no estado de consciência, coordenação motora, respiratório ou cardíaco. Além de analgésico, tem efeito antitussígeno. A apresentação em capsula de 70 mg equivale a 50 mg de viminol de base, sendo a dose de 50 a 100 mg a cada 6 a 8 horas. Seus efeitos colaterais são: epigastralgia, sensação de plenitude gástrica precoce, alteração motilidade, entre outros.[79-81]

• Anti-inflamatórios

Os anti-inflamatórios não hormonais estão indicados em algumas situações. São eficazes nas lesões e inflamações dos tecidos, podem agir em dores somáticas (linfadenomegalia, metástase óssea ou lesão cutânea), viscerais (distensão da cápsula hepática) ou neuropáticas (compressão medular).

Devem ser usados com muito critério devido à maior incidência de efeitos adversos (toxicidade cardíaca, lesão gastrointestinal, diminuição da função renal e hepática, *delirium*, discrasia sanguínea, entre outros), não sendo recomendados para tratamento de dor crônica em idosos e, se prescritos, somente por um período curto. Se o paciente apresentar alto risco cardiovascular, todos os anti-inflamatórios estão contraindicados.

Os anti-inflamatórios hormonais são indicados para analgesia causada por câncer principalmente quando há hipertensão intracraniana, massa tumoral cerebral, compressão de estruturas nervosas, compressão de medula espinhal, metástases ósseas, obstrução intestinal e hepatomegalia (por distensão da cápsula de Glisson). Também devem ser prescritos com cautela em idosos devido a efeitos colaterais como: insônia, hiperglicemia, confusão mental, insônia, osteoporose com fraturas, entre outros.

Em caso de prescrição de anti-inflamatório, associar um inibidor da bomba de próton ou inibidor H2 para redução de prováveis efeitos colaterais gastrointestinais.[80,81]

Analgésicos opioides

São os pilares do tratamento da dor de moderada a forte intensidade, podendo ser usados em todos os tipos de dor (somática, visceral e neuropática). Apresentam resposta bastante variável, devendo sua dosagem ser cautelosamente titulada para cada paciente. Considerar a equipotência analgésica quando houver necessidade de troca e nunca suspender o uso abruptamente pelo risco de causar síndrome de abstinência. Não se deve associar dois opioides, exceto na rotação de oral para transdérmico (fentanil e buprenorfina) ou em esquemas de resgate com morfina (oxicodona).

Para uma melhor segurança e tolerabilidade ao uso de opioides em pacientes idosos, deve-se iniciá-los com doses baixas e/ou intervalos maiores, ajuste da dose a cada 3-5 dias e sempre iniciar uma medicação por vez.

• Opioides fracos
• Codeína

Derivado natural do ópio, é um agonista μ. Considerada uma pró-droga, é metabolizada *in vivo* em morfina. Sua dose habitual é de 30-60 mg (pode-se iniciar com 7,5 a 15 mg) em intervalos de 4/4 a 6/6 horas; porém, devido ao tempo de ação, em idosos, sugere-se prescrição de 6/6 a 8/8 horas para evitar sobredose. Apresentação em comprimido ou solução oral (3 mg/mL), associação com AINE (evitar essa associação) ou paracetamol. Tem potente ação antitussígena; sendo 10 mg de codeína correspondentes a 1 mg de morfina oral.

Por tratar-se de uma droga cujos metabólitos são de excreção renal, sua dose deve ser reduzida, assim como os intervalos de administração devem ser aumentados em pacientes com insuficiência renal, devendo ser evitada naqueles com disfunção renal grave.

• Tramadol

É um análogo sintético da codeína, com mecanismo de ação dual, ativando os receptores μ e inibindo a recaptação de serotonina e noradrenalina, sendo uma excelente opção para dores de caráter neuropático. Metabolizado pelo fígado e eliminado pelos rins, sendo necessário reduzir sua dose ou prolongar seu intervalo de administração em pacientes com insuficiência hepática ou renal. Prescrito na dose de 50 a 100 mg, de 6/6 a 8/8 horas; e, se a liberação é prolongada, de 50 a 100 mg de 12/12 horas. Apresenta opção de solução de 100 mg/mL (40 gotas = 50 mg para titulação menor) e injetável (endovenosa e subcutânea). Cerca de 5 mg de tramadol são correspondentes a 1 mg de morfina oral.

Por apresentar risco de reduzir o limiar convulsivo, não se deve exceder a dose de 400 mg em 24 horas e recomenda-se evitar seu uso em indivíduos com tumores cerebrais ou quadros neurológicos com predisposição a atividades epilépticas. Pode ser prescrito desde que ajustada a dose em insuficiência renal dialítica.[79-82]

• Opioides fortes
• Morfina

A morfina é considerada o opioide de eleição para tratamento da dor moderada a severa. É uma droga baixo custo, eficiente e segura quando respeitadas as recomendações para o uso. Não apresenta teto posológico, sendo a dose ideal aquela que oferece o máximo de analgesia com o mínimo de efeitos adversos, devendo ser titulada conforme a necessidade do paciente.

No Brasil, a morfina está disponível sob a forma de solução oral (10 mg/mL), comprimidos de liberação imediata (10 e 30 mg) e de liberação lenta (com 30, 60 e 100 mg), além de ampolas para uso endovenoso (2 mg/mL ou 10 mg/mL), subcutâneo (SC), intramuscular (IM) e supositório. A morfina de liberação rápida tem início de ação em 30 minutos e duração de ação de aproximadamente 4 horas, e por isso deve ser prescrita em intervalos fixos de 4/4 horas. A de liberação lenta tem início de ação em aproximadamente 1 hora, com pico entre 2 a 3 horas e duração de ação de 12 horas, com prescrição de dose de 12/12 horas. Para pacientes virgens de opioides e idosos, iniciar com dose menor e/ou intervalo maior para redução de efeitos adversos (2,5 mg a 5 mg de 6/6 a 8/8 horas). Para conversão da via de administração da morfina: oral para subcutânea, metade da dose; via oral para endovenosa, um terço da dose; e da via oral para retal, a mesma dose.

Como seus metabólitos são excretados no rim, a dose e frequência de administração devem ser reduzidas em pacientes com insuficiência renal por causar risco elevado de sedação importante e depressão respiratória.[1-4]

• Metadona

É um opioide forte sintético, considerado a principal alternativa à morfina para tratamento da dor moderada a severa, sendo considerado também excelente opioide para tratamento da dor neuropática. Além de ser um agonista de receptores opioides, é um antagonista de receptores N-metil-D-aspartato (NMDA), o que pode justificar sua maior eficácia no controle da dor neuropática e seu menor desenvolvimento de tolerância em comparação com a morfina.

Apresenta boa disponibilidade por via oral e metabolismo diferente dos outros opioides, acumulando-se no tecido adiposo e apresentando maior excreção intestinal, o que a torna droga segura para emprego em pacientes com insuficiência hepática ou renal, com ajuste das doses.

Mostra eficácia e perfil de efeitos colaterais similares à morfina, porém tem meia-vida longa (10 a 75 horas) e imprevisível, o que dificulta sua avaliação. Sua concentração plasmática pode levar uma semana para se estabilizar, com risco de acúmulo e toxicidade graduais, por isso seu uso deve ser cuidadosamente monitorado. Apresentação oral, 5 e 10 mg, de 8/8 a 12/12 horas (iniciar com 2,5-5 mg de 12/12 horas), e injetável (10 mg/mL).[79-81]

Com relação à potência analgésica, de 30 a 90 mg de morfina oral a taxa de conversão é 4:1 para metadona; de 91 a 300 mg é 8:1; e de 301 a 600 mg é 10:1.[83-85]

• Oxicodona

É um opioide que apresenta absorção bifásica no organismo, sendo o primeiro pico plasmático com menos de 1 hora do uso e o segundo após cerca de 6 horas. Apesar de ser 1,5 a 2 vezes mais potente que a morfina, parece ter menor incidência de tolerância e efeitos colaterais.

No Brasil encontra-se disponível na forma de comprimidos de 10, 20 e 40 mg, tempo de ação de até 25 horas, podendo ser prescrito de 12/12 a 24/24 horas em idosos e não pode ser triturado. Como não apresenta comprimidos de ação imediata e formulação injetável, é necessário utilizar morfina de liberação imediata nas doses de resgate. Na dose de até 20 mg/dia é considerado um opioide fraco.[79-81] Deve haver ajuste de dose em pacientes com insuficiência renal e hepática.

• Buprenorfina

É um agonista parcial opioide com sua maior utilização por via transdérmica, cerca de 30 a 60 vezes mais potente que a morfina, e apresenta menos efeitos adversos. As apresentações dos adesivos são 5 mg, 10 mg e 20 mg, que devem ser trocados a cada 7 dias e demoram cerca de 72 horas para alcançar efeito máximo, devendo manter opioide via oral nos primeiros três dias. Não precisa de ajuste de dose para pacientes com alteração de função renal, visto que seu metabolismo é hepático e sua excreção é biliar. Dose máxima de 40 mg, sendo permitida combinação de adesivos.[80,81]

• Fentanil

É um opioide sintético de ação semelhante à morfina, 100 vezes mais potente, que é administrado por via transdérmica. Seu efeito analgésico tem início aproximadamente em 24 a 48 horas após aplicação e duração de 72 horas. Os adesivos contêm 2,5 mg, 5 mg, 7,5 mg e 10 mg de fentanil e proporcionam a liberação, respectivamente, de 25, 50, 75 ou 100 mcg do medicamento a cada hora. Deve ser prescrito em dose equipotente ao total de morfina oral usado em 72 horas. A absorção, em pacientes oncológicos, pode variar bastante a depender do *status* do paciente.[6] Após a remoção do adesivo pode haver manutenção da concentração plasmática do fentanil por até 8 a 12 horas, com efeitos adversos tardios. O adesivo contém metal que pode ocasionar lesões por queimaduras cutâneas durante a realização de ressonância nuclear magnética (RNM). Deve-se sempre remover o *patch* de fentanil antes da realização de RNM e substituí-lo após o exame.[79-81]

• Rotação de opioides

A troca de opioides tem como objetivo fornecer analgesia adequada com o mínimo de efeitos adversos.

Considerar o rodízio de opioides sempre que não houver controle adequado da dor apesar da titulação da dose, houver efeitos adversos refratários ao tratamento sintomático, hiperexcitabilidade produzida pelo opioide ou quando há necessidade de trocar a via de administração.

Deve-se avaliar a equipotência analgésica entre opioides sempre que houver necessidade de rotação. Para realização do rodízio de forma segura, deve-se calcular a dose total do opioide em uso nas 24 horas, incluindo as doses de resgate e utilizar tabelas de equivalência analgésica para cálculo do novo opioide, reduzindo em cerca de 20 a 30% a dose correspondente total para evitar tolerância cruzada. Iniciar novo opioide com dose reduzida e/ou intervalo maior. Deve-se estabelecer as doses de manutenção, dividindo a dose total calculada pelo intervalo de administração, e prescrição de doses fixas de acordo com tempo de ação. Nunca suspender um opioide abruptamente pelo risco de causar síndrome de abstinência, redução lenta de 10% da dose diária total a cada semana ou 25 a 50% a cada 2-3 dias.

Os opioides têm efeitos adversos previsíveis, que se não forem evitados ou minimizados, podem dificultar a titulação da dose e a adesão do paciente ao tratamento. Entre os efeitos adversos mais frequentes, destacamos: constipação (é o mais prevalente), seguida de náuseas e vômitos, retenção urinária, boca seca, sedação, tontura e tolerância. Menos comumente observam-se alterações cognitivas, *delirium*, hiperalgesia, quedas, alterações cardíacas, imunológicas, hormonais, distúrbio do sono, euforia, prurido e mioclonias. Os mais temidos, como depressão respiratória e dependência, são raros em idosos, se prescritos adequadamente. Com a maior parte dos efeitos adversos, há uma tolerância após os primeiros dias, por isso a importância de iniciar com doses menores ou intervalos maiores, redução ou suspensão de medicamentos que potencializem efeitos adversos dos opioides (drogas anticolinérgicas), medicações preventivas como laxante, e reavaliação constante do paciente.[79-82]

Medicações adjuvantes

São fármacos cujo efeito primário não consiste em analgesia, mas quando associados aos medicamentos analgésicos, aumentam sua eficácia, previnem e tratam sintomas concomitantes que exacerbam a dor, como depressão, ansiedade e insônia. Podem ser usados em todos os degraus da Escada Analgésica da OMS, para dor em vários sítios e devem ser prescritos em doses menores para efeito analgésico. Deve se ajustar dose para insuficiência renal e hepática.

Os principais fármacos incluídos nessa categoria são: antidepressivos tricíclicos (amitriptilina, nortriptilina) e inibidores seletivos de recaptação de noradrenalina e serotonina (duloxetina e venlafaxina), anticonvulsivantes (carbamazepina, oxacarbazepina, gabapentina e pregabalina), neurolépticos (clorpromazina, olanzapina), relaxantes musculares (ciclobenzapina, baclofeno, flupirtina, carisoprodol e orfenadrina), bifosfonatos (pamidronato e ácido zoledrônico), analgésicos tópicos (capsaicina e lidocaína), benzodiazepínicos, antiespasmódicos e bloqueadores dos canais do receptor NMDA.[79-81]

O tratamento farmacológico em pacientes idosos com câncer tem os opioides como padrão-ouro, sendo seguro se prescrito de maneira adequada; e não devemos esquecer das medicações adjuvantes, pois estudos destacam que a terapia multimodal causa menos efeitos adversos em idosos. Devemos proporcionar analgesia para alívio do sofrimento e melhora da funcionalidade e qualidade de vida com o mínimo de reações adversas. O plano terapêutico deve ser individualizado de acordo com as características da dor e particularidades do idoso, utilizar a via de administração menos invasiva e a menor dose efetiva para analgesia. Iniciar e ajustar uma medicação por vez, reavaliar após cada mudança no esquema terapêutico e monitorar efeitos adversos, interações medicamentosas e eficácia da droga.

■ MEDIDAS INTERVENCIONISTAS NA DOR ONCOLÓGICA DO IDOSO

O tratamento clínico da dor oncológica é feito por meio da prescrição de analgésicos simples, opioides e adjuvantes, preferencialmente por via oral. As vias alternativas, parenteral ou transdérmica, podem melhorar a eficácia do tratamento; entretanto, cerca de 10% dos pacientes ainda respondem de forma parcial ao tratamento medicamentoso.[86]

O tratamento intervencionista da dor compõe o quarto degrau da Escada Analgésica da Organização Mundial da Saúde (OMS) de 1986, adaptada em 1996 (Figura 51.1), sendo indicado quando não ocorre alívio adequado da dor com as terapias analgésicas não invasivas ou quando os efeitos adversos são intoleráveis. Consiste, basicamente, na utilização de técnicas minimamente invasivas para alívio da dor, isoladamente ou em associação com a terapia medicamentosa, podendo suprimir ou minimizar consideravelmente o consumo de analgésicos sistêmicos e, consequentemente, seus efeitos colaterais. Além disso, os recursos intervencionistas reduzem consequências econômicas deletérias da analgesia inadequada para o sistema de saúde e para o paciente.[87,88]

Na interface da dor oncológica, os procedimentos intervencionistas têm se tornado parte integrante da analgesia multimodal, devendo ser indicados em qualquer fase da doença oncológica como adjuvantes e não apenas como última alternativa,[89,90] principalmente quando se considera os benefícios de maior controle da dor com possibilidades de redução ou suspensão dos analgésicos sistêmicos e de seus efeitos adversos e na melhora da qualidade de vida dos pacientes, uma vez que a população idosa é mais exposta aos riscos da polifarmácia e das interações medicamentosas inadequadas.[89]

No idoso com câncer, pela maior possibilidade de múltiplas condições crônicas de saúde concomitantes e consequente polifarmácia, interação medicamentosa e maior sensibilidade aos efeitos dos analgésicos, em especial os opioides, as medidas intervencionistas na dor podem ser uma estratégia terapêutica segura e eficaz nessa população.[91] As contraindicações absolutas para os procedimentos são infecção e alteração da coagulação.[92] Contraindicações relativas podem estar relacionadas a alergias às substâncias utilizadas (contraste, anestésico local ou esteroides), mudanças anatômicas que prejudiquem a segurança do procedimento e imunossupressão.

Os tratamentos intervencionistas consistem em diversas técnicas minimamente invasivas para o controle da dor. Por meio de acesso percutâneo, as técnicas podem ser neuroablativas ou neuromoduladoras. Nas neuroablativas, o sistema nervoso não é preservado, sendo realizadas rupturas das vias nociceptivas da dor, por meios cirúrgicos, químicos ou térmicos. Nas neuromoduladoras, o sistema nervoso permanece preservado.[93]

A neuromodulação é a inibição ou interrupção dinâmica e funcional das vias nociceptivas da dor. Pode ser realizada pela administração de opioides e outros fármacos por via espinhal, geralmente por meio de bombas implantadas para a liberação programada do fármaco. A radiofrequência pulsada de uma raiz nervosa consegue também modular o sistema nervoso e controlar quadros de dores neuropáticas focais. Outra medida de modulação é realizada por meio de técnicas de estimulação de tecidos nervosos, como os da medula espinhal, do córtex cerebral, de núcleos cerebrais profundos e de nervos periféricos, com geradores próprios.[93]

Entre os procedimentos, os bloqueios neurolíticos, as bombas de infusão e os cateteres são os mais indicados para os pacientes oncológicos; sendo que, os bloqueios neurolíticos, se disponíveis, devem ser considerados um complemento para a farmacoterapia em qualquer fase da doença oncológica de moderada a grave.[93,94] A escolha da técnica intervencionista a ser utilizada vai depender da localização e da evolução da doença, do tipo de dor, dos aspectos emocionais e do tempo de sobrevida, visando maximizar sua eficácia.[89]

Os procedimentos intervencionistas são métodos importantes para controle de dor e possuem eficácia comprovada, porém menos de 5% dos pacientes com câncer nos países em desenvolvimento têm acesso às técnicas. A escassez de profissionais treinados disponíveis, recursos materiais limitados, e baixa infraestrutura das instituições colaboram para a subutilização dessas opções de tratamento.[95]

■ DOR EM SITUAÇÕES ESPECIAIS – O IDOSO COM DEMÊNCIA

A demência é uma das principais causas de incapacidade e perda de qualidade de vida em idosos.[96] Estima-se que sua incidência deverá chegar em 114 milhões de indivíduos em 2025.[97] A literatura mostra que a prevalência de demência é de 5 a 10% aos 64 anos, de 15 a 20% aos 75 anos e pode ultrapassar 40% entre 90 e 95 anos.[98]

A prevalência de dor no idoso com demência é elevada, tanto nos que vivem na comunidade, quanto naqueles residentes em instituições de longa permanência. Nesses últimos, pode variar de 49 a 83%, sendo frequentemente subdiagnosticada e subtratada, em especial naqueles indivíduos que estão em fase mais avançada da doença, quando a dificuldade de expressar verbalmente a dor gera uma avaliação mais desafiante e complexa.[99-101]

Condições dolorosas mais comuns em idosos dementados são as de origem somática musculoesqueléticas, seguidas pelas causas de origem neuropática e mista, em que existe mais de um componente causal de dor. Doenças osteomusculares, estenose espinhal, fraturas, úlceras de pressão, retenção urinária, constipação, dor orofacial, neuropatia diabética, neuropatia pós-herpética, síndrome dolorosa pós-AVE e câncer, estão entre as principais causas etiológicas.[102]

A avaliação inadequada e o manejo ineficaz da dor geram consequências deletérias na vida do idoso com demência. A diminuição da mobilidade e da realização das atividades de vida diária (AVDs), distúrbios do sono, depressão, ansiedade, aumento no uso dos serviços de saúde, piora do déficit cognitivo e aumento de alterações comportamentais e psicológicas relacionadas a demência e maior predisposição de *delirium* são comuns.[103-105]

A percepção sensorial da dor está geralmente mantida em idosos, apesar da habilidade de expressar a dor ser comprometida pelo avançar do déficit cognitivo. Há poucos estudos que demonstram que as interpretações de estímulos dolorosos estão alteradas em consequência da demência, e a resposta afetiva à dor pode ser elevada em pacientes dementados. Outros estudos sugeriram que esses pacientes não são menos sensíveis à dor, porem são menos capazes de perceber o estímulo como sendo doloroso.[106-108]

Dizer que os portadores de demência de Alzheimer sofrem menos dor é basear-se em dados estatísticos sobre a pequena quantidade de analgésicos administrados a eles, o que leva a pensar na possibilidade de que alterações cognitivas aumentem o risco do tratamento inadequado da dor. Essa doença cursa com a deterioração cognitiva e motora e, consequentemente, com redução da capacidade de comunicação do idoso, o que torna a avaliação e mensuração da dor um desafio. Nesses pacientes, o componente sensório-discriminativo da dor está preservado, enquanto o afetivo-emocional sofre alterações significativas.[109-111] Idosos com demência avançada relatam menos dor que aqueles sem demência e, ainda, recebem menos analgesia, mesmo que esses tenham os mesmos diagnósticos de quadros dolorosos que aqueles sem déficits cognitivos.[112-113]

A observação do comportamento por parte dos familiares, cuidadores e profissionais é imprescindível na avaliação de dor nos idosos dementados. Muitos desses indivíduos expressam a dor por meio do isolamento social, de confusão mental, comportamento social inapropriado, apatia e até resistência aos cuidados prestados, ficando a cargo dos cuidadores e/ou familiares a identificação dessas formas de expressão, diferentes do padrão habitual que o idoso apresenta.[114]

A avaliação de dor em idosos com demência e prejuízo na comunicação verbal é um desafio na prática clínica. É importante na anamnese, avaliar as condições dolorosas atuais e potenciais, as alterações de comportamento sugestivas de dor baseadas no relato de familiares e cuidadores. A prescrição empírica de analgésicos pode ser benéfica em casos difíceis e são boas estratégias de avaliação.[115,116]

A dor, experiência subjetiva e pessoal, na população idosa com demência é difícil de quantificar e qualificar, devido aos fatores fisiológicos e psicológicos envolvidos. A capacidade de relatar dor varia de acordo com o estágio do comprometimento cognitivo. Pacientes com demência de leve a moderada geralmente conseguem responder as escalas unidimensionais de dor, apesar da dificuldade de expressar a localização específica, e de informar a duração e os fatores predisponentes e de alívio.[117]

Há diversos instrumentos de avaliação de dor em idosos com demência avançada já validados no mundo todo. Entretanto, não há escala padrão-ouro para essa população. A American Geriatric Society (AGS), em 2002, estabeleceu amplas diretrizes para determinar os indicadores comportamentais sugestivos de dor em idosos com déficits cognitivos (Tabela 51.1). A AGS recomenda uma abordagem abrangente, integrando os autorrelatos e as mudanças comportamentais no idoso dementado.

Em uma recente revisão sistemática sobre as escalas de avaliação de dor em idosos com demência, chegou-se à conclusão que as escalas PAINAD, DOLOPLUS II e a PACSLAC são as mais usadas na prática clínica nas fases mais avançadas, sendo que a PACSLAC é a única que contempla todos os seis domínios de comportamento não verbais recomendados pela AGS.[118]

No Brasil, a PACSLAC já teve sua tradução, adaptação transcultural e validação concluídas, demonstrando ser confiável e válida como ferramenta importante na avaliação e gerenciamento da dor em idosos com habilidade limitada na comunicação.[118]

O manejo farmacológico deve ser baseado em diretrizes a fim de garantir a segurança no tratamento nos idosos com demência. Iniciar as medicações com doses baixas e titular gradativamente; usar a via oral preferencialmente; doses de demanda devem ser usadas na dor episódica; doses fixas podem ser antecipadas em alguns casos; e utilizar de estratégias não famacológicas estão entre os princípios fundamentais. A polifarmácia racional é preferida em diversos consensos, porém a atenção deve ser redobrada nos idosos com demência, mais vulneráveis aos efeitos adversos e interação medicamentosa devido às múltiplas comorbidades.

Tabela 51.1. Manifestações de dor em idosos com déficit cognitivo avançado

Expressão facial	Tristeza, fácies de raiva, assustado, caretas, piscadas rápidas
Verbalização/vocalização	Gemidos, gritos, suspiros, respiração nasal, pedidos de socorro
Movimentos corporais	Rigidez, tensão muscular a movimentação, perambulação, inquietude, alteração na marcha
Mudança na interação interpessoal	Agressividade, apatia, isolamento social
Mudança nas atividades rotineiras	Recusa alimentar, mudança no apetite, sonolência, perambulação
Mudança no estado mental	Confusão mental, choros, irritabilidade, agitação

Fonte: AGS panel on persistent pain in the older persons. The management of persistent pain in older person. J Am Geriatric Soc. 2002; 50:s205-s224.[119])

■ REFERÊNCIAS BIBLIOGRÁFICAS

1. Urban D, Cherny N, Catane R. The management of cancer pain in the elderly. Crit Rev Oncol Hematol. 2010; 73:176-83.
2. WHO. World cancer report 2014. Lyon; 2014. ISBN 978-92-832-0443-5.
3. Instituto Nacional de Câncer José Alencar Gomes da Silva, Coordenação de Prevenção e Vigilância. Estimativa 2018: incidência de câncer no Brasil. Rio de Janeiro; 2017.
4. Greco MT, Roberto A, Corli O, et al. Quality of Cancer Pain Management: An Update of a Systematic Review of Undertreatment of Patients with Cancer. J Clin Oncol. 2014; 32:4149-54.
5. Deandrea S, Montanari M, Moja L, et al. Prevalence of undertreatment in cancer pain. A review of published literature. Ann Oncol. 2008; 19(12):1985-91.
6. Hui D, Bruera E. A Personalized Approach to Assessing and Managing Pain in Patients with Cancer. J Clin Oncol. 2014; 32:1640-6.
7. Chopra A. Pain management in the older patient. Clin Geriatr. 2006; 14(3):40-6.
8. AGS panel on persistent pain in older persons. Pharmacological management of persistent pain in older persons. J Am Geriatr Soc. 2009; 57:1331-46.
9. Fine PG. Chronic pain management in older adults: special considerations. J Pain Symptom Manage. 2009; 38(Suppl 2):S4-S14.
10. Kwon J H. Overcoming barriers in cancer pain management. J Clin Oncol. 2014; 32:1727-33.
11. Mercadante S, Arcuri E. Pharmacological management of cancer pain in the elderly. Drugs Aging. 2007; 24(9):761-76.
12. Hammerlein A, Derendorf H, Lowenthal DT. Pharmacokinetic and pharmacodynamic changes in the elderly: clinical implications. Clin Pharmacokinet. 1998; 35(1):49-64.
13. McMurdo MET. Adverse drug reactions. Age Ageing. 2000; 29:5-6 (editorial).
14. Aparasu RR, Mort JR. Innapropriate prescribing for the elderly: Beers criteria-based review. Ann Pharmacother. 2000; 34:338-46.
15. Hanlon JT, Shimp LA, Semla TP. Recent Advances in Geriatrics: Drug-Related Problems in the Elderly. Ann Pharmacother. 2000; 34:360-5.
16. Mavandadi S, Ten Have TR, Katz IR, et al. Effect of depression treatment on depressive symptoms in older adulthood: the moderating role of pain. J Am Geriatr Soc. 2007; 55:202-11.
17. Gibson SJ. Pain and aging: the pain experience over the adult lifespan. In: Proceedings of the 10th World Congress on Pain. Seattle: IASP Press; 2003.
18. Latienbacher S, Kunz M, Strate P, et al. Age effects on pain thresholds, temporal summation and spatial summation of heat and pressure pain. Pain. 2005; 115:410-8.
19. Hammerlein A, Derendorf H, Lowenthal DT. Pharmacokinetic and pharmacodynamic changes in the elderly: clinical implications. Clin Pharmacokinet. 1998; 35(1):49-64.
20. McMurdo MET. Adverse drug reactions. Age Ageing. 2000; 29:5-6 (editorial).
21. Aparasu RR, Mort JR. Innapropriate prescribing for the elderly: Beers criteria-based review. Ann Pharmacother. 2000; 34:338-46.
22. Hanlon JT, Shimp LA, Semla TP. Recent Advances in Geriatrics: Drug-Related Problems in the Elderly. Ann Pharmacother. 2000; 34:360-5.
23. Mavandadi S, Ten Have TR, Katz IR, et al. Effect of depression treatment on depressive symptoms in older adulthood: the moderating role of pain. J Am Geriatr Soc. 2007; 55:202-11.
24. Park J, Hughes AK. Nonpharmacological approaches to the management of chronic pain in community-dwelling older adults: a review of empirical evidence. J Am Geriatr Soc. 2012; 60(3):555-68.
25. Lunde LH, Nordhus IH, Pallesen S. The effectiveness of cognitive and behavioural treatment of chronic pain in the elderly: a quantitative review. J Clin Psychol Med Settings. 2009; 16(3):254-62.
26. Manheimer E, Linde K, Lao L, Bouter LM, Berman BM. Meta-analysis: acupuncture for osteoarthritis of the knee. Ann Intern Med. 2007; 146(12):868-77.
27. Morone NE, Rollman BL, Moore CG, Li Q, Weiner DK. A mind-body program for older adults with chronic low back pain: results of a pilot study. Pain Med. 2009; 10(8):1395-407.
28. Perlman AI, Sabina A, Williams AL, Njike VY, Katz DL. Massage therapy for osteoarthritis of the knee: a randomized controlled trial. Arch Intern Med. 2006; 166(22):2533-8.
29. Chodosh J, Morton SC, Mojica W, et al. Meta-analysis: chronic disease self-management programs for older adults. Ann Intern Med. 2005; 143(6):427-38.
30. Focht BC. Effectiveness of exercise interventions in reducing pain symptoms among older adults with knee osteoarthritis: a review. J Aging Phys Act. 2006; 14(2):212-35.
31. Levy SS, Macera CA, Hootman JM, et al. Evaluation of a multi-component group exercise program for adults with arthritis: Fitness and Exercise for People with Arthritis (FEPA). Disabil Health J. 2012; 5(4):305-11.
32. Kang JW, Lee MS, Posadzki P, Ernst E. T'ai chi for the treatment of osteoarthritis: a systematic review and meta-analysis. BMJ Open. 2011; 1(1):e000035.
33. Park J, McCaffrey R, Dunn D, Goodman R. Managing osteoarthritis: comparisons of chair yoga, Reiki, and education (pilot study). Holist Nurs Pract. 2011; 25(6):316-26.
34. United States Congress Office of Technology Assessment. Assessing the Efficacy and Safety of Medical Technologies. Washington, DC: Congress of the United States, Office of Technology Assessment; 1978.
35. Matzen P. How evidence-based is medicine? A systematic literature review. Ugeskr Laeger. 2003; 165(14):1431-5.
36. Thomas KJ, MacPherson H, Ratcliffe J, et al. Longer term clinical and economic benefits of offering acupuncture care to patients with chronic low back pain. Health Technol Assess. 2005; 9(32):1-109, iii-iv, ix-x.
37. MacPherson H, Vertosick EA, Foster NE, et al. The persistence of the effects of acupuncture after a course of treatment: a meta-analysis of patients with chronic pain. Pain. 2017; 158(5):784-93.
38. Marks R, Allegrante JP, Lorig K. A review and synthesis of research evidence for self-efficacy-enhancing interventions for reducing chronic disability: implications for health education practice (part II). Health Promot Pract. 2005; 6(2):148-56.
39. Bordin ES. The generalizability of the psychoanalytic concept of the working alliance. Psychother Theor Res Pract. 1979; 16(3):252-60.
40. Ferreira PH, Ferreira ML, Maher CG, Refshauge KM, Latimer J, Adams RD. The therapeutic alliance between clinicians and patients predicts outcome in chronic low back pain. Phys Ther. 2013; 93(4):470-8. PubMed: 23139428.
41. Thom DH, Kravitz RL, Bell RA, Krupat E, Azari R. Patient trust in the physician: relationship to patient requests. Fam Pract. 2002; 19(5):476-83. PubMed: 12356698.
42. Schönberger M, Humle F, Teasdale TW. Subjective outcome of brain injury rehabilitation in relation to the therapeutic working alliance, client compliance and awareness. Brain Inj. 2006; 20(12):1271-82. PubMed: 17132550.
43. Frantsve LM, Kerns RD. Patient-provider interactions in the management of chronic pain: current findings within the context of shared medical decision making. Pain Med. 2007; 8(1):25-35. PubMed: 17244101.
44. Dorflinger L, Kerns RD, Auerbach SM. Providers' roles in enhancing patients' adherence to pain self management. Transl Behav Med. 2013; 3(1):39-46. PubMed: 24073159.
45. Arean P, Hegel M, Vannoy S, Fan MY, Unuzter J. Effectiveness of problem-solving therapy for older, primary care patients with depression: results from the IMPACT project. Gerontologist. 2008; 48(3):311-23. PubMed: 18591356.
46. Lin EH, Katon W, Von Korff M, et al. IMPACT Investigators. Effect of improving depression care on pain and functional outcomes

among older adults with arthritis: a randomized controlled trial. JAMA. 2003; 290(18):2428-9. PubMed: 14612479.

47. Alexopoulos GS, Raue PJ, Kiosses DN, et al. Problem-solving therapy and supportive therapy in older adults with major depression and executive dysfunction: effect on disability. Arch Gen Psychiatry. 2011; 68(1):33-41. PubMed: 21199963.

48. Karp JF, Rollman BL, Reynolds CF III, et al. Addressing both depression and pain in late life: the methodology of the ADAPT study. Pain Med. 2012; 13(3):405-18. PubMed: 22313547.

49. Tobias KR, Lama SD, Parker SJ, Henderson CR Jr, Nickerson AJ, Reid MC. Meeting the public health challenge of pain in later life: what role can senior centers play? Pain Manag Nurs; 2013 out.

50. Leveille SG, Jones RN, Kiely DK, et al. Chronic musculoskeletal pain and the occurrence of falls in an older population. JAMA. 2009; 302(20):2214-21.

51. Jamtvedt G, Dahm KT, Christie A, et al. Physical therapy interventions for patients with osteoarthritis of the knee: an overview of systematic reviews. Phys Ther. 2008; 88(1):123-36.

52. Walsh NE, Mitchell HL, Reeves BC, Hurley MV. Integrated exercise and self-management programmes in osteoarthritis of the hip and knee: a systematic review of effectiveness. Phys Ther Rev. 2006; 11(4):289-97.

53. Hasegawa R, Islam MM, Nasu E, et al. Effects of combined balance and resistance exercise on reducing knee pain in community-dwelling older adults. Phys Occup Ther Geriatr. 2010; 28(1):44-56.

54. Whitney SL, Marchetti GF, Ellis JL, Otis L. Improvements in balance in older adults engaged in a specialized home care falls prevention program. J Geriat Phys Ther. 2013; 36(1):3-12.

55. Jerant AF, von Friederichs-Fitzwater MM, Moore M. Patients' perceived barriers to active self-management of chronic conditions. Patient Educ Couns. 2005; 57(3):300-7. PubMed: 15893212.

56. Steultjens EM, Dekker J, Bouter LM, Jellema S, Bakker EB, van den Ende CH. Occupational therapy for community dwelling elderly people: a systematic review. Age Ageing. 2004; 33(5):453-60. PubMed: 15315918.

57. Huusko TM, Karppi P, Avikainen V, Kautiainen H, Sulkava R. Randomised, clinically controlled trial of intensive geriatric rehabilitation in patients with hip fracture: subgroup analysis of patients with dementia. BMJ. 2000; 321(7269):1107-11. PubMed: 11061730.

58. Paice JA, Portenoy R, Lacchetti C, et al. Management of chronic pain in survivors of adult cancers: American Society of Clinical Oncology Clinical Practice Guideline. J Clin Oncol. 2016; 34 (27):3325-45.

59. Chiu HY, Hsieh YJ, Tsai OS. Systematic review and metanalysis of acupuncture to reduce cancer-related pain. Eur J Cancer Care. 2017; 26(2).

60. Asadpour R, Meng Z, Kessel KA, Combs SE. Use of acupuncture to alleviate side effects in radiation oncology: current evidence and future directions. Adv Radiat Oncol. 2016; 1(4):344-50.

61. Ye Q, Xie Y, Shi J, Xu Z, Ou A, Xu N. Systematic review on acupuncture for treatment of dysphagia after stroke. Evid Based Complement Alternat Med. 2017; 2017:6421852.

62. Garcia MK, Cohen L, Spano M, et al. Inpatient acupuncture at a major cancer center. Integr Cancer Ther. 2016; 17(1):148-52.

63. Chien TJ, Hsu CH, Liu CY, Fang CJ. Effect of acupuncture on hot flush and menopause symptoms in breast cancer – a systematic review and meta-analysis. PLoS One. 2017; 12(8):e0180918.

64. Boyd C, Crawford C, Paat CF, Price A, Xenakis L, Zhang W. The impact of massage therapy on function in pain populations – a systematic review and meta-analysis of randomized controlled trials: part II, cancer pain populations. Pain Med. 2016; 17(8):1553-68.

65. Jane SW, Chen SL, Wilkie DJ, et al. Effects of massage on pain, mood status, relaxation, and sleep in Taiwanese patients with metastatic bone pain: a randomized clinical trial. Pain. 2011; 152(10):2432-42.

66. Ackerman SL, Lown EA, Dvorak CC, et al. Massage for children undergoing hematopoietic cell transplantation: a qualitative report. Evid Based Complement Alternat Med. 2012; 2012:792042.

67. Mikolasek M, Berg J, Witt CM, Barth J. Effectiveness of mindfulnessand relaxation-based eHealth interventions for patients with medical conditions: a systematic review and synthesis. Int J Behav Med. 2018; 25(1):1-16.

68. Cramer H, Lauche R, Paul A, Dobos G. Mindfulness-based stress reduction for breast cancer – a systematic review and meta-analysis. Curr Oncol. 2012; 19(5):e343-e352.

69. Haller H, Winkler MM, Klose P, Dobos G, Kummel S, Cramer H. Mindfulness-based interventions for women with breast cancer: an updated systematic review and meta-analysis. Acta Oncol. 2017; 56(12):1665-76.

70. Musial F, Büssing A, Heusser P, Choi KE, Ostermann T. Mindfulness-based stress reduction for integrative cancer care – a summary of evidence. Complementary Med Res. 2011; 18(4):192-202.

71. Lee CE, Kim S, Kim S, Joo HM, Lee S. Effects of a mindfulness-based stress reduction program on the physical and psychological status and quality of life in patients with metastatic breast cancer. Holist Nurs Pract. 2017; 31(4):260-9.

72. Lee JH. The effects of music on pain: a metanalysis. J Music Ther. 2016; 53(4):430-77.

73. Latienbacher S, Kunz M, Strate P, et al. Age effects on pain thresholds, temporal summation and spatial summation of heat and pressure pain. Pain. 2005; 115:410-8.

74. Hammerlein A, Derendorf H, Lowenthal DT. Pharmacokinetic and pharmacodynamic changes in the elderly: clinical implications. Clin Pharmacokinet. 1998; 35(1):49-64.

75. McMurdo MET. Adverse drug reactions. Age Ageing. 2000; 29:5-6 (editorial).

76. Aparasu RR, Mort JR. Innapropriate prescribing for the elderly: Beers criteria-based review. Ann Pharmacother. 2000; 34:338-46.

77. Hanlon JT, Shimp LA, Semla TP. Recent Advances in Geriatrics: Drug-Related Problems in the Elderly. Ann Pharmacother. 2000; 34:360-5.

78. McCleane G. Pharmacological pain management in the elderly patient. Clin Interv Aging. 2007; 2(4):637-43.

79. Silva FRD, Moraes NS, Bersani ALF. Abordagem da dor oncológica. In: Santos FC, Souza PMR. Força tarefa na dor em idosos. São Paulo: Grupo Editorial Moreira Jr.; 2011. p. 31-44.

80. Souza PMR, Subi KRR. Dor Oncológica e Cuidados Paliativos. Guia Prático: Terapêutica da dor no idoso. São Paulo: Editora Atheneu; 2017.

81. Moraes NS, Bersani ALF. Tratamento farmacológico da dor crônica em idosos. Guia Prático: Terapêutica da dor no idoso. São Paulo: Editora Atheneu; 2017.

82. Kraychete DC, Siqueira JTT, Garcia JBS. Recomendações para uso de opioides no Brasil. São Paulo: Rev Dor. 2013 out/dez; 14(4).

83. Minson FP. Algoritmo para tratamento de dor oncológica. Einstein: Educ Contin Saúde. 2008; 6(3 Pt 2):140-1.

84. Serrano SC. Dor oncológica. Opioides O que você deve saber. São Paulo: Leitura Médica; 2015.

85. Garcia JBS, Neto JOB. Princípios farmacocinéticos dos opioides. Opioides – O que você deve saber. São Paulo: Leitura Médica; 2015.

86. World Health Organization (WHO). Cancer pain relief with a guide to opioid availability. Geneva: WHO; 1986.

87. Christo PJ, Mazloomdoost D. Interventional pain treatments for cancer pain. Ann N Y Acad Sci. 2008; 1138:299-328.

88. Minson FP, Garcia JB, Oliveira JO, Siqueira JT, Jales JH. Tratamento não farmacológico da dor oncológica. II Consenso Nacional de Dor Oncológica. São Paulo: Grupo Editorial Moreira Junior. 2011; 92-106.

89. Minson FP, et al. Procedimentos intervencionistas para o manejo da dor no câncer. Einstein. 2012; 10(3):292-5.

90. Candido KD, Kusper TM, Knezevic NN. New Cancer Pain Treatment Options. Curr Pain Headache Rep. 2017 feb; 21(2):12.

91. Brooks AK, Udoji MA. Interventional Teccnhiques for Management of Pain in Older Adults. Clin Geriatr Med; 2016.

92. International Association for a Study of Pain. Cancer Pain in older people. Seattle: IASP; 2009.

93. Fonseca PRB, Assis FD, Silva LCH, Campos JL. Principios Gerais do Tratamento Intervencionista da Dor. In: Tratado de Dor. Vol 2. Rio de Janeiro: Atheneu; 2017. p. 1891-3.

94. International Association for the Study of Pain. Cancer pain treatment. Seattle: IASP; 2009.

95. Soyannwo AO. Cancer pain management in developing countries. Pain clin Updates. 2009; 17(1):1-4.

96. Shega J, Emanuel L, Vargish L, Levine Sk, Buursch H, Herr K, et al. Pain in persons with dementia: complex, common, and challenging. J Pain. 2007; 8(5):373-8

97. Wimo A, Jonsson L, Winblad B. An estimate of worldwide prevalence and direct costs of dementia in 2003. Dement Geriatr Cogn Disord. 2006; 21(3):175-81.

98. Machado JC. Doença de Alzheimer. In: Freitas E, Py L. Tratado de Geraitria e Gerontologia. 2 ed. Rio de Janeiro: Guanabara Koogan; 2006.

99. Bjoro K, Herr K. Assessment of pain in the nonverbal or cognitively impaired older adult. Clin Geriatr Med. 2008; 24(2):237-62.

100. Fine PG. Chronic pain management in older adults: special considerations. J Pain Symptom Manage. 2009; 38(Suppl 2):S4-S14.

101. Mosele M, Inelmen EM, Toffanello ED, Girardi A, Coin A, Sergi G, et al. Psychometric properties of the pain assessment in advanced dementia scale compared to self-assessment of pain in elderly patients. Dement Geriatric Cogn Disord. 2012; 34(1):38-43.

102. Shega J, et al. Pain with dementia: complex, common, challenging. J Pain. 2007; 8(5):373-8. / Malara A, et al. Journal of Alzheimer's Disease. 50(2016): 1217-25.

103. Rastogi R, Meek BD. Management of chronic pain in elderly, frail patients: finding a suitable, personalized method of control. Clin Interv Aging. 2013; 8:37-46. Review.

104. Katz B. The science and art of pain management in older persons: case study and discussion. Pain Med. 2012; 13(Suppl 2):S72-8.

105. Eggermont LH, Leveille SG, Shi L, Kiely DK, Shermling RH, Jones RN, et al. Pain characteristics associated with the onset of disability in older adults: the maintenance of balance, independent living, intellect and zest in the Elderly Boston Study. J Am Geriatr Soc. 2014; 62(6):1007-16

106. Kayho Y, et al. Impact of Pain on incident risk of Disability in Elderly Japanese: Cause-specific Analysis. Anesthesiology. 2017; 126 (4):688-96.

107. Mosele M, Inelmen EM, Toffanello ED, Girardi A, Coin A, Sergi G, et al. Psychometric properties of the pain assessment in advanced dementia scale compared to self-assessment of pain in elderly patients. Dement Geriatric Cogn Disord. 2012; 34(1):38-43.

108. Scherder EJ, Sergeant JA, Swaab DF: Pain Processing in dementia and its relation to neuropathology. Lancet Neurol. 2003; 2:677-86.

109. Karp LJ, Shega JW, Morone NE, Weiner DK. Advances in understanding the mechanisms and management of persistent pain in older adults. Br J Anaesth. 2008; 101(1):111-20. Review.

110. Corbett A, Husebo BS, Achterberg WP, Aarsland D, Erdal A, Flo E. The importance of pain management in older people wtih dementia. British Med Bulletin. 2014; 111:139-48.

111. Bjoro K, Herr K. Assessment of pain in the nonverbal or cognitively impared older adult. Clin Geriatr Med. 2008; 24:237-62.

112. Oosterman JM, Hendriks H, Scott S, Lord K, et al. When Pain Memories Are Lost: a pilot study of semantic knowledge of pain in Dementia. Pain Med. 2014; 15:751-7.

113. Tosado M, Lukas A, van der Roest HG, Danese P, Antocicco M, Finne-Soveri H, et al. Association of pain with behavioral and psychiatric symptoms among nursing home residents with cognitive impairment: results from the SHELTER study. Pain. 2012; 153(2):305-10.

114. Malec M, Shega JW. Pain Management in the Elderly. Med Clin N Am. 2015; 99:337-50.

115. Paulson CM, Monroe T, Mion LC. Pain Assessment in Hospitalized Older Adults with Dementia and Delirium. J Gerontol Nurs. 2014; 40(6):10-5.

116. Taylor LJ, Herr K. Pain intensity assessment: a comparison of selected pain intensity scales for use in cognitively intact and cognitively impaired African American older adults. Pain Manag Nurs. 2007; 4:87-95.

117. Chow S, Chow R, Lam M, et al. Pain Assessment tools for older adults with dementia in long-term care facilities: a systematic review. Neurodegener Dis Manag; 2016.

118. Thé KB, Gazoni FM, Cherpak GL, et al. Pain assessment in elderly with dementia: Brazilian Validation of the PCASLAC scale. Einstein. 2016; 14(2):152-7.

119. AGS panel on persistent pain in the older persons. The management of persistent pain in older person. J Am Geriatric Soc. 2002; 50:s205-s224.

Capítulo 52

Manejo da Dor Pós-Operatória em Cirurgias Oncológicas

Karina Rodrigues Romanini Subi
Catarina Leticia Rodrigues Barbalho
Eduardo Azevedo de Castro

■ INTRODUÇÃO

Embora o câncer seja reconhecido como abrangendo múltiplos sintomas físicos, bem como preocupações psicológicas e existenciais, o sintoma dor é frequentemente citado como mais crítico.[1] A dor não aliviada afeta todas as dimensões da qualidade de vida e influencia profundamente a capacidade do paciente de suportar o tratamento, retornar à saúde como um sobrevivente de câncer ou alcançar uma morte pacífica. O alívio da dor depende de uma prática competente, compassiva e baseada em evidências científicas.

A natureza multifatorial da dor é particularmente evidente em pacientes oncológicos, representando uma das angústias mais comuns antes e após procedimentos cirúrgicos, pois se mal controlada, pode estar associada à deterioração física e mental, levando ao aumento da morbidade, ansiedade, depressão e, consequentemente, diminuição da qualidade de vida.[2]

Apesar dos avanços no diagnóstico, avaliação e tratamento, o manejo da dor pós-operatória em pacientes oncológicos continua a representar um desafio significativo para os pacientes, seus cuidadores e profissionais de saúde.[3] Além do mais, como resultado da estreita associação entre os problemas psicossociais e a dor do câncer, uma ampla variedade de tratamentos (acolhimento, psicoterapia, terapia cognitivo-comportamental) foi desenvolvida para acessar os processos psicológicos considerados como um fator exacerbador da dor e do sofrimento.[4]

Também a dor crônica é comum após a cirurgia,[5] e representa uma fonte significativa de incapacidade permanente, muitas vezes com consideráveis consequências. Sabe-se que a dor pós-operatória crônica é predominantemente de caráter neuropático,[6] definida como "dor causada por uma lesão ou doença do sistema somatossensorial".[7] A condição é comum, com estimativas de sua prevalência variando de 10% a 30% de todos os pacientes pós-operações.[8]

Procedimentos cirúrgicos representam um importante tratamento para o câncer, além de ter um papel no diagnóstico e na paliação. Uma alta proporção de pacientes oncológicos são submetidos a diversas intervenções, como toracotomia, mastectomia, cirurgias abdominais, dissecções axilares, inguinais ou regiões cervicais, amputações e ressecções ósseas, todos esses associados a dor aguda severa e síndromes de dor persistentes que podem se beneficiar a várias intervenções analgésicas no período pós-operatório.

O tratamento da dor oncológica avançou muito, com amplo espectro de terapias farmacológicas e complementares disponíveis.[1] Uma revolução no manejo da dor pós-operatória ocorreu durante as últimas três décadas. Apesar de terem sido desenvolvidas diretrizes de prática clínica, a oferta de analgesia efetiva para pacientes cirúrgicos continua sendo muitas vezes mitigada.[9] Dor relacionada a intervenções são previsíveis, o que leva muitas vezes a uma crença que se trata de algo normal e que deva ser tolerado. O conceito que a dor não é um sintoma prejudicial é antigo e ainda tem grande impacto negativo no seu controle, tanto por parte dos pacientes quanto da equipe de saúde. Muitos médicos percebem a dor do câncer como uma entidade e, muitas vezes, consideram como parte da dor inicial. Essa crença provavelmente contribui para uma alta incidência da dor, seu sub-reconhecimento e subtratamento.[3]

Além desse, outros mitos estão envolvidos, como a ideia que a analgesia pode mascarar uma complicação ou atrasar o retorno das funções fisiológicas do paciente, sem contar a opiofobia e o medo de adição aos analgésicos.

Há também outras questões que prejudicam a analgesia relacionadas ao tipo de serviço de saúde, ao paciente, sua família e a sociedade em que vivem.[10]

Tais fatores desencadeiam prescrições com posologias inadequadas, que desconsideram, por exemplo, características farmacocinéticas dos medicamentos. Assim como a avalição da dor como 5º sinal vital, quando feita de maneira inadequada, resulta em pobre gerenciamento de resposta à prescrição.[11]

Dificuldade de comunicação entre o paciente e a equipe, bem mesmo como dentro da equipe multidisciplinar, resulta em uma avaliação muitas vezes ineficiente, que deixa de levar em conta fatores muito relevantes para o planejamento da analgesia, que deve se iniciar no pré-operatório. Conhecer profundamente as condições clínicas, identificar presença de dor prévia ao procedimento e uso crônico de medicações opioides ou adjuvantes, é fundamental.

O tipo de intervenção e seu porte são bastante variáveis em oncologia, desde minimamente invasivos até grandes ressecções. A localização anatômica, o envolvimento de estruturas (somáticas, viscerais e nervosas) e o volume do tumor interferem no tipo de incisão, no tempo cirúrgico, no grau de manipulação e estruturas, necessidade de drenos, todos fatores determinantes para o potencial algésico. Também as condições clínicas prévias irão provocar impacto na escolha da analgesia, lembrando que muitas vezes serão submetido a radio ou quimioterapia, antes ou depois da cirurgia, ambos fatores de risco para dor pós-cirúrgica.[12]

Porém, os benefícios do tratamento da dor aguda são evidentes, e variam desde melhor nível de satisfação do paciente, até relatos de melhor prognóstico oncológico, modificando a evolução da doença de base.[13] Min e colaboradores encontraram que pacientes que tiveram mais dor nos pós-operatório de ressecção de pâncreas apresentaram taxa aumentada da incidência de recidiva de doença. A dor ativa o sistema nervoso simpático, com consequente liberação de catecolaminas, interferência nas secreções parácrinas e neuroendócrinas, suprimindo a atividade NK e comprometendo a imunidade celular antimetastática.

Então, além de conforto, redução de sofrimento, mobilização e alta hospitalar precoce, menor índice de complicações (como infecção, trombose, atelectasias), prevenção do desenvolvimento de dor crônica e redução de gastos de recursos financeiros, o tratamento da dor aguda interfere diretamente no prognóstico oncológico.

A dor pós-operatória é um problema significativo e seu tratamento é frequentemente subótimo, levando a efeitos adversos de amplo espectro sobre a qualidade de vida dos pacientes, bem-estar geral e recuperação e prognóstico.[11]

■ FATORES DE RISCO PARA DOR AGUDA E CRÔNICA PÓS-OPERATÓRIA

Dor pré-operatória

Poucos estudos registram informações detalhadas sobre a cronicidade ou o caráter da dor experimentada pelos pacientes antes da cirurgia de câncer.[6] Isso é importante porque a dor pós-operatória pode ser uma continuação da dor preexistente, em vez de um evento adverso incidental atribuível à cirurgia. Não apenas a presença, mas a intensidade da dor pré-operatória atua como fator de risco para uma recuperação mais difícil.[8]

É certo que a dor pré-operatória crônica pode contribuir para o estado de sensibilização central, o qual, de acordo com a Associação Internacional para o Estudo da Dor (IASP), é definido como uma maior responsividade dos neurônios nociceptivos no sistema nervoso central ao seu *input* aferente normal ou subliminar;[14] e essa amplificação pode ser acelerada por incisão cirúrgica, lesão tecidual e processos inflamatórios, que ocorrem nos procedimentos cirúrgicos.[15] Tanto a preexistência quanto a predisposição para a sensibilização também podem explicar porque a cirurgia prévia no mesmo local operatório foi identificada como um fator de risco pra dor severa e crônica, pois o estímulo nociceptivo continuado pode ter predisposto o desenvolvimento de dor persistente.[16]

Fatores psicológicos

Ansiedade, sintomas depressivos, somatização, distúrbios do sono, catastrofização e o estresse percebido foram todos significativamente associados no desenvolvimento de sintomas álgicos no pós-operatório.[16]

Fatores genéticos

Os fatores genéticos também são pensados para desempenhar um papel importante no desenvolvimento de dor pós-operatória,[8] assim como a etnia.

Fatores individuais

Outros fatores relacionados ao paciente também podem contribuir para o risco de desenvolver dor persistente pós-operatória, como a idade e o sexo, pois as mulheres mais jovens possuem maior risco de cronicidade.[17]

Fatores cirúrgicos

Os fatores cirúrgicos contribuem para a gravidade, caráter e a cronicidade da dor pós-operatória, entre eles, a utilização de drenos cirúrgicos, retração prolongada de nervos, cirurgia com duração maior que 3 horas,[8] bem como ressecções ósseas.

Intensidade da dor aguda

A dor aguda nos primeiros 3 a 4 dias de pós-operatório aumenta o risco de transição para um estado álgico persistente, com vários estudos demonstrando que a severidade dos sintomas agudos prediz com precisão o desenvolvimento de dor crônica persistente.[18]

Tratamentos anteriores

A grande maioria dos pacientes oncológicos que serão submetidos a procedimento cirúrgico já realizaram quimioterapia e/ou radioterapia neoadjuvante, ou realizarão como tratamento adjuvante após a cirurgia. Razões específicas para a alta prevalência de dor no câncer estão relacionadas tanto ao tratamento adotado quanto à fisiopatologia do próprio tumor primário.[11] A neurotoxicidade quimioterapêutica representa uma das principais causas de dor e carga de sintomas em sobreviventes de câncer. Embora possa afetar qualquer parte do sistema nervoso, a neuropatia sensitiva periférica é mais comum, com uma prevalência de 68% em 1 mês e de 60% 3 meses após a quimioterapia.[19]

Além do mais, por mais de 100 anos, a radiação ionizante tem sido um dos pilares do tratamento do câncer como terapia primária ou como adjuvante da cirurgia ou da quimioterapia. Aproximadamente 50% dos pacientes oncológicos recebem uma forma de radioterapia durante o tratamento.[8] Dessa forma, podendo evoluir com consequências desastrosas como a mucosite, as plexopatias, toxicidade intestinal, dor abdominal, edema, parestesia, fraqueza motora, náuseas e vômitos,[20] contribuindo de sobremaneira para piora da intensidade e da cronificação da dor oncológica no pós operatório.

■ CONTROLE DA DOR NO PÓS-OPERATÓRIO

Analgesia preemptiva

Analgesia preemptiva é definida como um tratamento nociceptivo que impede o estabelecimento de processamento central alterado ao *input* aferente, o qual pode amplificar a dor pós-operatória.[21] O procedimento cirúrgico e inflamatório que ocorre no tecido estimula a aferência nociceptiva, levando à sensibilização periférica e hiperalgesia primária, o que aumenta a responsividade medular aos estímulos, até mesmo os não nocivos, devido ao fenômeno de *wind-up* e outros mecanismos, resultando em sensibilização central. Bloquear esses mecanismos antes mesmo que ocorram permite uma analgesia facilitada e a prevenção do surgimento da dor crônica. A sensibilização central pode ser induzida por estímulo nocivo pré e pós-operatório, devendo a medicação antinociceptiva da analgesia preemptiva ser administrada antes no início do procedimento. Ela auxilia não só na redução da dor, como também no consumo de analgésicos durante a intervenção.[21]

Analgesia multimodal

O conceito de analgesia multimodal (ou "balanceada") tem sido defendido como sendo benéfico para o manejo da dor pós-operatória.[12] Esse conceito sugere que combinações de analgésicos com diferentes modos ou locais de ação podem melhorar a analgesia, reduzir os requerimentos de opioides ("efeito poupador de opiáceos") e assim reduzir os efeitos adversos desses.[22] Além do mais, vários estudos vêm sugerido que os opioides favorecem o crescimento tumoral, seja por induzir a imunossupressão, ou por estimular a proliferação de metástase. Sabe-se da importância de uma resposta efetiva do sistema imune durante o período perioperatório, para evitar a proliferação residual mínima após o ato cirúrgico e durante o período pós-operatório.[34]

Deve-se ressaltar que, para a escolha ideal do manejo de dor do paciente, levamos em consideração a natureza e gravidade da dor dependendo do porte cirúrgico, o perfil de efeitos colaterais, o risco de interações medicamentosas e a preferência do paciente.[23]

A analgesia deve ser "profilática", evitando prescrições apenas se necessário, uma vez que a presença de dor é esperada após intervenções, mesmo nas de pequeno porte. Deve ser ajustada a combinação e as doses, mas sem nunca, porém, deixar o paciente descoberto.

Analgésicos não opioides, como os AINEs, paracetamol e dipirona, são comumente usados no período perioperatório para melhorar a qualidade da analgesia, reduzir a dose de opioides e assim reduzir seus efeitos colaterais.

O paracetamol apresenta uma pequena atividade anti-inflamatória, uma importante sinergia na associação com opioide e AINH, devendo ter atenção para seu potencial de hepatotoxicidade, uso em desnutridos, usuários de álcool de forma crônica, doença hepática conhecida e HIV.[24]

A dipirona, aumenta a antinocicepção, possui efeito redutor da tolerância opioide, sem aumento dos efeitos colaterais. Em recente revisão sistemática, seu uso em dor oncológica foi recomendado na dose de 6 g/dia.[24]

Os AINEs têm um espectro de efeitos analgésicos, anti-inflamatórios e antipiréticos e são eficazes em uma variedade de estados de dor aguda. No entanto, embora sejam úteis como adjuvantes analgésicos, são inadequados como monoterapia no tratamento da dor pós-operatória.[4] Seu uso se justifica com base na analgesia multimodal e na redução de efeitos adversos relacionados aos opioides, reconhecendo os riscos e contraindicações relativas, como propensão a sangramento gastrointestinal, broncoespasmo, insuficiência renal, hepática e cardíaca.

Os opioides ainda são medicações de escolha no controle da dor aguda,[25] apesar de esforços no intuito de poupá-los a fim de diminuir efeitos colaterais agudos como náuseas e vômitos,[26,27] e pela ampla discussão sobre se o uso de opioides afeta o desfecho oncológico em longo prazo ou a recidiva após a cirurgia oncológica. A biologia celular do câncer sugere que os analgésicos opioides inibem a função imune celular e humoral, porém por enquanto parece haver evidências limitadas para essa afirmação.[28]

O papel da dor descontrolada na imunossupressão aparenta ser maior que a dos agentes anestésicos e analgésicos. Principalmente pacientes que recebem opioides antes do procedimento devem continuar a recebê-los, em dose adequada, devendo ser estritamente observadas as doses equivalentes necessárias, com incremento prevendo a adição da dor aguda, evitando prescrições protocolares de analgesia que não levem em conta as variações individuais; ou seja, se um paciente já recebe opioide, no pós-operatório deve ter assegurada a dose anterior, acrescida daquela necessária pela intervenção em si. Assim, apesar da literatura científica básica apontar para um potencial efeito prejudicial da técnica anestésica no câncer, os dados atuais não exigem uma mudança drástica no manejo perioperatório desses pacientes, e os opioides seguem com seu papel fundamental nesse cenário (Tabela 52.1).[29]

O uso de opioides fracos é cada vez mais controverso. Especialmente em crianças, em que o metabolismo da codeína é incerto e deve ser evitado.[32] Somam-se a isso as evidências sobre opioides fortes em baixas doses que se mostram mais eficientes e com menor perfil de efeitos colaterais que os opioides fracos no tratamento da dor oncológica moderada.[33]

O uso de meperidina é formalmente contraindicado para tratamento da dor oncológica, pelo risco de acúmulo de metabólitos tóxicos que podem causar convulsões e arritmias, além do alto risco de dependência, sendo abso-

Tabela 52.1. Opioides fortes disponíveis no Brasil

Opioides fortes disponíveis no Brasil	Particularidades	Apresentações disponíveis	Equipotência à morfina oral
Morfina	Metabólitos de eliminação renal: cuidados na presença de insuficiência renal como redução da dose total e aumento nos intervalos de administração	VO de liberação rápida (10 e 30 mg e 10 mg/mL) VO de liberação controlada (30, 60 e 100 mg) IV/SC (2 mg/mL e 10 mg/mL) Espinhal	VO: 1 SC: 1/2 EV: 1/3
Fentanil	Sem metabólitos ativos Opção de escolha em insuficiência renal[30] Via transdérmica não indicada para dor aguda e titulação analgésica, apenas para pacientes com dor já controlada Causa menos constipação que a morfina	IV/SC (amp.) Espinhal Transdérmica (12,5; 25; 50 e 100 mcg/h)	(ver tabela ao lado)
Oxicodona	Agonista μ, δ e κ Boa indicação para dor visceral e pós-operatória[31] Efeitos analgésicos e colaterais semelhantes à morfina Meia-vida aumentada em insuficiência hepática e renal.	VO de liberação controlada (10, 20 e 40 mg)	2:1
Metadona	Potente opioide agonista μ Ação antagonista de NMDA Opção de escolha em dor neuropática Meia-vida errática, entre 12-120 h, com risco de acúmulo Aumenta o intervalo QT: cuidado na presença de arritmias Excreção intestinal e hepática, seguro na insuficiência renal	VO (5 e 10 mg) SL IV (amp. 10 mg/mL)	Depende da dose equivalente de morfina (ver tabela ao lado)
Buprenorfina	Não indicado pra dor aguda na apresentação transdérmica Agonista parcial μ Uso limitado em dor oncológica, podendo ser usado como 4ª linha Seguro para uso em insuficiência renal e hepática	Transdérmica (5, 10 e 20 mg)	

Fentanil — Equipotência

Dose diária de morfina oral (mg/24 h)	Dose de fentanil transdérmico (mcg/h)
< 135	25
135-224	50
225-314	75
315404	100
405-494	125
495-584	150
585-674	175
675-764	200
765-854	225
855-944	250
945-1034	275
1035-1124	300

Metadona — Equipotência

Dose diária de morfina oral	Taxa de conversão
< 100 mg	3:1
100-300	5:1
300-600	10:1
600-800	12:1
800-1000	15:1
> 1000	20:1

lutamente proscrito para analgesia de qualquer natureza. Fármacos agonistas-antagonistas como nalbufina, butorfanol e pentazozina não são recomendados em oncologia, principalmente se combinados com fármacos agonistas, pelo risco de desencadear síndrome de abstinência.[34]

Rotação opioide pode melhorar a resposta analgésica e reduzir os efeitos adversos[35] em casos de dor descontrolada ou efeitos adversos intoleráveis. A rotação deve ser cuidadosamente individualizada, pois as taxas de conversão podem ser influenciadas por múltiplos fatores, incluindo potência relativa, doses anteriores e tolerância.

O rápido controle analgésico da dor aguda ou das exacerbações persistentes da dor pós-cirúrgica, pode ser alcançado com um esquema de dose regular de um opioide parenteral com reavaliação e ajuste de dose frequentes, ou pelo uso da técnica de Analgesia Controlada pelo Paciente (PCA).[12]

A técnica consiste de um sistema de administração de medicamentos que visa controlar a dor aguda usando a tecnologia de *feedback* negativo em um sistema de circuito fechado no qual o paciente desempenha um papel ativo. O médico determina a via, a dose incremental por demanda, o intervalo de bloqueio e a dose máxima por unidade de tempo, e possivelmente também a dose de carga e a taxa de dose mínima quando um fluxo contínuo é usado. Dosagens e infusões em bólus endovenoso e subcutâneo têm tolerabilidade e eficácia semelhantes, mas a via endovenosa proporciona um alívio mais rápido.[36] Quando instaladas perineural ou peridural pode-se utilizar também com anestésicos locais. O objetivo é fornecer analgesia com doses mais baixas, minimizando os efeitos colaterais e a toxicidade medicamentosa,[3] bem como a otimização do conforto, função e segurança, pois o PCA fornece controle comportamental e de decisão, podendo titular a dose analgésica de forma a equilibrar o alívio da dor. A morfina continua a ser a droga mais comumente usada na terapia endovenosa com PCA, porém fentanil também é amplamente utilizado.

Outra possibilidade importantíssima no controle da dor pós-operatória é o uso das técnicas de anestesia regional que melhoraram a sobrevida em curto prazo, reduzindo as complicações pulmonares e a trombose venosa.[37]

Estudo randomizado, comparando peridural torácica e PCA venoso de morfina após cirurgia de câncer colorretal aberto, verificou-se que a analgesia proporcionada por anestésicos locais, com ou sem opioides, fornece alívio pós-operatório superior e reduz a frequência de dor moderada e intensa, especialmente durante a mobilização. Demonstrou recuperação mais rápida do íleo, mais rápido retorno a ingesta alimentar, melhor nível de satisfação do paciente, menos náusea, sedação e delírio.[38]

A analgesia epidural tem sido amplamente encontrada como o método mais eficaz de alívio da dor em diversos tipos de intervenções oncológicas (ortopedia, ginecologia, cirurgias abdominais e urológicas, tanto em repouso quanto em movimento.[39-42]

Também os bloqueios periféricos vêm ganhando cada vez mais espaço no cenário da dor pós-operatória. A grande dispersão dessas técnicas com o uso de ultrassom possibilita uma técnica precisa, com baixo perfil de efeitos colaterais. Poupam opioides, se beneficiam dos efeitos anti-inflamatórios e imunoprotetivos dos anestésicos locais,

com alguns estudos mostrando uma tendência a aumentar o tempo livre de doença nos pacientes submetidos a essas técnicas, mas que porém não foram reproduzidos em outros estudos semelhantes.[43]

Ainda existe grande variabilidade de desenhos entre os estudos de analgesia regional no que concerne à melhor técnica, melhor droga, melhor dose, ainda sem evidência do regime ideal. Bloqueio do plano transverso do abdome (TAP), da bainha do reto, bloqueio paravertebral (PVB), outros bloqueios nervosos, ou infiltração contínua da ferida (CWI) devem ser considerados para diminuir drogas sistêmicas.[44]

Seguindo no conceito de analgesia multimodal e preemptiva, apresentam-se as medicações adjuvantes.[45]

Seja no pré-operatório, na dor aguda ou persistente pós-operatória do câncer, a qual com caráter principalmente neuropático é pouco responsivo aos opiáceos, ou quando a intolerância aos opiáceos limita o aumento da dose, a combinação de medicamentos adjuvantes com analgesia controlada pelo paciente (PCA) tem sido usada para minimizar os efeitos colaterais relacionados aos opioides.[46]

Entre as classes de medicamentos adjuvantes, podemos citar os antidepressivos, que interagem com as vias nociceptivas do neuroeixo, possuem interações com opioides, causam inibição descendente e agem bloqueando canais iônicos. Inibem a receptação de noradrenalina e serotonina, atuando nas vias inibitórias descendente da dor, são também é considerado como terapia de primeira escolha na dor neuropática.[47] O reconhecimento da eficácia analgésica com drogas antidepressivas para dor crônica sugere o potencial de eficácia na dor aguda pós-cirúrgica. Porém, as evidências atuais ainda não apoiam o uso rotineiro de qualquer antidepressivo específico para o tratamento de dor aguda ou prevenção de dor pós-cirúrgica crônica. Ainda são necessários maiores estudos para se determinar a dosagem ideal e a duração do tratamento antidepressivo, dependendo da especificidade do procedimento.[48]

Os anticonvulsivantes (gabapentinoides: pregabalina e gabapentina), atuam como ligantes à subunidade alfa-2-delta dos canais de cálcio voltagem-dependentes pré-sinápticos. Esses fármacos regulam a entrada de cálcio no neurônio pré-sináptico diminuindo a liberação de neurotransmissores excitatórios na fenda sináptica, bloqueando o desenvolvimento de hiperalgesia e sensibilização central.[23] Ambos são bem tolerados e têm poucas interações farmacológicas, pois não fazem metabolização hepática, são excretados via renal, necessitando de ajuste de dose em nefropatas. Os gabapentinoides têm sido empregados com sucesso na dor neuropática de várias doenças, na profilaxia da dor crônica após eventos agudos, e também diminuem o consumo de opioides no intraoperatório. São fármacos de primeira linha da farmacoterapia da dor neuropática presente na dor oncológica. Alguns estudos têm sido realizados, mostrando que o uso pré-operatório de pregabalina reduziu a dor pós-operatória, o consumo total de morfina e as complicações relacionadas a ela após cirurgias, como a histerectomia e mastectomia.[49,50]

Os neurotransmissores excitatórios atuando por meio de receptores NMDA são envolvidos no desenvolvimento da sensibilização central. Os antagonistas desses receptores, tendo como principal representante a cetamina, já muito utilizada em dor refratária oncológica, proporcionam alívio da dor e funcionam como droga poupadora de opioide.[51] A neurofarmacologia da cetamina é bastante complexa, uma vez que a mesma interage com vários tipos de receptores em diversos locais de ligação, incluindo os receptores de glutamato, tanto NMDA (N-metil-D-aspartato) quanto não NMDA, os opioides, gabaérgicos e serotonérgicos, além de agir, direta ou indiretamente, sobre as monoaminas (acetilcolina, noradrenalina e dopamina). Possui efeitos preventivos de dor no pós-operatório imediato se utilizada em regime multimodal para anestesia. Ao contrário dos opioides, a cetamina não causa depressão respiratória, enquanto suporta a função hemodinâmica. Além disso, o agente tem potencial para diminuir a hiperalgesia induzida por opioides. Evidências clínicas apoiam o uso de cetamina para analgesia.[52]

A dexmedetomidina é um agonista alfa-2 central altamente seletivo, com efeitos sedativos, pró-anestésicos e pró-analgésicos, com capacidade de contornar a resposta central simpática e minimizar efeitos induzidos por opioides como rigidez muscular, tremores pós-operatórios e náuseas, com mínima depressão respiratória. Apresenta rápido início de ação, sendo metabolizada no fígado e excretada principalmente pela urina.[53]

A lidocaína possui propriedades anti-inflamatórias, analgésicas e anti-hiperalgésicas e efeito poupador de opioide. Promove recuperação pós-operatória após cirurgia abdominal, por atenuar a produção de IL-8, IL-6 e IL-1 e acelerar a recuperação do intestino após cirurgia abdominal aberta.[54] Grande heterogeneidade do tempo de infusão, dose e duração, tipos de cirurgia e medidas de resultados dificultam as revisões e melhores evidências do assunto.

■ CONCLUSÃO

Embora progressos significativos tenham sido feitos nos últimos anos com relação à compreensão e tratamento da dor do câncer, ainda há um grande número de pacientes com dor mal controlada. Mesmo que várias modalidades estejam disponíveis, os planos de cuidados devem ser individualizados, utilizando doses adequadas, imprimindo a analgesia multimodal, tendo atenção para os efeitos adversos, tratando de forma imediata e agressiva, e documentar sempre as respostas às medicações, pois tais medidas são de suma importância na dor dos pacientes oncológicos, principalmente os pós-cirúrgicos.

Sempre que possível, especialmente em casos complexos com a possibilidade de dor pós-operatória significativa, devemos usar abordagem multidisciplinar. Uma equipe, incluindo um anestesiologista, cirurgião, médico da dor, fisiatra, enfermeiro e psicólogo, podem ajudar a elaborar um plano que minimize o desconforto pós-operatório do paciente oncológico ortopédico e maximize sua capacidade de participar da terapia.[55]

■ REFERÊNCIAS BIBLIOGRÁFICAS

1. Paice JA, Ferrell B. The management of cancer pain. CA Cancer J Clin. 2011; 61:157-82.
2. Bianchini C, Malagò M, Crema L, Aimoni C, Matarazzo T, et al. Post-operative pain management in head and neck cancer patients: predictive factors and efficacy of therapy. Acta Otorhinolaryngol Ital. 2016 abr; 36(2):91-6.
3. Daeninck P, Gagnon B, Gallagher R, et al. Canadian recommendations for the management of breakthrough cancer pain. Quality of Cancer Pain Management: An Update of a Systematic Review of Undertreatment of Patients with Cancer. J Clin Oncol – Curr Oncol. 2016; 23(2):96-108.
4. Cepeda MS, Carr DB, Miranda N, et al. Comparison of morphine, ketorolac, and their combination for postoperative pain: results from a large, randomized, double-blind trial. Anesthesiology. 2005; 103(6):1225-32.
5. Kehlet H, Wilkinson RC, Fischer HB, et al. PROSPECT: evidence-based, procedure-specific postoperative pain management. Best Pract Res Clin Anaesthesiol. 2007; 21(1):149-59.
6. Bruce J, et al. Chronic preoperative pain and psychological robustness predict acute postoperative pain outcomes after surgery for breast cancer. Br J Cancer. 2012; 107:937-46.
7. Jensen TS, Baron R, Haanpää M, et al. A new definition of neuropathic pain. Pain. 2011; 152(10):2204-5.
8. Farquhar-Smith P, Brown MRD. Persistent Pain in Cancer Survivors: Pathogenesis and Treatment Options. Pain. 2016; v. XXIV.
9. Moslemi F, Rasooli S, Baybordi A, Golzari SEJ. A Comparison of Patient Controlled Epidural Analgesia with Intravenous Patient Controlled Analgesia for Postoperative Pain Management After Major Gynecologic Oncologic Surgeries: A Randomized Controlled Clinical Trial. Anesthesiol. Pain Med. 2015; 5:10-4.
10. Greco MT, Roberto A, Corli O, et al. Quality of cancer pain management: an update of a systematic review of undertreatment of patients with cancer. J Clin Oncol. 2014; 32(36):4149-54.
11. Pattison N, et al. Towards a pain free hospital: An in-depth qualitative analysis of the pain experiences of head and neck cancer patients undergoing radiotherapy. Br J Pain. 2016; 10:29-37.
12. Schug SA, Palmer GM, Scott DA, et al. Acute pain management: scientific evidence, fourth edition, 2015. Med J Aust. 2016 mai; 204(8):315-7.
13. Min EK, Chong JU, Hwang HK, et al. Negative oncologic impact of poor postoperative pain control in left-sided pancreatic cancer Retrospective Study. World J Gastroenterol. 2017; 23(4):676-86. Disponível em: https://doi.org/10.3748/wjg.v23.i4.676.
14. Arendt-Nielsen L, et al. Assessment and manifestation of central sensitisation across different chronic pain conditions. Eur J Pain. 2018; 22:216-41.
15. Gerbershagen HJ, Dagtekin O, Gaertner J, Petzke F, Heidenreich A, Sabatowski R, Ozgü ̈ E. Preoperative chronic pain in radical prostatectomy patients: preliminary evidence for enhanced susceptibility to surgically induced pain. Eur J Anaesthesiol. 2010; 27(5):448-54.
16. Belfer I. Persistent Postmastectomy Pain in Breast Cancer Survivors: Analysis of Clinical, Demographic, and Psychosocial Factors. J Pain. 2013 out; 14(10):1185-95.
17. Liu SS, Buvanendran A, Rathmell JP, et al. A cross-sectional survey on prevalence and risk factors for persistent postsurgical pain 1 year after total hip and knee replacement. Reg Anesth Pain Med. 2012; 37:415-22.
18. Peng Z, et al. A retrospective study of chronic post-surgical pain following thoracic surgery: Prevalence, risk factors, incidence of neuropathic component, and impact on quality of life. PLoS One. 2014; 9:1-8.
19. Seretny M, Currie GL, Sena ES, Ramnarine S, Grant R, Macleod MR, et al. Incidence, prevalence, and predictors of chemotherapyinduced peripheral neuropathy: a systematic review and meta-analysis. Pain. 2014; 155:2461-70.
20. Chen AM, Hall WH, Li J, et al. Brachial plexus-associated neuropathy after high-dose radiation therapy for head-and-neck cancer. Int J Radiat Oncol Biol Phys. 2012; 84:165-9.
21. Kaur H, Arora P, Singh G, Singh A, Aggarwal S, Kumar M. Desmedetomidine as an adjunctive analgesic to ropivacaine in pectoral nerve block in oncological breast surgery: A ran-

21. domized double-blind prospective study. J Anaesthesiol Clin Pharmacol. 2017 out-dez; 33(4):457-61.

22. Gritsenko K, Khelemsky Y, Kaye AD, Vadivelu N, Urman RD. Multimodal therapy in perioperative analgesia. Best Pract Res Clin Anaesthesiol. 2014 mar; 28(1):59-79.

23. van den Beuken-van Everdingen MH, de Graeff A, Jongen JL, et al. Pharmacological Treatment of Pain in Cancer Patients: The Role of Adjuvant Analgesics, a Systematic Review. Pain Pract. 2017 mar; 17(3):409-19.

24. Gaertner J, et al. Metamizole/dipyrone for the relief of cancer pain: A systematic review and evidence-based recommendations for clinical practice. Palliat Med. 2017; 31:26-34.

25. Williams BA, Neumann KJ, Goel SK, Wu CL. Postoperative Pain and Other Acute Pain Syndromes. Raj's Practical Management of Pain Elsevier Inc.; 2008). doi: 10.1016/B978-0-323-04184-3.50017-0.

26. Mark J, et al. Ultrarestrictive Opioid Prescription Protocol for Pain Management After Gynecologic and Abdominal Surgery. JAMA Netw Open. 2018; 1:e185452.

27. Hah JM. Striving for Evidence-Based Postoperative Opioid Prescribing While Optimizing Perioperative Pain Management— Shifting to Conservative Prescribing. JAMA Netw Open. 2018; 1:e185432.

28. Sultana A, Torres D, Schumann R. Special indications for Opioid Free Anaesthesia and Analgesia, patient and procedure related: Including obesity, sleep apnoea, chronic obstructive pulmonary disease, complex regional pain syndromes, opioid addiction and cancer surgery. Best Pract Res Clin Anaesthesiol. 2017; 31.

29. Divatia J, Ambulkar R. Anesthesia and cancer recurrence: What is the evidence? J Anaesthesiol Clin Pharmacol. 2014; 30:147.

30. Sande TA, Laird BJA, Fallon MT. The use of opioids in cancer patients with renal impairment—a systematic review. Support Care Cancer. 2017; 25:661-75.

31. Cavalcanti IL, et al. Safety and tolerability of controlled-release oxycodone on postoperative pain in patients submitted to the on-cologic head and neck surgery. Rev Col Bras Cir. 2014; 41:393-9.

32. Moriarty C, Carroll W. Ibuprofen in paediatrics: Pharmacology, prescribing and controversies. Arch Dis Child Educ Pract Ed. 2016; 101:327-30.

33. Bandieri E, et al. Randomized trial of low-dose morphine versus weak opioids in moderate cancer pain. J Clin Oncol. 2016; 34:436-42.

34. National Comprehensive Cancer Network. Adult Cancer Pain. 2010; 8:1046-86.

35. Paula CS, Ribeiro SH, Fombonne E, Mercadante MT. Brief report: prevalence of pervasive developmental disorder in Brazil: a pilot study. J Autism Dev Disord. 2011 dez; 41(12):1738-42.

36. Elsner F1, Radbruch L, Loick G, et al. Intravenous versus subcu-taneous morphine titration in patients with persisting exacerba-tion of cancer pain. J Palliat Med. 2005 ago; 8(4):743-50.

37. Lee BM, Ghotra VS, Karam JA, Hernandez M, Pratt G, Cata JP. Regional anesthesia/analgesia and the risk of cancer recurrence and mortality after prostatectomy: a meta-analysis; 2015.

38. Radovanović D. Thoracic Epidural Versus Intravenous Patient-Controlled Analgesia after Open Colorectal Cancer Surgery. Acta Clin Croat. 2017; 56:244-54.

39. Weinbroum AA. Superiority of postoperative epidural over in-travenous patient-controlled analgesia in orthopedic oncologic patients. Surgery. 2005; 138:869-76.

40. Cho JS, et al. Comparison of the effects of patient-controlled epidural and intravenous analgesia on postoperative bowel function after laparoscopic gastrectomy: a prospective random-ized study. Surg Endosc. 2017; 31:4688-96.

41. Perivoliotis K, Sarakatsianou C, Georgopoulou S, Tzovaras G, Baloyiannis I. Thoracic epidural analgesia (TEA) versus pa-tient-controlled analgesia (PCA) in laparoscopic colectomy: a systematic review and meta-analysis. Int J Colorectal Dis; 2018 doi: 10.1007/s00384-018-3207-3.

42. Zgâia AO, et al. Improvement of recovery parameters using pa-tient-controlled epidural analgesia after oncological surgery. A prospective, randomized single center study. Rom J Anaesth Intensive Care. 2017; 24:29-36.

43. Lee BM, et al. Regional anesthesia/analgesia and the risk of can-cer recurrence and mortality after prostatectomy: a meta-analy-sis. Pain Manag. 2015; 5:387-95.

44. Ilfeld BM. Continuous Peripheral Nerve Blocks: An Update of the Published Evidence and Comparison with Novel, Alternative Analgesic Modalities. Anesth Analg. 2017; 124:308-35.

45. Gelman D, et al. Role of Multimodal Analgesia in the Evolving Enhanced Recovery after Surgery Pathways. Medicina (Kaunas). 2018; 54.

46. Radovanović D. Thoracic Epidural Versus Intravenous Patient-Controlled Analgesia after Open Colorectal Cancer Surgery. Acta Clin Croat. 2017; 56:244-54.

47. Liu WC, Zheng ZX, Tan KH, Meredith GJ. Multidimensional Treatment of Cancer Pain. Curr Oncol Rep. 2017; 19:10.

48. Gilron I. Antidepressant Drugs for Postsurgical Pain: Current Status and Future Directions. Drugs. 2016; 76:159-67.

49. Wang YM, et al. Pregabalin can decrease acute pain and post-operative nausea and vomiting in hysterectomy. Med (United States). 2017; 96.

50. Rai AS, et al. Preoperative pregabalin or gabapentin for acute and chronic postoperative pain among patients undergoing breast cancer surgery: A systematic review and meta-analysis of randomized controlled trials. J Plast Reconstr Aesthetic Surg. 2017; 70:1317-28.

51. Prommer EE. Pharmacological Management of Cancer-Related Pain. Cancer Control. 2015 out; 22(4):412-25.

52. Allen CA, Ivester JR. Low-Dose Ketamine for Postoperative Pain Management. J Perianesthesia Nurs. 2018; 33:389-98.

53. Kweon DE, Koo Y, Lee S, Chung K, Ahn S, Park C. Postoperative infusion of a low dose of dexmedetomidine reduces intrave-nous consumption of sufentanil in patient-controlled analgesia. Korean J Anesthesiol. 2018 jun; 71(3):226-231.

54. Song X, Sun Y, Zhang X, Li T, Yang B. Effect of perioperative intravenous lidocaine infusion on postoperative recovery fol-lowing laparoscopic Cholecystectomy-A randomized controlled trial. Int J Surg. 2017; 45:8-13.

55. Anderson MR, Jeng CL, Wittig JC, Rosenblatt MA. Anesthesia for patients undergoing orthopedic oncologic surgeries. J Clin Anesthesia. 2010; 22:565-72.

53 Capítulo

Anestesia em Oncologia

Juliano Farias Cordeiro
Ana Gabriela Kriger Pinheiro
Jailton Luiz Cordeiro Junior
Leandro Mamede Braun

■ INTRODUÇÃO

Perspectivas apontam que em 2030 existirão 21,7 milhões de novos casos de câncer e 13 milhões de mortes pela doença em todo o mundo. No Brasil, segundo dados do INCA, estima-se para o biênio 2018-2019 a ocorrência de 600 mil novos casos para cada ano. De acordo com o Centers for Desease Control and Prevention and the International Agency for Reasearch on Câncer, o câncer é a segunda causa de morte nos Estados Unidos e em todo o mundo. E a principal causa de morte nesses pacientes é a recorrência tumoral e presença de metástases que ocorrem mesmo depois da cirurgia para retirada do tumor primário.[1,2]

A cirurgia continua sendo o tratamento primário para a maioria dos cânceres, sendo considerado pela Lancet Oncology Commission um dos principais pilares do cuidado e controle da doença. Em 2015, a OMS divulgou a ocorrência de cerca de 15,2 milhões de novos casos de câncer, dentre os quais cerca de 80% necessitaram de um procedimento cirúrgico em algum momento da evolução da doença. Considerando que pacientes pediátricos e adultos com câncer podem necessitar de cirurgia pelo menos uma vez, para diagnosticar, iniciar tratamento ou paliar sua doença, milhões de indivíduos em todo o mundo estarão expostos às consequências fisiológicas indesejáveis do próprio trauma cirúrgico (estresse psicológico ou físico), dor ou efeitos de drogas perioperatórias, como anestésicos e analgésicos.[1,2]

Pacientes portadores de doenças oncológicas são imunossuprimidos por diversos fatores: quimioterapia, radioterapia, desnutrição, estresse psicológico e pela própria doença de base. A cirurgia, em suas diversas funções (prevenção, diagnóstico, tratamento curativo e paliativo), possui papel primordial; entretanto, também representa um período de suscetibilidade ao desenvolvimento de metástases, por diversos motivos, que envol-

vem alterações imunológicas, como também pela manipulação do tumoral.[3,4]

A ideia que a cirurgia poderia promover proliferação tumoral surgiu há décadas, quando cirurgiões notaram aumento súbito da disseminação da doença após o procedimento cirúrgico. As teorias sugerem alterações na apresentação antigênica, secreção de agentes imunossupressores, resposta endócrino-metabólica ao trauma cirúrgico, influência de medicamentos e transfusões sanguíneas no sistema imune. Nos últimos anos, diversas pesquisas têm demonstrado que o intraoperatório é um período de vulnerabilidade para a disseminação metastática de tumores sólidos, o que tem chamado atenção para a influência da técnica anestésica e outros fatores cirúrgicos no prognóstico do paciente oncológico.[4]

■ IMUNIDADE E CÂNCER

As respostas imunes intactas às células cancerígenas, chamadas vigilância imunológica do câncer, eram consideradas necessárias para prevenir e inibir o desenvolvimento do tumor, entretanto, atualmente explicam apenas a proteção inicial contra a carcinogênese.

Para explicar toda a sequência, temos o conceito mais recente do câncer, chamado *immunoediting*, que engloba três processos: eliminação, equilíbrio e escape. Este conceito mostra que a vigilância imune inadequada durante o processo de eliminação promove a fuga de células cancerígenas do ataque imunológico e estimula o aparecimento de tumores clinicamente aparentes através do processo de equilíbrio, que é imunologicamente editado para tornar as células tumorais mais resistentes ao sistema imune.[3]

Essas fases podem ocorrer de maneira sequencial ou de forma totalmente independente. A fase de eliminação ocorre quando as células neoplásicas lesam o tecido, acionando o sistema imune inato, através das células *natural killer* (NK) e da liberação de INF-γ, ocorrendo a morte da célula tumoral. As células cancerígenas que resistem e sobrevivem à ação da vigilância imunológica dão origem a variantes com mutações. Essas variantes são resistentes ao ataque do sistema imune e permitem que o tumor entre na fase de equilíbrio. As células que sobreviveram à fase de eliminação e passaram pela fase de equilíbrio entram, então, na fase de escape. Nessa fase, as células tumorais multiplicam-se de maneira descontrolada e são capazes de driblar o sistema imune, sendo conhecidas como células tumorais editadas.[1,3,4,6]

Entre as células imunes, as células NK, CD4Th1 e as CTL CD8 são as principais células que defendem nosso corpo contra o câncer. Por outro lado, as células Th2, TAM (macrófago associado ao tumor) ou MDSC (células supressoras mieloide-derivadas) e as células Treg (TCD4 regulador) possuem função dominante na promoção do estabelecimento e crescimento dos tumores, além de inibir as respostas imunes contra o câncer. Além disso, citocinas pró-inflamatórias, catecolaminas, prostaglandina e altos níveis de (STAT3) estão implicados na recidiva e metástase no câncer pós-operatório

As células NK desempenham um papel importante, particularmente na eliminação de metástases sem sensibilização prévia e restrição do complexo principal de histocompatibilidade (MHC). CD8 CTL pode matar células cancerígenas diretamente através da restrição do MHC classe I. As células T auxiliares CD4 na circulação (Th0) são diferenciadas em células Th1, Th2, Th17 e Treg, nas circunstâncias dos padrões de secreção de citocinas. Células Th1, caracterizadas por secreções de IL-2, IL-12 e IFN-γ, são necessárias para induzir TCD8 e ativar células NK. As células Th1 também ativam células apresentadoras de antígenos (APCs), como macrófagos e células dendríticas.

Células Th2 diferenciadas por IL-4 e IL-10 favorecem uma resposta humoral. Elas podem induzir células Th17, células Trem, TAMs e MDSCs. Essas células, induzidas pelas células Th2, desempenham um papel importante na promoção do crescimento tumoral e da metástase pela inibição das respostas imunológicas antitumorais, como a indução de Th1, a função dos CTL e a atividade da NK. As MDSCs, que estão presentes na maioria dos pacientes com câncer, suprimem não apenas as células NK mas também as células T CD4+ e CD8+ através da regulação negativa da cadeia z associada ao receptor de células T (TCR), que é necessária para a sinalização de TCR.

As células tumorais editadas apresentam menor expressão de moléculas *major histocompatibility complex* (MHC-1), importantes para detecção pelos linfócitos T citotóxicos. Além disso, secretam citocinas imunossupressoras, estabelecendo um microambiente protetor para o desenvolvimento do tumor primário.[1,3,4,6,11]

A imunidade celular possui papel limitado no surgimento e na erradicação do tumor primário, entretanto, ela é capaz de restringir o desenvolvimento de metástases à distância e de erradicar a doença residual mínima. Portanto, se o tumor for retirado antes do desenvolvimento dos mecanismos de escape das células tumorais, a ação da imunidade celular de erradicar a doença residual mínima pode levar à cura. Manter a imunocompetência do paciente oncológico passa a ser um fator fundamental no combate à neoplasia.[4]

■ DISSEMINAÇÃO TUMORAL E CIRURGIA

A ideia de que o período perioperatório afeta a sobrevida após a cirurgia surgiu há 40 anos. Após a retirada completa do tumor, se o sistema imune estiver funcionando normalmente, quase todas as células residuais tumorais são destruídas dentro de 24 horas. Infelizmente, a imunossupressão pós-operatória inevitavelmente tem início precoce após a cirurgia e perdura por quase 7 dias, permitindo que as células tumorais escapem do sistema imune.[1,3-6]

As principais causas de morte por câncer são recorrência tumoral e metástase. A disseminação pode ocorrer por via hematogênica, linfática ou como resultado da extensão direta da lesão, e depende não só de fatores intrínsecos ao tumor, mas também da interação desses fatores com o hospedeiro.

A principal linha de defesa contra invasão e metástase de células cancerosas é estabelecida por meio da resposta imune inata e adaptativa do hospedeiro. Os principais participantes no reconhecimento e eliminação das células cancerígenas durante a "fase de eliminação", onde é alcançado um estado sem doença, são as células NK, CD4+, Th1, CD8+, CTL e citoquinas, incluindo interleucina-12, interferon-α/β, interferon-γ e fator de necrose tumoral-α (TNF-α). As células NK, uma subpopulação de grandes linfócitos granulares que reconhecem e lisam espontaneamente células tumorais, desempenham um papel fundamental. Pacientes com número reduzido de células NK ou com sua atividades comprometidas são mais vulneráveis à formação de câncer e/ou metástase.[6]

Os mecanismos de propagação de uma neoplasia estão relacionados à redução da atividade do sistema imune, falhas nos mecanismos normais de apoptose celular, capacidade de adaptação do tumor a condições adversas para o crescimento (hipóxia, deficiência de nutrientes etc) e à formação de novos vasos sanguíneos para suprir a neoplasia (angiogênese). A manipulação direta do tumor durante a cirurgia pode liberar células malignas na circulação sanguínea. A excisão do tumor tem a capacidade de interferir na angiogênese local, através da eliminação dos dois fatores antiangiogênicos (angiostatina e endostatina) presentes na matriz extracelular que envolve o tumor. A excisão do tumor também libera fatores de crescimento do endotélio vascular (VEGF) que, somando-se a redução dos fatores antiangiogênicos, promove acelerada angiogenêse e o aparecimento de micrometástases. Outros mecanismos facilitadores da proliferação tumoral são a resposta inflamatória com a consequente liberação de citocinas e catecolaminas e a redução da imunidade celular (Figura 53.1).[4]

■ FATORES INTRAOPERATÓRIOS E RECORRÊNCIA DO CÂNCER

A anestesia e os diversos medicamentos usados durante o período perioperatório parecem piorar ou melhorar o sistema imunológico do paciente com câncer. Atualmente, diversas medidas podem ser tomadas durante a anestesia para diminuir a inflamação sistêmica, a resposta endócrino-metabólica ao trauma cirúrgico e reduzir a exposição a agentes anestésicos possivelmente imunossupressores, com o objetivo de diminuir a taxa de recorrência dos tumores e melhorar a sobrevida dos pacientes com câncer.

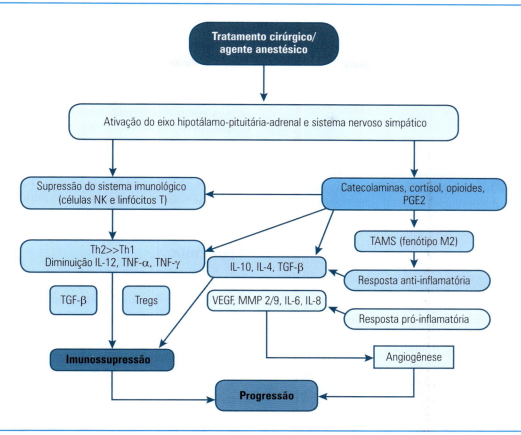

Figura 53.1. Cascata da imunossupressão desencadeada pela cirurgia/anestesia.[15]

Hiperglicemia

Dos pacientes submetidos a procedimentos cirúrgicos, cerca de 21 a 34% desenvolvem hiperglicemia. Como a hiperglicemia aguda inibe a desidrogenase glicose-6-fosfato, a enzima responsável pela formação do nicotinamida adenina dinucleotídeo fosfato, ela supre as funções dos monócitos e neutrófilos: quimiotaxia, fagocitose de bactérias, geração de espécies reativas de oxigênio e apresentação de antígenos. Consequentemente, aumenta a vulnerabilidade à infecção. O grau de hiperglicemia necessário para prejudicar a fagocitose é relatado em concentrações de glicose acima de 200 mg/dL. Entretanto, a hiperglicemia pode evocar a inflamação microvascular desencadeada pela adesão de leucócitos ao endotélio por meio de moléculas de adesão reguladas positivamente nas células endoteliais. Até o momento, contudo, não foi ainda possível objetivar a existência de uma associação forte entre hiperglicemia no perioperatório e uma maior probabilidade de metastização.[3]

Hipotensão, hipovolemia e hipóxia

O paciente oncológico possui um maior risco de desenvolver hipotensão intraoperatória por diversos motivos: desnutrição pré-operatória, desidratação e hipovolemia por hemorragia no intraoperatório. Hipotensão e/ou hipovolemia ativam o sistema nervoso simpatico (SNS), o eixo hipotalâmica-pituitária-adrenal (HPA), causam diminuição da perfusão tecidual e consequente hipóxia celular. Esses eventos induzem o aumento da expressão de moléculas de adesão (molécula de adesão celular [ICAM-1]), molécula de adesão celular vascular (VCAM-1, P-selectina e E-selectina no endotélio vascular) e iniciam a síndrome da resposta inflamatória sistêmica (SIRS) que resulta em resposta Th1 deprimida. Além da inflamação induzida por hipóxia e da supressão Th1, a hipóxia impulsiona a ativação de um fator-chave de transcrição: a família do fator induzível por hipóxia (HIF) tanto nas células imunológicas quanto nas células tumorais. O aumento da produção de HIF-1 nas células T induz uma mudança do fenótipo Th1 para o fenótipo Th2, o que inibe o indução de células NK e CD8 através do aumento da produção de IL-10 e diminuição da secreção de IFN-γ. Além disso, o HIF estimula a diferenciação e proliferação de células Treg. A expressão de HIF induzida por hipóxia em células tumorais promove a proliferação de células tumorais e induz a secreção de fatores angiogênicos, incluindo o fator de crescimento endotelial vascular (VEGF) e angiopoietina-2, que aumentam a angiogênese. Portanto, a hipóxia está fortemente associada à progressão tumoral e metástase. Younes e colaboradores demonstraram que o número de episódios hipotensivos durante uma operação foi o fator de risco mais significativo associado a um menor intervalo livre de doença após ressecção hepática para câncer colorretal metastático.[3]

Dor aguda

Dor aguda, incluindo dor pós-operatória, suprime a atividade das células NK. O manejo da dor pós-operatória tem demostrado preservar a atividade antitumoral das células NK após cirurgia em modelo animal. Além disso, a dor ativa o eixo HPA e SNS, resultando em imunossupressão, como descrito anteriormente.[7]

Resposta endócrino-metabólica

A intensidade da resposta endócrino-metabólica ao trauma (REMIT) cirúrgico depende de diversos fatores, tem início ainda no pré-operatório e está diretamente relacionada ao grau de manipulação tumoral durante a cirurgia, sendo maior em cirurgias abertas. A REMIT tem sido sugerida como fator de risco para o desenvolvimento de metástases à distância, pois provoca alterações imunológicas que conferem certo grau de imunodepressão ao indivíduo. Essas alterações persistem por dias, com pico de intensidade no terceiro dia do pós-operatório.

A REMIT promove a liberação de citocinas, catecolaminas, neurotransmissores e a ativação do eixo hipotálamo-hipófise-adrenal, o que propicia a formação de um microambiente favorável à proliferação tumoral (inibem a atividade NK e polarizam células T e macrófagos para a produção de citocinas Th2, mas não para citocinas Th1).

Alguns estudos mostram que a ativação de receptores β-adrenérgicos (numerosos na superfície de tumores e no tecido conjuntivo que os circunda) pode acelerar o aparecimento de lesões metastáticas em animais. Estudos em humanos mostraram que a resposta endócrino-metabólica, com seus elevados níveis de catecolaminas circulantes, pode piorar o desfecho do paciente oncológico pela ativação dos receptores β1 e β2 expressos pelo tumor. Os mesmos estudos sugerem que o antagonismo β-adrenérgico tem efeito benéfico na evolução da doença.

Estudos em pacientes com câncer de ovário demostraram que altas taxas de catecolaminas circulantes estão diretamente relacionadas ao aumento do potencial invasivo do tumor. Além de interagirem com os receptores β-adrenérgicos, as catecolaminas estimulam a angiogênese (via VEGF) e a linfogênese, deprimem a resposta imune celular e ativam a STAT-3 (*signal transdutor of activation and transcription*), que é uma das proteínas responsáveis pela proliferação do tumor.[1,5-7]

Inflamação

Citocinas, prostaglandinas e a ciclo-oxigenase estão envolvidas com mecanismos de imunossupressão, resistência ao estímulo apoptótico e promoção da angiogênese, facilitando a progressão neoplásica. A expressão da ciclo-oxigenase-2 (COX-2) pelas células tumorais está intimamente relacionada à formação de novos vasos sanguíneos, indesejáveis ao combate tumoral.

Existe uma distribuição heterogênea das citocinas geradas pela resposta inflamatória associada ao trauma cirúrgico. Nas proximidades da ferida operatória predomina a produção de citocinas pró-inflamatórias como o IFN-γ, a interleucina 2 (IL-2) e o fator de necrose tumoral (TNF), enquanto na periferia da lesão há predominância de citocinas anti-inflamatórias, como as interleucinas 4 (IL-4), 6 (IL-6) e 10 (IL-10) que, por sua vez, teriam a capacidade de inibir a resposta imune mediada por células. A produção de citocinas depende do tipo de resposta imunológica prevalente: celular ou humoral. A resposta imune humoral é pouco eficiente no combate às células neoplásicas.

Durante o ato cirúrgico, a agressão tissular e outros fatores como hipotermia, lesões de isquemia-reperfusão, drogas, hemotransfusão e dor exacerbam a resposta inflamatória e reduzem a capacidade adaptativa do sistema imunológico, levando à redução global na população linfocitária e à diminuição ainda mais marcante na proporção de células Th1 com relação às células Th2. Esse desequilíbrio imunológico, típico do período perioperatório, pode gerar aumento da recorrência tumoral.[1,5-7]

Hipotermia

A hipotermia está associada a diversos desfechos indesejados para o paciente cirúrgico, como sangramento, alteração no metabolismo dos fármacos, perfusão e taxa de infecção de feridas, sendo, portanto, um dos parâmetros de monitorização *standard* recomendados pela ASA (American Society of Anesthesiologists). Cerca de 46% dos pacientes submetidos a anestesia para cirurgia abdominal atingem temperatura inferior a 36 °C no início da cirurgia e mais de 1/3 chegam hipotérmicos na SRPA (sala de recuperação pós-anestésica).[3,8]

Hipotermia perioperatória implica em alterações no sistema imune: inibindo a migração leucocitária, fagocitose de neutrófilos e produção de citocinas e anticorpos. Um estudo *in vitro* em humanos demonstrou que monócitos incubados em baixas temperaturas, diminuiu a expressão de antígeno leucocitário humano (HLA), retardou a liberação de TNF-α e aumentou a liberação de IL-10. Tais mudanças implicam em: inflamação crônica pela liberação tardia de TNF-α e o aumento de IL-10 induzindo resposta Th2. Estudos em animais *in vivo* demostram que a hipotermia suprime a atividade das células NK e aumenta o risco de metástases tumoral, possivelmente por ativação do SNS. Logo, a prevenção da hipotermia perioperatória parece ter impacto também no que diz respeito a redução do risco de metástase. Além do aquecimento ativo intraoperatório, o aquecimento por 20 minutos antes da anestesia minimiza a hipotermia redistributiva inicial.[3]

■ ANESTESIA E CÂNCER

Opioides

O opioide é uma classe de droga muito utilizada em anestesia, visando principalmente a analgesia intra e pós-operatória. Atualmente, a possibilidade de interferência na recorrência tumoral tem sido bastante discutida.

Diversos estudos publicados demonstram os efeitos imunossupressores dessa classe e, consequentemente, a promoção de crescimento tumoral e metástase à distancia por múltiplos mecanismos: modulação de respostas celulares e tumorais, ação direta sobre as células tumorais, imunes e endoteliais, além da ativação de resposta ao estresse mediada por hormônios neuroendócrinos. Ocorre também ativação do receptor opioide μ (superexpresso no câncer) levando à angiogênese dependente do VEGF, ativação da via do fator de crescimento epidérmico, aumento da expressão celular induzida pela regulação do gene NET-1, estimulação da via de sinalização da proteína quinase ativada por mitógeno (MAPK) via receptores acoplados à proteína G e síntese de óxido nítrico (NO), levando ao aumento da atividade enzimática da ciclo-oxigenase-2 (COX-2) e subsequente produção de PGE-2.

Além disso, os receptores não opioides, como o *Toll-like* receptor 4 (TLR4) nas células cancerígenas, têm demonstrado facilitar a invasão e a migração. No entanto, a ativação do TLR4 com um uso único perioperatório de agonista de TLR4 mostrou aumentar a imunidade natural e adaptativa em estudos experimentais em animais, através da secreção de citocinas inflamatórias e interferons do tipo 1.

Existe uma grande discussão sobre os efeitos imunomoduladores dos vários opioides.

A maioria dos estudos que investigam os efeitos dos opioides no sistema imunológico são *in vitro* ou estudos com animais, o que limita os resultados. Existe uma grande discussão sobre o aumento do risco de metástases com o uso da morfina, entretanto, até o momento não existe evidência consolidada sobre esse assunto, uma vez que estudos em animais também mostraram outra visão do que se discutia na literatura: a morfina pode levar a várias vias anticarcinogênicas através da diminuição da migração transendotelial de leucócitos e redução da angiogênese, redução do crescimento tumoral via diminuição dos níveis de metaloproteinase de matriz circulante-9 (MMP-9) e ativador de plasminogênio tipo uroquinase (uPA), diminuição da expressão de MMP-9 induzida por interleucina-4 (IL-4) e ativação de macrófagos "alternativos" (M2). Os opioides podem desempenhar um papel no desenvolvimento de metástase e recorrência do câncer, que parece diferir dependendo do tipo de célula cancerosa.[15]

Os dados clínicos humanos sobre essa controvérsia são igualmente difíceis de interpretar devido a desenhos de estudos retrospectivos e influências confusas, bem como o próprio efeito do sistema opioide endógeno sobre a imunidade. Em um estudo dinamarquês de coorte populacional de mais de 30.000 pacientes, os autores não encontraram associação entre o uso de opioides e a recidiva do câncer de mama (HR ajustado 1,0, IC 95% 0,92-1,1). Cata e colaboradores demonstraram que o uso de opioide intraoperatório pode estar associado à diminuição da sobrevida global nos estágios iniciais do câncer de pulmão não pequenas células, mas não em casos mais avançados, e concluiu que, até que evidências mais fortes de ensaios controlados randomizados estejam disponíveis, os opioides devem continuar a ser usados como um componente-chave da anestesia balanceada. Logo, ainda não está claro se os opioides aumentam o risco de recorrência do câncer, e com os dados atuais disponíveis não é possível estabelecer uma mudança na prática anestésica.[6]

Estudos em ratos demonstraram que a morfina reduz a atividade das células NK dose-dependente, e que em humanos a administração intravenosa promove esse mesmo efeito por até 24 horas após o fim da infusão.[20]

Em contrapartida, alguns estudos em animais demonstram que a administração prée pós-operatória da morfina atenuou alguns efeitos indesejáveis da cirurgia, como a resposta ao estresse cirúrgico. Esses achados sugerem que a administração perioperatória de morfina pode ter um papel importante na modulação da ocorrência de metástase induzida pela cirurgia. Apesar dos benefícios das técnicas de anestesia regional (AR) poupadoras de opioides no desfecho do paciente, como tem sido sugerido em estudos clínicos de tratamento cirúrgico, é incerto se o benefício vem diretamente da falta de opioides ou da suplementação da AR.

Fentanil em doses elevadas (20 mcg/kg) suprime a atividade das células NK durante 24-48 horas; contudo, doses até 3-6 mcg/kg parecem não só não provocar esta depressão como ainda proporcionar uma melhoria do estado imune, recrutando e aumentando de modo rápido a atividade das células NK e linfócitos T CD8+. Segundo alguns autores, o fentanil não se ligará ao receptor $\mu3$, o que explicará a sua relativa segurança em doses habituais, ainda que tal visão não seja unânime.[9] Com relação ao remifentanil, estudos em animais mostraram que a administração de doses elevadas de remifentanil provocou algum grau de imunodepressão. Contudo, estudos em seres humanos demonstraram que doses baixas (0,02-0,04 mcg/kg/min) não alteravam a atividade das células NK, havendo por isso autores que defendem que será seguro mesmo em contexto oncológico. O sufentanil nos estudos em animais demonstraram uma diminuição da atividade NK, o mesmo ocorrendo com os estudos em seres humanos, onde a administração de 50 mcg por via epidural provocou uma diminuição na atividade das células NK em 20-50%. A petidina parece não alterar a função das células NK.

A ação do tramadol é apenas parcialmente explicada pelo agonismo dos receptores μ, com uma intervenção importante da inibição da recaptação da serotonina e noradrenalina na sua função analgésica. A sua utilização no período pós-operatório é considerada segura, parecendo mesmo minorar a imunossupressão pós-agressão anestésico-cirúrgica.[3,6,7,9,10]

Anti-inflamatórios não esteroides (AINEs)

Durante o período perioperatório, a progressão do câncer está claramente ligada a um estado de angiogênese aumentada, inflamação exagerada e forte supressão imunológica.

Entre os muitos mediadores pró-inflamatórios, prostaglandinas (PG), especialmente PGE2, induzem proliferação de células epiteliais e estimulação da angiogênese. PGE2 tem também efeitos diretos sobre o sistema imunológico, inibe a citotoxicidade das células NK e também suprime o sistema imune adaptativo pela indução da apoptose das células T CD4+ e inibição da maturação das células dendríticas, resultando na ativação abortiva de células T CD8+ *naive*. Dados experimentais demonstram claramente que a superexpressão da enzima COX-2 está ligada à invasão e à formação de metástases. Com base nessa premissa, foi hipotetizado que o uso de inibidores de COX durante o período perioperatório poderia melhorar a sobrevida de pacientes com câncer, diminuindo a inflamação e a supressão imunológica. Ao longo desta evidência, Forget e colaboradores demonstraram em um estudo de coorte que o uso de cetorolaco em cirurgia oncológica estava associado a menor risco de metástase por mais tempo.[17]

Os inibidores da COX-2 aumentam a citotoxicidade da NK e o antagonismo β-adrenérgico, enquanto reduzem a LTR no pós-operatório. Além disso, o antagonismo β-adrenérgico combinado e a inibição da COX-2 mostraram eliminar a LTR e diminuir a metástase em modelos animais. Um inibidor seletivo de COX-2 pode suprimir a liberação de PGE2 e promover respostas imunes que causam a regressão do tumor ovariano. Além disso, em um modelo murino, mostrou-se que o celecoxibe, um inibidor de COX-2 que reduz os níveis de PGE2, reduz e suprime células supressoras derivadas de mieloides (MDSCs), isso, por sua vez, diminui as espécies reativas de oxigênio e os níveis de óxido nítrico (NO) e reverte a tolerância das células T.[16]

Hipnóticos

Etomidato é, habitualmente, evitado devido ao seu efeito de supressão da produção de cortisol, que se pode manter durante 24 horas após uma administração única. Entretanto, existem poucos estudos sobre seu efeito no contexto da recidiva oncológica.

O propofol possui grande valor no contexto da anestesia para oncologia: não deprime a ação das células NK, não predispõe a metástases, e parece inibir especificamente a invasividade das células tumorais.

Além disso, promove a polarização TH1, que parece exercer alguma ação inibitória sobre a COX-2, abundante nas células tumorais e fundamental para a produção de prostaglandinas (PG) como a PGE2, reconhecida promotora da progressão tumoral. Logo, parece apresentar uma ação particularmente protetora da recidiva.[9]

Midazolam e cetamina inibem a maturação funcional de células dendríticas murinas, as células apresentadoras de antígenos, e prejudicam a indução de células dendríticas da resposta imune do tipo Th1 in vitro e in vivo. Células dendríticas e células do tipo Th1 são os principais intervenientes nas defesas do hospedeiro contra tumores. Portanto, o midazolam e a cetamina podem interferir negativamente na imunidade antitumoral. Além disso, a cetamina regula positivamente a PGE2 nas células mononucleares do sangue periférico in vitro e aumenta as metástases pulmonares através da inibição das células NK em modelos de ratos.

A cetamina demonstrou efeitos anti-inflamatórios significativos em diferentes modelos experimentais, mas também reduz o número e a atividade das células NK, que promove metástases pulmonares em um modelo de roedores de formação de metástase. A dexmedetomidina é um sedativo comumente usado durante a cirurgia; no entanto, seus efeitos sobre o sistema imunológico são amplamente desconhecidos.

Anestésicos voláteis

Estudos demonstraram que o uso de halogenados promove a recidiva tumoral através de efeitos diretos e indiretos. Os efeitos diretos estão relacionados a um favorecimento da sobrevivência intrínseca das células tumorais através de tais achados:

- Células neoplásicas do cólon pré-tratadas com isoflurano demonstram resistência aumentada à apoptose.

- Linhagens celulares neoplásicas expostas in vitro a sevoflurano durante 2 horas evidenciaram um maior crescimento tumoral, ao passo que exposições prolongadas de seis ou mais horas se associaram a uma inibição do crescimento.

As razões por trás desses achados estão relacionadas com o aumento dos níveis de HIF (hipóxia inducible factors – fatores induzíveis pela hipóxia), que são moléculas de sinalização celular semelhantes às responsáveis pelo pré-condicionamento isquêmico miocárdico – efeito de classe dos halogenados. Do ponto de vista prático, as células neoplásicas adquirem uma maior resistência a condições hipóxicas, o que seria uma vantagem evolutiva quando se tentam implantar numa nova localização pois favorecem a sua sobrevivência em condições adversas.

Além desses efeitos, os agentes halogenados apresentam várias ações indiretas: favorecem o escape tumoral, através do favorecimento a polarização TH2, diminuem a atividade das células NK e dificultam funções linfocitárias como a proliferação e a produção de citocinas, comprometendo a capacidade de destruição tumoral do organismo.

No caso do isoflurando, foi ainda identificado um efeito adicional: interferência nos níveis séricos de insulina por alteração do funcionamento do canal de potássio envolvido na secreção deste hormônio, assim favorecendo a hiperglicemia que, como vimos previamente, condiciona efeitos deletérios sobre a função imune.[9]

Embora se espere que os anestésicos voláteis afetem negativamente o prognóstico, incluindo a recidiva do câncer, as evidências de estudos in vitro sobre os potenciais efeitos deletérios dos agentes voláteis ainda são conflitantes. Além disso, não dispomos de dados disponíveis comparando os efeitos da anestesia venosa total (AVT) e anestesia balanceada na recorrência e sobrevida em longo prazo. Logo, não é possível instituir que os agentes inalatórios devam ser abolidos da anestesia para o paciente oncológico.[18]

Análises retrospectivas de propofol ou anestesia volátil e recidiva de câncer em cirurgia demonstraram que agentes anestésicos inalatórios, como o sevoflurano, têm efeito pró-inflamatório, enquanto o anestésico venoso, no caso, propofol, tem efeito anti-inflamatório e antioxidante. Um estudo observou que as taxas de sobrevida global de 1 e 5 anos para cânceres de mama, cólon ou reto, em conjunto, eram a favor do propofol comparado ao sevoflurano, sugerindo que a anestesia com propofol pode ser superior à anestesia volátil para alguns tipos de câncer no tratamento cirúrgico. Outro estudo que examinou a associação potencial entre a anestesia com propofol e recorrência do câncer ou anestesia inalatória em pacientes que se submeteram a mastectomia radical modificada observou que, apesar da administração de analgesia opioide durante o período perioperatório, o grupo propofol apresentou redução na recorrência do câncer comparado com o grupo sevoflurano. Este estudo sugeriu que a anestesia com propofol pode reduzir o risco de recidiva do câncer durante os primeiros 5 anos após a mastectomia. Além disso, uma grande análise retrospectiva, investigando a relação potencial entre a técnica anestésica e o resultado em longo prazo em pacientes que receberam tratamento cirúrgico em tumores sólidos, observou que a mortalidade foi aproximadamente 50% maior com a anestesia volátil do que com propofol, demonstrando uma relação entre o tipo de técnica anestésica e sobrevida do paciente em cirurgia de câncer. Em análise multivariada de acordo com a especialidade cirúrgica, a sobrevida para pacientes submetidos a cirurgia gastrointestinal com anestesia inalatória volátil foi significativamente pior do que para o grupo propofol. Logo, o uso de agentes inalatórios voláteis em anestesia parece aumentar o crescimento de células cancerígenas, enquanto o propofol pode ter um efeito protetor no crescimento de células cancerosas após cirurgia oncológica.[15]

O halotano diminui a atividade das células NK e aumenta a expressão do fator induzível por hipóxia 1α (HIF-1α), e sevoflurano induz a apoptose de linfócitos T e aumenta a expressão de HIF-1α. O sevoflurano também demonstrou aumentar os níveis de citrinas pró-tumorigênicas e MMPs na cirurgia de câncer de mama. Um estudo comparando desflurano a sevoflurano mostrou que, este último, diminui linfócitos e células NK enquanto aumenta leucócitos e neutrófilos durante cirurgia abdominal. Da mesma forma, o isoflurano atenua a atividade das células NK, induz a apoptose de linfócitos T e de linfócitos B, e diminui a razão de 1/2. Em contrapartida, o desfurano não induz a apoptose dos linfócitos T, o que pode sugerir um melhor perfil entre os anestésicos inalatórios.[3,6,7,9,10]

Anestesia regional

Como já visto, o estresse cirúrgico, a dor, a ansiedade e certos agentes anestésicos e analgésicos podem suprimir temporariamente os componentes individuais do sistema imunológico durante o período perioperatório. Por outro lado, a anestesia regional tem mostrado minimizar imunossupressão por meio de seu efeito poupador de opioides e pela redução da resposta ao estresse cirúrgico.

Evidências ligando o uso da anestesia regional a benefícios clínicos em oncologia são limitadas a um pequeno número de estudos com resultados conflitantes. O uso da anestesia regional tem sido associado a redução da taxa de recorrência tumoral e aumento da sobrevida em paciente portadores de câncer de mama, de próstata, de ovário, melanoma e de cólon localizado.[14,21-24]

Técnicas anestésicas regionais, como a anestesia peridural e paravertebral, estão bem estabelecidas e têm demonstrado benefícios em termos de qualidade da analgesia e diminuição da incidência de náusea e vômito, o que justifica o uso para cirurgia de câncer. Os pesquisadores devem ampliar o conhecimento atual sobre os efeitos imunossupressores de anestésicos específicos e agentes analgésicos em pacientes submetidos à cirurgia oncológica, para elucidar se realmente existem efeitos clinicamente significativos.[10]

Em ensaio clínico prospectivo randomizado controlado que comparou a recorrência em longo prazo de câncer e sobrevida de pacientes submetidos a cirurgia abdominal oncológica de grande porte, os pacientes foram aleatoriamente designados para receber anestesia geral com ou sem bloqueio peridural por, pelo menos, 3 dias de pós-operatório. Estabelecendo 23 hospitais na Austrália, Nova Zelândia e Ásia, participaram 503 pacientes adultos que tiveram cirurgia potencialmente curativa para câncer.

Os dados de seguimento em longo prazo estavam disponíveis para 94% (n = 446) dos participantes elegíveis. O tempo médio para a recorrência de câncer ou morte foi de 2,8 (intervalo de confiança de 95% de 0,7 a 8,7) anos no grupo-controle e 2,6 (0,7 a 8,7) anos no grupo peridural (P = 0,61). A sobrevida livre de recidiva foi semelhante nos grupos epidural e controle (razão de risco 0,95; intervalo de confiança de 95% de 0,76 a 1,17; P = 0,61).

Tendo concluído que o uso do bloqueio epidural na cirurgia abdominal para câncer não está associado à melhora da sobrevida livre de câncer.[11]

Outra revisão incluiu quatro estudos, com o total de 746 participantes adultos submetidos à cirurgia para ressecção do tumor primário: dois estudos envolveram participantes do sexo masculino e do feminino submetidos a cirurgia abdominal de grande porte para o câncer; um estudo envolveu participantes do sexo masculino submetidos a cirurgia para câncer de próstata; e um estudo de participantes do sexo masculino submetidos a cirurgia para câncer de cólon. O tempo de seguimento variou de 9 a 17 anos. Todos os quatro estudos compararam a anestesia geral isolada *versus* a anestesia geral combinada com anestesia peridural e analgesia. Todos os quatro estudos são análises de dados secundários de estudos prospectivos randomizados controlados anteriormente realizados.

Não encontraram vantagem para nenhum grupo de estudo para os desfechos de sobrevida global (*hazard ratio* [HR] 1,03; intervalo de confiança de 95% [IC] 0,86 a 1,24) e sobrevida livre de progressão (HR 0,88; IC 95% 0,56 a 1,38). Para sobrevida livre de progressão, o nível de inconsistência foi alto. Dados agrupados de tempo para a progressão do tumor mostraram um resultado ligeiramente favorável para o grupo-controle (somente anestesia geral) em comparação com o grupo de intervenção (peridural e anestesia geral) (HR 1,50; IC 95% 1,00 a 2,25).

A qualidade da evidência foi classificada como baixa para a sobrevida global e muito baixa para sobrevida livre de progressão e tempo para a progressão do tumor. Os desfechos de sobrevida livre de progressão e tempo para progressão do tumor também foram rebaixados por inconsistência grave e grave risco de viés, respectivamente.

Atualmente, as evidências para o benefício das técnicas de anestesia regional na recorrência do tumor são inadequadas. Um número encorajador de estudos prospectivos randomizados controlados está em andamento, e espera-se que seus resultados, quando relatados, adicionem evidências para este tópico em um futuro próximo.[12]

Em contraste, autores estudaram 129 pacientes e demonstraram que o uso de bloqueio paravertebral em pacientes que tiveram mastectomia com esvaziamento axilar foi associado com melhor taxa de sobrevida livre de recidiva comparados a pacientes tratados com analgesia controlada pelo paciente (morfina) intravenosa (CPIV) (6 e 24%, respectivamente, P = 0,013). Todos os pacientes receberam anestesia geral e, como esperado, aqueles tratados com bloqueio paravertebral adicional tiveram menores escores de dor no pós-operatório e consumo de opioides. As menores taxas de recorrência observadas no grupo de analgesia regional talvez se devam a um menor número de recidivas locais e axilares. Isto sugere um benefício regional do bloqueio paravertebral ou uma taxa maior de falhas cirúrgicas no grupo de APCIc, embora todos os pacientes tenham sido operados pelo mesmo cirurgião. Este estudo tem várias limitações, incluindo o tamanho da amostra relativamente pequeno e seu desenho retrospectivo e observacional.

Conclui-se que o uso de analgesia paravertebral foi associado a um ambiente predominantemente antitumoral; se este achado se correlaciona com taxas de sobrevivência prolongadas ainda é desconhecido. Existem dois grandes RCTs em andamento para responder a esta pergunta.[11-14]

Glicocorticoides

Glicocorticoides são medicações muito usados na anestesia, em dose única para profilaxia de náuseas e vômitos pós-operatorios. Quando administrados antes do início da cirurgia, atenuam a resposta inflamatória e a dor associadas ao procedimento cirúrgico. O uso prolongado dessas drogas sabidamente piora o prognóstico do doente oncológico, ainda não é claro se o uso limitado ao período perioperatório influencia a proliferação tumoral e a ocorrência de metástases.

A literatura atual sobre o tema é conflitante. Alguns estudos mostram redução da angiogênese tumoral, dos níveis do VEFG e de interleucinas circulantes com o uso de corticosteroides.[5,6] Já Singh e colaboradores demonstraram aumento de metástase à distância em neoplasia de cólon quando a dexametasona foi utilizada em dose única. Desse modo, são necessários mais estudos para a definição do papel dessas drogas no cenário da cirurgia oncológica.

β-bloqueadores

Os receptores β-adrenérgicos estão associados à progressão neoplásica não só por sua presença nas células, por promoverem modificações na dinâmica do sistema imunológico e do microambiente tumoral, mas também por serem componentes ativos da resposta endócrino-metabólica e da inflamação associadas ao trauma cirúrgico. Estudos observacionais evidenciaram reduzida incidência de recorrência tumoral e maior sobrevida em pacientes usuários crônicos de bloqueadores β-adrenérgicos.[14] Entretanto, seu uso perioperatório não é mandatório, uma vez que as evidências ainda são escassas.[1,6-8,16,19]

Transfusão sanguínea

Transfusões alogênicas deprimem a imunidade de seus receptores e são associadas com diversas complicações. Embora a utilização de sangue desleucocitado tenha sido sugerida como estratégia minimizadora do risco, não foi possível comprovar em absoluto a eficácia desta técnica em abolir a imunossupressão após a administração de um concentrado eritrocitário.

Ao estudar os doentes oncológicos, mais de 200 estudos evidenciaram um aumento na recidiva da doença e infecção pós-operatória em pacientes transfundidos durante o ato cirúrgico, o que estará relacionado com este efeito imunossupressor como também pelo fato de a politransfusão provavelmente ser um indicador indireto de maior gravidade dos doentes.

A anemia pré-operatória é considerada um fator de risco independente de mau prognóstico em pacientes cirúrgicos. Os doentes oncológicos são grandes candidatos a receberem transfusão no período perioperatório por diversos fatores: anemia prévia, cirurgia complexa, uso excessivo de cristaloides, hipotermia etc. Diversos estudos publicados descreveram que a transfusão de sangue alogênico perioperatório (ABT) aumenta os riscos de recidiva do câncer e infecção pós-operatória. A associação entre transfusão sanguínea alogênica, recidiva tumoral e piora do prognóstico de doentes oncológicos pode ser explicada pelo efeito imunomodulador relacionado à hemotransfusão (*transfusion-related immunomodulation* – TRIM). Os efeitos biológicos da TRIM do sistema imune são marcantes: ocorre redução da função das células NK, decréscimo da população linfocitária, redução da apresentação de antígenos e da atividade das céulas dendríticas. Meta-análise investigou a influência da transfusão sanguínea na recorrência tumoral em mais de 12.000 pacientes submetidos à cirurgia para ressecção de tumores colorretais. Os autores encontraram evidências consistentes de pior evolução clínica e de aumento da dispersão neoplásica quando foi necessário o uso de hemoderivados. Em doentes cirúrgicos com câncer gástrico, a transfusão sanguínea destacou-se como fator de risco independente para a recidiva tumoral; entretanto, com relação a tumores de pulmão, meta-análise não encontrou correlação entre hemotransfusão e piora do desfecho.

Apesar de inúmeros trabalhos científicos correlacionando a recorrência do câncer e transfusão sanguínea no intraoperatório, ainda não foi possível estabelecer consenso com relação a quais tipos de tumor teriam seu prognóstico afetado pelo uso de hemoderivados. Uma vez que tanto a anemia quanto a necessidade de transfusão sanguínea afetam negativamente o desfecho da doença, devida atenção deve ser dada ao preparo pré-operatório do paciente oncológico.[8] Considerar a reposição de ferro para pacientes com níveis baixos de hemoglobina sérica, já que mesmo as formulações endovenosas se mostraram seguras e eficazes em minimizar o risco intraoperatório. Além da correção da anemia no período pré-operatório, outras medidas devem ser consideradas com o objetivo de reduzir as perdas sanguíneas durante a cirurgia, tais como o emprego de técnicas cirúrgicas menos invasivas, o uso de medicamentos antifibrinolíticos, a otimização da fluidoterapia e o combate à hipotermia.[1,6-8,16,19]

Oxigenoterapia

Estudos experimentais mostram que altas frações inspiradas de oxigênio causam dano ao DNA e induzem a divisão celular. Entretanto, são necessários estudos clínicos metodologicamente adequados para confirmar o potencial das altas frações inspiradas de oxigênio no estímulo do crescimento neoplásico.[1,6-8,16,19]

■ CONCLUSÃO

Ainda não está claro na literatura qual a melhor técnica anestésica na cirurgia do paciente oncológico. Diversos trabalhos vêm tentando demostrar a associação das drogas utilizadas com a recidiva tumoral, entretanto, ainda sem consistência e com resultados discordantes. Portanto, não dispomos ainda de evidências que justifiquem mudança de conduta do ponto de vista anestésico, mas os cuidados gerais como, por exemplo, controle térmico, estabilidade hemodinâmica, uso racional de hemocomponentes, bem como o controle da dor, devem ser rigorosamente almejados durante o ato anestésico. Grandes estudos estão em andamento, o que provavelmente trará novidades quanto as recomendação nos cuidados perioperatórios do paciente oncológico.

■ REFERÊNCIAS BIBLIOGRÁFICAS

1. Cata JP. Can the Perioperative Anesthesia Care of Patients With Cancer Affect Their Long-term Oncological Outcomes? Anesth Analg. 2017 May; 124(5):1383-4.
2. da Silva LASR. Cirurgia oncológica: um grande desafio. Rev Col Bras Cir. 2016; 43(3):139-40.
3. Kurosawa S. Anesthesia in pacientes with câncer disorders. Curr Opin Anaesthesiol. 2012 Jun; 25(3):376-84.
4. Antunes MM, et al. Recorrência do câncer: anestesia é realmente vilã? Rev Med Minas Gerais. 2017; 27(Supl 2):S97-S105.
5. Kim MH, et al. Does the type of anesthesia really affect the recurrence-free survival after breast cancer surgery? Oncotarget. 2017 sep; 8(52):90477-87.
6. Sekandarzad MW, et al. Perioperative Anesthesia Care and Tumor Progression. Anesth Analg. 2017 May; 124(5):1697-708.
7. Niwa H, et al. Can anesthetic techniques or drugs affect cancer recurrence in patients undergoing cancer surgery. J Anesth. 2013 Oct; 27(5):731-41.
8. Alves DR, Faria M. Anestesia e recidiva oncológia – Será tempo de agir? Rev Soc Port Anest. 23(4):113-22.
9. LEE BM, et al. Cancer related effects of regional v general anaesthesia still unknown. Pain Manag. 2015 Sep; 5(5):387-95.
10. Divatia JV, Ambulkar R. Type of anesthesia for cancer surgery and cancer recurrence. J Anaesthesiol Clin Pharmacol. 2014 Apr-Jun; 30(2):147-50.
11. Myles PS, et al. Preoperative epidural analgesia for major abdominal surgery for cancer and recurrence-free survival: randomised trial. BMJ. 2011 Mar; 342:d1491.
12. Cakmakkaya OS, et al. Anaesthetic techniques for risk of malignant tumour recurrence. Cochrane Database Syst Rev. 2014 Nov.
13. Cata JP, et al. Can Regional Anesthesia and Analgesia Prolong Cancer Survival After Orthopaedic Oncologic Surgery? Clin Orthop Relat Res. 2014 May; 472(5):1434-41.
14. Exadaktylos AK, et al. Can Anesthetic Technique for Primary Breast Cancer Surgery Affect Recurrence or Metastasis? Anesthesiology. 2006 Oct; 105(4):660-4.
15. Ryungsa K. Anesthetic technique and cancer recurrence in oncologic surgery: unraveling the puzzle. Cancer Metastasis Rev. 2017 Mar; 36(1):159-77.
16. Ryungsa K. Effects of surgery and anesthetic choice on immunosuppression and cancer recurrence. J Transl Med. 2018; 16:8.
17. Byrne K, Levins KJ, Buggy DJ. Can anesthetic-analgesic technique during primary cancer surgery affect recurrence or metastasis? Can J Anaesth. 2016 Feb; 63(2):184-92.
18. Lee BM, Cata JP. Impact of anesthesia on cancer recurrence. Rev Esp Anestesiol Reanim. 2015 Dec; 62(10):570-5.
19. Gottschalk A, et al. The Role of the Perioperative Period in Recurrence After Cancer Surgery. Anesth Analg. 2010 Jun; 110(6):1636-43.
20. Tavare AN, et al. Cancer recurrence after surgery: direct and indirect effects of anesthetic agents. Int J Cancer. 2012 Mar; 130(6):1237-50.
21. Christopherson R, et al. Long-term survival after colon cancer surgery: a variation associated with choice of anesthesia. Anesthesia & Analgesia. 2008 jul; 107(1):325-32.
22. Biki B, et al. Anesthetic technique for radical prostatectomy surgery affects cancer recurrence: a retrospective analysis. Anesthesiology. 2008 aug; 109(2):180-7.
23. de Oliveira GS Jr, et al. Intraoperative neuraxial anesthesia but not postoperative neuraxial analgesia is associated with increased relapse-free survival in ovarian cancer patients after primary cytoreductive surgery. Reg Anesth Pain Med. 2011 may-jun; 36(3):271-7.
24. Lin L, et al. Anaesthetic technique may affect prognosis for ovarian serous adenocarcinoma: a retrospective analysis. Br J Anaesth. 2011 jun; 106(6):814-22.

Capítulo 54

Vias de Administração de Fármacos

Valéria Delponte
Jéssica Anastácia Silva Barbosa
Camila Hayacida
Júlia Drumond de Camargo

A administração de medicamentos é uma das maiores responsabilidades do enfermeiro e demais integrantes da equipe envolvidos no cuidado do paciente. As drogas constituem meios primários de terapia para pessoas com alterações na saúde, porém, qualquer droga pode ser altamente prejudicial se administrada incorretamente. É responsabilidade dos elementos da equipe de enfermagem compreender os efeitos da droga, administrá-la corretamente e monitorar as respostas do paciente.[1]

As principais vias de administração de fármacos podem ser divididas em:

- Via enteral:
  - oral;
  - sublingual;
  - via sonda/gastrostomia;
  - retal.
- Via vaginal.
- Via parenteral:
  - intravascular:
    - intravenosa;
    - intra-arterial.
  - intramuscular;
  - subcutânea;
  - intradérmica;
  - intracardíaca.
- Via tópica:
  - dérmica;
  - transdérmica;
  - intraocular.
- Via nasal.
- Via inalatória.
- Via auricular.

- Via intratecal:
  - peridural;
  - subaracnoidea.
- Via intraperitônea.
- Via intra-articular.[2]

A administração de medicamentos pela via oral consiste em oferecer o medicamento que será deglutido ou não com auxílio de líquidos ou alimentos pastosos. As formas de apresentação dos fármacos para administração por via oral incluem: comprimidos, cápsulas, drágeas, soluções, suspensões e pós.[2]

A via oral é considerada como de primeira escolha devido as suas vantagens, tais como a facilidade para administração; dispensa acompanhamento de profissional e de dispositivos, acarretando menor custo; e ser um método não invasivo para administração. Suas desvantagens podem ser relacionadas como a incerteza de dosagem absorvida pelo organismo; o paladar desagradável de alguns medicamentos; a ação da droga não é imediata, necessitando absorção gástrica ou enteral; e a dificuldade de fracionamento de cápsulas, drágeas e comprimidos.[2]

A administração de medicamentos por via oral está contraindicada nos pacientes inconscientes, com dificuldade de deglutição, nos casos de náusea e em pacientes em jejum para cirurgias e exames.[2]

■ VIA ENDOVENOSA

A via endovenosa é a via parenteral preferida na maioria das situações de cuidados agudos ou dores de difícil controle (como a oncológica), porque ela é muito mais confortável para os pacientes. Além disso, os níveis séricos máximos e o alívio da dor acontecem mais rapidamente e de maneira mais confiável.[3]

Existem diversas opções de cateteres venosos, desde os mais simples, periféricos de curta permanência, como *scalp*, Jelco® e Intima®, até aqueles que podem permanecer durante muitos anos. Por isso, os cateteres podem ser classificados pela previsão de durabilidade, o que os divide em dois grupos: os de curta e os de longa permanência.[4]

Colocar e manter um cateter pode parecer muito simples; no entanto, para que as desvantagens não se sobreponham as vantagens, é de fundamental importância a atenção a quatro aspectos: indicação precisa e criteriosa; adequada seleção do cateter; técnica de implantação segura; e manuseio correto.[4]

Para recomendar a implantação de um cateter, consideram-se os seguintes aspectos: relacionado ao tratamento (duração, número de aplicações, grau de mielodepressão associada); condições de rede venosa periférica (quantidade e qualidade das veias de membros superiores); econômicos (os cateteres são importados, caros, nem sempre "cobertos" pelos convênios); sociais (o paciente e/ou familiares devem estar aptos a receber treinamento de manuseio e absorver orientações específicas); e emocionais (presença de "pânico" de picadas, questões de autoimagem relacionadas à presença do dispositivo).[4]

Os cateteres periféricos constituem-se na opção mais econômica, rápida e comum de acesso vascular. Seu uso, especialmente nos pacientes oncológicos, requer enfermagem rigorosamente treinada e experiente.[4]

Os cateteres periféricos podem ser constituídos por agulha de metal (*scalp*) ou agulha de material plástico. Os dispositivos de plástico possuem uma agulha metálica (mandril) apenas para inserção e, no caso do Intima®, esse mandril, após retirado, não oferece risco de acidente por punção graças à proteção acoplada em sua extremidade.[4] Estes, não constituem primeira indicação para pacientes que precisam de analgesia contínua, como no caso da analgesia controlada pelo paciente (PCA), pois pode significar grandes volumes, medicações irritantes, alto risco de flebite, bem como impossibilitar a alta hospitalar por se tratar de um acesso que precisa ser monitorado quanto as possíveis complicações.

Muitos analgésicos, inclusive os opioides, podem ser administrados por dose rápida endovenosa ou dose lenta, ou ainda por infusão contínua por uma bomba de infusão, o que proporciona um nível constante de analgesia, e está indicada quando o paciente sente dor durante um período de 24 horas.[3]

Os cateteres venosos centrais podem ser de um, dois ou três lumens. A multiplicidade de lumens facilita a administração concomitante de soluções, porém parece estar associado a um aumento nos índices de infecção. Podem ainda ser tunelizados (passam pelo tecido subcutâneo, fixados por fibrina, sem necessitar de ponto de sutura) e não tunelizados, implantados diretamente na veia e que necessitam de ponto de sutura para sua fixação.[4] O melhor local para implantação destes cateteres é a veia subclávia (os índices de colonização e infecção de cateteres nesta área são menores).

No entanto, as complicações e riscos da implantação em jugular são menores.[4] As principais complicações decorrentes da implantação e manutenção destes cate-

teres são: pneumotórax, hemotórax, punção de artéria carótida, enfisema subcutâneo, fenômenos tromboembólicos e infecção.[4]

Os cateteres considerados de longa permanência têm sido indicados com frequência em pacientes onco-hematológicos, principalmente em transplante de medula óssea e em portadores de insuficiência renal. Permitem qualquer tipo de infusão (soro, NPT, antibióticos, sangue, contraste) e coleta de sangue.[4]

Os cateteres centrais tunelizados são geralmente de silicone, revestidos por uma camada de teflon, para assegurar-lhes maior resistência e durabilidade. Graças à fixação garantida pelo túnel e pelo *cuff*, o ponto de fixação pode ser retirado 2 a 6 semanas após a inserção do cateter, o que possibilita uma completa epitelização do local. Em geral, os índices de infecção reportados com este tipo de cateter são significativamente menores do que aqueles atribuídos aos cateteres centrais não tunelizados.[4]

Os cateteres totalmente implantados ou Port-a-cath®, como são conhecidos, são dispositivos de borracha siliconizada cuja extremidade distal se acopla a uma câmera puncionável, que deve permanecer sob a pele, embutida em uma "loja" no tecido subcutâneo de região torácica, sobre uma protuberância óssea. O acesso a este tipo de cateter é feito através de punção da pele sobre a câmera puncionável ou reservatório, constituído, em geral, de aço inoxidável, titânio ou plástico, e borracha de silicone puncionável em sua parte superior.[4]

Tem boa aceitação entre os pacientes por dois motivos principais: não requer cuidados domiciliares e sua interferência na imagem corporal é mínima, pois o dispositivo não se exterioriza. Entre os cateteres de longa permanência, o Port-a-cath® figura como o dispositivo com menores taxas de infecção de corrente sanguínea relacionada ao cateter, possivelmente graças à inexistência de orifício externo de saída.[4]

O cateter central de inserção periférica (PICC) é um longo e fino cateter flexível, de material biocompatível, que pode ser de silicone, poliuretano, impregnado com antibiótico e revestido com antitrombogênico. No momento da punção, é utilizado um botão anestésico promovendo dor mínima para o paciente. Este cateter é inserido pela face interior do braço ou na fossa antecubital, depois é avançado pela circulação central até que sua ponta fique localizada na veia cava ou na junção cava-atrial.[5,6]

Devido a sua inserção periférica, o PICC apresenta risco reduzido de complicações tais como pneumotórax, hemotórax e punção arterial acidental.[3,4] Além disso, pode ser inserido, conforme a Resolução do COFEN nº 258/2001, por enfermeiros, no próprio quarto do paciente, sem a necessidade de um procedimento cirúrgico em uma sala de operação, o que reduz custos e otimiza a assistência.[7]

Quanto aos cateteres centrais, constituem boa indicação para administração de analgesia pelo efeito quase imediato da medicação em uma via central, bem como pela segurança de não extravasamento da droga e facilidade de manipulação.

Apesar dos benefícios, é fundamental atentar-se para os cuidados que envolvem esses tipos de cateteres, como:

– Lavagem rigorosa das mãos, a fim de evitar infecções;

– Uso de curativos estéreis com o mesmo intuito;

- Inspeção do curativo e local de inserção do cateter pelo menos a cada 24h;
- Atentar para salinização e, quando indicado pela instituição, heparinização, a fim de manter a permeabilidade do mesmo.

■ HIPODERMÓCLISE

Histórico

Hipodermóclise é definida como a terapia de infusão de fluidos e/ou medicamentos por via subcutânea, sendo um método seguro e simples para administrar volumes de até 1.500 mL no período de 24 horas ou como opção para infusão de medicamentos para controle de sintomas importantes, tais como dor, náusea ou dispneia.[8,9]

Sua utilização, nos primeiros relatos bem-sucedidos, data aproximadamente de 1860, em estudos com descrição da infusão de narcóticos e fluidos pela via subcutânea. As publicações direcionadas à técnica persistiram até meados da década de 1920, como proposta de infusão em casos com dificuldade de obtenção de um acesso venoso viável.[10,11]

Algumas décadas depois, casos crescentes de reações e eventos adversos graves com relação à infusão subcutânea e o avanço de técnicas endovenosas levaram a hipodermóclise ao desuso. É importante relembrar, porém, que análises posteriores das complicações relatadas indicam como principal razão a escolha de soluções e fármacos inadequados, e não a técnica de infusão em si.[9,10] A prática voltou a aparecer como possibilidade de terapêutica em meados da década de 1980, com a divulgação de estudos com parâmetros técnicos e investigativos relativos ao processo como um todo, tais como a técnica ideal de punção, infusões adequadas e monitoramento.[9]

Outro ponto que colocou a hipodermóclise novamente em foco pode se correlacionar com o advento dos Cuidados Paliativos, considerando que o movimento tem como preceito básico a qualidade de vida, dignidade e conforto aos pacientes com doenças cuja evolução ameaça a continuidade da vida.

Ainda assim, a via subcutânea ainda é pouco referenciada e utilizada enquanto método de escolha, em comparativo com a via endovenosa, por exemplo. Em âmbito nacional, esta posição pode ser parcialmente justificada pela escassez de estudos, protocolos e conhecimento de profissionais referentes à técnica.[9,11]

Indicações

Especialmente em casos de pacientes geriátricos ou aqueles onde a incurabilidade é vigente e a fase final de vida se aproxima, a via de maior indicação é a oral, pela simplicidade e por ser não invasiva. Porém, alterações clínicas como náuseas, vômitos, disfagia e outras perdas de funções digestórias, bem como dispneia e dor podem ser sintomas mais prevalentes de acordo com a doença de base. Tais fatos podem impossibilitar a via oral como escolha adequada para controle e a via intravenosa pode estar prejudicada; sendo assim, nestes casos a hipodermóclise é uma opção viável e confortável, poupando o paciente de intervenções invasivas desnecessárias (Figura 54.1).[11,12,14]

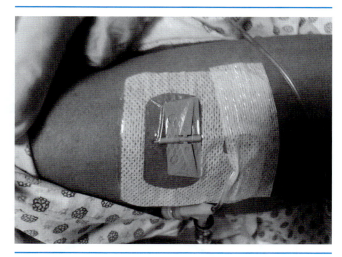

Figura 54.1. Hipodermóclise: aspecto do sítio de punção. (Fonte: acervo pessoal.)

Contraindicações

Recusa do paciente, alterações hematológicas importantes com reflexo na hemostasia, anasarca e desidratação grave (que requer grandes volumes de fluidos) são consideradas contraindicações absolutas.[11]

Infusão e absorção

A infusão de fluidos e medicamentos é realizada na hipoderme, a camada mais profunda da pele, composta por tecido adiposo e dotada de capilares sanguíneos e linfáticos, o que permite a absorção e difusão de fluidos e medicamentos para a macrocirculação via força hidrostática e osmótica.[3] Por via subcutânea, a taxa de absorção de fármacos tende a ser uniforme e lenta, com biodisponibilidade muito próxima da que é obtida pela via oral, porém com tempo de início de ação mais rápido em comparação à mesma (Figura 54.2).[13]

É de extrema importância lembrar que existem diversas variáveis que podem influenciar a velocidade de difusão e absorção. Devem ser levados em conta o estado geral do paciente e a necessidade principal, bem como fatores físicos, mecânicos e químicos.[11,13]

Medicamentos

Frequentemente, as medicações prescritas e administradas via hipodermóclise são caracterizadas por *off-label* (uso não especificado na bula), o que pode causar receio ou dificuldade para os profissionais. Entretanto, é importante ressaltar que a ausência de descrição na bula não é fator decisivo para a não administração de um fármaco, devendo sempre ser considerada a percepção e indicação do médico que o prescreve. Muitos estudos que abrangem as medicações em uso pela via subcutânea possuem baixo nível de evidência científica, por se basearem em grande parte em relatos de experiência ou opinião clínica.[11,14]

É importante atentar para a composição dos fluidos administrados, que devem possuir viscosidade baixa, tonicidade de preferência próxima à fisiológica, pH próximo

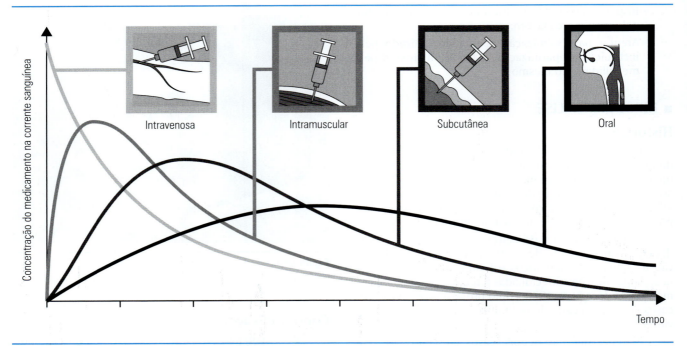

Figura 54.2. Variação de biodisponibilidade farmacológica de acordo com a via de administração. (Adaptada do Manual SBGG[11].)

Tabela 54.1. Hipodermóclise: lista de medicamentos e diluições

Classe	Fármacos	Diluição/tempo de infusão
Analgésicos opiáceos	Morfina, codeína, metadona Fentanil Tramadol	10 mL SF ou AD bólus ou BI Infusão contínua apenas 100 mL SF
Antagonistas de opioides	Naloxona	10 mL SF em bólus
Corticosteroides	Dexametasona	10 mL SF ou AD em bólus Via exclusiva
AINES	Dipirona	10 mL SF em bólus
Anticolinérgicos	Escopolamina, atropina	10 mL SF em bólus
Sedativos	Midazolam	10 mL SF em bólus
Antieméticos	Metoclopramida Haldoperidol Ondasetrona	10 mL AD em bólus 10 mL AD em bólus 10 mL SF em bólus
Broncodilatador	Bricanil, prostigmine	10 mL em bólus
Antihistamínico	Prometazina	10 mL AD em bólus
Anticonvulsivantes	Fenobarbital	50 mL SF em 30 min Via exclusiva
Diuréticos	Furosemida	10 mL SF em bólus
Bloqueadores H2	Ranitidina	10 mL AD em bólus
Antibióticos	Ampicilina, cefepima, ceftazidima, cefotaxima, ceftriaxona, ertapenem, tobramicina	100 mL SF e infundir em 40 minutos

Fonte: Adaptada de Pereira I. Hipodermóclise. In: Oliveira RA (Coord). Cuidado Paliativo. São Paulo Conselho Regional de Medicina do Estado de São Paulo (CREMESP). 2009; 259-72.

da neutralidade, visando menor probabilidade de irritação tecidual ou precipitação. Eletrólitos podem ser utilizados, desde que bem diluídos e ajustados de acordo com a necessidade e tolerância do paciente.[10]

Diluição

A diluição dos fármacos a serem utilizados por via endovenosa visa diminuir a probabilidade de irritação local e aumentar a tolerabilidade do paciente às infusões, com proporção mínima de 100% entre soluto e solvente, ou seja, 1:1; embora algumas medicações sejam administradas em bólus sem diluição, de acordo com relatos de casos e acompanhamento de serviços referenciados.[8,10]

Soluções de soro fisiológico a 0,9%, glicose a 5% ou água destilada podem ser utilizados para tal fim, com maior destaque para o soro fisiológico, pelo fato de menores relatos de reação local ou desconforto, além da tonicidade próxima ao fisiológico (Tabela 54.1).[10,11]

Locais de punção

A definição do sítio de punção deve sempre visar o conforto, a independência e não refletir na mobilidade do paciente e, assim como no acesso venoso, áreas de articulações devem ser evitadas. A espessura mínima recomendada da prega cutânea a ser realizada varia entre 1,0 a 2,5 cm e, na prática, a tolerância de infusão é variável. Devem ser consideradas as condições clínicas do paciente, volume máximo de capacidade do sítio e quantidade de volume necessária a ser infundida, e os locais recomendados para punção são região deltoidea, região subclavicular, interescapular, abdominal e anterolateral da coxa.[11]

Cuidados de enfermagem

Os cuidados gerais de enfermagem com a hipodermóclise não diferem do que já é preconizado para acessos periféricos ou centrais: higienização das mãos, assepsia adequada para abertura e manipulação do sistema, cobertura adequada e avaliação contínua são imprescindíveis. Entre medicações, é recomendada a infusão de 1 a 2 mL de soro fisiológico a 0,9% para garantir que a medicação tenha sido adequadamente introduzida e, de acordo com recomendações da Agência Nacional de Vigilância Sanitária, a punção deve ser rodiziada a cada 72 horas, porém existem relatos de tempo de permanência entre 5 a 11 dias.[8,11,15]

Deve-se sempre observar a presença de irritação local persistente, sinais flogísticos, endurecimento, hematoma e necrose. Na presença de alguma destas complicações, o cateter deve ser retirado, e em caso de indicação ou necessidade, nova punção pode ser realizada, porém respeitando a distância mínima de 5 cm entre uma punção e outra.[8,15]

■ REFERÊNCIAS BIBLIOGRÁFICAS

1. Arcuri EAM. Reflexões sobre a responsabilidade do enfermeiro na administração de medicamentos. Rev Esc Enf USP; 1991 ago; 25(2):229-37.
2. Instituto Brasileiro Sou Enfermagem. Vias de administração de medicamentos. Capítulo 3. Disponível em: https://souenfermagem.com.br/biblioteca/fundamentos/administracao_de_medicamentos/VIAS_DE_ADMINISTRACAO_DE_MEDICAMENTOS.pdf.
3. Cheever KH, Hinkle JL. Brunner & Suddarth – Tratado de Enfermagem Médico-Cirúrgica. 13 ed. Editora Guanabara Koogan; 2015.
4. Bonassa EMA. Terapêutica Oncológica para Enfermeiros e Farmacêuticos. 4 ed. Editora Atheneu; 2012.
5. Johansson J, Hammarskjöld F, Lundberg D, Arnlind MH. Advantages and disadvantages of peripherally inserted central venous catheters (PICC) compared to other central venous lines: A systematic review of the literature. Acta Oncologica. 2013; 52:886-92.
6. Fletcher JJ, Stetler W, Wilson TJ. The clinical significance of peripherally inserted central venous catheter-related deep vein thrombosis. Neurocrit Care. 2011; 15:454-60.
7. Resolução Conselho Federal de enfermagem. COFEN 258-2001. Dispõe sobre a inserção do cateter periférico central pelo enfermeiro. Rio de Janeiro: 12 de julho de 2001.
8. Instituto Nacional do Câncer (INCA). Terapia subcutânea no câncer avançado. Rio de Janeiro: INCA; 2009.
9. Rodrigues FS, Pedra MC, Santos JLG, Rumor PCF, Girondi JBR, Oliveira MC. Educação permanente sobre hipodermóclise com a equipe de enfermagem de uma unidade de internação cirúrgica. Rev Enferm UFPE on line. 2016; 10(3):1562-70.
10. Carone GF. Estudo observacional do uso da hipodermóclise em cuidados paliativos oncológicos [Dissertação]. São Paulo: Faculdade de Medicina da Universidade de São Paulo; 2016.
11. Sociedade Brasileira de Geriatria e Gerontologia (SBGG). Terapia subcutânea no câncer avançado. Rio de Janeiro: SBGG; 2017.
12. Veras GL, Faustino AM, Reis PED, Simino GPR, Vasques CI. Evidências clínicas no uso da hipodermóclise em pacientes oncológicos: revisão da literatura. Rev Eletr Gestão & Saúde. 2014; 5:2877-93.
13. Pontalti G, Rodrigues ESA, Firmino F, Fábris M, Stein MR, Longaray VK. Via subcutânea: segunda opção em cuidados paliativos. Rev HCPA. 2012; 32(2):199-207.
14. Cardoso DH, Mortola LA, Arrieira ICO. Terapia subcutânea para pacientes em cuidados paliativos: a experiência de enfermeiras na atenção domiciliar. J Nurs Health. 2016, 6(2):346-54.
15. Agência Nacional de Vigilância Sanitária (ANVISA). Uso off label de medicamentos [site]. Disponível em: http://portal.anvisa.gov.br/resultado-de-busca?p_p_id=101&p_p_lifecycle=0&p_p_state=maximized&p_p_mode=view&p_p_col_id=column1&p_p_col_count=1&_101_struts_action=%2Fasset_publisher%2Fview_content&_101_assetEntryId=2863214&_101_type=content&_101_groupId=219201&_101_urlTitle=uso-_off-label-de-medicamentos&inheritRedirect=true. Acesso em: 24 jul 2018.

Capítulo 55

Manejo e Cuidados de Pacientes com Estomias por Doença Oncológica

Eliza Maria Rezende Dázio
Helena Megumi Sonobe
André Aparecido da Silva Teles
Luciana Scatralhe Buetto
Silvana Maria Coelho Leite Fava

■ INTRODUÇÃO

Os pacientes com diferentes tipos de câncer podem apresentar diferentes tipos de estomia e complicações correlatas, em decorrência dos tratamentos e suas consequências, cujas repercussões aumentam o seu sofrimento físico e psicoemocional. Assim, a assistência a ser prestada pelos profissionais da saúde é desafiadora.

Conceitualmente, estoma ou estomia é a exteriorização cirúrgica de um seguimento de uma víscera oca para desvio do trânsito normal para a alimentação ou a eliminação de efluentes (fezes, urina ou secreções).[1] Essa terminologia foi adotada em 2004 pela Associação Brasileira de Estomaterapia (SOBEST), em substituição a "ostoma e ostomia", considerando-se a adequação da grafia em relação ao significado de *stóma* em grego, que significa boca.[2]

A dor faz parte da experiência dessa clientela, que apresenta sofrimento físico e psicoemocional, o que tem mobilizado a equipe de saúde em busca de intervenções preventivas, curativas e paliativas eficazes. A estomia e a ocorrência de complicações correlatas aos tratamentos podem gerar grande sofrimento psicoemocional, potencializando ainda mais a dor física, assim como o surgimento de complicações pós-operatórias e clínicas. Portanto, há necessidade de uma abordagem com perspectiva interdisciplinar para oferecer uma assistência de saúde integral e de qualidade para essa clientela, que apresenta demanda de cuidados especializados.[3-5]

Além disso, o paciente oncológico apresenta imunossupressão grave em decorrência do comprometimento clínico, principalmente quando o diagnóstico é tardio e em fase avançada, apresentando anemia, fadiga, desnutrição e desidratação, acrescidas dos fatores de risco como faixa etária acima dos 60 anos, presença de comorbidades e hábitos de vida não saudáveis, que dificultam o processo de cicatrização, além da possibilidade de causar outras feridas.

Neste capítulo serão abordados os cuidados de pacientes com estomias nos sistemas respiratório (traqueostomia), digestório (gastrostomia; colostomia/ileostomia) e urinário (urostomia), que podem gerar feridas correlatas devido à complexidade clínica, além do fato de passarem a conviver com uma nova condição, ou seja, pessoa com estomia, que se trata de uma deficiência física. Há uma repercussão dessa condição e da utilização de equipamentos em todas as dimensões de suas vidas e de sua família, o que requer um planejamento da assistência à saúde ao tratamento e ao longo da sobrevivência.

Historicamente, houve um reconhecimento dessa complexidade clínica e da necessidade de assistência especializada pelas associações internacionais de profissionais em relação aos direitos dos pacientes com estomia, que resultaram da luta da Associação Internacional de Ostomizados (IOA) desde 1993, convalidados pelo Conselho Mundial em 2007,[6] que pressupõe direitos em:

1. Obter aconselhamento pré-operatório sobre a cirurgia e as adaptações necessárias em sua vida.

2. Ter confecção da estomia e sua localização adequadas ao conforto do paciente.

3. Receber assistência perioperatória de profissionais experientes e cuidados de enfermagem especializados em estomias, tanto hospitalar como na sua comunidade.

4. Ter apoio e informação aos familiares, cuidadores e amigos sobre as condições e adaptações necessárias para uma vida satisfatória com uma estomia.

5. Receber informações completas e imparciais sobre os equipamentos coletores e adjuvantes para estomia disponíveis em seu país e o acesso irrestrito a esses.

6. Receber informações sobre a Associação Nacional de Estomizados e os serviços e apoio disponíveis.

7. Estar protegido de toda e qualquer forma de discriminação.

9. Estar seguro sobre a confidencialidade e privacidade das informações pessoais sobre a sua cirurgia de estomia e que nenhuma informação sobre sua condição clínica será divulgada por qualquer pessoa ou pelas empresas fabricantes, comerciais ou distribuidoras de materiais relacionados à estomia; e a não divulgação para qualquer pessoa que possa se beneficiar, direta ou indiretamente, em decorrência do relacionamento com o mercado de produtos de estomia, sem o consentimento expresso da pessoa com estomia.[6]

Por outro lado, o reconhecimento pela Política Nacional para a Integração da Pessoa com Deficiência, apesar de sua criação em 1999, somente ocorreu por meio do Decreto nº 5.296, de 2 de dezembro de 2004, que considerou a deficiência física como alteração completa ou parcial de um ou mais segmentos do corpo humano, com comprometimento da função física; por exemplo, plegias, paresias, estomias, amputações ou ausências de membros, paralisia cerebral, nanismo, deformidade física congênita ou adquirida, excetuando-se as deformidades estéticas ou que não dificultam o desempenho de funções.[7]

Contudo, as Diretrizes Nacionais para a Atenção à Saúde das Pessoas Ostomizadas no âmbito do Sistema Único de Saúde (SUS), foram ratificadas somente com a Portaria nº 400, de 16 de novembro de 2009, determinando o cadastramento da pessoa estomizada para seguimento especializado interdisciplinar (médico clínico, cirurgião, enfermeiro, assistente social, nutricionista e psicólogo), com ações de ensino do autocuidado e de prevenção de complicações na estomia, fornecimento de equipamentos coletores e adjuvantes, com subvenção federal específica, cuja implementação assistencial é realizada pelas esferas estadual e municipal.[8]

Outra conquista para essa clientela em relação ao fornecimento de equipamentos coletores para efluentes (colostomia, ileostomia e urostomia) pela assistência suplementar, ocorreu com a Lei nº 12.738, de 30 de novembro de 2012, tornando-o obrigatório nos contextos hospitalar, ambulatorial ou domiciliar, sendo vedada a limitação de prazo, valor máximo e quantidade.[9]

Portanto, a Rede de Cuidados à Pessoa com Deficiência no SUS requer a articulação entre: 1) atenção básica; 2) Atenção especializada em reabilitação auditiva, física, intelectual, visual, ostomia e em múltiplas deficiências; e 3) atenção hospitalar e de urgência e emergência, para garantir a integralidade do cuidado e o acesso a cada ponto de atenção e/ou aos serviços de apoio, com equidade na atenção a essas pessoas.

Na Atenção Especializada em Reabilitação, o Projeto Terapêutico Singular visa a produção da autonomia da pessoa com deficiência, que deverá ser elaborada em conjunto com o usuário, seus familiares e acompanhantes, fundamentada em avaliações interdisciplinares das necessidades (inclusive de dispositivos e tecnologias assistivas) e capacidades dessas pessoas; com garantia da indicação, escolha e uso seguro de dispositivos assistivos como equipamentos coletores e adjuvantes, adequados ao ambiente físico e social da pessoa com estomia intestinal e/ou urinária.[10]

É imprescindível que os profissionais de saúde tenham conhecimento atualizado e cumpram a legislação vigente para fundamentar e fortalecer suas ações junto a essa clientela e sua família, para auxiliá-los no enfrentamento do adoecimento e de suas consequências, a fim de que se sintam seguros, acolhidos e amparados para que encontrem caminhos para o alcance da autonomia e reabilitação, com a retomada de suas atividades.

Diante do exposto, abordaremos os cuidados específicos dos pacientes com traqueostomia, gastrostomia, urostomia e estomia intestinal (colostomia/ileostomia), respectivamente.

■ CUIDADOS DE PACIENTES COM TRAQUEOSTOMIA POR CÂNCER DE LARINGE

No Brasil, são estimados 6.390 novos casos de câncer de laringe em homens e 1.280 em mulheres para cada ano do biênio 2018-2019, ocupando a oitava posição de incidência para homens e a 16ª para mulheres, excetuando-se os tumores de pele não melanoma.[11]

Os principais fatores de risco para esse câncer são o tabagismo, que aumenta o risco em dez vezes para o seu desenvolvimento e o uso concomitante de álcool, que aumenta o risco para câncer supraglótico. Além disso, os outros fatores são abuso da voz, laringite crônica e hábitos precários de higiene bucal, má alimentação, estresse, além de fatores ocupacionais, como o contato com fibras têxteis, níquel, pó de madeira e asbesto; dieta pobre em nutrientes, refluxo gastroesofágico, infecções pelo HPV e síndromes genéticas.[3,11]

Atualmente, com os avanços técnico-científicos, é possível oferecer tratamento cirúrgico com a máxima preservação de estruturas, cuja indicação considera a condição clínica do paciente; evolução, localização e estadiamento tumoral; resposta terapêutica; prognóstico; e as preferências do paciente em relação aos tratamentos e resultados esperados.[3,12]

Contudo, no Brasil, a acessibilidade da população ao tratamento no SUS ainda é dificultada; e assim, muitos pacientes com esse diagnóstico, quando chegam aos serviços de saúde, já estão em fase avançada (estágios III e IV), o que pode inviabilizar a preservação de estruturas. Nesses casos, os pacientes são submetidos à radioterapia neoadjuvante e à cirurgia de laringectomia total (LT) com esvaziamento cervical, resultando na alteração e fragilidade da pele irradiada e a confecção de estomia respiratória definitiva denominada traqueostomia.

Conceitualmente, traqueostomia é a abertura cirúrgica na traqueia (2º, 3º ou 4º anel traqueal), com remoção de toda a laringe e seus anexos, acompanhada ou não de ressecção ganglionar (esvaziamento cervical), fechamento da parede faríngea, inserção de um tubo e criação da traqueostomia, cujas bordas são suturadas na pele, durante a cirurgia de LT. O esvaziamento cervical é realizado quando resultados clínicos ou de imagens indicam metástases cervicais, o que pode incluir remoção de todas as cadeias linfáticas e de outras estruturas como músculo esternocleidomastóideo, nervo acessório e veia jugular interna.[3-12]

As principais consequências da LT podem ser subdivididas em fisiológicas e psicossociais. Assim, as fisiológicas são a alteração definitiva da via respiratória; traqueostomia permanente; afonia; disfagia; diminuição motora do ombro, braço e pescoço; e diminuição do olfato e paladar. Já as psicossociais são a alteração da comunicação, da imagem corporal, da autoestima; e das atividades sociais e de lazer. A extensão da cirurgia pode ainda acarretar sequelas nervosas (paralisia do nervo facial) e sequela metabólica (hipoparatireoidismo).[3-12]

Para entender a complexidade da assistência à saúde desses pacientes oncológicos, deve-se analisar a conjunção dos fatores de risco em cada paciente como o tratamento neoadjuvante (radioterapia ou quimioterapia antineoplásica), o tratamento cirúrgico e suas consequências, além de sua condição clínica, em geral caracterizada por indivíduos idosos, com outras comorbidades cardiovasculares, endócrinas, entre outras, desnutrição e desidratação, que comprometem a cicatrização da ferida operatória, complicações pós-operatórias, aumentando a morbimortalidade, o tempo de hospitalização do paciente e os custos do tratamento.[3,14]

Outras complicações pós-operatórias da LT com evidências científicas são hematoma, obstrução respiratória, edema, infecção da ferida cirúrgica, deiscência de sutura, hemorragia, distúrbio da deglutição, estenose da traqueostomia, porém a fístula faringocutânea (FFC) representa a de maior gravidade, com alto índice de ocorrência, entre 13 a 25%.[3,13]

As evidências têm indicado fatores que predispõem a FFC como radioterapia prévia, extensão da área irradiada, idade, sexo, tabagismo, alcoolismo, comorbidades, traqueostomia prévia, localização do tumor, o procedimento cirúrgico, margens cirúrgicas positivas, tipo de fechamento cirúrgico (transversa *versus* vertical), esvaziamento cervical simultâneo, transfusão sanguínea no transoperatório, material utilizado na sutura, estadiamento clínico, grau histológico, experiência do cirurgião, tipo de drenagem do pescoço, infecção da ferida, retirada precoce da sonda nasogástrica e formação de hematomas.[3] Porém, mais estudos com melhor delineamento metodológico futuramente podem contribuir efetivamente com evidências mais fortes.

Portanto, a equipe interdisciplinar é constituída pelo cirurgião de cabeça e pescoço, odontólogo, fonoaudiólogo, fisioterapeuta, enfermeiro, nutricionista, psicólogo, assistente social, além de profissionais de outras formações, conforme as possibilidades de cada instituição de saúde.

Os cuidados específicos relacionados ao paciente submetido à LT envolvem a aspiração de traqueostomia e troca do conjunto de cânula de traqueostomia metálica, além de prevenção de complicações pós-operatórias e o manejo quando de sua ocorrência. A complicação pós-operatória FFC será abordada pela gravidade e por constituir uma ferida de difícil cicatrização.[3,14]

A aspiração de traqueostomia do paciente submetido à LT é um procedimento de maior complexidade, que requer habilidades e conhecimentos técnico-científicos, cujas finalidades são manter as vias aéreas livres e permeáveis; prevenir rolhas de secreção; garantir a ventilação e a oxigenação adequada; e prevenir complicações do quadro clínico.

Essa técnica requer a previsão e provisão de equipamentos de proteção individual para o profissional como luva estéril, máscara e óculos de proteção, avental descartável; sistema de aspiração com pressão de vácuo até 120 mmHg; e materiais como cateter de aspiração estéril descartável adequado ao diâmetro da cânula e soro fisiológico 0,9% para limpeza do cateter de aspiração. O cateter deve estar clampado durante a sua introdução, cuja extensão recomendada a ser introduzida é o ponto quando o paciente apresenta estímulo de tosse. A duração máxima total da aspiração deverá ser de 15 segundos, fracionados em sucções, de 3 a 5 segundos, que deverão ser realizadas na fase expiratória.[3,14]

Para realizar esse procedimento, é fundamental o fornecimento de informações sobre a necessidade e a finalidade do mesmo ao paciente e ao familiar.[3,12,14]

Em síntese, a assistência pré-operatória desses pacientes e seus familiares deve focalizar o ensino sobre a cirurgia e suas consequências para diminuir a ansiedade. Será necessário, também, avaliar os fatores de risco, a condição geral do paciente e do local irradiado, se aplicável, além dos cuidados higiênicos da cavidade oral. No pós-operatório, é importante a avaliação da cicatrização da ferida, da traqueostomia, do posicionamento do paciente e da sonda enteral, da respiração, supervisão da administração de dieta enteral e de medicamentos, bem como a troca da cânula de traqueostomia.[3,14]

A FFC pode ser diagnosticada no terceiro ou quarto dia de pós-operatório, mediante o aparecimento de hiperemia local, odor fétido, comprometimento clínico do paciente e febre, inclusive com drenagem de exsudação purulenta na linha de sutura, deiscência cirúrgica da mucosa faríngea e da pele, ocorrendo extravasamento salivar para o meio externo ou para o espaço subcutâneo da região cervical, em casos de esvaziamento ganglionar. Concomitantemente, podem ocorrer outras complicações como a dermatite química e até mesmo ruptura da artéria carótida.[3] Assim, é importante a manutenção de material para atendimento de urgência como material para pequena sutura e cânula de traqueostomia plástica.

Apesar de ainda pouco explorados, os cuidados de enfermagem como o posicionamento *semi-fowler* do paciente pode favorecer a prevenção de edema facial e cervical e a realização da aspiração. Por outro lado, o ensino do paciente sobre a impossibilidade da emissão de voz laríngea no pós-operatório devido à ressecção total da laringe auxilia o paciente a entender a sua nova condição e a não realizar esforço em vão, na tentativa de produzir a voz, diminuindo o esforço mecânico local como prevenção de deiscência cirúrgica e o surgimento da FFC. A aspiração de vias aéreas e da traqueostomia pode evitar tosse produtiva e esforço para expectoração, assim como o controle da velocidade de infusão da dieta enteral diminuem náuseas e vômitos, auxilia também na prevenção de FFC.[3]

Para o manejo local da FFC e da pele periferida, pode ser indicada a utilização de coberturas com impregnação de partículas de prata, que inibem o odor e a proliferação bacteriana, assim como favorecem a cicatrização da ferida, a manutenção de ambiente úmido e desbridamento autolítico. No leito da ferida, quando há alto débito de exsudato e tecido necrótico, pode ser utilizada a cobertura com alginato de cálcio, atentando-se para impedir o contato dessa cobertura com a pele periferida, pois pode ser lesiva. Outra indicação de cobertura é a hidrofibra antibacteriana, que possui alta capacidade de absorção e de desbridamento autolítico. Nessas situações, é fundamental a utilização de cobertura secundária como gazes estéreis em grande quantidade para favorecer a absorção da exsudação excessiva, que deverá ser trocada sempre que saturada, potencializando o tempo de uso dessas coberturas primárias, bem como o conforto do paciente, aumentando o custo-benefício.

Por outro lado, o uso de malha tubular para a fixação de curativos e das coberturas previne lesões periferida e possíveis focos de infecção relacionada à assistência à saúde (IRAS), tornando-se vantajosa em relação à utilização de fitas adesivas, que mesmo que sejam hipoalergênicas, podem causar reações locais em decorrência do tempo de contato durante a fixação.

Os cuidados diários recomendados em relação à cânula metálica são a remoção e higienização da cânula interna com água corrente, com auxílio de uma escova apropriada para a limpeza da luz interna, mas se houver presença de grande quantidade de exsudação, resíduos ou rolha de secreção, deve ser realizada a troca por material esterilizado. Para o domicílio é importante fazer a recomendação da limpeza com sabonete líquido, água corrente e utilização da escova e a contraindicação da fervura da cânula de traqueostomia que pode prejudicar a sua integridade, além de aumentar o risco de deterioração e descolamento do material de cromagem da cânula metálica para o pulmão, o que pode causar pneumonia aspirativa. A nebulização com água destilada pela traqueostomia é fundamental para a prevenção de formação de crostas e rolhas de secreção, favorecendo a fluidez desta e a expectoração do paciente, o que pode diminuir a necessidade e a frequência da aspiração.[14]

Com relação à região periestoma, é necessária a limpeza com soro fisiológico 0,9% para prevenção de dermatite química por exsudato salivar e uso de protetores de pele como películas protetoras, cremes, barreiras ou soluções impermeabilizantes. Apesar da possibilidade de uso de espuma de poliuretano, para pacientes com caquexia, a sua permanência no local não é favorecida; assim, o uso de gazes lateralmente na cânula pode ser mais útil na absorção local da exsudação. Por outro lado, hidrocoloide não apresenta custo-benefício favorável e pode ainda reter resíduo entre a pele periestoma e a cobertura, potencializando a dermatite química.

Para a troca de cânula de traqueostomia, os equipamentos de proteção individual necessários são as luvas estéreis e de procedimentos, máscara, óculos de proteção, avental descartável, equipamento para aspiração e cateter de aspiração. É imprescindível o fornecimento de informações sobre o procedimento ao paciente e familiar anteriormente ao início, assim como a remoção de curativos e roupas que possam dificultar a visualização e realização da troca; proporcionar posicionamento confortável com maior apoio de toda extensão do corpo (decúbito dorsal no leito/maca); avaliação da exsudação, de rolha de secreção e necessidade de aspiração; verificação dos movimentos de inspiração e expiração do paciente; montagem do conjunto de cânula de traqueostomia estéril, inclusive com a fita de fixação e mediante remoção da cânula em uso, inserir imediatamente durante o movimento de expiração; verificação da posição correta da cânula após a troca, do padrão respiratório e da ocorrência de desconforto do paciente durante o procedimento.[3,14]

A frequência de troca de cânula metálica deve ser realizada mediante avaliação da quantidade de exsudação e presença de sujidade/rolha de secreção, podendo ser diária, se necessário, ou a cada sete dias, conforme protocolo institucional (Figura 55.1).

Quando um paciente está com FFC, o tratamento geralmente é conservador, com adoção de dieta enteral exclusiva, antibioticoterapia, curativos compressivos na região cervical, limpeza rigorosa da ferida, utilização de coberturas para o tratamento do leito e da pele periestoma, com avaliação periódica da cicatrização. Além disso, é realizada a troca da cânula de traqueostomia metálica pela plástica para diminuir o fluxo da exsudação salivar para a FFC e para a região pulmonar, importante para a prevenção de pneumonia aspirativa. Nesse período é necessário maior atenção para a aspiração bucal e das vias aéreas. Por vezes, devido ao alto débito da fístula ou pela persistência sem melhora na cicatrização, pode ser indicada reabordagem cirúrgica para o fechamento primário do trajeto fistuloso ou utilização de retalho miocutâneo para reparação estética e funcional.[3,15]

No caso da cânula de traqueostomia plástica, a frequência de troca pode ser realizada a cada sete dias ou mesmo a cada dez dias, a depender do protocolo institucional.

Na medida em que esse paciente não tenha nenhuma complicação na traqueostomia ou outras feridas, a reabilitação fonatória envolve o aprendizado da voz esofágica, utilização de mímica labial e gestos, além da laringe eletrônica, que foi incorporada como um recurso disponível para esses pacientes no âmbito do SUS, pela Portaria Nº 39 de 11 de setembro de 2018.[16]

Portanto, os cuidados de pacientes com a traqueostomia por câncer de laringe envolvem uma equipe multidisciplinar, considerando-se a demanda de necessidades físicas, fonatórias e psicoemocionais, que requer a previsão e provisão de recursos materiais, infraestrutura e educação permanente dos profissionais, além de maior investimento em intervenções educativas, preventivas e curativas para favorecer a recuperação, com participação ativa do paciente e familiar, o que possibilitará o alcance da reabilitação física, fonatória e psicoemocional dessa clientela.

Posteriormente à alta hospitalar, é fundamental que o paciente tenha a continuidade do seguimento ambulatorial especializado, bem como a contrarreferência para os serviços de saúde pública.

■ CUIDADOS DE PACIENTES ONCOLÓGICOS COM GASTROSTOMIA

O câncer de esôfago é o oitavo mais frequente no mundo e, no Brasil, ocupa a 6ª posição entre homens e 15ª entre as mulheres. Para o biênio 2018-2019 são estimados 10.790 casos novos, sendo 8.240 em homens e 2.550 em mulheres.[11]

Os fatores de risco para esse câncer são o alto consumo de bebidas com temperatura acima de 65 °C, como chimarrão, chá e café; e o consumo de bebidas alcoólicas, sendo que não há distinção dos níveis seguros entre os consumos regular, excessivo ou esporádico. Acresce-se a obesidade e o consumo de carnes processadas (salsicha e presunto), que influenciam o desenvolvimento da doen-

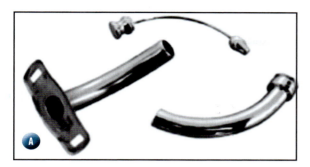
Cânula de traqueostomia metálica

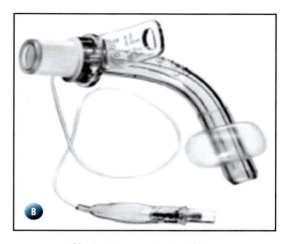
Cânula de traqueostomia plástica

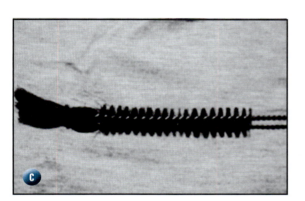
Escova para limpeza

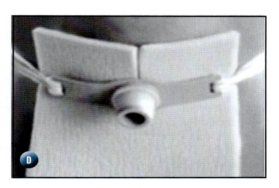
Protetor de estoma

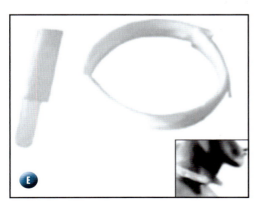
Fita de fixação para traqueostomia

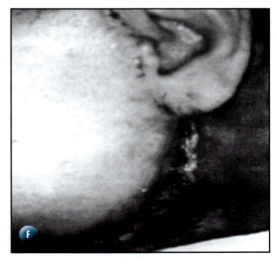
Fístula faringocutânea (FFC)

Figura 55.1. (A-F) Tecnologias para o cuidado de pacientes com traqueostomia. (Fonte: Arquivo dos autores.)

ça do refluxo gastroesofágico. Ainda, a história pessoal de câncer de cabeça e pescoço, de pulmão e a infecção por papilomavírus humano (HPV) estão associados ao aumento de incidência desse câncer.[11]

O tabagismo, isoladamente, tem sido considerado como responsável por 25% dos casos de câncer de esôfago, cujo risco aumenta proporcionalmente à quantidade de cigarros consumida, mesmo que tenham cessado este hábito.[11]

Ressalta-se também a dificuldade de acesso da população ao SUS para diagnóstico e tratamento, que, por vezes, quando a mesma consegue a assistência médica, já apresenta comprometimento clínico severo, o que pode definir a indicação de gastrostomia.

Conceitualmente, gastrostomia é a confecção de uma abertura na parede abdominal com inserção de um cateter no estômago, para alimentação enteral prolongada em pacientes que possuem trato digestório intacto, mas apresentam afecções de cabeça e pescoço, tumores de esôfago ou, ainda, doenças neurológicas (doença de Parkinson, esclerose amiotrófica lateral e acidente vascular cerebral), que comprometem a motilidade da língua, da faringe e do esôfago, prejudicando a deglutição e o apetite. Além disso, pode ser utilizada para descompressão gástrica em pacientes com tumores avançados.[17-20]

A sua permanência temporária ocorre quando o acesso ao trato digestório está interrompido por câncer do esôfago, megaesôfago ou em casos de estenose cáustica e coma prolongado; e definitiva quando não existem condições para intubação transtumoral por via endoscópica ou cirúrgica, como nos casos de pacientes com neoplasia maligna irressecável de faringe e do esôfago ou doença neurológica grave.[18]

Como vantagens da gastrostomia, verifica-se o conforto do paciente, diminuição de risco de sangramento local, de obstrução, de deslocamento do tubo e de interrupção da alimentação, além de propiciar maior adesão à terapêutica. A desvantagem, quando comparada à sonda nasoentérica, é por constituir um procedimento invasivo e necessitar de recursos econômicos e profissionais especializados. Enfatiza-se a ocorrência de refluxo gastroesofágico e da aspiração do conteúdo gástrico no uso, tanto da sonda nasoentérica como de gastrostomia.[18-20]

As contraindicações absolutas da gastrostomia são obstrução mecânica do trato digestório, morte iminente, ascite incontrolável e coagulopatia grave não compensada.[21]

A confecção da gastrostomia pode ser realizada com a introdução de um cateter na câmara gástrica por laparotomia ou laparoscopia; e por via endoscópica (percutânea) ou radiológica.[17,18,21] As técnicas endoscópicas têm sido mais utilizadas por oferecerem segurança técnica, diminuição do risco de complicações e do tempo de internação, além de serem menos traumáticas para os pacientes.[21]

A gastrostomia cirúrgica com a técnica de Stamm, de caráter temporário, é mais rápida, fácil, segura e não deforma a câmara gástrica após a sua retirada. A sua cicatrização ocorre em 48/72 horas devido à criação de um trajeto seroso mediante fixação com uma invaginação da parede gástrica. Portanto, a incisão cirúrgica é realizada na região mediana supraumbilical, em cujo centro se introduz um cateter calibroso (de 18 a 24 French), de diferentes tipos como de Malecot, Pezzer, Foley ou ainda de silicone, com sutura desse para impedir o extravasamento de conteúdo gástrico. Há certificação de ausência de extravasamento de fluidos com infusão de solução salina 0,9%.[19-21]

É importante enfatizar que a escolha do tipo de cateter e suas características podem determinar a necessidade de trocas pois, a depender do material, são menos resistentes à ação do conteúdo gástrico.[21]

Apesar das vantagens de uso dos tubos de gastrostomia de silicone e de baixo perfil do tipo válvula de Mic-Key, esses são menos utilizados devido ao custo financeiro elevado e à necessidade de profissionais especializados.

A gastrostomia cirúrgica com a técnica de Witzel, de caráter temporário, é mais eficaz que a de Stamm por confeccionar um trajeto seroso longo, formado pela serosa ao longo de toda a parede anterior para a inserção do tubo no estômago e impedir o extravasamento do conteúdo gástrico.[17,18]

Por outro lado, a gastrostomia cirúrgica permanente utiliza a mucosa no revestimento interno do trajeto, o que pode influenciar no tempo de cicatrização e no aumento do risco de complicações.

A via endoscópica (percutânea) é a mais utilizada por ser mais rápida, contudo requer anestesia geral para crianças e sedação para o adulto. Os três métodos de inserção do cateter em apenas único tempo que podem ser realizados são punção, introdução e de tração, sendo este último o mais indicado e que utiliza a transluminação.[17,18]

Por transluminação realiza-se uma punção intragástrica com agulha no local demarcado no abdome, onde é introduzido um fio duplo de agulha com a extremidade fixa na pinça de biópsia, que é tracionado do estômago até a boca, com auxílio de luz do aparelho direcionada para a parede anterior do estômago, previamente distendido com o gás carbônico (CO_2). O tubo de gastrostomia é preso na extremidade do fio, introduzido na câmara gástrica e por tração oposta é exteriorizado na parede abdominal e fixado na pele.[17]

A gastrostomia por via radiológica é realizada com anestesia geral, sequencialmente com dilatação do estômago, insuflação de ar, punção percutânea com agulha, introdução de guia e dilatação local para inserção do tubo de gastrostomia, cujos diâmetros podem variar de 5 a 14 French.[17,18]

A confecção da gastrostomia pode ser realizada em associação a outro procedimento intra-abdominal como a colocação de uma válvula antirrefluxo; contudo, isso aumenta a complexidade do tratamento e o planejamento da assistência a ser realizada (Figura 55.2).[17,18]

Assim, a assistência aos pacientes candidatos à confecção de uma gastrostomia, envolve avaliação de condições clínicas críticas e, para o êxito do procedimento, é imprescindível uma equipe de saúde interdisciplinar especializada e a participação da família. O aspecto sociocultural da impossibilidade de alimentar-se por via oral merece destaque, pois é consequente ao adoecimento oncológico com tratamento prolongado, que afeta todo o contexto familiar e ao alimentar-se, que passam a ter outros sentidos para os pacientes e familiares.[19,20]

Ademais, o familiar que, por assumir o cuidado domiciliário, muitas vezes passa a viver em função do adoeci-

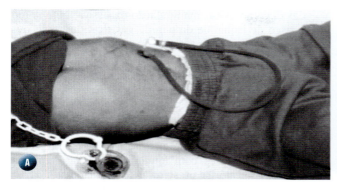
Cateter de gastrostomia

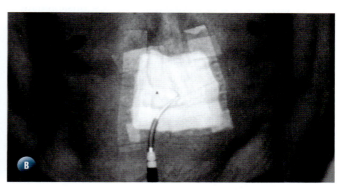
Cateter de gastrostomia em adulto

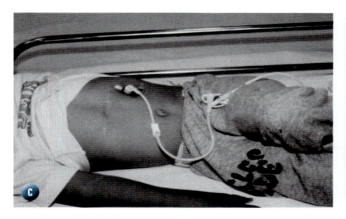
Administração de dieta pela gastrostomia

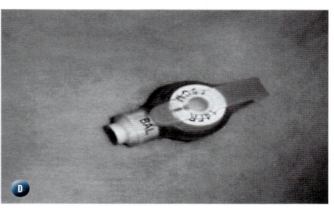
Sonda de gastrostomia de baixo perfil

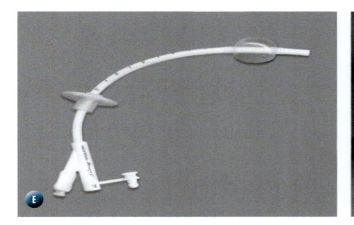
Sonda de gastrostomia

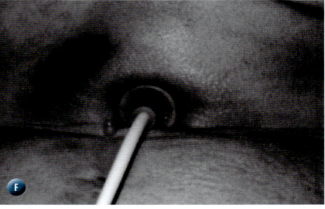
Dermatite periestoma por extravasamento

Figura 55.2. (A-F) Tecnologias para o cuidado de pacientes com gastrostomia. (Fonte: Arquivo dos autores.)

mento do seu ente querido, deixando em segundo plano a sua vida pessoal e profissional. Portanto, é imprescindível também prover um atendimento de suporte profissional para esse familiar cuidador.[19,20]

A assistência a ser planejada, de responsabilidade do enfermeiro estomaterapeuta ou enfermeiro, pressupõe humanização, acolhimento, vínculo de confiança e escuta qualificada, pois há transformação dos aspectos da vida cotidiana em função do adoecimento oncológico, que ultrapassa o cuidado procedimental na busca de autonomia para o autocuidado, dignidade e qualidade de vida ou mesmo de morte digna.[20]

Para sistematizar a assistência, o enfermeiro deve realizar a coleta de dados por meio da entrevista e do exame físico, com atenção especial em relação à doença de base que demanda a realização da gastrostomia, aos resultados de exames, aos sinais vitais, ao estado nutricional e ao balanço hídrico, além dos aspectos psicoemocionais envolvidos.

Em síntese, no período pré-operatório, as intervenções da equipe interdisciplinar devem focalizar o enfrentamento da nova condição com ensino do paciente e familiar sobre o procedimento e suas consequências, atentando-se para as repercussões na imagem corporal e na alimentação. Nessa fase, é importante o exame físico do abdome para a demarcação do local para a confecção da gastrostomia, distante de proeminências ósseas, dobras cutâneas e irregularidades da superfície abdominal para prevenir lesões ou risco de extravasamento do conteúdo gástrico e outras complicações secundárias.[20,22-23]

Os cuidados pré-operatórios são fundamentais para a realização da cirurgia e prevenir complicações pós-operatórias, mas o ensino sobre gastrostomia e suas consequências, a ser retomado no pós-operatório, subsidia a aprendizagem do autocuidado pelo paciente e familiar.[18-20,23]

Assim, desde o início, é importante avaliar a acuidade visual, auditiva e motora, o grau de escolaridade, o uso de próteses, as habilidades motoras e comorbidades associadas, tanto do paciente como do cuidador, pois esses necessitam ser preparados para o cuidado domiciliário.[20,22,23]

Antes da realização do procedimento, o enfermeiro deve identificar o conhecimento do paciente candidato à gastrostomia sobre a doença e o tratamento, para abordá-lo sobre o procedimento e as possíveis alterações que poderão ocorrer no cotidiano e na imagem corporal; esclarecer dúvidas e enfatizar sobre a alimentação por gastrostomia e suas vantagens, como menor risco de complicações e a manutenção da discrição sobre a condição.[18,19,23]

No pós-operatório, o suporte emocional ao paciente e ao familiar, a avaliação clínica para o restabelecimento dos parâmetros vitais, prevenção de complicações, redução de eventos adversos e favorecimento do alcance da reabilitação são intervenções importantes.[19,20,23]

As recomendações fundamentais para a manutenção e prevenção de complicações em pacientes com gastrostomia são:[17,19-21,23,24]

- Certificação sobre o tipo de tubo (cateteres de Pezzer, de Foley, radiológico e endoscópico) e suas características para identificar o tipo de retentor interno e externo, fixação necessária para prevenir dor, hematomas e hemorragia local.

- Curativo local deverá permanecer por 24 horas, independente da técnica de confecção por via endoscópica, radiológica ou cirúrgica, excetuando-se na ocorrência de sangramento, quando deverá ser removido sempre que necessário. Porém, as coberturas utilizadas deverão evitar manipulação excessiva, bem como o risco de isquemia da parede gástrica, outras lesões periestoma e deslocamento do tubo.

- Manutenção de jejum por quatro horas, no mínimo, e posteriormente iniciar a administração de solução fisiológica 0,9% para verificar ausência de extravasamentos. Ainda, mediante exame físico do abdome, constatando-se a ausência de distensão e dor abdominal e desconfortos gastrointestinais como náuseas e vômitos, pode-se iniciar a administração da dieta enteral em pequenos volumes, com aumento gradual até atingir a quantidade calórica prescrita pelo nutricionista.

- Conferência de dados como nome do paciente, leito, tipo e volume da dieta, data e horário de infusão e inspeção do frasco quanto ao aspecto de sua conservação, presença de partículas e temperatura. Explicar o procedimento ao paciente e/ou familiar, enfatizando informações sobre temperatura, velocidade de infusão, possíveis desconfortos gastrointestinais, cuidados para prevenção de infecções e troca diária de equipo com limpeza deste ao final de cada administração da dieta.

- Verificação da permeabilidade do tubo, com avaliação do volume residual, mediante aspiração com seringa de 20 mL; e caso o volume residual gástrico seja igual ou superior a 200 mL, a infusão da dieta deverá ser interrompida e realizada avaliação posterior sobre a possibilidade de administração, em conjunto com o nutricionista.

- Para a administração da dieta, a avaliação do paciente deverá incluir presença de peristaltismo, distensão ou dor abdominal, diarreia, náuseas ou vômitos, além do posicionamento do paciente sentado ou com a cabeceira elevada 30° a 45° e a permanência nessa posição por mais 30 minutos, após o término da administração.

- Limpeza do tubo com 50 mL de água, antes e após o término da dieta, assim como nos intervalos; administrar 100 mL de água. O extensor deverá ser higienizado com 250 mL de água e uma colher de sopa de detergente, e posteriormente deverá ser seco para evitar infecção.

- Não administração da dieta enteral em concomitância com medicamentos.

- Para a administração de medicamentos, os comprimidos deverão ser macerados separadamente, diluídos em água filtrada para prevenir a obstrução do tubo e administrados separadamente, lavando-se o tubo após cada administração com 50 mL de água. Medicamentos, apresentados em forma de cápsulas com grânulos (por exemplo, omeprazol), não poderão ser abertos, pois há risco de inativação dos mesmos. Assim, medicamentos em drágeas, comprimidos revestidos, comprimidos de liberação controlada e em cápsulas gelatinosas não poderão ser macerados e, para evitar obstrução ou inativação, deverão ser substituídos por outros.

- Quando for o cateter tipo Foley, recomenda-se conferência da quantidade de água existente no balão de insuflação e, se necessário, realizar a troca para o volume recomendado pelo fabricante.

- Para a alta hospitalar, o ensino do paciente e do familiar deverá ser realizado gradualmente, oferecendo a possibilidade de sanar dúvidas e a expressão dos anseios sobre o retorno ao domicílio e deve ser estabelecido um profissional de referência da instituição ao longo do seguimento ambulatorial. É importante fornecer materiais de apoio ao ensino como folhetos educativos e vídeos, assim como demonstração de materiais; e encaminhá-los, caso tenha um grupo de apoio para pacientes.

- Ensino sobre a importância da higienização das mãos para prevenir infeções e a aspiração com seringa do conteúdo gástrico para detectar obstrução.

- Não recomendação da administração de refrigerantes pela gastrostomia (líquidos ácidos) ou alimento contendo amaciante de carne, pois há possibilidade de precipitação proteica, aumentando o risco de obstrução.

- Contrarreferência para seguimento ambulatorial secundário, principalmente em relação às complicações e informações sobre serviço emergencial de referência.

Diante da condição clínica crítica desses pacientes, os profissionais de saúde devem estar capacitados para o reconhecimento das complicações da gastrostomia, como a exteriorização acidental do tubo, vazamento pericateter, alargamento do estoma, obstrução do cateter, granuloma, além de pneumonia por refluxo gastroesofágico e broncoaspiração.

A exteriorização acidental do tubo pode ocorrer no primeiro mês após a confecção de gastrostomia, sendo que a sua reintrodução deverá ser realizada por endoscopia digestiva, pois a parede gástrica pode ter se afastado da parede abdominal e na tentativa de reintrodução manual pode ocorrer perfuração da víscera para a cavidade abdominal. Nesses casos, o paciente e/ou familiar devem cobrir o local da gastrostomia com pano limpo e imediatamente procurar assistência médica antes que transcorram 24 horas, pois há risco de fechamento da estomia.[21]

Caso a exteriorização acidental do tubo ocorra em pacientes com gastrostomia há mais tempo, recomenda-se a introdução provisória de uma sonda Foley até a recolocação de outro tubo. Ademais, o extravasamento do conteúdo gástrico no abdome pode provocar complicações secundárias como dermatite e dor.[19,20]

A dermatite secundária ao vazamento pericateter constitui uma complicação imediata ao procedimento, cujo cuidado é a identificação e resolução da sua origem, que pode ter ocorrido por deslizamento do retentor, torção do cateter, infecção ou hipersecreção gástrica.[19-21]

Na pele periestoma deve ser aplicado pó protetor de pele periestoma para manter a pele seca, para facilitar a aplicação de película protetora *spray* ou creme barreira e, caso seja prescrito, creme barreira à base de cortisona. Além disso, podem ser utilizadas compressas ou protetores diários para absorção do vazamento, que deverão ser trocados, sempre que houver umidade ou sujidade. Caso

não haja sucesso, é possível realizar a troca do cateter por outro de maior calibre. O oferecimento de suporte emocional também é importante nestas situações.[17,19-21]

O vazamento de conteúdo gástrico pode ser resultante da migração do tubo para a cavidade em decorrência de tração insuficiente ou do alargamento da estomia, podendo causar dermatite de contato, da pele íntegra com o conteúdo gástrico. Nesse caso, o tubo pode ser removido por um período de 12 a 24 horas, instituir tratamento da pele periestoma com barreira protetora e aguardar a contração da estomia. Posteriormente, avalia-se a correspondência do diâmetro ao calibre do tubo de gastrostomia e caso não tenha ocorrido a contração prevista, pode ser indicada a troca por outro tubo, de maior calibre. A parte interna da estomia deve ser cauterizada com nitrato de prata em bastão.[17,21]

A troca do tubo de gastrostomia e jejunostomia, em consonância com o Parecer N° 06/2013/COFEN/CTA, pode ser realizada pelo enfermeiro, desde que tenha essa capacitação. Contudo, a troca da sonda de jejunostomia somente poderá ser realizada pelo enfermeiro estomaterapeuta.

No caso de obstrução do cateter, recomenda-se inspecioná-lo na busca de acotovelamento da parte externa do cateter e a tentativa para desdobrá-lo. Ainda, indica-se também aplicar água morna com pressão irregular para desobstrução.[17,21]

Se houver rompimento do balão do tubo de baixo perfil, recomenda-se que esse, mesmo estourado, seja higienizado e recolocado imediatamente para impedir o fechamento da estomia.[17,19,20]

Outra complicação importante é o granuloma ou tecido de hipergranulação, que constitui uma lesão altamente vascularizada, com sangramento frequente, cujo crescimento é favorecido pelo meio úmido associado à fase proliferativa do processo de cicatrização, pela formação de numerosos capilares no local da gastrostomia e no seu pertuito, muitas vezes há presença de exsudato amarelado ou esverdeado (células desvitalizadas).[17]

A medida preventiva para o granuloma é a manutenção do local da gastrostomia sempre limpo e seco. Recomenda-se a cauterização do granuloma com nitrato de prata em bastão, duas a três vezes por semana, mas é necessária a prevenção de manchas na pele periestoma devido à ação do nitrato de prata, com aplicação de óleo ou creme barreira. É imprescindível que o local seja mantido seco por 24 horas. Ainda, o gel hipertônico de NaCl a 20% pode ser aplicado ou a aplicação na pele de NaCl 20% embebida em gazes por 10 minutos, três vezes ao dia e sempre que necessário. Secar a pele ao retirar as gazes e aplicar protetor cutâneo ou creme barreira na pele periestoma, além de manter o retentor do tubo ajustado à pele, sem sobra de espaço.[17,19,20]

Para a prevenção do granuloma deve ser realizada diariamente a rotação de 360° do retentor do cateter. Essa rotação não deve ser feita nos cateteres radiológicos e naqueles com inserção cirúrgica, enquanto a fixação na pele for mantida por suturas.

Quando ocorrer hiperemia, recomenda-se a higienização da pele com água morna e sabonete neutro, aplicação de protetor cutâneo e a manutenção do retentor ajustado à pele, que em geral está associada ao vazamento do conteúdo gástrico. É necessário verificar a presença de prurido local, que pode ser secundário à infecção bacteriana ou fúngica na gastrostomia.[17,19,20]

A higienização diária da pele periestoma e do tubo com água e sabonete é uma medida preventiva para o surgimento de todas as complicações discutidas. Durante a limpeza da pele periestoma deve-se observar o posicionamento do cateter, a presença de vazamentos, o aspecto da pele, o espaço existente entre o disco de retenção externa e a pele, as alterações na pele perilesional, os sinais de irritação ou infecção cutânea, dor ou desconforto e permeabilidade do cateter. Recomenda-se a não utilização de produtos adesivos na pele, excetuando-se as barreiras protetoras. Se o vazamento for pequeno, a recomendação é não aplicar nenhum curativo na gastrostomia.[17]

Ressalta-se que uma complicação mais grave é a pneumonia por refluxo gastroesofágico, que pode ocorrer em pacientes com rebaixamento do nível de consciência. A prevenção dessa complicação é a manutenção da cabeceira da cama a um ângulo de 30° e 45°, durante a administração da dieta e até uma hora após o seu término. Ainda, as medidas preventivas para broncoaspiração são o fracionamento e a infusão lenta da dieta, preferencialmente com o paciente sentado e acordado.[19,20]

O paciente e o familiar devem ser orientados acerca do manejo da gastrostomia, dos cuidados com a pele periestoma, administração da dieta enteral e sobre possíveis complicações que possam surgir. Sempre que possível, durante o período de internação, permitir que o paciente e/ou familiar participem do cuidado e esclareçam suas dúvidas sobre o cuidado a ser realizado no domicílio. A participação do paciente e do familiar deverá ser registrada juntamente com os cuidados realizados.[20]

É fundamental o registro de todas as informações pelos profissionais no prontuário do paciente para possibilitar a avaliação da evolução, das medidas instituídas, melhorar a comunicação entre os profissionais da saúde, bem como constituir documento legal da assistência realizada.

Os profissionais da saúde, especialmente os enfermeiros, devem estar capacitados para esclarecer dúvidas e capacitar o familiar e o paciente com gastrostomia para o cuidado domiciliário, bem como para a prevenção e detecção precoce de complicações, oferecendo suporte especializado para o enfrentamento das situações cotidianas do processo de adoecimento.[20]

A assistência ao paciente com gastrostomia e ao familiar implica em intervenções da equipe interdisciplinar de saúde, com estabelecimento de uma relação de confiança, contemplando as múltiplas dimensões do cuidado e da repercussão do câncer e principalmente pela necessidade da confecção de gastrostomia representar uma fase mais avançada do adoecimento e do sofrimento oncológico.

A equipe interdisciplinar de saúde deve sempre agregar ao paciente e ao familiar, conhecimentos sobre o adoecimento, tratamentos e suas consequências, bem como os cuidados, respeitando-se a individualidade dos mesmos e suas necessidades, melhorando a qualidade da sobrevivência.

A formação dos profissionais de saúde deve capacitá-los, tornando-os comprometidos com a prevenção do câncer de esôfago, a detecção precoce, a prevenção de complicações que resultem na confecção de uma gastrostomia e com as ações de implementação das políticas públicas de saúde.

■ CUIDADOS DE PACIENTES COM UROSTOMIA POR CÂNCER DE BEXIGA

O câncer de bexiga está estimado em 6.690 casos novos para homens e 2.790 para mulheres para cada ano do biênio 2018-2019, ocupando respectivamente a 7ª e a 14ª posições de incidência, com exceção dos tumores de pele não melanoma. Em 95%, trata-se de carcinomas de células uroteliais ou carcinomas de células de transição, que se desenvolvem no trato urinário inferior, ou seja, na bexiga, ureteres e uretra;[11] além do consumo de álcool e tabaco, infecções crônicas por meio do parasita *Schistosoma haematobium*, exposição ocupacional e ambiental na produção de alumínio, em situações de emissão de gases de combustão de diesel, de contato com agrotóxicos, assim como o trabalho na indústria da borracha, do plástico, da indústria têxtil e outras atividades que manipulam tinturas, metais e produtos petrolíferos.[11,25]

As modalidades terapêuticas para esse câncer são a radioterapia, a quimioterapia, a imunoterapia e a cirurgia, isoladamente ou em associação, a depender do estadiamento tumoral, grau histológico do tumor, número de lesões, presença de invasão linfática, associação com carcinoma *in situ*, morfologia e padrão de mutação genética, idade, estado mental, emocional e físico do paciente. Atualmente, a terapia multimodal tem sido indicada na busca de melhores respostas clínicas para esses pacientes.[11,25]

Dessa forma, a radioterapia exclusiva pode ser indicada para a abordagem de tumores mais agressivos com a finalidade de preservar a bexiga e para os casos em que os pacientes não tenham condições clínicas para ser submetidos ao tratamento cirúrgico. A quimioterapia pode ser sistêmica ou intravesical. Por outro lado, mediante a remoção total do tumor, pode ser realizada a administração intravesical da vacina BCG para prevenção de sua recorrência.[25]

Atualmente, com relação ao tratamento cirúrgico, são realizadas duas técnicas, que possibilitam a drenagem da urina por meio de derivação urinária com confecção de um reservatório, que pode ser continente (neobexiga de Studer) ou incontinente (conduto ileal de Bricker). O tipo de derivação a ser confeccionada dependerá da condição clínica do paciente para a realização da técnica cirúrgica e das preferências pessoais do paciente.[25]

Para a definição do tipo de derivação a ser realizada, considerando-se as suas repercussões para o paciente e família, a assistência perioperatória deve ser realizada por uma equipe interdisciplinar e, apesar de poucas instituições hospitalares terem em seu quadro, a atuação da enfermeira estomaterapeuta é fundamental.

Para assegurar que o paciente tenha maior qualidade de vida e reabilitação é importante que a enfermeira estomaterapeuta realize a demarcação do estoma, para que a urostomia seja confeccionada em local adequado para adaptação do equipamento coletor e prevenir complicações de estoma e de pele periestoma.[26,27]

A neobexiga de Studer é a derivação continente ortotópica, confeccionada cirurgicamente com uma porção do íleo com formação de uma válvula, que mantém baixa pressão interna e maior capacidade de armazenamento de urina, que é drenada para a uretra e possibilita micção espontânea. Nesse caso, as vantagens são a preservação das funções renais, manutenção da imagem corporal e não há necessidade de utilização de um equipamento coletor. Porém, podem ocorrer complicações metabólicas (acidose), urológicas (estenose e dificuldade de esvaziamento) e alteração da pele na região quando há contato contínuo por continência parcial. Portanto, essa possibilidade é indicada para pacientes mais jovens, com tumores menos invasivos e sem comprometimento uretral e esfincteriano.[25,26]

O conduto ileal de Bricker é a derivação incontinente, confeccionada na cirurgia de cistectomia radical (CR), com uma porção do íleo formando um reservatório, no qual os ureteres são implantados e cuja abertura é fixada na pele do abdome denominada de urostomia, por onde a urina passa a drenar. Após o procedimento, o paciente necessita de um equipamento coletor, a bolsa de urostomia. Essa cirurgia é indicada para pacientes com comprometimento extravesical e para pacientes que necessitam de radioterapia adjuvante.[25,26]

Em um estudo sobre pacientes com câncer de bexiga, houve predomínio dos estadiamentos I e II, corroborando com outros estudos que identificaram prevalência da doença em fase precoce e tipo histológico de células epiteliais transicionais (90% dos casos), células epiteliais (7%) e adenocarcinoma (2%), sendo que 56,2% foram submetidos à ressecção transuretral de bexiga (RTU de bexiga), cujas complicações cirúrgicas ocorreram em 14 (17,5%) pacientes, que apresentaram hemorragia, fístulas entérico-urinárias e deiscência cirúrgica, além de 17 (21,2%) com infecção do trato urinário/sítio cirúrgico.[4]

A assistência de enfermagem perioperatória desses pacientes envolve intervenções educativas para o autocuidado e assistenciais, como soroterapia, preparo colônico, administração de medicamentos, posicionamento cirúrgico, monitorização de sinais vitais, cuidados com sonda e drenos, controle hídrico, passagem de plantão e encaminhamento de prontuário e exames. Os cuidados para a alta hospitalar englobam a orientação do paciente e da família sobre medicamentos, retorno e seguimento ambulatorial, bem como indicação de equipamento coletor e ensino sobre sua troca e encaminhamento de prontuário/exames e registro de enfermagem. Para os pacientes com urostomia é importante assegurar o encaminhamento para a aquisição de equipamentos e o seguimento secundário especializado. Portanto, é necessário um planejamento fundamentado em conhecimentos científicos, educação permanente da equipe de enfermagem e supervisão da equipe de enfermagem pelo enfermeiro.[4]

Considerando a condição clínica comprometida desse paciente e as repercussões da urostomia na vida do paciente, serão abordados os cuidados específicos relacionados à limpeza da urostomia e troca da bolsa de urostomia, além de prevenção de complicações pós-operatórias, da urostomia e da pele periestoma, além do gerenciamento quando essas ocorrem.

Para a indicação da bolsa de urostomia pela enfermeira estomaterapeuta, é importante a avaliação periódica sobre a característica individual, o estilo de vida, o tipo físico, a capacidade para o autocuidado e as preferências do paciente, além das características da estomia e as necessidades específicas para favorecer a adaptação do equipamento coletor, como a utilização de adjuvantes.

Esse equipamento deverá possuir uma válvula antirrefluxo, que previne infecção urinária e outra na parte inferior para a drenagem da urina, assim como uma barreira de proteção. Pode ser ainda de peça única ou de duas peças, no qual a base autoadesiva é fixada no abdome e a bolsa coletora conectada a essa, cuja finalidade é favorecer o autocuidado (Figura 55.3).

A bolsa deve ser retirada cuidadosamente, com utilização de esponja macia, água e sabonete neutro, assim como a limpeza da pele periestoma durante o banho. Posteriormente, deve ser secada delicadamente, com verificação da presença de lesões na urostomia e na pele periestoma, pois o fluxo constante da urina pode ser lesivo à pele por conta do pH urinário alcalino.

A pele periestoma deve estar saudável, íntegra e sem irritação cutânea, que deverá ser verificada a cada remoção do equipamento coletor e caso haja sinais de irritação cutânea, hiperemia ou dor, o paciente deverá ser avaliado por uma estomaterapeuta.

O ensino do autocuidado do paciente deve focalizar a observação das características da urina saudável (límpida, translúcida, amarelo-ouro e odor característico), mas que esta pode ter a presença de muco, próprio do intestino delgado. E esse paciente deverá ser capacitado para reconhecer sinais de infecção como coloração turva e escura da urina, odor forte e fétido, dor na região renal, febre, inapetência, náusea e vômito, com um profissional de referência para buscar assistência nesses casos.

Para a prevenção de infecção urinária recomenda-se a ingesta de água diária de, no mínimo, 2.000 mL em adultos, quando não há contraindicações, sendo que essa quantidade deve ser calculada de acordo com o peso corporal.

Nas recomendações para a troca da bolsa de urostomia, alguns aspectos devem ser enfatizados:

- Com relação ao recorte da base da bolsa, o diâmetro deverá ser 1 mm maior que o estoma, sendo recomendável a mensuração a cada troca.

- Quando da aplicação da base no abdome, certificar que a pele esteja seca e íntegra, sem drenagem de urina nesse momento. Aplicar a base, inicialmente estirando-se a pele, com fixação de um ponto, circundando-se até que esteja adaptada à pele do abdome.

- Se o equipamento for de duas peças, retirar o ar de dentro da bolsa e conectá-la à base, certificando-se da aderência da base no abdome e a conexão da bolsa.

- O esvaziamento da bolsa deverá ser realizado quando estiver com um terço de sua capacidade. Durante a noite, é possível acoplar um tubo flexível à válvula de drenagem em um frasco coletor para a drenagem contínua da urina e assim o paciente poderá ter um sono mais tranquilo, sendo desnecessário o esvaziamento intermitente.

- A frequência da troca da bolsa coletora dependerá das características do paciente, presença de complicações

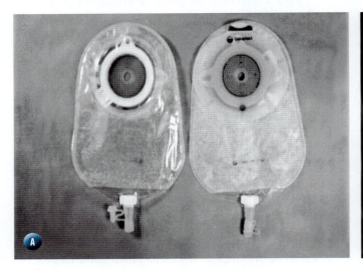

Bolsas de urostomia de duas peças

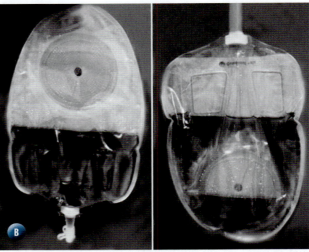

Bolsa de urostomia com válvula antirrefluxo e multicâmaras

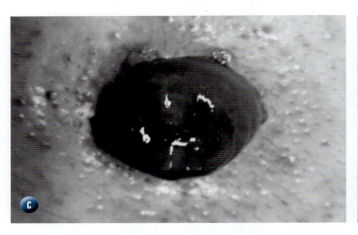

Dermatite periestoma com foliculite

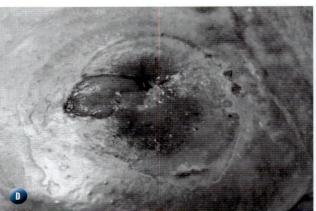

Estenose com dermatite

Figura 55.3. (A-D) Tecnologias para o cuidado de pacientes com urostomia. (Fonte: Arquivo dos autores.)

de estoma e de pele periestoma, além da capacidade de autocuidado e estilo de vida do mesmo. No programa público de estomizados está previsto o fornecimento de dez equipamentos/mês, o que pressupõe a possibilidade de troca a cada três dias se necessário, favorecendo a reabilitação do paciente.

- O paciente e sua família devem receber as recomendações e aconselhamento em relação ao vestuário, alimentação, trabalho, viagem, lazer, atividades físicas, relacionamento sexual, interpessoal e social de uma equipe interdisciplinar, com ênfase na conquista de adaptações cotidianas e que a princípio não há nenhuma atividade proibitiva.
- A indicação de adjuvantes como barreira de proteção para a pele e do cinto aumentam a durabilidade da bolsa coletora e auxiliam na prevenção de lesões de pele periestoma.

As complicações da urostomia em decorrência da utilização da bolsa coletora podem incluir infecção na estomia, deposição de cristais de fosfato na estomia e na bolsa coletora, além da obstrução do fluxo da urina por muco.

A deposição de cristais de fosfato na mucosa e pele periestoma podem causar irritação, maceração e lesões cutâneas, bem como sangramento e dor, em decorrência do pH alcalino da urina, infecções urinárias e recorte da base maior que o diâmetro da urostomia. Como medidas preventivas são indicados o aumento da ingestão hídrica, desde que não haja contraindicação, a acidificação da urina com ingesta de frutas cítricas, o recorte adequado da bolsa ao diâmetro do estoma e desbridamento dos cristais, quando necessário, por profissional capacitado.[27] Além dos cristais de fosfato, o muco produzido pela própria mucosa ileal também pode obstruir a válvula antirrefluxo da bolsa coletora, o que pode causar descolamento do equipamento, sendo recomendada a verificação durante o seu esvaziamento diário e a troca do mesmo, sempre que necessário.

Os pacientes com urostomia podem apresentar complicações pós-operatórias precoces de estoma, sendo as principais o descolamento mucocutâneo, retração da estomia, estenose e necrose; e as complicações tardias de estoma são a estenose, o prolapso e a hérnia paraestoma. Por outro lado, as complicações de pele periestoma tardias são a dermatite irritativa, dermatite alérgica, dermatite por infecção, varizes periestoma e lesões pseudoverrucosas, requendo seguimento especializado.[27,28]

O descolamento mucocutâneo é o rompimento da sutura com separação da pele periestoma da urostomia, cujos fatores de risco são a falta de condição clínica para a recuperação fisiológica, presença de diabetes *mellitus*, subnutrição, infecção, recidiva da malignidade, uso de corticosteroides e tensão excessiva na linha de sutura da junção mucocutânea. O tratamento dessa complicação consiste em realizar o preenchimento do leito da ferida com cobertura com alta capacidade em absorver o excesso de umidade da urina como hidrofibra ou alginato de cálcio e a proteção da pele periestoma com uma barreira protetora como pasta ou placa de hidrocoloide, criando uma superfície mais seca. Isso possibilitará a aplicação da base da bolsa de urostomia, que deve ser realizada sobre essa placa.[27,28]

A retração da estomia ocorre quando há o desaparecimento da protrusão do estoma ou a sua localização fica abaixo do nível da pele, que pode ocorrer de forma intermitente em função da posição corporal do paciente e o estoma fica voltado para o interior da cavidade abdominal. É denominada retração fixa quando a sutura cirúrgica força a posição inadequada do estoma na parede abdominal, o que pode ocorrer devido à tensão sobre o estoma pelo abaulamento da parede abdominal por obesidade, crescimento de tumor intraperitoneal, ascite ou tensão no mesentério, cicatriz hipertrófica, além de subnutrição e uso de corticoides. Nessas situações, é fundamental a avaliação interna da mucosa em relação à presença de isquemia e, se esta comprometer até o nível peritoneal, será necessário intervenção cirúrgica imediata devido ao risco de necrose de alça intestinal intraperitoneal. Na ausência da isquemia é possível o manejo com a utilização de base convexa, mas deve ser avaliado risco de deiscência cirúrgica, o que pode causar o descolamento mucocutâneo.[27,28]

A estenose é uma complicação tardia, na qual ocorre o estreitamento do diâmetro ou contração da urostomia, que pode estar associada à hipertrofia da estrutura da pele ou da fáscia muscular, dificultando a drenagem da urina.[27,28]

A necrose ocorre por diminuição do fluxo sanguíneo na porção intestinal, que forma o estoma e inviabiliza a sua manutenção. Quando a isquemia tecidual é completa, a correção é cirúrgica com ressecção local, tracionando-se a porção posterior para formar novo estoma. Os fatores de risco incluem obesidade, hipotensão, hipovolemia, edema da parede intestinal e técnica realizada para a sutura do estoma na pele da parede abdominal.[29]

Uma complicação de estomia tardia é o prolapso, com saída da porção intestinal pela abertura da parede abdominal por aumento da tensão mecânica, dilatação intestinal no ato cirúrgico, técnica cirúrgica realizada na rafia do estoma na parede abdominal, além do aumento da pressão intra-abdominal por distensão ou tosse. Nesse caso, avalia-se o risco de obstrução ou isquemia, que exige intervenção cirúrgica imediata. Na ausência desses riscos, utiliza-se bolsa coletora de urostomia de duas peças, com base convexa. O recorte a ser feito na base deve ser maior que a base do estoma para assegurar o prolapso seja espaço suficiente para prevenir lesão da mucosa.[27,28]

Outra complicação de estomia tardia é a hérnia paraestoma, que se apresenta como uma protuberância periestoma, resultante da falha na fáscia muscular abdominal por tensão excessiva da alça intestinal. Essa tensão é aumentada por pressão intra-abdominal, crescimento tumoral, obesidade, estado nutricional, idade avançada, tabagismo, uso de medicamentos imunossupressores, estoma de longa permanência e ausência de localização do estoma no músculo reto abdominal. O risco para a hérnia paraestomal aumenta em 10% a cada 1 mm de falha na fáscia muscular. O seu diagnóstico é realizado por palpação abdominal, com o paciente em posição vertical e supina, sem o equipamento coletor ou solicitando que aumente a pressão intra-abdominal. Quando o paciente é obeso, esse diagnóstico pode ser realizado com a tomografia computadorizada. Em geral, quando o paciente refere desconforto, dor ou mesmo quadro obstrutivo, o tratamento deverá ser cirúrgico.[27,28]

Para casos em que não há maior comprometimento, o tratamento é conservador, com utilização de cintas elásticas de suporte e ensino do paciente e da família sobre medidas preventivas para evitar esforço físico e situações que aumentam a pressão intra-abdominal, como tosse e atividade física. É possível que ocorra má adaptação ou descolamento do equipamento da pele, com extravasamento da urina e, assim, podem surgir lesões cutâneas periestoma. Para esses casos podem ser indicados o equipamento coletor com base flexível, recorte da base em tamanho adequado e com aplicação de protetores de pele.[27,28]

As complicações de pele periestoma tardias são a dermatite irritativa, dermatite alérgica, dermatite por infecção, varizes periestoma e lesões pseudoverrucosas, passíveis de prevenção, principalmente com a demarcação de estoma e o manejo precoce dessas quando de sua ocorrência.

A dermatite pode ocorrer tanto no período precoce como tardio, associada à exposição da pele ao efluente, ao adesivo microporoso, por trauma mecânico em virtude da técnica abrasiva na limpeza da pele, remoção traumática dos equipamentos, trocas frequentes, utilização de equipamentos e à ocorrência de infecções.[27,28]

A dermatite irritativa é resultante da exposição da pele à urina ou às preparações químicas e estomias planas. O grau da dermatite pode variar desde uma irritação de pele leve à necrose periestoma e ulceração. Muitas das dermatites decorrem de negligência de cuidados e inadequação dos equipamentos coletores e de adjuvantes.[27,28] O seu manejo pode ser realizado com adequação do equipamento coletor, de acordo com as necessidades do paciente, utilização de barreiras protetoras e seguimento especializado de enfermagem com avaliação periódica do autocuidado e para indicação de equipamentos e adjuvantes, buscando a prevenção de complicações de estoma e de pele periestoma.

A dermatite alérgica pode ocorrer devido à resposta inflamatória da pele por hipersensibilidade aos elementos químicos em contato com a pele periestoma, inclusive ao material do equipamento coletor, com surgimento de eritema, edema, abrasão, sangramento, prurido, ardência, dor e crostas.[27,28]

A dermatite por infecção geralmente é por candidíase (*Candida albicans*), se apresenta como eritema, edema, abrasão, sangramento, prurido, ardência, dor e crostas por urina alcalina, reação alérgica, adaptação inadequada da bolsa coletora, alteração do pH da pele por uso de antibiótico, imunossupressor e quimioterapia antineoplásica. Por outro lado, a foliculite é a instalação, predominantemente por *Staphiloccocus aureus*, nos folículos pilosos com formação de eritema ou pústula, por impedimento de crescimento de pelos pela presença do equipamento, quando há tração desses no momento da remoção do equipamento ou, ainda, pela tricotomia dos pelos com uso de lâmina de barbear. Assim, é fundamental que os pelos sejam aparados com uma tesoura e a remoção do equipamento seja realizada cuidadosamente em direção ao crescimento do pelo, com utilização de água e sabonete neutro para o seu descolamento da pele.[27,28]

As varizes periestoma são veias dilatadas e tortuosas, de cor púrpuro-azulada na estomia e região periestomia por hipertensão portal. Deve-se manter o controle da pressão portal e adaptação do equipamento com cautela para evitar pressão mecânica local e sua remoção para evitar lesão das varizes, pois em caso de sangramento mínimo, é possível compressão local e a aplicação de hemostáticos tópicos. Mas, se o sangramento for intenso, há necessidade de encaminhamento para intervenção médica.[27,28]

A lesão pseudoverrucosa constitui formação benigna por hiperplasia da epiderme secundária à exposição da urina, com surgimento de pápulas, ou nódulos, esbranquiçadas, de cor cinza, marrom ou vermelho-escura, que podem sangrar, com dor local. O manejo envolve desde a demarcação de estomia, técnica cirúrgica realizada, condições clínicas do paciente, indicação e fornecimento do equipamento adequado à necessidade do paciente, capacidade de autocuidado do mesmo, avaliação periódica e seguimento ambulatorial especializado.

Além disso, a estomaterapeuta pode auxiliar o paciente com urostomia e a família em relação às mudanças físicas e psicossociais, bem como no preparo para a alta hospitalar com ensino do autocuidado e a contrarreferência, com relatório sobre a condição clínica, a indicação de equipamentos coletores e adjuvantes, presença de complicações de estomia e de pele periestoma ao programa de saúde, no nível secundário, para cadastramento, aquisição de equipamentos coletores e de seguimento especializado.[4]

No Programa de Ostomizados, o paciente deverá ser avaliado na admissão e periodicamente em relação à indicação dos equipamentos coletores e adjuvantes para urostomia, bem como a adaptação alcançada em relação às atividades da vida cotidiana e aos aspectos psicossociais da estomização, por uma equipe de saúde interdisciplinar.

■ CUIDADOS DE PACIENTES COM ESTOMIA INTESTINAL POR CÂNCER COLORRETAL

No Brasil, para o biênio 2018-2019, excetuando-se os tumores de pele não melanoma, estimou-se para o câncer colorretal (CCR) 17.380 casos novos para homens e 18.980 para mulheres; respectivamente, a terceira neoplasia mais frequente em homens e a segunda em mulheres.[11]

Os fatores de risco para CCR são múltiplos, como a idade acima de 50 anos, obesidade, dieta pobre em fibras; tabagismo e alto consumo de bebidas alcoólicas, de carnes processadas (salsicha, mortadela) e de carne vermelha, principalmente exposta a altas temperaturas; além da exposição ocupacional à radiação ionizante (raios X e gama), doenças inflamatórias intestinais (retocolite ulcerativa crônica e a soença de Crohn), bem como condições hereditárias como polipose adenomatosa familiar (PAF) e CCR hereditário não polipose (HNPCC); e de história familiar ou pessoal de câncer intestinal, de ovário, útero ou mama.[11]

A detecção e o diagnóstico desse câncer envolvem toque retal, pesquisa de sangue oculto nas fezes, colonoscopia, enema opaco, biópsia, dosagem do marcador tumoral antígeno carcinoembrionário (CEA), tomografia computadorizada de abdome, ultrassonografia (US) e a ressonância magnética. A colonoscopia é o padrão-ouro para o diagnóstico e tratamento do CCR por possibilitar a visualização de lesões ou pólipos, que podem se tornar malignos, com a coleta de um fragmento de tecido suspeito para a realização de biópsia.[11,30,31]

No contexto brasileiro, apesar dos avanços da coloproctologia e a Política Nacional de Atenção Oncológica, com ações de promoção, prevenção, diagnóstico, tratamento, reabilitação e cuidados paliativos, o acesso da população ao SUS e aos recursos diagnósticos não é imediato. Isso tem gerado atendimentos emergenciais com essa doença em estágio avançado, com maior possibilidade de recidiva e necessidade de terapêuticas com maior densidade tecnológica como radioterapia, quimioterapia antineoplásica e cirurgia oncológica, isoladas ou em associação, aumentando os custos e as repercussões fisiológicas e biopsicossociais. Para os pacientes e familiares, a cirurgia que resulta na confecção de uma estomia intestinal repercute em todos os aspectos de suas vidas, principalmente pelo estigma do câncer e da deficiência física.[5,31-34]

A estomia intestinal é a abertura cirúrgica na parede abdominal para desvio do trânsito intestinal, com predomínio de colostomia e ileostomia na prática clínica, cuja denominação é definida pelo segmento exteriorizado.[30]

A depender da doença oncológica, das condições clínicas do paciente e da localização da estomia intestinal, a sua permanência pode ser temporária para proteção de anastomose e posterior reconstrução de trânsito intestinal, ou ainda, definitiva para os casos de pacientes em estadiamento avançado ou que requerem ressecção ampla do sistema digestório.[30]

O avanço técnico-científico na área da coloproctologia tem viabilizado a indicação terapêutica em consonância com a condição clínica do paciente, suas preferências de tratamento e expectativas de resultados; prognóstico; evolução; localização e estadiamento tumoral e resposta ao tratamento. Cada tratamento gera uma demanda de cuidado específico, trazendo a possibilidade de cura e aumento da sobrevivência, contudo influencia significativamente a qualidade de vida e o alcance de reabilitação do paciente e de sua família.[5,31-34]

A cirurgia oncológica com confecção de estomia intestinal altera a via de eliminação das fezes e perda do controle voluntário, impondo o uso de equipamento coletor, o que repercute em todas as dimensões da vida desses pacientes.[5,22,31-34]

Diante do exposto, a assistência ao candidato à cirurgia com confecção de estomia intestinal por CCR deverá ser planejada e implementada por uma equipe de saúde interdisciplinar, contemplando as múltiplas dimensões da vida, afetadas pelo adoecimento oncológico e pela estomização, que suscitam diferentes reações emocionais e físicas.[5,22,31-34]

Nesse sentido, o enfermeiro deve planejar assistência perioperatória com implementação de intervenções, inclusive para a alta hospitalar com contrarreferência para o Programa de Ostomizados para seguimento ambulatorial especializado.[5,22,31-35]

O planejamento da assistência perioperatória inicia-se com a coleta de dados sociodemográficos, queixas, histórico do paciente incluindo tratamentos prévios, complicações, evolução, presença de antecedentes alérgicos; hábitos de eliminação e comprometimento pela doença; medicamentos de uso contínuo; atividades da vida diária relacionadas ao autocuidado como higiene pessoal, alimentação e vestuário; atividades sociais, laborais e de lazer; aspectos étnicos e religiosos; apoio familiar e social; e avaliação clínica para identificar necessidade de cuidados prioritários e prevenção de complicações. São imprescindíveis intervenções educativas para o autocuidado, além de cuidados técnico-procedimentais como a monitorização dos sinais vitais, administração medicamentosa e de infusões venosas, preparo colônico, posicionamento do paciente, cuidados com sondas e drenos, controle hídrico e realização de relatórios de cuidados prestados.[5,22,32,33]

Cada instituição de saúde estabelecerá um protocolo pré-operatório e para a cirurgia segura, considerando-se as condições institucionais e de recursos materiais, humanos e de infraestrutura. Assim, há necessidade de capacitação dos profissionais na área da estomaterapia para o estabelecimento de intervenções como o preparo psicossocial e físico, teste de sensibilidade aos adesivos do equipamento coletor de efluente, com 1cm^2 do material na região lombar ou face interna da coxa por um período de 24 a 48 horas; demarcação da estomia pré-operatória, ensino do familiar e do paciente sobre os cuidados com a estomia, equipamentos coletores e adjuvantes. Para a continuidade dessa assistência, a contrarreferência ao Programa de Ostomizados do SUS é fundamental para o cadastramento, recebimento de equipamentos e seguimento ambulatorial especializado. Atenção especial deve ser dada à avaliação da capacidade de aprendizagem do paciente e do familiar em relação aos cuidados específicos com a estomia e a pele periestoma, o equipamento coletor e adjuvante, além da capacidade de reconhecimento de complicações.[3,22]

No pré-operatório, o enfermeiro deve obter informações sobre o conhecimento do paciente e do familiar sobre a doença e o tratamento, assim como as suas dúvidas

e outras necessidades. Se possível, oferecer informações e materiais educativos de apoio como *folder*, cartaz com imagens da estomia e do equipamento coletor, vídeos e visita de uma pessoa reabilitada como um membro da Associação de Ostomizados, se assim o paciente desejar, o que pode encorajá-lo. O paciente tem o direito de receber do seu convênio de assistência à saúde pública ou suplementar, um equipamento coletor de qualidade, que assegura a utilização adequada, sem exalar odor, assim como um seguimento ambulatorial especializado para a retomada de sua vida cotidiana.[3,22]

Para tanto, a Associação Brasileira de Estomaterapia (SOBEST), fundamentada na Normatização de Assistência aos Ostomizados do Sistema Único de Saúde SUS-SP, propôs a padronização da nomenclatura e a definição operacional dos insumos (equipamento coletor e adjuvantes) para estomias.[28,29,36,37]

A indicação desses equipamentos e adjuvantes é de responsabilidade do enfermeiro ou estomaterapeuta, que deve conhecer essas tecnologias para adequar às necessidades, mediante avaliação das condições clínicas, da estomia e da pele periestoma do paciente.

Os equipamentos coletores podem ser de uma ou duas peças, transparentes, opacos ou translúcidos, drenáveis ou de uso único, com filtro de carvão para filtrar gases e reduzir o odor das fezes (Figura 55.4).[36,37]

O equipamento coletor de uma peça apresenta a base adesiva plana ou convexa, com ou sem adesivo hipoalergênico. Este fica menos evidente sob a roupa, facilitando a sua adaptação ao contorno abdominal do paciente e pode ser indicado para pessoas com colostomia à direita ou à esquerda; estomia em superfície irregular em abdome globoso, na presença de hérnia paraestomal ou prolapso, inclusive para gestantes. O equipamento de duas peças possui base adesiva, que se conecta à bolsa coletora, permitindo a observação, a higienização da estomia, com redução da frequência de trocas.

A base adesiva possui flange circular, que favorece a manipulação do equipamento. Para o recorte do diâmetro interno dessa base, há um limite mínimo entre 0,5 cm e máximo de 1,2 cm, com adaptação segura do sistema de encaixe do flange/aro ou do suporte adesivo à bolsa coletora, o que previne o fechamento acidental sobre a estomia.[37]

A base adesiva da bolsa coletora pode ser pré-cortada, recortável ou moldável.

A bolsa coletora com base adesiva pré-cortada apresenta abertura definida em milímetros pela fabricante, sendo indicada para pacientes com estomia de formato regular e que possuem dificuldades motoras ou visuais para realizar o autocuidado. Pode ser de uma ou duas peças, com base adesiva plana ou convexa, sendo que esta última é adequada quando a protrusão da estomia é mínima ou é retraída. Por outro lado, a base recortável possibilita adequar ao tamanho da estomia, principalmente durante a fase de regressão do edema fisiológico no pós-operatório; e para estomia com formato oval ou irregular. A base adesiva moldável (plana ou convexa) de duas peças permite a moldagem manual para adequar ao formato e ao diâmetro da estomia do paciente, sem necessidade de recorte.[22,28,29,37]

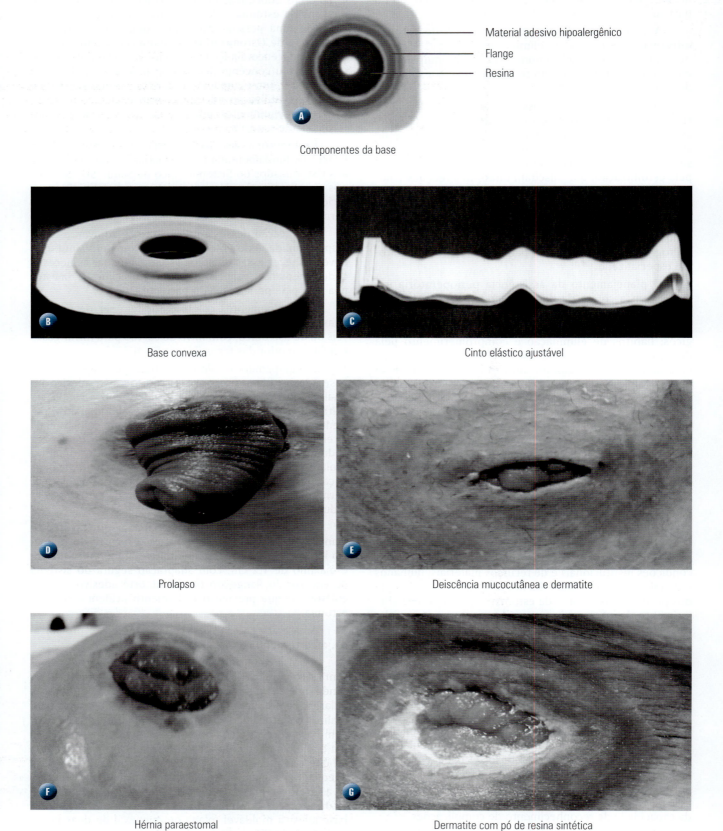

Figura 55.4. (A-G) Tecnologias para o cuidado de pacientes com estomia intestinal. (Fonte: Arquivo dos autores.)

A base adesiva plana é indicada para paciente com ileostomia com protrusão acima de 2,5 cm. Na ausência dessa e para estomia retraída ou confeccionada em superfície abdominal irregular, a base convexa é recomendada por prevenir infiltração ou extravasamento de efluente entre a pele e o equipamento, mais eficiente se associado ao uso de um cinto elástico ajustável.

Ainda, os adjuvantes de proteção e segurança para estomias intestinais são as barreiras protetoras de pele (pasta de resina sintética ou película para pele), cinto elástico ajustável, anéis de hidrocoloides e oclusor de estoma, que favorecem os cuidados desses pacientes, principalmente quando estes apresentam complicações de estoma e de pele periestoma.

A fim de se evitar complicações, é recomendada a demarcação do local da estomia no pré-operatório, associada ao ensino sobre a cirurgia e suas consequências pelo enfermeiro ou estomaterapeuta, mediante avaliação dos aspectos clínicos, físicos e culturais da pessoa, do procedimento cirúrgico, da evolução da doença oncológica, da integridade do músculo reto abdominal e do abdome, das atividades sociais, laborais e sociais e de vida cotidiana, a linha da cintura do vestuário de uso habitual, da acuidade visual e motora, das habilidades para realizar o manejo da estomia e a troca do equipamento coletor, bem como a presença de próteses e aparelhos ortopédicos. A escolha da área a ser demarcada deverá ser suficiente para a aplicação do equipamento coletor, com distância mínima de 4 a 5 cm dos acidentes anatômicos, proeminências ósseas, rebordo costal e cicatriz umbilical. Além disso, verificar o tipo de roupa que o paciente costuma usar e em que altura da cintura e, sobretudo, avaliar a sua acuidade visual.[22,29]

Essa demarcação constitui um direito do paciente e se trata de intervenção preventiva para a ocorrência de extravasamentos (gases e efluentes) e de complicações de pele periestoma, bem como na manutenção da imagem corporal e da autoestima do paciente. Ainda, favorece o convívio social, pois a aplicação adequada do equipamento coletor torna o paciente mais seguro para as suas atividades cotidianas. Em geral, em cirurgias emergenciais, a demarcação da estomia não é realizada e a estomia pode ser confeccionada próxima às proeminências ósseas e/ou depressões, dificultando a utilização de equipamentos coletores, o que compromete a qualidade de vida e a reabilitação desse paciente.[22]

Para o transoperatório, o enfermeiro do centro cirúrgico deverá realizar a visita pré-operatória para coletar dados clínicos e socioculturais do paciente, planejar a assistência intraoperatória, minimizando riscos e assegurando a realização de cirurgia segura com confecção da estomia. Assim, ao término da cirurgia, recomenda-se a aplicação do equipamento coletor de uma peça transparente para facilitar a visualização e avaliação da estomia. Ainda, a sua aplicação no abdome do paciente deverá ser realizada em posição diagonal ao eixo corporal, pois favorece o esvaziamento do efluente.

No pós-operatório imediato, o enfermeiro deverá certificar-se da cirurgia realizada e das possíveis intercorrências; realizar uma avaliação clínica do paciente, dos parâmetros vitais, com atenção às condições da estomia (cor, perfil de protrusão, presença de sangramento e possíveis complicações) e do equipamento coletor (presença de infiltrações, tipo e volume de efluente drenado); além dos sinais e sintomas de alterações hidroeletrolíticas.

O enfermeiro ou estomaterapeuta deverá avaliar a estomia, em relação à localização; formato (circular/oval ou irregular); cor (vermelho vivo, brilhante e úmida); diâmetro; e perfil de protrusão, que pode ser classificada em perfil alto (acima de 2,5 cm), altura normal (entre 1,5 e 2,5 cm), perfil baixo (até 1,5 cm), altura da pele (sem protrusão) e retraído (abaixo do nível da pele). Na confecção da ileostomia, o ideal é que o cirurgião confeccione com perfil alto, pois diminui o risco de extravasamento do efluente alcalino e as lesões de pele periestoma. Na avaliação da mucosa deve ser verificada a sua integridade, com identificação de ulceração, tumoração ou granuloma. Também é importante avaliar o volume e a consistência do efluente, sendo que na ileostomia, a sua consistência é líquida ou semilíquida, com débito entre 500 e 800 mL em 24 horas. Na colostomia, a depender da porção exteriorizada, o efluente poderá ser de consistência semilíquida (cólon direito), pastosa (cólon esquerdo), sólida ou formada (sigmoide).[28,29]

Ressalta-se a importância da avaliação da ocorrência de complicações de estoma e de pele periestoma, que podem ser classificadas em imediatas quando ocorrem nas primeiras 24 horas de pós-operatório; em precoces aqueles que ocorrem entre o 1º até 7º dia de pós-operatório; e em tardias, as que ocorrem após 7º dia de pós-operatório.[22,28,29]

As complicações de estoma no pós-operatório imediato são sangramento ou hemorragia; isquemia ou necrose; e edema.

O sangramento ou hemorragia é a perda sanguínea através de vaso subcutâneo ou submucoso por hemostasia insuficiente na confecção da estomia, que pode ser resolvida com hemostasia do ponto sangrante ou revisão cirúrgica. Quando ocorre sangramento no pós-operatório tardio pelo interior da estomia, pode ser indício de recidiva tumoral ou pólipos.[22,28,29,37]

Na isquemia ou necrose há mudança da cor da estomia, que pode evoluir gradualmente, de pálida para escurecida, devido à insuficiência do suprimento sanguíneo por tensão ou ligadura no pedículo da porção exteriorizada, estrangulamento da estomia devido à abertura estreita no abdome para a sua exteriorização ou por sutura mucocutânea inadequada. Inicialmente, o tratamento é conservador com observação da estomia; contudo, caso atinja mais de um terço da circunferência, a intervenção é cirúrgica, pois pode ocorrer comprometimento de planos mais profundos da alça intestinal.[22,28,29,37]

O edema é o aumento do tamanho da estomia em resposta fisiológica ao trauma cirúrgico devido ao manuseio e à mobilização da alça intestinal, pela ligadura de vasos ou pela exteriorização da alça por abertura estreita na parede abdominal, sendo que a estomia, de túrgida e brilhante pode passar a ter um aspecto mais opaco.[22,28,29,37]

Quando ocorrem essas complicações, recomenda-se equipamento coletor de duas peças, com bolsa coletora transparente para possibilitar a avaliação do estoma e da evolução da complicação.

As complicações precoces são a retração ou afundamento e o descolamento mucocutâneo.

A retração ou afundamento ocorre quando a estomia se apresenta abaixo do nível da pele por exteriorização insuficiente da alça intestinal ou rafia insuficiente, remoção precoce do bastão de sustentação, descolamento mucocutâneo prévio ou infecção crônica na pele periestoma. Pode ocorrer de forma intermitente ou se a retração for parcial, os cuidados são locais e o equipamento coletor recomendado é de base convexa em associação ao cinto, cujo recorte deverá ser realizado conforme diâmetro e formato da estomia. A intervenção cirúrgica é indicada quando a estomia se encontrar abaixo da parede abdominal.[22,28,29,37]

O descolamento mucocutâneo é a ruptura total ou parcial da linha de sutura entre a estomia e parede abdominal por tensão excessiva ou cicatrização deficiente por má nutrição, uso de corticosteroides, abdome irradiado ou por infecção. Deve-se atentar ao estágio inflamatório, pois há risco de peritonite por infiltração do efluente na cavidade abdominal, que exige intervenção cirúrgica imediata. Indica-se o uso de barreira protetora de pele (pasta de resina sintética) para prevenir extravasamento do efluente e equipamento coletor de duas peças, com base recortável ou moldável.[22,28,29,37]

As complicações tardias são a estenose, o prolapso de alça, hérnia periestoma e dermatite periestoma.

A estenose é o estreitamento do diâmetro da estomia, dificultando a eliminação do efluente, em decorrência de fixação inadequada, processos inflamatórios de repetição ou aumento excessivo de peso. Indica-se o uso de barreira protetora de pele (pasta de resina sintética) para prevenir extravasamento do efluente e equipamento de duas peças com bolsa coletora transparente para avaliação da estomia e sua evolução.[22,28,29,37]

O prolapso é a saída parcial ou total da alça intestinal pela própria estomia, com comprimento superior a 5 cm. Nesse caso, indica-se equipamento coletor de base plana, cuja definição de tamanho deverá avaliar a exteriorização máxima, com cinto elástico para dar maior suporte, além do uso de uma cinta abdominal ajustável com recorte de orifício que permita acomodar a bolsa coletora com o prolapso em seu interior. Em casos mais graves é possível indicar o equipamento coletor com 100 mm.[22,28,29,37]

A hérnia periestoma caracteriza-se pela saída de vísceras do percurso da estomia, produzindo um abaulamento ao redor da mesma pela existência de um espaço entre a alça intestinal e o tecido circundante. Pode ocorrer quando a abertura abdominal é grande para a confecção da estomia; em pacientes obesos; por aumento da pressão intra-abdominal, ou ainda quando a estomia não for confeccionada no músculo reto abdominal. Semelhantemente ao prolapso, indica-se equipamento coletor de base flexível, cinto elástico ajustável, associado ao uso de cinta abdominal ajustável com abertura para a exteriorização do equipamento coletor e mantendo maior extensão possível da hérnia sob a cinta.[22,28,29,37]

As dermatites periestoma provocam perda da integridade da pele periestoma por diferentes causas, desencadeando dor, aumento de custos e impacto negativo na qualidade de vida do paciente, além da necessidade de maior quantidade de equipamentos coletores e adjuvantes, bem como de consultas especializadas. Podem ser classificadas em dermatite irritativa, química ou de contato; dermatite alérgica, por trauma mecânico e por infecção.[22,28,29,37]

A dermatite irritativa, química ou de contato é a alteração nos mecanismos de defesa, com penetração de substâncias prejudiciais, que desencadeiam processo inflamatório causado por contato da pele com o efluente intestinal.[22,28,29,37]

Já a dermatite alérgica é reação de hipersensibilidade por utilização de produtos contínuos (barreira adesiva ou plástica do equipamento coletor) e ou errôneos na pele periestoma, como antissépticos não recomendados.[22,28,29,37]

A dermatite por trauma mecânico é causada pela remoção abrupta durante a troca do equipamento coletor, por higienização excessiva da pele periestoma ou fricção ou pressão contínua de equipamentos mal adaptados.

A dermatite por infecção inclui foliculite e infecção por fungo, pode ser secundária às causas das outras dermatites. A foliculite é causada por *Staphilococcus* e quando os pelos da área periestoma são impedidos de crescer em virtude da aplicação do equipamento. Quanto à infecção por fungo, a *Candida albicans* é o agente mais comum, provocando prurido local e possivelmente lesão de pele.

A prevenção da dermatite é realizada pela higienização da pele com água e sabonete neutro, banho de sol no período inicial da manhã e os cuidados adequados com a estomia, troca, manutenção do equipamento coletor e no recorte da abertura da base. E para o tratamento, quando há dermatite, indica-se a aplicação do pó de resina sintética e de pomadas protetoras de pele e também de cicatrizantes, indicadas pelo estomaterapeuta.

Outra complicação que compromete a reabilitação e a qualidade de vida desses pacientes é a lesão por pressão, definida como um dano localizado na pele e/ou nos tecidos moles subjacentes, por estar sobre uma proeminência óssea ou por uso de dispositivo médico ou de outro artefato. A lesão pode ser resultante da pressão intensa e/ou prolongada em combinação com o cisalhamento da região. A condição do paciente, as comorbidades, o estado nutricional e a perfusão influenciam diretamente a tolerância do tecido mole à pressão e ao cisalhamento.[38]

Caso seja constatada a presença de lesão por pressão, o enfermeiro deverá remover a causa, avaliar o estágio da lesão e implementar intervenções, em conformidade com o protocolo de tratamento da instituição de saúde.

Para evitar o aparecimento desse tipo de lesão, é crucial o planejamento e a implementação de cuidados de enfermagem, bem como a detecção precoce do problema. A pessoa com estomia deve evitar vestimentas ou cintos de fixação de estomia que exerçam pressão excessiva ou que requeiram esforços físicos intensos.

Por outro lado, a prevenção de complicações está relacionada com a primeira troca do equipamento coletor no pós-operatório mediato, que pressupõe o início do processo ensino-aprendizagem gradual ao longo da internação até o momento da alta hospitalar, que deve envolver o paciente/família para prepará-los para o autocuidado.

As recomendações fundamentais, que devem ser abordadas ao longo da internação, para a manutenção e prevenção de complicações de estomia e de pele periestoma são:[39]

• A troca do equipamento coletor drenável deverá ser realizada quando a resina da base ao redor da estomia se apresentar mais clara, ou seja, atingir o seu ponto de saturação, ou ainda, a pessoa sentir dor ou prurido na pele periestoma, pois aumenta o risco de descolamento e de extravasamento do efluente.

- Para a remoção do equipamento coletor, utilizar água e sabonete neutro, assim como na limpeza da estomia e da pele periestoma.
- O equipamento coletor fechado deve ser retirado quando estiver cheio; normalmente essa troca deve ser realizada a cada 24 horas em colostomia à esquerda, com fezes bem formadas.
- Realizar a higienização com observação da estomia e pele periestoma, remoção e troca do equipamento coletor e necessidade de uso de adjuvantes para prevenir e detectar complicações.
- Observação da integridade da pele periestoma e manter a pele periestoma seca para a aplicação do equipamento coletor.
- Não é recomendada a aplicação de pomadas ou de produtos oleosos, pois esses dificultarão a aplicação da base na pele do abdome.
- Recorte da base cerca de 1 mm maior que a estomia para evitar traumas na mucosa intestinal e acomodar a estomia.
- Preenchimento das irregularidades de superfície na região periestoma, se necessário, com a pasta de resina sintética, com auxílio de uma espátula ou dedo enluvado.
- Estiramento da pele periestoma ao aplicar a base no abdome e friccionar a base de resina por diversas vezes para obter maior adesividade.
- O esvaziamento do equipamento coletor quando alcançar 1/3 do seu volume para evitar o descolamento precoce do mesmo.
- Na presença de gases, o equipamento coletor fica inflado (balonismo), e é contraindicada a perfuração do equipamento, pois o odor será exalado, criando constrangimentos para o paciente.
- Se o paciente utiliza equipamento coletor com base pré-cortada, basta apenas retirar o adesivo e realizar a aplicação no abdome.
- É contraindicada a aplicação de álcool, éter, benzina ou tintura de Benjoin na pele, pois esses ressecam a pele, produzindo reações alérgicas e lesões na pele periestoma, além de impedir a adaptação adequada do equipamento.
- O banho de sol por 15 a 20 minutos no período da manhã, até as 9 h, sempre que possível, cobrindo a estomia com uma gaze umedecida, poderá prevenir lesões cutâneas.
- O excesso de pelos deve ser aparado com tesoura de ponta romba, pois o uso de lâminas de barbear ou cremes depilatórios poderá produzir lesões na pele periestoma.
- Alterações na cor da estomia, na pele periestoma, diarreias ou ausência de saída de fezes por três dias ou mais, deverão ser imediatamente comunicadas ao estomaterapeuta, pois podem indicar quadro de obstrução intestinal.

- Os equipamentos coletores deverão ser guardados sem dobras, em lugar limpo, arejado, seco, fora do alcance de crianças e da luz solar, pois poderão prejudicar as suas características.
- O uso do adjuvante de pasta de resina sintética para nivelamento da irregularidade de superfície abdominal para facilitar a adesividade da base na pele, bem como o pó para tornar a pele seca para possibilitar a aplicação da base e tratar a dermatite. O creme barreira e a película protetora também são recomendados para a prevenção e tratamento de dermatites.
- A adaptação dos aspectos nutricionais, sociais e emocionais, além dos benefícios previdenciários com a participação dos profissionais da equipe interdisciplinar.
- O retorno às relações sexuais pode suscitar dúvidas sobre a estomia e ao seu parceiro por receio da rejeição, de exalar odores desagradáveis durante o ato sexual, bem como do descolamento acidental do equipamento coletor. Para evitar que isso aconteça, recomenda-se banho prévio com esvaziamento do equipamento coletor antes das relações, bem como adoção de posições confortáveis, uso de lingeries atraentes e outras formas de prazer, não restringindo a relação apenas ao ato sexual em si.
- O planejamento para a alta hospitalar orientando sobre o retorno gradual ao trabalho e às atividades da vida diária e vida sexual.
- O fornecimento de informações sobre o cadastramento no polo de assistência de nível secundário no SUS ou na assistência suplementar; e de equipamentos coletores necessários até esse cadastramento.
- O fornecimento de relatório interdisciplinar contendo diagnóstico e tipo de cirurgia realizada, tipo de estomia e previsão de temporalidade dessa condição, indicação do equipamento coletor e de adjuvantes; avaliação da estomia intestinal e da pele periestoma, além do aprendizado alcançado pelo familiar e do paciente em relação aos cuidados específicos e dificuldades em relação à nova condição.
- A possibilidade de sanar dúvidas e obter esclarecimentos com a equipe interdisciplinar.

Por outro lado, a irrigação intestinal permite o controle programado da eliminação de efluente, pode ser indicada pelo enfermeiro para pessoas com colostomia à esquerda e de única boca, com funcionamento intestinal de até três vezes ao dia, que poderá ser associado ao uso do oclusor, material descartável com uma parte flexível no interior da colostomia e que impede a saída de efluente. As vantagens, além do controle da saída de fezes, são propiciar a interação social e vida sexual. Contudo, trata-se de material de alto custo e a sua indicação é limitada.[39]

No pós-operatório tardio, em segmento ambulatorial/serviço especializado, o enfermeiro deverá realizar a consulta de enfermagem com a coleta de dados e do exame físico para a sistematização da assistência que favoreça o autocuidado e a reinserção social. Para tanto, o paciente deverá ser esclarecido sobre os métodos alternativos, tais como: a irrigação e uso do oclusor para aqueles com colostomia à esquerda; estimulado ao retorno gradual às atividades da vida diária; à participação na Associação dos Ostomizados e, se necessário, realizar os encaminhamentos pertinentes para prevenir complicações.

Uma multiplicidade de fatores está envolvida na prevenção da necessidade de estomia por CCR e de outras feridas correlatas, e assim é fundamental que a população possa prevenir essa neoplasia, com adoção de hábitos alimentares saudáveis, controle de obesidade e seguimento de saúde preventiva. Também é fundamental a implementação do rastreamento de pessoas com fatores de risco para desenvolvimento de CCR, bem como a melhoria da acessibilidade à assistência no SUS.

Os profissionais de saúde devem adquirir competências e habilidades para a atuação junto à população na Rede de Atenção à Saúde e para o desenvolvimento da educação em saúde em relação à prevenção de CCR, além de capacitação para a assistência perioperatória desses pacientes.

No entanto, não basta uma política nacional de saúde e profissionais competentes para o cuidado da pessoa com CCR, se a missão e os valores das instituições de saúde não estiverem em consonância com essas políticas e com a Rede de Atenção à Saúde.

A assistência ao paciente com estomia intestinal deverá ser realizada por uma equipe interdisciplinar, cujas intervenções tenham por finalidade a melhoria da qualidade de vida e o alcance da reabilitação desse paciente, com a participação da família no processo.[33,34]

Apreende-se que as complicações da estomia e pele periestoma estão relacionadas a diversos fatores, tais como recidiva da doença de base, assistência perioperatória incipiente e ausência de demarcação da estomia, que repercutirá na confecção em local inadequado, assim como o manejo e utilização inadequada de equipamentos coletores e de adjuvantes.

As universidades desempenham um papel fundamental na formação de recursos humanos para a saúde, especialmente no que se refere aos aspectos preventivos do CCR, diagnóstico precoce e terapêuticas que evitam a confecção de uma estomia intestinal. Ademais, quanto mais precoce o diagnóstico, maior a chance de cura da doença e, para tal, é fundamental o conhecimento técnico-científico, anamnese e exame físico minucioso, raciocínio clínico, com vistas à elaboração de um projeto terapêutico singular pela equipe interdisciplinar, com envolvimento do paciente e de sua família, focado na reabilitação dessas pessoas.

■ CONSIDERAÇÕES FINAIS

Os pacientes oncológicos com traqueostomia, gastrostomia, estomia intestinal ou urostomia, necessitam de assistência de uma equipe de saúde interdisciplinar especializada, pois podem apresentar complicações e outras feridas secundárias, que geram dor e sofrimento, que requerem cuidados físicos e psicoemocionais. Para tanto, é fundamental a educação permanente, recursos materiais, humanos e de infraestrutura, bem como a implementação de políticas públicas de saúde em defesa dos direitos desses pacientes e seus familiares para propiciar a integralidade do cuidado.

■ REFERÊNCIAS BIBLIOGRÁFICAS

1. Santos VLG, Cesaretti IUR. Evolução da Enfermagem em Estomaterapia no decorrer de sua história. In: Santos VLG, Cesaretti IUR (eds.). Assistência em Estomaterapia: cuidando de pessoas com estomia. São Paulo: Atheneu; 2015. p. 1-14.
2. Martins ML, et al. A enfermagem, a pessoa com ostomia intestinal e seus familiares. In: Kalinowski CE. Programa de atualização em enfermagem: saúde do adulto. Porto Alegre: Artmed; 2007. p. 127-66.
3. Lenza NFB, Silva SL, Sonobe HM, et al. Fístula faringocutânea em paciente oncológico: implicações para a Enfermagem. Rev Bras Cancerol. 2013; 59(1):87-94.
4. Sonobe HM, Ravena RS, Moreno FS, et al. Assistência de enfermagem perioperatória aos pacientes com câncer de bexiga. Av Enferm. 2016; 34(2):159-69.
5. Teles AAS, Eltink CF, Martins LM, et al. Physical, psychosocial changes and feelings generated by intestinal ostomy for the patient: integrative review. Rev Enferm UFPE on line. 2017; 11(2):1062-72.
6. International Ostomy Association (IOA). Charter of Ostomates Rights; 2007.
7. Brasil. Decreto nº 5.296 de 2 de dezembro de 2004. Regulamenta as Leis nº 10.048, de 8 de novembro de 2000, que dá prioridade de atendimento às pessoas que especifica, e 10.098, de 19 de dezembro de 2000, que estabelece normas gerais e critérios básicos para a promoção da acessibilidade das pessoas portadoras de deficiência ou com mobilidade reduzida, e dá outras providências. Diário Oficial [da] República Federativa do Brasil. 2004 dez; p. 5.
8. Ministério da Saúde (BR). Portaria nº 400, de 16 de novembro de 2009. Estabelecer Diretrizes Nacionais para a Atenção à Saúde das Pessoas Ostomizadas no âmbito do Sistema Único de Saúde SUS, a serem observadas em todas as unidades federadas, respeitadas as competências das três esferas de gestão. Diário Oficial [da] República Federativa do Brasil. 2009 nov; p. 41-2.
9. Brasil. Lei nº 12.738, de 30 de novembro de 2012. Altera a Lei nº 9.656, de 3 de junho de 1998, para tornar obrigatório o fornecimento de bolsas de colostomia, ileostomia e urostomia, de coletor de urina e de sonda vesical pelos planos privados de assistência à saúde. Diário Oficial [da] República Federativa do Brasil. 2012 dez; p. 2.
10. Ministério da Saúde (BR). Lei nº 13.146, de 6 de julho de 2015. Institui a Lei Brasileira de Inclusão da Pessoa com Deficiência (Estatuto da Pessoa com Deficiência). Diário Oficial [da] República Federativa do Brasil; 2015 jul.
11. Instituto Nacional do Câncer José Alencar Gomes da Silva – INCA (BR). Estimativa 2018: incidência de câncer no Brasil. Instituto Nacional do Câncer José Alencar Gomes da Silva; 2018.
12. Kowalski LP, Carvalho AY. Tratamento cirúrgico dos tumores de Cabeça e Pescoço. In: Hoff PMG (ed.). Tratado de Oncologia. São Paulo: Atheneu; 2013. p. 1493-508.
13. Ricz HMA, Mello-Filho FV, Conti de Freitas LC, et al. Traqueostomia. Medicina (Ribeirão Preto). 2011; 44(1):63-9.
14. Soares MCCX, Westphal FL, Lima LC, et al. Elaboração de protocolo de condutas em traqueostomias no hospital referência de tratamento do câncer do Amazonas. Rev Col Bras Cir. 2018; 45(4):e1744.
15. Passos da Rocha F, Franchini Torres V. Reparação cirúrgica de fístula traqueocutânea e de cicatriz pós-traqueostomia com rotação de retalho dermoadiposo. Cir Plast Iberolatinoam. 2009; 35(1):89-90.
16. Ministério da Saúde (BR). Portaria MS-SCTIE Nº 39, de 11 de setembro de 2018. Torna pública a decisão de incorporar a laringe eletrônica para neoplasia maligna da laringe no âmbito do Sistema Único de Saúde – SUS. Diário Oficial [da] República Federativa do Brasil; 2018 set.
17. Forest-Lalande L. Gastrostomias para nutrição enteral. Campinas: Lince; 2011.

18. Santos JS, Kemp R, Sankarankutty AK, et al. Gastrostomia e jejunostomia: aspectos da evolução técnica e da ampliação das indicações. Medicina (Ribeirão Preto). 2011; 44(1):39-50.

19. Nascimento NG, Borges EL, Donoso MTV. Assistência de enfermagem a pacientes gastrostomizados baseada em evidências. R Enferm Cent O Min. 2015; 5(3):1885-97.

20. Silva TP, Ribeiro CRG, Resck ZMR, et al. Cuidado de enfermagem à pessoa com gastrostomia: revisão integrativa. ESTIMA, Braz J Enterostomal Ther. 2018; 16:e0718.

21. Bertevello PL, Sobreira RS, Morais PAB. Gastrostomia: indicações, técnicas e cuidados no adulto. In: Santos VLG, Cesaretti IUR (eds.). Assistência em Estomaterapia: cuidando de pessoas com estomia. São Paulo: Atheneu; 2015. p. 131-51.

22. Sonobe HM. Demarcação de estoma intestinal em adultos e idosos: evidências para a proposição de um protocolo [Tese de Livre-Docência]. Ribeirão Preto: Escola de Enfermagem de Ribeirão Preto, Universidade de São Paulo; 2017.

23. Vilarinho RSC, Rogenski NMB, Rogenski, KE. Como cuidar de pessoas com gastrostomia. In: Paula MAB, Paula PR, Cesaretti IUR (eds.). Estomaterapia em foco e o cuidado especializado. São Caetano do Sul: Yendis; 2014.

24. Carmagnani MIS. Cuidados nutricionais. In: Carmagnani MIS, Fakih FTC, Canteras LMS, et al (eds.). Procedimentos de enfermagem: guia prático. Rio de Janeiro: Guanabara Koogan; 2017. p. 37-53.

25. Arap MA, Souza CE. Tumores de Bexiga, ureter e pelve renal. In: Hoff PMG (ed.). Tratado de Oncologia. São Paulo: Atheneu; 2013. p. 1859-85.

26. Rodrigues P. Estomias urinárias: aspectos conceituais e técnicos. In: Santos VLG, Cesaretti IUR (eds.). Assistência em Estomaterapia: cuidando de pessoas com estomia. São Paulo: Atheneu; 2015. p. 47-61.

27. Schmidt FMQ, Hanate C. Complicações precoces e tardias nas estomias urinárias e pele periestoma. In: Santos VLG, Cesaretti IUR (eds.). Assistência em Estomaterapia: cuidando de pessoas com estomia. São Paulo: Atheneu; 2015. p. 321-43.

28. Stelton S, Zulkowski K, Ayello EA. Practice implications for peristomal skin assessment and care from the 2014 World Council of Enterostomal Therapists International Ostomy Guideline. Adv Skin Wound Care. 2015; 28(6):275-84.

29. Wound, Ostomy and Continence Nurses Society. (WOCN). Stoma Complications: Best Practice for Clinicians. Mt. Laurel: NJ; 2014.

30. Rocha JR. Estomas intestinais (ileostomias e colostomias) e anastomoses intestinais. Medicina (Ribeirão Preto). 2011; 44(1):51-6.

31. Buetto LS. O significado de qualidade de vida no contexto da quimioterapia antineoplásica para o paciente com câncer colorretal [Tese de Doutorado]. Ribeirão Preto: Escola de Enfermagem de Ribeirão Preto, Universidade de São Paulo; 2014.

32. Dazio EMR, Sonobe HM, Zago MMF. The meaning of being a man with intestinal stoma due to colorectal cancer: an anthropological approach to masculinities. Rev Latino-Am Enfermagem. 2009; 17(5):664-9.

33. Sasaki VDM, Teles AAS, Lima MS, et al. Rehabilitation of people with intestinal stomy: integration review. Rev Enferm UFPE on line. 2017; 11(4):1745-54.

34. Sasaki VDM. Autocuidado com a estomia intestinal e equipamentos coletores: perspectivas das pessoas estomizadas intestinais, familiares e equipe multidisciplinar do Programa de Ostomizados [Tese de Doutorado]. Ribeirão Preto: Escola de Enfermagem de Ribeirão Preto, Universidade de São Paulo; 2018.

35. Lenza NFB, Sonobe HM, Zago MMF, et al. Características socioculturais e clínicas de estomizados intestinais e de familiares em um Programa de Ostomizados. Rev Eletr Enf. 2013; 15(3):755-62.

36. Associação Brasileira de Estomaterapia: estomia, feridas, incontinências. Sobest. Definições operacionais das características dos equipamentos e adjuvantes para estomas. Rev Estima. 2006; 4(4):40-3.

37. Cesaretti IUR, Silveira NI, Ricarte MC, et al. Tecnologia no cuidar de pessoas com estomia: a questão dos equipamentos e adjuvantes. In: Santos VLG, Cesaretti IUR (eds.). Assistência em Estomaterapia: cuidando de pessoas com estomia. São Paulo: Atheneu; 2015. p. 283-309.

38. Caliri MHL, Santos VLCG, Mandelbaum MHS, et al. Classificação das lesões por pressão – consenso NPUAP 2016: adaptada culturalmente para o Brasil. Associação Brasileira de Estomaterapia (SOBEST) e Associação Brasileira de Enfermagem em Dermatologia (SOBENDE) 2016.

39. Coloplast Ostomy Forum. Manual de orientação: Conversando sobre ostomias intestinais e urinárias. Rio de Janeiro: Coloplast; 2006.

Capítulo 56.1

Sintomas Gastrointestinais em Pacientes Oncológicos: Anatomia, Fisiologia, Xerostomia e Mucosite

Ana Karla Arraes von Sohsten
Millena Neves Luciano Leonardo

■ ANATOMIA E FISIOLOGIA DA DOR VISCERAL

O câncer em estágio avançado geralmente causa dor, cuja intensidade varia com a sua localização, o grau de evolução e o tipo de tecido ou órgão acometido. Historicamente, havia um equívoco de que os órgãos viscerais não recebiam nenhuma inervação sensorial e, portanto, não podia se perceber qualquer sensação quando as vísceras eram lesionadas. Posteriormente, a inervação sensorial foi reconhecida, mas formou-se a noção de que a disfunção visceral só poderia levar à dor somática, uma vez que, clinicamente, a sensibilidade muscular e a dor somática eram evidentes durante a disfunção visceral. Vários anos e estudos foram necessários para entender que a verdadeira dor visceral existia e que a sensibilidade somática observada durante a disfunção visceral era devida à convergência de aferências sensoriais viscerais e somáticas na medula espinhal, um fenômeno comumente conhecido como "dor referida".

A maioria dos órgãos viscerais torácicos e abdominais, exceto o pâncreas, são duplamente inervados por fluxos parassimpáticos (craniossacrais) e simpáticos (toracolombares). Vísceras torácicas e vísceras do abdome superior são primariamente inervadas pelo nervo vago. As vísceras do abdome inferior, incluindo o intestino delgado, o intestino grosso e os órgãos urogenitais, são inervadas por raízes toracolombares e sacrais.[1]

Os aferentes viscerais são polimodais e ativados tanto por por estímulos mecânicos como químicos, e se projetam nas lâminas I, II e V do corno posterior da medula espinhal em vários segmentos. Convergem para neurônios viscerossomáticos que recebem, adicionalmente, aporte sináptico (principalmente nociceptivo) da pele e de tecidos somáticos profundos dos dermátomos, miótomos e esclerótomos correspondentes. A dor visceral, juntamente com outras sensações viscerais e nociceptivas, é representada principalmente no córtex dorsal insular posterior (córtex interoceptivo primário). Esse córtex recebe, em primatas, suas entradas sinápticas espinhais, principalmente de neurônios do trato de lâmina I, através do núcleo ventro-medial posterior do tálamo. A transmissão de atividade de aferentes viscerais para neurônios de segunda ordem na medula espinhal é modulada de forma excitatória e inibitória pelos sistemas de controle endócrino e pronociceptivo endógeno no tronco cerebral inferior e superior. Esses sistemas de controle estão sob controle cortical. A dor visceral é referida aos tecidos somáticos profundos, à pele e a outros órgãos viscerais. Essa dor referida consiste em dor espontânea e hiperalgesia mecânica (Figura 56.1.1).[2]

A inervação simpática das vísceras abdominais consiste em:

1. Nervos esplâncnicos abdominopélvicos dos troncos simpáticos torácicos e abdominais.
2. Gânglios simpáticos pré-vertebrais.
3. Plexo aórtico abdominal e suas extensões: os plexos periarteriais.

Os plexos nervosos são mistos, compartilhados com o sistema nervoso parassimpático e fibras aferentes viscerais. Os nervos esplâncnicos abdominopélvicos conduzem fibras simpáticas pré-ganglionares, e passam pelos gânglios paravertebrais sem fazer sinapse. Incluem: nervos esplâncnicos torácicos inferiores (maior, menor e imo) e nervos esplâncnicos lombares. Os nervos esplâncnicos torácicos inferiores perfuram o diafragma para conduzir as fibras pré-sinápticas até os gânglios celíaco (maior), mesentérico superior (menor) e aorticorrenal (imo). Os nervos esplâncnicos lombares originam-se da parte abdominal do tronco simpático. São três ou quatro nervos que seguem até os plexos intermesentérico, mesentérico inferior e hipogástrico superior. Fora a inervação da suprarrenal, todas as sinapses vão ocorrer nos gânglios pré-vertebrais. As fibras nervosas simpáticas seguem, depois da sinapse, por meio de plexos periarteriais até as vísceras. Na inervação sensorial visceral, as fibras aferentes viscerais que conduzem a dor acompanham as fibras simpáticas, e as fibras sensoriais que conduzem sensações reflexas acompanham as fibras parassimpáticas.

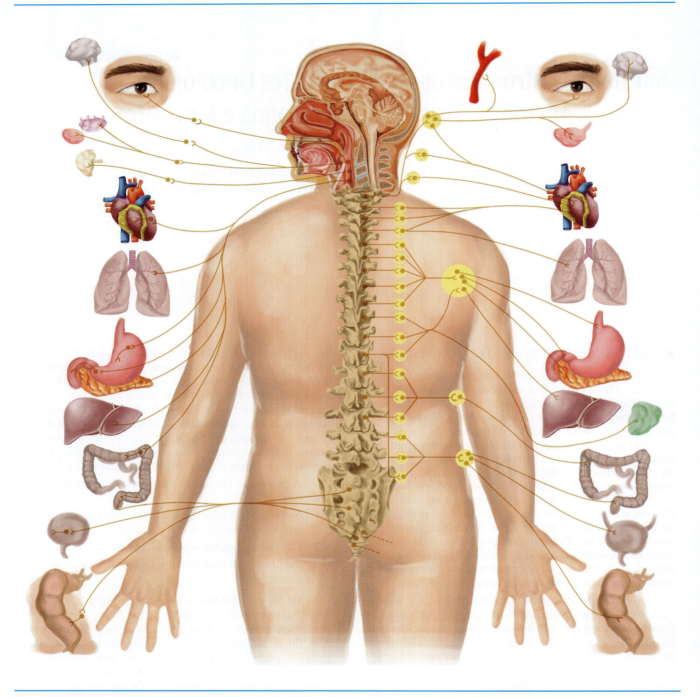

Figura 56.1.1. Inervação visceral. (Fonte: Adaptada de Netter FH. Atlas de Anatomia Humana. 2 ed. Porto Alegre: Artmed, 2000.)

A dor visceral de origem oncológica pode ter como etiologia fatores ligados ao próprio tumor bem como à terapia utilizada como tratamento.[3] Sessenta por cento dos casos de dor são causados principalmente pelo tumor, e podem ser desencadeados por crescimento infiltrativo e lítico, compressão do nervo ou compressão de vasos sanguíneos, com formação de trombos ou congestionamento vascular. Em 15 a 20% dos casos, a dor é causada pelo tratamento instituído: quimioterapia, radioterapia ou cirurgia.[3]

A dor abdominal é comum em pacientes com câncer. Em uma pesquisa sobre prevalência, causas e mecanismos de dor em pacientes com câncer avançado acompanhados em casa, a dor abdominal esteve presente em 45% dos pacientes. Dois terços desses pacientes apresentavam dor visceral e dor mista. O subtratamento foi, muitas vezes, a principal causa de dor abdominal e a otimização da terapia analgésica reduziu significativamente o número de pacientes com episódios de dor abdominal.[4] Até o momento, diferentes abordagens têm sido sugeridas para o tratamento da dor abdominal e pélvica, incluindo tratamentos farmacológicos, de radiação e os neuroinvasivos e neurolíticos, alvos deste capítulo.

Dor miofascial

A dor de origem visceral oncológica geralmente vem acompanhada por contraturas e pela presença de pontosgatilho na musculatura abdominal. Músculos como os ileocostais torácicos e lombares,[5] psoas, oblíquos internos e externos, transverso abdominal e quadrado lombar podem ser responsáveis por dor somática da parede abdominal, principalmente nos tumores de pâncreas. Esse fato justifica a inclusão de agulhamento seco, guiado por ultrassom, dos músculos da parede abdominal como um complemento efetivo ao bloqueio do plexo celíaco neurolítico ou ablação por radiofrequência do nervo esplâncnico para um tratamento mais abrangente.[6]

Principais tumores

O câncer de pâncreas é uma doença devastadora, com baixa sobrevida em longo prazo, muitas vezes acompanhada de dor intensa na região abdominal ou lombar, interferindo muito negativamente na qualidade de vida do paciente. A dor pancreática de origem oncológica está associada a um mau prognóstico e é tipicamente descrita como dor profunda que penetra nas costas.[7] O câncer de pâncreas em estádio inicial está associado à dor abdominal em apenas 30% dos pacientes, enquanto 60% dos pacientes com câncer limitado e 80% dos pacientes com câncer de pâncreas avançado queixam-se de dor abdominal e/ou nas costas.[8] No momento do diagnóstico, a doença é frequentemente avançada e até 73% dos pacientes sofrem de dor abdominal.[9] A localização do tumor parece desempenhar um papel importante, uma vez que os pacientes com tumores na cabeça do pâncreas têm menos dor do que os pacientes com câncer no corpo ou na cauda do pâncreas, independente do estágio ou tamanho do tumor.[9]

A hipótese inicial sobre a fisiopatologia da dor abdominal no câncer de pâncreas foi baseada na pressão mecânica e/ou invasão de órgãos vizinhos e, especialmente, pela invasão do plexo neural pelas células cancerígenas. Atualmente, é amplamente aceito que a sensação de dor tanto no câncer de pâncreas como na pancreatite crônica tem origem neuropática, devido às proeminentes alterações neuroplásticas, que não podem ser vistas nessa extensão em nenhum outro distúrbio gastrointestinal.[10,11] Essa neuropatia pancreática específica é caracterizada por infiltrados de células inflamatórias e/ou cancerosas, levando à neurite pancreática e à invasão de células cancerígenas perineurais.[12,15] Além disso, a neuropatia pancreática é caracterizada por numerosas alterações moleculares e morfológicas nos níveis periférico e do sistema nervoso central.[10,13] Sinais nociceptivos periféricos aumentados, mediados por neurotransmissores e fatores neurotróficos, juntamente com danos neurais e alterações neuroplásticas, são acompanhados por gânglios da raiz dorsal hipersensíveis.[10-14] Por fim, o córtex cerebral se adapta a essas mudanças aumentando sua atividade basal.[16] Esses fenômenos estão intimamente associados ao aumento da sensação de dor abdominal nos respectivos pacientes.

Com relação ao câncer hepático, infelizmente, 80% dos pacientes diagnosticados estarão em fase avançada da doença e, destes, 90 a 95% já apresentarão dor intensa.[17] Isso se deve, principalmente, ao envolvimento visceral que se origina de uma lesão primária ou metastática envolvendo as vísceras abdominais ou pélvicas. A dor relacionada ao tratamento também é comum em pacientes com hepatocarcinoma. Na maioria dos pacientes com hepatocarcinoma tratados com quimioembolização transarterial, uma síndrome pós-embolização ocorre em 80 a 90% dos pacientes.[18] Essa síndrome geralmente inclui dor abdominal, íleo, febre, náusea e vômito, e pode durar de horas a dias. O tratamento da dor em pacientes com hepatocarcinoma começa com uma avaliação abrangente da característica clínica da dor visceral, e esta dor referida é frequentemente encontrada no ombro direito.

Com relação aos tumores intestinais, além da dor visceral causada por todos os mecanismos já vistos, existe uma alta incidência de dor após a intervenção cirúrgica nos tumores colorretais, provavelmente devido à difícil posição anatômica de acesso dessa cirurgia; a pelve é estreita, resultando em um alto risco de dano ao plexo do nervo pélvico autonômico e/ou somático. O risco estimado de dor crônica pós-cirúrgica é de cerca de 17% para cirurgia colorretal laparoscópica, dependendo da indicação. A lesão nervosa intraoperatória e/ou a quimiorradioterapia perioperatória também podem contribuir para a dor pósoperatória persistente.[18]

Tratamento intervencionista da dor visceral de origem oncológica: técnicas

Um número substancial de pacientes com dor oncológica não obtém alívio satisfatório com abordagens convencionais de primeira linha, incluindo tratamento de causas subjacentes; se possível, farmacoterapia baseada em opioides e terapias não invasivas de segunda linha. Para alguns desses pacientes, as chamadas estratégias intervencionistas de tratamento da dor podem oferecer alívio seguro e eficaz da dor. O termo intervencionista é geralmente aplicado a um grupo de terapias analgésicas invasivas, incluindo tratamentos baseados em injeção, terapias de infusão baseadas em cateter, dispositivos implantados e algumas abordagens cirúrgicas.

O plexo celíaco contém nervos eferentes autonômicos que inervam as vísceras do abdome superior, e fibras aferentes viscerais que inervam as vísceras abdominais do esôfago distal ao cólon transverso. Fibras aferentes que inervam os órgãos abdominais e pélvicos viajam ao longo dos nervos, troncos, gânglios e ramos simpáticos, por isso, é racional interromper as vias simpáticas ao nível do gânglio. Bloqueios de plexo celíaco neurolítico (BPCN) têm sido realizados, há muitos anos, para o tratamento de câncer e algumas condições de dor não oncológica associadas ao trato gastrointestinal superior. O bloqueio pode proporcionar alívio adequado da dor da área do esôfago distal ao cólon transverso, e pode ser realizado através de várias abordagens e técnicas.[19]

Em um estudo com 44 pacientes, realizado no Jonhs Hopkins, houve vários achados interessantes: a única variável que foi mais claramente associada a um sucesso

(50% de melhora no escore de dor) após BPCN foi a dose pré-bloqueio de opiáceos. Os indivíduos que tiveram um resultado positivo da neurólise estavam tomando uma dose equivalente média de morfina por via oral de 152,5 mg/dia, que era menos da metade da dose média (357,2 mg/dia) daqueles que obtiveram um resultado negativo. Existem várias explicações possíveis para este achado. A primeira é que os pacientes em doses mais altas de opioides podem ter enfrentado uma carga tumoral mais significativa e um estado de doença menos favorável. Embora a presença de metástases não estivesse associada ao desfecho, observou-se uma tendência em que os pacientes com resultado positivo apresentaram menor duração do alívio da dor. Uma segunda hipótese é que a hiperalgesia induzida por opioides pode ter contribuído para a influência negativa que o uso de opioides parece ter no desfecho. Uma terceira explicação é que uma terceira variável não documentada foi responsável pela correlação entre a dose de opioide e a falha do tratamento. Estudos anteriores demonstraram uma associação entre o uso de opioides e habilidades de enfrentamento, depressão e catastrofização.[19] Esses resultados parecem favorecer a ideia de realizar o BPCN precocemente e não na fase terminal da doença, onde ele passa a ser menos eficaz. Os indivíduos submetidos ao BPCN, sob orientação de CT, foram mais propensos a obter um resultado positivo do que aqueles cujo procedimento foi realizado sob orientação fluoroscópica (P = 0,06). Este ponto pode parecer intuitivo, pois a TC fornece uma imagem mais clara da anatomia e da carga tumoral, e permite uma localização mais precisa da agulha e uma melhor delineação da disseminação do injetável. Em uma meta-análise de Eisenberg e colaboradores,[45] os autores encontraram taxas semelhantes de sucesso para procedimentos fluoroscópicos e guiados por TC, embora significativamente menos procedimentos guiados por fluoroscopia tenham sido incluídos nesta revisão (Figuras 56.1.2 a 56.1.4).

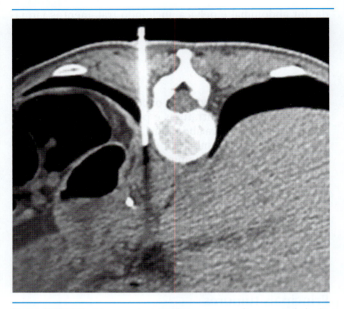

Figura 56.1.3. Posicionamento da agulha por tomografia computadorizada. (Fonte: Acervo do autor.)

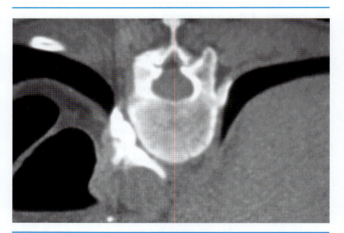

Figura 56.1.4. Injeção de fenol a 10%. (Fonte: Acervo do autor.)

Neurólise do plexo celíaco *versus* neurólise dos nervos esplâncnicos

Nos casos de doença oncológica avançada, a anatomia do plexo celíaco pode ser distorcida pela tumor ou pelos linfonodos celíacos aumentados, dificultando o acesso aos gânglios celíacos ou a disseminação inadequada do agente neurolítico.[19,20] Nessa circunstância, a neurólise do nervo esplâncnico pode ser útil, pois sua anatomia não é afetada pelo processo da doença ou pelos linfonodos aumentados. Nos últimos anos, vários estudos sobre neurólise esplâncnica guiada por fluoroscopia mostraram resultados promissores em comparação com a neurólise celíaca.[21,22] Além disso, recentemente, a termocoagulação por radiofrequência de nervos esplâncnicos mostrou resultados equivalentes ou superiores[23] no controle da dor causada por tumores do abdome superior,[24,25] quando realizada nos níveis T10 e T1.

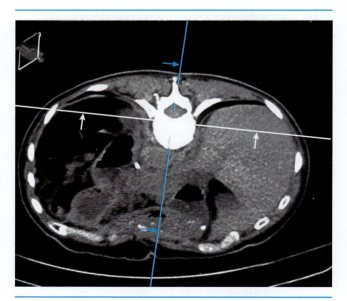

Figura 56.1.2. Localização do plexo celíaco por tomografia. (Fonte: Acervo do autor.)

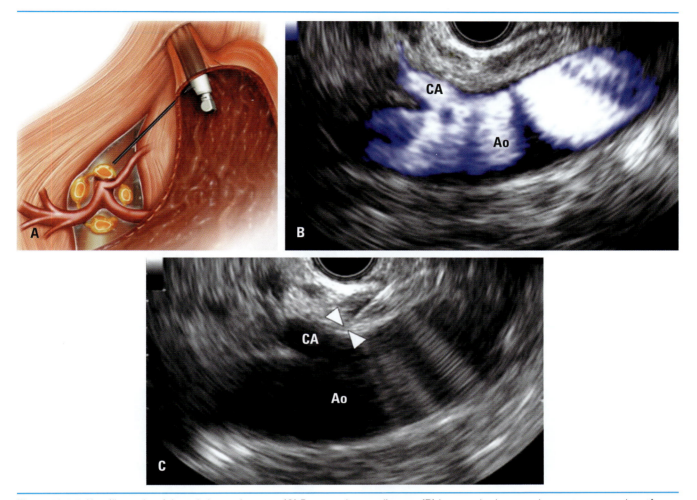

Figura 56.1.5. Neurólise endoscópica guiada por ultrassom. **(A)** Esquema do procedimento. **(B)** Imagem do ultrassom da curvatura menor do estômago mostrando o gânglio celíaco localizado anterior à aorta. Ao: aorta; CA: artéria celíaca. **(C)** Imagem do USE (ultrassom endoscópico) antes e após a injeção de um agente neurolítico. O gânglio tem uma aparência hiperecogênica (cabeças de setas). Azul: fluxo vascular afastado do transdutor. (Fonte: Minaga K, et al., 2018.[26])

O plexo celíaco pode ser abordado tanto pela via posterior, via clássica mais utilizada, como pela via anterior, que parece estar sendo mais utilizada com o advento da neurólise endoscópica guiada por ultrassom. Esse procedimento é realizado por via transgástrica e permite uma abordagem bilateral do plexo. Apesar de vários artigos mostrarem ser uma técnica eficiente,[26-29] complicações graves de origem isquêmica têm sido descritas em uma incidência de cerca de 0,2%, sendo a mais importante a paraparesia ou paralisia definitiva de membros inferiores devido a isquemia segmentar da medula espinhal por lesão da artéria espinhal anterior (Figura 56.1.5).[30-32]

Na abordagem posterior por radioscopia, o paciente é posicionado em decúbito ventral, o arco em C faz uma rotação oblíqua de 20° a 30° até a ponta do processo transverso atingir a borda do corpo vertebral de L1. Para o bloqueio dos esplâncnicos, o arco em C deve ser angulado cerca de 20° a 30° cefalicamente para permitir o acesso a margem da 12ª costela e corpo vertebral de T12 (Figuras 56.1.6 e 56.1.7).

Após o posicionamento adequado, é realizada infiltração da pele com anestésico local e introduzida uma agulha 22G na porção cefálica do processo transverso de L1, na técnica de visão em túnel, até a superfície anterolateral do corpo vertebral de L1. A agulha deve ser aspirada continuamente e, em caso de punção da aorta, a mesma deve ser avançada através da parede anterior da aorta até não haver mais aspiraçõoo de sangue (abordagem transaórtica). A posição final deve ser confirmada injetando-se 1 a 2 mL de contraste radiográfico. Se o contraste se dissipar em ambos os lados da linha média, pode-se injetar a solução neurolítica através de uma agulha apenas. Caso contrário, uma segunda agulha deve ser posicionada, contralateralmente. As principais soluções neurolíticas são o álcool a 50 ou 100% de concentração e o fenol entre 7 e 12%, em um volume de 10 a 15 mL por lado. O álcool deve ser diluído em anestésico local por causar dor intensa à injeção, o que não acontece com o fenol, tendo em vista que o mesmo possui atividade anestésica local. Lembrar sempre de lavar a agulha com solução salina antes da retirada para evitar lesões inadvertidas de estruturas adjacentes. No caso de se usar a termocoagulação por radiofrequência, deve-se utilizar uma cânula com 150 mm de comprimento, ponta ativa de 15 mm e 20G com protocolo de teste sensorial e motor. Os parâmetros para estimulação sensorial são os seguintes: frequência 50 Hz, largura de pulso de 1 ms e tensão até 1,0

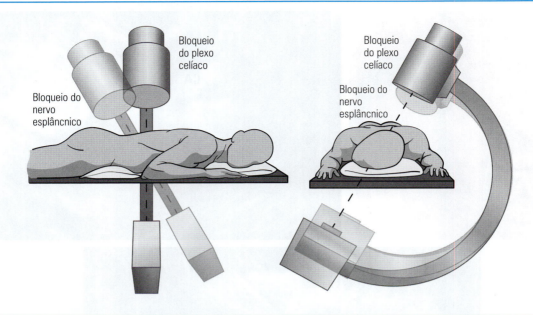

Figura 56.1.6. Posicionamento do paciente. (Fonte: Adaptada de Atlas of Image-Guided Intervention. 2 ed. 2011; p. 165.)

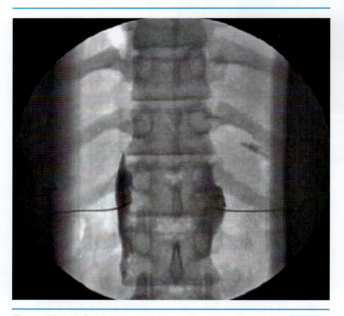

Figura 56.1.7. Posicionamento das agulhas para bloqueio esplâncnico. (Fonte: Atlas of Image-Guided Intervention. 2 ed. 2011; p. 165.)

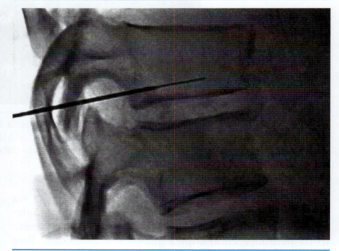

Figura 56.1.8. Vista lateral do posicionamento final da agulha. (Fonte: Acervo das autoras.)

V. Espera-se que o paciente relate dor, pressão ou desconforto geral na região abdominal ou, às vezes, na região lombar. Se isso não ocorrer, a agulha deve ser avançada alguns milímetros à frente ou retirada alguns milímetros de volta, até que a resposta sensorial adequada seja obtida. As configurações de estimulação motora são as seguintes: frequência de 2 Hz, largura de pulso de 1 ms e tensão de até 2,5 V. Nenhuma contração dos músculos intercostais deve ocorrer durante o teste, e se isso acontecer (o que significa que a ponta ativa do eletrodo estava muito próximo do nervo intercostal), a cânula deve ser avançada alguns milímetros anteriormente. O tipo de lesão incluiu 2 lesões de radiofrequência monopolar, simultaneamente, a 85 °C, e a duração total da lesão, incluindo o tempo de rampa, de 90 s. Imediatamente após a geração de cada lesão, 2,5 mL de uma solução de 10 mL, contendo 2 mL de dexametasona (4 mg/mL) e 8 mL de ropivacaína (7,5 mg/mL), devem ser injetados para reduzir o edema tecidual pós-operatório e desconforto.[24,33]

Antes da neurólise, é uma boa prática executar um bloqueio teste com anestésico local para avaliar a possível resposta e efeitos colaterais. Considerar como resposta indicadora a queda em 50% do escore de dor por pelo menos 2 horas (Figuras 56.1.8).

Complicações

A mortalidade, tanto para a neurólise celíaca como esplâncnica, é muito baixa e as complicações com ambas as técnicas tendem a ser de menor gravidade, como dor lombar, hipotensão ortostática e diarreia autolimitada. No entanto, há muitos relatos de várias complicações graves após ambas as técnicas, como paraplegia, pneumotórax e disfunção sexual.[34,35] Além disso, Davies relatou que a incidência geral de complicações maiores (p. ex., paraplegia, bexiga e disfunção intestinal) foi de 1 em 683 procedimentos. Hipotensão ortostática ocorreu em 50% dos pacientes que tiveram bloqueio do plexo celíaco retrocrural e em 52% dos pacientes que tiveram bloqueio do nervo esplâncnico. Diarreia transitória foi frequente com o bloqueio do plexo celíaco retrocrural, em cerca de 27%, *versus* 5% naqueles com bloqueio do nervo esplâncnico. Em contraste, em outros estudos, diarreia transitória foi relatada em uma taxa de 34% no grupo celíaco e 30% no grupo esplâncnico. No entanto, esses relatos revelaram que o desempenho de um bloqueio com orientação por imagem, e após uma injeção de um anestésico local antes da injeção do agente neurolítico, reduz potencialmente o risco de tais complicações.[36,37]

■ XEROSTOMIA E MUCOSITE

Além da dor causada pela presença das neoplasias malignas, cujos mecanismos já foram discutidos, os próprios tratamentos quimioterápico e radioterápico causam sérias alterações que impactam muito negativamente na qualidade de vida dos pacientes oncológicos. A mucosite oral, em decorrência de uma terapia contra o câncer, é uma inflamação aguda da mucosa oral em resposta a quimioterapia sistêmica e/ou radiação em campos que envolvem a cavidade oral.

Mucosite é o termo clínico usado para descrever as alterações provocadas pela quimioterapia e radioterapia antineoplásicas sobre a mucosa oral. Caracteriza-se por eritema e ulceração, podendo resultar em dor e disfagia,

comprometendo a nutrição, a higiene oral e, muitas vezes, retardando o tratamento.

Cerca de 15-40% dos pacientes submetidos à alguma forma de tratamento antineoplásico apresentam algum grau de mucosite. Esquemas quimioterápicos pré-transplante de medula óssea podem causar mucosite em até 100% dos casos. É por essa alta prevalência e por prejudicar a qualidade de vida do paciente, e muitas vezes o sucesso do seu tratamento, que essa toxicidade relacionada ao tratamento oncológico, merece atenção (Tabela 56.1.1).[44]

Clinicamente, observa-se redução da espessura do epitélio, queratinização, descamação superficial, eritema intenso, ulceração traumática e atraumática de algumas ou de todas as superfícies mucosas, apresentando-se como uma condição ulcerativa difusa, geralmente da mucosa bucal não queratinizada, não envolvendo a gengiva, superfície dorsal da língua e o palato duro. As áreas centrais das úlceras podem se apresentar necrosadas, podendo ou não apresentar sangramento.

As lesões orais podem ser uma manifestação de doença mucocutânea ou sistêmica, ou um efeito colateral do tratamento, e inclui laceração, erosão, vesícula, lesões traumáticas (como mordidas nas bochechas, lesões induzidas pela prótese) e secundárias a infecções (candidíase, verrugas).[38,39] Lesões orais após quimioterapia foram notadas em 12-80% dos pacientes. A boa higiene da cavidade oral e dos dentes tem importante papel preventivo para essas lesões. A mucosite oral é observada em 1/3 dos pacientes com tumores sólidos. Leucopenia, febre e quimioterapia de longa duração são fatores de risco na indução da mucosite oral, assim como pobre higiene bucal, presença de cárie dentária e patologia periapical, doença periodontal prévia, tipo de terapia antineoplásica, tratamento concomitante com radioterapia e quimioterapia para tumores de cabeça e pescoço, e transplante de medula óssea (Figura 56.1.9).

As drogas oncológicas mais frequentemente associadas a mucosite bucal são: bleomicina, cisplatina, fluorouracila, paclitaxel, carboplatina, docetaxel, gencitabina,

Tabela 56.1.1. Classificação

| Escore para lesão | Mucosite oral | Mucosite oral por radiação | |
	OMS*	NCI-CTC**	RTOG***
Grau 0	Sem achados objetitovs	Sem achados objetitovs	Sem achados objetitovs
Grau 1 (leve)	Descamação associada ou não com eritema e dor	Eritema da mucosa	Irritação que não requer analgesia
Grau 2 (moderado)	Ulcerações com ou sem eritema; capacidade de ingestão de sólidos	Elevações irregulares não confluentes ou pseudomembranosa	Mucosite com sufusões que podem produzir um exsudato inflamatório; dor moderada que requer analgesia
Grau 3 (grave)	Ulcerações com ou sem eritema extenso; capacidade de ingestão de líquidos somente	Elevações confluentes ou pseudomembranosas; sangramento com trauma leve	Mucosite confluente fibrinosa; dor grave que requer narcóticos
Grau 4 (risco à vida)	Ulceração; alimentação não possível; líquidos apenas na forma de suspensão para medicação; NPT requerida	Necrose tecidual; sangramento espontâneo	Úlceras hemorrágicas
Grau 5 (morte)		Morte	

Fonte: Urgências e Emergências em Oncologia. Divisão de Oncologia do Hospital das Clínicas da Faculdade de Medicina de Ribeirão Preto, 2015.

pazopanibe, capecitabina, doxorrubicina, ifosfamida, sorafenibe, cetuximabe, epirrubicina, irinotecano, sunitinibe, ciclofosfamida, erlotinibe, metotrexato e etoposídeo.

A mucosite pode causar dor limitante, associada a sangramento e ulcerações, podendo, assim, ocasionar redução de ingesta oral levando o paciente à desidratação e desnutrição; estas são as complicações mais comuns. Raramente, é necessário uso de sonda nasoenteral para alimentação e menos comum a necessidade de dieta parenteral. Além disso, é importante a associação de anestésicos sistêmicos para controle de sintomas.

Devido à quebra de barreira na mucosa íntegra, infecções secundárias por bactérias, fungos e, menos frequente, por vírus, são passíveis de acontecer. Sinais precoces devem sempre ser avaliados e requerem terapêuticas específicas, dependendo do agente.[44]

O tratamento antifúngico pode prevenir a candidíase oral e reduzir as características clínicas da infecção. Candidíase oral é uma das causas de morbidade em pa-

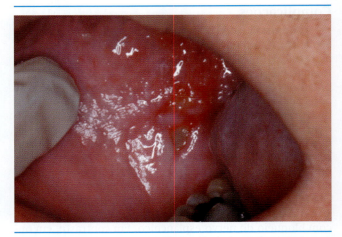

Figura 56.1.9. Mucosite bucal. (Fonte: Urgências e Emergências em Oncologia. Divisão de Oncologia do Hospital das Clínicas da Faculdade de Medicina de Ribeirão Preto.)

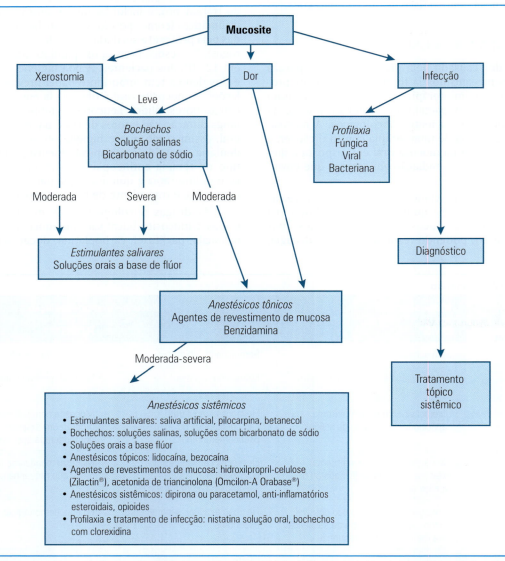

Figura 56.1.10. Tratamento. (Fonte: Urgências e Emergências em Oncologia. Divisão de Oncologia do Hospital das Clínicas da Faculdade de Medicina de Ribeirão Preto, 2015.)

cientes com leucemia aguda após quimioterapia. Também aumenta o risco de candidíase esofagiana. As lesões orais após a quimioterapia, como mucosite, sangramento oral, infecções e xerostomia, podem ser muito graves e levar à interrupção da quimioterapia. A mucosite é um fator importante na redução do limite superior das doses de medicamentos e causa mais comum de morbidade em pacientes pós-quimioterapia. Drogas antifúngicas e o consumo de pedaços de gelo têm efeitos significativos na prevenção da mucosite após a quimioterapia.[40,41] Um artigo interessante mostra que, durante a radioterapia, os pacientes que receberam adicionalmente espaçadores para cobrir toda a dentição, cloridrato de pilocarpina e pomada tópica de dexametasona apresentaram uma diminuição da incidência de mucosite oral grave. No entanto, esse resultado não foi replicado nos pacientes em quimioterapia. Esses achados sugerem que um protocolo de manejo oral pode prevenir a mucosite oral grave em pacientes com câncer submetidos a radioterapia sem quimioterapia concomitante.[42] Alguns estudos recentes têm avaliado o uso de citocinas e fator do crescimento no tratamento dessas lesões; no entanto, os resultados ainda são conflituantes (Figura 56.1.10).[43]

A prevenção pode ser obtida por meio da higiene oral com escova dental macia e fio dental, avaliação oral pelo dentista antes do início do tratamento, evitar alimentos condimentados ou temperados, assim como cítricos, realizar bochechos diários e terapia com o laser de baixa potência.

A mucosite, portanto, trata-se de uma toxicidade limitante que, muitas vezes, culmina com redução de dose e/ou atraso no andamento do tratamento oncológico.

■ REFERÊNCIAS BIBLIOGRÁFICAS

1. Sengupta JN. Visceral Pain: The Neurophysiological Mechanism. Handbook of Experimental Pharmacology. 2009; 194:31-74.
2. Jänig W. Neurobiology of visceral pain. Schmerz. 2014 Jun; 28(3):233-51.
3. Larbig W, Fallert B, Maddalena H. Tumorschmerz: Interdisziplinäre Therapiekonzepte. Stuttgart: Schattauer; 2002.
4. Mercadante S. Sympathetic blocks for visceral cancer pain management: A systematic review and EAPC recommendations Critical Reviews in Oncology. Hematology. 96(3):577-83.
5. Niraj G. Pathophysiology and Management of Abdominal Myofascial Pain Syndrome (AMPS): A Three-Year Prospective Audit of a Management Pathway in 120 Patients. Pain Med; 2018.
6. Vas L, Phanse S, Pai R. A New Perspective of Neuromyopathy to Explain Intractable Pancreatic Cancer Pains; Dry Needling as an Effective Adjunct to Neurolytic Blocks. Ind J Palliative Care. 2016; 22(1):85-93.
7. Ceyhan GO, Bergmann F, Kadihasanoglu M, Altintas B, Demir IE, Hinz U, Müller MW, Giese T, Büchler MW, Giese NA, et al. Pancreatic neuropathy and neuropathic pain – a comprehensive pathomorphological study of 546 cases. Gastroenterology. 2009; 136:177-86.
8. Krech RL, Walsh D. Symptoms of pancreatic cancer. J Pain Symptom Manage. 1991; 6:360-7.
9. Grahm AL, Andrén-Sandberg A. Prospective evaluation of pain in exocrine pancreatic cancer. Digestion. 1997; 58:542-9.
10. Demir IE, Tieftrunk E, Maak M, Friess H, Ceyhan GO. Pain mechanisms in chronic pancreatitis: of a master and his fire. Langenbecks Arch Surg. 2011; 396:151-160.
11. Drewes AM, Krarup AL, Detlefsen S, Malmstrøm ML, Dimcevski G, Funch-Jensen P. Pain in chronic pancreatitis: the role of neuropathic pain mechanisms. Gut. 2008; 57:1616-27.

12. Bockman DE, Buchler M, Malfertheiner P, Beger HG. Analysis of nerves in chronic pancreatitis. Gastroenterology. 1988; 94: 1459-69.
13. Ceyhan GO, Bergmann F, Kadihasanoglu M, Erkan M, Park W, Hinz U, Giese T, Müller MW, Büchler MW, Giese NA, et al. The neurotrophic factor artemin influences the extent of neural damage and growth in chronic pancreatitis. Gut. 2007; 56:534-44.
14. Ceyhan GO, Demir IE, Rauch U, Bergmann F, Müller MW, Büchler MW, Friess H, Schäfer KH. Pancreatic neuropathy results in neural remodeling and altered pancreatic innervation in chronic pancreatitis and pancreatic cancer. Am J Gastroenterol. 2009; 104:2555-65.
15. Demir IE, Ceyhan GO, Rauch U, Altintas B, Klotz M, Müller MW, Büchler MW, Friess H, Schäfer KH. The microenvironment in chronic pancreatitis and pancreatic cancer induces neuronal plasticity. Neurogastroenterol Motil. 2010; 22:480-90, e112-3.
16. Drewes AM, Gratkowski M, Sami SA, Dimcevski G, Funch-Jensen P, Arendt-Nielsen L. Is the pain in chronic pancreatitis of neuropathic origin? Support from EEG studies during experimental pain. World J Gastroenterol. 2008; 14:4020-7.
17. Cahill BA, Braccia D. Current treatment for hepatocellular carcinoma. Clin J Oncol Nurs. 2004; 8(4):393-9.
18. Lee JY, Kim HC, Huh JW, et al. Incidence and risk factors for rectal pain after laparoscopic rectal cancer surgery. J Int Med Res. 2017; 45(2):781-91.
19. Erdek MA, Halpert DE, Fernández MG, Cohen SP. Assessment of Celiac Plexus Block and Neurolysis Outcomes and Technique in the Management of Refractory Visceral Cancer Pain. Pain Med. 2010 jan; 11(1):92-100.
20. Ahmed A, Arora D. Fluoroscopy-guided Neurolytic Splanchnic Nerve Block for Intractable Pain from Upper Abdominal Malignancies in Patients with Distorted Celiac Axis Anatomy: An Effective Alternative to Celiac Plexus Neurolysis – A Retrospective Study. Indian J Palliat Care. 2017; 23(3):274-81.
21. Shwita AH, Amr YM, Okab MI. Comparative study of the effects of the retrocrural celiac plexus block versus splanchnic nerve block, C-arm guided, for upper gastrointestinal tract tumors on pain relief and the quality of life at a six-month follow up. Korean J Pain. 2015; 28:22-31.
22. Koyyalagunta D, Engle MP, Yu J, Feng L, Novy DM. The effectiveness of alcohol versus phenol based splanchnic nerve neurolysis for the treatment of intra-abdominal cancer pain. Pain Physician. 2016; 19:281.
23. Amr S, Reyad R, Othman A, Mohamad M, Mostafa M, Alieldin N, Hamed F. Comparison between radiofrequency ablation and chemical neurolysis of thoracic splanchnic nerves for the management of abdominal cancer pain, randomized trial. Eur J Pain. 2018; 22:1782-90.
24. Papadopoulos D, Kostopanagiotou G, Batistaki C. Bilateral thoracic splanchnic nerve radiofrequency thermocoagulation for the management of end-stage pancreatic abdominal cancer pain. Pain Physician. 2013; 16:125-33.
25. Verhaegh BP, van Kleef M, Geurts JW, Puylaert M, van Zundert J, Kessels AG, Masclee AA, Keulemans YC. Percutaneous Radiofrequency Ablation of the Splanchnic Nerves in Patients with Chronic Pancreatitis: Results of Single and Repeated Procedures in 11 Patients. Pain Pract. 2013; 13:621-6.
26. Minaga K, Takenaka M, Kamata K, Yoshikawa T, Nakai A, Omoto S, Miyata T, Yamao K, Imai H, Sakamoto H, Kitano M, Kudo M. Alleviating Pancreatic Cancer-Associated Pain Using Endoscopic Ultrasound-Guided Neurolysis. Cancers. 2018; 10(2):50.
27. Levy MJ, Topazian MD, Wiersema MJ, Clain JE, Rajan E, Wang KK, de la Mora JG, Gleeson FC, Pearson RK, Pelaez MC, et al. Initial evaluation of the efficacy and safety of endoscopic ultrasound-guided direct ganglia neurolysis and block. Am J Gastroenterol. 2008; 103:98-103.
28. Yasuda I, Wang HP. Endoscopic ultrasound-guided celiac plexus block and neurolysis. Dig Endosc. 2017; 29:455-62.
29. Wiechowska-Kozłowska A, Boer K, Wójcicki M, Milkiewicz P. The efficacy and safety of endoscopic ultrasound-guided celiac

plexus neurolysis for treatment of pain in patients with pancreatic cancer. Gastroenterol Res Pract; 2012.

30. Ahmed HM, Friedman SE, Henriques HF, Berk BS. End-organ ischemia as an unforeseen complication of endoscopic-ultrasound-guided celiac plexus neurolysis. Endoscopy. 2009; 41:E218-E219.

31. Mittal MK, Rabinstein AA, Wijdicks EF. Acute spinal cord infarction following endoscopic ultrasound-guided celiac plexus neurolysis. Neurology. 2012; 78:e57-e59.

32. Minaga K, Kitano M, Imai H, Miyata T, Kudo M. Acute spinal cord infarction after EUS-guided celiac plexus neurolysis. Gastrointest Endosc. 2016; 83:1039-40.

33. Garcea G, Thomasset S, Berry D, Tordoff S. Percutaneous splanchnic nerve radiofrequency ablation for chronic abdominal pain. ANZ J Surg. 2005; 75:640-4.

34. Shwita AH, Amr YM, Okab MI. Comparative Study of the Effects of the Retrocrural Celiac Plexus Block Versus Splanchnic Nerve Block, C-arm Guided, for Upper Gastrointestinal Tract Tumors on Pain Relief and the Quality of Life at a Six-month Follow Up. Korean J Pain. 2015 Jan; 28(1):22-31.

35. Oguz G, Senel G, Kocak N. Transient paraplegia after neurolytic splanchnic block in a patient with metastatic colon carcinoma. Korean J Pain. 2018 Jan; 31(1):50-3.

36. Arif Ahmed, Divesh Arora. Fluoroscopy-guided Neurolytic Splanchnic Nerve Block for Intractable Pain from Upper Abdominal Malignancies in Patients with Distorted Celiac Axis Anatomy: An Effective Alternative to Celiac Plexus Neurolysis – A Retrospective Study. Indian J Palliat Care. 2017 jul-sep; 23(3):274-81.

37. Saipriya Tewari, Anil Agarwal, Sanjay Dhiraaj, Sujeet K Gautam, Sandeep Khuba, Rajashree Madabushi, Chetna Shamshery, Sanjay Kumar. Comparative Evaluation of Retrocrural versus Transaortic Neurolytic Celiac Plexus Block for Pain Relief in Patients with Upper Abdominal Malignancy: A Retrospective Observational Study. Indian J Palliat Care. 2016 jul-sep; 22(3):301-6.

38. Scully C, Champion RH, Burton JL, Burns DA. The oral cavity. In: Rook, Wilkinson, Ebling (ed.). Textbook of Dermatology. 6 ed. Blackwell Science. 2003; 4:1-121.

39. Tabari ST, Sedaghat S, Naderi H. Oral Cavity Lesions in Patients after Chemotherapy. Iran Red Crescent Med J. 2011 may; 13(5): 359-60.

40. Glenny AM, Gibson F, Auld E, Coulson S, Clarkson JE, Craig JV, Eden OB, Khalid T, Worthington HV, Pizer, B. The development of evidence-based guidelines on mouth care for children, teenagers and Young adults treated for cancer. Eur J Cancer. 2010 may; 46(8):1399-412.

41. Riley P, Glenny AM, Worthington HV, Littlewood A, Clarkson JE, McCabe MG. Interventions for preventing oral mucositis in patients with cancer receiving treatment: oral cryotherapy. Cochrane Database Syst Rev. 2015 Dec.

42. Kawashita Y, Koyama Y, Kurita H, Otsuru M, Ota Y, Okura M, Horie A, Sekiya H, Umeda M. Effectiveness of a comprehensive oral management protocol for the prevention of severe oral mucositis in patients receiving radiotherapy with or without chemotherapy for oral cancer: a multicentre, phase II, randomized controlled trial. Int J Oral Maxillofac Surg; 2019.

43. Riley P, Glenny AM, Worthington HV, Littlewood A, Fernandez Mauleffinch LM, Clarkson JE, McCabe MG. Interventions for preventing oral mucositis in patients with cancer receiving treatment: cytokines and growth factors. Cochrane Database Syst Rev. 2017.

44. Peria FM, et al. Urgências e Emergências em Oncologia. Divisão de Oncologia do Hospital das Clínicas da Faculdade de Medicina de Ribeirão Preto; 2015.

45. Eisenberg E, Carr DB, Chalmers TC. Neurolytic Celiac Plexus Block for Treatment of Cancer Pain. Anesth Analg 1995; 80:290-5.

Capítulo 56.2

Sintomas Gastrointestinais Relacionados ao Câncer

Millena Neves Luciano Leonardo

■ NÁUSEAS E VÔMITOS

Introdução

Náuseas e vômitos são sintomas frequentes em indivíduos sob cuidados paliativos, podendo causar estresse físico e psicológico; este último não apenas em pacientes, mas também nos familiares. Náusea é um sintoma subjetivo definido como uma sensação desagradável na garganta e epigástrio que pode preceder o vômito. Algum grau de anorexia ou perda de apetite costuma acompanhá-la. Por se tratar de um sintoma, pode ser fortemente influenciado por componentes emocionais. Em contraste, o vômito é um sintoma específico e físico, definido como a expulsão retrógrada do conteúdo gástrico de maneira rápida e intensa através da cavidade oral ou nasal. O vômito é, geralmente, mas nem sempre, precedido pela náusea. Ambos os sintomas são relativamente comuns na população com câncer em fase terminal: cerca de 60% de prevalência de náusea e 30% de vômito.[1]

A etiologia das náuseas e vômitos geralmente é multifatorial. Podem ser causados por complicações da doença oncológica (p. ex., hipertensão intracraniana, comprometimento do trato gastrointestinal, obstrução intestinal), pelos tratamentos oncológicos (quimioterapia [QT] e/ou radioterapia [RT]) ou não oncológicos (p. ex., opioides), por gastroparesia (p. ex., disfunção autonômica), pela debilidade causada pela doença de base (p. ex., alterações metabólicas, hidroeletrolíticas e infecções) ou não relacionadas à doença oncológica (p. ex., colecistopatia, vertigem paroxística benigna, entre outros). Mecanismos comuns no câncer em fase avançada são: atraso do esvaziamento gástrico (prevalência de cerca de 44%), química (drogas, toxinas ou causa metabólica), com prevalência de cerca de 33%, e causas intestinais (obstrução intestinal) com prevalência de cerca de 19%.[2]

Fisiopatologia

A compreensão do mecanismo fisiopatológico da náusea e vômito tem sido a base de ensino para o manejo farmacológico de ambos, e para a prática de muitos paliativistas e oncologistas. Contudo, é importante ressaltar que as evidências que comprovam esse tipo de abordagem com relação ao tratamento empírico são fracas até o momento. A zona de gatilho quimiorreceptora localiza-se na zona postrema, assoalho do quarto ventrículo, onde não há barreira hematoencefálica eficaz. Os quimiorreceptores dessa área enviam aferência para o centro do vômito na medula. O centro do vômito, por sua vez, integra as informações dos diferentes estímulos emetogênicos e gera atividade eferente parassimpática e motora, gerando o reflexo do vômito. Este centro recebe aferência do córtex cerebral, assim como do tálamo, hipotálamo, sistema vestibular, orofaringe e trato gastrointestinal pelos nervos vago e esplâncnico. Diversos neurotransmissores e receptores foram identificados na via do vômito, incluindo: dopamina, serotonina, histamina, receptor opioide, canabinoide e de neurocininas. Na zona de gatilho, os principais receptores são o dopaminérgico (D2) e serotoninérgico (5-HT3), enquanto no centro do vômito destacam-se o receptor colinérgico muscarínico e o histamínico (H1). No sistema vestibular, identificou-se o envolvimento de receptores histamínicos (H1) e de colinérgicos muscarínicos. No córtex cerebral, modulado pelo sistema límbico, há influência principalmente do sistema GABA agonista (ácido gama-aminobutírico).

Lembrando que constipação é uma causa frequente de náusea. Portanto, a consistência e a frequência das evacuações devem ser questionadas e o toque retal realizado para excluir impactação fecal em todos pacientes com os sintomas descritos acima. A combinação entre disfunção autonômica e o uso de opioides ou antagonistas do receptor 5-HT3 e tumor ou metástases gastrointestinais aumenta o risco de constipação severa, que pode exacerbar a náusea. Os opioides apresentam três mecanismos emetogênicos potenciais: efeito direto na zona de gatilho, aumento da sensibilidade vestibular e atraso do esvaziamento gástrico, além de causarem constipação. Todas essas vias podem ser abordadas no tratamento da náusea de forma simultânea ou escalonada.

Tratamento

• Farmacológico

Deve-se tentar iniciar o tratamento medicamentoso de acordo com a etiologia do quadro. Independentemente da causa do sintoma, sempre avaliar o tratamento para a condição predisponente do quadro clínico atual.

Segue:

- Hipertensão intracraniana ou doença em sistema nervoso central: dexametasona, 4-20 mg, via venosa, em bólus, podendo deixar de manutenção até 4 mg a cada 6 h; haloperidol, 0,5-1 mg, via venosa ou subcutânea até 6/6 h.
- Psicossomáticas: psicoterapia/terapias comportamentais:
  - Vertigem paroxística benigna, labirintopatias, otite média aguda: dimenidrinato, 50-100 mg, via venosa, a cada 6-8 h.
  - Alterações metabólicas ou hidroeletrolíticas, náusea induzida por opioide: haloperidol, 0,5-1 mg, via venosa ou subcutânea até 6/6 h.
  - Toxicidade por QT, RT ou náusea pós-operatória: ondansetrona, 8 mg, via venosa, a cada 8 h. Avaliar redução ou suspensão da medicação precipitante do quadro.
  - Gastroparesia, constipação: metoclopramida, 10 mg, via venosa ou oral, a cada 8-6 h; bromoprida, 10 mg, via venosa ou oral, a cada 8 h.
  - Etiologia incerta: metoclopramida, 10 mg, via venosa ou oral, a cada 6 h; ondansetrona, 8 mg, via venosa ou oral, a cada 8 h; haloperidol, 0,5-1 mg, via venosa ou subcutânea até 6/6 h; olanzapina, 5 mg, via oral, preferencialmente à noite.

Em muitos casos, a etiologia das náuseas e vômitos pode ser determinada pela história e exame físico. A maioria dos pacientes tem mais de um fator predisponente. Para pacientes com critérios de terminalidade, o tratamento empírico para náusea e vômito é uma conduta muito aceitável. Poucos ensaios clínicos comparam a eficácia entre diferentes drogas para o tratamento de uma causa específica de náusea e vômito. Entretanto, um estudo randomizado, comparando ondansetrona (4 mg) com metoclopramida (20 mg) ou placebo, não encontrou diferença de eficácia estatisticamente significativa em uma escala visual de náusea ou vômito em dois serviços de emergência.[3]

Sempre avaliar cuidadosamente a etiologia do quadro para escolher a melhor estratégia medicamentosa. Atentar para contraindicações de algumas medicações em indivíduos com quadros específicos, como usar procinéticos em pacientes com quadro de obstrução intestinal maligna. Sempre que usar dexametasona, preferir uso pela manhã ou início da tarde para evitar agitação noturna ou, mesmo, *delirium*. Evitar associar bromoprida e metoclopramida, tendo em vista ação semelhante e pequeno benefício da associação de dois destes.

• Não farmacológico

É de grande ajuda controlar sons, cheiros e estímulos visuais em ambiente do paciente. Medidas complementares e de medicina integrativa podem ser avaliadas de acordo com o sintoma apresentado.

O controle de náuseas e vômitos pode ser otimizado com medidas ambientais. Aliviar os estímulos que induzem náuseas podem ajudar a controlá-la. Orientar a evitar alimentos gordurosos, salgados e apimentados é uma prática razoavelmente comum, porém não existem publicações que dão suporte a essa medida como eficiente. Medidas complementares e de medicina integrativa, como acupuntura, musicoterapia e massagem relaxante, têm comprovação, principalmente no cenário pós-QT. Falta, no entanto, evidência no paciente fora de tratamento modificador de doença.[4]

■ CONSTIPAÇÃO

Introdução

O termo constipação define a impressão subjetiva de não esvaziamento adequado do intestino, diminuição da frequência e volume das evacuações, assim como aumento na consistência das fezes e esforço para evacuação. É um sintoma comum nos pacientes com câncer em cuidados paliativos, prevalente em até 90% deles.[5]

Causa impacto importante na qualidade de vida, acarretando sofrimento físico (dor abdominal, obstrução intestinal, confusão mental, retenção urinária, perda de apetite e vômitos), e pode levar ao óbito por perfuração. A constipação pode ser sintoma relacionado diretamente à doença (obstrução, anorexia, hipercalcemia), imobilidade ou uso de opioide. Outros fatores que contribuem para a constipação são: idade, sexo (feminino), desnutrição, drogas (antibióticos, anti-hipertensivos, anticonvulsivantes, antidepressivos, antiparkinsonianos, diuréticos, neurolépticos e antiácidos) e comorbidades (doença pulmonar obstrutiva crônica, insuficiência cardíaca, diabetes, hipotireoidismo, diverticulite, megacólon, doenças anorretais, depressão, desordens neurológicas etc.). A obstrução intestinal maligna é um diagnóstico diferencial importante, devendo ser descartada antes de iniciar qualquer medida.[6]

Analgésicos opioides, principalmente a morfina, estão entre as principais causas da constipação em cuidados paliativos. Cerca de 87% dos pacientes que recebem morfina precisam de alguma dose de laxante. Os opioides variam na sua potência constipatória, e existe evidência de que a fentanila transdérmica cause menos constipação que a morfina, pela menor dose administrada para penetração no sistema nervoso central (SNC). O uso de metadona também requer uma menor dose de laxantes.[7]

Com relação a fisiopatologia dos opioides, a ligação dos opioides aos receptores no intestino e no SNC causam a inibição da liberação de acetilcolina a partir do plexo mioentérico, levando a um relaxamento da musculatura lisa do cólon e intestino delgado. Além disso, os opioides aumentam a contração intestinal segmentar, causando prolongamento do trânsito intestinal, levando a absorção de água e impactação fecal. Ocorre diminuição das secreções intestinal, gástrica, biliar e pancreática, aumento no tônus dos esfíncteres intestinais e diminuição no reflexo defecatório, aumentando o efeito constipante dos mesmos.

Tratamento

Como se trata de um sintoma muito comum, o primeiro passo para o tratamento é antecipar-se e questionar regularmente o paciente sobre seu hábito intestinal. Estimular a ingesta líquida e de fibras, assim como o aumento na atividade física, quando possível; avaliar o uso de drogas que aumentem o sintoma de constipação, como antidepressivos tricíclicos, hioscina, diuréticos, anticonvulsivantes, ferro, anti-hipertensivos etc. Iniciar o uso de laxantes profiláticos concomitante com o início do uso de opioide e utilizar, de preferência, laxantes orais, em vez dos retais.

Não há evidência de que um grupo de laxantes é mais efetivo que outro, devendo-se inclusive fazer associações, quando necessário.[8] Entretanto, algumas considerações devem ser feitas: os agentes que aumentam o volume do bolo fecal, como carboximetilcelulose e *psyllium*, são contraindicados nesse grupo de pacientes, pela necessidade de aumento da hidratação que, quando não realizada, pode aumentar o risco de obstrução intestinal. Os laxantes osmóticos (lactulose, sorbitol, manitol, hidróxido de magnésio) drenam volumes consideráveis de água para a luz do cólon, devendo ser usados com cautela em pacientes debilitados pelo risco de desidratação e distúrbios hidroeletrolíticos. Laxantes lubrificantes, como a parafina líquida (óleo mineral), apresentam o risco de pneumonia lipoide por aspiração e irritação da mucosa retal.[6]

Para constipação por opioides, deve-se iniciar o uso de laxantes que estimulam a mucosa colônica, como sena, 15 mg, a cada 12 ou 24 h, dose máxima de até 22,5 mg a cada 4 h; pode-se associar um laxante osmótico, como lactulose, 3,3 mg/5 mL, 15 a 30 mL a cada 12 a 24 h, e bisacodil, 10 a 30 mg, dose única, supositório ou oral. Um agente retal, como supositório de glicerina (ação osmótica e lubrificante), pode ser utilizado – de preferência em associação – caso as medidas anteriores não sejam eficientes.

A impactação fecal pode aumentar o sofrimento, além de dificultar a evacuação, por diversos mecanismos, incluindo a distensão abdominal, elevação do risco de obstrução intestinal, piora de outros sintomas como dispneia, dor, confusão mental e ansiedade. É indicado o uso de laxativos lubrificantes, como parafina líquida (óleo mineral) ou azeite de oliva, associados a um laxante que estimule a mucosa colônica, como bisacodil ou sena. Outra medicação que pode ser utilizada é o polietilenoglicol. Os agentes de uso retal mais frequentemente utilizados são enemas com fosfato de sódio, minienema (sorbitol + lauril sulfato de sódio) e a lavagem retal salina. Sugere-se que seja feito um enema oleoso que pode ser ou não associado a um medicamento retal estimulante, como os sais de sódio e potássio. Obstipações mais severas respondem menos ao supositório oleoso (glicerina), a lavagem salina simples ou lavagens com pequeno volume (em bólus), devendo-se dar preferência a enemas oleosos administrados lentamente via retal. Os laxantes orais somente devem ser prescritos ou aumentados após efetividade do tratamento retal, para evitar maior desconforto e risco ao paciente. Quando as medidas anteriores não forem eficazes, a quebra manual do fecaloma se faz necessária. O toque retal é um procedimento que pode ser necessário, porém, utilizado com cautela em pacientes com doenças terminais. Deve ser reservado aos casos em que o paciente não tenha respondido com enema oleoso e quando aplicado, deve se utilizar técnica adequada para quebra e remoção do fecaloma, tomando-se o cuidado com a analgesia e anestesia local, se necessários. O agente naloxona foi estudado como alternativa no tratamento da constipação induzida por opioides, mas a reversão da analgesia e o potencial para aparecimento de sintomas de abstinência o excluem como opção. Brometo de metilnaltrexona e alvimopan são derivados de antagonistas opioides que têm passagem limitada pela barreira hematoencefálica; são antagonistas específicos da constipação induzida por opioides. O brometo de metilnaltrexona, administrado por via subcutânea na dose de 8 a 12 mg a cada 24 h, está indicado nos casos em que há resistência aos laxantes convencionais. Ainda não aprovado no Brasil, o alvimopan é um agente oral que atua como antagonista dos receptores mu.

Escolha do laxante:

- Constipação por opioide, sem impactação intestinal: sena, 15 a 30 mg/dia, e/ou bisacodil, 10-30 mg/dia, lactulose, 10-20 mg/dia, se necessário.
- Impactação fecal: supositório de glicerina, enemas (fosfato de sódio), lavagem retal salina.
- Impactação fecal com diarreia por transbordamento: enemas oleosos + supositório de bisacodil (10 a 20 mg) à noite e enema salino na manhã seguinte.
- Constipação por opioide não responsiva aos laxantes inespecíficos: metilnaltrexona, 8-12 mg/dia.[9]

■ DIARREIA

Considera-se diarreia a ocorrência de, pelo menos, três episódios de evacuação com fezes amolecidas no período de 24 horas. Causa impacto na qualidade de vida pela necessidade de mobilização e higienização constantes, e no estado geral do paciente pela desidratação e presença de distúrbios hidreletrolíticos. Ao contrário da constipação, a diarreia é sintoma incomum em cuidados paliativos e ocorre em 7 a 10% dos pacientes. Entre as principais causas de diarreia nesses pacientes estão: uso de laxantes para constipação severa; drogas (antibióticos, antiácidos, quimioterápicos, AINHs ou preparados contendo ferro); impactação fecal com diarreia por transbordamento; radioterapia (RT) abdominal ou pélvica; má absorção (carcinoma da cabeça do pâncreas, gastrectomia, ressecção ileal, colectomia); tumores colônicos ou retais, tumor carcinoide; infecções do trato gastrointestinal como aquelas por *Clostridium difficile*; comorbidades associadas como diabetes, hipertireoidismo, doença inflamatória intestinal etc.[10]

Tratamento

Após avaliação inicial, definir a necessidade de hidratação venosa e correção de distúrbios hidroeletrolíticos. Se a hidratação oral for suficiente, orientar dieta leve, com carboidratos simples, pouca gordura, evitando alimentos com lactose (pode ocorrer deficiência de lactase em alguns casos de diarreia). O tratamento deve ser baseado na causa e, quando não houver resposta à terapia específica, inicia-se tratamento com antidiarreico inespecífico. A diarreia provocada por excesso de laxantes normalmente cessa após 24-48 horas de sua suspensão.[11]

Principais diagnósticos diferenciais da diarreia em pacientes com câncer em cuidados paliativos e seus tratamentos específicos:

- RT abdominal ou pélvica: colestiramina, 4 a 16 g/dia VO, ou ácido acetilsalicílico.
- Gastrectomia, ressecção ileal, colectomia: colestiramina, 4 a 16 g/dia VO, ranitidina, 150 mg 8/8 h VO.
- Neoplasia de pâncreas: pancreatina.
- Tumores carcinoides: antagonistas da serotonina: metisergida, 12-20 mg/dia VO, ou ciproeptadina, 12 g/dia VO, inibidores 5-HT3.
- *Clostridium difficile:* metronidazol, 400 mg, 6/6 h VO, ou vancomicina, 125 mg, 6/6 h VO.

A medicação mais utilizada com esta finalidade é o agente opioide loperamida, na dose de 2 mg a cada evacuação líquida, até 16 mg por dia. Codeína é outra opção, na dose de 10 a 60 mg diárias. Outro agente inespecífico, inibidor de prostanglandina, é o salicilato de bismuto, utilizado na dose de 525 mg a 5 g ao dia. Os análogos da somatostatina, como a octreotida, podem ser considerados nos casos de diarreia severa; e têm múltiplas ações antidiarreicas, como: supressão da liberação de insulina, glucagon, vasopeptídeo intestinal vasoativo e ácido gástrico; redução da motilidade; e maior absorção de água, eletrólitos e nutrientes do trato gastrointestinal. A dose inicial é de 100-150 μg SC ou IV, 3 vezes ao dia; como há uma relação de dose-resposta, esta dose pode ser elevada até 500 μg, 3 vezes ao dia, ou usada infusão contínua de 25-20 µg/h.[12]

Caso não se suspeite de etiologia infecciosa inicialmente, deve-se orientar dieta e ingestão hídrica adequadas, e iniciar loperamida. Na suspeita de etiologia infecciosa, neutropenia, refratariedade ao tratamento inicial com loperamida, convém iniciar antibioticoterapia (p. ex., ciprofloxacina 500 mg oral de 12/12 horas). A octreotida está indicada na diarreia: resistente às medidas acima, grave ou persistente, mesmo após 48 horas de tratamento. A dose é 100 a 150 mcg, via subcutânea, de 8/8 h, com dose máxima de 500 mcg de 8/8 h, até cessação da diarreia.

O manejo da diarreia complicada deve ocorrer em regime hospitalar. Há indicação de medidas de compensação clínica, como expansão volêmica e correção de distúrbios eletrolíticos, conforme necessário, além de iniciar a octreotida nas doses indicadas antes, e ciprofloxacina 500 mg, EV, de 12/12 h.[13]

■ OBSTRUÇÃO INTESTINAL MALIGNA

Obstrução intestinal maligna é um quadro de definição variável em diversas fontes, o que dificulta a aquisição de dados estatísticos confiáveis e comparáveis. Os maiores estudos levam em conta a definição de apresentação clínica compatível, obstrução intestinal distal ao ângulo de Treitz, tumor abdominal com doença incurável ou doença primária não abdominal com claro comprometimento intraperitoneal. Mesmo nos pacientes com extensa neoplasia abdominal, devemos avaliar as causas não diretamente relacionadas à malignidade intra-abdominal, como neuropatia paraneoplásica, constipação crônica, disfunção intestinal relacionada à morfina, íleo adinâmico, doença inflamatória intestinal, desidratação, trombose mesentérica, brida e complicações radioterápicas.[14]

Para fins terapêuticos, a principal diferenciação etiológica é entre uma obstrução mecânica, funcional ou mista. A tomografia computadorizada (TC) abdominal, preferencialmente com contraste venoso e oral, ajuda a avaliar pontos de obstrução, ascite e outros critérios que podem influenciar na decisão de tratamento cirúrgico ou clínico. Entretanto, alguns trabalhos demonstram sensibilidade equiparável da radiografia em três posições com relação à TC e, tendo em vista sua maior disponibilidade e maior agilidade de execução, este pode ser um bom exame inicial.[15]

A obstrução intestinal maligna é um quadro dramático e, normalmente, associado a sobrevida limitada (mediana de 10 semanas).[16] No contexto de uma complicação de alta mortalidade com sobrevida curta, é importante medir as intervenções a serem indicadas, ainda mais quando muitos estudos sobre o assunto medem somente sobrevida e não qualidade de vida. O envolvimento multiprofissional é fundamental para discutir a relação de risco e benefício de procedimentos cirúrgicos, bem como o uso de nutrição parenteral ou uso de terapia endoscópica. A eventual indicação de um procedimento cirúrgico deve ser muito bem avaliada e discutida entre um cirurgião experiente, o oncologista do paciente e o paliativista, levando em consideração o procedimento indicado e o índice de desempenho do paciente. Podem ser indicadas desde cirurgias mais simples, como uma ostomia percutânea, até uma ressecção multivisceral, as quais podem se tornar procedimentos fúteis, além de mórbidos e com alta taxa de mortalidade em 30 dias, quando a história individual do paciente e os recursos de tratamento sistêmico não são levados em consideração. Estudos demonstram que massa abdominal palpável, ascite, carcinomatose peritoneal, múltiplos pontos de obstrução, doença avançada e índice de desempenho baixo são indicativos de provável falha do tratamento cirúrgico.[17] A nutrição parenteral é um procedimento com complicação estimada em 13%, além de manter o *status* nutricional por, no máximo, 2 a 3 meses. Estima-se que somente 30% dos indivíduos com sobrevida superior a 3 meses têm real benefício desse procedimento médico. Assim, não deve ser rotineiramente empregada em obstrução intestinal maligna.[14] O uso de terapias endoscópicas é muito bem estabelecido em obstrução alta (superior ao ângulo de Treitz), mas algumas vezes negligenciado em quadros mais distais. Para obstrução duodenal, o *stent* tem taxa de sucesso na ordem de 90%. Em obstruções colônicas, o uso de um *stent* ou um estoma, como uma ponte para procedimento cirúrgico, pode reduzir a mortalidade em casos selecionados.[18]

Tratamento
• Farmacológico

Hidratação venosa para atingir euvolemia e reposição hidroeletrolítica. Iniciar duas medidas antissecretoras com octreotida, 100-300 mcg SC, a cada 8 h, e brometo de escopolamina, 20 mg EV/SC (hipodermóclise), a cada

6 h. Associar dexametasona, 4 mg EV, a cada 8 h, por 2 dias, seguido de 4 mg EV/SC (hipodermóclise), a cada 12 h, por 2 dias, e manter com 4 mg EV/SC (hipodermóclise) por dia até a dieta oral ser restabelecida. Antiêmese preferencialmente com haloperidol, 2,5-5 mg EV/SC (hipodermóclise), a cada 6-8 h. Se persistência de náusea, considerar associar ondasentrona, 8 mg EV/SC (hipodermóclise), a cada 8 h. Para casos claramente confirmados de obstrução não mecânica, pode-se associar metoclopramida, 10 mg EV/SC (hipodermóclise), a cada 8-6 h. Analgesia com dipirona, 1 g EV/SC (hipodermóclise), a cada 6 h. Associar cetoprofeno, 100 mg EV/SC (hipodermóclise), a cada 8-12 h, se necessário. Em casos refratários, utilizar opioide, preferencialmente morfina ou fentanil. Após afastar obstrução mecânica, avaliar associação de laxativo não osmótico. Em casos selecionados, considerar quimioterapia com intenção de desobstruir, e nutrição parenteral de acordo com índice de desempenho e tratamentos anteriores. Nos casos de suspeita de intoxicação por opioide, avaliar naloxona como antídoto.[13]

Esse tratamento farmacológico está embasado em um protocolo publicado em 31 de maio de 2016, com incremento em eficácia de reverter clinicamente o quadro de obstrução abdominal maligna de 30% para 48,9%. O tempo mediano para desobstrução foi de 5 dias (2 a 20 dias). Dos pacientes, 33% já faziam uso de opioide cronicamente. Mesmo podendo interferir na resolução da obstrução, 75% dos indivíduos fizeram uso de opioide para controle de dor. A sobrevida mediana foi de 11,6 meses entre aqueles com o quadro resolvido e 17 dias para os que se mantiveram obstruídos. Pacientes que abriram o quadro com obstrução funcional tiveram 90% de chance de reversão. Quando a obstrução era mecânica, a chance caiu para 50% e com mecanismo misto para 8,3%. Sobre octreotida, não há dados consistentes na literatura para favorecer o uso da apresentação de longa ação, apesar do racional favorável.[19]

A despeito de existirem poucos dados favorecendo a associação de octreotida com hiosciamina ou escopolamina, o uso desta associação antissecretiva tem efeito sinérgico, resultando em melhora dos sintomas e maior probabilidade de reversão do quadro.[20]

Nos casos de obstrução maligna mecânica, os agentes pró-cinéticos (metoclopramida ou bromoprida) são proscritos. O tratamento quimioterápico e/ou suporte nutricional venoso devem ser instituídos precocemente, de preferência antes de 48 horas de internação.

• Não farmacológico

Medida prioritária nos quadros oclusivos é o jejum via oral. Nos casos de vômitos refratários às medidas medicamentosas, avaliar sondagem gástrica aberta. Essa sonda deve ser retirada se drenar menos do que 500 mL em 24 horas. Em discussão com equipe multiprofissional, avaliar indicação e benefício de medidas como terapias endoscópicas com stent ou balonamento, confecção de estomas para desvio de trânsito e tratamento cirúrgico. Após resolução inicial do quadro, avaliar realimentação com início em dieta líquida e progressão gradativa até dieta geral.

Embora as evidências de métodos não farmacológicos sejam limitadas e altamente individualizadas, elas podem trazer um grande alívio de sintomas e importante auxílio na resolução da obstrução. O uso de sonda nasogástrica é indicado para vômitos refratários às medidas medicamentosas e em casos de importante distensão gástrica associada ou não à dor. Assim, esta intervenção não deve ser utilizada de rotina.

No caso de vômitos incoercíveis e manutenção do alto débito pela sonda nasogástrica ou no caso de recusa do paciente, uma opção a ser considerada é uma gastrostomia endoscópica para funcionar como drenagem.

Antes de tratamento cirúrgico ou endoscópico, salvo caso de indicação absoluta, é pertinente tentar 48 a 72 horas de tratamento clínico, principalmente pela chance de reversão do quadro sem o tratamento mais invasivo. A introdução de nutrição parenteral deve ser amplamente discutida e individualizada. Primeiro, por ter efeitos colaterais graves, segundo, por beneficiar somente uma pequena parcela dos pacientes. Naqueles cujo quadro obstrutivo não reverte, a nutrição parenteral aparentemente pode produzir um aumento do tempo de vida sem correspondente melhora em qualidade de vida. Nesses indivíduos, a sobrevida mediana passou de 16 para 32 dias, sem significância estatística.[19]

Os procedimentos endoscópicos podem ser empregados com diversas finalidades, por exemplo, como um tratamento definitivo ou como uma ponte para um próximo procedimento cirúrgico. Normalmente, mais utilizados por via superior, em associação com endoscopia ou broncoscopia, podem ser utilizados via colonoscopia para obstruções colônicas.

A utilização de stents em cólon, para retirar o paciente do quadro urgente e programar um tratamento definitivo, possui dados conflitantes na literatura. Em um trabalho retrospectivo com 1.860 pacientes com obstrução em cólon proximal, essa estratégia mostrou redução de mortalidade com relação a cirurgia como o primeiro procedimento.[18]

A despeito de ser uma técnica para postergar o procedimento cirúrgico, no contexto paliativo, um procedimento endoscópico pode ficar proporcional ao desempenho do paciente, já que a intercorrência pode ser resolvida com uma estratégia menos invasiva. Nos casos cirúrgicos, a técnica empregada é altamente dependente de achados intraoperatórios e, muitas vezes, não pode ser precisamente prevista. O procedimento pode ter complexidade variável. No contexto paliativo, amplas ressecções em bloco de tumorações não parecem ser a melhor estratégia. O planejamento cirúrgico muitas vezes objetiva reestabelecer o fluxo intestinal da forma mais simples possível, com estoma, bypass, enterectomia pequena ou mesmo uma combinação destas técnicas.[16]

Muito se discute com relação a critérios prognósticos para avaliar o risco versus o benefício do procedimento cirúrgico em pacientes paliativos. A taxa de reobstrução variou entre 6 e 47%, e o tempo para este evento é mal caracterizado em muitos estudos; assim, devemos julgar criteriosamente a indicação cirúrgica. A cirurgia paliativa pode trazer benefício para os pacientes, mas a um custo alto e com internações de longa duração em indivíduos com sobrevida curta (11 a 61% da sobrevida pós-obstrução ocorreu no período da internação). Na avaliação pré-operatória, a equipe cirúrgica deve apresentar objetivos reais para o procedimento e as possíveis limitações do tratamento proposto, além de deixar claras as possíveis complicações relacionadas ao tempo cirúrgico e à fragilidade do paciente.[21]

Em se tratando de pacientes com a qualidade de vida muito prejudicada e, muitas vezes, com índice de desempenho reduzido, procedimentos endoscópicos ou de radiologia intervencionista, como gastrostomia ou jejunostomia descompressiva, podem ser utilizados para paliação, proporcionando alívio dos sintomas de uma forma menos invasiva, com um procedimento muito mais simples do que uma cirurgia convencional.

■ REFERÊNCIAS BIBLIOGRÁFICAS

1. Reuben DB, Mor V. Nausea and Vomiting in Terminal Cancer Patients. Arch Intern Med. 1986; 146(10):2021-3. doi:10.1001/archinte.1986.00360220187030.
2. Stephenson J, Davies A. An assessment of aetiology-based guidelines for the management of nausea and vomiting in patients with advanced cancer. Support Care Cancer. 2006 Apr; 14(4):348-53. Epub 2005 Oct 15.
3. Warburton DE, et al. Antiemetic Use for Nausea and Vomiting in Adult Emergency Department Patients: Randomized Controlled Trial Comparing Ondansetron, Metoclopramide, and Placebo. Annals of Emergency Medicine. v. 64, n. 5, November, 2014.
4. Rhodes VA, et al. Nausea, Vomiting, and Retching: Complex Problems in Palliative Care. July/August 2001233CA. Cancer J Clin. 2001; 51(4):232-48.
5. Clark K, et al. The Prevalence of Bowel Problems Reported in a Palliative Care Population. Journal of Pain and Symptom Management. v. 43, n. 6, June 2012.
6. Clemens KE, et al. Pharmacological treatment of constipation in palliative care. Support Palliat Care. 2013 Jun; 7(2):183-91. doi: 10.1097/SPC.0b013e32835f1e17.
7. Radbruch L, et al. Constipation and the use of laxatives: a comparison between transdermal fentanyl and oral morphine. Palliat Med. 2000 Mar; 14(2):111-9.
8. Miles CL, et al. Laxatives for the management of constipation in palliative care patients. Cochrane Database Syst Rev. 2006 Oct; (4):CD003448.

9. Mori M, et al. Phase II trial of subcutaneous methylnaltrexone in the treatment of severe opioid-induced constipation (OIC) in cancer patients: an exploratory study. Int J Clin Oncol. 2017 Apr; 22(2):397-404. doi: 10.1007/s10147-016-1041-6. Epub 2016 Sep 15.
10. Fallon M, O'Neill B. ABC of palliative care Constipation and diarrhoea. BMJ. v. 315, Nov. 1997.
11. Cherny NI. Evaluation and Management of Treatment-Related Diarrhea in Patients with Advanced Cancer: A Review. Journal of Pain and Symptom Management. v. 36, n. 4, October 2008.
12. Lee KJ. Pharmacologic Agents for Chronic Diarrhea. Intest Res. 2015; 13(4):306-12. Published online October 15, 2015DOI: https://doi.org/10.5217/ir.2015.13.4.306.
13. Peria FM, et al. Urgências e Emergências em Oncologia. Divisão de Oncologia Clínica do Hospital das Clínicas da Faculdade de Medicina de Ribeirão Preto – USP; 2015.
14. Tuca A, et al. Malignant bowel obstruction in advanced cancer patients: epidemiology, management, and factors influencing spontaneous resolution. Cancer Manage Res. 2012; 4:159-69.
15. Maglinte DDT et al. Reliability and Role of Plain Film Radiography and CT in the Diagnosis of Small-Bowel Obstruction. AJR. 167, December 1996.
16. Anthony T, et al. Report of the Clinical Protocol Committee: Development of Randomized Trials for Malignant Bowel Obstruction. J Pain Symptom Manage. v. 34, n. 1S, July 2007.
17. Krouse RS. Surgical management of malignant bowel obstruction. Surg Oncol Clin N Am. 2004 Jul; 13(3):479-90.
18. Amelung FJ. A Population-Based Analysis of Three Treatment Modalities for Malignant Obstruction of the Proximal Colon: Acute Resection Versus Stent or Stoma as a Bridge to Surgery. Ann Surg Oncol. 2016; 23:3660-8. DOI 10.1245/s10434-016-5247-7.
19. Romeu M, et al. Outcome prognostic factors in inoperable malignant bowel obstruction. Support Care Cancer. 2016 Nov; 24(11):4577-86. doi: 10.1007/s00520-016-3299-7. Epub 2016 Jun 10.
20. Salerno E. Pharmacological approaches. In: Salerno E, Willens J (eds.). Pain management handbook: an interdisciplinary approach. St. Louis: Mosby. 1996; 91-135.
21. Terrah JPO, et al. Palliative Surgery for Malignant Bowel Obstruction from Carcinomatosis: A Systematic Review. JAMA Surg. 2014 April; 149(4):383-92. doi:10.1001/jamasurg.2013.4059.

Reabilitação Funcional em Pacientes Oncológicos

Josie Resende Torres da Silva
Marcelo Lourenço da Silva
Laís Leite Ferreira

Considerando a necessidade de prover, por meio de uma assistência profissional adequada e específica, as exigências clínico-cinesiológico-funcionais dos indivíduos portadores de débitos funcionais, decorrentes de doenças oncológicas, o fisioterapeuta desempenha diversos papéis na reabilitação do paciente com câncer. Essa atuação pode se dar a nível preventivo, nas condições agudas, subagudas e crônicas por meio de manejos terapêuticos corretos e individualizados. Entre as funções da reabilitação funcional há necessidade de um programa de exercício capaz de atender as necessidades de recuperação musculoesquelética. A avaliação individualizada prioriza melhora dos sintomas, manutenção da mobilidade articular e a função física para melhorar a qualidade de vida. O fisioterapeuta pode atuar na reabilitação no âmbito hospitalar, em clínicas privadas ou consultórios públicos e na assistência de atenção primária na comunidade, integrando a equipe multidisciplinar do paciente com câncer.

Os pacientes diagnosticados com câncer necessitam de reabilitação durante toda a vida em todos os estágios da doença. Esses estágios estão divididos em diagnóstico, tratamento primário, sobrevivência e fim da vida. Mesmo sabendo que o câncer nos dias atuais é uma doença comum e crônica e que a sobrevivência em longo prazo melhora, o processo de reabilitação é complexo, desafiador. A reabilitação funcional deve começar a partir do diagnóstico, devendo ser planejada a cada etapa do tratamento. É responsabilidade do fisioterapeuta diagnosticar as disfunções produzidas pela doença e pelo tratamento, atualizar-se constantemente, escolher e adequar as técnicas individualizadas de tratamento e encaminhar adequadamente o paciente para outros profissionais quando for necessário.

O tratamento do câncer é capaz de gerar inúmeras alterações físicas e comportamentais. Entre elas, podemos citar que o tratamento realizado por meio de cirurgia, radiação, quimioterapia, imunoterapia, terapia hormonal e terapia com esteroides, diminui a função cardiorrespiratória, capacidade oxidativa, reduz a atividade física, a função cardíaca, a força muscular, a saúde óssea, a potência muscular, diminui a função do sistema imunológico e gera sintomas físicos como dor, inflamação, aumento de peso corporal e acúmulo de massa gorda, lindefema, o que acarreta diretamente nas mudanças comportamentais como depressão e qualidade de vida. Os primeiros sintomas podem não ser diagnosticados ou ser inadequamente interpretados.

Os sintomas comuns relacionados ao câncer encontrados por profissionais de reabilitação incluem fadiga, dor, náusea, disfunção cognitiva e caquexia. A gravidade dos sintomas pode afetar negativamente a função, ao mesmo tempo em que a melhora dos mesmos pode predizer melhor estado funcional e menos incapacidade.

A fadiga relacionada ao câncer pode ser definida como um angustiante, persistente, senso subjetivo de cansaço físico, emocional ou cognitivo ou exaustão relacionada ao câncer ou tratamento de câncer que não é proporcional a atividade recente e interfere no funcionamento normal. A fadiga afeta até 80-90% dos pacientes adultos com câncer, e pode ocorrer antes do diagnóstico, durante o tratamento do câncer e após a conclusão de terapias contra o câncer. A etiologia da fadiga relacionada ao câncer é multifatorial e a fadiga pode resultar do próprio câncer, tratamentos como quimioterapia, radioterapia ou cirurgia, comorbidades e condições médicas e psicológicas. Ela afeta adversamente a saúde física, mental e social dos pacientes com câncer e, consequentemente, reduz a qualidade de vida, e não só limita a capacidade de realizar rotinas diárias, mas também afeta o desejo de continuar o tratamento, participar de atividades sociais, realizar tarefas cognitivas.

Potencial mecanismo no desenvolvimento da fadiga relacionada ao câncer pode estar relacionado ao metabolismo alterado devido à diminuição da circulação periférica, utilização de substrato alterado e aumento de inflamação. Além disso, fatores relacionados ao tumor, incluindo anormalidades eletrolíticas, desidratação, caquexia, trombose/embolia pulmonar, insuficiência renal, insuficiência hepática, hipóxia, insuficiência de adrenalina, déficit neurológico, têm sido sugeridos como causas. A alteração do metabolismo do tumor no corpo pode necessitar de uma maior ingestão calórica para compensar a caquexia (perda de massa muscular). Além disso, a destruição mitocondrial e a perda de densidade capilar periférica podem deslocar a utilização do substrato conforme observado pelo aumento da produção de glicose no corpo inteiro, aumento da glutamina, aumento da glicólise e mudanças no uso de isoformas metabólicas e aumento da secreção de lactato.

Nos últimos anos, existe uma mudança de paradigma na melhora da qualidade de vida e do bem-estar durante e após o tratamento do paciente com câncer. Por isso, tem-se notado cada vez mais a importância do acompanhamento da equipe multidisciplinar e o fisioterapeuta exerce papel fundamental e direto durante a reabilitação dos pacientes diagnosticados com câncer. A reabilitação do paciente com câncer tem como objetivo preservar, manter ou recuperar a integridade cinético-funcional de órgãos e sistemas, assim como prevenir os distúrbios causados pelo tratamento, objetivando seu bem-estar, qualidade de vida, priorizando atender as necessidades específicas de cada paciente, com medidas que visem à restauração anatômica e funcional e à paliação de sintomas. O fisioterapeuta deve atuar sempre na promoção, rastreamento, tratamento e cuidados paliativos nos diferentes tipos de câncer e em diferentes populações, visando sempre a saúde funcional. A diminuição da gravidade dos sintomas de câncer é prioridade da equipe multidisciplinar que colaborar no processo de reabilitação do paciente com câncer. A fisioterapia atua na intervenção precoce e no acompanhamento da comunidade, e contribui significativamente para a manutenção da independência funcional e qualidade de vida.

A participação da fisioterapia começou na década de 1960 e foi dirigida aos pacientes com prognóstico estável e encorajador. A avaliação fisioterapêutica facilita a identificação de potenciais problemas de segurança e estabelece um estado físico e funcional da linha de base. Cabe ao fisioterapeuta compreender a doença e o seu percurso e ficar atento à trajetória do tratamento no sentido de fornecer uma oportunidade de avaliar o risco potencial de problemas que podem afetar as intervenções durante a reabilitação. A assistência fisioterapêutica é determinada pelas disfunções causadas pela doença ao paciente, assim como pelos tipos de tratamento adotados.

O fisioterapeuta tem como objetivo, portanto, diagnosticar as deficiências funcionais em um esforço para manter ou restaurar a função, reduzir sintomas, maximizar independência e melhorar a qualidade de vida nos pacientes portadores dessa condição de saúde. Durante a reabilitação, o fisioterapeuta deve saber priorizar a avaliação e tratamento com base nos objetivos e necessidades de um indivíduo, orientar e educar o paciente e a família para ajudar a apoiar e manter a função e os resultados desejados do tratamento.

Independentemente de o paciente estar em tratamento cirúrgico, quimioterápico ou radioterápico, o paciente pode apresentar disfunções ou sequelas e o fisioterapeuta desempenha um papel fundamental tanto no processo de prevenção quanto no de reabilitação. A

reabilitação funcional nos indivíduos portadores de câncer tem como objetivo planejar, melhorar as condições funcionais, realizar intervenções de exercícios, elaborar órteses e dispositivos protéticos para adaptação à perda funcional, aplicar terapias físicas a fim de ajudar os pacientes a atingirem seus objetivos individuais e promover a satisfação com a vida, fornecer cuidados em toda a trajetória da doença e promover bem-estar físico e atenuar a incapacidade.

Os tratamentos de câncer com quimioterapia, radioterapia e ou terapia hormonal podem ser eficazes, mas, no entanto, levam a efeitos colaterais de longo prazo, como fadiga, perda muscular e reduções na capacidade funcional. Portanto, exercícios físicos podem melhorar os sistemas neuromuscular e cardiovascular e é atualmente recomendado a orientação de 150 minutos de atividade moderada ou 75 minutos de exercício aeróbico vigoroso, juntamente com duas a três sessões de treinamento de resistência (RT) por semana, independentemente da progressão da doença, para ajudar a compensar algumas das complicações do tratamento. No entanto, o exercício nem sempre é possível devido às contraindicações ao exercício aeróbico e de resistência. Porém, a utilização de outro recurso como estimulação elétrica neuromuscular é uma ótima alternativa nessas situações.

Na fase de internação, os pacientes podem sofrer de uma série de deficiências debilitantes: fraqueza generalizada e alteração no sistema nervoso central, sistema nervoso periférico e sistema musculoesquelético. Essas deficiências podem ter implicações funcionais que tornam a alta do cuidado agudo insegura. O fisioterapeuta, portanto, tem um papel importante na ajuda ao paciente a retomar a atividade física, devido ao período prolongado de repouso, melhorando o ganho funcional, minimizando a debilidade e reduzindo os sintomas do câncer.

Após o tratamento, os sobreviventes de câncer ainda podem apresentar sinais clínicos como falta de ar, fadiga, fraqueza e mau equilíbrio citados como problemas comuns que afetam a participação básica de exercícios, como caminhar. Assim, são indicadas alternativas pragmáticas aos métodos tradicionais de exercício.

O fisioterapeuta deve ficar atento aos sintomas clínicos do paciente já que a tolerância à atividade quanto ao exercício pode ser afetada diretamente durante à quimioterapia e a radioterapia e estes sintomas interferem diretamente nas intervenções propostas pelo fisioterapeuta. Além disso, ele pode estar atento às complicações pós-operatórias e contraindicações em relação a restrições de movimento e atividades, de modo que todo o planejamento terapêutico e os cuidados devem impedir restrições e melhorar a funcionalidade e a qualidade de vida.

O manejo terapêutico dado pelo fisioterapeuta deve ser baseado em evidências e o paciente dever ser orientado quanto as atividades indicadas e contra-indicadas seja na fase pós-operatória, e deve ser informado por precauções e orientações cirúrgicas. Tanto exercícios terapêuticos como de mobilidade podem prevenir e/ ou reduzir o risco de complicações em diferentes tipos de câncer. O planejamento terapêutico deve ser seguro, eficaz e estruturado para cada indivíduo.

Os recursos terapêuticos estabelecidos na fisioterapia têm utilidade em diferentes disfunções, desdobrando-se em diversas áreas de atuação profissional, como, apenas exemplificando, a atuação na prevenção e tratamento das disfunções uro-ginecológicas, alterações musculoesqueléticas, em alterações cutâneas tais como úlceras de decúbito e no campo da estética, na saúde da criança, do idoso, nas disfunções dos sistemas neuro-locomotor e cardiorrespiratório, nas disfunções temporomandibulares, dentre muitas outras.

A conduta fisioterapêutica deve ser no sentido de melhorar as atividades de vida diária como tomar banho, vestuário, alimentação. Várias abordagens são investigadas para o manejo da fadiga em pacientes com câncer, incluindo atividade física. A atividade física pode ser eficaz na redução da fadiga, diminuindo a inflamação, aumentando força ou massa muscular e melhora da capacidade funcional e saúde mental. A comunicação entre a equipe multidisciplinar é essencial para o alívio do sofrimento nos pacientes com câncer. A discussão de casos entre profissionais é extremamente útil, pois acrescenta dados sobre o caso e sobre as diretrizes do tratamento, o que contribui para o crescimento profissional e o êxito durante todas as fases da doença. As técnicas fisioterapêuticas implementadas durante todo o processo de reabilitação devem ter objetivos claros e bem definidos para promover confiança da relação terapeuta-paciente-cuidador e equipe.

No âmbito preventivo, o fisioterapeuta tem a função de prevenir complicações que podem derivar de outras terapêuticas, implementando as medidas preventivas necessárias. Quando o paciente se encontra acamado, há grandes chances do paciente apresentar úlceras de decúbito, trombose venosa profunda e maior risco de infecções.

O fisioterapeuta exerce um papel essencial na prevenção de complicações osteomusculares, principalmente na síndrome de desuso, que é caracterizada por falta de condicionamento cardiorrespiratório, diminuição de tônus muscular, trofismo, força muscular e disfunções posturais. Além disso, é comum os pacientes com câncer de mama apresentarem linfedema e o fisioterapeuta reabilita essa complicação tanto a nível preventivo quanto relacionado aos sintomas, já que um dos sintomas mais comuns é a presença de rigidez articular, diminuição de amplitude de movimento, presença de edema. O manejo terapêutico deve se dar por meio da drenagem linfática manual, uso de bandagens elásticas e averiguar a indicação de aparelhos que geram compressão pneumática. A rigidez articular é um sintoma comum nos pacientes com essa condição de saúde e a conduta que o fisioterapeuta tem é a prevenção por meio da mobilização passiva ou ativa que não ultrapasse os 90° de flexão e abdução de ombro e a rotação externa e a tolerância do paciente durante essa mobilização deve ser respeitada.

Os níveis de intensidade do exercício devem ser estabelecidos com base na avaliação clínica para garantir ao paciente segurança. A frequência cardíaca é atualmente o método preferido para estabelecer a intensidade do exercício. As atuais diretrizes de exercício para pacientes com câncer sugerem um nível de intensidade moderado a vigoroso, que é definido como 40% a 60% da reserva máxima de oxigênio

(reserva de VO_2) ou a frequência cardíaca do coração. Os tratamentos contra o câncer afetam a densidade mineral óssea, a integridade da massa muscular e os possíveis efeitos neuromusculares. É geralmente aceito que algum tipo de programa de treino de resistência seja prescrito para a população de câncer. Os efeitos do treinamento de força em pacientes com câncer são, geralmente, positivos. Há um aumento de força e, em menor grau, a funcionalidade também pode ser aumentada. Recomenda-se, no entanto, que pacientes com câncer sejam ensinados por meio de fisioterapia da importância da postura, mobilidade, estabilidade do segmento e estabilidade do corpo inteiro.

Enquanto exercícios de articulação única são seguros e eficazes para aumentar a força, muitas vezes os padrões de movimento não são semelhantes às atividades normais da vida diária. Portanto, um programa que enfatiza movimento e alinhamento adequado parece ser uma estratégia melhor para aumentar o desempenho em atividades da vida diária.

O fisioterapeuta dispõe de métodos diagnósticos específicos, prescreve e administra tratamento por meio de diferentes técnicas manuais, biomecânicas, neurofisiológicas, utilizando as próprias mãos, induzindo movimentos e posturas terapêuticas, agregando equipamentos elétricos e eletrônicos, tais como gerador de ultrassom, acupuntura, eletroacupuntura, laser, realidade virtual infravermelho, correntes elétricas de correntes galvânicas, farádicas, russa, interferencial, entre outros diversos aparelhos com funções estabelecidas de analgesia, eletroestimulação, cicatrização de tecidos etc. Os recursos utilizados pelo fisioterapeuta vão desde o arsenal da hidroterapia, eletroterapia, até a mecanoterapia, fototerapia, cinesioterapia dentre outros.

Entre os recursos utilizados pelo fisioterapeuta no manejo do paciente com câncer podemos citar:

A estimulação nervosa elétrica transcutânea (TENS) é uma técnica não invasiva de intervenção terapêutica que tem sido amplamente utilizada no manejo da dor aguda e crônica e nos cuidados paliativos por ser um recurso com baixo custo, seguro e livre de efeitos colaterais.

Estimulação elétrica neuromuscular promove contrações musculares controladas geradas por impulsos elétricos por meio de eletrodos de superfície colocados na superfície da pele nos principais grupos musculares. As contrações evocadas têm eficácia comprovada em melhorar a força muscular e a função cardiorrespiratória.

Outros tratamentos fisioterapêuticos também incluem o uso de acupuntura, laserterapia de baixa potência, principalmente para os pacientes com contraindicação ou resistência a terapêutica medicamentosa. Técnicas de dessensibilização tátil e sensorial também são utilizadas nos pacientes que apresentam dor neuropática. É muito comum os pacientes com câncer apresentar alterações da postura e do equilíbrio, manter a força muscular, evitar encurtamentos e prevenir complicações respiratórias.

O tratamento fisioterapêutico, portanto, deve ser direcionado ao sintoma do paciente e é muito comum encontrar nos pacientes diagnosticados com câncer diminuição de força muscular, amplitude de movimento, dores, falta de controle motor, diminuição de mobilidade, flexibilidade, encurtamento muscular, osteoporose, aderências cicatriciais e retrações, linfedema, falta de coordenação motora, fadiga, incontinência fecal, urinária, diminuição da capacidade cardiorrespiratória, entre outros, e esses sintomas variam de acordo com o tipo e a localização do tumor. Cabe ao fisioterapeuta melhorar esses sintomas aplicando o manejo terapêutico correto no sentido de promover os segmentos do corpo íntegros, alongados, com melhora da força muscular, amplitude de movimento, promover o aprendizado e controle motor, aliviar a dor, prevenir inchaço, melhorar a capacidade cardiorrespiratória, evitar o desuso e a inatividade do leito etc.

Fazem parte do tratamento técnicas de drenagem linfática, terapia física complexa, exercícios físicos e de alongamentos, eletroterapia, terapia manual, exercícios respiratórios e de relaxamento, técnicas para analgesia, entre outros. Cabe ao fisioterapeuta avaliar o nível de capacidade funcional, prescrição e programação das atividades de vida diária, prescrição e adaptar órteses e próteses funcionais, orientar os familiares referente aos padrões funcionais. A funcionalidade é um termo complexo, a definição de que envolve tanto a condição física quanto condições externas que o influenciam. Para facilitar uma linguagem comum e encorajar estudos e políticas públicas, a Organização Mundial da Saúde (OMS) elaborou o Classificação Internacional de Funcionalidade, Incapacidade e Saúde (CIF), cujo objetivo é descrever saúde e estados relacionados com a saúde com uma visão do indivíduo e da sociedade, permitindo a caracterização da capacidade funcional de uma pessoa, considerando fatores ambientais e sociais.

O fisioterapeuta cria um programa de exercícios moderados de baixo impacto e aeróbicos leves personalizados, para aumentar a capacidade funcional e da tolerância à atividade física. As atividades podem ser realizadas por meio de caminhadas, esteira ou bicicleta ergométrica, hidroterapia, exercícios, alongamentos e relaxamento, e exercícios ventilatórios com técnicas específicas de reabilitação cardiopulmonar. Portanto, em se tratando de restaurar, desenvolver ou conservar a saúde física do paciente, o fisioterapeuta é o profissional capacitado e habilitado para exercer tais atividades. O exercício contribui para melhorar a saúde da população com câncer. A maioria das diretrizes nacionais de saúde pública recomenda que a prescrição do exercício seja matizada e requer consideração de muitos fatores para positivamente e impactar com segurança indivíduos com diagnóstico de câncer.

■ BIBLIOGRAFIA

1. Andrews J, Harrelson GL, Wilk KE. Reabilitação física das lesões esportivas. Tradução de Giuseppe Taranto. 1 ed. brasileira, 2000. Guanabara Koogan; 2000.
2. Assis RD, et al. Fisioterapia neurológica. São Paulo: Manole; 2012.
3. Caillet R. Dor: mecanismo e tratamento. Trad de Walkíria MF. Porto Alegre (RS): Artmed; 1999. p. 83-102.
4. Fonseca JFD, Britto MN. Terapias complementares com técnicas adjuvantes no controle da dor oncológica. Rev Saúde Pesquisa. 2009 set/dez; 2(3):387-95.
5. Hoppenfeld S, Murthy VL. Tratamento e reabilitação de fraturas. Tradução de Fernando Gomes do Nascimento. 1 ed. brasileira, 2001. São Paulo: Manole; 2001.
6. IASP (Internat association for the study of pain). In: Miceli AVP. Dor crônica e subjetividade em oncologia. Disponível em: www.inca.gov.br.
7. Kitchen S, Bazin S. Eletroterapia de Clayton. 11 ed. São Paulo: Manole; 2009.
8. Melo ACG, Caponero R. Cuidados paliativos. Sociedade brasileira para o estudo da dor (SBED). Assoc Bras de Cuid Paliat (ABCP). Primeiro Consenso Nacional de Dor Oncológica São Paulo: Ed. Projetos Médicos (EPM), 2002; 105-112.
9. Monteiro V, et al. Fisioterapia neurológica. São Paulo (SP): Monole; 2012.
10. Monteiro VC, Assis RD, et al. Estimulação elétrica funcional. Fisioterapia Neurológica. São Paulo: Manole. 2012; 226-40.
11. OMS (Organização Mundial da Saúde). In: Cuidados paliativos oncológicos: controle da dor. São Paulo: INCA (Instituto Nacional do Câncer). Ministério da Saúde do Brasil; 2001. Disponível em: www.inca.gov.br.
12. Pena R, Barbosa LA, Ishikawa NM. Estimulação Transcutânea do Nervo (TENS) na dor oncológica – Uma revisão de literatura. Rev Bras Cancerol. 2005; 51:339-46.
13. Rev Hosp Univers. Pedro Ernesto (RHUPE); 2012 abr/jun. Disponível em: www.inca.gov.br; http://www.revista.hupe.uerj.gov.br/artigo.
14. Salamonde GLF, Verçosa N, Barrucaud L, Costa AFC. Análise clínica e terapêutica dos pacientes oncológicos atendidos no programa de dor e cuidados paliativos do Hosp Univers Clementino Fraga Filho. Rev Bras Anestesiol. 2006; 56(6):602-18.
15. Schisler GL. O conceito da dor total no câncer. São Paulo: Robe Editorial; 1997.
16. Simões ASL. A dor irruptiva na doença oncológica avançada. São Paulo: Rev Dor; 2011 abr/jun.
17. Soares LGL, Cavalcanti IL, Madallena ML. Dor em pacientes com câncer. Rev Dor. Rio de Janeiro. SAERJ. 2003; p. 198-213.
18. Teixeira MJ, Pimenta KAM, Koizumi MS. Dor no doente com câncer: características e controle. Rev Bras Cancerol. 1997 jan-mar; 43(1).
19. Vanderberghe L. Abordagens comportamentais para a dor crônica [Tese]. Pontifícia Universidade de Goiás. Rev Psicologia: Reflexão e Crítica. 2005; 18(1):47-54.

Capítulo 58

Manejo de Sintomas Geniturinários no Paciente Oncológico

Diogo Augusto Rodrigues da Rosa
José Alexandre Pedrosa
Mariana Bruno Siqueira
Mariane Fontes

■ CISTITE HEMORRÁGICA/HEMATÚRIA

A cistite hemorrágica (CH) é uma causa de cistite estéril, ou seja, não associada a agentes patogênicos, que pode se desenvolver como complicação do uso de quimioterápicos, como a ifosfamida e a ciclofosfamida, além de também estar associada a um efeito tardio da radioterapia pélvica, que envolva a bexiga no seu campo de irradiação, a denominada cistite actínica (CA).[1,2]

O sintoma mais comum da CH é hematúria macroscópica, associada ou não a dor e disúria, podendo causar obstrução urinária, em casos mais graves, pela presença de coágulos na bexiga.

As drogas que mais comumente podem causar CH são os quimioterápicos ciclofosfamida, ifosfamida, bussulfan, doxorrubicina, mitomicina, fludarabina, clorambucil e cabazitaxel.

O mecanismo fisiopatológico associado a esse evento adverso está mais bem estabelecido nos casos da ifosfamida e ciclofosfamida. Estas drogas são metabolizadas no fígado e seu principal metabólito, a acroleína, é excretado pelo rim e se acumula na bexiga, causando uma resposta inflamatória local, que está associada ao desenvolvimento de disúria e hematúria micro ou macroscópica. Os primeiros trabalhos com ifosfamida em dose única observaram o surgimento de CH em 100% dos pacientes tratados. Os trabalhos subsequentes, com dose fracionada em 3 a 5 dias, associada a hidratação venosa vigorosa durante a infusão e administração da substância mesna, para uroproteção, reduziram o surgimento de hematúria macroscópica para < 5% e hematúria microscópica em 5 a 18% dos pacientes. A ciclofosfamida está associada a CH quando utilizada em regimes com altas doses, como nos protocolos de condicionamento para transplante de medula óssea; contudo, doses menores, como as utilizadas para tratamento de tumores sólidos, raramente causam CH.[1]

A cistite hemorrágica associada ao tratamento com radioterapia pélvica é também denominada cistite actínica.

Trata-se de uma complicação tardia da radioterapia, podendo ocorrer após meses ou anos do término do tratamento. Os tumores mais comumente associados são a neoplasia de próstata e as neoplasias ginecológicas, devido ao campo de irradiação. A irradiação da bexiga causa um dano celular na sua mucosa, que inicialmente fica edemaciada e friável. Tardiamente, se instala uma endarterite progressiva, causando obliteração dos vasos da submucosa, com isquemia e dano de reperfusão, fibrose da mucosa e submucosa, e desenvolvimento de telangiectasias dilatadas e frágeis com risco de sangramento. Mesmo as técnicas mais modernas de radioterapia, como IMRT (radioterapia com intensidade modulada), estão associadas a toxicidade vesical aguda em até 50% dos pacientes e tardia em 20%. A abordagem inicial do paciente consiste em excluir outras causas de hematúria macroscópica, como infecção e neoplasia.[2]

Exames complementares para abordagem inicial:

- EAS (urina tipo 1);
- Urinocultura;
- Citologia urinária;
- Ultrassonografia das vias urinárias;
- Cistoscopia: seus achados incluem presença de mucosa atrófica, telangiectasias com sangramento ativo ou recente, além de ulceração e necrose em casos mais graves.

Tratamento

- Irrigação vesical e evacuação de coágulos;
- Hidratação venosa e hemotransfusão, se clinicamente indicado;
- Antibioticoterapia e prescrição de drogas antiespasmódicas, se indicado.

Em pacientes refratários a abordagem inicial, pode-se indicar tratamentos intravesicais, como instilação de formalina diluída, laserterapia ou coagulação com plasma de argônio. A oxigenoterapia hiperbárica também apresenta bons resultados em análises retrospectivas, chegando a 90% de controle dos sintomas em curto prazo e 60% em longo prazo. A cistectomia deve ser reservada para os casos em que nenhuma das medidas conservadoras foram efetivas no controle do sangramento.[2]

■ DISÚRIA

A presença de disúria sem causa infecciosa aparente pode ser a apresentação inicial de uma neoplasia de bexiga ou próstata, devendo ser investigada. Este sintoma pode estar associado a outros sintomas irritativos, como urgência e aumento da frequência urinária e também a hematúria macroscópica. Como são sintomas muito comuns em patologias benignas, como infecção do trato urinário, litíase renal ou vaginites, o diagnóstico da neoplasia pode ser tardio, caso não haja suspeita ou investigação quando estes estão presentes, mesmo que de forma intermitente.

A abordagem inicial inclui:
- EAS (urina tipo 1);
- Urinocultura;
- Citologia urinária;
- Ultrassonografia das vias urinárias;
- Cistoscopia e ressonância da pelve em casos de alta suspeição.

A disúria também pode estar associada a alguns tratamentos oncológicos, como a instilação de BCG ou quimioterapia intravesical nos pacientes portadores de neoplasias superficiais da bexiga, ou como toxicidade vesical aguda em pacientes submetidos a radioterapia pélvica. Frequentemente, acompanha os sintomas irritativos de urgência e aumento da frequência urinária. O diagnóstico diferencial inclui patologias infecciosas, que devem ser descartadas.[3]

Tratamento

O tratamento primeiramente deve ser conservador, iniciando com exames de urina para descartar infecção, prescrição de analgésicos, como fenazopiridina ou anti-inflamatórios não esteroidais. Em caso de refratariedade dos sintomas, o tratamento deve ser interrompido até melhora. Na maioria dos casos, os sintomas desaparecem em até 4 semanas do término da radioterapia.[3]

■ INFECÇÃO DO TRATO URINÁRIO (ITU)

Os pacientes oncológicos apresentam maior risco de desenvolvimento de infecções do trato urinário baixo ou alto.

As principais causas de ITU em pacientes oncológicos são:
- Presença de cateter vesical: em pós-operatório ou por obstrução urinária causada pela neoplasia;
- Presença de dispositivos ou derivações como cateteres duplo J, urostomia ou nefrostomia;
- Quebra da barreira da mucosa vesical por tratamentos intravesicais, como instilação de BCG ou quimioterapia;

- Neutropenia associada a quimioterapia sistêmica;
- Complicação pós-operatória.

Os sintomas mais frequentes são disúria, urgência e aumento da frequência urinária. Febre e dor lombar podem estar presentes na ITU alta.[4]

A abordagem dos pacientes inclui a realização de EAS (urina tipo 1) e urinocultura com teste de sensibilidade aos antibióticos (TSA). Exames de imagem como ultrassonografia das vias urinárias ou tomografia computadorizada da pelve devem ser indicados quando houver suspeita de infecção complicada com abscesso renal ou obstrução do trato urinário, e nos pacientes com sintomas persistentes após 48 a 72 horas do início da antibioticoterapia.[4]

Tratamento

Pode-se iniciar antibioticoterapia empírica até o resultado do TSA, estimular o aumento da ingesta hídrica em pacientes ambulatoriais ou aumentar hidratação venosa em pacientes internados. Realizar a troca de dispositivos como cateter vesical ou cateter duplo J, já que os mesmos estarão colonizados pelo patógeno causador da ITU.[4]

■ OBSTRUÇÃO URINÁRIA

Obstrução urinária é um termo amplo utilizado para indicar um problema na condução da urina originada nos rins até sua excreção, durante o processo de micção. Esta obstrução ao fluxo de urina irá, em última análise, causar dano à unidade renal acometida ou à função renal global em casos de obstrução baixa ou bilateral. Ela também pode ser causa de infecções e sangramento, e acomete frequentemente o paciente oncológico.

A obstrução urinária pode ser classificada de forma anatômica, como proveniente do trato geniturinário (TGU) alto (rim e ureteres) e baixo (bexiga e uretra).[5-7]

Obstrução urinária alta

As principais causas de obstrução do TGU alto:
- Obstrução extrínseca;
- Massa pélvica;
- Massa retroperitoneal;
- Fibrose;
- Tumores ureterais;
- Metástases para ureter;
- Hematúria;
- Estenose ureteral actínia;
- Estenose ureteral pós-cirúrgica.

A abordagem inicial inclui:

• História

Sintomas relacionados a obstrução urinária alta dependem de alguns fatores: tempo de instalação, grau da obstrução, bilateralidade e complicações associadas.

• Tempo de instalação

Obstrução de caráter insidioso pode se manifestar de maneira oligossintomática com dor lombar de baixa intensidade. Muitas vezes, o quadro pode ser confundido com dor lombar de natureza osteoarticular, o que torna o diagnóstico tardio. Em caso de instalação aguda, o quadro clínico se assemelha a cólica nefrética, com dor lombar/abdominal de forte intensidade irradiada para flanco e região inguinal. Nesses casos, é comum a presença de ativação parassimpática como náuseas, vômitos e alteração de hábito intestinal.

• Grau de obstrução

Obstrução urinária pode ser completa ou incompleta. Nos casos de obstrução incompleta, podemos nos deparar com sintomas episódicos, especialmente associados a elevação do débito urinário, com libação alcóolica. Na grande maioria dos casos, a presença de obstrução parcial preserva a função da unidade renal relacionada. Quanto à obstrução completa, esta tende a levar à apresentação clínica mais evidente, especialmente quando se instala rapidamente.

• Bilateralidade

Pacientes com obstrução bilateral, além de apresentarem a síndrome álgica podem evoluir com sintomas relacionados à síndrome urêmica. Nestes casos, podemos verificar vômitos, náuseas, eructações, ascite, edema de membros inferiores, hipertensão, dentre outros sintomas relacionados.

• Exame físico

Diferente dos quadros de obstrução do TGU inferior onde o exame físico auxilia muito na obtenção do diagnóstico, nos casos de obstrução alta tendemos a utilizar a história como fator mais relevante. Neste cenário clínico, o exame pode ajudar a identificar possíveis causas e complicações.

Além dos sinais vitais e do exame físico básico, atenção deve ser direcionada para a palpação abdominal e exame pélvico. O sinal de Giordano pode ser utilizado em suspeita de infecção associada ao quadro obstrutivo, porém perde em especificidade neste contexto.[5-7]

Exames laboratoriais e de imagem:

- Hemograma completo;
- Função renal;
- Marcadores inflamatórios, como a proteína C reativa;
- EAS/urina tipo I;
- Urinocultura;
- Ultrassonografia das vias urinárias;
- Tomografia ou ressonância magnética da pelve;
- Cintilografia renal.

• Tratamento
• Conduta conservadora/tratamento de patologia de base

Existem situações onde a conduta expectante é prosseguir com tratamento da patologia causadora sem instru-mentação da via urinária. Isto é possível em casos unilaterais ou incompletos de curta duração.

Exemplos são hematúria com obstrução ureteral por coágulos ou compressão por massa que podem ser ressecadas. Nesses casos, a avaliação da necessidade de instrumentação do TGU deve ser realizada caso a caso por profissional especializado.[5-7]

• Implante de cateter duplo J/dilatação ureteral

O cateter duplo J consiste de uma prótese que pode ser posicionada no interior do ureter com o objetivo de carrear a urina da unidade renal até a bexiga, "bypassando" obstruções ao sistema.

O cateter pode ser posicionado por via anterógrada (percutânea) ou retrógrada (cistoscópica). Durante o procedimento pode-se ainda dilatar o ureter com cateter de diversos tipos.[5-7]

Existem vários tipos de cateter duplo J, mas se destacam os tipos de curta e longa permanência. Os cateteres de curta permanência podem permanecer por tempo limitado, sendo utilizados como ponte para tratamento definitivo ou alívio de condição aguda. Os cateteres de longa permanência estão indicados em casos onde a causa não apresenta tratamento. Nestes casos, o cateter pode ser trocado com intervalos longos de até 12 meses.

• Nefrostomia percutânea

A nefrostomia percutânea consiste da instalação de dreno externo para conteúdo urinário. Pode ser guiado por método de imagem ou através de cirurgia convencional.

Está indicada quando a secreção a ser drenada é muito espessa, como nos casos de pienefrose, quando a obstrução ureteral não permite a passagem de cateter duplo J ou em casos de derivação definitiva.[5-7]

Obstrução urinária baixa

As principais causas de obstrução urinária baixa (vesical ou infravesical) são:

- Massas pélvicas;
- Hematúria;
- Tumores prostáticos, vesicais ou uretrais;
- Estenose uretral actínia/pós-cirúrgica;
- Bexiga neurogênica;
- Distúrbios de contratilidade vesical.

A abordagem inicial inclui:

• História

Sintomas relacionados à obstrução urinária baixa podem ser devido aos sintomas de esvaziamento ou armazenamento. Sintomas urinários de esvaziamento aparecem no início do quadro e, normalmente, representam reação da bexiga à obstrução urinária. Por definição, são sintomas relacionados à incapacidade da bexiga em acomodar o volume urinário. Principais sintomas são: aumento da frequência urinária, urgência urinária, nictúria e disúria.

Chamamos sintomas de esvaziamento os sintomas classicamente associados à dificuldade de esvaziar a bexiga. Os principais são: redução do jato urinário, hesitação, esforço miccional, alterações de jato urinário e gotejamento. Com a evolução do quadro, podem aparecer incontinência por transbordamento, dor abdominal, globo vesical e retenção urinária aguda.

Além dos sintomas específicos, existem sintomas que podem ser consequência da obstrução, tais como os relacionados a hematúria, infecções urinárias e falência renal.[5-7]

• Exame físico

Diferente dos casos de obstrução alta, o exame físico pode definir o diagnóstico e abordagem de pacientes com suspeita de obstrução urinária baixa. A avaliação inicial deve compreender sinais vitais e avaliação de gravidade do quadro que pode vir associado a sangramento intenso, infecção ou insuficiência renal. Durante a avaliação direcionada deve-se realizar palpação do abdome inferior visando avaliar a presença de globo vesical ou massas pélvicas. Linfonodomegalias devem ser pesquisadas na região inguinal.

A avaliação da genitália externa é fundamental. Tanto no homem quanto na mulher a avaliação do meato uretral deve ser observado, pois obstruções podem ocorrer a este nível. O toque retal também faz parte da avaliação dessa síndrome clínica. No caso dos homens, a avaliação da próstata é fundamental; no entanto, outros tipos de tumores pélvicos podem apresentar expressão ao toque retal.

A avaliação neurológica básica também deve ser realizada. Por vezes, o acometimento motor da bexiga pode se manifestar com síndrome obstrutiva e ocultar quadros neurológicos.

Exames laboratoriais e de imagem:
- Hemograma completo;
- Função renal;
- Marcadores inflamatórios;
- EAS/urina tipo I;
- Urinocultura – o diagnóstico microbiológico é fundamental em casos de suspeita de infecção;
- Marcadores tumorais (PSA, CA 125 e CEA);
- Ultrassonografia;
- RNM;
- Urofluxometria/estudo urodinâmico;
- Uretrocistografia miccional (exame contrastado utilizado para avaliação da uretra).

• Tratamento
• Sonda uretral

A sonda uretral é o principal tratamento para os quadros obstrutivos urinários baixos, assim como dos quadros ocasionados por déficit de contração vesical. Existem algumas formas de realizar o cateterismo vesical, as principais são cateterismo intermitente ou cateterismo de demora. Sempre que possível, devemos dar preferência ao cateterismo intermitente em quadros crônicos onde se percebe a necessidade de esvaziamento vesical por sonda por longos períodos. O cateterismo vesical de demora deve ser utilizado em quadros agudos ou na impossibilidade de cateterismo intermitente.[5-7]

• Dilatação uretral/ureterotomia e ressecções endoscópicas

A dilatação ureteral e uretrotomia são procedimentos que visam tratar quadros obstrutivos uretrais com posterior posicionamento de sondas uretrais. Estes procedimentos devem ser avaliados por profissionais especializados.

• Cistostomia percutânea

A cistostomia percutânea consiste da introdução de cateter através de incisão no abdome inferior, imediatamente acima da bexiga, para drenagem de urina. Está indicado em casos de impossibilidade de sonda uretral ou em casos de sondagem uretral prolongada causar danos ao meato uretral.[5-7]

■ DISFUNÇÃO ERÉTIL

A disfunção erétil (DE) é a incapacidade persistente em obter e manter uma ereção suficiente, que permita uma atividade sexual satisfatória. Seu impacto na qualidade de vida dos pacientes torna o tratamento desta condição de importância significativa.[8]

A prostatectomia radical tende a causar algum grau de disfunção erétil pós-operatória em 25-75% dos casos, de acordo com a técnica empregada, a experiência do cirurgião e as características da doença de base.[8]

Nos pacientes submetidos a prostatectomia radical, a terapia de reabilitação peniana deve se iniciar assim que possível, por meio do uso dos inibidores a fosfodiesterase 5 (iPDE5). A eficácia é definida com a rigidez peniana suficiente para gerar uma penetração vaginal. São três disponíveis e mais amplamente utilizados nesta situação:

- Sildenafila: a dose inicial proposta é de 50 mg, havendo comprimidos de 25, 50 ou 100 mg. A dose ideal deve ser ajustada de acordo com a resposta do paciente. Sua ação começa a ocorrer entre 30 e 60 minutos após o uso.
- Tadalafila: a dose inicial recomendada é de 10 mg, havendo comprimidos disponíveis de 10 e 20 mg. Sua ação começa a ocorrer 30 minutos após a administração, e seu pico de eficácia é após 2 horas, podendo se manter por até 36 horas.
- Vardenafila: a dose inicial proposta é de 10 mg, havendo comprimidos de 5, 10 e 20 mg. Sua ação começa a ocorrer após 30 minutos da ingestão, podendo ser comprometida pelo consumo de alimentos gordurosos.[8]

Para o auxílio da reabilitação peniana, recomenda-se o início precoce da terapia diária com tadalafila, em doses de 2,5 a 5 mg por dia, menores do que as usualmente propostas para ingesta sob demanda, mas com aumento significativo da função erétil.[8]

A avaliação cardiológica prévia ao início do tratamento para disfunção erétil é fundamental para se definir potenciais riscos de eventos cardiovasculares, pois algumas medicações utilizadas para o tratamento da isquemia cardíaca, como os nitratos, podem causar hipotensão grave quando em uso concomitante com os iPDE5, e quando associados aos bloqueadores alfa podem causar hipotensão ortostática.[8]

Para os pacientes não respondedores às drogas orais, a terapia com injeção intracavernosa com alprostadil é uma opção, e seu uso devendo ser orientado por um profissional experiente.

Pacientes que recusem ou não respondam às terapias medicamentosas podem ser submetidos a um implante cirúrgico de próteses penianas, sendo estas maleáveis (semirrígidas) ou infláveis, de acordo com as preferências do paciente e os custos envolvidos no procedimento.[8]

■ EJACULAÇÃO RETRÓGRADA

Entende-se por ejaculação o processo de estímulo espinhal iniciado pela estimulação tátil do pênis levando à resposta nervosa simpática em duas fases: emissão e expulsão, esta última devido à contratura da musculatura do pênis.

Durante a fase expulsiva, é necessário que o esfíncter uretral interno esteja contraído para prevenir o refluxo do sêmen para a bexiga, também por estímulo simpático. A falha do fechamento do esfíncter uretral e este consequente refluxo seminal são conhecidos como ejaculação retrógrada, definida como a propulsão mal direcionada do sêmen da uretra posterior para a bexiga, e que pode ser notada pelo paciente por uma nítida redução na liberação de esperma durante o orgasmo.[9]

No contexto do impacto da ejaculação retrógrada para o paciente, existe a diminuição da satisfação do ato sexual e a inerente perda da fertilidade. Os objetivos com o tratamento são obviamente diferentes, porém têm impactos igualmente relevantes na qualidade de vida.[9]

Causas

Diferentes etiologias estão associadas à inversão do fluxo ejaculatório, e em boa parte dos casos, pode-se definir a etiologia por meio de uma minuciosa avaliação da história clínica do paciente.

- Anatômicas:
  - Congênitas: localização anormal do orifício do ducto ejaculatório, incompetência do esfíncter da bexiga, epispádia, cisto utricular, valva uretral posterior/prolapsada;
  - Adquiridas: prostatectomia (ressecção transuretral ou radical), cirurgia do colo vesical, estenose uretral, ureterocele, fibrose do colo vesical.
- Farmacológicas: uso de bloqueadores alfa-adrenérgicos, anti-hipertensivos, antipsicóticos, antidepressivos;
- Toxicológicas: álcool, cocaína, morfina;
- Neurogênicas: diabetes e esclerose múltipla;
- Adquiridas: linfadenectomia retroperitoneal, simpatectomia, cirurgia aortoilíaca, cirurgia abdominoperineal retal.[9]

Tratamento

Em casos de suspeita de associação com o uso de substâncias à ejaculação retrógrada, é sempre recomendada a sua suspensão para posterior seguimento com outras estratégias. Para os pacientes que serão submetidos a procedimentos cirúrgicos eletivos que podem gerar essa sequela, a orientação para a reserva de esperma é recomendada. Medicações simpaticomiméticas e anticolinérgicas foram avaliadas, com resultados pouco animadores. Alguns pacientes respondem a uma medida simples, que consiste em realizar o ato sexual com a bexiga cheia. A eletroejaculação pode ser tentada objetivando a ejaculação anterógrada nos pacientes anejaculares com diabetes, submetidos a cirurgia retroperitoneal e que sofreram lesão medular. Dentre as técnicas cirúrgicas relatadas estão a injeção de colágeno no colo vesical, a dilatação da uretra por cistoscopia e a extração testicular de esperma.[10]

■ INFERTILIDADE

Quando se analisam as diversas consequências e sequelas do câncer e seus tratamentos, a infertilidade pode passar desapercebida, ignorando-se as diversas consequências psicossociais secundárias a esta condição. Os riscos de desenvolvimento e o manejo da infertilidade devem sempre ser considerados e apresentados aos pacientes de ambos os sexos.

A infertilidade pode se dar tanto por gonadotoxicidade direta, quando há lesão direta do ovário ou do epitélio seminífero do testículo, ou indireta, quando causa disfunção do eixo hipotálamo-hipófise-gônadas, alterando suas diversas funções endócrinas.

Cirurgias como a prostatectomia, a orquiectomia, sobretudo a bilateral, a penectomia no homem, a histerectomia e a ooforectomia na mulher, tem impacto significativo na função reprodutora, podendo levar a infertilidade permanente. Além disso, a radioterapia das regiões pélvicas para doenças como linfoma e sarcoma de Ewing também pode comprometer a função dos orgãos reprodutivos, que são extremamente sensíveis à irradiação.[11,12]

Tratamento

- A proteção ovariana com análogos do GNRH, que inibem e protegem o eixo hipotálamo-hipófise-gonadal é recomendada para mulheres em idade fértil que farão tratamento com quimioterapia citotóxica;
- Homens jovens ou sem prole constituída que pensem em manter a fertilidade são estimulados a fazer avaliação e reserva de sêmen. A terapia hormonal em homens não é bem-sucedida na preservação da fertilidade, não sendo recomendada.[11,12]

- Mulheres

Técnicas de preservação da fertilidade:

- Criopreservação de embriões: estimulação hormonal seguida de punção folicular com recolhimento dos ovócitos e posterior inseminação por fecundação *in vitro* ou microinjeção de espermatozoides;
- Criopreservação de oócitos;
- Criopreservação de tecido ovariano (normalmente recomendada até os 38 anos).

Técnicas de proteção da fertilidade:

- Cirurgia ginecológica conservadora;
- Transposição ovariana;
- Supressão ovariana: pacientes com câncer da mama triplo negativo que serão submetidas a quimioterapia adjuvante ou neoadjuvante podem se beneficiar da supressão ovariana com análogo do GnRH (goserelina subcutânea 3,6 mg a cada 4 semanas), iniciada uma semana antes do início da quimioterapia e mantida até 2 semanas antes ou após a última dose de quimioterapia.[11,12]

• Homens

Técnicas de preservação da fertilidade:

- Criopreservação de espermatozoides: é o procedimento mais comumente utilizado e eficaz, também servindo para avaliação pré-tratamento da fertilidade do paciente;
- Criopreservação do tecido testicular: pode ser considerada em casos em que uma amostra adequada de esperma não pode ser recolhida, ou em pacientes que ainda não atingiram a puberdade.[11,12]

Técnicas de proteção da fertilidade:

- Cirurgia conservadora, devendo ser considerada a orquiectomia parcial em casos de pacientes com tumores pequenos em que a cirurgia levará à anorquia;
- Proteção gonadal: costuma-se propor a proteção gonadal com material blindado para diminuir a exposição dos orgãos reprodutores à radiação.[11,12]

■ REFERÊNCIAS BIBLIOGRÁFICAS

1. Korkmaz A, Topal T, Oter S, et al. Pathophysiological aspects of cyclophosphamide and ifosfamide induced hemorrhagic cystitis. Cell Biol Toxicol. 2007; 23(5):303-12.
2. Mendenhall WM, Henderson RH, Costa JA, et al. Hemorrhagic radiation cystitis. Am J Clin Oncol. 2015; 38(3):331-6.
3. Mohammed N, Kestin L, Ghilezan M, et al. Comparison of acute and late toxicities for three modern high-dose radiation treatment techniques for localized prostate cancer. Int J Radiat Oncol Biol Phys. 2012; 82(1):204-12.
4. Hooton TM. Clinical practice. Uncomplicated urinary tract infection. NEJM. 2012; 366(11):1028-37.
5. Wein AJ, Kavoussi LR, Campbell MF. Campbell – Walsh Urology. 11 ed. Philadelphia: Elsevier Saunders; 2016.
6. Kouba E, Wallen EM, Pruthi RS, et al. Management of ureteral obstruction due to advanced malignancy: optimizing therapeutic and palliative outcomes. J Urol. 2008; 180(2):444-50.
7. Gnanapragasam VJ, Kumar V, et at. Outcome of transurethral prostatectomy for the palliative management of lower urinary tract symptoms in men with prostate cancer. Int J Urol. 2006; 13(6):711-5.
8. Wespes E, Amar E, Eardley I, et al. EAU Guidelines on Erectile Dysfunction. Eur Urol. 2006; 49(5):806-15.
9. Kendirci, M, Hellstrom, WJG. Retrograde ejaculation: etiology, diagnosis, and management. Curr Sex Health Rep. 2006; 3(3):133-8.
10. Jefferys A, Siassakos D, Wardle PG, et al. The management of retrograde ejaculation: a systematic review and update. Fertil Steril. 2012; 97(2):306-12.
11. Santos AT. Recomendações clínicas para a preservação da fertilidade no doente oncológico. Soc Port Onc; 2015
12. Moore HCF, Unger JM, Phillips KA. Goserelin for Ovarian Protection during Breast-Cancer Adjuvant Chemotherapy. NEJM. 2015; 372:923-32.

Capítulo 59

Dor Neuropática no Paciente Oncológico

Mariana Camargo Palladini
Anita Perpetua Carvalho Rocha de Castro
Lia Rachel Chaves do Amaral Pelloso

■ INTRODUÇÃO

Mais de 50% dos pacientes com câncer apresentam dor em alguma fase da evolução de sua doença. Destes, um terço, cursam com dor de moderada a forte intensidade.[1,2] Isto demonstra que, apesar dos avanços com relação ao conhecimento da fisiopatologia da dor e de seus tratamentos, a dor oncológica ainda é uma realidade. Essa atual situação precisa ser alterada, já que os avanços no tratamento dos diversos tipos histológicos de tumor têm aumentado substancialmente a expectativa de vida desses pacientes.

Devemos proporcionar melhora da dor buscando uma melhora da qualidade de vida daqueles que estão lutando contra o câncer. A dor no paciente oncológico tem etiologia múltipla, podendo cursar como puramente neuropática. Seu tratamento dependerá da idade do paciente, comorbidades, interações medicamentosas, assim como pelo tratamento do sintoma neuropático especificamente.[3]

A dor oncológica neuropática pode apresentar-se como: mononeuropatias, polineuropatias, plexopatias, compressão medular, síndrome de dor complexa regional, ou dor por desaferentação geradas pela ação de compressão tumoral ou seu tratamento.[4] Nos 50% dos pacientes internados por câncer, 81% têm dor em 2 ou mais locais, 36% deles tem componentes neuropáticos, sendo 7,7% com dor neuropática pura.[5]

A American Cancer Society (ACS) prediz que aproximadamente 1.665.540 novos casos de câncer foram diagnosticados em 2014. Apesar disto, com o reconhecimento precoce e melhor tratamento, o número de sobreviventes tem aumentado. Sintomas físicos estão relacionados ao tratamento do câncer, entre eles, dor, fadiga, distúrbio de sono, prejuízo na mobilidade e força muscular, neuropatia periférica, linfedema e alterações cognitivas. Dentre eles, a dor é angustiante e um sintoma prevalente, e frequentemente persistente e pouco tratada.[6]

Dor oncológica frequentemente é multifatorial. A dor crônica severa ocorre em aproximadamente 33% dos pacientes em terapia ativa para o controle do câncer e em 67% dos pacientes com a doença avançada.

Em 1986, a Organização Mundial de Saúde (OMS) publicou a Escada Analgésica como *guideline* para o tratamento da dor do câncer. O quarto degrau inclui técnicas avançadas de intervenção. Essas técnicas podem ser aliados indispensáveis para reduzir dores refratárias em pacientes com câncer. Quando a Escada Analgésica da OMS é totalmente aplicada, 20% dos pacientes com câncer, e que apresentam dor, não conseguem ter controle adequado da dor.[7]

A dor pode envolver componentes nociceptivos, neuropáticos ou ser de caráter misto, com elementos de dor nociceptiva e de dor neuropática. A dor nociceptiva é decorrente da ativação de nociceptores, de terminações nervosas livres das fibras A-delta e C, presentes em diferentes estruturas do corpo. Há uma agressão tecidual com liberação de neurotransmissores excitatórios como prostaglandinas, bradicininas, histamina, serotonina e íons H^+ e posterior transformação do estímulo (seja ele mecânico, químico ou térmico) em estímulo elétrico, num fenômeno conhecido como transdução. A informação de dor é, então, transmitida à medula espinhal e posteriormente aos centros superiores, onde há a conscientização do fenômeno doloroso (percepção da dor).[8] A dor neuropática (DN), por sua vez, envolve outros mecanismos, os quais são desencadeados por agressão ou doença dos elementos do sistema nervoso somatossensorial. Segundo a IASP (Associação Internacional para o Estudo da Dor), DN é conceituada como: "dor decorrente de uma lesão ou doença do sistema somatossensorial".[9]

A prevalência de dor neuropática varia entre 19 e 39%, e quando comparada com a dor nociceptiva, apresenta um impacto ainda maior na qualidade de vida. Osterling e colaboradores relataram, em um estudo *cross-sectional* em pacientes externos com câncer, que um paciente em cada cinco, sofre de sintomas neuropáticos, com moderada a alta interferência nas atividades diárias. Destes, apenas 8% dos pacientes com sintomas neuropáticos receberam medicação adjuvante para dor, o restante deles foi tratado de forma inadequada para dor neuropática.[10]

Em pacientes com câncer que relatam qualquer tipo de dor, 18,7 a 21,4% apresentam dor neuropática devido ao tratamento do próprio câncer.[11]

A identificação do mecanismo envolvido com a etiologia da dor é fundamental para a compreensão do processo doloroso e para a escolha da melhor intervenção terapêutica a ser oferecida ao paciente. A presença de dor mista em muitos pacientes oncológicos tem contribuído para o desenvolvimento de um conceito dimensional da dor, por meio do qual tenta-se classificar a dor como predominantemente neuropática ou não.[12]

Com base na história clínica, no exame físico e em exames complementares, tenta-se operacionalizar critérios para o diagnóstico de DN no paciente com câncer, classificando-a como provável ou definitivamente neuropática.[13,14]

A DN ocorre em 2-3% da população geral e em 40% dos pacientes oncológicos.[15] A prevalência da DN varia com relação ao estágio da doença e com o sítio de doença primário, sendo mais comum em determinados tipos de tumores. Nos indivíduos portadores de neoplasia de cabeça e pescoço (CP), por exemplo, a dor está presente em 80% dos casos e é predominantemente neuropática em 47% destes.[16]

Fatores associados com o risco aumentado do desenvolvimento de dor neuropática nos pacientes oncológicos incluem gênero feminino, idade mais jovem, estatura alta, índice de massa corpórea, estágio mais avançado do câncer, invasão perineural, tratamento quimioterápico ou radioterápico, polimorfismo genético associado a sensibilidade dolorosa aumentada, depressão, ansiedade, estresse, distúrbio de sono, baixo *status* socioeconômico, cirurgias altamente invasivas, dor multifocal e perioperatória severa.[17]

A DN é um sintoma frequente, com grande impacto no dia a dia dos pacientes e, principalmente, na sua qualidade de vida, padrão de sono e humor, estando associada a um elevado custo social e econômico.[18] Sabe-se que a DN é um desafio, uma vez que o seu tratamento é frequentemente difícil e envolve diferentes intervenções.

■ CAUSAS DE DN NO PACIENTE ONCOLÓGICO

Com base na história clínica, no exame físico e na aplicação de questionários específicos, estabelece-se critérios que permitem o diagnóstico de DN, a qual deve ser abordada adequadamente. Não existe um método que seja considerado como padrão-ouro para a avaliação dos pacientes com DN. A eletroneuromiografia e outros estudos de condução têm sido realizados com este fim, porém nem sempre estão disponíveis. O exame físico neurológico é fundamental para sua identificação e exames de imagem, como a ressonância magnética, podem ser úteis em casos específicos. Diferentes questionários têm sido propostos com o intuito de identificar os pacientes com DN. Dentre eles, destaca-se a Escala de Dor LANSS, o PD-Q (Pain Detect Questionaire) e o questionário DN4 (Questionário para Diagnóstico de Dor Neuropática). Segundo Perez e colaboradores, o questionário DN4 tem uma sensibilidade de 87,5% para o rastreio de DN em pacientes oncológicos.[19]

No contexto da oncologia, a DN pode ter diferentes etiologias, sendo decorrente do próprio tumor ou do tratamento da doença de base, seja ele cirurgia, quimioterapia ou radioterapia. Agentes quimioterápicos como vincristina, cisplatina e paclitaxel podem causar dor neuropática que persiste por meses a anos após o término do tratamento.[20,21] Os pacientes podem cursar com plexopatias, mononeuropatias periféricas dolorosas, neuropatia paraneoplásica sensorial, neuralgias cranianas dolorosas ou radiculopatias malignas. Cada uma destas síndromes está associada a uma apresentação clínica específica, porém com características comuns. Em geral, os pacientes queixam-se de dor contínua com períodos de exacerbação, ou seja, a dor está sempre presente, nunca cessa e, em alguns momentos, evolui em picos de piora. Estas exacerbações (*breakthrough pain*) são espontâneas e estão presentes em regiões de alterações sensoriais, podendo apresentar hipo ou hipersensibilidade. Alguns indivíduos apresentam dor paroxística intercalada com intervalos livres de dor, alodinia e hiperalgesia. Alodinia é um tipo de dor evocada por impulso não nóxico, enquanto hiperalgesia representa uma resposta aumentada a um estímulo naturalmente doloroso.[22]

■ DIAGNÓSTICO DE DN

Com base na história clínica, no exame físico e na aplicação de questionários específicos, estabelece-se critérios que permitem o diagnóstico de DN, a qual deve ser abordada de forma específica.

■ SÍNDROMES ESPECÍFICAS

Dor neuropática causada pelo próprio câncer

A compressão gradual gerada pelas células tumorais resulta em danos de fibras mielinizadas, assim como de fibras amielínicas. Isso foi concluído após inoculação de células tumorais em nervo ciático de camundongos e observado que: no início eles apresentavam hiperalgesia térmica e mecânica, e conforme o tumor aumentava de tamanho esses sintomas permanecem, mas ocorre hipossensibilidade mecânica.[23]

Dor neuropática pós-quimioterapia (NPQ)

O arsenal terapêutico destinado ao controle do câncer tem evoluído significativamente nas últimas décadas, o que tem se traduzido em maior possibilidade de cura e também em maior sobrevida. Entretanto, problemas relacionados ao tratamento têm se tornado mais comuns, especialmente a dor neuropática pós-quimioterapia. Embora os efeitos neurotóxicos dos quimioterápicos sejam menos frequentes que os hematológicos, a neuropatia periférica (NPQ) dolorosa como uma complicação do tratamento do câncer tem sido alvo de grande interesse clínico,[24] uma vez que não é passível de prevenção e impacta de forma negativa na qualidade de vida dos pacientes.

Diferentes agentes quimioterápicos encontram-se disponíveis e são causas comuns de NPQ,[25] com incidência e prevalência variável. A prevalência de neuropatia pós-quimioterapia (NPQ) é de 48%, segundo alguns autores, podendo variar de 30 a 68,1%, a depender do fármaco e da etapa do tratamento na qual o paciente se encontra.[26]

A NPQ é usualmente dose-dependente e cumulativa, com apresentação mais periférica e acometimento das extremidades. O paciente com NPQ refere perda de sensibilidade, disestesia, parestesia e dor, sintomas estes que se distribuem nos membros superiores e inferiores, e adotam o padrão tipo "bota" e "luva".[27]

Queixas motoras representadas por fraqueza muscular, déficit de nervos cranianos e neuropatia autonômica também têm sido descritas.[28]

Em geral, a NPQ é mais comum no início do tratamento e apresenta caráter progressivo, que se encerra com a interrupção da administração da droga. Sabe-se que o padrão de neurotoxicidade é dependente do fármaco utilizado. Os sais de platina, por exemplo, são únicos em produzir gangliopatia sensorial progressiva, apesar da suspensão do tratamento. A neuropatia causada por este fármaco, pela vincristina, cisplatina, bortezomibe e paclitaxel pode persistir por meses a anos após o término do tratamento.[29,30] Apesar disso, o curso da NPQ é imprevisível. Embora alguns pacientes possam permanecer com dor por tempo indeterminado, outros podem cursar com melhora dos sintomas sensitivos em curto prazo. Alguns pacientes iniciam tardiamente os sintomas da NPQ, às vezes até anos após a interrupção do tratamento com o quimioterápico, e esse fato prejudica o diagnóstico adequado da etiologia da neuropatia, postergando, muitas vezes, o início do tratamento correto para neuropatia periférica e prejudicando a melhora clínica. A infusão de vincristina contínua por bombas implantáveis tem sido associada ao desenvolvimento de alodinia mecânica e ao frio após a primeira semana de infusão, sem afetar a nocicepção mecânica e térmica.[31]

A compreensão do exato mecanismo fisiopatológico da NPQ ainda é pequena. A origem da NPQ parece variar em função do agente administrado, a despeito de estar associada a axoniopatia na grande maioria dos pacientes. Acredita-se que a neuropatia induzida pelos taxanos, pelos alcaloides da vincristina e pelo ixabepilone, seja decorrente da interrupção da transmissão do impulso nervoso no neurônio aferente primário, secundária à alteração da estrutura microtubular do axônio. Este mecanismo é diferente do proposto para os usuários dos sais de platina, já que nestes indivíduos observa-se danos no gânglio da raiz dorsal, com disfunção mitocondrial e apoptose neuronal, tanto por modificação do DNA como por estresse oxidativo.[32]

Apesar das diferentes teorias existentes, a compreensão acerca dos mecanismos fisiopatológicos envolvidos com a NPQ ainda é um desafio. Trivedi e colaboradores tentaram identificar alguns fatores de risco para o desenvolvimento de NPQ como a associação de fármacos quimioterápicos, neuropatia prévia, presença de diabetes, redução do clearance de creatinina e história de tabagismo.[33] Sabe-se que esquemas quimioterápicos múltiplos têm sido aplicados para o tratamento de diferentes doenças oncológicas, estando associado a melhores resultados clínicos. Muitos deles envolvem a utilização de fármacos com potenciais neurotóxicos significativos. Embora a neurotoxidade sinérgica não seja bem estudada, acredita-se que possa proporcionar maior sofrimento para o paciente.[34]

O tratamento da NPQ está associado a um prognóstico pobre, o que pode ser justificado pela pequena compreensão acerca da sua fisiopatologia e pela escassez de estudos abordando esse tema específico. As medidas propostas estão fundamentadas na observação de outros modelos de DN. Tratamento farmacológico deve sempre ser associado a medidas não farmacológicas, no intuito de melhorar a dor e a qualidade de vida. Os pacientes devem ser informados que os resultados do tratamento iniciam apenas após duas semanas da utilização do fármaco e que ajustes podem ser necessários.

Fármacos anticonvulsivantes, antidepressivos, analgésicos opioides e analgésicos tópicos têm sido utilizados. No intuito de orientar o tratamento da DN por quimioterápicos, diferentes guidelines têm sido publicados e propõem a classificação destes fármacos como sendo de primeira, segunda e terceira linhas. Gabapentinoides, antidepressivos tricíclicos (ADT) e de ação dual, são fortemente recomendados. A eficácia dos ADT, como amitriptilina, imipramina e clomipramina, está estabelecida, com um número necessário para tratar (NNT) de 3,6 e um número necessário para desenvolver efeitos indesejados (NNH ou number needed to harm) de 13,4. Os gabapentinoides (NNT de 7,7; NNH de 13,9), apesar de estarem associados a sonolência, ataxia e edema em alguns pacientes, cursam com menor possibilidade de interação droga-droga quando comparados com os ADT.[35]

Outra alternativa são os antidepressivos de ação dual, como a venlafaxina, a duloxetina e o milnaciprano (NNT 6,4; NNH 11,8). Estes possuem um padrão de tolerância melhor e, por conseguinte, são mais aceitos pelos pacientes.[36]

Tramadol, opioide fraco, com múltiplo mecanismo de ação, representa o grupo dos fármacos de segunda linha, os quais só devem ser utilizados na ausência de resposta clínica satisfatória após uso regular dos fármacos de primeira linha. Opioides fortes como a morfina, metadona, a oxicodona e o tapentadol têm se mostrado efetivos em tratar os pacientes com NPQ (NNT 4,3; NNH 11,7) e, juntamente com os outros antidepressivos, anticonvulsivantes não gabapentinoides, canabinoides, toxina botulínica e bifosfonatos compõem o tratamento de terceira linha da DNQ. Lidocaína e capsaicina tópica, na forma de patch, são recomendadas para DN localizada.[37]

O patch de lidocaína 5% representa fármaco de primeira linha na abordagem da DN localizada (DNL). Ele tem sido utilizado nos indivíduos com DNL, alodinia e hiperalgesia.[38] Indicado também aos portadores de NPQ. O máximo de três patchs devem ser aplicados por vez, devendo ser colocado por 12 horas e mantido o local 12 horas sem o emplastro. Deve-se dar preferência a utilizá-lo no período de maior intensidade da dor. A lidocaína penetra na pele e atinge fibras sensitivas dolorosas, bloqueando os canais de sódio reversivelmente e impedindo a condução do potencial de ação de tecidos eletricamente excitáveis. Seu efeito é área-dependente, portanto, deve cobrir toda a área de dor neuropática periférica localizada, podendo ser utilizado o máximo de três patchs, concomitantemente, por aplicação (DNPL).[39] O alívio da dor persiste por 12 horas, mesmo após ser retirado. Sua eficácia e segurança, devido sua baixa absorção sistêmica, a torna um medicamento de eleição. Likar e colaboradores verificaram diminuição da intensidade da dor, hiperalgesia, alodinia e sensação de queimação, além de melhorar a qualidade do sono. A intensidade da dor reduziu em mais de cinco pontos na Escala Numérica Verbal.[40]

A infusão de lidocaína por via endovenosa tem sido proposta por alguns autores para o tratamento de DN.[41] Viola e colaboradores demonstraram que uma infusão de lidocaína endovenosa, na dose de 5 a 7,5 mg/kg, durante 4 horas, uma vez ao mês, foi efetiva em reduzir a dor e em melhorar a qualidade de vida de pacientes portadores de NP diabética.[42] Porém, não há trabalhos que abordem a utilização de lidocaína venosa para tratamento NPQ.

A terapia combinada (multimodal) pode ser utilizada quando a monoterapia não é efetiva. Ela tem por princípio a associação de fármacos com diferentes mecanismos de ação, visando agir em diferentes receptores. Isso implica a necessidade de menores doses e tem como resultado melhor analgesia e menos efeitos colaterais. Estudos de alta qualidade envolvendo pacientes com NP diabética, recomendam a utilização de gabapentinoides associados a ADT.[43] Atenção especial deve ser dada a possibilidade de interação medicamentosa e potencialização não só dos efeitos desejados mas também dos indesejados. A escolha do esquema terapêutico deve considerar a história clínica, as comorbidades apresentadas pelo paciente e a expectativa de vida do mesmo. O objetivo principal do tratamento deve ser a melhora da dor e da qualidade de vida.[44]

Com o intuito de obter bons resultados com os tratamentos instituídos, deve-se associar medidas não farmacológicas ao tratamento farmacológico. Fisioterapia contribui para aliviar as complicações relacionadas à imobilidade e outros sintomas da doença oncológica. As evidências de outras terapias, como massagens, acupuntura, crioterapia, terapia de relaxamento e hipnose, são pequenas.[45]

Muitos pacientes NPQ cursam com dor de forte intensidade e refratária ao tratamento medicamentoso. O tratamento intervencionista da dor pode ser uma opção para esses pacientes, embora muitos especialistas advoguem o uso de técnicas mais avançadas precocemente no curso da doença.[46] Anestésico local periférico e bloqueios simpáticos promovem excelentes informações diagnósticas, porém estão associados a resultados não duradouros no tratamento de neuropatia periférica. Esteroides perineurais promovem alívio mais prolongado para alguns pacientes com NP.[47]

Estimulação do cordão espinhal (SCS) tem sido recomendada e apresenta resultados mais consistentes com significativa melhora da dor. Sabe-se da existência de diferentes dispositivos para SCS, os quais estão associados a modalidades específicas de estimulação, incluindo tecnologia de elevada frequência, estimulação do gânglio da raiz dorsal, estimulação tipo *burst*, dentre outras. Fundamentalmente, a SCS, independentemente do tipo, envolve a geração de um campo elétrico no eletrodo implantado no espaço peridural. Esse campo aplicado modifica o potencial elétrico através das membranas, baseado nas propriedades dos tecidos adjacentes ao eletrodo, como dura-máter, fluido cerebroespinhal e substância branca. Havendo membranas excitáveis, o campo elétrico criado irá desencadear um potencial de ação, o qual será dependente das propriedades bioelétricas do axônio (diâmetro, estado de mielinização e limiar elétrico). Ao serem colocados próximo a linha média da coluna, os eletrodos causam ativação da medula dorsal, com consequente transmissão antidrômica e ortodrômica dos potenciais de ação, gerando efeitos analgésicos em nível supraespinhal e segmentar.[48-50]

Em função do mecanismo de ação citado, a SCS está indicada no tratamento da dor refratária às medidas convencionais. Ensaios clínicos realizados em pacientes portadores de neuropatia diabética demonstraram alivio da dor > 50% em 82% dos indivíduos submetidos a SCS, com neuropatia periférica de diferentes etiologias (Figura 59.1).

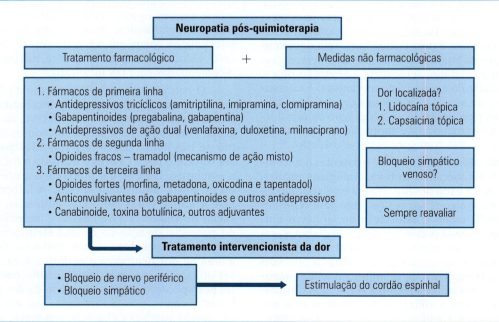

Figura 59.1. Fluxograma para tratamento da dor neuropática pós-quimioterapia. A escolha dos fármacos deve ser orientada pela história clínica e pelas comorbidades apresentadas pelo paciente. (Fonte: Autoria própria.)

Neuropatia pós-radioterapia (NPR)

A radioterapia (RT) é uma estratégia comumente utilizada no tratamento do câncer, principalmente em doença regional e localizada. A RT, apesar de apresentar a vantagem de preservar a estrutura tecidual, acarreta efeitos adversos indesejados. Pacientes com neoplasia de cabeça e pescoço, por exemplo, quando submetidos a RT podem desenvolver candidíase, mucosite, alteração do paladar, osteorradionecrose, necrose de tecido mole, xerostomia e dor neuropática pós-radioterapia.[51]

A RT tem por princípio a aplicação de radiação ionizante, com consequente instabilidade do meio onde ela incide. Ela pode ser corpuscular ou eletromagnética. A RT corpuscular caracteriza-se pela presença de elétrons, prótons e nêutrons, enquanto a RT eletromagnética, também chamada fóton, é representada pelos raios gama e raios X. A maioria dos pacientes tratados por RT são submetidos a raios gama e raios X. As radiações ionizantes atuam sobre o DNA nuclear promovendo a morte celular ou a perda de sua capacidade reprodutiva. A ação da RT pode ser direta ou indireta. A ação direta implica na quebra do DNA e no comprometimento da capacidade de replicação celular, enquanto na indireta, a água é dissociada em seus dois componentes, H^+ e OH^-. Este último reage com as bases de DNA, alterando o processo de duplicação.[52]

A RT pode ser aplicada em diferentes esquemas. A maioria dos pacientes submetidos à RT recebem uma dose total de 50-70 Gy com proposta curativa. Nos tratamentos adjuvantes são aplicadas doses fracionadas, num total de 100 a 105 Gy. Aproximadamente 30 a 40% dos pacientes em RT paliativa para o controle de metástase óssea experienciam aumento temporário da dor imediatamente após a RT.[53] Dor secundária à plexopatia braquial, associada à parestesia e fraqueza em membro superior tem sido descrita em pacientes com neoplasia de mama submetidas a RT.[54] Em geral, este quadro é autolimitado e se resolve nos primeiros dias ou semanas, entretanto, alguns pacientes evoluem com dor crônica pós-radioterapia. Esta está associada à lesão visceral, lesão de partes moles ou dano de tecido neuronal. Fibrose induzida pela RT pode danificar o nervo periférico e causar dor neuropática crônica. Os sintomas de DN podem ocorrer meses ou anos após o tratamento, ou podem desenvolver-se lentamente, caracterizando-se por fraqueza progressiva, disfunção sensorial, modificações da pele pós-radioterapia e linfedema. Plexopatias cervical, braquial ou lombossacra podem desenvolver-se e se manter por meses ou anos. Há relato de dor com características neuropáticas no trajeto de inervação da estrutura acometida, fraqueza e modificação sensorial. Na plexopatia cervical, por exemplo, o paciente se queixa de dor ou queimação na região periauricular, no pescoço, na cabeça, na face ou no ombro. Indivíduos com plexopatia braquial cursam com sintomas em localizações variadas, podendo apresentar dor em todo o membro superior acometido ou no território de inervação das diferentes fibras que compõem o plexo braquial.[55] A plexopatia lombar, por sua vez, está associada à dor em região inguinal ou em membro inferior, a qual, muitas vezes, compromete a deambulação e a autonomia do paciente. Mielopatia pós-radioterapia também tem sido descrita e caracteriza-se pela presença de sintomas sensoriais e dor, alterações estas que precedem disfunção autonômica e motora progressiva. Os achados neurológicos podem ser sugestivos de mielopatia transversa.[56]

O diagnóstico das complicações causadas a radioterapia pode ser difícil, uma vez que o quadro clínico apresentado pelo paciente pode ser decorrente de outras etiologias ou até mesmo da recidiva do câncer.[57]

O tratamento da dor pós-radioterapia, assim como da DN de outras etiologias, representa um desafio. Não há um algoritmo específico para a abordagem desta patologia específica e os fármacos disponíveis, e geralmente estão associados ao controle parcial do quadro álgico. Assim como na NPQ, recomenda-se a aplicação dos *guidelines* de tratamento de DN, os quais geralmente são sintomáticos e embasados na administração de antidepressivos, gabapentinoides, opioides fracos ou fortes, e outros adjuvantes (Figura 59.2). A escolha do fármaco a ser administrado deve ser pautada não apenas no nível de recomendação, mas também na história clínica e nas características individuais de cada paciente. Sabe-se que, alterações fisiológicas relacionadas às doenças de base são determinantes na resposta clínica apresentada. Disfunções hepática, renal e pulmonar podem interferir negativamente na tolerância ao fármaco. Torna-se necessário considerar os esquemas prévios utilizados pelo paciente e as possíveis interações medicamentosas. A dose inicial deve ser pequena, e acréscimos na mesma deverão ser realizados com o intuito de obter uma analgesia adequada, com mínimos efeitos colaterais. Havendo efeitos colaterais, estes deverão ser tratados e o esquema de analgesia revisto.[58]

Pacientes com dor pós-radioterapia refratária ao tratamento medicamentoso devem ser reavaliados com o intuito de identificar se os mesmos são candidatos a abordagem terapêutica por meio de técnicas intervencionistas. Plexopatia, seja ela cervical, braquial, lombar ou sacral, pode ser passível de tratamento através da realização de bloqueios de nervo periférico, bloqueios simpáticos e de técnicas de estimulação medular.

Neuralgia pós-herpética em paciente oncológico

Por muitos anos, tanto a infecção pelo herpes-zóster (HZ) quanto o aumento do risco de doenças malignas foram associadas à imunossupressão.[59]

Também está bem documentado que o HZ ocorre mais frequentemente em pacientes portadores de câncer. Porém, não podemos afirmar que pacientes portadores de HZ estão mais predispostos a malignidade. O HZ não é um marcador de malignidade oculta, mesmo quando se estudou grupo de pacientes acima de 65 anos.[60] A associação entre o HZ e o câncer sugere que o câncer aparece previamente à malignidade, especialmente em cânceres hematológicos (estes, sabidamente estão presentes na forma pré-clínica por, pelo menos, 10 anos antes de serem diagnosticados) e o HZ pode ser a manifestação mais precoce da alteração do sistema imune provocada pela malignidade.[61,62]

Outro estudo identifica o herpes-zóster como um preditor de malignidade subsequente, mas não pode ser considerado um marcador prévio de malignidade.[63]

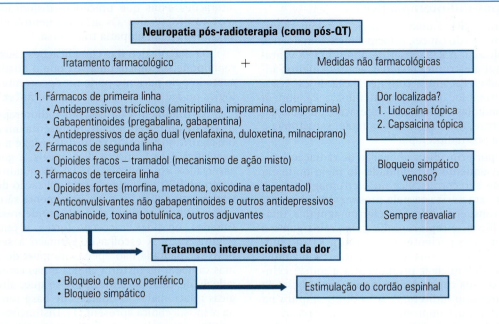

Figura 59.2. Fluxograma para tratamento da dor neuropática pós-radioterapia. A escolha dos fármacos deve ser orientada pela história clínica e pelas comorbidades apresentadas pelo paciente. (Fonte: Autoria própria.)

Também é possível que o HZV induza a um mecanismo imunológico, como exemplo: a partícula viral pode provocar uma estimulação antigênica ou mudança do tecido infectado, que pode desenvolver a malignidade tardiamente (linfoma, osteossarcoma, sarcoma de Kaposi).[64] As ativações, tanto pelo HZ quanto pelo sistema imunológico gerando potencial malignidade, estão relacionadas à disfunção do sistema CD4 e das células *natural killer* sugerindo uma ligação entre essas doenças.[65]

Pacientes medicados com bortezomibe como segunda linha de escolha para tratar o mieloma múltiplo têm aumento da incidência de infecções pelos herpes-zóster I e II associado ao quadro deste câncer. Os índices de reativação do herpes giram em torno de 11 a 13%. Destes, 9 a 34% dos pacientes apresentam a neuralgia pós-herpética, dor neuropática que perdura mesmo após 4 meses do final da fase aguda da infecção. Os fatores de risco para a NPH são: indivíduo maior de 50 anos, sexo feminino (ambos fatores que predispõe a maior incidência de mieloma múltiplo), presença de pródromo, *rash* disseminado e dor de moderada a severa (Escala Visual Analógica maior de 5), e presença de varicela-zóster vírus detectado em testes sanguíneos. O acúmulo do bortezomibe no gânglio da raiz dorsal, a desregulação da homeostase do cálcio mediado pela mitocôndria e a desregulação de neurotrofinas podem contribuir para a neuropatia periférica axonal induzida pelo bortezomibe (NPIB). Não existe prevenção para a NPIB. Antidepressivos tricíclicos, anticonvulsivantes, analgésicos e suplementos vitamínicos são usados em pacientes sintomáticos com algum sucesso. Cerca de 38% dos pacientes apresentam NPIB por um período médio de 53 dias, e sua resolução ocorre, em média, em 3 meses. O uso de quatro ciclos de bortezomibe, com história prévia de uso de tratamento com talidomida, está altamente relacionado com aumento da incidência de NPIB. Assim como ocorre em pacientes imunocomprometidos, em portadores de mieloma múltiplo a ocorrência da infecção pode não ocorrer em dermátomo definido. Para evitar essas ocorrências, o FDA, em 2006, determinou a vacinação de maiores de 60 anos. Infelizmente, na vigência de QT, os pacientes não devem receber vacinas. O ideal é utilizar aciclovir, 400 mg/dia, para evitar reativação do VZH em pacientes usando bortezumabe pelo mieloma múltiplo.[66]

O tratamento da síndrome pós-herpética em pacientes com câncer, segue as regras de tratamento da neuropatia pós-herpética em pacientes não oncológicos, visando o uso de medicamentos por via oral associado a tratamentos tópicos para diminuir a sensibilização periférica (Figura 59.3).

AVALIAÇÃO DA DOR NEUROPÁTICA NO CÂNCER

O tratamento relacionado à dor neuropática representa um grande ônus aos pacientes, seus familiares e ao sistema de saúde. Infelizmente, existem várias barreiras para um tratamento efetivo da dor neuropática, entre eles, a distinção da presença de dor nociceptiva e dor neuropática. Uma importante avaliação clínica (toque, vibração, temperatura e sensibilidade) é necessária para determinar que tipo de fibra nervosa está afetada. Alteração da sensibilidade ao toque e vibração sugerem alterações nas fibras largas; alterações no teste de agulha, revelando hipo ou hiperestesia, e/ou alteração da sensibilidade térmica indicam alteração na fibra fina. Também deve ser avaliada a distribuição da dor em raiz nervosa ou outras áreas inervadas por plexos ou nervos específicos. Fraqueza, atrofia muscular, hipotensão ortostática e alteração na coloração da pele podem indicar envolvimento de nervos motores e autonômicos.[67]

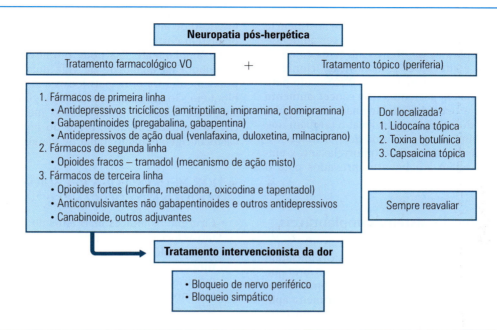

Figura 59.3. Fluxograma para tratamento da dor neuropática pós-herpética em paciente oncológico. (Fonte: Autoria própria.)

■ TRATAMENTO INTERVENCIONISTA DA DN NO CÂNCER

Interventional pain-relieving techniques (técnicas intervencionistas para o tratamento da dor neuropática oncológica)

Existem uma variedade de técnicas usadas, e podem ser divididas em técnicas neuroaxiais e aquelas cujo alvo é um nervo individual ou vários, denominadas técnicas neurolíticas, que pode ser aplicada tanto para o neuroeixo como para nervo específico ou um grupamento de nervos.[68]

Técnicas do neuroeixo

Estas técnicas focam nas regiões da medula espinhal que corresponde à distribuição da dor, colocando medicação o mais próximo a entrada das fibras aferentes nociceptoras, interneurônios e fibras ascendentes. Fármacos se ligam aos nociceptores do corno posterior da medula, tais como N-metil-D-aspartato (NMDA), opioides e canais de cálcio, e modulam a sensação de dor.[68]

Pode ser dividida entre abordagem epidural ou intratecal.

• Abordagem epidural

A técnica epidural pode produzir alívio no tratamento de dor severa no câncer, especialmente no final da vida. Estudos demonstraram que a analgesia epidural produz alívio total em 76% dos pacientes com câncer. As complicações podem ocorrer quando se usa cateter epidural por um período prolongado, entre eles, infecção, efeitos adversos induzidos por medicações, deslocamento e obstrução do cateter, fibrose dural (mais frequente com mais de um mês de uso).

• Abordagem intratecal

Na infusão intratecal, podem ser administrados anestésicos locais, opioides e outros agentes para reduzir a dor do câncer. Dados clínicos demonstram segurança e eficácia na analgesia de cateter intratecal externalizado, sendo mais seguros que os cateteres epidurais em um período maior que três semanas. Estudos demonstram que a morfina intratecal apresenta melhor alívio da dor, com menor efeito adverso, quando comparado com a administração da morfina epidural. Um pequeno número de casos relatou a formação de granuloma intratecal, sendo a maioria dos casos em pacientes que não tinham câncer e que foram expostos a altas doses dos fármacos por um período prolongado. A maioria das terapias de infusão são oferecidas aos pacientes com câncer como método de controle de dor extrema e no final da vida. Não obstante o baixo risco de desenvolvimento de granuloma desenvolvido em pacientes com câncer, recomendações para reduzir o risco incluem administração de baixa dose e concentração para um período de tempo mais prolongado e avaliando sintomas patológicos, tais como diminuição da dor e evidência de compressão da medula espinhal.[68]

Vários fármacos podem ser infundidos no espaço intratecal, entre eles morfina (único opioide aprovado pelo FDA para uso intratecal, fármaco padrão-ouro intratecal, segura e efetiva para o uso prolongado), hidromorfona, fentanil, sufentanil, buprenorfina (opioides alternativos em pacientes com menor resposta analgésica à morfina), lidocaína, bupivacaína (não é aprovada pelo FDA para uso intratecal, vários estudos demonstram que seu uso combinado com a morfina, diminui o seu consumo e potencializa a eficácia da analgesia em pacientes com dores oncológicas refratárias), tetracaína, ropivacaína (anestésico local), ziconidina (bloqueador de canal tipo N de cálcio, aprovado pelo FDA para o tratamento de dor oncológica refratária ou Aids, não apresenta síndrome de abstinência quando descontinuada, sua dosagem deve ser aumentada cuidadosamente para evitar efeitos adversos como alterações cognitivas e alterações psiquiátricas), clonidina (alfa-2 agonista com eficácia analgésica, é aprovado pelo FDA para uso epidural em pacientes com câncer, aumenta a analgesia e reduz a toxicidade relacionada ao opioide, útil quando associado ao anestésico local e também que apresenta componente neuropático na dor), dexmedetomidina (alfa-2 agonista) e baclofeno (miorrelaxante), embora poucos deles sejam atualmente aprovados para o uso pelo FDA.

Medicação intratecal e sistemas implantáveis de liberação de fármacos

A administração de medicações analgésicas iniciaram provavelmente em 1885, quando JJ Corning descobriu que a cocaína intratecal produzia paralisia de membros em cachorros e induzia anestesia em humanos. A primeira aplicação de morfina para uso intratecal foi relatada em 1900 e, após, em uso epidural em dor oncológica e pós-operatório, em 1979. A liberação de fármacos, via espinhal, para o tratamento de dor crônica por um sistema implantável foi em 1980, com fluxo fixo e contínuo da infusão, e o uso de baixas doses produzia menos efeitos adversos, tais como a sedação, déficit cognitivo, fadiga e constipação. Em 1991, iniciou-se, nos Estados Unidos, um sistema implantável programável com bateria externa, permitindo mudanças de fármacos não invasiva com um programador externo; anteriormente, mudanças de doses só poderiam acontecer reabastecendo o fluxo constante das bombas com concentrações diferentes de medicação. Atualmente, bombas programáveis são implantadas quando as mudanças de dosagem são prováveis. Os pacientes oncológicos são o grupo mais amplo de pacientes com dores crônicas que, geralmente, requerem mudanças nas terapias analgésicas em resposta a fatores dinâmicos da própria condição da doença. A via intratecal de liberação de fármacos agrega valor importante na terapia, permitindo uma redução trezentas vezes maior na dose de opioide comparado com a via oral. Esta redução impacta na toxicidade associada a altas doses orais de opioides, tais como distúrbio cognitivo, sedação excessiva e constipação severa, além de garantir analgesia mais efetiva.[68]

As principais vantagens do uso desses dispositivos são a mobilidade do paciente, de fácil uso, menor manutenção e custo-benefício. Complicações potenciais incluem: a má posição do cateter, infecção, náuseas e vômitos, prurido, retenção urinária e mal funcionamento do aparelho. Os critérios de seleção incluem pacientes que sofrem de dor oncológica crônica intratável, com insuficiente alívio da dor ou efeitos adversos intoleráveis dos fármacos sistêmicos, que respondem a prévia triagem (melhora de 50% das dores e com perfil favorável aos efeitos colaterais) e têm uma expectativa maior do que três meses.[68]

• Neurólise química

É uma lesão intencional a um nervo, ou a um grupo de nervos, por agentes químicos (álcool ou fenol), térmi-

co (calor), cirúrgico ou criogênico (congelamento), com a intenção de aliviar a dor. Os efeitos da terapia neurolítica persistem entre 3 e 6 meses, embora sua resposta possa variar amplamente. Ela pode promover analgesia efetiva e melhora na qualidade de vida quando utilizada apropriadamente. Os principais locais a serem realizados este bloqueio são: gânglio estrelado, gânglio de Gasser, cadeia simpática torácica, plexo celíaco (nervos esplâncnicos), cadeia simpática lombar, plexo do hipogástrio e gânglio sacrococcígeo (gânglio ímpar ou gânglio de Walther).[68]

■ DOR NEUROPÁTICA RELACIONADA AO TRATAMENTO DO CÂNCER[69]

- **Cirurgia**: os índices mais altos de dor neuropática estão associados a lesão nervosa ou formação de cicatriz (independente do tipo de cirurgia, neuromas pós-cirúrgicos que são desenvolvidos devido a lesão tecidual ou através da cicatriz desenvolvida) resultante de tratamento cirúrgico de câncer de mama (20-69%), tórax (57% após 3 meses da cirurgia) e cabeça e pescoço (32%), bem como, originado de partes moles ou osso (p. ex., sarcoma e osteosarcoma).

- **Radioterapia**: ocorre devido a inflamação e cicatriz do nervo. Entre 21 e 65% dos pacientes com câncer de mama que realizam radioterapia irão desenvolver dor neuropática crônica relacionada à radioterapia, e pode ocorrer a qualquer momento de 6 a 17 anos após o tratamento. A plexopatia lombossacra, complicação que pode ocorrer em pacientes que realizam radioterapia para sarcoma, câncer colorretal, cervical, testicular e outros localizados na pelve. Felizmente, com os avanços tecnológicos na radioterapia, as radiações são realizadas especificamente no tumor, diminuindo danos nos tecidos saudáveis.

- **Quimioterapia**: a dor neuropática ocorre pela toxicidade do tratamento farmacológico, em tratamentos de tumores sólidos e hematológicos; incluem taxanos, platinas, alcaloides, vinca, talidomida, lenolidomida e bertozomibe. Esses tratamentos incluem ciclos repetitivos que são administrados a cada 1-4 semanas. As lesões repetitivas nas fibras nervosas periféricas são transmitidas ao sistema nervoso central, resultando em dor crônica neuropática. Entre 20 e 40% dos pacientes que receberam fármacos quimioterápicos neurotóxicos desenvolverão dor crônica neuropática, devido a neuropatia periférica induzida pela quimioterapia. Os sintomas incluem alodinia e sensação dolorosa de dormência, formigamento, queimação e em disparos nas extremidades, que podem persistir por anos após o término da quimioterapia, levando à diminuição da qualidade de vida.

- **Agentes hormonais**: pacientes hormônio positivo com câncer de mama são frequentemente tratados com fármacos modificadores de hormônios, tais como inibidores da aromatase, que causam sintomas musculoesqueléticos dolorosos. Esta síndrome dolorosa é chamada síndrome musculoesquelética associada aos inibidores de aromatase (AIMISS), o mecanismo de ação é desconhecido.

■ CONCLUSÕES

A falta de tratamentos baseados em eficácia significativamente limita o tratamento da dor neuropática causada pelo câncer. Entretanto, mesmo com a ausência de evidência de tratamento efetivo, os médicos deveriam fazer uma triagem de dor neuropática em todos os pacientes oncológicos.

O tratamento da dor neuropática crônica relacionada ao câncer é um problema angustiante e impactante, novas pesquisas são importantes tanto na avaliação quanto no mecanismo de ação e nas intervenções.

■ REFERÊNCIAS BIBLIOGRÁFICAS

1. van den Beuken-van Everdingen MH, de Rijke JM, Kessels AG, Schouten HC, van Kleef M, Patijn J. Prevalence of pain in patients with cancer: a systematic review of the past 40 years. Ann Oncol. 2007; 18:1437-49.
2. van den Beuken-van Everdingen MH, de Rijke JM, Kessels AG, Schouten HC, van Kleef M, Patijn J. High prevalence of pain in patients with cancer in a large population – based study in The Netherlands. Pain. 2007; 132:312-20.
3. Fallon MT. Neuropathic pain in cancer. Brit J Anaest. 2013; 111(1):105-11.
4. Macedo DDP. Epidemiologia. In: Drummond JP, Marquez JO. Dor neuropática. São Paulo: Âmbito Editores. 2007; 18-29.
5. Caraceni A. Portenoy RK. An internacional survey of cancer pain characteristics and syndromes. IASP Task force on Cancer pain. IASP Pain. 1999; 82(3):263-74.
6. Smith EML, Bridges CM, Kanzawa G, et al. Cancer treatment-related neuropathic pain syndromes – epidemiology and treatment: an update. Curr Pain Headache Rep. 2014; 18:459.
7. Christo PJ, Mazloomdoost D. Interventional pain treatments for cancer pain. Ann NY Sci. 2008; 1138:299-328.
8. Kraychete DC, Castro APCR, Miranda ML. Sensibilização periférica, sensibilização central e a cronificação da dor pós-operatória. Rev Dor. 2017; 18(Suppl 1): 20-3.
9. International Association for the Study of Pain. Disponível em: http://www.iasppain.org/AM/Template.cfm?Section.Pain_Definitions. Acesso em: 28 January 2013.
10. Oosterling A, te Boveldt N, Verhagen C, et al. Neuropathic pain components in patients with cancer: prevalence, treatment, and interference with daily activities. Pain Practice. 2016; 16(4):413-21.
11. Smith EML, Bridges CM, Kanzawa G, et al. Cancer treatment-related neuropathic pain syndromes – epidemiology and treatment: an update. Curr Pain Headache Rep. 2014; 18:459.
12. Bennett MI, Smith BH, Torrance N, Lee AJ. Can pain be more or less neuropathic? Comparison of symptom assessment tools with ratings of certainty by clinicians. Pain. 2006; 122:289-294.
13. Mulvey MR, Rolke R, Klepstad P, et al. Confirming neuropathic pain in cancer patients: applying the NeuPSIG grading system in clinical practice and clinical research. Pain. 2014; 155:859-63.
14. Boland EG, Mulvey MR, Bennett MI. Classification of neuropathic pain in cancer patients. Curr Opin Support Palliat Care. 2015; 92:112-5.
15. Grond S, Redbruch L, Meuser T, Sabatowski R, Loick G, Lehmann KA. Assessment and treatment of neuropathic cancer pain following WHO guidelines. Pain. 1999; 79(1):15-20.
16. Grond S, Zech D, Diefenbach C, Radbruch L, Lehmann KA. Assessment of cancer pain: a prospective evaluation in 2,266 cancer patients referred to a pain service. Pain. 1996; 64(1):107-14.
17. Smith EML, Bridges CM, Kanzawa G, et al. Cancer treatment-related neuropathic pain syndromes – epidemiology and treatment: an update. Curr Pain Headache Rep. 2014; 18:459.
18. Langley PC, Van Litsenberg C, Cappelleri JC, Carroll D. The burden associated with neuropathic pain in Western Europe. J Med Econ. 2013; 16:85-95.
19. Perez C, Sanchez-Martinez N, Ballesteros A, et al. Prevalence of pain and relative diagnostic performance of screening tools for neuropathic pain in cancer patients: a cross-sectional study. Eur J Pain. 2015; 19:752-61.
20. Dougherty PM, Cata JP, Burton AW. Dysfunction in multiple primary afferent fiber subtypes revealed by quantitative sensory testing in patients with chronic vincristine-induced pain. J Pain Symptom Manage. 2007; 33:166-79.
21. Pace A, Carpano S, Galie E. Vitamin E in the neuroprotection of cisplatininduced peripheral neurotoxicity and ototoxicity. J Clin Oncol (Meeting Abstracts). 2007; 25(Suppl):abstr 9114.
22. Merskey H, Bogduk N. Classification of chronic pain: descriptions of chronic pain syndromes and definitions of pain terms. Seattle: IASP Press; 1994.
23. Wacnik PW, et al. Tumor Implantation in mouse humerus evoks moviment-related hiperalgesia exceeding yhat evoked by intramuscular carragenann. Pain. 2003; 101(1-2):175-86.
24. Forman AD. Peripheral neuropathy and cancer. Curr Oncol Rep. 2004; 6:20-5.
25. Cavaletti G, Marmiroli P. Chemotherapy-induced peripheral neurotoxicity. Nat Rev Neurol. 2010; 6(12):657-66.
26. Seretny M, Currie GL, Sena ES, et al. Incidence, prevalence, and predictors of chemotherapy-induced peripheral neuropathy: a systematic review and meta-analysis. Pain. 2014; 155(12):2461-70.
27. Attal N, Bouhassira D, Gautron M, et al. Thermal hyperalgesia as a marker of oxaliplatin neurotoxicity: a prospective quantified sensory assessment study. Pain. 2009; 144:245-52.
28. Miltenburg NC, Boogerd W. Chemotherapy-induced neuropathy: a comprehensive survey. Cancer Treat Rev. 2014; 40(7):872-82.
29. Dougherty PM, Cata JP, Burton AW. Dysfunction in multiple primary afferent fiber subtypes revealed by quantitative sensory testing in patients with chronic vincristine-induced pain. J Pain Symptom Manage. 2007; 33:166-79.
30. Pace A, Carpano S, Galie E. Vitamin E in the neuroprotection of cisplatininduced peripheral neurotoxicity and ototoxicity. J Clin Oncol (Meeting Abstracts). 2007; 25(Suppl):abstr 9114.
31. Jaggi AS, Jain V, Singgh N. Animal models of neuropathic pain. Fundam Clin Pharmacol. 2011; 25(1):1-28.
32. Argyriou AA, Bruna J, Marmiroli P, Cavaletti G. Chemotherapy-induced peripheral neurotoxicity (CIPN): an update. Crit Rev Oncol Hematol. 2012; 82(1):51-77.
33. Trivedi MS, Hershman DL, Crew KD. Management of chemotherapy-induced peripheral neuropathy. Am J Hematology/Oncology. 2015; 11(1):4-10.
34. Windebank AJ, Grisold W. Chemotherapy-induced neuropathy; 2008. doi 10.1111/j.1529-8027.2008.00156.x.
35. Pickering G. Antiepileptics for post-herpetic neuralgia in the elderly: current and future prospects. Drugs Aging. 2014; 31(9): 653-60.
36. Finnerup NB, Attal N, Haroutounian S, McNicol E, Baron R, Dworkin RH, et al. Pharmacotherapy for neuropathic pain in adults: a systematic review and meta-analysis. Lancet Neurol. 2015; 14(2):162-73.
37. Cruccu G, Truini A. A review of neuropathic pain: from guidelines to clinical practice. Pain Ther. 2017; 6(1):S35-S42.
38. Meier T, Wasner G, Faust M, et al. Efficacy of lidocaine patch 5% in the treatment of focal peripheral neuropathic pain syndromes: a randomized, double-blind, placebo-controlled study. Pain. 2003; 106:151-8.
39. Rowbotham MC, et al. Lidocaine patch: double-blind controlled study of a new treatment method for post-herpetic neuralgia Pain. 1996; 65:39-44.
40. Likar R, et al. Treatment of localized neuropathic pain of different etiologies with the 5% lidocaine medicated plaster – a case series. Int J Gen Med. 2015; 8:9-14.

41. Kim YC, Castañeda AM, Lee CS, Jin HS, Park KS, Moon JY. Efficacy and safety of lidocaine infusion treatment for neuropathic pain: a randomized, double-blind, and placebo-controlled study. Reg Anesth Pain Med. 2018; 43(4):415-24.

42. Viola V, Newnham HH, Simpson RW. Treatment of intractable painful diabetic neuropathy with intravenous lignocaine. J Diabetes Compl. 2006; 20:34-9.

43. Gilron I, Bailey JM, Tu D, Holden RR, Jackson AC, Houlden RL. Nortriptyline and gabapentin, alone and in combination for neuropathic pain: a double-blind, randomised controlled crossover trial. Lancet. 2009; 374:1252-61.

44. Rowbotham MC, et al. Lidocaine patch: double-blind controlled study of a new treatment method for post-herpetic neuralgia Pain. 1996; 65:39-44.

45. Cassileth BR, Keefe FJ. Integrative and behavioral approaches to the treatment of cancer-related neuropathic pain. Oncologist. 2010; 15(Suppl. 2):19-23.

46. Burton AW, Hamid B. Current challenges in cancer pain management: Does the WHO ladder approach still have relevance? Expert Rev Anticancer Ther. 2007; 7:1501-2.

47. Abram SE. Neural blockade for neuropathic pain. Clin J Pain. 2000; 16(2):S56-61.

48. Linderoth B, Foreman RD. Conventional and novel spinal stimulation algorithms: hypothetical mechanisms of action and comments on outcomes. Neuromodulation. 2017; 20:525-33.

49. Oakley JC, Prager JP. Spinal cord stimulation: mechanisms of action. Spine. 2002; 27:2574-83.

50. Meyerson BA, Linderoth B. Mechanisms of spinal cord stimulation in neuropathic pain. Neurol Res. 2000; 22:285-92.

51. Spetch L. Oral complications in the head and neck irradiated patient. Introduction and scope of the problem. Supp Care Dent. 2002; 10:36-9

52. Jham BC, Freire ARS. Complicações bucais da radioterapia em cabeça e pescoço. Rev Bras Otorrinolaringol. 2006; 72(5):704-8.

53. Hird A, Chow E, Zhang L, et al. Determining the incidence of pain flare following palliative radiotherapy for symptomatic bone metastases: results from three Canadian cancer centers. Int J Radiat Oncol Biol Phys. 2009; 75:193-7.

54. Sutcliffe P, Connock M, Shyangdan D, et al. A systematic review of evidence on malignant spinal metastases: natural history and technologies for identifying patients at high risk of vertebral fracture and spinal cord compression. Health Technol Assess. 2013; 17(42):1-274.

55. van Alfen N, Malessy MJ. Diagnosis of brachial and lumbosacral plexus lesions. Handb Clin Neurol. 2013; 115:293-310.

56. Dropcho EJ. Neurotoxicity of radiation therapy. Neurol Clin. 2010; 28(1):217-34.

57. Portenoy RK, Lesage P. Management of cancer pain. Lancet. 1999; 353:1695-700.

58. Portenoy RK, Lesage P. Management of cancer pain. Lancet. 1999; 353:1695-700.

59. Burtinx F, et al. Is herpes zoster a marker for occult or subsequent malignancy? Br J Gen Pract. 2005 Feb; 55(511):102-7.

60. Smith JB, Fenske NA. Herpes zoster and internal malignancy. South Med J. 1995; 88:1089-92.

61. Gramenzi A, Buttino I, D'Avanzo B, et al. Medical history and the risk of multiple myeloma. Br J Cancer. 1991; 63(5):769-72.

62. La Vecchia C, Negri E, Franceschi S. Medical history and the risk of non-Hodgkin lymphomas. Cancer Epidl Biom Prev. 1992; 1(7):553-6.

63. Buntinx F, et al. Is herpes zoster a marker for occult or subsequent malignancy? Br J Gen Pract. 2005 Feb; 55(511):102-7.

64. Wolff HH, Wendt V, Winzer M. Cutaneous pseudolymphoma at the site of prior herpes zoster eruption. Arch Dermatological Res. 1987; 279:S52-S54.

65. Yang CM, Yang YH, Lin YT, et al. Natural killer cell deficiency associated with Hodgkin's lymphoma. J Formos Med Assoc. 2002; 101:73-5.

66. Focosi D. Bortezomib: the subtle line between drug-induced peripheral neuropathy and post-herpetic neuralgia. Clin Lymp & Myel. 2009; 9(4):E16-E17. doi: 10.3816/CLM.2009.n.067.

67. Smith EML, Bridges CM, Kanzawa G, et al. Cancer treatment-related neuropathic pain syndromes – epidemiology and treatment: an update. Curr Pain Headache Rep. 2014; 18:459.

68. Christo PJ, Mazloomdoost D. Interventional pain treatments for cancer pain. Ann NY Sci. 2008; 1138:299-328.

69. Smith EML, Bridges CM, Kanzawa G, et al. Cancer treatment-related neuropathic pain syndromes – epidemiology and treatment: an update. Curr Pain Headache Rep. 2014; 18:459.

Capítulo 60

Manejo da Dor Central no Paciente Oncológico

Benedito Domingos Amorim Filho

■ INTRODUÇÃO

Cerca de 20% dos pacientes com neoplasia cerebral podem apresentar cefaleia como um dos sintomas da doença de base, e cerca de 48-60% dos pacientes com tumor cerebral podem manifestar cefaleia ao longo do curso da doença. Geralmente, pacientes que já tinham história arrastada pregressa de cefaleia estão mais propensos a evoluir com cefaleia durante a evolução da neoplasia cerebral.

Sabemos, ainda, que os tumores cerebrais primários mais comuns são gliomas, meningeomas e tumores hipofisários e, dependendo do tipo de neoplasia, alguns tipos de cefaleia podem ocorrer com mais frequência. Com relação às lesões metastáticas, as neoplasias pulmonares e de mama são as que mais frequentemente enviam metástases ao SNC, seguido de neoplasias renais, melanomas e neoplasias do trato digestivo.

Quando observamos pacientes que se apresentem com cefaleia e sem nenhuma manifestação neurológica ou clínica, as chances de a dor estar relacionada a algum tipo de neoplasia cerebral é extremamente baixo. No entanto, se o paciente, em vigência de doença neoplásica sistêmica, se apresente com cefaleia, as chances de haver comprometimento secundário do neuroeixo é maior e deve ser considerada.

Outro fato a ser considerado, é que o tratamento oncológico também pode levar ao aparecimento de dor, como a que encontramos em pacientes submetidos à radioterapia, à quimioterapia ou ao tratamento cirúrgico como no caso da cefaleia pós-craniotomia.

Apresentação clínica das cefaleias no tumor cerebral

A dor no paciente com tumor cerebral pode se manifestar de diferentes maneiras e em diferentes localizações e periodicidade, dependendo da localização do tumor, tamanho ou velocidade de crescimento. A dor costuma ser bilateral, mas, em alguns casos, pode ser ipsolateral ao tumor.

Tumores de localização supratentorial costumam provocar dor mais na região frontal, ao passo que tumor em fossa posterior pode levar a queixas na região cervical ou occipital.

O aparecimento de queixas como náuseas e vômitos são relativamente frequentes nesses pacientes, e a piora com manobras de Valsalva ou mudança de posição podem ocorrer em alguns casos.

Normalmente, as cefaleias mais frequentes em pacientes com neoplasia cerebral primária ou secundária são as de padrão tensional, acometendo de 40-50% dos pacientes. Outra parte, pode apresentar dor de padrão migranoso ou, ainda, agravar as crises de migrânea em pacientes com antecedentes de enxaqueca.

Ainda assim, podem haver outros tipos de cefaleia envolvendo tumor cerebral como cefaleia migrânea-*like*, cefaleia com aura, cefaleia pós-esforço físico, cefaleia ortostática, cefaleia em salvas, hemicrania paroxística ou as síndromes SUNCT e SUNA.

Embora a cefaleia seja uma manifestação clínica frequente nos pacientes com tumor cerebral, ela raramente vai ocorrer isoladamente. Geralmente, os pacientes apresentam sintomas ou sinais neurológicos focais ou não associados

A ocorrência de cefaleia como sintoma isolado no tumor cerebral em crianças ocorre em cerca de 0 a 1% dos casos, e nos adultos, de 2 a 16%.[1]

Origem da cefaleia no tumor cerebral

Normalmente, o parênquima cerebral não gera dor, e aquela provocada pelas lesões tumorais ocorre por estímulo nociceptivo às estruturas intra ou extracranianas não parenquimatosas como:

- Vasos cerebrais: porção proximal de artérias da base do crânio e grandes veias, e seios venosos intracranianos;

- Meninges (dura-máter);
- Nervos cranianos sensitivos (V, VII, VIX e X);
- Periósteo;
- Pele e tecido subcutâneo.

Normalmente, os tumores levam ao aparecimento de cefaleia por aumento da pressão intracraniana e pressão direta nas estruturas citadas antes. Algumas lesões podem levar ao aparecimento de hidrocefalia, o que pode causar dor pelo mesmo mecanismo, além de exercer pressão sobre estruturas do neuroeixo comprometendo o nível de consciência ou causando náuseas, vômitos ou déficits neurológicos associados ao local da lesão. Outra causa comum de aumento da pressão tumoral, ocorre quando esse sofre hemorragia e apoplexia tumoral provocando aumento agudo da pressão sobre o tecido adjacente e manifestando dor ou comprometimento neurológico associado. Os tumores de crescimento mais lento tendem a causar menos dor, como é o caso dos meningeomas ou adenomas hipofisários.

Vamos abordar agora, com um pouco mais de detalhes, alguns tipos de dor de origem central por conta de neoplasias intracranianas.

■ SÍNDROME SUNCT

Introdução

A síndrome SUNCT foi primeiramente descrita em 1974, mas somente em 2004 ela foi incluída na Classificação Internacional das Cefaleias.

SUNCT é uma abreviação em língua inglesa, e significa: *Short-lasting Unilateral Neuralgiform headache attacks with Conjunctival injection and Tearing* (ataques de cefaleia neuralgiforme unilateral de curta duração com congestão conjuntival e lacrimejamento). Há uma outra apresentação desta mesma síndrome, chamada SUNA (*Short-lasting unilateral Neuralgiform headache attacks with cranial Autonomic symptoms*) ou ataques de cefaleia neuralgiforme de curta duração com sintomas autonômicos cranianos. Ambas, são variantes de um mesmo grupo e fazem parte, dentro da Classificação Internacional de Cefaleias, das síndromes cefalálgicas trigêmino-autonômicas.

Estima-se que a prevalência de SUNCT seja de 6,6 por 100.000, e que a mesma tenha uma incidência anual de 1,2 por 100.000.[2]

A faixa etária mais comumente atingida por SUNCT fica entre os 35-55 anos de idade quando levamos em conta os 2/3 de casos primários da doença. No geral, podemos dizer, que a doença pode ocorrer em uma faixa etária maior compreendida entre 5-88 anos de idade. Segundo estudo realizado em 2013, com 222 casos (189 SUNCT, 31 SUNA e 2 mistos), a relação da doença entre homem × mulher fica em 1,5:1.[3]

Normalmente, a síndrome SUNCT é uma síndrome primária, mas ela pode ocorrer secundariamente a lesões neoplásicas ou infecciosas.

As síndromes SUNCT e SUNA fazem parte de um grupo maior chamado cefaleias autonômicas trigeminais (CATs) que incluem também a cefaleia em salvas, a hemicrania paroxística e a hemicrania contínua.

Quadro clínico

A dor na síndrome SUNCT/SUNA costuma ser unilateral, acometendo região orbitária, frontal ou temporal, com crises de dor com padrão neuropático de forte intensidade com início abrupto, curta duração e são acompanhadas de sinais e sintomas autonômicos.

Esses sintomas autonômicos na síndrome SUNCT incluem congestão conjuntival e lacrimejamento. Na SUNA, estes dois sintomas ocorrem, mas não concomitantemente. Outras manifestações autonômicas podem ocorrer em ambas as síndromes, e são: congestão nasal, rinorreia, ptose, edema palpebral, sudorese e rubor facial ipsolateral.

Quanto ao local da dor, ela pode ainda ocorrer em região retro-orbitária, topo da cabeça, occipital, além de outros territórios dos ramos trigeminais, mas que são menos frequentes e não excluem o diagnóstico.

Segundo os critérios da Classificação Internacional de Cefaleia – 3ª edição 2018, os ataques de dor na SUNCT duram de 1-600 segundos e cada ataque de dor pode ocorrer uma ou mais vezes ao dia e durar entre 5-15 min.[4]

Com relação às salvas de dor, os pacientes podem apresentar uma salva de dor durando cerca de 58 segundos, múltiplas salvas isoladas de dor com duração de 396 segundos ou salvas "em dente de serra" com ataques sobrepostos de dor contínua, podendo durar 1.180 segundos.

Em geral, esses pacientes apresentam períodos de salvas que alternam com períodos de remissão que chegam a durar meses ou anos na doença primária. Com a evolução da doença, os períodos de remissão vão gradualmente se tornando mais curtos e os períodos de salvas ficando mais longos, evoluindo para um padrão mais crônico de dor. O tratamento visa a encurtar o período de salvas e prolongar o período de remissão. Alguns pacientes podem apresentar episódios de ataque isolados no período intercrítico.

Em alguns casos, podemos identificar fatores de gatilho das crises como, por exemplo, tocar o rosto ou o couro cabeludo, lavar o rosto, barbear-se, escovar os dentes, assoar o nariz, mastigar, estímulo luminoso, fumo, bebida alcoólica, odores fortes, lugares quentes. Existem pacientes em que o movimento cervical em flexão ou extensão pode tanto provocar como aliviar um ataque.

Outra característica da dor na síndrome SUNCT é que não existe período refratário de dor, podendo haver ataques múltiplos, sequencialmente.

Ao exame físico, em geral, não se identificam muitos sinais, mas pode haver hipoestesia, alodinia, hiperestesia ou, até mesmo, sinal de Horner em alguns casos.

Segundo a Classificação Internacional de Cefaleias, em sua 3ª edição de 2018, os seguintes critérios devem ser preenchidos para o diagnósticos de síndrome SUNCT:

- Pelo menos 20 ataques;
- Dor de moderada à forte intensidade, acometendo região orbitária, supraorbitária, temporal ou retro-orbitária, ou qualquer outra área do território trigeminal em ataques que duram de 1 a 600 segundos, e que podem ocorrer em ataque isolado de dor, sequência de ataques ou ataques "em dente de serra";
- Presença de, pelo menos, um dos cinco sinais ou sintomas autonômicos seguintes, ocorrendo ipsolateralmente à dor:

– Congestão conjuntival e/ou lacrimejamento;

– Congestão nasal e/ou rinorreia;

– Edema palpebral;

– Sudorese em face ou região frontal;

– Miose e/ou ptose.

- Os ataques têm uma frequência de, pelo menos, uma vez ao dia por mais da metade do tempo de quando a doença estiver ativa;
- Não se enquadra em nenhum outro diagnóstico de cefaleia dentro da CIC – 3ª edição.

Na síndrome SUNCT, como já dito anteriormente, tanto a congestão conjuntival como o lacrimejamento devem ocorrer ipsolateralmente à dor, e na SUNA podem ocorrer um ou outro.

Síndrome SUNCT/SUNA secundária

Como dito anteriormente, a síndrome SUNCT/SUNA é uma síndrome primária, mas algumas patologias intracranianas podem levar o indivíduo a apresentá-la, e envolvem patologias tumorais, infecciosas, degenerativas ou vasculares, na maioria, da região da fossa posterior. Seguem alguns exemplos:

- MAVs da região cerebelopontina;
- Hemangioma cavernoso de tronco cerebral;
- Lesões relacionadas com HIV em fossa posterior;
- Impressão basilar;
- Craniostoses;
- Infarto de tronco cerebral;
- Astrocitoma pilocítico próximo à zona de entrada do nervo trigêmeo;
- Conflito neurovascular trigeminal;
- Lesões parietais e parieto-occipitais;
- Esclerose múltipla;
- Dissecção da artéria vertebral;
- Adenomas hipofisários.

No casos dos adenomas hipofisários, eles podem ser tanto micro como macroadenomas, e a dor pode vir a ocorrer de 3 a 10 anos precedendo a doença hipofisária.[5]

Tratamento

O tratamento para SUNCT envolve o tratamento das crises e o tratamento profilático. Diferentemente de outras dores trigeminoautônomicas (hemicrania paroxística, cefaleia em salvas, hemicrania crônica), a SUNCT não responde com a administração de indometacina ou oxigenoterapia na fase aguda, respondendo melhor com a administração de lidocaína endovenosa seriada que parece ter melhor resultado na interrupção das crises.

• Tratamento da fase aguda

Geralmente, os pacientes com síndrome SUNCT respondem muito pouco com anti-inflamatórios não hormonais ou mesmo com opioides. A resposta com lidocaína venosa costuma ser mais eficaz, sendo bem indicada nos pacientes com períodos de crise bem definidos e mais esporádicos, com crises de forte intensidade e debilitantes. Esses pacientes podem ficar livres da dor por algumas semanas, o que favorece melhor titulação e instalação do tratamento profilático.

• Lidocaína

Administrada na dose de 3-5 mg/kg em 30 min por dia, por 4 a 8 dias, e monitorando-se o paciente através do traçado eletrocardiográfico, pressão arterial e nível de consciência.

Alguns efeitos adversos podem ocorrer durante a infusão, e incluem: arritmias cardíacas, tonturas, náuseas, diarreia ou, ainda, sintomas neuropsíquicos como depressão ou paranoia, o que pode ser bastante perturbador para o paciente.

• Tratamento profilático

O objetivo do tratamento profilático é aumentar o período de remissão intercrítico e reduzir a intensidade e duração das crises.

Até algum tempo atrás, achava-se que não havia tratamento preventivo para SUNCT/SUNA, mas alguns trabalhos têm mostrado resposta moderada com lamotrigina, topiramato e gabapentina.

• Lamotrigina

Se apresentou como a melhor opção em medicação profilática para SUNCT/SUNA. Normalmente, se inicia o tratamento com 25 mg/dia por 2 semanas e, depois, passa-se a dose para 50 mg/dia e, a cada 2 semanas, aumenta-se a dose em 50 mg, podendo chegar a 400 mg/dia.

Com relação aos efeitos colaterais, pode-se observar, em alguns casos, erupção cutânea e náuseas e, se houver evolução para Stevens-Johnson, o tratamento deve ser descontinuado imediatamente.

• Topiramato

É outra boa opção no tratamento profilático e, geralmente, se inicia com 25 mg/dia, podendo chegar a 400 mg/dia divididos em 2 tomadas ao longo de 8 semanas.

O efeito colateral mais frequente é perda de peso, mas podem haver também queixas de alteração cognitiva, acidose metabólica, taquipneia, por conta da inibição da anidrase carbônica, o que pode levar à formação de cálculo renal. Outros efeitos colaterais incluem parestesias, cefaleia, tonturas, depressão, fadiga e alterações de humor.

• Gabapentina

Outra alternativa como tratamento profilático de SUNCT/SUNA. Geralmente, inicia-se com 300 mg/dia e a dose pode ser titulada até atingir 3,600 mg/dia, divididos em 3 tomadas ao dia. Os efeitos colaterais mais comuns com a gabapentina são tonturas, sedação, diarreia, alteração de humor, fadiga e náusea.

- **Tratamento cirúrgico**
- *Bloqueio de nervo occipital maior e estimulação de nervo occipital*

O bloqueio do nervo occipital maior pode ajudar a controlar as crises da síndrome SUNCT/SUNA através da via trigêmino-cervical. Normalmente, se utiliza solução de ropivacaína com 80 mg de metilprednisolona para o bloqueio, que pode conferir alívio das queixas de dor por semanas.

Outra opção também é a estimulação de nervo occipital (Figura 60.1), na qual é aplicada uma corrente elétrica para que a estimulação de fibras mielínicas grossas possa modular a aferência nociceptica através da via trigêmino-cervical.

- *Outros alvos de bloqueio anestésico*

Há, ainda, outros alvos que podem ser utilizados para realização de bloqueio anestésico com o objetivo de abortar o período de crises de dor, embora tenham apresentado resultado inferior, e que incluem: bloqueio de nervos supra e infra-orbitário e lacrimal, bloqueio de gânglios esfenopalatino, estrelado e cervical superior.

- *Descompressão neurovascular*

Indicado nos casos onde há evidências de conflito neurovascular como causa da dor. Pacientes mais jovens e neste perfil são bons candidatos para este tratamento.

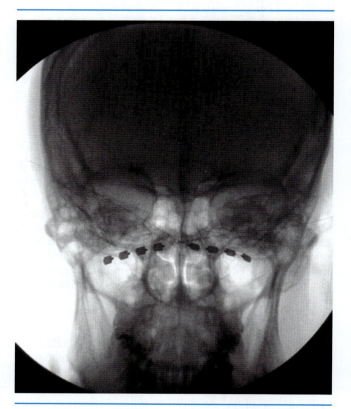

Figura 60.1. Estimulação de nervo occipital. (Fonte: Acervo pessoal.)

OUTRAS CEFALEIAS SECUNDÁRIAS EM ONCOLOGIA

O paciente oncológico pode apresentar cefaleia diretamente relacionada aos tumores intracranianos ou, ainda, relacionadas ao tratamento de doenças oncológicas em geral. Nesta parte do capítulo, vamos mostrar alguns exemplos de dor envolvida com o tratamento quimioterápico, radioterápico ou cirúrgico.

Cefaleia secundária à radioterapia

A radioterapia está envolvida com o aparecimento de encefalopatia actínica aguda (dentro de 2 semanas) ou subaguda (de 1 a 6 meses) com cefaleia de novo e progressiva, acompanhada de sinais e sintomas neurológicos focais além de náuseas e vômitos. Ainda assim, a encefalopatia aguda é rara, atualmente, quando se trata de radioterapia de crânio total sob as técnicas modernas. Geralmente, nestes casos, a dor é de leve à moderada intensidade e de curta duração e o uso de analgésicos simples costuma controlar as crises.

Síndrome de ataques de enxaqueca semelhantes ao AVC pós-radioterapia (SMART – *Stroke-like Migrane Attacks After Radiation Therapy*)

É uma complicação rara e tardia de pacientes com antecedentes de radioterapia de crânio na qual apresentam crises de enxaqueca acompanhadas de déficits neurológicos focais e crises convulsivas.

Como achados de exame na ressonância magnética encontramos lesões focais hiperintensas em T2 e no FLAIR, e realce de giros corticais.

Cefaleia secundária à quimioterapia

Os quimioterápicos podem, frequentemente, causar cefaleia em indivíduos sob tratamento. A temozolamida, que geralmente é usada no tratamento de gliomas, pode causar cefaleia em cerca de 22% dos pacientes em tratamento.[4] A infusão intratecal de metotrexato ou de arabinosídeo de citosina pode causar meningite asséptica. O uso de antieméticos, como a ondansetrona e granisetrona, pode causar cefaleia em cerca de 39% dos pacientes.[6]

Cefaleia pós-craniotomia

Um estudo publicado por Gee e colaboradores, mostrou que a maioria dos pacientes submetidos à craniotomia evoluem com cefaleia de padrão tensional ou cefaleia no sítio da craniotomia evoluindo com resolução da dor.[7]

Outra causa de dor pós-operatória é a resultante de fístula liquórica e consequente hipotensão liquórica.

DOR CENTRAL POR NEOPLASIA INTRAMEDULAR

Os tumores intramedulares se enquadram majoritariamente em 3 tipos, ependimomas, astrocitomas ou metástases. Há ainda tumores extramedulares e intradurais que costumam ser tumores que se originam na bainha de mielina ou, ainda, tumores extradurais, incluindo metástases ósseas nos corpos vertebrais, por exemplo. Tais lesões, vão se manifestar, clinicamente, pelos danos diretos ou pela compressão do tecido nervoso local por tumores adjacentes.

Esses pacientes, portanto, apresentam sinais focais deficitários com paresias ou plegias, ou queixas sensitivas como parestesias, hipoestesias, anestesia, hiperalgesia ou alodinia.

Normalmente, a dor nos pacientes oncológicos é mista com predomínio nociceptivo ou neuropático. A lesões medulares provocadas por tumores geralmente causam dor neuropática e, invariavelmente, com sinais ou sintomas neurológicos focais. Nessa situação, estamos considerando a dor como resultado direto da ação do tumor sobre o tecido neural comprometido. Há ainda a dor secundária, que vai ocorrer às custas de demanda secundária do aparelho de sustentação osteomuscular, dor secundária ao tratamento ou propedêutica diagnóstica, ou decorrente da manipulação cirúrgica dessas lesões. Vamos tratar aqui da dor neuropática central por ação direta do tumor sobre o tecido neural.

Fisiopatologia da dor central medular

Até recentemente, pouco se sabia sobre a fisiopatologia da dor central na lesão medular, e com o desenvolvimento de modelos animais, houve um aumento de pesquisas com este objetivo.

Nos casos de lesão medular, observa-se um quadro de hiperexcitabilidade neuronal associado à ativação glial que, se mantendo, resulta em dor central. Hoje, se sabe que a glia exerce um papel importante na manutenção da dor crônica, sensibilização e dor central.

A hiperexcitabilidade neuronal na lesão medular ocorre através de uma série de mecanismos que envolvem diminuição da ação da via inibitória descendente, aumento da concentração de aminoácidos excitatórios, hiperexcitabilidade por deaferentação dos neurônios espinhais ou talâmicos, aumento da eficácia de sinapses anteriormente ineficientes e alterações anatômicas da medula espinhal. Todo este conjunto vai contribuir para um aumento da excitabilidade neuronal do corno posterior.

Outro fator importante no mecanismo de dor neuropática diz respeito à interação glia/neurônio. Com a ruptura da citoarquitetura neuronal provocada pela lesão tumoral ou traumática, células ativadas da glia, grupos de astrócitos ou outras células inflamatórias locais passam a liberar substâncias inflamatórias locais e fatores de crescimento neuronal fazendo com que novas projeções axonais se formem e, consequentemente, neurônios do corno posterior formem novas sinapses.[8]

Outro evento responsável pela gênese de dor neuropática na lesão medular envolve a ativação de uma cascata sinalizadora intracelular. A série de eventos que ocorrem no meio extracelular que leva à hiperexcitabilidade neuronal acaba ativando uma cascata de reações intracelulares nos neurônios adjacentes, fazendo com que haja um influxo aumentado de cálcio para o citosol neuronal, aumento da produção de novos receptores NMDA, ativação de pro-

teína quinase A, proteína quinase C e quinase II dependente de cálcio-calmodulina. Simultaneamente, a ativação da MAPK e quinase extracelular sinal-dependente iniciam a ativação de fatores de transcrição como NF-κB, ELB e CREB, que resultam na alteração da expressão gênica. A transdução e translação podem, ainda, contribuir para hipersensibilidade neuronal persistente. Recentemente, a evidências têm demonstrado que as vias de MAPK e CREB estão ativamente envolvidas na hiperatividade neuronal sensitiva do corno dorsal e dor neuropática central.

A hiperatividade neuronal é um fator primordial no desenvolvimento de dor central na lesão medular, e tanto a hiperexcitabilidade neuronal como a ativação glial são importantes no desenvolvimento da dor neuropática, mas a interação prolongada entre as células da glia e os neurônios é o importante na manutenção da atividade excitatória neuronal medular, promovendo uma retroalimentação estimulatória contínua formando células gliais morfológica e funcionalmente patológicas, podendo ser chamada gliopatia.

Tratamento

O tratamento da dor central ainda é um desafio e envolve uma abordagem multidisciplinar, como na grande maioria das dores crônicas.

O tratamento envolve uma ou mais das seguintes opções:

- Drogas que reduzem a atividade no sistema nervoso central (anticonvulsivantes, benzodiazepínicos, baclofeno);
- Drogas que aumentam a receptação de serotonina e noradrenalina (antidepressivos);
- Drogas que agem em receptores adrenérgicos (clonidina) e agonistas diretos dos receptores opiáceos;
- Estimulação elétrica periférica ou central.

Alguns tipos de dor de origem central podem responder a determinados grupos de medicações em detrimento de outros, mas, em geral, a amitriptilina e a lamotrigina costumam respondem bem na maior parte dos casos.

Em 2010, a EFNS (European Federation of Neurological Societies) organizou um *guideline* para tratamento da dor central:

1. Antidepressivos tricíclicos (ADT) como primeira-linha de tratamento;
2. Gabapentina/pregabalina são a segunda-linha, podendo ocupar a primeira posição no caso de pacientes idosos ou quando antidepressivos tricíclicos não forem tolerados;
3. Lamotrigina e opioides são a terceira-linha.[9]

Outras drogas que também podem ser consideradas no tratamento da dor central são: fenitoína, carbamazepina, clonazepan, valproato, fenotiazínicos, inibidores da receptação de serotonina-noradrenalina (duloxetina), mexiletina e baclofeno.

A amitriptilina pode ser iniciada a 12,5 mg/dia, podendo ser progredida até a dose de 75 mg/dia. A lamotrigina pode chegar a 200 mg ao dia. A gabapentina pode começar a 300 mg/dia chegando até 3.600 mg/dia em 3 doses, e a pregabalina começando com 75 mg/dia e podendo atingir, no máximo, 600 mg/dia. A carbamazepina pode ser iniciada a 200 mg/dia chegando até 1.200 mg/dia em 3 doses diárias.

Por fim, há a opção de neuromodulação. Esta é uma opção de tratamento não ablativo invasivo ou não, e a mesma pode ser feita através da aplicação de corrente elétrica para controle da função neuronal no sistema nervoso periférico ou central, infusão de fármaco intratecal ou utilização do campo eletromagnético transcutâneo para controle da dor.

Destas opções, as mais utilizadas são a estimulação cortical de área motora para controle da dor central (Figura 60.2) ou a utilização de infusão intratecal de opioide/baclofeno. Não se sabe, exatamente, o mecanismo pelo qual a estimulação de córtex motor age no controle da dor central, mas algumas hipóteses podem ser consideradas:

- Ação direta na ativação das vias inibitórias descendentes;
- Redução dos estímulos no trato espinotalâmico;
- Inibição da resposta de neurônios WDR no corno dorsal da medula;
- Aumento da liberação de opiáceos endógenos em determinadas áreas do cérebro;
- Ação nas esferas afetivas (áreas límbicas) e esferas sensitivo-discriminativas (vias tálamo-corticais).

No entanto, ainda assim, a resposta com a estimulação cortical na dor central ainda não é tão satisfatória, e o controle adequado da dor central continua sendo um desafio para os especialistas em dor.

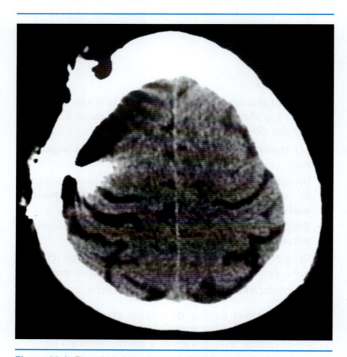

Figura 60.2. Eletrodo sobre córtex motor. (Fonte: Acervo pessoal.)

■ REFERÊNCIAS BIBLIOGRÁFICAS

1. Davies E, Clarke C. Early symptoms of brain tumours. J Neurol Neurosurg Psy; 2004.
2. Williams MH, Broadley SA. SUNCT and SUNA: clinical features and medical treatment. J Clin Neurosci; 2008.
3. Favoni V, Grimaldi D, Pierangeli G, Cortelli P, Cevoli S. SUNCT/SUNA and neurovascular compression: new cases and critical literature review. Cephalalgia; 2013.
4. Headache Classification Committee of the International Headache Society. The International Classification of Headache Disorders. 3 ed. Cephalalgia; 2018.
5. Massiou H, Launay JM, Levy C, Amrani ME, Emperauger B, Bousser MG. SUNCT syndrome in two patients with prolactinomas and bromocriptine-induced attacks. Neurology; 2002.
6. Einhorn LH, Nagy C, Werner K, Finn AL. Ondansetron: a new antiemetic for patients receiving cisplatin chemotherapy. J Clin Oncol; 1990.
7. Gee JR. Ishaq Y. Postcraniotomy headache. Headache; 2003.
8. Gwak YS, Hulsebosch CE, Leem JW. Neuronal-glial interactions maintain chronic neuropathic pain after spinal cord injury. Neural Plasticity; 2017.
9. Dowell D, Haegerich TM, Chou R. CDC Guideline for prescribing opioids for chronic pain – United States, 2016. MMWR Recomm Reports; 2016.

Capítulo 61

Manejo de Distúrbios Osteomusculares

Edilson Silva Machado
Leonardo Giovani de Jesus

■ INTRODUÇÃO

Os distúrbios do sistema osteomuscular são complicações frequentes nos pacientes oncológicos. O diagnóstico precoce e novas terapias têm proporcionado um aumento dos índices de cura e de sobrevida, porém, se observa um aumento de eventos adversos relacionados, sendo o sistema osteomuscular um dos mais afetados. Alguns distúrbios já podem estar presentes no momento do diagnóstico da neoplasia, outros irão se manifestar no curso da doença. A maior sobrevida dos pacientes oncológicos possibilita o surgimento de manifestações osteomusculares e precisamos estar atentos a esses problemas, especialmente no paciente pós-oncológico. A dor óssea é o sintoma mais comum e pode estar relacionada a invasão direta do tumor (primário ou metastático) em ossos e articulações. Outras alterações também podem ser encontradas, tais como: osteoporose secundária, artralgias e dor neuropática induzida pela quimioterapia. Tanto a invasão óssea quanto a osteoporose podem resultar em fratura patológica, aumentando a mortalidade. Portanto, a equipe deve estar sempre atenta a estas complicações, e sua prevenção deve ser objetivo constante. A fraqueza muscular e sarcopenia também são achados cada vez mais comuns, especialmente em pacientes com longo tempo de tratamento ou em fase terminal.

■ DOR ÓSSEA

A dor óssea pode ser causada por tumores benignos, tumores primários malignos ou por lesões metastáticas. Os tumores benignos, muitas vezes, podem assintomáticos (p. ex., pequeno hemangioma vertebral), e tais lesões em sua maioria não necessitam intervenção, porém, quando suas dimensões aumentam, comprometem a resistência mecânica do osso, resultando em dor e aumentando o risco de fratura patológica (Figura 61.1).

As lesões mais frequentes, e que causam maior impacto na qualidade de vida e prognóstico do paciente, são as metástases ósseas. O tecido ósseo é um dos locais mais frequentes de metástase, e sua presença implica em um pior prognóstico para o paciente.[1] Próstata, mama e pulmão são os tumores primários que mais apresentam metástases ósseas. A invasão tumoral pode ocasionar dor intensa, incapacidade e levar à imobilidade do paciente. Com o aumento da fragilidade pode ocorrer fratura patológica. Este é um evento que determina pior prognóstico ao paciente, com significativo aumento de morbidade e mortalidade. O tecido ósseo apresenta algumas características que facilitam a invasão e crescimento do tumor em seu interior. A presença de células tumorais rompe o estado de equilíbrio da medula óssea. Elas liberam citocinas inflamatórias que interagem com os osteoblastos e demais células locais, alterando o pH, e criando um ambiente inflamatório. Isto resulta em um nicho propício às células

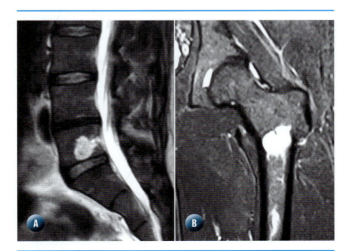

Figura 61.1. Exemplos de lesão óssea benigna que podem ser sintomáticas e necessitarem de intervenção: (A) hemangioma em coluna vertebral e (B) cisto ósseo em fêmur proximal. (Fonte: Acervo pessoal do autor.)

tumorais. Paget, no século XIX, criou a teoria do "Solo e Semente",[2] que indica a habilidade de células tumorais colonizarem locais específicos, onde haja um "solo" que permita sua adaptação e proliferação. A interação entre as células tumorais e o tecido ósseo se dá devido a capacidade que elas possuem de produzir importantes fatores endógenos, sendo os principais:

- CXCR4 – fator estromal D1 (SDF-1) ligando às células-tronco hematopoéticas;
- Fator de ativação dos osteoclastos via RANKL;
- Receptores de superfície vitronectina, que permitem a ligação aos osteoclastos;
- Fatores de ativação de metaloproteinases que realizam a quebra de componentes da matriz extracelular, e também o pH ácido que facilita a quebra do colágeno.[3]

As células tumorais também podem produzir PTHp (peptídeo relacionado ao paratormônio), interleucinas 1 e 6, TNF-α e prostaglandinas. Também há um aumento da ciclo-oxigenase-2 (COX-2), prostaglandina presente na cascata inflamatória. Portanto, existe um efeito benéfico no alívio da dor com o uso de anti-inflamatórios bloqueadores da COX-2. A maioria dos tumores estimula a ação dos osteoclastos, levando a um aumento do *turnover* ósseo com predomínio da reabsorção, resultando em lesão osteolítica (Figura 61.2). Alguns tumores, como, por exemplo, os de próstata e mama, podem ter receptores que estimulem a proliferação dos osteoblastos através da ação da endotelina-1 e podem possuir características osteoblásticas.[4]

Diversos fatores contribuem para o surgimento dos sintomas dolorosos no paciente com metástase óssea. A dor pode ser nociceptiva, neuropática ou mista. O ambiente ácido e presença de diversas citocinas inflamatórias na medula óssea, invadida pelo tumor, resulta em irritação dos nervos endosteais. Com o crescimento do tumor, a distensão do periósteo também resulta em estímulo doloroso. O osso enfraquecido pode vir a fraturar, e não é raro o paciente referir piora da dor quando exerce carga axial sobre o osso acometido. Tecido nervoso próximo ao osso pode sofrer compressão mecânica e também sofrer irritação química pelos fatores inflamatórios. Estes achados são comuns em metástases vertebrais. Alguns estudos também demonstraram que as citocinas liberadas pelas células tumorais têm capacidade de sensibilizar os neurônios aferentes primários aumentando a síntese de substância P e peptídeo relacionado à calcitonina, ativando canais de sódio, desta forma causando sensibilização a nível central.[5]

Avaliação

A avaliação do paciente com dor óssea deve ser feita por meio de uma história clínica detalhada, exames laboratoriais e de imagem. Na investigação clínica, a definição do tipo de dor, fatores que pioram e que aliviam, são de grande valia. Medidas séricas de cálcio e fósforo, fosfatase alcalina, osteocalcina, função renal, cálcio e hidroxiprolina urinários podem dar ideia da atividade osteoclástica do tumor. Dosagem da vitamina D (25-hidroxivitamina D), PTH, TSH e eletroforese das proteínas também devem ser feitas. A extensa reabsorção óssea pode resultar em hipercalcemia. A hipercalcemia leve ou moderada pode apresentar poucos sintomas, mas quando se eleva a mais de 14 mg/dL, graves alterações na função do muscular, inclusive cardíaca, ocorrem. O prognóstico nestes casos é extremamente reservado.

Nos exames de imagem, a radiografia simples traz pouco auxílio na identificação inicial de uma lesão metastática, visto que se não houver destruição de pelo menos

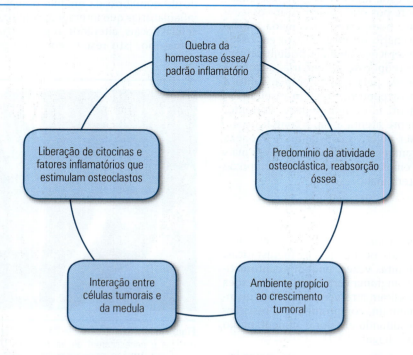

Figura 61.2. Eventos que ocorrem no processo de invasão metastática no tecido ósseo. (Adaptada de Johnson e Suva[8].)

Capítulo 61 – Manejo de Distúrbios Osteomusculares   631

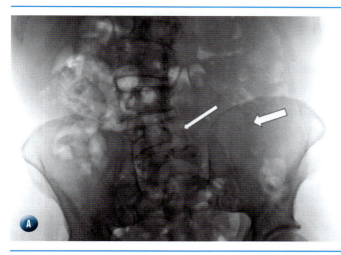
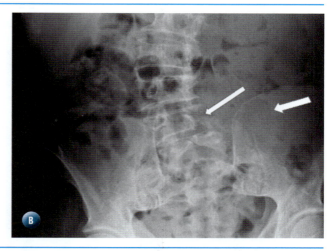

Figura 61.3. Exame radiológico simples: lesão osteolítica de difícil visualização em corpo vertebral de L5 **(A)** e ilíaco esquerdo **(B)**. (Fonte: Acervo pessoal do autor.)

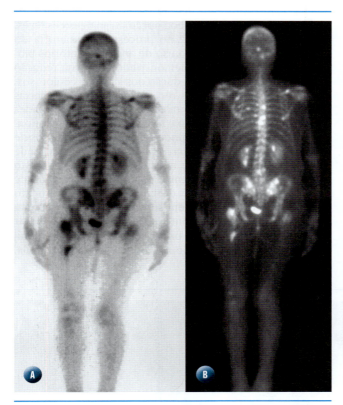

Figura 61.4. (A-B) Cintilografia óssea apresentando aumento de captação do radiofármaco em coluna dorsal, sacroilíacas e fêmur proximal. (Fonte: Acervo pessoal do autor.)

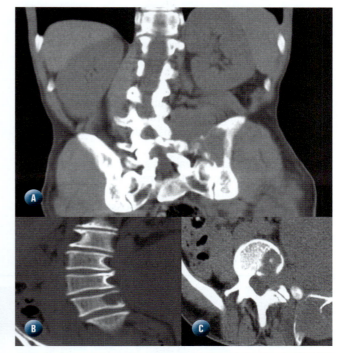

Figura 61.5. Tomografia computadorizada: mesmo paciente da Figura 61.2 – reconstrução coronal **(A-B)** e axial **(C)**. Note a destruição do pedículo esquerdo e do muro posterior do corpo vertebral. (Fonte: Acervo pessoal do autor.)

30% do tecido ósseo, ela pode não ser visível no exame (Figura 61.3). Sua maior utilidade é em estadiamento e planejamento cirúrgico de lesões já conhecidas.

A cintilografia óssea (Figura 61.4) mostra um panorama da atividade óssea e pode revelar sítios assintomáticos de lesões em fase inicial, bem como controlar a atividade de sítios já conhecidos. Os bifosfonatos marcados radioativamente com tecnécio-99 apresentam alta afinidade para o tecido ósseo e se concentram nos locais de maior remodelação óssea, ligando-se aos íons cálcio.

O uso da tomografia *single-photon* (SPECT) oferece uma imagem tridimensional da região em estudo, podendo facilitar o estadiamento e plano de tratamento. Outro marcador, o fluórido, é usado para obtenção de imagens através de tomografia por emissão de pósitrons (PET). Para avaliar uma lesão óssea já identificada, a tomografia computadorizada (Figura 61.5) pode fornecer a extensão do

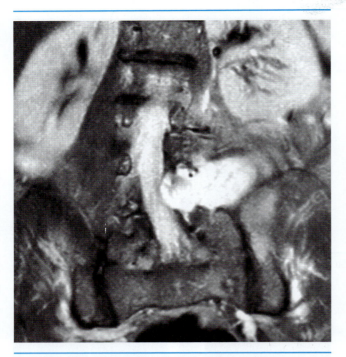

Figura 61.6. Ressonância nuclear magnética: mesmo paciente da Figura 61.2 – STIR, reconstrução coronal. (Fonte: Acervo pessoal do autor.)

relação com estruturas vizinhas e a presença ou não de cápsula protetora ao redor da lesão.

Manejo da dor óssea

O paciente com dor óssea deve ter em sua avaliação a investigação das causas dos sintomas e os riscos de progressão da doença com evolução para fraturas ou compressão nervosa. O paciente com diagnóstico de doença óssea metastática tem sua sobrevida comprometida, e eventos, tais como uma fratura patológica, podem ser determinantes no curso da doença. Os objetivos de tratamento devem seguir alguns critérios prognósticos e avaliação da performance do paciente. O desafio no manejo do paciente com dor óssea consiste em abordar conjuntamente o controle da dor e a prevenção ou tratamento da fratura.

• Medidas farmacológicas

O uso de analgésicos deve seguir as orientações da OMS para o manejo da dor, com a via oral como preferencial. Para o primeiro degrau da Escada Analgésica, os anti-inflamatórios são uma boa opção de analgésicos leves. Devido ao efeito da COX-2 no processo inflamatório do osso invadido pelo tumor, o uso de anti-inflamatórios bloqueadores da COX-2 tem demonstrado efeito na redução da atividade tumoral e na redução dos sintomas dolorosos. Atualmente, alguns autores recomendam o uso de baixas doses de morfina na dor moderada, no lugar de opioides leves; então, para o segundo e terceiros degraus da dor oncológica, o uso da morfina pode ser preconizado. Casos de dor aguda (*breakthrough cancer pain*), ou agudizada, pode ser recomendado o uso de morfina de ação rápida, visto que certos episódios podem ter duração aproximada de apenas 30 minutos. O uso de bifosfonatos (ibandronato ou ácido zoledrônico) podem ser utilizados tanto no manejo da hipercalcemia quanto no alívio da dor. Lembrar que pacientes em uso de bifosfonatos devem ser monitorados devido ao risco de osteonecrose da mandíbula.

osso atingido, tanto medular quanto cortical, e no caso de ruptura desta, também a eventual comunicação com estruturas vizinhas (p. ex., extensão articular ou invasão do canal vertebral).

A ressonância nuclear magnética (Figuras 61.6 e 61.7), com ou sem contraste, apresenta alta sensibilidade e especificidade para diagnosticar lesões ósseas e extraósseas, embora sua especificidade possa estar diminuída em casos de doença degenerativa articular e ação recente de quimioterápicos.[6] Também pode ser possível avaliar a

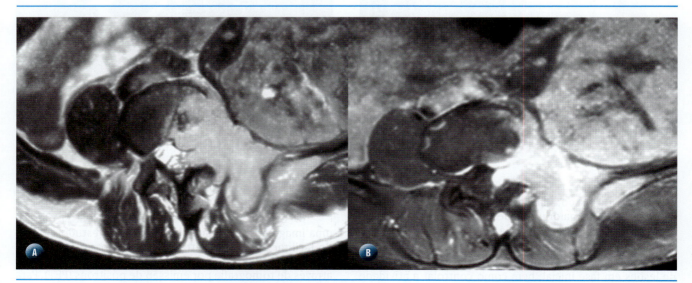

Figura 61.7. Ressonância nuclear magnética – mesmo paciente da Figura 61.2 – reconstrução axial, aquisições em T2 (A) e T1 com contraste (B). (Fonte: Acervo pessoal do autor.)

Denosumabe, um anticorpo monoclonal inibidor do RANKL, diminui a atividade osteoclástica e tem demonstrado efeito similar ou superior aos bifosfonatos. Infelizmente, devido ao seu custo mais elevado, seu uso ainda é limitado em nosso meio. Pacientes com esta terapia também apresentam risco de osteonecrose da mandíbula. As dores com características neuropáticas também devem ser abordadas com as medicações convencionais, tais como amitriptilina, gabapentina, pregabalina e duloxetina.

• Radioterapia

Lesões ósseas dolorosas apresentam uma resposta satisfatória com o uso da radioterapia. Ensaios clínicos demonstram alívio da dor em 60 a 80% dos casos. A Associação Americana de Radioterapia recomenda uma dose única de 8 Gy. Em casos de recidiva da dor, ou de insucesso, pode ser repetido o protocolo com a dose de 8 Gy. Estudos também têm demonstrado melhor resultado em pacientes submetidos a cirurgia onde foi associada a radioterapia prévia.

Pacientes que apresentam múltiplas metástases e a radioterapia não é viável, pode se realizar infusão intravenosa de fármacos com afinidade ao tecido ósseo, marcados com radioisótopos (estrôncio, samário ou fósforo). Embora esta terapia tenha risco de toxicidade da medula óssea, pode ser efetiva no alívio da dor por até 6 meses. Devido aos seus efeitos benéficos no alívio da dor ocorrerem apenas após algumas semanas, recomenda-se que a expectativa de vida do paciente seja de, pelo menos, três meses. Uma das vantagens desta terapia é poder ser utilizada concomitantemente com bifosfonatos.[9]

• Intervenção

As opções para o manejo da dor oncológica podem ser divididas em: medicação, radioterapia e procedimentos invasivos. Os objetivos de todas as intervenções devem ser a melhora de qualidade de vida do paciente, por meio do controle da dor e melhora da mobilidade. A adequada prevenção ou tratamento dos eventos relacionados mais graves, tais como fratura patológica e a compressão medular, terão impacto positivo significativo no prognóstico do paciente. Um bom acompanhamento e identificação precoce das lesões ósseas é essencial, pois possibilita tratamentos menos invasivos e com melhores resultados.

As lesões do esqueleto apendicular tiveram um sistema de escores proposto por Mirels, com critérios de avaliação de dor, percentual de envolvimento ósseo da lesão, localização e o tipo (lítico, blástico ou misto).[10] Conforme o escore obtido, se orienta a opção de tratamento: radioterapia, fixação profilática ou ambos. A limitação da radiografia simples, especialmente em lesões permeativas ou de difícil mensuração, resulta em baixa acurácia deste escore. O estudo de tomografia computadorizada no lugar da radiografia simples pode fornecer uma avaliação do comprometimento ósseo com sensibilidade e especificidades próximos de 100%.[12] Outros fatores extrínsecos à lesão óssea também devem ser avaliados. Estudo de Forsberg e colaboradores[11] utilizou um método bayesiano de estimativa para classificar as lesões e definir a melhor conduta. Concluiu-se que, marcadores como local e número

de metástases, performance clínica (ECOG) e estimativa de vida auxiliam na decisão da conduta. O arsenal de procedimentos cirúrgicos também aumentou consideravelmente nos últimos anos, especialmente com o surgimento de implantes que permitem fixação minimamente invasiva. Tais avanços, permitem que possamos indicar procedimentos com menor risco de complicações em pacientes mais fragilizados. Diversas opções cirúrgicas estão disponíveis, e devem ser avaliadas conforme o tipo e extensão da lesão e a experiência do cirurgião. Placas, hastes intramedulares, próteses e endopróteses fazem parte do arsenal do ortopedista oncológico. A possibilidade de utilizar o cimento ortopédico para preenchimento de uma cavidade óssea (lesão lítica ou pós-curetagem) confere maior rigidez no pós-operatório imediato e permite a mobilização mais precoce da extremidade operada. O uso de enxerto ósseo autólogo deve ser reservado a pacientes com melhor performance clínica e maior expectativa de vida, devido ao tempo de demora de uma consolidação óssea e sua exigência de boas condições fisiológicas para que ocorra.

As lesões do esqueleto axial apresentam comportamento diferente das lesões das extremidades, especialmente aquelas localizadas nas vértebras, onde existe potencial para compressão nervosa. Embora a lesão medular devido a doença metastática seja menos frequente, ela sempre representa um desafio à equipe assistente. Para orientar a decisão de qual procedimento deve ser indicado, diversos sistemas de escores têm sido propostos, mas, na prática diária, sua aplicabilidade pode ser complexa e de baixa acurácia. Estudo multicêntrico realizado pelo Global Spine Tumour Study Group, demonstrou que dentre os sistemas de escore mais conhecidos, nenhum atingiu um bom nível de acurácia e concordância, e que sua utilização deve ser mais qualitativa do que quantitativa.[13] Os escores de Tomita e Bollen foram os que apresentaram maiores níveis de concordância. O Escore de Tomita[16] considera variáveis sobre o tipo de tumor primário e a presença e número de metástases viscerais e ósseas. Ele surgiu como uma versão simplificada do Escore de Tokuhashi[15] que, além das variáveis citadas, também avalia a Escala de Performance de Karnofsky, a presença de lesão medular e o número de metástases vertebrais. O Escore de Bollen tem perfil intermediário, e avalia apenas o perfil clínico do tumor primário, a Escala de Karnofsky e a presença de metástases viscerais e cerebrais. Em análise estatística, eles encontraram uma forte influência da Escala de Karnofsky no prognóstico e, embora seu estudo tenha sido feito com dados obtidos de forma retrospectiva, a criteriosa análise de dados confere robustez a este escore.[14] Enfim, a avaliação e manejo de um paciente com metástase óssea deve, além de utilizar os critérios discutidos acima, ser feita de forma multidisciplinar, entre o cirurgião ortopédico, oncologista e equipe de reabilitação, dentre outros. Sempre levando em conta o estado geral e vontade do paciente (Tabela 61.1).

• Vertebroplastia

A utilização de cimento ósseo (metilmetacrilato) em procedimentos ortopédicos já conta com algumas décadas de história, mas foi no final da década de 1980 que surgiu a primeira publicação de sua utilização em procedimento percutâneo para tratamento de tumor ósseo. A partir desta data, graças aos avanços da tecnologia de imagem e

Tabela 61.1. Comparativo entre os sistemas de escore de Tokuhashi, Tomita e Bollen

Tokuhashi	Tomita	Bollen
Tumor primário	Tumor primário	Tumor primário
Metástase óssea	Metástase óssea	Metástase cerebral
Metástase visceral	Metástase visceral	Metástase visceral
Metástase vertebral		Karnofsky
Karnofsky		
Lesão medular		

Fonte: Autoria própria.

desenvolvimento de instrumentais específicos, este procedimento alcançou grande popularidade.

A vertebroplastia percutânea consiste na injeção de cimento ortopédico constrastado com bário através de uma cânula (agulha de Jamshidi ou similar), sob controle radiológico em tempo real. As vantagens deste procedimento são:

- Alívio imediato da dor;
- Pouco ou nenhum sangramento;
- Pode ser realizado sob anestesia geral ou local, de acordo com o estado clínico do paciente;
- Pode ser realizado em nível ambulatorial.

Atualmente, indicações do uso de cimento ortopédico se ampliaram, e o procedimento já é realizado em vértebras cervicais e sacrais. A cimentoplastia também é indicada em lesões tumorais em ossos longos e ossos da bacia.

Além de conferir maior resistência mecânica ao osso, sabe-se que a reação exotérmica que ocorre durante o processo de endurecimento do metilmetacrilato promove a queima do tecido tumoral e das terminações nervosas sensitivas da região, resultando em imediato alívio da dor e em alguns casos, diminuição do crescimento do tumor.

Embora a vertebroplastia seja um procedimento pouco agressivo, deve ser realizado após treinamento e planejamento adequados, para evitar complicações indesejadas e catastróficas, tais como extravasamento de cimento no canal vertebral, injeção intravascular e embolia. Criteriosa avaliação pré-operatória deve ser realizada: a integridade do muro posterior do corpo vertebral sempre deve ser conferida através de tomografia computadorizada ou de ressonância magnética. A qualidade do aparelho de radioscopia também deve permitir a correta visualização das estruturas, que podem se tornar difíceis em pacientes mais osteoporóticos, obesos ou em lesões da coluna dorsal. É preferível suspender um procedimento devido a dificuldades técnicas do que tratar uma grave complicação que poderia ter sido evitada.

■ SARCOPENIA

O imobilismo e alterações nutricionais do paciente oncológico, muitas vezes associados à idade avança-

da, resultam em severa diminuição da massa muscular, o que aumenta a morbimortalidade destes indivíduos. O paciente oncológico está exposto a vários fatores que podem contribuir para a diminuição da massa muscular: idade e comorbidades, desnutrição, inatividade física/imobilismo. A terapia oncológica (quimioterapia, radioterapia e cirurgia) também contribuem para o surgimento da sarcopenia.[17]

A sarcopenia pode ser definida como diminuição da massa muscular e consequente diminuição da função e força muscular.[18] Ela pode ser caracterizada por fragilidade, mobilidade diminuída e pouca resistência muscular. Seu diagnóstico pode ser feito a partir da medição da massa muscular com exames de tomografia, DEXA, ressonância ou bioimpedância. A avaliação de força e resistência muscular (handgrip) também é útil. A sarcopenia pode ser considerada um fator prognóstico em alguns tipos de câncer. Pacientes sarcopênicos demonstraram maior progressão da doença, mais sintomas de toxicidade no uso dos quimioterápicos e maior mortalidade.[19]

A sarcopenia deve abordada sob dois principais aspectos: nutricional e físico. O paciente oncológico deve ter um bom acompanhamento nutricional. A ingesta proteica e adequados níveis séricos de vitamina D são essenciais para manutenção e recuperação de massa muscular.

Para manutenção da massa muscular, a atividade física está dentre os fatores que mais contribuem. Nicole Stout e colaboradores, em revisão sistemática, demonstraram que o exercício físico tem um efeito positivo no paciente oncológico, tanto antes quanto durante e após o tratamento. Esta revisão demonstrou forte evidência para incluir o exercício físico no protocolo de manejo do paciente oncológico.[20] Pacientes com qualquer tipo de neoplasia podem ser beneficiados com a prática de atividade física. Os exercícios de média e alta intensidades demonstraram os melhores resultados. Com crescimento da população sobrevivente do câncer, também cresce a necessidade de intervenções clínicas que melhorem a função e sobrevida destes pacientes. A capacidade dos exercícios de moderada a vigorosa intensidade em reduzir a fadiga relacionada ao câncer foi demonstrada em diversos estudos, que suportam o benefício em reduzir a fadiga relacionada ao câncer.[21] Nestes indivíduos, o exercício pode ser considerado como a medida de maior impacto, sendo superior à medicação e à psicoterapia isoladas.[22] A atividade física, sempre que possível, deve ser estimulada no paciente oncológico, deve ser prescrita assim com as medicações e intervenções. O efeito benéfico da manutenção da mobilidade e independência destes pacientes já é comprovado e recomendado. De acordo com a Academia Americana de Medicina do Esporte, a atividade física é considerada segura e benéfica para o paciente oncológico.[23]

■ ARTRALGIA

Uma das opções de tratamento para pacientes com neoplasia de mama é a supressão hormonal estrogênica, por meio do uso de tamoxifeno ou de inibidores da aromatase (IA). Esta terapia mostrou-se eficaz na melhora da sobrevida e diminuição das taxas de recorrência de câncer de mama. A terapia com IA pode ser mantida por até 10 anos, o que aumenta a chance de desenvolvimento de dores articulares e osteoartrose.[24] O resultado positivo com o tratamento através de IA pode gerar um efeito adverso frequentemente relatado pelo paciente: a artralgia.[25] Uma meta-análise de Riemsma e colaboradores investigou artralgia com o tratamento do IA em mulheres com câncer de mama e demostrou significativamente mais artralgia nestas pacientes.[26]

A artralgia induzida por IA (AIA) é uma síndrome crônica, com sintomas tendendo a atingir o pico após seis meses do início da terapia.[27] O paciente apresenta dores simétricas em articulações e atinge, geralmente, os punhos, mãos e joelhos.[28] Até o momento, não há consenso sobre a definição da AIA e que fatores podem aumentar sua incidência.[29] Porém, Crew e colaboradores mostraram que a quimioterapia prévia e o uso de taxanos aumenta significativamente a probabilidade de apresentar AIA. Pacientes obesas também apresentaram maior incidência de queixas articulares.[28] A AIA pode ser severa a ponto da paciente interromper o tratamento de forma prematura.[30]

Há uma hipótese que a osteoartrite esteja associada com privação de estrogênio.[31] O estrogênio está associado a efeitos antinociceptivos que são mediados por receptores opioides κ espinhais[32] e possui propriedades anti-inflamatórias.[33] A deficiência de estrogênio também está relacionada a um aumento da secreção de citocinas pró-inflamatórias.[34]

O tratamento da AIA apresenta várias estratégias, sendo uma delas a atividade física.[35] Uma revisão de 2012 descobriu que a atividade física está associada a benefícios gerais de sobrevivência no câncer de mama.[36] A reposição de vitamina D nos pacientes que apresentam deficiência de vitamina D podem contribuir para diminuir a fisiopatologia da AIA e diminuir o risco de fratura, pois a vitamina D necessita de estrogênio para ser ativada.[37] Trocar de IA podem amenizar os efeitos colaterais e melhorar a adesão.[38,39] O anastrozol, o letrozol e o exemestano também são similares em eficácia,[40] tornando a troca entre drogas uma vantajosa opção. O estudo de Briot e colaboradores reforça a indicação da troca de IA. Eles avaliaram 179 pacientes que interromperam o anastrozol devido à AIA e receberam um IA diferente, letrozole, durante seis meses. O autor concluiu que houve melhora significativa da sintomatologia da AIA.[41] A prednisolona, em doses baixas, mostrou segurança e eficácia em reduzir sintomatologia do AIA em um curto período de tempo, cerca de dois meses. Porém, o estudo utilizou protocolo não validado para mensurar o resultado.[42] Sugere-se que a duloxetina possa ter um efeito benéfico em pacientes com sintomas mais graves de AIA, porém ainda são necessários estudos com amostras de tamanho adequado.[43] O sulfato de glucosamina associado ao sulfato de condroitina também tem sido sugerido. Um estudo relatou que 36,9% dos participantes tiveram melhoras da sintomatologia do AIA, porém é um ensaio não controlado com 39 participantes.[44] A terapia imunológica com timosina alfa-1, hormônio produzido pelo timo, pode aumentar a função imunológica da célula e contribuir para redução da sintomatologia de AIA.[45] A ioga e a acupuntura sugerem benefícios em minimizar sintomatologia da AIA, porém, os estudos não apresentam comparação com o placebo.[46,47]

■ REFERÊNCIAS BIBLIOGRÁFICAS

1. Mundy GR. Metastasis to bone: causes, consequences and therapeutic opportunities. Nat Rev Cancer. 2002 Aug; 2(8):584-93.
2. Ribatti D, Mangialardi G, Vacca A. Stephen Paget and the 'seed and soil' theory of metastatic dissemination. Clin Exp Med. 2006 Dec; 6(4):145-9.
3. Smith HS, Mohsin I. Painful boney metastases. Korean J Pain. 2013 Jul; 26(3):223-41. doi: 10.3344/kjp.2013.26.3.223.
4. Milgrom DP, Lad NL, Koniaris LG, Zimmers TA. Bone pain and muscle weakness in cancer patients. Curr Osteoporos Rep. 2017 Apr; 15(2):76-87. doi:10.1007/s11914-017-0354-3.
5. Mantyh PW. The neurobiology of skeletal pain. Eur J Neurosci. 2014 Feb; 39(3):508-19. doi: 10.1111/ejn.12462.
6. Ulmert D, Solnes L, ThorekDLj. Contemporary approaches for imaging skeletal metastasis. Bone Res. 2015 Jul; 3:15024. doi: 10.1038/boneres.2015.24.
7. Fallon M, Giusti R, Aielli F, Hoskin P, Rolke R, Sharma M, Ripamonti CI; ESMO Guidelines Committee. Management of cancer pain in adult patients: ESMO Clinical Practice Guidelines. Ann Oncol. 2018 Oct; 29(Suppl_4):iv166-iv191. doi: 10.1093/annonc/mdy152. PubMed PMID: 30052758.
8. Johnson RW, Suva LJ. Hallmarks of bone metastasis. Calcif Tissue Int. 2018 Feb; 102(2):141-51. doi: 10.1007/s00223-017-0362-4.
9. Handkiewicz-Junak D, Poeppel TD, Bodei L, Aktolun C, Ezziddin S, Giammarile F, Delgado-Bolton RC, Gabriel M. EANM guidelines for radionuclide therapy of bone metastases with beta-emitting radionuclides. Eur J Nucl Med Mol Imaging. 2018 May; 45(5):846-859. doi: 10.1007/s00259-018-3947-x.
10. Mirels H. Metastatic disease in long bones. A proposed scoring system for diagnosing impending pathologic fractures. Clin Orthop Relat Res. 1989 Dec; 249:256-64.
11. Forsberg JA, Eberhardt J, Boland PJ, Wedin R, Healey JH. Estimating survival in patients with operable skeletal metastases: an application of a Bayesian belief network. PLoS One. 2011; 6(5): e19956. doi: 10.1371/journal.pone.0019956.
12. Nazarian A, Entezari V, Zurakowski D, Calderon N, Hipp JA, Villa-Camacho JC,Lin PP, Cheung FH, Aboulafia AJ, Turcotte R, Anderson ME, Gebhardt MC, Cheng EY, Terek RM, Yaszemski M, Damron TA, Snyder BD. Treatment planning and fracture prediction in patients with skeletal metastasis with ct-based rigidity analysis. Clin Cancer Res. 2015 Jun; 21(11):2514-9. doi: 10.1158/1078-0432.CCR-14-2668.
13. Choi D, Ricciardi F, Arts M, Buchowski JM, Bunger C, Chung CK, CoppesM, Depreitere B, Fehlings M, Kawahara N, Leung Y, Martin-Benlloch A, Massicotte E, Mazel C, Meyer B, Oner C, Peul W, Quraishi N, Tokuhashi Y, Tomita K, Ulbricht C, Verlaan JJ, Wang M, Crockard A. Prediction accuracy of common prognostic scoring systems for metastatic spine disease: results of a prospective international multicentre study of 1,469 patients. Spine. 2018 Dec; 43(23):1678-84. doi: 10.1097/BRS.0000000000002576.
14. Bollen L, van der Linden YM, Pondaag W, Fiocco M, Pattynama BP, Marijnen CA, Nelissen RG, Peul WC, Dijkstra PD. Prognostic factors associated with survival in patients with symptomatic spinal bone metastases: a retrospective cohort study of 1,043 patients. Neuro Oncol. 2014 Jul; 16(7):991-8.
15. Tokuhashi Y, Uei H, Oshima M, Ajiro Y. Scoring system for prediction of metastatic spine tumor prognosis. World J Orthop. 2014 Jul; 5(3):262-71. doi: 10.5312/wjo. v5.i3.262.
16. Tomita K, Kawahara N, Kobayashi T, Yoshida A, Murakami H, Akamaru T. Surgicalstrategy for spinalmetastases. Spine. 2001 Feb; 26(3):298-306. PubMed PMID: 11224867.
17. Christensen JF, Jones LW, Andersen JL, Daugaard G, Rorth M, Hojman P. Muscle dysfunction in cancer patients. Ann Oncol. 2014 May; 25(5):947-58. doi: 10.1093/annonc/mdt551.
18. Kim TN, Choi KM. Sarcopenia: definition, epidemiology, and pathophysiology. J Bone Metab. 2013 May; 20(1):1-10. doi: 10.11005/jbm.2013.20.1.1.

19. Chindapasirt J. Sarcopenia in Cancer Patients. Asian Pac J Cancer Prev. 2015; 16(18):8075-7.
20. Stout NL, Baima J, Swisher AK, Winters-Stone KM, Welsh J. A Systematic Review of Exercise Systematic Reviews in the Cancer Literature (2005-2017). PMR. 2017 Sep; 9(9S2):S347-S384. doi: 10.1016/j.pmrj.2017.07.074.
21. Cramp F, Byron-Daniel J. Exercise for the management of cancer-relatedfatigue in adults. Cochrane Database Syst Rev. 2012; 11.
22. Mustian KM, Alfano CM, Heckler C, et al. Comparison of pharmaceutical, psychological, and exercise treatments for cancerrelated fatigue: A meta-analysis. JAMA Oncol. 2017; 3:961-8.
23. Schmitz KH, Courneya KS, Matthews C, Demark-Wahnefried W, Galvão DA, Pinto BM, Irwin ML, Wolin KY, Segal RJ, Lucia A, Schneider CM, von Gruenigen VE, Schwartz AL; American College of Sports Medicine. American College of Sports Medicine roundtable on exercise guidelines for cancer survivors. Med Sci Sports Exerc. 2010 Jul; 42(7):1409-26. doi: 10.1249/MSS.0b013e3181e0c112.
24. Petrelli F, Coinu A, Cabiddu M, Ghilardi M, Lonati V, Barni S. Five or more years of adjuvant endocrine therapy in breast cancer: a meta-analysis of published randomised trials. Breast Cancer Res Treat. 2013; 140:233-40.
25. Howell A, Cuzick J, Baum M, Buzdar A, Dowsett M, Forbes JF, Hoctin-Boes G, Houghton I, Locker GY, Tobias JS, Grp AT. Results of the ATAC (arimidex, tamoxifen, alone or in combination) trial after completion of 5 years' adjuvant treatment for breast cancer. Lancet. 2005; 365:60-2.
26. Riemsma R, Forbes CA, Kessels A, Lykopoulos K, Amonkar MM, Rea DW, Kleijnen J. Systematic review of aromatase inhibitors in the first-line treatment for hormone sensitive advanced or metastatic breast cancer. Breast Cancer Res Treat. 2010; 123:9-24.
27. Xepapadakis G, Ntasiou P, Koronarchis D, et al. New views on treatment of aromatase inhibitors induced arthralgia. Eur J Cancer. 2010; 8(3):164-5.
28. Crew KD, Greenlee H, Capodice J, Raptis G, Brafman L, Fuentes D, Sierra A, Hershman DL. Prevalence of joint symptoms in post-menopausal women taking aromatase inhibitors for early-stage breast cancer. Am Soc Clin Onc. 2007; 25:3877-83.
29. Dizdar O, Oezcakar L, Malas FU, Harputluoglu H, Bulut N, Aksoy S, Ozisik Y, Altundag K. Sonographic and electrodiagnostic evaluations in patients with aromatase inhibitor related arthralgia. J Clin Oncol. 2009; 27:4955-60.
30. Mao JJ, Stricker C, Bruner D, Xie S, Bowman MA, Farrar JT, Greene BT, DeMichele A. Patterns and risk factors associated with aromatase inhibitor-related arthralgia among breast cancer survivors. Cancer. 2009; 115:3631-9.
31. Watt FE. Hand osteoarthritis, menopause and menopausal hormone therapy. Maturitas. 2016; 83.
32. Felson DT, Cummings SR. Aromatase inhibitors and the syndrome of arthralgias with estrogen deprivation. Arthritis Rheum. 2005; 52:2594-8.
33. Cvoro A, Tatomer D, Tee MK, Zogovic T, Harris HA, Leitman DC. Selective estrogen receptor-beta agonists repress transcription of pro inflammatory genes. J Immunol. 2008; 180:630-6.

34. Vural P, Akgul C, Canbaz M. Effects of hormone replacement therapy on plasma pro-inflammatory and anti-inflammatory cytokines and some bone turnover markers in postmenopausal women. Pharmacol Res. 2006; 54:298-302.
35. DeNysschen CA, Burton H, Ademuyiwa F, Levine E, Tetewsky S, O'Connor T. Exercise intervention in breast cancer patients with aromatase inhibitor-associated arthralgia: a pilot study. Eur J Cancer Care 2014; 23:493-501.
36. Ballard-Barbash R, Friedenreich CM, Courneya KS, Siddiqi SM, McTiernan A, Alfano CM. Physical activity, biomarkers, and disease outcomes in cancer survivors: a systematic review. J Natl Cancer Inst. 2012; 104(11):815-40.
37. Cauley JA, Lacroix AZ,WuL, et al. Serum 25 hydroxy vitaminD concentrations and the risk of hip fractures: the women's health initiative. Ann Intern Med. 2008; 149(4):242-50.
38. Niravath P. Aromatase inhibitor induced arthralgia: a review. Ann Oncol. 2013; 24(6):1443-9.
39. Sahin S, Karatas F, Sever AR, Altundag K. Current management of aromatase inhibitor-induced arthralgia. J Buon. 2016; 21:17-20.
40. Gaillard S, Stearns V. Aromatase inhibitor associated bone and musculoskeletal effects: new evidence defining etiology and strategies for management. Breast Cancer Res. 2011; 13:205.
41. Briot K, Tubiana-Hulin M, Bastit L, Kloos I, Roux C. Effect of a switch of aromatase inhibitors on musculoskeletal symptoms in postmenopausal women with hormone receptor positive breast cancer: the ATOLL (articular tolerance of letrozole) study. Breast Cancer Res Treat. 2010; 120(1):127-34.
42. Hershman DL, Unger JM, Crew KD, et al. Omega-3 fatty acids for aromatase inhibitor induced musculoskeletal symptoms in women with early stage breast cancer (SWOG S0927). J Clin Oncol. 2015; 33(15):1910-7.
43. Henry NL, Unger JM, Schott A, et al. A randomized placebo controlled phase III study of duloxetine for treatment of aromatase inhibitor (AI)-associated musculoskeletal symptoms in women with early stage breast cancer. J Clin Oncol. 2014; 32(15 Suppl. 1). Disponível em: http://ascopubs.org/doi/abs/10.1200/jco.2014.32.15_suppl.tps9662
44. Greenlee H, Crew KD, Shao T, et al. Phase II study of glucosamine with chondroitin on aromatase inhibitor-associated joint symptoms in women with breast cancer. Sup Care Cancer. 2013; 21(4):1077-87.
45. Zhang Q, Tang D, Zhao H. Immunological therapies can relieve aromatase inhibitor-related joint symptoms in breast cancer survivors. Am J Clin Oncol. 2010; 33(6):557-60.
46. Peppone LJ, Janelsins MC, Kamen C, et al. The effect of YOCAS R yoga for musculoskeletal symptoms among breast cancer survivors on hormonal therapy. Breast Cancer Res Treat. 2015; 150:597-604.
47. Crew KD, Capodice JL, Greenlee H, et al. Randomized, blinded, sham controlled trial of acupuncture for the management of aromatase inhibitor associated joint symptoms in women with early-stage breast cancer. J Clin Oncol. 2010; 28(7):1154-60.

Síndromes Paraneoplásicas

Capítulo 62

Pedro Henrique Zavarize de Moraes
Janine Capobiango Martins
Tatiana Vieira Costa

Síndromes paraneoplásicas (SPN) são o conjunto de sinais e sintomas que precedem as diferentes formas de neoplasias ou cursam paralelamente a elas, apresentando acometimento variado e sistematizado. Essas alterações não são decorrentes da ação direta do tumor primário ou suas metástases, como compressão ou invasão local, mas devem-se principalmente à produção pelo tumor de substâncias como hormônios ou peptídeos, no caso das SPN endócrinas, ou imunomediadas, quando anticorpos antiantígenos tumorais agem também contra células do sistema nervoso, nas SPN neurológicas.

Os achados clínicos resultam em alterações endócrinas, hematológicas, neuromusculares, dermatológicas, neurológicas, entre outras. Manifestações inespecíficas como perda de peso, febre e caquexia também podem ser consideradas paraneoplásicas, uma vez que decorrem da produção de fatores específicos tumorais, como o fator de necrose tumoral. Em casos em que as síndromes paraneoplásicas se manifestam antes do diagnóstico do câncer, os sintomas podem surgir como sinal de alerta para a suspeição, e assim levarem ao diagnóstico precoce da doença.

As SPN podem acometer até 20% dos pacientes com câncer e, em grande parte deles, os sintomas desaparecem com o tratamento da doença de base. Em outros casos, podemos lançar mão de tratamentos direcionados para as doenças/sintomas decorrentes das síndromes.As neoplasias mais comumente associadas ao surgimento das SPN são a neoplasia maligna de pulmão de pequenas células, o câncer de mama, os tumores ginecológicos e as neoplasias hematológicas. Por geralmente apresentarem alta morbidade, o tratamento efetivo e o controle podem melhorar a qualidade de vida desses pacientes, melhorar a administração da terapia contra o câncer e prolongar a sobrevida.

As modalidades de tratamento incluem o tratamento do câncer, a imunossupressão (para síndromes paraneoplásicas neurológicas, dermatológicas e reumatológicas) e a correção de distúrbios eletrolíticos e hormonais (nas síndromes endócrinas). Neste capítulo serão descritas as SPN mais frequentes, bem como seus diagnósticos e tratamentos.

■ SÍNDROMES PARANEOPLÁSICAS ENDÓCRINAS

Geralmente as SPN endócrinas resultam da produção de citocinas, hormônios ou peptídeos pelo tumor, sendo o tratamento oncológico, o principal definidor do controle e tratamento das síndromes endócrinas. Apesar de bastante frequente, esses distúrbios não se correlacionam com o estadiamento ou o prognóstico da doença oncológica de base.

Síndrome de secreção inapropriada de hormônio antidiurético

A síndrome de secreção inapropriada de hormônio antidiurético (SIADH) caracteriza-se por hiponatermia euvolêmica e hiposmótica e acomete 1 a 2% dos pacientes com diagnóstico de câncer. O câncer de pulmão de pequenas células é responsável por 10 a 45% de todos os pacientes diagnosticados com SIADH associados ao câncer de pulmão.

No caso de SIADH paraneoplásica, há produção do hormônio antidiurético (ADH) (vasopressina) e do peptídeo natriurético atrial pelas próprias células tumorais. O aumento do ADH, ou vasopressina, causa retenção de água e hipervolemia. No entanto, o aumento da volemia estimula a secreção do peptídeo natriurético atrial, o que leva ao aumento da excreção renal de sódio e água. Além disso, o transporte tubular proximal fica inibido, acarretando maior perda urinária de ácido úrico. A doença deve, então, ser suspeitada em pacientes com hiponatremia normovolêmica, hiposmolaridade sérica, hipouricemia e osmolaridade urinária superior a 100 mOsmol/kg, com aumento da natriurese – superior a 40 mEq/L. Os sintomas relacionados com a SIADH dependem do grau e da rapidez do início da hiponatremia. Sintomas leves incluem cefaleia, fraqueza e dificuldades de memória. Em pacientes com níveis séricos de sódio inferiores a 125mEq/L, principalmente se instalados em menos de 48 horas, poderá haver sintomas mais graves e pronunciados, como estado mental alterado, convulsões, coma, alteração do padrão respiratório e coma. O tempo de instalação da hiponatremia também afeta o tratamento da SIADH. Se a instalação ocorreu em até 48 horas, a correção não deve exceder 1 a 2mmol/L/hora, não ultrapassando 8 a 10mmol/L em 24 horas. Já na hiponatremia crônica, em virtude do maior risco de mialinose pontina, a meta de correção recomendada é de 0,5 a 1,0 mmol/L/hora. A terapia ideal para SIADH paraneoplásica consiste no tratamento do tumor subjacente, que, se efetivo, pode normalizar o nível do sódio em semanas. A curto prazo, a restrição hídrica em 1.000 mL/dia e suspensão de medicações que possam contribuir para o quadro. Em casos agudos ou com sintomas neurológicos, podem utilizar solução hipertônica de NaCl a 3% EV. Diuréticos de alça como a furosemida também são utilizados.

Se houver persistência das alterações, pode-se também fazer uso de medicações como demeclociclina e lítio, que reduzem a ação do ADH nos rins, ou de conivaptana e tolvaptana, que bloqueiam receptores da vasopressina.

Hipercalcemia

A hipercalcemia da malignidade pode ocorrer em até 10% dos pacientes com diagnóstico de câncer avançado e geralmente está associada a um pior prognóstico. A mortalidade em 30 dias para esses pacientes é de aproximadamente 50%. Existem quatro mecanismos principais de hipercalcemia no paciente com câncer:

- Secreção de PTHrP (peptídeo relacionado ao PTH) pelas células tumorais, que se ligam aos receptores de PTH nos rins e nos ossos, regulando as reabsorções óssea e renal de cálcio e fósforo; é responsável por quase 80% dos casos e ocorre mais comumente com tumores das células escamosas.

- Vinte por cento dos casos surgem diretamente da atividade osteolítica, pelas metástases ósseas.

- Mais raramente, a hipercalcemia pode resultar da secreção tumoral de vitamina D, que foi descrita em associação com determinados linfomas.

- Secreção tumoral ectópica de PTH.

Assim como na SIADH, a melhor abordagem para a hipercalcemia paraneoplásica é o tratamento do tumor subjacente. Quando viável, é importante descontinuar medicamentos que contribuem com a hipercalcemia tais como suplementos de cálcio, vitamina D, diuréticos tiazídicos, antiácidos contendo cálcio. O tratamento para hipercalcemia persistente é a reposição com soro fisiológico 0,9%, o que aumenta a taxa de filtração glomerular e inibe a reabsorção renal do cálcio. Diuréticos de alça que inibem ainda mais a reabsorção renal do cálcio também podem ser utilizados. Os bifosfonatos são amplamente utilizados e inibem a reabsorção óssea dos osteoclastos. Geralmente os níveis de cálcio caem dentro de 2 a 4 dias, alcançam nadir entre 4 e 7dias e permanecem reprimidos por até 3 semanas. A calcitonina também é opção por inibir a reabsorção óssea e aumentar a excreção renal de cálcio, porém

seus efeitos são, tipicamente, de curta duração e menos robustos, apesar de apresentar início extremamente rápido, o que pode ser confirmado em exames laboratoriais horas após a primeira administração. Na ausência de benefício, torna-se fútil a manutenção dessa medicação.

Síndrome de Cushing

Aproximadamente 5 a 10% dos casos de síndrome de Cushing (hipercortisolismo) são paraneoplásicos. Cerca de 50 a 60% desses casos são tumores neuroendócrinos de pulmão (tumores de pequenas células e carcinoides brônquicos). Os pacientes frequentemente apresentam sintomas da síndrome de Cushing paraneoplásica antes do diagnóstico oncológico e, da mesma maneira, a recidiva da síndrome pode predizer a recorrência do tumor. A síndrome de Cushing paraneoplásica decorre da secreção tumoral do hormônio adrenocorticotrófico ou do fator liberador de corticotrofina. Esses fatores resultam na produção e liberação de cortisol pelas glândulas suprarrenais. Clinicamente, os pacientes apresentam hipertensão, hipopotassemia, fraqueza muscular e edema generalizado. Laboratorialmente, as principais alterações são: níveis sérico e urinário de cortisol elevados e a dosagem do hormônio adrenocorticotrófico à meia-noite superior a 100 ng/L. A falta de resposta à supressão com altas doses de dexametasona diferencia a síndrome de Cushing paraneoplásica (ectópica) de uma fonte hipofisária. Além do tratamento do tumor, as opções farmacológicas são direcionadas para a inibição da produção de esteroides. Essas substâncias incluem cetoconazol, mitotano, metirapona e aminoglutetimida. As opções menos utilizadas incluem octreotida, que bloqueia a liberação do hormônio adrenocorticotrófico, e etomidato, que tem sido usado para reduzir os níveis séricos de cortisol em pacientes que não podem fazer uso medicamentos orais.

Hipoglicemia

A hipoglicemia associada a tumores é rara e pode ser causada pela produção de insulina por ilhotas de células tumorais e tumores extrapancreáticos. Hipoglicemia não associada a ilhotas tumorais (NICTH) consiste em episódios recorrentes de hipoglicemia, chegando a níveis de glicose inferiores a 20 mg/dL e geralmente associados a pacientes com neoplasias avançadas. É causada pela produção tumoral de IGF-2 e também pode estar associada à produção tumoral de insulina. Em adição aos níveis de glicose baixos durante os episódios, também são observados níveis de insulina e peptídeo C séricos baixos, níveis de hormônio do crescimento e IGF-1 baixos, IGF-2 normal ou elevado e relação IGF-2:IGF-1 elevada, ao contrário do que ocorre nos insulinomas, que apresentam níveis de insulina e peptídeo C elevados e relação IGF-2:IGF-1 geralmente normal. A melhor abordagem terapêutica é tentar ressecar ou tratar o tumor, porém, quando não é viável, o objetivo do tratamento é manter níveis adequados de glicose no sangue. No quadro agudo, administra-se dextrose oral ou parenteral. Uma ampola de dextrose 50% EV contém 25 g e exerce efeito imediato sobre a glicose no sangue. Glicose oral aumenta a glicose sérica em 15 a 30 minutos. Para episódios hipoglicêmicos recorrentes e crônicos, o manejo de longo prazo inclui corticosteroides, hormônio do crescimento, octreotida e glucagon. Como a octreotida tem sido associada à hipoglicemia em alguns pacientes, recomenda-se uma dose-teste de curta duração. O glucagon necessita de reservas adequadas de glicogênio hepático, que podem ser avaliadas com um teste de 1 mg de glucagon EV.

■ SÍNDROMES PARANEOPLÁSICAS NEUROLÓGICAS

As síndromes paraneoplásicas neurológicas (SPNn), são um grupo raro de distúrbios resultantes de danos no sistema nervoso, decorrente de um ataque autoimune ao tecido neuronal normal, por autoanticorpos, produzidos e estimulados por antígenos expressos nas células tumorais, semelhantes aos antígenos neuronais. Por razões desconhecidas, anticorpos conhecidos como onconeurais, inadvertidamente, identificam esses antígenos como estranhos e montam um ataque imunológico contra eles.

As SPNn podem acometer qualquer área do sistema nervoso, desde o córtex cerebral até a junção neuromuscular. São muito menos frequentes que as complicações relacionadas ao tumor primário e às metástases, mas são importantes visto a alta morbidade e mortalidade associada.

Apesar de afetarem menos de 1% dos pacientes com câncer, observamos maior incidência dessas condições em algumas neoplasias como, por exemplo, o desenvolvimento da síndrome em até 5% dos pacientes com câncer de pulmão de pequenas células e até 10% dos pacientes com linfoma e mieloma. A síndrome mais comum é a síndrome miastênica Lambert-Eaton (LEMS), acometendo até 3% dos pacientes com neoplasia de pulmão de pequenas células, e a miastenia *gravis* que acomete 15% dos pacientes com timoma. Ao contrário das SPN endócrinas, as SPN neurológicas são detectadas antes do diagnóstico do câncer, em até 80% dos casos.

Dependendo do compartimento atacado, os sintomas das SPN neurológicas podem incluir alteração da cognição e personalidade, ataxia, alteração de nervos cranianos, redução da força motora e da sensibilidade.

As SPN neurológicas podem acometer o sistema nervoso central (p. ex., encefalite límbica e degeneração cerebelar paraneoplásica), a junção neuromuscular (p. ex., síndrome miastênica Lambert-Eaton [LEMS] e miastenia *gravis*), ou sistema nervoso periférico (p. ex., neuropatia autonômica e neuropatia sensorial subaguda). Essas condições não são exclusivamente paraneoplásicas.

Anticorpos que ocorrem em SPNn foram divididos em duas categorias, a depender da localização do antígeno:

- Anticorpos contra proteínas neuronais intracelulares – chamados anticorpos paraneoplásicos clássicos ou onconeuronais – pertencem a categoria dos "bem caracterizados" e sua detecção quase sempre indica a presença de um tumor subjacente. Exemplos incluem Hu (também conhecido como anticorponuclear antineuronal de tipo 1 – ANNA-1), Ri (anticorpo nuclear antineuronal de tipo 2 – ANNA-2), Yo (anticorpo citoplasmático de células de Purkinje tipo 1 – PCA-1), anfifisina, Ma2, Tr (conhecido como receptor relacionado ao fator epidérmico tipo delta/*notch* – DNER), proteína mediadora da resposta à colapsina-5 (CRMP-5) e re-

cuperação. Esses anticorpos são marcadores para os distúrbios paraneoplásicos, porém na maioria dos distúrbios acredita-se que o mecanismo patogênico seja mediado por células T citotóxicas.

- Anticorpos dirigidos contra antígenos de superfícies das células neuronais ou proteínas sinápticas. Esses anticorpos podem ocorrer na presença ou não do câncer; a frequência da associação tumoral varia de acordo com o anticorpo; parecem ter efeitos patogênicos diretos nos antígenos alvo. Uma predisposição genética também pode desempenhar papel para alguns desses distúrbios. São eles: anticorpos contra o receptor anti-N-metil-D-aspartato (NMDA), o receptor do ácido amino-3-hidroxi-5-metil-4 isoxazolepropiônico (AMPA), o ácido gama-aminobutírico do tipo A (GABA-A) e do tipo B (GABA-B) e receptores semelhantes a proteína 2 (Caspr2), entre outros.

A Tabela 62.1 relaciona os anticorpos, com as síndromes paraneoplásicas correspondentes e os tumores associados.

Para avaliação diagnóstica quanto a causa dessas alterações, visto que na maior parte delas a origem não é paraneoplásica, podemos lançar mão de exames de imagem, sorologias, eletroencefalograma, eletromiografia, avaliação do liquor. Os anticorpos onconeuronais que são geralmente detectáveis no soro, raramente são evidenciados no liquor, e 30% dos pacientes com síndrome paraneoplásica neurológica não apresentam anticorpos detectáveis no soro ou no liquor. Alguns anticorpos paraneoplásicos podem ser associados a síndromes neurológicas diferentes, e uma mesma síndrome neurológica pode estar relacionada a diferentes anticorpos paraneoplásicos.

Alguns anticorpos antineurais bem definidos podem ser detectados em indivíduos sem doença neurológica. Dada a sobreposição de características clínicas com distúrbios não paraneoplásicos e as limitações do teste sorológico, novos critérios diagnósticos têm sido propostos.

Estes incluem a presença de câncer, a presença de síndromes clássicas e a presença de anticorpos onconeurais. Com base nesses critérios, o SNPn foi classificado como "definido" e "possível". Mesmo em pacientes com anticorpos onconeurais detectáveis, tem sido sugerido que o diagnóstico de SNP nerológica seja feito somente após outras possíveis causas de uma síndrome neurológica específica.

As síndromes clássicas incluem encefalomielites, encefalite límbica, degeneração cerebelar subaguda, mioclonias, neuropatia sensorial subaguda, pseudo-obstrução gastrointestinal crônica, síndrome miastênica Lambert-Eaton (LEMS) e dermatomiosites.

A terapia imunossupressora é um dos pilares do tratamento, mas o sucesso é variável. A sintomatologia pode surgir da produção de proteínas neuroendócrinas, de componentes neuronais, de imunorreguladores e de imunoglobulinas. O tratamento baseia-se em tratamento da neoplasia, uso de corticoesteroides, azatioprina, ciclofosfamida, rituximabe e imunoglobulina EV. Plasmaférese remove diretamente os anticorpos antineuronais da circulação, um efeito que pode ser evidenciado em poucos dias, mas dura apenas 3-4 semanas.

Tabela 62.1. Anticorpos encontrados em síndromes paraneoplásicas e suas possíveis relações com tumores

Anticorpo	Síndrome	Tumor relacionado
Anti-Hu (ANNA-1)	Encefalomielites, incluindo encefalite cortical, límbica e de tronco cerebral; encefalite; degeneração cerebelar; mielite; neuropatia sensitiva; disfunção autonômica	Tumor de pulmão de pequenas células
Anti-Yo (PCA-1)	Degeneração cerebelar	Tumores ginecológicos e de mama
Anti-RI (ANNA-2)	Degeneração cerebelar, encefalite, opsoclonus-mioclonus	Tumores ginecológico, de mama, pulmão não pequenas células
Anti-Tr (DNER)	Degeneração cerebelar	Linfoma de Hodgkin
Anti-CV2/CRMP5	Encefalomielite, degeneração cerebelar, coreia, neuropatia periférica	Tumor de pulmão pequenas células, timoma
Anti-Ma (Ma1, Ma2)	Encefalite límbica, encefalite hipotalâmica	Tumor de células germinativas de testículo, câncer de pulmão
Anti-VGCC	Degeneração cerebelar	Tumor de pulmão pequenas células
Anti-anfifisina	Síndrome da pessoa rígida, encefalomietlite	Tumor de mama, câncer de pulmão
Anti-PCA-2 (MAP 1B)	Neuropatia periférica, ataxia cerebelar, encefalopatia	Tumor de pulmão pequenas células
Anti-recoverina	Retinopatia associada ao câncer	Tumor de pulmão pequenas células
Anti-células bipolares da retina	Retinopatia associada ao melanoma	Melanoma maligno
Anti-Zic4	Degeneração cerebelar	Tumor de pulmão pequenas células
Anti-ANNA-3	Neuropatia sensitiva, encefalomielite	Linfoma de Hodgkin

Fonte: Graus F, Delattre JY, Antoine JC et al. Recommended diagnostic criteria for paraneoplastic neurological syndromes. J Neurol Neurosurg Psychiatry. 2004; 75:1135.

■ SÍNDROMES PARANEOPLÁSICAS DERMATOLÓGICAS E REUMATOLÓGICAS

Muitas das SPN dermatológicas e reumatológicas são condições que ocorrem mais comumente sem associação com a malignidade. O manejo delas consiste principalmente em terapia dirigida ao câncer associada à terapia direcionada aos sintomas. Geralmente a resposta ao tratamento é pior do que quando não associada ao câncer.

Cerca de 7 a 15% dos pacientes oncológicos apresentarão dermatoses paraneoplásicas no curso da doença. As mais frequentemente associadas a neoplasias malignas são doença de Bazex, eritema necrolítico migratório, *erythema gyratum repens*, hipertricose lanuginosa adquirida, ictiose adquirida, acantose palmar, paquidermoperiostose, pênfigo paraneoplásico, sinal de Leser-Trélat, síndrome de Howel-Evans-Clark e tromboflebite migratória superficial (sinal de Trousseau). Outras alterações podem ocasionalmente estar relacionadas com neoplasias, como acantose *nigricans*, baqueteamento digital, dermatomiosite, eritema anular centrífugo, eritrodermia, pioderma gangrenoso, ptiríase rotunda, prurido e síndrome de Sweet.

A seguir serão descritas as síndromes mais frequentemente encontradas.

Acantose *nigricans*

É caracterizada por espessamento da pele hiperpigmentada, predominantemente nas regiões da axila e cervical. A maioria dos casos ocorre em pessoas com resistência à insulina ou outras doenças endócrinas não malignas. Entre os casos paraneoplásicos, o adenocarcinoma gástrico é a neoplasia mais associada. A produção tumoral de fatores de crescimento (alfa e epidérmico) é o mecanismo proposto para a alteração. O tratamento com corticoides tópicos é pouco efetivo, mas o tratamento bem-sucedido da neoplasia pode levar a melhores resultados.

Dermatomiosite

Trata-se de uma miopatia inflamatória caracterizada pelo surgimento de lesões de pele antes do início da fraqueza muscular. Cerca de 1 a 25% dos casos são paraneoplásicos. Os achados dermatológicos incluem erupção heliotrópica nas pálpebras superiores; erupção cutânea eritematosa no roso, pescoço, costas, tórax e ombros; e pápulas de Grotton, uma erupção escamosa sobre as articulações falangeais que pode mimetizar psoríase. Os tumores mais comumente associados são câncer de mama, ovário, pulmão e próstata. Os glicocorticoides são a base do tratamento, mas a dermatomiosite paraneoplásica frequentemente requer terapias moduladoras do sistema imune adicionais. Ao contrário da dermatomiosite, a polimiosite, uma miopatia inflamatória sem achados dermatológicos associados, raramente está associada ao câncer.

Osteoartropatia hipertrófica

É caracterizada por periostose e formação de novo osso subperiosteal ao longo do eixo de ossos longos e falanges (baqueteamento digital), inchaço das articulações e dor. Fator de crescimento endotelial vascular, fator de crescimento derivado de plaquetas e prostaglandina E2 foram todos identificados como possíveis contribuintes para a osteoartropatia hipertrófica. Aproximadamente 90% são paraneoplásicas. Além do tratamento da doença oncológica, são também opções tratamento com bifosfonatos, analgésicos, anti-inflamatórios não esteroides.

Vasculite leucocitoclástica

Vasculite leucocitoclástica tem sido atribuída a antígenos circulantes associados a tumores que levam à deposição de complexos imunes em pequenos vasos, o que desencadeia fixação desses complexos e inflamação local. Ocorre comumente com malignidades hematológicas ou com tumores de pulmão, gastrointestinais ou do trato urinário. A apresentação clínica consiste em púrpura palpável nas extremidades inferiores acompanhada de dor, ardor e prurido. Febre e mal-estar também são comuns. Além do tratamento da doença oncológica, outras opções terapêuticas são colchicina, dapsona e corticoides para doença leve a moderada. Metotrexato, azatioprina ou imunoglobulina podem ser considerados para doença resistente.

Pênfigo paraneoplásico

Pênfigo paraneoplásico é uma condição grave que afeta a pele e as membranas mucosas. Se não for efetivamente tratado, pode resultar em morbidade substancial, infecção secundária e até óbito. É caracterizado por lesões mucosas dolorosas, bem como *rash* polimórfico em palmas, planta e tronco. Acredita-se que a síndrome seja decorrente de anticorpos contra antígenos tumorais. É tipicamente visto em doenças linfoproliferativas B. O tratamento inclui agentes imunomoduladores como corticoides e rituximabe, além do tratamento para o câncer.

Síndrome Sweet

Aproximadamente 20% dos pacientes com a síndrome Sweet possuem câncer subjacente, sendo os diagnósticos mais comumente associados, a leucemia mieloide aguda e outras doenças hematológicas malignas. Os tumores sólidos mais comumente associados são cânceres de mama, geniturinário e gastrointestinal. A síndrome é caracterizada pelo surgimento súbito de placas, pápulas e nódulos dolorosos e eritematosos na face, tronco e extremidades, bem com neutrofilia e febre. O tratamento inclui corticosteroides sistêmicos, colchicina e solução de lugol.

■ SÍNDROMES PARANEOPLÁSICAS OSTEOMIOARTICULARES

As manifestações osteomioarticulares estão frequentemente presentes no contexto clínico das síndromes paraneoplásicas podendo ser enquadradas no diagnóstico diferencial de várias doenças reumáticas, sejam inflamatórias crônicas ou metabólicas. A dor é geralmente o grande sintoma de alerta e resulta da liberação de pros-

taglandinas e outros mediadores químicos pelas células tumorais, ou ainda, pela ação integrada de outras condições como aumento da pressão intramedular, estiramento da membrana periostal, fraturas patológicas, compressão e traumatismo de estruturas ligamentares e nervosas. A sinovite pode anteceder em até meses o aparecimento da neoplasia. Os melhores exemplos de sinovite paraneoplásica são a poliartrite carcinomatosa e a osteoartropatia hipertrófica pulmonar. A última cursa com artrite das interfalangianas, hipocratismo digital, dores ósseas decorrentes de neoformação óssea linear (aposição periosteal) paralela à diáfise de ossos longos principalmente associada ao adenocarcinoma de pulmão. Surgem também alterações tegumentares em couro cabeludo (*cutis verticis gyrata*), face e extremidades, com espessamento da pele conferindo um aspecto edematoso às extremidades acometidas, e hiperqueratose.

■ SÍNDROMES PARANEOPLÁSICAS HEMATOLÓGICAS

São raramente sintomáticas e tipicamente vistas em associação com doença avançada. Raramente requerem terapia específica e podem melhorar com o tratamento bem-sucedido para a malignidade. As principais serão listadas a seguir.

Eosinofilia

A eosinofilia paraneoplásica representa um subgrupo de eosinofilia secundária pela produção tumoral dos fatores de crescimento eosinofílicos, interleucina (IL)-3, IL-5 e GM-CSF. As neoplasias mais comumente relacionadas são linfomas e leucemias, mas também pode ser associada a tumores pulmonares, gastrointestinais e ginecológicos. É geralmente assintomática, mas em alguns casos pode cursar com sibilância e dispneia, que geralmente respondem a corticosteroides.

Granulocitoses

A granulocitose paraneoplásica pode ocorrer em até 15% dos pacientes com tumores sólidos. Está associada ao câncer de pulmão, principalmente o de grandes células, bem como tumores gastrointestinais, de SNC, de mama, renal e ginecológico. O mecanismo é pouco compreendido. Alguns tumores sólidos produzem substâncias estimuladoras de colônias. Quando as outras etiologias são descartadas, não requer terapia específica. Ao contrário dos blastos leucêmicos, neutrófilos maduros não causam leucostase abaixo de uma contagem de $250 \times 190/L$ e, geralmente, não requerem leucoaférese.

Aplasia pura dos glóbulos vermelhos

É mais comumente associada ao timoma, mas também pode estar presente em neoplasias como linfomas e leucemias. Nesses casos, o mecanismo é o aumento de linfócitos T, causando disfunção autoimune da eritropoese. As principais etiologias não malignas são a infecção por parvovírus B19 e vírus da hepatite. A avaliação da medula óssea demonstra quase ausência de precursores de glóbulos vermelhos, mas preservação de megacariócitos e da linhagem de granulócitos. O tratamento da aplasia paraneo-plásica consiste em terapia do câncer e imunossupressão. Quando decorrente do timoma, os sintomas raramente desaparecem após a timectomia, e a imunossupressão é quase sempre necessária após a cirurgia.

Trombocitose

Cerca de 35% dos pacientes com trombocitose (pla-quetas superior a 400 × 109/L) apresenta malignidade. Acredita-se que na condição paraneoplásica ocorra a pro-dução tumoral de citocinas com IL-6. Sintomas vasomoto-res e complicações trombo-hemorrágicas que ocorrem em até metade dos pacientes com trombocitopenia essencial raramente ocorrem em pacientes com trombocitose para-neoplásica e a terapia específica não é indicada. No entan-to, quando secundária a neoplasia, é geralmente associada a doença avançada e piores desfechos clínicos.

■ DISTÚRBIOS HIDROELETROLÍTICOS NO CÂNCER

Os pacientes oncológicos frequentemente apresen-tam distúrbios da homeostase da água e dos eletrólitos. O acúmulo de líquidos normalmente está associado à insu-ficiência cardíaca (cardiotoxicidade dos quimioterápicos), desnutrição, hipoalbuminemia e insuficiência renal. A con-duta pode basear-se na utilização de cardiotônicos, diu-réticos, transfusão de albumina e até métodos dialíticos de substituição renal em função do mecanismo fisiopato-lógico envolvido. A seguir serão abordadas as principais alterações eletrolíticas encontradas na doença neoplásica.

Hiponatremia

O paciente com câncer usualmente apresenta hipo-natremia associada à diminuição do volume sanguíneo cir-culante (hiponatremia hipovolêmica).

• Etiologia
- Hemorragias.
- Perda para terceiro espaço.
- Perdas gastrointestinais.
- Perda renal pelo uso de diuréticos ou por lesão tubu-lar causada por substâncias nefrotóxicas (cisplatina, ifosfamida).
- Hiponatremia dilucional pode estar associada à reten-ção líquida causada por insuficiência cardíaca e hipoal-buminemia, assim como em algumas neoplasias (lin-fomas e leucemias) pelo desenvolvimento da SIADH. O fármaco ciclofosfamida também está relacionado à SIADH. Nos tumores intracranianos, a liberação de peptídeos natriuréticos cerebrais pode levar à síndro-me cerebral perdedora de sal, com hipovolemia e hi-ponatremia, podendo levar à morte.

• Clínica
Os sintomas de hiponatremia decorrem do edema cerebral, de progressão conforme valor de sódio:
- Sonolência.

- Crises convulsivas.
- Coma profundo.

• Tratamento
O tratamento deve estar de acordo com o mecanis-mo fisiopatológico envolvido, tendo-se em mente que a correção não deve exceder 8 mOsm/L/24 horas para evitar o desenvolvimento de mielinólise pontina.

Hipernatremia

A hipernatremia ocorre quando há excesso de sal em relação ao volume de água corpórea. Pode ocorrer quando os mecanismos de sede estão comprometidos, mas está mais comumente relacionada com reposição inadequada de fluidos no paciente hipovolêmico. Ocorre com frequên-cia no suporte de terapia intensiva no paciente oncoló-gico, sobretudo associada a administração excessiva de sódio na forma de bicarbonato e nutrição parenteral.

Nas cirurgias de remoção de craniofaringiomas, caso parte da hipófise não seja preservada, ocorre diabetes in-sípido, o que leva a quadros graves e de difícil controle.

• Clínica
As manifestações clínicas também se relacionam com o movimento de água cerebral, podendo inclusive ocor-rer hemorragia intracraniana pelo rompimento de veias da dura e do seio venoso.

• Tratamento
Deve-se utilizar a desmopressina exógena (DDAVP). Sugere-se que a correção do sódio não deve exceder a ve-locidade de 10 mOsm/L/24 horas.

Hipercalcemia

A hipercalcemia maligna é definida pela elevação dos níveis de cálcio normalmente relacionada com a produção de proteínas análogas ao hormônio paratireoidiano pelas células tumorais, ou pela osteólise por metástases ósseas. É frequentemente associada a câncer de mama, câncer de pulmão e mieloma. Nos linfomas Hodgkin e não Hodgkin, a hipercalcemia se deve à produção de calcitriol, com aumen-to da absorção intestinal do cálcio. É uma das principais e mais letais alterações metabólicas no paciente oncológico, e estima-se que 20 a 30% dos pacientes com câncer apre-sentará essa complicação em algum momento ao longo da evolução da doença, mais frequentemente na fase terminal.

Em razão do uso de bifosfonatos sua incidência pode estar caindo no mieloma múltiplo e no câncer de mama, mas não há dados definidos. Considerando-se que o qua-dro pode evoluir para falência renal, coma e morte, é fun-damental reconhecer a hipercalcemia, conhecer sua fisio-patologia e instituir tratamento.

• Etiologia
- Hipercalcemia humoral: mecanismo mais frequente de hipercalcemia em tumores sólidos, é responsável por

cerca de 80% dos casos. Resulta dos efeitos da PTHrP (*PTH related protein*) em ossos e rins, gerando aumento da reabsorção óssea e reabsorção tubular distal de cálcio. Essa proteína apresenta ação menor no trato gastroinstetinal. A molécula anômala é menos capaz de induzir a produção de 1,25-di-hidroxivitamina D (calcitriol), que induz alta absorção de cálcio pelo trato gastrointestinal.

- Metástases ósseas disseminadas: o mecanismo mais frequente é a indução de osteólise local com reabsorção óssea pelas células tumorais. Associadas a ação de citocinas como TNF e IL-1 que desempenham um papel central estimulando a diferenciação de células precursoras em osteoclastos maduros.

- Tumores produtores de substância PTH-*like* tais como carcinomas epidermoides de pulmão, câncer de cabeça e pescoço e linfomas relacionados ao HTLV-1.

- Calcitriol: um dos mecanismos importantes em tumores hematológicos, sobretudo no Linfoma de Hodgkin e raro em tumores sólidos é o aumento da produção de 1,25-di-hidroxivitamina D (calcitriol). Em indivíduos normais, a conversão de 25-hidroxivitamina D (calcidiol) em 1,25-di-hidroxivitamina D (calcitriol) ocorre nos rins pela ação da enzima 1-alfa-hidroxilase e sob controle dos níveis de PTH. Em indivíduos com câncer, ocorre uma produção extrarrenal de 1,25-di-hidroxivitamina D por linfócitos e macrófagos malignos. Esse processo não é sensível aos efeitos inibitórios do PTH, levando a uma absorção aumentada de cálcio pelo trato gastrointestinal e aumento da reabsorção óssea.

• Quadro clínico

Os sintomas dependem tanto do nível quanto da velocidade de elevação do cálcio sérico e são assim classificados em :

- Leves (usualmente cálcio < 12 mg/dL): indivíduos assintomáticos. Sobretudo se a elevação for crônica.

- Moderados (usualmente cálcio entre 12 e 14 mg/dL): indivíduos sintomáticos que apresentam poliúria , polidipsia, anorexia, náuseas e constipação.

- Graves (usualmente cálcio > 14 mg/dL): quadros clínicos graves que cursam com fraqueza , dificuldade de concentração, confusão, estupor e coma. Frequentemente se encontram em desidratação grave pelo desenvolvimento de diabetes insípido nefrogênico e estão sob risco de evoluír com arritmias cardíacas fatais.

• Diagnóstico

Antes de mais nada, é importante distinguir a hipercalcemia provocada pelo hiperparatireoidismo. Geralmente na hipercalcemia maligna, os pacientes têm concentrações séricas de cálcio mais elevadas e são mais sintomáticos.

A dosagem de PTH intacto (PTH) deve ser feita em todos os casos para afastar hiperparatireoidismo associado ao quadro oncológico.

Níveis elevados ou próximos do limite superior sugerem hiperparatireoidismo primário. E níveis < 20 pg/nL excluem o diagnóstico de hiperparatireoidismo.

• Tratamento

O tratamento deve ser de acordo com a gravidade da hipercalcemia, objetivando a redução dos níveis de cálcio e, se possível, o controle da neoplasia implicada.

O grau da hipercalcemia, a velocidade de elevação dos níveis séricos e a existência e magnitude dos sintomas determinarão o grau de urgência de início do tratamento. Pacientes assintomáticos e oligossintomáticos com níveis de cálcio que não ultrapassam 14 mg/dL, em sua maioria, não necessitem de tratamento imediato. No entanto, alguns cuidados devem ser tomados. É importante evitar substâncias que inibem a excreção urinária de cálcio, especialmente tiazídicos, e medicamentos que diminuem o fluxo sanguíneo renal, como AINH e bloqueadores H2, carbonato de lítio. Esses pacientes frequentemente se desidratam, assim convém orientar para se ter cuidado especial com a hidratação. Deve-se, ainda, evitar inatividade e ingesta de cálcio superior a 1,0 g/dia (Tabela 62.2).

Os itens mais importantes do tratamento são:

- **Expansão volêmica com solução salina isotônica**: a expansão volêmica tem a intenção de restaurar depleção do compartimento intravascular em pacientes desidratados e aumentar a excreção renal de cálcio. É indicado iniciar com taxa de infusão de 200 a 300 mL/h e ajustar com o objetivo de manter um débito urinário entre 100 e 150 mL/h.

- **Diuréticos de alça**: a diureticoterapia tem a intenção de aumentar a eliminação de cálcio na urina, mas deve-se ter precaução de utilizá-la somente após hidratação satisfatória do paciente.

- **Bifosfonatos**: agentes de escolha na hipercalcemia associada a neoplasia, atuam bloqueando a ação osteoclástica. São análogos de pirofosfato inorgânico, absorvidos na superfície dos cristais de hidroxiapatita, inibindo a reabsorção óssea. Seu mecanismo de ação se inicia entre 24 e 48 horas. As opções são:

  – Ácido zoledrônico (Zometa®): considerado o agente de escolha para o tratamento da hipercalcemia maligna por ser mais potente e mais efetivo que o pamidronato. Apresenta importante potencial de nefrotoxicidade, por isso indica-se hidratação prévia e uma infusão mais lenta associada à redução da dose em pacientes com insuficiência renal. Alguns efeitos colaterais frequentes são síndrome *flu-like* (febre, artralgia, mialgia, fadiga, dor óssea), uveíte, hipocalcemia, hipofosfatemia, síndrome nefrótica e osteonecrose de mandíbula.

  – Etiodronato (Ostac®): bifosfonato de primeira geração. Sua ação persiste por 5 a 7 dias.

  – Pamidronato (Aredia®): bifosfonato de segunda geração. Apresenta maior potência do que os de primeira geração e ação por 10 a 14 dias. Dose única de 60 a 90 mg EV ao longo de 24 horas; quando Ca < 13 mg/dL utilizar 60 mg e, quando Ca > 13 mg/dL, 90 mg.

- **Calcitonina**: a calcitonina reduz a concentração sérica de cálcio, aumentando a excreção renal e diminuindo a reabsorção óssea ao interferir na maturação dos osteoclastos. Início de ação rápido, entre 2 e 4 horas, entretanto o pico de resposta máxima ocorre em 48 horas do início da terapêutica, havendo posteriormente queda na resposta, apesar da manutenção do trata-

Tabela 62.2 **Tratamento da hipercalcemia**

Casos assintomáticos e com Ca sérico < 12 mg/dL							
Controle do tumor Diminuição da massa tumoral pode reverter ou diminuir a hipercalcemia	Restaurar a hidratação normal utilizando solução salina isotônica	Diurese forçada Solução salina isotônica Furosemida VO ou EV em doses habituais Iniciar diurético somente após normalização da volemia	Corrigir as possíveis hipopotassemia e hipomagnesemia				
Casos sintomáticos e com Ca sérico > 12 mg/dL							
Controle do tumor Diminuição da massa tumoral pode reverter ou diminuir a hipercalcemia	Restaurar a hidratação normal utilizando solução salina isotônica	Diurese forçada Solução salina isotônica Furosemida VO ou EV em doses habituais Iniciar diurético somente após normalização da volemia	Corrigir as possíveis hipopotassemia e hipomagnesemia		Bifosfonatos são agentes de escolha na hipercalcemia associada a neoplasia.	Corticoide Neoplasias hematológicas (mieloma múltiplo, leucemias, doença de Hodgkin, linfomas) e câncer de mama se beneficiam de prednisona 40 a 100 mg/dia	Calcitonina: dose recomendada é de 4 a 8 u/kg SC ou IM de 6/6 h
Em hipercalcemia a partir de 15 mg/dL que caracteriza urgência médica (ameaça à vida)							
Idem item acima	Idem item acima	Idem item acima	Idem item acima	• Solução salina isotônica 200 a 400 mL/h • Furosemida 20 mg EV de 8/8 h até diminuição dos níveis abaixo de 13 mg/dL. Atenção para o fato de a furosemida poder levar à diminuição da TFG e aumentar a reabsorção renal de Ca^{++}	Idem item acima	Idem item acima	Idem item acima

Fonte: Autoria própria.

mento. É considerada um agente de baixa potência, porém de ação extremamente rápida.

• **Corticoides:** Os corticoides ativam as células mononucleares nos pulmões e nos linfonodos, dimuindo a sua produção de calcitriol, o que provoca menor absorção de cálcio pelo trato gastrointestinal. Sua ação ocorre dentro de 3 a 5 dias e seu uso deve ser reservado para casos cuja fisiopatologia esteja associada a hiperprodução de calcitriol, como em linfomas e doenças granulomatosas.

• **Hemodiálise:** a terapia renal substitutiva deve ser reservada para casos selecionados, como pacientes com insuficiências renal e/ou cardíaca, os quais apresentam contraindicação de serem submetidos a hidratação vigorosa e terapia com bifosfonatos.

Hiperuricemia e síndrome de lise tumoral

A síndrome de lise tumoral é um dos distúrbios metabólicos mais frequentes nos tumores hematológicos e raramente evidenciada em tumores sólidos. Deve ser considerada em pacientes com grande massa tumoral e doenças com extrema quimiossensibilidade como, por exemplo, os tumores de pulmão pequenas células e tumores germinativos. A síndrome de lise tumoral acontece como consequência da destruição de células neoplásicas.

• Quadro clínico

Durante o tratamento quimioterápico há liberação de grande quantidade de conteúdo intracelular na circulação após a destruição celular, o que causa hiperfosfatemia e consequentes hipocalcemia, hiperpotassemia, acidose e hiperuricemia. Tais alterações levam à deterioração da função renal. Alguns sinais são sugestivos de alto risco de síndrome: desidrogenase láctica muito elevada, grandes massas tumorais, hiperleucocitose.

Algumas vezes o processo pode levar à síndrome de resposta inflamatória sistêmica, com alteração hemodinâmica (hipotensão) e distúrbios da coagulação, inclusive com coagulação intravascular disseminada (CIVD).

Apesar da gravidade das alterações metabólicas e da disfunção orgânica, a ocorrência da síndrome de lise após o início da quimioterapia significa que a neoplasia está respondendo ao tratamento.

• Tratamento

O tratamento tem como objetivo corrigir as alterações metabólicas e restaurar a função renal. Havendo doenças volumosas e tumores quimiossensíveis, o tratamento deve ser profilático. A base do tratamento e da profilaxia é a mesma, exceto o uso de rasburicase e hemodiálise que não se justificam do ponto de vista profilático:

- Hidratação venosa vigorosa.
- Alopurinol 300 a 900 mg a cada 12 horas VO. Auxilia a normalização dos níveis de ácido úrico pela inibição da conversão da hipoxantina em xantina. Novas substâncias têm demonstrado eficiência ainda melhor na diminuição da hiperuricemia, como a urato oxidase.
- Suspenção de substâncias que causem hiperuricemia (p. ex., tiazídicos) ou provoquem acidificação urinária (p. ex., salicilatos).
- Alcalinização da urina (para manter pH urinário > 7,0) com bicarbonato de sódio ou acetazolamida 240 a 500 mg de 6/6 ou 8/8 h aumenta a solubilidade do ácido úrico, porém atualmente tem sido questionada em função de agravar os sintomas de hipocalcemia, causando aumento da precipitação do cálcio.
- Em caso de o paciente evoluir com insuficiência renal, ou alterações eletrolíticas graves, devem ser instituídos métodos dialíticos, preferencialmente hemodiálise ou hemofiltração. A diálise peritoneal não é tão eficiente na eliminação do ácido.
- Na possibilidade de síndrome de lise tumoral com hiperuricemia maligna o uso de rasburicase é indicado na dose de 0,2 mg/kg/dia por 4 a 7 dias.

Hipopotassemia

A hipopotassemia resulta de perda corpórea de potássio ou desvio para o espaço intracelular.

• Etiologia

- Perdas decorrentes de diarreia (enterite da irradiação, quimioterápicos) e dos vômitos, com aumento da excreção renal pela hipocloremia.
- Substâncias como cisplatina, ifosfamida e anfotericina podem aumentar as perdas renais de potássio.
- Os desvios intracelulares são menos comuns e estão relacionados com o uso de drogas β2-simpatomiméticas e insulina.

• Clínica

Os sintomas relacionam-se com íleo paralítico, diminuição de força muscular e, em casos mais graves, condução elétrica cardíaca (arritmias).

• Tratamento

O tratamento deve ser feito com a reposição de potássio, sem exceder a velocidade de 20 mEq/h ou 0,5 mEq/kg/h. É importante suspender, se possível, as substâncias que possam piorar o quadro de hipopotassemia tais como diuréticos de alça.

Hiperpotassemia

Antes de mais nada, é importante verificar se a elevação de potássio realmente ocorreu, pois durante a coleta sanguínea, especialmente em caso de hiperleucocitose ou trombocitose, pode ocorrer hemólise. Esse evento libera o potássio intracelular, elevando o resultado da análise laboratorial.

• Etiologia

- Alterações de excreção pela insuficiência renal.
- Alterações de excreção por utilização de substâncias que diminuem a excreção tubular (inibidores da angiotensina).
- Deslocamento do potássio intracelular, usualmente pela hipertonicidade plasmática.
- Na síndrome de lise tumoral, a liberação do potássio pode exceder a capacidade de eliminação renal, causando hiperpotassemia grave.

• Clínica

As manifestações clínicas são perda de força muscular e, em casos graves, arritmias cardíacas.

• Tratamento

Nas emergências com alterações no eletrocardiograma, pode-se utilizar gluconato de cálcio, que estabiliza as membranas celulares, evitando-se arritmias cardíacas. Assim, ganha-se tempo para executar medidas que, de fato, reduzam a potassemia. O uso de solução polarizante com insulina, β2-adrenérgicos e bicarbonato de sódio tenta deslocar o potássio para o meio intracelular, também para ganhar tempo até a ação das terapias que eliminem o potássio do corpo alcançarem seu efeito desejado.

O aumento de eliminação corpórea é feito com utilização de diuréticos, em especial de alça. Podem-se utilizar enzimas de troca (Kayexalate®) e, em caso de refratariedade, terapias de substituição renal.

Hiperfosfatemia

As elevações de fósforo apresentam diversas causas, sendo a mais frequente a liberação celular na síndrome de lise tumoral.

• Etiologia
- Aumento da administração exógena.
- Liberação celular na síndrome de lise tumoral.
- Insuficiência renal com filtração glomerular inferior a 25 mL/min.

• Clínica
Nas elevações rápidas, ocorrem hipocalcemia e tetania. Quando o duplo produto cálcio-fósforo ultrapassa 70, o risco de precipitação e calcificação ectópica é elevado.

• Tratamento
O tratamento consiste em expansão volumétrica, uso de diuréticos e diálise. A administração de hidróxido de alumínio VO reduz o fósforo de maneira mais gradual.

Hipofosfatemia

A queda de fósforo corpóreo ocorre mais comumente por desnutrição e má absorção intestinal provocadas pela doença oncológica e seus tratamentos.

• Etiologia
- Desnutrição.
- Má absorção intestinal.
- Aumento da eliminação renal e desvio intracelular.
- As substâncias nefrotóxicas e os diuréticos aumentam a eliminação renal.
- Leucemias: a hiperleucocitose pode levar à captação celular exagerada, com diminuição do nível sérico de fósforo.
- Alcalose respiratória também aumenta o desvio para o intracelular.

• Clínica
As manifestações clínicas são perda de força muscular, íleo adinâmico, falência respiratória e disfunção cardíaca. Podem ocorrer encefalopatia e coma.

• Tratamento
Nos casos leves, a correção é realizada com suplementação oral e, nos casos graves, com administração parenteral de 2-2,5 mg/kg em 6 horas.

Hipomagnesemia

As diminuições do magnésio estão relacionadas com perdas gastrointestinais e disfunção glomerular causada pelos quimioterápicos.

• Etiologia
- Perdas gastrointestinais por diarreia e esteatorreia.
- Aumento da excreção renal pela utilização de diuréticos e hiper-hidratação.
- Substâncias nefrotóxicas, como a ifosfamida, a cisplatina, a anfotericina e os aminoglicosídeos também aumentam a eliminação renal.

• Clínica
As manifestações clínicas são inespecíficas, pois normalmente estão associadas a hipocalcemia e hipopotassemia concomitantes. Podem ocorrer parestesias, câimbras, convulsões, fibrilação e parada cardíaca.

• Tratamento
A correção parenteral não deve exceder a velocidade de 1-2 mEq/kg em 8 a 24 horas.

Hipermagnesemia

A hipermagnesemia é rara e normalmente associada à administração exógena. Manifesta-se por alteração do nível de consciência, hipotensão e arritmias.

• Tratamento
O tratamento consiste principalmente em diminuir a oferta de magnésio e, nos casos graves, antagonismo com gluconato de cálcio e diálise.

■ BIBLIOGRAFIA

1. Pelosof LC, Gerber DE. Paraneoplastic syndromes: An approach to diagnosis and treatment. Mayo Clinc Proc. 2010; 85(9): 838-854.
2. Dalmau J, Rosenfeld MR. Overview of paraneoplastic syndromes of the nervous system. Uptodate; May 2018.
3. Rees JH. Paraneoplastic Syndromes: When to suspect, how to confirm, and how to manege. J Neurol Neurosurg Psychiatry 2004; 75(Suppl II):ii43–ii50. doi: 10.1136/jnnp.2004.040378
4. Joly P, Richard C, Gilbert D et al. Sensitivity and specificity of clinical, histologic, and immunologic features in the diagnosis of paraneoplastic pemphigus. J Am Acad Dermatol. 2000; 43(4):619-26.
5. Revista de Ciências Médicas – PUCCAMP, Campinas, 1 (2); 49-53, maio/agosto 1992.
6. Robertson GL. Regulation of arginine vasopressin in the syndrome of inappropriate antidiuresis. Am J Med. 2006; 119:S36-42. PMID: 16843083. DOI: http://dx.doi.org/10.1016/j.amjmed.2006.05.006
7. Rose BD, Post TW. Clinical physiology of acid-base and electrolyte disorders. 5 ed. New York: McGraw-Hill; 2001.
8. Steele A, Gowrishankar M, Abrahamson S et al. Postoperative hyponatremia despite near-isotonic saline infusion: a phenomenon of desalination. Ann Intern Med. 1997; 126:20-5. PMID: 8992919. DOI: http:// dx.doi.org/10.7326/0003-4819-126-1-199701010-00003

Capítulo 63

Manejo de Distúrbios Endocrinológicos Secundários

Frederico Fernandes Ribeiro Maia

■ INTRODUÇÃO

Nas últimas décadas, observamos uma rápida evolução no tratamento do câncer, com impacto significativo na qualidade de vida, morbidade e tempo de sobrevida livre de doença, em pacientes com diferentes tumores, especialmente casos avançados e outrora sem perspectiva de tratamento/cura. Crianças e adolescentes sobreviventes de câncer submetidos a diferentes formas de tratamento (quimio [QT] e/ou radioterapia [RT]), apresentaram um significativo incremento de sobrevida nos últimos anos, com uma elevação significativa dessa taxa em 5 anos de 50% para 80%, quando se comparam os anos de 1977 e 2007, respectivamente.[1,2] Com isso, verificamos um aumento exponencial das complicações de longo prazo em sobreviventes de câncer infanto-juvenil, como incidência de segunda neoplasia, doença cardiopulmonar, alterações hepáticas e cognitivas, com grande destaque para os distúrbios endocrinológicos secundários, especialmente os relacionados ao crescimento e desenvolvimento puberal, ganho de peso, obesidade e diabetes (risco cardiometabólico), alterações tireoidianas e infertilidade. A gravidade de tais complicações tardias varia com idade ao diagnóstico, tipo/localização/extensão do câncer primário, dose e tempo de RT/QT utilizadas, bem como predisposição genética e doenças prévias associadas.[3,4]

A ampliação dos conhecimentos da genética molecular de diferentes tumores e de nosso complexo sistema imunológico possibilitou o surgimento de novas terapias-alvo e no campo da imuno-oncologia, com o desenvolvimento de potentes drogas imunoterápicas, os inibidores *checkpoint*, em testes para diversos tipos de neoplasias avançadas. Verificou-se um importante aumento da eficácia de tratamento em diferentes tumores, com impacto em sobrevida e tempo livre de progressão para estadios avançados de câncer de mama, melanoma, pulmão (carcinoma pulmonar não pequenas células), carcinoma renal, linfoma de Hodgkin, entre outros.[5-7] À medida que se observa o aumento de eficácia e maior tempo de sobrevida para esses pacientes, também verificamos um crescente registro de eventos adversos relacionados com a imunoterapia (irAE, *immune-related adverse events*), especialmente as alterações endócrinas secundárias, que envolvem principalmente os eixos hormonais relacionados à tireoide, adrenal (cortisol) e gônadas (hormônios sexuais).[6,7] Estima-se que 15 a 90% dos usuários de imunoterapia experimentem irAE em qualquer grau, durante estudos controlados randomizados. Diferentes inibidores *checkpoint* apresentam determinados padrões de efeitos colaterais, sendo as alterações tireoidianas mais frequentes em usuários de bloqueadores PD-1 (antígeno de morte programada 1) e seu ligante (PD-L1), enquanto colites e hipofisites parecem ser mais comuns com inibidores anti-CTLA-4 (antígeno 4 associado ao linfócito T citotóxico).[7,8]

Nesse contexto, é de suma relevância o papel do endocrinologista integrado à equipe oncológica na busca de se estabelecer um diagnóstico precoce das alterações mais comuns, conforme o tipo de câncer, de substância utilizada (tempo e dose), o direcionamento dos métodos diagnósticos mais indicados, bem como o início do tratamento das complicações adversas, minimizando a severidade dos diferentes quadros clínicos, agudos e/ou crônicos, nesse grupo de pacientes com tumores graves em estadio avançado, bem como em sobreviventes de câncer na infância. O monitoramento de longo prazo nesses casos é fundamental em relação a doenças metabólicas, risco cardiovascular, obesidade/diabetes, além das deficiências hormonais mais comuns, como as que afetam a tireoide, metabolismo do cortisol (adrenal) e gônadas (infertilidade, menopausa precoce, osteoporose).

Este capítulo busca, portanto, discutir de maneira prática e embasada na literatura atual os impactos hormonais e metabólicos tardios em sobreviventes de câncer na infância e adolescência, bem como os manejos clínico e laboratorial para detecção precoce e tratamento das complicações endócrinas em usuários de inibidores *checkpoint* para diferentes tumores em estágio avançado de tratamento.

EFEITOS ENDOCRINOLÓGICOS SECUNDÁRIOS AO TRATAMENTO DO CÂNCER INFANTIL

Nas últimas décadas, observa-se um aumento exponencial das taxas de cura e remissão do câncer infantil, com grandes avanços na oncologia pediátrica. Estima-se que 1 em cada 600 adultos jovens americanos (< 39 anos) sejam sobreviventes do câncer infantil, sendo que 25% desses tem menos de 35 anos.[4,9] A maioria desses indivíduos experimentarão alterações secundárias ao câncer ou seu tratamento ao longo da vida, tardiamente. Brignardello e colaboradores[1] verificaram pelo menos uma alteração endócrina tardia em mais da metade dos 310 sobreviventes de câncer infantil, seguidos por média de 16 anos. Estima-se que cerca de 20 a 50% desses pacientes apresentarão alterações endócrinas tardias, como disfunção tiroidiana, obesidade, alterações metabólicas de risco cardiovascular (resistência insulínica, diabetes tipo 2 [DM2], dislipidemia), perda de massa óssea (osteopenia/osteoporose) e muscular (sarcopenia), distúrbios do crescimento e puberal, hipogonadismo e infertilidade.[3,4,9] Dados do estudo ALiCCS (Adult Life after Childhood Cancer in Scandinavia) com 32 mil pacientes sobreviventes de câncer infantil na Europa, evidenciaram alterações endócrinas tardias em 43% dos pacientes aos 60 anos de idade; sendo o maior risco para crianças entre 5 e 9 anos de idade ao diagnóstico.[10] O recente consenso da Endocrine Society evidencia a relação da dose e local da irradiação com as alterações endócrinas mais comuns[4] (Figura 63.1).

Em recente coorte americana[11] foram observados por longa data cerca de 14 mil sobreviventes de câncer infanto-juvenil em comparação com os dados de quase 4 mil irmãos dos referidos pacientes, sendo a média de idade de 6 anos (1-20) ao diagnóstico e 32 anos (5-58) da última avaliação. A incidência de complicações endócrinas tardias foi relacionada com o tempo de seguimento (P < 0,01), sendo que 44% apresentaram pelo menos uma alteração endócrina tardia, 17% pelo menos duas alterações e 7% tiveram três ou mais distúrbios hormonais secundários ao tratamento do câncer na infância. A maior frequência desses efeitos adversos tardios foi verificada em portadores de linfoma de Hodgkin (HL) (~60%), tumores do sistema nervoso central (SNC) 54% e leucemias (45%). Os autores relataram um aumento significativo de risco para doenças endócrinas conforme a Tabela 63.1.[11]

Tabela 63.1. Risco para alterações endócrinas secundárias à radioterapia em 14,290 sobreviventes de câncer infantil em comparação com terapias não agressivas ou irmãos hígidos (adaptada)[11]

Alteração Endócrina	Risco Relativo, IC 95%*
Hipotireoidismo	6,6 (5,6-7,8)
Hipertireoidismo	1,8 (1,2-2,8)
Nódulo de tireoide	6,3 (5,2-7,5)
Câncer de tireoide	9,2 (6,2-13,7)
Obesidade	1,8 (1,7-2,0)
Diabetes	1,9 (1,6-2,4)
Falência ovariana precoce	6,3 (5,0-8,0)*
Uso de testosterona	10,8 (8,2-14,2)*
Osteoporose	1,2 (1,0-1,4)*
Deficiência de ACTH	4,5 (3,7-5,5)*
Deficiência de GH	5,3 (4,3-6,4)*

*Sobreviventes do câncer infantil sob terapias de alto risco (agressiva) vs. irmãos hígidos ou terapia "não agressiva".
ACTH: hormônio adrenocorticotrófico; GH: hormônio do crescimento.

Obesidade/risco de diabetes

O risco de obesidade foi significativamente aumentado após irradiação craniana acima de 18 Gy, em comparação com irmãos hígidos; assim como a RT abdominal e corporal total, foram fatores de risco importantes para o aparecimento do DM2.[4,11] Em comparação com sobreviventes do câncer submetidos à baixa dose de RT craniana (0-18 vs. > 18 Gy), observou-se o dobro de risco para aparecimento futuro de obesidade e diabetes na vida adulta.

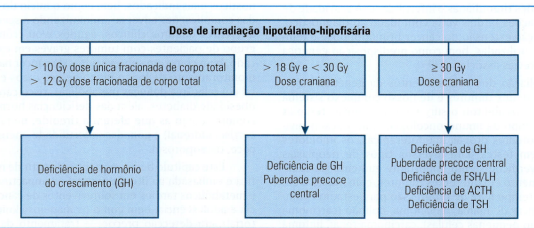

Figura 63.1 Alterações hormonais tardias de origem central conforme a dose de radiação em sobreviventes do câncer na infância. (Fonte: Adaptada de Sklar CA, et al., 2018.[4])

Esses dados são corroborados por outros autores, como a análise de 176 sobreviventes de câncer infantil, com mais de 18 anos e 10 anos de seguimento.[12] Após um *follow up* médio de 15,2 anos, esses autores verificaram um terço dos pacientes (33,5%) com disfunção endócrina, associada a qualquer RT e/ou RT craniana, sendo que mais da metade dos pacientes jamais tiveram exames hormonais realizados. Mais da metade dos pacientes estavam acima do peso e 38% das avaliações de hemoglobina glicada (A1c) estavam alteradas, quando realizadas. Vale salientar que 71% dos pacientes nunca haviam estado em contato com um endocrinologista durante seu seguimento oncológico, e mesmo os pacientes submetidos a RT craniana, 65% não haviam visitado um endocrinologista nos últimos 5 anos.

Em análise escandinava de longo prazo,[13] em cerca de 33 mil sobreviventes de câncer infantil, foi observada maior relação de diabetes após tumor de Wilms, leucemias, tumores do SNC, câncer ósseo e linfomas. O risco de DM2 foi significativamente maior que o risco de DM1 nessa população. Os autores concluíram sob a importância do seguimento e investigação de diabetes nesse grupo de pacientes sobreviventes de câncer infantil.

Uma recente metanálise avaliou o impacto do tratamento (não cirúrgico) do câncer em pacientes DM2.[14] Observou-se piora significativa de controle glicêmico em 12 e 24 meses. Os autores não conseguiram definir os impactos dos diferentes diagnósticos e linhas de tratamentos (dose/tempo de uso) utilizados com a piora do controle glicêmico em pacientes DM2, necessitando de novos estudos controlados e mais criteriosos para definição dos reais preditores para piora do controle glicêmico.

As recomendações australianas para sobreviventes de câncer infantil envolvem um manejo específico do controle hormonal e de peso, em intervalos regulares, visando a promoção da saúde e prevenção futuras nesses pacientes conforme Tabela 63.2.[15]

Outra importante situação relevante em relação aos distúrbios metabólicos no tratamento do câncer é o estado de hiperglicemia durante a indução por QT em crianças com leucemia linfocítica aguda (LLA). A hiperglicemia hospitalar afeta cerca de 10% dos pacientes internados, sendo considerada mais grave que o próprio diabetes nesses casos, uma vez que estudos epidemiológicos demonstram uma mortalidade cerca de cinco vezes maior nesse grupo de pacientes.[16,17] Estima-se um risco aumentado em 10% para DM2 futuramente em indivíduos com hiperglicemia hospitalar segundo dados americanos atuais. Um estudo recente[17] com 159 crianças asiáticas verificou uma correlação significativa entre hiperglicemia induzida por QT e idade superior a 10 anos, com maior taxa de recorrência (80% *vs.* 63%) e piora de sobrevida (83%) em 5 anos em comparação com o grupo euglicêmico (95%, sobrevida); dados corroborados pelos pesquisadores do Texas (USA), com 167 crianças em seguimento médio de 6 anos.[16] Os autores verificaram 34% dos pacientes com hiperglicemia grave (> 200 mg/dL) na indução da QT, com um risco de morte seis vezes maior, independentemente do grupo de risco da LLA ou tipo de corticosteroide utilizado.

Em casos de câncer de mama agressivo, Raza e colaboradores[18] recentemente demostraram maior associação de alterações do perfil lipídico e glicêmico em mulheres com tumores acima de 2,5 *vs.* < 2 cm de diâmetro, bem como metástase linfonodal confirmada, demonstrando um maior perfil de risco cardiovascular a ser investigado nessas pacientes. Já em homens com DM2 (n = 3217) e câncer de próstata localizado submetidos a RT definitiva, a ausência de tratamento (controle com dieta) ou uso apenas de insulina foram preditores de pior resposta bioquímica e maior toxidade aguda e crônica do tratamento com RT em relação aos pacientes não portadores de DM2.[19]

Tireoide – Alterações hormonais, nódulos e câncer

As alterações tireoidianas se mostram bastante frequentes em nosso meio, especialmente em pacientes submetidos a altas doses de RT craniana (central), cervical (cabeça/pescoço) e/ou corporal total, agravados por QT associada.[4] Alterações transitórias dos hormônios tireoidianos podem ser vistos em esquemas mais agressivos de QT para HL e transplante de medula óssea, com L-asparaginase (*Elspar*); assim como atenção especial deve ser dada às mulheres pós câncer de mama em uso de tamoxifeno, por elevações dos níveis de TSH (hormônio tireoestimulante), muitas vezes requerendo ajustes de doses. A indução de autoimunidade tireoidiana é relevante com o uso de terapias imunobiológicas, além da agressão direta ao parênquima tireoidiano e distúrbios da captação de iodo pela glândula, secundários ao uso de inibidores tirosina quinase, inibidores VEGF (*vascular endothelial growth factor*) e inibidores *checkpoint*. O hipotireoidismo central é muitas vezes de difícil diagnóstico, sendo acompanhado de sintomas pouco específicos, níveis de TSH normais ou baixos com redução progressiva dos níveis séricos de tiroxina (T4 livre), associados à doença do SNC e/ou ao tratamento com RT na região hipotalâmica-hipofisária, com incidência estimada de 2,6 a 14,9% nesses casos,[4,20,21] sendo indicada a investigação anual em pacientes submetidos a RT com 30 Gy ou dose superior, conforme consenso recente da Endocrine Society[4] (Figura 63.1).

Os dados americanos de seguimento prolongado mostraram maior taxa de alterações secundárias ao trata-

---

Tabela 63.2. Programa de manejo e controle do peso em sobreviventes de câncer infantil na Austrália – Recomendações (adaptada)[15]

Supervisão e acompanhamento por fisiologista do exercício e nutricionista.
Candidatos: IMC > 25 kg/m², em acompanhamento clínico que completaram o programa de estilo de vida em 6 semanas.
Aderência: controle de programas executados e faltas justificadas.
Critérios de evolução: questionários de qualidade de vida, ingestão calórica, exercício físico regular, conhecimento e mudanças *vs.* etapa inicial.
Avaliação clínica objetiva: antropometria, sinais vitais, capacidade aeróbica e força muscular, avaliados nos tempos basal (0), 12 e 26 semanas; após de 6 em 6 meses, por até 2 anos.
Exames laboratoriais e satisfação do paciente: avaliada por questionários.

mento do câncer na tireoide em sobreviventes infantis vs. irmãos hígidos, com aumento de cerca de dua a três vezes de risco para hipo/hipertireoidismo ou nódulos e câncer na tireoide, assim como em pacientes submetidos às terapias mais agressivas *vs.* não agressivas[11] (Tabela 63.1). Níveis de irradiação superiores a 25, 40 e 30 Gy durante a RT externa foram determinantes para o maior de risco de hipofunção tireoidiana, hipertireoidismo ou carcinoma na tireoide, respectivamente. Em sobreviventes de HL submetidos à RT 45 Gy, estima-se que metade dos pacientes (~50%) apresentem hipofunção tireoidiana após 20 anos.[11] No estudo ALiCCS envolvendo quase 32 mil pacientes sobreviventes de câncer infantil na Europa, o hipotireoidismo foi responsável por aproximadamente 10% dos casos, com destaque para a hipofunção hipofisária (88%) e gonadal (42,5%, disfunção testicular; 4.7% disfunção ovariana).[10]

Nesse contexto, recomenda-se avaliação a cada 6 a 12 meses de intervalo dos níveis hormonais com dosagens de TSH, T4 livre (tiroxina) e ultrassom para monitoramento em sobreviventes do câncer infantil. Nos casos de QT mais agressivas com substâncias específicas sabidamente tóxicas à tireoide, a observação ativa com dosagens de TSH, T4 e T3 livres dever ser realizada previamente e após 4 a 6 semanas de início do tratamento. Em casos de suspeita de tireoidite e/ou autoimunidade tireoidiana, a dosagem do anticorpo antiperoxidase (anti-TPO) deve ser realizada. O diagnóstico precoce de alterações hormonais permite o encaminhamento imediato ao endocrinologista para definição diagnóstica, extensão propedêutica nos casos de nódulos sólidos suspeitos (microcalcificações, borda irregular, hipoecogenicidade, formato arredondado, extensão de cápsula, linfonodos acometidos, vascularização central ao Doppler), bem como a estratégia terapêutica mais adequada conforme cada caso. A irradiação de regiões de cabeça e pescoço é considerada fator de risco clínico significativo para o aparecimento de tumores na tireoide, especialmente neoplasias mais agressivas e pouco diferenciadas. A presença de nódulo na tireoide deve ser avaliada de rotina uma vez ao ano nos pacientes sobreviventes de câncer na infância com tumores do SNC/submetidos a RT local ou sistêmica; devendo ser discutido o aspecto da imagem (classificação ACR-TIRADS) ao ultrassom e a eventual indicação de biópsia por agulha fina em nódulos com mais de 1 cm de diâmetro, conforme as diretrizes atuais da American Thyroid Association (ATA).

Pacientes com níveis de TSH > 10 mU/L devem ser considerados para tratamento clínico com levotiroxina na dose média de 1,6 µg/kg/dia, tomados uma vez ao dia, em jejum pela manhã. As recomendações exatas de doses devem ser definidas pelo endocrinologista em função da idade do paciente, peso, *status* cardíaco e clínico (sintomas e complicações associadas). Em idosos e cardiopatas, a dose inicial baixa deve ser discutida, variando de 12,5 a 25 µg/dia.

ACTH e cortisol – insuficiência adrenal secundária

As complicações relacionadas com deficiência de cortisol são menos comuns que as deficiências de GH e hormônio folículo-estimulante (FSH)/hormônio luteinizante (LH), no entanto, são de grande relevância clínica em função da sua gravidade, configurando quadros de urgência médica em algumas ocasiões, com apresentação semelhante em sobreviventes do câncer infantil e população geral.[4,21] Sintomas de emagrecimento progressivo, vômitos, escurecimento de mucosas, são mais comuns em casos de insuficiência adrenal (IA) primária, pouco vistos nos pacientes com IA de origem central, secundária a irradiação ou cirurgia para tumores do SNC. O anticorpo anticórtex adrenal é positivo em cerca de quase 90% dos casos de doença de Addison, representando a causa mais comum de IA primária de origem autoimunes e diagnóstico diferencial nesses casos. Conhecer os preditores e os fatores de risco para deficiência de cortisol auxilia toda a equipe na identificação precoce dos sinais e sintomas, possibilitando a intervenção diagnóstica e terapêutica imediata. A prevalência desse quadro é bastante variável, dependendo do tipo de tratamento realizado (dose, tempo de exposição, localização do tumor), conforme Figura 63.1 (excluindo-se o uso exógeno de corticoterapia): doses superiores a 30 Gy, dois ou mais déficits hormonais prévios, tempo prolongado de seguimento e tumores de SNC/região hipotálamo-hipofisária são fatores preditores importantes para IA secundária.[4,21]

As recomendações da Endocrine Society[4] são de avaliação anual para *screening* de deficiência de ACTH em sobreviventes do câncer infantil com tumores da região hipotálamo-hipofisária e submetidas a doses superiores a 30 Gy de radiação; bem como em sobreviventes do câncer infantil que receberam doses menores (entre 24 e 30 Gy de RT), com diagnóstico acima de 10 anos de idade e/ou evidência de quadro clínico suspeito recentemente. Convém lembrar que, embora sejam menos comuns, as alterações tardias de secreção de ACTH podem ocorrer em até um terço de sobreviventes de leucemia aguda após 10 anos, mesmo com doses baixas de irradiação (< 24 Gy). Os exames basais (ACTH e cortisol, Na, K) bem como os testes provocativos mais comuns em nosso meio (teste de tolerância à insulina, ITT; teste de glucagon) devem seguir a sequência habitualmente usada para população geral com suspeita de insuficiência adrenal (Figura 63.2). O uso de contraceptivos orais a base de estrogênio podem afetar os níveis da proteína ligadora do cortisol (CBG, *cortisol-binding protein*), falseando os resultados de cortisol total, mas não elevando suas frações livres. A correta interpretação dos resultados é fundamental para a sequência de testes diagnósticos e tratamento proposto.

Uma vez estabelecido o diagnóstico de IA secundária, o tratamento deve ser prontamente instituído a base de corticoterapia. A deficiência mineralocorticoide é pouco frequente nesses casos, sendo a base do tratamento, portanto, o uso de glicocorticoides orais. As recomendações de terapia são semelhantes às da população geral portadora de IA central. Os pacientes devem idealmente portar cartões/pulseiras ou colares de identificação para deficiência corticotrófica (IA), sendo recomendado procurar as unidades de pronto-atendimento em caso de febre e mal-estar (vômitos, hipotensão, hipoglicemia) agudo, para eventual dose de estresse venosa de glicocorticoides. Deve-se buscar a reposição hormonal mais fisiológica possível, com menor dose e frequência diária de uso, objetivando-se minimizar complicações de longo prazo como catarata, diabetes, Cushing iatrogênico, obesidade, osteopenia/osteoporose, hipertensão entre outros.

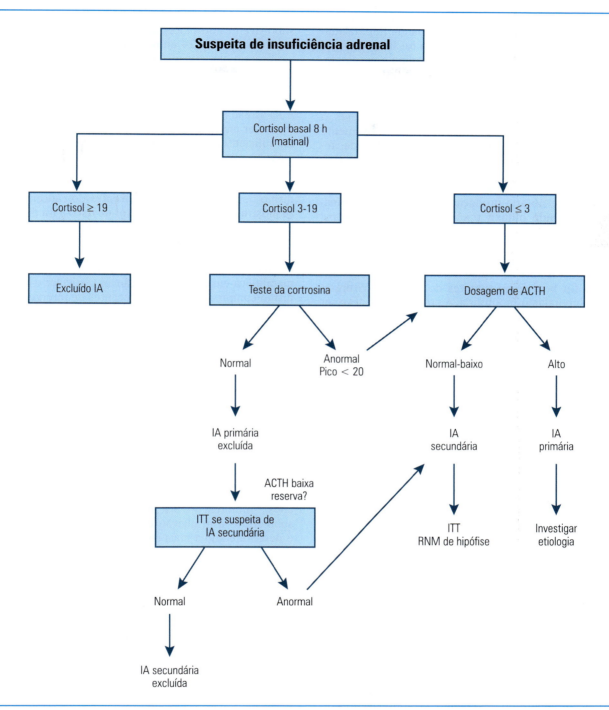

Figura 63.2. Investigação laboratorial na suspeita de deficiência de ACTH/cortisol em sobreviventes do câncer infantil. ITT: teste de tolerância à insulina; RNM: ressonância nuclear magnética; IA: insuficiência adrenal. (Fonte: Autoria própria.)

Hipogonadismo central e infertilidade

Quanto às alterações hormonais sexuais, observa-se deficiência de FSH/LH em torno de 11% em sobreviventes do câncer infantil seguidos por longo prazo; especialmente vistos em casos de tumores do SNC e submetidos à irradiação extensa em altas doses.[2-4,11,21] A manifestação clínica depende basicamente da idade de diagnóstico/agressividade do tratamento, podendo manifestar-se como puberdade tardia, ou mesmo como amenorreia e sintomas de baixa testosterona na vida adulta de mulheres e homens, respectivamente; associados a um aumento de risco cardiometabólico e deficiência músculo-osso (risco de perda óssea/sarcopenia).[21-23]

A falência ovariana precoce foi mais evidente com radiação acima de 30 Gy, com um risco seis vezes maior comparado com as terapias "não alto risco"; e a necessidade de terapia de reposição de testosterona (TRT) em homens submetidos a RT testicular (> 20 Gy) ou quimioterapia de altas doses foi 10 vezes maior em comparação com homens não tratados.[4,11] A irradiação craniana (hipotalâmica-hipofisária) acima de 30 Gy também foi fator de risco significativo para falência gonadal masculina e necessidade de uso de TRT (RR, 5,7; IC 95%, 4,2 a 7,7). Estima-se que o tratamento cirúrgico isolado (ooforectomia/orquiectomia) para tumores germinativos não seja causa direta de infertilidade, mas na QT adjuvante, por mais de 3 meses, o risco para oligo e/ou azoospermia seria significativamente maior. Os agentes alquilantes (p. ex., ciclofosfamida, temozolamida etc.) são considerados de alto risco, especialmente em casos de exposição prolongada e altas doses em indivíduos pré-púberes; sendo que apenas cerca de 20% parecem recobrar a produção adequada de espermatozoides; podendo induzir toxicidade ovariana direta e amenorreia.[23,24] Segundo as recomendações atuais da sociedade de endocrinologia americana,[4] deve-se pesquisar anualmente o hipogonadismo em sobreviventes do câncer infantil expostos à RT de região hipofisária com doses acima de 30 Gy, bem como tumores do SNC e/ou cirurgias da região hipotálamo-hipofisária. A propedêutica deve ser semelhante à da população geral com suspeita para deficiência de FSH/LH. Doses de RT elevadas acima de 50 Gy podem elevar os níveis de prolactina, sendo um fator de confusão a ser excluído em casos suspeitos para deficiência de FSH/LH em sobreviventes do câncer infantil.

Quanto à RT,[23-25] para meninos, estima-se que doses de radiação de 10-20 Gy estão associadas à azoospermia permanente; enquanto doses baixas (< 5 Gy) possam levar a alterações transitórias, reversíveis em alguns casos em até 2 a 3 anos de seguimento. Radioterapia com doses elevadas (20 Gy) em meninos pré-púberes e superior a 25-30 Gy em pós-púberes parece estar associada à toxicidade de células de Leydig, sendo essas mais radiossensíveis que as células germinativas, com prejuízo para produção de testosterona e maturação final da espermatogênese. Já nas meninas, o tecido ovariano é considerado altamente radiossensível mesmo em baixas doses. Estima-se que irradiação com 2 Gy já seja suficiente para promover déficit folicular em até 50%, e que danos ocasionados por doses superiores a 5-7 Gy em geral são considerados irreversíveis. Irradiação pélvica com doses elevadas (> 14-30 Gy) promovem redução de elasticidade e vascularização uterina, estando associada a aumento de desfecho neonatal, como prematuridade, abortamento e recém-nascido pequeno para idade gestacional; é de grande importância o manejo desses casos mediante criopreservação, tanto para meninos quanto meninas, e futuro planejamento familiar. Estudo recente realizado pelo comitê de sobreviventes do câncer infantil da sociedade japonesa de endocrinologia pediátrica mostra que mesmo em um país de alta evolução tecnológica e indicadores de saúde, a criopreservação e experiência com tal planejamento familiar nesses casos ainda é escassa; apenas 22 mulheres relataram experiência com o procedimento de fertilização/criopreservação de um total de 190 questionários avaliados.[26]

Cerca de 10% dos sobreviventes de câncer infantil do estudo europeu ALiCCS[10] com quase 32 mil participantes procuraram o hospital por alterações endócrinas tardias em algum momento; sendo que 42,5% e 4,7% receberam diagnóstico de disfunção testicular e ovariana, respectivamente. Um estudo recente investigou 92 homens sobrevi-

ventes de câncer testicular (idade média de 40 anos) e 125 sobreviventes do câncer infantil (idade média de 34 anos); seguidos por 9 e 24 anos, respectivamente.[24] Os autores verificaram hipogonadismo em 36% e 26% dos sobreviventes de câncer testicular e infantil, respectivamente. O uso de QT à base de cisplatina aumentou em 17 vezes a chance de hipogonadismo em sobreviventes do câncer testicular. A RT isolada em comparação com irradiação craniana ou testicular mais QT ou apenas irradiação craniana (sem QT) foi suficientemente relacionada com hipogonadismo em ambos os grupos, reforçando a importância do rastreamento de rotina para homens submetidos a diferentes modalidades de tratamento, ao longo da vida. O hipogonadismo nesses casos de sobreviventes do câncer testicular se mostra como importante fator de risco para doença cardiovascular e síndrome metabólica futuramente. Bogefor e colaboradores[23] relataram que apesar das altas taxas de curas (> 95%) nesses casos, há aumento do risco de quatro a cinco vezes maior para o desenvolvimento de síndrome metabólica em homens com câncer testicular e hipogonadismo comprovado. Estudos recentes de intervenção com TRT estão em andamento no momento, na busca de se responder a segurança do uso da testosterona nesses casos, bem como o impacto metabólico e na qualidade de vida desses indivíduos.[24,27]

Hipopituitarismo – GH e crescimento/desenvolvimento puberal

As alterações do crescimento são frequentes em sobreviventes do câncer infantil, com um risco cerca de cinco vezes maior para deficiência do hormônio de crescimento (DGH), de acordo com a coorte americana,[4,11,27] especialmente vistos em crianças de baixa idade ao diagnóstico (menores de 5 anos em comparação com maiores de 10 anos), tumores do SNC/região hipotálamo-hipofisária e submetidos à irradiação extensa em altas doses. A DGH é descrita como a mais comum e precoce após RT, já evidenciada nos primeiros 2 anos da irradiação, em que se descreve uma probabilidade em torno de 50% para DGH nesses pacientes. Estima-se em aproximadamente 10% a taxa de prevalência de baixa estatura em sobreviventes de leucemia aguda e em até 40% de DGH em sobreviventes de tumores do SNC, enquanto a puberdade precoce parece ocorrer em menor escala, afetando cerca de 12 a 15% dos pacientes sobreviventes de câncer infantil.[27-30] Mesmo em baixas doses (10-12 Gy) de irradiação, a DGH já representa um dos problemas clínicos mais comuns a serem investigados durante o seguimento desses pacientes, enquanto em doses mais elevadas (> 30 Gy) a associação com puberdade precoce central e pan-hipopituitarismo já é um quadro manifesto em grande parte dos casos. Com baixas doses (< 30Gy) estima-se que 30% das crianças evoluirão com DGH, enquanto em doses moderadas a elevada (> 30-50 Gy), a incidência de DGH é de 50 a 100% dos casos.[4,30]

A manifestação clínica depende da idade ao diagnóstico e da agressividade do tratamento instituído, ocasionando repercussões clínicas e sociais relevantes em casos de baixa estatura futura e puberdade precoce. A irradiação extensa de coluna é um fator de risco independente para baixa estatura, desproporcional entre os segmentos superior e inferior; quando comparados com a baixa estatura proporcional da DGH pós-RT craniana, através do efeito direto da RT sobre cartilagens de crescimento. Doses de irradiação espinhal acima de 20 Gy podem ocasionar encurtamento de tronco e perda estatural desproporcional. Nos casos de DGH em adultos sobreviventes do câncer infantil percebe-se aumento de massa gorda corporal, redução de massa magra e força (sarcopenia), piora de qualidade de vida e massa óssea, e aumento de risco cardiovascular. Na extensa avaliação do estudo ALiCSS,[10] de cerca de 3.200 pacientes com distúrbios hormonais oriundos de quase 32 mil sobreviventes do câncer infantil acompanhados por longo prazo, cerca de 88% apresentavam hipopituitarismo expresso. Em um *follow up* de 68 crianças tratadas para tumores do SNC (gliomas de baixo grau), e diagnóstico aos 5 anos de idade (média); observou-se disfunção endócrina em 42% das crianças, sendo a DGH a alteração mais comum (~28%) associada à RT craniana (15/19 casos).[22] A puberdade precoce foi verificada em 11 (16%) crianças. Já os dados de 27 anos de seguimento de 748 adultos tratados com RT craniana[21] (St. Jude Lifetime Cohort Study) na infância evidenciaram DGH em metade dos casos (~46,5%); com incidência cumulativa em acordo com o tempo de acompanhamento. Do total, 99% dos pacientes com DGH não foram tratados ao longo de todo seguimento. Doses de RT craniana de 22-29 *vs.* < 22 Gy foram significativamente relacionadas com maior taxa de DGH nos adultos sobreviventes do câncer infantil. DGH não tratada foi associada a sarcopenia, obesidade abdominal e baixa tolerância ao exercício físico. Segundo o documento oficial da Endocrine Society,[4] a ausência de terapia com análogo do GH em portadores de pan-hipopituitarismo contribui para um aumento significativo de morte cardiovascular em relação a população geral.

A avaliação clínica de rotina dessas crianças de alto risco para DGH é fundamental para o diagnóstico precoce, que se baseia essencialmente na história pregressa e nos critérios de curva de crescimento e percentis, em intervalos de 6/6 meses para crianças/adolescentes. A telarca entre 8 e 9 anos em meninas é um sinal de alerta para puberdade precoce, podendo inclusive mascarar a velocidade de crescimento nessas crianças com DGH inicial, dificultando o diagnóstico de ambas as situações clínicas (DGH + puberdade precoce). Determinadas drogas em QT, como o ácido retinoico e inibidores tirosina quinase (TKI) podem interferir no fechamento ósseo precoce das epífises culminando com déficit de crescimento e baixa estatura nesses casos. As dosagens basais de IGF1 e IGFBP-3 pré-tratamento em casos de tumores do SNC não parecem ser bons preditores para DGH futura nos sobreviventes do câncer infantil nesses casos.[31] Pesquisadores da Children's Hospital of Philadelphia avaliaram 72 crianças com tumor cerebral e DGH definida previamente ao tratamento oncológico. Verificou-se níveis séricos normais de IGF1 e IGFBP-3 em 27 e 50% das crianças, respectivamente, corrigidos para o estadio puberal, sendo ambos considerados preditores fracos para DGH.[31]

Havendo três déficits hormonais documentados configurando um pan-hipopituitarismo, o uso dos níveis séricos de IGF1 se mostra suficiente como critério para DGH, excluindo-se o uso de testes mais sofisticados nessa situação. Testes dinâmicos, especialmente o teste de tolerância à insulina (ITT) e glucagon, devem ser estimulados nesses casos, conforme as recomendações atuais da Endocrine Society; sendo indicado um novo teste em adultos que foram tratados para DGH isolada na infância, bem como submetidos a RT craniana, altas doses e/ou irradiação de região hipotálamo-hipofisária. A eficácia dos testes provocativos, especialmente ITT, foi evidenciada como satisfatória e similar à da população geral, nessa amostra de indivíduos com DGH submetidos à RT craniana, conforme metanálise recente. Situações de hipotireoidismo, déficit de hormônios sexuais, obesidade, podem mascarar a resposta aos testes dinâmicos (ITT), com resultados falso-positivos, devendo ser interpretados com cautela. O ponto de corte clássico para DGH em sobreviventes de câncer na infância é o mesmo estabelecido para população geral, sendo um valor de pico de GH acima de 3-5 µg/L para adultos e > 5-10 µg/L para crianças. Na suspeita clínica e laboratorial com baixos níveis de IGF1 para idade e sexo, a avaliação pelo endocrinologista da equipe é fundamental para se definir a necessidade de testes provocativos, bem como instituir ou não tratamento para crianças com déficit de crescimento e/ou adultos sintomáticos (sarcopenia, obesidade central, osteopenia/osteoporose etc.).

Quanto à terapia de reposição de GH com análogos, não se recomenda o uso de GH em sobreviventes do câncer infantil que não tenham DGH documentada e/ou baixa estatura,[4,29,30] tampouco em pacientes sob uso de terapias com TKI, em função da persistência molecular e agressividade das doenças após suspensão dessas drogas; os dados de segurança ainda são escassos nessas situações. As recomendações atuais da Endocrine Society são favoráveis ao uso e indicação da terapia com análogos do GH, em função da segurança previamente demonstrada para sobreviventes do câncer infantil. Recomenda-se que o paciente esteja pelo menos 1 ano livre de doença para se instituir o tratamento com GH. Em casos específicos de doença crônica, sem perspectiva de se tornar livre de doença, recomenda-se a ampla discussão entre as equipes de endocrinologia e oncologia. O esquema terapêutico e monitoramento recomendado segue o plano estabelecido classicamente para população geral com DGH diagnosticada. O tratamento com GH para crianças sobreviventes do câncer infantil demonstra alta eficácia com incremento significativo na altura final em relação aos não tratados. Assim, o monitoramento clínico ativo desses casos bem como as avaliações laboratoriais (GH/IGF1) de rotina a cada 6 meses possibilitam um diagnóstico precoce e direcionamento ao endocrinologista para definição do tratamento e melhor resultado para esse grupo de pacientes. O risco de segunda neoplasia em crianças sobreviventes de câncer infantil e submetidas à terapia com GH é considerado discreto[29,30] e não vem sendo documentado em estudos mais recentes, devendo sempre ser discutido riscos *vs.* benefícios da manutenção do tratamento para cada paciente. A sociedade de estudos sobre hormônio do crescimento considera não haver relação de risco para segunda neoplasia pelo uso de GH análogo em sobreviventes de câncer infantil.

■ EFEITOS ENDOCRINOLÓGICOS SECUNDÁRIOS À IMUNOTERAPIA DO CÂNCER – PAPEL DOS NOVOS INIBIDORES *CHECKPOINT*

Um segundo tópico extremamente relevante que será abordado a seguir são os efeitos adversos endocrinológicos secundários ao uso de inibidores *checkpoint* PD-1/

PD-L1 e CTLA-4, ou, simplesmente, imunoterápicos; cujo uso terapêutico é cada vez maior em função da alta eficiência demonstrada em uma série de recentes trabalhos envolvendo diversos tipos de câncer em estágio avançado. A incidência de eventos endocrinológicos secundários é relativamente alta e o manejo das situações mais comuns e graves deve ser amplamente debatido entre oncologistas e endocrinologistas envolvidos no tratamento do câncer para fins de um diagnóstico precoce e tratamento imediato para esses pacientes.

Como já é de conhecimento, essas terapias modernas se baseiam na premissa de inibir o ataque cancerígeno ao sistema imune, potencializando a resposta imunológica nesses pacientes, de forma duradoura e intensa, configurando uma atividade antitumoral imuno-mediada.[5-7] As evidências a partir de dados de importantes *clinical trials* tem demonstrado o impacto dessas substâncias (Tabela 63.3) na história natural de tumores avançados de pulmão (carcinoma pulmonar não pequenas células (NSCLC – *non-small cell lung cancer*), melanoma, carcinoma renal e urotelial, carcinoma de Merkel, HL e, mais recentemente, tumores intestinais e da tireoide; no entanto, sua ação não fica restrita aos tecidos tumorais, ocasionado riscos e danos em diversos órgãos e sistemas previamente hígidos, com um aumento significativo de doenças hormonais relacionados à autoimunidade e/ou derivados da toxicidade da substância.[5-7]

Estima-se que 15 a 90% dos usuários de imunoterapia experimentem eventos adversos relacionados com essas substâncias (irAE) em qualquer grau, mais frequentemente vistos no início do tratamento, entre 12 semanas até 6 meses.

Diferentes inibidores *checkpoint* apresentam determinados padrões de efeitos colaterais, sendo as alterações tireoidianas mais frequentemente vistas em usuários de bloqueadores PD-1 e seu ligante (PD-L1), enquanto colites e hipofisites parecem ser mais comuns com inibidores anti-CTLA-4. Estima-se que uma maior atividade imunológica não seja restrita à sua ação antitumoral, mas que também levem à agressão de estruturas sadias do corpo, como pele, pulmão, trato gastrointestinal, tireoide, hipófise, coração, podendo afetar até olhos e cérebro etc.

Ipilimumabe (Yervoy®), aprovado pelo FDA desde 2013, em apresentações de 50 e 200 mg, é o principal representante dos inibidores anti-CTLA4 amplamente estudado até o momento. A incidência de eventos adversos vem sendo relacionada à dose e tempo de uso, sendo os mais comuns: prurido, *rash*, diarreia e fadiga.[6,7] Já os eventos colaterais graves (graus 3-4) foram relatados com frequência inferior a 5%. Quanto aos inibidores PD-1/PD-L1, nivolumabe (Opdivo®), aprovado pela ANVISA em abril/2016, e pembrolizumab (Keytruda®) são os principais representantes da classe, com vasta literatura já disponível. E mais recentemente,[32] em junho/2018, tivemos a aprovação do avelumabe (Merck-Pfizer) para tratamento do carcinoma de Merkel avançado pela Anvisa. A associação de nivolumabe (anti-PD-1) com ipilimumabe (anti-CTLA4) em combinação foi aprovada em dez./2017 para casos de melanoma avançado (não ressecável ou metastático), com ou sem tratamento prévio. Diante da associação mais potente de drogas, a incidência de irAE são mais robustas, com maior gravidade de complicações.

Eventos adversos graus 3 e 4 foram descritos em mais da metade dos usuários (~55%) com destaque para diarreia, colites e elevação de transaminases. Os irAEs endócrinos mais comuns na pratica clínica pelos de inibidores checkpoint estão resumidos na Tabela 63.4.

Estima-se que cerca de 30% dos pacientes irão necessitar de terapia com corticoide sistêmico para manejo de eventos adversos, o que parece não impactar a resposta terapêutica (sobrevida livre de progressão/livre de doença) a despeito da gravidade do irEA ou necessidade de uso do corticoide. No entanto, um conceito muito debatido atualmente seria a relação entre complicações adversas autoimunes, como vitiligo no tratamento do melanoma avançado, e uma melhor resposta à imunoterapia, conceito ainda controverso e sem consenso na literatura atual para os diferentes tipos de tumores.

A fadiga é o sintoma mais comumente vistos nos usuários de imunoterapia para o câncer até o momento,[5,6] dificultando muitas vezes o diagnóstico de alterações hormonais relativas a complicações tireoidianas ou hipofisárias. Quadros mais grave de fadiga intensa, especialmente associados à cefaleia intensa direcionam para

Tabela 63.3. Principais substâncias inibidoras *checkpoint* aprovadas (FDA, Anvisa) e suas indicações mais comuns

	Anti-PD1		Anti-CTLA4
	Nivolumabe	Pembrolizumab	Ipilimumabe
Melanoma	X	X	X
NSCLC	X	X	X
Carcinoma renal		X	X
Câncer cabeça/pescoço			X
Carcinoma urotelial			X
HL clássico	X		X
Carcinoma de Merkel	X	X	X

HL: linfoma de Hodgkin; NSCLC, carcinoma pulmonar não pequenas células.
Fonte: Autoria própria.

Tabela 63.4. Frequência de eventos adversos endócrinos descritos em uso de imunoterapia *checkpoint* para diversos tipos de tumores avançados (adaptada[6])

Substâncias	Alterações endocrinológicas (%)			
	Hipofisite	Hipotireoidismo	Hipertireoidismo	Insuficiência adrenal
Anti-DP1				
Nivolumabe	0,6-1,5	9-10,8	2,7	1
Pembrolizumabe	0,6-1,0	7-9,1	3,4-7,8	NR
Anti-PD-L1				
Avelumabe	NR	5	0,4	0,5
Anti-CTLA4				
Ipilimumabe	1,5-17	1,5-6,8	4	0,8-1,6
Tremelimumabe	0,4-2	2,3	0-3	1
Terapia combinada				
Nivolumabe + ipilimumabe	4-12,8	4-27	4,3-14	4-8*
Pembrolizumabe + ipilimumabe	9,1	6-13,6	4,5-6	6*

*Insuficiências adrenais primária e secundária associadas.
NR, não relatado.

a pesquisa de déficits hormonais específicos conforme a Figura 63.3. Os irAEs mais comuns incluem os déficits hormonais de hipófise (hipofisites autoimunes), tireoide (primária: autoimunidade induzida ou secundária: falência hipofisária), adrenal (insuficiência primaria autoimune ou secundária, origem central), DM1 incluindo casos de cetoacidose grave e alterações da paratireoide, em raros casos (Tabela 63.4). A hipofisite e o hipotireoidismo representam as alterações endócrinas mais comuns secundárias ao uso de inibidores *checkpoint*, acometendo cerca de 10% dos pacientes tratados, e serão discutidas em maiores detalhes a seguir.[5,6]

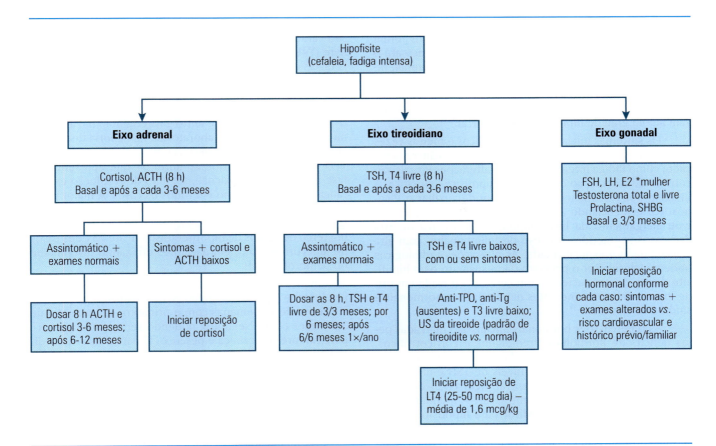

Figura 63.3. Sugestão de manejo das alterações hormonais mais comuns em usuários de imunoterapia na suspeita de hipofisite. (Fonte: autoria própria.)

Hipófise

As alterações hipofisárias são relativamente comuns em usuários de anti-CTLA4 acometendo cerca de 13% dos pacientes em comparação com aproximadamente 1% dos casos em uso de drogas anti-PD1,[6,33-36] sendo de grande relevância em função da gama de hormônios produzidos pela glândula, podendo acarretar diferentes síndromes clínicas com repercussão na qualidade de vida desses pacientes. Estima-se tratar de uma reação de hipersensibilidade tipo II, na qual os anticorpos anti-CTLA4 interagem com receptores cognatos expressos na hipófise, com ativação do sistema de complemento e agressão inflamatória da glândula.

Dados de três coortes longitudinais com uso de anti-CTLA4 ipilimumabe demonstram incidência variando de 1 a 17% (média 13%) para hipofisite mais comum em homens e idade avançada; podendo ainda sofrer influência da associação de outras substâncias bem como radioterapia. Não é consenso ainda na literatura sobre o tempo entre início do uso da droga com o aparecimento de hipofisite nesses pacientes; estima-se em torno de 9 semanas o intervalo entre o início de ipilimumabe e o aparecimento de inflamação hipofisária na maioria dos casos.[6,33,34] Dados não publicados do grupo americano de endocrinologia oncológica do Memorial Sloan Kettering Cancer Center (MSKCC), com 27 pacientes acompanhados em uso de ipilimumabe com ou sem associação com anti-PD1 mostraram um tempo médio relacionado com a aplicação da terceira dose, em quase 80% dos casos. Todos os casos de hipofisite apresentados mostraram ACTH < 5 pg/mL e cortisol sérico matinal < 3 µg/dL. O hipogonadismo não foi investigado na maioria dos casos, mas quando feito, foi encontrado em metade dos pacientes (50%). Os sintomas mais comuns foram fadiga, astenia, náusea e vômitos. Em nenhum caso até o momento se observou recuperação de eixo hormonal, independentemente do uso agressivo de dose de ataque ou doses baixas de corticoide desde o início de tratamento. Estima-se que 83 a 87% dos pacientes homens desenvolvam algum grau de hipogonadismo central.[6,34]

Os sintomas iniciais são inespecíficos e muitas vezes confundidos com sintomas gerais do próprio câncer avançado; como fadiga intensa e cefaleia; alterações visuais são consideradas raras, ao contrário da hipofisite linfocítica. A imagem por ressonância magnética pode auxiliar o diagnóstico, evidenciando aumento heterogêneo da glândula e/ou alargamento da haste hipofisária em cerca de 80% dos casos acometidos por uso de ipilimumabe, com alta sensibilidade e especificidade. As alterações radiológicas podem inclusive ser o primeiro dado suspeito para hipofisite diante de um paciente com cefaleia agravada em uso de ipilimumabe, mesmo antes das alterações hormonais e síndromes clinicas.[6,7,34]

As repercussões hormonais iniciais são marcadas pelos déficits de hormônios tireoidianos e corticotróficos, com manifestações clínicas de hipotireoidismo e insuficiência adrenal. A redução de níveis de TSH é um marcador para o hipotireoidismo central, ocorrendo em cerca de 90% dos casos em uso de anti-CTLA-4 (ipilimumabe) e considerada inclusive um preditor para hipofisite.[33,34] Em geral, o quadro de hipotireoidismo central pode ser transitório, sendo que em cerca de 60% dos casos verifica-se retomada da produção hormonal adequada pela hipófise, e restauração do quadro laboratorial. Já as alterações do cortisol, decorrentes da baixa produção de ACTH, costumam ser permanentes com a necessidade de reposição crônica de corticosteroides nesses pacientes. Em 428 pacientes acompanhados, compilados de três estudos coortes longitudinais, 57 (13,3%) apresentaram quadro sugestivo de hipofisite, sendo que 40 (74%) apresentaram alterações laboratoriais compatíveis com déficit de ACTH/cortisol, mas apenas 8/40 (20%) recobraram a produção fisiológica do hormônio após suspensão do tratamento. O uso agudo de doses elevadas de corticoide não parece ser vantajoso em relação a doses baixas, segundo a literatura vigente. Já em usuários de drogas anti-PD1 e anti-PD-L1 (nivolumabe e pembrolizumab), observamos taxas bem mais baixas de alterações hipofisárias, em menos de 1% dos casos, com tempo de uso prolongado.[6,7,33]

A IA primária é rara nesses casos, ocorrendo em cerca de 1% dos pacientes em uso de drogas anti-PD1/PD-L1; com nivolumabe, o tempo médio para aparecimento dos sintomas e diagnóstico foi de cerca de 3 a 4 meses, variando de 15 dias a quase dois anos; o que reforça a necessidade de acompanhamento prolongado e monitoramento dos sinais/sintomas e dosagens laboratoriais de cortisol matinal, pelo menos a cada 3 a 6 meses.

Tireoide

As alterações tireoidianas podem ser de origem central (hipofisária) ou primária, decorrente de autoimunidade tireoidiana, sendo essas as manifestações mais comuns em usuários de drogas anti-PD1 e anti-PD-L1, variando de 4 a 19,5% segundo a literatura.[6,7,35] As alterações centrais são caracterizadas por níveis séricos baixos de TSH e T4 livre (T4L), sobretudo em usuários de drogas anti-CTLA4; já níveis elevados de TSH (> 10 mU/L) com redução de tiroxina (T4L) e tri-iodotironina (T3) livres levam a suspeitar de hipotireoidismo primário, sendo o mais comum os casos de tireoidite de Hashimoto. A detecção de marcadores anti-TPO (tireoperoxidase) e anti-Tg (tireoglobulina) auxiliam na definição do quadro laboratorial, na maioria dos casos; Orlov e colaboradores[37] verificaram positividade de anti-TPO em 67% de usuários de anti-PD1 que apresentaram fase inicial de tireotoxicose, seguido de resolução espontânea e hipotireoidismo em todos os casos. A maior parte desses quadros são considerados como irAE de baixo grau (graus 1 ou 2), sendo a resolução observada em cerca de um terço dos casos de hipotireoidismo e até 75% dos casos de hipertireoidismo, em pacientes utilizando nivolumabe ou pembrolizumab.

A incidência de alterações tireoidianas é similar entre nivolumabe e pembrolizumab, sendo o início dos eventos em torno de 12 semanas com o primeiro, e, em média de 3,5 meses com o segundo; podendo ser agravado por RT para tumores de cabeça e pescoço. Já para o uso de medicamentos anti-CTLA4, estima-se que após a terceira infusão em média há um risco aumentado para as disfunções tireoidianas. As associações de ipilimumabe nesses casos com substâncias anti-PD1 parece aumentar as taxas de irAE, incluindo os casos mais graves, com dupla deficiência (primária e central) em cerca de 15% dos casos.[6,7,35]

As manifestações clínicas de hipo-/hipertireoidismo são semelhantes às da população geral e muitas vezes se misturam com as reações do próprio câncer, dificultando ou atrasando o diagnóstico. A atenção dos oncologistas e da equipe assistente deve ser redobrada, portanto nos usuários de drogas anti-PD1 e anti-PD-L1, especialmente entre 12 e 24 semanas de uso; com agravamento de sintomas de fadiga, fraqueza, astenia, ganho ou perda rápida de peso, alterações do sono e cardiovasculares, sendo indicada a pesquisa/*screening* de disfunção tireoidiana, conforme o esquema da Figura 63.4. As manifestações clínicas da doença tireoidiana nesses casos são bastante variáveis, podendo ocorrer tireotoxicose inicial, tireoidite não dolorosa, oftalmopatia e até casos de crise tireotóxica relatados. A avaliação por endocrinologista experiente faz-se imperiosa na busca de direcionar a propedêutica adequada (ultrassom, cintilografia, anticorpos específicos: TRAB etc.) e um diagnóstico precoce, estabelecendo a necessidade real e benefícios de tratamento para cada caso (Figura 63.4). A de corticoterapia para tumores agressivos e do SNC pode ser fator de confusão na interpretação dos exames, com supressão de níveis de TSH em alguns casos.

Diabetes tipo 1

O desenvolvimento de DM1 parece ser manifestação rara em usuários de imunoterapias.[5,6] Os casos mais graves até o momento foram derivados do uso de anti-DP1, especialmente nivolumabe,[5,6,38,39] em comparação com medicamentos anti-CTLA4, como ipilimumabe. Alguns casos se manifestaram com cetoacidose grave, necessitando de hospitalização e tratamento intensivo. Chokr e colaboradores[39] relataram um caso de diabetes fulminante de rápida evolução, em paciente de 61 anos com melanoma avançado, que apresentou *rash* significativo, necessitando de corticoterapia em altas doses. O paciente evoluiu com diabetes autoimune agressivo confirmado laboratorialmente e cetoacidose grave. Nesse caso, o tempo de aparecimento do diabetes imune foi após a terceira dose de nivolumabe com ipilimumabe. Segundo a literatura, o tempo médio para o aparecimento de alterações foi de cerca de 4 meses. Na experiência não publicada do grupo americano de endocrinologia oncológica do MSKCC (NYC), metade dos pacientes apresentaram cetoacidose ao diagnóstico inicial, com média de 16 dias de tratamento e peptídeo C reduzido (0,2), que persistiu baixo por 3,5 meses (0,04). Observaram ainda elevação de amilase em 30% e lipase (40%), alterações hepáticas e uma A1c média de 7,5% (ideal < 7%). A dosagem de anticorpos anti-GAD e anti-IA2 com peptídeo C reduzido ou suprimido (< 0,9) direcionam para o diagnóstico definitivo da autoimunidade pancreática configurando DM1. Trata-se, pois, de irAE pouco frequente, mas de extrema relevância em função de um diagnóstico e tratamento crônico, persistente, além da necessidade de equipes multiprofissionais especializadas com insulinização intensiva (esquema basal-*bolus*).

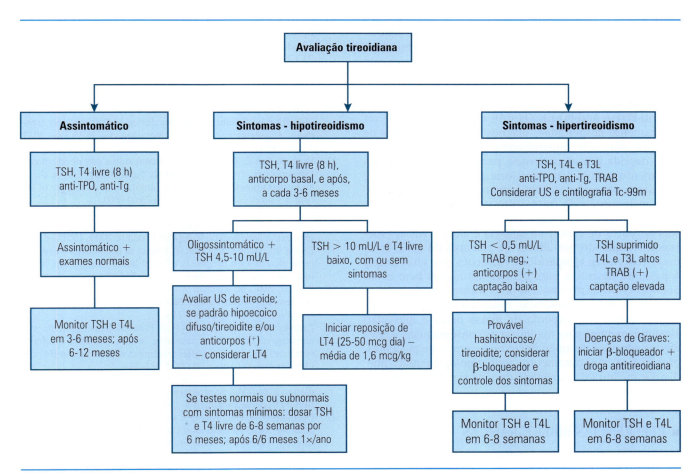

Figura 63.4. Manejos clínico e laboratorial da função tireoidiana em pacientes tratados com imunoterapia para diferentes tipos de câncer em estadio avançado. (Fonte: autoria própria.)

Em geral, a imunoterapia deve ser mantida ou reduzida suas doses em acordo com a equipe de oncologia assistente, diante da gravidade dos irAE, como piora visual e sintomas compressivos de efeitos de massa cerebral. Na maioria das vezes, é possível manter o tratamento associando as reposições hormonais que se façam necessárias. A indicação de terapias com corticoides é semelhante à população geral e deve sempre preceder a reposição de hormônio tireoidiano (levotiroxina) caso ocorram concomitantemente. Diante da confirmação da hipofisite e déficit de ACTH, recomenda-se o uso endovenoso de metilprednisolona (1-2 mg/kg) nos casos mais graves, por alguns dias, seguido da transição para medicação oral como prednisona (1-2 mg/kg), buscando o esquema mais fisiológico e menor dose possível, como com uso da hidrocortisona duas a três vezes ao dia. O acompanhamento seriado de dosagens hormonais para tireoide e eixo gonadal é importante para se avaliar a perspectiva de retomada da produção fisiológica; bem como a necessidade ou não de ajustes e manutenção de tratamento. Pacientes com hipotireoidismo subclínico (TSH 4,5-10 mIU/L) devem ser acompanhados a cada 2 a 3 meses, observando-se a piora do quadro e necessidade ou não de tratamento. O manejo das alterações tireoidianas é variável, conforme o quadro o clínico e oscilações laboratoriais de cada fase, conforme ilustrado na Figura 63.4.

Em resumo, quanto ao manejo endócrino diante da imunoterapia, observamos maior frequência de alterações hipofisárias e tireoidianas; com sintomas muitas vezes pouco específicos; sendo imperiosa a avaliações laboratorial e hormonal de rotina em usuários de substâncias anti-CTLA4, anti-PD1/PD-L1. Alterações hipofisárias são mais comuns em uso de anti-CTLA4, enquanto as alterações tireoidianas (mais comum), adrenal (pouco comum) e DM1 (raras), mais frequentemente vistas em usuários de anti-PD1 e anti-PD-L1. Os irAE endócrinos devem ser prontamente suspeitados, diagnosticados e tratados de maneira adequada, minimizando os impactos na qualidade de vida desses pacientes, para manutenção de sua tratamento oncológico. A maioria dos irAE hormonais é perfeitamente manejável clinicamente e não parece impedir a manutenção do tratamento do câncer primário em andamento. Atenção especial deve ser dada aos pacientes sobreviventes de câncer na infância e adolescência, especialmente quando portadores de tumores do SNC, linfomas e leucemias; submetidos à radiações com altas doses. A pesquisa de rotina para déficits hormonais bem como doenças crônicas metabólicas de aumento de risco cardiovascular (diabetes, obesidade, dislipidemia etc.) e déficits musculoesqueléticos (perda de massa óssea e muscular) são fundamentais para minimizar as consequências desses efeitos adversos de longo prazo nesse grupo de pacientes, propiciando um tratamento endocrinológico mais imediato e melhora da qualidade de vida significativa nesses indivíduos.

■ REFERÊNCIAS BIBLIOGRÁFICAS

1. Brignardello E, Felicetti F, Castiglione A et al. Endocrine health conditions in adult survivors of childhood cancer: the need for specialized adult-focused follow-up clinics. Eur J Endocrinol. 2013; 168:465-72.

2. Darzy KH, Shalet SM. Hypopituitarism following radiotherapy revisited. Endocr. 2009; 15:1-24.

3. Rose SR, Horne VE, Howell J et al. Late endocrine effects of childhood cancer. Nat Rev Endocrinol. 2016; 12:319-36.

4. Sklar CA, Antal Z, Chemaitilly W et al. Hypothalamic–pituitary and growth disorders in survivors of childhood cancer: An Endocrine Society® Clinical Practice Guideline. J Clin Endocrinol Metab. 2018; 103:1-24.

5. Corsello SM, Barnabei A, Marchetti P et al. Endocrine side effects induced by immune checkpoint inhibitors. J Clin Endocrinol Metab. 2013; 98:1361-75.

6. Cukier P, Santini FC, Scaranti M et al. Endocrine side effects of cancer immunotherapy. Endocrine-Related Cancer. 2017; 24:331-47.

7. Kroschinsky F, Stölzel F, von Bonin S et al. New drugs, new toxicities: Severe side effects of modern targeted and immunotherapy of cancer and their management. Critical Care. 2017; 21:89.

8. Sosa A, Lopez Cadena E, Simon Olive C et al. Clinical assessment of immune-related adverse events. Ther Adv Med Oncol; 2018. doi: 10:1758835918764628.

9. Tonorezos ES, Hudson MM, Edgar AB et al. Screening and management of adverse endocrine outcomes in adult survivors of childhood and adolescent cancer. Lancet Diabetes Endocrinol 2015; 3:545-55.

10. de Fine Licht S, Winther JF, Gudmundsdottir T et al. Hospital contacts for endocrine disorders in Adult Life after Childhood Cancer in Scandinavia (ALiCCS): A population-based cohort study. Lancet. 2014; 7;383(9933):1981-9.

11. Mostoufi-Moab S, Seidel K, Leisenring WM et al. Endocrine abnormalities in aging survivors of childhood cancer: a report from the Childhood Cancer Survivor Study. J Clin Oncol. 2016; 34:3240-7.

12. Hudspeth VR, Gold SH, Clemmons DR. Diagnosing and monitoring endocrine dysfunction, diabetes, and obesity in a cohort of adult survivors of childhood cancer. Endocr Pract. 2017; 23:1394-1401.

13. Holmqvist AS, Olsen JH, Andersen KK et al. Adult life after childhood cancer in Scandinavia: Diabetes mellitus following treatment for cancerin childhood. Eur J Cancer. 2014; 50:1169-75.

14. Pettit S, Cresta E, Winkley K et al. Glycaemic control in people with type 2 diabetes mellitus during and after cancer treatment: A systematic review and meta-analysis. PLoS One 2017; 12:e0176941.

15. Vardy JL, Tan C, Turner JD et al. Health status and needs of cancer survivors attending the Sydney Survivorship Centre clinics and programmes: A protocol for longitudinal evaluation of the centre's services. BMJ Open. 2017; 7:e014803.

16. Sonabend RY, McKay SV, Okcu MF et al. Hyperglycemia during induction therapy is associated with poorer survival in children with acute lymphocytic leukemia. J Pediatr. 2009; 155:73-8.

17. Zhang BH, Wang J, Xue H et al. Impact of chemotherapy-related hyperglycemia on prognosis of child acute lymphocytic leukemia. Asian Pac J Cancer Prev. 2014; 15:8855-9.

18. Raza U, Asif MR, Rehman AB et al. Hyperlipidemia and hyper glycaemia in Breast Cancer Patients is related to disease stage. Pak J Med Sci. 2018; 34:209-214.

19. Zaorsky NG, Shaikh T, Ruth K et al. Prostate cancer patients with unmanaged diabetes or receiving insulin experience inferior outcomes and toxicities after treatment with radiation therapy. Clin Genitourin Cancer. 2017; 15:326-35.

20. Velentza L, Tolia M, Christakou C et al. Addressing the post-irradiation hypothalamic-pituitary endocrine abnormalities of brain tumors in pediatric patients. J BUON. 2017; 22:1240-45.

21. Chemaitilly W, Li Z, Huang S et al. Anterior hypopituitarism in adult survivors of childhood cancers treated with cranial radiotherapy: A report from the St. Jude Lifetime Cohort study. J Clin Oncol. 2015; 33:492-500.

22. Collet-Solberg PF, Sernyak H, Satin-Smith M et al. Endocrine outcome in long-term survivors of low-grade hypothalamic/chiasmatic glioma. Clin Endocrinol (Oxf). 1997; 47:79-85.

23. Bogefors C, Isaksson S, Bobjer J et al. Hypogonadism in testicular cancer patients is associated with risk factors of cardiovascular disease and the metabolic syndrome. Andrology. 2017; 5:711-17.

24. Isaksson S, Bogefors K, Ståhl O et al. High risk of hypogonadism in young male cancer survivors. Clin Endocrinol (Oxf). 2018; 88:432-41.

25. Levine JM, Kelvin JF, Quinn GP et al. Infertility in reproductive-age female cancer survivors. Cancer. 2015; 121:1532-9.

26. Miyoshi Y, Yorifuji T, Horikawa R et al. Childbirth and fertility preservation in childhood and adolescent cancer patients: A second national survey of Japanese pediatric endocrinologists. Clin Pediatr Endocrinol. 2017; 26:81-8.

27. Pietilä S, Mäkipernaa A, Koivisto AM et al. Growth impairment and gonadal axis abnormalities are common in survivors of paediatric brain tumours. Acta Paediatr. 2017;106:1684-93.

28. Mackenzie S, Craven T, Gattamaneni HR et al. Long-term safety of growth hormone replacement after CNS irradiation. J Clin Endocrinol Metab. 2011; 96:2756-61.

29. Allen DB, Backeljauw P, Bidlingmaier M et al. GH safety workshop position paper: a critical appraisal of recombinant human GH therapy in children and adults. Eur J Endocrinol 2016; 174:1-9.

30. Tamhane S, Sfeir J, Esi Kittah N et al. Growth hormone therapy in childhood cancer survivors: a systematic review and meta-analysis. J Clin Endocrinol Metab 2018; 103:2794-801.

31. Weinzimer SA, Homan SA, Ferry RJ et al. Serum IGF-I and IGFBP-3 concentrations do not accurately predict growth hormone deficiency in children with brain tumours. Clin Endocrinol (Oxf). 1999; 51:339-45.

32. Nghiem P et al. Two-year efficacy and safety update from JAVELIN Merkel 200 part A: A registrational study of avelumab in metastatic Merkel cell carcinoma progressed on chemotherapy. Presented 2018 ASCO Annual Meeting. J Clin Oncol 36:abstr 9507, 2018.

33. DeSouza K, Savva C. Management of Immunotherapy Related Adverse Effects. J Cancer Prev Curr Res 2016;6:00187.

34. Faje A. Immunotherapy and hypophysitis: Clinical presentation, treatment, and biologic insights. Pituitary. 2016; 19:82-92.

35. de Filette J, Jansen Y, Schreuer M et al. Incidence of thyroid-related adverse events in melanoma patients treated with pembrolizumab. J Clin Endocrinol Metab. 2016; 101:4431-39.

36. Larkin J, Lao CD, Urba WJ et al. Efficacy and safety of nivolumabe in patients with BRAF V600 mutant and BRAF wild-type advanced melanoma: A pooled analysis of 4 clinical trials. JAMA Oncol. 2015; 1:433-40.

37. Orlov S, Salari F, Kashat L et al. Induction of painless thyroiditis in patients receiving programmed death 1 receptor immunotherapy for metastatic malignancies. J Clin Endocrinol Metab. 2015; 100:1738-41.

38. Lee S, Morgan A, Shah S et al. Rapid-onset diabetic ketoacidosis secondary to nivolumabe therapy. Endocrinol Diabetes Metab Case Rep. 2018; 18-21.

39. Chokr N, Farooq H, Guadalupe E. Fulminant diabetes in a patient with advanced melanoma on nivolumabe. Case Rep Oncol Med. 2018; 28:898-1375.

Capítulo 64

Controle de Dor em Sobreviventes do Câncer

Polianna Mara Rodrigues de Souza

■ INTRODUÇÃO

Segundo a National Coalition for Cancer Survivorship (NCCS), consideram-se "sobreviventes" do câncer todos os indivíduos que receberam o diagnóstico do câncer desde o momento do diagnóstico até o fim de suas vidas, incluindo ainda todos aqueles que também sofrem o impacto do adoecimento, como familiares, amigos e cuidadores.[1-3] Já o National Cancer Institute (NCI), por meio do NCI's Office Cancer Survivorship, considera que tal conceito deveria se focar na saúde e vida do indivíduo com câncer desde a conclusão do tratamento primário até o final da vida, porém sem perder de vista que todo indivíduo com câncer e seus familiares devem ser considerados sim sobreviventes a partir do diagnóstico.[1,2] Por sua vez, a European Organization of Research and Treatment of Cancer (EORTC) Survivorship Task Force define sobreviventes como aqueles que foram diagnosticados com câncer, completaram o seu tratamento e não apresentam evidência de doença ativa.[3] Apesar de não haver um claro consenso, a sobrevivência ao câncer pode ser considerada como todo o processo de viver depois do diagnóstico do câncer; vivendo com, durante e além dele.[2]

Não há dados precisos sobre o número de sobreviventes do câncer no Brasil, mas acredita-se que o que ocorre aqui não difira muito do que vem acontecendo em países desenvolvidos, com elevação progressiva do número de indivíduos que convivem com o câncer. Nos Estados Unidos, em 2012, havia 13,7 milhões de indivíduos considerados sobreviventes do câncer. Em 2014, esses já somavam cerca de 14,5 milhões de americanos, estimando-se um aumento de 19 milhões de sobreviventes até 2024.[1,2,4]

O fato é que há cada vez mais pessoas convivendo com o câncer. Esse cenário pode ser justificado não somente pelo crescimento e envelhecimento populacional, mas também pelos extraordinários avanços tecnológicos tanto no diagnóstico como nos tratamentos e na contínua capacitação dos profissionais de saúde.[1,2,4]

Apesar de praticamente todos buscarem a sobrevivência como principal desfecho do tratamento do câncer, há que se considerar que muitos sobreviventes terão experiências únicas e complicações ao longo de suas vidas que necessitarão de cuidados permanentes. Sintomas e sequelas incapacitantes podem dificultar o retorno à rotina prévia ao adoecimento. Mudanças no estilo de vida, ruptura dos papéis sociais e da dinâmica familiar, problemas cognitivos e de comunicação, sofrimento psíquico, disfunção sexual, disfunções orgânicas, limitação de movimentos corporais e medo da recorrência são alguns dos desafios com os quais um sobrevivente pode se defrontar.[2] Sobreviver ao câncer pode, então, vir acompanhado de consequências físicas, psíquicas, sociais e financeiras; a depender do tipo, estadiamento e localização da doença, do seu tratamento e do suporte psicossocial e financeiro recebidos; que precisarão ser enfrentadas e que não poderão ser ignoradas.[1-4] Entre tais problemas, encontra-se a dor, que pode permanecer presente por muitos anos, mesmo após a cura.

■ DOR NOS SOBREVIVENTES DO CÂNCER

A dor é um sintoma frequente em pacientes com câncer. Em recente revisão sobre o tema, observou-se prevalência de dor de 39% em indivíduos que já concluíram seu tratamento oncológico, de 55% entre os que estão em vigência de tratamento oncológico ativo e de 66% naqueles com doença metastática, avançada ou em fase final.[5,6] No mesmo trabalho, a prevalência de dor moderada a intensa entre os grupos foi de 27,6% dos pacientes curados, 32,4% dos pacientes em tratamento e 51,9% daqueles com doença avançada.[5]

Considerando as estimativas de que, atualmente, cerca de 40% dos pacientes diagnosticados com câncer têm sobrevida maior que 10 anos e que há alta prevalência de síndromes dolorosas entre eles, entende-se a importância de um adequado manejo da dor; principalmente quando se pensa que parte desse grupo será formada por

Seção 4 – Tratamento Clínico do Paciente com Dor no Câncer

pacientes sob tratamento não curativo, isto é, pacientes que convivem cronicamente com o câncer, seu tratamento e suas consequências.[4,5]

A dor persistente está relacionada a uma série de consequências negativas relacionadas ao estresse crônico gerado não somente pela presença do desagradável sintoma, mas também pelas restrições que a mesma causa, como limitações funcionais e sociais, incapacidade laboral, distúrbios do sono e transtornos do humor; contribuindo para variável comprometimento da qualidade de vida.[4,5]

Fatores preditores da presença de dor nesse grupo de paciente incluem o tipo e o grau de invasão do tumor, os regimes de tratamento utilizados, o tempo desde o tratamento do câncer, a eficácia da terapia analgésica inicial e as comorbidades associadas.[1,4]

Importante ressaltar que a dor raramente será o único sintoma negativo a afetar essa população de indivíduos. No estudo American Cancer Society's Study of Cancer Survivor-I, um ano após o diagnóstico, mais de 90% dos pacientes relatavam sintomas relacionados ao câncer e seu tratamento, sendo que para um quarto desses os sintomas causavam intenso fardo. Os sintomas de maior impacto na qualidade de vidas desses pacientes foram a dor, a depressão e a fadiga.[1]

Sobreviventes do câncer podem apresentar dores secundárias ao próprio tumor, aos efeitos dos tratamentos antitumorais ou decorrentes de outras comorbidades preexistentes.[5] As principais causas de síndromes dolorosas em sobreviventes do câncer estão listadas na Tabela 64.1 e as mais relevantes serão explanadas a seguir.[1,3-5]

■ SÍNDROMES DOLOROSAS RELACIONADAS DIRETAMENTE AO CÂNCER

Dor relacionada ao tumor

O crescimento tumoral pode causar danos permanentes aos tecidos saudáveis vizinhos ao tumor. Além disso, tumores não são formados somente por células doentes, contendo em seu estroma células mesenquimatosas e endoteliais derivadas do hospedeiro e que produzem inúmeros mediadores imunes e inflamatórios geradores de dor. Ademais, a "exploração" do tecido neuronal do hospedeiro pelo tumor associada à liberação de fatores neurotróficos e de fatores que atuam como agentes moduladores da dor, como o fator de necrose tumoral alfa (TNF-α), as interleucinas pró-inflamatórias e as prostaglandinas podem levar à estimulação e à sensibilização de fibras sensoriais contribuindo para os mecanismos de sensibilização periférica e central.[3,5]

Dor óssea induzida pelo câncer

A dor óssea induzida pelo câncer manifesta-se pela tríade de dor constante, profunda e com episódios de picos de piora de intensidade que podem ser espontâneos ou incidentais. Costuma ser mais relevante em indivíduos que convivem por longos períodos com metástases ósseas, como no câncer de mama metastático, cuja sobrevida com as metástases ósseas pode ser bastante prolongada.[3]

Tabela 64.1. Causas de dor em sobreviventes do câncer[1,3-5]

Grupos	Síndromes dolorosas
Dor relacionada ao tumor	• Síndromes dolorosas secundárias aos efeitos locais do crescimento tumoral
Dor relacionada a procedimentos cirúrgicos	• Neuralgia intercostal • Neuromas dolorosos • Dor fantasma • Linfedema doloroso • Dor pós-mastectomia • Dor pós-toracotomia • Plexopatias
Dor relacionada à radioterapia	• Dor torácica (parede) • Cistite, enterite, proctite • Fibrose cutânea ou miofascial • Fistulizações • Osteonecrose • Plexopatias • Mielopatias • Linfedema
Dor relacionada à quimioterapia	• Artralgias • Mialgias • Neuropatia periférica induzida por quimioterapia • Osteonecrose • Câimbras
Dor relacionada à hormonoterapia	• Artralgias • Mialgias • Espasmos musculares • Câimbras • Síndrome do túnel do carpo • Dispareunia • Fraturas por osteoporose secundária
Dor relacionada ao uso de corticosteroides	• Miopatias • Osteonecrose
Dor relacionada ao uso de bifosfonatos	• Osteonecrose de mandíbula
Dor relacionada à imunoterapia	• Neuropatias
Dor relacionada ao transplante de células-tronco hematopoéticas (TCTH) e à doença do enxerto contra hospedeiro (DECH)	• Artralgia/mialgia • Dispareunia • Disúria • Dor ocular, ceratites, erosões de córnea • Dor oral • Alterações cutâneas tipo esclerodermia • Dor abdominal • Dor retroesternal por ulcerações esofágicas • Mucosite • Neuropatias periféricas

Resumidamente, os mecanismos fisiopatológicos envolvem a liberação de mediadores pró-inflamatórios que ativam os osteoclastos que, associadamente ao efeito local do tumor e às alterações ocorridas na inervação sensorial, geram modificações no metabolismo e na arquitetura óssea, levando à ruptura de periósteo e destruição óssea.[3]

■ SÍNDROMES DOLOROSAS RELACIONADAS AO TRATAMENTO DO CÂNCER

Dor crônica pós-cirúrgica

Dor crônica ou persistente pode ocorrer após qualquer procedimento cirúrgico.[1,3,5] Tal ocorrência é bastante relevante em sobreviventes do câncer, podendo impactar negativamente nos desfechos clínicos, além de reduzir sobremaneira a qualidade de vida dos indivíduos afetados.[3,5]

Não há um claro consenso sobre a sua definição, mas a maioria dos trabalhos traz cinco itens que normalmente a caracterizam:[3]

- Surgimento ou piora da dor após o procedimento cirúrgico.
- Duração de pelo menos três a seis meses após a cirurgia, com impacto negativo na qualidade de vida.
- Pode representar tanto a continuidade de um quadro de dor aguda pós-operatória quanto se desenvolver após um período assintomático.
- A dor é localizada no sítio cirúrgico ou em território de inervação associado ao sítio cirúrgico.
- Não pode ser explicada por complicações infecciosas ou recorrência de malignidade (ambas as condições devem ser excluídas).

O desenvolvimento da dor crônica pós-cirúrgica costuma estar mais associado a procedimentos como toracotomia (30 a 50%), herniorrafia (20 a 60%), amputação de membro (30 a 85%) e cirurgias de mama (15 a 25%).[3] A dor costuma ter características neuropáticas, com alterações sensoriais positivas e negativas como hipo ou hiperestesia e alodinia, por exemplo.[3,5]

Alguns fatores aumentam o risco de seu desenvolvimento, como presença de depressão e ansiedade, antecedentes de dor crônica e de catastrofização da dor, alto índice de massa corpórea, cirurgias de longa duração, secção ou retração de nervos, cirurgias abertas, necessidade de manutenção de drenos, presença de dor aguda pós-operatória moderada a intensa inadequadamente controlada, área cirúrgica afetada por radioterapia e uso de quimioterapia neurotóxica.[1,3]

Um exemplo clássico é a dor crônica pós-mastectomia, que se caracteriza por dor de características neuropáticas em parede torácica, axila e região medial do membro superior ipsolateral, representando um grande fardo para quem a desenvolve e comprometendo de forma importante sua qualidade de vida.[3]

Acredita-se que a chave para a prevenção da dor crônica pós-cirúrgica esteja no adequado tratamento e controle da dor aguda pós-operatória, no entanto, o tema é bastante controverso nos estudos que trazem como desfecho o desenvolvimento de dor crônica pós-operatória, em parte pela grande diversidade de desenhos dos estudos e das drogas e técnicas utilizadas.[3] De todo modo, recomenda-se abordagem por equipe multiprofissional com foco no melhor tratamento possível de quadros álgicos preexistentes, educação em dor e intervenção psicológica sempre que necessário, uso de analgesia preventiva no perioperatório e controle agressivo da dor aguda pós-operatória.[3]

Dor visceral crônica pós-operatória

A maioria dos estudos a respeito de dor crônica pós-operatória enfatizam a dor somática, com poucos estudos representativos focando a dor visceral. Alguns estudos, no entanto, sugerem que sua incidência pode ser alta, merecendo atenção. Pode ocorrer após cirurgias abdominais, ginecológicas e urológicas. Em cerca da metade dos casos terá características de dor neuropática. Fatores de risco associados são presença de quadros dolorosos preexistentes, antecedentes de doenças psiquiátricas, doença inflamatória intestinal, reabordagens cirúrgicas, presença de dor aguda pós-operatória e de comorbidades e incapacidades.[3]

Estudos realizados em pacientes submetidas a cirurgias ginecológicas encontraram redução da incidência de dor crônica visceral pós-operatória quando realizado bloqueio de neuroeixo no perioperatório, seja por anestesia epidural ou intatecal em associação à geral. Dados semelhantes foram encontrados em pacientes submetidos a cirurgias abdominais abertas, porém, ainda são necessários mais estudos.[3]

Neuropatia periférica induzida por quimioterapia

A síndrome dolorosa mais comum resultante da quimioterapia é a neuropatia periférica induzida pela quimioterapia (NPIQ). Muitos agentes estão relacionados a seu desenvolvimento e encontram-se listados na Tabela 64.2.[1,3]

Os quadros dolorosos costumam ser distais, simétricos e a dor descrita como queimação, formigamento ou dormência. A NPIQ é, normalmente, dose-dependente e parcialmente reversível com a suspensão das drogas, no entanto os sintomas podem piorar muitas semanas ou meses após a suspensão do agente.[1,3]

Fatores de riscos descritos na literatura são idade avançada, condições neuropáticas preexistentes e presença de polimorfismos genéticos.

■ SÍNDROMES DOLOROSAS ASSOCIADAS A HORMONOTERAPIA

Pacientes com câncer de mama que apresenta positividade para receptores hormonais podem necessitar de terapia hormonal por longos períodos para tratamento ou prevenção de recorrência da doença. Os inibidores de aromatase, prescritos para tal fim, podem levar a quadros de artralgia caracterizados por dores articulares e rigidez em até 40 a 74% das pacientes, tanto para o anastrazol quanto para o letrozol. O quadro costuma ocorrer nos três primeiros meses de uso da medicação e afetar mãos, braços, joelhos, quadris, tornozelos e coluna lombar; com piora dos sintomas pela manhã e melhora com a movimentação articular.[1,3]

Alguns fatores de risco descritos na literatura são exposição prévia ao paclitaxel, obesidade e uso prévio de terapia de reposição hormonal.[1,3]

Além da artralgia, podem ocorrer quadros dolorosos secundários à deprivação estrogênica, como dispaurenia pela secura vaginal, por exemplo.[1,3]

Tabela 64.2. Principais agentes relacionados à NPIQ[1,3]

Classe	Agentes	Incidência	Comentários
Alcaloides da vinca	Vincristina Viblastina Vinorelbine	30 a 57% 25 a 40% 7 a 40%	Neuropatia sensório-motora, com sintomas autonômicos em 20 a 30% dos casos, dose-dependente. Sintomas podem piorar semanas a meses após a última dose.
Platinas	Cisplatina Caboplatina Oxaliplatina	30 a 100% 6 a 42% 7 a 20%	Neuropatia sensorial ou sensitivo-motora, raros sintomas autonômicos; pode haver ototoxicidade. Dose-dependente e cumulativa. Sintomas podem piorar semanas a meses após a última dose
Taxanos	Paclitaxel Paclitaxel ligado à albumina Docetaxel	57 a 83% 73% 11 a 64%	Neuropatia periférica sensorial dolorosa simétrica distal. Dose-dependente e cumulativa. Sintomas podem piorar semanas a meses após a última dose
Inibidores de proteassoma	Bortezomibe Carfilzomibe	31 a 55% 14%	Neuropatia sensorial de pequenas fibras; pode haver sintomas motores e autonômicos, dose-dependente; costuma se resolver em 3 a 6 meses após a suspensão da droga, mas pode persistir
Outros	Talidomida Lenalidomida Pomalidomida	25 a 83% 10 a 23% 12%	Neuropatia sensorial ou sensório-motora, com alta incidência de sintomas autonômicos; dose-dependente
	Ixabepilone	63%	Parestesias dolorosas em queimação; costuma se resolver em 4 a 6 semanas
	Etoposide	1 a 2%	Polineuropatia sensitivo-motora com disautonomia
	Citarabina	Raro	Neuropatia sensório-motora grave, maior risco com altas doses e/ou associação com daunorrubicina ou asparaginase Altas doses podem provocar síndrome cerebelar aguda irreversível
	Ifosfamida	8%	

Adaptada de Glare PA, et al. Pain in cancer survivors. J Clin Oncol. 2014; 32:1739-47.1

■ NEUROPATIAS E IMUNOTERAPIA

Muitos dos eventos adversos relacionados à imunoterapia ainda necessitam mais estudos e observações e, entre esses, está a neurotoxicidade e o potencial de provocar neuropatias periféricas e dor por mecanismos imunológicos.[3]

■ SÍNDROMES DOLOROSAS ASSOCIADAS A RADIOTERAPIA

Lesões ocasionadas pela radioterapia podem causar síndromes dolorosas crônicas, principalmente plexopatias, osteorradionecrose e dores pélvicas crônicas, que se apresentam normalmente como efeitos tardios do tratamento.[1] O potencial de danos da radioterapia depende de vários fatores como dose, volume de tecido irradiado, técnica utilizada e suscetibilidade tissular à radiação.[3]

■ SÍNDROMES DOLOROSAS ASSOCIADAS A DOENÇA DO ENXERTO CONTRA HOSPEDEIRO (DECH)

A DECH é uma complicação frequente em pacientes submetidos a transplante alogênico de células-tronco hematopoéticas, podendo ocasionar dor em qualquer órgão ou sistema acometido. Além disso, os imunossupressores utilizados para seu controle podem estar associados a quadros de neuropatias por neurotoxicidade, além de outras síndromes dolorosas.[1,3]

■ OSTEONECROSE INDUZIDA POR CORTICOIDES

Pacientes que necessitam de regimes de tratamento com altas doses de corticoides, como nas neoplasias hematológicas, por exemplo, podem apresentar como complicação a osteonecrose ou necrose avascular, que pode acometer de 1,8 a 4% dos pacientes. A condição manifesta-se por dor localizada, normalmente articular, com redução de amplitude articular, comprometimento da movimentação e redução da capacidade de exercício.[5]

■ AVALIAÇÃO E MANEJO DA DOR EM SOBREVIVENTES DO CÂNCER

O ponto mais importante do manejo da dor nessa população é a conscientização por parte dos profissionais de saúde que a atende para a questão. A pesquisa ativa da presença da dor é de suma importância e deve ser feita em todas as avaliações de saúde de todos os sobreviventes do câncer.[5]

Como em outras condições dolorosas, o manejo deve envolver equipe multi e interprofissional e se apoiar

Tabela 64.3. Recomendações da American Society of Clinical Oncology para manejo da dor crônica em sobreviventes do câncer[4]

1. Realizar *screening* e avaliação adequada
- Questionar sobre a presença de dor a cada consulta/avaliação
- Avaliar as características multidimensionais e quantificar a intensidade da dor
- Avaliar impacto funcional da dor
- Resgatar informações sobre a doença oncológica, seu tratamento e relação com a dor – atenção para síndromes dolorosas relacionadas ao tratamento do câncer
- Investigar a presença de comorbidades, incluindo comorbidades psiquiátricas e abuso de substâncias
- Resgatar história pessoal e psicossocial
- Questionar sobre tratamentos prévios para dor
- Atentar para possibilidade de recorrência da doença ou segunda neoplasia nos casos de modificação no padrão da dor ou presença de nova dor

2. Conhecer as opções de tratamentos e cuidados
- Os esforços devem estar concentrados em promover conforto, melhorar funcionalidade, reduzir efeitos adversos e garantir segurança
- Engajar paciente e familiares/cuidadores na adesão aos cuidados e tratamento
- Avaliar necessidade de envolver outros profissionais de saúde nas estratégias de controle de dor

3. Utilização de tratamentos/medidas não farmacológicas, quando indicado
- Avaliação fisiátrica e reabilitação (fisioterapia, terapia ocupacional, programas individualizados de atividade física)
- Terapias integrativas (acupuntura, *mindfulness*, meditação, técnicas de relaxamento)
- Psicoterapia (terapia cognitivo-comportamental)

4. Terapia analgésica multimodal
- Associação de analgésicos não opioides, adjuvantes e analgésicos opioides usados de forma racional, quando necessário
- Utilizar analgésicos tópicos, quando indicado
- Evitar uso de corticosteroides por longos períodos
- Atentar para as interações medicamentosas e possibilidades de efeitos adversos
- Atentar para riscos e benefícios do uso de opioides – avaliar risco de adicção, principalmente quando há perspectiva de uso prolongado

---

tanto em medidas farmacológicas quanto em não farmacológicas, com foco em alívio da dor, conforto, melhora da funcionalidade e da qualidade de vida com o mínimo de eventos adversos possíveis.[1,3-5]

Em 2016, a American Society of Clinical Oncology (ASCO) publicou seu *guideline* para manejo da dor cônica em sobreviventes do câncer, cujas principais recomendações seguem na Tabela 64.3.[4]

■ TRATAMENTO FARMACOLÓGICO

Em linhas gerais, o tratamento da dor nessa população segue a recomendação de associar analgésicos simples e/ou anti-inflamatórios não esteroidais (AINES) a analgésicos adjuvantes e, quando tais medidas não resultarem em controle adequado da dor, associação de analgésicos opioides, observando-se sempre os riscos de eventos adversos relacionados ao uso prolongado de opioides e os riscos de adicção, devendo os pacientes serem orientados e educados em relação aos riscos e benefícios do seu uso.[1,3-5]

Ainda há muitas controvérsias na literatura a respeito dos riscos e benefícios do uso crônico de opioides para o controle da dor em pacientes sobreviventes do câncer, principalmente quando já existem riscos adicionais, como, por exemplo, risco de quedas ou quando efeitos adversos como constipação, sedação e tontura levam à redução dos índices de qualidade de vida.[1,5] No entanto, tais riscos não devem ser justificativa para não orientar o uso, principalmente quando não se obteve o controle adequado com outras medidas. O mais importante é proceder ao uso orientado, supervisionado, com controle dos eventos adversos e vigilância do risco de adicção. Nesses casos, a preferência é pelo uso de formulações de liberação prolongada, com ajustes de doses mais lentos e graduais e, se possível, evitando as doses de formulações de liberação lenta para resgates.[1] Lembrar que pacientes em uso crônico de opioide podem apresentar síndrome de abstinência em sua retirada e os pacientes devem ser sempre orientados quanto a essa questão, devendo a retirada da medicação ser sempre realizada sob orientação médica adequada.[1]

Para os casos de NPIQ, as evidências mostram redução de escores de intensidade com o uso de antidepressivos duais como a duloxetina e a venlafaxina.[1,5] O *guideline* da ASCO orienta ainda o uso de gabapentinoides e tratamento tópico com formulações em gel que contenham baclofeno, amitriptilina ou cetamina.[4,5]

■ TRATAMENTO NÃO FARMACOLÓGICO

Tem crescido o interesse em se estudar os efeitos de tratamentos não farmacológicos para sobreviventes do câncer. Estudos se utilizando de acupuntura para artralgias, laserterapia de baixa dose para linfedema após tratamento de câncer de mama, atividade física com treinos aeróbicos e de resistência, atividades direcionadas e supervisionadas por enfermeiros para prevenção de complicações de radioterapia pélvica, psicoterapia e utilização de técnicas integrativas como ioga, *mindfulness*, meditação e técnicas de relaxamento têm se mostrado promissoras. Uma revisão da Cochrane de 2012 avaliando os efeitos da atividade física em sobreviventes do câncer mostrou benefícios para a qualidade de vida global, além de redução dos níveis de dor, ansiedade e fadiga.[5]

Programas de educação em dor para pacientes e familiares e instituição de medidas reabilitadoras com o envolvimento de fisiatras, fisioterapeutas, educadores físicos e terapeutas ocupacionais são de grande importância para que se atinjam os objetivos primordiais do tratamento: melhora da qualidade de vida e da funcionalidade. Além disso, programas de educação em dor para profissionais de saúde em geral também devem ser encorajados.

Controle adequado de outros sintomas associados também pode levar à redução do escore de dor e melhora da qualidade de vida.[1]

■ MEDICINA INTERVENCIONISTA DA DOR

Pacientes que apresentam síndromes dolorosas passíveis de serem tratadas por meio do uso de técnicas intervencionistas podem se beneficiar sobremaneira pela possibilidade de redução ou mesmo suspensão de terapia medicamentosa sistêmica e, logo, de seus eventos adversos. Inclusive, uma das importantes indicações para intervenção da dor é justamente a não tolerância aos esquemas de analgésicos sistêmicos.[1]

Os alvos para os procedimentos podem ser tanto centrais como periféricos, a depender do quadro clínico que se apresenta. Entre os procedimentos possíveis podem ser citados infiltrações locais, bloqueios neurais, neuroestimulação e analgesia em neuroeixo.[1]

■ CONCLUSÕES

A dor pode ser um problema frequente entre pacientes sobreviventes do câncer, interferindo na retomada das atividades habituais de vida, uma vez que a dor persistente costuma trazer consigo consequências negativas relacionadas ao estresse crônico gerado não somente pela presença do sintoma, mas também pelas restrições que o mesmo causa, como limitações funcionais e sociais, incapacidade laboral, distúrbios do sono e transtornos do humor; contribuindo para variável comprometimento da qualidade de vida.[4,5]

Por essa razão, a adequada avaliação e o consequente apropriado manejo da dor é fundamental para a recuperação e manutenção da qualidade de vida nessa população. Como em outras condições dolorosas, tal manejo deve envolver equipe multi e interprofissional e se apoiar tanto em medidas farmacológicas quanto em não farmacológicas, com foco em alívio da dor, conforto, melhora da funcionalidade e da qualidade de vida com o mínimo de eventos adversos possíveis. Lembrar que o uso crônico de medicações analgésicas, muitas vezes por longos períodos, necessitará controle e supervisão adequados, com constante avaliação de riscos e benefícios.

■ REFERÊNCIAS BIBLIOGRÁFICAS

1. Glare PA, et al. Pain in cancer survivors. J Clin Oncol. 2014; 32:1739-47.
2. Oliveira RAA, et al. Sobrevivência ao câncer: o desembrulhar dessa realidade. Cienc Cuid Saude. 2015; 14(4):1602-8.
3. Brown M, Farquhar-Smith P. Pain in cancer survivors: filling in the gaps. Br J Anaesth. 2017; 119(4):723-36.
4. Paice JA, et al. Management of chronic pain in survivors of adult cancers: American Society of Clinical Oncology Clinical Practice Guideline. J Clin Oncol. 2016; 34:3325-45.
5. Boland EG, Ahmedzai SH. Persistent pain in cancer survivors. Curr Opin Support Palliat Care. 2017; 11:181-90.
6. van den Beuken-van Everdingen MH, et al. Update on prevalence of pain in patients with cancer: systematic review and meta-analysis. J Pain Symptom Manag. 2016; 51:1070-90.

Capítulo 65

Manejo de Distúrbios Dermatológicos no Paciente Oncológico

Cintia Santos Braghiroli
Luciana Archetti Conrado

■ CONSIDERAÇÕES GERAIS: QUIMIOTERAPIA E EFEITOS ADVERSOS

Os agentes quimioterápicos inibem a proliferação e o crescimento das células neoplásicas e também interferem no metabolismo das células normais, principalmente as que possuem altas taxas de divisão celular, como as da pele, dos anexos cutâneos (pelos, unhas), da mucosa oral, do sistema gastrointestinal e do sistema hematopoético. Por essa razão, é muito frequente a ocorrência de reações adversas mucocutâneas relacionadas ao tratamento com essas drogas.[1,2]

Essas reações podem ocorrer por hipersensibilidade, como em alguns exantemas ou farmacodermias (p. ex., eritema multiforme), ou advir de toxicidade direta da droga, como observada nas mucosites, alopecias, alterações ungueais ou síndrome mão-pé. Outras manifestações que não são caracterizadas como reações aos quimioterápicos também podem ocorrer, a saber: infecções por imunossupressão, síndromes paraneoplásicas, doença do enxerto contra hospedeiro (DEVH), deficiências nutricionais, neoplasias primárias e metástases do tumor primário.[3]

O reconhecimento dos efeitos adversos (EA) é de extrema importância, uma vez que, a depender da gravidade, impactam na morbidade, na adesão do paciente à quimioterapia, na dose do medicamento e, consequentemente, na eficácia do tratamento.[1,4]

O tratamento adequado e precoce de qualquer reação mucocutânea é fundamental para que a terapia quimioterápica não precise ser descontinuada.[5]

É importante que os médicos saibam reconhecer os sinais e sintomas clínicos dessas reações para que possam intervir efetivamente[6] e encaminharem ao médico dermatologista para acompanhamento conjunto.

Nos últimos anos, houve um crescente desenvolvimento de terapias-alvo que atuam em vias específicas de sinalização celular, o que aumentou o grau de especificidade para o tratamento das neoplasias.[1] Com efeito, houve uma diminuição na ocorrência de muitos EA bem conhecidos, tais como mielossupressão, êmese e diarreia. Por outro lado, resultou no aparecimento de novas manifestações de toxicidades dermatológicas.[2] Apesar de tais manifestações raramente trazerem risco, com frequência pioram a qualidade de vida dos pacientes.

■ CLASSIFICAÇÃO DE GRAVIDADE DO NATIONAL CANCER INSTITUTE

O Instituto Nacional do Câncer dos Estados Unidos (National Cancer Institute – NCI) criou o Common Terminology Criteria for Adverse Events (CTCAE), uma terminologia que caracteriza cada evento adverso em diferentes graus, e permite melhora da comunicação entre médicos oncologistas e dermatologistas para auxiliar nas condutas em relação ao tratamento, bem como no manejo dos ajustes necessários ao esquema quimioterápico, com objetivo de melhorar a qualidade de vida do paciente.[7,8]

Essa classificação usa a seguinte graduação para cada EA:

- **Grau 1** – leve; assintomático ou leve sintoma; indicada a observação clínica ou diagnóstica; sem intervenção específica.
- **Grau 2** – moderado; intervenção mínima local ou não invasiva; limitação das atividades do cotidiano, tais como: preparar as refeições, sair para fazer compras em supermercado, usar o telefone etc.
- **Grau 3** – grave; do ponto de vista médico, algo significativo que não representa risco à vida; indicada hospitalização; é incapacitante com limitação do autocuidado nas atividades cotidianas, tais como: tomar banho, vestir-se e despir-se, alimentar-se, usar o sanitário, tomar medicamentos etc.
- **Grau 4** – consequências que representam risco de morte; intervenção urgente.
- **Grau 5** – morte relacionada ao evento adverso.

DROGAS E EFEITOS ADVERSOS RELACIONADOS

Novos agentes quimioterápicos: terapias-alvo

Atualmente, as terapias-alvo moleculares fazem parte do arsenal de tratamento de muitas neoplasias e são responsáveis pela melhoria na qualidade de vida e aumento da sobrevida dos pacientes oncológicos. Diferentemente da maioria das drogas tradicionais que atua nas células em divisão, essas drogas-alvo foram desenvolvidas para atuarem predominantemente em células neoplásicas, interferindo nas proteínas e vias que estão ativadas. Porém, essas vias também estão presentes em tecidos normais, não neoplásicos e que possuem alta atividade de proliferação como a pele. Por isso, o uso dos medicamentos-alvo está relacionado com a ocorrência de diversos EA[10] (Tabela 65.1).

A maioria desses medicamentos é inibidor de tirosina quinases (terminados em "ib") ou anticorpos monoclonais (terminados em "mab"). Eles se ligam especificamente aos receptores ou aos seus ligantes que são importantes para transdução de sinal e, assim, interrompem a via de sinalização.[6]

• Inibidores do receptor do fator de crescimento epidérmico

Inibidores do receptor do fator de crescimento epidérmico (EGFR-inib – *epidermal growth factor receptor inhibitors*) fazem parte da primeira família de terapias-alvo desenvolvida e são usados no tratamento de diversas neoplasias colorretais, de cabeça e pescoço, pulmonar e de mama.[11]

Tabela 65.1. Principais reações adversas dermatológicas relacionadas às novas drogas quimioterápicas: terapias-alvo

Agente quimioterápico	Efeitos adversos mais comuns	Prevenção/tratamento
Inibidores do EGFR • Erlotinibe, cetuximabe, panitumimabe	• Erupção pápulo-pustulosa • Xerose • Alterações ungueais (paroníquia, granuloma piogênico) • Alterações cabelos (tricomegalia, hirsutismo) • Outros: mucosite, fotossensibilidade	• CT, antibióticos via oral (tetraciclinas), isotretinoína • Emolientes, anti-histamínicos, se houver prurido • Antibiótico tópico ou oral, CT, cauterização química • Corte frequente dos cílios, remoção a laser dos pelos, descontinuação da droga
Inibidores multiquinase • Inibidores KIT e BCR-ABL (imatinibe, dasatinibe)	• Edema facial • Alterações de pigmentação • *Rash*	• Baixa ingestão de sal, diuréticos, colírio de fenilefrina • Descontinuação da droga • CT, corticosteroide oral, anti-histamínicos
Inibidores multiquinase • VEGFR inibidores (sorafenibe, sunitinibe)	• Reação mão-pé (hiperqueratótica) • Estomatite • Xerose • Eritema bolsa escrotal • Pigmentação capilar e cor amarelada na face	• Palmilhas para diminuir pressão, CT, queratolíticos, analgésicos • CT, analgésicos • Emolientes, CT • Descontinuação da droga • Descontinuação da droga
Terapia gênica • Inibidores BRAF (vemurafenibe, dabrafenibe)	• Erupção pápulo-folicular • Erupções escamosas • Nevo melanocítico e melanoma • Fotossensibilidade • Xerose	• CT, anti-histamínicos, descontinuação da droga • Exame de rotina dermatológico, excisão cirúrgica, crioterapia • Exame de rotina dermatológico, fotoproteção • Fotoproteção • Emolientes
Terapia gênica • Inibidores MEK (trametinibe, selumetinibe) • Inibidores mTOR (everolimo, rapamicina, temsirolimo)	• Estomatite • Linfedema • Prejuízo na cicatrização de feridas	• CT, analgésicos • Meias e luvas de compressão • Descontinuação da droga
Imunoterapias • Inibidores do CTLA-4 (ipilimumabe) • Inibidores do PD-1 (nivolumabee, pembrolizumabe)	• *Rash*, prurido • Vitiligo	• CT, corticoides orais, anti-histamínicos, emolientes • Não há tratamento específico, geralmente irreversível, fotoproteção
Inibidores da via de sinalização Hedgehog • (vismodegibe)	• Alopecia • Disgeusia	• Em geral reversíveis com a descontinuação da droga

CT: corticosteroides tópicos.

Essa classe inclui os anticorpos monoclonais (cetuximabe e panitumumabe), pequenas moléculas inibidoras de tirosina quinase específicas para EGFR (erlotinibe e gefitinibe), inibidores dual de quinase do EGFR e HER2 (lapatinibe, neratinibe, afatinibe), inibidores do receptor de erbB (carnetinibe) e outros inibidores multiquinase menos específicos como vandetanibe.[5]

Os EGFR são expressos nas células neoplásicas e também em queratinócitos proliferativos nas camadas basal e suprabasal da epiderme, nas glândulas sebáceas e nos pelos.[2] O estímulo ao EGFR ativa a via da tirosina quinase, um importante mecanismo de transdução de sinal para controle da divisão celular.

A inibição do EGFR bloqueia a via de transdução de sinal necessária para a proliferação celular, para a migração e para a angiogênese das células tumorais e das células normais[13,14] e, assim, leva a um grupo de EA bem característico, com incidência de 50 a 90%. As principais reações são: *rash* pápulo-pustuloso, xerose cutânea, alterações nos cabelos, paroníquia, mucosite e fotossensibilidade.[15]

A maioria das reações cutâneas ocorrem nas primeiras semanas de tratamento da neoplasia e geralmente melhoram após sua interrupção.[6]

A sequência do desenvolvimento da toxicidade cutânea com EGFR-inib é previsível e muitos dos EA podem ser amenizados com terapia profilática.[12]

Fabbrocini e colaboradores estudaram reações adversas em 100 pacientes que fizeram uso de quimioterápicos e identificaram que, nos pacientes do grupo dos EGFR-inib, 19 apresentaram reações pápulo-pústulosas (55,8%), 14 apresentaram xerose cutânea (41,17%) e 10 desenvolveram alterações ungueais (29,41%). Apenas 6 pacientes (17,64%) apresentaram alterações capilares como alopecia ou eflúvio anágeno. Em contrapartida, pacientes que estavam em uso de drogas tradicionais, apresentaram como principais EAs: xerose (58,82%) e alterações de cabelos e unhas (35,29 e 23,59%).[9]

- *Erupção ou* rash *pápulo-pustuloso (Figura 65.1)*

É o EA mais comum associado aos EGFR-inib e ocorre em aproximadamente 45-90% dos pacientes.[2,14]

O quadro se caracteriza por pápulas foliculares que podem se transformar em pústulas, distribuídas em áreas seborreicas, como couro cabeludo, região cervical, tronco, dorso superior e ombros.[5] Costumam aparecer inicialmente na região central da face.[12] É dose-dependente e ocorre aproximadamente uma a duas semanas após o início da terapia em mais do que 75% dos casos.[16] O quadro clínico é muito parecido com o da acne comum, mas se diferencia desta pela ausência de comedões e pelo prurido associado.[17] A gravidade da reação é baseada na área de superfície da pele acometida e o grau de limitação nas atividades diárias. Erupção grave ocorre em menos de 10% dos casos.[8] Vale pontuar que os locais da pele tratados com radioterapia são tipicamente preservados e não acometidos pelo *rash*, provavelmente porque a radiação prévia induz uma diminuição na quantidade de anexos cutâneos.[18]

O exame histopatológico apresenta-se como foliculite supurativa asséptica. Não é incomum ocorrer superinfecção bacteriana nas lesões, em razão da ocorrência de disjunção da barreira epidérmica pelo uso do EGFR-inib.[19]

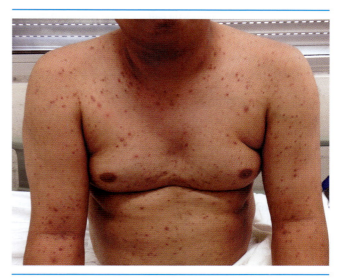

Figura 65.1. Erupção pápulo-pustulosa após uso de inibidor do EGFR. Nota-se pápulas e pústulas distribuídas pelo tronco, além de ausência de comedões. (Fonte: Foto de arquivo pessoal da autora.)

Costuma responder ao tratamento inicial, por isso deve-se evitar suspensão precoce da quimioterapia, mas as recorrências são frequentes e difíceis de manejar.[12]

A ocorrência desse EA entre as diferentes drogas é de 75-91% nos pacientes em uso de cetuximabe, 49-67% nos que usam erlotinibe e 24-62% nos pacientes que tratam com geftinibe.[13] No início do tratamento é aconselhável orientar os pacientes sobre esse possível EA e que sua ocorrência e sua intensidade podem estar diretamente correlacionadas à maior resposta tumoral ao tratamento e ao aumento da sobrevida do paciente.[20,21]

Tratamento

São importantes a hidratação da pele e o uso de fotoprotetor. O uso tópico de hidrocortisona a 1% em creme é recomendado, preventivamente.[12,16]

Alguns autores recomendam o uso profilático de minociclina via oral (100 mg, 1×/dia) ou doxiciclina (100 mg, 2×/dia),[16] no início do tratamento, embora esse uso seja controverso e pareça não resultar em atenuação da intensidade da erupção.[22]

Um ensaio clínico duplo-cego demonstrou que o uso de minociclina profilática, em doses de 100 mg/dia, reduziu a gravidade do *rash* induzido por cetuximabe, com 50% de melhora nas lesões comparado com uso do placebo.[12,23]

De acordo com o CTCAE, o tratamento tópico ou sistêmico baseia-se na extensão, no grau de intensidade da erupção e no grau de desconforto do paciente.[24]

Em geral, presente desde o início do quadro, o prurido pode ser aliviado com o uso de anti-histamínicos via oral, tais como a cetirizina, o hidroxizine e a loratadina. Em casos de prurido intenso, o uso da doxepina é muito eficaz.[25]

A erupção grau 1 (CTCAE) pode ser manejada usando ativos tópicos como antibióticos e corticoides de baixa potência[17] (hidrocortisona em creme a 1%) associado a hidratantes corporais, fotoprotetores e doxiciclina (100 mg, 2×/dia) por seis semanas.[5]

Os agentes inibidores da calcineurina têm ação importante sobre a inflamação, porém ainda não são recomendados por serem potencialmente irritantes, de alto custo e sem eficácia comprovada na literatura (uso *off-label*).[26]

Os retinoides são usados no tratamento da acne vulgar e podem causar irritação cutânea. Não são indicados, pois essa manifestação, embora seja folicular, não apresenta comedões.[5] A conduta diante de erupções classificadas em graus 2 e 3 (≥ 10-30% de superfície corpórea acometida, prurido, e/ou superinfecção) geralmente requer tratamento sistêmico.[5] As tetraciclinas são consideradas tratamento de primeira escolha, por suas propriedades anti-inflamatória e antimicrobiana.[27]

Estudos mostraram que o uso de baixas doses de isotretinoína parece ser efetivo.[28] Corticosteroides sistêmicos devem ser evitados porque podem induzir outras erupções acneiformes.[28]

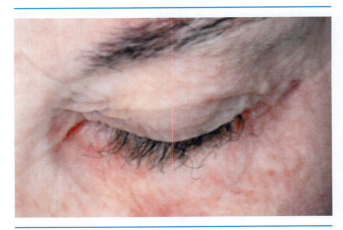

Figura 65.2. Tricomegalia após uso de EGFR-inib. (Fonte: Macdonald JB, et, 2015.[5])

• *Xerose*

Aproximadamente um terço dos pacientes que recebem EGFR-inib exibem xerose progressiva que é dose-dependente e se inicia semanas a meses após o início do tratamento.[5] Aos seis meses, todos os pacientes apresentam xerose cutânea em algum grau.[12] O ressecamento é mais pronunciado nas extremidades, leva à fragilidade da barreira cutânea com aumento no risco de fissuras, infecção secundária por *S. aureus* e, principalmente, dor intensa local.[29]

A xerose resulta de anormalidades na diferenciação dos queratinócitos, da deterioração do estrato córneo e de diminuição na retenção de água.[13,16]

A incidência é de 12 a 35% e é a manifestação cutânea que mais interfere na qualidade de vida dos pacientes.[30] Em geral, o prurido está associado, é generalizado e piora à noite. Para alívio dos sintomas, estão indicadas as loções de calamina em óleo, mentol a 1% em creme aquoso e o uso de anti-histamínicos. O uso de gabapentina, pregabalina e doxepina pode ser útil em alguns casos.[13,16] Em pruridos recorrentes e refratários, pode ser realizada fototerapia com UVB-*narrow band*.[12] Essa radiação, na faixa entre 311 e 313 nm, é absorvida pelos queratinócitos da epiderme, onde ocorre alteração na produção de citocinas, exercendo assim papel anti-inflamatório.

Tratamento

Os pacientes devem ser orientados a evitar banhos demorados com água quente, bem como o uso de sabonetes antibacterianos[5] que são lesivos à barreira cutânea.[5] A hidratação precoce com emolientes previne a xerose e a formação de fissuras.[5] Importante ressaltar, contudo, que a hidratação excessiva pode levar à oclusão dos folículos pilosos e aumentar a ocorrência da erupção pápulo-pustulosa descrita acima. Em contrapartida, os produtos antioleosidade podem também piorar a xerose.[31]

• *Alterações dos cabelos e pelos*

A partir do segundo ou terceiro mês de tratamento, os pacientes podem apresentar alterações na qualidade e textura dos cabelos, que se tornam mais finos, frágeis e crespos.[32] As alterações nos cílios são características marcantes do uso de EGFR-inib. Os fios se tornam longos e grossos, condição chamada de tricomegalia (Figura 65.2), podendo ocorrer quadros de blefarite ou ceratite devido ao encurvamento dos fios.[33]

Pode ainda haver hirsutismo ou ocorrer alopecia de padrão androgenético.

Tratamento

O corte dos cílios é necessário para prevenir a ceratite e é recomendado o uso de solução de tobramicina-dexametasona.[5] O uso de cremes depilatórios e a remoção de pelos a laser podem ser indicados para melhora dos quadros de hirsutismo.

• *Mucosite (Figura 65.3)*

Na mucosa oral podem ocorrer aftas, xerostomia ou língua geográfica.[5] O envolvimento da mucosa genital é menos frequente e manifesta-se por vulvovaginites e bala-

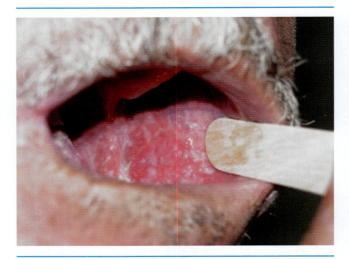

Figura 65.3. Mucosite após quimioterapia com EGFR-inib. (Fonte: Foto do arquivo do Departamento de Dermatologia da Faculdade de Medicina de Botucatu – FMB-UNESP; Fotógrafa: Eliete Soares).

nites.[5] A mucosa ocular também pode apresentar quadros de conjuntivite e ceratite.[34]

Tratamento

O tratamento das aftoses orais é similar ao da aftose oral idiopática com uso de corticosteroides, antissépticos e anestésicos tópicos.[5] O uso de lubrificantes melhora o ressecamento das mucosas nasal e vaginal. O uso de lubrificantes oftalmológicos deve ser considerado para prevenir irritação da córnea, sendo conveniente o acompanhamento com oftalmologista.[34]

• Alterações ungueais

A fragilidade das unhas em decorrência do tratamento é frequente.[35]

A manifestação clínica mais comum é o abscesso periungueal (paroníquia), principalmente no hálux, com início após dois meses de terapia.[12]

As alterações ungueais causadas pela toxicidade ao tratamento com os EGFR-inib podem acometer todos os componentes do aparelho ungueal: o leito, causando onicólise; as pregas ungueais, levando ao quadro de paroníquia; e a matriz ungueal com despigmentação e unhas frágeis.[5] A ocorrência de lesões do tipo granuloma piogênico, principalmente nos háluces, é muito frequente,[36] com prejuízo nas atividades diárias e necessidade de realização de ajustes na dose ou descontinuação temporária da terapia.

Tratamento

O tratamento profilático da paroníquia se faz com o uso de corticosteroides tópicos de baixa potência (hidrocortisona creme) nas pregas ungueais e compressas antissépticas.[12] Com o quadro já estabelecido, estão indicados corticosteroides de alta potência. Ocorre alívio sintomático com compressas de água morna ou diluída em ácido acético, antibióticos ou corticosteroides tópicos, ou ainda, antibioticoterapia sistêmica, se as culturas forem positivas.[2] O uso de agentes secativos, como nitrato de prata e ácido tricloroacético, é indicado para cauterização química dos granulomas.[2]

Em virtude da baixa velocidade de crescimento, não é indicada a interrupção precoce do quimioterápico, haja vista que as unhas melhoram gradual e lentamente.[12]

• Fotossensibilidade

A exposição à radiação UV favorece o desenvolvimento de telangiectasias, hiperpigmentação e erupção cutânea nos pacientes em uso do EGFR-inib.

Tratamento

A hiperpigmentação melhora gradualmente, meses após o término do quimioterápico. Os agentes clareadores tópicos e cosméticos com cobertura podem ser utilizados para camuflagem das manchas.[5] A fotoproteção é recomendada, uma vez que a exposição solar pode exacerbar a toxicidade cutânea desses agentes. As telangiectasias geralmente melhoram após o término do tratamento e pode-se optar pelo uso do *pulsed dye laser* ou luz intensa pulsada.

• Efeitos de longa duração

Os EA que geralmente persistem após seis meses de terapia são: alterações capilares, prurido, xerose, e inflamação ungueal.[5]

• Inibidores multiquinases (KIT e BCR-ABL)

Imatinibe (Glivec®), nilotinibe e dasatinibe são inibidores das tirosina quinases BCR-ABL, c-KIT e receptores de fatores de crescimento derivados de plaquetas (PDGFR). São usados no tratamento da leucemia mieloide crônica e do tumor estromal gastrointestinal (GIST).[5,13] Os principais EA advindos do tratamento com essas drogas são cutâneos e dose-dependentes. Geralmente não apresentam gravidade e melhoram após a descontinuação da droga. Aproximadamente 88,9% dos pacientes que usam imatinibe apresentam EA cutâneos, 35% com dasatinibe e 10-28% com nilotinibe.[13,37]

• Edema

Edema facial pode aparecer na maioria dos pacientes de acordo com a dose administrada e ocorre principalmente com o uso de imatinibe.[13] O tratamento recomendado é baixa ingestão de sal na dieta, uso de diuréticos e colírio de fenilefrina 0,25% para o edema periorbitário.[37]

• Erupção morbiliforme

Após nove semanas do início do tratamento, pode aparecer quadro de eritema pruriginoso.[38] Os fatores de risco associados são: sexo feminino e uso de imatinibe.[39] O tratamento pode ser realizado com corticosteroides orais, tópicos e anti-histamínicos.[13,37]

• Alterações pigmentares

Alteração na pigmentação dos cabelos e da pele, principalmente a hipopigmentação, é vista a partir da quarta semana de uso do imatinibe.[5] Essa alteração pode ser localizada ou difusa, geralmente reversível após o término do tratamento. Os pacientes de fototipos mais altos são os mais acometidos.[40] As alterações pigmentares são causadas pela inibição do c-KIT, uma proteína que regula o desenvolvimento dos melanócitos e sua migração.[37] Existem alguns casos relatados de piora das lesões de vitiligo.

• Outras erupções inflamatórias

Foram reportados casos de piora de algumas doenças preexistentes quando em uso desses agentes, como, por exemplo, reações liquenoides, psoríase, síndrome DRESS, reações tipo pitiríase rósea.[39]

• Alopecia

É mais associada com uso do nilotinibe, porém não há descrições na literatura de suas características clínicas ou histológicas.

• Agentes antiangiogênicos

As células endoteliais nos tecidos neoplásicos apresentam características de alta proliferação celular.[41] Os fatores de crescimento endotelial (VEGF) e o receptor tirosina quinase VEGF têm um papel importante no processo de neovascularização, mecanismo importante para manter o suprimento de oxigênio das células neoplásicas.[41] Desde a aprovação do bevacizumabe em 2005[5] é possível realizar o bloqueio seletivo do VEGF com os anticorpos monoclonais.[5]

Os inibidores do VEGF (VEGF-inib) resultam em diminuição no número de células endoteliais e na formação de microcapilares no tecido tumoral, com alterações na permeabilidade vascular e no crescimento tumoral.[41] Esses mecanismos de inibição de angiogênese alteram a homeostase normal da pele, desencadeando EA mucocutâneos, tais como hemorragias e dificuldade na cicatrização de feridas.

- Hemorragia mucocutânea

Os efeitos dos VEGF-inib na permeabilidade vascular podem resultar em hemorragias cutâneas e/ou sangramentos mucosos como epistaxe (mais associado ao uso do bevacizumabe).[42]

- Cicatrização de feridas

O uso dos VEGF-inib pode retardar a cicatrização de feridas e levar a formação de fístulas.[43] O cirurgião oncológico deve considerar essa possibilidade ao realizar o planejamento cirúrgico dos pacientes.

- Inibidores multiquinases (VEGFR-inib)

Os inibidores multiquinases possuem atividade contra diversas tirosina quinases, como o receptor do fator de crescimento vascular endotelial (VEGFR) e o receptor do fator de crescimento derivado das plaquetas (PDGFR) e, por essa razão, exercem papel específico sobre as células neoplásicas causando inibição da proliferação e da angiogênese.[2]

Estão indicados no tratamento do carcinoma avançado de células renais, câncer medular da tireoide e câncer de cólon.[13]

Entre suas principais drogas estão o sorafenibe, sunitinibe, pazopanibe e vandetanibe, que são pequenas moléculas inibidoras da atividade da tirosina quinase na porção intracelular do VEGFR.[2] Também inibem outros receptores de tirosina quinase como PDGFR, EGFR, KIT, RET, RAF, sendo chamadas de "multiquinases".[5] Por esse motivo, muitas das manifestações observadas se sobrepõem[5] aos EA descritos para as outras terapias-alvo. No entanto, essas drogas também apresentam alguns achados específicos e característicos.

As reações cutâneas ocorrem em 81% dos pacientes em uso de sunitinibe e em 74% em uso de sorafenibe.[13] O EA mais comum é a reação cutânea mão-pé que ocorre em aproximadamente 30-60% dos pacientes.[2] Ela se distingue da clássica síndrome mão-pé ou eritrodisestesia ocasionada pelo uso de agentes quimioterápicos convencionais.

- Reação cutânea mão-pé (RCMP) ou reação cutânea mão-pé hiperqueratótica (Figura 65.4)

Ocorre em 10-62% dos pacientes em tratamento com sorafenibe em comparação com 10-28% em uso de sunitinibe.[13] É complicação dolorosa, observada mais frequente-

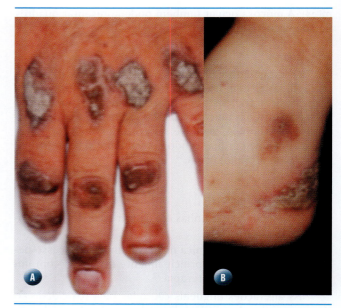

Figura 65.4. (A-B) Reação mão-pé hiperqueratótica. Placas hiperqueratóticas localizadas nos pontos de pressão das mãos e pés em paciente em uso de sorafenibe. (Fonte: Macdonald JB, et , 2015.[5])

mente nas primeiras 4 a 8 semanas do uso de sorafenibe (erupções grau > 3 – 2-36%) e sunitinibe (grau > 3 – 12%).[5] O quadro se caracteriza por placas eritematosas simétricas e bilaterais nas palmas e plantas, que evoluem com hiperqueratose e predominam nas áreas que sofrem pressão mecânica.[2,5] Podem apresentar inflamação significativa e, dependendo do grau de hiperqueratose, causar dor e prejuízo nas atividades diárias.[44]

A fisiopatologia ainda é desconhecida, mas alguns estudos mostram que não parece ter relação com a excreção do agente pela transpiração.[45] Acredita-se que a inibição do VEGFR e o dano vascular podem ocasionar inflamação prolongada das extremidades.[45]

Tratamento

Os pacientes devem ser informados da possibilidade da ocorrência dessa reação que é dose-dependente e das medidas de prevenção que devem ser adotadas desde o início do tratamento.[5] Recomenda-se o tratamento das placas de hiperqueratose com podólogo e o uso de palmilhas de proteção para diminuir o atrito nas áreas de pressão. Agentes queratolíticos não são efetivos na prevenção. Para escolha do tratamento deve ser levado em conta o grau de intensidade da reação: no grau 1 (alterações mínimas sem dor associada), recomenda-se o uso de luvas e sapatos para minimizar a fricção, uso de emolientes, cremes analgésicos,[2] cremes com ação queratolítica[2] (ureia na concentração de 20 a 40% associada ou não ao ácido salicílico a 6%), protetores em gel ou espumas nos sapatos. Em geral não é necessário fazer o ajuste da dose do quimioterápico. No grau 2 (alterações com dor que limitam atividades de vida diárias – AVD), recomenda-se uso de corticosteroides tópicos de alta potência como o clobetasol a 0,05%,[2] por 7 a 10 dias associado às medidas indicadas ao grau 1, bem como o uso da lidocaína tópica e de medicamentos sistêmicos para controle da dor como a pregabalina. Deve ser considerada a diminuição da dose da medicação à metade. No grau 3 (alterações com dor limitante das AVDs), devem ser realizadas todas as medidas de tratamento para o grau 2 e, adicionalmente, o uso de antissépticos para lavar as bolhas e erosões. O tratamento deve ser suspenso por pelo menos uma semana e reiniciado em baixas doses quando as lesões atingirem novamente a classificação entre os graus 0 e 1.[27]

- *Alterações capilares*

Alterações na textura, densidade e na coloração dos cabelos podem ser vistas com o uso dos inibidores multiquinase.[5] Quadros de alopecia ocorrem em aproximadamente 44% dos pacientes que usam sorafenibe e menos frequentemente com as outras drogas dessa classe.[47] As alterações na pigmentação dos cabelos são reversíveis e ocorrem durante o tratamento com sunitinibe e pazopanibe.

- *Alterações mucosas*

Estomatite é a segunda complicação mais comum do uso de sorafenibe e sunitinibe e possui correlação direta à gravidade da reação mão-pé.[13] O manejo consiste em higiene oral adequada e uso de cremes com associação de substância anestésica, corticosteroide e antibacteriana.

Podem aparecer erupções localizadas na região da bolsa escrotal e da vulva, com características variadas: eritematosa, psoriasiforme, liquenoide e descamativa.[48]

- *Outras alterações*

Pacientes em tratamento com sunitinibe podem apresentar uma coloração amarelada característica na pele, geralmente localizada na face e reversível após a suspensão do medicamento.[49]

Esse EA é atribuído à cor amarela do medicamento e seus metabólitos.[13]

Outras alterações pigmentares são atribuídas principalmente à inibição da tirosina quinase c-KIT que possui uma ação central na pigmentação dos cabelos e da pele.[6]

O sunitinibe também pode induzir edema facial e ulcerações do tipo pioderma gangrenoso. Nevo eruptivo pode ocorrer com uso de sorafenibe e sunitinibe.[50] O sorafenibe pode induzir a inflamação e proliferação de lesões hiperqueratóticas[13] como, por exemplo, queratoses actínicas, bem como induzir o desenvolvimento de carcinomas espinocelulares, provavelmente pelo estímulo à proliferação dos queratinócitos e ativação da via das proteína quinases ativadas por mitógeno (via MAPK) nas células normais associado à mutação causada pela radiação UV.[51]

Existem ainda, na literatura, dois casos de erupções císticas cloracne-*like* induzidas pelo uso de sorafenibe relatados em pacientes com câncer renal metastático.[46]

- *Terapia gênica (inibidores BRAF e MEK)*

O RAF e o MEK são parte da via MAPK (RAS-RAF-MEK-ERK – via das proteína quinases ativadas por mitógenos), uma cascata de enzimas que atuam induzindo proliferação, diferenciação e apoptose celular.[2] Em muitas neoplasias, como no melanoma, ocorrem mutações ao longo dessa cascata e o RAF[52] é uma das proteínas tirosina quinase que mais sofrem mutações.[52] Exemplos de drogas inibidoras seletivas do BRAF são: vemurafenibe e dabrafenibe; e de drogas seletivas inibidoras do MEK são: selumetinibe e trametinibe.[52]

Os EA mais comuns são cutâneos, afetando 92-95% dos pacientes em tratamento.[53]

A principal manifestação dos inibidores BRAF é um *rash* formado por pápulas foliculares que coalescem, localizado na face, dorso superior e braços.[2] Possivelmente esse EA é uma reação de hipersensibilidade à droga e dose-dependente.[53] Em geral, manifesta-se nos primeiros meses da terapia e esvaece com a redução ou interrupção da droga.[13]

O tratamento envolve o uso de corticosteroides tópicos, antibióticos orais e fotoproteção, devido à ocorrência de fotossensibilidade.[13] Os sintomas dos graus 2 e 3 podem ser controlados com anti-histamínicos e corticosteroides tópicos.[52] Nos casos mais graves, pode ser utilizado um ciclo curto de corticoides sistêmicos e/ou a interrupção do tratamento.

A proliferação dos queratinócitos é um EA característico dos inibidores BRAF e podem aparecer lesões de queratoses actínicas e carcinomas espinocelulares[52] (Figuras 65.5 e 65.6).

Acredita-se que a inibição do RAF pode levar à ativação paradoxal da via de sinalização MAPK em células BRAF do tipo selvagem.[2] Essas lesões podem ser benignas, como, por exemplo, os papilomas e as queratoses seborreicas, facilmente tratadas com excisão por *shaving* ou crioterapia; ou ser pré-malignas ou malignas, tais como os queratoacantomas e os carcinomas espinocelulares. É necessário o acompanhamento conjunto com um médico dermatologista para identificação e tratamento das lesões. Se houver grande número de lesões, pode-se usar o quimioterápico 5-fluorouracil tópico ou retinoides sistêmicos via oral, como a acitretina.[54]

Os inibidores BRAF podem desencadear um tipo de paniculite dolorosa nas extremidades superiores e inferiores associada a artralgia e é muito importante a diferenciação desse quadro com o diagnóstico de erisipela.[55]

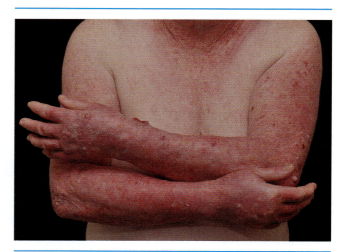

Figura 65.5. Queratoses actínicas nos braços de paciente em decorrência do uso de inibidor BRAF. (Fonte: Foto do arquivo do Departamento de Dermatologia da Faculdade de Medicina de Botucatu – FMB-UNESP; Fotógrafa: Eliete Soares).

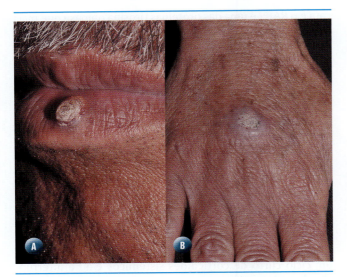

Figura 65.6. (A-B) Carcinomas espinocelulares associados ao uso de inibidor BRAF. (Fonte: Foto do arquivo do Departamento de Dermatologia da Faculdade de Medicina de Botucatu – FMB-UNESP; Fotógrafa: Eliete Soares).

A alteração mais preocupante dos inibidores de BRAF é a possibilidade de ocorrência de alterações melanocíticas como escurecimento de nevos preexistentes, regressão de nevos, nevos displásicos e até mesmo novos melanomas primários.[56]

Os inibidores MEK possuem EA mais parecidos com os EGFR-inib do que com os do BRAF, como a erupção papulopustular e xerose.[52]

• Agentes imunomoduladores

O entendimento dos processos que regulam e limitam a resposta imune ao câncer, propiciaram o surgimento de potentes terapias imunomoduladoras antineoplásicas, como os anticorpos que inibem receptores expressos pelas células T: o antígeno 4 (CTLA-4) e a proteína de programação de morte celular 1 (PD-1).[52] Essas drogas induzem a resposta imune específica contra as células neoplásicas, mas pode ocorrer também uma ativação não específica, levando a alguns EAs. Ipilimumabe é um exemplo de anticorpo monoclonal humano recombinante que inibe a proteína ou antígeno 4 associado ao linfócito citotóxico T (CTLA-4), usado para o tratamento de casos metastáticos de melanoma.

Os EA são imunomediados e representam uma tolerância aos antígenos próprios.[13] Ocorrem em 64,2% dos pacientes, sendo os mais comuns: gastrointestinais (enterocolite), endocrinológicos, hepáticos (hepatites) e cutâneos (dermatite e prurido).[57] O aparecimento de *rash* ocorre em 25% dos pacientes nas primeiras três semanas de tratamento e caracteriza-se por máculas eritematosas e pápulas que coalescem nas extremidades e tronco, associadas a eosinofilia periférica.[58]

O tratamento depende da intensidade da manifestação e a maioria dos casos melhora com o uso de corticosteroides tópicos e anti-histamínicos sem a necessidade de diminuição da dose.[2] Em casos mais graves, pode-se usar corticosteroides sistêmicos e a interrupção do tratamento. Foram relatados alguns casos de aparecimento de vitiligo, geralmente irreversíveis mesmo com a descontinuação do tratamento.

• Inibidores do m-TOR

A cascata de sinalização PI3K-AKT-mTOR é uma via que está hiperativa em muitas neoplasias malignas.[52] Os medicamentos que fazem parte dos inibidores do m-TOR são a rapamicina, everolimo e temsirolimo. O principal EA é a estomatite, que pode ser grave (44% dos pacientes com grau > 3 – CTCAE), necessitando de ajustes na dose ou até suspensão da droga.[59]

Podem ocorrer também erupções inflamatórias e toxicidade ungueal como paroníquia e granuloma piogênico.

• Inibidores da via de sinalização Hedgehog

Praticamente todos os carcinomas basocelulares (CBC) possuem alteração genética na via de sinalização Hedgehog e o vismodegibe é uma droga que inibe parte dessa via.[52] Está indicado para o tratamento de CBC recidivado ou metastático.

Os principais EAs são alopecia e a disgeusia, caracterizada por alteração no paladar sem alteração na dieta, em geral, reversíveis. A disgeusia pode ocorrer em até 28% dos pacientes e causa prejuízo à qualidade de vida dos pacientes.[60]

Agentes quimioterápicos convencionais não alvo ou não específicos

• Agentes alquilantes

Os agentes alquilantes clássicos, como a ciclofosfamida, ifosfamida e tiotepa, têm como alvo um grupo álcali da base de guanina do DNA e são usados no tratamento de leucemias, linfomas, doença de Hodgkin, mieloma múltiplo, câncer de pulmão, de mama e de ovário.[61] Outros agentes alquilantes são a cisplatina e a carboplatina, mais utilizados para o tratamento dos tumores sólidos.

Os agentes citostáticos podem causar alterações pigmentares irreversíveis por toxicidade direta nos melanócitos ou como resposta tardia à reação inflamatória prévia desencadeada por estímulos tóxicos ou alérgicos (p. ex., reação de extravasamento da droga).[6] Estudos já demonstraram a ocorrência de secreção aumentada da droga tiotepa nas glândulas sudoríparas da pele, podendo desencadear reação inflamatória e hiperpigmentação principalmente em áreas sob oclusão.[62] A ciclofosfamida pode causar placas de hiperpigmentação nas palmas, plantas e unhas após quatro semanas do início da terapia que regridem após alguns meses.[61] Os pacientes em tratamento com os agentes alquilantes podem apresentar dor e flebite no sítio de infusão, com evolução para esclerose e hiperpigmentação ao longo do trajeto venoso. A cisplatina e a carboplatina podem desencadear reações de hipersensibilidade do tipo I mediada por IgE após múltiplos ciclos de tratamento. Os sintomas que ocorrem em minutos a horas da infusão são: prurido palmar, *flushing*, urticária, dor abdominal e anafilaxia.[61]

Paciente sensíveis à medicação devem receber anti-histamínicos e corticoides previamente à infusão, além de diminuição na velocidade da administração da droga. A cisplatina pode causar eflúvio anágeno e também hiperpigmentação nos cabelos, unhas e mucosa oral em 70% dos casos.

• Antimetabólitos

• Fludarabina, cladribina, gemcitabina e pemetrexede

A fludarabina é um análogo da purina que interfere com a síntese de nucleotídeos e é usada para o tratamento paliativo de pacientes com leucemia linfocítica crônica, linfoma não Hodgkin e outras malignidades hematológicas. O seu uso pode levar ao aparecimento de pênfigo paraneoplásico, uma desordem bolhosa autoimune caracterizada por bolhas dolorosas e erosões mucosas.[63]

• 5-Fluorouracil, capecitabina e tegafur

O 5-fluorouracil (5-FU) é um análogo de pirimidina que interrompe a síntese de timidina necessária para a replicação do DNA. Pode causar mielossupressão, diarreia, mucosite e dermatite.[61]

O principal sinal de toxicidade com o uso de 5-fluorouracil (5-FU) e capecitabina é a síndrome mão-pé (SMP) ou eritrodisestesia palmoplantar.[64] Os pacientes podem apresentar pigmentação escurecida longitudinal nas unhas e pigmentação envolvendo as pontas dos dedos associada a parestesia ou dor. Essas alterações são consideradas sinais iniciais da SMP por alguns autores.[64]

Depois da alopecia e da mucosite, a SMP constitui a reação quimioterápica adversa dermatológica mais comum e o risco parece ser dose-dependente.[93] O quadro clínico apresenta-se com um pródromo de disestesia e formigamento palmoplantar que progride em alguns dias para dor tipo queimação, edema, eritema e descamação.[93] Casos extremos podem apresentar limitação das AVD, surgimento de bolhas e queratodermia.

Os achados histológicos da SMP não são específicos e a fisiopatologia não é compreendida. O grau 1 (eritema leve com ou sem disestesia) é tratado com medidas de suporte, uso de cremes de corticoides e ureia; o grau 2 (eritema moderado, disestesia e dor) é tratado com corticosteroide tópico e queratolíticos; já o grau 3 (aparecimento de bolhas, descamação, dor e prejuízo na qualidade de vida) é tratado com descontinuação da droga. A piridoxina e/ou dexametasona oral podem ser usados preventivamente, porém não há consenso sobre seu uso.[65] O eritema acral pode ocorrer com o uso do 5-FU, sendo mais prevalente quando administrado em infusão prolongada[66] (53%) do que em bólus (6%). A capecitabina é ingerida via oral e tem maior incidência (53%) desse EA.[66]

A hiperpigmentação cutânea com uso de 5-FU pode ocorrer nas áreas fotoexpostas, ao longo do trajeto venoso e difusamente nas costas e regiões acrais. Pode ocorrer imediatamente após exposição ao sol ou como reação tardia, e costuma desaparecer gradualmente.

Outras reações: alopecia e estomatite ocorrem com maior frequência em pacientes em uso de 5-FU (21 e 62%, respectivamente) que em uso de capecitabina (6 e 24%). A

inflamação de queratoses actínicas preexistentes e a ocorrência da memória de radiação também foram bem documentadas com o uso de 5-FU e capecitabina. A mucosite ocorre em aproximadamente 20-40% dos pacientes que recebem QT para o tratamento de tumores sólidos e entre 35-70% daqueles que realizaram transplante hematopoético de células-tronco.[67] Os agentes mais associados à mucosite são o 5-fluorouracil, as antraciclinas e os taxanos. Os sintomas se iniciam na primeira semana de tratamento e consistem em um enantema doloroso da mucosa oral, seguido pela formação de erosões e ulcerações. Os principais fatores de risco associados à estomatite são: pacientes com idade < 20 anos (possuem alta atividade mitótica do epitélio), com neoplasias hematológicas, doença oral preexistente e higiene oral precária.[3]

Tratamento

A prevenção deve ser realizada com higiene oral adequada por meio de lavagens com água, solução salina e bicarbonato de sódio.[3] A palifermina, um fator recombinante humano do crescimento de queratinócitos, quando usada profilaticamente, parece reduzir a ocorrência e a duração da estomatite grave em pacientes com tumores hematológicos submetidos a transplante de medula óssea.[3] Os medicamentos sintomáticos incluem pomadas anestésicas para alívio da dor, compostas por benzocaína e/ou lidocaína, uso de cremes de barreira com veículo muco-aderente composto por anestésico e substância antifúngica (nistatina) ou antibacteriana (neomicina), ou, ainda, creme composto por corticosteroide, como triancinolona acetonida.[2] Há bons resultados clínicos com o uso de clobetasol em gel, sendo necessário avaliar sinais de infecção secundária no local com o uso do produto.[2] Além disso, medicamentos para alívio da dor, como paracetamol e opioides (p. ex., codeína e morfina), podem ser necessários quando o uso de anestésicos tópicos não se mostrarem eficazes. Complicações adicionais ocorrem devido a infecções secundárias bacterianas, virais ou fúngicas, que podem se tornar sistêmicas.

• Antibióticos antitumorais

• Doxorrubicina e daunorrubicina

As antraciclinas são derivadas da bactéria *Streptomyces peucetius var. caesius* e são usadas para o tratamento de neoplasias hematológicas e tumores sólidos. O EA principal é cardiotoxicidade.[61] A SMP se apresenta de maneira similar à causada pelos antimetabólitos e ocorre em 29-49% dos pacientes em uso de doxorrubicina e menos comumente com uso de daunorrubicina[68] (Figura 65.7). Inicia-se nos primeiros dois a três ciclos de tratamento, é autolimitada e melhora após uma a cinco semanas do término da medicação. O uso da doxorrubicina lipossomal também pode ocasionar o aparecimento de eritema e maceração da pele localizados nas áreas flexurais ou intertriginosas, podendo complicar com infecções secundárias fúngicas ou bacterianas (Figura 65.8). Deve-se realizar o tratamento com cremes tópicos adequados e medidas secativas dessas regiões.

• Bleomicina

Bleomicina é um glicopeptídeo produzido pela bactéria *Streptomyces verticillus* e é usada para tratamento de carcinoma espinocelular, linfoma, carcinoma testicular e

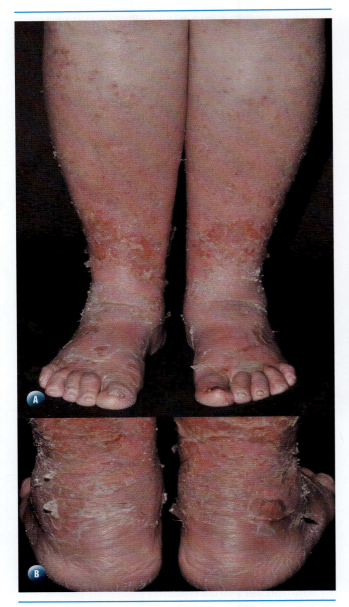

Figura 65.7. (A-B) Eritema e edema acral nos membros inferiores, com descamação e áreas de exulceração. Síndrome mão-pé induzida por doxorrubicina. (Fonte: Foto do arquivo do Departamento de Dermatologia da Faculdade de Medicina de Botucatu – FMB-UNESP; Fotógrafa: Eliete Soares).

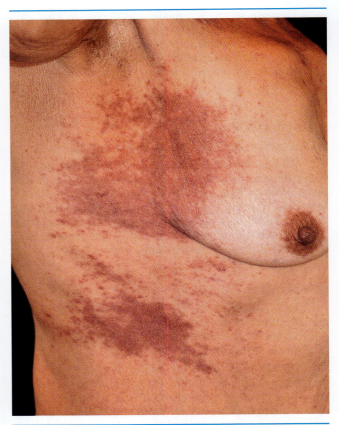

Figura 65.8. Eritema e discreta maceração nas regiões de flexuras pelo uso de doxorrubicina. (Fonte: Foto do arquivo do Departamento de Dermatologia da Faculdade de Medicina de Botucatu – FMB-UNESP; Fotógrafa: Eliete Soares).

efusão pleural maligna.[61] O principal local de toxicidade dessa droga são os pulmões e a pele, tendo em vista que esses órgãos não possuem a enzima capaz de inativar a droga. Uma das complicações mais graves do uso de altas doses é a fibrose pulmonar.[69]

- Dermatite flagelada e pigmentação: o aparecimento de lesões eritematosas em forma de "chicotadas" podem ocorrer em 20-30% dos pacientes que fazem uso de bleomicina.[70] São geralmente localizadas no tronco ou nas extremidades, pruriginosas e desaparecem com hiperpigmentação local. Essa reação pode iniciar em 12-24 horas da introdução da droga, ou após 6 meses e é autolimitada, podendo recorrer com a reexposição à droga.[61,70]

- Fibrose: escleredema já foi reportado após o tratamento com doses cumulativas de bleomicina.[61] Não há nenhuma evidência de acometimento sistêmico e as lesões melhoraram espontaneamente com uso de corticoide ou após descontinuação do tratamento.

• Inibidores mitóticos

• *Paclitaxel e docetaxel*

Os taxanos atuam interferindo nos microtúbulos do processo de divisão celular. O paclitaxel é utilizado no tratamento do câncer de mama, sarcoma de Kaposi e câncer ovariano, e o docetaxel no tratamento de câncer de mama avançado e câncer de próstata.

Essas drogas podem induzir SMP e alterações ungueais. A SMP se difere da causada pelas outras drogas, pois se desenvolve principalmente nas superfícies dorsais das mãos, tendão de Aquiles e nos maléolos. A ocorrência de onicólise é muito comum com o uso dos taxanos (incidência de 35-45%), sendo a incidência com docetaxel maior do que com paclitaxel.[2,71] Outras alterações causadas pelos taxanos incluem hemorragia subungueal, pigmentação e as linhas de Beau.[2] Estas últimas são causadas pela toxicidade da droga na matriz e se caracterizam por depressões transversais na placa ungueal que representam os ciclos de quimioterapia[6] (Figura 65.9).

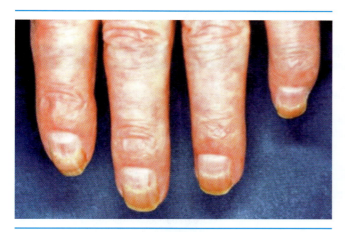

Figura 65.9. Linhas de Beau associadas ao uso de taxano. (Fonte: Ulrich J, et al., 2008.[6])

As reações de hipersensibilidade geralmente são leves com prurido ou urticária, sendo raros os casos graves em que ocorrem exantemas ou anafilaxia.[6] Essas reações podem ser causadas pela própria droga e também podem ser induzidas pelos preservativos, solventes e outros aditivos componentes das drogas. Um exemplo é o Cremophor EL, componente do paclitaxel.[6] Esse conservante atua diretamente como um liberador de histamina não mediado por IgE e é responsável pela maior parte das reações de hipersensibilidade relacionadas ao fármaco.[72] O uso de medicações prévias, como corticosteroides e anti-histamínicos, são recomendadas para pacientes que já tiveram alguma reação.[6]

- *Vincristina, vinblastina, e vinorelbina*

Os alcaloides da vinca possuem potencial de causar neuropatia, caracteristicamente periférica, simétrica e sensório-motora; e também neurotoxicidade autonômica com constipação, cólicas abdominais e hipotensão.

- Inibidores da topoisomerase
- *Topotecan e irinotecan*

Os inibidores de topoisomerase interrompem a síntese de DNA por meio da ligação com as enzimas durante a fase de replicação. Pode ocorrer queda de cabelo temporária após três a quatro semanas da primeira dose.[61]

- *Etoposide, teniposide e amsacrine*

Essas drogas são inibidoras da enzima topoisomerase II que também atua na fase de replicação do DNA. O principal cuidado da administração de qualquer uma delas é prevenir o extravasamento pois são agentes com potencial irritante.[61] Outros EAs são SMP, perda de cabelos e irritação perianal.

- Prevenção e tratamento (Tabela 65.2)

A prevenção e o tratamento dessas reações cutâneas são essenciais para melhorar a qualidade de vida dos pacientes e evitar que sejam necessárias modificações nas doses dos medicamentos, o que pode interferir no resultado final.

As reações de hipersensibilidade mediadas pela IgE podem ser prevenidas com a realização de testes intradérmicos e pré-medicação com anti-histamínicos e corticosteroides.

O *rash* maculopapular pode ser facilmente tratado com o uso tópico ou oral de corticosteroides se houver envolvimento extenso. O resfriamento das mãos e dos pés antes e durante a QT com a doxorrubicina e com os taxanos parece diminuir a ocorrência da SMP por meio de vasoconstrição.

O uso de minoxidil tópico no couro cabeludo pode contribuir para acelerar o crescimento dos cabelos nos casos de alopecia induzida por QT.

- Outras reações
- *Eritema tóxico da quimioterapia*

Eritema tóxico da quimioterapia (ETQ) corresponde a um grupo de reações cutâneas caracterizado por áreas eritematosas dolorosas e edema envolvendo mãos, pés e áreas intertriginosas como as axilas e a região inguinal.[74] É um termo relativamente novo proposto por Bolognia e colaboradores[74] para o grupo de reações cutâneas induzidas pela quimioterapia (QT) que antes eram descritas separadamente como hidradenite écrina neutrofílica, erupção intertriginosa associada a QT e SMP (ou eritrodisestesia). Os sintomas associados a esse grupo incluem dor, queimação, parestesia e prurido nas palmas e plantas, podendo haver formação de bolhas e descamação, que geralmente ocorrem de 2-21 dias após administração da QT. Os agentes desencadeadores mais frequentes são: citarabina, doxorrubicina, 5-fluorouracil, capecitabina e taxanos como docetaxel e metotrexato.

O mecanismo de ação mais aceito para o desenvolvimento do ETQ é de que o próprio agente QT cause uma agressão tóxica direta nas células do ducto écrino e nas células da epiderme.[75]

O ETQ é dose-dependente e melhora com a interrupção, diminuição da dose ou aumento do intervalo de dias entre uma administração da droga e outra.

Tratamento

As opções de tratamento incluem o uso de cremes hidratantes, corticosteroides e/ou antibióticos tópicos, produtos vaselinados para tratar prováveis erosões e controle da dor com analgésicos adequados.[74] É recomendado aos pacientes que evitem tomar banhos demorados e com água quente.

O resfriamento local com gelo ou com o uso de luvas e meias geladas durante a QT é efetivo para diminuir a toxicidade cutânea, principalmente a SMP.[76]

Acredita-se que a vasoconstrição ocasionada pelas baixas temperaturas possa trazer menor extravasamento da droga.

- *Extravasamento de medicação*

Ocorre quando a droga quimioterápica atinge o espaço extravascular.

Tabela 65.2. Principais reações adversas dermatológicas relacionadas às drogas quimioterápicas convencionais

Agente quimioterápico	Efeitos adversos mais comuns	Prevenção/tratamento
Alquilantes • Clássicos: ciclofosfamida, ifosfamida, tiotepa • Cisplatina, carboplatina	• Hiperpigmentação na pele e trajeto venoso • Alopecia • Dermatite por memória de radiação • Reações do tipo I: urticária, prurido palmar, *flushing*	• Irreversível; autolimitada • *Scalp cooling*/minoxidil tópico • CT, analgésicos • Diminuição na velocidade da infusão, pré-medicação com anti-histamínicos e corticosteroide
Antimetabólitos • 5-fluorouracil, capecitabina	• Hiperpigmentação no trajeto venoso • Mucosite • Alopecia • SMP • Inflamação de queratoses actínicas	• Descontinuação da droga • Palifermina, CT, analgésicos • *Scalp cooling*/minoxidil tópico • Resfriamento das mãos e pés, emolientes, CT, analgésico, alterações na dose da droga (*) • CT, exame de rotina dermatológico
Antitumorais • Antraciclinas (doxorrubicina, daunorrubicina) • Bleomicina	• SMP • Alopecia • Dermatite flagelada • Fibrose, escleredema	• (*) • *Scalp cooling*/minoxidil tópico • Descontinuação da droga • Descontinuação da droga/CT
Inibidores mitóticos • Taxanos (paclitaxel, docetaxel) • Alcaloides da vinca (vincristina, vimblastina)	• Alterações ungueais (onicólise, linhas de Beau) • SMP • Alopecia • *Rash* maculopapular • SMP	• Antibióticos tópicos e CT • (*) • *Scalp cooling*/minoxidil tópico • CT, anti-histamínicos • (*)
Inibidores da topoisomerase • Etoposide	• SMP • Paroníquia • Alopecia	• (*) • CT, antibióticos tópicos • Minoxidil tópico

SMP: síndrome mão-pé; CT: corticosteroides tópicos; (*): resfriamento das mãos e pés, emolientes, analgésicos, alterações na dose da droga.

As drogas são classificadas como irritantes ou vesicantes, sendo que as primeiras podem causar reação inflamatória com eritema, edema e aumento da temperatura, tendo como exemplos: carboplatina, doxorrubicina lipossomal, etoposide e gemcitabina. Já as vesicantes possuem potencial de causar necrose tissular e ulceração com danos irreversíveis (Figura 65.10), geralmente ocorre com o uso de altas doses das seguintes drogas: cisplatina, doxorrubicina, paclitaxel, docetaxel e vincristina.

Os sintomas de extravasamento ocorrem minutos após a administração da droga com aparecimento de eritema e edema local.[77] Deve ser realizada a interrupção imediata da infusão, aspiração do medicamento e elevação do membro. Compressas geladas devem ser utilizadas por 20 minutos de três a quatro vezes ao dia nas primeiras 48-72 horas. Essa conduta pode ser realizada para todas as drogas, tanto vesicantes como irritantes, com exceção dos alcaloides da vinca (vincristina e vimblastina) e o etoposide, pois o resfriamento pode induzir à ulceração. A vasoconstrição causada pelo resfriamento causa uma redução na disseminação da droga e diminuiu a inflamação local e a dor.

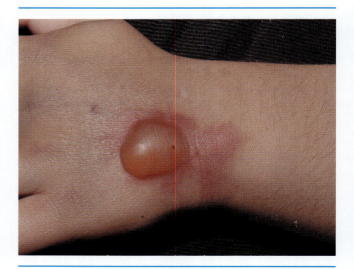

Figura 65.10. Lesão em placa eritematosa e edematosa, com presença de bolha, associada ao extravasamento de medicação quimioterápica. (Fonte: Foto do arquivo do Departamento de Dermatologia da Faculdade de Medicina de Botucatu – FMB-UNESP; Fotógrafa: Eliete Soares).

• *Memória de radiação*

Esse é um fenômeno em que o agente quimioterápico administrado por via oral induz reação inflamatória em uma área previamente irradiada.[73] Ocorre frequentemente com o uso de doxorrubicina, dactinomicina e gencitabina.

Embora o mecanismo da memória à radiação seja desconhecido, acredita-se que esteja relacionado ao reparo do DNA. A reação pode ocorrer entre 8 a 15 dias após a radioterapia e geralmente surge em algumas horas ou dias após a administração do agente quimioterápico. Clinicamente, o doente apresenta eritema doloroso, com ou sem vesiculação, edema, descamação e prurido. As margens da lesão são bem definidas e correspondem ao local exato da radiação aplicada previamente. Nos casos graves, podem haver necrose e ulceração. A gravidade parece refletir diretamente as doses e a brevidade de tempo entre a exposição à radiação e à administração da quimioterapia. Há melhora espontânea dentro de horas ou semanas após a parada do quimioterápico e o tratamento é sintomático.

• *Exacerbação de radiação*

Esse fenômeno ocorre quando um agente quimioterápico aumenta a toxicidade da radioterapia.[73] Pode afetar pele, mucosas, esôfago, pulmões, coração, trato digestivo, rins, fígado, cérebro, bexiga e olhos. Os agentes que mais cursam com exacerbação de radiação são bleomicina, gencitabina, dactinomicina, doxorrubicina, 5-fluorouracil, hidroxiureia, 6-mercaptopurina, oxiplatina e metotrexato.[90] Clinicamente há eritema, edema, vesiculação, bolhas e erosões, geralmente no local da radiação. Quadros graves de mucosite também podem ocorrer.[90] A reação é relacionada à dose, ao tipo de droga usada e ao intervalo de tempo entre a radiação e o uso do quimioterápico. O tratamento é sintomático, com aplicação de compressas frias, cuidados locais para prevenção de infecção, e evitar exposição ao calor e luz UV. Podem ocorrer sequelas como fibrose, atrofia cutânea e alterações telangiectásicas.

■ RADIOTERAPIA E ALTERAÇÕES DERMATOLÓGICAS (Figura 65.11)

A radioterapia afeta todas as camadas da pele e seus apêndices. Diferentemente da quimioterapia, as alterações ficam limitadas à área tratada e a extensão do acometimento depende da dose local utilizada. A região cervical anterior e as superfícies flexoras das articulações são as áreas corporais com maior sensibilidade à radiação e mais predispostas a essas alterações. A exposição à radiação desencadeia aumento da permeabilidade vascular, migração de células inflamatórias e prejuízo na renovação celular da epiderme.

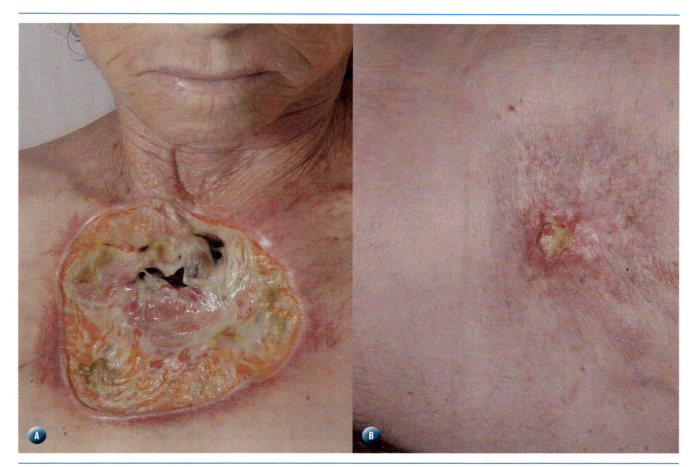

Figura 65.11. (A-B) Radiodermite: consequência tardia da radioterapia, com presença de telangiectasias, ulceração e necrose tissular. (Fonte: Foto do arquivo do Departamento de Dermatologia da Faculdade de Medicina de Botucatu – FMB-UNESP; Fotógrafa: Eliete Soares).

Clinicamente manifestam-se como eritema, ressecamento ou exsudação (radiodermite seca ou exsudativa). Em casos graves, formam-se ulcerações no local. A dose de radiação fracionada necessária para desencadear reação leve é de 30-40 Gy, e doses mais elevadas (50-60 Gy) ocasionam alterações exsudativas.[78]

Existem fatores secundários que podem favorecer a ocorrência do quadro como a exposição a outras formas de radiação, o uso de medicações citostáticas e alguns fatores mecânicos (áreas intertriginosas e uso de roupas que causam fricção). As alterações agudas geralmente ocorrem dentro de 90 dias.[80] Eritema generalizado pode ocorrer algumas horas após a exposição à radiação com desaparecimento espontâneo e após 10-14 dias apresentar uma área rósea empalidecida.[81]

Os pacientes devem ser orientados quanto aos cuidados com a pele sensível e descamativa. Banhos com água morna, sabonetes apropriados (glicerinados) e o uso de loções e cremes emolientes são recomendados como medidas de prevenção e tratamento.[80] Áreas com exsudação e úlceras devem ser tratadas com curativos hidrocoloides. Se houver sinais de infecção ou cultura positiva, deve-se utilizar curativos com alginato de prata e antibioticoterapia via oral. O uso de corticosteroides tópicos é controverso na prevenção da dermatite de radiação, mas pode ser usado para o tratamento devido a seu efeito anti-inflamatório.

As alterações crônicas ocorrem após meses da RT, com formação de fibrose e telangiectasias, atrofia secundária e grande vulnerabilidade da pele com dificuldade na cicatrização de feridas.[78] A gravidade está relacionada à duração e intensidade do estágio inicial da reação.[79] As alterações podem ser transitórias, como o aspecto em "casca de laranja" após RT de mama. Poiquilodermia persistente, caracterizada por hipo e hiperpigmentação, atrofia e telangiectasias, é indicativa de injúria cutânea significativa. Os anexos cutâneos como as glândulas sudoríparas e as glândulas sebáceas são extremamente sensíveis ao tratamento radioterápico, ocorrendo diminuição ou até mesmo cessação total da transpiração, com ressecamento intenso das áreas tratadas. Os danos irreversíveis causados pela radioterapia nessas glândulas ocorrem até mesmo com doses baixas, sendo que a dose de 50 Gy já é suficiente. A fibrose leva a retração tecidual, limitação de movimentos e dor. A atrofia cutânea pode levar a formação de ulcerações que predispõe a infecção local.

A necrose pós-radiação é mais comumente associada com uso de altas doses de RT e dermatite aguda, sendo de manejo difícil pela dificuldade de cicatrização e altas chances de infecção bacteriana. Algumas comorbidades, como diabetes, doença vascular periférica, hipertensão arterial e doença do tecido conectivo podem exacerbar esse quadro. A fibrose crônica é uma complicação difícil que requer acompanhamento multidisciplinar com dermatologistas, especialistas em feridas, fisioterapeutas e médicos especialistas em dor. A terapia hiperbárica de oxigênio pode resultar em reepitelização de pequenas áreas com diminuição na dor e edema, mas não parece eficaz na reversão da fibrose. O acompanhamento do médico dermatologista para avaliação do aparecimento de cânceres de pele ou lesões precursoras nas áreas irradiadas é importante.

■ QUIMIOTERAPIA E O COURO CABELUDO (Figura 65.12)

A alopecia induzida pela QT (AIQ) é uma forma adquirida de perda de cabelos que afeta a qualidade de vida do paciente e traz impacto negativo na sua imagem corporal, sexualidade e autoestima.[82] É um dos EAs mais comuns oriundo das drogas citostáticas e o mais temido pelos pacientes no início da QT.[6] Apesar de não ser ameaçador à vida, é fundamental que o médico compreenda a grande importância e prejuízo psicológico advindo desse EA para a maioria dos pacientes, especialmente para as mulheres. Estudos já foram realizados demonstrando o impacto que a possibilidade da ocorrência de alopecia possui, desestimulando muitos pacientes (principalmente mulheres) a concordarem e aderirem ao tratamento, tão grande é o medo e o estigma envolvendo a perda dos cabelos.[92]

Os folículos pilosos são vulneráveis aos efeitos das drogas quimioterápicas, pois possuem alto metabolismo e alta atividade mitótica.[83] A patogênese da alopecia é incerta, porém acredita-se que as drogas citostáticas causem inibição da mitose na matriz capilar, interrompendo o crescimento dos fios e levando ao eflúvio anágeno distrófico. Adicionalmente, há indução de apoptose do folículo com transição precoce da fase anágena para a catágena, o que caracteriza o eflúvio telógeno. Na maioria dos casos,

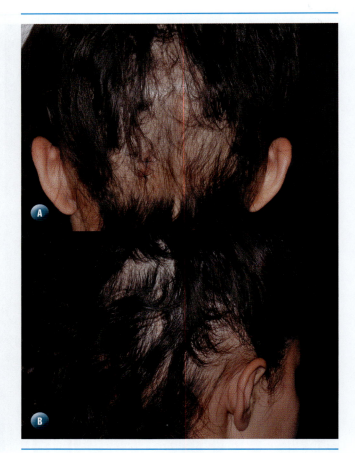

Figura 65.12. (A-B) Alopecia após quimioterapia com paclitaxel. (Fonte: Foto do arquivo do Departamento de Dermatologia da Faculdade de Medicina de Botucatu – FMB-UNESP; Fotógrafa: Eliete Soares).

esse eflúvio é reversível, mas a textura e a alteração da cor dos cabelos sofrem alterações.

A gravidade da AIQ depende do agente utilizado, da dose e da via de administração. O uso de altas doses por via intravenosa ocasiona quedas extensas, enquanto o uso via oral causa um quadro mais ameno.

Em grande parte dos casos, as células-tronco dos folículos pilosos parecem não ser afetadas pelos agentes pois o cabelo se regenera de três a seis meses após o término do tratamento. AIQ permanente é rara, porém houve um aumento no número de casos reportados em crianças, sugerindo que possa ocorrer dano agudo às células-tronco.[84] Não há tratamento específico para a queda de cabelo induzida pelos agentes citotásticos, embora existam muitas medidas preventivas recomendadas, como, por exemplo, a hipotermia induzida do couro cabeludo durante a administração da droga.[6]

Intervenções

No passado, os torniquetes no couro cabeludo eram usados para causar compressão com intuito de ocluir o fluxo sanguíneo e diminuir a quantidade da droga no folículo piloso. Porém, esse uso não é mais recomendado. O resfriamento ou hipotermia do couro cabeludo (*scalp cooling*) é a única modalidade atualmente disponível que é segura e aprovada para diminuir a incidência de AIQ.[92] A hipotermia causa vasoconstrição no couro cabeludo, levando à diminuição da perfusão da droga na região e diminuição no metabolismo de divisão celular.

Estudos *in vitro* mostraram que a hipotermia é eficaz em proteger os queratinócitos da toxicidade induzida pela droga. A temperatura é importante para o sucesso da prevenção da citotoxicidade, visto que a progressiva redução (26 °C, 22 °C, 18 °C, 14 °C) se correlaciona com maior proteção dos queratinócitos.[85] Atualmente existem bonés ou toucas que possuem um líquido refrigerado (os mais comercializados são o Paxman® e Dignicap®). Esses dispositivos mantêm a temperatura constante durante o tempo de infusão da droga. Komen e colaboradores demonstraram que a temperatura de 18 °C durante o uso é bem tolerada pelos pacientes, que às vezes referem dor de cabeça leve.[86] Na maioria dos estudos, o período necessário de resfriamento antes do início da infusão da droga é de 30 minutos, aproximadamente.[87]

O dispositivo de resfriamento deve ser mantido durante todo o tempo da infusão, devendo permanecer em contato com o couro cabeludo mesmo após o término desta, referido como "período de resfriamento pós-infusão". Esse período permite que a concentração do fármaco diminua abaixo dos níveis tóxicos antes do retorno da temperatura nos folículos pilosos.

Atualmente é recomendado o tempo de 90 minutos para o "período de resfriamento pós-infusão". Hurk e colaboradores[88] encontraram melhores resultados com o período de 45 minutos para a prevenção da AIQ com uso de docetaxel. O autor concluiu que provavelmente a vasodilatação com o aumento da temperatura possibilita que a droga seja removida rapidamente.[88] Não há evidências de correlação entre o resfriamento do couro cabeludo e maior incidência de metástases nessa região.[89,92]

■ CONCLUSÃO

Em síntese, os novos agentes quimioterápicos e protocolos em oncologia levaram a um aumento importante da sobrevida. Entretanto, isso vem acompanhado de um aumento dos EAs cutâneos. Desse modo, faz-se necessário um manejo apropriado das complicações advindas da toxicidade, com objetivo de proporcionar melhor qualidade de vida ao paciente.[9] Outro aspecto importante é a orientação quanto aos produtos dermatológicos adequados para o cuidado diário, bem como produtos cosméticos com intuito de melhoria no aspecto estético.[91]

A participação ativa do dermatologista na equipe multidisciplinar de suporte ao paciente oncológico tem grande impacto na prevenção, no diagnóstico e no tratamento dos mais diversos acometimentos da pele e dos anexos cutâneos. Com a atuação desse profissional, é possível evitar desfechos indesejados, como a suspensão do tratamento ou redução na dose do quimioterápico, além de proporcionar ganhos psicoemocionais importantes ao paciente.

■ REFERÊNCIAS BIBLIOGRÁFICAS

1. Grill J, Dominguez AR. Cutaneous Manifestations of Chemotherapeutic Drugs. Curr Derm Rep. 2016; 5:58-69.
2. Shi VJ, Levy LL, Choi JN. Cutaneous manifestations of nontargeted and targeted chemotherapies. Semin Oncol. 2016 jun; 43(3):419-25.
3. Sanches JA Jr, Brandt HRC, Moure EMD, Pereira GLS, Criado PR. Reações tegumentares adversas relacionadas aos agentes antineoplásicos Parte I. An Bras Dermatol. 2010; 85(4):425-37.
4. Balagula Y, Rosen ST, Lacouture ME. The emergence of supportive oncodermatology: the study of dermatologic adverse events to cancer therapies. J Am Acad Dermatol. 2011; 65:624-35.
5. Macdonald JB, Macdonald B, Golitz LE, LoRusso P, Sekulic A. Cutaneous adverse effects of targeted therapies: Part I: Inhibitors of the cellular membrane. J Am Acad Dermatol. 2015 fev; 72(2):203-18.
6. Ulrich J, Hartmann JT, Dörr W, Ugurel S. Skin toxicity of anti-cancer therapy. JDDG. 2008; 6:959-75.
7. Trotti A, Colevas AD, Setser A, et al. CTCAE v3.0: development of a comprehensive grading system for the adverse effects of cancer treatment. Semin Radiat Oncol. 2003; 13:176-81.
8. Chen AP, Setser A, Anadkat MJ, et al. Grading dermatologic adverse events of cancer treatments: the Common Terminology Criteria for Adverse Events Version 4.0. J Am Acad Dermatol. 2012; 67:1025-39.
9. Fabbrocini G, Cameli N, Romano MC, Mariano M, Panariello L, Bianca D, et al. Chemotherapy and skin reactions. J Exp Clin Cancer Res. 2012; 31:50.
10. Cubero DIG, Abdalla BMZ, Schoueri J, Lopes FI, Turke KC, Guzman J, et al. Cutaneous side effects of molecularly targeted therapies for the treatment of solid tumors. Drugs Context. 2018; 7:212516.
11. Johnston JB, Navaratnam S, Pitz MW, et al. Targeting the EGFR pathway for cancer therapy. Curr Med Chem. 2006; 13: 3483-92.
12. Sinclair R. Anticipating and managing the cutaneous side effects of epidermal growth factor receptor inhibitors. Asia Pac J Clin Oncol. 2014; 10(Suppl 1):11-17.
13. Reyes-Habito CM, Roh EK. Cutaneous reactions to chemotherapeutic drugs and targeted therapy for cancer: Part II. Targeted therapy. J Am Acad Dermatol. 2014 ago; 71(2):217.
14. Li T, Perez-Soler R. Skin toxicities associated with epidermal growth factor receptor inhibitors. Target Oncol. 2009; 4:107-19.

15. Fakih M, Vincent M. Adverse events associated with anti-EGFR therapies for the treatment of metastatic colorectal cancer. Curr Oncol. 2010; 17(Suppl 1):S18-S30.

16. Lacouture ME, Anadkat MJ, Bensadoun RJ, et al. Clinical practice guidelines for the prevention and treatment of EGFR inhibitor-associated dermatologic toxicities. Support Care Cancer. 2011; 19:1079-95.

17. Segaert S, Chiritescu G, Lemmens L, Dumon K, van Cutsem E, Tejpar S. Skin toxicities of targeted therapies. Eur J Cancer. 2009; 45(Suppl 1):295-308.

18. Bossi P, Liberatoscioli C, Bergamini C, et al. Previously irradiated areas spared from skin toxicity induced by cetuximab in six patients: implications for the administration of EGFR inhibitors in previously irradiated patients. Ann Oncol. 2007; 18:601-2.

19. Brodell LA, Hepper D, Lind A, Gru AA, Anadkat MJ. Histopathology of acneiform eruptions in patients treated with epidermal growth factor receptor inhibitors. J Cutan Pathol. 2013; 40:865-70.

20. Perez-Soler R. Can rash associated with HER1/EGFR inhibition be used as a marker of treatment outcome? Oncology (Williston Park). 2003; 17(11 Suppl 12):23-8.

21. Perez-Soler R, Chachoua A, Hammond LA, et al. Determinants of tumor response and survival with erlotinib in patients with non-small-cell lung cancer. J Clin Oncol. 2004; 22:3238-47

22. Jatoi A, Dakhil SR, Sloan JA, et al. Prophylactic tetracycline does not diminish the severity of epidermal growth factor receptor (EGFR) inhibitor-induced rash: results from the North Central Cancer Treatment Group (Supplementary N03CB). Support Care Cancer. 2011; 19:1601-7.

23. Scope A, Agero AL, Dusza SW, et al. Randomized double-blind trial of prophylactic oral minocycline and topical tazarotene for cetuximab-associated acne-like eruption. 2007 dez; 25(34):5390-6.

24. Byun HJ, Lee HJ, Yang JI, et al. Daily skin care habits and the risk of skin eruptions and symptoms in cancer patients. Ann Oncol. 2012; 23:1992-8.

25. Fischer A, Rosen AC, Ensslin CJ, Wu S, Lacouture ME. Pruritus to anticancer agents targeting the EGFR, BRAF, and CTLA-4. Dermatol Ther. 2013; 26:135-48.

26. Lacouture ME, Basti S, Patel J, Benson A 3rd. The SERIES clinic: an interdisciplinary approach to the management of toxicities of EGFR inhibitors. J Support Oncol. 2006; 4:236-8.

27. Robert C, Sibaud V, Mateus C, Cherpelis BS. Advances in the management of cutaneous toxicities of targeted therapies. Semin Oncol. 2012; 39:227-40.

28. Gutzmer R, Werfel T, Mao R, Kapp A, Elsner J. Successful treatment with oral isotretinoin of acneiform skin lesions associated with cetuximab therapy. Br J Dermatol. 2005; 153:849-51.

29. Segaert S, van Cutsem E. Clinical signs, pathophysiology and management of skin toxicity during therapy with epidermal growth factor receptor inhibitors. Ann Oncol. 2005; 16: 1425-33.

30. Lacouture ME: The growing importance of skin toxicity in EGFR inhibitor therapy. Oncology (Williston Park). 2009; 23:194-6.

31. Segaert S, van Cutsem E. Clinical management of EGFRI dermatologic toxicities: the European perspective. Oncology (Williston Park). 2007; 21(11 Suppl 5):22-6.

32. Zheng S, Pan YL, Wang JL, et al. Gefitinib-induced hair alterations. BMJ Case Rep; 2009.

33. Cohen PR, Escudier SM, Kurzrock R. Cetuximab-associated elongation of the eyelashes: case report and review of eyelash trichomegaly secondary to epidermal growth factor receptor inhibitors. Am J Clin Dermatol. 2011; 12:63-7.

34. Melichar B, Nemcova I. Eye complications of cetuximab therapy. Eur J Cancer Care (Engl). 2007; 16:439-43.

35. Tianhong L, Roman P. Skin toxicities associated with epidermal growth factor receptor inhibitors. Targ Oncol. 2009; 4:107-19.

36. Garden BC, Wu S, Lacouture ME. The risk of nail changes with epidermal growth factor receptor inhibitors: a systematic review of the literature and meta-analysis. J Am Acad Dermatol. 2012; 67:400-8.

37. Amitay-Laish I, Stemmer SM, Lacouture ME. Adverse cutaneous reactions secondary to tyrosine kinase inhibitors including imatinib mesylate, nilotinib, and dasatinib. Dermatol Ther. 2011; 24:386-95.

38. Basso FG, Boer CC, Corrêa ME, et al. Skin and oral lesions associated to imatinib mesylate therapy. Support Care Cancer. 2009; 17:465-8.

39. Valeryie L, Bastuji-Garin S, Revuz J, et al. Adverse cutaneous reactions to imatinib (STI571) in Philadelphia chromosome-positive leukemias: a prospective study of 54 patients. J Am Acad Dermatol. 2003; 48:201-6.

40. Cario-Andre M, Ardilouze L, Pain C, Gauthier Y, Mahon FX, Taieb A. Imatinib mesilate inhibits melanogenesis in vitro. Br J Dermatol. 2006; 155:493-4.

41. Roskoski R Jr. Vascular endothelial growth factor (VEGF) signaling in tumor progression. Crit Rev Oncol Hematol. 2007; 62:179-213.

42. Wozel G, Sticherling M, Schon MP. Cutaneous side effects of inhibition of VEGF signal transduction. J Dtsch Dermatol Ges. 2010; 8:243-9.

43. Ganapathi AM, Westmoreland T, Tyler D, Mantyh CR. Bevacizumab-associated fistula formation in postoperative colorectal cancer patients. J Am Coll Surg. 2012; 214:582-8.

44. Giacchero D, Ramacciotti C, Arnault JP, et al. A new spectrum of skin toxic effects associated with the multikinase inhibitor vandetanib. Arch Dermatol. 2012; 148:1418-20.

45. Jain L, Gardner ER, Figg WD, Chernick MS, Kong HH. Lack of association between excretion of sorafenib in sweat and hand-foot skin reaction. Pharmacotherapy. 2010; 30:52-6.

46. Pickert A, Hughes M, Wells M. Chloracne-like drug eruption associated with sorafenib. J Drugs Dermatol. 2011; 10:1331-4.

47. Kong HH, Turner ML. Array of cutaneous adverse effects associated with sorafenib. J Am Acad Dermatol. 2009; 61:360-1.

48. Billemont B, Barete S, Rixe O. Scrotal cutaneous side effects of sunitinib. N Engl J Med. 2008; 359:975-6.

49. Robert C, Soria JC, Spatz A, et al. Cutaneous side-effects of kinase inhibitors and blocking antibodies. Lancet Oncol. 2005; 6:491-500.

50. Jimenez-Gallo D, Albarran-Planelles C, Linares-Barrios M, Martinez-Rodriguez A, Baez-Perea JM. Eruptive melanocytic nevi in a patient undergoing treatment with sunitinib. JAMA Dermatol. 2013; 149:624-6.

51. Arnault JP, Mateus C, Escudier B, Tomasic G, Wechsler J, Hollville E, et al. Skin tumors induced by sorafenib; paradoxic RAS-RAF pathway activation and oncogenic mutations of HRAS, TP53, and TGFBR1. Clin Cancer Res. 2012; 18:263-72.

52. Macdonald JB, Macdonald B, Golitz LE, LoRusso P, Sekulic A. Cutaneous adverse effects of targeted therapies: Part II: Inhibitors of intracellular molecular signaling pathways. J Am Acad Dermatol. 2015 fev; 72(2):221-36.

53. Lacouture ME, Duvic M, Hauschild A, et al. Analysis of dermatologic events in vemurafenib-treated patients with melanoma. Oncologist. 2013; 18:314-22.

54. Viros A, Hayward R, Martin M, et al. Topical 5-fluorouracil elicits regressions of BRAF inhibitor-induced cutaneous squamous cell carcinoma. J Invest Dermatol 2013; 133:274-6.

55. Zimmer L, Livingstone E, Hillen U, Dömkes S, Becker A, Schadendorf D. Panniculitis with arthralgia in patients with melanoma treated with selective BRAF inhibitors and its management. Arch Dermatol. 2012; 148:357-61.

56. Zimmer L, Hillen U, Livingstone E, et al. Atypical melanocytic proliferations and new primary melanomas in patients with advanced melanoma undergoing selective BRAF inhibition. J Clin Oncol. 2012; 30:2375-83.

57. Weber J. Review: anti-CTLA-4 antibody ipilimumabe: case studies of clinical response and immune-related adverse events. Oncologist. 2007; 12:864-72.

58. Minkis K, Garden BC, Wu S, Pulitzer MP, Lacouture ME. The risk of rash associated with ipilimumabe in patients with cancer: a

systematic review of the literature and meta-analysis. J Am Acad Dermatol. 2013; 69:e121-8.

59. Gomez-Fernandez C, Garden BC, Wu S, Feldman DR, Lacouture ME. The risk of skin rash and stomatitis with the mammalian target of rapamycin inhibitor temsirolimus: a systematic review of the literature and meta-analysis. Eur J Cancer. 2012; 48:340-6.

60. Sekulic A, Migden MR, Oro AE, et al. Efficacy and safety of vismodegib in advanced basal-cell carcinoma. N Engl J Med. 2012; 366:2171-9.

61. Reyes-Habito CM, Roh EK. Cutaneous reactions to chemotherapeutic drugs and targeted therapies for cancer: part I. Conventional chemotherapeutic drugs. J Am Acad Dermatol. 2014 ago; 71(2):203.

62. Horn TD, Beveridge RA, Egorin MJ, Abeloff MD, Hood AF. Observations and proposed mechanism of N,N',N''-triethylenethiophosphoramide (tiotepa)-induced hyperpigmentation. Arch Dermatol. 1989; 125:524-7.

63. Powell AM, Albert S, Oyama N, Sakuma-Oyama Y, Bhogal B, Black MM. Paraneoplastic pemphigus secondary to fludarabine evolving into unusual oral pemphigus vegetans. J Eur Acad Dermatol Venereol. 2004; 18:360-4.

64. Milano G, Etlenne-Grimaldi MC, Marl M, Lasalle S, Formento JL, Francoual M, et al. Candidate mechanisms for capecitabine related hand-foot syndrome. Br J Clin Pharmacol. 2008; 66:188-95.

65. von Gruenigen V, Frasure H, Fusco N, DeBernardo R, Eldermire E, Eaton S, et al. A double-blind, randomized trial of pyridoxine versus placebo for the prevention of pegylated liposomal doxorubicin-related hand-foot syndrome in gynecologic oncology patients. Cancer. 2010; 116:4735-43.

66. Sanborn RE, Sauer DA. Cutaneous reactions to chemotherapy: commonly seen, less described, little understood. Dermatol Clin. 2008; 26:103-19.

67. Yuan A, Sonis S. Emerging therapies for the prevention and treatment of oral mucositis. Expert Opin Emerg Drugs. 2014; 19:343-51.

68. von Moos R, Thuerlimann BJ, Aapro M, Rayson D, Harrold K, Sehouli J, et al. Pegylated liposomal doxorubicin-associated hand-foot syndrome: recommendations of an international panel of experts. Eur J Cancer. 2008; 44:781-90.

69. Yamamoto T. Bleomycin and the skin. Br J Dermatol. 2006; 155:869-75.

70. Wolf R, Wolf D. Bleomycin-induced flagellate dermatitis. Int J Dermatol. 2011; 50:546-7.

71. Capriotti K, Capriotti JA, Lessin S, et al. The risk of nail changes with taxane chemotherapy: a systematic review of the literature and meta-analysis. Br J Dermatol. 2015; 173:842-5.

72. Price KS, Castells MC. Taxol reactions. Allergy Asthma Proc. 2002; 23:205-8.

73. Criado PR, Brandt HRC, Moure ERD, Pereira GLS, Sanches JA Jr. Reações tegumentares adversas relacionadas aos agentes antineoplásicos Parte II. An Bras Dermatol. 2010; 85(5):591-608.

74. Bolognia JL, Cooper DL, Glusac EJ. Toxic erythema of chemotherapy: a useful clinical term. J Am Acad Dermatol. 2008; 59: 524-9.

75. Miller KK, Gorcey L, McLellan BN. Chemotherapy-induced hand-foot syndrome and nail changes: a review of clinical presentation, etiology, pathogenesis, and management. J Am Acad Dermatol. 2014; 71:787-94.

76. Scotte F, Banu E, Medioni J, et al. Matched case-control phase 2 study to evaluate the use of a frozen sock to prevent docetaxel-induced onycholysis and cutaneous toxicity of the foot. Cancer. 2008; 112:1625-31.

77. de Wit M, Ortner P, Lipp HP, et al. Management of cytotoxic extravasation— ASORS expert opinion for diagnosis, prevention and treatment. Onkologie. 2013; 36:127-35.

78. Dörr W. Skin and other reactions to radiotherapy clinical presentation and radiobiology of skin reactions. Front Radiat Ther Oncol. 2006; 39:96-101.

79. Dörr W, Hendry JH. Consequential late effects in normal tissues. Radiother Oncol. 2001; 61:223-31.

80. Hymes SR, Strom EA, Fife C. Radiation dermatitis: clinical presentation, pathophysiology, and treatment 2006. J Am Acad Dermatol. 2006 jan; 54(1):28-46.

81. Schmuth M, Sztankay A, Weinlich G, Linder DM, Wimmer MA, Fritsch PO, et al. Permeability barrier function of skin exposed to ionizing radiation. Arch Dermatol. 2001; 137:1019-23.

82. Dunnill CJ, Al-Tameemi W, Collett A, Haslam IS, Georgopoulos NT. Clinical and Biological Guide for Understanding Chemotherapy-Induced Alopecia and Its Prevention. Oncologist. 2018 Jan; 23(1):84-96.

83. Trueb RM. Praxisder Trichologie. In: Haare. Darmstadt: Steinkopf; 2003. p. 199-208.

84. Bresters D, Wanders DCM, Louwerens M, et al. Permanent diffuse alopecia after haematopoietic stem cell transplantation in childhood. Bone marrow Transplant. 2017; 52:984-8.

85. Al-Tameemi W, Dunnill C, Hussain O, et al. Use of in vitro human keratinocyte models to study the effect of cooling on chemotherapy drug-induced cytotoxicity. Toxicol In Vitro. 2014; 28:1366-76.

86. Komen MM, Breed WP, Smorenburg CH, et al. Results of 20versus 45-min post-infusion scalp cooling time in the prevention of docetaxelinduced alopecia. Support Care Cancer. 2016; 24:2735-41.

87. Pliskow B, Mitra K, Kaya M. Simulation of scalp cooling by external devices for prevention of chemotherapy-induced alopecia. J Therm Biol. 2016; 56:31-8.

88. van den Hurk CJ, Breed WP, Nortier JW. Short post-infusion scalp cooling time in the prevention of docetaxel-induced alopecia. Support Care Cancer. 2012; 20:3255-60.

89. Lemieux J, Desbiens C, Hogue JC. Breast cancer scalp metastasis as first metastatic site after scalp cooling: Two cases of occurrence after 7and 9-year follow-up. Breast Cancer Res Treat. 2011; 128:563-6.

90. Criado PR. Reações tegumentares aos agentes quimioterápicos. In: Criado PR, Criado RFJ. Reações adversas às drogas: o espectro dermatológico na prática clínica. Editora Manole; 2014. p. 369-424.

91. Dreno B, Bensadoun RJ, Humbert P, Krutmann J, Luger T, Triller R, et al. Algorithm for dermocosmetic use in the management of cutaneous side-effects associated with targeted therapy in oncology. JEADV. 2013; 27:1071-80.

92. Shin H, Jo SJ, Kim DH, Kwon O, Myung SK. Efficacy of interventions for prevention of chemotherapy-induced alopecia: A systematic review and meta-analysis. Int J Cancer. 2015; 136:E442-E454.

93. Braghiroli CS, Ieiri R, Ocanha JP, Paschoalini RB, Miot HA. Você conhece essa síndrome? Síndrome mão-pé. An Bras Dermatol. 2017; 92(1):123-5.

Síndrome Dolorosa Miofascial no Paciente Oncológico

Capítulo 66

Artur Padão Gosling
Marcos Lisboa Neves

■ INTRODUÇÃO

O termo síndrome dolorosa miofascial (SDM) foi inicialmente descrito por Travell e Simons, na década de 1950, para uma condição que era anteriormente nominada reumatismo muscular e fibrosite, entre outros termos.[1] No dias atuais, SDM é uma condição dolorosa regional, caracterizada pela presença de zonas sensíveis e compostas por nódulos hipersensíveis, denominados pontos-gatilho miofasciais (PGM). Estes, estão contidos em uma banda muscular tensa, com a presença de dor referida dentro um padrão de distribuição (Figura 66.1) e, em alguns casos, com perda de flexibilidade e força muscular.[2]

A SDM é uma das principais causas de dor musculoesquelética, levando à incapacidade funcional e aos diversos erros diagnósticos devido ao desconhecimento a respeito desta síndrome. Outras condições clínicas, especialmente as crônicas, também cursam com SDM, como desordens metabólicas, isquêmicas, viscerais, condições inflamatórias, transtornos do sono e até mesmo emocionais. O curioso é que uma pessoa assintomática também pode ter PGM em músculos como quadrado lombar, piriforme, glúteos, iliopsoas e trapézio superior, não necessariamente apresentando alguma condição clínica prévia. Portanto, quando existem queixas dolorosas, são necessários avaliação e tratamento adequado.

■ FISIOPATOLOGIA

Existem inúmeras teorias propostas que tentam explicar a fisiopatologia da SDM, porém, suas causas ainda são incertas e não existe consenso entre pesquisadores e clínicos. Inicialmente, Travell e Simons[1] propuseram a Teoria da Crise Energética para explicar a origem da SDM. Neste sentido, propuseram que traumas e microtraumas no músculo rompem o retículo sarcoplasmático, fazendo com que uma grande quantidade de cálcio seja liberada junto à placa motora, gerando contração do músculo, redução da microcirculação e alto gasto energético, intensificando suas necessidades metabólicas. A isquemia local dificulta o aporte de ATP e, não ocorrendo o desacoplamento dos filamentos do sarcômero, ocorre a contração sustentada muscular e formando PGM. Essa condição contribui para a liberação de mediadores inflamatórios, o que torna o meio mais ácido e sensibiliza os nociceptores, levando a uma percepção aumentada de dor.[1]

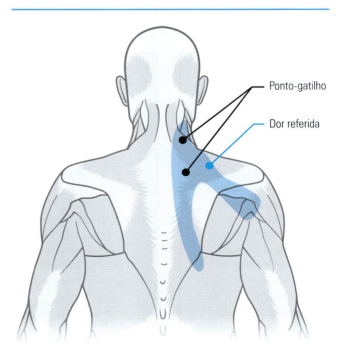

Figura 66.1. Ponto-gatilho miofascial representado por duas localizações na cor preta e sua respectiva área de dor referida em azul. O padrão de dor não segue uma distribuição anatômica e pode variar entre os pacientes. (Fonte: Acervo pessoal.)

Posteriormente, entre outras teorias, o médico canadense Chan Gunn baseou sua explicação fisiopatológica em um modelo de dor miofascial resultante de neuropatia radicular, ou seja, as alterações miofasciais ocorrem em músculos pertencentes ao mesmo segmento espinhal (miótomo) onde existe uma compressão de raiz nervosa, o que caracteriza a radiculopatia. Segundo Gunn, o encurtamento dos músculos intrínsecos da coluna, no caso, os multífidos, leva à compressão das raízes nervosas ventrais e dorsais do respectivo segmento, iniciando um quadro de disfunção miofascial e sensibilização dos nociceptores, gerando, como sinais e sintomas, as queixas de dor, excesso de transpiração, reflexo pilomotor (arrepio), edema e celulite. Nesse sentido, sua proposta terapêutica não se restringe apenas ao local destes sintomas, mas também aos músculos paravertebrais que correspondem ao mesmo segmento da queixa.[3]

Contudo, Shah e colaboradores[2] expandiram a Teoria da Crise Energética, citada por Travell e Simons, e propuseram que a sobrecarga muscular, ou a atividade do músculo em estado de tensão, é provocada por uma sequência de eventos químicos e mecânicos locais, que podem ser conferidos na Figura 66.2. A contração muscular excessiva ocasiona a constrição de capilares e microlesões, resultando na liberação de mediadores inflamatórios que reduzem o pH local e sensibilizam os nociceptores. Neste sentido, destaca-se o peptídeo relacionado com o gene da calcitonina (CGRP) que, juntamente com a redução do pH (acidez), inibe a acetilcolinesterase (AChE), responsável por degradar a acetilcolina (ACh), aumentando assim a atividade da placa motora. A constrição capilar ocorre tanto pela contração muscular como pela ativação do sistema simpático por resposta eferente. O incremento da disponibilidade de ACh na placa motora, assim como o aumento dos seus receptores (AChR), também favorecido pela ação do CGRP, ocasiona a formação da banda tensa no músculo, que é uma contração sustentada muscular, responsável por formar em si o PGM. A informação nociceptiva contínua, proporcionada pelo meio mais ácido, leva a alterações neuroplásticas no corno dorsal da medula, causando sensibilização central e evoluindo para um quadro para hipersensibilidade e dor referida.[4] Ou seja, boa parte destes quadros evoluem para dor crônica musculoesquelética, aumentando o nível de complexidade da avaliação e tratamento do paciente com SDM.

Dessa forma, a constante entrada de informação nociceptiva na medula espinhal, além de alimentar a sensibilização das vias periféricas, interfere com prejuízo no sistema inibitório descendente e, dessa forma, facilita o *input* nociceptivo no corno dorsal da medula e nas vias de transmissão ascendente, promovendo também alterações neuroplásticas em estruturas ligadas a neuromatriz da dor, como núcleos talâmicos, córtex pré-frontal e sistema límbico.[5] De fato, pessoas com pontos-gatilho miofasciais apresentam maior concentração de mediadores inflamatórios, não só próximo ao seu sítio, mas também em músculos distantes, o que pode fortalecer a ideia do quadro de sensibilização central.[6] Clinicamente, podemos observar

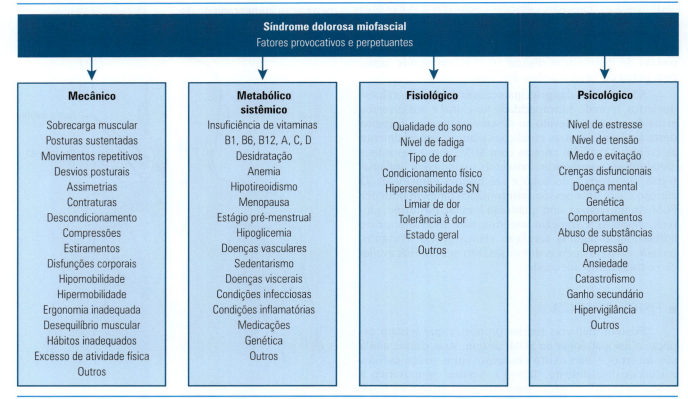

Figura 66.2. Organograma contendo o ciclo de mecanismos fisiopatológicos para o desenvolvimento da síndrome dolorosa miofascial proposto por Shah e colaboradores.[2] CGRP: peptídeo relacionado ao gene da calcitonina; ACh: acetilcolina; AChE: acetilcolinesterase; PGM: pontos-gatilho miofasciais; SN: sistema nervoso; ATP: trifosfato de adenosina. (Fonte: Adaptada de Dommerholt J, McEvoy J. Myofascial trigger point approach in orthopedic manual physical therapy. In: Wise CH. Orthopedic Manual Physical Therapy: From Art to Evidence. Editora F.A. Davis Company; 2015.)

que a evolução para um quadro crônico pode ampliar a condição regional da SDM para uma condição de dor mais difusa e até mesmo generalizada, identificando-se PGM ativos em várias regiões do corpo. Neste caso, a sensibilização persistente do sistema nervoso seria uma das responsáveis por amplificar a sintomatologia do paciente.

■ FATORES PERPETUANTES

Clinicamente, os PGM podem ser ativos ou latentes. Enquanto o ponto-gatilho ativo gera dor espontânea, ou seja, mesmo sem a palpação sobre o nódulo, o ponto-gatilho latente não apresenta dor espontânea, apesar de também estar associado com disfunção motora e sensibilidade à palpação. Conforme Sikdar e colaboradores,[7] é possível observar por ultrassonografia a presença de nódulos duros com formato elípticos e pequenos sinais de fluxo sanguíneo retrógrado (resistência vascular), porém não existem diferenças estruturais significativas entre pontos ativos e latentes. Contudo, os pontos ativos apresentam maior concentração de mediadores inflamatórios próximos ao seu sítio do que os pontos latentes, sendo que o mesmo vale para músculos distantes desse sítio, conforme descrito antes.[7]

A SDM pode estar associada a sobrecarga muscular em atividades de vida diária e hábitos considerados inadequados, podendo ser aguda, sustentada ou repetitiva. É uma condição bastante comum, que atinge cerca de 85% da população em algum momento da sua vida. Seu surgimento pode estar relacionado com uma condição primária, ou seja, por um acometimento direto do músculo, mas também de forma secundária, acompanhando uma série de outras condições como afecções ósseas e articulares, disfunções viscerais e neoplasias.[8] Na Figura 66.3, os leitores podem conferir múltiplos fatores perpetuantes já conhecidos da SDM.

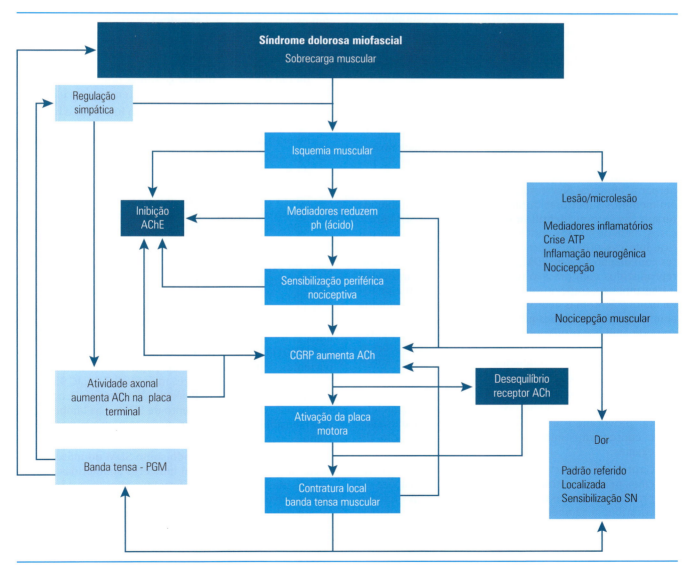

Figura 66.3. Lista de fatores perpetuantes que levam a sobrecarga muscular e contribuem para o surgimento de síndrome dolorosa miofascial. Dividimos em 4 grandes grupos de fatores: mecânicos, metabólicos/sistêmicos, fisiológicos e psicológicos. (Fonte: Adaptada de Dommerholt J, McEvoy J. Myofascial trigger point approach in orthopedic manual physical therapy. In: Wise CH. Orthopedic Manual Physical Therapy: From Art to Evidence. Editora F.A. Davis Company; 2015.)

DOR MIOFASCIAL EM ONCOLOGIA

Pouco se conhece, ainda, sobre o desenvolvimento de SDM na área da oncologia. A literatura científica carece de dados sobre prevalência, característica dos sintomas, qualidade de vida e propostas terapêuticas.[9] A maioria dos estudos foram realizados em pacientes que trataram e sobreviveram ao câncer de mama, e não existe uma diretriz específica até o momento. Entretanto, em diversas condições dolorosas como lombalgia e cervicalgia, dor crônica no ombro e outras, a SDM recebe, comumente, um mesmo padrão de avaliação e tratamento, o que talvez não seja diferente na área da oncologia.

Pacientes oncológicos sofrem de uma variedade de sintomas, sendo a dor uma condição bastante frequente. Além do contexto natural da enfermidade e da condição de hipomobilidade corporal, os pacientes passam por muitas intervenções, como cirurgias, colocação de cateteres e outros dispositivos, o que favorece a restrição dos movimentos e, de certa forma, causa sobrecarga muscular. Estes são fatores que podem estar associados com o surgimento de SDM nesta população, como já foi descrito em estudos prospectivos.[9] A seguir, iremos descrever diversos fatores que podem contribuir com o surgimento e/ou perpetuação da SDM na oncologia.

O uso de quimioterapia pode causar queixas dolorosas nos locais de colocação de cateteres, além de posturas sustentadas corporais devido a aplicação, fadiga corporal generalizada e outras consequências. Dentre elas, pode ocorrer a indução de neuropatia periférica química tóxica, levando a dor neuropática. Em um estudo[10] com 52 pacientes com queixas dolorosas e disfunções sensoriais (hiperpatia, alodinia, disestesia, dormência e formigamento) em membros superiores durante tratamento com quimioterapia, os autores identificaram a presença de SDM em 7 casos, além de 4 casos com SDM associada a dor neuropática. Interessante que, durante o exame físico dos pacientes com diagnóstico de SDM, os sintomas dolorosos foram reproduzidos com pressão digital em PGM nos músculos infraespinhoso, trapézio superior, redondo menor e peitoral maior.[10] Sintomas neuropáticos podem ser confundidos com sintomas musculoesqueléticos e um bom exame físico pode ajudar o profissional a diferenciar ambas as apresentações clínicas. Os autores também discutem sobre o impacto de outros procedimentos oncológicos no surgimento da dor miofascial:[10]

- Uso de tratamento com taxanos e exames de imagem recorrentes contribuindo para dor musculoesquelética, provocando alteração no metabolismo muscular e consequente imobilismo durante a realização de exames.

- Cirurgia de mastectomia causa encurtamento dos músculos peitorais e traciona a escápula para posições de protração e depressão; posturas antálgicas protetoras contribuem também para as incapacidades de movimentar o ombro e membro superior. Estas assimetrias são causas comuns de SDM em outras condições dolorosas e participam ativamente dos sintomas pós-mastectomia. A pressão digital sobre PGM dos músculos peitoral maior e infraespinhoso produz dor referida para o membro superior ipsilateral, mimetizando uma distribuição neuroanatômica, que faz parte do critério clínico para dor neuropática. Isto, frequentemente, causa erros diagnósticos sobre a origem da dor e falhas terapêuticas.

- Radioterapia, por exemplo, induziria a fibrosite do músculo peitoral maior e dos tendões encurtados em pacientes pós-mastectomia, levando a disfunções musculoesqueléticas na extremidade superior.

- Terapia hormonal resulta em deficiência de estrogênio, que é associada a dor musculoesquelética pela perda de efeitos antinociceptivos no sistema nervoso central.

Em um estudo[9] com pacientes apresentando doença oncológica incurável e em cuidados paliativos, foram identificadas diversas características da SDM em cerca de 90% de 34 casos de câncer variados, como mama, pâncreas, pulmão, colorretal e cabeça/pescoço. Os principais achados foram dor referida (23 casos), reprodução dos sintomas atuais (20 casos), banda tensa muscular (13 casos) e nódulo sensível à pressão (13 casos). Os autores resumiram este trabalho em 3 grandes discussões que, provavelmente, contribuíram para o surgimento e perpetuação da SDM no estudo:[9]

- Uso de posturas protetoras e posições corporais sustentadas para minimizar sintomas dolorosos, gerando sobrecarga sustentada e bandas tensas musculares;

- Paciente com pouco desempenho funcional e baixo nível de atividade se mantém em posturas sustentadas no leito, contribuindo para o encurtamento muscular;

- Uso de dispositivos médicos contribui para restrições de movimento. Neste estudo, de acordo com análise multivariada, foi possível identificar que o uso de cateter venoso central aumentava o risco de desenvolvimento de SDM em cerca de 17 vezes (OR 17,56; IC 95% 1,55-198,83; P < 0,021).

Dor miofascial e deficiência de vitamina D foram fatores de exposição em um estudo de coorte[11] retrospectivo de 269 casos, mostrando associação com diversos tipos de câncer (mama, células basais, próstata, útero, cólon e melanoma). Neste estudo, a chance de um paciente com câncer desenvolver dor miofascial e deficiência de vitamina D foi 10 vezes maior (OR 10,14; IC 95% 5,08-20,25; P < 0,001) do que sem nenhuma das exposições. Para os pacientes com diagnóstico de pópilos adenomatosos de cólon, a chance foi 7,24 vezes maior (OR 7,24; IC 95% 3,83-13,69; P < 0,001). A deficiência de vitamina D contribui não só para o desenvolvimento de SDM, mas também para hipersensibilidade muscular, que é comum em fenômenos como sensibilização central.

Especificamente falando sobre SDM no músculo trapézio, diversos estudos em mulheres submetidas a cirurgias de mastectomia identificaram a presença de pontos-gatilho ativos e reproduzindo sintomas, hipersensibilidade local e redução do limiar de dor por pressão mecânica.[12-14] Um ano após cirurgia de mastectomia, autores identificaram SDM em quase metade de 116 mulheres submetidas a esta cirurgia. Além disso, observaram que o músculo trapézio superior ipsilateral à cirurgia de mastectomia apresentava ponto-gatilho miofascial mais sensível mecanicamente, com redução do limiar de dor por pressão mecânica e maior intensidade de queixas dolorosas quando comparado a um grupo de mulheres com dor cervical.[12] Isso mostra que uma série de fatores podem contribuir com sintomas dolorosos aumentados nestes pacientes.

■ DIAGNÓSTICO E AVALIAÇÃO DA SDM

O diagnóstico da SDM e a identificação de PGM não é tarefa simples na prática clínica. Vários estudos, ao exemplo do que foi apresentado por Wolfe e colaboradores,[15] mostram que diferentes examinadores não são capazes de identificar a existência, ou a presença, dos mesmos PGM em um mesmo indivíduo. Além disso, a localização dos PGM é dependente da experiência do examinador, do músculo e de sua profundidade.[16] O Consenso Internacional sobre Critérios Diagnósticos e Características Clínicas de Pontos-gatilho Miofasciais, publicado em 2018, reuniu 60 especialistas de todo o mundo.[17] São três os critérios principais necessários para o diagnóstico de pontos-gatilho miofasciais:

- **Presença de banda tensa muscular**: durante a palpação transversal ao músculo, é possível identificar bandas musculares, às vezes fibrosas ou feixes musculares rígidos; também costumam ser dolorosos à palpação;
- **Ponto ou nó muscular hipersensível**: área de contratura muscular arredondada, podendo ser palpada com o polegar ou em pinça, sensível a pressão mecânica local;
- **Dor referida**: sintoma doloroso espalhado para uma área distante da área de origem do ponto-gatilho, podendo apresentar diversas distribuições sem padrão característico; o oposto, por exemplo, da dor neuropática que apresenta padrão de dor neuroanatomicamente plausível.

Para a diferenciação entre ponto-gatilho ativo e ponto-gatilho latente, devem estar presentes a banda tensa e o ponto muscular hipersensível. Entretanto, a reprodução dos sintomas é o principal critério para pontos-gatilho ativos. Sobre os tipos de sintomas, as sensações dolorosas referidas comuns são: dor espalhada para uma área distante e dor do tipo dolorida e/ou profunda. Outros descritores menos comuns são dor em queimação, alfinetadas e agulhadas, pressão e sensações de dormência ou formigamento.[17]

Na prática, dependendo da região examinada, a palpação muscular pode ser feita em pinça, pressionando as bordas do músculo com os dedos polegar e indicador, como é realizada sobre o trapézio superior, esternocleidomastoide e o braquiorradial (Figura 66.4). A palpação também pode ser realizada de forma plana, com a polpa digital sobre músculos planos, como no caso do infraespinhoso (Figura 66.5). O exame físico pode ser acrescido de prova de função muscular, testando força muscular e amplitude do movimento, o que também servirá de sinal comparativo entre o antes e o depois de uma intervenção terapêutica.

Um instrumento clínico para a avaliação objetiva da hipersensibilidade dos PGM é o algômetro de pressão (Figura 66.6), que determina duas medidas práticas para a evolução clínica do paciente: mensuração do limiar e da tolerância à dor por pressão. O algômetro de pressão é confiável, também sendo considerado útil para a avalia-

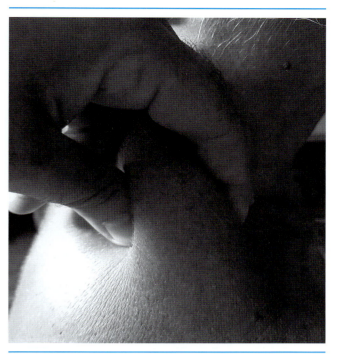

Figura 66.4. Palpação em pinça do músculo trapézio superior. O tratamento também pode ser realizado desta mesma forma, aumentando-se progressivamente a pressão em pinça. (Fonte: Acervo pessoal.)

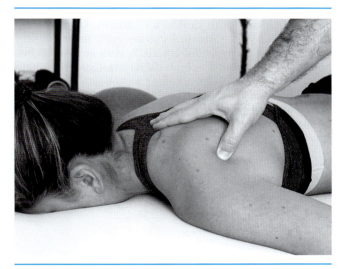

Figura 66.5. Palpação na forma plana com a polpa digital diretamente aplicada no músculo infraespinhoso. (Fonte: Acervo pessoal.)

ção dos efeitos dos tratamentos para a SDM.[18] Um estudo brasileiro utilizou, dentre outras medidas, a avaliação do limiar de dor por pressão com um algômetro digital, mostrando que tratamentos específicos, como terapia manual e cinesioterapia, aumentam o limiar de dor por pressão (redução da hipersensibilidade local) no músculo trapézio superior em mulheres submetidas ao tratamento clínico para câncer de mama.[19]

A avaliação do tecido cicatricial miofascial também deve ocorrer após cirurgias. Por diversas vezes, as pacien-

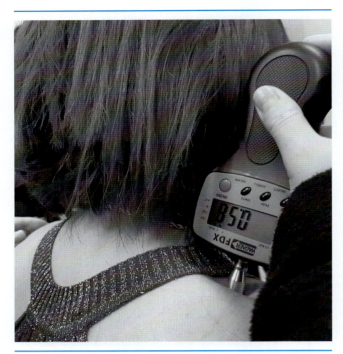

Figura 66.6. Algômetro digital FDX50 da Wagner Instruments avaliando o limiar de dor por pressão do músculo trapézio superior. (Fonte: Acervo pessoal.)

tes evoluem com dor, restrição de movimento e alterações de sensibilidade locais devido a cicatrizes. O instrumento Myofascial Adhesions in Patients with Breast Cancer (MAP-BC) foi desenvolvido, em 2017, para auxiliar na inspeção sistemática pós-operatória de mastectomia e para auxiliar o fisioterapeuta a definir a proposta terapêutica mais adequada.[20] Este instrumento ainda não tem validação para o português do Brasil e consiste na avaliação de 7 localizações anatômicas:

1. Cicatrizes na axila;
2. Cicatrizes no peito e da mastectomia;
3. Região axilar;
4. Região do músculo peitoral;
5. Parede torácica frontal;
6. Parede torácica lateral;
7. Linha inframamária.

Neste estudo, o MAP-BC demonstrou entre bom e excelente confiabilidade entre examinadores, podendo ser um instrumento útil na avaliação.

ABORDAGEM TERAPÊUTICA

Uma variedade de intervenções terapêuticas são propostas para SDM. Abordagens mais atuais incluem intervenções farmacológicas e não farmacológicas. Entre as abordagens farmacológicas, estão medicamentos anti-inflamatórios, analgésicos, cremes tópicos e injeções de pontos-gatilho. Intervenções não farmacológicas incluem terapia manual, exercício, técnicas de agulhamento e agentes físicos, como termoterapia e eletroterapia.[2]

Um estudo que investigou a discrepância entre prevalência e eficácia percebida destes métodos terapêuticos, mostrou que os tratamentos prescritos frequentemente são analgésicos (91,6%), anti-inflamatórios não esteroides (87,0%), ou opioides fracos (81,8%), e tratamentos da fisioterapia, principalmente com terapia manual (81,1%), estimulação elétrica nervosa transcutânea (72,9%) e acupuntura (60,2%). As avaliações de eficácia global para analgésicos e tratamento fisioterapêutico foram moderadas, e 54,3% dos profissionais caracterizaram as opções de tratamento disponíveis como insuficientes.[21]

Intervenções farmacológicas

O uso de anti-inflamatórios não esteroides, por via oral, é comum no tratamento das dores musculoesqueléticas, porém não existem ensaios randomizados conclusivos sobre sua eficácia no tratamento da SDM. Já o uso de anti-inflamatórios por adesivos, mostrou resultados favoráveis no alívio da dor, aumento da amplitude de movimento cervical e redução da incapacidade funcional cervical medida pelo Neck Disability Index. Analgésicos não opioides e opioides mostram eficácia moderada em ensaios clínicos, porém, clinicamente, têm resultados variados. Tratamentos com analgésicos locais, como adesivos ou cremes, se mostram confortáveis aos pacientes, aumentando também o limiar de dor por pressão no local e nível de atividade geral.[21,22]

Relaxantes musculares se mostram eficazes no tratamento da dor muscular de diferentes origens, reduzindo a intensidade da dor e a incapacidade funcional, além de melhorar a qualidade do sono e provocar algum grau de relaxamento muscular, dependendo da ação periférica ou central. Entretanto, os resultados na SDM carecem de ensaios clínicos de qualidade. Em dores crônicas, os anticonvulsivantes e os antidepressivos têm papel relevante na redução da sensibilização central, o que pode ser considerado um fator de perpetuação da SDM. Injeções de anestésicos, anti-inflamatórios e botox também aparecem na lista de tratamentos para SDM. Normalmente, recomenda-se em PGM sem evolução com tratamentos conservadores. A literatura mostra que o efeitos destes tratamentos é superior ao placebo e não há diferença na eficácia entre ambos.[21,22]

Intervenções não farmacológicas

Resultados satisfatórios são encontrados em tratamentos por meio de agentes físicos e terapias ativas. A seguir, descreveremos alguns dos recursos considerados atuais para o tratamento da SDM.

• Terapia manual

Dentro das várias técnicas de terapia manual, uma das mais utilizadas para o tratamento dos PGM é por meio de pressão mecânica (digitopressão) sobre o mesmo, de forma tolerável e com força progressiva.[23] A pressão sobre o PGM não deve produzir dor excessiva. Inicialmente, é feita até que se atinja a barreira tensional da banda muscular e, após a liberação dessa primeira barreira, nova pressão é realizada até atingir a segunda barreira, e assim sucessivas vezes, até que o desconforto da pressão diminua significativamente. Este processo dura, em média, de 30 a 60 segundos por barreira. A técnica tem como objetivo relaxar o sarcômero contraído e aumentar o aporte sanguíneo, desfazendo o círculo de contração sustentada, o que ainda é discutível em termos de mecanismos e evidência científica. Porém, obviamente, essa pressão ativará sensores mecânicos, que irão contribuir para o controle modulatório da dor. Nesse sentido, a pressão inicial sobre o PGM pode ser aplicada até que a mesma gere dor referida (no caso de pontos-gatilho ativos). Com a pressão mantida, após cessar tal percepção, mais pressão é imposta, com nova produção de dor referida, e assim sucessivas vezes, enquanto houver essa sensação. Esse processo dura, em média, de 3 a 5 repetições. Em caso de persistência da dor referida, o processo pode ser repetido em outra sessão.[23]

Estudos com pacientes submetidos a mastectomia mostram efeitos positivos no alívio da dor e no aumento do limiar de dor por pressão com terapias manuais focadas em PGM com digitopressão. Quando tratamento miofascial em pontos-gatilho é adicionado ao tratamento fisioterapêutico por cinesioterapia ativa pós-operatória de mastectomia ou mesmo aplicado de forma isolada, os resultados são superiores no alívio da dor e funcionalidade do ombro operado.[13,14,19]

• Agulhamento seco

Em 1942, Janet Travell propôs o uso de injeções com substâncias analgésicas e anti-inflamatórias para o tratamento de PGM, porém, em 1979, Lewit publicou um estudo enfatizando os resultados terapêuticos do agulhamento seco, sem a necessidade de injetar uma substância, o que consistia na inserção de agulhas finas e maciças, como as utilizadas pela acupuntura, para tratar uma variedade de distúrbios neuromusculoesqueléticos.[24] A inserção de agulhas pode ser dividida em superficial e profunda. No agulhamento superficial, a agulha é inserida no tecido, a uma profundidade de cerca de 5 a 10 mm, sobre o PGM, sem atingir o músculo, e se mantém retida no local por um período de 30 s a 3 min. Com o agulhamento profundo, a agulha é inserida diretamente no músculo, atingindo o PGM, seguida por manipulações de fora para dentro, evocando respostas contráteis, como pequenos espasmos.[25] Diversos estudos demonstraram melhorias imediatas ou em curto prazo na dor incapacitante por meio de técnicas de agulhamento, embora ainda não existam ensaios de alta qualidade e de longo prazo que suportem o uso destas técnicas. O mesmo questionamento ocorre com a inserção de agulhas em áreas corporais assintomáticas, proximais ou distais à fonte de dor, como é feito na acupuntura, sendo apoiada pela literatura e demonstrando efeitos clínicos para o tratamento da SDM. Sendo assim, não devemos ignorar os achados ocidentais e orientais, ou se apoiar em apenas um paradigma para tratar pacientes com condições neuromusculoesqueléticas.[26]

Outros recursos físicos, como termoterapia por calor e frio, ultrassom terapêutico, estimulação elétrica nervosa transcutânea, laser e terapia por ondas de choque extracorpórea, terapias instrumentais com equipamentos chamados raspadores ou dispositivos de vibração, também são bastante utilizados como recursos adjuvantes no tratamento da SDM. Geram conforto ao paciente e até mesmo alívio imediato da dor. Mesmo assim, os ensaios clínicos utilizando estes tratamentos são de baixa qualidade metodológica de forma geral, até mesmo inexistentes. Por isso, o efeito sobre o tratamento da SDM não tem eficácia ainda comprovada ou não se mostra superior aos outros recursos acima citados.

• Exercício físico

A abordagem por exercício físico faz parte do processo de reabilitação dos pacientes que sofrem de muitas condições musculoesqueléticas crônicas, incluindo SDM. Além disso, atividade física regular é recomendada para o tratamento da dor crônica, e sua evidência está bem estabelecida. Exercício físico reduz a percepção da dor e tem efeitos positivos sobre o estado emocional. O exercício regular promove alívio da dor e é caracterizado pela redução da fosforilação do receptor N-metil D-aspartato, receptor de glutamato envolvido na sensibilização central. Do mesmo modo, também aumenta os níveis de serotonina e de opoides nas vias inibitórias descendentes da dor. Apesar disso, ainda não existe um consenso quanto a intensidade, duração, frequência ou tipo de exercício seria o ideal.[27]

Sendo assim, a prescrição de exercício deve respeitar a tolerância de cada paciente, buscar atividades que se afinem com a preferência de cada pessoa para uma determinada modalidade, assim como ter em mente um plano de metas que visa a exposição gradativa do paciente com relação a intensidade, duração e frequência. Exercícios de alongamento e fortalecimento muscular se mostram superiores juntos do que isolados para o alívio da dor, em um estudo de revisão. O efeito do tratamento por meio destes exercícios, apesar de pequeno a moderado, é similar em outras condições dolorosas crônicas que costumam evoluir com SDM.[28]

• Meditação

Pessoas com condições crônicas, aqui citando a SDM, apresentam concomitantemente alterações de humor, distúrbios do sono, fadiga e prejuízo cognitivo. Nesse sentido, terapias meditativas possuem efeito substancial na percepção da dor, nos padrões de sono, na morbidade psicológica e no sistema nervoso simpático, o que parece controlar a progressão da SDM. A meditação é uma prática muito antiga e com origem na Índia, sendo que nos últimos anos vem ganhando espaço na ciência e sendo clinicamente usada para diversas condições, inclusive dor crônica. Essa prática reduz marcadores de estresse (cortisol), assim como causa espessamento cortical e também traz mudanças específicas no eletroencefalograma, que correspondem ao relaxamento mental, influenciando positivamente na percepção da dor.[8]

Psicoterapias também são recomendadas aos pacientes com dores crônicas musculesqueléticas, para o alívio da dor e redução das incapacidades funcionais, a exemplo da terapia cognitivo-comportamental. Provavelmente, as psicoterapias não tenham efeito diretamente relacionado ao PGM, mas sim em fatores perpetuantes como ansiedade e depressão, qualidade do sono, nível de atividade física e estado geral de saúde, produzindo relaxamento muscular e melhor compreensão destes fatores.

CONCLUSÃO

Após conhecermos diversos mecanismos fisiopatológicos e fatores perpetuantes, fica claro que a SDM é uma condição multifatorial, podendo contar com participação de vários profissionais na sua avaliação e terapêutica. O controle dos sintomas pode ocorrer, diretamente, em curto prazo com tratamentos aplicados aos PGM e, indiretamente, em médio e longo prazos por modelos educativos e de orientação sobre os fatores perpetuantes. Mais estudos necessitam ser realizados nas populações da área da oncologia, pois a dor é uma queixa frequente em pacientes com câncer e pouco se conhece ainda sobre os efeitos adversos dolorosos dos procedimentos médicos e tratamentos realizados. Mesmo com poucos estudos disponíveis, podemos ver que a dor é um problema em potencial em várias fases, desde queixas prévias, exames diagnósticos e, até mesmo, nos procedimentos invasivos terapêuticos simples ou cirurgias, e também nos procedimentos de monitoramento clínico como cateteres e acessos. A SDM é uma condição que tende a ser complexa ao longo do tempo, especialmente nos casos crônicos. Mesmo assim, os profissionais devem estar atentos às queixas de dor persistente, podendo, sim, ter envolvimento miofascial ao longo do curso do diagnóstico e tratamento do câncer. Fisioterapeutas, médicos, psicólogos, enfermeiros, dentre outros profissionais, devem trabalhar juntos para o alívio da dor e manejo das incapacidades funcionais.

REFERÊNCIAS BIBLIOGRÁFICAS

1. Simons DG, Travell JG, Simons LS. Myofascial pain and dysfunction. The Trigger point manual. v. 1, upper half of body. 2 ed. Baltimore: Williams e Wilkins; 1999.
2. Shah JP, Thaker N, Heimur J, Aredo JV, Sikdar S, Gerber LH. Myofascial trigger points then and now: a historical and scientific perspective. Published online. 2015; 7 (7):746-61.
3. American Physical Therapy Association (APTA). Description of dry needling in clinical practice: an educational resource paper. Produced by the APTA Public Policy, Practice, and Professional Affairs Unit February; 2013.
4. Gerwin RD, Dommerholt J, Shah JP. An expansion of Simons' integrated hypothesis of trigger point formation. Curr Pain Headache Rep. 2004 Dec; 8(6):468-75.
5. Mense S, Gerwin RD. Muscle pain: understanding the mechanisms. Berlin: Springer-Verlag; 2010.
6. Shah JP, Danoff JV, Desai MJ, Parikh S, Nakamura LY, Phillips TM, Gerber LH. Biochemicals associated with pain and inflammation are elevated in sites near to and remote from active myofascial trigger points. Arch Phys Med Rehabil. 2008; 89(1):16-23.
7. Sikdar S, Shah JP, Gebreab T, Yen RH, Gilliams E, Danoff J, Gerber LH. Novel applications of ultrasound technology to visualize and characterize myofascial trigger points and surrounding soft tissue. Arch Phys Med Rehabil. 2009; 90(11):1829-38.
8. Panta P. The possible role of meditation in myofascial pain syndrome: a new hypothesis. Indian J Palliat Care. 2017; 23(2):180-7.
9. Ishiki H, Kinkawa J, Watanabe A, Watanabe C, Chiba T, Yasui H, Shimada N, Ariyoshi K, Nojima M, Iwase S, Tojo A, Imai K. Prevalence of myofascial pain syndrome in patients with incurable cancer. J Bodyw Mov Ther. 2018; 22(2):328-332.
10. Ko E, Jeon J, Kim W, Hong J, Yi Y. Referred symptoms from myofascial pain syndrome: one of the most important causes of sensory disturbance in breast cancer patientes using taxanes. Eur J Cancer Care. 2017; 26:e12615.
11. Hightower J, Delassandri K, Pope K, Hernández G. Low 25-hydroxyvitamin D and myofascial pain: association of cancer, colon polyps and tendo rupture. J Am Coll Nutri. 2017; 36(6): 455-461.
12. Lacomba M, Moral O, Zazo J, Gerwin R, Goñi A. Incidence of myofascial pain syndrome in breast cancer surgery: a prospective study. Clin J Pain. 2010; 26(4):320-325.
13. Dibai-Filho A, Guirro R, Ferreira V, Oliveira F, et al. Analysis of chronic myofascial pain in the upper trapezius muscle of breast cancer survivors and women with neck pain. J Bodyw Mov Ther. 2018; 22(2):237-241.
14. Groef A, Kampem M, Vervloesem N, Dieltjens E, et al. Effect of myofascial techniques for treatment of persistente arm pain after breast cancer treatment: a randomized controlled trial. Clin Rehab. 2017; 1-11.
15. Wolfe F, Simons DG, Fricton J, Bennett RM, Goldenberg DL, Gerwin R, Hathaway D, Mccain GA, Russell IJ, Sanders HO. The fibromyalgia and myofascial pain syndromes: a preliminary study of tender points and trigger points in persons with fibromyalgia, myofascial pain syndrome and no disease. J Rheumatol. 1992; 19(6):944-51.
16. Myburgh C, Lauridsen HH, Larsen AH, Hartvigsen J. Standardized manual palpation of myofascial trigger points in relation to neck/shoulder pain; the influence of clinical experience on inter-examiner reproducibility. Man Ther. 2011; 16(2):136-40.
17. Fernández-de-las-Peñas C, Dommerholt J. International consensus on diagnostic criteria and clinical considerations of myofascial trigger points: a delphi study. Pain Medicine. 2018; 1;19(1):142-50.
18. Park G, Kim C, Park S, Kim M, Jang S. Reliability and usefulness of the pressure pain threshold measurement in patients with myofascial pain. Ann Rehabil Med. 2011; 35:412-7.
19. Rangon F, Ferreira V, Rezende M, Apolinário A, et al. Ischemic compression and kinesiotherapy on chronic myofascial pain in breast câncer survivors. J Bodyw Mov Ther. 2018; 22:69-75.
20. Groef A, Kempem M, Vervloesem N, Geyter S, et al. An evaluation tool for myofascial adhesions in patients after breast câncer (MAP-BC evaluation tool): development and interrater reliability. PLoS One. 2017; 12(6):e0179116.
21. Fleckenstein J, Zaps D, Rüger LJ, Lehmeyer L, Freiberg F, Lang PM, Irnich D. Discrepancy between prevalence and perceived effectiveness of treatment methods in myofascial pain syndrome: Results of a cross-sectional, nationwide survey. BMC Musculoskelet Disord. 2010; 11:32.
22. Desai M, Saini V, Saini S. Myofascial pain syndrome: a treatment review. Pain Ther. 2013; 2(1):21-36.
23. Moraska AF, Schmiege SJ, Mann JD, Burtyn N, Krutsch JP. Responsiveness of myofascial trigger points to single and multiple trigger point release massages – a randomized, placebo controlled trial. Am J Phys Med Rehabil. 2017; 96(9):639-45.
24. Kalichman L, Vulfsons S. Dry needling in the management of musculoskeletal pain. J Am Board Fam Med. 2010; 223(5):640-6.
25. Zhou K, Ma Y, Brogan MS. Dry needling versus acupuncture: the ongoing debate. Acupunct Med. 2015; 33(6):485-90.
26. Dunning J, Butts R, Mourad F, Young I, Flannagan S, Perreault T. Dry needling: a literature review with implications for clinical practice guidelines. Phys Ther Rev. 2014; 19(4):252-265.
27. Lima LV, Abner TSS, Sluka KA. Does exercise increase or decrease pain? Central mechanisms underlying these two phenomena. J Physiol. 2017; 595(13):4141-50.
28. Mata Diz J, Souza J, Leopoldino A, Oliveira V. Exercise, specially combined stretching and strenghtening exercise, reduzes myofascial pain: a systematic review. J Phys. 2017; 63(1):17-22.

Capítulo 67

Síndrome Dolorosa Complexa Regional Tipos I e II no Paciente Oncológico

José Luiz de Campos
Alexandre Mio Pos

■ INTRODUÇÃO

A síndrome dolorosa complexa regional (SDCR) é uma ocorrência clínica que pode apresentar evoluções potencialmente graves com grandes variações de sintomatologias comumente atípicas. Ocorre, regionalmente, em um ou mais membros e, normalmente, é desproporcional à evolução normal da doença que a desencadeou, tanto em intensidade da dor, como no tempo de duração e na sua gravidade (Figuras 67.1 e 67.2).[1-3]

Normalmente, pode ser classificada em: tipo I (também chamada de distrofia reflexa) e tipo II (ou causalgia), respectivamente, dependendo da sua origem, quando não há ou quando há alguma lesão neural.[4,5]

A presença da SDCR em pacientes oncológicos é relatada seguindo a mesma classificação (tipo I e tipo II). A SDCR do tipo I é diretamente relacionada ao câncer, uma vez que a presença de lesões teciduais, pelo aparecimento de células tumorais, podem invadir vários tecidos dos membros, assim como algumas terapias oncológicas (p. ex., a quimioterapia e a radioterapia) podem acarretar agressões teciduais dos membros. Desta maneira, sua sintomatologia pode surgir como uma complicação da evolução da doença neoplásica, podendo ser, inclusive, seu primeiro sintoma antes de qualquer evidência de crescimento tumoral. A presença da SDCR tipo II é observada mais comumente em decorrência de lesões neurais oriundas de terapias mais invasivas como, por exemplo, as secções cirúrgicas.[1,6,7]

Normalmente, a presença da SDCR acrescenta uma nova riqueza de sintomatologia aos pacientes oncológicos, muitas vezes já debilitados pela patologia em si e respectivas terapias neles administradas. Assim, a SDCR deverá ser bem compreendida, para que o seu diagnóstico seja facilitado e ocorra o mais breve possível instituindo-se, nos pacientes, a sequência terapêutica adequada para cada caso.[8]

■ SÍNDROME DOLOROSA COMPLEXA REGIONAL

A SDCR é uma síndrome de dor neuropática desafiadora, apresentando grande complexidade de sintomas, variando quanto a potência da intensidade álgica, sempre acompanhada de manifestações mais intensas e incaracterísticas do que o habitual esperado na clínica da patologia de base. Pode surgir por meio de manifestações regionais espontâneas ou provocadas por presença de danos teciduais.

No passado, a SDCR teve diferentes denominações. A denominação atual, e seus subtipos, evoluiu de termos como "distrofia simpática reflexa" (DSR) e "causalgia" para a atual nomenclatura da SDRC tipo I e tipo II, respectivamente.[9,10]

Historicamente, sua sintomatologia é conhecida há vários anos. Em meados de 1800, Claude Bernard fez o relato da primeira síndrome da dor simpática. A "causalgia" foi descrita, pela primeira vez, em pacientes veteranos da Guerra Civil Americana, por Silas Weir-Mitchell, em 1864. Mitchell relata sintomas como queimação, sudorese, alterações vasculares e psicossociais relacionando, minuciosamente, a clínica com a anatomia e aos efeitos psicossociais da síndrome. Em 1901, Paul Sudeck, por meio de estudos clínicos e radiográficos (RX), descreveu uma síndrome de dor conhecida como "atrofia óssea inflamatória aguda", que poderia se espalhar além do local inicial da lesão para outras partes do membro afetado, e recebeu o nome de "atrofia de Sudeck". Na década de 1940, o termo "distrofia simpático-reflexa" (DSR) foi utilizado para se referir à síndrome da dor simpática. Em 1946, James Evans, durante a Segunda Guerra Mundial, relaciona a presença da síndrome com a ocorrência de lesões de vários portes, mesmo as mínimas.[10,11] Em 1953, James Bonica propôs estadiamentos para a DSR. Porém, com o passar do tempo, o nome DSR caiu em desuso, especialmente em virtude da sintomatologia representada em sua denominação não

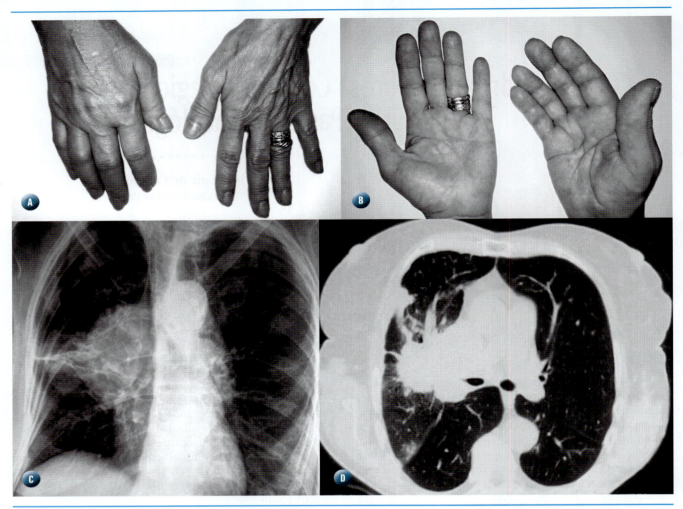

Figuras 67.1 Paciente de 77 anos com neoplasia maligna de mama com 10 anos de evolução e bom controle oncológico. **(A-B)** Inspeção dorsal e ventral: evoluiu para SDCR associado à trombose venosa profunda do membro superior direito. Exame clínico. **(C-D)** Exame radiológico do tórax demonstrando progressão tumoral com significativo colapso pulmonar. (Fonte: Acervo do autor.)

corresponder aos achados clínicos da síndrome como, por exemplo, a distrofia apenas ser encontrada em uma pequena porcentagem de pacientes, as alterações simpáticas e/ou autonômicas não serem consistentemente delineadas como fatores causais e, ainda, a presença de um "reflexo", na síndrome, não ter sido identificado. Finalmente, em 1994, a Associação Internacional para o Estudo da Dor (International Association for the Study of Pain – IASP) mudou a terminologia para SDCR tipo I e tipo II (SDCR-I e SDCR-II). Esta diferenciação entre os dois subtipos é dada pela presença ou ausência de evidência de lesão neural. A SDCR-I, nomenclatura anteriormente relacionada à DSR, é aquela se desenvolve após lesões menores ou maiores, porém sem evidência de dano neural importante na extremidade envolvida. Enquanto a SDCR-II, que foi mas comumente denominada causalgia, se desenvolve após lesões com evidência de dano neural importante.[2,5,12]

Da mesma forma, os critérios diagnósticos para essa condição complexa evoluíram ao longo do tempo. Durante a conferência de Budapeste, em 2003, a IASP adaptou um novo conjunto de diretrizes para o diagnóstico da SDCR, que foram denominados Critérios de Budapeste (Tabela 67.1). Neste novo guia, há uma diferenciação entre "sinais", que são vistos ou sentidos pelo médico que realiza o exame clínico dos "sintomas" e são relatados pelo paciente.[5,13,14]

Os Critérios de Budapeste para diagnóstico da SDCR são:

I. *Presença de dor contínua desproporcional ao diagnóstico inicial.*

II. *Sintomas:* deve apresentar pelo menos um sintoma em três das quatro categorias seguintes:

- Sensorial: hiperestesia (aumento anormal da sensibilidade) e/ou alodinia (dor causada por estímulos geralmente não dolorosos);
- Vasomotor: alterações na cor da pele ou assimetria de temperatura e/ou cor da pele entre os membros;
- Sudomotor/edema: presença de edema (inchaço) e/ou sudorese e/ou diferenças de sudorese entre os membros;
- Motor/trófico: diminuição da amplitude de movimento e/ou disfunção motora (fraqueza, tremor,

Capítulo 67 – Síndrome Dolorosa Complexa Regional Tipos I e II no Paciente Oncológico 695

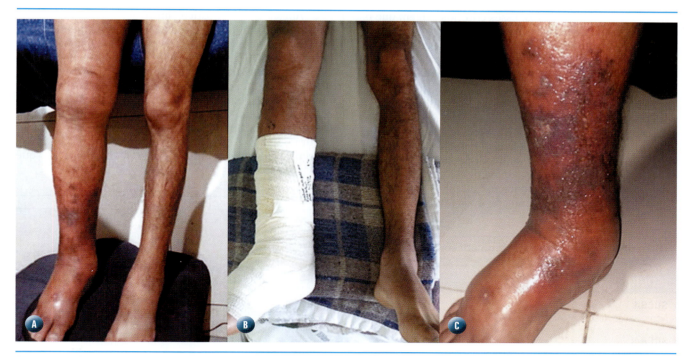

Figura 67.2. Paciente de 33 anos com quadro de neoplasia maligna de células redondas em pelve, tratado com quimioterapia. **(A)** Membro inferior acometido em destaque: presença de dor EVA 9 associada a intenso edema em MID com alodinia que não permitia o toque de tecidos. **(B)** Presença de complicação por diagnóstico e tratamento tardio da SDCR, apresentando evolução em infecção secundária desenvolvendo quadro de erisipela bolhosa necrosante. (Fonte: Acervo do autor.)

espasmo muscular – distonia) e/ou alterações tróficas (alterações no cabelo e/ou nas unhas e/ou na pele do membro).

III. *Sinais:* deve apresentar pelo menos um sinal em duas ou mais das seguintes categorias:
- Sensorial: evidência de hiperalgesia (resposta álgica exacerbada ao estímulo, como picada de agulha) e/ou alodinia (resposta álgica ao estímulo não álgico, como ao toque leve e/ou pressão somática profunda e/ou movimento articular);
- Vasomotores: evidência de assimetrias de temperatura (maior que 1 °C) e/ou da cor da pele entre os membros;
- Sudomotor/edema: evidência da presença de edema e/ou sudorese e/ou diferenças de sudorese entre os membros;
- Motor/trófico: evidência de diminuição da amplitude de movimento e/ou disfunção motora (fraqueza, tremor ou espasmo muscular) e/ou alterações tróficas (cabelo e/ou unhas e/ou outras alterações cutâneas).

Esses critérios diagnósticos não são perfeitos, uma vez que a especificidade do diagnóstico clínico de SDCR é de 0,69, mantendo uma sensibilidade de 0,85. Além dos critérios clínicos, os critérios de pesquisa também foram desenvolvidos, cujo objetivo foi criar um método confiável de fornecer falsos-positivos de classificação de pacientes en-

Tabela 67.1. Critérios de Budapeste para diagnóstico de SDCR

Categorias	Sintomas	Sinais
Sensorial	Hiperestesia ou alodinia ou hiperalgesia	Evidência de hiperalgesia (picada) ou alodinia (toque leve, pressão, movimentação da articulação)
Vasomotora	Assimetria de cor da pele ou de temperatura	Assimetria de cor de pele ou assimetria de temperatura maior 1 °C
Sudomotora/edema	Assimetria de sudorese ou edema	Evidência de assimetria de sudorese ou edema
Motora/trófica	Disfunção motora ou alteração trófica (pelos, unhas e pele)	Evidência de disfunção motora ou alteração trófica (pelos, unhas e pele
Presença de dor contínua desproporcional ao diagnóstico inicial		
Não há outros diagnósticos que melhor expliquem os sinais e sintomas		

Fonte: Adaptada de Harden N, et al. Pain. 2013; 14:180-229, com permissão.

volvidos em estudos futuros. Esses critérios exigem que os pacientes se enquadrem nas quatro categorias de sintomas positivos, e mantenham-se com duas das quatro categorias de sinais positivos. Os critérios de pesquisa produzem uma sensibilidade de 0,75 e uma especificidade de 0,96.[13]

Os Critérios de Budapeste ainda categorizam os pacientes (Tabelas 67.2 e 67.3) seguindo os critérios da IASP, com base na ausência ou presença de evidência de lesão neural, como SDCR-I e SDCR-II, respectivamente. Porém, uma categoria foi acrescentada, a denominação SDCR-NOS (sem outra especificação de enquadramento nestes subtipos), e que incluiu aproximadamente 15% dos pacientes que já haviam atingido os critérios da IASP/Orlando, mas que não atendiam aos Critérios de Budapeste.[5]

Apesar do diagnóstico clínico ser o mais importante para identificação da SDCR, os exames suplementares devem ser aplicados, inclusive nos casos onde não há origem definida da SDCR e onde a síndrome pode ser o primeiro sintoma de um quadro oncológico ainda não diagnosticado.[8] Infelizmente, os exames suplementares, em geral, não têm grande especificidade para a confirmação da SDCR, sendo considerados mais específicos o escaneamento ósseo na fase tripla e a cintilografia com laser Doppler (Figura 67.3).[4,15] A presença de linfedemas em membro(s) na clínica desses pacientes deve-se a vasodilatação, que

Tabela 67.2. Tratamento algoritmo eficiente para SDCR

Subtipos de síndrome dolorosa complexa regional (SDCR)
SDCR-I   Nome antigo: distrofia simpático-reflexa
SDCR-II   Nome antigo: causalgia; definida anteriormente com eletroneuromiografia ou outra evidência definitiva de uma lesão maior de nervo
SDCR-NOS (não especificado)   Segue parcialmente os critérios de SDCR; não há explicação melhor para qualquer outra condição

Fonte: Adaptada de Harden N, et al. Pain. 2013; 14:180-229, com permissão.

Tabela 67.3. Formas clínicas de apresentação da SDCR

Alteração da sudorese (ausente, excessiva, reduzida)
Alodinia
Atrofia da derme com perda das rugas e brilho da pele
Atrofia ou espessamento do subcutâneo
Alteração da pigmentação da pele
Alterações da cor da pele (cianose, eritema, palidez)
Edema da região
Alterações de pelos (crescimento excessivo ou reduzido, com pelos mais finos que o habitual)
Alterações da temperatura da região (mais quente ou mais fria que as áreas ao redor)
Alterações de unhas (mais frágeis, finas, curvas e com comprometimento da velocidade de crescimento)
Contratura de Dupuytren ou outros tipos de contraturas
Movimentos involuntários com tremor, distonia ou espasmo
Rigidez articular (alterações artríticas agudas ou crônicas)
Perda de massa muscular e/ou perda de força muscular associada
Osteoporose (localizada, irregular ou difusa)

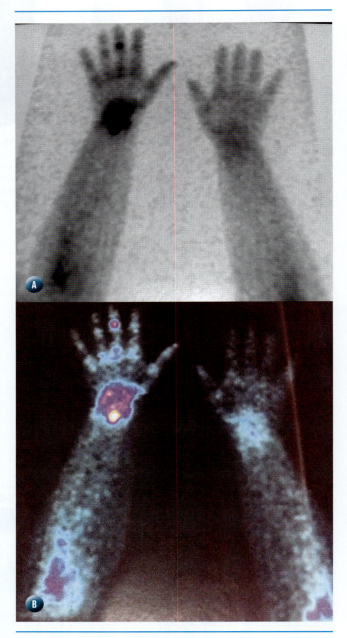

Figura 67.3. (A-B) Cintilografia óssea mostrando intensa captação em punho direito, desproporcional à possibilidade de lesão metastática e pequena área de captação em falange média do terceiro dedo. Paciente de 52 anos com diagnóstico de osteossarcoma acometendo falange média e distal do terceiro dedo da mão direita há cerca de 2 meses. (Fonte: Acervo do autor.)

é provavelmente causada pela liberação local de citocinas (como as prostaglandinas e bradicininas) resultando em aumento da especificidade e sensibilidade da cintilografia de fase tripla, que pode então ser usada como uma ferramenta diagnóstica adicional para estabelecer o diagnóstico de CRPS. Alguns autores relataram especificidade em torno de 90% mas, infelizmente, a varredura em diferentes estágios da doença pode, na verdade, diminuir a especificidade. Ainda, a cintilografia trifásica óssea não deve ser utilizada em pacientes pediátricos, pela inviabilidade da leitura da captação do traçador.[4]

A disfunção do sistema autonômico pode ser avaliada usando imagens termográficas, chamadas termografia. Neste método, a emissão térmica é medida, e as possíveis variações de gradientes térmicos distais anormais são identificados e captados por imagens térmicas nos momentos das respostas a testes de estresse autonômico com água fria aplicada sobre os membros. A sensibilidade do teste foi de 93% para detectar CRPS-I, e especificidade de 89%. Além disso, pode auxiliar no reconhecimento precoce e no tratamento precoce da doença, que é de maior importância para o resultado da SDRC.[16,17]

O teste reflexo sudomotor axonal quantitativo (QSART) é um valioso teste quantitativo de atividade sudomotora em área limitada da pele, porém, requer estrutura laboratorial somente presente em áreas de pesquisas. Nele, são medidas as diferenças na umidade em determinadas áreas da pele medidas por dois higrômetros no fluxo constante de oxigênio que ajudam a medir a evaporação cutânea. A transpiração adicional pode ser induzida iontoforeticamente por uma solução de 5 a 10% de acetilcolina. A resposta típica ao estímulo na curva QSART é medida pelo volume de suor e latência da resposta.[41] A latência de tempo de QSART, após estímulo, se for muito curta e associada a grandes diferenças no volume do suor é considerada resposta somatossimpática anormal e, juntamente com outras sintomatologias, podem sugerir SDRC.[18,17]

Os demais exames clássicos de imagem, como radiografias, tomografia computadorizada e ressonância magnética, devem ser utilizados para busca de outras causas, bem como acompanhamento da evolução da síndrome, porém, não apresentam especificidade para o diagnóstico da SDCR.[17,19]

Sintomatologia

A SDRC é caracterizada por dor intensa, alodinia e hiperalgesia com sinais e sintomas autonômicos e vasomotores.

A função nervosa simpática periférica encontra-se alterada, com presença de edema do membro que pode ser localizado ou generalizado, sendo encontrado entre 50 e 90% dos casos com SDRC.[13] Nas extremidades superiores, quando envolvidas, o edema geralmente se espalha sobre as áreas dorsais das mãos e antebraços. Também ocorrem alterações na coloração, umidade, nos pelos da pele e no crescimento das unhas. Estes achados clínicos, bem como a presença de contraturas musculares, estão presentes em numerosos pacientes com CRPS.

A dor é o principal sintoma apresentado na SDCR, sendo ela desproporcional ao evento que a originou. É contínua e não tem um padrão radicular ou de trajeto neural definido, sendo frequente em tecidos profundos. A alodinia (dor espontânea ou a estímulos não álgicos) ou a hiperalgesia (dor intensa a estímulos álgicos mínimos, como o de uma picada) são características presentes em quase todos os casos, especialmente nos casos crônicos. A alodinia e a hiperalgesia não são limitadas a um trajeto nervoso específico, mas sim a áreas expandidas de um membro. A hiperalgesia parece ser de natureza dinâmica, sugerindo uma participação central, especialmente nas fases iniciais, ao invés de uma contribuição periférica. Ocorre déficits sensoriais e comprometimento de percepção térmica. Podem ocorrer sensações ou evidências de calor ou frio no local, em comparação contralateral. Em alguns casos, aparecem relatos de sensações de luva ou meia no membro acometido em regiões com parestesias (sensação de baixa percepção associado a formigamentos). Alguns pacientes relatam sensação de pele mais espessa na extremidade do membro.[3,4]

Ocorre piora gradativa dos movimentos, diminuição contínua de força muscular e dos arcos reflexos de defesa. Com o tempo, inicia-se quadro de contratura muscular que vai se agravando. Dependendo do período de demora para o diagnóstico e para se iniciar o tratamento, geralmente acima de 6 meses, ou mesmo nos casos de evolução mais graves, o quadro clínico caminha para desenvolvimento de encurtamentos por tendinopatias e capsulites, podendo evoluir para uma fase contratural que tende a assumir a posição de flexão da área acometida do membro. Mais raramente, são encontradas presença de tremores, distonias e mioclonias.[3,13]

As disfunções vasculares estão presentes e são compatíveis com a formação de aspectos de baixa perfusão tecidual periférica, ocorrendo alterações de coloração de pele e edemas. Cinquenta por cento dos pacientes apresentam sudorese em assimetria com o membro não afetado. Também, mais raramente, podem ser encontradas lesões de pele com aspecto de insuficiência vascular.[20,21]

Nos casos de SDCR nos pacientes oncológicos, ocorre o somatório das sintomatologias da patologia de base, após sua identificação, podendo ocorrer diminuição da autoestima e alterações psicossociais e emocionais conflitantes com tendência a quadros depressivos.[22,23]

É importante salientar que, nestes quadros clínicos descritos, também se encontra a chamada síndrome ombromão, que é um acometimento de todo o membro superior, tendo como um dos sintomas principais a diminuição ou perda de movimentos do ombro, seguido de todo o membro, com tendência a atingir rigidez da articulação escapuloumeral, quadro também conhecido por "ombro congelado". Esta síndrome, que é uma variante da SDCR-I, é frequentemente encontrada nos pacientes oncológicos com SDCR.[8,24-27]

A SDCR-I sem apresentar causa reconhecida, e com aparecimento agudo, deve servir de base para investigação de outras causas sistêmicas, como o câncer, e que ainda se encontram sem diagnóstico. Há frequentes relatos que demonstram a possibilidade dos sinais e sintomas da SDCR-I antecederem a clínica oncológica.[28-31]

Epidemiologia e incidência

Após o estabelecimento dos Critérios de Budapeste, por aumentarem a especificidade de identificação, os índices de diagnósticos baixaram em torno de 50%. Desde então, a SDCR é encontrada em pacientes adultos não oncológicos numa incidência de 26,6 a cada 100.000 pessoas por ano, sendo 3 a 4 vezes mais frequente no sexo feminino do que no masculino (4:1).[32] Normalmente, os membros superiores são mais acometidos do que comparado com os achados em membros inferiores. A maior casuística ocorre entre a faixa etária de 50 e 70 anos. A Agência de Medicamentos e Alimentos dos Estados Unidos (Food and Drug Administration – FDA) e a Agência Europeia de Medicamentos (EMA) reconhecem, quanto à SDCR em sua determinação, que ocorre em um número menor de 200.000 pessoas ao ano nos Estados Unidos e menor de 154.000 pessoas ao ano na União Europeia.[2,3,5]

A SDCR-I é, frequentemente, mais encontrada do que a SDCR-II, e, nos Estados Unidos, o tipo I é encontrado em 5,46 a cada 100.000 pessoas por ano, enquanto o tipo II aparece em 0,82 a cada 100.000 pessoas por ano. Os eventos precipitantes mais comuns que levam à SDCR-I são fraturas, contusões, entorses e cirurgias. Na população geral, a SDCR ocorre com maior frequência após fraturas (> 40% dos casos de SDCR em dois estudos de base populacional).[2] Em recente estudo prospectivo de 596 pacientes com fraturas, a SDCR-I foi encontrada em 7 a 8,3% dos pacientes em até 4 meses da ocorrência da fratura, e nenhum destes pacientes estavam livres dos sintomas em 1 ano de acompanhamento. Fatores psicológicos e traços de personalidade não foram identificados como fatores que predispõem um indivíduo a desenvolver SDCR.[2,3,5,18,33]

Os fatores de risco para a SDCR incluem menopausa, osteoporose, asma brônquica, terapia com inibidores da enzima conversora da angiotensina (ECA) e indivíduos com pressão ocular elevada. Além disso, o prognóstico da SDCR é pior nos fumantes em comparação aos não fumantes.[2]

Nos pacientes oncológicos, se mantêm as mesmas relações, acrescidas, porém, de algumas particularidades clínicas e epidemiológicas de cada patologia. Do mesmo modo, a SDCR-I tem maior incidência nos pacientes com câncer comparada com a SDCR-II. Ainda assim, a SDCR-I é encontrada com pequena incidência nas doenças malignas. Também, nestes, a ocorrência é maior em membros superiores e mãos do que se comparada com membros inferiores e pés.[6,7]

A SDCR-II, que ocorre especificamente quando há evidência de dano neural, pode acontecer em casos de invasão tumoral em nervos, plexos, medula espinhal ou sistema nervoso central por compressão direta causando lesões isquêmicas intraneurais e consequentes quadros de dores neuropáticas, onde uma das variantes pode ser a SDCR. Outra possibilidade, vem das grandes cirurgias de ressecção tumoral com mutilações neurais, juntamente com peças tumorais. Por exemplo, em cirurgias com ressecções de massas presentes em região da coluna vertebral cervical anterior ou em ápice de caixa torácica com invasão do plexo braquial,[34-36] ou nervos, ou tumores aderidos ao músculo iliopsoas, conjuntamente ao plexo lombar, ou adesões ao sacro e plexo sacral presentes em região abdominal ou pelve. Também, a SDCR-II pode ser encontrada em casos de sequelas da radioterapia, fazendo lesões actínicas como danos radiculares ou medulares. Por exemplo, nas lesões transversas em medula espinhal torácica ocorridas durante o tratamento de câncer de mama

ou de pulmão,[1,37] ou ainda de raízes lombares baixas ou sacrais nos cânceres de próstata.[38] Mesmo assim, estas lesões podem, como variantes clínicas, levar mais raramente a quadros de SDCR-II com a presença de sintomas que não se restringem aos trajetos neurais, que é uma das características da SDCR.[8,25-27]

A SDCR-I, quando ocorre, deve-se diretamente às alterações da malignidade da patologia por invasões teciduais à distância ou pelos danos que as terapias antineoplásicas provocam nos demais tecidos. Desde 1938, já havia sido observada a relação da SDCR-I e das lesões malignas.[39] Muitas vezes, aparece como sendo o primeiro sintoma, que pode iniciar num período entre 4 e 6 meses antes da confirmação do câncer.[27,29,40] Há uma casual relação entre a SDCR-I e a síndrome paraneoplásica. A síndrome paraneoplásica é um conjunto de sinais e sintomas remotos encontrados concomitantemente na presença de tumores, benignos e malignos, presentes em qualquer órgão ou sistema. Não estão relacionadas aos efeitos da invasão tumoral ou às metástases. Ocorrem em 15% dos pacientes com câncer e estão presentes em 60% dos casos antes das manifestações clínicas da neoplasia.[41,42] Alguns exemplos importantes do aparecimento da síndrome paraneoplásica associado à SDCR-I são o carcinoma ovariano, câncer gástrico, pancreático e hemangioendoteliomas.[43,44] Estes tipos de cânceres são também associados a ocorrência de artropatias em grandes articulações como joelho, quadril, ombro e fascites plantares e a presença de síndromes de poliartrites, bem como linfedemas em membros (Figura 67.4).[20,45-48] Estes fatores certamente participam da clínica da SDCR-I, quando presentes.

Os tumores que podem envolver a região do plexo braquial e gânglio estrelado, como o tumor de Pancoast e carcinoma de células de ápice de pulmão, podem causar destruição de tecidos ao redor da estrutura óssea da coluna vertebral e costelas, levando à síndrome de Claude Bernard-Horner e neuropatias radiculares (C7, C8, T1 e T2).[1] Nesses quadros, ocorre acometimento de cadeia simpática, apresentando consequentemente hiperpatias, sudorese, alterações de coloração de pele e distúrbios vasomotores, como edema dos membros superiores (Figura 67.1).[36] São tumores associados ao aparecimento da SDCR-I antes do diagnóstico oncológico.[1,24,29,49-51] O mesmo também foi encontrado em linfoma pleomórfico de glândulas salivares.[50] Em alguns desses relatos, há confirmação da relação causal entre o tumor pulmonar apical e a SDCR-I, demonstrado pela melhora imediata da dor após a remoção do tumor. Os tumores de mama podem ter a mesma sintomatologia de SDCR-I em membros superiores, em virtude de apresentar agressões semelhantes à cadeia autonômica simpática e radicular (Figura 67.1).[34,40,52,53]

São vários os cânceres ginecológicos associados à SDCR-I, sendo os carcinomas de ovários frequentemente relacionados aos achados em membros superiores, enquanto, nos tumores uterinos da região endocervical e colo, são relacionados aos achados em membros inferiores. Nestes casos, a SDCR-I pode ocorrer tanto unilateral como bilateralmente.[6,20]

Os casos relatados de tumores ósseos incluem metástases de carcinoma urotelial no fêmur, tíbia e pelve associadas à dor e outros sintomas autonômicos em joelho e sarcoma sinovial em pé e cotovelo (Figura 67.2).[54-57] Em um

Com relação aos tumores cerebrais, cerca de 5% deles podem desenvolver SDCR-I, especialmente nos membros superiores, sendo a manifestação mais comum a síndrome ombro-mão. Os sinais clínicos normalmente incluem edema, eritema e contraturas com dor intensa.[58-61] Um grupo de pacientes com tumores cerebrais em uso de fenobarbitúricos, para controle de crises epiléticas, apresentaram ocorrência da SDCR-I numa incidência de 12% (contra 5% dos que não usaram a medicação), apresentando uma sintomatologia bilateral de dor e déficit de movimentos dos ombros. A sintomatologia cedeu após 2 meses de suspensão do barbitúrico.[6]

Fisiopatologia

Atualmente, sabe-se que a fisiopatologia da SDCR é multifatorial, participante assim de sua clínica desde a instalação e toda a sua evolução, com vários componentes que atuam conjuntamente de maneira importante contribuindo para a riqueza de seu quadro. Quanto mais rapidamente se reconheça o surgimento da síndrome, maiores serão as chances de interpelar cada um desses mecanismos e diminuir a velocidade de evolução da SDCR, objetivando maior eficácia no seu tratamento.

• Fatores inflamatórios e imunológicos

A SDRC, em sua fase aguda, tem em seu desenvolvimento uma resposta inflamatória muito exagerada e rica se comparada com o fator desencadeante. Há o consenso de que os achados clínicos no membro afetado apresentam todos os sinais flogísticos da inflamação com muita exuberância, tais como a dor de forte intensidade, edema, eritema, aumento de temperatura e comprometimento da função.[2,18,62,63]

Após o trauma tecidual, instala-se a fase inicial da SDCR, onde o fator de crescimento nervoso (NGF) liberado por macrófagos e mastócitos desempenha um papel central.[64] Em seguida, vários fatores pró-inflamatórios são liberados por citocinas e demais autacoides, como as interleucinas (IL)-1β, IL-2, IL-6 e fator de necrose tumoral α (TNF-α), que provocam, através de sensitização periférica, dor e hiperalgesia. São facilitadores da liberação de neuropeptídeos, tais como calcitonina, bradicinina e substância P, que unem seus mecanismos de ação e assim promovem vasodilatação com consequente aumento do extravasamento de líquido para o interstício, resultando em edema com avermelhamento e presença de calor local.[3,65]

A inflamação também pode ser desencadeada enzimaticamente, através das vias da ciclo-oxigenase, peroxidase e lipo-oxigenase, mas também por vias não enzimáticas, tais como as vias auto-oxidativas do citrocromo P450. Este estresse oxidativo é evidenciado em vários modelos animais e *in vitro*.[63,66-68] Eles explicam algumas das alterações imunoinflamatórias que ocorrem em pacientes sob torniquetes durante procedimentos cirúrgicos, bem como os casos de injúria por imobilização do membro no pós-cirúrgico ou pós-trauma, estes que podem ser, em alguns casos, fatores desencadeantes da SDCR.[2,4,9,62,69]

A resultante microcirculação prejudicada provavelmente mantém e agrava a doença, levando ao quadro final da SDCR-I, caracterizado por acidose tecidual metabólica.

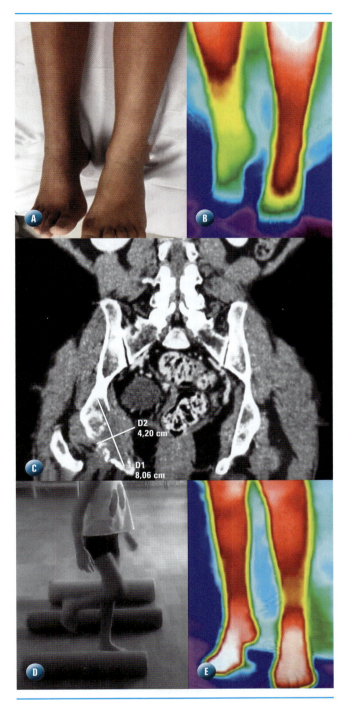

Figura 67.4. Paciente com 13 anos e neoplasia de reto cursando com dor intensa (EVA 8 em repouso e 10 durante o movimento) em membro inferior direito com 6 meses de evolução. TC e RNM de abdome com massa extensa e invasiva com compressão de plexo sacral. Exame físico com SDCR tipo I com hiperalgesia em terço distal da perna e pé direito. **(A-C)** Avaliação clínica inicial com termografia e RNM de abdome e pelve. **(D-E)** Avaliação feita após a realização de bloqueio simpático em cadeia lombar (nível L2 E L3) com fenol a 6% em tratamento fisioterápico, atualmente com dor EVA 0 no membro acometido. (Fonte: Acervo dos autores.)

desses pacientes, suas lesões metastáticas progrediram durante a quimioterapia, quando os sintomas semelhantes à SDCR-I foram completamente resolvidos, possivelmente com o uso de pamidronato.[44]

Esta segunda fase se distingue pelo aumento da permeabilidade microvascular e da pressão intramedular, da redução da extração de oxigênio e hipóxia celular que envolve vários tecidos, incluindo músculos e ossos. Finalmente, a geração de radicais livres e a redução do pH favorecem ainda mais a persistência da dor e a liberação de neuropeptídeos fazendo um ciclo mantenedor da fisiopatologia da SDCR.[64]

Ainda há a distinção de SDCR em duas formas, a quente e a fria, com características inflamatórias e imunológicas diferentes. Nos pacientes com tempo de evolução da doença inferior a 6 meses, a forma quente é encontrada com maior frequência, ou seja, na SDCR aguda. Enquanto nos casos de SDCR crônica, com tempo de evolução superior a 6 meses, a forma fria é a mais presente.[72,73] Porém, o tempo de evolução não é uma regra para o enquadramento de cada forma da SDCR, pois ambas as formas podem ser encontradas em momentos diferentes deste.

Especialmente na SDCR fria, a inflamação é menos óbvia e as investigações especificamente para este subtipo são esparsas. A presença de endotelina-1 aumentada e óxido nítrico reduzido, provavelmente, contribuem para a pele azulada fria. Em estudos pré-clínicos, descobriu-se que a falta de endopeptidase neutra aumenta a endotelina-1 que, por sua vez, sensibiliza fibras C. A atividade reduzida de peptidases é uma das hipóteses para uma suscetibilidade da ocorrência da SDCR após trauma.[34,65,69,71]

Nos pacientes com SDCR-I, por presença de lesões neoplásicas ósseas, há o mecanismo intrínseco tumoral favorecendo a riqueza da sintomatologia imunoinflamatória. Com o crescimento de células tumorais, o equilíbrio é deslocado, resultando em lesões ósseas osteolíticas (reabsorção de rede) ou osteoblásticas (deposição líquida), ou ambos. A maioria dos tipos de câncer metastático causam uma reabsorção total líquida resultando em ruptura da microarquitetura e, portanto, uma diminuição na força e resistência à flexão do osso, levando a um aumento do risco de fraturas e, às vezes, a um estado sistêmico de hipercalcemia. Estes fatores, muitas vezes, podem ser os sintomas iniciais e desencadeadores dos quadros de SCDR-I, mesmo antes do diagnóstico definitivo do câncer. Também, se inicia um ciclo vicioso de eventos moleculares no microambiente do osso, impulsionado pela ativação dos osteoclastos. As células tumorais interrompem o equilíbrio normal do sistema RANK/RANKL (ativador do receptor do fator nuclear kappa-B/ativador do fator nuclear kappa-B ligante) aumentando a liberação de RANKL das células tumorais, das células T associadas ao tumor e osteoblastos. Este fato, estimula a proliferação e ativação de osteoclastos por ativação do receptor RANK expresso nas células precursoras de osteoclastos, e que promovem aumento da reabsorção óssea. Esta degradação óssea promove, também, a acidose local, que sensibiliza os neurônios sensitivos por meio da ativação de canais iônicos sensíveis ao ácido, como o canal de potencial catiônico do receptor transiente (TRPV1) e o canal iônico sensível a ácido 3 (ASIC3). Todos estes são fatores agravantes da SDCR-I no paciente com lesões oncológicas ósseas.[74-76] Atualmente, o tratamento mais efetivo da dor associada à metástase óssea baseia-se na interrupção desse ciclo vicioso, seja pela inibição direta da ativação dos osteoclastos ou pela diminuição da quantidade de RANKL livre. Na clínica, os bifosfonatos são, hoje, amplamente usados para inibir a reabsorção óssea induzida por osteoclastos na SDCR-I, associada ao câncer ou não.

Todas essas alterações das respostas inflamatória e imunológica, no paciente que concomitantemente apresenta câncer e é portador de SDCR, ocorrem de maneira mais exuberante antes da manifestação crônica da clínica oncológica, uma vez que estabelecida a doença principal e suas terapêuticas, o paciente passa a apresentar respostas imunológicas mais lentas, em virtude da imunodepressão habitual desses casos.[16,29,50,54]

Estudos recentes, sugerem a participação do sistema imunológico adaptativo no quadro de formação da SDCR. A presença de autoanticorpos séricos agonistas contra receptores adrenérgicos e colinérgicos torna muito provável esta hipótese.[3,18,70]

Também se considera a possibilidade de uma ação autoimune participar em alguns casos de SDCR, em virtude do encontro da presença de autoanticorpos imunoglobulina G (IgG) contra antígenos de superfície em neurônios autônomos no soro de pacientes com a síndrome. Isto é apoiado pelos resultados de um pequeno estudo piloto em que os pacientes com SDCR, que receberam tratamento intravenoso com imunoglobulina, demonstraram uma redução significativa nos sintomas de dor quando comparados com os que receberam placebo.[77-79]

• Sensibilização do sistema nervoso central e periférico

Normalmente, todo dano tecidual e/ou neural, promove alterações nos sistemas nervosos central e periférico, levando a um aumento da inflamação local e, como um mecanismo de defesa, são liberados os moduladores da dor e consequente alívio álgico. Nos quadros de persistência do quadro álgico, através de uma estimulação nociva persistente e intensa dos neurônios nociceptivos aferentes periféricos e centrais, ocorre uma sensibilização do sistema nervoso (central e periférico), especialmente por inflamação neurogênica da micróglia.[18,62,65,80]

Esta sensibilização é mediada através da liberação de mediadores inflamatórios, como a bradicinina, e neuropeptídios pró-nociceptivos, como a substância P, contribuindo para a sensibilização periférica, já citada no tópico anterior. Alguns estudos têm demonstrado uma redução na densidade de fibras aferentes cutâneas do tipo C e Aδ no membro afetado por SDRC em comparação com o membro não afetado, com essas alterações afetando principalmente as fibras nociceptivas.[81,82] Também foram encontradas presença de fibras anômalas sensitivas, de origem desconhecida, relacionadas com a sensação de dor exagerada.[82]

Essa alteração no processamento nociceptivo é somada à excitabilidade dos neurônios nociceptivos centrais secundários na medula espinhal, ocorrendo por meio da ação do aminoácido excitatório glutamato, que participa da sensibilização central através da ativação dos receptores N-metil D-aspartato (NMDA) espinhal.[2,18,62] No geral, a via de inibição descendente ou moduladora, nos pacientes com SDCR, está reduzida e a facilitação decrescente aumentada.

Assim, a sensibilização periférica e central pode contribuir para algumas das características da SDRC, incluindo dor espontânea, hiperalgesia (aumento da dor a estímulos nocivos) e alodinia (resposta álgica a estímulos não nocivos).[18]

Ainda, existe a disfunção do sistema nervoso central na SDCR relacionada com o comprometimento da função motora. Nestes casos, após o desencadeamento da SDCR, ocorrem distúrbios da função motora, especialmente com a presença de hipertonias em posição de flexão do membro associadas a alterações de movimento. A distonia é o distúrbio de movimento mais prevalente na SDCR, caracterizada pela flexão persistente dos dedos e punhos, e na flexão plantar do pé. A distonia não responde a cetamina intravenosa. A neurotransmissão inibitória espinhal pela administração intratecal do baclofeno agonista do receptor ácido γ-aminobutírico-B (GABAB), mas não da glicina, melhora este quadro distônico. Assim, parece provável que os mecanismos GABAérgicos mediados espinhalmente desempenham um papel específico na distonia associada a SDCR.[2,3,65]

Algumas alterações mal-adaptativas foram encontradas em representações cognitivas nos pacientes com SDCR. Pessoas com o quadro clínico com longa duração de evolução, tendem a sentirem como se o membro afetado fosse maior do que realmente é. Também descrevem distorções da imagem mental do membro, como postura e temperaturas alteradas. Podem apresentar sensações de desprezo em relação ao membro afetado.[2,18]

As técnicas de imagem funcional em ressonância nuclear magnética mostraram uma reorganização substancial do mapa somatotópico dentro do córtex somatossensorial primário (S1) contralateral ao membro afetado em pacientes com SDCR.[16,83-87] A representação de S1 da mão afetada é menor do que a da mão oposta e sadia, sendo que o S1 representa a mão deslocada em direção à boca ipsolateral. A extensão dessas alterações está associada à dor espontânea da SDCR e à hiperalgesia mecânica. Curiosamente, quando os sintomas de SDCR diminuem, subsequentemente ao tratamento, essa reorganização cortical S1 também se inverte.

Os pacientes oncológicos com SDCR podem ter o agravante da presença de lesões diretas do tecido neural, central ou periférico, por invasão tumoral primária ou secundária, e também alguns casos de constrições de tecidos periféricos a estruturas neurais, por crescimento de tumores adjacentes. Desta maneira, tem-se respostas inflamatórias e imunológicas teciduais próprias que, diretamente, agravam ou perpetuam os estímulos nociceptivos primários e retardam as respostas descendentes moduladoras. A própria presença da lesão tumoral é um agente neuroexcitatório, com reações mecânicas e imunológicas contínuas, funcionando como um marca-passo próprio, fornecendo estímulos sobre as vias regulatórias da dor. Este fato, por si só, já explica a rebeldia terapêutica que muitos destes casos apresentam.

• Fatores autonômicos e vasomotores

Geralmente, no início da SDCR, o membro afetado é mais quente, e depois com o tempo torna-se mais frio. Estas alterações clínicas sugerem a ativação de neurônios vasoconstritores na cronificação da SDCR. Porém, mais importante do que este fluxo simpático eferente, é a transmissão neurovascular perturbada e o desenvolvimento de hiper-reatividade dos vasos sanguíneos por catecolaminas circulantes, que parecem predominar na clínica da SDCR.[3,62]

A progressão da SDCR em sua fase aguda ("quente") para a fase crônica ("fria") pode ser atribuída a alterações nos mecanismos catecolaminérgicos.[28] Durante a fase aguda, o membro afetado pela SDCR demonstra uma redução nos níveis de norepinefrina plasmática circulante em comparação com o membro não afetado.[2] Consequentemente, há aumento da regulação compensatória dos receptores adrenérgicos periféricos, causando supersensibilidade às catecolaminas circulantes,[88] levando a vasoconstrição e sudorese, dando origem às extremidades com características frias e azuladas presentes na fase crônica.

Do ponto de vista microvascular, a disfunção endotelial é primordialmente causada por um desbalanço na síntese de óxido nítrico, causando, por exemplo, a incapacidade de vasodilatação. Essa mesma disfunção endotelial foi observada também em desordens vasculares, como hipertensão, diabetes, tabagismo e hipercolesterolemia, além da SDCR.[160-162] O NO é um potente vasodilatador e é produzido pela ativação da enzima NO sintetase (NOS), sendo que existem 3 isoformas de NOS: NOS neuronal (nNOS), NOS indutível (iNOS) e NOS endotelial (eNOS). A eNOS está presente nas células endoteliais e sintetiza o NO a partir de L-arginina que, em seguida, difunde-se para as células musculares lisas que circundam os vasos sanguíneos e ativa a guanilato ciclase solúvel para catalisar a conversão de guanosina trifosfato (GTP) em monofosfato cíclico de guanosina (cGMP). A concentração aumentada de GMPc intracelular ativa uma proteína quinase dependente de GMPc (PKG), que fosforila os canais de cálcio do tipo L nas células musculares lisas vascular. Daí resulta a diminuição da concentração intracelular de cálcio com relaxamento da musculatura lisa e, posteriormente, vasodilatação.[163] A endotelina também é importante na regulação do tônus vascular, e seu papel é o de proporcionar um *feedback* negativo ao processo, mantendo um equilíbrio correto e essencial para uma função endotelial normal. A endotelina-1 (ET-1) é produzida no endotélio vascular por clivagem proteolítica de um peptídeo inativo (enzima conversora de endotelina-1 – ECE-1) e é um potente vasoconstritor. A ET-1 age através de receptores chamados ETA e ETB nas células musculares lisas vasculares e induz vasoconstrição (Figura 67.5).[164]

Atualmente, tem-se discutido se a presença de autoanticorpos agonistas, recentemente descobertos, contra os receptores adrenérgicos e acetilcolinérgicos também participem na geração de sintomas autonômicos, por alterarem o gradiente de concentração sérica e local destes agentes.[89,90]

Na SDCR associada ao câncer, a função vasomotora e simpática nos casos de SDCR sofrem importantes alterações, agravadas pela presença das lesões osteolíticas tumorais.[64] O osso é suprido por uma densa rede de neurônios sensoriais e simpáticos que inervam a medula óssea, a parte mineralizada do osso e o periósteo. A inervação densa do osso coloca a rede neuronal em contato íntimo com o microambiente matricial e, portanto, não é de surpreender que mudanças na homeostase óssea possam afetar e sensibilizar os terminais periféricos dos neurônios sensitivos e

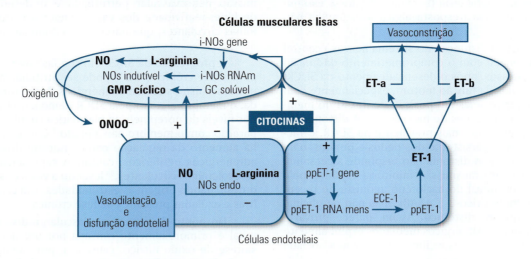

Figura 67.5. Mecanismos fisiopatológicos envolvidos nos distúrbios vasomotores da SDCR. (Fonte: Adaptada de Kortekaas MC, Niehof SP, Stolker RJ, Huygen FJPM. Pathophysiological mechanisms involved in vasomotor disturbances in complex regional pain syndrome and implications for therapy: a review. Pain Practice. 2015; 16(7):905-14. doi:10.1111/papr.12403

simpáticos, gerando estímulos para a medula espinhal. Na homeostase óssea normal, a remodelação do osso é equilibrada entre a reabsorção óssea induzida por osteoclastos e a formação óssea mediada por osteoblastos.[6]

A dor neuropática, em associação com achados autonômicos focais ou edema focal, pode sugerir que a lesão maligna se tornou complicada pela presença da SDCR, concomitantemente. Essa complicação é possível, e poderia sugerir novas vias de tratamento da dor. Entretanto, o diagnóstico da SDCR quase sempre permanece provisório, pois a própria lesão maligna pode produzir os achados autonômicos, e o edema pode estar relacionado à obstrução linfática ou vascular associada ao tumor. Em alguns casos, pode-se fazer uso de bloqueio anestésico dos gânglios do sistema nervoso simpático com o objetivo de fazer o diagnóstico da SDCR, ou se a clínica é, pelo menos em parte, mantida por atividade simpática, o que abriria novas opções terapêuticas.[6,28]

• **Fatores genéticos**

É possível que exista correlação de fatores genéticos e, assim, influências hereditárias ligadas a SDCR. Em estudos familiares, alguns aspectos encontrados sugerem que exista uma preponderância genética comum para o desenvolvimento dessa condição, mas este mecanismo não foi esclarecido. Irmãos com SDCR, abaixo de 50 anos, tiveram risco três vezes maior de desenvolver a doença, tendo sido encontrada uma herança mitocondrial.[69,91,92] Outros estudos examinaram diretamente as associações genéticas com SDCR e identificaram vários candidatos potenciais polimórficos, incluindo aqueles em genes que codificam os adrenoceptores α (α1 a 90) e o sistema HLA. O HLA é o principal complexo de histocompatibilidade que codifica as moléculas do antígeno leucocitário humano. Os alelos HLA-B62 e HLA-DQ8 podem se correlacionar fortemente com o desenvolvimento de CRPS.[93] A dificuldade de se definir as influências genéticas na SDCR, deve-se em virtude da existência de heterogêneas apresentações fenotípicas e aos diferentes componentes do mecanismo fisiopatológico que contribuem individualmente para a formação da síndrome.

Não há trabalhos, ainda, que correlacionem as influências genéticas com as doenças neoplásicas e a associação com a ocorrência de SDCR. É possível, no momento, apenas identificarmos que há certas ocorrências da hereditariedade de alguns tipos de neoplasias como, por exemplo, cânceres: colorretal não polimórfico (síndrome de Lynch), mama, ovário, endométrio, estômago, pâncreas, fígado, rim, cérebro, osteossarcoma, leucemias, próstata e outros. Algumas ocorrências, relatadas previamente, podem se correlacionar com o surgimento de SDCR.[20,45-48]

Pode-se relacionar os cânceres com influência genética e com capacidade de promover metástases ósseas ou primários de tecido ósseo como possíveis causadores de SDCR-1, como, por exemplo, leucemias, sarcomas, pulmão, mama e outros.[15,28,30,38,52,54,94]

• **Fatores psicológicos**

Os fatores psicológicos foram, por muitos anos, considerados relevantemente participativos do desenvolvimento clínico da SDCR. Esta suposição vinha de um possível conjunto de comportamentos comuns entre os pacientes portadores da síndrome, e que se mostravam psicologicamente alterados. Inclusive, observou-se que parecia haver maior ocorrência de SDCR após fraturas do rádio distal em pacientes idosos com doenças psicológicas ou psiquiátricas.[95] Os distúrbios de comportamento de comorbidade do eixo I, especialmente a depressão, são achados frequentemente em pacientes portadores da SDCR, porém com incidência não superior à encontrada em demais pacientes portadores de dores crônicas.[96] Na verdade, as evidências a respeito disso permaneceram inconclusivas, pois outros estudos não confirmaram essa associação. Esses estudos não confirmam que os fatores psicológicos possam causar a SDCR, especialmente se forem considerados como fatores únicos.[96-98]

Trabalhos recentes, sugerem que os pacientes com SDCR, e que apresentem comorbidades psicológicas associadas, formem um grupo com potencial maior risco de cometerem suicídio.[98,99]

O sofrimento psicológico pode ser traduzido por meio da expressão de sentimentos comuns, tais como raiva, tristeza e ansiedade. Este comportamento psicológico alterado também tem sido descrito como componente estimulador do sistema simpático aferente, pela maior liberação de catecolaminas e, consequentemente, contribua para promover um impacto maior na estimulação da dor dos pacientes com SDCR e, assim, contribuir para a sua gravidade.[22,97,98,100]

Também não há definição de que a presença de fatores psicológicos, presentes previamente a um trauma, favoreçam o aparecimento e desenvolvimento da SDCR.[2,18]

Sabidamente, os pacientes portadores de doenças neoplásicas encontram-se habitualmente em quadros de labilidade emocional, em virtude das dificuldades e incertezas da evolução e prognóstico da doença. Certamente, este fator psicológico alterado é o mesmo composto pelos sintomas emocionais anteriormente citados na SDCR, e que podem contribuir, se não para a formação da síndrome nestes casos, mas certamente no agravamento da sintomatologia.[6]

Outro importante conceito associado a estes pacientes, é que o desuso do membro afetado se torna um fator psicológico importante, com um resultante comportamental oriundo do receio de se piorar a dor, especialmente nos casos de fraturas.[18,101,102] A imobilização realizada o mais precocemente possível de um membro após fratura, pode prevenir a formação de SDCR.[102,103] Da mesma maneira que a imobilização prolongada pode predispor ao aparecimento de SDCR.[104]

■ DIAGNÓSTICO DIFERENCIAL

Algumas doenças podem apresentar formas clínicas muito semelhantes a SDCR e, especialmente em pacientes oncológicos, é importante estar atento ao diagnóstico diferencial para evitar procedimentos propedêuticos ou terapias inadequadas:

- Infecção de pele, músculos, articulação ou osso, caracterizada por eritema, edema, calor e dor. Exames laboratoriais são indicadores de infecção, como o aumento do VHS (velocidade de hemossedimentação), da PCR (proteína C-reativa) e do número absoluto e/ou relativo de leucócitos.
- Síndrome compartimental, causada pelo aumento da pressão dentro de um compartimento fechado entre fáscias não distensíveis após um trauma ou isquemia, que leva à compressão neurovascular. Esta é uma emergência cirúrgica que geralmente se desenvolve logo após trauma significativo, particularmente envolvendo fraturas de ossos de membros com extensa lesão tecidual associada, ou por causas não traumáticas, como na síndrome de reperfusão de membros, em mordedura de animais com envenenamento, extravasamento de fluidos intravenosos, injeção de dro-

gas recreacionais ou compressão prolongada de um membro. Os sintomas iniciais incluem dor progressiva e desproporcional à intensidade do ferimento, edema intenso com sinais de tensão no compartimento e dor associada à contração passiva de músculos dentro do compartimento afetado.
- Doença vascular periférica, que pode levar à hipoperfusão dos membros, com alterações de temperatura e dor, que piora com a atividade e melhora com o repouso.
- Trombose venosa profunda, onde pode ocorrer edema, vermelhidão e dor na extremidade envolvida. No entanto, pode ser facilmente distinta da SDCR pela história e exame físico, associado ao Doppler vascular.
- Neuropatia periférica (diabética ou por drogas) de extremidades com alterações distróficas ou sensoriais, e que pode causar atraso ou dificuldade no diagnóstico da síndrome, geralmente discernível por meio da ENMG (eletroneuromiografia).
- Síndrome do desfiladeiro torácico, com alterações como edema, parestesia e eritema, mas que cursa com a perda do pulso radial com a manobra de extensão, abdução e rotação externa do membro afetado.
- Artrite reumatoide, que é uma doença autoimune crônica que afeta a sinóvia das articulações e que pode causar muitos sinais e sintomas semelhantes à SDCR. No entanto, os sintomas de artrite reumatoide estão presentes assimetricamente em várias articulações e os exames laboratoriais são úteis no diagnóstico.
- Fenômeno de Raynaud, que consiste em uma resposta vasoconstritiva aumentada ao frio ou ao estresse emocional. O fenômeno manifesta-se, clinicamente, por alterações intensas na cor da pele dos dedos e da região afetada, entretanto, não apresentam sensibilidade ao frio.
- Eritromelalgia, que é uma síndrome clínica genética ou adquirida caracterizada pela ocorrência intermitente de ocorrência de extremidades vermelhas, quentes e dolorosas. A síndrome geralmente afeta as pernas (predominantemente os pés), mas também pode envolver os braços (predominantemente mãos) e, raramente, envolve o rosto. A caracterização pela história clínica de episódios recorrentes faz pensar no diagnóstico.
- Patologias psiquiátricas como a síndrome de Munchausen, dores somatomórficas e atrofias por imobilismo.

Tratamento

O tratamento da SDCR é certamente multidisciplinar amplo, devendo dinamicamente ser ligado a todo o conjunto de sintomatologia apresentada por cada paciente individualmente, de uma maneira integrada entre todas as técnicas utilizadas. Os grandes objetivos da terapia são o controle da dor e da funcionalidade do membro afetado. Para isto, farão partes do arsenal terapêutico, todas as modalidades que possam agir sobre os componentes mantenedores da clínica da SDCR em toda a sua fisiopatologia. Especialmente, a SDCR crônica deve ter em seu conjunto terapêutico ações de natureza médica, física e psicológica. Nos casos de pacientes com SDCR associado a doenças oncológicas, independentemente de tipo e origem da síndrome, bem como do momento do diagnóstico com relação à neoplasia, deve-se buscar maior integração das equipes multidisciplinares envolvidas, também envolvendo as terapias antineoplásicas.[3,6,25,34,105,106]

Não há estudos de alta qualidade de evidência,[7] tais como randomizados controlados (RCs) e com grande casuística, para se definir as técnicas mais adequadas para o tratamento da SDCR, ainda mais nos pacientes oncológicos, onde o número de pacientes é ainda menor.[6,18,33] Assim, a terapêutica atual é baseada num padrão de práticas clínicas, onde há uma relatividade de fatores que podem contribuir ou não na eficácia desejada.

• Terapia física e ocupacional

O conjunto de terapias de característica física e ocupacional compreende o principal tratamento para a reabilitação da SDCR, mesmo em pacientes oncológicos,[6] e deve, sempre que possível, ser instituído o mais breve possível. Um dos objetivos, é o de se proteger o paciente contra a formação da cinesiofobia, que é o desuso do membro em virtude do medo da dor causado pelo movimento do mesmo. Há também, a intenção de se evitar as imobilizações por tempo prolongado nos pacientes e, assim, promover o agravamento da SDCR.

Várias ações e atividades devem ser utilizadas, tais como reposicionamentos do membro, banhos de contraste, estimulação elétrica transcutânea (TENS), massagens, alongamentos, fortalecimentos musculares isotônicos e isométricos de carga, juntamente com opções analgésicas fisioterápicas.[107] Na sequência, o condicionamento aeróbico e terapias de movimento com normalização do uso da extremidade serão partes da fisioterapia reabilitacional.[6] Também é aplicada a técnica de exercícios com espelho, para se promover a condição de normofisiologia de sensações no membro afetado, especialmente nos casos de SDCR que ocorreram após acidente vascular cerebral.[108]

A chamada terapia do espelho é indicada para pacientes com SDCR. Um conjunto de exercícios é realizado com ambos os membros, o afetado e o não afetado, com um espelho interpelando a visão e somente permitindo a visualização do membro normal. O objetivo é ativar a relação somatossensorial do cortéx motor e devolver a percepção de normalidade ao membro afetado.[25]

A terapia ocupacional promove a reintrodução do paciente no ambiente social e de trabalho, de maneira que se proteja o membro afetado, por meio do uso de técnicas, tais como uso de roupas de proteção e aprendizado de posturas adequadas para cada caso (Figura 67.6).[107] Assim, se mantém o membro com menor presença de edema e estímulos nociceptivos complicadores.[2]

• Terapia psicológica

A dor crônica afeta a qualidade de vida, ainda mais nos pacientes com doenças oncológicas associadas, onde a sobrecarga emocional e psicológica gera grandes transtornos e se associam comumente a quadros de ansiedade e de depressão.[6] Dessa maneira, após realizar o diagnóstico inicial, deve-se implantar, o mais breve possível, um plano de terapia com um prestador de cuidados psicoló-

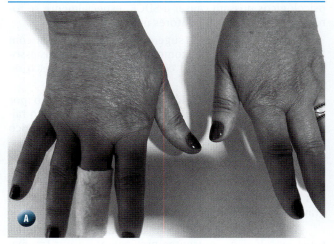

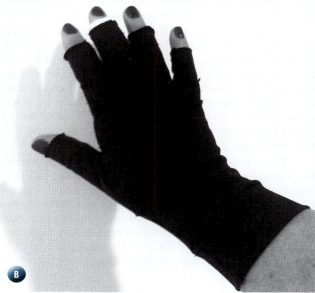

Figura 67.6. (A-B) Paciente da Figura 67.1 com SDCR após lesão metastática em tratamento com lidocaína transdérmica e luva terapêutica. (Fonte: Acervo do autor.)

gicos, deixando clara a condição momentânea e provável progressão de ambas as patologias, indicando as perspectivas de tratamento. É importante sempre estar próximo do paciente e, assim, tentar conter as mudanças de comportamentos, bem como as dificuldades emocionais que certamente se agravarão.[22,26,109,110]

Algumas técnicas da terapia psicológica utilizadas são: enfrentamento da dor cognitiva; relaxamento e concentração; reeducação do controle muscular e térmico; aconselhamento psicológico e emocional (inclusive a familiares, quando indicado); e ensino sobre as alterações da SDCR e sobre as perspectivas terapêuticas aos pacientes com doenças oncológicas.[8]

• Terapia farmacológica

Os corticosteroides e os anti-inflamatórios não hormonais são utilizados para o tratamento da SDCR e podem ser eficazes, em virtude do combate aos fatores inflamatórios presentes na fisiopatologia da síndrome. Alguns estudos randomizados controlados mostraram ganhos de amplitude de movimento no membro acometido utilizando corticosteroide por via oral ou intramuscular.[111] Porém, nem todos os pacientes apresentam boas resposta, certamente em virtude da heterogeneidade da patologia. Em certos momentos, o uso de corticosteroides nos pacientes oncológicos traz benefícios por assegurar menor incidência de efeitos colaterais às terapias antineoplásicas.[26,109] Deve-se, durante o acompanhamento clínico adequado, observar se algumas dores neuropáticas não são provenientes do uso do corticosteroide, mesmo que indiretamente, como nos casos de edema de extremidades e, ainda, como nos casos de necrose de cabeça de fêmur, tornando-se então potenciais provocadores da SDCR. Atualmente, não há evidências que justifiquem o uso de anti-inflamatórios não hormonais na terapia da SDCR, pelo fato de não mostrarem benefícios clínicos aos pacientes.

Os medicamentos anticonvulsivantes têm o seu uso clássico nos pacientes com dor crônica de origem neuropática, tal qual a SDC, com eficácia terapêutica também para os casos correlacionados às doenças oncológicas.[40,45,112] O uso da gabapentina tem mostrado evidência de melhora dos quadros neuropáticos da SDCR, com redução da dor e melhora das alterações sensitivas,[45,113-115] sendo as doses usuais utilizadas variando de 1.200 a 3.600 mg ao dia. A pregabalina tem sido demonstrada como um medicamento promissor para o controle dos sintomas neuropáticos da SDCR. Alguns relatos isolados de seu uso mostram expectativas positivas nas doses de 150 a 300 mg ao dia;[116] inclusive para os pacientes oncológicos, os tratamentos das dores neuropáticas, quando a eficácia é melhor do que o uso de opioides, quando apresenta menores efeitos colaterais e ação no controle da ansiedade concomitante.[117] O uso de barbitúricos, para tratamentos de crises epilépticas nos casos de tumores cerebrais, conforme já descrito, pode ter relação com o favorecimento do aparecimento da SDCR-I. Desta maneira, caso haja manifestação dos sintomas da SDCR-I, o uso dos barbitúricos deve ser descontinuado, sempre que possível.[6]

Os antidepressivos, tanto os inibidores da recaptação de serotonina como os inibidores seletivos de serotonina e noradrenalina, são medicamentos com eficácia terapêutica para os casos de diversas dores neuropáticas, porém não se apresentaram estudos que especificamente os mostrassem eficazes para o tratamento da SDCR,[4,112] mas possivelmente o seu uso deva auxiliar no controle da sintomatologia destes casos. Também o uso destes agentes, nos pacientes com quadros oncológicos, melhora significativamente o estado emocional dando suporte para os transtornos de sofrimento.[109] Os antidepressivos com maior evidência de eficácia para as dores neuropáticas citadas, especialmente nos casos crônicos, são provavelmente aqueles que devam ser utilizados, como, por exemplo, os agentes tricíclicos (amitriptilina, 10 a 75 mg ao dia; duloxetina, 30 a 120 mg ao dia; e venlafaxina (37,5 a 150 mg ao dia).[109,112]

Os agentes bifosfonatos são importantes para o controle dos quadros de SDCR associados à presença de componentes osteolíticos, como os observados em pacientes com tumores ósseos. Seu uso, especialmente, na fase aguda, mostra-se eficaz para o controle da síndrome, bem como de suas eventuais complicações durante a sua evolução. Há, ainda, teorias de que seu uso previna a formação de cristais de hidroxiapatita e, consequentemente, reduza a produção de ácido láctico modulando a resposta inflamatória local.[64,118,119] As doses sugeridas são as mesmas para os tratamentos de lesões osteolíticas neoplásicas, diferindo-se das doses para tratamentos de osteopenia. O alendronato, por exemplo, pode ser utilizado na dose de 40 mg ao dia, por via oral, por 8 a 12 semanas, e depois seguir o acompanhamento clínico.[112,120]

Os antioxidantes utilizados como tratamento da SDCR vêm da observação de que radicais livres de oxigênio, presentes nas áreas da sintomatologia por meio do processo inflamatório que mantém o tecido com baixa permeabilidade vascular e com meio ácido, mantêm o quadro da fisiopatologia da síndrome. Assim, alguns produtos, como o dimetilsulfóxido e a N-acetilcisteína, demonstraram sucesso em proporcionar alívio da dor, aplicados topicamente.[121,122] De maneira similar, a vitamina C tem o efeito preventivo mais eficaz ao desenvolvimento da SDCR, provavelmente pela sua capacidade antioxidante, sendo utilizada profilaticamente em cirurgias de extremidades.[121,123]

Os opioides têm seu uso controverso nas dores neuropáticas não malignas, em virtude de seus efeitos colaterais, compreendendo apenas a terceira linha de terapêutica nestes casos. Porém, nos pacientes oncológicos, com a doença em fase ativa, onde seus quadros álgicos são mistos, ou seja, também há componentes nociceptivos, os opioides tornam-se drogas de primeira linha. Fica a alternativa de se evitar o seu uso nos casos onde houve remissão da doença e os pacientes sobreviventes ficaram com quadros de dor neuropática residual, como a SDCR.[112]

Os opioides mais utilizados para o tratamento na prática clínica vão seguindo a Escada Analgésica preconizada pela Organização Mundial de Saúde, sendo utilizada de forma ascendente por ordem crescente da potência dos analgésicos, conforme o quadro vai evoluindo durante a cronicidade da doença.[124,125]

Antes de se iniciar o uso de opioides, recomenda-se o rastreamento dos pacientes fazendo uso de alguma ferramenta de risco, que também pode ter a denominação inventário de risco. Este cuidado com o paciente é importante em virtude de sérias complicações associadas ao uso desta linha de medicamentos, tais como depressão respiratória, alterações emocionais e adicção.[126,127]

Assim, dentro da classificação dos opioides fracos encontra-se o tramadol, com doses diárias de 100 a 200 mg/dia por via oral, intravenosa ou intramuscular, e a codeína com doses de 30 a 120 mg/dia, por via oral. Os opioides fortes são todos os demais em uso clínico, sendo que, dentre eles, a morfina, a oxicodona e a metadona têm potência e doses semelhantes, com uso de 10 a 120 mg/dia por diversas vias. Já a buprenorfina, tem também potência equivalente à da morfina, mas com apresentação transdérmica e boa aceitação para os casos de dor neuropática. O fentanil também tem uso por via transdérmica, porém é cerca de 1.000 vezes mais potente que a morfina. O fentanil tem maior indicação para prescrição nos casos de dores neoplásicas, em virtude da potência álgica destas, sendo utilizado nas doses de 12,5 a 100 μg.[45,124,125,128]

Os agentes bloqueadores do receptor de N-metil D-aspartato (NMDA), como cetamina, dextrometorfano e memantina, têm se mostrado efetivos para o controle da sintomatologia dos casos de dor neuropática diabética. Então, se abriu uma perspectiva terapêutica para que estes medicamentos pudessem, da mesma maneira, serem empregados no tratamento sintomatológico da SDCR na presença ou não de doença oncológica associada. A cetamina, por via endovenosa, tem sido estudada em concentrações subanestésicas e anestésicas com resultados promissores.[6,129]

As medicações bloqueadoras de canal de cálcio, especialmente a nifedipina, são utilizadas em doses clínicas e há relatos de sucesso no controle álgico dos pacientes com SDCR, mesmo nos quadros oncológicos associados; muito provavelmente pela melhora da perfusão tecidual do membro afetado.[6,130] Este efeito foi primeiramente observado em pacientes com queixas álgicas e portadores do fenômeno de Raynaud, onde também ocorre intolerância ao frio e vasoespasmo[130,131] em extremidade do membro afetado.

Drogas anticancerígenas, tais como lenalidomida e talidomida, possuem efeitos anti-inflamatórios e imunomoduladores, mostrando-se promissoras no alívio dessas condições relacionadas à SDCR. Estes medicamentos são inibidores do fator de necrose tumoral (TNF). Especificamente a talidomida, mostrou-se efetiva na terapia de alguns casos com SDCR, inclusive quando associada ao câncer como, por exemplo, em caso de mieloma múltiplo em paciente portador da síndrome.[70,132-134] Porém, em virtude da teratogenicidade desse grupo farmacológico, com efeitos colaterais importantes, como defeitos congênitos, trombose venosa profunda, embolia pulmonar e neuropatia, periféricos e outros menores, como sonolência, erupção cutânea, constipação e dormência, existe restrição de seu uso no tratamento da SDCR que não esteja relacionada ao câncer.

A naltrexona pertence ao grupo de fármacos inibidores dos receptores *Toll-like* (TLR), especialmente o TLR-4. Este receptor promove a inflamação neurogênica por ativação da micróglia, que é um dos prováveis mecanismos do desenvolvimento da SDCR. Então, pela sua ação inibitória, a naltrexona tem a capacidade de inibição desses eventos inflamatórios, e alguns trabalhos têm encontrado resultados positivos nesta aplicação clínica mesmo em baixas doses (doses entre 1,75 e 4,5 mg ao dia). Porém, ainda há necessidade de serem realizados mais estudos clínicos RCs e com maior casuística com a naltrexona,[135] para se obter maiores conclusões sobre sua eficácia na SDCR.

Os canabinoides são compostos derivados da *Cannabis*, que podem ter ação analgésica. O mecanismo de ação é através da ativação dos receptores canabinoides CB1 e CB2, no sistema nervoso central e periférico. A ativação do receptor CB1 é responsável pelos efeitos de humor da *Cannabis*, mas também tem múltiplos efeitos nociceptivos por todo o corpo. A ativação do receptor CB2 não produz alterações cognitivas e desempenha o papel de diminuição da resposta inflamatória neurogênica, amenizando a resposta nociceptiva. A legalização dessas substâncias poderá trazer mais uma opção terapêutica para os pacientes portadores de SCDR, assim como para outras dores neuropáticas em quadros oncológicos. Mais estudos

clínicos de qualidade deverão ser realizados no futuro para se certificar desta sua indicação.[136]

Os agonistas do receptor do ácido γ-aminobutírico (GABA) podem ser úteis no tratamento do distúrbio do movimento, tais como tremor ou distonia em pacientes com SDCR, e os mais comuns para esta finalidade são os benzodiazepínicos e o baclofeno (agonistas GABA-A e GABA-B). O baclofeno pode ser mais eficaz quando administrado pela via intratecal.[2,4,6]

Alguns preparados tópicos, como a lidocaína transdérmica a 5%, podem ter efeito positivo para controle álgico da SDCR (Figura 67.6).[112,137] A lidocaína já foi aplicada em infusão por via subcutânea para tratamento da SDCR, resultando em significativo alívio da dor e diminuição de outros sintomas.[138] Esta infusão não deve ser utilizada em pacientes com crises epilépticas, doenças cardíacas e tumores cerebrais.

A capsaicina, que é um vanaloide derivado da pimenta, pode ser aplicada topicamente na forma de creme, ou em transdérmica, nos pacientes com dores neuropáticas, como a SDCR.[139,140] Seu mecanismo de ação se dá ativando as terminações nociceptivas através da ligação na subfamília V do canal catiônico, um potencial receptor transiente 1 (TRPV1). Com aplicações repetidas, os neurônios nociceptivos cutâneos se dessensibilizam e podem entrar em degeneração. A capsaicina também libera a substância P, esgotando o seu suprimento e reduzindo a transmissão do estímulo aferente. Um importante inconveniente é que, imediatamente após a aplicação, a capsaicina tópica induz uma sensação de queimação que, normalmente, é mal tolerada por pacientes portadores de dor neuropática.

• Terapias invasivas intervencionistas

As técnicas invasivas intervencionistas compreendem um conjunto de opções terapêuticas que podem ser aplicadas ao paciente em qualquer momento da evolução de seu quadro clínico, levando a um melhor manuseio das opções farmacológicas, permitindo, muitas vezes, a diminuição de doses e, consequentemente, dos efeitos colaterais medicamentosos, obtendo, assim, uma otimização da qualidade de vida desses pacientes.

• *Aplicação de toxina botulínica*

A toxina botulínica (BTX) inibe a liberação de acetilcolina nos terminais nervosos colinérgicos. A aplicação da toxina botulínica A (BTX-A) é uma técnica eficaz no controle dos sintomas álgicos e espásticos da SDCR, a chamada distonia tônica focal,[141,142] com o seu uso clássico por via subcutânea. Também já foi demonstrada eficácia positiva no uso de sua injeção no sistema nervoso simpático para controle da dor, nos casos de SDCR, com administração de toxina botulínica B (BTX-B).[143]

• *Bloqueios anestésicos*

Os bloqueios anestésicos são, habitualmente, utilizados para se fazer um controle álgico nos casos em que não se obteve alívio com as terapias farmacológicas. Podem ser realizados somente com anestésicos locais (AL) ou, ainda, os AL associados com analgésicos, como corticosteroides, e com agentes neurolíticos, tais como álcoois ou substâncias hipertônicas (Figura 67.4). Também podem ser realizados em punção única ou seriados em intervalos semanais. Ainda, podem ser realizados por meio da passagem de cateteres para infusão de anestésicos intermitentemente ou de forma contínua.

Estes bloqueios podem ser realizados em diferentes locais, como neuroeixo, e também em espaço epidural, plexos nervosos, nervos periféricos e cadeias autonômicas simpáticas ou parassimpáticas.[18,20,106,109,144-146] Idealmente, devem ser guiados por algum método de imagem como fluoroscopia, tomografia computadorizada ou ultrassonografia (Figura 67.7).

A indicação para sua realização vai de acordo com a individualidade e a clínica de cada caso.

Também podem ser realizados bloqueios regionais endovenosos com a associação de agentes analgésicos, além dos anestésicos locais.[6,105] Neste caso, os agentes mais utilizados são atropina, guanetidina, lidocaína, bretílio, clonidina, droperidol, cetamina e reserpina.[105]

Os bloqueios da cadeia simpática se mostraram com baixa eficácia para o controle da SDCR como efeito curativo.[7] Entretanto, em pequena casuística de pacientes RCs, foi encontrado controle álgico acima do tempo do anestésico local.[147] Os bloqueios de cadeia simpática mais utilizados para o controle álgico da SDCR são realizados no gânglio estrelado e simpático torácico para controle álgico em membro superior, e simpático lombar e hipogástrio superior para controle dos quadros em membros inferiores. Eles podem ser utilizados como diagnósticos para SDCR e, assim, diferenciá-la da ação sistêmica de um tumor sobre o membro ou mesmo do efeito colateral de terapias antineoplásicas.[6,105] É possível a realização do bloqueio de cadeia simpática utilizando TBX.[105,143]

Ainda nos pacientes com SDCR oncológicos, a passagem de cateteres no neuroeixo ou em plexos pode resultar em controles analgésicos mais prolongados e associação de manipulações fisioterápicas ou, ainda, possibilidade de deambulações.[105,144]

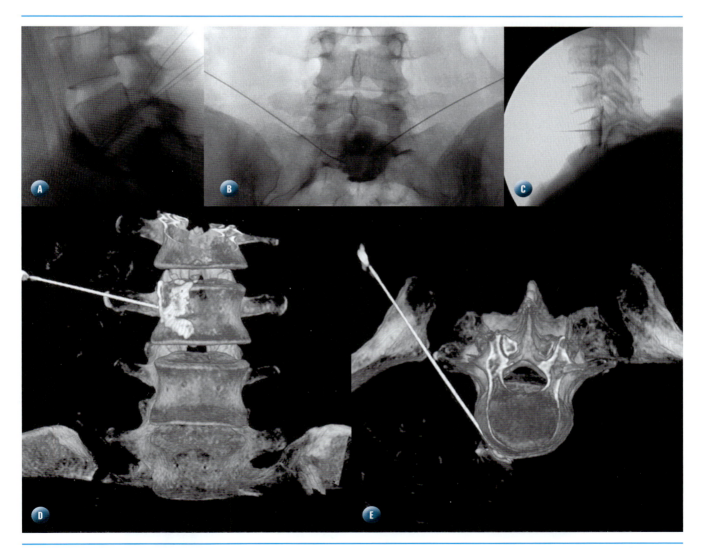

Figura 67.7. (A-B) Bloqueios do nervo hipogástrio superior nível L5-S1, bilateralmente, sob fluoroscopia do **(C)** gânglio estrelado nível C7 sob fluoroscopia. **(D-E)** Bloqueios do nervo simpático lombar nível L3 sob tomografia computadorizada. (Fonte: Figuras A-C – acervo do autor; Figuras D-E – acervo pessoal da Dra. Andrea Trescot, com permissão.)

Nos pacientes com câncer e prognóstico mais reservado, e ainda sem controle álgico da SDCR, indica-se a realização de implantes de cateter por vias espinhais, epidural ou intratecal, com implante de sistema de infusão intermitente de fármacos no tecido subcutâneo. Este sistema tem um baixo custo e se preconiza a administração de anestésicos associados a analgésicos de ação central, especialmente os opioides (p. ex., a morfina).

Os opioides podem ser administrados associados aos anestésicos locais por todas as vias neurais já citadas.[6]

As lesões neurolíticas em cadeias simpáticas podem, ainda, serem realizadas por técnicas percutâneas com a aplicação de radiofrequência térmica[148,149] ou crioablasão[150] nos mesmos pontos do bloqueio químico anestésico. Também, nos casos de dificuldade técnica, existe a possibilidade da realização da simpatectomia por técnica de videoscopia ou por cirurgia de campo aberto.[105]

• *Neuroestimulação medular*

As técnicas de neuroestimulação medular (*spinal cord stimulation* – SCS) são extremamente indicadas nos pacientes que apresentam dores neuropáticas, tais como a SDCR, associadas ao câncer ou presentes nos pacientes sobreviventes da terapia antineoplásica, em que não foi possível o controle do quadro doloroso neuropático com o emprego das demais técnicas citadas, como a terapia medicamentosa ou a realização de bloqueios anestésicos (Figura 67.8).[6,105,151-154]

Seus mecanismos de ação provêm do envio de estímulos elétricos, enviados por eletrodos implantados no espaço epidural, para regiões medulares posteriores, como corno no dorsal da medula espinhal ou gânglio da raiz dorsal (*dorsal ganglio root* – DRG) (Figura 67.9), com ações espinhais e supraespinhais promovendo efeitos analgésicos drômicos e antidrômicos.[6,105,151] Ocorre tanto ação

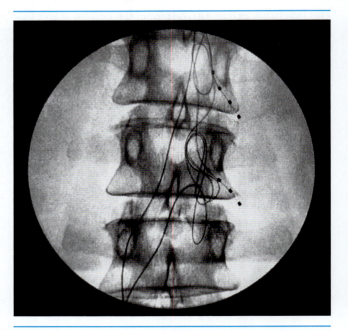

Figura 67.9. SDCR em membro inferior direito em tratamento com neuroestimulador de gânglio de raiz dorsal. (Fonte: Acervo do autor.)

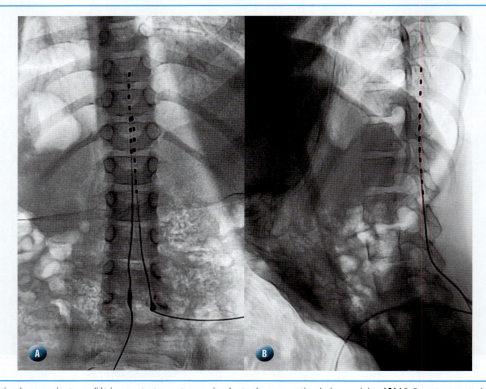

Figura 67.8. SDCR tipo I em paciente pediátrico em tratamento com implante de neuroestimulador medular. **(A)** Visão anteroposterior e **(B)** perfil. (Fonte: Acervo do autor.)

direta do estímulo no corno da medula espinhal, fazendo-se valer da teoria de portal,[105] como pela ação indireta, aumentando a liberação do neurotransmissor inibitório ácido γ-aminobutírico (GABA), glicina, serotonina e adenosina, com decréscimo da liberação dos neurotransmissores excitatórios glutamato e aspartato nas duas vias citadas.

Os eletrodos epidurais podem ser implantados por técnica percutânea por punção ou por técnica cirúrgica de hemilaminectomia.

Atualmente, as melhores perspectivas de controle da sintomatologia da SDCR são do uso de SCS com implantes de eletrodos específicos sobre o DRG (SCS-DRG),[151-153] mesmo nos casos em que já houve falha da terapia de SCS no espaço epidural.

• Implante de cateter intratecal e bombas de infusão

A evidência do uso do sistema de infusão contínua de fármacos através de bombas implantáveis no tecido subcutâneo ao espaço intratecal tem se mostrado de baixa resolução nos casos de SDCR.[105,155] A restrição de seu uso nesta afecção ficou, atualmente, mais específica à utilização de agonista GABA-B, como o baclofeno, somente aos pacientes com sintomatologia de distonia importante associada à SDCR, em virtude da aceitação desta técnica nos casos de espasticidade refratária grave e distonia.[156-158]

Nos casos de câncer com quadro persistente da SDCR, é provável que este sistema possa ser associado para benefícios na terapia de diferentes dores oncológicas residuais, tais como metástases ósseas em coluna vertebral, onde a dor neuropática não é a principal, e então, desta maneira, se atingir um resultado de maior abrangência analgésica.[6,155]

• Osteoplastia

Nos casos de SDCR-I oriundas de lesões osteolíticas metastáticas em regiões ósseas específicas, nas quais, em virtude da presença destas lesões, tenha-se suspeita clínica da manutenção da sintomatologia principal, é possível a realização de osteoplastia por via percutânea.[94] Esta técnica permite melhor controle álgico e maior estabilidade mecânica ao membro para obtenção de ganho de mobilidade, diminuindo os riscos de fraturas.

• Amputação

A amputação do membro afetado, em casos extremos da patologia, pode ser uma das últimas opções terapêuticas. Esta técnica tem se mostrado efetiva nos controles das dores intratáveis de SDCR, com melhor evolução se comparados com os casos não amputados.[159]

■ REFERÊNCIAS BIBLIOGRÁFICAS

1. Ang WLB, Ho YY. Reflex Sympathetic Dystrophy and Pancoast Tumor. Clin Nucl Med. 2004; 29:633-4.
2. Goh EL, Chidambaram S, Ma D. Complex Regional Pain Syndrome: a recent update. Burns & Trauma. 2017; 5:2.
3. Birklein F, Dimova V. Complex Regional Pain Syndrome – up-to-date. Pain Report. 2017; 2:6:e624.
4. Stanton-Hicks M. Complex Regional Pain Syndrome. In: Cheng J, Rosenquist RW (eds.) Fundamentals of Pain Medicine. Cleveland: Springer. 2018; 211-20.
5. Sinha A, O'Donnell HK, Dholakia M. Complex Regional Pain Syndrome Diagnostic Criteria. In: Freedman M, Gehret JA, Young G, et al. (eds.). Challenging Neuropathic Pain Syndromes: A Guide to Evaluation and Evidence Based Treatment. St. Louis: Elsevier. 2018; 37-9.
6. Mekhail N, Kapural L. Complex Regional Pain Syndrome Type I in Cancer Patients. Current Review of Pain. 2000; 4:227-33.
7. O'Connell NE, Wand BM, McAuley J, et al. Interventions for treating pain and disability in adults with complex regional pain syndrome. Cochrane Database Syst Rev. 2013; 4:CD009416.
8. Bruera ED, Portenoy RK. Cancer Pain Assessment and Management. 2 ed. Cambridge; 2010.
9. Kayode W, Guarino A, Raja SN. Complex Regional Pain Syndrome. In: Benzon HT, Raja SN, Fishman SM, et al. (eds.). Essentials Pain Med. Elsevier. 2018; 223-232.e2.
10. Mehnert MJ, HSU V, Young G. Complex Regional Pain Syndrome: Introduction, History, and Physical Examination. In: Freedman M, Gehret JA, Young G, et al. (eds.). Challenging Neuropathic Pain Syndromes: A Guide to Evaluation and Evidence Based Treatment. St. Louis: Elsevier. 2018; 31-6.
11. Iolascon G, Sire A, Moretti A, et al. Complex regional pain syndrome (CRPS) type I: historical perspective and critical issues. Clin Cases Min Bone Met. 2015; 12(Suppl. 1):4-10, Suplemento 3.
12. Harden RN, Bruehl S, Galer BS, et al. Complex regional pain syndrome: are the IASP diagnostic criteria valid and sufficiently comprehensive? Pain. 1999; 83:211-9.
13. Harden RN, Oaklander AL, Burton AW, et al. Complex Regional Pain Syndrome: Practical Diagnostic and Treatment Guidelines. 4 ed. Pain Med. 2013; 14:180-229.
14. Harden RN, Bruehl S, Perez RSGM. Development of a severity score for CRPS. Pain. 2010; 151:870-6.
15. Narimatsu H, Nakahara T, Kodama S, et al. Bone SPECT/CT Localizes Increased Bone Metabolism and Subsequent Bone Resorption in Reflex Sympathetic Dystrophy. Clin Nucl Med. 2017; 42(10):784-6.
16. Bussa M, Mascaro A, Cuffaro L, et al. Adult Complex Regional Pain Syndrome Type I: A Narrative Review. Rinaldi S. PMR. 2017; 9(7):707-19.
17. Gatti D, Rossini M, Adami S. Management of 20 patients with complex regional pain syndrome type I. Osteoporos Int. 2016; 27(8):2423-31.
18. Bruehl S. Complex regional pain syndrome Stephen. BMJ. 2015; 350:h2730.
19. Schweitzer ME, Mandel S, Schwartzman RJ, et al. Reflex Sympathetic Dystrophy Revisited: MR Imaging Findings before and after Infusion of Contrast Material. Radiology. 1995; 195:211-4.
20. Khalid N, Dharmarajan A, Satheeshan B, et al. The incidence and risk factors for development of lower limb lymphedema after treatment for gynaecological cancers. Int J Reprod Contracept Obstet Gynecol. 2018; 7(3):1168-217.
21. Porras BCH, Sanchez RP, Barrios SA, et al. Complex regional pain syndrome: A review. Cirugía y Cirujanos. 2017; 85(4):366-74.
22. Barbis J. A Physiotherapeutic, Biopsychosocial Approach to the Management of Patients With Peripheral Neuropathic Pain and Complex Regional Pain Syndrome In: Freedman M, Gehret JA, Young G, et al. (eds.). Challenging Neuropathic Pain Syndromes: A Guide to Evaluation and Evidence Based Treatment. St. Louis: Elsevier. 2018; 21-30.
23. Ponte AS, Machado MA, Delboni MCC, et al. Síndrome complexa de dor regional de tipo I: impacto na atividade laboral de sujeitos em idade produtiva. Relato de casos. Rev Dor. 2017; 18(3):279-85.
24. Akasbi N, Elidrissi M, Tahiri L, et al. A shoulder-hand syndrome revealing a lung câncer. Rheumatol Int. 2013; 33:489-91.
25. Silva MA, Figueira PJ, Silva VB, et al. Síndrome Dolorosa Regional Complexa do Tipo I – Da Prevenção ao Tratamento. Rev Port Ortop Traum. 2018; 26(1):30-42.

26. Manzullo EF, Gonzalez CE, Escalante CP, et al. Oncologic Emergencies. New York: Springer; 2017.

27. Fishman SM, Ballantyne JC, Ratchmell JP. Bonica's Management of Paim. 4 ed. Philadelphia: Wolters Kluwer Health; 2010.

28. Kennedy Rick, Hester J, Simon DWN. Malignancy as a Possible Complication of Complex Regional Pain Syndrome: A Case Report. Pain Medicine 2010; 11:101-5.

29. Nishikant AD, Madhavi T, Abhinav S, et al. Association of non-traumatic complex regional pain syndrome with adenocarcinoma lung on 99mTc-MDP bone scan. Ind J Nuclear Med. 2012; 27(4):249-51.

30. Yazgan P, Duymaz T. Grip Strength in Joint Hipermobility Sydnrome. Ann Rheum Dis. 2015; 74(AB0960):1220.

31. Massarotti M, Ciocia G, Ceriani R, et al. Metastatic gastric cancer presenting with shoulder-hand syndrome: a case report. J Med Case Rep. 2008; 2:240.

32. Petersen PB, Mikkelsen KL, Lauritzen JB, et al. Risk Factors for Post-treatment Complex Regional Pain Syndrome (CRPS): An Analysis of 647 Cases of CRPS from the Danish Patient Compensation Association. Pain Practice. 2018; 18(3):341-9.

33. Wertli MM, Kessels AGH, Perez RSGM, et al. Rational Pain Management in Complex Regional Pain Syndrome 1 (CRPS 1) – A Network Meta-Analysis. Pain Med. 2014; 15:1575-89.

34. Borchers AT, Gershwin ME. The clinical relevance of complex regional pain syndrome type I: The Emperor's New Clothes. Autoimmun Rev. 2017; 6(1):22-33.

35. Zibelli A. Postmastectomy Pain Syndrome. In: Freedman M, Gehret JA, Young G, et al. (eds.). Challenging Neuropathic Pain Syndromes: A Guide to Evaluation and Evidence Based Treatment. St. Louis: Elsevier. 2018; 113-7.

36. Regan MJ, Rathi J. Cervical spinal cord tumor causing complex regional pain syndrome. Mayo Clin Proc. 2011; 86(8):713.

37. Tippit D, Siegel E, Ochoa D, et al. Upper-Extremity Deep Vein Thrombosis in Patients With Breast Cancer With Chest Versus Arm Central Venous Port Catheters. Breast Cancer: Basic Clin Res. 2018; 12:1-10.

38. Chefchaouni MC, Francon C, Thiounn N, et al. Severe algoneurodystrophy of the right foot associated with prostatic cancer. J Urol. 1996; 102(5-6):243-5.

39. Oppenheimer A. The swollen atrophic hand. Surg Gynecol Obstet. 1938, 67:446-54.

40. Groef AD, Meeus M, Vrieze T, et al. Unraveling Self-Reported Signs of Central Sensitization in Breast Cancer Survivors with Upper Limb Pain: Prevalence Rate and Contributing Factors. Pain Phys. 2018; 21:E27-E256.

41. Mattos SLL, Azevedo MP, Cardoso MGM, et al. Dor e Cuidados Paliativos. Rio de Janeiro: Sociedade Brasileira de Anestesiologia; 2018.

42. Darnell RB, Posner JB. Paraneoplastic Syndromes: Contemporary Neurology Series. New York: Oxford; 2011.

43. Malane SL, Sau P, Benson PM: Epitheloid hemangioendothelioma associated with reflex sympathetic dystrophy. J Am Acad Dermatol. 1992, 26:325-8.

44. Massarotti M, Ciocia G, Ceriani R, et al. Metastatic gastric cancer presenting with shoulder-hand syndrome: a case report. J Med Case Rep. 2008; 2:240.

45. Pergolizzi JV, Gharibo C, Ho K. Treatment Considerations for Cancer Pain: A Global Perspective. Pain Pract. 2015; 15(8):778-92.

46. Longo DL. Hematology and Oncology. 3 ed. Boston: McGraw-Hill Education; 2017.

47. Pendón G, Salas A, García M, Pereira D. Síndrome doloroso regional complejo tipo 1. Análisis de 108 pacientes. Reumatol Clin. 2017; 13:73-7.

48. Veitch D, Tsai T, Joshua F. Palmar Fasciitis and Polyarthritis Syndrome in Pancreatic Carcinoma. J Clin Rheumatol. 2013; 19:203-5.

49. Irwin D, Schwartzman RJ. Complex regional pain syndrome with associated chest wall dystonia: a case report. J Brachial Plexus Periph Nerve Inj. 2011; 6:6.

50. Ku A, Lachmann E, Tunkel R, et al. Upper limb reflex sympathetic dystrophy associated with occult malignancy. Arch Phys Med Rehabil. 1996; 77:726-8.

51. Prowse M, Higgs CM, Forrester-Wood C, et al. Reflex sympathetic dystrophy associated with squamous cell carcinoma of the lung. Ann Rheum Dis. 1989; 48(4):339-41.

52. Piracha MN, Thorp SL, Puttanniah V, et al. "A Tale of Two Planes" Deep Versus Superficial Serratus Plane Block for Postmastectomy Pain Syndrome. Reg Anesth Pain Med. 2017; 42:259-62.

53. Packham TL, Spicher CJ, MacDermid JC, et al. Somatosensory rehabilitation for allodynia in complex regional pain syndrome of the upper limb: A retrospective cohort study. J Hand Ther. 2018; 31(1):10-9.

54. Rick Kennedy R, Hester J, Simon DWN. Malignancy as a Possible Complication of Complex Regional Pain Syndrome: A Case Report. Pain Med. 2010; 11:101-5.

55. Janicke EC, Bacigalupi RM, Kerisit KG, et al. Verrucous Carcinoma on the Lower Extremities. Verrucous Carcinoma on the Lower Extremities. Cutis. 2015; 96(2):E14-E16.

56. Huggler M, Kissling R, Brunner F. Bone metastases mimicking complex regional pain syndrome I: a case report. J Med Case Reports. 2008; 2:345.

57. Bernard J, Johnston L, Brennan T. Underlying synovial sarcoma in a patient with a history of complex regional pain syndrome: a case report. J Foot Ankle Surg. 2013; 52(1):80-3.

58. Linnman C, Becerra L, D Borsook D. Inflaming the Brain: CRPS a model disease to understand. J Neuroimmune Pharmacol. 2013; 8(3):547-63.

59. Saito Y, Baba S, Takahashi A, et al. Complex regional pain syndrome in a 15-year-old girl successfully treated with continuous epidural anesthesia. Brain & Development 2015; 37:175-8.

60. Sumitani M, Yozu A, Tomioka T, et al. Complex Regional Pain Syndrome Revived by Epileptic Seizure Then Disappeared Soon during Treatment with Regional Intravenous Nerve Blockade: A Case Report. Anest Res Pract. 2011; ID 494975. doi: 10.1155/2011/494975. Acesso em: 09/09/2018.

61. Geha PY, Baliki MN, Harden RN, et al. The brain in chronic CRPS pain: Abnormal gray-white matter interactions in emotional and autonomic regions. Neuron. 2008; 60(4):570-81.

62. Cohen MJ, Jangro WC, Neff D. Pathophysiology of Pain. In: Freedman M, Gehret JA, Young G, et al. (eds.). Challenging Neuropathic Pain Syndromes: A Guide to Evaluation and Evidence Based Treatment. St. Louis: Elsevier. 2018; 1-5.

63. Parkitny L, McAuley JH, Pietro F, et al. Inflammation in complex regional pain syndrome. A systematic review and meta-analysis. Neurology. 2013; 80(1):106-17.

64. Giusti A, Bianchi G. Treatment of complex regional pain syndrome type I with bisphosphonates. Giusti A, et al. RMD Open. 2015; 1(Suppl 1):e000056; 1-6.

65. Marinus J, Moseley L, Birklein F, et al. Clinical features and pathophysiology of Complex Regional Pain Syndrome – current state of the art. Lancet Neurol. 2011; 10(7):637-48.

66. Coderre TJ, Xanthos DN, Francis L, et al. Chronic post-ischemia pain (CPIP): a novel animal model of complex regional pain syndrome-type I (CRPS-I; reflex sympathetic dystrophy) produced by prolonged hindpaw ischemia and reperfusion in the rat. Pain. 2004; 112:94-105.

67. Xanthos DN, Bennett GJ, Coderre TJ. Norepinephrine-induced nociception and vasoconstrictor hypersensitivity in rats with chronic post-ischemia pain. Pain. 2008; 137:640-51.

68. Dallos A, Kiss M, Polyanka H, et al. Effects of the neuropeptides substance P, calcitonin generelated peptide, vasoactive intestinal polypeptide and galanin on the production of nerve growth factor and inflammatory cytokines in cultured human keratinocytes. Neuropeptides. 2006; 40:251-63.

69. Higashimoto T, Baldwin EE, Gold JI, et al. Reflex sympathetic dystrophy: complex regional pain syndrome type I in children with mitochondrial disease and maternal inheritance. Arch Dis Child. 2008; 93:390-7.

70. Dirckx M, Schreurs MWJ, Mos M, et al. The Prevalence of Autoantibodies in Complex Regional Pain Syndrome Type I. Mediators of Inflammation; 2015. Disponível em: https://www.hindawi.com/journals/mi/2015/718201/citations/. Acesso em: 09/09/2018.

71. Bussa M, Guttilla D, Lucia M, et al. Complex regional pain syndrome type I: a comprehensive review. Acta Anaesth Scan. 2015; 59:685-97.

72. Bruehl S, Maihöfner C, Stanton-Hicks M, et al. Complex regional pain syndrome: evidence for warm and cold subtypes in a large prospective clinical sample. Pain. 2016; 157(8):1674-81.

73. Dirckx M, Stronks DL, van Bodegraven-Hof EAM, et al. Inflammation in cold complex regional pain syndrome. Acta Anaesth Scan. 2015; 59:733-9.

74. Urch C. The pathophysiology of cancer-induced bone pain: current understanding. Palliat Med. 2004; 18(4):267-74.

75. Clohisy DR, Perkins SL, Ramnaraine ML. Review of cellular mechanisms of tumor osteolysis. Clin Orthop Relat Res. 2000; 373:104-14.

76. Julius D, Basbaum AI. Molecular mechanisms of nociception. Nature. 2001; 413(6852):203-10.

77. Kohr D, Tschernatsch M, Schmitz K, et al. Autoantibodies in complex regional pain syndrome bind to a differentiation-dependent neuronal surface autoantigen. Pain. 2009; 143(3):246-51.

78. Dubuis E, Thompson V, Leite MI, et al. Longstanding complex regional pain syndrome is associated with activating autoantibodies against alpha-1a adrenoceptors. Pain. 2014; 155(11):2408-17.

79. Goebel A, Baranowski A, Maurer K, et al. Intravenous immunoglobulin treatment of the complex regional pain syndrome: a randomized trial. Ann Intern Med. 2010; 152(3):152-8.

80. Weinstock LB, Myers TL. Walters AS, et al. Identification and Treatment of New Inflammatory Triggers for Complex Regional Pain Syndrome: Small Intestinal Bacterial Overgrowth and Obstructive Sleep Apnea. A&A Case Reports. 2016; 6(9):272-6.

81. Oaklander AL, Rissmiller JG, Gelman LB, et al. Evidence of focal small-fiber axonal degeneration in complex regional pain syndrome-I (reflex sympathetic dystrophy). Pain. 2006; 120(3):235-43.

82. Albrecht PJ, Hines S, Eisenberg E, et al. Pathologic alterations of cutaneous innervation and vasculature in affected limbs from patients with complex regional pain syndrome. Pain. 2006; 120(3):244-66.

83. Maihofner C, Handwerker HO, Neundorfer B, et al. Patterns of cortical reorganization in complex regional pain syndrome. Neurology. 2003; 61:1707-15.

84. Maihofner C, Baron R, DeCol R, et al. The motor system shows adaptive changes in complex regional pain syndrome. Brain. 2007; 130:2671-87.

85. Pleger B, Tegenthoff M, Ragert P, et al. Sensorimotor returning in complex regional pain syndrome parallels pain reduction. Ann Neurol. 2005; 57:425-9.

86. Dholakia M, Sinha A. Diagnostic Testing in Complex Regional Pain Syndrome. In: Freedman M, Gehret JA, Young G, et al. (eds.). Challenging Neuropathic Pain Syndromes: A Guide to Evaluation and Evidence Based Treatment. St. Louis: Elsevier. 2018; 41-2.

87. Azqueta-Gavaldon M, Schulte-Göcking H, Storz C, et al. Basal ganglia dysfunction in complex regional pain syndrome – A valid hypothesis? Eur J Pain. 2017; 21(3):415-24.

88. Kurvers H, Daemen M, Slaaf D, et al. Partial peripheral neuropathy and denervation induced adrenoceptor supersensitivity. Functional studies in an experimental model. Acta Orthop Belg. 1998; 64(1):64-70.

89. Dubuis E, Thompson V, Leite MI, et al. Longstanding complex regional pain syndrome is associated with activating autoantibodies against alpha-1a adrenoceptors. Pain. 2014; 155:2408-17.

90. Kohr D, Singh P, Tschernatsch M, et al. Autoimmunity against the beta(2) adrenergic receptor and muscarinic-2 receptor in complex regional pain syndrome. Pain. 2011; 152:2690-700.

91. de Rooij AM, de Mos M, van Hilten JJ, et al. Increased risk of complex regional pain syndrome in siblings of patients? J Pain. 2009; 10(12):1250-5.

92. Higashimoto T, Baldwin EE, Gold JI, et al. Reflex sympathetic dystrophy: complex regional pain syndrome type I in children with mitochondrial disease and maternal inheritance. Arch Dis Child. 2008; 93(5):390-7.

93. de Rooij AM, Florencia Gosso M, Haasnoot GW, et al. HLA-B62 and HLA-DQ8 are associated with complex regional pain syndrome with fixed dystonia. Pain. 2009; 145(1-2):82-5.

94. Sanchez RP, Rosas JG, Camacho OC, et al. Femoroplasty: A New Option for Femur Metastasis. Pain Practice. 2013; 13(5):409-15.

95. Puchalski P, Zyluk A. Complex regional pain syndrome type 1 after fractures of the distal radius: a prospective study of the role of psychological factors. J Hand Surg. 2005; 30(6):574-80.

96. Beerthuizen A, van't Spijker A, Huygen FJ, et al. Is there an association between psychological factors and the complex regional pain syndrome type 1 (CRPS1) in adults? A systematic review. Pain. 2009; 145:52-9.

97. Monti DA, Herring CL, Schwartzman RJ, et al. Personality assessment of patients with complex regional pain syndrome type I. Clin J Pain. 1998; 14:295-302.

98. Rommel O, Malin JP, Zenz M, et al. Quantitative sensory testing, neurophysiological and psychological examination in patients with complex regional pain syndrome and hemisensory deficits. Pain. 2001; 93:279-93.

99. Lee DH, Noh EC, Kim YC, et el. Risk factors for suicidal ideation among patients with complex regional pain syndrome. Psychiatry Invest. 2014; 11:32-8.

100. Bruehl S. An update on the pathophysiology of complex regional pain syndrome. Anesthesiology. 2010; 113:713-25.

101. Guo TZ, Wei T, Huang TT, et al. Oxidative Stress Contributes to Fracture/Cast-Induced Inflammation and Pain in a Rat Model of Complex Regional Pain Syndrome. J Pain. 2018; 18:S1526-5900(18)30156-1.

102. De Jong JR, Vlaeyen JW, de Gelder JM, et al. Pain-related fear, perceived harmfulness of activities, and functional limitations in complex regional pain syndrome type I. J Pain. 2011; 12:1209-18.

103. Marinus J, Perez RS, van Eijs F, et al. The role of pain coping and kinesiophobia in patients with complex regional pain syndrome type 1 of the legs. Clin J Pain. 2013; 29:563-9.

104. Terkelsen AJ, Bach FW, Jensen TS. Experimental forearm immobilization in humans induces cold and mechanical hyperalgesia. Anesthesiology. 2008; 109:297-307.

105. Stolzenberg D, Chou H, Janerich D. Complex Regional Pain Syndrome: Interventional Treatment. In: Freedman M, Gehret JA, Young G, et al. (eds.). Challenging Neuropathic Pain Syndromes: A Guide to Evaluation and Evidence Based Treatment. St. Louis: Elsevier. 2018; 65-75.

106. Paice JA, Portenoy R, Lacchetti C, et al. Management of Chronic Pain in Survivors of Adult Cancers: American Society of Clinical Oncology Clinical Practice Guideline. J Clin Oncol. 2016; 34:1-23.

107. Freedman M, Gehret J. A Physiatric Approach to the Treatment of Complex Regional Pain Syndrome. In: Freedman M, Gehret JA, Young G, et al. (eds.). Challenging Neuropathic Pain Syndromes: A Guide to Evaluation and Evidence Based Treatment. St. Louis: Elsevier. 2018; 21-30.

108. Karmarkar A, Lieberman I. Mirror box therapy for complex regional pain syndrome. Anaesthesia. 2006; 61(4):412-3.

109. Portenoy RK, Lesage P. Management of cancer pain. Lancet. 1999; 353:1695-1700.

110. Beana DJ, Johnsonb MH, Dunlopc WH, et al. Do psychological factors influence recovery from complex regional pain syndrome type 1? A prospective study. Pain. 2015; 156:2310-8.

111. Bianchi C, Rossi S, Turi S, et al. D. Long-term functional outcome measures in corticosteroid-treated complex regional pain syndrome. Eura Medicophys. 2006; 42(2):103-11.

112. Young GW, Mehnert MJ. Complex Regional Pain Syndrome: Pharmacotherapy. In: Freedman M, Gehret JA, Young G, et al.

(eds.). Challenging Neuropathic Pain Syndromes: A Guide to Evaluation and Evidence Based Treatment. St. Louis: Elsevier. 2018; 53-64.

113. Ilhanli I, Turkoz A, Uysal E, et al. Complex regional pain syndrome type-1 after surgical treatment of preiser's disease: early response to rehabilitation combined with gabapentin. Int Phys Med Rehab J. 2017; 2(1):180-2.

114. van de Vusse AC, Stomp-van den Berg SG, Kessels AH, et al. Randomised controlled trial of gabapentin in complex regional pain syndrome type 1. BMC Neurol. 2004; 4:13.

115. Tan AK, Duman I, Taskaynatan MA, et al. The effect of gabapentin in earlier stage of reflex sympathetic dystrophy. Clin Rheumatol. 2007; 26(4):561-5.

116. Saltık S, Sözen HG, Basgul S, et al. Pregabalin Treatment of a Patient With Complex Regional Pain Syndrome. Pediatr Neurol. 2016; 54:88-90.

117. Raptis E, Vadalouca A, Stavropoulou E, et al. Pregabalin Vs. Opioids for the Treatment of Neuropathic Cancer Pain: A Prospective, Head-to-Head, Randomized, Open-Label Study. Pain Practice. 2014; 14(1):32-42.

118. Varenna M. Bisphosphonates beyond their anti-osteoclastic properties. Rheumatol Oxf. 2014; 53(6):965-7.

119. Varenna M, Adami S, Sinigaglia L. Bisphosphonates in complex regional pain syndrome type I: how do they work? Clin Exp Rheumatol. 2014; 32(4):451-4.

120. Kapural, L, Goebel A, Serpell M, et al. CREATE-1 study: a randomized, double-blind, placebo-controlled study to assess the efficacy and safety of AXS-02 (disodium zoledronate tetrahydrate) administered orally to subjects with Complex Regional Pain Syndrome Type 1 (CRPS-1). J Pain. 2016; 17(429): S81-S82.

121. Perez RS, Zuurmond WW, Bezemer PD, et al. The treatment of complex regional pain syndrome type I with free radical scavengers: a randomized controlled study. Pain. 2003; 102(3):297-307.

122. Langendijk PN, Zuurmond WW, van Apeldoorn HA, et al. Good results of treatment of reflex sympathetic dystrophy with a 50% dimethylsulfoxide cream. Ned Tijdschr Geneeskd. 1993; 137(10):500-3.

123. Zollinger PE, Tuinebreijer WE, Breederveld RS, et al. Can vitamin C prevent complex regional pain syndrome in patients with wrist fractures? J Bone Joint Surg. 2007; 89(7):1424-31.

124. Jara C, Barco S, Gravalo C, et al. SEOM clinical guideline for treatment of cancer pain. Clin Transl Oncol. 2018; 20(1):97-107.

125. Freye E, Hillemacher AA, Ritzdorf I, et al. Opioid Rotation from High-Dose Morphine to Transdermal Buprenorphine (Transtec®) in Chronic Pain Patients. Pain Practice. 2007; 7(2):123-9.

126. Jones T, Lookatch S, Grant P, et al. Further validation of an opioid risk assessment tool: the brief risk interview. J Opioid Manag. 2014; 10(5):353-64.

127. Webster LR, Webster RM. Predicting aberrant behaviors in opioid-treated patients: preliminary validation of the opioid risk tool. Pain Med. 2005; 6(6):432-42.

128. Corli O, Roberto A, Bennett MI, et al. Nonresponsiveness and Susceptibility of Opioid Side Effects Related to Cancer Patients' Clinical Characteristics: A Post-Hoc Analysis. Pain Practice. 2018; 18(6):748-57.

129. Goebel A, Jayaseelan S, Sachane K, et al. Racemic ketamine 4.5-day infusion treatment of long-standing complex regional pain syndrome – a prospective service evaluation in five patients. Brit J Anaesth. 2015; 115(1):146-7.

130. Prough DS, McLeskey CH, Poehling GG, et al. Efficacy of oral nifedipine in the treatment of reflex sympathetic dystrophy. Anesthesiology. 1985; 62(6):796-9.

131. ElAhmed HH, Rubio JLC, Olmo ROD, et al. Severe Raynaud syndrome induced by adjuvant interferon alfa in metastatic melanoma. Curr Oncol. 2010; 17(4):122-3.

132. Rajkumar SV, Fonseca R, Witzig TE. Complete resolution of reflex sympathetic dystrophy with thalidomide treatment. Arch Intern Med. 2001; 161(20):2502-3.

133. Ching DW, McClintock A, Beswick F. Successful treatment with low-dose thalidomide in a patient with both Behcet's disease and complex regional pain syndrome type I: case report. J Clin Rheumatol. 2003; 9(2):96-8.

134. Schwartzman RJ, Chevlen E, Bengtson K. Thalidomide has activity in treating complex regional pain syndrome. Arch Intern Med. 2003; 163(12):1487-8.

135. Chopra P, Cooper MS. Treatment of Complex Regional Pain Syndrome (CRPS) Using Low Dose Naltrexona (LDN). J Neuroimmune Pharmacol. 2013; 8(3):470-6.

136. Nurmikko TJ, Serpell MG, Hoggart B, et al. Sativex successfully treats neuropathic pain characterised by allodynia: a randomised, double-blind, placebo-controlled clinical trial. Pain. 2007; 133(1-3):210-20.

137. Devers A, Galer BS. Topical lidocaine patch relieves a variety of neuropathic pain conditions: an open-label study. Clin J Pain. 2000; 16(3):205-8.

138. Linchitz RM, Raheb JC. Subcutaneous infusion of lidocaine provides effective pain relief for CRPS patients. Clin J Pain. 1999, 15:67-72.

139. Anand P, Bley K. Topical capsaicin for pain management: therapeutic potential and mechanisms of action of the new high-concentration capsaicin 8% patch. Br J Anaesth. 2011; 107(4): 490-502.

140. Simpson DM, Robinson-Papp J, Van J, et al. Capsaicin 8% patch in painful diabetic peripheral neuropathy: a randomized, double-blind, placebo-controlled study. J Pain. 2017; 18(1):42-53.

141. Birthi P, Sloan P, Salles S. Subcutaneous Botulinum Toxin A for the Treatment of Refractory Complex Regional Pain Syndrome. Am Acad Phys Med Rehab. 2012; 4:446-9.

142. Kharkar S, Ambady P, Venkatesh Y, et al. Intramuscular botulinum toxin in complex regional pain syndrome: case series and. Pain Physician. 2011; 14:419-24.

143. Choi E, Cho CW, Kim HY, et al. Lumbar Sympathetic Block with Botulinum Toxin Type B for Complex Regional Pain Syndrome: A Case Study. Pain Physician. 2015; 18:E911-E916.

144. Vranken JH, van der Vegt MH, Zuurmond WWA, et al. Continuous Brachial Plexus Block at the Cervical Level Using a Posterior Approach in the Management of Neuropathic Cancer Pain. Reg Anesth Pain Med. 2001; 26(6):572-5.

145. Nordmann GR, Lauder GR, Grier DJ. Computed tomography guided lumbar sympathetic block for complex regional pain syndrome in a child: A case report and review. Eur J Pain. 2006; 10(5):409-12.

146. Bosscher H. Blockade of the Superior Hypogastric Plexus Block for Visceral Pelvic Pain. Pain Practice. 2001; 1(2):162-70.

147. Price DD, Long S, Wilsey B, et al. Analysis of peak magnitude and duration of analgesia produced by local anesthetics injected into sympathetic ganglia of complex regional pain syndrome patients. Clin J Pain. 1998; 14:216-26.

148. Oh TK, Kim NN, Yim J, et al. Effect of Radiofrequency Thermocoagulation of Thoracic Nerve Roots in Patients with Cancer and Intractable Chest Wall Pain. Pain Physician. 2018; 21:E323-E329.

149. Abbas BN, Reyad RM. Thermal Versus Super Voltage Pulsed Radiofrequency of Stellate Ganglion in Post-Mastectomy Neuropathic Pain Syndrome: A Prospective Randomized Trial. Pain Physician. 2018; 21:351-62.

150. Mileo LF, Blanco AIL, González-Barboteo J. Efficacy of Cryoablation to Control Cancer Pain: A Systematic Review. Pain Pract; 2018. doi: 10.1111/papr.12707

151. Van Buyten JP, Smet I, Liem L, et al. Stimulation of Dorsal Root Ganglia for the Management of Complex Regional Pain Syndrome: A Prospective Case Series. Pain Pract. 2015; 15(3):208-16.

152. Deera TR, Levyb RM, Kramerc Jeffery, et al. Dorsal root ganglion stimulation yielded higher treatment success rate for complex regional pain syndrome and causalgia at 3 and 12 months: a randomized comparative trial. Pain. 2017; 158(4):669-81.

153. Chwistek M. Recent advances in understanding and managing cancer pain. F1000 Research 2017; 6 (F1000 Faculty Rev):945. doi: 10.12688/f1000reserch.10817.1.

154. Harke H, Gretenkort P, Ladleif HU, et al. Spinal cord stimulation in sympathetically maintained complex regional pain syndrome type I with severe disability. A prospective clinical study. Eur J Pain. 2005; 9:363-73.

155. McRoberts WP, Apostol C, Haleem. Intrathecal Bupivacaine Monotherapy with a Retrograde Catheter for the Management of Complex Regional Pain Syndrome of the Lower Extremity. Pain Physician. 2016; 19:E1087-E1092.

156. vanRijn MA, Munts AG, Marinus J, et al. Intrathecal baclofen for dystonia of complex regional pain syndrome. Pain. 2009; 143(1-2):41-7.

157. Van der Plas AA, Van Rijn MA, Marinus J, et al. Efficacy of Intrathecal Baclofen on Different Pain Qualities in Complex Regional Pain Syndrome. Anesth & Analg. 2013; 116(1):211-5.

158. Pope JE. Clinical Uses of Intrathecal Therapy and Its Placement in the Pain Care Algorithm Pain Practice 2016; 16(18): 1092-106.

159. Midbari A, Suzan E, Adler T, et al. Amputation in patients with complex regional pain syndrome. A Comparative Study Between Amputees and Nonamputees With Intractable Disease. Bone Joint J. 2016; 98(B):548-54.

160. Groeneweg JG, Huygen FJ, Heijmans-Antonissen C, Niehof S, Zijlstra FJ. Increased endothelin-1 and diminished nitric oxide levels in blister fluids of patients with intermediate cold type complex regional pain syndrome type 1. BMC Musculoskelet Disord. 2006; 7:91.

161. Ludmer PL, Selwyn AP, Shook TL, et al. Paradoxical vasoconstriction induced by acetylcholine in atherosclerotic coronary arteries. N Engl J Med. 1986; 315:1046-51.

162. Celermajer DS, Sorensen KE, Gooch VM, et al. Noninvasive detection of endothelial dysfunction in children and adults at risk of atherosclerosis. Lancet. 1992; 340:1111-5.

163. Schattschneider J, Hartung K, Stengel M, et al. Endothelial dysfunction in cold type complex regional pain syndrome. Neurology. 2006; 67:673-5.

164. Sperelakis N. Cell Physiology Source Book. 2 ed. San Diego: California Academic Press; 1994.

Capítulo 68

Manejo de Distúrbios Hematológicos no Paciente Oncológico

Carlos Eduardo Engel Velano

■ INTRODUÇÃO

As neoplasias hematológicas, embora mais raras que os tumores sólidos, vêm apresentando expressivo crescimento nas últimas décadas, representado principalmente pelas neoplasias linfoproliferativas, mieloproliferativas, mieloma múltiplo e as leucemias agudas (Tabela 68.1).

A apresentação clínica pode variar de manifestações inespecíficas, em doenças indolentes, até quadros graves, com sintomatologia exuberante e elevada e rápida mortalidade, em neoplasias agressivas.

A descoberta de novas drogas quimioterápicas, os avanços alcançados no diagnóstico precoce e a melhoria no tratamento das complicações relacionadas à quimio-

terapia, aumentaram consideravelmente a sobrevida e a possibilidade de cura desses pacientes.

O objetivo deste capítulo é abordar, de maneira geral, as principais neoplasias hematológicas e suas manifestações clínicas e laboratoriais com ênfase no conhecimento médico geral.

■ LEUCEMIAS AGUDAS

As leucemias agudas são neoplasias hematológicas que se caracterizam por expansão de clones neoplásicos na medula óssea, que podem ser de origem linfoide ou mieloide, e ocorrem em consequência de alterações gené-

Tabela 68.1. Distribuição proporcional dos dez tipos de câncer mais incidentes estimados para 2018 por sexo, exceto pele não melanoma*

Localização primária	Casos	%	Homens	Mulheres	Localização primária	Casos	%
Próstata	68.220	31,7%			Mama feminina	59.700	29,5%
Traquia, brônquio e pulmão	18.740	8,7%			Cólon e reto	18.980	9,4%
Cólon e reto	17.380	8,1%			Cólon e útero	16.370	8,1%
Estômago	13.540	6,3%			Traqueia, brônquio e pulmão	12.530	6,2%
Cavidade oral	11.200	5,2%			Glândula tireoide	8.040	4,0%
Esôfago	8.240	3,8%			Estômago	7.750	3,8%
Bexiga	6.690	3,1%			Corpo do útero	6.600	3,3%
Laringe	6.390	3,0%			Ovário	6.150	3,0%
Leucemias	5.940	2,8%			Sistema nervoso central	5.510	2,7%
Sistema nervoso central	5.810	2,7%			Leucemias	4.860	2,4%

*Números arredondados para múltiplos de 10.
Fonte: Ministério da Saúde. Instituto Nacional do Câncer.

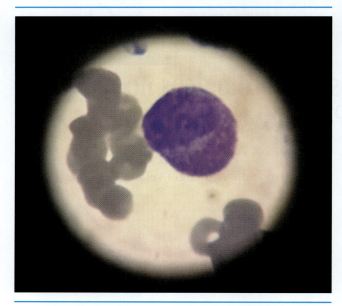

Figura 68.1. Blastoleucemia promielocítica aguda. (Fonte: Arquivo pessoal.)

ticas causando bloqueio de vias regulatórias que permitem o processo de desenvolvimento e maturação normal das células hematopoéticas, com consequente acúmulo de células jovens (blastos) (Figura 68.1), no sangue periférico e medula óssea, que se caracterizam por não apresentarem função imunológica adequada, causando falência medular. O diagnóstico baseia-se na avaliação da medula óssea com coleta de mielograma, material para realização de cariótipo de medula e citometria de fluxo, além de material para biologia molecular para melhor estudo da célula leucêmica e avaliação de prognóstico.

Leucemia mieloide aguda (LMA)

Caracterizada pelo acúmulo de 20% ou mais de blastos de origem mieloide no sangue periférico e/ou medula óssea, que interferem na hematopoese normal, contribuindo para a falência medular, sendo esta a principal causa de óbito nesses pacientes. Apresenta incidência de um caso novo para cada 100.000 habitantes ao ano; ocorre com maior frequência em indivíduos acima de 60 anos, com exceção da leucemia promielocítica aguda (LMA-3), sendo de rara ocorrência em crianças, correspondendo a 80% das leucemias agudas em indivíduos adultos.

• **Manifestações clínicas e laboratoriais**

A maioria dos pacientes apresentam quadro clínico de rápida evolução caracterizado, principalmente, pela falência medular (anemia, neutropenia e plaquetopenia) com presença de febre persistente e infecções de repetição; decorrentes da grave neutropenia e manifestações hemorrágicas mucocutâneas, decorrentes da plaquetopenia e sintomas anêmicos secundários a redução dos níveis séricos de hemoglobina, com baixa oferta de oxigênio aos tecidos.

Alguns pacientes, podem apresentar ao diagnóstico sintomas neurológicos associados à infiltração do sistema nervoso central por blastos que atravessam a barreira hematoencefálica ou a hemorragia cerebral associada a coagulação intravascular disseminada (mais frequente na leucemia promielocítica aguda – LMA-M3).

Crianças e adultos podem apresentar um pródromo de dores osteoarticulares difusas, até incapacitantes, antes do diagnóstico definitivo, devido a rápida expansão de blastos que ocorre no interior da medula óssea. Podem apresentar, também, hiperplasia gengival e tumores extramedulares (sarcoma mieloide). A LMA apresenta elevadas taxas de mortalidade relacionada à própria doença (decorrentes de hemorragia fatal e sepse) e ao seu tratamento, apresentando probabilidade de cura, em média, em 40% dos casos (Figura 68.2).

Tratamento

A terapia-padrão para tratamento da LMA é dividida em duas fases: indução e consolidação. A fase de indução é baseada no protocolo 7+3 (3 dias de antraciclina associada a 7 dias de citarabina infusional contínua). A consolidação é realizada com altas doses de citarabina por 3 a 4 ciclos e, como alternativa em pacientes refratários ou com doença de pior prognóstico, os pacientes podem ser submetidos a transplante de medula óssea alogênico, desde que possuam doador compatível.

Leucemia linfoide aguda (LLA)

Caracteriza-se por acúmulo de linfoblastos clonais na medula óssea e/ou sangue periférico (20% ou mais), com uma incidência de 1,4 casos novos para cada 100.000 habitantes ao ano, sendo a grande maioria dos pacientes diagnosticados na infância e adolescência, e de frequência rara em adultos e idosos. Trata-se da neoplasia mais frequente em crianças, correspondendo a 80% de todos os casos de câncer nessa faixa etária. O diagnóstico requer a realização de citometria de fluxo, cariótipo de medula óssea e coleta de material para realização de testes de biologia molecular (Figura 68.3).

• **Manifestações clínicas e laboratoriais**

Os principais achados clínicos são o mal-estar geral, fadiga, febre associada a quadro infeccioso, linfoadenomegalia, hepatoesplenomegalia, dores ósseas difusas (mais comum em crianças), algumas vezes incapacitante, além das manifestações relacionadas a falência medular (anemia, neutropenia e plaquetopenia). Os pacientes podem, ainda, apresentar massa mediastinal em leucemia do subtipo T e infiltração no sistema nervoso central e testículos (considerados como santuários; pela baixa atividade quimioterápica e elevadas taxas de recaída extramedular da leucemia).

• **Tratamento**

O tratamento é dividido em tratamento de suporte e tratamento específico, baseado em associação de quimioterápicos e, em alguns casos, a realização de transplante de medula óssea alogênico, quando doador compatível está disponível. O prognóstico da LLA em adultos nos dias atuais ainda é considerado muito ruim; ao contrário do que se vê em crianças, onde as chances de cura atingem níveis atuais de até 90%.

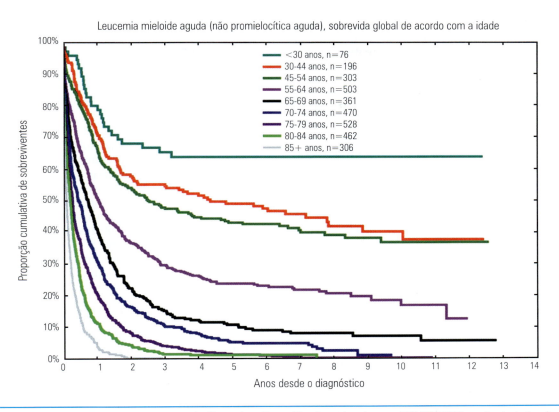

Figura 68.2. Curva de sobrevida – leucemia mieloide aguda. (Fonte: http://www.bloodjournal.org/content/119/17/3890?sso-checked=true.)

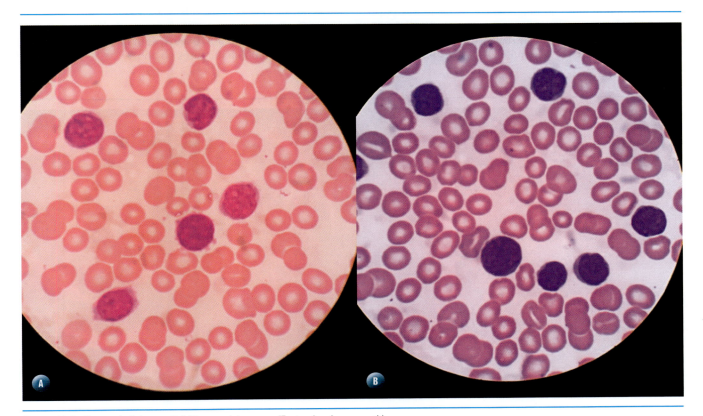

Figura 68.3. Blastos da linhagem linfoide em mielograma. (Fonte: Arquivo pessoal.)

■ MIELOMA MÚLTIPLO

Trata-se de uma neoplasia hematológica maligna que se caracteriza pela expansão clonal de plasmócitos, que são células responsáveis pelo armazenamento e secreção de imunoglobulinas, derivadas dos linfócitos B, que secretam uma paraproteína monoclonal chamada proteína M, ou seus fragmentos (cadeia leve), que causam anormalidades em diferentes sistemas. Apresenta incidência de 2 casos novos para cada 100.000 habitantes ao ano, sendo a segunda neoplasia hematológica mais frequente. Ocorre mais em idosos acima dos 50 anos e ainda é considerada uma neoplasia incurável.

O diagnóstico baseia-se na confirmação de plasmocitose monoclonal por mielograma e/ou biópsia de medula óssea (acima de 10%), associada a presença de proteína monoclonal (proteína M) detectada no soro ou urina e achado de disfunção orgânica relacionada ao mieloma múltiplo, como anemia, hipercalcemia, insuficiência renal com rins de tamanho normal e lesões osteolíticas.

Manifestações clínicas e laboratoriais

A proliferação desordenada de plasmócitos na medula óssea desencadeia ativação exacerbada de osteoclastos (responsáveis pela reabsorção óssea), mediante a ação de citocinas inflamatórias, com interleucina-1, interleucina-6 e fator de necrose tumoral, desencadeando balanço negativo na formação da massa óssea. A intensa reabsorção óssea predispõe ao surgimento de lesões osteolíticas que geram dores difusas, sendo uma das principais manifestações clínicas do mieloma e, consequentemente, favorece a fragilidade e o surgimento de fraturas macroscópicas (Figura 68.4).

Frequentemente ao diagnóstico, os pacientes portadores de mieloma múltiplo apresentam anemia, disfunção renal em grau variado caracterizada por rins de tamanho normal, decorrente do acúmulo de paraproteína nos túbulos renais, associados ao uso abusivo de analgésicos nefrotóxicos e a realização de exames contrastados com finalidade diagnóstica. As infecções de repetição ocorrem como consequência do grave comprometimento da imunidade humoral e celular que os pacientes apresentam, desencadeando pneumonia e sinusite de repetição, principalmente, por germes capsulados.

Tratamento

O objetivo do tratamento credita-se a melhoria na qualidade de vida dos pacientes, com redução das manifestações e complicações decorrentes da doença e, quando possível, ganho de sobrevida, uma vez que ainda não há cura definitiva para o mieloma. O tratamento é baseado em quimioterapia com associação de drogas e uso de inibidores de osteólise com objetivo de controle do quadro doloroso e redução de fraturas. Em pacientes com idade inferior a 70 anos e bom *status performance*, está indicada a realização de transplante de medula óssea autólogo.

■ NEOPLASIAS MIELOPROLIFERATIVAS (NMP)

São, por definição, doenças clonais primárias da célula-tronco em que há proliferação descontrolada de uma ou mais séries da linhagem mieloide: granulocítica e/ou eritroide e/ou megacariocítica.

De acordo com a Organização Mundial da Saúde (OMS), as NMP são divididas em grandes grupos: leucemia mieloide crônica, policitemia *vera*, trombocitemia essencial, mielofibrose primária, leucemia neutrofílica crônica, leucemia eosinofílica crônica, mastocitose e as neoplasias mieloproliferativas inclassificáveis.

Ocorre, mais frequentemente, em indivíduos adultos na faixa etária entre 50-70 anos, com incidência de 6 a 10 casos por 100.000 habitantes ao ano.

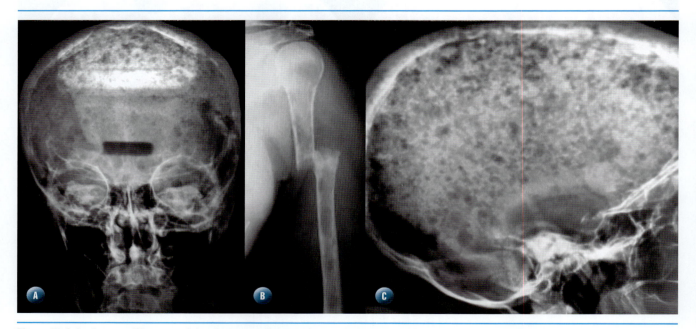

Figura 68.4. Lesões osteolíticas em crânio e fratura patológica de úmero com lesões osteolíticas. (Fonte: Arquivo pessoal.)

Leucemia mieloide crônica (LMC)

Trata-se de neoplasia mieloproliferativa associada a t(9;22) (q34;q11.2) denominado cromossomo Philadelfia (Ph+), que corresponde a fusão dos genes BCR, contido no cromossomo 22, e ABL, no cromossomo 9 (Figura 68.5). Esse gene de fusão atua como uma tirosinoquinase, acarretando aumento descontrolado da célula-tronco em sua capacidade de proliferação, com preservação da sua capacidade de amadurecimento e diferenciação para linhagem mieloide.

Ocorre em cerca de 1 a 2 casos para cada 100.000 habitantes ao ano, com idade média de 50 anos. Para seu diagnóstico, é fundamental a realização de mielograma com coleta de material para realização de cariótipo da medula óssea e biologia molecular (BCR-ABL).

• Manifestações clínicas

Durante a fase inicial da LMC, os pacientes apresentam sintomas inespecíficos, como astenia, palpitações, sudorese noturna, priapismo e hemorragia digestiva alta. Ainda nesta fase, até 40% dos pacientes podem permanecer assintomáticos. Com o passar do tempo, surgem as manifestações comuns à doença como aumento do volume abdominal, desconforto em hipocôndrio esquerdo e sensação de saciedade precoce decorrente da esplenomegalia volumosa.

A investigação desses achados leva à descoberta de intensa leucocitose com desvio escalonado à esquerda, sem quadro infeccioso que justifique tal alteração, associado, muitas vezes, a um quadro de plaquetose e leve anemia.

A LMC pode ser dividida em três fases: crônica, acelerada e blástica. Essa classificação decorre de achados do sangue periférico e mielograma.

• Tratamento

Para o tratamento dos pacientes nas fases crônica e acelerada, utiliza-se inibidor de tirosinoquinase: mesilato de imatinibe, dasatinibe ou nilotinibe. Pacientes em crise blástica devem, preferencialmente, serem submetidos à quimioterapia de indução associada ao uso de inibidores de tirosinoquinase e, se possuírem doador de medula óssea compatível, devem ser submetidos a transplante alogênico de medula óssea. O prognóstico dos pacientes costuma ser bom, com sobrevida longa e baixas taxas de complicações.

Policitemia *vera* (PV)

Trata-se de neoplasia mieloproliferativa crônica, caracterizada por expansão da linhagem eritrocitária independente dos mecanismos normais de regulação (sem estímulo da eritropoetina), diferentemente da poliglobulia secundária, que ocorre em situações de hipóxia ou aumento dos níveis séricos de eritropoetina. A PV está associada a mutações somáticas nos genes *JAK2* e *V617F*, que se encontram presentes em 95% dos casos de policitemia *vera*. Apresenta maior frequência em pacientes idosos e do sexo masculino.

O diagnóstico é baseado em critérios maiores e menores (Tabela 68.2).

• Manifestações clínicas

As manifestações decorrem do aumento da massa eritrocitária, como pletora facial e fenômenos trombóticos arteriais e venosos. São comuns as tromboses em veias mesentérica, porta e esplênica, infarto agudo do miocárdio, vertigem, tontura, distúrbios visuais, parestesia, cefaleia e prurido. Os pacientes podem apresentar também esplenomegalia (70% dos casos) e hepatomegalia (40%).

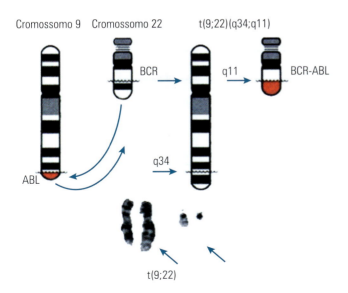

Figura 68.5. Formação do cromossomo Philadelfia – gene BCR-ABL. (Fonte: http://scielo.sld.cu/scielo.php?script=sci_arttext&pid=S0034-7523-2011000400002#fig.)

Tabela 68.2. Critérios diagnósticos de policitemia *vera*

É necessária a presença de dois critérios maiores e um critério menor ou a presença do primeiro critério maior e dois critérios menores:	
Critério maior	• Hemoglobina > 18,5 g/dL (homens) ou > 16,5 g/dL (mulheres); ou • Hemoglobina e/ou hematócrito > percentil 99 dos valores de referência para idade, sexo ou altitude de residência; ou • Hemoglobina > 17 g/dL (homens) ou 15 g/gL (mulheres) se associado com um aumento sustentado de mais de 2 g/dL nos níveis de base do paciente e que não podem ser atribuídos a correção de anemia ferropriva; ou • Elevação na massa eritrocitária > 25% acima do valor norma previsto
Critérios menores	• Presença da mutação JAK2V617F ou similar • Medula óssea com proliferação (hiperplasia) de todas as linhagens • Níveis de eritropoetina sérica abaixo do normal • Crescimento autônomo de colônias eritroides em cultura

Fonte: http://www.scielo.br/pdf/rbhh/2010nahead/aop90010.pdf.

- **Tratamento**

    Tem por objetivo a redução do risco de eventos trombóticos. O manejo deve ser feito com uso de antiagregante plaquetário, sangria terapêutica e/ou drogas mielossupressoras, com o objetivo de manter o hematócrito abaixo de 45%, minimizando assim o risco trombótico (Figura 68.6).

Trombocitemia essencial (TE)

Trata-se de neoplasia mieloproliferativa clonal, que se caracteriza por aumento de megacariócitos (precursores de plaquetas) grandes, maduros e hiperlobulados na medula óssea. O diagnóstico é baseado no achado de plaquetose persistente (plaquetas acima de 450.000/mm^3), sem causa secundária, associada a alterações encontradas na biópsia de medula óssea e a presença do marcador clonal JAK2V617F, que se encontra positivo em até 50% dos casos (Tabela 68.3).

- **Manifestações clínicas**

    Os principais sintomas associados a TE são decorrentes de fenômenos oclusivos vasculares, levando a ataque isquêmico transitório, trombose de grandes artérias e veias, parestesia, isquemia de atalho e em casos de plaquetose acima de 1.500.000/mm^3, manifestações hemorrágicas decorrentes de pseudo síndrome von Willebrand, com sangramento preferencial em mucosas, principalmente gastrointestinal. Ocorre organomegalia em 50% dos in-

Tabela 68.3. Critérios diagnósticos de trombocitemia essencial

É necessária a presença dos cinco critérios citados abaixo:
• Contagem de plaquetas ≥ 450.000/µL • Hiperplasia megacariocítica com megacariócitos com morfologia normal (grandes e com maturação normal); ausência ou mínima hiperplasia granulocítica ou eritroide • Não preencher critério diagnóstico pela OMS para LMC, policitemia *vera*, mielofibrose primária, mielodisplasia ou outra neoplasia mieloide • Presença da mutação JAK2V617F ou outro marcador clonal • Sem evidência de trombocitose reacional

Fonte: http://www.scielo.br/pdf/rbhh/2010nahead/aop90010.pdf.

divíduos acometidos (esplenomegalia e hepatomegalia). A perspectiva de vida é semelhante à da população normal.

- **Tratamento**

    O objetivo do tratamento está em minimizar o risco trombótico e, em alguns casos, o hemorrágico, reduzindo o número de plaquetas para níveis inferiores a 450.000/mm^3. Utiliza-se a associação de antiagregante plaquetário com drogas mielossupressoras (hidroxiureia) (Figura 68.7).

Mielofibrose primária (MF)

Neoplasia mieloproliferativa crônica que se origina de uma célula-tronco pluripotente, caracterizada por esplenomegalia em grau variável, reação leucoeritroblástica

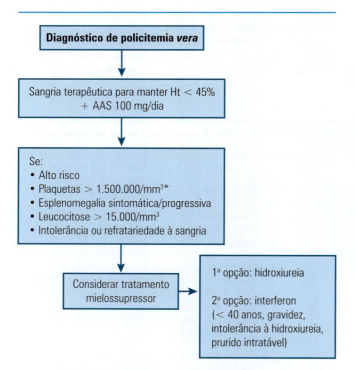

Figura 68.6. Organograma de tratamento policitemia *vera*. *Se paciente entre 40-60 anos, com plaquetas > 1.000.000/mm^3 e fatores de risco CV, também considerar tratamento mielossupressor. (Fonte: Protocolo de tratamento da Divisão de Hematologia do Hospital das Clínicas da Faculdade de Medicina de Ribeirão Preto, 2010.)

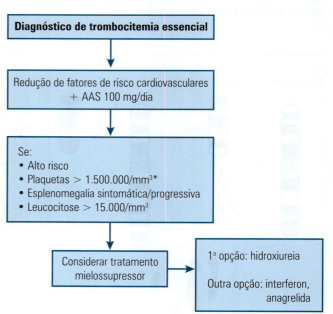

Figura 68.7. Organograma de tratamento da trombocitemia essencial. *Se paciente entre 40-60 anos, com plaquetas > 1.000.000/mm^3 e fatores de risco CV, também considerar tratamento mielossupressor. (Fonte: Protocolo de tratamento da Divisão de Hematologia do Hospital das Clínicas da Faculdade de Medicina de Ribeirão Preto, 2010.)

Tabela 68.4. Critérios diagnósticos de mielofibrose primária

É necessária a presença dos três critérios maiores e dois critérios menores:	
Critério maior	• Presença de hiperplasia megacariocítica com atipias (megacariócitos de tamanho variado – de pequenos a grandes – com relação núcleo/citoplasma aberrante, núcleos hipercromáticos e com lobulações irregulares, presença de agrupamentos de megacariócitos) acompanhada de fibrose reticulínica e/ou colagênica; ou Na ausência de fibrose reticulínica, as alterações nos megacariócitos devem ser acompanhadas pelo aumento da celularidade da medula óssea, hiperplasia granulocítica e, muitas vezes, hipoplasia eritroide (fase pré-fibrose) • Não preencher critério diagnóstico pela OMS para LMC, policitemia *vera*, mielodisplasia ou outra neoplasia mieloide • Presença da mutação JAK2V617F ou outro marcador clonal; ou Sem evidência de trombocitose reacional
Critérios menores	• Presença de leucoeritroblastose • Aumento da LDH sérica • Anemia • Esplenomegalia palpável

Fonte: http://www.scielo.br/pdf/rbhh/2010nahead/aop90010.pdf.

(presença de neutrófilos jovens e eritroblastos em sangue periférico) com presença de dacriócitos (hemácias em lágrima), acompanhada de fibrose medular progressiva associada a hematopoese extramedular (baço).

O diagnóstico se baseia em achados do sangue periférico, da biópsia da medula óssea e marcadores de clonalidade como JAK2V617F, calreticulina e MPLW515 (Tabela 68.4).

A mielofibrose divide-se em fase pré-fibrótica, caracterizada por medula óssea hipercelular e sem fibrose reticulínica evidente, ou apenas leve fibrose, e fase fibrótica, que se caracteriza por substituição do tecido hematopoético da medula óssea por intensa fibrose, associada a hematopoese extramedular.

• Manifestações clínicas

As manifestações mais comuns ao diagnóstico são: esplenomegalia (presente em 90% dos pacientes) e hepatomegalia. Em fases iniciais, o paciente pode-se se queixar de fadiga, perda de peso, queda do estado geral, inapetência e sudorese noturna. Em fases mais avançadas da doença, além das citopenias e organomegalia, os pacientes podem apresentar sinais de hipertensão portal decorrentes da evolução da fibrose hepática, como ascite, hemorragia digestiva decorrente de varizes esofagianas, hipertensão pulmonar, culminando com insuficiência hepática franca, sendo esta uma das principais causas de óbito nesses pacientes, juntamente com quadro infeccioso de repetição e insuficiência cardíaca congestiva. A expectativa de vida média desse pacientes gira em torno de 10 anos. Cerca de 20% dos pacientes podem ainda evoluir para leucemia mieloide aguda secundária.

• Tratamento

O tratamento da MF visa a melhoria dos sintomas clínicos apresentados pelo paciente. Em indivíduos jovens e com boa performance clínica, o tratamento ideal inclui o transplante de medula óssea alogênico, sendo este o único tratamento curativo e com chances de ganho de sobrevida nesses pacientes.

■ NEOPLASIAS LINFOPROLIFERATIVAS

Leucemia linfoide crônica (LLC)

Neoplasia linfoproliferativa crônica, caracterizada por expansão clonal de linfócitos B maduros que se acumulam no sangue periférico, medula óssea, linfonodos e baço. Acomete tipicamente indivíduos acima dos 50 anos, com uma incidência anual de 3 casos novos para cada 100.000 habitantes ao ano, sendo mais comum no sexo masculino, representando o subtipo mais frequente de leucemia em países ocidentais e com rara ocorrência em países orientais.

A suspeita diagnóstica de LLC ocorre quando da presença de linfocitose acima de 5.000/mm^3 em sangue periférico, morfologicamente com aspecto de linfócitos maduros, associados a presença de *smudge cells* (sombras nucleares) (Figura 68.8). O exame padrão-ouro para o diag-

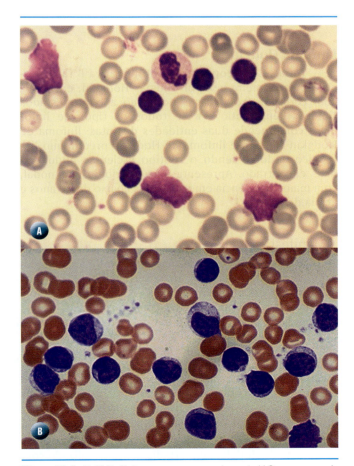

Figura 68.8. (A-B) Linfócitos pequenos e maduros da LLC – presença de *smudge cells*. (Fonte: Arquivo pessoal.)

nóstico da LLC é através da imunofenotipagem do sangue periférico, que comprova a monoclonalidade dos linfócitos B maduros.

• Manifestações clínicas

A apresentação clínica inicial mais comum é a fadiga, sendo que 50% dos pacientes estão assintomáticos ao diagnóstico. O achado mais relevante, além da linfocitose no hemograma, é a presença de adenomegalia cervical e supraclavicular. Os pacientes podem apresentar também esplenomegalia em grau variável e, com menor frequência, hepatomegalia. Podem estar presentes também, ao diagnóstico, os sintomas B (febre, perda de peso e sudorese noturna).

• Tratamento

A LLC é uma doença com prognóstico heterogêneo e sobrevida média variável. Em estágios iniciais a sobrevida pode atingir 15 anos ou mais, enquanto em fases avançadas, a sobrevida é de somente 3 anos, em média. Hoje, existem diversos protocolos de tratamento baseados na idade e condição clínica do paciente com bons resultados com relação a ganho de sobrevida. Em casos selecionados, como pacientes com deleção do 17p (pior prognóstico), podem ser submetidos a transplante alogênico de medula óssea com o objetivo de se atingir a cura da leucemia linfoide crônica.

Linfoma Hodgkin

Trata-se de neoplasia linfoproliferativa B rara, descrita pela primeira vez por Thomas Hodgkin, em 1831, com cerca de 9.000 casos novos ao ano nos Estados Unidos. Representa 11% de todos os tipos de linfoma e compreende duas entidades distintas: linfoma de Hodgkin clássico e linfoma de Hodgkin predomínio linfocítico nodular, sendo o subtipo esclerose nodular o mais encontrado. Apresenta uma distribuição bimodal, com maior frequência em indivíduos abaixo de 20 anos e acima de 55 anos.

• Manifestações clínicas

A maioria dos pacientes apresentam linfoadenomegalia supradiafragmática e, menos comumente, retroperitoneal e inguinal (Figura 68.9). Cerca de um terço dos pacientes apresentam sintomas constitucionais, como febre, perda de peso (10% em 6 meses) e sudorese noturna. Embora a apresentação clínica mais comum seja a infiltração nodal, os pacientes podem apresentar envolvimento extranodal com envolvimento do baço, fígado, pulmão e medula óssea, e queixar-se de prurido generalizado antes mesmo do diagnóstico.

O diagnóstico definitivo se faz com biópsia ganglionar e obtenção de material adequado para patologia, com identificação de células de Reed Sternberg, características de linfoma de Hodgkin, e o estadiamento é realizado com exames de imagem como PET-CT e/ou tomografia computadorizada da região do pescoço, tórax e abdome.

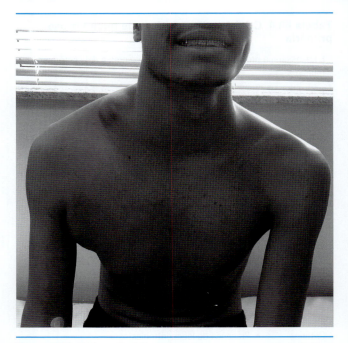

Figura 68.9. Linfoma Hodgkin com volumosa massa cervical direita e axilar. (Fonte: Arquivo pessoal.)

• Tratamento

O tratamento do linfoma Hodgkin é realizado com esquema clássico de quimioterapia ABVD (adriamicina, bleomicina, vimblastina e dacarbazina) com duração de 2 a 6 meses a depender do estadiamento inicial, podendo ser ainda associados ou não a radioterapia. O prognóstico da doença costuma ser favorável, com taxas de até 80% de cura. Em casos refratários ou recidivados, a melhor opção terapêutica passa a ser o transplante de medula óssea autólogo, com chance de até 50% de cura com esta modalidade de tratamento.

Linfoma nao Hodgkin (LNH)

O linfoma não Hodgkin, é uma neoplasia maligna oriunda de células do sistema imunológico, e se manifesta predominantemente como linfoadenomegalia ou tumores sólidos. A classificação do linfoma não Hodgkin é complexa e está em constante evolução, com mais de 50 subtipos diferentes listados na classificação da Organização Mundial da Saúde. A maioria dos linfomas são originários de células B (80-85%). Para não especialistas, no entanto, eles podem ser facilmente divididos como de baixo grau (indolente) ou linfoma de alto grau (agressivo), uma vez que essa ampla distinção determina o provável curso natural e o manejo da doença.

• Manifestações clínicas

Clinicamente, são indistinguíveis as manifestações apresentadas pelos pacientes portadores de linfoma não Hodgkin daqueles portadores de linfoma Hodgkin.

A diferenciação se faz por meio de achados no exame histológico como, por exemplo, a presença ou não das cé-

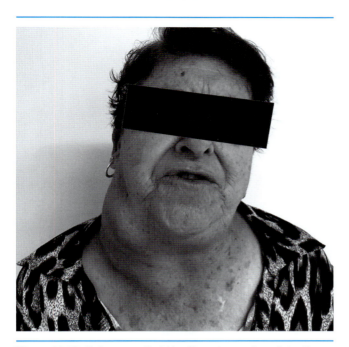

Figura 68.10. Linfoma não Hodgkin difuso de grandes células B com volumosa massa cervical direita. (Fonte: Arquivo pessoal.)

lulas de Reed Sternberg, assim como de exames de imuno-histoquímica. O prognóstico depende do tipo histológico, estadiamento e tratamento.

Os linfomas indolentes apresentam um bom prognóstico, com sobrevida média estimada em 10 anos, porém, em geral, são considerados incuráveis em estágios avançados, apresentando altas taxas de recorrência, sendo o seu principal representante o linfoma folicular.

Os linfomas agressivos apresentam uma evolução mais rápida, porém com maior possibilidade de cura, sendo seu principal representante o linfoma difuso de grandes células B (Figura 68.10). O estadiamento clínico é baseado em achados de tomografia computadorizada ou PET-CT.

• Tratamento

O tratamento do Linfoma não Hodgkin é variável, a depender da origem da célula neoplásica (B ou T), tipo histológico, estadiamento e, por fim, das condições clínicas do paciente a ser submetido ao tratamento com quimioterapia e/ou radioterapia.

■ BIBLIOGRAFIA

1. Alexander FE, Jarrett RF, Lawrence D, et al. Risk factors for Hodgkin's disease by Epstein-Barr virus (EBV) status: prior infection by EBV and other agents. Br J Cancer. 2000; 82(5):1117-21.
2. Arber DA, Orazi A, Hasserjian R, et al. The 2016 revision to the World Health Organization classification of myeloid neoplasms and acute leukemia. Blood. 2016; 127:2391-405.
3. Arber DA, Orazi A, Hasserjian R, et al. The 2016 revision to the World Health Organization classification of myeloid neoplasms and acute leukemia. Blood. 2016; 127:2391-405.
4. Baccarani M, Deininger MW, Rosti G, et al. European Leukemia Net recommendations for the management of chronic myeloid leukemia: 2013. Blood. 2013; 122:872-84.
5. Barbui T, Thiele J, Gisslinger H, et al. The 2016 revision of WHO classification of myeloproliferative neoplasms: Clinical and molecular advances. Blood Rev. in press.
6. Bower H, Bjo rkholm M, Dickman PW et al. Life expectancy of patients with chronic myeloid leukemia approaches the life expectancy of the general population. J Clin Oncol. 2016; 34:2851-7.
7. Burnett A, Wetzler M, Lowenberg B. Therapeutic advances in acute myeloid leukemia. J Clin Oncol. 2011; 29(5):487-94.
8. Glaser SL, Jarrett RF. The epidemiology of Hodgkin's disease. Baillieres Clin Haematol. 1996; 9(3):401-16.
9. Gribben JG. How I treat CLL up front. Blood. 2010; 115(2):187-97.
10. Grignani F, Ferrucci PF, Testa U, et al. The acute promyelocytic leukemia-specific PML-RAR alpha fusion protein inhibits differentiation and promotes survival of myeloid precursor cells. Cell. 1993; 74(3):423-31.
11. Hallek M, Cheson BD, Catovsky D, et al; International Workshop on Chronic Lymphocytic Leukemia. Guidelines for the diagnosis and treatment of chronic lymphocytic leukemia: a report from the International Workshop on Chronic Lymphocytic Leukemia updating the National Cancer Institute-Working Group 1996 guidelines. Blood. 2008; 111(12):5446-56.
12. Kvasnicka HM, Thiele J. Prodromal myeloproliferative neoplasms: The 2008 WHO classification. Am J Hematol. 2010; 85:62-9.
13. Moreau P, San Miguel J, Sonneveld P, et al. ESMO Guidelines Committee. Multiple myeloma: ESMO Clinical Practice Guidelines for diagnosis, treatment and follow-up. Ann Oncol. 2017; 28(suppl 4):iv52-iv61.
14. Rajkumar SV, Dimopoulos MA, Palumbo A, et al. International Myeloma Working Group updated criteria for the diagnosis of multiple myeloma. Lancet Oncol. 2014; 15(12):e538-e548.
15. Rajkumar SV. Myeloma today: Disease definitions and treatment advances. Am J Hematol. 2016; 91(1):90-100.
16. Siegel RL, Miller KD, Jemal A. Cancer statistics, 2015. CA Cancer J Clin. 2015; 65(1):5-29.
17. Steegmann JL, Baccarani M, Breccia M et al. European Leukemia Net recommendations for the management and avoidance of adverse events of treatment in chronic myeloid leukaemia. Leukemia 2016; 30:1648-71.
18. Swerdlow SH, Campo E, Pileri SA, et al. The 2016 revision of the World Health Organization classification of lymphoid neoplasms. Blood. 2016; 127(20):2375-90.
19. Younes A, Hilden P, Coiffier B, et al. International Working Group consensus response evaluation criteria in lymphoma (RECIL 2017). Ann Oncol. 2017; 28(7):1436-47.

Capítulo 69

Manejo da Dor não Oncológica no Paciente Oncológico

Gustavo Rodrigues Costa Lages
Érica Carla Lage de Oliveira
Paulo Henrique Costa Diniz
Graziele Sales Diniz

■ INTRODUÇÃO

Apesar da magnitude dos números que envolvem as estatísticas do câncer mundialmente, desenvolvimentos constantes em medicina personalizada e novas abordagens terapêuticas, como a imunoterapia, têm melhorado as estimativas de sobrevida dos pacientes oncológicos, embora existam marcantes variações regionais e heterogeneidade no acesso a esses avanços.[1]

Em uma grande proporção desses pacientes, a dor é um sintoma comum (40 a 70% dos pacientes dependendo da fase da doença, do tipo de câncer e região acometida) e frequentemente o mais temido, constituindo uma experiência multidimensional que afeta sua qualidade de vida, bem como de seus familiares e cuidadores.[2] Mesmo após tratamento curativo, ou seja, quando não há evidencia de tumor em atividade, a prevalência gira em torno de 33%.[3,4] Nesses pacientes que sobreviveram ao câncer, aproximadamente 5 a 10% têm dor crônica que interfere significativamente em sua funcionalidade.[5]

Além dessa alta prevalência, destaca-se o grave problema do subtratamento. Embora os dados mostrem uma melhora nos últimos anos, aproximadamente um terço dos pacientes com câncer ainda não recebem analgésico proporcionalmente adequado para a intensidade da sua dor.[6] O mau controle álgico resulta em sofrimento desnecessário, redução da capacidade de lidar com a doença, interfere nas atividades de vida diária, leva a admissões hospitalares mais frequentes e prolongadas, além de adiamentos ou descontinuidade do tratamento oncológico, com impacto em sua efetividade.[7,8]

A dor no paciente oncológico é complexa. Pode ser resultado de um processo multifatorial devido à liberação de mediadores inflamatórios pelo tumor e tecido adjacente, ou atribuída à invasão direta pela neoplasia e pela metástase à distância, incluindo regiões como ossos e tecido neuronal, ou ainda pode ser associada ao próprio tratamento oncológico ou aos procedimentos diagnósti-

cos envolvidos na abordagem dessa doença.[2,9] Essas são as causas de dor classificadas como associadas ao câncer ou ao tratamento. São as mais reconhecidas e mais frequentemente discutidas nesse perfil de pacientes.[10]

Por outro lado, o paciente oncológico ainda pode apresentar dor não associada ao câncer. Na população geral, a dor crônica está entre uma das principais demandas por atenção médica e é reportada por cerca de 20-50% dos pacientes atendidos na atenção primária.[11,12]

As etiologias são múltiplas e comuns no nosso meio. Envolvem processos neuropáticos, musculoesqueléticos, inflamatórios, mecânicos/compressivos ou mesmo funcionais (sem lesões orgânicas detectáveis; isto é, fibromialgia, cefaleias primárias, DTM, síndrome do cólon irritável).[13] E por mais que o universo da oncologia apresente muitas particularidades, deve ser sempre lembrado que os pacientes com câncer também estão inseridos nesse contexto da população geral.

De acordo com estudo publicado em 2007, entre pacientes oncológicos ambulatoriais que autorreportaram dor ou uso de analgésicos, 53% apresentavam dor oncológica, 25,3% dor não oncológica e 21,7% ambas.[14]

Em geral, os estudos que avaliam dor em oncologia recrutam pacientes independente da atividade do tumor naquele período e não exigem comprovações de que a dor avaliada no estudo é, de fato, associada a um câncer ativo. Realmente, deve-se sempre questionar o real benefício dessa classificação, para que não seja mais uma dentre as várias barreiras no manejo da dor.[15]

Além dos descritores clinicamente relevantes da anamnese em dor: intensidade, características temporais, localização, padrão de irradiação, qualidade, fatores de piora ou alívio,[16,17] também devem ser acessadas informações do paciente, como história médica, seja ela relacionada ou não ao câncer, prognóstico em relação à doença oncológica, comorbidades, exame físico e complementares e as expectativas e anseios do paciente. Essas informações contribuem para identificar uma síndrome dolorosa específica e podem ajudar a elucidar a etiologia, direcionar a avaliação diagnóstica, esclarecer o prognóstico e sugerir as intervenções terapêuticas específicas necessárias. Para a população em geral, ao se prescrever um analgésico, opioide ou não, deve-se ter atenção apropriada em relação a questões frequentes, como possibilidade de abuso, uso indevido, intolerância, interação medicamentosa, má aderência ao regime, múltiplos profissionais envolvidos no cuidado, duplicidade de tratamentos.[18]

A experiência clínica sugere que os pacientes oncológicos com dor não oncológica são tratados de forma mais eficaz com uma abordagem multidisciplinar que inclui terapia medicamentosa analgésica adequada, procedimentos intervencionistas, métodos comportamentais, reabilitação física e demais cuidados de suporte.

Apesar das questões em relação à dicotomia entre dor relacionada e não relacionada ao câncer, didaticamente essa classificação nos ajuda a ampliar as considerações sobre a vasta etiologia de dor nos pacientes oncológicos. O presente capítulo se propõe a apresentar a melhor literatura e informações sobre as principais desordens que levam a dor não causada diretamente pelo câncer ou pelo seu tratamento, destacando as particularidades nesse universo de pacientes e como as alterações orgânicas relacionadas à doença ou ao seu tratamento podem interferir no manejo da dor não oncológica nesses pacientes. Certamente, o maior conhecimento sobre esse tema, atualmente tão pouco discutido, contribuirá para uma abordagem integral a essa população.

■ ALTERAÇÕES ORGÂNICAS RELACIONADAS À DOENÇA ONCOLÓGICA E AO TRATAMENTO DO CÂNCER E SUAS REPERCUSSÕES NO TRATAMENTO DA DOR

Síndrome consumptiva

A síndrome consumptiva caracteriza-se por diminuição do apetite, fadiga e caquexia.[19] Uma definição genérica proposta para caquexia inclui perda de peso (corrigida para a retenção de líquidos) com ou sem perda de gordura e, como critérios adicionais (três necessários para o diagnóstico): diminuição da força muscular, redução da massa muscular, fadiga, anorexia ou alterações bioquímicas (anemia, inflamação, hipoalbuminemia).[20]

A profunda perda de peso sofrida por pacientes com esse quadro não pode ser inteiramente atribuída a uma ingestão calórica deficiente. Em contraste com a simples inanição, a caquexia não é revertida pela suplementação de calorias.[21]

A prevalência de caquexia chega a 85% no câncer avançado, particularmente em certos tipos, como o câncer de pâncreas, o de estômago e o de pulmão.[22]

Estudos demonstram que as citocinas liberadas pelas células do sistema imune seriam as principais moléculas responsáveis pelo característico estado hipermetabólico. Resposta inflamatória semelhante pode desempenhar um papel central unificador na caquexia e em outras condições crônicas não oncológicas.[23]

Em estudos prospectivos controlados por placebo em doentes caquéticos, o celecoxib (200 mg 12/12 h), assim como o ibuprofeno, foram associados a um aumento de peso de 1,0 a 1,3 kg (corrigido para a retenção hídrica), aumento do IMC e melhora dos escores de qualidade de vida em relação ao grupo placebo. Nesse grupo a perda de peso foi, em média, 1,3 kg.[24,25]

Outras combinações que foram testadas incluem o ibuprofeno com ou sem megestrol[25] e carnitina (4 g/dia) mais celecoxib (300 mg/dia) com ou sem megestrol.[26] Essas e outras combinações ainda mais complexas estão sendo investigadas na síndrome da anorexia-caquexia relacionada ao câncer. Certamente são necessários mais estudos avaliando os potenciais benefícios e danos antes que qualquer uma dessas abordagens possa ser considerada padrão. Não obstante, as pesquisas já existentes apontam para o fato de que a terapia anti-inflamatória pode não ser apenas funcionalmente analgésica, mas apresentar também alguma contribuição no tratamento do doente inflamado.[26]

É discutível o emprego de esforços para um tratamento específico para ganho de peso e otimização nutricional em pacientes no fim da vida.

• Implicações farmacológicas

Entre as características de um fármaco que preveem seu transporte e sua disponibilidade nos locais de ação está sua afinidade para se ligar às proteínas plasmáticas e teciduais.[27] No paciente em caquexia, o metabolismo hepático de primeira passagem está modificado. As vias de metabolização do glicogênio e dos lipídios estão fortemente priorizadas (ainda que de modo disfuncional) e, consequentemente, a ação enzimática necessária a outras funções, como o metabolismo de drogas, está inibida.[28] Se a capacidade metabólica do fígado estiver reduzida para o fármaco, a biodisponibilidade será aumentada significativamente. Desse modo, para as drogas administradas pela via oral, podemos esperar pela redução do efeito de primeira passagem e maior risco de toxicidade.[27]

Da mesma forma, se a capacidade excretora pela via biliar está reduzida para o fármaco, a biodisponibilidade do agente (ou seu metabólito) estará aumentada. Morfina e fentanil, por exemplo, são fármacos com excreção biliar que recirculam diversas vezes pela via êntero-hepática até sua eliminação completa.[29]

Drogas como anticonvulsivantes e esteroides dependem de enzimas do citocromo P450 para sofrerem biotransformação em moléculas mais hidrofílicas, para então serem excretadas.[27] Embora ambas as drogas funcionem também como indutoras do sistema microssomal enzimático P450 (especialmente da enzima CYP3A4),[27] sua metabolização em um contexto de contenção de energia pelo fígado também estará reduzido.[28]

Na via de administração sublingual, a medicação chega à corrente sanguínea, após drenagem pela circulação venosa da boca, dirigindo-se à veia cava superior, ou seja, é desviada da circulação hepática e do metabolismo de primeira passagem. Na via retal, há redução de 50% do metabolismo de primeira passagem.[28]

A via de administração intramuscular deve ser evitada sempre que possível em um cenário de marcada degradação proteica, pois o perfil de liberação plasmática do medicamento está ainda mais imprevisível. Sabe-se que as fibras musculares no paciente em estado de caquexia são induzidas a fragmentar-se e a sofrer apoptose, como uma consequência do reduzido conteúdo de DNA que carregam.[30]

O fator mais importante do fracionamento do fármaco entre o sangue e os tecidos é a ligação relativa da droga às proteínas plasmáticas, que limita a concentração do fármaco livre. A ligação reversível às proteínas plasmáticas sequestra os fármacos no plasma e retarda a sua transferência para fora do compartimento vascular. A albumina é o principal carreador dos fármacos ácidos, enquanto a alfa-1-glicoproteína ácida liga-se aos fármacos básicos. Somente a fração livre está prontamente disponível para atravessar as membranas. A albumina, por ser a principal proteína de ligação, pode atuar como um reservatório de drogas – à medida que a concentração de droga livre diminui devido à eliminação, o fármaco ligado se dissocia da proteína. Em condições ideais, isso mantém a concentração de drogas livres como uma fração constante do fármaco total no plasma.[27]

Deve-se ter atenção a essas alterações metabólicas para fazer um plano terapêutico de controle da dor para esses pacientes ou rever a terapêutica para dor crônica que o paciente estava recebendo antes de entrar nesse estado de grave desnutrição proteica.

Disfunção renal

A alteração da função renal, aguda ou crônica, é uma complicação frequente do câncer e do seu tratamento, seja por fatores comuns à população geral (sepse, depleção de volume, nefropatia obstrutiva, entre outros), ou por condições ligadas à neoplasia (glomerulopatia, nefrotoxicidade induzida por drogas oncológicas, síndrome de lise tumoral, nefrectomia etc.).[31]

Há estudos observacionais apontando risco de até 17,5% de insuficiência renal aguda em paciente oncológico, sendo ainda maior entre aqueles que requerem terapia intensiva. Em cerca de 5,1% desses pacientes, há necessidade de diálise por longo período dentro do primeiro ano da disfunção renal.[32] Também está demonstrada alta prevalência de doença renal crônica entre portadores de malignidade ativa: aproximadamente 30% dos pacientes já apresentam taxa de filtração glomerular previamente reduzida (< 60 mL/min/1,73 m²), e em 8,3% chega a ser abaixo de 45 mL/min/1,73 m².[33]

A associação de câncer e disfunção renal aumenta consideravelmente a mortalidade, como comprovado por algumas publicações,[34] e também eleva a morbidade, com implicações que tornam a abordagem ainda mais complexa.

A dor, tão prevalente entre portadores de câncer, também é muito comum entre pacientes com doença renal aguda ou crônica. Entre os dialíticos, ou mesmo nos portadores de doença renal crônica estagio V, é um dos sintomas mais reportados (aproximadamente em 50% dos pacientes) e frequentemente subtratado (chega a 75% dos pacientes). Na maioria das vezes tem origem musculoesquelética, mas pode também estar associada ao procedimento da diálise em si, bem como neuropatia e doença vascular periférica.[35-38]

Além dessa alta prevalência de dor, sobreponível quando essas duas condições ocorrem no mesmo paciente, o conjunto de alterações metabólicas decorrentes da disfunção renal leva a particularidades no manejo da dor.

A escada da OMS é modificada para pacientes com doença renal crônica (DRC), uma vez que alguns agentes analgésicos têm uso restrito para pacientes com uma taxa de filtração glomerular estimada (TFG) severamente reduzida. Isso ocorre porque a farmacocinética e farmacodinâmica de muitos analgésicos e da maioria dos opioides estão alterados nesses pacientes, e o risco de toxicidade pelo acúmulo de drogas excretadas por via renal e seus metabólitos é alto.

A dor é mais prevalente entre os pacientes com DRC que na população geral. Mais de 60% dos pacientes em hemodiálise possuem dor crônica moderada ou grave.[39] Estudos menores têm demonstrado que no estádio V da doença renal, pacientes não dialisados sentem dor de modo semelhante aos submetidos à diálise.[37,38,40]

A presença de DRC, com ou sem diálise, altera profundamente a farmacocinética de muitos analgésicos, incluindo a maioria dos opioides.[39] Veja na Tabela 69.1 as diferenças farmacocinéticas dos diversos analgésicos no contexto da doença renal.

O acetaminofeno, em dose padrão, é o analgésico de primeira linha para pacientes com DRC com dor nociceptiva. Sua eliminação não é significativamente alterada entre os pacientes com TFGe reduzida. Não há evidências suficientes para concluir que o uso crônico do paracetamol em doses terapêuticas tenha causado ou piorado a DRC.[43]

Os dados disponíveis sugerem que a indicação de anti-inflamatórios não estereoidais (AINEs) para pacientes com taxa de filtração glomerular (TFG) < 35 mL/min é extremamente restrita e o uso crônico não é recomendado.[39] No entanto, ocasionalmente, os AINEs podem proporcionar maior controle de dor e potencialmente menos efeitos colaterais que outros medicamentos, particularmente entre pacientes com leves reduções na TFGe (> 45 mL/min). Para esses pacientes, a opção por doses baixas de AINEs, após uma discussão cuidadosa dos riscos potenciais *versus* benefícios da medicação, pode ser uma alternativa viável. Salientamos, no entanto, que não há dose de AINE que seja considerada "segura" para indivíduos com função renal prejudicada e, havendo queda da TFG, o uso deve ser descontinuado. AINEs podem causar redução aguda na TFG, retenção de sódio e água, hipertensão e hipercalemia e potencialmente contribuir para a progressão/agudização da doença renal.

Quando aplicados topicamente, os AINEs não parecem estar associados a efeitos colaterais graves. Quando a dor está presente em articulações, músculo ou pele não ulcerada, essa pode ser uma alternativa útil à administração oral.

Quanto ao uso dos opioides, as opções de escolha incluem fentanil, metadona e buprenorfina. Evitamos codeína e morfina no contexto da insuficiência renal. A oxicodona pode ser usada, mas é considerada agente de segunda linha em comparação com outros opioides (Tabela 69.1).

A metadona pode ser particularmente útil para o tratamento da dor crônica severa na insuficiencia renal. Ela não parece ser removida por diálise. É excretada exclusivamente nas fezes, sem acúmulo no plasma. Esses fatores sugerem que a metadona pode ser um analgésico seguro e

Tabela 69.1. Dados farmacocinéticos de medicações no paciente com e sem doença renal crônica

Droga	% Excretada na urina	$T_{1/2}$* vida normal (H)	$T_{1/2}$* vida diálise (H)	Hemodiálise	Diálise peritoneal	Recomendações
Acetaminofeno	< 5	1-4	Inalterado	Dialisável	Não dialisável	Acúmulo de metabólitos inativos Analgésico de escolha para dor leve a moderada Não é necessária redução da dose
Codeína	0-16	2,5-4	13-18,9	Dialisável	Improvável ser dialisado	Evitar se TFG < 30 mL/min; caso necessário, reduzir em 50% a dose Com TFG de 30 a 60 mL/min, reduzir em 25% a dose
Tramadol	90 (30% inalterado e 60% como metabólitos)	6	11	Dialisável	Desconhecido	TFG 30-60 mL/min: 100 mg 12/12h TFG 10-30 mL/min: 50-100 mg/dia TFG < 10 mL/min (e na diálise): 50 mg/dia A HMD remove significativamente o tramadol Administrar após a diálise
Morfina	10	2-3	Inalterado	Metabólitos dialisáveis	Não dialisável	Rápido acúmulo de metabólitos ativos na DRC Não recomendado Caso seja usada, seguir adaptações apresentadas para codeína
Fentanil	< 7	2-7	Desconhecido	Não dialisável	Não dialisável	Metabólitos inativos Considerado seguro
Buprenorfina	Mínima	30	Não se altera	Dialisável	Dialisável	Pode ser administrado em dose padrão na DRC
Oxicodona	< 10	2-4	3-5	Dialisável	Desconhecido	Razoavelmente seguro na DRC Cuidadoso monitoramento
Metadona	15-60	13-47	Desconhecido	Não dialisável	Não dialisável	Excretado principalmente nas fezes Considerado seguro
Gabapentina	Aprox. 100	5-7	52-132	Dialisável	Possivelmente dialisável	TFG 30-59 mL/min: 700 mg BID*** TFG 15-29: 700 mg MID** TFG < 15: 300 mg/dia Dose suplementar pós-diálise: 100-300 mg
Pregabalina	92-99	5-6,5	Aumentado	Dialisável	Dialisável	TFG 30-59: 150 mg BID*** TFG 15-30: 75 mg BID*** TFG < 15: 75 mg/dia Dose suplementar pós-diálise: 75-150 mg
Duloxetina	< 1	8-17	Não altera	Dialisável	Dialisável	Dose inicial reduzida em DRC (30 mg), com dose máxima de 30 a 60 mg/dia Evitar se CrCl < 30 mL/min
Cetamina	2-4	2-4	Não altera	Não dialisável	Improvável ser dialisável	Dose habitual
Amitriptilina	< 2	9-25	Desconhecido	Não dialisável	Não dialisável	Embora não seja necessária redução da dose, recomenda-se uma dose inicial baixa, dada a probabilidade de efeitos adversos anticolinérgicos

Adaptada de: Davison et al., 2014;[39] Bourquin et al., 2008;[41] Raouf et al., 2017.[42]

*$T_{1/2}$ = vida média; MID**: uma vez ao dia; BID***: duas vezes ao dia.

eficaz para o uso em pacientes com DRC avançada, sob os cuidados de médicos familiarizados com seu uso, já que o monitoramento cuidadoso é essencial.[44]

O fentanil é rapidamente metabolizado no fígado e seus metabólitos são considerados inativos. Não parece haver acúmulo clinicamente significativo de fentanil quando administrado a pacientes com DRC. Os estudos são na sua maioria com fentanil IV.[45,46]

A gabapentina é excretada pelo rim e a eliminação é marcadamente reduzida em pacientes com baixa TFG.[47] Como resultado, os pacientes com DRC apresentam risco aumentado de efeitos colaterais, como neurotoxicidade e lesão renal aguda secundária à rabdomiólise.[48,49] As doses devem ser reduzidas com base na TFG. O raciocínio é semelhante para o uso da pregabalina (Tabela 69.1).

Disfunção hepática

Em geral, pacientes com doença hepática leve podem ser tratados com uma farmacoterapia semelhante à de pacientes saudáveis. A suscetibilidade a efeitos adversos aumenta com o agravamento da função hepática e o ponto de corte exato no qual as doses e a seleção dos medicamentos devem ser alteradas é incerto. As modificações da prescrição medicamentosa devem ser geralmente consideradas em pacientes que desenvolveram doença hepática crônica avançada (por exemplo, fibrose) ou cirrose, particularmente quando acompanhados de hipertensão portal ou insuficiência renal.[50,51]

Os AINEs estão associados a um risco aumentado de hemorragia por varizes, ao comprometimento da função renal e ao desenvolvimento de ascite resistente a diuréticos. Assim, os AINEs devem ser evitados em pacientes com doença hepática crônica avançada ou cirrose.[52,53]

A experiência com inibidores da COX-2 em pacientes com doença hepática crônica avançada ou cirrose é limitada. O celecoxibe pode ser uma opção razoável para o tratamento anti-inflamatório de curto prazo em pacientes com cirrose.[54]

O fentanil parece ser seguro em pacientes com disfunção hepática modesta. Morfina e oxicodona devem ser usadas em doses reduzidas e intervalos prolongados de administração. O tramadol pode ser seguro, mas a experiência é limitada e, portanto, não deve ser usado em pacientes com cirrose descompensada. Os efeitos da codeína são difíceis de prever e, portanto, alternativas devem ser consideradas.[50,55] Os opioides metabolizados por sistemas oxidativos, codeína, meperidina e tramadol, apresentam depuração diminuída.[55,56]

O tempo de intervalo entre as doses de morfina deve ser dobrado.[57] Além disso, se for usada a via oral, a dose de morfina deve ser diminuída devido ao aumento da biodisponibilidade.[56]

A metadona parece ser segura para esses pacientes, pelo menos a curto prazo. Embora sua meia-vida em pacientes com cirrose grave possa ser levemente aumentada, a absorção, excreção e distribuição do medicamento não são alterados significativamente.[58]

O acetaminofeno é um analgésico eficaz e seguro para pacientes com doença hepática crônica, desde que eles não estejam utilizando bebidas alcoólicas simultanea-mente no período de tratamento. Embora doses de até 4 g/dia pareçam ser seguras, é recomendado que pacientes com cirrose ou doença hepática crônica avançada limitem a ingestão de acetaminofeno a 2 g/dia, evitando-a totalmente em pacientes com hepatite alcoólica grave ou lesão hepática aguda. É recomendado que os pacientes que consomem abusivamente álcool, assim como pacientes desnutridos, não tomem mais de 2 g/dia.[51,59]

A gabapentina e a pregabalina são anticonvulsivantes que não são metabolizados hepaticamente, mas dependem de depuração renal. São boas opções quando não se tem disfunção renal associada.[50,51]

Os tricíclicos na falência hepática moderada ou severa não apresentam uma cinética linear. Por exemplo, um aumento em 10% na dose pode causar 75% de aumento nas concentrações séricas. As manifestações de toxicidade incluem: *delirium*, convulsões e arritmias fatais. Se necessário o uso, monitorizar concentração sérica.

A nortriptilina, por exemplo, tem extenso metabolismo hepático de primeira passagem. Na hepatopatia grave ou cirrose, ela deve ser iniciada em dose baixa – 10 mg via oral/noite, evoluindo, se necessário para titulação gradual (feita ao longo de semanas). A manutenção também é feita em baixas doses (por exemplo, 25 a 50 mg/noite).[50,51]

Venlafaxina em pacientes com falência hepática moderada a severa apresenta diminuição da eficácia e aumento dos efeitos adversos. Redução de 50% da dose é proposta nesses casos. A carbamazepina deve ser evitada nesses pacientes, porque está associada à hepatotoxicidade e pode precipitar rápida descompensação em pacientes com cirrose.[50,51]

■ SÍNDROMES DOLOROSAS NÃO ONCOLÓGICAS NO PACIENTE ONCOLÓGICO

Dor neuropática

A dor neuropática é definida como dor resultante de lesão ou doença acometendo o sistema somatossensorial. É uma descrição clínica e não um diagnóstico, o qual requer uma lesão ou doença demonstrável que satisfaça o critério diagnóstico neurológico estabelecido. O termo lesão é comumente usado quando a investigação diagnóstica (p. ex., imagem, testes neurofisiológicos, biópsias e testes laboratoriais) revela anormalidades ou quando há traumatismo evidente. O termo doença é usado quando a causa subjacente da lesão é conhecida (p. ex., AVE, vasculite, DM, anormalidade genética). Somatossensorial refere-se a informações sobre o organismo por si, incluindo órgãos viscerais ao invés de informações sobre o mundo externo (p. ex., visão, olfação, audição).[60-63]

Se tal dano se encontra em estruturas periféricas desse sistema, classificamos como dor neuropática periférica; quando o comprometimento é central, dor neuropática central. Alguns exemplos são apresentados na Tabela 69.2.

Muitas vezes, componentes de dor neuropática são encontrados simultaneamente com componentes de dor nociceptiva, configurando dor mista. Essa é comum no câncer e em quadros de dor não oncológica como na lombalgia secundária à hérnia de disco.

Tabela 69.2. Exemplos de condições relacionadas à dor neuropática

Origem	Central	Periférica	Manifestações mais frequentes	
Metabólica		Diabetes, sarcoidose, amiloidose	Polineuropatia simétrica distal	
Nutricional		Hipovitaminoses	Polineuropatia simétrica distal	
Tóxica		Chumbo, arsênio	Polineuropatia simétrica distal	
Medicamentosa		Quimioterápicos, antirretrovirais, interferon-alfa, isoniazida, talidomida, entre outros	Polineuropatia simétrica distal	
Infecciosa	Mielorradiculopatia esquitossomótica	Herpes-zóster, hanseníase, hepatite B e C, neuropatia pelo HIV	Radiculopatias/ mononeuropatias, polineuropatia simétrica distal	
Neoplasia	Compressão tumoral medular	Compressão tumoral, síndrome paraneoplásica	Mielite compressiva, plexopatia, mononeuropatia compressiva Mononeuropatias múltiplas	
Traumática	Trauma medular, trauma craniano	Secção do nervo, pós-cirurgia, trauma periférico		

Continua

Capítulo 69 – Manejo da Dor não Oncológica no Paciente Oncológico

Tabela 69.2. Exemplos de condições relacionadas à dor neuropática (continuação)

Origem	Central	Periférica	Manifestações mais frequentes	
Vascular	AVE (talâmico)		Dor em um dimídio	
Compressão		Síndrome do túnel do carpo, hérnia de disco	Mononeuropatia, radiculopatia	
Genética	Doença de Fabry, síndrome de Charcot-Marie-Tooth, eritromelalgia			
Outras	Dor no membro fantasma	Nevralgia, pós-radioterapia, dor no membro fantasma		

Adaptada de: Colloca L, et al. 2017;[64] Van Hecke O et al., 2014.[65]

A dor neuropática é prevalente no paciente com câncer e é discutida no Capítulo 59. Abordaremos algumas especificidades de doenças não oncológicas comuns que cursam com dor neuropática.

A dor neuropática apresenta incidência de 6 a 10% na população geral, com expectativa de aumento devido ao envelhecimento da população, incidência crescente de obesidade e maior número de sobreviventes do câncer. É mais frequente em mulheres (8% *vs*. 5,7%) e em pacientes maiores de 50 anos (8,9% *vs*. 5,6%). Radiculopatias lombares e cervicais são as causas mais frequentes.[64-67]

Dos pacientes com dor crônica, 15 a 25% apresentam dor neuropática. Esta constitui 25 a 50% das consultas de um serviço de dor. É subdiagnosticada e subtratada. Em torno de 10 a 25% dos pacientes com diabetes e 35% dos pacientes com HIV apresentam dor neuropática. É fonte de importante incapacidade. Seu impacto negativo sobre a qualidade de vida é considerado superior ao da dor nociceptiva. Distúrbios do sono e do humor são frequentemente associados.[64,68-71]

Instrumentos diagnósticos podem ser úteis. Diversos deles são validados no Brasil, como o DN4 (Figura 69.1).

Uma pontuação 4 em 10 é favorável ao diagnóstico de dor neuropática.

O sistema de escalonamento de suspeição diagnóstica é uma ferramenta bastante oportuna para o diagnóstico da dor neuropática pelo médico especialista e pelo generalista, considerando especialmente a avaliação clínica, como descrito a seguir.[61,64,73]

Questionário para diagnóstico de dor neuropática – DN4

Por favor, nas quatro perguntas abaixo, complete o questionário marcando uma resposta para cada número:

Entrevista do paciente

Questão 1: A sua dor tem uma ou mais das seguintes características?

	Sim	Não
1 - Queimação		
2 - Sensação de frio dolorosa		
3 - Choque elétrico		

Questão 2: Há presença de um ou mais dos seguintes sintomas na mesma área da sua dor?

	Sim	Não
4 - Formigamento		
5 - Alfinetada e agulhada		
6 - Adormecimento		
7 - Coceira		

Exame do paciente

Questão 3: A dor está localizada numa área onde o exame físico pode revelar uma ou mais das seguintes características?

	Sim	Não
8 - Hipoestesia ao toque		
9 - Hipoestesia à picada de agulha		

Questão 4: Na área dolorosa, a dor pode ser causada ou aumentada por:

	Sim	Não
10 - Escovação		

Escore

0 - Para cada item negativo   1 - Para cada item positivo
Dor neuropática: Escore total a partir de 4/10
(   ) Dor nociceptiva   (   ) Dor neuropática

Figura 69.1. Questionário DN4.[72]

• História clínica

Apenas com a história já conseguimos fazer um possível diagnóstico de dor neuropática ou praticamente excluí-la. Duas questões devem ser respondidas: há história de doença ou lesão neurológica relevantes? Há distribuição da dor neuroanatomicamente plausível? Se essas respostas são positivas, trata-se de possível dor neuropática. A seguir, o exame físico é realizado à procura de achados que tornem a suspeita provável.[61]

• Exame físico

O mais importante no exame físico é a pesquisa de sinais neurológicos em área de dor neuroanatomicamente plausível. Tais achados devem ser negativos, isto é, diminuição da sensibilidade na área em questão em relação ao exame da região contralateral. Sinais positivos, entretanto, podem ser a única alteração sensorial encontrada à beira do leito como alodinia (sensibilidade aumentada a estímulos não dolorosos) por meio do toque ou de estímulo térmico. Estando essas alterações presentes, estamos face a uma provável dor neuropática, um índice de suspeição suficiente para autorizar o início de tratamento específico para dor neuropática. Em alguns casos, entretanto, os sinais sensoriais podem ser difíceis de serem encontrados. Nesses casos, mantém-se a classificação de provável dor neuropática caso testes diagnósticos confirmem a lesão ou a doença sobre o sistema somatossensorial.[74]

As polineuropatias simétricas distais, como as relacionadas ao HIV, acometem as extremidades, inicialmente os pés, em forma de botas e com o avançar da doença, as mãos em forma de luvas. Maiores especificações do exame são encontradas abaixo no tópico de neuropatia diabética.[74,75]

• Testes confirmatórios

Quando positivos, classificam "provável dor neuropática", na avaliação clínica dos pacientes, em "dor neuropática definitiva". São exemplos:

- Estudos de condução nervosa: detecta alterações apenas em fibras nervosas grossas, mielinizadas.[76]
- Teste sensorial quantitativo (QST): diferentemente da eletroneuromiografia (ENM), avalia fibras C e avalia percepção térmica. Depende da colaboração do paciente e tem uma taxa elevada de falso-positivo.[64]
- Biópsia de pele: avalia a densidade de fibras nervosas na epiderme. Pode ser positiva em pacientes com predominância de comprometimento de fibras finas, que naturalmente não terão alterações na ENM, sendo o teste mais sensível nesse grupo de pacientes.[64]
- Biópsia de nervo: indicações: patologias infecciosas, patologias intersticiais (amiloidose, sarcoidose, hanseníase, linfoma), vasculites, suspeita de polirradiculoneuropatia crônica atípica, formas raras de neuropatias hereditárias, sintoma doloroso de início recente ou em progressão, sem etiologia clara e bem definida.

Alguns exames laboratoriais podem ser solicitados na busca de um diagnóstico etiológico: hemograma, VHS, dosagem de vitaminas B e ácido fólico, glicemia em jejum, hemoglobina glicada (HbA1c), creatinina, anti-HIV, AST, ALT, TSH e exame de urina. Avançando-se a propedêutica, conforme a suspeita clínica: eletroforese de proteínas séricas, toxicológico, dosagem de enzima da conversão de angiotensina, fatores antinucleares (FAN), teste de intolerância a glicose, entre outros.[74]

• Tratamento farmacológico

Considerações gerais sobre o tratamento farmacológico: a maioria dos estudos são conduzidos em neuropatia diabética ou neuralgia pós-herpética; há um pronunciado efeito placebo; o efeito das drogas é modesto; os efeitos adversos são frequentes, levando a uma importante taxa de abandono do tratamento; a maioria dos estudos tem um acompanhamento menor que 3 meses.[77]

É controverso se determinada droga ou classe de droga seria mais eficaz em uma ou outra síndrome neuropática (tratamento indicado conforme a apresentação fenotípica da doença).[68,77-80]

Para a indicação da terapêutica considera-se o NNT (*number needed to treat*) – número necessário de pacientes a ser tratado para que um paciente apresente melhora da dor em 50%; e o NNH (*number needed to harm*) – número de pacientes a ser tratado para que um abandone o tratamento devido aos efeitos adversos. Abaixo serão apresentados os tratamentos mais comuns:[76]

1ª linha de tratamento

- Antidepressivos tricíclicos:
  - A amitriptilina (NNT: 3,6 e NNH: 13,4) é o tricíclico mais estudado.[77]
  - Apresentam baixo custo e parecem eficazes, mas associam-se a vários efeitos colaterais relacionados aos diversos receptores que atuam (noradrenalina, serotonina, colinérgicos, alfa-1 adrenérgicos, histamínicos) – hipotensão ortostática, constipação, retenção urinária, sonolência, disfunção erétil.[76,80]
  - Embora a amitriptilina seja usada há vários anos com sucesso para o tratamento da dor neuropática e seja considerada primeira linha de tratamento, a qualidade dos estudos é modesta, a maioria apresenta grande risco de viés e contempla um pequeno número de indivíduos. Apenas estudos de terceira linha estão disponíveis.[82]
  - Devido à sua longa meia-vida, a amitriptilina pode ser prescrita em dose única à noite. Inicia-se com 25 mg ou com 10 a 12,5 mg em pacientes idosos. As doses podem ser progredidas até 150 mg. Entretanto, não é descrito efeito dose-resposta. Pode levar até seis semanas, incluindo duas semanas na dose mais alta tolerada, para um teste adequado de tratamento, embora o início da analgesia possa ser após uma semana.[61,83]
- Inibidores seletivos da recaptação da serotonina e noradrenalina (ISRSN) (NNT = 6,4 e NNH = 11,8):[77]
  - Sete de nove estudos com duloxetina de 20 a 120 mg foram positivos. As doses que parecem mais eficazes são 60 a 90 mg.[69]
  - Dois dos quatro estudos com venlafaxina com doses entre 150 e 225 mg/dia se mostraram positivos. Os estudos negativos usaram doses mais baixas.[69]

- Ligantes dos canais de cálcio α-2δ (gabapentinoides):
  - Após lesão nervosa, a expressão dos canais de cálcio α-2δ é ampliada, especialmente no gânglio da raiz dorsal, aumentando a excitabilidade, o que justifica o uso dessa classe de anticonvulsivantes para o tratamento da dor neuropática. São drogas de primeira linha, embora, nos últimos cinco anos, o número de trabalhos com resultados negativos venha crescendo.[64,68]
- Pregabalina (NNT = 7,7 e NNH = 13,9):[77]
  - A maioria dos estudos com pregabalina (18 estudos de 25) mostraram melhora da dor neuropática. O efeito é melhor com doses maiores (maior resposta com dose diária de 600 mg em relação a 300 mg).[69,76]
  - Assim como a gabapentina, alguns trabalhos mostram efetividade na neuropatia diabética, pós-herpética e central. É o único grupo de anticonvulsivantes com eficácia comprovada para dor neuropática.[84]
- Gabapentina (NNT: 6,3 e NNH: 25,6):
  - É considerada eficaz, mas não foi identificado efeito de dose resposta.[69,77]
  - Posologia recomendada: iniciar com 300 mg à noite e progredir até melhora ou até a dose máxima tolerada ou até a dose máxima permitida, 3.600 mg. Doses maiores, 1.200 a 3.600 mg, se relacionam a melhor resultado.[77]

2ª linha de tratamento

A literatura atual oferece fraca recomendação para a classificação das drogas desse grupo como segunda linha e para seus usos clínicos.[77]

- Tramadol (NNT: 4,7 e NNH 12,6):[77]
  - O tramadol é um opioide fraco com efeito inibitório sobre a recaptação da serotonina e noradrenalina. Por isso, deve-se ter atenção na associação com outras drogas serotoninérgicas como os tricíclicos pelo risco de síndrome serotoninérgica. Todos os sete estudos disponíveis (a maioria com a apresentação de liberação prolongada até 400 mg/dia) foram positivos, com moderada qualidade de evidências. Pode ser usado também como droga de resgate.[69,76,77]
- Lidocaína *patch* 5%:
  - É recomendada exclusivamente para neuropatias periféricas. Age sobre os disparos neuronais ectópicos por meio do bloqueio dos canais de sódio. O ganho terapêutico é modesto em relação ao placebo. Entretanto, seu favorável perfil de segurança a promove a uma segunda linha de tratamento. Apresenta um NNT indeterminado. Contudo, para neuralgia pós-herpética (sua principal indicação) atribui-se um NNT de 2.[64,77,85,86,87]
  - Não se mostrou efetiva para o tratamento da dor neuropática relacionada ao HIV.[88]
- Capsaisina 8%:
  - A capsaisina *patch* 8% age ativando os receptores TRPV1 e levando à desensibilização desses. Apresenta um NNT entre 7 e 12. A eficácia sustentada de uma aplicação única é relatada em neuralgia pós-herpética, diabética e do HIV. A segurança de aplicações repetidas parece favorável.

3ª linha de tratamento

- Opioides fortes (NNT: 4,3):
  - Os opioides são drogas de grande valor para o tratamento da dor, mas que trazem riscos diversos com o uso crônico. O mau uso e o abuso da droga têm aumentado muito nos últimos anos. São mais prevalentes em pacientes com história de desordem do uso de substâncias. A taxa de intoxicação é também crescente, quadruplicando a taxa de mortalidade nos Estados Unidos nos últimos 15 anos. A literatura é falha em demonstrar benefícios no uso de opioides por longo tempo no que diz respeito ao adequado controle da dor, ganho funcional e de qualidade de vida. Tolerância, hiperalgesia relacionada ao seu uso, endocrinopatia e potenciais problemas imunológicos são outros riscos relacionados ao seu uso prolongado. Esses pacientes devem ser acompanhados com maior regularidade.[80,88,89]
  - Dez de treze estudos com morfina (90 a 240 mg/dia) ou oxicodona (10 a 120 mg/dia) mostraram benefícios especialmente na dor neuropática periférica (qualidade de evidências moderada). Não foram demonstrados benefícios aumentando-se a dose além de 180 mg/dia de morfina VO ou equivalente.[69]
  - Para os pacientes com HIV, deve-se ter cautela com as interações medicamentosas entre opioides e alguns antirretrovirais.[92]
- Toxina botulínica tipo A (*Botulinum toxin type A* – BTX-A):
  - Amplamente utilizada para tratar hiperexcitabilidade muscular, a BTX-A pode ser efetiva nas neuropatias periféricas (neuralgia pós-herpética, lesão traumática de nervo periférico, neuropatia diabética dolorosa, neuralgia do trigêmeo). Seu mecanismo de ação principal é a inibição da exocitose sináptica e consequentemente a transmissão neural. Sua ação analgésica é independente de seu efeito sobre o tônus muscular, sendo secundária a uma controversa redução da inflamação neurogênica ou por mecanismos de atuação central por meio de ação axonal retrógrada.[77,79,93]
  - Geralmente são utilizadas 50 a 200 UI via subcutânea ou intradérmica aplicadas sobre a área da lesão. O início de efeito é em uma semana e a duração, três meses. Uma segunda administração após três a seis meses é, geralmente, mais efetiva. É particularmente eficaz no controle da alodinia e da dor paroxística.[79]
  - Combinação de gabapentinoide com antidepressivo tricíclico ou um opioide em doses menores tem resultado em efeitos benéficos, quando comparados à monoterapia.[94,95]

Outras drogas

Outros anticonvulsivantes apresentam mínima evidência de eficácia. Topiramato, carbamazepina e oxcarbazepina apresentam pobre perfil de segurança.[69]

A carbamazepina (NNH: 5,5), entretanto, é droga de primeira linha para o tratamento da neuralgia do trigêmeo com taxa de sucesso de 70%.[77]

A oxcarbazepina, além de uma opção à carbamazepina para neuralgia do trigêmeo, com menos efeitos adversos, parece ser útil em fenótipos com nociceptores irritáveis (alodinia mecânica) com função nociceptiva potencialmente preservada (ao contrário de pacientes com desaferentação). Para esse mesmo fenótipo, outros bloqueadores de canais de sódio podem ser eficazes, tanto tópicos quanto sistêmicos. O mesmo para a toxina botulínica A e gel de clonidina. Estudo randomizado, duplo-cego, controlado por placebo em dor neuropática periférica, indica que a toxina botulínica A reduz a intensidade da dor ao longo de 24 semanas, em comparação com um tratamento com placebo. Este artigo indica variação entre pacientes e interação entre tratamento e paciente como duas fontes de variância que contribuem para as diferenças entre os pacientes em responder a tratamentos analgésicos eficazes.[96-99]

Em uma revisão sistemática da Cochrane feita por Zhou M., em 2017, os autores concluem haver fraca evidência de benefícios para neuropatia diabética, radiculopatia, entre outras.[100]

O topiramato (NNH: 6,3) pode ser interessante em pacientes obesos, devido a perda de peso associada. Estudos de fase 3 em neuropatia diabética não mostraram maior efetividade em relação ao placebo.[77,101]

Há fraca evidência para o uso do ácido valproico na neuropatia diabética e pós-herpética.[97]

Os principais efeitos adversos são: náusea, sedação, tontura, vertigem e disfunção hepática.[64]

A lamotrigina tem como mecanismo de ação o bloqueio de canais de cálcio voltagem-sensitivos e a inibição da liberação de glutamato e aspartato. Inicia-se com 25 mg em uma tomada diária, progredindo até 400 mg/dia, dividido em duas doses.[64]

Alguns trabalhos em neuropatia relacionada ao HIV demonstraram eficácia. Um efeito adverso relativamente comum é o *rash* cutâneo. Uma recente revisão da Cochrane demonstrou alguma evidência contra.[84,102,103]

Lidocaína IV: seu uso intravenoso tem outros mecanismos de ação, além do bloqueio do canal de sódio. Um mecanismo central é atribuído ao seu metabólito ativo NEG (N-etilglicina). O NEG teria seu efeito sobre o sistema inibitório glicinérgico e bloqueador NMDA. Esse mecanismo central seria o responsável pelo alívio da alodinia mecânica e hiperalgesia. A lidocaína atenua a sensibilização de nociceptores periféricos e a hiperexcitabilidade central, também, por meio do bloqueio de canais de sódio. Apresenta, ainda, potente efeito anti-inflamatório, reduzindo nível de citocinas inflamatórias circulantes (substância reconhecida no processo de hiperalgesia secundária e hipersensibilização central). Exerce seu efeito principalmente sobre o processamento sensorial em relação ao bloqueio de condução.[104]

Reduz a dor espontânea e a hiperalgesia mecânica. Diversos protocolos são utilizados. Baixas doses não conferem benefícios em relação ao placebo. Doses maiores apresentam efeito modesto sobre os escores de dor (EAV). O número e intervalo entre as infusões também é variável.

Uma dose frequentemente utilizada é de 5 mg/kg, infundida em uma hora.[105]

Os trabalhos apresentam um efeito mais consistente sobre a dor evocada do que na dor espontânea. Os benefícios podem perpetuar por até duas a quatro semanas após a infusão. Quanto maior a intensidade da dor, maior a chance de resultados positivos.[106,107]

A importância do receptor NMDA na instalação e manutenção do processo de dor crônica está bem estabelecida. A cetamina é o antagonista do receptor NMDA mais estudado no tratamento de diversas síndromes dolorosas. Seu efeito analgésico pronunciado se dá não apenas sobre o sistema discriminativo sensorial, mas também na modulação do componente afetivo-motivacional da dor. Tem como principal mecanismo de ação o antagonismo não competitivo no sítio ligante da fenilciclidina do receptor NMDA no SNC, principalmente no córtex pré-frontal e hipocampo.[108]

Seu uso em doses subanestésicas para dor crônica, especialmente para dor neuropática, assim como para o tratamento de casos graves de transtorno depressivo, tem se mostrado seguro e eficaz. Diversos protocolos foram publicados. Alguns fatores se relacionam à maior efetividade (nível C de recomendação):[105-107]

- Bólus precedendo a infusão contínua – até 0,35 mg/kg.
- Doses maiores (evidência para relação dose-resposta) – 0,5 a 2 mg/kg/h – dose total de pelo menos 80 mg.[111-113]
- Período de infusão prolongado – mínimo 2 h de infusão.[114-116]
- Infusões repetidas. Múltiplas infusões têm mostrado melhores resultados que infusões únicas.[113,115,117]

Deve ser evitada em pacientes com doenças cardiovasculares mal controladas (evidência B) e em pacientes com hepatopatia severa (evidência C).[77]

Estudos com cetamina tópica na forma de pomada a 0,5 e 1% e de gel a 5% para o tratamento de neuropatias periféricas, especialmente pós-herpética e diabética, não mostraram efetividade. São necessários mais estudos para definir sua eficácia e segurança por outras vias: transdérmica, tópica, oral e neuroeixo.[110,115]

O antagonista do NMDA, memantine, apresenta-se inefetivo comparado ao placebo.[116,117]

Além do *patch* de lidocaína, cremes à base de gabapentina, amitriptilina (usualmente 1 a 5%, mas com trabalhos mostrando maior efetividade em concentrações maiores de 5 a 10%, entretanto podem causar efeitos adversos sistêmicos) e cetamina 1% têm sido usados, apesar de poucos estudos embasando efetividade. Podem ser considerados, especialmente para pacientes com doenças sistêmicas importantes ou intolerância às drogas habituais. Cremes de capsaisina a 0,075% podem ser utilizados, embora com menor eficácia com relação ao *patch* 8%. Irritações leves na pele são comuns, sendo algumas vezes motivo para abandono do tratamento. O creme de clonidina apresenta, na maioria dos trabalhos, resultados negativos, mas pode ser efetivo em fenótipos específicos.[64,76,80,118-120]

Algumas drogas com alvo específico estão em desenvolvimento clínico. Agentes bloqueadores de subtipos seletivos do canal de sódio, especialmente antagonistas do

Nav 1.7, antagonistas da angiotensina tipo II mostraram-se efetivos na fase II de estudos clínicos para neuralgia pós-herpética. Ainda em fase pré-clínica, estudos com células-tronco se mostraram promissores.[64]

• Tratamento não farmacológico da dor neuropática

Abordagens físicas, psicológicas e nutricionais, incluindo *biofeedback*, terapias de relaxamento, terapia cognitivo-comportamental (TCC), meditação, acupuntura, TENS e suplementação nutricional são descritas, mas ainda com poucas evidências.

Exercícios físicos melhoram a dor e aumentam a densidade de fibras nervosas à biópsia de pele no paciente com neuropatia diabética. Pacientes com neuropatia autonômica associada devem passar por um cardiologista antes.[123,124]

As evidências são ainda insuficientes para suportar ou refutar a acupuntura para o controle da dor neuropática. A eletroacupuntura, entretanto, parece efetiva.[125-127]

Terapia de espelhos refere-se a uma técnica de representação em que se imagina a mobilização do membro acometido (membro fantasma ou com síndrome dolorosa complexa regional) por meio da movimentação do membro. O paciente acompanha o reflexo do movimento do membro saudável por meio de uma caixa com espelho, interpretando o movimento refletido do espelho como o do membro acometido. Acredita-se que a integração central dessa imagem estimula fenômenos de neuroplasticidade.[128]

A estimulação cerebral não invasiva compreende a estimulação elétrica transcraniana por corrente contínua (tDCS) e estimulação elétrica transcraniana repetitiva (rTMS), técnicas já consagradas em psiquiatria, especialmente para o tratamento de transtorno depressivo maior.[79]

A maioria dos estudos é com a rTMS. Essa técnica usa um campo magnético transitório para produzir correntes elétricas no córtex. Geralmente, o córtex motor (M1) contralateral é o alvo do estímulo. A dor neuropática, normalmente, é aliviada com estimulações de alta frequência (5-20 Hz). Estimulações repetitivas diárias por 3 a 10 dias podem levar a um efeito cumulativo com maior duração de analgesia. O método é seguro (principal efeito adverso é cefaleia transitória), mas nenhum estudo aprovou ainda seus efeitos em longo prazo (meses). São contraindicações: epilepsia, tumor cerebral, clip de aneurisma, implante coclear e marca-passo cardíaco.[64,79]

A terapia cognitivo-comportamental (TCC) é o constelado de técnicas entrelaçadas por uma narrativa clínica de "mudanças do indivíduo" dirigido por terapeutas que manejam ativamente o tratamento. Tem como alvo humor, funcionalidade e engajamento social e, indiretamente, analgesia. É a técnica de psicoterapia mais estudada em dor.[64]

• Tratamento intervencionista da dor neuropática

Procedimentos minimamente invasivos que depositam drogas em áreas-alvo ou modulam estruturas nervosas específicas são tratamentos indicados para pacientes com dor refratária. Injeção de esteroides provê alívio transitório (um a três meses) para neuropatia periférica compressiva ou relacionada ao trauma.[129]

Há poucas evidências para a recomendação de procedimentos intervencionistas para polineuropatias periféricas como no HIV e na diabetes.[79]

Dois ensaios clínicos randomizados demonstraram, em pacientes com neuropatia diabética, uma melhora importante da dor e de qualidade de vida. A técnica tem uma fraca recomendação positiva. Essas diretrizes atualizadas sobre neuroestimulação para dor neuropática pela Academia Europeia de Neurologia indicam baixa a moderada qualidade de evidência para neuroestimulação invasiva e não invasiva.[80,130-133]

Uma revisão sistemática encontrou resultados positivos para estimulação cerebral profunda (DBS) para neuropatias periféricas, com 70% de melhora no pequeno grupo de pacientes avaliados. A técnica, entretanto, guarda recomendações inconclusivas. Diversas complicações são descritas, como: convulsões intraoperatória, quebra de eletrodo e infecções em ferida operatória. Essas diretrizes atualizadas sobre neuroestimulação para dor neuropática pela Academia Europeia de Neurologia também indicam baixa a moderada qualidade de evidência para neuroestimulação invasiva e não invasiva.[127,132-134]

Não há evidências suficientes para indicar o uso de bloqueios simpáticos para dor neuropática na prática clínica. Entretanto, no trabalho de Nabi (2015), a simpatectomia lombar por radiofrequência pulsátil (L4 e L5) (agulha 15 cm, 22G, curva – ponta ativa de 10 mm) (três ciclos de 180 segundos a 45 °C) levou à melhora do fluxo sanguíneo nas extremidades. A técnica pode causar alívio da dor por longo tempo e pode ser considerada mais segura que a radiofrequência convencional, com menor risco de déficits motores residuais, neurite e dor por desaferentação.[135]

Bloqueios simpáticos para síndrome dolorosa complexa regional (SDCR) são frequentemente utilizados em pacientes refratários ao tratamento habitual. Nenhum ensaio clínico randomizado avaliou benefícios desses procedimentos no período de semanas a meses. Em uma série de casos com 25 pacientes, foram realizados três bloqueios do gânglio estrelado com intervalos semanais. Em seis meses, 40% dos pacientes tiveram melhora completa da dor, 36% melhora parcial e 24% não apresentaram qualquer melhora.[136]

Eletroestimulação medular (*spine cord stimulation* – SCS) parece ser eficaz na SDCR tipo 1 para pacientes refratários ao tratamento conservador e aos bloqueios simpáticos. Melhora dor e funcionalidade, sem melhora das manifestações simpáticas. O efeito não está diretamente relacionado ao aumento do fluxo sanguíneo. O benefício é marcante nos primeiros dois anos, se perdendo, gradativamente, nos anos seguintes (seguimento de cinco anos).[137-139]

Outras considerações sobre esses procedimentos para neuropatia pós-herpética são encontradas a seguir.

Neuropatia diabética

O número de adultos vivendo com diabetes *mellitus* (DM) quadruplicou entre 1980 e 2014 e a tendência é de continuar aumentando. A doença acomete em torno de 8,5% da população. Esses pacientes desenvolvem diversas complicações sistêmicas, sendo a mais frequente a neuropatia diabética (até 54%; retinopatia, 26,5%; nefropatia,

32%), acometendo 8% dos pacientes com DM tipo 2 no momento do diagnóstico. A neuropatia sensitiva é a mais prevalente e é frequentemente dolorosa. Pode acometer fibras finas e grossas. Pode ser também difusa na forma de uma neuropatia sensitivo-motora-autonômica.[81,140,141]

A neuropatia resulta de toxicidade direta da glicose sobre as células nervosas e ao dano às estruturas nervosas pela disfunção microvascular que atinge o *vasa nevrorum*. O estresse oxidativo é importante na fisiopatologia, razão pela qual a neuropatia é mais prevalente em pacientes com diabetes cronicamente mal controladas e que apresentam outros fatores de risco cardiovascular, como hipertensão e, especialmente, dislipidemia.[75]

A polineuropatia distal simétrica (PDS) é a forma mais prevalente (80% de todas as apresentações), acometendo 30 a 50% dos pacientes, aumentando com a idade e tempo de doença. O principal sintoma da PDS é a dor, estando presente em 50% desses pacientes. Apresenta alta morbimortalidade, sendo a principal causa de internação hospitalar relacionada à doença e é causa líder de amputação não traumática, associando-se a importante perda de qualidade de vida.[135,142]

A fisiopatologia é multifatorial (genética, ambiental, comportamental, neuropática e vascular); estresse oxidativo levando a formação excessiva de radicais livres ou erro nos mecanismos antioxidante ou ambos, resultando em disfunção mitocondrial, apoptose, degeneração e distrofia/morte axonal.[141,143,144]

A PDS geralmente se apresenta com um quadro de sensação progressiva de dormência (diminuição de sensibilidade à dor e temperatura), dor em queimação, associada a parestesias, como sensação de formigamento, sensação de calor ou frio no pé ou prurido profundo que se instala simetricamente nos pés. Além da dor basal, disparos paroxísticos de dor lancinante ou em choque elétrico, assim como câimbra também são comuns. Alodinia é frequente, impossibilitando, muitas vezes, cobrir os pés com lençol, calçar meia ou sapatos fechados. Geralmente piora à noite e alivia na posição ortostática e com a marcha.[80,132,139,142]

Com o acometimento de fibras mais grossas, há perda de sensibilidade profunda (propriocepção) e maior risco de quedas. Para esses pacientes deve-se avaliar órteses para os pés, tornozelos, ou algum dispositivo de assistência para marcha. Com o avançar da doença, pode haver acometimento das mãos (manifestações em luvas).[81,144]

Ao exame, nota-se perda de sensibilidade à dor (instrumento de ponta romba), temperatura e somação temporal (hiperpatia). Com o comprometimento de fibras mais grossas, as alterações proprioceptivas são marcadas por marcha talonante e sinal de Romberg, há perda de sensibilidade vibratória (diapasão 128 Hz), tato (teste com monofilamentos de diferentes calibres), perda de propriocepção nos dedos, diminuição ou perda do reflexo aquileu, até fraqueza ou atrofia dos músculos intrínsecos do pé, levando a pé cavo e dedos em martelo.[74,81]

Fraqueza muscular, proximal ou difusa, fala a favor de polirradiculoneuropatia crônica. O acometimento de fibras autonômicas se manifesta, especialmente, por hipotensão ortostática, distúrbios do suor, problemas miccionais, de ereção, de ejaculação, sensação de plenitude gástrica, diarreia e manifestações tróficas cutâneas (pele seca, descamosa) e tróficas profundas (retração tendínea e mau perfurante plantar).[74]

O teste de toque com monofilamento e o teste vibratório com diapasão realizados isoladamente apresentam uma sensibilidade de 50%. A combinação dos dois testes permite uma sensibilidade de 90% e uma especificidade de 85 a 89%.[74]

O exame do pé à procura de feridas, úlceras e deformidades é mandatório.[124]

A dormência associada à retinopatia e à disfunção vestibular aumenta o risco de queda em duas a três vezes e leva a um risco sete vezes maior de desenvolver úlceras.[141]

Outras apresentações da neuropatia diabética são: radiculoplexopatias lombossacras, mononeuropatias (síndrome do túnel do carpo é a mais prevalente entre os diabéticos, meralgia parestésica e mononeuropatia do nervo ulnar a nível do cotovelo são também mais prevalentes) e mononeuropatias múltiplas (os nervos ulnar e fibular são mais suscetíveis).[81]

Radiculoplexopatia se manifesta com dor assimétrica e fraqueza proximal nos membros inferiores. Perda de peso e melhora do controle glicêmico após o início do tratamento com insulina podem ser fatores associados ao disparo da apresentação clínica.[81]

Alterações em fibras finas não são detectadas na ENM. Os sinais mais precoces são a lentificação da velocidade de condução sensitiva do nervo sural e motora do fibular e prolongamento da latência da onda F, seguido por diminuição da amplitude de resposta dos nervos sural e fibular. Tais alterações podem ser encontradas mesmo em pacientes em estado pré-diabético. À ENM há uma diminuição precoce da velocidade de condução sensitiva e motora e a presença de uma axonopatia desmielinizante. Uma ENM normal não afasta a neuropatia pelo fato da técnica não detectar lesões em fibras finas.[81]

O tratamento mais efetivo é a prevenção por meio do controle glicêmico. Uma vez instalada a PDS, o controle glicêmico é importante para retardar a progressão da neuropatia. O impacto do controle glicêmico sobre a PDS é maior na DM tipo I.[69,81,146]

O paciente deve ser estimulado a interromper tabagismo (é fator de risco para polineuropatia diabética) e alcoolismo (soma um fator de risco para neuropatia). Considerar tratamento farmacológico da dor neuropática, conforme apresentado acima.[81]

O ácido alfalipoico apresenta potentes propriedades antioxidantes. É controverso se há melhoras da dor e da neuropatia com o uso dessa substância. Diversos esquemas posológicos são sugeridos. Os autores usam 600 mg/dia.[141,147-149]

A estimulação elétrica transcutânea (TENS) utilizada posicionando as placas acima dos tornozelos com os seguintes parâmetros: 80 Hz, 50 Amp, pulsos de 0,2 ms^2, aplicados por 20 minutos em dias alternados, com um total de dez sessões, demonstrou controle efetivo da dor em um seguimento de três meses.[135]

Neuropatia no HIV

Na neuropatia relacionada ao HIV, destaca-se a lesão direta do nervo periférico pelo vírus do HIV, ativação viral de macrófagos perineuronal, levando à liberação local de citotoxinas pró-inflamatórias, neurotóxicas e neurotoxicidade pela TARV, sobretudo por toxicidade mitocondrial. As neuropatias causadas pelo vírus ou por toxicidade ao antirretroviral são clinicamente indistinguíveis.[70,150]

A neuropatia periférica (NP), mais comumente na forma de polineuropatia simétrica distal, é a complicação neurológica mais frequente nos pacientes HIV-positivos, acometendo em torno de 55% desses pacientes. Seus sintomas estão presentes em 20 a 44% dos pacientes.

O elemento mais incapacitante da neuropatia relacionada ao HIV é a dor, seja espontânea (p. ex., queimação contínua) ou evocada (alodinia). A apresentação clínica é semelhante à polineuropatia simétrica distal do DM.[70]

A presença de doenças concomitantes como diabetes *mellitus*, alcoolismo, deficiência de vitamina B ou tiamina, e coinfecção pelo vírus da hepatite C, aumenta a chance do desenvolvimento de neuropatia sensitiva periférica. Perda de peso e níveis alterados de hemoglobina e albumina também são descritos como fatores de risco para o desenvolvimento da polineuropatia simétrica distal dolorosa.[70]

Outras drogas, sabidamente neurotóxicas, comumente usadas nos pacientes HIV-positivos incluem isoniazida, piridoxona (> 200 mg/dia), etambutol, metronidazol, dapsona (profilaxia de *Pneumocystis jirovecii*), cloranfenicol e antineoplásicos, tais como cisplatina, paclitaxel, vincristina (tratamento de sarcoma de Kaposi), vimblastina e talidomida.[70,154]

Mononeuropatias múltiplas são uma forma menos comum de neuropatia associada ao HIV. Quando presente em pacientes no início da doença, é geralmente imunomediada. Em fases avançadas, é atribuída à infecção oportunista dos nervos.[70]

Polirradiculopatia progressiva pode se desenvolver em pacientes com doença mais avançada, apresentando, geralmente, uma contagem de linfócitos CD4 < 50 células/mm^3. É geralmente consequência de infecção por citomegalovírus com acometimento das raízes nervosas. Herpes, varicela-zóster, tuberculose e linfoma são outras causas possíveis. A presença de fraqueza proximal ou arreflexia difusa caracteriza polirradiculoneuropatia desmielizante inflamatória adquirida, como a síndrome de Guillain-Barré. A presença de reflexo patelar exacerbado levanta a possibilidade de mielopatia coexistente.[151,154]

Neuropatia pós-herpética

O herpes-zóster é uma doença infecciosa causada pela reativação do vírus varicela-zóster (*human herpes virus* 3). O vírus, responsável pela catapora (varicela) adquirida na infância, infecta os gânglios nervosos sensoriais. Permanece em estado latente por diversos anos, reativando em uma condição de baixa de imunidade do indivíduo como idade avançada, câncer, estresse, HIV, entre outros. A taxa de recidiva é baixa em pessoas com boa saúde, girando em torno de 6% entre os imunossuprimidos.[86]

A infecção não é transmissível. Entretanto, o líquido contido nas vesículas é bastante contagioso e pode provocar catapora em pessoas que nunca foram contaminadas (5% da população adulta).

A infecção se manifesta como uma erupção cutânea vesicular (placas eritemato-papulosas → vesículas → lesões crostosas) no território de distribuição de um nervo sensitivo que desaparece espontaneamente em algumas semanas. A ausência da erupção cutânea (*zoster sine herpete*) dificulta o diagnóstico. Nesses casos, a sorologia e PCR podem ser úteis. Um aumento importante de anticorpos pode estabelecer o diagnóstico. Frequentemente, a dermatose é precedida de pródromo: cefaleia, fadiga, febre, náuseas, parestesias e dor.[75,86]

A dor é descrita em forma de corte de faca, queimação, picadas, descargas elétricas e prurido, acompanhando hiperalgesia e alodinia.[158]

As áreas mais frequentemente acometidas são tórax (50-60%), região cervical (10-20%), lombar (5-10%) e sacral (> 5%). A infecção não ultrapassa a linha média e o acometimento de múltiplos dermátomos (20%) é geralmente relacionado à imunodepressão.[86]

A reativação do vírus no gânglio geniculado leva ao acometimento do nervo facial, podendo levar à paralisia facial e dor na face posterior do conduto auditivo externo, tímpano, concha e os dois terços anteriores da língua – síndrome de Ramsay-Hunt. O cuidado na proteção dos olhos é fundamental nos casos de paralisia facial.[86]

A incidência de infecção por herpes-zóster aumenta com a idade: 0,3% em < 50 anos; 0,5% entre 60 e 70 anos; 0,7-1,0%, > 80 anos. Em um trabalho alemão foi demonstrada uma incidência de 3,4/1.000 pacientes infectados por ano na população geral e de 9,1/1.000 em pacientes maiores de 75 anos. Aproximadamente 20% da população é afetada pelo herpes-zóster durante a vida.[75,86,87]

- Cuidados com a lesão

Acetato de alumínio a 5% – (guardado em frasco de vidro, fora da luz e em temperatura ambiente) tem ação adstringente e antisséptica. Compressas embebidas da solução podem ser aplicadas três a quatro vezes ao dia.[159]

A administração de antivirais precoce (< 72 h após erupção cutânea) – aciclovir 800 mg, 5 vezes ao dia; valaciclovir 1 g, 3 vezes ao dia ou famciclovir 500 mg, 3 vezes ao dia, pode acelerar a cicatrização das vesículas. Contudo, é controverso se o uso de antiviral poderia prevenir neuralgia pós-herpética.[75,160]

Não há evidências suficientes sobre a segurança e efetividade do uso de corticoides na prevenção da neuralgia pós-herpética. Também é controverso se o uso de bloqueios anestésicos poderia prevenir a neuralgia pós-herpética. Alguns trabalhos mais antigos demonstram melhor controle da dor com associação de antiviral e corticoide. Entretanto, não se pode excluir a possibilidade da corticoterapia favorecer a disseminação do vírus. Tratamento da dor na fase aguda é o mesmo descrito acima para dor neuropática.[86,87,161]

A definição de neuralgia pós-herpética é controversa. Pode ser definida como dor com intensidade > 3/10, persistindo por mais de três meses após a melhora da erupção cutânea. Na população geral, acomete 10 a 15% dos pacientes com herpes-zóster. Dentre os idosos (> 60 anos), 50% evoluem para neuralgia pós-herpética.[75,162]

Na fisiopatologia estão implicados mecanismos centrais e periféricos. A replicação do vírus leva a uma reação inflamatória ao nível dos nervos periféricos, das raízes dorsais, dos gânglios espinhais e da medula, acompanhada da liberação de mediadores pró-inflamatórios, TNF-alfa e substância P. Alodinia e hiperalgesia são frequentes, muitas vezes impossibilitando o uso de lençol ou mesmo de roupa.[86,87]

São fatores de risco para cronificação da dor (neuralgia pós-herpética): dor no pródromo, dor aguda intensa, *rash* cutâneo severo, envolvimento oftálmico e torácico, idade avançada, imunossupressão severa e diabetes *mellitus*.[162,163]

A vacina contra varicela para criança protege contra o herpes-zóster na vida adulta. A vacina (vírus vivo atenuado) contra herpes-zóster é disponível para pessoas com mais de 50 anos. Não garante uma proteção total e a indicação de vacinação rotineira permanece controversa. Entretanto, a vacinação reduz o risco de desenvolver a doença, a duração da infecção e a intensidade da dor, diminuindo drasticamente o impacto da infecção nos idosos.[86,158,164]

O tratamento da dor segue o descrito acima para dor neuropática.

• Tratamento intervencionista

Os bloqueios peridural único ou seriado, assim como bloqueios paravertebrais, podem diminuir dor e alodinia, especialmente se realizados em uma fase mais inicial da infecção. Podem ser usados, com um nível fraco de recomendação, para pacientes sem adequado controle da dor a despeito de medicação otimizada. Os intervalos entre os bloqueios são determinados individualmente conforme a resposta de cada paciente.[80,165,166]

Embora controversos, tais procedimentos podem diminuir o risco de desenvolver neuralgia pós-herpética.[165-167]

Não há evidências para recomendação rotineira de bloqueios simpáticos.[168]

Com baixa qualidade de evidências e recomendação indeterminada, radiofrequência pulsada (PRF) dos nervos intercostais (três níveis) em casos de herpes-zóster torácico ou do gânglio da raiz dorsal cervical, torácico ou lombar, mostrou-se efetivo no controle da dor em três meses de seguimento.[169,170]

Para pacientes rebeldes ao tratamento medicamentoso, com herpes em qualquer segmento fora da face, o bloqueio peridural (2B+) ou paravertebral com corticoide, (com ou sem anestésico local), geralmente seriados, podem ser realizados para o controle da dor na fase aguda. Como opção, os bloqueios simpáticos podem ser realizados (2C+).[75]

Para o controle da neuralgia pós-herpética não há evidências de benefícios com a administração de corticoides peridurais. Bloqueios simpáticos seriados podem ser tentados (2C+). Em caso de não controle da dor com todas essas medidas, eletroestimulação medular pode ser uma opção (2C+).[75]

• Prevenção

Em vista dos modestos benefícios e frequentes efeitos adversos dos tratamentos para a dor neuropática, a prevenção se torna bastante importante. Consiste na promoção de uma vida saudável, do controle da doença, por exemplo o controle glicêmico no diabético e da infecção no paciente com HIV; assim como a prevenção do herpes-zóster com a vacinação de indivíduos com mais de 50 anos e a redução da incidência de neuralgia pós-herpética por meio de adequado controle da dor durante a infecção. O mesmo se aplica aos pacientes cirúrgicos para evitar dor crônica pós-operatória, como dor pós-toracotomia, pós-amputação, entre outras.[64]

Cefaleia

As cefaleias impactam drasticamente a qualidade de vida do paciente oncológico e podem ter amplo espectro de etiologias, tornando o diagnóstico desafiador. De acordo com estudos retrospectivos, entre pacientes oncológicos atendidos em ambulatórios de neurologia, 15,4% apresentam cefaleia, sendo reportada como o pior sintoma por cerca de 45% desses. Além das lesões intra e extracranianas, processos paraneoplásicos e intervenções terapêuticas usadas no câncer, o paciente oncológico pode sofrer os mesmos processos que levam a cefaleia na população geral. Nem todas as cefaleias requerem intervenção além de orientações e tratamento sintomático. Porém, o médico deve ficar atento aos sintomas relevantes, como início agudo, localização em nuca, idade maior que 55 anos e alterações ao exame neurológico, que podem predizer maior probabilidade de lesão intracraniana. Tal acometimento ocorre em cerca de 3,8% dos pacientes com queixa de cefaleia.[171,172]

• Cefaleia secundária e *red flags*

Na avaliação do paciente oncológico com cefaleia, a hipótese de causa secundária deve ser sempre lembrada, embora nem sempre a dor de cabeça esteja presente em pacientes com acometimento cerebral. A cefaleia como sintoma único de um tumor cerebral é relativamente rara (8% dos casos). Há séries de casos tentando descrever melhor a frequência e as características da cefaleia em pacientes oncológicos, mas com grande variabilidade entre as publicações. Em 1993, um estudo prospectivo mostrou que a tríade clássica (dor de cabeça intensa, ao acordar, e com náuseas e vômitos) pode estar presente em apenas 17% dos pacientes com neoplasia cerebral, seja ela primária ou não. Entre portadores de tumor no SNC, cefaleia pode estar presente em cerca de 50% dos casos.[173-175]

A Tabela 69.3 apresenta as principais causas de cefaleia secundária.

• Migrânea

A cefaleia primária do tipo migrânea ou enxaqueca é a desordem cerebral incapacitante mais comum. Compromete significativamente a qualidade de vida e é responsável por frequente absenteísmo no emprego, sendo uma das causas líderes de anos vividos com incapacidade.[176-178]

Acomete 17 a 20% das mulheres e 6 a 10% dos homens em algum momento da vida. Setenta por cento dos pacientes com migrânea são mulheres.[181]

A migrânea ocorre quando a sinalização nociceptiva originária das meninges é transmitida ao córtex somatossensorial através do gânglio trigeminal, corno dorsal da medula e tálamo.[182]

Tabela 69.3. Causas de cefaleia nova persistente diária secundária

Cefaleia em trovoada
Hemorragia subaracnoide
Trombose do seio venoso cerebral
Síndrome de vasoconstrição cerebral reversível
Dissecção da artéria carótida/vertebral
Apoplexia hipofisária
Hemorragia/hematoma intracerebral
Encefalopatia hipertensiva
Cefaleias persistentes que evoluem com piora
Pressão aumentada do líquido cefalorraquidiano (LCR) (tumor, abscesso, AVE, hipertensão intracraniana idiopática)
Volume baixo do LCR (fístula liquórica espontânea)
Meningite (aguda/crônica)
Hipóxia/hipercapnia
Abuso/retirada de substâncias
Condições inflamatórias sistêmicas, incluindo arterite temporal

AVE: acidente vascular encefálico. Adaptado de Weatherall MW, 2015.[176]

Tabela 69.4. Critérios diagnósticos da migrânea de acordo com o ICHD 3

Migrânea sem aura
A. Pelo menos cinco episódios, um pelo menos cumprindo os critérios B a D
B. Crises de dor de cabeça com duração de 4 a 72 h (sem tratamento ou tratada sem sucesso)
C. Cefaleia com pelo menos duas das seguintes características: • Localização unilateral • Qualidade pulsátil • Dor de intensidade moderada ou severa, agravada por – ou evita-se – atividade física de rotina (caminhar ou subir escadas)
D. Durante a dor de cabeça, pelo menos um dos seguintes: • Náusea e/ou vômito • Fotofobia e fonofobia
E. Não é melhor explicada por outro diagnóstico da ICHD-3

Fonte: ICHD-3: Internacional Classification of Headache Disorders, 3 ed.[183]

É de moderada a forte intensidade, muitas vezes unilateral e tende a ter uma qualidade latejante ou pulsátil. Náuseas, sensibilidade aumentada à luz, barulho e cheiro são sintomas que podem estar associados aos episódios. Tipicamente há piora com exercício (Tabela 69.4).[176]

Apenas 20% dos pacientes apresentam aura, geralmente antes da crise; a maioria consistindo em fenômeno visuais (flashes de luz movendo em zigue-zague, perda visual causando pontos cegos, entre outros). Alguns também apresentam aura sensorial, consistindo em formigamento e dormência que se espalha sobre o braço, mão, face, lábios e língua. Fraqueza, disfagia e outros sintomas são raros (p. ex., migrânea hemiplégica).[176]

Entre 10 e 20% dos pacientes experimentam sintomas premonitórios até 48 horas antes da dor. Inclui fadiga ou um pico de energia, rigidez cervical, bocejamento.[176]

Após a crise, a maioria dos pacientes apresentam um dolorimento na cabeça, fadiga, sonolência, náusea e hipersensibilidade mantida à luz, cheiro, barulho e movimento.[176]

A avaliação de comorbidades psicológicas (especialmente ansiedade e depressão), hábitos de vida e qualidade de sono (investigar apneia obstrutiva do sono) são imperiosos.

Avaliar as medicações já usadas e seus efeitos (benéficos e adversos), em uso atual e especialmente se há abuso de analgésicos.

O exame físico, a menos que uma doença sistêmica ou intracraniana seja suspeitada, palta-se no exame de fundo de olho, inspecção e palpação de estruturas da cabeça, pescoço e da articulação têmporo-mandibular. O exame neurológico e cardiovascular são igualmente importantes.[176]

Frente a um quadro típico de migrânea, nenhum exame complementar é necessário para confirmar o diagnóstico. Entretanto, devemos ser mais permissivos frente a pacientes com história de câncer. A ressonância magnética é o exame de escolha. São outras situações que demandam tal propedêutica: papiloedema ao exame de fundo de olho, sinais neurológicos anormais fixos, cefaleia associada a crises convulsivas ou alterações significativas da consciência, memória ou coordenação.[176]

• Tratamento

A complexidade da doença que é considerada poligenética influenciada por fatores ambientais justifica a falta de tratamentos específicos.[184]

Ajustes no estilo de vida, regularizando as refeições e o sono, controle do estresse, atividade física regular e evitar os fatores conhecidos do paciente de disparo das crises são medidas importantes.[176,180]

• Tratamento da crise aguda

A terapia abortiva da enxaqueca varia desde o uso de analgésicos simples, como dipirona ou paracetamol (a associação com cafeína potencializa a droga), AINEs, triptanos, antieméticos ou di-hidroergotamina a procedimentos invasivos e infusões de propofol ou cetamina. Tratamentos abortivos geralmente são mais eficazes se forem administrados precocemente no curso da dor de cabeça. Uma dose *full* única tende a funcionar melhor que doses pequenas e repetidas. Sintomas associados como náuseas devem ser tratados.[176,185,186]

Para crises de migrânea leves (não interfere nas atividades diárias) a moderadas, não associadas a náuseas ou vômitos intensos, analgésicos simples (AINEs, acetaminofeno, dipirona) são agentes de primeira escolha. Quando crises leves a moderadas estão associadas a náuseas ou vômitos intensos, um antiemético (antagonista dopaminérgico – metoclopramida, domperidona, bromoprida) oral ou retal pode ser usado em conjunto. São também úteis mesmo na ausência de náuseas. A gastroparesia associada justifica o uso. Há evidências de que a metocolopramida tenha efeito antimigranoso.[187,188]

AINEs com eficácia relatada para migrânea incluem aspirina (650 a 1.000 mg), ibuprofeno (400 a 1.200 mg), naproxeno (750 a 1.250 mg), diclofenaco (50 a 100 mg), ácido tolfenâmico (200 mg), dexcetoprofeno (50 mg) e indometacina (supositórios de indometacina contêm 50 mg da droga e podem ser cortados em metades ou terços), mas potencialmente todos os AINEs podem ser benéficos no tratamento da migrânea, com ou sem aura.[189-195]

Se os analgésicos simples e AINEs não são efetivos, os triptanos (drogas agonistas dos receptores serotoninérgicos 5HT-1b, 5HT-1d e 5HT-1f) devem ser usados. São também primeira escolha como terapia inicial para migrânea de moderada a intensa (incapacitante). São mais eficazes se usados na primeira hora do início da crise.[188,196]

Em torno de 30% dos pacientes não apresentam resposta adequada aos triptanos. O paciente que não tenha tido sucesso com um triptano pode responder bem a outro. Sonolência é o efeito adverso mais comum. São contraindicados para pacientes com história de isquemia miocárdica e AVE isquêmico, migrânea basilar, com aura extensa ou hemiplégica (assim como para ergotamina).[188]

Pacientes que respondem apenas parcialmente ao AINE ou ao triptano podem usá-los simultaneamente.[188]

Os derivados da ergotamina, além de agirem nos receptores serotoninérgicos 5HT-1b e 5HT-1D, agem também nos receptores colinérgicos, adrenérgicos e dopaminérgicos, causando, dessa forma, mais efeitos adversos. A di-hidroergotamina é a única representante da classe no Brasil, sendo encontrada apenas em associação com dipirona ou paracetamol, cafeína ou metoclopramida. Apresenta uma absorção errática e se associa a náusea e vômitos. A di-hidroergotamina não pode ser tomada simultaneamente com a ergotamina (intervalo mínimo de 6 h após o uso de triptano e de 24 h após o uso de ergotamina).[188]

Crises de migrânea moderadas a graves, não associadas a vômitos ou náuseas, podem ser tratadas com agentes específicos para enxaqueca, pela VO, considerada primeira linha de tratamento, como triptanos e a combinação de triptano e AINEs. Quando complicadas por vômito ou náusea intensos, as crises graves de migrânea podem ser tratadas com medicamentos específicos não orais, como o sumatriptano SC, sumatriptano e zolmitriptano nasais e agentes antieméticos não orais.[187]

Já para os pacientes que apresentam crises de migrânea graves, atendidos no setor de urgência e emergência, as opções parenterais com evidências de eficácia por meio de ensaios randomizados são: sumatriptano 6 mg SC; metoclopramida 10 mg intravenoso (IV); clorpromazina 0,1 mg/kg IV até uma dose total de 25 mg IV; cetorolaco 30 mg IV ou 60 mg IM. O tratamento adjuvante com dexametasona 10 a 25 mg IV ou IM reduz o risco de recidiva precoce da cefaleia.[198,199]

Os opioides não devem ser usados.[176,200,201] Pacientes tratados com opioides como terapia de primeira linha são significativamente mais propensos a retornar ao departamento de urgência/emergência com dor de cabeça dentro de sete dias da visita original.[202,203] São drogas que favorecem o desenvolvimento de cefaleia crônica diária.[180]

No tratamento das crises de migrânea, bloqueios de nervos periféricos também podem ser eficazes, por exemplo o bloqueio dos nervos occipital maior, auriculotemporal, supraorbital, supratroclear e esfenopalatino. Alguns pacientes podem melhorar após injeção única, já outros podem requerer bloqueios sequenciais (duas a cinco sessões).[204]

O interesse em técnicas de estimulação não invasiva é crescente. Estimulação magnética transcraniana e esti-

Tabela 69.5. Triptanos disponíveis no Brasil

Droga	Apresentação	Posologia	Comentários
Sumatriptano (Sumax®)	Ampola 6 mg *Spray* nasal (1 insuflação = 10 mg) Comp. 25, 50 e 100 mg	6 mg SC (máx. 20 mg/dia) Dose máxima diária = 40 mg Intervalo mínimo entre doses: 2 h Dose máxima diária 200 mg	
Rizotriptano (Maxalt®)	Comp. 10 mg	Dose máxima de 30 mg/dia	A associação com propranolol potencializa a droga; reduzir para 5 mg
Zolmitriptano (Zomig®)	Comprimido revestido 2,5 mg (VO) Comprimido orodispersível 2,5 mg (VO)		Parece ser menos potente e com latência maior que o sumatriptano, mas com duração mais longa e mais bem tolerada
Eletriptano (Relert®)	Comp 20 e 40 mg		
Associação triptano e AINE (SumaxPro)	Sumatriptano 50 mg e 500 mg de naproxeno sódico Sumatriptano 85 mg e 500 mg de naproxeno sódico	Comprimidos de 20 e 40 mg	

Fonte: Pringsheim T, Becker WJ, 2014.[197]

mulação do nervo vago podem ser tão efetivos quanto os analgésicos padrão e o uso prolongado dessas técnicas pode reduzir a frequência das crises.[176]

• Tratamento profilático

As indicações para o tratamento profilático incluem crises de enxaqueca frequentes (mais de quatro por mês) ou de longa duração (mais de 12 h); crises que causam incapacidade significativa ou redução da qualidade de vida, apesar do tratamento apropriado da crise; contraindicação para terapias agudas; falha do tratamento da dor aguda; efeitos adversos graves das terapias para crise aguda e risco de cefaleia por uso excessivo de medicação (uso de compostos analgésicos, opioide, triptanos ou derivados da ergotamina pelo menos dez dias por mês). É também indicação, prevenir dano neurológico frente a subtipos menos comuns: migrânea hemiplégica, migrânea tipo basilar, aura persistente sem infarto, infarto migranoso. Terapia preventiva com paracetamol ou dipirona, preferencialmente, AINEs e/ou triptanos de curto tempo (cinco a sete dias) são usados para migrânea menstrual.[180,186]

São objetivos da profilaxia: reduzir a frequência de ataques, a gravidade e a duração; melhorar a efetividade ao tratamento das crises; melhorar funcionalidade e reduzir incapacidade; prevenir a progressão ou a transformação de migrânea episódica em migrânea crônica.[180]

Várias classes de medicamentos podem ser utilizadas para a prevenção da enxaqueca. São consideradas drogas de primeira linha:

- Topiramato: 25 a 200 mg (principalmente 100 a 200 mg) em duas tomadas (estudos de maior qualidade – boa opção para pacientes obesos e, assim como o valproato, para pacientes com epilepsia).[205,206]

- Antidepressivos tricíclicos: amitriptilina, nível A de evidência, 10 a 50 mg à noite – boa opção para pacientes com insônia e, assim como venlafaxina 75 a 150 mg/dia, baixa evidência, para pacientes com depressão e distúrbio do humor.[207]

- Betabloqueadores: (metoprolol, 50 a 200 mg/dia em duas tomadas; propranolol, 40 a 160 mg/dia em duas tomadas; 25 a 100 mg/dia – boas opções para pacientes hipertensos, não tabagistas, menores de 60 anos e sem contraindicação para o uso de betabloqueadores. Atenolol, provavelmente, também é efetivo.).[180] Essas 2 últimas classes são, possivelmente, tão efetivas quanto o topiramato e geralmente mais bem toleradas.[176]

Aproximadamente 50 a 75% dos pacientes que recebem qualquer um desses medicamentos terão uma redução de 50% na frequência da cefaleia, mas as doses necessárias podem levar a efeitos colaterais intoleráveis.[205,206,208]

Outras opções são: antidepressivos inibidores seletivos da recaptação da serotonina e noradrenalina ISRSN (venlafaxina); valproato de sódio (500 a 1.500 mg/dia) – as duas drogas com boa evidência, 2A.[180] Observou-se que mais estudos foram favoráveis ao valproato.[209] Os bloqueadores de canal de cálcio (flunarizina) apresentam menor evidência. Essa, baseada em evidências fracas, pode ser droga de escolha para pacientes com aura prolongada, migrânea hemiplégica ou vertigem proeminente. Há evidências de que bloqueadores da angiotensina como o cân-

dersatan (16 mg/dia)[210] e iECAs como o lisinopril (10 a 20 mg/dia)[211] sejam eficazes e bem tolerados (ainda com baixa evidência). Não há ensaios clínicos demonstrando efetividade com o uso de tiazídicos.[176,180] Quanto à gabapentina, as evidências são insuficientes (classe indeterminada); uma revisão sistemática da Cochrane mostrou não ser uma droga eficaz e a carbamazepina seria classe C.[206,207]

A escolha entre agentes preventivos obviamente deve ser individualizada, considerando comorbidades, perfil de efeitos colaterais da medicação, custo e preferências do paciente.[212] Deve-se iniciar em baixas doses e titular até que se alcance os resultados almejados de esparsamento das crises e diminuição da gravidade das mesmas ou que a dose máxima tolerada ou permitida da medicação seja alcançada. Se não houver melhora, atesta-se a ineficácia da droga para o paciente em questão e tenta-se uma nova medicação. Em caso de sucesso, deve-se aguardar alguns meses para se tentar o desmame da droga. Muitos pacientes mantêm-se com a dor controlada após a redução ou suspensão da droga.[176]

Para mulheres em idade gestacional, verapamil (pequeno efeito – 120 a 240 mg em três tomadas – bom perfil de segurança) e flunarizina (5 a 10 mg/dia) são boas opções (bem indicadas também para tabagistas, maiores de 60 anos e para pacientes com síndrome de Raynaud). Valproato deve ser evitado devido ao maior grau de teratogenicidade associado, salvo se outras opções forem ineficazes ou mal toleradas e a paciente estiver em uso de métodos contraceptivos efetivos. Topiramato deve ser evitado na gravidez.[180]

Anticorpos monoclonais – antagonistas do peptídeo geneticamente relacionado a calcitonina (*calcitonin gene-related peptide* – CGRP)

CGRP é um neuropeptídeo encontrado tanto nos neurônios centrais quanto periféricos (especialmente gânglio da raiz dorsal e gânglios trigeminais – fibras sensitivas C e A-delta). O peptídeo influencia tanto a modulação neuronal da dor (promove sensibilização e aumento da dor, com papel importante na manutenção de sensibilização central) quanto a atividade vascular.[184,213]

Os anticorpos podem ter como alvo os receptores da CRGP (erenumab) ou a própria CGRP (eptinezumab, fremanezumab e galcanezumab; esses ainda não disponíveis no Brasil).[184]

Têm como proposta o tratamento profilático da migrânea. No trabalho de Goadsby e colaboradores,[214] o erenumab tanto na dose de 140 mg quanto na de 70 mg subcutâneo apresentou diminuição nos dias de migrânea no mês em relação ao placebo: ainda que de forma modesta, mostrou-se eficaz. Os resultados já são percebidos nos primeiros dois meses, permitindo logo avaliar a resposta à droga. A rápida resposta e a possibilidade de alguns pacientes terem melhora completa tornam a droga, apesar do alto custo, atrativa para pacientes com migrânea refratária e para pacientes com grande incapacidade ou baixa adesão ao uso de comprimidos diários.[180,214,215] A administração é realizada mensalmente.[180] Não se sabe ainda se o efeito benéfico se sustenta após a interrupção do tratamento[214] e sobre a segurança em longo prazo. Isso, associado à falta de trabalhos comparativos às drogas clássicas de profilaxia e o alto custo faz com que a terapia com anticorpos anti-CGRP não seja ainda considerada de primeira linha para o tratamento da migrânea. Deve ser evitada em gestantes e cardiopatas.[180]

- *Terapias alternativas e complementares*

Terapias comportamentais (relaxamento e terapia cognitiva), *biofeedback* e acupuntura são boas opções para serem associadas e atividade física é fundamental.[180,216,217]

Neuromodulação não invasiva

- Estimulação elétrica transcutânea supraorbital: baseado em limitadas evidências, seu uso parece efetivo para migrânea episódica, reduzindo o número de dias com enxaqueca. Um ponto positivo é a segurança da técnica.[180]
- Estimulação magnética transcraniana (EMT): baseada em evidências limitadas, sugere-se que um pulso de estimulação magnética transcraniana (*single-pulse transcranial magnetic stimulation* – STMS) pode ser efetivo para prevenção da migrânea. O uso preventivo foi demonstrado com resutados satisfatórios para migrânea episódica e crônica – quatro pulsos, duas vezes ao dia – e para o controle das crises – três pulsos repetidos até três vezes em cada crise. A terapia é aprovada pelo FDA com essas duas indicações desde 2017.[180]

Cetamina

Infusão de cetamina em doses subanestésicas é uma opção para o tratamento da migrânea crônica refratária. As doses sugeridas são de 0,1 mg/kg/h, com incrementos de 0,1 mg/kg/h a cada 3 a 4 horas, conforme a tolerância. Nesse esquema, Lauristen e colaboradores limitaram o tempo de infusão em 8 h (fator bastante variável entre os protocolos) após o paciente ter notado melhora significativa da dor. A infusão deve ser feita em regime intra-hospitalar. As infusões venosas de cetamina parecem promissoras, mas ainda faltam trabalhos de melhor qualidade para avaliar sua eficácia em curto e em longo prazo na migrânea crônica refratária.[218]

A droga é geralmente bem tolerada, tendo como principais efeitos adversos: diplopia ou visão borrada (36,4%), confusão (24,7%) e alucinações (16%).[219]

- **Tratamento intervencionista**

Aproximadamente 20% dos pacientes com cefaleia sofrem de dor resistente ao tratamento farmacológico. Algumas técnicas invasivas podem ser indicadas para pacientes refratários ou que não toleram as drogas usuais para profilaxia.

- *Toxina botulínica*

A toxina botulínica A é um complexo de neurotoxina purificado derivado da bactéria *Clostridium botulinium* que apresenta, entre outros mecanismos de ação, o bloqueio da transmissão neuromuscular.

A injeção de toxina botulínica tipo A (procedimento aprovado pelo FDA)[216] é eficaz para o tratamento da migrânea crônica (isto é, cefaleia em mais de 15 dias/mês por pelo menos três meses, com pelo menos oito crises preenchendo critérios para enxaqueca sem aura), condição que acomete 1 a 2% da população mundial[181,220,221,223] e 5% dos migranosos.[181,223]

O uso da toxina é indicado para profilaxia em pacientes que não responderam a pelo menos três terapias profiláticas farmacológicas, em especial em pacientes com abuso de analgésicos.[224]

Duas aplicações sucessivas de 155-195 UI (0,1 mL – 5 UI – IM) em áreas da cabeça e pescoço (31 a 39 pontos) (Figura 69.2) demonstraram redução dos dias com cefaleia em até 50% por seis meses e grande ganho em qualidade de vida.[222,223,225]

Podem ser necessárias até quatro semanas para o início da resposta. Há evidências de que em pacientes respondedores haja um efeito cumulativo com resposta cada vez melhor a cada aplicação de três em três meses ao longo do ano. Entretanto, após dois ou três ciclos de injeções, se o paciente não apresenta qualquer resposta, o tratamento deve ser descontinuado.[221]

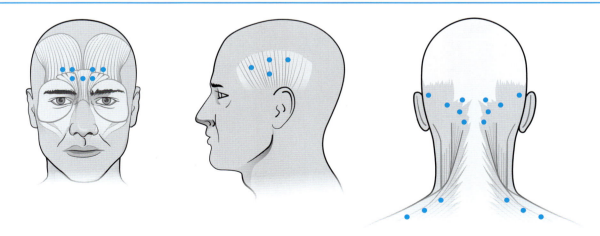

Figura 69.2. Pontos de aplicação da toxina botulínica. (Adaptada de: https://www.askdoctork.com/can-botox-injections-help-treat-chronic-migraines-201505217849.[226])

A técnica de aplicação e considerações sobre esse tratamento são vistas em detalhe em Injection Workbook for Chronic Migraine.[227]

Alguns efeitos adversos, geralmente transitórios, são: cervicalgia (9%), dor de cabeça (5%), ptose (4%), mialgia (3%), paresias faciais (2%), prurido, *rash* cutâneo, rigidez, espasmos ou fraqueza muscular e dor no local de injeção.[221]

Bloqueio do nervo occipital maior

O nervo occipital maior é o ramo terminal do ramo dorsal de C2 com contribuição de C3. O nervo occipital menor é um dos ramos terminais do plexo cervical superficial. É formado pelo ramo lateral do ramo ventral de C2 com contribuição de C3. Bloqueios segmentares diagnósticos podem ser necessários para o diagnóstico em alguns casos.[228]

Muitos pacientes com síndromes de cefaleias primárias apresentam rigidez na região occipital. Injeções de anestésicos locais e corticoide sobre o nervo occipital maior vêm sendo usadas na prática clínica (migrânea, cefaleia em salvas – 0,1% da população geral[229] e neuralgia occipital) há vários anos, embora o mecanismo de ação não seja bem entendido. A maior evidência para o seu uso é para cefaleia em salvas.[230,231]

Pacientes com cefaleias primárias como migrânea queixam-se de dor afetando ambas as regiões: anterior da cabeça, inervada pelo trigêmeo e posterior, inervada pela raiz espinhal de C2 (principal contribuinte para a formação do nervo occipital maior). Acredita-se haver uma sobreposição do processamento da informação nociceptiva ao nível dos neurônios de segunda ordem, uma vez que ambos os aferentes trigeminais e os de C1 e C2 convergem sobre o *nucleus caudalis* do trigêmeo e núcleos do corno dorsal da coluna cervical inferior, complexo complexo trigeminocervical (Figura 69.3).[230]

Séries de casos demonstram redução da frequência e severidade da dor por um tempo limitado (em média, 30 dias) em mais de 50% dos pacientes. A rigidez sobre a área do nervo occipital maior é preditiva do resultado.[230] Tais achados, entretanto, não foram encontrados em um ensaio clínico randomizado e duplo-cego.[231]

Um a dois por cento dos migranosos apresentam pobre resposta à medicação; situação relacionada à sensação de desesperança, desespero, aumento da taxa de abuso de narcóticos e grande incapacidade.[181]

A neuralgia occipital é definida como dor paroxística, lancinante, em disparo, na parte posterior do crânio, na distribuição dos nervos occipitais maior e menor, algumas vezes acompanhada de hipoestesia ou disestesia e frequentemente de tensão na região.[183] Deve ser distinguida de dor occipital referida da articulação atlanto-occipital ou das articulações facetárias cervicais superiores ou de pontos de gatilho dos músculos cervicais.

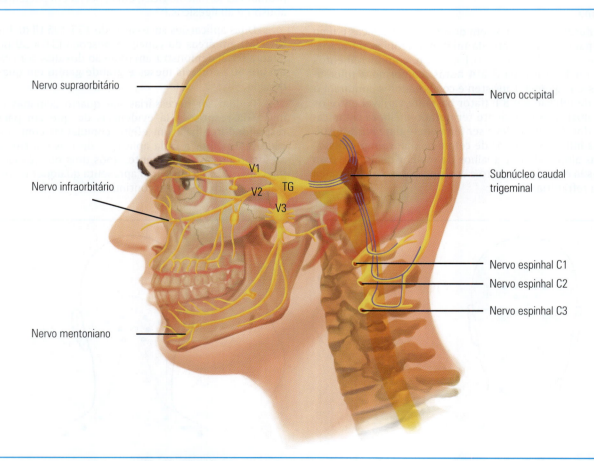

Figura 69.3. Complexo trigeminocervical. TG: gânglio do trigêmeo (Gasser); V1, V2 e V3: respectivamente, ramos oftálmico, maxilar e mandibular do trigêmeo. (Fonte: Narouze, 2014.[232])

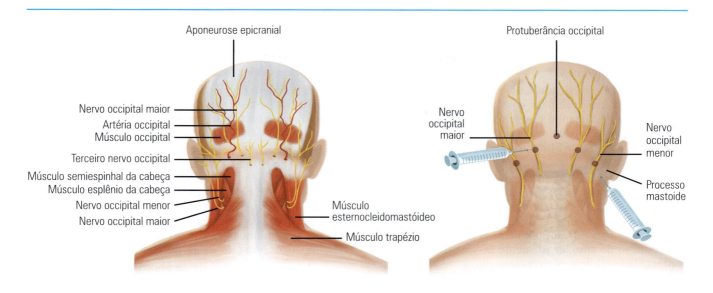

Figura 69.4. Bloqueio dos nervos occipitais. (Fonte: Narouze, 2014.[232])

A injeção de anestésico local e corticoide apresenta nível de evidência 1B+[233] para cefaleia cervicogênica. Como alternativa, o tratamento por radiofrequência (RF) dos ramos médios do ramo dorsal das raízes cervicais apresenta um nível de evidência 2 B+ (Figura 69.4).[75]

Há boa evidência também desse procedimento para cefaleia em salvas,[234] com dois estudos[234,235] nível I.[236] Nível de evidência 2C+.[75]

A área de localização do nervo occipital maior pode ser facilmente encontrada traçando-se uma linha da protuberância occipital ao processo mastoide. O nervo se encontra a 1/3 de distância da protuberância occipital na linha nucal superior.[237] A artéria occipital passa aproximadamente 4 cm lateralmente à protuberância e o nervo é logo medial à artéria (+/- 1 cm).[232]

Caso se opte por bloqueios seriados, deve-se aguardar um intervalo mínimo de duas a quatro semanas entre os bloqueios. Em caso de diabetes descompensada, pode ser realizado apenas com anestésicos locais.[238]

Os resultados são variáveis, desde muito fulgaz, horas de alívio, até algumas semanas, meses ou até mesmo melhora definitiva.[239] Apresenta nível de evidência 2C+ para neuralgia occipital.[75]

O procedimento não necessita de imagem para guiar; contudo, o uso de ultrassom pode permitir uma localização mais precisa, o que poderia levar a um melhor efeito terapêutico.[240]

Eletroestimulação do nervo occipital (*occipital nerve stimulation* – ONS)

Essa técnica vem sendo usada para o tratamento de neuralgia occipital intratável desde 1993. Há boas evidências suportando a técnica para essa indicação. Entretanto, segue sendo realizada *off-label* (não há aprovação do FDA para neuromodulação em cefaleia).[181] Outras indicações são: cefaleia em salvas crônica intratável (diferentemente da neuralgia occipital, os resultados não são imediatos, podendo levar até dois meses, sugerindo-se um processo neuromodulatório lento a nível de tronco encefálico superior e centros diencefálicos),[241] migrânea intratável, entre outras cefaleias primárias e secundárias.[181]

Acredita-se que o efeito na intensidade da dor seja por modulação direta do tráfego trigeminal através das vias de entrada sensitivas cervicais sobre o complexo trigeminocervical no tronco encefálico.[242] Já o efeito modulatório sobre as frequências dos ataques pode incluir um circuito mais complexo, incluindo estruturas do sistema límbico e do hipotálamo, acompanhando redução do estresse relacionado à dor.[243]

Alívio da dor com estimulação elétrica transcutânea (TENS) é um bom preditor de resposta à ONS.[244]

Os eletrodos são implantados no tecido subcutâneo inervado pelos nervos occipitais (nível de C1,[245] C2, C1-C3, junção craniocervical, ou abaixo da protuberância occipital externa)[178] maior e menor, uni ou bilateralmente, e o gerador, colocado no subcutâneo do abdome, tórax ou costas. Antes do implante definitivo, um teste é realizado, implantando os eletrodos, sob sedação, e os conectando a uma bateria externa. O período de teste é de quatro a dez dias e o paciente deve preencher um diário de dor nessa fase. Se o paciente apresenta melhora significativa na dor (> 50%) e qualidade de vida, é implantado o eletrodo permanente sob sedação ou anestesia geral.[181,246]

Na revisão de Yang e colaboradores[178] foram avaliados cinco ensaios clínicos controlados, randomizados, quatro estudos retrospectivos e alguns estudos prospectivos que analisaram o uso de estimulação do nervo occipital em pacientes migranosos com importante perda da qualidade de vida. Resultados dos estudos retrospectivos e das séries de casos mostraram que a ONS reduziu significativamente a intensidade da dor e o número de dias com dor de cabeça. As evidências a partir dos ensaios clínicos randomizados, entretanto, foram mais limitadas. Ganhos nos escores de incapacidade (MIDAS) foram maiores que nos de qualidade de vida (SF-36).[178]

Estudos randomizados duplo-cego mais recentes demonstraram que significativamente mais pacientes tiveram mais que 30% da redução da dor no grupo ONS,[247] assim como mais dias livres de cefaleia e perda funcional relacionada à migrânea.[248]

Embora a efetividade da ONS para migrânea tenha sido atestada em múltiplos ensaios clínicos randomizados, a média de tamanho do efeito é modesta e pode ser superestimada pelo viés relacionado à dificuldade de cegamento efetivo, constituindo um desafio metodológico para esses estudos.[249]

Em um estudo-piloto retrospectivo[241] foram avaliados oito pacientes com cefaleia em salvas crônica intratável. Dois pacientes tiveram melhora completa da dor em um seguimento de 16 e de 22 meses. Um deles ainda apresentava ataques autonômicos ocasionais. Três tiveram redução de aproximadamente 90% na frequência dos ataques. Dois pacientes tiveram melhora de aproximadamente 40%. A intensidade dos ataques tende a melhorar (em média, 50%) mais precocemente que a frequência. Não houve nenhum efeito adverso sério. A ONS apresenta nível de evidência 2C+[233] para cefaleia em salvas[75] e é considerada terapêutica de primeira linha pela European Headache Society para cefaleias em salvas refratárias.[250]

Diversos estudos com longo seguimento (> 10 anos) com neuralgia occipital, totalizando mais de 150 implantes, demonstraram que em torno de 75% dos doentes tiveram bom ou excelente alívio da dor em longo prazo.[245,251]

No estudo de Eghtesadi,[251] com pacientes com cefaleia cervicogênica refratária diária de moderada a forte intensidade, a média de tempo com dor de cabeça era de 15 anos. Sessenta e nove por cento dos pacientes (11/16) foram respondedores (redução > 50% dos dias com cefaleia por mês e melhora nos escores de funcionalidade e qualidade de vida).[251]

A média de complicações é de 66%, especialmente infecção e deslocamento do eletrodo (21%).[178,249]

Intervenções sobre o gânglio esfenopalatino (*sphenopalatine ganglion* – SPG)

Intervenções sobre o gânglio esfenopalatino (GEP) têm sido usadas para o tratamento de diversos tipos de cefaleias (principalmente frontais[252] – migrânea, cefaleia em salvas, neuralgia do trigêmeo, entre outras[253] – e dores faciais), embora não aprovadas pelo FDA.[216] As fibras autonômicas e sensitivas do gânglio estão envolvidas nesses quadros álgicos. O gânglio é ativado quando o núcleo salivatório superior recebe estímulo dos nervos aferentes trigeminais, resultando em ativação parassimpática dos vasos meníngeos, glândulas lacrimais, nasal e mucosa faríngea. Essa via de sinalização é conhecida como reflexo trigêmeo-autonômico (Figura 69.1).[182,254] A ativação dessa via pode causar a liberação de peptídeos vasoativos como acetilcolina, peptídeo vasointestinal ativo, óxido nítrico e resultar em inflamação neurogênica, manifestando-se clinicamente como cefaleia. Além do mais, os sintomas autonômicos de diversas dores de cabeça (cefaleias trigêmeo-autonômicas) mimetizam a ativação do gânglio esfenopalatino (Figura 69.5).[182]

Fatores comuns que desencadeiam crises de migrânea como estímulo olfatório, alimentos, privação do sono,

estresse, ativam diversas áreas cerebrais que projetam no núcleo salivatório superior. Esse núcleo estimulado ativa o esfenopalatino, resultando em vasodilatação e ativação de nociceptores meníngeos por meio da liberação de mediadores inflamatórios locais.[255]

O bloqueio do gânglio esfenopalatino pode ser usado para tratar crises de migrânea, com mais de 50% de sucesso com a técnica transnasal.[182,256]

Diversas técnicas de intervenção foram descritas. A primeira abordagem descrita era não invasiva: instilação intranasal de cocaína por Sluder em 1909 para abortar crises de cefaleia em salvas.[257] O maior estudo intervencionista sobre o gânglio foi publicado em 1980.[258] Por uma abordagem suprazigomática foi infiltrado álcool em 120 pacientes com cefaleia em salvas. Cento e três pacientes (85,8%) tiveram melhora completa da dor e dos sinais parassimpáticos; em oito deles, durante três ou mais anos.

A forma mais fácil de se abordar o gânglio é a autoadministração de anestésico local (AL) por meio de um *swab* embebido no anestésico a nível do corneto médio ou gotejamento do AL (além da bupivacaína 0,5%, é muito usada a lidocaína a 4%; apresentação não disponível no Brasil). Mais de 75% de redução da dor é obtida em três minutos da aplicação. *Spray* nasal (a 10%) é também usado para instilação. No nosso meio há relatos do uso de bupivacaína 0,5%,[259] e ropivacaína 0,75%, entre outras concentrações.[260] Fenol em concentrações relativamente não neurolíticas (< 5%)[261,262] e corticoide de depósito também são descritos.[262,263]

Entretanto, tal técnica não é acurada[216] e a obstrução nasal pode limitar o acesso do anestésico ao alvo. Alguns dispositivos podem facilitar a aplicação como o SphenoCath® (Allevio). Os bloqueios poderiam ser repetidos quantas vezes fossem necessários. Não se sabe ao certo se o anestésico local seria uma droga favorável para a transformação em cefaleia por abuso de analgésicos.[264]

Um esquema descrito para o tratamento de migrânea é o bloqueio transnasal do gânglio, duas vezes por semana por seis semanas. Melhora da dor no grupo bupivacaína 0,5% em relação ao controle (NaCl 0,9%) foi registrada em 15 min, 30 min e 24 h após a administração. Nesse trabalho, foi usado dispositivo auxiliar para administração intranasal (Tx360®).[264] Tempo prolongado de resposta (até seis meses) foi encontrado por Maizels e Geiger em alguns dos pacientes estudados. Bloqueios seriados podem aumentar a efetividade do bloqueio para cefaleias diversas, levando mesmo à resolução definitiva do quadro em alguns casos.[262,263]

Resultados melhores foram obtidos por Costa e colaboradores,[265] aplicando anestésico por rinoscopia anterior.[265] A técnica é considerada uma boa opção para pacientes com cefaleia em salvas crônica refratária.[252]

A fim de obter uma maior duração de efeito em relação ao bloqueio anestésico, a ablação do gânglio por radiofrequência (RF) é uma boa opção. Com essa técnica, Sanders e colaboradores[266] obtiveram melhora completa em mais de 60% de pacientes com cefaleia em salvas episódica e em 30% dos pacientes com cefaleia em salvas crônica em um seguimento de 12 a 70 meses. Narouze e colaboradores[267] apresentaram transformação de cefaleia em salvas crônica para episódica em quase metade dos pacientes

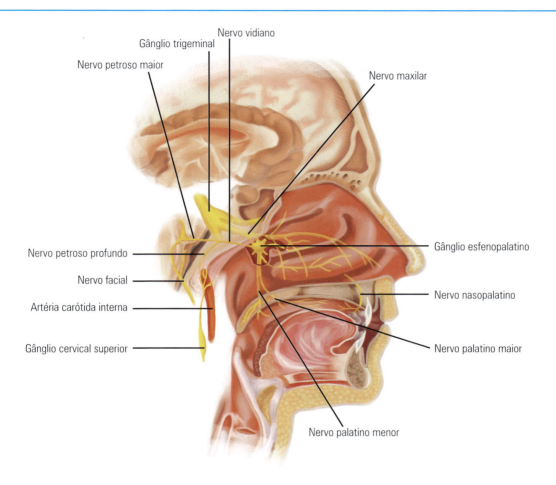

Figura 69.5. Anatomia do gânglio esfenopalatino. (Fonte: Narouze, 2014.[232])

tratados com RF e 20% apresentaram alívio completo em um seguimento de 24 meses.[267] Termoablação por RF apresenta nível de evidência 2C+[233] para cefaleia em salvas.[75]

Com um menor número de trabalhos, a neuromodulação com radiofrequência pulsada (RFP) pode ser uma opção segura (menor grau de destruição tecidual) e efetiva.[182,268]

O uso de eletroestimulação sobre o GEP é uma possibilidade terapêutica em potencial para o tratamento de migrânea e de primeira linha para cefaleias trigêmeo-autonômicas.[250,269,270,271]

Neuroestimulação epidural alta

Relatos anedóticos de estimulação epidural com resultados positivos para o tratamento de cefaleia. O eletrodo é avançado até a margem inferior do occipital, com área de cobertura de C2, V1 e parcialmente de V2. No relato de Wolter e colaboradores[243] para cefaleia em salvas crônica refratária, foi usada estimulação intermitente (várias vezes ao dia por 30 a 60 minutos de maneira semiprofilática) com melhora da dor por tempo maior que o de estimulação. As crises não eram abortadas, mas vinham menos intensas e menos vezes ao dia.[237]

Os nervos supra e infraorbitais também são alvos em neuromodulação para cefaleia.[181]

Estimulação cerebral profundal (*deep brain stimulation* – DBS)

Alguns estudos demonstraram boa resposta à estimulação cerebral profunda hipotalâmica para o tratamento de SUNCT e cefaleia em salvas intratáveis.[250,272] Entretanto, um estudo classe I[236] não demonstrou maior eficácia da técnica em relação à estimulação *sham*.[273] Hemorragia cerebral é uma complicação grave do procedimento.[274]

Lombalgia

A lombalgia é um sintoma muito frequente com prevalência na população, em algum momento da vida, entre 60 e 90%. Pode ser classificada temporalmente, em aguda – até seis semanas; subaguda – 6 a 12 semanas e crônica – maior que 13 semanas. Noventa por cento dos pacientes com lombalgia aguda se recuperam em até seis semanas. Entretanto, 5 a 10% desses pacientes desenvolvem lombalgia crônica.[275]

Lombalgia crônica apresenta um impacto socioeconômico importante. É a primeira causa líder de invalidez em pessoas com menos de 45 anos. É a principal causa de afastamento do trabalho e motivo de grande procura por assistência médica e exames, gerando altos custos para o paciente e o sistema de saúde.[275] A lombalgia é causa líder, seguida de depressão, de anos vividos com invalidez. Cervicalgia ocupa o 6º lugar.[179]

Nos pacientes, em especial os oncológicos, avaliação criteriosa dos *red flags* é primordial. Deve-se afastar fratura vertebral patológica, invasão tumoral local, especialmente sobre a medula, cauda equina e raízes nervosas e infecção (discite, abscesso peridural) especialmente nos pacientes imunossuprimidos e/ou com quadro recente de infecções em outros órgãos.[275]

A dor proveniente dos discos intervertebrais, das articulações facetárias e da articulação sacroilíaca são responsáveis por 70% dos quadros de lombalgia crônica.[276]

O tratamento deve ser multimodal, envolvendo educação para o paciente, farmacoterapia (AINEs por curto tempo, analgésicos comuns SOS), exercícios físicos orientados e, em pacientes selecionados, terapia cognitivo-comportamental (TCC). A combinação de um programa de psicoterapia (especialmente TCC) e exercícios físicos é indicado em pacientes com lombalgia crônica refratária, especialmente quando obstáculos psicossociais são identificados, como catastrofização, crenças inapropriadas e evitamento de atividades físicas por medo de piora da dor. Deve-se focar sempre na promoção e facilitação do retorno ao trabalho e às atividades habituais do indivíduo.[279]

Os relaxantes musculares podem ser prescritos como segunda linha associados aos AINEs na lombalgia aguda, não sendo indicados na lombalgia crônica. O uso de antidepressivos e anticonvulsivantes só deve ser indicado quando houver comorbidades com indicação para o uso desses ou quando há compressão de raiz nervosa com quadro clássico de dor neuropática associada. Deve-se fazer um *trial* com antidepressivo e/ou anticonvulsivantes. Se não houver resposta, essas drogas devem ser desmamadas. As medicações de escolha são: antidepressivo tricíclico (ADT) com a amitriptilina (AMT) ou um inibidor seletivo da receptação de noradrenalina e serotonina (ISRNS) como a duloxetina, venlafaxina e/ou um gabapentinoide (gabapentina ou pregabalina).[279] Opioides fracos (para os pacientes oncológicos que não estão em uso de opioides) podem ser eventualmente utilizados por curto intervalo de tempo em alguns casos de lombalgia aguda. Se houver dor radicular associada, preferir o tramadol.[277] O uso de corticoide sistêmico não está indicado sobretudo na lombalgia crônica.[278]

Para os pacientes que não respondem às medidas iniciais, o diagnóstico específico pela história e exames complementares de imagem se tornam importantes, especialmente quando há expectativa de mudanças na terapêutica. Ou seja, a implementação de abordagens específicas para uma suspeita diagnóstica (dor discogênica, facetária, sacroilíaca ou causas secundárias).[279] Entretanto, a correlação da imagem com a clínica é pobre e a apresentação clínica é pouco específica.[280]

As técnicas intervencionistas apresentam grande importância diagnóstica e terapêutica nessas condições. O uso de tais técnicas para o diagnóstico preciso da estrutura fonte da dor na lombalgia aumenta a especificidade diagnóstica de 15% para 90%.[280,281,282]

• Dor discogênica (39-45% dos casos de lombalgia)

Quadro clínico: dor lombar baixa com características nociceptivas, persistente, podendo irradiar para virilha ou para os membros inferiores, em especial para a coxa, geralmente sem acometimento dermatômico. Não há déficits neurológicos. A carga axial piora a dor e a flexão do tronco alivia. Ao exame, a dor é mais intensa à palpação no centro da coluna, no nível acometido.[75]

• Discografia provocativa

Além da suspeita clínica e alterações demonstradas na RM (maior positividade na presença de hiperintensidade – *high intense zone*, HIZ),[283] a discografia provocativa (punção e infusão de contraste no disco suspeito e em dois discos-controle, mensurando a pressão nos mesmos) aumenta a especificidade diagnóstica.[75,282,284-286]

Embora desempenhe importante valor diagnóstico, não tem valor prognóstico para as intervenções que se proponha sobre o disco.[287]

A aplicação da discografia para diagnóstico de dor discogênica cervical tem evidência limitada.[286]

Alternativamente, devido à convergência de inervação dos discos lombares inferiores para o gânglio da raiz dorsal (GRD) de L2, o bloqueio desse gânglio bilateralmente pode ter valor diagnóstico, além de terapêutico.[281,288] O tratamento conservador ajuda apenas 13% dos pacientes.[289]

• Tratamento intervencionista para dor discogênica

- Peridural com corticoide guiada por radioscopia:[286,290-294]
  - Acetato de metilprednisolona 80 mg na primeira infusão e 40 mg nas seguintes ou outro corticoide de depósito em doses equivalentes.
  - Reduzir a dose se o paciente já estiver em uso de corticoide sistêmico ou for diabético.
  - Se houver alívio significativo da dor com duração maior que duas semanas, considerar repetir o bloqueio na expectativa de uma duração maior. Se a resposta for de mais de três meses, manter bloqueios periódicos.
  - Para dor discogênica cervical, a via de escolha é a interlaminar, devendo-se optar por corticoides não particulados.[286]

- Radiofrequência pulsátil (RFP) do gânglio da raiz dorsal (GRD) de L2 (evidência 2B+):
  - Proceder inicialmente com bloqueio teste com anestésico local. O paciente deve receber uma cartela para anotar a intensidade da dor logo antes do bloqueio, 15 minutos depois e nas primeiras horas subsequentes. Para classificá-lo como positivo, deverá apresentar um alívio de pelo menos 75% nas primeiras horas após o procedimento. Parâmetros sugeridos para RFP: 20 ms/2 Hz/42 °C/60 V/5 a 8 min.

• Procedimentos intradiscais

Considerar discografia para confirmar previamente o diagnóstico. Embora seja uma técnica controversa, com riscos de lesão discal e dor persistente.[289]

O uso de calor intradiscal para o tratamento da dor discogênica é uma técnica de interesse e utilização na prática clínica há vários anos. Entretanto, alguns estudos mostraram, com o tempo, resultados controversos para algumas técnicas, como a IDET (2B+/-), indefinido para outras, como o discTRODE, e até mesmo negativo, como no caso da radiofrequência dos discos intervertebrais (2B-).[75,286,295]

Em uma revisão mais recente avaliando esses procedimentos, a biaculoplastia (nível I de evidência) mostrou-se ser a técnica mais efetiva.[295]

Biológicos: a medicina regenerativa é um campo da medicina que vem expandindo exponencialmente, abrindo novas fronteiras para o tratamento da dor musculoesquelética e espinhal. Apresenta seu efeito recrutando e potencializando todo o arsenal de resposta de cicatrização tecidual do próprio paciente. A intenção é assistir o reparo e potencialmente restaurar o tecido lesado por meio do uso de substâncias biológicas autólogas ou alogênicas.[296]

O uso de plasma rico em plaquetas (PRP) demonstrou benefícios reduzindo a intensidade de dor de acordo com diversos escores de mensuração da dor, permitindo a muitos pacientes retornar às suas atividades físicas habituais (nível III de evidência).

Com relação ao uso de células-tronco mesenquimais (MSCs) é reportado nível III de evidência, de acordo com a escala de I a IV desenvolvida por Navani e colaboradores.[296]

O número de injeções únicas (ou múltiplas), o volume injetado (1 a 5 mL), volume inicial de sangue total (9 a 20 mL) e período de seguimento (8 semanas a 18 meses) variou muito entre os estudos.[297]

O pequeno número de células funcionais nos discos intervertebrais de pacientes idosos pode dificultar a eficácia das injeções de PRP. No futuro, é possível que células do núcleo puposo possam ser usadas junto com PRP, favorecendo os resultados nesses pacientes.[297]

Outras substâncias têm sido injetadas no disco, mas ainda com pouca evidência: azul de metileno e ozônio, dentre outras.[297]

Entretanto, administração de corticoide, muito utilizada no passado, atualmente tem evidência negativa 2B-.[75]

• Dor radicular

Dor lombar que se irradia para o membro inferior na região de um ou mais dermátomos lombossacrais. A prevalência anual de dor lombar que se irradia inferiormente ao joelho varia de 9,9 a 25%. Os fatores de risco mais prevalentes são: sexo masculino, obesidade, tabagismo, história de lombalgia, ansiedade e depressão, trabalhos que exigem longos períodos em pé e curvado para frente, trabalho braçal, carregar objetos pesados e exposição à vibração. A dor se resolve completamente ou parcialmente em 60% dos pacientes em três meses. As mulheres têm um risco significativamente maior de uma evolução desfavorável.

A dor é descrita como aguda, perfurante, latejante ou em queimação. Diminuição de sensibilidade ou déficit motor (principalmente, força ≤ 3) caracteriza radiculopatia. Paraparesia súbita, retenção urinária e déficit sensorial de extensão variável na região lombar baixa e dermátomos sacrais (anestesia em sela) são o quadro típico de síndrome da cauda equina. A presença dessas exige avaliação mais criteriosa, podendo indicar intervenções mais urgentes, especialmente na apresentação aguda do quadro.[75]

Ao exame: o teste de Lasègue, quando desencadeia dor radicular com extensão do quadril $< 60°$, é bastante sensitivo (0,91), porém pouco específico (0,26). A especificidade é bastante aumentada (0,81) quando se tem um Lasègue cruzado positivo. Exames de imagem como TC e RM podem ser úteis no diagnóstico. ENG deve ser considerada nos casos de dúvida diagnóstica, podendo auxiliar, por exemplo, na diferenciação de radiculopatia e acometimento de nervo periférico.[298]

Bloqueio seletivo de raiz é outro recurso diagnóstico usado para casos duvidosos. Para aumentar a especificidade, usar no máximo 1 mL de anestésico local.[75,299]

• Hérnia de disco lombar

Apresenta alta prevalência: 10 a 25% ao ano. Principal causa de dor neuropática. Principal causa de radiculopatia em pacientes < 50 anos.

Quadro clínico

Ver acima na descrição das radiculopatias. São fatores de piora da dor: inclinar o tronco pra frente, posição sentada, manobra de Valsalva, tossir, esforço evacuatório, carga axial. A dor é aliviada ao deitar e às vezes ao caminhar. Parestesia como sensação de formigamento, assim como paroxismos de choques, são frequentes.[75]

Diagnósticos diferenciais

Causas metabólicas/inflamatórias, como diabetes, espondilite anquilosante, doença de Paget, aracnoidite, sarcoidose.

Tratamento

Evitar repouso no leito – manter-se ativo, exercícios físicos (fisioterapia ativa). Caso haja déficit neurológico associado, o paciente deve ser encaminhado para avaliação imediata pelo cirurgião de coluna. Medicamentoso: AINEs. *Trial* com adjuvantes (antidepressivo, anticonvulsivantes) pode ser considerado. Tramadol por tempo limitado pode ser uma opção.[75,300-302]

Tratamento invasivo:

• Peridural com corticoide.

– Trata-se do procedimento mais utilizado para os pacientes com radiculopatia associada a hérnia de disco refratária ao tratamento conservador.[75,286,292,293,303]

– Pela via interlaminar, em até 40% dos casos a solução injetada não atinge o espaço peridural anterior, alvo do procedimento.[304]

– Deve-se considerar a via transforaminal como 1ª escolha.[75,302,305,306] Há maior expectativa de sucesso quando essa via é utilizada ($> 70\%$), quando comparada à caudal ($\sim 60\%$) e interlaminar (50%).[306]

– Atribui-se à injeção peridural de corticoide, preferencialmente, transforaminal, modesta redução nos escores de dor e funcionalidade por três meses, sem diferenças significativas em 12 meses.[80,306-309]

- Resultados melhores, utilizando uma classificação própria menos criteriosa, foram demonstrados em revisão mais recente, recebendo nível II de evidência para alívio dos sintomas em longo prazo.[310]
- Os melhores resultados são para a dor aguda/subaguda (menos de três meses).[75,279] Não há evidências de que o bloqueio peridural reduza a necessidade de cirurgia nos pacientes com hérnia de disco.[80,309]
- Para cervicobraquialgia peridural com corticoide, apresenta nível II de evidência para tratamento de longo prazo.[310] A via de escolha é a interlaminar.[286,310]
- Radiofrequência pulsada (*pulsed radiofrequency* – PRF) sobre o gânglio da raiz dorsal (GRD) – nível de evidência 2C+ – pode ser uma opção para pacientes refratários.[75]
  - A PRF é considerada técnica não destrutiva, expondo o tecido neural a um campo elétrico de alta frequência com aquecimento da ponta do eletrodo a não mais que 42 °C. Diversos ensaios clínicos não controlados têm demonstrado efetividade. Poucos ensaios clínicos randomizados estão disponíveis.[311,312]

Cirurgia

Não há diferença de resultados em longo prazo nos pacientes tratados cirurgicamente ou de forma conservadora.[313]

São indicações: síndrome da cauda equina, déficits neurológicos progressivos (força ≤ 3) ou não melhora dos sintomas após três meses de tratamento conservador otimizado mais bloqueios peridurais.

• Estenose de canal lombar/foraminal

Causa frequente de radiculopatia em pacientes com mais de 50 anos.

Quadro clínico

A dor tipicamente aumenta ao caminhar e alivia ao inclinar o tronco pra frente especialmente ao sentar.[75]

Tratamento invasivo na falha do tratamento conservador.

Peridural com corticoide

Embora amplamente utilizado, o bloqueio peridural com corticoide para pacientes com estenose de canal mostram resultados controversos. Para estenose foraminal, bloqueios transforaminais podem ser tentados com resultados mais pobres em relação às radiculopatias secundárias às hérnias de disco.[279,286,293,306,310]

Para estenose de canal cervical, o bloqueio peridural com corticoide tem evidência II.[286,310]

Cirurgia pode ser considerada para pacientes com déficit neurológico ou com progressiva redução da distância de marcha. Ganhos funcionais podem ser obtidos, entretanto não há, geralmente, apreciável melhora da dor.

Radiofrequência pulsada (PRF de GRD)

Para pacientes que apresentam alívio, mesmo que por curto tempo, da dor, PRF de GRD pode ser uma opção. Ver considerações acima na PRF para hérnia de disco.[75]

MILD (*minimally invasive lumbar decompression*)

MILD é uma técnica percutânea aprovada pelo FDA, como uma proposta de técnica alternativa de descompressão com menor lesão tecidual e instabilidade óssea associada. Há boa indicação em estenose de canal lombar secundária a hipertrofia do ligamento amarelo demonstrada pela TC ou RM. Imagem da epidurografia em oblíquo permite a identificação da hipertrofia – falha de enchimento.[315]

Contraindicação: instabilidade espinhal, espondilolistese grau II ou maior, estenose foraminal ou lateral severas, podendo ser responsáveis pela compressão.

Síndrome pós-laminectomia (*failed back surgery syndrome* – FBSS)

A FBSS é uma condição heterogênea que pode levar a diferentes apresentações de dor, refletindo uma ampla variedade de potenciais mecanismos fisiopatológicos, incluindo persistência de estenoses de canal ou foraminal, lesões radiculares associadas à cirurgia e aprisionamento de nervos no tecido cicatricial. A dor axial não apresenta componente neuropático importante; esse é mais evidente nos pacientes com radiculopatia.[316]

Afastar causas de possível tratamento cirúrgico como: discite pós-operatória, hérnia de disco residual (atenção para diferenciar com tecido cicatricial), prolapso discal novo ou recorrente, especialmente em pacientes que se apresentam com novas queixas de dor. Estenose foraminal é uma das causas mais comuns de dor persistente pós-laminectomia.[316]

Tratamento medicamentoso

O tratamento medicamentoso é bastante limitado. Analgésicos comuns e anti-inflamatórios podem ser usados como resgate, os últimos com maior cautela.

Os gabapentinoides têm se mostrado pouco efetivos e com diversos efeitos adversos. Contudo, um *trial* com essas medicações deve ser considerado.[316,317]

• Peridural com corticoide

Embora não haja grandes evidências para o tratamento com peridural para FBBS, por ser uma menos invasiva, é a técnica mais utilizada.[80] Para FBBS lombar a via de escolha é a caudal.[286,293]

• Adesiólise

Realizada percutânea ou por meio de epiduroscopia, tem a finalidade de proporcionar uma quebra de aderências. Diversas combinações de solução salina hipertônica (10%), hialuronidase e esteroides têm sido usadas. Frequentemente, cateteres específicos como o de Racz são utilizados, promovendo a adesiólise mecânica. Após o posicionamento da agulha no espaço peridural sacral, injeta-se contraste (5 mL) para epidurografia, procura-se por falha de enchimento em AP e perfil. Avança-se o cateter até o nível da falha, injeta-se uma pequena quantidade de anestésico local (5 mL), seguido de NaCl 10% (7 mL), e, finalmente, a solução de anestésico local e corticoide.

Diversos estudos demonstram melhora da dor e da incapacidade após o procedimento.[286,318-320]

• Eletrodo de estimulação medular (spinal cordal stimulation – SCS)

Técnica efetiva para o tratamento de pacientes com dor lombar com irradiação para os membros inferiores com características neuropáticas relacionadas à síndrome pós-laminectomia rebelde à terapia-padrão otimizada: medicação, fisioterapia, acompanhamento psicológico sempre que indicado, peridural com corticoide.[320]

Estimulação elétrica de baixa intensidade de fibras mielínicas grossas A-beta sobre o corno dorsal tem como base a teoria de controle do portão[321] como estratégia de modular os sinais de dor transmitidos por fibras C amielínicas. Outros mecanismos incluem liberação de endorfinas e encefalinas e potencialização por longo tempo de áreas hipocampais.[322]

Na técnica é aplicado pulso monofásico de onda quadrada, com frequência entre 30 e 100 Hz, resultando em parestesia na área dolorosa. Novos parâmetros de estimulação, como *burst* (disparos de 40 Hz com cinco picos de 500 Hz por disparo) e alta frequência, 10 kHz, com formas de onda sinusoidal promovem a estimulação sem parestesia e alívio da dor comparável à técnica-padrão.[323-326]

Medidas a serem tomadas previamente à indicação

Verificar se a terapêutica está otimizada.

Afastar instabilidades da coluna e outras causas de tratamento cirúrgico.

Afastar dor facetária e sacroilíaca (1/3 dos pacientes laminectomizados apresentam dor sacroilíaca).

Avaliação, aconselhamento e, se necessário, acompanhamento psicológico. O psicólogo tem um importante papel em auxiliar a selecionar e otimizar o tratamento dos pacientes com maior chance de sucesso terapêutico. Se questões psicológicas e comportamentais significativas são identificadas, o paciente deve ser considerado inelegível para o procedimento no momento. Para esses pacientes deve ser oferecido um tratamento multidisciplinar para dor se estiverem motivados a aprimorar o automanejo e mecanismos de enfrentamento.[316,327]

Educação do paciente quanto aos vários aspectos da neuromodulação e suas expectativas. Avaliar se as expectativas do paciente estão alinhadas às propostas da neuromodulação, sua compreensão e motivação para o procedimento.[316]

Submeter a estimulação-teste como avaliação prognóstica antes do implante do eletrodo definitivo.[286,316]

North e colaboradores[328] randomizaram 45 pacientes com diagnóstico de dor radicular persistente pós-laminectomia comparando novas cirurgias e SCS, com seguimento de três anos; e 9 dos 19 pacientes do grupo SCS e 3 dos 23 pacientes do grupo reoperação obtiveram resultado considerado pelo autor (satisfação do paciente e melhora de mais de 50% da dor). Os pacientes tinham a opção de mudar os tratamentos. No grupo SCS, 5 dos 24 pacientes evoluíram para cirurgia, enquanto no grupo reoperação 14 dos 26 pacientes evoluíram para o implante de um estimulador.[328]

SCS parece ser mais eficaz para o tratamento da FBSS com radiculopatia que o tratamento conservador ou que a reoperação.[98]

A relativa segurança e a reversibilidade da técnica, além da custo-efetividade, tornam o procedimento atrativo.[329-331]

• Bomba de infusão intratecal de fármacos

Possui evidências limitadas para FBBS, mas pode ser uma alternativa para pacientes que não respondem à eletroestimulação medular.[332]

• Dor facetária (15%)

Dor facetária é definida como dor proveniente de qualquer estrutura que componha a articulação facetária, como cápsula fibrosa, membrana sinovial, cartilagem hialina e osso. A prevalência é de 15% dos pacientes com dor lombar axial. Pelo fato da artrite ser uma causa proeminente de dor facetária, a prevalência aumenta com a idade.[286] Outros fatores predisponentes, além da idade, são espongioiestese/lise e degeneração discal.

A queixa mais frequente é de dor lombar axial. A dor pode ser referida na virilha ou coxa. A dor originária de facetas mais altas frequentemente se estende ao flanco, quadril e face lateral da coxa. De facetas mais baixas pode se irradiar posteriormente nas coxas. A irradiação da dor para baixo dos joelhos é possível, porém rara.[75]

A dor é agravada pela hiperextensão, rotação e inclinação lateral, e nas mudanças de posição, notoriamente ao sair da posição sentada por longo período para a posição ortostática. A rigidez matinal é frequente.[333] Jackson e colaboradores[334] descrevem sete fatores correlacionados de maneira significativa com síndrome facetária: idade avançada, antecedentes de lombalgia, marcha normal, dor máxima à extensão, ausência de irradiação em membros inferiores, ausência de espasmos musculares e ausência de piora à manobra de Valsava.

O teste de Kemp é realizado com posição em pé, com extensão da coluna, inclinação lateral para o lado de maior dor e, em seguida, o paciente roda o ombro em sentido contralateral, enquanto o examinador exerce uma pressão para baixo em seu ombro.[335]

Nenhum teste diagnóstico para dor facetária se mostrou útil para o diagnóstico.[283]

Bloqueio diagnóstico – bloqueio anestésico dos ramos mediais dos ramos dorsais com melhora da dor em mais de 75% nas horas seguintes tem grande sensibilidade diagnóstica.[286]

• Tratamento

Termoablação por radiofrequência dos ramos médios, do ramo dorsal após bloqueio teste positivo.[279,286] O tempo de melhora é de 6 a 12 meses, não raramente alcançando os dois anos. Como cada articulação facetária recebe dupla inervação dos níveis adjacentes e a maioria dos pacientes apresenta lesão em múltiplos níveis, diversos níveis podem ser necessários a serem abordados para o tratamento.[286]

- Infiltração intra-articular facetária: seu uso é controverso (2B+),[75] entretando pode ser considerada em serviços que não têm acesso à radiofrequência.
- Infiltração intra-articular com corticoide: é uma opção terapêutica de evidência controversa (2B+ ou -).[286]

• Dor sacroilíaca (10 a 27% das lombalgias)

• Quadro clínico

Dor lombar baixa (abaixo do nível de L5) ou glútea que pode ou não se irradiar para o membro inferior.[336]

A apresentação clínica é pouco consistente e os testes clínicos[280,336,337] e exames de imagem (apresentam alta sensibilidade e baixa especificidade) são muitas vezes insuficientes para o diagnóstico.[338] Entretanto, a combinação de testes diagnósticos pode ser informativa.[283] A dor pode ocorrer em articulações sacroilíacas morfologicamente normais e, de forma contrária, não ser a fonte verdadeira da dor em pacientes com alterações de imagem da articulação. Dessa forma, não há nenhum elemento da história, do exame físico ou de achados radiológicos que permitam fazer um diagnóstico definitivo de dor sacroilíaca.[336]

• Bloqueio diagnóstico

A infiltração sacroilíaca de teste faz parte dos critérios diagnósticos da IASP (nível de evidências II-2).[286,336] Para os pacientes rebeldes à terapêutica inicial (analgésicos, AINEs e fisioterapia), a infiltração com anestésico local da articulação deve ser realizada com finalidade diagnóstica. Dor semelhante à sentida habitualmente, duas vezes mais intensa, desencadeada pela injeção do contraste, fala a favor da origem sacroilíaca da dor. A especificidade aumenta quando são feitas duas infiltrações com anestésicos locais de durações diferentes (lidocaína e bupivacaína) guiadas por imagem. Espera-se alívio da dor nas primeiras horas subsequentes > 50% (idealmente 75 a 100%) e que os resultados sejam concordantes com relação à duração de efeito dos dois anestésicos.

• Diagnóstico diferencial

Dor discogênica e facetária lombar baixa.

• Tratamento

Infiltrações sacroilíacas com corticoide seriadas apresentam indicação para pacientes que com resposta satisfatória por um período maior que 3 meses. Máximo 3 por ano. São opções de tratamento com expectativa de resposta mais duradoura:[315] neurotomia por RF convencional (III-3) e neurotomia por RF resfriada.

Osteoartrite

A osteoartrite (OA) acomete 20 a 30% da população; essa incidência vem aumentando devido a maior prevalência de obesidade e envelhecimento da população[338] é uma das causas mais comuns de incapacidade crônica em adultos devido à dor articular e seu marcante comprometimento funcional.[339] É caracterizada por estresse celular e degradação da matriz extracelular, iniciadas por micro e macrolesões que ativam respostas de reparo mal adaptativas, incluindo vias pró-inflamatórias da imunidade inata. Anteriormente considerada uma consequência normal do envelhecimento, levando ao termo "doença articular degenerativa", sabe-se atualmente que a OA resulta de uma interação complexa de múltiplos fatores, incluindo integridade da articulação, genética, inflamação local, forças mecânicas e processos celulares e bioquímicos.[340]

A doença manifesta-se inicialmente como um desarranjo molecular (metabolismo anormal do tecido articular) seguido por desarranjos anatômicos e/ou fisiológicos (degradação da cartilagem, remodelação óssea, formação de osteófitos, inflamação articular e perda da função articular normal).[341] A sensibilização periférica e central das vias nociceptivas pode, em última instância, impulsionar a perpetuação da dor e desempenhar um papel nos aspectos crônicos da doença.[339,342]

É importante enfatizar que a experiência dolorosa é independente das modificações estruturais. A dor relacionada à OA é modulada por diversos fatores, incluindo aspectos genéticos e psicológicos individuais, assim como uma teórica influência meteorológica.[338]

• Osteoartrite, doença metábolica e câncer, o papel da inflamação

Em contraste com a artrite reumatoide e outras formas de artrite inflamatória, em que a inflamação sinovial é caracteristicamente celular e, portanto, o número de leucócitos no líquido sinovial é mais elevado, na OA esse mecanismo está mais associado à resposta inata do sistema imunológico à lesão articular. Dessa forma, o fluido articular raramente excede 2.000 células/mL, e molecularmente há grande número de mediadores pró-inflamatórios, como as citocinas.[343]

Esses eventos humorais associados à OA são fundamentais para ajudar a esclarecer a associação com doenças cardiovasculares, síndrome metabólica, envelhecimento e outros. A prevalência de síndrome metabólica e de doenças cardiovasculares (duas vezes maior que na população geral) estão aumentadas nos pacientes com OA, assim como de diabetes, obesidade e doenças cognitivas.[344-346] Além disso, a dor secundária à OA pode promover hipertensão, obesidade e doenças cardiovasculares (DCV) pela diminuição da mobilidade, levando aumentando a mortalidade nesse grupo de pacientes.[347,348]

O peso corporal é um fator de risco para OA. Mas, não apenas as articulações de suporte de peso, incluindo joelho e quadril, são acometidas e nem todos os pacientes com sobrepeso desenvolvem OA nessas articulações, não se explicando, dessa forma, a doença apenas por fatores mecânicos relacionados à sobrecarga de peso.[349,350]

A condrocalcinose é uma calcificação anormal na matriz cartilaginosa (frequentemente no menisco) relacionada à idade. É geralmente resultante do acúmulo de cristais de pirofosfato de cálcio di-hidratado (CPP), e de outros cristais. A calcificação anormal poderia alterar as propriedades mecânicas dos tecidos articulares, e a inflamação induzida por cristais resultante da ativação do sistema imune inato nos tecidos articulares poderia contribuir para a OA, estimulando a produção de mediadores pró-inflamatórios.[351]

Diversos cânceres crescem a partir de sítios de infecção, irritação e inflamação crônica. O microambiente tumoral é amplamente orquestrado por células inflamatórias.[352,353] Tal correlação já era atestada por Virchow em 1863.[354]

Atualmente, a relação causal entre inflamação, imunidade inata e câncer é amplamente aceita. As células inflamatórias têm importante efeito sobre o desenvolvimento tumoral, facilitam a instabilidade genômica e promovem angiogênese.[352]

Leucócitos geram espécies reativas do oxigênio (reactive oxygen species – ROS) e do nitrogênio induzindo dano no DNA de células proliferativas que reagem formando peroxinitrito, um agente mutagênico.[355] O ciclo dano-regeneração tecidual repetido, na presença de altos níveis de espécies reativas do oxigênio e do hidrogênio, interage com DNA no epitélio proliferativo levando a alterações genômicas permanentes (mutações, deleções, rearranjos). Mutações p53 são vistas com frequência em ambos, tumores e doenças inflamatórias como a artrite reumatoide.[356]

Alguns dados expandem o conceito para a importância da inflamação para a progressão tumoral. Uma das melhores evidências para isso vem de estudos de risco de câncer em usuários de longo termo de aspirina e anti-iflamatórios (AINEs). O uso dessas drogas reduz o risco de câncer de cólon em 40-50%.[352,357] O mecanismo envolvido contempla não apenas a inibição das ciclo-oxigenases,[358] mas a indução de apoptose, estimulação de vigilância imunológica, entre outras.[352]

A citocina pró-inflamatória TNF-α também tem importante papel na promoção tumoral. O bloqueio de anticorpos com significativa eficácia terapêutica em outras doenças inflamatórias pode ter aplicações terapêuticas no câncer.[359]

Doentes sistemicamente inflamados como os pacientes com osteortrose apresentariam maior risco de desenvolvimento ou progressão da doença? Algumas perguntas ainda seguem sem resposta.

O desafio para o futuro é normalizar a rede inflamatória para recuperar a resposta global normal do hospedeiro.[352]

• Diagnóstico por imagem

As radiografias simples subestimam o envolvimento do tecido articular na OA, pois visualizam apenas um componente da doença que inclui perda de cartilagem que resulta em estreitamento do espaço articular e alterações ósseas que resultam em esclerose subcondral, cistos e formação de osteófitos.[338] Quando essas alterações ficam aparentes nas radiografias, a condição já avançou significativamente. Os estudos de ressonância magnética (RM) podem detectar doença precoce e fornecer evidências de alterações na matriz da cartilagem, sinovite, lesões da medula óssea e alterações degenerativas nas estruturas dos tecidos moles além da cartilagem, incluindo ligamentos e meniscos do joelho.[360]

• Tratamento

Os cuidados com o paciente oncológico que apresenta também OA devem ser contínuos, adaptados ao paciente de acordo com suas necessidades, objetivos e valores individuais.[361] Uma vez que o paciente oncológico tem várias fontes de dor e disfunções, deve-se discriminar qual é a parcela de contribuição da OA na dor e limitações funcionais desse paciente.

Tratamento não farmacológico

A educação do paciente é uma ferramenta essencial para otimizar o manejo da OA.[283] A educação em autogestão tem como objetivo ensinar habilidades de resolução de problemas aos pacientes, envolvendo o conceito de autoeficácia. Isso, por sua vez, dá aos pacientes maior confiança em sua capacidade de realizar um determinado comportamento necessário para alcançar um objetivo desejado. Pode ser realizada de diversas formas, como reuniões presenciais, sessões em grupo, via internet e em sessões por telefone.[363] Essa importante parte do tratamento, entretanto, pode ser dificultada em pacientes oncológicos com doença avançada, especialmente quando se trata de mudanças no estilo de vida, devido ao tempo limitado e à capacidade funcional reduzida. Os médicos devem deixar esclarecido o objetivo das intervenções terapêuticas e o que o paciente deve esperar em termos de alívio da dor, levando em consideração as possíveis limitações decorrentes da doença oncológica.

Alguns aspectos importantes que devem ser considerados na avaliação são: diagnóstico prévio de osteoartrose e opções de tratamento realizadas; impacto da dor e comprometimento funcional nas atividades da vida diária e na qualidade de vida; aspirações recreativas e ocupacionais do paciente; distúrbios do humor e do sono; avaliação do risco de queda; presença de apoio social; expectativas do tratamento; condições comórbidas; fatores de risco modificáveis (alterações do peso, desalinhamento articular etc).[364]

Atividade física

De uma maneira geral, as evidências para as diferentes modalidades terapêuticas passando por drogas, procedimentos intervencionistas até a cirurgia são escassas ou conflitantes.

Exercícios físicos são a única modalidade que é sempre apropriada para pacientes com dor articular crônica. Entretanto, diversas barreiras são descritas para a prática de exercícios:

- Fatores relacionados ao ambiente:
  - Falta de acesso a um espaço apropriado.
  - Falta de tempo para exercícios percebida ou real.
- Fatores relacionados ao paciente:
  - Dor, principalmente centralmente mediada.
  - Descondicionamento excessivo.
  - Crenças excessivas de que o exercício pode ser prejudicial.
  - Depressão associada.
  - Crenças disfuncionais de medo-evitamento do movimento (fear-avoidance beliefs) e catastrofização.
- Fatores relacionados ao serviço de saúde:[365]
  - Foco no modelo biomédico/falta de atenção às contribuições psicológicos e do SNC para a dor.
  - Falta de comunicação entre o médico e o fisioterapeuta/educador físico.
  - Falta de valorização do exercício físico pelos profissionais de saúde.
  - Falta de orientação ao paciente.

Os exercícios físicos devem ser orientados por profissionais. Deve-se respeitar a dor do paciente e traçar um plano personalizado.

Terapia farmacológica

Os melhores resultados são obtidos quando o tratamento é realizado em estágios iniciais da doença. Avanços nos biomarcadores de imagem e bioquímicos têm contribuído na identificação dos pacientes em fases precoces.[360]

Avanços no tratamento da doença estrutural na OA também exigirão uma melhor fenotipagem dos pacientes com base nas várias vias da doença articular. Essas vias e seus mediadores que promovem o desenvolvimento da OA após a lesão articular (fenótipo pós-traumático da OA) são diferentes daqueles associados à obesidade (fenótipo metabólico da OA) e ao envelhecimento (fenótipo da OA relacionado à idade).[338,360]

Os objetivos do tratamento da OA são a redução de sintomas, da progressão da doença, do consumo de analgésicos e da necessidade de prótese de joelho, diminuindo o impacto da doença na mobilidade e na qualidade de vida.[366]

A Sociedade Europeia para Aspectos Clínicos e Econômicos da Osteoporose e Osteoartrite (ESCEO) recomenda no seu algoritmo de tratamento para osteoartrite de joelho as drogas sintomáticas de ação lenta para osteoartrite (glucosamina e condroitina) como primeira linha de tratamento de médio e longo prazo devido às suas capacidades de controlar a dor, aumentar funcionalidade e retardar as alterações estruturais da articulação. Dentre essas drogas, a glucosamina é a mais utilizada.[367-369]

Diversas formulações de glucosamina estão disponíveis, variando na forma molecular e formulação farmacêutica. Entretanto, apenas o sulfato de glucosamina cristalina apresenta uma alta biodisponibilidade em dose única de 1.500 mg (sachê de 3,95 g) com efeito farmacológico comprovado. Nesse esquema terapêutico, os níveis plasmáticos são mantidos em concentrações suficientes para inibir a expressão de genes, induzidos pela interleucina-1, responsáveis pela fisiopatologia da inflamação e destruição tecidual. O efeito analgésico é maior que o do paracetamol e semelhante ao dos AINEs. O seu uso em longo prazo reduz a necessidade de cirurgia (em pelo menos cinco anos), o uso de analgésicos, redução de consultas e exames e significativa redução dos custos em saúde (> 50%).[370] A droga parece ser segura no paciente diabético.[371]

Considerando a menor toxicidade de analgésicos comuns, dipirona e paracetamol devem ser tentados. Paracetamol se mostrou efetivo no controle da dor e mesmo na rigidez relacionados a AO.[372]

É importante notar que o metabolismo do paracetamol em pacientes mais idosos é altamente variável e pode ser reduzido em pacientes idosos frágeis devido a um volume diminuído de distribuição e prejuízo da atividade de conjugação intrínseca do fígado. Assim, os idosos podem apresentar risco aumentado de hepatotoxicidade, e sugere-se que a dose máxima deva ser reduzida para 2 a 3 g/dia.[373]

Os AINEs frequentemente são efetivos no controle da dor relacionada a OA, sendo também úteis em alguns tipos de dor do paciente oncológico, como a dor óssea. Entretanto, em pacientes com maior expectativa de vida quanto à doença oncológica, especialmente diabéticos, idosos, nefropatas, cardiopatas e pacientes com história de úlcera péptica, o uso prolongado de AINEs é arriscado e deve ser evitado. Podem ser uma boa opção como droga de resgate. A administração por via tópica pode ser efetiva e com menos efeitos adversos.[369]

Receptores opioides e canabionoides (CB_2) estão presentes nas articulações e em número aumentado na presença de inflamação. O uso de opioides em idosos pode estar associado a um risco aumentado de comprometimento cognitivo, *delirium* e risco de queda, além de eventos cardiovasculares, pneumonia, hospitalização e mortalidade.[373,374] Caso seja necessário, deve ser cuidadosamente titulado.

A ativação de receptores CB_2 inibe sensibilização central e a cronificação da dor na osteoartrite. Esses achados colocam esses receptores como potencial alvo terapêutico.[338]

Uma nova classe de droga, em fase três de estudo, vem mostrando bons resultados para o controle da dor e melhora funcional. São os anticorpos contra o fator de crescimento do nervo (anti-GNFs).[375] Artropatia é um efeito adverso conhecido. Entretanto, casos de osteoartrite rapidamente progressiva (RPOA) têm mostrado uma incidência significativa em acompanhamento em longo prazo.[376] A conclusão desses estudos será importante para atestar o real perfil de segurança da droga.

Injeção no espaço intra-articular: viscossuplementação × corticoide de depósito

Quando a analgesia habitual para tratamento da dor da OA resulta em alívio inadequado, a viscossuplementação (injeção intrartricular de ácido hialurônico – AH) ou a injeção de glicocorticoide de depósito podem ser alternativas viáveis.[377] Embora alguns autores defendam que a viscossuplementação deva ser iniciada precocemente, em pacientes com grau inicial de OA de joelhos, visando melhora de função e retardo na necessidade de intervenção cirúrgica,[378] isso ainda não é um consenso.

São candidatos à aplicação de glicocorticoide de depósito no espaço intra-articular os pacientes com baixa tolerância aos AINEs (ou quando o tratamento é ineficaz após 4-6 semanas de uso). Porém, como o dano da cartilagem pode ser agravado pelo seu uso constante, não são recomendadas mais de três a quatro injeções de glicocorticoide intrartricular no período de um ano.[377]

O acetonide de triancinolona apresenta menor *clearance* em relação aos outros corticoides, podendo apresentar uma duração de efeito maior. Sugere-se, por exemplo, 40 mg de triancinolona (1 mL) somados a volume igual de anestésico local de escolha (lidocaína, ropivacaína ou bupivacaína) em articulações grandes, como joelho e quadril; ou, alternativamente, 40 mg a 80 mg de metilprednisolona. Não há, contudo, ensaios clínicos randomizados que definam quais preparações têm melhor eficácia e menor toxicidade como desfechos.[379]

A ação analgésica do glicocorticoide intrartricular parece ser superior à do AH para o controle de dor da OA do joelho, em um momento inicial (primeira semana). A partir da oitava semana, o ácido hialurônico mostra-se mais eficaz, mantendo seu efeito até seis meses, podendo ser repetido após seis meses. Para efeitos mais prolongados, outras medidas terapêuticas precisam ser consideradas.[380,381]

Na verdade, embora faça parte do arsenal terapêutico atual, ainda não há evidências robustas que corroborem a efetividade da injeção de AH na articulação do joelho como técnica eficaz para a melhora dos sintomas de OA.[380,382]

O que se conseguiu demonstrar, até o momento, é que a injeção do AH tem um pequeno benefício, porém clinicamente irrelevante, em relação ao placebo intra-articular.[383-385]

De acordo com Rezende MU e colaboradores,[386] a maioria dos trabalhos diz respeito a viscossuplementação dos joelhos, mas a injeção intra-articular de AH também apresenta bons resultados nos quadris, ombros, tornozelos, cotovelos, mãos e pés, embora a quantidade a ser aplicada e a frequência das aplicações em outras articulações que não os joelhos ainda seja objeto de discussão e dependa das características do produto e da experiência do profissional.[386]

Plasma rico em plaquetas – PRP

Devido à falta de evidências sólidas para a recomendação de injeção de PRP a pacientes com OA de joelho, não é utilizada como medida intervencionista de primeira escolha; mas, estudos para a comprovação da técnica estão em franco desenvolvimento. A injeção de PRP intra-articular resultou em melhora significativa da dor e na função articular do joelho comparativamente ao placebo e ao AH até 12 meses após a injeção. No entanto, as evidências são limitadas em função da grande variabilidade entre os estudos quanto ao número e ao intervalo entre as injeções, quanto ao volume injetado e devido às variações na preparação do PRP.[387]

São contraindicações à técnica de injeção intrarticular a presença de infecção local ou sistêmica, assim como a presença de coagulopatia, condições que devem ser lembradas na avaliação da intervenção no paciente com câncer. Além disso, injeções intra-articulares de glicocorticoides representam um risco para pacientes com DM, podendo haver descompensação de índices glicêmicos. Entretanto, esse aumento ocorre apenas por um a dois dias após a injeção, o que raramente representa um impacto clínico significativo quando a DM está bem controlada. Para pacientes diabéticos dependentes de insulina nos quais uma injeção intra-articular é realizada, a monitorização mais rigorosa da glicemia deve ser realizada por até três a cinco dias após a injeção.[388,389]

■ REFERÊNCIAS BIBLIOGRÁFICAS

1. Akinyemiju T, Abera S, Ahmed M, Alam N, Alemayohu MA, Allen C, et al. The Burden of Primary Liver Cancer and Underlying Etiologies from 1990 to 2015 at the Global, Regional, and National Level: Results from the Global Burden of Disease Study 2015.
2. Ovayolu Ö, Ovayolu N, Aytaç S, Serçe S, Sevinc A. Pain in cancer patients: pain assessment by patients and family caregivers and problems experienced by caregivers. Support Care Cancer. 2015; 23(7):1857-64.
3. van den Beuken-Van Everdingen MH, de Rijke JM, Kessels AG, Schouten HC, van Kleef M, Patijn J. Prevalence of pain in patients with cancer: a systematic review of the past 40 years. Ann Oncol. 2007; 18(9):1437-49.
4. Minson FP, Garcia JBS, Júnior JOO, Siqueira JTT, Júnior LHJ, et al. II Consenso Nacional de Dor Oncológica. 1 ed. Grupo Editorial Moreira Júnior. São Paulo; 2011.
5. Brown MDR, Juan D, Ramirez JD, Paul Farquhar-Smith P. Pain in cancer survivors. Br J Pain. 2014; 8:139-53.
6. Greco MT, Roberto A, Corli O, Deandrea S, Bandieri E, Cavuto S, et al. Quality of cancer pain management: an update of a systematic review of undertreatment of patients with cancer. J Clin Oncol. 2014; 32(36):4149.
7. Potter VT, Wiseman CE, Dunn SM, Boyle FM. Patient barriers to optimal cancer pain control. Psychooncology. 2003; 12(2):153.
8. Gibson S, McConigley R. Unplanned oncology admissions within 14 days of non-surgical discharge: a retrospective study. Support Care Cancer. 2016; 24(1):311.
9. Ahmed SM, Gupta R, Ahmed A, Rana SP, Singh SP, Mishra S, et al. Breast cancer pain management - a review of current & novel therapies. Indian J Med Res. 2014; 139(2):216-25.
10. Foley KM. Acute and chronic cancer pain syndromes: Oxford Textbook of Palliative Medicine. 3 ed. Oxford University Press, New York. 2004; p. 298.
11. Elliott AM, Smith BH, Penny KI, Smith WC, Chambers WA. The epidemiology of chronic pain in the community. Lancet. 1999; 354(9186):1248.
12. Gureje O, Von Korff M, Simon GE, Gater R. Persistent pain and well-being: a World Health Organization Study in Primary Care. JAMA. 1998; 280(2):147.
13. Hooten M, Thorson D, Bianco J, Bonte B, Clavel Jr A, Hora J, et al. Institute for Clinical Systems Improvement. Pain: Assessment, Non-Opioid Treatment Approaches and Opioid Management; 2017 ago.
14. Valeberg BT, Miaskowski C, Hanestad BR, Bjordal K, Paul S, Rustøen T. Demographic, clinicaland pain characteristics are associated with average pain severity groups in sample of oncology outpatients. J Pain. 2008 out; 9(10):873-82.
15. Cancer vs Noncancer Pain: Time to Shed the Distinction? Medscape. 2013 jul. p. 3-4.
16. Fallon M, Giusti R, Aielli F, Hoskin P, Rolke R, Sharma M, et al.; ESMO Guidelines Committee. Management of cancer pain in adult patients: ESMO Clinical Practice Guidelines. Ann Oncol. 2018; 29(Suppl 4):iv149-iv174.
17. Zaza C, Baine N. Cancer pain and psychosocial factors: a critical review of the literature. J Pain Symptom Manage. 2002; 24(5):526.
18. Joranson DE, Ryan KM, Gilson AM, Dahl JL. Trends in Medical Use and Abuse of Opioid Analgesics. JAMA. 2000; 283(13):1710-4.
19. Salamonde GLF, Verçosa N, Barrucand L, et al. Análise Clínica e Terapêutica dos Pacientes Oncológicos Atendidos no Programa de Dor e Cuidados Paliativos do Hospital Universitário Clementino Fraga Filho no Ano de 2003. Rev Bras Anestesiol. 2006; 56(6):602-18.
20. Evans WJ, Morley JE, Argilés J, et al. Cachexia: a new definition. Clin Nutr. 2008; 27:793.
21. McGeer AJ, Detsky AS, O'Rourke K. Parenteral nutrition in cancer patients undergoing chemotherapy: a meta-analysis. Nutrition. 1990; 6:233.
22. von Haehling S, Anker SD. Cachexia as a major underestimated and unmet medical need: facts and numbers. J Cachexia Sarcopenia Muscle. 2010; 1:1.
23. Petruzzelli M, Wagner EF. Mechanisms of metabolic dysfunction in cancer-associated cachexia. Genes Dev. 2016; 30(5): 489-501.
24. Lai V, George J, Richey L, et al. Results of a pilot study of the effects of celecoxib on cancer cachexia in patients with cancer of the head, neck, and gastrointestinal tract. Head Neck. 2008; 30:67.
25. McMillan DC, Wigmore SJ, Fearon KC, et al. A prospective randomized study of megestrol acetate and ibuprofen in gastrointestinal cancer patients with weight loss. Br J Cancer. 1999; 79:495.

26. Madeddu C, Dessì M, Panzone F, et al. Randomized phase III clinical trial of a combined treatment with carnitine + celecoxib ± megestrol acetate for patients with cancer-related anorexia/cachexia syndrome. Clin Nutr. 2012; 31:176.

27. Cangiani LM, Slullitel A, Poterio GMB, Pires OC, Posso IP, Nogueira CS, et al. Tratado de Anestesiologia SAESP. 8 ed. São Paulo: Atheneu; 2017.

28. Associação Brasileira de Cuidados Palitivos. Consenso Brasileiro de Caquexia/Anorexia. Revista Brasileira de Cuidados Paliativos. 2011; 3(3) Suppl 1.

29. Ouellet DM, Pollack GM. Billiary excretion and enterohepatic recirculation of morphine-3-glucuronid in rats. Drug Metab Dispos. 1995; 23(4):478-84.

30. Van Royen M, Carbó N, Busquets S, Alvarez B, Quinn LS, López-Soriano FJ, et al. DNA fragmentation occurs in skeletal muscle during tumor growth: A link with cancer cachexia? Biochem Biophys Res Commun. 2000 abr; 270(2):533-7.

31. Rosner MH, Perazella MA. Acute Kidney Injury in Patients with Cancer. N Engl J Med. 2017; 376:1770-81.

32. Christiansen CF, Johansen MB, Langeberg WJ, Fryzek JP, Sorensen HT. Incidence of acute kidney injury in cancer patients: a Danish population-based cohort study. Eur J Intern Med. 2011; 22(4):399-406.

33. Iff S, Craig JC, Turner R, Chapman JR, Wang JJ, Mitchell P, et al. Reduced estimated GFR and cancer mortality. Am J Kidney Dis. 2014 jan; 63(1):23-30.

34. Libório AB, Abreu KL, Silva GB Jr, Lima RS, Barreto AG, Barbosa OA, et al. Predicting hospital mortality in critically ill cancer patients according to acute kidney injury severity. Oncology. 2011; 80(3-4):160-6.

35. Darmon M, Ciroldi M, Thiery G, et al. Clinical review: specific aspects of acute renal failure in cancer patients. Crit Care. 2006; 10:211.

36. Kitchlu A, McArthur E, Amir E, et al. Acute Kidney Injury in Patients Receiving Systemic Treatment for Cancer: A Population-Based Cohort Study. J Natl Cancer Inst; 2018.

37. Murphy EL, Murtagh FE, Carey I, Sheerin NS. Understanding symptoms in patients with advanced chronic kidney disease managed without dialysis: use of a short patient-completed assessment tool. Nephron Clin Pract. 2009; 111:c74.

38. Noble H, Meyer PJ, Bridge DJ, et al. Exploring symptoms in patients managed without dialysis: a qualitative research study. J Ren Care. 2010; 36:9.

39. Davison SN, Koncicki H, Brennan F. Pain in chronic kidney disease: a scoping review. Semin Dial. 2014; 27:188.

40. Murtagh FE, Addington-Hall JM, Edmonds PM, et al. Symptoms in advanced renal disease: a cross-sectional survey of symptom prevalence in stage 5 chronic kidney disease managed without dialysis. J Palliat Med. 2007; 10:1266.

41. Bourquin V, Petignat PA, Besson M, Piguet V. Analgésie et insuffisance rénale. Rev Med Suisse. 2008; 4:2218-23.

42. Raouf M, Atkinson TJ, Crumb MW, Fudin J. Rational dosing of gabapentin and pregabalin in chronic kidney disease. J Pain Res. 2017; 10:275-8.

43. Forrest JA, Clements JA, Prescott LF. Clinical pharmacokinetics of paracetamol. Clin Pharmacokinet. 1982; 7:93.

44. Furlan V, Hafi A, Dessalles MC, et al. Methadone is poorly removed by haemodialysis. Nephrol Dial Transplant. 1999; 14:254.

45. Koehntop DE, Rodman JH. Fentanyl pharmacokinetics in patients undergoing renal transplantation. Pharmacotherapy. 1997; 17:746.

46. Mercadante S, Caligara M, Sapio M, et al. Subcutaneous fentanyl infusion in a patient with bowel obstruction and renal failure. J Pain Symptom Manage. 1997; 13:241.

47. Healy DG, Ingle GT, Brown P. Pregabalin- and gabapentin-associated myoclonus in a patient with chronic renal failure. Mov Disord. 2009; 24:2028.

48. Bassilios N, Launay-Vacher V, Khoury N, et al. Gabapentin neurotoxicity in a chronic haemodialysis patient. Nephrol Dial Transplant. 2001; 16:2112.

49. Torregrosa-de Juan E, Olagüe-Díaz P, Royo-Maicas P, et al. Acute renal failure due to gabapentin. A case report and literature. Nefrologia. 2012; 32:130.

50. Chandok N, Watt KD. Pain management in the cirrhotic patient: the clinical challenge. Mayo Clin Proc. 2010; 85:451.

51. Lewis JH, Stine JG. Review article: prescribing medications in patients with cirrhosis - a practical guide. Aliment Pharmacol Ther. 2013; 37:1132.

52. Zipser RD, Hoefs JC, Speckart PF, et al. Prostaglandins: modulators of renal function and pressor resistance in chronic liver disease. J Clin Endocrinol Metab. 1979; 48:895.

53. Bosch-Marcè M, Clària J, Titos E, et al. Selective inhibition of cyclooxygenase 2 spares renal function and prostaglandin synthesis in cirrhotic rats with ascites. Gastroenterology. 1999; 116:1167.

54. Clària J, Kent JD, López-Parra M, et al. Effects of celecoxib and naproxen on renal function in nonazotemic patients with cirrhosis and ascites. Hepatology. 2005; 41:579.

55. Tegeder I, Lötsch J, Geisslinger G. Pharmacokinetics of opioids in liver disease. Clin Pharmacokinet. 1999; 37:17.

56. Tegeder I, Geisslinger G, Lötsch J. Therapy with opioids in liver or renal failure. Schmerz. 1999; 13:183.

57. Mazoit JX, Sandouk P, Zetlaoui P, Scherrmann JM. Pharmacokinetics of unchanged morphine in normal and cirrhotic subjects. Anesth Analg. 1987; 66:293.

58. Novick DM, Kreek MJ, Arns PA, et al. Effect of severe alcoholic liver disease on the disposition of methadone in maintenance patients. Alcohol Clin Exp Res. 1985; 9:349.

59. Dart RC, Bailey E. Does therapeutic use of acetaminophen cause acute liver failure? Pharmacotherapy. 2007; 27(9):1219-30.

60. Treede RD, Jensen TS, Campbell JN, Cruccu G, Dostrovsky JO, Griffin JW, et al. Neuropathic pain: Redefinition and a grading system for clinical and research purposes. Neurology. 2008; 70:1630-5.

61. Finnerup NB, Haroutounian S, Kamerman P, Baron R, Bennett DLH, Bouhassira D. Neuropathic pain: an update grading system for ressearch and clinical practice. Pain. 2016; 157(8):1599-606.

62. IASP. IASP Terminology. 2017 Update from "Part III: Pain Terms, A Current List with Definitions and Notes on Usage, 1994". Disponível em: http://www.iasp-pain.org/Education/Content. aspx?ItemNumber=1698&navItemNumber=576. Acessado em 2018 set.

63. Jensen TS, Baron R, Haanpää M, Kalso E, Loeser JD, Rice AS, et al. A new definition of neuropathic pain. Pain. 2011; 152(10):2204-5.

64. Colloca, Luana, et al. Neuropathic pain. Nature reviews Disease primers 3. 2017 ; 17002.

65. Van Hecke O, Austin SK, Khan RA, Smith BH, Tor- rance N. Neuropathic pain in the general popula- tion: a systematic review of epidemiological studies. Pain. 2014; 155:654-62.

66. Cruccu G, Truini A. A review of Neuropathic Pain: From guidelines to Clinical Practice. Pain Ther. 2017; 6(Suppl1):S35-S42.

67. Bouhassira D, Lanteri-Minet M, Attal N, Laurent B, Touboul C. Prevalence of chronic pain with neuropathic characteristics in the general population. Pain. 2008; 136:380-7. PubMed: 17888574.

68. Cohen SP, Mao J. Neuropathic pain: mechanisms and their clinical implications. BMJ. 2014; 348:f7656.

69. Munion BP. Neuropathic pain: current definition and review of drug treatment. Aust Prescr. 2018; 41:60-3.

70. Verma S, Estanislao L, Simpsom D. HIV-Associated Neuropathic Pain. Epidemiology, Pathophysiology and Management. CNS Drugs. 2005; 19(4):325-34.

71. Attal N, et al. The specific disease burden of neuropathic pain: results of a French nationwide survey. Pain. 2011; 152(12):2836-43.

72. https://www.researchgate.net/publication/273446087_Bloqueio_paravertebral_no_controle_da_dor_aguda_posoperatoria_e_dor_neuropatica_do_nervo_intercostobraquial_em_cirurgia_major_de_mama

73. Tesfaye S, Boulton AJ, Dyck PJ, Freeman R, Horowitz M, Kempler P, et al. Diabetic neuropathies: update on definitions, diagnostic criteria, estimation of severity, and treatments. Diabetes Care. 2010; 33:2285-93.

74. Bovy M, Perruchoud C. Les neuripathies périphériques. Manuel pratique d'algologie. Prise en charge de la douleur chronique. Christophe Perruchoud, Eric Albrecht, Véronique Moret. 11:119-32.

75. Hartrick C. Evidence-Based Interventional Pain Medicine: According to Clinical Diagnoses. John Wiley & Sons; 2011.

76. Rutkove SB. Overview of polyneuropathy. Uptodate; 2019.

77. Finnerup NB, Attal N, Haroutounian S, McNicol E, Baron R, Dworkin RH, et al. Pharmacottherapy for neuropathic pain in adults: a systematic review and meta-analysis. Lancet Neurol. 2015; 14:162-73.

78. Woolf CJ, Max MB. Mechanism-based pain diagnosis: issues for analgesic drug development. Anesthesiology. 2001; 95:241-9.

79. Bouhassira D, Attal N. Emerging therapies for neuropathic pain: news molecules or new indications for old treatments? Pain. 2018; 159:576-82.

80. Dworkin RH, O'Connor AB, Kent J, Mackey SC, Raja SN, Stacey BR, et al. Interventional management of neuropathic pain: NeuPSIG recommendations. Pain. 2013; 154(11):2249-61.

81. Peltier A, Goutman AS, Callaghan BC. Painful diabetic neuropathy. BMJ. 2014; 348:g1799.

82. Moore RA, et al. Amitriptyine for neuropathic pain in adults. Cochrane Database Syst Rev. 2015 jul; (7):CD008242. doi:10.1002/14651858.CD008242.pub3.

83. Dworkin RH, O'Connor AB, Backonja M, et al. Pharmacologic management of neuropathic pain: evidence-based recommendations. Pain. 2007; 132:237.

84. Wiffen PJ, et al. Antiepileptic drugs for neuropathic pain and fibromyalgia – an overview of Cochrane reviews. Cochrane Database Syst Rev. 2013; n. 11.

85. Demant DT, et al. Pain relief with lidocaine 5% patch in localized peripheral neuropathic pain in relation to pain phenotype: a randomised, double-blind, and placebo-controlled, phenotype panel study. Pain. 2015; 156:2234-44.

86. Perruchoud C. Zona et névralgie postherpétique (chapitre 13). In: Opstelten, et al. Manuel pratique d'algologie. Herpes zoster and post-herpetic neuralgia: incidence and risk indicators. Using a general press reaseach database. Fun Prect. 2002; 19:471-75.

87. Opstelten W, et al. Herpes zoster and pos herpetic neuralgia: incidence and risk indicators. Using a general press reaseach database. Fun Prect. 2002; 19:471-5.

88. Estanislao L, Carter K, McArthur J, Olney R, Simpson D. A randomized controlled trial of 5% lidocaine gel for HIV-associated distal symmetric polyneuropathy. J Acquir Immune Defic Syndr. 2004; 37:1584-6.

89. Derri S, et al. Topical capsaicin (high concentration) for chronic neuropathic pain in adults. Chocrane Database Syst Rev. 2013; 2:CD007393.

90. Frieden TR, Houry D. Reducing the Risks of Relief – The CDC Opioid-Prescribing Guideline. N Engl J Med; 2016; 374:1501-4.

91. Sumitani M, Sakai T, Matsuda Y, Abe H, Yamaguchi S, Hosokawa T, et al. Executive summary of the Clinical Guidelines of Pharmacotherapy for Neuropathic Pain: second edition by the Japanese Society of Pain Clinicians. J Anaesth. 2018; 32(3):463-78.

92. Krashin DL, Merrill JO, Trescot AM. Opioids in the Management of HIV-Related Pain. Pain Physician. 2012; 15:ES157-ES168.

93. Marinelli S, Vacca V, Ricordy R, Uggenti C, Tata AM, Luvisetto S, et al. The analgesic effect on neuropathic pain of retrogradely transported botulinum neurotoxin A involves Schwann cells and astrocytes. PLoS One. 2012; 7:e47977.

94. Finnerup NB, Attal N. Pharmacotherapy of neuropathic pain: time to rewrite the rulebook? Pain Manag. 2016; 6:1-3.

95. Gilron I, et al. Morphine, gabapentin, or their combination for neuropatic pain. N Engl J Med. 2005; 352:1324-34.

96. Demant DT, Lund K, Vollert J, Maier C, Segerdahl M, Finnerup NB, et al. The effect of oxcarbazepine in peripheral neuropathic pain depends on pain phenotype: a randomised, double- blind, placebo-controlled phenotype-stratified study. Pain. 2014; 155:2263-73.

97. Campbell CM, et al. Randomized control trial of topical clonidine for treatment of painful diabetic neuropathy. Pain. 2012; 153:1815-23.

98. Dworkin RH, McDermott MP, Farrar JT, O'Connor AB, Senn S. Interpreting patient treatment response in analgesic clinical trials: implications for genotyping, phenotyping, and personalized pain treatment. Pain. 2014; 155:457-60.

99. Attal N, et al. Safety and efficacy of repeated injections of botulinum toxin A in peripheral neuropathic pain (BOTNEP): a randomised, double-blind, placebo-controlled trial. Lancet Neurol. 2016; 15:555-65.

100. Zhou M, et al. Oxcarbazepine for neuropathic pain. Cochrane Database Syst Rev. 2017 dez; 12:CD007963. doi:10.1002/14651858.CD007963.pub3.

101. Wiffen PJ, Derry S, Lunn MP, Moore RA. Topiramate for neuropathic pain and fibromyalgia in adults. Cochrane Database Syst Rev. 2013; 8:CD008314.

102. Simpson DM, Olney R, MacArthur JC, Khan A, Godbold J, Ebel-Frommer K. A placebo-controlled trial of lamotrigine for painful HIV-associated neuropathy. Neurology. 2000; 54:2115-9.

103. Simpson DM, MacArthur JC, Olney R, Clifford D, So Y, Ross D, et al. Lamotrigine for HIV-associated painful sensory neuropathies: a placebo-controlled trial. Neurology. 2003; 60(9):1508-14.

104. Zeilhofeer HU, Schmelz M. Local anesthetics take for a central action in analghesia. Pain. 2015; 156(9):1579-80.

105. Tremont-Lukst EW, et al. Systemic administration of local anesthetics to releav neurophatic pain: a systemic review and meta-nalisys. Anesth Analg. 2005; 101:1738-49.

106. Gott R, et al. Differential effect of ketamine and lidocaine on spontaneous and mechanical evoked pain in patients with nerve injury pain. Anesthesiology. 2006; 104(3):527-36.

107. Kandil E, Melikman E, Adinoff B. Lidocaine infusion: a promising therapeutic approach for chronic pain. J Anesth Clin Res. 2017; 8(1).

108. Cohen SP, Liao W, Gupta A, Plunkett A. Ketamine in pain management. Adv Psychosom Med. 2011; 30:139-61.

109. Gorlin AW, Rosenfeld DM, Ramakrishna H. Intravenous sub-anesthetic ketamine for perioperative analgesia. J Anaesthesiol Clin Pharmacol. 2016; 32:160-7.

110. Cohen SP, Bhatia A, Buvanendran A, Schwenk ES, Wasan AD, Hurley RW, et al. Consensus Guidelines on the Use of Intravenous Ketamine Infusions for Chronic Pain from the American Society of Regional Anesthesia and Pain Medicine, the American Academy of Pain Medicine, and the American Society of Anesthesiologists. Reg Anesth Pain Med. 2018; 43(5):1-26.

111. Persson J, Hasselstrom J, Wiklund B, Heller A, Svensson JO, Gustafsson LL. The analgesic effect of racemic ketamine in patients with chronic ischemic pain due to lower extremity arteriosclerosis obliterans. Acta Anaesthesiol Scand. 1998; 42:750-8.

112. Leung A, Wallace MS, Ridgeway B, Yaksh T. Concentration-effect relationship of intravenous alfentanil and ketamine on peripheral neurosensory thresholds, allodynia and hyperalgesia of neuropathic pain. Pain. 2001; 91:177-87.

113. Amr YM. Multi-day low dose ketamine infusion as adjuvant to oral gabapentin in spinal cord injury related chronic pain: a prospective, randomized, double blind trial. Pain Physician. 2010; 13:245-9.

114. Sigtermans MJ, van Hilten JJ, Bauer MC, et al. Ketamine produces effective and long-term pain relief in patients with complex regional pain syndrome type 1. Pain. 2009; 145:304-11.

115. Schwartzman RJ, Alexander GM, Grothusen JR, Paylor T, Reichenberger E, Perreault M. Outpatient intravenous ketamine for the treatment of complex regional pain syndrome: a double-blind placebo-controlled study. Pain. 2009; 147:107-15.

116. Noppers I, Niesters M, Aarts L, Smith T, Sarton E, Dahan A. Ketamine for the treatment of chronic non-cancer pain. Expert Opin Pharmacother. 2010; 11:2417-29.

117. Coyle CM, Laws KR. The use of ketamine as an antidepressant: a systematic review and meta-analysis. Hum Psychopharmacol. 2015; 30:152-63.

118. Casale R, Symeonidou Z, Bartolo M. Topical treatments for localized neuropathic pain. Curr Pain Headache Rep. 2017; 21:15.

119. Schifitto G, Yiannoutsos CT, Simpson DM, et al. A placebo-controlled study of memantine for the treatment of human immunodeficiency virus-associated sensory neuropathy. J Neurovirol. 2006; 12:328.

120. Hempestall K, et al. Analghesic therapy in pos herpetic neuralgia: a quantitative systematic review. PLos Med. 2005; 2:e164.

121. Thompson DF, Brooks KG. Systematic review of topical amitriptyline for the treatment of neuropathic pain. J Clin Pharm Ther. 2015; 40:496-503.

122. Derry S, Lloyd R, Moore RA. Topical capsaicine for chronic neurophatic pain in adults. Chochrane Database Syst Rev. 2014; n. 4.

123. Kluding PM, Pasnoor M, Singh R, Jernigan S, Farmer K, Rucker J, et al. The effect of exercise on neuropathic symptoms, nerve function, and cutaneous innervation in people with diabetic peripheral neuropathy. J Diabetes Complications. 2012; 26:424-9.

124. American Diabetes Association. Standards of medical care in diabetes – 2013. Diabetes Care. 2013; 36(Suppl 1):S11-66.

125. Shlay JC, Chaloner K, Max MB, et al. Acupuncture and amitriptyline for pain due to HIV-related peripheral neuropathy: a randomized controlled trial. Terry Beirn Community Programs for Clinical Research on AIDS. JAMA. 1998; 280:1590.

126. Ju Z, Wang K, Cui H, Yao Y, Liu S, Zhou J, et al. Is acupuncture safe and effective in the treatment of chronic neurophatic pain in adults? Cochrane; 2017.

127. Cruccu G, Aziz TZ, Garcia-Larrea L, Hansson P, Jensen TS, Lefaucheur JP, et al. EFNS guidelines on neurostimulation therapy for neuropathic pain. Eur J Neurol. 2007; 14(9):952-70.

128. Thieme H, Morkisch N, Rietz C, Dohle C, Borgetto B. The efficacy of movement representation techniques for treatment of limb pain – a systematic review and meta-analysis. J Pain. 2016; 17:167-80.

129. Bhatia A, Flamer D, Shah PS. Perineural steroids for trauma and compression-related peripheral neuropathic pain: a systematic review and meta-analysis. Can J Anaesth. 2015; 62:650-62.

130. de Vos CC, et al. Spinal cord stimulation in patients with painful diabetic neuropathy: a multicentre randomized clinical trial. Pain. 2014; 155:2426-31.

131. Slangen R, et al. Spinal cord stimulation and pain relief in painful diabetic peripheral neuropathy: a prospective two-center randomized controlled trial. Diabetes Care. 2014; 37:3016-24.

132. Cruccu G, et al. EAN guidelines on central neurostimulation therapy in chronic pain conditions. Eur J Neurol. 2016; 23:1489-99.

133. Cruccu G, et al. EAN guidelines on central neurostimulation therapy in chronic pain conditions. Eur J Neurology. 2016; 1489-99.

134. Tan T, Barry P, Reken S, Baker M; Guideline Development Group. Pharmacological management of neuropathic pain in non-specialist settings: summary of NICE guidance. BMJ. 2010; 340:c1079.

135. Nabi BN, Sedighinejad A, Haghighi M, Biazar G, Hashemi M, Haddadi S, et al. Radiofrequency Sympathectomy for Treating Painful Diabetic Neuropathy. Anesth Pain Med. 2015; 5(5):e29280.

136. Ackerman WE, Zhang JM. Efficacy of stellate ganglion blockade for the management of type 1 complex regional pain syndrome. South Med J. 2006; 99:1084-8.

137. KemLer MA, de Vet HC, Barendse GA, van den Wildenberg FA, van Kleef M. Effect of spinal cord stimulation for chronic complex regional pain syndrome Type I: five-year final follow-up of patients in a randomized controlled trial. J Neurosurg. 2008; 108:292-8.

138. Harke H, Gretenkort P, Ladleif HU, Rahman S. Spinal cord stimulation in sympathetically maintained complex regional pain syndrome type I with severe disability: a prospective clinical study. Eur J Pain. 2005; 9:363-73.

139. Simpson EL, Duenas A, Holmes MW, Papaioannou D, Chilcott J. Spinal cord stimulation for chronic pain of neuropathic or ischaemic origin: systematic review and economic evaluation. Health Technol Assess. 2009; 13:1-154.

140. NCD Risk Factor Collaboration (NCD-RisC). Worldwide trends in diabetes since 1980: a pooled analysis of 751 population-based studies with 4.4 million participants. Lancet. 2016; 387(10027):1513-30.

141. Baicus C, Purcarea A, von Elm E, Delcea C, Furtunescu FL. Alpha-lipoic acid for diabetic peripheral neuropathy (Protocol). Cochrane Database Syst Rev. 2018; (2):CD012967. doi:10.1002/14651858.CD012967.

142. Tesfaye S, Vileikyte L, Rayman G, Sindrup SH, Perkins BA, Baconja M, et al. Painful diabetic peripheral neuropathy: consensus recommendations on diagnosis, assessment and managment. Diabetes Metab Res Rev. 2011; 27(7):629-38.

143. Xu Q, Pan J, Yu J, Liu X, Liu L, Zuo X, et al. Meta-analysis of methylcobalamin alone and in combination with lipoic acid in patients with diabetic peripheral neuropathy. Diabetes Res Clin Pract. 2013; 101(2):99-105.

144. Edwards JL, Vincent AM, Cheng HT, Feldman EL. Diabetic neuropathy: mechanisms to management. Pharmacol Ther. 2008; 120(1):1-34.

145. Gonzalez-Duarte A, Cikurel K, Simpson DM. Managing HIV peripheral neuropathy. Curr HIV/AIDS Rep. 2007; 4:114-8.

146. Callaghan BC, Little AA, Feldman EL, Hughes RA. Enhanced glucose control for preventing and treating diabetic neuropathy. Cochrane Database Syst Rev. 2012; (6). doi:10.1002/14651858. CD007543.pub2.

147. Han T, Bai J, Liu W, Hu Y. A systematic review and meta-analysis of alpha-lipoic acid in the treatment of diabetic peripheral neuropathy. Eur J Endocrinol. 2012; 167:465-71.

148. Papanas N, Ziegler D. Emerging drugs for diabetic peripheral neuropathic and neuropathic pain. Expert Opin Emerg Drugs. 2016; 21(4):393-407.

149. Garcia-Alcala H, et al. Treatment alfa-lipoic est over sixteen weeks. Intact diabetic patients with symptomatic polyneuropathy. Roo responded too inicial for week hight dose lowding. J Diabets Rees two fifeteen; 2015.

150. Skolasky RL, Lal L, Creighton J, Hauer P, Raman SP, et al. Antiretroviral use and other risks for HIV-associated neuropathies in an international cohort. Neurology. 2006; 66:867-73.

151. Verma S, Estanislao L, Mintz L, Simpson D. Controlling Neuropathic Pain in HIV. Cur Infec Dis Rep. 2004; 6:237-42.

152. Schifitto G, McDermott MP, McArthur JC, Marder K, Sacktor N, Epstein L, et al; Dana Consortium on the Therapy of HIV Dementia and Related Cognitive Disorders. Incidence of and risk factors for HIV-associated distal sensory polyneuropathy. Neurology. 2002; 58(12):1764-8.

153. Gonzalez-Duarte A, Cikurel K, Simpson DM. Managing HIV peripheral neuropathy. Curr HIV/AIDS Resp.2007;4(3):114-8.

154. Nardin RA, Freeman R. Epidemiology, clinical manifestations, diagnosis, and treatment of HIV-associated peripheral neuropathy. UpToDate; 2011.

155. Nicholas PK, Voss J, Wantland D, Lindgren T, Huang E, Holzemer WL, et al. Prevalence, self-care behaviors, and self-care activities for peripheral neuropathy symptoms of HIV/AIDS. Nurs Health Sci. 2010; 12:119-26.

156. Ellis RJ, Rosario D, Clifford DB, McArthur JC, Simpson D, Alexander T, et al. Continued high prevalence and adverse clinical impact of human immunodeficiency virus-associated sensory neuropathy in the era of combination antiretroviral therapy: the CHARTER Study. Arch Neurol. 2010; 67:552-8.

157. Wulff EA, Wang AK, Simpson DM. HIV-associated peripheral neuropathy: epidemiology, pathophysiology and treatment. Drugs. 2000 jun; 59(6):1251-60.

158. Dworkin RH, et al. Diagnosis and assessment of pain associated with herpes zoster and postherpetic neuralgia. J Pain. 2008; 9(1 Suppl 1):S37-44.

159. Brasil. Ministério da Saúde. Agência Nacional de Vigilância Sanitária Formulário Nacional da Farmacopeia Brasileira. 2 ed. Brasília; 2012.

160. Opstelten W, et al. Treatment of herpes zoster. Can Fin Physician. 2008; 74:373-77.

161. Hel L, et al. Corticosteroides for preventing postherpetic neuralgia. Cochrane Database. 2008; 2:CD005582.

162. Drolet M, et al. Predictors of postherpetic neuralgia among patients with herpes zoster: a prospective study. J Pain. 2010; 11(11):1211-21.

163. Forbes HJ, Thomas SL, Smeeth L, Clayton T, Farmer R, Bhaskaran K, et al. A systematic review and meta-analysis of risk factors for postherpetic neuralgia. Pain. 2016 jan; 157(1):30-54.

164. Oxman MN, et al. A vaccine to prevent herpes zoster and postherpetic neuralgia in older adults. N Engl J Med. 2005; 352:2271-84.

165. van Wijck AJ, Opstelten W, Moons KG, van Essen GA, Stolker RJ, Kalkman CJ, et al. The PINE study of epidural steroids and local anaesthetics to prevent postherpetic neuralgia: a randomised controlled trial. Lancet. 2006; 367:219-24.

166. Ji G, Niu J, Shi Y, Hou L, Lu Y, Xiong L. The effectiveness of repetitive paravertebral injections with local anesthetics and steroids for the prevention of postherpetic neuralgia in patients with acute herpes zoster. Anesth Analg. 2009; 109:1651-5.

167. Pasqualucci A, Pasqualucci V, Galla F, De Angelis V, Marzocchi V, Colussi R, et al. Prevention of postherpetic neuralgia: acyclovir and prednisolone versus epidural local anesthetic and methylprednisolone. Acta Anaesthesiol Scand. 2000; 44:910-8.

168. Wu CL, Marsh A, Dworkin RH. The role of sympathetic nerve blocks in herpes zoster and postherpetic neuralgia. Pain. 2000; 87:121-9.

169. Ke M, Yinghui F, Xeuhua H, Xiaoming L, Zhijun C, Chao H, et al. Efficacy of pulsed radiofrequency in the treatment of thoracic postherpetic neuralgia from the angulus costae: a randomized, double-blinded, controlled trial. Pain Physician. 2013; 16:15-25.

170. Kim YH, Lee CJ, Lee SC, Huh J, Nahm FS, Kim HZ, et al. Effect of pulsed radiofrequency for postherpetic neuralgia. Acta Anaesthesiol Scand. 2008; 52:1140-3.

171. Cluston PD, DeAngelis LM, Posner JB. The spectrum of neurolo-givcal disease in patients with systemic cancer. Ann Neurol. 1992; 31:268-73.

172. Ramirez-Lassepas M, Espinosa CE, Cicero JJ, et al. Predictors of intracranial pathological findings in patientes who seek emergency care because of headache. Arch Neurol. 1997; 54:1506-9.

173. Vasquez-Barquero A, Ibánez FJ, Herrera S, et al. Isolated headache as the presenting clinical manifestation of intracranial tumors: a prospective study. Cephalalgia. 1994; 14:270-2.

174. Forsyth PA, Posner JB. Headaches in patients with brain tumors: a study of 111 patients. Neurology. 1993; 43:1678-83.

175. Christiaans MH, Kelder CJ, Arnouldus EPJ, Tijseen CC. Prediction of intracranial metastases in cancer patients with headache. Cancer. 2002; 94(7):2062-8.

176. Weatherall MW. The diagnosis and treatment of chronic migraine. Ther Adv Chronic Dis. 2015; 6(3):115-23.

177. Vos T, Flaxman AD, Naghavi M, Lozano R, Michaud C, et al. Years lived with disability (YLDs) for 1160 sequelae of 289 diseases and injuries 1990–2010: a systematic analysis for the Global Burden of Disease Study 2010. Lancet. 2012; 380:2163-96.

178. Yang Y, Song M, Fan Y, Ma K. Occipital Nerve Stimulation for Migraine: A Systematic Review. Pain Pract. 2016; 16(4):509-17.

179. Global, regional, and national incidence, prevalence, and years lived with disability for 354 diseases and injuries for 195 countries and territories, 1990-2017: a systematic analysis for the Global Burden of Disease Study 2017. Lancet. 2018; 392:1789-858.

180. Baiwa ZW, Smith JH. Preventive treatment of migraine in adults. UpToDate; 2018.

181. Mammis A, Abraham ME, Herschman Y, Ward M, Gupta G. Occipital nerve stimulation. Medscape; 2018.

182. Mojica J, Mo B, Ng A. Sphenopalatine Ganglion Block in the Management of Chronic Headaches. Curr Pain Headache. 2017; 21(6):27.

183. Headache Classification Committee of the International Headache Society. The International Classification of Headache Disorders. 3 ed. Cephalalgia. 2018; 38(1):1-211.

184. Hershey AD. New Eng J Med CGRP - The Next Frontier for Migraine. 2017; 377(22):2190-1.

185. Mosier J, Roper G, Hays D, Guisto J. Sedative Dosing of Propofol for Treatment of Migraine Headache in the Emergency Department: A case Series. West J Emerg Med; 2013.

186. Silberstein SD. Practice parameter: evidence-based guidelines for migraine headace (an evidence-based review): report of the Quality Standards Subcommittee of the American Academy of Neurology. Neurology. 2000; 55:754.

187. Becker WJ. Acute Migraine Treatment in Adults. Headache. 2015; 55:778.

188. Bordini CA, Roesler C, Carvalho DS, Macedo DDP, Pioversan E, Melhado EM, et al. Recommendations for the treatment of migraine attacks – a Brazilian consensus; 2016.

189. Kirthi V, Derry S, Moore RA. Aspirin with or without an antiemetic for acute migraine headaches in adults. Cochrane Database Syst Rev; 2013.

190. Rabbie R, Derry S, Moore RA. Ibuprofen with or without an antiemetic for acute migraine headaches in adults. Cochrane Database Syst Rev; 2013.

191. Law S, Derry S, Moore RA. Naproxen with or without an antiemetic for acute migraine headaches in adults. Cochrane Database Syst Rev; 2013.

192. Derry S, Rabbie R, Moore RA. Diclofenac with or without an antiemetic for acute migraine headaches in adults. Cochrane Database Syst Rev; 2013.

193. Myllylä VV, Havanka H, Herrala L, et al. Tolfenamic acid rapid release versus sumatriptan in the acute treatment of migraine: comparable effect in a double-blind, randomized, controlled, parallel-group study. Headache. 1998; 38:201.

194. Mainardi F, Maggioni F, Pezzola D, et al. Dexketoprofen trometamol in the acute treatment of migraine attack: a phase II, randomized, double-blind, crossover, placebo-controlled, dose optimization study. J Pain. 2014; 15:388.

195. Gungor F, Akyol KC, Kesapli M, et al. Intravenous dexketoprofen vs placebo for migraine attack in the emergency department: A randomized, placebo-controlled trial. Cephalalgia. 2016; 36:179.

196. Valade D. Early treatment of acute migraine: new evidence of benefits. Cephalalgia. 2009; 29(Suppl 3):15-21.

197. Pringsheim T, Becker WJ. Triptans for symptomatic treatment of migraine headache. BMJ. 2014; 348:g2285.

198. Orr SL, Aubé M, Becker WJ, et al. Canadian Headache Society systematic review and recommendations on the treatment of migraine pain in emergency settings. Cephalalgia. 2015; 35:271.

199. Marmura MJ, Silberstein SD, Schwedt TJ. The acute treatment of migraine in adults: the american headache society evidence assessment of migraine pharmacotherapies. Headache. 2015; 55:3.

200. Evers S, Afra J, Frese A, et al. EFNS guideline on the drug treatment of migraine – revised report of an EFNS task force. Eur J Neurol. 2009; 16:968.

201. Loder E, Weizenbaum E, Frishberg B, et al. Choosing wisely in headache medicine: the American Headache Society's list of five things physicians and patients should question. Headache. 2013; 53:1651.

202. Colman I, Rothney A, Wright SC, et al. Use of narcotic analgesics in the emergency department treatment of migraine headache. Neurology. 2004; 62:1695.

203. McCarthy LH, Cowan RP. Comparison of parenteral treatments of acute primary headache in a large academic emergency department cohort. Cephalalgia. 2015; 35:807.

204. Govindappagari S, Grossman TB, Dayal AK, et al. Peripheral nerve blocks in the treatment of migraine in pregnancy. Obstet Gynecol. 2014; 124:1169.

205. Diener HC, Agosti R, Allais G, et al. Cessation versus continuation of 6-month migraine preventive therapy with topiramate (PROMPT): a randomised, double-blind, placebo-controlled trial. Lancet Neurol. 2007; 6:1054.

206. Linde M, Mulleners WM, Chronicle EP, McCrory DC. Topiramate for the prophylaxis of episodic migraine in adults. Cochrane Database Syst Rev. 2013; (6):CD010610.

207. Silberstein SD, Holland S, Freitag F, et al. Evidence-based guideline update: pharmacologic treatment for episodic migraine prevention in adults: report of the Quality Standards Subcommittee of the American Academy of Neurology and the American Headache Society. Neurology. 2012; 78:1337.

208. Goadsby PJ, Lipton RB, Ferrari MD. Migraine – current understanding and treatment. N Engl J Med. 2002; 346:257.

209. Silberstein SD. Preventive Migraine Treatment. Continuum. 2015; 21(4):973-89.

210. Tronvik E, Stovner LJ, Helde G, et al. Prophylactic treatment of migraine with an angiotensin II receptor blocker: a randomized controlled trial. JAMA. 2003; 289:65.

211. Schrader H, Stovner LJ, Helde G, et al. Prophylactic treatment of migraine with angiotensin converting enzyme inhibitor (lisinopril): randomised, placebo controlled, crossover study. BMJ. 2001; 322:19.

212. Pringsheim T, Davenport WJ, Becker WJ. Prophylaxis of migraine headache. CMAJ. 2010; 182:E269.

213. Iyengar S, Ossipov MH, Jihnson KW. The role of calcitonin gene-related peptide in peripheral and central pain mechanisms including migraine. Pain. 2017; 158(4):543-59.

214. Goadsby PJ, Reuter U, Hallström Y, et al. A controlled trial of erenumab for episodic migraine. N Engl J Med. 2017; 377:2123-32.

215. Loder WL, Burch RC. Who Should Try New Antibody Treatments for Migraine? JAMA Neurol. 2018; 75(9):1039-40.

216. Medical policy. Sphenopalatine Ganglion Block for Headache. Current Procedural Terminology American Medical Association. 2017; p. 1-9.

217. Mauskop A. Nonmedication, alternative, and complementary treatments for migraine. Continuum (Minneap Minn). 2012; 18:796.

218. Lauritsen C, Mazuera S, Lipton RB, Ashina S. Intravenous ketamine for subacute treatment of refractory chronic migraine: a case series. J Headache Pain. 2016; 17:106.

219. Pomeroy JL, Marmura MJ, Nahas SJ, Viscusi ER. Ketamine Infusions for Treatment Refractory Headache. Headache. 2017; 57:276-82.

220. Natoli J, Manack A, Dean B, Butler Q, Turkel C, Stovner L, et al. Global prevalence of chronic migraine: a systematic review. Cephalalgia. 2010; 30:599-609.

221. Tepper D, Valença TPMM. Onabotulinum A (Toxina Onabotulínica do tipo A, Botox®). Headache: J Head and Face Pain. 2014; 54(4):791-2.

222. Aurora SK, Dodick DW, Turkel CC, et al. Onabotulinum toxin A for treatment of chronic migraine: results from the double-blind, randomized, placebo-controlled phase of the PREEMPT 1 trial. Cephalalgia. 2010; 30:793.

223. Diener HC, Dodick DW, Aurora SK, et al. Onabotulinum toxin A for treatment of chronic migraine: results from the double-blind, randomized, placebo-controlled phase of the PREEMPT 2 trial. Cephalalgia. 2010; 30:804.

224. National Institute for Health and Clinical Excellence. Botulinum toxin type A for the prevention of headaches in adults with chronic migraine. 2012 mai; 1-52.

225. Escher CM, Paracka L, Dressler D, Kollewe K. Botulinum toxin in the management of chronic migraine: clinical evidence and experience. Ther Adv Neurol Disord. 2017; 10(2):127-35.

226. Komaroff A. Can Botox injections help treat chronic migraines?. Disponível em: https://www.askdoctork.com/can-botox-injections-help-treat-chronic-migraines-201505217849. Acesso em: 30 jun 2018.

227. Injection Workbook for Chronic Migraine. Guidance for identifying BOTOX candaidates, the injection procedure, and discussing treatment with patients. Disponível em: https://www.botoxmedical.com/Common/Assets/APC55BL15%20Injection%20Workbook%20FINAL%20elec.pdf.

228. van Suijlekom JA, Weber WE, van Kleef M. Cervicogenic headache: techniques of diagnostic nerve blocks. Clin Exp Rheumatol. 2000; 18:S39-44.

229. Singh A, Soares WE. Management strategies for acute headache in the emergency department. Emerg Med Pract. 2012 jun; 14(6):1-23.

230. Afridi S, Shields K, Bhola R, Goadsby P. Greater occipital nerve injection in primary headache syndromes – prolonged effects from a single injection. Pain. 2006; 122(1):126-9.

231. Dilli E, Halker R, Vargas B, Hentz J, Radam T, Rogers R, et al. Cephalalgia. 2015; 35(11):959-68.

232. Narouze SN, ed. Interventional management of head and face pain: nerve blocks and beyond. Springer; 2014.

233. Guyatt G, Gutterman G, Baumann MH, et al. Gradin Strength of recommendations and quality of evidence in clinical guidelines: report from an American college of chest physicians task force. Chest. 2006; 129:174-81.

234. Ambrosini A, Vandenheede M, Rossi P, Aloj F, Sauli E, Pierelli F, et al. Suboccipital injection with a mixture of rapid- and long-acting steroids in cluster headache: a double-blind placebo-controlled study. Pain. 2005; 118:92-6.

235. Leroux E, Valade D, Taifas I, et al. Suboccipital steroid injections for transitional treatment of patients with more than two cluster headache attacks per day: a randomised, double-blind, placebo-controlled trial. Lancet Neurol. 2011; 10:891-7.

236. NASS Clinical Guidelines Committee. Clinical Guidelines for Multidisciplinary Spine Care. Diagnosis and Treatment of Degenerative Lumbar Spinal Stenosis; 2007.

237. Prithvi RP, Erdine S. Pain-relieving procedures: the illustrated guide. John Wiley & Sons; 2012.

238. Ashkenazi A, Matro R, Shaw JW, Abbas MA, Silberstein SD. Greater occipital nerve block using local anaesthetics alone or with triamcinolone for transformed migraine: a randomised comparative study. J Neurol Neurosurg Psychiatry. 2008; 79(4):415-7.

239. Mays MA, Tepper SJ. Occipital Nerve Blocks. In: Lee SW (ed.). Musculoskeletal Injuries and Conditions: Assessment and Management. Springer Publishing Company; 2016.

240. Greher M, Moriggl B, Curatolo M, Kirchmair L, Eichenberger U. Sonographic visualization and ultrasound-guided blockade of the greater occipital nerve: a comparison of two selective techniques confirmed by anatomical dissection. Br J Anaesth. 2010; 104(5):637-42.

241. Magis D, Allena M, Bolla M, De Pasqua V, Remacle JM, Schoenen J. Occipital nerve stimulation for drug-resistant chronic cluster headache: a prospective pilot study. Lancet Neurol. 2007; 6:314-21.

242. Bartsch T, Goadsby PJ. Stimulation of the greater occipital nerve induces increased central excitability of dural afferent input. Brain. 2002; 125:1496-509.

243. Wolter T, Kaube H, Mohadjer M. High cervical epidural neuromodulation for cluster headache: case report and review of the literature. Cephalagia. 2008; 28(10):1091-4.

244. Nguyen JP, Nizard J, Kuhn E, Carduner F, Penverne F, Verleysen-Robin MC, et al. A good preoperative response to transcutaneous electrical nerve stimulation predicts a better therapeutic effect of implanted occipital nerve stimulation in pharmacologically intractable headaches. Neurophysiol Clin. 2016; 46(1):69-75.

245. Weiner RL, Reed KL. Peripheral neurostimulation for control of intractable occipital neuralgia. Neuromodulation. 1999; 2(3):217-21.

246. Freitas TS, Paiva AVP, Ogliari KCM, Godoy LGS, Valente FA. Estimulação de nervos periféricos no tratamento das síndromes dolorosas crônicas. Rev Dor. 2013; 14:315-9.

247. Silberstein SD, Dodick DW, Saper J, Huh B, Slavin KV, Sharan A, et al. Safety and efficacy of peripheral nerve stimulation of the occipital nerves for the management of chronic migraine: results from a randomized, multicenter, double-blinded, controlled study. Cephalalgia. 2012; 32(16):1165-79.

248. Mekhail NA, Estemalik E, Azer G, Davis K, Tepper SJ. Safety and Efficacy of Occipital Nerves Stimulation for the Treatment of Chronic Migraines: Randomized, Double-blind, Controlled Single-center Experience. Pain Pract. 2017; 17(5):669-77.

249. Chen YF, BramLey G, Unwin G, Hani-Cernat D, Dretzke J, Moore J. Occipital Nerve Stimulation for Chronic Migraine – A Systematic Review and Meta-Analysis. PLOS ONE. 2015; p. 1-16.

250. Martelleti P, Jensen R, Antal A, et al. Neuromodulation of chronic headaches: Position statement from the European Headache Federation. J Headache Pain. 2013; 14:86.

251. Eghtesadi M, Leroux E, Fournier-Gosselin MP, Lespérance P, Marchand L, Pim H. Neurostimulation for refractory Cervicogenic Headache: A Three-Year Retrospective Study. Neuromodulation. 2018; 21:302-9.

252. Felisati G, Arnone F, Lozza P, et al. Sphenopalatine endoscopic ganglion block: a revision of a traditional technique for cluster headache. Laryngoscope. 2006 ago; 116(8):1447-50.

253. Binfalah M, Alghawi E, Shosha E, Alhilly A, Bakhiet M. Sphenopalatine Ganglion Block for the Treatment of Acute Migraine Headache. Pain Res Treat; 2018.

254. Robbins MS, Robertson CE, Kaplan E, Ailani J, Charleston L, Kuruvilla D, et al. The sphenopalatine ganglion: anatomy, pathophysiology, and therapeutic targeting in headache. Headache; 2015.

255. Piagkou M, Demesticha T, Troupis T, Vlasis K, Skandalakis P, Makri A. The pterygopalatine ganglion and its role in various pain syndromes: from anatomy to clinical practice. Pain Practice. 2012; 12(5):399-412.

256. Maizels M, Geiger AM. Intranasal lidocaine for migraine: a randomized trial and open-label follow-up. Headache. 1999; 39(8):543-51.

257. Sluder G. The anatomical and clinical relations of the sphenopalatine (Meckel's) ganglion to the nose and its accessory sinuses. AR Elliott Publishing Company; 1909.

258. Devoghel JC. Cluster headache and sphenopalatine block. Acta Anaesthesiol Belg. 1980; 32(1):101-7.

259. Cardoso JM, Sá M, Graça R, Reis H, Almeida L, Pinheiro C, et al. Bloqueio do gânglio esfenopalatino para cefaleia pós-punção dural em contexto de ambulatório. Rev Bras Anestesiol. 2017; 67(3):311-3.

260. Furtado I, de Lima IF, Pedro S. Uso de ropivacaína em bloqueio do gânglio esfenopalatino via transnasal para cefaleia pós-punção dural em pacientes obstétricas – série de casos. Rev Bras Anestesiol. 2018; 68(4):421-4.

261. Puig CM, Driscoll CL, Kern EB. Sluder's sphenopalatine ganglion neuralgia-treatment with 88% phenol. Am J Rhinol. 1998; 12:113-8.

262. Candido KD, Massey ST, Sauer R, Darabad RR, Knezevic NN. A Novel Revision to Classical Transnasal Sphenopalatine Ganglion Block for the Treatment of Headache and Facial Pain. Pain Physician. 2013; 16:E769-E778.

263. Pipolo C, Bussone G, Leone M, et al. Sphenopalatine endoscopic ganglion block in cluster headache: a reevaluation of the procedure after 5 years. Neurol Sci. 2010 jun; 31(Suppl 1):S197-9.

264. Cady RK, Saper J, Dexter K, et al. Long-term efficacy of a double-blind, placebo-controlled, randomized study for repetitive sphenopalatine blockade with bupivacaine vs. saline with the Tx360 device for treatment of chronic migraine. Headache. 2015 abr; 55(4):529-42.

265. Costa A, Pucci E, Antonaci F, Sances G, Granella F, Broich G, et al. The effect of intranasal cocaine and lidocaine on nitroglycerin-induced attacks in cluster headache. Cephalalgia. 2000; 20(2):85-91.

266. Sanders M, Zuurmond WW. Efficacy of sphenopalatine ganglion blockade in 66 patients suffering from cluster headache: a 12 to 70 month follow-up evaluation. J Neurosurg. 1997; 87(6):876-80.

267. Narouze S, Kapural L, Casanova J, Mekhail N. Sphenopalatine ganglion radiofrequency ablation for the management of chronic cluster headache. Headache: J Head Face Pain. 2009; 49(4):571-7.

268. Shah RV, Racz GB. Long-term relief of posttraumatic headache by sphenopal- atine ganglion pulsed radiofrequency lesioning: A case report. Arch Phys Med Rehabil. 2004; 85:1013-6.

269. Láinez MJA, Puche M, Garcia A, Gascón F. Sphenopalatine ganglion stimulation for the treatment of cluster headache. Ther Adv Neurol Disord. 2014; 7(3):162-8.

270. Tepper SJ, Rezai A, Narouze S, Steiner C, Mohajer P, Ansarinia M. Acute treatment of intractable migraine with sphenopalatine ganglion electrical stimulation. Headache. 2009; 49:983-9.

271. Barloese MCJ, Júrgens TP, May A, Lainez JM, Schoenen J, Gaul C, et al. Cluster headache attack remission with sphenopalatine ganglion stimulation: experiences in chronic cluster headache patients through 24 months. J Head Pain. 2016; 17(67):1-8.

272. Leone M, Franzini A, Felisati G, Mea E, Curone M, Tullo V, et al. Deep brain stimulation and cluster headache. Neurol Sci. 2005; 26(Suppl. 2):S138-9.

273. Fontaine D, Lazorthes Y, Mertens P, et al. Safety and efficacy of deep brain stimulation in refractory cluster headache: A randomized placebo-controlled double-blind trial followed by a 1-year open extension. J Headache Pain. 2010; 11:23-31.

274. Schoenen J, Di Clemente L, Vandenheede M, Fumal A, De Pasqua V, Mouchamps M, et al. Hypothalamic stimulation in chronic cluster headache: a pilot study of efficacy and mode of action. Brain. 2005; 128:940-7.

275. Perruchoud C. Les douleurs lombaires. Chapitre 8. Manuel pratique d'algologie. Elsevier; 2017.

276. Bogduk N. The anatomical basis for spinal pain syndromes. J Manipulative Physiol Ther. 1995; 18(9):603-5.

277. Morion B. Pharmacotherapy of low back pain: Targeting nociceptive and neuropathic pain componentes. Curr Med Res Opin. 2011; 27(1):11-33.

278. Balagué F, Piguet V, Dudler J. Steroids for LBP – from rationale to inconvenient truth. Swiss Med Wkly. 2012; 142:w13566.

279. NICE guideline. Low back pain and sciatica in over 16s: assessment and management; 2016.

280. Hancock MJ, Maher CG, Latimer J, Spindler MF, McAuley JH, Laslett M, et al. Systematic review of tests to identify the disc, SIJ or facet joint as the source of low back pain. Eur Spine J. 2007; 16:1539-50.

281. Peng BG. Pathophysiology, diagnosis, and treatment of discogenic low back pain. World J Orthop. 2013; 4(2):42-52.

282. Merskey H, Bogduk N. Classification of Chronic Pain. De- scriptions of Chronic Pain Syndrome and Definitions of Pain Terms. Seattle: IASP Press. 1994; p. 180-1.

283. Hancock MJ, et al Systematic review of tests to identify the disc SIJ or facet joint as the source of low back pain. NHS; 2018.

284. Manchikanti L, Glaser SE, Wolfer L, Derby R, Cohen SP. Systematic Review of Lumbar Discography as a Diagnostic Test for Chronic Low Back Pain. Pain Physician. 2009; 12:541-59.

285. Manchikanti L, Benyamin RM, Singh V, Falco FJE, Hameed H, Derby R, et al. An Update of the Systematic Appraisal of the Accuracy and Utility of Lumbar Discography in Chronic Low Back Pain. Pain Physician. 2013; 16:SE55-SE95.

286. Manchikanti L, Abdi S, Alturi S, Benyamin RM, Boswell MV, Buenaventura RM, et al. An Update of Comprehensive Evidence-Based Guidelines for Interventional Techniques in Chronic Spinal Pain. Part II: Guidance and Recommendations. Pain Physician. 2013; 16:S49-S283.

287. Willems PC. Provocative diskography: safety and predictive value in the outcome of spinal fusion or pain intervention for chronic low-back pain. J Pain Res. 2014; 7:699-705.

288. Nakamura SI, Takahashi K, Yuzuru T, Yamagata M, Moriya H. The Afferent Pathways of discogenic Low-Back Pain. Evaluation of L2 Spinal Nerve Infiltration. J Bone Joint Surg. 1996; 78-B:606-12.

289. Peng B, et al. Prospective clinical study on natural risk for discogenic low back pain at for years of follow up. Pain Phisician. 2010; 15 325-32.

290. Kaye AD, Manchikanti L, Abdi S, Alturi S, Bakshi S, Benyamin R. Efficacy of Epidural Injections in Manajing Chronic Spinal Pain: A Best Evidence Synthesis. Pain Physician. 2015; 18:E939-E1004.

291. Manchikanti L, Falco FJE, Pampati V, Cash KA, Benyamin RM, Hirsch JA. Cost Utility Analysis of Caudal Epidural Injections in the Treatment of Lumbar Disc Herniation, Axial or Discogenic Low Back Pain, Central Spinal Stenosis, and Post Lumbar Surgery Syndrome. Pain Physician. 2013; 16:E129-E143.

292. Benyamin RM, Manchikanti L, Parr AT, Diwan S, Singh V, Falco FJ, et al. The effectiveness of lumbar interlaminar epidural injections in managing chronic low back and lower extremity pain. Pain Physician. 2012; 15:E363-E404.

293. Parr AT, Manchikanti L, Hameed H, Conn A, Manchikanti KN, Benyamin RM. Caudal Epidural Injections in the Management of Chronic Low Back Pain: A Systematic Appraisal of the Literature. Pain Physician. 2012; 15:E159-E198.

294. Manchikanti L, Pampati V, Benyamin RM, Boswell MV. Analysis of Efficacy Differences between Caudal and Lumbar Interlaminar Epidural Injections in Chronic Lumbar Axial Discogenic Pain: Local Anesthetic Alone vs. Local Combined with Steroids. Int J Med Sci. 2015; 12:214-22.

295. Helm S, Simopoulos TT, Stojanovic M, Abdi S, El Terany Ma. Effectiveness of Thermal Annular Procedures in Treating Discogenic Low back Pain. Pain Physician. 2017; 20:447-70.

296. Navani A, et al. Responsible, safe, and effective use of biologics and management of low back pain: american society of intervention pain physician (ASAPP). Guidelines. Pain Physician. 22:1S74.

297. Mohamedd S, Yu J. Plaiteled – plasma injections: Anymarging therapy for chronic discogenic low back pain. J Spine Ser. 2018; 4(1):115-22.

298. Deville WL, van der Windt DA, Dzaferagic A, Bezemer PD, Bouter LM. The test of Lassèg: systematic review of the accuracy in diagnosing herniated discs. Spine. 2000; 25:1140-7.

299. Datta S, Manchikanti L, Falco FJE, Calodney AK, Atluri S, Benyamin RM, et al. Diagnostic Utility of Selective Nerve Root Blocks in the Diagnosis of Lumbosacral Radicular Pain: Systematic Review and Update of Current Evidence. Pain Physician. 2013; 16:SE97-124.

300. Yavuz F, Guzelkucuk U. Diagnosis and pharmacologic management of neuropathic pain among patients with chronic low back pain. World J Rheumatol. 2014; 4(3):54-61.

301. Baron R, Binder A, Attal N, Casale R, Dickenson AH, Treede R-D. Neuripathic low back pain in clinical practice. Eur J Pain. 2016; 20:861-73.

302. Casser HR, Seddigh S, Rauschmann M. Acute Lumbar Back Pain. Investigation, Differential Diagnosis and Treatment. Dtsch Arztebl Int. 2016; 113:223-34.

303. Manchikanti L, Singh V, Pampati V, Falco FJE, Hirsch JA. Comparison of the Efficacy of Caudal, Interlaminar, and Transforaminal Epidural Injections in Managing Lumbar Disc Herniation: Is One Method Superior to the Other? Korean J Pain. 2015; 28(1):11-21.

304. Weinstein SM, Herring SA, Derby R. Contemporary concepts in spine care: epidural steroid injections. Spine. 1995; 20:1842-6.

305. Weiner BK, Fraser RD. Foraminal Injection for Lateral Lumbar Disc Herniation. J Bone Joint Surg. 1997; 79-B:804-7.

306. Cohen SP, Bicket MC, Jamison D, Wilkinson I, Rathmell JP. Epidural steroids: a comprehensive, evidence-based review. Reg Anesth Pain Med. 2013; 38:175-200.

307. Pinto RZ, Maher CG, Ferreira ML, Hancock M, Oliveira VC, McLachlan AJ, et al. Epidural corticosteroid injections in the management of sciatica: a systematic review and meta-analysis. Ann Intern Med. 2012; 157:865-77.

308. Quraishi NA. Transforaminal injection of corticosteroids for lumbar radiculopathy: systematic review and meta-analysis. Eur Spine J. 2012; 21:214-9.

309. Chou R, Hashimoto R, Friedly J, Fu R, Bougatsos C, Dana T, et al. Epidural Corticosteroid Injections for Radiculopathy and Spinal Stenosis: A Systematic Review and Meta-analysis. Ann Intern Med. 2015 set; 163(5):373-81.

310. Keie AD, Manchikanti L, Abdi S, Alturi S, Bakshi S, Benyamin R, et al. Efficacy of Epidural Injections in Managing Chronic Spinal Pain: A Best Evidence synthesis. Pain Physician. 2015; 18:E939-E1004.

311. van Boxem K, van Bilsen J, de Meij N, Herrier A, Kessels F, van Zundert J, et al. Pulsed radiofrequency treatment adjacent to the lumbar dorsal root ganglion for the management of lumbosacral radicular syndrome: a clinical audit. Pain Med. 2011; 12:1322-30.

312. Nagda JV, Davis CW, Bajwa ZH, Simopoulos TT. Retrospective review of the efficacy and safety of repeated pulsed and continuous radiofrequency lesioning of the dorsal root ganglion/segmental nerve for lumbar radicular pain. Pain Physician. 2011; 14:371-6.

313. Chou R. Subacute and chronic low back pain: surgical treatment. Uptodate; 2018

314. Manchikanti L, Daye AD, Manchikanti K, Boswell M, Pampati V, Hirsch J. Efficacy of Epidural Injections in the Treatment of Lumbar Central Spinal Stenosis: A systematic Review. Anesth Pain Med. 2015; 5(1):1-15.

315. Diwan S, Staats P. Atlas of pain medicine procedures. McGraw-Hill Professional Publishing. 2014; 736p.

316. Ganty P, Sharma M. Failed back surgery syndrome: a suggested agorithm of care. Br J Pain. 2012; 6(4):153-61.

317. Baron R, Freynhagen R, Tölle TR, et al. The efficacy and safety of pregabalin in the treatment of neuropathic pain associated with chronic lumbosacral radiculopathy. Pain. 2010; 150(3): 420-7.

318. Manchikanti L, Rivera JJ, Pampati V, Damron KS, McManus CD, Brandon DE, et al. One day lumbar epidural adhesiolysis and hypertonic saline neurolysis in treatment of chronic low back pain: a randomized, double-blind trial. Pain Physician. 2004; 7:177-86. PubMed: 16868590.

319. Manchikanti L, Singh V, Cash KA, Pampati V, Datta S. A comparative effectiveness evaluation of percutaneous adhesiolysis and epidural steroid injections in managing lumbar post surgery syndrome: a randomized, equivalence trial. Pain Physician. 2009; 12:E355-68. PubMed: 19935992.

320. Helm S, Benyamin RM, Chopra P, Deer TR, Justiz R. Percutaneous adhesiolysis in the management of chronic low back pain in post lumbar surgery syndrome and spinal stenosis: a systematic review. Pain Physician. 2012; 15:E435-62. PubMed: 22828693.

321. Melzack R, Wall PD. Pain mechanisms: a new theory. Science; 1965.

322. Moore R, Chester M. Neuromodulation for chronic refractory angina. Brit Med Bull. 2001; 59(1):269-78.

323. Yearwood TL, Hershey B, Bradley K, Lee D. Pulse width programming in spinal cord stimulation: a clinical study. Pain Physician. 2010; 13:321-35.

324. De Ridder D, Plazier M, Kamerling N, Menovsky T, Vanneste S. Burst spinal cord stimulation for limb and back pain. World Neurosurg. 2013; 80:642-9.e1.

325. Russo M, Van Buyten J-P. 10-kHz high-frequency SCS therapy: a clinical summary. Pain Medicine. 2015; 16(5): 934-42.

326. Verrills P, Sinclair C, Barnard A, Foreman RD, Linderoth B. A review of spinal cord stimulation systems for chronic pain. Neural mechanisms of spinal cord stimulation. International Review of Neurobiology. Elsevier. v. 107; 2012.

327. Lechnyr T. Pre-implant psychological evaluations: A follow-up study of patients who have undergone a pain management device. Prac Pain Manag. 2009; 9(1):25-8.

328. North RB, Kidd DH, Farrokhi F, et al. Spinal cord stimulation versus repeated lumbosacral spine surgery for chronic pain: A randomised controlled trial. Neurosurgery. 2005; 56(1):98-107.

329. Manca A, et al. Quality of life, resource consumption and costs of spinal cord stimulation versus conventional medical management in neuropathic pain patients with failed back surgery syndrome (PROCESS trial). Eur J Pain. 2008; 12:1047-58.

330. Kumar K, Rizvi S. Cost-effectiveness of spinal cord stimulation therapy in management of chronic pain. Pain Med. 2013; 14:1631-49.

331. Harrison Farber BS, et al. Long-term cost utility of spinal cord stimulation in patients with failed back surgery syndrome. Pain Physician. 2017; 20:E797-E805.

332. Lara NA Jr, Teixeira MJ, Fonoff ET. Long term intrathecal infusion of opiates for treatment of failed back surgery syndrome. Acta Neurochir Suppl. 2011; 108:41-7.

333. Beresford ZM, Kendall RW, Willick SE. Lumbar facet syndromes. Curr Sports Med Rep. 2010; 9(1)50-6.

334. Jackson RP, Jacobs RR, Montesano PX. 1988 Volvo in clinical science facet joint injection in low back pain. A prospective statistic study. Filadélfia: Spine. 1988; 13:9966-71.

335. Waldman SD. Physical diagnosis of pain: an atlas of signs and symptoms. 3 ed. Elsevier; 2016.

336. Rupert MP, Lee M, Manchikanti L, Datta S, Cohen SP. Evaluation of sacroiliac joint interventions: a systematic appraisal of the literature. Pain Physician. 2009; 12:339-418.

337. Dreyfuss P, Michaelsen M, Pauza K, McLarty J, Bogduk N, et al. The value of medical history and physical examination in diagnosing sacroiliac joint pain. Filadélfia: Spine. 1996 nov; 21(22):2594-602.

338. IASP. IASP Pain Clinical Updates. Targeting Pain or osteoarthritis? Implications for optimal management of ostearthritis pain. 2016; 24(2).

339. Neogi T. The epidemiology and impact of pain in osteoarthritis. Osteoarthritis Cartilage. 2013; 21:1145.

340. Creamer P, Hochberg MC. Osteoarthritis. Lancet. 1997; 350:503.

341. Standardization of Osteoarthritis Definitions. Osteoarthritis Research Society International. https://www.oarsi.org/research/standardization-osteoarthritis-definitions. Acessado em 30/06/2018).

342. Gwilym SE, et al. Psychophysical and functional imaging evidence supporting the presence of central sensitization in a cohort of osteoarthritis patients. Arthritis Rheum. 2009; 61:1226-34.

343. Liu-Bryan R, Terkeltaub R. Emerging regulators of the inflammatory process in osteoarthritis. Nat Rev Rheumatol. 2015; 11:35.

344. Calvet J, Orellana C, Larrosa M, et al. High prevalence of cardiovascular comorbidities in patients with symptomatic knee or hand osteoarthritis. Scand J Rheumatol. 2015; p. 1.

345. Visser AW, de Mutsert R, le Cessie S, et al. The relative contribution of mechanical stress and systemic processes in different types of osteoarthritis: the NEO study. Ann Rheum Dis. 2015; 74:1842.

346. Hall AJ, Stubbs B, Mamas MA, et al. Association between osteoarthritis and cardiovascular disease: Systematic review and meta-analysis. Eur J Prev Cardiol. 2016; 23:938.

347. Nüesch E, Dieppe P, Reichenbach S, et al. All cause and disease specific mortality in patients with knee or hip osteoarthritis: population-based cohort study. BMJ. 2011; 342:d1165.

348. Hawker GA, Croxford R, Bierman AS, et al. All-cause mortality and serious cardiovascular events in people with hip and knee osteoarthritis: a population-based cohort study. PLoS One. 2014; 9:e91286.

349. Oliveria SA, Felson DT, Cirillo PA, et al. Body weight, body mass index, and incident symptomatic osteoarthritis of the hand, hip, and knee. Epidemiology. 1999; 10:161.

350. Johnson VL, Hunter DJ. The epidemiology of osteoarthritis. Best Pract Res Clin Rheumatol. 2014; 28:5.

351. Lioté F, Ea HK. Clinical implications of pathogenic calcium crystals. Curr Opin Rheumatol. 2014; 26:192.

352. Coussens LM, Werb Z. Inflammation and cancer. Nature. 2002; 420(6917):860-67.

353. Shacter E, Weitzman SA. Chronic inflammation and cancer. Oncology. 2002; 16:217-26.

354. Balkwill F, Mantovani A. Inflammation and cancer: back to Virchow? Lancet. 2001; 357:539-45.

355. Maeda H, Akaike T. Nitric oxide and oxygen radicals in infection, inflammation, and cancer. Biochemistry. 1998; 63:854-65.

356. Yamanishi Y, Boyle DL, Rosengren S, Green DR, Zvaifler NJ, Firestein GS. Regional analysis of p53 mutations in rheumatoid arthritis synovium. Proc Natl Acad Sci U S A. 2002; 99:10025-30.

357. Winn R, DuBois RN, Liotta L. Cancer and Arthritis Share Underlying Process. JNCI. 1998; 90(11):802-3.

358. Williams CS, Mann M, DuBois RN. The role of cyclooxygenases in inflammation, cancer, and development. Oncogene. 1999; 18:7908-16.

359. Shanahan JC, St Clair EW. Tumor necrosis factor-alpha blockade: a novel therapy for rheumatic disease. Clin Immunol; 2002.

360. Hunter DJ, Nevitt M, Losina E, Kraus V. Biomarkers for osteoarthritis: current position and steps towards further validation. Best Pract Res Clin Rheumatol. 2014; 28:61.

361. Brand C, Hunter D, Hinman R, et al. Improving care for people with osteoarthritis of the hip and knee: how has national policy for osteoarthritis been translated into service models in Australia? Int J Rheum Dis. 2011; 14:181.

362. https://www.nice.org.uk/guidance/CG177. Acesso em 30/06/2018.

363. Hawker GA, Stewart L, French MR, et al. Understanding the pain experience in hip and knee osteoarthritis – an OARSI/OMERACT initiative. Osteoarthritis Cartilage. 2008; 16:415.

364. Sale JE, Gignac M, Hawker G. The relationship between disease symptoms, life events, coping and treatment, and depression among older adults with osteoarthritis. J Rheumatol. 2008; 35:335.

365. IASP. Pain clinical updates. Moving on to movement in patients with chronic joint pain. 2017 mar; 24(1).

366. Cooper C, Adachi JD, Bardin T, Berenbaum F, Flamion B, Jonsson H. How to define responders in osteoarthritis. Curr Med Res Opin. 2013; 29:719-29.

367. Kucharz EJ, et al. A review of glucosamine for knee osteoarthritis: why patented crystalline glucosamine sulfate should be differentiated from other glucosamines to maximaze clinical outcomes. Curr Med Res Opin. 2016; 1473-4877.

368. Bruyère O, Altman RD, Reginster JY. Efficacy and safety of glucosamine sulfate in the management of osteoarthritis: evidence from real-life setting trial and surveys. Semin Arthritis Rheum. 2016; 45:S12-S17.

369. Bruyère O, et al. A consensus statement on the European Society for Clinical and Economic Aspects of Osteoporosis and Osteoarthritis (ESCEO) algorithm for the management of knee osteoarthritis – Fromevidence-based medicine to the real-life setting. Seminars in Arthritis and Rheumatism. 2016; 45:S3-S11.

370. Kucharz EJ, Kovalenko V, Szántó S, Bruyère O, Cooper C, Reginster JY. A review of glucosamine for knee osteoarthritis: why patented crystalline glucosamine sulfate should be differentiated from other glucosamines to maximize clinical outcomes. Curr Med Res Opin. 2016; 32(6):997-1004.

371. Palma Dos Reis R, Giacovelli G, Girolami F, et al. Crystalline glucosamine sulfate in the treatment of osteoarthritis: evidence of long-term cardiovascular safety from clinical trials. Open Rheumatol J. 2011; 5:69.

372. Zhang W, Doherty, M. Does paracetamol (acetaminophen) reduce the pain of osteoarthritis? A meta-analysis of randomised controlled trials. Ann Rheum Dis; 2004. 63:901-7.

373. O'Neil CK, Hanlon JT, Marcum ZA. Adverse effects of analgesics commonly used by older adults with osteoarthritis: focus on non-opioid and opioid analgesics. Am J Geriatr Pharmacother. 2012; 10:331.

374. Solomon DH, Rassen JA, Glynn RJ, et al. The comparative safety of opioids for nonmalignant pain in older adults. Arch Intern Med. 2010; 170:1979.

375. Tiseo PJ, Kivitz AJ, Ervin JE, Ren H, Mellis SJ. Fasinumab (REGN475), an antibody against nerve growth factor for the treatment of pain: Results from a double-blind, placebo-controlled exploratory study in osteoarthritis of the knee. Pain. 2014; 155:1245-52.

376. Armstrong M. Not so fast with fasinumab celebrations. Disponível em: http://www.evaluate.com/vantage/articles/news/snippets/not-so-fast-fasinumab-celebrations. Acessado em 14 jan 2019.

377. GUIDELINE Diagnosis and treatment of osteoarthritis. Chinese Orthopaedic Association. Orthopaedic Surgery. 2010; 2(1): 1-6.

378. Bannuru RR, Natov NS, Dasi UR, Schmid CH, McAlindon TE. Therapeutic trajectory following intra-articular hyaluronic acid injection in knee osteoarthritis-meta-analysis. Osteoarthritis Cartilage. 2011; 19(6):611-9.

379. Godwin M, Dawes M. Intra-articular steroid injections for painful knees. Systematic review with meta-analysis. Can Fam Physician. 2004; 50:241.

380. McAlindon TE, Bannuru RR, Sullivan MC, et al. OARSI guidelines for the non-surgical management of knee osteoarthritis. Osteoarthritis Cartilage. 2014; 22:363.

381. Bannuru RR, et al. Therapeutic trajectory of hyaluronic acid acid versus corticosteroids in the treatment of knee osteoarthritis: a systematic review and meta-analysis. Arthritis Rheum. 2009; 61(12):1704-11.

382. National Clinical Guideline Centre (UK). Osteoarthritis: Care and Management in Adults, National Institute for Health and Care Excellence (UK), London; 2014.

383. Jevsevar D, Donnelly P, Brown GA, Cummins DS. Viscosupplementation for Osteoarthritis of the Knee: A Systematic Review of the Evidence. J Bone Joint Surg Am. 2015; 97:2047.

384. Rutjes AW, Jüni P, da Costa BR, et al. Viscosupplementation for osteoarthritis of the knee: a systematic review and meta-analysis. Ann Intern Med. 2012; 157:180.

385. Hunter DJ. Viscosupplementation for osteoarthritis of the knee. N Engl J Med. 2015; 372:1040.

386. Rezende MU, Campos GC. Rev Bras Ortop. 2012; 47(2):160-4.

387. Meheux CJ, McCulloch PC, Lintner DM, et al. Efficacy of Intra-articular Platelet-Rich Plasma Injections in Knee Osteoarthritis: A Systematic Review. Arthroscopy. 2016; 32:495.

388. Stepan JG, London DA, Boyer MI, Calfee RP. Blood glucose levels in diabetic patients following corticosteroid injections into the hand and wrist. J Hand Surg Am. 2014; 39:706-12.

389. Catalano LW, Glickel SZ, Barron OA, Harrison R, Marshall A, Purcelli-Lafer M. Effect of local corticosteroid injection of the hand and wrist on blood glucose in patients with diabetes mellitus. Orthopedics. 2012; 35:e1754-8.

Capítulo 70

Manejo da Dor em Casos Complexos de Oncologia

Alexandre Mio Pos
Lucio Gusmão Rocha
José Luiz de Campos

■ CASO 1: "QUERO VER MINHA CASA E MINHA FILHA"

Paciente 42 anos, feminina, previamente hígida. Residente em cidade do interior do estado. Afastada do trabalho com benefício social. Casada com relação afetiva estável e com uma filha de 7 anos de idade quando foi feito o diagnóstico de um osteossarcoma em ombro esquerdo, em junho de 2015. Iniciou tratamento com a Oncologia sendo preconizado quimioterapia neoadjuvante, pois já apresentava doença metastática avançada. Em agosto de 2015, foi submetida a ressecção tumoral ampla com preservação do membro superior, sendo feita exérese de toda a articulação escápulo-umeral e do úmero proximal esquerdo. Evoluiu bem no pós-operatório imediato (POI) obtendo alta para casa.

Em dezembro de 2015, retornou ao hospital com queixa de dor intensa e sem controle clínico associada a edema e hiperemia da incisão cirúrgica. Foi internada e iniciada antibioticoterapia, com punções repetidas do ombro esquerdo para alívio da pressão e coleta de material para análise.

Em janeiro de 2016, foi submetida a novo estadiamento tumoral que detectou expansão tumoral para parede torácica anterior. Foi avaliada pela cirurgia torácica que descartou a possibilidade de cirurgia associada para retirada do membro e da parede torácica (toracectomia). Devido a extensão da doença, rápida progressão tumoral e do pobre prognóstico foi referenciada para o cuidado paliativo (Figuras 70.1 e 70.2).

Em fevereiro de 2016, foi reinternada para controle álgico e somente então foi solicitada a interconsulta com a Clínica de Dor. Estava em uso de morfina endovenosa em infusão contínua com 10 mg/hora, necessitando de complementação com mais 10 mg nas movimentações no leito. Amitriptilina 25 mg a noite com gabapentina 1.800 mg/dia e carbamazepina 400 mg/dia. Dexametasona 4 mg endovenosa de 8/8h e dipirona com AINEs fixos.

Ao exame clínico, apresentava o membro superior esquerdo (MSE) sem função motora. Alodinia intensa. Edema de MSE e tórax esquerdo. Lesão expansiva exofítica que "saía" pela incisão cirúrgica. EVA (Escala Visual Analógica) 10/10 ao mínimo movimento e 8/10 no leito, em repouso absoluto. Permanecia assentada no leito (posição de Fowler) devido a sensação de falta de ar ao deitar e por não tolerar manipulação. Incrivelmente, apesar de tudo que acontecia a ela apresentava o humor preservado (Figuras 70.3 e 70.4).

Ao ser questionada sobre suas necessidades e sobre a dor que sentia, ela fez um único apelo a equipe: "gostaria de poder retornar a minha casa e ver minha filha". O marido estava acompanhando a paciente durante a internação prolongada e a filha estava aos cuidados de familiares. Discutido o caso em equipe e optamos pela realização de uma cor-

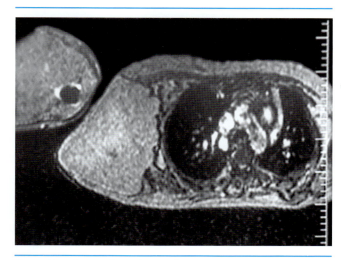

Figura 70.1. Tomografia do tórax e MSE mostrando extenso acometimento tumoral da parede torácica. (Fonte: Acervo pessoal dos autores.)

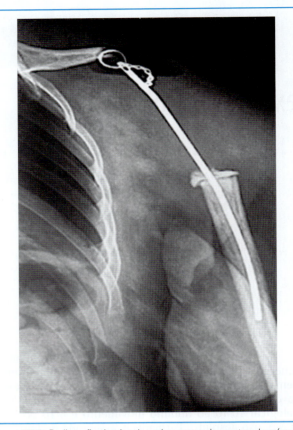

Figura 70.2. Radiografia simples do ombro esquerdo mostrando a área de ressecção tumoral prévia e a fixação do membro superior. (Fonte: Acervo pessoal dos autores.)

dotomia percutânea cervical com radiofrequência, que foi realizada na semana seguinte (Figuras 70.5, 70.6 e 70.7).

A paciente evoluiu com melhora importante da dor e no dia seguinte encontrava-se com EVA 4/10 no movimento, que possibilitava sua saída do leito para uso do banheiro. Optado por trocar a morfina endovenosa por morfina oral 20 mg de 4/4h associada a dipirona. Mantida gabapentina 1.800 mg/dia com carbamazepina 400 mg/dia e amitriptilina 50 mg à noite. Foi acompanhada por mais três dias na enfermaria e solicitado acompanhamento da equipe de saúde da família do município de origem. Após discussão com o colega da cidade que faria o acompanhamento, a paciente foi liberada para alta hospitalar. Foi acompanhada pelo serviço social da Clínica de Dor até o óbito, que ocorreu cerca de três meses após a alta hospitalar. Segundo o relato, manteve bom controle álgico até o óbito que ocorreu em casa e com os familiares.

Comentários sobre o caso: O médico da clínica intervencionista de dor está quase "acostumado" a ser convocado para opinar apenas em casos extremos, onde a intensidade da dor já passou há muito tempo do momento adequado para ser tratada. Essa é a realidade mundial, e não apenas aqui no Brasil. Assim mesmo, o caso é assustador. A realidade fere e machuca ao entrar no quarto, como pode ser visto nas figuras. A maior ansiedade da paciente, apesar de todo o seu sofrimento, era para ir morrer em casa. Ela estava consciente da sua finitude e somente pedia para ir ver a filha que havia meses não conseguia acalentar e que deixara em sua casa. Várias soluções foram pensadas e a única que proporcionaria um controle adequado da dor, com redução da dose em uso de opioides, sem o uso de cateteres ou drogas injetáveis era a cordoto-

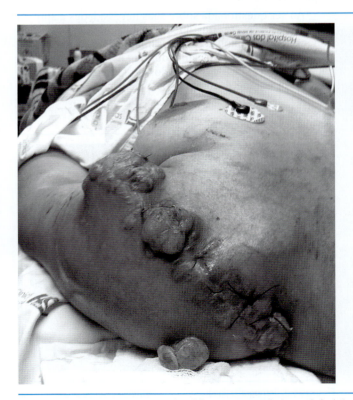
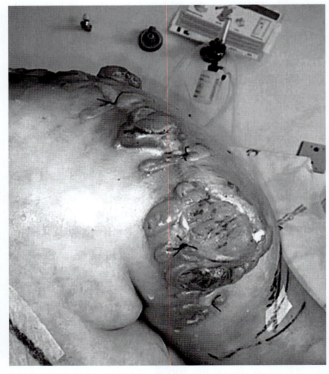

Figuras 70.3 e 70.4. Lesão tumoral recidivante que exteriorizou pela incisão da cirurgia prévia. (Fonte: Acervo pessoal dos autores.)

mia. A paciente e o marido aceitaram os riscos e ela obteve o resultado que buscava. Naquele momento era o que podíamos fazer de melhor para ela: propiciar o retorno ao lar e o reencontro com a filha.

■ CASO 2: "NÃO QUERO QUE MINHA MÃE SOFRA"

Paciente 55 anos, feminina, obesa e portadora de hipertensão arterial. Residente na capital. Já aposentada pela patologia atual e recebendo benefício social. Casada, com relacionamento estável e com 3 filhas que acompanham a mãe em todos os momentos. O marido pouco presente, talvez devido ao fato de que o espaço ocupado pelas filhas não permitiu um contato maior.

Paciente teve diagnóstico de osteossarcoma de joelho direito, tendo realizado uma biópsia e iniciado tratamento clínico com a Oncologia e Ortopedia no início de 2016. Houve progressão da doença em 2017, sendo reavaliada para tratamento cirúrgico e optado apenas por tratamento conservador com cuidados paliativos. Vinha evoluindo bem com controle álgico ambulatorial até que apresentou fratura espontânea do membro inferior direito, sendo, então, internada. Após nova avaliação da Ortopedia, foi definido por não realizar abordagem cirúrgica, com imobilização apenas por fixação externa com canaletas de alumínio para reduzir a dor à manipulação. Nesse momento, foi solicitada a avaliação da Clínica de Dor (Figuras 70.8 e 70.9).

Ao exame, apresentava MID sem função com grande edema, principalmente em joelho direito. Hiperalgesia importante em MID, não tolerando manipulações. Dor EVA 9/10 no leito. Humor deprimido, chorosa. Não conseguia dormir. Constipação intestinal importante. Requisitava a assistência das filhas a todo momento, buscando sempre a atenção e o cuidado das mesmas. Interessante notar que a paciente permitia que apenas as filhas tocassem o membro fraturado (Figuras 70.10, 70.11 e 70.12).

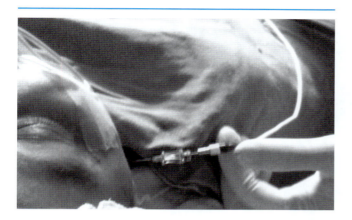

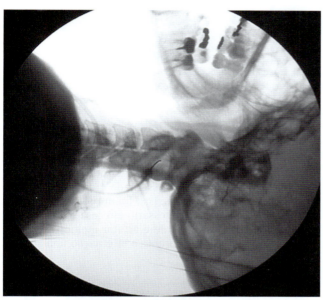

Figuras 70.5 e 70.6. Fotos do procedimento de cordotomia realizado na paciente com controle radioscópico. (Fonte: Acervo pessoal dos autores.)

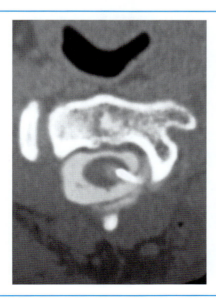

Figura 70.7. Controle da lesão medular por tomografia, com a cânula de radiofrequência ainda posicionada. (Fonte: Acervo pessoal dos autores.)

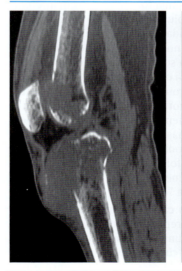 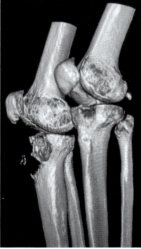

Figuras 70.8 e 70.9. Aspecto clínico do MID demonstrando a assimetria e rotação lateral característicos da fratura. (Fonte: Acervo pessoal dos autores.)

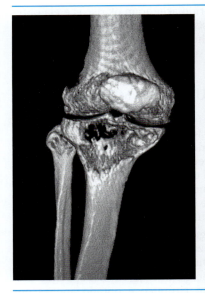 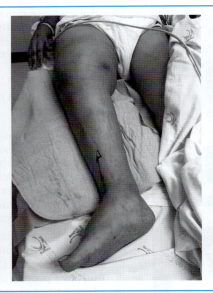 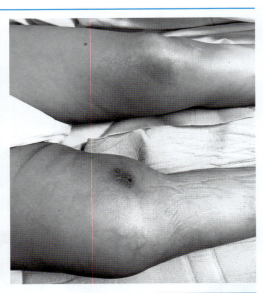

Figuras 70.10, 70.11 e 70.12. Tomografia com reconstrução de joelho mostrando a lesão tumoral lítica. (Fonte: Acervo pessoal dos autores.)

Estava em uso diário de gabapentina 2.400 mg, amitriptilina 50 mg, dexametasona 12 mg, pamidronato 90 mg, haloperidol 2 mg, morfina fixa endovenosa 15 mg de 4/4 h associada a dipirona 1 g, com resgate de morfina 10 mg até de 1/1 h que ela usava com frequência.

Ao ser questionada sobre as suas perspectivas de tratamento e esperança de melhora, a paciente demonstrou extrema ansiedade com a perspectiva da morte e solicitava que fosse reiniciado o tratamento quimioterápico. Já as filhas sabiam da impossibilidade de um tratamento eficaz e solicitavam que o sofrimento da mãe fosse mitigado para que ela pudesse retornar para casa.

Optamos por implantar um cateter epidural tunelizado para infusão contínua de anestésico local com fentanil (ropivacaína 0,2% com fentanil 2 mcg/mL) e realizar a cordotomia percutânea cervical por radiofrequência na semana seguinte. A cordotomia foi realizada sem intercorrências, mas a paciente evoluiu com febre e piora do estado geral, apesar da intensidade da dor estar em 4/10 durante o movimento e 2/10 no repouso. Optado por retirar o cateter epidural, já que a solução tinha sido suspensa, e realizar punção lombar para coleta de líquor. A análise bioquímica e celular demonstrou que se tratava de uma infecção do sistema nervoso central e foi iniciado antibioticoterapia endovenosa. A paciente evoluiu clinicamente bem e obteve alta hospitalar duas semanas após o tratamento intervencionista com dor controlada. Foi mantido controle ambulatorial e a paciente foi reinternada com quadro de embolia pulmonar quatro meses após a internação inicial para controle álgico (Figura 70.13).

Comentários sobre o caso: Ao contrário do caso 1, esta paciente não estava preparada para o sofrimento imposto pela doença e exigia um tratamento que não era possível ofertar. Ela solicitava cura e não apenas alívio. Suas filhas estavam conscientes da dimensão da doença e não conseguiam expressar para a mãe a necessidade da despedida. A família sofreu a interferência judiciosa da equipe de cuidados paliativos e da psicologia/psiquiatria, com um trabalho lento no ambulatório. Naquele momento, era importante retirar a paciente do hospital com a maior rapidez possível e propiciar a ela o maior grau de independência possível. Apesar da fratura não ser cirúrgica, após a cordotomia ela conseguia ficar assentada e deambulava com o auxílio da cadeira de rodas. Isso foi importante para que ela pudesse ter o tempo necessário em casa e com a família, para trabalhar sua finitude e aceitar melhor o evento, como realmente ocorreu durante a internação final.

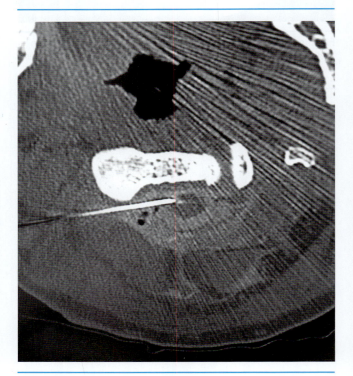

Figura 70.13. Controle da lesão medular por tomografia, com a cânula de radiofrequência ainda posicionada. (Fonte: Acervo pessoal dos autores.)

■ CASO 3: "NÃO POSSO MORRER E DEIXAR MINHAS FILHAS"

Paciente 42 anos, previamente hígida. Casada, com relacionamento estável e três filhas, sendo que a mais nova tinha 5 anos. Residente na capital. Trabalhava como bancária, porém está aposentada pela patologia atual e recebendo benefício social.

No ano de 2014, ao final da gravidez da última filha, notou nódulo mamário e foi feito o diagnóstico de adenocarcinoma de mama direita. Optado por iniciar quimioterapia logo após o nascimento da criança, não tendo a oportunidade de amamentá-la, sendo em seguida feita a mastectomia direita. Teve recidiva tumoral na mama esquerda em 2015, tendo sido feita nova mastectomia, dessa vez a esquerda. Já tinha sido submetida há vários ciclos e esquemas de quimioterapia, sempre com piora e progressão da doença. Devido a dor e metástases ósseas foi também submetida a múltiplos ciclos de radioterapia no tórax, desenvolvendo radiodermite grave com lesões cutâneas extensas. Fazia curativos em casa (Figuras 70.14 a 70.19).

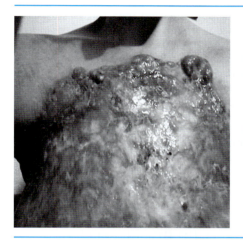
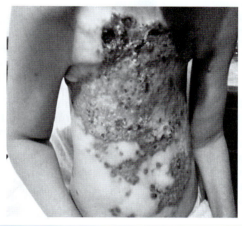
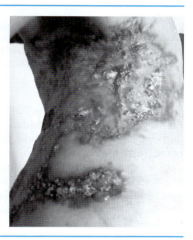

Figuras 70.14, 70.15 e 70.16. Aspecto clínico do tórax anterior da paciente com radiodermite grave. O cateter totalmente implantável havia acabado de ser retirado, devido a exposição do porte. (Fonte: Acervo pessoal dos autores.)

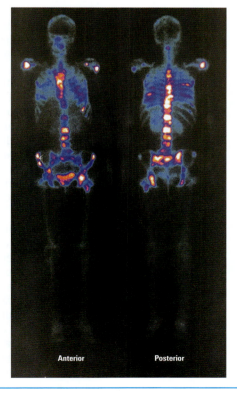
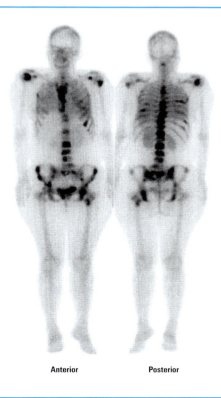

Figuras 70.17 e 70.18. Cintilografia óssea mostrando as inúmeras lesões metastáticas. (Fonte: Acervo pessoal dos autores.)

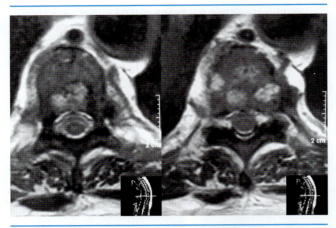

Figura 70.19. RNM de coluna torácica mostrando as múltiplas lesões que acometem o corpo vertebral. (Fonte: Acervo pessoal dos autores.)

Foi encaminhada, em 2018, para controle álgico na Clínica de Dor e com os cuidados paliativos. Apresentava humor francamente deprimido. Entrou chorando muito no consultório pois dizia que o oncologista havia desistido dela, e não podia morrer pois tinha filhas muito pequenas que precisava criar e cuidar. "Como vou deixar minhas filhas sem mãe?" Ela perguntava. Era ela quem cuidava sozinha da casa e das filhas, enquanto o marido trabalhava. Ela se medicava e ia ao hospital sozinha. No período em que tive o prazer de cuidar dela, ela conseguiu, talvez duas ou três vezes, que algum vizinho ou amiga a acompanhasse ao hospital. Consegui ver o marido apenas duas vezes. Ela dizia que a dor vinha sempre sendo controlada com morfina entre 10 e 30 mg de 4/4 h apenas (EVA 6 a 8/10) mas que, na última semana, a dor estava insuportável, com EVA 10/10. Ela mesma fazia uma relação clara da piora da dor com a falta de perspectiva de tratamento, e alguns relatos da paciente eram muito interessantes, pois ela dizia:

"Não tenho tempo para sentir dor. Preciso levar minhas filhas à escola e ensinar o dever de casa. Além de cuidar da casa."

"Ninguém me ajuda com os curativos. Fica caro comprar tudo e o posto de saúde não me entrega a quantidade de gazes que preciso."

"Minha casa não tem espelhos. Mandei retirar todos. Não aguento me ver."

"Tomar banho é o mais difícil. As feridas cheiram muito mal e dói muito."

"Minha vida é boa. Meu marido é maravilhoso e tenho filhas lindas."

Discuti a conduta com ela e optamos por melhorar o esquema de drogas com metadona 10 mg de 8/8 h associado com dipirona 2 g e morfina 10 mg no resgate. Iniciar mirtazapina 15 mg à noite e duloxetina 60 mg pela manhã. Ela estava muito resistente a qualquer tipo de procedimento intervencionista devido a possibilidade de não conseguir ter alta hospitalar e morrer na internação.

Devido a intensidade da dor e do sofrimento, e já possuindo um número muito alto de metástases ósseas, optamos pela terapia com radionuclídeos (Samário – ^{153}Sm-EDTMP – ácido etileno-diamino-tetrametilenofosfônico) para controle da dor óssea e tratamento tópico das lesões cutâneas da radiodermite. Infelizmente, foi necessário que ocorresse a intervenção da justiça, por meio de liminar, para garantir o tratamento.

A paciente evoluiu muito bem do controle álgico, possibilitando a redução das doses de opioides e melhorando a qualidade de vida. Até o momento encontra-se em casa e com a família.

Comentários sobre o caso: Trata-se de um caso emblemático sobre como o tipo de personalidade garante uma maior sobrevida. Paciente jovem, com filhas e marido dependentes dela e que amava essa relação. Ela chorava e sofria profundamente em todas as consultas, mas voltava sempre na consulta seguinte com uma força estupenda. Inimaginável era a dor da nocicepção, pois o comportamento da pele no tronco era de um grande queimado. As metástases ósseas eram tantas e tão intensas que ela nem sabia apontar onde doía mais. Entretanto, reclamava sempre que os medicamentos davam sono durante o dia e ela não podia dormir para cuidar das filhas. Coisa que ela fazia com tanto amor que melhorava a sua dor como nenhuma morfina jamais faria. Dizia que não conseguia tomar banho e se ver nos espelhos por estar muito feia sem as mamas. Ela causava uma grande angústia na equipe pois dizia o tempo todo que não poderia morrer sem que as filhas pudessem cuidar de si mesmas, e sabíamos que o tempo dela estava acabando.

■ CASO 4: "MEU FILHO DORME EM PÉ HÁ DUAS SEMANAS"

Paciente jovem (39 anos), extremamente obeso (IMC 49), hipertensão arterial e diabetes *mellitus* não insulinodependente prévios. Apresentava quadro de dor anal há muitos meses, porém não procurou assistência médica. Segundo o relato do pai, o filho era rebelde e de comportamento difícil com vários conflitos familiares. Atualmente, não se relacionava com os irmãos. Apresentou sangramento anal abundante e procurou assistência médica em unidade de emergência, sendo diagnosticado tumor anal. Foi internado e realizado biópsia, em fevereiro de 2018, que mostrou adenocarcinoma de reto. Indicado amputação abdominoperineal que o paciente veementemente recusou, devido ao fato de usar colostomia. Iniciado acompanhamento ambulatorial pela Oncologia e Cirurgia Geral, mas o paciente não comparecia às consultas com regularidade, sendo suspenso o tratamento oncológico e referenciado para o cuidado paliativo, serviço que ele também não procurou.

Em outubro de 2018, paciente apresentou piora do padrão de dor, procurando o hospital e sendo então internado. Segundo o relato do pai, há cerca de 10 dias ele dormia em pé por não conseguir se assentar ou deitar devido a dor. Estava em uso de morfina oral 30 mg de 4/4 h apenas, pois não aceitava outros medicamentos. As equipes de Cirurgia Geral e Oncologia descartaram a possibilidade de qualquer tipo de intervenção devido as opções e comportamento manifestadas pelo paciente em outros momentos. Iniciada morfina fixa endovenosa 10 mg 4/4 h com resgate de 5 mg associada a dexametasona 8 mg, cetoprofeno 200 mg, dipirona 4 g e haloperidol 2 mg diários (Figuras 70.20 e 70.21).

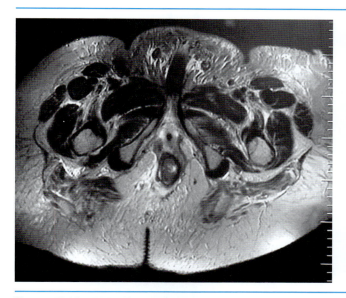 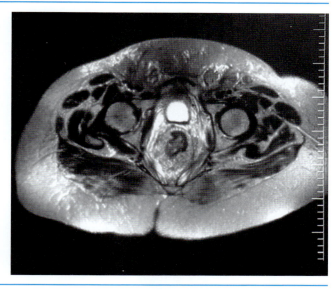

Figuras 70.20 e 70.21. Tomografia de pelve mostrando a lesão tumoral endorretal com invasão da base do pênis e tecidos musculares. (Fonte: Acervo pessoal dos autores.)

Após 4 dias de internação na unidade de emergência, paciente apresentou surto psicótico com intensa agitação psicomotora e agressividade, "arrancando" os acessos venosos e ameaçando a equipe. A equipe de cuidados paliativos foi chamada e, frente a impossibilidade de tratamento, somente então a equipe de dor foi comunicada. O paciente foi encontrado totalmente despido e evacuando enquanto deambulava pelo corredor do pronto-socorro (não havia controle de esfíncteres). Agitado, agressivo e sem se expressar adequadamente, com fala ininteligível demonstrava estar sentindo muita dor.

Optado por sedação intramuscular com cetamina e midazolan para nova punção de acesso venoso, seguida de transferência imediata para o bloco cirúrgico para neurólise de gânglio ímpar e hipogástrio com fenol aquoso a 8%, seguida de neurólise intrarraquidiana com fenol glicerinado a 6% de raízes sensitivas lombares. Procedimento realizado sem maiores intercorrências, mas sob anestesia geral.

Paciente acordou, totalmente, apenas no dia seguinte, e já na enfermaria de cuidados intermediários, porém estava tranquilo e cooperativo. Apresentava o pensamento organizado e o humor preservado, mas não se recordava dos fatos do dia anterior. Queixava-se de dor leve com EVA 3 apenas no ombro direito, onde apresentava um extenso hematoma (o pai relata que o paciente havia caído da própria altura durante a noite, enquanto estava internado, pois estava dormindo em pé e encostado a parede!!). Ao exame clínico, apresentava lesão extensa exofítica de todo o períneo e pelve, com envolvimento do saco escrotal e base do pênis. Intenso edema de MMII com escaras em calcâneo direito e área de sofrimento em região plantar bilateral. Relatava dor zero em abdome inferior e MMII (Figuras 70.22 a 70.25).

Paciente permaneceu internado até o óbito devido a dificuldades financeiras e conflitos familiares, porém sem necessidade de novas intervenções e com controle aceitável da dor.

Comentários sobre o caso: Simplesmente impressionante a exaustão e a dor vivenciada por esse paciente. Pacientes com agitação psicomotora, confusão, *delirium* ou psicose por dor não são incomuns, mas um paciente com escaras em região plantar de ambos os pés por dormir em pé é algo ainda não descrito. No dia seguinte ao procedimento e já sem dor, ele encontrava-se calmo. Dormiu profundamente por 18 horas. Foi a óbito ao lado do pai e sem dor.

■ CASO 5: "DOUTOR, NÃO ME DEIXA SOFRER TANTO"

Paciente 29 anos, casado, com relação estável e sem filhos, comerciante e, apesar da doença, ainda trabalhando. Não recebe benefícios sociais. Obteve o diagnóstico de melanoma, em 2014, após biópsia de pequena lesão sangrante no dorso e foi então submetido a extensa ressecção de planos profundos (estágio III). Iniciou concomitante com acompanhamento oncológico e, desde então, vem sendo submetido a inúmeros tratamentos quimioterápicos. Foi integrado a um projeto de pesquisa com uso de imunoterapia conjugada de ponta e obteve bom controle clínico da doença até dezembro de 2017. Em janeiro de 2018, iniciou quadro súbito de dor lancinante em hemitórax direito e MMII, sem controle clínico adequado, apesar do uso de altas doses de morfina (60 mg de 4/4 h com doses adicionais durante o dia). Não conseguia dormir e sentia-se francamente desanimado e deprimido. Submetido a RNM de coluna, que mostrou extensa invasão tumoral em corpos vertebrais torácicos e lombares, e em múltiplos níveis, com risco de fratura e compressão. Foi contraindicada a descompressão cirúrgica pela Neurocirurgia, e a Oncologia referenciou o paciente para a Clínica de Dor para tratamento paliativo (Figuras 70.26 a 70.29).

Discutidas as opções com os familiares e com o paciente, tendo sido proposta a corticoterapia com dose alta

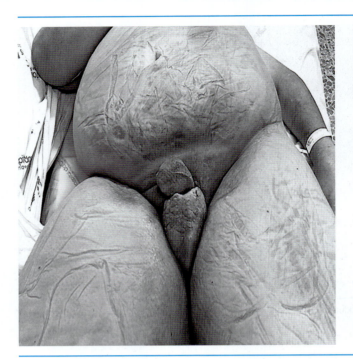
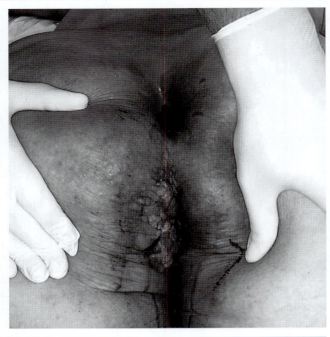

Figuras 70.22 e 70.23. Aspecto clínico da lesão infiltrante do pênis, períneo e ânus. (Fonte: Acervo pessoal dos autores.)

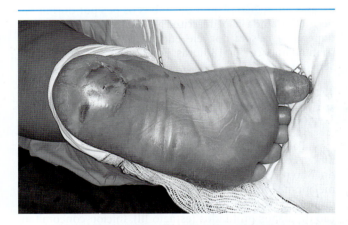
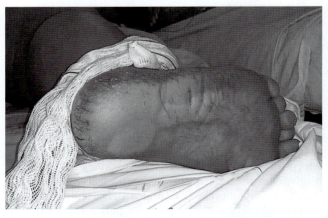

Figuras 70.24 e 70.25. Aspecto da região plantar de ambos os pés mostrando extensas áreas de sofrimento. (Fonte: Acervo pessoal dos autores.)

associada a procedimentos intervencionistas como a neurólise de intercostal e/ou o implante de bomba de morfina epidural ou subaracnóidea. Nesse momento, o paciente encontrava-se com dor 10/10, mesmo em uso de doses altas de gabapentinoides e morfina oral, tendo sido optado pela internação. Foi iniciada morfina endovenosa e bloqueio simpático venoso com lidocaína e cetamina no primeiro dia, com melhora importante da dor. Foi possível reduzir a dosagem de morfina para a metade da dose oral, sendo feito o diagnóstico de taquifilaxia. Optado por manter cetamina 0,2 mg/kg com lidocaína 1 mg/kg diários, e trocar a morfina por metadona endovenosa. Houve nítida redução da dor mas, mesmo assim, a dor ainda era incapacitante e atrapalhava o sono. Optado por realizar neurólise intrarraquidiana com fenol 6% glicerinado de nervos intercostais e implantado cateter epidural tunelizado com porte, para injeções diárias, devido ao prognóstico de vida menor que 6 meses.

Após cinco dias do procedimento, o paciente passou a dormir melhor e não acordar durante a noite e não requisitar mais as doses de resgate de morfina. As doses endovenosas foram substituídas por orais e o paciente obteve alta no decimo dia pós-bloqueio com o uso de metadona 30 mg de 12/12 h com 8 g/dia de dipirona fixa e morfina oral de resgate 10 mg, associado com 2.400 mg/dia de gabapentina, 90 mg/dia de duloxetina, 2 mg/dia de haloperidol, 60 mg/dia de prednisona, 30 mg/dia de mirtazapina.

Após dois meses da alta hospitalar, o paciente foi reinternado com quadro súbito de paraplegia. Evoluiu com sofrimento extremo sendo optado por iniciar sedação paliativa.

Comentários sobre o caso: Pacientes jovens sempre movimentam mais a equipe, mas esse rapaz também era

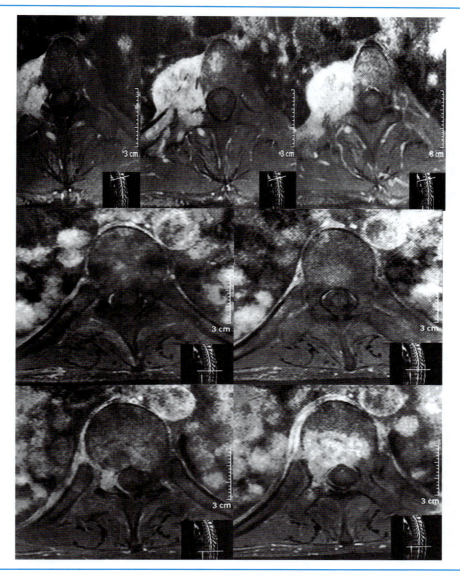

Figuras 70.26 e 70.27. Tomografia de coluna torácica evidenciando as inúmeras lesões ósseas e que também acometem as raízes. Notar o acometimento do parênquima pulmonar adjacente. (Fonte: Acervo pessoal dos autores.)

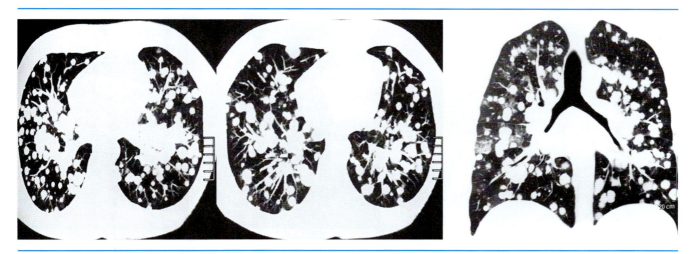

Figuras 70.28 e 70.29. Tomografia de tórax com as múltiplas lesões do melanoma. (Fonte: Acervo pessoal dos autores.)

especial. Calmo, tranquilo e absolutamente em paz. Dizia que lutava com a morte desde o diagnóstico, mas ainda não estava pronto. Foram realizados inúmeros procedimentos para o tratamento da doença ou para o tratamento da dor, e ele sempre estava pronto para continuar. Sua morte com a paraplegia, mesmo sem dor e sem sofrimento físico, acarretou um estresse emocional muito grande e não foi fácil para a equipe. Todos sofreram muito.

■ CASO 6: "MINHA FILHA É TUDO QUE TENHO. SE ELA MORRER, EU VOU MORRER TAMBÉM"

Paciente jovem, 26 anos, solteira e sem filhos, residente no interior do estado. Sem profissão e não recebendo qualquer benefício social. Filha única. Pai protetor e presente, mas que não interfere nas condutas médicas. Teve diagnóstico de adenocarcinoma invasor de mama com receptores hormonais negativos (receptores para estrógeno, progesterona e proteína HER-2 também denominado triplo negativo), em maio de 2016, iniciando quimioterapia neoadjuvante e realizada mastectomia radical direita.

Evoluiu com recidiva na ferida cirúrgica, sendo optado por reoperação com ressecção de planos profundos seguida de radioterapia. Ainda assim, em agosto de 2016, apresentou nova recidiva local com metástases pulmonares e ósseas. Optado por iniciar imunoterapia, e estava sendo discutida a reoperação com a equipe de cirurgia oncológica quando foi solicitada a interconsulta com a Clínica de Dor devido a piora do padrão álgico (Figuras 70.30, 70.31 e 70.32).

Ao exame, apresentava ferida extensa aberta em mama direita, com exposição de planos musculares, usando um enfaixamento amplo do tórax para contenção. Humor preservado, sendo que em todos os momentos do dia jamais deixava de usar batom. Referia, principalmente, uma dor em queimação, profunda, que irradiava da ferida para o dorso. Intensa com EVA 7 ou 8/10 e pior nas manipulações do curativo. Relata que a dor tem se intensificado e não mais responde a morfina feita para realizar o curativo. Queixava-se de que o pai estava ficando muito tenso com as cirurgias e tinha medo de que ele pudesse sofrer ainda mais com a morte dela durante o próximo procedimento cirúrgico programado.

Optado por iniciar tratamento multimodal com gabapentina 1.200 mg/dia associada a amitriptilina 25 mg/dia, mantendo a morfina oral que já estava usando de 10 mg 4/4 h com resgate de 10 mg. Evoluiu com bom controle da dor, entretanto manifestava nítido sofrimento com a condição do pai. Solicitamos a interferência da Psicologia que iniciou atendimento do conjunto (pai e filha) enquanto ela era preparada para a toracectomia com esvaziamento linfonodal torácico.

O procedimento cirúrgico foi realizado e a contento, sem intercorrências. Obteve alta hospitalar com 15 dias da cirurgia, retornando para controle ambulatorial. Cerca de 30 dias após o procedimento cirúrgico apresentou dispneia intensa, com suspeita de embolia pulmonar e reinternada. A propedêutica descartou embolia, mas mostrou intensa progressão pulmonar. Nesse momento, a paciente encontrava-se em sofrimento, com dor refratária ao uso de opioides endovenosos em dose alta, e o bloqueio simpático venoso com lidocaína e cetamina foi ineficaz (Figuras 70.33 a 70.36).

Discutido o caso com a equipe e o pai, que concordou com a realização de uma hipofisectomia transesfenoidal por radiofrequência, que foi realizada com anestesia local e sedação leve. Ao final do procedimento, a paciente passou da mesa cirúrgica para a maca sem auxílio e sem queixa de dor. Ao ser perguntada sobre a dor que sentia antes, ela dizia que a dor não a incomodava mais. Foi mantida a infusão de morfina endovenosa que estava usando com 8 mg/h até o dia seguinte. No dia seguinte, a dose foi reduzida para 4 mg/h e não havia queixa de dor. Ela não necessitou de resgates durante a noite.

A paciente não obteve mais alta hospitalar e faleceu 3 semanas após a hipofisectomia, sem queixa de dor. O pai foi atendido e preparado para o evento final desde a reinternação, pois havia uma grande e grave preocupação sobre a sua saúde mental. A equipe de cuidados paliativos, assistência social e psicologia mantiveram o atendimento e acompanhamento familiar pós-óbito.

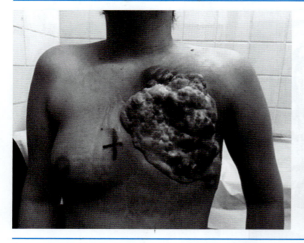
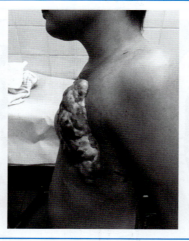
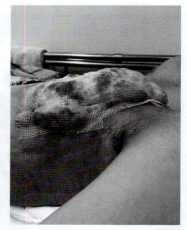

Figuras 70.30, 70.31 e 70.32. Aspecto clínico da região torácica anterior, já com a recidiva após a ressecção primária da mama esquerda. (Fonte: Acervo pessoal dos autores.)

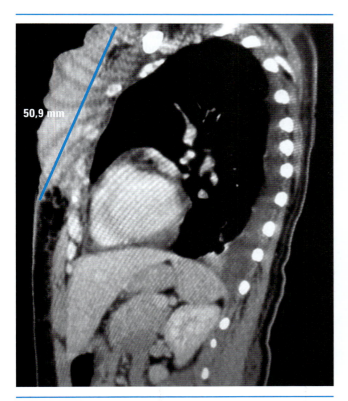

Figura 70.33. Ressecção com ampliação da área em mama esquerda. Uma das várias cirurgias realizadas para tentar conter o crescimento tumoral. (Fonte: Acervo pessoal dos autores.)

Comentários sobre o caso: Novamente, uma paciente jovem, com um tumor extremamente agressivo e que não respondia a qualquer das terapias, mas com um humor invejável. Estava sempre bonita, de batom e cabelos lavados. Quando a equipe chegava ela corria para passar o batom. Não queria estar mais feia, pois já estava sem a mama! A hipofisectomia proporcionou o controle da dor com uma abstração do meio. Ela ficou "avoada", como dizia o pai. Somente assim, o pai conseguiu assistir ao grande amor da vida dele partir.

■ INTRODUÇÃO

A dor em pacientes com câncer é um fenômeno complexo e multifatorial, podendo ser considerada refratária ao tratamento farmacológico devido a erros de prescrição e avaliação, devido a ineficácia dos fármacos utilizados ou, ainda, devido a ocorrência de efeitos colaterais intoleráveis que podem afetar seriamente a qualidade de vida dos pacientes. Algumas técnicas intervencionistas específicas de tratamento da dor podem ser uma alternativa eficaz para esses pacientes. A aplicação adequada dessas técnicas pode proporcionar não somente o melhor controle da dor como permitir uma redução acentuada da dose de analgésicos e, portanto, melhorar a qualidade de vida. Assim, em pacientes com câncer, dependendo do tipo de tumor ou mesmo do quadro clínico do paciente, a aplicação antecipada de técnicas de tratamento intervencionista da dor pode ser recomendada antes mesmo de se considerar o uso de opioides fortes.

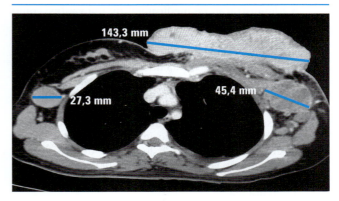

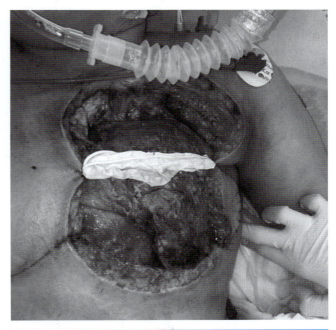

Figuras 70.34 e 70.35. Tomografia de tórax com a dimensão da lesão após a recidiva tumoral. (Fonte: Acervo pessoal dos autores.)

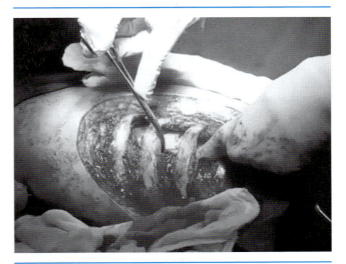

Figuras 70.36. Aspecto da área cirúrgica após a última cirurgia: uma toracectomia. (Fonte: Acervo pessoal dos autores.)

A administração de medicamentos adjuvantes, como a clonidina ou anestésicos locais no neuroeixo, permite a redução da dose dos opioides administrados pelas vias oral, venosa ou transdérmica, mantendo, ou mesmo melhorando, a analgesia e reduzindo os efeitos colaterais. O bloqueio do plexo celíaco ou o bloqueio do nervo esplâncnico são recomendados para o manejo da dor oncológica do abdome superior. A dor pélvica intensa pode ser melhor manuseada com um bloqueio do plexo hipogástrico ou com o bloqueio do gânglio ímpar naqueles pacientes que sofrem de dor perineal. A lombalgia devido a fraturas por compressão vertebral com ou sem invasão tumoral patológica pode ser tratada com a vertebroplastia ou cifoplastia percutânea.

Algumas outras técnicas de intervenção devem estar presentes no arsenal do profissional que se ocupa primordialmente do tratamento da dor oncológica. Entre elas, estão as chamadas técnicas neurocirúrgicas funcionais como a hipofisectomia, a talamotomia, as neurotomias, a terapia com radionuclídeos, a radiocirurgia estereotáxica e a cordotomia cervical, que pode ser considerada para pacientes com dor unilateral no nível abaixo do dermátomo de C5. Porém, algumas destas técnicas devem ser aplicadas apenas em pacientes com expectativa de vida menor que um ano. Todas essas técnicas intervencionistas avançadas devem fazer parte do programa de tratamento multidisciplinar de pacientes oncológicos.

O tratamento da dor em pacientes oncológicos faz parte de um equilíbrio delicado, e é afetado por uma série de fatores que se sobrepõem. A condição clínica geral do paciente, suas patologias prévias e o uso de medicação, seu estado marital ou a crença religiosa e, até mesmo, o hábito de fazer exercícios físicos regulares são fatores tão importantes quanto a própria natureza da dor, como determinantes do sucesso do tratamento oncológico e/ou analgésico. A dor é o sintoma que causa mais angústia nos pacientes e familiares, e os pacientes assumem-na como prioritária no seu tratamento, porque influencia profundamente o controle de outros sintomas como a insônia, a depressão, a ansiedade ou a anorexia. Em alguns momentos, os pacientes passam a temer mais a dor do que o próprio câncer, de uma forma tão intensa que os seus maiores receios passam a ser o medo de serem abandonados e a dor que sentem. Sem o alívio da dor, a sobrevivência é tida como impossível.[1]

A dor parece estar associada a menor sobrevida em pacientes com câncer, mas o mecanismo para essa relação ainda é desconhecido. A evidência disponível, atualmente, é insuficiente para determinar se a dor influencia de forma independente a sobrevida em pacientes com câncer, mas a maioria dos estudos mostra que a dor é um fator prognóstico independente.[2]

■ ERROS DE TRATAMENTO

Atualmente, com a melhora na farmacologia industrial da produção de analgésicos, a incorporação de técnicas inovadoras de anestesia, o uso de uma grande quantidade de dispositivos para administração de fármacos, os protocolos de atuação e a criação de unidades específicas para o tratamento da dor, passamos a dispor de formas eficazes de controle da dor. Todas essas modernidades vieram para permitir uma melhor e mais adequada analgesia. No entanto, apesar de toda essa modernidade, entre os vários milhões de pessoas em todo o mundo que sofrem de algum tipo de dor, uma grande percentagem ainda é tratada de forma insuficiente, inadequada ou, pior, não recebe qualquer tipo de tratamento.

Sabemos que o alívio adequado da dor pode ser alcançado em 70 a 90% dos pacientes, quando as diretrizes de tratamento, atualmente preconizadas para a dor do câncer, são seguidas. Uma revisão sistemática do ano de 2014 concluiu que, embora houvesse uma diminuição no subtratamento, entre 2008 e 2013, em cerca 25% (de 43% para 31%), aproximadamente, um terço dos pacientes com dor relacionada ao câncer ainda não recebem medicação para a dor de forma proporcional à intensidade da sua dor.[3] Além disso, as chances de subtratamento são duas vezes maiores para os pacientes de grupos minoritários. As causas do subtratamento são multifatoriais, e refletem os efeitos combinados das barreiras relacionadas ao clínico, ao paciente e ao sistema.

As principais barreiras para que possamos atingir um controle pleno e adequado no controle da dor são a inadequada avaliação da dor; a escassa educação e formação dos profissionais de saúde em dor; a falta de conhecimento dos princípios farmacológicos mais simples no manuseio dos analgésicos; a falta de conhecimento sobre a farmacologia dos opioides, como a conversão, equianalgesia e a rotação; o uso inadequado de adjuvantes; o diagnóstico e tratamento inadequados dos eventos adversos; o medo relacionado aos eventos adversos dos opioides; falta de prioridade no tratamento da dor dentro do sistema de saúde; o entendimento sobre a necessidade de se estabelecer o plano analgésico baseado no prognóstico e não na intensidade da dor; a dor irruptiva e a dor neuropática; e as dificuldades no seguimento para reavaliação da dor e dos tratamentos propostos. A discrepância entre a avaliação da dor feita pelo médico e pelo paciente foi também identificada como fator de alto risco para o controle inadequado.[4]

A resposta global aos opioides, incluindo o desenvolvimento de efeitos adversos, varia tipicamente de acordo com o indivíduo, e é provável que seja geneticamente determinada. Além disso, evidências clínicas sugerem que diferentes opioides podem produzir diferentes perfis de efeito e, por isso, é mais apropriado considerar a resposta a cada opioide individual do que a um opioide geral.[5]

Deve-se ressaltar também que, para que o tratamento proposto seja eficaz, é necessária a colaboração da família e do paciente. Algumas vezes, nos deparamos com pacientes que se negam a relatar a dor que sentem por causa do estoicismo, desejo de ser amado ou por preocupações em distrair o médico do tratamento antineoplásico. Além disso, mesmo quando a terapia com opioides é fornecida, acredita-se que a não adesão terapêutica seja comum, talvez devido ao medo da dependência ou ao desenvolvimento de efeitos colaterais. Além de tudo isso, existem os impedimentos legais do sistema de saúde para com a terapia analgésica ideal. Elas podem incluir as preocupações financeiras (p. ex., falta de cobertura de seguro de saúde, a incapacidade de comprar medicamentos, o não fornecimento do SUS ou mesmo a dificuldade de encontrar os medicamentos de forma regular no sistema), além de um número limitado de especialistas em tratamento da dor ou cuidados paliativos devido a, talvez, um déficit de formação no nosso meio ou de interesse dos alunos nas faculdades para tal.[6]

O subtratamento da dor resulta em sofrimento desnecessário, diminuição da capacidade de lidar com a doença, interferência nas atividades da vida diária e hospitalização prolongada ou repetida.[7-9] A dor descontrolada também pode atrasar ou interromper o tratamento antineoplásico, comprometendo sua eficácia. O sucesso no tratamento da dor requer uma avaliação cuidadosa da sua natureza, entendimento dos diferentes tipos e padrões de dor e conhecimento para definir o melhor tratamento. A negociação com o paciente e um bom planejamento terapêutico são vitais no processo, e requerem uma boa comunicação entre a equipe multiprofissional, os pacientes e os seus cuidadores.

■ ETIOLOGIA

Pacientes com câncer comumente apresentam mais de um sintoma. Uma grande estudo com pacientes internados e ambulatoriais em oncologia revelou que a maioria apresentava vários sintomas, incluindo baixa energia (62%), dor (59%), boca seca (54%), falta de ar (50%) e dificuldade para dormir (45%).[10] Pacientes com dor de intensidade "moderada" tiveram um número mediano de 11 sintomas e conforme o *status* de desempenho diminuiu, a intensidade dos sintomas aumentou. Outros estudos confirmaram que os pacientes com câncer comumente apresentam muitos sintomas angustiantes e, à medida que a gravidade da doença aumenta, também aumenta o número e a gravidade dos sintomas.[11]

A prevalência de dor no câncer varia de 25 a 75%, dependendo do estágio da doença. A prevalência de dor é ainda maior em países em desenvolvimento devido à maior incidência de diagnóstico em estágio avançado.[12] Estima-se que 10-20% dos pacientes com câncer sofrem de dor que não é facilmente aliviada.[13]

A dor neuropática (NP) e a dor irruptiva (BP) em dor oncológica, especialmente do subtipo dor incidental, foram identificadas como desafios especiais para o tratamento. Em vários estudos prognósticos, estes dois mecanismos de dor foram associados com resultados positivos limitados em comparação com outras síndromes dolorosas.

Os resultados de estudos sobre fatores e prognóstico de dor indicam que a idade mais jovem, dor neuropática, dor incidental, sofrimento psíquico e a intensidade inicial da dor têm sido associados a um controle mais difícil da dor. Outras variáveis preditivas como o sono, dose de opioide, mecanismo de dor, uso de não opiáceos, localização da dor, diagnóstico do tipo de tumor, número e localização de metástases e adição, também são fatores importantes a serem lembrados.[14]

A dor no câncer pode advir:

- Do próprio câncer (causa mais comum) – 46 a 92%:
  - Invasão óssea tumoral;
  - Invasão tumoral visceral;
  - Invasão tumoral do sistema nervoso periférico;
  - Extensão direta às partes moles;
  - Aumento da pressão intracraniana.

- Relacionada ao câncer – 12 a 29%:
  - Espasmo muscular;
  - Linfedema;
  - Escaras de decúbito;
  - Constipação intestinal, entre outras.

- Associada ao tratamento antitumoral – 5 a 20%:
  - Pós-operatória: dor aguda, pós-toracotomia, pós-mastectomia, pós-esvaziamento cervical, pós-amputação (dor fantasma);
  - Pós-quimioterapia: mucosite, neuropatia periférica, nevralgia pós-herpética, espasmos vesicais, necrose da cabeça do fêmur, pseudo-reumatismo (corticoterapia);
  - Pós-radioterapia: mucosite, esofagite, retite actínica, radiodermite, mielopatia actínica, fibrose actínica de plexo braquial e lombar.

- Patologias concomitantes – 8 a 22%:
  - Osteoartrite;
  - Espondiloartrose, entre outras.

■ DOR NEUROPÁTICA

A dor neuropática é um grupo de condições heterogêneas que diferem em etiologia e localização e que ocorre mais comumente como consequência da infiltração dos nervos periféricos, da medula espinhal ou da compressão causada pelo próprio tumor. Trauma direto, lesão induzida por quimioterápicos ou radiação como resultado de cirurgia, quimioterapia ou radioterapia também podem resultar nesse tipo de dor.

Nos estudos atuais, já foi esclarecido que a adição de adjuvantes antiepilépticos ou antidepressivos pode melhorar os resultados da dor. Evidências indicam que o melhor resultado seria alcançado com a gabapentina. Uma combinação de baixas doses de opioides e adjuvantes pode resultar em um melhor resultado.[15] A evidência de uso para outros fármacos, tais como agentes bloqueadores do canal de sódio (p. ex., anestésicos locais sistêmicos), é menos consistente.

A cetamina é um bloqueador do receptor NMDA não competitivo que exerce o efeito primário quando o canal controlado pelo receptor da MNDA foi aberto por um estímulo nociceptivo. Um efeito sinérgico entre cetamina e opioides foi observado em pacientes oncológicos com dor neuropática e que perderam uma resposta analgésica a altas doses de morfina. Em situações em que as opções analgésicas padrão falharam, a cetamina pode ser uma opção razoável. A cetamina deve ser administrada em dose inicial de 100-150 mg/dia e a dose de opioide deve ser reduzida em 50%, com a dose titulada contra o efeito. Os pacientes respondedores devem ser selecionados com uma dosagem-teste apropriada. Infelizmente, o uso dessa droga está associado a certas reações psicomiméticas centrais que justificam a perícia e a cautela no tratamento. Em certos casos, depois que os analgésicos sistêmicos e os múltiplos testes com opioides falharam, a analgesia espinhal com a combinação de anestesia local e opioides pode ser útil.

Além disso, temos uma outra dificuldade em nosso tratamento-padrão quando nos deparamos com a hiperalgesia induzida por opioides (HIO). Relatos clínicos sugerem que os opioides, que são destinados a eliminar a dor, podem produzir inesperadamente sensações de dor anormalmente elevadas, caracterizadas por uma diminuição do limiar da dor.[16] Tais sensações anormais têm sido descritas como sendo quantitativamente diferentes da sensação de dor normal e, diferencialmente, localizadas a partir do local da dor original, o que poderia resultar em uma exacerbação em vez de uma atenuação do comportamento excitatório. Os mecanismos moleculares da HIO têm sido atribuídos ao sistema glutaminérgico central, às dinorfinas da medula e à facilitação descendente, que podem desempenhar um papel relevante na produção de um estado pronociceptivo.[17] Embora existam muitos dados experimentais para explicar essas mudanças clínicas da resposta opioide, não existem dados sobre como, quando e o ritmo como ocorre, ou se é uma simples consequência de um rápido desarranjo do sistema nervoso central (SNC), possivelmente ocorrendo nos últimos dias de vida. Os médicos devem suspeitar de HIO quando o efeito do tratamento com opioides parece diminuir na ausência de progressão da doença, no contexto de relatos de dor inexplicáveis ou alodinia difusa não associada à dor original, bem como com relatos de níveis aumentados de dor com doses crescentes. No caso de rápida escalada da dose de opioide, deve-se suspeitar do desenvolvimento de hiperalgesia e um procedimento alternativo deve ser considerado para quebrar este círculo vicioso antes que as condições de dor piorem irreversivelmente.

O presumido medicamento deve ser interrompido e uma rápida substituição de opioide deve ser iniciada. O tratamento inclui uma polifarmácia racional com medicamentos não opioides. O uso de drogas adjuvantes pode ser útil na redução da necessidade de escalonamento de opioides e na minimização da dosagem de opioides. Finalmente, o uso de antagonistas do receptor de NMDA, como a cetamina, também pode ser útil, embora os dados sejam esparsos e anedóticos.[18] Como mencionado acima, o uso desta droga requer um alto nível de experiência. O manejo intervencionista da dor – por exemplo, com uma analgesia espinhal – pode reduzir a necessidade da farmacoterapia.

■ DOR INCIDENTAL

A dor incidental do tipo irruptiva foi, recentemente, definida como uma exacerbação transitória da dor que ocorre espontaneamente ou com relação a um fator desencadeante específico previsível ou imprevisível, quando se é capaz de controlar adequadamente a dor de fundo.[19] Embora a dor irruptiva esteja relacionada a uma grande variedade de etiologias e diferentes mecanismos de dor, muitos desses eventos são causados pela presença de metástases.

A exacerbação transitória da dor que ocorre em pacientes recebendo terapia opioide crônica – principalmente na dor ao movimento em pacientes com metástases ósseas – é muito difícil de tratar, porque a dose de opioide necessária para controlar o episódio agudo pode produzir efeitos colaterais inaceitáveis quando o paciente está em repouso. Alguns pacientes devem permanecer imóveis ou abster-se de realizar os movimentos causadores de dor.

A importância de seu tratamento está especialmente relacionada à determinação de fatores que ajudam a prevenir ou reduzir a ocorrência de exacerbação da dor. A proteção com dispositivos ortóticos pode ser útil para lesões ósseas da extremidade superior, por exemplo. As extremidades inferiores não são receptivas a este método, devido ao alto grau de carga e, assim, o seu envolvimento ósseo frequentemente resulta em perda de mobilidade.

As fraturas requerem estabilização cirúrgica usando dispositivos de fixação ou reconstrução protética. A estabilização cirúrgica da coluna vertebral e extremidades pode melhorar drasticamente a qualidade de vida, diminuir a dor incidental e prevenir complicações associadas à imobilidade. Em pacientes com câncer avançado e com baixo *status* de desempenho, os riscos *versus* benefícios devem ser pesados com relação a tais intervenções.

No tratamento farmacológico, uma consideração importante é a otimização da analgesia basal com uma titulação adequada de opioides para obter o melhor equilíbrio entre analgesia e efeitos adversos, assim como o uso de diferentes classes de opioides e a combinação de analgésicos e adjuvantes, quando necessário. Existem várias razões para otimizar a analgesia basal com drogas opioides e não opioides, particularmente na presença de episódios frequentes e intensos. Em alguns casos, nenhuma medicação tem um início tão rápido quanto o início de um movimento normal, como caminhar, tossir, sentar-se, ou mesmo um movimento involuntário na cama. Se forem dados medicamentos para essa dor incidental, a dor pode desaparecer espontaneamente antes que a droga mostre um efeito significativo. Por outro lado, a dor incidental pode ser a expressão de um controle inadequado da dor basal ou de uma analgesia aparente.

Uma vez que a otimização da analgesia de fundo é atingida, os surtos de dor ainda podem ocorrer e são mais ou menos esperados, e uma estratégia de combate à dor deve ser desenvolvida para reduzir a ocorrência de tais circunstâncias. Por exemplo, um aumento considerável na intensidade da analgesia pode ser atingido por algumas horas por meio da simples administração de uma dose preventiva de morfina oral, 30 a 45 minutos antes de iniciar a atividade. O tratamento dos episódios súbitos de dor incidental pode ser desafiador porque depende do equilíbrio entre o nível de atividade, a necessidade de interromper o movimento, a redução espontânea da dor e o efeito das drogas. Como o início da dor incidental é muito rápido, o alívio da dor, geralmente, é urgentemente necessário, e os modos de administração projetados para o fornecimento rápido de drogas são frequentemente preferidos. O fentanil é um medicamento forte e lipofílico; o que favorece sua passagem pela mucosa e depois através da barreira hematoencefálica para fornecer uma analgesia rápida. Diferentes tecnologias foram desenvolvidas para proporcionar um alívio rápido da dor com o fentanil administrado por vias não invasivas, como através das mucosas bucal e nasal. Os estudos realizados com opioides de início de ação rápida recomendam que essas drogas sejam administradas a pacientes tolerantes a opioides, que recebem doses de equivalente oral de morfina com, no máximo, 60 mg. Todos os sistemas de dosagem fornecem analgesia rápida em 5 a 15 minutos.[20]

■ ESTRATÉGIAS INTERVENCIONISTAS

Quando o alívio eficaz da dor não pode ser alcançado por meios farmacológicos, as abordagens não farmacológicas oferecem uma alternativa importante. A mais importante dessas abordagens não farmacológicas são as chamadas estratégias "intervencionistas" de manejo da dor. Estratégias intervencionistas compreendem um grupo muito diversificado de terapias invasivas que podem incluir agulhamento em pontos-gatilho, bloqueios de nervos não neurolíticos e neurolíticos, técnicas neurocirúrgicas funcionais, técnicas de neuroestimulação central e periférica do sistema nervoso, radiocirurgia, terapia com radionuclídeos e a infusão de drogas neuraxiais. A base de evidências para todas essas abordagens é limitada, e inclui alguns poucos ensaios clínicos controlados.

Com exceção de algumas técnicas de injeções simples (p. ex., as injeções em pontos-gatilho), as terapias intervencionistas para o controle da dor oncológica são implementadas por profissionais que receberam um treinamento especializado. Os procedimentos intervencionistas para o tratamento de síndromes dolorosas difíceis, algumas vezes, são as únicas alternativas utilizadas para o controle das mesmas.

As técnicas neuraxiais são largamente utilizadas em pacientes com câncer pouco responsivos a tratamentos sistêmicos, resposta deficiente a opioides e a presença de dor incidental. Com a administração de opiáceos por via espinhal, o grau de analgesia obtido no tratamento do câncer é amplamente variável, já que o método é empregado para uma síndrome e não uma doença. Esses pacientes, comumente sem sucesso com a terapia convencional, receberam vários ensaios de opioides sistêmicos, possivelmente alcançando altas doses. O tratamento agressivo prévio com opioides sistêmicos deixaria os pacientes que falharam no método sem resposta aos opioides, mesmo com uma administração intratecal.[21] A morfina continua a ser o opioide de escolha por essa via devido à sua razão de potência sistêmica/intratecal mais conveniente quando comparada com os outros opioides. Os opiáceos intratecais podem reduzir as desvantagens com relação aos opioides epidurais no tratamento de longo prazo, incluindo um alívio da dor mais satisfatório com doses menores de morfina e menor índice de problemas técnicos. Devido às doses e aos volumes diários mais baixos, o tratamento intratecal mostrou-se mais adequado para o tratamento na infusão contínua em casa do que o tratamento epidural. Os volumes são ainda mais importantes quando se considera a necessidade de adicionar anestésicos locais, já que os opioides espinhais, isoladamente, nem sempre proporcionam alívio adequado da dor no contexto de síndromes dolorosas difíceis, e as altas doses geralmente necessárias causam mais efeitos colaterais específicos ou sistêmicos. Os anestésicos locais são particularmente vantajosos para aliviar a dor do movimento. O tratamento intratecal com morfina associada a bupivacaína mostrou-se altamente eficaz, como foi demonstrado pelo alívio significativo da dor, a redução da analgesia não opioide e sedação diurna, e a melhora do padrão do sono, embora o padrão da marcha não tenha melhorado de forma significativa com um melhor equilíbrio analgésico.[22]

A realização de procedimentos minimamente invasivos sobre os nervos periféricos ou sobre o SNC pode nos auxiliar de forma substancial no controle da dor nesses pacientes, sendo eles ablativos ou moduladores.

A cordotomia por radiofrequência, geralmente, produz um bom alívio para dor unilateral e bem localizada, com a exceção de certas dores neuropáticas. Os efeitos analgésicos tendem a desaparecer após o procedimento e algumas dores podem persistir ou desenvolver-se abaixo ou acima do nível da analgesia. O procedimento também aumenta o risco de dor em outros locais (incluindo dor em espelho), fadiga, hemiparesia e insuficiência respiratória. De forma geral, é uma boa opção como procedimento invasivo para o tratamento de metástases esqueléticas em pacientes que não são candidatos cirúrgicos, devido ao grande porte das mesmas, às comorbidades clínicas ou à extensão da doença ou, ainda, para os que são refratários à radioterapia.

A vertebroplastia é um procedimento pelo qual as fraturas por compressão vertebral dolorosa são estabilizadas por meio da injeção de cimento ósseo. A cifoplastia difere da vertebroplastia na medida em que a injeção de cimento é precedida pela tentativa de restauração da altura vertebral, por meio da insuflação cuidadosa de um balão colocado de forma percutânea dentro do corpo vertebral. Estas técnicas são indicadas em fraturas patológicas do corpo vertebral, com componente doloroso agudo e sem o envolvimento do canal vertebral e seus elementos.[23]

A ablação por radiofrequência pode fornecer uma efetiva resolução da dor em metástases dolorosas. O objetivo do procedimento é remover ou reduzir o tamanho dos tumores, o mais amplamente possível, dentro da margem externa do tumor. O mecanismo pelo qual a ablação por radiofrequência proporciona o alívio da dor é multiforme, incluindo a destruição dos nervos sensoriais locais, a diminuição da carga tumoral e a prevenção da progressão do tumor.

A crioplastia percutânea pode proporcionar o alívio da dor por meio do resfriamento produzido pela expansão do argônio forçado para dentro da lesão, gerando uma bola de gelo. A desidratação celular acelera os mecanismos analgésicos primários descritos para a radiofrequência.

Todas essas técnicas podem ter complicações neurológicas raras, porém graves, e devem ser feitas seguindo protocolos estritos. O número de abordagens e como as mesmas devem ser feitas depende, principalmente, do estado físico do paciente, da avaliação do custo/benefício e da definição de qual a melhor técnica para o tipo de patologia a ser tratada. O papel exato desses procedimentos no contexto da doença oncológica permanece indeterminado, pois o uso dessas técnicas depende da disponibilidade de uma estrutura hospitalar terciária, de especialistas treinados e requer uma avaliação multidisciplinar, com uma seleção apropriada de pacientes e objetivos, dentro de um contexto mais amplo de tratamento.

Injeções em tecidos moles e articulações

Uma injeção em ponto-gatilho de um anestésico local diluído pode ser usada para tratar a dor musculoesquelética focal, desde que não haja coagulopatia clinicamente significativa ou leucopenia. Se a dor é principalmente miofascial, e não secundária a uma causa ativa e não tratada, como a lesão local do nervo, o alívio após uma injeção no ponto-gatilho pode durar dias ou semanas. Uma injeção de 1 a 3 mL de anestésico local diluído (como 1% de lidocaína ou 0,25% de bupivacaína), geralmente, é o suficiente quando administrada diretamente no local doloroso do músculo.

Dada a distribuição etária da doença neoplásica, os pacientes com câncer comumente apresentam comorbidades dolorosas relacionadas à idade, como articulações dolorosas relacionadas à osteoartrite. Assim como a injeção de um glicocorticoide em uma articulação dolorosa é amplamente aceita e aplicada em populações sem câncer, também pode ser considerada para tratar uma articulação dolorosa na população com câncer.

Injeções epidurais de esteroides, injeções em articulações facetárias ou mesmo a denervação de facetas e injeções sacrilíacas, são raramente discutidas em termos de sua utilidade na população com câncer. No entanto, a lombalgia ou a cervicalgia não relacionada ao câncer podem representar comorbidades importantes nesses pacientes.

É necessário avaliar caso a caso, pois um paciente com dor e com câncer é, antes de tudo, um paciente com uma dor de características especiais para ser avaliada e em uso de fármacos poderosos para o controle da doença. Se o diagnóstico (p. ex., uma radiculopatia associada com uma hérnia discal) apoiar o uso de uma intervenção (neste caso, uma injeção epidural ou foraminal de esteroides), a decisão de prosseguir ou não com a intervenção deve ser baseada em uma avaliação cuidadosa e paralela das possíveis contraindicações e dos objetivos gerais do atendimento.

Fraturas de compressão vertebral patológica

Para pacientes com dor lombar ou torácica intensa relacionada a uma vértebra patologicamente fraturada, preconiza-se uma tentativa inicial de pamidronato endovenoso (EV) ou calcitonina nasal, ao invés da realização imediata de uma vertebroplastia ou cifoplastia. Entretanto, para pacientes com dor persistente ou incapacitante e refratária, a vertebroplastia ou cifoplastia é uma opção razoável, desde que não haja contraindicações, e que um médico com conhecimento e experiência apropriados em cada um das técnicas esteja disponível. Se for realizada, a vertebroplastia/cifoplastia deve ser restrita a pacientes sem doença oncológica medular ou acometimento epidural.

Vertebroplastia e cifoplastia

São técnicas que foram desenvolvidas para abordar a dor que se origina do colapso vertebral, sendo aplicáveis a pacientes com doença neoplásica que apresentam uma fratura com compressão vertebral patológica.

A vertebroplastia envolve a injeção percutânea de cimento ósseo (metilmetacrilato) sob orientação fluoroscópica diretamente na lesão medular de um corpo vertebral colapsado, enquanto a cifoplastia envolve a introdução de tampões ósseos infláveis no corpo vertebral. Uma vez insuflado o balão, a compressão medular óssea restaura a altura do corpo vertebral, criando uma cavidade que pode então ser preenchida com cimento ósseo viscoso.

Não existem evidências para apoiar a segurança e a eficácia em pacientes com fraturas por compressão vertebral maligna que envolvam estudos comparativos de cifoplastia *versus* vertebroplastia. Algumas indicações favorecem a cifoplastia em casos de cifose significativa (deformidade superior a 20°) ou se houver envolvimento da parede vertebral posterior, o que torna mais provável o extravasamento de cimento a partir da vertebroplastia.[24] Por outro lado, a vertebroplastia pode ser preferida quando a inserção do balão é tecnicamente difícil devido ao colapso vertebral grave (> 65% de redução na altura vertebral) ou se a fratura tiver mais de três meses (momento a partir do qual a elevação da placa terminal é improvável).[24] Diretrizes para tratamento de doença óssea em pacientes com mieloma múltiplo sugerem que a cifoplastia por balão é preferível a vertebroplastia para pacientes com fraturas por compressão vertebral sintomáticas relacionadas às metástases líticas. Essas diretrizes levaram em conta a falta de benefício da vertebroplastia em estudos randomizados conduzidos em pacientes com fraturas osteoporóticas por compressão vertebral, e os resultados preliminares de uma meta-análise comparativa de 59 estudos que concluiu que a cifoplastia parece ser mais eficaz que a vertebroplastia no alívio de dor secundária a fraturas por compressão vertebral relacionadas ao câncer e foi associado com menores taxas de vazamento de cimento.[25]

Uma revisão sistemática de 2011 para a vertebroplastia em pacientes com fratura por compressão vertebral maligna devido a mieloma múltiplo ou doença óssea metastática incluiu um estudo randomizado de vertebroplastia, com ou sem braquiterapia, 6 estudos prospectivos, porém não controlados, 21 séries retrospectivas de casos e 2 relatórios adicionais não caracterizados; 987 pacientes foram incluídos.[26] As taxas de redução da dor variaram de 47 a 87%, e não houve correlação entre a redução da dor e o volume do cimento. A duração da analgesia não foi abordada. Cinco mortes foram atribuídas ao procedimento e outras 19 sofreram complicações graves (12 neuropatias e um hematoma requerendo cirurgia de emergência, um hemotórax, uma trombose venosa profunda e quatro êmbolos pulmonares de cimento sintomáticos).

O benefício clínico da cifoplastia foi abordado em uma meta-análise de 2009, com sete estudos não controlados envolvendo 306 pacientes com diagnóstico de mieloma múltiplo ou metástases ósseas osteolíticas.[27] A cifoplastia foi associada à redução da dor e melhora do resultado funcional; benefícios que foram mantidos por até dois anos após o procedimento. A cifoplastia com balão também melhorou a perda precoce da altura vertebral e a deformidade da coluna vertebral, mas esses benefícios não foram sustentados. Nenhuma complicação grave relacionada ao procedimento foi descrita, e o vazamento de cimento assintomático ocorreu em 6% de todos os níveis tratados. Os pacientes submetidos à cifoplastia relataram, significativamente, menos dias com atividade limitada devido a dor e maior qualidade de vida, além de relatarem redução significativa da incapacidade e melhora significativa da qualidade de vida, enquanto não houve mudança na incapacidade ou no estado de dor naqueles que tiveram tratamento não cirúrgico.

Pamidronato como alternativa de tratamento

O pamidronato EV pode, efetivamente, aliviar a dor associada a uma fratura de compressão vertebral. O pamidronato (30 mg EV, diariamente, por três dias consecutivos) proporcionou aproximadamente 50% de melhora na dor para cerca de 50% dos pacientes, e o benefício foi sustentado por, pelo menos, 30 dias.

Não existem estudos prospectivos que avaliem o benefício específico do uso do pamidronato EV (ou ácido zoledrônico EV), assim como nenhum estudo comparando diretamente a vertebroplastia/cifoplastia *versus* bifosfonatos em pacientes com fratura por compressão vertebral maligna. No entanto, dada a relativa facilidade de tratamento e a natureza menos invasiva, e o ocasionalmente dramático alívio da dor obtido com esse agente, sugere-se um teste com pamidronato EV antes de se indicar uma vertebroplastia ou cifoplastia.

O principal cuidado com relação ao uso de pamidronato é a necessidade de fornecer suplementação de cálcio e vitamina D por, pelo menos, 30 dias para minimizar o risco de hipocalcemia após sua administração, e o uso de analgésicos simples por 48 a 72 horas é útil para atenuar as mialgias relacionadas ao fármaco. A administração lenta pode ajudar a reduzir as mialgias e a insuficiência renal.

Outra opção para uso em associação ou em substituição é a calcitonina nasal, já amplamente usada em pacientes com fraturas por compressão vertebral osteoporótica aguda.

Bloqueios neurais

Existem numerosos tipos de bloqueios nervosos, e todos abordam uma série de desafios anatômicos, fisiológicos e farmacológicos. O uso do termo bloqueio de nervo é melhor entendido de uma forma que gera abranger qualquer procedimento que utilize uma agulha para administrar um fármaco e que podem ser usados como métodos diagnósticos, prognósticos, terapêuticos, bem como anestésicos e/ou analgésicos.

Um bloqueio de nervo para diagnóstico pode ajudar a localizar a via aferente envolvida na manutenção da dor.

Os bloqueios de nervos podem ser de dois tipos:

- Não neurolíticos (analgésicos) – que podem utilizar apenas as doses em bólus ou a administração de fármacos em infusão contínua e que podem proporcionar um grande benefício para um conjunto diversificado de sintomas associados de dor, e que não responderam a terapias mais conservadoras. A dor do câncer visceral, que pode ser difícil de controlar com opioides e outros analgésicos, é especialmente adequada ao bloqueio simpático.

- Neurolíticos – que produzem analgesia pela destruição de vias neurais aferentes ou estruturas simpáticas que podem servir como um ponto de conexão entre os nervos simpáticos ou os nervos aferentes envolvidos na transmissão da dor. Atualmente, devido a melhora no tratamento farmacológico e da tecnologia, com exceção do plexo celíaco e da neurólise do plexo hipogástrico superior que possuem indicações precisas e precoces, essas técnicas são consideradas opções de "último recurso". Antes de todo bloqueio neurolítico planejado, um bloqueio prognóstico usando um anestésico local deve ser realizado; entretanto, o alívio da dor não é uma garantia de benefício para o procedimento neurolítico subsequente, e os resultados desses bloqueios devem ser interpretados de forma conservadora. Se não houver benefício significativo pelo menos durante a duração do efeito anestésico local, uma neurólise subsequente não deve ser realizada, pois não irá atingir o resultado esperado, além de gerar os riscos inerentes ao procedimento.

Um bloqueio de nervo diagnóstico é realizado em um esforço para entender melhor o caminho ou motivo "gerador" da dor ou a base neural para a transmissão aferente de estímulos nocivos. Além de ajudar a localizar a via aferente envolvida na manutenção da dor, bloqueios diagnósticos podem ajudar a esclarecer se a dor é simpaticamente mantida (isto é, sustentada por atividade eferente em um nervo simpático ou transmitida via nervos aferentes [nociceptores] viajando com os nervos simpáticos). Bloqueios simpáticos com anestésico local interrompem a liberação de catecolaminas de nervos simpáticos específicos e podem proporcionar alívio, se a dor for simpaticamente mantida. Esses bloqueios, que poderíamos chamar prognósticos, também permitem que o paciente experimente a perda sensitiva que se seguirá à denervação e determinará se a perda sensorial é tolerável. Como exemplo simples, um bloqueio diagnóstico pode distinguir entre a dor troncular que surge da parede abdominal da dor referida de uma fonte visceral.

Se a dor persiste, apesar da interrupção completa do estímulo neural proveniente da área dolorosa, ela não está plausivelmente decorrente da ativação de nervos na periferia e diz-se que tem uma etiologia do SNC. Em alguns casos, a dor relacionada ao SNC é claramente entendida como envolvendo uma doença neurológica (dor central, ou mais genericamente "dor de desaferentação"); em outros casos, a dor pode ainda ser entendida como sendo de origem disfuncional, onde o sistema regulador inibitório descendente que equilibra a transmissão dolorosa medular não está exercendo sua atividade de forma adequada. Especialistas experientes em dor podem considerar a infusão de anestésico local perineural em pacientes selecionados, que têm uma síndrome de dor regional focal e que deve durar pouco tempo (mais do que a duração de uma única injeção em bólus) e que demonstraram alívio de curto prazo com o bloqueio teste. Para pacientes com áreas maiores de dor, ou quando a infusão prolongada de um anestésico local é realizada, um cateter peridural pode ser tunelizado sob a pele e conectado a uma bomba externa que administra a droga continuamente. As infusões peridurais de um anestésico local podem ser combinadas com opioides e outras drogas adjuvantes, como a clonidina, que potencializam o seu efeito central e periférico. Exemplos da técnica incluem o bloqueio do plexo braquial por via contínua por meio de um cateter interescalênico para dor persistente no ombro ou infusão peridural contínua para dor pélvica ou nas extremidades inferiores.

O uso aberto de uma infusão de anestésico local perineural ou neuraxial (epidural ou intratecal) também pode ser útil para pacientes com síndromes de dor desafiadoras, que têm doença avançada e acredita-se que estejam próximos do final da vida. Nessa situação, os benefícios potenciais associados ao alívio da dor excedem o risco de infecção e toxicidade do anestésico local, e a carga e o custo de manter a infusão são compensações razoáveis para o alívio da dor.[28]

As técnicas neurolíticas produzem analgesia destruindo vias neurais aferentes ou estruturas simpáticas que podem ser uma via para os nervos simpáticos ou aferentes envolvidos na transmissão da dor.[29,30] A destruição neural pode ser obtida com técnicas cirúrgicas, o frio (crioterapia) ou calor (coagulação térmica por radiofrequência), ou a injeção de um material que danifica o nervo (p. ex., água, solução salina hipertônica, glicerina, fenol ou álcool). A neurólise química usando álcool ou fenol é geralmente aplicada para dor refratária associada ao câncer avançado. Todas as técnicas neurolíticas resultam em degeneração Walleriana em algum grau. Se o axolema estiver intacto, a regeneração do nervo pode ocorrer, levando a um retorno da sensação dolorosa em cerca de 3 a 6 meses. A extensão da degeneração Walleriana com a extensão e o tempo de recuperação funcional variam com cada técnica. Embora com o objetivo de melhora clínica, todas as intervenções neurolíticas carregam o risco de produzir um novo tipo de dor: a "dor de desaferentação". Os métodos que preservam a arquitetura neural e permitem a regeneração têm menor probabilidade de serem seguidos por uma síndrome de dor por desaferentação. Uma vez desenvolvida a síndrome de dor por desaferentação, ela pode ser tão difícil de tratar quanto a dor original para a qual o procedimento foi realizado. Embora incomum no geral, a verdadeira incidência dessa complicação é desconhecida, e a possibilidade deve ser ponderada ao se decidir sobre uma abordagem terapêutica. Os pacientes que se submetem à neurólise devem ser informados sobre essa possibilidade no processo de consentimento informado.

Os bloqueios simpáticos devem ser usados, por exemplo, na dor do câncer visceral, que pode ser difícil de controlar com opioides e outros analgésicos, e é especialmente adequada a este tipo de bloqueio. Como descrito, o bloqueio de um nervo simpático interrompe tanto as fibras simpáticas eferentes quanto as fibras aferentes que viajam dentro do mesmo nervo, e alguns desses aferentes são nociceptores. Entre os pacientes com dor visceral que estão sendo submetidos ao bloqueio de nervos simpáticos ou plexos, que suprem as estruturas viscerais (p. ex., o plexo celíaco), os efeitos simpáticos podem até ser relevantes e indicativos, mas a eficácia do bloqueio neural está relacionada, principalmente, à interrupção das fibras nociceptivas para essas vísceras. Em contraste, quando a dor envolve estruturas somáticas, como uma extremidade, a escolha de um bloqueio do nervo simpático em vez do somático é usualmente predicada pela percepção de que a síndrome de dor está sendo mantida pela atividade eferente simpática. O sistema nervoso simpático eferente origina-se das células do corno intermediário-lateral dos níveis da medula espinhal T1-L2.

A organização do sistema nervoso simpático facilita o bloqueio neural simpático isolado em localizações anatômicas específicas. O bloqueio do gânglio estrelado, formado pela fusão do primeiro gânglio simpático cervical torácico e inferior e que recebe inervação do fluxo simpático T1-T4, causa interrupção simpática da cabeça, pescoço, membros superiores e estruturas intratorácicas.

Um bloqueio simpático das extremidades inferiores pode ser realizado por meio de um bloqueio simpático lombar paraespinhal, que interrompe as fibras que se originam nos segmentos torácico inferior e L2, e coalescem na cadeia simpática lombar.

O bloqueio dos nervos simpáticos que inervam vísceras abdominais e pélvicas (nervos que também carregam aferentes viscerais, incluindo nociceptores) envolvem a interrupção de nervos que se originam de T5-L2 e se distribuem pelos nervos esplâncnicos maior (T5-T10), menor (T10-T12) e imo (T12-L2). Esses nervos coalescem no plexo celíaco, no plexo hipogástrico superior e no gânglio ímpar (que se localiza anteriormente à junção sacrococcígea), respectivamente. O bloqueio simpático dessas estruturas pode ser realizado com uma injeção em bólus de anestésico local. Após uma injeção de anestésico local bem-sucedida, uma substância neurolítica, como o álcool, é usada na esperança de se obter alívio em longo prazo.

O gânglio estrelado, os gânglios simpáticos lombares, o plexo celíaco, o plexo hipogástrico e o gânglio ímpar são anatomicamente separados dos nervos somáticos, e essa distribuição permite poupar as fibras sensoriais e motoras durante os procedimentos de bloqueio. É mais difícil executar bloqueios segmentares dos gânglios simpáticos torácicos sem também bloquear os nervos somáticos. Além disso, a presença do sulco pleural próximo à cadeia simpática torna o pneumotórax muito provável.

A neurólise do plexo celíaco (NPC) é, frequentemente, usada para dor originada de malignidade do abdome superior, particularmente no câncer de pâncreas. Esse bloqueio em particular é suficientemente seguro e efetivo, sendo comumente recomendado como o próximo passo se uma ou duas tentativas de terapia com opioides sistêmicos forem ineficazes no alívio da dor. Atualmente o *guideline* de tratamento para dor oncológica da National Comprehensive Cancer Network (NCCN), de 2018, já preconiza a realização intraoperatória do bloqueio de plexo celíaco em casos de neoplasia de pâncreas, devido a intensidade da dor e ao reconhecimento do grande benefício do controle álgico precoce.[31] O plexo celíaco pode ser acessado tanto no intraoperatório quanto em período posterior de forma percutânea ou endoscópica, usando orientação por ultrassonografia. Embora a maioria dos estudos randomizados demonstrando benefício de CPN para dor no câncer de pâncreas em adultos tenham sido realizados usando a abordagem percutânea,[32,33] o benefício da CPN guiada por ultrassonografia endoscópica foi demonstrado em pelo menos um estudo randomizado,[34] e esta abordagem está se tornando popular como uma técnica minimamente invasiva e com poucos riscos.

A neurólise do plexo hipogástrico superior pode ser tentada em pacientes com dor pélvica visceral refratária ao tratamento clínico. O plexo hipogástrico superior encontra-se no retroperitônio e se estende desde o aspecto anterior de L5 até o sacro superior. Fibras aferentes das vísceras pélvicas passam através do plexo, que também contém fibras pós-ganglionares simpáticas. Assim como no bloqueio do plexo celíaco, somente a dor visceral responde ao bloqueio do plexo hipogástrico superior; a dor somática do envolvimento sacral ou muscular e a dor neuropática da compressão ou infiltração da raiz nervosa comumente não melhoram com a realização desse tipo de bloqueio.

Um bloqueio com anestésico local, inicialmente, é usado para prever a resposta ao bloqueio neurolítico, quando as condições clínicas do paciente assim o permitem. O plexo hipogástrico superior é acessado no intraoperatório ou percutaneamente por via bilateral posterior. A fluoroscopia é usada para facilitar a colocação da agulha e confirmar a disseminação apropriada do agente neurolítico. Como complicação desse procedimento, pode ocorrer lesão do plexo lombar, punção da bexiga e punção da artéria ilíaca com sangramento retroperitoneal ou embolização de uma placa de colesterol para MMII.

Para dor facial intratável, a neurólise (química ou por radiofrequência) dos ramos do nervo trigêmeo pode levar à dor por desaferentação e, geralmente, é evitada. A injeção de glicerol do próprio gânglio, na cisterna trigeminal (caverna de Meckel), tem um risco menor de efeitos adversos com uma maior duração de ação, sendo a abordagem preferida. Para pacientes que foram submetidos à cirurgia radical cervical/oral, os ramos do nervo trigêmeo são sacrificados e a dor facial pode ser de natureza desaferentativa, não nociceptiva do tumor e, portanto, provavelmente refratária a lesões destrutivas adicionais.

Para as falhas de tratamento de outras técnicas, podemos usar também a neuroestimulação e a infusão neuraxial por meio de cateteres implantados. Nesta técnica, os cateteres podem ser usados para uma infusão perineural ou neuraxial prolongada de anestésicos locais e outras drogas analgésicas, ou para fornecer estimulação elétrica através dos nervos periféricos ou da medula espinhal. Estes procedimentos de neuroestimulação implantada (eletrodo) e infusão no neuroeixo (cateter) compartilham a vantagem de evitar ou limitar os efeitos colaterais associados à farmacoterapia sistêmica. As principais desvantagens são o custo, o risco de infecção e a ocorrência de falha mecânica. A seleção adequada do paciente é fundamental para o uso dessas intervenções, e está intimamente ligada ao sucesso da técnica. O melhor candidato para estimulação implantada na medula espinhal ou no nervo periférico é um paciente com dor focal e isolada de origem neuropática (p. ex., uma plexopatia lombossacra dolorosa, uma neuropatia ou, ainda, a dor em membro fantasma). A seleção apropriada, geralmente, inclui um teste percutâneo preliminar com um eletrodo ou cateter temporário.

O tipo mais comum de tratamento com um neuroestimulador implantado é a estimulação da medula espinhal (estimulação da coluna dorsal). Nesta técnica, um eletrodo é passado para o espaço epidural no nível espinhal específico, onde a entrada aferente periférica entra no cordão e uma corrente elétrica é aplicada. Pacientes que experimentam parestesias localizadas na região da dor podem relatar alívio substancial da intensidade dolorosa. Alguns pacientes não se beneficiam da técnica e outros não gostam da sensação de parestesia, mesmo que a dor diminua. Essa técnica não é normalmente usada para tratamento da dor oncológica em pacientes avançados, ficando reservada para a doença benigna da coluna vertebral como a síndrome da coluna falida, ou ainda, mais raramente, para pacientes sobreviventes de um câncer e com dor decorrente de seu tratamento. O alto custo do tratamento e a necessidade de envolvimento do paciente em seu uso, tornam a técnica inadequada para um paciente oncológico e debilitado perto do final da vida.

A infusão neuraxial refere-se à intervenção pela qual uma ou mais drogas são infundidas no espaço epidural ou intratecal (subaracnóideo). Os avanços nas técnicas de infusão neuraxial, que incluem o número de medicamentos que podem ser usados e os tipos de dispositivos de infusão que podem ser implantados, aumentaram muito as opções para os médicos que realizam estratégias de intervenção. A infusão neuraxial é uma opção importante para pacientes refratários ou intolerantes à farmacoterapia sistêmica. O encaminhamento a um especialista em intervenção para avaliar a viabilidade e adequação desses tratamentos deve ser considerada no contexto da dor refratária ao câncer. A decisão de se tentar um ou outro tipo de infusão neuraxial é tomada com base no *status* clínico do paciente, nos objetivos do atendimento, na disponibilidade de apoio profissional e familiar, e no custo. Na população com câncer, podemos utilizar uma variedade de abordagens, geralmente dependendo da expectativa de vida. Um paciente com dor refratária à farmacoterapia sistêmica e uma expectativa de vida de dias a semanas, pode se beneficiar de um procedimento de menor porte e menos complexo, como um cateter neuraxial colocado por via percutânea com uma bomba externa.

Se a sobrevida for provavelmente medida em até seis meses, o cateter neuraxial (epidural ou subaracnóideo) pode ser tunelizado sob a pele para reduzir o risco de seu deslocamento e de infecção grave, e fixado com um porte subcutâneo para injeções diárias ou em resgate. A extremidade proximal do cateter tunelizado pode também ser exteriorizada e conectada a uma bomba de infusão de fármacos externa. Mais frequentemente, é mais seguro e mais conveniente para o paciente ter o cateter tunelizado conectado a uma bomba de infusão totalmente implantada. Os cateteres implantados e bombas de infusão são, geralmente, considerados como custo-efetivos se a expectativa de vida estimada for superior a 3 ou 6 meses.

A abordagem mais simples para um paciente que tem efeitos colaterais significativos aos opioides (mas obtém algum grau de analgesia) é calcular o equivalente neuraxial da dosagem oral ou parenteral atual e realizar um teste de opioide epidural ou intratecal. Um anestésico local pode ser adicionado, se necessário. Quando a dor neuropática é um componente significativo do processo da dor, ou a dor não está respondendo satisfatoriamente apesar do ajuste da dose, é considerada primeiro a adição de clonidina e, então, possivelmente, outras drogas, como os anestésicos locais.

Posicionamento intratecal *versus* cateter peridural

A infusão de droga neuraxial pode ser administrada no espaço intratecal ou epidural. A administração peridural permite que a analgesia seja restrita a menos dermátomos, e também são necessárias doses até 10 vezes maiores, possivelmente produzindo mais efeitos colaterais sistêmicos do que com a administração intratecal. Para uma infusão intratecal, aproximadamente 1% da dose oral diária total de morfina ou a dose calculada de equivalente de morfina é um ponto de partida razoável, enquanto para a administração epidural, a dose inicial é de, aproximadamente, 10% do equivalente diário de morfina. Tornou-se prática comum realizar uma infusão neuraxial temporária antes do implante permanente do dispositivo.[35] Um cateter epidural é, frequentemente, usado para um teste inicial de anestesia neuraxial quando o local da nocicepção é maior do que a região torácica/lombar inferior. Por exemplo, um paciente com dor na extremidade superior ou envolvimento de coluna torácica alta ou cervical alta com tumor pode ter o cateter peridural colocado nessas regiões, e agentes específicos testados para analgesia. Se as infusões fornecerem analgesia e for considerado um sistema de infusão implantado, é importante colocar a ponta do cateter subaracnóideo (intratecal) no nível de nocicepção na medula espinhal determinado para minimizar as doses de medicamentos necessários e seus efeitos colaterais resultantes. Originalmente, a abordagem era limitada a apenas um opioide, geralmente a morfina, e apenas um anestésico local, como a bupivacaína. O opioide estava sendo direcionado para receptores no corno dorsal da medula espinhal, e o anestésico local direcionado para os canais de sódio voltagem-dependente das raízes nervosas espinhais, sempre sendo usado em doses que produziam concentrações subanestésicas no líquido cefalorraquidiano. Essa combinação parece ser sinérgica, permitindo que quantidades menores de cada droga sejam usadas para tratar a dor regional, com melhor eficácia e menos efeitos colaterais do que quando qualquer droga é usada isoladamente.

Outros opioides, incluindo hidromorfona e fentanil, também foram usados. No entanto, a morfina é o único opiáceo aprovado para uso subaracnóideo pela Food and Drug Administration (FDA) dos Estados Unidos. Esta droga tornou-se um componente comumente utilizado tanto na infusão peridural quanto subaracnóidea, particularmente em pacientes com um componente predominante de dor neuropática. Uma formulação livre de conservantes de clonidina para uso intraespinhal também é aprovada pelo FDA. Algumas considerações são importantes com relação ao uso dos mesmos, com a potencialidade de complicações. A disseminação cefálica gradual de narcóticos no líquido cefalorraquidiano pode causar depressão respiratória 12 a 18 horas após a injeção. Isso é mais um problema durante o tratamento de pacientes que nunca receberam opiáceos (p. ex., quando a terapia neuraxial é usada para dor aguda no ambiente de pós-operatório) e quando drogas hidrofílicas, como morfina e hidromorfona, são usadas; esse evento, raramente, é encontrado durante o tratamento de pacientes com câncer que receberam tratamento prévio com opioides ou quando agentes lipofílicos, como fentanil, são administrados. Complicações tardias significativas da colocação do cateter, como os abscessos epidurais e meningite, também estão descritos.

■ REFERÊNCIAS BIBLIOGRÁFICAS

1. Mercadante S, Portenoy RK. Opioid poorly-responsive cancer pain. Part 1: clinical considerations. J Pain Symptom Manage. 2001; 21:144-50.
2. Zylla D, Steele G, Gupta P. A systematic review of the impact of pain on overall survival in patients with cancer. Support Care Cancer. 2017; 25:1687.
3. Greco MT, Roberto A, Corli O, et al. Quality of cancer pain management: an update of a systematic review of undertreatment of patients with cancer. J Clin Oncol. 2014; 32:4149.

4. Minson F, et al. II Consenso Nacional de dor oncológica. São Paulo: Moreira Jr. Editora; 2011.
5. Vargas-Schaffer G. Is the WHO analgesic ladder still valid? Twenty-four years of experience. Can Fam Physician. 2010; 56(6):514-7.
6. Mendonça I, et al. Tratamento da dor do paciente oncológico. Belo Horizonte; 2008.
7. Potter VT, Wiseman CE, Dunn SM, Boyle FM. Patient barriers to optimal cancer pain control. Psychooncology. 2003; 12:153.
8. Breuer B, Fleishman SB, Cruciani RA, Portenoy RK. Medical oncologists' attitudes and practice in cancer pain management: a national survey. J Clin Oncol. 2011; 29:4769.
9. Gibson S, McConigley R. Unplanned oncology admissions within 14 days of non-surgical discharge: a retrospective study. Support Care Cancer. 2016; 24:311.
10. Chang VT, Hwang SS, Feuerman M, et al. Symptom and quality of life survey of medical oncology patients at a veterans affairs medical center: a role for symptom assessment. Cancer. 2000; 88:1175-83.
11. Portenoy RK, Thaler HT, Kornblith AB, et al. Symptom prevalence, characteristics and distress in a cancer population. Qual Life Res. 1994 3:183-9.
12. Paice JA, Ferrell B. The management of cancer pain. CA Cancer J Clin. 2011; 61:157-82.
13. Hanks GW, de Conno F, Cherny N, et al. Expert working group of the research network of the European association for palliative care. Morphine and alternative opioids in cancer pain: the EAPC recommendations. Br J Cancer. 2001; 84:587-931.
14. Knudsen AK, Brunelli C, Kaasa S, et al. Which variables are associated with pain intensity and treatment response in advanced cancer patients? Implications for a future classification system for cancer pain. Eur J Pain. 2011; 15:320-7.
15. Apolone G, Corli O, Caraceni A, et al. Pattern and quality of care of cancer pain management. Results from the Cancer Pain Outcome Research Study Group. Br J Cancer. 2009; 100:1566.
16. van den Beuken-van Everdingen MH, Hochstenbach LM, Joosten EA, et al. Update on Prevalence of Pain in Patients With Cancer: Systematic Review and Meta-Analysis. J Pain Symptom Manage. 2016; 51:1070.
17. Oldenmenger WH, Sillevis Smitt PA, van Dooren S, et al. A systematic review on barriers hindering adequate cancer pain management and interventions to reduce them: a critical appraisal. Eur J Cancer. 2009; 45:1370.
18. van den Beuken-van Everdingen MH, Hochstenbach LM, Joosten EA, et al. Update on Prevalence of Pain in Patients With Cancer: Systematic Review and Meta-Analysis. J Pain Symptom Manage. 2016; 51:1070.
19. Potter VT, Wiseman CE, Dunn SM, Boyle FM. Patient barriers to optimal cancer pain control. Psychooncology. 2003; 12:153.
20. Chwistek M, Mehta RS. Vertebroplasty and kyphoplasty for vertebral compression fractures #202. J Palliat Med. 2012; 15:1151.
21. Mercadante S. Neuraxial techniques for cancer pain: an opinion aboutunresolved therapeutic dilemmas. Reg Anesth Pain Med. 1999; 24:74-83.
22. Mercadante S, Intravaia G, Villari P, et al. Intrathecal treatment in cancer patients unresponsive to multiple trials of systemic opioids. Clin J Pain. 2007; 23:793-8.
23. Brogan S, Junkins S. Interventional therapies for the management of cancer pain. J Support Oncol. 2010; 8:52-9.
24. Chwistek M, Mehta RS. Vertebroplasty and kyphoplasty for vertebral compression fractures #202. J Palliat Med. 2012; 15:1151.
25. Bhargava A, Trivedi D, Kalva S, et al. Management of cancer-related vertebral compression fracture: Comparison of treatment options – A literature meta-analysis (abstract). J Clin Oncol. 2009; 27 (suppl; abstr e20529). Disponível em: http://meetinglibrary.asco.org/content/31125-65.
26. Chew C, Craig L, Edwards R, et al. Safety and efficacy of percutaneous vertebroplasty in malignancy: a systematic review. Clin Radiol. 2011; 66:63.

27. Bouza C, López-Cuadrado T, Cediel P, et al. Balloon kyphoplasty in malignant spinal fractures: a systematic review and meta-analysis. BMC Palliat Care. 2009; 8:12.

28. Chambers WA. Nerve blocks in palliative care. Br J Anaesth. 2008; 101:95.

29. Rowe DS. Neurolytic techniques for pain management. Jacksonville Medicine; October 1998. Disponível em: http://www.dcmsonline.org/jax-medicine/1998journals/october98/neurolytic.htm. Acesso em: 28 mar 2011.

30. Ganji A. Cancer pain management. Biomed Imag Interv J. 2007; 3(1):e12. Disponível em: http://www.biij.org/2007/1/e12/abstract.asp.

31. NCCN Clinical Practice Guidelines in Oncology (NCCN Guideli-n-es®) Adult Cancer Pain Version 1.2019 – Jan 10, 2019. Disponível em: https://www.nccn.org/store/login/login.aspx?ReturnURL= https://www.nccn.org/professionals/physician_gls/pdf/pain.pdf.

32. Arcidiacono PG, Calori G, Carrara S, et al. Celiac plexus block for pancreatic cancer pain in adults. Cochrane Database Syst Rev. 2011; CD007519.

33. Amr YM, Makharita MY. Neurolytic sympathectomy in the management of cancer pain-time effect: a prospective, randomized multicenter study. J Pain Symptom Manage. 2014; 48:944.

34. Wyse JM, Carone M, Paquin SC, et al. Randomized, double-blind, controlled trial of early endoscopic ultrasound-guided celiac plexus neurolysis to prevent pain progression in patients with newly diagnosed, painful, inoperable pancreatic cancer. J Clin Oncol. 2011; 29:3541.

35. Deer TR, Prager J, Levy R, et al. Polyanalgesic Consensus Conference – 2012: recommendations on trialing for intrathecal (intraspinal) drug delivery: report of an interdisciplinary expert panel. Neuromodulation. 2012; 15:420.

Neuropatia Induzida por Quimioterapia

Frank van Haren
Sandra van den Heuvel
Monique Anna Henrica Steegers

■ INTRODUÇÃO

Anualmente, cerca de 400.000 pacientes são diagnosticados com câncer no Brasil, sendo que os tipos mais incidentes são os cânceres de próstata, pulmão, cólon e reto em homens e cânceres de mama, cólon, colo de útero, pulmão e tireoide em mulheres. O crescimento demográfico e o processo de envelhecimento das populações a partir da década de 1960 no Brasil, e contínuo em todo o mundo, são responsáveis por um aumento de novos casos de câncer e mortes por câncer.[1]

Para um número crescente desses pacientes, devido a melhores possibilidades de tratamento, o câncer recoloca-se como uma doença crônica.[2,3] Embora a cura ou o prolongamento da vida seja o principal objetivo dos pacientes com câncer durante a fase curativa, a qualidade de vida torna-se mais importante em um estágio avançado ou crônico, juntamente com os avanços no tratamento.[4]

Na fase crônica do câncer e, ainda nos pacientes "curados" do câncer, podem existir várias queixas crônicas. As complicações neurológicas secundárias à toxicidade relacionada com o tratamento do câncer surgem como resultado de efeitos tóxicos diretos no sistema nervoso ou como consequência indireta de anormalidades metabólicas, vasculares, autoimunes ou infecciosas induzidas pelo tratamento. Os sintomas podem variar de leves e transitórios a graves e permanentes. Quando permanentes, os sintomas podem ser muito debilitantes para os pacientes e comprometer sua qualidade de vida. É importante distinguir entre toxicidade relacionada com o tratamento, recidiva da doença (p. ex., metástases do sistema nervoso) e fenômenos paraneoplásicos.

Uma das complicações neurotóxicas de longo prazo frequentemente descritas é uma neuropatia periférica (sensorial e/ou motora). Existem diferentes agentes quimioterápicos citotóxicos e efeitos neurotóxicos bem estabelecidos no sistema nervoso central e/ou periférico.[5] A neuropatia periférica induzida por quimioterapia (NPIQ) é frequentemente dependente da dose e progressiva durante o recebimento e após esse tratamento. Pode apresentar-se como déficits nas funções sensorial, motora e autonômica que se desenvolvem com uma distribuição em meia e luva por efeitos preferenciais em axônios mais longos.[6] Em casos graves, a dor, as alterações sensoriais e a fraqueza associada à NPIQ podem levar a reduções de dose, alterações nos protocolos de quimioterapia ou à interrupção de um agente terapêutico. A morbidade associada à NPIQ pode acarretar alterações pronunciadas na qualidade de vida e no desempenho independente das atividades da vida diária. Infelizmente, a patogenia específica e os efeitos fisiopatológicos de agentes específicos são pouco compreendidos.[7]

Neste capítulo, serão discutidos os processos fisiopatológicos complexos e muitas vezes medicamentosos específicos que predispõem e, em última instância, levam ao desenvolvimento da NPIQ. Além disso, um processo diagnóstico é proposto (à luz de um extenso diagnóstico diferencial) e possibilidades terapêuticas baseadas em evidências são delineadas.

■ INCIDÊNCIA E PREVALÊNCIA

Uma metanálise de 4.179 pacientes tratados com quimioterapia em 31 estudos encontrou a prevalência de NPIQ em 68,1% no primeiro mês de tratamento quimioterápico, 60,0% em 3 meses e 30,0% em 6 meses, com heterogeneidade considerável nas estimativas de diferentes estudos ($I^2 = 98,2$, P < 0,001). A dose cumulativa de quimioterapia não foi incluída porque as doses padrão e maximamente toleradas difeririam substancialmente de um fármaco para outro. A prevalência de NPIQ foi mais relacionada com o tipo de fármaco do que com o tipo de câncer, sendo que a quimioterapia foi responsável por 32% da heterogeneidade observada na amostra.[8]

A incidência aproxima-se de 100% para alguns agentes em doses mais altas, mas diferenças na definição, avaliação (as mais usadas são escalas de classificação administradas pelo médico detalhadas ou desfechos relatados pelo paciente com base em questionários) e relato de queixas e déficits traduzem-se em uma grande variabilidade na ocorrência relatada.[9]

■ FATORES DE RISCO

Vários fatores de risco para o desenvolvimento da NPIQ foram propagados e/ou investigados. Muito consistentemente, e verdadeiro para todos os agentes causais, é o fato de que a porcentagem de pacientes que sofrem de NPIQ, bem como a gravidade da condição aumentam com a dose (cumulativa).[8,10] A incidência, presumivelmente, aumenta ainda mais com o tratamento concomitante com outros fármacos neurotóxicos e cirurgia.[11,12]

Estudos sobre a associação genômica sugerem polimorfismos associados a uma variedade de proteínas, incluindo canais de sódio dependentes de voltagem, proteínas relacionadas com a função das células de Schwann, receptores para colágeno da superfície celular, receptores envolvidos na apoptose neuronal, desenvolvimento de células neuronais e uma enzima envolvida no metabolismo do piruvato.[8,11,13-15]

Fatores de risco clínicos podem incluir neuropatia basal, história de tabagismo, diminuição do *clearance* de creatinina e alterações sensoriais específicas durante o tratamento quimioterápico, incluindo alodinia fria – dor em resposta a um estímulo frio não doloroso e hiperalgesia fria – dor exagerada em resposta a um estímulo frio doloroso de 20 °C.[16-19]

Fatores genéticos de risco

Vários estudos identificaram fatores de risco genéticos para o desenvolvimento de neuropatia. Muitos fatores são farmacogenômicos. Eles afetam a absorção, a distribuição, o metabolismo ou a excreção dos próprios agentes quimioterápicos. Os mecanismos propostos no desenvolvimento de NPIQ por múltiplos fármacos são farmacocinéticos ou farmacodinâmicos.

• Alterações farmacocinéticas
- Polimorfismos nas glutationa transferases:
  - Ile105Val do gene GSTP-1 (glutationa-S-transferase P1) pelo qual a glutationa transferase P1 é codificada, com um aumento na atividade da glutationa transferase P1 (uma enzima que catalisa a conjugação de compostos hidrofóbicos e eletrofílicos com a glutationa), aumentando assim o nível de toxicidade das substâncias ligadas. Isso vale para a neuropatia cumulativa relacionada com a oxaliplatina. Experimentos *in vitro* em bactérias *E. coli* portadoras de várias mutações do gene GSTP-1 apresentaram citotoxicidade alterada.[20,21]
  - Os polimorfismos do gene GSTM-1 (glutationa-S-transferase Mu-1) têm sido associados a uma menor incidência de neuropatia induzida por cisplatina.[22]

- Enzimas do citocromo P450:
  - Sistema enzimático CYP450-3A na neurotoxicidade da vincristina.[23]
  - As mutações do gene CYP1B1 e CYP2C8 foram associadas à neuropatia induzida pelo paclitaxel.[24]
- Transportadores para a captação celular e acúmulo de derivados de platina em neurônios:
  - CTR-1 (transportador de cobre 1). Um membro da família de transportadores catiônicos (OCT). A CTR-1 humana desempenha um papel importante na resistência a fármacos de platina e captação em neurônios sensoriais, mas é provável que existam mecanismos de transporte adicionais que conduzem ao acúmulo de platina.[25,26]
  - Outros transportadores de OCT. OCT-1 SLC22A1, OCT-2 SLC22A2, OCTN-1 SLC22A4, OCTN-2 SLC22A5 (SLC = transportador de soluto) estão envolvidos na captação celular e OCT-2 em geral contribui significativamente para o acúmulo de oxaliplatina.
  - ATPases transportadoras de cobre.
  - Gene ABCC-2 (membro 2 da subfamília C da proteína transportadora ABC – *ATP binding cassete*). rs3740066 GG e rs12826 GG para risco aumentado de neuropatia por meio de tratamento com vincristina, devido ao acúmulo de vincristina adicionada em corpos celulares neuronais com neurotoxicidade.[27]
  - ABC-B-1 tem associação com neuropatia induzida por paclitaxel.[24]

• Alterações farmacodinâmicas
Incluem fatores de risco genéticos que alteram a sensibilidade aos efeitos citotóxicos, mecanismos de reparo celular e excitabilidade dos neurônios sensoriais.
- Proteína ERCC-1 (grupo 1 de excisão reparadora de complementação cruzada) em citotoxicidade induzida por cisplatina e oxaliplatina, não necessariamente NPIQ.[28]
- As variantes AGXT (alanina glioxilato aminotransferase), envolvidas no metabolismo do oxalato, correlacionam-se com a gravidade da NPIQ induzida pela oxaliplatina.[29]
- O gene ITGB-3 (Integrin B-3) parece estar relacionado com a gravidade da NPIQ induzida pela oxaliplatina, mas não com o seu desenvolvimento, possivelmente pela ativação diferencial da MAPK-3 e da MAPK-1 (proteína quinase ativada por mitógenos).[30]
- Os genes SCNA (synuclein alpha) codificam os canais de sódio dependentes de voltagem, essenciais para a iniciação e propagação de um potencial de ação nos neurônios. As alterações incluem polimorfismos de nucleotídeos (SNP), por exemplo, polimorfismos SCN-4-A-s2302237 (NaV1.4) e SCN-10-A-rs1263292 (NaV1.8), com um aumento da incidência de neuropatia induzida por oxaliplatina aguda. SCN-9-A-rs6746030, no entanto (NaV1.7), parece protetor.[31]
- EPH-A6/A5/A8 (receptor de efrina A6/A5/A8), GSK-3-b (glicogênio sintase quinase 3-b), TUBB-2-A (tubulina beta 2-A), XPC (subunidade do complexo XPC para

reconhecimento de dano ao DNA e fator de reparo), ARHGEF-10 (fator de troca de nucleotídeo de guanina Rho 10 – relacionado com velocidade de condução nervosa), FGD-4 (FYVE, RhoGEF e proteína 4 contendo domínio PH) e genes VAC-14 (regulador associado de PIKfyve – regulação rigorosa do nível de fosfatidilinositol 3,5-bisfosfato) são todos considerados associados ao desenvolvimento e gravidade da neuropatia induzida pelo taxano.

- CEP-72 (proteína do centrossomo – importante para a formação de microtúbulos e aumento da sensibilidade das células neuronais ao dano de vincristina), CAMK-1 (proteína quinase 1 dependente de cálcio/calmodulina – envolvida na regulação da apoptose), NFATC-2 (fator nuclear de células T 2 ativadas), ID-3 (inibidor da diferenciação 3) e genes SLC10-A-2 (transportador de ácido biliar dependente de sódio apical) e enzimas do citocromo P450 CYP2C8 e CYP2C9 estão envolvidos na neuropatia induzida pela vincristina.[6]

■ FISIOPATOLOGIA

Os processos fisiopatológicos subjacentes à NPIQ são extensamente estudados há muitos anos. Vários estudos demonstraram diferentes mecanismos específicos de tratamento pelos quais esses agentes afetam o sistema nervoso periférico e, assim, podem causar NPIQ. Transporte axonal mediado por microtúbulos interrompido, degeneração axonal, danos ao gânglio da raiz dorsal e disfunção mitocondrial foram demonstrados em estudos anteriores. Além disso, os sinais e os sintomas podem não se sobrepor aos exames eletrodiagnósticos (estudos de condução nervosa).[7]

Como resumido na Tabela 71.1, existem seis grupos principais de substâncias que causam danos aos neurônios sensoriais e motores periféricos, resultando no desenvolvimento de NPIQ: os antineoplásicos à base de platina (particularmente oxaliplatina e cisplatina), os alcaloides da vinca (particularmente vincristina e vinblastina), as epotilonas (ixabepilona), os taxanos (paclitaxel, docetaxel), os inibidores de proteassoma (bortezomibe) e fármacos imunomoduladores (talidomida). O risco de desenvolvimento de NPIQ é, paralelamente aos fatores de risco já mencionados, dependente tanto de dose única como de dose cumulativa do fármaco.

Apesar dos variados mecanismos de ação e alvo(s) (molecular) desses agentes, a fisiopatologia da NPIQ possui entidades compartilhadas. A NPIQ é caracterizada principalmente por uma neuropatia periférica axonal sensorial, tipicamente em um tipo de distribuição em "meia e luva", sendo que os axônios mais longos são os primeiros a serem acometidos. As alterações histopatológicas associadas à NPIQ geralmente envolvem grandes fibras mielinizadas, embora a neuropatia induzida pelo bortezomibe também envolva fibras pequenas.[32-34] Essas alterações na fisiologia morfológica e molecular dos nervos periféricos resultam no desenvolvimento de sintomas sensoriais e motores, como hipersensibilidade a estímulos mecânicos ou fraqueza distal devido a mecanismos que não são totalmente compreendidos.[6]

O modo de ação dos agentes mencionados, que levam a efeitos sobre a proliferação celular e a morte celular, tem sido extensamente estudado e é relativamente bem compreendido. A maioria dos primeiros fármacos anticâncer descobertos atuavam no DNA ou em seus precursores, inibindo a síntese de material genético novo e causando danos de amplo espectro ao DNA em células normais e malignas. Os alvos específicos de câncer descobertos mais recentemente incluem receptores do fator de crescimento, vias de sinalização intracelular, processos epigenéticos, vascularização do tumor, defeitos de reparo do DNA e vias de morte celular. Em um futuro previsível, os medicamentos citotóxicos e direcionados continuarão sendo usados em combinação (Figuras 71.1 e 72.1).[35] No entanto, não está claro se os efeitos nas células de proliferação rápida também são responsáveis por causar efeitos indesejáveis nos neurônios sensoriais não proliferativos, ou se efeitos farmacológicos adicionais contribuem para o aumento da NPIQ. Muitos, mas nem todos, agentes dentro de qualquer subgrupo causam NPIQ ou causam isso na mesma extensão, o que sugere mecanismos alternativos. Por exemplo, o efeito de diferentes agentes à base de platina no sistema hematopoético é diferente, mas ambos causam NPIQ; a vincristina causa o NPIQ mais comum de todos os alcaloides.[36]

Mecanismos patológicos

Vários mecanismos patológicos para polineuropatia induzida por quimioterapia foram propostos. Elas podem ser explicadas principalmente pelo mecanismo de ação dos (sub)grupos e agentes quimioterápicos específicos. São importantes:

- *Estresse oxidativo e vias apoptóticas: danos* às mitocôndrias neuronais e não neuronais, levando ao aumento da produção de espécies reativas de oxigênio (ERO,ex., peróxido, superóxido, radicais hidroxila e oxigênio singlete) como subproduto do metabolismo do oxigênio no estresse oxidativo. Isso pode acarretar um círculo vicioso de desmielinização, ruptura do citoesqueleto dos nervos periféricos, sensibilização dos processos de transdução de sinal e ativação de uma via apoptótica, além de aumentar a produção de mediadores pró-inflamatórios. O DNA mitocondrial (mDNA, no qual as substâncias de platina se ligam) não pode ser reparado porque nenhum sistema de reparo de DNA é expresso, e ocorrem síntese proteica alterada e erros funcionais da cadeia respiratória. Além disso, desregulação e modificação estrutural com sinalização de cálcio mitocondrial alterada podem ocorrer (vincristina, paclitacel).[6]

- *Homeostase do cálcio:* o influxo de fora da célula, a liberação de reservas internas, efluxo através de bombas de membrana plasmática (ativa) e absorção pelo retículo endoplasmático e/ou mitocôndria são todos mecanismos pelos quais o nível intracelular (livre) de cálcio é estritamente regulado.[38] O nível de cálcio intracelular é mantido próximo de 100 nM, mas muda consideravelmente devido a várias funções celulares.[39] Alterações na concentração intracelular de $[Ca^{2+}]$ que influenciam a homeostase e a sinalização podem causar NPIQ por meio de alteração da excitabilidade da membrana, liberação de neurotransmissores e expressão gênica de células neuronais e gliais.[40] A dor induzida por oxalato é proposta como um fator que con-

Tabela 71.1 Agentes quimioterápicos citotóxicos com efeitos neurotóxicos bem estabelecidos no sistema nervoso central e/ou periférico[5,6]

Antimetabólitos	Metotrexato	Meningite asséptica Mielopatia transversa Encefalopatia aguda/subaguda, semelhante a um derrame Leucoencefalopatia crônica Raros: leucoencefalopatia necrosante	
	5-fluorouracil (5-FU)	Síndrome cerebelar aguda Encefalopatia aguda (hiperamonemia) Raros: neuropatia óptica, distonia focal, sintomas parkinsonianos, convulsões	Raros: neuropatia periférica
	Capecitabina	Síndrome cerebelar Encefalopatia Leucoencefalopatia multifocal	
	Ara-C (citarabina)	Síndrome cerebelar Raro: (leuco)encefalopatia, convulsões, neuropatia craniana, sintomas extrapiramidais, espinhal mielopatia medular	Raros: neuropatia periférica
Agentes à base de platina	Cisplatina	Ototoxicidade Sinal de Lhermitte Raros: encefalopatia (convulsões e déficits focais) Raros: perturbação do paladar Raros: síndrome miastênica Outros: nefrotoxicidade, mielotoxicidade	Neuropatia sensorial simétrica (possível *coasting*)
	Carboplatina	Ototoxicidade	Neuropatia sensorial simétrica
	Oxaliplatina	Ototoxicidade (menos grave)	Neuropatia aguda (disestesias, parestesias das extremidades, região perioral e oral, sensibilidade ao frio, desconforto na garganta, câimbras musculares) Neuropatia sensorial simétrica
Taxanos	Paclitaxel	Raros: convulsões, encefalopatia	Neuropatia sensorial de fibras grandes Síndrome de dor aguda (mialgias, artralgias)
	Docetaxel	Raro: Sinal de Lhermitte	Neuropatia sensorial
Alcaloides da vinca	Vincristina	Neuropatia craniana SIADH Raros: mieloencefalopatia ascendente fatal	Neuropatia sensorial > motora Neuropatia autonômica
	Vinblastina	Semelhante à vincristina, porém menos grave	
Talidomida, lenolidomida			Neuropatia sensorial +/− envolvimento motor
Inibidores do proteassoma	Bortezomibe		Neuropatia sensorial dolorosa
Agentes alquilantes	Ifosfamida	Encefalopatia aguda	
	Bussulfano	Convulsões	

tribui para a NPIQ, mas não abrange todo o espectro e quadro clínico de, por exemplo, NPIQ induzida por oxaliplatina. Esse tipo de dor surge como consequência da quelação de íons de Ca^{2+} extracelulares, levando a um aumento na concentração de Na^+ e a uma diminuição do potencial limiar e da resistência da membrana. No entanto, um aumento nas concentrações de Ca^{2+} extracelular leva ao fechamento do canal de Na^+ e à diminuição da excitabilidade dos neurônios perifé-

ricos. É por isso que a administração de Ca^{2+}/Mg^{2+} foi estudada como agente preventivo (ver: Prevenção).[41] O paclitaxel tem um modo de ação em $[Ca^{2+}]$ através da rápida despolarização mitocondrial e liberação de Ca^{2+} em células após a ativação do poro de transição de permeabilidade mitocondrial (mPTP). Além disso, a regulação dependente de cálcio da fosforilação do receptor acoplada à proteína G ocorre por meio de alterações no $[Ca^{2+}]$ a jusante do sensor de cálcio neuronal 1

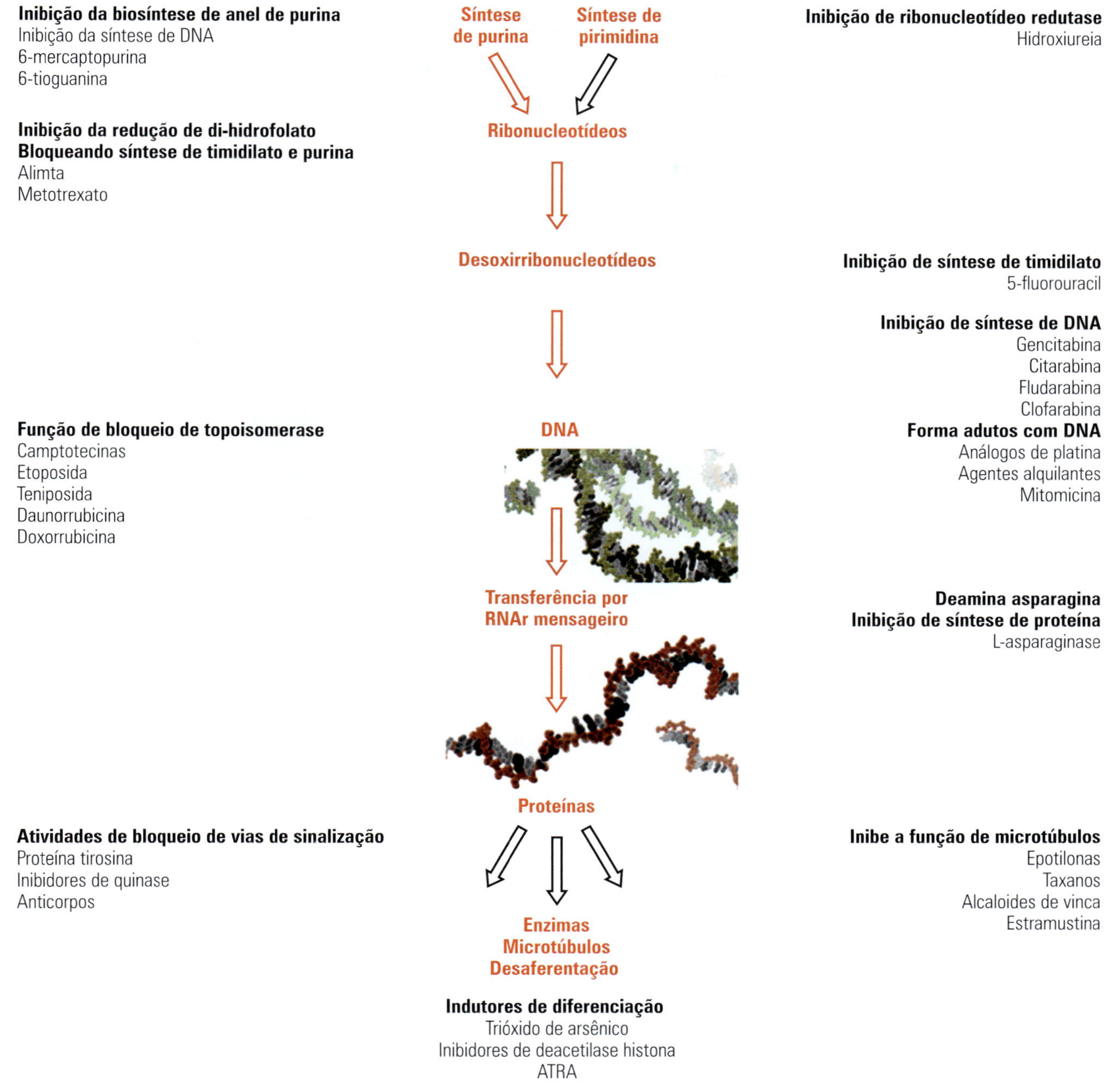

Capítulo 71 – Neuropatia Induzida por Quimioterapia

Inibição da biosíntese de anel de purina
Inibição da síntese de DNA
6-mercaptopurina
6-tioguanina

Inibição da redução de di-hidrofolato
Bloqueando síntese de timidilato e purina
Alimta
Metotrexato

Síntese de purina   **Síntese de pirimidina**

Ribonucleotídeos

Desoxirribonucleotídeos

Função de bloqueio de topoisomerase
Camptotecinas
Etoposida
Teniposida
Daunorrubicina
Doxorrubicina

DNA

Transferência por RNAr mensageiro

Proteínas

Atividades de bloqueio de vias de sinalização
Proteína tirosina
Inibidores de quinase
Anticorpos

Enzimas
Microtúbulos
Desaferentação

Indutores de diferenciação
Trióxido de arsênico
Inibidores de deacetilase histona
ATRA

Inibição de ribonucleotídeo redutase
Hidroxiureia

Inibição de síntese de timidilato
5-fluorouracil

Inibição de síntese de DNA
Gencitabina
Citarabina
Fludarabina
Clofarabina

Forma adutos com DNA
Análogos de platina
Agentes alquilantes
Mitomicina

Deamina asparagina
Inibição de síntese de proteína
L-asparaginase

Inibe a função de microtúbulos
Epotilonas
Taxanos
Alcaloides de vinca
Estramustina

Figura 71.1. Resumo dos mecanismos e locais de ação de alguns agentes quimioterápicos úteis na doença neoplásica.[35]

(NCS-1).[42] Um estudo mais recente mostrou que o desenvolvimento de atividade espontânea e hiperexcitabilidade em neurônios DRG assemelha-se ao aumento da expressão de canais de cálcio ativados por baixa voltagem (tipo T; $Ca_v3.2$) no rato.[43] Para a cisplatina, a relação é menos clara, apesar de seus vários efeitos sobre a expressão e a função dos canais de Ca^{2+} dependentes de voltagem.[44]

• *Degeneração axonal:* graças a despolimerização e polimerização da tubulina, a dinâmica dos microtúbulos é afetada pelo paclitaxel, vincristina e bortezomibe.

Tanto o transporte axonal anterógrado como o retrógrado dependem da integridade e dinâmica dos microtúbulos, e os fármacos para NPIQ que almejam o microtúbulo provavelmente resultam em transporte axonal alterado de componentes celulares. A degeneração axonal pode ser provocada por múltiplos estímulos. É, em parte, resultado necessário e "normal" da poda que possibilita plasticidade dos circuitos neuronais durante o desenvolvimento. O excesso de inervação no desenvolvimento inicial (dentro do sistema nervoso central e periférico) é seguido pelo refinamento da

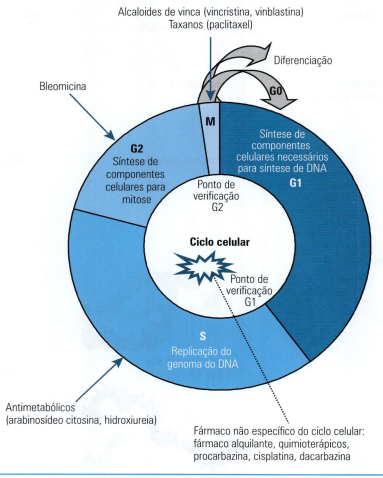

Figura 71.2. Especificidade do ciclo celular de agentes antineoplásicos. S: síntese de DNA; M: fase mitótica na qual ocorre divisão celular; G0: estado quiescente; G1: precede síntese de DNA; G2: intervalo após término da síntese de DNA.[35,37]

conectividade e pelo estabelecimento de um circuito maduro robusto. Esse processo regulatório envolve múltiplos processos de sinalização para produzir degeneração axonal real ou morte celular, tais como células gliais que iniciam a fragmentação do axônio, o fator de crescimento nervoso (NFF)/neurotrofinas que são liberadas para promover a sobrevivência do axônio e do corpo celular e em contraste com a perda de inervação com possível apoptose de neurônios que falham em recebê-lo, processos transcricionais que podem promover ativamente a degeneração axonal durante a privação trófica, e clivagem proteolítica de proteínas axonais por caspases e calpaínas. Uma orientação importante para pesquisas futuras é o efeito de quimioterápicos em genes pró-sobrevivência ou tradução de RNAm axonais. Não há evidências para isso no momento, mas essa via é fundamental para a sobrevida dos axônios. A degeneração axonal por lesão traumática é outro modelo para estudos mecânicos de degeneração e sobrevivência de axônios. Após axotomia e fase latente inicial, a fragmentação do citoesqueleto, a destruição das organelas e a desintegração do axônio distal ao traumatismo seguem, assim, o processo de degeneração Walleriana. Por meio da existência de uma mutação genética espontânea, denominada degeneração walleriana lenta (Wlds), que retarda o processo de degeneração walleriana, várias enzimas (p. ex., NMNAT) e outras moléculas (p. ex., SARM-1, uma molécula de ancoragem) foram estudadas como influenciadoras desse processo. Sua possível relação com a NPIQ também justifica mais pesquisas sobre a etiologia da NPIQ e estratégias terapêuticas.[45]

- *Sensibilização central:* pode existir como uma consequência (in)direta dos agentes quimioterápicos. Baixas concentrações de oxaliplatina e paclitaxel podem ser detectadas no sistema nervoso central após a dosagem sistêmica, que produz hiperalgesia em ratos. O paclitaxel pode sensibilizar os neurônios espinhais às respostas da capsaicina mediada pelo TRPV-1, enquanto a oxaliplatina pode aumentar a expressão e liberar o ligando 1 do motivo da quimiocina C-X3-C dos neurônios da medula espinhal. Isso pode potencializar ainda mais a dor neuropática por meio de micróglia e astrócitos. Além disso, alguns quimioterápicos (p. ex., paclitaxel) podem ativar astrócitos e micróglia em regiões do cérebro associadas a dor crônica e processamento nociceptivo. Esses processos, portanto, podem contribuir para a sensibilização do sistema nervoso central e ativação glial para a dor neuropática que ocorre na NPIQ.[46,45]

- *Alterações na excitabilidade neuronal:* a expressão alterada e a função de uma série de canais iônicos causam alterações na excitabilidade do nervo periférico que contribuem para o desenvolvimento da neuropatia periférica sensorial. Estes envolvem a expressão do canal de sódio (Na_v) dependente de voltagem nos nodos de Ranvier, função do canal Na_v através de uma corrente de Na^+ aumentada e inibição da amplitude máxima, expressão diminuída dos canais de K^+ de dois poros (K_{2p}) TREK1 e TRAAK após oxaliplatina e paclitaxel, uma fase de repolarização ampliada, disparo repetitivo e pós-hiperpolarização através dos canais K_v pela oxaliplatina, expressão alterada de vários canais TRP (potencial receptor transitório) termossensível e mecanossensível como TRPV-1/TRPA-1/TRPM-8 para paclitaxel e vincristina.[6]

- *Ativação do sistema imunológico e inflamação:* por meio da mieloproliferação, há uma imunossupressão transitória com agentes quimioterápicos.Contudo, a destruição de células tumorais e a neuroinflamação podem ser sustentadas pela ativação do sistema por quimioterápicos, e pode codesenvolver NPIQ. Efeitos sobre células gliais, de Schwann, microgliais e astrocitárias e efeitos no sistema imune adaptativo e inato foram descritos.[47] Consistentemente, a perda de fibras nervosas epidérmicas em oxaliplatina e paclitaxel foi evitada pela minociclina, um antibiótico de tetraciclina que inibe macrófagos/monócitos e células microgliais.[48] Os seguintes mecanismos estão envolvidos na ativação do sistema imune com recrutamento de células imunes e neuroinflamação como meio de desenvolvimento de NPIQ: (1) as citocinas pró-inflamatórias (IL-6, IL-8, Il-1b, TNF-α) encontram-se aumentadas (para oxaliplatina e paclitaxel), (2) os níveis circulantes de linfócitos T CD4+ e CD8+ que infrarregulam as células T reguladoras estão aumentados (para oxaliplatina), (3) integrinas são expressas na superfície de células endoteliais com macrófagos expressando aderência de CX3CR e CX3CL1 ao endotélio e migração para tecido nervoso (para vincristina), (4) pode haver uma suprarregulação do ligando 12 de Quimiocina CXC Motif em gânglios do corno dorsal como um atrativo para linfócitos T e monócitos (para vincristina e paclitaxel). [6,49,50]

• Substâncias à base de platina (cisplatina, oxaliplatina, carboplatina)

A oxaliplatina é usada em combinação com ácido folínico e 5-fluorouracil como parte do esquema FOLFOX para terapia de primeira linha e adjuvante de câncer colorretal, enquanto a cisplatina é um dos tratamentos mais eficazes para tumores sólidos, incluindo cânceres de pulmão de pequenas células, testicular, de ovário, cérebro e bexiga. A concentração intracelular de antineoplásicos à base de platina é mantida por meio de vários transportadores ativos, incluindo o transportador de cobre CTR1 que medeia a captação de fármaco,[51] bem como as ATPases transportadoras de cobre que medeiam o efluxo, tais como ATP7A e ATP7B.[52]

Compostos à base de platina interferem na proliferação de células tumorais por meio da formação de adutos de ácido desoxirribonucleico (DNA)-platina. A cisplatina sofre hidrólise e, então, faz ligação cruzada com duas bases purinas (adenina ou guanina) do DNA por reação com nitrogênio, interferindo assim na divisão celular e na transcrição do ácido ribonucleico mensageiro (RNAm). Da mesma maneira, a oxaliplatina cria ligações cruzadas intrafita de DNA ligando duas bases de guanina ou um par guanina-adenina de regiões de DNA ricas em GC, e também ligações cruzadas interfitas. Estas, por sua vez, inibem a replicação e transcrição do DNA, um efeito fatal nas células da fase S do ciclo celular. Além disso, a cisplatina provoca efeitos não genômicos adicionais (p. ex., produção de espécies reativas de oxigênio que resultam em alteração da função mitocondrial e ativação de vias de apoptose intrínseca e extrínseca) e afeta as vias de sinalização de cálcio e a função das famílias de proteínas quinases, levando à morte celular.[6]

A *cisplatina* causa (entre outros efeitos colaterais, veja também a Tabela 71.1), uma neuropatia periférica dependente da dose e do tempo, mas com um início variável. Geralmente se desenvolve em doses cumulativas acima de 350 mg/m², e em 500-600 mg/m² até 92% dos pacientes desenvolvem sintomas neurotóxicos de formigamento, dormência e hiperalgesia (tanto mecânica quanto térmica).[53,54] Diversos mecanismos que contribuem para a neurotoxicidade foram propostos, incluindo mudanças nas cascatas de sinalização celular, perda de neurônios sensoriais periféricos, alterações na homeostase e sinalização do cálcio, estresse oxidativo, disfunção mitocondrial e indução de apoptose como resultado da platinação do DNA (Tabela 71.2).[55]

A *oxaliplatina* não causa efeitos ototóxicos nem nefrotóxicos, mas mielotoxicidade e neuropatia periférica. A neuropatia periférica induzida por oxaliplatina aguda (NPIO) ocorre em quase todos os pacientes e os sintomas podem aparecer durante ou logo após as primeiras infusões. Esses sintomas, principalmente transitórios, consistem em parestesias desencadeadas por frio e disestesias na região perioral, em mãos e pés.[56,57] As manifestações e sintomas crônicos consistem em uma neuropatia sensorial periférica persistente com distribuição em meia e luva, e afeta 13 a 79,2% dos pacientes em maior ou menor extensão após meses ou mais.[58,59] Esses sintomas são a principal toxicidade limitante da dose de oxaliplatina.[56,57,60,61]

O mecanismo que contribui para o desenvolvimento da NPIQ induzida por oxaliplatina inclui alteração da excitabilidade axonal pela disfunção do canal iônico, desregulação da homeostase do cálcio e função alterada dos canais potenciais do receptor transitório. Adicionalmente, o estresse oxidativo que leva à disfunção das células neuronais e gliais e à morte celular induzida por caspases, proteínas quinases ativadas por mitógeno e proteína quinase C pode contribuir para o desenvolvimento de NPIQ induzida por oxaliplatina (Tabela 71.2).[40]

• Alcaloides da vinca (vincristina, vinblastina)

A vincristina é utilizada no tratamento de vários tumores e é um componente de vários esquemas (p. ex., MOPP, COPP, BEACOPP). O mecanismo exato de transporte

Tabela 71.2 Mecanismos envolvidos no desenvolvimento da NPIQ induzida por compostos de platina[6,55]

Sistema imunológico	Ativação de células imunes	Libertação de citocinas pró-inflamatórias	Liberação de IL, ativação do sistema imunológico e inflamação		Inflamação neuronal
		Função alterada de canais iônicos de células imunes			
Micróglia	Libertação de TNF-α	Atração e ativação de células imunes			
Neurônios periféricos	Morfologia do axônio	Perda de fibras sensoriais periféricas	Perda de fibra intraepidérmica	Função alterada do canal potencial do receptor transitório, canais de Na e K e Ca dependentes de voltagem	Excitabilidade alterada de neurônios periféricos
		Degeneração axonal.	Degeneração axonal sensorial-motora		
	Quelação de cálcio EC	Homeostase do cálcio alterada	Condução de Na+ alterada, potencial limiar e resistência da membrana		
	Ligação de DNA mitocondrial	Função mitocondrial alterada	Liberação de ROS		
			Ativação de vias apoptóticas		

IL: interleucinas; TNF-α: fator de necrose tumoral alfa; ROS: espécie de oxigênio reativo; DNA: ácido desoxirribonucleico; EC: extracelular.

da vincristina para a célula não é claro, mas envolve um mecanismo de transporte mediado pelo transportador (cinética de Michalis-Menton), dependência da temperatura, inibição competitiva, relação com os níveis de colesterol e fosfolipídio (menor acúmulo de vincristina em níveis mais altos) e uma contribuição da família de transportadores ABC dependentes de adenosina trifosfato (ATP) ao efluxo do citosol celular e resistência das células cancerígenas à terapia.[62,63]

Posteriormente, a vincristina liga-se às subunidades β da tubulina e inibe a formação de microtúbulos (proteínas envolvidas na regulação da forma celular, mitose, segregação de cromossomos, divisão celular e transporte celular). A função desses microtúbulos depende de um equilíbrio entre agregação e desagregação de subunidades α e β. Portanto, a vincristina ligada leva à parada mitótica e morte celular. A estrutura do anel de catharnina de vinorelbina (de oito membros) ou vincristina (de nove membros) parece ser importante para a ligação aos microtúbulos axonais e do citoesqueleto, onde a vinorelbina apresenta uma preferência na ligação a fusos mitóticos sobre os microtúbulos axonais e uma neurotoxicidade reduzida em comparação com vincristina.[64,65]

Embora as taxas de incidência relatadas variem consideravelmente, a maioria dos pacientes que recebem vincristina desenvolve algum grau de neuropatia periférica sensorial com uma dose cumulativa de > 4 mg/m^2.[8,66] Os mecanismos envolvidos no desenvolvimento da polineuropatia induzida pela vincristina são o rompimento da homeostase do cálcio, a ativação do sistema imunológico e subsequente neuroinflamação, remodelamento de membrana de neurônios periféricos e perda de grandes fibras mielinizadas (Tabela 71.3).[40,42,67]

• Taxanos (paclitaxel, docetaxel)

Os taxanos são usados no tratamento de tumores de mama, próstata, pulmão, pâncreas, ginecológico e outros tumores sólidos que atuam inibindo a desmontagem da tubulina do polímero de microtúbulos. Diferenças sutis na farmacocinética e na dinâmica resultam em efeitos clínicos distintos. O docetaxel liga-se à tubulina com maior afinidade, o que leva à parada do ciclo celular na fase S (docetaxel) em vez da fase G2-M (paclitaxel). Não passa a barreira hematoencefálica, mas o paclitaxel é acumulado nos neurônios do gânglio da raiz dorsal (DRG). A metabolização extensa ocorre através dos citocromos P-C28 e 3A4, respectivamente, com atividade limitada de metabólitos.[68-70]

Também para taxanos como paclitaxel e docetaxel, a NPIQ pode ser um efeito colateral limitante da dose, que é tanto dependente da dose (cumulativa) como dependente do tempo de exposição (cumulativo) pelos efeitos farmacológicos diretos nos neurônios sensoriais. Quase todos os sintomas desenvolvem-se dentro de algumas semanas após o início do tratamento, mas uma neuropatia aguda (com dor, dormência e/ou formigamento) pode anteceder em vários dias após o ciclo de tratamento, um preditor para o desenvolvimento de neuropatia crônica.[71-73]

O limiar para o desenvolvimento da NPIQ está próximo da dose (padrão) utilizada para a maioria dos esquemas de quimioterapia (300 mg/m^2 para o paclitaxel ou 100 mg/m^2 para o docetaxel).[9] Os sintomas mais leves ocorrem em até 90% dos pacientes, mais ainda para o paclitaxel, com queixas mais graves que surgem a partir de 1.400 mg/m^2.[74]

Os mecanismos que contribuem para a neuropatia induzida pelo paclitaxel incluem processos imunomediados, perda de fibras periféricas, desmielinização e degeneração axonal, transporte retrógrado e anterógrado alterado, bem como disfunção mitocondrial (Tabela 71.4).[6]

• Bortezomibe

O bortezomibe tem atividade significativa contra mieloma múltiplo (MM) recorrente ou recém-diagnosticado. Inibe o complexo proteassoma 20S, interrompendo várias vias de sinalização celular, causando assim parada

Tabela 71.3 **Mecanismos envolvidos no desenvolvimento da NPIQ pela vincristina**[6,55]

Sistema imunológico	Ativação de células imunes	Liberação de citocinas pró-inflamatórias		Ativação do sistema imune inato e adaptativo	Inflamação neuronal
Tecido periférico	Expressão de integrina	Tecido endotelial	Migração e ativação de macrófagos CX3CR, liberação de TNF-α e ILs		
		Expressão de DRG de CXCL12	Atração e ativação de linfócitos T e monócitos CXCR4		
Neurônios periféricos	Microtúbulos	Transporte retrógrado e anterógrado alterado	Remodelação da membrana celular neuronal	Função alterada do canal potencial do receptor transitório, canais de Na e K e Ca dependentes de voltagem Remodelação da membrana celular neuronal	Excitabilidade alterada de neurônios periféricos
			Degeneração walleriana		
		Alterações na forma da célula e estabilidade da célula	Remodelação de membranas		
	Mielina	Perda de fibras sensoriais periféricas			
	Homeostase do cálcio alterada	Função mitocondrial alterada	Liberação de ROS		
			Função de célula glial alterada		
			Ativação de vias apoptóticas		

IL: interleucinas; TNF-α: fator de necrose tumoral alfa; ROS: espécie de oxigênio reativo; DNA: ácido desoxirribonucleico; EC: extracelular.

Tabela 71.4 **Mecanismos envolvidos no desenvolvimento da NPIQ pelo paclitaxel**[6,55]

Sistema imunológico	Maior migração de macrófagos	Liberação de citocinas pró-inflamatórias		Inflamação neuronal
	Ativação da via TLR4	Liberação de IL, ativação do sistema imunológico inato e inflamação		
Micróglia	Liberação de TNF-α	Atração e ativação de células imunes		
Neurônios periféricos	Morfologia do axônio	Perda de fibras neuronais		Excitabilidade alterada de neurônios periféricos
		Desmielinização	Grandes fibras mielinizadas	
		Degeneração axonal	Degeneração axonal sensorial-motora	
	Microtúbulos	Transporte retrógrado e anterógrado	Função alterada do canal potencial do receptor transitório, canais de Na e K e Ca dependentes de voltagem	
		Alterações na forma da célula e estabilidade da célula		
	Mitocôndria	Função mitocondrial alterada	Liberação de ROS	
			Ativação de vias apoptóticas	
			Homeostase do cálcio alterada	
			Corrente respiratória da função alterada	

IL: interleucinas; TNF-α: fator de necrose tumoral alfa; ROS: espécie de oxigênio reativo; DNA: ácido desoxirribonucleico; EC: extracelular.

do ciclo celular, apoptose, inibição da adesão celular e inibição da angiogênese. O sistema ubiquitina-proteassoma é a principal via de degradação de proteínas intracelulares em células eucarióticas, e é importante na regulação de seu principal fator de transcrição NF-κB (fator nuclear kappa B). A neuropatia periférica pode ser uma toxicidade significativa que requer redução de dose e mudanças no cronograma de tratamento, enquanto a terapia de combinação com talidomida induz uma polineuropatia reversível de fibras grandes sobre fibras pequenas, sensorial sobre motora, predominantemente axonal.[75]

Mecanismos propostos de polineuropatia induzida por bortezomibe são alterações metabólicas após acúmulo nas células dos gânglios da raiz dorsal (vacuolização intracitoplasmática de células satélites pelo dano do retículo mitocondrial e endoplasmático), desregulação mediada por mitocôndrias da homeostase de cálcio (dano no retículo mitocondrial e endoplasmático pela ativação de uma via apoptótica baseada em mitocôndrias) e desregulação das neurotrofinas (sua principal ação é inibir a ativação do NF-κB, bloqueando, assim, a transcrição da sobrevivência dos neurônios mediada pelo fator de crescimento dos nervos). Pode ser um efeito de classe do inibidor de proteassoma, principalmente com fibras pequenas e neuropatia periférica sensorial axonal dolorosa. No entanto, existem apenas alguns trabalhos de pesquisa da base para essas suposições.[76]

Os perfis genéticos de pacientes com neuropatia periférica induzida por bortezomibe de início precoce sugerem uma relação com genes envolvidos na transcrição, apoptose e sinalização mediada por AMPK, enquanto a neuropatia periférica induzida por bortezomibe de início tardio está associada a genes envolvidos no desenvolvimento e função do sistema nervoso. Parece haver uma interação entre os fatores relacionados ao mieloma e o histórico genético do paciente no desenvolvimento da neuropatia periférica induzida pelo bortezomibe.[77]

• Talidomida

A talidomida induz uma neuropatia axonal sensório-motora dependente da dose e da duração.[78] A terapia combinada com a talidomida induz uma polineuropatia reversível de fibras grandes sobre fibras pequenas, sensorial sobre motora, predominantemente axonal.[75]

A fisiopatologia da neuropatia induzida pela talidomida envolve vários mecanismos. Por causa de suas propriedades antiangiogênicas, uma redução na formação de vasos sanguíneos pode desencadear isquemia secundária e hipóxia de fibras nervosas. Efeitos tóxicos diretos da talidomida sobre os neurônios dos gânglios da raiz posterior também foram sugeridos. Outro possível mecanismo de neurotoxicidade da talidomida é a desregulação da atividade da neurotrofina mediante inibição do NF-κB. Vários fatores genéticos foram propostos.[79]

■ APRESENTAÇÃO CLÍNICA

A NPIQ é predominantemente ou exclusivamente sensorial, e está frequentemente associada a sintomas desagradáveis, geralmente referidos como "dor". A definição atual de "dor" de acordo com a Associação Internacional para o Estudo da Dor (IASP) descreve "uma experiência sensorial e emocional desagradável associada a dano tecidual real ou potencial, ou descrita em termos de tal dano". Quando se refere especificamente à dor neuropática (o tipo mais provável na NPIQ), a dor deve ser "causada por uma lesão ou doença do sistema nervoso somatossensorial", e isso implica que o dano pode envolver o sistema nervoso central ou periférico, ou ambos (http://www.iasp-pain.org/Taxonomy).

Entre os fármacos antineoplásicos potencialmente capazes de causar NPIQ, o espectro de sensações desagradáveis presentes em uma alta proporção de pacientes tratados é muito amplo e variável mesmo dentro da mesma classe de agentes. Por definição, a apresentação clínica é subjetiva e predominantemente manifesta-se como sintomas sensoriais puros com sintomas distais progressivos simetricamente distribuídos de dormência, formigamento, sensação de picada, ardência, sensação diminuída ou alterada, ou sensibilidade aumentada que pode ser descrita como dolorosa (alodinia, hiperestesia) e menos frequentemente com fraqueza motora ou alterações autonômicas.

Entretanto, quando é realizada uma cuidadosa caracterização dos sintomas causados pelos pacientes com NPIQ, a apresentação clínica e o curso dessas sensações desagradáveis são acentuadamente diferentes, dependendo do fármaco utilizado. Portanto, uma visão geral é dada para os diferentes fármacos, descrevendo suas manifestações clínicas específicas.

Cisplatina (substâncias à base de platina)

As principais características clínicas da NPIQ pela cisplatina nos pacientes acometidos consistem em efeito sensorial e motor misto, com perda da percepção de vibração, perda da percepção gustativa, uma ataxia sensorial e possível tremor. *Parestesias* nas mãos e nos pés são comuns. As medições da velocidade de condução nervosa motora nesses pacientes podem apresentar perda das respostas do nervo sural, com o surgimento de redução dos potenciais de ação do nervo sensorial e perda de grandes fibras mielinizadas com doses mais altas de cisplatina. Os sintomas podem persistir por vários meses e podem piorar progressivamente ao longo do tempo, um fenômeno conhecido como "coasting". Com doses cumulativas mais elevadas e tempos mais longos de exposição à cisplatina, a gravidade da NPIQ aumenta, com a probabilidade de desenvolvimento de uma neuropatia crônica e irreversível. Alguns pacientes, no entanto, desenvolvem uma neuropatia com início rápido, mesmo em doses únicas > 100 mg/m^2. A incidência relatada varia de 49 a 100% dependendo da dose, horário e combinação com outros fármacos e geralmente é observada após doses cumulativas acima de 350 mg/m^2.[80] A neuropatia crônica induzida por cisplatina – cujo desenvolvimento parece ser independente do limiar de percepção vibratória pré-tratamento, idade, sexo, tipo de tumor ou cotratamento com outros quimioterápicos – foi relatada em aproximadamente 5 a 20% dos pacientes em 12 meses. Contudo, os sintomas são muito raramente relatados pelos pacientes como sendo suficientemente desagradáveis para serem considerados disestesias de acordo com a taxonomia da IASP e, para serem considerados como "dolorosos".[6,9,81]

Oxaliplatina (substâncias à base de platina)

Existem dois tipos característicos de polineuropatia induzida por oxaliplatina, sendo uma polineuropatia aguda (nos primeiros dias após a infusão de oxaliplatina) e crônica (progressiva com dose e múltiplos tratamentos, seja crônica ou permanente).

Aproximadamente 80 a 95% dos pacientes tratados com oxaliplatina sofrem de polineuropatia aguda. Os sintomas de polineuropatia aguda induzida por oxaliplatina são dor e parestesias intensas, provocadas pelo frio, na face, garganta e extremidades distais associadas a outros sinais de hiperexcitabilidade nervosa, tais como câimbras musculares, fasciculações e contrações musculares prolongadas. No entanto, a chave é uma alodinia ao frio. Apesar de serem transitórios e diminuir entre os ciclos de tratamento, com duração máxima entre 48 e 72 horas após a infusão do fármaco, esses sintomas são frequentemente relatados como "dolorosos" pelos pacientes acometidos, se especificamente questionados. Os pacientes podem relatar várias soluções práticas para evitar ou mascarar essas experiências, como o uso temporário de luvas e evitar beber bebidas geladas.[29,56,82]

O equivalente crônico tem uma incidência estimada de 70%, com desenvolvimento comum em doses superiores a 540 mg/m^2. As queixas assemelham-se às da condição aguda e incluem parestesias insensíveis à temperatura, hipoestesia e disestesias das mãos e dos pés. Além disso, pode haver alterações na propriocepção, que podem afetar as atividades diárias normais, exigindo coordenação motora fina (mais comum em doses superiores a 780 mg/m^2).[6,81]

Carboplatina (substâncias à base de platina)

O desenvolvimento da NPIQ após a administração de carboplatina é experimental e clinicamente indistinguível da cisplatina, com uma incidência de 13 a 42%. Foi relatado como menos neurotóxico que a cisplatina, mas estudos controlados sugerem incidência e gravidade iguais para os dois agentes.[80]

Vincristina (alcaloides da vinca)

A vincristina causa neuropatia sensório-motora, mas sua neurotoxicidade mais relevante é um comprometimento autonômico. Uma ampla gama de sinais de comprometimento autonômico foi descrita em pacientes, como obstipação, retenção urinária ou hipotensão ortostática, na qual um íleo paralítico, em casos raros, pode ser ameaçador da vida. A dor pode estar presente em alguns pacientes, nos quais uma neuropatia sensorial dose-dependente pode se desenvolver. É então caracterizada por dormência, formigamento e dor neuropática nas extremidades superiores e inferiores, além de uma perda de discriminação sensorial, especificamente uma incapacidade de detectar leve toque, sensações de picada ou vibração e uma incapacidade de diferenciar entre temperaturas quentes e frias. A neuropatia motora induzida pela vincristina é rara e caracteriza-se por fraqueza nas extremidades superiores e inferiores e desenvolvimento de queda do punho ou pé devido a comprometimento da dorsiflexão que resulta de danos aos nervos periféricos, acompanhado de anormalidades da marcha, câimbras e perda de ou redução dos reflexos tendinosos profundos. O pico de incidência ocorre 2 a 3 semanas após a injeção e a recuperação geralmente ocorre 1 a 3 meses após a suspensão do tratamento ou após a suspensão do medicamento ou redução da dose, enquanto os sintomas da NPIQ podem persistir ou piorar após a terapia com vincristina.[66,77]

Talidomida

A talidomida induz tipicamente uma neuropatia sensorial dependente da dose em uma incidência de aproximadamente 30% e é relatada como resultado limitante da dose. Geralmente ocorre após o uso crônico durante um período de meses, mas às vezes surge após períodos mais curtos de tratamento. Ao contrário de outros agentes quimioterápicos, não existe uma correlação clara entre a dose cumulativa da talidomida e o desenvolvimento de NPIQ. Os sinais e sintomas incluem dormência e formigamento, que podem ser dolorosos e ocorrem em uma distribuição simétrica nas mãos e pés. Além disso, os sintomas podem começar após o tratamento com talidomida já ter sido interrompido. Apenas alguns pacientes relatam dor relevante durante a administração do fármaco. O desenvolvimento de NPIQ foi relatado como a mais importante toxicidade limitante da dose, e a NPIQ foi desenvolvida em 39% dos pacientes, com uma associação significativa de uma dose > 150 mg/dia com uma maior frequência de NPIQ.[6,80,81,83]

Paclitaxel e docetaxel (taxanos)

Os sintomas da neuropatia induzida por taxano são de neuropatia periférica sensório-motora crônica. A neuropatia sensorial é predominante, embora os efeitos motores (fraqueza distal, câimbras musculares, dores musculares) e disfunção autonômica (p. ex., arritmias e hipotensão ortostática) possam ocorrer em doses mais altas. A neuropatia sensorial consiste em dormência, formigamento, alodinia mecânica e dor neuropática que se desenvolve simetricamente nos dedos e estende-se para as extremidades. Alodinia a frio, perda de sensação de picada de agulha, bem como reflexos alterados podem ocorrer.[6,10,84]

A administração de taxano também está associada ao aparecimento de uma síndrome aguda e desagradável caracterizada por dor nos membros. Para essa síndrome de "artralgia-mialgia induzida por paclitaxel" ou mais tarde denominada "síndrome de dor aguda associada ao paclitaxel", apesar da falta de evidência de lesão articular ou muscular, existe uma relação entre a sua gravidade e a neurotoxicidade crônica dos taxanos. Portanto, pode muito bem ser uma expressão (ou variante) da dor neuropática.

Bortezomibe (inibidor do proteassoma) e talidomida

O bortezomibe causa um tipo muito comum de dor neuropática, que consiste principalmente em neuropatia periférica sensorial com hipoestesia distal nos braços e pernas, com dor moderada a intensa, descrita como ardência, do tipo aguda, elétrica, em perfuração e/ou em pontada na mesma região.[81] A redução da dose ou a descontinuação do bortezomibe resulta em melhora da maioria dos pacientes, sendo que até 80% tornam-se assintomáticos. Em terapia combinada com a talidomida, a maior parte da incidência e a reversibilidade dos sintomas parecem contribuir para o bortezomibe, porque a talidomida tende a produzir queixas irreversíveis em uma porcentagem maior de pacientes acometidos.[75]

A talidomida é frequentemente usada em conjunto com o bortezomibe em pacientes com mieloma múltiplo. Ela induz uma neuropatia axonal sensório-motora dependente da dose e da duração. A terapia combinada com talidomida induz um padrão de sinais e sintomas em meia e luva dependente da duração, com uma polineuropatia sensorial sobre a motora, predominantemente axonal, de fibras grandes sobre fibras pequenas. Assim como no bortezomibe, uma degeneração retrógrada (*dying back*) dos nervos sensoriais e motores que, por sua vez, é indicativa de axonopatia distal tóxica é induzida, produzindo um início de sintoma nos membros inferiores com perda sensorial distal, ausência de reflexos no tornozelo e comprometimento das amplitudes do potencial de ação do músculo.[75]

■ DIAGNÓSTICO

As manifestações clínicas da NPIQ, como descritas anteriormente, com sua natureza subjetiva e predominantemente sensorial, são o ponto de partida para a avaliação dessa entidade clínica. O objetivo clínico primário na avaliação dos pacientes é determinar a presença e a gravidade dos sintomas associados à NPIQ que resultam em interferência nas atividades da vida diária, pois esse achado pode ser fundamental para as decisões de tratamento.

Diagnóstico diferencial

O diagnóstico diferencial para neuropatia periférica é vasto, mas pode ser estreitado com anamnese cuidadosa, exame físico e outros exames. Inclui neuropatias periféricas com diversas causas.[6,80]

• Adquirida

- Metabólica: diabetes melito, secundária a doença renal, hipotireoidismo, cirrose biliar primária, estados de deficiência de vitaminas (B1, B6, ácido pantotênico, B12, alfa-tocoferol), excesso de vitaminas (B6 = piridoxina), amiloidose primária, acromegalia.
- Imunomediada: miastenia grave, síndrome de Guillain-Barré, polineuropatia desmielinizante inflamatória crônica (PDIC), vasculite (poliartrite nodosa, síndrome de Churg-Strauss), vasculite sistêmica associada a doenças do tecido conjuntivo (artrite reumatoide, lúpus eritematoso, síndrome de Sjögren), neuropatia por anticorpos monoclonais (macroglobulinemia de Waldenström, mieloma), plexite (cervical, lombossacral, neuropatia motora multifocal).
- Infecciosa: herpes-zóster (sensorial), citomegalovírus (motor), HIV (principalmente sensorial), sarcoidose, doença de Lyme, *Mycobacterium leprae* (lepra), *Campylobacter jejuni*, pólio (motor), hepatite B ou C (vasculítica), toxina botulínica.
- Relacionada com câncer: síndrome miastênica de Eaton-Lambert, linfoma (relacionado ao carcinoma), neuropatia sensorial paraneoplásica, síndrome de Horner, neuropatia motora paraneoplásica (rara).
- Fármacos ou toxinas: induzida por quimioterapia, outros medicamentos (p. ex., atorvastatina, cloranfenicol, dioxina, didanosina, flecanida, hidralazina, interferon-alfa, isoniazida, metronidazol, NO, fenitoína, piridoxina, zalcitabina para achados sensoriais predominantes, acrilamida, alopurinol, captopril, colchicinas, disulfiram, enalopril, lítio, nitrofurantoína, penicilamina = sensorial e motora, cloroquina, procainamida = desmielinizante, amiodarona = desmielinizante e axonopatia, álcool (etanol), metais pesados e toxinas industriais (p. ex., chumbo = sensorial, mercúrio = motor, cádmio = sensório-motor), toxinas de moluscos, toxinas marinhas, toxinas de artrópodes e venenos (predominantemente sensoriais).
- Mecânica/compressiva/física: radiculopatia, mononeuropatia, radiação ionizante.
- Etiologia desconhecida: neuropatia sensorial criptogênica e sensório-motora, esclerose lateral amiotrófica (ELA).

• Hereditária

- Doença de Charcot-Marie-Tooth.
- Síndrome de Riley-Day.
- Esclerose lateral amiotrófica familiar.
- Atrofia muscular espinobulbar ligada ao X.
- Miopatia distal de Gowers.
- Neuropatia sensorial motora hereditária.
- Neuropatia hereditária com predisposição para paralisia por pressão.
- Plexopatia braquial familiar.
- Amiloidose familiar.
- Porfiria aguda.
- Outras neuropatias periféricas (todas raras): doença de Fabry, leucodistrofia metacromática, adrenoleucodistrofia, doença de Refsum.

História e anamnese

A NPIQ deve ser diferenciada das manifestações neurossensoriais distais simétricas associadas à neuropatia sensorial paraneoplásica e à neuropatia diabética das neuropatias tóxicas/metabólicas. Baseia-se na história e na comparação com os achados basais e o decorrer dos novos achados neurossensoriais, reconhecendo que o envolvimento assimétrico, focal ou proximal ou a perda completa da sensibilidade são indicativos de outras etiologias.

Em primeiro lugar, a consideração de diabetes coexistente, deficiência nutricional, história de neuropatia e tratamento quimioterápico neurotóxico, história familiar de neuropatias hereditárias devem ser averiguadas. A análise cuidadosa da história pode revelar um (agravamento) de queixas (poli)neuropáticas preexistentes como um problema coexistente e modo de tratamento (ver Diagnóstico diferencial).

Os principais recursos (compartilhados) de NPIQ são:

- Dependência distal de duração para os nervos periféricos mais longos (portanto, uma distribuição em meia e luva)
- Distribuição simétrica de envolvimento e queixas.
- Início temporal após a administração de quimioterapia neurotóxica com início progressivo com resolução temporária ou agravamento progressivo dos sintomas sensoriais (axonopatia) ou início rápido de sintomas sensoriais (neuronopatia) após administração quimioterapêutica. Assim, é possível um ir e vir dos sintomas, mas, em princípio, eles não progridem sem a administração de um agente quimioterapêutico.

- Sinais e sintomas de disfunção neurossensorial (incluindo parestesias, disestesias, hipestesias, hiperestesias, hipoestesias, dor).
- Função motora relativamente poupada com fraqueza motora leve a moderada que pode ser acompanhada por mioatrofia na mesma distribuição distal dos achados sensoriais.[80]

Sistematicamente, deve-se ter como foco: 1) a natureza dos sistemas (sensações sensoriais versus motoras, queixas autonômicas de diaforese/fraqueza postural/anidrose/ortostática); 2) localização e distribuição (simétrica ou assimétrica, focal, dermatomal, distal versus proximal); 3) envolvimento do neurônio motor superior; 4) início temporal e duração dos sintomas (agudo versus persistente/crônico, sem aumentar e diminuir, relação com outros eventos); 5) história de medicação (revisão, medicações neurotóxicas anteriores, início/suspensão, duração, relação temporal com os sintomas); 6) evidência de neuropatia adquirida ou hereditária (ver Diagnóstico diferencial); e 7) estimar a gravidade dos sintomas com especial atenção à interferência nas atividades da vida diária (pedir deambulação, uso de mãos, vestir-se, comer, dirigir, dormir, subir escadas, etc.). O mesmo evidentemente explica o exame físico descrito mais adiante.

Exame físico

A história distinta pode ser acompanhada por achados específicos no exame físico. Também aqui, haverá um achado simétrico em uma distribuição em meia e luva. Na doença progressiva, os reflexos tendinosos profundos perdem-se progressivamente e a função diminui. Sintomas e achados de fraqueza são menos comuns que sintomas e achados sensoriais.

A fraqueza simétrica distal pode, entretanto, ser detectada em pacientes com axonopatia da NPIQ e pode ser acompanhada por sinais de mioatrofia. Os achados motores podem não ser percebidos ou relatados pelo paciente, mas podem ser observados no exame clínico pelo médico. A fraqueza distal da diminuição da massa muscular (se presente) é de leve a moderada e não tipicamente interfere na atividade funcional. As anormalidades sensoriais e interferência resultante com atividades funcionais que os pacientes experimentam são muito mais perturbadoras do que os achados motores. Uma neuropatia motora pura, manifestada como fraqueza isolada e/ou atrofia com ausência completa de sintomas ou sinais sensoriais de comprometimento, não foi relatada para NPIQ. Nesse caso, outras etiologias parecem mais prováveis e devem ser investigadas.[80]

Em todos os rastreados para polineuropatia, um exame neurológico estrutural é realizado. Pelo menos, há atenção à sensibilidade (todas as entidades, simetria, gradiente proximal ao distal), reflexos, força e presença de sintomas autônomos. Essas informações podem fornecer dados para serem usadas em várias ferramentas de avaliação, conforme descrito adiante.

Atenção especial deve ser dada a:

- Arreflexia localizada (distal com progressão para envolvimento proximal) nas extremidades acometidas, que pode ser um sinal diagnóstico de NPIQ mais avançada. A perda dos reflexos tendinosos profundos distais (p. ex., aquileu ou braquiorradial) pode ser conformada com o teste de reforço (fazendo o paciente realizar manobras de reforço por contração muscular voluntária isométrica).
- A discriminação de tato e dor (sistêmica, distal a proximal, medida ou descrita em relação a pontos de referência específicos e reprodutíveis), aguda versus maçante, quente e fria, em "dois pontos", vibração e propriocepção.
- Ataxia. É principalmente inespecífica, mas pode ser um importante sinal de comprometimento funcional mais grave.

O uso de um diapasão e vibrômetro de Rydel-Seiffer (p. ex., Somedic III) pode adicionar quantificação até o ponto em que as vibrações são sentidas (0 = nenhuma a 8 = máximo), de acordo com a idade.[85] Valores normais são $\geq 6,5$ (idade < 40), $\geq 6,0$ (idade 41-85), $\geq 5,5$ (idade > 85) para os braços e $\geq 4,5$ (idade < 40), $\geq 4,0$ (idade 41-60), $\geq 3,5$ (idade 61-85), $\geq 3,0$ (idade > 85) para as pernas. Em pacientes com sintomas modestos de polineuropatia pura sensível ou sensorial e motora, a sensibilidade e especificidade parecem estar em cerca de 80% havendo pelo menos uma medida divergente no processo estiloide, dedo indicador, maléolo interno ou hálux.

O exame de monofilamento de acordo com Semmes-Weinstein é um teste reprodutível e valioso para medir a sensibilidade no pé. No entanto, a especificidade parece ser baixa (em ~ 30%) com alta sensibilidade (~ 90%).[86]

Uso de escalas de relatos de pacientes, fundamentados em médicos e outras escalas no diagnóstico

Com base em história/anamnese e exame físico, como descrito anteriormente, várias escalas foram desenvolvidas para diagnosticar adequada e reprodutivelmente a NPIQ. Métodos com relatos de pacientes, mas também fundamentados em médicos foram desenvolvidos e amplamente ajustados ao longo dos anos.

Abordagens médicas amplamente reconhecidas para NPIQ incluem NCI-CTCAE (Instituto Nacional do Câncer – Critérios Comuns de Toxicidade para Eventos Adversos), ECOG (Grupo de Oncologia Clínica Oriental), OMS (Organização Mundial de Saúde) e NCIC-CTC (Centro Nacional de Informações sobre Câncer – Critérios Comuns de Toxicidade) – Tabela 71.5. No entanto, eles exigem cooperação do paciente e habilidade do médico para obter as informações essenciais de diagnóstico sobre a NPIQ. Eles variam tipicamente de grau 0 (indicando achados normais) a grau 4 ou 5 (indicando sintomas mais graves ou achados ou morte, respectivamente). Conceitualmente, as diferenças clínicas do grau 1 ao 4 parecem simples, mas, na realidade, parece desafiador devido à natureza subjetiva da NPIQ e à potencial ambiguidade das interpretações. Por um lado, há considerável variabilidade entre os examinadores, bem como entre médicos e pacientes.[80,87]

Além de classificar os níveis de neurotoxicidade dos pacientes, as medidas de autorrelato podem ser usadas para estimar o efeito dos sintomas na vida dos pacientes (Tabela 71.6). Estes incluem a Avaliação Funcional do

Tabela 71.5 Avaliações fundamentadas em médicos

Escala	Grau 0	Grau 1	Grau 2	Grau 3	Grau 4	Grau 5
NCI-CTCAE v5.0	–	Sensorial: assintomático (apenas observações clínicas ou diagnósticas. Motor: assintomático	Sintomas moderados; limitando AVD instrumentais (sensorial/motor)	Sintomas graves; limitando AVD de autocuidado (sensorial/motor)	Consequências com risco de vida; intervenção urgente indicada (sensorial/motor)	Morte
ECOG – sensorial	Nenhuma ou nenhuma alteração	Parestesias leves; perda de reflexos tendinosos profundos	Perda sensorial objetiva leve ou moderada; parestesias moderadas	Perda sensorial objetiva grave de parestesias que interferem na função	–	–
ECOG – motor[80]	Nenhuma ou nenhuma alteração	Fraqueza subjetiva; sem achados objetivos	Fraqueza objetiva leve sem comprometimento significativo da função	Fraqueza objetiva leve sem comprometimento significativo da função	Paralisia	–
NCIC-CTC[80]	Nenhuma ou nenhuma alteração	Parestesias leves e/ou perda de reflexos tendinosos profundos	Perda sensorial objetiva leve ou moderada e/ou parestesias moderadas	Perda sensorial ou parestesias que interferem na função	–	–
OMS[80]	Sem sintomas	Parestesias e/ou perda de reflexos tendinosos profundos	Parestesias graves e/ou fraqueza leve	Parestesias intoleráveis e/ou perda motora acentuada	Paralisia	–
Critérios de toxicidade do GOG[87]	Escala de classificação de 0 a 4 com 2 itens para neuropatia sensorial e motora a ser usada como parte da avaliação clínica					

Tabela 71.6 Avaliações fundamentadas em pacientes de NPIQ

Escala	Itens e escala
FACTO/GOG-NTX[89]	Bem-estar físico (7 itens) Bem-estar social/familiar (6 itens + 1 opcional em relação à vida sexual) Bem-estar emocional (6 itens) Bem-estar funcional (7 itens) Preocupações adicionais (9 itens + 1 em relação à caminhada)
CIPNAT[90]	*Parte I:* itens de experiência de sintomas; avalia a ocorrência, gravidade, angústia e frequência de nove sintomas neuropáticos (dormência nas mãos, dormência nos pés, formigamento nas mãos, formigamento nos pés, sensibilidade à temperatura fria, dor nos nervos, dores musculares/articulares, fraqueza muscular, perda de equilíbrio); 0 = 'não', 1 = 'sim', intervalo 0-270 + 9 para a presença de cada item *Parte II:* itens de interferência (avalia interferência em atividades, incluindo vestir-se, andar, pegar objetos, segurar objetos, dirigir, trabalhar, participar de hobbies ou atividades de lazer, exercícios, atividade sexual, dormir, relacionamentos com outras pessoas, escrever, tarefas domésticas habituais, prazer na vida; 0 = 'não', 1 = 'sim', intervalo 0-140
EORTC QLQ-CIPN[91]	Itens sensoriais (9) e itens motores (8) e sintomas autonômicos (3) Pontuação em uma escala Likert de 4 pontos (1 = 'de maneira alguma', 2 = 'um pouco', 3 = 'consideravelmente', 4 = 'muito', para sintomas durante a última semana, intervalo 0-80; escores mais altos indicam mais carga de sintomas
PNQ[92]	*Item 1:* dormência, dor ou formigamento nas mãos ou pés (A = nenhum, B = leve, C = moderado sem interferência nas atividades de AVD, D = moderado/grave com interferência nas atividades de AVD, E = queixas graves que impedem a AVD) *Item 2:* dormência, dor ou formigamento nos braços ou pernas (A-E, mesma escala do item 1) Para as respostas D e E, indique quais atividades tiveram interferência. Roupas com botões, uso de faca/garfo/colher, abrir portas, colocar ou remover lentes de contato, uso de telefone, operação de controle remoto, apertar fivelas, dormir, subir escadas, digitar em um teclado, escrever, andar, colocar joias, tricotar, costurar, trabalhar, amarrar sapatos, dirigir, realizar outras atividades de importância para mim

FACT/GOG-NTx: Avaliação Funcional do Tratamento do Câncer/Grupo de Oncologia Ginecológica – Neurotoxicidade; PNQ: Patient Neurotoxicity Questionnaire (Questionário de Neurotoxicidade); CIPNAT: Ferramenta de Avaliação da Neuropatia Periférica Induzida por Quimioterapia.

Tabela 71.7 Avaliações compostas de NPIQ

TNS[93]	O TNS está pontuando 10 itens (todos listados abaixo), escalonados 0 (nenhum/normal) a 4. Pontuação total 0-40
TNSc[94]	O TNSc está pontuando 7 itens (itens 1-7 listados abaixo), escalonados 0 (nenhum/normal) a 4. Pontuação total 0-28
TNSr[91]	O TNSr está pontuando 5 itens (itens 1-5 listados abaixo), escalonados 0 (nenhum/normal) a 4. Pontuação total 0-20

Parâmetro	0	1	2	3	4
Sintomas sensoriais (1)	Normal	Limitado aos dedos das mãos ou dos pés	Extensão ao punho/tornozelo	Extensão ao cotovelo/joelho	Extensão acima do cotovelo/joelho ou funcionalmente incapacitante
Sintomas motores (2)	Nenhum	Dificuldade leve	Dificuldade moderada	Requer assistência	Incapacitado
Sintomas autonômicos, n (3)	0	1	2	3	4
Pin sensibilidade (4)	Normal	Reduzida nos dedos das mãos ou dos pés	Reduzida até o punho/tornozelo	Reduzida até cotovelo/joelho	Reduzida até acima do cotovelo/joelho
Vibração sensibilidade (5)	Normal	Reduzida nos dedos das mãos ou dos pés	Reduzida até o punho/tornozelo	Reduzida até cotovelo/joelho	Reduzida até acima do cotovelo/joelho
Força (6)	Normal	Fraqueza leve	Fraqueza moderada fraqueza	Fraqueza intensa	Paralisia
Reflexos tendinosos (7)	Normal	Reflexo do tornozelo (RT) reduzido	RT ausente	RT ausente e outros reduzidos	Todos os reflexos ausentes
Sensação de vibração (TSQ-vibração) (8)	Normal a 125% LSN	126-150% de LSN	151-200% de LSN	201-300% de LSN	> 300% de LSN
Sural Amplitude sural (9)	Normal/reduzido para < 5% do LIN	76-95% do LIN	51-7% do LIN	26-50% do LIN	0-25% do LIN
Peroneal Amplitude peroneal (10)	Normal/reduzido para < 5% do LIN	76-95% do LIN	51-7% do LIN	26-50% do LIN	0-25% do LIN

TSQ: Teste Sensorial Quantitativo; LSN: limite superior do normal; LIN: limite inferior do normal; EORTC QLQ-CIPN: Questionário de Qualidade de Vida da Organização Europeia para Pesquisa e Tratamento no Câncer-NPIQ; TNS: Escore Total de Neuropatia; TNSc: Versão Clínica do Escore Total de Neuropatia (TNSc); TNSr: versão reduzida do Escore Total de Neuropatia.

Tratamento de Câncer/Grupo de Oncologia Ginecológica – Neurotoxicidade (FACT/GOG-Ntx), Ferramenta de Avaliação da Neuropatia Periférica Induzida por Quimioterapia (CIPNAT), Questionário da Organização Europeia para Pesquisa e Tratamento em Qualidade de Vida no Câncer – NPIQ (EORTC QLQ – NPIQ) e Questionário de Neurotoxicidade do Participante (PNQ).

Também são utilizadas avaliações com medidas compostas (Tabela 71.7), como Escore Total de Neuropatia (TNS), versão clínica do Escore de Neuropatia Total (TNSc), Escore Total de Neuropatia-reduzido (TNSr). São avaliações realizadas pelo médico contendo tanto uma(s) escala(s) com medidas clínicas e medidas objetivas.[87]

Uma revisão de Haryani e colaboradores recomendou duas ferramentas (Avaliação Funcional da Terapia do Câncer/Grupo de Oncologia Ginecológica – Neurotoxicidade [FACT/GOG-Ntx] e Escore Total de Neuropatia [TNS]) para avaliação da NPIQ, considerando-se as propriedades psicométricas e praticidade.[88]

Uma revisão e pesquisa Delphi por McCrary e colaboradores extraiu 117 avaliações distintas de NPIQ de 2.373 artigos, dos quais 2.085 estudos (87,8%) utilizaram 17 escalas distintas de classificação clínica e 424 estudos (17,9%) utilizaram 23 desfechos relatados pelos pacientes. Todas as avaliações identificadas na revisão sistemática foram extraídas e avaliadas por um oncologista e neurofisiologista, quanto à sua relevância para a NPIQ, necessidades clínicas e do paciente, linguagem, esforço e custo, treinamento necessário, equipamentos necessários, confiabilidade, estabelecimento de diferenças clinicamente significativas. Das 10 avaliações iniciais com classificações adequadas, quatro avaliações bem menos utilizadas foram excluídas e as seis restantes, revisadas pelo grupo Delphi completo.[95] Elas incluem: FACT/GOG-Ntx, Questionário de Neurotoxicidade do Participante (PNQ), Ferramenta de Avaliação de NPIQ (CIPNAT) (desfechos relatados pelo paciente), critérios de toxicidade GOG (escala de classificação clínica) e Escore Total de Neuropatia clínico (TNSc) e Escore Total de Neuropatia reduzido (TNSr) (medidas compostas). O PNQ foi classificado como o mais alto em geral e com acordo de exigir o esforço/custo mais apropriado em ambientes clínicos e ser mais capaz de ser conduzido sem outros equipamentos ou treinamentos. Acordou-se que o CIPNAT seria o mais abrangente, alcançasse a profundidade mais apropriada para atender às necessidades clínicas e do paciente e usar a linguagem mais apropriada para um desfecho relatado pelo paciente. O TNSc utilizou a linguagem mais apropriada para uma avaliação clínica/composta, conforme determinado por consenso.

Outras investigações

Apenas algumas das escalas desenvolvidas para diagnosticar NPIQ utilizam outras medidas além de informações relativamente recuperáveis de autorrelato, história e exame físico. Sensação de vibração (TSQ-vibração), amplitude sural e peroneal são, no entanto, utilizados no Escore Total de Neuropatia padrão (Tabela 71.7).

Estudos sobre o teste sensorial quantitativo (TSQ), biópsia, medidas eletrofisiológicas (MEF,ex., estudos de condução nervosa) ou eletromiografia (EMG) geralmente produziram resultados inconsistentes com correlação fraca com sintomas clínicos e a gravidade (percebida) da NPIQ. Eles não parecem possibilitar um diagnóstico mais precoce em comparação com as escalas de relato do paciente ou de exame médico mencionadas anteriormente e não parecem preencher os critérios para diagnóstico, manejo e confiabilidade nesta população, seja para a prática ou como avaliação final. Além disso, a conformidade pode ser menor para esses testes por sua invasividade.[80]

No entanto, para estudos de condução nervosa e EMG, podem ser de valor diagnóstico quando o tempo e o curso dos sintomas são incomuns. Além disso, serve como uma medida preditiva objetiva da gravidade do dano do nervo periférico e pode ser usada para prognosticar a recuperação neurológica.[96]

A EMG tem sido frequentemente aplicada para conformar o diagnóstico de polineuropatia e para auxiliar na diferenciação entre diferentes tipos de polineuropatia (axonal, desmielinizante) ou para diferenciar entre polineuropatia, polirradiculopatia, múltiplas mononeuropatias e/ou neuronopatia.

A EMG deve ser conduzida em temperatura adequada da pele ($\geq$ 32 °C) e deve conter estudos de condução pelo menos do nervo tibial (motor), nervo sural (sensorial, músculo sóleo do reflexo H), nervo peroneal (motor, "ondas F"), nervo mediano ou nervo ulnar (motor, "ondas F", sensoriais), bem como teste de agulha de, pelo menos, o músculo tibial anterior e o músculo interósseo dorsal do primeiro dígito.[97-100]

Com relação a uma classificação clínica-padrão, uma EMG padronizada (estudos de condução nervosa motora dos nervos tibial e fibular e estudos de condução nervosa sensoriais do nervo sural) tem uma sensibilidade moderada a alta (75 a 95%) e alta especificidade (91 a 100%) para a polineuropatia de diagnóstico.[101-103] Os achados anormais de EMG que se enquadram no diagnóstico de polineuropatia apresentam alta sensibilidade (84%) e especificidade moderada (67%) para o diagnóstico de polineuropatia, quando comparados com a biópsia do nervo sural como padrão-ouro.[104]

Para o diagnóstico de polineuropatia, o valor agregado da anamnese cuidadosa e do exame físico ao teste de EMG parece ser limitado.[101,103]

■ ABORDAGENS PREVENTIVAS

A Sociedade Americana de Oncologia Clínica (ASCO) publicou uma diretriz sobre prevenção e tratamento da NPIQ em 2014,[105] e Loprinzi e colaboradores desenvolveram uma diretriz UpToDate sobre este tópico.[106] A falta de um sistema universalmente aceito para avaliar e diagnosticar a NPIQ em ensaios clínicos, alterações no esquema de quimioterapia durante o tratamento e desfechos diferentes em ensaios clínicos diminuem a capacidade de comparar abordagens preventivas e curativas.[107-109] Além disso, em geral, uma única terapia é testada em pacientes, embora eles possam se beneficiar de uma combinação de terapias. Um resumo das intervenções para prevenção e tratamento da NPIQ é descrito na Tabela 71.8.

Métodos não farmacológicos

Os profissionais de saúde precisam de treinamento para reconhecer as primeiras evidências de NPIQ e orientar os pacientes quanto aos sintomas de neurotoxicidade antes do início do tratamento, especialmente pacientes com fatores de risco. Os pacientes geralmente negligenciam ou ignoram os sintomas, porque podem não perceber que são causados pela quimioterapia. Além disso, a discriminação da contribuição para a toxicidade geral pode ser difícil e eles podem estar preocupados que o tratamento efetivo possa ser modificado por causa dos efeitos colaterais. Quando os sintomas surgem e são devidamente avaliados, decisões informadas podem ser tomadas sobre o melhor tratamento.[110]

Como a dosagem quimioterápica cumulativa é o principal fator contribuinte para o desenvolvimento da NPIQ, as dosagens devem ser modificadas para minimizar a toxicidade. O conhecimento da toxicidade individual do fármaco, a dose cumulativa e as características farmacocinéticas proporcionam uma base racional para alterar a frequência e a dose de administração para manter a eficácia e minimizar a toxicidade.[111] Por exemplo: Para o bortezomibe, os esquemas de tratamento semanais, em vez de duas vezes por semana, e subcutâneos (elimina os níveis de pico de medicamento elevados) em comparação com a administração endovenosa estão associados a neurotoxicidade menos frequente e menos grave. Para oxaliplatina, pode-se considerar a interrupção e mudança para um esquema de quimioterapia de "manutenção" que não contém oxaliplatina, para possibilitar a maior recuperação possível antes de reintroduzir a oxaliplatina, se a situação clínica permitir e se houver neuropatia significativa durante o tratamento.[112,113] Os protocolos recomendam um limite superior de 2 mg ou doses únicas de 1,4 mg/m², independentemente da área de superfície corporal dos pacientes tratados com vincristina.[106] Pacientes com fatores de risco têm maior incidência de desenvolvimento de NPIQ, embora possam ser submetidos a tratamento sem apresentar exacerbações.[111]

• Fisioterapia

O exercício tem múltiplos efeitos benéficos, o que pode reduzir os mecanismos fisiopatológicos subjacentes à NPIQ: 1) redução da inflamação crônica; 2) mudança do processamento sensorial das mãos/pés pelo cérebro, que pode neutralizar a sensibilização central; 3) redução do

Tabela 71.8 Intervenções para prevenção e tratamento de NPIQ[105]

Intervenções	Força de recomendação	Força de evidência	Benefícios	Danos*
Prevenção				
Acetilcisteína	Inconclusivo	Baixa	Baixa	Baixa
Acetil-l-carnitina	Forte contra	Alta	Nenhuma evidência de eficácia	Alta
Amifostina	Moderada contra	Intermediária	Baixa	Moderada
Amitriptilina	Moderada contra	Intermediária	Nenhuma evidência de eficácia	Moderada
Cálcio e Magnésio	Moderada contra	Alta	Baixa	Baixa
Carbamazepina, oxicarbazepina	Inconclusivo	Baixa	Baixa	Baixa
Dietilditiocarbamato	Forte contra	Baixa	Nenhuma evidência de eficácia	Alta
Glutamato/glutamina	Inconclusivo	Baixa	Baixa	Baixa
Glutationa para paclitaxel/carboplatina	Moderada contra	Intermediária	Baixa	Baixa
Glutationa para cisplatina/oxaliplatina	Inconclusivo	Baixa	Baixa	Baixa
Goshajinkigan	Inconclusivo	Baixa	Baixa	Baixa
Nimodipina	Forte contra	Baixa	Nenhuma evidência de eficácia	Moderada
Ômega-3	Inconclusivo	Baixa	Baixa	Baixa
Org 2766	Moderada contra	Intermediária	Baixa	Baixa
Ácido retinoico	Moderada contra	Baixa	Baixa	Moderada
Venlafaxina	Insuficiente	Intermediária	Moderada	Moderada
Vitamina E	Moderada contra	Intermediária	Baixa	Baixa
Tratamento				
Acetil-l-carnitina	Inconclusivo	Baixa	Baixa	Moderada
Duloxetina	Moderada para	Intermediária	Moderada	Baixa
Gabapentina	Inconclusivo	Intermediária	Baixa	Baixa
Lamotrigina	Moderada contra	Intermediária	Nenhuma evidência de eficácia	Baixa
Nortriptilina/amitriptilina	Inconclusivo	Intermediária	Baixa	Baixa
Amitriptilina tópica, cetamina ± baclofeno	Inconclusivo	Intermediária	Moderada	Baixa

NPIQ: neuropatia periférica induzida por quimioterapia; ECR: ensaio clínico randomizado.
*"Danos" tomam como base os resultados dos ensaios clínicos específicos nas tabelas anteriores e não em quaisquer outras avaliações da segurança desses tratamentos.[105]

declínio do sistema nervoso relacionado com a idade;[114] 4) indução de hipoalgesia pelo exercício aeróbico.[115]

Dados emergentes sugerem que o exercício protege contra a NPIQ relacionada com taxanos, fármacos com platina e alcaloides da vinca; e pode melhorar o equilíbrio, força, habilidades motoras finas e melhorar a qualidade de vida. Prescrições exatas de exercício ainda não foram desenvolvidas. Programas de exercícios supervisionados e domiciliares com duração variável e alvos de treinamento foram investigados.[114,116,117] Atualmente, programas com força moderada a intensa e exercícios aeróbicos são recomendados. Além disso, como a aptidão básica, a idade e o sexo podem influenciar a eficácia dos programas de tratamento, os programas de exercícios devem ser individualizados. Dado o potencial para mitigar a NPIQ e outros efeitos benéficos conhecidos, é razoável sugerir exercícios para pacientes que recebem quimioterapia neurotóxica.[106]

• Agente específico

A hipotermia usando meias e luvas resfriadas durante a administração da quimioterapia reduz o fluxo sanguíneo do nervo periférico e pode reduzir a captação celular de agente tóxico. Três estudos aplicando hipotermia unilateral de membro, com o outro membro usado como controle em pacientes recebendo paclitaxel, demonstraram que a crioterapia diminuiu os sintomas objetivos e subjetivos da neuropatia no lado da intervenção (em um estudo de até 6 meses após a descontinuação da quimioterapia).[118-120] No entanto, são necessários mais dados sobre a temperatura, a eficácia e a tolerabilidade ideais do líquido refrigerante, antes de recomendar especificamente essa abordagem. A hipotermia do membro é contraindicada em pacientes com doença por aglutinina ao frio, crioglobulinemia e distrofia ao frio pós-traumática; aqueles com extrema sensibilidade ao frio podem não tolerar o processo de resfriamento.

• Vitaminas, minerais e suplementos dietéticos

As deficiências em vitaminas, minerais ou outros nutrientes estão relacionadas com o desenvolvimento de neuropatias nutricionais[121] e, subsequentemente, os pacientes que recebem agentes quimioterápicos correm mais risco de desenvolver NPIQ.[122-124] Tais deficiências nutricionais podem ser preexistentes ou desenvolver-se como resultado de tratamento oncológico, perdas gastrointestinais ou urinárias.[125] A neuropatia resultante de deficiências nutricionais precisa ser diferenciada da neuropatia como resultado da quimioterapia. Na maioria dos estudos que avaliam o efeito dos suplementos na NPIQ, a vitamina ou o estado nutricional não são medidos antes da suplementação. Embora alguns estudos apresentem efeitos promissores e os suplementos nutricionais tenham poucos efeitos adversos em geral, é necessário mais trabalho para esclarecer a interferência na eficácia dos agentes quimioterápicos. De acordo com as diretrizes atuais, o uso de acetil-L-carnitina, ácido alfalipoico, ácido retinoico todo trans, infusões de cálcio/magnésio para pacientes que recebem terapia à base de oxaliplatina, glutationa para pacientes que recebem carboplatina/paclitaxel, não é recomendado. Com relação ao benefício preventivo do glutamato/glutamina, a glutationa para pacientes que recebem tratamento à base de cisplatina ou oxaliplatina, Goshajinkigan, N-acetilcisteína, ácidos graxos ômega-3 e vitaminas, existem evidências inconclusivas para a prevenção da NPIQ.[105,106] Os profissionais de saúde devem estar cientes de que deficiências nutricionais podem se desenvolver e o estado nutricional deve ser monitorado em pacientes que recebem tratamento contra o câncer.

Acetil-L-carnitina

A acetil-L-carnitina desempenha um papel no metabolismo intermediário e tem ações neuroprotetora e neutrotrófica, atividade antioxidante, ações sobre o metabolismo mitocondrial e estabilização das membranas intracelulares.[126] O efeito quimioprotetor da acetil-L-carnitina foi estudado em pacientes tratados com cisplatina e taxanos. Um estudo randomizado controlado por placebo demonstrou que o uso profilático de acetil-L-carnitina na verdade piorou a neuropatia relacionada ao taxano.[105]

Ácido alfalipoico

O ácido alfalipoico é um antioxidante fisiológico e sua eficácia foi investigada em um estudo controlado por placebo com 243 pacientes que receberam cisplatina ou oxaliplatina. Não foram encontradas diferenças entre os grupos de ácido alfalipoico e placebo nos escores FACT/GOG-Ntx, escores de BPI e desfechos funcionais do paciente.[127]

Ácido transrretinoico

Os retinoides desempenham um papel fundamental em uma variedade de funções biológicas, particularmente na diferenciação epitelial e neural. Um estudo controlado por placebo em 95 pacientes que receberam cisplatina mais paclitaxel demonstrou que o ácido retinoico todo trans (20 mg/dia) estava associado à tendência de redução da degeneração axonal e a uma neuropatia de grau ≥ 2 menor avaliada pela escala de classificação NCI CTCAE. Os ensaios confirmatórios não estão disponíveis, portanto, atualmente, os médicos não devem oferecer o ácido retinoico todo trans para a prevenção da NPIQ em pacientes com câncer em tratamento com agentes neurotóxicos.[105]

Suplementação de cálcio e magnésio

Infusões profiláticas de cálcio e magnésio têm sido extensamente estudadas em esquemas de quimioterapia à base de oxaliplatina.[105,128] O cálcio e o magnésio podem quelar o oxalato, metabolizado a partir de oxaliplatina, reduzindo assim o efeito do oxalato nos canais de sódio dependentes da voltagem. O uso difundido de infusões de cálcio e magnésio foi baseado em uma análise retrospectiva em 161 pacientes com doença avançada,[129] que demonstrou que a incidência e a intensidade dos sintomas induzidos por oxaliplatina foram diminuídas e a neuropatia crônica foi retardada. Os ensaios controlados por placebo foram iniciados em pacientes que receberam oxaliplatina para câncer colorretal metastático (o teste CONcePT), em cenário adjuvante, e dois outros ensaios menores. Uma análise preliminar do ensaio CONcePT descobriu que a infusão de Ca/Mg influenciou negativamente a eficácia clínica da oxaliplatina, que foi posteriormente refutada por uma análise independente de tomografia computadorizada de pacientes neste estudo. Embora isso tenha levado ao fechamento prematuro dos outros ensaios. Três desses estudos fechados prematuramente não apresentaram benefício significativo de neuropatia do Ca/Mg, enquanto um sugeriu neurotoxicidade aguda significativamente menor com o uso de suplementação de Ca/Mg e menos pacientes com neurotoxicidade crônica $\geq$ grau 2.[105,130] Um estudo de fase III de grande porte em 353 pacientes com câncer de cólon não apresentou diferença na gravidade da neurotoxicidade aguda ou crônica com suplementação de cálcio ou magnésio, e não permitiu doses mais altas de oxaliplatina ou menor taxa de descontinuação da quimioterapia.[128]

Glutamato/glutamina

O glutamato, um aminoácido não essencial, participa de uma variedade de processos fisiológicos e serve como um neurotransmissor excitatório; e pode ser convertido para formar glutamina.[131] A glutamina é armazenada no músculo esquelético e no fígado e é usada como o principal transportador de nitrogênio entre os tecidos, e a principal fonte de energia para células em rápida proliferação, entre outras funções bioquímicas. Durante longos períodos de estresse, como é o caso de uma neoplasia maligna, desenvolve-se depleção de glutamina, que pode ter impacto negativo na função do tecido.[132]

O glutamato (500 mg, 3 vezes ao dia) foi investigado durante o tratamento com vincristina. O mecanismo de ação proposto é que a ruptura conhecida das estruturas microtubulares causada pela vincristina é combatida pelo glutamato, que estabiliza a tubulina em estruturas microtubulares. Em dois ensaios, foi demonstrada uma modesta diminuição nos parâmetros subjetivos e objetivos de neurotoxicidade. As diferenças na necessidade de redução da dose devido à neurotoxicidade relacionada com o tratamento e os resultados em longo prazo não foram abordadas.[133,134]

Um estudo controlado com placebo que investigou a suplementação de glutamato (500 mg, 3 vezes ao dia, por seis ciclos de quimioterapia) em pacientes recebendo paclitaxel mais carboplatina não encontrou benefício na neurotoxicidade medida por questionários, exames neurológicos e estudos de condução nervosa.[135] Em um estudo não cego, os pacientes receberam glutamina oral (15 g, 2 vezes por dia, durante 7 dias durante cada ciclo) e compararam com o tratamento padrão durante a quimioterapia à base de oxaliplatina. A glutamina reduziu significativamente a incidência e gravidade da neuropatia periférica medida durante seis ciclos, bem como a necessidade de redução da dose.[136]

Glutationa/N-acetilcisteína

A glutationa é um antioxidante, que pode impedir o acúmulo de compostos de platina nos gânglios da raiz dorsal.[137] Em uma revisão Cochrane de 2014, concluiu-se que a glutationa reduziu significativamente a neurotoxicidade de acordo com a escala de graduação NCA CTCAE com um parâmetro de avaliação ≥ grau 2 (RR 0,29, IC 95% 0,10-0,85). No entanto, os autores concluíram que a glutationa não poderia ser recomendada como neuroprotetora, dadas as doses variáveis de glutationa usadas com diferentes neoplasias malignas, diferentes combinações para quimioterapia, alta taxa de abandono e variação nas medidas de desfecho.[138] Um ensaio posterior maior em 185 pacientes tratados com paclitaxel/carboplatina não demonstrou qualquer diferença na neurotoxicidade medida por questionários entre glutationa (1,5 g/m^2) e placebo.[139]

A N-acetilcisteína é um suplemento nutricional, que pode aumentar a concentração de glutationa no sangue total. Um pequeno estudo piloto (n = 14) encontrou menos neurotoxicidade de acordo com os critérios de graduação NCI CTCAE em pacientes tratados com oxaliplatina recebendo N-acetilcisteína.[138]

Goshajinkigan

Na medicina tradicional japonesa, Goshajinkigan, é um fármaco que contém 10 matérias-primas botânicas em proporções fixas com um amplo espectro de ações farmacológicas, como interagir com o sistema opiáceo, os sistemas noradrenérgicos e serotonérgicos descendentes, a circulação periférica, expressão de proteínas transmissoras e receptores sensoriais e a cascata inflamatória.[140] Uma metanálise de 5 ECR (397 pacientes) publicada em 2018 examinou a eficácia e segurança para prevenção de goshajinkigan de NPIQ em pacientes que receberam taxanos ou quimioterapia à base de platina. Eles encontraram uma incidência reduzida de grau ≥ 1 (RR 0,43, IC 95% 0,27-0,66) e grau 3 (RR 0,42, IC 95% 0,25-0,71), mas não NPIQ de grau ≥ 2, usando os critérios de neurotoxicidade de Debiopharm. Quando a neuropatia foi avaliada usando-se a escala de classificação NCI CTCAE, nenhum benefício do goshajinkigan foi observado e nenhuma resposta melhorada à quimioterapia. Eles concluíram que é improvável que o goshajinkigan evite a NPIQ, embora ainda haja baixa qualidade e quantidade insuficiente de evidências.[141]

Ácidos graxos de ômega-3

Os ácidos graxos ômega-3 são incorporados à membrana fosfolipídica das células, incluindo as dos sistemas nervosos central e periférico. Eles determinam as propriedades biofísicas das membranas neuronais, regulam a transdução de sinal pelo seu efeito nos canais iônicos e funções receptoras, e podem atenuar a formação de citocinas pró-inflamatórias envolvidas na neuropatia.[142]

Um estudo controlado por placebo examinou a eficácia dos ácidos graxos ômega-3 (640 mg 3 vezes ao dia durante a quimioterapia) em 57 pacientes com câncer de mama tratados com taxanos, e relatou uma incidência significativamente diferente em NPIQ medida pelo escore total reduzido de neuropatia.[142]

Vitaminas

Em um estudo com base em questionário em uma coorte de 1.225 pacientes com câncer de mama recebendo paclitaxel, o uso de multivitamínicos antes do diagnóstico foi associado à redução dos sintomas de NPIQ segundo os critérios do NCI CTCAE (*odds ratio* [OR] ajustada 0,60, IC 95% 0,42-0,87). No entanto, o uso durante o tratamento foi apenas marginalmente inversamente associado a NPIQ (OR ajustado 0,73, IC 95% 0,49-1,08). Suplementos individuais, como vitamina C, ácido fólico, cálcio, ferro e óleo de peixe, não parecem ter associação com o risco de NPIQ. O uso de multivitaminas pode representar um substituto para outros comportamentos relacionados que são os condutores reais da associação com a NPIQ reduzida e, com base nesses achados, nenhuma recomendação sobre suplementação vitamínica poderia ser feita.[143]

Acredita-se que a vitamina E (antioxidante) desempenha um papel na proteção dos corpos celulares neuronais contra danos no DNA e acúmulo de toxinas. Huang e colaboradores realizaram uma metanálise de seis ECR e não encontraram nenhum efeito benéfico da vitamina E sobre a incidência de neurotoxicidade (300–600 mg/dia) na NPIQ em quimioterapia à base de platina ou paclitaxel. Na análise de subgrupo, a vitamina E diminui a incidência de neuropatia relacionada com a cisplatina. Nenhum efeito adverso e intolerância foram registrados relacionados com administração de vitamina E.[144]

Vitamina no grupo B vitaminas funciona dentro do sistema nervoso como coenzimas para a síntese de neurotransmissores e síntese de membrana neuronal, e durante a exposição à quimioterapia a deficiência ou insuficiência pode desenvolver rapidamente. Uma revisão da literatura atual demonstrou evidências inconclusivas de que as vitaminas B podem influenciar o início da NPIQ ou proteger os pacientes contra o desenvolvimento de NPIQ, embora se incentive a verificação do estado de vitamina B antes ou durante o tratamento quimioterápico.[123]

• *Quimioprotetores*

Os agentes quimioprotetores podem ter o potencial de melhorar as toxicidades de agentes específicos e são avaliados em pacientes que recebem agentes quimioterápicos à base de platina, taxanos e vincristina. Com base na literatura atual, a amifostina, o análogo da corticotropina ORG 2766, o dietilditiocarbamato e a nimodipina não são recomendados para a prevenção da NPIQ. Nenhuma recomendação pode ser feita para o benefício da neurotropina.[105,106]

Amifostina

A amifostina é um tiofosfato orgânico que, teoricamente, diminui a neurotoxicidade relacionada com a quimioterapia ao doar um grupo tiol protetor, um efeito altamente seletivo para tecidos normais, mas não para tecidos malignos.

O efeito da amifostina na prevenção da neuropatia em compostos de platina (cisplatina e carboplatina) foi avaliado em uma metanálise Cochrane de 2014, que incluiu sete ensaios. A amifostina apresentou um risco significativamente reduzido de desenvolver neurotoxicidade NCI CTCAE ≥ grau 2 (razão de risco 0,26, IC 95% 0,11-0,61) em uma análise combinada de dados de três estudos. No entanto, os autores concluíram que os dados foram inconclusivos para recomendar a amifostina, por causa do tamanho pequeno da amostra dos estudos incluídos, a neuroproteção pareceu ser de pequena magnitude e apenas um ensaio utilizou medidas objetivas quantitativas de neuropatia como um ponto final.[138]

A revisão sistemática de 2014 de neuroprotetores da ASCO incluiu seis ensaios de aminofostina para prevenção de neuropatia associada ao taxano. Houve alguma evidência de um efeito protetor da amifostina contra a incidência e gravidade da neurotoxicidade. No entanto, eles concluíram que o benefício era limitado e inconsistente entre os estudos e contrabalançado por toxicidades, como náuseas, vômitos e tontura.

Análogo de corticotrofina ORG 2766

A revisão sistemática da ASCO avaliou seis estudos sobre a eficácia do análogo de corticotropina ORG 2766 para prevenção de neuropatia associada a cisplatina ou vincristina. Os quatro menores estudos sugeriram um benefício, embora dois ensaios maiores realizados mais recentemente não tenham encontrado efeito preventivo na NPIQ e um estudo tenha sugerido que a neurotoxicidade poderia aumentar com ORG 2766. Eles concluíram que a ORG 2766 não deve ser oferecido para prevenção de NPIQ a pacientes em tratamento com agentes neurotóxicos.[105]

Dietilditiocarbamato

O dietilditiocarbamato é um agente quelante de metais pesados que bloqueia as toxicidades induzidas pela cisplatina em modelos animais, sem interferir na atividade antitumoral. Em um ECR com 221 pacientes tratados com cisplatina, os pacientes que receberam dietilditiocarbamato foram mais propensos a apresentar efeitos colaterais induzidos pela quimioterapia.[145]

Neurotropina

A neutropina é um extrato não proteico da pele de coelho inflamada inoculada com o vírus vacinal e amplamente utilizada no Japão para tratar a dor neuropática ativando as vias inibitórias descendentes. Em um ensaio controlado por placebo (n = 80), os pacientes que receberam neurotropina tiveram uma neurotoxicidade menos grave de acordo com a escala de classificação NCI CTCAE e não sofreram efeitos colaterais.[146] Os resultados deste estudo precisam ser confirmados em um estudo prospectivo maior com desfechos quantitativos objetivos antes de recomendar a neurotropina como medida preventiva para NPIQ.[105]

Nimodipina

A nimodipina é um antagonista do canal de cálcio e foi avaliada em um estudo duplo-cego controlado por placebo em 51 pacientes que receberam cisplatina, que foi prematuramente interrompida devido ao aumento de náuseas/vômitos e adesão precária ao tratamento. Além disso, os escores de neurotoxicidade foram significativamente piores no grupo da nimodipina.[105]

• *Agentes farmacológicos*

Os agentes farmacológicos que foram avaliados para prevenção de NPIQ são aqueles com eficácia comprovada em outras condições de dor neuropática, como anticonvulsivantes e antidepressivos. Quase todos esses estudos foram conduzidos em pacientes que receberam fármacos à base de platina, taxanos e/ou alcaloides da vinca. Com base na literatura atual, nenhuma recomendação para o uso de anticonvulsivantes pode ser feita. A amitriptilina não é recomendada para prevenção de NPIQ, e os dados existentes para venlafaxina são inconclusivos.[106]

Anticonvulsivantes

A carbamazepina é um fármaco antiepiléptico que bloqueia os canais de sódio dependentes de voltagem; a oxcarbazepina é um derivado estrutural da carbamazepina que, acredita-se, apresenta menos efeitos colaterais e também modula os canais de cálcio tipo N dependentes de voltagem.

Os resultados de dois estudos que testaram a carbamazepina (600 mg/dia ou titulados em um nível plasmático direcionado de 4-6 mg/L) para reduzir a neurotoxicidade periférica não sustentaram o benefício desse fármaco.[57,147] Em contrapartida, um estudo não controlado por placebo de pequeno porte, no qual 40 pacientes com câncer de cólon foram aleatoriamente designados para quimioterapia com ou sem oxcarbazepina (até 1.200 mg/dia), sugere que a oxcarbazepina pode proteger contra a neuropatia periférica induzida por oxaliplatina. No entanto, a eficácia da oxcarbazepina permanece incerta, devido ao pequeno tamanho da amostra e à falta de um controle com placebo.[148]

A pregabalina diminui a hiperexcitabilidade neuronal por meio da ligação à subunidade $\alpha_2\delta$ dos canais de cálcio dependentes de voltagem, o que leva a uma redução na liberação de neurotransmissores. A pregabalina (150–600 mg/dia) para prevenção da NPIQ associada a paclitaxel ou oxaliplatina não foi eficaz.[149,150]

Antidepressivos

Os antidepressivos inibem a recaptação de serotonina e norepinefrina e podem ter efeitos benéficos no tratamento da dor neuropática. A amitriptilina (100 mg/dia) foi avaliada em um estudo randomizado controlado por placebo em pacientes que receberam quimioterapia com alcaloides da vinca, derivados de platina ou taxanos. Não se demonstraram diferenças significativas nos sintomas neuropáticos entre os grupos.[151]

Em um estudo duplo-cego controlado por placebo envolvendo 48 pacientes que receberam quimioterapia à base de oxaliplatina, demonstrou-se que a venlafaxina (50 mg 1 hora antes da oxaliplatina, seguidos por 37,5 mg duas vezes ao dia) aliviou os sintomas de neurotoxicidade aguda e neurotoxicidade grau 3 aos 3 meses.[152] No entanto, outro estudo randomizado semelhante em 50 pacientes que receberam quimioterapia à base de oxaliplatina não conseguiu demonstrar um benefício da venlafaxina.[153]

■ TRATAMENTO

Neurotoxicidade aguda

Para oxaliplatina, as estratégias de autogestão, tais como evitar objetos, ambiente e líquidos frios são mais frequentemente utilizadas para sintomas agudos de neurotoxicidade da oxaliplatina.[112,113] Uma revisão de 14 estudos (n = 6.211) demonstrou que em 25% dos pacientes o tempo de infusão é prolongado, ou as dosagens são reduzidas e/ou suspensas devido a esses sintomas.[154] Embora o prolongamento do tempo de infusão de 2 h para 6 h possa reduzir os sintomas de neuropatia aguda, os efeitos parecem ser limitados e têm um impacto significativo na utilização dos recursos de saúde.[155] Os analgésicos podem ser considerados, embora precisem ser contrabalançados com seus efeitos colaterais. Por exemplo, a venlafaxina (50 mg 1 h antes da infusão e 37,5 mg 2 vezes ao dia do dia 2 ao dia 11) demonstrou diminuir a toxicidade neurossensorial aguda em comparação com placebo (31,3% vs. 5,3%), embora os pacientes do grupo de intervenção tenham experimentado significativamente mais efeitos colaterais como náusea (43,1%) e astenia (39,2%).[152]

Para taxanos, uma revisão sistemática de estratégias de tratamento na síndrome de dor aguda realizada em 2015 incluiu cinco estudos. Eles concluíram que a glutationa e a glutamina não tinham efeito benéfico; a redução na resposta da dor à amifostina foi de 36%; e uma análise retrospectiva da gabapentina para artralgias e mialgias induzidas por taxano mostrou uma redução de 90%.[156] Assim, atualmente, o tratamento ideal não é estabelecido para a síndrome da dor aguda por taxanos.

Neurotoxicidade crônica – não farmacológica

Após a avaliação dos sintomas, uma estratégia de tratamento individual pode ser iniciada. Os principais objetivos serão: controle da progressão da NPIQ, melhora funcional e alívio da dor. Fatores gerais que podem contribuir para o desenvolvimento de neuropatia, como diabetes não controlada, deficiências nutricionais, uso de álcool, devem ser abordados.

Alguns pacientes com NPIQ ainda receberão tratamento quimioterápico ativo ao consultar um médico. Em geral, os pacientes com neuropatia leve podem continuar recebendo doses completas. No entanto, se a gravidade dos sintomas aumentar ou a neuropatia interferir na função, o risco de neurotoxicidade potencialmente incapaci-

tante deve ser ponderado em relação ao benefício do tratamento contínuo. Se a situação clínica permitir, pode-se trocar o tratamento do paciente por um agente alternativo menos neurotóxico, o tratamento pode ser retardado ou as doses reduzidas.[106]

Outros pacientes interromperam seus ciclos de quimioterapia e, dependendo do período após a descontinuação da quimioterapia, os sintomas da NPIQ ainda podem desaparecer ou serão estabelecidos. Dentro de um ano após o último ciclo de quimioterapia, os sintomas da NPIQ ainda podem melhorar. Dependendo da situação dos pacientes, deve-se fornecer orientação adequada sobre a progressão esperada da doença.

O encaminhamento para fisioterapia ou reabilitação pode ser indicado quando houver redução da tolerância ao exercício ou comprometimento funcional. Protocolos de exercícios combinados, incluindo resistência, força e treinamento sensório-motor, podem melhorar a qualidade de vida, o controle postural e o equilíbrio dos pacientes.[157] Como para outras causas de neuropatia periférica, bons cuidados com as mãos e os pés com o encaminhamento para um podólogo podem ajudar a prevenir o desenvolvimento de complicações, como úlceras, e melhorar a marcha.

Como a NPIQ pode causar sofrimento psicológico e afetar negativamente a qualidade do sono,[158] alguns pacientes precisarão de aconselhamento psicológico. Além disso, sobreviventes de câncer ou pacientes nos quais o câncer é de certo modo uma doença crônica enfrentam uma infinidade de problemas de saúde e psicossociais de curto e longo prazos, como resultado do câncer e seu tratamento. Assim, quando um paciente está consultando seu médico para a NPIQ, é necessária uma avaliação multidimensional individual dessas questões e um tratamento adequado é aconselhado a elas.[159]

• Acupuntura

A acupuntura estimula áreas da pele por agulhas finas, manipuladas manualmente ou eletricamente, e tem sido usada para tratar sintomas relacionados com a dor e o câncer.[160] A acupuntura pode estimular os receptores ou causar a descarga regular de fibras nervosas, levando à ativação do sistema nervoso periférico e central, resultando na liberação de uma variedade de neurotransmissores, hormônios e/ou citocinas.[161] Dados preliminares sugerem que a acupuntura pode reduzir os escores de dor em pacientes com NPIQ. Tem um perfil de segurança benéfico e baixos custos, embora sejam necessários mais estudos de boa qualidade.[160]

• Estimulação elétrica cutânea

Técnicas neuromodulatórias cutâneas para NPIQ, como a terapia de estimulação elétrica nervosa transcutânea (TENS) e a terapia com Scrambler, são intervenções não invasivas, que foram investigadas em pequenos estudos-piloto.

A terapia com Scrambler envolve o uso de estimulação eletrônica na pele com almofadas que são colocadas ao redor da área da dor, e o principal da terapia é substituir sinais de "dor" por sinais "não doloridos". Estudos piloto não randomizados sugerem que a terapia Scrambler pode reduzir os sintomas da NPIQ (dor e déficits sensoriais) e melhorar a qualidade de vida. Principalmente sessões diárias de 30-60 min durante 10 dias consecutivos são administradas, e, se os sintomas retornarem, o retratamento pode proporcionar alívio da dor.[162-165]

A TENS envolve o uso de correntes elétricas de baixa voltagem para tratar a dor com eletrodos ou meios elétricos, colocados no corpo no local da dor. Um ensaio clínico controlado com placebo em pacientes submetidos a terapia com oxaliplatina ou paclitaxel não encontrou diferença na dor ou outros sintomas de NPIQ e qualidade de vida entre o grupo de TENS ativo ou placebo.[166]

• Neurofeedback

O neurofeedback é uma intervenção de aprendizado que usa exibições em tempo real da atividade cerebral, geralmente eletroencefalograma (EEG), para ensinar a autorregulação da função cerebral. Um paciente recebe uma recompensa por meio de estímulos auditivos e visuais quando são feitas mudanças voluntárias desejadas na atividade cerebral e um feedback negativo para a atividade cerebral que é indesejável. Em um estudo controlado randomizado, 71 sobreviventes de câncer com NPIQ por taxanos ou derivados de platina foram aleatoriamente designados para controle em lista de espera ou neurofeedback com EEG, consistindo em 20 sessões de 45 min. Os pacientes do grupo de neurofeedback apresentaram redução em longo prazo dos sintomas de NPIQ e melhora da qualidade de vida.[167]

Neurotoxicidade crônica – suplementos dietéticos

A glutamina demonstrou regular os níveis dos fatores de crescimento dos nervos e aumentar a formação e/ou estabilidade dos microtúbulos, que são mecanismos envolvidos na neuropatia periférica induzida pela vincristina. Sugeriu-se benefício modesto na função sensorial e na qualidade de vida para a suplementação de glutamina ($6 \ g/m^2$ por dose [máximo de 10 g/dose]) em um estudo randomizado de pequeno porte de pacientes jovens que desenvolveram neuropatia durante o tratamento com vincristina.[168] Mais estudos são necessários para estabelecer efeitos benéficos da glutamina na neuropatia periférica induzida pela vincristina.

Neurotoxicidade crônica – agentes farmacológicos

Da mesma maneira que para medidas preventivas da NPIQ, os agentes que foram avaliados para o tratamento de sintomas de NPIQ são aqueles com eficácia demonstrada em outras condições de dor neuropática comum. Na maioria dos estudos, um único agente farmacológico é avaliado em pacientes com NPIQ devido a vários agentes quimioterápicos (fármacos de platina, taxanos e/ou alcaloides da vinca), apesar dos diferentes mecanismos fisiopatológicos.

A evidência atual disponível de estudos randomizados não fornece suporte para benefício de anticonvulsivantes ou antidepressivos tricíclicos (amitriptilina ou nortriptilina) em pacientes com NPIQ. Agentes com a mais forte evidência de eficácia no tratamento da NPIQ incluem duloxetina e gel de baclofeno/amitriptilina/cetamina.

• Analgésicos tópicos

Os analgésicos tópicos são formulações tópicas que contêm um veículo com analgésicos ou coanalgésicos, e têm sido utilizados para dor neuropática. Os analgésicos tópicos interagem com os patomecanismos periféricos da dor neuropática, como nociceptores, células imunocompetentes e células epiteliais. Os analgésicos atuam em diferentes alvos localizados em células dérmicas e podem ter fórmulas de agente único ou podem ser combinados em veículos para criar um efeito sinérgico.[169]

Em um estudo randomizado de 208 pacientes com NPIQ devido a vários agentes neurotóxicos, o tratamento tópico (duas vezes ao dia) com 10 mg de baclofeno, 40 mg de amitriptilina e 20 mg de cetamina em cada dose medida de 1,3 g foi comparado com o gel placebo. Os pacientes do grupo de tratamento apresentaram uma tendência de melhora nas subescalas sensoriais (P = 0,053) e melhoraram as subescalas motoras (P = 0,021) do EORTC QLQ-CIPN20 após 4 semanas. Os sintomas de formigamento, câimbras e dores em pontada/ardência nas mãos e dificuldade para segurar uma caneta melhoraram ao máximo.[170]

Um ensaio clínico de fase III, que randomizou 462 pacientes com NPIQ (quimioterapia com taxano ou não taxano) para receber placebo ou 2% cetamina e 4% amitriptilina creme (duas vezes ao dia). Pacientes no grupo de tratamento não tiveram nenhum benefício nos escores de dor, dormência e formigamento após 3 e 6 semanas.[171]

A eficácia para a NPIQ de outros analgésicos tópicos como fenitoína 10%,[172] mentol a 1%,[173] capsaicina 8%[174] tem sido sugerida em séries de casos, embora haja necessidade de confirmação em ensaios clínicos randomizados de maior porte.

Não há contraindicações específicas e nenhuma toxicidade conhecida desses agentes tópicos, apenas para capsaicina 8%, o que pode provocar dor em queimação durante a aplicação. Portanto, podem ser úteis em pacientes com comorbidades ou pacientes que preferem evitar o tratamento sistêmico. Alguns destes agentes não estão comercialmente disponíveis e podem ser fabricados somente por uma farmácia de manipulação.

• Anticonvulsivantes

O efeito da lamotrigina (dose-alvo de 300 mg) foi avaliado em 131 pacientes com NPIQ sintomática devido a vários agentes neurotóxicos, definidos como escores de dor ≥ 4 em uma escala de classificação numérica de 0-10 (NRS) ou neuropatia ≥ 1 em uma escala de neuropatia de 0 a 3 do Eastern Cooperative Oncology Group (ECOG) (ENS) em um estudo duplo-cego controlado por placebo. Após 10 semanas, NRS e ENS diminuíram o mínimo em ambos os grupos, e diferenças estatisticamente significativas entre os grupos não puderam ser demonstradas. Os eventos adversos foram semelhantes nos dois grupos, embora os pacientes que receberam lamotrigina tenham maior probabilidade de abandonar o estudo devido a recusas ou eventos adversos (P = 0,06).[175]

Cento e quinze pacientes com NPIQ sintomática devido a vários agentes neurotóxicos, definidos como NRS ≥ 4 ou ENS ≥ 1, foram aleatoriamente designados para gabapentina (dose-alvo de 2.700 mg/dia) *versus* placebo em um estudo duplo-cego cruzado. Após 6 semanas, o cruzamento ocorreu após um período de *washout* de 2 semanas. As alterações da gravidade dos sintomas avaliadas por meio de um escore médio de dor relatado pelo paciente por dia, e o ENS foram semelhantes em ambos os grupos, e o benefício para a gabapentina não pôde ser demonstrado. Eventos adversos ocorreram em taxas relativamente equivalentes em ambos os grupos.[176]

A pregabalina reduziu os sintomas na neuropatia induzida pela oxaliplatina e por taxano em pequenos estudos retrospectivos.[177,178]

• Antidepressivos

O efeito da duloxetina nos escores de dor (breve inventário de dor – forma curta, BPI-SF), interferência funcional relacionada com a dor e QDV (FACT-GOG NTX) em 231 pacientes com NPIQ dolorosa relacionado com taxano ou platina (NRS ≥ 4 e ≥ grau 1 NCI-CTC) foi investigado em um estudo duplo-cego cruzado. Durante 5 semanas, a duloxetina (30 mg/dia por 1 semana, seguida por 60 mg/dia por 4 semanas) ou placebo foi administrada, e os pacientes cruzados com tratamento alternativo após um período de *washout* de 2 semanas. Os pacientes que receberam duloxetina tiveram uma diminuição significativa do escore médio de dor em comparação com placebo (redução média de 1,06 *versus* 0,34, P = 0,003) e tiveram uma melhora maior nos escores funcionais e de qualidade de vida. Os eventos adversos foram semelhantes nos dois grupos.[179] Esses resultados foram confirmados em um pequeno estudo cruzado que comparou a vitamina B12 e a duloxetina, que encontraram redução da dormência e da dor em 34 pacientes que receberam duloxetina para NPIQ, por vários agentes quimioterápicos.[180] Um funcionamento emocional de linha de base superior melhora a resposta à duloxetina em pacientes com neuropatia induzida por oxaliplatina,[181] concordando que é necessária uma abordagem multidimensional em pacientes com NPIQ.

Em um estudo cruzado, 51 pacientes com neuropatia dolorosa induzida por cisplatina foram aleatoriamente designados para nortriptilina (dose-alvo de 100 mg/dia durante 4 semanas, período de *washout* de 1 semana) ou placebo. Não houve diferenças significativas em parestesias, escores de dor e QV entre a nortriptilina e o placebo; apenas a qualidade do sono foi significativamente melhorada em pacientes que receberam nortriptilina.[182]

O efeito da amitriptilina (doses crescentes de até 50 mg/dia) sobre dor, sintomas neuropáticos, QV e ansiedade e depressão foi avaliada em um estudo duplo-cego em 44 pacientes com NPIQ devido a vários agentes neurotóxicos. O estudo foi prematuramente encerrado pelo recrutamento deficiente; não foram alcançados efeitos significativos da amitriptilina na dor e nos sintomas neuropáticos, embora tenha sido demonstrada uma melhor QV nos pacientes que receberam amitriptilina.[183]

Neurotoxicidade crônica – tratamento intervencionista

• Estimulação da medula espinhal

A estimulação da medula espinhal demonstrou eficácia no controle da dor neuropática em uma ampla gama de etiologias.[184] O mecanismo de ação da medula espinhal ainda não foi totalmente elucidado, embora a teoria mais aceita sugira que a estimulação do corno dorsal suprima a transmissão de estímulos nocivos dos nervos periféricos.[185] Nenhum ensaio clínico randomizado foi publicado sobre o efeito da estimulação da medula espinhal na NPIQ, embora várias séries de casos apresentem efeitos promissores dessa técnica na dor intratável por NPIQ.[186-189]

■ RESUMO

1. Taxanos, compostos de platina, alcaloides da vinca, antimetabólitos, inibidores de protease, talidomida e agentes alquilantes podem causar NPIQ de maneira dose-dependente.

2. Múltiplos fatores genéticos estão implicados no desenvolvimento da NPIQ.

3. Dependendo do agente quimioterápico específico, vários mecanismos patológicos podem estar envolvidos.

4. A apresentação clínica é subjetiva e manifesta-se predominantemente como distribuição dos sintomas sensoriais em "meia e luva" e, menos frequentemente, em fraqueza motora ou alterações autonômicas.

5. Para o diagnóstico da NPIQ, deve-se enfocar em (a) natureza dos sistemas; (b) localização e distribuição; (c) envolvimento do neurônio motor superior; (d) início temporal e duração dos sintomas; (e) história de medicação; (f) evidência de neuropatia adquirida ou hereditária; e (g) estimativa da gravidade dos sintomas com especial atenção à interferência nas atividades da vida diária. Várias escalas de base clínica relatadas pelo paciente são desenvolvidas para avaliar a gravidade da NPIQ e não existe um padrão-ouro para o diagnóstico da NPIQ.

6. Não existem estratégias preventivas estabelecidas para NPIQ. Atualmente, a identificação de pacientes com fatores de risco para o desenvolvimento de NPIQ, a modificação da dosagem quimioterápica, a oferta de exercícios físicos aos pacientes e o monitoramento do estado nutricional podem ser aconselhados.

7. Para o tratamento de NPIQ crônica, a duloxetina pode ser aconselhada.

■ REFERÊNCIAS BIBLIOGRÁFICAS

1. Barbosa IR, et al. Cancer mortality in Brazil: Temporal trends and predictions for the year 2030. Medicine (Baltimore). 2015; 94(16):e746.

2. Jemal A, et al. Cancer statistics, 2010; CA Cancer J Clin. 2010; 60(5):277-300.

3. Elferink MA, et al. Marked improvements in survival of patients with rectal cancer in the Netherlands following changes in therapy, 1989-2006. Eur J Cancer. 2010; 46(8):1421-9.

4. Tofthagen C. Surviving chemotherapy for colon cancer and living with the consequences. J Palliat Med. 2010; 13(11):1389-91.
5. Ly KI, Arrillaga-Romany IC. Neurologic complications of systemic anticancer therapy. Neurol Clin. 2018; 36(3):627-51.
6. Starobova H, Vetter I. Pathophysiology of chemotherapy-induced peripheral neuropathy. Front Mol Neurosci. 2017; 10:174.
7. Addington J, Freimer M. Chemotherapy-induced peripheral neuropathy: an update on the current understanding. F1000Res. 2016; 5.
8. Seretny M, et al. Incidence, prevalence, and predictors of chemotherapy-induced peripheral neuropathy: A systematic review and meta-analysis. Pain. 2014; 155(12):2461-70.
9. Park SB, et al. Chemotherapy-induced peripheral neurotoxicity: a critical analysis. CA Cancer J Clin. 2013; 63(6):419-37.
10. Dougherty PM, et al. Taxol-induced sensory disturbance is characterized by preferential impairment of myelinated fiber function in cancer patients. Pain. 2004; 109(1-2):132-42.
11. Johnson DC, et al. Genetic factors underlying the risk of thalidomide-related neuropathy in patients with multiple myeloma. J Clin Oncol. 2011; 29(7):797-804.
12. Gornet JM, et al. Exacerbation of oxaliplatin neurosensory toxicity following surgery. Ann Oncol. 2002; 13(8):1315-8.
13. Baldwin RM, et al. A genome-wide association study identifies novel loci for paclitaxel-induced sensory peripheral neuropathy in CALGB 40101. Clin Cancer Res. 2012; 18(18):5099-109.
14. Pachman DR, et al. Chemotherapy-induced peripheral neuropathy: prevention and treatment. Clin Pharmacol Ther. 2011; 90(3):377-87.
15. Won HH, et al. Polymorphic markers associated with severe oxaliplatin-induced, chronic peripheral neuropathy in colon cancer patients. Cancer. 2012; 118(11):2828-36.
16. Attal N, et al. Thermal hyperalgesia as a marker of oxaliplatin neurotoxicity: A prospective quantified sensory assessment study. Pain. 2009; 144(3):245-52.
17. Dimopoulos MA, et al. Risk factors for, and reversibility of, peripheral neuropathy associated with bortezomib-melphalan-prednisone in newly diagnosed patients with multiple myeloma: Subanalysis of the phase 3 VISTA study. Eur J Haematol. 2011; 86(1):23-31.
18. Glendenning JL, et al. Long-term neurologic and peripheral vascular toxicity after chemotherapy treatment of testicular cancer. Cancer. 2010; 116(10):2322-31.
19. Kawakami K, et al. Factors exacerbating peripheral neuropathy induced by paclitaxel plus carboplatin in non-small cell lung cancer. Oncol Res. 2012; 20(4):179-85.
20. Ishimoto TM, Ali-Osman F. Allelic variants of the human glutathione S-transferase P1 gene confer differential cytoprotection against anticancer agents in Escherichia coli. Pharmacogenetics. 2002; 12(7):543-53.
21. Lecomte T, et al. Glutathione S-transferase P1 polymorphism (Ile105Val) predicts cumulative neuropathy in patients receiving oxaliplatin-based chemotherapy. Clin Cancer Res. 2006; 12(10):3050-6.
22. Khrunin AV, et al. Genetic polymorphisms and the efficacy and toxicity of cisplatin-based chemotherapy in ovarian cancer patients. Pharmacogenomics J. 2010; 10(1):54-61.
23. Mora E, et al. Vincristine-induced peripheral neuropathy in pediatric cancer patients. Am J Cancer Res. 2016; 6(11):2416-30.
24. Boora GK, et al. Association of the Charcot-Marie-Tooth disease gene ARHGEF10 with paclitaxel induced peripheral neuropathy in NCCTG N08CA (Alliance). J Neurol Sci. 2015; 357(1-2):35-40.
25. Holzer AK, Manorek GH, Howell SB. Contribution of the major copper influx transporter CTR1 to the cellular accumulation of cisplatin, carboplatin, and oxaliplatin. Mol Pharmacol. 2006; 70(4):1390-4.
26. Liu JJ, Lu J, McKeage MJ. Membrane transporters as determinants of the pharmacology of platinum anticancer drugs. Curr Cancer Drug Targets. 2012; 12(8):962-86.
27. Lopez-Lopez E, et al. Vincristine pharmacokinetics pathway and neurotoxicity during early phases of treatment in pediatric acute lymphoblastic leukemia. Pharmacogenomics. 2016; 17(7):731-41.
28. Inada M, et al. Associations between oxaliplatin-induced peripheral neuropathy and polymorphisms of the ERCC1 and GSTP1 genes. Int J Clin Pharmacol Ther. 2010; 48(11):729-34.
29. Gamelin L, et al. Predictive factors of oxaliplatin neurotoxicity: the involvement of the oxalate outcome pathway. Clin Cancer Res. 2007; 13(21):6359-68.
30. Antonacopoulou AG, et al. Integrin beta-3 L33P: a new insight into the pathogenesis of chronic oxaliplatin-induced peripheral neuropathy? Eur J Neurol. 2010; 17(7):963-8.
31. Argyriou AA, et al. Voltage-gated sodium channel polymorphisms play a pivotal role in the development of oxaliplatin-induced peripheral neurotoxicity: Results from a prospective multicenter study. Cancer. 2013; 119(19):3570-7.
32. Cata JP, et al. Quantitative sensory findings in patients with bortezomib-induced pain. J Pain. 2007; 8(4):296-306.
33. Gutierrez-Gutierrez G, et al. Chemotherapy-induced peripheral neuropathy: clinical features, diagnosis, prevention and treatment strategies. Clin Transl Oncol. 2010; 12(2):81-91.
34. Wilkes G. Peripheral neuropathy related to chemotherapy. Semin Oncol Nurs. 2007; 23(3):162-73.
35. Brunton LL, Chabner BA, Knollmann BC. Goodman & Gilman's: The pharmacological basis of therapeutics. McGraw-Hill; 2011.
36. Grisold W, Cavaletti G, Windebank AJ. Peripheral neuropathies from chemotherapeutics and targeted agents: diagnosis, treatment, and prevention. Neuro Oncol. 2012; 14(Suppl 4):iv45-54.
37. Trevor AJ, Katzung BG, Kruidering-Hall M. Cancer Chemotherapy. In: Katzung & Trevor's pharmacology: Examination & Board Review, 11 ed. New York: McGraw-Hill Education; 2015.
38. Siau C, Bennett GJ. Dysregulation of cellular calcium homeostasis in chemotherapy-evoked painful peripheral neuropathy. Anesth Analg. 2006; 102(5):1485-90.
39. Maravall M, et al. Estimating intracellular calcium concentrations and buffering without wavelength ratioing. Biophys J. 2000; 78(5):2655-67.
40. Carozzi VA, Canta A, Chiorazzi A. Chemotherapy-induced peripheral neuropathy: What do we know about mechanisms? Neurosci Lett. 2015; 596:90-107.
41. Wesselink E, et al. Dietary intake of magnesium or calcium and chemotherapy-induced peripheral neuropathy in colorectal cancer patients. Nutrients. 2018; 10(4).
42. Boehmerle W, et al. Paclitaxel induces calcium oscillations via an inositol 1,4,5-trisphosphate receptor and neuronal calcium sensor 1-dependent mechanism. Proc Natl Acad Sci USA. 2006; 103(48):18356-61.
43. Li Y, et al. Dorsal root ganglion neurons become hyperexcitable and increase expression of voltage-gated T-type calcium channels (Cav3.2) in paclitaxel-induced peripheral neuropathy. Pain. 2017; 158(3):417-429.
44. Leo M, et al. Cisplatin-induced neuropathic pain is mediated by upregulation of N-type voltage-gated calcium channels in dorsal root ganglion neurons. Exp Neurol. 2017; 288:62-74.
45. Fukuda Y, Li Y, Segal RA. A mechanistic understanding of axon degeneration in chemotherapy-induced peripheral neuropathy. Front Neurosci. 2017; 11:481.
46. Huang ZZ, et al. Cerebrospinal fluid oxaliplatin contributes to the acute pain induced by systemic administration of oxaliplatin. Anesthesiology. 2016; 124(5):1109-21.
47. Lees JG, et al. Immune-mediated processes implicated in chemotherapy-induced peripheral neuropathy. Eur J Cancer. 2017; 73:22-9.
48. Di Cesare Mannelli L, et al. Glial role in oxaliplatin-induced neuropathic pain. Exp Neurol. 2014; 261:22-33.
49. Makker PG, et al. Characterisation of immune and neuroinflammatory changes associated with chemotherapy-induced peripheral neuropathy. PLoS One. 2017; 12(1):e0170814.

50. Chatterjee S, Behnam Azad B, Nimmagadda S. The intricate role of CXCR4 in cancer. Adv Cancer Res. 2014; 124:31-82.
51. Song IS, et al. Role of human copper transporter Ctr1 in the transport of platinum-based antitumor agents in cisplatin-sensitive and cisplatin-resistant cells. Mol Cancer Ther. 2004; 3(12):1543-9.
52. Safaei R, Howell SB. Copper transporters regulate the cellular pharmacology and sensitivity to Pt drugs. Crit Rev Oncol Hematol. 2005; 53(1):13-23.
53. van der Hoop RG, et al. Incidence of neuropathy in 395 patients with ovarian cancer treated with or without cisplatin. Cancer. 1990; 66(8):1697-702.
54. Krarup-Hansen A, et al. Neuronal involvement in cisplatin neuropathy: prospective clinical and neurophysiological studies. Brain. 2007; 130(Pt 4):1076-88.
55. Meijer C, et al. Cisplatin-induced DNA-platination in experimental dorsal root ganglia neuronopathy. Neurotoxicology. 1999; 20(6):883-7.
56. Argyriou AA, et al. Clinical pattern and associations of oxaliplatin acute neurotoxicity: a prospective study in 170 patients with colorectal cancer. Cancer. 2013; 119(2):438-44.
57. Wilson RH, et al. Acute oxaliplatin-induced peripheral nerve hyperexcitability. J Clin Oncol. 2002; 20(7):1767-74.
58. Matsumoto S, et al. Safety and efficacy of modified FOLFOX6 for treatment of metastatic or locally advanced colorectal cancer. A single-institution outcome study. Chemotherapy. 2008; 54(5):395-403.
59. Park SB, et al. Long-term neuropathy after oxaliplatin treatment: challenging the dictum of reversibility. Oncologist. 2011; 16(5):708-16.
60. Altaf R, et al. Incidence of cold-induced peripheral neuropathy and dose modification of adjuvant oxaliplatin-based chemotherapy for patients with colorectal cancer. Oncology. 2014; 87(3):167-72.
61. Extra JM, et al. Phase I study of oxaliplatin in patients with advanced cancer. Cancer Chemother Pharmacol, 1990. 25(4): 299-303.
62. Bleyer WA, Frisby SA, Oliverio VT. Uptake and binding of vincristine by murine leukemia cells. Biochem Pharmacol. 1975; 24(5):633-9.
63. Pallares-Trujillo J, et al. Role of cell cholesterol in modulating vincristine uptake and resistance. Int J Cancer. 1993; 55(4):667-71.
64. Gan PP, et al. Microtubule dynamics, mitotic arrest, and apoptosis: drug-induced differential effects of betaIII-tubulin. Mol Cancer Ther. 2010; 9(5):1339-48.
65. Gregory RK, Smith IE. Vinorelbine – a clinical review. Br J Cancer. 2000; 82(12):1907-13.
66. Tay CG, et al. Vincristine-induced peripheral neuropathy in survivors of childhood acute lymphoblastic leukaemia. Pediatr Blood Cancer. 2017; 64(8).
67. Devor M. Sodium channels and mechanisms of neuropathic pain. J Pain. 2006; 7(1 Suppl 1):S3-S12.
68. Dorr RT. Pharmacology of the taxanes. Pharmacotherapy. 1997; 17(5 Pt 2):96S-104S.
69. Wozniak KM, et al. Sustained accumulation of microtubule-binding chemotherapy drugs in the peripheral nervous system: Correlations with time course and neurotoxic severity. Cancer Res. 2016; 76(11):3332-9.
70. ten Tije AJ, et al. Limited cerebrospinal fluid penetration of docetaxel. Anticancer Drugs. 2004; 15(7):715-8.
71. Reeves BN, et al. Further data supporting that paclitaxel-associated acute pain syndrome is associated with development of peripheral neuropathy: North Central Cancer Treatment Group trial N08C1. Cancer. 2012; 118(20):5171-8.
72. Tanabe Y, et al. Paclitaxel-induced peripheral neuropathy in patients receiving adjuvant chemotherapy for breast cancer. Int J Clin Oncol. 2013; 18(1):132-8.
73. Fernandes R, et al. Taxane acute pain syndrome (TAPS) in patients receiving taxane-based chemotherapy for breast cancer-a systematic review. Support Care Cancer. 2016; 24(8):3633-50.

74. Pace A, et al. Peripheral neurotoxicity of weekly paclitaxel chemotherapy: A schedule or a dose issue? Clin Breast Cancer. 2007; 7(7):550-4.
75. Chaudhry V, et al. Characteristics of bortezomib- and thalidomide-induced peripheral neuropathy. J Peripher Nerv Syst. 2008; 13(4):275-82.
76. Argyriou AA, G. Iconomou, H.P. Kalofonos, Bortezomib-induced peripheral neuropathy in multiple myeloma: a comprehensive review of the literature. Blood. 2008; 112(5):1593-9.
77. Broyl A, et al. Mechanisms of peripheral neuropathy associated with bortezomib and vincristine in patients with newly diagnosed multiple myeloma: a prospective analysis of data from the HOVON-65/GMMG-HD4 trial. Lancet Oncol. 2010; 11(11):1057-65.
78. Chaudhry V, et al. Thalidomide-induced neuropathy. Neurology. 2002; 59(12):1872-5.
79. Luczkowska K, et al. Pathophysiology of drug-induce peripheral neuropathy in patients with multiple myeloma. J Physiol Pharmacol. 2018; 69(2).
80. Hausheer FH, et al. Diagnosis, management, and evaluation of chemotherapy-induced peripheral neuropathy. Semin Oncol. 2006; 33(1):15-49.
81. Marmiroli P, et al. Pain in chemotherapy-induced peripheral neurotoxicity. J Peripher Nerv Syst. 2017; 22(3):156-161.
82. Zedan AH, et al. Oxaliplatin-induced neuropathy in colorectal cancer: many questions with few answers. Clin Colorectal Cancer. 2014; 13(2):73-80.
83. Cavaletti G, et al. Thalidomide sensory neurotoxicity: a clinical and neurophysiologic study. Neurology. 2004; 62(12):2291-3.
84. Tofthagen C, R.D. McAllister, C. Visovsky. Peripheral neuropathy caused by paclitaxel and docetaxel: an evaluation and comparison of symptoms. J Adv Pract Oncol. 2013; 4(4):204-15.
85. Martina IS, et al. Measuring vibration threshold with a graduated tuning fork in normal aging and in patients with polyneuropathy. European Inflammatory Neuropathy Cause and Treatment (INCAT) group. J Neurol Neurosurg Psychiatry. 1998; 65(5):743-7.
86. Smieja M, et al. Clinical examination for the detection of protective sensation in the feet of diabetic patients. International Cooperative Group for Clinical Examination Research. J Gen Intern Med. 1999; 14(7):418-24.
87. Kaplow R, Iyere K. Grading chemotherapy-induced peripheral neuropathy in adults. Nursing. 2017; 47(2):67-8.
88. Haryani H, et al. Chemotherapy-induced peripheral neuropathy assessment tools: A systematic review. Oncol Nurs Forum. 2017; 44(3):E111-E123.
89. Huang HQ, et al. Validation and reduction of FACT/GOG-Ntx subscale for platinum/paclitaxel-induced neurologic symptoms: a gynecologic oncology group study. Int J Gynecol Cancer. 2007; 17(2):387-93.
90. Tofthagen CS, McMillan SC, Kip KE. Development and psychometric evaluation of the chemotherapy-induced peripheral neuropathy assessment tool. Cancer Nurs. 2011; 34(4):E10-20.
91. Lavoie Smith EM, et al. Assessing patient-reported peripheral neuropathy: the reliability and validity of the European Organization for Research and Treatment of Cancer QLQ-CIPN20 Questionnaire. Qual Life Res. 2013; 22(10):2787-99.
92. Shimozuma K, et al. Feasibility and validity of the Patient Neurotoxicity Questionnaire during taxane chemotherapy in a phase III randomized trial in patients with breast cancer: N-SAS BC 02. Support Care Cancer. 2009; 17(12):1483-91.
93. Cornblath DR, et al. Total neuropathy score: validation and reliability study. Neurology. 1999; 53(8):1660-4.
94. Velasco R, et al. Early predictors of oxaliplatin-induced cumulative neuropathy in colorectal cancer patients. J Neurol Neurosurg Psychiatry. 2014; 85(4):392-8.
95. 95. McCrary JM, et al. Optimal clinical assessment strategies for chemotherapy-induced peripheral neuropathy (CIPN): A systematic review and Delphi survey. Support Care Cancer. 2017; 25(11):3485-93.

96. Tzatha E, DeAngelis LM. Chemotherapy-induced peripheral neuropathy. Oncology (Williston Park). 2016; 30(3):240-4.

97. Rutkove SB, et al. Sural/radial amplitude ratio in the diagnosis of mild axonal polyneuropathy. Muscle Nerve 1997; 20(10):1236-41.

98. Vrancken AF, et al. Chronic idiopathic axonal polyneuropathy and successful aging of the peripheral nervous system in elderly people. Arch Neurol. 2002; 59(4):533-40.

99. Bromberg MB, Albers JW. Patterns of sensory nerve conduction abnormalities in demyelinating and axonal peripheral nerve disorders. Muscle Nerve. 1993; 16(3):262-6.

100. Van Asseldonk JT, et al. Demyelination and axonal loss in multifocal motor neuropathy: distribution and relation to weakness. Brain. 2003; 126(Pt 1):186-98.

101. Gentile S, et al. Simplified diagnostic criteria for diabetic distal polyneuropathy. Preliminary data of a multicentre study in the Campania region. S.I.M.S.D.N. Group. Acta Diabetol. 1995; 32(1):7-12.

102. Hilz MJ, et al. Vibrameter testing facilitates the diagnosis of uremic and alcoholic polyneuropathy. Acta Neurol Scand. 1995; 92(6):486-90.

103. Rosenberg NR, et al. Diagnostic investigation of patients with chronic polyneuropathy: evaluation of a clinical guideline. J Neurol Neurosurg Psychiatry. 2001; 71(2):205-9.

104. Logigian EL, Kelly Jr. JJ, Adelman LS. Nerve conduction and biopsy correlation in over 100 consecutive patients with suspected polyneuropathy. Muscle Nerve. 1994; 17(9):1010-20.

105. Hershman DL, et al. Prevention and management of chemotherapy-induced peripheral neuropathy in survivors of adult cancers: American Society of Clinical Oncology clinical practice guideline. J Clin Oncol. 2014; 32(18):1941-67.

106. Loprinzi C. Prevention and treatment of chemotherapy-induced peripheral neuropathy, in UpToDate G.R. Drews RE (Ed.). Waltham, MA: UpToDate Inc. Disponível em: http://www.uptodate.com. Acesso em: 14 nov 2018.

107. Cavaletti G, et al. The chemotherapy-induced peripheral neuropathy outcome measures standardization study: from consensus to the first validity and reliability findings. Ann Oncol. 2013; 24(2):454-62.

108. Gewandter JS, et al. Trial designs for chemotherapy-induced peripheral neuropathy prevention: ACTTION recommendations. Neurology. 2018; 91(9):403-13.

109. Gewandter JS, et al. Chemotherapy-induced peripheral neuropathy clinical trials: Review and recommendations. Neurology. 2017; 89(8):859-69.

110. Cavaletti G, Alberti P, Marmiroli P. Chemotherapy-induced peripheral neurotoxicity in cancer survivors: an underdiagnosed clinical entity? Am Soc Clin Oncol Educ Book. 2015; e553-60.

111. Windebank AJ, Grisold W. Chemotherapy-induced neuropathy. J Peripher Nerv Syst. 2008; 13(1):27-46.

112. Saif MW, Reardon J. Management of oxaliplatin-induced peripheral neuropathy. Ther Clin Risk Manag. 2005; 1(4):249-58.

113. Sereno M, et al. Oxaliplatin induced-neuropathy in digestive tumors. Crit Rev Oncol Hematol. 2014; 89(1):166-78.

114. Kleckner IR, et al. Effects of exercise during chemotherapy on chemotherapy-induced peripheral neuropathy: a multicenter, randomized controlled trial. Support Care Cancer. 2018; 26(4):1019-28.

115. Wonders KY. The role of exercise in chemotherapy-induced peripheral neuropathy. A. Agrawal (Ed.). IntechOpen; 2016.

116. Courneya KS, et al. Subgroup effects in a randomised trial of different types and doses of exercise during breast cancer chemotherapy. Br J Cancer. 2014; 111(9):1718-25.

117. Streckmann F, et al. Exercise program improves therapy-related side-effects and quality of life in lymphoma patients undergoing therapy. Ann Oncol. 2014; 25(2):493-9.

118. Sundar R, et al. Limb hypothermia for preventing paclitaxel-induced peripheral neuropathy in breast cancer patients: A pilot study. Front Oncol. 2016; 6:274.

119. Hanai A, et al. Effects of cryotherapy on objective and subjective symptoms of paclitaxel-induced neuropathy: prospective self-controlled trial. J Natl Cancer Inst. 2018; 110(2):141-8.

120. Griffiths C, et al. Cold therapy to prevent paclitaxel-induced peripheral neuropathy. Support Care Cancer. 2018; 26(10):3461-9.

121. Hammond N, et al. Nutritional neuropathies. Neurol Clin. 2013; 31(2):477-89.

122. Vincenzi B, et al. Identification of clinical predictive factors of oxaliplatin-induced chronic peripheral neuropathy in colorectal cancer patients treated with adjuvant Folfox IV. Support Care Cancer. 2013; 21(5):1313-9.

123. Schloss JM, et al. Chemotherapy-induced peripheral neuropathy (CIPN) and vitamin B12 deficiency. Support Care Cancer. 2015; 23(7):1843-50.

124. Bove L, et al. A pilot study on the relation between cisplatin neuropathy and vitamin E. J Exp Clin Cancer Res. 2001; 20(2):277-80.

125. Saif MW. Management of hypomagnesemia in cancer patients receiving chemotherapy. J Support Oncol. 2008; 6(5):243-8.

126. De Grandis D. Acetyl-L-carnitine for the treatment of chemotherapy-induced peripheral neuropathy: a short review. CNS Drugs. 2007; 21(Suppl 1):39-43; discussion 45-6.

127. Guo Y, et al. Oral alpha-lipoic acid to prevent chemotherapy-induced peripheral neuropathy: a randomized, double-blind, placebo-controlled trial. Support Care Cancer. 2014; 22(5):1223-31.

128. Loprinzi CL, et al. Phase III randomized, placebo-controlled, double-blind study of intravenous calcium and magnesium to prevent oxaliplatin-induced sensory neurotoxicity (N08CB/Alliance). J Clin Oncol. 2014; 32(10):997-1005.

129. Gamelin L, et al. Prevention of oxaliplatin-related neurotoxicity by calcium and magnesium infusions: a retrospective study of 161 patients receiving oxaliplatin combined with 5-fluorouracil and leucovorin for advanced colorectal cancer. Clin Cancer Res 2004; 10(12 Pt 1):4055-61.

130. Wu Z, et al. Infusion of calcium and magnesium for oxaliplatin-induced sensory neurotoxicity in colorectal cancer: a systematic review and meta-analysis. Eur J Cancer. 2012; 48(12):1791-8.

131. Meldrum BS. Glutamate as a neurotransmitter in the brain: review of physiology and pathology. J Nutr. 2000; 130(4S Suppl):1007S-15S.

132. Hensley CT, Wasti AT, DeBerardinis RJ. Glutamine and cancer: Cell biology, physiology, and clinical opportunities. J Clin Invest. 2013; 123(9):3678-84.

133. Jackson DV, et al. Amelioration of vincristine neurotoxicity by glutamic acid. Am J Med. 1988; 84(6):1016-22.

134. Mokhtar GM, et al. A trial to assess the efficacy of glutamic acid in prevention of vincristine-induced neurotoxicity in pediatric malignancies: a pilot study. J Pediatr Hematol Oncol. 2010; 32(8):594-600.

135. Loven D, et al. Long-term glutamate supplementation failed to protect against peripheral neurotoxicity of paclitaxel. Eur J Cancer Care (Engl). 2009; 18(1):78-83.

136. Wang WS, et al. Oral glutamine is effective for preventing oxaliplatin-induced neuropathy in colorectal cancer patients. Oncologist. 2007; 12(3):312-9.

137. Aaboud M, et al. A measurement of the calorimeter response to single hadrons and determination of the jet energy scale uncertainty using LHC Run-1 pp-collision data with the ATLAS detector. Eur Phys J C Part Fields. 2017; 77(1):26.

138. Albers JW, et al. Interventions for preventing neuropathy caused by cisplatin and related compounds. Cochrane Database Syst Rev. 2014(3):CD005228.

139. Leal AD, et al. North Central Cancer Treatment Group/Alliance trial N08CA-the use of glutathione for prevention of paclitaxel/carboplatin-induced peripheral neuropathy: A phase 3 randomized, double-blind, placebo-controlled study. Cancer. 2014; 120(12):1890-7.

140. Cascella M, Muzio MR. Potential application of the Kampo medicine goshajinkigan for prevention of chemotherapy-induced peripheral neuropathy. J Integr Med. 2017; 15(2):77-87.

141. Kuriyama A, K. Endo, Goshajinkigan for prevention of chemotherapy-induced peripheral neuropathy: A systematic review and meta-analysis. Support Care Cancer. 2018; 26(4):1051-9.

142. Ghoreishi Z, et al. Omega-3 fatty acids are protective against paclitaxel-induced peripheral neuropathy: a randomized double-blind placebo controlled trial. BMC Cancer. 2012; 12:355.

143. Zirpoli GR, et al. Supplement Use and Chemotherapy-Induced Peripheral Neuropathy in a Cooperative Group Trial (S0221): The DELCaP Study. J Natl Cancer Inst. 2017; 109(12).

144. Huang H, et al. Vitamin E does not decrease the incidence of chemotherapy-induced peripheral neuropathy: A meta-analysis. Contemp Oncol (Pozn). 2016; 20(3):237-41.

145. Gandara DR, et al. Randomized placebo-controlled multicenter evaluation of diethyldithiocarbamate for chemoprotection against cisplatin-induced toxicities. J Clin Oncol. 1995; 13(2):490-6.

146. Zhang RX, et al. Neuroprotective effect of neurotropin on chronic oxaliplatin-induced neurotoxicity in stage II and stage III colorectal cancer patients: results from a prospective, randomised, single-centre, pilot clinical trial. Int J Colorectal Dis. 2012; 27(12):1645-50.

147. von Delius S, et al. Carbamazepine for prevention of oxaliplatin-related neurotoxicity in patients with advanced colorectal cancer: final results of a randomised, controlled, multicenter phase II study. Invest New Drugs. 2007; 25(2):173-80.

148. Argyriou AA, et al. Efficacy of oxcarbazepine for prophylaxis against cumulative oxaliplatin-induced neuropathy. Neurology. 2006; 67(12):2253-5.

149. Shinde SS, et al. Can pregabalin prevent paclitaxel-associated neuropathy? An ACCRU pilot trial. Support Care Cancer. 2016; 24(2):547-553.

150. de Andrade DC, et al. Pregabalin for the prevention of oxaliplatin-induced painful neuropathy: A randomized, double-blind trial. Oncologist. 2017; 22(10):1154-e105.

151. Kautio AL, et al. Amitriptyline in the prevention of chemotherapy-induced neuropathic symptoms. Anticancer Res. 2009; 29(7):2601-6.

152. Durand JP, et al. Efficacy of venlafaxine for the prevention and relief of oxaliplatin-induced acute neurotoxicity: Results of EFFOX, a randomized, double-blind, placebo-controlled phase III trial. Ann Oncol. 2012; 23(1):200-5.

153. Zimmerman C, et al. MC11C4: a pilot randomized, placebo-controlled, double-blind study of venlafaxine to prevent oxaliplatin-induced neuropathy. Support Care Cancer. 2016; 24(3):1071-8.

154. Gebremedhn EG, Shortland PJ, Mahns DA. The incidence of acute oxaliplatin-induced neuropathy and its impact on treatment in the first cycle: a systematic review. BMC Cancer. 2018; 18(1):410.

155. Petrioli R, et al. Neurotoxicity of FOLFOX-4 as adjuvant treatment for patients with colon and gastric cancer: a randomized study of two different schedules of oxaliplatin. Cancer Chemother Pharmacol. 2008; 61(1):105-11.

156. Fernandes R, et al. Treatment of taxane acute pain syndrome (TAPS) in cancer patients receiving taxane-based chemotherapy-a systematic review. Support Care Cancer. 2016; 24(4):1583-94.

157. Duregon F, et al. Effects of exercise on cancer patients suffering chemotherapy-induced peripheral neuropathy undergoing treatment: A systematic review. Crit Rev Oncol Hematol. 2018; 121:90-100.

158. Hong JS, Tian J, Wu LH. The influence of chemotherapy-induced neurotoxicity on psychological distress and sleep disturbance in cancer patients. Curr Oncol. 2014; 21(4):174-80.

159. Cheng KKF, et al. Home-based multidimensional survivorship programmes for breast cancer survivors. Cochrane Database Syst Rev. 2017; 8:CD011152.

160. Franconi G, et al. A systematic review of experimental and clinical acupuncture in chemotherapy-induced peripheral neuropathy. Evid Based Complement Alternat Med. 2013; 2013:516-916.

161. Ulett GA, Han J, Han S. Traditional and evidence-based acupuncture: History, mechanisms, and present status. South Med J. 1998; 91(12):1115-20.

162. Smith TJ, et al. Pilot trial of a patient-specific cutaneous electrostimulation device (MC5-A Calmare(R)) for chemotherapy-induced peripheral neuropathy. J Pain Symptom Manage. 2010; 40(6):883-91.

163. Tomasello C, et al. Scrambler therapy efficacy and safety for neuropathic pain correlated with chemotherapy-induced peripheral neuropathy in adolescents: A preliminary study. Pediatr Blood Cancer. 2018; 65(7):e27064.

164. Pachman DR, et al. Pilot evaluation of Scrambler therapy for the treatment of chemotherapy-induced peripheral neuropathy. Support Care Cancer. 2015; 23(4):943-51.

165. Coyne PJ, et al. A trial of Scrambler therapy in the treatment of cancer pain syndromes and chronic chemotherapy-induced peripheral neuropathy. J Pain Palliat Care Pharmacother. 2013; 27(4):359-64.

166. Tonezzer T, et al. Effects of transcutaneous electrical nerve stimulation on chemotherapy-induced peripheral neuropathy symptoms (CIPN): A preliminary case-control study. J Phys Ther Sci. 2017; 29(4):685-92.

167. Prinsloo S, et al. The long-term impact of neurofeedback on symptom burden and interference in patients with chronic chemotherapy-induced neuropathy: Analysis of a randomized controlled trial. J Pain Symptom Manage. 2018; 55(5):1276-85.

168. Sands S, et al. Glutamine for the treatment of vincristine-induced neuropathy in children and adolescents with cancer. Support Care Cancer. 2017; 25(3):701-8.

169. Keppel Hesselink JM, Kopsky DJ, Stahl SM. Bottlenecks in the development of topical analgesics: molecule, formulation, dose-finding, and phase III design. J Pain Res 2017; 10:635-41.

170. Barton DL, et al. A double-blind, placebo-controlled trial of a topical treatment for chemotherapy-induced peripheral neuropathy: NCCTG trial N06CA. Support Care Cancer. 2011; 19(6): 833-41.

171. Gewandter JS, et al. A phase III randomized, placebo-controlled study of topical amitriptyline and ketamine for chemotherapy-induced peripheral neuropathy (CIPN): A University of Rochester CCOP study of 462 cancer survivors. Support Care Cancer. 2014; 22(7):1807-14.

172. Kopsky DJ, Keppel Hesselink JM. Phenytoin cream for the treatment for neuropathic pain: case series. Pharmaceuticals (Basel). 2018; 11(2).

173. Fallon MT, et al. Cancer treatment-related neuropathic pain: Proof of concept study with menthol – a TRPM8 agonist. Support Care Cancer. 2015; 23(9):2769-77.

174. Filipczak-Bryniarska I, et al. High-dose 8% capsaicin patch in treatment of chemotherapy-induced peripheral neuropathy: Single-center experience. Med Oncol. 2017; 34(9):162.

175. Rao RD, et al. Efficacy of lamotrigine in the management of chemotherapy-induced peripheral neuropathy: A phase 3 randomized, double-blind, placebo-controlled trial, N01C3. Cancer. 2008; 112(12):2802-8.

176. Rao RD, et al. Efficacy of gabapentin in the management of chemotherapy-induced peripheral neuropathy: a phase 3 randomized, double-blind, placebo-controlled, crossover trial (N00C3). Cancer. 2007; 110(9):2110-8.

177. Saif MW, et al. Role of pregabalin in treatment of oxaliplatin-induced sensory neuropathy. Anticancer Res. 2010; 30(7): 2927-33.

178. Nihei S, et al. Efficacy and safety of pregabalin for oxaliplatin- and paclitaxel-induced peripheral neuropathy. Gan To Kagaku Ryoho. 2013; 40(9):1189-93.

179. Smith EM, et al. Effect of duloxetine on pain, function, and quality of life among patients with chemotherapy-induced painful peripheral neuropathy: A randomized clinical trial. JAMA. 2013; 309(13):1359-67.

180. Hirayama Y, et al. Effect of duloxetine in Japanese patients with chemotherapy-induced peripheral neuropathy: a pilot randomized trial. Int J Clin Oncol. 2015; 20(5):866-71.
181. Smith EM, et al. Predictors of duloxetine response in patients with oxaliplatin-induced painful chemotherapy-induced peripheral neuropathy (CIPN): A secondary analysis of randomised controlled trial – CALGB/alliance 170601. Eur J Cancer Care (Engl). 2017; 26(2).
182. Hammack JE, et al. Phase III evaluation of nortriptyline for alleviation of symptoms of cis-platinum-induced peripheral neuropathy. Pain. 2002; 98(1-2):195-203.
183. Kautio AL, et al. Amitriptyline in the treatment of chemotherapy-induced neuropathic symptoms. J Pain Symptom Manage. 2008; 35(1):31-9.
184. Verrills P, Sinclair C, Barnard A. A review of spinal cord stimulation systems for chronic pain. J Pain Res. 2016; 9:481-92.
185. Krames E. Spinal cord stimulation: Indications, mechanism of action, and efficacy. Curr Rev Pain. 1999; 3(6):419-26.
186. Flagg A 2nd, McGreevy K, Williams K. Spinal cord stimulation in the treatment of cancer-related pain: "Back to the origins". Curr Pain Headache Rep. 2012; 16(4):343-9.
187. Cata JP, et al. Spinal cord stimulation relieves chemotherapy-induced pain: A clinical case report. J Pain Symptom Manage. 2004; 27(1):72-8.
188. Phan P. Successful treatment of chemotherapy-induced peripheral neuropathy (CIPN) with spinal cord stimulation (SCS): case reports. In: American Association for Cancer Research. Annual Meeting. Los Angeles: Apr 14-18, 2007.
189. Abd-Elsayed A, Schiavoni N, Sachdeva H. Efficacy of spinal cord stimulators in treating peripheral neuropathy: a case series. J Clin Anesth. 2016; 28:74-7.

Seção **5**

Tratamento Intervencionista da Dor no Câncer

Editores responsáveis
André Marques Mansano
Lúcio César Hott Silva

Editores revisores
Fabrício Dias Assis
Charles Amaral de Oliveira
José Luciano Braun Filho

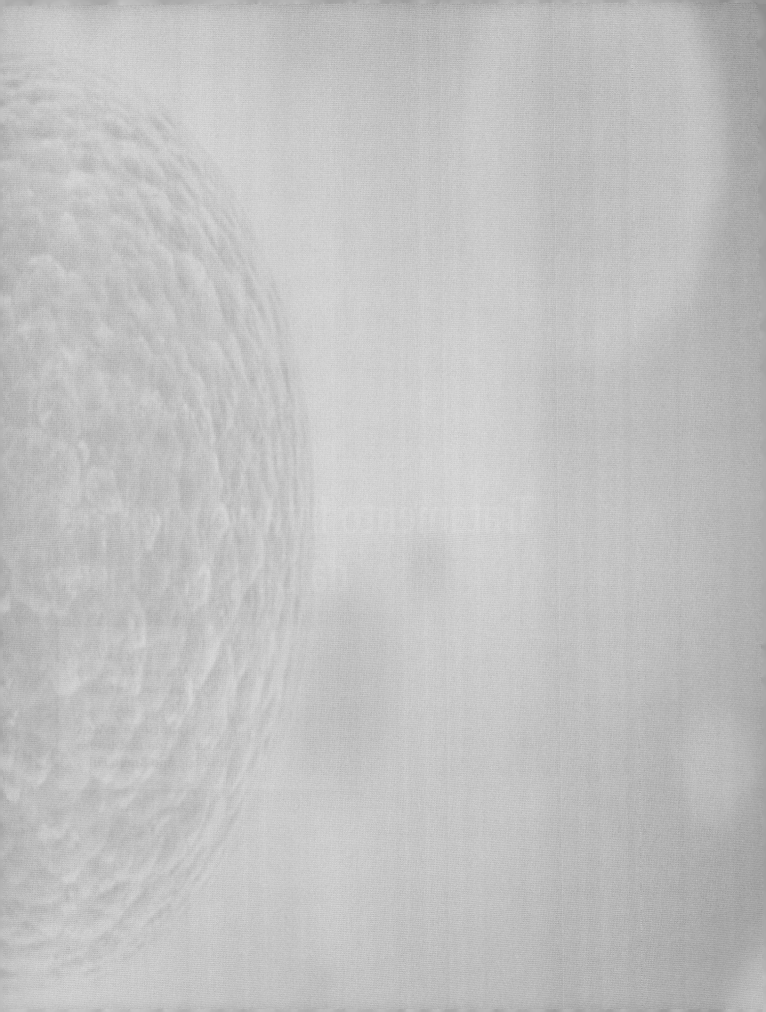

Capítulo 72

História da Medicina Intervencionista da Dor: Origens e Evolução

Charles Amaral de Oliveira
Fabrício Dias Assis
Camille Amanda Khan

"O começo é a parte mais importante do trabalho."
(Platão)

■ INTRODUÇÃO

A dor acompanha o homem por toda a história da humanidade. Junto com sua evolução ao longo dos anos, houve transformações nas crenças e conceitos que trouxeram ou instigaram novos conhecimentos. Conhecer um pouco da história da Medicina Intervencionista da Dor (MID), subespecialidade nascida da Anestesiologia, principalmente da Anestesia Regional, é uma maneira de entendermos não somente a linha cronológica da evolução desta área da Medicina, como também o que pensavam aqueles que praticavam e estudavam a Medicina da Dor. Duzentos anos atrás, a perspectiva de enfrentar uma cirurgia sem dor era uma utopia, uma expectativa de agonia, e não a regra que é hoje. A dor era incontrolável pelo ser humano, visto por muitos como punição divina ou algo a ser suportado com virtude e força, até como forma de crescimento pessoal e um caminho para a salvação – conceitos bem diferentes dos contemporâneos. Refletir sobre essas transformações é entender nossa própria humanidade e nossa própria prática. Quais foram os pontos marcantes na história da Medicina Intervencionista da Dor? Quem foram os atores principais? Como venceram as barreiras?

É possível ver que, muitas vezes, foram necessárias várias décadas para novos conceitos se arraigarem e novas ferramentas e práticas serem desenvolvidas. Na Era Contemporânea, tomemos Dr. John Bonica (1917-1994), anestesiologista, acadêmico e educador, considerado o pai da atual abordagem da dor, que, tocado pela dor crônica desde a idade jovem, formou-se em medicina e dedicou sua vida ao estudo, prática e disseminação do tratamento da dor, focando nos bloqueios regionais e abordagem multidisciplinar. Em 1953, foi publicado seu tomo, The Management of Pain. Sessenta e seis anos de-

pois, já na sua quarta edição, este livro-texto continua o padrão-ouro do manejo da dor. Em 1973, Bonica e Wall formam a International Association for the Study of Pain (Associação Internacional para o Estudo da Dor – IASP), cuja missão era fomentar o estudo e manejo da dor e, em 1976, ajuda a fundar a revista multiprofissional, Pain. Nessa mesma época, cunharam a famosa definição de dor do século XX, usada até hoje: "uma experiência emocional e sensorial desagradável associada a uma lesão real ou potencial dos tecidos ou descrita em termos de tal lesão." Em 1960, no campo das Neurociências, Melzack e Wall propõem a Teoria das Comportas para explicar o mecanismo da dor, que continua vigente até os dias atuais. Nos anos 1970, a MID é estruturada como ciência, e médicos cientistas como P Prithvi Raj, Waldman, Serdar Erdine, Nikolai Bogduk, Gabor Racz, Menno Sluijter e outros renomados, contribuem com novos entendimentos no tratamento de dor.

Este capítulo descreverá brevemente as origens, história e desenvolvimento da Medicina da Dor e o surgimento da Medicina Intervencionista da Dor com a evolução da tecnologia, do conhecimento acerca dos mecanismos da dor, anatomia e medicamentos; apontará as contribuições importantes dos pioneiros e atores principais dessa área de atuação; ademais, abordará brevemente os rumos futuros da Medicina Intervencionista da Dor e seu papel no tratamento oncológico e nos cuidados paliativos.

■ MEDICINA INTERVENCIONISTA DA DOR

A Medicina Intervencionista da Dor é um campo relativamente novo dentro da Medicina, considerando que a primeira civilização conhecida com registro de prática da Medicina existiu 5.000 anos atrás, na Mesopotâmia, e que o Homo sapiens apareceu há aproximadamente 90.000 anos, na Ásia e na África. Se havia médico, havia doença, e se havia doença, havia dor.

Antiguidade – Idade Média

Os únicos registros escritos conhecidos da medicina da Antiga Mesopotâmia (sumérios e babilônios), são em escrita cuneiforme, datados cerca de 1700 a.C., sendo eles um conjunto de leis reguladoras da prática de medicina no Código de Hamurabi. Egípcios, indianos, chineses e gregos, todos deixaram testemunhos dos seus sistemas médicos. Interessante observar que o uso de ervas medicinais é predominante. O sistema médico indiano, denominado *Ayurveda*, era considerado uma arte curativa científica porque seus tratamentos não dependiam somente do mágico ou supernatural e empregava as ervas medicinais. Os indianos acreditavam que havia uma ligação física entre a cura e a doença. Os tratados médicos chineses foram escritos por três imperadores: Fu Hsi (2900 a.C.), Shen Nung (2800 a.C.) e Huang Di (2600 a.C.). Vertem sobre tratamentos com ervas medicinais e formam a base do tratado de tratamentos com acupuntura, o Nei Ching.[2] Para eles, a obstrução desses meridianos e desequilíbrio dos humores do corpo eram a causa de doenças e dor. Os egípcios, por sua vez, acreditavam que a doença era a entrada de "espíritos malignos" no corpo do doente. Por isso, além das ervas e outras práticas médicas, o misticismo e orações também figuravam nos tratamentos. A crença que a dor era sinal da entrada de "espíritos malignos" também era presente na América pré-Colombiana, e o tratamento também mesclava ervas e rituais místicos. Há evidência visual de que os Incas praticavam intervenção cirúrgica mediante trepanação cranial.[2,3]

Com a civilização grega (Antiguidade Clássica) chega uma prática mais racional – procuram explicações para os fenômenos que veem e que acontecem ao seu redor. Deste período, destaca-se o trabalho de Hipócrates de Cós, cujos tratamentos incluíam técnicas de resfriamento, uma fisioterapia rudimentar, a compressão das carótidas e o uso do leite da papoula (ópio). Nesta época, Areteu da Capadócia descreve frustração no tratamento das dores crônicas. Asclepíades de Piúsa, da Roma Antiga, leva os princípios gregos da Medicina para Roma.[3] Galeno de Pérgamo foi médico durante quatro anos em uma escola de gladiadores, portanto, tinha ampla experiência com trauma. Ele usava mandrágora e álcool para anestesiar o paciente antes das cirurgias, mas eram necessárias doses tão altas que muitas vezes era letal para o paciente. Ele também introduziu o sistema humoral que utilizava a sangria como forma de aliviar a dor.[5] O médico descreve que os nervos são sensoriais e motores. Cornélio Celso fez a primeira descrição dos sinais inflamatórios: dor, rubor, calor, edema.

Mas, logo viria a Idade Média e, com ela, a dominação da Igreja Católica. Há destruição de muitas obras nas bibliotecas tidas como anticristãs, principalmente as obras científicas, tidas como "obra do diabo". Na Espanha, os numerosos hospitais estabelecidos durante o domínio árabe são fechados, e na Europa os tratamentos agora não têm fundamento científico – são feitos à base de poções ou outros produtos. Destas brumas, surgem: Paracelso,[5] questionando os conceitos galênicos; e Thomas Sydenham, utilizando o láudano (mistura de ópio, vinho, açafrão, canela e outros ingredientes) para aliviar a dor, induzir o sono e tratar a desinteria epidêmica, histeria, doenças nervosas, crises de gota etc.[14]. Nesta época, há desenvolvimento da narcoanestesia e a anestesia por compressão. No século XVIII, apesar dos importantes avanços nos conhecimentos sobre o universo, matemática, biologia e física, houve pouco progresso no tratamento da dor. Os médicos eram conservadores e como havia poucos licenciados, os apotecários preenchiam as receitas médicas e realizavam sangrias. Para alívio da dor, eram utilizados o láudano, o suco de papoula, o ópio, a mandrágora, a raiz do mandraque. Topicamente, utilizava-se a pedra embebida em vinagre para produzir ácido acético e CO_2, a esponja embebida de ópio[13] e de mandraque, e folhas de coca e a compressão da artéria carótida.

Era Moderna à Contemporânea

Finalmente, com a Era Moderna, chega o fim do teocentrismo e do misticismo, há diminuição do poder da igreja e dos senhores feudais e tem início o Iluminismo, antropocêntrico e racional. Os cientistas começam a aprofundar suas investigações sobre o mecanismo nervoso e ficam divididos. Uns acreditam que o corpo tem um sistema separado para a percepção da dor e outros que os receptores para a dor são divididos com outros sentidos, como o toque ou a audição.[4]

Nesta época, Descartes (1596-1650), elabora uma teoria que mostra a dor como a reação dos filamentos corporais a estímulos nocivos. Ele comparou o mecanismo com uma corda que faz tocar um sino. As partículas de um estímulo doloroso entravam pela pele, percorriam a fibra nervosa até o cérebro e ativavam engrenagens mentais que voltavam pelo corpo, afastando o membro do estímulo. Ele vê uma relação direta entre a intensidade do estímulo e a extensão da dor.[4] Este modelo perdurou até meados do século XX, quando uma nova teoria do mecanismo de dor foi descrita (Melzack e Wall). As novas descobertas sobre os mecanismos da dor são significativas e a concepção de dor começa a mudar, a ser percebida como fenômeno biológico, portanto, passível de ser tratada com analgésicos, não mais com rezas, orações ou ervas medicinais. O cirurgião de exército francês e especialista em amputações, Ambroise Paré (1510-1591), também inventor da sutura, relatou que o torniquete diminui a sensação de dor e utiliza a compressão acima do sítio de operação para minimizar a dor operatória, técnica aperfeiçoada por James Moore (1784) com a "compressão dos nervos". Paré propôs a neurotomia para tratar a neuralgia pós-herpética que acometeu o Rei Charles IX (1550-1574), da França. Marechal, cirurgião do Rei Luís XV, da França, seccionou os ramos do nervo trigêmeo de um paciente com neuralgia do trigêmeo. Dominique-Jean Larrey, outro cirurgião francês, observou que amputações feitas no campo de batalha em um frio de -19 °C transcorriam sem dor.[14]

No século XIX, com a descristianização da sociedade em processo, há grandes inovações científicas e tecnológicas e o homem é tomado pelo ímpeto do progresso e a possibilidade de controlar a natureza. Logo, ficará no passado o tempo em que cirurgias eram feitas sem analgesia, apenas com o álcool como anestésico, às vezes misturado ao ópio. É época da Teoria de Evolução de Darwin, das teorias psicanalíticas de Sigmund Freud, dos avanços nas descobertas na Química como o isolamento da morfina do ópio (1805), o lançamento da aspirina (1899) pela Bayer e outras, o trabalho de Pasteur e Koch na Biologia e o de Lister com antissépticos.

É neste cenário ebuliente de secularização que nasce a Anestesiologia como ciência, com a descoberta do efeito analgésico do éter, demonstrado pela primeira vez em uma cirurgia por Crawford Long, em 1842, e seu uso como anestésico geral demonstrado por William Morton, no Ether Dome do Massachusetts General Hospital, em 1846. Seu primeiro uso em guerra foi em Vera Cruz, México, em 1847, quando Edward Barton administrou o éter para realizar uma amputação. A invenção da seringa hipodérmica (Charles Pravaz e Francis Rynd) em meados do século XIX, permite a administração mais segura de narcóticos, com menor risco de superdosagem e/ou adição. James Simpson demonstra o uso do clorofórmio em procedimentos obstétricos em 1874. Mas nem tudo era aceito e houveram objeções religiosas, laicas e militares às inovações. À época, na base da Teologia estava a crença de que "a mulher deve ter dor ao dar à luz". O público achava que a morfina matava mais do que ajudava e que o risco do vício no narcótico era maior que seus benefícios. Notoriamente, a Rainha Vitória da Grã-Bretanha teve seu filho, Príncipe Leopoldo, sob o efeito do clorofórmio, administrado por John Snow (1853).[6] Na penúltima década do século XIX, Carl Koller descobriu que a cocaína anestesiava a língua e a substância começa a ser usada como anestésico local em: Oftalmologia, Urologia, Ginecologia e Cirurgia Geral. Pravaz utiliza sua seringa para fazer injeções intra-arteriais para tratar aneurismas[7] e Alexander Wood utiliza a sua agulha para tratar as neuralgias.[9] Em 1898, C.S. Sherrington apresenta sua teoria da Nocicepção[12] e, finalmente, no ano derradeiro do século, a aspirina – usada durante séculos na forma natural da casca do salgueiro – é comercializada pela companhia farmacêutica Bayer. Em 1899, o médico francês Tuffer realiza o primeiro bloqueio nervoso terapêutico para tratar um sarcoma na perna de um paciente.[8] Na virada do século XX, a anestesia raquimedular e bloqueios peridurais já são realizadas. A rizotomia é usada para tratar a neuralgia do trigêmeo (Hersley). Ainda há desconfiança dos novos analgésicos.

Aproxima-se a I Guerra Mundial, a União Soviética se forma e, na época pós-guerra, uma depressão econômica se instala, culminando com a queda da bolsa de valores da Wall Street, nos Estados Unidos, em 1929. Nesse tempo há poucos avanços. Destacam-se os avanços na radiografia, e a radioterapia começa a ser utilizada para o tratamento de câncer. Novas técnicas neurocirúrgicas continuam a ser desenvolvidas e são usadas no tratamento da distrofia simpático-reflexa e da causalgia. Os bloqueios de ramos/plexos nervosos se tornam populares. Leriche, médico francês, é o primeiro a tratar a dor crônica como doença (1930).[9]

A chegada da II Guerra Mundial foi um divisor de águas na forma contemporânea de enxergar a dor, e foi durante esta época que se percebeu a necessidade de novas abordagens para tratar a dor crônica (multifatorial), uma sequela comum entre os ex-combatentes que haviam sido feridos nos teatros de guerra. John Bonica, pioneiro da Medicina da Dor, avançou o conceito da abordagem multidisciplinar, em que uma equipe de especialistas de cada área participaria no diagnóstico e tratamento da dor, surgindo e sendo adotado nos anos 1980 o modelo biopsicossocial de Loeser para tratar a dor.[8] A guerra incentivou a indústria bélica a várias inovações tecnológicas e o tratamento dos veteranos também colocou novas demandas sobre o modelo de saúde vigente, ressaltando a necessidade de tratamentos com uma abordagem biopsicossocial.

Durante a guerra, Bonica concebe a ideia de "centros de dor", que será concretizada uma década mais tarde, junto com Crowley, quando montam o primeiro "centro de dor multidisciplinar, na Universidade de Washington. Beecher (1945) observou que nem sempre a dor era proporcional ao dano tecidual e avançou sua crença de que a dor podia ser influenciada por fatores psicológicos. Em 1967, no Reino Unido, Dame Cicely Saunders, enfermeira, socióloga e oncologista, independente do Bonica, com a fundação do primeiro *hospice*, o St. Christopher's Hospice, começa o movimento dos Cuidados Paliativos que avança o uso racional de opioides. Um dos destaques do movimento foi o desenvolvimento da Escada Analgésica, junto com a Organização Mundial da Saúde (OMS), para alívio da dor do câncer (1986). O uso de opioides se estende para doenças não malignas. Medicamentos derivados do ópio, como a morfina, oxicodona, metadona e derivados da codeína são, hoje, os analgésicos mais utilizados em todo o mundo. Um levantamento feito pelo Instituto Nacional da Saúde (NIH), dos Estados Unidos, mostrou que, em 2012, os americanos receberam quase 260 milhões de prescrições de analgésicos e mais pessoas entre 25 e 64 anos morreram de *overdose* do medicamento do que de acidentes automobilísticos. Desde então, os Estados Unidos vêm combatendo a chamada "epidemia silenciosa" dos opioides.[4]

Em 1965, os estudos de Melzack e Wall no campo da Neurociência revelaram o funcionamento dos mecanismos da dor e a relação entre ela e o cérebro.[11] Nos anos 1970, os analgésicos passam a ser mais confiáveis e são comercializados em maior número, especialmente aspirina e paracetamol. Havia uma preocupação com padronização, pois havia um grande número de técnicas desenvolvidas aleatoriamente. Começa a fortalecer a prática da Medicina Baseada em Evidências (MBE), movimento para estabelecer algoritmos de prática mais eficazes mediante as revisões sistemáticas e meta-análises. Nasce a Cochrane Collaboration, que reúne estes dados.[10]

Atualmente, a dor é considerada uma entidade complexa, subjetiva e sujeita às particularidades de cada indivíduo. Além do fisiológico e sensorial, tem componentes afetivo, interpretativo e comportamental. Mesmo com as novas abordagens, os avanços em tecnologia e o desenvolvimento e aperfeiçoamento das técnicas intervencionistas, ainda há grande discrepância no acesso a tratamentos de dor em países desenvolvidos e em desenvolvimento, e a dor do câncer segue sendo subtratada.

■ CONTRIBUIÇÕES – PIONEIROS E ATORES PRINCIPAIS NA ERA CONTEMPORÂNEA

No cenário internacional, no século XXI, pioneiros como Bonica, Winnie, Raj, Racz, Sluijter, Bogduk, e outros, lideram com suas contribuições no campo da Medicina Intervencionista da Dor:[8] Cosgrove, com seu livro Essentials of Pain Management (2011), Bonica com seu Management of Pain, Raj com seu Practical Management of Pain, Raj e Waldman com Interventional Pain Management (1993), Racz (cateter Racz e adesiólise), Sluijter (RF), Erdine, Bogduk, estudos sobre bloqueios para a coluna vertebral.

No Brasil, no fim da década de 1960, influenciado pelos trabalhos de Bonica, alguns anestesiologistas começaram a fazer bloqueios nervosos terapêuticos para

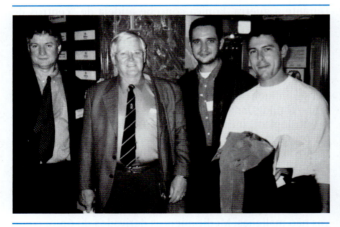

Figura 72.1. Workshop WIP, Budapeste, 2001. Da esquerda para a direita: Luis Alfonso Moreno, Gabor Racz, Fabrício Assis e Charles Oliveira.

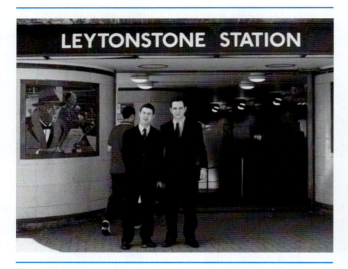

Figura 72.2. Fabrício Assis e Charles Oliveira em fellowship sob supervisão do Dr. Charles Gauci, Whipps Cross, University Hospital, Londres, 2002.

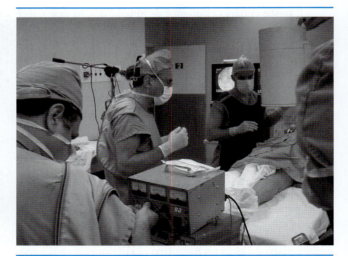

Figura 72.3. Primeiro curso de medicina intervencionista da dor no Hospital Centro Médico de Campinas. Presença dos doutores Charles Gauci, Luis Alfonso Moreno, José Oswaldo de Oliveira Jr., em junho de 2003.

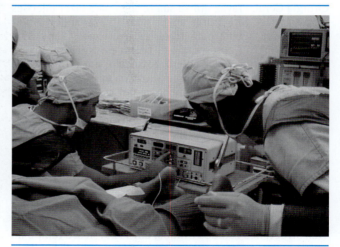

Figura 72.4. Primeira radiofrequência pulsada realizada no Brasil pelos doutores Fabrício Assis, Charles Oliveira e Guilherme Carvalho. Foi um DRG de L2, na Santa Casa de Mogi Guaçu, no dia 07/09/2003.

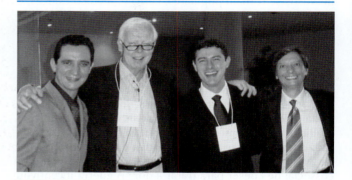

Figura 72.5. Segundo curso de medicina intervencionista da dor no Hospital Life Center, em Belo Horizonte, em julho de 2004. Da esquerda para a direita: Fabrício Assis, Menno Sluijter, Charles Oliveira e Alexandre Teixeira.

tratamento de dor – a maioria dos quais pertenciam ao quadro do Serviço de Anestesiologia do Hospital Pedro Ernesto, no Rio de Janeiro: Bento Villamil Gonçalves, Peter Spiegel, José Paulo Drummond, Renaud Alves Menezes, Ítalo Rodrigues e José Calasans Maia. A partir daí, houve a fundação das clínicas de dor e, posteriormente, a implantação de Serviços de Dor nos maiores hospitais das grandes capitais do Brasil, sempre em consonância com os preceitos do Bonica (Figuras 72.1 a 72.5).[11,13]

Entre os pioneiros e atores principais estão o neurocirurgião Manuel Jacobsen Teixeira com seu trabalho sobre dor crônica[15] e o anestesiologista Luciano Braun. Em 1982, a Sociedade Brasileira para o Estudo da Dor é fundada por um grupo de médicos, após o I Simpósio Brasileiro de Tratamento da Dor, com o objetivo de estudo da dor e disseminação dos conhecimentos no ensino e pesquisa clínica. O primeiro presidente da entidade foi o neurocirurgião Moacir Schnapp, e o vice, Jorge Roberto Pagura. Em 1984, tornou-se o capítulo brasileiro do IASP. A SBED (Sociedade Brasileira para os Estudos da Dor) fundou a Revista Dor

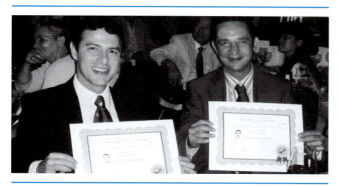

Figura 72.6. Os dois primeiros FIPPs no Brasil: doutores Charles Oliveira e Fabrício Assis, Budapeste, 2007.

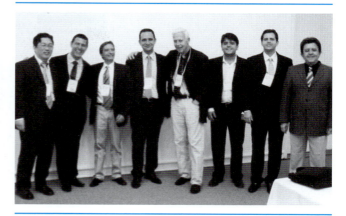

Figura 72.7. I Congresso da SOBRAMID, Campinas, maio de 2013. Da esquerda para a direita: doutores Sei Fukui, Charles Oliveira, Alexandre Teixeira, Fabrício Assis, Menno Sluijter, Leandro Braun, Adriano Scaff e Luciano Braun.

(1999) e promove o Congresso Brasileiro de Dor, já em sua 13ª edição (2018) (Figura 72.6).

Em 2007, os anestesiologistas com atuação em dor e dois primeiros Fellows of International Pain Practice (*Fellow* em Medicina Intervencionista da Dor – FIPP), Fabrício Assis e Charles Oliveira, e autores deste, estabelecem na cidade de Campinas, um centro de dor multidisciplinar que, em 2010, é credenciado pelo World Institute of Pain (Instituto Mundial da Dor – WIP) como centro de referência em dor, primeiro no Brasil, e um dos onze no mundo à época. Desde então, foram credenciados mais três centros no Brasil: a Clínica para o Tratamento da Dor – Hospital das Clínicas da Faculdade de Medicina de Ribeirão Preto – Universidade de São Paulo, sob coordenação da Dra. Gabriela Rocha Lauretti, e mais recentemente, a Clínica Aliviar, no Rio de Janeiro, liderada por Paulo Renato, e o Hospital São Bernardo em Colatina-ES, sob o comando de Lúcio Hott. Em termos de formação nas técnicas intervencionistas da dor, percebendo uma necessidade por parte dos médicos brasileiros e diante da ausência de educação continuada na área, Assis e Oliveira montam o primeiro curso teórico-prático em MID no Brasil, sob os auspícios da WIP, já na sua 9ª edição. O modelo foi replicado em 2017, quando Assis e parceiros fundam o Pain School International, em Budapeste, Hungria. Assis, inova novamente, em 2013, com a ideia de organizar a categoria de médicos intervencionistas em dor. Junto com Charles Oliveira, Luciano Braun, Leandro Braun, Adriano Scaff e José Oswaldo, fundam a Sociedade Brasileira dos Médicos Intervencionistas em Dor (SOBRAMID), com a missão de avançar a MID no Brasil (Figuras 72.7 e 72.8).

Recentemente, foi organizado pela primeira vez o exame do FIPP em português, em Miami. Mais uma conquista, já que os exames até então eram realizados em inglês e espanhol. Desde os dois primeiros, em 2007 até fevereiro de 2019, o Brasil possuía 23 FIPPs certificados, a mesma quantidade que de uma só vez prestou o exame em português, em Miami. Até o fechamento desta edição não conhecíamos o resultado desta prova, mas teremos pelo menos 40 FIPPs no Brasil quando o leitor estiver lendo este capítulo. Isso tudo faz de nosso país, atualmente, uma das grandes potências na medicina intervencionista da dor, a qual tem avançado rapidamente ganhando credibilidade junto a população e comunidade médica, tanto nacional quanto internacional.

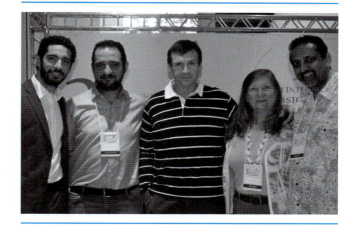

Figura 72.8. III Congresso da SOBRAMID, Campinas, agosto de 2015. Da esquerda para a direita: doutores André Marques Mansano, Fabrício Dias Assis, Eric Wilson, Andrea Trescot e Sudhir Diwan.

■ TRATAMENTO ONCOLÓGICO E PALIATIVO

Descer os degraus da Escada OMS

As terapias intervencionistas compõem o quarto degrau de tratamento na escada de tratamento de dor oncológica da Organização Mundial da Saúde (OMS). Entretanto, face a situação de abuso dos opioides nos Estados Unidos, têm sido cada vez mais contempladas como opção de segundo degrau, uma vez que as técnicas intervencionistas diminuiriam o uso destes e as sequelas causadas por eles entre os pacientes acometidos, com subsequente melhora da dor e qualidade de vida. Enfatiza-se sua utilização nos cuidados paliativos e também em casos benignos para dor aguda, subaguda e crônica.

■ CONCLUSÃO

Embora a história aqui descrita tenha mostrado o sucesso no tratamento de dor aguda e subaguda, dor traumática e dor cirúrgica, e a evolução nos conhecimentos sobre o controle da dor, ainda há uma grande distância a

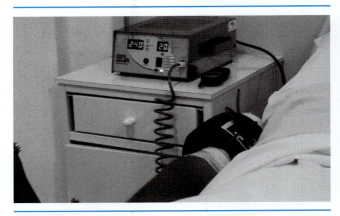

Figura 72.9. Bier com guanetidina para tratamento de dor de manutenção simpática – Clínica Sindolor Mogi Guaçu, SP, 2000.

percorrer com relação ao tratamento das dores crônicas e das dores no câncer. A despeito da melhora nas terapias antineoplásicas, a doença continua prevalente e continuará a assolar cada vez mais pessoas. Durante o tratamento curativo convencional (cirurgias, radioterapia, quimioterapia), os efeitos colaterais das terapias, as sequelas e a possibilidade de desenvolver dores crônicas são uma realidade, e podem ter efeitos debilitantes e devastadores na qualidade de vida de um paciente. O raio de esperança é que o controle da dor oncológica é possível, mas é preciso promulgar a aceitação e integração dos recursos intervencionistas. Poderá ser feita mediante mudanças atitudinais e sociais, inclusive entre a classe médica. As práticas precisam ser uniformes e replicáveis, as diretrizes claras e os treinamentos rigorosos, com benefícios evidentes, para alcançar a credibilidade junto aos médicos e à sociedade.

As reflexões contidas neste capítulo, sobre a história da Medicina Intervencionista da Dor, convidam aos leitores das Ciências da Saúde a examinar as próprias transformações na busca de novas condutas e tratamentos terapêuticos para o controle eficaz da dor no contexto contemporâneo (Figuras 72.9 e 72.10).

■ REFERÊNCIAS BIBLIOGRÁFICAS

1. Bonica JJ. Bonica papers 1938-1996. Collection Overview. Online archive of California. Disponível em: https://oac.cdlib.org/findaid/ark:/13030/tf4t1nb37b/. Acesso em: 01/02/2019.
2. Raj PP. The Impact of Managing Pain in the Practice of Medicine Through the Ages – The 2009 John J. Bonica Award Lecture. Reg Anest Pain Med. 2010 jul-aug; 35(4).
3. Karklis IP, Ferreira RC. A Dor: Uma Experiência na História. In: XI Congresso Brasileiro de História da Medicina da SBHM, 2006, Goiânia – GO. Anais do XI Congresso Brasileiro de História da Medicina: Monografia Vencedora do I Prêmio, 2006. Disponível em: https://sbhm.webnode.com.br/news/a%20dor%3A%20uma%20experi%C3%AAncia%20na%20historia/. Acesso em: 05/02/2019.
4. Bourke J. The story of pain: from pain to painkillers. Oxford University Press; 2014.
5. General Anesthesia. Galen of Pergamon (c.130-c.200). Dramatis Personae. BLTC Research, 2004, última atualização 2018. Disponível em: https://www.general-anaesthesia.com/people/galen.html. Acesso em: 30/11/2018.
6. Swanson GA, Albin MS, Wright AJ, Savage KA. Military Opposition and Religious Objections to Anesthetics, 1846-1848. Anesthesiology. 2004; 101:A1311. Disponível em: https://www.general-anaesthesia.com/objections.html. Acesso em: 30/11/2018.

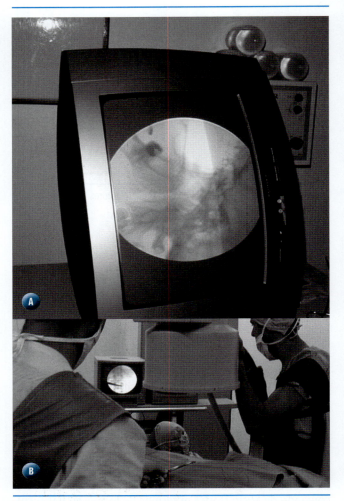

Figura 72.10. (A-B) Enfrentando as dificuldades no começo: Santa Casa de Mogi Guaçu, SP, 2002.

7. General Anesthesia. Charles Gabriel Pravaz (1791-1853): physician who developed the hypodermic syringe. Dramatis Personae. BLTC Research, 2004, última atualização 2018. Disponível em: http://www.general-anaesthesia.com/people/charles-pravaz.html. Acesso em: 30/11/2018.
8. Manchikanti L, Boswell MV, Raj PP, Racz GB. The Evolution of Interventional Pain Management. Pain Physician. 2003; 6:485-94. ISSN 1533-3159.
9. Brown DL, Fink RB. The history of regional anesthesia. In: Cousins M, Bridenbaugh P (eds.). Neural Blockade in Clinical Anesthesia and Pain Medicine. 4 ed. Philadelphia: Wolters Kluwer|Lippincott Wiliams & Wilkins. 2009; 1-2.
10. Raj PP, Erdine S. Pain-relieving procedures Pain-Relieving Procedures: The Illustrated Guide. John Wiley & Sons; 2012.
11. Melzack R, Wall PD. Pain mechanisms: a new theory. Science. 1965; 150:171-9.
12. Wall PD. Inflammatory and neurogenic pain: new molecules, new mechanisms [editorial]. Br J Anaesth. 1995; 75(2):123. doi: 10.1016/s0007-0912(17)44130-4.
13. Keil G. Spongia somnifera. Medieval milestones on the way to general and local anesthesia. Anaesthesist. 1989; 38:643-8.
14. Alves Neto O, Teixeira MJ, Siqueira J. Dor: Princípios e Práticas. Porto Alegre: Artmed Editora. 2009; 1147.
15. Teixeira MJ, Yeng LT. Tratamento multidisciplinar dos doentes com dor crônica. São Paulo: Prática Hospitalar. 2004; 6(35):21-24. Disponível em: http://www.praticahospitalar.com.br/pratica%2035/paginas/materia%2002-35.html.

Capítulo 73

Princípios e Conceitos da Intervenção em Dor

André Marques Mansano
Charles Amaral de Oliveira
Fabrício Dias Assis

■ INTRODUÇÃO

As conhecidas doenças e agravos não transmissíveis (DANT) representam as principais causas de morbimortalidade no mundo, com destaque para as doenças cardiovasculares e oncológicas. Dados recentes do Instituto Nacional do Câncer (INCA) sugerem que ocorrerão 1,2 milhão novos casos de câncer divididos entre os anos de 2018 e 2019.

Parece óbvio que o câncer traz consigo muito sofrimento ao paciente e àqueles que o cercam. Uma análise cautelosa é fundamental e evidencia como tal sofrimento é multifacetado. Há fontes orgânicas como decorrentes diretamente do câncer ou dos efeitos colaterais e/ou complicações de tratamentos invasivos bem como ocorrência de distúrbios não oncológicos associados. Há fatores como perda do emprego, fadiga crônica, insônia, sensação de abandono e desesperança que contribuem para um transtorno depressivo frequente. Há incertezas sobre o futuro, perda do controle e medo da morte que contribuem para um transtorno de ansiedade e há sentimentos de raiva causados por atraso nos diagnósticos, indisponibilidade da equipe de saúde e, eventualmente, falha terapêutica. Entender o contexto no qual o paciente está inserido e se preocupar com cada fator supracitado pode ser a diferença para um tratamento adequado.

■ DOR FÍSICA NO PACIENTE ONCOLÓGICO

Há vários estudos epidemiológicos que demonstram o quão frequente é a dor em pacientes com câncer com cifras que giram acima dos 60-70%, e destes, metade cursa com dores de forte intensidade.[1] Alguns tumores são mais propensos em causar dores, como é o caso do câncer de pâncreas ou dos tumores do sistema osteomuscular e sistema nervoso central.

A importância da dor física gerada pelo câncer é tão evidente que 78% das solicitações de eutanásia, desde que a prática foi legalizada na Holanda, decorrem de pacientes com câncer, a grande maioria com dores.[2] Um estudo transversal, realizado em um centro de cuidados paliativos canadense, mostrou que dor intensa aumenta as chances de o paciente ter vontade de morrer (*odds ratio* = 1,37). Tais chances são ainda mais exacerbadas em casos de dores recentes (*odds ratio* = 1,96).[3]

■ SITUAÇÃO ATUAL DO TRATAMENTO DA DOR NO PACIENTE COM CÂNCER

A conduta mais consagrada seria, sem sombra de dúvida, a baseada na Escada Analgésica de Dor, preconizada no final da década de 1980, pela Organização Mundial de Saúde (OMS). O raciocínio é simples e inclui o uso de analgésicos cada vez mais fortes a depender da intensidade da dor do paciente (Figura 73.1). Apesar de relativo simples entendimento, 86% dos tratamentos acabam não seguindo

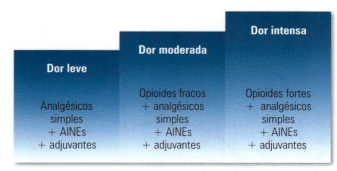

Figura 73.1. Escada Analgésica de Dor preconizada pela Organização Mundial de Saúde na década de 1980. (Fonte: Adaptada de World Health Organization. Traitement de la douleur cancéreuse. Geneva, Switz: World Health Organization; 1987.)

fielmente a Escada, ora por falhar com o uso de analgésicos simples e/ou fármacos adjuvantes, ora pela escolha inadequada da potência dos opioides.[1]

Infelizmente, o subtratamento da dor oncológica é algo patente no mundo inteiro, com índices que giram acima dos 30%.[4-7] Há vários fatores que contribuem para isso, dissertar sobre isso foge ao objetivo deste capítulo, mas sabemos que há um baixíssimo referenciamento do paciente oncológico por parte dos oncologistas.

Estudos europeus mostram que apenas 3% dos pacientes com dores oncológicas são tratados por especialistas em dor.[1] Uma pesquisa do Instituto Oncoguia, realizada na cidade de São Paulo, mostrou números ao redor de 10%, algo obviamente muito abaixo do ideal.

■ IMPORTÂNCIA DO TRATAMENTO INTERVENCIONISTA DA DOR

Mesmo que, em ambientes acadêmicos, a eficácia da Escada Analgésica supere os 80%,[8] tais dados não se comprovam na prática clínica. Outros fatores devem ser motivo de preocupações, como interações medicamentosas,[9] dependência a opioides[10] e a ainda discutida possibilidade de aumento na taxa de recorrência do tumor induzida farmacologicamente.[11] Faz-se necessário, portanto, a busca por alternativas mais eficazes, minimizando efeitos colaterais e maximizando a analgesia e a qualidade de vida[12] (Figura 73.2).

Há estudos que inclusive documentaram aumento da sobrevida em pacientes que receberam tratamentos intervencionistas da dor quando comparado ao tratamento medicamentoso. Lillemoe e colaboradores randomizaram 137 pacientes com tumores pancreáticos irressecáveis para receberem alcoolização do plexo celíaco *versus* salina. A sobrevida no grupo dos pacientes que receberam a alcoolização foi significativamente maior.[13] Resultados semelhantes foram encontrados por Smith e colaboradores em um estudo que comparou o uso da bomba de infusão intratecal de fármacos com o tratamento conservador.[14]

■ PROCEDIMENTOS GUIADOS POR IMAGEM: MAIOR EFICÁCIA E SEGURANÇA

Ainda é possível encontrarmos pacientes submetidos a procedimentos realizados "às cegas", embora tal prática deva ser proscrita da medicina atual. Até mesmo intervenções que tradicionalmente são feitas às cegas por anestesiologistas treinados apresentam maior eficácia quando guiadas pela fluoroscopia, por exemplo,[15] ou quando usamos a ultrassonografia para simples bloqueios articulares.[16] A tomografia computadorizada, apesar de oferecer imagens mais precisas (Figura 73.3), não apresenta maior eficácia clínica quando comparada à fluoroscopia na maioria dos procedimentos[17] e, por outro lado, pode expor o paciente a doses até oito vezes maior de radiação.[18]

Outros fatores importantes são a portabilidade e o custo do método. A ultrassonografia apresenta maior portabilidade e menor custo, o oposto ocorrendo com a tomografia computadorizada (Figura 73.4).

■ IMPORTÂNCIA DOS BLOQUEIOS DIAGNÓSTICOS

Os bloqueios diagnósticos possuem um papel fundamental na medicina intervencionista da dor. Um estudo realizado em um centro de radioterapia evidenciou que 80% dos casos de dores crônicas em pacientes oncológicos não apresentam relação específica com o câncer,[19] ou seja, são dores de fundo benigno em um paciente com doença maligna. É possível, por exemplo, que um paciente com câncer de mama e metástase em corpo vertebral apresente dores originadas das facetas lombares. A melhora com uma infiltração facetária precisa, guiada por imagem, sela o diagnóstico de dor facetária e deixa a alteração metastática como um

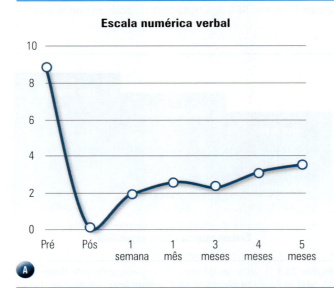
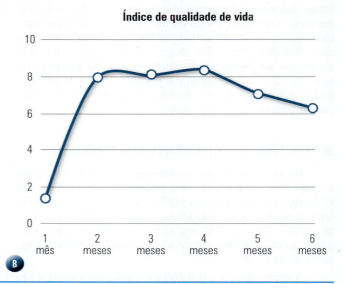

Figura 73.2. Melhora dos índices de dor **(A)** e de qualidade de vida **(B)** em pacientes com dores secundárias ao câncer de pâncreas submetidos à radiofrequência percutânea dos nervos esplâncnicos. (Fonte: Adaptada de Papadopoulos D, et al., 2013.[12])

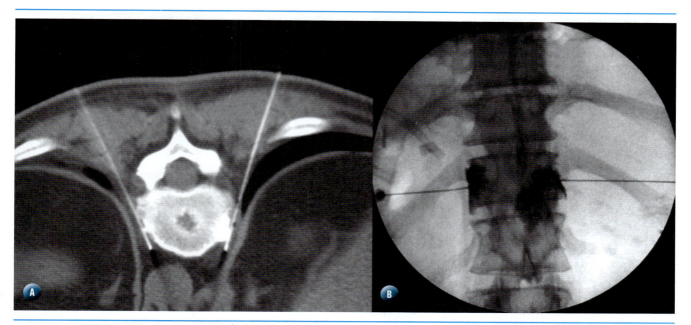

Figura 73.3. Bloqueio dos nervos esplâncnicos guiados por tomografia computadorizada **(A)** e por fluoroscopia **(B)**.

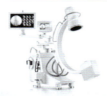 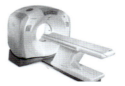

	Fluoroscopia	Ultrassonografia	Tomografia computadorizada
Custo	+ +	+	+ + + +
Portabilidade	– – –	+	– – – –
Radiação	+ +	–	+ + + +
Acurácia	+ + +	+ + +	+ + +

Figura 73.4. Principais características dos diferentes métodos de imagem. (Fonte: Acervo pessoal.)

achado assintomático, ao menos naquele momento. Não menos importante, sabe-se que pacientes com câncer e dores "não oncológicas" têm suas dores mais inadequadamente tratadas, em grande parte pelo próprio erro diagnóstico.

Outro ponto importante é a seleção de pacientes para métodos neurolíticos, seja químico ou físico. Como exemplo, temos um paciente com câncer ginecológico e dores pélvicas: é possível realizar um bloqueio do plexo hipogástrico superior com anestésico local e avaliar a resposta terapêutica; em caso de melhora que curse com recidiva das dores, podemos evoluir para uma neurólise química da mesma estrutura nervosa.

■ PRINCIPAIS MÉTODOS EMPREGADOS

Bloqueios anestésicos

O uso de anestésicos locais, seja peridurais, perinervosos ou intra-articulares, são os procedimentos mais realizados em medicina intervencionista da dor. Fundamentalmente, baseiam-se na interrupção da transmissão dolorosa por inibição de canais de sódio e, em menor grau, de potássio.[20] O uso de corticosteroides,[21] agonistas adrenérgicos,[22] magnésio[23] ou formulações lipossomais de anestésicos locais[24] podem aumentar a duração da analgesia.

Bloqueios neurolíticos químicos

Entende-se por agentes neurolíticos substâncias capazes de destruir, temporária ou permanentemente, estruturas nervosas a ponto de interromper a transmissão elétrica. Os medicamentos mais utilizados na prática clínica são o álcool etílico e o fenol.[25] É obviamente importante que tais substâncias sejam empregadas em estruturas meramente sensitivas sob risco de sequelas motoras em nervos mistos ou próximos a unidades motoras. Os locais mais empregados são os gânglios ou plexos autonômicos (p. ex., gânglio estrelado),[26] gânglio simpático torácico ou lombar, nervos esplâncnicos, plexo celíaco, plexo hipogástrico superior[27] (BUP ou gânglio ímpar).[28] A neurólise de nervos periféricos é menos utilizada na prática clínica, mas também é factível em casos adequadamente selecionados.[29] Outra opção, ainda mais agressiva, é a neurólise intratecal, reservada para casos extremamente refratários e/ou naqueles em que já há comprometimento motor irreversível (Figura 73.5).[30]

Neurólise por radiofrequência convencional

A radiofrequência consiste no emprego de ondas elétricas na ordem de 500 kHz que, em contato com o tecido e sua respectiva impedância, resultará em formação de calor de forma controlada na ponta da agulha, permitindo a destruição milimétrica de estruturas nervosas sensitivas.[31]

Ao contrário da neurólise química, os alvos para a radiofrequência devem ser mais precisos, menores, justamente pela diminuta lesão formada pelo calor gerado pelas ondas. Logo, plexos mais extensos, como o hipogástrico superior ou o celíaco, não são passíveis de lesão por esse método. Estruturas nervosas mistas ou aquelas que mantêm proximidade com unidades motoras também não são as melhores escolhas para a radiofrequência térmica, também chamada convencional. Os alvos mais comuns são, em se tratando de dores oncológicas, os gânglios ou nervos do sistema nervoso autônomo, como o estrelado, simpático torácico, simpático lombar, nervos esplâncnicos[12] e gânglio ímpar ou, menos frequentemente, gânglio do nervo trigêmeo ou esfenopalatino (Figuras 73.6 e 73.7).

Cimentoplastias

As cimentoplastias consistem na injeção percutânea de polimetilmetacrilato baritado, popularmente conhecido como "cimento cirúrgico", em fraturas patológicas decorrentes de osteoporose e, menos frequentemente, tumores primários ou metástases ósseas. Postula-se que a reação exotérmica causada pelo endurecimento do cimento, bem como a estabilização vertebral gerada pelo procedimento, seja o principal mecanismo da analgesia promovida pelo procedimento.

Tian e colaboradores, avaliaram 39 pacientes com dores intensas relacionadas a metástases de corpo vertebral. No estudo, apesar de não comparativo, a redução da intensidade das dores foi dramática e sustentada.[32]

Outras possibilidades são a realização de sacroplastias[33] ou, eventualmente, osteoplastias de ossos longos como fêmur ou úmero.[34]

Infusões no neuroeixo

Injeções únicas no neuroeixo, sejam no espaço peridural ou no espaço subaracnóideo, costumam ter efeitos efêmeros. A alternativa para pacientes que se mantêm com estímulos nociceptivos intensos é a infusão contínua ou

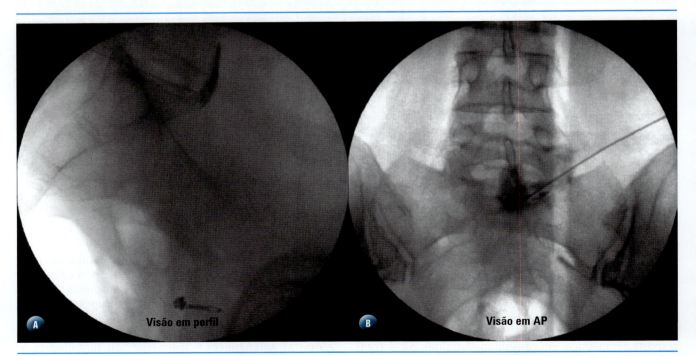

Figura 73.5. (A-B) Neurólise do plexo hipogástrico superior, técnica transdiscal, realizada com fenol glicerinado a 7%. Note a dispersão na linha média e anterior ao disco intervertebral L5/S1.

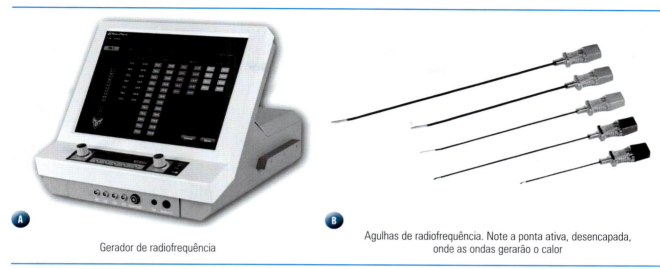

Figura 73.6. (A-B) Dispositivos utilizados para o emprego da radiofrequência. (Fonte: Acervo pessoal.)

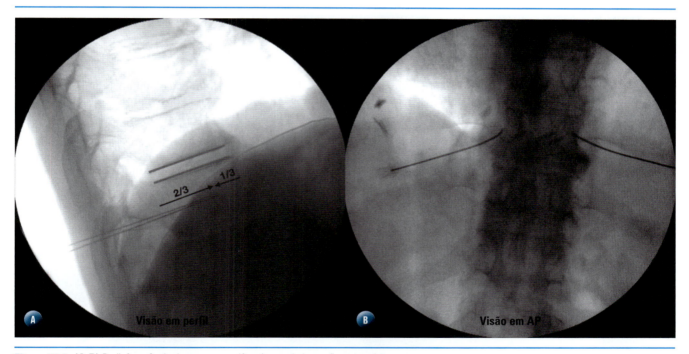

Figura 73.7. (A-B) Radiofrequência dos nervos esplâncnicos guiada por fluoroscopia.

em bólus intermitente, através de cateteres e bombas de infusão. As opções mais utilizadas são:
- Cateter peridural simples ou tunelizado com bólus intermitente;
- Cateter peridural simples ou tunelizado com bomba de infusão externa;
- Cateter peridural totalmente implantando;
- Bomba de infusão intratecal de fármacos.

A principal vantagem do emprego das técnicas de neuroeixo é a diminuição da dose pela via oral. Estima-se que a potência opioide no espaço subaracnóideo seja 300 vezes superior à via oral, o que maximiza o efeito analgésico, poupando efeitos colaterais.[14] É possível, ainda, adicionar fármacos com anestésicos locais, agonistas alfa-adrenérgicos e bloqueadores do canal de cálcio em alguns casos, potencializando o efeito analgésico.

Estimulação medular

A estimulação medular tem papel terapêutico fundamental no tratamento de dores neuropáticas, algo relativamente frequente no paciente com câncer,[35] seja ela por neuralgias craniais, radiculopatias, plexopatias ou neuropatias periféricas causadas pelos quimioterápicos.[36]

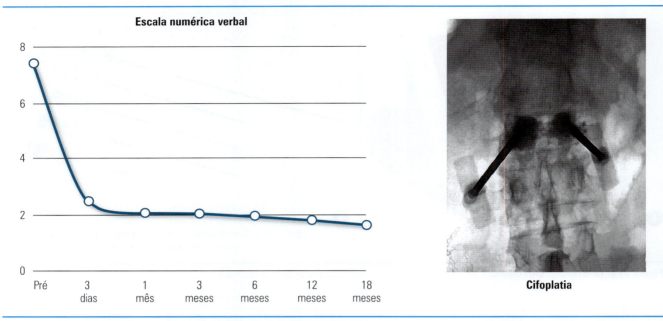

Figura 73.8. Melhora dos índices de dor em pacientes submetidos à vertebroplastia devido a dores secundárias a metástases de corpo vertebral. (Fonte: Adaptada de Tian Q-H, et al., 2016.[32])

O mecanismo de ação inicialmente proposto é de que impulsos nociceptivos periféricos podem ser inibidos no corno dorsal da medula pela estimulação antidrômica de fibras grossas que se projetam para o mesmo segmento medular, isso graças à Teoria do Portão. Obviamente, tal teoria não explica totalmente o mecanismo analgésico da estimulação medular, havendo estudos que sugerem liberação colinérgica, serotononérgica, gabaérgica e de adenosina pela estimulação.

Do ponto de vista técnico, alguns pontos devem ser levados em consideração. O primeiro é a escolha do tipo de eletrodo, que pode ser linear (inserido percutaneamente) ou do tipo *paddle* (inserido através de pequena laminectomia). Outro fator importantíssimo é a compatibilidade com ressonância nuclear magnética. Paciente oncológicos, frequentemente, necessitam de acompanhamento radiológico da doença e limitar o uso da ressonância pode ser desastroso (Figura 73.8).

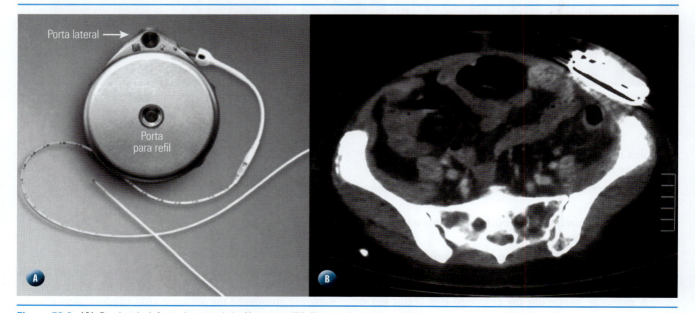

Figura 73.9. **(A)** Bomba de infusão intratecal de fármacos. **(B)** Tomografia computadorizada evidenciando a bomba de infusão alocada no espaço subcutâneo e a presença de metástases sacrais responsáveis pelas dores.

Cordotomia percutânea

A cordotomia percutânea representa um dos tratamentos percutâneos mais invasivos à disposição do médico intervencionista em dor. Consiste na lesão controla do trato espinotalâmico ao nível cervical, podendo ser realizada através de radiofrequência ou até mesmo com incisão a frio em casos cirúrgicos.

Está indicada em pacientes com dores unilaterais refratárias ao tratamento conservador.[37] Nos últimos anos, a cordotomia foi sendo substituída em grande parte pela bomba de infusão intratecal de fármacos, embora há espaço claro para o seu emprego (Figura 73.9).[38]

As principais preocupações residem na possibilidade de complicações, como apneia central, disfunção motora, retenção urinária e dor por deaferentação.

Outros tratamentos neurocirúrgicos

Em casos mais graves ou em pacientes que não têm acesso logístico aos procedimentos percutâneos, tratamentos neurocirúrgicos podem trazer alívio para as dores em pacientes oncológicos. Os mais utilizados são a tractotomia trigeminal, a cirurgia de DREZ ou trato de Lissauer, a mesencefalotomia, cingulotomia, talamotomia e hipofisectomia.[39]

■ REFERÊNCIAS BIBLIOGRÁFICAS

1. Breivik H, et al. Cancer-related pain: a pan-European survey of prevalence, treatment, and patient attitudes. Ann Oncol. 2009; 20:1420-33.
2. van Alphen JE, Donker GA, Marquet RL. Requests for euthanasia in general practice before and after implementation of the Dutch Euthanasia. Act Br J Gen Pract. 2010; 60:263-7.
3. Freeman S, Smith TF, Neufeld E, Fisher K, Ebihara S. The wish to die among palliative home care clients in Ontario, Canada: A cross-sectional study. BMC Palliat Care. 2016; 15:24.
4. Hsieh RK. Pain control in Taiwanese patients with cancer: a multicenter, patient-oriented survey. J Formos Med Assoc. 2005; 104:913-9.
5. MacDonald N, et al. A Quebec survey of issues in cancer pain management. J Pain Symptom Manage. 2002; 23:39-47.
6. Von Roenn JH, Cleeland CS, Gonin R, Hatfield AK, Pandya KJ. Physician attitudes and practice in cancer pain management. A survey from the Eastern Cooperative Oncology Group. Ann Intern Med. 1993; 119:121-6.
7. Larue F, Colleau SM, Brasseur L, Cleeland CS. Multicentre study of cancer pain and its treatment in France. BMJ. 1995; 310:1034-7.
8. Zech DF, Grond S, Lynch J, Hertel D, Lehmann KA. Validation of World Health Organization Guidelines for cancer pain relief: a 10-year prospective study. Pain. 1995; 63:65-76.
9. Riechelmann R, Girardi D. Drug interactions in cancer patients: A hidden risk? J Res Pharm Pract. 2016; 5:77-8.
10. Ordóñez Gallego A, González Barón M, Espinosa Arranz E. Oxycodone: a pharmacological and clinical review. Clin Transl Oncol. 2007; 9:298-307.
11. Juneja R. Opioids and cancer recurrence. Curr Opin Support Palliat Care. 2014; 8:91-101.
12. Papadopoulos D, Kostopanagiotou G, Batistaki C. Bilateral thoracic splanchnic nerve radiofrequency thermocoagulation for the management of end-stage pancreatic abdominal cancer pain. Pain Physician. 2013; 16:125-33.

13. Lillemoe KD, et al. Chemical splanchnicectomy in patients with unresectable pancreatic cancer. A prospective randomized trial. Ann Surg. 1993; 217:447-55; discussion 456-7.
14. Smith TJ, et al. Randomized Clinical Trial of an Implantable Drug Delivery System Compared With Comprehensive Medical Management for Refractory Cancer Pain: Impact on Pain, Drug Related Toxicity, and Survival. J Clin Oncol. 2002; 20:4040-9.
15. Parra MC, et al. Fluoroscopic Guidance Increases the Incidence of Thoracic Epidural Catheter Placement Within the Epidural Space. Reg Anesth Pain Med. 2017; 42:17-24.
16. Lee H-J, Lim K-B, Kim D-Y, Lee K-T. Randomized Controlled Trial for Efficacy of Intra-Articular Injection for Adhesive Capsulitis: Ultrasonography-Guided Versus Blind Technique. Arch Phys Med Rehabil. 2009; 90:1997-2002.
17. Abd El-hameed K, Mahmoud IH, Omran AF, Shaker A, Adlan S. Computed Tomography Versus Fluoroscopy Guidance in Antecrural Celiac Plexus Block. Cairo Univ; 2015.
18. Maino P, et al. Radiation Dose Exposure for Lumbar Transforaminal Epidural Steroid Injections and Facet Joint Blocks Under CT vs. Fluoroscopic Guidance. Pain Pract. 2018; 18:798-804.
19. Massaccesi M, et al. Incidence and Management of Noncancer Pain in Cancer Patients Referred to a Radiotherapy Center. Clin J Pain. 2013; 29:944-7.
20. Shandler L. Mechanism of action of local anesthetics. J Am Dent Soc Anesthesiol. 1965; 12:62-6.
21. Choi S, Rodseth R, McCartney CJL. Effects of dexamethasone as a local anaesthetic adjuvant for brachial plexus block: a systematic review and meta-analysis of randomized trials. Br J Anaesth. 2014; 112:427-39.
22. Pöpping DM, Elia N, Marret E, Wenk M, Tramèr MR. Clonidine as an Adjuvant to Local Anesthetics for Peripheral Nerve and Plexus Blocks. Anesthesiology. 2009; 111:406-15.
23. Kawakami H, Mihara T, Nakamura N, Ka K, Goto T. Effect of magnesium added to local anesthetics for caudal anesthesia on postoperative pain in pediatric surgical patients: A systematic review and meta-analysis with Trial Sequential Analysis. PLoS One 2018; 13: e0190354.
24. Santamaria CM, Woodruff A, Yang R, Kohane DS. Drug delivery systems for prolonged duration local anesthesia. Mater Today. 2017; 20:22-31.
25. Blum SL, Lubenow T. Neurolytic agents. Curr Rev Pain. 1997; 1:70-8.
26. Ghai A, Kaushik T, Kumar R, Wadhera S. Chemical ablation of stellate ganglion for head and neck cancer pain. Acta Anaesthesiol Belg. 2016; 67:6-8.
27. de Leon-Casasola OA, Kent E, Lema MJ. Neurolytic superior hypogastric plexus block for chronic pelvic pain associated with cancer. Pain. 1993; 54:145-51.
28. Malec-Milewska M, et al. Neurolytic block of ganglion of Walther for the management of chronic pelvic pain. Wideochirurgia i inne Tech. maloinwazyjne = Videosurgery other miniinvasive Tech. 2014; 9:458-62.
29. Sakamoto B, Kuber S, Gwirtz K, Elsahy A, Stennis M. Neurolytic transversus abdominis plane block in the palliative treatment of intractable abdominal wall pain. J Clin Anesth. 2012; 24:58-61.
30. Candido K, Stevens RA. Intrathecal neurolytic blocks for the relief of cancer pain. Best Pract. Res Clin Anaesthesiol. 2003; 17:407-28.
31. Oh TK, et al. Effect of Radiofrequency Thermocoagulation of Thoracic Nerve Roots in Patients with Cancer and Intractable Chest Wall Pain. Pain Physician. 2018; 21:E323-E329.
32. Tian Q-H, et al. Percutaneous Vertebroplasty for Palliative Treatment of Painful Osteoblastic Spinal Metastases: A SingleCenter Experience. J Vasc Interv Radiol. 2016; 27:1420-4.
33. Frey ME, DePalma MJ, Cifu DX, Bhagia SM, Daitch JS. Efficacy and Safety of Percutaneous Sacroplasty for Painful Osteoporotic Sacral Insufficiency Fractures. Spine (Phila. Pa. 1976). 2007; 32:1635-40.

34. Anselmetti GC. Osteoplasty: Percutaneous Bone Cement Injection beyond the Spine. Semin Intervent Radiol. 2010; 27:199-208.

35. Bennett MI, et al. Prevalence and aetiology of neuropathic pain in cancer patients: A systematic review. Pain. 2012; 153: 359-65.

36. Miltenburg NC, Boogerd W. Chemotherapy-induced neuropathy: A comprehensive survey. Cancer Treat Rev. 2014; 40: 872-82.

37. Ischia S, Ischia A, Luzzani A, Toscano D, Steele A. Results up to death in the treatment of persistent cervico-thoracic (Pancoast) and thoracic malignant pain by unilateral percutaneous cervical cordotomy. Pain. 1985; 21:339-55.

38. Honey CR, Yeomans W, Isaacs A, Honey CM. The Dying Art of Percutaneous Cordotomy in Canada. J Palliat Med. 2014; 17:624-8.

39. Raslan AM, Burchiel KJ. Neurosurgical Advances in Cancer Pain Management. Curr Pain Headache Rep. 2010; 14:477-82.

Segurança e Proteção Radiológica

Charles Amaral de Oliveira
Karen Santos Braghiroli
Thais Bezerra Martins

■ INTRODUÇÃO

A medicina intervencionista da dor teve seu desenvolvimento impulsionado a partir do século XXI. Ela vem evoluindo devido aos avanços nos equipamentos de imagem, do maior conhecimento anatômico, das novas descobertas na mediação química, das novas tecnologias e do desenvolvimento de técnicas diagnósticas e terapêuticas mais precisas e eficazes.

O número de procedimentos intervencionistas em dor aumentou exponencialmente a partir da década de 1990, conforme dados da American Society of Interventional Pain Physicians (ASIPP).[1]

Dados americanos do estudo de Manchikanti e colaboradores, realizado entre 2000 e 2014, mostram um crescimento de 153% no número de procedimentos intervencionistas em dor realizados por seguradoras de saúde ao longo desses 15 anos, apesar do crescimento populacional ter sido bem menor.[2]

Aproximadamente 19 milhões de procedimentos intervencionistas são realizados a cada ano no manuseio da dor crônica, e pelo menos 50% destes é realizado sob o uso de fluoroscopia.

Razões para esse aumento foi a substituição dos procedimentos realizados às cegas pelos procedimentos guiados por fluoroscopia, o aprimoramento das técnicas intervencionistas e maior divulgação em *workshops* e congressos. Mais recentemente, a ultrassonografia também vem sendo cada vez mais utilizada nos procedimentos para o tratamento da dor.

A utilização de técnicas intervencionistas percutâneas traz benefícios ao paciente, pois gera menos desconforto, menor morbidade e permite o retorno mais rápido para as suas atividades habituais. O uso da fluoroscopia como guia traz maior acurácia e segurança na realização do procedimento. Porém, a radiação não é isenta de riscos, por isso é necessário que haja preocupação com as medidas de proteção para os pacientes e profissionais de saúde, e também com o desenvolvimento de estratégias para reduzir a emissão de radiação.

Para a diminuição dos riscos, deve-se respeitar o uso da radiação eletromagnética com educação adequada em segurança, adotando medidas de senso comum e diminuindo o tempo de exposição à radiação.[3]

■ HISTÓRIA

Em 1870, cientistas investigavam a produção de raios catódicos utilizando grandes tubos, batizados de tubos de Crookes. Em 1985, enquanto realizava experimentos neste mesmo tubo, Wilhelm Roentgen descobriu, acidentalmente, os raios X.[18]

A primeira utilização clínica dos raios X aconteceu no ano de 1896, em Hannover, New Hampshre, nos Estados Unidos. Devido a esta importante descoberta, Roentgen recebeu o prêmio Nobel de Física, em 1901.

Com a descoberta dos raios X, surgiram os problemas relacionados à exposição excessiva e sem proteção adequada. Dentre eles, pode-se citar a perda de cabelo, as lesões cutâneas e a anemia. Inicialmente, o tempo de exposição era muito longo. Em 1910, com o advento do tubo de Coolidge e o transformador Snook, foi possível reduzir o tempo de radiação.

Com o passar dos anos, observou-se um maior número de casos de transtornos hematológicos, tais como leucemia e anemia aplásica, entre os profissionais que lidavam com os raios X, quando comparado com o resto da comunidade.[11] Com isso, começaram a surgir os primeiros aparatos de proteção contra a radiação.

O relato do médico Mirhan Kassabian, no início do século XX, parece ainda bastante atual. Disse ele: "muitos de nós temos sido queimados pelos raios X devido ao seu uso por período prolongado... eu espero que em breve... possamos ser capazes de prevenir tais lesões e achar um remédio específico para que os iniciantes não sofram desses mesmos males". Interessante dizer que 10 anos após proferir esse relato, Kassabian faleceu devido a um câncer cuja origem foi atribuída à radiação ionizante. Antes, ele teve lesões cutâneas e amputações dos dedos das mão.

Somente em 1930, alguns *guidelines* para segurança em radioscopia foram publicados. Em 1994, o Food and Drug Administration (FDA) alertou sobre os riscos de lesões de pele na população exposta à radiação ionizante emitida durante exames médicos.[4]

■ RADIAÇÃO E MEIO AMBIENTE

A radiação ionizante pode levar a três problemas: morte celular, mutação e câncer, que ocorre quando o organismo não consegue eliminar essas células mutantes.

O ser humano vive exposto a fontes naturais de radiação, cujos principais exemplos são os raios cósmicos e o gás randômico emanado do solo, e os radionúcleos produzidos naturalmente pelo corpo humano. Em média, para efeito de comparação, somos expostos a 3 mSv/ano por essas fontes naturais. Pessoas que vivem em altas altitudes ou pessoas que utilizam frequentemente o transporte aéreo estarão expostas ao longo de sua vida à maior quantidade de radiação de origem natural do que aquelas que vivem ao nível do mar.[5]

Outras fontes de radiação são àquelas produzida pelo homem (Figura 74.1). Os exames de saúde solicitados pelos médicos são os líderes de radiação. A título de exemplificação, uma tomografia computadorizada de tórax expõe o paciente a uma carga de 7 mSv, já uma radiografia de tórax a 0,02 mSv.

Em fevereiro de 2010, o FDA iniciou uma campanha para reduzir o número de exames de imagem que demandam o uso de radiação ionizante. Os principais responsáveis pelas maiores doses de radiação, nos Estados Unidos, são a tomografia computadorizada (49%), exames de medicina nuclear (26%), procedimentos intervencionistas guiados por fluoroscopia (14%) e radiografia/fluoroscopia convencional (11%). Quando analisados os dados em nível global, a tomografia computadorizada corresponde a 35%, embora represente apenas 5% de todos os exames diagnósticos e terapêuticos.[7]

De acordo com um artigo publicado pela New England Journal of Medicine, em 2007,[6] houve um aumento exponencial no número de exames tomográficos solicitados, nos Estados Unidos, entre os anos 1980 e 2005. Estes, saltaram de 3 milhões/ano para 65 milhões/ano (Figura 74.2). A resposta imediata é a de que esse fato deveu-se, em parte, ao aumento populacional. Porém, em outro trabalho publicado pela Organization for Economic Cooperation and Development (OECD), em 2013, constata-se que foram realizadas 20 milhões de tomografias computadorizadas em adultos e 1 milhão em crianças, desnecessariamente. O artigo ressalta a importância do cuidado na solicitação de exames, devido ao risco de desenvolvimento de câncer, já que 1% dos tumores tem sua origem atribuída aos exames tomográficos.[8]

■ RADIOBIOLOGIA

A radiação ionizante, ao atravessar a matéria, é capaz de retirar um elétron orbital de um átomo da matéria em

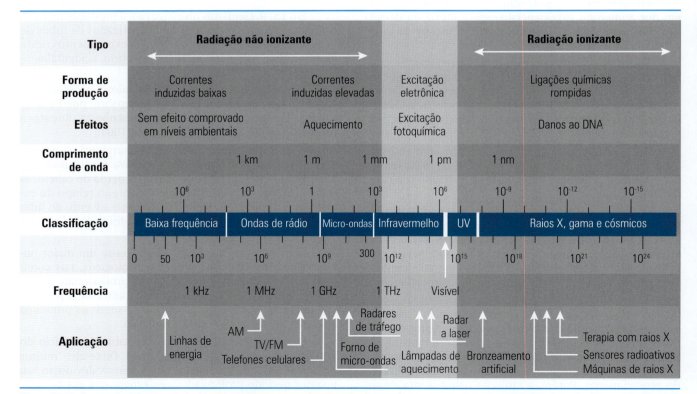

Figura 74.1. Fontes de radiação não ionizante e ionizante e sua classificação de acordo com respectivos comprimentos de onda. (Fonte: Modificada e adaptada de Manchikanti L, Singh V. Interventional techniques in chronic spinal pain. ASIPP Publishing. Amer Soc Int Pain Phys; 2007.)

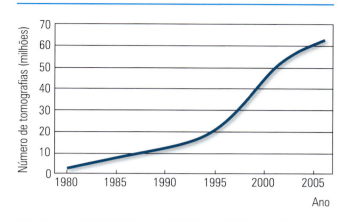

Figura 74.2. Número de tomografias feitas anualmente nos Estados Unidos – aumento exponencial do número de tomografias computadorizadas (TC) entre 1980-2005. (Fonte: Modificada e adaptada de Manchikanti L, Singh V. Interventional techniques in chronic spinal pain. ASIPP Publishing. Amer Soc Int Pain Phys; 2007.)

questão, que é capaz de desestabilizar átomos circundantes ao transferir parte de sua energia. Sendo o elétron livre um íon negativo, o átomo do qual foi separado se comporta como um íon positivo. Dá-se o nome a esse conjunto de par iônico.[10]

Essa radiação passa através dos tecidos e deposita energia, que causa mudanças moleculares levando às alterações teciduais. Os tecidos mais sensíveis aos efeitos radiação são aqueles com alto metabolismo celular (maior *turnover* celular). Já os tecidos mais resistentes são aqueles com menor metabolismo (menor *turnover* celular) (Tabela 74.1).

O conhecimento dos efeitos biológicos da radiação vem de estudos epidemiológicos de populações expostas a altos e agudos níveis de radiação, como sobreviventes de bombas atômicas, de acidentes nucleares e pacientes recebendo altas doses de radiações para tratamento de câncer.

Tabela 74.1. Resposta dos vários tipos de células à radiação

Tipos de células	Radiossensibilidade
Linfócitos	Alto
Espermatogônias	Alto
Eritroblastos	Alto
Cripta intestinal	Alto
Endoteliais	Intermediário
Osteoblastos	Intermediário
Espermátides	Intermediário
Fibroblastos	Intermediário
Musculares	Baixo
Nervosas	Baixo

Fonte: Autoria própria.

Na maior fonte de dados, os sobreviventes das bombas atômicas, há uma correlação inequívoca entre a exposição a altas doses de radiação (> 100 mSv) e o aumento na incidência de câncer e mortalidade.[9] Essa população, quando exposta a doses menores que 100 mSv, não exibiram aumento dessa incidência.[10] Estudos da incidência de câncer após exposição a baixos níveis de radiação em profissionais e pacientes expostos à radiação possuem diferentes desfechos e conclusões. Em revisão de 71 estudos com exposição industrial ou médica envolvendo sobreviventes da bomba atômica e do acidente em Chernobyl, concluiu que não houve risco aumentado na incidência de leucemia em pacientes submetidos a baixas doses de radiação.[11] Entretanto, outros estudos recentes, em larga escala, relataram aumento da incidência de câncer mesmo com exposição a baixas doses de radiação.[12-14]

Estima-se que 1,5-2% dos cânceres nos Estados Unidos podem resultar de exposição à tomografia computadorizada.[4] Sodickson e colaboradores,[15] em um estudo de coorte com 31.462 pacientes em um período de 22 anos, relataram que 15% dos pacientes submetidos a tomografia computadorizada possuíam dose efetiva cumulativa de 100 mSv, uma dose com evidência epidemiológica de aumentar a incidência de câncer.

■ EFEITOS BIOLÓGICOS DA RADIAÇÃO

Os efeitos da radiação no corpo humano devem-se aos efeitos *determinísticos* e aos efeitos *estocásticos* (Figura 74.3).

Os efeitos agudos são chamados também efeitos *determinísticos*. Resultam de exposição acidental ou tratamento terapêutico sob o uso de doses relativamente altas de radiação. A gravidade é determinada pela quantidade de radiação recebida. Seus efeitos ocorrerão em órgãos que irão receber as maiores doses.[16] Dentre esses efeitos, podemos citar: a ulceração e descamação da pele; depilação temporária ou permanente; lesões em tecidos conectivos, vasos sanguíneos ou glândulas; danos alveolares e fibrose pulmonar; catarata; entre outros. Depilação temporária pode ocorrer após 30 minutos de exposição contínua à fluoroscopia. Caso a mesma continue por até 70 minutos, poderá ocorrer depilação permanente. Eritema surge após 60 minutos de exposição.

Torna-se pertinente a observação que quanto maior a exposição à radiação ionizante maiores são as chances que esses efeitos determinísticos ocorram.

Os efeitos crônicos, ou *estocásticos* (aleatórios), resultam da exposição a doses relativamente baixas de radiação e que podem levar anos para aparecer. Desenvolvem-se independentemente dos efeitos agudos. O exemplo maior é o câncer. Não existe um limiar de dose necessária para causá-lo. A magnitude da dose recebida relaciona-se com a probabilidade aumentada e não com a gravidade do problema, que é dose-independente. Os médicos que trabalham diariamente com radiação ionizante podem ser expostos à radiação durante uma vida inteira sem desenvolver câncer, enquanto uma pessoa exposta uma única vez pode desenvolvê-lo. Fatores diversos podem favorecer a suscetibilidade, como idade, sexo, órgãos expostos e tipo de radiação. Para ilustrar, crianças e mulheres são mais suscetíveis, assim como a tireoide, cólon, pulmão, estômago e mamas.

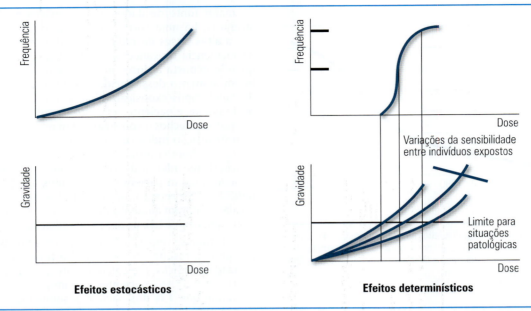

Figura 74.3. Efeitos biológicos das radiações ionizantes. (Fonte: Modificada e adaptada de Manchikanti L, Singh V. Interventional techniques in chronic spinal pain. ASIPP Publishing. Amer Soc Int Pain Phys; 2007.)

Existe um período de latência variável para a manifestação dos problemas causados pela radiação, sendo 1 a 3 semanas para eritema e 10 anos ou mais para leucemia e câncer de pele (Tabela 74.2). Até o momento, as publicações sobre radiação ionizante que cursaram com eritema e queimaduras de pele foram oriundas da cardiologia intervencionista, sejam estudos eletrofisiológicos ou procedimentos endovasculares. Esse fato foi atribuído à manutenção do foco da fluoroscopia em um mesmo ponto por um longo período de duração. Hoje, os cardiologistas intervencionistas costumam alterar a posição de incidência da radiação com mais frequência.

Com os avanços na tecnologia associados à radiação e aumento do conhecimento sobre proteção radiológica, a incidência de câncer vem sendo cada vez mais estudada entre os técnicos e médicos radiologistas. Um estudo recente, prospectivo, de coorte com 90.957 técnicos em radiologia observou um aumento de duas vezes na mortalidade por câncer cerebral, pequeno aumento de 1,3 vez na incidência de melanoma e de 1,16 vez na de câncer de mama.[14] Entretanto, outro estudo de revisão não demonstrou aumento no risco entre esses profissionais.[17] Por isso, mais estudos são necessários para esclarecer o risco ocupacional dos efeitos estocásticos da radiação entre os profissionais expostos.

Tabela 74.2. Dose e latência para manifestação de alterações cutâneas após exposição à radiação ionizante

Efeitos	Limiar de dose única (Gy)	Começo
Início do eritema transitório	2	Horas
Eritema principal	6	~ 10 dias
Depilação temporária	3	~ 3 semanas
Depilação permanente	7	~ 3 semanas
Descamação seca	14	~ 4 semanas
Descamação úmida	18	~ 4 semanas
Ulceração secundária	24	~ 6 semanas
Eritema tardio	15	~ 6 a 10 semanas
Necrose dérmica isquêmica	18	~ 10 semanas
Atrofia dérmica (1ª fase)	10	~ 14 semanas
Atrofia dérmica (2ª fase)	10	> 1 ano
Endurecimento (fibrose invasiva)	10	–
Telangiectasia	10	> 1 ano

Fonte: Autoria própria.

ESCOPIA E SEU FUNCIONAMENTO

Entender o funcionamento do aparelho de radioscopia é fundamental para aproveitar ao máximo sua utilização e evitar problemas decorrentes do seu uso. O aparelho de fluoroscopia emite elétrons em alta velocidade que saem do cátodo e colidem com o metal do ânodo. A energia cinética presente nos elétrons converte-se em energia eletromagnética e é liberada na forma de raios X (Figura 74.4).

A radiação ionizante sai pela menor parte do intensificador de imagens, também conhecido como colimador, e é captada pela parte maior, também nominada *grid* ou receptor (Figura 74.5).

Quando utilizado no eixo anteroposterior, a parte do colimador deve estar abaixo do paciente e o receptor aci-

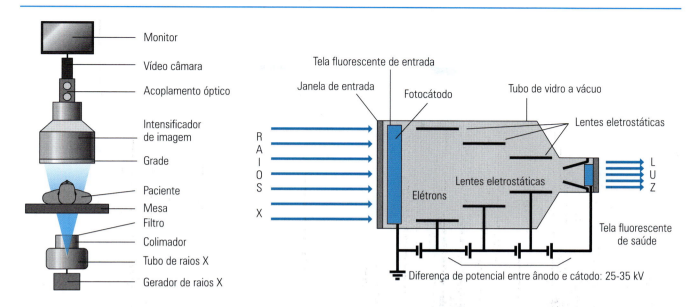

Figura 74.4. Aparelho de fluoroscopia, suas partes e funcionamento interno. (Fonte: Autoria própria.)

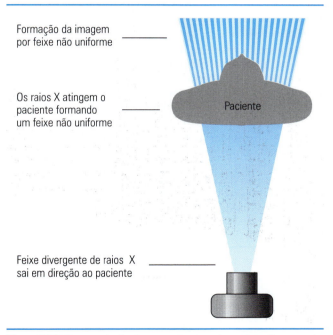

Figura 74.5. Representação de como a imagem é gerada na fluoroscopia. (Fonte: Adaptada do artigo Brenner DJ, Hall EJ. Computed tomograph-an increasing source of radiation exposure. NEJM. 2007; 357(22):2277-84.)

ma. Isto porque parte da energia será escamoteada do corpo do paciente para o chão, atingindo as pernas de quem esteja próximo a mesa. As pernas são alvos menos nobres que o rosto, que seria atingido caso o aparelho estivesse posicionado em direção oposta (Figuras 74.6 e 74.7).

Quando a imagem é colocada em oblíquo, o emissor de radiação também deve ser colocado na parte inferior da mesa onde está o paciente e o profissional de saúde deve posicionar-se, preferencialmente, do lado do receptor do raio. Deste modo, evita-se que a face seja atingida pelo raio escamoteado pelo corpo do paciente (Figuras 74.8 e 74.9).

Com relação à visão em perfil, o profissional de saúde deve posicionar-se também no lado do receptor para receber menor quantidade de radiação, pois parte da radiação será refletida pelo corpo do paciente para o lado oposto (Figura 74.10).

Sabe-se que a intensidade da radiação decresce com o inverso do quadrado da distância (Figura 74.11). Portanto, quanto mais distante da fonte emissora de radiação, melhor. Em trabalho realizado na Universidade de Medicina de Cincinnati,[16] encontrou-se a distância ideal de 91,4 cm ou mais para trabalhar. Uma sugestão nos serviços que utilizam procedimentos sob a radiação é colocar uma linha demarcatória no chão para recordar toda a equipe desta mínima distância de segurança.

Entretanto, essa distância nem sempre pode ser mantida em alguns procedimentos, como, por exemplo, na introdução de cateteres utilizados em neuroplastia peridural percutânea, nas vertebroplastias ou em procedimentos intradiscais. Nessas situações e também em outras, é muito vantajosa a utilização do recurso de colimagem. A colimação das imagens reduz tanto a exposição à radiação no ponto de entrada na pele do paciente quanto a radiação escamoteada do aparelho para o operador e profissional da saúde.

Todos os aparelhos modernos de fluoroscopia trabalham com imagens pulsadas, sendo o padrão atual de 30 imagens por segundo. Mas é possível, dependendo do tipo de procedimento, realizar 15 imagens por segundo, reduzindo assim a radiação emitida.

Ao utilizar o aparelho de escopia, evite colocar o colimador muito próximo ao corpo do paciente, pois isso pode ser danoso para ele, devendo-se manter uma distância mínima de 25 cm, idealmente de 45 cm (Figura 74.12).

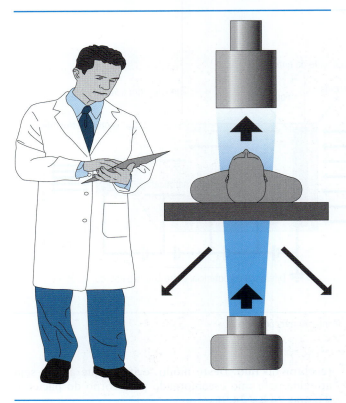

Figura 74.6. Posicionamento correto no eixo anteroposterior – colimador abaixo do paciente e receptor acima; deste modo, a radiação escamoteada não atinge o rosto do profissional de saúde. (Fonte: Modificada e adaptada de Manchikanti L, Singh V. Interventional techniques in chronic spinal pain. ASIPP Publishing. Amer Soc Int Pain Phys; 2007.)

Os médicos e a equipe de saúde devem estar atentos ao conhecimento de que a radiação escamoteada é duas a três vezes maior do que a absorvida pela pele do paciente.

■ COMPONENTES DE FLUOROSCOPIA (Figura 74.13)

A fluoroscopia consiste, basicamente, dos seguintes componentes: gerador de raios X, tubo de raios X, colimador, intensificador de imagens, monitor de visualização. O gerador de raios X converte a corrente alternada para corrente direta de alta voltagem, distribuída para o tubo de raios X. A corrente determina o número de raios X produzidos pelo tubo de raios X, e controla a densidade e intensidade do fluxo de raios X. A voltagem determina a energia dos raios X produzidos e a sua capacidade de penetração. A corrente e a voltagem podem ser automática ou manualmente ajustadas no aparelho de fluoroscopia.

■ DADOS SOBRE RADIAÇÃO E DOSES DE RADIAÇÃO

A dose de radiação no ser humano é medida em rad ou mrad, que significa *radiation absorbed dose*, quantidade de radiação absorvida pelo corpo humano. Existe, ainda, outra unidade de medida pelo sistema internacional, chamada Gray (Gy) (Tabela 74.3).

O entendimento da dose de radiação recebida por um corpo é o pilar para a adoção de medidas de proteção durante os procedimentos radiológicos. Para a compreensão da dose de radiação é necessário saber diferenciar os seguintes termos:

- Exposição: refere-se à habilidade dos raios X ionizar o ar, e mede a concentração de radiação ionizante em um determinado volume de ar; não é uma medida direta da dose de radiação para um órgão ou para um paciente como um todo. É medida com a unidade Roentgen.
- Dose absorvida: mede a quantidade de energia depositada em um tecido após a radiação atravessá-lo. Não leva em consideração quais tecidos ou órgãos absorveram a dose ou sua relativa radiossensibilidade, e riscos de possíveis efeitos deletérios nesses órgãos. A principal unidade é o Gray (Gy).

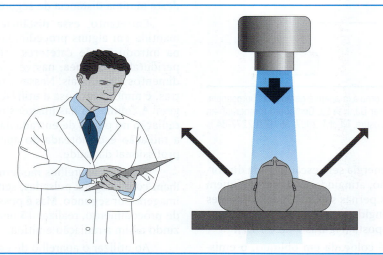

Figura 74.7. Posicionamento incorreto no eixo anteroposterior – colimador acima do paciente e receptor abaixo; deste modo, a radiação escamoteada irá atingir o rosto do profissional de saúde. (Fonte: Modificada e adaptada de Manchikanti L, Singh V. Interventional techniques in chronic spinal pain. ASIPP Publishing. Amer Soc Int Pain Phys; 2007.)

Capítulo 74 – Segurança e Proteção Radiológica   837

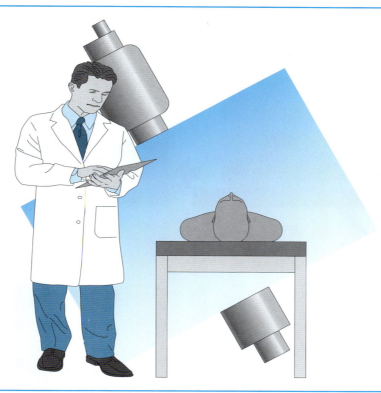

Figura 74.8. Posicionamento correto no eixo oblíquo – colimador abaixo do paciente e receptor acima; deste modo, a radiação escamoteada não atinge o rosto do profissional de saúde. (Fonte: Modificada e adaptada de Manchikanti L, Singh V. Interventional techniques in chronic spinal pain. ASIPP Publishing. Amer Soc Int Pain Phys; 2007.)

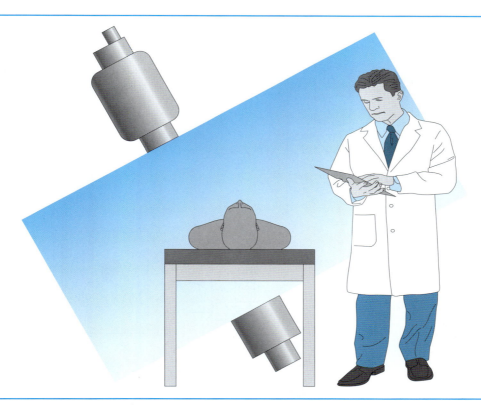

Figura 74.9. Posicionamento incorreto no eixo oblíquo – colimador acima do paciente e receptor abaixo; deste modo, a radiação escamoteada irá atingir o rosto do profissional de saúde. (Fonte: Modificada e adaptada de Manchikanti L, Singh V. Interventional techniques in chronic spinal pain. ASIPP Publishing. Amer Soc Int Pain Phys; 2007.)

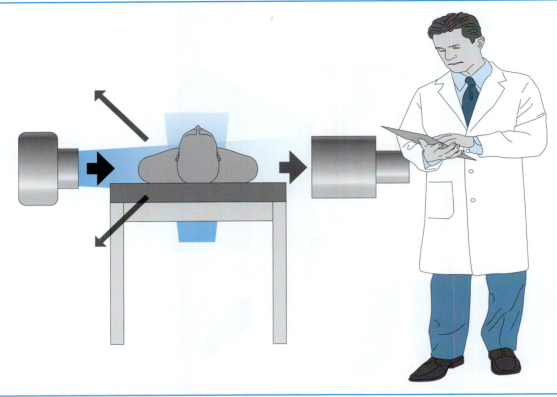

Figura 74.10. Posicionamento correto no perfil – profissional deve posicionar-se ao lado do receptor. (Fonte: Modificada e adaptada de Manchikanti L, Singh V. Interventional techniques in chronic spinal pain. ASIPP Publishing. Amer Soc Int Pain Phys; 2007.)

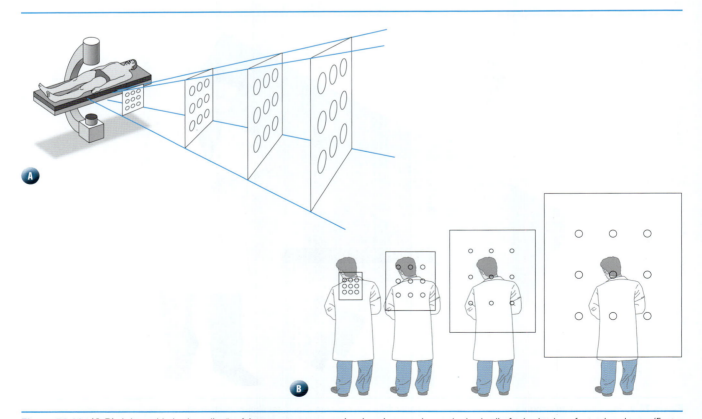

Figura 74.11. (A-B) A intensidade da radiação é inversamente proporcional ao inverso do quadrado da distância desde a fonte de origem. (Fonte: Modificada e adaptada de Manchikanti L, Singh V. Interventional techniques in chronic spinal pain. ASIPP Publishing. Amer Soc Int Pain Phys; 2007.)

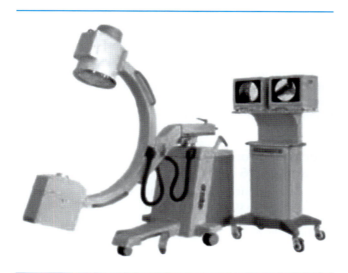

Figura 74.12. Aparelho de fluoroscopia. (Fonte: Modificada e adaptada de Manchikanti L, Singh V. Interventional techniques in chronic spinal pain. ASIPP Publishing. Amer Soc Int Pain Phys; 2007.)

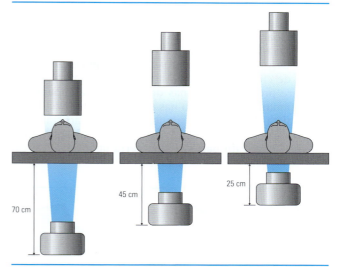

Figura 74.13. Distância do colimador com relação ao corpo do paciente. A distância de 70 cm seria ideal, porém não há espaço para realizar o procedimento. Distância menor que 25 cm é prejudicial ao paciente, que receberá altas doses de radiação. Distância ideal de 45 cm, é a mais utilizada nos procedimentos. (Fonte: Modificada e adaptada de Manchikanti L, Singh V. Interventional techniques in chronic spinal pain. ASIPP Publishing. Amer Soc Int Pain Phys; 2007.)

- Dose equivalente (dose efetiva): leva em conta quais tecidos e órgãos absorveram a dose de radiação. É medido em Sievert (Sv).

Conforme exposto, o sistema internacional de unidades usa o Gy como unidade para dose absorvida, sendo 1 Gy definida como 1 Joule de energia em 1 kg de peso. Já a dose equivalente é mensurada em Sievert, que significa a intensidade da ionização em células vivas.

A radiação é comumente mensurada em unidades Curie, rem, rad, Gray e Sievert. Dependendo de cada país, utiliza-se uma forma de mensuração. As doses dos raios X podem ser convertidas da seguinte maneira : 1 Gy: ¼ rad: 1 Sv : ¼ rem.

Há *sites* que fazem esta conversão, como pode ser conferido pela página da internet www.convert-me.com/en/convert/radiation/.

Os profissionais da saúde podem receber uma dose 50 mSv/ano (5 rem/ano) ou em torno de 4 mSv/mês. Para essa mensuração são utilizados dosímetros de uso individual, analisados mensalmente.

Os dosímetros são recomendados para profissionais sob o risco de receber 10% ou mais da dose anual de 50 mSv. A análise do dosímetro permite estimar a energia da radiação a qual o profissional foi submetido. Também revela a direção pela qual a radiação atingiu o filme. Pode ainda ser utilizado para determinar se a exposição originou-se de múltiplas exposições ou de uma exposição única. O filme do dosímetro é sensível às radiações entre 0,1 mSv a 5.000 mSv.

■ MEDIDAS DE PROTEÇÃO

Aventais de chumbo e outras barreiras físicas (Figuras 74.14 e 74.15)

Todas as pessoas que trabalham no ambiente onde a radiação ionizante é utilizada precisam utilizar um colete de chumbo com espessura equivalente a 0,5 mm. Estes devem ser bem armazenados, estendidos em cabides. Quando dobrados, podem apresentar quebras no chumbo e perder sua propriedade como equipamento de proteção. Anualmente, todos esses coletes devem ser inspecionados radioscopicamente para a certificação de que não existam falhas de contiguidade no chumbo, realizando a devida proteção com eficiência.[19] Os protetores de tireoide também devem ser utilizados rotineiramente.

Tabela 74.3. Unidades de medida das radiações

	Antiga	Nova	Símbolo	Relação
Dose	rad	Gray = energia transferida/kg	Gy	1 rad = cGy
Dose equivalente	rem	Sievert = Gy . Q	Sv	1 rem = 0,01 Sv
Radioatividade		Bequerel = 1 decaimento/segundo	Bq	1 Ci = 3,7 × 10^{10} Bq

Fonte: Autoria própria.

Entretanto, um artigo, publicado por Manchikanti e colaboradores,[20] concluiu que todas as medidas de proteção pessoal empregadas são dedicadas quase exclusivamente para a parte superior do corpo, negligenciando-se a área desprotegida das pernas, abaixo da cobertura do colete de chumbo. Existem barreiras de chumbo colocadas para proteger as pernas do operador, equipamento mais comumente utilizado nas salas de cardiologia intervencionista. Isso é muito importante, pois ao trabalhar com o arco cirúrgico em PA, a radiação ionizante, após atingir o corpo do paciente, em certa quantidade, é escamoteada para as pernas daqueles que estão mais próximos ao paciente. E esta exposição, ao longo dos anos, pode cursar com depilação, descamação e atrofia da pele, justamente na região desprotegida da perna, abaixo da área protegida pelo avental de chumbo. Portanto, utilizar uma barreira de chumbo diante das pernas é bastante adequado, embora pouco vista nas salas de procedimentos intervencionistas em dor.

Toucas de proteção e óculos (Figuras 74.16 e 74.17)

Outra prática não usual, mas disponível no mercado, é o uso das toucas plumbíferas para proteção do crânio e, principalmente, dos orifícios do conduto auditivo. Também devem ser utilizados rotineiramente os óculos plumbíferos para proteção do cristalino.[44] Há comprovação na literatura de relatos de cataratas induzidas por radiação ionizante.[21] Uma exposição em tempo contínuo de 20 minutos ou um somatório de doses fracionadas em dias diferentes por 40 minutos, é suficiente para aumentar a probabilidade de desenvolver tal problema.[22]

A eficácia dos óculos de proteção depende da relação de fatores geométricos como a disposição da sala de intervenção, da posição do profissional com relação à fonte de radiação e do modelo dos óculos. A radiação que atinge os olhos pode ocorrer quando não se utiliza óculos plumbífero ou mesmo quando o utiliza. Nesta última situa-

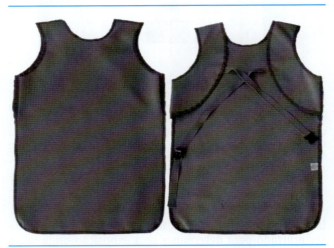

Figura 74.14. Avental (colete) de chumbo de proteção. (Fonte: Modificada e adaptada de Manchikanti L, Singh V. Interventional techniques in chronic spinal pain. ASIPP Publishing. Amer Soc Int Pain Phys; 2007.)

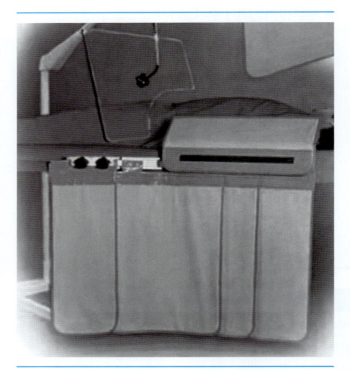

Figura 74.15. Barreira de proteção para as pernas. (Fonte: Autoria própria.)

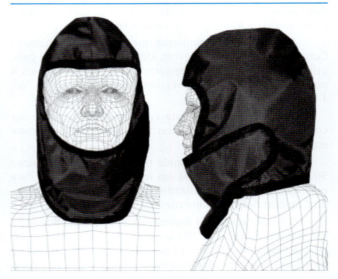

Figura 74.16. Touca de proteção. (Fonte: Modificada e adaptada de Manchikanti L, Singh V. Interventional techniques in chronic spinal pain. ASIPP Publishing. Amer Soc Int Pain Phys; 2007.)

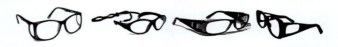

Figura 74.17. Óculos de proteção. (Fonte: Autoria própria.)

ção, a radiação pode passar entre a armação do óculos e a órbita ocular ou atingir ângulos dos ossos que constituem a órbita e ser escomoteada em direção ao cristalino.[23]

A teoria mais aceita do desenvolvimento da catarata em pessoas expostas é de que a radiação ionizante provoca danos às células em divisão no epitélio anterior, formando uma proteína cristalina que migra para a região posterior.[24,25] Como o cristalino é avascular, não há como remover essas células alteradas, levando a formação irreversível da catarata. Essa catarata é, principalmente, associada com diminuição na sensibilidade ao contraste de visualização e prejuízo futuro na visão, portanto, é um risco significativo para a carreira de um profissional intervencionista.[26]

Esses achados, entre outros, levaram a ICRP (Comissão Internacional em Segurança Radiológica) a reduzir para 0,5 mSv o limiar de radiação de risco para desenvolvimento de catarata, e reduzir a dose equivalente anual de 150 mSv/ano para 20 mSv/ano.[27]

Existe uma correlação positiva entre a dose de exposição à radiação, os anos de trabalho e a prevalência de catarata subcapsular posterior.[28-31] Cardiologistas intervencionistas que utilizaram os óculos de proteção por um tempo menor que 75% do tempo total de trabalho, apresentaram maior risco de desenvolvimento da catarata (*Odds ratio* 2,17). Aqueles que utilizaram regularmente os óculos de proteção apresentaram os menores riscos, porém, o risco é duas vezes maior comparando-se com indivíduos que não se expõem à radiação.[31]

Dosímetros (Figura 74.18)

Comumente, os profissionais de saúde trabalham em mais de um hospital e utilizam diferentes dosímetros, correspondentes ao número de locais que trabalham.

Para analisarmos uma situação hipotética, um profissional que trabalha em quatro locais diferentes e recebe a seguinte dose de radiação ionizante em cada um desses locais: 3,5 mSv, 0,15 mSv, 0,15 mSv e 0,3 mSv. A soma da medição de todos os dosímetros totalizaria 4,10 mSv, o que está acima da dose-teto mensal estipulada pela legislação brasileira. Também é fato que, ao recebermos doses inferiores a 0,2 mSv, os relatórios creditam um M, que corresponde a dose mínima. Portanto, ao analisarmos os dosímetros do exemplo acima, veríamos relatado 3,5 mSv, M, M e 0,3 mSv, o que totaliza 3,8 mSv no mês, dentro de uma faixa aceitável. Portanto, a sugestão é que, além de utilizar o dosímetro do serviço, o ideal é que cada profissional que trabalha em diferentes hospitais tivesse o seu próprio dosímetro para fazer uma leitura cumulativa e precisa ao final do mês, evitando-se o viés das exposições mínimas.

Em 2011, o NCRP (National Council on Radiation Protection and Measurements) recomendou adicionar um segundo dosímetro abaixo do avental de proteção, na cintura ou tórax, para melhor estimar a dose efetiva recebida pelo profissional exposto, também servindo para avaliar a efetividade da atenuação pelo avental de proteção.[31]

Luvas (Figura 74.19)

Durante a realização de procedimentos, é recomendável que se utilize um metal longo, como o fio de Kishner esterilizado, para determinar o ponto de entrada da agulha na pele, o que contribui para deixar as mãos mais distantes da radiação. Caso seja necessário realizar uma imagem dinâmica com o intuito de certificar o direcionamento de uma agulha, como nas vertebroplastias, pode-se fazer o uso de pinças para segurar a agulha enquanto realizam-se essas imagens.

No mercado, existem luvas plumbíferas que protegem parcialmente da radiação indireta, ou seja, aquela que é escamoteada pelo corpo do paciente. Portanto, trabalhar com essas luvas sob os raios X, além de não proteger, faz com que o aparelho de fluoroscopia interprete que existe uma obstrução na formação da imagem e ordena ao aparelho que aumente a quantidade de radiação. Isso expõe o paciente e a equipe a uma carga maior de radiação.

Um trabalho publicado por Zhou e colaboradores,[33] em 2005, reporta algumas conclusões óbvias: mostrou-se que procedimentos de distintas complexidades levam tempos diferentes para serem concluídos. Além de existirem diferenças significativas no tempo de execução do mesmo tipo de procedimento entre diferentes médicos. Isso ocorre devido à diferença das habilidades individuais e na experiência profissional entre os médicos analisados. Estudos prévios também mostraram que a exposição à radiação é menor quando os procedimentos são realizados por médicos mais experientes. A exposição à radiação é maior em hospitais universitários comparando-se com

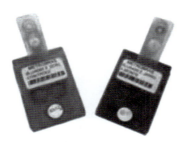

Figura 74.18. Dosímetros. (Fonte: autoria própria.)

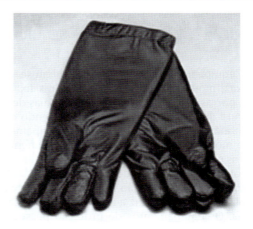

Figura 74.19. Luvas. (Fonte: autoria própria.)

Seção 5 – Tratamento Intervencionista da Dor no Câncer

serviços particulares, pois tempo maior é dispendido no treinamento de residentes e *fellows*, sendo então o nível de experiência dos médicos um fator importante que contribui para reduzir o tempo de exposição.

■ RADIAÇÃO E GRAVIDEZ

Com relação às profissionais gestantes, a legislação brasileira considera que a partir do conhecimento da gravidez, a mulher deve limitar sua exposição a 0,5 mSv/mês ou 5 mSv durante toda gestação. Estes são números factíveis às grávidas que estão mais distantes do campo operatório, porém, facilmente atingíveis quando se trata da executora dos procedimentos.

O período mais perigoso para exposição fetal é durante as primeiras 8 a 15 semanas de gestação, período em que ocorre a organogênese. Para determinar a dose recebida, deve-se usar dosímetros por dentro do avental de chumbo, na região da cintura; entretanto, a dose do feto corresponde a 10 vezes menor que a dose registrada no dosímetro. A mulher grávida pode reduzir a dose a qual é exposta, tentando realizar poucos procedimentos que requerem alta exposição, cuidado nos princípios de tempo de exposição, distância, blindagem e uso de uma segunda camada de proteção no avental.

Os aventais de proteção de chumbo fornecem adequada segurança para proteger o embrião e o feto em procedimentos típicos de intervenção sob fluoroscopia.[34]

As crianças expostas à radiação intraútero possuem um risco anual aumentado de desenvolvimento de câncer de 6% a cada 10 mGy recebidos.[35] Os riscos de efeitos determinísticos da radiação no feto são aumentados durante o primeiro trimestre e, então, diminui rapidamente com o avanço da idade gestacional.[34] Uma publicação do ICRP, de 2007, enfatizou a dose de 50 mGy como limiar para todos os efeitos determinísticos da radiação na gestação, entretanto, uma dose maior pode ser tolerada para estágios mais tardios de desenvolvimento fetal.[35] O risco de óbito fetal é maior nas primeiras quatro semanas de gestação, quando a dose limite de exposição é de 100 mGy.[36,38,39]

O NCRP recomenda uma limitação de 5 mSv para todo o período de gravidez ou 1 mSv após a sua descoberta.[40] A ICRP limita a dose para 0,5 mSv por mês após a gravidez ser descoberta.[32,37]

■ TÉCNICAS PARA AUMENTAR A SEGURANÇA
EPIs

Os equipamentos de proteção dividem-se em: barreiras fixas, móveis e pessoais. As barreiras fixas são as paredes, portas e cabines de proteção em salas de raios X. A espessura deve ser de 1 a 3 mm, dependendo da quilovoltagem máxima utilizada no local. Os equipamentos de proteção móveis são muito úteis em procedimentos fluoroscópicos em que o *staff* permanece próximo ao paciente, como, por exemplo, painéis de acrílico suspensos no teto, que reduzem a dose na porção superior do corpo e cabeça, o avental de mesa que reduz a radiação escamoteada para as pernas. Os equipamentos de proteção pessoal são os aventais de proteção com espessura de, no mínimo, 0,5 mm, luvas, óculos, protetores de tireoides e capacetes.

Em 1990, o princípio de quanto menor dose de radiação efetiva for utilizada fez com que os médicos limitassem o seu uso para não haver prejuízos para a saúde de seus pacientes. Em 1993, Niklason e colaboradores[41] relataram que a maioria dos profissionais (70%) nunca utilizaram óculos protetores, e que somente 10% faziam uso regular. Aproximadamente 27% deles nunca utilizaram protetores de tireoide, com apenas 47% utilizando-os regularmente. Um estudo recente[42] mostrou que o uso de equipamentos de proteção individuais aumentou nos últimos anos. O uso de óculos de proteção aumentou de 10% para 54%, e o uso do protetor de tireoide aumentou de 47% para 94% nas duas últimas décadas. No estudo de Niklason e colaboradores,[41] quase a metade dos operadores de fluoroscopia nunca haviam utilizado dosímetros. Um estudo de 2006,[43] com população de cardiologistas intervencionistas, mostrou que 30% não submetiam seus dosímetros para análises. Embora esse número tenha diminuído para 10%, ainda 40% desses profissionais não fazem uso regular de dosímetros.[46]

Posicionamento

Deve-se manter uma distância mínima razoável da fonte de radiação. A radiação ionizante segue a lei de Newton, onde a intensidade da radiação é inversamente proporcional ao quadrado da distância com relação à fonte de radiação. Manter uma distância mínima de 91,4 cm desta fonte reduz, significativamente, a exposição à radiação.[45] Também deve existir preocupação ao posicionamento com relação à fonte dos raios. Existem recomendações para que o profissional de saúde fique do lado oposto à origem dos raios quando utiliza o intensificador de imagens em perfil, e quando na direção AP, a fonte deve ficar abaixo do corpo do paciente. Essas medidas servem, principalmente, para reduzir a radiação escamoteada que venha atingir o rosto do operador.

Fluoroscopia em pulsos

Deve-se preferir a utilização da fluoroscopia em pulsos, que obtém 30 imagens por segundo, presente nos aparelhos atuais. Procedimentos intervencionistas de dor são factíveis de serem realizados também com 15 imagens por segundo, o que contribui ainda mais para a redução da radiação emitida.[46]

Em estudo comparando, o uso de fluoroscopia contínua *versus* intermitente em procedimentos de abordagens peridurais lombares feitos por médicos experientes, foi visto que o uso intermitente leva a uma menor quantidade de tempo de fluoroscopia sem aumentar a duração do procedimento. Também foi observado que o tempo de fluoroscopia foi maior entre os profissionais menos experientes comparando com os residentes.[50]

■ TÉCNICA *HANDS-OFF*

Procurar deixar as mãos longe da fonte de raios X quando estiver irradiando. As mãos do operador são muito atingidas durante os procedimentos, mas não são tão radiossensíveis como os olhos e a tireoide.

Controle automático de exposição

A mudança nos parâmetros da corrente do tubo de fluoroscopia (miliamperagem) e a mudança no potencial de pico do tubo (quilovolts) interferem na quantidade total de radiação gerada. O aumento da miliamperagem aumenta linearmente a produção de radiação. A voltagem determina a habilidade de penetração dos raios X gerando maior ou menor contraste na imagem. Isso deve ser individualizado para cada paciente. Os aparelhos de fluoroscopia atuais e modernos têm esse ajuste automático, a corrente é ajustada automaticamente dependendo se passa por um tecido mais denso ou mais fino. Ele desliga quando a dose pré-calculada para a formação daquela imagem é atingida, limitando a exposição global à radiação e a dose recebida.

Projeção fluoroscópica e magnificação da imagem

Uma imagem de uma superfície mais grossa ou região mais profunda requer um maior número de raios, como, por exemplo, a imagem em perfil. A magnificação da imagem também leva a um aumento de 2 a 5 vezes na dose de radiação recebida pelo paciente; portanto, o recurso de ampliação deve ser usado somente nos casos necessários.

Colimação e contenção

A colimação reduz a abertura de saída dos raios X, diminuindo a exposição do paciente e o escamoteamento para o operador. A colimação não pode ser superior a 30% do original, pois nesta situação pode aumentar a dose da radiação ao invés de diminuí-la.

Educação em segurança

Por último, trabalho realizado na Coreia[47] avaliou o nível de conhecimento sobre segurança em radioscopia entre os profissionais que completavam sua formação em intervencionismo em dor. Cinco de oito questões obtiveram acerto inferior a 20%. As questões que mostraram baixo número de acerto abordavam o uso das técnicas de colimação, uso do modo pulsado, uso de proteção de acrílico e se deveriam posicionar-se no lado de saída do raio.

Após cinco anos, o mesmo grupo coreano fez um estudo com médicos, a maioria residentes, que atuam na área de intervenção em dor, sendo observada uma melhora no conhecimento sobre os cuidados com relação a radiação. Entretanto, a minoria fazia uso de óculos de proteção e sabia as dosagens máximas seguras de radiação.[48]

É necessário o desenvolvimento de programas de proteção à radiação, com adoção de leis, procedimentos, medidas organizacionais, equipamentos de proteção, educação e treinamento em proteção radiológica.[51]

■ CONCLUSÃO

Há uma necessidade de que os profissionais de saúde sigam três princípios básicos da proteção radiológica: tempo, distância e uso de medidas protetoras. Com isso, a dose ocupacional de exposição não será excedida e não

haverá risco adicional para os profissionais de saúde expostos e os pacientes.[49]

Sabendo que a fluoroscopia é a base dos procedimentos intervencionistas em dor, os profissionais envolvidos com a especialidade devem estar bem informados sobre todos os aspectos de segurança em radioscopia, e fazer dela a prática do dia a dia. Também devemos pensar em anexar a ultrassonografia no nossa rotina e realizar procedimentos combinados ultrassom-radioscopia, reduzindo assim a quantidade de radiação ionizante que recebemos como também a dose de radiação recebida pelos pacientes.

■ REFERÊNCIAS BIBLIOGRÁFICAS

1. Manchikanti L. The growth of interventional pain management in the new millennium: a critical analysis of utilization in the Medicare population. Pain Physician. 2004; 7:465-82.
2. Manchikanti L, Pampati V, Hirsch JA. Utilization of interventional techniques in managing chronic pain in Medicare population from 2000 to 2014: an analysis of patterns of utilization. Pain Physician. 2016; 19:E531-46.
3. National Council on Radiation Protection and Measurements. NCRP Reports n. 107: implementation of the principle of as low as reasonably achievable (ALARA) for medical and dental personnel. Bethesda: National Council on Radiation Protection and Measurements; 1990.
4. FDA. Avoidance of serious X-ray induced skin injuries to patients during fluoroscopically-guided procedures – September 30; 1994.
5. United Nations Scientific Committee on the effects of atomic radiation. Sources and effects of ionizing radiation. UNSCEAR 2008 report to the General Assembly with scientific annexes. v. 1. New York: United Nations; 2010.
6. Brenner DJ, Hall EJ. Computed tomograph – an increasing source of radiation exposure. N Engl J Med. 2007; 357(22):2277-84.
7. Health at a Glance 2013-OECD Indicators Released on November 21, 2013. Organization for Economic Co-operation and Development. Disponível em: http://www.oecd.org/health/health-at-a-glance-2013-health-glance-2013-en.htm. Acesso em: outubro 2016.
8. Srinivasan D, Than KD, Wang AC, La Marca F, Wang PI, Schermerhorn TC, et al. Radiation safety and spinal surgery: systematic review of exposure limits and methods to minimize radiation exposure. World Neurosurg. 2014; 82(6):1337-43.
9. Committee to Assess Health Risks from Exposure to low levels of ionizing radiation, board on radiation effects research. Division of Earth and life studies. National Reasearch Council of the National Academies. Health risks from exposure to low levels of ionizing radiation: BEIR VII Phase 2. Washington: National Academies Press; 2006.
10. Hendee WR, O'Connor MK. Radiation risks of medical imaging: separating fact from fantasy. Radiology. 2012; 264(2):312-21.
11. Polychronakis I, Dounias G, Makropoulos V, Riza E, Linos A. Work-related leukemia: a systematic review. J Occup Med Toxicol. 2013; 8(1):14.
12. Mathews JD, Forsythe AV, Brady Z, Butler MW, Goergen SK, Byrnes GB, et al. Cancer risk in 680,000 people exposed to computed tomography scans in childhood or adolescence: data linkage study of 11 million Australians. BMJ. 2013; 346:f2360.
13. Pearce MS, Salotti JA, Little MP, McHugh K, Lee C, Kim KP, et al. Radiation exposure from CT scans in childhood and subsequent risk of leukaemia and brain tumours: a retrospective cohort study. Lancet. 2012; 380(9840):499-505.
14. Rajaraman P, Doody MM, Yu CL, Preston DL, Miller JS, Sigurdson AJ, et al. Cancer risks in U.S. radiologic technologists working with fluoroscopically guided interventional procedures, 1994-2008. AJR Am J Roentgenol. 2016; 206(5):1101-8.

15. Sodickson A, Baeyens PF, Andriole KP, Prevedello LM, Nawfel RD, Hanson R, et al. Recurrent CT, cumulative radiation exposure, and associated radiation-induced cancer risks from CT of adults. Radiology. 2009; 251(1):175-84.

16. International Comission on Radiological protection website. Statement on tissue reactions (ICRP ref 4825-3093-1464). Publicado em 2001. Disponível em: www.icrp.org/docs/ICRP%20 Statement%20on%20Tissue%20Reactions.pdf. Acesso em: 7 de janeiro, 2016.

17. Yoshinaga S, Mabuchi K, Sigurdson AJ, Doody MM, Ron E. Cancer risks among radiologists and radiologic technologists: review of epidemiologic studies. Radiology. 2004; 233(2):313-21.

18. Mehlman CT, DiPasquale TG. Radiation exposure to the orthopaedic surgical team during fluoroscopy: "how far away is far enough?" J Orthop Trauma. 1997; 11(6):392-8.

19. Oyar O, Kışlalıoğlu A. How protective are the lead aprons we use against ionizing radiation? Diagn Interv Radiol. 2012; 18(2):147-52.

20. Manchikanti L, Cash KA, Moss TL, Rivera J, Pampati V. Risk of whole body radiation exposure and protective measures in fluoroscopically guided interventional techniques: a prospective evaluation. BMC Anesthesiol. 2003; 3(1):2.

21. Lipman RM, Tripathi BJ, Tripathi RC. Cataracts induced by microwave and ionizing radiation. Surv Ophtalmol. 1988; 33(3):200-10.

22. Stewart FA, Akleyev AV, Hauer-Jensen M, Hendry JH, Kleiman NJ, Macvittie TJ, et al. ICRP Publication 118. ICRP Statement on Tissue Reactions/Early and late effects of radiation in normal tissues and organs- threshold doses for tissue reactions in a radiation protection context. Ann ICRP. 2012; 41(1-2):1-322.

23. Van Rooijen BD, de Haan MW, Das M, Arnoldussen CW, de Graaf R, van Zwam WH, et al. Efficacy of radiation safety glasses in interventional radiology. Cardiovasc Intervent Radiol. 2014; 37(5):1149-55.

24. Seals KF, Lee EW, Cagnon CH, Al-Hakim RA, Kee ST. Radiation-induced cataractogenesis: a critical literature review for the interventional radiologist. Cardiovasc Intervent Radiol. 2016; 39(2):151-60.

25. International Atomic Energy Agency website. Radiation and cataract: staff protection. http://rpop.iaea.org/RPOP/RPoP/Content/ InformationFor/HealthProfessionals/6_OtherClinicalSpecialties/ radiation-cataract/. Acesso em: 10 de outubro, 2016.

26. Stifter E, Sacu S, Thaler A, Weghaupt H. Contrast acuity in cataracts of different morphology and association to self-reported visual function. Invest Ophtalmol Vis Sci. 2006; 47(12):5412-22.

27. International Commission on Radiological Protection website. Statement on tissue reactions(ICRPref4825-3093-1464). Publicado 2001. Disponível em: www.icrp.org/docs/ICRP%20 Statement%20on%20Tissue%20Reactions.pdf. Acesso em: 10 de outubro, 2016.

28. Ciraj-Bjelac O, Rehani MM, Sim KH, Liew HB, Vano E, Kleiman NJ. Risk for radiation-induced cataract for staff in interventional cardiology: is there reason for concern? Catheter Cardiovasc Interv. 2010; 76(6):826-34.

29. Ciraj-Bjelac O, Rehani M, Minamoto A, Sim KH, Liew HB, Vano E. Radiation-induced eye lens changes and risk for cataract in interventional cardiology. Cardiology. 2012; 123(3):168-71.

30. Jacob S, Michel M, Spaulding C, Boveda S, Bar O, Brézin AP, et al. Occupational cataracts and lens opacities in interventional cardiology (O'CLOC study): are x-rays involved? Radiation-induced cataracts and lens opacities. BMC Public Health. 2010; 10:537.

31. Jacob S, Boveda S, Bar O, Brézin A, Maccia C, Laurier D, et al. Interventional cardiologists and risk of radiation-induced cataract: results of a French multicenter observational study. Int J Cardiol. 2013; 167(5):1843-47.

32. Knovel website. National Council on Radiation Protection and Measurements. Radiation dose management for fluoroscopically-guided interventional medical procedures (NCRP report no.168). Publicado 2011. Disponível em: www.novel.com/knovel2/Toc.jsp?BookID=3876. Acesso em: 20 de junho, 2016.

33. Zhou Y, Singh N, Abdi S, Wu J, Crawford J, Furgang F. Fluoroscopy radiation safety for spine interventional pain procedures in University teaching hospitals. Pain Physician. 2005; 8(1):49-53.

34. Wagner LK, Hayman LA. Pregnancy and women radiologists. Radiology. 1982; 145(2):559-62.

35. Doll R, Wakeford R. Risk of childhood cancer from fetal irradiation. Br J Radiol. 1997; 70:130-9.

36. Dauer LT, Thornton RH, Miller DL, Damilakis J, Dixon RG, Marx MV, et al. Radiation management for interventions using fluoroscopic or computed tomographic guidance during pregnancy: a joint guideline of the Society of Interventional Radiolog and the cardiovascular and interventional radiological society of Europe with endorsement by the Canadian Interventional Radiology Association. J Vasc Interv Radiol. 2012; 23(1):19-32.

37. The 2007 recommendations of the International Commission on Radiological Protection: ICRP Publication 103. Ann ICRP. 2007; 37(1):2-4.

38. Gomes M, Matias A, Macedo F. Risks to the fetus from diagnostic imaging during pregnancy: review and proposal of a clinical protocol. Pediatr Radiol. 2015; 45(13):1916-29.

39. Chandra V, Dorsey C, Reed AB, Shaw P, Banghart D, Zhou W. Monitoring of fetal radiation exposure during pregnancy. J Vasc Surg. 2013; 58(3):710-4.

40. National Council on Radiation Protection and Measurements. Limitation of exposure to ionizing radiation. Bethesda: NCRP; 1993: NCRP Report n. 116.

41. Niklason LT, Marx MV, Chan HP. Interventional radiologists: occupational radiation doses and risks. Radiology. 1993; 187(3):729-33.

42. Lynskey GE 3rd, Powell DK, Dixon RG, Silberzweig JE. Radiation protection in interventional radiology: survey results of attitudes and use. J Vasc Interv Radiol. 2013; 24(10):1547-51.

43. Vaño E, Gonzalez L, Fernandez JM, Alfonso F, Macaya C. Occupational radiation doses in interventional cardiology: a 15-year follow-up. Br J Radiol. 2006; 79(941):383-8.

44. Vano E, Kleiman NJ, Duran A, Romano-Miller M, Rehani MM. Radiation-associated lens opacities in catheterization personnel: results of a survey and direct assessments. J Vasc Interv Radiol. 2013; 24(2):197-204.

45. Mehlman CT, DiPasquale, Thomas G. Radiation exposure to the orthopaedic surgical team during fluoroscopy: "How far away is far enough?" J Orthopaedic Trauma. 1997; 11(6): 392-98

46. Hernanz-Schulman M, Goske MJ, Bercha IH, Strauss KJ. Pause and pulse: ten steps that help manage radiation dose during pediatric fluoroscopy. AJR Am J Roentgenol. 2011; 197(2):475-81.

47. Park EP, Park JM, Kang JE, Cho JH, Cho SJ, Kim HJ, et al. Radiation safety and education in the applicants of the final test for the expert of pain medicine. Korean J Pain. 2012; 25(1):16-21.

48. Kim TH, Hong SW, Woo NS, Kim HK, Kim JH. The radiation safety education and the pain physicians' efforts to reduce radiation exposure. Korean J Pain. 2017; 30:104-15.

49. Kim JH. Three principles for radiation safety: time, distance, and shielding. Korean J Pain. 2018; 31(3):145-6.

50. Kim S, Shin JH, Lee JW, Kang HS, Lee GY, Ahn JM. Factors affecting radiation exposure during lumbar epidural steroid injection: a prospective study in 759 patients. Korean J Radiol. 2016; 17:405-12.

51. Ploussi A, Efstathopoulos EP. Importance of establishing radiation protection culture in radiology department. World J Radiol. 2016; 8:142-7.

Capítulo 75

Agentes de Contraste

Breno José Santiago Bezerra de Lima
Roberto Henrique Benedetti
Antonio Andrigo Ferreira de Carvalho

■ INTRODUÇÃO

Os métodos de exames contrastados permitiram o avanço no diagnóstico e terapêutica em todas as áreas da medicina, incluindo o tratamento da dor oncológica.

São considerados procedimentos contrastados aqueles que utilizam substâncias que possuem características diferentes dos tecidos adjacentes, os agentes contrastados, possuindo assim, a capacidade de realçar estruturas anatômicas que não seriam facilmente visualizadas em imagens radiológicas.

Hoje, os contrastes radiológicos são utilizados em ampla gama de procedimentos, entre eles, a fluoroscopia com auxílio dos equipamentos de raios X (seriografia de esôfago-estômago-duodeno, deglutograma, enema opaco, urografia excretora, histerosalpingografia, arteriografia, entre outros), tomografia (angiotomografia), ultrassonografia (com o uso do hexafluoreto de enxofre para ecocardiografias, por exemplo) e ressonância (angiorressonância e artrorressonância com uso do gadolínio), como veremos a seguir.

Neste capítulo, apresentaremos os principais conceitos com relação aos agentes contrastados, bem como sua classificação, mecanismos de ação e aplicações, especialmente no contexto da interação com o paciente oncológico.

■ CONCEITO: O QUE É CONTRASTE

Pode se definir contraste como a diferença ou oposição entre unidades contíguas, suscetíveis de comparação, para se estabelecerem as respectivas diferenças por meio das variações nas tonalidades de luz e sombra, claro e escuro, zonas opacas e transparentes etc.

No contexto da radiologia, pode ser definida como substâncias administradas ao paciente com intuito de acentuar a distinção entre estruturas anatômicas em exames de radiodiagnóstico e intervencionista.[1]

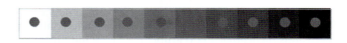

Figura 75.1. Relação entre as densidades ópticas do objeto e da vizinhança. (Acervo pessoal do autor Antonio Andrigo Ferreira de Carvalho.)

A Figura 75.1 ilustra como o contraste pode variar dependendo dessa relação entre as densidades ópticas do objeto e da vizinhança. Podemos observar que, apesar da densidade óptica do objeto circular no centro das imagens não variar, o contraste varia devido à variação da densidade óptica da vizinhança que o circunda. A diferença entre essas regiões é que possibilita a visualização de estruturas diferentes. Na imagem médica (Figura 75.2), essas diferenças servem para distinguir os diferentes tipos de tecidos e resulta da interação de dois fatores: o contraste radiográfico e o contraste do detector. O primeiro está relacionado à região anatômica a ser irradiada e depende de suas características físicas, das diferenças de atenuação dos fótons de raios X entre cada parte e suas vizinhanças. Já o segundo, está associado à habilidade do receptor de imagem em converter o sinal que incide sobre ele em imagem.[2-5]

■ HISTÓRIA DOS AGENTES CONTRASTADOS

Apesar da descoberta dos raios X por Wilhelm Conrad Roentgen, em 1895, apenas um ano após, foi publicado o primeiro estudo conhecido usando realce do contraste. Tratava-se de uma radiografia do estômago e intestino de porco preenchidos com subacetato de chumbo, onde foi possível destacar a substância contrastada com relação a outras estruturas adjacentes.[6,7]

Introduzidos pela primeira vez por Haescheck e Lindenthal, em 1896, para realização de angiografia em

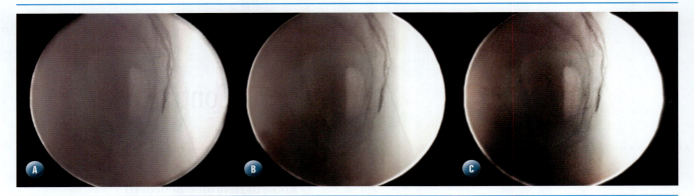

Figura 75.2. Diferentes níveis de contraste em uma imagem (contraste radiológico introduzido através de uma agulha no espaço peridural sacral), variando do mais baixo contraste **(A)**, passando pela imagem com contraste ótimo **(B)** e chegando ao mais alto contraste **(C)**. (Acervo pessoal do autor Breno José Santiago Bezerra de Lima.)

uma mão amputada utilizando uma mistura de bismuto, chumbo e bário, os meios contrastados com finalidade médica foram sendo aperfeiçoados.[7,8] Em 1918, o contraste iodado foi utilizado pela primeira vez por E. H. Weld, que administrou por via intravenosa o iodeto de sódio. A partir daí, diversos outros tipos de formulações passaram por testes e evoluções até que, em 1960, Wallindford iniciou os estudos que chegaram aos meios de contraste derivados da acetilação do grupo amina, de menor toxicidade, quando, em um de seus testes, descobriu o uso de ácido metrizoico tri-iodado e metal acetamido benzoico, que são os agentes de contraste iodado padrão, evoluindo assim, para os meios de contraste que são utilizados até hoje.[6-8]

Contudo, apesar da grande evolução e da redução da morbidade desses agentes, ainda encontramos algumas complicações relacionadas, como a nefrotoxicidade e reações alérgicas, permanecendo ainda a procura constante por meios de contraste que não apresentem tais efeitos indesejáveis.

■ MECANISMO DE AÇÃO DOS AGENTES CONTRASTADOS

A utilização de agentes de contraste é um recurso muitas vezes utilizado para melhorar o contraste entre estruturas com coeficientes de atenuação muito próximos.[5,9] Estes são materiais introduzidos na região a ser estudada, que possui um coeficiente de atenuação diferente da região vizinha da área de interesse, aumentando o contraste radiográfico. Desse modo, áreas com maior densidade absorverão maior quantidade de energia permitindo que uma menor quantidade chegue ao receptor, formando uma imagem hipotransparente (branca, como, por exemplo, o osso ou um tecido preenchido por contraste baritado). O inverso ocorre em áreas menos densas, onde os feixes de raios X passarão com maior facilidade fazendo imagens hipertransparentes (escuras, como, por exemplo, o pulmão ou a bolha gasosa do estômago ou, ainda, uma região preenchida propositalmente com ar). Em estudos do sistema circulatório, por exemplo, quando um hemodinamicista deseja obter imagens dos vasos sanguíneos, pode-se lançar mão da utilização de contraste iodado para que o sangue tenha seu coeficiente de atenuação aumentado, permitindo ao médico intervencionista uma melhor visualização do vaso.[1,5,10,11]

A estrutura química básica dos contrastes iodados é formada por um anel benzênico tri-iodado, ao qual foram agregados átomos de iodo, e grupamentos complementares, onde estão ácidos e substitutos orgânicos, que influenciam diretamente na toxicidade e excreção. Podem ser monômeros (um anel benzênico) ou dímeros (dois anéis benzênicos).[12,13] As outras três características físicas dos contrastes iodados (ionicidade, osmolalidade e viscosidade) têm influência distinta na tolerância e reações adversas.[14]

O sulfato de bário pode ser outro meio de contraste, sendo utilizado no trato gastrointestinal, por exemplo. Desse modo, as bordas do trato gastrointestinal podem ser visualizadas com maior contraste, permitindo a identificação de ulcerações ou rupturas que possam estar presentes.[10]

Outro meio de contraste que altera a atenuação dos fótons de raios X é o ar, que também pode ser utilizado em estudos do trato gastrointestinal, produzindo regiões hipoatenuantes nas imagens (regiões escuras). Um dos fatores que torna o ar um bom meio de contraste é o fato de possuir baixa densidade, o que pode auxiliar em muitos exames.[10]

No caso da ressonância magnética, apesar de ter uma altíssima capacidade de diferenciar tecidos, determinadas lesões e estruturas somente serão diferenciadas dos tecidos vizinhos se um agente de contraste for usado. Os meios de contraste possuem a propriedade de alterar as características de relaxamento do tecido (T1 e T2) em que estão presentes através de suas propriedades paramagnéticas e supermagnéticas. Os agentes de contraste mais comumente utilizados em ressonância são baseados no uso de gadolínio (Gd), manganês (Mn) ou óxidos de ferro. Meios de contraste à base de gadolínio são usados devido à propriedade paramagnética que faz com que o campo magnético local aumente discretamente onde a substância está presente, ou seja, onde houve quebra de barreira hematoencefálica, e este aumento acarreta a redução nos tempos de relaxamento T1 e T2. Com isso, o uso do gadolínio causará um sinal hiperintenso (mais branco) nas

Capítulo 75 – Agentes de Contraste

imagens ponderadas em T1. Já em imagens ponderadas em T2, a presença do gadolínio reduz o sinal local, gerando imagens menos intensas (mais escuras).[2,4,15,16]

Nos exames de ultrassonografia, pode-se utilizar microbolhas de hexafluoreto de enxofre, por exemplo, acarretando melhora da imagem por ultrassons da ecogenicidade do sangue, resultando numa melhoria do sinal captado pelo equipamento e redução dos ruídos que atrapalhariam a formação da imagem. A interface entre a microbolha de hexafluoreto de enxofre e o meio aquoso atua como um refletor da onda ultrassônica alterando tanto a ecogenicidade sanguínea como aumentando o contraste entre o sangue e o tecido que o rodeia. A intensidade do sinal refletido depende da concentração de microbolhas e da frequência da onda ultrassônica.[19]

Assim, os agentes de contraste devem ser escolhidos de acordo com a vizinhança que será inserida e o método de exame a ser executado.

■ CLASSIFICAÇÃO DOS AGENTES DE CONTRASTE

Os agentes de contrastes radiológicos podem ser classificados de diversas maneiras, entre elas:

Via de administração

Dependendo da forma como são administrados, os agentes de contrastes podem ser:

- **Oral**: quando o meio de contraste é ingerido. É o método utilizado, por exemplo, para a esofagografia;
- **Parenteral**: administrado por via endovenosa (urografia excretora ou angiotomografias e angiorressonâncias) ou intra-arterial (cineangiocoronariografia ou arteriografia cerebral);
- **Endocavitário**: administrado por orifícios naturais (p. ex., histerossalpingografia, uretrocistografia ou enema opaco);
- **Intracavitário**: administrado por orifícios não naturais, através da parede da cavidade (fistulografia ou artrografias).

Solubilidade

Quanto a solubilidade dos meios de contraste, podemos classificá-los nas seguintes categorias:

- **Hidrossolúveis**: dissolve-se em água (p. ex., os contrastes iodados);
- **Lipossolúveis**: dissolve-se em lipídeos;
- **Insolúveis**: não se dissolvem (p. ex., sulfato de bário).

Composição química

Normalmente, definidos quanto à existência ou não de iodo em sua composição química, são agrupados em:

- **Iodados**: contêm o iodo como agente contrastante;
- **Não iodados**: não possuem iodo em sua composição (sulfato de bário, gadolínio, ar).

Capacidade de dissociação

A ionicidade é uma importante característica relacionada à capacidade de dissociação, sendo esses agentes classificados em iônicos (dissociam-se em cátion e ânion, e estão associados com maiores índices de reações adversas como alergia e nefrotoxicidade) e não iônicos (não se dissociam).

Os agentes de contraste iodados podem ser agrupados, grosseiramente, em três gerações distintas: a primeira composta por monômeros iônicos de alta osmolaridade; a segunda, composta por monômeros não iônicos de baixa osmolaridade; e, a terceira, constituída por dímeros não iônicos que consiste na junção de dois monômeros não iônicos, com a osmolalidade mais baixa, sendo considerados isosmolares com relação ao plasma.[5,12,13]

Capacidade de absorção de energia

Classificados de acordo com a forma como se comportam com relação a absorção da radiação ionizante. Podem ser:

- **Radiopacos ou positivos**: possuem a capacidade de atenuar mais a radiação ionizante do que as estruturas adjacentes, como no caso dos contrastes iodados e do sulfato de bário;[10]
- **Radiotransparentes ou negativos**: possuem capacidade de atenuar menos a radiação ionizante do que as estruturas ao redor, sendo bem exemplificado pelo ar utilizado no duplo contraste do exame com bário e ar do enema opaco, ou no ar injetado em exames de artrografia.[10]

Influência do campo magnético

Os materiais se comportam de formas diferentes na presença de campo magnético, e podem ser classificados em:

- **Materiais indiferentes ou não ferromagnéticos**: não sofrem nenhuma ação sobre as linhas de fluxo magnético. Exemplos: vácuo, ar, plásticos, madeira e, entre os metais, apenas o cobre se enquadra neste grupo.[20,21]
- **Paramagnéticos**: são materiais que possuem elétrons desemparelhados e, portanto, na presença de um campo magnético, alinham-se, fazendo surgir um ímã com capacidade de provocar um leve aumento na intensidade do valor do campo magnético em um ponto qualquer. Sendo assim, são fracamente atraídos pelos ímãs. Exemplos: o gadolínio, o alumínio e o magnésio.[20,21]
- **Diamagnéticos**: são materiais que, uma vez colocados na presença de um campo magnético, têm seus ímãs elementares orientados no sentido contrário ao sentido do campo magnético aplicado, estabelecendo um campo magnético na substância que possui sentido contrário ao campo aplicado. São substâncias diamagnéticas: o bismuto, o cobre, a prata, o chumbo etc.[20,21]
- **Ferromagnéticos ou supermagnéticos**: esses materiais imantam-se fortemente se colocados na presença de um campo magnético. São substâncias ferromagnéticas apenas o ferro, o cobalto e o níquel, assim como as ligas que são formadas por estas substâncias. Os ma-

PROPRIEDADES DOS MEIOS DE CONTRASTE

Contrastes iodados não iônicos hidrossolúveis

• Ioexol (Omnipaque®)

É o principal meio de contraste não iônico para exames radiológicos. É monomérico, tri-iodado e solúvel em água. Quase 100% do ioexol injetado por via intravenosa é excretado de forma inalterada pelos rins, dentro de 24 horas, em pacientes com função renal normal. A concentração urinária máxima do ioexol aparece dentro de, aproximadamente, 1 hora após a injeção. A meia-vida de eliminação é de, aproximadamente, 2 horas em pacientes com função renal normal. Nenhum metabólito foi detectado. A capacidade de ligação do Omnipaque® às proteínas é muito baixa (menos de 2%). O uso de meios de contraste iodados pode resultar em uma disfunção transitória da função renal, e isso pode precipitar acidose lática em pacientes diabéticos que estão tomando metformina. Deve ser conservado em temperatura ambiente (entre 15 ºC e 30 ºC), protegido da luz e não deve ser congelado.

• Iodixanol (Visipaque®)

É um meio de contraste radiológico não iônico, isosmolar, dimérico, hexaiodinatado e solúvel em água. Soluções aquosas puras de iodixanol em todas as concentrações clínicas relevantes apresentam uma osmolalidade inferior com relação àquela do sangue total e àquelas das potências correspondentes dos meios de contraste monoméricos não iônicos. Torna-se isotônico em contato com os fluidos corporais normais através da adição dos eletrólitos.

• Iobitridol

É um agente de contraste urográfico e angiográfico hidrossolúvel não iônico, disponível com uma osmolalidade de 695 e 915 mOsm/kg. Após a injeção intravascular, o iobitridol é distribuído no sistema vascular e no compartimento intersticial. Tem meia-vida de eliminação é de 1,8 h. A ligação às proteínas plasmáticas é insignificante (< 2%). É eliminado, principalmente, por via renal (filtração glomerular sem reabsorção tubular ou secreção), em forma inalterada. A diurese osmótica induzida é dependente da osmolalidade e do volume injetado. Nos pacientes com insuficiência renal, a eliminação ocorre principalmente por via biliar. A substância pode ser dialisada. Os efeitos indesejáveis são, geralmente, leves a moderados e transitórios. As reações adversas mais frequentemente relatadas são sensação de calor e dor, e edema no local da injeção. As reações de hipersensibilidade são, geralmente, imediatas (durante a injeção ou ao longo de uma hora após o início da injeção) ou algumas vezes retardadas (uma hora até vários dias após a injeção) que aparecem sob a forma de reações adversas cutâneas.

• Iomeprol

É um meio de contraste tri-iodado, não iônico e indicado para exames de raios X. As formulações de iomeprol são caracterizadas por osmolalidade e viscosidade particularmente baixas quando comparadas a outros meios de contrate não iônicos. Pode ser usado em inúmeros exames, entre eles: urografia intravenosa (em pacientes adultos e pediátricos), uretrografia e pielouretrografia retrógradas, flebografia periférica, arteriografia coronária seletiva convencional, arteriografia coronária de intervenção, tomografia computadorizada (crânio e corpo), cavernosografia, histerossalpingografia, colangiografia e colangiopancreatografia retrógrada endoscópica, artrografia, fistulografia, galactografia, dacriocistografia, sialografia, angiografia de subtração digital intravenosa e intra-arterial, angiografia convencional, angiocardiografia (em pacientes adultos e pediátricos), discografia e mielografia.

• Iopamidol

Um agente de contraste tri-iodado, não iônico, hidrossolúvel, usado para raios X, com peso molecular de 777,09.

• Iopromida

É um derivado do ácido isoftálico tri-iodado, não iônico, hidrossolúvel, com peso molecular de 791,12, no qual o iodo firmemente ligado absorve os raios X.

Contrastes iodados iônicos hidrossolúveis

• Diatrizoato de meglumina

É um meio de contraste iodado indicado em exames por imagem com raios X, excetuando-se mielografia e procedimentos cardiológicos. É um meio de contraste iodado iônico sob a forma de solução aquosa incolor e estéril. Os sais do ácido diatrizoico bloqueiam os raios X quando atravessam o corpo, permitindo que as estruturas corpóreas que contêm iodo sejam evidenciadas ao contrário daquelas estruturas que não contêm iodo. O grau de opacidade produzido por estes compostos orgânicos iodados é diretamente proporcional à quantidade (concentração e volume) do agente de contraste iodado na trajetória dos raios X. Contraindicado para pacientes portadores de mieloma múltiplo, insuficiência cardíaca descompensada, hipertireoidismo manifesto, asmáticos e pacientes com algum tipo de alergia.

• Ioxitalamato de meglumina

Solução injetável, é um meio de contraste uroangiográfico, hidrossolúvel, com tropismo renal, iônico e com uma osmolalidade de 1.710 mOsm/kg.

Contrastes iodados lipossolúveis

• Ésteres etílicos dos ácidos graxos do óleo de papoula iodado (Lipiodol®)

Foi descoberto, em 1901, pelo Prof. Marcel Guerbet e, em 1926, tornou-se o primeiro meio de contraste iodado para radiologia. É indicado, principalmente, para exames de raios X dos vasos linfáticos, mas também é utilizado nas mais modernas técnicas de embolização vascular combinada com cola cirúrgica.

Contrastes baritados

• Sulfato de bário

Possui alta densidade e atua como contraste radiológico utilizado para melhor visualização de imagens do trato gastrointestinal. É fluido, branco, inodoro, insípido, se adapta bem aos contornos, melhorando a visualização da imagem radiográfica. Já vem diluído, numa concentração ideal para a maioria dos exames. O sulfato de bário é biologicamente inerte. Aumenta a absorção de raios X enquanto passam pelo corpo, delineando a estrutura do corpo, onde o sulfato de bário está localizado. Não possui uma absorção significativa no trato gastrointestinal (alguns dos aditivos são absorvidos). A eliminação do sulfato de bário é fecal. Pode causar náusea, vômitos, diarreia, cólica abdominal, constipação, dor abdominal ou epigástrica e, raramente, reação alérgica, como prurido, eritema ou urticária, e reação anafilática.

Contrastes para ressonância magnética à base de gadolínio

O íon gadolínio é tóxico e, desse modo, não poderia ser utilizado sozinho. Portanto, é utilizado um agente (quelato) junto ao íon, que dará segurança e permitirá que seja eliminado após a administração, especialmente por via renal.[22]

• Gadopentetato de dimeglumina

Existem diversos meios de contraste paramagnéticos à base de gadolínio disponíveis no mercado brasileiro para uso intravenoso nos exames de ressonância magnética. O gadolínio (Gd) ou gadopentetato de dimeglumina é o principal meio de contraste deste grupo. É um composto altamente hidrossolúvel, hidrofílico, com um coeficiente de partição entre n-butanol e tampão em pH 7,6 de aproximadamente 0,0001. A substância não apresenta interação inibitória significativa com enzimas, por exemplo, acetilcolinesterase e lisozima, em concentrações clinicamente relevantes. Não ativa o sistema complemento e, assim, provavelmente tem um potencial muito baixo para indução de reações anafilactoides.

No organismo, o gadopentetato comporta-se como outros compostos biologicamente inertes e altamente hidrofílicos (p. ex., manitol ou inulina). O gadopentetato não penetra nem passa através da barreira hematoencefálica intacta. A pequena quantidade que ultrapassa a barreira placentária é rapidamente eliminada pelo feto. Em lactantes, 0,04% do gadopentetato administrado é excretado no leite materno. O gadopentetato não é metabolizado e é eliminado na forma inalterada, por via renal, através de filtração glomerular. Pode ser eliminado do organismo através de hemodiálise.

Há relatos de fibrose nefrogênica sistêmica (FNS), associada ao uso de agentes de contraste contendo gadolínio, incluindo o gadopentetato de dimeglumina, em pacientes com insuficiência renal aguda ou crônica grave (taxa de filtração glomerular [TFG]: < 30 mL/min/1,73 m^2), insuficiência renal aguda de qualquer gravidade devido à síndrome hepatorrenal, ou no período perioperatório de transplante hepático. Nestes pacientes, somente deve ser utilizado após cuidadosa avaliação risco/benefício.

Os outros agentes de contraste à base de gadolínio disponíveis para o uso em ressonância são:

- **Gadodiamida:** é um complexo de gadolínio quelado não iônico distribuído para o fluido extracelular. A gadodiamida está intimamente relacionada ao gadopentetato. Estes compostos desenvolvem um momento magnético quando colocados num campo magnético que pode aumentar a taxa de relaxamento dos prótons da água nas proximidades do agente paramagnético.

- **Gadoversetamida:** é um complexo formado entre um agente quelante (versetamida) e um íon paramagnético, o gadolínio (III). A gadoversetamida é um agente paramagnético que desenvolve um momento magnético quando colocado em um campo magnético. O momento magnético relativamente amplo é capaz de aumentar as taxas de relaxamento dos prótons de água ao seu redor, levando a um aumento da intensidade do sinal (brilho) nos tecidos.

- **Ácido gadotérico:** tem propriedades paramagnéticas que realçam o contraste em ressonância. Não possui atividade farmacodinâmica específica e é inerte biologicamente. A injeção intravenosa é distribuída, principalmente, no fluido extracelular do organismo. Não se liga à albumina, e em pacientes com função renal normal, a meia-vida no plasma é em torno de 90 minutos. A eliminação é via filtração glomerular na forma inalterada. A média do *clearance* plasmático é reduzida em pacientes portadores de insuficiência renal. O ácido gadotérico é pouco excretado no leite materno e atravessa lentamente a barreira placentária. A via de administração é exclusivamente endovenosa. Pode ser removido por hemodiálise; no entanto, não há nenhuma evidência que a hemodiálise é indicada para prevenção de fibrose sistêmica nefrogênica (FSN).

- **Gadobutrol:** é indicado para uso adulto e pediátrico para realce de contraste em imagem por ressonância magnética no corpo todo. Assim como nos outros agentes paramagnéticos à base de gadolínio, após a administração de gadobutrol, podem ser obtidas melhores informações diagnósticas em comparação à exploração de ressonância sem meio de contraste em áreas com a barreira hematoencefálica ausente ou penetrável, devido a uma perfusão alterada ou a uma expansão do espaço extracelular como, por exemplo, no caso de tumores dos tipos primário e secundário, doenças inflamatórias ou desmielinizantes.

- **Gadoteridol:** é outro meio de contraste paramagnético não iônico para uso em exames de formação de imagem por ressonância magnética. Eliminado exclusivamente na urina.

- **Gadoxetato dissódico:** se comporta, no organismo, como outros compostos de gadolínio biologicamente inertes altamente hidrofílicos, porém, é excretado por via renal e hepatobiliar em iguais proporções.

Outros agentes de contrastes para ressonância magnética

• Manganês

É caracterizado como um agente hepatobiliar, sendo captado pelos hepatócitos normais e excretado pela bile, mas não está disponível no Brasil. Entretanto, o manganês está presente em frutas, com o açaí e o abacaxi, e pode ser utilizado como um meio de contraste oral em exames de colangiografia por RM (imagens altamente ponderadas em T2) para reduzir o sinal do líquido presente no estômago e alças intestinais.

• Partículas de óxido de ferro (supermagnéticas)

São usadas para estudos do fígado, baço e sistema linfático, pois se associa ao sistema reticuloendotelial. Após captados pelos macrófagos do fígado (células de Kupffer) causam redução no sinal do tecido normal. Em contrapartida, a lesão não capta e pode ser identificada como uma área de sinal aumentado nas imagens ponderadas em T2. Por reduzir o sinal no tecido normal, é chamado meio de contraste negativo.

Contraste para ultrassonografia

• Hexafluoreto de enxofre

É um gás inerte, inócuo e pouco solúvel em soluções aquosas. A adição de uma solução de cloreto de sódio 9 mg/mL ao pó liofilizado, seguida de agitação vigorosa, resulta na produção de microbolhas de hexafluoreto de enxofre com diâmetro médio de 2,5 μm, sendo que 90% possui um diâmetro inferior a 6 μm. A interface entre a microbolha de hexafluoreto de enxofre e o meio aquoso atua como um refletor da onda ultrassônica, alterando tanto a ecogenicidade sanguínea como aumentando o contraste entre o sangue e o tecido que o rodeia. A intensidade do sinal refletido depende da concentração de microbolhas e da frequência da onda ultrassônica.[19]

Indicado para:

- Ecocardiografia: meio de contraste ecocardiográfico transpulmonar utilizado em pacientes com suspeita ou doença cardiovascular estabelecida para produzir opacificação das câmaras cardíacas e realçar a delimitação da margem endocardíaca ventricular esquerda;
- Doppler da macrovasculatura: aumenta a exatidão na detecção ou exclusão de anormalidades nas artérias cerebrais e carótida extracraniana ou artérias periféricas. Aumenta também a qualidade da imagem do Doppler por fluxo e é clinicamente útil na avaliação da veia porta;
- Doppler de microvasculatura: melhora a visualização da vascularização das lesões do fígado e da mama durante a sonografia Doppler, proporcionando uma caracterização mais específica da lesão.

Corantes como agentes de contraste

Distintos corantes vitais são utilizados na identificação de estruturas anatômicas por meio de métodos visuais (sem o auxílio de equipamentos). Como exemplo, temos a pesquisa do gânglio sentinela, com o azul patente, o azul de isossulfan (mais utilizado na Europa) e o azul de metileno.

• Azul de metileno

É mais facilmente encontrado para comercialização e a um preço bem menor.[23] Segundo alguns autores, o azul de metileno difunde mais rapidamente pelos tecidos periféricos, tingindo maior extensão da mama e, de certo modo, dificultando o procedimento. Outros, porém, encontraram a mesma acurácia e mesma taxa de detecção do gânglio sentinela comparando ao azul patente.[24,25] Parece ainda haver menor risco de anafilaxia com o azul de metileno em comparação aos outros corantes.[26,27] Pode também ser empregado no tratamento de meta-hemoglobinemia induzida por medicações devido as suas propriedades de agente redutor, sendo assim, o azul de metileno age por reduzir o grupo heme da meta-hemoglobina a hemoglobina.

• Azul patente

É um corante da família do trifenilmetano e, quimicamente, corresponde ao sal sódico do bis (dietilamino-4-fenil) (hidroxi-5-dissulfo-2,4-fenil) metanol anidrido. Proporciona um bom contraste visual, sem necessidade de auxílio de equipamentos detectores de imagem para sua utilização. É uma solução aquosa estéril, isotônica. A injeção subcutânea demarca, em poucos minutos, veias e vasos linfáticos por meio de coloração característica. A injeção intra-arterial colore, seletivamente, os tecidos e as mucosas do território correspondente à artéria e permite delimitar a topografia da vascularização. É eliminado entre 24 e 48 horas, principalmente através da urina, que se colore fortemente, mas também através da bile. Um efeito observado com o uso do azul patente é interferência na leitura da oximetria de pulso, que causa uma queda aparente da saturação de oxigênio.[28,29]

■ MÉTODOS DE IMAGEM CONTRASTADOS

Citaremos a seguir, brevemente, os principais procedimentos que utilizam agentes contrastados nas áreas da radiologia convencional, da fluoroscopia, da tomografia, da ressonância magnética e da ultrassonografia.

• Esofagografia

Objetiva a obtenção de imagens desde a faringe até a porção abdominal do esôfago, estudando a forma e a função da deglutição após a ingestão de contraste à base de bário, indicado nos casos de anomalias congênitas, câncer, corpos estranhos, varizes esofágicas, refluxo e prolapso de ostiocardia.[1,3,10,30]

• Seriografia EED (esôfago, estômago e duodeno)

O objetivo deste exame é estudar radiograficamente a forma e a função do esôfago distal, estômago e duodeno, determinar condições anatômicas e funcionais anormais.

Trânsito intestinal: neste exame o objetivo é visualizar o fluxo de contraste pelo intestino delgado, daí o nome de trânsito intestinal, sendo as radiografias realizadas de 30 em 30 minutos, sempre com o paciente em decúbito ventral, até que se visualize a válvula ileocecal, quando então o exame é dado por encerrado.[1,10]

• Enema opaco

Estuda, radiologicamente, a forma e a função do intestino grosso. Tanto o enema baritado com contraste simples quanto com duplo contraste incluem um estudo de todo o intestino grosso. As indicações clínicas incluem: colite, diverticulose/diverticulite, neoplasias, volvo e intussuscepção. Nesse exame, após introdução da sonda retal, coloca-se o paciente em decúbito ventral, iniciando-se a instilação do bário previamente preparado.[1,3,10]

• Urografia excretora

É o exame radiológico convencional mais comum do sistema urinário, onde visualizamos os pequenos e grandes cálices, pelves renais, ureteres e bexiga. O objetivo é visualizar a porção coletora do sistema urinário e avaliar a capacidade funcional dos rins.

Indicações clínicas: massa abdominal ou pélvica, cálculos renais ou ureterais, traumatismo renal, dor no flanco, hematúria, infecções do trato urinário. É realizado com uma radiografia em anteroposterior panorâmica do abdome após injeção do meio de contraste.[1,3,10]

• Urografia retrógrada ou pielografia

Ao contrário da urografia excretora, trata-se de um exame não funcional do sistema urinário, realizado através de cateter uretral. Introduz-se um cistoscópio através da uretra até a bexiga e, após examinada a bexiga, o urologista introduz cateteres uretrais em um ou ambos ureteres. É realizada uma radiografia antes e após o urologista injetar de 10 a 15 mL de contraste iodado.[10]

• Colangiografia intraoperatória

Exame realizado durante colecistectomia, quando se suspeita de cálculos residuais localizados em um dos ductos biliares. Após a remoção da vesícula biliar, um pequeno cateter é introduzido na porção remanescente do ducto cístico. É injetado meio de contraste iodado, e são feitas as radiografias. As colangiografias operatórias são realizadas para revelar quaisquer colélitos não detectados previamente (objetivo primário), determinar o estado funcional da ampola hepatopancreática e demonstrar pequenas lesões, estreitamentos ou dilatações dentro dos ductos biliares.[1,3,10,30]

• Mielografia

Estudo radiológico da medula espinhal e de suas raízes. A introdução do meio de contraste para mielografia é realizada através de uma punção do espaço subaracnóideo. O melhor tipo meio de contraste para mielografia seria aquele no qual houvesse uma adequada mistura com o líquido cerebroespinhal, que fosse facilmente absorvido, atóxico, não reativo (inerte), e que tivesse uma boa radiopacidade. Contudo, não há um meio de contraste que atenda a todos esses os critérios. Já se tentou utilizar ar ou gás (radiotransparentes) e meio iodado oleoso (radiopaco). Atualmente, são usados meios iodados hidrossolúveis, iônicos ou não iônicos.[1,3,10]

• Artrografia do joelho

Avalia patologias das articulações do joelho e estruturas de tecidos moles associados (cápsula articular, meniscos, ligamentos laterais e cruzados). Todo o líquido articular é aspirado, sendo desprezado ou enviado ao laboratório para análise, e o meio de contraste positivo é injetado na articulação. A seguir, pode ser injetado um meio de contraste negativo (ar), para apresentar duplo contraste. Estas estruturas são visualizadas com seriografia fluoroscópica e ou imagens radiológicas convencionais.[3,10]

• Dacriocistografia

Estudo radiográfico contrastado dos ductos lacrimais após injeção de contraste lipídico ou à base de óleo para avaliação de dilatação ou estenoses dos ductos lacrimais.[1,3,10]

• Sialografia

Estudo radiográfico contrastado das glândulas parótidas ou sublinguares, com objetivo de estudar dilatação ou estenoses, também através da administração de contraste à base de óleo.[1,3,10]

• Flebografia

Estudo radiográfico contrastado das veias dos membros superiores ou inferiores para estudar obstruções venosas, dilatações venosas ou TVP (trombose venosa profunda).[1,3,7,10]

• Linfografia

Os vasos linfáticos não são facilmente visíveis, sendo assim, inicialmente é injetado azul de metileno através de pequena incisão entre o primeiro e segundo pododáctilos. Após captação e coloração dos vasos linfáticos pelo azul de metileno, esses são cateterizados e, então, administrado um contaste iodado oleoso.[1,3,7,10,30]

• Arteriografia

Estudo arterial com contraste iodado para avaliação de extremidades ou mesmo para avaliação da irrigação cerebral ou coronariana (cineangiocoronariografia) por meio de fluoroscopia.[1,3,7,8,10]

• Fistulografia

Estudo das fistulas ou feridas abertas com injeção do meio de contraste (iodado) diretamente no local da fistula, através de cateter.[1,3,10]

• Histerossalpingografia

Estudo radiológico do útero, trompas e ovários após injetado o meio de contraste à base de óleo, através da vagina, com realização subsequente de radiografias em AP panorâmico da pelve.[1,10]

• Tomografia com contraste

Assim como na radiografia convencional, o abdome pode ser investigado após administração de meio de contraste à base de sulfato de bário, por via transretal ou ingestão oral, para avaliação das alças intestinais. Os meios de contraste iodados intravenosos também são frequentemente utilizados, especialmente para avaliação do fígado e do pâncreas, assim como para reconstrução em 3D de vasos e aparelho cardiovascular na angiotomografia ou, ainda, avaliação mais detalhada do sistema nervoso central nas tomografias contrastadas de crânio.[1,3,10,30,31]

• Ressonância magnética nuclear

Apesar de possuir alta capacidade de diferenciar tecidos, determinadas lesões e estruturas somente serão visualizadas e ou diferenciadas dos tecidos vizinhos se um agente de contraste for usado. Os agentes de contraste mais comuns em RM estão baseados no uso de gadolínio (Gd), manganês (Mn) e óxidos de ferro. O íon gadolínio é tóxico se utilizado isoladamente e, por isso, é associado a um agente (quelato) que dará segurança ao seu uso. Especificamente no tecido cerebral, o gadolínio não ultrapassa a barreira hematoencefálica normal e permanece no meio intravascular. Entretanto, em tumores e outras lesões que alteram a permeabilidade da barreira hematoencefálica, o gadolínio permanece no tecido e, assim, é detectado. As partículas de óxido de ferro são usadas para estudos do fígado, baço e sistema linfático, pois se associa ao sistema reticuloendotelial. O manganês (presente no suco do abacaxi e no açaí) é caracterizado como um agente hepatobiliar, sendo captado pelos hepatócitos normais e excretado pela bile, e vem sendo utilizado como um meio de contraste oral em exames de colangiografia por ressonância para reduzir o sinal do líquido presente no estômago e nas alças intestinais.[10,15-17]

• Ultrassonografia com contraste

A ultrassonografia contrastada por microbolhas constitui um notável avanço no diagnóstico por imagem, melhorando a resolutividade do exame ultrassonográfico, com diagnósticos mais precisos, bem como maior sensibilidade na detecção de lesões focais em órgãos sólidos como fígado, baço e rim. No Brasil, dispomos do contraste SonoVue®, constituído por microbolhas de lípides (gordura) envolvendo gás inerte (hexafluoreto de enxofre), não tendo qualquer relação com os contrastes iodados ou com o gadolínio. A adição de uma solução injetável de cloreto de sódio 9 mg/mL (0,9%) ao pó liofilizado, seguida de agitação forte, origina a produção de microbolhas de hexafluoreto de enxofre. A interface entre a microbolha de hexafluoreto de enxofre e o meio aquoso atua como um refletor da onda ultrassônica alterando tanto a ecogenicidade sanguínea como aumentando o contraste entre o sangue e o tecido que o rodeia.[1,10,19]

■ PROCEDIMENTOS FLUOROSCÓPICOS INTERVENCIONISTAS EM DOR

Diversas abordagens podem ser listadas nesse sentido, entre elas:

- Bloqueio ou radiofrequência do gânglio esfenopalatino;
- Bloqueio ou radiofrequência do gânglio estrelado;
- Bloqueio ou radiofrequência do simpático torácico;
- Bloqueio ou radiofrequência do plexo celíaco;
- Bloqueio ou radiofrequência dos nervos esplâncnicos;
- Bloqueio ou radiofrequência do simpático lombar;
- Bloqueio ou radiofrequência do plexo hipogástrico superior.

Em todos os casos, utiliza-se uma agulha radiopaca e contraste iodado hidrossolúvel não iônico guiado por fluoroscopia para acessar a área de interesse para bloqueio.

O desenvolvimento do ioexol (Omnipaque®) melhorou, substancialmente, os procedimentos intervencionistas guiados por fluoroscopia, em decorrência de seu baixo grau de neurotoxicidade. É um monômero não iônico de segunda geração comercialmente importante. Atualmente, temos um meio de contraste com boa possibilidade de uso, um agente iodado de terceira geração, o iodixanol (Visipaque®), que é um dímero não iônico que consiste na junção de dois monômeros não iônicos. Tem a osmolalidade mais baixa de todos os meios de contraste, sendo considerados isosmolares com relação ao plasma.[30,32]

■ CONTRAINDICAÇÕES, COMPLICAÇÕES E REAÇÕES ADVERSAS AOS AGENTES DE CONTRASTE

Como mencionado anteriormente, apesar de sua importância para o uso médico, os meios de contraste não estão isentos de riscos. Pelo contrário, estão comumente associados a efeitos adversos dos mais diferentes graus de severidade.

Os pacientes submetidos a exames contrastados podem apresentar desde sintomas menos graves, como náuseas/vômito, tosse, calor, cefaleia, tontura, ansiedade, alteração do paladar, prurido, rubor, tremores, urticária, sudorese, palidez, congestão nasal, erupções cutâneas, dor no acesso venoso, até eventos de maior morbidade, como alteração na frequência cardíaca, hipertensão, hipotensão, urticária extensa, angioedema facial, rigidez, dispneia, sibilos, broncoespasmo, laringoespasmo, dor torácica, edema de glote, inconsciência, convulsões, edema agudo de pulmão, colapso vascular severo, arritmias com repercussão clínica e parada cardiorrespiratória, podendo culminar com óbito.[33-35]

Além disso, essas reações podem se manifestar de forma aguda, no momento da administração do contraste e ainda durante o exame, ou mais tardiamente, fora do ambiente do exame, inclusive com lesões de órgãos, como, por exemplo, quadro de insuficiência renal.[34,35]

Além das reações de cunho anafilático (mediados por IgE) e anafilactoides (idiossincráticos), essas reações podem estar associadas aos efeitos tóxicos diretos (quimiotoxicidade, osmotoxicidade ou efeito em órgão-alvo específico) e aos efeitos vasomotores (vagais) durante a utilização dos agentes contrastantes.[34,35]

A osmotoxicidade diz respeito a fenômenos não específicos relacionados à concentração elevada desses agentes, com manifestações clínicas de dor no local da injeção e alterações na barreira hematoencefálica, ou hipotensão arterial com bradicardia relacionada à expansão aguda do volume plasmático, vasodilatação generalizada, liberação de histamina e lesão do endotélio vascular.[30,34,35]

A quimiotoxicidade se relaciona a uma reação secundária a propriedades intrínsecas das moléculas, por interações não específicas entre as moléculas do contraste e as macromoléculas biológicas. Sendo assim, interações hidrofílicas (que necessitam de água nas interações com as moléculas) diminuem o risco de reação, enquanto interações hidrófobas (que não necessitam de água nas interações com as moléculas) aumentam a probabilidade de reações adversas devido às concentrações não se diluírem.[30,34,35]

O efeito nos órgãos-alvo específicos se dão por ação direta em determinados órgãos com repercussão na sua função (p. ex., dor ou pápula no local da aplicação, náuseas, vômitos e diarreia por irritação do trato gastrointestinal, broncoespasmo, arritmia, redução do debito urinário, entre outros).[30,34,35]

Já as reações vasomotoras (vagais), ocorrem durante a administração dos meios de contraste, pela distensão visceral, pela dor, pelo trauma da punção cutânea, entre outras, e são mediadas pós-ativação autonômica do sistema nervoso parassimpático.[30,34,35]

Nesse contexto, meios de contraste não iônicos são menos tóxicos do que os iônicos, por possuírem menor osmolalidade, ausência de carga elétrica, maior hidrofilicidade e serem metabolicamente mais estáveis, com baixa capacidade de ligação com proteínas. Além disso, são excretados rápida e completamente, aproximando-se das soluções ideais para os exames contrastados, embora tenham um maior custo.[30,33-35]

Os contrastes à base de bário são insolúveis e não são absorvidos, por isso, teoricamente, passam todo o trânsito intestinal sendo eliminados de forma inalterada pelo organismo. Apesar de raro, há descrição de pacientes hipersensíveis ao sulfato de bário, por isso, todo paciente deve ser observado quanto a quaisquer sinais de reação alérgica. Além disso, seu uso é contraindicado se houver qualquer chance de acúmulo na cavidade peritoneal, devido a perfuração de vísceras ou um ato cirúrgico se suceder ao procedimento radiológico. Nestas situações, deve ser usado um contraste iodado ou hidrossolúvel, de modo que possa ser removido por aspiração antes ou durante a cirurgia, sabendo-se que, mesmo em caso de extravasamento para cavidade peritoneal, ainda assim haverá reabsorção sistêmica do contraste, diferentemente do que ocorreria com contrastes à base de bário.[1,5,10]

Temos, ainda, os meios de contrastes paramagnético à base de gadolínio, aprovados para uso parenteral desde o final dos anos 1980. São muito bem tolerados pela maioria dos pacientes em que são injetados, devido à estabilidade, baixa viscosidade e baixa osmolalidade, com isso, as reações adversas agudas são encontradas com uma frequência menor do que a observada após a administração do meio de contraste iodado.[1,10,18]

Quando presentes, a maioria das reações é leve e fisiológica, incluindo frieza, calor ou dor no local da injeção; náusea com ou sem vômito; dor de cabeça; parestesias; e tontura. Reações alérgicas são incomuns, e reações anafiláticas graves com risco de vida ocorrem, mas são extremamente raras. As manifestações de uma reação alérgica ao gadolínio são semelhantes àquelas de uma reação alérgica a um meio de contraste iodado. Quando administrada a pacientes com lesão renal aguda ou doença renal crônica grave, pode resultar em uma síndrome de fibrose sistêmica nefrogênica (FSN).[30,33-37]

Por fim, temos o hexafluoreto de enxofre, utilizado nas ultrassonografias contrastadas, que apesar de ser um gás atóxico, por ser mais denso que o ar, em ambientes fechados e de pouco espaço, pode expulsar o oxigênio, causando asfixia (fenômeno não descrito nas doses usuais para exames). Além disso, está contraindicado em doentes com desvios direita-esquerda conhecidos, hipertensão pulmonar grave (pressão sistólica na artéria pulmonar > 90 mmHg), hipertensão sistêmica não controlada, e doentes com síndrome de dificuldade respiratória do adulto.[19]

■ PACIENTE ONCOLÓGICO E O USO DE AGENTES CONTRASTADOS

O câncer tem um impacto profundo nas funções fisiológicas do organismo. Altera o metabolismo, acelerando a proteólise e a lipólise, enquanto a síntese de proteínas musculares torna-se diminuída. Além disso, modifica o metabolismo dos carboidratos pelo próprio crescimento tumoral. Essas alterações contribuem para o aumento do gasto energético e podem resultar em perda ponderal progressiva. Somado a isso, os pacientes com câncer apresentam, na maioria dos casos, anorexia, náuseas, vômitos e desidratação, contribuindo ainda mais para o processo de deterioração do indivíduo, tornando-os suscetíveis aos efeitos colaterais das medicações, bem como dos agentes de contrastes administrados durante o processo de investigação e tratamento da doença.[38,39]

Diante do exposto, devemos sempre considerar que os agentes não iônicos são preferíveis em pacientes de alto risco, como os pacientes oncológicos, pois causam menor alteração de volume intravascular, de distúrbios cardíacos e de lesão renal. Outro ponto importante diz respeito ao maior risco de insuficiência renal aguda nos pacientes desidratados ou em uso de metformina.[36,38,39]

■ CUIDADOS COM O USO DOS AGENTES CONTRASTADOS

Os cuidados no sentido de evitar complicações durante o uso dos agentes contrastados inicia-se com uma história clínica detalhada, em busca de fatores de risco para o desenvolvimento de reações adversas/alergias, como hipersensibilidade ao agente de contraste, alergia, asma, hipertireoidismo, desidratação, insuficiência cardiovascular severa, insuficiência pulmonar, insuficiência renal, nefropatia em pacientes diabéticos, doença autoimune, idade avançada e ansiedade.[36,37]

Existe muita controvérsia clínica a respeito do manuseio para prevenir ou minimizar as reações adversas aos meios de contraste. No entanto, sabe-se que o grau de hidratação adequado pode reduzir os efeitos do contraste, especialmente os relacionados à nefrotoxicidade.[33,35-37]

Além da hidratação, outras medidas podem ser tomadas como estratégia para minimizar os riscos inerentes à administração dos agentes contrastados, como a preferência por utilizar agentes não iônicos, a utilização de substâncias com a menor concentração possível, estabilizar as condições psicológicas do paciente, usar pré-medicações (p. ex., corticoide e anti-histamínicos), otimizar a utilização dos equipamentos e da equipe médica em caso de reações adversas, estar preparado para iniciar medidas terapêuticas imediatamente.[33,34,36,37]

Para pacientes sem evidência de injúria renal aguda e com taxa de filtração glomerular $\geq$ 30 mL/min/1,73 m², não é necessário descontinuar a metformina antes ou após a administração intravenosa de meio de contraste iodado, nem existe uma necessidade obrigatória de reavaliar a função renal do paciente após o teste ou procedimento. Contudo, em pacientes que estão em uso de metformina e que são conhecidos por apresentarem lesão renal aguda ou doença renal crônica grave (estágio IV ou estágio V; ou seja, taxa de filtração glomerular < 30) ou estão sendo submetidos a estudos de cateter arterial que podem resultar em êmbolos (ateromatosos ou outros) para o rim, a metformina deve ser temporariamente descontinuada no momento ou antes do procedimento, e suspensa por 48 horas após o procedimento, sendo reinstituída somente após a função renal ter sido reavaliada e considerada normal.[33,40-43]

Não é necessário descontinuar a metformina antes da administração do meio de contraste gadolínio, quando a quantidade de material de contraste administrado se encontra no intervalo de dose habitual de 0,1 a 0,3 mmol/kg de peso corporal.[33,40]

Por fim, todo paciente deve ser considerado potencialmente de risco,[34] mesmo que não apresente fator de risco e que já tenha utilizado, previamente, agentes de contraste sem efeitos colaterais. Todo paciente deve ser informado dos riscos potenciais decorrentes da utilização do meio de contraste iodado e avaliado durante e após a administração dos mesmos.

■ REFERÊNCIAS BIBLIOGRÁFICAS

1. Sugawara AM, Daros KAC. Manual de meios de contraste em raios X. São Paulo: São Camilo; 2004.
2. Nobrega AI. Tecnologia Radiológica e Diagnóstico por Imagem: guia para ensino e aprendizagem. Volume 3. 5 ed. São Caetano do Sul: Difusão; 2010.
3. Sutton D. Radiologia e imaginologia para estudantes de medicina. 7 ed. São Paulo: Manole, 2003.
4. Monnier JP, Tubiana JP. Manual de diagnóstico radiológico. 5 ed. Rio de Janeiro: Medsi, 1999.
5. Santos AP. Produtos de contrastes iodados. Acta Médica Portuguesa. 2009; 22(3):261-74.
6. Eisenberg RL. Roentgen and the discovery of Xrays. In: Eisenberg RL (ed.). Radiology: an illustrated history. St. Louis: Mosby Year Book. 1992; 22-42.
7. Yoshida WB. Contrastes utilizados em angiografias. In: Maffei FHA, Lastória S, Yoshida WB, Rollo HA (ed.). Doenças vasculares periféricas. 3 ed. Rio de Janeiro: Medsi. 2002; 360-5.

8. Fecuri JR. Arteriografia convencional. In: Maffei FHA, Lastória S, Yoshida WB, Rollo HA. Doenças vasculares periféricas. 3 ed. Rio de Janeiro: Medsi. 2002; 368-81.
9. Furquim TAC, Costa PR. Garantia de qualidade em radiologia diagnóstica. Rev Bras Física Méd. 2009; 3(1):91-9.
10. Bontrager KL, Lampignano JP. Tratado de Posicionamento Radiográfico e Anatomia Associada. 7 ed. Rio de Janeiro: Elsevier; 2010.
11. Hasegawa BH. Medical X-Ray Imaging. 2 ed. Medical Physics Publishing Company. Madison; 1991.
12. Aspelin P. Classification and Terminology. In: Thomsen HS (ed.). Contrast Media. Safety Issues and ESUR Guidelines. 2 ed. Berlin: Springer-Verlag. 2006; 1-4.
13. Thomsen HS. Contrast media Classification and Terminology. In: Thomsen HS, Webb JAW (ed.). Contrast Media. Safety Issues and ESUR Guidelines. 3 ed. Berlin: Springer-Verlag. 2014a; 3-16.
14. Widmark JM. Imaging-related medications: a class overview. Proceedings (Baylor University. Medical Center). 2007; 20(4):408-17. PMid: 17948119.
15. Haacke EM, Brown RW, Thompson MR, et al. Magnetic Resonance Imaging: Physical Principles and Sequence Design. John Wiley & Sons; 1999.
16. Purcell EM, Torrey HC, Pound RV. Resonance Absorption by Nuclear Magnetic Moments in a Solid. Phys Rev. 1946; 69:37.
17. Foster MA. Magnetic Resonance in Medicine and Biology. New York: Pergamon Press; 1984.
18. Lauterbur PC. Image Formation by Induced Local Interactions: Examples Employing Nuclear Magnetic Resonance. Nature. 1973; 242:190-191.
19. Pellerito J, Polak JF. Introdução à Ultrassonografia Vascular. 6 ed. Rio de Janeiro: Elsevier; 2014.
20. Cullity BD, Graham CD. Introduction to Magnetic Materials. [S.l.]: John Wiley & Sons. 2009; 141.
21. Larkman DJ, Nunes RG. Parallel Magnetic Resonance Imaging. Phys Med Biol. 2007; 52(7):R15-55.
22. Bydder M, Rahal A, Fullerton GD, et al. The Magin Angle Effect: a source of artifact, determinant of image contrast, and technique for imaging. JMRI. 2007; 25:290-300.
23. Giuliano AE, Jones RC, Brennan M, et al. Sentinel lymphadenectomy in breast cancer. J Clin Oncol. 1997; 15:2345-50.
24. Blessing W, Stolier A, Teng S, et al. A comparison of methylene blue and lymphazurin in breast cancer sentinel node mapping. Am J Surg. 2002; 184:341.
25. Zuo W, Wang Y, Li M. Clinical significance of sentinel lymph node biopsy for breast cancer. Zhonghua Zhong Liu Za Zhi. 2001; 23:247-50.
26. Mostafa A, Carpenter R. Ejso 2001; 27:218-9. Eur J Surg Oncol 2002; 28:462.
27. Mostafa A, Carpenter R. Anaphylaxis to patent blue dye during sentinel lymph node biopsy for breast cancer. Eur J Surg Oncol. 2001; 27:610.
28. Shinzato JY, Marcaccini ACP, Brag AFA, et al. Reação anafilática ao corante azul patente durante biopsia do linfonodo sentinela em câncer de mama inicial. Relato de caso. Rev Bras Ginecol Obstet. 2006; 28:728:32.
29. Brenet O, Lalourcey L, Queinnec M, et al. Hypersensitivity reactions to Patent Blue V in breast cancer surgery: a prospective multicentre study. Acta Anesthesiol Scand. 2013; 57:106:11.
30. Thomsen HS, Morcos SK. Radiographic contrast media. Brit J Urol Int. 2000; 86(1):1-10. doi:10.1046/j.1464-410X.2000.00586.x.
31. Nobrega AI. Meios de Contraste em TC. In: Manual de Tomografia Computadorizada. Série: Tecnologia em Radiologia Médica. Atheneu. 2005; 19-23.
32. Tratado de anestesiologia. SAESP [organização] Sociedade de Anestesiologia do Estado de São Paulo. 7 ed. São Paulo: Editora Atheneu; 2011.
33. American College of Radiology (US), Committee on Drugs and Contrast Media. ACR Manual on contrast media. ver. 10.3. Reston (VA): ACR; 2018.

34. Oliveira LAN. Assistência à Vida em radiologia: guia teórico e prático. São Paulo: Colégio Brasileiro de Radiologia; 2000.
35. Thomsen HS, Morcos SK. Management of acute adverse reactions to contrast media. European Radiology. 2004; 14(3):476-81.
36. Thomsen HS, Stacul F, Webb JAW. Contrast Medium-Induced Nephropathy. In: Thomsen HS, Webb JAW (eds.). Contrast Media. Safety Issues and ESUR Guidelines. 3 ed. Berlin: Springer-Verlag. 2014b; 81-104.
37. Carraro EJC. Nefropatia induzida por contraste: avaliação da proteção pela n-acetilcisteína e alopurinol em ratos uninefrectomizados. Radiol Bras. 2008; 41(3):177-81.
38. Bokhorst V, Schueren MA. Nutritional support strategies for malnourished cancer patients. Eur J Oncol Nurs. 2005; 9(Suppl 2): S74-83.
39. Perboni S, Inui A. Anorexia in cancer: role of feeding-regulatory peptides. Philos Trans R Soc Lond B Biol Sci. 2006 Jul; 361(1471):1281-9.
40. Bailey CJ, Turner RC. Metformin. The New Engl J Med. 1996; 334(9):574-9.
41. Sirtori CR, Pasik C. Re-evaluation of a biguanide, metformin: mechanism of action and tolerability. Pharmacol Res: Official J Italian Pharmacol Soc. 1994; 30(3):187-228.
42. Dunn CJ, Peters DH. Metformin. A review of its pharmacological properties and therapeutic use in non-insulin-dependent diabetes mellitus. Drugs. 1995; 49(5):721-49.
43. Wiholm BE, Myrhed M. Metformin-associated lactic acidosis in Sweden 1977-1991. Eur J Clin Pharm.1993; 44(6):589-91.

Capítulo 76

Agentes Neurolíticos

Thais Khouri Vanetti
Dailson Mamede Bezerra
Thaís Bezerra Martins

■ INTRODUÇÃO

Agentes neurolíticos químicos vêm sendo utilizados no tratamento de dores crônicas há mais de um século. A ação terapêutica ocorre por meio da interrupção das vias dolorosas por um período prolongado, mas variável, de tempo.

O uso de agentes farmacológicos para finalidade neurolítica foi descrito pela primeira vez em 1863, quando Luton realizou quimioneurólise com nitrato de prata e salina hipertônica para tratamento de dor ciática.[1,2] Em 1906, Levi e Baudouin realizaram a primeira injeção percutânea de agentes neurolíticos e, em 1925, Doppler descreveu uso percutâneo de fenol.[2,3] Desde então, os agentes neurolíticos ganharam seu espaço dentro do arsenal terapêutico utilizado no tratamento e alívio de dores de difícil controle.

Seu uso, em dor oncológica, é bem conhecido e estabelecido. Trata-se de uma das principais ferramentas no tratamento da dor no câncer, especialmente nos pacientes em estágio avançado da doença. Na dor crônica não oncológica, entretanto, tem sido cada vez menos utilizada, uma vez que outras técnicas capazes de provocar lesão térmica vêm ganhando espaço. Desse modo, a literatura médica atual provê poucos estudos sobre utilização, segurança e efetividade desses agentes para o tratamento da dor não relacionada ao câncer.

Apesar do uso histórico e consagrado dos agentes neurolíticos, é imprescindível lembrar que seu uso deve ser feito de maneira criteriosa, quando outras modalidades terapêuticas falharam no processo terapêutico. É aconselhável que o bloqueio diagnóstico seja realizado previamente, de modo a determinar o alvo terapêutico correto e prever a efetividade da ação neurolítica no referido local, especialmente nos pacientes não oncológicos.

Todos os agentes neurolíticos que serão discutidos neste capítulo têm indicações e contraindicações que devem ser levadas em conta no processo de escolha do agen-

te. Apesar de múltiplos neurolíticos terem sido utilizados e testados ao longo do tempo, atualmente, o álcool e o fenol são os dois agentes mais utilizados na prática clínica.

■ SELEÇÃO E PREPARO DOS PACIENTES

Como mencionado, seu uso na prática clínica é, geralmente, limitado a pacientes com dor intensa e refratária, associada a doenças oncológicas. A neurólise pode promover analgesia significativa, com redução do uso de medicamentos sistêmicos para dor e melhora da qualidade de vida.[4,5]

É essencial que os pacientes possuam um diagnóstico preciso de sua dor, com delimitação de sua área de ocorrência. É extremamente aconselhável a realização de bloqueio teste com anestésico local previamente ao agente neurolítico de modo a antever o possível resultado final de seu uso.[6]

O paciente deve estar plenamente esclarecido quanto aos objetivos do tratamento e o que esperar dele. É importante que tenha ciência que os efeitos podem levar um tempo maior para ocorrer, se comparado aos anestésicos locais. Que o efeito é, geralmente, temporário havendo retorno dos sintomas com o passar do tempo, sendo, eventualmente, necessária nova administração do agente neurolítico. É importante, também, que compreendam que a dor pode ser apenas parcialmente mitigada. Os riscos associados aos procedimentos devem ser informados.[7]

Pacientes com dores neuropáticas, tipicamente, não apresentam resposta satisfatória aos agentes neurolíticos quando comparados àqueles com dores de origem somática ou visceral.[5]

Uma vez que o tratamento pode apresentar um perfil considerável de efeitos adversos, a decisão deve ser tomada cuidadosamente pelo paciente, juntamente com o médico, e um termo de consentimento livre e esclarecido deve ser obtido.

■ PRINCIPAIS AGENTES DE USO CLÍNICO

Álcool

Álcool etílico (Figura 76.1), álcool absoluto ou álcool 100%, mas que, na verdade, é encontrado numa concentração de até 96%, uma vez que ele hidrata, são as várias formas de designar esse agente neurolítico. É uma solução incolor, normalmente usada sem diluição. Geralmente, é usado em concentrações que variam de 50 a 100%[8] mas, segundo Labat e Greene, a partir de 33% já é possível obter analgesia satisfatória.[2,9]

O álcool age por desnaturação das proteínas, precipitação das lipoproteínas e das mucoproteínas, e extração lipídica. Ele danifica as células de Schwann e as células nervosas, resultando em degeneração Walleriana. É hipobárico, quando comparado ao líquido cefalorraquidiano, e solúvel em água. Quando injetado, é extremamente doloroso e se dispersa rapidamente do sítio de injeção. Por isso, em geral, são necessários altos volumes para se conseguir uma neurólise adequada.[10] A injeção prévia de anestésico local ou sedação pode diminuir a dor à injeção e aumentar o conforto do paciente.[8,11] Importante, também, ressaltar que o álcool tem uma tendência maior a causar neurite, quando comparado ao fenol.[8]

Em até uma semana, a denervação está completa e o alívio da dor é sentido.

A metabolização do álcool injetado é feita principalmente no fígado, através da álcool desidrogenase.

É importante lembrar que, a neurólise pelo álcool etílico é não seletiva em termos de destruição dos componentes nervosos simpáticos, sensoriais e motores de um nervo misto.[2] Então, é imprescindível que o procedimento seja guiado por imagem, para que a injeção do agente neurolítico seja feita da forma mais precisa e segura possível. Um estimulador de nervos também ajuda na acurácia.[12]

Quando comparado com o fenol, que é o outro agente neurolítico de maior uso, ambos tiveram o mesmo efeito analgésico um mês após a neurólise dos nervos esplâncnicos, assim como o mesmo perfil de efeitos adversos.[8]

Como dito anteriormente, o álcool etílico produz destruição não seletiva dos tecidos nervosos e, quando em contato com o nervo, causa desidratação com extração lipídica e precipitação proteica que leva, por fim, à desmielinização e degeneração Walleriana. Como a membrana basal é poupada na injeção perineural, isso permite uma continuidade do endoneuro e, com isso, o axônio pode voltar a crescer. Porém, se a injeção for dentro do gânglio, a regeneração pode não ocorrer.[2,10]

Existem, entretanto, complicações relacionadas à injeção do álcool.

Pacientes com deficiência da álcool desidrogenase, que pode ser comum em asiáticos ou pacientes em uso de antibióticos betalactâmicos, metronidazol ou dissulfiram, podem apresentar efeito dissulfiram após o bloqueio com álcool etílico, com náuseas, vômitos, cefaleia, tontura, entre outros.

A injeção próxima ao neuroeixo ou nervos pode levar à neurite.[8] A neurite alcoólica, geralmente, é branda e se resolve em algumas semanas, mas pode perdurar por mais tempo e ser mais forte do que a dor original,[2] e é mais comum quando a lise é incompleta. Outra complicação é hipoestesia ou anestesia do dermátomo tratado, mas que, além de ser um evento raro, também costuma se resolver de forma espontânea. Sempre lembrar que, como o álcool se difunde muito do local onde é injetado, existe o risco de atingir outras estruturas que não eram o alvo. Além disso, as complicações podem estar relacionadas aos alvos nos quais o álcool é injetado. A injeção intratecal na região lombar ou sacral, pode levar a incontinência urinária ou fecal. A neurólise do simpático lombar em L2 pode levar a neuralgia genitofemoral e dor inguinal, caso o agente neurolítico se disperse até o nervo genitofemoral. Importante lembrar, inclusive, que o álcool pode causar espasmo da artéria de Adamkiewicz e resultar em paraplegia, que é a complicação mais temida na neurólise do plexo celíaco.[2]

Fenol

Um dos agentes neurolíticos mais utilizados, o fenol (Figura 76.2), também conhecido como ácido carbólico ou ácido fênico, é composto por anel benzeno com grupo hidroxila. Sua concentração utilizada na prática clínica para neurólise é ampla, variando de 4 a 10%. Tende a comportar-se como anestésico local em concentrações abaixo de 5% e como agente neurolítico em concentrações acima de 5%.[13-15]

Em 1925, Doppler foi o primeiro a descrever o uso de fenol para neurólise de tecidos nervosos.[16] Por sua vez, Nechaev relatou, em 1933, seu uso como anestésico local.[17] Pouco tempo depois, em 1936, Putnam e Hampton o utilizaram para realização de neurólise do gânglio de Gasser.[18] Encorajado por estes achados, em 1947, Mandl aplicou fenol para obtenção de neurólise de cadeia simpática em animais.[19] Em 1950, Mandl foi capaz de obter resultados positivos realizando simpatectomia com fenol em 15 pacientes.[20] Pouco tempo depois, em 1960, Maher descreveu a utilização de fenol em solução hiperbárica por via intratecal no tratamento de pacientes com câncer avançado.[13] Nesse mesmo período, o fenol rapidamente também passou a ser utilizado com sucesso para alívio de espasticidade muscular causada por lesões de neurônio superior.[21,22] No início da década de 1960, seu uso como agente neurolítico para tratamento em dores oncológicas já era estabelecido.[23]

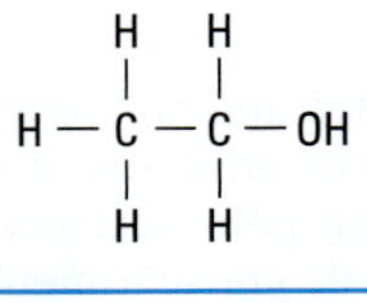

Figura 76.1. Estrutura química do álcool etílico.

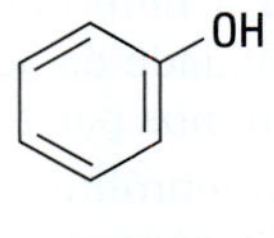

Figura 76.2. Estrutura química do fenol.

O preparo do fenol pode ser realizado de diversas maneiras: associado a contraste iodado, água destilada, solução salina, glicerina, bem como outras substâncias orgânicas.[24] Apresenta aspecto cristalino em sua forma pura, sendo capaz de queimar pele e mucosas mediante contato direto. Exposto à luz e ao ar sofre processo de oxidação que confere a solução de coloração avermelhada; sendo por este motivo armazenado em frascos ou ampolas escuras. Desta forma, pode ser armazenado por até um ano após sua fabricação, se refrigerado e protegido da luz.

Quando preparado em mistura aquosa, apresenta maior ação neurolítica que na forma glicerinada.[25] Por sua vez, o fenol glicerinado possui menor capacidade de dispersão tecidual por conta de sua maior viscosidade. Sua injeção através de agulha espinhal pode ser difícil, especialmente quando longas ou com diâmetros menores que 20 G. Esta característica faz com que a solução glicerinada injetada seja mais localizada, o que é desejável em determinados procedimentos neurolíticos.

O preparo em glicerina confere à solução gravidade específica de 1,25, tornando o fenol glicerinado hiperbárico com relação ao líquido cefalorraquidiano. Esta característica deve ser levada em consideração no momento do posicionamento do paciente, para correta deposição do neurolítico na neurólise intratecal.

A injeção subaracnóidea tende a destruir primariamente axônios de raízes dorsais e feixes ascendentes das colunas dorsais da medula. Contudo, também exerce efeitos menores em raízes ventrais a depender do posicionamento do paciente, volume injetado, velocidade de infusão e, principalmente, da concentração da solução utilizada. Concentrações menores que 5% tendem a causar apenas bloqueio sensitivo, enquanto concentrações acima de 5% podem causar acometimento motor.[13]

Quando absorvido ou inadvertidamente injetado sistemicamente, concentrações elevadas de fenol podem levar a complicações graves como lesão axonal, infarto medular, aracnoidite e meningite. Concentrações plasmáticas acima de 8,5 g podem causar convulsões, que são seguidas por quadro de depressão do sistema nervoso central e, finalmente, parada cardiovascular por depressão miocárdica e efeito tóxico em pequenos vasos.[26] Felizmente, a quantidade clinicamente utilizada em procedimentos com agentes neurolíticos é muito pequena (até 1.000 mg) para ocasionar efeitos sistêmicos graves.[26,27] Na eventualidade de exposição crônica ao fenol, pode ocorrer toxicidade renal, lesões cutâneas e alterações gastrointestinais.

O mecanismo de ação do fenol envolve coagulação de proteínas e necrose de nervos. Sua ação neurolítica está diretamente relacionada à concentração tecidual final após injeção.[22,28] Em concentrações menores que 5% causa desnaturação de proteínas de axônios e vasos sanguíneos próximos. Acima de 5% é capaz de causar coagulação proteica e desmielinização segmentar não seletiva (degeneração Walleriana), contudo a membrana basal permanece intacta favorecendo posterior regeneração tecidual.[22,23,28]

Atualmente, acredita-se que o fenol atue por meio da combinação de ação neurotóxica direta e, secundariamente, também por meio de efeitos isquêmicos locais por sua grande afinidade pelo tecido vascular.[26,29,30] Considerando sua ação no sistema vascular, é preferível evitar uso de grande volume de fenol em estruturas vasculares com grande potencial de absorção sistêmica. De fato, tomando-se como exemplo o bloqueio do gânglio celíaco, que exige grande volume de neurolítico, o uso de álcool é preferível.

Uma grande vantagem clínica do fenol é seu efeito anestésico local, que torna sua injeção indolor, diferente da sensação transitória de queimação provocada pelo álcool. A sensação referida após a fenolização, geralmente, é de calor e dormência, mas é possível algum grau de dolorimento, prurido ou disestesia nos primeiros dias após o procedimento.

Comparado ao álcool, apresenta início de ação mais lento, menor eficácia e menor duração. Em termos comparativos, fenol 5% é equivalente a 40% de álcool. O processo de regeneração axonal após neurólise com fenol ocorre mais rapidamente quando comparado ao álcool. Enquanto o processo de degeneração axonal pode levar até 14 dias, o processo de regeneração axonal, por sua vez, pode levar de 4 a 14 semanas, o que acaba por tornar o bloqueio da condução nervosa muito breve. Contudo, este curto período de duração pode ser suficiente quando utilizado em pacientes com doenças terminais.

A meia-vida de eliminação do fenol é de 64 ± 7,3 min quando conjugado, e de 30,3 ± 2,8 min não conjugado. Seu pico de ação ocorre em, aproximadamente, 19 minutos.[31] Cerca de 20% do fenol sistêmico é metabolizado por enzimas hepáticas por vias de conjugação e oxidativas. Contudo, a maior parte (80%) é excretada pelo rim.[25,32]

Assim como com qualquer outro neurolítico, seu uso deve sempre ser precedido por um bloqueio teste diagnóstico positivo com anestésico local. O paciente deve ter ciência de que seu efeito máximo no alívio da dor pode levar alguns dias para ter o efeito completo desejado.

Glicerol

O glicerol é um tri-álcool com 3 carbonos, com nome químico 1,2,3-propanotriol (Figura 76.3). É um líquido incolor em temperatura ambiente, com gosto adocicado, sem cheiro e muito viscoso, derivado de fontes naturais ou petroquímica. O nome glicerol deriva da palavra grega *glykys*, que significa doce.

O uso clínico do glicerol, como agente neurolítico, foi descoberto por acaso durante o desenvolvimento de uma técnica estereotáxica para a radiação gama do gânglio trigêmeo. Ele era o veículo do metal que era usado para fazer a marcação permanente da cisterna trigeminal. Foi observado que apenas com essa injeção do glicerol, o paciente tinha alívio da dor com pouca perda sensitiva da região.[33] A partir disto, o seu uso para a neuralgia do trigêmeo foi difundido, porém, outros trabalhos com maior tempo de seguimento mostraram mais complicações e taxas maiores de recorrência.[34]

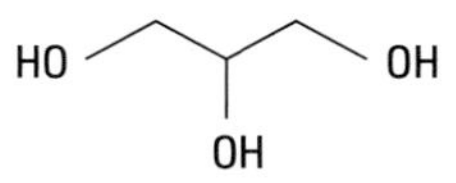

Figura 76.3. Estrutura química do glicerol.

Devido à sua consistência viscosa, ele não se dispersa muito para os tecidos adjacentes e não pode ser injetado com agulhas muito finas. A concentração utilizada varia entre 50 e 100%.

Estudos que realizaram a injeção de glicerol em nervos ciáticos de ratos, tanto intraneural quanto na superfície do nervo, mostraram que há tanto alterações estruturais como a destruição da mielina e a lesão do axônio.[35,36]

Essa lesão é mais extensa nas áreas mais superficiais do nervo e quando a injeção é intraneural.[37] O mecanismo parece ser o bloqueio inespecífico da condução das fibras finas e grossas que ocorre minutos após sua aplicação. Após 5 minutos, há bloqueio das fibras tipo C, e entre 10 e 30 minutos, todos os outros tipos de fibra também são bloqueadas. Estudos eletrofisiológicos sugeriram que não há preferência por fibras finas ou grossas, mielinizadas ou não. Estudos morfológicos e eletrofisiológicos no gânglio trigeminal de gatos também observaram a destruição de mielina.[38]

O uso clínico mais frequente do glicerol era para o tratamento da neuralgia do trigêmeo. Já em dor oncológica, o álcool e o fenol são preferidos. Existem preparações que combinam o fenol com o glicerol. Uma série de casos com 9 pacientes com tumor inoperável de abdome superior mostrou o uso de glicerol 60% com fenol 7% como agente neurolítico do plexo celíaco,[39] com alívio da dor durante entre 8 e 12 semanas.

Sais de amônio

Em 1935, Judovich usou um destilado da Pitcher plant (*Sarracenia purpurea*), uma planta carnívora, para o tratamento de alguns tipos de neuralgia, de modo mais duradouro. Os compostos ativos deste destilado eram o sulfato de amônio e o cloreto de amônio. Os sais de amônio eram usados no espaço intratecal ou em injeções perineurais. Como havia uma exacerbação da dor após a injeção, que depois desaparecia de forma gradual, alguns autores associavam o uso de anestésico local durante o procedimento,[40] para dar mais conforto aos pacientes.

Acreditava-se no potencial dos sais de amônio de produzirem apenas bloqueio sensitivo e não motor.[41] Eles agem obliterando os potenciais de impulsos nervosos das fibras C e, aparentemente, com pouco efeito sobre as fibras A.[41-43] Mas, alguns casos de envolvimento vesical, intestinal e motor foram descritos.[42] E, juntamente com as outras complicações relacionadas ao seu uso, como náuseas, vômitos, cefaleias, parestesias e lesões na medula espinhal, levaram ao abandono da técnica.[2]

■ CONCLUSÕES

- Modalidades terapêuticas menos invasivas devem ser utilizadas antes do uso de neurolíticos, que geralmente tem seu uso reservado para pacientes com doenças terminais.
- Promovem redução dos níveis de dor permitindo redução de medicamentos sistêmicos e melhor qualidade de vida.

- Álcool e fenol são os agentes neurolíticos de maior uso corrente na atualidade.
- O alívio da dor pode ser apenas parcial. Novas aplicações podem ser necessárias.

■ REFERÊNCIAS BIBLIOGRÁFICAS

1. Luton A. Etudes sur la medication substitutive. Premiere partie, de la substitution parenchymapeuse. Deuxieme partien de la medication substitutive: son Entendue, ses divisions. Arch Gen Med. 1863; 2:57.
2. Heavner J. Drugs used in interventional techniques. In: Raj PP (ed.). Interventional pain management: image-guided procedures. 2 ed. Saunders. 2002; 40-55.
3. Jain S. The role of neurolytic procedures. In Parris WCW (ed.). Cancer Pain Managment: Principles and Practice. Boston: Butterworth-Heinemann. 1997; 231-44.
4. Pratt RB, Cousins MJ. Techniques for neurolytic neural blockade. In: Cousins MJ, Bridenbaugh PO (eds.). Neural Blockade in Clinical Anesthesia and Management of Pain. 3 ed. Philadelphia: Lippincott-Raven; 1998.
5. Saeed K, Adams MC, Hurley RW. Central and Peripheral Neurolysis. In: Benzon HT, et al. (eds.). Essentials of Pain Medicine. 4 ed. Philadelphia: Elsevier. 2018: 655-61.
6. Ditonto ED, De Leon-Casasola OA. Neurolytic blocade for the management of pain associated with cancer. In: Ashburn MA (ed.). Management of Pain. New York: Churchill Livingstone. 1998; 489-518.
7. Aner MM, Warfield CA. Neurolytic blocks. In: Warfield CA, Bajwa ZH (ed.). Principles and Practice of Pain Medicine. 2 ed. New York: McGraw-Hill. 2004; 747-50.
8. Koyyalagunta D, Engle MP, Yu J, Feng L, Novy DM. The effectiveness of Alcohol Versus Phenol Based Splanchnic Nerve Neurolysis for the Treatment of Intra- Abdominal Cancer Pain. Pain Physician. 2016; 19:2818-920.
9. Labat G, Greene MB. Contributions to the modern method of diagnosis and treatment of so-called sciatic neuralgia. Am F Surg. 1931; 11:435.
10. Rumsby MG, Finean JB. The Action of organic solvents on the myelin sheath of peripheral nerve tissue – II. J Neurochem. 1966; 13:1509-11.
11. Raj PP, Patt RB. Peripheral neurolysis. In: Raj PP (ed.). Pain Medicine: A Comprehensive Review. St. Louis: Mosby. 1996; 288-96.
12. Lockman B, Trescot AM, Krashin D. Neurolytic Techniques. In: Trescot AM (ed.). Peripheral Nerve Entrapments. 2016; 45-58.
13. Maher RM. Further experiences with intrathecal and subdural phenol observations on two forms of pain. Lancet. 1960; 895-9.
14. Iggo A, Walsh EG. Selective block of small fi bres in the spinal roots by phenol. Brain. 1960; 83:701.
15. Nathan PW, Sears TA. Effects of phenol on nervous conduction. London: J Physiol. 1960; 150:565.
16. Binet A. Valeur de la sympathectomie chimique en gynecologie. Gynecol Obstet. 1933; 27:393.
17. Nechaev VA. Solutions of phenol in local anesthesia. Soviet Khir. 1933; 5:203.
18. Putnam TJ, Hampton AO. A technique of injection into the gasserian ganglion under roentgenographic control. Arch Neurol Psychiatry. 1936; 35:92.
19. Mandl F. Paravertebral Block. Orlando: Grune & Stratton; 1947.
20. Mandl F. Aqueous solution of phenol as a substitute for alcohol in sympathetic block. J Int Coll Surg. 1950; 13:566.
21. Kelly RE, Gautier-Smith PC. Intrathecal phenol in the treatment of refl ex spasms and spasticity. Lancet. 1959; 2:1102.
22. Nathan PW. Intrathecal phenol to relieve spasticity in paraplegia. Lancet. 1959; 2:1099.
23. Raj PP, Denson DD. Neurolytic agents. In: Raj PP (ed.) Clinical Practice of Regional Anesthesia. New York: Churchill Livingstone. 1991; 135-52.

24. Raj PP, Patt RB. Peripheral neurolysis. In: Raj PP (ed.) Pain Medicine: A Comprehensive Review. St. Louis: Mosby. 1996; 288-96.

25. Jain S, Gupta R. Ne urolytic agents in clinical practice. In: Waldman SD (ed.). Interventional Pain Management. 2 ed. Philadelphia: WB Saunders. 2001; 220-5.

26. de Leon-Casasola OA, Ditonto E. Drugs commonly used for nerve blocking: Neurolytic agents. In: Raj PP (ed.). Practical Management of Pain. 3 ed. St. Louis: Mosby. 2000; 575-8.

27. Cousins MJ. Chronic pain and neurolytic neural blockade. In: Cousins MJ, Bridenbaugh PO (ed.). Neural Blockade in Clinical Anesthesia and Management of Pain. 2 ed. Philadelphia: JB Lippincott. 1988; 1053-84.

28. Felsenthal G. Pharmacology of phenol in peripheral nerve blocks: a review. Arch Phys Med Rehabil. 1974; 55(1):13-6.

29. Racz GB, Heavner J, Haynsworth R. Repeat epidural phenol Injections in chronic pain and spasticity. In: Lipton S, Miles J (ed.). Persistent Pain. 2 ed. New York: Grune & Stratton. 1985; 157-79.

30. Heavner JE, Racz GB. Gross and microscopic lesions produced by phenol neurolytic procedures. In: Racz GB (ed.). Techniques of Neurolysis. Boston: Kluwer. 1989; 27-32.

31. Nomoto Y, Fujita T, Kitani Y. Serum and urine levels of phenol following phenol blocks. Can J Anaesth. 1987; 34(3 (Pt 1)):307-10.

32. Gale DW. Effects of neurolytic concentrations of alcohol and phenol on Dacron and Gore-Tex vascular prosthetic grafts. Reg Anesth. 1994; 19:395-401.

33. Håkanson S. Trigeminal neuralgia treated by the injection of glycerol into the trigeminal cistern. Neurosurgery. 1981 Dec; 9(6):638-46.

34. Fujimiki T, Fukushima T, Miyazaki S. Percutaneous retrogasseri-an g erol injection in the management of trigeminal neuralgia: Long-term follow-up results. J Neurosurg. 1990; 3:212-6.

35. Rengachary SS, Watanabe IS, Singer P, Bopp WJ. Effect of glycerol on peripheral nerve: an experimental study. Neurosurgery. 1983 Dec; 13(6):681-8.

36. Vallat JM, Leboutet MJ, Loubet A, Hugon J, Moreau JJ. Effects of glycerol injection into rat sciatic nerve. Muscle Nerve. 1988 Jun; 11(6):540-5.

37. Westerlund T, Vuorinen V, Röyttä M. Same axonal re-generation rate after different endoneurial response to intra- neural glycerol and phenol injection. Acta Neuropathol. 2001; 102:41-54.

38. Lunsford LD, Bennett MH, Martinez AJ. Experimental trigeminal glycerol injection. Electrophysiologic and morphologic effects. Arch Neurol. 1985; 42(2):146-9.

39. Ishiwatari, Hirotoshi et al. EUS-guided celiac plexus neurolysis by using highly viscous phenol-glycerol as a neurolytic agent (with video). Gastrointestinal Endoscopy. 2015 Feb; 81(2): 479-83.

40. Hand LV. Subarachnoid Ammonium Sulfate Therapy for Intractable Pain. Anesthesiology. 1944; 5:354.

41. Davies JI, Stewart PB, Fink HP. Prolonged Sensory Block Using Ammonium Salts. Anesthesiology. 1967; 28:244.

42. Judovich BD, Bates W, Bishop K. Intraspinal Ammonium Salts For The Intractable Pain of Malignancy. Anesthesiology. 1944; 5:341.

43. Walti A. Determination of the Nature of the Volatile Base from the Rhizome of the Pitcher Plant Serracenia Purpurea. J Am Chem Soc. 1945; 67:22.

Capítulo 77.1

Radiofrequência na Dor no Câncer: Princípios, Desenvolvimento e Aplicações

Alexandre Teixeira
Menno Sluijter
Fabrício Dias Assis
Josino Brasil

■ INTRODUÇÃO

O termo radiofrequência refere-se a uma modalidade terapêutica cujos efeitos são obtidos pela aplicação de uma corrente elétrica alternada com uma frequência entre 0,1 e 1 mHz. O nome advém do fato de energia radiante com este espectro de frequências ser utilizada na transmissão radiofônica.

Os componentes básicos para a aplicação dessas correntes são um sistema responsável pela sua geração e aplicadores que dirijam a energia para o alvo. Nesses procedimentos, o corpo do paciente ou uma pequena parte de tecido são parte integrante do circuito elétrico necessário para o fluxo da corrente.

As correntes oscilatórias produzem um campo elétrico e um campo magnético.

Neste espectro de frequências (0,1-1 mHz) os efeitos biológicos são mediados pelo campo elétrico, sendo o campo magnético negligenciável[1] e a corrente flui, principalmente, pelo espaço intercelular devido à grande dispersão nas propriedades elétricas teciduais, associada ao acúmulo de cargas pelas membranas celulares que têm uma baixa condutância e uma alta capacitância neste espectro de frequências.[2]

Os geradores de RF atuais operam tipicamente com frequências de 400 a 500 kHz, e os procedimentos RF são atualmente classificados em radiofrequência contínua (CRF) e radiofrequência pulsada (PRF).

Essas correntes foram estudadas e introduzidas na prática clínica há 120 anos, por Arsène d'Arsonval, um fisiologista e inventor francês, diretor do Collège de France, em Paris.[3]

D'Arsonval descobriu que as correntes de alta frequência: 1) não despolarizavam a célula nervosa e muscular; 2) eram impercetíveis, bem toleradas e inócuas no homem e em animais; 3) permeavam os tecidos corporais; 4) provocavam um efeito térmico; e 5) que o calor gerado era produzido internamente por um efeito de Joule devido à resistência tecidual.[4]

As correntes de alta frequência foram, inicialmente, utilizadas em tratamentos térmicos localizados, destrutivos e não destrutivos, e tratamentos gerais não destrutivos. Os tratamentos localizados destrutivos consistiam na fulguração e termocoagulação. A fulguração era utilizada para destruir lesões dermatológicas benignas e malignas[5,6] e lesões em cavidades naturais, como tumores vesicais sob cistoscopia.[7] A termocoagulação era usada para destruir tumores subcutâneos em profundidades de até 8 cm.[8] Tratamentos térmicos localizados não destrutivos foram denominados diatermia, e eram, sobretudo, utilizados para tratar patologias musculoesqueléticas e infecções. Tratamentos gerais não destrutivos eram aplicados por contato direto ou indireto, por acoplamento indutivo ou capacitativo, e usados para tratar um conjunto de entidades clínicas como a hipertensão arterial, diabetes, tuberculose, pneumonias e como um revigorante geral.[4,9-11]

Um grande avanço para a utilização da radiofrequência deu-se com a introdução da unidade eletrocirúrgica por Cushing e Bovie, em 1926, para corte e coagulação de tecidos.[12,13] Este tipo de aparelho emitia uma corrente elétrica com uma frequência de 500 kHz e serviu de matriz aos primeiros geradores de radiofrequência. Essas correntes passaram a ser designadas correntes de Bovie ou correntes de diatermia.

O primeiro relato de RF percutânea foi efetuado em 1931, por Martin Kirschner,[14] um cirurgião alemão já famoso por ter inventado o fio de Kirschner e efetuado a primeira embolectomia pulmonar. Kirschener utilizou a RF para fazer a termocoagulação do gânglio de Gasser para o tratamento da neuralgia do trigêmeo. Kirschner descreveu a técnica em 1932 e 1933,[15,16] e inventou também um instrumento esterotáxico para guiar a introdução da agulha no forame oval.

Kirschner usou uma agulha isolada com uma ponta ativa de 1 cm e uma corrente de 350 mAmp e 500 kHz, gerada por um aparelho de diatermia, sob controle radiológico. A adequação da intensidade da corrente era empiricamente verificada pela aplicação da RF a um pedaço de carne com uma agulha de reserva. Em 1936, relatou 356 casos[17] e, em 1942, 1.113.[18]

Em 1932, R. Hess, um neurofisiologista de Zurique, relatou a aplicação de RF para fazer lesões circunscritas no cérebro de gatos, nos estudos de mapeamento das partes do diencéfalo envolvidas no controle autonômico dos órgãos internos.[19] Estas pesquisas valeram-lhe a atribuição do Prêmio Nobel em Fisiologia e Medicina que partilhou com o português E. Moniz, em 1949.

Em 1945, Oscar Wyss, um colaborador de Hess, desenhou e construiu o primeiro gerador de radiofrequência capaz de produzir uma corrente de 500 kHz com as características adequadas para efetuar lesões circunscritas e previsíveis.[20] Este foi o primeiro gerador construído com o propósito de fazer lesões de termocoagulação e, Hunsperger e Wyss, usaram-no para produzir lesões no cérebro de animais.[21]

Em 1949, Jean Talairach, em Paris, fez as primeiras lesões de RF cerebral em humanos. No primeiro caso descrito, usou um gerador de Wyss para efetuar a termocoagulação de núcleos talâmicos para tratar um paciente com dor facial pós-herpética.[22]

Nos Estados Unidos, Sweet e colaboradores verificaram que a RF provocava lesões por termocoagulação com bordos regulares, mais homogêneas e mais previsíveis do que as obtidas por necrose eletrolítica com corrente direta e corrente alternada de baixa frequência,[23] o que, associado à ausência de excitabilidade da célula nervosa e muscular, a tornava mais segura e eficaz como agente neurodestrutivo, e iniciou a sua utilização no início da década de 1950, para efetuar lesões no sistema nervoso central e tratar dor oncológica por uma abordagem de cirurgia aberta.[24] Estes investigadores desenvolveram novos geradores capazes de produzir corrente de RF mais eficaz e de medir a voltagem, a amperagem e a impedância, com neuroestimuladores integrados e controles automáticos.[25]

É nesta época que a designação de radiofrequência aparece para identificar essas correntes elétricas e os procedimentos feitos com a sua aplicação.

Lekseel, em 1957, na Suécia, e Mundinger, em 1960, na Alemanha, iniciaram a medição da temperatura das lesões, tendo sido introduzidos eletrodos com termistores e termopares incorporados.[26,27] Estas inovações traduziram-se numa técnica mais eficaz e segura.

As relações entre a corrente de radiofrequência, o tempo de aplicação, a geometria dos eletrodos, as características elétricas dos tecidos e as características morfológicas das lesões foram experimentalmente estudadas.[28,29]

A partir de então, a RF intersticial aplicada por via percutânea sob fluoroscopia sofre um grande impulso.

Em 1963, Shürmann, na Alemanha, iniciou a coagulação controlada e sequencial do gânglio de Gasser sob analgesia neuroléptica[30] e, em 1965, Sweet e Wepsic refinam a técnica que relatam, em 1975, e que se tornou universalmente aceita.[31]

Zervas, em 1963, relata a RF da hipófise para tratamento de dor.[32]

Rosamoff, em 1965, descreve a técnica para efetuar cordotomia lateral percutânea para dor oncológica.[33]

Uematsu iniciou, em 1974, a rizotomia por RF para tratar diversos tipos de dor.[34]

A primeira utilização da RF para dor espinhal foi feita por Sheally, em 1975, para desnervação percutânea sob fluoroscopia das facetas lombares.[35]

O procedimento de DREZ foi relatado por Nashold, em 1976.[36]

Os instrumentos aplicadores utilizados à época eram de grande dimensão, cânulas 12G-14G e eletrodos com termistor de 1,2 mm e, do seu uso, resultavam graves acidentes e efeitos colaterais, primariamente quando aplicado ao gânglio da raiz dorsal, e este procedimento foi quase abandonado. Isso foi ultrapassado com o desenvolvimento de eletrodos com termopar incorporado de pequena dimensão (22G) por Sluijter e Mehta nos anos 1980.[37]

Com essa inovação, iniciou-se um período de grande aceitação e expansão da RF. Tratamentos de dor espinhal no compartimento anterior da coluna vertebral e na região cervical podiam agora ser feitos de modo seguro e eram bem tolerados pelos pacientes.

A variedade de procedimentos e multiplicidade de aplicações trouxeram à luz inconsistências sobre o mecanismo de ação da RF. O princípio de ação da RF é simples e consiste na interrupção do sinal nociceptivo na sua transmissão do foco gerador de dor para a medula espinhal. No final dos anos 1980, verificou-se que a RF, quando aplicada distal ao foco de dor, também era eficaz. Por exemplo, num doente com hérnia discal L4-L5, a dor podia ser aliviada aplicando a RF ao nervo de L5 distalmente à hérnia. Este fato provocou discussão sobre o mecanismo de ação da RF e gerou a suspeita de um segundo tipo de ação que, possivelmente, não dependeria da lesão térmica. Esta hipótese levou ao desenvolvimento da radiofrequência pulsada (PRF), na qual a RF não é aplicada continuamente, mas em pulsos de curta duração, evitando a geração de temperaturas médias destrutivas na ponta ativa da cânula.[38] As duas modalidades são diferentes, e os mecanismos de ação serão discutidos separadamente.

■ LESÕES TÉRMICAS DE RF (RADIOFREQUÊNCIA CONTÍNUA)

Princípios físicos

A RF intersticial é aplicada através de agulhas isoladas com pontas ativas de 2-15 mm de comprimento, dependendo do procedimento. A ponta ativa é constituída por duas secções, uma proximal cilíndrica de maior dimensão, e outra distal, a ponta propriamente dita. As agulhas são posicionadas no alvo sob fluoroscopia ou ecografia (posicionamento anatômico). O circuito necessário para o fluxo de corrente é completado, conectando o paciente a um eletrodo dispersivo. O posicionamento correto é confirmado por eletroestimulação antes da aplicação da RF (posicionamento fisiológico).

O gerador é ativado e o calor é gerado, no tecido, pela fricção iônica que converte a energia elétrica em energia térmica.

A temperatura atingida é determinada pela deposição de energia e pela perda de calor por condução e convecção (através do fluxo sanguíneo).[39] Destas variáveis, a deposição de energia é conhecida com exatidão. A condução é razoavelmente previsível, mas a convecção depende da circulação na vizinhança do eletrodo a qual depende da geometria dos vasos sanguíneos, e é muito variável.

A heterogeneidade dos tecidos e a diminuição da impedância tecidual com a subida de temperatura e o seu aumento com a carbonização, são elementos que frustram os cálculos de previsibilidade da temperatura das lesões. Mas para assegurar a eficácia e evitar a formação de gás a sua medição é essencial.

Isso é conseguido medindo a temperatura na região mais quente do eletrodo, que é a ponta da ponta ativa. Nesta, a corrente passa através de uma área relativamente menor originando uma densidade de corrente mais elevada e campos elétricos de maior intensidade, o que resulta uma temperatura que é alguns graus centígrados mais elevada do que na parte cilíndrica da ponta ativa, durante o procedimento. Esta diferença é, no entanto, pequena comparada com a temperatura usual de 70-80 °C. A temperatura desce rapidamente adiante da ponta ativa e a parte cilíndrica da ponta ativa, com a sua superfície maior é responsável pela maior parte da destruição térmica, apesar de ter uma temperatura mais baixa.

Ao fazer uma lesão térmica, o gerador é iniciado com uma potência de saída elevada para subir a temperatura rapidamente, esta fase inicial dura 10-15 s, e a voltagem é de 25-30 V. Quando se obtém a temperatura desejada, a potência de saída é diminuída e mantida entre os 14-20 V por 60-120 s. Estas voltagens são muito inferiores às usadas na PRF, onde a voltagem aplicada é geralmente de 45 V.

Aplicações da CRF

Os procedimentos termodestrutivos têm um espectro de aplicações limitado devido ao risco de danos colaterais. Os procedimentos mais utilizados são a lesão do ramo medial do ramo dorsal dos nervos raquidianos para dor facetária, dos ramos laterais do ramo posterior dos nervos sacros para dor da articulação sacroilíaca e do disco intervertebral para dor discogênica.

Quando existe o risco de danos colaterais, como na lesão do gânglio de Gasser, do gânglio da raiz dorsal ou na cordotomia lateral percutânea, a temperatura da ponta ativa é diminuída para tornar os procedimentos mais seguros.

Os procedimentos de RF têm de ser precedidos de um estudo completo do paciente pela história clínica, exame objetivo e estudos complementares de diagnóstico. Uma hipótese de diagnóstico é, então, elaborada com os dados recolhidos.

Os bloqueios diagnósticos podem ser úteis para esclarecer ou identificar os geradores de dor ou os níveis a serem tratados. Não há indicação para efetuar bloqueios diagnósticos se o diagnóstico já estiver esclarecido (p. ex., numa neuralgia típica do trigêmeo), se a dor é concordante com uma anomalia anatômica (p. ex., uma dor radicular associada com hérnia discal com localização anatômica consistente com as queixas) ou se a razão é

apenas para clarificar o tipo de dor (p. ex., dor centralizada *versus* não centralizada).

As lesões térmicas são, por norma, seguidas de um período de incremento da dor que pode durar até 6 semanas e carece de uma explicação satisfatória.

Este fenômeno foi atribuído à inflamação causada pela destruição tecidual, mas a injeção de esteroides no fim do procedimento causa mais desconforto do que alívio.

Se o procedimento for eficaz, pode ocorrer recorrência da dor normalmente após 6 a 18 meses. Não está esclarecido se a recorrência é devida a regeneração neural no tecido lesionado ou a processos de modulação no sistema nervoso.

A repetição dos procedimentos tem, em geral, um prognóstico favorável, não tendo havido relatos de ocorrência de adaptação do sistema nervoso.

A lesão do ramo medial é um dos tratamentos mais utilizados em intervencionismo. A dor facetária é responsável por cerca de 20% dos casos de dor lombar crônica. Existem vários estudos randomizados controlados que provam a sua eficácia.[40,41]

A denervação da articulação sacroilíaca é um procedimento em que os ramos nervosos laterais aos forames sacrais são lesionados por meio de cânulas simples, pela utilização de RF bipolar ou de eletrodos especiais. Os resultados ficam aquém do desejável porque a articulação tem também uma extensa inervação aferente que faz parte dos ramos anteriores, no entanto, os resultados relatados são bons.[42-45]

A dor discogênica é responsável por cerca de 26-40%, 16-20% e 22-53% da dor na região lombar, cervical e torácica, respectivamente.[46] A RF intradiscal foi introduzida, em 1994, por Sluijter.[47] A energia de RF era aplicada no núcleo pulposo com um eletrodo compatível com uma cânula 20G de 15 cm e ponta ativa de 15 mm para produzir uma lesão termodestrutiva. O benefício do procedimento foi avaliado num estudo randomizado e controlado, e foi considerado ineficaz,[48] mas os pacientes foram selecionados por discogramas analgésicos não controlados e é difícil retirar conclusões válidas. O procedimento é, ainda, utilizado em pacientes selecionados com um sucesso descrito informalmente em 50% dos pacientes tratados, e é o único dos procedimentos termais usado nos discos cervicais e torácicos.

Baseadas neste conceito inicial, mais quatro técnicas foram desenvolvidas para produzir lesões térmicas intradiscais tendo como alvo o anulo fibroso: termocoagulação por radiofrequência intradiscal percutânea (discTRODE®); radiofrequência com dois eletrodos (Diskit II®); radiofrequência refrigerada bipolar (Biacuplasty®; TransDiscal System®) e a terapia eletrotérmica intradiscal (IDET®).[49-54]

Nos três primeiros, a RF é aplicada diretamente no disco. No IDET®, o sistema mais usado, o calor é aplicado por um elemento térmico que é aquecido por RF.

A avaliação dos resultados destes procedimentos revela uma eficácia limitada ou ineficácia.[55-58]

Dois estudos randomizados controlados avaliaram a eficácia do IDET® com resultados díspares. Num estudo, 40% dos pacientes tratados tiveram 50% de alívio da dor aos 6 meses e, no outro, não foi detectado benefício no mesmo período. Aspectos negativos do procedimento são a impossibilidade de utilização se houver uma redução da altura do disco > 50% e a ocorrência de complicações raras, mas severas, incluindo lesão da cauda equina, a quebra do cateter, lesão das raízes espinhais, discite, hérnia discal, síndrome da cauda equina, abcesso peridural e lesão da medula espinhal, e a ocorrência de dor intensa após procedimento até 3 meses.[55,59,60]

Um estudo controlado randomizado provou a ineficácia do discTRODE® e o seu uso não é recomendado.[57,58]

Dois estudos avaliaram a eficácia da Biacuplasty®, um demonstra eficácia e o outro revela ausência de efeito a partir de um mês.[57,58] Não existem estudos referentes ao Diskit II®.

Um outro procedimento que utiliza RF é a nucleoplastia do disco por coblação ou nucleotomia por plasma frio induzido por radiofrequência. Neste procedimento, energia de RF bipolar excita os eletrólitos no tecido, criando um plasma de alta energia e baixa temperatura de 40-70 °C que dissolve o material do núcleo pulposo por um processo de dissociação molecular e cria uma série de canais intradiscais, usando um instrumento especial o SpineWand®, sendo o gás formado evacuado pela sonda. Não é considerado um procedimento de radiofrequência térmica, e apenas é referido para clarificação.

Para além da destruição dos nociceptores no ânulo fibroso, outro mecanismo proposto para explicar o efeito analgésico das lesões térmicas intradiscais é a desnaturação térmica das fibras de colágeno, com alteração das propriedades mecânicas do ânulo causando uma retração do tecido discal e a possível selagem das fissuras.

O modo de ação da RFC no gânglio da raiz dorsal foi, desde sempre, um mistério, já que a técnica evita expressamente a denervação. Pensou-se inicialmente, que o calor (moderado) teria um efeito seletivo nas fibras não mielinizadas, mas isso não foi confirmado. Esta técnica foi substituída em grande parte pela PRF.

A RF do gânglio de Gasser tem uma grande eficácia no tratamento da neuralgia idiopática do trigêmeo, contudo, não é destituída de complicações e está contraindicada em outros tipos de dor facial.[61]

Um estudo randomizado mostrou que o método é superior à PRF para a neuralgia do trigêmeo, mas como a PRF foi aplicada com um tempo de exposição curto a disputa não está encerrada.

A cordotomia lateral continua a ser uma técnica superior para dor oncológica unilateral em doentes com uma esperança de vida limitada.[62] Requer competência e destreza para a sua execução, mas com o advento das técnicas de infusão de analgésicos por via intraespinhal o número de pacientes referidos a centros de competência diminuiu a um ponto em que o treinamento se tornou um problema.

■ RADIOFREQUÊNCIA PULSADA (PRF)

Princípios físicos

Atualmente, os parâmetros recomendados para a aplicação de PRF são uma voltagem constante de 45 V e um ciclo de trabalho de 2×20 ms/s. Estes parâmetros podem ser alterados em um futuro próximo.

Existem diferenças fundamentais nas interações físicas em volta do eletrodo entre a CRF e a PRF, em termos termodinâmicos e em intensidade dos campos elétricos atuantes.

• Termodinâmica

Na PRF, aplica-se uma voltagem elevada por um período de 20 ms, o que origina uma elevação temporária da temperatura da ponta, um pico térmico.[1] Estes picos térmicos têm uma grandeza de 5 a 15 °C, dependendo exclusivamente da impedância (e por consequência da deposição de energia). O declínio do pico térmico depende da condução e convecção, e a duração da exposição a temperaturas destrutivas é maior do que duração do pulso (até cerca de 100 ms). Os termopares usados nos eletrodos comerciais não têm uma resposta suficientemente rápida para registar estes picos e apenas registam a temperatura média.

A medição da temperatura na PRF tem um significado muito diverso do da CRF por outra razão. Durante a PRF, a temperatura da parte cilíndrica da ponta ativa não atinge temperaturas neurodestrutivas acima do limite de 45 °C em nenhum estágio do procedimento. A temperatura da ponta (extremidade da ponta ativa) apenas indica a condição térmica à volta da ponta e como a queda de temperatura é muito acentuada, a partir dos primeiros 0,2 mm do centro da ponta, este volume é muito diminuto (até 0,1 mm³).[63]

Em resumo, a diferença básica entre a CRF e a PRF é a seguinte, a RF térmica é um procedimento que tem por objetivo aquecer a parte cilíndrica da ponta ativa por uma deposição de energia que é ajustada em função desse objetivo e os campos elétricos durante a RF são um epifenômeno que não requerem correção. A PRF tem por objetivo gerar campos elétricos estáveis à volta da parte cilíndrica da ponta ativa, para o que é mais adequado manter uma voltagem constante e a formação de calor é um epifenômeno que afeta uma área diminuta à volta da ponta e fácil de controlar pela escolha de um ciclo de trabalho adequado.

• Campos elétricos

Os campos elétricos gerados pela PRF são muito mais intensos do que os da CRF. Na região adjacente à ponta, atingem valores de cerca de 200.000 V/m, mas decaem rapidamente com a distância. Na região adjacente à parte cilíndrica o valor é menor, cerca de 50.000 V/m, mas o declínio é muito menor com a distância. A parte cilíndrica é inerte no que respeita à temperatura, mas os campos elétricos que emanam da parte cilíndrica constituem o evento físico mais relevante durante a PRF.[1,63]

Modo de ação da PRF

Como os efeitos térmicos da PRF abrangem uma área muito reduzida, e as temperaturas destrutivas não atingem uma distância superior a cerca de 0,25 mm para diante da ponta, os efeitos térmicos podem ser excluídos como uma explicação do modo de ação da PRF. A estrutura alvo está, por norma, a uma distância superior. Por exemplo, na PRF do DRG sob controle de tomografia computadorizada verificou-se que a distância da ponta da cânula ao alvo era, usualmente, de 2 mm. O efeito da PRF deve, portanto, ser provocado pelos campos elétricos.[1,63]

• Campos elétricos de alta intensidade

Os campos elétricos de alta intensidade podem causar destruição celular. Na PRF isto pode ocorrer acima dos 10.000 V/m. Este valor é deduzido a partir do relato do efeito da PRF em culturas de células do hipocampo.[64] Os efeitos celulares dos campos elétricos de alta intensidade são bem conhecidos pela pesquisa feita em eletroporação, mas os dados destas experiências são difíceis de comparar com os da PRF. Em geral, correntes diretas são aplicadas com voltagens muito elevadas e pulsos com a duração de microssegundos a poucos milissegundos. Existem relatos em que a RF foi utilizada e o efeito foi mais intenso do que o esperado pelo uso da corrente direta com a mesma voltagem.[65]

Os campos elétricos decaem rapidamente com a distância, mas campos de valor > 10.000 V/m estão presentes numa área que é 10 vezes maior que a área que está em risco de destruição térmica (cerca de 1 mm^3). O principal gerador de campos desta magnitude é a parte cilíndrica da ponta ativa (> 30 mm^3), e estes campos são provavelmente os responsáveis pela destruição relatada na literatura.[66] Muito possivelmente, esta geometria de destruição explica a ausência de relatos de destruição clínica. O alvo, por exemplo o DRG, está usualmente adiante da ponta enquanto a destruição ocorre ao longo da parte cilíndrica.

A questão que se coloca é se estes campos de alta intensidade são responsáveis pelo modo de ação da PRF. Em outras palavras, a PRF é de fato uma miniablação? Os fatos apontam para que não seja e parece ser uma explicação pouco plausível do modo de ação. Por exemplo, no procedimento do DRG, o alvo está adiante da ponta e não há sinais clínicos de destruição, na PRF intra-articular o eletrodo pode estar afastado por vários centímetros de qualquer nervo.

Uma exceção é o procedimento do ramo medial em que o eletrodo é posicionado paralelo ao nervo e em que os campos elétricos ao longo da parte cilíndrica podem causar destruição.[67] Mas uma conclusão geral não pode ser inferida de um procedimento em que a posição do eletrodo é excepcional e, se o objetivo é destruir o nervo medial, isto poderia ser feito com PRF se os parâmetros fossem drasticamente modificados para aumentar o valor dos campos elétricos para níveis destrutivos ao longo da parte cilíndrica. Isto podia ser feito evitando efeitos térmicos e produzindo possivelmente um método de destruir o nervo mais limpo. Neste caso, seria desejável designar o procedimento com outro nome por uma questão de clareza.

• Campos elétricos de baixa intensidade

Quando se aplica PRF, os campos elétricos a uma distância de 2 mm da ponta ativa foram calculados e são da ordem de 1.000 V/m ou inferiores, e a importância destes campos elétricos de baixa intensidade no efeito terapêutico da PRF têm sido alvo de suspeita desde há muito tempo.

Há dois tipos de efeitos provocados pelos campos elétricos. Um é o efeito destrutivo dos campos de alta intensidade descrito anteriormente, outro, é o efeito causado pela alternância dos campos elétricos gerados pela RF, que provoca agitação das partículas com carga elétrica nos tecidos. Este efeito tem grande importância na ação da PRF. Os efeitos produzidos pela PRF e pela CRF, quando aplicadas a culturas de células nervosas mantendo a temperatura a 42 °C, foram comparados e verificou-se que a CRF causava alterações funcionais e morfológicas mais intensas.[68] As voltagens não foram mencionadas nesses estudos, mas na aplicação da CRF a voltagem teve de ser necessariamente baixa.

Os efeitos dos campos de baixa intensidade não são circunscritos ao tecido nervoso. Fagócitos expostos a um campo elétrico de 1.200 V/m iniciam a produção de TNF-alfa,[69,70] e esse fato fornece um elo com o sistema imune de que se suspeitava desde a verificação da eficácia da PRF intra-articular.

A nossa hipótese presente é que os campos elétricos de baixa intensidade causam um breve aumento de produção de TNF-alfa e, possivelmente, de outras citocinas pró-inflamatórias. Isto pode ter um efeito quer na célula nervosa quer em células do sistema imune. Esta fase inicial sinaliza o efeito final da PRF de um modo que atualmente ainda não é compreendido.

É notável que a PRF tenha no final um efeito comparável ao da infiltração de corticoides, embora as vias que levam ao efeito possam ser diametralmente opostas. Parece pouco plausível que a PRF provoque uma resposta imediata anti-inflamatória numa célula, quando esta é submetida aos efeitos dos abalos provocados pelos campos elétricos oscilatórios. A breve fase inflamatória parece de fato mais lógica, mas o processo pode ser frustrado pela utilização concomitante de corticoides, e a combinação destes com a PRF não é recomendada até que esta matéria esteja clarificada e um julgamento mais informado possa ser formulado.

Desenvolvimento da PRF

Após a invenção da PRF, em 1996, tentou-se substituir as lesões térmicas por um método menos destrutivo e as aspirações iniciais não ultrapassaram este objetivo. O tratamento do ramo medial não teve sucesso porque um estudo randomizado e controlado demonstrou que, embora a eficácia analgésica seja igual, a CRF tem resultados superiores que se traduzem numa ação mais duradoura.[71] No entanto, o método é utilizado em alguns centros na Europa porque causa muito menos desconforto pós-operatório.

A PRF do gânglio da raiz dorsal tem resultados comparáveis aos da CRF, mas com vantagens significativas. Causa menos desconforto pós-operatório o que é particularmente significativo quando se aplica a vários níveis numa mesma sessão e a posição da cânula não está restrita a uma localização anatômica em que as fibras sensoriais estão separadas das motoras, como na CRF. Isto evita a necessidade de perfurar osso, como, por exemplo, na região sacra. O procedimento é eficaz em dor radicular por hérnia aguda,[72] e em dor radicular crônica o resultado foi demonstrado num ensaio randomizado.[73]

A PRF clinicamente comporta-se como não destrutiva e após este estágio inicial rapidamente passou a ser usada em procedimentos em que a CRF não podia ser aplicada com segurança. Nesta fase, houve um número impressionante de novas publicações.[74]

Por exemplo, a PRF pode e tem sido usada no espaço peridural e em nervos que causam dor neuropática[75] e em neuromas consequentes a amputação.

A PRF transcutânea foi iniciada em 2004.[76] O efeito clínico é diferente do TENS. Não causa qualquer sensação durante a aplicação e a ação analgésica não é imediata e só se manifesta algumas horas após a aplicação. A duração do efeito pode ir de vários dias até várias semanas. A eficácia da técnica foi confirmada pelos resultados de ensaios clínicos randomizados.[77,78]

Em 2006, surgiu a primeira publicação de PRF intradiscal, um estudo retrospectivo em que a técnica se revela segura e eficaz.[79]

Em 2006 verificou-se que a PRF intra-articular produzia efeitos analgésicos em doentes com dor articular.[80] As implicações desta observação ultrapassaram largamente as aplicações clínicas imediatas. Até à data, todas as tentativas para descobrir o modo de ação da PRF tinham sido dirigidas à busca de um efeito produzido no sistema nervoso.[81,82] Mas na aplicação intra-articular, sobretudo nas grandes articulações, a ponta do eletrodo está a uma distância considerável de qualquer nervo. Este fato tornou inescapável, a hipótese do envolvimento do sistema imune no modo de ação. Esta hipótese foi posteriormente suportada pela observação da queda da PCR-hs (proteína C reativa de alta sensibilidade) no sangue de muitos doentes a seguir à aplicação da PRF intra-articular.

Isto alargou o espectro de indicações a outras condições que envolvem inflamação. Por exemplo, a PRF é agora utilizada para tratar tendinites como no cotovelo do tenista, síndromes compressivas como a síndrome do túnel do carpo e o neuroma de Morton.

A PRF intravenosa é uma aplicação recente da PRF.

Em 2008, quando se suspeitou do envolvimento do sistema imune no mecanismo de ação da PRF, os autores procuraram por um modo de aplicação suscetível de influenciar o sistema imune de uma forma global em vez de local. Se isso fosse possível, dois grupos de pacientes poderiam se beneficiar do tratamento adicional com a PRF: pacientes com doenças autoimunes e pacientes com doenças associadas com carga alostática.[83-85] O modo encontrado foi a aplicação intravascular.

A aplicação de PRF intravenosa não constitui a primeira instância de aplicação de RF intravascular. A RF intravascular é uma prática largamente aceita em medicina. É utilizada por cardiologistas para lesionar feixes intracardíacos envolvidos na origem de arritmias refratárias a tratamento farmacológico e por cirurgiões no tratamento de insuficiência venosa e na denervação simpática da artéria renal para hipertensão resistente a meios farmacológicos. Em todas estas instâncias, a deposição de energia é muito superior à utilizada na PRF intravenosa. Não existem, que seja do nosso conhecimento, relatos de efeitos adversos da aplicação de RF intravascular *per se*. A PRF intravenosa pode, portanto, ser considerada um método seguro.

O método que utilizamos consiste na punção de uma veia antecubital com uma agulha 23G 60 mm, XE (NeuroTherm, Wilmington-MA) com uma ponta ativa de 5mm através da qual aplicamos a PRF. Como eletrodo dispersivo usamos um eletrodo de superfície de 5×5 cm, como os utilizados no TENS. Este eletrodo é aplicado no lado contralateral numa localização adaptada ao local do tratamento. Aplicamos a PRF a 60 V por 15 min, com um ciclo de trabalho de 4 pulsos por segundo com a duração de 10 ms. A impedância varia entre 300 e 600 Ohm. A sua aplicação não provoca qualquer sensação e é bem tolerada, embora alguns pacientes notem uma ligeira pulsação quando uma veia de menor calibre é utilizada. Na nossa experiência de 600 aplicações, não registramos quaisquer efeitos laterais ou complicações.

Verificou-se na época, que a aplicação de PRF na veia antecubital podia causar uma queda no nível de PCR, mas os estudos não foram prosseguidos por razões práticas.

Até agora, apenas foram tratados pacientes em que foram esgotados os meios terapêuticos convencionais e que, por terem conhecimento do método, requereram tratamento, que foi efetuado por compaixão e de forma gratuita. A maioria dos pacientes tratados tem diagnósticos fora do âmbito da dor, padecem de disfunção do sistema imune devido a carga alostática. Esta condição engloba uma longa lista de diagnósticos, por exemplo, câncer, acidente vascular cerebral, demência, depressão, diabetes, mas também síndrome de fadiga crônica consequente a infecção e exaustão.

Em 2012, foi apresentada a primeira comunicação da utilização da técnica em pacientes com carga alostática[86] a que se seguiram, em 2013, o relato da sua aplicação em quatro pacientes.[87] E, em 2016, os resultados obtidos em 62 pacientes com tumores metastáticos cujo tratamento decorreu entre abril de 2009 e dezembro de 2015.[88]

Uma recente evolução da técnica foi a introdução da STP-PRF (Sluijter, Teixeira, Poisson-Pulsed Radiofrequency) uma modalidade de radiofrequência pulsada com uma distribuição dos pulsos irregular em frequência e duração, com um tipo de distribuição de Poisson. Foi desenvolvida nos últimos 10 anos pelos autores e baseia-se na ideia de que as células submetidas ao efeito do eletrodo reconhecem os pulsos regulares como estímulos *non-self* que podem ser ignorados. Pulsos irregulares podem ter por consequência um efeito biológico intensificado. Esta possibilidade foi confirmada por Migliore e Lansky.[89]

As primeiras unidades experimentais foram feitas em 2013, tendo-se conseguido um coeficiente de variância de 3,4. A frequência média é de 5,2 Hz e a duração média dos pulsos é de 2,86 ms/s, que resulta no menor ciclo de trabalho de que tenhamos conhecimento. Nesta variante, a lesão produzida pelos campos elétricos será muito inferior à da PRF regular até agora utilizada, pois o tempo de exposição foi reduzido em cerca de 85%.

Os efeitos térmicos não ocorrem. A temperatura máxima calculada, em modelos excluindo as perdas por convecção, foi de 39,9 °C com 45 V e 40,5 °C com 50 V. Estes valores nunca serão atingidos na prática, pois sempre existem perdas por convecção. Estimamos que a temperatura atingida na ponta da ponta ativa seja de 38 a 39 °C e a parte cilíndrica não aquece (Figura 77.1.1).

Após estudos efetuados no departamento de física da universidade de Radboud em Nijmegen, em 2014, Rumpersad observou que o campo elétrico obtido pela aplicação transcutânea da PRF com corrente STP a 45 V sobre um vaso sanguíneo, tinha um valor de 500 V/m e atingia valores superiores a 2.000 V/m quando aplicada

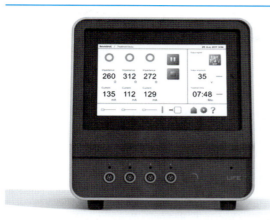

Figura 77.1.1. Exemplo de aparelho de radiofrequência. (Fonte: Cedida pelo Dr. Alexandre Teixeira.)

intravenosamente, e que o campo elétrico não era conduzido através da corrente sanguínea. Após ter conhecimento destes dados, passamos a utilizar a RFP transcutânea em substituição da intravenosa, pois os valores do campo elétrico conseguidos com a transcutânea estão dentro dos valores da ação terapêutica.[90]

Um outro marco na história da PRF foi a hipótese formulada por um dos autores, J. Brasil, de Porto Alegre. A hipótese muito atrativa e inovadora postula que os efeitos da PRF podem ser iniciados por uma diminuição dos radicais livres diminuindo o estresse oxidativo. Num estudo elegante em que submeteu ratos a trauma mecânico e aplicou a RFP com corrente STP, verificou que os marcadores de estresse oxidativo foram diminuídos pela aplicação da RFP nos ratos tratados, o que não aconteceu nos dos grupos de controle, e que a diferença foi significativa.[91] Este trabalho tem uma implicação muito estimulante na clarificação do mecanismo de ação da RFP ao nível subcelular e submolecular.

Uma das implicações é a possibilidade de os efeitos serem mediados pelo campo magnético de baixa energia, muito inferior ao campo geomagnético de ~50 microtesla, tido como negligenciável nos efeitos da RFP. A interação de campos eletromagnéticos de baixa energia, isto é, abaixo da energia requerida para uma interação térmica com os sistemas biológicos, tem sido objeto de pesquisa desde os anos 1970, e o mecanismo mais aceito dessa interação atérmica é o mecanismo dos radicais livres (*free radical mechanism*). Neste mecanismo, as interações com os organismos são baseadas na alteração do *spin* dos elétrons em pares de radicais livres transitórios (com nanossegundos a milissegundos de existência) e em moléculas no estado tripleto formadas por divisão hemolítica nas células. Os processos bioquímicos dinâmicos não lineares amplificam os efeitos biológicos iniciados pelo campo eletromagnético (EMF).[92,93]

Aplicações

• PRF do ramo medial

Como já referido, a CRF tem melhores resultados de longo termo, mas alguns centros usam a PRF porque causa menos desconforto, arriscando uma reintervenção mais precoce. O tratamento intra-articular das facetas tem um bom resultado mas, com a presença de artrose avançada, o espaço articular pode estar demasiado estreito para posicionar a agulha adequadamente, mesmo sob TAC.

• PRF do gânglio da raiz dorsal

As vantagens óbvias já foram mencionadas. Recentemente a PRF peridural tem sido usada para substituir a abordagem lateral convencional com o propósito de facilitar tratamentos simultâneos a vários níveis e facilitar ou tornar possível a aplicação de PRF quando a anatomia torna a abordagem lateral problemática.

• PRF intradiscal

Este procedimento tem um incremento na sua utilização tendo todos os trabalhos publicados referido a segurança, eficácia e boa tolerabilidade do método.[79,94-98] A redução de altura do disco superior a 50% e o número de discos degenerados não são impedimentos à sua utilização e pode ser aplicada em discos lombares, torácicos e cervicais. Fukui e colaboradores, num estudo comparativo com IDET, verificaram que a PRF intradiscal era mais eficaz nos primeiros três meses e igualmente eficaz após esse período, e não provocou dor pós-procedimento.[98] Não existem estudos controlados e randomizados.

• PRF intra-articular

Esta aplicação já ultrapassou a fase inicial. Bons resultados foram publicados na articulação atlantoaxial.[99] Um estudo retrospectivo de 89 casos mostra bons resultados em pequenas e grandes articulações. Mais encorajadora é a verificação de que o período sem dor excede em muito o referido na literatura com a infiltração de esteroides.[100] Um estudo randomizado seria desejável, mas é difícil de executar devido ao risco teórico que o procedimento tem de causar infecção.

• PRF intravenosa

No que concerne a esta técnica, abstemo-nos de tecer considerações nesta fase. Alguns pacientes têm tido bons resultados, mas são necessários estudos randomizados controlados e resultados de mais longo termo para um pronunciamento informado.

■ CONCLUSÃO

O uso de RF em medicina tem já uma longa história. A RFC teve um papel predominante em terapia da dor durante cinco décadas. Continua a prestar-nos um serviço meritório num número limitado de procedimentos. A PRF começou como um possível substituto da CRF, mas seguiu numa direção diferente e inesperada. Tornou-se um método independente com propriedades físicas e um modo de ação diferenciadas, e um conjunto de indicações diferentes que hoje ultrapassa o domínio da dor. Os dias de competição entre os dois métodos terminaram. Cada um deles contribui à seu modo para o bem-estar dos pacientes.

■ REFERÊNCIAS BIBLIOGRÁFICAS

1. Cosman Jr. ER, Eng M, Cosman ER. Electric and Thermal Field Effects in Tissue around Radiofrequency Electrodes. Pain Medicine. 2005; 6(6):405-24.
2. Foster K. Thermal and Nonthermal Mechanisms of Interaction of Radio-Frequency Energy with Biological Systems. IEEE Transactions on plasma Science. 2000 Fev; 28(1).
3. D'Arsonval A. Action physiologique des courants alternatifs a grande frequence. Arch Physiol Norm Pathol. 1893; 5:401-8.
4. Arsonval, Arsène d'. Exposé des titres et travaux scientifiques Paris, L. M. Aretheux. Cote: 110133 v. XXV. n. 1. Paris: Bliothèque Interuniversitaire de Santé; 1894. Disponível em: http://www.biusante.parisdescartes.fr/histmed/medica/cote?110133x025x01.
5. Oudin P. On the Action of Currents of High Voltage and High-Frequency on Some Dermatoses". Annales de Dermatologie et de Syphiligraphie 1894; 5:1031.
6. Rivière AJ. Action des courants de haute frequence et des effleuve du résonateur Oudin sur certes tumeurs malignes. J Méd Intern. 1900; 4:776-777.
7. Beer E. Removal of neoplasms of the urinary bladder. JAMA. 1910; 54:1768.
8. Doyen E. Traitement local des cancers accessibles par l'action de la chaleur au-dessus de 55°. Congrès de physicothérapie: Paris, 29 mars 1910; Typ. Renourd. Paris: Bibliothèque Interuniversitaire de Médecine; 1910. Disponível em: http://www.bium.univ-paris5.fr/hist med/medica/cote?24843.
9. Strong F. High-Frequency Currents. New York Copyright. Broadway: Rebman Company. 1908; 1123. Disponível em: http://www.archive.org/details/highfrequencycurOOstro.
10. Zimmern A, Turchini S. Les courants de haute fréquence et la d'Arsonvalisation 1910, Librairie J B Baillière et Fils, Paris: Bibliothèque Nationale de France. Disponível em: gallica.bnf.fr/
11. Crook E. High Frequency Currents. Their production, physical properties, effects and therapeutical uses. London: S Baillière, Tindall and Cox; 1909.
12. Cushing H, Bovie W. Electrosurgery as an aid to the removal of intracranial tumors. Surg Gynecol Obstet. 1928; 47:751-84.
13. Munro M. Fundamentals of Electrosurgery Part I: Principles of Radiosurgery. In: Feldman LS, et al. (eds.). The SAGES Manual on the Fundamental Use of Surgical Energy (FUSE). DOI: 10.1007/978-1-4614-2074-3_2.
14. Kirschner M. Zur Elektrochirurgie. Langenbecks Arch Klin Chir. 1931; 167:761-8.
15. Kirschner M. Zur Elektrokoagulation des Ganglion Gasseri. Zentralbl. Chir. 1932; 47:2841-3.
16. Kirschner M. Die Punktionstechnik und die Elektrokoagulation des GanglionGasseri. Arch Klin Chir. 1933; 176:581-620.
17. Kirschner M. Zur Behandlung der Trigeminusneuralgie: Erfahrungen an 250 Fällen. Arch Klin Chir 1936; 176:581-620.
18. Kirchner M. Die Behandlung der Trigeminusneuralgie (nachErfahrung an 1113 Kranken). München Med Wochenschr. 1942; 89:235-9.
19. Hess R. Beitriige zur Physiologie des Hirnstammes. Die Methodik der lokalisierten Reizung und Ausschaltung subkortikaler Hirnabschnitte. Leipzig: G. Thieme. 1932; 69-75.
20. Wyss O. Ein Hochfrequenz-Koagulationsgerät zur reizlosen Ausschaltung. Helv Physiol Pharmacol Acta. 1945; 3:437-48.
21. Hunsperger RW, Wyss OA. Quantitative elimination of the nervous tissues by high frequency coagulation. Helv Physiol Pharmacol Acta. 1953; 11(3):283-304.
22. Talairach J, Hécaen H, David M, Monnier M, De Ajuriaguerra J. Recherches sur la coagulation thérapeutique des structures sous-corticales chez l'homme. Rev Neurologique. 1949, 81:4-24.
23. Sweet WH, Mark VH. Unipolar anodal electrolyte lesions in brain of man and rat: report of five human cases with electrically produced bulbar or mesnceplalic tractotomies. AMA Arch Neurol Psychyatry. 1953; 70:224-34.
24. Sweet WH, Mark VH, Hamlin H. Radiofrequency Lesions in the Central Nervous System of Man and Cat: Including Case Reports of Eight Bulbar Pain-Tract Interruptions. J Neurosurg. 1960; 17(2):213-25.
25. Aronow S. The use of radiofrequency power in making lesions in the brain. J Neurosurg. 1960; 17:431-8.
26. Leksell L. Gezielte Hirnoperationen. In: Olivecrona H, Tönnis W (eds). Handbuch der Neurochirurgie, Band VI. Springer, Berlin Göttingen Heidelberg. 1957; 178-99.
27. Mundinger F, Riechert T, Gabriel E. Untersuchungen zu den physikalischen und technischen Voraussetzungen einer dosierten Hochfrequenzkoagulation bei stereotaktischen Hirnoperationen Zentralbl Chir. 1960; 85:1051-63.
28. Fox JL. Experimental relationship of radiofrequency electrical current and lesion size for application to percutaneous cordotomy. J Neurosurg. 1970; 33:415-21.
29. Cosman BJ, Cosman E. Radionics Procedure Thecnique series Monography Guide to radiofrequency lesion generation in neurosurgery. Burlingon: Radionics Inc; 1974
30. Shürmann E, Shürmann K. Controlled and partial percutaneous electrocoagulation of the gasserian ganglion in facial pain. Advances in Neurosurgery. 1975; 3:301-13.
31. Sweet WH, Wepsic JG. Controlled thermocoagulation of trigeminal ganglion and rootlets for differential destruction of pain fibres. J Neurosurg. 1974; 40:143-56.
32. Zervas NT. Technique of Radiofrequency hypophysectomy. Confinia Neurologica 1965; 26:157-60.
33. Rosomoff HL, Carrol F, Brown J, Sheptak P. Percutaneous radiofrequency cervical cordotomy technique. J Neurosurg. 1965; 23:639-44.
34. Uematsu S. Percutaneous radiofrequency rhizotomy. Surg Neurol. 1974 sep; 2(5):319-25.
35. Shealy CN. Percutaneous radiofrequency denervation of the lumbar facets. J Neurosurg. 1975; 43:448-51.
36. Nashold BS Jr. et al. Phantom pain relief by focal destruction of the substantia gelatinosa of Rolando. In: Bonica JJ, et al. (eds.). Advances in pain research and therapy. New York: Raven Press. 1976; 1:959-96.
37. Sluijter ME, Mehta M. Treatment of chronic back and neck pain by percutaneous thermal lesions. In: Lipton S, Miles J. (eds.) Persistent pain, modern methods of treatment. Academic Press. 1981; 3:141-79.
38. Sluijter ME, Cosman ER, Ritman W, van Kleef M. The effects of pulsed radiofrequency fields applied to the dorsal root ganglion – a preliminary report. Pain Clin. 1998; 11:109-17.
39. Sluijter ME, van Kleef M. Characteristics and mode of action of radiofrequency lesions. Curr Rev Pain. 1998; 2:143-50.
40. Van Kleef M, Barendse GA, Kessels A, Voets HM, Weber WE, de Lange S. Randomized trial of radiofrequency lumbar facet denervation for chronic low back pain. Spine. 1999; 24:1937-42.
41. Lord SM, Barnsley L, Wallis BJ, McDonald GJ, Bogduk N. Percutaneous radio-frequency neurotomy for chronic cervical zygapophyseal joint pain. N Engl J Med. 1996 Dec; 335(23):1721-6.
42. Cohen SP, Strassels SA, Kurihara C, Crooks MT, Erdek MA, Forsythe A, Marcuson M. Outcome predictors for sacroiliac joint (lateral branch) radiofrequency denervation. Reg Anesth Pain Med. 2009 May-Jun; 34(3):206-14.
43. Kapural L, Nageeb F, Kapural M et al. Cooled Radiofrequency System for the Treatment of Chronic Pain from Sacroiliitis: The First Case-Series. Pain Practice 2008; 8(5):348-54.
44. The SImplicity III , Manual Neurotherm. Disponível em: http://www.neurotherm.com/documents/Letter-Neurotherm SimplicityIIIRev4_2.pdf.
45. Cosman E Jr, Gonzalez C. Bipolar Radiofrequency Lesion Geometry: Implications for Palisade Treatment of Sacroiliac Joint Pain. Pain Practice. 2011; 11(1):3-22.
46. Manchikanti L, Singh V, Datta S, Cohen SP, Hirsch JA. Comprehensive Review of Epidemiology, Scope, and Impact of Spinal Pain. Pain Physician. 2009; 12:E35-E70.

47. Sluijter M, von Kleef M. The RF lesion of the lombar intervertebral disc Presented at: Atlanta International Pain Conference; 1994.
48. Barendse GA, et al. Randomized, controlled trial of percutaneous intradiscal radiofrequency thermocoagulation for chronic discogenic back pain: lack of effect from a 90-second 70 °C lesion. Spine. 2001; 26(3):287-92.
49. Saal JS, Saal JA. Management of chronic discogenic low back pain with a thermal intradiscal catheter: a preliminary report. Spine. 2000; 25(3):382-8.
50. Heary RF. Intradiscal electrothermal annuloplasty: The IDET procedure. J Spinal Disord. 2001; 14(4):353-60.
51. Saal JA, Saal JS. Intradiscal electrothermal treatment for chronic discogenic low back pain: Prospective outcome study with a minimum 2-year follow-up. Spine. 2002; 27(9):966-73.
52. Kapural L, Hayek S, Malak O, Arrigain S, Mekhail N. Intradiscal thermal annuloplasty versus intradiscal radiofrequency ablation for the treatment of discogenic pain: a prospective matched control trial. Pain Med. 2005; 6:425-31.
53. Kapural L, Mekhail N. Novel intradiscal Biacuplasty (IDB) for the treatment of lumbar discogenic pain. Pain Pract. 2007; 7(2):130-4.
54. Kapural L, et al. Intervertebral Disc Biacuplasty for the Treatment of Lumbar Discogenic Pain: Results of a Six-Month Follow-Up. Pain Medicine. 2008; 9:60-7.
55. Appleby D, Andersson G, Totta M. Metaanalysis of the efficacy and safety of intradiscal electrothermal therapy (IDET). Pain Med. 2006; 4:308-16.
56. Manchikanti L, Boswell MV, Datta S et al. Comprehensive Review of Therapeutic Interventions in Managing Chronic Spinal Pain. Pain Physician. 2009; 12:E123-E198.
57. Manchikanti L, et al. Evidence-Based Guidelines for Spinal Interventional Techniques. Pain Physician. 2009; 12:699.
58. Kallewaard W, Terheggen B, Groen J, Sluijter M, Derby R, Kapural L, Mekhail N, Van Kleef. Discogenic Low Back Pain, Evidence – Based Medicine. Pain Practice. 2010; 6:560-79.
59. Ackerman WE. Cauda equina syndrome after intradiscal electrothermal therapy. Pain MedReg Anaesth Pain Med. 2002; 27:622.
60. Cohen SP, Larkin T, Polly DW Jr. A giant herniated disc following intradiscal electrothermal therapy. J Spinal Disord Tech. 2002; 15:537-41.
61. Kanpolat Y, Savas A, Bekar A, Berk C. Percutaneous controlled radiofrequency trigeminal rhizotomy for the treatment of idiopathic trigeminal neuralgia: 25 year experience with 1,600 patients. Neurosurgery. 2001 Mar; 48(3):524-32; discussion 532-4.
62. Sluijter ME. Percutaneous Lateral Cordotomy. In: Radiofrequency, part 2. Amesterdam: Flivopress. 2003; 159-66.
63. Sluijter ME. Thermodynamics and electric fields around the electrode. 1º Congresso da Sociedade Brasileira de médicos intervencionistas de dor. Campinas, Maio, 2013.
64. Cahana A, Vutskits L, Muller D. Acute differential modulation of synaptic transmission and cell survival during exposure to pulsed and continuous radiofrequency energy. J Pain. 2003; 4(4):197-202.
65. Chang DC. Cell poration and cell fusion using an oscillating electric field. Biophys J. 1989; 56:641-52.
66. Erdine S, Yucel A, Cunen A, Aydin S, Say A, Bilir A. Effects of pulsed versus conventional radiofrequency current on rabbit dorsal root ganglion Morphology. Eur J Pain. 2005; 9:251-6.
67. Erdine S, Bilir A, Cosman ER, Cosman ER Jr. Ultrastructural changes in axons following exposure to pulsed radiofrequency fields. Pain Pract. 2009 Nov-Dec; 9(6):407-17.
68. Tun K, Cemil B, Gurcay AG, Kaptanoglu E, Sargon MF, Tekdemir I, Comert A, Kanpolat Y. Ultrastructural evaluation of Pulsed Radiofrequency and Conventional Radiofrequency lesions in rat sciatic nerve. Surg Neurol. 2009 Nov; 72(5):496-500; discussion 501-4.
69. Van Duijn B. Exploration of anti-inflammatory effect of PRF at the cellular level. Presented at the International Symposium "Invasive Procedures in Motion". Switzerland: Nottwil. 2011 Jan; 21-2.
70. Maretto F, Vennik M, Albers KI, van Duijnon B. TNFα Secretion of Monocytes Exposed to Pulsed Radiofrequency Treatment: A Possible Working Mechanism of PRF Chronic Pain Management. Pain Practice; 2013 Jul. doi: 10.1111/papr.12101. [Epub ahead of print].
71. Tekin I, Mirzai H, Ok G, Erbuyun K, Vatansever D. A comparison of conventional and pulsed radiofrequency denervation in the treatment of chronic facet joint pain. Clin J Pain. 2007 Jul-Aug; 23(6):524-9.
72. Teixeira A, Grandinson M, Sluijter ME. Pulsed Radiofrequency for radicular pain due to a herniated Intervertebral Disc – An initial report. Pain Practice. 2005; 5:111-5.
73. Van Zundert J, Patijn J, Kessels A, Lame I, van Suijlekom H, van Kleef M. Pulsed radiofrequency adjacent to the cervical dorsal root ganglion in chronic cervical radicular pain: A double blind sham controlled randomized clinical trial. Pain. 2007; 127:173-82.
74. Cahana A, van Zundert J, Macrea L, van Kleef M, Sluijter M. Pulsed Radiofrequency: Current Clinical and Biological Literature Available. Pain Med. 2006; 7:411-23.
75. Munglani R. The longer term effect of pulsed radiofrequency for neuropathic pain. Pain. 1999; 80:437-9.
76. Balogh S. Transcutaneous application of pulsed radiofrequency. Four case reports. Pain Practice. 2004; 4(4):310-3.
77. Taverner MG, Ward TL, Loughnan TE. Transcutaneous pulsed radiofrequency treatment in patients with painful knee awaiting total knee joint replacement. Clin J Pain. 2010; 5:429-32.
78. Taverner MG, Grad MD, Loughnan T. Transcutaneous pulsed radiofrequency treatment for patients with shoulder pain booked fo surgery: A double blind, randomized controlled trial. Pain Practice. 2014; 14(2):101-8.
79. Teixeira A, Sluijter M. Intradiscal high-voltage, long-duration pulsed radiofrequency for discogenic pain: A preliminary report. Pain Medicine. 2006; 7(5):424-8.
80. Sluijter ME, Teixeira A, Serra V, Balogh S, Schianchi P. Intra-articular application of Pulsed Radiofrequency for Arthrogenic Pain – Report of Six Cases. Pain Practice. 2008; 8:57-61.
81. Higuchi Y, Nashold BS Jr, Sluijter M, Cosman E, Pearlstein RD. Exposure of the Dorsal Root Ganglion in Rats to Pulsed Radiofrequency Currents Activates Dorsal Horn Lamina I and II Neurons. Neurosurgery. 2002 Apr; 50(4):850-6.
82. Van Zundert J, de Louw AJA, Joosten EAJ, Kessels AGH, Honig W, Dederen PJWC, Veening JG, Vles JSH, van Kleef M. Pulsed and continuous radiofrequency current adjacent to the cervical dorsal root ganglion of the rat induces late cellular activity in the dorsal horn. Anesthesiology. 2005; 102:125-31.
83. McEwen BS. Protective and Damaging Effects of Stress Mediators. N Eng J Med. 1998; 338:171-9.
84. McEwen CA, Biron KW, Brunson K, Bulloch WH, et al. Neural-endocrine-immune interactions: the role of adrenocorticoids as modulators of immune function in health and disease. Brain Res Rev. 1997; 23:79-133.
85. McEwen BS. Stress, adaptation, and disease. Allostasis and allostatic load. Ann N Y Acad Sci. 1998 May; 840:33-44.
86. Teixeira A, Sluijter M. Intravenous pulsed radiofrequency in patients with allostatic load- a preliminary communication. Pain Practice. 2012; 12(S1).
87. Teixeira A, Sluijter M. Intravenous application of pulsed radiofrequency- 4 case reports. Anest Pain Med. 2013; 3(1):219-22.
88. Teixeira A, Sluijter M. Disease directed application of pulsed radiofrequency for cancer: A report on 62. Pain Practice. 2008; 16(S1).
89. Migliore M, Lansky P. Computational modelo f the effects of schotastic conditioning on the induction of long-term potentiation and depression. Biol Cybern. 1999; 81(4):291-8.
90. Sumientra Rampersad 2014, Radboud Medical Center, NL. Simulations of PRF stimulation: human and murine finite ele-

ment computer models. Presented 5th International Symposium, Invasive Procedure in Motion. Switzerland: Nottwil, January 2015.

91. Brasil J. Presented 6th international Symposium, Invasive Procedure in Motion. Switzerland: Nottwil, March 2018.

92. Liboff AR. Toward an electromagnetic paradigm for biology and medicine. J Altern Complement Med. 2004 Feb; 10(1):41-7.

93. Georgiou C. Oxidative stress-induced biological damage by low level EMFs. Mechanism of free radical pair electron spin polarization and biochemical amplification. Eur J Oncol Library. 2010; 5:63-113. Disponível em: www.ramazzini.org/wp-content/uploads/2008/03/Non-thermal-effects-and-mechanisms-of-interaction-between-electromagnetic-fields-and-living-matter_2010.pdf.

94. Olav Rohof. Intradiscal Pulsed Radiofrequency Application Following Provocative Discography for the management of degenerative disc disease and concordant Pain: a pilot study. Pain Practice. 2012; 12(5):342-9.

95. Jung JY, Lee GD, Cho WY, Ahn HS. Effect of Intradiscal Monopolar Pulsed Radiofrequency on Chronic Discogenic Back Pain Diagnosed by Pressure-Controlled Provocative Discography: A One Year Prospective Study. Ann Rehabil Med. 2012; 36(5): 648-56.

96. Fukui S, Rohof O. Results of pulsed radiofrequency technique with two laterally placed electrodes in the annulus in patients with chronic lumbar discogenic pain. J Anesth. 2012 Aug; 26(4):606-9.

97. Fukui S, Nitta K, Iwashita N, Tomie H, Nosaka S, Rohof O. Results of Intradiscal Pulsed Radiofrequency for Lumbar Discogenic Pain: Comparison with Intradiscal Electrothermal Therapy. Korean J Pain. 2012 July; 25(3):155-60.

98. Fukui S, Nitta K, Iwashita N, Tomie H, Nosaka S, Rohof O. Intradiscal Pulsed Radiofrequency for Chronic Lumbar Discogenic Low Back Pain: A One Year Prospective Outcome Study Using Discoblock for Diagnosis. Pain Physician. 2013; 16:E435-E44.

99. Halim W, Chua NH, Vissers KC. Long-term pain relief in patients with cervicogenic headaches after pulsed radiofrequency application into the lateral atlantoaxial (C1-2) joint using an antero-lateral approach. Pain Pract. 2010 Jul-Aug; 10(4):267-71.

100. Schianchi PM, Sluijter ME, Balogh S. The Treatment of Joint Pain with Intra-articular Pulsed Radiofrequency. Anest Pain Med. 2013; 3(2):250-5.

Capítulo 77.2

Procedimentos por Radiofrequência na Dor no Câncer

Alexandre Teixeira
Menno Sluijter
Fabrício Dias Assis
Josino Brasil

■ INTRODUÇÃO

A dor oncológica é um dos sintomas mais temidos pelos pacientes, bem como pelos familiares, amigos e profissionais de saúde envolvidos no tratamento. A prevalência é elevada e está correlacionada com o estágio da doença, sendo de 48% nos estágios iniciais, 59% em fase de tratamento e 64 a 74% em fase avançada[1] com uma prevalência geral de 72% em doentes com câncer em uma pesquisa englobando 11 países europeus,[2] sendo em muitos casos o primeiro sintoma da doença.

A dor do câncer é complexa, com uma neurofisiologia que engloba diversos mecanismos: inflamatórios, isquêmicos, compressivos, neuropáticos ou uma combinação desses e usualmente com geradores de dor em múltiplos locais anatômicos.

Apresenta-se com características de dor nociceptiva somática, nociceptiva visceral neuropática ou como uma combinação das três. O conhecimento dos mecanismos envolvidos e a caracterização da dor permitem uma melhor abordagem terapêutica.

A utilização da escada analgésica da OMS permite o alívio da dor em muitos doentes, mas tem limitações em contextos de sobrevida extensa e evolução da doença, com cerca de 25% dos doentes refratários a tratamentos não invasivos.

Um modelo de tratamento mais abrangente é necessário nesses pacientes, e que inclua procedimentos intervencionistas para otimizar o alívio da dor e minimizar os efeitos colaterais adversos de terapêuticas não invasivas, e a sua introdução precoce, quando adequado, subvertendo a ordem estabelecida pela escada terapêutica da OMS tradicionalmente utilizada, para o melhor interesse dos doentes.[3,4]

Esse paradigma não se limita a tratar a dor apenas na fase terminal da doença, mas contempla também a dor na altura do diagnóstico, a dor consequente a tratamentos oncológicos e a dor nos pacientes que sobrevivem ao câncer.

A termocoagulação de tumores e metástases, uma modalidade terapêutica muito utilizada, e os efeitos da aplicação intravenosa e transcutânea de RFP para o tratamento de câncer, estão fora do âmbito deste capítulo e não serão abordadas.

A radiofrequência, como descrevemos na primeira parte, pode ser usada como procedimento de ablação térmica, a radiofrequência convencional (RFC), ou em modo pulsado, clinicamente não destrutivo, a radiofrequência pulsada (RFP).

■ RADIOFREQUÊNCIA CONVENCIONAL

A RFC permite interromper a transmissão do sinal nociceptivo por lesão térmica que produz uma necrose de coagulação nas vias aferentes da dor ou em núcleos de neurônios envolvidos no processamento da dor.

Essas lesões podem ser efetuadas no sistema nervoso central e/ou periférico.

RFC no sistema nervoso central

A RFC no SNC é utilizada para o tratamento de dor do câncer, fazendo lesões no encéfalo ou na medula espinhal.

• RFC no encéfalo

Esses procedimentos estão indicados em pacientes com doença oncológica avançada, com dor severa refratária a tratamentos não invasivos ou em que estes provoquem efeitos adversos intoleráveis ou em que estejam contraindicados por comorbidades coexistentes, em que tratamentos invasivos periféricos tentados tenham falhado ou não tenham indicação e em que a radioterapia não seja uma opção.[5]

No contexto da dor do câncer, essas técnicas não devem ser consideradas necessariamente como a última alternativa, podendo ser uma opção precoce quando o paciente é referido a um centro de dor. Por exemplo, um doente com dor difusa intratável por metástases, fragilizado e em má condição clínica, com diversas comorbidades e com uma esperança de vida limitada de alguns meses, pode ser candidato a uma cingulotomia anterior.

Com o advento de modalidades não destrutivas como neuroestimulação cerebral e medular e a infusão de agentes terapêuticos no líquido cefalorraquidiano, esses procedimentos passaram a ser menos usados, mas continuam a ter um papel importante no tratamento da dor oncológica.

Os procedimentos podem ser efetuados a céu aberto ou percutaneamente. Os percutâneos são os preferidos por serem menos invasivos e terem menos complicações, sendo igualmente eficazes. São feitos sob anestesia local com sedação consciente, com a fixação de aparelho de estereotaxia ao crânio do paciente e apoio de neuroimagem estereotomográfica ou estereorressonância magnética. O acesso ao cérebro é por orifícios de trepanação. Os procedimentos permitem a colaboração do doente para obter informação do posicionamento fisiológico por eletroestimulação do alvo com o eletrodo, obter informação do posicionamento tecidual pelo valor da impedância, o registro da atividade cerebral (eletroencefalograma, potenciais evocados) quando indicado e avaliar o resultado imediato das lesões com a possibilidade de fazer lesões graduais.

Os procedimentos mais usados são a talotomia estereotáxica, a cingulotomia anterior estereotáxica, a mesencefalotomia estereotáxica e a hipofisectomia estereotáxica.

• Talamotomia estereotáxica

A talamotomia estereotáxica foi iniciada em 1949 por Jean Talairach. Verificou-se que lesões provocadas nos núcleos dorsomediais envolvidos na transmissão da dor epicrítica pelo sistema espinotalâmico não conseguiam um resultado superior ao obtido com a cordotomia bilateral e que lesões nos núcleos intralaminares, parte do sistema paleoespinorreticular, eram mais eficazes e seguras. Urabe usou a lesão bilateral do núcleo centro-mediano em uma série de sete pacientes com dor oncológica avançada e obteve um resultado satisfatório e persistente em quatro e um efeito transitório em três sem complicações graves, apenas hipoestesia transitória.[6] Atualmente o alvo recomendado são os núcleos inespecíficos do tálamo e as lesões devem ser amplas. Tasker, em uma revisão da literatura envolvendo 175 publicações em que a maioria dos pacientes padecia de dor oncológica nociceptiva persistente, refere que 45% obtiveram melhoria significativa da dor, 11% melhoria aceitável e que 10 a 20% tiveram complicações consistindo de confusão transitória ou perturbações cognitivas. Oliveira refere na talamotomia alterações cognitivas em 36% dos pacientes, e complicações oculomotoras em 52%, das quais 16% foram permanentes e que sobem para 18% dos casos após talotomia basal.[5,7,8]

• Mesencefalotomia estereotáxica

Foi introduzida por Spiegel e Wycis em 1947. O alvo são as vias espinorreticulotalâmicas na parte rostral do mesencéfalo. Sua principal indicação é a dor neuropática rostral ao nível de C5 em que a cordotomia não tem utili-

dade. O resultado inicial positivo ocorre em 67 a 100% dos casos (média de 80%), com resultados de longa duração em cerca de 50%.

A mortalidade é elevada e varia segundo os autores de 6,5 a 38%. Complicações comuns e geralmente transitórias são a disestesia contralateral que ocorre em 5%, a paresia em 7%, paresia do oculomotor em 13-88%, ataxia em 4% e surdez contralateral em 50%. A complicação permanente mais frequente é a paresia oculomotora que atinge os 30%.[5,7,8]

• Cingulotomia anterior estereotáxica

O alvo é a região dorsal do córtex do cíngulo anterior, que é parte do sistema límbico e tem uma função importante na percepção da dor, sobretudo nos aspectos cognitivos e emocionais.[5,7,9] Três publicações recentes envolvendo um total de 38 doentes com dor do cancro por doença metastática disseminada referem que a lesão bilateral proporciona alívio significativo imediato em 100% dos doentes, 60 a 80% ao fim de um mês, 55% aos três meses e 50% aos seis meses.[10-12] Nessas séries de doentes não houve complicações severas nem mortes associadas com o procedimento. Os únicos efeitos adversos foram confusão e apatia transitórias em cerca de 35% dos doentes. Os autores concluem que o procedimento é seguro e eficaz no alívio da dor oncológica intratável. Uma revisão sistemática que englobou 224 pacientes, dos quais 98 doentes com dor oncológica, relatou resultados em que o alívio significativo da dor foi obtido em 67% dos doentes. Os efeitos adversos severos e permanentes relatados incluíram epilepsia em 5%, hemiparesia em menos de 1% e alterações da personalidade em menos de 1% no conjunto de todos os pacientes operados.

• Hipofisectomia estereotáxica por RF[13]

Consiste na destruição da glândula pituitária por termoablação. A técnica foi introduzida em 1962 por Zervas.

O procedimento é efetuado por via transesfenoidal com apoio de guia estereotáxico ou por visualização intermitente sob fluoroscopia, de modo percutâneo. A cânula de RF é introduzida pela narina e avançada através do seio esfenoidal e da parede anterior da fossa pituitária para atingir o alvo. A perfuração do seio esfenoidal é conseguida com uma agulha 18G percutida suavemente com um martelo.

O alívio da dor é imediato e a duração do efeito é variável, com retorno da dor ao nível inicial passados três meses na maioria dos casos. Tem indicação em dor oncológica de diversas origens não sendo limitada à dor de tumores da mama e da próstata, principalmente nos casos de dores ósseas generalizadas. O alívio da dor é conseguido em 41 a 95% dos doentes tratados com tumores hormoniodependentes (mama e próstata) e em 69% de doentes com dores provocadas por tumores não hormoniodependentes. É uma técnica segura com baixa morbidade. O mecanismo de ação não está completamente elucidado.[7,14]

• RFC na medula espinhal

Os procedimentos de RF na medula espinhal são a cordotomia anterolateral, a DREZotomia, a mielotomia e a nucleotratotomia do trato espinhal do trigêmeo.[5,7,15]

• DREZotomia ou lesão da zona de entrada das raízes posteriores

O procedimento consiste na ablação por RF da zona de entrada da raiz dorsal. Esta é constituída pela porção central das raízes posteriores, pela parte medial do trato de Lissauer e pelas lâminas dorsais do corno posterior da medula espinhal (lâminas I, II, III, IV, V e VI).

A abordagem é feita por hemilaminectomia ou laminectomia dos segmentos espinhais envolvidos e requer anestesia geral. O alvo da lesão é a parte anterolateral das radículas dorsais, substância gelatinosa e partes do trato de Lissauer. O procedimento é sobretudo conhecido pela sua utilização para tratar dor da avulsão do plexo braquial.

A DREZotomia foi inicialmente utilizada para tratar dor oncológica em doente com tumor de Pancoast que infiltrava o plexo braquial por Sindou em 1972, ainda sem recurso à RF. Nashold, em 1976, iniciou o procedimento por RF, o que contribuiu para sua melhor aceitação.

Em dor oncológica, os relatos são escassos e contraditórios. Kanpolat tratou sete pacientes com dor por invasão do plexo braquial com resultado satisfatório em 60% e Ruiz-Juretschke tratou três doentes com resultado moderado em um e sem resultado nos outros dois.[16,17]

O procedimento é relatado como eficaz em dor causada pelo invasão e compressão de nervos e plexos pelo tumor, mas também em plexopatia subsequente a radioterapia. Teixeira obteve alívio completo da dor em cinco de seis doentes, resultado que se mantinha aos 12 meses.[18]

As principais indicações no doente oncológico são a dor neuropática topograficamente limitada e a plexopatia pós-radioterapia.

Ao contrário da mielotomia e da cordotomia, não é eficaz no alívio de dor abaixo do nível da lesão.

• Mielotomia

Esse procedimento foi inicialmente introduzido com o objetivo de interromper as fibras espinorreticulotalâmicas que cruzam a comissura anterior em direção aos quadrantes anterolaterais da medula espinhal e era chamada de comissurotomia.[7]

Hitchcock, em 1968, iniciou a técnica percutânea estereotáxica por radiofrequência com controle radiológico, para a mielotomia cervical efetuada ao nível da transição espinobulbar, com introdução da cânula de RF através da membrana atlanto-occipital. Publicou os resultados obtidos em cinco doentes com dor oncológica intratável, em que teve resultados positivos e sem complicações severas e referindo as vantagens do procedimento tais como evitar a lesão a vias autonômicas importantes como as da micção e respiração. Refere ainda a eficácia em dor difusa e bilateral, apontando a possibilidade dos resultados não se deverem à interrupção do sistema espinorreticulotalâmico, mas serem causados pela lesão de um outro sistema nociceptivo que possivelmente cursaria também na linha média em posição mais dorsal.[19]

Schvartz, em 1976, inicia a mielotomia estereotáxica cervical extralemniscal por radiofrequência, em que as fibras do sistema espinotalâmico não são lesadas. Publica os resultados obtidos em 45 pacientes, dos quais 35 padecem de dor oncológica intratável, e destes, 22 tinham dor bilateral na parte inferior do corpo ou na linha média e 13 tinham dor unilateral na parte superior do corpo. Todos obtiveram alívio imediato que se manteve em 30, cinco tiveram recorrência precoce e um mais tarde, aos cinco meses. Não houve efeitos adversos graves, registrando como complicação ataxia que nunca excedeu os dois dias. Não foram detectadas alterações motoras, proprioceptivas nem déficit sensorial. O procedimento foi bem tolerado, não sendo doloroso; foi eficaz e seguro.[20]

Foi confirmado posteriormente que existe uma via nociceptiva, a via multissináptica ascendente visceral posterior situada na linha mediana das colunas dorsais, sendo esta o alvo da mielotomia. O procedimento passou a ter como principal objetivo o tratamento de doentes com dor oncológica abdominal e pélvica bilateral ou da linha média, sendo uma alternativa à cordotomia bilateral e evitando os riscos inerentes a esse procedimento.

Kanpolat iniciou em 1987 a mielotomia percutânea extralemniscal por radiofrequência guiada por tomografia computorizada, em que a morfologia da parte rostral da medula espinhal e estruturas adjacentes é visualizada por imagem tomográfica com auxílio de contraste, não requerendo aparelho estereotáxico. Relatou, que de 16 pacientes com dor visceral abdominal e/ou pélvica, submetidos ao procedimento, 11 obtiveram alívio completo ou satisfatório e não houve complicações.

O procedimento também pode ser feito na região torácica e rostral lombar, necessitando de cirurgia a céu aberto sob anestesia geral para expor a medula espinhal.[21]

• Tratotomia e nucleotomia do nervo trigêmeo por radiofrequência

Esses procedimentos consistem na termocoagulação do trato espinhal descendente do trigêmeo e da parte oral do núcleo caudal do trigêmeo para interromper a transmissão e geração dos impulsos dolorosos. Tem indicação em dor orofacial intratável nociceptiva ou neuropática que abrange os territórios dos V, VII, IX e X nervos cranianos.

Os procedimentos são efetuados por via percutânea com aparelho estereotáxico, controle radiológico de imagem de raios X ou tomografia computorizada com utilização de contraste, com radiofrequência e com a colaboração do paciente, mas requer anestesia neuroléptica ou anestesia intermitente com agente rápido, pois a entrada no alvo é muito dolorosa. Foram iniciados por Crue em 1966 e Hitchcock em 1970, que utilizaram uma abordagem posterior com o paciente em decúbito ventral, e entrada pelo espaço atlanto-occipital.[22,23]

Crue relatou resultados de 12 pacientes com dor facial intratável, dos quais 8 tinham câncer invasivo, e 4 neuralgia do trigêmeo. Todos os pacientes tiveram melhora significativa da dor, exceto dois em que não conseguiram localizar o trato. Não houve mortalidade e as únicas complicações foram ataxia transitória na mão de um paciente e hipoestesia ipsolateral no tronco e membro de dois pacientes.[22]

Teixeira, utilizando uma técnica estereotáxica mais evoluída, em 2003, relatou resultados obtidos em 58 pacientes com dor orofacial crônica em que 14 eram de origem oncológica. Desses 14 doentes oncológicos, 92,9%

tiveram melhora inicial da dor, que se manteve em 85,7% deles aos seis meses. Ataxia transitória do membro superior ipsolateral ocorreu em 79,3% dos casos, mas só em 10% dos casos durou mais de três semanas e foi a única complicação. O autor concluiu que o procedimento é seguro, eficaz e que reduz significativamente a morbidade e mortalidade associadas com a cirurgia a céu aberto.

A entrada da cânula foi no espaço atlantoaxial posterior, com o paciente em decúbito lateral e o alvo foi a 4 mm abaixo do obex e 4 a 7,5 mm lateral à linha média de acordo com a região afetada.[24]

Kanpolat iniciou, em 1988, o procedimento a que chamou de tratotomia-nucleotomia guiada por tomografia. Nessa técnica 20 a 30 minutos antes da operação é administrado contraste intratecal na região lombar e o paciente colocado em Trendelenburg por 15 minutos para o contraste atingir a região cervical ou na sua impossibilidade o contraste é administrado intravenoso. A morfologia da área é estudada e os diâmetros da medula espinhal obtidos e a distância do ponto de entrada à dura e da dura ao alvo são determinados permitindo decidir a profundidade do alvo. Faz-se o procedimento em sala de tomografia sob visualização de imagem tomográfica para a navegação e posição final do eletrodo com a ajuda da leitura da imagem pedância e procede-se em seguida à estimulação para um posicionamento mais preciso, aplicando as lesões de RF controladas e gradadas (Figura 77.2.1). Tratou com essa técnica 65 pacientes com dor intratável, tendo 52 obtido alívio parcial ou completo; 12 eram doentes oncológicos com dor craniofacial, tendo obtido sucesso em 11. Nessa série, a mortalidade foi nula e as complicações ligeiras e transitórias; ataxia em seis doentes e déficit motor em dois que se recuperaram em duas semanas.[21]

Esses procedimentos são mais seguros e mais eficazes que a cirurgia a céu aberto.

• *Cordotomia anterolateral percutânea*

A cordotomia é o procedimento de termoablação por radiofrequência mais utilizado na dor do câncer. Um dos autores, M. Sluijter, tem uma vasta experiência na execução da cordotomia percutânea por RF sob fluoroscopia e esta descrição é baseada nessa experiência.[25]

Esse procedimento consiste na ablação térmica no trato espinotalâmico ao nível de C1-C2 (Figura 77.2.2). Como as fibras espinotalâmicas cruzam para o lado oposto, a lesão é feita no lado oposto à dor. É indicada estritamente para dor oncológica unilateral.

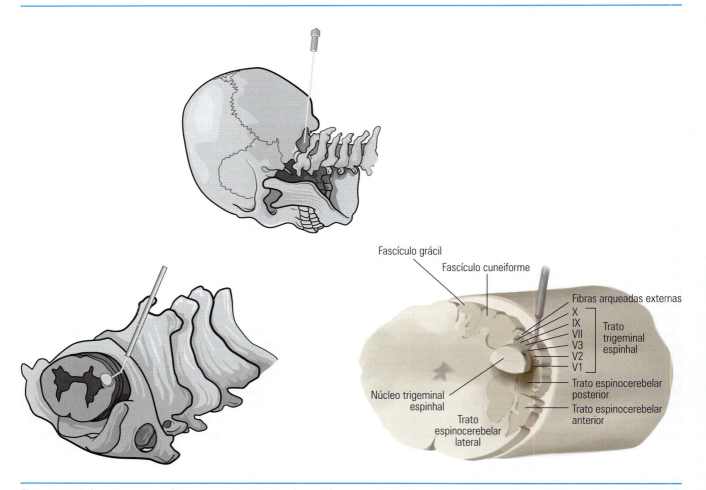

Figura 77.2.1. Desenhos esquemáticos que mostram os princípios e técnica da tratotomia – nucleotomia percutânea do trigêmeo. (Fonte: Adaptada de Radiofrequency Part2, Prof. M.Sluijter.)

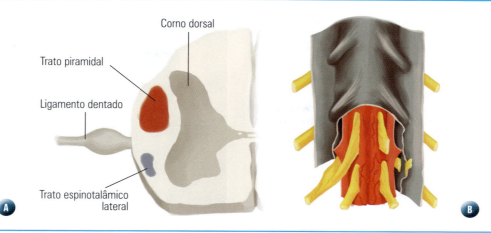

Figura 77.2.2. Representação esquemática das estruturas anatômicas. **(A)** Trato piramidal, espinhotalâmico lateral e ligamento dentado. **(B)** Dura (cinza), aracnoide (vermelho), nervos (amarelo), espinhal medula (bege). (Fonte: Adaptada de Radiofrequency Part 2, Prof. M. Sluijter Copyright Prof. Kanpolat.)

As contraindicações são as seguintes:
- Dor bilateral.
- Dor acima do dermátomo de C5.
- Dor não oncológica.
- Esperança de vida superior a um ano.
- Função respiratória muito diminuída que provoca ortopneia. A cordotomia não afeta, em geral a função respiratória, mas pode provocar uma diminuição transitória em alguns pacientes.
- Metástases peridurais e vertebrais. Isso se deve a que, como o procedimento requer a punção da dura, isso por si só pode alterar um equilíbrio delicado, causando paraplegia.

Complicações possíveis:
- Déficit motor, se a lesão é feita muito próxima do trato piramidal. Isso é geralmente transitório, exceto se as regras de execução do procedimento não forem seguidas.
- Paraplegia, se o procedimento é feito em pacientes com uma circulação do líquor comprometida.
- Retenção urinária transitória nas primeiras 48 horas após o procedimento.
- Síndrome de Ondina, em que o paciente pode respirar voluntariamente, mas em que a respiração para quando adormece é uma ocorrência rara e praticamente exclusiva da cordotomia bilateral.
- Disestesia. Essa é a complicação mais desagradável. Não aparece por norma antes de um ano após o procedimento e é a razão pela qual a cordotomia não é recomendada para pacientes com uma esperança de vida superior a um ano.

Técnica fluoroscópica

O trato espinotalâmico lateral situa-se imediatamente anterior ao ligamento denteado. Para visualizar o ligamento denteado, injeta-se uma emulsão de um contraste lipossolúvel (lipiodol) intratecal anterior ao ligamento. A visualização do ligamento é um requisito necessário para colocar o eletrodo com exatidão.

Posicionamento e instrumentação

O paciente é colocado em decúbito dorsal. O fluoroscópio é posicionado no eixo da mesa cirúrgica. Uma disposição perpendicular não é aceitável, pois causa contornos duplos durante os movimentos ligeiro da cabeça do paciente, difíceis de corrigir. Uma imagem sem contornos duplos é essencial.

Para estabilizar a cabeça usa-se fita adesiva e uma pressão suave é suficiente.

Durante o procedimento usa-se uma projeção lateral e eliminam-se os duplos contornos da estrutura em abóboda entre C1 e C2.

Um eletrodo de cordotomia de Lanvin é recomendado, cuja ponta ativa tem 2 mm.

Punção da dura e injeção do contraste

Tentar usar a mesma agulha para injetar o contraste e passar o eletrodo não é uma boa ideia. Exceto por muita sorte, a agulha ficará a 1 ou 2 mm do alvo. Embora não pareça uma grande distância para corrigir, de fato é. A dura a esse nível é uma estrutura espessa, firme e imóvel e quando a direção da agulha é mudada, o local de punção da dura age como um fulcro. Como a dura está muito próxima do alvo, uma grande variação angular é necessária para efetuar uma pequena mudança de posição da ponta.

Portanto, uma técnica de duas agulhas deve ser usada. Uma agulha de raquianestesia 20G é introduzida em um ponto de entrada ao nível do aspecto posterior da abóboda.

É dirigida anteriormente para o aspecto anterior da abóboda, alguns milímetros posterior à ponta da mesa. A agulha é avançada com cuidado, injetando anestésico local de acordo com o requerido ao longo do trajeto, até puncionar a dura. O nível de penetração é por norma de 6 a 8 cm. A punção da dura é perceptível, causando o que é chamado de *plop-feeling* e, quando ocorre, o avanço da agulha é travado, remove-se o estilete para verificar se sai líquor livremente e se volta a introduzi-lo.

Nessa fase, prepara-se a mistura do contraste. Isso tem de ser feito em uma seringa excêntrica de 20 mL. Em uma seringa centrada, a imagem do contraste é deficiente ou mesmo impossível de ver. A seringa é enchida com uma mistura de 3 mL de contraste lipossolúvel, 7 mL de soro fisiológico e 10 mL de ar ou, em alternativa, lipiodol com soro fisiológico 2:6 ou com líquor 1:1.

A seringa é em seguida agitada de modo vigoroso no plano horizontal. As partículas de contraste na emulsão gravitam; e se a seringa é agitada no plano vertical, as partículas afastam-se do bico da seringa e de fato não será injetado contraste.

Remove-se de novo o estilete e injeta-se 1 mL da mistura agitada. Remove-se a seringa, recoloca-se o estilete e observa-se o resultado. Deve-se ver três linhas distintas (Figura 77.2.3). A anterior (superior) mostra o bordo anterior da medula espinhal, a segunda linha imediatamente posterior e geralmente paralela é o ligamento denteado e a terceira, mais posterior, indica o bordo posterior do saco dural. Como o contraste desaparece com alguma brevidade, a agulha deve permanecer no local até a entrada do eletrodo para que se possa reinjetar, se necessário.

Introdução do eletrodo

Essa fase requer rapidez e precisão. O alvo é imediatamente anterior ao ligamento denteado para dor no membro inferior e 1 mm anterior ao ligamento dentado para dor no braço. Em ambos os casos o alvo deve estar no aspecto caudal da abóbada. É de fundamental importância que a abordagem ao alvo seja feita em uma direção perpendicular à medula espinhal. Se a cânula aponta para cima (ventral), pode com facilidade passar anterior à medula espinhal sem a penetrar. Se a cânula aponta para baixo (dorsal), vai penetrar a medula espinhal na proximidade do trato motor, no segmento posterior da medula espinhal, uma situação muito perigosa.

A cânula de RF é por isso introduzida perpendicularmente ao alvo (Figura 77.2.4).

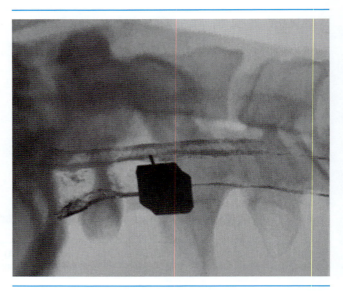

Figura 77.2.4. Cânula em posição para colocar o eletrodo. (Fonte: Adaptada de Radiofrequency Part 2, Prof. M. Sluijter Copyright Prof. Kanpolat.)

Imediatamente após se sentir a punção da dura, o estilete é removido e verifica-se a saída de líquor, que deve fluir com facilidade. O eletrodo é então inserido e a impedância medida. Nessa posição, a leitura da impedância deve ser baixa, variando entre os 200-500 ohms dependendo do sistema utilizado. O eletrodo é então avançado para o ponto-alvo. O avanço não deve ser com pressão contínua, pois isso empurra a medula espinhal adiante. Deve ser feito com pequenos movimentos intermitentes. Quando o eletrodo penetra a medula espinhal, a impedância sobe dramaticamente para 1.200-1.500 ohms.

A penetração na medula espinhal provoca uma dor aguda e intensa, descrita como punhalada, na região do pescoço.

Se não ocorre penetração, a cânula está provavelmente em uma posição muito anterior. A posição da cânula deve ser verificada na imagem radiológica para determinar se está na posição apropriada, pois pode ter havido deslocação provocada por movimentos ligeiros da cabeça do paciente. Os contornos duplos devem ser de novo eliminados. Se a cânula estiver muito anterior, deve ser retirada para uma posição extradural e reintroduzida na posição correta.

Estimulação e lesão

Estimulação com 50 Hz é iniciada. O limiar de estimulação deve ocorrer entre 0,05 e 0,2 V.

Isso pode provocar parestesias regionais e uma resposta térmica contralateral, uma sensação de calor ou queimação, ou uma sensação de frio. Essa resposta pode ser regional, mas geralmente afeta toda a metade contralateral do corpo.

A resposta não térmica, das parestesias, não é satisfatória. Uma lesão nessa localização, baseada nas parestesias, vai com probabilidade levar a uma analgesia incompleta mesmo se as parestesias coincidem com a região de dor.

É a resposta térmica que temos de interpretar. Se houver resposta térmica, a localização da mesma é de

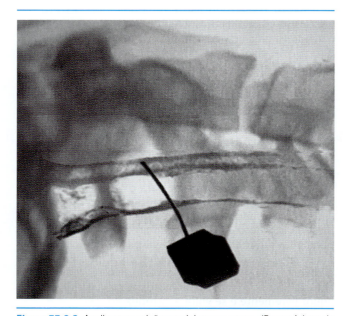

Figura 77.2.3. Agulha em posição para injetar contraste. (Fonte: Adaptada de Radiofrequency Part 2, Prof. M. Sluijter Copyright Prof. Kanpolat.)

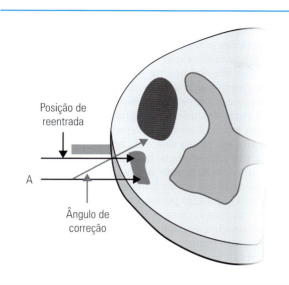

Figura 77.2.5. Correção imaginária da cânula. (Fonte: Adaptada de Radiofrequency Part 2, Prof. M. Sluijter Copyright Prof. Kanpolat.)

importância secundária. Por exemplo, se a dor é no braço e a resposta térmica é na perna, uma lesão nessa localização vai provavelmente causar perda de sensibilidade à pesquisa com alfinete e em todo o hemicorpo contralateral de C5 a S5 e aliviará a dor completamente. Se não se consegue obter resposta térmica, o eletrodo deve estar em uma posição ligeiramente anterior. Se não se obtém uma resposta satisfatória e a posição tem de ser alterada, é melhor retirar a cânula e recomeçar. Contraste pode ser injetado pela primeira agulha para obter uma melhor visualização. Isso é preferível à tentativa de correção da direção da cânula, pois a dura, como dissemos antes, atua como um fulcro para essas mudanças de direção e se a medula espinhal é abordada em uma direção que se afasta marcadamente do plano horizontal, podemos passar a medula espinhal anteriormente ou ficar demasiado próximos do trato motor (Figura 77.2.5).

Se a posição é satisfatória, prossegue-se para a estimulação motora a 2 Hz. Isso provoca contrações no trato motor homolateral, pois a decussação do trato piramidal é rostral ao nível de C1-C2. Essas contrações não devem ocorrer abaixo de 1 V. Essa regra é ligeiramente negociável no de caso de um limiar sensorial extremamente baixo, em que uma lesão de baixa temperatura será suficiente.

As lesões são iniciadas a 75 °C durante um minuto. Durante a lesão, a força do aperto de mão homolateral é verificada continuamente e pede-se ao paciente para elevar o membro inferior homolateral. Se houver sinal de diminuição da força, a lesão é parada imediatamente. Após a lesão, a sensibilidade dolorosa contralateral, ou seja, do lado da dor, é pesquisada com alfinete. Deve haver uma diferença marcada comparada com o lado homolateral e, se isso não acontecer, são feitas mais lesões com incrementos de temperatura de 5 °C até que ocorra tal diferença.

Cuidados pós-procedimento:

- A micção deve ser verificada e no caso de retenção urinária pode ser necessário cateterizar o paciente por alguns dias.

- A mobilização inicia-se no dia seguinte sob supervisão. Fraqueza ligeira homolateral é uma ocorrência normal e é atribuída ao edema.
- A dose de opioides deve ser reduzida. Se tudo correu bem, o paciente está agora sem dor e a dose elevada de opioides pode causar parada respiratória.
- Temperatura elevada nas primeiras 24 horas é usual e é uma reação ao contraste no espaço intrarraquídeo.

A cordotomia nem sempre é um procedimento isento de percalços. O paciente pode estar apreensivo ou estar sempre a mexer; a imagem obtida com contraste nem sempre é da qualidade desejada e o tempo é um fator importante. É desconfortável para o doente estar com a cabeça fixa e inserções repetidas na medula espinhal são dolorosas. Com o tempo, o paciente começa a ficar desesperado e o médico sente-se cada vez mais pressionado para acabar depressa.

Uma cordotomia em que tudo corre favoravelmente demora menos de 20 minutos. É bom, para o doente e médico, colocar como limite de tempo 40 minutos para efetuar o procedimento. A não ser que haja uma solução rápida à vista nessa altura, é melhor cancelá-lo e remarcá-lo para alguns dias mais tarde.

Kanpolat utiliza uma técnica guiada por tomografia computorizada.

O modo de utilização da tomografia computorizada é similar ao utilizado na mielotomia percutânea por radiofrequência e na tratotomia e nucleotomia do nervo trigêmeo por radiofrequência, já referidos.

Publicou, em 2007, os resultados de 232 cordotomias efetuadas entre 1987 e 2006, por essa técnica, em 207 pacientes, dos quais 197 eram oncológicos e 17 padeciam de dor não oncológica.

Dos doentes oncológicos, 58 tinham câncer de pulmão, 23 mesoteliomas, 15 tumor de Pancoast, 21 carcinomas metastáticos e 53 cancros sem origem determinada. Em 12 doentes fez cordotomia bilateral com uma semana de intervalo. O sucesso foi de 95% no conjunto dos doentes e um pouco superior na dor do câncer. Não houve mortes nem complicações severas. A única complicação permanente foi disestesia em quatro doentes, 1,9%. As complicações transitórias desapareceram no período de três semanas e foram na cordotomia unilateral, ataxia em cinco doentes (2,4%) e déficit motor também em cinco doentes (2,4%). Na cordotomia bilateral em que todos os 12 pacientes tiveram sucesso e que foi usada para dor abaixo do tórax, houve três casos de hipotensão e dois casos de retenção urinária temporária.[21]

CRF no sistema nervoso periférico

No sistema nervoso periférico, a utilização de lesões neurodestrutivas térmicas por radiofrequência para tratamento da dor oncológica podem ser efetuadas no sistema nervoso simpático e no sistema nervoso somático.

• CRF no sistema nervoso periférico somático

O objetivo destes procedimentos é obter uma analgesia mais prolongada do que a obtida com os bloqueios diagnósticos efetuados com anestésicos locais, que os devem preceder exceto se contraindicados.

São feitos com controle de imagem fluoroscópica, tomográfica ou ecográfica.

As indicações são limitadas pelas seguintes razões:

- Por um lado, a técnica visa alvos precisos, estando indicada onde a dor está limitada ao território anatômico inervado pelo nervo a lesionar. No câncer, a dor é na maioria dos casos difusa e generalizada, com múltiplas regiões anatômicas geradoras de dor, não sendo uma opção viável a multiplicidade de lesões requeridas.

- Como foi dito anteriormente, as lesões destinam-se a interromper a transmissão do sinal nociceptivo de uma forma mais precisa e mais segura que as alternativas para esse efeito. Porém, a dor do câncer é complexa e apresenta na maioria dos pacientes um componente de dor neuropática severa, provocada por infiltração dos nervos pelo tumor ou por compressão mecânica, inflamação e isquemia das estruturas nervosas, ou pelos efeitos adversos da quimioterapia, radioterapia e cirurgias radicais.

Conceitualmente, a interrupção da transmissão da dor nociceptiva é aceitável.

Na dor neuropática, a lesão em uma estrutura nervosa geradora de dor, por estar acometida de lesão ou disfunção, e em que a lesão pode agravar a dor que se pretende tratar e causar novos tipos de dor e déficits sensoriais, motores e autonômicos, não parece ser uma boa ideia. É por esta razão que os procedimentos no gânglio da raiz dorsal e no gânglio do trigêmeo, são feitas com temperaturas mais baixas e neste último as lesões são gradadas para evitar ou minimizar danos os colaterais como a disestesia e a dor por desaferentação.

Por essas razões não é recomendada como procedimento inicial sendo a radiofrequência pulsada uma melhor opção inicial.

Em nervos periféricos sensoriais, em que a fraqueza motora não seja um impedimento, é aceitável, ainda que não recomendável, que a ablação seja feita antes de tentar a pulsada; por exemplo, a lesão dos ramos articulares do nervo obturador e femoral para aliviar a dor da articulação do quadril ou lesão dos nervos geniculares para dor do joelho.

Esse paradigma é também recomendado por Gualiti, para pacientes com dor intratável da parede torácica.[26]

- A lesão a nervos mistos pode causar déficit motor ou paralisia, o que constitui uma grande limitação à sua utilização nesses nervos.

- A progressão do câncer causa, em geral, a recorrência precoce da dor após o tratamento e o aparecimento de novas dores na região mediadas por outros nervos.

- A destruição e/ou a deformação dos tecidos podem ser obstáculos impeditivos de abordar os alvos a atingir.

Os alvos mais usados são os nervos periféricos, os nervos espinhais, os gânglios da raiz dorsal, e os gânglios dos nervos cranianos V e IX (Gasser e petroso).[27]

Merece uma clarificação o termo rizotomia usado para muitos dos procedimentos. Do ponto de vista formal e etimológico, a rizotomia consiste em uma lesão às raízes. Nos nervos espinhais, essas são formadas pelas radículas anteriores e posteriores, dando origem às raízes anteriores e posteriores que se unem para formar o nervo segmentar que imediatamente se divide para dar origem às divisões anterior e posterior do nervo. A divisão posterior dá origem ao nervo recorrente articular que na nomenclatura anglo-saxônica é designado por *medial branch*. As raízes são mediais ao nervo segmentar e o gânglio da raiz dorsal situa-se nessa raiz, tal como o nome descreve, estando na sua extremidade lateral. No nervo trigêmeo, o gânglio, que corresponde aos gânglios da raiz dorsal dos nervos espinhais, está muito afastado das raízes. No glossofaríngeo o gânglio petroso também não é uma raiz. Porém, procedimentos destrutivos efetuados nessas estruturas são chamados de rizotomias indiscriminadamente. Nas publicações, temos rizotomia de facetas (lesão do ramo recorrente articular), rizotomia do nervo trigêmeo (lesão no gânglio de Gasser), rizotomia do nervo glossofaríngeo (lesão no gânglio petroso), rizotomia dos nervos espinhais (lesão na divisão anterior, lesão na divisão posterior e gangliotomias). Dessas, o único procedimento feito em raízes é a gangliotomia, que é uma rizotomia seletiva na raiz dorsal.

• Gangliotomias

Podem ser efetuadas em todas as regiões, embora sejam pouco utilizadas pelas complicações possíveis, sensoriais, motoras e autonômicas, e pelas dificuldades técnicas que são requeridas em alguns níveis. Por exemplo, para aceder aos gânglios torácicos acima de T7, é necessário fazer perfuração do osso; déficits motores podem ocorrer ao produzir lesões nos níveis envolvidos na motricidade dos membros, perda de função dos esfíncteres em lesões das raízes S2, S3 e S4 e a lesão de C8 é particularmente sensível a provocar desaferentação e déficit motor. Esses procedimentos são substituídos com vantagem pela pulsada.

Gofeld, em 2008, relata a termocoagulação em um paciente com dor no braço e ombro por invasão das raízes C5 a C8 do plexo braquial por um tumor de Pancoast.

A localização do tumor era impeditiva de usar uma abordagem anterolateral, tendo usado uma abordagem posterolateral sob ecografia para lesionar os níveis de C4 a C7, mas utilizou também fenol a 10%, sendo impossível determinar o mérito das rizotomias. O paciente teve alívio completo da dor que se manteve por três meses.[28]

• Nervos intercostais

Lesões de termocoagulação por radiofrequência dos nervos intercostais efetuadas sob fluoroscopia ao nível do ângulo da costela, para tratamento de dor não oncológica da parede torácica provocada por trauma, foram relatados por Engel em 2011, e de seis pacientes tratados cinco tiveram alívio sustentado da dor.[29]

Tak Oh, em 2018, relatou o tratamento feito a 100 pacientes oncológicos com dor severa da parede torácica, tratou até três nervos intercostais por paciente com termoablação por radiofrequência sob controle fluoroscópico, aplicada ao nervo no espaço paravertebral (raiz primária). Refere uma diminuição na escala numérica de dor (NRS) de 7 para 4 que se manteve por seis meses e concluiu que o procedimento foi eficaz e que não provocou insuficiência respiratória. Dada a limitada espectável sobrevida desses pacientes, não pesquisou outros efeitos laterais adversos.[30]

El-Dermedosh, também em 2018, relatou os resultados da aplicação da RFC ao GRD torácico em 62 pacientes com dor oncológica torácica. Os resultados imediatos foram satisfatórios e aos três meses 30,6% dos pacientes mantinham um resultado excelente, 56,5% um resultado bom, 12,9% um resultado aceitável e nenhum paciente referiu um mau resultado. As complicações foram neurite e hipoestesia que ocorreram em 11,3% dos pacientes.[31]

• Nervo glossofaríngeo

A lesão pode fazer-se por coagulação do gânglio petroso no forame jugular. O procedimento é feito sob fluoroscopia com uma abordagem anterolateral semelhante à abordagem do gânglio do trigêmeo, mas o alvo radiológico é o forame jugular. O procedimento pode causar bradicardia, assistolia e hipotensão severas, pela proximidade do nervo vago. Essa técnica causa mortalidade e morbidade elevadas e não é recomendada.[32]

A abordagem cervical lateral é a preferida pela facilidade de execução. O nervo cursa posterior à apófise estiloide da mastoide e pode ser abordada sob fluoroscopia ou tomografia. Na técnica fluoroscópica, o paciente é colocado em decúbito dorsal, a apófise estiloide é visualizada em projeção lateral e uma cânula 22G 45 mm com 5 mm de ponta ativa é introduzida medialmente até tocar a apófise estiloide, sendo de seguida guiada para passar o bordo posterior da apófise 0,5 cm medialmente. Uma projeção anteroposterior mostra a ponta da cânula medial à apófise. Se não se conseguir visualizar a apófise, marca-se como ponto de entrada o ponto médio de uma linha traçada a unir a ponta da mastoide ao ângulo da mandíbula e tenta tocar-se a apófise estiloide para prosseguir como descrito anteriormente.

Estímulo sensorial a 50 Hz, de até 0,5 V, deve produzir dor concordante na região da língua, faringe e amígdala. Estimulação motora a 2 Hz de até 1 V deve ser negativa sem contrações do diafragma, trapézio e esternocleidomastóideo, inervados respetivamente pelo nervo frênico e nervo acessório e se existe bradicardia ou hipotensão e então se procede para a lesão.[33] Salar, em 1983, relatou os resultados do procedimento em oito doentes, em que cinco tinham câncer da orofaringe. Os resultados imediatos e subsequentes foram satisfatórios e não houve complicações neurológicas severas, exceto bradicardia e hipotensão transitórias.[34]

• Nervo trigêmeo

Lesões de RFC podem ser efetuadas no gânglio do trigêmeo em ramos das três divisões. A escolha vai depender da condição do paciente e da previsão de evolução do tumor em tamanho e direção.

Se a dor envolve estruturas dependentes da segunda e/ou terceira divisão sem atingimento da primeira, pode-se fazer a lesão aos nervos maxilar e/ou mandibular geralmente pela via extraoral, evitando a possibilidade de causar anestesia da córnea e possível queratite subsequente. Se o acesso é impossível por invasão da fossa pterigopalatina ou há envolvimento da primeira divisão, deve-se fazer a lesão ao gânglio. Esses procedimentos produzem analgesia que pode se manter mesmo com a progressão do tumor. O impacto da lesão da córnea é diferente em um doente com tumor avançado e uma expectativa de sobrevida muito limitada em relação a um doente com uma expectativa de vida extensa, sendo mais bem tolerada no primeiro caso, se ocorrer.[27]

Os nervos supratroclear e supraorbitário ramos do nervo oftálmico, o infraorbitário ramo do nervo maxilar, e os nervos alveolar inferior e mental ramos do mandibular são alvos possíveis de CRF.

• Lesão no gânglio de Gasser

O procedimento tem uma longa tradição no tratamento da neuralgia idiopática do trigêmeo[35] e tem indicação em casos bem selecionados de dor oncológica.[27]

É feita sob sedação analgésica com midazolan e fentanil ou alfentanil,[35] ou anestesia neuroléptica com o doente capaz de colaborar e dar informação válida ou anestesia intermitente com methohexital[36] ou propofol,[37] para permitir puncionar o gânglio, um processo muito doloroso, e que permita acordar o doente para colaborar e informar durante a estimulação e a pesquisa de sensibilidade e motricidade antes e após as lesões.

A técnica de execução é feita sob fluoroscopia, com o paciente em decúbito dorsal e com a cabeça em extensão usando um apoio sob as omoplatas. A posição do fluoroscópio é ajustada até visualizar o forame oval imediatamente medial ao ramo da mandíbula e lateral ao maxilar superior. Para isso, faz-se uma projeção submentoniana e oblíqua homolateral. A forma do forame varia com o ângulo dos raios X no plano horizontal. Uma projeção mais vertical mostra-o com uma forma circular. Uma direção mais horizontal mostra o forame como uma fenda achatada. O fluoroscópio deve ser ajustado para o forame aparecer com a sua forma ovalada (Figura 77.2.6).

O ponto de entrada é marcado sobre o alvo e a sua relação com o canto da boca é muito variável entre pacientes. O ponto de entrada pode ser imediatamente superior à mandíbula, mas pode ser também em uma posição muito superior perto do maxilar superior. A divisão que é alvo do tratamento também determina a escolha do ponto de entrada. Para a primeira divisão, a posição final deve ser mais medial, mais superior e mais profunda. Para a terceira divisão, a posição final é mais lateral, mais inferior e menos profunda.[37] A cânula (TEW kit, TIC kit) é introduzida em visão de túnel paralela aos raios X, com um dedo do intervencionista na boca do paciente ao longo dos molares até contatar a lâmina pterigoide lateral para orientar o trajeto da cânula e evitar puncionar a mucosa. O fluoroscópio é então colocado em projeção lateral e a cânula avançada em direção ao ângulo formado pelo *clivus* e o osso petroso e deve ficar em uma região entre os 5 mm e os 15 mm abaixo do plano da base da sela turca (Figura 77.2.7). Em projeção lateral, o limite do avanço da ponta da cânula é de 7 mm distal ao plano do *clivus*. Para V3, o alvo é 5 mm proximal ao plano do *clivus*, a cânula é avançada em incrementos de 5 mm para

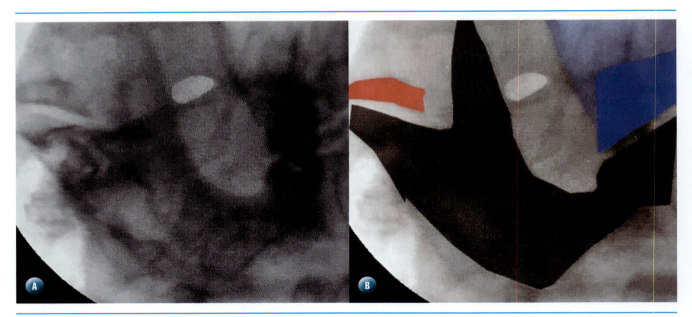

Figura 77.2.6. Forame oval e estruturas adjacentes em projeção oblíqua submentoniana. **(A)** Raios X. **(B)** Vista esquemática de A: mandíbula (preto), maxila (azul), zigoma (vermelho). (Fonte: Adaptada de Radiofrequency Part 2, Prof. M. Sluijter Copyright Prof. Kanpolat.)

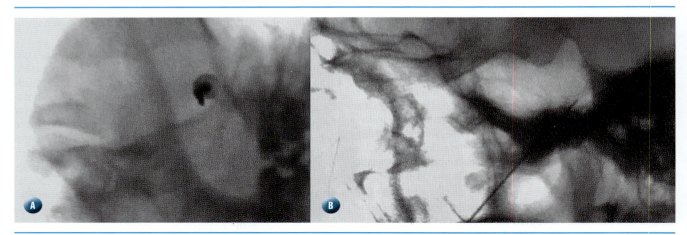

Figura 77.2.7. Posição da cânula na segunda divisão do trigêmeo. **(A)** Projeção oblíqua. **(B)** Projeção lateral. (Fonte: Adaptada de Radiofrequency Part 2, Prof. M. Sluijter Copyright Prof. Kanpolat.)

atingir V2 no plano do *clivus* e V1 5 mm distal ao plano do *clivus*. O estilete é retirado e é frequente obter-se líquor. Introduz-se o eletrodo, acorda-se o paciente e procede-se à estimulação sensorial com 50 Hz, que deve provocar parestesias no território da dor, que ocorrem geralmente a < 0,3 V e verifica-se se existe estimulação motora a 2 Hz na forma de movimentos oculares para o território dos III, IV, VI ou VII nervos cranianos ou contração do masseter para o território do nervo mandibular e que podem obrigar a reposicionar a cânula. Após verificar que o eletrodo está no alvo, anestesia-se de novo o paciente e procede-se à primeira lesão cuja temperatura e tempo de lesão são correlacionados com o limiar do estímulo. A lesão é feita entre os 50 e 70 °C durante 60 segundos[35] ou entre os 60 °C e os 80 °C durante 30 a 60 segundos[36] ou entre os 75 e 95 °C com tempo de lesão de 30 a 90 segundos,[38] dependendo dos autores.

Se o limiar do estímulo é < 0,1 V, a primeira é lesão feita a 60 °C por 30 segundos; entre 0,2 e 0,3 V, a 65 °C; entre 0,3 e 0,4 V, a 70 °C; e entre os 0,7 e 0,8 V, é feita a 80 °C. Nas três últimas instâncias, faz-se a lesão por 60 segundos. Se o limiar de estímulo for > 1 V a cânula deve ser reposicionada. Durante a lesão, observa-se se aparece vasodilatação que deve ser circunscrita ao território da divisão que se pretende tratar. Acorda-se de novo o paciente para avaliar o resultado da primeira lesão, por meio da pesquisa da sensibilidade dolorosa com alfinete e da sensibilidade tátil com algodão e compara-se com o lado não tratado; verifica-se o reflexo da córnea e a descrição da presença ou ausência de dor. O objetivo é obter hipoalgesia ou analgesia com o menor grau de déficit sensorial possível. Se o resultado for insuficiente, repete-se até três ou quatro lesões graduais com incrementos da temperatura de 5 °C e de acordo com as normas seguidas na primeira lesão. Após a primeira lesão e com um resultado ainda não satisfatório, muitos pacientes já toleram as lesões subsequentes sem necessidade de anestesia geral.

O procedimento é bem tolerado, com uma morbidade baixa e uma mortalidade quase inexistente. Kanpolat, na maior série publicada no tratamento de neuralgia idiopática do trigêmeo em 1.600 pacientes e 2.138 procedimentos, relata que não houve mortes e as complicações permanentes foram fraqueza do masseter em 4,1%, diplopia em 0,8%, disestesia em 1%, anestesia dolorosa em 0,8%, queratite em 0,6%, e perda do reflexo da córnea em 5,7%.[35]

Na dor do câncer avançado, se ocorrer recorrência imediata, o procedimento pode ser repetido. Devido à sobrevida limitada, a recorrência por progressão do tumor não se manifesta antes da morte dos pacientes. A utilização do procedimento para dor do câncer foi apenas descrita por dois autores. Tognetti, em 1983, relatou os resultados em 38 pacientes com dor facial por cancro na distribuição do trigêmeo, dos quais 31 eram tumores da face e 7 intracranianos. Todos os pacientes obtiveram alívio completo imediato da dor; e em 35 foi feita a avaliação da dor por um período médio de sete meses, tendo 71% obtido alívio completo no período imediato, que se manteve em 49% até ao fim do acompanhamento.[39] Mendelson, em 2013, relatou um caso de dor facial por câncer de língua em que obteve alívio da dor que se manteve até a morte do paciente, passado um mês.[40]

• *Gânglio esfenopalatino*

O gânglio esfenopalatino é um gânglio autonômico localizado na fossa esfenopalatina ou pterigopalatina, abaixo do nervo maxilar, no forame que conecta a fossa com a cavidade nasal ou adjacente a este. Fibras pré-ganglionares do nervo facial chegam ao gânglio pelo nervo grande petroso superficial e fibras simpáticas pós-ganglionares do plexo carotídeo chegam pelo nervo petroso profundo que se unem para formar o nervo vidiano. Muitas fibras aferentes que têm origem na mucosa nasal, palato mole e faringe, cruzam o gânglio no trajeto para o nervo maxilar e eventualmente para o gânglio de Gasser. Os procedimentos de radiofrequência ao gânglio fazem-se por abordagem lateral infrazigomática sob fluoroscopia.[41]

A principal indicação para a lesão do gânglio esfenopalatino é para o tratamento de cefaleia em salvas.[41]

Shanghavi, em 2017, relata os resultados da termoablação do gânglio por radiofrequência em 33 pacientes com câncer avançado de cabeça e pescoço. Os procedimentos foram efetuados sob fluoroscopia e precedidos de bloqueio com anestésico local intranasal. Relata que obteve resultados satisfatórios, com uma redução da dor pela escala visual de avaliação de 8,4 para 1,36, com uma duração média da analgesia de 17,5 semanas e que não houve complicações severas (Figura 77.2.8).[42]

• *Simpatectomias por RFC*

Esses procedimentos consistem na interrupção do sistema simpático em gânglios simpáticos pré-vertebrais, plexos simpáticos ou nervos simpáticos que deles emanam.

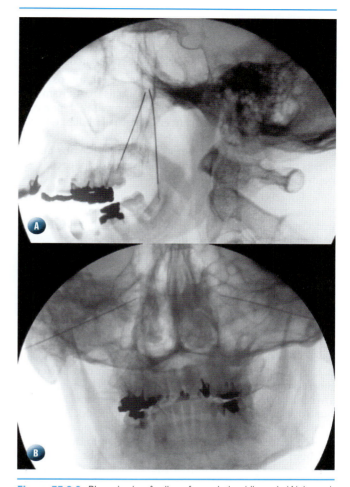

Figura 77.2.8. Bloqueio do gânglio esfenopalatino bilateral. (A) Lateral; agulhas na fossa pterigopalatina. (B) AP; agulhas ao nível do meato médio, encostadas na parede lateral do nariz. (Fonte: Fotos cedidas pelo Dr. Fabrício.)

São usadas para tratar dor visceral, dor dependente ou mediada pelo simpático como em muitos casos de síndrome de dor regional complexa e síndrome pós-mastectomia, para aliviar a isquemia (síndrome de Raynaud, doença de Buerger) e hiperidrose e têm uma longa história no tratamento da dor oncológica feito com neurólise química com fenol ou álcool.

Nas lesões, são destruídas fibras nociceptivas aferentes viscerais além das fibras simpáticas eferentes cuja atividade é responsável pela dor mediada pelo sistema simpático.

Fibras aferentes nociceptivas viscerais, que têm os corpos celulares nos gânglios da raiz dorsal de T1 a L2 ou L3 cursam com o sistema autonômico simpático. Ao contrário do que acontece no sistema nervoso periférico somático, em que existe uma inervação somatotópica bem definida, a grande convergência de fibras simpáticas permite a interrupção da nocicepção em áreas extensas com lesões localizadas, podendo ser usada para tratar dores viscerais difusas no tórax, abdome e cavidade pélvica.

As lesões por radiofrequência térmica podem ser aplicadas nos gânglios simpáticos cervical (estrelado), torácicos, nervos esplâncnicos, lombares e gânglio ímpar.[43]

• Nervos esplâncnicos

Na dor oncológica tem havido um incremento da simpatectomia por radiofrequência e o procedimento mais usado é a simpatectomia dos nervos esplâncnicos.

Raj, em 1999, descreveu a técnica e relatou os resultados obtidos em 22 pacientes dos quais 10 tinham dor causada por câncer, 7 por câncer de pâncreas, 1 por câncer de fígado e outro por câncer da vesícula biliar, e todos obtiveram um alívio da dor > 50%. Alguns doentes não oncológicos tiveram de repetir o procedimento aos quatro meses por recorrência da dor. Não houve complicações em nenhum paciente.[44]

Em 2002, relata a experiência acumulada em 107 doentes tratados com a técnica, enter os quais alguns são oncológicos, mas não refere quantos. Os resultados descritos são idênticos aos referidos na primeira série.[45]

Papadopoulos relatou em 2013 os resultados da termocoagulação bilateral por radiofrequência dos nervos esplâncnicos em 35 pacientes com dor abdominal por câncer avançado de pâncreas. A dor diminuiu significativamente em todos os pacientes no período imediato e o alívio manteve-se por cinco meses. Antes do procedimento, a NRS (escala numérica de dor) era 8,9; imediatamente após as lesões era 0,25; aos três meses, 2,38; aos quatro meses, 3,2; e aos cinco meses, 3,6. A maior parte dos pacientes morreu nos primeiros quatro meses em que permaneciam vivos nove pacientes; aos cinco meses permaneciam vivos quatro; e aos seis meses todos tinham falecido. A qualidade de vida melhorou significativamente nos quatro meses subsequentes à terapia e consumo de opioides diminui também significativamente. As únicas complicações registadas consistiram de diarreia transitória em 11 pacientes e dor abdominal também transitória devido a cólica em cinco, e ambas se resolveram na primeira semana.[46]

Técnica de RF aos nervos esplâncnicos

Os nervos esplâncnicos têm fibras aferentes que transmitem os sinais nociceptivos das vísceras do abdome superior. Estão contidos em um compartimento estreito limitado com um volume de cerca de 10 mL, entre os corpos vertebrais medialmente, a pleura lateralmente, ventralmente pelo mediastino posterior e dorsalmente pelos ligamentos da pleura às vertebras e é limitado inferiormente pela crura do diafragma.

Três nervos esplâncnicos cruzam esse compartimento bilateralmente, o esplâncnico maior com origem nas raízes de T5-T10, o menor com origem nas raízes de T10-T11 e o ínfimo com origem nas raízes T11-T12.

O procedimento é feito sob fluoroscopia com anestesia local ao nível de T11 ou T12.

Usa-se uma cânula de 15 cm 22G com ponta romba ou fina e com ponta ativa de 15 mm. Se se usar uma cânula romba, esta tem de se introduzir através de um cateter de acesso venoso de diâmetro compatível.

O paciente é colocado em decúbito ventral com um apoio sob o abdome para reduzir a lordose lombar, é monitorizado e hidratado para minimizar a hipotensão.

O fluoroscópio é colocado ipsolateral ao lado a tratar, perpendicular ao tronco do paciente, em um nível capaz de rodar e visualizar T10 a L3.

Em projeção anterior visualiza-se T11 e T12 e corrige-se a imagem para alinhar as placas vertebrais inferiores, isto é, obter uma visualização delas como uma linha sem duplos contornos.

O ângulo costovertebral é identificado e deve projetar-se ao nível do meio da altura do corpo vertebral, na concavidade do corpo vertebral, deixando espaço livre suficiente abaixo.

Se o espaço for insuficiente, corrige-se o fluoroscópio para uma posição mais caudal até obter a imagem em que o ângulo costovertebral fique no meio da altura da vertebra. Faz-se de seguida uma projeção oblíqua de 5° a 15° ipsolateral.

O ponto de colocação da ponta da cânula (o alvo anatômico) é no bordo lateral do corpo vertebral de T11 ou T12 imediatamente abaixo do ângulo formado pela costela e o corpo vertebral (ou na concavidade do corpo vertebral).

O ponto de entrada é marcado com um objeto metálico sobre esse ponto e não deve exceder uma distância de 4 cm desde a apófise espinhosa para evitar o risco de pneumotórax.

Após anestesia local a cânula é avançada em visão de túnel em direção ao alvo. Inicialmente a ponta da cânula é rodada externamente para evitar a penetração do forame e quando este for ultrapassado roda-se medialmente para permanecer em contato com o corpo vertebral. Verifica-se a profundidade da cânula a cada 0,5 cm em projeção lateral.

A posição final é na junção entre o terço anterior e o terço médio do corpo vertebral. Em uma projeção antero-posterior, a ponta da cânula deve tocar a borda lateral do copo vertebral.

Com a cânula no alvo anatômico, introduz-se o eletrodo e a impedância deve ser < 250 ohm. Procede-se à estimulação a 50 Hz (1 ms) e o paciente deve sentir uma vibração no epigástrio com um limiar abaixo de 1 V; se isso não acontecer a cânula deve ser cuidadosamente reposicionada até que o estímulo seja percebido.

A estimulação motora a 2 Hz (1 ms) não deve produzir contrações nos músculos intercostais até 2,5 V, se acontecer a cânula de ser avançada alguns milímetros anteriormente para se afastar do nervo intercostal.

Após obter um resultado satisfatório, injetam-se 2-3 mL de lidocaína 2%, bupivacaína 0,5% ou ropivacaína 0,2%, e procede-se às lesões. Estas são feitas a 80-85° durante 90 segundos por três vezes em cada nível.

As complicações mais frequentes são a diarreia e a hipotensão que podem ocorrer imediatamente após o procedimento e são transitórias.

Se se pretende efetuar o bloqueio anestésico, injeta-se 1 mL de contraste não iônico; o contraste deve mostrar uma imagem em forma de salsicha e ficar retido entre as vértebras torácicas e sobre a borda lateral da vertebra. Injetam-se 5 mL de anestésico local (bupivacaína 0,5% ou ropivacaína 0,2%). Volumes superiores aumentam a incidência de resultados falso-positivos e a possível anestesia do nervo frênico com os consequentes problemas respiratórios (Figura 77.2.9).

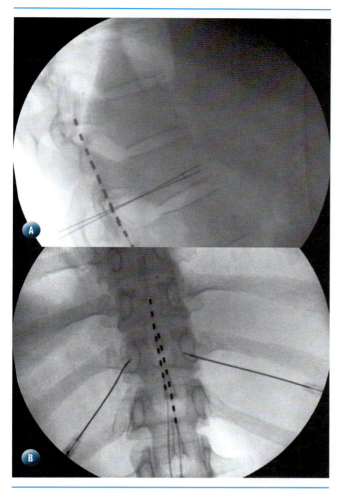

Figura 77.2.9. RF dos nervos esplâncnicos. **(A)** Lateral; cânulas colocadas no terço anterior do corpo vertebral. **(B)** AP; cânulas colocadas na borda lateral do corpo vertebral ao nível de T11. (Fonte: Fotos cedidas pelo Dr. Fabrício.)

• *Outros alvos de simpatectomia*

Zavridis, em 2017, relatou os resultados das lesões por termocoagulação guiadas por tomografia em 22 pacientes com dor oncológica por diversos tipos de tumor: nove com câncer de pâncreas, cinco tumores de Pancoast, três de ovário, dois de útero, dois de cólon, um de rim e um linfoma.

A lesão dos nervos esplâncnicos e/ou gânglio celíaco foi aplicada a nove pacientes, aos gânglios lombares a dois, ao plexo hipogástrico superior a cinco, ao gânglio estrelado a cinco e aos gânglios T2 e T3 a um. Para o gânglio estrelado usou uma abordagem anterior ao nível de C7; para os nervos esplâncnicos usou uma abordagem posterior retrocrural ao nível T12; para o gânglio celíaco usou uma abordagem posterior transcrural ao nível de L1; para os gânglios lombares fez o procedimento em dois ou três níveis em L2, L3 e L4 por abordagem posterolateral; para o hipogástrico superior usou um acesso posterolateral pelo espaço definido entre a asa do sacro e o processo articular de S1 ou a via transdiscal L5-S1; e para os gânglios torácicos usou uma abordagem posterolateral. Refere que todos os pacientes tiveram alívio significativo da dor com uma redução da escala numérica de dor de um valor médio de 9,5 antes dos procedimentos para 3,27 aos seis meses após os mesmos e não houve complicações severas.[47]

Gânglio ímpar

Em 2010 foi relatado o tratamento de coccidinia não oncológica em dez pacientes por termocoagulação do gânglio ímpar por radiofrequência. Todos os pacientes obtiveram melhora significativa e sustentada da dor. Os procedimentos foram feitos sob fluoroscopia e a abordagem ao gânglio foi transcoccígea, por meio da junção intercoccígea C1-C2 ou sacrococcígea[48] e em 2014 foi relatado um caso de tenesmo retal em paciente com câncer de cólon que obteve alívio satisfatório da dor.[49]

• Dor mediada pelo simpático

Muitos pacientes oncológicos desenvolvem dor severa após serem submetidos a cirurgias radicais. Muitas dessas dores têm um componente de dor neuropática e são mediadas ou provocadas pela atividade no sistema nervoso simpático. Bloqueios diagnósticos simpáticos permitem estabelecer se a dor é mediada pelo simpático. Após um resultado positivo (analgesia ou melhora significativa da dor) os doentes podem ser submetidos a simpatectomia para obter um resultado mais duradouro.

Uma das síndromes de dor mais frequentes é a síndrome de dor neuropática pós-mastectomia.

Dois estudos relatam os resultados da aplicação de radiofrequência térmica e pulsada no gânglio estrelado, em doentes com a síndrome.[50,51]

Em um estudo de 2016, a radiofrequência foi aplicada a 60 pacientes, dentre os quais a 30 foi aplicada a RF térmica e a RF pulsada aos outros 30.

No outro estudo de 2018 envolvendo 80 pacientes, 40 foram submetidos a RF térmica e os outros 40 a RF pulsada com uma voltagem de 60 a 70 V. A percentagem de pacientes que teve uma resposta favorável, foi significativamente maior nos grupos submetidos à RF térmica nos dois estudos ao primeiro dia e ao fim de um e três meses no estudo de 2016 e ao fim de uma semana, um mês, três meses e seis meses no estudo de 2018. A única complicação foi ptose transitória que se resolveu em algumas semanas, em 6,6% dos pacientes submetidos a RF térmica nos dois estudos.

■ RADIOFREQUÊNCIA PULSADA NA DOR DO CÂNCER

A RFP comporta-se clinicamente como não destrutiva com vantagens óbvias em relação à RFC em algumas situações:

• Permite a sua aplicação em estruturas onde a CRF não pode ser aplicada como no espaço epidural, no espaço intra-articular ou nos plexos braquial e lombossacro.
• Não provoca danos colaterais nos alvos e tecidos adjacentes, permitindo tratar estruturas nervosas como o gânglio da raiz dorsal, o gânglio trigêmeo, nervos espinhais, plexos nervosos e nervos periféricos sem causar déficits motores como a paralisia ou paresia, diminuição ou perda de esfíncteres e alterações sen-

soriais como a disestesia, hipoestesia e síndromes de desaferentação.

- Não requer a necessidade de perfurar osso para atingir o GRD nos níveis torácicos acima de T7 e no sacro.
- Não tem a limitação do número de níveis a tratar como na CRF. Por exemplo, em dor da parede torácica a ablação do GRD ou dos nervos intercostais é restringida a três níveis por poder causar diminuição da função respiratória.

A RFP teve um grande incremento de utilização nos últimos anos no tratamento da dor neuropática.

Há relatos da sua aplicação em praticamente todos os nervos periféricos envolvidos em dor neuropática: nervos occipital, supraescapular, mediano, cubital, radial, ciático femoral, safeno, pudendo, genitofemoral, ilioinguinal, intercostais, trigêmeo e as suas divisões mandibular e maxilar e ramos terminais, glossofaríngeo e ainda outros.

A RFP não se utiliza no sistema nervoso central, o seu uso está restrito ao sistema nervoso periférico, somático e autonômico e tem sido quase exclusivamente usada para dor não oncológica.

Os relatos de RFP na dor do câncer são escassos e a maior parte deles são descrições de caso único ou de séries com poucos pacientes. Revimos já em 2019 a base de dados da PubMed e identificamos 16 publicações, a primeira de 1999 e a última de outubro de 2018.

Os procedimentos relatados foram feitos para dor causada diretamente pelo tumor ou metástases ou para dor provocada pelos processos terapêuticos: a cirurgia, a quimioterapia ou a radioterapia.

Na dor provocada diretamente pelo tumor ou metástases identificamos dez publicações, seis para dor provocada por metástases ósseas e quatro por invasão direta do tumor.

Nos casos de metástases ósseas, essas eram vertebrais em cinco das publicações e a dor provocada por compressão dos nervos espinhais lombares, torácicos ou sacrais devido a colapso vertebral. Foi aplicada RFP aos GRD correspondentes ao território da dor. Dessas cinco publicações, duas são relatos de caso e as outras três consistem de pequenas séries de doentes de 2, 3 e 15 pacientes. As publicações decorreram entre 2006 e 2015. Todos os autores declararam o procedimento eficaz, referindo que todos os pacientes obtiveram um alívio significativo e sustentado da dor e redução da medicação.

A outra publicação, de 2016, descreve o resultado da RFP nos nervos dorsais primários e ramos laterais de L4 a S3 em um paciente com dor por metástase na articulação sacroilíaca que obteve alívio de 70%, sustentado por 10 meses.

Não houve complicações em nenhum desses 23 pacientes.[52-57]

Nas cinco publicações de dor provocada por invasão ou irritação direta do tumor, quatro são de relato de caso e uma relata os resultados em uma série de 25 pacientes.

Na primeira, de 2009, a dor era provocada por invasão de tumor pélvico inoperável no território de L1 e L2 e o procedimento efetuado foi a RFP aos GRD respectivos e a paciente teve um alívio significativo da dor.[58]

Na segunda, de 2013, a dor era provocada por invasão do plexo braquial por tumor metastático da mama e o tratamento de RFP foi aplicado no plexo braquial na goteira interescalênica e o resultado foi positivo com alívio significativo da dor.[59]

Na terceira, de 2016, é descrito o tratamento de síndrome do piriforme em paciente grávida e com um tumor mesenquimal maligno que invadia a área. A paciente obteve sucesso com o tratamento e manteve a analgesia até falecer.[60]

Todos esses doentes tiveram alívio significativo da dor e não houve complicações.

A quarta publicação é de 2018 e relata os resultados da RFP em 25 pacientes com dor orofacial provocada por carcinoma da orofaringe. A abordagem foi a infrazigomática sob fluoroscopia; foi usada uma cânula 22G de 10 cm, com ponta ativa de 5 mm e a RFP aplicada por 360 segundos. Houve um alívio significativo da dor em todos os pacientes que se manteve por mais de três meses em 23 (92%), diminuição do consumo de opioides e não houve complicações.[61]

A quinta publicação, também de 2018, é um relato de caso de um paciente com soluços intratáveis provocados por irritação do nervo frênico por câncer de pulmão no lobo inferior direito com espessamento da pleura diafragmática. Aplicação de RFP ao nervo frênico homolateral guiada por ecografia na região cervical 2 cm acima da clavícula levou à resolução completa dos soluços.[62]

Identificamos sete publicações referentes à aplicação de RFP para tratar pacientes oncológicos com dor causada pelos tratamentos oncológicos.

Uma publicação relata o tratamento com RFP em um paciente com neuropatia periférica provocada pela quimioterapia.

O paciente com câncer de próstata e metástases ósseas múltiplas desenvolveu dor neuropática no membro superior três meses após o fim da quimioterapia com docetaxel. A dor era refratária à morfina e adjuvantes e não respondeu ao bloqueio do gânglio estrelado nem à injeção de esteroides por via peridural cervical. Após oito meses do início, a dor estava circunscrita à mão direita nos territórios do nervo cubital e mediano. Foi aplicada RFP por três minutos em cada nervo e a resposta analgésica iniciou-se duas horas após o procedimento; em 24 horas a dor reduziu a intensidade em 40% e em dois dias já diminuiu em 90% e o paciente suspendeu a morfina que tomava.[63]

As outras cinco publicações relatam a aplicação de RFP para dor causada pela cirurgia efetuada para tratamento do câncer.

A primeira publicação é de Munglani, que em 1999 publicou uma série de quatro pacientes tratados com RFP ao GRD. Um dos doentes tinha dor neuropática nos dermátomos de T2 a T4 esquerdos que surgiu após toracotomia para remoção de leiomiossarcoma da cavidade pleural esquerda. Foi tratado com RFP nesses três gânglios. O autor descreve que teve uma redução dramática da dor que se mantinha aos seis meses e sem evidência de déficit sensorial.[64]

Cohen, em 2006, relata os resultados da aplicação da RFP no GRD ou nos nervos intercostais de pacientes com dor torácica crônica causada por cirurgia de tórax para tratamento de câncer e compara os resultados com farmacoterapia. Foram tratados 49 pacientes. O procedimento ao GRD foi feito em 13 pacientes, ao nervo intercostal em 15 e farmacoterapia administrada em 21. As cirurgias consistiram na sua maioria de 31 toracotomias, 9 mastectomias e 5 esternotomias. Redução da intensidade da dor superior a 50% foi obtida em seis semanas em 61,5% dos pacientes com a RFP ao GRD, em 21,4% com a RFP nos nervos intercostais e em 27,3% com farmacoterapia. Em três meses mantinham o resultado de analgesia superior a 50%, 53,8% dos pacientes em que foi aplicada RFP ao GRD, 6,7% dos submetidos à RFP do nervo e 19,9% dos que faziam farmacoterapia. Como complicações os autores referem um pneumotórax em cada um dos grupos submetidos à RFP.[65]

Uma publicação de relato de caso de 2018, descreve a aplicação de RFP no nervo supraorbitário guiada por ultrassom em paciente que desenvolveu neuralgia do nervo após craniotomia para remover meningioma e que obteve analgesia que se mantinha um ano após o procedimento.[66]

Duas publicações já atrás referidas, uma de 2016 e outra de 2018, relatam os resultados comparativos da aplicação da RFP e da RFC no gânglio estrelado para dor pósmastectomia mediada pelo simpático, em que a RFC foi significativamente mais eficaz.[50,51]

Não existem relatos da aplicação de RFP no sistema nervoso simpático para tratamento da dor oncológica para além das atrás referidas no gânglio estrelado, embora elas existam para o tratamento de dor não oncológica.[67]

Do conjunto dessas publicações, retiramos algumas conclusões:

- A RFP é segura e eficaz na dor do câncer em pacientes devidamente selecionados.
- A eficácia verificou-se na dor provocada diretamente pelo tumor ou consequente à quimioterapia, cirurgia ou radioterapia.
- A eficácia foi verificada em maior número de doentes a quem foi aplicada no GRD para dor neuropática.
- É nossa convicção que é subutilizada no tratamento da dor do câncer.

O procedimentos de radiofrequência têm tido um incremento de utilização na dor oncológica, em que têm conquistado por mérito próprio um papel importante, mas seu uso ainda é limitado, particularmente o da RFP.

■ REFERÊNCIAS BIBLIOGRÁFICAS

1. van den Beuken-van Everdingen MH, de Rijke JM,Kessels AG, et al. Prevalence of pain in patients with cancer: A systematic review of the past 40 years. Ann Oncol. 2007; 18(9):1437-49.
2. Breivik H, Cherny N, Collett B, et al. Cancer-related pain: A pan-European survey of prevalence, treatment, and patient attitudes. Ann Oncol. 2009; 20(8):1420-33.
3. Raphael J, Hester J, Ahmedzai S, et al. Cancer Pain: Part 2: Physical, Interventional and Complimentary Therapies; Management in the Community; Acute, Treatment-Related and Complex Cancer Pain: A Perspective from the British Pain Society Endorsed by the UK Association of Palliative Medicine and the Royal College of General Practitioners. Pain Meicine. 2010; 11:872-96.
4. Vissers K, Besse K, Wagemans M, et al. Pain in Patients with Cancer. Pain Practice. 2011; 11(5):453-75.

5. Oliveira Júnior JO, Corrêa CF, Ferreira JA. Tratamento invasivo para o controle da dor neuropática. São Paulo: Rev Dor. 2016; 17(Suppl 1):S98-106.
6. Urabe M, Tsubokawa T. Stereotaxic Thalamotomy for the Relief of Intractable Pain: CEM-thalamotomy. Tohoku J Exp Med. 1965; 85:286-300.
7. Tasker RR. Neurosurgical and Neuroaugmentative Intervention. In: Patt RB (ed.). Cancer Pain. J. B. Lippincott Company. 1993; 26:471-500.
8. Tasker RR. Stereotactic surgery. Textbook of Pain, Third edition, Patrick D. Wall and Ronald Melzack. Churchill Livingston. 1994; 1137-57.
9. Bouckoms AJ. Limbic surgery. Textbook of Pain, Third edition, Patrick D. Wall and Ronald Melzack. Churchill Livingston. 1994; 1171-87.
10. Yen CP, Kung SS, Su YF, Lin WC, Howng SL, Kwan AL. Stereotactic bilateral anterior cingulotomy for intractable pain. J Clin Neurosci. 2005; 12:886-90.
11. Yen CP, Kuan CY, Sheehan J, Kung SS, Wang CC, Liu CK, et al. Impact of bilateral anterior cingulotomy on neurocognitive function in patients with intractable pain. J Clin Neurosci. 2009; 16: 214-9.
12. Strauss I, Berger A, Moshe SB, et al. Double Anterior Stereotactic Cingulotomy for Intractable Oncological Pain. Stereotact Funct Neurosurg. 2017; 95:400-8.
13. Sharim J, Pouratian N. Anterior Cingulotomy for the Treatment of Chronic Intractable Pain: A Systematic Review. Pain Physician. 2016; 19:537-50.
14. Miles J. Pituitary destruction. Textbook of Pain, Third edition, Patrick D. Wall and Ronald Melzack. Churchill Livingston. 1994; 1159-70.
15. Weet WSH, Poletti CE, Gybels JM. Operations in the brainstem and spinal canal, with an appendix on the relationship of open to percutaneous cordotomy. 2018; 1113-35.
16. Kanpolat Y, Tuna H, BozkurtM, Elhan AH. Spinal and nucleus caudalis dorsal root entry zone operations for chronic pain. Neurosurgery. 2008; 62(3 Suppl 1):235-42.
17. Gadgil N, Viswanathan A. DREZotomy in the Treatment of Cancer Pain: A Review. Stereotact Funct Neurosurg. 2012; 90:356-60.
18. Teixeira MJ, Fonoff ET, Montenegro MC. Dorsal root entry zone lesions for treatment of pain-related to radiation-induced plexopathy. Spine (Phila Pa 1976). 2007; 32(10):E316-9.
19. Hitchcock E. Stereotactic cervical myelotomy. J Neurol Neurosurg Psychiatry. 1970; 33:224-30.
20. Schvarcz JR. Stereotactic extralemniscal myelotomy. J Neurol Neurosurg Psychiatry. 1976; 39:53-7.
21. Kanpolat Y, Savas A, Akyar S, Cosman E. Percutaneous Computed Tomography-Guided Spinal Destructive Procedures for Pain Control. Adv Tech Stand Neurosurg. 2007; 32:148-71.
22. Crue BL, Carregal JA, Felsoory A. Percutaneous stereotactic radiofrequency. Trigeminal tractotomy with neurophysiological recordings. Confin Neurol. 1972; 34:389-97.
23. Hitchcock ER. Stereotactic trigeminal tractotomy. Ann Clin Res. 1970; 2:131-35.
24. Teixeira MJ, Lepski G, Aguiar PHP, Cescato VAS. Bulbar trigeminal stereotatic nucleotractotomy for the treatment of facial pain. Stereotact Func Neurosurg. 2003; 81:37-42.
25. Sluijter M. Percutaneous Lateral Cordotomy, Radiofrequency part 2. Meggen, Switzerland: FlivoPress. 2003; 159-66.
26. Gulati A, Shah R, Puttanniah V, et al. A retrospective review and treatment paradigm of interventional therapies for patients suffering from intractable thoracic chest wall pain in the oncologic population. Pain Med. 2015 abr; 16(4):802-10.
27. Butler SH, Charlton JE. Neurolytic blockage an hypophysectomy. Bonica's Management of Pain. 3 ed.; 2001.
28. Gofeld M, Bhatia A. Alleviation of Pancoast's tumor pain by ultrasound-guided percutaneous ablation of cervical nerve roots. Pain Practice. 2008; 8(4):314-9.

29. Engel AJ. Utility of Intercostal Nerve Conventional Thermal Radiofrequency Ablations in the Injured Worker after Blunt Trauma. Pain Physician. 2012; 15(5):E711-8.

30. Oh TK, Kim NW, Yim J, et al. Effect of Radiofrequency Thermocoagulation of Thoracic Nerve Roots in Patients with Cancer and Intractable Chest Wall Pain. Pain Physician. 2018 jul; 21(4): E323-E329.

31. Abdelrahman AES, Reyad RM, et al. Evaluation of Safety and Efficacy of Radiofrequency Lesioning of Thoracic Dorsal Root Ganglion in Chest Cancer Pain Patients. Egyptian J Hosp Medicine. 2018 out; 73(9):7458-68.

32. Franzini A, MessinaG, Marchetti M, et al. Treatments of glossopharyngeal neuralgia: towards standard procedures. Neur Sci. 2017 mai; 38(Suppl 1):51-5.

33. Slavin K. Glossopharyngeal Neuralgia. Semin Neurosurg. 2004 mar; 15(1).

34. Salar G, Ori C, Baratto V, Iob I, Mingrino S. Selective percutaneous thermolesions of the ninth cranial nerve by lateral cervical approach: Report of eight cases. Surg Neurol. 1983 out; 20(4):278-9.

35. Kanpolat Y, Savas A, Bekar A, Berk C. Percutaneous controlled radiofrequency trigeminal rhizotomy for the treatment of idiopathic trigeminal neuralgia: 25-year experience with 1,600 patients. Neurosurgery. 2001 mar; 48(3):524-32; discussão 532-4.

36. Tew JM, Grande A. Percutaneous stereotatic radiofrequency treatment of trigeminal neuralgia. Cosman Procedures Technique Series; 2008.

37. Louw DF, Burchiel KJ. Surgical treatment of trigeminal neuralgia. Bonica's Management of Pain. 3 ed.; 2001.

38. Sluijter M. Facial pain. Radiofrequency part 2. Meggen, Switzerland: FlivoPress. 2003; 85-97.

39. Frank F, Tognetti F, Gaist G, Frank G, Galassi E, Fabrizi A. Percutaneous trigeminal thermorhizotomy in treatment of malignant facial pain. Acta Neurochirurgica. 1983 set; 69(3-4):283-9.

40. Mendelsohn D, Ranjan M, Hawley P, Honey CR. Percutaneous trigeminal rhizotomy for facial pain secondary to head and neck malignancy. Clin J Pain. 2013 out; 29(10):e4-5.

41. Sluijter M. Facial pain, Radiofrequency part 2. Meggen, Switzerland: FlivoPress. 2003; 135-41.

42. Sanghavi PR, Patel DD, Joshi GM. Radiofrequency ablation of sphenopalatine ganglion for head and neck cancer Pain Management. Indian J Pain. 2017; 31:13-7.

43. Raj P, Lou L, Erdine S, Staats SP. Radiographic imaging for regional anesthesia and pain management. Churchill Livingstone; 2003.

44. Raj PP, Thomas J, Heavner J, Racz G, Lou L, Day M, et al. The Development of a Technique for Radiofrequency Lesioning of Splanchnic Nerves. Curr Rev Pain. 1999; 3(5):377-87.

45. Raj P, Sahinler B, Lowe M. Radiofrequency lesioning of splanchnic nerves. Pain Practice. 2002; 2(3):241-7.

46. Papadopoulos D, Kostopanagiotou G, Batistaki C. Bilateral thoracic splanchnic nerve radiofrequency thermocoagulation for the management of end-stage pancreatic abdominal pain. Pain Physician. 2013; 16:125-33.

47. Zavridis P, Tsitskari M, Mazioti A, Filippiadis D. Percutaneous, computed tomography guided neurolysis using continuous radiofrequency for pain reduction in oncological patients. J Cancer Metastasis Treat. 2017; 3:60-4.

48. Demircay E, Kabatas S, Cansever T, et al. Radiofrequency thermocoagulation of ganglion impar in the management of coccydynia: preliminary results. Turk Neurosurg. 2010 jul; 20(3):328-33.

49. Gürses E. Impar ganglion radiofrequency application in successful management of oncologic perineal pain. J Pak Med Assoc. 2014 jun; 64(6):697-9.

50. Hendy M, Abbas DN, Khaled A, Mostafa KA, et al. Thermal versus pulsed radiofrequency application of stellate ganglion in sympathetic mediated pain in cancer patients. Med J Cairo Univ. 2016; 84(1):1603-10.

51. Abbas DN, Reyad RM. Thermal Versus Super Voltage Pulsed Radiofrequency of Stellate Ganglion in Post- Mastectomy Neuropathic Pain Syndrome: A Prospective Randomized Trial. Pain Physician. 2018; 21:351-62.

52. Uchino T, Takeshima N, Takatani J, et al. Pulsed radiofrequency for cancer pain of the lower limb. J Japan Soc Pain Clin; 2006.

53. Zeldin A, Ioscovich A. Pulsed radiofrequency for Metastatic Pain. Pain Physician. 2008; 11:921-2.

54. Udoji M, Puttanniah V. Pulsed radiofrequency for treatment of intractable cancer pain secondary to nerve root compression. J Pain. 2012; 13(Suppl. 4):S65.

55. Lin WL, Lin BF, Cherng CH, et al. Pulsed radiofrequency for relieving neuropathic bone pain in cancer patients. J Med Sci. 2014; 34(2):84-7.

56. Arai YC, Nishihara M, Yamamoto Y, et al. Dorsal root ganglion pulsed radiofrequency for the management of intractable vertebral metastatic pain: a case series.

57. Yi YR, Lee NR, Know YS, Jang JS, et al. Pulsed radiofrequency application for the treatment of pain secondary to sacroiliac joint. Korean J Pain; 2016.

58. Pandit A, Metha V. Pulsed radiofrequency treatment in management of intractable neuropathic cancer pain. J Pain. 2009; 10(4):S37.

59. Ran H, Matchett G. Using pulsed radiofrequency ablation to treat pain associated with a tumor involving the brachial plexus. Pain Physician. 2013; 16:E311-4.

60. Pirbudak I, Sevinç A, et al. Pulsed radiofrequency treatment of piriformis syndrome in a pregnant patient with malignant mesenchymal tumor. Agri. 2016; 28(4):194-8.

61. Bharti N, Chattopadhyay S, Singla N, et al. Pulsed radiofrequency ablation for the treatment of glossopharyngeal neuralgia secondary to oropharyngeal carcinoma. Pain Physician. 2018; 21:295-301.

62. Suk Ju Cho. Treatment of Lung Cancer-Related Intractable Hiccups Using Pulsed Radiofrequency: Clinical Experience. Korean J Hosp Palliat Care. 2018 set; 21(3):104-7.

63. Yadav N, Philip FA, Gogia V, et al. Radiofrequency ablation in drug resistant chemotherapy- induced peripheral neuropathy: a case report and review of literature. Indian J Palliat Care; 2010. 16(1):48-51.

64. Munglani R. The longer effect of pulsed radiofrequency for neuropathic pain. Pain. 1999; 80:437-9.

65. Cohen S, Sireci A, Wu LC, et al. Pulsed radiofrequency of the dorsal root ganglion is superior to pharmacotherapy or pulsed radiofrequency of the intercostal nerves in the treatment of chronic postsurgical thoracic pain. Pain Physician. 2006; 9:227-36.

66. Xiao X, Ren H, JIN, Luo F. Treatment of post-craniotomy acute severe supraorbital neuralgia using ultrasound-guides pulsed radiofrequency: a case report.

67. Sluijter M. Radiofrequency part 1 and Radiofrequency part 2. Meggen, Switzerland: FlivoPress. 2001; 139-48 and 2003; 129-33.

Ultrassonografia na Dor no Câncer

Thiago Nouer Frederico
Elaine Gomes Martins

A dor é um sintoma comum e devastador que afeta a vida dos pacientes oncológicos, às vezes os prejudicando até mais que o próprio câncer com o qual eles são diagnosticados. O impacto da dor tratada de forma ineficaz afeta o funcionamento físico, o bem-estar psicológico e as interações sociais do paciente.

A dor do câncer pode ser tratada com os vários métodos farmacológicos e não farmacológicos atualmente disponíveis, mas isso nem sempre é suficiente. Uma pesquisa envolvendo vários países[1] destacou pela primeira vez em 2009 que a dor do câncer continuava sendo um problema. Ela está longe de ser tratada de forma otimizada e é enganoso supor que a dor oncológica é melhor tratada que os outros tipos de dor crônica. Infelizmente, um a cada dois pacientes com câncer tem suas dores inadequadamente tratadas e não mais que 10% deles são encaminhados para especialista em dor.[2]

Dor oncológica e dor crônica pós-cirúrgica, essa última prevalente em 20 a 40% dos sobreviventes de câncer,[3] possuem fatores neuroanatômicos identificáveis, o que as torna possíveis de bloquear, pulsar, hidrodissecar ou neuromodular. Essas intervenções não são mais o último recurso pensado para otimização da dor, e os seus resultados são promissores. O enfoque deve ser multimodal, com objetivo tanto de diminuir efeitos adversos das medicações como de dar mais conforto para o paciente no momento que ele mais precisa.

Entre as técnicas de intervenção para tratamento de dor, a ultrassonografia tem sido cada vez mais utilizada como ferramenta para guiar os procedimentos. Médicos intervencionistas estão ganhando experiência e começando a difundir seus conhecimentos na área. O ultrassom permite a visualização em tempo real de partes moles (nervos, músculos, tendões, vasos), do avanço da ponta da agulha e da dispersão da solução no local desejado. Em comparação com a fluoroscopia, pacientes e equipe médica não são expostos à radiação e o tempo de espera por um procedimento pode ser significativamente reduzido.[4] O ultrassom é algo complementar, uma adição valiosa à fluoroscopia.

Descrever as principais técnicas guiadas por ultrassonografia para dor oncológica, além de discutir as suas indicações e limitações, são os objetivos deste capítulo.

■ BLOQUEIOS SIMPÁTICOS

A dor associada ao câncer pode ser de origem somática ou visceral, e cerca de 50% de todos os pacientes com câncer têm uma combinação desses tipos de dor no momento do diagnóstico.[5] Quando estruturas viscerais são esticadas, comprimidas, invadidas ou distendidas, uma dor mal localizada é relatada, caracterizando a presença de dor visceral. Os pacientes que sofrem desse tipo de dor geralmente a descrevem como algo vago, profundo, espremendo, cólica ou com cólica. A dor visceral associada ao câncer pode ser aliviada com a terapia farmacológica oral que inclui combinações de anti-inflamatórios não esteroidais, opioides, entre outras medicações adjuvantes; como também por terapia intervencionista.

Os bloqueios da cadeia simpática são eficazes no controle da dor do câncer visceral. O sistema nervoso autônomo é composto pelo sistema nervoso simpático (SNS) e sistema nervoso parassimpático (SNP). O SNS desempenha um papel na mediação de estados de dor, pois contém algumas das mais complexas vias neurais envolvidas na geração e perpetuação de certas síndromes dolorosas. O seu bloqueio deve ser considerado como importante complemento da terapia farmacológica para o alívio da dor grave experimentada por pacientes com câncer.[6]

O objetivo de realizar um bloqueio simpático é, principalmente: 1) melhor controle álgico; 2) maximizar o efeito analgésico dos analgésicos opioides e não opioides; e 3) reduzir a dosagem desses agentes para aliviar os efeitos colaterais indesejáveis. Assim, a terapia farmacológica oral deve ser continuada, embora em doses menores.

Além de tratamento de condições dolorosas, o bloqueio simpático tem sido usado para melhorar perfusão, diferenciar o tipo de dor existente e até suprimir os sintomas de transtorno de estresse pós-traumático. Embora inicialmente realizado usando técnicas baseadas em marcos anatômicos, a fluoroscopia e, mais recentemente, ultrassonografia permitiram maior segurança e melhores resultados na realização dos procedimentos.

Os bloqueios neurolíticos do eixo simpático foram procedimentos amplamente utilizados no passado para o controle da dor abdominal crônica ou da dor pélvica em pacientes com câncer. Neurolíticos são utilizados atualmente, mas têm uma estreita relação risco-benefício. Um julgamento clínico sólido e uma compreensão completa do paciente são essenciais para minimizar os efeitos indesejáveis. A descrição das técnicas por fluoroscopia para esses bloqueios está além do escopo da descrição a seguir. Assim, o leitor é direcionado para os capítulos com esse propósito. Focaremos essencialmente no uso de ultrassonografia para a realização desses procedimentos. Discutiremos as informações pertinentes sobre o bloqueio guiado por ultrassonografia do gânglio estrelado, bloqueio do plexo celíaco, do plexo hipogástrico superior, bloqueio simpático lombar e do gânglio ímpar.

BLOQUEIO DO GÂNGLIO ESTRELADO

Indicações

Atualmente, o bloqueio do gânglio estrelado (BGE) é utilizado principalmente para o diagnóstico e tratamento das síndromes dolorosas mediadas pelo sistema nervoso simpático na cabeça, pescoço e membros superiores.

As indicações para pacientes com câncer incluem dor em membro fantasma, dor neuropática da extremidade superior (geralmente em câncer de mama, torácico e cabeça/pescoço), síndrome de dor complexa regional, dor pós-herpética, dor pós-radioterapia, neuropatia pós-cirúrgica e dor facial neuropática atípica.[7] Um estudo retrospectivo de BGE para o tratamento da síndrome de dor complexa regional demonstrou resultados encorajadores para a redução da dor quando o bloqueio foi combinado com terapia farmacológica e terapia ocupacional.[8] As evidências científicas sobre BGE ainda são limitadas principalmente a pequenos estudos randomizados e a séries de casos.

Anatomia

A cadeia simpática cervical é composta por gânglios cervicais superiores, médios e inferiores. Os gânglios cervicais são inervados por neurônios pré-ganglionares com corpos celulares na medula espinhal torácica. Em cerca de 80% da população, o gânglio cervical inferior é fundido com o primeiro gânglio torácico, formando o gânglio cervicotorácico, também conhecido como o gânglio estrelado.[9] Ele é um gânglio simpático localizado geralmente no colo da primeira costela, abaixo da fáscia pré-vertebral.

O gânglio estrelado localiza-se medialmente aos músculos escalenos; anterolateral ao músculo *longus colli*; lateral ao esôfago e traqueia (juntamente com o nervo laríngeo recorrente); anterior aos processos transversos das vertebras cervicais; superior à artéria subclávia e à cúpula pleural sobre o ápice do pulmão; posterior à bainha carotídea e aos vasos vertebrais no nível de C7. Isso explica o risco aumentado de pneumotórax e lesão da artéria vertebral ao realizar o bloqueio no nível C7. Assim, usando a técnica em C6, o gânglio que é bloqueado principalmente é o gânglio cervical médio, enquanto o gânglio estrelado é bloqueado se o injetável se propaga para o nível C7-T1.

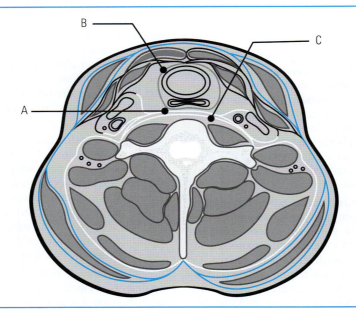

Figura 78.1. Corte transversal – região cervical e suas fáscias. A: fáscia alar; B: fáscia visceral; C: fáscia pré-vertebral; Linha azul: camada superficial da fáscia cervical profunda; Linha preta: camada média da fáscia cervical profunda; Linha branca: camada profunda da fáscia cervical profunda ou fáscia pré-vertebral.

Sonoanatomia

As principais estruturas anatômicas visualizadas durante BGE guiado por ultrassom são: a bainha carotídea e seus vasos, o músculo *longus colli* e o tubérculo anterior da sexta vértebra cervical. Ao contrário da abordagem guiada por fluoroscopia, o ponto final da agulha não é o contato com o osso, mas o plano entre músculo *longus colli* e a fáscia pré-vertebral (Figura 78.1).[10]

Um transdutor linear de alta frequência é recomendado para o procedimento pois permite boa visualização das estruturas cervicais. A sequência do escaneamento é iniciada logo acima do esterno. Traqueia pode ser visualizada na região medial cervical. Anterior à traqueia está a glândula tireoide, que tem uma característica de ecogenicidade em vidro fosco. O esôfago pode ser visualizado no lado esquerdo com sua parede muscular e um lúmen. Quando o transdutor é movido ligeiramente lateral, os músculos escalenos anterior e médio são identificados com o plexo braquial entre eles (Figura 78.2).

Com Doppler colorido, a artéria carótida e a veia jugular interna podem ser identificadas. Além disso, abaixo da artéria carótida e indo medialmente para a tireoide, a artéria tireóidea inferior está presente.[11] Essa artéria tem um curso tortuoso e variável, e pode ser fonte de hematoma retrofaríngeo se lesionada durante o procedimento.

A nível de C7, a artéria vertebral está sem proteção óssea. Felizmente ela é protegida pelo tubérculo anterior (tubérculo de Chassaignac) em 90% dos casos, a nível de C6. Com a visualização da agulha durante o bloqueio, a injeção na artéria vertebral é improvável. O músculo *longus colli* encontra-se anterior à lâmina e medial ao tubérculo anterior dos processos transversos. Ele é coberto pela fáscia pré-vertebral.

Técnica

Com os esforços dos médicos intervencionistas para melhorar a segurança desse procedimento, as técnicas de bloqueio do gânglio estrelado evoluíram ao longo do tempo, desde o uso da técnica às cegas até a abordagem guiada por ultrassonografia. Nos últimos anos, ocorreu um crescente interesse no uso do ultrassom devido às vantagens que ele oferece, principalmente na região cervical. A técnica guiada por ultrassonografia permite a visualização da agulha durante todo o procedimento. Possibilita também maior precisão na injeção da solução, o que minimiza complicações como paralisia do nervo laríngeo recorrente, injeção intravascular ou em neuroeixo.[12]

O paciente é colocado em posição supina. A cabeça pode ser levemente girada contralateralmente ao lado da injeção, aumentando a distância entre a artéria carótida e a traqueia e melhorando o escaneamento. Cuidados de assepsia/antissepsia são importantes, inclusive com proteção do *probe* e gel estéril. O escaneamento da região cervical anterior é realizado. O eixo curto revela a aparência típica do processo transverso de C6 – o tubérculo anterior proeminente, o tubérculo posterior curto e a raiz nervosa C6. O transdutor é movido cranial ou caudal até que uma trajetória segura para agulhamento seja identificada. Uma trajetória é planejada com base na localização das estruturas vasculares, nervosas e do esôfago. A ponta da agulha é colocada no plano fascial onde se encontra a cadeia simpática, profundamente à fáscia pré-vertebral e superficial à fáscia, investindo o músculo *longus colli* a nível de tubérculo anterior de C6. Alguns relatos mostraram que injeções feitas profundamente na fáscia pré-vertebral tendem a ter mais disseminação caudal e, portanto, melhor eficácia (Figuras 78.3 e 78.4).

A agulha pode ser avançada em uma abordagem fora de plano ou em plano, dependendo da preferência individual e da tragetória escolhida durante o escaneamento inicial. A abordagem em plano possibilita melhor visualização da ponta da agulha e, portanto, menos chance de lesão inadvertida ou complicações vasculares. Por outro lado, a abordagem fora de plano combinada com hidrolocalização proporciona uma trajetória mais curta e menos trauma aos

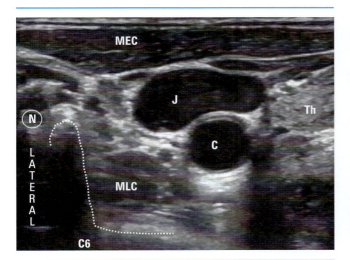

Figura 78.2. Corte transversal cervical anterior a nível de C6 com transdutor linear. C: artéria carótida; C6: vértebra C6 com seu tubérculo anterior (Chassaignac); J: veia jugular; MLC: músculo *longus colli*; N: raiz nervosa C6; MEC: músculo esternocleidomastóideo; Th: tireoide. (Fonte: Acervo pessoal do autor Thiago Nouer.)

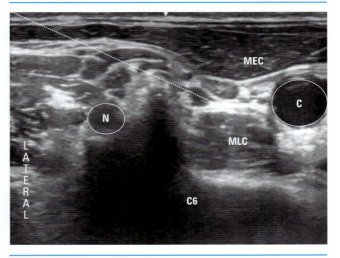

Figura 78.3. Corte transversal cervical anterior a nível de C6 com transdutor linear. C: artéria carótida; C6: vértebra C6 com seu tubérculo anterior (Chassaignac); MEC: músculo esternocleidomastóideo, MLC: músculo *longus colli*; N: raiz nervosa C6; Linha pontilhada, trajetória da agulha. (Fonte: Acervo pessoal do autor Thiago Nouer.)

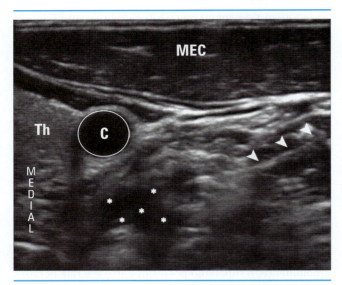

Figura 78.4. Corte transversal cervical anterior a nível de C6 com transdutor linear. C: artéria carótida; Th: tireoide; MEC: músculo esternocleidomastóideo; Asteriscos: anestésico local; Setas: agulha. (Fonte: Acervo pessoal do autor Thiago Nouer.)

tecidos, e também pode ser realizada transfixando a veia jugular. Injetar de 2 a 5 mL é geralmente adequado. A injeção de 5 mL de anestésico local resulta em dispersão pré-vertebral de C3 a T1, bloqueio completo do tronco simpático cervical e do gânglio estrelado. A confirmação adicional da distribuição apropriada da solução acima do *longus colli* pode ser feita escaneando em sentido longitudinal.

Complicações

As complicações mais graves do BGE incluem injeções intravasculares e hematoma retrofaríngeo, devido à proximidade do gânglio estrelado com as artérias tireóideas, cervicais e vertebrais. A injeção intravascular de pequenos volumes de anestésico local pode resultar em perda de consciência, apneia e convulsão.

O desenvolvimento da síndrome de Horner é um sinal de denervação simpática bem-sucedida na cabeça e é facilmente documentada pela presença de miose, ptose e enoftalmia, bem como injeção conjuntival, anidrose facial e congestão nasal. Evidências de bloqueio simpático na extremidade superior incluem ingurgitamento das veias do braço e aumento da temperatura da pele. Além disso, possíveis eventos adversos relatados incluem pneumotórax, punção esofágica e dano à glândula tireoide.[13] A maioria das complicações descritas foi relatada seguindo técnicas baseadas em referências anatômicas e fluoroscópicas.

Podemos citar como contraindicações do bloqueio: infarto do miocárdio recente, glaucoma, enfisema pulmonar grave, bloqueio de condução cardíaca

■ BLOQUEIO DO PLEXO CELÍACO

O bloqueio do plexo celíaco (BPC) foi desenvolvido principalmente para dor visceral abdominal de origem oncológica, geralmente por câncer de pâncreas, mas também de estômago, de vesícula biliar, de duodeno, de intestino delgado proximal e dos linfonodos correspondentes. Consiste em injeção de anestésico local ou de neurolíticos na região do plexo celíaco. Foi primeiramente descrito por Kappis[14] em 1914.

Aproximadamente 75% dos pacientes com câncer pancreático sofrem com dor moderada a intensa, uma dor que gera impacto significativo na qualidade de vida. O BPC complementa a abordagem médica da dor nesses casos oncológicos. O procedimento pode ser realizado com auxílio de fluoroscopia, de tomografia computadorizada (TC), de ultrassom endoscópico e de ultrassom via percutânea.[15] As principais desvantagens do uso da TC e da fluoroscopia são que eles não fornecem imagens em tempo real, acarretam o risco de exposição à radiação e possuem alto custo.[16] O uso de ultrassonografia endoscópica requer equipamentos especiais e treinamento em gastroenterologia.

Esta secção revisará a anatomia, as evidências e técnicas para a realização do BPC, focando especificamente na técnica anterior percutânea com ultrassom. Essa técnica é recomendada para pacientes incapazes de ficar de bruços e deve ser realizada apenas por profissionais com vasta experiência em técnicas guiadas por US.

Anatomia

Localizado aproximadamente a nível da 12ª vértebra torácica ou da 1ª vértebra lombar, o plexo celíaco recebe sua inervação primária dos nervos esplâncnicos que se originam dos gânglios simpáticos paravertebrais T5 a T12.

O nervo esplâncnico maior contém fibras pré-ganglionares que saem medialmente de T5 a T9 ou T10, embora haja alguma variação. O tronco principal entra em um gânglio celíaco, enquanto outras fibras seguem para a medula da glândula adrenal e, às vezes, para o gânglio aorticorrenal. Nos gânglios celíacos, as fibras pré-ganglionares do nervo esplâncnico maior fazem sinapses com neurônios e interneurônios pós-ganglionares. O nervo esplâncnico menor consiste em fibras pré-ganglionares de T9 e T10 ou T10 e T11 e está presente em 94% das vezes. O terceiro nervo esplâncnico (imo) é o nervo mais caudal e surge de T12. O plexo celíaco também recebe inervação parassimpática do nervo vago (Figura 78.5).

O plexo está localizado no retroperitônio, anterior à aorta e às cruras do diafragma e posterior ao estômago, pâncreas e a bursa omental. Tem estreita proximidade com tronco celíaco e com a artéria mesentérica superior, envolvendo-os. É constituído pelos gânglios celíacos direito e esquerdo, os quais variam em número de 1 a 5. Inerva várias vísceras abdominais através de múltiplos plexos menores que geralmente acompanham as artérias. Os nervos esplâncnicos e o plexo celíaco são muito importantes do ponto de vista clínico, já que as fibras aferentes viscerais que transmitem a nocicepção dos órgãos abdominais superiores percorrem esses nervos.

Sonoanatomia

A sequência de escaneamento com ultrassom para realização do bloqueio via percutânea anterior começa com um transdutor curvo em corte axial logo abaixo do processo xifoide, move-se caudalmente o *probe* para visualizar a aorta, o corpo vertebral e o fígado em uma visão transversal.[17]

Capítulo 78 – Ultrassonografia na Dor no Câncer   893

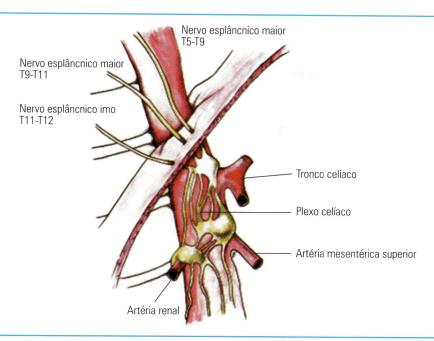

Figura 78.5. Visão sagital didática do plexo celíaco com estruturas vasculares e nervosas associadas. (Fonte: Acervo pessoal do autor Thiago Nouer.)

O fígado é identificado ao lado direito com sua ecogenicidade característica. Estômago e intestinos estão localizados na linha média e à esquerda. O ar dentro desses órgãos pode prejudicar a visualização de estruturas mais profundas. Quando escaniamos mais caudal, a aorta e a veia cava inferior podem ser vistas como estruturas arredondadas pulsáteis melhor identificadas com o Doppler colorido. Profunda a essas estruturas está a linha curva hiperecogênica do corpo vertebral com sombra acústica posterior. A continuação do escaneamento do eixo curto ajudará a identificar a bifurcação do tronco celíaco em artéria hepática e artéria esplênica (Figuras 78.6 e 78.7).

O transdutor é então girado para obter uma visão longitudinal da aorta. Isso mostrará o tronco celíaco cranial e as artérias mesentéricas superiores em posição mais caudal saindo da aorta. O plexo celíaco está localizado ao redor do tronco celíaco. O alvo do bloqueio é o espaço entre o tronco celíaco e a artéria mesentérica superior (Figura 78.8).

Alguns autores argumentam que a posição da ponta da agulha cefálica em relação ao tronco celíaco assegura uma melhor dispersão do agente neurolítico, além de evitar lesões vasculares. O que mais influenciará a dispersão do neurolítico, na verdade, será o quanto a região está acometida pelo câncer. Um relato de caso do bloqueio do plexo celíaco utilizou análise espectral de ondas do Doppler e índices de resistência vascular durante o escaneamento.[18] Essa análise diferencia o padrão Doppler característico de cada vaso sanguíneo[19] e identifica as artérias próximas ao alvo preconizado, teoricamente aumentando as chances de sucesso do procedimento.

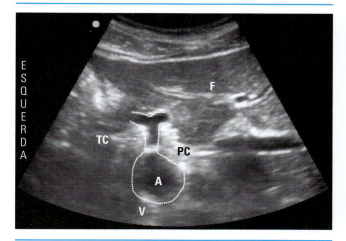

Figura 78.6. Corte transversal abaixo do processo xifoide com transdutor curvo. F: fígado; V: corpo vertebral; A: aorta; PC: plexo celíaco; TC: tronco celíaco. (Fonte: Acervo pessoal do autor Thiago Nouer.)

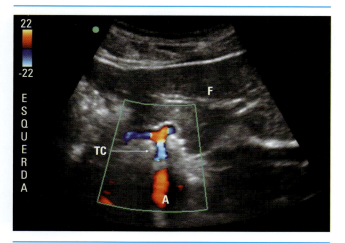

Figura 78.7. Corte transversal abaixo do processo xifoide com transdutor curvo. F: fígado; A: aorta; TC: tronco celíaco. (Fonte: Acervo pessoal do autor Thiago Nouer.)

Técnica percutânea anterior com ultrassom

É realizada com o paciente em decúbito dorsal. Recomenda-se o uso de antibióticos intravenosos antes do procedimento, pois existe risco de punção de vísceras. Com *probe* curvo de 3-5 MHz, o escaneamento inicial é realizado para identificar as estruturas no abdome superior como descrito anteriormente. Uma vez planejada a trajetória, a pele é preparada com clorexidina e o *probe* do ultrassom protegido adequadamente. Após realizar botão na pele usando solução de lidocaína a 1%, uma agulha de 15 cm é avançada, guiada por ultrassom. A agulha é guiada anteriormente à aorta, entre o tronco celíaco e a artéria mesentérica superior (Figura 78.9).[20]

Após aspiração negativa e hidrolocalização, o anestésico local é injetado. Pode ser necessário que a agulha ultrapasse o fígado, desde que as estruturas vasculares hepáticas não estejam na trajetória. Lembrando que pacientes com coagulopatia não são indicados para essa abordagem. Uma abordagem paramediana esquerda foi descrita por Bhatnaga e colaboradores,[21] com uma única punção da agulha, cuja trajetória não lesionava o fígado. Um estudo prospectivo não evidenciou diferença analgésica entre punção única ou punções bilaterais durante a realização desse procedimento.

Após a confirmação do alívio da dor com anestésico local, neurolíticos são injetados. As duas soluções neurolíticas mais utilizadas para BPC são: o álcool e o fenol. O volume utilizado varia de 10 a 50 mL. As concentrações de álcool utilizadas variam de 50 a 100%. Com fenol, a concentração varia de 6 a 10%.

O bloqueio do plexo celíaco percutâneo guiado por ultrassonografia apresenta algumas vantagens. A técnica com ultrassom tem baixo custo, pode ser realizada à beira do leito e não apresenta risco de radiação. Pode também evitar lesão renal ou na medula espinhal. Durante o bloqueio, a aorta abdominal, o tronco celíaco e a artéria mesentérica superior são claramente visualizados. Além disso, a posição supina é mais confortável para o paciente.

Acreditamos que uma vantagem importante da abordagem anterior é tentar diminuir o risco de paraplegia após o bloqueio neurolítico do plexo celíaco. O mecanismo de lesão neurológica provável é a isquemia ou infarto da medula espinhal como consequência da ruptura de pequenos vasos por espasmo, lesão direta ou injeção intravascular acidental. As artérias de Adamkiewicz, depois de deixar a aorta, correm lateralmente, cerca de 80% das vezes à esquerda, tornando-se vulneráveis a lesões durante o bloqueio celíaco pela abordagem posterior. A abordagem retrocrural posterior também pode permitir que o neurolítico se espalhe ou vaze em direção às estruturas neuroaxiais.

As desvantagens incluem a má visualização das estruturas mais profundas e a interferência do ar nas alças intestinais, o que torna o procedimento um desafio, principalmente em pacientes obesos. Grandes tumores pancreáticos ou massas intra-abdominais anteriores ao plexo podem distorcer a anatomia e tornar muito difícil identificar a aorta e tronco celíaco. Semelhante à orientação por tomografia computadorizada, pode causar perfuração do estômago, intestino, pâncreas ou fígado.

Outras complicações do procedimento descritas na literatura são do BPC usando abordagens guiadas por fluoroscopia, CT e US endoscópico. A hipotensão ortostática e a diarreia ocorrem e podem ser consideradas efeitos adversos. Possíveis complicações também incluem: impotência, gastroparesia, trombose da veia mesentérica superior, quilotórax, pneumotórax, pericardite química, peritonite química, pseudoaneurisma da aorta, dissecção da aorta, hemorragia retroperitoneal e fibrose retroperitoneal.[22]

■ BLOQUEIO DO PLEXO HIPOGÁSTRICO SUPERIOR

O plexo hipogástrico superior é uma estrutura do sistema nervoso autônomo retroperitoneal que cursa ao longo da superfície anterior da aorta e anterior à coluna após a bifurcação aórtica em artérias ilíacas. Parte do plexo geralmente se localiza anterior ao terço caudal de L5 e ao terço cranial do corpo vertebral de S1, o que serve de referência para algumas abordagens descritas. Divide-se em plexo direito e esquerdo e cada divisão pode ser considerada um nervo hipogástrico, que continua na pelve para o plexo hipogástrico inferior. Inclui os eferentes viscerais

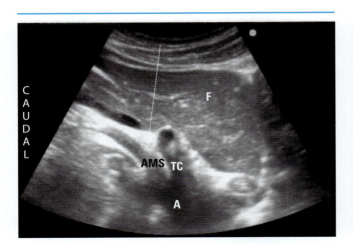

Figura 78.8. Corte longitudinal com transdutor curvo. F: fígado; A: aorta; AMS: artéria mesentérica superior; TC: tronco celíaco. Linha pontilhada: possível trajetória da agulha. (Fonte: Acervo pessoal do autor Thiago Nouer.)

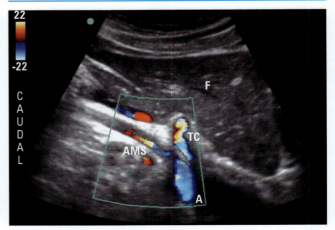

Figura 78.9. Corte longitudinal com transdutor curvo. F: fígado; A: aorta; AMS: artéria mesentérica superior; TC: tronco celíaco. (Fonte: Acervo pessoal do autor Thiago Nouer.)

simpáticos dos órgãos pélvicos dos plexos aórtico e lombar e os ramos parassimpáticos sacrais.

O bloqueio do plexo hipogástrico superior (BHS) para o manejo da dor pélvica foi descrito pela primeira vez por Plancarte e colaboradores[23] em 1990, como uma técnica guiada por fluoroscopia, inicialmente por via posterior paravertebral ou transdiscal. Desde então, outras técnicas utilizando diferentes modalidades de imagem foram sendo publicadas, incluindo a primeira técnica guiada por ultrassonografia em 2008 por Mishra e colaboradores,[24] a qual sugere uma abordagem ultrassonográfica na via anterior visualizando as estruturas vasculares, na bifurcação da aorta em artérias ilíacas. Gofeld publicou em 2017 uma abordagem anterior guiada por ultrassom controlada por fluoroscopia usando uma única agulha e rotação longitudinal para o bloqueio do plexo.[25]

O BHS pode ser útil em pacientes com dor pélvica aguda e crônica, dor oncológica das vísceras pélvicas ou dor neuropática por trauma ou endometriose. Ele também pode ser usado como estratégia analgésica em embolização de miomas e outros tumores benignos uterinos, sendo, portanto, uma técnica segura também para tratamento de dor em doenças benignas.

Evidência com ultrassom

Mishra e colaboradores compararam BHS guiado por US com morfina oral em um grupo de 50 pacientes randomizados para ambos os grupos. Os autores escreveram que os pacientes tratados com BHS relataram significativamente menor intensidade de dor e menor consumo de morfina. Não foi encontrada a diferença nos seus eventos adversos.

Anatomia

O plexo hipogástrico é a continuação caudal da cadeia simpática paravertebral. Como descrito anteriormente, consiste em um plexo de nervos situados anteriormente aos corpos vertebrais ao nível da bifurcação aórtica. Essa coalescência de fibras em nível de S1 começa a se dividir nos nervos hipogástricos próximos aos vasos ilíacos. Eles são acessíveis para bloqueio neural na superfície anterolateral da junção lombossacra.

Sonoanatomia

Um transdutor de baixa frequência curvilíneo é usado para a abordagem anterior do plexo hipogástrico superior. O transdutor é posicionado a nível da cicatriz umbilical para uma visão axial da aorta. A linha hiperecogênica curvilínea do corpo vertebral pode ser vista logo abaixo da aorta. O transdutor é então lentamente deslocado em sentido caudal até a bifurcação da aorta nas artérias ilíacas, local do procedimento. Isso é melhor visto com o Doppler colorido (Figuras 78.10 e 78.11).

Gofeld[25] descreveu uma abordagem na qual o transdutor é girado para obter uma visão longitudinal dos corpos vertebrais a esse nível. Os corpos vertebrais aparecerão como uma linha hiperecoica. O disco é um pouco menos hiperecoico. A linha curva hiperecogênica do sacro continua suavemente até a pélvis. Nessa descrição, o alvo para plexo hipogástrico é geralmente localizado a nível do disco intervertebral L5-S1 em longitudinal.

Técnica

O paciente é posicionado em decúbito dorsal ligeiramente em Trendelenburg. É importante esvaziar a bexiga antes do procedimento para evitar sua punção inadvertida. Realiza-se escaneamento transversal da aorta até sua bifurcação em artérias ilíacas.

A trajetória da agulha é planejada após o uso do Doppler colorido para identificar os vasos. O alvo da punção é a região mais anterior ao disco intervertebral ao nível da bifurcação aórtica. Visualizamos a bifurcação das artérias ilíacas e realizamos a injeção de solução na região entre os dois vasos, o que geralmente é suficiente para ter cobertura bilateral anterior ao corpo vertebral de L5 e possivelmente em direção ao sacro (Figura 78.12).

Essa localização da ponta da agulha resultou em injetável bilateral consistente e reprodutível em direção ao corpo vertebral S1, dispersão semelhante a um padrão que é tipicamente obtido com a abordagem transdiscal posterior guiada por fluoroscopia.[26] Esse padrão é altamente desejável em caso de dor no câncer pélvico, em que uma precisão abaixo do ideal pode resultar em alívio inadequado da dor.

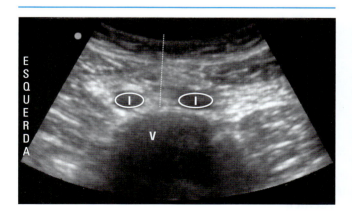

Figura 78.10. Corte transversal com transdutor curvo. Bifurcação da aorta em artérias ilíacas. I: artérias ilíacas; V: corpo vertebral de L5; Linha pontilhada: distância até o ponto desejável para realização do bloqueio ao nível de L5-S1. (Fonte: Acervo pessoal do autor Thiago Nouer.)

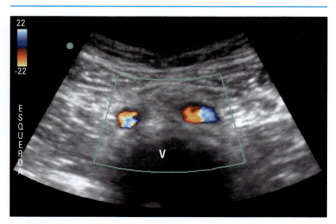

Figura 78.11. Corte transversal com transdutor curvo. Bifurcação da aorta em artérias ilíacas. V: corpo vertebral de L5. (Fonte: Acervo pessoal do autor Thiago Nouer.)

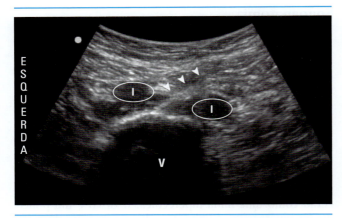

Figura 78.12. Corte transversal com transdutor curvo durante o procedimento. Bifurcação da aorta em artérias ilíacas. I: artérias ilíacas; V: corpo vertebral de L5; Setas: trajetória da agulha. (Fonte: Acervo pessoal do autor Thiago Nouer.)

Usando precauções estéreis e após antibióticos, uma agulha 22G de 15 cm é introduzida através do hipogástrio. Após confirmar uma aspiração negativa para sangue e usar hidrolocalização com soro fisiológico para identificar a ponta da agulha, um bloqueio diagnóstico pode ser realizado injetando anestésico local. Se a injeção aliviar com sucesso a dor, podem ser injetados geralmente de 10 a 15 mL de solução com neurolíticos.

Complicações

Consideramos raras as complicações descritas. Injeção intravascular, espraiamento inadequado com alívio incompleto da dor, danos no intestino e na bexiga são possíveis. Disfunção sexual e hematoma retroperitoneal também foram relatados.

■ BLOQUEIO SIMPÁTICO LOMBAR

O bloqueio simpático lombar (BSL) foi realizado pela primeira vez por Felix Mandl[27] em 1924. Atualmente, ele é realizado por técnicas guiadas por fluoroscopia, tomografia computadorizada e muito raramente ultrassonografia. Como o nome indica, esse procedimento consiste no bloqueio da cadeia simpática lombar, que inerva principalmente as extremidades inferiores. Especificamente, o BSL é utilizado para o diagnóstico e tratamento de dor nos membros inferiores que têm componentes simpáticos, incluindo síndrome de dor complexa regional.[28] Em pacientes oncológicos, o bloqueio já foi descrito para o tratamento de neuropatia após radioterapia, dor do membro fantasma e neuralgia pós-herpética. Também tem relato de neurólise de gânglios aorticorrenais e do plexo simpático lombar para tratamento da dor oncológica visceral renal[29] e para o tratamento de linfedema de extremidade inferior após cirurgia de câncer ginecológico[30] (dissecção de linfonodos pélvicos).

Apesar de usado há muitos anos para tratamento da dor, assim como outros bloqueios simpáticos, o BSL carece de uma base científica forte para seu uso. Até o momento, existem apenas poucos artigos sobre BSL guiados por ultrassom. O primeiro artigo sobre o tema está desatualizado e com uma descrição incompleta da técnica utilizada.[31] O segundo, o qual consiste em um breve relato, descreve um caso de BSL guiado por US que foi realizado com sucesso.[32]

Anatomia

A cadeia simpática lombar consiste em quatro a cinco gânglios pareados que se encontram na superfície anterolateral da segunda até a quarta vértebra lombar, medialmente à origem do músculo psoas. Esse músculo e sua fáscia separam o tronco simpático dos nervos espinhais somáticos lombares.[33] Os corpos celulares das fibras pré-ganglionares encontram-se na região anterolateral da medula espinhal de T11-L2 com alguma contribuição de T10 e L3. Esses neurônios deixam o canal espinhal juntamente com os nervos espinhais correspondentes, unem-se à cadeia simpática por ramos brancos comunicantes e fazem sinapses nos gânglios lombares. As fibras pós-ganglionares saem da cadeia e se juntam ao plexo perivascular difuso ao redor das artérias ilíacas e femorais ou vão através dos ramos comunicantes cinzentos se unir aos nervos espinhais que formam os plexos lombares e lombossacrais. Fibras simpáticas acompanham todos os principais nervos das extremidades inferiores. Da cadeia simpática lombar, alguns ramos também vão para o plexo renal, para o plexo aórtico abdominal e para o plexo hipogástrico.[34]

A porção mais densa dos gânglios simpáticos lombares se localiza em L2 e L3. Por causa disso, os bloqueios são mais comumente realizados ao longo do terço inferior de L2 ou do terço superior de L3 (Figura 78.13).

Sonoanatomia

Para realizar o BSL guiado por ultrassom, um *probe* curvo é utilizado. Inicialmente é feito um escaneamento sagital paramediano para contar os níveis vertebrais a partir do sacro. Progride-se cranialmente, eixo longo, visualizando inicialmente a junção lombossacral L5-S1, a partir da qual iremos contar progressivamente os níveis pela imagem das articulações facetárias (sinal da Serra) ou os processos transversos (sinal do Tridente) (Figuras 78.14 e 78.15).

Depois de marcar o nível da vértebra L3, o transdutor é girado transversalmente para obter uma imagem em eixo curto. Pode-se visualizar, então, o processo espinhoso, lâmina e processo transverso. Posiciona-se o transdutor 4-6 cm lateral à linha média na orientação transversal no nível intervertebral L2-L3 ou L3-L4. Nesses níveis, entre os processos transversos, observa-se tanto o músculo psoas, como também o corpo vertebral, mais profundo e medial ao músculo. Com o Doppler colorido, a artéria radicular pode ser vista dentro do músculo psoas.[35] A aorta pode também ser visualizada mais profunda e anterior ao corpo vertebral no lado esquerdo (Figura 78.16).

Técnica

O bloqueio simpático lombar é convencionalmente feito sob orientação fluoroscópica ou tomográfica. A descrição a seguir consiste na técnica com ultrassom publicada até o momento.[36]

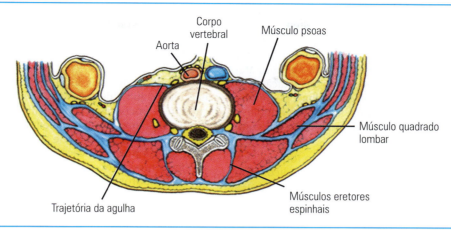

Figura 78.13. Desenho axial região lombar – nível L3. (Fonte: Acervo pessoal do autor Thiago Nouer.)

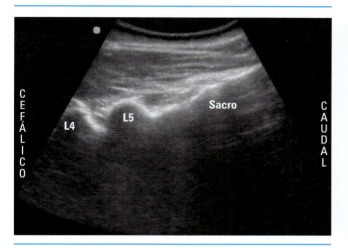

Figura 78.14. Corte longitudinal sagital paramediano na região lombossacral com *probe* curvo evidenciando o sacro articulando em L5, e L5 articulando em L4. (Fonte: Acervo pessoal do autor Thiago Nouer.)

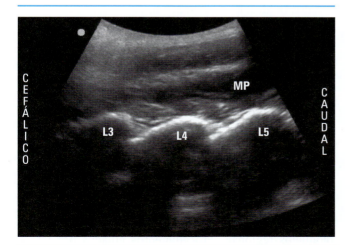

Figura 78.15. Corte longitudinal sagital paramediano com transdutor convexo de baixa frequência durante a identificação do nível lombar usando a contagem dos processos articulares (sinal da Serra). MP: musculatura paravertebral; L5: processo articular de L5; L4: processo de L4; L3: processo articular de L3. (Fonte: Acervo pessoal do autor Thiago Nouer.)

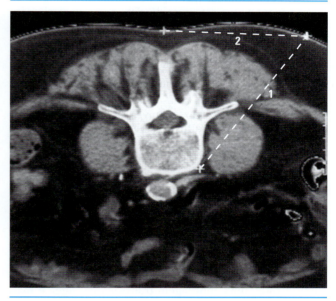

Figura 78.16. Corte axial de tomografia computadorizada da região lombar. Linha pontilhada 1: possível trajetória da agulha. (Fonte: Acervo pessoal do autor Thiago Nouer.)

Com acesso venoso e adequada monitorização, os pacientes são posicionados em decúbito lateral ou em posição prona com um travesseiro sob o abdome inferior para reduzir a lordose lombar. Após esterilização apropriada da pele e precauções estéreis, uma agulha é avançada através dos músculos para fazer contato com a borda lateral do corpo vertebral de L3. Após o contato com osso, a agulha avança ainda mais e perfura a fáscia anterior do músculo psoas. Nesse ponto, é extremamente difícil visualizar a ponta da agulha, com base na experiência dos autores. Uma técnica alternativa pode identificar a vértebra L3 em uma visão *shamrock* semelhante à técnica de plexo lombar. Após a hidrolocalização, 5 mL de anestésico local são injetados após a aspiração negativa.

Técnica combinada nesse momento pode ser valiosa, com administração de contraste para excluir injeção vascular por fluoroscopia na visão anteroposterior e lateral, seguidos de 10 mL de levobupivacaína a 0,25%, por exemplo.

Evidência de sucesso no bloqueio simpático lombar é um aumento de 2 a 3 °C na temperatura do membro afetado. A pele também fica alterada devido à dilatação dos vasos sanguíneos. Como a trajetória da agulha é posterolateral a medial, possíveis danos às raízes nervosas lombares e seus ramos, como também lesão de neuroeixo são complicações possíveis.

Como a orientação por US para BSL não foi ainda validada e devido à possível injeção na artéria radicular ou em outras estruturas vasculares importantes, a os autores não recomendam a orientação por US para esse bloqueio no momento.

■ BLOQUEIO DO GÂNGLIO ÍMPAR

O gânglio ímpar (gânglio de Walther ou gânglio sacrococcígeo) é uma estrutura do sistema nervoso simpático, cujo bloqueio geralmente é utilizado para tratamento da dor nas áreas perineais e coccígeas.[37] O gânglio inerva o períneo, o reto distal, o canal anal, a uretra distal, o escroto, o terço distal da vagina e a vulva. A sua neurólise é descrita para tratamento paliativo da dor oncológica dessas regiões.

Ele tem localização no nível da articulação sacrococcígea e representa a fusão da extremidade caudal das cadeias simpáticas bilaterais. Iremos discutir a técnica de bloqueio do gânglio ímpar por ultrassonografia.

Técnica

Diversas técnicas foram descritas até o momento: orientação fluoroscópica, combinação de ultrassonografia e fluoroscopia, ou uso do ultrassom isolado e associado à perda de resistência.[38]

Para melhorar a técnica e diminuir os riscos da perfuração retal, uma abordagem transsacrococcígea é mais comumente usada. Nela, o paciente é colocado em decúbito ventral e uma agulha de calibre 22 é posicionada no espaço retroperitoneal através da junção sacrococcígea. Um obstáculo a essa abordagem é que pode haver dificuldade na colocação da agulha, já que o disco sacrococcígeo é composto de glicoproteínas que ossificam com a idade. Com a fluoroscopia, a agulha pode ficar presa na articulação; no entanto, sob orientação por US, podemos transpassar essa estrutura mais facilmente, mudando a direção da agulha para coincidir com a angulação existente. Lin e colaboradores[39] relataram a segurança da abordagem transsacrococcígea guiada por ultrassonografia em 15 pacientes. A agulha foi posicionada com precisão em todos os casos, de acordo com a confirmação por fluoroscopia. Eles relataram que a ultrassonografia foi vantajosa em relação à fluoroscopia na identificação da articulação, ao passo que foi difícil visualizá-la em cinco pacientes com fluoroscopia isolada, pois a articulação foi obscurecida por gases retais, fezes impactadas ou discos sacrococcígeos ossificados.

Com o paciente em decúbito ventral, o hiato sacral é escaneado em eixo curto por um transdutor linear de alta frequência. O *probe* é posicionado transversalmente na linha média para obter uma visão do hiato sacral. O transdutor é então girado 90° para obter uma visão longitudinal do hiato sacral e do cóccix. A primeira fenda caudal ao hiato sacral é a articulação sacrococcígea.

Após a anestesia local da pele e do tecido subcutâneo, uma agulha de calibre 22G é então avançada na articulação sacrococcígea com auxílio de ultrassonografia em tempo real, em uma abordagem fora do plano. A agulha é avançada através da fenda e a perda de resistência é sentida, indicando a colocação da ponta da agulha anterior ao ligamento sacrococcígeo ventral. Recomendamos o uso de visão fluoroscópica lateral para monitorar a profundidade da agulha, especialmente com injeções neurolíticas. A posição da agulha é confirmada pela injeção de 1 mL de contraste o espaço retroperitoneal. Uma aparência de difusão de contraste em "vírgula reversa" é vista em lateral. Em casos de dor não oncológica, 5 a 10 mL de bupivacaína a 0,5% são injetados para bloqueio de diagnóstico. Nos casos de dor oncológica, um bloqueio pode ser realizado com 4 a 6 mL de fenol aquoso. As complicações da neurólise química incluem distúrbios motores, sexuais, intestinais ou da bexiga. disfunção como resultado do espraiamento inadvertido do agente neurolítico.

• Limitações da técnica

O ultrassom não pode monitorar com precisão a profundidade da agulha ou a extensão do injetável por causa dos artefatos ósseos sacral e coccígea. Ele pode ser útil quando a fluoroscopia não está disponível ou é insuficiente para identificar a articulação.

■ SÍNDROME DE DOR PÓS-MASTECTOMIA (SDPM)

O câncer de mama é o tipo de câncer mais comum entre as mulheres no Brasil e no mundo, depois do de pele não melanoma. Em 2017, estimou-se que 127 novos casos por 100.000 mulheres foram diagnosticados apenas nos Estados Unidos. Entre elas, 36% foram diagnosticadas com câncer em estágio I ou II, possibilitando cura e alta sobrevivência.[40,41] O tratamento do câncer de mama, além dos procedimentos cirúrgicos, inclui radioterapia, quimioterapia e terapia endócrina – todos com risco aumentado de dor crônica.

O manejo da dor pós-cirúrgica para câncer de mama pode ser muito desafiador e não é raro as mulheres persistirem com esse tipo de dor mesmo depois de se recuperarem do tratamento para o câncer. Especificamente ela é predominantemente uma síndrome de dor neuropática que afeta 25 a 60% das pacientes.[42] A dor é tipicamente localizada na região axilar, na parede anterior e lateral torácica e medial proximal do braço. O tratamento tradicional envolve uma abordagem multimodal de dor neuropática com antidepressivos, cremes tópicos, opioides e bloqueios regionais. Procedimentos guiados por ultrassonografia são úteis tanto para diagnóstico dos nervos envolvidos como para tratamento. Diante desses fatos, iremos discutir as principais intervenções descritas com ultrassonografia até o momento para abordagem dessa síndrome dolorosa.

Anatomia

É crucial conhecer a anatomia da parede torácica para entender as possíveis técnicas intervencionistas na dor pós-mastectomia. Vários nervos distintos inervam a mama e os tecidos adjacentes. Faremos uma sucinta revisão da anatomia torácica para facilitar o entendimento das técnicas com ultrassom que serão descritas.

A mama é essencialmente um órgão subcutâneo que recebe uma inervação complexa. As descrições publicadas dos nervos específicos envolvidos e seus cursos divergem significativamente, provavelmente devido à variabilidade anatômica e às diferenças na metodologia de pesquisa. Basicamente a inervação da mama é derivada dos nervos intercostais com uma pequena contribuição dos nervos supraclaviculares.

• Sobre os nervos intercostais

Ao sair do forame intervertebral, os nervos espinhais torácicos se dividem em ramos dorsais e ventrais. Os ramos dorsais inervam a pele e os músculos da região dorsal. O ramo ventral continua lateralmente como o nervo intercostal, dá origem a um ramo cutâneo lateral (RCL) que emerge perfurando os músculos intercostais e músculo serrátil anterior na linha axilar média, logo anterior à borda do grande dorsal. A continuação do nervo intercostal termina como um ramo cutâneo anterior (RCA). O padrão mais comumente descrito de inervação da mama medial é pelos RCA dos nervos intercostais T2 a T5, e inervação da mama lateral pelos RCL de T2 a T6 com envolvimento variável de T1, T6 e T7. Ambos os ramos se comunicam frequentemente durante o seu curso, produzindo um padrão variável de inervação. Consideração especial deve ser dada ao curso do ramo cutâneo lateral decorrente do nervo intercostal T2, denominado nervo intercostobraquial. Tal como acontece com os outros ramos cutâneos laterais, esse nervo se ramifica do nervo intercostal em torno do ângulo da costela. Após perfurar os músculos intercostais e o músculo serrátil, a maior parte do ramo cutâneo lateral de T2 se desloca lateralmente ao longo do assoalho da base da axila para alcançar o braço medialmente. Resumindo, o nervo intercostobraquial fornece inervação cutânea à cauda axilar da mama, à axila e ao braço medial.

• Sobre os nervos do plexo braquial

Os nervos supraclaviculares cruzam a clavícula e inervam a porção superior da mama. O plexo braquial também fornece a inervação para os músculos peitorais, os quais se localizam posteriormente à maioria do tecido mamário. A porção superior do músculo peitoral maior é suprida pelo nervo peitoral lateral (NPL), enquanto o nervo peitoral medial (NPM) inerva o músculo peitoral menor e a porção inferior do músculo peitoral maior.

Dois outros importantes nervos são: o nervo torácico longo (NTL) e o nervo toracodorsal (NTD). O NTL surge das raízes nervosas C5-7 e ao atingir a região infraclavicular, localiza-se ao longo da parede lateral torácica superficial ao músculo serrátil anterior. O NTD é derivado das raízes nervosas C6-8 e surge do fascículo posterior. Ele sai da parede posterior da axila para percorrer

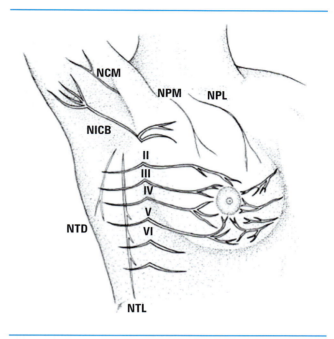

Figura 78.17. Inervação da mama. NPL: nervo peitoral lateral; NPM: nervo peitoral medial; NCM: nervo cutâneo medial do braço; NICB: nervo intercostobraquial; NTD: nervo torácico longo; NTL: nervo toracodorsal. (Fonte: Acervo pessoal do autor Thiago Nouer.)

a porção anterior e lateral do músculo grande dorsal, inervando-o. Finalmente, devemos citar o nervo cutâneo medial do braço (NCM), o menor ramo do plexo braquial originado do fascículo medial. Ele passa através da axila e se comunica com o nervo intercostobraquial (NICB) (Figura 78.17).

Intervenções

O conhecimento anatômico de todas essas inervações citadas e o tipo de cirurgia que foi realizada são imperativos no desenvolvimento de um plano analgésico para a dor da paciente. Mastectomias podem diferir substancialmente em relação aos tecidos e estruturas nervosas que são comprometidos durante sua realização.

■ BLOQUEIO DO PLANO SERRÁTIL ANTERIOR

O bloqueio do plano serrátil anterior pode ser usado como uma nova abordagem intervencionista para síndrome de dor pós-mastectomia (SDPM). Inicialmente descrito por Blanco e colaboradores,[43] o raciocínio para realização do bloqueio vem da existência de ramos de nervos intercostais presentes nos planos superficiais e profundos ao músculo serrátil anterior (SAM). Existe uma discussão atual sobre qual seria a abordagem mais efetiva: superficial ou profunda ao SAM.[44] No entanto, até o momento, não se evidenciou diferença de analgesia entre as duas abordagens.[45] Sabemos que o número e o volume das injeções podem influenciar a extensão da dispersão do anestésico. Discutiremos cada uma das intervenções para entendermos suas aplicações clínicas.

Abordagem superficial

O bloqueio superficial demonstrou ser útil em pacientes com dor oncológica. Takimoto e colaboradores[46] publicaram um relato de caso no qual uma paciente de 74 anos desenvolveu dor neuropática significativa no pós-operatório de mastectomia. Após falha das modalidades tradicionais de tratamento da dor, foi realizado SAM *block* com 10 mL de lidocaína a 1%. O bloqueio resultou em uma redução importante da dor, possilitando o controle álgico do caso. Além disso, Zocca e colaboradores[47] demonstraram resultados semelhantes em uma série de casos usando o SAM *block* (injeção com anestésico local e corticoide particulado) em oito pacientes para aliviar a dor da parede torácica em SDPM.

O SAM *block* pode se tornar tecnicamente desafiador em pacientes com cicatrização por radioterapia, como também em pacientes cuja cirurgia teve manipulação do músculo grande dorsal ou houve dissecção de linfonodos axilares. Dificuldade técnica principalmente devido a aderências, embora seja possível que a sua utilização tenha mais sucesso nesse subconjunto de pacientes. Também foi descrito que em dores relacionada ao implante mamário (em aperto), as pacientes evoluíram particularmente bem após o bloqueio. Acreditamos que, após a cirurgia de mama, os ramos laterais dos nervos intercostais de T2 a T6 frequentemente são lesionados, cicatrizados e presos por fibroses. Assim, uma das prováveis origens da dor seria neuropatia por lesão ou *entrapment*. O papel do bloqueio do plano serrátil na SDPM, além de modular a aferência dolorosa por bloqueio sensitivo, seria realizar também a hidrodissecção desse plano fascial e tratar causas mecânicas que podem estar perpetuando a dor, possuindo um potencial terapêutico promissor.

Podemos realizar um bloqueio ou hidrodissecção no plano superficial, mas neurólise deve ser realizada em plano profundo, a fim de tentar poupar o nervo torácico longo e sua função motora. Ao considerar a neurólise, o bloqueio geralmente é único, já que o procedimento pode causar esclerose dos planos fasciais, tornando os bloqueios subsequentes extremamente difíceis ou impossíveis de realizar. A maioria das pacientes com SDPM relatam dor axilar importante, principalmente após cirurgias com esvaziamento axilar, provavelmente pelo comprometimento específico ou formação de neuroma do nervo intercostobraquial.

Técnica

Para realizar o SAM *block*, a paciente é posicionada em decúbito lateral ou em decúbito dorsal com o lado afetado voltado para o operador. Após preparação estéril, posiciona-se um *probe* linear na linha axilar média, ao nível da sexta costela, em plano sagital (longitudinal), para identificar os músculos. Após infiltração de lidocaína 1%, uma agulha é posicionada no plano fascial entre o músculo serrátil anterior e o músculo grande dorsal. A solução é injetada sob visualização direta, geralmente 20 mL de anestésico local e corticoide particulado. Costumamos realizar hidrodissecção com maiores volumes – 40 mL nesses casos de SDPM. Podemos repetir o bloqueio conforme seja necessário, com um intervalo de dois meses entre os procedimentos.

Nos últimos anos, vários estudos clínicos relataram resultados variáveis do bloqueio de acordo com o local de punção do SAM *block* superficial (no nível da quarta costela, quinta costela ou sexta costela). Um estudo em cadáver publicado por Vicent Chan e colaboradores[48] sugerem que o número e volume total das injeções no SAM *block* têm uma influência maior no espraiamento craniocaudal do injetado do que o plano de injeção (superficial ou profundo) relativo para o SAM. Técnica de injeção de alto volume (40 mL divididos entre dois níveis de injeção – terceira costela e quinta costela) oferece uma distribuição mais extensa que uma injeção de volume menor (20 mL em um único nível) para alcançar a parede torácica e axila. Estudos futuros são necessários para validar esses achados anatômicos.

Abordagem profunda

Alguns autores notaram que um subgrupo de pacientes com diagnóstico de SDPM não obtiveram uma mudança significativa nos sintomas de dor após o SAM *block*, ou o plano fascial foi difícil de separar sob orientação ultrassonográfica devido a aderências. Diante desse fato, investigou-se uma abordagem do plano profundo ao SAM, entre o músculo serrátil anterior e o músculo intercostal externo aproximadamente ao nível da quinta ou sexta costela.

Até o que sabemos, esse bloqueio já tinha sido descrito por Diéguez e Fajardo[49] como bloqueio dos ramos cutâneos dos nervos intercostais na linha axilar média (BRILMA).

Usamos o termo bloqueio do plano profundo ao serrátil em vez de BRILMA porque é mais fácil entender, mas a injeção no plano interfascial é a mesma, sendo o BRILMA especificamente na linha axilar média. A injeção abaixo do serrátil aparentemente consegue difundir pela musculatura intercostal e bloquear o nervo intercostal, assim anestesiando tanto os RCL quanto os RCA. Este último (ramo anterior) não é bloqueado pelo SAM *block* clássico ou PECs II. Um estudo em cadáver com azul de metileno evidenciou a presença de solução no nervo intercostal, confirmando anatomicamente essa dispersão.

O bloqueio é realizado inicialmente posicionando um *probe* linear na linha axilar média, em sentido longitudinal. Uma vez identificados o músculo serrátil anterior, musculatura intercostal e costelas, a pele é anestesiada com 1 mL de lidocaína a 1%. Em seguida, uma agulha é guiada, em plano, para o espaço entre a borda posterior do SAM e a superfície da costela visualizada (geralmente quinta ou sexta costela). Após hidrolocalização e confirmação do posicionamento da agulha, injeta-se 20 mL de anestésico local com corticoide. Comumente realizamos hidrodissecção do plano fascial com volumes maiores, reposicionando o *probe* de acordo com as aderências existentes e respeitando a dose tóxica de anestésico local.

■ BLOQUEIO PARAVERTEBRAL TORÁCICO

Os bloqueios paravertebrais torácicos, incluindo o bloqueio do plano eretor da espinha (ESP), também podem ser realizados para tratamento da dor descrita. Estudos sobre o bloqueio em síndromes de dor neuropática demonstraram um efeito analgésico que ultrapassa o bloqueio de condução do anestésico local.[50] Potenciais benefícios parecem estar relacionados com o denso bloqueio da aferência sensitiva ao bloquear as principais estruturas envolvidas nas vias de condução e modulação da dor (a raiz nervosa com o gânglio da raiz dorsal e a cadeia simpática e seus ramos comunicantes). O melhor controle álgico ainda pode ser feito por passagem de cateter, possibilitando que a terapia farmacológica seja ajustada.

Aspectos anatômicos

A abordagem do espaço paravertebral torácico (EPVT) possibilita o bloqueio somático e simpático unilateral de vários metâmeros com injeção única. Ele é um espaço em forma de "cunha" presente nos dois lados da coluna vertebral e em toda a extensão da caixa torácica. Esse espaço afunila-se à medida que contorna as articulações costotransversárias, voltando a se alargar na região intercostal/intertransversária adjacente. No EPVT estão contidos a emergência do nervo espinhal torácico e sua divisão em ramos dorsal e ventral (nervo intercostal), a artéria e a veia intercostal, a cadeia simpática e os ramos comunicantes branco e cinzento de cada segmento, e os nervos esplâncnicos maior, menor e imo.

A pleura parietal determina o limite anterolateral do EPVT. O limite posterior é determinado pelo ligamento costotransversário superior que continua como membrana intercostal posterior ou membrana intercostal interna. Parte do corpo vertebral, do disco intervertebral e do forame vertebral limita medialmente o EPVT com continuidade ao espaço peridural. Lateralmente, o EPVT continua com o espaço intercostal, no qual o feixe neurovascular cursa entre a musculatura intercostal interna e a musculatura intercostal íntima (Figura 78.18).

Embora a musculatura intercostal íntima interrompa o revestimento interno da caixa torácica alguns centímetros lateralmente ao processo transverso, a membrana delgada que a recobre, chamada fáscia endotorácica, segue até se aderir à face anterior dos corpos vertebrais, dividindo o EPVT em dois compartimentos: o compartimento subendotorácico com inervação somática representada pelos ramos dorsal e ventral (nervo intercostal) do nervo espinhal, e o compartimento extrapleural contendo a cadeia simpática e nervos esplâncnicos.[51] Esses compartimentos se comunicam graças à trajetória dos ramos comunicantes dos gânglios simpáticos através da fáscia endotorácica junto às artérias e veias intercostais correspondentes a cada segmento (Figura 78.19).

Dependendo do local metamérico da injeção, espera-se que a dispersão da solução anestésica no EPVT seja no sentido craniocaudal, atingindo o espaço subendotorácico. Essa dispersão aleatória ocorre também nos espaços intercostal, peridural e pré-vertebral. O decúbito do paciente pode ter influência na dispersão anestésica. É craniocaudal (paciente em decúbito lateral) ou mais caudal que cranial (paciente na posição sentada). Em média, 20 mL de anestésico local contempla cinco metâmeros, podendo variar de acordo com o decúbito do paciente, a técnica empregada e a posição final da ponta da agulha em relação à fáscia endotorácica.

Na transição toracolombar, a fáscia endotorácica continua como *fascia transversalis*. Apesar da constrição que os ligamentos arqueados do diafragma exercem sobre a *fascia transversalis* e sobre os músculos psoas maior e quadrado lombar, o curso abdominal dessa fáscia favorece a dispersão anestésica à parede posterior do abdome e, consequentemente, atinge as raízes/nervos altos do plexo lombar, anestesiando-as.

Na transição toracocervical, o espaço paravertebral torácico se comunica com o plexo braquial e a cadeia simpática cervical (gânglio estrelado) por mecanismos ainda não muito bem estabelecidos. Imagina-se que essa comunicação pode se dar pelo nervo de Kuntz, quando presen-

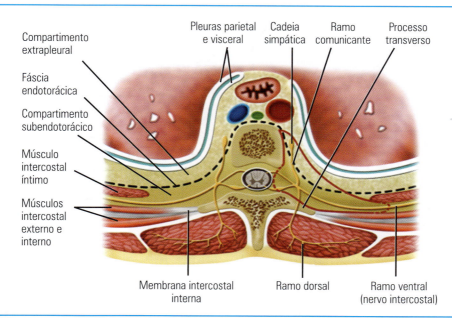

Figura 78.18. Corte transversal do espaço paravertebral com seus limites e conteúdo, representado pela linha vermelha. (Fonte: Acervo pessoal do autor Thiago Nouer.)

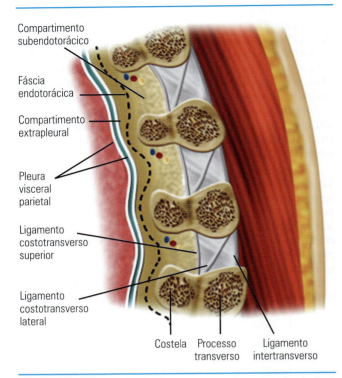

Figura 78.19. Espaço paravertebral e seu conteúdo – corte longitudinal. (Fonte: Acervo pessoal do autor Thiago Nouer.)

te. Este comunica o segundo nervo intercostal à raiz de T-1 e ocorre em aproximadamente 50% dos casos. Ao envolver a cúpula pulmonar, a fáscia endotorácica une suas fibras espessando-se e se inserindo no processo transverso de C7, formando assim a fáscia de Sibson, ou membrana suprapleural, que funcionaria como um diafragma superior com a ação dos músculos escalenos. Assim, o compartimento subendotorácico teria continuidade até a inserção em C-7, onde se fundiria com as laminações da fáscia prévertebral, possibilitando a dispersão do anestésico local até o plexo braquial e cadeia simpática cervical através de um plano fascial, o que parece uma possibilidade mais real (Figura 78.20).

Técnica guiada por ultrassonografia (USG)

Para realização do BPVT guiado por USG é essencial a identificação da pleura (PL), membrana intercostal interna (MII) e processo transverso (PT) independentemente da técnica abordada, possibilitando acompanhamento da progressão da agulha e o posicionamento final da ponta entre os limites superficial e profundo do EPVT seguido pela injeção do anestésico local (Figura 78.21).

As abordagens ultrassonográficas mais usadas são:
- Abordagem intercostal – corte transversal paramediano;
- Abordagem longitudinal – corte sagital paramediano;
- Abordagem oblíqua – corte oblíquo paramediano.

Normalmente o EPVT encontra-se entre 2 cm e 4 cm de profundidade. O uso do transdutor linear de alta frequência possibilita sua visualização com boa qualidade de imagem. Eventualmente, quando as referências anatômicas estiverem localizadas mais profundamente, em especial nos obesos, o transdutor curvo de baixa frequência é o mais apropriadamente usado. Recomenda-se sempre o uso de agulhas de bisel curto próprias para bloqueios periféricos, ou Tuohy, nos casos em que o bloqueio contínuo seja desejado. As agulhas de ponta "romba", além de serem

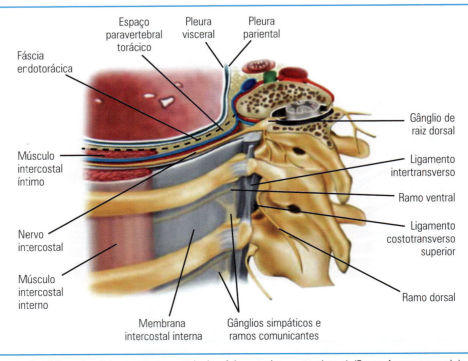

Figura 78.20. Representação tridimensional do espaço paravertebral torácico em vista posterolateral. (Fonte: Acervo pessoal do autor Thiago Nouer.)

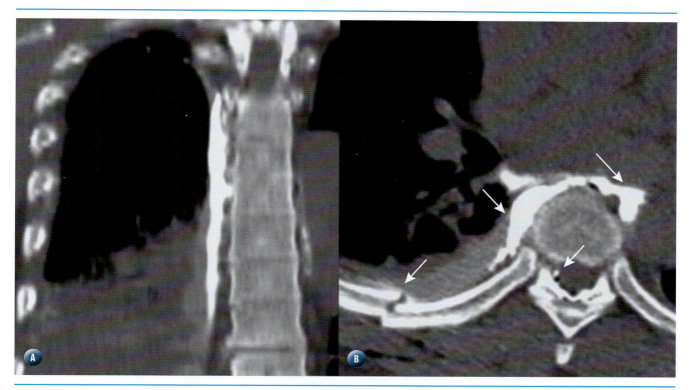

Figura 78.21. Solução de 20 mL de anestésico com 8 mL de contraste (total 28 mL) via cateter no EPVT, evidenciando dispersão craniocaudal no corte coronal **(A)** e a dispersão intercostal, peridural e anterior ao corpo vertebral no corte axial **(B)**. (Fonte: Atlas de Técnicas de Bloqueios Regionais SBA, capítulo 38 de autoria Thiago Nouer Frederico.)

menos traumáticas quando em contato com as estruturas nervosas, promovem uma movimentação grosseira dos tecidos adjacentes facilmente visível ao ultrassom. Essa deformação gerada na imagem, além da sensibilidade aos "cliques" quando se perfuram fáscias e ligamentos, mostram indiretamente onde está a ponta da agulha mesmo quando há dificuldade no alinhamento com o feixe sonoro nas técnicas em plano (longitudinal), ou quando a técnica eleita é com punção fora de plano (transversal).

A conexão da agulha com a seringa é facilitada quando se utiliza material apropriado de ultrassonografia, interpondo-se uma extensão tubular entre agulha e seringa, evitando deslocamentos da agulha.

• **Abordagem intercostal**

Depois da palpação, prepara-se a demarcação dérmica do(s) processo(s) espinhoso(s) a partir de C7. Havendo dificuldade, posicionando o transdutor longitudinal paramediano sobre o músculo trapézio, obtém-se a imagem da primeira costela e, com a progressão desse corte no sentido caudal, é possível contar as costelas e determinar o exato metâmero (espaço intercostal) em que se deseja realizar o bloqueio (Figura 78.22).

Determinado o local da punção, com técnica asséptica, posiciona-se o transdutor procurando um corte transversal paramediano livre da sombra acústica da costela, evidenciando as principais referências anatômicas que são a pleura, o processo transverso e a membrana intercostal interna. Pequenas varreduras craniocaudais podem mostrar uma "janela" totalmente velada pela costela; processo transverso, membrana intercostal interna, pleura; ou apenas com a membrana intercostal interna e a pleura.

Obtida uma imagem USG ideal, podemos optar pela técnica que guiará a agulha ao EPVT. Ela pode ser em plano de lateral para medial, em plano medial para lateral, ou fora de plano. Identificada a ponta da agulha, profunda à membrana intercostal, inicia-se a injeção lenta do anestésico local verificando o deslocamento anterior da pleura e a expansão do EPVT (Figura 78.23).

• *Informações importantes*

Na abordagem em plano de lateral para medial, deve-se tomar extremo cuidado com a progressão conforme a agulha se aproxima do processo transverso, visto que sua sombra acústica impossibilitará a visualização da ponta, que estará progredindo em direção aos limites mediais do EPVT (forame/corpo/disco vertebral), podendo levar a um pinçamento da raiz contra o forame, injeção peridural ou intradural. Portanto, sugere-se que a angulação da agulha seja ideal para atingir a porção mais lateral do EPVT que ainda não está "escondida" da sombra acústica do processo transverso, e realizar a injeção nesse local. Nos casos de difícil alinhamento na técnica em plano (EPVT profundo) ou do uso da técnica fora de plano, vale o preparo de uma seringa com solução salina para realização da "hidrolocalização" com pequenas injeções conforme a progressão da agulha (Figura 78.24).

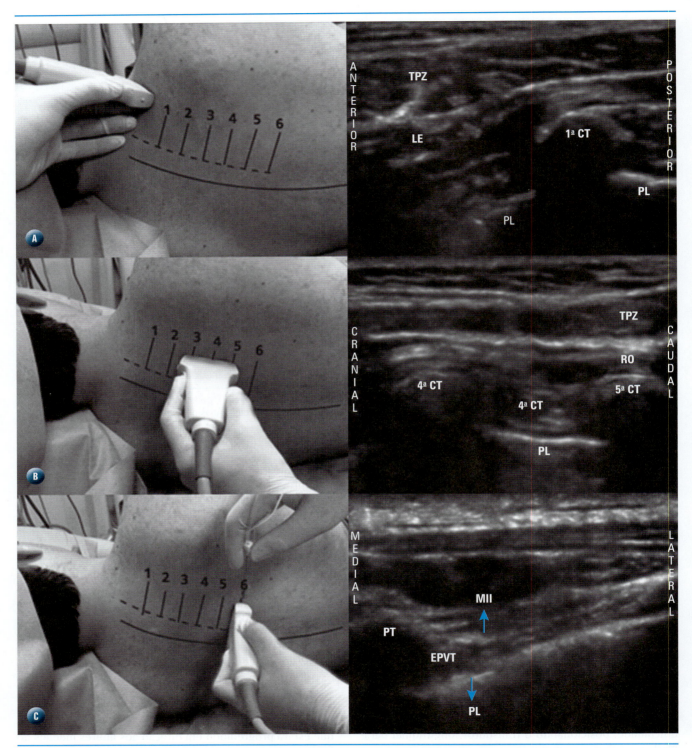

Figura 78.22. Exame ultrassonográfico contando os espaços intercostais para determinar o local exato a ser bloqueado. CT: costela; PL: pleura; TPZ: músculo trapézio; LE: músculo levantador da escápula; RO: músculo romboide maior; EIC: espaço intercostal; MII: membrana intercostal interna; PT: processo transverso; EPVT: espaço paravertebral torácico. **(A)** Corte longitudinal paramediano sobre o músculo trapézio, evidenciando a cúpula pleural; **(B)** Continuação do corte longitudinal paramediano e a contagem dos EICs; **(C)** Rotação do transdutor para corte transversal paramediano no metâmero (EIC) pré-escolhido, à procura da imagem ideal para o bloqueio nessa técnica. (Fonte: Acervo pessoal do autor Thiago Nouer.)

Com a ponta já posicionada no EPVT, troca-se pela seringa com anestésico local, evitando que o anestésico seja desperdiçado fora de seu sítio efetivo de ação. Habitualmente a injeção no EPVT causa movimentação pleural e expansão do compartimento. Em caso de dúvidas, a injeção de forma pulsátil pode ajudar visualizando-se pequenos movimentos pleurais acompanhando o ritmo da injeção.

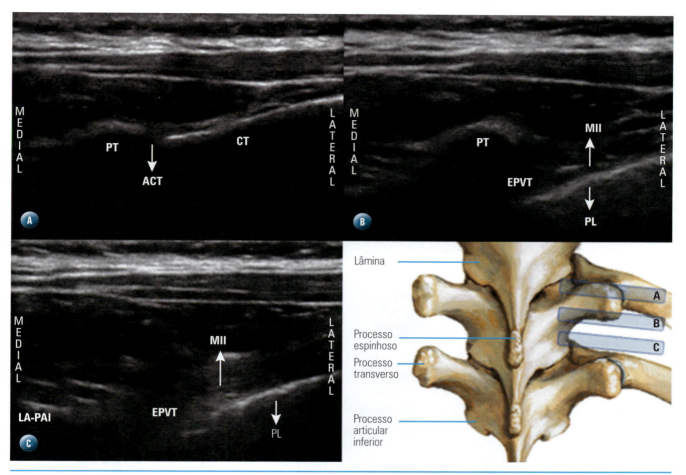

Figura 78.23. Cortes transversais da região paravertebral torácica com transdutor linear. PT: processo transverso; CT: costela; ACT: articulação costotransversa; MII: membrana intercostal interna; PL: pleura; LA-PAI: lâmina/processo articular inferior; EPVT: espaço paravertebral torácico. **(A)** Corte ultrassonográfico totalmente velado pela sombra acústica óssea; **(B)** Corte ultrassonográfico evidenciando o processo transverso, a membrana intercostal interna e a porção mais lateral do EPVT; **(C)** Corte ultrassonográfico evidenciando imagem do EPVT livre do processo transverso. (Fonte: Acervo pessoal do autor Thiago Nouer.)

- **Abordagem longitudinal**

O transdutor é posicionado longitudinalmente, 3 a 4 cm lateralmente ao processo espinhoso palpado, ou vem nessa linha durante a contagem ultrassonográfica dos EICs conforme descrito anteriormente. Encontrado um corte USG paramediano sagital com a sombra acústica das duas costelas e no metâmero desejado (EIC), prossegue-se com uma varredura USG de lateral para medial procurando identificar a separação da pleura e da membrana intercostal interna evidenciando o EPVT.

Medialmente, a pleura deflete-se progressiva e cada vez mais anterior em direção ao corpo vertebral enquanto a membrana intercostal interna mantém sua profundidade continuando-se com o ligamento costotransversário superior. Assim, com o aumento da distância entre as estruturas procura-se a melhor imagem do EPVT, antes de esta ser velada pelas estruturas ósseas (articulação facetária e lâmina) (Figura 78.25).

Obtida a melhor imagem do EPVT, elege-se a técnica para visualização da agulha, podendo ser em plano ou fora de plano. Nessa abordagem, a técnica fora de plano usando a hidrolocalização costuma ser de mais fácil execução, visto que o trajeto da agulha estará livre das estruturas ósseas adjacentes.

- *Informações importantes*

Durante a varredura de lateral para medial e da inclinação do transdutor, a reflexão inadequada do som interfere na visualização da pleura. Pequenas inclinações do feixe sonoro para lateral podem melhorar essa refletividade e ajudar na obtenção de uma boa imagem. Durante a injeção do anestésico local é possível verificar a dispersão longitudinal entre os EPVTs adjacentes, confirmando que existe uma comunicação entre eles.

- **Abordagem oblíqua**

Depois do preparo da pele e do transdutor para técnica asséptica e determinação do local do bloqueio, posiciona-se o transdutor aproximadamente 3-4 cm lateral ao processo espinhoso com rotação de 30° a 45° em relação ao plano sagital, aproximando a extremidade cranial da linha média. Encontradas as estruturas ósseas e a pleura,

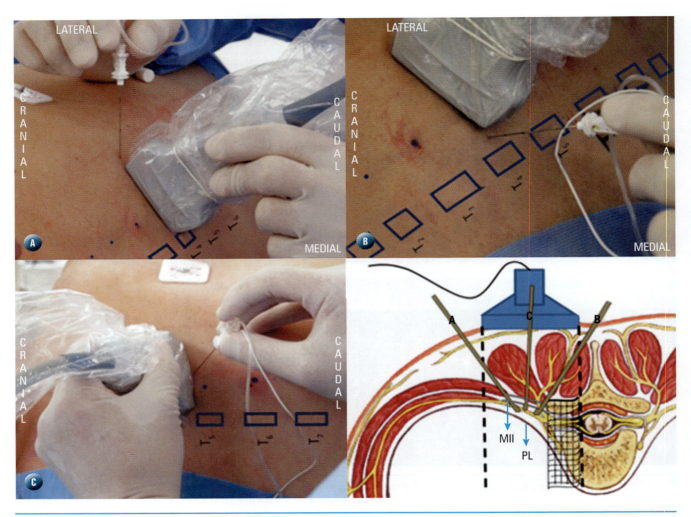

Figura 78.24. Posicionamento do transdutor na abordagem intercostal e possíveis técnicas de punção. MII: Membrana Intercostal Interna; PL: pleura. **(A)** Em plano, de lateral para medial; **(B)** Em plano, de medial para lateral; **(C)** Fora do plano, de caudal para cranial. (Fonte: Acervo pessoal do autor Thiago Nouer.)

inicia-se lenta varredura de lateral para medial, até que o EPVT apareça na extremidade cranial da imagem com a pleura defletindo anteriormente e se separando da membrana intercostal interna. Discreta inclinação do feixe sonoro para lateral e mudanças na rotação podem otimizar essa imagem e facilitar a performance do BPVT.

Com a evidência do EPVT próximo ao processo transverso cranial, recomenda-se a técnica em plano de caudal para cranial até que a ponta da agulha tenha ultrapassado a membrana intercostal interna/ligamento costotransversário superior. Com a injeção lenta do anestésico local visualiza-se o deslocamento anterior da pleura e a expansão do EPVT.

• *Informações importantes*

Nas abordagens oblíqua e longitudinal, a mesma inclinação do feixe sonoro para lateral que otimiza a reflexão sonora da pleura e a visualização do EPVT, pode dificultar ou até impossibilitar a visualização da agulha por mais que se procure um alinhamento perfeito. Assim, o uso da hidrodissecção pode ser de grande valia para um bloqueio seguro nessas técnicas.

Embora raras, podem ocorrer complicações como hematoma, punção pleural, punção peridural e punção subaracnóidea.[52] Além disso, quando a dispersão não é adequada pode acontecer falha parcial do bloqueio atingindo uma única metâmera (bloqueio intercostal).

■ BLOQUEIO DO PLANO DO ERETOR DA ESPINHA (ESP)

Com o uso do ultrassom, vários novos bloqueios têm sido descritos. Os bloqueios interfasciais são cada vez mais populares pela segurança que oferecem, além da facilidade de execução. Nesse sentido, como alternativa ao bloqueio paravertebral surge o bloqueio do plano eretor da espinha, descrito por Mauricio Forero e colaboradores.[53]

No estudo anatômico e radiológico em cadáveres, o provável sítio de ação é nos ramos ventrais e dorsais dos nervos espinhais torácicos. Cada nervo espinhal torácico divide em um ramo ventral e dorsal na sua saída do forame intervertebral. O ramo dorsal discorre posteriormente

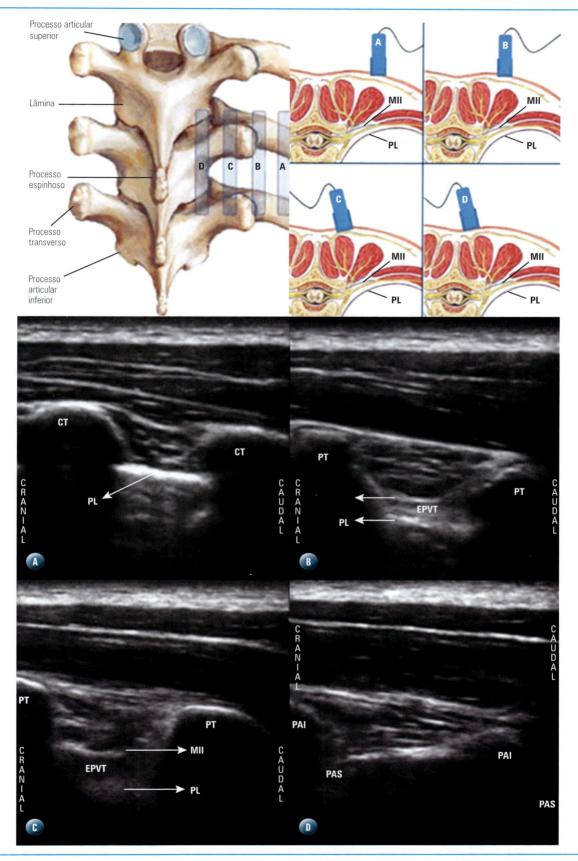

Figura 78.25. **(A-D)** Sequência de cortes sagitais paramedianos da região paravertebral torácica com transdutor linear. CT: costela; PT: processo transverso; MII: membrana intercostal interna; PL: pleura; PAI: processo articular inferior; PAS: processo articular superior; EPVT: espaço paravertebral torácico. (Fonte: Acervo pessoal do autor Thiago Nouer.)

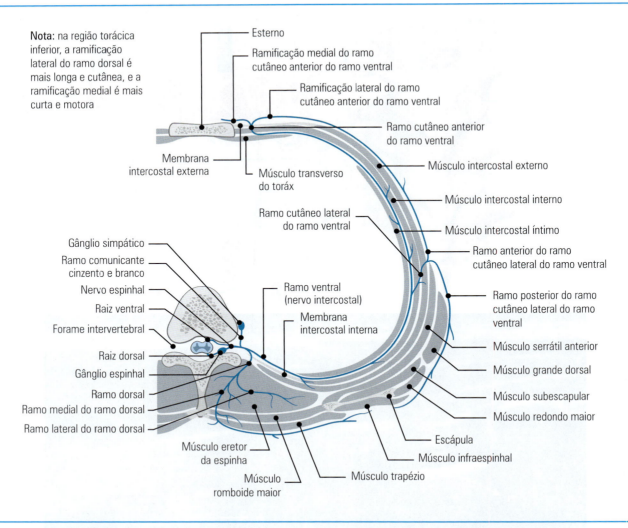

Figura 78.26. Inervação da parede torácica.

pelo forame costotransversário (que é uma janela limitada superiormente pelo processo transverso, inferiormente pela costela subjacente, lateralmente pelo ligamento costotransversário superior e medialmente pela lâmina e o processo articular) e caminha dentro do músculo eretor da espinha (composto pelo iliocostal, espinhal e longuíssimo torácico). Aqui, o ramo dorsal divide-se em um ramo lateral e medial; o ramo medial continua pelo romboide maior e o trapézio até terminar em um ramo cutâneo posterior. O ramo ventral continua lateralmente como nervo intercostal, discorrendo primeiramente profundo à membrana intercostal interna e depois no plano entre o músculo intercostal interno e o intercostal íntimo na face interna da costela. O ramo cutâneo lateral provém do nervo intercostal próximo do ângulo da costela e emerge superficialmente perto da linha axilar média, na qual se divide em ramos anterior e posterior que inervam a parede torácica lateral. O nervo intercostal termina no ramo cutâneo anterior que inerva as paredes torácica anterior e abdominal superior. Além desses ramos principais, cada nervo intercostal dá origem a múltiplos ramos musculares que inervam os músculos intercostais, assim como ramos comunicantes intersegmentares (Figura 78.26).

O bloqueio é realizado com o paciente sentado ou em decúbito lateral, com um *probe* linear de alta frequência, posicionado de forma longitudinal, 3 cm lateral ao processo espinhoso de T5. Três músculos são identificados superficialmente à imagem hiperecoica do processo transverso: trapézio, romboide maior e eretor da espinha. Pode-se usar uma agulha de ponta romba 22G, 50-100 mm, em plano, em direção craniocaudal até que a ponta da agulha chegue no plano interfascial entre o eretor da espinha e o processo transverso (melhor dispersão, atingindo níveis de T1-T8). Com a injeção de 20 mL de bupivacaína a 0,25%, é possível observar dispersão linear de anestésico profundo ao eretor da espinha (Figura 78.27).

O bloqueio do plano do eretor da espinha é promissor por se apresentar como uma técnica mais simples e segura comparada com o BPVT para analgesia torácica tanto em dor neuropática como em dor pós-cirúrgica ou pós-traumática, como injeção única ou infusão contínua pelo cateter (Figura 78.28).[54]

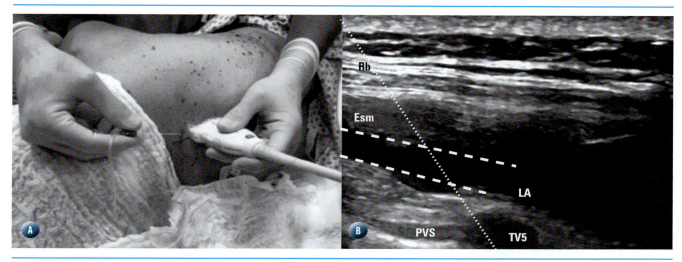

Figura 78.27. (A) Posicionamento para realização do bloqueio ESP *block*; **(B)** Imagem US. Rb: músculo romboide; Esm: músculo eretor da espinha; LA: anestésico local; PVS: espaço paravertebral; TV5: processo transverso T5. (Fonte: Acervo pessoal do autor Thiago Nouer.)

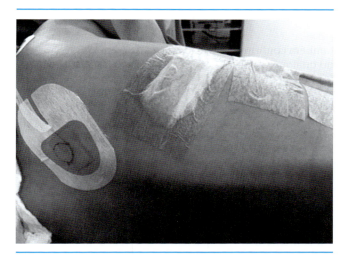

Figura 78.28. Cateter fixado para analgesia contínua – nível T5 – Esp *block*. (Fonte: Acervo pessoal do autor Thiago Nouer.)

■ USO DE BLOQUEIOS PARIETAIS NA DOR ONCOLÓGICA

Na abordagem da dor crônica, as possibilidades de intervenção aumentaram consideravelmente com o auxílio da ultrassonografia (USG) e sua grande vantagem foi no aprimoramento dos bloqueios interfaciais e de partes moles. Os bloqueios de parede abdominal (parietais) podem ser promissores na dor oncológica, o que será discutido nesta seção.

Bloqueio do plano transverso abdominal

Esse bloqueio tem sido amplamente utilizado como parte de analgesia multimodal na dor aguda pós-operatória, e poucas publicações o descrevem para dor crônica. Restrepo e colaboradores[55] publicaram em 2013 o primeiro caso de neurólise usando um bloqueio parietal para tratamento de dor por comprometimento metastático da parede abdominal. Ele realizou injeção de fenol no plano transverso abdominal (TAP) em um paciente com dor não controlada por tratamento farmacológico. Inicialmente, foi feito bloqueio diagnóstico com auxílio de ultrassom, resultando em uma diminuição de 80% na escala analógica visual dinâmica (EAV) da dor da paciente. Uma injeção de fenol foi então realizada. A paciente relatou redução de 70% da dor dinâmica e reduziu em 50% a necessidade de opioides. A expectativa de vida da paciente influenciou na decisão da terapêutica empregada, e a opção por um procedimento neurolítico periférico é menos invasiva que uma bomba intratecal, por exemplo.

A utilização do TAP *block* na dor oncológica também seria auxiliar no diagnóstico. Muitas vezes não sabemos se a dor tem origem na parede abdominal ou em outras áreas. O bloqueio tem ação na dor nociceptiva, mas não no componente visceral. Portanto, foi sugerido que ele tenha um papel na diferenciação dos componentes da dor crônica. Se o bloqueio for negativo, não melhorando a dor existente, os bloqueios simpáticos são realizados para o componente visceral.

Anatomia

A chave para entender os bloqueios parietais é uma compreensão da anatomia da região. A pele e subcutâneo da parede abdominal anterior sobrepõem os músculos que ajudam a suportar o conteúdo abdominal e o tronco. Existem três camadas musculares na parede lateral, cada uma com uma bainha fascial associada. De superficial a profundo, esses são os oblíquos externos, oblíquos internos e transverso abdominal. Sob os músculos encontram-se gorduras extraperitoneais e, em seguida, o peritônio parietal.

A inervação parede abdominal é fornecida pelos nervos intercostais T7 a T11 (nervos toracoabdominais) e pelos nervos subcostal, ilio-hipogástrico e ilioinguinal. Entre os músculos oblíquo interno e transverso abdominal encontra-se um plano intermuscular, o qual contém os

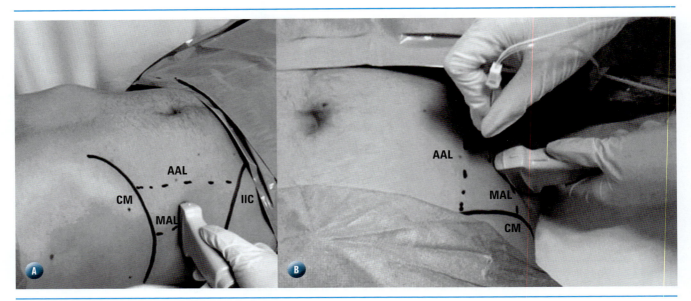

Figura 78.29. Posicionamento para realização do TAP. AAL: linha axilar anterior; MAL: linha axilar média; IIC: crista ilíaca; CM: margem costal. (Fonte: Acervo pessoal do autor Thiago Nouer.)

ramos anteriores dos seis nervos torácicos inferiores (T7 a T12) e primeiro nervo lombar (L1). Esse é o plano intermuscular onde injetamos anestésico local para realização do TAP *block* (bloqueio do plano transverso abdominal), o qual resulta em analgesia da pele, dos músculos e do peritônio parietal na região infraumbilical abdominal. Também pode ser realizado TAP *block* subcostal, na região superior lateral do abdome. Ele deve ser realizado bilateralmente e não cobre alguns dermátomos superiores do abdome. Em um estudo em cadáveres, a solução injetada no TAP atingiu nível T10 em somente 50% dos casos. Teoricamente, a modificação para abordagem subcostal permite alcançar analgesia de níveis mais elevados da parede abdominal.

Técnica TAP *block*

Sob condições assépticas, usando uma sonda de alta frequência (13-6 MHz), o escaneamento com USG da parede abdominal deve ser cuidadosamente realizado e comparado com os achados de outras modalidades de imagem, já que implantes metastáticos podem estar presentes. O transdutor é posicionado em sentido transversal para identificar o músculo reto abdominal na região medial, e movido lateralmente até a linha axilar anterior para visualizar os músculos oblíquo externo, oblíquo interno e transverso do abdome. O anestésico local é administrado na pele (botão), e usando uma abordagem em plano com uma agulha 22G chega-se ao plano fascial entre o músculo transverso e o músculo oblíquo interno. Soluções com 20 a 30 mL de anestésico local são injetadas bilateralmente (Figura 78.29).

As complicações teóricas do bloqueio TAP incluem punção visceral, infecção localizada, punção intestinal, hematoma da parede parietal e injeção vascular. Não há relatos de dispersão no neuroeixo após o bloqueio TAP; portanto, usar qualquer agente neurolítico nesse nível não teria risco de uma neurólise mais central. Nesses casos, a USG não apenas fornece orientação de imagem, como também confirma a posição de lesões metastáticas, evitando qualquer punção.

■ CUIDADOS PALIATIVOS

Procedimentos intervencionistas no tratamento da dor, usados adequadamente, podem promover início rápido de analgesia com poucos efeitos adversos ou complicações. Iremos discutir bloqueios guiados por ultrassonografia em situações em que eles permitem melhora significativa no alívio da dor e na qualidade de vida: em pacientes oncológicos terminais. Infelizmente, essas técnicas não são rotina nos cuidados paliativos, sendo utilizadas em somente 3,5% dos pacientes que recebem atendimento dessa especialidade, de acordo com um grande estudo multicêntrico.[56] Como é esperado, a frequência do uso de procedimentos intervencionistas depende da experiência da equipe. Consideramos vital que os profissionais conheçam as inúmeras possibilidades de intervenções existentes e que eles tenham planos claros no manejo das possíveis complicações e eventos adversos.

Estudos prospectivos demonstraram efetividade no uso de técnicas intervencionistas em casos oncológicos, nos quais elas produziram diminuição significativa nos escores de dor e aumento da funcionalidade do paciente. Essas evidências serão descritas em cada seção específica a seguir. As intervenções devem ser integradas com outras modalidades analgésicas (continuação da terapia sistêmica, radioterapia, métodos físicos para alívio da dor) de acordo com a necessidade do paciente. Os bloqueios podem tanto ser usados conjuntamente com essas outras modalidades, como podem facilitar sua aplicação. Por exemplo, é recomendado que pacientes com metástases ósseas dolorosas sejam submetidos a radioterapia, já que a evidência indica que os pacientes se beneficiam disso. Entretanto, o transporte para o centro de radioterapia e posicionamento para o tratamento podem ser grandemente ajudados pelo uso de bloqueios regionais, o que também tem seu papel na continuação do tratamento analgésico quando a radioterapia é atrasada/interrompida.

Apesar dos procedimentos serem idealmente realizados em um ambiente hospitalar, alguns deles podem ser feitos em um *hospice* ou até mesmo na casa do paciente, nos quais uma avaliação por imagem antes do procedimento é geralmente difícil, impossível ou inapropriada. O ultrassom facilita essa realidade por ser portátil, algo valioso para o cenário clínico.

O consentimento informado deve ser considerado cuidadosamente em pacientes que estão em situação de dor extrema e naqueles cujo poder de decisão esteja prejudicado pela doença ou pelo efeito de medicações (particularmente em pacientes terminais). O sofrimento e a morte são partes do processo natural de vida e os avanços tecnológicos da medicina precisam de adequado uso durante o processo de enfermidade terminal. A autonomia do paciente precisa ser respeitada e a família possui papel crucial nos casos que o paciente não tem mais capacidade de tomada de decisão.

■ SITUAÇÕES DIFÍCEIS QUE MERECEM INTERVENÇÃO

Cuidados paliativos

Fraturas patológicas, dor na parede torácica, invasão de plexos nervosos, dor visceral abdominal, dor não oncológica nos pacientes oncológicos. Faremos uma objetiva discussão a seguir.

Fraturas

O cuidado de pacientes com fraturas patológicas apresenta consideráveis desafios em medicina paliativa. Avaliação convencional e estabilização cirúrgica devem ser consideradas, mas é improvável de ser uma opção real para muitos pacientes, particularmente aqueles que estão em doença terminal. Se o paciente estava anteriormente sentindo dor no local onde ocorreu a fratura, provavelmente é fratura patológica, mas isso não deve ser certeza até avaliação adequada com confirmação de metástases no local. A analgesia adequada é a primeira prioridade, particularmente se o paciente vai precisar ser transportado para avaliação.

Mesmo que medidas de sustentação do osso afetado e a terapia farmacológica possam dar certo alívio na dor, eles provavelmente não darão boa analgesia na dor dinâmica. Até mesmo os simples cuidados de enfermagem podem induzir dor severa em pacientes com fraturas em pelve, coluna ou de ossos longos.

Podemos prover boa analgesia para fraturas pélvicas e de membro inferior usando infusão peridural ou intratecal. Porém, o bloqueio do plexo lombar ou bloqueio de nervo periférico apropriado (p. ex., o nervo femoral, facilmente realizado sem mover o paciente de posição) oferecem a vantagem de ser unilateral, com bloqueio motor unilateral, não induzem retenção urinária ou instabilidade hemodinâmica.

Atualmente, bloqueio de plexo ou de nervo periférico geralmente são menos usados do que infusão peridural ou intratecal em dores oncológicas, em parte devido às anormalidades anatômicas que podem ser causadas pelo tumor. Eles são mais realizados por especialistas familiarizados em seu uso; e quando feitos, permitem analgesia excelente. O uso do ultrassom para realização desses procedimentos faz essa técnica ser muito mais segura. Um bloqueio único resulta em analgesia em curto período, o que pode ser útil para analgesia temporária para transporte de pacientes ou permitir com conforto a passagem de cateter neuraxial. Mais que uma injeção geralmente é preciso para analgesia apropriada da região da fratura; podemos, portanto, lançar mão de cateteres plexulares (Figuras 78.30 a 78.34).

• Fraturas de costelas

A fratura de costelas pode interferir na respiração, já que cada respiração se torna dolorosa, comprometendo a função respiratória. Se a fratura acontece em duas costelas seguidas, o paciente pode desenvolver respiração parado-

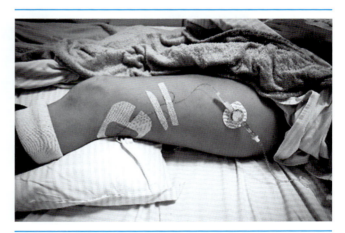

Figura 78.30. Cateter para analgesia contínua – bloqueio de nervo ciático. (Fonte: Acervo pessoal do autor Thiago Nouer.)

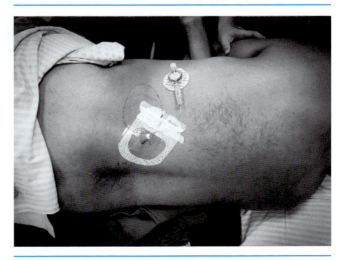

Figura 78.31. Cateter para analgesia contínua – bloqueio de plexo lombar. (Fonte: Acervo pessoal do autor Thiago Nouer.)

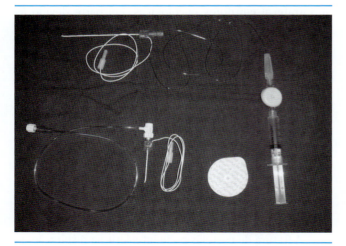

Figura 78.32. Cateter para analgesia contínua. (Fonte: Acervo pessoal do autor Thiago Nouer.)

xal. Fraturas de costelas podem ocorrer devido a metástases ósseas locais ou invasão tumoral. O diagnóstico é basicamente clínico. Bloqueios de nervos intercostais são fáceis de realizar e podem oferecer bom alívio da dor. Se mais de três costelas são afetadas, devemos considerar o bloqueio paravertebral torácico ou bloqueio do plano eretor espinhal, cujas técnica foram descritas nesse capítulo.

Dor de parede torácica

Dor de parede torácica pode ser secundária a invasão tumoral direta de nervos intercostais, neuropatia pós-tratamento (radio/cirurgia) ou irritação da pleura. Avaliação médica cuidadosa para diagnosticar o que está causando a dor é crucial e isso vai afetar significativamente o tratamento.

Se a dor tem início agudo, unilateral e com caráter neuropático, devemos lembrar de herpes-zóster, comum em pacientes imunossuprimidos, como os oncológicos. A

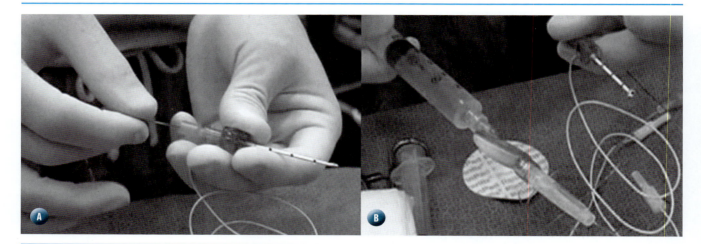

Figura 78.33. **(A)** Preparo da agulha Touhy com o cateter introduzido até a ponta; **(B)** Preenchimento do sistema com anestésico local, evitando artefatos na imagem ultrassonográfica pela injeção de ar. (Fonte: Acervo pessoal do autor Thiago Nouer.)

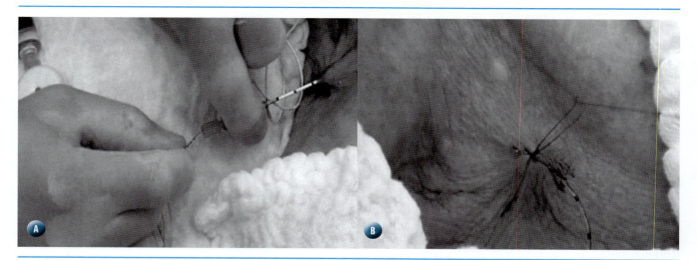

Figura 78.34. **(A)** Retirada da agulha mantendo o cateter sob tensão constante; **(B)** Fixação do cateter após checagem final ultrassonográfica do posicionamento. (Fonte: Acervo pessoal do autor Thiago Nouer.)

dor pode preceder o aparecimento do *rash* cutâneo, afetando dermátomos torácicos. Se a dor torácica envolver a região posterior do tórax próxima à linha média, a possibilidade de extensão tumoral para o espaço peridural deve ser considerada. Isso significa que as intervenções realizadas mais distais são ineficientes.

Invasão tumoral de plexos nervosos

Invasão tumoral de plexo lombar ocorre tipicamente em câncer de colo uterino avançado, embora possa ser causado por qualquer tumor que se espalhe no compartimento do músculo psoas ou região paravertebral em L2, L3 ou L4. Essas pacientes possuem risco de ter invasão de plexo lombar bilateral, com risco de comprometimento motor também bilateral.

Invasão tumoral de plexo braquial ocorre tipicamente em câncer de mama avançado, embora o tumor de Pancoast de pulmão também seja uma das causas. Potencial envolvimento do plexo sacral deve ser considerado em pacientes com dor de membro inferior secundária a câncer pélvico. A dor de invasão tumoral desses plexos nervosos é tipicamente neuropática e vai ser referida na distribuição dos nervos afetados.

Dor secundária a invasão tumoral de plexo braquial a nível da axila pode ser beneficiada com bloqueio em nível mais alto, como uma abordagem supraclavicular ou interescalênica. Cateter pode ser inserido nesses níveis para analgesia contínua.

Antes de realização do bloqueio, deve ser realizada uma avaliação ultrassonográfica cuidadosa da região, já que linfonodos acometidos pela doença podem tornar a técnica inviável. O ultrassom facilitaria a identificação das estruturas nervosas durante a realização do bloqueio, principalmente quando existem distorções anatômicas. Antes de bloqueio, se possível, deve-se realizar ressonância magnética para avaliar a possibilidade de doença em região mais proximal. Pode-se diferenciar com o bloqueio a dor secundária à invasão de plexo pela dor secundária a fibrose induzida por radiação. Técnicas de neuromodulação podem fornecer alívio da dor, e serão melhor descritas no capítulo apropriado no livro.

Dor visceral abdominal alta em pacientes terminais

Dor abdominal alta de origem do fígado, estômago ou pâncreas respondem particularmente a bloqueio de plexo celíaco (descrito nos bloqueios simpáticos do capítulo), o qual é uma das poucas intervenções que tem evidência por ensaio clínico em comparação com tratamento clínico. Superioridade do bloqueio em relação a qualidade de vida e alívio da dor. É importante avaliar bem o paciente e tentar diferenciar se a dor é principalmente visceral ou tem componentes somáticos.

Pacientes com dor pobremente localizada na região epigástrica, exacerbada pela palpação do epigástrio ou da massa tumoral e sem evidência de doença espalhada na parede posterior abdominal são mais propensos a responder ao bloqueio de plexo celíaco que aqueles pacientes com doença de parede abdominal com dor em distri-

buição de dermátomos, causados por invasão tumoral de linfonodos para-aórticos da parede abdominal posterior, por exemplo.

Durante a avaliação desses pacientes terminais é importante lembrar que a dor abdominal alta pode ter origem também da transecção pós-cirúrgica de nervos intercostais e subsequente formação de neuroma, comum após incisões bilaterais subcostais. Essa dor pode estar associada a alodinia e hiperalgesia da pele na distribuição do dermátomo, e pode ser exacerbada pela palpação (Tinel). Esse tipo de dor neuropática não irá responder a bloqueio de plexo celíaco, mas o paciente pode se beneficiar de injeção local de corticoide na região do neuroma.

■ REFERÊNCIAS BIBLIOGRÁFICAS

1. Breivik H, Cherny N, Collett B, de Conno F, Filbet M, Foubert AJ, Cohen R, Dow L. Cancer-related pain: a pan-European survey of prevalence, treatment, and patient attitudes. Ann Oncol. 2009 Aug; 20(8):1420-33.
2. van den Beuken-van Everdingen MH, Hochstenbach LM, Joosten EA, Tjan-Heijnen VC, Janssen DJ. Update on Prevalence of Pain in Patients With Cancer: Systematic Review and Meta-Analysis. J Pain Symptom Manage. 2016 Jun; 51(6):1070-90.e9.
3. Raphael J, Ahmedzai S, Hester J, Urch C, Barrie J, Williams J, Farquhar-Smith P, Fallon M, Hoskin P, Robb K, Bennett MI, Haines R, Johnson M, Bhaskar A, Chong S, Duarte R, Sparkes E. Cancer pain: part 1: Pathophysiology; oncological, pharmacological, and psychological treatments: a perspective from the British Pain Society endorsed by the UK Association of Palliative Medicine and the Royal College of General Practitioners. Pain Med. 2010 May; 11(5):742-64.
4. Gofeld M. Ultrasonography in pain medicine: a critical review. Pain Pract. 2008 Jul-Aug; 8(4):226-40.
5. Mercadante S, Klepstad P, Kurita GP, Sjøgren P, Giarratano A; European Palliative Care Research Collaborative (EPCRC). Sympathetic blocks for visceral cancer pain management: A systematic review and EAPC recommendations. Crit Rev Oncol Hematol. 2015 Dec; 96(3):577-83.
6. Baig S, Moon JY, Shankar H. Review of Sympathetic Blocks: Anatomy,Sonoanatomy, Evidence, and Techniques. Reg Anesth Pain Med. 2017 May-Jun; 42(3):377-91.
7. Gulati A, Joshi J, Baqai A. An overview of treatment strategies for cancer pain with a focus on interventional strategies and techniques. Pain Manag. 2012 Nov; 2(6):569-80.
8. Wei K, Feldmann RE, Brascher A, Benrath J. Ultrasound-guided stellate ganglion blocks combined with pharmacological and occupational therapy in complex regional pain syndrome (CRPS): a pilot case series ad interim. Pain Med. 2014; 15:2120-7.
9. Narouze S. Ultrasound-guided stellate ganglion block: safety and efficacy. Curr Pain Headache Rep. 2014 Jun; 18(6):424.
10. Peng P, Narouze S. How I do it - Stellate Ganglion Block. Disponível em: http://www.asra.com/Newsletters/May_10.pdf. Acesso em: 14/ 11/2010.
11. Narouze S. Beware of the "serpentine" inferior thyroid artery while performing stellate ganglion block. Anest Analg. 2009; 109:289-90.
12. Kapral S, Krafft P, Gosch M, Fleischmann D, Weinstabl C. Ultrasound imaging for stellate ganglion block: direct visualization of puncture site and local anaesthetic spread. A pilot study. Reg Anest Pain Med. 1995; 20:323-8.
13. Piraccini E, Chang KV. Stellate Ganglion Blocks. 2018 May 29. StatPearls [Internet]. Treasure Island (FL): StatPearls Publishing; 2018 Jan. Disponível em: http://www.ncbi.nlm.nih.gov/books/NBK507798/. PubMed PMID: 29939575.
14. Kappis M. Erfahrungen mit lokalanasthesie bei bauchoperationen. Verh Dtsch Ges Chir. 1914; 43:87-9.

15. Narouze, Samer N. Celiac Plexus Blockade and neurolysis: Ultrasound. Multimodality Imaging Guidance in Interventional Pain Management, Chapter 33; 2016.

16. Matamala AM, Lopez FV, Martinez LI. The percutaneous approach to the celiac plexus using CT guidance. Pain. 1988; 34:285-8.

17. Gofeld M, Shankar H. Ultrasound-guided sympathetic blocks: stellate ganglion and celiac plexus block. Essentials Pain Med. 2007; 67:494-501.

18. Taleb AJ, Boumadani M, Zetlaoui P, Benhamou D. Major Laparoscopic Intraperitoneal Surgery Performed With Combined Bilateral Subcostal Transversus Abdominal Plane Block and Celiac Plexus Block, Intravenous Sedation Without Tracheal Intubation: A Feasibility Study of 3 Cases. Reg Anest Pain Med. 2018; 43(6):621-4.

19. Battaglia S, Danesino GM, Danesino V, Castellani S. Color Doppler ultrasonography of the abdominal aorta. J Ultrasound. 2010 Sep; 13(3):107-17. doi: 10.1016/j.jus.2010.10.001. Epub 2010 Oct 20.

20. Narouze SN, Gruber H. Ultrasound-guided celiac plexus block and neurolysis. In: Narouze SN, ed. Atlas of Ultrasound-Guided Procedures in Interventional Pain Management. New York: Springer Science+Media. 2011; 199-206.

21. Bhatnagar S, Joshi S, Rana SP, Mishra S, Garg R, Ahmed SM. Bedside ultrasound-guided celiac plexus neurolysis in upper abdominal cancer patients: a randomized, prospective study for comparison of percutaneous bilateral paramedian vs. unilateral paramedian needle-insertion technique. Pain Pract. 2014 Feb; 14(2):E63-8.

22. Arcidiacono PG, Calori G, Carrara S, McNicol ED, Testoni PA. Celiac plexus block for pancreatic cancer pain in adults. Cochrane Database of Systematic Reviews 2011, Issue 3. Art. N.: CD007519. DOI: 10.1002/14651858.CD007519.pub2.

23. Plancarte R, Amescua C, Patt RB, et al. Superior hypogastric plexus block for pelvic cancer pain. Anesthesiology. 1990; 73:236-9.

24. Mishra S, Bhatnagar S, Gupta D, et al. Anterior ultrasound-guided superior hypogastric plexus neurolysis in pelvic cancer pain. Anaesth Intensive Care. 2008; 36:732-5.

25. Gofeld M, Lee CW. Ultrasound-guided superior hypogastric plexus block: a cadaveric feasibility study with uoroscopic con rmation. Pain Pract. 2017; 17(2):192-6.

26. Michael Gofeld, Hariharan Shankar, Benzon HT. Fluoroscopy and Ultrasound-Guided Sympathetic Blocks: Stellate Ganglion, Lumbar Sympathetic Blocks, and Visceral Sympathetic Blocks, Essentials of Pain Medicine. 4 ed. Elsevier. 2018; 789-804.e2.

27. Brunn F, Mandl F. Die paravertebrale Injektion zur Bekampfung visceraler Schmerzen. Wien Klin Wochenschr. 1924; 37:511.

28. Bonica JJ. Technic of nerve blocking – the autonomic nervous system. Philadephia: Manage Pain. Lea & Febinger. 1953; 410-31.

29. Kosugi S, Hashiguchi S, Nishimura D, Seki H, Suzuki T, Katori N, Morisaki H. Neurolysis Targeting Both the Aorticorenal Ganglia and Lumbar Sympathetic Plexus for Kidney Tumor – Related Pain. Pain Med. 2015; 16(1):202-3.

30. Bakar & Tuğral. Lower Extremity Lymphedema Management after Gynecologic Cancer Surgery: A Review of Current Management Strategies. Ann Vasc Surg. 2017; 44:442-50.

31. Kirvelä O, Svedström E, Lundbom N. Ultrasonic guidance of lumbar sympathetic and celiac plexus block: a new technique. Reg Anesth. 1992; 17:43-6.

32. Moon J, Choi J, Shin J, Chon S, Dev S. A brief report on a technical description of ultrasound-guided lumbar sympathetic block. Korean J Pain. 2017; 30(1):66-70.

33. Rocco, Palombi & Raeke. Anatomy of the lumbar sympathetic chain. Reg Anest. 1995; 20(1):13-9.

34. Cramer GD, Darby SA. Clinical Anatomy of the Spine, Spinal Cord, and ANS. 3 ed. Mosby; 2013.

35. Kirvelä O, Svedström E, Lundbom N. Ultrasonic guidance of lumbar sympathetic and celiac plexus block: A new technique. Reg Anest. 1992; 17(1):43-6.

36. Ryu S, Jung-Hee L, Chul C, Kim Y, Yong-Chul L, Youn S, Shankar Y, Hariharan & Moon, Youn J. Ultrasound-Assisted Versus Fluoroscopic-Guided Lumbar Sympathetic Ganglion Block: A Prospective and Randomized Study. Anest Analg. 2018; 126(4): 1362-8.

37. Johnston P, Michálek P. Blockade of the ganglion impar (walther), using ultrasound and a loss of resistance technique. Prague Med Rep. 2012; 113(1):53-7.

38. Gupta D, Jain R, Mishra S, Kumar S, Thulkar S, Bhatnagar S. Ultrasonography reinvents the originally described technique for ganglion impar neurolysis in perianal cancer pain. Anesth Analg. 2008; 107(4):1390-2.

39. Lin CS, Cheng JK, Hsu YW, Chen CC, Lao HC, Huang CJ, Narouze S. Ultrasound-Guided Ganglion Impar Block: A Technical Report. Pain Med. 2010; 11(3):390-4.

40. Andersen KG, Kehlet H. Persistent pain after breast cancer treatment: a critical review of risk factors and strategies for prevention. J Pain. 2011; 12:725e46.

41. Bao T, Seidman A, Li Q, Seluzicki C, Blinder V, Meghani S, Mao J. Living with chronic pain: Perceptions of breast cancer survivors. Breast Cancer Research and Treatment. 2018; 169(1):133-40.

42. Stevens PE, Dibble SL, Miaskowski C. Prevalence, characteristics, and impact of postmastectomy pain syndrome: an investigation of women's experiences. Pain. 1995; 61:61-8.

43. Blanco R, Parras T, Mcdonnell JG, Prats-Galino A. Serratus plane block: a novel ultrasound-guided thoracic wall nerve block. Anaesthesia. 2013; 68:1107-13.

44. Piracha MM, Thorp SL, Puttanniah V, Gulati A. "A Tale of Two Planes": Deep Versus Superficial Serratus Plane Block for Postmastectomy Pain Syndrome. Reg Anest Pain Med. 2017; 42(2):259-62.

45. Abdallah FW, Cil T, MacLean D, Madjdpour C, Escallon J, Semple J, Brull R. Too Deep or Not Too Deep?: A Propensity-Matched Comparison of the Analgesic Effects of a Superficial Versus Deep Serratus Fascial Plane Block for Ambulatory Breast Cancer Surgery. Regional Anesthesia and Pain Med. 2018; 43(5):480-7.

46. Takimoto K, Nishijima K, Ono M. Serratus Plane Block for Persistent Pain after Partial Mastectomy and Axillary Node Dissection. Pain Physician. 2016; 19(3):E481-6.

47. Zocca J, Chen G, Puttanniah V, Hung J, Gulati A. Ultrasound Guided Serratus Plane Block for Treatment of Postmastectomy Pain Syndromes in Breast Cancer Patients: A Case Series. Pain Practice. 2017; 17(1):141-6.

48. Biswas A, Castanov V, Li Z, Perlas A, Kruisselbrink R, Agur A, Chan V. Serratus Plane Block: A Cadaveric Study to Evaluate Optimal Injectate Spread. Reg Anest Pain Med; 2018.

49. Diéguez Fajardo, López & Alfaro. BRILMA methylene blue in cadavers. Anatomical dissection. Rev Esp Anest Rean. 2016; 63(5):307-8.

50. Karmakar MK. Thoracic paravertebral block. Anesthesiology. 2001; 95:771-80.

51. Karmakar MK. Variability of a thoracic paravertebral block. Are we ignoring the endothoracic fascia? Reg Anesth Pain Med. 2000 May-Jun; 25(3):325-7.

52. Kotzé A. Efficacy and safety of different techniques of paravertebral block for analgesia after thoracotomy: a systematic review and metaregression. Br J Anaesth. 2009 Nov; 103(5):626-36.

53. Forero M, Adhikary SD, Lopez H, Tsui C, Chin KJ. The erector spinae plane block: a novel analgesic technique in thoracic neuropathic pain. Reg Anesth Pain Med. 2016; 41:621-7.

54. Kimachi P, Martins E, Peng P, Forero M. The Erector Spinae Plane Block Provides Complete Surgical Anesthesia in Breast Surgery: A Case Report. A&A Practice. 2018; 11(7):186-8.

55. Restrepo-Garces, Asenjo, Gomez, Jaramillo, Acosta, Ramirez, Vargas. Subcostal Transversus Abdominis Plane Phenol Injection for Abdominal Wall Cancer Pain. Pain Practice. 2014; 14(3):278-82.

56. Lee B. Interventional Pain Management Techniques for Palliative Care in Cancer Patients (312). Journal of Pain and Symptom Management. 2010; 39(2):352-3.

Manejo da Dor no Câncer de Cabeça e Pescoço

Karen Santos Braghiroli
Mariana Moraes Pereira das Neves Araújo
Marcelo Silvestrini Cecchini

■ INTRODUÇÃO E EPIDEMIOLOGIA

O câncer de cabeça e pescoço é uma doença heterogênea envolvendo uma grande variedade de tumores com diferentes etiologias e manejo terapêutico. Uma grande parcela desses pacientes apresenta dor de difícil controle devido à rica inervação local e podem cursar com comprometimento de funções regionais que compreendem a fala e a deglutição. A dor é multifatorial e pode estar relacionada ao tumor devido à compressão de estruturas ou invasão tecidual, levando a inflamação e neuropatia, ou ser secundária ao tratamento como radioterapia, quimioterapia e cirurgia.

Perante a complexidade do câncer orofacial, é imperativa a realização de uma avaliação detalhada dos pacientes abrangendo não só as queixas de dor, que podem se estender a toda a região da cabeça e pescoço, mas também o seu impacto biopsicossocial e sintomas associados. A avaliação por uma equipe multidisciplinar especializada pode melhorar o estadiamento e manejo terapêutico. A análise cuidadosa de exames subsidiários, como exames de imagem e hematológicos por equipe treinada deve guiar a melhor abordagem nesse cenário.

Aproximadamente 45% do córtex sensitivo humano corresponde à face, boca, e estruturas orais, o que mostra a importância significativa dessa região se existirem comorbidades que levem a algum quadro doloroso. O câncer de cabeça e pescoço envolve estruturas relacionadas com atividades básicas diárias, como falar, comer, expressões faciais de emoções, entre outras. Então há um grande impacto na qualidade de vida, na autoestima e relações interpessoais desses pacientes.[1]

Os tumores de cabeça e pescoço são um grupo de neoplasias raras, com taxa de incidência mundial de 14,3 em 100 mil homens e 4,4 em 100 mil mulheres.[2] As taxas de mortalidade estão diminuindo aos poucos, devido principalmente aos avanços no diagnóstico e tratamento, mas também devido ao aumento na proporção de tumores menos agressivos relacionados ao HPV.[3]

Aproximadamente 67-91% dos pacientes com câncer de cabeça e pescoço possuem alta prevalência de dor. Em 80-90% dos casos, a dor pode ser aliviada com o tratamento farmacológico, mas quase metade desses pacientes não obtém alívio necessário e precisa de intervenção para o tratamento da dor. A dor está entre os quatro sintomas mais comuns no câncer de cabeça e pescoço que incluem também insônia, perda de apetite e fadiga.

Aproximadamente 80% dos pacientes sentem dor durante o tratamento e mais que 36% dos pacientes sentem dor após seis meses do tratamento completo.[4] O câncer de cabeça e pescoço é o 6º câncer mais comum em homens e o 13º em mulheres no mundo todo, sendo 195 mil casos novos no Sudeste Asiático, 148 mil na Europa e 101 mil na América em 2012. Essas regiões correspondem a 75% dos casos de câncer no mundo.[2] Após o diagnóstico, a taxa de sobrevivência varia muito entre os países. Na Europa, as taxas de sobrevivência para câncer são altas para câncer laríngeo e baixas para câncer da hipofaringe: 59% para laringe, 45% para cavidade oral, 39% para orofaringe e 25% para hipofaringe. Para os sobreviventes no primeiro ano, a probabilidade de sobrevivência em cinco anos é de 71% para laringe, 62% para cavidade oral, 58% para orofaringe e 41% para hipofaringe.[2,5,6]

Doença recorrente e segundo câncer primário continuam sendo os maiores obstáculos para sobrevivência em longo prazo. Apesar dos avanços no tratamento, está bem estabelecido que a porcentagem de pacientes que irão desenvolver doença recorrente pode ser maior que 50%.[7] Os sobreviventes também possuem risco aumentado de desenvolver um segundo câncer primário, também de cabeça e pescoço, ou de esôfago e pulmão, relacionados ao tabaco e álcool.[8]

Segundo o Instituto Nacional do Câncer, no Brasil, a incidência de câncer na cavidade oral em 2018 foi de 11,22 a cada 100 mil homens, correspondendo a 5,2% dos cânceres malignos no Brasil, estando no quinto lugar entre as maiores causas de câncer nessa população. Na população feminina, a incidência corresponde a 2,86 em 100 mil mulheres e não faz parte das dez principais causas de câncer entre as mulheres. Portanto, esses doentes não podem ser excluídos da importante questão da dor orofacial crônica, pois seguramente precisarão de cuidados multiprofissionais em todas as etapas da doença.[9]

A incidência de câncer aumentou no mundo todo em 19% na última década, a maioria dos casos em países em desenvolvimento.[10] Até 2020, estima-se que até 70% dos 20 milhões de casos novos de câncer irão ocorrer em países em desevolvimento.[11] A maioria dos casos de câncer em países desenvolvidos são reflexo do perfil hormonal e nutricional da população, com alta incidência de câncer de mama, colorretal e de próstata. Com relação aos países em desenvolvimento, a população é mais suscetível a câncer relacionado com doenças infecciosas ou doenças não malignas associadas com infecções crônicas, com alta incidência de câncer de colo uterino, fígado, estômago, orofaringe e esofago.

O câncer de cabeça e pescoço abrange um grupo grande e heterogêneo de tumores com etiologias complexas e tipicamente resistentes à terapia, particularmente quando diagnosticados em estágios avançados. O mais comum é o carcinoma de células escamosas, diagnosticado em metade da população e resulta em 25% de óbitos ao redor do mundo. Infelizmente, a sobrevida em cinco anos de pacientes com câncer de cabeça e pescoço de células escamosas foi menor que 50-60% nas últimas quatro décadas. A falta de terapias mais efetivas é atribuída ao diagnóstico tardio e à resistência intrínseca das células às modalidades de tratamento existentes. Entretanto, nos últimos anos, houve um melhor entendimento da biologia desses tumores. É bem conhecido que o tabaco, consumo excessivo de álcool e mascar fumo está associado com risco aumentado de câncer de cabeça e pescoço. Alguns estudos também revelaram o papel do HPV na etiologia desse câncer. Há um aumento na incidência de câncer de cabeça e pescoço relacionados com HPV.[12]

A prevalência de dor relacionada ao câncer é estimada em 30 a 50% nos pacientes em tratamento crônico e mais de 70% nos pacientes com doença avançada.[13] Aproximadamente 60-90% dos pacientes com doença metastática avançada têm o manejo da dor como o principal foco do tratamento.[14] A dor no paciente com câncer tem relação com o estágio da doença, o tratamento e a sobrevida. Entretanto, os dados de prevalência da intensidade da dor existentes nos trabalhos publicados na literatura nas diferentes fases da doença oncológica são inconclusivos. Assim, ainda faltam dados sobre a relação entre a prevalência da dor no câncer e sua relação com os diferentes tipos de câncer, fase da doença, idade, gênero e nível educacional.[15] Mais estudos são necessários, com boa metodologia para ampliar os conhecimentos sobre a morbidade da experiência dolorosa nesse grupo de pacientes.

■ FISIOPATOLOGIA

A fisiopatologia da dor oncológica ainda não está completamente compreendida e depende da localização anatômica, tipo histológico e heterogeneidade intrínseca, o que torna seu tratamento desafiante. A dor no paciente com câncer é uma combinação de dor nociceptiva, neuro-

pática e visceral, e por isso é muito importante identificar as características predominantes da transmissão dolorosa. Em uma revisão sistemática de Benett, a prevalência de dor neuropática em pacientes com câncer é de 19% e a de dor mista foi de 39,7%.[16]

Dor orofacial

A queixa de dor em pacientes com câncer de cabeça e pescoço é frequente, intensa e, na maioria das vezes, apresenta difícil manejo farmacológico. Por isso é crescente a necessidade de tratamentos intervencionistas.[17-19]

Utilizando a escada analgésica da OMS, a eficácia para resolução de dor nociceptiva é de 80% para os pacientes tratados. O componente neuropático é sempre mais difícil de tratar.[20]

A maioria dos impulsos somáticos da face e estruturas orais são transmitidos pelo nervo trigêmeo. Os corpos celulares do nervo estão localizados no gânglio de Gasser. Os impulsos vindos de suas fibras fazem sinapse no núcleo espinhal do trigêmeo, localizado na ponte, e é o principal núcleo sensitivo das aferências da face. A partir da ponte, os neurônios de segunda ordem trigeminais projetam-se para o tálamo e depois para o córtex cerebral.

O nervo trigeminal divide-se em três ramos: oftálmico, mandibular e maxilar. A divisão oftálmica é responsável pelas informações sensoriais da região parietofrontal, pálpebra superior, região nasal superior até a ponta do nariz, órbita e parte superior da cavidade nasal. A divisão maxilar faz a inervação da região anterior da têmpora, região malar, maxilar, incluindo a pálpebra inferior, asa do nariz, lábio superior, cavidade nasal, palato, dentes, gengiva, mucosa oral posterior. A divisão mandibular supre a região posterior da têmpora, trágus, área pré-auricular, masseter, região mandibular até parte inferior da mandíbula, incluindo o lábio inferior e uma porção do ouvido e canal auditivo externo, dois terços anteriores da língua, mucosa do assoalho da boca, músculos masseter, pterigoideos medial e lateral, temporal, milo-hioide e digástrico. Um ramo da divisão mandibular, o nervo auriculotemporal, faz a inervação da articulação temporomandibular.[21]

É importante lembrar que o trigêmeo não é o único responsável pela transmissão de informações da região orofacial. Essa região é também inervada por fibras dos nervos facial, glossofaríngeo, vago e as três primeiras raízes cervicais, além de fibras parassimpáticas e simpáticas cranianas, ou seja, há uma complexidade de informações nociceptivas provenientes da região orofacial, sendo um desafio para o seu tratamento.

A cronificação da dor pode ocorrer devido ao aumento/manutenção da transmissão nociceptiva pela via trigeminal e/ou devido às alterações na modulação descendente supraespinhal. O aumento da transmissão nociceptiva ocorre devido à maior projeção da dor nos núcleos trigeminais, núcleos talâmicos e nas regiões corticais do trato trigêmino-talâmico (córtex somatossensorial primário, córtex cingulado e ínsula). Esse aumento na projeção da informação nociceptiva leva à neuroplasticidade central, com sensibilização central da dor. A modulação descendente da dor envolve estruturas corticais e subcorticais, como o córtex pré-frontal, cingulado anterior, ínsula, amígdala, substância periaquedutal cinzenta e medula rostral ventro-medial.[22,23]

As fibras primárias aferentes trigeminais terminam nos tecidos orofaciais como terminações nervosas livres e funcionam como nociceptores se ativadas por estímulos nóxicos mecânicos (incisões cirúrgicas, extrações dentárias, distúrbios da articulação temporomandibular, dentes, córnea), químicos e inflamatórios. Essa ativação dos nociceptores leva à ativação das fibras A-delta e C, que possuem seus corpos celulares no gânglio trigeminal, conduzindo essa informação periférica para o sistema nervoso central, que irá fazer a avaliação sensório-discriminativa da qualidade, localização, intensidade e duração do estímulo doloroso. Os aferentes nociceptivos recebem modulação de outras fibras, com interações complexas entre as informações neurais, imunes, cardiovasculares, endócrinas.[24]

A sensibilização periférica ocorre devido às mudanças fenotípicas nos nociceptores, alterando a expressão de diversos receptores de membrana e canais iônicos, levando à proliferação axonal e descargas neurais ectópicas, reduzindo seu limiar de ativação pelos estímulos nóxicos periféricos.

A sensiblizaçao central trigeminal manifesta-se pelo aumento na atividade espontânea neuronal, expansão dos campos mecanorreceptores, redução nos limiares de ativação e amplificação nas respostas nociceptivas periféricas. Essas alterações contribuem para a manutenção de dor facial persistente, e características de dor espontânea, alodinia, hiperalgesia. A manutenção dessa sensibilização também está relacionada com manutenção de um estado excitatório no sistema nervoso central, redução dos mecanismos inibitórios e facilitação de vias moduladoras.[21]

O desenvolvimento da dor neuropática é atribuído quando ocorre lesão dos axônios, direta ou indiretamente, levando ao aumento de descargas ectópicas e de liberação de fatores excitatórios aos nervos, sensibilizando os neurônios ao redor, mantendo o quadro de dor na região de inervação correspondente.

A neuralgia trigeminal está associada com a desmielinização de axônios, devido à pressão constante e crônica por um aneurisma, tumores de fossa posterior craniana, tumores do ângulo ponto-cerebelar, ou outras lesões expansivas. Outros nervos que podem ser afetados em tumores orofaciais são os alveolar inferior e o glossofaríngeo.

No entanto, a existência de dor neuropática não está apenas relacionada à ação direta tumoral, ela também pode ser consequência do seu tratamento, com as cirurgias de ressecção e a radioterapia.

Histopatologia do câncer cabeça e pescoço
• Leucoplasia e eritroplasia

A leucoplasia e a eritroplasia são lesões pré-cancerosas associadas com o câncer de células escamosas, o tipo mais comum de câncer de cabeça e pescoço.

A leucoplasia é definida pela Organização Mundial da Saúde (OMS) como "uma placa ou área esbranquiçada que não pode ser raspada e não pode ser caracterizada de forma clínica ou patológica como qualquer outra doença".[25] A prevalência estimada de leucoplasia na população mundial

é de 2%. A taxa anual de transformação maligna dessa lesão é de 1%, então o desenvolvimento em câncer é de 20 em 100 mil pessoas ao ano.[26]

A eritroplasia é mais rara e com maior risco de evolução para lesão maligna.[27] É definida como uma área avermelhada, plana ou com uma leve depressão em relação à mucosa ao redor, podendo apresentar uma superfície granulosa.[25]

O tabaco e o álcool são considerados importantes fatores de risco tanto para a leucoplasia quanto a eritroplasia, mas a incidência de lesões associadas ao HPV aumentou na região oral e figura como um fator de risco para evolução para câncer.

• Carcinoma de células escamosas

Aproximadamente, 95% dos cânceres de cabeça e pescoço são carcinoma de células escamosas (CEC); os outros 5% são adenocarcinomas de origem nas gândulas salivares.[28]

A sua origem é de qualquer local na região de cabeça e pescoço que seja revestida por epitélio escamoso estratificado. Os locais mais comuns de ocorrência são a superfície ventral da língua, o assoalho da cavidade oral, o lábio inferior, o palato mole e a gengiva.

Clinicamente, eles apresentam-se como placas elevadas, peroladas ou áreas irregulares e verrucosas. Progressivamente, essas lesões aumentam de tamanho, evoluindo para áreas ulceradas ou protrusões com bordas endurecidas e irregulares.

Histopatologicamente, iniciam-se como lesões displásicas, podendo evoluir para carcinoma *in situ* e invasão do tecido conjuntivo subjacente. São neoplasias que tendem a infiltrar-se localmente antes de originar as metástases.[29]

Dor orofacial e câncer de cabeça e pescoço
• Tumores intracranianos

Os tumores malignos geralmente envolvem diretamente estruturas neurais. Os pacientes podem apresentar sintomas de neuralgia trigeminal, alterações de reflexo corneano, fraqueza do masseter, fraqueza da musculatura facial, hipoestesias orofaciais. Entre os tumores que podem causar esses sintomas estão os tumores de fossa posterior, tumores ponto-cerebelares, outras lesões expansivas, aneurismas, entre outros.[30]

• Tumores orofaciais
• *Lábios*

O câncer dos lábios mais comum é o carcinoma de células escamosas, porém também são encontradas outras variantes, como o carcinoma basocelular (mais comum no lábio superior), melanoma, entre outros. Sua incidência é maior entre os homens, principalmente brancos e entre 50 a 80 anos de idade. A maioria ocorre no lábio inferior. Clinicamente, pode-se identificá-lo como uma lesão eritematosa, e a palpação pode revelar invasão da submucosa e/ou fixação ao osso subjacente. Pode ocorrer parestesia no mento, se houver acometimento do nervo mentoniano. Se houver invasão linfonodal, as cadeias mais invadidas são as submandibulares e submentonianas.[31]

• Assoalho da boca

O tumor nessa região geralmente invade os músculos adjacentes como o os músculos genioglosso, milo-hióideo e hipoglosso. Além de invadir estruturas musculares, pode ocorrer invasão de estruturas neurais e de ductos, como os salivares.[32]

• Língua

Os tumores que acometem a língua apresentam-se clinicamente como massas ulceradas ou submucosas, causando dor com a mastigação. Alguns tumores podem envolver os nervos lingual ou hipoglosso; portanto, o exame físico é essencial para avaliar a sensibilidade e desvio da língua.[33]

• Gengiva

Aproximadamente 65% dos pacientes com câncer bucal apresentam extensão do câncer além da mucosa da bochecha.[32] O câncer de gengiva pode levar a dor e sangramentos. É um tumor raro, geralmente ocorre invasão linfonodal e de estruturas subjacentes, sendo necessária a associação de cirurgia com radioterapia. Possui altas taxas de recorrência.

• Amígdalas

Geralmente, o tumor nas amígdalas apresenta-se clinicamente com desconforto na orofaringe, associado a dor ao deglutir, podendo ocorrer alterações na voz do paciente. Se houver invasão da musculatura pterigoide, o paciente pode apresentar trismo.

Em um estudo recente de câncer de amígdalas e de base de língua foi mostrado que o prognóstico é melhor quando a doença está associada à infecção por HPV. Em um estudo de fase II de terapia experimental em pacientes com câncer de orofaringe e laringe, pacientes com tumores HPV-positivos tinham uma redução de 73% no risco de progressão e uma redução de 64% no risco de morte em comparação com HPV-negativos.[34,35]

• Hipofaringe

O câncer hipofaríngeo é mais comum nos homens com 55 a 70 anos de idade e com história de uso abusivo de álcool e tabagismo. Clinicamente, os pacientes queixam-se de dor na orofaringe, disfagia, otalgia. Na doença avançada, pode ocorrer invasão tumoral para região das aritenoides e acometimento do nervo laríngeo recorrente, e os pacientes podem apresentar disfonia. A maioria dos pacientes com câncer de hipofaringe têm envolvimento linfonodal, com linfadenopatia palpável, e alta incidência de tumores sincrônicos e de desenvolvimento de um segundo câncer primário de cabeça e pescoço.[36]

• Laringe

Clinicamente, o paciente apresenta quadro de rouquidão persistente, e demora para procurar atendimento médico.

Quando ocorrem tumores glóticos, os pacientes apresentam disfonia, dificuldade em tossir, risco de aspiração pulmonar e sintomas obstrutivos. Já as lesões supraglóticas são mais silentes, diagnosticadas em um estágio mais avançado da doença, quando os pacientes costumam queixar-se de irritação na garganta ou odinofagia. Pode ocorrer otalgia referida quando ocorre acometimento do nervo de Arnold (ramo vagal que inerva parte da sensibilidade do ouvido). Os tumores da epiglote costumam apresentar-se com alteração da voz e comprometimento da via aérea, e o paciente evolui com disfagia, perda de peso e desnutrição.[37]

• Cavidade nasal e seios paranasais

Os tumores da cavidade nasal e dos seios paranasais são diagnosticados mais tardiamente, pois seus sintomas iniciais como epistaxe, congestão nasal, cefaleia, formigamento facial e dor na face, são confundidos com diagnósticos comuns e benignos de vias aéreas superiores. Se houver invasão da órbita, o paciente pode apresentar proptose, dor, hipoestesia no território do infraorbitário, diplopia, evoluindo com perda visual.[38]

• Ouvido e osso temporal

Os tumores do ouvido externo mais comuns são o carcinoma basocelular e o epidermoide provocados pela exposição ao sol. No osso temporal, o carcinoma epidermoide tem relação com otite média crônica. As metástases ocorrem principalmente no osso petroso e provêm das mamas, dos rins, dos pulmões e da próstata. Clinicamente, os tumores do canal auditivo externo e do ouvido médio manifestam-se por otorreia, otalgia, massa no canal auditivo externo ou periauricular, perda da audição, paralisia facial, vertigem ou tinido. Os tumores que envolvem o ápice petroso ou estruturas intracranianas podem se manifestar por cefaleia e paralisia dos nervos cranianos.[39]

• Tumores cervicais

O diagnóstico diferencial de uma massa cervical depende de sua localização e da faixa etária do paciente.

• Glândulas salivares

Os tumores das glândulas salivares são raros. A maioria das neoplasias das glândulas salivares (70%) surge na glândula parótida, sendo 80% delas benignas. Por outro lado, os tumores que surgem nas outras glândulas salivares maiores são malignos em 50% dos casos, e aqueles que surgem nas glândulas salivares menores têm risco de malignidade de 75%. Ou seja, a malignidade é inversamente proporcional ao tamanho da glândula. Clinicamente, os tumores das glândulas salivares crescem lentamente e são bem delimitados. Em caso de crescimento rápido ocorre dor, parestesias e a fixação da pele na extremidade da mastoide. A presença de trismo e a fraqueza facial são sinais de malignidade. Outro sinal de malignidade é o acometimento do nervo facial, que se encontra diretamente afetado em 10 a 15% dos pacientes, provocando paralisia facial.[40]

Os tumores das glândulas submandibulares e sublinguais manifestam-se como massa cervical ou abaulamento do assoalho da boca, respectivamente. Podem acometer o nervo lingual e o nervo hipoglosso, causando parestesias e paralisia da língua.[40]

• Tireoide

O carcinoma papilífero é o subtipo mais comum em 70-80%[41] das neoplasias de tireoide e apresenta um bom prognóstico;[42] é mais comum no sexo feminino, entre a 3ª e a 4ª décadas de vida. É frequente o acometimento de vasos linfáticos, aumentando o risco de metástases para pulmões, ossos e sistema nervoso central. É um tumor de crescimento lento, por isso o primeiro sinal da doença pode ser uma linfonodomegalia regional,[43,44] e em casos avançados surgem sintomas de disfagia, disfonia, rouquidão, gerados pela invasão de outras estruturas cervicais.

O carcinoma folicular constitui cerca de 10% das neoplasias malignas da tireoide, é mais frequente no sexo feminino,[44,45] com pico em torno dos 40-60 anos. Geralmente a disseminação ocorre por via hematogênica, acometendo pulmão, ossos e fígado.[46] Clinicamente são descobertos como um nódulo tireoideano, solitário e bem delimitado, de crescimento rápido.[43]

O carcinoma medular da tireoide representa 4 a 10% dos cânceres de tireoide.[45,47] É associado com síndromes paraneoplásicas, pois o tumor produz e secreta o hormônio adrenocorticotrófico (ACTH), serotonina, calcitonina e prostaglandinas pelo câncer. O tumor é capaz de invasão regional e sistêmica culminando com metástases para pulmão, ossos e fígado.

O carcinoma anaplásico é o mais agressivo, representando aproximadamente 1% de todas as neoplasias malignas da tireoide, com pequena sobrevida. Clinicamente, os pacientes apresentam nódulos endurecidos, aderidos a estruturas vizinhas e acompanhados de sintomas de invasão local, como dor, disfagia ou sintomas relacionados às metástases para pulmões, ossos, SNC ou linfonodos.[45]

• Tumores da articulação temporomandibular

Os tumores malignos dessa região são muito raros, com evolução progressiva e lenta. Os pacientes podem apresentar restrição na amplitude de movimento articular sem causa aparente e inicialmente não apresentam dor. A etiologia mais comum é o osteocondroma.[48]

• Metástases para cabeça e pescoço

Os cânceres primários mais comuns que levam às metástases na região orofacial são o câncer de mama, pulmão e rins. A mandíbula é o local mais comum para ocorrência de metástases, mais precisamente a região molar.[49] Muitas vezes, os sintomas provocados pelas metástases abrem o quadro clínico e o diagnóstico do câncer primário. O câncer de mama é o mais comum e geralmente cursa com metástases na estrutura óssea mandibular, enquanto o câncer de pulmão cursa com metástases na região de tecidos moles orofaciais, como a gengiva. Na região da gengiva, o quadro clínico é de lesões polipoides ou exofíticas, muito vascularizadas e hemorrágicas. Com a progressão da doença, essas metástases causam grande desconforto para o paciente, que apresenta sintomas como dor, sangramento, disfagia, desfiguração, parestesia, fraturas patológicas. A parestesia que ocorre nos casos de metástase mandibular corresponde à região inervada pelo nervo alveolar, ramo do nervo mandibular. O paciente pode queixar-se também de hipoestesia no mento, devido ao envolvimento do nervo mentoniano.[50]

■ AVALIAÇÃO INICIAL DO PACIENTE COM DOR EM CABEÇA E PESCOÇO

O diagnóstico precoce é essencial para um melhor desfecho do caso. Na maioria dos casos, um dos primeiros profissionais a receber o paciente com queixas e/ou lesões suspeitas é o odontologista, que deve saber reconhecer e encaminhar os pacientes com lesões suspeitas. Deve-se realizar anamnese e exame físico detalhados, avaliando os sintomas que o paciente apresenta, como parestesias ou hipoestesias, presença de massas, alteração de nervos cranianos, disfagia, disfonia, alteração em vias aéreas, presença de trismo, alterações nasais como obstrução, epistaxes. A investigação radiológica para avaliar a extensão da lesão primária e identificar possíveis invasões de estruturas adjacentes tem um papel importante. A tomografia computadorizada e a ressonância magnética auxiliam para estadiamento e detecção de linfadenopatias, sendo a primeira mais utilizada para detectar erosões ósseas e a segunda para avaliar invasão de partes moles pelo tumor. A confirmação do diagnóstico ocorre por meio da biópsia incisional e o estudo histopatológico. O paciente deve ser acompanhado por uma equipe multidisciplinar para o planejamento do complexo tratamento.[51]

■ COMPLICAÇÕES DECORRENTES DO TRATAMENTO NO CÂNCER DE CABEÇA E PESCOÇO

O tratamento da dor se inicia com cuidadosa avaliação e investigação das características da dor e seu substrato anatomopatológico para guiar adequada abordagem terapêutica. O controle da dor nesse cenário é comumente desafiante e resistente à terapia farmacológica pela associação comum do envolvimento de estrutras neurais. A prevenção de complicações associadas a esses tumores e seu tratamento também tem importância fundamental.

Dor pós-operatória

O controle da dor pós-operatória é parte fundamental do manejo perioperatório e um direito do paciente submetido a qualquer procedimento cirúrgico. Adequada analgesia pós-operatória reduz morbidade perioperatória, complicações, tempo de internação e custos. A dor pós-operatória pode ativar o eixo adrenal-hipofisário levando a imunossupressão e resultando em infecção da ferida pós-operatória e cicatrização deficiente. Além disso, o controle inadequado da dor também pode reduzir a mobilidade do paciente, trazendo complicações como trombose venosa profunda (TVP), embolia pulmonar e pneumonia. O controle inadequado da dor é uma das maiores barreiras para a recuperação pós-operatória.[52,53]

Os procedimentos realizados em pacientes com câncer de cabeça e pescoço podem variar desde abordagens simples e rápidas até grandes dissecções e cirurgias laboriosas. Em geral, há poucos estudos que avaliam a dor pós-operatória nesse cenário. Inhestern e colaboradores avaliaram o manejo da dor no primeiro dia de pós-operatório em pacientes com câncer de cabeça e pescoço e concluíram que muitos pacientes relatam dor importante e expressam desejo por receber mais medicações analgésicas. Nesse estudo, o principal efeito negativo do inadequado controle álgico foi o prejuízo da respiração, o que pode acarretar diversas complicações. Os pacientes com dor crônica prévia foram os que apresentaram maior nível de dor, demonstrando a necessidade de abordagem cuidadosa dessa população.[54]

O controle efetivo da dor pós-operatória pode reduzir o tempo hospitalar, melhorar os desfechos e diminuir a morbidade do paciente. Além disso, a dor mal controlada está associada com o desenvolvimento de dor crônica. As ressecções amplas de câncer de cabeça e pescoço com reconstruções são demoradas e complexas e comumente é necessária a utilização de sonda nasogástrica e realização de traqueostomia. Essas intervenções contribuem para a dor e desconforto pós-operatório, tornando a abordagem desses pacientes ainda mais desafiante. Exemplificando o problema da falta de tratamento adequado, Orgill e colaboradores relataram que somente 35% dos pacientes após laringectomias receberam tratamento adequado e efetivo da dor.[15,55] A complexa natureza da dor desses pacientes sugere que a abordagem multimodal pode ser a melhor escolha, além de minimizar o uso de opioides e seus efeitos colaterais. Esforços não devem ser poupados para oferecer conforto pós-operatório por meio de medidas efetivas, sejam farmacológicas ou intervencionistas, para proporcionar conforto, reduzir comorbidades e a chance de desenvolvimento de dor crônica.

Toxicidade pós-radioterapia/quimioterapia

A radioterapia é uma modalidade comum de tratamento para os pacientes com câncer de cabeça e pescoço; e apesar de todo o avanço nesse campo, ainda é conhecidamente causadora de numerosas complicações. Entre essas, destacam-se as complicações orais como mucosite, dor oral, hipossalivação, aumento do risco de cáries dentárias, diminuição da abertura da boca e osteorradionecrose. As glândulas salivares maiores estão no campo de radiação e são sensíveis a ela, o que gera uma redução da produção de saliva após o início da radioterapia.[56] Como a saliva tem diversas funções, sendo neutralizadora de pH e protetora de mucosa com propriedades antimicrobianas, a diminuição na sua produção acarreta mudanças na microflora oral e aumento no risco de doenças na cavidade oral como cáries, candidíase oral, trauma, ulceração e dor. Um dos grandes contribuintes para a dor oral é a mucosite e esses pacientes comumente necessitam de uso de opioide sistêmico, entre outras abordagens, para controle álgico efetivo. A redução da abertura da boca pode ocorer por inflamação e fibrose dos músculos mastigatórios, o que pode levar a comprometimento da fala, nutrição e higiene oral. Um dos mais prevalentes e debilitantes sintomas é a disfagia. Ela é reportada em 76% dos pacientes tratados e pode resultar de complicações tanto agudas quanto crônicas.[57-59]

Dessa forma, a radioterapia interfere negativamente na qualidade de vida principalmente relacionada à saúde bucal e pode persistir por meses após o fim da terapia. Nesse cenário, a prática de medidas preventivas e reforço da higiene oral por equipe treinada é primordial.[60,61]

A realização de radioterapia concomitante com a quimioterapia contribui significativamente para desenvolvimento de efeitos adversos de morbidades orais. Esses efeitos são geralmente de longa duração, principalmente diante do aumento dos casos de câncer na população jovem e o aumento nas taxas de sobrevivência.[62,63]

Os efeitos agudos da radiação podem persistir além do tratamento, enquanto os efeitos adicionais crônicos podem desenvolver-se em 90 dias ou mais após a descontinuação do tratamento.[64]

• Mucosite oral

A mucosite é um efeito colateral precoce e sério do tratamento do câncer. Normalmente começa na segunda semana de radioterapia. Pacientes com mucosite possuem três vezes mais chances de serem hospitalizados se comparados com pacientes que não possuem mucosite. A prevenção e tratamento da mucosite em pacientes sob radioterapia na cabeça e pescoço é ainda um desafio; mais estudos são necessários para avaliar os efeitos das diferentes medidas profiláticas. Reduzindo-se as formas graves de mucosite, ocorre diminuição na necessidade de hospitalização e necessidade de nutrição enteral, melhorando a qualidade de vida do paciente e a custo-efetividade do tratamento.[65,66] A associação de quimioterapia à radioterapia no tratamento aumenta em duas vezes a incidência de mucosite, e consequentemente aumenta a incidência de disfagia, aspiração e dor. Isso tudo leva à diminuição da qualidade de vida, enquanto aumenta os custos e desistência do tratamento.[67]

A mucosite oral ocorre em até 40% dos pacientes que recebem quimioterapia e chega a 100% no tratamento dos pacientes com câncer de cabeça e pescoço.[68]

Devido ao alto *turnover*, as células da mucosa oral são muito sensíveis à radiação ionizante, e a morte celular ocorre em poucos dias após o primeiro curso de radioterapia. A mucosite induzida pela radiação na cavidade oral e faringe interfere com a nutrição, comunicação e bem-estar geral do paciente, podendo levar à desistência do tratamento.[69]

Os fatores de risco relacionados com o tratamento incluem a dose de radiação, a localização e duração da quimioterapia. A associação de quimioterapia e radioterapia é o fator mais impactante. Existem alguns fatores de risco potencialmente modificáveis com ações de prevenção (má-higiene bucal, presença de lesões dentárias, diabetes, lesões orais, má nutrição, neutropenia, deficiência de ácido fólico e vitamina B12, hipofunção salivar e xerostomia, uso de tabaco etc.), que devem ser identificados antes do início da terapia pelo oncologista e pelo dentista. Outros fatores menos modificáveis incluem idade, gênero, índice de massa corporal (IMC), disfunção imune, polimorfismos e deficiências na metabolização de enzimas e outros fatores epigenéticos e genéticos, que afetam a expressão ou atividade de citocinas e fatores de transcrição, como o TGF-beta, NF-Kb e p53 e genes como COX-2 e MMPs, todos relacionados à gênese da mucosite.

A fisiopatologia da mucosite ocorre em cinco fases:

1. Fase inicial: o dano letal ao DNA leva à morte das células e ocorre geração de espécies reativas de oxigênio.

2. Fase de geração de mensagens: ativação de diversos fatores de transcrição por meio de um efeito de cascata induzido por espécies reativas de oxigênio com ocorrência de apoptose de células endoteliais, que resulta em fibrinólise e estimulação de macrófagos.

3. Fase de amplificação do sinal: citocinas pró-inflamatórias ativam sinalizadores, amplificando a cascata inflamatória, aumentando a permeabilidade, resultando em eritema e edema clínico.

4. Fase ulcerativa: as úlceras aparecem por descolamento das células de mucosa, não sendo repostas por células basais por causa da morte celular induzida por radiação. Nessa fase, pode ocorrer dor intensa. As úlceras de mucosa são colonizadas por bactérias e seus subprodutos, como lipopolissacarídeos, que penetram na submucosa e estimulam a secreção de citocinas pró-inflamatórias por macrófagos.

5. Fase de cura: o último passo do processo, como consequência de um processo biológico ativo no qual a matriz extracelular submucosa prolifera, e ocorre migração e diferenciação da borda epitelial da úlcera.

Os sintomas, que variam em intensidade do grau 1 (leve, vermelhidão e dor) ao grau 4 (risco de morte, evitar via oral), iniciam-se após exposição cumulativa a 15 Gy e pioram se a dose total exceder 60 Gy.[70]

A patogênese da mucosite está relacionada à toxicidade da mucosa pela radiação ionizante e por diversos agentes antitumorais como metotrexate, doxurrubicina, 5-fluorouracil, bleomicina, cisplatina, carboplatina, inibidores do EGRF, inibidores seletivos da tirosina quinase, em combinação com infecções, exacerbadas com neutropenia, que ocorrem na mucosa danificada.[71]

Após uma dose normal fracionada abaixo de 20 Gy, pode-se observar hiperqueratose da mucosa, com ligeira descoloração. Em doses superiores a 20 Gy, pode ocorrer edema e eritema. Com doses acima de 30 Gy, podem aparecer úlceras, coalescentes e cobertas por pseudomembranas. As ulcerações podem durar até três a quatro semanas após o tratamento completo.

A prevenção da mucosite é de suma importância e deve ser baseada nos cuidados descritos a seguir:

- Protocolos de cuidados orais: procedimentos dentários antes do início da radioterapia, extração dentária e suplementação com flúor. Uso de enxaguantes bucais para prevenir agentes citotóxicos de induzirem inflamção.

- Protetores farmacológicos: palifermina (fator de crescimento de queratinócitos) que é aprovada pelo FDA e pela Agência de Medicina Europeia para pacientes recebendo altas doses quimioterápicas para transplante de células hematopoéticas.[72]

- Tratamento com laser: estimula proliferação celular e angiogênese. É recomendado para pacientes com câncer de cabeça e pescoço submetidos a quimioterapia e radioterapia. Os melhores resultados foram encontrados com lasers de 630 a 660 nm, usados duas a três vezes na semana, durante 10 a 100 segundos.[73]

- Suplementos: a glutamina é o aminoácido mais abundante no nosso organismo. É um precursor essencial da biossíntese de nucleotídeos em células proliferativas e também tem atividades antioxidantes. Os pacientes com câncer avançado submetidos a terapia citotóxica frequentemente apresentam deficiência de glutamina. Apesar dessas propriedades protetoras, os estudos existentes têm baixo número populacional e limitações metodólogicas, não sendo recomendada a sua utilização para prevenir a mucosite induzida pela radiação.[74,75]

• Osteorradionecrose

A osteorradionecrose afeta entre 2 e 22% dos pacientes submetidos à radioterapia. É definida como sendo uma região de exposição óssea que persiste por três meses ou mais, excluindo-se outros diagnósticos. A sua ocorrência é devido à redução no fluxo sanguíneo local causada pela radiação. Os pacientes podem ser assintomáticos ou apresentar dor intensa, desfiguração anatômica, perda da funcionalidade da mandíbula, infecções secundárias, com grande impacto na qualidade de vida.[76]

• Xerostomia

A xerostomia também é um importante efeito colateral e pode virar um sintoma permanente. Ela é parcialmente causada por hipossalivação, tipicamente relatada com doses de 15 a 20 Gy, devido à redução na produção de saliva em pelo menos 40%. As glândulas salivares produzem aproximadamente 1 L de saliva em 24 horas, contendo secreções mucosas e serosas. As secreções serosas incluem a amilase salivar, crucial para a nutrição, e as mucosas incluem mucina, responsável pela natureza de lubrificação e protetora de mucosa. As glândulas salivares maiores (parótida, submandibular, sublingual) produzem 90% da saliva, mas somente uma pequena parte de mucinas; enquanto as glândulas salivares menores produzem somente 10% da saliva, mas secretam a maior parte das mucinas. O mecanismo exato da disfunção salivar induzida pela radiação ainda é incerto.[77]

• Trismo

O trismo é uma contração tônica da musculatura que promove a oclusão da mandíbula, impedindo que o paciente abra a boca adequadamente, ou seja, a abertura é menor que 35 mm.[78] Nos pacientes com câncer de cabeça e pescoço, ele pode ocorrer devido à invasão tumoral no côndilo, na musculatura pterigoide, mucosa bucal, área retromolar e pode também ocorrer como consequência da radioterapia. O trismo após radioterapia foi descrito com uma prevalência de 27 a 30% dos pacientes com carcinoma nasofaríngeo.[79]

■ TRATAMENTO DA DOR NO CÂNCER DE CABEÇA E PESCOÇO

Os pacientes com câncer de cabeça e pescoço são submetidos mais frequentemente à cirurgia e/ou radioterapia, dependendo do estágio da doença, localização do câncer e consequências de cada tratamento, como as alterações funcionais e anatômicas. A dor pode ocorrer em qualquer estágio da doença e pode ser decorrente da própria lesão e seus efeitos destrutivos e expansivos ou do tratamento proposto, como visto acima.

A dor crônica é comum entre esses pacientes e pode ocasionar ou estar associada a sintomas como distúrbio do sono, diminuição do apetite, prejuízo da concentração e irritabilidade, levando a deterioração física, emocional e alterações comportamentais. Dessa forma, a dor não deve ser negligenciada. Adequada avaliação das queixas álgicas é essencial para estabelecer a causa e o tipo de dor para correto planejamento terapêutico. O objetivo do tratamento para o alívio da dor é modificar a fonte causal, interromper a transmissão dolorosa e modular sua influência sobre o sistema nervoso central. Os pacientes com câncer de cabeça e pescoço, na maioria das vezes, requerem uma abordagem multimodal abrangendo várias modalidades de tratamento e podem se beneficiar de técnicas de intervenção precoce principalmente quando estamos diante de dores com reconhecida dificuldade de abordagem terapêutica.

Para o tratamento da dor, faz-se necessária a atuação de uma equipe multidisciplinar, não somente para alívio da dor por meio de medicamentos e/ou de tratamentos minimamente invasivos intervencionistas, mas também para alívio do medo e angústia relacionados com a doença e suas consequências.

Tratamento farmacológico da dor

A dor no câncer de cabeça e pescoço é geralmente resultado de múltiplas fontes abrangendo mecanismos diversos. Uma importante fonte de dor é a nociceptiva pelo estímulo nocivo que pode ser diferenciado em dor somática e visceral. A dor somática geralmente é bem localizada e descrita como latejante e contínua e a dor visceral é mal localizada, mediada pela cadeia simpática e comumente referida para outras partes do corpo. A dor inflamatória pela lesão tecidual é considerada por muitos autores como dor nociceptiva. A dor óssea é consequência de invasão metastática e seu mecanismo ainda permanece desconhecido. A dor neuropática é resultado de lesão de estruturas neurais e descrita como ardência, choque e formigamento e geralmente está presente pelo envolvimento de nervos cranianos e cervicais superiores. Dessa forma, o primeiro passo para iniciar o tratamento medicamentoso e optar por abordagens invasivas é a avaliação dos possíveis mecanismos de transmissão dolorosa e as estruturas envolvidas. A Organização Mundial de Saúde (OMS) estabeleceu *guidelines* para o tratamento da dor oncológica baseados na escada analgésica que tem sido contestada embora ainda seja a base que guia a abordagem desses pacientes.[80]

O pilar do tratamento é a farmacoterapia; e como a dor é comumente multifatorial, a abordagem multimodal com fármacos de diferentes mecanismos de ação pode ser benéfica para esses pacientes. Para otimizar o uso das medicações, devem ser priorizadas algumas estratégias na administração medicamentosa. As doses devem ser administradas regularmente e não apenas quando necessário, e deve ser respeitada a farmacocinética de cada medicação, para que melhores resultados sejam obtidos, reduzindo-se também os riscos de efeitos colaterais. Deve ser avaliada a melhor via de administração adaptada para cada paciente. A via oral é a mais utilizada e menos dispendiosa, e a maioria dos opioides possuem boa biodisponibilidade oral. Porém, o paciente com câncer de cabeça e pescoço muitas vezes apresenta limitação no seu uso devido às alterações anatômicas ou estruturais faciais/orais. A via retal também é considerada simples e menos dispendiosa, entretanto apresenta absorção variável e pode ocorrer irritação local.[81] A via intravenosa possui início de ação rápido, mas não é utilizada no ambiente extra-hospitalar. Porém, pode ser utilizada em bólus, infusões contínuas e analgesia controlada pelo paciente.[82]

Os opioides representam a base do tratamento da dor nociceptiva. O uso seguro dessas medicações se baseia no adequado conhecimento da farmacologia. Seu efeito nos receptores opioides resulta em analgesia eficaz e diversos efeitos colaterais indesejáveis como náuseas, vômitos, constipação, sedação, prurido, depressão respiratória, entre outros. A constipação deve ser abordada no momento da prescrição pois não cede com o tempo de uso e pode resultar em significativa morbidade. O uso crônico pode gerar tolerância, dependência e hiperalgesia que podem ser manejados com a rotação de opioides. O tramadol e codeína são opioides fracos amplamente prescritos. O tramadol atua não só nos receptores opioides, mas também inibe a recaptação de noradrenalina e serotonina, apresentando melhor atuação na dor neuropática. A codeína, além do seu efeito analgésico, atua no controle da tosse. Sua atuação depende da conversão em seu metabólito ativo, que é realizada pela enzima CYP2D6 que pode apresentar polimorfismo genético e não ter efeito adequado em muitas pessoas. Entre os opioides fortes a morfina é um poderoso analgésico disponível em formulação de liberação rápida e controlada oferecendo analgesia eficaz e versátil, porém está contraindicada em pacientes com insuficiência renal pelo risco de acúmulo de metabólitos ativos. Além disso, a morfina pode ser utilizada por meio de dispositivos implantáveis de liberação de fármacos intratecal em casos selecionados refratários a terapia medicamentosa ou com efeitos colaterais intoleráveis. A oxicodona apresenta biodisponibilidade superior a morfina, porém pode sofrer influência de polimorfismo enzimático assim como a codeína. O fentanil está disponível na formulação transdérmica, o que pode ser vantajoso para pacientes com dificuldade de deglutição. Seu efeito depende da sua liberação na gordura subcutânea e após a aplicação do adesivo leva em torno de 12 horas para atingir o efeito desejado. A buprenorfina também é uma opção transdérmica e possui a vantagem de poder ser usada em pacientes com insuficiência renal. A metadona é uma excelente opção para tratamento da dor neuropática, pois além da ação nos receptores opioides atua como antagonista dos receptores NMDA. Não possui metabólitos ativos, podendo ser prescrito para pacientes com insuficiência renal e como desvantagem apresenta grande potencial para prologar o intervalo QT além de múltiplas interações medicamentosas que requerem monitorização com realização periódica de eletrocardiograma. Não há consenso sobre a escolha do opioide prescrito, pois não foi demonstrada claramente a superioridade de um sobre o outro. Assim, a prescrição deve ser guiada pela experiência profissional, custo e benefício, interações medicamentosas, tipo de dor, efeitos colaterais, facilidade de uso e características individuais de cada paciente.[80]

Os anti-inflamatórios não esteroidais e analgésicos simples são importantes coadjuvantes na terapia multimodal principalmente quando há associação de dor óssea de difícil abordagem, porém devem ser avaliados os riscos e benefícios de forma individualizada. Apresentam grande variedade de efeitos colaterais que podem limitar seu uso como eventos gastrointestinais, aumento do risco de insuficiência renal e eventos cardíacos adversos principalmente em pacientes com doença cardíaca prévia e múltiplos fatores de risco. O uso dos inibidores seletivos da ciclo-oxigenase (COX) 2 apresenta menor toxicidade gastroduodenal e interferência na função plaquetária, porém mantém o risco de insuficiência renal e eventos cardíacos adversos.

Os corticoides são comumente utilizados como adjuvantes na dor oncológica, embora exista limitada evidência científica do seu benefício. O uso dos corticoides está estabelecido em condições específicas como compressão de medula espinhal, aumento de pressão intracraniana por metástases cerebrais, síndrome da veia cava superior e obstrução intestinal. Seu papel em condições não específicas como forma de abordar a dor, náuseas e vômitos, humor deprimido, fadiga e anorexia são questionáveis pelos efeitos colaterais relacionados a essas medicações. A ação do corticoide na transmissão dolorosa ainda não está completamente esclarecida, porém a redução da inflamação parece diminuir a ativação de nociceptores; e a redução da permeabilidade vascular atua sobre o edema peritumoral e parece diminuir a atividade elétrica patológica de estruturas neurais acometidas. Nesse cenário, são comumente associados quando há hipertensão intracraniana por massas tumorais e podem ser uma alternativa para dor neuropática e óssea de difícil controle avaliando os riscos e benefícios de forma individual.[83]

Os anticonvulsivantes também são amplamente utilizados principalmente pela comum participação da dor neuropática nesse cenário. Os fármacos mais utilizados são os inibidores dos canais de cálcio, gabapentina e pregabalina e a dose deve ser ajustada para pacientes nefropatas. Os efeitos colaterais mais comuns são tontura e sedação. A carbamazepina também deve ser citada pelo seu importante papel como primeira linha de tratamento na abordagem da neuralgia do trigêmeo e por semelhança fisiopatológica na neuralgia do nervo glossofaríngeo.

Os antidepressivos também têm impacto favorável no tratamento da dor neuropática. Entre eles se destacam os antidepressivos tricíclicos que inibem a recaptação de serotonina e noradrenalina e atuam como antagonistas dos receptores NMDA e dos canais de sódio. Apresentam como efeitos colaterais sedação, aumento de peso e efeitos anticolinérgicos, aumentando o risco de arritmias cardíacas. A duloxetina também tem efeito inibitório sobre a recaptação de noradrenalina e serotonina e pode ser uma opção efetiva.

Os relaxantes musculares abrangem uma ampla categoria de medicações com mecanismos farmacológicos diversos que podem ser efetivos na abordagem da dor miofascial e espasticidade e como parte da terapêutica multimodal. Entre esses fármacos se destaca o uso do baclofeno e tizanidina que atuam sobre espasticidade, carisoprodol e ciclobenzaprina.

Dessa forma, a terapia farmacológica deve ser baseada em uma avaliação criteriosa das vias de transmissão dolorosa envolvidas, características e restrições individuais, custo e benefício, sempre iniciando as medicações de forma lenta e gradual.

Tratamento intervencionista da dor

As técnicas intervencionistas são um importante recurso terapêutico para abordagem da dor não controlada pelos métodos tradicionais, em que se destaca a dor de origem neuropática e a dor gerada por metástases ósseas. A indicação de tais procedimentos é destinada a pacientes com dor intratável ou presença de efeitos colaterais intoleráveis com uso de medicações tradicionalmente prescritas. Nos últimos anos, a indicação precoce de tais técnicas em pacientes selecionados tem aumentado, ocorrendo simultaneamente a prescrição de opioides fortes ou até mesmo antes de iniciar essas medicações, em uma busca por melhores resultados e melhor qualidade de vida. Além disso, consiste em um indispensável componente de uma estratégia de abordagem multimodal da dor oncológica. O manejo da dor nos tumores de cabeça e pescoço é particularmente desafiante, considerando a rica inervação local e as funções regionais que compreendem a fala e a deglutição. A localização da dor pode variar desde disfagia até graus variados de cefaleia, dor facial, dor em cavidade oral, orelhas, região cervical e ombros. Os bloqueios neurais têm sido empregados com sucesso na abordagem terapêutica desses pacientes, em que se destacam o gânglio esfenopalatino, nervo trigêmeo, glossofaríngeo, occipital, vagal e plexo cervical.[84]

Pré-requisitos gerais aplicáveis às técnicas intervencionistas:

- Adequado tratamento medicamentoso guiado pela escada analgésica da OMS, selecionando pacientes com dor intratável ou presença de efeitos colaterais intoleráveis.

- História e exame físico detalhado avaliando a etiologia, qualidade e vias de transmissão dolorosa.

- Documentação da localização da dor, frequência, intensidade e efeitos na qualidade de vida, além de realização prévia de procedimentos para abordagem da dor.

- Presença e grau de déficits neurológicos, comorbidades, alergias medicamentosas e contraindicações.

- Inspeção do local de punção visando excluir sinais de infecção local ou lesões que podem contraindicar o procedimento. Avaliação da capacidade do paciente se manter na posição necessária ao procedimento durante o tempo de realização da técnica proposta.

- Avaliação de exames de imagem que auxiliam a investigação da base estrutural do processo doloroso (compressões tumorais), alterações anatômicas que podem auxiliar na escolha da técnica e trajeto de punção, visando resultados efetivos e maior segurança técnica. Avaliação de exames laboratoriais como hemograma completo, coagulograma e bioquímica de acordo com análise individual de cada paciente.

- Consentimento informado com elucidação clara dos objetivos do procedimento, resultados esperados, prováveis efeitos colaterais e possíveis complicações. Paciente deve ter amplo acesso a questionamentos e dúvidas e ser adequadamente esclarecido.
- Bloqueio diagnóstico/prognóstico com uso de anestésicos locais com objetivo de avaliar a efetividade, déficits sensoriais e motores devem ser realizados previamente a abordagens terapêuticas e neurolíticas.
- Deve haver experiência e familiaridade com o procedimento proposto adotando técnica meticulosa, rigorosa assepsia e antibioticoterapia prévia se necessário, uso de imagem como guia para a punção, além de checagem prévia de todo arsenal necessário à realização segura de tais procedimentos.[85]

Contraindicações gerais aos procedimentos intervencionistas de tratamento da dor:
- Absolutas:
  – Recusa do paciente.
  – Infecção sistêmica ou local.
  – Coagulopatia (INR > 1,5; plaquetopenia < 50.000).
  – Ausência de habilidade técnica.
  – Paciente não cooperativo.
  – Comportamento de busca por medicações e adição por opioides.
  – Alergias medicamentosas aos fármacos utilizados.
- Relativas:
  – Quimioterapia antiblástica e neutropenia.
  – Déficits neurológicos devem ser bem documentados antes da realização de tais procedimentos.

• Gânglio esfenopalatino

O gânglio esfenopalatino constitui o maior grupo de neurônios fora da cavidade craniana, sendo um importante alvo para abordagem de dores faciais e cefaleias. Está situado na fossa pterigopalatina lateral ao forame esfenopalatino. Embora seja considerado um gânglio parassimpático, também apresenta fibras simpáticas e sensitivas, sendo uma estrutura-chave na expressão de sintomas autonômicos envolvidos na fisiopatologia da dor e pode estar envolvido em múltiplas síndromes dolorosas que abrangem a cabeça e o pescoço. As fibras parassimpáticas pré-ganglionares surgem do núcleo salivatório superior do nervo facial na medula e trafegam através do nervo petroso maior e as fibras pós-ganglionares se destinam à inervação das glândulas lacrimais, nasais e palatinas. As fibras simpáticas derivam do plexo carotídeo interno e trafegam através do nervo petroso profundo que se une ao nervo petroso maior, formando o nervo do canal pterigoide que chega ao gânglio esfenopalatino (Figura 79.1). Essas fibras são pós-ganglionares pois derivam dos gânglios cervicais superiores, formando uma conexão entre os gânglios cervicais e o gânglio esfenopalatino, e depois se distribuem

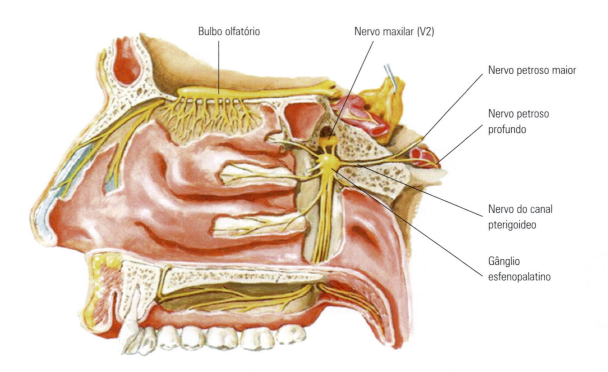

Figura 79.1. Anatomia do gânglio esfenopalatino. (Fonte: Adaptada de Netter FH. Atlas of Human Anatomy. 6 ed. Philadelphia: Saunders, Elsevier; 2014.)

junto com as fibras pós-ganglionares parassimpáticas. Fibras pré-ganglionares originadas nos níveis superiores da medula torácica (T1 e T2) ascendem através dos gânglios cervicais superiores até o gânglio esfenopalatino. O gânglio cervical superior é conectado com as raízes cervicais C1 a C3. A inervação sensitiva do esfenopalatino é através do ramo maxilar do trigêmeo. Portanto, a dor da região cervical superior e posterior é referida para regiões faciais e da cabeça e vice-versa. Isso pode explicar porque o bloqueio do gânglio esfenopalatino pode aliviar uma dor de cabeça, facial e no pescoço. A inervação sensitiva através do ramo maxilar do nervo trigêmeo e se distribui através de diversos ramos sensitivos: ramos orbitais (inervação do periósteo da órbita e seios etmoidal superior e esfenoidal), ramos nasais superiores (inervação da cavidade nasal), nervo nasopalatino (desce através do forame esfenopalatino, inervando o septo até o palato duro), nervos palatinos (nervo palatino maior que inerva o palato duro e nervo palatino menor que inerva o palato mole e tonsilas) e ramo faríngeo (inerva mucosa do teto da faringe e o seio esfenoidal).[86,87]

• Indicação

A literatura é bastante escassa em relação às indicações no cenário oncológico. Uma revisão sistemática de 2017 avaliando a abordagem do gânglio esfenopalatino abrangeu somente três estudos em relação a dor oncológica de cabeça e pescoço, sendo um com bloqueio e dois com neurólise química concluindo um grau de recomendação C para qualquer dessas condições dolorosas com nível de evidência 4.[78] Os estudos são, em sua maioria, relatos de caso ou série de casos e abrangem indicações como carcinomas de mucosa oral, língua, laringe, faringe e assoalho de boca. Além disso, tumores que cursam com cefaleia e dor facial de difícil controle também podem se beneficiar dessa abordagem. Como exemplo, podemos citar um relato de caso envolvendo uma paciente com meningioma de seio cavernoso, com cefaleia e dor facial de difícil controle, que foi submetida a radiofrequência pulsada do gânglio esfenopelatino com sucesso demonstrado em um seguimento de um ano.[88] Um estudo prospectivo envolvendo 100 pacientes oncológicos com dor mal controlada apesar do uso de morfina mostrou segurança, efetividade e facilidade técnica da abordagem transnasal do gânglio esfenopalatino realizada por cuidadores instruídos para a realização do procedimento em domicílio. Nesse estudo, o alívio da dor foi efetivo e a taxa de repetição variou entre dias alternados e uma vez a cada sete dias com uso apenas de anestésico local. O procedimento foi considerado fácil por 88% dos cuidadores e reduziu visitas hospitalares, melhorando qualidade de vida com razoável custo-efetividade.[85] O controle álgico desses pacientes é frequentemente desafiante e não há guidelines específicos que guiem o tratamento, por isso a abordagem do gânglio esfenopalatino deve ser considerada por consistir em uma técnica segura, versátil e com múltiplas formas de abordagem.

• Técnica

A abordagem infrazigomática do gânglio é tecnicamente desafiadora e deve ser realizada por médico experiente. Além disso, o procedimento deve ser guiado por fluoroscopia, no bloco cirúrgico sob sedação leve, monitorização contínua e seguindo rigorosamente os cuidados de assepsia. O paciente deve permanecer em posição supina com a cabeça em posição neutra e uma imagem fluoroscópica lateral deve ser obtida para visualização da fossa pterigopalatina e a incisura mandilar abaixo do arco zigomático. A fossa pterigopalatina aparece em formato de V e o arco deve ser manipulado para que ocorra sobreposição das fossas e placas pterigopalatinas direita e esquerda para obter imagem mais adequada (Figura 79.2A). A cabeça também pode ser manipulada para esse fim, mas idealmente deve estar em posição neutra e somente o arco em C ser movido. O bloqueio pode ser realizado com uma agulha de 10 cm, 20G a 22G, com a ponta distal dobrada em um ângulo de 30 graus. Anestesiar a pele sobre a incisura mandibular. O alvo é a porção média da fossa pterigopalatina e a agulha deve ser avançada em direção medial, anterior e ligeiramente cefálica (Figura 79.2B). Obtenha uma imagem em AP e avance a agulha em direção à concha média, parando quando a ponta estiver adjacente ao osso palatino (Figura 79.2C). Se houver resistência, redirecione a agulha usando as imagens em perfil e AP. Quando atingir a fossa, deve ser injetado 0,5 mL de contraste para excluir injeção intravascular ou intranasal (Figura 79.2D). Após confirmada a localização, 1 a 2 mL de anestésico local deve ser injetado com ou sem corticoesteroide. Essa técnica também pode ser realizada guiada por tomografia computadorizada.[89]

A abordagem intranasal é simples e pode ser realizada no próprio consultório e como alguns artigos advogam em domicílio por um cuidador treinado. A estreita proximidade do gânglio esfenopalatino com o corneto médio na parede lateral da cavidade nasal permite a absorção do anestésico local a partir de um aplicador com ponta de algodão em contato com o corneto. O paciente deve estar em posição supina e a distância entre a abertura nasal e a incisura mandibular abaixo do zigoma deve ser estimada externamente para prever a profundidade de penetração do aplicador. Pode ser usado um vasoconstritor nasal prévio para diminuir a chance de epistaxe. O aplicador deve ser banhado no anestésico local e após ser inserido lentamente na cavidade nasal em uma linha paralela ao zigoma. A ponta do aplicador deve ser direcionada para a parede lateral do nariz sem cefalizar até a profundidade demarcada. Pode ser colocado um segundo aplicador, pela mesma técnica descrita, porém superior e 0,5 a 1 cm mais profundo que o primeiro. O aplicador deve ser mantido por cerca de 30 minutos. Bloqueio bem-sucedido pode ser sinalizado por lacrimejamento, congestão nasal e injeção conjuntival ipsolateral. Se após 15 a 20 minutos não houver qualquer sinal de analgesia, anestésico local pode ser gotejado no eixo do aplicador. Se mesmo assim os resultados não forem satisfatórios, o gânglio pode ter localização mais profunda que o esperado ou não participa da via de transmissão dolorosa. De qualquer forma, a abordagem infrazigomática é necessária para descartar as duas hipóteses.[89]

• Complicações

Infecção, epistaxe se ocorrer perfuração da cavidade nasal na abordagem infrazigomático ou colocação agressiva do aplicador na abordagem transnasal, hematoma local ou retro-orbital por trauma no plexo venoso

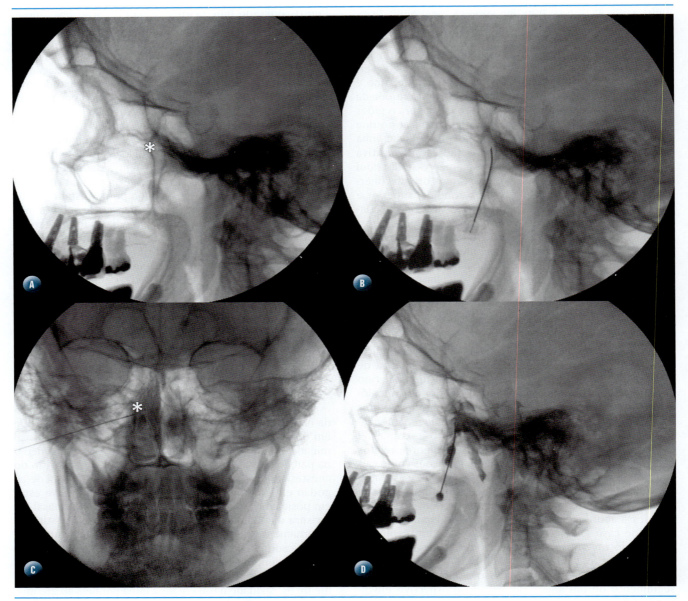

Figura 79.2. Bloqueio do gânglio esfenopalatino. **(A)** Imagem inicial, com visualização da fossa pterigopalatina. **(B)** Agulha avançada para a porção média da fossa pterigopalatina, em direção medial, anterior e ligeiramente cefálica. **(C)** Imagem em AP e avanço da agulha em direção a concha média até a ponta estar adjacente ao osso palatino. **(D)** Administração de 0,5 mL de contraste para excluir injeção intravascular ou intranasal. Asterisco apontando o local descrito na imagem: em **A**, fossa pterigopalatina; em **C**, concha média – osso palatino. (Fonte: Imagem cedida pelo Dr. Fabrício Dias Assis.)

da fossa pterigopalatina ou artéria maxilar e seus ramos. Radiofrequência térmica pode levar a hiperestesia transitória ou anestesia do palato e faringe, e bradicardia reflexa também foi reportada.[89]

• **Nervo trigêmeo**

O nervo trigêmeo constitui o V par dos nervos cranianos e é um nervo com função mista, sendo responsável pela inervação sensitiva da face e motora dos músculos mastigatórios. Dessa forma, apresenta uma raiz sensitiva e uma motora que saem da face lateral da ponte no ângulo cerebelopontino. Nesse local, processos expansivos podem envolver além do trigêmeo os nervos facial, vestibulococlear e algumas vezes o vago e glossofaríngeo. Logo após sua origem, o nervo segue em direção superoanterior passando sucessivamente pela fossa posterior e média do crânio. A raiz sensitiva expande-se no gânglio trigeminal que dá origem a três grandes divisões: oftálmica, maxilar e mandibular, e a raiz motora que também contém fibras aferentes para músculos da mastigação une-se à divisão mandibular. O nervo oftálmico ou primeira divisão do nervo trigêmeo (V1) sai da extremidade superior do gânglio trigeminal e trafega em direção anterior na parede lateral do seio cavernoso e penetra na órbita pela fissura orbital superior, dividindo-se em ramos lacrimal, frontal e nasociliar. O nervo maxilar ou segunda divisão do nervo trigêmeo (V2) sai da parte média do gânglio, lateral ao seio cavernoso, passa através do forame redondo e entra na fossa pterigopalatina se dividindo em nervo zigomático e nervo

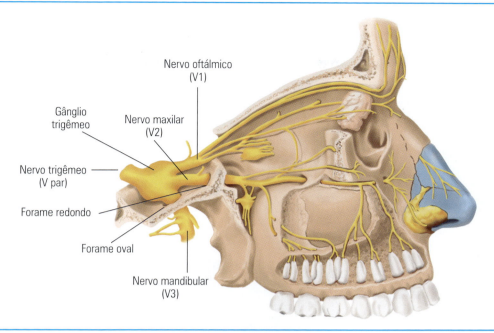

Figura 79.3. Anatomia do nervo trigêmeo e seus ramos periféricos. (Fonte: Adaptada de Netter FH. Atlas of Human Anatomy. 6 ed. Philadelphia: Saunders, Elsevier; 2014.)

infraorbital. O nervo mandibular ou terceira divisão do nervo trigêmeo (V3) passa junto com a raiz motora no forame oval para a fossa infratemporal e se divide em porção anterior e posterior com seus respectivos ramos (Figuras 79.3 e 79.4). O nervo mandibular se relaciona na base do crânio com a artéria meníngea média. Tumores malignos, benignos ou dilatações aneurismáticas no trajeto do nervo podem causar neuralgia do trigêmeo secundária.

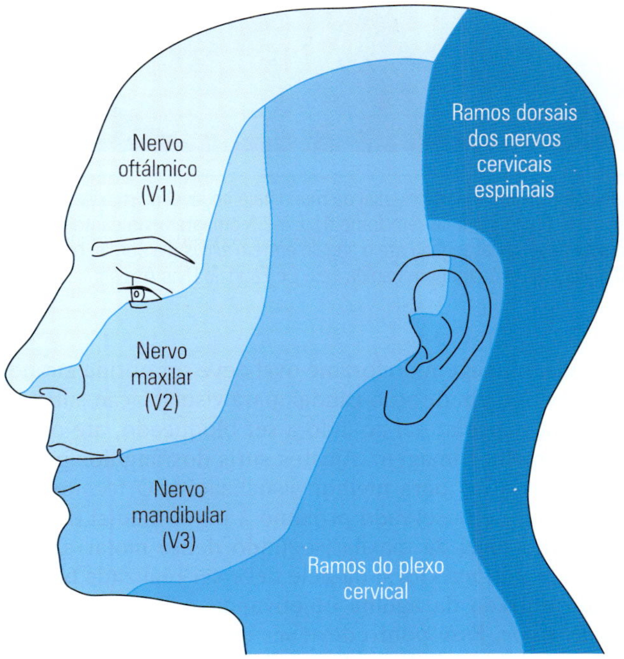

• *Indicação*

A neuralgia do trigêmeo pode ser secundária a neoplasia em 3 a 13% dos casos.[90] A ocorrência de tumores benignos como meningeomas ou schwannomas que comprimem a zona de entrada do nervo ou seu gânglio e nervos periféricos no seio cavernoso é mais frequente. Fenômenos menos reportados são os tumores de base de crânio que promovem invasão direta do nervo. De qualquer forma, qualquer lesão no trajeto neural pode promover uma neuralgia do trigêmeo e a dor relatada no território de seus ramos periféricos pode ser abordada por meio das técnicas que serão descritas. A remoção cirúrgica desses tumores, muitas vezes, é a melhor forma de abordagem da dor, porém nem sempre é possível por apresentar uma localização anatômica em áreas de difícil acesso, alto risco de déficits neurológicos, alta chance de recorrência além das comorbidades próprias de cada paciente. Dessa forma, as técnicas não invasivas como a neurólise por radiofrequência ou compressão percutânea por balão do nervo trigêmeo podem ser importantes ferramentas no controle da dor. Além disso, a radiocirurgia Gamma Knife também é uma opção de tratamento que oferece feixes de alta precisão direcionados para a lesão sem afetar tecidos circunjacentes. Com relação a esse método, ainda não está estabelecido se o melhor alvo seria a lesão tumoral ou o próprio nervo. Alguns estudos mostram que o tratamento direto da raiz neural pode ser mais efetivo e duradouro por interromper a transmissão dolorosa. Em contrapartida, embora muitos tumores que acometem o nervo trigêmeo sejam benignos, quando se trata de lesões malignas

Figura 79.4. Inervação sensitiva da cabeça e pescoço. (Fonte: Adaptada de Netter FH. Atlas of Human Anatomy. 6 ed. Philadelphia: Saunders, Elsevier; 2014.)

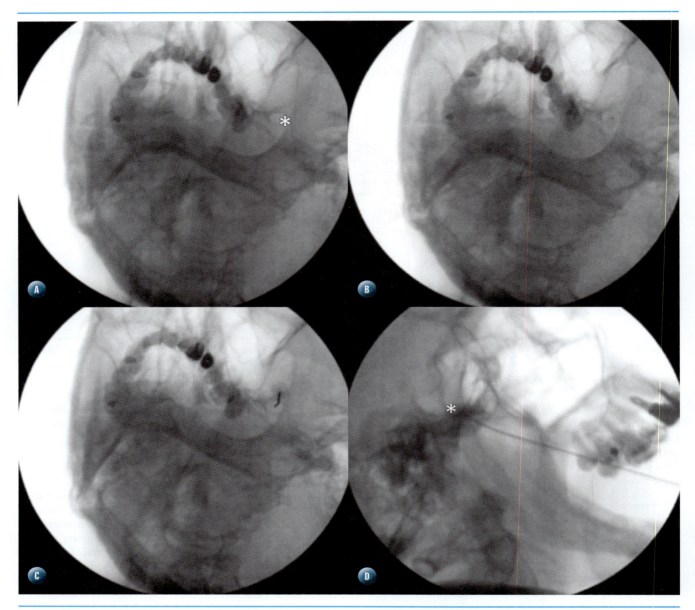

Figura 79.5. Bloqueio do gânglio trigêmeo. **(A)** O forame oval geralmente é observado próximo a parte medial da mandíbula no nível da maxila (segundo dente molar). **(B-C)** Entrada da agulha objetivando o forame oval em *tunnel vision*. Este ponto deve ser em torno de 2 a 2,5 cm lateral ao canto da boca. **(D)** A profundidade deve ser checada com o arco em C posicionado em perfil. A agulha deve ser avançada até o ângulo entre o *clivus* e a porção petrosa do osso temporal. Asterisco apontando o local na imagem: em **A**, forame oval; em **C**, *clivus*. (Fonte: Imagem cedida pelo Dr. Fabricio Dias Assis.)

com padrão de crescimento agressivo, a abordagem do tumor e não do nervo parece ser a opção mais sensata e vem mostrando bons resultados no controle da dor.[90,91]

A radiofrequência térmica é o procedimento com melhor alívio inicial da dor e com duração mais sustentada e menor taxa de recorrência, comparado à técnica com o balão ou neurólise química com glicerol.

• **Técnica**

O procedimento deve ser realizado no bloco cirúrgico sob sedação leve, monitorização contínua e seguindo rigorosamente cuidados de assepsia. O paciente deve permanecer em posição supina com a cabeça levemente estendida. A imagem do forame oval deve ser obtida girando o arco em C em direção caudal, para visualização submentoniana, e ipsolateral ao lado a ser bloqueado, até obtenção da melhor imagem. Ajustes sutis dos ângulos podem ser necessários para melhor visualização. O forame oval geralmente é observado próximo à parte medial da mandíbula no nível da maxila (segundo dente molar) (Figura 79.5A). Infiltração local da pele deve ser realizada no ponto de entrada da agulha objetivando o forame oval em *tunnel vision*. Esse ponto deve ser em torno de 2 a 2,5 cm lateral ao canto da boca (Figura 79.5B e 5C). Agulha de 10 cm, 20 a 22G, com a ponta distal levemente angulada para guiar correções do trajeto deve ser inserida em direção ao forame oval acompanhando por imagem fluoroscópica.

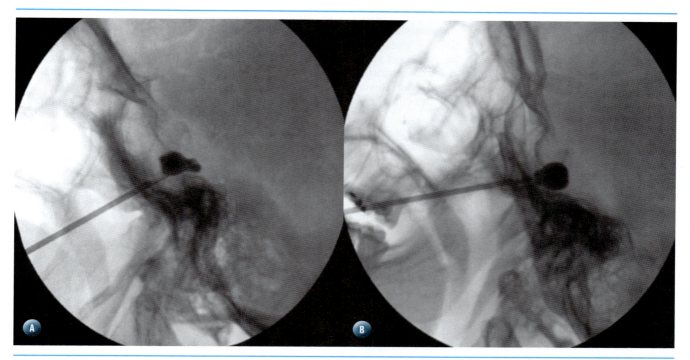

Figura 79.6. (A-B) Compressão percutânea do gânglio trigêmio por balão. Colocação da agulha utilizando a mesma técnica descrita na Figura 79.5. Utilização de cateter de Fogarty pela agulha. O balão na ponta do cateter deve ser insuflado aos poucos, com 0,5-1 mL de contraste não iônico e deve ser mantido dessa forma por 60 segundos. O formato ideal do balão que indica adequada compressão do nervo é de pera ou halter. (Fonte: Imagem cedida pelo Dr. Fabricio Dias Assis.)

Com relação aos marcos externos, a trajetória da agulha deve estar em um plano ligeiramente superior ao conduto auditivo externo e medial a uma linha que passa no centro da pupila. A agulha é avançada primariamente pelo forame oval, e a profundidade deve ser checada com o arco em C posicionado em perfil. No perfil, deve-se alinhar os ângulos da mandíbula. A agulha deve ser avançada até o ângulo entre o *clivus* e a porção petrosa do osso temporal (Figura 79.5D). Deve-se ter cuidado e identificar a sela túrcica cefálica e posteriormente à sombra da fissura pterigomaxilar. Após aspiração negativa de sangue e líquor, pode ser injetado 0,5 mL de constraste não iônico que deve preencher a cavidade de Meckel. Qualquer indício de injeção vascular requer reposicionamento da agulha. Se houver retorno de líquor, a agulha deve ser recuada até que cesse. Se o vazamento de líquor for abundante, o procedimento deve ser interrompido pois mesmo baixos volumes de anestésico local podem causar raquianestesia total e esse risco deve ser avaliado em qualquer vazamento de líquor durante o procedimento. O anestésico local pode ser injetado de forma lenta no volume de 0,25 a 0,5 mL, avaliando a resposta do paciente até atingir 1 a 2 mL. A agulha é removida e compressa fria pode ser usada para evitar hematoma.[89]

O procedimento de radiofrequência do trigêmeo é realizado utilizando-se agulhas de radiofrequência com a ponta ativa de 2 a 5 mm. Após a agulha entrar no forame oval, deve-se iniciar o estímulo motor (2 Hz) até 2 V, observando-se contração da mandíbula devido ao estímulo das fibras motoras do ramo mandibular. Assim que a contração não for mais vista, a ponta da agulha está localizada nas divisões maxilar ou oftálmica. Após, deve-se realizar estímulo sensitivo (50 Hz) até 1 V, com o objetivo de que o paciente verbalize a sensação de parestesia no ramo acometido. A profundidade e localização da ponta da agulha é determinada pela resposta ao estímulo, dependendo da divisão-alvo do trigêmeo, sendo a mandibular mais ventral e lateral a maxilar intermediária e a oftálmica cefálica e medial. A lesão térmica deve ser iniciada a 60 °C por 60 segundos, seguida por 65 °C por 60 segundos e 70 °C por 60 segundos, não ultrapassando essa temperatura. Antes de aumentar a temperatura das lesões deve-se observar e testar o reflexo corneano. Se houver redução ou ausência do reflexo, as lesões subsequentes com temperaturas maiores não devem ser realizadas (Figura 79.5A-D).

A compressão percutânea com balão é realizada introduzindo-se uma agulha guia de 14 G pelo forame oval, utilizando-se a mesma técnica descrita acima. Após, deve-se avançar um cateter de Fogarty pela agulha. O balão na ponta do cateter deve ser insuflado aos poucos, com 0,5-1 mL de contraste não iônico e deve ser mantido dessa forma por 60 segundos. O formato ideal do balão que indica adequada compressão do nervo é de pera ou halter (Figura 79.6). Após os 60 segundos, o balão é desinsuflado e o cateter e agulha removidos. O mecanismo de alívio da dor é explicado pela isquemia das células por compressão com a insuflação do balão.

• *Complicações*

Hematoma retrobulbar por penetração do espaço retrobulbar com a agulha, causando sangramento e exoftalmia que se resolve em poucos dias, hematoma em bochechas por lesões vasculares do trajeto, fraqueza do masseter devido a inervação oriunda do nervo mandibular, meningite, fístula arteriovenosa dural, rinorreia, déficits transitórios de nervos cranianos, morte. Anormalidades da córnea como perda do reflexo corneal, ceratite, anestesia da córnea são observadas em 3 a 15% dos pacientes submetidos a procedimentos neurolíticos. A perda sensorial após procedimentos neurolíticos é esperada e anestesia dolorosa com dor por desaferentação é uma das complicações mais temidas.[89]

Entre todas as complicações, excluindo-se a perda sensorial (efeito esperado com qualquer procedimento), a radiofrequência térmica é a técnica mais envolvida com o maior número de complicações, seguida pela injeção de glicerol e pela compressão percutânea com balão. A fraqueza do masseter é mais comum de ocorrer após a compressão com balão e a anestesia corneana é mais comum de ocorrer após a radiofrequência térmica. A anestesia dolorosa (dor por desaferentação) é uma das complicações mais temidas. A incidência é maior após a radiofrequência térmica, seguida pelo glicerol.

- **Nervo glossofaríngeo**

O nervo glossofaríngeo constitui o IX par de nervos cranianos e é um nervo com função mista, sendo responsável pela inervação sensitiva da membrana mucosa da faringe, amígdala, palato mole, parte posterior da língua e tuba auditiva, além de inervação motora do músculo estilofaríngeo. Emerge do sulco lateral posterior do bulbo sob a forma de filamentos que irão formar o tronco do nervo glossofaríngeo. Durante seu trajeto passa através da parte média do forame jugular, onde apresenta dois gânglios, um superior e outro inferior formado por neurônios sensitivos. Segue um percurso descendente passando entre a artéria carótida interna e veia jugular interna (Figura 79.7 e 79.8). Apresenta fibras eferentes viscerais parassimpáticas que terminam no gânglio óptico e deste saem através do nervo auriculotemporal para inervar a glândula parótida. Oferecem fibras aferentes para o seio carotídeo e fibras gustatórias para o terço posterior da língua. Lesões irritativas do nervo glossofaríngeo provocam dor na base da língua, amígdala, canal auditivo externo e área abaixo do ângulo da mandíbula ipsolateral. A dor inicia no ouvido e irradia para garganta ou vice-versa com episódios de dor paroxística que podem ser desencadeados por bocejos, deglutição, fala e tosse. A dor durante a deglutição pode levar a comprometimento nutricional e perda de peso. Pode ocorrer perda ipsolateral da sensação gustatória do terço posterior da língua, perda do *gag reflex* (devolução do alimento à boca quando mal deglutido) além de sintomas cardiovasculares como síncope, bradicardia, hipotensão, até assistolia, principalmente quando o nervo vago está acometido.[86,92]

- *Indicação*

A neuralgia glossofaríngea representa uma condição incomum na população geral e sua associação com síncope é rara. O quadro de neuropatia pode ser decorrente de

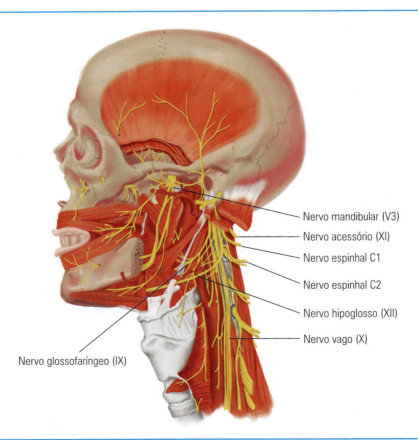

Figura 79.7. Anatomia do nervo glossofaríngeo. (Fonte: Adaptada de Netter FH. Atlas of Human Anatomy. 6 ed. Philadelphia: Saunders, Elsevier; 2014.)

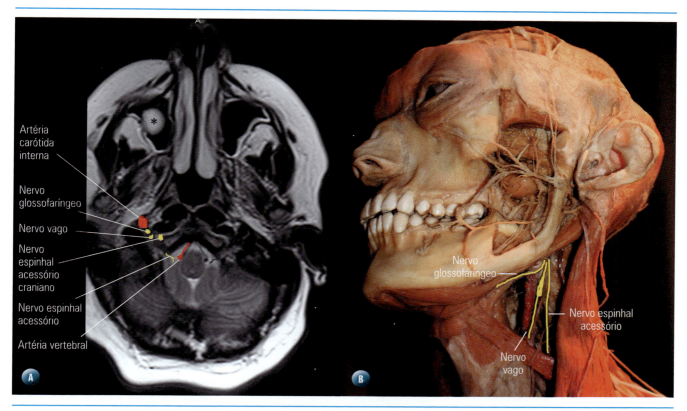

Figura 79.8. Anatomia do nervo glossofaríngeo. **(A)** Imagem de RNM ao nível do forame magno. **(B)** Dissecção de cabeça e pescoço, mostrando a relação entre o nervo espinhal acessório, o nervo glossofaríngeo e o nervo vago na região cervical, próximos à artéria carótida. (Fonte: Imagens cedidas pela Dra. Andrea Trescot.)

compressões vasculares ou tumorais, ou ocorrer após craniotomias, dissecções cervicais amplas, entre outras. Por isso, é importante a solicitação de exames de imagem do pescoço para descartar os tumores de hipofaringe, laringe, ângulo da mandíbula. A síncope em pacientes com câncer de cabeça e pescoço é um evento excepcional, porém quando ocorre pode estar relacionada a neuralgia do nervo glossofaríngeo que representa uma causa frequente de síncope nesse cenário e requer a busca por massas no espaço retro e parafaríngeo invadindo as fibras aferentes do seio carotídeo. A estimulação aferente do nervo inibe os centros vasomotores centrais, levando a vasodilatação periférica com queda da pressão arterial e diminuição do retorno venoso e débito cardíaco mesmo sem diminuição de contratilidade. A atenção deve ser voltada para essa etiologia em episódios dolorosos acompanhados por síncope.[93] A primeira descrição de neuralgia glossofaríngea foi associada a um tumor de ângulo cerebelopontino; além disso pode ser uma causa frequente de dor em carcinomas de orofaringe envolvendo base da língua, fossa amigdaliana e orofaringe.[92] Na verdade, qualquer lesão no trajeto neural pode promover uma neuralgia glossofaríngea ocasionando odinofagia, dor no ouvido e dor cervical superior. A remoção cirúrgica desses tumores muitas vezes é a melhor abordagem, porém nem sempre é possível, por apresentar uma localização anatômica em áreas de difícil acesso, alto risco de déficits neurológicos, alta chance de recorrência, além das comorbidades próprias de cada paciente. Dessa forma, técnicas não invasivas percutâneas como neurólise por radiofrequência e radiocirurgia estereotáxica podem ser uma opção. A radiofrequência térmica não tem sido mais recomendada pela incidência de efeitos colaterais como disfagia, paralisia de corda vocal, prejuízo do *gag reflex*, além do risco de lesão de estruturas vasculares.[91] A radiofrequência pulsada parece ser uma abordagem efetiva e segura. Um estudo prospectivo envolvendo 25 pacientes com câncer de orofaringe e dor em território de nervo glossofaríngeo submetidos a radiofrequência pulsada desse nervo demonstrou significativa redução da dor, diminuição do consumo de opioide e melhora do sono. A efetividade em três meses foi de 92% e a média de duração do alívio álgico foi de 5 a 9 meses, sendo que a dor muitas vezes retornou pela progressão da doença e alguns pacientes não foram aptos a repetir o procedimento pela presença de grandes linfonodos no local de trajeto da agulha.[85] Como a fisiopatologia da neuralgia do trigêmeo é semelhante à neuralgia glossofaríngea, a radiocirurgia Gamma Knife foi extendida para abordagem desse nervo e vem apresentando resultados satisfatórios, porém os estudos no cenário oncológico são bastante escassos.[92]

- *Técnica*

O procedimento deve ser realizado no bloco cirúrgico sob sedação leve, monitorização contínua e seguindo rigorosamente cuidados de assepsia. O paciente deve permanecer em posição supina com a cabeça em posição neutra. A imagem deve ser feita pela fluoroscopia em per-

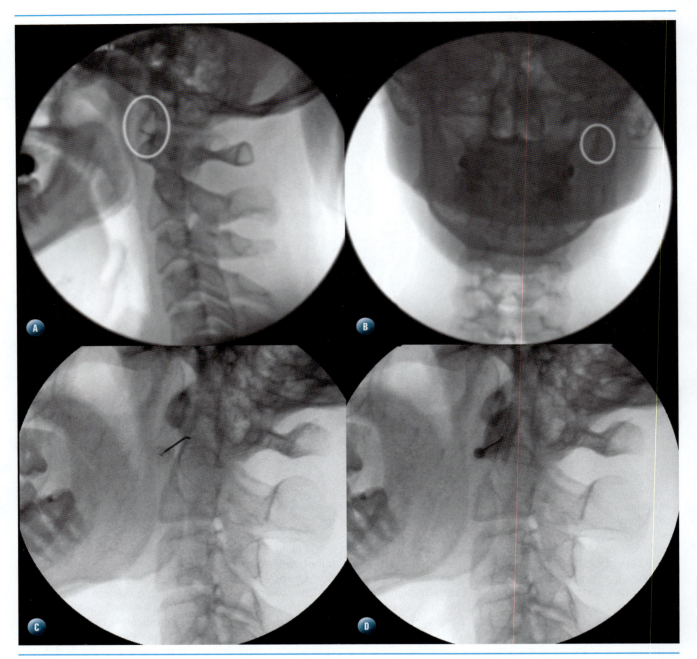

Figura 79.9. Bloqueio do glossofaríngeo guiado por fluoroscopia. **(A e C)** Agulha em direção ao processo estiloide até colidir contra o osso quando deve ser direcionada posteriormente avançando cerca de 1 a 1,5 cm. **(B)** Visão anteroposterior. **(D)** Contraste não iônico deve ser administrado para certificar a correta posição da agulha e o anestésico local deve ser injetado em torno de 1 a 2 mL. (Fonte: Imagens **A** e **B** cedidas pela Dra. Andrea Trescot, MD, FIPP, CIPS; Imagens **C** e **D** cedidas pelo Dr. Fabricio Dias Assis.)

fil buscando a visualização de mastoide, processo estiloide e ângulo da mandíbula e o arco deve ser manipulado para que ocorra sobreposição das estruturas em ambos os lados para obter imagem mais adequada. O processo estiloide fica a meio caminho entre o ângulo da mandíbula e a mastoide. Agulha com a ponta curva e romba pode ser mais prudente pela proximidade do nervo glossofaríngeo com a veia jugular interna e artéria carótida. O neuroestimulador pode ajudar a identificar o nervo diferenciando estímulos provenientes do nervo espinhal acessório e do nervo vago que estão muito próximos nessa topografia. A agulha é inserida em *tunnel vision* em direção ao processo estiloide até colidir contra o osso, quando deve ser direcionada posteriormente avançando cerca de 1 a 1,5 cm (Figura 79.9A e C). Contraste não iônico deve ser administrado para certificar a correta posição da agulha e o anestésico local deve ser injetado em torno de 1 a 2 mL[94,95] (Figura 79.9D).

O bloqueio guiado por ultrassom consiste na utilização de *probe* linear colocado na posição oblíqua entre a mastoide e o ângulo da mandíbula na região cervical lateral, permitindo observar os vasos sanguíneos. O processo estiloide é visto como uma sombra óssea, anteriormente

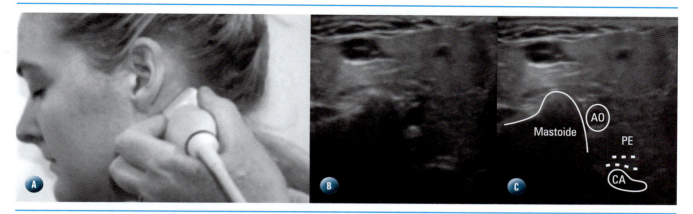

Figura 79.10. (A-C) Bloqueio do nervo glossofaríngeo guiado por ultrassonografia. *Probe* linear colocado entre o ângulo da mandíbula e o processo mastoideo. AO: artéria occipital; CA: artéria carótida. (Fonte: Imagens cedidas pela Dra. Andrea Trescot.)

à mastoide. O nervo é localizado posteriormente à artéria carótida (Figura 79.10).

• *Complicações*

A grande proximidade da artéria carótida e da veia jugular interna torna o risco de sangramento e toxicidade por anestésico local os mais importantes. Taquicardia reflexa e hipertensão podem ocorrer pelo bloqueio do nervo vago. Dificuldade de deglutição e rouquidão podem ocorrer pelo bloqueio do nervo laríngeo recorrente e o procedimento não deve ser realizado bilateral pelo risco de obstrução de vias aéreas por paralisia de cordas vocais. Fraqueza muscular do trapézio pode ocorrer se o bloqueio atingir o nervo acessório.[95]

• *Gânglio estrelado*

O gânglio estrelado resulta da união do gânglio cervical inferior com o primeiro gânglio torácico, podendo assim ser chamado gânglio cervicotorácico e está presente em 80% das pessoas. Pode representar a fusão dos dois gânglios cervicais inferiores com os dois primeiros gânglios torácicos segmentares e seus componentes podem estar completamente ou parcialmente fundidos ou até mesmo separados. Geralmente está situado ao nível da sétima vértebra cervical a primeira vértebra torácica. Apresenta localização anterior ao oitavo nervo cervical e primeiro nervo torácico, ao processo transverso de sétima vertebra cervical e ao colo da primeira costela e está posterior à artéria vertebral. Recebe ramos pré-ganglionares do primeiro ou deste e do segundo nervos torácicos e envia ramos pós-ganglionares para os nervos cervicais inferiores e torácicos superiores. As fibras se distribuem para os membros superiores pelo plexo braquial, originam ramos cervicotorácicos para o coração, artéria subclávia e vertebral. Na artéria vertebral forma um plexo que a acompanha até a cavidade craniana e se distribui ao longo da artéria basilar. Dessa forma, muitos estudos demonstram alterações de fluxo cerebral seguido ao bloqueio de gânglio estrelado. Algumas fibras ascendem separadas a esse plexo e formam um nervo vertebral posterior à artéria vertebral que ascende até o atlas ou áxis e fornece fibras para os nervos cervicais e ramos para meninges espinhais.[86] Dessa forma pode ser abordado para condições que afetam cabeça, pescoço, membro superior e dermátomos superiores do tórax.

• *Indicação*

O bloqueio do gânglio estrelado pode representar uma abordagem simples, fácil, efetiva e uma alternativa para muitos tumores que invadem ou distorcem a região anatômica acessada para a realização técnica dos bloqueios já citados. Mais uma vez, a literatura é escassa em indicações dessa abordagem no contexto oncológico. Um relato de caso envolvendo uma paciente com carcinoma de mucosa oral submetida a ressecção cirúrgica e posterior desenvolvimento de dor intensa que se extendia da região temporal a mandíbula associada a inchaço e bolhas faciais ipsolateral com dificuldade de abertura da boca, fala, deglutição e mastigação, obteve alívio de 80% na dor após bloqueio de gânglio estrelado. Esse procedimento foi seguido por fenolização (6%) do gânglio guiado por ultrassom. Essa abordagem é geralmente evitada pelo risco de dispersão do fenol e desenvolvimento de síndrome de Horner permanente. Nesse caso, o bloqueio do nervo trigêmeo não foi possível pelo edema e bolhas na topografia de realização dessa técnica.[96] O alívio da dor ocorreu provavelmente pelas características de dor simpático-mediada. Além disso, alguns estudos advogam a possibilidade de reversão parcial da compressão tumoral do suprimento sanguíneo pela eliminação do controle simpático do fluxo cerebral pelo bloqueio, gerando alteração da função neuronal em extensão suficiente para alterar a percepção dolorosa.[96,97]

• *Técnica*

O procedimento deve ser realizado no bloco cirúrgico sob sedação leve, monitorização contínua e seguindo rigorosamente cuidados de assepsia. O paciente deve permanecer em posição supina com a cabeça em rotação contralateral à dor para aumentar a distância entre a traqueia e a artéria carotídea e melhorar a visão da anatomia local. O procedimento deve ser idealmente guiado por método de imagem, sendo o ultrassom a escolha que oferece maior segurança. O *probe* linear de alta frequência deve ser posicionado sobre a borda medial do músculo esternocleidomastóideo na altura da cartilagem cricoide. Nessa topografia deve ser visualizada a artéria carótida, o músculo *longus colli* e o corpo vertebral de C6 com sua aparência única do tubérculo anterior protruso (mais conhecido como tubérculo de Chassaignac ou tubérculo carotídeo) em uma imagem semelhante à corcova de um camelo com a raiz nervosa no centro e um tubérculo posterior curto. Essa imagem pode ser confirmada por meio de um escaneamento cefálico visualizando os corpos vertebrais superiores com tubérculo anterior menos proeminente e um escaneamento distal visualizando o corpo vertebral de C7 que não possui tubérculo anterior. O bloqueio pode ser realizado a nível de C6 ou C7; embora em C7 exista maior proximidade do gânglio estrelado, também há maior risco de trauma da artéria vertebral que nesse nível não está protegida pelo tubérculo anterior. No nível desejado, deve ser identificada a artéria carotídea, o corpo vertebral com correta identificação do nível por meio da avaliação do processo transverso e tubérculo anterior, a raiz nervosa, o músculo *longus colli* e o uso do Doppler é recomendado para identificação de vasos no trajeto da agulha, em especial a artéria tireóidea inferior e artéria vertebral que podem ser visualizadas a nível de C7 ou se a imagem for feita entre dois níveis cervicais sem a adequada visualização do tubérculo anterior. Agulha 22G deve ser inserida de lateral para medial com visualização em plano objetivando a superfície pré-fascial anterior do músculo *longus colli*, onde os nervos e gânglio da cadeia simpática estão localizados (Figura 79.11). Após aspiração deve ser administrado pequeno volume de anestésico local (3-5 mL) avaliando a dispersão correta. Se ocorrer dispersão intramuscular, a agulha deve ser reposicionada.[98] Para realizar o bloqueio guiado por fluoroscopia o paciente deve estar em posição supina com a cabeça ligeiramente estendida. Imagem fluoroscópica em AP deve ser obtida para identicação do corpo vertebral e processo transverso de C6 e C7. A agulha deve ser direcionada para o ponto de encontro entre processo transverso e corpo vertebral no nível desejado até obter contato ósseo. Nesse ponto deve ser injetado contraste que deve apresentar dispersão cefalocaudal.

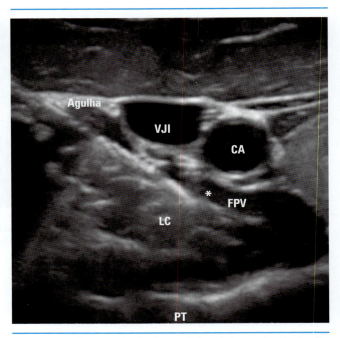

Figura 79.11. Bloqueio do gânglio estrelado guiado por ultrassonografia. VJI: veia jugular interna; CA: artéria carotídea; FPV: fáscia paravertebral; LC: músculo *longus colli*; PT: processo transverso; Asterisco: anestésico local. (Fonte: Imagem cedida pelo Dr. Thiago Nouer.)

Uma imagem em perfil deve verificar o posicionamento da agulha e contraste anterior ao processo transverso e uma linha imaginária que passa anterior aos forames intervertebrais (Figura 79.12). Após aspiração cuidadosa, o anestésico local pode ser injetado de forma lenta e gradual avaliando sinais de intoxicação.[89]

• *Complicações*

Equimose e hematoma podem ocorrer pela proximidade da cadeia simpática com a artéria carótida e tireóidea inferior principalmente. O uso de compressa gelada pode diminuir a chance de sangramento e dor local. Inadequada

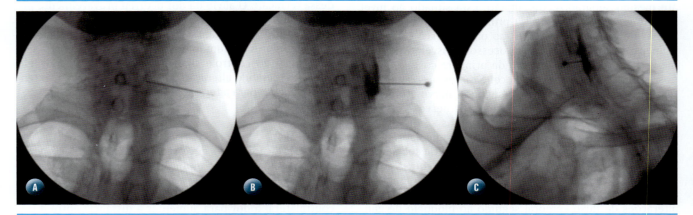

Figura 79.12. Bloqueio do gânglio estrelado guiado por fluoroscopia. Identificação do corpo vertebral e processo transverso de C6 e C7. A agulha deve ser direcionada para o ponto de encontro entre processo transverso e corpo vertebral no nível desejado até obter contato ósseo. (Fonte: Imagens cedidas pelo Dr. Fabricio Dias Assis.)

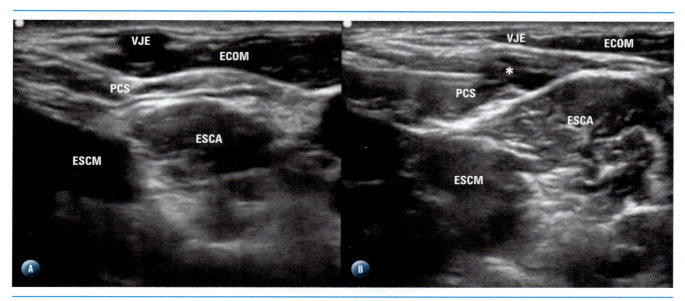

Figura 79.13. Bloqueio do plexo cervical superficial guiado por ultrassonografia. VJE: veia jugular externa; ECOM: músculo esternocleidomastoideu; PCS: plexo cervical superficial; ESCA: músculo escaleno anterior; ESCM: músculo escaleno médio; Asterisco: anestésico local. (Fonte: Imagem cedida pelo Dr. Thiago Nouer.)

administração de anestésico local no espaço peridural, subdural ou subaracnóideo pode ocorrer pela proximidade com o neuroeixo, resultando em raquianestesia total. Pneumotórax pode ocorrer pelo posicionamento muito inferior da agulha. Efeitos adicionais incluem bloqueio inadvertido do nervo laríngeo recorrente com rouquidão e disfagia e bloqueio dos gânglios simpáticos cervicais superiores com síndrome de Horner.[98]

- **Plexo cervical superficial**

O plexo cervical superficial é responsável pela inervação sensorial da porção inferior da mandíbula, pescoço até a fossa supraclavicular. É formado por fibras dos ramos ventrais dos quatro primeiros nervos cervicais que culminam na formação de quatro ramos terminais principais, sendo estes o nervo auricular maior, occipital menor, cervical transverso e supraclavicular. Esses nervos convergem para o ponto médio do músculo esternocleido-occipto-mastóideo (ECOM) em sua margem posterior em um ponto denominado anatomicamente como ponto de Erb e se espalham em leque para suas regiões de inervação.

- *Indicação*

O bloqueio do plexo cervical superficial consiste em uma técnica simples e de fácil execução que pode ser realizado à beira do leito e oferecer alívio para dores cervicais anteriores e fossa supraclavicular.

- *Técnica*

O bloqueio pode ser guiado por ultrassonografia com o paciente em posição supina e o rosto voltado para o lado contralateral à dor. O *probe* linear deve ser posicionado de forma transversa para a visualização da borda posterior do músculo ECOM na altura do polo superior da cartilagem tireoide (nível C4). O correto nível pode ser identificado por meio da visualização do processo transverso de C7 com o tubérculo posterior único e escaneamento cranial contando os níveis cervicais até C4. Nesse ponto pode ser visualizada uma fáscia hiperecoica entre o ECOM e o músculo levantador da escápula. O nervo auricular maior pode ser visto superficial e profundo ao ECOM. A agulha deve ser inserida em plano de lateral para medial, atingindo o espaço entre a borda posterior do ECOM e a fáscia do músculo levantador da escápula, próximo ao ponto no qual o nervo auricular maior pode ser visualizado. Volume de 5 a 10mL de anestésico local deve ser injetado[98] (Figura 79.13).

- *Complicações*

Toxicidade por anestésico local, lesão de grandes vasos, equimose, hematoma e lesão de plexo braquial se a agulha for posionada muito profunda ao plano objetivado.

- **Nervos periféricos**

O bloqueio de nervos periféricos também representa um importante arsenal terapêutico com um amplo leque de possibilidades que muitas vezes podem representar técnicas fáceis simples e que podem ser realizadas à beira do leito de forma segura e eficaz (Figura 79.14). Esses bloqueios podem ser utilizados para dores faciais, como, por exemplo, devido a tumores de cabeça e pescoço que podem cursar com invasão óssea e compressão neural, por complicações do tratamento, como fibrose pós-radioterapia ou neuropatia induzida pela quimioterapia e também pode ser uma alternativa para analgesia pós-operatória.

- *Nervo supraorbital e supratroclear*

O bloqueio desses nervos está indicado em dor que abrange a região da fronte acima da sobrancelha até o

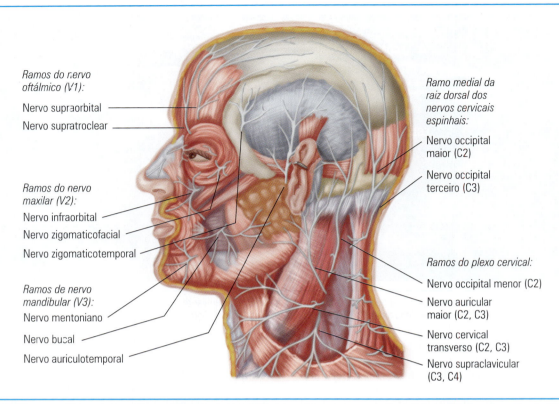

Figura 79.14. Nervos periféricos da face. (Fonte: Adaptada de Netter FH. Atlas of Human Anatomy. 6 ed. Philadelphia: Saunders, Elsevier; 2014.)

vértice do crânio. Ambos são ramos do nervo frontal que é ramo da primeira divisão do nervo trigêmeo (nervo oftálmico). O nervo supraorbital é considerado continuação direta do nervo frontal saindo da órbita pela incisura supraorbital que pode ser palpada na borda superior da órbita cerca de 2,5 cm da linha média da face. O nervo apresenta trajeto ascendente e se distribui para a fronte, couro cabeludo, pálpebra superior e seio frontal. O nervo supratroclear deixa a órbita na extremidade medial no ângulo superomedial da borda superior e se distribui para testa e pálpebra superior.[86]

Esse bloqueio pode ser útil para tumores que envolvem o ápice da porção petrosa do osso temporal, sarcomas secundários na base do crânio, meningiomas, condromas, neuromas do gânglio ou raiz trigeminal. A dor é caracteristicamente reportada como cefaleia frontal, podendo apresentar dor a palpação dos nervos e estar associada ao acometimento das demais divisões do nervo trigêmeo.[99]

• *Técnica*

O bloqueio guiado por marcos anatômicos é feito na posição supina ou sentada com apoio para a cabeça. A borda superior da órbita deve ser palpada à procura da incisura supraorbital como descrito acima. Com o dedo indicador e médio da mão não dominante, a pele acima da incisura deve ser estendida e mantida para maior precisão da injeção. A agulha deve ser inserida em ângulo oblíquo com a pele até tocar o osso e nesse momento ligeiramente retirada e redirecionada para posição medial e cefálica. Após gentil aspiração deve ser administrado 0,5 a 1 mL de anestésico local com ou sem associação de corticoesteroide. Não é indicada injeção dentro do forame nem altos volumes para não piorar possíveis aprisionamentos neurais. Todos os cuidados de assepsia devem ser rigorosamente seguidos. Esse bloqueio pode ser repetido múltiplas vezes. Para o bloqueio do supratroclear, a agulha deve ser redirecionada medialmente. O bloqueio guiado por fluoroscopia é realizado com um oblíquo cefálico para visualização do forame supraorbital e colocação da agulha medial ao forame (Figura 79.15A). O bloqueio guiado por ultrassom deve ser realizado com o *probe* linear colocado em posição horizontal sobre a incisura supraorbital, movendo-o caudal e cranialmente até identificação da descontinuidade óssea correspondente ao forame (Figura 79.15C). O Doppler pode identificar a artéria supraorbital, que cursa junto com o nervo. Após a introdução da agulha sob visualização do ultrassom, injeta-se 3 mL de solução. No bloqueio do supratroclear, a entrada da agulha deve ser mais medial.

Pode ser utilizada a neuromodulação como tratamento efetivo, com a colocação do eletrodo no subcutâneo (Figura 79.15B).

• *Complicações*

São raras; e uma das mais comuns é o sangramento local que pode ser controlado pela compressão após o procedimento. Alopecia pode ocorrer se esteroide for injetado na sobrancelha. Largos volumes de anestésicos podem anestesiar o músculo levantador da pálpebra e causar ptose temporária.[95]

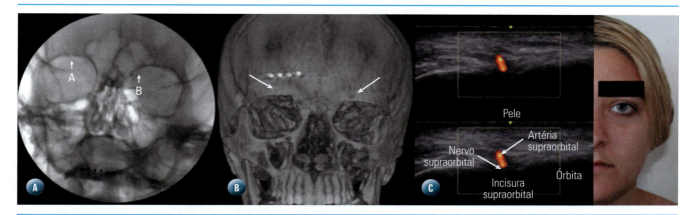

Figura 79.15. Bloqueio do nervo supraorbitário e supratroclear. **(A)** Imagem de fluoroscopia da localização da fossa supraorbitária (seta A) e supratroclear (seta B). **(B)** Imagem de um eletrodo de estimulação de nervo supraorbital (seta representa forame supraorbital). **(C)** Bloqueio guiado por ultrassonografia. (Fonte: Imagens cedidas pela Dra. Andrea Trescot.)

- *Nervo maxilar e infraorbitário*

O bloqueio desses nervos está indicado em dor que abrange a porção superior da mandíbula, antro maxilar e distribuição do nervo infraorbitário em tumores que acometem o antro maxilar e porção superior da mandíbula. Assim, os pacientes se queixam de dor na região da bochecha, podendo atingir lábio superior e irradiar para mucosa oral ipsolateral. O nervo maxilar representa a segunda divisão do nervo trigêmeo se originando da parte média do gânglio; passa lateral ao seio cavernoso e deixa o crânio através do forame redondo para entrar na fossa pterigopalatina, onde se conecta com o gânglio pterigopalatino e se divide em nervo zigomático e nervo infraorbital[86,95,99] (Figura 79.14). O nervo infraorbital pode ser abordado em sua saída pelo forame infraorbitário. Quando ocorre acometimento desse nervo, ocorre dor na região da maxila, dentes superiores, área do nariz, gengiva.

- *Técnica*

O bloqueio guiado por marcos anatômicos do nervo maxilar é feito na posição supina ou sentada com a cabeça na posição neutra. A incisura mandibular é palpada abaixo do arco zigomático entre o côndilo e o processo coronoide da mandíbula ao solicitar uma abertura sutil da boca. A agulha deve ser posicionada perpendicular à pele na região posterior e inferior da incisura, coincidindo com a porção média do arco zigomático. A agulha é avançada até encontrar a placa pterigoide lateral em uma profundidade de 4 a 5 cm. A agulha é redirecionada anteriormente e superiormente em direção à porção superior do nariz e avançada até a fossa pterigopalatina. Pode ocorrer parestesia ou usar neuroestimulador para melhor localização. Deve ser injetado 1 a 2 mL de anestésico local com ou sem corticoesteroide. O bloqueio do nervo infraorbitário deve ser feito no forame infraorbitário 0,5 a 1 cm inferior à borda inferior da órbita e 0,5 a 1 cm da borda lateral da porção média do nariz. A agulha entra em contato com o osso e é direcionada superior e posteriormente para injeção de 0,2 a 0,3 mL de anestésico local com ou sem corticoide.[95]
O bloqueio guiado por fluoroscopia do nervo maxilar deve ser realizado por meio da identificação da porção média do arco zigomático, o côndilo e o processo coronoide da mandíbula. A agulha é avançada para a placa pterigoide até tocar o osso e redirecionada para a direção anterosuperior cerca de 45 graus em direção à porção superior do nariz. Para o bloqueio do nervo infraorbitário guiado por fluoroscopia é realizado um oblíquo cefálico para visualização do forame infraorbital. O ultrassom também pode ser usado para guiar o bloqueio do nervo maxilar que deve ser realizado com *probe* linear posicionado abaixo do arco zigomático e acima da incisura mandibular, anterior ao côndilo da mandíbula no paciente com a boca ligeiramente aberta para visualização da fossa infratemporal. Nessa imagem pode ser visualizada a placa pterigóidea lateral com o músculo pterigóideo lateral acima, a fossa pterigopalatina e a maxila. A agulha é avançada de posterior para anterior ou lateral para medial até a fossa pterigopalatina próxima à artéria maxilar, se esta for identificada (Figura 79.16). O bloqueio do nervo infraorbital deve ser realizado com *probe* linear sobre o forame para sua identificação e a agulha é direcionada em plano ou fora de plano[86] (Figura 79.17).

- *Complicações*

Injeção intravascular, hemorragia, infecção, edema orbital, oftalmoplegia, perda de acuidade visual, diplopia e até cegueira transitória se a agulha entrar no forame infraorbitario. Danos de estruturas vasculares podem gerar hemorragia na órbita e cegueira permante pode ocorrer.[95]

- *Nervo mandibular e mentoniano*

O bloqueio desses nervos está indicado em dor que abrange a porção inferior da mandíbula, o mento, porção anterior da língua, dentes inferiores e assoalho da boca. O nervo mandibular representa a terceira divisão do nervo trigêmeo e passa junto com a raiz motora no forame oval para a fossa infratemporal e se divide em porção anterior e posterior com seus respectivos ramos. É formado pela união de uma raiz sensitiva e uma motora. Pode ser utilizado para aliviar dores de carcinomas da língua, mandíbula inferior, assoalho da boca. Emerge do crânio pelo forame oval, percorre anteriormente e inferiormente a fossa infra-

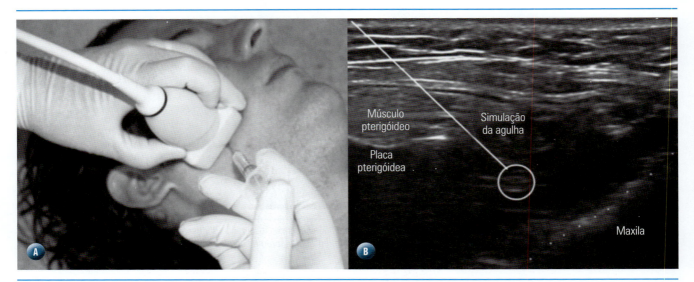

Figura 79.16. (A-B) Bloqueio do nervo maxilar guiado por ultrassom. (Fonte: Imagem cedida pela Dra. Andrea Trescot.)

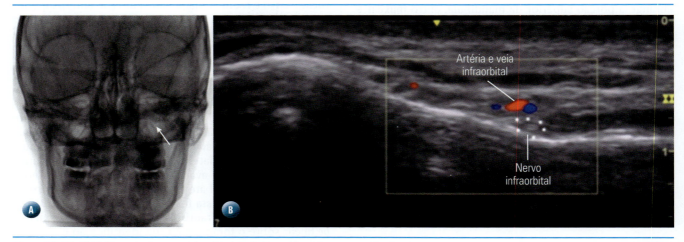

Figura 79.17. (A-B) Bloqueio do nervo infraorbital por fluoroscopia e ultrassonografia. Seta branca demonstrando a visualização do forame infraorbital na fluoroscopia. (Fonte: Imagens cedidas pela Dra. Andrea Trescot.)

temporal, lateral ao gânglio ótico e ao músculo pterigoideo, masseter, temporal, e o ramo da mandíbula (Figura 79.14). O ramo motor faz a inervação dos músculos masseter, temporal e pterigóideo externo. O bloqueio do nervo mandibular pode ser indicado em tumores que invadem a região pterigoide e fossa infratemporal podendo acometer o nervo e seus ramos motores para músculos mastigatórios, causando neuralgia, trismo e dor temporal. Ramifica-se em nervo auriculotemporal que inerva a região cutânea do *tragus* e hélice da orelha, membrana timpânica, porção posterior da articulação temporomandibular, a glândula parótida, e a pele da região temporal, podendo gerar cefaleia temporal. O nervo lingual fornece inervação sensitiva para os dois terços anteriores da língua, mucosa lateral da cavidade oral e glândulas sublinguais. O nervo alveolar inferior fornece inervação para dentes inferiores e mandíbula. O nervo mentoniano é considerado o ramo terminal e emerge da mandíbula pelo forame mentoniano fornecendo inervação sensitiva para o mento, membrana mucosa e pele do lábio inferior (Figura 79.14). A neuropatia do nervo mentoniano, cursando com parestesia e perda de sensibilidade do mento, deve ser investigada com urgência para doença metastática na mandíbula se forem descartadas causas dentárias e orofaciais. Os cânceres mais envolvidos são: mama, pulmão, próstata, rins, fígado, estômago, tireoide, orofaciais, e da base do crânio.

• *Técnica*

O bloqueio guiado por marcos anatômicos do nervo mandibular é inicialmente idêntico ao bloqueio do nervo maxilar. A agulha deve ser posicionada perpendicular à pele na região posterior e inferior da incisura mandibular coincidindo com a porção média do arco zigomático. A agulha é avançada até encontrar a placa pterigoide lateral em uma profundidade de 4 a 5 cm, mantendo a mesma profundida deve ser direcionada para a borda posterior em direção a orelha. Pode ocorrer parestesia ou usar neu-

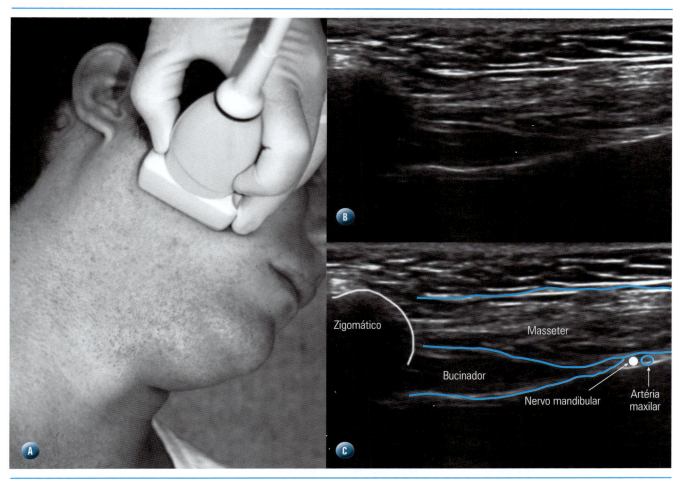

Figura 79.18. (A-C) Bloqueio do nervo mandibular por ultrassonografia. (Fonte: Imagem cedida pela Dra. Andrea Trescot.)

roestimulador para melhor localização do nervo. A agulha nunca deve ser aprofundada além de 5,5 cm. Deve ser injetado 1 a 2 mL de anestésico local com ou sem corticoesteroide.[95] O bloqueio do nervo mentoniano é realizado por técnica percutânea ou intraoral direcionado pela palpação do forame e injeção de anestésico local. O bloqueio guiado por fluoroscopia do nervo mandibular requer a identificação da porção média do arco zigomático, o condilo e o processo coronoide da mandíbula. A agulha é avançada para a placa pterigoide e ao tocar o osso redirecionada posteriormente. O nervo também pode ser bloqueado no forame oval por meio da visualização submentoniana. O bloqueio de nervo mentoniano é realizado com a visualização fluoroscópica do forame mentoniano. O bloqueio guiado por ultrassom do nervo mandibular deve ser realizado com o *probe* linear posicionado abaixo do arco zigomático e acima da incisura mandibular, anterior ao côndilo da mandíbula no paciente com a boca ligeiramente aberta. Na imagem, é possível identificar o osso zigomático, a placa pterigóidea lateral, mandíbula e a artéria maxilar. A injeção deve ser realizada com a agulha em plano com o *probe*, lateral para medial, posterior para anterior, profundamente à placa pterigóidea (Figura 79.18). O bloqueio do nervo mentoniano guiado por ultrassom é realizado com a colocação do *probe* linear de forma transversal oblíqua, a lateral do *probe* voltada para o ângulo da mandíbula e a parte medial para o mento e visualização do forame (Figura 79.19).

• *Complicações*

Risco de hemorragia, infecção e toxicidade pelo anestésico local. Aprofundar muito a agulha além da placa pterigóidea lateral pode oferecer risco de perfuração da faringe. A relação muito próxima do nervo mandibular com a artéria meníngea média requer aspirações cuidadosas. Hematomas na face e subscleral podem ocorrer.[95]

• *Nervo auricular maior*

É o maior ramo sensitivo do plexo cervical, emergindo das fibras dos ramos ventrais primários do segundo e terceiro nervos cervicais. No seu trajeto, ele penetra na fáscia cervical, passa superiormente, curvando-se ao redor do esternocleidomastóideo (ECM), indo mais superficialmente e cranialmente, para fornecer inervação cutânea para a superfície da orelha, o canal auditivo externo, ângulo da mandíbula e a pele sobre a glândula parótida. Esse nervo pode sofrer neuropatias como consequência de cirurgias cranianas e faciais como craniotomia e parotidectomia.

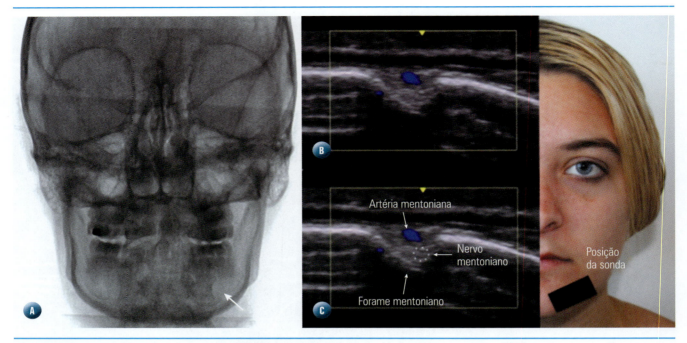

Figura 79.19. (A-C) Bloqueio do nervo mentoniano guiado por fluoroscopia e ultrassonografia. (Fonte: Imagens cedidas pela Dra. Andrea Trescot.)

- *Técnica*

O bloqueio guiado por marcos anatômicos é realizado por meio de infiltração sobre o sulco entre a mastoide e o occipital. O bloqueio guiado por fluoroscopia deve identificar o processo mastoideo, sendo este o alvo para o direcionamento da agulha e a realização do bloqueio. O bloqueio guiado por ultrassom deve ser realizado em posição supina e a cabeça em rotação contralateral ao lado a ser bloqueado. Identificar a borda posterior do ECM, com a colocação do *probe* linear em um plano oblíquo-transverso sobre essa região, ao nível da cartilagem cricoide. É possível localizar a porção superficial e profunda desse nervo ao redor do ECM. Injeta-se 3 mL de solução[95] (Figura 79.20).

- *Complicações*

Trauma direto do nervo, hematoma, infecção. O nervo acessório tem percursso variável nessa área e pode ser acometido.

- *Nervo occipital maior*

O nervo occipital pode ser abordado em cefaleias occipitais por invasão tumoral da base do crânio. Esse nervo é ramo da raiz dorsal de C2, trafega inferiormente entre o arco de C1 e a lâmina de C2, lateral à articulação atlantoaxial e profundo ao músculo oblíquo inferior quando curva sobre este e se encontra entre esse músculo e o semiespinhal da cabeça. Um ramo de C3 pode se unir ao nervo nesse ponto. Ascende no pescoço sobre a superfície dorsal do reto da cabeça e perfura o semiespinhal profundo ao músculo trapézio saindo do pescoço na fenda entre a aponeurose do ECOM e a inserção do trapézio, onde se une lateralmente à artéria occipital.

- *Técnica*

O nervo pode ser bloqueado às cegas 2 cm lateral e inferior a protuberância occipital externa, inserindo a agulha ao nível da linha superior da nuca e medial à artéria occipital. O bloqueio guiado por ultrassom é realizado com o paciente em decúbito ventral, colocando-se o *probe* em posição horizontal em busca do processo espinhoso bífido de C2. O *probe* deve ser ligeiramente obliquado para ficar paralelo ao músculo oblíquo inferior e o nervo pode ser identicado entre esse músculo e o semiespinhal da cabeça[95] (Figura 79.21).

- *Complicações*

Intoxicação com anestésico local, equimose e hematoma. A proximidade do nervo occipital com os nervos espinhais de C1 e C2 e forame magno requer abordagem cuidadosa e familiaridade com a anatomia local.[95]

- *Nervo laríngeo superior e laríngeo recorrente*

A abordagem desses nervos está indicada em dor que abrange a entrada da laringe e traqueia. Ambos são ramos do nervo vago. O nervo laríngeo superior (ramo interno) é bloqueado ao passar pela borda inferior do corno maior do osso hioide. Esse segmento ósseo deve ser palpado e uma agulha penetrada em sua direção até o contato ósseo e depois ser redirecionada em direção anterior e inferior e o anestésico local injetado. Esse bloqueio provê analgesia sobre o aspecto inferior da epiglote, entrada da laringe até abaixo das cordas vocais. O bloqueio do nervo laríngeo recorrente pode ser executado de forma simples por meio da palpação da membrana cricotireóidea e perfuração desta com uma agulha no paciente com a cabeça estendida. Após aspiração de ar confirmando a localização dentro da traqueia, o anestésico local pode ser injetado. Inalação

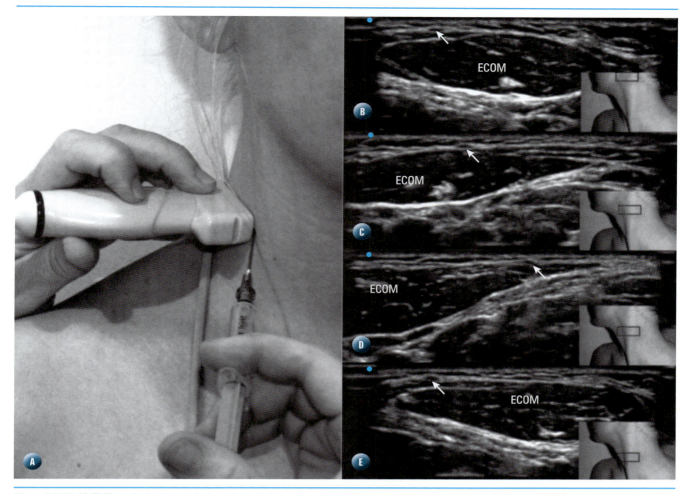

Figura 79.20. (A-E) Bloqueio de nervo auricular maior guiado por ultrassonografia. A seta representa o nervo nas imagens. ECOM: esternocleidomastoideo. (Fonte: Imagens cedidas pela Dra. Andrea Trescot.)

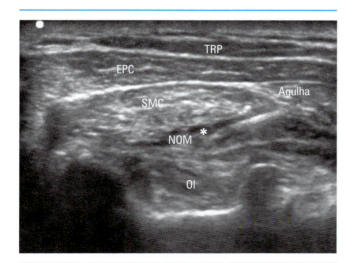

Figura 79.21. Bloqueio do nervo occipital maior guiado por ultrassonografia. TRP: músculo trapézio; EPC: músculo esplênico da cabeça; SMC: músculo semiespinhal da cabeça; NOM: nervo occipital maior; OI: músculo oblíquo interno; Asterisco: anestésico local. (Fonte: Imagem cedida pelo Dr. Thiago Nouer.)

profunda e tosse após a infiltração promove a distribuição do fármaco por todo o segmento traqueal. Esse bloqueio provê analgesia traqueal na porção inferior às cordas vocais[99] (Figura 79.22).

■ ABORDAGEM MULTIDISCIPLINAR

Diante da grande complexidade desses tumores e sua capacidade de afetar funções primordiais como a fala e deglutição, além de repercussões estéticas muitas vezes devastadoras, o acompanhamento multidisciplinar é imperativo. Resultados satisfatórios podem ser obtidos no tratamento de pacientes com diagnóstico precoce, porém a maioria já apresenta doença localmente avançada no momento do diagnóstico. A taxa de controle dos tumores localmente avançados é de 40% em cinco anos. Quimioterapia e radioterapia representam a abordagem padrão e fármacos com alvos moleculares e imunoterapia têm mostrado resultados promissores. Além disso, abordagem multidisciplinar em cirurgias minimamente invasivas apresenta melhores resultados funcionais e estéticos. Centros especializados na abordagem de afecções

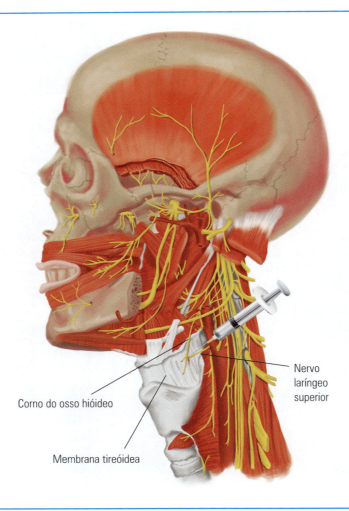

Figura 79.22. Simulação do bloqueio do nervo laríngeo superior guiado por marcos anatômicos. (Fonte: Adaptada de Netter FH. Atlas of Human Anatomy. 6 ed. Philadelphia: Saunders, Elsevier; 2014.)

de cabeça e pescoço, com equipe multidisciplinar treinada, apresentam maior taxa de sobrevivência e refinamento do estadiamento. A atuação da equipe multidisciplinar em centros de referência está associada a mudança de abordagem terapêutica em até 60% dos pacientes com definição de estratégias individuais. Tratamentos em centros menos experientes estão associados a maior risco de morte. A integração da equipe de quimioterapia, radioterapia, bioterapia e cirurgia definindo a melhor abordagem de acordo com a preferência e condição clínica do paciente é extremamente vantajosa para se obter melhores resultados. A equipe deve ser integrada por oncologistas, cirurgiões, radiologistas, clínico de dor, odontologista/ortodontista, nutricionista, fonoaudiólogo, psicólogo, entre outras especialidades. Avaliação precoce das condições prévias e adoção de medidas de prevenção são cuidados de suporte na tentativa de reduzir a toxicidade associada ao tratamento, melhorando os resultados e qualidade de vida.[100]

■ IMPACTO BIOPSICOSSOCIAL

O tratamento é complexo por causa da morbidade funcional do paciente associada com cirurgias radicais e altas doses de radioterapia, que representam as principais formas de tratamento. As decisões possuem grande impacto na imagem corporal do paciente, bem-estar psicológico, produtividade e estilo de vida.[101-104]

Em uma meta-análise da literatura sobre a tomada de decisão do paciente sobre o tratamento oncológico, com 3.491 pacientes, 26% preferiram agir com envolvimento ativo, 34% colaborativo, 26% com envolvimento passivo.[105,106]

Os efeitos adversos físicos, sociais e picológicos nos pacientes como a necessidade de nutrição parenteral, alto risco de infecções sistêmicas, uso de muitas medicações, aumento no número de hospitalizações, isolamento social, depressão, prejuízo da fala, deglutição e nutrição levam algumas vezes à desistência e interrupção do tratamento.

O paciente e seus cuidadores/familiares devem ser abordados amplamente, incluindo os aspectos emocionais e espirituais. A boa comunicação das informações relacionadas ao processo de terminalidade e a possibilidade de cura da doença deve fazer parte do planejamento dos cuidados de fim de vida.

CONCLUSÃO

O câncer de cabeça e pescoço é um grupo diverso de tumores malignos que diferem na sua incidência, etiologia, biologia e manejo. Os efeitos sociais, funcionais e estéticos do câncer e de seu tratamento são variáveis e podem ter morbidades associadas. O manejo é multidisciplinar com objetivo primário de erradicar o câncer enquanto preserva a forma, função e qualidade de vida. Infelizmente, esses objetivos geralmente são difíceis de atingir.[107,108] Por isso, é de extrema importância promover educação e apoio aos pacientes com câncer de cabeça e pescoço. O entendimento sobre o câncer pelo paciente, sobre as opções de tratamento disponíveis e as sequelas associadas, podem ajudar os pacientes a enfrentar esses desafios durante todos os momentos.

REFERÊNCIAS BIBLIOGRÁFICAS

1. Okenson JP. Management of temporomandibular disorders and occlusion. 7 ed. St Louis: Elsevier/Mosby; 2013.
2. Ferlay J, et al. Cancer incidence and mortality worldwide: sources, methods and major patterns in GLOBOCAN 2012. Int J Cancer. 2015 mar; 136(5):E359-86.
3. Group AW. Italian cancer figures--report 2006: 1. Incidence, mortality and estimates. Epidemiol Prev. 2006 jan-fev; 30(1 Suppl 2): 8-10, 12-28, 30-101.
4. Mirabile A, et al. Pain management in head and neck cancer patients undergoing chemo-radiotherapy: Clinical practical recommendations. Crit Rev Oncol Hematol. 2016 mar; 99:100-6.
5. Pulte D, Brenner H. Changes in survival in head and neck cancers in the late 20th and early 21st century: a period analysis. Oncologist. 2010; 15(9):994-1001.
6. Gatta G, et al. Prognoses and improvement for head and neck cancers diagnosed in Europe in early 2000s: The EUROCARE-5 population-based study. Eur J Cancer, v. 51, n. 15, p. 2130-2143, Oct 2015.
7. Argiris A, et al. Head and neck cancer. Lancet. 2008 mai; 371(9625):1695-709.
8. Giraldi L, et al. Alcohol and cigarette consumption predict mortality in patients with head and neck cancer: a pooled analysis within the International Head and Neck Cancer Epidemiology (INHANCE) Consortium. Ann Oncol. 2017 nov; 28(11):2843-51.
9. Silva JAGD. Estimativa 2018: Incidência de Câncer no Brasil. 1 ed. Rio de Janeiro: Instituto Nacional de Câncer; 2018.
10. Yach D, et al. The global burden of chronic diseases: overcoming impediments to prevention and control. JAMA. 2004 jun; 291(21):2616-22.
11. Jones SB. Cancer in the developing world: a call to action. BMJ. 1999 ago; 319(7208):505-8.
12. Gillison ML, et al. Evidence for a causal association between human papillomavirus and a subset of head and neck cancers. J Natl Cancer Inst. 2000 mai; 92(9):709-20.
13. Portenoy RK, Lesage P. Management of cancer pain. Lancet. 1999 mai; 353(9165):1695-700.
14. Twycross R. Pain Relief in Advanced Cancer. 2 ed. London: Churchill Livingstone; 1999.
15. van den Beuken-Van Everdingen MH, et al. Prevalence of pain in patients with cancer: a systematic review of the past 40 years. Ann Oncol. 2007 set; 18(9):1437-49.
16. Bennett MI. Effectiveness of antiepileptic or antidepressant drugs when added to opioids for cancer pain: systematic review. Palliat Med. 2011 jul; 25(5):553-9.
17. Joshi M, Chambers WA. Pain relief in palliative care: a focus on interventional pain management. Expert Rev Neurother. 2010 mai; 10(5):747-56.
18. Bianchini C, et al. Pain in head and neck cancer: prevalence and possible predictive factors. J BUON. 2014 jul-set; 19(3):592-7.

19. Kulkarni MR. Head and neck cancer burden in India. Int J Head Neck Surg. 2013 Jan-Ap; 4:6.
20. Laird B, Colvin L, Fallon M. Management of cancer pain: basic principles and neuropathic cancer pain. Eur J Cancer. 2008 mai; 44(8):1078-82.
21. Sessle BJ. Acute and chronic craniofacial pain: brainstem mechanisms of nociceptive transmission and neuroplasticity, and their clinical correlates. Crit Rev Oral Biol Med. 2000; 11:57-91.
22. Davis KD, Moayedi M. Central mechanisms of pain revealed through functional and structural MRI. J Neuroimmune Pharmacol. 2013; 8:518-34.
23. Mills EP, Di Pietro F, Alshelh Z, Peck CC, Murray GM, Vickers ER, et al. Brainstem pain-control circuitry connectivity in chronic neuropathic pain. J Neurosci. 2018; 38:465-73.
24. Dubner R, Bennett GJ. Spinal and trigeminal mechanisms of nociception. Ann Rev Neurosci. 1983; 6:381-418.
25. Pindborg JJ, Reichart PA, Smith CJ, van der Waal I. Histological typing of cancer and precancer of the oral mucosa. International histological classification of tumours. World Health Organization; 1997.
26. Petti S. Pooled estimate of world leukoplakia prevalence: a systematic review. Oral Oncol. 2003; 39:770-80.
27. Shafer WG, Waldron CA. Erythroplakia of the oral cavity. Cancer. 1975; 36:1021-8
28. Barnes L, Everson JW, Reichart P, et al. Pathology and genetics of head and neck tumours. WHO, IARC; 2005.
29. Lumerman H, Freedman P, Kerpel S. Oral epithelial dysplasia and the development of invasive squamous cell carcinoma. Oral Surg Oral Med Oral Pathol Oral Radiol Endod. 1995; 79(3):321-9.
30. Puca A, Meglio M. Typical trigeminal neuralgia associated wth posterior cranial fossa tumors. Ital J Neurol Sci. 1993; 14: 549-52.
31. Gooris PJ, Vermey A, de Visscher JG, et al. Supraomohyoid neck dissection in the management of cervical lymph node metastases of squamous cell carcinoma of the lower lip. Head Neck. 2002; 24:678-83.
32. Bonica JJ. The management of pain. 2 ed. Philadelphia: Lea & Febiger; 1990.
33. Strome SE, To W, Strawderman M, et al. Squamous cell carcinoma of the buccal mucosa. Otolaryngol Head Neck Surg. 1999; 120:375-9.
34. Adelstein DJ, et al. Multiagent concurrent chemoradiotherapy for locoregionally advanced squamous cell head and neck cancer: mature results from a single institution. J Clin Oncol. 2006 mar; 24(7):1064-71.
35. Fakhry C, et al. Improved survival of patients with human papillomavirus-positive head and neck squamous cell carcinoma in a prospective clinical trial. J Natl Cancer Inst. 2008 fev; 100(4):261-9.
36. Lefebvre JL, et al. Larynx preservation in pyriform sinus cancer: preliminary results of a European Organization for Research and Treatment of Cancer phase III trial. EORTC Head and Neck Cancer Cooperative Group. J Natl Cancer Inst. 1996 jul; 88(13):890-9.
37. Lin DT, et al. Squamous cell carcinoma of the oropharynx and hypopharynx. Otolaryngol Clin North Am. 2005 fev; 38(1):59-74, viii.
38. Siqueira JTTD, Teixeira MJ. Dores Orofaciais: Diagnóstico e Tratamento. São Paulo: Artes Médicas; 2012.
39. Sabiston DC, Townsend CM. Sabiston textbook of surgery: the biological basis of modern surgical practice. 19 ed. Philadelphia, PA: Elsevier Saunders; 2012. xxv, p. 2124.
40. Gold DR, Annino DJ Jr. Management of the neck in salivary gland carcinoma. Otolaryngol Clin North Am. 2005 fev; 38(1):99-105.
41. Albores-Saavedra J, et al. Changing patterns in the incidence and survival of thyroid cancer with follicular phenotype--papillary, follicular, and anaplastic: a morphological and epidemiological study. Endocr Pathol. 2017; 18(1):1-7.
42. Xing M, et al. BRAF mutation predicts a poorer clinical prognosis for papillary thyroid cancer. J Clin Endocrinol Metab. 2005 dez; 90(12):6373-9.

43. Schlumberger MJ. Papillary and follicular thyroid carcinoma. N Engl J Med. 1998 jan; 338(5):297-306.

44. Hundahl SA, et al. Initial results from a prospective cohort study of 5583 cases of thyroid carcinoma treated in the united states during 1996. U.S. and German Thyroid Cancer Study Group. An American College of Surgeons Commission on Cancer Patient Care Evaluation Study. Cancer. 2000 jul; 89(1):202-17.

45. Sherman SI. Thyroid carcinoma. Lancet. 2003 fev; 361(9356):501-11.

46. D'Avanzo A, et al. Follicular thyroid carcinoma: histology and prognosis. Cancer. 2004 mar; 100(6):1123-9.

47. Kloos RT, et al; American Thyroid Association Guidelines Task Force. Medullary thyroid cancer: management guidelines of the American Thyroid Association. Thyroid. 2009 jun; 19(6):565-612.

48. Kamble V, Rawat J, Kulkami A, Pajnigara N, Dhok A. Osteochondroma of bilateral mandibular condyle with review of literature. J Clin Diagn Res. 2016; 10(8):TD01-2.

49. Zachariades N. Neoplasms metastatic to the mouth, jaws and surrounding tissues. J Cranio Maxillofac Surg. 1989; 17:283-90.

50. Court DR, Encina S, and Levy I. Prostatic adenocarcinoma with mandibular metastatic lesion: Case report. Med Oral Pathol Oral Cir Bucal. 2007; 12:e424-7.

51. Spencer KR, Ferguson JW, Wiesenfeld D. Current concepts in the management of oral squamous cell carcinoma. Austr Dent J. 2002; 47(4):284-9.

52. Barr J, et al. Impact of analgesic modality on stress response following laparoscopic colorectal surgery: a post-hoc analysis of a randomised controlled trial. Tech Coloproctol. 2015 abr; 19(4):231-9.

53. Scott MJ, et al. Enhanced Recovery After Surgery (ERAS) for gastrointestinal surgery, part 1: pathophysiological considerations. Acta Anaesthesiol Scand. 2015 nov; 59(10):1212-31.

54. Inhestern J, et al. Pain on the first postoperative day after head and neck cancer surgery. Eur Arch Otorhinolaryngol. 2015 nov; 272(11):3401-9.

55. Orgill R, Krempl GA, Medina JE. Acute pain management following laryngectomy. Arch Otolaryngol Head Neck Surg. 2002 jul; 128(7):829-32.

56. Burlage FR, et al. Parotid and submandibular/sublingual salivary flow during high dose radiotherapy. Radiother Oncol. 2001 dez; 61(3):271-4.

57. Carnaby GD, Crary MA. Development and validation of a cancer-specific swallowing assessment tool: MASA-C. Support Care Cancer. 2014 mar; 22(3):595-602.

58. Hutcheson KA, et al. Late dysphagia after radiotherapy-based treatment of head and neck cancer. Cancer. 2012 dez; 118(23):5793-9.

59. van den Berg MG, et al. Nutritional status, food intake, and dysphagia in long-term survivors with head and neck cancer treated with chemoradiotherapy: a cross-sectional study. Head Neck. 2014 jan; 36(1):60-5.

60. Lalla RV, et al. Oral complications at 6 months after radiation therapy for head and neck cancer. Oral Dis. 2017 nov; 23(8):1134-43.

61. van Nieuw Amerongen A, Bolscher JG, Veerman EC. Salivary proteins: protective and diagnostic value in cariology? Caries Res. 2004 mai-jun; 38(3):247-53.

62. Lazarus CL, et al. Swallowing disorders in head and neck cancer patients treated with radiotherapy and adjuvant chemotherapy. Laryngoscope. 1996 set; 106(9 Pt 1):1157-66.

63. Salas S, et al. Impact of the prophylactic gastrostomy for unresectable squamous cell head and neck carcinomas treated with radio-chemotherapy on quality of life: Prospective randomized trial. Radiother Oncol. 2009 dez; 93(3):503-9.

64. Glastonbury CM, Parker EE, Hoang JK. The postradiation neck: evaluating response to treatment and recognizing complications. AJR Am J Roentgenol. 2010 ago; 195(2):W164-71.

65. Pignon JP, et al. Meta-analysis of chemotherapy in head and neck cancer (MACH-NC): an update on 93 randomised trials and 17,346 patients. Radiother Oncol. 2009 jul; 92(1):4-14.

66. Bentzen SM, Trotti A. Evaluation of early and late toxicities in chemoradiation trials. J Clin Oncol. 2007 set; 25(26):4096-103.

67. Bernier J, et al. Postoperative irradiation with or without concomitant chemotherapy for locally advanced head and neck cancer. N Engl J Med. 2004 mai; 350(19):1945-52.

68. Sonis ST. Oral mucositis in head and neck cancer: risk, biology, and management. Am Soc Clin Oncol Educ Book; 2013.

69. Dropkin MJ. Body image and quality of life after head and neck cancer surgery. Cancer Pract. 1999 nov-dez; 7(6):309-13.

70. Plevova P. Prevention and treatment of chemotherapy- and radiotherapy-induced oral mucositis: a review. Oral Oncol. 1999 set; 35(5):453-70.

71. Peterson DE. Research advances in oral mucositis. Curr Opin Oncol. 1999 jul; 11(4):261-6.

72. Henke M, et al. Palifermin decreases severe oral mucositis of patients undergoing postoperative radiochemotherapy for head and neck cancer: a randomized, placebo-controlled trial. J Clin Oncol. 2011 jul; 29(20):2815-20.

73. Bensadoun RJ, Caillot E. Mucites radio-et chimio-induites: actualités sur la prise en charge. Bulletin Informer Cancer. 2013; 13(4):8.

74. Tsujimoto T, et al. L-glutamine decreases the severity of mucositis induced by chemoradiotherapy in patients with locally advanced head and neck cancer: a double-blind, randomized, placebo-controlled trial. Oncol Rep. 2015 jan; 33(1):33-9.

75. Lalla RV, et al. MASCC/ISOO clinical practice guidelines for the management of mucositis secondary to cancer therapy. Cancer. 2014 mai; 120(10):1453-61.

76. Store G, Boysen M. Mandibular osteoradionecrosis: clinical behaviour and diagnostic aspects. Clin Otolaryngol Allied Sci. 2000; 25:378-84.

77. Guebur MI, et al. Alterations of total non stimulated salivary flow in patients with squamous cell carcinoma of the mouth and oropharynx submitted to hyperfractionated radiation therapy. Rev Bras Cancerol. 2004; 50(4):5.

78. Dijkstra PU, Huisman PM, Roodenburg JL. Criteria for trismus in head and neck oncology. Int J Oral Maxillofac Surg. 2006; 35(4):337-42.

79. Sengoz M, Abacioglu U, Salepci T, Eren F, Yumuk F, Turhal S. Extrapulmonary small cell carcinoma: multimodality treatment results. Tumori. 2003; 89(3):274-77.

80. Ing JW. Head and Neck Cancer Pain. Otolaryngol Clin North Am. 2017 ago; 50(4):793-806.

81. DeConno F, Ripamonti C, Saita L, et al. Role of rectal route in treating cancer pain: a randomised crossover clinical trial of oral versus rectal morphine administration in opioid-naive cancer patients with pain. J Clin Oncol. 1995; 13:1004-8.

82. Hanks GW, DeConno F, Ripamonti V, et al. Morphine in cancer pain: modes of administration. Br Med J. 1996; 312:823-6.

83. Leppert W, Buss T. The role of corticosteroids in the treatment of pain in cancer patients. Curr Pain Headache Rep. 2012 ago; 16(4):307-13.

84. Bhatnagar S, Gupta M. Evidence-based Clinical Practice Guidelines for Interventional Pain Management in Cancer Pain. Indian J Palliat Care. 2015 mai-ago; 21(2):137-47.

85. Sanghavi PR, Shah BC, Joshi GM. Home-based Application of Sphenopalatine Ganglion Block for Head and Neck Cancer Pain Management. Indian J Palliat Care. 2017 jul-set; 23(3):282-6.

86. Gardner ED, et al. Gardner-Gray-O'Rahilly anatomy: a regional study of human structure. 5 ed. Philadelphia: Saunders; 1986. ix, p. 809.

87. Ho KWD, Przkora R, Kumar S. Sphenopalatine ganglion: block, radiofrequency ablation and neurostimulation – a systematic review. J Headache Pain. 2017 dez; 18(1):118.

88. Elahi F, Ho KW. Successful Management of Refractory Headache and Facial Pain due to Cavernous Sinus Meningioma with Sphenopalatine Ganglion Radiofrequency. Case Rep Neurol Med. 2014; 2014:923516.

89. Manchikanti L, Singh V. Intervencional Techniques in Chronic Non-Spinal Pain. 1 ed. Paducah: American Society of Intervencional Pain Physicians; 2009.

90. Phan J, et al. Stereotactic radiosurgery for trigeminal pain secondary to recurrent malignant skull base tumors. J Neurosurg. 2018 abr; p. 1-10.

91. Chivukula S, et al. Radiosurgery for Secondary Trigeminal Neuralgia: Revisiting the Treatment Paradigm. World Neurosurg. 2017 mar; 99:288-94.

92. Franzini A, et al. Treatments of glossopharyngeal neuralgia: towards standard procedures. Neurol Sci. 2017 mai; 38(Suppl 1):51-5.

93. Ribeiro RT, Souza NA, Carvalho DDE. Glossopharyngeal neuralgia with syncope as a sign of neck cancer recurrence. Arq Neuropsiquiatr. 2007 dez; 65(4B):1233-6.

94. Bharti N, et al. Pulsed Radiofrequency Ablation for the Treatment of Glossopharyngeal Neuralgia Secondary to Oropharyngeal Carcinoma. Pain Physician. 2018 mai; 21(3):295-302.

95. Trescot AM. Peripheral Nerve Entrapments: Clinical Diagnosis and Management. 1 ed. Switzerland: Springer; 2016.

96. Ghai A, et al. Chemical ablation of stellate ganglion for head and neck cancer pain. Acta Anaesthesiol Belg. 2016; 67(1):6-8.

97. Noguchi I, et al. Pain relief by stellate ganglion block in a case with trigeminal neuralgia caused by a cerebellopontine angle tumor. Anesth Prog. 2002; 49(3):88-91.

98. Waldman SD. Comprehensive Atlas of Ultrasound-Guided Pain Management Injection Techniques. 1 ed. Philadelphia: Wolters Kluwer; 2014.

99. Mehio AK, Shah SK. Alleviating head and neck pain. Otolaryngol Clin North Am. 2009 fev; 42(1):143-59.

100. Lo Nigro C, et al. Head and neck cancer: improving outcomes with a multidisciplinary approach. Cancer Manag Res. 2017; 9:363-71.

101. Beaver K, Bogg J, Luker KA. Decision-making role preferences and information needs: a comparison of colorectal and breast cancer. Health Expect. 1999 dez; 2(4):266-76.

102. Degner LF, Sloan JA. Decision making during serious illness: what role do patients really want to play? J Clin Epidemiol. 1992 set; 45(9):941-50.

103. Leydon GM, et al. Cancer patients' information needs and information seeking behaviour: in depth interview study. BMJ. 2000 abr; 320(7239):909-13.

104. Sutherland HJ, et al. Cancer patients: their desire for information and participation in treatment decisions. J R Soc Med. 1989 mai; 82(5):260-3.

105. Singh JA, et al. Preferred roles in treatment decision making among patients with cancer: a pooled analysis of studies using the Control Preferences Scale. Am J Manag Care. 2010 set; 16(9):688-96.

106. Artherholt SB, Fann JR. Psychosocial care in cancer. Curr Psychiatry Rep. 2012 fev; 14(1):23-9.

107. Jenkins V, Fallowfield L, Saul J. Information needs of patients with cancer: results from a large study in UK cancer centres. Br J Cancer. 2001 jan; 84(1):48-51.

108. Meredith C, et al. Information needs of cancer patients in west Scotland: cross sectional survey of patients' views. BMJ. 1996 set; 313(7059):724-6.

Capítulo 80

Manejo da Dor Torácica no Paciente Oncológico

Elaine Gomes Martins
Thiago Nouer Frederico

■ INTRODUÇÃO

A dor é uma experiência complexa e sua percepção pelo paciente é influenciada por múltiplos fatores: cultura, *status* socioeconômico, antecedentes familiares, contexto clínico, fatores psicológicos, contribuições emocionais e cognitivas.

Câncer e dor são entidades clínicas intimamente associadas. Revisões recentes sugerem uma prevalência de dor em pacientes com câncer de 51%, independentemente do tipo e estágio. A prevalência aumenta com o tipo de tumor (pulmão e mama apresentam grande prevalência) e o estadiamento (avançado, metastático ou terminal).[1]

Quando discutimos sobre dores torácicas, os sintomas são relativamente raros, compreendendo cerca de 5% dos pacientes encaminhados para uma clínica de dor.[2] A dor torácica é caracterizada por uma sensação desagradável no tórax ou originária de estruturas ali localizadas. Os sintomas são muitas vezes incapacitantes e pacientes oncológicos com dor torácica devem sempre ser examinados minuciosamente, pois a causa dos sintomas pode ser uma grave patologia subjacente. Diagnósticos como angina *pectoris*, infecção por herpes-zóster, hérnias de disco torácico, aneurismas, tumores pulmonares ou tumores pleurais são causas de dor prolongada e devem ser lembrados na avaliação do paciente.

Dor oncológica e dor crônica pós-cirúrgica, essa última prevalente em 20 a 40% dos sobreviventes de câncer,[3] possuem fatores neuroanatômicos identificáveis, o que as torna possíveis de bloquear, pulsar, hidrodissecar ou neuromodular. Essas intervenções não são mais o último recurso pensado para otimização da dor, e os seus resultados são promissores. O enfoque deve ser multimodal, com objetivo tanto de diminuir efeitos adversos das medicações como de dar mais conforto para o paciente no momento que ele mais precisa.

Descreveremos neste capítulo as principais causas de dor torácica de origem oncológica passíveis de tratamento intervencionista, como também faremos uma descrição objetiva das principais técnicas invasivas existentes até o momento.

■ DOR TORÁCICA

A cavidade torácica contém coração, pulmões, grandes vasos, árvore traqueobrônquica, esôfago e ductos linfáticos maiores. A própria cavidade torácica é formada por osso, músculo e fáscia e inclui um revestimento pleural, enquanto o coração é circundado pelo pericárdio. Externamente à cavidade torácica estão as mamas. A doença oncológica associada a qualquer uma dessas estruturas pode se manifestar como dor, que muitas vezes segue um padrão característico. Pode ser aumentada pela extensão tumoral local ou pode surgir por meio de esforços para melhorar a doença subjacente, como cirurgia ou quimioterapia. Em muitos casos, o principal meio de alívio dos sintomas é o tratamento do câncer. No entanto, surgem circunstâncias em que o alívio completo dos sintomas pode exigir o envolvimento de um médico de dor especialista em procedimentos intervencionistas.

A dor torácica oncológica também pode ser produzida por processos isquêmicos, inflamatórios ou relacionados à invasão de estruturas nervosas. Um aspecto particularmente único de alguns tipos de dor torácica é sua capacidade de interferir no processo fisiológico essencial da respiração. Apesar do controle sistêmico de dióxido de carbono ser um dos melhores regulados de todos os parâmetros fisiológicos, a dor de grande intensidade pode levar a hipoventilação associada a atelectasia e hipóxia.

O diagnóstico na dor torácica não é algo simples. Como as possíveis causas são inúmeras, limitamos nossa discussão aos sintomas de dor oncológica nos quais o manejo intervencionista pode ser possível, mas é crucial citar todas as possibilidades que podem justificar a dor relatada (Tabela 80.1). As síndromes de dor torácica não são tão

Tabela 80.1. Causas de dor torácica

Transtornos pleuropulmonares
- Dor pleurítica
- Infecção
- Embolia pulmonar
- Pneumotórax espontâneo
- Doenças do colágeno
- Doença falciforme
- Malignidade (p. ex., mesotelioma)
- Hipertensão pulmonar
- Hipertensão pulmonar primária

Traqueobronquites
- Infecção
- Inalação de irritantes
- Malignidade

Inflamação ou trauma da parede torácica
- Fratura de costela
- Lesão muscular
- Infecção
- Malignidade
- Doença falciforme
- Dor radicular
- Infecção por herpes-zóster

Transtornos cardiovasculares
- Angina *pectoris*
- Infarto do miocárdio
- Doença valvular aórtica
- Cardiomiopatia hipertrófica
- Pericardite

Transtornos da aorta
- Dissecção aórtica

Problemas gastrointestinais
- Esofagite de refluxo
- Distúrbios da motilidade esofágica
- Colecistite
- Úlcera péptica
- Pancreatite
- Distúrbios da mobilidade intestinal

Causas diversas de dor no peito
- Enfisema
- Iatrogênicas

Fonte: Elaboração própria.

distintas clinicamente e os esforços diagnósticos muitas vezes dependem da descrição precisa do padrão característico da dor.

Importante destacar:

- A dor decorrente de órgãos viscerais (por exemplo, coração ou trato gastrointestinal) difere em muitos aspectos da que surge de estruturas somáticas, como a pele. A dor visceral é difícil de localizar, tem caráter difuso e é tipicamente referenciada a estruturas somáticas. A dor visceral também é frequentemente associada a maiores respostas autonômicas e motoras que a dor somática.
- Inervações viscerais e somáticas diferem em relação à densidade de inervações e padrão espinhal de conexões. Em geral, o número de aferentes viscerais é menor que o número de aferentes somáticos. O baixo número de aferências viscerais é responsável pela perda

de discriminação espacial, consistente com a natureza difusa e difícil de localizar da dor visceral torácica.

- Devido à proximidade dos vários órgãos e a peculiaridade da percepção da dor de origem visceral, a dor proveniente das várias vísceras na cavidade torácica e da parede torácica é, muitas vezes, qualitativamente semelhante e exibe padrões sobrepostos de referência, localização e qualidade (Figura 80.1). Isso leva a dificuldades no diagnóstico diferencial de dor torácica.
- Bandeiras vermelhas/*red flags*[4]

Uma doença grave subjacente é mais provável de apresentar dor torácica que as dores em outras regiões corporais. Felizmente, muitos pacientes com dor torácica têm uma causa mecânica benigna. Bandeiras vermelhas para possível patologia espinhal grave incluem:

- Trauma violento recente (como um acidente de veículo ou queda de altura).
- Trauma menor, ou mesmo elevação extenuante, em pessoas com osteoporose.
- Idade de início inferior a 20 ou mais de 50 anos (nova dor nas costas).
- História de câncer, abuso de drogas, HIV, imunossupressão ou uso prolongado de corticosteroides.
- Sintomas constitucionais – por exemplo, febre, calafrios, perda de peso inexplicada.
- Infecção bacteriana recente.
- Dor que é: constante, severa e progressiva.
- Dor não mecânica sem alívio ao repouso ou modificação postural.
- Inalterada apesar do tratamento por 2-4 semanas.
- Acompanhada por severa rigidez matinal (artrite reumatoide e espondilite anquilosante).
- Deformidade estrutural.
- Déficit neurológico grave ou progressivo nas extremidades inferiores.

As dores torácicas mais prevalentes serão agora apresentadas, seguidas por recomendações específicas dos possíveis procedimentos intervencionistas. As relevantes inervações serão também lembradas, fornecendo uma base anatômica para o entendimento das estratégias de tratamento intervencionista da dor. Especificamente neste capítulo, o foco principal é o tratamento da dor e não todo o processo relacionado à doença.

■ SÍNDROMES DOLOROSAS TORÁCICAS EM ONCOLOGIA

Essa divisão do capítulo tem como objetivo revisar as síndromes dolorosas torácicas mais comumente descritas em pacientes com diagnóstico de câncer.

Dor no câncer de pulmão

O câncer de pulmão é um dos quatro tipos de câncer mais prevalentes no mundo. O atendimento integral ao paciente inclui não apenas a adesão às diretrizes clínicas para controlar e, quando possível, curar a doença, mas também o

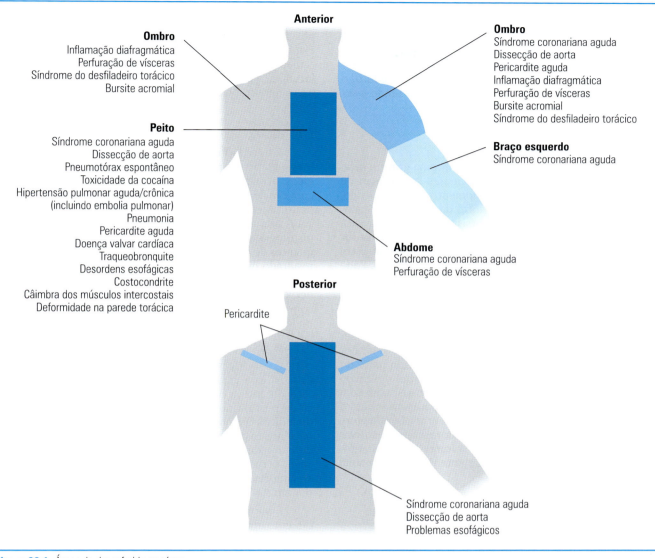

Figura 80.1. Áreas de dor referida no tórax.

controle adequado dos sintomas. A dor é um dos sintomas mais prevalentes em pacientes diagnosticados com câncer de pulmão;[5] pode surgir de invasão local de estruturas torácicas ou doença metastática que invade ossos, nervos ou outras estruturas anatômicas potencialmente dolorosas. Ela também pode ser uma consequência de abordagens terapêuticas como cirurgia, quimioterapia ou radioterapia. O tratamento médico convencional dessa dor oncológica inclui a prescrição de opioides e coadjuvantes em doses suficientes para controlar os sintomas sem causar efeitos graves. Quando um tratamento farmacológico adequado falhar em fornecer analgesia satisfatória ou quando ele causa efeitos colaterais limitantes, técnicas de dor intervencionista devem ser consideradas. O manejo da dor intervencionista é dedicado ao uso de técnicas invasivas, como bloqueios nervosos, radiofrequência, neurólise e neuromodulação.

Mesmo na ausência de envolvimento da parede torácica ou da pleura parietal, os tumores pulmonares podem produzir uma síndrome de dor visceral. Em uma grande série de casos de pacientes com câncer de pulmão, a dor foi unilateral em 80% e bilateral em 20% dos casos. Entre os pacientes com tumores hilares, relatou-se que a dor era referida na região próxima ao esterno ou à escápula. Os tumores do lobo superior e inferior referiam dor no ombro e na parte inferior do tórax, respectivamente. Os cânceres de pulmão iniciais podem causar dor facial ipsolateral. Postula-se que essa dor é gerada por meio de neurônios aferentes vagais.[6]

Dor intratorácica – câncer de pulmão

Causas comuns de dor intratorácica em pacientes com malignidade são por câncer de pulmão de não pequenas células (CPNPC) e mesotelioma. A dor é muitas vezes mal localizada em relação ao local do tumor primário, e com o mesotelioma, a dor neuropática resultante da infiltração local dos nervos intercostais pode se tornar uma característica predominante. Sintomas associados, como tosse e dispneia, também exacerbam a dor e provocam o aumento da ansiedade, o que aumentará ainda mais o quadro geral da dor a partir desses tumores. A abordagem geral farmacológica – o uso de analgésicos de aumento de dose por meio da escada analgésica – será, portanto, necessária na maioria dos pacientes, junto com a suplementação com outras terapias mais específicas. Quando ocorre a infiltração na parede torácica, os AINEs podem ter algum valor e, com a dor neuropática, os antidepressivos e anticonvulsivantes terão um papel importante. De fato, o quadro de dor apresentado com mesotelioma tende a ser muito mais grave e complexo.

Dor na parede torácica

A dor na parede torácica é um sintoma grave e incapacitante. Mais da metade dos pacientes com câncer de pulmão sofre com essa dor no momento do diagnóstico. Ela é geralmente ipsolateral ao local do tumor e é descrita como incômoda, dolorida, persistente. A dor torácica pode ser particularmente grave e melhor localizada se for secundária a uma metástase de costela ou quando o tumor primário envolve a parede torácica ou a pleura. Pode estar presente a síndrome costopleural, uma dor torácica refratária grave observada em pacientes com diagnóstico de mesotelioma pleural. É causada pela invasão tumoral da cavidade pleural e da parede torácica e é observada nos estágios iniciais dessa doença. A dor no peito pode ser de natureza pleurítica e também descrita como uma dor maçante e mal localizada surgindo e envolvendo parte do hemitórax após uma respiração. Normalmente, desenvolve-se durante o curso da doença, agravando-se assim com a progressão e tornando-se um desafio para aliviar com o tratamento convencional de medicamentos. Geralmente, a dor apresentará características dolorosas nociceptivas e neuropáticas, uma vez que as estruturas nervosas autonômicas, intercostais e ocasionalmente do plexo braquial estão possivelmente envolvidas.

Tumor de Pancoast

O tumor de Pancoast é definido como um tumor maligno que surge do ápice do pulmão, também referido como tumor do sulco superior.[7] Ele geralmente afeta estruturas adjacentes, como costelas, vasos sanguíneos e nervos (tipicamente as raízes nervosas inferiores do plexo braquial). Como resultado, os pacientes podem apresentar dor intensa, com características neuropáticas que irradiam em direção à extremidade superior ipsolateral e acompanhada de sintomas simpáticos (como a síndrome de Horner) causados pela invasão do gânglio simpático cervicotorácico. Essas manifestações podem surgir meses antes do diagnóstico da doença subjacente.

Os tumores de Pancoast requerem um diagnóstico histopatológico definitivo antes do início da terapia, que pode incluir ressecção cirurgica e quimiorradioterapia.[8] Uma ressonância magnética é frequentemente realizada para descartar o envolvimento de estruturas neurovasculares adjacentes (plexo braquial, coluna vertebral ou vasos subclávios) que influenciarão no tratamento da dor.

Plexopatia braquial maligna

A infiltração tumoral do plexo braquial pode ser observada em pacientes com câncer torácico, como já citado no tumor de Pancoast. Geralmente afeta os componentes inferiores do plexo nervoso, mas às vezes pode evoluir para uma panplexopatia. Os sintomas apresentados são tipicamente dor no ombro e na extremidade superior, associando-se a fraqueza, atrofia muscular e déficits sensoriais. À medida que o tumor se expande e invade estruturas adjacentes, a probabilidade de atingir o espaço epidural torna-se importante.

Dor óssea

A doença metastática envolvendo o sistema musculoesquelético é um problema comum em pacientes oncológicos, ocorrendo em até 85% dos pacientes diagnosticados com câncer de mama, próstata ou pulmão no momento do óbito.[9] Metástases ósseas indicam mau prognóstico, com sobrevida média de três anos ou menos, dependendo da histologia do tumor. As metástases ósseas são causas frequentes de dor em pacientes com câncer de pulmão, como resultado de fraturas patológicas, invasão de órgãos pleurais ou viscerais próximos, envolvimento de estruturas nervosas vizinhas, instabilidade da coluna vertebral e/ou compressão da medula espinhal. Todas essas complicações podem se manifestar como dor, déficits neurológicos, dificuldade na deambulação ou imobilidade. Os sintomas de dor decorrentes de metástases ósseas apresentam características somáticas e neuropáticas mistas e são tipicamente associados a uma região anatômica específica. A dor aparece durante a noite e é exacerbada pelo peso, mudança de postura ou movimento, com um forte componente dinâmico. Quando a dor inicial é bem controlada, mas o paciente experimenta uma crise de dor intensa súbita e de curta duração (também conhecida como *breakthrough pain*), o caso torna-se mais desafiador, pois a crise pode ser imprevisível e as opções farmacológicas disponíveis podem ser insatisfatórias.

Embora o tratamento ideal seja cirúrgico, o procedimento muitas vezes não pode ser oferecido devido a condições médicas subjacentes, mau estado funcional do paciente, má qualidade óssea ou presença de múltiplas metástases ósseas. Atualmente, o tratamento sintomático padrão-ouro da dor óssea focal causada por doença metastática é a radioterapia (RT). A maioria dos pacientes apresenta alívio parcial ou completo da dor; no entanto, esse alívio não é alcançado imediatamente, mas ocorre em considerável período. Em mais de 50% dos pacientes, o alívio da dor é considerado temporário e, em 20 a 30% dos casos, a dor não é aliviada com RT.[10] Pacientes com dor recorrente localizada na região que já foi irradiada geralmente não são candidatos a receber mais radiação devido ao potencial impacto tóxico em tecidos não cancerosos. Infelizmente, a quimioterapia padrão é ineficaz para tratar a dor relacionada a metástases osseas torácicas. Os bifosfonatos e o denosumabe são agentes com benefícios comprovados em pacientes com doença óssea metastática. Eles podem aliviar a dor óssea induzida por câncer, mas há evidências insuficientes para recomendar essas terapias apenas para fins de alívio da dor.

• Diagnóstico diferencial

A dor óssea secundária ao tumor metastático precisa ser diferenciada das causas menos comuns. As causas não neoplásicas nessa população incluem fraturas osteoporóticas, incluindo aquelas associadas ao mieloma múltiplo; osteonecrose focal, que pode ser idiopática ou relacionada à quimioterapia, corticosteroides ou radioterapia; e osteomalacia. Raramente, a osteomalacia paraneoplásica, que está associada a níveis elevados de fator de crescimento, pode mimetizar múltiplas metástases.

Metástases ósseas nas costelas

O sintoma primário resultante do comprometimento ósseo é a dor; tem um componente pleurítico quando a pleura parietal está envolvida. Como as metástases do câncer de pulmão para o osso são predominantemente líticas, o estiramento da membrana periosteal e fratura patológica com traumatismos de estruturas ligamentares são os mecanismos mais comuns de dor por metástases ósseas. Além disso, metástases nas costelas vêm associadas a danos nos nervos intercostais e, portanto, dor neuropática. A dor geralmente é localizada em uma área particular e é relatada à noite ou em peso após respiração profunda. Ela é caracteristicamente descrita como de caráter pesado, constante na apresentação e aumentando progressivamente em gravidade. Em repouso, a intensidade da dor pode ser melhor controlada; assim, os pacientes podem descrever *breakthrough pain* relacionada às posturas e movimento.[11]

Síndromes vertebrais

As vértebras são os locais mais comuns de metástases ósseas. Mais de dois terços das metástases vertebrais estão localizadas na coluna torácica; o envolvimento em múltiplos níveis é comum e ocorre em mais de 85% dos pacientes. O reconhecimento precoce das síndromes dolorosas causadas pela invasão tumoral dos corpos vertebrais é essencial, uma vez que a dor geralmente precede a compressão das estruturas neurais adjacentes e o pronto tratamento da lesão pode impedir o desenvolvimento subsequente de déficits neurológicos. Vários fatores frequentemente confundem o diagnóstico preciso: os sinais e sintomas associados podem mimetizar uma variedade de outros distúrbios, tanto malignos (por exemplo, massas paraespinhais) como não malignos.

• Síndrome C7 – T1

Invasão da vértebra C7 ou T1 pode resultar em dor referida à região interescapular. Essas lesões podem não ser identificadas se a avaliação radiográfica for erroneamente direcionada para a área dolorosa caudal ao local de lesão. Além disso, a visualização da região apropriada nas radiografias de rotina pode ser inadequada devido ao obscurecimento pela sobreposição de sombras ósseas e mediastinais. Pacientes com dor interescapular devem, portanto, ser submetidos à investigação dessa patologia.[12]

Neuralgia pós-herpética (NPH)

Pacientes com câncer têm alta incidência de herpes-zóster (HZ). Essa incidência aumentada ocorre particularmente em pacientes com malignidades hematológicas ou linfoproliferativas, e naqueles recebendo terapias imunossupressoras. Pacientes com tumor ativo também são mais propensos a ter uma infecção disseminada e, naqueles submetidos à quimioterapia, a infecção geralmente se desenvolve em menos de um mês após o término do tratamento. Ela ocorre duas vezes mais frequentemente em dermátomos previamente irradiados que em áreas não irradiadas (RT) (Figura 80.2).

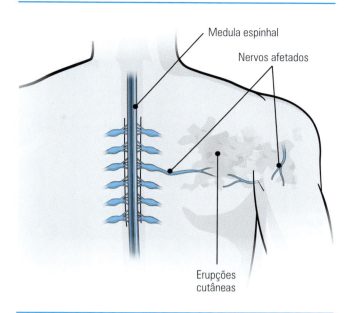

Figura 80.2. Herpes-zóster torácico – desenho ilustrativo.

O HZ é causado pelo ressurgimento de uma infecção de longa duração pelo vírus varicela-zóster em um único gânglio da raiz dorsal (GRD). Isso induz uma erupção cutânea grave e dolorosa no dermátomo correspondente, mais frequentemente na face ou na parede torácica. Em alguns pacientes, a dor dermatomal persiste por muito tempo após a erupção ter sido eliminada, dando origem a uma condição dolorosa crônica conhecida como neuralgia pós-herpética (NPH). Tanto o HZ quanto o NPH apresentam intensa dor espontânea unilateral na pele, geralmente descrita como ardência em qualidade, mas às vezes também incluindo paroxismos de coceira e dor. A dor contínua (espontânea) é quase sempre acompanhada por sensibilidade extrema ao toque (alodinia táctil). Frequentemente, há também hiperpatia. Esses sintomas positivos são acompanhados por déficits sensoriais (sinais negativos).

A explicação tradicional da dor no HZ e da NPH é a inflamação cutânea na erupção herpética e a desaferentação devido à necrose do GRD infectado. Ambos os elementos, inflamação e desaferentação, foram propostos mais de um século atrás, com base na observação clínica e conceitos sobre o sistema de dor que estavam em vigor no momento. Atualmente, uma hipótese alternativa é proposta como substituta: a hipótese de marca-passo ectópico.[13] A mudança de perspectiva sobre o mecanismo da dor no HZ/NPH tem implicações específicas para o manejo clínico, principalmente de terapias intervencionistas (Figura 80.3).

A mensagem importante é que a evidência de inflamação e desaferentação serem as causas da dor no HZ/PHN

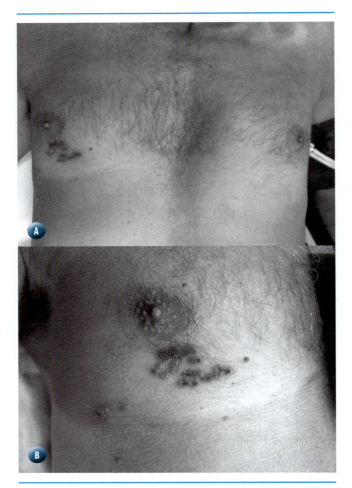

Figura 80.3. (A-B) Herpes-zóster em região torácica anterior. (Fonte: Acervo pessoal da Dra. Elaine Gomes Martins.)

não é tão segura. Dado o significado clínico da condição, o assunto mereceu um novo olhar. A hipótese do marca-passo ectópico da dor tenta interpretar os fatos clínicos que cercam HZ/NPH com ajuda de recentes avanços em nossa compreensão sobre a dor neuropática.

A hipótese clássica de dor enfatiza a perda degenerativa de neurônios do gânglio da raiz dorsal infectados, resultando em dor por desaferentação, como já citado. A NPH seria, portanto, um tipo de "dor central". A hipótese do marca-passo ectópico, ao contrário, presume que muitos (a maioria) dos neurônios do gânglio dorsal sobrevivem, e que perpetuação da dor contínua é causada por geradores de dor no sistema nervoso periférico (SNP). Esse padrão de degeneração tem sido chamado de fenômeno *dying-back*, implicando que a doença no próprio neurônio é responsável pela degeneração axonal distal e perpetuação da dor com sensibilização central.

A eficácia limitada das drogas sistêmicas no uso clínico atual é consistente com essa hipótese. A maioria desses medicamentos, que incluem anestésicos locais sistêmicos, antidepressivos de ação de membrana (tricíclicos) e anticonvulsivantes (carbamazepina e gabapentina) são fármacos estabilizadores de membrana, ou seja, são drogas que suprimem a hiperexcitabilidade neuronal.[14]

A principal diferença entre a clássica e a nova hipótese é o local proposto de ação de drogas: SNC vs. SNP. Essa diferença é importante. Essencialmente, todas as drogas sistêmicas atualmente em uso compartilham um conjunto comum de efeitos colaterais limitantes da dose: sonolência, cognitivo reduzido, tontura e náusea. Esses são todos os efeitos no SNC. Se a dor for de fato devido à atividade do marca-passo ectópico no SNP, a utilidade de nossos medicamentos pode ser muito melhorada pela diminuição do acesso ao SNC por meio de bloqueios e técnicas intervencionistas. A estratégia terapêutica para melhorar a utilidade dos fármacos estabilizadores de membrana existentes é distribuí-los especificamente ao local da eletrogênese. A estratégia começaria com os bloqueios diagnósticos necessários para determinar se a origem da dor de um determinado paciente está na pele, no nervo ou no GRD.

Assim, se a dor em um determinado paciente é impulsionada por impulso originado na pele, modalidades transdérmicas tópicas podem ser tentadas. Se o nervo intercostal está comprometido, bloqueio ou hidrodissecção no local deve ser oferecido. Se o foco principal for o GRD, o tratamento deve ser feito nesse local. Diminuindo a aferência da dor após esses tratamentos, melhoramos a resposta do paciente a terapias farmacológicas tradicionais utilizadas, já que o mecanismo de perpetuação da dor foi melhor controlado.

Dor relacionada a procedimentos diagnósticos e tratamento do câncer

A dor também pode ser provocada pelo tratamento ou pelos exames realizados para diagnosticar a doença. Certos testes de diagnóstico exigem que o paciente mantenha uma postura imóvel, outros causam dor devido ao seu caráter invasivo, como biópsia de agulha transtorácica ou toracocentese. Esses episódios de dor aguda são descritos como exacerbações transitórias da dor tipicamente bem administradas com medicações analgésicas convencionais. Entretanto, quimioterapia (QT), radioterapia (RT) e cirurgias são tratamentos frequentemente associados a síndromes dolorosas deletérias e persistentes.[15] Elas serão detalhadas em capítulos específicos deste livro, mas faremos agora uma descrição objetiva de suas implicações na região torácica.

Neuropatia induzida por quimioterapia

A neuropatia dolorosa induzida pela quimioterapia é um efeito adverso bem estudado na Oncologia. A maioria das dores induzidas pela quimioterapia é autolimitada e pode ser administrada farmacologicamente ou com ajustes posológicos do regime quimioterápico.[16]

Como diagnóstico diferencial, importante lembrar que algumas neoplasias torácicas podem produzir neuropatias similares, possivelmente relacionadas a alguma lesão do gânglio da raiz dorsal ou de nervos periféricos por mecanismos autoimunes e inflamatórios. Essas formas paraneoplásicas, geralmente associadas ao câncer de pulmão de pequenas células, são neuropatias sensoriais caracterizadas por parestesias, perda sensorial e ataxia sensitiva. O curso da síndrome é tipicamente independente da progressão da doença e pode se desenvolver antes do diagnóstico do tumor.

Dor pós-radioterapia

Pacientes com câncer torácico podem sofrer de dor relacionada à radioterapia tanto durante o curso do tratamento como também tardiamente. Durante o tratamento, as causas de dor se devem aos efeitos diretos da RT no local irradiado. Cronicamente, a dor relacionada à RT pode ser causada por uma variedade de mecanismos, incluindo fibrose de tecidos, fraqueza muscular ou neuropatia.[17] A radioterapia pode causar lesão nervosa relacionada à dose por efeitos tóxicos diretos nos axônios (provavelmente devido a uma toxicidade direta para as células de Schwann, induzindo a desmielinização) e no *vasa nervorum* (ocasionando microinfarto secundário do nervo). Fibrose ao redor dos nervos podem ser responsáveis pelo desenvolvimento de distúrbios neurológicos crônicos. Os sintomas predominantes nesses casos são alterações sensoriais, dor, fraqueza, lesões de pele e linfedema.

Tratamento radioterápico de câncer de pulmão e de mama são causas frequentes de plexopatia braquial. Ela geralmente ocorre quatro a cinco meses após a radioterapia, apresentando-se de forma transitória ou progressiva. Possui uma incidência variável de 14 a 73%, dependendo da dose total de radiação, tamanho da fração e se também foi indicada quimioterapia. Os sintomas incluem dor, parestesia e déficit motor no membro superior acometido. A dor axilar é relatada em cerca de 60% dos casos.

Síndromes da dor pós-cirúrgica

Na prática, qualquer incisão cirúrgica pode resultar em dor crônica. Várias síndromes dolorosas são claramente reconhecidas como sequelas de procedimentos cirúrgicos específicos. Discutiremos sobre as duas dores crônicas torácicas mais descritas atualmente: dor pós-mastectomia e dor pós-toracotomia.

• Síndrome de dor pós-mastectomia (SDPM)

O câncer de mama é o tipo de câncer mais comum entre as mulheres no Brasil e no mundo, depois do câncer de pele não melanoma. Em 2017, estimou-se que 127 novos casos por 100.000 mulheres foram diagnosticados apenas nos Estados Unidos. Entre elas, 36% foram diagnosticadas com câncer em estágio I ou II, possibilitando cura e alta sobrevivência.[18,19] O tratamento do câncer de mama, além dos procedimentos cirúrgicos, inclui radioterapia, quimioterapia e terapia endócrina – todos com risco aumentado de dor crônica.

Embora a dor crônica tenha sido relatada após quase qualquer procedimento cirúrgico na mama (de mastectomia para mastectomia radical), ela é mais frequente após procedimentos envolvendo dissecção axilar. O risco e a gravidade da dor estão correlacionados positivamente com o número de linfonodos removidos e estão inversamente correlacionados com a idade. Os dados estão em conflito sobre se a preservação do nervo intercostobraquial durante a dissecção de linfonodos axilares pode reduzir a incidência desse fenômeno.

A dor geralmente é caracterizada como um desconforto constritivo e ardente que está localizado na parte medial do braço, axila e parede torácica anterior. Ela é uma dor predominantemente neuropática que pode começar imediatamente ou até alguns meses após a cirurgia. Um início de dor após 18 meses da cirurgia é incomum, e uma avaliação cuidadosa para excluir a recorrência de doença oncológica é recomendada nesse cenário. A cronicidade da dor também está relacionada à intensidade da dor pós-operatória imediata, complicações pós-operatórias e tratamento subsequente com quimioterapia e radioterapia.

Essa síndrome deve ser diferenciada do ombro congelado pós-mastectomia, de celulite da mama e de dor miofascial. Em muitos pacientes com dor após a cirurgia mamária, ponto-gatilho pode ser palpado na axila ou na parede torácica, evidenciado alta incidência de dor miofascial.[20]

• Anatomia

É crucial conhecer a anatomia da parede torácica para entender as possíveis técnicas intervencionistas na dor pós-mastectomia. Vários nervos distintos inervam a mama e os tecidos adjacentes. Faremos uma sucinta revisão da anatomia.

A mama é essencialmente um órgão subcutâneo que recebe uma inervação complexa. As descrições publicadas dos nervos específicos envolvidos e seus cursos divergem significativamente, provavelmente devido à variabilidade anatômica e às diferenças na metodologia de pesquisa. Basicamente a inervação da mama é derivada dos nervos intercostais com uma pequena contribuição dos nervos supraclaviculares.

Nervos intercostais

Ao sair do forame intervertebral, os nervos espinhais torácicos se dividem em ramos dorsais e ventrais. Os ramos dorsais inervam a pele e os músculos da região dorsal. O ramo ventral continua lateralmente como o nervo intercostal, dá origem a um ramo cutâneo lateral (RCL) que emerge perfurando os músculos intercostais e músculo serrátil anterior na linha axilar média, logo anterior à borda do grande dorsal. A continuação do nervo intercostal termina como um ramo cutâneo anterior (RCA). O padrão mais comumente descrito de inervação da mama medial é pelos RCAs dos nervos intercostais T2 a T5, e inervação da mama lateral pelos RCLs de T2 a T6 com envolvimento variável de T1, T6 e T7. Ambos os ramos se comunicam frequentemente durante o seu curso, produzindo um padrão variável de inervação. Consideração especial deve ser dada ao curso do ramo cutâneo lateral decorrente do nervo intercostal T2, denominado nervo intercostobraquial. Tal como acontece com os outros ramos cutâneos laterais, esse nervo se ramifica do nervo intercostal em torno do ângulo da costela. Após perfurar os músculos intercostais e o músculo serrátil, a maior parte do ramo cutâneo lateral de T2 se desloca lateralmente ao longo do assoalho da base da axila para alcançar o braço medialmente. Resumindo, o nervo intercostobraquial fornece inervação cutânea à cauda axilar da mama, à axila e ao braço medial.

Nervos do plexo braquial

Os nervos supraclaviculares cruzam a clavícula e inervam a porção superior da mama. O plexo braquial também fornece a inervação para os músculos peitorais, os quais se localizam posteriormente à maioria do tecido mamário. A porção superior do músculo peitoral maior é suprida pelo nervo peitoral lateral (NPL), enquanto o nervo peitoral medial (NPM) inerva o músculo peitoral menor e a porção inferior do músculo peitoral maior.

Dois outros importantes nervos são: o nervo torácico longo (NTL) e o nervo toracodorsal (NTD). O NTL surge das raízes nervosas C5-7 e ao atingir a região infraclavicular, localiza-se ao longo da parede lateral torácica superficial ao músculo serrátil anterior. O NTD é derivado das raízes nervosas C6-8 e surge do fascículo posterior. Ele sai da parede posterior da axila para percorrer a porção anterior e lateral do músculo grande dorsal, inervando-o. Finalmente devemos citar o nervo cutâneo medial do braço (NCM), o menor ramo do plexo braquial originado do fascículo medial. Ele passa através da axila e se comunica com o nervo intercostobraquial (NICB) (Figura 80.4).

Mastectomias podem diferir substancialmente em relação aos tecidos e estruturas nervosas que são comprometidos durante sua realização. O conhecimento anatômico de todas essas inervações citadas e o tipo de cirurgia que foi realizada são imperativos no desenvolvimento de um plano analgésico para a dor da paciente e esse conhecimento será útil para entendimento dos tratamentos intervencionistas.

• Síndrome da dor pós-toracotomia

Entre 25 e 60% dos pacientes submetidos à cirurgia torácica desenvolvem dor pós-operatória persistente após o procedimento. A síndrome dolorosa pós-toracotomia (SDPT) é definida como a dor que dura mais de dois meses após a cirurgia de ressecção torácica. Pode ocorrer após uma toracotomia para lesões malignas ou não malignas, geralmente é restrita a um ou mais dermátomos. É caracterizada por dor moderada a grave e tipicamente descrita como sensação de dormência, formigamento, ardor, facada e, às vezes, coceira dolorosa. A perda sensorial e a alodinia também estão geralmente presentes. O mecanismo exato para a patogênese da SDPT permanece incerto e provavelmente é uma combinação de dor neuropática e miofascial. Genética, idade, sexo, estresse pré-operatório e dor perioperatória foram identificados como fatores de predisposição para a SDPT. O tipo e a extensão da cirurgia também são fatores para o desenvolvimento da dor crônica, especialmente quando há trauma nos nervos intercostais.

Espera-se que a cirurgia torácica minimamente invasiva reduza a dor pós-operatória em comparação com os acessos tradicionais. Entretanto, técnicas menos invasivas ainda podem causar danos nos nervos e prolongar o tempo de operação. O uso de afastadores de costela ou técnica de sutura também pode contribuir para danos nos nervos. No entanto, o grau de lesão do nervo ou a avaliação específica dos sintomas ou a caracterização da dor neuropática foram pouco avaliados até o momento. O papel das técnicas analgésicas, assim como da dor aguda no pós-operatório, permanece não esclarecido, embora tenha sido encontrada uma relação entre dor aguda intensa e cronicidade da dor no pós-operatório.

No geral, o desenvolvimento de dor pós-toracotomia muito tardia ou de caráter crescente é devido a tumor recorrente ou persistente em mais de 95% dos pacientes avaliados com esse quadro doloroso. Esse achado foi corroborado no estudo mais recente, que avaliou os registros de 238 pacientes consecutivos submetidos à toracotomia; dor recorrente foi identificada em 20 pacientes, os quais foram encontrados para ter novo crescimento do tumor.[21] Pacientes com dor pós-toracotomia recorrente ou crescente devem ser avaliados cuidadosamente, preferencialmente com tomografia computadorizada de tórax ou ressonância magnética. As radiografias de tórax são insuficientes para avaliar a doença torácica recorrente. Em alguns pacientes, a dor pós-toracotomia parece ser causada por uma faixa muscular esticada dentro da região escapular, evidenciando uma dor miofascial.

Causas de dor torácica não oncológica
• Outras dores radiculares torácicas

Uma dor radicular torácica é caracterizada por dor irradiada na área inervada por um nervo intercostal. Os sintomas geralmente são unilaterais e a dor raramente é sentida na área coberta por dois nervos. Diferentes causas podem originar dor radicular torácica. Existem diferentes padrões de dor possíveis: dor constante ou dor intermitente, dor nociceptiva ou neuropática ou uma combinação destes. A causa da dor pode ser maligna e já foram descritas anteriormente. As áreas inervadas pelo nervo intercostal são sobrepostas, o que muitas vezes torna difícil encontrar uma relação entre o padrão de dor e a raiz nervosa envolvida. A dor radicular torácica pode ser causada por uma neuralgia desconhecida do nervo intercostal, compressão de um nervo segmentar após sua emergência do forame intervertebral, ou como resultado de patologia

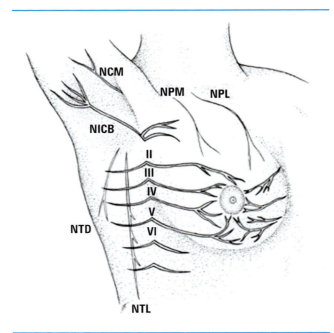

Figura 80.4. Inervação da mama. NPL: nervo peitoral lateral; NPM: nervo peitoral medial; NCM: nervo cutâneo medial do braço; NICB: nervo intercostobraquial; NTD: nervo torácico longo; NTL: nervo toracodorsal. (Fonte: Autoria própria.)

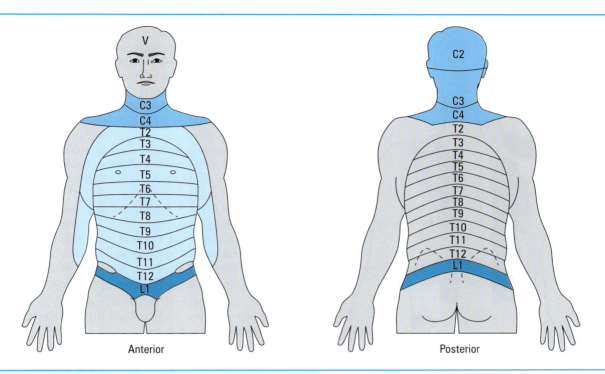

Figura 80.5. Dermátomos torácicos.

na costela. Há uma forma que aparece mais em pacientes de meia-idade, denominada síndrome da 12ª costela. Essa síndrome refere-se à irritação do nervo subcostal causado pela compressão contra a crista ilíaca. A dor é frequentemente experimentada no segmento da 11ª e 12ª costelas (Figura 80.5).[22]

Inicialmente, perguntas devem ser feitas sobre a localização da dor. É importante determinar uma causa potencial. A história clínica específica pode ser breve no caso de cirurgia e traumas. É importante perguntar se os sintomas estão relacionados à respiração ou se pioram com a tosse. Sintomas gerais como perda de peso e tosse crônica não devem ser omitidos.

A dor à pressão no esterno e junções esternocostais é geralmente associada a um padrão local de dor (por exemplo, a síndrome de Tietze), mas às vezes pode ser acompanhada por dor radicular. A compressão no tórax pode ser um exame sensível, provocando dor originada nas articulações esternocostais e dor na junção esternocostal. A palpação do abdome é necessária para descartar a patologia intra-abdominal.

Causas da dor radicular torácica:
- Neuralgia:
  - Neuralgia intercostal.
  - Neuralgia da parede abdominal.
- Dor irradiando da medula espinhal:
  - Osteoporose.
  - Colapso vertebral.
- Dor cicatricial:
  - Pós-toracotomia.
  - Pós-mastectomia.
  - Pós-toracoscopia.
  - Neuralgia intercostobraquial.
  - Pós-lobectomia.
- Patologia da costela:
  - Fratura/pseudoartrose.
  - Ressecção de costelas.

• Dor miofascial

A dor miofascial (DMF) começa a ser reconhecida como uma das causas mais importantes de dor em pacientes com câncer durante o tratamento, em estágios terminais ou em uma terapia curativa. Deve sempre ser incluída na estratégia de tratamento no paciente oncológico, devido a sua alta prevalência. Ela é uma síndrome caracterizada por dor crônica regional que associa múltiplos pontos-gatilho miofasciais. Pode aparecer em qualquer parte do corpo e caracteriza-se como dor no ponto focal, reprodução da dor e endurecimento do músculo na palpação do ponto-gatilho, enfraquecimento do músculo envolvido, dor referida e limitação da amplitude de movimento.[23] O tratamento para DMF inclui terapias físicas, agulhas e injeções no ponto de gatilho, liberação miofascial e exercícios de alongamento.

• Dor de faceta torácica

Sabe-se que as articulações facetárias torácicas podem ser uma fonte de dor torácica. Um estudo recente mostrou que, em uma população com dor torácica localizada, a prevalência de dor nas articulações facetárias é de 42% (Figura 80.6).

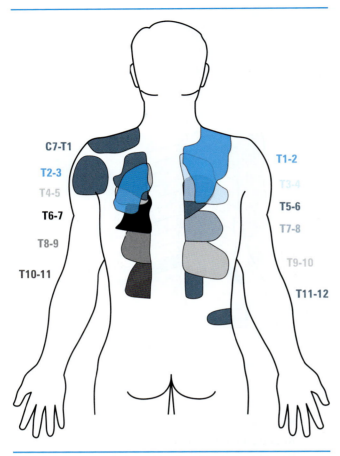

Figura 80.6. Padrões de dor torácica facetária.

bissegmentar pelo ramo médio do mesmo nível e o ramo médio do nível vertebral acima dele. Os ramos mediais torácicos percorrem o espaço entre o processo transverso e continuam a correr medial e inferiormente através da superfície posterior do processo transverso, onde eles inervam o músculo *multifidus* (Figura 80.7). Existe uma grande variação anatômica dessas estruturas nervosas.

Há duas publicações sobre os sintomas da dor na faceta torácica em que os autores investigaram os padrões de dor associados às articulações facetárias torácicas.[24] Ambos os grupos afirmam um padrão típico das várias articulações torácicas, com muitas sobreposições de padrão.

O exame físico geralmente não revela sinais de comprometimento neurológico. A dor pode ser provocada pela pressão paravertebral. Entretanto, nenhum sintoma observado em um exame físico parece ser altamente específico para o diagnóstico de dor na faceta torácica.

Sinais clínicos e sintomas da dor facética torácica:

- Dor paravertebral unilateral ou bilateral quase contínua em uma área torácica distinta das costas, sem achados neurológicos.
- Sensibilidade paravertebral na mesma área.
- Raios X: alterações normais ou mínimas.

Nossa experiência é que o diagnóstico de dor na faceta torácica deve ser considerado se o paciente se queixar de dor paravertebral que piora com o alongamento prolongado, a hiperextensão ou a rotação da coluna torácica. A dor é geralmente bilateral e afeta vários segmentos. Às vezes, o paciente relata que a dor é sentida mais ventralmente; a hiperestesia às vezes ocorre nos dermátomos adjacentes.

Diagnóstico diferencial:

- Dor torácica: exclua sempre bandeiras vermelhas.
- Patologia intratorácica (aneurisma, câncer).
- Patologia intra-abdominal (dor referida).
- Hérnias discais torácicas.

Articulações facetárias torácicas são direcionadas mais verticalmente que as articulações facetárias lombares. Como todas as facetas articulares, elas são inervadas pelos ramos mediais dos ramos dorsais dos nervos segmentares. Cada faceta articular mostra uma inervação

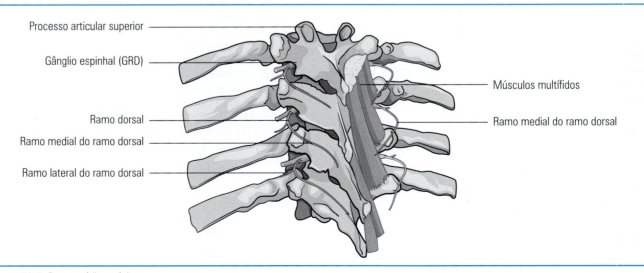

Figura 80.7. Ramo médio torácico.

Dor da faceta torácica é determinada como um diagnóstico de exclusão. O diagnóstico pode ser confirmado após a dor ser temporariamente aliviada após um bloqueio de faceta diagnóstica. Se o alívio da dor é de pelo menos 50%, então o tratamento ablativo da inervação dessas articulações facetárias pode ser aplicado. A evidência científica para esse procedimento é limitada.

Intervenções:

- Princípios gerais de intervencionismo em dor.
- Procedimentos em pacientes com dor torácica.

O tratamento intervencionista da dor é uma área da medicina dedicada ao uso de técnicas invasivas, como injeções articulares, bloqueios nervosos, neurólise, neuromodulação.[25] A base da prática da dor intervencionista está no profundo conhecimento da anatomia. Ao avaliar um caso de dor oncológica, além de considerações fisiopatológicas, o intervencionista reflete sobre qual é a estrutura anatômica que está sofrendo e qual é o suprimento nervoso para aquela estrutura.

Um procedimento intervencionista é tipicamente indicado quando o paciente não alcançou um controle analgésico satisfatório apesar do tratamento médico convencional ideal, ou quando o controle adequado da dor é associado a efeitos colaterais intoleráveis. Outras indicações podem incluir: controle de dor incapacitante, favorecer o controle analgésico com técnicas poupadoras de opioides ou analgesia em pacientes que não toleram opioides.

Vários procedimentos intervencionistas demonstraram eficácia no alívio da dor do câncer, mas as evidências são escassas. Isso pode explicar por que procedimentos intervencionistas ainda não foram adotados em diretrizes clínicas para o manejo da dor oncológica e, portanto, permanecem opcionais para equipes com médicos devidamente treinados.

Em geral, os procedimentos intervencionistas de dor devem ser oferecidos aos pacientes antes que eles fiquem frágeis demais para se submeter ao procedimento; portanto, eles não devem ser considerados uma última opção, mas sim parte de uma estratégia analgésica.

O tratamento médico convencional muitas vezes é suficiente para alcançar um controle satisfatório da dor na maioria dos casos. Os leitores são encorajados a estar familiarizados com revisões abrangentes sobre abordagens analgésicas descritas neste livro. Descreveremos aqui as técnicas intervencionistas disponíveis para manejo de dor torácica.

• Dor torácica oncológica

Principais intervenções:

- Injeções de nervo periférico.
- Bloqueio paravertebral e peridural torácico.
- Radiofrequência pulsada do gânglio da raiz dorsal (GRD).
- Cimentoplastias.
- Neuromodulação.
- Bloqueios com auxílio de ultrassonografia.

• Injeções do nervo periférico

Quando a dor oncológica é sentida na área inervada por um nervo periférico identificado, uma interrupção temporária da transmissão da dor pode ser um método eficaz para controlar a dor. O bloqueio pode ter valores diagnósticos e terapêuticos. Com objetivo de identificar a área anatômica ou a via envolvida na transmissão da sensação dolorosa, um bloqueio diagnóstico do nervo pode ser importante na abordagem do paciente com dor torácica. Um bloqueio prognóstico permite a decisão de indicar um procedimento mais complexo e permanente, geralmente com propósitos neurolíticos.[26]

Entre os pacientes com câncer de pulmão que relatam dor, as estruturas nervosas mais frequentemente bloqueadas estão obviamente localizadas dentro do tórax. Como princípio geral, a interrupção da nocicepção deve ser tentada em um local proximal ao gerador de dor. Os pacientes com dor na parede torácica podem se beneficiar de procedimentos que têm como alvo, por exemplo: o nervo intercostal ou o espaço paravertebral.

• Bloqueio de nervos intercostais e neurólise

Consiste em injetar uma solução na estrutura nervosa localizada em cada costela. É um procedimento simples que pode ser realizado no leito do paciente, não requerendo muitas vezes equipamentos avançados de orientação por imagem. Como a principal complicação é a punção pleural e o pneumotórax subsequente, sugere-se a colocação direta da agulha com ultrassonografia. A injeção de um nervo intercostal proporciona perda de sensibilidade distal ao ponto de injeção, seguindo a trajetória do nervo em direção à parede anterior do tórax (Figura 80.8).

Quando o bloqueio de nervo intercostal com anestésico local fornece analgesia adequada, mas limitado a um curto período de tempo, pode ser interessante repetir o bloqueio adicionando uma medicação adjuvante ou optar por um alívio mais permanente, danificando o nervo com fenol ou uma neurólise térmica com calor utilizando radiofrequência (Figura 80.9).

Consiste em bloquear as raízes nervosas torácicas na sua saída do canal espinhal. As raízes nervosas podem ser injetadas individualmente através do bloqueio seletivo ou várias ao mesmo tempo, colocando-se uma solução no espaço paravertebral torácico. A técnica de bloqueio seletivo da raiz do nervo torácico tem sido sugerida como local alternativo proximal de injeção em casos de dor pós-toracotomia. Autores descreveram o uso de radiofrequência pulsada ao gânglio da raiz dorsal sem causar dano ao tecido nervoso. Os resultados favoreceram essa técnica em relação ao tratamento dos nervos intercostais e ao manejo farmacológico convencional.

Nos casos de dor radicular torácica crônica, um bloqueio intercostal pode ser realizado como parte dos bloqueios diagnósticos. Em caso de dor resistente ao tratamento, o tratamento com RF ou o tratamento PRF do gânglio espinhal pode ser considerado.

• Bloqueio paravertebral torácico

Os bloqueios paravertebrais torácicos, incluindo o bloqueio do plano eretor da espinha (ESP), também

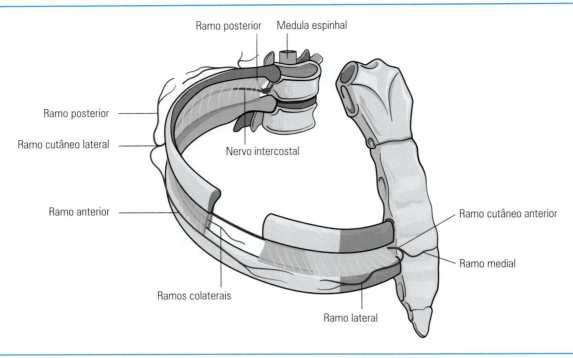

Figura 80.8. Nervo intercostal e suas divisões.

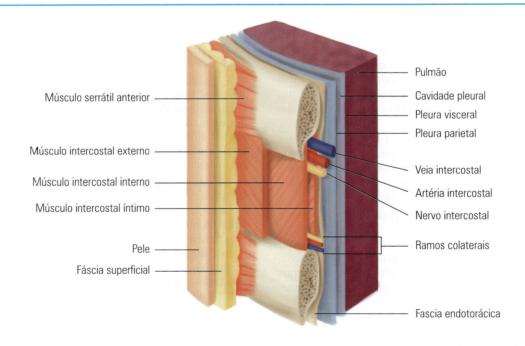

Figura 80.9. Raiz do nervo torácico e procedimentos paravertebrais.

podem ser realizados para tratamento da dor descrita. Estudos sobre o bloqueio em síndromes de dor neuropática demonstraram um efeito analgésico que ultrapassa o bloqueio de condução do anestésico local. Potenciais benefícios parecem estar relacionados com o denso bloqueio da aferência sensitiva ao bloquear as principais estruturas envolvidas nas vias de condução e modulação da dor (a raiz nervosa com o gânglio da raiz dorsal e a cadeia simpática e seus ramos comunicantes). O melhor controle álgico ainda pode ser feito por passagem de cateter, possibilitando que a terapia farmacológica seja ajustada.

Aspectos anatômicos

A abordagem do espaço paravertebral torácico (EPVT) possibilita o bloqueio somático e simpático unilateral de vários metâmeros com injeção única. Ele é um espaço em forma de "cunha" presente nos dois lados da coluna vertebral e em toda a extensão da caixa torácica. Esse espaço afunila-se à medida que contorna as articulações costotransversárias, voltando a se alargar na região intercostal/intertransversária adjacente. No EPVT estão contidos a emergência do nervo espinhal torácico e sua divisão em ramos dorsal e ventral (nervo intercostal), a artéria e a veia intercostal, a cadeia simpática e os ramos comunicantes branco e cinzento de cada segmento, e os nervos esplâncnicos maior, menor e imo.

A pleura parietal determina o limite anterolateral do EPVT. O limite posterior é determinado pelo ligamento costotransversário superior que continua como membrana intercostal posterior ou membrana intercostal interna. Parte do corpo vertebral, do disco intervertebral e do forame vertebral limita medialmente o EPVT com continuidade ao espaço peridural. Lateralmente, o EPVT continua com o espaço intercostal, no qual o feixe neurovascular cursa entre a musculatura intercostal interna e a musculatura intercostal íntima (Figura 80.10).

Embora a musculatura intercostal íntima interrompa o revestimento interno da caixa torácica alguns centímetros lateralmente ao processo transverso, a delgada membrana que a recobre, chamada fáscia endotorácica, segue até se aderir à face anterior dos corpos vertebrais, dividindo o EPVT em dois compartimentos: o compartimento subendotorácico com inervação somática representada pelos ramos dorsal e ventral (nervo intercostal) do nervo espinhal, e o compartimento extrapleural contendo a cadeia simpática e nervos esplâncnicos. Esses compartimentos se comunicam graças à trajetória dos ramos comunicantes dos gânglios simpáticos através da fáscia endotorácica junto às artérias e veias intercostais correspondentes a cada segmento (Figura 80.11).

Dependendo do local metamérico da injeção, espera-se que a dispersão da solução anestésica no EPVT seja no sentido craniocaudal atingindo o espaço subendotorácico. Essa dispersão aleatória ocorre também nos espaços intercostal, peridural e pré-vertebral. O decúbito do paciente pode ter influência na dispersão anestésica. É craniocaudal (paciente em decúbito lateral) ou mais caudal que cranial (paciente na posição sentada). Em média, 20 mL de anestésico local contempla cinco metâmeros, podendo variar de acordo com o decúbito do paciente, a técnica empregada e a posição final da ponta da agulha em relação à fáscia endotorácica.

Na transição toracolombar, a fáscia endotorácica continua como *fascia transversalis*. Apesar da constrição que os ligamentos arqueados do diafragma exercem sobre a *fascia transversalis* e sobre os músculos psoas maior e quadrado lombar, o curso abdominal desta fáscia favorece a dispersão anestésica à parede posterior do abdome e, consequentemente, atinge as raízes/nervos altos do plexo lombar, anestesiando-as.

Na transição toracocervical, o espaço paravertebral torácico se comunica com o plexo braquial e a cadeia simpática cervical (gânglio estrelado) por mecanismos ainda não muito bem estabelecidos. Imagina-se que essa comunicação pode se dar pelo nervo de Kuntz,[27] quando presente. Este comunica o segundo nervo intercostal à raiz de T-1 e ocorre em aproximadamente 50% dos casos. Ao envolver a cúpula pulmonar, a fáscia endotorácica une suas fibras, espessando-se e se inserindo no processo transverso de C7, formando assim a fáscia de Sibson, ou membrana suprapleural, que funcionaria como um diafragma superior com a ação dos músculos escalenos. Assim, o compartimento subendotorácico teria continuidade até a inserção em C-7, onde se fundiria com as lami-

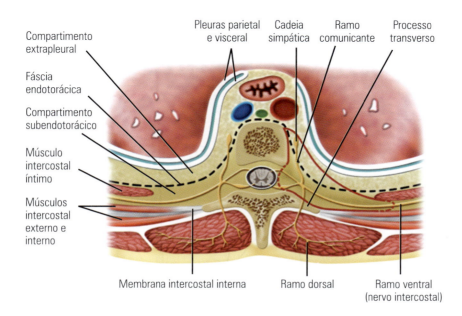

Figura 80.10. Corte transversal do espaço paravertebral com seus limites e conteúdo, representado pela linha vermelha. (Fonte: Autoria própria.)

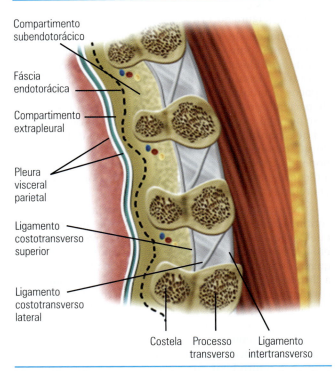

Figura 80.11. Espaço paravertebral e seu conteúdo. Corte longitudinal. (Fonte: Autoria própria.)

nações da fáscia pré-vertebral, possibilitando a dispersão do anestésico local até o plexo braquial e cadeia simpática cervical através de um plano fascial, o que parece uma possibilidade mais real. A descrição do bloqueio paravertebral torácico está detalhada no capítulo de ultrassonografia deste livro (Figura 80.12).

- *Radiofrequência – bloqueio do gânglio da raiz dorsal torácico (DRG)*

Os gânglios da raiz dorsal (GRD) contêm os corpos celulares dos neurônios aferentes primários que transmitem informações sensoriais da periferia para o sistema nervoso central. Desempenham um papel fundamental na patogênese das síndromes dolorosas como já descrito anteriormente em cada síndrome de dor. A evidência que sustenta um papel primário para o GRD nos estados de dor crônica levou ao uso crescente do tratamento direcionado a essa estrutura (Figuras 80.13 e 80.14).

Os gânglios da raiz dorsal são grandes coleções de neurônios nas raízes dorsais da coluna vertebral. Os gânglios geralmente estão localizados no forame intervertebral, imediatamente lateral à perfuração da dura-máter pelas raízes. Após lesão do nervo periférico, ocorre modulação do canal iônico levando à sensibilização do nociceptor, expansão dos campos receptivos, diminuição da inibição central, aumento da excitabilidade neuronal na medula espinhal e reorganização no corno dorsal da medula. As alterações do canal iônico que são em parte responsáveis por esses efeitos incluem a proliferação de canais de sódio dependentes de voltagem no DRG, a regulação negativa dos canais de potássio dependentes de voltagem e o aumento da expressão da subunidade alfa-2 delta-1 do canal de cálcio. Um crescente corpo de literatura suporta uma relação entre lesão nervosa periférica e alterações no GRD. A hiperexcitabilidade e a descarga ectópica ocorrem não somente no local da lesão, mas também nos corpos celulares do GRD. O resultado final dessas alterações é a

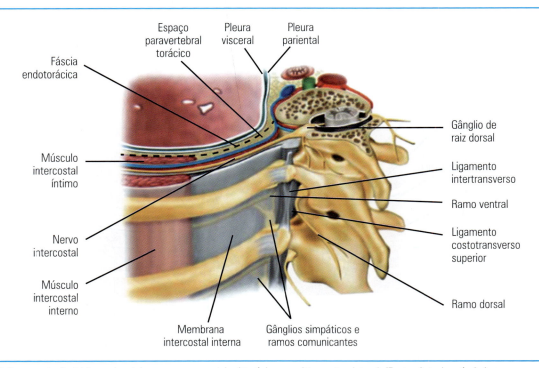

Figura 80.12. Representação tridimensional do espaço paravertebral torácico em vista posterolateral. (Fonte: Autoria própria.)

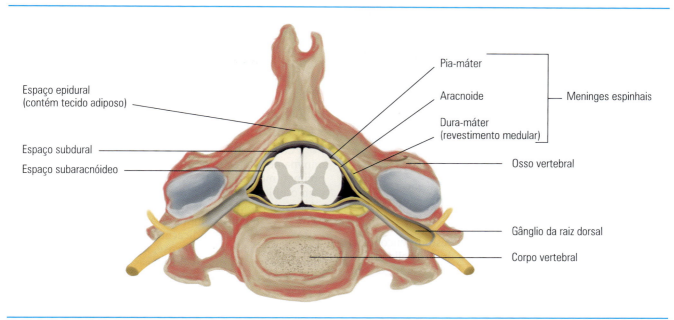

Figura 80.13. Gânglio da raiz dorsal e estruturas adjacentes.

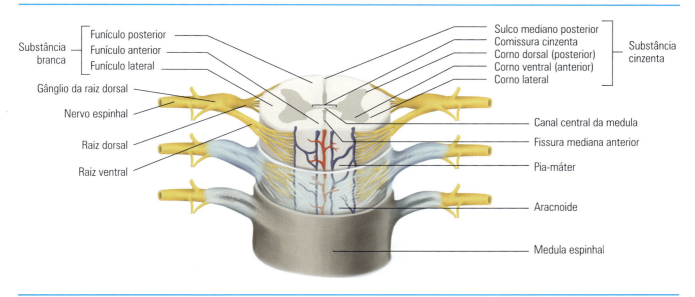

Figura 80.14. Gânglio da raiz dorsal.

sensibilização periférica e central, manifestando-se como dor espontânea, hiperalgesia e alodinia.

Tratamento RFP-DRG

A radiofrequência pulsada do gânglio da raiz dorsal (RFP-DRG) é uma alternativa às injeções de corticoides no tratamento da dor radicular torácica.[28]

Atualmente, apenas estudos retrospectivos estão disponíveis sobre os efeitos dos tratamentos de RF do gânglio espinhal (DRG) em nível torácico. Seu uso aumentou na década de 1990, provavelmente, para evitar as desvantagens do tratamento clássico com radiofrequência, isto é, a destruição do tecido neural, podendo resultar em dor neuropática.

Atualmente, são conhecidos resultados limitados sobre o tratamento RFP do gânglio espinhal (DRG) ao nível torácico. No entanto, parece ser uma escolha racional e com resultados promissores. Habilidades extensivas são necessárias para executar esse procedimento acima do nível de Th7, portanto esse tratamento deve ocorrer em centros especializados.

O procedimento é realizado sob orientação fluoroscópica para garantir a precisão da colocação da agulha, a qual é posicionada próxima ao gânglio da raiz dorsal no nível apropriado e a estimulação sensorial é aplicada para confirmar o posicionamento preciso da agulha. A estimulação motora a 2 Hz é usada para determinar um limiar 1,5 a 2,0 vezes maior que o limiar sensitivo, para evitar a colocação perto da raiz nervosa anterior. A radiofrequência pulsada é aplicada e uma pequena quantidade de anestésico local é injetada ao redor do GRD no final do procedimento. O alívio da dor pode durar entre seis meses e dois anos e os pacientes precisam estar cientes de que o resultado do procedimento é variável. Da mesma forma, eles devem estar cientes da natureza transitória dos benefícios terapêuticos e que eles podem precisar de injeções repetidas.

Estudos estão sendo publicados sobre a eficácia da radiofrequência pulsada (RFP) em pacientes com neuralgia pós-herpética afetando os dermátomos torácicos. Em um deles, 96 pacientes foram randomizados para receber RFP ou RFP "simulada" do gânglio da raiz dorsal. O estudo encontrou melhorias significativas nos escores de dor e qualidade de vida que persistiram durante o período de seis meses de acompanhamento no grupo que recebeu o tratamento.[29]

Complicações

Complicações são raras com tratamentos de radiofrequência pulsada. No entanto, como em qualquer procedimento, existem riscos inerentes, incluindo falha do procedimento, hematomas, infecção, hepatoma e lesão nervosa. O procedimento pode causar um surto temporário de dor e qualquer benefício do procedimento pode não ser evidente por até oito semanas após o tratamento.

• Dor facetária torácica
• Radiofrequência (RF)

Há um número limitado de estudos sobre a eficácia da RF clássica na dor torácica mediada por faceta. Stolker e colaboradores[30] avaliaram 40 pacientes com sintomas de dor torácica submetidos a 51 denervações facetárias por RF percutâneas. Eles demonstraram que 82% dos pacientes tiveram redução de 50 a 75% nos sintomas de dor, dois meses após a intervenção. O alívio em longo prazo também foi considerável.

Ablação por RF refrigerada dos ramos mediais das facetas torácicas é uma técnica promissora. Proporciona lesões relativamente grandes que compensam a variabilidade anatômica dos ramos mediais das facetas torácicas. Atualmente, a técnica está sob investigação e não há ensaios clínicos publicados até o momento.

Portanto, tratamento com RF dos ramos dorsais do nervo segmentar torácico pode ser considerado para pacientes com dor facetária torácica que apresentam uma redução temporária dos sintomas de dor após um bloqueio diagnóstico dos nervos que envolve a articulação torácica afetada.

Complicações

Semelhante a todos os procedimentos de RF, é possível que a dor aumente rapidamente após o procedimento. Deve-se estar ciente do pneumotórax como uma complicação na região torácica. A observação de técnicas adequadas deve minimizar esse risco, enquanto o monitoramento constante deve resultar em diagnóstico imediato de complicações.

Procedimentos para dor localizada de metástases ósseas

O tratamento de fraturas ósseas clinicamente relevantes é baseado em um exame clínico que indica dor localizada ao nível da fratura, juntamente com estudos de imagem confirmatórios.

• Cimentoplastias

Cimentoplastias são procedimentos percutâneos e minimamente invasivos nos quais um cimento cirúrgico, o polimetilmetacrilato (PMMA), é injetado dentro de ossos, com o objetivo primário de melhorar a dor e também estabilizar e promover melhor reabilitação do paciente com fraturas vertebrais compressivas e metástases na coluna vertebral.[31] Algumas indicações são fraturas por compressão secundárias a osteoporose, leucemias e mieloma múltiplo, metástases ósseas dolorosas e hemangiomas vertebrais agressivos. Entre as contraindicações absolutas estão a presença de coagulopatias, fraturas instáveis, fraturas com perda do muro posterior vertebral, infecção sistêmica ou na coluna e alergia ao PMMA ou ao contraste.

- Vertebroplastia: descrita pela primeira vez em 1987 para tratamento de hemangioma cervical. Introdução de agulha dentro do corpo vertebral e injeção do PMMA no seu interior.[32]
- Cifoplastia: desenvolvida em 1998, nos Estados Unidos, por Mark Reiley, se baseia na introdução de um balão no interior do corpo vertebral previamente à injeção de PMMA, com o objetivo adicional de recuperar a altura do corpo vertebral e restaurar o alinhamento da coluna (pois podem ocorrer deformidades como cifose em algumas fraturas compressivas).[33]

Fraturas por compressão vertebral não tratadas podem resultar em compressão da medula espinhal com sintomas neurológicos irreversíveis e paraplegia. A gravidade da dor ou os medicamentos usados para controlar a dor podem causar comprometimento funcional considerável, limitando significativamente a mobilidade e a capacidade dos pacientes de realizar atividades cotidianas. Como dito anteriormente, técnicas de aumento vertebral – vertebroplastia ou cifoplastia – são feitas em um ambiente ambulatorial, no qual injeção guiada por imagem de cimento ósseo é injetada em um corpo vertebral colapsado.[34] Essa abordagem pode ser valiosa quando a dor não responde aos tratamentos conservadores e para pacientes cuja dor causa perda funcional, limitando sua expectativa de vida. Em comparação ao tratamento não cirúrgico, a cifoplastia foi considerada um tratamento eficaz e seguro que reduziu rapidamente a dor e melhorou a funcionalidade. Uma revisão sistemática publicada recentemente, incluindo 111 relatos clínicos com 4.235 pacientes, avaliou o aumento vertebral (vertebroplastia ou cifoplastia) para fraturas vertebrais relacionadas à compressão do câncer. Os pesquisadores descobriram que esses dois procedimentos reduziram significativamente e rapidamente a intensidade da dor, bem como diminuíram significativamente a necessidade de medicação para a dor com opiáceos e deficiências funcionais relacionadas à dor nas costas e no pescoço. Além das contraindicações para procedimentos invasivos, as contraindicações adicionais para esses procedimentos incluem doença epidural e vértebra fraturada com um elemento de explosão penetrando no canal medular.

• Osteoplastia

Consiste na injeção percutânea de cimento ósseo em metástases ósseas dolorosas em regiões extraespinhais. Dois estudos retrospectivos, compreendendo um total de 76 pacientes, avaliaram a osteoplastia guiada por tomografia computadorizada ou por fluoroscopia e consideraram essa técnica eficaz e valiosa como um método para redução da dor e melhora da qualidade de vida dos pacientes. Em particular, para pacientes com câncer de pulmão metastático para os ossos, uma grande série retrospectiva demonstrou que essas técnicas são eficazes como método de diminuir a dor e melhorar a mobilidade.

• Injeções espinhais

Drogas injetadas no canal medular atuam por meio da interação direta com os receptores da coluna, alcança efeitos analgésicos mais potentes com doses mínimas. Além disso, o efeito pode estar restrito a poucos dermátomos, poupando os possíveis efeitos colaterais a uma área anatômica específica.

• Injeção contínua de medicamentos

Os fundamentos da analgesia neuroaxial consistem em um cateter inserido no canal vertebral e uma bomba para administrar a medicação de maneira contínua. Os opioides sozinhos ou combinados com anestésicos locais e outras substâncias podem ser administrados por via epidural ou intratecal para obter analgesia neuroaxial.[35] Essa analgesia permite o uso de doses menores de opioides, minimizando, assim, os efeitos colaterais sistêmicos. Como exemplo da potência dos opioides intraspinhais: 300 mg VO morfina/dia = 100 mg EV morfina/dia = 10 mg epidural morfina/dia = 1 mg intratecal morfina/dia.

A seleção de pacientes para administração espinhal de medicamentos inclui a escolha do espaço anatômico (epidural *versus* intratecal) e a escolha do modo de administração: infusão externa com acionador de seringa em bomba ou reservatório implantado com bomba automatizada. A seleção do sistema é determinada por fatores como expectativa de sobrevivência, hábito corporal, paciente internado ou ambulatorial, recursos financeiros e proeficiência da equipe de tratamento de dor.

As principais vantagens da administração epidural de opioides são a redução do risco de complicações farmacológicas, a analgesia alcançada em dermátomos torácicos quando combinada com anestésicos locais e diminuição do risco de cefaleia pós-punção dural. Por outro lado, a analgesia peridural contínua requer a infusão de volumes maiores de medicação e um maior risco de complicações relacionadas ao cateter, uma vez que não é normalmente ancorado ou internamente implantado.

A administração intratecal de medicamentos tem sido extensamente descrita na literatura para o manejo de síndromes de dor torácica por câncer resistente a medicamentos.[36] As diretrizes disponíveis podem ser encontradas para identificar os melhores candidatos para essa terapia analgésica e serão melhor descritos no capítulo específico deste livro. As vantagens dos sistemas intratecais incluem melhor controle da dor com dosagens mais baixas, menor risco de complicações relacionadas ao cateter e sistemas totalmente implantados; assim, taxa reduzida de infecções.

A morfina persiste atualmente como a droga de escolha para a via espinhal, devido à sua solubilidade lipídica relativamente baixa. A dose inicial é muito difícil de calcular e vários fatores, incluindo a dose prévia de opiáceos, a idade e o mecanismo da dor, devem ser levados em consideração. A adição de um anestésico local (bupivacaína ou ropivacaína) à morfina por via espinhal foi bem-sucedida em proporcionar boa analgesia em uma população muito selecionada de pacientes com câncer avançado. A clonidina, um agonista alfa-adrenérgico que age no corno dorsal da medula espinhal para produzir analgesia, tem sido usada em pacientes com câncer em combinação com infusões de morfina. Há alguma evidência para sugerir que a dor neuropática pode ser um pouco mais responsiva à combinação de clonidina/morfina que a morfina sozinha, embora a hipotensão ortostática seja importante nesse caso. Complicações cirúrgicas, mau funcionamento do sistema e efeitos adversos farmacológicos são complicações associadas à administração de medicação espinhal. Complicações em longo prazo incluem meningite bacteriana, obstrução do cateter e vazamento de líquido cefalorraquidiano (LCR).[37]

• Técnicas de neuromodulação

A neuromodulação elétrica é uma técnica pela qual um eletrodo que é colocado próximo a uma estrutura nervosa estimula nervos pequenos seletivos, que por sua vez inibem a nocicepção por meio de mecanismo fisiológico complexo. A neuroestimulação pode ser obtida por meio da colocação de eletrodos sob a pele, próximo aos nervos periféricos ou às raízes nervosas espinhais (gânglio da raiz dorsal, dentro do espaço epidural próximo às colunas dorsais ascendentes ou dentro do cérebro (estimulação cerebral profunda).[38]

Esse tratamento que passou por avanços signicativos nos últimos anos, incluindo evolução nos eletrodos, diferentes dispositivos e softwares, novas formas de onda de estimulação. Grandes descobertas com a estimulação do gânglio da raiz dorsal, estimulação de alta frequência, estimulação do tipo *burst*, eletrodos compatíveis com ressonância magnética e novas plataformas de programação estão mudando o campo da neuromodulação e possibilitando melhorias no tratamento.

A vantagem é ser uma terapia não farmacológica, não destrutiva, reduzindo efeitos adversos com medicações. O sistema é reversível, podendo ser retirado ou desligado sem provocar danos aos pacientes, e pode ser programado de acordo com a intensidade, gravidade e localização da dor. Algumas indicações mais comuns e estabelecidas na literatura são seu uso na síndrome pós-laminectomia, em dores radiculares, na síndrome de dor complexa regional, na fibrose peridural e na aracnoidite, em angina refratária, em neuropatias pós-cirúrgicas (pós-toracotomias) e em neuralgia pós-herpética.[39]

Eficácia, segurança e custo-efetividade das técnicas de neuroestimulação no manejo da dor crônica de origem não oncológica têm sido suficientemente demonstradas na última década.

Por outro lado, devido ao seu custo, a indicação de neuroestimulação em pacientes com dor oncológica é geralmente restrita àqueles casos em que o câncer foi curado com sucesso, mas os pacientes sofrem com consequências dolorosas permanentes. Não há ensaios randomizados abordando os benefícios para a dor torácica relacionada ao câncer até o momento.

• Ultrassonografia e dor torácica oncológica

Entre as técnicas de intervenção para tratamento de dor, a ultrassonografia tem sido cada vez mais utilizada como ferramenta para guiar os procedimentos. Médicos intervencionistas estão ganhando experiência e começando a difundir seus conhecimentos na área. O ultrassom permite a visualização em tempo real de partes moles (nervos, músculos, tendões, vasos), do avanço da ponta da agulha e da dispersão da solução no local desejado. Em comparação com a fluoroscopia, pacientes e equipe médica não são expostos à radiação e o tempo de espera por um procedimento pode ser significativamente reduzido. O ultrassom é algo complementar, uma adição valiosa à fluoroscopia.

Outros procedimentos intervencionistas – procedimentos neurocirúrgicos

• Cordotomia cervical percutânea

Esse procedimento consiste em criar uma lesão no trato espinotalâmico, o qual transmite dor, temperatura e alguma informação tátil.[40] O objetivo é interromper a transmissão da dor do lado contralateral. A lesão geralmente é feita percutaneamente através do nível C1-C2. Esse procedimento demonstrou ser mais eficaz em pacientes com dor nociceptiva unilateral, como no caso de mesotelioma ou outras invasões malignas da parede torácica.

A cordotomia cervical percutânea por radiofrequência tem sido utilizada em pacientes com dor óssea unilateral abaixo do dermátomo C5. Ela pode ser indicada em um grupo selecionado de pacientes com dor irruptiva refratária devido a metástases ósseas, por exemplo, mas não é indicada na presença de lesões neuropáticas.

As complicações envolvidas são substanciais, com 3% de mortalidade, até 11% de fraqueza motora, e outras, como hipotensão pós-cordotomia, insuficiência respiratória, disfunção da bexiga, disfunção sexual e disestesia.

Integração – uma prática em oncologia

A abordagem multidisciplinar dos sintomas acarreta resultados positivos no alívio da dor do câncer e outros sintomas relacionados ao câncer, como fadiga, depressão, ansiedade e sonolência. Também impacta positivamente na incapacidade dos pacientes e, eventualmente, na redução de opioides.[41]

Tradicionalmente, os tratamentos intervencionistas têm sido considerados como um último recurso para aliviar a dor do câncer nos pacientes em que as terapias convencionais com drogas falharam. O termo "quarto degrau da escada da OMS" foi cunhado com visões da colocação de dor oncológica intervencionista dentro do conhecido algoritmo clínico de três etapas. Grandes esforços estão sendo realizados para provar que o manejo intervencionista da dor é indicado nos estágios iniciais da doença ou antes que a dor se torne incontrolável.

Benefícios potenciais dos bloqueios incluem melhor estado de saúde e melhor desempenho para enfrentar a doença e seu tratamento, além de evitar ou retardar o aumento de opioides para controlar a dor.

A interação entre diferentes especialidades clínicas pode ser um desafio se suas abordagens mútuas forem mal compreendidas ou percebidas como ineficazes ou perigosas. No caso do manejo intervencionista da dor do câncer, isso é mais desafiador, uma vez que os resultados raramente podem ser apresentados em termos de medicina baseada em evidências.

O oncologista deve identificar os pacientes cuja dor é inadequadamente controlada e se perguntar se uma abordagem intervencionista pode ser indicada. Com o aprendizado progressivo, as indicações e contraindicações tornam-se mais claras, e os casos são encaminhados de forma mais adequada e oportuna. Os especialistas em dor intervencionista devem identificar, por sua vez, as implicações potenciais de suas técnicas no estado do paciente, como, por exemplo, o risco de sangramento quando paciente está anticoagulado ou recebendo quimioterapia, as alterações anatômicas que um tumor pode causar, ou as mudanças na terapia analgésica necessária após aplicar um bloqueio. Uma efetiva comunicação é fundamental para integrar estratégias analgésicas no atendimento oncológico.

■ CONCLUSÃO

Abordagens intervencionistas da dor do câncer podem fornecer ajuda valiosa para o tratamento do oncologista em casos de câncer com dor torácica que não é aliviada satisfatoriamente com o tratamento médico convencional. As indicações e contraindicações, os objetivos do tratamento, a limitação da técnica e o cuidado pós-procedimento são elementos necessários a serem discutidos entre os clínicos envolvidos e o paciente. Como as evidências científicas disponíveis são esparsas, no momento, a dor do câncer intervencionista continua sendo uma alternativa opcional, e não uma indicação natural. Apenas as equipes que possuem um especialista em dor intervencionista podem oferecer essas opções a casos selecionados que apresentem síndromes desafiadoras de dor oncológica. Isso deve ser mudado com a educação e propagação de conhecimento sobre o assunto.

■ REFERÊNCIAS BIBLIOGRÁFICAS

1. van den Beuken-van Everdingen MH, Hochstenbach LM, Joosten EA, Tjan-Heijnen VC, Janssen DJ. Update on prevalence of pain in patients with cancer: systematic review and meta-analysis. J Pain Symptom Manage. 2016; 51:1070-90. doi:10.1016/j.jpainsymman.2015.12.340.

2. McCaig LF, Nawar EW. National Hospital Ambulatory Medical Care Survey: 2004 emergency department summary. Adv Data. 2006 jun; (372):1-29.

3. Raphael J, Ahmedzai S, Hester J, Urch C, Barrie J, Williams J, et al. Cancer pain: part 1: Pathophysiology; oncological, pharmacological, and psychological treatments: a perspective from the British Pain Society endorsed by the UK Association of Palliative Medicine and the Royal College of General Practitioners. Pain Med. 2010 mai; 11(5):742-64.

4. Enthoven WT, Geuze J, Scheele J, Bierma-Zeinstra SM, Bueving HJ, Bohnen AM, et al. Prevalence and "red flags" regarding specified causes of back pain in older adults presenting in general practice. Phys Ther. 2016; 96:305-12.

5. Hochberg U, Elgueta MF, Perez J. Interventional Analgesic Management of Lung Cancer Pain. Front Oncol. 2017 fev; 7:17. doi:10.3389/fonc.2017.00017.

6. Sarlani E, Schwartz AH, Greenspan JD, Grace EG. Facial pain as first manifestation of lung cancer: a case of lung cancer-related cluster headache and a review of the literature. J Orofac Pain. 2003 Summer; 17(3):262-7. Revisão.

7. Arcasoy SM, Jett JR. Superior pulmonary sulcus tumors and Pancoast's syndrome. N Engl J Med. 1997; 337:1370-6. doi:10.1056/NEJM199711063371907.

8. Warren WH. Chest wall involvement including Pancoast tumours. In: Pass HI, Mitchell JB, Johnson DH (eds.). Lung Cancer Principles and Practise. Philadelphia: Lippincott Williams & Wilkins; 2000. p. 716-29.

9. Nielsen OS, Munro AJ, Tannock IF. Bone metastases: pathophysiology and management policy. J Clin Oncol. 1991; 9: 509-24.

10. Coleman RE. Skeletal complications of malignancy. Cancer. 1997; 80:1588-94. doi:10.1016/S0304-3959(96)03267-8.

11. Sciubba DM, Petteys RJ, Dekutoski MB, Fisher CG, Fehlings MG, Ondra SL, et al. Diagnosis and management of metastatic spine disease, a review. J Neurosurg Spine. 2010; 13:94-108. doi:10.3171/2010.3.SPINE09202.

12. Cherny N. Cancer pain syndromes: Overview. In: Oxford Textbook of Palliative Medicine (p. Oxford Textbook of Palliative Medicine, Chapter 131). Oxford University Press; 2015.

13. Devor M. Rethinking the causes of pain in herpes zoster and postherpetic neuralgia: The ectopic pacemaker hypothesis. PAIN Reports. 2018; 3(6):E702.

14. Hempenstall K, Nurmikko TJ, Johnson RW, A'Hern RP, Rice AS. Analgesic therapy in postherpetic neuralgia: a quantitative systematic review. PLoS Med. 2005; 2:e164.

15. Ripamonti CI, Bossi P, Santini D, Fallon M. Pain related to cancer treatments and diagnostic procedures: a no man's land? Ann Oncol. 2014; 25:1097-106. doi:10.1093/annonc/mdu011.

16. Ewertz M, Qvortrup C, Eckho L. Chemotherapy-induced peripheral neuropathy in patients treated with taxanes and platinum derivatives. Acta Oncol. 2015; 54:587-91. doi:10.3109/028418 6X.2014.995775.

17. Hird A, Chow E, Zhang L, Wong R, Wu J, Sinclair E, et al. Determining the incidence of pain are following palliative radiotherapy for symptomatic bone metastases: results from three Canadian cancer centers. Int J Radiat Oncol Biol Phys. 2009; 75:193-7. doi:10.1016/j.ijrobp.2008.10.044.

18. Andersen KG, Kehlet H. Persistent pain after breast cancer treatment: a critical review of risk factors and strategies for prevention. J Pain. 2011; 12:725e46.

19. Bao T, Seidman A, Li Q, Seluzicki C, Blinder V, Meghani S, et al. Living with chronic pain: Perceptions of breast cancer survivors. Breast Cancer Res Treat. 2018; 169(1):133-40.

20. Stevens PE, Dibble SL, Miaskowski C. Prevalence, characteristics, and impact of postmastectomy pain syndrome: an investigation of women's experiences. Pain. 1995; 61:61-8.

21. McMahon SB. Wall and Melzack's textbook of pain. 6 ed. Philadelphia: Elsevier/Saunders; 2013.

22. van Kleef M, Stolker R, Lataster A, Geurts J, Benzon H, Mekhail N. Thoracic Pain. Pain Practice. 2010; 10(4):327-38.

23. Bennett R. Myofascial pain syndromes and their evaluation. Best Pract Res Clin Rheumatol. 2007; 21:427-45. doi:10.1016/j. berh.2007.02.014.

24. Fukui S, Ohseto K, Shiotani M. Patterns of pain induced by distending the thoracic zygapophyseal joints. Reg Anesth. 1997; 22:332-6.

25. Sindt JE, Brogan SE. Interventional treatments of cancer pain. Anesthesiol Clin. 2016; 34:317-39. doi:10.1016/j.anclin.2016. 01.004.

26. Simpson KA. Interventional techniques for pain management in palliative care. Medicine. 2011; 39:645-7. doi:10.1016/j. mpmed.2011.08.011.

27. Mccormack AC, Jarral OA, Shipolini AR, Mccormack DJ. Does the nerve of Kuntz exist? Interact Cardiovasc Thorac Surg. 2011; 13(2):175-8.

28. Cohen SP, Sireci A, Wu CL, Larkin TM, Williams KA, Hurley RW. Pulsed radiofrequency of the dorsal root ganglia is superior to pharmacotherapy or pulsed radiofrequency of the intercostal nerves in the treatment of chronic postsurgical thoracic pain. Pain Physician. 2006; 9:227-35.

29. Kim K, Jo D, Kim E. Pulsed Radiofrequency to the Dorsal Root Ganglion in Acute Herpes Zoster and Postherpetic Neuralgia. Pain Physician. 2017 mar; 20(3):E411-E418. PubMed PMID: 28339440.

30. Stolker RJ, Vervest AC, Groen GJ. Percutaneous facet denervation in chronic thoracic spinal pain. Acta Neurochir (Wien). 1993; 122(1-2):82-90.

31. Peh W, Gilula G. Percutaneous vertebroplasty: indications, contraindications and technique. Br J Radiol. 2003; 76:69-75.

32. Roedel B, Clarecon F, Touraine S, et al. Has to the percutaneous vertebroplasty a role to prevent progression or local recurrence in spinal metastases of breast cancer? J Neuroradiol, 2015; 4:222-8.

33. Taylor R, Agarwal A, et al. Balloon kyphoplasty in the treatment of metastatic disease of the spine: A 2-year prospective evaluation. Eur Spine J. 2008; 17:1042-8.

34. Gómez FC, Plancarte-Sanchéz R, Guajardo-Rosas J. Vertebroplastía: efectividad en metástasis vertebrales. Cancerología. 2006; 1:245-52.

35. Smith TJ, Coyne PJ, Staats OS, et al. An implantable drug delivery system (IDDS) for refractory cancer pain provides sustained pain control, less drug-related toxicity, and possibly better survival compared with comprehensive medical management (CMM). Ann Oncol. 2005; 16:825-33.

36. Textor LH. CE: intrathecal pumps for managing cancer pain. Am J Nurs. 2016; 116:36-44.

37. Prager J, Deer T, Levy R, et al. Best practices for intrathecal drug delivery for pain. Neuromodulation. 2014; 17:354-72.

38. Cameron T. Safety and efficacy of spinal cord stimulation for the treatment of chronic pain: a 20-year literature review. J Neurosurg. 2004; 100:254-67.

39. Yakovlev AE, Resch BE, Karasev SA. Treatment of cancer-related chest wall pain using spinal cord stimulation. Am J Hosp Palliat Care. 2010; 27:552-6. doi:10.1177/1049909110373240.

40. Raslan AM, Cetas JS, McCartney S, Burchiel KJ. Destructive procedures for control of cancer pain: the case for cordotomy. J Neurosurg. 2011; 114:155-70. doi:10.3171/2010.6.JNS10119.

41. Perez J, Olivier S, Rampakakis E, Borod M, Shir Y. The McGill University Health Centre cancer pain clinic: a retrospective analysis of an interdisciplinary approach to cancer pain management. Pain Res Manag. 2016; 2016:2157950. doi:10.1155/ 2016/2157950.

Capítulo 81

Manejo da Dor Pélvica no Paciente Oncológico

Karina Rodrigues Romanini Subi
Karen Santos Braghiroli
Ana Carolina Braz Lima
Natália Freire Valente

■ INTRODUÇÃO

Por muitos anos, o objetivo do tratamento do câncer foi o tempo de vida; porém, cada vez mais, modifica-se esse cenário, e a preocupação em garantir qualidade de vida ao paciente se torna pilar fundamental. Não há dúvidas de que a dor é um fator de grande impacto na qualidade de vida desses pacientes.

Para garantir esse modelo de assistência, o acompanhamento multidisciplinar é fundamental, e cada vez mais, com o avanço das possibilidades terapêuticas para alívio da dor, a integração do médico especialista em medicina intervencionista na equipe faz-se mandatória. Muitas vezes, o desconhecimento das possibilidades disponíveis para o controle da dor pélvica pode levar à falta do tratamento correto ou à indicação tardia, trazendo mais sofrimento para o paciente e manutenção do quadro de dor em alguém já fragilizado pela sua doença.

Os tumores urológicos e ginecológicos, devido ao envolvimento de diversos órgãos e funções, além de importante componente neurológico, com inervação complexa, fazem da dor um sintoma comum e debilitante. Caracterizam-se por dor e desconforto na região do abdome inferior abaixo do umbigo. Possuem etiologias variadas, podendo surgir repentinamente, como dor aguda. A dor crônica, por outro lado, refere-se àquela com duração maior que três meses. Entretanto, a distinção entre aguda e crônica não se refere somente à duração, mas também à sua fisiopatologia. Enquanto a dor aguda ocorre em resposta à lesão tecidual e para proteger o organismo contra algum dano potencial, a dor crônica pode tornar-se a própria doença, devido aos mecanismos de sensibilização central e periférica, envolvendo mudanças também comportamentais e emocionais.

A dor pélvica oncológica pode ter diversas características, que dependem do estágio da doença, do tratamento oncológico e do tipo do câncer. Pode ser o primeiro sintoma da doença – como no mieloma múltiplo, ou aparecer nos últimos estágios, como na pelve congelada. Diversos são os fatores causais, como tumores primários sólidos nos órgãos pélvicos e outros tecidos, lesões metastáticas ou linfonodos acometidos causando efeito de massa. Também pode ser consequência do tratamento, após quimio ou radioterapias e cirurgias.

A dor somática está relacionada à ativação de nociceptores induzida pelo câncer, correspondendo à inflamação tecidual ou a metástases ósseas, a qual depende da estimulação direta de receptores no periósteo, com a liberação de mediadores inflamatórios ou o aumento da pressão intraóssea. Dor somática geralmente é bem localizada, estável, constante, aumenta com o movimento e os sintomas autonômicos não são frequentes.[1]

A dor visceral se inicia por estimulação direta de aferentes neurais devido à infiltração tumoral de vísceras e linfonodos. Nos cânceres pélvicos, esse tipo de dor é o principal. É resultado dos espasmos da musculatura lisa das vísceras ocas ou da distorção da cápsula de órgãos sólidos. Também pode originar-se da inflamação, irritação química, tração e torção do mesentério, e pela isquemia ou necrose. A dor visceral é vaga, em peso, não é bem localizada, tem características de pressão, cólicas, geralmente associada com reflexos autonômicos, como náusea, palidez, vômitos e fadiga, alterações de sinais vitais em decorrência da dor. Pode ser referida, por exemplo: a bolsa escrotal que corresponde aos dermátomos de S2-S4, pode ser local de dor referida de tumores de próstata, uretra prostática, bexiga, vesículas seminais, enquanto a dor vesical costuma ser referida para a região perineal, e o ureter para região de flancos, bolsa escrotal e virilha. A dor referida geralmente é acompanhada por hiperalgesia, espasmos musculares reflexos, e hiperatividade autonômica.[2]

Na maioria das vezes, os tumores pélvicos são muito agressivos, causando um dano neural extenso e infiltração plexular. Em mais de 60% dos pacientes com doença maligna pélvica, a invasão dos plexos neurais e do sacro resulta em dor neuropática. Compressão, infiltração ou dano neural pelos efeitos do tratamento ou pela invasão tumoral causam perdas sensoriais, causalgia e desaferentação. A dor neuropática em pacientes com câncer pélvico é difícil controle, especialmente após radioterapia ou quimioterapia. Geralmente é descrita como em queimação ou choques, presença ou não de alodinia e déficit neurológico.[3]

A dor pélvica oncológica costuma ocorrer como uma mistura desses diferentes tipos de dores, somática, visceral e neuropática, justificando o seu difícil manejo nos pacientes.

Epidemiologia

De acordo com dados atualizados[4] do INCA (Instituto Nacional do Câncer) para o biênio 2018-2019:

- Câncer de próstata: estimam-se 68.220 casos novos para cada ano do biênio, correspondendo a um risco estimado de 66,12 casos novos a cada 100 mil homens. É uma doença altamente prevalente e foi observada em cerca de 3 milhões de indivíduos nos Estados Unidos no ano de 2014, ocupando a segunda posição entre as neoplasias malignas que acometem os homens mundialmente, atrás apenas do câncer de pulmão.
- Câncer de cólon e reto: estimam-se 17.380 casos novos em homens e 18.980 em mulheres, correspondendo a risco estimado de 16,83 casos novos a cada 100 mil homens e 17,9 para cada 100 mil mulheres. É o terceiro mais frequente em homens e o segundo entre as mulheres. Possui relevância epidemiológica em nível mundial, é a terceira neoplasia maligna mais diagnosticada e a quarta principal causa de morte por câncer.
- Câncer de colo uterino: estimam-se 16.370 casos novos, com risco estimado de 15,43 casos a cada 100 mil mulheres, ocupando a terceira posição. Ocupa o sétimo lugar no *ranking* mundial, sendo o quarto tipo mais comum na população feminina. Em 2012, correspondeu a 7,5% de todas as mortes por câncer em mulheres.
- Câncer vesical: estimam-se 6.690 casos novos em homens e 2.790 em mulheres, correspondendo a risco estimado de 6,43 casos novos a cada 100 mil homens, ocupando a sétima posição, e de 2,63 casos novos a cada 100 mil mulheres, ocupando a 14ª posição. É uma das neoplasias mais comuns do trato urinário e o nono tipo de neoplasia mais incidente em nível mundial.
- Câncer uterino: estimam-se 6.600 casos novos, risco estimado de 6,22 casos a cada 100 mil mulheres, ocupando a sétima posição. Corresponde a 4,8% dos tumores femininos e 2,3% dos cânceres em geral na população mundial, representando 2,1% das mortes por câncer em mulheres.
- Câncer de ovário: estimam-se 6.150 casos novos, com risco estimado de 5,79 casos a cada 100 mil mulheres e o oitavo mais incidente. É o sétimo câncer mais comum no mundo, representa 3,6% dos tumores femininos e corresponde a 4,3% das mortes em mulheres, sendo a oitava causa de morte por câncer na população feminina. A letalidade do câncer de ovário tende a ser mais elevada em comparação aos outros tipos de câncer dos órgãos reprodutores femininos.

■ FISIOPATOLOGIA

Tipos de câncer

A dor possui diversas características, dependendo da doença oncológica pélvica, influenciada pela anatomia e inervação da região e o tipo de câncer e sua progressão.

Na maioria das vezes, a dor aparece somente nos estágios mais tardios.

- Câncer de ovário: a dor é um sintoma tardio e difícil de manejar por causa da comunicação entre o plexo nervoso pélvico e o ovariano. Por isso, na maioria das vezes, a dor decorrente desse câncer é vaga, incluindo pressão no abdome, pelve, lombar ou pernas, e menos frequente durante a relação sexual.
- Câncer de colo uterino: dor durante relação sexual é mais precoce. Mais tardiamente, aparecem dores pélvicas, nas pernas, lombar, podendo ser transmitida para o hipogástrio. Mais ainda, a plexopatia lombossacral causada por metástases linfonodais retroperitoneais é uma causa muito comum de complicação neurológica em pacientes com câncer avançado. A dor óssea causada por metástases ósseas é manifestação tardia também. Os corpos vertebrais são mais envolvidos, seguidos pela pelve, arcos costais, e extremidades.
- Câncer uterino: é diagnosticado em estágios mais precoces, quando está confinado ao endométrio e geralmente não cursa com dor, a não ser em estágios mais avançados. Nos sarcomas uterinos, a dor abdominal está presente devido a infiltração tumoral e efeito de massa que ocorre nesse tipo de câncer.
- Câncer endometrial: dor pélvica inespecífica, ou durante a relação sexual, associada com sangramento vaginal (em 90% dos casos está presente). Se ocorre no fundo uterino, a dor é mais comumente referida para o hipogástrio e gera dor na região abdominal inferior na linha média.
- Câncer nas tubas uterinas: raro, embora os sintomas não sejam específicos, costuma ser assintomático, em contraste com o câncer ovariano. Os sintomas incluem sangramento vaginal, dor em cólicas, dor pélvica ou abdominal vaga.
- Câncer urotelial: dor referida para virilha e glande do pênis. Dor óssea e nos flancos são sintomas de doença avançada. Enquanto o câncer de bexiga pode ser referido para região perineal, a dor ureteral pode irradiar-se para região lombar inferior.
- Câncer de vulva: a dor geralmente não é o primeiro sintoma, mas pode aparecer se existirem lesões ulceradas no local ou aumento de linfonodos inguinais. O prurido é o sintoma mais comum.
- Câncer vesical: queixa de dor em linha média e suprapúbica, geralmente em estágios mais avançados. Dor nos flancos está associada com obstrução ureteral. Pacientes com carcinoma in situ podem apresentar sintomas irritativos vesicais.
- Câncer de próstata: raramente espalha-se para órgãos vitais. Quase sempre a dor é o primeiro sintoma quando o paciente já apresenta metástases ósseas. Com o avanço do tumor pela pelve, começam a aparecer sintomas de dor retal, uretral, peniana, suprapúbica e lombar baixa.

- Câncer retal: nos estágios iniciais não provoca dor. Costuma apresentar alteração de hábito intestinal e sangramento retal inicialmente (em 80% dos casos), assim como sensação de desconforto, gases intestinais, sensação de empachamento. A dor pélvica ou a dor lombar, são sintomas mais tardios. Também, o paciente pode apresentar obstrução intestinal e dor em cólica.
- Câncer anal: o de células escamosas corresponde a 75% dos cânceres anais. Pacientes geralmente cursam com massa perianal com ou sem prurido associado, sangramento ou dor. A dor é geralmente moderada a forte intensidade, em pressão na região do ânus. O câncer invade a musculatura na maioria dos casos, cresce, ocasionando estreitamento e estenose do esfíncter anal, com posterior invasão da fossa isquiorretal, uretra prostática, e bexiga nos homens e vagina nas mulheres. Pode espalhar-se pelos vasos linfáticos aos linfonodos, ocasionando dores intensas somáticas ou viscerais nociceptivas, assim como dor neuropática por compressão neural.

■ TRATAMENTO DO CÂNCER E SUAS COMPLICAÇÕES

A dor no câncer geralmente está relacionada com a própria doença; porém, considerando-se o aumento na sobrevida dos pacientes, devido ao melhor manejo do tratamento oncológico, os pacientes vivem mais, e estão sujeitos aos efeitos colaterais dos tratamentos, incluindo cirurgias, quimioterapias e radioterapias.

Os tratamentos mais agressivos levam à toxicidade das células, redução da função do sistema imune e outros sistemas protetores do organismo.

A dor crônica relacionada aos tratamentos é persistente, de difícil manejo e geralmente relacionada com danos neurais.

Pós-operatórias

Os fatores de riscos para dor crônica pós-operatória são inúmeros, desde fatores relacionados à cirurgia, como também relacionados ao paciente e os tratamentos prévios realizados (radioterapia ou quimioterapia).

Entre as dores crônica pós-operatórias de câncer pélvico, encontram-se as plexopatias lombossacrais, a sensação fantasma do reto e a mialgia de tensão do assoalho pélvico.

A plexopatia lombossacral é uma condição clínica caracterizada por dor intensa, distúrbios sensitivos, fraqueza muscular progressiva, alteração de reflexos. Pode ocorrer como complicação (rara) de um câncer avançado (pélvico, abdominal, retroperitoneal) devido a progressão local do câncer, após radioterapia ou como complicação da cirurgia. A complicação cirúrgica pode ocorrer diretamente, por meio de dissecções de planos musculares, ou indiretamente, por lesão isquêmica intraoperatória (tração de estruturas ou pressão prolongada), hematoma pós-operatório ou abscesso, e o desenvolvimento de cicatrizes e fibroses.[5]

O quadro clínico de neuropatia do plexo lombar é de diminuição de força na flexão do quadril, extensão do joelho e adução de coxa, hipoestesias na face anteromedial da coxa e quadril. O quadro clínico de neuropatia do plexo sacral é de perda de força na extensão do quadril, flexão do joelho, flexão dorsal e plantar dos pés; e incontinência fecal e urinária podem ocorrer.

A sensação fantasma retal ocorre em aproximadamente 18% dos pacientes submetidos à ressecção retal abdominoperineal. A dor ocorre na primeira semana após a cirurgia, geralmente moderada e com resolução espontânea em metade dos casos.[6] Em outros pacientes, a dor é persistente e intensa, com grande prejuízo funcional e na qualidade de vida do paciente. O tratamento pode ser tentado com medicamentos adjuvantes, como anticonvulsivantes, antidepressivos e relaxantes musculares, bem como associação de procedimentos intervencionistas como bloqueios simpáticos, pericoccígeos, implante de estimuladores de nervos ou medulares, bombas intratecais de fármacos, entre outros.

A mialgia do assoalho pélvico ocorre devido à lesão pós-cirúrgica, levando a dor somática que cursa com presença de *trigger points* na musculatura, hipertonicidade, irradiando para outras regiões, como abdominal baixa, suprapúbica, quadril, vulva, ânus.

Pós-radioterapia/quimioterapia

A quimioterapia pode causar neurotoxicidade periférica, levando a neuropatia periférica induzida pela quimioterapia, e toxicidade central, desde déficits cognitivos leves, até o coma.

Park e colaboradores[7] estimam que até 40% dos pacientes sobreviventes ao câncer desenvolvem e convivem com sintomas permanentes e disfuncionais devido a neuropatia periférica pós-tratamento.

Alguns quimioterápicos relacionados com isso são os vinca-alcaloides, os compostos de platina, taxanos, eribulina; esses são utilizados como tratamento primário ou adjuvante no câncer de testículo, ovariano, colorretal, hematológico e de cabeça e pescoço.

A neurotoxicidade quimioterápica causa uma neuropatia progressiva axonal, combinada ou não com mudanças nos neurônios dos gânglios das raízes dorsais, levando a sintomas e sinais, como sensação de parestesia ou anestesia, dor em queimação, choques, principalmente em mãos e pés. Os pacientes também podem apresentar neuropatia motora, com fraqueza, disfunção autonômica. Na maioria das vezes, esses sintomas são temporários, porém em um terço dos casos é um efeito adverso permanente, levando a prejuízos nas funções cognitivas e de atividades da vida diária.

O manejo da neurotoxicidade consiste em reduzir as doses cumulativas, diminuir a intensidade das doses, espacialmente em pacientes com alto risco de desenvolver a neurotoxicidade, ou em pacientes que já possuem sintomas neuropáticos devido a diabetes, neuropatias hereditárias etc.

Os estudos ainda são conflitantes em relação aos agentes neuroprotetores para prevenir a neuropatia, como a glutationa, amifostina, fatores de crescimento. No geral, nenhuma medicação foi proposta como de escolha para tratar ou prevenir essa neuropatia, sendo considerada um efeito adverso difícil de prevenir e controlar.

A radioterapia é o tratamento de escolha no manejo de diversos tipos de câncer, como o de endométrio, colo uterino, retal, vesical etc. Entretanto, os efeitos agudos e crônicos da toxicidade induzida por radiação são frequentemente observados, apesar da melhoria das técnicas radiológicas. Diversos estudos mostram que a radioterapia está mais associada com sequelas de dor em longo prazo do que a cirurgia e a quimioterapia. Ao contrário da quimioterapia, o dano da radioterapia é localizado no sítio anatômico específico que foi irradiado, e depende do tipo de radiação utilizada, a dose total administrada, o tipo e estágio do câncer, entre outras variáveis.

O efeito da radioterapia para os ossos causando atrofia da estrutura óssea leva a maior suscetibilidade às fraturas por insuficiência em locais de sobrecarga de peso, levando ao quadro de dor. Por exemplo, a radioterapia para câncer de colo uterino pode levar a fraturas nos ossos da pelve, devido à sua proximidade.[8] Durante a radioterapia para tumores de abdome ou pélvicos, o intestino é um alvo potencial para lesão, podendo ocorrer enterite crônica por radiação e proctite. Além do mais, pode ocorrer cistite crônica, dispareunia, entre outros efeitos adversos. Deve-se considerar esses fatores, pois é muito frequente sua existência entre os sobreviventes do câncer, e as opções terapêuticas são escassas, causando morbidade e mortalidade em longo prazo.

A plexopatia lombossacral após radioterapia da região pélvica pode ocorrer devido a isquemia e posterior fibrose devido a insuficiência microvascular. Doses acima de 1.000 cGy podem causar mudanças patológicas nas células de Schwann, nos fibroblastos, células vasculares, e perineurais. A apresentação clínica mais comum nesses pacientes é fraqueza nas pernas, podendo também apresentar perda sensitiva e até prejuízo na função motora.

■ TRATAMENTO DA DOR NO CÂNCER PÉLVICO

Tratamento medicamentoso

O objetivo fundamental da terapia analgésica é aliviar a dor em repouso e durante o movimento, com a menor quantidade possível de efeitos colaterais, manter o paciente lúcido e consciente durante o dia e garantir qualidade do sono durante à noite.

É necessário ter em mente que os pacientes não apresentam somente queixas de dor física, mas também queixas múltiplas devido ao medo, angústia, depressão, adinamia, náuseas, vômitos, dispneia.

No tratamento inicial, deve-se associar o controle da dor com o tratamento antineoplásico. Em até 80% dos casos, a dor pode ser controlada, desde que sejam obedecidas regras claras e precisas na administração dos fármacos. A primeira regra consiste em utilizar as medicações em horários fixos, de acordo com o metabolismo da droga utilizada, sem esperar que o paciente sinta dor para tomar a medicação. A segunda consiste em administrar por via oral, sempre e quando as condições do paciente permitirem.

O tipo de analgésico, a dose e a via de administração podem variar de acordo com a intensidade da dor e o estado clínico do paciente. As dores de intensidade leve, secundárias ao comprometimento somático e visceral, respondem melhor ao uso de paracetamol, AINEs e dipirona. As dores de intensidade moderada, que não respondem aos analgésicos mais simples, podem ser controladas com o uso de opioides. Os fracos, como codeína e tramadol, apresentam desvantagens, como dose-limite para a sua administração, sendo seu uso cada vez mais controverso, especialmente em crianças, em que o metabolismo da codeína é incerto e deve ser evitado. Somam-se a isso as evidências sobre opioides fortes em baixas doses, que se mostram mais eficientes e com menor perfil de efeitos colaterais que os opioides fracos no tratamento da dor oncológica moderada.[9,10]

As dores mais intensas são geralmente as que necessitam de opioides mais potentes, como morfina, metadona, oxicodona. Porém, grande parte desses pacientes já apresentam dor intensa desde o início do tratamento, e muitos apresentam efeitos colaterais importantes, além de dor refratária ao tratamento farmacológico. Devido a esses e outros fatores, é essencial que o paciente seja avaliado precocemente para possibilidade de controle da dor com técnicas minimamente invasivas, intervencionistas de controle da dor, por meio de infiltrações e bloqueios de estruturas específicas, como nervos e gânglios, para interrupção da transmissão dolorosa.

Dentre os efeitos colaterais do tratamento com opioides, destacam-se a constipação intestinal (não desaparece com uso crônico), a sonolência (desaparece após a primeira semana de tratamento), náuseas e vômitos (início do tratamento), e em alguns casos, delírio, agitação, mioclonias e hiperalgesia induzida por opioides. Nesses casos, deve-se tentar a rotação de opioides, substituindo um por outro, em doses 30 a 50% menores que sua dose equivalente, com aumentos progressivos na dose até atingir a analgesia adequada.

Também se devem utilizar medicações adjuvantes, como os antidepressivos e anticonvulsivantes para o manejo da dor oncológica. O corticoide é utilizado para o manejo da dor associada com compressões medulares, radiculares, na cefaleia associada a aumento da pressão intracraniana e nas metástases ósseas. Porém, essas medicações também provocam efeitos colaterais, muitas vezes intoleráveis pelos pacientes.

Tratamento intervencionista

Pacientes oncológicos com tumores invadindo a região pélvica podem experimentar dores severas e não serem responsivos a opioides via oral ou parenteral.[11]

Nesses pacientes podemos lançar mão de técnicas intervencionistas como os bloqueios do plexo hipogástrico superior, plexo hipogástrico inferior, gânglio ímpar, além de implantação de dispositivos de infusão intratecal de medicações, para alívio e controle da dor, que também podem ser úteis na definição diagnóstica.[12]

• Sistema nervoso simpático

Diversas patologias dolorosas como a síndrome de dor complexa regional e dor oncológica de diversas origens podem ter o sistema nervoso simpático fazendo parte de sua fisiopatologia. O bloqueio simpático começou a ser difundido para o alívio da dor durante a Primeira Guerra Mundial. Os alvos mais comuns são o gânglio estrelado, o plexo celíaco, a cadeia simpática lombar, o plexo hipogástrico superior e o gânglio ímpar. Os dois últimos são alvos importantes para o tratamento da dor pélvica benigna e oncológica.[13]

A maioria das vísceras pélvicas são primariamente inervadas dualmente pelo sistema nervoso simpático (toracolombar) e pelo parassimpático (craniossacral).[14]

Dependendo do tipo de estímulo, diferentes vias podem estar envolvidas na geração do impulso doloroso. A dor visceral pode ser decorrente de uma sensibilização da inervação sensorial primária da víscera, da hiperexcitabilidade dos neurônios descendentes espinhais (sensibilização central) recebendo *inputs* sinápticos viscerais, e da desregulação das vias descendentes responsáveis pela modulação da transmissão nociceptiva. Existe ainda uma sobreposição da dor entre os órgãos, uma vez que um único aferente primário inerva mais de um órgão e ainda devido à convergência das fibras aferentes no corno dorsal da medula espinhal.

- *Bloqueio do plexo hipogástrico superior*

A dor proveniente da região abdominal baixa e da região pélvica é mediada pelas vias simpáticas do plexo hipogástrico superior (PHS), uma complexa rede de pequenas fibras nervosas que envolvem a aorta em seus aspectos anterior e lateral e fornecem inervação visceral para órgãos pélvicos como cólon descendente, reto, útero, colo uterino, vagina, próstata e bexiga. A primeira tentativa de se bloquear a cadeia simpática para a pelve foi realizada em 1899, por Jaboulay (França) e Ruggi (Itália). Diversas síndromes dolorosas benignas ou malignas envolvendo os órgãos pélvicos podem ser tratadas de forma eficaz com o bloqueio do PHS, como as dores envolvendo bexiga, pênis, vagina, reto, ânus, períneo e pelve baixa.[15] Também há relatos de bloqueios proporcionando alívio da dor peniana e uretral pós-prostatectomia.[16]

Situado retroperitonealmente, o PHS estende-se do terço distal da quinta vértebra lombar ao terço superior da primeira vértebra sacral, bilateralmente, junto ao promontório sacral e bifurcação dos vasos ilíacos comuns.[17] O PHS é uma extensão do plexo aórtico, e contém fibras simpáticas e viscerais aferentes, inervando os órgãos pélvicos.[18]

Em 1990, Plancarte e colaboradores apresentaram o primeiro trabalho na literatura sobre a eficácia da técnica tradicional, no qual uma agulha é inserida de cada lado anteromedialmente, visto que o plexo hipogástrico já se dividiu em seus troncos direito e esquerdo, com uma angulação entre 30° e 45° de forma a evitar o processo transverso de L5 e se chegar ao alvo.[11] Um estudo foi realizado utilizando essa técnica em 28 pacientes com dor pélvica, em que foram injetados 6-8 mL de fenol. Eles encontraram melhora da dor em 70% dos pacientes com injeção única, e uma melhora de até 90% quando em combinação com analgésicos orais.[18] De Leon-Casasola e colaboradores encontraram alívio satisfatório da dor em 18 de 26 pacientes com dor oncológica pélvica, e oito pacientes relataram alívio moderado da dor, utilizando a abordagem tradicional.

Erdine e colaboradores descreveram a técnica transdiscal com perda de resistência para a identificação do retroperitônio e obtiveram alívio significativo da dor em 60% dos pacientes (12 pacientes) por até um mês após a realização do bloqueio.[15]

Em 1991, Waldman e colaboradores modificaram a técnica tradicional e descreveram o bloqueio do plexo hipogástrico superior utilizando uma agulha, guiado por tomografia.[15] A tomografia computadorizada auxilia na visualização das estruturas vasculares e dos tecidos moles, entretanto aumenta significativamente o potencial de perfuração do intestino delgado e a exposição à radiação.[16]

Indicações

Dentre as indicações desse bloqueio podemos citar as desordens ginecológicas benignas como a endometriose, a cistite intersticial, a síndrome do intestino irritável e a dor crônica secundária à neoplasia pélvica que atinge reto, bexiga, próstata, útero, ovários e vagina proximal.[15,19]

Descrição da técnica

O bloqueio do PHS pode ser realizado sob radioscopia, tomografia e, mais recentemente foi descrita a técnica por ultrassonografia. O método tradicional envolve duas agulhas e o método transdiscal pode ser realizado com uma única agulha. Ambas têm como alvo o aspecto anterolateral de L5, e são realizadas sob fluoroscopia com agulhas de 22G.

Com o paciente em decúbito ventral, a agulha deve ser inserida até a margem anterolateral do disco intervertebral de L5-S1, guiado por fluoroscopia. Um pequeno volume (2-3 mL) de contraste não iônico deve ser infiltrado para confirmar o correto posicionamento da agulha. O contraste deve se espalhar linearmente sob o corpo vertebral de L5 e a porção superior do sacro na visão lateral (Figuras 81.1 a 81.4)

O bloqueio deve ser realizado com 6 a 8 mL de um anestésico local como bupivacaína a 0,25% para bloqueio diagnóstico ou prognóstico e 6 a 8 mL de fenol aquoso a

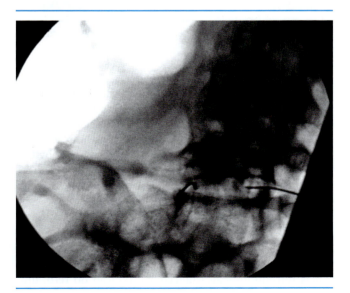

Figura 81.1. Ponto de entrada transdiscal L5-S1 (técnica *tunnel vision* à esquerda), com agulha à direita já inserida. (Fonte: Imagem cedida pela Dra. Karen Braguiroli.)

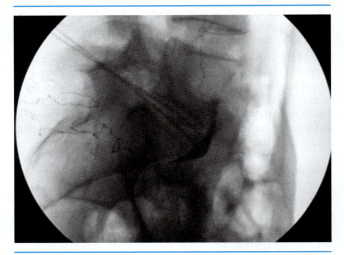

Figura 81.2. Imagem de perfil: contraste em região anterior ao disco L5-S1. (Fonte: Imagem cedida pela Dra. Karen Braguiroli.)

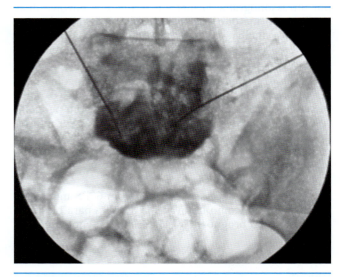

Figura 81.3. Imagem em AP: contraste em região anterior ao disco L5-S1. (Fonte: Imagem cedida pela Dra. Karen Braguiroli.)

8-10% para neurólise terapêutica.[16] Os pacientes candidatos a neurólise são aqueles que apresentaram mais de 50% de melhora da dor após o bloqueio diagnóstico.[19] O alívio da dor após bloqueio diagnóstico pode ter duração variável de dias a meses. Entretanto, em pacientes oncológicos é comum o uso de agentes neurolíticos como álcool ou fenol, que apresentam efeito mais prolongado, mas cursam com risco potencial de lesão de tecidos adjacentes.[20]

Complicações

Possíveis complicações relacionadas à técnica estão associadas a injeção intra-arterial de vasos ilíacos, hematomas retroperitoneais, infecções e punção do reto, ureter e da bexiga. As complicações potenciais secundárias à punção do disco intervertebral incluem discite, ruptura do disco e hérnia, embora a incidência seja baixa.[21]

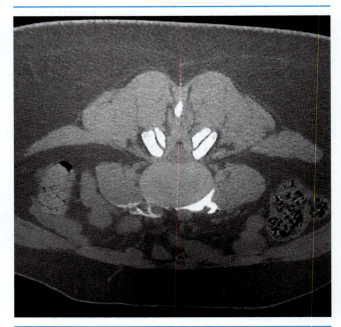

Figura 81.4. Bloqueio hipogástrico superior guiado por TC. (Fonte: Imagem cedida pela Dra. Mariana Mafra.)

• Bloqueio hipogástrico inferior

O bloqueio do plexo hipogástrico inferior (PHI) via transacral sob fluoroscopia foi descrito por Schultz em 2007 para o tratamento de dor crônica envolvendo as vísceras pélvicas baixas. Esse plexo é localizado em ambos os lados do reto ventral para os segmentos espinhais S2, S3 e S4, formado por fibras eferentes simpáticas dos nervos hipogástricos e esplâncnicos pélvicos, e por fibras parassimpáticas pré-gangliônicas nos nervos esplâncnicos pélvicos e fibras viscerais aferentes das vísceras pélvicas.

Indicações

O bloqueio de PHI está indicado no diagnóstico e tratamento de pacientes com dor oncológica mantida pelo simpático que envolve as vísceras pélvicas inferiores, como as que são originárias da bexiga, próstata, pênis, vagina, reto, ânus e períneo. Eles não são comumente realizados na prática clínica.[16,22]

Pacientes oncológicos com dor perineal e pélvica baixa podem se beneficiar do bloqueio do plexo hipogástrico inferior ao invés do bloqueio do plexo hipogástrico superior e do gânglio ímpar, especialmente porque essa área é inervada por fibras originárias do plexo hipogástrico inferior pré-sacral, que não podem ser bloqueadas pelo bloqueio do plexo hipogástrico superior.

Descrição da técnica

O bloqueio pode ser realizado de S1 a S4, escolhendo-se preferencialmente o forame mais visível. Sob fluoroscopia, a agulha é colocada inicialmente 1 a 2 cm da borda lateral do forame sacral, unilateralmente ao alvo, sendo então redirecionada medialmente após tocar a superfície óssea posterior do sacro, em direção à borda inferior medial do forame sacral ventral, até que o contato seja feito com a borda óssea medial do forame sacral ventral. O contraste deve se espalhar na superfície do sacro ventral em sentido cefalocaudal. A técnica original descrita por Shultz utiliza 10-15 mL de anestésico local associado a corticosteroide.[16,22,23]

Mohamed e colaboradores foram os primeiros a descrever bloqueios neurolíticos de PHI usando a abordagem descrita por Schultz, com redução de 43,8% nos níveis de dor.[22]

Complicações

A parestesia transitória é relatada como o efeito adverso mais comum, ocorrendo em 5% dos bloqueios.[23] É possível ocorrer também punção retal, penetração vascular de vasos pélvicos, hematoma e infecção.

• Bloqueio do gânglio ímpar

O gânglio ímpar, também chamado de gânglio de Walther ou gânglio sacrococcígeo, é um gânglio solitário formado pela convergência de duas cadeias simpáticas paravertebrais bilaterais, tradicionalmente localizado anterior à articulação sacrococcígea e posterior ao reto (Figura 81.5). Entretanto, pode haver variação da articulação sacrococcígea ou cóccix, até a ponta do cóccix.[25] Fornece inervação nociceptiva e simpática para o períneo, reto distal, região perianal, uretra distal, vulva/escroto e um terço distal da vagina, bem como inervação simpática para as vísceras pélvicas.[24]

O bloqueio pré-sacral do gânglio ímpar foi descrito por Plancarte e colaboradores em 1990 primariamente para o tratamento de dor perineal relacionada ao câncer. Porém, essa técnica tem sido utilizada com sucesso para o tratamento de dores pélvicas e perineais não malignas também.[15]

Indicações

O bloqueio do gânglio ímpar tem sido utilizado para o tratamento de dores mantidas pelo simpático na região do períneo, reto e genitália, como a dor perineal ou perianal maligna, dor por tenesmo retal e coccigodinia após trauma, alterações degenerativas e subluxação.

Descrição da técnica

Uma abordagem transacrococcígea guiada por fluoroscopia é a mais comumente utilizada. O paciente é colocado em decúbito ventral e uma agulha de 3,5 polegadas de calibre 22 é colocada no espaço retroperitoneal através da articulação sacrococcígea usando orientação fluoroscópica (Figuras 81.6 a 81.8).

A posição da agulha é confirmada pela injeção de 1 mL de contraste no espaço retroperitoneal. Uma aparência de difusão de contraste em "vírgula" é vista na imagem lateral. Nos casos de dor não maligna, 5 a 10 mL de bupivacaína a 0,5% são injetados para bloqueio diagnóstico. Em casos de dor oncológica, um bloqueio neurolítico pode ser realizado usando 4 a 6 mL de fenol aquoso pelo menos 6%.

O bloqueio do gânglio proximal com anestésico local tem sido utilizado como ferramenta diagnóstica, além de bloqueio terapêutico. A neurólise do gânglio ímpar é indicada para síndromes de dor persistente que responderam temporariamente ao bloqueio do gânglio com anestésico

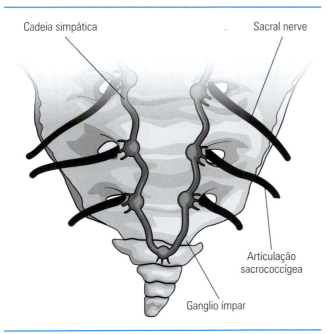

Figura 81.5. Anatomia do gânglio ímpar. (Fonte: Ganglion Impar Block. In: Manchikanti L, Singh V, eds. Interventional Techniques in Chronic Non-Spinal Pain.)

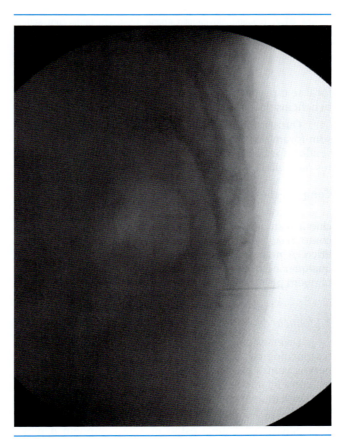

Figura 81.6. Bloqueio do gânglio ímpar: visão em perfil com agulha atravessando ligamento sacroccígeo. (Fonte: Imagem cedida pela Dra. Karen Braguiroli.)

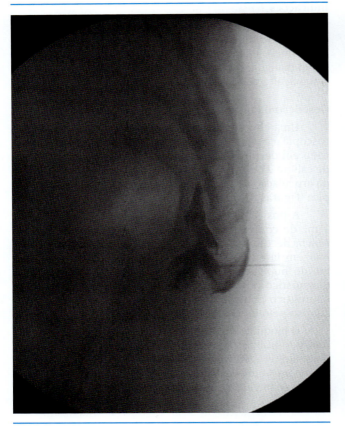

Figura 81.7. Bloqueio do gânglio ímpar: visão em perfil com agulha atravessando ligamento sacrococcígeo com dispersão contraste. (Fonte: Imagem cedida pela Dra. Karen Braguiroli).

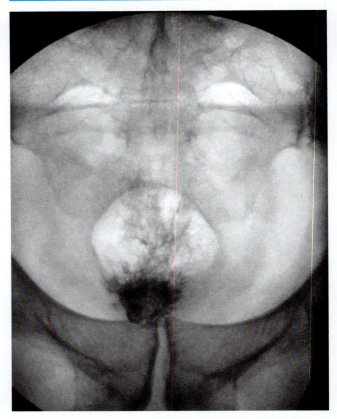

Figura 81.8. Bloqueio do gânglio ímpar: visão em AP. (Fonte: Imagem cedida pela Dra. Karen Braguiroli).

local se o risco de efeitos colaterais for compensado pelos benefícios potenciais do procedimento.[15]

Outras abordagens incluindo o uso de TC e ultrassom foram descritas, mas são pouco adotadas na prática, sendo especialmente úteis na presença de grandes tumores na região pélvica.

Complicações

As complicações potenciais da neurólise química incluem disfunção motora, sexual, intestinal ou da bexiga como resultado da disseminação inadvertida do neurolítico. A neurite ou neuralgia é um risco potencial após qualquer neuroablação química.[16] Além disso, pode haver também perfuração do reto, hemorragia e infecção.[15]

• Bloqueio de nervos periféricos

Diversas dores não malígnas que ocorrem em pacientes oncológicos podem ser causadas por compressão de nervos contra estruturas ósseas, por aprisionamento destes entre ligamentos e tendões ou por atrofia de músculos que servem de proteção contra estiramento.[26]

Dentre os nervos mais comumente afetados na região pélvico-abdominal estão os que compõem o plexo lombossacral, que é dividido em plexo lombar e plexo sacral, sendo esses últimos os mais acometidos nas doenças pélvicas. O plexo lombossacro encontra-se junto ao psoas, em frente ao processo transverso lombar. O plexo lombar é formado pelos ramos anteriores das raízes de T12-L5, enquanto o plexo sacral é formado pelos ramos anteriores de L4-L5 e S1-S4.[26]

Esses nervos, quando causadores de dor, podem ser abordados visando o alívio do quadro álgico, sendo por meio de bloqueios anestésicos, crioablação, fenolização, radiofrequência ou neuromodulação. Exames de imagem devem ser realizados antes de qualquer infiltração.

Citaremos a seguir os principais alvos terapêuticos.

Nervo obturador

O nervo obturador origina-se das divisões anteriores dos ramos ventrais de L2, L3 e L4. Sua compressão não é muito comum e pode estar relacionada a compressões na saída do nervo ao nível de L2-3 ou por patologia da pelve. O paciente refere dor no aspecto medial da coxa, podendo apresentar ponto-gatilho próximo ao osso púbico (Figura 81.9).

Nervo pudendo

O nervo pudendo possui função tanto motora quanto sensitiva e pode ser comprimido em diversos pontos. Ele se divide em três ramos: nervo dorsal do pênis ou clitóris, nervo perineal e nervo retal inferior. A dor pode ser representada por qualquer um desses ramos, estendendo-se desde o períneo até o clitóris.[26]

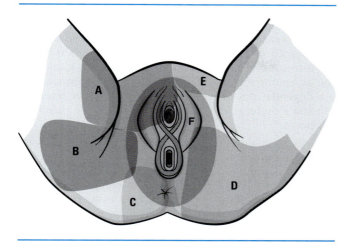

Figura 81.9. Inervação do períneo. A: nervo genitofemoral; B: nervo obturador; C: nervo cluneal inferior; D: ramo nervo cutâneo femoral posterior; E: nervo ilioinguinal; F: nervo pudendo. (Fonte: Cortesia da Dra. Andrea Trescot.[26])

O nervo se origina do plexo sacral e sua formação possui contribuição das raízes de S2-S4.[26,27]

Após deixar o forame sacral, os nervos se juntam na face ventral do músculo piriforme para então formarem o nervo pudendo. Este segue viajando através da região glútea juntamente com a artéria pudenda interna, passando através do forame isquiático. Na altura da espinha isquiática, a banda neurovascular encontra-se entre os ligamentos sacrotuberoso e sacroespinhoso e passa para o períneo através do forame isquiático menor, encontrando-se aí dentro do canal do pudendo. Nesse local, ele dará origem aos seus três ramos.[26]

Ele pode se comprimido em qualquer local desde sua origem até a sua bifurcação. A suspeita diagnóstica é feita pela clínica do paciente e o bloqueio pode ser realizado tanto para diagnóstico quanto para tratamento.

• *Dispositivos intratecais*

Desde de 1980 a infusão intratecal de analgésicos vem sendo utilizada de forma progressiva no tratamento de dores crônicas, tornando-se parte dos protocolos modernos de tratamento da dor crônica principalmente após o desenvolvimento de sistemas implantáveis e programáveis de infusão contínua.[28] A analgesia intratecal administrada por meio de um sistema de liberação de medicamento analgésico totalmente implantável envolve o implante cirúrgico de uma bomba na parede abdominal que se liga ao espaço intratecal por meio de um cateter.[29,30]

O medicamento opioide é transportado diretamente a um local com receptores opioides, por isso a dose intratecal necessária é muito menor do que quando se utiliza a via oral ou epidural, conferindo menor risco de efeitos colaterais, como lentidão cognitiva, distúrbios gastrointestinais, constipação e depressão respiratória; no entanto, o prurido e o edema periférico são mais comuns com a administração intratecal. As doses de opioides orais e epidurais são, respectivamente, 300 e 10 vezes maiores que a mesma dose intratecal.[31,32]

Seu uso está indicado no tratamento de dores oncológicas e não oncológicas crônicas de intensidade moderada a severa, além de espasticidades não responsivas aos demais tratamentos. Por ser um procedimento invasivo é importante assegurar que opções terapêuticas mais simples e menos dispendiosas tenham sido tentadas antes de optar por ela. A analgesia intratecal, entretanto, pode ser ineficaz em até 25% dos pacientes e os preditores de má resposta à analgesia incluem dor neuropática, dor recorrente e úlceras mucocutâneas.[29]

Pacientes que têm ou desenvolverão necessidades crescentes de opiáceos, dor de difícil controle ou intolerância ao regime de medicação devem ser considerados para a terapia neuroaxial contínua. Chamamos atenção para três perfis diferentes de pacientes: aqueles com expectativa de vida curta e foco na paliação; progressão estável ou retardada da doença, mas com alta probabilidade de recorrência; e pacientes com câncer em remissão ou curados.[28] Nesses pacientes oncológicos, a analgesia por infusão intratecal é considerada mais eficaz do que a medicação sistêmica, em termos de custos, se o paciente tem perspectiva de viver por mais três a seis meses com dor.[33] Em uma pesquisa realizada por Bedder e colaboradores, chegou-se a conclusão que o cateter intratecal com bomba externalizada (ou dispositivo *porth-a-cath*) é indicada se o paciente tem expectativa de menos de três meses de vida, enquanto o cateter intratecal com bomba totalmente implantável é indicada se o paciente tem maior expectativa de vida.[34]

Nesse contexto, o cateter intratecal tunelizado com um dispositivo semelhante a um *porth-a-cath* tem sido proposto como uma opção menos invasiva e custo-efetiva que é mais fácil de usar em casa em pacientes com um prognóstico de menos de três meses; entretanto, complicações graves ainda podem ocorrer. Dependendo do prognóstico e da anatomia, o paciente pode ter um sistema externo ou um sistema implantável colocado para auxiliar no controle da dor em longo prazo. Por conta da conexão aberta com a pele, os sistemas externalizados correm maior risco de infecção em comparação com os dispositivos internos. O tunelamento do cateter sob a pele pode reduzir o risco de infecção e evitar a migração do cateter.[32]

Geralmente, os pacientes são submetidos a um teste de terapia epidural ou intratecal com implante semipermanente ou permanente, por meio de um cateter colocado por via percutânea ou de uma única injeção. O teste pode durar de 1 a 7 dias. O período de avaliação cursa com o controle frequente da dor juntamente com sinais vitais e exame neurológico. Por esse motivo, os períodos de teste devem ocorrer no ambiente hospitalar. Um estudo é normalmente considerado bem-sucedido se houver uma redução da EVN em 50%. Entretanto, vale lembrar que o período de teste pode ser reconsiderado em pacientes com câncer com doença terminal, imunodepressão grave ou preocupação de que o teste prolongará significativamente o sofrimento do paciente. Os medicamentos neuroaxiais mais comumente usados são morfina e bupivacaína. Quando estamos diante de um paciente em cuidados de fim de vida, a titulação de medicamentos de suporte deve ser feita de forma conveniente, reconhecendo que a consideração dos limites superiores de doses e concentrações deve ser flexível de acordo com a necessidade do paciente (Tabela 81.1).[28]

Tabela 81.1. Alguns critérios de seleção a serem observados para a colocação de bomba intratecal

Opções de tratamento mais conservadoras falharam, ou outras opções são inaceitáveis ou não indicadas?
O teste com medicamentos neuroaxiais proporciona alívio da dor aceitável, efeitos colaterais toleráveis e melhora funcional?
Medicamentos orais ou transdérmicos produzem efeitos colaterais inaceitáveis ou um nível inaceitável de alívio?
A anatomia da coluna do paciente permitirá a colocação de um cateter espinhal?
O paciente é clinicamente estável? Tem distúrbios hemorrágicos não tratados?
O paciente é medicamente estável? Tem processos infecciosos não tratados?
O paciente tem distúrbios de pele que impeçam a implantação de um corpo estranho?
O paciente é mentalmente estável? Tem depressão severa não tratada ou transtornos de ansiedade? Algum transtorno de personalidade significativo, como transtorno de personalidade limítrofe ou antissocial?
A região da dor pode ser coberta pela colocação anatômica congruente de um cateter intratecal?
O paciente consegue relatar seus sintomas de forma confiável? Conseguirá cumprir as visitas de acompanhamento adequadamente?

Adaptada de: Careskey H, Narang S. Interventional Anesthetic Methods for Pain in Hematology/Oncology Patients Atlas of Implantable Therapies for Pain Management p. 250. Hematol Oncol Clin N Am. 2018; 32:433-45.[32]

De acordo com as recomendações atuais, a ponta do cateter deve ser posicionada dentro da maior proximidade do dermátomo espinhal consistente com a localização da dor. A maioria dos casos relatados, entretanto, demonstra o manejo bem-sucedido da dor do câncer, utilizando um cateter torácico, que é a abordagem tradicional, devido também a maior facilidade técnica.[35] Considerando o foco do nosso capítulo, que é a dor pélvica de origem oncológica, devemos avaliar a abordagem retrógrada, certamente mais desafiadora que a tradicional, em que a ponta do cateter é colocada na coluna sacral, principalmente porque o cateter nem sempre viaja caudalmente ao sair da agulha. Essa abordagem retrógrada tem sido pouco relatada na literatura. Uma abordagem retrograda para colocar a ponta do cateter mais próxima das raízes sacrais pode estar associada a benefícios em termos de eficácia e segurança em comparação a um tratamento intratecal mais convencional.[36]

Os efeitos colaterais associados à implantação da bomba intratecal de fármacos podem se dever ao procedimento cirúrgico, ao dispositivo implantado ou às drogas utilizadas. As complicações relacionadas ao cateter incluem infecção da ferida, meningite, microfratura/quebra, mau posicionamento, migração, torção, ruptura e desconexão do cateter, higroma, bloqueio da fibrose e granulomas da ponta do cateter intratecal, podendo causar déficits neurológicos. Problemas relacionados à bomba incluem depleção inesperada da bateria, motor ou compo-

nente falho e erro do programa, infecções e dor no sítio de colocação da bomba. Há risco de cefaleia pós-punção devido ao vazamento de líquido cefalorraquidiano durante a colocação do cateter, formação de hematoma e lesões nas estruturas vizinhas. A infusão de anestésico local pode causar neurotoxicidade e dano neurológico permanente, e a depender das drogas utilizadas pode haver retenção urinária e ou fecal, incontinência e fraqueza de membros inferiores.[30,33,37,38]

Existem ainda consequências clínicas potenciais incluindo hiperalgesia induzida por opioides, hipotensão, sedação, depressão respiratória, massa inflamatória, hipogonadismo hipogonadotrófico e comprometimento imunológico. Embora o potencial para essas consequências possa ser diminuído com dosagem e titulação cuidadosas, elas não são completamente excluídas. Para limitar o potencial de efeitos adversos, recomenda-se que a terapia seja iniciada em doses baixas, com aumento gradual, conforme necessário e com base na resposta do paciente.[28]

■ IMPACTO BIOPSICOSSOCIAL

A compreensão dos mecanismos determinantes da dor pélvica, principalmente relacionada ao câncer, exige o reconhecimento do modelo biopsicossocial para a dor, o qual, de acordo com Cecily Saunders, considera que a dor oncológica é uma dor "total", porque o paciente experimenta a dor em diversas dimensões: física, emocional, social e espiritual.[39] A análise dos problemas existenciais, familiares e sociais, portanto, torna-se fundamental na abordagem dos pacientes com dor pélvica associada ao câncer.

A dor nociceptiva associada ao tumor, juntamente com potenciais efeitos colaterais da radioterapia pélvica como fibrose vaginal, estenoses, aderências e ressecamento, podem muitas vezes levar a dificuldades sexuais pós-irradiações crônicas e angustiantes, incluindo redução do desejo e atividade sexual, anorgasmia e diminuição da satisfação geral com a vida sexual. Esses efeitos colaterais são comuns, com diferenças sexuais relatadas em 47 a 85% das mulheres com câncer ginecológico.[40]

Devemos lembrar que os tumores pélvicos levam a um grande impacto psicológico. Por exemplo, pacientes com câncer de colo uterino enfrentam problemas relacionados à sexualidade, isolamento social, alteração na imagem corporal, na feminilidade e colapso na comunicação do casal. Entre os sobreviventes de câncer de próstata, encontrou-se uma incidência de 17% de níveis moderados a intensos de ansiedade, e 10,2% com níveis moderados a intensos de sintomas de depressão.[41] Pacientes com colostomia permanente também apresentam grande prejuízo emocional, com medos e preocupações com a sua imagem corporal.

As alterações físicas associadas com variáveis psicossociais predisponentes, como o modelo familiar de dor, a história de abuso sexual, a somatização, e as muitas questões psicológicas citadas contribuem para uma evolução adversa do quadro de dor, podendo dificultar a resposta terapêutica, mesmo após o tratamento intervencionista. De acordo com estudos prévios, existe uma grande conexão entre a duração e o nível de dor oncológica, e o prejuízo psicológico, especialmente em relação à ansiedade, depressão e pensamentos suicidas.[42] Uma meta-análise concluiu que técnicas de terapia cognitivas-comportamentais possuem efeito benéfico na dor e estresse entre mulheres com câncer de mama.[43]

Todos esses achados mostram que nesses pacientes, o próprio tratamento específico da dor, tanto medicamentoso como intervencionista, pode ficar prejudicado se não houver o tratamento psicológico e comportamental associado.[44] A abordagem multiprofissional da equipe de dor com participação do médico assistente, psicólogo, assistente social e fisioterapeuta é essencial para que haja uma resposta satisfatória na diminuição da intensidade da dor e restauração da máxima capacidade funcional e sexual do indivíduo.

■ CONCLUSÃO

A dor pélvica oncológica está presente em 75% dos pacientes durante a doença, e entre 30-50% desses pacientes irão apresentar dor moderada a intensa.[45] Portanto, todas as estratégias para a redução da dor são fundamentais para esses pacientes. Por causa da sua complexidade, deve existir um grupo multiprofissional responsável pelo seu tratamento. O manejo farmacológico é o método mais comum para o alívio da dor; porém, em casos selecionados, deve-se optar por tratamentos minimamente invasivos. Não podemos esquecer que esses pacientes também devem receber apoio psicológico e espiritual durante o tratamento e reabilitação.

■ REFERÊNCIAS BIBLIOGRÁFICAS

1. Chang HM. Cancer pain management. Med Clin North Am. 1999; 83(3):711-36.
2. Procacci P, Meresca M. Patophysiology of visceral pain. In: Lipton S, et al. (eds). Advances in pain research and therapy., New York: Rven. 1990; 13:123.
3. Giamberardino MA, Affaiti G, Constantini R. Referred pain from internal organs. In: Cervero F, Jensen TS (eds). Handbook of clinical neurology. Amsterdam: Elsevier. 2006; 343-60.
4. Instituto Nacional de Câncer José Alencar Gomes da Silva. Estimativa 2018: incidência de câncer no Brasil. Coordenação de Prevenção e Vigilância. Rio de Janeiro: INCA; 2017. ISBN 978-85-7318-362-7 (versão impressa) ISBN 978-85-7318-361-0 (versão eletrônica).
5. Klimek M, Kosobucki R, Luczynska E, et al. Radiotherapy-induced lumbosacral plexopathy in a patient with cervical cancer: a case report and literature review. Contemp Oncol (Pozn) 2012; 16(2):194-6.
6. Ovesen P, Kroner K, Ornsholt J, et al. Phantom-related phenomena after rectal amputation: prevalence and clinical characteristics. Pain. 1991; 44(3):289-91.
7. Park S, Goldstein D, Krishnan AV, et al. Chemotherapy-induced peripheral neurotoxicity: a critical analysis. CA Cancer J Clin. 2013; 63(6):419-37.
8. Kwon JW, Huh SJ, Yoon YC, et al. Pelvic bone complications after radiation therapy of uterine cervical cancer: evaluation with MRI. AJR Am J Roentgenol. 2008; 191(4):987-94.
9. Moriarty C, Carroll W. Ibuprofen in paediatrics: Pharmacology, prescribing and controversies. Arch Dis Child Educ Pract. 2016; 101:327-30.
10. Bandieri E, et al. Randomized trial of low-dose morphine versus weak opioids in moderate cancer pain. J Clin Oncol. 2016; 34:436-42.

11. Plancarte R, Amescua C, Patt RB, Aldrete JA. Superior hypogastric plexus block for pelvic cancer pain. Anesthesiology. 1990; 73(2):236-9.
12. Plancarte R, Amescua C, Patt RB, Aldrete JA. Superior hypogastric plexus block for pelvic cancer pain. Anesthesiology. 1990; 73(2):236-9.
13. De Leon-Casasola O A, Kent E, Lema MJ. Neurolytic superior hypogastric plexus block for chronic pelvic pain associated with cancer. Pain. 1993; 54(2):145-51.
14. Sengupta JN. Visceral pain: the neurophysiological mechanism. Handb Exp Pharmacol. 2009; 194:31-74.
15. Patel V, Schultz DM, Manchikanti L. Hypogastric Plexus Block. In: Manchikanti L, Singh V (eds.). Interventional Techniques in Chronic Non-Spinal Pain. Kentucky: ASIPP Publishing. 2009: 169-84.
16. Nagpal AS, Moody EL. Interventional Management for Pelvic. Pain Phys Med Rehabil Clin N Am; 2017.
17. Schmidt AP, Schmidt SRG, Ribeiro SM. Is superior hypogastric plexus block effective for treatment of chronic pelvic pain? Rev Bras Anest. 2005 Nov-Dez; 55(6).
18. Gunduz OH, Kenis-Coskun O. Ganglion blocks as a treatment of pain: current perspectives. J Pain Res. 2017; 10:2815-26.
19. Manchikanti L, Singh V. Atlas of Image-Guided Intervention in Pain Medicine. Kentucky: ASIPP; 2014.
20. Smith SE, Eckert JM. Interventional Pain Management and Female Pelvic. Pain Semin Reprod Med. 2018; 36:159-63.
21. Turker G, et al. A New Transdiscal Approach for Hypogastric Plexus Block Tohoku. J Exp Med. 2005; 206:277-81.
22. Mohamed SA, Ahmed DG, Mohamad MF. Chemical neurolysis of the inferior hypogastric plexus for the treatment of cancer-related pelvic and perineal pain. Pain Res Manag. 2013; 18(5):249-52.
23. Schultz DM. Inferior hypogastric plexus blockade: a transacral approach. Pain Physician. 2007; 10:757-63.
24. Scott-Warren JT, Hill V, Rojasekaram A. Ganglion impar blockade: a review. Curr Pain Headache Rep. 2013; 17:306-12.
25. Lim SJ, Park HJ, Lee SH, Moon DE. Ganglion impar block with botulinum toxin type a for chronic perineal pain – a case report. Korean J Pain. 2010; 23(1):65-9.
26. Trescot AM. Peripheral Nerve Entrapments: Springer; 2016.
27. Jankovic D, Peng P. Regional Nerve Blocks in Anesthesia and Pain Therapy: Traditional and Ultrasound-Guided Techniques. Springer Intern Pub Switzerland. 2015; 56:738. DOI 10.1007/978-3-319-05131-4_56.
28. Deer TR, et al. Comprehensive Consensus Based Guidelines on Intrathecal Drug Delivery Systems in the Treatment of Pain Caused by Cancer. Pain Pain Physician. 2011 May-June; 14:E283-E312.
29. Reddy A, et al. Interdisciplinary Care for Total Cancer Pain. J Pain Symptom Manage. 2012 Jul; 44(1).
30. Deer TR, Pope JE. Atlas of Implantable Therapies for Pain Management. 2 ed. New York: Springer; 2016.
31. Duarte RV, Lambe T, Raphael JH, Eldabe S, Andronis L. Intrathecal drug delivery systems for the management of chronic non-cancer pain: protocol for a systematic review of economic evaluations BMJ Open. 2016; 6:e012285.
32. Careskey H, Narang S. Interventional Anesthetic Methods for Pain in Hematology/Oncology Patients. Hematol Oncol Clin N Am. 2018; 32:433-45.
33. Tay W, Ho K-Y. The Role of Interventional Therapies in Cancer. Pain Manage. 2009 Nov; 38(11).
34. Bedder MD, Burchiel K, Larson A. Cost analysis of two implantable narcotic delivery systems. J Pain Symptom Manage. 1991; 6:368-73.
35. Urits I, Petro J, Viswanath O, Aner M. Retrograde placement of an intrathecal catheter for chronic low pelvic cancer pain. J Clin Anest. 2019; 54:43-4.
36. Hochberg U, Perez J. Retrograde Intrathecal Drug Delivery: A Report of Three Cases for the Management of Cancer-Related Sacropelvic Pain. J Pain Pall Care Pharmac; 2018.

37. Van Dongen RTM, et al. Neurological impairment during long-term intrathecal infusion of bupivacaine in cancer patients: a sign of spinal cord compression. Pain. 1997; 69:205-9.

38. Van Dongen RTM, Crul BJP, De Bock M. Long-term intrathecal infusion of morphine and morphine/bupivacaine mixtures in the treatment of cancer pain: a retrospective analysis of 51 cases. Pain. 1993; 55:119-23.

39. Du Boulay S. Changing the face of death. The story of Cicely Saunders. 2 ed. Great Britain: Brightsea Press. 2007; 24.

40. Lubotzky FP, et al. A Psychosexual Rehabilitation Booklet Increases Vaginal Dilator Adherence and Knowledge in Women Undergoing Pelvic Radiation Therapy for Gynaecological or Anorectal Cancer: A Randomised Controlled Trial. Clin Oncology; 2018.

41. Watson E, Shinkins B, Frith E, et al. Symptoms, unmet needs, psychological weel-being and health status in survivors of prostate cancer: implications for redesigning follow-up. BJU Int; 2015.

42. Zaza C, Baine N. Cancer pain and psychosocial factors: a critical review of the literature. J Pain Symptom Manage. 2002; 24:526-42.

43. Tatrow K, Montgomery GH. Cognitive behavioral therapy techniques for distress and pain in breast cancer patientes: a meta-analysis. J Behav Med. 2006; 29:17-27.

44. Syrjala KL, Jensen MP, Mendonza ME, et al. Psychological and behavioral approaches to cancer pain management. J Clin Oncol. 2014; 32(16):1703-11.

45. Portenoy RK. Cancer pain. Epidemiology and syndromes. Cancer. 1989; 63:2298-307.

Capítulo 82

Manejo da Dor em Membros Superiores no Paciente Oncológico

Cristina Clebis Martins

■ INTRODUÇÃO

O membro superior pode ser afetado por neoplasias de diferentes origens, que podem ser primárias ou metastáticas (Figura 82.1).

Não há uma estatística própria e bem definida sobre a porcentagem das neoplasias que atingem os membros superiores, mas podemos citar como tumores mais frequentes nesse segmento os itens descritos na Tabela 82.1.[1-3]

Na Tabela 82.2 estão citadas causas da dor oncológica nos membros superiores.

A dor em membro superior após mastectomia é bastante prevalente com estudos demonstrando a presença de dor moderada a forte em 47,2 a 52,9% das pacientes, o que leva a alterações na funcionalidade do membro superior das mulheres e interfere diretamente na qualidade de vida após a cirurgia (Figura 82.2).[4,5]

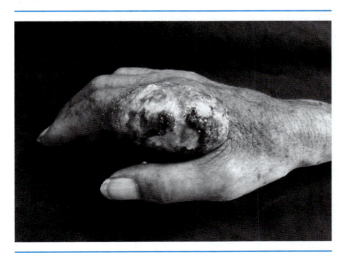

Figura 82.1. Carcinoma em mão. (Fonte: Dr. Filipe Vieira Kwiatkowski – cirurgião oncológico.)

Os bloqueios nervosos terapêuticos são usados apenas para uma minoria de pacientes oncológicos, uma vez que aproximadamente 90 a 95% deles geralmente obtêm alívio adequado da dor pelo manejo farmacológico e por medidas físicas e de reabilitação.[6] Para os que não obtêm alívio da dor com as terapias conservadoras e/ou os efeitos colaterais da terapia farmacológica não possam ser tolerados, o tratamento intervencionista da dor pode ser empregado e representa o quarto passo na escada analgésica da Organização Mundial de Saúde. Uma abordagem biopsicossocial abrangente para o manejo da dor e o balanceamento cuidadoso dos riscos contra os benefícios em pacientes individuais são pré-requisitos para o uso bem-sucedido de técnicas intervencionistas.

A finalidade dos bloqueios é interromper e/ou modular a passagem dos estímulos dolorosos.

Os bloqueios intervencionistas podem ser divididos em bloqueios-teste e bloqueios para tratamento. Os bloqueios-teste são realizados com anestésicos locais.[7] Os bloqueios para tratamento da dor podem incluir o acréscimo de corticosteroides ao anestésico local, quando o componente inflamatório da dor é identificado, e os bloqueios neurolíticos. Os bloqueios neurolíticos visam a destruição de estruturas nervosas inibindo a transmissão do estímulo doloroso. Eles podem ser realizados utilizando-se substâncias neurolíticas como álcool etílico nas concentrações de 40 a 100% ou fenol em base glicerol nas concentrações de 7 a 10%. Há ainda a técnica de neurólise por radiofrequência, que consiste na passagem de corrente elétrica pelos tecidos através de agulhas especiais, elevando a temperatura dos tecidos e gerando uma lesão térmica. A crioterapia também pode ser utilizada para neurólise por meio da aplicação de nitrogênio líquido.

Como agente neurolítico, o álcool pode ser preferido devido à sua percepção de maior taxa de sucesso e maior duração do alívio da dor (3 a 6 meses) em comparação ao fenol (2 a 3 meses), embora não haja estudos comparando diretamente esses dois agentes. Dependendo do prognós-

Tabela 82.1. Tumores mais comuns em membros superiores

Tipos de tumores	Subtipos	Localização mais comum
Túmores ósseos	Osteossarcoma	Úmero
	Sarcoma de Ewing	Úmero
	Condrossarcoma	Úmero
	Encondroma	Mãos (tumor benigno mais comum de mãos) e punhos
	Osteoma osteoide	Mãos e punhos
	Osteocondroma	Região proximal do úmero
	Condroblastoma	Epífise proximal do úmero
	Tumor de células gigantes	Rádio distal
Tecido nervoso	Neurofibroma	Mãos
	Neuromas	Mãos
	Schwannoma	Mãos, punhos e antebraço
Tecido conjuntivo	Glômus	Mãos – pontas dos dedos e espaço subungueal
	Cistos sinoviais	Mãos e punhos
	Tumor de células gigantes da bainha do tendão	Mãos
	Cistos de inclusão epidérmica	Mãos
	Fibromas	Mãos e punhos
	Lipomas	Mãos e punhos
	Hemangioma	Mãos
	Sarcomas	Mãos e úmero
Metastático	Próstata, mama, tireoide, pulmão e rins	Úmero

Fonte: Autoria própria.

Tabela 82.2. Causas de dor oncológica nos membros superiores

Crescimento tumoral local
Invasão de estruturas adjacentes
Fraturas patológicas – principalmente em úmero
Secundária ao tratamento cirúrgico – por acesso cirúrgico e ressecção de estruturas adjacentes
Radioterapia
Quimioterapia
Tumores em regiões próximas à origem e inserção dos membros superiores: tumores de mama, tumores de cúpula pulmonar e tumores medulares cervicais

Fonte: Autoria própria.

tico de sobrevivência do paciente, a duração do alívio da dor fornecido pelo álcool pode ser suficiente. A vantagem do fenol com relação ao álcool é a sua viscosidade que permite que o líquido não se espalhe ou infiltre tecidos adjacentes com tanta facilidade, ficando a solução mais restrita ao local de aplicação.[8]

Um bloqueio teste com anestésico local para predizer a analgesia e efeitos colaterais é preconizado sempre antes de bloqueios neurolíticos. O período limitado de redução da dor e a possibilidade limitada de injeções repetidas são razões pelas quais a neurólise é usada principalmente em pacientes com expectativa de vida curta.

Para a avaliação e tratamento da dor oncológica no membro superior é de fundamental importância o conhecimento da anatomia sensitivo-motora e do sistema nervoso autônomo da região; essas estruturas podem ser alvos de técnicas de intervenção para o tratamento da dor.

■ ANATOMIA DO MEMBRO SUPERIOR

O membro superior é inervado pelo plexo braquial.

O plexo braquial é formado pela união dos ramos ventrais das raízes C5-T1, com participação ocasional de C4 e T2, tem localização lateral à coluna cervical e situa-se entre os músculos escalenos anterior e médio, posterior e lateralmente ao músculo esternocleidomastóideo.[9]

Capítulo 82 – Manejo da Dor em Membros Superiores no Paciente Oncológico   981

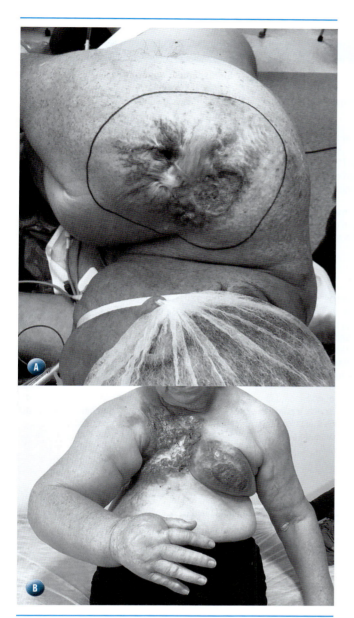

Figura 82.2. **(A)** Carcinoma espinocelular de ombro que evoluiu com necessidade de desarticulação de escápula e extensa ressecção de tecidos moles; **(B)** Carcinoma de mama com ulceração após ressecção com esvaziamento axilar seguido de radioterapia e importante linfedema de membro. (Fonte: Dr. Filipe Vieira Kwiatkowski – cirurgião oncológico.)

O plexo passa posteriormente à clavícula e acompanha a artéria axilar sob o músculo peitoral maior.

Os ramos ventrais do quinto e do sexto nervos cervicais (C5-C6) formam o tronco superior; o ramo anterior do sétimo nervo cervical (C7) forma o tronco médio; e os ramos anteriores do oitavo nervo cervical e do primeiro nervo torácico (C8-T1) formam o tronco inferior.

Os ramos do plexo braquial podem ser descritos como supraclaviculares e infraclaviculares.

Ramos supraclaviculares

Ver Tabela 82.3.

Tabela 82.3. Ramos supraclaviculares do plexo braquial

Nervos para os músculos escalenos e longo do pescoço: originam-se dos ramos ventrais dos nervos cervicais inferiores (C5, C6, C7 e C8), próximo de sua saída dos forames intervertebrais
Nervo frênico: anteriormente ao músculo escaleno anterior, o nervo frênico associa-se com um ramo proveniente do quinto nervo cervical (C5). Mais detalhes do nervo frênico em plexo cervical
Nervo dorsal da escápula: proveniente do ramo ventral de C5, inerva o levantador da escápula e o músculo romboide
Nervo torácico longo: é formado pelos ramos de C5, C6 e C7 e inerva o músculo serrátil anterior
Nervo do músculo subclávio: origina-se próximo à junção dos ramos ventrais do quinto e sexto nervos cervicais (C5 e C6) e, geralmente, comunica-se com o nervo frênico e inerva o músculo subclávio
Nervo supraescapular: originado do tronco superior (C5 e C6), inerva os músculos supraespinhoso e infraespinhoso

Fonte: Autoria própria.

Ramos infraclaviculares

Esses se ramificam a partir dos fascículos, mas suas fibras podem ser seguidas para trás até os nervos espinhais. Dividem-se em fascículos lateral, medial e posterior (Tabela 82.4 e Figura 82.3).

■ SISTEMA NERVOSO AUTÔNOMO

O sistema nervoso simpático está envolvido na manutenção da atividade dolorosa, principalmente nos quadros de dores crônicas e oncológicas. Ao contrário de outras patologias, nas quais o bloqueio das fibras nervosas simpáticas pode produzir alívio da dor em curto prazo, o bloqueio neurolítico simpático para o tratamento da dor associada a malignidades pode se estender por semanas ou meses após o tratamento.[8]

Para o tratamento da dor em membros superiores as estruturas de maior interesse são o gânglio estrelado e os gânglios simpáticos torácico.

Gânglio estrelado

O gânglio estrelado, também conhecido como gânglio cervicotorácico, transmite fibras simpáticas para as extremidades superiores, cabeça e o pescoço.

O bloqueio do gânglio estrelado é indicado no tratamento da dor oncológica, no tratamento do herpes-zóster agudo e da neuralgia pós-herpética (na distribuição do nervo trigêmeo e dos dermátomos cervicais e torácicos superiores), bem como na insuficiência vascular aguda da face e dos membros superiores e da síndrome de Raynaud de membros superiores. Também pode ser utilizado para tratamento da dor fantasma e no tratamento da dor complexa regional da face, pescoço, extremidade superior e parte superior do tórax; outras indicações menos comuns incluem tratamento de sintomas da menopausa, pacientes com angina refratária e arritmias cardíacas e cefaleias refratárias (Tabela 82.5).[10]

Tabela 82.4. Ramos infraclaviculares do plexo cervical

Fascículo lateral	Fascículo medial	Fascículo posterior
Peitoral lateral: proveniente dos ramos do quinto ao sétimo nervos cervicais (C5, C6 e C7). Inerva a face profunda do músculo peitoral maior	**Peitoral medial**: derivado dos ramos ventrais do oitavo nervo cervical e primeiro nervo torácico (C8 e T1). Inerva os músculos peitorais maior e menor	**Subescapular superior**: originado dos ramos do quinto e sexto nervos cervicais (C5 e C6). Inerva o músculo subscapular
Nervo musculocutâneo: derivado dos ramos ventrais do quinto ao sétimo nervos cervicais (C5, C6 e C7). Inerva os músculos braquial anterior, bíceps braquial e coracobraquial	**Nervo cutâneo medial do antebraço**: derivado dos ramos ventrais do oitavo nervo cervical e primeiro nervo torácico (C8 e T1). Inerva a pele sobre o bíceps até perto do cotovelo e dirige-se em direção ao lado ulnar do antebraço até o pulso	**Nervo toracodorsal**: originado dos ramos do sexto ao oitavo nervos cervicais (C6, C7 e C8). Inerva o músculo latíssimo do dorso
Raiz lateral do nervo mediano: derivada dos ramos ventrais do quinto ao sétimo nervos cervicais (C5, C6 e C7). Inerva os músculos da região anterior do antebraço e curtos do polegar, assim como a pele do lado lateral da mão	**Nervo cutâneo medial do braço**: origina-se dos ramos ventrais do oitavo nervo cervical e primeiro nervo torácico (C8, T1). Inerva a parte medial do braço	**Nervo subescapular inferior**: originado dos ramos do quinto e sexto nervos cervicais (C5 e C6). Inerva os músculos subscapular e redondo maior
	Nervo ulnar: originado dos ramos ventrais do oitavo nervo cervical e primeiro nervo torácico (C8 e T1). Inerva os músculos flexor ulnar do carpo, metade ulnar do flexor profundo dos dedos, adutor do polegar e parte profunda do flexor curto do polegar. Inerva também os músculos da região hipotenar, terceiro e quarto lumbricais e todos os interósseos	**Nervo axilar**: originado dos ramos do quinto e sexto nervos cervicais (C5 e C6). Inerva os músculos deltoide e redondo menor
	Raiz medial do nervo mediano: originada dos ramos ventrais do oitavo nervo cervical e primeiro nervo torácico (C8 e T1). Inerva os músculos da região anterior do antebraço e curtos do polegar, assim como a pele do lado lateral da mão	**Nervo radial**: originado dos ramos do quinto ao oitavo nervos cervicais e primeiro nervo torácico (C5, C6, C7, C8 e T1). Inerva os músculos tríceps braquial, braquiorradial, extensor radial longo e curto do carpo, supinador e todos os músculos da região posterior do antebraço

Fonte: Autoria própria.

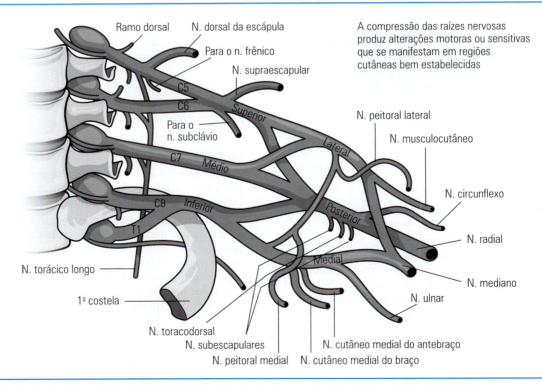

Figura 82.3. Anatomia do plexo braquial. (Fonte: Netter FH. Atlas de Anatomia Humana. 2 ed. Porto Alegre: Artmed; 2000.)

Tabela 82.5. Indicações para bloqueio do gânglio estrelado

Neuralgia pós-herpética em face e membros superiores
Dor oncológica em dermátomos cervicais e torácicos superiores
Insuficiência vascular aguda de face e membros superiores
Síndrome de Raynaud de membros superiores
Dor fantasma de face e membros superiores
Dor complexa regional de face e membros superiores
Outras: cefaleias refratárias, angina refratária e arritmias refratárias

Fonte: Autoria própria.

O gânglio compreende a fusão de fibras do gânglio torácico superior (T1) e do gânglio cervical inferior (C7) e é nomeado por sua forma fusiforme (em muitos indivíduos, os dois gânglios permanecem separados). Está localizado na superfície anterior do músculo *longus colli*. Este músculo encontra-se logo anterior aos processos transversos da sétima vértebra cervical e primeira torácica. O gânglio estrelado encontra-se anteromedialmente à artéria vertebral e é medial à artéria carótida comum e à veia jugular. O gânglio é lateral à traqueia e ao esôfago e posteromedial à cúpula do pulmão (Figura 82.4).

O bloqueio do gânglio estrelado é tipicamente realizado no nível C6 ou C7 para evitar o pneumotórax. Deve-se ter cuidado especial ao realizar o bloqueio no nível C7 para assegurar que a agulha não se desvie lateralmente ao processo uncinado, pois a artéria vertebral é anterior ao processo transverso nesse nível e muitas vezes não é protegida dentro do forame ósseo.

O bloqueio pode ser realizado por meio de reparo anatômico ou com auxílio de imagem como radioscopia, tomografia e ultrassom. O bloqueio com ultrassom agrega segurança ao procedimento, pois com ele temos visualização direta da artéria vertebral, que em alguns pacientes pode não estar protegida dentro do forame neural nos processos transversos de C6 e C7. As artérias vertebrais seguem em sentido superior, em direção ao encéfalo, a partir das artérias subclávias próximas à parte posterior do pescoço. Passam através dos forames dos processos transversos das primeiras seis vértebras cervicais, perfuram a membrana atlanto-occipital, a dura-máter e a aracnoide, penetrando no crânio pelo forame magno; percorrem a seguir a face ventral do bulbo e, aproximadamente ao nível do sulco bulbopontino, fundem-se para constituir um tronco único, a artéria basilar. As artérias vertebrais originam ainda as artérias espinhais e cerebelares inferiores posteriores. Lesões nessas artérias podem levar a isquemia da medula e da circulação posterior do cérebro.[11]

O bloqueio pode ser realizado com anestésico local e corticosteroides primariamente como teste diagnóstico. Se ocorrer o alívio da dor pode-se prosseguir com bloqueios neurolíticos com álcool etílico nas concentrações de 40 a 100%, fenol em base glicerol nas concentrações de 7 a 10% ou radiofrequência.[10]

Sinais de sucesso no bloqueio do gânglio estrelado incluem o aparecimento da síndrome de Horner (miose, ptose e enoftalmo). Outros sinais de bloqueio bem-sucedido incluem anidrose, congestão nasal, venodilatação na mão e antebraço e aumento da temperatura do membro bloqueado em pelo menos 1 °C (Figura 82.5).

Contraindicações ao bloqueio do gânglio estrelado incluem infecção ativa no local da punção, distúrbios de coagulação, plaquetopenia, uso de anticoagulantes e recusa do paciente. Devemos ponderar a realização em pacientes

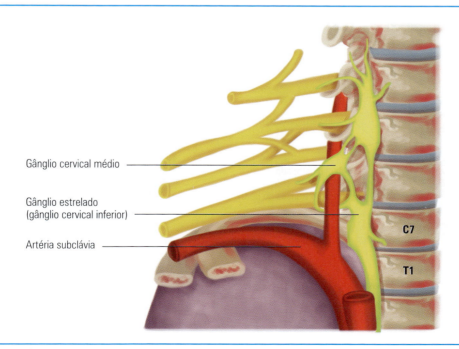

Figura 82.4. Anatomia do gânglio estrelado. (Fonte: Waldman SD. Atlas Interventional Pain Management. 2 ed. Philadelphia: Elsevier; 2015.)

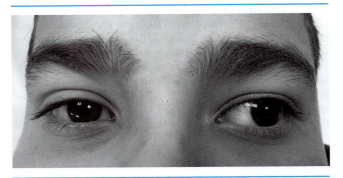

Figura 82.5. Paciente com hiperemia de conjuntiva, queda da pálpebra e miose à direita após bloqueio de gânglio estrelado. (Fonte: Arquivo pessoal.)

com linfedema importante de membro superior, como após mastectomia com esvaziamento de gânglios axilares, para que o controle da dor não possa piorar o edema devido ao bloqueio simpático e consequente venodilatação, que dificulta ainda mais a drenagem linfática do membro. Porém, o controle adequado da dor permite a paciente mobilizar o membro e realizar exercícios; esses podem contribuir para a recuperação ativando o fluxo linfático pela contração do músculo esquelético e melhorando a amplitude de movimento, além de estimular o sistema imunológico.[12,17]

- **Bloqueio por reparo anatômico**

O paciente é colocado em decúbito ventral horizontal com um apoio na região occipital em posição neutra da cervical. A região é preparada com técnicas de assepsia e antissepsia. Palpamos o tubérculo anterior do processo transverso de C6 (tubérculo de Chassaignac), identificamos a cartilagem cricoide medialmente e, em seguida, deslizamos um dedo lateralmente no sulco entre a traqueia e o músculo esternocleidomastóideo, retraindo lateralmente o músculo e os vasos adjacentes da carótida e jugular. Uma vez que o tubérculo foi identificado, a anestesia local da pele é realizada e uma agulha 40×7 ou 22G ou 25G (raquianestesia) é avançada através da pele e assentada no tubérculo em 90°. Depois que o contato ósseo é feito, a agulha é então retirada cerca de 2 mm para trazer a ponta da agulha para fora do corpo do músculo *longus colli*. O anestésico local (AL) é injetado e podemos utilizar de 7 a 10 mL de solução. Para pacientes em que se suspeita que o componente inflamatório possa ser importante, podemos acrescentar corticosteroides de depósito como acetato de dexametasona 8 mg ou acetato de metilprednisolona 40 a 80 mg. O AL se espalha ao longo da fáscia pré-vertebral em uma direção caudal para anestesiar o gânglio estrelado, que fica logo abaixo do ponto de injeção no mesmo plano. Na prática, a variação no tamanho e na forma do tubérculo de Chassaignac reduz a taxa de bloqueios bem-sucedidos. Para bloqueios neurolíticos, 3 a 5 mL de agente esclerosante podem ser utilizados (Figura 82.6).

- **Bloqueio guiado por radioscopia**

O paciente é colocado em decúbito ventral horizontal com um apoio na região occipital em posição neutra da cervical. A região é preparada com técnicas de assepsia e antissepsia. Obtém-se uma imagem em anteroposterior

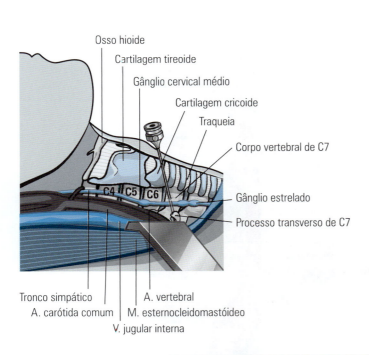
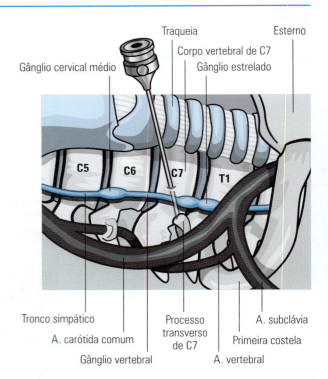

Figura 82.6. Bloqueio de gânglio estrelado por reparo anatômico. (Fonte: Waldman SD. Atlas Interventional Pain Management. 2 ed. Philadelphia: Elsevier; 2015.)

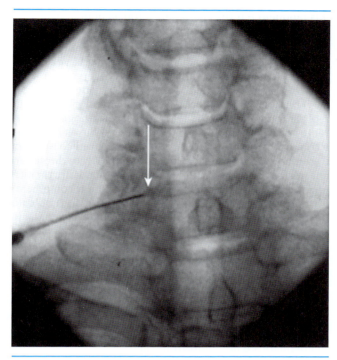

Figura 82.7. Agulha posicionada em C7 para o bloqueio do gânglio estrelado. (Fonte: Waldman SD. Atlas Interventional Pain Management. 2 ed. Philadelphia: Elsevier; 2015.)

para identificação dos corpos vertebrais que são contados e a vértebra C6 é identificada. Uma vez identificado o corpo vertebral C6, o ângulo do fluoroscópio é ajustado para otimizar a identificação do processo transverso de C6 (tubérculo de Chassaignac). A região é preparada e a anestesia local da pele é realizada. A artéria carótida é identificada pela palpação e retraída lateralmente fora do trajeto da agulha. Uma agulha 40×7 ou 22G ou 25G (raquianestesia) é então avançada sob orientação fluoroscópica até que colida com o tubérculo de Chassaignac. Depois que o contato ósseo é feito, a agulha é então retirada cerca de 2 mm para trazer a ponta da agulha para fora do corpo do músculo *longus colli*. Injeção de 0,5 a 1 mL de contraste não iônico pode ser realizada e a dispersão ocorre tanto acima quanto abaixo do local de injeção na imagem em anteroposterior. Uma aspiração cuidadosa é realizada e 7 a 10 mL de solução são então injetados. Para pacientes em que se suspeita que o componente inflamatório possa ser importante, podemos acrescentar corticosteroides de depósito como acetato de dexametasona 8 mg ou acetato de metilpredinisolona 40 a 80 mg. A agulha é removida e a pressão é colocada no local da injeção para evitar hematoma ou equimoses. Bloqueios neurolíticos 3 a 5 mL de agente esclerosante podem ser utilizados (Figura 82.7).

A mesma técnica pode ser realizada com o auxílio da tomografia.

• Bloqueio guiado por ultrassom

O paciente é colocado em decúbito dorsal com o occipital apoiado e com a cabeça levemente estendida e lateralizada contralateral ao bloqueio. A região é preparada com técnicas de assepsia e antissepsia. A cartilagem cricoide é identificada pela palpação, seguida da borda medial do músculo esternocleidomastóideo nesse mesmo nível. O transdutor linear de alta frequência é colocado sobre a borda medial do músculo esternocleidomastóideo na posição transversal no nível da cartilagem cricoide aproximadamente no nível de C6. O corpo vertebral C6 é identificado visualizando o tubérculo anterior (Chassaignac) bem proeminente e o posterior menos proeminente. O corpo vertebral de C7 só apresenta o tubérculo posterior. A raiz do nervo C6, a artéria carótida, o músculo *longus colli* e o tubérculo posterior curto também são identificados. Uma vez identificado o corpo vertebral C6 com seu tubérculo anterior e posterior, o transdutor pode ser movido lentamente caudal e levemente dorsal até que o processo transverso de C7, com apenas o seu tubérculo posterior, seja visualizado. Uma vez que o nível desejado de bloqueio tenha sido identificado, uma varredura cuidadosa no nível escolhido usando Doppler colorido é realizada para confirmar que a vasculatura principal, incluindo a artéria tireoidiana inferior e a artéria vertebral, não está próxima ao caminho pretendido da agulha. A anestesia local da pele é realizada. O alvo para a ponta da agulha é a superfície pré-fáscia anterior do músculo *longus colli*, onde os nervos simpáticos e o gânglio são localizados. Usando uma abordagem fora do plano, uma agulha espinhal de calibre 40×7 ou 22G ou 25G (raquianestesia) é inserida e avançada sob orientação contínua de ultrassom em direção à superfície pré-fáscia anterior do músculo *longus colli* com cuidado para evitar a artéria carótida e outros vasos previamente identificados por imagem com Doppler colorido. A pressão suave contra a pele com o transdutor de ultrassom diminuirá a distância entre a pele e o espaço pré-fascial anterior do músculo *longus colli*. Uma abordagem fora de plano é mais segura pela contínua visualização da ponta da agulha mas implica em percorrer distâncias maiores pelas estruturas. A abordagem medial passando pela tireoide por ser utilizada, mas o risco de suprimento vascular da tireoide pode resultar em hematomas. Quando a agulha está próxima à posição desejada, uma pequena quantidade de solução é injetada sob ultrassonografia em tempo real para observar a hidrodissecção do espaço pré-fascial anterior do músculo *longus colli*. Se a solução é vista dentro da substância muscular ou entre o músculo e o processo transversal, a agulha é retirada levemente e essa manobra é repetida até que a colocação satisfatória da agulha seja confirmada. Assim que isso for feito, 7 a 10 mL da solução são injetados em doses incrementais sob orientação de ultrassom em tempo real. Para pacientes em que se suspeita que o componente inflamatório possa ser importante, podemos acrescentar corticosteroides de depósito como acetato de dexametasona 8 mg ou acetato de metilpredinisolona 40 a 80 mg. A agulha é removida e a pressão é colocada no local da injeção para evitar hematoma ou equimoses. Bloqueios neurolíticos 3 a 5 mL de agente esclerosantes podem ser utilizados (Figura 82.8).

• Bloqueio por radiofrequência

A radiofrequência é uma técnica que utiliza a passagem de corrente elétrica através da ponta de uma agulha para promover lesão térmica (técnica convencional e resfriada) ou neuromodulação (técnica pulsada) nos tecidos.

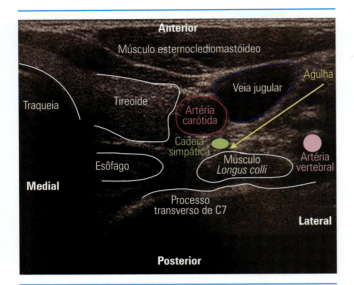

Figura 82.8. Bloqueio do gânglio estrelado por ultrassom – Referências anatômicas da região. (Fonte: Acervo da autora.)

Para o bloqueio do gânglio estrelado podemos utilizar a técnica convencional. A vantagem da aplicação da radiofrequência com relação ao bloqueio neurolítico com álcool ou fenol está na precisão da lesão e segurança com relação a estruturas adjacentes. A desvantagem é ainda o alto custo dos materiais. Podemos utilizar uma agulha 20G (5 ou 10 mm) com ponta ativa de 5 mm. Após a colocação satisfatória da agulha ter sido confirmada por radioscopia ou ultrassom, um estímulo sensitivo de 50 Hz até 0,5 V e um estímulo motor de 2 Hz até 2 V deve ser realizado. A proximidade com os nervos laríngeo recorrente e frênico precisa ser lembrada. A estimulação do nervo frênico sugere que a agulha está muito lateral e a estimulação do nervo laríngeo recorrente sugere que a agulha está muito anterior. Na ausência dos estímulos, a lesão por radiofrequência é aplicada a 70 °C por 80 segundos. A agulha é então redirecionada no mesmo plano mais medial ao processo transverso e tanto a estimulação motora quanto a sensitiva são repetidas como descrito anteriormente. Se não houver evidência de estímulos motores ou sensitivos, uma segunda lesão é feita. A agulha é então redirecionada para a porção mais alta da junção do processo transverso de C7 e do corpo vertebral. Se não houver evidência de estímulos motores ou sensitivos, uma terceira lesão é feita. A agulha é então removida e uma pressão suave é colocada no local para diminuir a incidência de formação de equimoses e hematomas.

• Complicações

Devido à proximidade do canal vertebral, é possível injetar involuntariamente o anestésico local no espaço epidural, subdural ou subaracnóideo. Nesse nível, mesmo pequenas quantidades de anestésico local colocadas no espaço subaracnóideo podem resultar em raquianestesia total. Essa região anatômica é altamente vascularizada e, devido à proximidade de grandes vasos, em especial se deve observar atentamente o paciente quanto a sinais de toxicidade do anestésico local durante a injeção. Equimoses pós-bloqueio e formação de hematomas podem ocorrer e o paciente deve ser alertado sobre isso.

A difusão do anestésico local pode bloquear o nervo laríngeo recorrente adjacente. Isso muitas vezes leva a rouquidão, sensação de ter um nó na garganta e uma sensação subjetiva de falta de ar e dificuldade para engolir. O bloqueio do gânglio estrelado bilateral não deve ser realizado porque os bloqueios de nervos laríngeos recorrentes bilaterais podem levar à perda de reflexos laríngeos e comprometimento respiratório. O nervo frênico também é comumente bloqueado pela disseminação direta do anestésico local, o que pode levar à paresia diafragmática unilateral. A difusão do anestésico local, bem como a colocação direta do anestésico local adjacente ao tubérculo posterior, resultará em bloqueio somático da extremidade superior. Isso pode assumir a forma de uma pequena área de perda sensitiva devido à difusão do anestésico local ou um bloqueio completo do plexo braquial quando o anestésico local é colocado dentro da bainha do nervo.

A lesão por radiofrequência das estruturas neuroaxiais nesse nível pode resultar em disfunção neurológica significativa, incluindo a tetraparesia. A lesão não intencional do nervo frênico pode resultar em paralisia diafragmática e desconforto respiratório. A lesão inadvertida do nervo laríngeo recorrente pode resultar em rouquidão prolongada ou permanente. A síndrome de Horner permanente pode ocorrer quando o gânglio simpático cervical superior é danificado durante esse procedimento.

Gânglios simpáticos torácicos

Algumas fibras simpáticas que se dirigem ao membro superior não passam pelo gânglio estrelado e têm como origem os gânglios simpáticos torácicos. Isso explica porque alguns pacientes apresentam falha em bloqueios de gânglio estrelado para o tratamento da dor.

O bloqueio dos gânglios torácicos pode ser também uma via alternativa de bloqueio simpático para tratamento da dor em membros superiores e região torácica quando o bloqueio do gânglio estrelado não for possível ou apresentar falhas.[10]

As fibras pré-ganglionares dos nervos simpáticos torácicos saem do forame intervertebral de T1 a L2 juntamente com os respectivos nervos paravertebrais torácicos. O primeiro gânglio torácico é fundido com o gânglio cervical inferior para ajudar a formar o gânglio estrelado como vimos anteriormente. O espaço pleural encontra-se lateral e anterior à cadeia simpática torácica. Dada a proximidade dos nervos somáticos torácicos à cadeia simpática torácica existe o potencial para que ambas as vias neurais sejam bloqueadas quando o bloqueio do gânglio simpático torácico é realizado. Os gânglios simpáticos torácicos inferiores formam os nervos esplâncnicos e o plexo celíaco (Figura 82.9).

• Indicações

O bloqueio dos gânglios simpáticos torácicos é útil na avaliação e tratamento da dor mediada pelo sistema simpático na região superior do tórax, parede torácica, vísceras torácicas e abdominais superiores. É especialmente útil para dor em parede torácica após mastectomia.

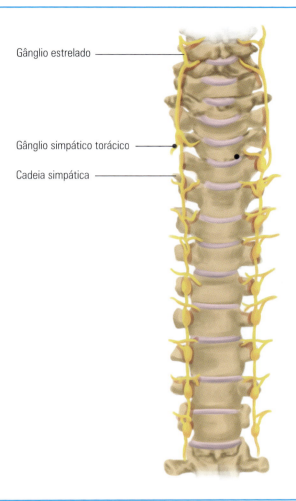

Figura 82.9. Anatomia dos gânglios simpáticos torácicos. (Fonte: Waldman SD. Atlas Interventional Pain Management. 2 ed. Philadelphia: Elsevier; 2015.)

Pode ser utilizado para tratar a angina cardíaca e abdominal intratáveis. Também é útil no tratamento da dor pós-toracotomia, herpes-zóster agudo, hiperidrose palmar, neuralgia pós-herpética e dor mamária fantasma após mastectomia. A destruição da cadeia simpática torácica é indicada para a paliação de síndromes dolorosas que responderam temporariamente ao bloqueio simpático torácico com anestésico local (Tabela 82.6).

Contraindicações ao bloqueio dos gânglios simpáticos torácicos são as mesmas do bloqueio do gânglio estrelado (Figura 82.10).

- **Bloqueio por reparo anatômico**

A técnica por reparo anatômico é desaconselhada devido ao risco de pneumotórax. A recomendação é que o bloqueio seja realizado guiado por imagem.

- **Bloqueio guiado por fluoroscopia**

Usualmente realizamos o bloqueio de T2 a T4 para tratamento da dor em membro superior e tórax.

Tabela 82.6. Indicações de bloqueio de gânglio simpático torácico

Neuralgia pós-herpética em membros superiores e tórax
Dor oncológica em dermátomos de membros superiores e torácicos
Insuficiência vascular de membros superiores
Síndrome de Raynaud de membros superiores
Dor fantasma de membros superiores e pós-mastectomia
Dor complexa regional de membros superiores e parede torácica
Dor pós-toracotomia
Angina cardíaca e abdominal intratável
Outras: hiperidrose palmar, arritmias cardíacas refratárias

Fonte: Autoria própria.

Para o bloqueio dos gânglios simpáticos torácicos T1 e T2, uma abordagem anterior semelhante à usada para o gânglio estrelado pode ser aplicada.

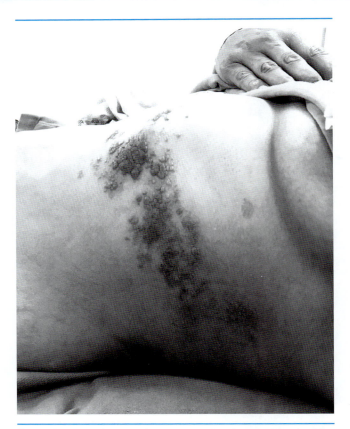

Figura 82.10. Paciente em imunossupressão pós-transplante hepático com herpes-zóster agudo em região intercostal inframamária à esquerda. (Fonte: Arquivo pessoal.)

Para os gânglios torácicos T2 a T12, uma técnica guiada por fluoroscopia usando uma abordagem oblíqua posterior é a mais segura. O paciente é colocado em decúbito ventral na mesa de fluoroscopia com um coxim sob o tórax para retificar a coluna torácica. O processo espinhoso da vértebra no nível a ser bloqueado é identificado em uma imagem posteroanterior e os platôs são alinhados em oblíquo cefálico. O tubo do fluoroscópio é então colocado em uma posição oblíqua lateral até que a junção entre a costela e o processo transverso da vértebra se alinhe e fique quase linear. Em um ponto logo acima da junção costovertebral da vértebra inferior e justo à borda do corpo vertebral, a pele é preparada com solução antisséptica. A anestesia local é realizada. Uma agulha de calibre 22G ou 20G longa (raquianestesia) é avançada perpendicularmente à pele e direcionada para o ângulo formado entre a costela e o processo transverso entrando imediatamente abaixo e medial ao corpo vertebral em visão de túnel para que se acompanhe a posição da ponta da agulha. A agulha deve colidir com o osso depois de ter avançado cerca de 3 a 4 cm. Depois que o contato ósseo é feito, a agulha é retirada para os tecidos subcutâneos e, em seguida, redirecionada para baixo e afastada da margem inferior do processo transverso. Assim que o contato ósseo é perdido, a agulha é lentamente avançada cerca de 2,5 cm mais abaixo, sob orientação fluoroscópica contínua, até que sua ponta esteja na margem lateral da articulação costovertebral. Quanto mais medial em reação ao corpo vertebral, menor o risco de pneumotórax. Obtém-se então uma imagem em perfil que deve demonstrar a ponta anterior à articulação costovertebral e entre a metade e o terço posterior do corpo vertebral. Meio a 1 mL de meio de contraste não iônico para uso intratecal é então injetado para confirmar a posição da ponta da agulha com dispersão de contraste justo ao corpo vertebral na fluoroscopia em perfil e confirmada a posição em posteroanterior. Devido à proximidade da cadeia simpática torácica com o nervo somático, uma sensação de parestesia pode ser desencadeada na distribuição do correspondente nervo paravertebral torácico. Se isso ocorrer, a agulha deve ser retirada e redirecionada um pouco mais cefálica com o cuidado de manter a agulha próxima ao corpo vertebral para evitar o pneumotórax. Quando a agulha está em posição e a aspiração cuidadosa não revelar sangue ou líquido cefalorraquidiano, de 1,5 a 3 mL de anestésico local são injetados. Podemos acrescentar corticosteroides como acetato de metilprednisolona 80 mg ou acetato de dexametasona 8 mg para os pacientes em que o componente inflamatório também possa estar presente. Ocorrendo a melhora da dor do paciente, estamos autorizados a realizar o bloqueio neurolítico dos gânglios simpáticos torácicos (Figura 82.11).

A mesma técnica pode ser realizada com orientação tomográfica.

• Bloqueio neurolítico

O bloqueio neurolítico pode ser realizado com álcool etílico de 40 a 100% ou fenol em base glicerol de 7 a 10%, sendo 3 a 4 mL suficientes para o bloqueio. A técnica de radiofrequência convencional também pode ser utilizada.

A vantagem da aplicação da radiofrequência com relação ao bloqueio neurolítico com álcool ou fenol está na precisão da lesão e segurança com relação a estruturas adjacentes. A desvantagem é ainda o alto custo dos materiais. Podemos utilizar uma agulha 20G longa (150 mm) com ponta ativa de 5 mm. Após a colocação satisfatória da agulha ter sido confirmada por fluoroscopia ou tomografia um estímulo sensitivo de 50 Hz até 0,5 V e um estímulo motor de 2 Hz até 2 V devem ser realizados. A presença de estímulo motor e/ou sensitivo alerta para a proximidade com a raiz nervosa desse nível. A agulha deve ser levemente reposicionada mais para medial e inferior. Na ausência dos estímulos, a lesão por radiofrequência pulsada é aplicada a 42 °C, com potência de 45 V, com frequência de 5 Hz com onda de pulso de duração de 5 ms por 8 minutos. Pode-se repetir o procedimento em mais de um nível conforme o desejado. Usualmente o nível T3 é preferido para a radiofrequência.

• Complicações

A proximidade da medula espinhal e a saída das raízes nervosas deve sempre ser lembrada. Colocar a agulha excessivamente medial pode resultar em injeções epidurais ou subaracnóideas ou trauma na medula espinhal e das raízes nervosas. O bloqueio subaracnóideo ou peridural alto gera bradicardia e hipotensão importantes, assim como há risco de dispneia pelo bloqueio dos músculos da respiração. Dada a proximidade do espaço pleural, o pneumotórax é uma possibilidade real. A incidência de pneumotórax é diminuída, mantendo-se a agulha posicio-

Capítulo 82 – Manejo da Dor em Membros Superiores no Paciente Oncológico

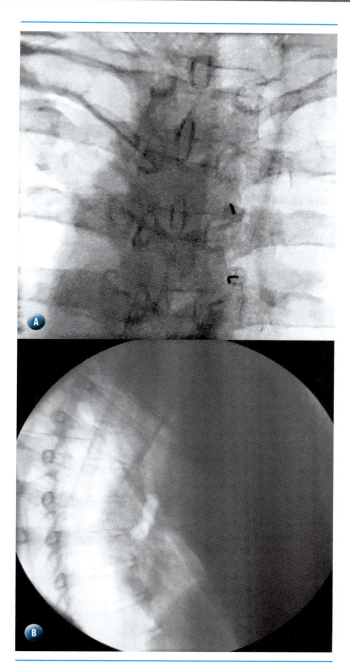

Figura 82.11. **(A)** Agulhas posicionadas em oblíquo lateral em T3 e T4; **(B)** Progressão da agulha em perfil. (Fonte: Arquivo pessoal.)

Tabela 82.7. **Indicações específicas para o implante de eletrodo de estimulação medular cervical**

Dor complexa regional de membros superiores
Dor por isquemia secundária a insuficiência vascular periférica de membros superiores
Radiculopatias cervicais
Neuropatias periféricas de membros superiores
Aracnoidite
Neuralgia pós-herpética em membros superiores
Dor fantasma em membros superiores
Angina intratável
Polineuropatia periférica de membros superiores.

Fonte: Autoria própria.

Está indicado para o tratamento das dores em membros superiores nos casos de síndrome de dor complexa regional, dor radicular unilateral e dor oncológica refratária em que um componente simpático e/ou neuropático possa estar envolvido e outras abordagens terapêuticas tenham falhado.[13]

A neuropatia periférica dolorosa pós-quimioterapia é uma complicação observada em muitos pacientes tratados com quimioterápicos por diferentes tipos de neoplasias malignas que ocorrem com diferentes graus de frequência e intensidade (dependendo do fármaco utilizado, duração do regime e da presença de comorbidades). Em geral, os sintomas são exclusivamente sensoriais e podem se iniciar meses ou anos após a quimioterapia. Poucos casos são associados à disfunção motora ou autonômica. Os sintomas sensoriais costumam ser simétricos e descritos como parestesias disestésicas, choques elétricos, queimação, pontadas e, em geral, apresentam uma distribuição em forma de "luvas" e "botas". A dor é a principal queixa desses pacientes e, muitas vezes, termina prejudicando bastante a qualidade de vida em pacientes curados ou com sobrevida maior. Os principais compostos envolvidos na geração da neuropatia periférica são os derivados platinos, alcaloides e o taxol. Pacientes afetados por tal tipo de neuropatia têm sido tratados com uma variedade de medicações que incluem opioides, anticonvulsivantes, antidepressivos, muitas vezes sem resposta satisfatória. A estimulação medular é uma alternativa eficaz no controle da dor desses pacientes (Tabela 82.7).[13]

O método baseia-se na teoria do portão da dor, segundo a qual a ativação das fibras aferentes de grande diâmetro A-β inibe a transmissão dolorosa das fibras de pequeno diâmetro A-δ para neurônios espinhais que se projetarão em centros encefálicos superiores. Linderoth e Foreman propuseram que a ativação antidrômica dos cordões posteriores pela estimulação medular poderia exercer o efeito inibitório na hiperexcitabilidade de neurônios sensibilizados pela lesão nervosa periférica. Além disso, estruturas espinhais e supraespinhais poderiam também estar envolvidas na analgesia obtida por meio da estimulação medular.

nada medialmente contra o corpo vertebral. Embora incomum, a infecção permanece uma possibilidade sempre presente, especialmente no paciente com câncer imunodeprimido. A detecção precoce da infecção é crucial para evitar sequelas potencialmente fatais. Hematomas podem ocorrer com qualquer punção e podem comprimir medula e raízes nervosas.

■ ELETRODO DE ESTIMULAÇÃO MEDULAR

A eletroestimulação da medula espinhal tem sido usada para tratamento de pacientes com diferentes condições dolorosas, atingindo variado grau de sucesso.

Os sistemas modernos utilizam geradores de pulsos implantados, semelhantes a marca-passo, conectados a um pequeno arranjo de eletrodos posicionado dentro do espaço epidural posterior da coluna vertebral. Esses sistemas são implantados em um procedimento cirúrgico simples e breve que pode ser via percutânea (eletrodos filamentares) utilizando uma agulha de peridural específica ou aberta por meio de laminectomia (eletrodos em placa). Recentemente, um novo dispositivo wireless (Stimwave) chegou ao mercado, cujo gerador não necessita ser implantado e os eletrodos são filamentares e implantados via percutânea. O gerador externo é preso ao paciente próximo à entrada dos eletrodos através de uma faixa ou cinta.

Hoje os geradores de estímulo permitem uma extensa gama de programações e diferentes formas de ondas de estímulo que podem ser ajustadas até que se obtenha o controle adequado da dor. Já estão disponíveis no mercado geradores recarregáveis e sistemas compatíveis com ressonância nuclear magnética (os pacientes oncológicos frequentemente necessitam de exames de imagem para acompanhamento da evolução da doença). O paciente pode referir sensação de parestesia (formigamento) na área dolorosa que se pretende tratar com o estímulo e, mais recentemente, com as modalidades de estímulo de alta frequência ou de alta densidade, não referir nenhuma sensação. O operador ajusta os estímulos com o paciente por meio de um controle externo por telemetria (semelhante aos leitores de marca-passo) e o paciente também recebe um controle para casa que permite alguns ajustes preestabelecidos como ligar, desligar, alterar a intensidade de estímulos e alternar entre programações preestabelecidas de acordo com a sua necessidade. De acordo com a posição que o paciente assume, os eletrodos podem se aproximar ou afastar da dura-máter e variar a intensidade do estímulo sentido pelo paciente, o que pode gerar desconfortos; por exemplo, quando o paciente deita em decúbito dorsal, o eletrodo se aproxima do espaço peridural aumentando a sensação de parestesia. O controle do paciente permite que ele possa ajustar o seu estimulador nessas condições. Recentemente as empresas incorporaram sensores que identificam a posição assumida pelo paciente, minimizando esses desconfortos.

A técnica percutânea é a preferida por ser pouco agressiva e cruenta, não necessitar de anestesia geral, sendo realizada com anestesia local e sedação, assegurar o correto posicionamento do eletrodo e obtenção da resposta adequada da área estimulada, uma vez que o paciente permanece acordado. A preparação da área é realizada com as técnicas de assepsia e antissepsia habituais. A anestesia local é realizada. Nessa técnica, o eletrodo é posicionado pela agulha para punção do espaço peridural por técnica de perda de resistência por meio de punção paramediana com a menor inclinação possível, entrando pelo pedículo da vértebra inferior ao espaço peridural que se pretende alcançar – evitamos a punção mediana e com grande inclinação para facilitar a passagem e navegação do eletrodo e evitar futuras fraturas do cabo por compressão entre os processos espinhosos pelo movimento normal da coluna. O eletrodo é introduzido no espaço peridural posterior até o nível desejado, guiado por fluroscopia. Para o membro superior podemos realizar a punção peridural em C7/T1 ou mais baixo de T2 a T4, onde o espaço peridural é

mais amplo. O eletrodo é navegado pelo espaço peridural posterior até níveis de C2 a C4. Geralmente, o nível de C4 já é suficiente para cobrir a área dolorosa do membro superior, já que as fibras do plexo braquial partem de C4. O eletrodo não deve ser tracionado através da agulha de peridural sob o risco de ocorrer fraturas do eletrodo. Se necessário o reposicionamento do eletrodo, idealmente, deve-se retirar o conjunto agulha-eletrodo e proceder a nova punção. Uma estimulação elétrica é então realizada com objetivo de cobrir a área dolorosa com uma sensação parestésica induzida pelo estímulo elétrico referida pelo paciente com questionamento ativo do operador. Sendo satisfatória a resposta do paciente, uma pequena incisão é realizada paramediana ou mediana e os tecidos são dissecados até a fáscia paraespinhal para a ancoragem e fixação dos eletrodos, seguido de tunelização de cabo extensor de teste para o lado contralateral onde se pretende futuramente implantar o gerador. Normalmente, os pacientes são submetidos a um teste com um cabo extensor externo e gerador externos com duração aproximada de 1 a 10 dias, quando terá acesso aos ajustes do gerador externo e poderá testar diferentes programações de estímulo por meio de um controle. O ideal é que o paciente realize a fase de teste em domicílio e seja estimulado a realizar as suas tarefas habituais e verificar o quanto o dispositivo ajuda a aliviar a dor. Pacientes mantidos em regime de internamento estão mais suscetíveis a permanecer em repouso e assim ter menos dor e consequentemente uma avaliação errônea da terapia; além disso, ficam mais suscetíveis a contaminação por bactérias hospitalares por colonização. Aqueles com melhora de pelo menos 50% da dor inicial podem receber o implante definitivo do gerador, quando então o cabo externo de teste é desprezado e um novo cabo interno é tunelizado e conectado ao gerador do lado contralateral ao teste para evitar contaminação por bactérias que possam ter colonizado o túnel. Habitualmente para membro superior implantamos o gerador abaixo da clavícula direita, deixando livre o espaço infraclavicular esquerdo para implantes de marca-passos cardíacos. Para o sistema Stimwave não há fase de teste, já que o gerador não é implantado e não há cabos externos para teste – não havendo melhora da dor o eletrodo peridural é retirado (Figura 82.12).

As contraindicações incluem o uso de anticoagulantes ou pacientes com distúrbios de coagulação, pacientes com infecção ativa de provável área cirúrgica, pacientes com problemas cognitivos importantes que não possam compreender a terapia, depressão intratável ou com avaliação neuropsicológica que indique transtorno de personalidade importante.

As complicações estão diminuindo com o advento de novos dispositivos e técnicas cirúrgicas aprimoradas. As complicações comuns e sua frequência são as seguintes: fístula liquórica (0,3 a 7%), dor ou desconforto no local do gerador de pulsos implantados (1 a 12%) e hematoma ou seroma subcutâneo na loja do gerador (0 a 9%). Deve-se observar a possibilidade de lesão medular e de raízes por punção inadvertida com a agulha de peridural, bem como pelo próprio eletrodo se ele avançar para o espaço intratecal. Hematoma peridural pode exigir descompressão imediata com laminectomia para não promover isquemia da medula. Podem ainda ocorrer extrusão de material (cabos

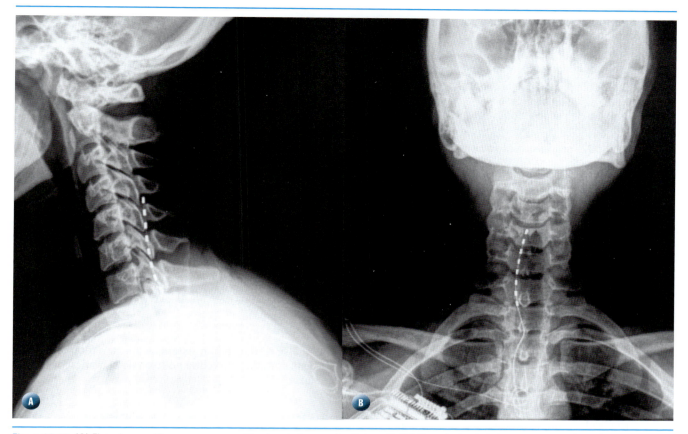

Figura 82.12. **(A)** Eletrodo percutâneo em espaço peridural posterior em raios X de perfil; **(B)** Eletrodo desviado levemente com relação à linha média em raios X anteroposterior. (Fonte: Arquivo pessoal.)

e geradores), fratura de eletrodos e cabos e deslocamento de eletrodos. Na presença de infecção de loja de gerador e/ou cabos, recomenda-se retirar todo o sistema, colher material para cultura e iniciar a terapia antimicrobiana apropriada para reduzir o risco de meningite e sepse.[13]

■ ELETRODO DE ESTIMULAÇÃO DE NERVOS PERIFÉRICOS

Os nervos periféricos podem sofrer injúrias nos pacientes oncológicos devido a invasão local tumoral, por compressão tumoral, por trauma cirúrgico, por aplicação de radioterapia e ainda por encarceramento devido a cicatrização e/ou fibrose pós-operatória. A quimioterapia costuma produzir polineuropatias. Os pacientes com lesões em nervo periférico podem apresentar dor tipo neuropática no território correspondente a inervação, que costuma responder pobremente aos tratamentos habituais. Esses pacientes apresentam ainda um risco maior de evoluir para dor complexa regional tipo II. Com o tratamento inicial de intervenção associado a tratamento clínico otimizado, podemos utilizar a hidrodissecção do nervo afetado, guiada por ultrassom, combinando o uso de corticosteroides locais, que podem reduzir e controlar a dor na medida em que liberam os nervos de encarceramentos e diminuem a resposta inflamatória local. A hidrodissecção pode ser realizada com anestésico local, preferencialmente lidocaína por ser menos neurotóxica, ou com solução salina, acrescido ou não de hialuronidase à solução. Pequenas doses de corticosteroides de depósito como acetato de dexametasona 8 mg e acetato de metilprednisolona 40 a 80 mg podem ser utilizados. A terapia pode ser repetida de acordo com a evolução do paciente.

Para os pacientes que não obtiverem êxito na terapia de intervenção, o eletrodo de estimulação de nervo periférico pode ser uma alternativa. A principal indicação é a dor neuropática crônica, intensa, refratária ao tratamento conservador.

Com a melhoria da qualidade dos materiais e com materiais cada vez mais finos foi possível desenvolver o sistema de estimulação de nervos periféricos. O mecanismo de funcionamento é semelhante ao do eletrodo de estimulação medular com a vantagem de não ser necessário invadir o neuroeixo e com a possibilidade de se realizar o estímulo diretamente na região do nervo lesado. Pode ser implantado por via percutânea (eletrodos filamentares cilíndricos) guiado por ultrassom, colocado perpendicularmente ao nervo ou por técnica aberta com dissecção (eletrodo em placa). Apresenta, contudo, necessidade de a área acometida ter uma distribuição anatômica definida e relacionada ao nervo periférico no qual se deseja realizar a estimulação. Deve-se perceber também sinais de comprometimento objetivo do nervo (hipoestesia, hiperpatia, hiperestesia, alodinia etc.).[14]

Talvez a desvantagem possa ser a necessidade de dissecção cirúrgica do nervo com implante direto sobre ele e

Tabela 82.8. **Indicações específicas para implante de eletrodo de nervo periférico**

Neuralgia pós-herpética
Dor neuropática pós-traumática
Dor neuropática pós-operatória
Dor neuropática facial
Neuralgia occipital ou dor cervicogênica occipital intratável clinicamente
Migrâneas transformadas com presença de dor occipital e hemicrania contínua
Síndrome de dor complexa regional
Cefaleia em salvas

Fonte: Autoria própria.

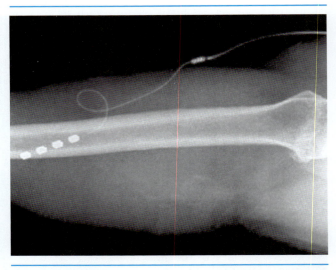

Figura 82.13. Eletrodo em nervo radial. (Fonte: Freitas TS, et al. Estimulação de nervos periféricos no tratamento das síndromes dolorosas crônicas. São Paulo: Rev Dor. 2013 Dec; 14(4):315-9.[15])

fixação do sistema em estruturas adjacentes caso a técnica percutânea não obtenha sucesso. Outra desvantagem é o desconhecimento da técnica pelos profissionais de saúde e os custos dos materiais (Tabela 82.8).

É necessária a realização de teste de neuroestimulação entre 7 e 10 dias previamente ao implante definitivo e deve-se obter melhora de pelo menos 50% da dor em escalas de avaliação específicas. Após o teste ser completado, é realizado o implante do sistema de gerador permanente semelhante ao eletrodo de estimulação medular.

O processo de implante é semelhante ao do eletrodo de estimulação medular com o paciente sob sedação: realizamos o preparo da região com técnicas de assepsia e antissepsia, seguido de anestesia local e implante do eletrodo; realização de pequena incisão para fixação do sistema para a técnica percutânea ou simples fixação para a técnica aberta; segue-se então com a realização de estímulo intraoperatório com a presença de parestesia coincidente com a área de dor do paciente. A seguir, o cabo teste externo é tunelizado e o gerador externo ligado. Também dispomos do Stimwave para nervo periférico com a vantagem de não necessitar do implante de cabo teste nem de gerador posteriormente (Figura 82.13).

Com relação às síndromes dolorosas de caráter neuropático (síndrome de dor complexa regional, neuropatia traumática ou pós-operatória), a maioria dos trabalhos mostra melhora de 50% nas escalas de dor em uma média de 60-70% dos pacientes submetidos ao procedimento, com *follow-up* de mais de três anos.

As contraindicações incluem o uso de anticoagulantes ou pacientes com distúrbios de coagulação, pacientes com infecção ativa de provável área cirúrgica, pacientes com problemas cognitivos importantes que não possam compreender a terapia, depressão intratável ou com avaliação neuropsicológica que indique transtorno de personalidade importante.

As complicações consistem em hematoma local, não melhora da dor, fratura do material, soltura do material, dor nos locais de tunelização de cabos e de implante de gerador, assim como a formação de seromas nessas regiões, e infecção do sistema. Na presença de infecção recomenda-se retirar todo o sistema e iniciar a terapia antibiótica apropriada para reduzir o risco de complicações locais e sepse.

■ SÍNDROME DOLOROSA MIOFASCIAL

A síndrome dolorosa miofascial é caracterizada por um espasmo muscular persistente que gera dor regional localizada contínua, que pode ser referida como queimação, fadiga ou cansaço. Pode ocorrer após um macrotrauma muscular (como um estiramento muscular ou um trauma direto, como em um acidente ou cirurgia) ou após microtrauma muscular (uso repetitivo de músculo, hábitos posturais inadequados ou excesso de esforço), causa mais frequente. No exame físico encontramos uma banda muscular tensa e a presença de ponto-gatilho (*trigger point*).[15]

Não há estatísticas específicas da incidência de dor miofascial especificamente em pacientes oncológicos; porém, de acordo com as estatísticas gerais dos ambulatórios de dor, é certamente uma das causas mais comuns de dor nesses serviços. Nos pacientes oncológicos ela pode ocorrer nos membros superiores devido a posturas antálgicas e imobilidade, desequilíbrio muscular e articular após ressecção de partes moles, ósseas e articulações, bem como após artrodeses por fraturas patológicas e trauma muscular direto por acesso cirúrgico. Pode ainda ocorrer no contexto da dor neuropática por contratura reflexa de miótomos inervados pelos nervos afetados.

O ponto-gatilho miofascial (*trigger points*) é uma região nodular de contração muscular bem definida dentro de uma banda muscular tensa cuja palpação firme é capaz de produzir dor local e referida que reproduz os sintomas do paciente. A dor referida não segue uma distribuição de raiz nervosa e a localização da dor não ocorre casualmente, mas sim em um padrão específico, característico de cada músculo. Outra característica presente na SDM é que quando os *trigger points* são estimulados (palpação compressiva), eles podem apresentar uma resposta de contração transitória local das fibras musculares afetadas (*local twitch response*). Os pontos-gatilho frequentemente causam disfunção com restrição na amplitude de movimento e fraqueza muscular associada a sua fácil fatigabilidade.

A formação dos *trigger points* se dá por meio da fadiga de fibras musculares de músculos que foram muito exigidos, com consequente encurtamento e deficiência de suprimento de oxigênio e nutrientes, aumentando, assim, a demanda metabólica nos tecidos locais.

A contração frequente provoca um aumento na demanda energética, contração dos vasos sanguíneos da região e aumento da liberação e acúmulo de metabólitos (crise energética) entre as quais muitas substâncias neurotransmissoras, que podem sensibilizar o sistema nervoso central, desencadeando mais estímulos de contração no local e/ou em áreas de referência, perpetuando o ciclo e provocando a formação dos *trigger points*. A microdiálise dos pontos-gatilho mostrou, em comparação com o músculo adjacente, um pH mais ácido e um aumento de citocinas inflamatórias, bradicinina, substância P e peptídeo relacionado ao gene da calcitonina. Podem ser classificados, segundo suas características clínicas, em ativos (dor expontânea) ou latentes (dor apenas à compressão). Podem ser classificados, também, segundo sua localização dentro do músculo afetado, em centrais ou de fixação (*attachment*) e de acordo com sua origem, em primários, secundários ou satélites.

Os pontos-gatilho miofasciais muitas vezes desempenham um papel em síndromes de dor focais mal caracterizadas, como dor lombar, dor orofacial, dor pélvica e dor de cabeça. Além disso, podem se desenvolver em resposta a outros estímulos nocivos ao músculo afetado, tais como: infecções, distúrbios hormonais, distúrbios viscerais, distúrbios neuro-humorais (fadiga, fibromialgia), fatores ambientais e distúrbios esqueléticos intrínsecos. Pode-se citar ainda baixo condicionamento físico e distúrbios do sono. A SDM é produzida, exacerbada ou perpetuada principalmente por fatores que danifiquem ou provoquem o estresse dos músculos esqueléticos, tais como determinados hábitos parafuncionais orais (apertamento dentário, bruxismo) e posturais inadequados, durante o sono e vigília.[16]

É uma desordem dos músculos esqueléticos que apresenta elevada prevalência na população e pode ocorrer em qualquer músculo e/ou fáscia do nosso corpo com maior frequência em músculos da: cervical, cintura escapular, tórax e cintura pélvica.

O diagnóstico deve ser considerado se o paciente se queixa de dor focal que é agravada pelo uso muscular ou estressores psicológicos que causam aumento da tensão muscular. O diagnóstico da SDM é clínico e não conta com exames laboratoriais ou radiográficos.

Para o tratamento da SDM a questão mais importante é a correção de fatores predisponentes. Esses fatores interferem na capacidade do músculo para se recuperar completamente e são a razão mais comum para a falha do tratamento. A educação do paciente e mudanças comportamentais são fundamentais. O paciente deve estar consciente do seu problema e dos fatores que o causam, aumentam ou perpetuam a SDM. Eliminação de hábitos parafuncionais, prática de exercícios físicos aeróbicos para melhoria do condicionamento físico, correções posturais e de ergonomia, instituição de terapia psicológica e rela-

xamento, caso se verifique que o estresse emocional pode causar ou colaborar para a tensão muscular, são de extrema importância.

A fisioterapia é de grande auxílio trabalhando com técnicas manuais diversas para a inativação dos pontos-gatilho e alongamento muscular, medidas físicas como calor local, crioterapia e analgesia com o uso de TENS. A restauração de um músculo até o seu comprimento de estiramento completo quebra a ligação entre a crise de energia e a contração de sarcômeros lesados. Os músculos que abrigam pontos desencadeantes geralmente ficam fracos devido aos efeitos inibitórios da dor. Um programa de fortalecimento lentamente progressivo é essencial para restaurar a função completa e minimizar o risco de recorrência e perpetuação de pontos-gatilho satélites.

Uma das modalidades de tratamento mais efetivas para a eliminação de *trigger points* são as injeções. Podemos realizar esse tratamento quando o *trigger point* estiver ativo reproduzindo a queixa do paciente. O princípio de ação das injeções não foi totalmente esclarecido. Sugere-se como mecanismo de ação: rompimento mecânico das fibras musculares e terminais nervosos, rompimento mecânico das fibras musculares causando aumento do potássio extracelular, o que leva à despolarização dos nervos, interrupção do mecanismo de *feedback* positivo que perpetua a dor, diluição das substâncias nociceptivas pelo líquido infiltrado e efeito vasodilatador do anestésico que aumenta a remoção dos metabólitos. As injeções podem ser realizadas de diversas maneiras, de acordo com o tipo de solução injetada: somente agulha (agulhamento a seco), injeção de solução salina, injeção de soluções anestésicas: lidocaína de 1%. Geralmente injetamos 1 a 2 mL de solução em cada ponto-gatilho.

A acupuntura realizada na forma de agulhamento a seco dos pontos-gatilho pode trazer alívio.

Outra terapia bastante eficaz para a SDM é a aplicação de toxina botulínica nos pontos-gatilho dos músculos afetados pela SDM. A toxina age normalizando a hiperatividade muscular e a excessiva atividade do fuso muscular e inibe a liberação dos neuropeptídeos pelo nociceptor, tanto no tecido periférico, como no sistema nervoso central. Os resultados podem durar de três a seis meses.

Medidas farmacológicas incluem uso de analgésicos simples como paracetamol e dipirona, associados ou não a relaxantes musculares periféricos como carisoprodol; AINEs são de grande auxílio, em ciclos curtos nos episódios de exacerbação da dor; e analgésicos opioides devem ficar restritos aos casos refratários. Relaxantes musculares centrais como ciclobenzaprina em doses de 5 a 10 mg podem ser empregados. Para os pacientes com suspeita de sensibilização central, devido a cronificação da dor, podemos utilizar a trazodona, nortriptilina ou amitriptilina que promovem melhora do padrão do sono, ativam as vias inibitórias de dor e promovem relaxamento muscular. Ainda aguardando mais estudos na mesma linha encontra-se a duloxetina. A pregabalina pode ser utilizada mais como medida para controle de quadros ansiosos e melhora do padrão do sono e aguarda novos estudos. A lidocaína tópica na forma de adesivo a 5% pode ser utilizada para a melhora da sensibilidade local e de forma a facilitar o manejo fisioterápico do paciente, mas ainda necessita de mais estudos para a sua recomendação.

■ REFERÊNCIAS BIBLIOGRÁFICAS

1. Silva S. Estudo retrospectivo de lesões tumorais do punho e mão. Rev Port Ortop Traumatol. 2014; 22(1):57-66.
2. Galbiatti JA. Estudo retrospectivo dos resultados do tratamento cirúrgico de 31 tumores de células gigantes da bainha do tendão da mão. Rev Bras Ortop. Disponível em: https://doi.org/10.1016/j.rbo.2017.11.005. Acesso em: 10 nov. 2018.
3. Patologia geral DB-301, Unidade V, FOP/UNICAMP 3. Áreas de semiologia e patologia. Disponível em: https://w2.fop.unicamp.br/ddo/patologia/db301_patologia_geral.htm. Acesso em: 10 nov. 2018.
4. Venâncio L, Carminatti Campanelli N, de Sousa L. Sensibilidade em membro superior após cirurgia de câncer de mama com linfadenectomia. Universidade Nove de Julho, São Paulo, Brasil. ConScientia e Saúde. 2013; 12(2):282-9.
5. Sousa E. Funcionalidade de Membro Superior em Mulheres Submetidas ao Tratamento do Câncer de Mama. Rev Bras Cancer. 2013; 59(3):409-17.
6. De Moraes MF. Bloqueio do sistema nervoso simpático para tratamento de dor do membro fantasma. Relato de caso. São Paulo: Rev Dor. 2013 abr-jun; 14(2):155-7.
7. Wrigley PJ, et al. Wall & Melzack's. Book Chapter: Pain following Spinal Cord Injury. Textbook of Pain. Elsevier. 6 ed. 2013; 68:978-89.
8. Stein C, et al. Interventional Methods Used for Chronic Pain. Miller's Anesthesia. 8 ed. Elsevier; 2015.
9. Netter FH. Netter – Atlas de Anatomia Humana. 6 ed. Elsevier; 2015.
10. Waldman SD. Atlas of Interventional Pain Management. 4 ed. Elsevier. 2015; 35:134-9.
11. Mato ACM, Stolf NAG. Anatomia da circulação medular. Porto Alegre: J Vasc Bras. 2015 Sept; 14(3):248-52. Disponível em: http://www.scielo.br/scielo.php script=sci_arttext&pid=S1677-54492015000300248&lng=en&nrm=iso. Acessado em: 23 Dec. 2018. doi 10.1590/1677-5449.0004.
12. Garcia L, Guirro E, Montebello MI. Efeitos da estimulação elétrica de alta voltagem no linfedema pós-mastectomia bilateral: estudo de caso. Fisio Pesq. 2007; 14(1):67-71. doi 10.1590/fpusp.v14i1.75628.
13. Braun Filho JL, Braun LM. Estimulação medular espinhal para tratamento da polineuropatia dolorosa refratária induzida por quimioterapia. Campinas: Rev Bras Anestesiol. 2007 Oct; 57(5):533-8. Disponível em: http://www.scielo.br/scielo.php?script=sci_arttext&pid=S0034-70942007000500008&lng=en&nrm=iso. Acesso em: 23 Dec. 2018. doi 10.1590/S0034-70942007000500008.
14. Freitas TS, et al. Estimulação de nervos periféricos no tratamento das síndromes dolorosas crônicas. São Paulo: Rev Dor. 2013 Dec; 14(4):315-9. Disponível em: http://www.scielo.br/scielo.php?script=sci_arttext&pid=S1806-00132013000400016&lng=en&nrm=iso. Acesso em: 23 Dec. 2018. doi 10.1590/S1806-00132013000400016.1.
15. Roldan C, Hu N. Saline for myofascial pain syndrome. J Pain. 2015; 16(4):S90.
16. Roldan CJ, Hu N. Pain Syndromes in the Emergency Department: What Are We Missing? J Emerg Med. 2015; 49(6):1004-10.
17. Rezende LF, Rocha, AVR, Gomes CS. Avaliação dos fatores de risco no linfedema pós-tratamento de câncer de mama. J Vasc Bras. 2010; 9(4):233-8. Sociedade Brasileira de Angiologia e de Cirurgia Vascular. São Paulo, Brasil. Disponível em: http://www.redalyc.org/articulo.oa?id=245016486005. Acesso em: 23 Dez. 2018.

Capítulo 83

Manejo da Dor em Membros Inferiores no Paciente Oncológico

Mariana Mafra Junqueira
Marina Flaksman Rondinelli
Grace Haber
Mariana Musauer
Raphael Callado Campos

■ INTRODUÇÃO

A dor nos membros inferiores pode ser a manifestação inicial de uma doença oncológica. Muitas vezes pode ser confundida com uma dor articular ou ciática, e tratada dessa forma. A dor associada a tumores ósseos de membros inferiores ocorre preponderantemente à noite ou quando o paciente está em repouso. Muitos tumores que se formam na coluna lombar, sacro e na região da bacia podem mimetizar uma dor ciática.[1]

Assim sendo, a história e o exame físico são essenciais para guiar o diagnóstico diferencial. A presença de dor em membros inferiores é comum em todas as faixas etárias: dores benignas em crianças, dores articulares, osteoartrite, tendinites e tendinopatias, hérnias discais, doença facetária. Sendo assim, o diagnóstico diferencial com doenças malignas pode ser mais difícil. O profissional de saúde deve sempre estar atento às bandeiras vermelhas que possam indicar malignidade, mas nem sempre elas estarão presentes em um quadro inicial da doença oncológica.

■ OSTEOMA OSTEOIDE

Introdução

O osteoma osteoide é um tumor osteoblástico benigno, primeiramente descrito em 1930 por Bergstrand, usualmente pequeno (até 1,5-2 cm) e caracterizado por um núcleo rico em osteoide (*nidus*), bem delimitado, com uma quantidade variável de calcificação, em um tecido vascular conectivo frouxo.[2-4] Ocorre predominantemente no sexo masculino e entre os 10 e os 20 anos de idade. Em mais da metade dos casos o tumor ocorre nos membros inferiores, principalmente no fêmur e tíbia, podendo também ocorrer na coluna vertebral (sendo causa de escoliose), e em 80-90% dos casos ocorre na cortical da região diafisária dos ossos longos.[5] Outras regiões que podem ser acometidas são as mãos, tálus, articulações e também podendo ser causa de dor de padrão ciático.[6]

Fisiopatologia

Existe uma alta concentração de fibras nervosas e prostaglandinas (E2, I2, F1α) no núcleo, além de outros mediadores do crescimento ósseo, sendo a dor provocada pela vasodilatação e aumento da pressão nos vasos e reação inflamatória local, em uma configuração de osso trabeculado cercado de tecido ósseo reativo (esclerótico).[7] Foram descritas numerosas fibras não mielinizadas próximas às arteríolas, provavelmente sensíveis às mudanças na pressão, gerando dor.[8] A maioria dos patologistas concorda sobre sua natureza neoplásica apesar do comportamento e tamanho autolimitados e da natureza inflamatória.

Apresentação clínica

O principal sintoma na apresentação é dor localizada contínua e com a movimentação; pior à noite e após consumo de bebidas alcoólicas. A dor pode aparecer antes das lesões serem visíveis radiograficamente, podendo durar semanas ou até anos antes do diagnóstico. Tipicamente a dor responde muito bem ao uso de salicilatos (aspirina). A excelente resposta com o uso da aspirina e a piora noturna da dor revelam um contexto clínico característico. O diagnóstico deve ser considerado também em paciente jovem com dor cervical/lombar, com dor tipo radicular e em escolioses dolorosas.[7,8]

Diagnóstico

O exame de imagem preferido inicialmente é a radiografia e pode ser suficiente para o diagnóstico.[9] A tomografia computadorizada (TC) pode ser necessária para a localização exata do *nidus* e para guiar uma ablação, sendo superior à ressonância magnética. A varredura óssea por radionuclídeos e a angiografia também podem ser utilizadas.

Tratamento não invasivo

O tratamento inicial é conservador e se baseia no uso de anti-inflamatórios não esteroidais (AINEs) para controle de dor, especialmente a aspirina, podendo também ser utilizados outros fármacos, como o naproxeno. Para os pacientes que não toleram o uso prolongado de AINEs (20-30 meses) ou a incapacidade física gerada pela dor é muito limitante, está indicado o tratamento cirúrgico, porém este pode apresentar alta morbidade dependendo da localização da lesão e pela dificuldade de identificação do *nidus* no intraoperatório.[10]

Tratamento invasivo

A dor incapacitante e refratária é a principal motivação para a indicação de tratamento intervencionista. O tratamento cirúrgico está indicado para pacientes em que houve falha no tratamento conservador e se baseia na excisão completa do *nidus*, garantindo sucesso e diminuição de recidivas. Existem algumas localizações anatômicas em que a ressecção em bloco da lesão está contraindicada pela grande morbidade implicada (acetábulo, cabeça e colo femorais), sendo indicados o descolamento e a curetagem.[11]

As técnicas percutâneas são:
- Excisão percutânea guiada por TC: pode ser utilizada com altas taxas de sucesso.
- Fotocoagulação percutânea por laser guiada por TC: uma sonda percutânea é inserida até o alvo, onde se administra uma corrente de baixa energia (2-4 W), obtendo-se uma área relativamente previsível de necrose coagulativa secundária à lesão termal.[11]
- Radiofrequência percutânea: introdução de eletrodo guiado por tomografia computadorizada, e utilização do protocolo de lesão térmica a 90° por 4 minutos.[11] A cura é alcançada em 83-94% dos casos, e em 100% dos casos caso haja uma segunda ablação (por exemplo em lesões maiores que 1 cm).

A técnica de radiofrequência percutânea é particularmente interessante por apresentar resultados comparáveis ou superiores à excisão cirúrgica convencional ou curetagem com uma morbidade muito menor, podendo ser realizada em um contexto de hospital-dia. Pode também ser aplicada à outros tumores ósseos como lesões metastáticas, em um contexto paliativo.[11]

Sendo assim, as técnicas percutâneas de ablação são as preferidas para o tratamento do osteoma osteoide, por serem minimamente invasivas, não necessitando de hospitalização e apresentando recuperação breve e altas taxas de sucesso (Figura 83.1).

■ SARCOMA DE EWING

O sarcoma de Ewing é o sarcoma mais comum na população pediátrica, e em adultos jovens, dois terços dos casos ocorrem antes dos 35 anos, com a média em torno de 20 anos. O tempo médio para se fazer o diagnóstico desde o início dos sintomas é de 3,7 a 6,4 meses e 21% dos casos já apresenta metástases no momento do diagnóstico. Esse é um tumor que tem sua origem nas células-

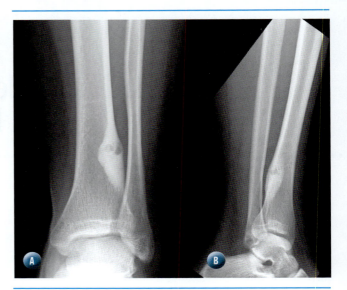

Figura 83.1. (A-B) Osteoma osteoide. (Fonte: Imagem cedida pela Dra. Mariana Musauer.)

tronco mesenquimais. Os tumors ósseos primários são o sarcoma de Ewing, osteossarcoma e condrossarcoma.[1,12,13]

Outros termos para descrever o sarcoma de Ewing são tumor primitivo neuroectodérmico, tumor de Askin (sarcoma da parede torácica) ou sarcoma de Ewing extraósseo. A incidência desse tumor gira em torno de 2,93 casos por 1.000.000 anualmente. O pico de incidência está entre 10 e 25 anos, sendo o segundo tumor ósseo mais comum em crianças. Pacientes com idade abaixo de 15 anos apresentam melhor prognóstico quando comparados aos pacientes que apresentaram a doença após essa idade. Crianças mais novas raramente se apresentam com metástases no momento do diagnóstico, tendo prognóstico mais favorável. Pacientes do sexo feminino têm prognóstico mais favorável que pacientes do sexo masculino. Trata-se de uma doença mais comum em caucasianos, com incidência intermediária em asiáticos e muito baixa na população africana. O sarcoma de Ewing está relacionado a um polimorfismo específico do gene *EGR2*.[1,12]

Os pacientes com tumores distais têm melhor prognóstico, enquanto pacientes com tumores proximais têm prognóstico intermediário, seguidos dos pacientes com tumores centrais ou pélvicos, os que apresentam pior prognóstico. É uma doença tão frequente em ossos curtos quanto em ossos longos, sendo raro o acometimento da calota craniana. A mortalidade é, em média, de cinco anos, tratando-se portanto de uma doença extremamente agressiva. Em idade mais avançada, tumores maiores que 8 cm e metástases no momento do dignóstico são os principais fatores de mau prognóstico. O quadro inicia-se comumente com dor em um dos membros inferiores, mas pode se apresentar com dor lombar e/ou ciatalgia, e dor na região do quadril e sacro. O envolvimento ósseo é clássico no sarcoma de Ewing, mas há relato de casos apenas envolvendo partes moles.[1,12]

A dor é o primeiro sintoma de um tumor de Ewing. Há relatos de caso na literatura de pacientes que inicialmente foram tratados como se fosse uma ciatalgia, sendo tratados com AINEs, fisioterapia, infiltrações epidurais sem sucesso. Os diagnósticos diferenciais são essenciais e faz-se necessária atenção aos sinais e sintomas de uma doença oncológica, como perda de peso, fadiga extrema e dor que se prolonga por mais de seis semanas. Os diagnósticos diferenciais são as radiculopatias, dor na articulação do quadril, dores musculares em região glútea, fratura de pelve, síndrome do piriforme e miosite ossificante.[12,13]

Em casos de dor por tempo prolongado, as imagens de ressonância nuclear magnética da área de dor, como também pelve e sacro devem ser realizadas e não apenas imagens da coluna lombar. Recomenda-se a realização da sequência de STIR (*short inversion time inversion recovery*) na ressonância para avaliação do tumor, entretanto deve-se lembrar que há possibilidade de ser superestimado o tamanho do tumor, devido ao edema ao redor da massa tumoral. O diagnóstico deve ser feito por biópsia guiada por tomografia computadorizada ou cirúrgica. Um sinal típico de sarcoma de Ewing, no entanto infrequente, é um sinal de casca de cebola, um alargamento fusiforme da diáfise.[12,13]

Os níveis de LDH (lactato desidrogenase) e VHS (valor de hemossedimentação) frequentemente estão elevados, anemia e leucocitose podem estar presentes. Os níveis de LDH antes do início do tratamento estão associados a pior prognóstico e devem ser medidos; eles se relacionam com tumores maiores e com metástases. Metástases estão presentes em 25% dos pacientes no momento do diagnóstico e são isoladamente o maior fator preditor de desfecho. As metástases comuns são as ósseas e pulmonares, mas podem acontecer metástases para linfonodos, e para o sistema nervoso central. A presença concomitante de metástases pulmonar e óssea são preditores de pior prognóstico quando comparadas a metástases ósseas isoladamente. O crescimento é normalmente agressivo, mas existem casos em que o tumor permanece intraósseo por alguns anos, causando dor, na maioria dos casos, intensa. O estadiamento do tumor de Ewing proposto por Enneking é o seguinte:[13,14]

- EW I – solitário, intraósseo;
- EW II – solitário extraósseo;
- EW III – esquelético multicêntrico;
- EW IV – metástases a distância.

O estágio mais comum quanto à presença no momento do diagnóstico é o EW II, que ocorre em 70% dos casos. O sarcoma de Ewing pode ser um tumor primário ou um tumor secundário, essa informação de acordo com a base de dados que comparou pacientes abaixo de 40 anos com sarcoma de Ewing, com envolvimento ósseo e envolvimento extraósseo, SEER (*surveillance, epidemiology and end results*).[13,14]

O tratamento do sarcoma de Ewing é baseado em quimioterapia e radioterapia, mas o tratamento cirúrgico desempenha um papel essencial em casos de tumores primários. A quimioterapia sempre estará presente no tratamento da doença e a cirurgia será realizada sempre que possível. A radioterapia será uma alternativa à cirurgia ou terá um papel de adjuvância. Recomenda-se o uso de quimioterapia no pré e no pós-operatório, sendo essa uma combinação de, no mínimo, quatro drogas, sendo as mais efetivas ciclofosfamida, ifosfamida, adriamicina, etoposide e dactinomicina D. O tratamento local é baseado em características individuais do paciente e no estágio da doença, pesando-se riscos e benefícios em relação à perda de funcionalidade devido ao tratamento e recorrência local. A recorrência local apenas com tratamento radioterápico é em torno de 20%, mas a recorrência local após quimioterapia e uma cirurgia ampla é muito rara.[12-14]

O tratamento da dor no sarcoma de Ewing segue a escada analgésica da Organização Mundial da Saúde. Trata-se de uma dor moderada a intensa, com raros casos de dor leve, pela agressividade com que a doença se apresenta. O tratamento da dor sem acometimento ósseo será do uso de paracetamol, dipirona, anti-inflamatórios e opioides fortes. A morfina é sempre a primeira escolha como terapia inicial com opioides, em doses baixas em caso de dor moderada e em dose alta em caso de dor intensa. Em caso de acometimento de nervos periféricos e raízes nervosas lombossacras com sinais e sintomas de dor neuropática investigados pelo DN-4 (Figura 83.2), pode-se associar amitriptilina, gabapentina, pregabalina ou duloxetina. Quando há acometimento ósseo, deve-se considerar o uso de corticoides, sendo a dexametasona a primeira escolha nesses casos. Em caso de pacientes pediátricos, as doses recomendadas encontram-se na Tabela 83.1.[16]

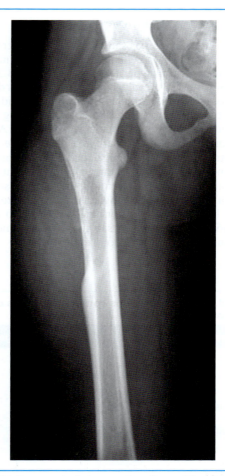

Figura 83.2. Sarcoma de Ewing – radiografia em AP mostrando comprometimento cortical no sarcoma de Ewing. (Fonte: Imagem cedida pelo Dr. Marcelo Bragança – INCA.)

Tabela 83.1. Doses de medicamentos e adjuvantes em pacientes pediátricos[16]

Medicamentos	Dose venosa	Dose oral	Infusão IV
Ibuprofeno	–	–	–
Cetorolaco	–	–	–
Paracetamol	–	–	–
Codeína	–		
Tramadol	–		–
Morfina	50-100 mcg/kg a cada 2-4 h	0,2-0,5 mg/kg a cada 3-4 h	15-30 mcg/kg/h
Metadona	0,05-0,1 mg/kg a cada 3-4 h por 2 ou 3 doses, depois de 6-12 h	0,1 mg/kg a cada 4 h por 2 a 3 doses, depois a cada 6-12 h	–
Oxicodona	–	0,05-0,2 mg/kg a cada 4-6 h	–
Gabapentina	–	–	–
Amitriptilina	–	–	–
Pregabalina	–	–	–
Duloxetina	–	–	–

CONDROSSARCOMAS

Os condrossarcomas são divididos em centrais, periféricos, periosteais, de células claras, mesenquimais e indiferenciados centrais e periféricos. Na Tabela 83.2 abaixo, pode-se encontrar a prevalência a cada 100 casos dos tipos de condrossarcomas. São mais encontrados em idosos, diferente dos osteossarcomas e sarcoma de Ewing que são mais comumente vistos na população pediátrica. A maioria dos pacientes com condrossarcoma encontra-se na faixa etária entre 30-60 anos. A prevalência de condrossarcoma em pacientes jovens é muito rara, e quando acontece, costuma se apresentar nas extremidades. Como esses tumores são mais raros, os patologistas são relutantes em interpretar biópsias guiadas por agulha desse tipo tumoral. Os diagnósticos diferenciais são tumores benignos como condromas ou fibroma condromixoide.[12]

Tabela 83.2. Distribuição dos condrossarcomas de acordo com a incidência[12]

Tumores	Porcentagem
Central	55-60
Periférico	15-20
Indiferenciado central	15
Células claras	3
Periosteal	2-3
Mesenquimal	1-2
Indiferenciado periférico	1

Os achados característicos no histopatológico são condrócitos ovais ou poligonais com núcleo hipercromático disperso em um agregado único ou frouxamente ligados em uma matrix condroide e apresentam citoplasma vacuolado.[12,13]

Condrossarcomas centrais

Os condrossarcomas centrais são mais comumente encontrados no fêmur proximal, pelve, úmero proximal, escápula e na tíbia. A princípio, normalmente são encontrados na região metafisária. O quadro inicial é de dor leve e contínua e edema.[11,12]

Pela imagem da radiografia simples, apresenta-se como lesão intraóssea, osteolítica, lesão irregular com nódulos, grânulos e anéis radiopacos de calcificação. Algumas vezes, apresenta a imagem de favo de mel. O córtex, normalmente, é fino, e se apresenta destruído, mas também pode haver uma reação do osso cortical, com hiperostose, sendo uma reação por infiltração tumoral lenta. A reação do periósteo pode dar um aspecto radiológico da cortical do osso de "veludo"ou "barba". Na tomografia computadorizada (TC), o tumor aparece com áreas de radiotransparência, calcificações, bem contido no interior do osso. Na ressonância nuclear magnética (RNM), o tumor aparece como sinal homogêneo cinzento que faz contraste com medula óssea clara em T1. A lesão em T2 parece brilhante.

O condrossarcoma central é um tumor de crescimento muito lento. O tumor é dividido em graus: grau 1 – metástases são raras, com recorrência em até dez anos; grau 2 – metástases que podem ser precoces ou tardias, e com recorrência em até cinco anos; grau 3 – metástases precoces, com recorrência em até um ano.[12]

O tratamento é cirúrgico com ressecções amplas, radicais; normalmente são curativas. As metástases pulmonares também devem ser ressecadas. Não são recomendadas quimioterapia e radioterapia pela resposta muito pouco efetiva nesse tipo de tumor.[12]

Condrossarcomas periféricos

Esse tumor normalmente se origina de um osteocondroma de superfície óssea e é mais comum em indivíduos do sexo masculino. A dor é intensa e o tumor muito aderido ao osso. Comumente encontrado na pelve, fêmur proximal na região de metáfise, costelas, úmero e coluna vertebral, podendo invadir o canal medular, com manifestações de dor radicular, podendo o paciente evoluir com paraplegia.[12]

Na radiografia simples, tem aspectos de osteocondromas com áreas líticas, mas apresenta mais calcificações difusas, ossificações, radiopacidades difusas, com uma camada não calcificada superficial. Há margens indefinidas se estendendo para tecidos moles. Na TC, o tumor aparece em lóbulos, não calcificados, em anel, com radiopacidades em aspecto de pipoca e alto espessamento do tecido cartilaginoso.[12] Na RNM, é possível observar um tumor lobulado, bem definido, com intensidade próxima do tecido muscular em T1 e sinal muito heterogêneo em T2, com aumento da intensidade de sinal por áreas calcificadas e com uma camada periférica espessa.

No histopatológico, o tumor tem aspecto de couveflor, com pseudocápsula fina e uma camada espessa de cartilagem que envolve um osso esponjoso. O tumor cresce de forma muito lenta. As metástases podem ser encontradas em menos de 20% dos casos, são pulmonares e tardias. O tratamento consiste em ressecção ampla e radical, sendo a radio e quimioterapia não efetivas em tratar esse tumor.[12,13]

■ RABDOMIOSSARCOMA (RMS)

O rabdomiossarcoma é um tumor maligno e agressivo, com características fenotípicas e biológicas das células musculares esqueléticas, um tumor maligno de origem mesenquimal que faz parte do grupo de tumores com células pequenas, redondas, azuladas, no qual também estão incluídos o neuroblastoma, linfoma e tumores primitivos neuroectodérmicos (PNET). A incidência é de aproximadamente 6 casos em 1.000.000 de pessoas por ano. Trata-se de um tumor da infância com uma sobrevivência de mais de 70% em cinco anos. Esse tumor é o sarcoma de partes moles mais comum e tem uma prevalência de 4,5% entre os tumores da infância.[12,13]

Há dois picos de incidência, um entre 2 e 6 anos e depois novamente de 10 a 18 anos. Há dois principais tipos histológicos, o primeiro é o embrionário (ERMS) ou tipo A que está presente na faixa etária mais jovem, encontrado em regiões como cabeça e pescoço e trato geniturinário; o segundo tipo é o alveolar (ARMS) ou B, encontrado em pacientes mais velhos, no segundo pico etário, mais comumente encontrado no tronco e extremidades. Encontra-se ainda um terceiro tipo, denominado pleomórfico ou tipo C, encontrado em pacientes de 40 a 60 anos. Outros casos de rabdomiossarcoma ocorrem de forma esporádica, associado à síndrome de Li Fraumeni e à neurofibromatose tipo 1.[12]

O tumor de tipo A ou ERMS é infiltrativo, agressivo, de rápido crescimento. Os tipos B e C são mais profundos, sem dor importante até compressão de algum nervo, mas há crescimento rápido de uma massa em músculo esquelético.

No exame histopatológico, 75% representam ERMS, com alta variabilidade citológica, que representa os estágios da morfogênese muscular, e 25% dos casos são de tumores ARMS e a aparência histológica é semelhante à do parênquima pulmonar. A patogênese do rabdomiossarcoma ainda não está clara.[12,13]

O estadiamento do tumor é considerado no estado pré-tratamento e segue o sistema TNM (*tumor, nodes, metastases*). O grupo clínico da doença é classificado no período pós-operatório após ressecção do tumor, avaliando a extensão do tumor pós-cirurgia e avaliação dos linfonodos antes do início da quimioterapia. A extensão da doença residual pós-ressecção é um importante fator prognóstico.

A estratificação de risco é outra forma de classificação do rabdomiossarcoma para avaliar a agressividade do tratamento em cada grupo, na tentativa de otimizar o desfecho. A estratificação de risco do Children's Oncology Group (COG) incorpora a classificação TNM, a classificação clínica, ou seja, a avaliação da extensão do tumor após ressecção cirúrgica e a situação dos linfonodos, o sítio do tumor primário e a histologia do tumor. A estratificação de risco é baseada em oito subgrupos. Todos os pacientes com RMS recebem quimioterapia baseada na estratificação de risco. A quimioterapia padrão consiste em vincristina, actinomicina-D e ciclofosfamida (VAC). O desfecho de pacientes com doença de baixo risco e risco intermediário vem melhorando nos últimos anos, mas pouco progresso vem sendo feito em pacientes com doença de alto risco e doença metastática. Novos quimioterápicos e terapias moleculares têm sido tentadas em pacientes de alto risco, com doença progressiva na esperança de melhor desfecho.[12,13]

O tratamento é baseado em QT pré-operatória, ressecção cirúrgica agressiva e ampla, QT pós-operatória e radioterapia na quase totalidade dos casos.

■ OSTEOSSARCOMA

Introdução

Os osteossarcomas são tumores derivados de células mesenquimais primitivas e originam-se, na maioria dos casos, de tecidos ósseos. Apenas uma pequena parte desses tumores se origina de tecidos moles. A história natural da doença, se não tratada, cursa com progressão local e metastática. Antes do advento da poliquimioterapia, aproximadamente 90% dos indivíduos com diagnóstico de osteossarcoma evoluíam com morte por metástases pulmonares.[15]

Epidemiologia

A definição de osteossarcoma se dá pela presença de células mesenquimais malignas produtoras de osteoide e/ou osso imaturo. Entre os tumores malignos sólidos primários do osso, o osteossarcoma é o mais frequente na população geral, com incidência de 2-3 milhões de pessoas/ano.[15] Apresenta-se em dois picos de incidência; sendo o primeiro e mais intenso em adolescentes, relacionado ao rápido crescimento ósseo, com incidência anual de 8-11 milhões de pessoas entre 15 e 19 anos. Nesse grupo, os osteossarcomas representam 15% de todos os tumores ósseos malignos extracranianos. O segundo pico de incidência ocorre em indivíduos em torno dos 60 anos de idade, devido à maior incidência de osteossarcoma secundário à doença de Paget. Homens são mais afetados que mulheres, na proporção de 1:1,4.[16]

Etiologia e patogênese

Na maioria dos pacientes, a etiologia do osteossarcoma permanece obscura. A predileção pela idade de surto de crescimento puberal e pelos ossos longos de maior crescimento sugere relação com a proliferação celular rápida. Há evidências de que a exposição à radiação pode levar ao surgimento de osteossarcomas. Apresentam incidência aumentada também em desordens genéticas hereditárias bem definidas, associadas a alterações em genes supressores de tumor, como retinoblastoma hereditário e a síndrome familiar de Li-Fraumeni.[16] A síndrome de Li-Fraumeni ocorre em decorrência de mutações na linhagem germinativa, em especial no gene TP53, causando predisposição ao aparecimento de tumores malignos de mama, osteossarcoma e sarcomas de tecidos moles.[17]

Diagnóstico e estadiamento

Dor, edema e limitação dos movimentos são os principais achados da apresentação clínica. Em raros casos, principalmente em pacientes portadores de tumores osteolíticos, a fratura patológica pode ser o primeiro sinal da doença. Aproximadamente 15% dos pacientes já apresentam metástases no momento do diagnóstico (implantes pulmonares na maior parte dos casos, com incidência também em ossos, e mais raramente em linfonodos).[15]

A localização mais comum dos osteossarcomas é a metáfise de ossos longos, apesar de não exclusiva. Os sítios primários mais comuns são fêmur distal, tíbia proximal e úmero proximal, com 50% dos casos se iniciando no joelho. Em torno de 10% se desenvolve no esqueleto axial, mais comumente em pelve.[18]

A avaliação de um paciente com suspeita de osteossarcoma começa com anamnese completa, exame físico, e radiografia do membro acometido. A radiografia identifica alterações ósseas, como lesões osteolíticas, osteoblásticas ou mistas e anormalidades específicas no tecido conjuntivo adjacente, como pontos de ossificação. No seguimento da investigação, a ressonância magnética será necessária, como imagem diagnóstica padrão-ouro para partes moles e sua relação com veias, artérias, estruturas nervosas e extensão intramedular. A imagem de RNM deve contemplar o osso em toda a sua extensão, assim como as articulações adjacentes, buscando a exposição de possíveis focos intramedulares sem comunicação direta com o tumor primário.

No momento do diagnóstico já é indicada a busca por metástases, por meio de PET-*scan* de corpo inteiro e tomografia computadorizada de tórax.

Não são conhecidos marcadores tumorais específicos de osteossarcomas, porém alguns pacientes apresentam elevações séricas de lactato desidrogenase e, mais frequentemente, fosfatase alcalina. Essas alterações estão associadas a um pior prognóstico.[15]

A poliquimioterapia utilizada para o osteossarcoma pode causar efeitos colaterais danosos ao coração, à audição, aos rins e fígado. Por isso, previamente ao início do tratamento, todos os pacientes devem ser submetidos a exames gerais de controle, como ecocardiograma, audiometria e laboratório específico para funções renal e hepática.[15]

Histopatologia

O diagnóstico dos osteossarcomas é histológico, sendo a biópsia a céu aberto considerada a técnica ideal para a obtenção de material suficiente para a avaliação histológica. Observa-se a proliferação de células mesenquimais tumorais e a produção de tecido osteoide e/ou ósseo por essas células.[15]

A classificação da Organização Mundial da Saúde (OMS) define três principais subtipos de osteossarcoma: osteoblástico, condroblástico e fibroblástico, refletindo o tipo histológico predominante da matriz dentro do tumor. Além desses, a OMS reconhece variantes adicionais, incluindo os osteossarcomas telangiectásicos, de pequenas células, parosteal e periosteal, central de baixo grau e superficial de alto grau.[16]

Tratamento multidisciplinar

Após o diagnóstico e estadiamento por meio da biópsia, os osteossarcomas de alto grau são tratados tradicionalmente com quimioterapia neoadjuvante, cirurgia e quimioterapia adjuvante. A terapia local isoladamente é comprovada ser insuficiente. Cerca de 80 a 90% dos pacientes com doença aparentemente localizada irão desenvolver metástases, principalmente pulmonar, e irão evoluir para o óbito se a quimioterapia não for incluída como parte do tratamento multidisciplinar. Para os tumores de baixo grau, como o osteossarcoma parosteal, não há indicação de quimioterapia, sendo o tratamento exclusivamente cirúrgico.[16]

Tratamento
• Cirurgia

O objetivo da cirurgia para o tratamento do osteossarcoma é a remoção completa do tumor, com margens oncológicas livres, e reconstrução do membro, quando possível. O trajeto da biópsia deve ser ressecado em bloco com o tumor. Avanços nas técnicas de imagem, engenharia biomédica e a quimioterapia pré-operatória contribuíram para o sucesso das cirurgias com preservação do membro acometido.[15,16]

A cirurgia preservadora do membro deve garantir sobrevida igual à da amputação. Para que isso ocorra, é necessário que o diagnóstico seja realizado precocemente e que estruturas neurovasculares não estejam comprometidas pela doença.

São indicações de amputação ou desarticulação:[16]

• Invasão do feixe neurovascular;

- Inadequação do local da biópsia, tornando inviável a ressecção ampla do trajeto de biópsia;
- Tumor volumoso ulcerado e infectado;
- Envolvimento muscular extenso que não permita reconstrução funcional;
- Discrepância entre o comprimento dos membros inferiores prevista ao final do crescimento da criança superior a 6-8 cm.

Evidências recentes suportam que as amputações desempenham papel importante em alguns pacientes, especialmente naqueles em que a sobrevivência não é o principal objetivo da cirurgia. Nesses indivíduos com reduzida chance de sobrevivência, a amputação facilita atividades diárias, alivia significativamente a dor, melhora a vida social, emocional e sexual, contribuindo positivamente para a qualidade de vida do paciente.

Com relação a crianças, Anguelescu e colaboradores publicaram em 2018 estudo com 12 pacientes com média de idade de 13 anos, portadores de osteossarcoma metastático, e avaliaram mobilidade, dor e bem-estar emocional, pré e pós-amputação. Desses, 8 pacientes progrediram de uma vida restrita ao leito ou cadeira de rodas para deambulação independente com próteses e 9 pacientes relataram melhora do bem-estar emocional após a amputação. Os 12 pacientes permaneceram com analgesia controlada por opioides. Não foi avaliada incidência de dor fantasma.[19]

Terapia sistêmica
• Poliquimioterapia

Atualmente, os agentes considerados efetivos contra os osteossarcomas são a doxorrubicina, a cisplatina, altas doses de metotrexato com leucovorina e ifosfamida. A combinação ideal ainda se encontra em fase de testes.[20]

A grande maioria dos protocolos quimioterápicos inclui um período pré-operatório (neoadjuvante). Apesar dessa prática não ter demonstrado aumento da sobrevida quando comparada ao tratamento apenas no pós-operatório (adjuvante), suas vantagens são: instituição imediata do início do tratamento; tratamento das micrometástases; redução do edema, que delimita melhor o tumor e facilita a cirurgia preservadora do membro. Além disso, a resposta histológica à quimioterapia pré-operatória oferece importante informação prognóstica. Em casos de tumores avançados, com ulceração e hemorragia, a quimioterapia neoadjuvante não é indicada, pois submete o paciente aos riscos inerentes ao tratamento sem, no entanto, aumentar efetivamente as chances de salvação do membro acometido.

Os protocolos geralmente contemplam três ciclos de quimioterapia antes da cirurgia. A seguir, é realizado o reestadiamento para avaliação da extensão da doença e da resposta à quimioterapia, chegando-se então à definição do tipo de cirurgia; ablativa ou preservadora do membro.

Após o tratamento cirúrgico deve-se aguardar a cicatrização da ferida operatória, que ocorre em aproximadamente 14 dias, para o início da terapia adjuvante. O reinício da quimioterapia após o 21º dia de pós-operatório está associado a maior risco de remissão e metástases.[16]

• Bifosfonatos

De acordo com o ensaio OS 2006, estudo multicêntrico randomizado conduzido na França de 2007 a 2014, os bifosfonatos não são recomendados no tratamento dos osteossarcomas. Baseados na ação dos bifosfonatos, de inibição a reabsorção óssea por osteoclastos e seu uso amplamente indicado para redução da perda óssea induzida por terapias contra o câncer, Piperno-Neumann e colaboradores testaram a eficácia do zoledronato combinado à quimioterapia em crianças e adultos com osteossarcoma. Após a inclusão de 318 pacientes, de 5 a 68 anos de idade, a combinação de zolendronato com quimioterapia e cirurgia não aumentou a sobrevida, mas, pelo contrário, aumentou o risco de falha do tratamento.[21]

Tratamento de metástases

As metástases pulmonares podem ser ressecadas por toracotomia exploratória, após o controle local do tumor primário. Aproximadamente 20% dos pacientes com osteossarcoma metastático primário e 40% daqueles que alcançam a remissão cirúrgica completa atingem sobrevida de longo prazo. As metástases ósseas apresentam prognóstico ainda pior, e a ressecção não se justifica.[18]

Prognóstico

Os principais fatores relacionados ao prognóstico dos osteossarcomas são:
- Extensão da doença quanto à presença de metástases (principal);
- Grau da lesão: a sobrevida do osteossarcoma de baixo grau tratado cirurgicamente de forma apropriada chega a 90%;
- Tamanho do tumor: estudo utilizando o ponto de corte de 12 cm mostrou que para tumores menores a sobrevida foi de 65% com 84% dos membros preservados e para os maiores foi de 52% e 47%, respectivamente;
- Localização: sendo as lesões pélvicas as de pior prognóstico;
- Tipo histológico: com as piores sobrevidas associadas aos tumores secundários à doença de Paget e à radioterapia;
- Grau de resposta à quimioterapia;
- Margens cirúrgicas obtidas.

A sobrevida em cinco anos dos pacientes com osteossarcoma de alto grau não metastático no momento do diagnóstico, tratado com os esquemas atuais de poliquimioterapia e ressecção cirúrgica adequada está em torno de 60%.[16]

Radioterapia

Os osteossarcomas durante muito tempo foram considerados radiorresistentes, e por esse motivo, a experiência com a radioterapia no tratamento desse tumor é ainda limitada. Entretanto, estudos recentes sugerem que a realização de radioterapia pode ser útil em pacientes tratados com múltiplos agentes quimioterápicos, que não estão aptos a ser submetidos a uma cirurgia de ressecção total, ou, aqueles que apresentam focos de tumor residual após a ressecção.[15]

Cuidados de suporte

Tão importantes quanto os fármacos quimioterápicos, diversos agentes sintomáticos são utilizados durante o tratamento do paciente portador de osteossarcoma. A introdução de antagonistas serotoninérgicos, por exemplo, reduziu drasticamente a náusea induzida pela quimioterapia. Fatores de crescimento hematopoético diminuem a incidência e duração da severa granulocitopenia.[15]

Tratamento da dor

O controle da dor acompanha todo o processo de cuidado, desde o diagnóstico, em que a dor pode ser o primeiro sintoma; passando pelo peroperatório; até a assistência ao paciente em fim de vida. No contexto do paciente amputado, cuidado especial deve ser direcionado ao aparecimento de dor do membro fantasma (percepção de dor ou desconforto no membro que não existe mais) e dor do membro residual (formação de neuroma, trauma cirúrgico, infecção, isquemia, deiscência de sutura, síndrome de encarceramento neural, conhecida como *entrapment*).

O tumor ósseo de modo geral ocasiona dor do tipo mista, em que os componentes nociceptivo e neuropático se sobrepõem. A intensidade de dor no pré-operatório é fator determinante para o desfecho álgico do pós-operatório. Sendo assim, independente da indicação de procedimentos analgésicos invasivos, a dor deve ser precocemente abordada com tratamento farmacológico. A escada analgésica guia a escolha de medicamentos, mas raras são as ocasiões em que os opioides não são necessários. Adjuvantes para o tratamento da dor neuropática, como anticonvulsivantes e antidepressivos, são frequentemente úteis. Para casos em que a analgesia medicamentosa não for efetiva, métodos mais invasivos são indicados, por exemplo a inserção de cateter peridural para infusão contínua de anestésicos associados ou não a analgésicos ou adjuvantes. Idealmente a analgesia peridural é instalada no pré-operatório e o cateter pode ser utilizado para a anestesia durante o procedimento cirúrgico. Uma analgesia efetiva no pré-operatório contribui significativamente para um pós-operatório mais confortável e, em pacientes submetidos a amputação, pode evitar ou minimizar os sintomas de membro fantasma (Figura 83.3).

■ NEUROPATIA PERIFÉRICA INDUZIDA POR QUIMIOTERAPIA (NPIQ) E RADIOTERAPIA (RXT)

Introdução

A dor persiste como um sintoma de difícil controle em uma grande proporção de pacientes com câncer. A dor neuropática (DN), definida como a dor iniciada ou causada por lesão primária ou disfunção do sistema nervoso, ocorre em quase 40% desses. Vários estudos sugerem que pacientes com DN apresentam uma maior intensidade de dor e um

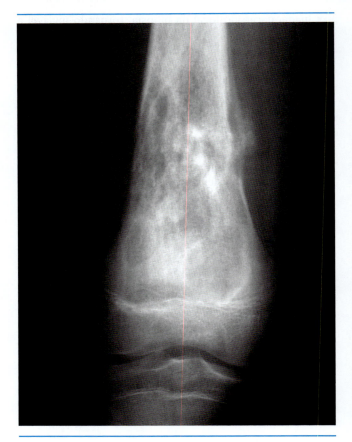

Figura 83.3. Radiografia do joelho em AP evidenciando osteossarcoma. (Fonte: Imagem cedida pelo Dr. Marcelo Bragança – INCA.)

controle menos efetivo desse sintoma com analgesia convencional em comparação com a dor do tipo nociceptiva.[22]

Há várias síndromes dolorosas de origem neuropática associadas ao câncer e seu tratamento. Algumas vezes o próprio tumor pode levar a DN por compressão de estruturas nervosas. Em outros casos, o tratamento oncológico pode ser responsável pela disfunção nervosa. Como exemplo podemos citar as neuropatias pós-cirúrgicas (dor fantasma pós-amputação, intercostobraquialgia pós-mastectomia, síndrome pós-toracotomia), a neuropatia pós-radioterapia (principalmente se o plexo sacral ou braquial estiverem no campo de irradiação) e a neuropatia induzida pela quimioterapia (NIPQ).[22] Além disso, os pacientes com câncer podem apresentar uma variedade de outras comorbidades que causam diretamente ou mesmo contribuem com o desenvolvimento de neuropatias associadas à malignidade. Essas incluem alcoolismo, diabetes *mellitus*, síndrome da imunodeficiência adquirida (pelo próprio vírus ou pela terapia antirretroviral), deficiências de vitaminas e doença isquêmica aterosclerótica.[23]

A quimioterapia (QT) é uma das mais efetivas terapias contra o câncer. É usada tanto como tratamento adjuvante ou neoadjuvante, assim como terapêutica principal da doença avançada. Nesses pacientes, ela prolonga a sobrevida e melhora a qualidade de vida pela prevenção de sintomas relacionados a neoplasia.[24]

O objetivo da quimioterapia, independente do tipo de tumor, é destruir as células malignas pela interferência no processo de divisão celular. As células normais acabam sendo alvos inocentes dessas drogas e também são danificadas, resultando em um grande número de efeitos colaterais como toxicidade hematológica e gastrointestinal (mucosite, diarreia, náuseas, vômitos), queda de cabelo, nefrotoxicidade e até mesmo neurotoxicidade.[25] A quimioterapia tem um papel fundamental no tratamento do câncer, mas apesar dos avanços no desenvolvimento de novos agentes quimioterápicos, muitos pacientes ainda experimentam efeitos colaterais extremamente desconfortáveis.

A neuropatia periférica induzida pela quimioterapia (NPIQ) é um efeito colateral comum, potencialmente grave e que prejudica substancialmente a qualidade de vida do paciente, podendo comprometer a continuação do tratamento.[26] Algumas vezes é necessária uma redução da dose do quimioterápico, o adiamento ou até mesmo o término prematuro de um ciclo terapêutico que estava alcançando o resultado esperado. De acordo com o National Cancer Institute (NCI), essa é uma das razões pelas quais os pacientes prematuramente interrompem seu tratamento. Por isso, o manejo dessa condição é um grande desafio para toda equipe de saúde.[26-29]

Algumas vezes os sintomas relacionados a QT são transitórios e cessam após interrupção do tratamento, mas a recuperação total pode levar meses até anos ou também podem se apresentar como sintomas neurotóxicos irreversíveis em 30 a 40%, afetando a habilidade desses pacientes de realizarem atividades diárias e prejudicando a qualidade de vida.[30-33]

Definição

A NPIQ, em geral, é caracterizada como uma axoniopatia simétrica bilateral e distal, traduzida por queda na amplitude do potencial de ação e aumento da latência distal. Os nervos sensitivos são os mais precocemente acometidos em virtude de serem menos mielinizados comparados às fibras motoras. As fibras distais são comumente mais envolvidas em virtude de terem uma maior área de superfície.

Wilson e colaboradores (2002) descrevem a NPIQ sob as formas aguda e crônica:

- Forma neurossensorial aguda: sintomas ocorrem no momento da infusão do antineoplásico ou poucos dias após sua administração, que podem ser desencadeados ou agravados pelo frio. Em geral, os pacientes desenvolvem parestesia marcante, disestesia das mãos, pés e algumas vezes, da região perioral e disestesia pseudolaringofaríngea;
- Forma neurossensorial crônica: ocorre em decorrência da dose cumulativa do antineoplásico. Na maioria das vezes, melhora dentro de 4 a 6 meses após o término ou interrupção da droga causadora e é totalmente resolvida em 40% dos pacientes dentro de 6 a 8 meses.

Quimioterápicos

A incidência da NPIQ varia de acordo com o agente utilizado, dose cumulativa, esquema e duração do tratamento e intervalo entre as sessões.[5] As taxas podem ser tão altas quanto 60-70% com taxanos e derivados da platina, que são dois agentes frequentemente utilizados como primeira ou segunda linha de tratamento para várias malignidades mais comuns.[6] Os agentes quimioterápicos podem causar vários tipos de neuropatias, tais como: fibra finas e grossas, motoras, desmielinizantes, axonias, autonômicas e cranianas. Os fatores predisponentes incluem idade do paciente, história patológica pregressa, comprometimento renal ou hepático, exposição a outros agentes neurotóxicos, anticorpos paraneoplásicos e neuropatia associada ao câncer. Há também fatores genéticos que afetam o metabolismo das drogas ou reações idiossincrásicas.[34]

Em outros mecanismos fisiopatológicos da NPIQ, reconhece-se o papel da interação neuroinflamatória e o sistema imune, uma vez que a liberação de citocinas e quimiocinas capazes de desencadear lesão neural periférica parece ser um dos mecanismos primários de desenvolvimento da neuropatia. Estudos experimentais têm demonstrado que, em resposta à injúria tóxica desencadeada pela quimioterapia antineoplásica, pode ocorrer infiltração neural de monócitos/macrófagos com produção de várias citocinas (TNF-α, IL-1β, IL-6), quimiocinas (CCL2, CCL3) no gânglio da raiz dorsal e outros mediadores inflamatórios como bradicinina, prostaglandinas e óxido nítrico. As células de Schwann podem sofrer alteração fenotípica e também passar a liberar TNF-α, IL-1β, IL-6 e prostaglandinas (PGE2). As mesmas células de Schwann podem produzir fatores anti-inflamatórios, como IL-10, em uma tentativa de contrabalancear o processo de lesão e, assim, proteger os axônios.

Os agentes quimioterápicos que têm maior potencial neurotóxico são os alcaloides da vinca (vincristina, vimblastina, vinorelbina), os derivados da platina (cisplatina, carboplatina, oxaliplatina), os taxanos (paclitaxel, docetaxel) e outros agentes como a talidomida e o bortezomibe. Nos pacientes com câncer de mama, a neuropatia periférica pode ser um efeito colateral tardio dos derivados da platina, taxanos ou alcaloides da vinca (Tabela 83.3).[24,25]

Fisiopatologia

É notório que os quimioterápicos penetram pobremente na barreira hematoencefálica, porém eles podem penetrar na barreira "hematonervosa" atingindo o gânglio da raiz dorsal e axônios periféricos.[33]

Pouco se sabe sobre o mecanismo de toxicidade desses agentes, mas se acredita que a fisiopatologia seja multifatorial e envolvem: degereração axônica, estresse oxidativo, mecanismos apoptóticos, alterações na homeostasia do cálcio, remodelação de membrana e processos imunes e neuroinflamatórios. Há alterações nos microtúbulos durante a mitose, prejuízo no transporte axonal e danos ao DNA podem estar envolvidos. Os nervos sensitivos são os mais afetados por serem menos vascularizados. As fibras distais possuem maior área de superfície; dessa forma o início dos sintomas é periférico. O mais comum é axoniopatia, em que se nota queda da amplitude e aumento do potencial de ação.[37,38,40,44]

Atualmente vários estudos têm identificado fatores genéticos associados ao risco de desenvolvimento de NIPQ em pacientes com câncer. Os estudos de farmacogenética demonstram alteração na absorção, distribuição, metabolismo ou excreção desses agentes quimioterápicos. Já demonstrado polimorfismo em transferase glutationa,

Tabela 83.3. Agentes implicados no desenvolvimento de NPIQ

Taxanos	Alcaloides da vinca	Platinas	Agentes alquilantes	Inibidores proteassomas	Drogas imunomodulatórias	Inibidores *checkpoint* imunológicos
Paclitaxel	Vincristina	Cisplatina	Ifosfamida	Bortezomibe	Talidomida	Nivolumabe
Docetaxel	Vinblastina	Carboplatina	Ciclofosfamida	Carfilzomibe	Lenalidomida	Ipilimumabe
Cabazitaxel	Vindesine	Oxiplatina		Ixazomibe	Pomalidomida	Pembrolizumabe
	Vinolrebine					
Anticorpos monoclonais	Inibidores síntese DNA	Inibidor isomerase	Inibidor microtúbulos			
Cetuximabe	5-fluorouracil	Etoposide	Eribulina			
Pertuzumabe		Citarabina	Ixabepilona			
Brentuximabe						
Alemtuzumabe						
Bevacizumabe						
Imatinibe						

Fonte: Adaptada de Cioroiu C, Wiemer L; 2017.[40]

enzimas do citocromo P450 e transportadores de ATP no desenvolvimento de vários tipos de NIPQ.[44]

A ativação do sistema imune e inflamação também contribui para o desenvolvimento de NPIQ. Os quimioterápicos causam profundos efeitos no sistema imune, mas notadamente uma imunossupressão transitória devido à inibição da mieloproliferação. Entretanto, a ativação do sistema imune pelos quimioterápicos vem recebendo atenção especial, como um efeito que colabora para a destruição da células tumorais, mas também leva a processo de neuroinflamação especificamente afetando a imunidade adaptativa, assim como a imunidade inata, que contribui para o aparecimento de NIPQ. Estudos em roedores demonstraram que há comprometimento de células da glia, células de Schwann, astrócitos e micróglia.[33,39,44]

• Taxanos

Incluem o paclitaxel, docetaxel e cabazitaxel. Usados para tratar vários tipos de tumores, incluindo mama, câncer de pulmão de não pequenas células e próstata. O paclitaxel provoca uma neuropatia sensitiva, que se inicia dias após a primeira dose, porém a apresentação mais comum é após o terceiro ciclo. Essa neuropatia é cumulativa e dose-dependente e os sintomas melhoram com o passar dos dias e retornam a cada novo ciclo. O docetaxel causa efeitos semelhantes ao paclitaxel. O mecanismo de ação é causado por interrupção da função de microtúbulos via ligação em sua subunidade beta, levando a agregação, afetando o transporte axonal, evitando despolimerização. Isso interfere na reorganização dinâmica fisiológica na rede de microtúbulos, que é essencial para funções fisiológicas celulares. A liberação de substância P nas camadas superficiais no corno dorsal da medula também contribui para tal, assim como interrupção do transporte do RNAm nuclear.[39-41,43]

• Alcaloides da vinca

Incluem a vincristina, vimblastina, vinorelbina, vindesina. Usados para tratar vários tipos de tumores, tais como: linfomas Hodgkin e não Hodgkin, testículos, câncer de pulmão de não pequenas células. A vincristina pode desenvolver uma neuropatia grave, com sintomas de dormência e parestesia distais que surgem 4 a 5 semanas após início do tratamento. O mecanismo de ação é causado por promoverem inibição da agregação dos microtúbulos a partir dos dímeros de beta subunidade da tubulina, estabilizando-os; e bloqueiam desse modo a divisão celular, causando morte celular. Há também um comprometimento do transporte axonal, que resulta em uma desorganização na arquitetura celular. Alguns fatores genéticos também podem afetar o grau de intensidade da neuropatia. A vinorelbina mostra preferência em se ligar à haste mitótica dos microtúbulos do axônio, resultando em menor neurotoxicidade, quando comparada com a vincristina.[39-41,43]

• Compostos de platina

Incluem a cisplatina, carboplatina e oxaliplatina. Cerca de 58% dos pacientes apresentam dormência distal após uma dose cumulativa de 300 mg/m^2 de cisplatina e esse sintoma também está presente em cerca de 34% dos pacientes quando se usa docetaxel. São drogas que inibem a síntese e a replicação do DNAm por meio de ligações cruzadas estabelecidas pelo complexo de platina. Essas drogas podem reduzir o transporte axonal e, consequentemente, induzir apoptose de neurônios sensoriais. As fibras grossas mielinizadas são as mais afetadas, o que leva à diminuição da propriocepção e dos reflexos tendinosos. Estudos recentes aventaram a hipótese de outros mecanismos com mudanças neuroinflamatórias e imunes relacionadas a oxiliplatina e paclitaxel, incluindo marcadores de injúria neuronal que ativam transcrição de fator 3 e quimiocinas CCL2 e CCL no gânglio da raiz dorsal lombar. O dano mitocondrial também ocorre pelos efeitos não genômicos, incluindo a produção de espécies reativas de oxigênio (ROS) que alteram a função da mitocôndria e ativam via intrínseca e extrínseca as vias que levam a apoptose.[39-41,43]

Nesse grupo de fármacos, a oxaliplatina pode causar dois tipos de neuropatia: uma aguda e reversível e uma crônica. A neuropatia aguda parece ser decorrente da liberação do oxalato, capaz de quelar o cálcio extracelular, interferindo na despolarização dos neurônios sensoriais com consequente hiperexcitabilidade da membrana. A neuropatia crônica tem diversas hipóteses para seu desenvolvimento, incluindo a de que repetidos episódios de neuropatia aguda podem levar a danos neurais crônicos.[39-41,43]

• Agentes alquilantes

Incluem ifosfamida e ciclofosfamida. Ligam-se a DNA e interferem com a replicação celular. Causam sintomas que variam em vários graus de dormência e parestesias e dor. Geralmente esses sintomas são reversíveis com o término do tratamento.[39-41,43]

• Inibidores de proteassomos

Incluem bortezomibe e carfilzomibe, que são inibidores de proteassomas que freiam os complexos enzimáticos nas células quebrando proteínas importantes para manter a divisão celular sob controle. São usados para tratar mieloma múltiplo e alguns tipos de linfoma. Os efeitos neurotóxicos são dose-dependentes e há necessidade de ajustes de dose que são guiados pela toxicidade. O quadro clínico se apresenta como uma neuropatia sensitiva axonal envolvendo fibras finas e grossas que podem se resolver após semanas de término de tratamento. A neuropatia sensitiva é geralmente dolorosa. Uma apresentação menos comum é uma neuropatia desmielinizante com fraqueza. Com o lançamento da apresentação subcutânea do bortezomibe, foi constatada redução da incidência de neuropatia sem prejuízo da eficácia terapêutica. O ixazomibe que é inibidor de proteassomas de segunda geração, com uso via oral, parece causar menos toxicidade. Alguns polimorfismos de nucleotídeos estão implicados no desenvolvimento de neuropatia aguda ou tardia causada pelo bortezomibe, demonstrando o papel de fatores genéticos.[39-41,43]

• Drogas imunomoduladoras

Incluem talidomida, lenalidomida e pomalidomida. Apresentam uma neuropatia periférica sensitiva que com a talidomida varia em torno de 21 a 50%. A lenalidomida é uma droga de segunda geração que vem substituindo a talidomida e causa menos toxicidade.[40]

• Inibidores de microtúbulos

Incluem ixabepilona e eribulina. São usados para tratar câncer de mama. Possuem mecanismos de ação semelhantes aos taxanos. Podem causar uma neuropatia sensitiva, afetando mais comumente fibras finas. Muitos pacientes possuem história de tratamento com outras drogas que causam neuropatia. Há relato de associação de eribulina com trastuzumabe levando a maior incidência de NIPQ.

• Anticorpos monoclonais

Incluem cetuximabe, pertuzumabe e brentuximabe. O cetuximabe é comumente usado para tratar câncer de cólon metastático, tumores de cabeça e pescoço, e tumor de pulmão de não pequenas células metastático. Geralmente é combinado com oxiliplatina, tornando difícil quantificar o risco de neuropatia com seu uso isolado. Há relatos de seu uso concomitante com paclitaxel e carboplatina para tumores de pulmão de não pequenas células apresentando maior incidência de neuropatia sensitiva quando comparado com seu uso de forma sequencial.[40]

O pertuzumabe é usado para tratamento de câncer de mama refratário, parecendo haver risco aumentado de toxicidade quando associado a docetaxel. O brentuximabe, usado em tratamento de linfoma refratário, pode apresentar neuropatia em qualquer grau em 67%, que se resolvem, mas 41% ainda apresentam neuropatia residual, principalmente os que foram tratados com platinas previamente.[40]

• Inibidores do *checkpoint* (receptor) imunológico

São anticorpos monoclonais que efetivamente aumentam a função imune. O PD-1 (*programmed cell death*) é um receptor imunológico que limita a atividade das células (linfócitos) T nos tecidos periféricos. A via PD-1 é um *checkpoint* de controle imunológico que pode ser acoplado pelas células tumorais para inibir a vigilância imunológica da célula T ativa. O pembrolizumabe é um anticorpo de alta afinidade contra PD-1.[40]

O CTRL-4 (antígeno 4 associado ao linfócito T citotóxico) é um regulador-chave da atividade de células T. O ipilimumabe é um inibidor do ponto de verificação imune do CTRL-4 que bloqueia os sinais inibitórios das células T induzidos por essa via, aumentando o número de células T efetoras reativas ao tumor, que se mobilizam para montar um ataque imunológico direto contra células tumorais.

Usados para combater vários tumores, principalmente melanomas, mas também câncer de pulmão de não pequenas células, câncer de células renais e linfoma de Hodgkin. Esses anticorpos monoclonais estão associados com reações inflamatórias que incluem neuropatias focais e generalizadas. Como exemplos de neuropatias focais: frênica, facial, óptica. Podem apresentar também neuropatia cranial e generalizada aguda ou crônica ou polirradiculopatia, neuropatia desmielinizante crônica inflamatória e Guillain-Barré. Outros exemplos raros incluem: miastenia *gravis*, mielite transversa, miosite, neuropatia entérica, encefalite. Outras reações imunes que podemos notar são: dermatológicas, endócrinas, gastrointestinais e eventos hepáticos. A interrupção do tratamento geralmente não é suficiente. Às vezes é necessário uso de corticosteroides venosos, imunoglobulinas, plasmaférese e outras modalidades de tratamento.

Manifestações clínicas

A neuropatia periférica se apresenta como qualquer forma de dano, inflamação ou degeneração dos nervos periféricos e pode afetar não só a função sensitiva, mas também a função motora e autonômica. Frequentemente, os nervos mais longos nas extremidades inferiores são inicialmente afetados, causando uma neuropatia simétrica que se espalha de distal para proximal na clássica distribuição de "bota e luva". Manifesta-se com alterações sensitivas como parestesia, disestesia, além de formigamento, dormência, pontadas nos dedos dos pés e das mãos, que são os sintomas mais comuns e podem ser induzidos pelo tato, calor ou frio. As sensações dolorosas manifestam-se como queimação, dor em choque ou pontada, assim como pode ocorrer alodinia mecânica ou térmica ou hiperalgesia.

Em casos graves, esses sintomas podem progredir para perda de propriocepção, levando a ataxia e marcha instável. Sintomas motores são incomuns mas podem desenvolver câimbras, tremores e diminuição da força muscular distal e a realização de movimentos finos que podem levar em casos graves a paralisia. A disfunção autonômica é pouco frequente mas pode resultar em hipotensão ortostática, constipação, disfunções urinárias e disfunção sexual (Tabela 83.4).[24,25,35,36,39,41,43]

Diagnóstico

Quando o paciente apresenta sintomas de dormência distal, formigamento, dor ou fraqueza, o primeiro passo é determinar se os sintomas são devido a neuropatia periférica ou lesão do sistema nervoso central (SNC), e se é um acometimento de uma única raiz nervosa, ou múltiplas raízes ou plexos nervosos periféricos. As lesões do SNC podem estar associadas com outros sinais e sintomas, como dificuldade de fala, visão dupla, ataxia, envolvimento de nervos cranianos ou, em casos de mielopatias, alterações esficterianas.

O exame neurológico nos fornece o melhor e mais prático método para avaliar e confirmar o diagnóstico clínico da neuropatia e deve ser realizado em todos os pacientes antes de se iniciar a quimioterapia e subsequentemente em cada ciclo, pois alguns sinais clínicos como diminuição de reflexos tendíneos profundos precedem o aparecimento de parestesias e/ou disestesias. A detecção de sinal de Romberg positivo indica perda da propriocepção que denota uma manifestação de disfunção de fibras grossas. Esse sinal está presente em 3% dos pacientes após a administração de docetaxel, mas a maior percentagem (89%) se percebe em pacientes tratados com taxol e/ou cisplatina.[24,25,35,36,39,41,43]

Existem vários escores clínicos como instrumentos de avaliação da função neurológica e gravidade da neuropatia e qualidade de vida. São eles:

- WHO (World Health Organization);
- National Cancer Information Center/Common Toxicity Criteria (NCIC/CTC) e Common Terminology Criteria for Adverse Events (CTCAE) (Tabela 83.5);
- Eastern Clinical Oncology (ECOG).

• Investigação laboratorial

- Sorologia para HIV;
- Sorologia para herpes;
- Vitamina B12;
- Hemograma completo;
- VHS;
- Glicemia;
- Hormônios tireoidianos;
- Perfil metabólico.

Tabela 83.4. Manifestações clínicas da NPIQ

Grupo	Droga	Manifestação clínica
Composto de platina	• Cisplatina • Carboplatina • Oxaliplatina	Polineuropatia sensitiva de fibras grossas Parestesia simétrica dolorosa ou dormência em uma distribuição meia-luva Perda da propriocepção causando ataxia sensorial com disfunção da marcha
Alcaloides da vinca	• Vincristina • Vimblastina • Vinorelbina • Vindesina	Afetam fibras sensitivas, motoras e autonômicas Parestesia simétrica com formigamento, perda de reflexos do tornozelo por estiramento, constipação, fraqueza distal e disfunção da marcha
Taxanos	• Paclitaxel • Abraxane • Docetaxel • Carbazidaxel	Afetam fibras sensitivas finas e grossas, nervos autômicos e nervos cranianos Parestesia simétrica dolorosa ou dormência em uma distribuição meia-luva, diminuição da vibração ou propriocepção, fraqueza ocasional, ataxia sensorial e disfunção da marcha
Outros	• Bortezomibe	Parestesia dolorosa: dormência, sensação de picada de agulha, formigamento, sensação de queimadura, hipoestesia, hiperestesia, fraqueza ocasional, ataxia sensorial, disfunção da marcha, tremor Disfunção autonômica rara: incluindo hipotensão, constipação, impotência, bradicardia
	• Ixabepilona	Parestesia dolorosa, sensação de queimadura
	• Talidomida • Lenalidomida	Formigamento simétrico ou dormência, fraqueza ocasional, ataxia sensorial e disfunção da marcha

Fonte: Adaptada de Simão D; 2015.[37]

Tabela 83.5. Neuropatia periférica – Escala de gravidade NCI Commom Terminology Criteria for Adverse Events (Versão 4.03)[29]

Grau 1 (leve)	Grau 2 (moderado)	Grau 3 (grave)	Grau 4 (risco de morte)	Grau 5
Grau motor				
Assintomático	Moderado Limitação em preparar refeições, fazer compras, manusear dinheiro etc.	Intenso Limitação em cuidados pessoais, como banho, vestir-se, alimentação, usar toilete, ingerir medicamentos etc. Cuidador é necessário	Risco de morte Intervenção urgente	Morte
Grau sensitivo				
Assintomático Perda dos reflexos tendinosos profundos, ou parestesias	Moderado Limitação em preparar refeições, fazer compras, manusear dinheiro etc.	Intenso Limitação em cuidados pessoais, como banho, vestir-se, alimentação, toilete, ingerir medicamentos etc.	Risco de morte Intervenção urgente	Morte
Escala de dor				
Dor leve	Moderado Limitação em preparar refeições, fazer compras, manusear dinheiro etc.	Intenso Limitação em cuidados pessoais, como banho, vestir-se, alimentação, toilete, ingerir medicamentos etc.	–	–

• Estudos da condução nervosa

O eletrodiagnóstico é recomendado quando o diagnóstico clínico permanece duvidoso.

- Eletroneuromiografia: inclui o estudo da eletromiografia, eletroneurografia e estudo da condução nervosa. A avaliação da condução nervosa fornece informações sobre forma, amplitude, latência e velocidade de condução de um sinal elétrico através do nervo estudado. O nervo sural é o mais estudado para detecção de neuropatia sensitiva. A perda axonal leva a baixa amplitude e a desmielinização causa uma latência prolongada e baixa velocidade de condução. A eletromiografia pode detectar dano axonal ativo.

- Teste Quantitativo de Sensibilidade – QST (Quantitative Sensory Test): é um teste psicofísico que investiga o estado funcional do sistema somatossensitivo de um paciente com relação à gravidade de sinais clínicos por meio de estímulos calibrados e limiares de percepção subjetivos. Permite avaliar as fibras C não mielinizadas, as fibras finas mielinizadas A-delta e as fibras grossas mielinizadas A-beta, incluindo suas vias de projeção para o cérebro.

- Biópsia de nervo e pele: reservada para casos em que não se detecta a causa da neuropatia. A biópsia do nervo sural é usada para investigar desordens das fibras grossas e motoras. A biópsia de pele é uma ferramenta nova para diagnóstico do envolvimento das fibras finas na neuropatia periférica.

Prevenção e tratamento

A Sociedade Americana de Oncologia Clínica (ASCO) não recomenda nenhum medicamento (neuroprotetores ou nutracêuticos) para prevenir a NPIQ, porém mais recentemente alguns agentes têm sido usados como medida neuroprotetora sem interferência com as drogas quimioterápicas. Várias substâncias têm sido estudadas para tratamento da NIPQ, algumas delas foram efetivas no tratamento da neuropatia induzida pelo diabetes. As substâncias mais promissoras são aquelas que influenciam no metabolismo celular agindo como antioxidantes, incluindo ácido alfalipoico, glutationa e vitamina E. O ácido alfalipoico e o ácido docosa-hexaenoico (ômega-3) mostrou-se eficaz em um estudo pequeno em pacientes com mieloma múltiplo tratados com bortezomibe.[36] Há também outro estudo pequeno que avaliou o uso de ácido valproico e lítio na prevenção de NIPQ.[35]

Os tratamentos atuais para NIPQ se baseiam na modificação no regime da quimioterapia, incluindo alterações na dose, ciclos de tratamento, tempo de infusão, apresentação, e duração, assim como o uso de abordagens farmacológicas que são as mesmas usadas para o tratamento da dor neuropática que incluem anticonvulsivantes e antidepressivos.

A ASCO, em publicação de *guidelines* para tratamento da NIPQ, em 2014, somente recomenda o uso da duloxetina. Pode-se usar os antidepressivos tricíclicos (nortriptilina e desipramina) baseado nas recomendações do tratamento da dor neuropática, apesar de limitada evidência científica para o uso em NIPQ. A gabapentina e a pregabalina também podem ser usadas baseadas no tratamento da dor neuropática e não possuem evidência científica de que melhorem a NIPQ (Tabelas 83.6 e 83.7).

Agentes tópicos como gel contendo baclofeno (10 mg), amitriptilina HCL (40 mg) e cetamina (20 mg) podem ser usados em pacientes selecionados com dor relacionada a NIPQ.[23-26,29-32,34,41,42,44-47,49]

■ NEUROPATIA PERIFÉRICA INDUZIDA POR RADIOTERAPIA EM MEMBROS INFERIORES

A neuropatia é um achado comum em pacientes com câncer. Em pacientes que já têm o diagnóstico de

Tabela 83.6. Agentes nutracêuticos usados para prevenção no desenvolvimento da NIPQ

Nutracêuticos	Classe	Quimioterápico	Estudos e desfechos
Vitamina E	Vitamina	Cisplatina Oxiliplatina Paclitaxel	+ Diminui a incidência e gravidade da NIPQ (Pace e cols., 2003) + Reduz o risco de desenvolvimento de neurotoxicidade (Pace e cols., 2010) + Efeito neuroprotetivo (Argyriou e cols., 2005) − Sem diminuição significativa na incidência de NIPQ (de Afonseca e cols., 2013) + Efeito neuroprotetivo (Argyriou e cols., 2005)
Glutamina	Ácido amino	Cisplatina Vincristina Oxaliplatina Paclitaxel	+/− Redução da gravidade dos sintomas da NIPQ (Huang e cols., 2015) + Melhora da função sensitiva e qualidade de vida (Sands e cols., 2017) +/− Redução na gravidade dos sintomas NIPQ (Huang e cols., 2015) + Redução da incidência e gravidade da NIPQ (Wang e cols., 2007) +/− Possível redução na gravidade da NIPQ (Vahdat e cols., 2001) + Redução significativa da fraqueza, perda da sensibilidade vibratória e dormência dos dedos dos pés (Stubblefield e cols., 2005)
Ácido lipoico	Antioxidante	Cisplatina Oxaliplatina	− Ineficaz em prevenir neurotoxicidade (Guo e cols., 2014) − Ineficaz em prevenir neurotoxicidade (Guo e cols., 2014)
Glutationa	Antioxidante	Cisplatina Oxaliplatina	+ Prevenção de neuropatia (Cascinu e cols., 1995) +/− Possível neuroproteção (Colombo e cols., 1995) +/− Possível diminuição da gravidade da NIPQ (Smyth e cols., 1997) × Aumento da resistência às platinas (Arrick e Nathan, 1984) + Possível prevenção da NIPQ (Cascinu e cols., 2002)
Cálcio/magnésio	Íons	Oxaliplatina	× Diminui a eficácia antitumor do FOLFOX em regime de infusão de cálcio e magnésio (Khattak, 2011; Wen e cols., 2013) +/− Possível redução na incidência e intensidade de sintomas agudos da NIPQ (Gamelin e cols., 2004)
N-acetilcisteína	Antídoto	Oxaliplatina	+/− Possível redução na incidência de NIPQ (Lin e cols., 2006)
Acetil L-carnitina	Aminoácido	Taxanos	× Piora da NIPQ (Hershman e cols., 2013)

O desfecho de cada estudo é marcado com: + efeito positivo; - sem efeito; +/− efeito positivo potencial; × efeito negativo na NIPQ ou terapia antitumor.
Fonte: Adaptada de Starobova H, Vetter I; 2017.[45]

câncer, temos que elucidar a etiologia de determinada neuropatia. A causa mais comum de aparecimento de neuropatia em pacientes com câncer está relacionada à progressão do tumor ou recorrência, recidiva do mesmo. O câncer em si pode cursar com neuropatias diretamente ou indiretamente ou resultar em neuropatias paraneoplásicas. As neuropatias podem ser causadas pelo tratamento oncológico, incluindo quimioterapia e radioterapia. A neuropatia induzida por radioterapia (RXT) é uma complicação rara. Os sobreviventes do câncer apresentam uma "cicatriz tecidual "decorrente da RXT prévia, que na maioria dos casos é clinicamente assintomática; entretanto, alguns pacientes desenvolvem complicações relacionadas ao dano tecidual que pode levar a comprometimento funcional irreversível e, desse modo, impactar a qualidade de vida. A etiologia mais comum de neuropatia após radioterapia de membros inferiores é envolvimento tumoral por recidiva ou compressão de troncos nervosos por fibrose de tecidos.[48,50,51]

Incidência e prevalência

A incidência e prevalência da neuropatia induzida por RXT não está bem estabelecida. A literatura é escassa sobre esse assunto; há relatos somente de casos clínicos ou série de casos. A incidência é variável e vai depender da localização do campo de radiação, da dose e das modalidades de técnica empregada.[48]

Fisiopatologia

A lesão microvascular é o fator principal que desencadeia a neuropatia induzida por RXT. A RXT em nervos periféricos e em tecidos sãos leva a morte celular por dano irreversível do DNA. Há uma relação direta entre a quantidade de energia depositada, o grau de dano do DNA, o número de células mortas, e a extensão da injúria tecidual. Outros fatores incluindo hipóxia, citocinas e interação célula-célula, podem ter um papel fundamental em levar a morte celular ou sua sobrevivência. As células letalmente afetadas pela radiação morrem por apoptose ou necrose. Na apoptose as células morrem por "suicídio" celular ou morte programada e são absorvidas por células vizinhas. Na necrose, as células se quebram em fragmentos, há liberação de enzimas derivadas dos lisossomas e desencadeia-se um processo de inflamação. Essa reação inflamatória envolve a liberação de citocinas e mediadores inflamatórios. Inicialmente, mudanças não específicas no tecido podem incluir fibrose, atrofia ou ulceração.[48-50]

A resposta tecidual se divide em duas categorias: efeitos agudos precoces e tardios. Os efeitos teciduais agudos ocorrem de dias a semanas após início da RXT, enquanto

Tabela 83.7. Estudos clínicos da eficácia de fármacos no sintoma da NIPQ

Medicamento	Classe	Quimioterápico	Estudos e desfechos
Amifostina	Citoprotetor	Cisplatina Oxaliplatina Paclitaxel	+ Redução de neurotoxicidade (Kemp e cols., 1996; Planting e cols., 1999; Hilpert e cols., 2005) + Redução em ototoxicidade (Rubin e cols., 1995; Foulard e cols., 2008) +/– Possível redução em neurotoxicidade + Diminuição da gravidade da NIPQ (Penz e cols., 2001) – Ineficaz em prevenir ou reduzir a neurotoxicidade (Gelmon e cols., 1999; Leonge cols., 2003; Openshaw e cols., 2004) + Redução da neurotoxicidade (Kanat e cols., 2003; Lorusso e cols., 2003; De Vos e cols., 2005; Hilpert e cols., 2005)
Carbamazepina Oxicarbamazepina	Anticonvulsivante	Oxaliplatina Oxaliplatina	+ Prevenção da NIPQ (Eckel e cols., 2002; Argyriou e cols., 2006) – Sem prevenção da NIPQ (Wilson e cols., 2002; Von Dellus e cols., 2007)
Bloqueador de canal de cálcio	–		+ Inibição de desenvolvimento de neuropatia periférica aguda (Tatsushima e cols., 2013)
Gabapentina	Anticonvulsivante	Alcaloides da vinca, derivados da platina, taxanos	– Sem prevenção de NIPQ (Rao e cols., 2007)
Lamotrigina	Anticonvulsivante	Paclitaxel, docetaxel, carboplatina, cisplatina, oxaliplatina, vincristina e vinblastina	– Ineficaz no alívio dos sintomas neuropáticos (Rao e cols., 2008)
Etanercepte	Bloqueador de fator de necrose tumoral	Cisplatina	+/– Analgesia transitória e retardo no deselvolvimento de alodinia induzida pela quimioterapia (Park e cols., 2013; Vilholm e cols., 2014)
Pregabalina	Anticonvulsivante	Oxaliplatina	+ Redução significativa na gravidade da neuropatia sensitiva (Saif e cols., 2010)
Amitriptilina	Antidepressivo tricíclico	Alcaloides da vinca, derivados da platina ou taxanos	– Sem melhora nos sintomas neuropáticos sensitivos (Kautio e cols., 2008)
Nortriptilina Venlafaxina	Antidepressivo tricíclico Antidepressivo Inibidor seletivo da recaptação da serotonina e noradrenalina	Cisplatina Paclitaxel Oxaliplatina	– Sem efeito na parestesia ou dor (Hammack e cols., 2002) + Redução da parestesia (Durand e Goldwasser, 2002) + Alívio da dor e melhora da autonomia (Durand e cols., 2005) + Melhora da parestesia (Durand e cols., 2003)
Duloxetina	Antidepressivo Inibidor seletivo da recaptação da serotonina e noradrenalina	Alcaloides da vinca, derivados da platina ou taxanos	+ Redução da dor (Smith e cols., 2013)
Topiramato	Anticonvulsivante	Oxaliplatina	+ Alívio da dor e melhora da autonomia (Durand e cols., 2005)

O desfecho de cada estudo é marcado com: + efeito positivo; – sem efeito; +/– efeito positivo potencial; × efeito negativo na NIPQ ou terapia antitumor.
Fonte: Adaptada de Starobova H, Vetter I; 2017.[45]

efeitos tardios podem aparecer em meses ou até mesmo anos após o tratamento com RXT. Os efeitos agudos precoces são vistos em tecidos em que as células possuem um alto nível de renovação (*turn over*). São eles: mucosa gastrointestinal, medula óssea, pele, mucosa orofaringeana e esofágica. Os efeitos tardios são vistos em tecidos em que não se proliferam ou possuem uma proliferação lenta. São eles: oligodendróglia, células Schwann, túbulos renais, endotélio vascular. A patogênese dos efeitos tardios envolve a morte celular por necrose, produção de citocinas pró-inflamatórias e pró-fibróticas e alteração na expressão genética das células locais.[50]

A neuropatia periférica induzida por RXT resulta de efeitos tardios do tratamento. Os efeitos tardios incluem destruição da mielina, alterações degenerativas das células de Schwann e mudanças vasculares, como perda de células endoteliais, oclusão capilar e exsudatos hemorrágicos. Os tecidos vizinhos da região dos nervos periféricos sofrem mudanças que levam ao desenvolvimento de fibrose ao redor dos troncos nervosos. Essa fibrose leva a subsequente compressão dos feixes nervosos. A fibrose é considerada o fator etiológico principal da neuropatia periférica induzida por RXT, e também considerada o alvo terapêutico.[50]

Fatores de risco

Os fatores de risco para efeitos tardios não são específicos e dependem de vários fatores:

- Relacionados a radioterapia: há cerca de 50 anos, máquinas com baixa energia e curta distância da fonte à pele (cobalto SSD 60 cm) que alternavam campos tratados com gradientes de dose acentuados no corpo e sem deslocamento da posição corporal entre cada campo de terapia de radiação, favorecia a sobreposição de campos; dose total alta (mais de 50 Gy no plexo), dose alta por fração (tamanho da fração > 2,5 Gy), volume de radiação incluindo uma grande proporção de fibras nervosas, uma distribuição heterogênea da alta dose estão relacionados ao desenvolvimento de injúria nervosa.[50,51]

- Relacionados a tratamentos combinados: a combinação de radioterapia e cirurgia, particularmente em cirurgias de esvaziamento linfonodal ampliado (linfonodos cervicais, axilares, retroperitônicos ou ilíacos) ou complicação (hematoma, infecção crônica); radioterapia e quimioterápica concomitantes ou quimioterapia neurotóxica prévia, como cisplatina, alcaloides da vinca e taxanos.[50,51]

- Relacionados a diversos fatores: estado fisiológico do paciente (idade avançada, obesidade), fatores de comorbidades (pressão arterial alta, diabetes *mellitus*) ou neuropatia periférica preexistente (diabética, alcoólica, genética, etc.). No entanto, o envolvimento em neuropatias desses fatores de suscetibilidade, que são bem conhecidos e descritos na patologia induzida por radiação, precisa ser confirmado por estudos sistemáticos. O mesmo é verdadeiro para a suscetibilidade genética.[50,51]

Manifestações clínicas

As manifestações clínicas vão depender dos locais dos nervos afetados. Quando a radiação for aplicada próximo a medula espinhal, local onde as raízes nervosas emergem, o paciente pode apresentar radiculopatias.[49-51]

O acometimento de membros inferiores é menos comum e pode ocorrer em dois cenários:

- Radiculoplexopatia lombossacral: radioterapia de baixa dose, porém extensa para câncer testicular e linfoma, apresentando-se como radiculoplexopatia lombossacral envolvendo raízes de L2 à S2.[50,51]

- Neuropatia por injúria de troncos nervosos: radioterapia de alta dose para sarcomas

A radioterapia intraoperatória pode também levar a neuropatia lombossacral, afetar nervo ciático ou femoral. A radiculoplexopatia lombossacral tardia e progressiva dos membros inferiores pode ocorrer várias décadas após radioterapia dos testículos ou linfoma. Nos casos de linfoma quando a dose total aplicada em campo ex-

tenso apesar de moderada (40-50 Gy com fração de 2 Gy), pode ser suficiente para toxicidade. A radiculoplexopatia lombossacral ocorre tardiamente em casos de câncer pélvico quando empregada alta dose (60 Gy). O intervalo entre a radioterapia e o aparecimento dos sintomas pode levar de 1 a 30 anos. A radiculoplexopatia lombossacral apresenta-se precocemente após alta dose em campos médios e tardiamente quando é empregada em doses moderadas em campos largos. Embora a irradiação seja aplicada simetricamente, os déficits neurológicos comumente são bilaterais e assimétricos, possivelmente por dano unilateral.[50,51]

O aparecimento de sinais neurológicos é insidioso e predominantemente motor, e sintomas sensitivos, como parestesias, podem ser notados tardiamente ou podem estar ausentes.

A debilidade motora é progressiva e grave, e o uso de cadeira de rodas é muitas vezes necessário ao longo dos anos. O surgimento de déficit neurológico associado a dor lombar pode indicar compressão vertebral ou medular.

A plexopatia lombossacral transitória aguda pode ocorrer após irradiação de doses moderadas (25 Gy) em campo entre T12 e L5, usada para tumores de testículos. Apresenta-se com sintomas sensitivos de parestesias bilaterais com duração de 3 a 6 meses. Pode também ser evidenciado acometimento motor com doses de 36 a 40 Gy, que podem durar de 1 a 6,5 anos. A fisiopatologia parece ser similar a desmielização focal.

Alguns poucos casos após radiação pélvica e lombar apresentaram paralisia de membros inferiores após quatro a cinco meses do tratamento com radioterapia. Os sintomas regrediram após alguns meses, permanecendo fraqueza residual.

O danos de troncos nervosos podem ocorrer em casos de radioterapia que afetam região de ciático e femoral quando se irradia de coxa e região inguinal, podendo levar a paresia por compressão nervosa causada pela cicatriz tecidual. Alguns casos de neuropatia são descritos quando se emprega tratamento conservador de sarcomas de extremidades com a utilização de implantes para braquiterapia, assim como quando se utiliza técnica de radioterapia intraoperatória.

Em casos de radioterapia da próstata pode-se notar dor ciática acompanhada de incontinência urinária de causa neurogênica decorrente de dano distal de troncos nervosos que inervam a bexiga e reto.[49-51]

Diagnóstico

O diagnóstico de radiculoplexopatia lombossacral pode ser difícil; há necessidade de estudos de neuroimagem como ressonância magnética (RM) e também PET-*scan* para excluir invasão tumoral ou outras causas, como estenose canal lombar. O principal diagnóstico diferencial é com esclerose lateral amiotrófica.[50,51]

A RM da coluna lombar pode mostrar degereração dos corpos vertebrais que confirma que as raízes nervosas estavam incluídas no campo de radiação e também é usada para eliminar diagnóstico diferencial de invasão tumoral ou estenose de canal lombar.[50,51]

A eletroneuromiografia mostra denervação de raízes nervosas, com preservação do potencial de ação sensitivo. A diminuição do potencial de ação sensitivo pode estar relacionada a dano do gânglio da raiz dorsal, que também está presente como sequela causada por quimioterápicos. A presença de mioquimia geralmente está relacionada a neuropatia induzida por radioterapia. Hoje em dia podemos usar a técnica de radioterapia conformacional 3D como forma de reconstituição da dose empregada em determinado campo para confirmar o diagnóstico de radiculoplexopatia lombossacral. A reconstrução define as regiões anatômicas em que a alta dose de radiação foi utilizada.[49-51]

Tratamento

O tratamento da neuropatia induzida por radioterapia é sintomático e combinado com terapias que limitem o agravamento do quadro clínico. A melhor conduta é a prevenção e sempre respeitar os limites da radioterapia

Podemos tentar controlar a inflamação aguda com o uso de corticoides.[49-51]

■ DOR CIÁTICA E DOENÇA ONCOLÓGICA

A doença oncológica na coluna vertebral, musculatura paravertebral, com envolvimento da musculatura de membros inferiores e ossos pode ter como a dor ciática como sua primeira manifestação. Mesmo pacientes com tumores abdominais que infiltram retroperitônio e acometem o músculo psoas e o plexo lombar podem apresentar dor lombar irradiada para membros inferiores.[15]

A trombose da veia cava inferior, mesmo sendo um evento raro, é mais prevalente em pacientes com tumores malignos de órgãos localizados no retroperitônio e na cavidade peritoneal. Dentre os tumores que mais cursam com trombose da veia cava inferior estão o carcinoma de células renais e outros tumores do trato geniturinário. Podem ser encontradas como causa de redução do lúmen da veia a compressão externa pelo tumor, a invasão tumoral na parede da veia e a hipercoagulabilidade relacionada à malignidade.[52,53]

A obstrução da veia cava inferior leva, como consequência, ao ingurgitamento dos vasos do espaço epidural, do plexo venoso peridural e do sistema venoso paravertebral. Isso causa redução do espaço peridural, mimetizando uma estenose de canal medular, levando à dor lombar e à dor irradiada para membros inferiores. Em pacientes com discopatias degenerativas, artroses interapofisárias, espessamento de ligamento amarelo, ou seja, patologias que já contribuem para redução do canal epidural e estreitamento foraminal, a redução do espaço é ainda mais significativa, causando compressão de raízes nervosas.[52,53]

Os tumores pélvicos com invasão local podem invadir o nervo ciático ou mesmo obstruir os forames isquiático e obturatório e causar sintomas de dor irradiada para o membro inferior. Na Figura 83.4, é possível ver imagens de tomografia computadorizada de um tumor uterino agressivo invadindo o forame isquiático. A paciente apresentava sintomas de dor intensa em membro inferior direito que irradia até o pé, com déficit de força e edema por obstrução de vasos ilíacos.

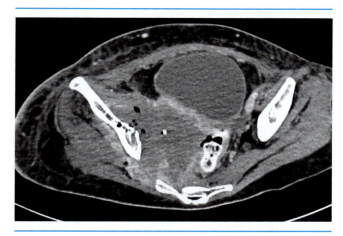

Figura 83.4. Imagem axial de tomografia computadorizada de adenocarcinoma de colo uterino localmente avançado com obstrução do nervo ciático no forame isquiático. (Fonte: Imagem cedida pelo Serviço de Radiologia do Hospital Copa Star.)

■ FRATURAS PATOLÓGICAS

O termo fratura patológica é utilizado quando um osso se quebra em uma área já enfraquecida por alguma doença. Diversos cenários clínicos podem levar a fraturas, como displasias ósseas, distúrbios circulatórios, alterações degenerativas, inflamatórias e infecciosas ou neoplásicas (primárias ou metastáticas). O diagnóstico pode ser simples, se a doença de base é conhecida. Porém, ocasionalmente, fraturas ósseas ocultam processos patológicos não diagnosticados, o que pode até mesmo resultar em condutas ortopédicas inadequadas.[54,55]

O esqueleto é o órgão mais comum a ser afetado por metástases. O crescente número de pacientes com câncer, devido ao envelhecimento da população, e o aumento da sobrevida possibilitado pelos avanços das terapias sistêmicas, resultam em uma elevada incidência de metástases ósseas. Estima-se que estas sejam responsáveis por 17% do custo médico total para o tratamento do câncer nos Estados Unidos e que contabilizem algo próximo a 350 mil mortes por ano.[56-58]

Tumores primários de mama, próstata, tireoide, pulmão e rins possuem especial propensão a se espalhar para os ossos. A prevalência do acometimento ósseo é maior nos carcinomas de mama e próstata, refletindo sua alta incidência e evolução natural prolongada. Esses dois tipos tumorais representam aproximadamente 80% dos casos de doença metastática óssea. Em alguns casos, a dor óssea causada pelo implante secundário pode ser o primeiro sinal da doença e, assim, possibilitar o diagnóstico do câncer.[58]

Em pacientes portadores de implantes metastáticos no esqueleto, o declínio na qualidade de vida e eventual morte ocorrem quase na sua totalidade devido às complicações ósseas e seu tratamento. A dor consiste na complicação mais comum dessa patologia, relatada em média em 75% dos pacientes com metástase óssea; e resulta do dano estrutural, irritação periosteal e aprisionamento de nervos próximos à lesão. Evidências recentes sugerem que a reabsorção óssea na região dos implantes também pode ser causadora de dor. A principal localização da queixa álgica é a coluna, seguida por costelas, membros superiores e membros inferiores.

Outras complicações incluem imobilidade, hipercalcemia, compressão de raiz nervosa ou da medula espinhal, infiltração de medula óssea e fraturas patológicas.[57]

As fraturas patológicas são complicações relativamente tardias do envolvimento ósseo. As probabilidades de fratura aumentam com a duração do acometimento do esqueleto. Estima-se que aproximadamente 10% dos pacientes com metástases ósseas sofrerão uma fratura em algum momento de suas evoluções clínicas. A destruição causada pelo implante metastático reduz a capacidade de reconstrução do tecido ósseo, resultando em ruptura e microfraturas trabeculares. Os colapsos vertebrais e as fraturas de costelas são os mais frequentes, e podem ocasionar diminuição da altura, cifoescoliose e variados graus de doença pulmonar restritiva.[55,56]

Estudo realizado na Austrália em um período de dez anos (2002-2012) desenvolveu um sistema de pontuação com potencial para guiar o tratamento cirúrgico e oferecer ao paciente expectativas mais verossímeis baseadas em evidências. A análise retrospectiva de um total de 233 pacientes admitidos em três hospitais com o diagnóstico de fratura patológica forneceu resultados significativos. Os cânceres primários mais frequentes foram de mama e pulmão (29% e 21%, respectivamente). A maioria das fraturas envolviam o fêmur proximal e o úmero (56% e 25%, respectivamente). O tempo médio de intervalo entre o diagnóstico de câncer e a fratura foi de 14 meses. Nessa análise de tempo, o tipo de câncer também apresentou variável significativa, sendo o câncer de pulmão o de pior prognóstico e o de mama o melhor. Para 40 pacientes (17,1%) a fratura foi o evento primário que levou ao diagnóstico da malignidade. Após ajuste de distribuição de cada tipo de câncer, o gênero se mostrou estatisticamente significativa, com homens correndo maior risco que mulheres. O tratamento com quimioterapia foi fator de proteção, atrasando o intervalo entre o diagnóstico oncológico e a fratura, enquanto a radioterapia não teve influência. O tempo médio de sobrevida após uma fratura patológica foi de 26,6 meses. O acometimento espinhal foi considerado preditor de mortalidade, sendo a sobrevida menor quanto maior o número de implantes.

Os fatores de risco demonstrados nos resultados acima são confirmados em trabalhos semelhantes na literatura. Behnke e colaboradores, de um grupo de Berlim, publicaram pesquisa retrospectiva com pacientes oncológicos internados por fratura patológica entre 2002 e 2013, e acrescentam como fatores de risco associados a mortalidade a idade maior de 65 anos, e comorbidades preexistentes, como doença pulmonar crônica, doença hepática, insuficiência renal.[56,60]

De modo geral, as consequências do desenvolvimento de uma fratura são devastadoras para o paciente oncológico. São complicações de alta morbidade, que causam perda de independência, dor crônica e grande necessidade de reabilitação física, com uma taxa de sobrevida que varia de 22 a 40% um ano após o evento. Portanto, atualmente é consenso a ênfase na prevenção da fratura, por meio da previsão de riscos, cirurgias profiláticas e administração de bifosfonados em longo prazo. Estudos recentes já demonstraram melhor recuperação de função quando tratamentos adjuvantes específicos para o esqueleto são iniciados antes da ocorrência de fraturas. Bifosfonatos, agentes hormonais, quimioterapia ou radioterapia, geralmente são guiados pelo tipo histológico do tumor primário.

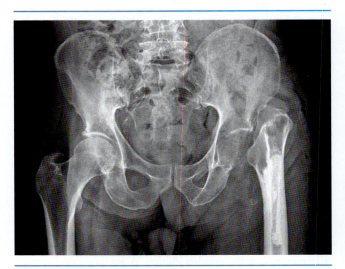

Figura 83.5. Fratura patológica em fêmur por condrossarcoma. (Fonte: Foto cedida pelo Dr. Carlos Marcelo de Barros.)

Quando se considera a abordagem cirúrgica para uma fratura patológica, os objetivos são o alívio da dor, mobilização precoce e mínimas morbidade e/ou complicações.[55,58,59]

A principal abordagem analgésica intervencionista para fraturas patológicas consiste na implementação de infusão de fármacos via epidural, através de cateter. Anestésicos locais em baixa concentração para evitar bloqueio motor, associados ou não a opioides, são administrados em infusão contínua epidural no peroperatório, ou até mesmo para pacientes que não serão submetidos a cirurgia de fixação óssea, para tratamento da dor aguda pós-fratura (Figura 83.5).[55,58,59]

■ TROMBOSE VENOSA PROFUNDA

Introdução

A trombose venosa profunda (TVP) dos membros inferiores (MMII) é uma doença grave e potencialmente fatal, com incidência progressivamente maior com o envelhecimento, chegando a 20 por 10.000 na faixa etária entre 70 e 79 anos. Os principais fatores de risco, além da idade avançada, são: imobilizações prolongadas, traumas, pós-operatório, gravidez, puerpério, obesidade, neoplasias malignas, uso de hormônios femininos à base de estrógenos, trombofilias hereditárias (deficiências dos anticoagulantes naturais, fator V Leiden e mutação G20210A da protrombina) e as trombofilias adquiridas (hiper-homocisteinemia e a síndrome do anticorpo antifosfolípide.[61]

A TVP tem grande prevalência no contexto oncológico e pode ser considerada como causa de dor em MMII secundária à doença neoplásica ou ao seu tratamento. Apresenta-se como causa importante de morbimortalidade nessa população, porém é frequentemente subestimada pela equipe de saúde assistente. Um dos principais sintomas é a dor aguda, ocorrendo em pelo menos 50% dos pacientes. O local mais comum de ocorrência são os MMII. O câncer é fator de risco isolado para o desenvolvimento de TVP, podendo aumentar a incidência em até 4,1 vezes quando comparada à população não oncológica.[62]

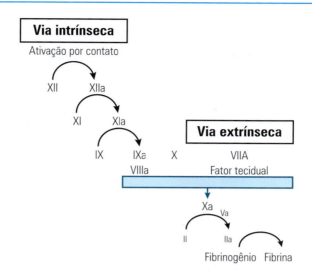

Figura 83.6. Cascata de coagulação. (Fonte: Autoria própria.)

Além disso, a TVP também pode ser causa de dor crônica e de dor de padrão ciático, além de ser causa de dor torácica, quando se apresenta quadro de tromboembolismo pulmonar (TEP) associado, elevando consideravelmente as taxas de morbimortalidade.[62]

Fisiopatologia

Há mais de um século, Rudolf Virchow descreveu três fatores críticos para o desenvolvimento da TVP: 1) estase venosa; 2) ativação da cascata de coagulação; e 3) dano às veias, constituindo a tríade de Virchow. Um estado de hipercoagulabilidade pode ocorrer por um desequilíbrio bioquímico dos fatores circulantes.

A fisiopatologia da trombose relacionada ao câncer é complexa e não inteiramente conhecida. Os pacientes com câncer apresentam um estado de hipercoagulabilidade resultante da ativação sinérgica dos fatores de Virchow – a estase causada por compressão tumoral ou em pacientes acamados; a liberação de fatores pró-coagulantes pelas células cancerosas e a injúria vascular causada pela invasão de células tumorais, drogas ou dispositivos terapêuticos.[62,63]

O início da cascata de coagulação se dá através de duas vias, extrínseca ou intrínseca (Figura 83.6).

A via extrínseca funciona como resultado da ativação do fator tecidual, geralmente liberado através de alguma injúria mecânica ou trauma.

A via intrínseca envolve os fatores plasmáticos circulantes. As duas vias se juntam no nível da ativação do fator X a Xa, levando à conversão de protrombina em trombina (fator II). Essa é a etapa-chave na formação do coágulo, sendo a trombina necessária para a transformação de fibrinogênio em fibrina.

Apresentação clínica

Edema é o sinal mais específico, estando presente em até 80% dos casos, seguido pela dor local em até 75% dos casos e eritema em 26% dos casos. Modelos clínicos como os critérios de Wells foram bem estudados para predição diagnóstica (Tabela 83.8).

A TVP dos MMII pode ainda ser classificada em proximal e distal, sendo a primeira quando atinge as veias ilíacas, femorais ou poplíteas, com ou sem acometimento das veias da perna, e distal quando atinge somente as veias da perna. Nos casos de TVP proximal, até 46% podem evoluir para TEP, sendo 4% fatais se não tratados e até 50% podem desenvolver síndrome pós-trombótica.[62]

Diagnóstico

O diagnóstico pode ser confirmado por meio de exame de imagem, sendo o padrão-ouro a ultrassonografia com Doppler nos casos de trombose em membros. Nos casos de suspeita de trombose em veias pélvicas, cava ou ilíacas, ou na dúvida diagnóstica, pode estar indicada a ressonância nuclear magnética com contraste.

Tabela 83.8. Critérios de Wells[62]

Escore de Wells	Pontos
TVP ou TEP prévios	+1,5
Frequência cardíaca > 100 bpm (batimentos por minuto)	+1,5
Cirurgia recente ou imobilização	+1,5
Sinais clínicos de TVP	+3
Diagnóstico alternativo menos provável que TEP	+3
Hemoptise	+1
Câncer	+1

Baixa probabilidade: 0-1
Intermediária probabilidade: 2-6
Alta probabilidade: >7

Tratamento

O tratamento da dor pode ser feito por meio de analgésicos comuns como dipirona ou opioides, evitando os anti-inflamatórios não esteroidais por sua interferência na cascata de coagulação. Porém, o princípio terapêutico mais importante é tratar a patologia em si.[63]

Os objetivos do tratamento farmacológico são reduzir morbidade, prevenir a síndrome pós-trombótica e o TEP, com o mínimo de efeitos colaterais e o menor custo. Os fármacos envolvidos são anticoagulantes e trombolíticos.

Existem diversos protocolos específicos para o tratamento da TVP, que não serão abordados aqui, que envolvem:

- Agentes trombolíticos;
- Anticoagulação com heparina, inibidores de trombina e inibidores de fator Xa.

As medidas de prevenção são parte fundamental do tratamento, incluindo profilaxia medicamentosa, meia elástica e deambulação precoce.[62]

Tratamento invasivo

Os tratamentos invasivos da TVP inclui a intervenção endovascular, trombectomia e colocação de filtro de veia cava inferior, quando indicado, para prevenção da embolia sistêmica.

■ SÍNDROME PÓS-TROMBÓTICA

Essa síndrome pode ocorrer em até 50% dos pacientes que apresentam trombose proximal em membros apesar do tratamento adequado, podendo cursar com dor e edema crônicos, além de úlceras, dilatação venosa e desconforto em peso, secundárias ao aumento da pressão venosa local.[64] Muitos estudos associaram a persistência local do coágulo e liberação de fatores inflamatórios com o desenvolvimento dos sintomas.

Nos casos em que se desenvolve dor crônica, esta se apresenta em padrão misto (neuropática e miofascial), podendo se apresentar também como síndrome dolorosa complexa regional.

Tratamento não invasivo

A prevenção é peça-chave no manejo da síndrome, sendo essencial manter uma boa anticoagulação e cuidados locais no membro pós-evento trombótico, e prevenir a ocorrência de nova trombose.

Acredita-se que a retirada do coágulo local (trombólise), quando remanescente, pode levar a uma boa resposta no controle de sinais e sintomas, devendo-se pesar risco × benefício na escolha dos pacientes que serão submetidos, por se tratar de procedimento invasivo e com risco de sangramento.[65]

As medicações utilizadas incluem analgésicos não opioides (dipirona sódica, paracetamol) e opioides fracos (codeína, tramadol, nalbufina) ou fortes, como morfina.

Tratamento invasivo

A dor pode se tornar crônica e incapacitante, mesmo após medidas não invasivas para tratamento das sequelas da TVP secundárias ao aumento da pressão venosa, como compressão local e medicações analgésicas e medidas invasivas como a trombólise. Por vezes a compressão local, um dos pilares do tratamento, torna-se insuportável pelo desenvolvimento da dor crônica.[66]

O bloqueio simpático lombar seriado é um dos tratamentos intervencionistas em dor que pode ser utilizado com boa resposta no controle álgico. As técnicas de analgesia em neuroeixo também podem ser utilizadas em contextos específicos, por exemplo, peroperatório, devendo-se sempre levar em conta a possibilidade de complicações secundárias à anticoagulação.[67]

Em casos graves de dor refratária, pode ser considerado o implante de eletrodo estimulador medular, como forma de otimizar o controle de dor.[68]

■ DOR FANTASMA

Introdução

A dor fantasma é um quadro de dor neuropática que pode ocorrer em 50-80% dos casos após amputação de alguma parte do corpo, especialmente os membros, podendo também se desenvolver após mastectomia ou retirada de órgãos viscerais como o reto. Muitos fatores estão envolvidos no seu surgimento, entre eles a existência de dor prévia no membro ou órgão amputado.

Entre os pacientes oncológicos, as amputações podem ocorrer nos que apresentam tumores ósseos como o osteossarcoma, neoplasias de mama ou viscerais, ou ainda a amputação de um membro pode ser secundária a um evento vascular que evolui com necrose, apresentando-se como complicação clínica no decorrer do tratamento da doença de base, sendo então comum o desenvolvimento desse tipo de dor nessa população.

Fisiopatologia

No entendimento atual, tanto fatores periféricos quanto centrais estão envolvidos na fisiopatologia da dor fantasma, correspondendo às diversas alterações ocorridas ao longo de todo o neuroeixo. Os fatores psicológicos não estão diretamente relacionados com o aparecimento da dor, mas podem ser determinantes no curso da doença. A dor fantasma parece estar relacionada à atividade elétrica espontânea nos neurônios sensoriais centrais, que estão desprovidos da corrente aferente normal. A atividade periférica anormal leva a sensibilização central, tanto a nível medular (corno dorsal) quanto supraespinhal, incluindo estruturas como córtex somatossensorial, tálamo, formação reticular, sistema límbico e córtex parietal posterior. O impulso nociceptivo periférico no coto de amputação está relacionado como causa periférica da dor, o que é corroborado pela alta correlação entre dor residual e dor fantasma (Figura 83.7).[69]

Apresentação clínica

A dor fantasma deve ser distinguida da dor neuropática do coto de amputação, que é ocasionada pela lesão nervosa local, pelo trauma tecidual, infecção ou até por insuficiência vascular. Os nervos seccionados por ocasião

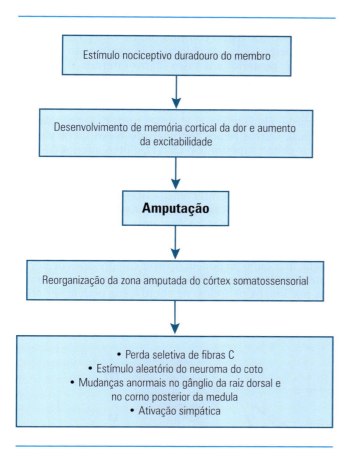

Figura 83.7. Fisiopatologia da dor fantasma.[69]

da amputação podem gerar neuromas muito dolorosos, secundários ao *entrapment* das terminações nervosas no tecido subcutâneo cicatricial. Também deve ser diferenciada das diversas sensações fantasma não dolorosas que podem ser percebidas pelo pacientes, como certa posição do membro, movimentação, sensações de frio, quente, prurido ou parestesias, entre outras sensações.[70,71]

Já a dor fantasma se apresenta como dor percebida distalmente ao coto de amputação ou no local do corpo que não está mais presente, de padrão neuropático, podendo se apresentar com diversas qualidades como facada, queimação, câimbra e latejamento. No caso de pacientes que já relatavam dor no membro por trauma local, pelo próprio crescimento tumoral ou por infecção, é comum experimentar a memória dessa dor.[70,71]

Diagnóstico

O diagnóstico é predominantemente clínico, baseado na história clínica de amputação e de surgimento de dor distalmente ao coto de amputação, do tipo neuropática. Existem algumas modalidades de neuroimagem funcional como a ressonância nuclear magnética funcional que podem registrar o aumento da atividade elétrica no córtex sensorial correspondente à dor. Porém, esses exames são caros e de pouco uso na prática clínica, não sendo imprescindíveis para o diagnóstico.

Tratamento

O tratamento da dor fantasma é similar ao tratamento de outras condições de dor neuropática, porém normalmente tem menor taxa de sucesso nesta condição. Podem ser utilizados diversos fármacos, incluindo:

- Antidepressivos;
- Anticonvulsivantes;
- Anestésicos locais (transdérmicos), mais comumente a lidocaína;
- Opioides – papel limitado na dor crônica, maior importância no tratamento da dor aguda;
- Antagonistas NMDA (cetamina e memantina) – possuem papel já estudado no tratamento e também na prevenção do aparecimento da dor;
- Relaxantes musculares;
- Analgésicos comuns;
- Neurolépticos.

A terapia dos espelhos é uma técnica também utilizada com resultados mistos em estudos randomizados controlados. As técnicas de *biofeedback*, integrativas e comportamentais também podem ter grande valor no tratamento. Outras terapias locais como estimulação nervosa transcutânea (TENS), acupuntura, fisioterapia, ultrassom e manipulação manual podem contribuir no tratamento.[73,74]

Tratamento intervencionista

O tratamento intervencionista está indicado quando há falha no tratamento medicamentoso e não invasivo.

As técnicas minimamente invasivas incluem:

- Bloqueios anestésicos de ponto-gatilho;
- Bloqueio de nervos periféricos;
- Bloqueio simpático lombar – já foi descrito como importante ferramenta no controle de dor refratária;
- Bloqueio de gânglio da raiz dorsal;
- Eletroconvulsoterapia;
- Técnicas cirúrgicas minimamente invasivas de modulação central ou periférica, entre elas: estimulação medular, DREZ (lesionamento da zona de entrada da raiz dorsal), DBS (estimulação cortical profunda).

Além disso, outras técnicas cirúrgicas podem ser utilizadas, dentre as quais se destacam:

- Revisão do coto de amputação;
- Neurectomia;
- Cordotomia;
- Simpatectomia lombar.[73]

Prevenção

Já foi descrito que as memórias implícita e explícita da dor podem ser revividas após a amputação, levando ao aparecimento da dor fantasma. Portanto, é importante abordar ambos os processos para a prevenção da dor crônica, por exemplo realizando anestesia geral associada à regional. A associação da anestesia regional ou periférica (peridural, bloqueio de plexos ou nervo periférico) a fim de evitar que os estímulos nociceptivos possam alcançar e sensibilizar medula espinhal e os centros superiores da dor é fundamental. A analgesia preemptiva, ou seja, aquela realizada antes do estímulo nociceptivo instalado, também pode ser utilizada para tal objetivo, incluindo fármacos como gabapentina ou memantina no contexto pré-operatório, visando diminuir ou amenizar a sensibilização central.[72]

Tratamento intervencionista da dor

Toda a inervação dos membros inferiores (MMII) origina-se a partir dos plexos lombar e sacral. O plexo lombar é constituído pelos ramos ventrais de T12-L3 (podendo ter contribuição de L4), é envolvido pelo músculo psoas e está localizado anteriormente ao corpo vertebral de L2-L5. Os ramos terminais do plexo lombar incluem os nervos ilio-hipogástrico (T12, L1), ilioinguinal (L1), genitofemoral (L1, L2), cutâneo femoral lateral (L2, L3), obturador (L2, L3, L4), e nervo femoral (L2, L3, L4). O nervo safeno é ramo do nervo femoral (Figura 83.8).[75]

O plexo sacral é constituído pelos ramos ventrais das raízes de S1-S5, tendo contribuição de L4 e L5 através do tronco lombossacral. Está localizado anterior ao músculo piriforme, posterior aos vasos ilíacos internos, e próximo aos vasos hipogástricos, reto e ureteres. O nervo ciático é formado pelas raízes de L4, L5, S1-S3, e seus ramos terminais são os nervos tibial (divisões anteriores dos ramos ventrais) e fibular comum (divisões posteriores dos ramos ventrais). Outros ramos terminais do plexo sacral são os nervos glúteo superior (L4, L5, S1), glúteo inferior (L5, S1, S2), cutâneo femoral posterior (S1, S2, S3), e pudendo (S2, S3 e S4).[75]

As abordagens intervencionistas das síndromes dolorosas dos MMII ocasionadas por neoplasias devem ser programadas baseadas na anatomia da distribuição metamérica da dor do paciente. As síndromes dolorosas podem ser ocasionadas pela invasão e compressão tumoral direta, mas também podem ocorrer compressões de nervo (*entrapments*) pela caquexia e atrofia em pacientes acamados por longos períodos. As abordagens podem ser sele-

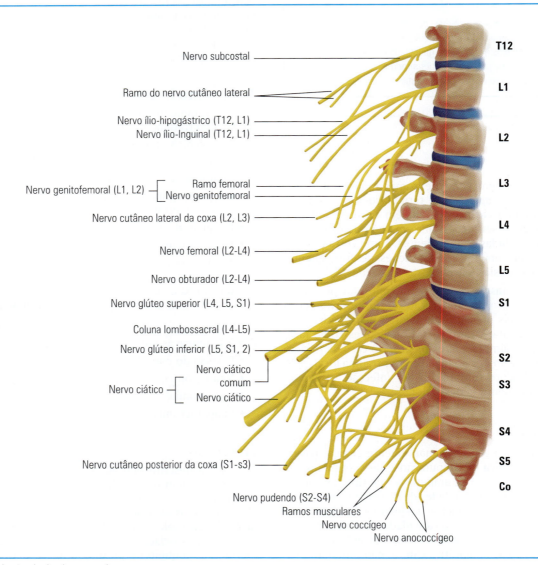

Figura 83.8. Anatomia do plexo sacral.

tivas, tendo como alvo os nervos terminais, ou centrais, sendo o alvo o neuroeixo e sistema nervoso central. As técnicas podem variar de infiltrações simples (centrais ou periféricas) com a injeção de anestésicos locais, corticosteroides e adjuvantes, bloqueios contínuos (centrais ou periféricos), neurólises por fármacos (fenol, álcool, glicerina), rizotomias por radiofrequência ou crioablação, além de procedimentos cirúrgicos (implante de bombas de infusão, estimuladores medulares e de nervo periférico, estimuladores corticais, cordotomia).[76]

Os bloqueios de nervos periféricos podem ser utilizados quando a dor está localizada no território sensitivo de um ou mais nervos periféricos. Como a dor em pacientes oncológicos na maioria das vezes é multifatorial, especialmente em pacientes com doença avançada, os bloqueios são utilizados em conjunto com outras modalidades de tratamento, como a quimioterapia e radioterapia.[77]

As substâncias neurolíticas podem ser utilizadas em nervos periféricos, sendo o fenol mais utilizado que o álcool absoluto por ser menos doloroso. Outras técnicas de neurólise em nervo periférico são a radiofrequência térmica convencional e a crioterapia.[77]

O uso de anestésico local no controle da dor em pacientes oncológicos é cada vez mais difundido, sendo a infusão em nervo periférico muito utilizada. O uso do aparelho de ultrassom para guiar a intervenção e o desenvolvimento de cateteres de infusão de longa permanência proporcionam segurança e eficácia aos tratamentos.[78]

O clínico intervencionista da dor pode enfrentar alguns desafios ao programar bloqueios e infiltrações centrais e em nervos periféricos, em pacientes com doença oncológica avançada. Pacientes muito edemaciados, ou em tratamento com radioterapia, podem ter distorções anatômicas e fibrose, dificultando o reconhecimento de estruturas, mesmo com o uso do ultrassom.[77]

Os procedimentos invasivos podem ter possíveis complicações, que devem ser explicadas ao paciente e descritas em consentimentos informados específicos. As complicações mais temidas são a toxicidade sistêmica do anestésico local por sobredose e injeção intravascular inadvertida, infecção relacionada ao uso prolongado de cateteres e déficits neurológicos permanentes pelo uso de substâncias neurolíticas. Outras complicações menos graves são hematomas e déficit neurológico transitório.[77]

A seguir serão descritas diferentes abordagens que podem ser realizadas em cada nervo periférico do MMII. Serão descritas infiltrações e bloqueios guiados por radioscopia, tomografia computadorizada e ultrassonografia, técnica amplamente estudada e divulgada atualmente, e que acrescenta segurança e eficácia ao procedimento. As técnicas neuroaxiais de analgesia (bloqueios subaracnóideos e epidurais) e técnicas cirúrgicas (bombas de infusão intratecais, estimuladores medulares, estimuladores corticais, cordotomia) serão melhor descritas em capítulos próprios.[79]

Bloqueios dos nervos do plexo lombar

Procedimentos indicados no tratamento da dor secundária a tumores invasivos do plexo lombar e tecidos inervados por ele. Podem ser utilizados em plexite, tumores de partes moles, neuralgia pós-herpética, além de fraturas patológicas de coluna, quadril e fêmur.[80]

• Plexo lombar

Formado pelas raízes de T12 a L4, passa por dentro da massa do músculo psoas e divide-se em divisão anterior e posterior, que depois originarão os ramos terminais.

Conforme já descrito, os maiores nervos terminais são o ilioinguinal e ilio-hipogástrico, genitofemoral, cutâneo femoral lateral, femoral e obturador. A variação anatômica nessa região é muito comum e, em mais de 50% dos casos, o nervo femoral e o cutâneo femoral lateral são separados do nervo obturador por fibras musculares dentro do psoas.[81]

• *Área de analgesia*

Nervo femoral inerva os músculos iliopsoas, quadríceps, sartório e pectíneo, e tem área sensitiva na face anteromedial da coxa e face medial da perna e pé através do seu ramo safeno. O nervo obturador é responsável pela inervação motora da musculatura adutora do membro inferior (adutor longo, curto, magno; este último junto com o nervo ciático), além do músculo grácil, e tem área sensitiva variável na face medial da coxa e articulação do quadril e joelho. O nervo cutâneo femoral lateral é puramente sensitivo para a face lateral da coxa até o joelho.

Os nervos ilioinguinal e genitofemoral têm área sensitiva variável na região inguinal superior e medial da coxa, abaixo do ligamento inguinal (Figura 83.9).[80]

• *Técnica*

O plexo lombar está localizado em uma região densamente vascularizada e, portanto, deve-se ter cuidado com injeção intravascular de anestésico. Além disso, há a possibilidade de dispersão do anestésico para o espaço epidural. As técnicas de bloqueio do plexo lombar podem ser guiadas por radioscopia, tomografia computadorizada ou ultrassonografia.[80]

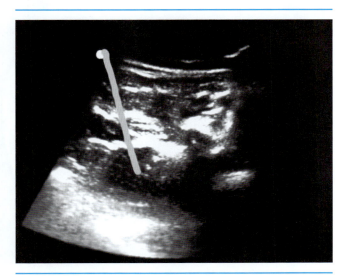

Figura 83.9. Bloqueio do plexo lombar guiado por US. (Fonte: Imagem cedida pela Dr. Raphael Campos – Arquivo pessoal.)

- *Radioscopia*

O paciente é posicionado em decúbito ventral com um coxim abaixo do abdome. O aparelho de radioscopia é posicionado em AP sobre a vértebra escolhida, a placa terminal do corpo vertebral deve ser alinhada utilizando-se angulação craniocaudal, e o processo espinhoso deve estar na linha média. Nesse momento, deve-se obter uma angulação lateral de 20-30° do aparelho, e um ponto no limite inferior do processo transverso é marcado. Após infiltração anestésica, uma agulha longa (100 cm) é introduzida em visão de túnel (*tunnel vision*) até bater no processo transverso. Então a agulha é recuada e redirecionada inferiormente para passar pelo processo transverso. O aparelho então é posicionado em lateral ou perfil, e a agulha é avançada anteriormente ao processo transverso e até o primeiro terço do corpo vertebral, dentro da massa do músculo psoas. Uma parestesia pode ser sentida na distribuição do plexo lombar. Após aspiração negativa para sangue ou líquido cefalorraquidiano (LCR), 5 mL de contraste são injetados durante a radioscopia em AP e a dispersão para o espaço paravertebral e o músculo psoas deve ser observada. Após isso, são injetados 15-20 mL de anestésico local com ou sem adjuvantes (Figura 83.10).[80]

- *Tomografia computadorizada*

Técnica semelhante à radioscopia, porém como não é possível obter a imagem em oblíquo, deve-se marcar um ponto a aproximadamente 5 cm da linha média do processo espinhoso, na altura da borda inferior do processo transverso (Figura 83.11).

O procedimento pode ser realizado em decúbito lateral ou ventral e inicia-se contando os níveis vertebrais lombares a partir do sacro. Quando se identifica L2 ou L3, o transdutor é rodado para a visualização axial do processo espinhoso hiperecoico com sua sombra acústica, lâminas e pilares articulares. Deve-se então rodar o transdutor 45° para o lado a ser bloqueado, conseguindo-se então uma boa imagem do processo transverso e músculo psoas, com o plexo lombar hiperecoico em sua massa.

Nesse momento, pode-se utilizar o modo Doppler do aparelho para identificar vasos sanguíneos no caminho da agulha a serem evitados.[79]

Uma agulha longa (100 cm) é introduzida em plano (*in plane*) até bater no processo transverso. Então, a agulha é tracionada e redirecionada caudalmente para passar pelo processo transverso, e inserida aproximadamente mais 1-2 cm até o músculo psoas e o plexo lombar. Nesse momento, uma parestesia pode ser sentida. Após aspiração negativa de sangue ou LCR, são injetados 15-20 mL de anestésico local com ou sem adjuvantes (Figura 83.12).[80]

- *Bloqueio contínuo*

Existe a possibilidade de analgesia contínua por meio de cateteres e bombas de infusão de fármacos. Após o procedimento de posicionamento da agulha no plexo lombar, o cateter é introduzido por 3-4 cm, após injeção de um bólus de 10-20 mL de solução para criar um espaço para o cateter. A região lombar é uma área de muita mobilização, porém o músculo psoas ajuda a ancorar o cateter. São utilizadas concentrações e velocidades de infusão baixas de anestésicos, por exemplo ropivacaína 0,1-0,2% 5-10 mL/h, com bólus de 5 mL se necessário.[80,81]

- *Neurólise*

Pode ser realizada neurólise por fenol, álcool absoluto, glicerina, radiofrequência térmica ablativa ou crioterapia. Porém, por se tratar de um grupamento de nervos

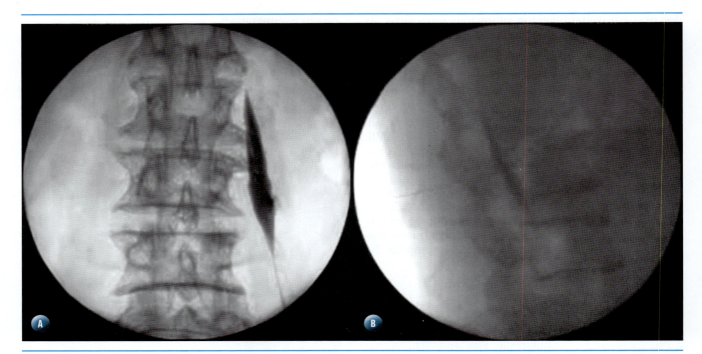

Figura 83.10. **(A-B)** Bloqueio do plexo lombar guiado por radioscopia.

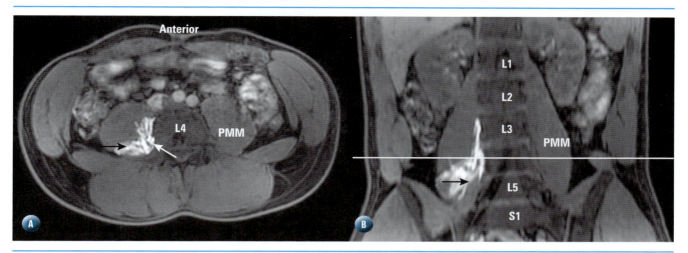

Figura 83.11. **(A-B)** Imagem de RNM T1 demonstrando a dispersão do anestésico com contraste injetado no plexo lombar. Seta preta: anestésico depositado no músculo psoas direito ao nível de L4; Seta branca: raiz de L3 para o nervo femoral; Linha horizontal: indicação do corte axial; PMM: músculo psoas maior; L1-S1: corpos vertebrais de L1-S1. (Fonte: Strid JMC, Sauter AR, Ullensvang K, Andersen MN, Daugaard M, Bendtsen MAF, Søballe K, Pedersen EM, Børglum J, Bendtsen TF. Ultrasound-guided lumbar plexus block in volunteers; a randomized controlled trial. Brit J Anaest. 2017; 118(3):430-8.

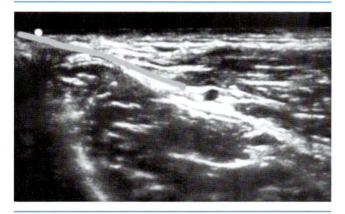

Figura 83.12. Bloqueio do nervo ilioinguinal – plexo lombar guiado por US. (Fonte: Imagem arquivo pessoal do Dr. Raphael Campos.)

motores e sensitivos, a neurólise definitiva pode levar à perda de função motora dos músculos inervados pelo plexo lombar, principalmente o quadríceps e adutores. Além disso, pela proximidade com o neuroeixo, o procedimento de injeção de substâncias neurolíticas deve ser realizado com extrema cautela. Nesses casos, pode-se realizar a radiofrequência pulsada, levando a neuromodulação e melhor controle da dor.[82,83]

• *Complicações*

Se a agulha for posicionada muito medial, pode haver punção epidural, subdural ou subaracnóidea, ou trauma a raízes nervosas. Infecção é rara.[80]

• *Fáscia ilíaca*

É considerada uma alternativa ao bloqueio do plexo lombar e bloqueio do nervo femoral. Bloqueio dos nervos femoral (L2-L4) e, dependendo da anatomia, local de punção e volume administrado, também do nervo cutâneo femoral lateral (L2, L3) e obturador (L2-L4), além do ramo femoral do genitofemoral (L2). A fáscia ilíaca está localizada na borda anterior do músculo ilíaco, e se inicia lateralmente na crista ilíaca e continua medialmente com a fáscia que envolve o músculo psoas. Tanto o nervo femoral como o cutâneo femoral lateral estão localizados abaixo da fáscia em seu curso intrapélvico.[81]

• *Área de analgesia*

Indicado para analgesia em neoplasias que envolvem a face anterolateral da coxa, além de procedimentos que envolvam a articulação do quadril e joelho. A face medial da perna, tornozelo e pé, também é coberta por meio do ramo safeno do nervo femoral.

• *Técnica*

É utilizado o transdutor de alta frequência (8-18 Hz). Assim como o bloqueio do nervo femoral, a artéria femoral é identificada e o músculo abaixo e profundo é o iliopsoas. Ele está coberto por uma fáscia hiperecoica, a fáscia ilíaca, que separa o músculo das estruturas mais superficiais. Movendo o transdutor lateralmente, a fáscia continua acima do músculo sartório. A fáscia lata está mais superficial, abaixo do tecido celular subcutâneo. O agulhamento é realizado em plano (*in plane*), de lateral para medial, e a solução é injetada abaixo da faixa ilíaca, envolvendo o nervo femoral. Nos bloqueios simples, utiliza-se anestésicos locais (xilocaína, bupivacaína, ropivacaína), associados ou não a adjuvantes (corticoides, agonistas alfa-adrenérgicos). Esse é um bloqueio de volume alto, sendo necessária uma solução de 20-30 mL (Figura 83.13).[80,81]

• *Bloqueio contínuo*

Possibilidade de implantar cateteres epineurais, para infusão contínua da solução analgésica por meio de bom-

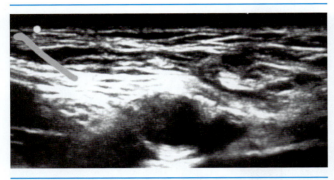

Figura 83.13. Bloqueio de fáscia ilíaca guiado por US. (Fonte: Arquivo pessoal do Dr. Raphael Campos.)

bas de infusão de fármacos. O cateter é introduzido por 3-4 cm, após injeção de um bólus de 10-20 mL de solução abaixo da fáscia ilíaca para criar um espaço para o cateter ancorar. O quadril é um local de muita mobilização, e a fáscia ilíaca é superficial, razões que levam ao frequente deslocamento do cateter nessa topografia. Quanto mais lateral for a punção, mais o cateter vai ficar preso ao músculo iliopsoas, e menor chance de deslocamento. São utilizadas concentrações e velocidades de infusão baixas de anestésicos, por exemplo ropivacaína 0,1-0,2% 5-10 mL/h, com bólus de 5 mL se necessário.[81]

- **Neurólise**

    Pode ser realizada neurólise química por fenol, álcool absoluto e glicerina. A técnica de punção é a mesma da infiltração anestésica, porém são injetados 10 mL do neurolítico, observando-se a dispersão pelo ultrassom. Na neurólise por radiofrequência térmica convencional, a abordagem do nervo por ultrassonografia é a mesma, porém a ponta da agulha promove lesão térmica a 80 °C por 60 a 90 segundos. Contudo, por se tratar de um compartimento com nervos motores e sensitivos, a neurólise definitiva química ou térmica pode levar a perda de função da musculatura. A alternativa seria realizar a radiofrequência pulsada (60 °C por 5-10 minutos), ocasionando neuromodulação e melhor controle da dor. A radiofrequência pode ser útil em quadros de metástases ósseas para a articulação do quadril e fêmur.[84]

- **Complicações**

    A proximidade da artéria e veia femoral leva ao risco de injeção intravascular e intoxicação sistêmica pelo anestésico local. Trauma ao nervo femoral pode provocar parestesia persistente. Hematoma é comum e infecção é rara.[80,81]

- **Nervo femoral**

    Formado pelos ramos posteriores de L2-L4. Indicado no manejo da dor de membro inferior secundária a tumores invasivos na região inervada pelo femoral, e na dor secundária a fratura patológica de quadril e fêmur.[80,85]

- **Área de analgesia**

    Inerva músculos quadríceps, sartório e pectíneo e a área cutânea da face anterior e lateral da coxa até o joelho, além da região medial do tornozelo e pé através do nervo safeno. Fornece analgesia para as articulações do quadril, joelho e tornozelo.[79]

- **Técnica**

    É realizado o escaneamento ultrassonográfico da região inguinal com a sonda de alta frequência (8-18 Hz), e identificada a artéria femoral. O nervo femoral está localizado lateral à artéria, e aparece como uma imagem hipe-recoica ovalada ou triangular, a 2-4 cm de profundidade da pele, abaixo da fáscia ilíaca e acima do músculo iliopsoas. É necessário realizar pequenas inclinações (*tilts*) com o transdutor para buscar a melhor visualização do nervo e do ponto de agulhamento. O agulhamento é realizado em plano (*in plane*), de lateral para medial, e a solução é injetada abaixo da fáscia ilíaca, envolvendo o nervo e separando-o da artéria femoral. Nos bloqueios simples, utiliza-se anestésicos locais (xilocaína, bupivacaína, ropivacaína), associados ou não a adjuvantes (corticoides, agonistas alfa-adrenérgicos). O volume de 10-20 mL de solução é suficiente (Figura 83.14).[79,81]

- **Bloqueio contínuo**

    Possibilidade de implantar cateteres epineurais, para infusão contínua da solução analgésica através de bombas de infusão de fármacos. O cateter é introduzido por 3-4 cm, após injeção de um bólus de 10-20 mL de solução ao redor do nervo para criar um espaço para o cateter ancorar. O quadril é um local de muita mobilização, e o nervo femoral é superficial, razões que levam ao frequente deslocamento do cateter nessa topografia. Quanto mais lateral for a punção, mais o cateter vai ficar preso ao músculo iliopsoas, e menor chance de deslocamento. São utilizadas concentrações e velocidades de infusão baixas de anestésicos, por exemplo ropivacaína 0,1-0,2% 5-10 mL/h, com bólus de 5 mL se necessário.[79,81]

- **Neurólise**

    Pode ser realizada neurólise química por fenol, álcool absoluto e glicerina. Em nervos densamente mie-

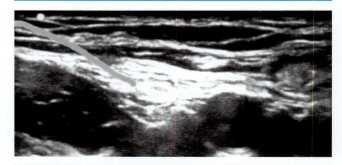

Figura 83.14. Bloqueio de nervo femoral guiado por US. (Fonte: Imagem cedida pelo Dr. Raphael Campos.)

linizados, a injeção epineural de álcool pode causar disestesia intensa. A técnica de punção é a mesma da infiltração anestésica, porém são injetados 10 mL do neurolítico, observando-se a dispersão pelo ultrassom. Na neurólise por radiofrequência térmica convencional, a abordagem do nervo por ultrassonografia é a mesma, porém a ponta da agulha promove lesão térmica a 80 °C por 60 a 90 segundos. Contudo, por se tratar de um nervo motor e sensitivo, a neurólise definitiva química ou térmica pode levar a perda de função da musculatura. A alternativa seria realizar a radiofrequência pulsada (60 °C por 5-10 minutos), ocasionando neuromodulação e melhor controle da dor. A radiofrequência pode ser útil em quadros de metástases ósseas para a articulação do quadril e fêmur.[83]

• *Complicações*

Mais comuns são o hematoma e a equimose. Deve-se manter uma pressão após a injeção para evitá-los. Trauma direto ao nervo pode ocasionar parestesia persistente.[79,81]

• **Nervo cutâneo femoral lateral**

Formado pelas raízes de L2 e L3. O quadro clínico de compressão do nervo com parestesia é chamado de meralgia parestésica. Indicado no tratamento de dor em seu território de inervação, secundária a processos expansivos, tumores, ou dor persistente após retirada de enxerto do quadril.[80]

• *Área de analgesia*

Responsável pela inervação sensitiva da face lateral da coxa até o joelho.[80]

• *Técnica*

É realizado o escaneamento ultrassonográfico da região inguinal com a sonda de alta frequência (8-18 Hz), e identificada a espinha ilíaca anterossuperior. O nervo cutâneo femoral lateral aparece como uma imagem hiperecoica envolta por tecido muscular hipoecóico, localizado entre o músculo tensor da fáscia lata e o músculo sartório, 1-2 cm medial e inferior à espinha ilíaca anterossuperior, a 0,5-1 cm de profundidade da pele. Porém é um nervo com alto grau de variação anatômica em sua localização, além de poder se dividir em dois a cinco ramos. O agulhamento é realizado em plano (*in plane*), de lateral para medial, e 5-10 mL de solução de anestésico local (com ou sem adjuvantes) são injetados em volta do nervo. Em crianças utiliza-se a dose de 0,15 mL/kg (Figura 83.15).[79,80,81]

• *Neurólise*

Pode ser realizada neurólise química por fenol, álcool absoluto e glicerina. A técnica de punção é a mesma da infiltração anestésica, porém são injetados 2-5 mL do neurolítico, observando-se a dispersão pelo ultrassom. Outras opções são a radiofrequência térmica convencional (80 °C por 60-90 segundos), além de crioneurólise. Por se tratar de um nervo eminentemente sensitivo, a neurólise

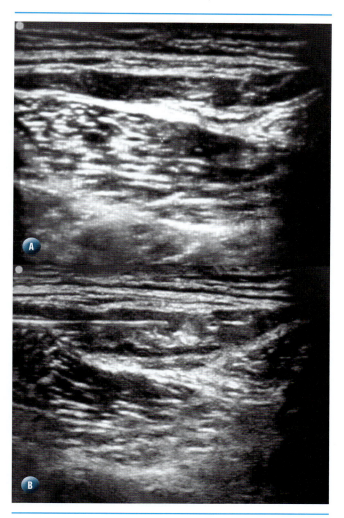

Figura 83.15. **(A)** Bloqueio do nervo cutâneo lateral da coxa guiado por ultrassonografia. **(B)** Agulha posicionada com injeção de anestésico local. (Fonte: Imagem cedida pela Dra. Mariana Musauer – Serviço de Medicina da Dor, Americas Medical City.)

pode ser ablativa, sem prejuízo motor. Em casos selecionados pode-se optar pela radiofrequência pulsada, visando a neuromodulação.[79,80]

• *Complicações*

A mais comum é o hematoma. Se a agulha for introduzida muito profundamente, pode-se perfurar a cavidade abdominal. Se a agulha for posicionada muito medial, pode haver bloqueio do nervo femoral. Infecção é rara.[79,81]

• **Nervo obturador**

Formado pelas divisões posteriores de L2-L4 do plexo lombar. Ao passar pelo forame obturatório, divide-se em ramos anterior e posterior. Indicado no manejo da dor de tumores, ou fraturas, da articulação do quadril, associado ao bloqueio do nervo femoral, quando houver falha de tratamento conservador, ou ainda em paciente com espasmo refratário da musculatura adutora.[80]

• *Área de analgesia*

O ramo anterior fornece um ramo sensitivo para a articulação do quadril logo após a divisão, um ramo sensitivo para a face medial da coxa e um ramo motor para os adutores superficiais do quadril. O ramo posterior fornece um ramo articular para o joelho, e inervação motora dos adutores profundos do quadril.[80]

• *Técnica*

O paciente é posicionado em decúbito dorsal, com o membro inferior a ser bloqueado discretamente abduzido e rodado externamente. É realizado o escaneamento ultrassonográfico da região inguinal com a sonda de alta frequência (8-18 Hz), e identificada a veia femoral e o músculo pectíneo. Os músculos adutores estão localizados medialmente, e as três camadas musculares são identificadas: adutor longo superficialmente, adutor breve e adutor magno profundamente. O ramo anterior localiza-se entre o pectíneo, adutor longo e breve, e o ramo posterior entre o adutor breve e o adutor magno.

TAP block abdominal

O agulhamento é realizado em plano (*in plane*), de lateral para medial, e 5-10 mL de solução de anestésico local (com ou sem adjuvantes) são injetados em volta do nervo. Usualmente o alvo é o ramo anterior sensitivo, poupando o ramo posterior motor. A solução é injetada entre as fáscias musculares, e deve se dispersar dessa forma. Caso a solução seja injetada intramuscular, a agulha deve ser reposicionada (Figura 83.16).[78]

• *Bloqueio contínuo*

Possibilidade de implantar cateteres epineurais, para infusão contínua da solução analgésica através de bombas de infusão de fármacos. O cateter é introduzido por 3-4 cm, após injeção de um bólus de 10-20 mL de solução ao redor do nervo para criar um espaço para o cateter ancorar. A musculatura adutora pode ajudar na fixação do cateter, porém é um local de mobilização frequente. Por esse motivo, o deslocamento do cateter é comum. Além disso, por estar perto da região inguinal, há também o risco de infecção, devendo-se checar o curativo diariamente.[84]

São utilizadas concentrações e velocidades de infusão baixas de anestésicos, por exemplo ropivacaína 0,1-0,2% 5-10 mL/h, com bólus de 5 mL se necessário.[81]

• *Neurólise*

Pode ser realizada neurólise química por fenol, álcool absoluto e glicerina. A técnica de punção é a mesma da infiltração anestésica, porém são injetados 5 mL do neurolítico, observando-se a dispersão pelo ultrassom. Outras opções são a radiofrequência térmica convencional (80 °C por 60-90 segundos), além de crioneurólise. Para o ramo anterior, por ser tratar de um nervo eminentemente sensitivo, a neurólise pode ser ablativa, sem prejuízo motor. Em casos selecionados pode-se optar pela radiofrequência pulsada, visando a neuromodulação. A radiofrequência pode ser útil em quadros de espasmo da musculatura adutora após lesões de medula ou AVC, e em quadros de metástases ósseas para a articulação do quadril.[86]

• *Complicações*

Hematoma é a complicação mais comum. Devido à proximidade da artéria e veia obturadora, injeção intravascular e toxicidade sistêmica pelo anestésico local são possíveis.[75]

• *Nervo safeno*

O nervo safeno é o ramo terminal sensitivo do nervo femoral. Seu bloqueio é utilizado para analgesia da articulação do joelho, além de analgesia complementar da perna, tornozelo e pé associado ao bloqueio do nervo ciático. Várias abordagens de bloqueio são descritas; porém, com o uso do ultrassom, o acesso via canal dos adutores hoje em dia é o mais utilizado. O canal dos adutores (canal de Hunter) é uma estrutura aponeurótica no terço médio da coxa, estendendo-se do triângulo femoral à abertura do adutor magno, chamada de hiato dos adutores. Seus limites são: lateral – vasto medial; posterior – adutor longo e adutor magno; anterior e medial – sartório. Ele é coberto por uma fáscia subsartorial. O canal contém a artéria femoral, veia femoral, e ramos do nervo femoral, sendo o safeno o seu principal. Apesar de ser um nervo sensitivo, o bloqueio do nervo na altura do canal dos adutores pode estender-se para ramos motores para o vasto medial, podendo ocasionar fraqueza de MMII.[76]

• *Área de analgesia*

O nervo safeno é responsável pela sensibilidade da face medial da perna, tornozelo e pé. Ele também envia ramos infrapatelares para a articulação do joelho.[81]

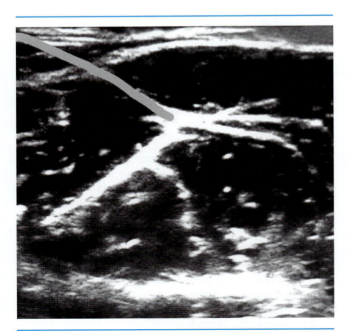

Figura 83.16. Bloqueio do nervo obturador guiado por US. (Fonte: Imagem cedida pelo Dr. Raphael Campos – arquivo pessoal.)

• *Técnica*

O paciente é posicionado em decúbito dorsal, e o escaneamento é realizado entre o terço médio e o terço inferior da coxa com o transdutor de alta frequência (8-18 Hz) em posição transversa (axial). A coxa é abduzida e rodada externamente, para facilitar a visualização. A imagem hiperecoica, e com sombra acústica inferior, do fêmur é visualizada. Deve-se progredir medialmente o transdutor até o aparecimento da artéria e veia femoral, que estão dentro do canal dos adutores, abaixo do músculo sartório. O nervo é visualizado como uma estrutura hiperecoica anterolateral à artéria. O agulhamento é realizado com uma agulha longa (100-150 cm) em plano (*in plane*) de lateral para medial, e cerca de 20-30 mL de solução de anestésico local (com ou sem adjuvantes) são injetados em volta do nervo. Esse é um bloqueio de volume maior. Pela proximidade de vasos sanguíneos, deve-se ter cuidado com injeção intravascular utilizando o modo Doppler do aparelho (Figura 83.17).[75,81]

• *Bloqueio contínuo*

Possibilidade de implantar cateteres epineurais, para infusão contínua da solução analgésica através de bombas de infusão de fármacos. O cateter é introduzido por 3-4 cm, após injeção de um bólus de 10-20 mL de solução ao redor do nervo para criar um espaço para o cateter ancorar. A musculatura em volta do nervo (vasto medial e sartório) ajuda na fixação do cateter. São utilizadas concentrações e velocidades de infusão baixas de anestésicos, por exemplo ropivacaína 0,1-0,2% 5-10 mL/h, com bólus de 5 mL se necessário.[81]

• *Neurólise*

Por se tratar de um nervo eminentemente sensitivo, a neurólise tem boa indicação em pacientes oncológicos com tratamento farmacológico já otimizado. Pode ser realizada neurólise química por fenol, álcool absoluto ou glicerina. A técnica de punção é a mesma da infiltração anestésica, porém são injetados 10 mL do neurolítico, observando-se a dispersão pelo ultrassom. Outras opções são a radiofrequência térmica convencional (80 °C por 60-90 segundos), além de crioneurólise. Vale lembrar que, quanto mais alta na coxa for a punção, maior risco deacometer ramos motores para o vasto medial. Em casos selecionados pode-se optar pela radiofrequência pulsada, visando a neuromodulação.

Bloqueio dos nervos do plexo sacral
• Nervo ciático

Maior nervo do corpo humano, é formado pelas raízes de L4, L5, S1-S3. O nervo desce e deixa a pelve abaixo do músculo piriforme e anterior ao músculo glúteo máximo, e sai pelo forame isquiático, entre o grande trocanter e a tuberosidade isquiática. Na coxa, desce posterior e medial ao fêmur. No meio da coxa, fornece ramos para a musculatura posterior (bíceps femoral, semitendinoso, semimembranoso) e para o adutor magno (inervação conjunta com nervo obturador). Na maioria dos pacientes ele se divide em ramos tibial e fibular, alguns centímetros antes de chegar ao oco poplíteo. O nervo tibial segue o trajeto inferior, e o nervo fibular comum segue lateralmente no sentido da cabeça da fíbula. As técnicas mais difundidas do bloqueio do nervo ciático são a abordagem subglútea, anterior na coxa e poplítea.[75,76,81]

O bloqueio do nervo ciático pode ser realizado para controle de síndromes dolorosas ocasionadas por tumores posteriores em MMII, além de disseminações ou metástases de tumores para as articulações do quadril, joelho e tornozelo. Além disso, podem ser úteis para o controle de dor após amputações e dores fantasmas. A neurólise do nervo ciático pode ser indicada em pacientes com dor persistente e falha do tratamento conservador.[80]

• *Área de analgesia*

Inerva a perna, tornozelo e pé, com exceção da face medial que, como citado anteriormente, são regiões inervadas pelo nervo safeno. É responsável por parte da inervação sensitiva das articulações do quadril, joelho e tornozelo. O nervo tibial continua o trajeto posterior, sendo responsável pela área sensitiva posterior da perna e tornozelo, através do ramo sural. O nervo fibular comum faz o trajeto lateral, sendo responsável pela área sensitiva lateral da perna e tornozelo, além do pé, através dos ramos fibulares superficial e profundo.[80]

• *Abordagem subglútea*
Técnica

O paciente é colocado em posição de Sims modificada, com a perna superior a ser bloqueada fletida. A espinha ilíaca posterossuperior e a tuberosidade isquiática são identificadas, e é realizado o escaneamento entre elas com o transdutor de alta frequência (8-18 Hz) em posição transversa. Se o paciente for obeso, ou tiver uma musculatura glútea hipertrofiada, deve-se utilizar o transdutor

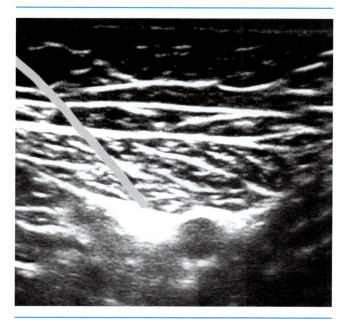

Figura 83.17. Bloqueio do nervo safeno guiado por US. (Fonte: Imagem cedida pelo Dr. Raphael Campos – arquivo pessoal.)

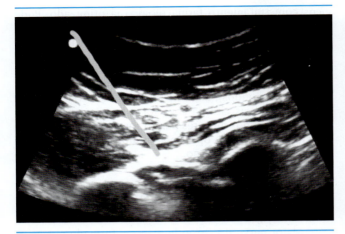

Figura 83.18. Bloqueio do nervo ciático – abordagem subglútea. (Fonte: Imagem cedida pelo Dr. Raphael Campos.)

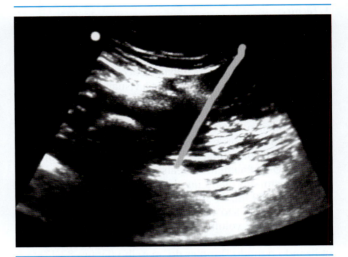

Figura 83.19. Bloqueio de nervo ciático via anterior guiado por US. (Fonte: Imagem cedida pelo Dr. Raphael Campos.)

de baixa frequência (4-8 Hz). O nervo ciático é visualizado como uma estrutura hiperecoica achatada, entre as imagens hiperecoicas do sacro e do ísquio. A artéria glútea inferior e outros vasos são identificados com o auxílio do modo Doppler. O agulhamento é realizado em plano (*in plane*), podendo ser realizado de lateral para medial ou o inverso, com uma agulha longa (100-150 cm). A solução de anestésico local com ou sem adjuvante é administrada. Esse é um bloqueio de maior volume, sendo necessário ao menos 20 mL de solução (Figura 83.18).[80]

• *Abordagem anterior*
Técnica

A abordagem anterior ao nervo ciático é útil em pacientes que não podem assumir a posição de decúbito ventral ou Sims, devido ao acometimento do MMII pela doença ou por dor no posicionamento. O paciente é posicionado em decúbito dorsal, e o escaneamento é realizado com o transdutor de baixa frequência (4-8 Hz) na posição transversa e na porção superior do fêmur do lado da lesão, em sua face medial, buscando a imagem do trocanter menor. O nervo ciático aparece como uma imagem hiperecoica medial ao trocanter menor do fêmur. O agulhamento é realizado em plano (*in plane*) com uma agulha longa (100-150 cm). O transdutor pode ser rodado para a posição longitudinal, a fim de se confirmar o posicionamento da agulha. A solução de 10-15 mL de anestésico local com ou sem adjuvante é administrada (Figura 83.19).[80,81]

• *Abordagem poplítea*
Técnica

A abordagem poplítea ao nervo ciático é muito utilizada em acometimentos da perna, abaixo do joelho, principalmente amputações e dores de coto e fantasma. O paciente é preferencialmente posicionado em decúbito ventral, mas esse bloqueio pode ser realizado em decúbito lateral ou até decúbito dorsal com a perna parcialmente fletida. O escaneamento é realizado com o transdutor de alta frequência (8-18 Hz) na fossa poplítea, em posição transversa. São identificadas artéria e veia poplíteas, além dos músculos bíceps femoral (lateral) e semitendinoso/semimembranoso (medial). Pode-se visualizar o nervo ciático ainda não dividido, ou já dividindo-se em ramos tibial e fibular comum, superficialmente aos vasos poplíteos. O ramo tibial continua o trajeto posterior e mediano, já o ramo fibular comum passa lateralmente para acompanhar a cabeça da fíbula. Nesse ponto, esses dois ramos podem ser bloqueados isoladamente. O melhor ponto de bloqueio é imediatamente antes da bifurcação do nervo, quando há menos camadas de mielina e maior densidade e concentração de anestésico no epineuro. O agulhamento é realizado em plano (*in plane*), com agulha longa (100 cm), de lateral para medial, ou o contrário. Deve-se ter cuidado ao evitar os vasos poplíteos, principalmente a veia que pode ser colabada durante a pressão do transdutor no escaneamento, e pode ser liberada durante a injeção da solução. A solução de anestésico local com ou sem adjuvante é administrada. Esse é um bloqueio de baixo volume, sendo suficiente 8-10 mL de solução (Figura 83.20).[79,81]

• *Bloqueio contínuo*

Possibilidade de implantar cateteres epineurais, para infusão contínua da solução analgésica através de bombas

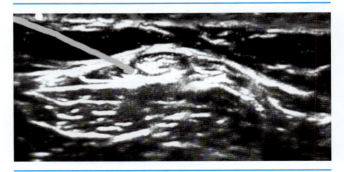

Figura 83.20. Bloqueio ciático poplíteo guiado por US. (Fonte: Imagem cedida pelo Dr. Raphael Campos.)

de infusão de fármacos. O cateter é introduzido por 3-4 cm, após injeção de um bólus de 10 mL de solução ao redor do nervo para criar um espaço para o cateter ancorar. Pela mobilidade da articulação e do paciente, a abordagem subglútea não confere boa anatomia para ancoragem do cateter por longos períodos. Já as abordagens anterior, e principalmente poplítea, fornecem melhores condições para ancoragem do cateter na musculatura, e maior tempo de uso da infusão. Ainda assim o deslocamento do cateter é uma complicação comum. São utilizadas concentrações e velocidades de infusão baixas de anestésicos, por exemplo ropivacaína 0,1-0,2% 5-10 mL/h, com bólus de 5 mL se necessário.[81,87]

• Neurólise

Pode ser realizada neurólise química por fenol, álcool absoluto e glicerina, além da neurólise térmica por radiofrequência convencional, pulsada ou crioterapia. A técnica de punção é a mesma da infiltração anestésica, porém são injetados 5-10 mL do neurolítico, observando-se a dispersão pelo ultrassom. Na neurólise por radiofrequência térmica convencional, a abordagem do nervo por ultrassonografia é a mesma, porém a ponta da agulha promove lesão térmica a 80 °C por 60 a 90 segundos. Contudo, por se tratar de um nervo motor e sensitivo, a neurólise definitiva química ou térmica pode levar a perda de função da musculatura. A alternativa seria realizar a radiofrequência pulsada (60 °C por 5-10 minutos), ocasionando neuromodulação e melhor controle da dor. A radiofrequência pode ser útil em quadros de metástases ósseas para a articulação do joelho e tornozelo.

• Complicações

Equimose e hematoma são as complicações mais comuns. Trauma ao nervo pode ocasionar parestesia persistente. Devido à presença de vasos sanguíneos ao redor do nervo, deve-se atentar para a injeção intravascular inadvertida com consequente toxicidade sistêmica pelo anestésico local.

Bloqueio simpático

Os pacientes com doença oncológica podem evoluir com síndromes dolorosas em membros inferiores de caráter neuropático, mediadas pelo sistema nervoso simpático. As síndromes dolorosas podem não só ocorrer pela disseminação local e compressão pelo tumor, mas também por efeitos colaterais do tratamento pela quimioterapia ou radioterapia. Os pacientes podem desenvolver quadros de síndrome dolorosa regional complexa (SDRC) tipo I ou tipo II, que são caracterizados por dor intensa, atrofia muscular, edema, alterações na coloração da pele e sudorese, além de alterações de fâneros (rarefação de pelos e unhas). Os pacientes com câncer, imunossuprimidos pela doença ou pelo tratamento, podem desenvolver quadros dolorosos de neuralgia pós-herpética em áreas de inervação específica em membros inferiores, além de dores intensas por insuficiência vascular e isquemia.[75]

O tratamento das síndromes dolorosas mediadas pelo sistema nervoso simpático envolve o uso de medicações analgésicas (comuns ou opioides), além de adjuvantes (antidepressivos tricíclicos, duais, anticonvulsivantes, adesivos de anestésicos locais). Em pacientes com dor intensa, refratários à medicação oral, ou que estejam apresentando efeitos colaterais importantes pelas medicações orais, está indicado o bloqueio simpático lombar.[75]

• Bloqueio simpático lombar

O bloqueio simpático lombar foi primeiramente descrito por Felix Mandl em 1924, usando a técnica às cegas, guiando-se por marcos anatômicos. Em 1944 a técnica evoluiu, utilizando-se a radioscopia, que é a técnica de imagem mais utilizada para esse procedimento hoje em dia. Também pode-se utilizar a tomografia computadorizada e, menos frequente, porém cada vez mais sendo utilizada a ultrassonografia.[88]

A cadeia simpática lombar é formada por quatro ou cinco gânglios localizados na superfície anterolateral das vértebras lombares L2 a L5, podendo ter variações anatômicas na sua localização. Em muitos pacientes, o primeiro e o segundo gânglios são fundidos. As fibras pré-gangliônicas deixam o canal espinhal junto com o nervo espinhal, e juntam-se ao gânglio simpático através do ramo comunicante branco. As fibras pós-gangliônicas descem através dos ramos comunicantes cinzentos e juntam-se aos nervos periféricos para formar os plexos lombar e lombossacral.[80,89]

• Área de analgesia

O bloqueio simpático lombar pode ser utilizado para analgesia de síndromes dolorosas dos membros inferiores, mediadas pelo sistema nervoso simpático, como síndrome dolorosa regional complexa (tipo I ou tipo II), dor fantasma, ou neuropatias de MMII com as ocasionadas por herpes-zóster. O bloqueio simpático lombar também pode ser útil para o controle de dor de origem vascular ou isquêmica de MMII.[80]

• Técnica

O bloqueio simpático lombar pode ser realizado guiado por raios X (radioscopia), ultrassom e tomografia computadorizada.

Infiltração anestésica
- **Radioscopia:** o paciente é posicionado em decúbito ventral, com um coxim abaixo do abdome, e o aparelho de radioscopia é posicionado em AP na altura da coluna lombar, destacando-se os níveis L2, L3 e L4. Quando o objetivo é um bloqueio teste, pode-se realizar o procedimento apenas em uma vértebra, usualmente L3. O aparelho então é rodado em angulação oblíqua de aproximadamente 35-45° para o lado a ser bloqueado, ou até que a articulação facetária esteja sobreposta ao centro do corpo vertebral ou que o processo transverso esteja sobreposto ao limite do corpo vertebral. Então, uma agulha longa (100-150 cm) é introduzida em *tunnel vision* no limite lateral da imagem do corpo vertebral do lado a ser bloqueado. Após avançar alguns centímetros de profundidade, ao tocar no corpo vertebral, a agulha deve ser levemente tra-

cionada e angulada lateralmente para passar junto ao corpo vertebral. Quando isso acontecer, deve-se modificar a imagem do aparelho de radioscopia para lateral ou perfil, e avançar a agulha até o limite anterior do corpo vertebral. Após a administração do contraste identificar o correto posicionamento da agulha, são injetados 10-15 mL de anestésico local com ou sem adjuvantes. O bloqueio guiado por tomografia computadorizada segue os mesmos passos do bloqueio guiado por radioscopia, apenas diferenciando-se pelo método de imagem utilizado.[80,90]

- **Ultrassonografia**: é utilizado um transdutor curvo de baixa frequência (4-8 Hz). O procedimento pode ser realizado em decúbito lateral ou ventral, e inicia-se contando os níveis vertebrais lombares a partir do sacro. Quando se identifica L3, o transdutor é rodado para a visualização axial do processo espinhoso hiperecoico com sua sombra acústica, lâminas e pilares articulares. Deve-se então rodar o transdutor 45° para o lado a ser bloqueado, conseguindo então uma boa imagem do processo transverso, músculo psoas e, mais profundo, o corpo vertebral hiperecoico arredondado medialmente. Nesse momento, pode-se utilizar o modo Doppler do aparelho para identificar vasos sanguíneos no caminho da agulha a serem evitados. Uma agulha longa (100-150 cm) é introduzida em plano (*in plane*) até o limite anterior do corpo vertebral, e são injetados 10-15 mL de anestésico local com ou sem adjuvantes (Figuras 83.21 e 83.22).[79,91]

- *Neurólise*

Pode ser realizada neurólise química por fenol, álcool absoluto e glicerina. A técnica de punção é a mesma da infiltração anestésica, porém são injetados 10-15 mL do neurolítico, observando-se a dispersão pelo raios X, tomografia ou ultrassom. Outras opções são a radiofrequência térmica convencional (80 °C por 60-90 segundos), além

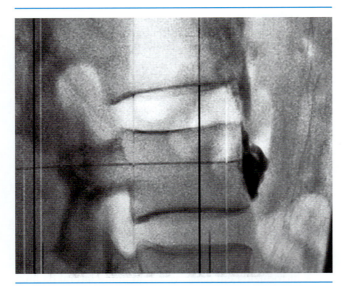

Figura 83.21. Bloqueio simpático lombar guiado por radioscopia. (Fonte: Foto cedida pelo Dr. Raphael Campos – Serviço de Medicina da Dor, Americas Medical City.)

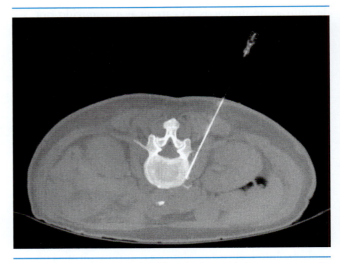

Figura 83.22. Bloqueio simpático lombar guiado por tomografia computadorizada. (Fonte: Foto cedida pelo Dr. Carlos Augusto Motta – Serviço de Medicina da Dor, Americas Medical City.)

de crioneurólise. Na radiofrequência deve-se fazer o teste sensitivo com 50 Hz 0,1-1 V, e o paciente deve referir dor ou desconforto lombar. Se o paciente referir dor irradiada para a virilha ou região inguinal, a agulha pode estar próxima do nervo genitofemoral ou da raiz de L1 ou L2. O teste motor com 2 Hz 2-3 V deve ser negativo. Se houver contração da musculatura do MMII, a agulha está muito próxima da raiz lombar e deve ser reposicionada. A radiofrequência pulsada pode ser utilizada quando se deseja apenas neuromodulação e analgesia, e não a destruição térmica da cadeia simpática.[80]

- *Complicações*

Pela proximidade com a cavidade peritoneal, pode haver perfuração de víscera abdominal. Se a agulha for posicionada muito medial, pode haver punção epidural, subdural ou subaracnóidea, ou trauma ao disco intervertebral, medula espinhal ou raízes nervosas. Infecção é rara.[80]

■ REFERÊNCIAS BIBLIOGRÁFICAS

1. Esser SM, Baima J. Ewing Sarcoma causing back and leg pain in 2 patients. PM&R. 2012; 4:317-21.
2. Bergstrand H. Uber eine eigenartige, warscheinlich bisher nicht beschriebene osteoblastische Krankheit in den langen Knochen in der Hand und des Fusses. Acta Radiol. 1930; 11:596-613.
3. Marcove RC, Heelan RT, Huvos AG, Healey J, Lindeque BG. Osteoid osteoma. Diagnosis, localization, and treatment. Clin Orthop Relat Res. 1991 Jun; 197-201.
4. Gonzalez G, Abril JC, Mediero IG, Epeldegui T. Osteoid osteoma with a multicentric nidus. Int Orthop. 1996; 20(1):61-3
5. Barei DP, Moreau G, Scarborough MT, Neel MD. Percutaneous radiofrequency ablation of osteoid osteoma. Clin Orthop Relat Res. 2000 Apr; 9(2):115-24.
6. Ebrahimzadeh MH, Ahmadzadeh-Chabock H, Ebrahimzadeh AR. Osteoid Osteoma: A Diagnosis for Radicular Pain of Extremities. Orthopedics. 2009; 32(11).
7. Mungo DV, Zhang X, O'Keefe RJ, Rosier RN, Puzas JE, Schwarz EM. COX-1 and COX-2 expression in osteoid osteomas. J Orthop Res. 2002 Jan; 20(1):159-62.

8. Schulman L, Dorfman HD. Nerve fibers in osteoid osteoma. J Bone Joint Surg Am. 1970 Oct; 52(7):1351-6.
9. Greenspan A. Benign bone-forming lesions: osteoma, osteoid osteoma, and osteoblastoma. Skeletal Radiology. 1993; 22(7).
10. Noordin S, Allana S, Hilal K, Nadeem N, Lakdawala R, Sadruddin A, Uddin N. Osteoid osteoma: Contemporary management. Orthopedic Rev. 2018; 10(3).
11. Volkmer D, Sichlau M, Rapp TB. The use of radiofrequency ablation in the treatment of musculoskeletal tumors. J Am Acad Orthop Surg. 2009 Dec; 17(12):737-43.
12. Picci P, Mafrini M, Fabbri N, Gamberotti M, Vanel D. Atlas of Musculoskeletal Tumors and Tumorlike Lesions, The Rizoli Case Archive, Heymann, Dominique, Bone Cancer, Primary bone cancers and bone metastases. 2 ed. Elsevier; 2015.
13. Ewing Sarcoma Treatment (PDQ) – Health Professional Version, National Cancer Institute, National Institute of Health, USA.
14. Errani C, Longhi A, Rossi G, Rimondi E, Biazzo A, Toscano A, Alì N, Ruggieri P, Alberghini M, Picci P, Bacci G, Mercuri M. Palliative therapy for ostesarcoma. Expert Rev Anticancer Ther. 2011; 11(2):217-27.
15. McGrath PJ. Oxford Textbook of Pediatric Pain. Oxford University Press; 2014.
16. Gil S, Fernandez-pineda I, Rao B, Neel MD, Baker JN, Wu H, Wu J, Anghelescu DL. Role of amputation in improving mobility, pain outcomes, and emotional and psychological well-being in children with metastatic osteosarcoma. Amer J Hospice Pall Med. 2018; 1-6.
17. Ritter J, Bielack S. Osteossarcoma. Symposium article. Ann Oncol. 2010; 21(7):320-5.
18. Reis MB, Meohas W. Tumores osseos malignos. Tratado de Oncologia – INCA.
19. Ferrari S, Serra M. An update on chemotherapy for osteosarcoma. Expert Pharmacother. 2015; 16(18):2727-36.
20. Brugières L, et al on behalf of the Sarcoma Group of UNICANCER, the French Society of Pediatric Oncology (SFCE), and the French Sarcoma Group (GSF-GETO). Zolendronate in combination with chemotherapy and surgery to treat osteosarcoma (OC2006): a randomized, multicenter, open-label, phase 3 trial. Lancet Oncol; 2016 June.
21. Cielito CRG, Phuong KM, Aman B, et al. Chemotherapy-induced peripheral neuropathy as a predictor of neuropathic pain in breast cancer patients previously treated with placitaxel. J Pain. 2009; 10(11):1146-50.
22. Paice JA. Clinical challenges: chemotherapy-induced peripheral neuropathy. Sem Oncol Nur. 2009; 25(2):8-19.
23. Kautio AL, Saarto T, Kalso E, et al. Amitriptyline in the treatment of chemotherapy-induced neuropathic symptoms. J Pain Symp Manage. 2008; 35(31):31-9.
24. Enck RE. Chemotherapy-induced peripheral neurophaty: a new treatment option. Amer J Hospice Pall Med. 2012; 29(7):509-11.
25. Cunninghan JE, Kelechi T, Sterba K, et al. Case reporto f a patient with chemotherapy-induced peripheral neuropathy treated with manual therapy. Support Care Cancer. 2011; 19:1473-6.
26. Delforge M, Facon T, Kropff M, et al. Treatment-related peripheral neuropathy in multiple myeloma: the challenge continues. Lancet Oncol. 2010; 11:1086-95.
27. Huskisson EC. Measurement of pain. Lancet. 1974; 92(7889):1127-31.
28. Common Terminology Criteria for Adverse Events (CTCAE) Version 4.02.
29. Takenaka M, Lida H, Matsumoto S, et al. Successful treatment by adding duloxetine to pregabaline for peripheral neuropathy induced by paclitaxel. Amer J Hospice Pall Med. 2012; 1-3.
30. Dworkin RH, O'Connor AB, Audette J, et al. Recommendation for the pharmacological management of neuropathic pain: an overview and literature update. Mayo Clinic Proc. 2010; 85:S3-S14.
31. Finnerup NB, Sindrup SH, Jensen TS. The evidence for pharmacological treatment of neuropathic pain. Pain. 2010; 150:573-81.
32. Pachman DR, Barton DL. Chemotherapy-induced peripheral neuropathy: prevention and treatment. Clin Pharm Ther. 2011; 90(3):377-87.
33. Wang X, et al. Discovering cytokines as targets for chemotherapy-induced painful peripheral neuropathy. Cytokine. 2012; 59:3-9.
34. Piccolo J, et al. Prevention and treatmet of chemotherapy-induced peripheral neuropathy. Am J Health-Syst Pharm. 2014; 71:21-5.
35. Wadia R, et al. The prevention of chemotherapy induced peripheral neuropathy by concurrent treatment with drugs used for bipolar disease. Oncotarget. 2018; 9:7322-31.
36. Maschio M, et al. Prevention of bortezomib-related peripheral neuropathy with docosahexaenoic acid and alfa lipoic acid in patients with multiple myeloma. Int Cancer Ther. 2018; 17(4):1115-24.
37. Simão D. Estudo de neuropatia periférica induzida por quimioterapia: possíveis preditores clínicos de validação de instrumento de avaliação. Tese de doutorado. Universidade Federal de Minas Gerais; 2015.
38. Leon-Casasola O. Cancer Pain: Pharmacology, interventional and palliative approaches. 2006; 11.
39. Azhary H, et al. Peripheral neuropathy: Differencial diagnosis and management. Amer Fam Phys. 2010; 81(7):887-92.
40. Cioroiu C, Weimer L. Update on chemotherapy-induced peripheral neuropathy. Curr Neurol Neurosci Rep. 2017; 17:47-54.
41. Hershman D, et al. Prevention and management of chemotherapy-induced peripheral neuropathy in survivors of adult cancers: American Society of Clinical Oncology. J Clin Oncol. 2014; 32:1941-67.
42. Delforge M, et al. Treatment related peripheral neuropathyin multiple myeloma. Lancet Oncol. 2010; 11:1086-94.
43. Izycki D, et al. Chemotherapy-induced peripheral neuropathy-diagnosis, Evolution and treatment. Ginekologia Polska. 2016; 87:516-21.
44. Starobova H, Vetter I. Pathophysiology of chemotherapy-induced peripheral neuropathy. Frontires Molecular Neuroscience. 2017; 10:174.
45. Seto Y, et al. Influence of dosing times on cisplatin-induced peripheral neuropathy in rats. BMC Cancer. 2016; 16:756-66.
46. Zis P, et al. Pain as a first manifestationof paraneoplastic neuropathies: A syatematic review and meta-analysis. Pain Ther. 2017; 6:143-51.
47. Boyette-Davis J, et al. Follow-up psychophysical studies in bortezomib-related chemoneuropathy patients. J Pain. 2011; 12(9):1017-24.
48. Freeman R. Autonomic Peripheral Neuropathy. Neuro Clin. 2007; 25:277-301.
49. Seretny M, et al. Incidence,prevalence and predictors of chemotherapy-induced peripheral neuropathy: A systematic review and meta-analysis. Pain. 2014; 155:2461-70.
50. Delanian S, et al. Radiation-induced neuropathyin cancer survivos. Radiot Oncol. 2012; 105:273-82.
51. Pradat P-F, Delanian S. Late radiation injury to peripheral nerves. Handbook Clin Neurol. 2013; 115:743-58.
52. Kraft C, et al. Patients with inferior vena cava thrombosis frequently present with lower back pain and bilateral lower-extremity deep vein thrombosis. VASA. 2013 July; 4:275-83.
53. Paksoy Y, Gormus N. Epidural venous plexus enlargements presenting with obstruction or occlusion. Spine. 2004 Nov; 29(21):2419-24.
54. Salim et al. A novel scoring system to guide prognosis in patients with pathological fractures. Journal of Orthopaedic Surgery and Research 13: 228 (2018)
55. Canavese F, et al. Pathological fractures in children: Diagnosis and treatment options. Orthop Traumatol Surg Res; 2015.
56. Willeumier JJ, van de Sande MAJ, van de Wal RJP, Dijkstra PDS. Trends in the surgical treatment of pathological fractures of the long bones. Bone Joint J. 2018; 100-B:1392-8.

57. Sutcliffe P, Connock M, Shyangdan D, Court R, Kandala N-B, Clarke A. A systematic review of evidence on malignant spinal metastases: natural history and technologies for identifying patients at hight risk of vertebral fracture and spinal cord compression. Health Technol Assess. 2013; 17(42).

58. Papagelopoulos PJ, Mavrogenis AF, Savvidou OD, Benetos IS, Galanis EC, Soucacos PN. Pathological fracture in primary bone sarcomas. Injury, Int J Care Injured. 2008; 39:395-403.

59. Scolaro JA, Lackman RD. Surgical management of metastatic long bone fractures: principles and techniques. J Am Acad orthop Surg 2014; 22:90-100.

60. Behnke NK, Baker DK, Xu S, Niemeier TE, Watson SL, Ponce B. A risk factors for same-admission mortality after pathologic fracture secondary to metastatic cancer. Suport Care cancer; 2016.

61. Maffei FHA, Rollo HA. Trombose venosa profunda dos membros inferiores: incidência, patogenia, patologia, fisiopatologia e diagnóstico. In: Maffei FHA, Lastória S, Yoshida WB, Rollo HA, Gianini M, Moura R (ed.). Doenças Vasculares Periféricas. Rio de Janeiro: Guanabara Koogan. 2008; 1557-78.

62. Fowkes FJ, Price JF, Fowkes FG. Incidence of diagnosed deep vein thrombosis in the general population: systematic review. Eur J Vasc Endovasc Surg. 2003; 25(1):1-5.

63. Seretny M, Colvin LA. Pain management in patients with vascular disease, BJA: Brit J Anaest. 2016 Sep; 117(suppl_2):ii95–ii106.

64. Ashrani AA, Heit JA. Incidence and Cost Burden of Post-Thrombotic Syndrome. Author manuscript; available in PMC 2016 Feb 21. Published in final edited form as. J Thromb Thrombolysis. 2009 Nov; 28(4):465-76. Published online 2009 Feb 18.

65. Brandão GMS, Sobreira ML, Rollo HA. Recanalizacao após trombose venosa profunda aguda. J Vasc Bras. 2013; 12(4):296-302. Epub October 21, 2013.

66. Susan R, Kahn SR. The post-thrombotic syndrome: the forgotten morbidity of deep venous thrombosis. J Thromb Thrombolysis. 2006; 21(1):41-8.

67. Gupta A. Successful treatment of post thrombotic syndrome with sequential lumbar sympathetic block. Pain Physician. 2015 Jan-Feb; 18(1):E65-9.

68. Simpson EL, Duenas A, Holmes MW, Papaioannou D, Chilcott J. Spinal cord stimulation for chronic pain of neuropathic or ischaemic origin: systematic review and economic evaluation. Health Technol Assess. 2009; 13(17).

69. Kooijman CM, Dijkstra PU, Geertzen JH, Elzinga A, van der Schans CP. Phantom pain and phantom sensations in upper limb amputees: an epidemiological study. Pain. 2000; 87(1):33-41.

70. Jensen TS, Krebs B, Nielsen J, Rasmussen P Non-painful phantom limb phenomena in amputees: incidence, clinical characteristics and temporal course. Acta Neurol Scand. 1984 Dec; 70(6):407-14.

71. Jensen TS, Nikolajsen L. Phantom pain and other phenomena after amputation. In: Wall PD, Melzack RA (eds.). Textbook of pain. 6 ed. Edinburgh: Churchill Livingstone; 2013.

72. Flor H. Phantom-limb pain: characteristics, causes, and treatment. Lancet Neurology. 2002 Jul; 1(3):182-9.

73. Knotkova H, Cruciani RA, Tronnier VM, Rasche D., Current and future options for the management of phantom-limb pain. J Pain Res. 2012; 5:39-49. doi: 10.2147/JPR.S16733. Epub 2012 Mar 7.

74. Wiech K, Preissl H, Kiefer T, et al. Prevention of phantom limb pain and cortical reorganization in the early phase after amputation in humans. Soc Neurosci Abstr. 2001; 28:163-9.

75. Fishman S, Ballantyne J, Rathmell J. Bonica's Management of Pain. 4 ed; 2010.

76. Trescot A. Peripheral Nerve Entrapments. Clin Diag Treat; 2016.

77. Tay W, Kok-Yuen H. Interventions in Cancer Pain. Ann Acad Med. 2009; 38(11):989-97.

78. Fischer HB, Peters TM, Fleming IM, Else TA. Peripheral nerve catheterization in the management of terminal cancer pain. Reg Anesth. 1996; 21:482.

79. Waldman S. Comprehensive Atlas of Ultrasound-Guided. Pain Management Injection Techniques; 2014.

80. Waldman S. Atlas of Interventional Pain Management. 4 ed.; 2015.

81. Hadzic A. Peripheral Nerve Blocks and Anatomy for Ultrasound Guided Regional Anesthesia. 2 ed.; 2012.

82. Calava JM, Patt RB, Reddy S, Varma DG, Chiang J. Psoas sheath chemical neurolysis for management of intractable leg pain from metastatic liposarcoma. Clin J Pain. 1996; 12:69-75.

83. Pandit A, Mehta V. Pulsed Radiofrequency Treatment in Management of Intractable Neuropathic Cancer Pain – A Case Report. J Pain. 2009; 10(4):S37.

84. Kaki AM, Lewis GW. Inguinal paravascular (lumbar plexus) neurolytic block – description of a catheter technique: case report. Reg Anesth Pain Med. 1998; 23:214-8.

85. Khor KE, Ditton JN. Femoral nerve blockade in the multidisciplinary management of intractable localized pain due to metastatic tumor: a case report. J Pain Symptom Manage. 1996; 11:57-61.

86. Stone J, Matchett G. Combined Ultrasound and Fluoroscopic Guidance for Radiofrequency Ablation of the Obturador Nerve for Intractable Cancer-Associated Hip Pain. Pain Physician. 2014; 17:E83-87.

87. Mavrocordatos P, Cahana A. Epidural Retrogade Port-A-Cath for the Treatment of Cancer Pain due to Sciatic Nerve Root Compression. Reg Anest Pain Med. 2004; 29(5):114.

88. Baig S, Moon JY, Shankar H. Review of Sympathetic Blocks. Reg Anest Pain Med. 2017; 42:377-91.

89. Rocco AG, Palombi D, Raeke D. Anatomy of the lumbar sympathetic chain. Reg Anesth. 1995; 20:13-9.

90. Redman DR, Robinson PN, Al-Kutoubi MA. Computerised tomography guided lumbar sympathectomy. Anaesthesia. 1986; 41:39-41.

91. Kirvelä O, Svedström E, Lundbom N. Ultrasonic guidance of lumbar sympathetic and celiac plexus block: a new technique. Reg Anesth. 1992; 17:43-6.

Capítulo 84

Aprisionamento de Nervos Periféricos na Dor Oncológica

Andrew M. Khoury
Rene Przkora
Andrea Trescot

■ INTRODUÇÃO

A escada analgésica da Organização Mundial de Saúde tem sido extensamente descrita e utilizada na literatura médica para o tratamento da dor oncológica. O uso de analgésicos orais e terapias sistêmicas tem predominado no manejo da dor oncológica, com o foco adicional em terapias intervencionistas selecionadas para o bloqueio de vias que seguem uma distribuição central. Os aprisionamentos de nervos periféricos desempenham um papel considerável na dor do câncer causada pela lesão das vias nervosas normais (invasão tumoral, trauma cirúrgico, quimioterapia, radioterapia). Eles podem ocorrer do topo da cabeça aos dedos dos pés; entretanto, os aprisionamentos de nervos raramente são identificados e, portanto, os tratamentos direcionados raramente são procurados. Neste capítulo, apresentamos várias lesões periféricas que podem ser fonte de dor localizada, algumas das quais podem ser tratadas por anestesiologistas e não anestesiologistas à beira do leito com injeções. Isso pode ajudar o médico a controlar a dor de maneira eficaz, evitando cirurgias com riscos inerentes e terapias com altas doses de opioides, além de dores desnecessárias.

■ ETIOLOGIA E FISIOPATOLOGIA

Kopell e Thompson afirmaram que o aprisionamento de um nervo periférico ocorre em locais anatômicos onde o nervo muda de direção para entrar em um túnel fibroso ou osteofibroso, ou onde o nervo passa sobre uma faixa fibrosa ou muscular.[1] Isso acontece porque a irritação induzida mecanicamente tem maior probabilidade de ocorrer nesses locais. Especificamente no câncer, o aprisionamento de nervos pode ocorrer por:

- Compressão física pela massa tumoral;
- Comprometimento vascular pelo tumor, causando edema;
- Cicatrização de ressecção cirúrgica;
- Danos nos nervos por radioterapia ou quimioterapia.

O aprisionamento prolongado do nervo resultará, em última análise, em isquemia devido à compressão de *vasa nervorum*. A deformação mecânica da bainha de mielina também se desenvolverá devido à compressão, o que leva a um comprometimento do transporte axonal de nutrientes.

■ MANIFESTAÇÕES CLÍNICAS

A identificação de aprisionamentos de nervos periféricos requer uma investigação cuidadosa por parte do médico (Tabela 84.1). As respostas dos pacientes, além do exame criterioso da área acometida (Tabela 84.2), ajudarão a revelar o aprisionamento do nervo periférico, em oposição a uma causa mais central da dor.

Tabela 84.1. Perguntas a serem feitas

Onde dói? (Tentativa de localizar o sítio inicial da lesão, bem como padrões de radiação da dor.)
Onde e quando começou a doer?
O que a torna pior? O que a torna melhor? (É importante fazer essas perguntas nessa ordem, uma vez que os pacientes geralmente respondem "nada" para "o que a torna melhor?" se essa pergunta for feita primeiro.)
Existem fraquezas ou alterações sensoriais associadas?
Há alguma mudança no aspecto ou função do membro?
Existe uma história de trauma recente ou antigo?

Fonte: Elaborada pelos autores.

Tabela 84.2. Características dos aprisionamentos nervosos

Dor (em queimação, persistente, formigamento)
Parestesias com compressão
Sinal de Tinel (representa a excitabilidade ectópica)
"Dupla compressão" (presença de uma lesão mais proximal torna o nervo distal mais vulnerável à compressão)

Fonte: Elaborada pelos autores.

■ EXAME DIAGNÓSTICO

Se as manifestações clínicas da condição de dor sugerirem um aprisionamento do nervo, existem várias vias diagnósticas disponíveis.

EMG/VCN

Aprisionamentos de nervos periféricos específicos podem ser confirmados e localizados com uso de eletromiografia (EMG) e estudos de condução nervosa (ECN), também conhecidos como velocidades de condução nervosa (VCN). Esses estudos geralmente são mais úteis para aprisionamentos das extremidades. EMG e ECN são tipicamente realizados ao mesmo tempo, e os resultados devem ser interpretados dentro da apresentação clínica. A eletromiografia (EMG) pode demonstrar algumas das sequelas de aprisionamentos nervosos, incluindo a denervação dos músculos distais, que pode ser vista como ondas agudas positivas, fibrilações e potenciais de unidade motora (PUM). Testar músculos adjacentes com inervação diferente dentro do mesmo miótomo pode ajudar a afastar a radiculopatia.

Os ECN são particularmente úteis para localizar e caracterizar a natureza de uma lesão nervosa, testando em segmentos de nervos. Evidências de desmielinização, como lentidão na velocidade de condução ou bloqueio, são buscadas em áreas de potencial aprisionamento. Estudos de condução podem avaliar a função motora e sensorial, mas apenas avaliam fibras mielinizadas de maior diâmetro.

Exame de ressonância magnética (RM)

A RM dos nervos periféricos, até recentemente, tinha aplicação limitada. A RM possibilita uma diferenciação excepcional dos tecidos moles, bem como a avaliação de tecidos e estruturas ósseas perineurais. No entanto, pode ser difícil identificar os nervos periféricos na RM convencional, e mesmo pequenas quantidades de movimento do paciente podem tornar a imagem difícil de interpretar. A RM é particularmente útil na avaliação de estruturas mais profundas que estão além da faixa de ultrassom de alta resolução (ver adiante). A RM também tem sido útil para distinguir o aprisionamento de nervos de outras lesões do nervo focal, incluindo tumores invasivos e lesões nervosas intrínsecas, como schwannomas. A RM pode mostrar estruturas perineurais que impactam no nervo, e também pode mostrar anormalidades dentro do próprio nervo, como aumento focal e padrões fasciculares alterados. O músculo denervado pode apresentar um sinal hiperinten-

so que geralmente pode ser identificado quando o aprisionamento é agudo. Infiltração gordurosa e atrofia muscular são os sinais de neuropatia crônica em casos crônicos.[2]

A neurografia por ressonância magnética (NRM) é uma técnica mais recente que otimiza o contraste do nervo T2; sabe-se que o sinal de T2 aumenta após várias formas de lesão nervosa experimental, e atualmente revelou correlacionar-se fortemente com os achados do exame de VCN.[3] Aprisionamentos específicos de nervos que têm sido extensamente estudados usando NRM incluem o nervo supraescapular, o nervo ciático proximal e o nervo pudendo, bem como muitos aprisionamentos de extremidades em locais como a fossa poplítea, túnel do tarso e canal de Guyon.[3] Há pesquisas sobre novas formas de NRM em andamento, com novos protocolos de varredura e novos meios de contraste sendo ativamente estudados.

Ultrassom

A ultrassonografia (US) do nervo periférico foi descrita pela primeira vez há quase duas décadas para avaliar compressão em túnel do carpo. Uma sonda linear de alta frequência (> 12 MHz) é comumente usada para a maioria dos nervos periféricos. Transdutores de frequência mais baixa (10-15 MHz) podem ser necessários para nervos a mais de 4 cm abaixo da superfície da pele. Como a maioria dos nervos periféricos encarcerados se deslocam com os vasos sanguíneos, a imagem com Doppler pode auxiliar na identificação do nervo. O inchaço do nervo é frequentemente observado quando existe aprisionamento, assim como o aumento da ecogenicidade dos músculos denervados. O ultrassom pode ser usado para confirmar patologia e/ou auxiliar na localização de agulha para injeções diagnósticas.

Bloqueios de nervos periféricos

Os bloqueios de nervos periféricos possuem um papel único no manejo dos aprisionamentos nervosos, pois podem oferecer tanto diagnóstico como também apresentar efeito terapêutico. A solução injetada é, geralmente, constituída por anestésico local associado a corticoide de depósito. As injeções com anestésico local ajudam a localizar e confirmar o diagnóstico promovendo alívio da dor, podendo tratar o aprisionamento do nervo por uma variedade de mecanismos potenciais que incluem hidrodissecção, efeito anti-inflamatório dos corticosteroides injetados e redução local de mediadores inflamatórios por diluição e lavagem. Os esteroides, no entanto, requerem um uso cuidadoso e criterioso. Existe risco de lesão superficial da pele e atrofia (Figura 84.1), sendo que grandes doses de esteroides podem causar supressão do eixo hipotálamo-hipófise-suprarrenal, levando ao potencial de síndrome de Cushing, cuja ocorrência tem sido relatada com até mesmo uma única dose de metilprednisolona 60 mg.[4] Deve-se também ter cuidado para evitar que outros aprisionamentos possam ocorrer com grandes volumes de injetado. Técnicas de injeção precisas e atraumáticas são essenciais para maximizar o valor de diagnóstico e tratamento de qualquer bloqueio de nervo para aprisionamento de nervo periférico.

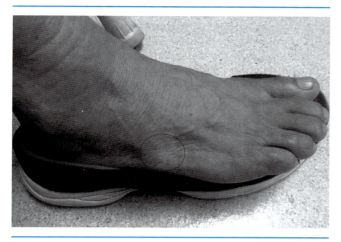

Figura 84.1. Atrofia da pele após injeção de esteroide superficial. (Fonte: Imagem cortesia da Dra. Andrea Trescot.)

Essas injeções podem ser realizadas apenas utilizando pontos de referência de superfície, contudo o uso de estimulação periférica, ultrassom, fluoroscopia ou tomografia computadorizada (TC) pode melhorar a especificidade e, portanto, a eficácia da injeção. Se houver apenas alívio temporário da injeção diagnóstica e terapêutica, terapias adicionais incluem neurólise (álcool, fenol, lesão por radiofrequência ou crioneuroablação) e estimulação de nervo periférico ou gânglio da raiz dorsal. Opções para tratamento cirúrgico de aprisionamentos nervosos incluem sua liberação ou transposição, bem como transferência ou enxerto do nervo acometido.

■ CABEÇA E PESCOÇO

A dor é uma das consequências mais temidas dos carcinomas em pacientes com câncer de cabeça e pescoço. Até 80% dos pacientes nessa população apresentam dor, e a falta de controle pode ter impacto significativo na qualidade de vida.[5] Os cânceres de cabeça e pescoço também apresentam um desafio excepcional para o médico devido à intrincada e complexa anatomia da região da cabeça e pescoço, da probabilidade da dor surgir de várias vias nervosas diferentes e devido à falta de um local centralizado para eliminar toda a dor da área facial (em oposição a um bloqueio neuroaxial ou do plexo que pode abranger uma extremidade inteira).

Neuralgia supraorbital (NS)

O nervo supraorbital (NSO) é um dos cinco ramos periféricos da divisão V1 (oftálmica) do nervo trigêmeo. Após a separação do nervo frontal, ele sai da órbita com a artéria supraorbital através da incisura supraorbital (Figura 84.2). O NSO divide-se então em ramos medial e lateral sobre a testa. A neuralgia supraorbital é definida como uma cefaleia localizada na região da testa com dor paroxística ou constante na região suprida pelo nervo supraorbital. É comumente caracterizada como aguda e/ou latejante, unilateral ou bilateral, apresentando-se como dor supraorbital, retro-orbital e/ou frontal. O aprisionamento ocorre primariamente na incisura supraorbital, e pode haver presença de sensibilidade à palpação sobre o forame supraorbital com radiação ao longo de sua distribuição nervosa. A NS pode ser confundida com cefaleias do tipo enxaqueca, cefaleias em salvas ou sinusite. O tratamento pode envolver injeção guiada por ultrassom e/ou crioneuroablação sobre o nervo afetado.[6]

Neuralgia infraorbital (NI)

O nervo infraorbital (NIO) é um dos três ramos periféricos da divisão V2 (maxilar) do nervo trigêmeo. O ramo do nervo V2 sai do crânio através do forame redondo, percorre a fossa esfenopalatina e entra na órbita através da fissura orbital inferior. Trafegando pelo assoalho da órbita, ele sai pelo forame infraorbital sob o olho, formando seu ramo terminal (NIO) (Figura 84.3). O NIO então se divide em quatro ramos para fornecer sensação à pálpebra inferior, narinas laterais, lábio superior, dentes superiores e gengiva. Os pacientes referem dor na parte superior da

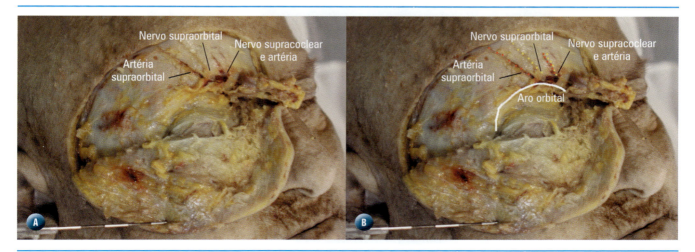

Figura 84.2. (A-B) Dissecção da borda supraorbital mostrando os nervos e artérias supraorbitais e supratrocleares. (Fonte: Dissecação do Dr. Gabor Balsa, Universidade de Semellweis, Laboratório de Anatomia Aplicada e Clínica, Budapeste, Hungria; Imagem cortesia da Dra. Andrea Trescot.)

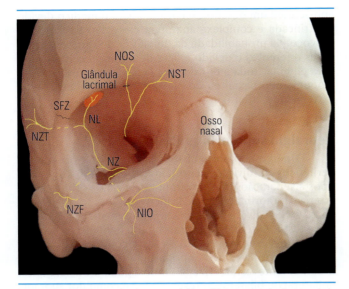

Figura 84.3. Nervos do zigoma e órbita. Observe a relação usual do nervo zigomático com a fissura infraorbital e a parede lateral da órbita. NOS: nervo supraorbital, trafegando através da incisura supraorbital; NST: nervo supratroclear; NIO: nervo infraorbital; NZ: nervo zigomático; NZF: nervo zigomaticofacial; NZT: nervo zigomaticotemporal; NL: nervo lacrimal; SFZ: sutura frontozigomática. (Fonte: Imagem cortesia da Dra. Andrea Trescot.)

bochecha irradiando para os dentes superiores, região nasal e pálpebra inferior. O aprisionamento em decorrência de tumores faciais pode ocorrer dentro do zigoma, no seio maxilar ou no nervo maxilar. A neuralgia infraorbital nessa população pode ser confundida com uma infecção maxilar secundária a sinusite ou infecção viral, especialmente nos pacientes imunocomprometidos. Outras causas possíveis incluem enxaqueca, neuralgia do trigêmeo e história de radiação ou cirurgia em sua proximidade. O tratamento inclui injeção ou neurólise do nervo.[7]

Neuralgia mentoniana (NM)

O nervo mentoniano é um ramo sensorial terminal da divisão V3 (mandibular) do nervo trigêmeo. O nervo mentoniano emerge do forame mentoniano na superfície externa da mandíbula e trafega superficialmente para suprir a pele do queixo, a gengiva dos incisivos inferiores e a mucosa do lábio inferior e da mandíbula (Figura 84.4). A expansão tumoral ou lesões metastáticas podem causar lesões mecânicas pelo alongamento excessivo ou compressão dos nervos. A cirurgia na região pode causar ressecções parciais ou totais. O exame físico tipicamente revelará dormência no queixo ou no lábio inferior. O diagnóstico diferencial da neuropatia do nervo mentoniano é vasto e frequentemente descrito em associação com doen-

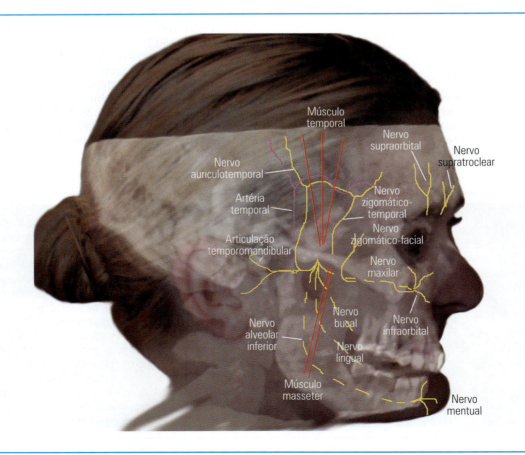

Figura 84.4. Marcos de superfície dos nervos da face. (Fonte: Imagem cortesia da Dra. Andrea Trescot.)

ça neoplásica, incluindo cisto ou tumor mandibular, câncer metastático, osteonecrose da mandíbula ou vasculite. As injeções extra ou intraorais no nervo mentoniano podem ser realizadas por referências anatômicas, fluoroscopia ou guiadas por ultrassom. Ablação, neurólise e estimulação nervosa periférica também foram descritas.[8]

Neuralgia glossofaríngea

A neuralgia do glossofaríngeo (NGF) pode ser uma causa de dor aguda e lancinante no canal auditivo, na faringe, no ângulo da mandíbula e na base da língua. A NGF é uma patologia do nervo glossofaríngeo (NG), análoga à neuralgia do trigêmeo ou ao *tic duouloureux*, com padrão remitente/recidivante semelhante. Comumente é unilateral e provocada ao se engolir, falar, rir, tossir, mastigar, sendo que os pacientes podem desenvolver um medo de comer devido à dor. O NG é um nervo craniano misto com componentes sensoriais, motores e autonômicos, e pode aparecer em certos cânceres da garganta. Ele desce anterior à artéria carótida e abaixo do processo estiloide e, em seguida, vira-se para a língua, passando pela fossa tonsilar, entrando na faringe (Figura 84.5). A inervação sensorial inclui a tuba auditiva, a orelha média e o mastoide, a orofaringe e o palato mole, o terço posterior da língua, a valécula, a superfície anterior da epiglote, as paredes da faringe e as amígdalas. O aprisionamento pode ocorrer por compressão do nervo no processo estiloide. O diagnóstico diferencial inclui neuralgia do trigêmeo, infecção da cabeça, pescoço, faringe

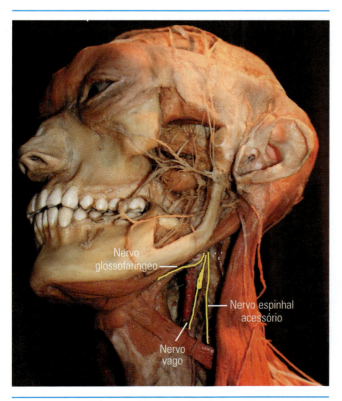

Figura 84.5. Dissecção da cabeça e pescoço, mostrando os nervos espinhais acessório, glossofaríngeo e vago. (Fonte: Imagem modificada a partir de Bodies, The Exhibition, com permissão; Imagem cortesia da Dra. Andrea Trescot.)

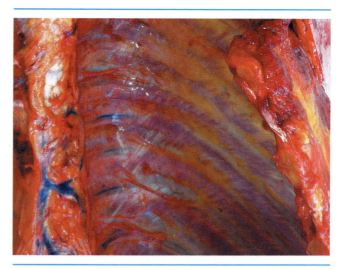

Figura 84.6. Superfície visceral da parede torácica mostrando os nervos intercostais. (Fonte: Imagem cortesia da Dra. Andrea Trescot.)

(abscesso, tuberculose), síndrome de Eagle, arterite temporal. As injeções por técnica de ponto de referência ou com orientação por ultrassonografia podem ser diagnósticas e o tratamento adicional com neurólise e ressecção cirúrgica pode ser indicado em casos graves.[9]

■ DOR TORÁCICA

A dor que surge na região torácica, principalmente nos estágios avançados do câncer de mama, pode causar sofrimento emocional e afetar a qualidade de vida dos pacientes. A prevalência de dor no câncer de mama, de acordo com a Associação Internacional para o Estudo da Dor (IASP), varia de 40 a 89%. A dor pós-operatória é comum e maior entre pacientes jovens, submetidos à radioterapia e à dissecção de linfonodos axilares, com 20 a 50% de mulheres acometidas por dor neuropática persistente após o tratamento cirúrgico.[10]

Neuralgia intercostal

Os nervos intercostais são os ramos anteriores dos primeiros 11 nervos espinhais torácicos (o 12º nervo torácico segue para o abdome como o nervo subcostal). Os nervos intercostais passam pelo forame e correm sob a borda inferior da costela junto aos vasos intercostais (Figura 84.6). Promovem inervação sensitiva da parede torácica e abdominal e motora dos músculos intercostais correspondentes. Devido a sua ambiguidade de sintomas, a neuralgia intercostal é muitas vezes um diagnóstico difícil. A dor é tipicamente caracterizada como aguda, penetrante, semelhante a um espasmo, lancinante, persistente e corrosiva. Pode ser sentida a partir das costas irradiando para a frente, ou pode ser sentida somente na frente ou nas costas, e pode estar associada a dormência e formigamento. O aprisionamento pode ser causado por neoplasia, sarcoidose e mesotelioma pleural. No entanto, a dor também pode ocorrer secundária a lesão após uma toracotomia, ou herpes-zóster no imunocomprometido. O diagnóstico diferencial inclui doença cardíaca, dor miofascial, pleurisia, doença hepática ou radículopatia torácica. Os nervos intercostais podem ser bloqueados por meio de referências anatômicas ou guiados por USG ou radioscopia. Uma boa resposta a uma injeção diagnóstica geralmente prevê uma boa resposta aos procedimentos neurolíticos. Intervenções adicionais descritas na literatura incluem estimulação da medula espinhal, bloqueio peridural com cateter de longa permanência e neurectomia.[11]

Neuralgia torácica longa

O nervo torácico longo (NTL) é um nervo puramente motor, que inerva o músculo serrátil anterior, que estabiliza a escápula na parede torácica. É derivado dos ramos ventrais de C5 a C7 (e ocasionalmente C8), e corre através dos músculos escalenos médio e anterior, descendo atrás do plexo braquial, sobre a primeira e segunda costelas, e então correndo entre os músculos subescapular e serrátil anterior ao longo da parede torácica na linha axilar média (Figura 84.7). A disfunção geralmente causa uma dor profunda inespecífica no ombro que irradia cefalicamente para o pescoço ou lateralmente para a parede torácica. Uma fraqueza será notada com as atividades de elevação para a frente (asa medial) e sobrecarga. A lesão do nervo na população com câncer é provável após trauma cirúrgico (esvaziamento cervical radical, excisão da massa subcutâ-

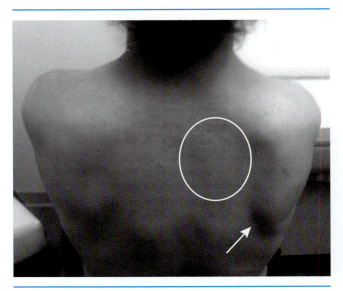

Figura 84.8. Observe a apresentação da neuralgia escapular dorsal – asa sutil da escápula com proeminência da escápula medial e inferior (seta branca) sem inclinação do ombro. O círculo branco representa o local da sensibilidade à palpação. (Imagem cortesia da Dra. Andrea Trescot.)

nea cervical, biópsia do linfonodo cervical, mastectomia radical). Outras causas que podem imitar a disfunção do NTL incluem lesão do nervo espinhal acessório (asa lateral) ou patologia do nervo escapular dorsal (escápula deslocada lateralmente e dorsalmente). A injeção do nervo pode ser realizada por meio de referências anatômicas ou com orientação por ultrassonografia. Considera-se cirurgia se as injeções não fornecerem alívio.[12]

Neuralgia escapular dorsal

O nervo escapular dorsal é um nervo motor que inerva os músculos romboides (puxa a escápula em direção à coluna) e o músculo levantador da escápula (eleva a escápula). Os pacientes relatarão dor interescapular, dor no ombro e no braço, fraqueza na abdução do braço e/ou escápula alada (Figura 84.8). Pode ser traumatizado ao mesmo tempo que os nervos torácico longo ou supraescapular e o aprisionamento pode se apresentar como uma síndrome de desfiladeiro torácico "atípica". É provável que o aprisionamento ocorra nos escalenos ou nos romboides. O exame físico pode revelar sensibilidade sobre o escaleno médio e escápula medial, com uma escápula alada lateralmente deslocada. O diagnóstico diferencial pode incluir patologia do ombro, radiculopatia cervical, dor miofascial do romboide, patologia da faceta torácica ou disco torácico. O tratamento pode ser considerado por injeção do nervo (através de referências anatômicas ou com orientação por ultrassonografia). A cirurgia pode fornecer alívio definitivo.[13]

■ DOR DA PAREDE ABDOMINAL

Aprisionamento do nervo cutâneo anterior (abdominal)

O aprisionamento dos nervos cutâneos anteriores (NCA) do abdome, que são os ramos mais distais dos ner-

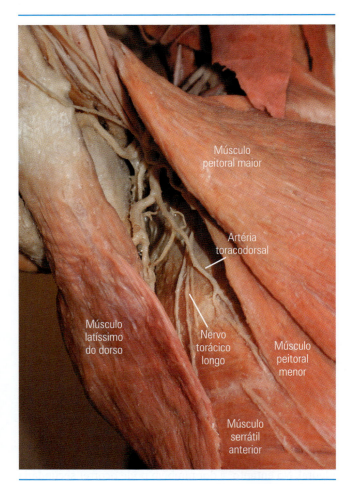

Figura 84.7. Anatomia da axila e do nervo torácico longo. (Fonte: Imagem modificada a partir de Bodies, The Exhibition, com permissão; Imagem cortesia da Dra. Andrea Trescot.)

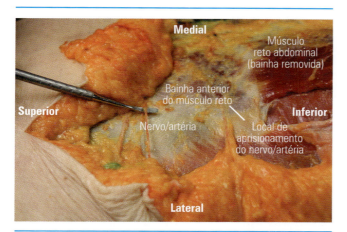

Figura 84.9. Dissecção da parede abdominal. (Fonte: Dissecação do Dr. Gabor Balsa, Universidade de Semellweis, Laboratório de Anatomia Aplicada e Clínica, Budapeste, Hungria; Imagem cortesia da Dra. Andrea Trescot.)

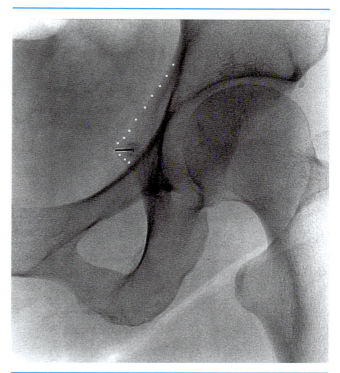

Figura 84.10. Bloqueio do nervo pudendo na espinha isquiática. (Fonte: Imagem cortesia da Dra. Andrea Trescot.)

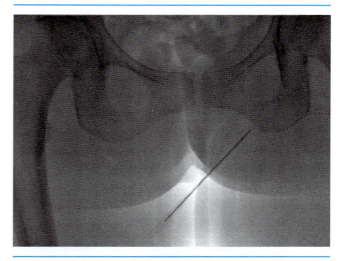

Figura 84.11. Bloqueio do nervo pudendo no ísquio. (Fonte: Imagem cortesia da Dra. Andrea Trescot.)

vos intercostais, pode mimetizar múltiplas condições de dor abdominal, incluindo colecistite, doença esplênica, apendicite, diverticulite, endometriose, cistite intersticial e síndrome do intestino irritável, bem como múltiplas neoplasias intra-abdominais. A síndrome do aprisionamento do nervo cutâneo abdominal (SANCA) foi descrita no século XIX,[14] e, no entanto, ainda é frequentemente ignorada,[15] levando muitas vezes a cirurgias ineficazes. Muitas vezes pode ser causado por um aumento rápido da circunferência abdominal, como observado na ascite. Os ramos sensoriais dos NCA podem ser comprimidos quando perfuram a bainha anterior do reto abdominal na borda lateral do reto (Figura 84.9). O diagnóstico e o tratamento envolvem injeções (guiadas por ultrassom ou por referências anatômicas), seguidas por uma possível crioneuroablação.[16]

■ DOR PÉLVICA

Neuralgia do pudendo

O nervo pudendo é um nervo misto sensitivo, motor e autonômico (parassimpático e algumas fibras simpáticas), que inerva a maior parte da pelve por uma rota muito tortuosa. Origina-se no plexo sacral e é formado a partir de contribuições de S1, S2, S3 e S4 (principalmente S2 e S3).[17] Esses ramos se unem na superfície ventral do músculo piriforme formando o nervo pudendo, que corre para o glúteo através do forame isquiático maior; o nervo então passa ao redor da espinha isquiática entrando no períneo através da incisura isquiática menor, sob o ligamento sacrotuberoso. O nervo passa, então, através da fossa isquioanal para o canal de Alcock, abaixo da inserção do ST no ísquio.

O aprisionamento do nervo pudendo pode ocorrer em vários locais e pode ser apresentado como dor pélvica crônica, fraqueza dos esfíncteres anal e uretral, disfunção erétil ou alterações sensoriais na distribuição do canal anal inferior e da pele perineal. O nervo pode ser bloqueado na espinha isquiática (Figura 84.10) ou no ísquio (canal de Alcock) (Figura 84.11).

■ MUSCULOESQUELÉTICA/ARTICULARES

A dor decorrente de sarcomas musculoesqueléticos, outros carcinomas e metástases esqueléticas é uma das causas mais importantes de angústia e desconforto nos pacientes. O controle eficaz da dor leva os pacientes a cumprir os protocolos de tratamento.[18] Como resultado de nossa compreensão profunda das distribuições de nervos dermatomais e periféricos, várias terapias intervencionistas para cânceres das extremidades superior e inferior são viáveis.

Neuralgia supraescapular

O nervo supraescapular origina-se no tronco superior do plexo braquial (C5-C6). Serve como um nervo motor e sensitivo misto para inervar os músculos supraespinhoso e infraespinhoso e fornece fibras sensoriais para a articulação acromioclavicular, articulação glenoumeral superior e posterior e bursa subacromial. O aprisionamento do nervo supraescapular ocorre em dois locais primários. Proximalmente, o aprisionamento ocorre na incisura supraescapular (Figura 84.12). Os pacientes irão se queixar de dor e fraqueza posterolateral do ombro mal localizadas. Distalmente, o aprisionamento do nervo supraescapular ocorrerá na incisura espinoglenoidal (Figura 84.13), que causará atrofia isolada e fraqueza no músculo infraespinhal. O diagnóstico diferencial inclui plexopatia braquial, doença da coluna cervical, discopatia cervical, doenças articulares glenoumerais, tendinite ou bursite e ruptura do manguito rotador. A compressão devido a um tumor provavelmente requer tratamento cirúrgico.[19] Uma recente série de casos de bloqueio do nervo supraescapular para sobreviventes de câncer de mama com restrições de movimento do ombro mostrou-se promissora.[20]

Neuralgia safena

O nervo safeno é um nervo puramente sensitivo e o maior ramo cutâneo do nervo femoral. A inervação sensorial inclui a pele da coxa medial, face anteromedial da patela (ramo infrapatelar) (Figura 84.14), bem como as faces anterior e medial da perna (ramos cutâneos crurais mediais). O aprisionamento pode ocorrer em vários locais, incluindo o ligamento inguinal, a coxa proximal, o canal adutor e a região infrapatelar. Isso pode causar não apenas dor neuropática clássica na distribuição do nervo, mas também pode resultar em alodinia cutânea e apresentação semelhante à síndrome dolorosa regional complexa. O

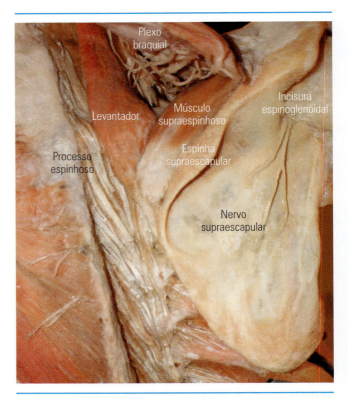

Figura 84.13. Anatomia supraescapular na incisura espinoglenoidal. (Fonte: Imagem modificada a partir de Bodies, The Exhibition, com permissão; Imagem cortesia da Dra. Andrea Trescot.)

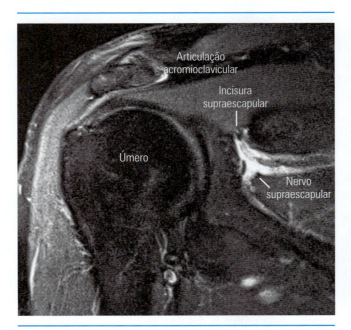

Figura 84.12. RM mostrando o nervo supraescapular na incisura supraescapular. (Fonte: Imagem cortesia da Dra. Andrea Trescot.)

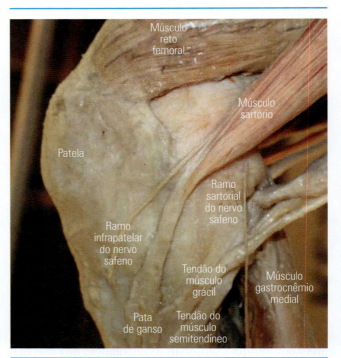

Figura 84.14. Dissecção do joelho medial. (Fonte: Imagem modificada a partir de Bodies, The Exhibition, com permissão; Imagem cortesia da Dra. Andrea Trescot.)

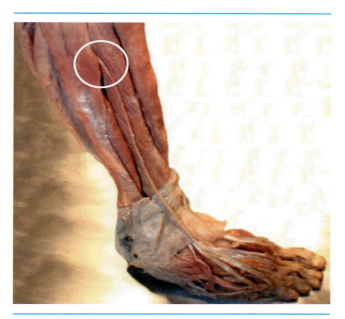

Figura 84.15. Localização da saída do nervo fibular superficial proximal através da fáscia. (Fonte: Imagem modificada a partir de Bodies, The Exhibition, com permissão; Imagem cortesia da Dra. Andrea Trescot.)

diagnóstico diferencial inclui radiculopatia ou plexopatia lombar, insuficiência vascular, tendinite ou bursite. Baixos volumes de solução devem ser usados para diagnóstico. Neuromas ou lesões de massa são mais propensos a necessitar de excisão cirúrgica. Técnicas neurolíticas e estimulação nervosa são reservadas para casos específicos.[21]

Neuralgia peroneal superficial

O nervo peroneal superficial (NPS) passa entre a fíbula e o músculo fibular longo (Figura 84.15), suprindo os músculos fibular longo e curto. O nervo perfura a fáscia crural no terço distal da tíbia e se divide em dois ramos cutâneos, os nervos cutâneos dorsais mediais e dorsais intermediários, suprindo a face anterolateral da perna.[22] O aprisionamento ocorre na área onde o nervo atravessa a fáscia profunda. Isso provoca dor e parestesia sobre a panturrilha lateral e/ou dorso do pé (poupando o primeiro espaço interdigital entre o hálux e o segundo dedo do pé). O diagnóstico diferencial inclui mononeuropatia isquiática, radiculopatia de L5, patologia articular do tornozelo e síndrome compartimental anterior. Medidas conservadoras são tipicamente incomuns no fornecimento de alívio, e o bloqueio do nervo por referências anatômicas ou guiado por ultrassonografia pode ser usado. A crioneuroablação foi descrita e a descompressão cirúrgica pode ser realizada se não houver resposta a medidas não operatórias.[23]

Dor do membro fantasma

Presume-se que a dor do membro fantasma seja uma patologia mediada centralmente, mas as observações durante a anestesia regional de que os pacientes podem continuar a sentir que o membro está na última posição percebida[24] levaram a um conceito de que "o cérebro é como os correios; envia mensagens para o último endereço de encaminhamento conhecido". A identificação do padrão de dor fantasma levou à capacidade de prever o neuroma do coto ofensor, que pode ser injetado e potencialmente desnervado.[25]

■ RESUMO

Aprisionamentos do nervo periférico são comumente negligenciados como causa da dor. O conhecimento dessas condições pode ajudar o médico a identificar e elaborar um plano de tratamento apropriado para atingir o(s) nervo(s) envolvido(s). Isso acabaria evitando exames diagnósticos caros e tratamentos com terapias sistêmicas potentes (p. ex., opioides) que carregam efeitos adversos indesejáveis. Embora não haja substituto para uma anamnese completa e exame físico, é necessário um trabalho adicional para melhorar os exames diagnósticos para um melhor reconhecimento dos aprisionamentos nervosos. Além disso, estudos em larga escala são necessários para avaliar a eficácia das técnicas neurolíticas e neuromoduladoras em comparação com as terapias convencionais.

■ PONTOS-CHAVE

Os aprisionamentos de nervos periféricos no câncer são uma causa sub-reconhecida.

Esses aprisionamentos podem ocorrer em todo o corpo devido a múltiplas etiologias, como invasão tumoral, trauma cirúrgico e terapia do câncer.

- Sintomas comuns incluem sensação de ardência, formigamento e outras parestesias na distribuição nervosa, que podem evoluir para uma perda completa da função sensitiva e motora.
- As ferramentas diagnósticas incluem anamnese e exame físico, exames de imagem e de condução nervosa, bem como injeções diagnósticas nos nervos.
- O tratamento dos aprisionamentos de nervos pode variar desde bloqueios nervosos, ablações, neuromodulação até descompressão cirúrgica.

■ REFERÊNCIAS BIBLIOGRÁFICAS

1. Kopell H, Thompson W. Peripheral entrapment neuropathies. Baltimore: Williams and Wilkins; 1976.
2. Dong Q, Jacobson JA, Jamadar DA, et al. Entrapment neuropathies in the upper and lower limbs: anatomy and MRI features. Radiol Res Pract. 2012; 230679.
3. Kollmer J, Baumer P, Milford D, et al. T2-signal of ulnar nerve branches at the wrist in guyon's canal syndrome. PLoS One. 2012; 7(10):e47295.
4. Tuel SM, Meythaler JM, Cross LL. Cushing's syndrome from epidural methylprednisolone. Pain. 1990; 40(1):81-4.
5. Ghei A, Khot S. Pain Management in Patients with Head and Neck Carcinoma. 2010; 2(1):69-75.
6. Justiz R, Trescot A. Supraorbital Nerve Entrapment. In: Trescot A, ed. Peripheral Nerve Entrapments: Clinical Diagnosis and Management. Switzerland: Springer. 2016; 95-104.
7. Justiz R, Kaplan E. Infraorbital Nerve Entrapment. In: Trescot A, ed. Peripheral Nerve Entrapments: Clinical Diagnosis and Management. Switzerland: Springer. 2016; 197-204.

8. Rose S, Gulati A. Mental Nerve Entrapment. In: Trescot A, ed. Peripheral Nerve Entrapments: Clinical Diagnosis and Management. Switzerland: Springer. 2016; 229-40.

9. Stogicza A, Trescot A. Glossopharyngeal Nerve Entrapment. In: Trescot A, ed. Peripheral Nerve Entrapments: Clinical Diagnosis and Management. Switzerland: Springer. 2016; 241-50.

10. Satija A, Ahmed SM, Gupta R, et al. Breast cancer pain management – a review of current & novel therapies. Indian J Med Res. 2014; 139(2):216-25.

11. Olamikan S, Gulati A, Trescot A. Intercostal Nerve Entrapment: Chest Wall. In: Trescot A, ed. Peripheral Nerve Entrapments: Clinical Diagnosis and Management. Switzerland: Springer. 2016; 279-90.

12. Olamikan S, Karl H. Long Thoracic Nerve Entrapment. In: Trescot A, ed. Peripheral Nerve Entrapments: Clinical Diagnosis and Management. Switzerland: Springer. 2016; 291-303.

13. Trescot A. Dorsal Scapular Nerve Entrapment. In: Trescot A, ed. Peripheral Nerve Entrapments: Clinical Diagnosis and Management. Switzerland: Springer. 2016; 315-24.

14. Applegate WV. Abdominal cutaneous nerve entrapment syndrome. Surgery. 1972; 71(1):118-24.

15. Hershfield NB. The abdominal wall. A frequently overlooked source of abdominal pain. J Clin Gastroenterol. 1992; 14(3): 199-202.

16. Oor JE, Unlu C, Hazebroek EJ. A systematic review of the treatment for abdominal cutaneous nerve entrapment syndrome. Am J Surg. 2016; 212(1):165-74.

17. Huang JC, Deletis V, Vodusek DB, Abbott R. Preservation of pudendal afferents in sacral rhizotomies. Neurosurgery. 1997; 41(2):411-5.

18. Gulia A, Byregowda S, Panda PK. Palliative Care in Musculoskeletal Oncology. Indian J Palliat Care. 2016; 22(3):244-51.

19. Gosk J, Urban M, Rutowski R. Entrapment of the suprascapular nerve: anatomy, etiology, diagnosis, treatment. Ortop Traumatol Rehabil. 2007; 9(1):68-74.

20. Okur SC, Ozyemisci-Taskiran O, Pekindogan Y, Mert M, Caglar NS. Ultrasound-Guided Block of the Suprascapular Nerve in Breast Cancer Survivors with Limited Shoulder Motion – Case Series. Pain Physician. 2017; 20(2):E233-E239.

21. Trescot A, Karl H, Brown M, Pearce B. Proximal Saphenous Nerve Entrapment: Thigh and Knee. In: Trescot A, ed. Peripheral Nerve Entrapments: Clinical Diagnosis and Management. Switzerland: Springer. 2016; 617-43.

22. McCrory P, Bell S, Bradshaw C. Nerve entrapments of the lower leg, ankle and foot in sport. Sports Med. 2002; 32(6):371-91.

23. Murinova N, Chiu S, Krashin D, Karl H. Superficial Peroneal Nerve Entrapment. In: Trescot A, ed. Peripheral Nerve Entrapments: Clinical Diagnosis and Management. Switzerland: Springer. 2016; 759-68.

24. Prevoznik SJ, Eckenhoff JE. Phantom sensations during spinal anesthesia. Anesthesiology. 1964; 25:767-70.

25. Moesker AA, Karl HW, Trescot AM. Treatment of Phantom Limb Pain by Cryoneurolysis of the Amputated Nerve. Pain Pract; 2012.

■ LEITURA SUGERIDA

1. Trescot AM. Peripheral Nerve Entrapment. New York: Spriger; 2017.

Capítulo 85

Bomba de Infusão Intratecal em Dor Oncológica

Gilberto de Almeida Fonseca Filho
Felipe Duarte Augusto
Plínio Duarte Mendes

A dor determina grande impacto na qualidade de vida do paciente com câncer. Está presente em aproximadamente 55% dos pacientes durante o tratamento oncológico, em 66% nos indivíduos que apresentam doença avançada, metastática ou terminal e em 40% após o tratamento curativo.[1] É classificada na Escala Visual Numérica (EVN) com pontuação maior ou igual a cinco em 38% dos pacientes.[1] O convívio com a dor pode provocar reflexos inclusive no campo psíquico, visto que há associação positiva de queixas álgicas com a presença de depressão mesmo em pacientes considerados curados.[2]

Inicialmente, a terapia medicamentosa específica para dor oncológica deve ser instituída em sua plenitude, avaliando os aspectos positivos e eventuais limitações específicas de cada paciente. No entanto, caso a queixa álgica torne-se refratária às múltiplas modalidades de terapia sistêmica propostas seja por via oral, venosa ou transdérmica ou os efeitos colaterais impossibilitem a progressão ou continuidade analgésica, o uso de sistema de infusão intratecal pode ser uma opção de tratamento eficaz.[3] Estima-se que 10-20% dos pacientes com câncer que apresentam dor são refratários aos esquemas analgésicos propostos.[4]

O sistema de infusão intratecal consiste em um dispositivo metálico que funciona como reservatório do fármaco a ser administrado, o qual é implantado geralmente em um dos flancos e conectado a um cateter cuja outra extremidade está inserida no espaço subaracnóideo (Figura 85.1). Nessa terapia, a medicação é administrada diretamente no corno dorsal da medula espinhal, onde há alta concentração de receptores responsáveis pelo processamento da dor, sem a necessidade de passar pelos sistemas circulatórios habituais. Desse modo, o alívio da dor ocorre com dose significativamente menor. Os principais receptores relacionados são os receptores μ (mu) opioides, GABA, receptores alfa-2 adrenérgicos, receptores dopaminérgicos e canais de cálcio e sódio.[5] O tratamento de dor oncológica por meio de bomba de infusão intratecal (BI) com opioide ou ziconotide apresenta nível de evidência I e recomendação A.[6]

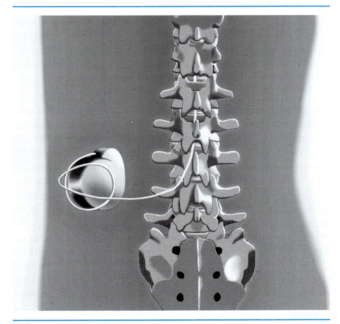

Figura 85.1. Esquema de bomba de infusão intratecal e cateter espinhal. (Fonte: Elaboração própria).

■ SELEÇÃO DO PACIENTE

A seleção do paciente é o fator inicial mais importante para o sucesso da terapia com BI no paciente com câncer. Nesse sentido, a avaliação multiprofissional abrangente incluindo Clínico da Dor, Oncologista, Paliativista, Anestesiologista, Fisiatra, Neurocirurgião e Psiquiatra, deve ser pré-requisito para a tomada da decisão.

Pacientes com dor refratária ao tratamento clínico ou que apresentem analgesia satisfatória, porém com efeitos colaterais intoleráveis ao regime terapêutico proposto, podem ser considerados candidatos para o implan-

Tabela 85.1. Aspectos favoráveis para a decisão de implante de bomba de infusão intratecal[8]

Boa resposta ao uso de opioides sistêmicos
Ausência de transtornos psiquiátricos fora de controle terapêutico
Família presente e participativa durante as decisões clínicas
Boa compreensão e participação do paciente acerca da terapia proposta (expectativa realista)
Boa nutrição
Participação de grupos de apoio
Comorbidades controladas
Possibilidade de seguimento ambulatorial

Tabela 85.2. Conversão equianalgésica de opioides[4]

Opioide	Oral	Venoso	Epidural	Intratecal
Morfina	300	100	10	1
Hidromorfona	60	20	2	0,2
Fentanil	–	1	0,1	0,01

Tabela 85.3. Doses recomendadas para administração de bólus no teste pré-implante de bomba de infusão intratecal[7]

Droga	Dose
Morfina	0,1-0,5 mg
Hidromorfona	0,025-0,1 mg
Ziconotide	1-5 mcg
Fentanil	15-75 mcg
Bupivacaína	0,5-2,5 mg
Clonidina Baclofeno	5-20 mcg 25-50 mcg

te de BI.[7] No entanto, no caso de doentes com fraca resposta aos opioides sistêmicos, é pouco provável que os opioides intratecais resultem em analgesia satisfatória.[8] Nesse caso, o uso de ziconotide intratecal pode ser uma alternativa. A terapia com BI é recomendada em pacientes com expectativa de sobrevida maior que três meses.[7] Para os pacientes com expectativa de sobrevida inferior a três meses,[8] uma opção é utilizar cateter epidural ou subaracnoide para analgesia. Os aspectos positivos geralmente associados ao implante de BI foram relacionados na Tabela 85.1.

A topografia da dor pode definir o local de administração da medicação. O uso da via intratecal espinhal está principalmente indicada em caso de dor torácica, pélvica, abdominal e em membros inferiores, podendo ainda ser eficaz em casos de queixa em região torácica alta e quando a área dolorosa envolve dermátomos cervicais. Nesses casos, o cateter espinhal deve ser implantado por via lombar no espaço subaracnóideo e posicionado em nível cervicotorácico de modo que a medicação se dissemine e ative receptores na medula espinhal cervical. No caso de dor no segmento cefálico ou cervical, o uso intraventricular de morfina é uma opção, apesar dos efeitos colaterais de sedação e depressão respiratória serem mais frequentes com o cateter nesta localização.[4] Uma alternativa ao implante de cateter intraventricular é o posicionamento do mesmo ao nível de C2.

Dentre os fatores de exclusão para a terapia com BI podemos incluir: 1) pacientes com perspectiva de vida inferior a três meses; 2) infecção de pele próximo ao sítio de implante; 3) infecção sistêmica; 4) coagulopatias (plaquetas < 70.000/µL); 5) drenagem de líquor escassa após punção lombar; 6) presença de lesão expansiva espinhal que impeça a livre distribuição de líquor; 7) intolerância ao efeito do teste pré-implante.[4]

■ TESTE PRÉ-IMPLANTE

Após a adequada seleção do paciente candidato ao tratamento com BI, a próxima etapa é a realização do teste pré-implante com administração de morfina epidural ou intratecal (Tabelas 85.2 e 85.3). É importante que o teste seja realizado em ambiente hospitalar, pois o pacien-

te pode apresentar efeitos colaterais tais como náuseas, vômitos, retenção urinária, prurido, sedação e depressão respiratória. O teste é considerado positivo se a melhora da dor for maior ou igual a 50% de redução na pontuação da Escala Visual Analógica (EVA) ou EVN. Outros fatores também são analisados e considerados como sucesso do teste pré-implante, a saber: a melhora da performance funcional e a redução dos efeitos colaterais das medicações sistêmicas. O efeito terapêutico do bólus de morfina no espaço subaracnóideo inicia-se com 30 a 40 minutos após o bólus e tem duração de 6 a 24 h.[3,4] Quando selecionado, o teste com ziconotide deve ser feito apenas por via intratecal, não tendo sido autorizado a administração por via epidural.[9] Há a possibilidade, ainda, do teste ser realizado a partir de uma bomba externa conectada a um cateter intratecal para infusão da medicação, opção essa menos utilizada em nosso meio.[8]

O teste pré-implante é utilizado com dois propósitos principais: 1) definir se o controle da dor é eficaz através da via intratecal; 2) direcionar a dose inicial da medicação após o implante. Não há padrão para a realização do teste, podendo ser de administração única, múltipla ou em infusão contínua.[5]

■ ESCOLHA DO DISPOSITIVO

Diante do teste pré-implante favorável, para o seguimento do planejamento cirúrgico, o profissional deve estar familiarizado com os sistemas de infusão intratecal existentes. As opções de modelos de bombas disponíveis no mercado brasileiro variam essencialmente quanto a forma de funcionamento e volume de medicação que comportam (Figuras 85.2 e 85.3).

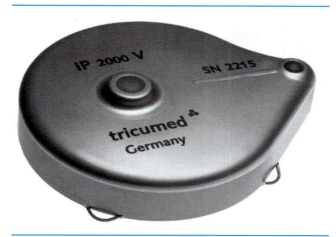

Figura 85.2. Bomba de funcionamento por sistema a gás.

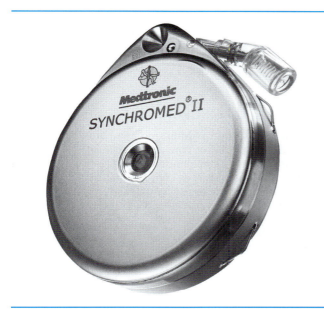

Figura 85.3. Bomba de funcionamento por sistema eletrônico programável.

As bombas a gás apresentam o funcionamento somente com fluxo de vazão contínua, predeterminado pelo fabricante. A dose diária é definida de acordo com o fluxo de vazão do dispositivo e a concentração da medicação, a qual pode ser alterada por meio de diluição conforme necessidade clínica. Diante da necessidade de mudança de dose, é preciso remover o conteúdo preexistente, preparar nova solução com outra concentração e realizar o refil novamente. Como vantagem, devido à longa meia-vida do gás propulsor existente no interior da bomba, apresentam durabilidade de 20 anos, considerando 25 punções anuais.[10] Estão disponíveis em capacidades que variam de 10 até 60 mL.

As bombas eletrônicas programáveis são dispositivos com funcionamento por meio de bateria. O sistema possibilita, além do fluxo contínuo, a programação por telemetria, em que é possível determinar volume de infusão, bólus intermitentes ao longo do dia (quantidade, dose e duração), além de opções de redução ou aumento da vazão da medicação. A bateria possui vida útil em torno de 6 anos. Após esse tempo é necessária substituição da bomba. Ambos os sistemas citados permitem a realização de exames de ressonância nuclear magnética com campo de até 3 Tesla.[10,11]

■ TÉCNICA DE IMPLANTE

O paciente é posicionado em decúbito lateral, sob anestesia geral, e submetido a rigorosa antissepsia em região lombar, flanco e abdome. Posteriormente, realiza-se com auxílio do intensificador de imagem a punção lombar paramediana até o espaço subaracnóideo. Embora tenhamos conhecimento de que a morfina, por ser hidrossolúvel, apresenta difusão metamérica até níveis mais altos, preferimos posicionar o cateter de acordo com o sítio da dor. Em caso de dor torácica, a localização habitual é entre T2 e T8; para dor no andar superior do abdome, entre T4 e T12; em casos de dor no andar inferior do abdome, entre T10-L3; para dor em membros superiores, entre C4 e C7; e para dor nos membros inferiores, entre T12 e L3. Em caso de dor craniofacial colocamos o cateter ao nível de C2 ou intraventricular. Deve-se garantir que haja drenagem abundante de líquido cefalorraquidiano (LCR) pelo cateter após a punção. Prossegue-se com a confecção da bolsa subcutânea onde a bomba será acomodada em um dos flancos, seguida de tunelização do cateter até essa região e conexão deste com a bomba. O local da bolsa subcutânea deve ser previamente planejada de acordo com a possível necessidade de futuras intervenções cirúrgicas relacionadas à doença de base. Deve-se proceder à adequada antibioticoprofilaxia conforme orientações do Serviço de Infectologia de cada hospital.[3]

■ RECARGA DA BOMBA

A bomba deve ser reabastecida no máximo a cada seis meses, mesmo quando não estiver completamente vazia devido cuidados com a estabilidade da medicação no dispositivo por longo período. A frequência de recarga é variável e comumente se dá em um intervalo entre algumas semanas até seis meses, na dependência da velocidade de infusão que é fixa nas bombas de fluxo contínuo ou predeterminada e individualizada nas bombas eletrônicas programáveis.

Os fabricantes de cada dispositivo fornecem um *kit* próprio com o material a ser utilizado durante o procedimento de refil. Inicialmente, realiza-se a adequada antissepsia da pele sobre a bomba. Em seguida, realizamos a punção do septo de silicone autovedante, o qual é encontrado na porção central do dispositivo. Em alguns casos, a identificação do septo da bomba pode ser dificultada devido a presença de tecido fibrocicatricial ou excesso de tecido adiposo sobre a mesma, o que pode demandar o uso de ultrassom ou radioscopia para correta localização. Após a inserção da agulha através do septo, a solução residual de medicação é removida antes do reabastecimento. Por fim, a nova medicação é injetada no reservatório e a recarga é concluída. Posteriormente, nos casos de bomba eletrônica programável, a telemetria da mesma deve ser realizada, seguida pela reprogramação com o novo volume e nova concentração de medicamento, se for o caso.[12] Nos casos de bomba a gás devemos ter o cuidado de calcular previamente a concentração da medicação a ser administrada.

Algumas observações importantes devem ser destacadas. O volume da medicação residual deve ser comparado com a quantidade previamente estabelecida durante a telemetria nas bombas eletrônicas ou nas bombas a gás de fluxo contínuo com o tempo de infusão calculado, a fim de checar o adequado funcionamento do sistema. O procedimento de recarga deve ser realizado utilizando o *kit* próprio fornecido pelo fabricante, visto que há possibilidade de dano à bomba, sobretudo, ao septo da mesma. O uso de agulhas inadequadas pode promover lacerações no septo, redução da vida útil e risco de extravasamento de medicação através do mesmo, gerando consequências tóxicas para o paciente.[13] Além disso, especificamente no caso de bombas de fluxo contínuo a gás, a pressão necessária para a injeção da medicação através do septo é grande e acidentes podem ocorrer com perda de medicação ou alteração do posicionamento da agulha e consequente administração no tecido subcutâneo, o que pode levar ao desenvolvimento de efeitos tóxicos.

■ COMPLICAÇÕES

As complicações da terapia com BI podem estar relacionadas: à indicação, aos efeitos da medicação em uso, cirurgias, ao dispositivo implantado, ao procedimento de recarregar ou programação da bomba (Tabela 85.4).[5]

Tabela 85.4. Complicações relacionadas ao uso de bomba de infusão intratecal[5]

Medicação (especificar outras medicações)
• Prurido
• Náuseas e vômitos
• Retenção urinária
• Constipação
• Depressão respiratória
• Sedação
Cirúrgicas
• Sangramentos
• Infecção
• Implante de cateter intramedular
• Lesão de raiz durante a punção
• Fístula liquórica
• Ulceração cutânea e exposição da bomba
Cateter
• Quebra
• Torção
• Desconexão
• Deslocamento
• Granuloma de ponta de cateter
Bomba
• Enchimento excessivo
• Esgotamento da bateria
• Torção da bomba
• Defeito interno da bomba
• Refil incorreto
• Erros de programação

O granuloma de ponta de cateter consiste em uma complicação muito temida e potencialmente grave. É decorrente do crescimento de macrófagos, neutrófilos e monócitos que se aderem à dura-máter e às vezes na medula espinhal.[14] Apresenta prevalência entre 0,1 e 5% dos pacientes. A sua formação parece estar ligada à dose de opiáceos (morfina superior a 10 mg ao dia) ou a duração da terapia. A duração da exposição da terapia da infusão até que o diagnóstico do granuloma seja feito varia de 0,5 a 72 meses, com um tempo médio de 24 meses até que o problema seja identificado.[15] O diagnóstico desse problema muitas vezes é feito após desenvolvimento de sintomas neurológicos. As apresentações mais comuns são perda de alívio eficaz da dor, necessidade frequente de ajuste da dose, volume residual nos preenchimentos da bomba maior que previsto, alteração da propriocepção e sensibilidades e em casos mais avançados comprometimento motor, vesical e intestinal.[16]

No que se refere às complicações específicas para a população oncológica, foi relatado um caso de esgotamento precoce da bomba após radioterapia com dose cumulativa estimada de 36 Gy diretamente sobre o sistema.[17] No entanto, em um estudo retrospectivo com 39 pacientes em uso de BI que realizaram radioterapia, não foram observadas complicações.[18]

■ RESULTADOS CIRÚRGICOS

Em um estudo randomizado comparando pacientes em uso de BI e pacientes com manejo clínico convencional da dor, foi constatado melhor controle álgico no escore de EVA no grupo de pacientes com bomba (52% contra 39%), redução da toxicidade de 50% e maior sobrevida com aproximadamente 54% dos pacientes vivos em seis meses contra 37% do grupo do tratamento convencional.[19] É importante ressaltar que os pacientes oncológicos com controle álgico eficaz apresentam sobrevida maior.

Do ponto de vista de custo-efetividade, outro estudo analisou comparativamente pacientes com câncer em uso de BII e pacientes com manejo clínico convencional. Foi observada redução de internações hospitalares, consultas ambulatoriais, serviços de laboratório e visitas ao pronto atendimento. Com isso, em termos financeiros, os gastos totais para o paciente em uso de BII no primeiro ano foram U\$ 3.195 mais baixos quando comparados aos doentes com manejo clínico convencional.[20]

Uma revisão sistemática da Cochrane de 2005 comparou a eficácia da analgesia epidural, subaracnoide e intraventricular com opioide em pacientes oncológicos. Os resultados revelaram similaridade na analgesia, sendo que via intraventricular apresentou 73% de alívio, epidural 72% e subaracnoide 62%. Com relação aos efeitos colaterais, observou-se maior frequência de náuseas, retenção urinária, prurido e constipação na via epidural e subaracnoide. A via intraventricular apresentou mais depressão respiratória, sedação e confusão mental.[21]

Pacientes em uso de BI eletrônica programável podem ter acesso a um equipamento que funciona como um controle que dispara bólus pré-programados por telemetria (Figura 85.4). O paciente pressiona um botão e a dose predeterminada é administrada ao paciente. Estudos demonstram melhor controle álgico com esse dispositivo.[22]

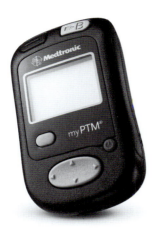

Figura 85.4. Controle para bólus intratecal.

Os resultados da terapia estão diretamente relacionados ao adequado acompanhamento dos pacientes. Portanto, é fundamental que os indivíduos em uso de bomba de infusão intratecal sejam rotineiramente avaliados por uma equipe multiprofissional, incluindo o especialista em dor para determinar a integridade do sistema, programação do dispositivo, qualidade da analgesia e identificação precoce de eventuais complicações.

■ CONSIDERAÇÕES FINAIS

Os dados da literatura ressaltam alto nível de evidência científica relacionada ao papel da terapia com BI na dor oncológica em termos de alívio, redução de efeitos adversos de medicamentos administrados por outra via, custo-efetividade e até mesmo aumento da sobrevida. O manejo da dor no câncer deve ser multiprofissional e integrado de modo a facilitar e otimizar diagnóstico e escolha das opções terapêuticas no momento adequado, para reduzir o sofrimento e melhorar a qualidade de sobrevida desses pacientes.

■ REFERÊNCIAS BIBLIOGRÁFICAS

1. van den Beuken-van Everdingen MH, Hochstenbach LM, Joosten EA, Tjan-Heijnen VC, Janssen DJ. Update on Prevalence of Pain in Patients With Cancer: Systematic Review and Meta-Analysis. J Pain Symptom Manage. 2016; 51(6):1070-90.
2. Bamonti PM, Moye J, Naik AD. Pain is associated with continuing depression in câncer survivors. Psychol Health Med. 2018; 14:1-14.
3. Fonseca G. Intrathecal Infusion Pumps. In: Cukiert A. Functional Neurosurgery. São Paulo: Alaúde. 2014; 352-73.
4. Wallace M, Yaksh TL. Long-term spinal analgesic delivery: a review of the preclinical and clinical literature. Reg Anesth Pain Med. 2000; 25(2):117-57.
5. Sol JC, Verdie JC, Lazorthes Y. Intrathecal opiates for câncer pain. In: Lozano AM, Gildenberg PL, Tasker RR. Textbook of Stereotactic and Functional Neurosurgery. 2 ed. Berlin: Springer. 2009; 2171-96.
6. Cohen SP, Dragovich A. Intrathecal analgesia. Anesthesiol Clin. 2007; 25(4):863-82.
7. Deer TR, Pope JE, Hayek SM, Bux A, Buchser E, Eldabe S, et al. The Polyanalgesic Consensus Conference (PACC): Recommendation son Intrathecal Drug Infusion Systems Best Practices and Guidelines. Neuromodulation. 2017; 20(2):96-132.
8. Deer TR, Hayek SM, Pope JE, Lamer TJ, Hamza M, Grider JS, et al. The Polyanalgesic Consensus Conference (PACC): Recommendations for Trialing of Intrathecal Drug Delivery Infusion Therapy. Neuromodulation. 2017; 20(2):133-54.
9. Gulati A, Puttanniah V, Hung J, Malhotra V. Considerations for evaluatingthe use ofintrathecaldrug delivery in theoncologic patient. Curr Pain Headache Rep. 2014; 18(2):391.
10. Tricumed. Alemanha. IP2000V. Disponível em: http://tricumed.de/fileadmin/user_upload/200D0000500de_A_Produktbroschuere__IP2000V.pdf. Acesso em: 10/09/2018.
11. Medtronic, EUA. SynchroMed II 8637. Infusion system patient manual. Disponível em: https://www.medtronic.com/content/dam/medtronic-com-m/mdt/neuro/documents/pump-syc28637-ptmanl.pdf. Acesso em: 10/09/2018.
12. Bottros MM, Christo PJ. Current Perspectives on Intrathecal Drug Delivery. J Pain Res. 2014; 7:615-26.
13. Perruchoud C, Bovy M, Rutschmann B, Durrer A, Buchser E. Silicone Septum Leakage at the Origin of a Drug Overdose in a Patient Implanted With an Intrathecal Pump. Neuromodulation. 2013; 16(5):467-63.
14. Deer TR. A prospective analysis of intrathecal granuloma in chronic pain patients: A review of the literature and report of a surveillance study. Pain Physicisn. 2004; 7(2):225-8.
15. Yaksh TL, Hassenbusch S, Burchiel K, Hildebrand KR, Page LM, Coffey RJ. Inflammatory masses associated with intrathecal drug infusion: a review of preclinical evidence and human data. Pain Med. 2002; 3(4):300-12.
16. Hassenbush S, Burchiel K, Coffey R et al. Management of intrathecal catheter-tip inflammatory masses: a consensus statement. Pain Med. 2002; 3:313-23.
17. Wu H, Wang D. Radiation-induced alarm and failure of an implanted programmable intrathecal pump. Clin J Pain. 2007; 23(9):826-8.
18. Gebhardt R, Ludwig M, Kirsner S, Kisling K, Kosturakis AK. Implanted intrathecal drug delivery systems and radiation treatment. Pain Med. 2013; 14(3):398-402.
19. Smith TJ, Staats PS, Deer T, Stearns LJ, Rauck RL, Boortz-Marx RL, et al. Randomized Clinical Trial of an Implantable Drug Delivery System Compared With Comprehensive Medical Management for Refractory Cancer Pain: Impacton Pain, Drug-Related Toxicity, andSurvival. J Clin Oncol. 2002; 1;20(19):4040-9.
20. Stearns LJ, Hinnenthal JA, Hammond K, Berryman E, Janjan NA. Health Services Utilizationand Payments in Patients With Cancer Pain: A Comparison of Intrathecal Drug Delivery vs. Conventional Medical Management. Neuromodulation. 2016; 19(2):196-205.
21. Ballantyne JC, Carwood CM. Comparative efficacy of epidural, subarachnoid, and intracerebroventricular opioids in patients with pain due to cancer. Cochrane Database Syst Rev. 2005; 25(1):CD005178.
22. Brogan SE, Winter NB. Patient-controlled intrathecal analgesia for the management of breakthrough câncer pain: a retrospective review and commentary. Pain Med. 2011; 12(12):1758-68.

Capítulo 86

Indicação, Instalação e Manejo de Neuromoduladores Medulares

Tiago da Silva Freitas
Bernardo A. de Monaco

■ INTRODUÇÃO

Histórico da neuromodulação em dor crônica

O termo neuromodulação é definido como a utilização de corrente elétrica ou substâncias químicas aplicadas sobre o sistema nervoso modificando ou alterando suas funções, como no caso, a percepção de dor.[1] A utilização da eletricidade para tratamento de dor advém da antiguidade, com registros sobre a utilização de peixes elétricos (peixe-torpedo) na Grécia, Roma e bagre-do-Nilo no Egito Antigo[1,2] onde a eletricidade era utilizada para tratamento de neuralgias, cefaleias e outras condições dolorosas. Pela história, em 47 a.C., Anterus, um subordinado de Nero, estava sofrendo por crise de gota, com dor. Ele pisou acidentalmente em uma raia elétrica enquanto andava pela praia, levando um choque intenso, mas com melhora imediata na dor. Então, Scribonius Largus, o médico local, passou a recomendar choques do peixe-torpedo para tratamento da dor da gota e para cefaleia.[3] Diz a história que o Imperador Tibério também recebeu tratamento com o peixe-torpedo para crise de gota em 15 a.C.[4]

Em 1870, a estimulação elétrica do córtex cerebral promovendo contrações musculares foi descrita inicialmente em cães, por Fritsch e Hitzig;[5] e em 1874 por Bartholow.[6] Em 1902, Horsley utilizou a estimulação elétrica cutânea para tratamento de dor.[7] Durante o século XIX, Duchenne realizou diversos estudos sobre o emprego da eletricidade em medicina, especialmente em ciências de reabilitação.[8]

Apenas em 1965 que Melzack e Wall publicaram a Teoria das Comportas, postulando um possível mecanismo de abertura e fechamento de comportas tanto por sinalização descendente encefálica assim como por aferências sensitivas, sendo um marco na revolução da interpretação da dor, abrindo espaço para desenvolvimento de diversos tratamentos, como a utilização da neuromodulação, com aplicação de corrente elétrica sobre estruturas nervosas.[9,10]

Com o avanço tecnológico nos últimos anos a neuromodulação invasiva tornou-se uma esperança de tratamento da dor para casos até então considerados intratáveis. Muitos pacientes com dor crônica apresentam limitações em seus tratamentos clínicos e se beneficiam de procedimentos de pouca invasibilidade para melhora de qualidade de vida, enfrentando baixo risco cirúrgico, reversibilidade terapêutica e possibilidade de melhora sintomática, como recentemente tem ocorrido com a indicação para pacientes oncológicos.

Em 1967, Wall e Sweet realizaram o primeiro procedimento invasivo neuromodulatório, em estimulação elétrica em nervos periféricos, com estimulação dos nervos infraorbitais para analgesia. Observaram também que o efeito da analgesia persistia por mais de meia hora após estimulação de apenas dois minutos da região.[11] A latência da analgesia com a estimulação elétrica periférica sugere mecanismos centrais de controle da dor e não apenas o efeito local da estimulação.

Também em 1967 foi realizado o primeiro implante de estimulador medular, por Shealy, Mortimer e Reswick;[12] eles relatam o caso de um paciente com uma dor torácica intratável, secundária a um carcinoma. O paciente foi submetido a implante de um eletrodo para estimulação medular, com alívio total da dor. Após cerca de uma hora com estimulação, a dor voltava a ocorrer, com nova melhora após alteração de parâmetros de estimulação. O paciente acabou falecendo com apenas um dia e meio de tratamento, mas abriu portas para o novo método neuromodulatório que até os dias atuais tem apresentado resultados satisfatórios. O aparelho utilizado por Shealy tinha sido patenteado em 1908, chamado de Electreat (Electreat Inc., Minneapolis, Minnesota).[4] No mesmo ano, Gol publicou relato de caso de aplicação de estimulação elétrica em área septal para alívio de dor.[13]

Quando os geradores de eletricidade puderam ser implantados nos pacientes, como os marca-passos cardíacos, houve uma revolução no campo da neuromodulação no tratamento da dor. Até então, resultados de tratamento de dor de longo prazo somente poderiam ser obtidos com utilização de procedimentos ablativos de uma estrutura ou interrupção de vias dolorosas.[4]

Desde a década de 1960, a modificação da interpretação da dor pelo sistema nervoso central mediante a neuromodulação tem mostrado efetividade em melhora da dor, melhora de qualidade de vida e capacidade funcional, atualmente com evidências na literatura sobre sua eficácia, como no tratamento de dor isquêmica em membros, angina refratária, síndrome de dor regional complexa e em síndrome pós-laminectomia, com a utilização de novos métodos de estimulação.

Estimulação medular: aspectos gerais, indicações consagradas, novas tecnologias

Existe um consenso de especialistas que sugere que pacientes com dores neuropáticas ou isquêmicas que não respondem ao tratamento clínico convencional por 12 a 16 semanas devem ser submetidos a um teste com estimulação medular.[14] A estimulação medular é o método de neuromodulação mais amplamente divulgado, por sua simplicidade de aplicação, baixa morbidade, grande variabilidade de indicações, evidência na literatura e custo-efetividade.[15]

A estimulação medular consiste em um ou mais eletrodos implantados no espaço epidural medular posterior, conectado a um gerador de pulsos implantado na região subcutânea (geralmente glúteo ou abdome). Em sistemas não recarregáveis o gerador de pulsos esgota sua bateria em torno entre 2 a 5 anos, a depender da intensidade de uso, e após isso, deve ser trocado com novo procedimento, onde apenas o local de implante do gerador precisa ser reaberto. Nos sistemas recarregáveis, a bateria do gerador chega a durar cerca de 5 a 10 anos, a depender de seu uso, após isso, também é necessário efetuar a troca do gerador. O método é testável, com o implante de eletrodo medular conectado a um gerador de pulsos externo, para avaliação da possível resposta terapêutica.

Após o primeiro estimulador medular implantado, sua aplicação tem sido aprimorada e indicações ampliadas, algumas com evidência na literatura, como para tratamento de dor isquêmica em membros, angina *pectoris* refratária, síndrome complexa de dor regional[16] e síndrome pós-laminectomia.[17,18] As principais indicações de estimulação medular estão listadas na Tabela 86.1.

Tabela 86.1. Indicações de estimulação medular

Indicação	Melhora esperada
Síndrome Pós-laminectomia	50-60%
Síndrome complexa de dor regional	67-84%
Dor isquêmica em membros	70-80%
Angina, dor visceral, plexo braquial, dor fantasma, dor mielopática, neuralgia pós-herpética, neurites, espasticidade, dor oncológica, entre outros	Dados insuficientes

Fonte: Autoria própria.

Os primeiros eletrodos de estimulação medular foram implantados com realização de laminectomia, durotomia e abertura da aracnoide medular, sendo colocados diretamente sobre o tecido medular (subaracnoideo). Mas, devido a dificuldades de ancoramento do eletrodo, ocorria alta taxa de migração, formação de cicatriz ao redor do eletrodo, fístula liquórica e infecção, a técnica foi alterada inicialmente para subdural, e posteriormente para implante epidural, técnica que tem sido utilizada até hoje.[4]

O implante com o paciente sob anestesia local ou anestesia geral de curta duração foi utilizado desde a década de 70 para que o estímulo fosse testado ainda dentro da sala cirúrgica, já que os melhores resultados em controle da dor ocorriam nos pacientes onde a sensação da estimulação era referida sobre a área dolorosa.[4] Ainda em 1974, Sweet descreveu pacientes que tinham a sensação da estimulação em todo o segmento corpóreo abaixo da região de implante, menos na região onde estava a dor.[19] Com melhorias nas áreas de cobertura dos eletrodos e métodos de monitorização intraoperatórios, hoje o procedimento pode ser realizado sob anestesia geral com segurança.[20]

Em 1978, Pineda relatou casos de tolerância à estimulação, com perda da eficácia iniciando após um mês de terapia evoluindo para falência total após 17 meses. Considerou o fato possivelmente estar relacionado ao tipo de eletrodo (unipolar).[21] Outros autores também relataram perda de eficácia da terapia ao longo do tempo, mesmo Shealy relatou que o paciente inicial apresentava saturação da terapia, necessitando de alterações nos parâmetros de estimulação para se obter novamente a analgesia em horas.[12] A perda de eficácia da estimulação é atualmente responsável por 75% dos explantes.[22]

O primeiro sistema implantável de estimulação medular foi comercializado pela Medtronic (Medtronic Inc. Minneapolis, MN) em 1968.[23] Ainda na década de 1970, o avanço técnico permitiu a ampliação do tratamento de estimulação medular, com a possibilidade de implante percutâneo.[24-26] Apenas em 1981 a Medtronic lançou o primeiro sistema de estimulação medular totalmente implantável, e em 2004, a Boston Scientific (Boston Scientific; Valencia, CA) lançou o primeiro gerador implantável recarregável.[23] O primeiro sistema de implante de eletrodo em placa de forma percutânea foi implementado pela St. Jude (St. Jude Medical Inc, Plano, TX) em 2009,[23] e o primeiro gerador que produz estimulação em alta frequência foi implementado pela Nevro em 2010, com o conceito de estimulação livre de parestesia.[27]

A estimulação em alta frequência permitiu que pacientes tivessem o alívio da dor com estimulação medular sem a necessidade de sentir parestesias sobre a área dolorosa, método até então considerado essencial para boa eficácia. A maioria dos pacientes optam por esse método de estimulação, embora alguns pacientes prefiram sentir a parestesia.[28] Para retirar o possível desconforto gerado pelas parestesias, quando muito intensas, a Medtronic desenvolveu um gerador de pulsos com um acelerômetro, que altera a intensidade de estímulo conforme as alterações posicionais. Com isso, o paciente passaria a não ter as variações com hiper-estimulação quando deitado em decúbito dorsal ou subestimulação quando em pé, já que o estímulo se adaptaria à sua posição. Ainda não há dados mostrando se esse método promove melhor alívio na dor que os métodos tradicionais.[28]

A estimulação medular convencional, ou seja, com baixas frequências (até 130 Hz) também é chamada de estimulação tônica. As estimulações em alta frequência podem ser divididas em: estimulação em salvas (*burst*), estimulação em alta frequência (até 1.200 Hz) e estimulação em 10 kHz (HF10). Existem novos métodos de aplicação de estimulação medular sem geração de parestesia, como a estimulação em alta densidade (também chamada de *high dose* ou de *high density*), com intensidade abaixo do limiar de sensibilidade. Esses métodos de estimulação medular diferem da estimulação convencional por não gerarem parestesia sobre a área dolorosa, e aparentam ter melhor resposta clínica que o método convencional.[29-31] Novos métodos de aplicação de estimulação têm sido avaliados e aplicados, como estimulação pulsada e cíclica.

As estimulações tônica e em alta-frequência ativam um sistema descendente inibidor de dor lateral, atuando em corno posterior da medula, tálamo (ventral-posterolateral e ventral-posteromedial), córtex somestésico primário e secundário. É postulado que a estimulação em salvas (também chamada BurstDR), ativa uma via medial de inibição descente da dor, com estimulação via corno posterior da medula, tálamo (mediodorsal e ventromedial), cíngulo anterior, ínsula anterior e amígdala, sendo uma via com poder de modular sintomas afetivos da dor e não somente nociceptivos.[31]. É postulado que por esse motivo a estimulação em salvas tem eficácia superior à estimulação tônica.[32,33]

O local de implante do estimulador medular obedece uma somatotopia, indicada na Tabela 86.2.

Para melhor obtenção de parestesias na região de dor, os eletrodos foram aprimorados, com desenvolvimento de eletrodos em placa com multicamadas de estimulação, permitindo programações complexas, promovendo maior probabilidade de resposta,[34] embora ainda esteja em andamento estudos para avaliação e comparação de resultados.[35]

Embora os níveis de implante do eletrodo na coluna tenham sido definidos baseados na estimulação tônica, onde havia a maior probabilidade de se obter a parestesia sobre a região dolorosa, isso tem sido questionado nos métodos de estimulação medular sem geração de parestesias.[36]

Tabela 86.2. Nível de implante na coluna e sua relação com a região dolorida

Nível da coluna vertebral	Localização da dor
C2	Face, pescoço
C2-C4	Ombro até mãos
C4-C7	Antebraço até mãos
C7-T1	Porção anterior do ombro
T1-T2	Parede torácica
T5-T6	Abdome
T7-T9	Lombar
T10-T12	Membros inferiores
L1	Períneo, pés, pernas

Fonte: Autoria própria.

A aplicação de monitorização neurofisiológica intraoperatória é utilizada como método para aprimorar o nível de implante, além de otimizar o posicionamento do eletrodo no espaço epidural, evitando lateralização não desejada. Em geral, os eletrodos devem ficar centralizados ou próximos à região central do corno posterior da medula para não gerar estimulação radicular não desejada. Com isso, houve aumento da segurança para se implantar o eletrodo em pacientes sob anestesia geral, tornando o procedimento mais aceitável para pacientes que não se sentem confortáveis em serem operados acordados.[37]

As complicações em implantes de estimulador medular podem ser altas, chegando a até 40% de eventos. As complicações podem ser dividas em: problemas de hardware, complicações cirúrgicas pós-operatórias e complicações biológicas. As principais complicações são: migração de eletrodo 1,37-22% (mais comum em eletrodos tubulares percutâneos: 11-22%, comparado com eletrodo em placa cirúrgico: 1,37 a 11,4%); fratura de eletrodo 3,44%-6%; falha de gerador: até 5%; hematoma subcutâneo: 4%; fístula liquórica: 0,5%; dor na região de implante do gerador: 5%; e infecção: 2,45-4%.[22,36,38,39]

Dentre as causas de explantação do sistema de estimulação medular, as mais comuns foram: falta de cobertura da área de dor (75%), infecção (13,24%), necessidade de realização de exame de ressonância magnética (8,82% – em pacientes com sistemas não compatíveis).[22] Hoje, as principais marcas de estimulares medulares apresentam sistemas totalmente compatíveis com ressonância magnética. A reversibilidade da terapia é uma das características que a torna mais aceitável.

O paciente candidato à estimulação medular deve ser avisado sobre o objetivo da terapia, métodos alternativos para seu tratamento, possíveis complicações, expectativas e possibilidades. É sugerido uma avaliação psicológica e/ou psiquiátrica antes da realização do implante. A realização de teste antes do implante definitivo é recomendada, e sua duração pode variar, sendo em média de 5 a 7 dias.[24,30,35,40] Em alguns países, a duração do teste pode chegar a 30 dias, para se descartar pacientes que terão tolerância precoce. O teste é considerado positivo quando a melhora da dor após a estimulação seja de pelo menos 50%. A cirurgia estagiada com teste de estimulação externa não aumenta a taxa de infecção.[22]

Em pacientes com até dois anos de dor, a taxa de efetividade do tratamento com neuroestimulação é maior (até 85% de sucesso). Em pacientes com mais de dois anos de dor a taxa de controle da dor a longo prazo é menor, chegando a 9% em pacientes com mais de 15 anos de dor,[41,42] assim, quanto mais tempo o paciente demorar para tratar sua dor, menor sua chance de obter melhora significativa.

As contraindicações para estimulação medular são: evidência de doença psiquiátrica ativa e não controlada, incapacidade de aceitar a terapia, infecção sistêmica ou local persistente, imunossupressão, anti-coagulação, antiagregação plaquetária que não pode ser suspensa para realização do procedimento.[17]

No quesito de dores benignas, a estimulação medular tem melhor resultado e melhor custo-benefício para pacientes com síndrome de dor regional complexa, síndrome pós-laminectomia se comparados com terapia clínica conservadora ou terapia com altas de doses de opioides.[17] Quando comparado o custo-benefício de pacientes com síndrome pós-laminectomia e reoperação da coluna vertebral, a estimulação medular também apresenta melhor resultado e melhor custo-benefício.[23,43,44] Também existem estudos mostrando a custo-efetividade da estimulação medular em pacientes com síndrome complexa de dor regional, angina *pectoris* e doença vascular periférica.[17]

■ NEUROMODULAÇÃO MEDULAR NA DOR ONCOLÓGICA

Epidemiologia da dor no câncer e histórico da neuromodulação em pacientes oncológicos

Estimativas da literatura demonstram que nove milhões de pessoas sofrem dor relacionada ao câncer a cada ano, levando à depressão, perda da qualidade de vida, menor resiliência e tolerância aos tratamentos e aumentando a dificuldade e morbi/mortalidade para os pacientes e seus cuidadores.[45] A dor é frequentemente o primeiro sintoma da doença oncológica e tem uma prevalência estimada de 50% dos pacientes no momento do diagnóstico.[45] Existe ainda uma correlação direta da intensidade e frequência da dor com o estadiamento da doença oncológica, diretamente proporcional às doenças mais avançadas: 3 em cada 4 pacientes apresentam dor moderada ou severa,[45] 10-15% dos pacientes com dor oncológica não obtêm controle da dor com a otimização medicamentosa[46] cerca de 20-30% dos pacientes com dor oncológica são refratários ao uso de opioides, enquanto 50% relatam controle inadequado da dor e 25% de pacientes com câncer morrem com dor.[47-50] A dor na doença oncológica leva a um sofrimento ainda maior, pois o paciente é relembrado (pela dor) de ser portador de uma doença estigmatizada como terminal (câncer), trazendo o sofrimento de perda iminente e de aproximação da morte, mesmo que estes não sejam verdadeiros. Assim, diferentemente da dor em doenças benignas, a dor na doença oncológica é amplificada pelo estado emocional do paciente.

A organização mundial de saúde (OMS) possui um *guideline* clássico[51] para o tratamento da dor em pacientes com câncer, que se baseia 3 etapas de tratamento a depender da intensidade e do controle da dor. Neste *guideline*, amplamente divulgado e conhecido, os tratamentos seguem uma escala analgésica: Primeira etapa, anti-inflamatórios não esteroidais (AINEs), aspirina, acetaminofeno são utilizados para dor leve a moderada. No Brasil, a dipirona está incluída nessa etapa, já que essa medicação não é liberada em alguns países formadores de opinião. Na segunda etapa, opioides "fracos" em caso de falha no uso das medicações anteriormente descritas. Na terceira etapa, uso de opioides de "forte intensidade" para dor moderada/intensa. O uso de medicações adjuvantes pode ser associado e em caso de falha na terceira etapa o uso de procedimentos invasivos no tratamento da dor deve ser considerado.

Embora esse *guideline* seja extremamente útil, em nossa opinião pessoal, existe um paradigma no tratamento da dor oncológica, que tem evoluído para o tratamento multimodal, ou seja, ao invés de seguir a abordagem gradual da consagrada escala analgésica da OMS, tem-se optado pelo uso associado e precoce de intervenções para alívio do quadro doloroso, não deixando esta opção de tratamento como "último recurso" na escada de tratamento. Neste sentido, a neuromodulação medular, técnica minimamente invasiva, pode apresentar importante papel na melhora da qualidade de vida destes pacientes.

Historicamente, apesar dos dois primeiros implantes na literatura terem sido realizados em 2 pacientes oncológicos (um paciente com carcinoma broncogênico e outro com adenocarcinoma pélvico com invasão de raízes sacrais),[52] a neuromodulação medular se desenvolveu principalmente no tratamento de dor crônica "não oncológica", com resultados mais evidentes na síndrome pós-laminectomia (síndrome do insucesso da cirurgia espinhal), dor crônica isquêmica de membros, síndrome de dor regional complexa e outros estados de dor crônica como angina *pectoris*.[52]

Resultados de literatura

Com relação à evidência de literatura, infelizmente ainda existe uma lacuna de literatura médica de forte evidência na determinação da eficácia desta terapia em pacientes com dor oncológica. A Sociedade Internacional de Neuromodulação (INS – International Neuromodulation Society) possui consensos estabelecidos de indicação do uso da neuromodulação espinhal, verdadeiros *guidelines* de importante qualidade técnica,[17] entretanto, a recomendação do último consenso estabelece apenas que a estimulação medular deve ser utilizada em pacientes oncológicos com doença estável onde se obteve boa cobertura da área dolorosa com a estimulação e com boa resposta ao teste.[17]

Uma primeira revisão da Cochrane de 2013 foi realizada, abordando o tema: "estimulação medular no tratamento da dor oncológica em adultos", com novo *update* em 2015.[53] Nestas revisões foram realizadas buscas sobre o tema nas bases de literatura da Medline, EMBASE. A conclusão destas revisões foi de que: "não foram encontrados novos estudos desde a revisão original. Como resultado, as evidências atuais, baseadas em estudos pequenos e de baixa qualidade são insuficientes para estabelecer o papel da estimulação medular no tratamento da dor refratária em pacientes com câncer. Embora existam 4 séries de casos apontando para algum benefício da EM, àqueles pacientes com dor refratária ao câncer devem consultar médicos experientes em manejo da dor e medicina paliativa. Os médicos que optam por incorporar o SCS nos esquemas de controle da dor devem basear suas decisões em suas habilidades/especialidades, a preferência de seus pacientes, e a disponibilidade das melhores técnicas em intervenções no manejo da dor". Na literatura médica a maioria dos estudos relacionando estimulação medular no tratamento da dor no câncer diz respeito a séries de casos não randomizados e relatos de casos.

O maior estudo publicado em pacientes com câncer é de Shimoji e colaboradores,[54] em 1993 com 45/52 pessoas experimentando mais de 50% de alívio da dor. A maioria dos pacientes tinha dor localizada no tronco, mas alguns deles apresentavam cefaleia, cervicalgia e radiculopatias. Curiosamente, utilizando uma frequência de 1,6 a 8 Hz, a dor devida ao carcinoma/sarcoma teve melhor resposta em comparação com outros grupos, incluindo herpes zoster e tromboangite obstrutiva/arteriosclerose obstrutiva. O estudo foi limitado na medida em que em 49 dos casos, o estimulador foi retirada durante os estágios terminais da doença.

Em um outro estudo observacional de 15 pacientes com lombalgia dor relacionada ao diagnóstico de adenocarcinoma colorretal ou angiossarcoma, todos os pacientes relataram mais de 50% de melhora na EAV de dor nos 12 meses seguintes ao implante. Encorajosamente, 8 dos 15 pacientes interromperam uso de opioides e cinco pacientes demonstraram redução da dose.[55]

Outra série de casos de 14 pacientes com câncer de pulmão e dor após toracotomia e radiação pós-operatória mostrou importantes resultados de alívio da dor em todos os pacientes (mais de 50% na escala EVA de dor) e redução de uso de opioides aos 12 meses.[56]

Existem vários relatos na literatura de casos clínicos de dor oncológica bem-sucedidos com uso de estimulação medular: dor neuropática periférica induzida por IL-2 em melanoma,[57] mielite transversa induzida por radiação,[58,59] dor neuropática após ressecção de meningioma,[60] dor após a quimioterapia com cisplastina e gencitabina para carcinoma pancreático,[61] dor bilateral nas extremidades inferiores por carcinoma de células renais metastático,[62] dor na virilha por cirurgia e radiação para tratar o carcinoma de células metastáticas do ânus, dor nas costas e nas extremidades inferiores após cirurgia e radiação do carcinoma metastático do cólon,[63] dor testicular após tratamento de adenocarcinoma de testículo,[64] dor sacral por melorreostose.[65]

Mecanismos de ação da neuromodulação medular no tratamento da dor relacionada ao câncer

Embora não seja objetivo deste capítulo descrever aspectos de fisiopatologia de dor e da neuromodulação espinhal tratar algumas síndrome dolorosas de caráter nociceptivo e neuropático, é a presença de dor crônica de caráter neuropático a principal indicação desta terapia. O mesmo se aplica aos pacientes com dor oncológica candidatos à mesma.

A dor neuropática oncológica apresenta alguns aspectos fisiopatológicos de lesão do sistema nervos periférico e/ou central semelhantes à dor neuropática na dor "benigna" (alterações de funcionamento neuronal, sensibilização periférica, alterações de canais iônicos, receptores e neurotransmissores). Por outro lado, existem algumas peculiaridades da dor neuropática oncológica, especialmente no que diz respeito à natureza da lesão, o tempo de aparecimento da dor e a frequente coexistência de estados de dor não neuropática. A literatura aponta que 15-40% das dores de origem oncológica são puramente neuropáticas.[66]

A dor oncológica pode frequentemente ter mais de uma etiologia, independente de ser nociceptiva ou neuropática.[66] Por exemplo, a dor de caráter visceral pode surgir de invasão tumoral primária e da distensão das vísceras. A dor somática pode resultar de estiramento da cápsula visceral de um órgão acometido e de mediadores inflamatórios liberados pela lesão tumoral. A dor neuropática pode surgir da invasão ou compressão de estruturas nervosas por invasão tumoral local, por metástases em estruturas nervosas (como na carcinomatose meníngea) e metástases envolvendo o sistema nervoso. As células tumorais podem obstruir microvasculatura levando à isquemia de estruturas nervosas levando à dor neuropática. Metástases no sistema nervoso central e mielopatia induzidas por radioterapia podem trazer quadros de dor central de difícil controle. Síndromes paraneoplásicas podem ser associadas com dor neuropática. Causas iatrogênicas de dor neuropática em pacientes com câncer incluem sequelas de procedimentos cirúrgicos, lesão por radioterapia e quimioterapia (Tabela 86.3).

A dor associada à massa o efeito de câncer envolvendo órgãos viscerais é mediado mecanismos nociceptivos e neuropáticos; a dor óssea metastática é mediada predominantemente por mecanismos nociceptivos, e dor secundária ao envolvimento do neuroeixo ou sistema nervoso periférico é de natureza neuropática.

Tabela 86.3. Etiologia de dores oncológicas

Dor oncológica neuropática	Dor oncológica nociceptiva
Invasão tumoral direta	Invasão tumoral direta
Carcinomatose meníngea	Distensão capsular tecidual
Isquemia da microvasculatura neural	Mediadores inflamatórios relacionados ao câncer
Metástases para o sistema nervoso	Fratura vertebral
Dor central	
Síndromes paraneoplásicas	
Mononeurite múltipla	
Iatrogênica • Debridamento cirúrgico • Neurite induzida por radiação, plexites e mielites • Induzida por quimioterapia: neuropatia periférica	

Adaptada de Flaggll A, et al. Spinal Cord Stimulation in the treatment of Cancer-Related Pain: "Back to the Origins". Curr Pain Headache Rep. 2012; 16:343-9.[66]

Como dito anteriormente neste capítulo, Norman Shealy implantou o primeiro estimulador na medula espinhal pouco depois da proposição da Teoria do Controle do Portão de Melzack e Wall, em 1965. Por muitos anos, essa teoria serviu como modelo para explicar mecanismo de ação do estimulador da medula espinhal. A teoria propunha que existe um "portão" no corno dorsal de a medula espinhal que governa a transmissão de estímulos nociceptivos de aferentes sensoriais, através do trato espinotalâmico chegando aos centros superiores para a percepção da dor. O aferentes nociceptivos das fibras Aδ e C formam sinapses para os neurônios de projeção dos tratos espinotalâmicos no corno dorsal da medula espinhal que transmite a dor sinais para os centros superiores, "abrindo o portão" quando estimulado. As grandes fibras Aβ mielinizadas que transportam input sensorial não nociceptivo (senso de posição articular, vibração, tato, etc.), quando estimulados na mesma região, resultariam no "fechamento" do portão.

No entanto, tornou-se cada vez mais claro que o "fechamento do portão" mediado pelas fibras Aβ era insuficiente para explicar o mecanismo de ação do estimulador da medula espinhal. A teoria não explicava porque a dor nociceptiva aguda não era bloqueada pela estimulação medular tônica e essa teoria era insuficiente para explicar o efeito da estimulação medular no tratamento da dor de origem vascular.[64]

Desde o final da década de 1970, estudos animais e clínicos[64] mostraram novos modelos fisiológicas da ação da neuromodulação em coluna dorsal. Estudos com estimulação medular em ratos e medidas de microdiálise mostraram que os níveis de GABA (ácido gama-aminobutírico), um neurotransmissor inibitório, e de acetilcolina aumentam durante a estimulação. O fato sugere que a diminuição do impulso doloroso deve-se a neurônios inibitórios, que podem ser GABAérgicos ou colinérgicos.

Há evidências crescentes de que a estimulação medular fornece analgesia em dor neuropática via estimulação antidrômica de fibras nociceptivas que ocasionariam liberação de substâncias vasoativas que atuariam no sistema nervoso simpático.[64] A vasodilatação induzida pelo estímulo medular envolve a liberação do peptídeo CGRP relacionado ao gene da calcitonina de aferentes primários, e possivelmente por antagonistas de CGRP.[68] A liberação do CGRP pode produzir vasodilatação por ligação aos seus receptores no endotélio vascular, induzindo assim a liberação de óxido nítrico.[69]

Embora a estimulação medular seja tradicionalmente usada para dor neuropática e condições isquêmicas, um crescente número de relatos descreve sua eficácia na doença visceral.[70] A literatura recente demonstrou envolvimento significativo das vias da coluna dorsal na transmissão de sinais nas síndromes de dor visceral.[71] Vários estudos clínicos demonstraram alterações comportamentais, eletrofisiológicas em animais que demonstraram que lesões na coluna dorsal levaram à diminuição da ativação de componentes talâmicos por estímulos viscerais, inibição suprimida de atividade induzida por estimulação nociva visceral, e impedida a potenciação do reflexo visceromotor (RVM) evocado pela distensão colorretal sob condições inflamatórias.[72]

■ INDICAÇÕES FORMAIS DA ESTIMULAÇÃO MEDULAR EM DOR ONCOLÓGICA

Indicações

Conforme já comentado, a indicação da utilização de estimulação medular em dor oncológica pode ser considerada para dores com aspecto neuropático significativo que mostra-se refratária à medicações via oral, ou demanda grande carga de medicação, levando o paciente a restrição em suas atividades cotidianas em decorrência da dor. O prognóstico da doença oncológica deve ser considerado antes da indicação do implante de neuroestimulador; é sugerido decisão multidisciplinar, com prognóstico a partir de 6 meses de vida.

Como exemplo de indicações práticas, mostramos a Tabela 86.4.

■ MANEJANDO PACIENTES COM IMPLANTE DE ELETRODO MEDULAR EM DOR ONCOLÓGICA

Técnica cirúrgica

As principais técnicas para implante de eletrodos de estimulação medular consistem implante percutâneo ou implante cirúrgico, com cirurgia aberta.

A técnica percutânea é a mais indicada em pacientes oncológicos, considerando a fragilidade do paciente, a maior rapidez para o implante, com menor tempo anestésico ou mesmo implante sob anestesia local. A técnica consiste em punção até o espaço epidural, com identificação de localização geralmente pela perda de resistência com

Tabela 86.4. Exemplos de indicação de uso de neuromodulação espinhal na dor oncológica e momento ideal de uso

Indicações clínicas	Momento correto do implante de eletrodo medular
Carcinoma broncogênico	Falha do segundo degrau dos *guidelines* da OMS
Câncer de mama (dor neuropática de parede torácica) com ou sem invasão de plexo	Evolução rápida ao terceiro degrau da OMS – com controle inadequado mesmo com uso de opioides
• Câncer abdominal • Câncer pélvico com invasão do plexo lombossacro (envolvendo trato gastrointestinal e sistemas urogenitais) • Iatrogênico (polineuropatia induzida por quimioterapia e/ou radioterapia, lesão neural após procedimento de cirurgia oncológica)	Bom controle com uso de opioides, mas evoluindo com efeito colaterais

Adaptada de Flaggll A, et al. Spinal Cord Stimulation in the treatment of Cancer-Related Pain: "Back to the Origins". Curr Pain Headache Rep. 2012; 16:343-9.[66]

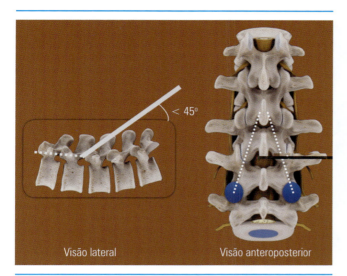

Figura 86.1. Visão lateral: a agulha de inserção do eletrodo percutâneo não deve passar de 45° com relação à pele. Visão anteroposterior: a entrada dos eletrodos deve ser direcionada de lateral para medial, sugerida à entrada dois níveis abaixo da inserção do eletrodo, na altura da projeção dos pedículos ou medial aos mesmos. (Fonte: Acervo pessoal dos autores.)

seringa de baixa-pressão. Assim, passa-se o eletrodo que pode ser guiado até o alvo almejado, conforme somatotopia indicada na Tabela 86.2. O nível de punção percutânea deve ser pelo menos de dois níveis abaixo do alvo de estimulação, assim como, pela pele, a punção não deve passar o ângulo de 45 graus, para evitar direcionamento do eletrodo no compartimento epidural anterior (o alvo é o compartimento posterior). Após o correto posicionamento do eletrodo, o mesmo é ancorado na fáscia muscular no nível da punção, para minimizar a taxa de migração, e então passa-se um tunelizador até a loja onde será implantado o gerador. A Figura 86.1 ilustra esquematicamente como deve ser realizada a punção:

O implante cirúrgico de eletrodos consiste em posicionamento do paciente em decúbito ventral, anestesia geral (mais indicado) ou sedação leve com anestesia local (menos indicado por haver maior risco de mal-posicionamento de eletrodo e menor taxa de sucesso da terapia).[67] A monitorização intraoperatória permite a otimização do posicionamento do eletrodo medular, fornecendo dados importantes, como a linha média fisiológica da medula (que não necessariamente coincide com a linha média anatômica), nível somatotrópico de estimulação, além da monitorização da função medular. Com a monitorização neurofisiológica, tornou-se mais seguro operar pacientes sob anestesia geral.

A incisão deve ser realizada abaixo do processo espinhoso de um nível abaixo do nível almejado para o eletrodo, uma vez que diferentemente dos eletrodos percutâneos, os eletrodos cirúrgicos não deslizam pelo espaço epidural, não sendo possível implantar a base do eletrodo em placa dois níveis acima de sua introdução. Após incisão, a musculatura paravertebral é afastada, sem necessidade de secção, até exposição dos processos espinhosos (do nível abaixo de sua entrada, e nível acima de sua entrada. Pode ser necessário realização de laminectomia par-

cial, caso o espaço interespinhoso não seja amplo. Após abertura do ligamento amarelo, é possível visualização da gordura epidural, e abaixo dela a duramater. Nesse momento o eletrodo pode ser inserido sob a lâmina do corpo vertebral adjacente.

Em casos de estenose de canal concomitante, é necessário a criação de espaço para implante do eletrodo, sendo assim necessário realização de laminotomia ou laminectomia (sendo essa menos aconselhada, pelo aumento do fator gravitacional sobre a terapia, ou seja, a variação da distância entre eletrodo no espaço epidural e medula dentro da duramater sofre maior variação quando o paciente fica em posição ortostática ou em decúbito dorsal. Após o implante do eletrodo em placa, os fios do eletrodo são ancorados em estruturas adjacentes, como fáscia ou ligamento, com folga para que não ocorra fratura com os movimentos de flexo-extensão da coluna. Após isso, o fio é tunelizado no subcutâneo até a loja do gerador, que pode ficar na região glútea ou abdominal. Para alguns casos, outros locais de gerador podem ser considerados, como subclávia, axilar, lombar ou torácica (Figura 86.2).

Vantagens e desvantagens do estimulador medular

O implante de estimulador medular apresenta-se como tecnicamente relativamente fácil de se realizar, efetivo e seguro e é prontamente reversível em caso do paciente não apresentar uma boa resposta à esta terapia. Mais ainda, existe a vantagem da possibilidade de realização de testes pré-implante, pelo qual podemos avaliar resposta real ao uso desta terapia (e consequentemente medir a real necessidade do implante definitivo), avaliação prévia de mudança de qualidade de vida e de diminuição de opioides com o uso da mesma.

A estimulação medular constitui técnica minimamente invasiva, com poucos efeitos colaterais, geralmente tratáveis. O paciente portador de um estimulador medular não apresenta restrições para a grande maioria de suas atividades: viagens, atividades de reabilitação, natação, podem ser realizadas após o período de cicatrização do eletrodo no espaço peridural. Os modelos mais atuais são em sua maioria compatíveis com exames de ressonância magnética, usualmente requerida em pacientes oncológicos.

Em geral a principal limitação desta terapia no tratamento da dor oncológica é de que a mesma não funciona para todos os pacientes. A maioria dos estudos mostram que 50-60% dos pacientes submetidos ao teste com eletrodo serão candidatos ao implante definitivo. Entretanto, graças às novas formas de neuroestimulação já citadas previamente (estimulação em *burst* ou salvas, estimulação em alta frequência) e ao desenvolvimento de novos materiais (como eletrodos de gânglio de raiz dorsal) a chance de melhora com uso de terapia tem aumentado progressivamente.

Como qualquer tratamento cirúrgico e com uso de próteses implantáveis existem uma série de complicações que podem ser advindas do procedimento cirúrgico, e que serão melhor debatidas abaixo: migração de eletrodo, falhas de conexão entre eletrodo e gerador, fratura/quebra de eletrodo, dor no sítio do gerador, infecção, reação alérgica ao material do implante, sangramento epidural, dor no local do implante, lesão dural com fístula liquórica,

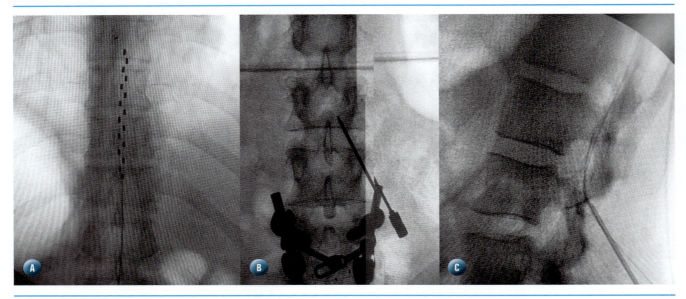

Figura 86.2. (A-C) Radioscopia mostrando implante de eletrodo medular percutâneo em paciente com dor oncológica de difícil controle e com lesão expansiva que evoluiu com invasão de coluna lombar com necessidade de fixação cirúrgica. Procedimento utilizado no tratamento de dor neuropática em dermátomos de L4-L5 à esquerda. (Fonte: Acervo pessoal dos autores.)

cefaleia pós-punção dural, necessidade de ajuste de programação devido à fibrose reacional ao eletrodo no espaço peridural, perda do efeito de estimulação.

Manejando complicações

O implante de eletrodo medular é um procedimento relativamente seguro, reversível, que pode ser utilizado por longos períodos de seguimento, minimamente invasivo, não interferir com o sistema imunológico, não causar dependência, não causa ganho de peso ou hiperalgesia. Apesar disso, dados da literatura (REF. Consenso da INS) mostram que 30-40% dos pacientes vão necessitar de revisão de seu sistema devido à diferentes tipos de complicações.

A Sociedade Internacional de Neuromodulação (INS- *International Neurmodulation Society*), órgão mundial de referência no uso de neuromodulação, possui vários *guidelines*/consensos que tratam do melhor manejo e indicação de todas as terapias de neuromodulação para o tratamento da dor. Estes documentos são elaborados por um conjunto de especialistas e aliado à extensa pesquisa bibliográfica na literatura. Eles têm servido como um guia no manejo desta terapia nos pacientes com dor crônica.

Podemos dividir os tipos de complicação do procedimento de implante de eletrodo medular em 3 diferentes formas:

A. Complicações relacionadas ao sistema (*hardware*)
   A1. Mecânicas: fratura ou desconexão de eletrodo: 5,9-9,1%; migração: 1,3-13,6%; falha de bacteria/gerador: 1,7%;
   A2. Biológicas: infecção: 3,4-10%; reação alérgica: relatos de caso na literatura; seroma de gerador: 2,5%; fibrose epidural: relatos de caso na literatura; hematoma epidural: 0,3%; escara de pele: 1,2-3%; dor na região de implante do gerador: subnotificado, estima-se que esteja em torno de 64% com desconforto ou alguma dor e 8% com dor intensa;

B. Complicações relacionadas à técnica cirúrgica: punção dural: 0,3-2% (em eletrodos percutâneos, em eletrodos cirúrgicos essa complicação é muito rara); lesão medular/radicular: relatos de caso na literatura, compressão mecânica de raízes/medular: relatos de caso na literatura;

C. Complicações relacionadas ao paciente: basicamente dizem respeito à correta indicação do procedimento; correta explicação da terapia a ser aplicada, nível de compreensão do paciente sobre o procedimento a ser realizado e nível de satisfação almejada. Uma boa relação médico-paciente diminui a insatisfação do paciente com a terapia, que não é uma cura, mas sim um método para promover melhor qualidade de vida.

Para cada uma das complicações citadas apresentamos recomendações de manejo e prevenção das mesmas, conforme consenso da INS[17] (Tabelas 86.5, 86.6 e 86.7).

Ainda com relação a infecção e sangramento, o consenso da INS recomenda as seguintes precauções específicas:

- Avaliar histórico de infecções e presença de infecção dentária, dermatológica e urológica;
- Checar infecção urinaria com exames de EAS e urocultura prévios;
- Antibioticoprofilaxia pré-operatória;
- Controle glicêmico;
- Suspensão do tabagismo;
- Avaliação da integridade da pele no sítio dos geradores definitivos;
- Manejo de antiagregantes/anticoagulantes em concomitância com o médico assistente (Tabela 86.8).

Capítulo 86 – Indicação, Instalação e Manejo de Neuromoduladores Medulares — 1053

Tabela 86.5. **Exemplos, manejo e prevenção de complicações do implante de eletrodo**

Complicação mecânica	Prevenção
Fratura ou desconexão de eletrodo	• Uso de técnica de ancoramento adequado (ancoramentos de estresse) • Evitar fixação em estruturas móveis como articulações • Distância do gerador mais próxima dos eletrodo definitivos
Migração	• Ancoramento no ligamento supraespinhoso • Utilizar âncoras mecânicas • Eletrodos em placa: menor migração • Limitação de movimentação de rotação do paciente após cirurgia • Tipo de fios no ancoramento (fios não absorvíveis)
Falha de bateria/gerador	• Teste intraoperatório da impedância em todas as conexões • Suturas de fortalecimento na conexão entre extensão e gerador • Profundidade correta do gerador

Adaptada de Deer T, et al. The Appropriate use of Neurostimulation: Avoidance and Treatment of Complications of Neurostimulation Therapies for the Treatment of Chronic Pain. Neuromodulation. 2014; 17:571-98.

Tabela 86.6. **Exemplos de manejo de complicação biológica nos implantes de estimuladores medular**

Complicação biológica	Manejo/prevenção
Infecção	• Identificar condições imunossupressoras • Antibióticos pré e intraoperatórios • Considerar como cirurgia de prótese: "alto risco de contaminação" e todos os cuidados envolvidos • Práticas intraoperatórias
Seroma de gerador	• Bolsa de implante pequena, hemostasia rigorosa • Evitar espaço morto • Evitar uso excessivo de cautério (bisturi elétrico)
Reação alérgica	• Investigação prévia em pacientes suspeitos
Hematoma epidural	• Identificar pacientes em uso de anticoagulantes/antiagregantes • Manejo de outras drogas que interferem com anticoagulação
Escara de pele	• Observar fatores sistêmicos de cicatrização • Profundidade de gerador e extensões

Adaptada de Deer T, et al. The Appropriate use of Neurostimulation: Avoidance and Treatment of Complications of Neurostimulation Therapies for the Treatment of Chronic Pain. Neuromodulation. 2014; 17:571-98.

Tabela 86.7. **Complicações e como preveni-las**

Complicação técnica-cirúrgica	Prevenção
Punção dural	• Atenção com pacientes pouco cooperativos (agitados), pacientes com cirurgia prévia, estenose espinhal e calcificação do ligamento amarelo
Lesão neural ou medular	• Pacientes com anestesia geral sem monitorização • Múltiplas tentativas de punção/passagem do eletrodo em placa
Compressão mecânica de nervos ou medula	• Avaliar estenose espinhal no nível do implante (geralmente torácico)

Adaptada de Deer T, et al. The Appropriate use of Neurostimulation: Avoidance and Treatment of Complications of Neurostimulation Therapies for the Treatment of Chronic Pain. Neuromodulation. 2014; 17:571-98.

As medidas básicas para se evitar complicações relacionadas ao paciente em implante de eletrodo medular:

• Avaliação psicológica pré-operatória obrigatória;

• Orientações aos pacientes sobre a terapia e as reais expectativas de resposta no tratamento da dor;

• Indicação precisa com correto diagnóstico semiológica da causa de dor do paciente.

Tabela 86.8. Manejo de anticoagulantes para implante de eletrodos medulares de acordo com o consenso da INS

Anticoagulante	Recomendação para o teste	Recomendação para implante definitivo
Varfarina	Descontinuar 5-7 dias antes do procedimento, INR < 1,5, retornar 24 h após remoção do eletrodo. Em caso de reversão preferir usar vitamina K	Descontinuar 5-7 dias antes do procedimento, INR < 1,5, retornar 24 h após implante definitivo
Enoxaparina (heparinas de baixo peso molecular)	Mantenha até 24 h antes do procedimento, retorno 24 h após retirada do eletrodo teste. Não usar durante o teste	Mantenha até 24 h antes do procedimento, retorno 24 h após implante de eletrodo definitivo
Clopidogrel	Paciente com alto risco cardiológico: 5 dias de suspensão previamente ao procedimento. Paciente com baixo risco cardiológico: 7-10 dias. Retorno 24 h após remoção do eletrodo teste	Paciente com alto risco cardiológico: 5 dias de suspensão previamente ao procedimento. Paciente com baixo risco cardiológico: 7-10 dias. Retorno 24 h após implante definitivo
Effient	Suspensão de 7-10 dias antes do procedimento. Retorno 24 h após remoção do eletrodo teste	Suspensão de 7-10 dias antes do procedimento. Retorno 24 h após implante definitivo
Ticlopidina	Suspensão 14 dias antes do procedimento. Retorno 24 h após remoção do eletrodo teste	Suspensão 14 dias antes do procedimento. Retorno 24 h após implante definitivo
Abaximabe, eptifibatide, tirofiban (inibidor plaquetário)	Suspensão 3 dias antes do procedimento. Retorno 24 h após remoção do eletrodo teste. Alguns estudos (ref. 50 do consenso) recomendam não utilizar por 4 semanas após procedimento	Suspensão 3 dias antes do procedimento. Retorno 24 h após implante eletrodo definitivo. Alguns estudos (ref. 50 do consenso) recomendam não utilizar por 4 semanas após procedimento
Dipiridamol	Suspensão 7 dias antes do procedimento. Retorno 24 h após remoção do eletrodo teste	Suspensão 7 dias antes do procedimento. Retorno 24 h após implante definitivo
Anti-inflamatórios não esteroidais (naproxeno, cetorolaco, ibuprofeno, etodolaco etc.)	Suspensão 7 dias antes do procedimento. Retorno 24 h após remoção do eletrodo teste	Suspensão 7 dias antes do procedimento. Retorno 24 h após implante definitivo
Aspirina	Suspensão 7 dias antes do procedimento. Retorno 24 h após remoção do eletrodo teste	Suspensão 7 dias antes do procedimento. Retorno 24 h após implante definitivo
Ervas (ginseng, ginkgo-biloba)	Suspensão 7 dias antes do procedimento. Retorno 24 h após remoção do eletrodo teste	Suspensão 7 dias antes do procedimento. Retorno 24 h após implante definitivo
Pradaxa (dagibatrana) Xarelto (rivaroxabana)	Suspensão 5 dias antes do procedimento. Retorno 24 h após remoção do eletrodo teste	Suspensão 5 dias antes do procedimento. Retorno 24 h após implante definitivo
Heparina EV	Cuidados especiais: internação e manejo individualizado (meia-vida variável), pode ser necessário uso de plaquetas endovenosas	Cuidados especiais: internação e manejo individualizado (meia-vida variável), pode ser necessário uso de plaquetas endovenosas
Heparina SC	Cuidados especiais: internação e manejo individualizado (meia-vida variável), pode ser necessário uso de plaquetas endovenosas	Cuidados especiais: internação e manejo individualizado (meia-vida variável), pode ser necessário uso de plaquetas endovenosas

Fonte: Adaptada de Deer T, et al. The Appropriate use of Neurostimulation: Avoidance and Treatment of Complications of Neurostimulation Therapies for the Treatment of Chronic Pain. Neuromodulation. 2014; 17:571-98.

■ REFERÊNCIAS BIBLIOGRÁFICAS

1. Gildenberg PL. History of Electrical Neuromodulation for Chronic Pain. In: Gol A. Relief of pain by electrical stimulation of the septal area. J Neurol Sci. 2006; 5:115-20.
2. Teixeira MJ, Okada M. História da Dor. São Paulo: Casa Leitura Médica; 2010.
3. Stillings D. A survey of the history of electrical stimulation for pain since 1900. Med Instrum. 1975; 9:255-9.
4. Gildenberg PL. The use of pacemakers (Electrical Stimulation) in Functional Neurological Disorders. In Functional Neurosurgery. New York: Raven Press. 1979; 59-74.
5. Fritsch G, Hitzig E. Electric excitability of the cerebrum (Uber die elektrische Erregbarkeit des Grosshirns). Epilepsy Behav. 2009; 15:123-30.

6. Bartholow R. Experimental Investigations into the Functions of the Human Brain. Amer J Med Sci. 1874; 66:305-13.
7. Morgan JP. The first reported case of electrical stimulation of the human brain. J Hist Med Allied Sci. 1982; 37:51-64.
8. Duchenne G-B. De l'électrisation localisée et de son application à la physiologie, à la pathologie et à la thérapeutique (3e édition), par le Dr Duchenne, de Boulogne. Paris: JB Baillière; 1806-1875.
9. Melzack R, Wall PD. Pain mechanisms: a new theory. Science. 1965; 150:971-9.
10. Melzack R. From the gate to the neuromatrix. Pain Suppl. 1999; 6:S121-S126.
11. Wall PD, Sweet WH. Temporary abolition of pain in man. Science. 1967; 155:108-9.

12. Shealy CN, Mortimer JT, Reswick JB. Electrical inhibition of pain by stimulation of the dorsal columns: preliminary clinical report. Anesth Analg. 1967; 46:489-91.
13. Gol A. Relief of pain by electrical stimulation of the septal area. J Neurol Sci. 1967; 5:115-20.
14. Simpson EL, Duenas A, Holmes MW, Papaioannou D, Chilcott J. Spinal cord stimulation for chronic pain of neuropathic or ischaemic origin: systematic review and economic evaluation. Health Technol. Assess Winch Engl. 2009; 13(iii, ix-x):1-154.
15. Kumar K, Rizvi S. Cost-effectiveness of spinal cord stimulation therapy in management of chronic pain. Pain Med Malden Mass. 2013; 14:1631-49.
16. Manca A, Kumar K, Taylor RS, Jacques L, Eldabe S, Meglio M, Molet J, Thomson S, O'Callaghan J, Eisenberg E, et al. Quality of life, resource consumption and costs of spinal cord stimulation versus conventional medical management in neuropathic pain patients with failed back surgery syndrome (PROCESS trial). Eur J Pain Lond Engl. 2008; 12:1047-58.
17. Deer TR, Mekhail N, Provenzano D, Pope J, Krames E, Leong M, Levy RM, Abejon D, Buchser E, Burton A, et al. The appropriate use of neurostimulation of the spinal cord and peripheral nervous system for the treatment of chronic pain and ischemic diseases: the Neuromodulation Appropriateness Consensus Committee. Neuromodulation J Int Neuromodulation Soc. 2014; 17:515-50; discussion 550.
18. Kumar K, Taylor RS, Jacques L, Eldabe S, Meglio M, Molet J, Thomson S, O'Callaghan J, Eisenberg E, Milbouw G, et al. Spinal cord stimulation versus conventional medical management for neuropathic pain: a multicentre randomised controlled trial in patients with failed back surgery syndrome. Pain. 2007; 132:179-88.
19. Sweet WH, Wepsic JG. Stimulation of the posterior columns of the spinal cord for pain control: indications, technique, and results. Clin Neurosurg. 1974; 21:278-310.
20. Shils JL, Arle JE. Intraoperative neurophysiologic methods for spinal cord stimulator placement under general anesthesia. J Int Neuromodulation Soc. 2012; 15:560-71; discussion 571-2.
21. Pineda A. Complications of dorsal column stimulation. J Neurosurg. 1978; 48:64-8.
22. Maldonado-Naranjo AL, Frizon LA, Sabharwal NC, Xiao R, Hogue O, Lobel DA, Machado AG, Nagel SJ. Rate of Complications Following Spinal Cord Stimulation Paddle Electrode Removal. J Int Neuromodulation Soc; 2017.
23. Kumar K, Rizvi S. Historical and present state of neuromodulation in chronic pain. Curr Pain Headache Rep. 2014; 18:387.
24. Erickson DL. Percutaneous trial of stimulation for patient selection for implantable stimulating devices. J Neurosurg. 1975; 43:440-4.
25. Hoppenstein R. Percutaneous implantation of chronic spinal cord electrodes for control of intractable pain: preliminary report. Surg Neurol. 1975; 4:195-8.
26. Hosobuchi Y, Adams JE, Weinstein PR. Preliminary percutaneous dorsal column stimulation prior to permanent implantation. Technical note. J Neurosurg. 1972; 37:242-5.
27. Van Buyten J-P, Al-Kaisy A, Smet I, Palmisani S, Smith T. High-frequency spinal cord stimulation for the treatment of chronic back pain patients: results of a prospective multicenter European clinical study. J Int Neuromodulation Soc. 2013; 16:59-65; discussion 65-6.
28. Grider JS, Manchikanti L, Carayannopoulos A, Sharma ML, Balog CC, Harned ME, Grami V, Justiz R, Nouri KH, Hayek SM, et al. Effectiveness of Spinal Cord Stimulation in Chronic Spinal Pain: A Systematic Review. Pain Physician. 2016; 19:E33-E54.
29. Al-Kaisy A, Van Buyten J-P, Smet I, Palmisani S, Pang D, Smith, T. Sustained effectiveness of 10 kHz high-frequency spinal cord stimulation for patients with chronic, low back pain: 24-month results of a prospective multicenter study. Pain Med Malden Mass. 2014; 15:347-54.
30. Provenzano DA, Rebman J, Kuhel C, Trenz H, Kilgore J. The Efficacy of High-Density Spinal Cord Stimulation Among Trial,

Implant, and Conversion Patients: A Retrospective Case Series. J Int Neuromodulation Soc. 2017; 20:654-60.
31. De Ridder D, Vanneste S. Burst and Tonic Spinal Cord Stimulation: Different and Common Brain Mechanisms. J Int Neuromodulation Soc. 2016; 19:47-59.
32. De Ridder D, Vanneste S, Plazier M, van der Loo E, Menovsky T. Burst spinal cord stimulation: toward paresthesia-free pain suppression. Neurosurgery. 2010; 66:986-90.
33. De Ridder D, Plazier M, Kamerling N, Menovsky T, Vanneste S. Burst spinal cord stimulation for limb and back pain. World Neurosurg. 2013; 80:642-9.e1.
34. Rigoard P, Jacques L, Delmotte A, Poon K, Munson R, Monlezun O, Roulaud M, Prevost A, Guetarni F, Bataille B, et al. An algorithmic programming approach for back pain symptoms in failed back surgery syndrome using spinal cord stimulation with a multicolumn surgically implanted epidural lead: a multicenter international prospective study. Pain Pract Off J World Inst Pain. 2015; 15:195-207.
35. Rigoard P, Desai MJ, North RB, Taylor RS, Annemans L, Greening C, Tan Y, Van den Abeele C, Shipley J, Kumar K. Spinal cord stimulation for predominant low back pain in failed back surgery syndrome: study protocol for an international multicenter randomized controlled trial (PROMISE study). Trials. 2013; 14:376.
36. Verrills P, Sinclair C, Barnard A. A review of spinal cord stimulation systems for chronic pain. J Pain Res. 2016; 9:481-92.
37. Shils JL, Arle JE. Intraoperative neurophysiologic methods for spinal cord stimulator placement under general anesthesia. J Int Neuromodulation Soc. 2012; 15:560-71; discussion 571-2.
38. Dietvorst S, Decramer T, Lemmens R, Morlion B, Nuttin B, Theys T. Pocket Pain and Neuromodulation: Negligible or Neglected? J Int Neuromodulation Soc. 2017; 20:600-5.
39. Hoelzer BC, Bendel MA, Deer TR, Eldrige JS, Walega DR, Wang Z, Costandi S, Azer G, Qu W, Falowski SM, et al. Spinal Cord Stimulator Implant Infection Rates and Risk Factors: A Multicenter Retrospective Study. J Int Neuromodulation Soc. 2017; 20:558-62.
40. Hussaini SMQ, Murphy KR, Han JL, Elsamadicy AA, Yang S, Premji A, Parente B, Xie J, Pagadala P, Lad SP. Specialty-Based Variations in Spinal Cord Stimulation Success Rates for Treatment of Chronic Pain. J Int Neuromodulation Soc. 2017; 20:340-7.
41. Kumar K, Wilson JR. Factors affecting spinal cord stimulation outcome in chronic benign pain with suggestions to improve success rate. Acta Neurochir Suppl. 2007; 97:91-9.
42. Kumar K, Hunter G, Demeria D. Spinal cord stimulation in treatment of chronic benign pain: challenges in treatment planning and present status, a 22-year experience. Neurosurgery. 2006; 58:481-96; discussion 481-96.
43. Kumar K, Malik S, Demeria D. Treatment of chronic pain with spinal cord stimulation versus alternative therapies: cost-effectiveness analysis. Neurosurgery. 2002; 51:106-15; discussion 115-6.
44. North RB, Kidd DH, Farrokhi F, Piantadosi SA. Spinal cord stimulation versus repeated lumbosacral spine surgery for chronic pain: a randomized, controlled trial. Neurosurgery. 2005; 56:98-106; discussion 106-7.
45. Valeberg BT, Rustoen T, Bjordal K, Hanestad BR, Paul S, Miaskowski C. Self reported prevalence, etiology, and characteristics of pain in oncology outpatients. Eur J Pain. 2008; 12(5):582-90.
46. Gralow I. Cancer pain: an update of pharmacological approaches in pain therapy. Curr Opin Anesthesiol. 2002; 15(5):555-61.
47. Sloan PA, Melzack R. Long-term patterns of morphine dosage and pain intensity among cancer patients. Hosp J. 1999; 14:35-47.
48. Candido KD, Kusper TM, Knezevic NN. New cancer pain treatment options. Review of shifting paradigms in cancer pain treatment as well as interventional techniques available for clinical use. Curr Pain Headache Rep. 2017; 21(2):12.
49. Sindt JE, Brogan SE. Interventional treatments of cancer pain.. Review of practical considerations in the techniques used for interventional cancer pain treatment. Anesthesiol Clin. 2016; 34(2):317-39.

50. Stearns L, Boortz-Marx R, Du Pen S, Friehs G, Gordon M, Halyard M, et al. Intrathecal drug delivery for the management of cancer pain: a multidisciplinary consensus of best clinical practices. J Support Oncol. 2005; 3(6):399-408.

51. Schug SA, Zech D, Dörr U. Cancer pain management according to WHO analgesic guidelines. J Pain Symptom Manage. 1990; 5:27-32.

52. Xing F, Yong RJ, Kaye AV. Urman RD. Intrathecal drug delivery and spinal cord stimulation for the treatment of cancer pain . Current Pain and Headache Reports. 2018; 22:11.

53. Peng L, Min S, Zejun Z, Wei K, Bennett MI. Spinal cord stimulation for cancer-related pain in adults. Cochrane Database Syst Rev. 2015; (6):CD009389.

54. Shimoji K, Hokari T, Kano T, Tomita M, Kimura R, Watanabe S, et al. Management of intractable pain with percutaneous epidural spinal cord stimulation: differences in pain-relieving effects among diseases and sites of pain. Anesth Analg. 1993; 77(1):110-6.

55. Yakovlev AE, Resch BE. Spinal cord stimulation for cancer-related low back pain. Am J Hosp Palliat Care. 2012; 29(2):93-7.

56. Yakovlev AE, Resch BE, Karasev SA. Treatment of cancerrelated chest wall pain using spinal cord stimulation. Am J Hosp Palliat Care. 2010; 27(8):552-6.

57. Cata JP, Cordella JV, Burton AW, Hassenbusch SJ, Weng HR, Dougherty PM. Spinal cord stimulation relieves chemotherapyinduced pain: a clinical case report. J Pain Symptom Manag. 2004; 27(1):72-8.

58. Clavo B, Robaina F, Montz R, Carames MA, Lloret M, Ponce P, et al. Modification of glucose metabolism in radiation-induced brain injury areas using cervical spinal cord stimulation. Acta Neurochir. 2009; 151(11):1419-25.

59. Hamid B, Haider N. Spinal cord stimulator relieves neuropathic pain in a patient with radiation-induced transverse myelitis. Pain Pract. 2007 Dec; 7(4):345-7. Epub 2007 Nov 6.

60. Lee MG, Choi SS, Lee MK, Kong MH, Lee IO, Oh HR. Thoracic spinal cord stimulation for neuropathic pain after spinal meningioma removal: a case report. Clin J Pain. 2009; 25(2):167-9.

61. Ting JC, FukshanskyM, Burton AW. Treatment of refractory ischemic pain from chemotherapy-induced Raynaud's syndrome with spinal cord stimulation. Pain Pract. 2007; 7(2):143-6.

62. Tsubota S, Higaki N, Nagaro T. A case of neuropathic cancer pain in the lower extremities successfully treated with spinal cord stimulation. Masui. 2009; 58(11):1460-1.

63. Yakovlev AE, Ellias Y. Spinal cord stimulation as a treatment option for intractable neuropathic cancer pain. Clin Med Res. 2008; 6(3-4):103-6.

64. Nouri KH, Brish EL. Spinal cord stimulation for testicular pain. Pain Med. 2011 Sep; 12(9):1435-8. doi: 10.1111/j.1526-4637.2011. 01210.x.

65. Chai T, Shroff GS. Poster 442 Intractable Pelvic Pain Due to Melorheostosis Managed with Spinal Cord Stimulation: A Case Report. PMR. 2016 Sep; 8(9S):S305. doi: 10.1016/j.pmrj.2016.07.366. Epub 2016 Sep 24.

66. FlaggII A, McGreevy K, Williams K. Spinal Cord Stimulation in the treatment of Cancer-Related Pain: "Back to the Origins". Curr Pain headache Rep. 2012; 16:343-9.

67. Falowski SM, Celii A, Sestokas AK, Schwartz DM, Matsumoto C, Sharan A. Awake vs. asleep placement of spinal cord stimulators: a cohort analysis of complications associated with placement. Neuromodulation. 2011 Mar-Apr; 14(2):130-4.

68. Wu M, Komori N, Qin C, Farber JP, Linderoth B, Foreman RD. Roles of peripheral terminals of transient receptor potential vanilloid-1 containing sensory fibers in spinal cord stimulation induced peripheral vasodilation. Brain Res. 2007; 1156:80-92.

69. Wu M, Linderoth B, Foreman RD. Putative mechanisms behind effects of spinal cord stimulation on vascular diseases: a review of experimental studies. Auton Neurosci. 2008; 138:9-23.

70. Tiede JM, Ghazi SM, Lamer TJ, Obray JB. The use of spinal cord stimulation in refractory abdominal visceral pain: case reports and literature review. Pain Pract. 2006; 6:197-202.

71. Kapural L, Narouze SN, Janicki TI, Mekhail N. Spinal cord stimulation is an effective treatment for the chronic intractable visceral pelvic pain. Pain Med. 2006; 7:440-3.

72. Palecek J. The role of dorsal columns pathway in visceral pain. Physiol Res. 2004; 53:S125-30.

Capítulo 87

Indicação, Instalação e Manejo de Cateteres Epidurais Totalmente Implantáveis e Externos

Carlos Marcelo de Barros
Maurílio Pacheco-Neto
Breno Fialho Vitarelli de Carvalho
Gisela Magalhães Braga

■ INTRODUÇÃO

O objetivo desse capítulo é abordar as principais indicações, técnicas de implante e manejo dos cateteres epidurais para dor oncológica. Tanto os totalmente implantados quanto os externos.

Os procedimentos percutâneos para alívio da dor são conhecidos e realizados mundialmente. No entanto, a equipe precisa estar continuamente treinada e qualificada para a realização dos procedimentos, visando manter o melhor padrão de prática em procedimentos de dor intervencionista. Para isso é fundamental que os princípios básicos e os consensos sejam rigorosamente seguidos.

Os cateteres epidurais são métodos utilizados para administrar a medicação diretamente no espaço epidural, ou seja, no sistema nervoso central (SNC). Dessa forma, os sintomas podem ser controlados com uma dose muito menor do que a necessária com a medicação utilizada pela via oral – minimizando assim os efeitos adversos das medicações.

Além de reduzir o tempo de permanência dos pacientes nas unidades hospitalares, o tratamento da dor pela via epidural pode contribuir significativamente para a melhora da qualidade de vida do paciente oncológico. A redução das doses de opioides orais colabora para a melhora do nível de consciência e da capacidade das funções pulmonar e intestinal. Como não se trata de um acesso venoso, também ocorre a diminuição da ocorrência de complicações cardiovasculares e tromboembólicas.[1]

Outro aspecto que também deve ser levado em conta ao se analisar a indicação de um cateter epidural é a liberdade para a movimentação e a realização das atividades de vida diária que o dispositivo permite. Fato que muitas vezes é mais valorizado pelo paciente que pelo próprio médico. A versatilidade que o cateter confere ao tratamento é mais uma vantagem a ser considerada – permite o uso de doses intermitentes, somente em casos de dor e a possibilidade de modificação da posologia e dos medicamentos mais facilmente.

Na Tabela 87.1, é possível observar alguns exemplos de condições para as quais estão indicados os procedimentos epidurais, além da dor oncológica, que é o foco do capítulo.

De acordo com a nossa experiência, a administração de medicamentos epidurais para a dor relacionada ao câncer é justificada em pacientes cuidadosamente selecionados. A capacidade dos cuidadores no manejo do cateter epidural totalmente implantável deve ser criteriosamente avaliada, apesar de não ser um fator plenamente impeditivo para seu uso, é motivo de preocupação e de aumento de complicações relacionadas ao seu manuseio. Uma opção para os casos em que a equipe não se sente segura sobre o manejo pelos cuidadores é a oferta de treinamento para a equipe de cuidado domiciliar da família, antes da alta do paciente.

Devida à invasividade do tratamento e às possíveis complicações associadas aos cateteres implantados, a terapia com fármacos epidurais deve ser realizada somente quando outras formas de tratamento menos invasivas se mostraram ineficazes no manejo da dor.

■ ASPECTOS HISTÓRICOS

O bloqueio epidural começou a ser desenvolvido no início do século XX, cerca de 50 anos antes da descoberta da anestesia inalatória. A despeito de algumas variações, o procedimento consiste basicamente na injeção de uma solução anestésica no espaço compreendido entre a dura-máter e o canal espinhal.[2]

Leonard Corning é considerado o precursor da anestesia espinhal, ele realizou a primeira anestesia epidural em 1885, em seu clássico estudo publicado no The New York Medical Journal, "Spinal Anesthesia and Local Medication of the Cord". Nesse experimento a cocaína foi utilizada como anestésico. A teoria de Corning era a de

Tabela 87.1. Condições para as quais são indicados os procedimentos epidurais

Dor cervical ou lombar sem indicação cirúrgica • Fraturas por compressão múltipla • Dor discogênica • Estenose espinhal • Espondilose difusa de múltiplos níveis • Metástases ósseas em coluna
Síndrome pós-laminectomia
Dor abdominal/pélvica • Visceral • Somática
Dor na extremidade • Dor radicular • Dor articular
Síndrome de dor regional complexa
Dor no tronco • Tumor de Pancoast • Dor neuropática secundária a tumores de mama • Plexopatia braquial • Angina *pectoris* refratária • Neuralgia pós-herpética • Síndromes pós-toracotomia • Dor secundária a tumores do tórax (metástases em costelas, tumores pulmonares)
Eficácia analgésica de opioides sistêmicos complicada por efeitos colaterais intoleráveis
Dor refratária a altas doses de opioides sistêmicos
Impossibilidade de realizar outras modalidades de procedimentos intervencionistas, tais como bloqueios neurolíticos, cordotomia ou outras técnicas neuroablativas de neuromodulação
Dor refratária de origem oncológica ocorrendo em área bem localizada e definida
Plexalgia após quimioterapia
Dores crônicas de difícil manejo clínico

Fonte: Autoria própria.

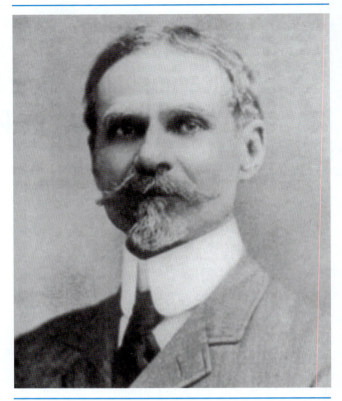

Figura 87.1. James Leonard Corning (1855-1923) considerado o precursor da anestesia espinhal. (Fonte: Gorelick PB, Zych D. James Leonard Corning and the early history of spinal puncture. Neurology. 1987; 37:672-4.)

que ocorria a absorção do anestésico pelo sistema venoso do espaço epidural e assim esse chegaria à medula espinhal, onde teria a sua ação. Apesar do sucesso obtido com a anestesia regional, Corning abandou os estudos no campo da anestesiologia (Figura 87.1).[3]

Após August Bier realizar seis cirurgias das extremidades inferiores sem dor com bloqueio espinhal subaracnoideo, o que chamou de "cocainização da medula espinhal", Oskar Kreis, um obstetra suíço, em 1900, descreveu a anestesia total da parte inferior do corpo em seis parturientes após a injeção subaracnoidea de cocaína. Ele injetou 0,01 g de cocaína por via intratecal no interespaço L4-L5 e observou o alívio completo da dor em 5 a 10 minutos. Como Bier, Kreis não observou complicações sérias, mas vômitos e dores de cabeça severas ocorriam com frequência. A cefaleia pós-punção cirúrgica provaria ser uma das principais limitações associadas ao bloqueio subaracnoideo para a analgesia de parto.[4]

Em 1901, o urologista francês Jean-Athanase Sicard utilizou pela primeira vez o hiato sacral, em nível S3-S4 de onde surge o *filum terminale*. No mesmo ano, o cirurgião francês Fernando Cathelin realizou experimentos em animais, concluindo que a espessura das membranas das raízes nervosas sacrais dificultava a difusão adequada dos anestésicos.[4] Observando o trabalho de Cathelin, Walter Stoeckel, obstetra alemão, em 1909, relatou sua experiência em 141 casos de analgesia epidural caudal para a dor de parto. As injeções foram realizadas no final do primeiro estágio ou durante o segundo estágio do trabalho de parto. A taxa de sucesso foi de cerca de 50%, com 16 pacientes experimentando "muito pouca dor". A técnica não exigiu a punção da dura-máter e apresentou menos efeitos adversos que o bloqueio subaracnoideo. O médico utilizou procaína, que havia sido sintetizada em 1905 e era muito menos tóxica que a cocaína, agregando segurança à técnica.[5]

Em 1910, Oskar Gros, do Instituto de Farmacologia de Leipzig (Alemanha) descreveu a potencialização das soluções anestésicas em meio alcalino, usando bicarbonato de sódio em suas soluções anestésicas. Seu compatriota, Arthur Läwen aperfeiçoou a anestesia epidural caudal, em seus estudos utilizou epinefrina junto aos anestésicos, o que gerou uma menor absorção pelos capilares, melhorando a impregnação nas raízes nervosas.[3]

Porém em 1916, Robert Farr, em Mineapólis, experimentou volumes maiores de anestésicos locais através do hiato sacral, chegando a utilizar volumes de até 120 mL.

Com isso ele foi capaz de produzir anestesia até o nível dos mamilos. Em seu artigo, "Sacral Anesthesia", publicado em 1923, Farr descreve sua experimentação em cadáveres, demonstrando por meio de radiografia a disseminação do contraste pelo espaço epidural e forames, observando que ocorria a propagação até o nível das vertebras cervicais, quando introduzidos volumes superiores a 80 mL via hiato sacral.[2]

Em 1921, Sicard e Forester descreveram uma "perda de resistência" da seringa acoplada à agulha quando esta vencia os ligamentos, e caracterizaram esta perda de resistência como a entrada da ponta da agulha no espaço epidural.[3] Ainda em 1921, quase 35 anos após os relatos de Corning, o cirurgião espanhol Fidel Pagés Miravé, descreve novamente uma técnica de punção do espaço epidural com intuito de produzir anestesia em região lombar. Seu principal método de identificação do espaço epidural era tátil, observando a "sensação" da ponta da agulha ao passar pelo ligamento amarelo. A grande dificuldade de se realizar a anestesia epidural lombar era a falta de um método facilmente reproduzível de se identificar o espaço epidural, a partir de então isso deixa de ser um obstáculo.[6,7]

Nos anos 30, a anestesia epidural lombar tornou-se mundialmente divulgada. Achile Mario Dogliotti, cirurgião italiano, considerado o desenvolvedor da técnica da perda de resistência para localização do espaço epidural, apresentou naquele ano seu artigo "Anestesia Epidural Segmentar", onde descreveu como utilizou uma seringa contendo solução salina para detectar a diminuição da resistência quando a agulha passava pelo ligamento amarelo.[7]

Em 1931, Eugen Bogdan Aburel, cirurgião e obstetra romeno, descreveu pela primeira vez o uso de um cateter no espaço epidural, ele introduziu uma agulha pelo hiato sacral e um cateter flexível foi colocado pela agulha, em seguida a agulha foi removida mantendo o cateter no espaço epidural. Nos anos 30, Aburel também realizou o bloqueio epidural contínuo do plexo lombo aórtico para aliviar as dores do trabalho de parto.[8]

Com o aumento da popularidade da anestesia epidural, outros pesquisadores tentavam criar seus próprios métodos de identificação do espaço epidural. Foi então que em 1932, o argentino Alberto Gutierrez descreveu sua técnica da "gota pendente", que consistia em colocar uma gota de solução no canhão da agulha e observar a imediata aspiração quando a ponta alcançava o espaço epidural.[2]

Willian Lemmon, professor de cirurgia do Jefferson Medical College and Hospital, na Filadélfia (Estados Unidos), introduziu a técnica de anestesia espinhal contínua, utilizando uma mesa cirúrgica adaptada e uma agulha de prata maleável. Como o auxílio de uma agulha Lemmon modificada, Hingson, Edwards e Southworth, do US Marine Hospital Stapleton (Nova York), em 1941, desenvolveram a técnica de anestesia caudal contínua.[9]

Edward B. Tuohy, anestesista chefe do Percy Jones General Hospital, introduziu o uso do cateter ureteral para a raquianestesia contínua em 1944, utilizando uma agulha Huber modificada, eliminando algumas das desvantagens associadas à agulha maleável. Em 1947, o anestesiologista cubano Manuel Martinez Curbelo, do Hospital Municipal de Habana (Cuba), após visita a Mayo Clinic, em Minessota (Estados Unidos), engenhosamente adaptou a técnica de Tuohy de raquianestesia contínua para o espaço epidural, utilizando uma agulha Tuohy 16G e um cateter ureteral pequeno de 3.5 Fr, passando a defender a anestesia epidural contínua para uma ampla gama de procedimentos.[10]

Na segunda metade do século XX, a anestesia epidural ganhou popularidade na América do Norte, sendo usada em *single-shot* e contínua para uma grande variedade de procedimentos – incluindo cirurgias torácicas, gastrectomia, rinectomia e tireoidectomia. A anestesia epidural obstétrica também ganhou grande impulso com as inovações no final da década de 1940 – principalmente após John J. Bonica, professor e presidente do Departamento de Anestesiologia da Universidade de Washington, organizar uma das primeiras enfermarias de anestesiologia 24 h, publicando alguns anos mais tarde o manual "Princípios e Práticas de Analgesia e Anestesia Obstétrica".[10]

Em 1978, Philip R. Bromage, professor e presidente do Departamento de Anestesia da Universidade McGill, Montreal (Canadá) e professor dos Departamentos de Anestesiologia e Obstetrícia e Ginecologia do Centro Médico da Universidade de Duke, Durham (Estados Unidos), publicou seu clássico texto "Epidural Analgesia", introduzindo o conceito de fornecimento de analgesia epidural regional como complemento à anestesia geral.[10]

Entre os avanços ocorridos nos anos 1970, é importante destacar a identificação dos receptores opioides no corno dorsal da medula espinhal e a comprovação do papel desses receptores na modulação da nocicepção. Wang, em 1979, foi o primeiro a descrever o uso de morfina intratecal com sucesso.[11] Nesse mesmo ano, Behar também descreveu o uso da morfina no espaço epidural fazendo com que o emprego dessas vias ganhasse aceitação não só para o controle da dor crônica como também para o da dor aguda pós-operatória.[12]

Em 1953, Liévre foi o primeiro a realizar a aplicação de corticosteroides no espaço epidural para o tratamento de lombalgia,[13] abrindo assim o caminho para a utilização da técnica para o tratamento de dores crônicas. Sendo que atualmente para o tratamento da dor a via epidural pode ser realizada tanto por de forma convencional ou interlaminar, transforaminal ou caudal.

De acordo com Manchikanti, entre 2000 e 2011 as injeções epidurais nos beneficiários do Medicare aumentaram significativamente. Em algumas especialidades as aplicações aumentaram 665%, como nos casos de aplicações epidurais transforaminais lombares/sacrais. Estima-se que em 2011, tenham sido realizados 2.289.213 aplicações epidurais nos Estados Unidos para tratamento da dor, sendo assim a principal técnica utilizada nesses casos.[14]

■ INDICAÇÃO DE CATETER PERIDURAL

Antes de se recomendar o uso de cateter epidural ao paciente que sofre de dor oncológica moderada a grave, o clínico deve considerar várias questões, como o estágio da doença, a falha nos tratamentos conservadores, a adesão à terapia, o estado psicológico e a possibilidade da execução do procedimento cirúrgico. As etapas recomendadas e o processo de tomada de decisão para determinar o procedimento mais adequado estão esquematizados na Figura 87.2.

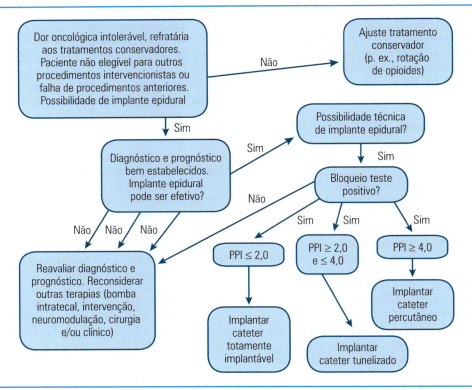

Figura 87.2. Algoritmo de tratamento da dor oncológica com terapia epidural. PPI: Palliative Prognostic Index. (Fonte: Elaborada pelo Dr. Carlos Marcelo de Barros.)

Algumas especificidades relacionadas ao câncer devem ser consideradas antes de se indicar a implantação de um cateter epidural. Diversos fatores precisam estar alinhados para que a implantação da terapia aconteça com êxito, incluindo: tempo de sobrevida adequado, exposição/sensibilidade a opioides, localização da dor, tipo de dor, propriedades físico-químicas dos medicamentos, localização do cateter, estratégia de infusão dos fármacos, características psicológicas e apoio social e familiar do paciente.

Antes de se realizar a implantação do cateter, é mandatório se estar diante de um diagnóstico claro, após exame físico adequado e avaliação psicossocial do paciente. Destaca-se que a ausência de ajuda psicológica em situações de fim de vida pode ampliar a experiência de dor total. Os pacientes que apresentam dor relacionada ao câncer merecem atenção especial, já que a implementação do cateter epidural, a seleção da medicação, bem como a possibilidade de manutenção da terapia dependem amplamente do estágio da doença e da expectativa de vida. É importante também que seja determinado o escore de prognóstico paliativo (PPS) do paciente.

Pode-se citar como a principal vantagem do cateter epidural sua aplicabilidade em cuidados de fim de vida, por apresentar custo relativamente baixo e instalação fácil. Outros métodos implantáveis, como a bomba intratecal, exigem uma expectativa de vida de pelo menos 180 dias para que seja viável do posto de vista econômico (Tabela 87.2).

Não existe um consenso sobre as doses equianalgésicas dos opioides utilizados diretamente no neuroeixo. No entanto, existe uma regra geral: quando utilizados no neuroeixo, quanto maior a lipossolubilidade do agente menor a sua potência (Tabela 87.3). Se aceita que a dose de sulfato de morfina intratecal é um décimo da dose recomendada para a via epidural (Tabela 87.4). Que por sua vez equivale a um décimo da dose utilizada pela via intravenosa. No entanto, fatores como o grau de tolerância aos opioides desenvolvido pelo paciente podem influenciar o ajuste da dosagem.[15]

As doses iniciais de opioides indicadas também podem variar de acordo com a ingestão oral basal do paciente no momento em que a terapia epidural é iniciada. Os pacientes podem ser estratificados de acordo com o risco de ocorrência de depressão cardiopulmonar e são recomendadas estratégias iniciais conservadoras.[15]

Em pacientes que uma analgesia adequada não for alcançada com uso de opioides isolados, podem ser adi-

Tabela 87.2. Expectativa de vida adequada para a indicação dos diferentes tipos de cateteres

	Cateter percutâneo	Cateter tunelizado	Cateter totalmente implantável	Bomba
Expectativa de vida	Até 3 dias	Superior a 7 dias	Superior a 30 dias	Superior a 180 dias

Fonte: Autoria própria.

Tabela 87.3. Comparação dos diferentes opioides para uso epidural

Morfina	Hidromorfona	Fentanil/sufentanil	Meperidina	Metadona
Hidrofílica, lipossolubilidade 1	Lipossolubilidade 1,4	Lipofílica, lipossolubilidade 580 e 1.270, respectivamente	Lipossolubilidade 28	Lipossolubilidade 82
Longa duração (12-24 h)	Média duração (6-12 h)	Curta duração (2-4 h)	Curta duração (4-8 h)	Curta duração (4-8 h)
Ação inicial lenta (30-60 min)	Ação inicial média (20-30 min)	Ação inicial rápida (5-15 min)	Ação inicial rápida (10-20 min)	Ação inicial rápida (10-20 min)
Alta solubilidade e difusão no LCR	Média solubilidade e difusão no LCR	Baixa solubilidade e difusão no LCR	Baixa solubilidade e difusão no LCR	Baixa solubilidade e difusão no LCR
5-10 vezes mais potente que intravenoso	5 vezes mais potente que intravenoso	Equipotente ao intravenoso	1-2 vezes mais potente que intravenoso	Menos potente que intravenoso

Fonte: Bernards CM, Shen DD, Sterling ES, Adkins JE, Risler L, Phillips B, Ummenhofer W. Epidural, Cerebrospinal Fluid, and Plasma Pharmacokinetics of Epidural Opioids (Part 1): Differences among Opioids. Anesthesiology. 2003; 99(2):455-65.

Tabela 87.4. Dose (mg) equianalgésica dos fármacos em diferentes vias

	Oral	Parenteral	Peridural	Intratecal
Morfina	300	100	10	1
Hidromorfona	60	20	2	0,25
Fentanil	—	1	0,01	0,001

Fonte: McQuay H. Acute Pain Management. In: Sinatra R, De Leon-Cassasola O, Viscusi E, Ginsberg B (eds.). Cambridge: Cambridge University Press; 2009.

cionados anestésicos locais em doses analgésicas, como a bupivacaína. A mistura potencializa o efeito analgésico e deve ser individualizada com base no uso anterior de analgésicos, na natureza e localização da dor e nas preferências individuais do paciente em equilibrar a analgesia com os efeitos adversos – já que doses altas de anestesicos locais podem levar a bloqueio motor, parestesia, retenção urinária e hipotensão.[16]

■ ANATOMIA DO ESPAÇO EPIDURAL

O espaço epidural é um espaço descontínuo, compartimentado pela presença de septos de tecido conjuntivo. Está localizado dentro do canal espinhal, estende-se do forame magno até o hiato sacral e tem como limites: anterior – os corpos vertebrais e o ligamento longitudinal posterior, lateral – os pedículos vertebrais e os forames intervertebrais, posterior – as lâminas vertebrais e o ligamento amarelo.[17]

Estão contidos no espaço epidural, tecido gorduroso, que ocupa a maior parte do espaço peridural, um plexo venoso avalvular (plexo de Batson), artérias e vasos linfáticos. A gordura peridural por ser um componente abundante tem importante papel na farmacologia das soluções utilizadas no bloqueio epidural (Figura 87.3).[17]

Os pontos de referência superficiais mais usados incluem a linha entre as cristas ilíacas, linha de Tuffier (interespaço L4-L5), o ângulo inferior da escápula (corpo vertebral de T7) e a vértebra proeminente (C7) (Figura 87.4).[17]

Antes de a agulha alcançar o espaço epidural deve ser atravessada a pele, o tecido subcutâneo, o ligamento, o ligamento interespinhal e o ligamento amarelo (Figura 87.5).[17]

Existe uma grande variedade da distância entre a pele e o espaço epidural na população, dentre os principais fatores determinantes dessa variação se encontram o peso do paciente e a idade. O tamanho do espaço epidural varia de acordo com o segmento da coluna vertebral: região cervical de 1 a 1,5 mm, região torácica de 2,5 a 3 mm e região lombar de 5 a 6 mm.

■ CATETER PERCUTÂNEO E TUNELIZADO EXTERNO

A analgesia neuroaxial é uma das técnicas mais indicadas no manejo da dor oncológica intratável com analgésicos sistêmicos. No tratamento em longo prazo, a infusão intratecal proporciona um resultado mais satisfatório, com doses menores de analgésicos. No entanto, os sistemas que utilizam bombas intratecais ainda são muito caros. Assim, levando em consideração o custo-efetividade, tem-se realizado em maior quantidade a analgesia epidural como alternativa.

O uso de cateteres externalizados é a modalidade mais comum praticada na medicina. Dois tipos de cateteres externalizados podem ser utilizados: os temporários, utilizados por curto prazo e os de longo prazo, utilizados por tempo indefinido e com parte do cateter tunelizada no tecido subcutâneo.

Inicialmente devem ser seguidos todos os procedimentos pré-cirúrgicos de preparação do paciente, com criteriosa seleção observando as principais contraindicações – infecção local ou sistêmica, coagulopatias, hipotensão e distorções anatômicas severas da coluna. No termo de consentimento livre e esclarecido deve ser explicado

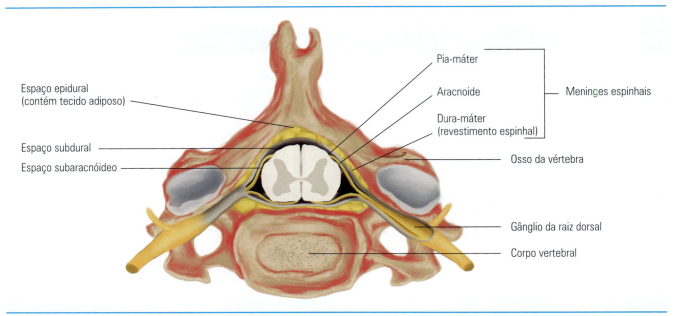

Figura 87.3. Anatomia do espaço epidural. (Fonte: Netter FH. Netter: Atlas de Anatomia Humana. 5 ed. Rio de Janeiro: Elsevier, 2011.)

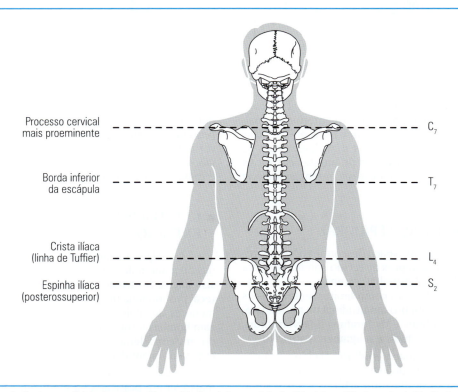

Figura 87.4. Pontos de referência superficiais da coluna. (Fonte: Manica J. Anestesiologia. Princípios e Técnicas. 4 ed. São Paulo: Artmed; 2018.)

ao paciente como será realizado o procedimento, qual o objetivo, os resultados esperados e as complicações. Recomenda-se a monitorização mínima, assim como acesso venoso e disponibilidade de materiais para a reanimação cardiopulmonar.

Para a realização do procedimento o paciente deve estar sentado ou em decúbito lateral (Figura 87.6), desperto quando for necessária a colaboração ou sob sedação, que deve ser titulada e não profunda (escala de sedação de Ramsay entre 3 e 4), com o objetivo de permitir a cooperação do paciente com o posicionamento e o possível relato de dor ou parestesia durante o procedimento.

O nível da punção peridural e a posterior introdução do cateter serão definidos individualmente para cada pa-

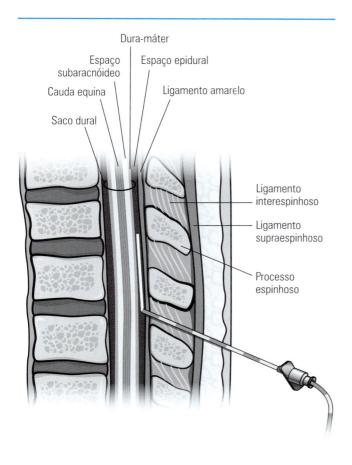

Figura 87.5. Estruturas posteriores ao espaço epidural. (Fonte: Yilmax M, Wong CA. Técnica de anestesia neuroaxial. In: Wong C (ed.). Anestesia espinhal e peridural. McGrawHill Education; 2007.

ciente a depender do tipo de lesão e da localização da dor, de acordo com a posição que emergem as fibras dos nervos espinhais que inervam a região onde se localiza a dor a ser tratada e/ou a localização da lesão na coluna lombar, quando for o caso (Figura 87.7).

Após selecionar o nível da coluna em que a punção peridural será realizada e na sequência introduzido o cateter, deve-se palpar o espaço entre dois processos espinhoso e a área deve ser infiltrada com anestésico local (lidocaína 1%).[17]

Em seguida, com a mão dominante a agulha deve ser introduzida via interlaminar, na linha média, em um ângulo reto ou cefálico discreto (se na coluna torácica lombar ou inferior) ou em um ângulo cefálico mais inclinado (se na coluna torácica média) cinco níveis abaixo da posição final desejada para a ponta do cateter. A agulha progride junto com o mandril, atravessando os ligamentos supraespinhal e interespinhal, estrutura última onde o mandril deve ser retirado e a seringa adaptada corretamente. Nessa estrutura, a agulha deve permanecer firme.[17]

Para a correta identificação do espaço epidural pode-se utilizar duas técnicas, a de perda de resistência e a da gota pendente.

Se a opção for pela técnica da perda da resistência, ao retirar o mandril uma seringa de baixa resistência e atrito reduzido (seringas de vidro ou plásticas especiais para peridural) deve ser acoplada à agulha contendo soro fisiológico, ar ou ambos. Deve-se avançar a agulha cautelosamente enquanto se verifica a resistência na seringa pressionando seu êmbolo, enquanto a resistência estiver alta e não for possível ejetar da seringa o soro fisiológico ou o ar, a ponta da agulha ainda está posicionada nos ligamentos ou músculos. Ao passar pelo ligamento amarelo e penetrar o espaço peridural será verificada a imediata

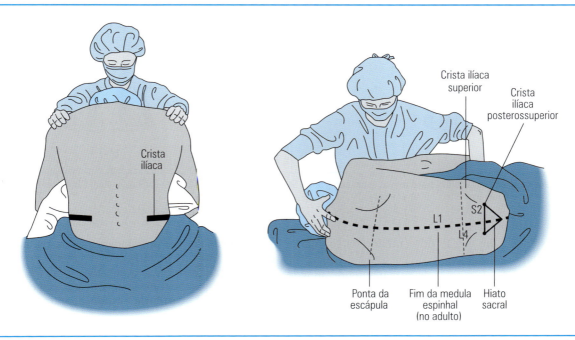

Figura 87.6. Posicionamento do paciente para a realização da punção peridural. (Fonte: Kleinman W, Mikhail M. Bloqueios espinhais, epidurais e caudais. In: Morgan GE, Mikhail MS, Murray M. (eds). Anestesiologia Clínica. 4 ed. Nova Iorque: McGrawHill. 2006; p. 289.)

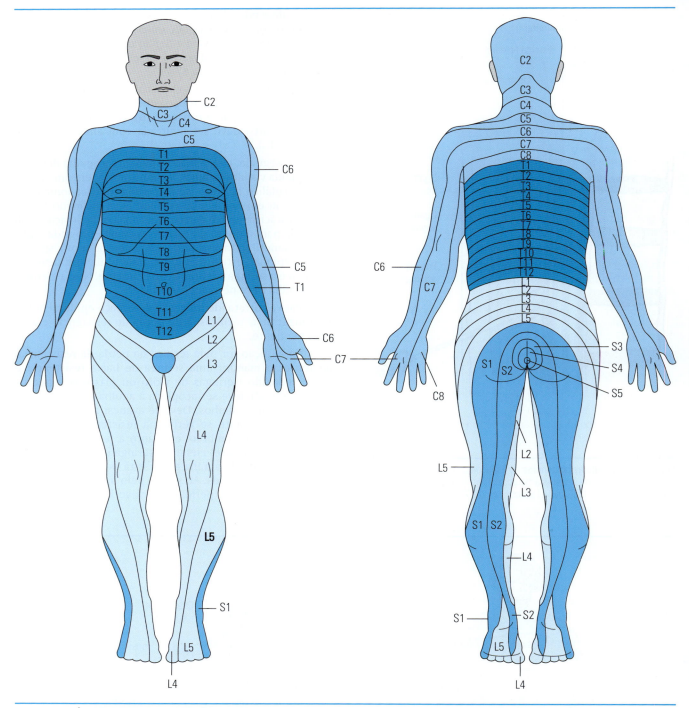

Figura 87.7. Áreas de inervação sensitiva pelos nervos espinhais. (Fonte: Stoelting R, Miller RD. Bases de anestesia. 4 ed. São Paulo: Roca; 2004.)

perda da resistência com ejeção do conteúdo da seringa para o espaço peridural.

Se a escolha for pela técnica da gota pendente, após a retirada do mandril deve-se colocar uma pequena gota de soro fisiológico ou anestésico local no canhão da agulha peridural. Quando a agulha vencer a resistência do ligamento amarelo e atingir o espaço epidural, a gota será aspirada para dentro da agulha devido à diferença de pressão entre o espaço peridural e a atmosfera.

Após o correto posicionamento da agulha no espaço epidural, antes de se introduzir o cateter deve-se aplicar uma solução teste ou solução salina, pois a introdução de fluido no espaço peridural antes da passagem do cateter pode reduzir a ocorrência introdução intravenosa do cateter peridural.

Antes da introdução do cateter deve-se observar as marcações no eixo visível da agulha, cada marca equivale a 1 cm. Para se calcular a distância do espaço epidural até a pele, após medir o espaço, o cateter deve ser introduzido pela agulha até que a marca de 20 cm se encontre no centro da agulha, retira-se a agulha sem tracionar o cateter, observar a marca do cateter junto a pele e se necessário tracionar o cateter até que fiquem introduzidos de 3 a 5 cm de cateter no espaço epidural (p. ex., se o espaço epidural estiver a 6 cm da pele, a marca do cateter na pele deve ser de 9 a 11 cm).

Terminado o posicionamento, deve-se segurar o cateter abaixo do nível da punção e observar se não há retorno de líquor ou sangue, o que indicaria o posicionamento incorreto do cateter. Verificado que o cateter esta em posição adequada, insere-se o conector ao cateter, acopla-se uma seringa e realiza-se uma aspiração suave para mais uma vez certificar que não há retorno de sangue ou líquor, só então deve ser aplicada a solução analgésica.

Deve-se dar a devida atenção à fixação do cateter percutâneo simples já que esses podem facilmente se deslocar durante a mobilização do paciente ou durante o banho. Um curativo estéril e transparente deve ser posicionado no local de inserção, que deve ficar o tempo inteiro visível, o restante do cateter deve ser fixado às costas do paciente com fita adesiva hipoalergênica. Uma alternativa para evitar o deslocamento do cateter é fixá-lo em sua inserção com fio de náilon e na sequência realizar o curativo como descrito anteriormente.

Utilizando uma abordagem cefálica ou caudal, os cateteres epidurais percutâneos devem avançar até que sejam posicionados adequadamente ao nível do dermátomo da dor a ser tratada.

Em seguida, se houver indicação, os cateteres devem ser tunelizados por via subcutânea, a 7,5 a 15 cm do local de inserção, O cateter peridural tunelizado no subcutâneo está associado a menor incidência de infecção quando comparado com o cateter percutâneo simples.[17]

Para a tunelização do cateter deve-se realizar uma incisão em torno de 5 mm próximo a agulha para liberar a pele adjacente, essa incisão deve ser realizada com a agulha ainda sobre o cateter para evitar perfurações acidentais, pode ser feito anestésico local e sedação para a tunelização ou pode ser aplicada uma solução de lidocaína através do cateter para promover anestesia segmentar da região a ser percorrida.[18] A própria agulha utilizada na punção epidural ou um dispositivo maleável próprio para a tunelização poderão ser usados para criar o caminho do cateter pelo tecido subcutâneo (Figura 87.8). Se o trajeto não puder ser completado com um só movimento, repetições do processo deverão ser realizadas até o local desejado. Neste momento a porta de injeção é conectada e as incisões são fechadas com pontos simples com fio de náilon.

A posição final do cateter irá depender da condição do paciente, se houver condições dele mesmo manipular o cateter e administrar as medicações, o cateter deve ser tunelizado para se posicionar em região anterior do abdome ou tórax, se a manipulação for exclusiva por terceiros o cateter deve ser tunelizado na região dorsal.

Profilaxia antibiótica deve ser realizada antes do procedimento e após deve ser realizado curativo estéril na inserção do cateter e incisões realizadas para a tunelização, lembrando sempre que o curativo da inserção do cateter deve ser com material transparente. Cuidados com o cateter devem ser realizados diariamente e os pontos retirados após 10 dias.[19]

Zhu, Wang e Xu determinaram o efeito da analgesia peridural controlada pelo paciente (PCEA) em comparação à analgesia intravenosa controlada pelo paciente (PCIA) no manejo da dor pós-gastrectomia devida a câncer gástrico.[20]

Foi realizado um estudo clínico controlado e randomizado que incluiu pacientes submetidos à gastrectomia radical devida a câncer gástrico. Os pacientes foram divididos aleatoriamente em dois grupos – PCEA (morfina-bupivacaína) e PCIA (morfina). Foram randomizados 67 pacientes e 60 foram avaliados.[20]

O grupo PCEA apresentou menores escores de dor após a operação, os escores da escala visual analógica (EVA) em repouso no primeiro dia após a cirurgia foram de $2,8 \pm 1,4$ e $3,9 \pm 1,5$ no grupo PCEA e no grupo PCIA, respectivamente. Sendo que não houve diferenças significativas com relação à incidência de complicações entre os dois grupos em termos de registros clínicos.[20]

O tempo de permanência hospitalar no grupo PCEA foi de $10,7 \pm 1,7$ dias, significativamente menor do que no grupo PCIA ($11,9 \pm 1,8$ dias). Os autores afirmam que menos dor pós-operatória, menos estresse e o retorno mais rápido da função intestinal contribuem para a recuperação mais rápida da cirurgia no grupo PCEA em comparação ao grupo PCIA.[20]

Esse trabalho indica que após gastrectomia por câncer gástrico, a PCEA quando comparada a PCIA, oferece maior controle da dor e maior segurança durante o tratamento. Além de permitir a normalização da função intestinal com mais rapidez (Figura 87.9).[20]

■ CATETER TOTALMENTE IMPLANTÁVEL

De forma geral, os sistemas de cateteres totalmente implantáveis são constituídos por uma câmara de injeção, um mecanismo de fechamento de rosca, uma membrana de silicone autovedante e um cateter (Figura 87.10).

Os procedimentos iniciais a serem seguidos na implantação de cateteres totalmente implantáveis são os mesmos a serem observados nos casos de cateter percutâneo e tunelizado externo. No entanto, a implantação de cateter totalmente implantável deve ser feita com o auxílio de arco cirúrgico – técnica radioscópica que permite obter imagens em tempo real do paciente. Em locais onde não está disponível a radioscopia, o cateter pode ser implantado às cegas, porém não é o ideal, pois a entrada mais angulada da agulha na técnica interlaminar pode causar dificuldade na progressão do cateter no espaço epidural.

O paciente deve ser posicionado em decúbito lateral. Primeiramente deve-se selecionar o nível da coluna e o local em que o cateter será introduzido (L2-L3 ou inferior). A marcação para a entrada da agulha deve ser feita no pedículo de duas vértebras abaixo do ponto de entrada peridural. A área deve ser infiltrada com anestésico local (lidocaína 1%), sendo necessária uma pequena incisão no local de entrada escolhido para a entrada no espaço epidural utilizando a agulha (Figura 87.11).[21]

A agulha deve progredir angulada de lateral para medial no sentido da linha média. Assim que a lâmina ver-

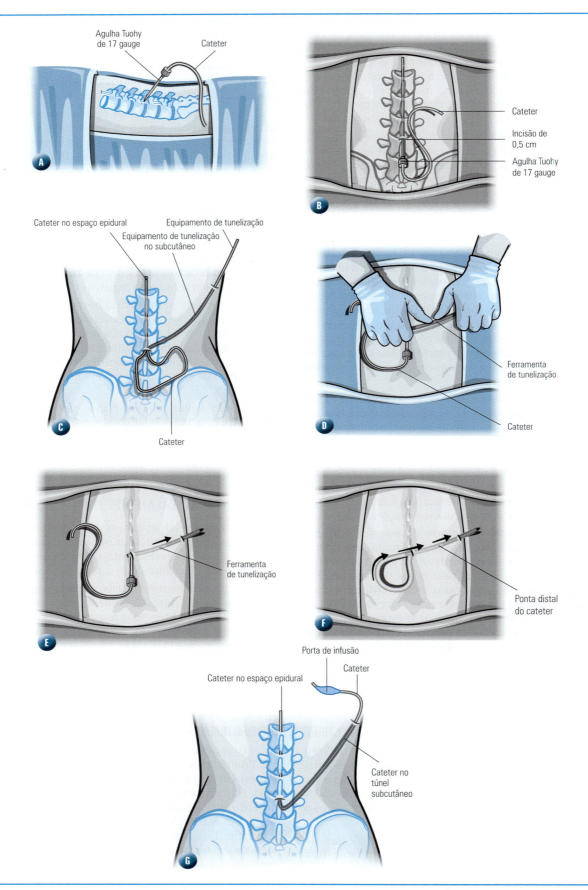

Figura 87.8. (A-G) Tunelização do cateter. (Fonte: Waldman SD. Atlas of Interventional Pain Management. Elsevier Saunders; 2015.)

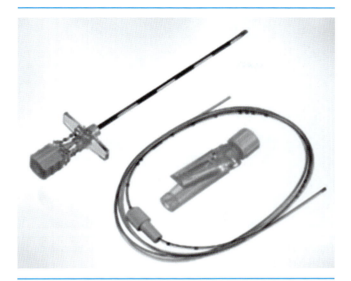

Figura 87.9. Conjunto com cateter e agulha peridural.[21]

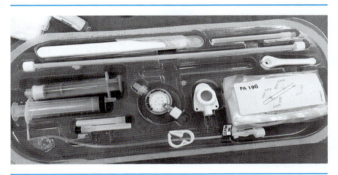

Figura 87.10. Conjunto cateter totalmente implantável. (Fonte: Arquivo pessoal do Dr. Carlos Marcelo de Barros.)

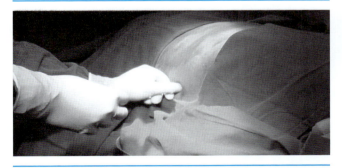

Figura 87.11. Seleção ponto de inserção do cateter. (Fonte: Arquivo pessoal do Dr. Carlos Marcelo de Barros.)

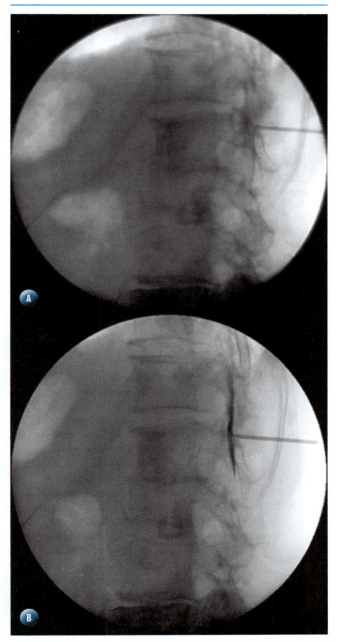

Figura 87.12. Acesso ao espaço epidural e aplicação de contraste não iônico. (Fonte: Arquivo pessoal do Dr. Carlos Marcelo de Barros.)

tebral for tocada deve-se deslizar a agulha no sentido do perfil.[21] No perfil deve-se verificar a perda da resistência do êmbolo da seringa, caracterizando a localização no espaço epidural, confirmado com a aplicação de contraste não iônico (Figura 87.12).

O cateter radiopaco deve ser introduzido na agulha (Figura 87.13) e alocado na posição escolhida de acordo com os dermátomos ou pode ser implantado no nível das lesões na coluna (Figura 87.14).

Novamente deve-se utilizar contraste não iônico para confirmar o posicionamento. Posteriormente, faz-se uma pequena incisão na pele, ainda com a agulha para reduzir o risco de corte do cateter, a agulha deve ser retirada do local da punção enquanto o cateter é fixado com pequeno dispositivo, normalmente na aponeurose do músculo paravertebral, com fio de sutura não absorvível, correspondente ao nível da punção da agulha.[21]

Em nosso serviço, quando o tempo de permanência do cateter sugere ser curto ou há a previsão de retirada após possível melhora clínica, não procedemos a fixação

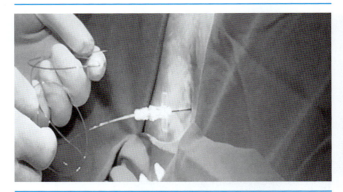

Figura 87.13. Introdução do cateter. (Fonte: Arquivo pessoal do Dr. Carlos Marcelo de Barros.)

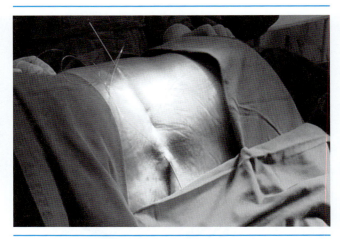

Figura 87.15. Tunelização do cateter. (Fonte: Arquivo pessoal do Dr. Carlos Marcelo de Barros.)

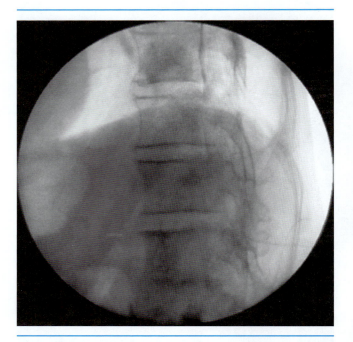

Figura 87.14. Cateter implantado no nível da lesão. (Fonte: Arquivo pessoal do Dr. Carlos Marcelo de Barros.)

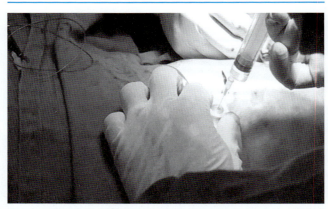

Figura 87.16. Teste da câmara de injeção. (Fonte: Arquivo pessoal do Dr. Carlos Marcelo de Barros.)

na aponeurose da musculatura paravertebral para facilitar a futura retirada da câmara de injeção com o cateter. No entanto, essa conduta em longo prazo aumenta o risco de migração e disfuncionalidade do cateter. É importante também verificar a funcionalidade do cateter, prendendo-o ao dispositivo de acoplamento. O passo seguinte é o tunelização do cateter até a borda inferior da décima segunda costela (Figura 87.15), onde será alojada a câmara de injeção, fixada sobre a aponeurose do músculo transverso abdominal.

O cateter deve ser cortado em ângulos retos, no comprimento desejado, permitindo a mobilidade do paciente. O dispositivo deve ser novamente verificado quanto à funcionalidade (Figura 87.16).

Finalmente, a câmara de injeção pode ser suturada a aproximadamente 0,5 a 1 cm abaixo da superfície da pele (Figuras 87.17 a 87.20).[21]

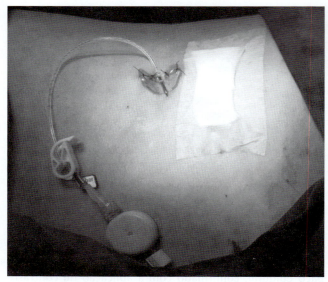

Figura 87.17. Procedimento finalizado com câmara de injeção já instalada, puncionada com agulha de Huber, ligada a cateter e filtro. (Fonte: Arquivo pessoal do Dr. Carlos Marcelo de Barros.)

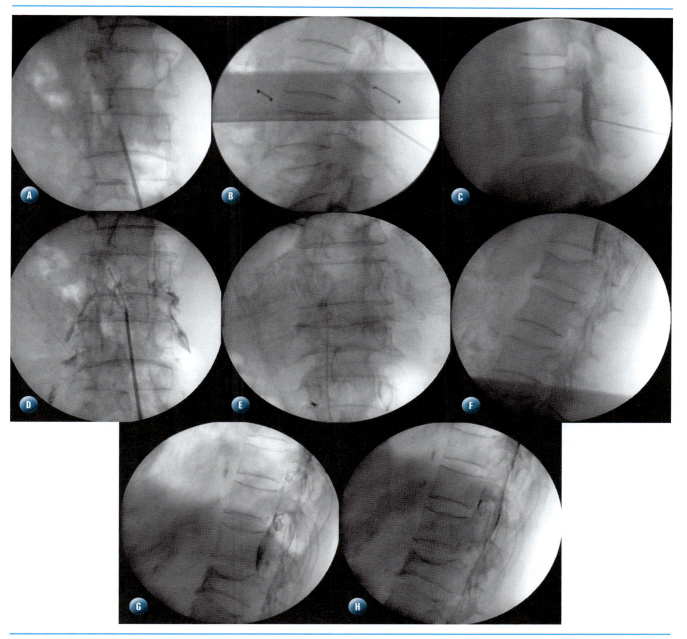

Figura 87.18. Imagens radioscópicas da introdução do cateter. **(A)** Posicionamento da agulha; **(B)** Introdução guiada por radioscopia perfil verdadeiro; **(C)** Injeção de contraste no espaço epidural para confirmação da punção; **(D)** Introdução do cateter; **(E)** Progressão do cateter guiado por radioscopia; **(F)** Posição final na área da lesão; **(G)** Aplicação de contraste para confirmação da posição; **(H)** Dispersão do contraste no espaço epidural. (Fonte: Arquivo pessoal do Dr. Carlos Marcelo de Barros.)

Como já foi discutido anteriormente, a infusão peridural por meio de cateter totalmente implantável não deve ser a primeira opção de tratamento. Modalidades menos invasivas devem ser tentadas inicialmente. No entanto, além de permitir uma melhor qualidade de vida para o paciente oncológico, esse tipo de procedimento tem se mostrado eficaz na prevenção da ocorrência de infecção e outras complicações.

Em um trabalho conduzido por Jong e Kansen foi comparada a incidência de complicações técnicas de cateteres peridurais totalmente implantáveis e cateteres peridurais percutâneos, fixados apenas por curativo. Uma análise retrospectiva avaliou 149 pacientes que receberam 250 cateteres peridurais para o tratamento da dor oncológica por um período de três anos. Entre os 250 cateteres implantados, 52 eram totalmente implantáveis e 198 eram cateteres percutâneos. Dos 198 cateteres percutâneos, 41 eram tunelizados, os demais entraram na pele pela linha média dorsal.[22]

Os resultados encontrados pelos pesquisadores indicam que os cateteres totalmente implantáveis reduzem a taxa de complicações dos cateteres peridurais, principal-

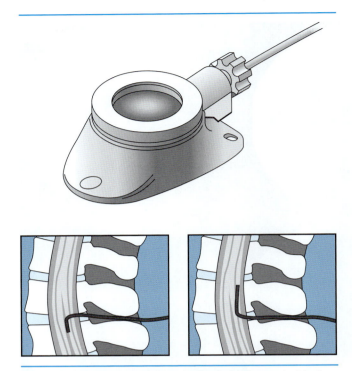

Figura 87.19. Cateter totalmente implantável. Câmara de injeção e posicionamento do cateter na medula espinhal – entre a dura-máter e o ligamento amarelo.[21]

mente o deslocamento do cateter e as infecções precoces. No grupo percutâneo, 21% dos cateteres foram deslocados. No grupo totalmente implantável, esse problema não ocorreu. A incidência de infecções foi semelhante nos dois grupos (13,6%), no entanto, quando se corrige a taxa de infecção para cateter-dia, o número de infecções por 1.000 cateteres-dia no grupo totalmente implantável foi metade do grupo percutâneo, 2,86 *versus* 5,97, respectivamente.[22]

Além disso, nenhum dos cateteres totalmente implantáveis apresentou infecção durante os primeiros 70 dias de tratamento, enquanto no grupo percutâneo as infecções ocorreram logo na primeira semana. Dentro do grupo percutâneo, a taxa de complicações nos cateteres epidurais tunelizados foi tão alta quanto entre os não tunelizados.[22]

Em um estudo conduzido por Burton e colaboradores, os autores apresentaram os resultados que obtiveram durante um período de 28 meses. Os pesquisadores utilizaram um algoritmo desenvolvido por eles para a seleção dos pacientes. Entre os 4.107 pacientes que procuraram o serviço para tratamento da dor oncológica utilizou-se a analgesia neuroaxial em 87 (2%) deles.[23]

Os pacientes foram acompanhados por um período de oito semanas com significativa melhora da dor. No que diz respeito à Escala Numérica da Dor, após a implantação da analgesia neuroaxial, houve uma redução significativa na proporção de pacientes com dor intensa (Escala Numérica de Dor entre 7-10), de 86% para 17%. Os escores numéricos de dor diminuíram significativamente de 7,9±1,6 para 4,1±2,3. É importante chamar a atenção para o fato dos autores não terem encontrado nenhuma diferença entre o uso intratecal e os grupos epidurais, cateter totalmente implantável e cateter tunelizado.[23]

Com relação à ingestão de opioides por via oral, após a implantação da analgesia neuroaxial houve uma diminuição de 588 mg/dia de equivalentes orais de morfina para 294 mg/dia. As queixas de sonolência e confusão mental (escala entre 0-10) também diminuíram significativamente de 6,2±3,0 e 5,4±3,4 para 3,2±3,0 e 3,1±3,0, respectivamente.[23]

Os autores consideraram os resultados promissores e estão de acordo com os estudos apresentados até o momento. Eles afirmam que as complicações relatadas são aceitáveis, principalmente quando se considera os benefícios no melhor controle da dor intensa e refratária no câncer.[23]

Heo e colaboradores realizaram um estudo retrospectivo onde foram avaliadas a eficácia, os efeitos adversos e as complicações decorrentes da administração de anestésicos locais e morfina peridural por meio de cateteres totalmente implantáveis em 29 pacientes com câncer terminal. Os pacientes foram acompanhados por um período que variou entre 4 e 394 dias. Ao fim do estudo, dois pacientes ainda não haviam ido a óbito.[24]

A pontuação média para as escalas numéricas de avaliação de dor para os 29 pacientes diminuiu de 7±1,0 no início para 3,6±1,4 no primeiro dia pós-operatório. Uma diminuição semelhante na intensidade da dor foi mantida por 30 dias. Sendo que os efeitos adversos mais comuns foram náuseas e vômitos, dois pacientes (6,9%) apresentaram parestesia.[24]

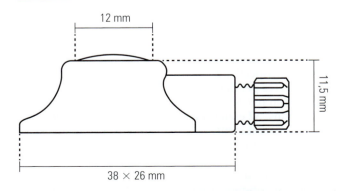
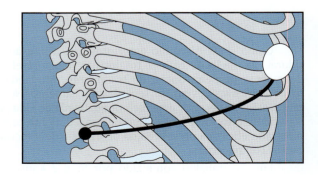

Figura 87.20. Cateter totalmente implantável. Dimensões e posicionamento da câmara de injeção na base costal.[21]

Tabela 87.5. Comparação entre os procedimentos intervencionistas – bomba × cateter no tratamento da dor oncológica

	Bomba	Cateter
Custo	Alto custo inicial/custo efetivo após três meses	Baixo custo de tratamento
Indicação	Dor oncológica refratária PPS ≤ 1	Crises de dor crônica ou oncológica Dor localizada PPS ≥ 1
Risco de infecção	Risco moderado em curto prazo Baixo risco em longo prazo	Alto
Vantagens	Liberdade do paciente, pouca manutenção	Mudança de medicamento Dose em bólus, sintomas agressivos Remoção simples
Desvantagens	Mais invasiva Implante e manutenção requerem maior treinamento e experiência	Risco de migração e mau uso

Referência: Autoria própria.

Os autores concluíram que a infusão peridural de morfina e anestésico local utilizando cateter totalmente implantável parece ter uma relação risco-benefício aceitável. Destaca-se aqui a limitação desse estudo, por não contar com nenhum tipo de grupo contro e (Tabela 87.5).[24]

■ MANEJO DO CATETER PERIDURAL

Apesar dos bons resultados apresentados pelo cateter peridural para o controle da dor oncológica, o sucesso da terapia depende da assistência ao paciente pós-implante. O cuidado deve ser amplo, multiprofissional e especializado. Nos casos em que o paciente recebe alta hospitalar, a família deve estar preparada e, quando necessário, o suporte médico deve ser de fácil acesso.

Destaca-se aqui a importância de se considerar as condições socioeconômicas e o apoio familiar com o qual o paciente pode contar. O baixo nível de instrução do paciente e dos familiares muitas vezes é uma barreira a ser transposta para se alcançar o sucesso terapêutico.

Nossa experiência mostra que a simples comunicação verbal sobre os procedimentos de higiene e cuidado com o cateter e também sobre a forma de preparo e administração dos medicamentos a serem usados pode não ser eficiente no processo de educação e treinamento do paciente e seus familiares.

O serviço deve contar com outras estratégias, como o uso de cartilhas e/ou vídeos explicativos, que apresentem o passo-a-passo para o uso adequado do cateter, traga respostas para as dúvidas mais frequentes e para a resolução de situações que podem ocorrer durante a terapia. Além disso, ferramentas como computadores, tablets e celulares podem facilitar a comunicação entre a equipe multiprofissional e o paciente, agilizando o atendimento e a tomada de decisões.

Durante o acompanhamento do paciente em analgesia epidural devem ser observados alguns parâmetros que podem ser indicativos tanto da eficácia quanto da segurança do tratamento.[25,26]

Medidas como a avaliação do nível de sedação e do escore de dor, por meio da escala visual analógica (EVA), por exemplo, podem servir como guias de ajuste de dose. A frequência e a amplitude da respiração podem indicar um quadro de depressão respiratória a porvir. Se possível, monitorar a saturação de oxigênio.[26]

A aferição da frequência cardíaca e da pressão arterial pode detectar efeitos cardiovasculares como hipotensão, taquicardia, bradicardia. Bem como a avaliação das funções motoras e sensoriais pode detectar efeitos adversos devido à sobredose de analgésicos.[26]

Qualquer modificação na área de inserção do cateter deve servir como sinal de alerta. É importante observar a presença de eritema, calor, sensibilidade, secreção e edema. Já que esses sinais podem estar relacionados com a ocorrência de infecções nos sítios de implantação.[26]

A perda da força, da sensibilidade e da motricidade pode ocorrer na presença de hematomas ou abscessos. É importante ficar atento para a ocorrência de pequenos acidentes diários, como quedas da própria altura e dificuldades para segurar e manipular objetos.[26]

As queixas de prurido podem ocorrer devido ao uso de opioides. Caso seja necessário, podem ser utilizados anti-histamínicos para o controle do efeito colateral. A retenção urinária também pode ocorrer e deve ser observada por meio do controle do volume urinário.[26]

■ REFERÊNCIAS BIBLIOGRÁFICAS

1. Rodgers A, Walker N, Schug S, McKee A, Kehlet H, van Zundert A, et al. Reduction of postoperative mortality and morbidity with epidural or spinal anaesthesia: results from overview of randomised trials. BMJ. 2000; 321(7275):1493.
2. Franco A, Diz JC. The history of the epidural block. Current Anaesthesia & Critical Care. 2000; 11(5):274-6.
3. Blas ML. The early history of epidural anesthesia. Bull Anest Hist. 1997; 15(3):5-15.
4. Wulf HF. The Centennial of Spinal Anesthesia. Anesthesiology. 1998; 89(2):500-6.
5. Doughty A. Walter Stoeckel (1871-1961) A pioneer of regional analgesia in obstetrics. Anaesthesia. 1990; 45:468-71.

6. Gonzalo RA, Martínez MDR, Albacete MP, López AIL, Torres AM. Historia de la raquianestesia y de la anestesia epidural en España. Arch Esp Urol. 2007; 60(8):973-8.

7. Dogliotti AM. Un promettente metodo di anestesia tronculare in studio: La rachianestesia epidurale segmentaria. Boll et Memoria della Societa Piamontese di Chirurgia. 1931; 1:384.

8. Curelaru I, Sandu L. Eugen Bogdan Aburel (1899-1975). Anaesthesia. 1982; 37:663-9.

9. Lemmon WT. A method for continuous spinal anesthesia: a preliminary report. Ann Surg. 1940; 111(1):141-4.

10. Roulhac DT, Lawrence C. Tsen. Epidural catheter design: history, innovations, and clinical implications. Anesthesiology. 2014; 121(1):9-17.

11. Cosgrove D, Shanahan E, Conlon N. Intrathecal Opioids. Anaesthesia tutorial of the week. Disponível em https://www.wfsahq.org/components/com_virtual_library/media/1c-584515c16ff7ec67abe3244735326b-347-Intrathecal-morphine-revised.pdf. Acesso em: 08 de dez de 2018.

12. Duarte DF. Uma breve história do ópio e dos opióides. Rev Bras Anestesiol. 2005; 55(1):135-46.

13. Lievre JA. Treatment of lumbago. Gaz Med Fr. 1953; 60:359-65.

14. Manchikanti L, Pampati V, Falco FJE, et al. Assessment of the growth of epidural injections in the medicare population from 2000 to 2011. Pain Physician. 2013; 16(4):E349-64.

15. Kedlaya D, Reynolds L, Waldman S. Epidural and intrathecal analgesia for cancer pain. Best Practice & Res Clin Anaest. 2002; 16(4)651-65.

16. Kiehelä L, Hamunen K, Heiskanen T. Spinal analgesia for severe cancer pain: a retrospective analysis of 60 patients. Scand J Pain. 2017; 16:140-5.

17. Casali TAA. Anestesia peridural. In: Manica J (ed.). Anestesiologia. Princípios e Técnicas. 4 ed. São Paulo: Artmed. 2018; 778-84.

18. Waldman SD. Atlas of Interventional Pain Management. Elsevier Saunders. 2015; 1164 p.

19. Kiuti V, Nogueira AMDC, Sakata Rk. Seguimento de cateter peridural para analgesia pós-operatória. Rev Bras Med. 2008; 65(8):242-5.

20. Zhu Z, Wang C, Xu C. Influence of patient-controlled epidural analgesia versus patient-controlled intravenous analgesia on postoperative pain control and recovery after gastrectomy for gastric cancer. Gastric Cancer. 2013; 16:193-200.

21. Braun B. Celsite. Instruction for users. Disponível em https://www.bbraun.com/content/dam/catalog/bbraun/bbraunProductCatalog/S/AEM2015/en-01/b3/instructions-foruse.pdf.bb-.63067445/instructions-foruse.pdf. Acesso em: 06 de jan de 2019.

22. Jong PC, Kansen PJ. A comparison of epidural catheters with or without subcutaneous injection ports for treatment of cancer pain. Anesth Analg. 1994; 78:94-100.

23. Burton AW, et al. Epidural and intrathecal analgesia is effective in treating refractory cancer pain. Pain Medicine. 2004; 5(3)239-47.

24. Heo BH, Pyeon TH, Lee HG, Kim WM, Choi JI, Yoon MH. Epidural infusion of morphine and levobupivacaine through a subcutaneous port for cancer pain management. Korean J Pain. 2014; 27:139-44.

25. Timby BK, Smith NE. Enfermagem Médico-Cirúrgica. 8 ed. Barueri: Manole; 2005.

26. Pasin S, Schnath F. Cuidados de enfermagem na analgesia por cateter peridural. Rev HCPA. 2007; 27(2):69-73.

Capítulo 88

Indicação e Manejo de Procedimentos Neurocirúrgicos na Dor Oncológica

José Oswaldo de Oliveira Júnior

■ INTRODUÇÃO

A terapia oncológica sofreu, nas últimas décadas, enorme desenvolvimento, aumentando significativamente a sobrevida após o diagnóstico inicial.

O tempo se incumbiu de adicionar às demandas dos portadores de câncer não apenas a sobrevivência mais longeva, mas também melhor qualidade de vida.

A dor em doentes oncológicos pode não estar relacionada ao câncer, ser secundária à evolução do próprio câncer, aos procedimentos terapêuticos e de diagnose, aos fenômenos de taquifilaxia analgésica e aos aspectos psíquicos e afetivos associados a uma doença debilitante, progressiva e muitas vezes terminal.[1,2]

A estratégia geral de tratamento das dores oncológicas passa pelo tratamento etiológico, quando possível, sempre de modo simultâneo com o sintomático. Seguindo a escada analgésica modificada da Organização Mundial da Saúde (OMS), o tratamento sintomático incluiria o tratamento farmacológico, inicialmente, com medicamentos não opioides. Na dependência da intensidade e da refratariedade da dor são introduzidos os opioides fracos e depois realizada a substituição dos mesmos pelos fortes. O tratamento a seguir contempla os procedimentos invasivos, entre eles os neurocirúrgicos.

■ TRATAMENTO ETIOLÓGICO × SINTOMÁTICO

A neurocirurgia pode retirar ou reduzir massas neoplásicas, drenar abscessos ou empiemas, descomprimir estruturas nervosas, reduzir inflamações neurogênicas ou não. No entanto, a grande maioria dos procedimentos invasivos indicados para o alívio das dores oncológicas refratárias, quer sejam neuropáticas, disfuncionais (ou nocipática ou nociplástica), nociceptivas ou ainda mistas, tem como escopo o controle sintomático e não etiológico.[3]

O melhor tratamento de qualquer dor é aquele que debela sua causa.[1] A ideia de controlar a dor resolvendo a causa responsável por ela permeia tanto o entendimento científico como leigo, e interfere na aceitação do tratamento exclusivamente sintomático, principalmente quando o tratamento proposto é invasivo.

Como quaisquer outros procedimentos cirúrgicos, os neurocirúrgicos analgésicos também possuem riscos variados, na conformidade dos respectivos graus de invasividade, com o agravante de não prometerem modificação direta no curso da doença oncológica.

Nas dores oncológicas crônicas, o objetivo é a obtenção da melhora da qualidade de vida de quem dela sofre e não o pleno desaparecimento da queixa. Na verdade, o objetivo estaria próximo de ser alcançado, quando o doente obtivesse redução da intensidade, períodos longos sem dor, e até mesmo por um momento, se ele pudesse esquecê-la.

Na prática clínica, a tarefa didática se faz necessária, pois é fundamental a conciliação de expectativas, isto é, entre o que a equipe médica pode oferecer e o que esperam e cobram o doente, seus cuidadores e familiares.

■ NEUROCIRURGIAS ABLATIVAS E NÃO ABLATIVAS

Os procedimentos neurocirúrgicos podem ser ablativos quando, fundamentalmente, não preservam o sistema nervoso (central e/ou periférico) e não ablativos quando preservam.

Neurocirurgias ablativas

As chamadas neurocirurgias analgésicas ablativas são as que através de destruição de parte do sistema nervoso consegue-se modificações de vias ou centros de modulação, cujas resultantes são a analgesia pretendida.

As lesões neurocirúrgicas podem ser mecânicas (maceramento físico, cortes com lâminas frias, esgarçamento, tracionamento, compressão), neurolíticas (obtidas com lesão por agentes químicos), térmicas (com dispositivos de criocoagulação, termocoagulação ou radiofrequência), isquêmicas e ainda actínicas com ou sem a combinação de métodos estereotáxicos e de radioterapia seletiva multicolimada.

As neurocirurgias analgésicas ablativas podem causar mudanças locais, regionais e a distância no sistema nervoso, acompanhadas por deficiências precoces sensitivas e/ou motoras adicionais. Além do efeito analgésico desejado, depois de períodos variáveis de tempo, podem deflagrar as temíveis dores neuropáticas, as do tipo iatrogênico.

As cirurgias ablativas encontram sua melhor indicação no tratamento da dor secundária ao câncer.

Nas últimas décadas, em virtude do desenvolvimento de fármacos com maior potência, seletividade, farmacocinética e farmacodinâmica mais apropriadas, as indicações de procedimentos neurocirúrgicos para controle da dor tornaram-se naturalmente menos frequentes, até há cerca de oito anos. A partir de 2010, houve retorno ao interesse pelos procedimentos neurocirúrgicos ablativos, em grande parte, pela procura pela da analgesia independente do uso de opioides, uma das metas almejadas como política governamental americana dentro de uma estratégia mais ampla adotada no combate à crise de abuso de prescrições.[4]

Os procedimentos neurocirúrgicos, assim sendo, continuam úteis em um número considerável de casos refratários à farmacoterapia, tanto pela falta de resposta analgésica, como pelos efeitos não suportados pelos doentes.

A melhora do conhecimento sobre as síndromes dolorosas, a criação de novas técnicas e o aprimoramento das já existentes, bem como o refinamento de suas indicações, em muito contribuiu para a adequação e aumento de eficácia das cirurgias.[5]

A revisão do diagnóstico da síndrome ou doenças relacionadas à dor é fundamental antes da aplicação de uma técnica terapêutica, sobretudo cirúrgica. O diagnóstico incorreto é causa frequente de refratariedade ao tratamento. A história clínica, o exame neurológico pormenorizado e os exames complementares devem ser aplicados antes de cada proposta. Além do diagnóstico de cada síndrome dolorosa envolvida na dor do doente, seja neuropática, não neuropática, síndrome dolorosa específica ou a coexistência de várias delas; a correta topografia da dor e possível acometimento do sistema nervoso central ou periférico, visceral ou somático, é crucial para a escolha adequada do procedimento neurocirúrgico funcional.[5,6]

O tratamento da dor oncológica pode ser feito por meio de métodos neurocirúrgicos, dependendo da complexidade e da fisiopatologia presumida do quadro álgico. No doente com câncer, a indicação para a realização de procedimentos mais invasivos destinados ao controle adequado de dores, incluindo as neuropáticas, não deve ser postergada, visto que a obtenção desse controle causa uma melhora significativa em sua qualidade de vida, especialmente naqueles com doença avançada, prognóstico reservado, e tempo esperado de sobrevida limitado.[2,7,8]

O tratamento neurocirúrgico pela interrupção das vias nociceptivas deve ser realizado quando a dor é causada, predominantemente, por excesso de estimulação nociceptiva. Trata-se de um método ablativo, e como tal, acarreta mudanças significativas no sistema nervoso locorregional e a distância.[1,2]

A interrupção neurocirúrgica das vias nociceptivas pode ser feita em qualquer nível do sistema nervoso central ou periférico. A cirurgia poderá ser realizada a céu aberto ou por método percutâneo.

Os procedimentos percutâneos são seguros, precisos, menos invasivos, de baixo custo operacional e não se associam com as complicações inerentes aos convencionais. Necessitam da cooperação do doente durante tempo parcial ou total de sua realização para poupar um maior traumatismo tissular do método a céu aberto e permitir o mapeamento fisiológico do alvo desejado e simular situação de pós-operatório. No entanto, impõe aos doentes um traumatismo psicoafetivo relacionado à manutenção da consciência para efetiva cooperação e participação direta no resultado obtido.

Para minimizar o sofrimento da lucidez durante as cirurgias percutâneas são administrados fármacos que causam amnésia anterógrada e retrógada. Cada vez mais se enriquecem os procedimentos com dados neurofisiológicos e de neuroimagem de maneira a reduzir o tempo de participação do doente.[2,7,8]

Estudos neurorradiológicos, desde radiografias simples, radioscopia, tomografia computadorizada, e mais modernamente a ressonância magnética e imagens por ultrassom, podem ser usados no pré, trans e pós-operatórios desses procedimentos.[2]

Os procedimentos ablativos visam interromper as vias da dor por lesão deliberada e seletiva de estruturas desde os nervos periféricos, raízes e gânglios nervosos, cordões medulares e vias ascendentes e estruturas do encéfalo como núcleos do tálamo ou mesencéfalo. A lesão de estruturas do sistema límbico também atua na diminuição dos componentes cognitivos e emocionais associados à dor, que causam sofrimento ao indivíduo.

O uso de substâncias neurolíticas envolve complicações (menos frequentes com as simpatectomias), sendo mais seguro o uso de meios físicos como o frio (criocoagulação) ou como o mais comumente utilizado pela maior reprodutibilidade, o calor (radiofrequência) para a interrupção de vias e centros nervosos.[2,5-7]

• Simpatectomias

Suas indicações principais são para o tratamento da dor visceral da cavidade abdominal, pélvica e torácica, e da dor isquêmica. Dores de predomínio neuropático não são classicamente incluídas entre as indicações. Nos casos duvidosos, devem ser indicadas apenas quando há melhora significativa mesmo que temporária da dor após bloqueio da cadeia simpática com anestésicos locais. São contraindicadas nos casos de síndrome dolorosa regional complexa, dor no coto de amputação, dor mielopática, dor por lesão da cauda equina, avulsão de raízes e neuralgia pós-herpética.[9,10]

• Neurotomias periféricas (nervos somáticos)

As neurotomias podem ser úteis para controle das dores oncológicas. São indicadas para o tratamento das dores neurálgicas típicas (occipital, neuralgia gênito-femoral, ilioinguinal, do nervo cutâneo-femoral, ciático menor e pudendo) e, principalmente, para alívio das dores de características atípicas por invasão tumoral nos territórios dos referidos nervos. Não são eficazes na maioria dos doentes com dor por desaferentação, dor por avulsão de raízes, dor no coto de amputação e da neuralgia pós-herpética.

O tratamento neurocirúrgico analgésico ablativo mais realizado em todo o mundo é a neurotomia dos ramos recorrentes posteriores das raízes espinhais. Os doentes portadores de câncer com dores axiais, diretamente ou não relacionadas com a doença de base, também podem ser beneficiados por essa neurotomia. Dores oncológicas mistas com mais de um tipo de dor costumam apresentar desconforto miofascial, e quando apresentam distribuição paravertebral são particularmente suscetíveis ao referido tratamento.

A neurotomia dos ramos recorrentes posteriores das raízes espinhais consiste na lesão dos mesmos logo após sua emergência no forame de conjugação tanto a céu aberto quanto por via percutânea. A introdução de uma cânula (com eletrodo acoplado em uma única peça ou combinação de peças) na região dorsal paravertebral pode atingir o ramo nervoso medial no ponto mais cranial na face posteromedial do processo transverso. Após o mapeamento com estimulação elétrica e confirmação da distância segura da raiz principal, é realizada a lesão térmica. Diversas técnicas incluem um único ponto como alvo da lesão, ou múltiplos (por exemplo porção posterior do forame de conjugação, porção posteromedial do processo transverso, e face lateroinferior da faceta articular). A neurotomia facetária é eficaz para o tratamento das dores secundárias à síndrome facetária e síndromes dolorosas miofasciais paravertebrais rebeldes aos procedimentos fisiátricos e dores neuropáticas apendiculares. No entanto, os melhores resultados são obtidos para dores nociceptivas do tipo axial, com ou sem dores apendiculares referidas.[11]

As neurotomias periféricas possuem efeito anti-inflamatório pela redução da inflamação neurogênica dependente da liberação de substâncias algiogênicas na periferia. As dores originárias do território inervado são aliviadas pela inibição da aferência medular. Essa inibição diminui o recrutamento das unidades neuronais de segunda ordem de convergência de amplo e dinâmico espectro de resposta (neurônios WDR – *wide dynamic range*). Promovem alívio da dor em 50% dos casos em 8 a 27 meses de tratamento, com melhor resultado em pacientes que não foram previamente submetidos a cirurgia de coluna. Raramente desenvolvem desconforto doloroso neuropático adicional ou em substituição ao original.[6]

A neurotomia ou neurectomia de ramos periféricos do nervo trigêmeo, principalmente em doentes com câncer de cabeça e pescoço, pode ser realizada de várias formas. A avulsão, esmagamento, interposição de material orgânico entre os cotos seccionados, neurólise mecânica e rebatimento retrógrado dos cotos nervosos amputados podem proporcionar benefício aos doentes, porém apenas temporário devido ao fenômeno de regeneração nervosa.

Alguns doentes são beneficiados na dependência da velocidade da progressão da doença de base.

A neurectomia de ramos periféricos do nervo trigêmeo possui indicação restrita à confirmação diagnóstica, ao tratamento de doentes idosos debilitados ou com neuralgia bilateral, quando há anestesia de uma hemiface secundária à rizotomia contralateral.

A neurotomia percutânea dos nervos occipitais é um procedimento útil para casos de neuralgia do nervo grande occipital. É realizado por meio da punção percutânea dos nervos occipitais na base da escama do osso occipital, junto à artéria occipital. A neurólise química está em desuso, existindo preferência pela lesão por radiofrequência. No entanto, os resultados da neurotomia ficam aquém daqueles obtidos pelos bloqueios anestésicos (falso-positivos). Nos portadores de comprometimento oncológico das regiões retrocoronária e retroauricular, a neurotomia occipital pode ser útil.

A neurotomia do nervo pudendo é indicada para o tratamento da neuralgia do nervo pudendo e da dor perineal (principalmente oncológica). Consiste na introdução percutânea de um eletródio na região perineal posterior seguida de estimulação e lesão por radiofrequência do tronco do nervo pudendo. Quando o procedimento é realizado bilateralmente pode resultar em incontinência urinária. Lesões químicas (em geral, com o uso de fenol) podem ser realizadas pela mesma via anterior utilizada na anestesia local em episiotomias.

A neurotomia do nervo gênito-femoral está indicada em casos de neuralgia do nervo gênito-femoral enquanto a do ilioinguinal está indicada para o tratamento de neuralgia ilioinguinal. São realizadas por acesso ao retroperitônio similar ao utilizado durante a simpatectomia lombar. O procedimento pode ser útil em comprometimento de parede posterior por invasão tumoral.

A neurotomia do nervo cutâneo-femoral é indicada no tratamento da meralgia parestésica. O nervo é acessado por incisão medial à espinha ilíaca anterossuperior ou ainda pela punção percutânea com cânula/eletrodo. Doentes com síndrome de imunodeficiência adquirida e invasão por sarcoma de Kaposi em face anterolateral da coxa podem ser beneficiados com essa neurotomia para alívio das dores.

A neurotomia do nervo ciático menor está indicada nos casos de neuralgia dessa estrutura. O nervo é acessado por incisão da região glútea e região proximal da face posterior da coxa, após dissecação do músculo glúteo mínimo. Dores provocados por lesões neoplásicas da região inervada pelo ciático menor podem ser controladas pela neurotomia.

Doentes que sofrem de dores viscerais do andar superior do abdome que não podem ser submetidos a neurólise de celíaco por alergia ao contraste iodado podem ser submetidos a neurotomia por radiofrequência dos esplâncnicos.[6]

Dores refratárias predominantemente nociceptivas pela presença de metástases em costelas podem ser controladas por neurotomias intercostais por radiofrequência ablativa. Lesões por radiofrequência podem ser úteis e obtidas por acesso infracostal 4 a 5 cm posterior ao local da metástase.

• Rizotomias

Rizotomias verdadeiras são raras. Os procedimentos, em sua grande maioria, são, na verdade, neurotomias. Na coluna vertebral, são, em geral, neurotomias espinhais, uma vez que o alvo é distal aos gânglios sensitivos, nos nervos mistos.

São indicadas no tratamento da dor decorrente de neuralgias paroxísticas ou decorrentes de neoplasias em áreas restritas do corpo, especialmente as localizadas na face, crânio, região cervical, torácica e perineal. São contraindicadas para dor no coto de amputação, neuralgia pós-herpética, neuropatia actínica, dor mielopática ou por lesão da cauda equina, avulsão de raízes nervosas, dor facial atípica e anestesia dolorosa da face.

A rizotomia cervical, torácica e sacral é eficaz em casos selecionados de dor neuropática periférica paroxística oligossegmentar restrita às regiões superficiais do corpo e a poucos dermatômeros. Nos membros, as rizotomias podem causar ataxia sensitiva. A rizotomia sacral não deve envolver bilateralmente as segundas raízes sacrais em doentes com integridade funcional da bexiga, devido ao risco do doente desenvolver bexiga neurogênica.

A rizotomia intercostal pode beneficiar alguns doentes com neuralgia intercostal. Dores de predomínio neuropático de distribuição intercostal após implantes de drenos, por neuralgia pós-herpética, pós-toracotomia, entre outras, podem ser mitigadas com a aplicação de radiofrequência pulsada nos respectivos gânglios dorsais das respectivas raízes envolvidas (incluindo, em geral, um gânglio cranial e um caudal com relação ao gânglio do nível acometido).

A rizotomia do nervo trigêmeo, glossofaríngeo e intermediário é eficaz no tratamento da dor resultante de neuralgias essenciais[12-15] e do câncer da face, faringe, loja amigdaliana, base da língua e orelha interna. As rizotomias espinhais e do nervo trigêmeo e glossofaríngeo a céu aberto raramente são indicadas atualmente.[15] A do nervo intermediário ainda é realizada a céu aberto segundo técnica microcirúrgica. Os procedimentos percutâneos são os mais empregados para tal finalidade.

A rizotomia do nervo trigêmeo consiste na introdução de uma cânula acoplada a um eletrodo à mão livre, por via anterior, através do forame oval, no interior do gânglio de Gasser, sob controle radiológico, radioscópico ou tomográfico.[12,13] Após a punção, os doentes são despertados e questionados sobre a localização da sensação parestésica evocada pela estimulação das estruturas trigeminais. Baseando-se nessas informações, a área ativa da cânula/eletrodo é mobilizada até que a sensação parestésica se localize no território da dor. Durante períodos de 60 segundos, lesões térmicas são repetidas com intensidades crescentes, até que hipoalgesia ou analgesia com preservação da sensibilidade tátil segmentar seja obtida por geradores de radiofrequência. A monitorização da temperatura quantifica o grau da lesão induzida. A denominação de rizotomia trigeminal, embora consagrada, é equivocada por partir da pressuposição errônea do alvo cirúrgico se tratar de raiz, quando na verdade são divisões do nervo craniano.[13,14]

As rizotomias percutâneas por radiofrequência são realizadas sob anestesia geral ou sob sedação. Medicação pré-anestésica (lorazepam, flunitrazepam) proporciona amnésia e agentes anestésicos de curta duração (propofol)

ou neuroleptoanalgésicos (fentanila, droperidol) são recomendados para a realização do procedimento.

Nas últimas décadas, o uso de alfa-2 adrenérgicos como a dexmedetomidina podem proporcionar boa analgesia, sedação e condições de cooperação. Quando o doente suporta o desconforto, as lesões são realizadas sem anestesia geral. Caso contrário, doses adicionais de agentes anestésicos são administradas. Quando o déficit sensitivo induzido não se localiza no território adequado, a cânula/eletrodo é reposicionado, o local é remapeado, e são produzidas novas lesões por radiofrequência.

Ocorre dormência da face em praticamente todos os casos. Parestesias são observadas em 8 a 10,9% dos doentes, e disestesias dolorosas, em 0,5 a 6% dos casos.

Quando o tratamento é feito para controle de neuralgias típicas, há recidiva da dor em 5% dos doentes, em média, no primeiro ano, em 10% no segundo e, progressivamente, em 5% dos casos a cada ano. A recidiva pode ser maior em neuralgias trigeminais associadas a doença desmielinizante (esclerose múltipla), chegando até taxas de 40% em dois anos.

A rizotomia do nervo trigêmeo por compressão com balão de embolectomia consiste em punção percutânea do gânglio de Gasser sob anestesia troncular ou sistêmica por via venosa, com ou sem ventilação artificial. Após, procede-se à insuflação do balão sobre o gânglio por meio de uma agulha que conduz o cateter, com duração de 60 a 75 segundos e com o uso de 0,6 a 0,8 mL de agente de contraste iodado. No caso de dores relacionadas à presença de neoplasia, a melhor opção fica com a utilização da ablação com radiofrequência, embora alguns poucos autores advoguem que a microcompressão com balão possa conseguir o mesmo resultado com períodos mais longos de insuflação.[13,14]

A rizotomia do nervo glossofaríngeo é realizada de modo similar e após punção do forame rasgado posterior. Bradicardia e hipotensão arterial podem ocorrer durante a intervenção e indicam necessidade de interrupção da lesão. Sequelas sensitivas e motoras compreendendo disfonia, disfasia e disfagia são referidas em alguns casos. A recidiva da dor é rara e a mortalidade ocorre em 5% dos casos.[15]

• Tratotomia de Lissauer e lesão do corno posterior da medula espinhal (CPME) ou lesão da zona de entrada das raízes dorsais (DREZ ou DREZotomia)

Consiste na lise, por radiofrequência, do trato de Lissauer e da substância cinzenta do corno posterior da medula espinhal, onde há hiperatividade neuronal em casos de dor por desaferentação ou espasticidade. É realizada para o tratamento da dor no membro fantasma, da dor resultante de neuropatias plexulares actínicas, oncológicas e traumáticas, neuralgia pós-herpética, dor mielopática e por lesão da cauda equina e da espasticidade, dor por avulsão de raízes nervosas e neuralgia facial atípica. Não apresenta resultados satisfatórios em síndrome dolorosa regional complexa e doentes com dor associada a esclerose múltipla.[16,17]

O procedimento reduz a hiperatividade das vias nociceptivas dos tratos ascendentes da medula espinhal porque destrói os neurônios hiperexcitados das lâminas I, II, III, IV, V e VI do CPME e o trato de Lissauer que estão envolvidos nos mecanismos de facilitação e de inibição da atividade dos neurônios do CPME, assim como as vias ascendentes que trafegam pelo quadrante posterolateral da medula espinhal. Isso permite modificar o balanço entre as vias excitatórias e inibitórias dos circuitos neuronais segmentares desaferentados. A lesão do trato de Lissauer e do CPME é mais eficaz e segura quando indicada no tratamento de doentes com áreas de desaferentação extensas, como em casos de invasão neoplásica de plexos braquial ou crural, avulsão de raízes do plexo braquial, neuropatia plexular actínica, dor segmentar em doentes paraplégicos com mielopatia ou com lesão de cauda equina e cone medular.[16-18]

Condições clínicas mínimas são necessárias para o procedimento espinhal que permitam anestesia geral e abordagem por laminectomia visando a exposição da zona de penetração das raízes correspondentes à inervação das áreas onde a dor é referida, bem como dos dermatômeros rostrais e caudais vizinhos. A dura-máter é aberta na linha mediana e a exposição da zona de entrada da raiz é realizada com o emprego de microscópio cirúrgico. Em casos de avulsão de raízes do plexo braquial, a disposição das raízes contralaterais e a linha de penetração das raízes ipsolaterais constituem os reparos anatômicos para localização das áreas a serem lesadas na medula espinhal. A localização dos dermatômeros é realizada mediante estimulação elétrica mono ou bipolar das raízes motoras (contralaterais, se necessário). Os eletrodos especiais para DREZ são introduzidos na medula espinhal e dirigidos com inclinação de 25 graus de fora para dentro e de trás para frente, no plano transversal, penetrando 2 mm na profundidade em cada segmento de referência da dor. Em sequência, realizam-se lesões térmicas por radiofrequência a cada 2 mm. Em casos de mielopatia traumática, são realizadas na zona de entrada das três raízes situadas acima do segmento anatomicamente anormal.

A extensão e a intensidade do déficit sensitivo pré-operatório amplia-se sistematicamente, após a lesão do trato de Lissauer e do CPME. Deficiência motora, geralmente discreta, ocorre aproximadamente em 10% dos doentes submetidos à lesão do trato de Lissauer e do CPME espinhal.[16-18]

Síndrome cordonal posterior discreta e transitória homolateral à lesão é observada inicialmente em dois terços dos casos, sendo permanente em 10 a 30% deles. Parestesias na região dos dermatômeros vizinhos, hiperestesia na área de transição entre a região normal e a comprometida são também observadas. Há maior risco de lesão dos tratos longos em casos de avulsão devido à atrofia da medula espinhal em consequência da cicatrização do tecido traumatizado. Há maior possibilidade de comprometimento da função neurológica quando a lesão é realizada nos segmentos torácicos da medula espinhal. Numerosas complicações neurológicas foram descritas após esse procedimento ser indicado para o tratamento da síndrome pós-laminectomia lombar, incluindo, entre elas, a hipoestesia na região genital e nos membros inferiores, déficits motores, incontinência esfincteriana e impotência sexual.

Nos casos de avulsão de raízes nervosas foram verificados resultados imediatos excelentes e bons em 64,7 a 100% dos doentes e regulares em 8,3 a 24%. Durante período de acompanhamento variando entre 5 e 108 meses, ocorre declínio dos resultados bons e excelentes para 50 a 81% e elevação do número de resultados regulares para 9,5 a 40%. A melhora inicial é mantida após o tratamento na maioria dos doentes com dor associada à neuropatia actínica. Há melhora em 75 a 100% dos doentes com neuralgia pós-herpética, imediatamente após o procedimento. Com o passar do tempo ocorre recorrência parcial ou completa da dor em até 50% dos doentes em seis meses; em 38%, em um ano; e, em 26%, em 18 meses. A dor recorrente após a cirurgia nesses casos apresenta características diferentes da original em 50% dos casos. O queimor original é substituído por dolorimento, latejamento ou sensação de frio.[6,15] Em casos de dor fantasma, ocorre melhora imediata em 50 a 100% dos doentes logo após o procedimento e, em longo prazo, em 50 a 66,6%. O resultado parece ser mais insatisfatório no tratamento da dor no coto de amputação.[5,6,16,17]

Os bons resultados no tratamento de dor mielopática após descompressão tumoral ficam na faixa de 50%. Há melhora significativa da dor mielopática segmentar em 80% dos doentes, da dor unilateral em 90% e da dor distal e sacral em apenas 32%. Há também alívio da dor gerada por estimulação das zonas de gatilho. Os resultados são considerados insatisfatórios em menos de 41% dos doentes. Não foi observada melhora significativa em doentes com esclerose múltipla.

Os portadores de câncer avançado já submetidos a procedimentos cirúrgicos, radioterápicos e quimioterápicos, costumam apresentar sequelas acumuladas que se encaixam e exaurem o conjunto das possíveis complicações de neurocirurgias analgésicas ablativas. A DREZotomia pode ser bastante útil para alívio de dores mistas refratárias com componentes neuropáticos em doentes oncológicos que possuam comprometimentos prévios sensitivos, motores e/ou esfinctéricos (vesical e/ou anal).

Os resultados, frequentemente, são insatisfatórios em longo prazo. A longevidade reduzida dos doentes com câncer em fases avançadas é também adequada frente à duração esperada dos efeitos analgésicos dessa neurocirurgia analgésica.

• Nucleotratotomia estereotáctica do trato espinhal do nervo trigêmeo

Consiste na lesão, realizada por estereotaxia, do núcleo do trato espinhal do nervo trigêmeo. Está indicada nos casos de dor facial por desaferentação, comum em doentes com remissão de neoplasias de cabeça e pescoço, que não melhoram após a nucleotratotomia caudal.[2,7,20,21] Muitos doentes livres da doença de base permanecem sofrendo com péssima qualidade de vida pelo desconforto doloroso sequelar.

A técnica é realizada com o doente em posição sentada ou decúbito lateral, sob anestesia local. Consiste na fixação óssea do aparelho de estereotaxia ao segmento cefálico, seguida da realização de estereotomografia e reconstrução de imagens da transição bulboespinhal, com fusão das imagens obtidas com o atlas de estereotaxia. O alvo estereotáctico é posicionado 4 mm a 6,5 mm lateralmente com relação à linha mediana, de acordo com o território do acometimento da terceira ou primeira divisões do nervo trigêmeo, respectivamente. O eletrodo especial é introduzido na transição occipitocervical e dirigido, de baixo para cima e de fora para dentro, com inclinação de 20 graus com relação aos planos transversal e sagital. A localização é confirmada mediante estimulação monopolar. Quando a estimulação elétrica causa desconforto no local da dor referida, são realizadas lesões por radiofrequência de modo a coagular o tecido neural, com o diâmetro de 2 mm. Esse procedimento é marcadamente eficaz no tratamento da neuralgia pós-herpética trigeminal, de outras dores por desaferentação localizadas na face e da dor por câncer orofacial.

A nucleotratotomia trigeminal pode ser realizada a céu aberto. O porte cirúrgico e o anestésico são maiores e podem não ser adequados para doentes idosos ou debilitados pela doença de base e respectivo tratamento. No entanto, lesões vasculares podem ser eficientemente evitadas pela visualização direta. A artéria cerebelar posteroinferior emoldura inferiormente os hemisférios cerebelares e pode ser lesada pelo procedimento ocasionando sangramentos, espasmos ou coagulação. A lesão arterial é mais comum no procedimento guiado por esterotaxia. As lesões a céu aberto, por outro lado, não permitem o mapeamento fisiológico e o controle da magnitude das mesmas. A extensão das lesões pode levar ao comprometimento dos funículos posteriores e tratos espinotalâmicos. As deficiências costumam ser permanentes, mas não incapacitantes, em 40% dos doentes tratados pela nucleotratotomia trigeminal a céu aberto e, em 20%, dos doentes tratados pela técnica estereotáctica. A associação da microendoscopia e da estereotaxia veio para aumentar as vantagens desse método com relação ao realizado a céu aberto.[3,5,20]

Um trabalho, relativamente recente, confirmou a longa duração (média de 4,3 anos) dos bons resultados obtidos em dor crônica atípica trigeminal, avulsão do plexo braquial, neuralgia pós-herpética e dor do membro fantasma.[21]

• Nucleotratotomia trigeminal pontina

É procedimento eficaz no tratamento da dor facial por desaferentação que não apresentou melhora após a nucleotratotomia caudal. Proporciona melhora em aproximadamente 60% dos doentes com dor facial atípica.[21-24]

A nucleotratotomia do trato espinhal do nervo trigêmeo e a nucleotratotomia trigeminal pontina estereotáctica são eficazes para o tratamento da dor facial por desaferentação (síndrome de Wallemberg, dor por neuropatias trigeminais). Resultados imediatos excelentes nos casos de neuralgia pós-herpética no território do nervo trigêmeo foram observados em 57 a 100% dos doentes submetidos a tal procedimento. Durante o período de acompanhamento, durante 6 a 72 meses, a dor mantém-se ausente em 25 a 50% dos doentes, e a melhora, em 31 a 50%. Os resultados parecem ser menos satisfatórios quanto maior for o número de divisões comprometidas. Há evidências de que a dor paroxística seja mais facilmente controlada que a dor em peso constante. Há melhora da neuropatia trigeminal actínica na maioria dos doentes tratados. Proporciona ainda melhora da sintomatologia em mais de 50% dos doentes com anestesia dolorosa da face. Os resultados são insatisfatórios nos doentes com dor em peso.

A tratotomia trigeminal pontina foi utilizada como método adjuvante em uma série de 50 doentes portadores de neuralgia trigeminal típica refratária ao tratamento conservador cuja investigação por exames de neuroimagem não mostrou conflito neurovascular evidente, assim como os mesmos achados foram encontrados na exploração retrossigmóidea intraoperatória. Apenas um doente (2%) não mostrou melhora, enquanto 18% relataram melhora parcial e 80% remissão completa das dores.[21] Os portadores de neuralgia trigeminal e esclerose múltipla relataram 87,5% de bons resultados.[23]

• Cordotomia

A cordotomia é o procedimento neurocirúrgico mais conhecido pelos leigos e médicos de outras especialidades. Consiste na interrupção do trato espinotalâmico no quadrante anterolateral da medula espinhal do lado contralateral àquele em que a dor é referida.[24]

A cordotomia anterolateral está indicada no tratamento da dor oncológica com sobrevida menor que um ano, que acomete unilateralmente segmentos distais aos cervicais rostrais. Deve ser evitada em doentes com anormalidades ventilatórias. Costuma controlar também as dores oncológicas mistas (por aumento de nocicepção e neuropática), porém a resposta analgésica mais duradoura é obtida no componente nociceptivo.[24]

A cordotomia se associa a resultados insatisfatórios quando realizada em doentes com dor actínica, neuralgia pós-herpética, avulsão de raízes nervosas, dor fantasma e no coto de amputação.[25]

A cordotomia percutânea é realizada na região cervical (entre C_1 e C_2 ou C_5 e C_6 ou C_6 e C_7) sob anestesia local, complementada, quando necessário, por agentes venosos para conforto do doente. Após o procedimento perimielográfico ou estereotomomielográfico, para delineação da medula espinhal e do ligamento denteado, efetua-se a introdução, por via lateral ou anterior, de um eletrodo no quadrante anterolateral da medula espinhal. Após avaliação da localização com estimulação elétrica, realiza-se a lise do trato espinotalâmico por radiofrequência. A utilização de instrumental endoscópico possibilita menor tempo cirúrgico, menor exposição radiológica e a sua realização em alérgicos a contrastes iodados.[2,25-27]

O procedimento a céu aberto consiste de laminectomia e da exposição do primeiro e segundo segmentos cervicais da medula espinhal cervical ou do segundo e terceiro segmentos da medula espinhal torácica e da secção do quadrante anterolateral dessa estrutura nervosa. Na faixa etária pediátrica, o procedimento é feito, na maioria das vezes, sob anestesia geral e a céu aberto, no entanto o uso da tomografia computadorizada pode oferecer condições seguras para o método percutâneo.[28,29]

Nas raras situações em que há indicação de cordotomia bilateral, um intervalo de pelo menos três semanas é recomendado entre ambos os procedimentos.

Eventualmente, dor contralateral à original pode manifestar-se após a cirurgia unilateral, sendo, muitas vezes, necessária a indicação do procedimento contralateral. Déficits motores, esfincterianos e sexuais ocorrem em menos de 10% dos casos.

A cordotomia pode causar dor mielopática em até 20% dos doentes acompanhados por longos períodos. Síndrome de paralisia respiratória durante o sono é rara. Manifesta-se após cordotomias bilaterais especialmente quando a analgesia atinge dermatômeros mais altos (braquiais).[24,27]

• Mielotomia extralemniscal

Consiste da interrupção das fibras espinorreticulotalâmicas que cruzam a linha mediana em direção aos quadrantes anterolaterais da medula espinhal e se dirigem às estruturas suprassegmentares. Estão indicadas em casos de dor oncológica bilateral pelviperineal ou nos membros inferiores em doentes em que a cordotomia cervical bilateral apresenta risco. Resulta em analgesia suspensa bilateral. São indicadas também para o tratamento da dor mielopática, dor por avulsão de raízes do plexo braquial e neuralgia pós-herpética. A mielotomia longitudinal mediana, realizada dois a três segmentos acima do nível em que a lesão está presente em casos de dor por lesões raquimedulares, pode aliviar temporariamente a dor radicular e no território de transição.

O procedimento pode ser realizado a céu aberto após laminectomia torácica e lombar rostral, seguida da divisão sagital da medula espinhal, ou, percutaneamente, segundo técnica estereotáctica.[29] Esta última consiste da fixação do aparelho de estereotaxia ao crânio e da realização de exame de imagem (perimielografia craniocervical, estereotomografia, estereorressonância, ou ainda, combinação por fusão de mais de um deles).

Após a delineação do contorno da medula cervical, introduz-se o eletrodo especial na linha mediana na porção central da transição entre ambas as estruturas nervosas. A estimulação gera sensação de calor ascendente do períneo para regiões dorsais do corpo. A interrupção, por radiofrequência, das vias espinotalâmicas extralemniscais que se projetam na formação reticular do tronco encefálico, permite alívio da dor com preservação da sensibilidade discriminativa superficial.

• Mielotomia puntiforme

Outro tipo de mielotomia utilizada preferencialmente para alívio de dores viscerais de origem oncológica é a mielotomia puntiforme.

A via relacionada com a dor visceral é localizada na coluna dorsal da medula. A via é independente e muito mais importante para essa modalidade de sensibilidade que as fibras do trato espinotalâmico.[30,31]

A primeira tentativa de ablação dessa via em humanos para o tratamento da dor oncológica visceral foi feita por Nauta em 1996 com excelente resultado em uma paciente com câncer pélvico.[32]

O procedimento neurocirúrgico consiste em laminectomia da oitava vertebra torácica e abordagem microscópica com identificação da linha média na face posterior da medula. Os vasos, se ocorrerem, devem ser dissecados e lateralizados. Uma cânula simples com calibre G16 com bisel cortante é inserida perpendicularmente até uma profundidade de 4 a 5 mm, e inclinada lateralmente 15° para a direita e para a esquerda.

A técnica cirúrgica é de fácil aplicação, necessitando apenas que o paciente tenha o mínimo de condições clínicas para anestesia geral.[24,33]

O procedimento é de baixo custo com relação aos sistemas de infusão de fármacos, e com menos complicações e déficits neurológicos comparando-se com outras técnicas neurocirúrgicas ablativas para o tratamento desse tipo de dor, como a mielotomia comissural e a cordotomia bilateral.[33]

• Mesencefalotomia

Conhecida também como reticulotomia rostral mesencefálica (RRM), trata-se de um procedimento estereotáxico ablativo, que visa interferir na condução do estímulo álgico por meio de ablação na formação reticular mesencefálica e de vias adjacentes (espinorreticulotalâmicas, espinotalâmicas e quintotalâmicas) com redução das sensações dolorosa, parestésica e disestésica.[24,34,35]

A RRM é um dos procedimentos mais efetivos no tratamento da dor oncológica que acomete a região da cabeça, tronco e membro superior. Constitui boa opção quando as dores acometem regiões tão craniais que aumentam o risco de uma cordotomia cervical pela necessidade de atingir estruturas medulares mais profundas.

A reticulotomia rostral mesencefálica é opção eficaz e segura no tratamento da dor oncológica de predomínio nociceptivo das regiões cefálica, cervical e terço superior de tórax. Pode ser ofertada mesmo em pacientes com queda do estado geral, uma vez que é realizada por meio de trepanação craniana sob anestesia local.

Também é procedimento útil no controle de dores mistas com predomínio neuropático. Pode haver melhora prolongada em 50 a 77,8% dos doentes com dor neuropática que se submetem a mesencefalotomia durante períodos de tempo que variam de dois meses a oito anos. Em longo prazo, há alívio de 20 a 66,7% dos casos e melhora de 30%. A mesencefalotomia pode proporcionar alívio também a 50 a 70% dos doentes com anestesia dolorosa da face, dos doentes com síndrome talâmica, dos com avulsão de raízes do plexo braquial, em casos de dor fantasma e de dor no coto de amputação.[34-38]

O procedimento consiste na fixação, sob a anestesia local, de um aparelho de estereotaxia ao segmento cefálico dos doentes. Após a realização de estereotomografia ou estereorressonância magnética, os alvos anatômicos são identificados. Através de uma perfuração localizada na região frontal (1 a 2 cm anterior à sutura coronária) um eletrodo é introduzido e dirigido para o alvo determinado. A lesão usualmente ocorreria em um ponto situado 5 a 7 mm da linha média para dor de cabeça e pescoço e 8 a 10 mm para dor na extremidade superior e região torácica alta. Por meio do eletrodo é realizado o registro da atividade celular encefálica profunda e, a seguir, a estimulação elétrica para delinear a estrutura a ser tratada cirurgicamente. Procede-se então à realização de lesões térmicas por radiofrequência.

A mortalidade fica em torno de 7 a 8%. As complicações mais comuns da mesencefalotomia são a sonolência e a dissinergia da motricidade ocular, geralmente temporários.

Durante os primeiros dois ou três dias de pós-operatório o uso de estimulantes como o metilfenidato é extremamente útil, quando necessário, para redução da sonolência excessiva.

A complicação que pode se apresentar de forma permanente, em 30% dos doentes, é a paresia do olhar conjugado para cima. Disestesias ocorrem por comprometimento do lemnisco medial, e variam entre 4,3 e 50% dos casos.[24,34-39] A mortalidade antes girava em torno de 1,8% e atualmente é rara.[39]

• Talamotomia

Esse procedimento consiste na lesão das unidades espinotalâmicas e paleoespinotalâmicas por meio da lesão dos núcleos talâmicos inespecíficos. Está indicada nos casos de dor por nocicepção e por desaferentação em amplas regiões do organismo, especialmente quando localizada no segmento craniocervical e braquial e em doentes em que há contraindicações para a realização de cordotomias.[24,40]

As lesões talâmicas visam promover um equilíbrio entre as atividades talâmicas laterais e mediais. Os impulsos conduzidos pelo trato espinotalâmico (TET) teria efeito excitatório sobre ambos os componentes (medial e lateral) talâmicos enquanto o núcleo reticular do tálamo (NRT) teria efeito inibitório sobre as mesmas duas áreas. A disfunção ocorre tanto pelo aumento de nocicepção como por falta de informações em casos de doença ou lesão nas vias somatossensitivas.

O procedimento consiste na fixação de um aparelho de estereotaxia ao segmento cefálico e da realização de exame estereotomográfico ou de estereorressonância magnética para delineação espacial das estruturas encefálicas e de fusão das imagens com as do atlas de estereotaxia.

O eletroencefalograma transoperatório permite a leitura da atividade cerebral induzida pelo tálamo conforme a intensidade de corrente e frequência. Os alvos determinados são estimulados e lesados por radiofrequência. Nos doentes em condições clínicas desfavoráveis, alguns sugerem a realização por técnica de radiocirurgia.[41]

A talamotomia alivia temporariamente a dor neuropática (neuropatias periféricas, mielopatias e encefalopatias) em 40 a 70% dos casos e a dor causada por câncer em 90%. Os resultados, entretanto, frequentemente são insatisfatórios em longo prazo.

As complicações ocorrem em 48% dos casos e geralmente são temporárias, sendo representadas principalmente pela sonolência e dissinergia da motricidade ocular. Em 18% dos casos ocorrem complicações permanentes, especialmente após a talamotomia basal.[42] Anormalidades cognitivas ocorreram em 36% dos casos e anormalidades oculomotoras em 52%. Em 16% dos casos, foram permanentes. A talamotomia é um procedimento em progressivo desuso.

• Alvos neurocirúrgicos para controle de dor e de transtornos psiquiátricos

As lesões de alvos neurocirúrgicos para controle de transtornos psiquiátricos foram empregadas também para tratar a dor apenas no final da década de 1940 e início da de 1950.[43] Acreditavam que a redução dos aspectos emocionais da dor era mais efetivo para aliviar a dor que a redução da percepção e da discriminação sensitiva. Dessa forma, havia persistência da dor, mas esta perdia o caráter incomodativo.[24]

No entanto, além da indiferença à dor, outros aspectos do comportamento eram modificados pelas técnicas mais agressivas e menos seletivas da época, como a lobotomia.[24]

A procura por métodos mais seletivos e com menor interferência comportamental levou ao desenvolvimento de outros procedimentos, como a ressecção localizada do córtex cerebral, chamados de topectomias. Consistiam da remoção do córtex frontal (áreas 9, 10 e 46 de Brodmann) e causavam redução da ansiedade e das respostas exageradas à dor sem indução de alterações da memória e da iniciativa, indiferença ou transtornos afetivos. As ressecções corticais frontais realizadas em doentes com dor talâmica rebelde geralmente proporcionam resultados modestos.

A hipotalamotomia posteromedial,[44] a cingulotomia[45] e a capsulotomia anterior[46] são indicadas em doentes que apresentam componentes ansiosos, depressivos e obsessivos incapacitantes não controlados com medicação psicotrópica e psicoterapia.

Os procedimentos obedecem aos princípios das cirurgias realizadas por estereotaxia. As complicações são raras, especialmente após a cingulotomia anterior.[47,48] A resposta analgésica é melhor nos doentes com câncer (84%) quando comparada com os não portadores (60 a 66%).[48]

Os melhores resultados são obtidos em doentes com morbidade psiquiátrica associada.[48]

A recidiva costuma ser uma constante após o quarto ano de pós-operatório de cingulotomia. Reoperação com alvo situado anteriormente (4 a 6 mm à frente da lesão inicial) tende a recuperar a analgesia obtida no primeiro procedimento. Alguns autores advogam a realização, já na primeira abordagem, de três lesões em linha, separadas anteriormente por aproximadamente 5 mm.[48]

O aparecimento dos sintomas dolorosos e psiquiátricos costuma ser lento e progressivo, dando prazo para o agendamento da nova cingulotomia, embora relatos de suicídio ocorram a partir dos 12 primeiros meses após a cirurgia.

• Hipofisectomia ou neuroadenólise[49]

A hipofisectomia microcirúrgica por via transfrontal ou transesfenoidal microcirúrgica, estereotáctica transnasoesfenoidal, por radiofrequência,[50] por criocoagulação,[51] por agentes químicos[52] ou por radiação[53] é indicada para o tratamento da dor decorrente de neoplasias hormônio-dependentes e não dependentes.

A analgesia do estresse, a ablação hormonal, a privação do efeito neurotransmissor do hormônio antidiurético nas unidades nociceptivas, a liberação da atividade do sistema nociceptivo tonicamente inibido por algum fator hipofisário, a liberação de opioides armazenados, são algumas das justificativas aventadas para a melhora da dor após a hipofisectomia. O conhecimento sobre o modo de ação desse procedimento continua incompleto. Os resultados analgésicos costumam ser temporários, em média entre três a cinco meses.

Métodos neurocirúrgicos não ablativos

As neurocirurgias analgésicas não ablativas são aquelas que objetivam a analgesia e ao mesmo tempo tentam preservar o sistema nervoso periférico e central.

Os métodos que se destacam nesse grupo são os que utilizam implantes de sistemas para o tratamento da dor que exercerão estimulação elétrica ou liberarão fármacos no sistema nervoso.

Os procedimentos não ablativos permitem que os efeitos adversos eventuais sejam controlados com a redução ou abolição da estimulação ou da medicação aplicadas pelos sistemas.

As programações dos dispositivos implantados e as possíveis mudanças nas composições das soluções analgésicas são exemplos de intervenções que transcendem o período cirúrgico de implante.

• Neuroestimulação invasiva

A eletroneuromodulação ou a neuroestimulação é um dos mais importantes métodos de obtenção de analgesia, não destrutiva, cujos eventuais efeitos colaterais podem ser abolidos por redução ou suspensão da estimulação.[54] Sua eficácia está diretamente relacionada com a seleção dos doentes, dos materiais empregados, e das técnicas adotadas.[54,55]

No tratamento de dores oncológicas, a indicação do implante de sistemas de neuroestimulação elétrica, até há poucos anos, era rara. As estatísticas dos resultados relacionadas com esse método de analgesia invasiva não ablativa são ainda indisponíveis. As indicações são baseadas nos resultados obtidos em doentes não oncológicos.

A neuroestimulação invasiva envolve a utilização de pulsos elétricos controlados como método de interação com circuitos neuronais do sistema nervoso central ou periférico por meio de um sistema de estimulação implantável. Esse método é empregado para controlar a dor crônica intratável principalmente de origem neuropática. Oferece alternativa de tratamento importante para a cirurgia ablativa ou o uso em longo prazo de medicamentos analgésicos, incluindo opioides.

A simplicidade e a atual disponibilidade de aparelhos de tamanho reduzido com controles diversificados e mais completos trouxeram conforto e eficácia aos métodos de neuroestimulação.[54,55]

• Estimulação elétrica de nervo periférico (EENP)

A estimulação proximal de um nervo periférico ativa as fibras aferentes grossas e inibe as fibras aferentes finas, e como resultado, aumenta a atividade inibitória da substância gelatinosa, aumenta o bloqueio sináptico aos estímulos dolorosos que chegam aos neurônios de segunda ordem no corno posterior da substância cinzenta medular, e por fim interrompe a transmissão do impulso nociceptivo.[56]

A estimulação nervosa periférica pode exercer a neuromodulação pela liberação de neurotransmissores que inclui neuropeptídeos e mudanças no funcionamento do sistema gabaérgico do sistema nervoso central (SNC).[57-59]

Mononeuropatias periféricas com dor refratária (p. ex., dor complexa regional, ou distrofia simpática reflexa) são as principais indicações do procedimento. Quando múltiplos nervos ou níveis medulares estão envolvidos, há tendência de se optar pelo estimulador medular devido à facilidade de manejo e programação para cobertura da região dolorosa.[56,59]

A colocação do eletrodo pode ser percutânea, guiada por radioscopia, por ultrassom ou aberta. Independentemente do método utilizado, quando bem indicado, um alívio de 50% pode ser alcançado em 83 a 94% dos doentes em curto prazo. Conforme alguns trabalhos, após quatro anos de seguimento, a taxa de sucesso pode cair para cerca de 63%.[59,60]

A estimulação elétrica nervosa periférica de ramos patelares pode ser útil para obtenção de alívio das artralgias do joelho.[61]

A estimulação elétrica do nervo grande occipital isolada ou combinada com a de outros nervos como o supraorbitário auxilia no controle de cefaleias e algias craniofaciais refratárias ao tratamento conservador. Um dos maiores óbices ao tratamento com a estimulação elétrica de nervos superficiais da região cefálica é a extrema mobilidade da região cervical que se interpõe, em geral, entre os polos ativos distais dos eletrodos e os geradores implantados. A movimentação pode acarretar migração do eletrodo, desconexão ou danificação das conexões metálicas, dos fios do próprio eletrodo ou das extensões.[62,63]

A estimulação do nervo grande occipital foi considerada eficaz no tratamento das enxaquecas refratárias; no entanto, na maioria dos doentes o alívio atingido não era uniforme e previsível.

Uma série de razões pode contribuir para essa falta de uniformidade de resposta analgésica. Há uma diversidade importante quanto aos quadros clínicos e respectivos mecanismos indutores das crises de enxaqueca e presença de diferentes pontos de gatilho com relação aos locais de estimulação e modulação elétrica. Normalmente, esses estímulos são levados às primeiras sinapses centrais nos neurônios de segunda ordem e exercem efeito modulatório confinado a uma pequena área no núcleo e trato do trigêmeo; enquanto em outros o efeito é bilateral e atinge áreas superiores (craniais) do SNC.

Se o ponto de disparo para a crise de enxaqueca ficar fora do território periférico e/ou central dos nervos occipitais ou outros estimulados, o efeito modulador da estimulação pode não atingir a área de gatilho do SNC. Outras razões podem incluir o grau de sensibilização periférica e central que pode não ser afetado por tais estímulos devido ao envolvimento de múltiplas moléculas de sinalização pró-inflamatória e algiogênica.[64]

Além de tudo isso, podemos incluir na lista de influências para falta de uniformidade dos resultados obtidos e a grande variação de respostas analgésicas, erros técnicos e complicações cirúrgicas em geral, que na maioria das vezes foram facilmente identificados pelos investigadores.[65]

A estimulação elétrica do nervo vago é usada para o tratamento de síndromes epilépticas refratárias aos fármacos e às neurocirurgias específicas. No entanto, o mecanismo de ação para o efeito anticonvulsivante não é plenamente entendido. A estimulação do nervo vago (VNS – *vagal nerve stimulation*) altera os níveis de oxigenação do sangue logo em seguida à sua ativação do sistema implantado e promove o aumento de fluxo sanguíneo em várias áreas corticais e subcorticais.[66,67]

Imagens de ressonância magnética funcional (RMf) ou estudos de tomografia por emissão de pósitrons (PET) em humanos conseguiram detectar tais mudanças em diferentes núcleos talâmicos, giro insular, giro pós-central, partes dos lobos temporal e occipital e gânglios basais.[67,68]

O fluxo sanguíneo cerebral aumenta na medula oblonga rostral e dorso-central, giro pós-central direito, tálamo bilateral, hipotálamo, córtices insulares e cerebelo caudal quando a estimulação do nervo vagal esquerdo é ativada em pacientes portadores de crises parciais refratárias ao tratamento convencional. Por outro lado, a estimulação causou redução importante do fluxo sanguíneo bilateralmente no hipocampo, amígdala e giro do cíngulo posterior.[67] Pacientes epilépticos submetidos a estimulação elétrica vagal de baixa intensidade mostraram redução significativa da sensibilidade térmica.[69]

Alguns doentes epilépticos que também estavam sofrendo de enxaqueca e com o uso da estimulação elétrica vagal mostraram grande melhora com redução da intensidade e frequência das dores de cabeça.[70]

Os trabalhos do neurologista e neurofisiologista brasileiro Aristides Leão identificaram, nos anos de 1943, a depressão alastrante da atividade cortical durante a crise de enxaqueca em traçados eletroencefalográficos. A "onda alastrante de Leão" documentada em exames eletroencefalográficos durante crises de enxaqueca foi inibida pela estimulação vagal. A inibição alicerça a indicação do implante do sistema de estimulação do nervo vago no tratamento de enxaquecas refratárias.[71]

Recentemente, métodos não invasivos de estimulação de nervos periféricos (por via transcutânea) foram publicados, incluindo a vagal e a supraorbitária com resultados ainda preliminares, mas promissores para o tratamento de cefaleias primárias.[72-77]

• Estimulação elétrica da medula espinhal (EEME)

Essa técnica consiste na inserção de eletrodos no espaço peridural posterior da coluna torácica ou cervical ipsolateral à dor (se unilateral) no nível da medula espinhal correspondente ao dermátomo acometido para evocar topograficamente sensações de parestesia na mesma região.[55,78]

O ajuste topográfico era considerado pré-requisito para o efeito da estimulação da medula espinhal; no entanto, recentemente, a utilização de correntes híbridas de alta frequência com picos intermitentes permite respostas analgésicas desejadas sem as sensações parestésicas.

Há duas técnicas fundamentais: eletrodos cilíndricos inseridos por via percutânea em geral sob anestesia local ou por meio de eletrodos em placa por meio de acesso cirúrgico posterior a céu aberto (microflavectomia interlaminar).[79]

O último aparentemente apresenta maior estabilidade no espaço peridural e maior rendimento em termos de gasto de bateria do sistema. A energia é fornecida por um gerador de pulsos implantado e ligado aos eletrodos por cabos passados pelo subcutâneo.[78,79]

O desenvolvimento tecnológico ofereceu, progressivamente, maior longevidade das baterias dos geradores de pulsos, e, algumas, hoje, chegam a 25 anos.[80-82]

No mundo inteiro, a especialidade que mais implantou e implanta sistemas de estimulação elétrica medular é a anestesiologia; no entanto, seus membros realizavam apenas o implante percutâneo e ficavam sem obter os benefícios dos eletrodos em placas, até que a tecnologia pudesse permitir.[83]

Outro objeto de pesquisa é a compatibilidade dos elementos implantados na EME com ressonância magnética. Eletrodos e neuroestimuladores de nova geração já permitem o uso da RM nos pacientes portadores desses implantes.[84,85]

A técnica foi baseada inicialmente na teoria da comporta medular por proporcionar a estimulação preferencial de fibras grossas e mielinizadas que teoricamente inibiriam os aferentes nociceptivos na medula espinhal.[86]

No entanto, pesquisas experimentais excluíram esse mecanismo de ação analgésica na estimulação da medula espinhal (EME) envolvendo efeito em neurotransmissores inibitórios e modulatórios no corno posterior da medula espinhal, além de mobilização das vias ascendentes da coluna posterior até os centros encefálicos inibidores de dor. Há também efeitos descritos de controle da alodinia, efeitos anti-isquêmicos por melhora da perfusão tanto periféricos como cardíacos e efeitos em doenças que se relacionam ao sistema nervoso neurovegetativo com síndrome complexa regional. Lesão de nervos periféricos com a consequente perda sensitiva distal não excluem seu efeito, mas a integridade da coluna dorsal ascendente é provavelmente necessária.

O teste de estimulação temporária com eletrodo implantado com a extremidade exteriorizada é amplamente empregado e visa identificar os doentes nos quais a dor persiste refratária apesar da somatopia correta do estímulo evocado. Aqueles que mostram resultado satisfatório são encaminhados para o implante definitivo. No entanto, esse teste não é uma garantia de sucesso em longo prazo na dor crônica.[82]

Doentes submetidos a diversos tratamentos cirurgicos prévios sem sucesso colecionam períodos de esperança seguidos por desilusões e podem não optar por mais dois procedimentos (um teste e outro para retirada ou implante definitivo).

A maioria das revisões sistemáticas, bem como estudos com casuísticas próprias, tem se concentrado em pacientes com síndrome dolorosa pós-laminectomia (SDPL) com cerca de 62% de bons resultados e em síndrome dolorosa complexa regional (SDCR) atingindo 67% de bons resultados. As revisões mostram grau II de evidência nessas síndromes dolorosas em favor da técnica. Também observaram melhora significativa na capacidade funcional e medidas de qualidade de vida. Eventos indesejados foram principalmente disfunções dos aparelhos, migração (13,2%) ou quebra de eletrodos (9,1%). Complicações clínicas foram raras e sem gravidade, geralmente resolvidas com remoção do dispositivo. A taxa geral de infecção foi de 3,4%.[86,87]

Evidências de casuísticas com resultados positivos foram encontradas em CRPS II, lesão de nervos periféricos, neuropatia diabética, neuralgia pós-herpética, lesões periféricas de plexo braquial, amputação (dor de coto e dor no membro fantasma) e lesão parcial da medula espinhal.

No entanto, também foram relatadas evidências negativas para dor central de origem encefálica, avulsão da raiz nervosa e transecção completa da medula espinhal.

No entanto, todos os relatórios são de classe IV, impossibilitando assim conclusões definitivas.

Tratar a dor por desaferentação sempre foi um grande desafio, especialmente pelo fato de que a restituição à integridade do tecido nervoso lesado não pode ser obtida a despeito das inúmeras e promissoras pesquisas a respeito do uso de células embrionárias. Também gera controvérsias o nível de evidência a respeito dos resultados obtidos pela técnica da EME. Parte dessa dificuldade é decorrente da inexistência de um padrão único tanto na indicação, quanto na técnica empregada no seu implante.

A estimulação medular implantável é o método de neuroestimulação mais estudado na atualidade, e que apresenta evidências mais relevantes de ensaios clínicos comparativos na literatura. A maior parte das síndromes estudadas demonstrou resultados positivos com essa técnica. Recentemente houve um importante avanço nos equipamentos implantáveis com aquisição de novas tecnologias tanto nos eletrodos quanto nos geradores de pulsos. Apesar de não haver estudos definitivos utilizando essas novas tecnologias, a sua disponibilidade para médicos e pacientes apresenta um terreno promissor que indica que no futuro próximo teremos melhores resultados e menores índices de complicações dessa terapia.[86]

• Estimulação elétrica da zona de entrada das raízes posteriores

As dores neuropáticas são associadas à hiperatividade dos neurônios medulares de segunda ordem que possuem uma ampla e dinâmica faixa de recepção e habilitação sináptica (WDR – *wide dinamic range*). Trabalho recentemente publicado estudou animais (ratos) submetidos ao modelo experimental de dor neuropática (radiculopática) baseado na ligadura da quinta raiz lombar e os comparou com um grupo controle (ratos submetidos a cirurgia simulada/falsa sem ligação da raiz).[88] Os dois grupos foram submetidos à estimulação elétrica na zona de entrada das raízes posteriores (DREZ – *dorsal root entry zone*). Houve redução da hiperatividade celular induzida pela lesão. A atenuação da atividade neuronal WDR obtida pela estimulação elétrica da DREZ apoia a ideia da adoção do método e do respectivo alvo para o tratamento da dor neuropática.

• Estimulação elétrica do córtex motor

A estimulação do córtex motor (ECM) tem se mostrado promissora em particular no tratamento da dor neuropática trigeminal e síndromes de dor central pós-acidente vascular cerebral, como síndrome de dor talâmica, avulsão de plexo braquial entre outras.[24,87,89,90]

A maioria dos estudos envolvendo ECM foca seu uso em pós-AVC e neuropatia trigeminal atípica, para os quais existem poucos tratamentos eficazes. A dor pós-AVC responde bem a ECM, pois cerca de dois terços dos pacientes alcançaram alívio satisfatório. Os resultados de ECM no tratamento de dor neuropática trigeminal são muito interessantes pois mostraram que 75 a 100% de pacientes que alcançaram bom a excelente alívio da dor. Outros grupos também mostraram melhora da dor em síndromes menos estudadas como síndrome complexa de dor regional com resultados animadores em pacientes muito graves que apresentaram falha terapêutica à estimulação medular.[87,89,90]

O efeito da estimulação do córtex motor depende do alvo de implante dos eletrodos, que aparentemente deve ser implantado na região do córtex motor correspondente ao segmento do corpo acometido pela dor. Existem vários métodos tanto para a localização anatômica do giro pré-central, quanto para o mapeamento funcional do córtex motor. É possível utilizar-se de métodos de imagem para localizar o giro pré-central por meio de método estereotáctico ou navegação intraoperatórios. A ressonância magnética funcional pode localizar a área do córtex motor relacionada à área acometida pela dor por meio da ativação funcional. No intraoperatório, métodos neurofisiológicos de potencial evocado são utilizados para a localização do sulco pós-central e consequente confirmação do alvo. Adicionalmente, a estimulação elétrica transdural para mapeamento do ponto de implante também pode ser utilizada e confere refinamento funcional na localização do córtex motor. Em geral, a representação de dor facial e membro superior localiza-se na convexidade cortical é de fácil acesso, enquanto a representação do membro inferior fica geralmente localizada na face medial da fissura inter-hemisférica.

Os eletrodos para estimulação podem ser alocados no espaço peridural, por craniotomia ou por trepanação, ligados ao marca-passo por meio de uma extensão implantável. Os ajustes são realizados por telemetria durante a consultas ambulatoriais. No período pós-operatório em geral se faz um período de teste de estimulação com gerador exteriorizado, e após o resultado favorável procede-se ao implante definitivo conforme descrito acima. Os parâmetros de estimulação descritos na literatura são muito variados com amplitudes variando de 0,5 V a 10 V, frequências entre 5 Hz e 130 Hz e largura de pulso de 60 ms a 450 ms. Uma vez que a largura de pulso e frequência foram otimizados, a maioria dos investigadores eleva a intensidade de estímulos durante o período de avaliação, até 80% do limiar motor. Outros utilizam estímulo de intensidade fixa sem mudanças ao longo do tempo.

Entre as complicações descritas estão as hemorragias intracranianas, infecções e déficits neurológicos permanentes. A indução de crises convulsivas também foi relatada dependendo da intensidade e frequência da estimulação. No entanto, não há em geral progressão ou desenvolvimento de epilepsia.

Não há, até o momento, estudos prospectivos que demonstrem conclusões definitivas sobre a eficácia geral e específica da ECM. Há opiniões divergentes na literatura relativas a técnica cirúrgica, programação de parâmetros de estimulação e seleção dos pacientes. No entanto, ECM parece ser um procedimento neuromodulatório relativamente seguro e eficaz para doentes selecionados.[89]

• Estimulação cerebral profunda

A estimulação cerebral profunda (ECP ou DBS – *deep brain stimulation*) foi método utilizado para identificação de estruturas intracranianas durante procedimentos neurocirúrgicos. Somente na década de 1950 apareceram os primeiros relatos relacionados com a obtenção de analgesia.[91]

Cerca de 20 anos depois houve o primeiro relato da primeira experiência do uso de estimulação crônica nos núcleos sensoriais do tálamo para o tratamento de dor neuropática.[92]

Vários outros autores relataram seu sucesso em longo prazo com a estimulação talâmica somestésica e mais tarde o alvo utilizado foi substância cinzenta periaquedutal (PAG) e periventricular (PVG) do III ventrículo.[93]

Uma meta-análise foi realizada para determinar a eficácia da ECP para o tratamento da dor crônica. Os artigos analisados demonstravam resultados em longo prazo somando um total de 1.114 pacientes.[93] Dos pacientes, 561 (50%) apresentaram alívio da dor com ECP. As taxas de bons resultados em longo prazo variaram entre 19 e 79%, demonstrando uma perda de eficácia. Um total de 711 pacientes apresentavam dor neuropática, dos quais 296 (42%) tiveram alívio mantido por um longo tempo. Dos 443 pacientes com dor nociceptiva, 272 (61%) contaram com sucesso em longo prazo.[93]

As complicações da ECP incluem a hemorragia intracraniana como a mais significativa e potencialmente grave. Pode ocorrer no momento da inserção ou remoção do eletrodo. A incidência de hemorragia varia entre 1,9 e 4,1%. O desenho dos eletrodos atuais propiciou diminuição significativa na incidência de hemorragia intracraniana. Déficits neurológicos permanentes ocorreram em 14 dos 649 pacientes registrados, com a incidência de tais complicações variando de 2,0% para 3,4%. Mortalidade relacionada a esse procedimento é rara, variando desde 0 a 1,6%. A incidência de complicações infecciosas de ECP varia entre 3,3 e 13,3%. As infecções são, em geral, de partes moles, mas raros casos de acometimento do sistema nervoso também foram descritos. A maioria dos casos requer limpeza cirúrgica e remoção do dispositivo, além de antibióticos sistêmicos para a resolução bem-sucedida da infecção.[93]

Os alvos utilizados para controle de dor e de transtornos psiquiátricos como o cíngulo anterior ou a porção anterior da cápsula interna podem ser locais para neuroestimulação cerebral profunda.[94,95]

Recentemente, a ECP da região dorso-anterior do cíngulo foi reconhecida como alvo viável para o tratamento da dor neuropática crônica.[96]

O maior óbice é a abstinência provocada pelo desligamento do gerador por erro de programação ou por redução de carga útil do mesmo, que poderia aumentar o risco de suicídio. A neurocirurgia para tratamento dos transtornos mentais ainda é matéria controversa nos meios leigos, embora menos nas concepções neurocirúrgica e psiquiátrica atuais. O movimento inicialmente italiano da década de 1960, conhecido como antipsiquiatria, continua, infelizmente, vivo, trazendo para a berlinda os procedimentos neurocirúrgicos para alívio da dor que utilizam alvos de psicocirurgia. Assim, mesmo nos doentes que haviam tentado uma ou mais vezes o suicídio antes de serem operados, quando o mesmo ocorre após a cirurgia, a provável culpa recai sobre a cirurgia. O argumento sobre a natureza não ablativa e o conceito de reversibilidade do método atenuam os protestos dos opositores, excepcionalmente, leigos.[97-99]

A ECP demonstrou seus melhores resultados no tratamento de cefaleia em salvas e síndromes nociceptivas, tais como dor lombar crônica. No tratamento de síndromes de dor central encefálica pós-AVC, neuralgia pós-herpética e dor mielopática, as respostas não foram satisfatórias.

A ECP apenas deve ser considerada após haver falha de tratamentos conservadores, incluindo métodos de neuroestimulação menos invasivos.

• Estimulação elétrica intraforaminal do gânglio sensitivo da raíz dorsal

Dores neuropáticas podem ser localizadas, necessitando estimulação concentrada nas estruturas neurais relacionadas a inervação do território acometido. A localização dos polos sobre a região desejada necessita da preservação da consciência e da colaboração do doente. A laminectomia feita com o doente desperto apresenta dificuldades técnicas e, nessas condições, o uso de eletrodos cilíndricos, implantados por via percutânea, era imperativo, porém, com grande chance de migração e consequente perda da somatotopia ideal.[100,101]

As respostas analgésicas obtidas por estimulação elétrica do tipo pulsada aplicada sobre o gânglio da raiz dorsal sugerem a possibilidade de analgesia persistente da estimulação crônica dessa estrutura.

A passagem de cateteres epidurais sempre foi realizada por punções voltadas cranialmente para evitar o encaixe da ponta dos mesmos nas saídas foraminais das raízes.

Utilizando punções avessas com a ponta da cânula e do eletrodo voltados caudalmente fica viável a localização dos polos sobre o gânglio sensitivo da raiz dorsal com pouca chance de migração. Eletrodos com guias internos angulados em forma de bengala possibilitam a colocação por via ascendente e, posteriormente, com a retirada parcial do guia permitem a disposição epidural com aderência suficiência para evitar possível migração.[100-102]

O número de publicações ainda é escasso e não permite uma avaliação mais apurada, embora os resultados preliminares sejam promissores.

• Estimulação de nervos periféricos ou de campo

A neuroestimulação de nervos periféricos para o alívio da dor se baseou na ideia derivada do conhecimento popular de que a estimulação não dolorosa, como a fricção ou o massageamento, realizada na proximidade da área dolorosa da pele, aliviava o desconforto basal, que, na década de 1960, recebeu o alicerce teórico da teoria comporta enunciada por Melzack e Wall na década de 1960, e, depois o refinamento da teoria da interação sensitiva.[103]

A aplicação de estímulos elétricos periféricos para tratamento da dor tem sua aplicação em todo o mundo. A técnica mais conhecida é a neuroestimulação elétrica transcutânea (TENS). Por meio de eletrodos de superfície colocados sobre o local acometido ou sobre o trajeto do nervo correspondente à região, a estimulação é realizada em alta frequência e baixa intensidade (abaixo do limiar da dor), para produzir ativação de prioritariamente fibras de grosso calibre e densamente mielinizadas e provocar parestesias locais. A resposta dessa técnica é muito variável, com sessões de estimulação com duração de 20 a 30 minutos e repetidas diariamente. O alívio da dor, quando ocorre, é imediato mas de curta duração e por vezes ocorre apenas durante a aplicação do estímulo.[103,104]

A fim de se possibilitar aplicação contínua e mais eficiente, foi proposto implante de eletrodos por via percutânea adjacentes ao nervo (estimulação de nervo periférico) ou apenas na região próxima (estimulação subcutânea de campo).[103,104]

• Implantes de sistemas de liberação de fármacos no sistema nervoso

O uso de sistemas implantáveis para liberação de fámacos analgésicos no sistema nervoso central (intraventricular, cisternal e subarcnóideo lombar) para alívio de dores refratárias,[19,105,106] incluindo as não oncológicas de predomínio neuropático,[107] é de menor complexidade e requer menor treinamento específico que os métodos estereotácticos (fazem exceção os raros casos com necessidade de liberação intraventricular em doentes com ventrículos em fenda).[105,106,108]

As bombas possuem um reservatório para fármacos que variam de 12 mL a 80 mL de volume. Podem ser acionadas mecanicamente, por meio de pressão permanente da expansão de gases, e por bombeamento eletrônico computadorizado e telemetricamente comandado. Podem liberar os agentes no espaço subaracnóideo, cisternal, intraventricular e peridural. A liberação peridural não é utilizada de rotina; embora segura quanto a infecções, tem desvantagens como necessidade de maior dosagem de fármaco, entupimentos frequentes, e deslocamentos do cateter frequentes.[106,109-111]

As indicações para utilização de infusão de fármacos, intratecais ou intraventriculares, têm grande utilidade no tratamento de dores refratárias, quer sejam oncológicas ou não, quer sejam mistas, nociceptivas ou neuropáticas.[109,110] A administração intratecal de opioides com associação de medicações adjuvantes promove uma redução superior a 200% no montante equivalente da administração oral ou medicação parenteral.[110,111]

Os receptores alvos da via intratecal são virtualmente os mesmos da via oral, sublingual, parenteral ou transdérmica; entretanto, o efeito colateral é drasticamente reduzido com a via intratecal e a titulação necessária para controle álgico pode ser alcançada em horas ao invés de dias, diminuindo risco de toxicidade e com menor tempo de internação hospitalar.[111]

A mesma estratégia governamental adotada para o controle da crise de abuso de prescrição de opioides que foi responsabilizada pelo retorno do interesse neurocirúrgico aos procedimentos analgésicos ablativos e não ablativos relacionados aos implantes de sistemas de estimulação de estruturas nervosas, por outro lado, reduziu as indicações do uso de opioides e por tabela também o número total de implantes de sistemas de liberação de fármacos opioides para controle das dores, inclusive das oncológicas.[4]

Quando a dor é de predomínio nociceptivo, os alvos terapêuticos são os receptores opioides. No tratamento da dor neuropática os receptores considerados alvos terapêuticos são os receptores de cálcio do tipo N (ligante: zi-conotida),[112-114] de cálcio inespecífico (ligante: mexiletina), do ácido gama-aminobutírico ou GABA (ligantes: baclofeno, midazolam), de alfa-2 adrenérgico (ligantes: clonidina, dexmedetomidina), de dopamina (ligante: droperidol), de NMDA (ligantes: metadona, quetamina), entre outros.[115,116]

Associações ou misturas de fármacos costumam ser utilizadas para melhora de resultados.[117,118]

O êxito do tratamento com o implante de bombas depende de uma cuidadosa seleção dos doentes: tempo estimado de sobrevida maior que seis meses, dor crônica com intensidade moderada a forte (ENV:6-10), exclusão de transtornos psicológicos graves, falta de resposta analgésica frente a altas doses de opioides por via oral junto com adjuvantes e técnicas analgésicas e teste espinhal prévio com analgesia maior de 50% mantida por mais de dez horas.[118,119]

A técnica de implante para liberação do(s) fármaco(s) no espaço subaracnóideo lombar consiste em colocar o paciente em decúbito lateral, preferencialmente do lado direito; marca-se o ponto de entrada da cânula espinhal em região de lombar, introduzindo a cânula no espaço espinhal até observar saída de líquido cefalorraquidiano. Com controle radioscópico, o cateter é introduzido pela cânula, ocorre a fixação do cateter no músculo e subcutâneo (para evitar o deslocamento do cateter), tunelização pelo subcutâneo, até a sua conexão à bomba alojada na região abdominal. A técnica de implante para liberação intraventricular é feita de modo semelhante, sendo a cânula, distal à bomba, implantada no interior do ventrículo lateral (em geral o direito) por trepanação à frente ou sobre a sutura coronária, entre 2,5 e 3 cm da linha média.[106]

As complicações mais frequentes da técnica operatória incluem infecção, fístula liquórica, desconexão do cateter, defeito de funcionamento do sistema, escolha errada de programação, formação de seroma, ulceração de pressão e granulomas.[119]

■ CONCLUSÃO

Os doentes que se apresentam como candidatos a receberem indicações de procedimentos neurocirurgicos para o controle de dores oncológicas possuem sofrimento que transcende o inerente à própria dor, e, inclui o relacionado com a coleção de desilusões acumuladas a cada insucesso dos tratamentos prévios. No entanto, atualmente, dado um diagnóstico adequado da dor que aflige o doente, após a criteriosa análise desses insucessos terapêuticos, é possível selecionar, na maioria dos casos, o melhor tratamento neurocirúrgico com base em dados confiáveis de revisão, ou seja, com base em evidências.

■ REFERÊNCIAS BIBLIOGRÁFICAS

1. Oliveira Jr JO. Opiáceos – O estado d´arte. 2000; 133-56.
2. Oliveira Jr JO. Dor oncológica. Acta Oncol Bras. 1994; 14:11-5.
3. Fontaine D, Blond S, Mertens P, Lanteri-Minet M. Neurosurgical treatment of chronic pain. Neurochirugie; 2015.
4. Oliveira Jr JO. Opiophobia and opiophilia: the war continues. Rev Assoc Med Bras. 2018; 64(5):393-6.
5. Teixeira MJ, Amorim RLO, Fonoff ET. Tratamento neurocirúrgico funcional ablativo da dor. In: Alves Neto O, Costa CMC, Siqueira JTT, Teixeira MJ. Dor: princípios e prática. São Paulo: Artmed; 2009. p. 1219-36.

6. Oliveira Jr JO, Corrêa CF. Princípios gerais do tratamento cirúrgico da dor. In: Posso IP, Grossmann E, Fonseca PRB, Perissinotti DMN, Oliveira Jr JO, Souza JB, et al. Tratado de dor: publicação da Sociedade Brasileira para o Estudo da Dor. São Paulo: Atheneu. 2017; 2(157):1875-90.

7. Oliveira Jr. JO, Andrade MP, Amaral EMF. Dor em oncologia. In: Brentani MM, Coelho FRG, Iyeyasu H, et al. Bases da Oncologia. São Paulo: Lemar; 1998.

8. Schug SA, Chandrasena C. Pain management of the cancer patient. Expert Opin Pharmacother. 2015; 16(1):5-15.

9. Minson FP, Garcia JBS, Oliveira Jr JO, et al. Tratamento não farmacológico da dor oncológica. In: II Consenso Nacional de dor oncológica. São Paulo: Moreira Jr; 2011. p. 92-106.

10. Oliveira Jr JO, Posso IP, Serrano SC, et al. Bloqueios Neurolíticos. In: Alves Neto O, Costa CMC, Siqueira JTT, et al. Dor: princípios e prática. São Paulo: Artmed; 2009. p. 1272-88.

11. Teixeira MJ, Oliveira Jr JO, Salles AFY, et al. Neurotomia por radiofreqüência dos ramos recorrentes das raízes lombares para o tratamento das lombalgias. Arq Bras Neurocir. 1983; 2:39-58.

12. Gusmão S, Magaldi M, Arantes A. Rizotomia trigeminal por radiofrequência para tratamento da neuralgia do trigêmio. Resultados e modificação técnica. Arq Neuropsiquiatr. 2003; 62(2-B):434-40.

13. Oliveira Jr JO. Rizotomia percutânea trigeminal por radiofrequência. In: Gusmão S, Castro AB. Neuralgia do trigêmeo. DiLivros; 2010. p. 47-70.

14. Corrêa CL. Compressão do Gânglio trigeminal com balão. In: Gusmão S, Castro AB. Neuralgia do trigêmeo. DiLivros; 2010. p. 71-80.

15. Tew JM. Treatment of pain of glossopharingeal and vagus nerves by percutaneous rhizotomy. In: Youmans JR. Neurological surgery. Philadelphia: Saunders; 1982. p. 3609-12.

16. Marinho AMN, Amorim Filho BD. Coagulação de Substância Gelatinosa e Tratotomia de Lissauer. In: Posso IP, Grossmann E, Fonseca PRB, Perissinotti DMN, Oliveira Jr JO, Souza JB, et al. Tratado de dor: publicação da Sociedade Brasileira para o Estudo da Dor. São Paulo: Atheneu; 2017. 2(164):1931-6.

17. Thomas DG. Dorsal root entry zone (DREZ) thermocoagulation. Adv Tech Stand Neurosurg. 1986; 15:99-114.

18. Blumenkopf MB. Neuropharmacology of the dorsal root entry zone. Neurosurgery. 1984; 15:900-3.

19. Oliveira Jr JO, Lima CHH, Serrano SC, et al. A dor no doente com câncer. In: Kowalski LP, Anelli A, Salvajoli JV, et al. Manual de condutas diagnósticas e terapêuticas em oncologia. 2002; p. 129-47.

20. Teixeira MJ, Almeida FF, Oliveira YS, et al. Microendoscopic stereotatical-guided percutaneous radiofrequency trigeminal nucleotractotomy. J Neurosurg. 2012; 116(2):331-5.

21. Chivukula S, Tempel ZJ, Chen CJ, Shin SS, Gande AV, Moossy JJ. Spinal and Nucleus Caudalis Dorsal Root Entry Zone Lesioning for Chronic Pain: Efficacy and Outcomes. World Neurosurg. 2015; 84(2):494-504.

22. Hitchcock ER, Teixeira MJ. Pontine stereotactic surgery and facial nociceptivos. Neurol Res. 1987; 9:113-7.

23. Ibrahim TF, Garst JR, Burkett DJ, Toia GV, Braca III JA, Hill JP, et al. Microsurgical Pontine Descending Tractotomy in Cases of Intractable Trigeminal Neuralgia. Oper Neurosurg. 2015; 11(4):518-29.

24. Fonoff ET, Oliveira Jr JO. Procedimentos invasivos no tratamento da dor neuropática. In: Dor neuropática: avaliação e tratamento. 2012; 137-61.

25. Fonoff ET, de Oliveira YS, Lopez WO, et al. Endoscopic-guided percutaneous radiofrequency cordotomy. J Neurosurg. 2010; 113(3):524-7.

26. Fonnof E, Lopez WO, Oliveira YS, Teixeira MJ. Microendoscopy-guided percutaneous cordotomy for intractable pain: case series of 24 patients. J Neurosurg. 2015; p. 1-8.

27. Viswanathan A, Bruera E. Cordotomy for treatment of cancer-related pain: patient selection and intervention timing. Neurosurg Focus; 2013.

28. Reddy GD, Okhuysen-Cawley R, Harsh V, Viswanathan A. Percutaneous Ct-guided cordotomy for treatment of pediatric cancer pain. J Neurosurg Pediatr. 2013.

29. Neves Jr ACA. Cordotomias e outras Mielotomias. In: Posso IP, Grossmann E, Fonseca PRB, Perissinotti DMN, Oliveira Jr JO, Souza JB, et al. Tratado de dor: publicação da Sociedade Brasileira para o Estudo da Dor. São Paulo: Atheneu. 2017; 2(165):1937-42.

30. Al-Chaer ED, Lawand NB, Westlund KN, Willis WD. Visceral nociceptive input into the ventral posterolateral nucleus of the thalamus: a new function for the dorsal column pathway. J Neurophysiol. 1996; 76:2661-74.

31. Willis WD. A visceral pathway in the dorsal column of the spinal cord. Proc Natl Acad Sci U S A. 1999; 96:7675-9.

32. Nauta HJW, Hewitt E, Westlund KN, Willis-Jr WD. Surgical interruption of a midline dorsal column visceral pain pathway: case report and review of the literature. J Neurosurg. 1996; 86:538-42.

33. Francisco AN, Lobão CA, Sassaki VS, Garbossa MC, Aguiar LR. Mielotomia puntiforme no tratamento da dor oncológica visceral. Arq Neuropsiquiatr. 2006; 64(2b):446-50.

34. Gildenberg PL. Mesencephalotomy for Cancer Pain. In: Lozano AM, Gildenberg PL, Tasker RR. Textbook of stereototactic and functional neurosurgery. New York: Springer; 2009. p. 2533-40.

35. Shieff C, Nashold BS Jr. Stereotactic mesencephalotomy. Neurosurg Clin N Am. 1990; 1:825-39.

36. Whisler WW, Vorts HC. Mesencephalotomy for intractable pain due to malignant disease. Appl Neurophysio. 1978; 41:52-6.

37. Voris HC, Whisler WW. Results of stereotaxic surgery for intractable pain. Conf Neurol. 1975; 37:86-96.

38. Schvarcs JR. Paraqueductal mesencephalotomy for facial central pain. In: Sweet W, Obrador S, Martin Rodrigues Jr. Neurosurgical Treatment in Psychiatry Pain and Epilepsy. Baltimore: University Park Press; 1977. p. 661-7.

39. Mendonça PRS, Cordeiro JG, Cordeiro KK, Oliveira Jr JO. Reticulotomia Rostral Mesencefálica no tratamento da dor oncológica. In: Posso IP, Grossmann E, Fonseca PRB, Perissinotti DMN, Oliveira Jr JO, Souza JB, et al. Tratado de dor: publicação da Sociedade Brasileira para o Estudo da Dor. São Paulo: Atheneu. 2017; 2(167):1951-8.

40. Sugita K, Mutsuga N, Takaoka Y, et al. Stereotaxic thalamotomy for pain. Confin Neurol. 1972; 34:265-74.

41. Young RF, Jacques DS, et al. Technique of stereotactic medial thalamotomy with Leksell gamma Knife for treatment of chronic pain. Neurol Res. 1995; 17:59-65.

42. Hitchcock ER, Teixeira MJ. A comparison of results from center-median and basal thalamotomies for pain. Surg Neurol. 1981; 15:341-51.

43. Freeman W, Watts JW. Psychosurgery in the treatment of mental disords and intractable pain. In: Springfield IL, Thomas CC, et al. Psycho-chirurgie et Fonctions Mentales. Paris: Masson et Cie; 1954.

44. Sano K, Mayanagi Y, Sekino H, et al. Results of stimulation and destruction of the posterior hypothalamus in man. J Neurosurg. 1970; 33:689-707.

45. Ballantine HT, Cassidy WL, Flanagan NB, et al. Stereotaxic anterior cingulotomy for neuropsychiatric illness and intractable pain. J Neurosurg. 1967; 26:488-95.

46. Talairach J, He Caen H, David M. Lobotomie pre frontale limitee par electrocoagulation des fibres thalamo-frontales a leur emergence du bras antere rieur de la capsule interne. Rev Neurol. 1949; 83:59.

47. Viswanathan A, Harsh V, Pereira EA, Aziz TZ. Cingulotomy for medically refractory cancer pain. Neurosurgical focus. 2013; 35(3), E1.

48. Cosgrove GR. Cingulotomy for Depression and OCD. In: Lozano AM, Gildenberg PL, Tasker RR. Textbook of stereototactic and functional neurosurgery. New York: Springer; 2009. p. 2887-96.

49. Chung SS, Lee HJ, Lee KS, et al. Stereotaxic radiofrequency hypophysectomy for disseminated breast and prostate cancer – Transseptal transsphenoidal Approach. Yonsei Med J. 1981; 22(1):53-7.

50. Duthie AM. Pituitary cryoablation. Anaesthesia. 1983; 38(5): 495-7.
51. Moricca G, Arcuri E, Moricca P. Neuroadenolysis of the pituitary. Acta Anaesthesiol Belg. 1981; 32:87-99.
52. Hayashi M, Taira T, Chernov M, et al. the role of pituitary radiosurgery for the management of intractable pain and potential future applications. Stereotact Funct Neurosurg. 2003; 81:75-83.
53. Loan PA, Hodes J, John W. Radiosurgical pituitary ablation for cancer pain. J Palliative Care. 1996; 12:51-3.
54. Oliveira Jr JO. Neuroestimulação para controle da dor. In: Nitrini R. Condutas em neurologia. Clínica Neurológica HC/FMUSP; 1991. p. 161-6.
55. Corrêa FC. Estimulação elétrica da medula espinal para o tratamento da dor por desaferentação. São Paulo: Lemos Editorial; 1997.
56. Mobbs RJ, Nair S, Blum P. Peripheral nerve stimulation for the treatment of chronic pain. J Clin Neurosci. 2007; 14(3):216-23.
57. Stanton-Hicks M, Salamon J. Stimulation of the central and peripheral nervous system for the control of pain. J Clin Neurophysiol. 1997; 14(1):46-62.
58. Stojanovic MP. Stimulation methods for neuropathic pain control. Curr Pain Headache Rep. 2001; 5(2):130-7.
59. Campbell JN, Taub A. Local analgesia from percutaneous electrical stimulation. A peripheral mechanism. Arch Neurol. 1973; 28(5):347-50.
60. Ristić D, Spangenberg P, Ellrich J. Analgesic and antinociceptive effects of peripheral nerve neurostimulation in an advanced human experimental model. Eur J Pain. 2008; 12(4):480-90.
61. Deer TR, Pope JE, McRoberts WP, Verrills P, Bowman R. Peripheral Nerve Stimulation for the Treatment of Knee Pain. In: Atlas of Implantable Therapies for Pain Management. New York: Springer; 2016. p. 185-90.
62. Weiner RL, Reed KL. Peripheral neurostimulation for control of intractable occipital neuralgia. Neuromodulation; 1999.
63. Nörenberg E, Winkelmüller W. The epifacial electric stimulation of the occipital nerve in cases of therapy-resistant neuralgia of the occipital nerve. Schmerz. 2001; 15(3):197-9.
64. Samsam M, Coveñas R, Ahangari R, Yajeya J. Neuropeptides and other chemical mediators, and the role of anti-inflammatory drugs in primary headaches. AIAA-MC. 2010; 3:170-88.
65. Samsam M, Ahangari R. Neuro-modulation in the treatment of migraine: Progress in nerve stimulation. Neuro Open J. 2017; 3(1):9-22.
66. Bohning DE, Lomarev MP, Denslow S, Nahas Z, Shastri A, George MS. Feasibility of vagus nerve stimulation-synchronized blood oxygenation level-dependent functional MRI. Invest Radiol. 2001; 36(8):470-9.
67. Henry TR, Bakay RA, Votaw JR, Pennell PB, Epstein CM, Faber TL, et al. Brain blood flow alterations induced by therapeutic vagus nerve stimulation in partial epilepsy: I. Acute effects at high and low levels of stimulation. Epilepsia. 1998; 39(9):983-90.
68. Narayanan JT, Watts R, Haddad N, Labar DR, Li PM, Filippi CG. Cerebral activation during vagus nerve stimulation: A functional MR study. Epilepsia. 2002; 43(12):1509-14.
69. Ness TJ, Fillingim RB, Randich A, Backensto EM, Faught E. Low intensity vagal nerve stimulation lowers human thermal pain thresholds. Pain. 2000; 86(1-2):81-5
70. Hord ED, Evans MS, Mueed S, Adamolekun B, Naritoku DK. The effect of vagus nerve stimulation on migraines. J Pain. 2003; 4(9):530-4.
71. Chen SP, Ay I, de Morais AL, Qin T, Zheng Y, Sadeghian H, et al. Vagus nerve stimulation inhibits cortical spreading depression. Pain. 2016; 157(4):797-805.
72. Goadsby PJ, Grosberg BM, Mauskop A, Cady R, Simmons KA. Effect of noninvasive vagus nerve stimulation on acute migraine: An open-label pilot study. Cephalalgia. 2014; 34(12):986-93.
73. Straube A, Ellrich J, Eren O, Blum B, Ruscheweyh R. Treatment of chronic migraine with transcutaneous stimulation of the auricular branch of the vagal nerve (auricular t-VNS): A randomized, monocentric clinical trial. J Headache Pain. 2015; 16:543.
74. Gaul C, Diener HC, Silver N, Magis D, Reuter U, Andersson A, et al. PREVA Study Group. Non-invasive vagus nerve stimulation for PREVention and Acute treatment of chronic cluster headache (PREVA): a randomised controlled study. Cephalalgia. 2016; 36(6):534-46.
75. O'connell NE, Marston L, Spencer S, De Souza LH, Wand BM. Non-invasive brain stimulation techniques for chronic pain. Cochrane Database Syst Rev. 2018; (3).
76. Trimboli M, Al-Kaisy A, Andreou AP, Murphy M, Lambru G. Non-invasive vagus nerve stimulation for the management of refractory primary chronic headaches: A real-world experience. Cephalalgia. 2018; 38(7):1276-85.
77. Oliveira Jr JO, Lara Jr NA. Implante de sistemas de estimulação elétrica para o alívio da dor. In: Posso IP, Grossmann E, Fonseca PRB, Perissinotti DMN, Oliveira Jr JO, Souza JB, et al. (eds.). Tratado de dor: Sociedade Brasileira para o Estudo da Dor. 2018; p. 1989-2002.
78. Cameron T. Safety and efficacy of spinal cord stimulation for the treatment of chronic pain: a 20-year literature review. J Neurosurg. 2004; 100(3 Suppl. Spine):254-67.
79. Kinfe TM, Pintea B, Link C, Roeske S, Güresir E, Güresir Á, et al. High Frequency (10 kHz) or Burst Spinal Cord Stimulation in Failed Back Surgery Syndrome Patients With Predominant Back Pain: Preliminary Data From a Prospective Observational Study. Neuromodulation: Technology at the Neural Interface; 2016.
80. Deer TR, Mali J. The Future of Neurostimulation. In: Atlas of Implantable Therapies for Pain Management. New York: Springer; 2016. p. 145-9.
81. Kiritsy M. Burst Stimulation Could Be the Next Generation of Spinal Cord Stimulation. Topics Pain Manage. 2016; 31(11):8-9.
82. Rosenquist RW, Benzo HT, Connis RT, et al. Practice guidelines for chronic pain management: An Updated Report by the American Society of Anesthesiologists ask Force on Chronic Pain Management and the American Society of Regional Anesthesia and Pain Medicine. Anesthesiology. 2010; 112:810-33.
83. Logé D, De Coster O, Pollet W, Vancamp T. A novel percutaneous technique to implant plate-type electrodes. Minimally invasive neurosurgery: MIN. 2011; 54(5-6):219-22.
84. Levy RM. MRI-Compatible Neuromodulation Devices: Critical Necessity or Desirable Adjunct? Neuromodulation. 2016; 17(7): 619-26.
85. Provenzano DA, Williams JR, Jarzabek G, DeRiggi LA, Scott TF. Treatment of Neuropathic Pain and Functional Limitations Associated With Multiple Sclerosis Using an MRI-Compatible Spinal Cord Stimulator: A Case Report With Two Year Follow-Up and Literature Review. Neuromodulation; 2016.
86. Kumar K, North R, Taylor R, et al. Spinal cord stimulation versus conventional medical management: a prospective, randomised, controlled, multicentre study of patients with failed back surgery syndrome (PROCESS study). Neuromodulation. 2005; 8:213-8.
87. Brown JA, Barbaro NM. Motor cortex stimulation for central and neuropathic pain: Current status. Pain. 2003; 104:431-5.
88. Yang F, Zhang C, Xu Q, Tiwari V, Ele SQ, Wang Y, et al. Electrical Stimulation of Dorsal Root Entry Zone Attenuates Wide Dynamic Range Neuronal Activity in Rats. Neuromodulation. 2015; 18(1):33-40.
89. Carroll D, Joint C, Maartens N. Motor cortex stimulation for chronic neuropathic pain: A preliminary study of 10 cases. Pain. 2000; 84:431-7.
90. Fonoff ET, Hamani C, Ciampi de Andrade D, et al. Pain relief and functional recovery in patients with complex regional pain syndrome after motor cortex stimulation. Stereotact Funct Neurosurg. 2011; 89(3):167-72.
91. Mazars G, Merienne S, Cioloca C. Stimulations thalamiques intermittentes antalgiques. Rev Neurolog. 1973; 128:273-9.
92. Kumar K, Toth C, Nath RK. Deep brain stimulation for intractable pain: a 15-year experience. Neurosurgery. 1997; 40(4):736-46.

93. Bittar RG, Kar-Purkayastha I, Owen SL, Bear RE, Green A, Wang S, et al. Deep brain stimulation for pain relief: a meta-analysis. J Clin Neurosci. 2005; 12(5):515-9.

94. Sakas DE, Panourias IG. Rostral cingulate gyrus: a putative target for deep brain stimulation in treatment-refractory depression. Med Hypotheses. 2006; 66:491-4.

95. Adams JE, Hosobuchi Y, Fields HL. Stimulation of internal capsule for relief of chronic pain. J Neurosurg. 1974; 41:740-4.

96. Russo JF, Sheth SA. Deep brain stimulation of the dorsal anterior cingulate cortex for the treatment of chronic neuropathic pain. Neurosurg Focus. 2015; 38(6):E11.

97. Kendler KS. The nature of psychiatric disorders. World Psychiatry. 2016; 15(1):5-12.

98. Adams J. British nurses' attitudes to electroconvulsive therapy, 1945–2000. J Adv Nurs. 2015; 71(10):2393-401.

99. Wenz H, Wenz R, Groden C, Schmieder K, et al. The pre-interventional psychiatric history – An underestimated confounder in benign intracranial lesions studies. Clin Neurol Neurosurg. 2016; 137:116-20.

100. Liem L. Stimulation of the Dorsal Root Ganglion. In: Slavin KV (ed.). Stimulation of the Peripheral Nervous System. Neuromodulation Frontier. 2016; (29):213-24.

101. Bara G, Deer TR. Spinal cord stimulation of the dorsal root ganglion. In: Derr TR, Pope JE (eds.). Atlas of implantable therapies for pain management. 2 ed. 2016; 23:151-9.

102. Bremer N, Ruby J, Weyker PD, Webb CA. Neuromodulation: a focus on dorsal root ganglion stimulation. Pain. 2016; 6(3):205-9.

103. Carroll D, Moore RA, McQuay HJ, et al. Transcutaneous electrical nerve stimulation (TENS) for chronic pain. Cochrane Database Syst Rev. 2001.

104. Meyler WJ, De Jongste MJ, Rolf CA. Clinical evaluation of pain treatment with electrostimulation: A study on TENS in patients with different pain syndromes. Clin J Pain. 1994; 10(1):22-7.

105. Meira UM, Carvalho RR. Intrathecal (IT) use of opioids and non-opioids. In: Arthur Cukiert. Neuromodulation. 2010; 46-60.

106. Costa ALD. Intraventricular use of opioids. In: Arthur Cukiert. Neuromodulation. 2010; p. 60-6.

107. Njee TB, Bernard Irthum, Philippe Ro, et al. Intrathecal morphine infusion for Chronic Non-Malignant Pain: A Multiple Center Retrospective Survey. Neuromodulation. 2004; 4:249-59.

108. Kim PS, Li S, Deer TR, Wallace MS, Staats P. Intrathecal Drug Delivery Systems. In: Essentials of Interventional Techniques in Managing Chronic Pain. Springer. 2018; 671-81.

109. Krames ES. Intraspinal opioid therapy for chronic nonmalignant pain: current practice and clinical guidelines. J Pain Symptom Manage. 1996; 11:333-52.

110. Burton AW, Rajagopal A, Shah HN, et al. Peridural and intrathecal analgesia is effective in treating refractory cancer pain. Pain Med. 2004; 5:239-47.

111. Stearns L, Boortz-Marx R, Pen SD, et al. Intrathecal Drug Delivery for the Management of Cancer Pain. A Multidisciplinary Consensus of Best Clinical Practices. p. 399-408.

112. Oliveira JO Jr. Ziconotide. In: Pimenta CAM, Shibata MK. CF. Arquivos 7º Simpósio Brasileiro e Encontro Internacional sobre dor. 2005; p. 203-8.

113. Bäckryd E, Sörensen J, Gerdle B. Ziconotide Trialing by Intrathecal Bolus Injections: An Open-Label Non-Randomized Clinical Trial in Postoperative/Posttraumatic Neuropathic Pain Patients Refractory to Conventional Treatment. Neuromodulation. 2015; 18(5):404-13.

114. Raffaeli W, Sarti D, Demartini L, et al. Italian Ziconotide Group. Italian registry on long-term intrathecal ziconotide treatment. Pain Physician. 2011; 14(1):15-24.

115. Wood AJJ. Pharmacologic Treatment of Cancer Pain. New Engl J Med. 1996; 335(15):1124-32.

116. Willis KD, Doleys DM. The effects of long-term intraspinal infusion therapy with noncancer pain patients: evaluation of patient, significant other, and clinic staff appraisals. Neuromodulation. 1999; 2:241-53.

117. Mastenbroek TC, Kramp-Hendriks BJ, Kallewaard JW, Vonk JM. Multimodal intrathecal analgesia in refractory cancer pain. Scandinavian J Pain. 2017; 14:39-43.

118. Doleys DM, Coleton M, Tutak U. Use of intraspinal infusion therapy with non-cancer pain patients: follow up and comparison of worker's compensation vs. non-worker's compensation patients. Neuromodulation. 1998; 1:149-59.

119. Miele VJ, Price KO, Bloomfield S, et al. A review of intrathecal morphine therapy related granulomas. Eur J Pain. 2006; 10:251-61.

Capítulo 89

Manejo Intervencionista de Metástases Ósseas

Ricardo Plancarte Sánchez
Berenice Carolina Hernández Porras
Andrés Rocha Romero

■ INTRODUÇÃO

Em 2012, a Agência Internacional de Pesquisa sobre o Câncer relatou 14,1 milhões de novos casos de câncer, 8,2 milhões de mortes por câncer e 32,6 milhões de pessoas que vivem com câncer.[1] De acordo com a Sociedade Americana do Câncer, haverá 1.685.210 novos casos de câncer diagnosticados e 595.690 mortes por câncer nos Estados Unidos até o final de 2016.[1]

Para muitos pacientes, a dor é o primeiro sinal de câncer e a maioria das pessoas apresentará dor moderada a intensa durante o curso de sua doença.[2]

A dor do câncer pode surgir a qualquer momento durante o curso da doença, geralmente aumenta com a progressão da doença. De acordo com uma metanálise recente, 66,4% em pacientes com câncer avançado, metastático ou terminal; 55% durante o tratamento antineoplásico e 39,3% nos sobreviventes.[3]

Assim, a dor do câncer não só causa sofrimento significativo, mas também contribui para a diminuição da qualidade de vida, *status* funcional, e aumenta muito os custos dos cuidados médicos.[4]

Embora o osso não seja um órgão vital, alguns dos tumores mais comuns (mama, próstata, tireoide, rim e pulmão) têm uma grande predileção por produzir metástases simultâneas em múltiplos ossos.[5]

Relata-se que as metástases tumorais no esqueleto afetam mais de 400.000 indivíduos nos Estados Unidos anualmente. A incidência relativa de metástases ósseas em pacientes com câncer avançado varia de acordo com a linhagem histopatológica. No câncer de mama é de 65-75%; no câncer de próstata, 65-75%; tireoide, 60%; pulmão, 30-40%; bexiga, 40%; rim, 20-25% e 14-45% em melanoma.[5,6]

A sobrevida após o diagnóstico é descrita na Tabela 89.1.[6]

O crescimento do tumor no osso produz dor, hipercalcemia, anemia, aumento da suscetibilidade à infecção,

Tabela 89.1. Taxa de sobrevida após o diagnóstico

Tipo de câncer	Sobrevida média
Melanoma	6 meses
Pulmão	6-7 meses
Bexiga	6-9 meses
Células renais	12 meses
Próstata	12 a 53 meses
Mama	19-25 meses
Tireoide	48 meses

Fonte: Modificada de Maceda F, et al.; 2017.[6]

fraturas esqueléticas, compressão da medula espinhal, instabilidade da coluna vertebral e mobilidade reduzida, que comprometem o estado funcional, a qualidade de vida e a sobrevida do paciente.[1,7]

■ METÁSTASES ÓSSEAS

As metástases são classificadas de acordo com seu mecanismo primário de interferência na remodelação óssea em osteolíticas, osteoblásticas e mistas (Tabela 89.2).

- **Lesões osteolíticas:** são identificadas pela destruição do tecido normal. Essa destruição óssea é mediada pelos osteoclastos, e não pelo efeito direto do tumor, bem como pelo menor grau de compressão da vasculatura e consequente isquemia. O peptídeo relacionado com o hormônio paratireoideo (PTHrP) desempenha um papel importante no desenvolvimento desse tipo de metástase. Não está claro se o microambiente induz as células cancerosas a expressarem a PTHrP ou se as células que metastatizam para o osso têm ex-

Tabela 89.2. Tipos de câncer e sua associação com lesões ósseas metastáticas

Osteolíticas	Osteoblásticas	Mistas
Mieloma múltiplo	Carcinoma de próstata	Câncer de mama (15-20%)
Câncer de mama		
Carcinoma renal	Câncer de pulmão de pequenas células	Câncer de origem gastrointestinal
Melanoma	Linfoma de Hodgkin	Carcinoma de células escamosas
Câncer de pulmão de não pequenas células	Meduloblastoma	
Linfoma não Hodgkin		
Histiocitose de Langerhans		
Câncer de tireoide		

Fonte: Modificada de Maceda F, et al.; 2017.[6]

pressão intrínseca do PTHrP. O receptor ativador do ligando NF-kappa B (RANKL) desempenha um papel crucial na formação de osteoclastos pela estimulação de células precursoras quando se liga ao seu receptor ativador de NF-κB (RANK) na membrana celular de precursores de osteoclastos.[6,8]

- **Lesões osteoblásticas ou escleróticas:** caracterizam-se pela formação de tecido ósseo novo. Algumas proteínas têm sido associadas à geração de osteoblastos como fator de crescimento, proteínas morfogênicas de osso e endotelina-1. O antígeno prostático específico pode se ligar ao PTHrP, possibilitando uma reação predominantemente osteoblástica, diminuindo a reabsorção óssea. A subunidade alfa-1 do fator de ligação ao local (Cbfa 1), também conhecida como Runx-2, também interfere na diferenciação dos osteoblastos.

- **Mistas:** são lesões com ambos os tipos: lesões osteolíticas e osteoblásticas ou, no caso de uma lesão oligometastática, tem ambos os componentes.

Técnicas intervencionistas para o controle da dor óssea metastática

• Cementoplastias

Técnicas de aumento vertebral tornaram-se um procedimento comum realizado para o tratamento de fraturas de fragilidade vertebral devido tanto a defeitos metabólicos como à atividade tumoral. As duas técnicas mais comumente realizadas incluem vertebroplastia e cifoplastia; estima-se que mais de 75.000 procedimentos são realizados anualmente.[9]

Ambas as técnicas utilizam injeção percutânea de cimento ósseo através de uma abordagem geralmente transpedicular na vértebra fraturada e têm a vantagem de serem realizadas em nível ambulatorial com o objetivo de melhorar a dor, reduzir a deformidade e restaurar a função.

As recomendações da Sociedade Internacional de Densitometria Clínica (ISCD), da Fundação Nacional de Osteoporose e da Fundação Internacional de Osteoporose não variam muito. O diagnóstico de fraturas deve basear-se na avaliação visual, incluir uma avaliação do grau e gra-

vidade e não se basear apenas na morfometria, embora a análise morfométrica possa ser usada para confirmar a gravidade de uma deformidade.[10]

Atualmente, o ISCD defende o método visual semiquantitativo de Genant como a técnica clínica de escolha para o diagnóstico de fraturas vertebrais; ele é de fácil aplicação, pois é baseado em radiografias e não exige exames caros, como ressonância magnética ou tomografia, embora as imagens de tomografia e ressonância sejam obrigatórias para descartar lesão no nível do canal medular, especialmente em lesões metastáticas. As fraturas são definidas como em cunha (uma redução na relação da altura de anterior a posterior), bicôncava (uma redução na razão da altura vertebral média) ou uma fratura por esmagamento (uma redução na altura na região anterior, média e posterior em comparação com as das vértebras adjacentes). A fratura também é classificada em gravidade como de grau 1 ou leve, definida como uma redução na altura de 20-25%, grau 2 ou fratura moderada com uma redução de 25-40% e de grau 3, ou grave, quando a perda de altura vertebral é 40% (Figura 89.1).

Recentemente, a Sociedade Europeia de Radiologia Cardiovascular e Intervencionista (CIRSE) publicou diretrizes de prática clínica onde indicações e contraindicações específicas para o procedimento são fornecidas.[11]

No caso da vertebroplastia, que é a mais frequente, as principais indicações são:[11-13]

- Fraturas de compressão osteoporótica dolorosas refratárias ao tratamento médico. Definindo falha como um mínimo ou nenhum alívio da dor com a administração de analgésicos por 3 semanas, ou a obtenção de alívio adequado da dor à custa de efeitos adversos pouco toleráveis. O atraso de 3 semanas depende do estado do paciente e do risco de imobilização, portanto, pode ser feito em períodos mais curtos.

- Vértebras dolorosas devido a tumores ósseos benignos, como hemangioma, tumor de células gigantes e cisto ósseo aneurismático. A vertebroplastia pode ser usada isoladamente ou em combinação com a escleroterapia, especialmente nos casos de extensão epidural.

- Fraturas dolorosas associadas à osteonecrose (doença de Kummel).

- Vértebra plana sintomática.

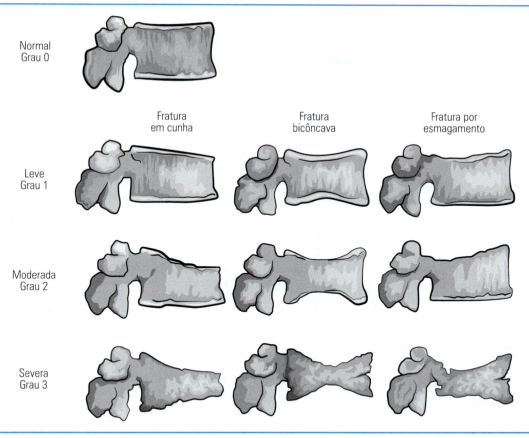

Figura 89.1. Graduação visual semiquantitativa das deformidades vertebrais: representação gráfica. (Fonte: Modificada de Zeytinoglu M, Jain RK, Vokes TJ; 2017.[10])

- Fraturas traumáticas agudas estáveis A1 e A3 de acordo com a classificação de Magerl.
- Fratura traumática crônica em osso normal sem consolidação de fragmentos de fratura ou alterações císticas internas.
- Necessidade de reforço do corpo vertebral ou pedículo antes da estabilização cirúrgica subsequente.

No caso da cifoplastia, o objetivo é restaurar a altura do corpo vertebral e fornecer uma correção da deformidade, para obter uma dinâmica de estresse mais favorável.

A melhor indicação são as fraturas por compressão traumática aguda (menos de 7 a 10 dias) (Magerl A1) com ângulo cifótico maior que 15°. As demais indicações são semelhantes à vertebroplastia (osteoporose, doença metastática e mieloma múltiplo).[11-13]

As contraindicações em ambos os casos são muito semelhantes. É absolutamente contraindicado em pacientes que, embora tenham fraturas, sejam assintomáticos, ou em pacientes que melhoram com tratamento médico sem agravar o colapso, fratura vertebral instável; osteomielite, discite ou infecção sistêmica ativa; pacientes com coagulopatia; alergia ao cimento ósseo ou agentes opacificantes. Dentre as contraindicações relativas, citam-se aqueles pacientes com dor radicular, extensão do tumor no canal vertebral ou compressão da medula, fratura da coluna posterior (maior risco de vazamento de cimento e posterior deslocamento de fragmentos soltos). No caso das cifoplastias, as fraturas por explosão (embora algumas Magerl A3.1 possam ser tratadas) são contraindicadas.[11,13,14]

As escalas de avaliação de metástases ósseas axiais merecem menção especial. As duas mais conhecidas são as apresentadas por Tomita em 2001 e a de Tokuhashi em 1990, revisada em 2005;[15] esse escores correlacionam-se com a sobrevida real do paciente e são úteis para estabelecer prognóstico.

Ambos os escores podem ser usados clinicamente para identificar pacientes que se beneficiariam mais de cuidados paliativos, estabelecendo um guia na terapia a seguir. De acordo com um estudo retrospectivo de Aoude[15] para pacientes com prognóstico moderado ou bom, o escore de Tokuhashi modificado mostrou-se mais preciso na determinação da sobrevida real. Apesar do exposto anteriormente, a apresentação clínica (dor, deficiência neurológica, estabilidade biomecânica) deve sempre ser considerada em conjunto com o escore para determinar o tratamento cirúrgico ideal.

As metástases no nível espinhal tornaram-se muito importantes, não só porque acometem pacientes com câncer em torno de 40%, mas também porque 20% deles podem apresentar compressão medular. Como resultado do exposto, surge a sigla N.O.M.S. que possibilita a avaliação abrangente desses pacientes (neurológica, oncológica, mecânica e sistêmica).[16]

O algoritmo inclui a classificação de mielopatia de acordo com a neuroimagem pela escala ESCC (compressão

Tabela 89.3. Classificação de Mirels

Escore	Risco de fratura	Recomendação
Menor ou igual a 7	0-4%	Seguro para irradiar risco mínimo
8	15%	Fixação a critério do médico
Menor ou igual a 9	Mais de 33%	Fixação profilática indicada

Fonte: Adaptada de Jawad MU; 2010.[19]

medular epidural-espinhal) para verificar se é de alto ou baixo grau. Então, define-se se o tumor é radiossensível (como linfoma, mieloma múltiplo, plasmocitoma, mama, próstata, ovário, neuroendócrino, carcinoma e seminoma) ou radiorresistente (como câncer renal, cólon, pulmão não pequenas células, tireoide, carcinoma hepatocelular, melanoma e sarcoma). A instabilidade é definida como a perda de integridade espinhal como resultado de um processo neoplásico associado à dor com movimento, deformidade progressiva ou sintomática e comprometimento neural sob carga fisiológica, para o qual se baseia no escore da SINS que considera a localização do tumor, dor, tipo de lesão, alinhamento da coluna, grau de colapso vertebral, envolvimento posterolateral das estruturas vertebrais. Por fim, o "S" de NOMS refere-se à avaliação do grau de comprometimento sistêmico para verificar se o paciente pode ou não tolerar um tratamento cirúrgico invasivo.[16]

Especificamente na metástase de ossos longos, preferencialmente sem fratura prévia ou irradiação, a escala Mirels ajuda a prever o risco de fratura. Projetada pelo Dr. Hilton Mirels em 1989 e validada em 2003,[17,18] leva em conta o local da lesão (membros superiores e inferiores e região trocantérica), tamanho da lesão (um terço do córtex, entre 1 e 2 terços e mais de 2/3), natureza da lesão (blástica, mista e lítica) e dor (leve, moderada e intensa); cada aspecto é dividido em 3 graus que dão 1 a 3 pontos.[19] Na Tabela 89.3, de acordo com o exposto anteriormente, a interpretação seria:

Complicações

- As complicações podem ser divididas em clínicas, relacionadas com a anestesia, instrumentação, vazamento de cimento e fratura de segmentos adjacentes. As mais citadas incluem infecção, hematoma paraespinhal, hipotensão, fratura dos processos transversos, pedículos, esterno, costelas, extrusão de cimento até o espaço espinhal (com risco de compressão da medula espinhal), disco intervertebral, embolia sistêmica (pulmonar e paradoxal cerebral), paraplegia e até morte.[20]

- A taxa de complicações da vertebroplastia varia dependendo se é devido à osteoporose (variando de 2,2 a 3,9%), ou se é devido a fraturas malignas que atingem até 11,5%.[21]

- O vazamento de cimento é frequentemente assintomático. A tomografia é, sem dúvida, superior à fluoroscopia ou radiografia simples para a detecção de vazamentos. Dentre os locais de vazamento estão o espaço epidural e transforaminal que pode levar a ra-diculopatia e paraplegia como resultado da compressão da raiz nervosa e da medula, respectivamente, pelo contato com uma raiz nervosa emergente e seu aquecimento subsequente durante a polimerização do cimento (recomenda-se infiltração transforaminal com solução salina fria e esteroides para reduzir os efeitos inflamatórios locais e administrar um ciclo breve de agentes anti-inflamatórios não esteroides e/ou esteroides). A compressão da medula é uma complicação grave e requer uma descompressão neurocirúrgica urgente para evitar sequelas neurológicas. Vazamento para o espaço discal e tecido paravertebral: geralmente se comporta como um osteófito. No entanto, na osteoporose grave, grandes vazamentos no disco podem causar colapso dos corpos vertebrais adjacentes. O vazamento para o plexo venoso pode embolizar distalmente nos pulmões. Existe uma ampla gama de taxas de embolia pulmonar relatadas na literatura, variando de 3,5 a 23%. O êmbolo é geralmente alojado perifericamente e é assintomático e não requer tratamento.

- Infecção com incidência menor que 1%.

- Fratura de costelas, elementos posteriores ou pedículo com incidência menor que 1%.

- O risco paradoxal de fraturas vertebrais após o procedimento é surpreendente. Os relatórios não são novos, um dos primeiros foi o de Lindsay, que relata uma incidência de 19,2%;[22] Baroud,[23] ao descrever as mudanças de carga na biomecânica do disco após a vertebroplastia, descreve que o peso das vértebras adjacentes aumentaram em 17% após a vertebroplastia percutânea. Teoricamente, o aumento da rigidez em um segmento superior deve aumentar a carga para níveis adjacentes imediatamente inferiores e causar fratura.

- Reação alérgica que pode ser decorrente do meio de contraste e até do antibiótico.

- Sangramento do local da punção: está associado a dor localizada e sensibilidade, desaparece espontaneamente em 72 h.

- Possíveis complicações da vertebroplastia também existem na cifoplastia. Não há diferença significativa na incidência de fraturas adjacentes de compressão do corpo vertebral adjacente em comparação com a vertebroplastia.

- No caso dos ossos longos, uma revisão sistemática recente menciona cinco complicações em quatro artigos (2%): três hematomas no local da punção que necessitam de transfusões de sangue; um vazamento de cimento na articulação do cotovelo com redução permanente da amplitude de movimento; e um abcesso, além de fraturas secundárias mencionadas em 8%.[24]

■ CIMENTO ÓSSEO[25-28]

Em 1960, Chanley usou o polímero polimetilpetacrilato (PMMA)

Postula-se que o cimento ósseo tem um papel na necrose óssea, disfunção circulatória e predisposição à formação de membranas na interface cimento-osso. Essas propriedades são atribuídas à alta temperatura exotérmica que vai, in vivo, de 67 a 124 °C.

Acredita-se que a necrose óssea seja causada pela liberação de monômero líquido antes da polimerização do cimento. Existem diferentes formulações, atualmente. Os cimentos ósseos contêm dois constituintes: o monômero líquido com grandes quantidades de monômero de MMA, pequenas quantidades de acelerador ou promotor (quebra a catálise do pó e inicia os radicais livres) e um estabilizador (para evitar o polimerização prematura, evitando assim um ajuste precoce do cimento). As principais diferenças entre as diferentes apresentações são os pesos moleculares e as quantidades de homopolímeros e copolímeros, com outras diferenças sendo as quantidades de outros constituintes, o material usado como radiopacificador (zircônio [ZrO_2] ou sulfato Barion [$BaSO_4$]), e a presença ou ausência de determinados aditivos que podem ajudar como meio de contraste. De maneira semelhante, pode ou não estar impregnado com antibiótico.[26,27]

Os esforços para melhorar as propriedades do cimento ósseo concentraram-se em 4 pontos:[27]

- Dispersão de pequenas quantidades (volumes de 1-2%) de carbono, grafite, polietileno, titânio ou fibras de PMMA.
- Melhorar os métodos de mistura de pó e constituintes do pó e do líquido, com o objetivo de obter um material polimerizado praticamente livre de poros.
- Melhorar a maleabilidade do cimento e diminuir a porosidade do material ao ser totalmente polimerizado.
- Melhoria na distribuição do cimento.

OSTEOPLASTIAS

Técnicas

A técnica de vertebroplastia é a mais descrita. Mais frequentemente, o procedimento é realizado sob anestesia local e sedação consciente. Proporcionar cobertura antibiótica intraoperatória (cefazolina 1 g), especialmente em pacientes imunocomprometidos, e assepsia rigorosa. Estabelecer monitoramento anestésico não invasivo (frequência de pulso, saturação de oxigênio e pressão arterial). Depois de seguir os guias do CIRSE acima, a técnica varia de acordo com o nível de incidência.[11,18]

Para a vertebroplastia cervical, recomenda-se um guia combinado de tomografia e fluoroscopia. Para C1 e C2, uma abordagem transoral deve ser usada; este é o caminho mais direto para evitar estruturas neurais e vasculares. Abaixo do nível C2, a abordagem transpedicular pode ser usada tanto anterolateralmente quanto posteriormente. Para a abordagem anterolateral, o paciente é colocado em decúbito dorsal e a trajetória da agulha fica entre a bainha carotídea (empurrada lateralmente pelos dedos do operador), a glândula tireoide e o esôfago. Quando uma abordagem transpedicular posterior é usada, deve-se assegurar que os pedículos sejam grandes o suficiente e evitem perfurar a artéria vertebral.[11]

Para o nível torácico superior, novamente defende-se a orientação dupla (tomografia e fluoroscopia). A trajetória da agulha é realizada por meio do processo transversal horizontalmente orientado e utilizando uma abordagem transpedicular unilateral. Para o nível torácico inferior, recomenda-se a abordagem intercostovertebral unilateral,

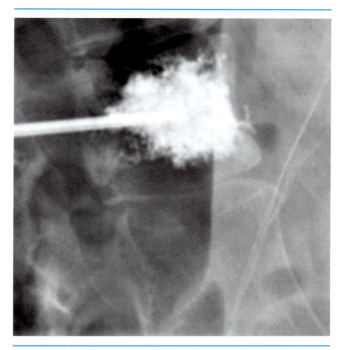

Figura 89.2. Vertebroplastia. O PMMA é observado no corpo vertebral, um pequeno vazamento (0,2 mL) para o plexo venoso vertebral anterior. (Fonte INCanet, Instituto Nacional de Cancerologia, México. Coleção da autora.)

pois está associada a um menor risco de pneumotórax e hematoma paraespinhal.

A abordagem mais comum para a coluna lombar é unilateral, transpedicular, onde a agulha entra pelo pedículo, e a ponta da agulha é idealmente posicionada na linha média e no terço anterior do corpo vertebral na incidência anteroposterior e lateral, respectivamente, como observado na Figura 89.2. Se uma abordagem bipedicular for usada, a trajetória da agulha é menos oblíqua e, portanto, o ponto de entrada na pele é mais próximo da linha média. A abordagem extrapedicular posterolateral é uma alternativa nas vértebras lombares, mas é raramente utilizada e não é recomendada (aumento do risco de hematoma paraespinhal e traumatismo nervoso).

A sacroplastia foi desenvolvida como uma extensão da vertebroplastia, que foi relatada pela primeira vez em 2000 para o tratamento de metástases sintomáticas. Diferentemente da trajetória de crescimento da vertebroplastia e da cifoplastia, a evolução da sacroplastia tem sido um pouco mais lenta.[29,30]

Para as fraturas estáveis não deslocadas das asas sacrais, a agulha é colocada usando uma abordagem posterior. Se a fratura envolver o corpo sacro (nível S1, S2), é necessária uma abordagem oblíqua através da articulação sacroilíaca. Devido à complexa anatomia do sacro, recomenda-se que a colocação da agulha e a injeção de cimento sejam realizadas sob controle combinado de tomografia e fluoroscopia.[31]

Classicamente, a cifoplastia é realizada por via transpedicular bilateral.[32] Duas cânulas de acesso são colocadas bilateralmente e, uma vez em posição, a agulha e o estilete são avançados para a colocação dos balões. A agulha e o estilete são removidos e dois balões são avançados e insuflados simultaneamente sob orientação fluoroscópica e controle de pressão (até 300 psi) com meio de contraste. Durante a insuflação do balão, deve-se tomar cuidado especial para não fraturar as placas terminais ou as paredes laterais. Uma vez corrigida a cifose da vértebra, os balões são desinsuflados e retirados. A cavidade criada pelo balão cria um ambiente de baixa pressão no qual o cimento pode ser injetado. Portanto, cimento mais viscoso pode ser usado para cifoplastia. Acredita-se que esta combinação reduz o risco de extravasamento de cimento com cifoplastia em comparação com a vertebroplastia.[33]

Em 2012, a primeira descrição da técnica de femoroplastia em humanos foi realizada por Plancarte e colaboradores.[34] Para a técnica, o paciente é colocado em decúbito lateral com a extremidade acometida na parte superior e leve flexão do quadril, o arco de fluoroscopia deve ser angulado até que tenha uma visão em túnel do colo do fêmur que deve estar alinhado com a cabeça do fêmur. Uma agulha de biópsia óssea de calibre 11G é inserida no centro da cabeça femoral, e a profundidade é verificada na projeção lateral até a ponta ser levada ao terço distal da cabeça femoral onde a venografia é realizada com meio de contraste não iônico para avaliar o padrão de preenchimento e identificar os locais de vazamento, após o que a administração de cimento com o bisel até o local de maior lesão começa e, em seguida, vai-se retirando a agulha sob controle fluoroscópico em posição lateral, como mostrado na Figura 89.3.[35] Atualmente, inclusive se incide no nível do acetábulo para fortalecer não apenas o colo, mas toda a articulação coxofemoral, como mostrado na Figura 89.4.

Recentemente, o uso de cimento em ossos longos tornou-se relevante, da mesma maneira que o fêmur é tratado, há também estudos que defendem a umeroplastia.[36]

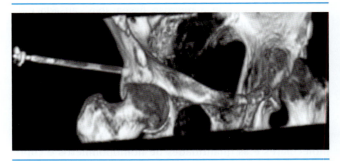

Figura 89.4. Abordagem lateral guiada por tomografia computadorizada, devido a lesão lítica no acetábulo direito. (Fonte INCanet, Instituto Nacional de Cancerologia, México. Coleção da autora.)

A cabeça do úmero recebe suprimento sanguíneo da artéria circunflexa umeral anterior e posterior com a artéria arqueada que se origina na artéria axilar. O tendão da cabeça longa do bíceps braquial, que se origina no tubérculo supraglenoide, estende-se entre o tubérculo menor e o tubérculo maior. É preciso ter cuidado para não penetrar nessas estruturas.[37,38]

Jacquot descreve uma técnica para lesões do tipo Hill-Sachs,[38] em que o paciente recebe anestesia geral, em posição sentada com suportes. A unidade de fluoroscopia é colocada na posição anteroposterior. Uma abordagem percutânea anteroposterior é realizada através da tuberosidade maior. Dois fixadores externos de Hoffman são inseridos através da tuberosidade maior, paralelamente à lesão de Hill-Sachs, como um meio de segurar o balão e ajudar a direcionar sua ação para reduzir o defeito. O balão de cifoplastia é preenchido com meio de contraste e pressurizado suavemente até um máximo de 250 psi. Após a redução, o balão é desinsuflado e extraído, para administrar cimento ósseo através da cânula dentro do defeito para estabilizar os fragmentos ósseos, sob controle de fluoroscopia; na Figura 89.2, observa-se uma umeroplastia de nosso centro.

Complicações[39]

O Sistema de Qualidade de Saúde de Ontário determina as complicações da vertebroplastia no câncer, conforme resumido nas Tabelas 89.4 e 89.5.

Técnicas percutâneas ablativas/analgésicas

A radioterapia tem sido a pedra angular do tratamento da dor óssea há anos. Novos avanços na terapia de radiação, como a radioterapia estereotáxica do corpo (SBRT) e a radioterapia de intensidade modulada (IMRT) melhoraram substancialmente a precisão da distribuição da dose de radiação na coluna e reduziram a quantidade de dispersão de radiação.

No entanto, ambos utilizam uma maior quantidade de feixes de radiação de feixe externo em comparação com a radioterapia convencional, e também apresentam uma dose de dispersão ou vazamento para normal até tecido saudável. Além disso, o tecido espinhal tem uma baixa tolerância à radiação em comparação com outros tecidos e alguns tumores também são resistentes à radiação, como sarcomas e melanomas.

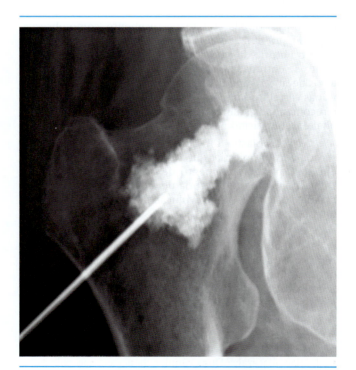

Figura 89.3. Femoroplastia. (Fonte INCanet, Instituto Nacional de Cancerologia, México. Coleção da autora.)

Tabela 89.4. Determinação das complicações de acordo com o Sistema de Saúde do Ontário

Complicações	Comentários
Complicações maiores	Aquilo que requer hospitalização, gera sequelas adversas permanentes ou morte. Até 2,8% em pacientes com câncer
Fraturas após a vertebroplastia	A maioria dos relatos é esporádica no nível toracolombar; não diferenciam entre progressão da doença
Vazamentos de cimento	Em mieloma múltiplo até 29% por caso e 84% por vértebra Câncer metastático até 70% por vértebra e 49% por caso
Morte	Relatos secundários a embolia, pneumonia e sepse (casos oncológicos) de 0,6%

Fonte: Modificada de Health Quality Ontario; 2016.[39]

Terapias intervencionistas podem fornecer opções para os pacientes quando as terapias convencionais não são possíveis ou podem ser menos eficazes.

Elas têm o benefício adicional de fornecer estabilidade estrutural por meio do aumento vertebral com cimento ósseo. Elas também podem ser usadas em combinação com cirurgia, radiação e terapias oncológicas clínicas para reduzir a morbidade e mortalidade, muitas vezes melhorando a eficácia do tratamento.[40]

Terapias de ablação térmica

A ablação térmica de tumores ósseos envolve atualmente o uso de sondas de radiofrequência ou crioablação para induzir necrose térmica no tumor ósseo. As tecnologias ablativas têm sido utilizadas para o tratamento de tumores de tecidos moles e osteomas osteoides, onde têm se mostrado uma técnica segura e eficaz.[41]

Tabela 89.5. Complicações relatadas, de acordo com os principais autores, em pacientes oncológicos de acordo com o Sistema de Qualidade de Saúde de Ontário pós-vertebroplastia

Autor, ano, país	Área	Principais complicações (número de casos)
Anselmetti et al., 2012 Itália	Radiologista intervencionista	Embolia pulmonar (5) CID (1) Infecção bacteriana (1)
Barragan-Campos et al., 2006 França	Neurorradiologia intervencionista	Embolia pulmonar (2)
Calmels et al., 2007 França	Neurorradiologia intervencionista	Embolia pulmonar (2) Vazamento transforaminal (2) Cauda equina (1)
Chew et al., 2011 Escócia	Radiologia intervencionista	Fuga para VCI (1) Embolia pulmonar (3)
Corcos et al., 2014 França	Radiologia intervencionista	Embolia pulmonar (1)
Mikami et al., 2011 Japão	Radiologia intervencionista	Dispneia suspeita (2)
Tseng et al., 2008 China	Neurocirurgia	Descompressão do hematoma (1) Déficit neurológico (3)
Jang et al., 2005 Coreia do Sul	Cirurgia geral	Embolia pulmonar (3)
Nakatsuka et al., 2004 Japão	Radiologia intervencionista	Déficit neurológico (4)
Abdelrahman et al., 2013 Alemanha	Cirurgia geral	Meningite – relato de caso
Chen et al., 2007 China	Ortopedia	Metástase no trajeto da agulha – relato de caso
Lim et al., 2007 Coreia Lim et al., 2008 Coreia	Anestesiologia Cirurgia geral	Perfurações cardíacas por cimento – relato de caso

CID: coagulação intravascular disseminada; VCI: veia cava inferior.
Fonte: Modificada de Health Quality Ontario; 2016.[39]

O objetivo das tecnologias ablativas é matar fibras nervosas e células tumorais. Isso é conseguido criando-se lesões de 5 a 10 mm além das bordas do tumor, com base na imagem pré-operatória. O que foi mencionado anteriormente pode ser realizado com uma sonda de radiofrequência e vários reposicionamentos ou com várias sondas de radiofrequência.

As indicações são semelhantes às da vertebroplastia, dor, controle local do tumor, prevenção de fraturas. Os riscos adicionais em comparação com a VP são a integridade da parede posterior e do pedículo, uma área que prevê a ablação e a proximidade de estruturas nervosas e vitais.

Os médicos devem ser especialistas nas abordagens guiadas por tomografia ou fluoroscopia e com a anatomia, tendo um plano de abordagem pré-operatória.

Ablação por radiofrequência

A ablação por radiofrequência (ARF) usa corrente elétrica alternada de alta frequência (200-1.200 kHz) produzida por um eletrodo. Com a tecnologia de RF anterior, a ablação por radiofrequência exigia o aterramento por meio de uma almofada para completar o circuito elétrico e evitar a queimadura de tecidos moles. Muitos dos novos dispositivos de ARF usam tecnologia bipolar, eliminando a necessidade de almofadas ou eletrodos de aterramento.

A corrente alternada elétrica causa agitação iônica com subsequente calor por atrito. Isso gera necrose coagulativa, com dano celular irreversível que tipicamente ocorre entre 60 e 100 °C. Acima dessa temperatura ocorre carbonização e vaporização dos tecidos que podem impedir o fluxo de corrente.[40,42]

Alguns dos dispositivos de RF atualmente usados para tecido ósseo são: o sistema de ablação por radiofrequência OsteoCool (Baylis Medical, Burlington, Massachusetts), ablação Dfine STAR (Dfine, San Jose, Califórnia) e UniBlate RFA (Angiodynamics, Latham, NY). O Dfine STAR possui uma ponta com uma dobra que facilita a abordagem, facilitando o direcionamento da ponta para locais de difícil acesso, como a parte central e/ou posterior do corpo vertebral. Tanto OsteoCool como Dfine STAR são dispositivos bipolares (Figuras 89.5 e 89.6).

Os ciclos de ablação são tipicamente programados para 10 a 15 minutos, dependendo do tamanho, forma, localização e características intrínsecas do tumor. A ARF tem um efeito cauterizador que reduz o risco de sangramento, o que pode ser uma vantagem importante nos tumores hipervascularizados e nos pacientes com coagulopatias. Aparentemente, a RFA também demonstrou ter um efeito sinérgico com a radioterapia, melhorando assim o efeito terapêutico e potencialmente a sobrevivência.[40]

Um dos desafios da ablação com RF é a incapacidade de visualizar claramente a área de tratamento durante a ablação. A exceção a isso é com ultrassom, onde a formação de gás durante a ablação é claramente observada. No entanto, o gás também cria sombra acústica posterior, o que obscurece a visualização do tumor.

Como mencionado anteriormente, alguns dos dispositivos mais novos possuem termopares conectados ao dispositivo (DFine STAR, San Jose, Califórnia) para monitorar com mais precisão a área de tratamento.

Acompanhe a temperatura durante o tratamento.

Crioablação

A crioablação é outra tecnologia atual que é usada com mais frequência no tratamento de tumores ósseos, com séries de casos relatando bons resultados.[43,44]

É uma tecnologia mais antiga, usada pela primeira vez para tratar o câncer de mama e útero em 1840.

Esta tecnologia aproveita as propriedades térmicas de gases altamente pressurizados, tipicamente argônio ou óxido nitroso. À medida que o gás passa pela sonda térmica até a ponta, o gás se expande até a ponta do aplicador e faz com que a temperatura caia rapidamente. Isso é conhecido como o efeito Joule-Thompson, que atinge temperaturas de -80 °C até -160 °C.

São necessárias temperaturas entre -20 °C e -40 °C, e elas persistem 1 cm além da periferia do tumor.

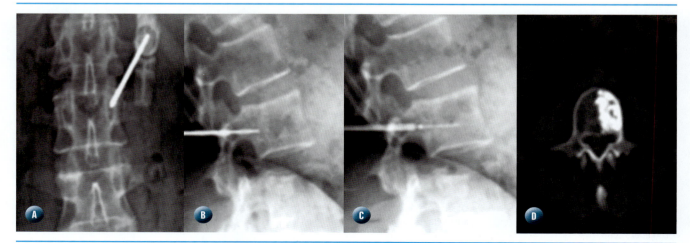

Figura 89.5. (A-D) Sistema OsteoCool. Abordagem transpedicular lombar devido a lesão mista. O trocarte é colocado no nível da parede posterior para possibilitar a entrada da sonda de radiofrequência OsteoCool no nível da lesão. (Fonte INCanet, Instituto Nacional de Cancerologia, México. Coleção da autora.)

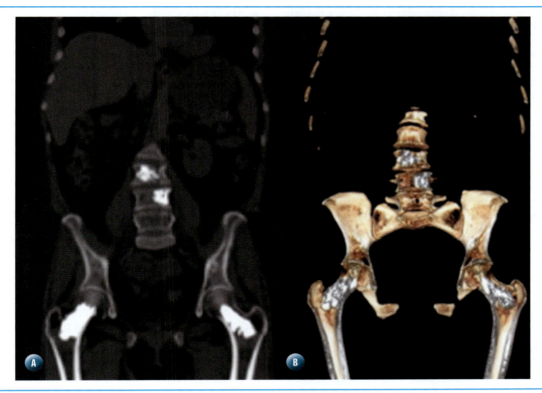

Figura 89.6. (A-B) TC de controle de uma mulher de 56 anos de idade com cadeia lambda com mieloma múltiplo positivo, um ano após o diagnóstico, vertebroplastias e femoroplastia bilateral. Aos 6 anos de diagnóstico e tratamento inicial, tem recidiva e progressão da doença. Iniciou a terceira linha de tratamento, mas sem novas fraturas. (Fonte INCanet, Instituto Nacional de Cancerologia, México. Coleção da autora.)

A maioria das sondas atuais também usa hélio. Os ciclos de congelamento são geralmente de 10 minutos, seguidos de um ciclo de descongelamento de 8 minutos. As ablações frequentemente requerem dois ciclos de congelamento/descongelamento.

Algumas das criosondas utilizadas atualmente para crioablação são produzidos pela Endocare (Healthtronics/Endocare Inc., Irvine, Califórnia) e pela Galil Medical (Galil Medical, Arfen, Minnesota).

Acredita-se que a crioablação funciona através de múltiplos mecanismos: Forma cristais de gelo alterando as membranas celulares e desnaturando as proteínas intracelulares, interrompendo o metabolismo celular.

Coagula o sangue, interrompendo o fluxo sanguíneo para o tecido que causa desidratação e isquemia celular.

Esta cascata de eventos promove a apoptose (morte celular programada).

Além disso, pode potencialmente gerar imunomodulação, estimulando o sistema imunológico, levando à identificação imunológica das células tumorais. Isso aparentemente ocorre por causa da geração de uma resposta imune contra tecido subletalmente lesionado ou não tratado, observado pela primeira vez no tratamento do câncer de próstata na década de 1970. Embora seja atualmente um assunto de debate, uma vez que também há evidência de um efeito imunossupressor paradoxal.

A crioablação tem a vantagem de que as sondas de ablação são menores e possuem um calibre de apenas 17. Tem o benefício adicional de que a zona de ablação é claramente visível por TC, RM ou ultrassom (efeito bola de gelo) durante o seu processo.

Um estudo publicado por Callstrom em 61 pacientes mostrou que a crioablação reduziu a dor em 61 pacientes, e este efeito persistiu na semana 24 após o procedimento, associado a uma diminuição da necessidade de opioides.[45]

De acordo com a Sociedade Americana de Tumores Musculoesqueléticos (AMSTS), como resultado de um estudo que incluiu 440 pacientes, identificou-se que os pacientes ideais para serem submetidos a crioablação são pacientes com uma lesão em osso longo acompanhada de uma cavidade óssea de até 75%, com paredes espessas, com pelo menos 1 cm de osso subcondral adjacente à superfície articular.[46]

Também foi observado que os pacientes apresentam menos dor pós-procedimento. No entanto, deve-se ter cautela quando usado próximo a estruturas neurológicas, pois pode causar danos neurológicos permanentes e os pacientes podem não apresentar sinais físicos ou referi-los durante o procedimento. Isso é particularmente preocupante em áreas como o pedículo do corpo vertebral devido a raízes nervosas adjacentes ou em lesões adjacentes à medula espinhal.

Radioterapia intraoperatória

A radioterapia externa tem sido o padrão ouro em pacientes com metástases vertebrais sintomáticas em doses de 8 Gy com uma fração de 20 Gy em 5 frações. Outra opção de tratamento é a radioterapia estereotáxica com 1 a 5 doses fracionadas.

Outra opção recentemente desenvolvida é a Kypho-IORT, que é realizada por anestesia geral, com o paciente em decúbito ventral, optando-se por uma abordagem bipedicular, por meio de uma agulha especial com diâmetro de 4,2 mm e desenhada e modificada com mangas metálicas que possibilitam o uso de um sistema chamado Intrabeam, com posterior xifoplastia (Figura 89.7).[47]

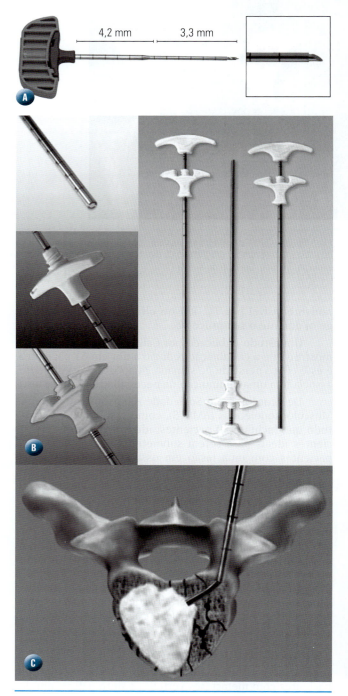

Figura 89.7. Exemplo do aplicador e das duas mangas de metal com a cânula de trabalho para a realização da cifoplastia.[48] (Fonte: Imagens gentilmente cedidas pela Medtronic.)

■ SISTEMAS PERCUTÂNEOS DE AUMENTO VERTEBRAL

De acordo com a revisão sistemática realizada por Parreira em 2018, nenhum guia clínico menciona o uso desse tipo de sistema para o manejo intervencionista das fraturas de compressão vertebral,[49] porém isso não impediu a oferta crescente de novos dispositivos denominados sistemas percutâneos de terceira geração para aumento vertebral. Da mesma maneira que a cifoplastia, esses dispositivos mostraram redução do ângulo cifótico e restauração da altura na maioria dos casos.

O Vertebral Body Stenting System® (VBS) é um dispositivo de titânio intrasomático expansível para o aumento vertebral percutâneo. Usa o mesmo balão que uma cifoplastia padrão; o balão é inserido e expande-se no corpo vertebral e pode expandir até 400%. Após a fase de expansão, o balão pode ser desinsuflado e removido sem risco de perda parcial de altura, pois o dispositivo permanece dentro do corpo vertebral. VBS pode ser usado para fraturas por compressão vertebral de T5 a L5.[50]

Spine Jack® é um novo implante de titânio para cifoplastia mecânica que é inserida por meio de uma abordagem transpedicular bilateral. O dispositivo inclui um sistema de trabalho mecânico (em vez de hidráulico) que possibilita uma redução progressiva e controlada da fratura vertebral. Esse recurso facilita a recuperação da vértebra colapsada e fornece suporte 3D à estrutura necessária para estabilizar mecanicamente as vértebras em compressão axial. Após a redução, o cimento é injetado no corpo vertebral (Figura 89.8).

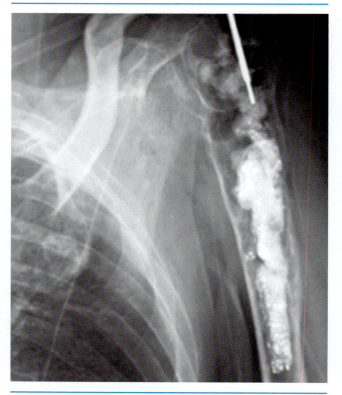

Figura 89.8. Umeroplastia. (Fonte INCanet, Instituto Nacional de Cancerologia, México. Coleção da autora.[51])

O OsseoFix® é um dispositivo feito de uma malha de titânio que se expande no corpo vertebral com o objetivo de reduzir as fraturas vertebrais e diminuir a deformidade cifótica ao compactar o osso trabecular circundante. Este dispositivo é inserido no corpo vertebral, apontando sua ponta para o terço anterior do corpo vertebral. Ao contrário da cifoplastia, este dispositivo permanece no local, de modo que a cavidade criada após a expansão é estável.[50]

Recomenda-se que esses dispositivos sejam utilizados em pacientes jovens com fraturas traumáticas agudas (7 dias) e com um ângulo cifótico significativo (mais de 15°), pois nesses casos é mais desejável corrigir a deformidade.[3] No restante dos casos, uma simples vertebroplastia pode ser uma opção melhor, já que pode ser igualmente eficaz no alívio da dor e é menos invasiva sem mencionar o menor custo quando se comparam as técnicas, o que coloca esses dispositivos ao alcance de poucos.

■ REFERÊNCIAS BIBLIOGRÁFICAS

1. http://www.iacr.com.fr/index.php?option=com_content&view=article&id=101&Itemid=578.
2. Dy SM, Asch SM, Naeim A, Sanati H, Walling A, Lorenz KA. Evidence-based standards for cancer pain management. Journal of clinical oncology: official journal of the American Society of Clinical Oncology. 2008; 2623:3879-85.
3. Van den Beuken-van E, Hochstenbach LM, Joosten EA, Tjan-Heijnen Vet.al. Update on Prevalence of Pain in Patients with Cancer: Systematic Review and Meta-analysis J PainSymptom Manage. 2016; 51(6):1070-90.
4. Mery B, Trone JC, Moriceau G, Falk AT, Guillot A, Pacaut C, et al. The Combination of 80 Years of Age and Metastatic Castration-Resistant Prostate Cancer Remain an Uphill Battle: A Case Report with Cabazitaxel as a Double-Edged Sword. Chemotherapy. 2014; 605-6;300-1.
5. Coleman RE. Skeletal complications of malignancy. Cancer. 1997; 808(Suppl):1588-94.
6. Maceda F, Ladeira K, Pinho F, Saraiva N, Bonito N et al. Bone metastases: an overview. Oncology Reviews. 2017; 11:321-6.
7. Mercadante S. Malignant bone pain: pathophysiology and treatment. Pain. 1997; 691(2):1-18.
8. Smith HS, Mohsin I. Painful Boney Metastases. Korean J Pain. 2013; 26(3):223-41.
9. Sebastian AS, Rihn JA. Vertebral fracture management. Semin Spine Surg. 2018; 17-23.
10. Zeytinoglu M, Jain RK, Vokes TJ. Vertebral fracture assessment: Enhancing the diagnosis, prevention, and treatment of osteoporosis. Bone. 2017; 54-65.
11. Tsoumakidou G, Too CW, Koch G, Caudrelier J, Cazzato RL, Garnon J, et al. CIRSE Guidelines on Percutaneous Vertebral Augmentation. Cardiovasc Intervent Radiol. 2017; 331-42.
12. Omidi-kashani F. Percutaneous Vertebral Body Augmentation: An Updated Review. 2014; 1-7.
13. Barr JD, Jensen ME, Hirsch JA, McGraw JK, Barr RM, Brook AL, et al. Position statement on percutaneous vertebral augmentation: A consensus statement developed by the society of interventional radiology (SIR), American association of neurological surgeons (AANS) and the congress of neurological surgeons (CNS), American college of radiology (ACR). J Vasc Interv Radiol. 2014; 171-81.
14. Muto M, Marcia S, Guarnieri G, Pereira V. Assisted techniques for vertebral cementoplasty: Why should we do it? Eur J Radiol. 2015; 783-8.
15. Fortin AAM, Aldebeyan S, Amiot JOLP. The revised Tokuhashi score ; analysis of parameters and assessment of its accuracy in determining survival in patients afflicted with spinal metastasis. 2016; 6-11.

16. Barzilai O, Fisher CG, Bilsky MH. State of the Art Treatment of Spinal Metastatic Disease. Neurosurgery [Internet]. 2018; 1-13. Disponível em: https://academic.oup.com/neurosurgery/advance-article/doi/10.1093/neuros/nyx567/4898189.
17. Mirels H, Wits BDS, Wits M. Metastatic Disease in Long Bones A Proposed Scoring System for Diagnosing Impending Pathologic Fractures. 2003; 415:4-13.
18. Damron TA, Morgan H, Prakash D, Grant W, Aronowitz J, Heiner J. Metastatic Disease of Long Bones Critical Evaluation of Mirels' Rating System for Impending Pathologic Fractures. 2003; 415: 201-7.
19. Jawad MU. Classifications in Brief Mirels' Classification: Metastatic Disease in Long Bones and Impending Pathologic Fracture. 2010; 468:2825-7.
20. Deer TR, Kim PS, Panchal SJ. Treatment of Chronic Pain by Interventional Approaches [Internet]. 2015; 341-51. Disponível em: http://link.springer.com/10.1007/978-1-4939-1824-9.
21. Saracen A. Complications of percutaneous vertebroplasty. An analysis of 1,100 procedures performed in 616 patients. Medicine. 2016; 1-5.
22. Lindsay R, Silverman SL, Cooper C, Hanley DA, Barton I, Broy SB, et al. Risk of New Vertebral Fracture in the Year Following a Fracture. 2001; 320-3.
23. Baroud G, Nemes J, Heini P, Steffen T. Load shift of the intervertebral disc after a vertebroplasty: a finite-element study. 2003; 421-6.
24. Luigi R, Jean C, Santini D, Tonini G, Francesco R, Bruno G, et al. Percutaneous Long Bone Cementoplasty for Palliation of Malignant Lesions of the Limbs: A Systematic Review. 2014; 3059-68.
25. Lewis G. Properties of Acrylic Bone Cement: State of the Art Review. J Biomed Mater Res (Appl Biomater). 1997; 38:155-82.
26. Liu Y, Park J, Njus G, Stienstra D. Bone particle-impregnated bone cement: an in vitro study. J Biomed Mater Res. 1982; 21: 247-61.
27. Lewis G. Properties of Acrylic Bone Cement: State of the Art Review. J Biomed Mater Res (Appl Biomater). 1997; 38:155-82.
28. Yevich S, Sheth R, Ojeshina O, Tam A. Interventional Radiology Techniques for the Management of Painful Bone Metastases. J Radiol Nurs [Internet]. 2018; 37(2):90-7. Disponível em: https://doi.org/10.1016/j.jradnu.2017.12.006.
29. Dehdashti AR, Martin J, Jean B, Refenacht DA. PMMA Cementoplasty in Symptomatic Metastatic Lesions of the S1 Vertebral Body. 2000; 235-7.
30. Marcy P. Percutaneous cementoplasty for pelvic bone metastasis. Support Care Cancer. 2000; 500-3.
31. Gupta AC, Chandra R V, Yoo AJ, Bell DL, Mehta BP, Vanderboom TL, et al. Safety and Effectiveness of Sacroplasty: A Large Single-Center Experience. 2014; 2202-6.
32. Sadeghi-naini M, Aarabi S, Shokraneh F, Janani L, Vaccaro AR, Rahimi-movaghar V. Vertebroplasty and Kyphoplasty for Metastatic Spinal Lesions. 2018; 31(5):203-10.
33. Teyssédou S, Saget M, Pries P. Kyphopasty and vertebroplasty. Orthopaedics and Traumatology: Surgery and Research. 2014; S169-S179.
34. Plancarte-Sanchez R, Guajardo-Rosas J, Chejne-gomez F, Gomez-garcia F, Meneses-garcia A, Armas-plancarte C, et al. Femoroplasty: A New Option for Femur Metastasis. 2013; 13(5):409-15.
35. Plancarte-sanchez R. Clinical Benefits of Femoroplasty: A Nonsurgical Alternative for the Management of Femoral Metastases. 2014; 3-10.
36. Lee J, Kim S, Ok H, Kim T, Kim K, Lee J, et al. Extraspinal Percutaneous Osteoplasty for the Treatment of Painful Bony Metastasis. 2018; 33(8):1-9.
37. Stachowicz RZ, Romanowski JR, Wissman R, Kenter K. Percutaneous balloon humeroplasty for Hill-Sachs lesions: a novel technique. J Shoulder Elb Surg [Internet]. 2013; 22(9):e7-13. Disponível em: http://dx.doi.org/10.1016/j.jse.2012.12.035.
38. Jacquot F, Zbili D, Feron J, Sautet A, Doursounian L, Masquelet A. Balloon humeroplasty reconstruction for acute Hill-Sachs

injury: A technical note Relèvement percutané des encoches postérieures Hill-Sachs par ballonnet: note technique. Hand Surg Rehabil [Internet]. 2016; 35(4):250-4.

39. Health Quality Ontario. Vertebral augmentation involving vertebroplasty or kyphoplasty for cancer-related vertebral compression fractures: a systematic review. Ont Health Technol Assess Ser [Internet]. 2016 May; 16(11):1-202.

40. Frodsha A, Eisenmenger L. Ablation and Cementation Technologies Metastatic Bone Disease. Disponível em: DOI 10.1007/978-1-4614-5662-9_18.

41. Jennings J, Irving W, Georgy B, Coldwell D, Zablow B, et al. Image-guided targeted radiofrequency ablation (t-RFA) of spinal tumors using a novel bipolar navigational device: multicenter initial clinical experience. J Vasc Interv Radiol. 2013; 24(4):S4.

42. Beland M, Mayo-Smith W. Image-guided tumor ablation. In: Kaufman J, Lee M (ed.). Vascular and interventional radiology: the requisites. 2 ed. Philadelphia: Saunders (Elsevier); 2014.

43. Rybak LD. Fire and ice: thermal ablation of musculoskeletal tumors. Radiol Clin North Am. 2009; 47(3):455-69.

44. Callstrom MR, Dupuy DE, Solomon SB, Beres RA, Littrup PJ, Davis KW, et al. Percutaneous image-guided cryoablation of painful metastases involving bone: multicenter trial. Cancer. 2013; 119(5):1033-41.

45. Callstrom MR, Dupuy DE, Solomon SB, et al. Percutaneous image-guided cryoablation of painful metastases involving bone: multicenter trial. Cancer. 2013; 119:1033-41.

46. Lawrenz J, Ilaslan H, Lietman S, Joyce M, Winalski C. Minimally invasive techniques for pain palliation in extraspinal bone metastases: a review of conventional methods and cryoablation. Current Orthopaedic Practice. 2016; 27(5):547-53.

47. Rcis T, Sperk E, Schneider F, Bludau F, Obertacke U, et al. Intraoperative radiotherapy during kyphoplasty (Kypo-IORT): a novel treatment approach for patients with symptomatic spinal metastases. Transl Cancer Res. 2015; 4(2):155-60.

48. Schmidt R, Wenz F, Reis T, Janil K, Bludau F. Kyphoplasty and intra-operative radiotheray, combination of kyphoplasty and intra-operative radiation for spinal metastases: technical feasibility of a novel approach. Int Orthop (SICOT). 2012; 36:1255-60.

49. Parreira PCS, Maher CG, Megale RZ, March L, Ferreira ML. An overview of clinical guidelines for the management of vertebral compression fracture: a systematic review. Spine J. 2017; 1932-8.

50. Vanni D, Galzio R, Kazakova A, Pantalone A, Grillea G, Salini V, et al. Third-generation percutaneous vertebral augmentation systems. 2016; 2(1):13-20.

51. En Revisión: Plancarte R, Hernández BC, Koyyalagunta Percutaneous Humeroplasty for Osteolytic Bone Metastases. Pain Practice; 2018.

Capítulo 90

Manejo da Dor Abdominal no Paciente Oncológico

Alexandra Raffaini
Thais Khouri Vanetti
Amélie Falconi
Eduardo Rossi Abud

■ INTRODUÇÃO

De acordo com estimativas mundiais da Agência Internacional para Pesquisa em Câncer (International Agency for Research on Cancer), da Organização Mundial da Saúde (OMS), houve 14,1 milhões de casos novos de câncer e um total de 8,2 milhões de mortes por câncer, em todo o mundo, em 2012. Em 2030, a estimativa é de 21,4 milhões de casos novos e 13,2 milhões de mortes por câncer, devido ao crescimento e envelhecimento da população, à redução da mortalidade infantil e das mortes por doenças infecciosas nos países em desenvolvimento.

O câncer de estômago deixou de ocupar a segunda posição e, atualmente, é o terceiro tumor maligno mais frequente no mundo, com aproximadamente 870 mil casos novos por ano. Em homens, a incidência é duas vezes maior do que em mulheres. A distribuição geográfica do câncer de estômago caracteriza-se por sua ampla variação internacional. O país com a maior incidência é o Japão (77,9/100.000 em homens e 33,3/ 100.000 em mulheres), porem taxas elevadas também são observadas na América Central, América do Sul e leste da Ásia. Na China, é o câncer de maior incidência (43,7/100.000 em homens e 18,9/100.000 em mulheres). A sobrevida média estimada, para os países desenvolvidos e em desenvolvimento é de, respectivamente, 28% e 18%. Estudos epidemiológicos sugerem que o ambiente tem papel importante na incidência deste câncer, pois, migrantes tendem a adotar o nível de risco dos países para onde emigram. No Brasil, segundo dados do INCA, o câncer de estômago ocupa o quarto lugar em incidência nos homens e sexto lugar nas mulheres.

No mundo, os tumores malignos que acometem o cólon e o reto, somam cerca de 943 mil casos novos, anualmente. O câncer de cólon e reto é o segundo mais prevalente (após o câncer de mama), com uma estimativa de 2,4 milhões de pessoas vivas com diagnóstico nos últimos cinco anos. A sobrevida média cumulativa em cinco anos é cerca de 40 a 50%. No Brasil esse tipo de tumor é responsável por 8,1% das neoplasias em homens e 9,4% nas mulheres (Tabela 90.1).

Com relação ao câncer de esôfago, ocorrem 391mil casos novos, anualmente. Em homens, a incidência é duas vezes maior do que em mulheres. O padrão geográfico do câncer de esôfago possui uma variabilidade maior do que a qualquer outro câncer. A região com a maior incidência é a Ásia (Norte do Irã, Centro da Ásia e no Norte-Centro da China), porém taxas elevadas são, também, observadas no Sudeste e Leste da África, na América do Sul (Sudeste do Brasil, Uruguai, Paraguai e no Norte da Argentina) e em certos países da Europa ocidental (especialmente a França e Suíça). Cerca de 80% dos casos ocorrem em países em desenvolvimento. No Brasil, em 2018, a estimativa é de 8.240 casos novos de câncer de esôfago em homens.

O câncer de pâncreas é responsável por 2% de todos os tipos de cânceres no Brasil, e 4% do total de mortes por essa doença. Embora não esteja entre os dez principais tipos de câncer no Brasil, ele configura como a oitava causa de morte por câncer, uma vez que a maioria dos pacientes tem diagnóstico tardio ou doença metastática. Nos Estados Unidos, é a quarta causa de morte por câncer, com perspectiva de se tornar o segundo mais frequente até 2030.[1,2]

O câncer de ovário representa cerca de 30% de todos os cânceres ginecológicos. Nos países desenvolvidos, ele é tão frequente quanto o câncer do corpo do útero (35%) e o câncer invasivo do colo do útero (27%).[3]

Todos os tumores descritos acima podem suscitar com dor abdominal. E, quadro álgico, pode manifestar-se logo no inicio do aparecimento da neoplasia, sendo um dos primeiros sintomas referidos pelo paciente como, também, pode surgir nos estágios mais avançados da doença.

A dor persistente, relacionada ao câncer, é um problema grave que, frequentemente, está relacionado à piora da qualidade de vida, distúrbios do sono, anorexia e aumento da procura ao pronto socorro, nos pacientes com câncer pancreático. Estudos demonstram que o controle

Tabela 90.1. Distribuição proporcional dos dez tipos de câncer mais incidentes estimados para 2018 por sexo, exceto pele não melanoma*

Localização primária	Casos	%	Homens	Mulheres	Localização primária	Casos	%
Próstata	68.220	31,7%			Mama feminina	59.700	29,5%
Traquia, brônquio e pulmão	18.740	8,7%			Cólon e reto	18.980	9,4%
Cólon e reto	17.380	8,1%			Cólon e útero	16.370	8,1%
Estômago	13.540	6,3%			Traqueia, brônquio e pulmão	12.530	6,2%
Cavidade oral	11.200	5,2%			Glândula tireoide	8.040	4,0%
Esôfago	8.240	3,8%			Estômago	7.750	3,8%
Bexiga	6.690	3,1%			Corpo do útero	6.600	3,3%
Laringe	6.390	3,0%			Ovário	6.150	3,0%
Leucemias	5.940	2,8%			Sistema nervoso central	5.510	2,7%
Sistema nervoso central	5.810	2,7%			Leucemias	4.860	2,4%

*Números arredondados para múltiplos de 10.
Fonte: Ministério da Saúde. Instituto Nacional do Câncer.[3]

álgico contribui, não só para melhora de qualidade de vida como, também, está associado a aumento da sobrevida nesses pacientes.[4]

O sistema nervoso simpático é responsável pela transmissão da dor visceral, assim como de outras síndromes dolorosas de origem neuropática e vascular.[5] Dessa forma, o bloqueio ou a neurólise do sistema nervoso simpático, pode ser usado como alternativa para o tratamento da dor abdominal visceral, não controlada com tratamento conservador, a fim de interromper a transmissão dolorosa.

Neste capítulo, iremos discutir os possíveis alvos do sistema nervoso simpático que podem ser abordados, no intuito de aliviar os sintomas álgicos dos pacientes oncológicos que apresentam dor abdominal de origem visceral, relacionada ao câncer.

A dor visceral é caracterizada por uma percepção dolorosa subjetiva, localizada na região abdominal ou torácica, podendo ser referida em estruturas somáticas.

Os principais aspectos associados à dor visceral abdominal incluem: dor difusa, mal localizada, por vezes em cólica ou queimação e com frequente irradiação para a região dorsal.

Ao suspeitar do diagnóstico de dor visceral abdominal é importante afastar outras causas álgicas que podem levar à queixa semelhante, como lesões axiais torácicas, que podem ser responsáveis por dor irradiada para dermátomos de T6 a T12, neurites intercostais, compressões nervosas (intra ou extra pélvicas) e dor miofascial.

■ ANATOMIA

A maioria dos estímulos nociceptivos viscerais, do andar superior do abdome, são transmitidos pelos nervos esplâncnicos torácicos.

A inervação simpática tem sua origem no corno ânterolateral da medula espinhal. As fibras pré-ganglionares provenientes de T5-T12 deixam a medula espinhal, junto com as raízes ventrais, para formar os ramos comunicantes brancos no seu caminho para a cadeia simpática. Essas fibras estabelecem sinapses nos gânglios celíacos.[6,7]

Os nervos esplâncnicos maior, menor e ínfimo, fornecem a principal contribuição pré-ganglionar para o plexo celíaco e transmitem a maior parte da informação nociceptiva provenientes das vísceras. Eles estão contidos num compartimento estreito, limitado medialmente pelo corpo vertebral, lateralmente pela pleura, ventralmente pelo mediastino posterior e dorsalmente pela inserção da pleura no corpo vertebral. Estipula-se que o volume desse compartimento é, aproximadamente, 10 mL. O nervo esplâncnico maior é formado pelas raízes T5-T10, o esplâncnico menor pelas raízes de T10-T11 e o esplâncnico ínfimo pelas raízes T11-T12 que, juntos, contribuirão para a formação do plexo celíaco.[8,9]

Localizado na região retroperitoneal, na face anterolateral da parede da aorta, o plexo celíaco é responsável pela inervação visceral abdominal alta.

Existem variações anatômicas no gânglio celíaco, mas que não altera o critério de elegibilidade nas técnicas de bloqueio do plexo celíaco. Entre as alterações, temos um número de gânglios variando de 1 a 5 e, também, gânglios variando de 0,5 até 4,5 cm de tamanho.

O gânglio localizado à esquerda, em geral, está localizado inferiormente com relação ao gânglio da direita, mas ambos os grupos acompanham a artéria celíaca. Geralmente, a referência anatômica é a primeira vértebra lombar (L1). O plexo celíaco atravessa o músculo diafragma, se estendendo anteriormente e ao redor da aorta, principalmente com fibras na face anterior da aorta.[10]

Relações anatômicas do plexo celíaco:

• Aorta está posterior e, discretamente, à esquerda, da face anterior do corpo vertebral;

• Veia cava inferior fica à direita, com os rins em posição posterolateral;

• Pâncreas fica anterior ao plexo.

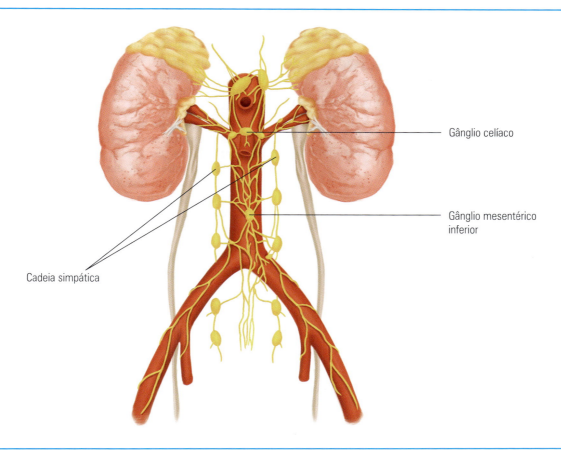

Figura 90.1. Anatomia: plexo celíaco.

E todas as estruturas citadas anteriormente estão em região retroperitoneal.

O plexo hipogástrico superior é uma estrutura retroperitoneal, localizada anteriormente ao promontório sacral, entre o terço inferior da quinta vértebra lombar e o terço superior da primeira vértebra sacral, abaixo da bifurcação dos vasos ilíacos. É formado por eferentes e aferentes simpáticos do plexo aórtico e fibras dos nervos esplâncnicos de L2 a L3. Contem, em sua maioria, fibras simpáticas. Esse plexo converge, mais distalmente, nos nervos hipogástricos, bilateralmente. Os nervos hipogástricos seguem a artéria e veia ilíaca interna e se conectam com o plexo hipogástrico inferior. O plexo hipogástrico superior inerva as vísceras pélvicas através dos nervos hipogástricos (Figura 90.1).[11,12]

■ BLOQUEIO DO PLEXO CELÍACO

História do bloqueio

Em 1914, Max Kappis descreveu a técnica de bloqueio percutâneo dos nervos esplâncnicos e do plexo celíaco via posterior, tal técnica proporcionava analgesia da região superior do abdome. Posteriormente, Wendling apresentou uma nova abordagem para o plexo celíaco por via anterior porém, na época, os riscos da técnica ainda eram muito grandes. Devido à dificuldade em distinguir o fator somático ou visceral da dor abdominal, Popper (1948) implementou o bloqueio de nervos esplâncnicos com anestésico local, como ferramenta diagnóstica da dor visceral. Jones, em 1957, foi responsável pela primeira descrição da neurólise do plexo celíaco com etanol, para alivio prolongado da dor.[13,14]

Inervação

Entre os órgãos inervados pelo plexo celíaco, temos: porção distal do esôfago, estômago, intestino delgado, intestino grosso (porção ascendente e transverso), glândula adrenal, baço, pâncreas, vias biliares e fígado.

A porção distal do intestino grosso e os órgãos pélvicos são inervados através do plexo hipogástrico, não levando a uma denervação visceral total após neurólise do plexo celíaco.[15]

Indicações

A dor visceral abdominal causada pelo cânceres gástrico, de pâncreas, de esôfago e das vias biliares, além da pancreatite crônica, são as principais indicações de bloqueio do plexo celíaco. Pacientes com câncer de pâncreas que foram submetidos a bloqueio do plexo celíaco para controle de vômitos incoercíveis e dor aguda após embolização hepática, para tratamento do câncer, também apresentaram respostas eficazes com o procedimento.[16,18]

Contraindicações

- Ausência de condições clínicas para realização do bloqueio simpático;
- Coagulopatias primárias ou secundárias a neoplasias;
- Infecção sistêmica ou no local da punção;
- Pacientes que não toleram o posicionamento na mesa cirúrgica;
- Obstrução intestinal;
- Paciente portador de aneurisma de aorta abdominal ou de artéria celíaca.

Técnicas

Após explicar ao paciente sobre riscos e benefícios relacionados ao bloqueio e consentimentos assinados, a preparação para o bloqueio consiste em monitorização, instalação de acesso venoso calibroso e hidratação prévia (pode-se realizar enfaixamento vigoroso dos membros inferiores) para prevenir hipotensão arterial.

O procedimento deve ser realizado sob sedação consciente, com o propósito de evitar complicações cirúrgicas.

• Técnica retrocrural posterior

Paciente em decúbito ventral, com coxim sob o abdome com o objetivo de retificar a lordose lombar e cabeça do paciente virada para o lado de maior conforto.

Posicionando o arco em C na visão posteroanterior, identifica-se o corpo vertebral de L1. Marcar o processo espinhoso de T12 e L1, desenhar uma linha na porção inferior do corpo vertebral de L1 até a intersecção com a 12ª costela, bilateralmente. A intersecção é aproximadamente 7,5 cm, de cada lado. Desenhar um triangulo juntando essa linha com a porção superior do corpo vertebral de L1. Se a altura do triangulo é superior a 2 cm, as marcas provavelmente estão incorretas. Essas referências são de grande importância, se a demarcação estiver em níveis abaixo, há risco de perfuração dos rins ou do ureter. Se níveis mais altos são demarcados, há aumento do risco de pneumotórax.

Realizado antissepsia da área a ser puncionada. Infiltrar com lidocaína 1% (3-5 mL) pele e subcutâneo, nos pontos de entrada da agulha.

Inserir uma agulha de 22G, 15 cm, logo abaixo da 12ª costela (no ponto de intersecção), à 45° com relação à pele, em direção à linha média e 15° cefálico até o contato com o osso. Após contato com o osso, a agulha é retirada levemente e redirecionada, aumentando a angulação para 60°, até que o contato com o osso seja perdido. Posicionando o arco em C em perfil, avance a agulha 1,5 a 2 cm da porção anterior ao corpo vertebral.

Retirar o mandril, verificar refluxo sanguíneo, liquórico ou urina. Injeta-se 2 mL de contraste para confirmar o posicionamento da agulha. O contraste deve espalhar em frente do corpo vertebral. Com visualização posteroanterior da fluoroscopia, o contraste deverá estar restrito à linha média e abaixo do nível de T12 e L1.

Realiza-se um teste injetando 2 mL de anestésico local para verificar se a agulha não está no espaço intratecal ou peridural. Se o teste for negativo, administra-se 15-20 mL de anestésico local ou álcool absoluto (para realização de neurólise) em cada lado.

Paciente pode referir dor severa durante a injeção da solução alcoólica, por esse motivo, pode-se considerar a administração de 5 mL de lidocaína 2% antes da solução alcoólica.

Esta técnica de bloqueio de plexo celíaco apresenta algumas desvantagens por ter agulhas locadas no espaço retrocrural, uma vez que a incidência de complicações neurológicas (parestesia em membros inferiores) e fraqueza de flexores do quadril são maiores com relação aos bloqueios com posicionamento das agulhas em região pré-crural (transcrural ou transaórtico).[17]

• Técnica paravertebral transaórtica

Descrita por alguns autores como mais segura para realização da abordagem e, também, apresentando altas taxas de sucesso no bloqueio de plexo celíaco. Entre as vantagens sobre as outras técnicas, temos: menor risco de complicações neurológicas, punção com única agulha e menor volume necessário para realização do bloqueio. Com relação à preocupação com o potencial traumatismo por transfixar a aorta e subsequente hematoma retroperitoneal, a incidência de complicações é menor com o uso de uma única agulha, de fino calibre.

Paciente em decúbito ventral, com coxim sob o abdome com o objetivo de retificar a lordose lombar e cabeça do paciente virada para o lado de maior conforto.

Posicionando o arco em C na visão posteroanterior, identifica-se o corpo vertebral de L1. Marcar o processo espinhoso de T12 e L1, desenhar uma linha na porção inferior do corpo vertebral de L1 até a intersecção com a 12ª costela, bilateralmente. Realizada antissepsia da área a ser puncionada e infiltrar pele e subcutâneo com lidocaína 1% (3-5 mL). Uma única agulha 22G, 15 cm, é introduzida do lado esquerdo, num ângulo de 45° com o plano horizontal, até o contato com corpo vertebral de L1. Após o contato, recuar suavemente a agulha e reintroduzi-la de forma que um ângulo de 60° com o plano horizontal seja formado, e passando juntamente a borda anterolateral do corpo vertebral. O arco em C é posicionado em perfil/lateral e a agulha inserida até o encontro com a aorta, no qual encontrará o fluxo sanguíneo e pulsação arterial. Continuar com o avanço da agulha até atravessar a parede da aorta, e cessará o fluxo sanguíneo. O teste da aspiração deve ser negativo, caso positivo, demonstra que está no lúmen do vaso. Avance a agulha até que o teste de aspiração seja negativo.

Infundir 2 a 3 mL de contraste, e formará uma imagem anterior à parede anterior da aorta. O meio contrastado deve ficar confinado na linha media, ao entorno da borda anterolateral da aorta.

Administra-se 20 mL de anestésico local ou álcool absoluto (para realização de neurólise). Paciente pode referir dor severa a infusão da solução alcoólica, por esse motivo pode-se considerar a administração de 5 mL de lidocaína 2% antes da solução alcoólica (Figura 90.2).[17]

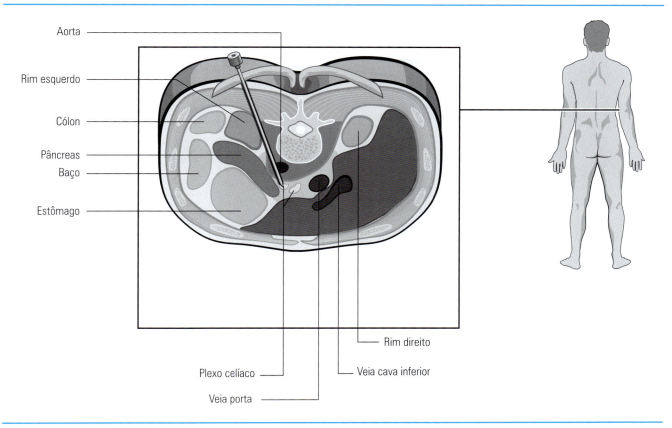

Figura 90.2. Ilustração do bloqueio do plexo celíaco via técnica paravertebral transaórtica.

- **Técnica anterior com uma agulha (guiada por tomografia ou ultrassonografia)**

Paciente posicionado em posição supina na mesa cirúrgica, preparação da superfície corporal na região abdominal com solução antisséptica. Infiltrar com lidocaína 1% (3-5 mL) pele, subcutâneo e musculatura nos pontos de entrada da agulha. Punção com agulha 22G, 15 cm de comprimento, a esquerda do processo xifóide e seguir até a região anterior à parede da aorta. Caso a orientação seja por ultrassonografia, 10 mL de solução salina podem ser injetados para confirmar posicionamento da agulha. O bloqueio é realizado com administração 20 mL de anestésico local ou álcool absoluto (para realização de neurólise) (Figuras 90.3 e 90.4).[19,20]

Complicações

- Hipotensão (ocorrem em 20% dos pacientes e é mais comum nos bloqueios guiados por fluoroscopia que ultrassonografia ou TC);
- Diarreia intensa (aproximadamente 60% dos pacientes, com melhora após 48-72 h);
- Distúrbios na ejaculação;
- Hematoma retroperitoneal;
- Peritonite;
- Abcesso;
- Injeção intradiscal;
- Injeção dentro do músculo psoas;
- Injeção subaracnóide ou peridural;
- Injeção intravascular;
- Parestesia de nervos somáticos;
- Perfuração de cistos;
- Quilotórax;
- Pneumotórax;
- Lesão renal;
- Espasmo da artéria vertebral / isquemia medular.

■ BLOQUEIO DOS NERVOS ESPLÂNCNICOS TORÁCICOS

História

A abordagem da neurólise do nervo esplâncnico foi reportada, pela primeira vez, em 1914, por Kappis. Em 1918, foi descrita a técnica transabdominal por Wendling, esse método foi logo abandonado, por ser considerado perigoso. Atualmente, as técnicas mais realizadas são tradicionalmente guiadas por radioscopia, porém, com o avanço dos exames de imagem, a tomografia computadorizada e a ultrassonografia têm se mostrado úteis na realização desse procedimento.[17]

Inervação

Os órgãos inervados pelos nervos esplâncnicos compreendem: estômago, fígado, vias biliares, baço, rins, intestino delgado, intestino grosso (porção ascendente e transverso), e pâncreas.

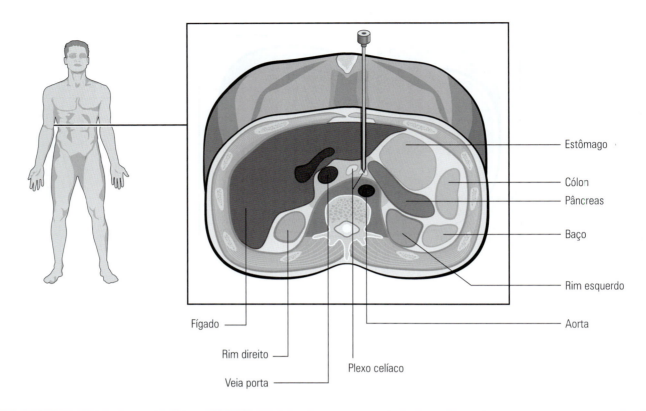

Figura 90.3. Ilustração do bloqueio do plexo celíaco via anterior.

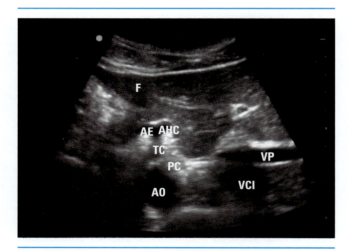

Figura 90.4. Bloqueio do plexo celíaco na técnica anterior guiado por ultrassonografia. F: fígado; Ao: aorta. PC: plexo celíaco; VCI: veia cava inferior; VP: veia porta. (Fonte: Cortesia de Thiago Nouer.)

Indicação

A abordagem do nervo esplâncnico é uma alternativa ao bloqueio do plexo celíaco. Ambos os bloqueios melhoram a dor e a qualidade de vida dos pacientes, com queixa de dor na parte superior do abdome, de origem visceral.

O bloqueio é indicado, principalmente, para alívio da dor nos pacientes portadores de neoplasia de pâncreas ou de outros órgãos inervados pelos nervos esplâncnicos mas, também, pode ser utilizado no tratamento da dor de pacientes com pancreatite aguda ou crônica.

A dor provocada pelo câncer de pâncreas é intensa, debilitante, frequentemente refratária a analgésicos. O paciente normalmente queixa-se de dor localizada em região epigástrica, com irradiação para dorso. Aproximadamente 75% dos pacientes portadores de neoplasia de pâncreas, apresentam dor ao diagnóstico e, mais de 90%, apresentam dor em estágios avançados. Devido a esse fato, esses pacientes apresentam a qualidade de vida seriamente afetada.[21,22]

O tumor de pâncreas, frequentemente, não apresenta sintomas no inicio do seu aparecimento, por esse motivo, o diagnóstico é, muitas vezes, feito em estágios mais avançados da doença, quando o tumor não é ressecável cirurgicamente e o prognóstico é ruim. O bloqueio ou ablação dos nervos esplâncnicos torácicos é capaz de trazer conforto e alivio álgico, com menos efeitos adversos, em comparação ao uso de opioides em altas doses.[22]

O bloqueio do nervo esplâncnico com anestésico local é indicado como manobra diagnóstica, para determinar se, a dor na região abdominal superior do paciente, é mediada pelos nervos esplâncnicos. Pode ser realizado antes da neurólise ou da radiofrequência, a fim de estimar o prognóstico com o uso dessas duas técnicas.[22]

Contraindicações

- Ausência de condições clínicas para realização do bloqueio simpático;
- Coagulopatias primárias ou secundárias a neoplasias;
- Infecção sistêmica ou no local da punção;
- Pacientes que não toleram o posicionamento na mesa cirúrgica;
- Obstrução intestinal.

Técnica

• Neurólise

Os bloqueios neurolíticos são um dos pilares no tratamento da dor oncológica intratável. Os procedimentos são realizados com álcool (50-100%) ou fenol (6-10%), que provocam degeneração walleriana interrompendo a transmissão dos sinais dolorosos distais a lesão.[21,22]

Um estudo retrospectivo avaliou 93 pacientes, com dor abdominal relacionada ao câncer, que foram submetidos à neurólise de nervo esplâncnico, para comparar a eficácia da neurólise do álcool e do fenol. Ambas as substâncias reduziram os escores de dor, sem apresentar diferença estatística significativa entre elas. A injeção do álcool é dolorosa, sendo aconselhado realizar sob sedação para o conforto do paciente. Além disso, é hipobárico, solúvel em água e se espalha rapidamente, podendo ser necessário volumes maiores com relação ao fenol.[22]

O bloqueio é orientado por fluoroscopia ou tomografia computadorizada, nas vias paravertebral clássica e transdical. O paciente é posicionado em decúbito ventral, monitorizado com eletrocardiograma continuo, pressão arterial não invasiva e oximetria e com acesso venoso instalado. Um travesseiro pode ser posicionado sob o abdome superior do paciente com o intuito de retificar a lordose lombar.

• Técnica paravertebral clássica

O aparelho de radiscopia é posicionado, inicialmente, na posição anteroposterior. Identifica-se os corpos vertebrais de T11 e T12. Opta-se pelo nível que estiver livre da cúpula diafragmática. Desloca-se o arco da fluoroscopia numa abordagem oblíquo craniocaudal para alinhar o platô inferior da vertebra escolhida, em seguida, realiza-se um oblíquo de aproximadamente 15°, ipsolateral ao lado a ser bloqueado. O processo espinhoso contralateral não deve ultrapassar o limite do corpo vertebral. O ponto de entrada é a junção da costela com a vértebra. Após anestesia da pele com lidocaína 1% (3-5 mL), uma agulha 22G é introduzida nesse ponto pela técnica de *tunnel vision*. Após obter-se a direção correta, o arco em C é colocado na posição lateral, e agulha é introduzida, margeando o corpo vertebral. O alvo final é a junção dos 2/3 posteriores com o 1/3 anterior do corpo vertebral. Após aspiração, injeta-se o contraste não iônico. Após confirmação da localização da ponta da agulha e da certificação da dispersão do contraste, injeta-se 5-7 mL de anestésico local ou álcool ou fenol, de cada lado. Após a neurólise, aconselha-se administrar uma pequena quantidade de anestésico local ou soro fisiológico antes da retirada da agulha.[23]

• Técnica transdiscal

Os espaços interespinhosos de T9-T10 e T10-T11 são identificados. Realiza-se a assepsia e infiltração da pele e do tecido subcutâneo com lidocaína 1% (3-5 mL). Uma agulha 22G, com ponta curva, para facilitar a navegação, é inserida a 5 cm da linha média, com uma angulação oblíqua de 40° do plano sagital. A agulha atravessa o anel discal até atingir o nível anterolateral do disco, atrás do mediastino. A aspiração deve ser negativa para sangue, líquor ou linfa. Injeta-se 1 mL de contraste para confirmar se a ponta da agulha atingiu o mediastino posterior. Em seguida, injeta-se 20 mL de ar, de 5 em 5 mL, para criar uma cavidade retromediastinal. Então, injeta-se 8-10 mL de fenol aquoso a 6-10%. A mistura de fenol e contraste deve ficar posicionada entre o ar (superior) e o diafragma (inferior). A agulha é lavada com soro fisiológico e retirada.

A técnica transdiscal, descrita por Ricardo Plancarte, é uma alternativa que apresenta menor risco de pneumotórax e punção diafragmática. No trabalho publicado por ele, que avaliou 109 pacientes com neoplasia em andar superior do abdome, os pacientes relataram alívio da dor (98%), redução da sonolência (40%), melhora da função intestinal (30%), recuperação do apetite (20%) e ganho do peso (5%). Nenhum caso de discite foi observado após a realização da técnica transdiscal nesse estudo.[23]

• Radiofrequência dos nervos esplâncnicos

A termocoagulação por radiofrequência é uma técnica menos invasiva e de fácil manejo, realizada sob sedação e anestesia local, normalmente guiada por fluoroscopia. Sendo os nervos esplâncnicos factíveis da realização da lesão por radiofrequência, a técnica é mais previsível e segura em comparação com a neurólise química dos nervos esplâncnicos ou bloqueio do plexo celíaco, visto que a lesão pela radiofrequência é circunscrita e controlada.[17]

A técnica é semelhante à neurólise. Após posicionar o paciente, devidamente monitorizado, e posicionar o fluoroscópio, identifica-se os corpos vertebrais de T11, inicialmente. Desloca-se o arco em C numa abordagem oblíquo craniocaudal para alinhar o platô inferior, em seguida realiza-se um oblíquo de aproximadamente 15°, ipsolateral ao lado a ser bloqueado. O ponto de entrada é a junção da costela com a vértebra. Realiza-se a assepsia e infiltra-se a pele com lidocaína 1% (3-5 mL). A agulha de radiofrequência é introduzida pela técnica de *tunnel vision*, margeando o corpo vertebral. A visão obliqua do fluoroscópio é preservada. A agulha é avançada anteriormente, de forma lenta. Após avançar 1-1,5 cm, coloca-se p arco em C em perfil e avança-se com a agulha até a ponta ativa atingir a junção do 1/3 anterior com os 2/3 posteriores do corpo vertebral. Aspira-se para avaliar a presença de sangue, líquor ou linfa.

Com a agulha posicionada corretamente, o eletrodo é introduzido e testado. Deve ser realizado estimulo sensitivo, o paciente pode relatar dor, pressão ou desconforto na região epigástrica. Se isso não ocorrer, deve-se recuar ou avançar a agulha alguns milímetros. A agulha também deve ser reposicionada mais anteriormente caso o paciente relate dor em faixa ao redor dos espaços intercostais. Após estimulação sensitiva, é realizada estimulação motora. O teste é satisfatório caso a contração muscular do espaço intercostal seja negativa.

Duas lesões de radiofrequência são realizadas durante 90 segundos a 80°C, cada uma delas. A primeira lesão é realizada com a curvatura da agulha direcionada para cima e, a segunda, girando a agulha 180°. Após a lesão, injeta-se 3-5 mL de anestésico (ropivacaína 0,5% com corticoesteroide) através da agulha, para reduzir o edema tecidual e o desconforto pós-operatório.

O mesmo procedimento é realizado no lado contralateral, e no corpo vertebral de T12, bilateralmente.[17,24]

Complicações

A taxa de complicação da neurólise de nervos esplâncnicos é baixa, estimada em 1-2%. Os efeitos secundários comuns são hipotensão arterial, diarreia, vômitos e dor nas costas interescapular. Eventos adversos incluem: pneumotórax (em especial na abordagem paravertebral), parestesias transitórias, neurite, hemorragia retroperitoneal, retenção urinária, fibrose retroperitoneal e paraplegia.[21]

Os efeitos colaterais da radiofrequência são semelhantes à neurólise, entre eles, os mais comuns são hipotensão, dormência ou fraqueza de membros inferiores, náuseas e vômitos (Figuras 90.5 e 90.6).[17,24]

■ BLOQUEIO DO PLEXO HIPOGÁSTRICO SUPERIOR

História

As primeiras descrições de procedimentos para simpatectomia pélvica foram em 1899, por Jaboulay na França e Ruggi na Itália. Foi realizada uma simpatectomia cirúrgica ao nível do sacro.[11]

Mas, quem descreveu primeiramente o bloqueio do plexo hipogástrico superior foi Plancarte, em 1990 e, vários autores, depois dele, descreveram diferentes técnicas para o bloqueio desse plexo, para o tratamento da dor pélvica.[12]

Indicações

Juntamente com o tratamento medicamentoso, o bloqueio do plexo hipogástrico superior é uma boa alternativa para o tratamento da dor pélvica de origem oncológica, ou mesmo, endometriose, doença inflamatória pélvica e aderências.

As vísceras abdominais, inervadas pelo plexo hipogástrico superior são bexiga, próstata e uretra prostática, testículos, vesículas seminais, fundo vaginal, útero, ovários, cólon descendente e reto. Dessa forma, o bloqueio do plexo hipogástrico superior está indicado em pacientes com dor pélvica de origem oncológica ou não, em um dos órgãos citados antes.

A dor pélvica muitas vezes é vaga, mal localizada e bilateral. E as respostas à dor visceral incluem: náusea, vômito, taquicardia e diaforese. Além disso, a dor pode, muitas vezes, ser referida a outras estruturas, o que também pode dificultar o seu diagnóstico.[12,14]

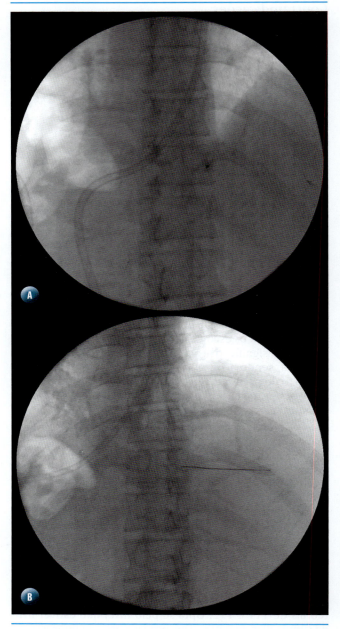

Figura 90.5. (A-B) Agulha posicionada na técnica de *tunnel vision* para bloqueio dos nervos esplâncnicos. (Fonte: Cortesia de Alexandra Raffaini.)

Contraindicações

- Coagulopatias primárias ou secundárias a neoplasias;
- Infecção sistêmica ou no local da punção.

Técnicas

Plancarte, em 1990, foi o primeiro a descrever o bloqueio do plexo hipogástrico superior. Várias técnicas já foram descritas para esse fim.

Na técnica descrita como clássica, o paciente é colocado em decúbito ventral, com um travesseiro sob o abdome, o intensificador de imagens é colocado em uma posição posterolateral de 45°. Após infiltração da pele com

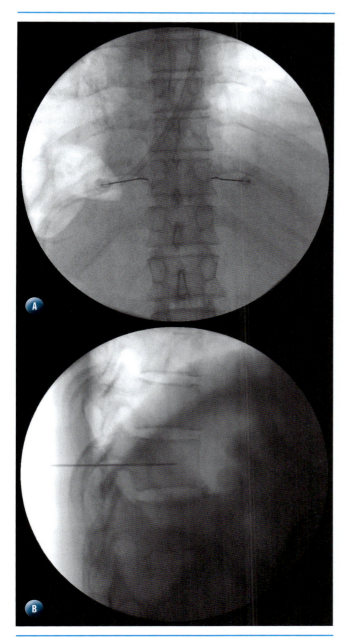

Figura 90.6. (A-B) Posicionamento final das agulhas na visão anteroposterior e perfil no bloqueio dos nervos esplâncnicos. (Fonte: Cortesia de Alexandra Raffaini.)

lidocaína 1%, as agulhas 22G de 15 cm são inseridas na altura de L4-L5, a uma distância de 5 a 7 cm da linha média, cada. As agulhas são direcionadas medialmente, em direção à parte anteroinferior de L5, até tocar a vértebra de L5. A visão anteroposterior da fluoroscopia deve mostrar a agulha na junção de L5 e S1. Já a visão lateral, deve mostrar a ponta da agulha discretamente à frente do corpo vertebra. É injetado contraste não iônico para confirmar o posicionamento da agulha.[23]

A técnica transdiscal, descrita por Erdine, é realizada com o paciente em decúbito ventral, com um travesseiro sob a crista ilíaca. A placa terminal inferior da vértebra de L5 é alinhada e, para se obter uma boa imagem do disco intervertebral L5-S1, o fluoroscópio é colocado em oblíquo. Antes da introdução das agulhas, a pele é anestesiada com lidocaína 1% (3-5 mL). O ponto de entrada das agulhas é de 5 a 7 cm da linha média, em *tunnel vision*, lateralmente à articulação facetária. Quando a agulha de 22G e 15 cm entra no disco, o fluoroscópio é colocado em visão lateral, para que a agulha continue avançando. Pode-se usar uma seringa, acoplada à agulha, com soro fisiológico ou contraste não iônico, para fazer a técnica de perda de resistência, até que a agulha saia do ânulo fibroso do disco L5-S1. Assim que a agulha atravessar o disco, é feito contraste não iônico para confirmar o posicionamento correto, e a imagem é checada em lateral e anteroposterior. É recomendado que seja feito 1 g de cefazolina endovenosa 30 min antes do procedimento, além da injeção de 50 mg de cefazolina, em 1 mL, intradiscal, ao fim do procedimento. Lembrando-se de lavar o fenol da agulha, antes de injetar o antibiótico dentro do disco.[13]

Na técnica guiada por ultrassom, previamente ao procedimento, é solicitado que o paciente esvazie a bexiga e é administrado antibiótico profilático. Depois, o paciente é colocado em decúbito dorsal, com um Trendelenburg discreto. Com o auxílio de um transdutor curvilíneo, é feito o escaneamento em eixo longo do disco de L5-S1 e, quando esse é identificado, o transdutor é rodado para o eixo curto e, após anestesia da pele com lidocaína 1%, uma agulha é introduzida em plano, na direção do disco L5-S1, na sua porção mais anterior. A agulha deve ficar posicionada na linha média. Importante assegura-se de que a solução injetada (neurolítico ou anestésico local) está se dispersando bilateralmente, caso contrário, a agulha deve ser reposicionada.[25]

A neurólise pode ser realizada com 5 a 10 mL de fenol 6-10% e, o bloqueio diagnóstico pode ser realizado com 5 a 8 mL de bupivacaína 0,25% ou ropivacaína 0,2% em cada lado.[13,23]

Complicações

As complicações potenciais desse procedimento são: injeção intravascular ou no neuroeixo, lesão nervosa, discite, lesão da via urinária, incontinência fecal ou urinária, hematoma, injeção intramuscular ou intraperitoneal (Figuras 90.7 e 90.8).

■ CONCLUSÃO

Tendo em vista a prevalência da dor abdominal nos pacientes com doença oncológica visceral, é importante conhecer as opções de tratamentos conservadores e intervencionistas, a fim de oferecer alívio para o sofrimento desses doentes.

Sabe-se que, mesmo com o emprego de diversas medicações analgésicas, a dor abdominal de origem oncológica pode, muitas vezes, não ser adequadamente paliada. Dessa forma, os procedimentos minimamente invasivos, quando bem indicados e com anuência do paciente, são um método eficaz no controle da dor relacionada ao câncer. Existe hoje, inclusive, uma tendência a se realizar esses procedimentos de forma mais precoce e, não somente, nos pacientes que já esgotaram as opções de tratamento medicamentoso convencional. Isso é justificado pela melhora na qualidade de vida desses doentes, decorrente do alívio da dor e da redução dos efeitos colaterais.[26]

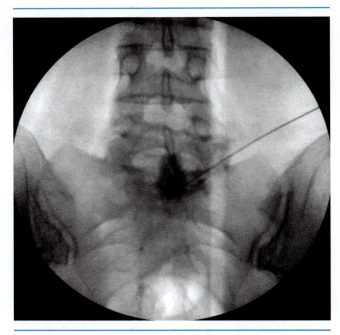

Figura 90.7. Visualização em AP e perfil, após injeção do contraste, no plexo hipogástrico superior na técnica transdiscal. (Fonte: Cortesia de Alexandra Raffaini.)

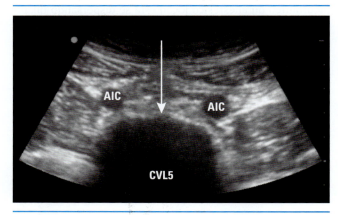

Figura 90.8. Ilustração da técnica do bloqueio do plexo hipogástrico superior na técnica anterior guiada por ultrassonografia. AIC: artéria ilíaca comum; CVL5: corpo vertebral de L5. (Fonte: Cortesia de Thiago Nouer.)

REFERÊNCIAS BIBLIOGRÁFICAS

1. Brasil. Ministério da Saúde. Sistema de informações sobre mortalidade (SIM). Brasília; 2013.
2. Instituto Nacional de Câncer (Brasil). Câncer no Brasil: dados dos registros de base populacional: volume IV. Rio de Janeiro; 2010.
3. Ness R, et al. Lifetime risk of ovarian cancer based on endometriosis and other risk factors: IGCS-0014 06. Ovarian Cancer. Int J Gynecol Cancer. 2015; 25.
4. de Oliveira R, dos Reis MP, Prado WA. The effects of early or late neurolytic sympathetic plexus block on the management of abdominal or pelvic cancer pain. Pain. 2004; 110:400-8.
5. Day M. Sympathetic blocks: the evidence. Pain Pract. 2008; 8(2):98-109.
6. Burton AW. Celiac plexus blocks: wider application warranted for treating pancreatic cancer pain. J Support Oncol. 2009; 7(3):88-9.
7. Yan BM, Myers RP. Neurolytic celiac plexus block for pain control in unresectable pancreatic cancer. Am J Gastroenterol. 2007; 102(2):430-8.
8. Wang PJ, Shang MY, Qian Z, Shao CW, Wang JH, Zhao XH. CT-guided percutaneous neurolytic celiac plexus block technique. Abdom Imaging. 2006; 31(6):710-8.
9. Penman ID. Coeliac plexus neurolysis. Best Pract Res Clin Gastroenterol. 2009; 23(5):761-6.
10. Yan BM, Myers RP. Neurolytic celiac plexus block for pain control in unresectable pancreatic cancer. Am J Gastroenterol. 2007; 102(2):430-8.
11. Plancarte R, Amescua C, Patt RB, Aldrete A. Superior hypogastric plexus block for pelvic cancer pain. Anesthesiology. 1990; 73:236-9.
12. Bosscher H. Blockade of the superior hypogastric plexus block for visceral pelvic pain. Pain Pract. 2001; 1(2):162-70.
13. Erdine S, Ozyalcin S. Pelvic sympathetic blocks. In: Raj PP (ed.). Interventional pain management: image-guided procedures. 2 ed. 2002; 394-404.
14. Plancarte-Sánchez R, Guajardo-Rosas J, Guillen-Nuñez R. Superior hypogastric plexus block and ganglion impar. Tech Reg Anesth Pain Manag. 2005; 9:86-90.
15. Yan BM, Myers RP. Neurolytic celiac plexus block for pain control in unresectable pancreatic cancer. Am J Gastroenterol. 2007; 102(2):430-8.
16. Fujita Y, Sari A. Max Kappis and the celiac plexus block. Anesthesiology. 1997; 86(2):508.
17. P. Prithvi R, Serdar E. Pain-relieving procedures: the illustrated guide. 2014; 15:256.
18. Kambadakone A, Thabet A, Gervais D, Mueller PR, Arellano RS. CT-guided celiac plexus neurolysis: A review of the anatomy, indications, technique and tips for successful treatment. Radiographics. 2011; 31:1599-621.
19. Waldman SD. Atlas of Interventional. Pain Manage. 2015; 491-545.
20. Wang PJ, Shang MY, Qian Z, Shao CW, Wang JH, Zhao XH. CT-guided percutaneous neurolytic celiac plexus block technique. Abdom Imaging. 2006; 31(6):710-8.
21. Koyyalagunta D. The Effectiveness of Alcohol Versus Phenol Based Splanchnic Nerve Neurolysis for the Treatment of Intra-Abdominal Cancer Pain. Pain Physician. 2016; 19:281-92.
22. Novy D, Engle MP, Lai EA, et al. Effectiveness of Splanchnic Nerve Neurolysis for Targeting Location of Cancer Pain: Using the Pain Drawing as na Outcome Variable. Pain Physician. 2016; 19:397-403.
23. Plancarte R, Guajardo-Rosas J, Reyes-Chiquete D, et al. Management of Chronic Upper Abdominal Pain In Cancer. Reg Anesth Pain Med. 2010; 35:500-6.
24. Papadopoulos D, Kostopanagiotou G, Batistaki C. Bilateral Thoracic Splanchnic Nerve Radiofrequency Thermocoagulation for the Management of End-Stage Pancreatic Abdominal Cancer Pain. Pain Physician. 2013; 16:125-33.
25. Gofeld M, Lee CW. Ultrasound-guided superior hypogastric plexus block: a cadeveric feasibility study with fluoroscopic confirmation. Pain Pract. 2017; 17:192-6.
26. Oliveira R, Reis MP, Prado WA. The effects of early or late neurolytic sympathetic plexus block on the management of abdominal or pelvic cancer pain. Pain. 2004; 110:400-80.

Capítulo 91

Simpatectomias na Dor no Câncer

Fernando José Gonçalves do Prado
Vicente de Paula Melo Filho
Daniel Rossini de Albuquerque
Herberth Duarte Cavalcante
Rodrigo Vital de Miranda

■ INTRODUÇÃO

A dor oncológica ocorre em virtude crescimento tumoral nos tecidos humanos, ou produzida por qualquer uma das terapias implementadas para tratá-lo. O tratamento ideal começa com uma avaliação minuciosa da história e dos exames físicos, bem como o uso criterioso de testes diagnósticos para tentar definir os componentes fisiopatológicos envolvidos na expressão da dor com o intuito de instituir a terapia analgésica ideal. O controle adequado da dor pode ser obtido na maioria dos pacientes com a implementação de um tratamento farmacológico agressivo através do uso de opioides e adjuvantes.[1,2] Com a implementação dessas estratégias, 90 a 95% dos pacientes podem alcançar o controle adequado da dor.[3] Consequentemente, 5 a 10% dos pacientes necessitarão de alguma forma de tratamento intervencionista. Assim, ao seguir diretrizes específicas, a maioria dos pacientes com dor relacionada ao câncer pode esperar um controle adequado da dor nos tempos atuais.

■ BLOQUEIOS ANESTÉSICOS

Os bloqueios anestésicos podem ser implementados para diagnosticar e promover efeitos terapêuticos.[4-13] O diagnóstico pode ajudar a caracterizar o mecanismo subjacente da dor (nociceptiva, neuropática ou mediada pelo simpático) e detectar as vias anatômicas envolvidas na transmissão da dor. A principal indicação é uma intervenção realizada preliminarmente a um bloqueio terapêutico ou outra terapia definitiva para uma subsequente neurólise, se indicada. Embora os resultados geralmente tenham bom valor preditivo, eles não são totalmente confiáveis. Injeções terapêuticas de anestésicos locais, com ou sem corticosteroide, em pontos-gatilho podem proporcionar alívio duradouro da dor miofascial.[8] É improvável que injeções de esteroide por via peridural com anestésico local forneçam alívio duradouro para dor neuropática de origem neoplásica. Entretanto, elas produzirão analgesia significativa em pacientes que possam não tolerar a titulação rápida de medicamentos para dor neuropática. Injeções de anestésico local administradas em gânglios simpáticos podem contribuir para aliviar a dor em pacientes com síndrome dolorosa complexa regional, uma condição frequentemente observada em pacientes com câncer.[9-11] Essa condição pode surgir como resultado da invasão tumoral da estrutura do sistema nervoso (por exemplo, plexopatia braquial ou lombossacral), síndromes de dor pós-cirúrgica e neuropatia periférica induzida por quimioterapia. O uso de bloqueio anestésico local nos gânglios cervicotorácicos ou da cadeia simpática lombar tem sido usado com algum sucesso para aliviar temporariamente a dor nesses pacientes.

■ BLOQUEIOS NEUROLÍTICOS

Bloqueios neurolíticos do eixo simpático foram largamente usados no passado para controle da dor abdominal superior e dor pélvica em pacientes com câncer. No entanto, estudos recentes sugerem que esses bloqueios não são eficazes no tratamento da dor de origem não visceral. Consequentemente, quando há evidência de doença fora das vísceras, a taxa de sucesso diminui significativamente. Além disso, um estudo randomizado controlado mostrou que, mesmo no melhor dos cenários, a duração do controle da dor completa é de apenas 2 meses.[14,15] Assim, devemos reconsiderar nossas indicações para esses procedimentos e, quando indicado, devem ser realizados precocemente no curso da doença. Alongamento, compressão e invasão de estruturas viscerais podem resultar em uma dor visceral nociceptiva mal localizada. Os pacientes que sofrem de dor visceral geralmente descrevem a dor como vaga, profunda, apertada ou cólica. Outros sinais e sintomas incluem dor referida (por exemplo, dor no ombro que aparece quando o diafragma é invadido por tumor) e náusea/vômito devido à irritação vagal. A dor visceral associada ao câncer pode ser aliviada por terapia farmacológica oral, incluindo combinações de AINEs, opioides e terapia coadjuvante. Além da terapia farmacológica, os bloqueios neurolíticos do eixo simpático são eficazes no controle da dor do câncer visceral e devem ser considerados importantes adjuvantes à terapia farmacológica para o alívio da dor visceral grave. Esses bloqueios raramente eliminam a dor do câncer completamente, porque os pacientes frequentemente experimentam também dores somáticas e neuropáticas. Portanto, a terapia farmacológica oral deve ser continuada na maioria dos pacientes com estágios avançados da doença. Os objetivos da realização de um bloqueio neurolítico do eixo simpático são maximizar os efeitos dos analgésicos opioides ou não opiáceos e reduzir a dosagem desses agentes para aliviar os efeitos colaterais. Como as técnicas neurolíticas têm relação de risco-benefício, os efeitos colaterais indesejáveis e as complicações dos bloqueios neurolíticos podem ser minimizados devido ao julgamento clínico e à avaliação do potencial efeito terapêutico da técnica em cada paciente.

A neurólise dos gânglios e plexos da cadeia simpática podem ser realizadas através de injeção guiada de agentes químicos neurolíticos (álcool ou fenol) ou lesão térmica por radiofrequência. As lesões por agentes neurolíticos podem ser utilizadas tanto as para lesões ganglionares como para as lesões dos plexos, já as lesões por radiofrequência não estão indicadas para lesão de plexos (celíaco e hipogástrio superior) devidas às áreas restritas de lesão que causam (Figura 91.1).

Bloqueio do gânglio estrelado[22-32]

• Indicações

As principais indicações para bloqueio do gânglio estrelado na dor oncológica incluem:
- Dor no câncer mantida pelo simpático em face e cabeça;
- Síndrome dolorosa complexa regional em membros superiores e face;
- Dor pós-mastectomia;
- Dor no membro fantasma.

• Considerações anatômicas

O gânglio estrelado é uma estrutura tridimensional que é delimitada medialmente pelo músculo *longus colli*, lateralmente pelos músculos escalenos e anteriormente está próximo à artéria subclávia. Posteriormente, o espaço é limitado pelo processo transverso da fáscia paravertebral e o aspecto inferior é limitado pela pleura. Um aspecto clínico relevante para o intervencionista é a proximidade de estruturas vitais, como a artéria carótida, que se encontra anterior ao gânglio estrelado, originando-se da artéria subclávia. O nervo frênico, o nervo laríngeo recorrente, a artéria vertebral e o espaço subaracnóideo do sistema nervoso central têm fácil acesso à ponta da agulha. A artéria vertebral deixa a artéria subclávia e viaja anteriormente ao gânglio estrelado; depois de passar pelo gânglio, a artéria

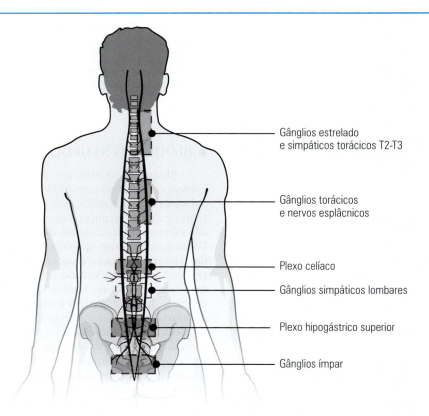

Figura 91.1. Principais alvos de lesão na cadeia simpática para tratamento de dor oncológica. (Fonte: Adaptação de imagem cedida por Dr. Ricardo Plancarte do Instituto de Cancerologia do México – com permissão.)

entra no forame vertebral e fica atrás do tubérculo de C6, em uma posição mais segura para a agulha do intervencionista. A pleura, que se encontra apenas inferior e lateral ao estrelado ao nível de C7, está em risco de punção pela agulha, o que é de particular importância para aqueles com doença pulmonar avançada ou que sofrem de tumor pulmonar de Pancoast. Embora sua forma seja inconsistente, o estrelado comumente mede cerca de 2,5 cm de comprimento, 1 cm de largura e cerca de 0,5 cm de espessura. Os pontos de referência ósseas são importantes para as técnicas às cegas e guiadas por fluoroscopia. O processo transverso de C6, o tubérculo de Chassaignac, é palpável lateralmente à cartilagem cricoide e forma a base da localização anatômica da técnica cega. O processo transverso de C7 e o corpo vertebral formam o marco para a orientação fluoroscópica. O gânglio torácico, que pode estar sobre o processo transverso de T1 e T2, contribui para o gânglio estrelado. Contribuições inconsistentes para a extremidade superior incluem os ramos cinzentos de T2 e T3 (fibras de Kuntz), onde essas fibras são bloqueadas pela abordagem posterior, exigindo que o paciente esteja em decúbito ventral. O risco de pneumotórax por esta abordagem (especialmente em mãos inexperientes) pode ser significativo. Múltiplos estudos mostraram que o bloqueio no nível da vértebra C6 produziu mais sucesso no bloqueio simpático para cabeça e pescoço, com menor sucesso do bloqueio simpático para as extremidades superiores, comparado ao bloqueio simpático no nível da vértebra C7, que produz bloqueio simpático bem-sucedido das extremidades da parte superior.[18,19]

• Abordagem clássica anterior

Com o paciente em posição supina, com ligeira extensão do pescoço, os corpos vertebrais e os processos transversos de C6 ou C7 no lado ipsolateral do gânglio são identificados fluoroscopicamente. A bainha carotídea é delicadamente retraída lateralmente e a laringe retraída medialmente para permitir a palpação da ponta do dedo para a protuberância óssea na base do processo transverso de C6 (tubérculo de Chassaignac) ou o corpo anterior do C7.[20] Em seguida, de maneira estéril, com infiltração da pele e subcutâneo ou diretamente sem infiltração de anestésico local, sob visualização fluoroscópica, é inserida uma agulha curta biselada, 22 1/2 ou 25, até que o contato seja feito com o corpo vertebral anterior de C6 ou C7 e depois retirado 25 mm. Depois que a agulha entra em contato com o processo transverso, ela é puxada levemente. Após a aspiração negativa, até 1 mL de contraste não iônico é injetado para confirmar a disseminação cefálica e caudal do agente. A coluna de contraste deve ser vista em extensão tanto na direção cefálica como na direção caudal no lado ipsolateral da coluna. Ela deve se estender até a região superior ou média do tórax; não devendo entrar no canal através de um forame ou qualquer outra rota ou demonstrar um padrão de injeção facial diferente do descrito; e não deve ser realizado captação vascular ou contornos e ramo anterior ou outras estruturas neurais específicas.[21] Se existir algum padrão de injeção abaixo do ideal, a posição da agulha deve ser considerada inadequada e deve ser removida. A posição é confirmada pela radioscopia lateral, mostrando contraste anterior ao processo transverso sem extravasamento para o forame vertebral ou captação vascular.

Injetar 1 mL de anestésico local em doses fracionadas para realizar uma dose teste, e o paciente é questionado quanto a sintomas intravasculares (zumbido, vertigem, dormência perioral), bem como observado para sintomas de injeções subaracnoideas (dormência das extremidades ou tontura). Outros sinais de injeção no sistema nervoso central incluem náusea, tontura e possível perda de consciência, com potencial comprometimento respiratório. A sensação de morte iminente é comumente descrita com injeção central e ressalta a importância de dispor de equipamento de ressuscitação adequado e experiência em resposta ao colapso cardiovascular e manutenção das vias aéreas. Caso ocorra injeção do sistema nervoso central, medidas de suporte, como suporte respiratório e cardiovascular, devem ser implementadas para evitar sequelas adversas a longo prazo. O volume subsequente de injeção permanece controverso e indefinido, mas os volumes comumente aceitos serão de 5 mL de anestésico local, até 10 mL, se o fluxo caudal for demonstrado e necessário para afetar as regiões distais da extremidade superior. Devido à possibilidade de migração da agulha durante a injeção, recomenda-se fortemente a aspiração intermitente e a injeção do anestésico local em doses divididas. Há uma variedade de agentes injetados no gânglio estrelado, mais comumente anestésicos locais. No entanto, outros medicamentos, como esteroides, bretílio e cetorolaco, foram injetados com eficácia variável, mas não são recomendados. Injetar anestésico local pode afetar estruturas vitais no local de deposição ou próximo ao local da injeção. Isso inclui o nervo frênico, o nervo laríngeo recorrente e as estruturas vasculares vitais assim como o plexo braquial, que também está próximo. A controvérsia permanece se esteroides particulados devem ser usados, se esteroides não particulados devem ser usados como uma alternativa, ou se algum esteroide deve ser usado, devido ao potencial para oclusão intravascular e subsequente AVC ou morte. Consequências desastrosas podem ocorrer se o esteroide particulado for injetado na artéria vertebral ou carótida. Para facilitar o procedimento, uma mistura de anestésico local e contraste pode ser utilizada seguindo os mesmos princípios com dose teste e dosagem total de injeção.

• Procedimentos neurolíticos

Se um bom alívio, mas apenas temporário, ocorrer com o bloqueio do gânglio estrelado ou bloqueio simpático torácico, um bloqueio químico neurolítico pode ser apropriado. Pequenos volumes (2 a 3 mL) de soluções neurolíticas (3% de fenol) têm sido usados para criar bloqueios simpáticos mais duradouros. As complicações potenciais incluem síndrome de Horner permanente, lesão do plexo braquial e lesão medular. A radiofrequência fornece uma lesão precisa com menos complicações. O paciente é colocado em decúbito dorsal, a pele e estruturas superficiais são anestesiadas, e uma cânula calibre 22G de 50 mm com ponta ativa de 5 mm é avançada sob controle fluoroscópico até o periósteo, na junção do processo transverso com o corpo vertebral de C7. A cânula é recuada aproximadamente 2 mm para garantir que a ponta ativa esteja anterior ao músculo *longus colli*. A fluoroscopia em tempo real com contraste é realizada para confirmar a posição e excluir a injeção intravascular, utilizando a visão em AP e Perfil. A estimulação antes de cada lesão deve incluir uma estimulação de 2 Hz a 2,5 V, pedindo ao paciente que diga "E" para testar a estimulação do nervo laríngeo recorrente. Ao mesmo tempo, uma mão é colocada logo abaixo da caixa torácica para que sinta o movimento diafragmático se houver estimulação do nervo frênico. Injetar 1 mL de anestésico local, seguido de lesão a 80 ° C por 30 s. A cânula é então movida lateralmente para uma segunda e terceira lesão. O uso de uma cânula com ponta ativa de 7 mm permitirá que ela permaneça ancorada ao osso enquanto ainda lesiona o gânglio. Se os sintomas estiverem primariamente na mão, considere a lesão simpática torácica T2-T3. Injetar 1 mL de anestésico local com esteroides para evitar neurite pós-procedimento. Alterações no fluxo sanguíneo regional devem ser evidentes após o procedimento.

• Sinais clínicos de bloqueio do gânglio estrelado bem-sucedido

As descrições clássicas de um sucesso no bloqueio do gânglio estrelado incluem as seguintes:

- Síndrome de Horner.
- Ptose (queda da pálpebra superior).
- Miose (pupila contraída).
- Enoftalmia – retração do globo ocular na órbita óssea.
- Sinal de Guttman – a presença de nariz entupido e aumento da temperatura superficial no lado ipsolateral do bloqueio também podem estar presentes logo após o bloqueio ser realizado.[29]
- Anidrose e presença de nariz entupido podem estar presentes sem bloqueio simpático total.
- Exame da extremidade superior mostra inchaço das veias na presença de bloqueio simpático bem-sucedido.
- Testes de fluxo sanguíneo são descritos com técnicas de depuração, medidas de fluxo ultrassonográfico e pressão de perfusão distal.
- A dilatação das veias na extremidade superior é inconclusiva.[17,30,31]
- A elevação da temperatura em 1-3° C é tipicamente indicativa de bloqueio simpático.[18,19,21]
- No entanto, a temperatura da pele é realmente um equilíbrio entre a vasoconstrição simpática da liberação de norepinefrina e a dilatação gradual da liberação de peptídeos dos nociceptores durante a atividade adrenérgica; assim, as mudanças de temperatura dependerão da contribuição combinada dessas duas forças opostas.
- O alívio da dor é considerado a marca do sucesso do bloqueio simpático, exceto em pacientes com dor simpaticamente independente.
- Se a dor do paciente é mediada pelo simpático, uma diminuição no alívio da dor é a resposta apropriada.
- Malmqvist e colaboradores[31] recomendaram que o bloqueio simpático bem-sucedido deve satisfazer cinco critérios, incluindo: síndrome de Horner em 300 s; temperatura final da pele com aumento de 1 a 3 °C; aumento do fluxo sanguíneo em 50% ou mais do estado pré-bloqueio; abolição da resposta De resistência

no lado radial e ulnar após o bloqueio; aumento na resposta de resistência da pele equivalente a 13% ou mais do valor do pré-bloqueio no lado radial e ulnar da extremidade bloqueada.[24]

• Cuidados especiais

O bloqueio do gânglio estrelado é repleto de potenciais complicações devido à sua estreita proximidade às estruturas vitais. Um profissional experiente que esteja bem treinado e compreenda as possíveis complicações que podem ser encontradas deve realizar esse procedimento em um ambiente monitorado e controlado. A artéria vertebral e a artéria carótida são contíguas ao caminho da agulha e facilmente acessadas. A injeção em qualquer um desses vasos pode resultar em acidentes vasculares cerebrais catastróficos, convulsões, morte ou sangramento com comprometimento neural ou das vias aéreas. Considerando as novas tecnologias em agulhas, como agulhas rombas, pode reduzir as lesões vasculares. O consentimento esclarecido e informado inclui o risco desse bloqueio e os resultados esperados, sem barreiras à comunicação. O paciente também deve ser informado sobre possíveis problemas pós-bloqueio com relação à deglutição. Sintomas secundários de "garganta cheia" após o bloqueio são efeitos colaterais comuns e geralmente são autolimitados. Uma vez que a agulha é colocada no local adequado, o intervencionista deve estar atento para aspirar em vários pontos durante o procedimento. Além disso, o uso de extensores pode diminuir ainda mais a probabilidade de migração da agulha. Ao rever o estado do anticoagulação, é dada uma consideração cuidadosa ao risco-benefício/recompensa de sair temporariamente desta terapia e deve ser discutido com o médico de cuidados primários antes de descontinuar o tratamento injetável.[32,33] As indicações e contraindicações também são avaliadas em um ambiente de risco-benefício. Com demasiada frequência, este bloqueio é realizado sem ser guiado por imagem fluoroscópica, aumentando ainda mais o potencial de resultados adversos. O bloqueio do gânglio estrelado bilateral não é recomendado (Figura 91.2).

• Efeitos colaterais e complicações

Os bloqueios do gânglio simpático cervical e torácico são associados a múltiplas complicações que são divididas em técnicas, infecciosas e farmacológicas. Em geral, as complicações são raras, no entanto, elas são extremamente sérias. Várias complicações técnicas descritas com o bloqueio do gânglio estrelado incluem lesão dos vasos e nervos ao longo do trajeto da inserção da agulha.[16] As complicações relatadas incluem lesão do plexo braquial, trauma na traqueia e esôfago com enfisema mediastinal cirúrgico, lesão da pleura e do pulmão com pneumotórax, hemotórax, sangramento e hematoma local.[16] A formação de hematoma pode levar a complicações infecciosas, farmacológicas e miscelâneas (vasovagais). As complicações maiores do bloqueio do gânglio estrelado e do bloqueio simpático torácico incluem pneumotórax, injeção intravascular, dano neural e formação de hematoma. Devido à proximidade da coluna vertebral, é possível injetar inadvertidamente a solução anestésica local no espaço epidural, subdural ou subaracnóideo. Devido à proximidade da

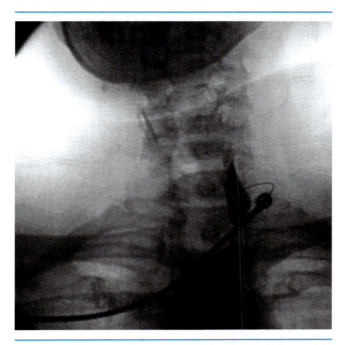

Figura 91.2. Distribuição de contraste em bloqueio de gânglio estrelado realizado ao nível de C7. (Fonte: Acervo dos autores.)

medula espinhal e do cérebro, mesmo pequenas quantidades de anestésico local colocadas no espaço subaracnóideo podem resultar em anestesia espinhal total. Trauma na saída das raízes nervosas da coluna também é uma possibilidade, especialmente se o procedimento foi tecnicamente inadequado. A injeção intravascular é um grande desastre considerando a vulnerabilidade da artéria vertebral, especificamente se esteroides ou outras substâncias são utilizados no procedimento, que não são recomendados no bloqueio do gânglio estrelado. Com os bloqueios simpáticos torácicos, recomendações recentes incluem a injeção de esteroides. Assim, esses procedimentos podem estar associados à injeção de esteroides nas artérias radiculares, resultando em inúmeras complicações. A síndrome pós-simpatectomia é uma complicação relatada em aproximadamente 50% de todos os pacientes submetidos a simpatectomia.[16] A neuralgia pós-simpatectomia é proposta como uma neuropatia complexa que envolve reaferentação central e síndrome de desaferentação.

Bloqueio simpático torácico

• Indicações

As principais indicações do bloqueio simpático torácico são:

- Síndrome dolorosa complexa regional tipo I e tipo II (SDRC I e II);
- Dor neuropática em região de tórax;
- Dor em parede torácica;
- Dor em víscera torácica e víscera de abdome superior;
- Neuralgia pós-herpética;
- Síndrome da mama fantasma pós-mastectomia.[34]

Outras possíveis indicações descritas incluem isquemia causada por oclusão arterial aguda, doença de Buerger e doença de Raynaud.[35] Com relação à dor de origem oncológica, o bloqueio simpático nesta região, pode ser usado para analgesia de vísceras torácicas.[36]

• Considerações anatômicas

As simpatectomias torácicas têm sido utilizadas para manejo de condições dolorosas de membros superiores desde as primeiras décadas do século XX. Foi Leriche, um grande cirurgião francês, o primeiro a defender a interrupção do simpático para o tratamento da dor. Ele descreveu a denervação simpática paravascular cirúrgica como terapêutica para uma causalgia devido lesão de plexo braquial de um soldado, achando que a resposta vascular seria mais significativa que a redução da dor.[37] Em 1927, Kuntz observou que em 20% da população, os nervos advindos dos gânglios simpáticos T2 e T3, se conectavam com o plexo braquial, desviando do gânglio estrelado. Isto contribui para o índice de falha do bloqueio do gânglio estrelado no alívio da dor em membros superiores. Esta informação levou a formulação de muitos procedimentos para remoção ou bloqueio simpático T2 e T3.[38] Alguns autores sugerem que o bloqueio do gânglio estrelado não é o mais adequado para o tratamento da dor regional complexa (SDRC) em membros superiores. O bloqueio dos gânglios de T2 e T3 alcançaria todas as fibras simpáticas que se dirigem aos membros superiores.[37,39,40]

De fato, Hogan e colaboradores[41] demonstraram que apenas 27 de 100 bloqueios de gânglio estrelado realizados com técnica apropriada, monitorizados através da análise de alterações nas pupilas e temperatura das mãos, apresentaram sinais clínicos de bloqueio simpático.

Outro fator que diferencia o bloqueio do gânglio estrelado do bloqueio simpático torácico é o local onde são injetados os agentes bloqueadores ou neurolíticos. O primeiro atingiria principalmente axônios neuronais enquanto o segundo atingiria diretamente os corpos celulares dos neurônios simpáticos de terceira ordem. Tem sido demonstrado que estes últimos possuem mais receptores esteroides e são mais receptivos a modulação química.[42,43]

• Abordagem

O Bloqueio Simpático Torácico é realizado por via percutânea guiado por fluoroscopia ou tomografia computadorizada. A técnica descrita é realizada da seguinte maneira: Identifique o ponto da entrada na borda lateral do corpo vertebral T2, cefálico à terceira costela. É introduzido cerca de 10 cm daagulha inclinando em direção ao corpo vertebral, dois dedos da linha média diante ao processo espinhoso de T2. A medida que a agulha avança, ou ela atinge a costela ou passa pelo espaço intercostal e continua até que seja sustentada pelo corpo da vértebra no verdadeiro espaço paravertebral. A agulha avança até "abraçar" a borda lateral do corpo vertebral de T2. Uma visão fluoroscópica lateral confirma a posição da agulha na metade posterior do corpo vertebral de T2 corpo. Uma visão anteroposterior demonstrará a agulha "abraçando" a vértebra T2 ao nível do pedículo. Injeta-se 2 mL de contraste. A dispersão de contraste se divide superior e infe-

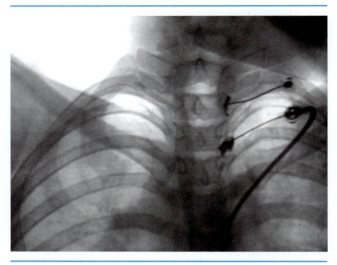

Figura 91.3. Bloqueio simpático torácico com distribuição em T2 e T3 da cadeia simpática. (Fonte: Acervo dos autores.)

riormente na coluna vetebral torácica. A colocação unilateral é confirmada se o *spread* segue a cúpula do pulmão (Figura 91.1). Se a agulha estiver mais lateral que a pleura parietal, ela precisa ser redirecionada medialmente. Se este for um bloqueio diagnóstico, 6 a 8 mL de anestésicos locais associados a corticoide podem ser injetados, sendo suficientes para bloquear T2 e T3. Para realização do bloqueio definitivo pode-se usar fenol 6% ou alcool. Outra opção é a neuroablação por radiofrequência após bloqueio diagnóstico satisfatório (Figura 91.3).[44]

• Efeitos colaterais e complicações

Os gânglios simpáticos torácicos não são selecionados como alvos de bloqueios neurais com a frequência de outros sítios do sistema nervoso simpático, como o bloqueio do gânglio estrelado ou o bloqueio do plexo celíaco, talvez devido o maior risco de complicações. As principais complicações do bloqueio simpático torácico são lesão das raízes nervosas somáticas, lesão da medula espinhal e pneumotórax.[45] Em um estudo com 557 BST com fenol ou álcool guiados por fluoroscopia, houve complicações em 7,5% dos procedimentos, dentre as principais sendo neurite (n=23), síndrome de Horner (n=14) e pneumotórax (n=3).[46] Em outro estudo, no qual foram avaliados 110 procedimentos de maneira retrospectiva, observou-se a ocorrência de 2 casos (1,82%) de pneumotórax. Em nenhum dos casos, foi necessário o tratamento do pneumotórax.[47]

Wilkinson,[48] analisando a simpatectomia torácica por radiofrequência percutânea encontrou uma incidência de pneumotórax de 2,4% de um total de 247 procedimentos. Nestes casos, devido o aparecimento de sintomas respiratórios, houve a necessidade da drenagem de torácica. A neurite intercostal foi um importante efeito adverso encontrado neste estudo, notada em aproximadamente 40% dos casos. Este efeito adverso pode ser minimizado quando se utiliza a estimulação motora e sensitiva antes da lesão por radiofrequência.

Bloqueio de plexo celíaco e nervos esplâncnicos

A dor é um problema debilitante e comum nos pacientes com neoplasia abdominal e afeta diretamente saúde, qualidade de vida e sobrevida desses doentes,[49-52] especialmente nos casos de câncer de pâncreas, quinta principal causa de morte por câncer nos Estados Unidos, que apresenta prevalência de dor de 60% nos pacientes com doença limitada e de 80%, com doença avançada.[6,7] Em vários estudos essa prevalência variou entre 72 e 100%.[53-58] Outras doenças malignas do abdome superior que cursam com alta prevalência de dor oncológica são as neoplasias hepatobiliares, esofagianas e gástricas, com 74%, 77% e 74% de prevalência, respectivamente.[55-59] Os nervos esplâncnicos e o plexo celíaco levam fibras nociceptivas viscerais dos órgãos do abdome superior, tem importante relação com a dor oncológica abdominal e são importantes alvos de terapias intervencionistas em dor.[60,61] A abordagem terapêutica percutânea dos nervos esplâncnicos e do plexo celíaco foi idealizada para a anestesia cirúrgica por Kappis em 1914, a neurólise alcoólica do plexo celíaco guiada por imagem foi descrita para analgesia prolongada de dores abdominais em 1957, e em 1977, Haaga e colaboradores, utilizam tomografia computadorizada para dar mais segurança ao bloqueio de plexo celíaco.[62-64]

• Considerações anatômicas

O plexo celíaco é o maior plexo nervoso visceral, formado pelos gânglios celíaco, mesentérico superior e aórtico-renal. Apresenta localização anterolateral a aorta, próximo às aa. celíaca e mesentérica superior no espaço antecrural, anterior a crura diafragmática, que separa o plexo dos nervos esplâncnicos retrocrurais. Suas fibras autonômicas originam-se dos segmentos de T5 a T12 que chegam ao retroperitônio através dos nervos esplâncnico maior, menor e imo. Esses nervos também carregam fibras aferentes nociceptivas viscerais do abdome superior. Assim o plexo celíaco é responsável pela inervação simpática, parassimpática e sensitiva visceral de pâncreas, fígado, vesícula biliar, baço, suprarrenal, rins, estomago, intestino delgado e cólon ascendente.[61]

Os nervos torácicos esplâncnicos se originam dos braços mediais dos sete gânglios simpáticos torácicos mais inferiores. O n. esplâncnico maior recebe fibras de T5 aT9, desce obliquamente, perfura a crura diafragmática terminando no gânglio Celíaco. O n. esplâncnico menor, formado por T10 e T11, perfura o diafragma com o n. esplâncnico maior e termina no gânglio aortorenal. O n. esplânctico imo, T12, entra no abdome com o tronco simpático e termina no gânglio renal.[60]

Em estudo de 65 cadáveres, Zhang e colaboradores observaram que os gânglios celíacos estão localizados abaixo da artéria celíaca, nos níveis entre os corpos vertebrais de T12 e L1 em 93,85% das vezes e entre T11 e T12 em 6,15%, estando o gânglio celíaco esquerdo mais caudal que o direito, 0,9 cm e 0,6 cm da a. celíaca, respectivamente.[65]

• Indicações

Os bloqueios do plexo celíaco ou dos nervos esplâncnicos guiados por imagem são indicados no tratamento de dor abdominal oncológica persistente e intratável geralmente causada por carcinomas pancreático, biliar, esofágico, e metástases hepáticas e para linfonodos retroperitoneais.[66-68]

Meta-análise de 24 artigos concluiu que a neurólise de plexo celíaco promove analgesia boa a excelente após 2 semanas do procedimento, parcial a completa em 90% dos pacientes após 3 meses, e de 70 a 90% até o óbito.[69]

Em revisão da Cochrane de 2011, com seis trabalhos que estudaram o bloqueio neurolítico de plexo celíaco para tratamento de dor oncológica pancreática, com total de 358 indivíduos, evidenciou-se que a neurólise do plexo celíaco promoveu analgesia, reduziu o consumo dos opioides e seus efeitos colaterais.[70] Meta-análise do mesmo tema evidenciou que os pacientes que receberam o bloqueio de gânglio celíaco apresentaram melhores escores de dor nas primeiras 4 semanas e que este grupo utilizou menos medicações analgésicas que o grupo que realizou tratamento conservador.[71]

• Técnicas de bloqueio

Existem múltiplas técnicas de bloqueio das estruturas do plexo celíaco guiadas por imagem por via posterior (retrocrural, transcrural, transdiscal, trans-aórtica) e anterior.[61,66,72,73] A via posterior é a via mais utilizada por apresenta menor risco de lesionar vísceras abdominais e complicações neurológicas comparada com a via anterior.[61,74-76]

• *Abordagem retrocrural clássica*[77]

- Paciente em decúbito ventral é colocado em mesa cirúrgica com uma almofada sob o abdome inferior para minimizar a lordose lombar.
- A junção toracolombar é preparado com solução asséptica de maneira estéril.
- Com fluoroscopia em AP verdadeiro, identificam-se os processos espinhosos de T12, seguindo a 12ª costela, e de L1, contando a partir de L5.
- Infiltração anestésica é feita 8 cm lateral ao processo espinhoso de L1 e abaixo da 12ª costela.
- Uma agulha 22G de 13 cm ou Chiba 22G de 20 cm é introduzida em cada lado. Entortar à 1 cm de sua ponta pode ajudar no redirecionamento da agulha.
- Cada agulha é avançada sob fluoroscopia com angulação de 45° para linha média e 15° em direção cefálica tendo como alvo o corpo vertebral de L1.
- Após contato com osso a profundidade é anotada e a agulha é retirada e, redirecionada para 60° para ultrapassar o corpo vertebral. A esquerda avançada 2 cm além do contato ósseo e a direita, 4 cm. O objetivo é que a agulha esquerda fique posterior a aorta e a direita, anterolateral a aorta.
- O meio de contraste é injetado (1 a 2 mL) nas duas agulhas para confirmar a distribuição adequada, que mostrará um contorno curvilíneo e suave correspondente ao espaço aórtico anterolateral e também pode representar o escoamento superficial da artéria celíaca.[78]

- Doze a 15 mL de lidocaína 1% são injetados em cada lado para bloqueio diagnóstico.
- Após confirmação de analgesia e da ausência de bloqueio motor, neurólise pode ser realizada com 10 a 12 mL de álcool 50% ou fenol 6% em cada lado.
- Lavam-se as agulhas com anestésico local antes de iniciar suas retiradas.

• *Abordagem transcrural*[79]

- Paciente em decúbito ventral é colocado em mesa cirúrgica com uma almofada sob o abdome inferior para minimizar a lordose lombar.
- A junção toracolombar é preparado com solução asséptica de maneira estéril. O arco em C centralizado na junção.
- Com fluoroscopia em AP verdadeiro, identificam-se os processos espinhosos de T12, seguindo a 12ª costela, e de L1, contando a partir de L5.
- O arco é rodado obliquamente 20 a 30° até a ponta do processo transverso de L1 sobrepor a margem anterolateral de L1.
- Infiltração anestésica é feita na pele sobre a margem superior de do corpo vertebral de L1.
- Uma agulha espinhal 22G de 13 cm (20 cm em obesos) é introduzida a esquerda caudal a margem de T12 e cefálico ao processo transverso de L1 em direção a face anterolateral de L1. Entortar à 1 cm de sua ponta pode ajudar no redirecionamento da agulha.
- Cada progressão de 1 a 2 cm é avaliada sob fluoroscopia para manter a posição coaxial da agulha até contato com a vertebra.
- Após contato com osso, o arco em C é rodado para uma projeção lateral e a agulha é avançada até se projetar 2 a 3 cm da margem anterior de L1. Após ultrapassar a margem anterior de L1 deve-se manter aspiração continua.
- Se vier sangue houve perfuração da aorta e a agulha deve ser introduzida para ultrapassar a parede aórtica anterior, quando acessa o refluxo de sangue a aspiração (abordagem transaórtica).
- Em AP verdadeiro a agulha deve ficar medial a margem lateral do corpo vertebral.
- O meio de contraste é injetado (1 a 2 mL) sob fluoroscopia contínua. Se houver dispersão pulsátil pela face anterior da aorta para os dois lados da linha média, apenas uma agulha é necessária para o bloqueio. Caso o contraste fique apenas de um lado, com a mesma técnica, uma segunda agulha deve ser posicionada a direita.
- Injetar 20 a 30 mL de lidocaína (12 a 15 mL em cada lado) para bloqueio diagnóstico.
- Após confirmação de analgesia e da ausência de bloqueio motor, neurólise pode ser realizada com 20 a 30 mL (10 a 15 mL de cada lado) de álcool 50% ou fenol 6%.
- Lavam-se as agulhas com anestésico local antes de iniciar suas retiradas (Figura 91.4).

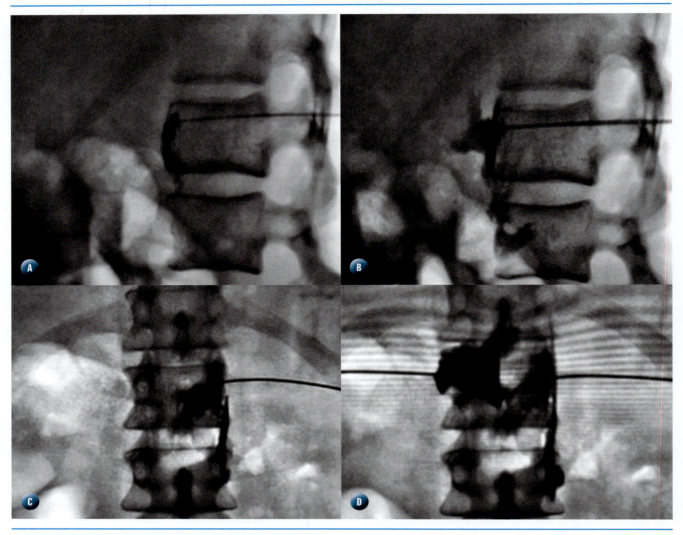

Figura 91.4. (A-D) Bloqueio de plexo celíaco, demonstrando adequado posicionamento das agulhas e distribuição de contrate. (Fonte: Acervo dos autores.)

- *Abordagem transdiscal*
  - É realizada com paciente em posição prona com punção a direita guiada por tomografia computadorizada ou fluoroscopia. A agulha é introduzida até ultrapassar o disco vertebral e chegar na região periaórtica.[80-82]
  - Paciente em decúbito ventral é colocado em mesa cirúrgica com uma almofada abaixo crista ilíaca para facilitar a abertura do espaço interdiscal de T12-L1.
  - A junção toracolombar é preparado com solução asséptica de maneira estéril. O arco em C centralizado na junção.
  - Com fluoroscopia em AP verdadeiro, identificam-se os processos espinhosos de T12, seguindo a 12ª costela, e de L1, contando a partir de L5.
  - O espaço interdiscal de T12-L1 é identificado. O arco é rodado obliquamente 15 a 20° e as superfícies articulares são alinhadas com projeção cefalocaudal.
  - Infiltração anestésica é feita na pele na margem lateral do processo articular superior (SAP) de L1.
  - Uma agulha 22G de 13 cm (20 cm em obesos) é introduzida em direção coaxial junto a margem lateral da SAP de L1.
  - Cada progressão de 1 a 2 cm é avaliada sob fluoroscopia para manter a posição coaxial da agulha até o disco.
  - Após perda de resistência do disco, o arco em C é rodado para uma projeção lateral e a agulha é avançada até ultrapassar o disco intervertebral.
  - O meio de contraste é injetado (1 a 2 mL) sob fluoroscopia contínua. A dispersão deve ocorrer pela face anterior do corpo de T12.
  - Injetar 12 a 15 mL de lidocaína 1% para bloqueio diagnóstico.
  - Após confirmação de analgesia e da ausência de bloqueio motor, neurólise pode ser realizada com 10 a 15 mL de álcool 50% ou fenol 6%.
  - Lavam-se as agulhas com anestésico local antes de iniciar suas retiradas.

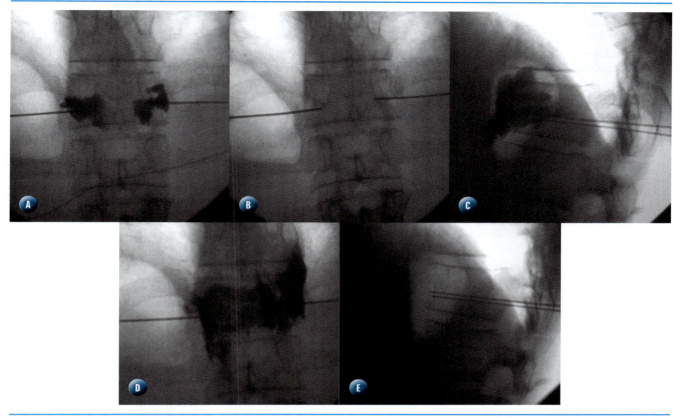

Figura 91.5. (A-E) Bloqueio de nervos esplâncnicos na altura de T11, posicionamento inicial das agulhas e distribuição final do meio de contraste confirmando posição adequada das agulhas. (Fonte: Acervo dos autores.)

- *Bloqueio de nervos esplâncnicos*[79]
  - Paciente em decúbito ventral é colocado em mesa cirúrgica com uma almofada sob o abdome inferior para minimizar a lordose lombar.
  - A junção toracolombar é preparado com solução asséptica de maneira estéril. O arco em C centralizado na junção.
  - Com fluoroscopia em AP verdadeiro, identificam-se os processos espinhosos de T12, seguindo a 12ª costela, e de L1, contando a partir de L5.
  - O arco é rodado oblíquamente 20 a 30° até a ponta do processo transverso de L1 sobrepor a margem anterolateral de L1, em seguida um giro cefálico de 20 a 30° levar a borda inferior da 12° costela a uma posição cefálica ao corpo vertebral de T12.
  - Infiltração anestésica é feita na pele sobre a porção média do corpo vertebral de T12.
  - Uma agulha 22G de 13 cm (20 cm em obesos) é introduzida a esquerda em direção coaxial para a porção anterolateral do corpo de T12.
  - Cada progressão de 1 a 2 cm é avaliada sob fluoroscopia para manter a posição coaxial da agulha até contato com a vertebra.
  - Após contato com osso, o arco em C é rodado para uma projeção lateral e a agulha é avançada 1 a 2 cm para se alinhar com o terço anterior do corpo vertebral de T12.
  - Em AP verdadeiro a agulha deve ficar imediatamente medial a margem lateral do corpo vertebral de T12.
  - O meio de contraste é injetado (1 a 2 mL) sob fluoroscopia contínua. A dispersão deve ocorrer pela face anterolateral do corpo de T12.
  - A segunda agulha é posicionada no outro lado sob mesma técnica utilizada à esquerda.
  - Dez a 15 mL de bupivacaína 0,5% (5 a 8 mL em cada lado) são injetados para bloqueio diagnóstico.
  - Após confirmação de analgesia e da ausência de bloqueio motor, neurólise pode ser realizada com 10 a 15 mL (5 a 8 mL de cada lado) de álcool 50% ou fenol 6%.
  - Lavam-se as agulhas com anestésico local antes de iniciar suas retiradas (Figura 91.5).

- *Ablação por radiofrequência (RF) de nervos esplâncnicos*
  - A neurólise por RF dos nn. esplâncnicos vem se mostrando eficaz no tratamento de dor oncológica terminal promovendo redução dos indicadores de dor, do consumo de opioides e melhora na qualidade de vida dos pacientes.[83,84]
  - Paciente em decúbito ventral é colocado com uma almofada sob o abdome inferior para minimizar a lordose lombar.
  - A junção toracolombar é preparado com solução asséptica de maneira estéril.

Seção 5 – Tratamento Intervencionista da Dor no Câncer

- Com fluoroscopia em AP identificam-se os processos espinhosos de T12, seguindo a 12ª costela, e L1, contando a partir de L5.
- Após alinhamento com T11, o arco em C é rodado 15° oblíquamente para direita. O ponto de entrada é na borda lateral do corpo vertebral logo abaixo do ângulo costovertebral.
- Infiltração anestésica é feita com 3 mL de lidocaína 1%.
- Um introdutor angiocath 16G é posicionado em direção coaxial para a borda lateral da vértebra. O estilete é retirado e a agulha de RF curva é introduzida com a ponta direcionada para vértebra em contato com o periósteo.
- Verifica-se a profundidade sob visão lateral até a ponta da agulha ficar entre os terços anterior e médio do corpo vertebral. Em AP, a ponta deve estar em contato com a borda lateral da vértebra abaixo do ângulo costovertebral.
- Realizam-se os testes sensitivo (50 Hz, pulso 1 ms a 1 V) e motor (2 Hz, pulso 1 ms a 2,5 V). É esperado que o paciente apresente sensação de pressão, desconforto abdominal ou lombar e que não ocorra resposta motora.
- O tipo de lesão inclui 2 lesões por RF monopolar a 85°C com rampa de 15s e tempo total de lesão de 90s.
- Logo após cada ablação são injetados 2,5 mL de uma solução composta por 2 mL de dexametasona (4 mg/mL) e 8 mL de ropivacaína (7,5 mg/mL) para reduzir edema e desconforto pós-operatório.
- O mesmo procedimento é feito no nível de T12.

• Contraindicações

São contraindicações absolutas a realização dos bloqueios de plexo celíaco e nn. esplâncnicos infecções locais ou sistêmicas, e coagulopatias. Aneurisma de aorta abdominal e insuficiência respiratória são contraindicações relativas. Se o paciente faz uso de anticoagulantes é recomendado discutir com o médico assistente os riscos de suspender a medicação no perioperatório.[33,78]

• Eventos adversos

Os efeitos colaterais após o bloqueio do plexo celíaco ocorrem secundariamente ao bloqueio das fibras simpáticas e à ação sem oposição das fibras parassimpáticas. Os efeitos colaterais incluem diarréia, cólicas abdominais e hipotensão ortostática e geralmente são transitórios.[78]

Além disso, podem ocorrer pneumotórax, quilotórax, hematúria, punções e injeções epidurais, intratecais e intravasculares. Falha ejaculatória, lesão de raiz lombar e síndrome da artéria espinhal anterior são complicações raras.[85-88]

Bloqueio de plexo hipogástrico superior

A dor oncológica pélvica geralmente é sintoma inespecífico e surge em estágios avançados da doença causada por invasão ou efeito de massa. A prevalência de dor nas neoplasias pélvicas é alta e depende da origem tumoral, variando, no câncer de colo uterino de 59 a 71%, de próstata, 30 a 94%, colorretal, 47 a 85%, geniturinário, 74 a 90%, uterino, 40-90% e bexiga, 83 a 89%.[53,55-59,89-92] A dor oncoló-

gica pélvica pode ser visceral, somática ou neuropática e está relacionada ao envolvimento de vísceras, músculos, e estruturas nervosas da pelve por tumores locais, metástases ou em consequência da radioterapia, quimioterapia ou de cirurgia.[93] O plexo hipogástrico inerva a maioria das vísceras da pelve, tem importante relação fisiopatológica com a dor oncológica pélvica e seu bloqueio pode ser útil na analgesia dos pacientes com essa dor. Plancarte e colaboradores realizaram a primeira abordagem percutânea do plexo hipogástrico para tratamento de dor oncológica pélvica em 1990.[94] Waldman e colaboradores descreveram esse bloqueio guiado por tomografia computadorizada.[95] Em 2005, Turker e colaboradores Publicaram uma abordagem transdiscal posteromedial para driblar os obstáculos ósseos da técnica clássica.[96] Em 2008, Mishra e colaboradores descreveram o bloqueio do plexo hipogástrico superior por via anterior guiado por ultrassonografia.[97] Schultz, em 2007, desenvolveu a abordagem transsacral para bloquear plexo hipogástrico.[98]

• Considerações anatômicas

O plexo hipogástrico superior está localizado no retroperitônio, caudal a bifurcação da aorta e anterior aos corpos vertebrais de L5, S1, ao disco intervertebral de L5-S1 e à veia ilíaca comum esquerda. Origina-se de fibras pré-ganglionares simpáticas dos nervos pré-sacrais provenientes do plexo aórtico e dos troncos simpáticos lombares e recebe fibras parassimpáticas ascendentes de S2-S3. O plexo segue as aa. ilíacas internas direita e esquerda formando os nervos hipogástricos direito e esquerdo (plexos pélvicos direito e esquerdo), que continuam na concavidade do sacro, laterais ao reto e formam o plexo hipogástrico inferior. Esses nervos seguem em cada lado da bexiga inervando as vísceras da pelve.[99,100]

• Indicações

O bloqueio do plexo hipogástrico superior guiado por imagem pode ser usado no tratamento de dor pélvica oncológica intratável promovendo analgesia e melhorando da performance e da qualidade de vida dos pacientes. O bloqueio com anestésico permite avaliar o grau de alívio que o paciente pode apresentar enquanto o bloqueio neurolítico está indicado na paliação da dor que responde ao bloqueio anestésico.[52,94,95,100-102]

Em estudo com 227 pacientes com câncer pélvico, Plancarte e colaboradores realizaram bloqueio neurolítico do plexo hipogástrico superior nos pacientes que obtiveram analgesia temporária e satisfatória com bloqueio anestésico. Cento e quinze dos 159 pacientes com boa resposta ao bloqueio anestésico (72%) apresentaram analgesia satisfatória e redução da dose de opioide diária (43%) com bloqueio neurolítico (62% após apenas um bloqueio e 10% após um segundo). Concluíram também que em pacientes com doença extensa retroperitoneal, devem ser esperados resultados insatisfatórios devido dispersão inadequada do agente neurolítico.[103]

Em 2004, de Oliveira e colaboradores avaliaram 44 pacientes com câncer pélvico ou abdominal inoperáveis. Observaram que os grupos que receberam bloqueio simpático (hipogástrico superior e celíaco) apresentaram menores intensidade da dor, consumo de opioides e quantidade de efeitos colaterais, além de melhora nos índices de qualidade de vida quando comparados com o grupo controle farmacológico ao longo das 8 semanas de seguimento.[52]

Em publicação de 2013, Mishra e colaboradores dividiram 50 pacientes com dor oncológica pélvica grave em dois grupo, um submetido a neurólise de plexo hipogástrico superior por via anterior guiada por ultrassonografia e outro, ao tratamento conservador. Observaram melhor controle analgésico, menor consumo de morfina com bloqueio neurolítico.[104]

• Técnicas de bloqueio

O bloqueio de plexo hipogástrico pode ser abordado por via posterior guiado por fluoroscopia ou tomografia,[94,95,103,105] ou por via anterior, sempre guiados por ultrassonografia.[97,104,106] Abordaremos as abordagens clássica de Plancarte, transdiscal e transsacral.

• *Abordagem medial*[107,108]

- Paciente em decúbito ventral é colocado em mesa cirúrgica com uma almofada sob o abdome inferior para minimizar a lordose lombar.
- A junção lombossacral é preparado com solução asséptica de maneira estéril.
- O arco em C é centrado na junção lombossacral, com rotação oblíqua de 25 a 35°. Então é angulado 25 a 35° cefalicamente até enquadrar o disco entre L5-S1.
- Identifica-se o triângulo formado superiormente pelo processo transverso de L5, lateralmente, a borda da crista ilíaca, e medialmente a articulação facetaria de L5-S1.
- O ponto de entrada da agulha deve ser na porção mais inferior do triangulo mais próximo à crista ilíaca.
- Uma agulha 22G de 13 cm (20 cm em obesos) é introduzida para em sentido medial e levemente caudal.
- Em visão lateral, a agulha deve passar inferior ao processo transverso e superior ao forame de L5, e terminar anterolateral ao disco de L5-S1 ou à margem inferior de L5.
- O meio de contraste é injetado (2 a 3 mL) nas duas agulhas para confirmar a distribuição adequada que seguirá o contorno anterior da junção lombossacral sem dispersão posterior para as raízes nervosas.
- O mesmo procedimento é realizado no lado contralateral.
- Injetar 8 a 10 mL de lidocaína 1% ou bupivacaína 0,25% em cada lado para bloqueio diagnóstico.
- Após confirmação de analgesia e ausência de bloqueio motor, neurólise pode ser realizada com 5 a 8 mL de fenol 10% ou álcool 50% em cada lado.
- Lavam-se as agulhas com anestésico local antes de iniciar suas retiradas.
- As principais complicações dessa abordagem são lesões de artéria ilíaca comum, bexiga, plexo lombar, raízes nervosas e intestino, que pode causar infecção grave em pacientes imunodeprimidos.

• *Abordagem clássica*[101]

- Paciente em decúbito ventral é colocado em mesa cirúrgica com uma almofada sob o abdome inferior para minimizar a lordose lombar.
- A junção lombossacral é preparado com solução asséptica de maneira estéril.
- O arco em C é centrado na junção lombossacral, com rotação oblíqua de 45° no nível de L5 e o espaço entre os processos espinhosos de L4 e L5 é identificado.
- Botão anestésico é feito 5 a 7 cm da linha média bilateralmente no nível do espaço entre L4 e L5.
- Uma agulha 22G de 13 cm (20 cm em obesos) com bisel curto é introduzida com angulação 45° medial e 30° caudal.
- A agulha é direcionada para o aspecto anterolateral da base do corpo vertebral de L5.
- Caso processo transverso de L5 ou crista ilíaca sejam barreiras para a trajetória, uma abordagem mais cefalolateral com imagem oblíqua será necessária.
- Em visão lateral, a agulha deve passar inferior ao processo transverso e superior ao forame de L5, e terminar anterolateral ao disco de L5-S1 ou à margem inferior de L5.
- Se a agulha bater no processo transverso de L5, deve ser retirada até o subcutâneo e ter redirecionamento caudal ou cefálico.
- Ao chegar no corpo de L5, deve-se deslizar a agulha lateralmente à vértebra, sob fluoroscopia em perfil, até a ponta ficar logo após porção anterolateral da vértebra, quando um pop da fáscia do músculo psoas pode ser percebido. Em AP a agulha deve ficar no nível do disco de L5 e S1.
- O meio de contraste é injetado (3 a 4 mL) para confirmar a distribuição adequada: em AP distribuição na região paramediana; em perfil observa-se um suave contorno posterior do m. psoas.
- O mesmo procedimento é realizado no lado contralateral.
- Seis a 8 mL de lidocaína 1% ou bupivacaína 0,25% são injetados em cada lado para bloqueio diagnóstico.
- Após confirmação de analgesia e ausência de bloqueio motor, neurólise pode ser realizada com 8 a 10 mL de fenol 10% ou álcool 50% em cada lado.
- Lavam-se as agulhas com anestésico local antes de iniciar suas retiradas.
- Os eventos adversos dessa abordagem são lesões de artéria ilíaca comum, bexiga, plexo lombar, raízes nervosas e intestino, que pode causar infecção grave em pacientes imunodeprimidos (Figuras 91.6 e 91.7).

• *Abordagem transdiscal*[109]

- Paciente em decúbito ventral é colocado em mesa cirúrgica com uma almofada sob o abdome inferior para minimizar a lordose lombar.
- A junção lombossacral é preparado com solução asséptica de maneira estéril.
- O arco em C é centrado na junção lombossacral, com rotação oblíqua de 25 a 35°. Então é angulado 25 a 35° cefalicamente até enquadrar o disco entre L5-S1.

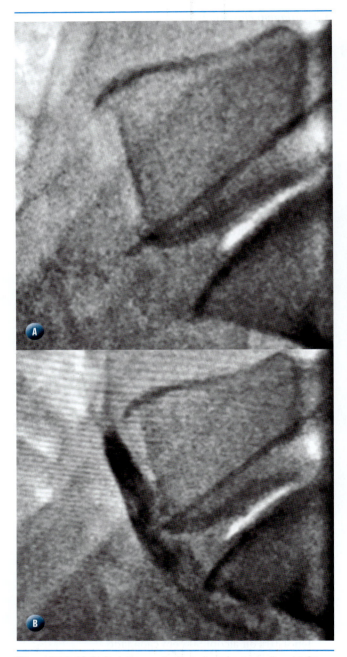

Figura 91.6. (A-B) Posicionamento da agulha a frente do disco L5-S1 em perfil, com distribuição habitual de contraste para realização de bloqueio hipogástrico. (Fonte: Acervo dos autores.)

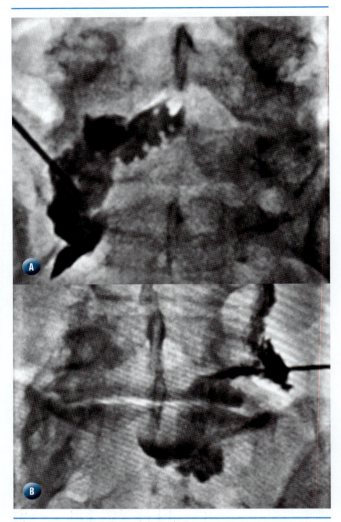

Figura 91.7. (A-B) Posicionamento da agulha a frente do disco L5-S1 em AP, em dois tempos, com distribuição habitual de contraste para realização de bloqueio hipogástrico. (Fonte: Acervo dos autores.)

- O ponto de entrada da agulha fica aproximadamente 5 a 7 cm da linha média, ondem é feito botão anestésico.
- Uma agulha espinhal 22G de 13 cm (20 cm em obesos) é introduzida para coaxial lateralmente a porção inferior da articulação facetária.
- Em visão lateral, com uma seringa de 5 mL de solução salina testa-se perda de resistência.
- Após ultrapassar o disco intervertebral, o meio de contraste é injetado (2 a 3 mL) para confirmar a distribuição adequada que seguirá o contorno anterior da junção lombossacral em uma linha vertical.

- O mesmo procedimento é realizado no lado contralateral.
- Injetar 8 a 10 mL de lidocaína 1% ou bupivacaína 0,25% em cada lado para bloqueio diagnóstico.
- Após confirmação de analgesia e ausência de bloqueio motor, neurólise pode ser realizada com 5 a 8 mL de fenol 10% ou álcool 50% em cada lado.
- Lavam-se as agulhas com anestésico local antes de iniciar suas retiradas.
- Enquanto se retira agulha 50 mg de cefazolina em 1 mL deve ser administrada intradiscal para prevenir discite.
- As principais complicações da abordagem transdiscal são discite, rotura de disco e hérnia de disco intervertebral.

- *Abordagem transsacral*[98]
  - Paciente em decúbito ventral é colocado em mesa cirúrgica com uma almofada sob o abdome inferior para minimizar a lordose lombar.

- A região sacral é preparado com solução asséptica de maneira estéril.
- O arco em C é centrado no sacro, com rotação cefálica para alinhar os forames sacrais como círculos ou semi-círculos bilaterais a linha media.
- O ponto de entrada fica 1-2 cm lateral a borda dos forames de S2 ou S3.
- Uma agulha espinhal 25G de 13 cm é introduzida em direção a borda lateral do forame posterior. Após contato ósseo, é direcionada à borda medial do forame anterior. Após novo contato ósseo manobra-se a agulha para forame ventral.
- O meio de contraste é injetado (2 a 3 mL) para confirmar a distribuição adequada que seguirá o contorno sacral anterior em direção cefálica e caudal.
- O mesmo procedimento é realizado no lado contralateral.
- Neurólise pode ser realizada com 6 a 8 mL de fenol 10% ou álcool 50% em cada lado.
- Lavam-se as agulhas com anestésico local antes de iniciar suas retiradas.
- Os eventos adversos dessa abordagem são parestesia e lesão de reto.

Bloqueio do gânglio ímpar

O gânglio ímpar, também denominado gânglio de Walther, está localizado na porção superior do cóccix e inferior do sacro, anterior a junção sacrococcígea e posterior ao reto. É o único gânglio simpático solitário e que se encontra no plano sagital mediano em contraposição aos demais que se dispõem bilateralmente em posição paravertebral. Sua posição exata é diversificada podendo variar desde a junção sacrococcígea até a porção média do cóccix.[110,111]

O gânglio ímpar fornece inervação nociceptiva e simpática para o períneo, reto distal, região perianal, uretra distal, pudendo, escroto e terço distal da vagina. Assim sendo, o bloqueio deste gânglio está associado ao tratamento de condições benignas e malignas que acometem as estruturas acima relatadas.[110]

O bloqueio do gânglio ímpar e hipogástrico superior são utilizados majoritariamente na dor pélvica e perineal causada por lesões benignas ou malignas, devendo-se atentar para condições inflamatórias pélvicas que devem ser investigadas e estratificadas. No caso de lesões malignas a neurólise deste gânglio este indicada.[112-113]

Devido à complexidade de suas conexões neurais foi utilizado inicialmente para tratamento de dor oncológica com acometimento perineal, mas também há relatos de sua utilização no tratamento de hiperidrose perineal, fístula retouretral e coccidinia.[114-115]

• Abordagens do gânglio ímpar

O gânglio pode ser acessado por meio do ligamento anococcígeo em uma abordagem mediana ou paramediana ou diretamente via articulação sacrococcígea ou intercoccígea (estruturas discais rudimentares). A técnica original foi descrita por Plancarte[111] que utilizou uma agulha espinhal curvada de 22G introduzida no ligamento anococcígeo e dirigido sob fluoroscopia para posicionar a ponta da agulha anteriomente a articulação sacrococcígea. Esta abordagem apresenta risco de perfuração retal devendo ser realizado toque retal concomitante.[116]

Devido ao maior risco de complicações sendo a mais frequente perfuração retal Wemm e Saberski descreveram a abordagem por transfixação da articulação sacrococcígea que exige menor expertize do que a abordagem anococcígea. Outra vantagem é o menor percurso de progressão da agulha causando menos danos teciduais, menos dor após o procedimento e menor probabilidade de causar dano retal. Sua abordagem de progressão linear da agulha também facilitou o uso de crioablação do gânglio.[117]

Alguns autores relatam que a abordagem intercoccígea seria a mais adequada pois muitas vezes a articulação sacrococcígea é fibrosada e calcificada dificultado a realização do bloqueio. Já na abordagem da primeira articulação intercoccícea a vizualização do interespaço é mais claro, amplo e a dispersão do contraste é geralmente cefálico o que é o ideal devido a localização anatômica do gânglio ímpar.[118,119]

• Realização do bloqueio

Para realização do bloqueio várias técnicas foram utilizadas como auxílio da fluoroscopia, ultrassonografia, tomografia computadorizada e até mesmo com a perda de resistência com agulha Tuohy.[120]

Várias substâncias são utilizadas no gânglio ímpar como a toxina botulínica do tipo A para dor perianal e perineal de origem desconhecida, a neurólise química com fenol ou álcool bem como a crioablação e termocoagulação por radiofrequência. Cabe lembrar que ramos sacrais de origem ventral passam próximo ao gânglio ímpar e a utilização de agentes neurolíticos deve ser realizada com cautela. Uma série de casos foi realizada para tratamento de coccidinia utilizando uma dupla punção da articulação sacrococcígea e da primeira articulação intercoccígea.[121-123]

O paciente é posicionado em posição prona, preferencialmente, com um travesseiro sob o abdome. As extremidades inferiores podem ser rodadas medialmente para possibilitar uma maior exposição do hiato sacral e cóccix. Na pele a porção superior do sulco interglúteo é a referência anatômica. Realiza-se então radioscopia em perfil na altura do sacro para identificar a articulação sacrococcígea ou intercoccígea e introduz-se a agulha até sua ponta se localizar anteriormente a elas no espaço retroperitoneal. Após a administração de contraste observa-se uma dispersão cefalocaudal em formato de vírgula acompanhando a cifose sacrococcígea (Figura 91.8).[123,124]

• Considerações finais

Para o tratamento da coccidinia há divergências na literatura, mas trabalhos recentes apontam para uma melhora da dor em pacientes submetidos ao bloqueio com anestésico local e corticoide ou radiofrequência por termocoagulação.[124-126]

Em pacientes oncológicos a eficácia deste tratamento apresenta bons resultados, cabendo lembrar que alguns

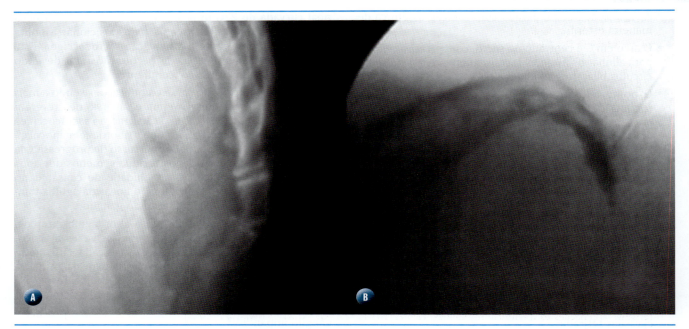

Figura 91.8. **(A)** Observa-se um perfil do sacro em que evidenciamos a articulação sacrococcígea e intercocígea. **(B)** Verifica-se a introdução da agulha com dispersão do contraste acompanhando a cifose coccígea. (Fonte: Acervo dos autores.)

pacientes apresentam dor somática associada e o bloqueio peridural ou sacral com corticoide é necessário para alívio completo da dor. Após neurólise estes pacientes apresentam redução significativa do escore de dor, diminuição do consumo de opioide, mas a qualidade de vida permanece inalterada.[125-127]

Assim, por ser simples, de abordagem fácil e prática, com boa tolerabilidade pelos pacientes e com bons resultados, o bloqueio do gânglio ímpar é mais uma ferramenta que combinada a outros bloqueios se mostra eficaz no tratamento de dor pélvica e/ou perineal de origem oncológica.

■ CONCLUSÕES

O sistema nervoso simpático têm importante contribuição na dor oncológica de origem visceral, sendo as lesões da cadeia simpática por diversos métodos e técnicas fundamentais no tratamento e controle desse tipo de dor.

Existe vasta literatura que demonstra evidência de sua eficiência e segurança de sua aplicação, tendo sempre que serem respeitadas indicações, contra-indicações e conhecimento profundo de técnicas e anatomia aplicada.

Este capítulo destina-se a ajudar médicos incitantes e médicos já praticantes das técnicas intervencionistas de dor.

■ REFERÊNCIAS BIBLIOGRÁFICAS

1. American Pain Society. Principles of analgesic use in the treatment of acute pain and chronic cancer pain. 3 ed. Skokie: APS; 1992.
2. Jacox A, Carr DB, Payne R, et al. Management of cancer pain: clinical practice guideline 9. Agency for Health Care Policy and Research pub. 94-0592. Rockville: ACHPR; 1994.
3. Zech DFG, Grong S, Lynch J, et al. Validation of the World Health Organization guidelines for cancer pain relief: a 10-year prospective study. Pain. 1996; 63:65-76.
4. Bonica JJ. Management of pain. Philadelphia: Lea & Febiger; 1953.
5. Cousins MJ. Anesthetic approaches in cancer pain. Adv Pain Res Ther. 1990; 16:249-73.
6. Raj P, Ramamurthy S. Differential nerve block studies. In: Raj P (ed.). Practical management of pain. Chicago: YearBook.1986; 173-7.
7. Abram SE. The role of nonneurolytic nerve blocks in the management of cancer pain. In: Abram SE (ed.). Cancer Pain. Amsterdam: Kluwer. 1989; 67-75.
8. Travel JG, Simons DG. Myofascial pain and dysfunction: the trigger point manual. Baltimore: Williams & Wilkins; 1983.
9. Payne R. Neuropathic pain syndromes, with special reference to causalgia and reflex sympathetic dystrophy. Clin J Pain. 1986; 2:59-73.
10. Gerbershagen HU. Blocks with local anesthetics in the treatment of cancer pain. In: Bonica JJ, Ventafridda V (eds.). Advances in pain research and therapy. New York: Raven Press. 1979; 2:311-23.
11. Warfield CA, Crews DA. Use of stellate ganglion blocks in the treatment of intractable limb pain in lung cancer. Clin J Pain. 1987; 3:13.
12. Evans PJD. Cryoanalgesia. Anaesthesia. 1981; 36:1003-13.
13. Doyle D. Nerve blocks in advanced cancer. Practitioner. 1982; 226:539-44.
14. Ischia S, Ischia A, Polati E, et al. Three posterior percutaneous celiac plexus block techniques: a prospective randomized study in 61 patients with pancreatic cancer pain. Anesthesiology. 1992; 76:534-40.
15. Wong GY, Schroeder DR, Carns PE, et al. Effect of Neurolytic Celiac Plexus Block on Pain Relief, Quality of Life, and Survival in Patients With Unresectable Pancreatic Cancer. JAMA. 2004; 291(9):1092.
16. Smith MC. Histological findings following intrathecal injections of phenol solutions for relief of pain. Br J Anaesth. 1963; 36:387-406.

17. Buckley FP, Morricca G, Murphy TM. Neurolytic blockade and hypophysectomy. In: Bonica JJ (ed.). The management of pain. 2 ed. Philadelphia: Lea & Febiger. 1990; 2:2012-4.

18. Matsumoto S. Thermographic assessments of the sympathetic blockade by stellate ganglion (1) comparison between C7-SGB and C6-SGB in 40 patients. Masui. 1991; 40:562-9.

19. Mastsumoto S. Thermographic assessment of the sympathetic blockade by stellate ganglion block (2) comparison and analysis of thermographic patterns between C7-SGB and C6-SGB in 20 healthy volunteers. Masui. 1991; 40:692-701.

20. Löfström JB, Cousins MJ. Sympathetic neural blockade of the upper and lower extremity. In: Cousins MJ, Bridenbaugh PO (ed.). Neural blockade in clinical anesthesia and Management of Pain. 2 ed. Philadelphia: JB Lippincott. 1988; 461-500.

21. Windsor RE, Gore H, Merson MA. Interventional sympathetic blockade. In: Lennard TA, editor. Pain procedures in clinical practice. 2 ed. Philadelphia: Hanley & Belfus. 2000; 321-40.

22. Abdi S, Zhou Y, Patel N, et al. A new and easy technique to block the stellate ganglion. Pain Physician. 2004; 7:327-31.

23. Ochoa JL. Reflex sympathetic dystrophy: a disease of medical understanding. Pain. 1992; 8:363-6.

24. Atluri S, Glaser SE, Shah RV, et al. Needle position analysis in cases of paralysis from transforaminal epidurals: consider alternative approaches to traditional techniques. Pain Physician. 2013; 16:321-34.

25. Meijer J, deLange J, Ros H. Skin pulse wave monitoring during lumber epidural and spinal anesthesia. Anesth Analg. 1988; 67:356-9.

26. Hogan QH, Erickson SJ, Haddox JD, et al. The spread of solutions during stellate ganglion block. Reg Anesth. 1992; 17:78-83.

27. Feigl GC, Rosmarin W, Stelzl A, et al. Comparison of different injectate volumes for stellate ganglion block: an anatomic and radiologic study. Reg Anesth Pain Med. 2007; 32:203-8.

28. Boas RA. Sympathetic blocks in clinical practice. Int Anesthesiol Clin. 1978; 16:149-82.

29. Ackerman WE III, Racz GB. Comparison of the efficacy of a low-volume stellate ganglion block with a "traditional" technique. Pain Digest. 1998; 8:80-4.

30. Forouzanfar T, van Kleef M, Weber WE. Radiofrequency lesions of the stellate ganglion in chronic pain syndromes: retrospective analysis of clinical efficacy in 86 patients. Clin J Pain. 2000; 16:164-8.

31. Malmqvist EL, Bengtsson M, Sörensen J. Efficacy of stellate ganglion block: a clinical study with bupivacaine. Reg Anesth. 1992; 17:340-7.

32. Racz G, Holubec J. Stellate ganglion phenol neurolysis. In: Racz G (ed.). Techniques of neurolysis. Boston: Kluwer Academic Publishers. 1989; 133-44.

33. Manchikanti L, Kaye A, Falco F. Antithrombotic and antiplatelet therapy. In: Manchikanti L, Kaye A, Falco F (ed.). Essentials of Interventional Techniques in Managing Chronic Pain. New Orleans: Springer. 2017; 56-9.

34. Waldman SD. Thoracic sympathetic ganglion block, in Waldman SD (ed): Interventional Pain Management. Philadelphia: Saunders. 2001; 399-400.

35. Roos DB. Sympathectomy for the upper extremities: anatomy, indications and techniques. In: Rutherford R (ed.). Vascular Surgery. Philadelphia: WB Saunders; 1977.

36. Stanton-Hicks M, Stephen EA, Nolte H: Sympathetic blocks, in Raj PP (ed): Practical Management of Pain. Chicago: Year Book Med Pub; 1986.

37. Boas RA. Sympathetic nerveblocks: in search of a role. Reg Anesth Pain Med. 1998; 23:292-305.

38. Kuntz A. Distribution of the sympathetic nerve to the brachial plexus. Arch Surg. 1927; 15:871-7.

39. Day M. Sympathetic blocks: the evidence. Pain Pract. 2008; 8:98-109.

40. Elias M. Cervical sympathetic and stellate ganglion blocks. Pain Phys. 2000; 3:294-304.

41. Hogan QH, Taylor ML, Goldstein M, Stevens R, Kettler R. Success rates in producing sympathetic blockade by paratracheal injection. Clin J Pain. 1994; 10:139-45.

42. Le Menuet D, Lombès M. The neuronal mineralocorticoid receptor: from cell survival to neurogenesis. Steroids; 2014. doi: 10.1016/j.steroids.2014.05.018 (epub ahead of print).

43. Weeks JC. Thinking globally, acting locally: steroid hormone regulation of the dendritic architecture, synaptic connectivity and death of an individual neuron. Prog Neurobiol. 2003; 70:421-42.

44. Plancarte-Sanchez R, Guajardo-Rosas J, Guillen-Nunez R. Sympathetic block: thoracic and lumbar. Tech Reg Anesth Pain Manag. 2005; 9:91-6.

45. Erdine S, Talu GK. Sympathtic Blocks of Thorax. In: Raj PP et al. (ed.) Interventional Pain Management: image-Guided Procedures. 2 ed. Philadelphia: Sauders Elsevier. 2002; 255-66.

46. Ohseto K. Efficacy of thoracic sympathetic ganglion block and prediction of complications: clinical evaluation of the anterior paratracheal and posterior paravertebral approaches in 234 patients. J Anesth. 1992; 6:316-31.

47. Skaebuland C, Racz G. Indications and technique of thoracic(2) and thoracic(3) neurolysis. Curr Rev Pain. 1999; 3:400-5.

48. Wilkinson HA. Percutaneous radiofrequency of upper thoracic sympathectomy. Neurosurg. 1996; 38:715-25.

49. Staats PS, Hekmat H, Sauter P, Lillemoe K. The effects of alcohol celiac plexus block, pain, and mood on longevity in patients with unresectable pancreatic cancer: a double-blind, randomized, placebo-controlled study. Pain Med. 2001; 2(1):28-34.

50. Efficace F, Bottomley A, Smit EF, et al. Is a patient's self-reported health-related quality of life a prognostic factor for survival in non-small-cell lung cancer patients? A multivariate analysis of prognostic factors of EORTC study 08975. Ann Oncol. 2006; 17(11):1698-704.

51. Quinten C, Coens C, Mauer M, et al. Baseline quality of life as a prognostic indicator of survival: a meta-analysis of individual patient data from EORTC clinical trials. Lancet Oncol. 2009; 10(9):865-71.

52. De Oliveira R, Dos Reis MP, Prado WA. The effects of early or late neurolytic sympathetic plexus block on the management of abdominal or pelvic cancer pain. Pain. 2004; 110(1-2):400-8.

53. Greenwald HP, Bonica JJ, Bergner M. The prevalence of pain in four cancers. Cancer. 1987; 60(10):2563-9.

54. Krech RL, Walsh D. Symptoms of pancreatic câncer. J Pain Symptom Manage. 1991; 6(6):360-7.

55. Donnelly S, Walsh D, Rybicki L. The symptoms of advanced cancer: identification of clinical and research priorities by assessment of prevalence and severity. J Palliat Care. 1995; 11(1):27-32.

56. Chiu TY, Hu WY, Chen CY. Prevalence and severity of symptoms in terminal cancer patients: a study in Taiwan. Support Care Cancer. 2000; 8(4):311-3.

57. Breivik H, Cherny N, Collett B, et al. Cancer-related pain: a pan-European survey of prevalence, treatment, and patient attitudes. Ann Oncol. 2009; 20(8):1420-33.

58. Costantini M, Ripamonti C, Beccaro M, et al. Prevalence, distress, management, and relief of pain during the last 3 months of cancer patients' life. Results of an Italian mortality follow-back survey. Ann Oncol. 2009; 20(4):729-35.

59. Vainio A, Auvinen A. Prevalence of symptoms among patients with advanced cancer: an international collaborative study. Symptom Prevalence Group. J Pain Symptom Manage. 1996; 12(1):3-10.

60. Loukas M, Klaassen Z, Merbs W, Tubbs RS, Gielecki J, Zurada A. A review of the thoracic splanchnic nerves and celiac ganglia. Clin Anat. 2010; 23(5):512-22.

61. Kambadakone A, Thabet A, Gervais DA, Mueller PR, Arellano RS. CT-guided Celiac Plexus Neurolysis: A Review of Anatomy, Indications, Technique, and Tips for Successful Treatment. RadioGraphics. 2011; 31(6):1599-621.

62. Jones RR. A Technic for Injection of the Splanchnic Nerves With Alcohol. Anesth Analg. 1957; 36(5):75-7.

63. Kappis M. Erfahrungen mit Lokalansthesia bei Bauchoperationen. Verh Dtsch Circ. 1914; 43:87.

64. Haaga JR, Reich NE, Havrilla TR, Alfidi RJ. Interventional CT scanning. Radiol Clin North Am. 1977; 15(3):449-56.

65. Xiao MZ, Qiong HZ, Nan LZ, et al. The celiac ganglia: Anatomic study using MRI in cadavers. Am J Roentgenol. 2006; 186(6):1520-3.

66. Wang PJ, Shang MY, Qian Z, Shao CW, Wang JH, Zhao XH. CT-guided percutaneous neurolytic celiac plexus block technique. Abdom Imaging. 2006; 31(6):710-8.

67. Yan BM, Myers RP. Neurolytic celiac plexus block for pain control in unresectable pancreatic cancer. Am J Gastroenterol; 2007.

68. Shwita AH, Amr YM, Okab MI. Comparative study of the effects of the retrocrural celiac plexus block versus splanchnic nerve block, C-arm guided, for upper gastrointestinal tract tumors on pain relief and the quality of life at a six-month follow up. Korean J Pain; 2015.

69. Eisenberg E, Carr DB, Chalmers TC. Neurolytic celiac plexus block for treatment of cancer pain: a meta-analysis. Anesth Analg. 1995; 80(2):290-5.

70. Arcidiacono PG, Calori G, Carrara S, McNicol ED, Testoni PA. Celiac plexus block for pancreatic cancer pain in adults (Review). Cochrane Database Syst Rev. 2013; (8).

71. Zhong W, Yu Z, Zeng J-X, et al. Celiac Plexus Block for Treatment of Pain Associated with Pancreatic Cancer: A Meta-Analysis. Pain Pract. 2014; 14(1):43-51.

72. Mercadante S, Nicosia F. Celiac plexus block: a reappraisal. Reg Anesth Pain Med. 1998; 23(1):37-48.

73. Bahn BM, Erdek MA. Celiac plexus block and neurolysis for pancreatic cancer. Curr Pain Headache Rep. 2013; 17(2):1-7.

74. Titton RL, Lucey BC, Gervais D a, Boland GW, Mueller PR. Celiac plexus block: a palliative tool underused by radiologists. AJR Am J Roentgenol. 2002; 179(3):633-6.

75. Erdine S. Celiac ganglion block. Agri. 2005; 17(1):14-22.

76. Romanelli DF, Beckmann CF, Heiss FW. Celiac plexus block: efficacy and safety of the anterior approach. AJR Am J Roentgenol. 1993; 160(3):497-500.

77. Burton AW, Wargo BW. Celiac Plexus and Splanchnic Blockade. In: Manchikanti L, Singh V, eds. Interventional Techniques in Chonic Non-Spinal Pain. Paducah. 2009; 199-211.

78. Babu V, Kura K, Gritsenko K. Celiac Plexus Blocks and Splanchnic Nerve Blocks. In: Kaye AD, Falco FJE, Hirsch JA (eds.). Essentials of Interventional Thechniques in Managing of Chronic Pain. Louisville: Springer. 2018; 595-607.

79. Rathmell JP. Celiac Plexus Block and neurolysis. In: Rathmell JP (ed.). Atlas of Image-Guided Intervention in Regional Anesthesia and Pain Medicine. 2 ed. Philadelphia: Lippincott Williams & Wilkins. 2006; 162-75.

80. Niv D, Gofiel M. Lumbar Sympathetic Block. In: Raj PP, Lou L, Erdine S, et al. (eds.). Interventional Pain Management: Image-Guided Procedures. 2 ed. Philadelphia: Saunders Elsevier. 2008; 303-21.

81. Kong YG, Shin JW, Leem JG, Suh JH. Computed Tomography (CT) simulated fluoroscopy-guided transdiscal approach in transcrural celiac plexus block. Korean J Pain. 2013; 26(4):396-400.

82. Ina H, Kitoh T, Kobayashi M, Imai S, Ofusa Y, Goto H. New technique for the neurolytic celiac plexus block: the transintervertebral disc approach. Anesthesiology. 1996; 85(1):212-7.

83. Raj PP, Sahinler B, Lowe M. Radiofrequency Lesioning of Splanchnic Nerves. Pain Pract. 2002; 2(3):241-7.

84. Papadopoulos D, Kostopanagiotou G, Batistaki C. Bilateral thoracic splanchnic nerve radiofrequency thermocoagulation for the management of end-stage pancreatic abdominal cancer pain. Pain Physician. 2013; 16(2):125-33.

85. Nitschke AM, Ray CE, Jr. Percutaneous neurolytic celiac plexus block. Semin Intervent Radiol. 2013; 30(3):318-21.

86. Elahi F, Wu WY, Callahan D, Bhandary AK, Beutler BC, Lassalle CA. Images in Anesthesiology. Anesthesiology. 2013; 118(1):187.

87. Kaplan R, Schiff-Keren B, Alt E. Aortic dissection as a complication of celiac plexus block. Anesthesiology. 1995; 83(3):632-5.

88. Fine PG, Bubela C. Chylothorax following celiac plexus block. Anesthesiology. 1985; 63(4):454-6.

89. Daut RL, Cleeland CS. The prevalence and severity of pain in cancer. Cancer. 1982; 50(9):1913-8.

90. Higginson IJ, Hearn J. A Multicenter Evaluation of Cancer Pain Control By Palliative Care Teams. J Pain Symptom Manag. 1997; 1414(29):29-35.

91. Rummans TA, Frost M, Suman VJ, et al. Quality of life and pain in patients with recurrent breast and gynecologic cancer. Psychosomatics. 1998; 39(5):437-45.

92. Peng WL, Wu GJ, Sun WZ, Chen JC, Huang AT. Multidisciplinary Management of Cancer Pain: A Longitudinal Retrospective Study on a Cohort of End-Stage Cancer Patients. J Pain Symptom Manag. 2006; 32(5):444-52.

93. Cascella M, Viscardi D, Cuomo A. General Features of Pelvic Cancer Pain. In: Cascella M, Viscardi D, Cuomo A (eds.). Features and Management of the Pelvic Cancer Pain. Cham, Suiça: Springer. 2016; 3-14.

94. Plancarte R, Amescua C, Patt RB, Aldrete JA. Superior hypogastric plexus block for pelvic cancer pain. Anesthesiology. 1990; 73(2):236-9.

95. Waldman SD, Wilson WL, Kreps RD. Superior hypogastric plexus block using a single needle and computed tomography guidance: description of a modified technique. Reg Anesth. 1991; 16(5):286-7.

96. Turker G, Basagan-Mogol E, Gurbet A, Ozturk C, Uckunkaya N, Sahin S. A New Technique for Superior Hypogastric Plexus Block: The Posteromedian Transdiscal Approach. Tohoku J Exp Med. 2005; 206(3):277-81.

97. Mishra S, Bhatnagar S, Gupta D, Thulkar S. Anterior ultrasound-guided superior hypogastric plexus neurolysis in pelvic cancer pain. Anaesth Intensive Care. 2008; 36(5):732-5.

98. Schultz DM. Inferior hypogastric plexus blockade: a transsacral approach. Pain Physician. 2007; 10(6):757-63.

99. Ellis H, Lawson A. The Autonomic Nervous System. In: Ellis H, Lawson A (eds.). Anatomy for Anaesthetists. 9 ed. Chichester: Wiley-Blackwell. 2014; 225-44.

100. Waldman SD. Hypogastric Plexus Block: Single-Needle Medial Paraspinous Technique. In: Waldman SD (ed.). Atlas of Interventional Pain Management. 4 ed. Philadelphia: Elsevier Saunders. 2015; 602-8.

101. Plancarte-Sánchez R, Guajardo-Rosas J, Guillen-Nuñez R. Superior hypogastric plexus block and ganglion impar (Walther). Tech Reg Anesth Pain Manag. 2005; 9(2 SPEC. ISS.):86-90.

102. de Leon-Casasola OA, Kent E, Lema MJ. Neurolytic superior hypogastric plexus block for chronic pelvic pain associated with cancer. Pain. 1993; 54(2):145-51.

103. Plancarte R, de Leon-Casasola OA, El-Helaly M. Allende S, Lema MJ. Neurolytic superior hypogastric plexus block for chronic pelvic pain associated with cancer. Reg Anesth. 1997; 22(6):562-8.

104. Mishra S, Bhatnagar S, Rana SPS, Khurana D, Thulkar S. Efficacy of the anterior ultrasound-guided superior hypogastric plexus neurolysis in pelvic cancer pain in advanced gynecological cancer patients. Pain Med (United States). 2013; 14(6):837-42.

105. Liliang P-C, Hung C-M, Lu K, Chen H-J. Fluoroscopically-Guided Superior Hypogastric Plexus Neurolysis Using a Single Needle: A Modified Technique for a Posterolateral Transdiscal Approach. Pain Physician. 2018; 21(4):E341-E345.

106. Cariati M, De Martini G, Pretolesi F, Roy MT. CT-guided superior hypogastric plexus block. J Comput Assist Tomogr. 2002; 26(3):428-31.

107. Rathmell JP. Superior Hypogastric Block and neurolysis. In: Rathmell JP(ed.). Atlas of Image-Guided Intervention in Regional Anesthesia and Pain Medicine. 2 ed. Philadelphia: Lippincott Williams & Wilkins. 2006; 187-95.

108. Erdine S, Ozyalcin S. Pelvic Sympathetic Blocks. In: Raj PP, Lou L, Erdine S, et al. (eds.). Interventional Pain Mangement. 2 ed. Philadelphia: Saunders Elsevier. 2008; 394-404.

109. Erdine S, Yucel A, Celik M, Talu GK. Transdiscal approach for hypogastric plexus block. Reg Anesth Pain Med. 2003; 28(4):304-8.

110. Plancarte R, Amescua C, Patt RB, et al. Presacral blockade of the Ganglion of Walther (Ganglion Impar). Anesthesiology. 1990; 73:A751.

111. Oh CS, Chung IH, Ji HJ, et al. Clinical implications of topographic anatomy on The ganglion impar. Anesthesiology. 2004; 101:249-50.

112. Toshniwal GR, Dureja GP, Prashanth SM. Transsacrococcygeal approach to ganglion impar block for management of chronic perineal pain: a prospective observational study. Pain Physician. 2007; 10:661-6.

113. Foye PM, Patel SL. Paracoccygeal corkscrew approach to ganglion impar injections for tailbone pain. Pain Pract. 2009; 9(4):317-21.

114. Kim ST, Ryu SJ. Treatment of hyperhidrosis occurring during hemodialysis: Ganglion impar block: a case report. Korean J Anesthesiol. 2005; 48:553-6.

115. Saǧir O, Ozaslan S, Köroǧlu A. Application of ganglion impar block in patient with coccyx dislocation. Agri. 2011; 23:129-33.

116. Foye PM, Buttaci CJ, Stitik TP, et al. Successful injection for coccyx pain. Am J Phys Med Rehabil. 2006; 85:783-4.

117. Wemm Jr K, Saberski L. Modified approach to block the ganglion impar (ganglion of Walther.). Reg Anesth. 1995; 20:544-5.

118. Hong JH, Jang HS. Block of the ganglion impar using a coccygeal joint approach. Reg Anesth Pain Med. 2006; 31:583-4.

119. Foye PM. New approaches to ganglion impar blocks via coccygeal joints. Reg Anesth Pain Med. 2007; 32:269.

120. Ellinas H, Sethna NF. Ganglion impar block for management of chronic coccydynia in an adolescent. Paediatr Anaesth. 2009; 19:1137-8.

121. Karaman H, Tüfek A, Kavak GO, et al. Would pulsed radiofrequency applied to different anatomical regions have effective results for chronic pain treatment? J Pak Med Assoc. 2011; 61:879-85.

122. Munir MA, Zhang J, Ahmad M. A modified needle-inside-needle technique for the ganglion impar block. Can J Anesth. 2004; 51:915-7.

123. Lim SJ, Park HJ, Lee SH, et al. Ganglion impar block with botulinum toxin type A for chronic perineal pain – a case report. Korean J Pain. 2010; 23:65-9.

124. Demircay E, Kabatas S, Cansever T, et al. Radiofrequency thermocoagulation of ganglion impar in the management if coccydynia: preliminary results. Turkish Neurosurg. 2010; 20:328-33.

125. Patijin J, Janssen M, Hayek S, et al. Coccydynia. Pain Pract. 2010; 10:554-9.

126. Russo MA. Letter to the editor regarding Reig, et al. Thermocoagulation of the ganglion impar of Walther: description of a modified approach. Preliminary results in chronic, nononcological pain. Pain Pract. 2005; 5:367-9.

127. Abejón D, Reig E. Reply to Dr Marc Russo. Pain Pract. 2005; 5:367-9.

Capítulo 92

Quando Indicar Procedimentos Intervencionistas na Dor Oncológica

Lúcio César Hott Silva
Vitto Bruce Salles A. Fernandes
Marcela Miranda Salles

Este capítulo, tem o objetivo de apresentar os pré-requisitos e indicações gerais dos procedimentos intervencionistas da dor, assim como as diretrizes para o manejo da dor utilizando as técnicas intervencionistas, de acordo com o diagnóstico clínico e as síndromes dolorosas. Discorre também sobre o papel das intervenções precoces na dor oncológica. Espera-se, com estas informações baseadas nas evidências aqui contidas, que o médico intervencionista da dor tenha o embasamento necessário para auxiliá-lo na sua decisão de quando indicar/evitar os procedimentos. Acredita-se dessa maneira, que isso possa restabelecer a qualidade de vida do paciente e seu maior conforto, através de uma analgesia sustentada com menor uso de opioides, reduzindo os efeitos adversos desta família de medicamentos.

■ INTRODUÇÃO[139,142]

A dor é o sintoma mais prevalente e temido na prática oncológica, pois, seu não alívio constitui um dos maiores medos dos pacientes e seus familiares, causadora de angústias e sofrimento, com implicações diretas na qualidade de vida do paciente, e até mesmo em sua sobrevivência.[1-3] Ela pode ser decorrente do câncer em seu sítio primário, de áreas metastáticas, do próprio tratamento oncológico ou de outras condições.[140]

A dor se manifesta particularmente quando se encontra em estágios avançados da doença, com uma prevalência estimada em mais de 70%.[118,119] Esta estimativa varia sendo de 33% nos pacientes após cura, 59% nos indivíduos sob curso de tratamento e em 64% em pacientes com metástase, câncer avançado ou estágio terminal da doença.[118,120] A dor causa no paciente um mal-estar físico e emocional. Em cânceres específicos, como em pâncreas ou cabeça e pescoço, têm uma prevalência precoce de 44% e 40%, respectivamente.[118,121]

Com o aumento da sobrevida e da cura, elevou-se o número de pacientes que experimentam dor persistente, a qual pode se manter tanto pelo tratamento quanto pela doença, ou uma combinação de ambos.[118,122]

As estatísticas de dor severa oscilam entre 5 a 10% dos sobreviventes de câncer.[118,123] Já a dor intratável, resistente à escada analgésica da Organização Mundial de Saúde (OMS), acomete 10 a 15% dos pacientes oncológicos,[4] não respondendo a analgésicos padrão do câncer, orais ou parenterais, interferindo significativamente na qualidade de vida do paciente.

Estima-se que 30% ou mais dos pacientes oncológicos tem um mau controle da dor, especialmente no último ano de vida.[137]

Apesar das diretrizes e da disponibilidade de opioides (o principal suporte do tratamento moderado a grave da dor no câncer), o subtratamento é comum. Estudos europeus confirmaram esses dados nos Estados Unidos, mostrando que diferentes tipos de dor ou síndromes dolorosas estavam presentes em todos os estágios do câncer e não foram adequadamente tratados em uma porcentagem significativa de pacientes, variando de 56% a 82,3%.

Etiologicamente, a dor oncológica é multifatorial e caracteriza-se por diversos mecanismos fisiopatológicos como os nociceptivos, neuropáticos e mistos.[6,7] A dor neuropática e a dor óssea metastática são resistentes aos analgésicos convencionais.[6]

Para estes pacientes com dor severa e intratável, a Medicina da Dor indica o uso de técnicas de manejo intervencionista, que passam a ser indispensáveis, sob orientação da fluoroscopia, ultrassom ou combinado, sendo o quarto degrau da escada analgésica modificada da OMS.[5]

As terapias intervencionistas têm um papel específico no tratamento da dor do câncer e constituem uma infinidade de técnicas que incluem intervenções neuroablativas e neuromoduladoras minimamente invasivas.[6,8,9] Elas são indicadas quando a dor é resistente ou quando efeitos adversos intoleráveis dos analgésicos impedem o uso de farmacoterapêutica tradicional. Em vez de considerar a terapia intervencionista como uma medida terapêutica autônoma, ela deve ser admitida como um componente indispensável da estratégia de manejo multimodal da dor.[8-13]

Uma série de técnicas neurolíticas (químicas, térmicas ou cirúrgicas) podem ser empregadas para a ablação de fibras nervosas individuais, ou de plexos em pacientes com dor resistente e expectativa de vida curta.

A administração neuroaxial de drogas e a estimulação da medula espinhal para modular ou alterar a percepção da dor constituem as técnicas de neuromodulação mais frequentemente empregadas. Ultimamente, há uma crescente demanda por introdução precoce de técnicas intervencionistas em pacientes cuidadosamente selecionados simultaneamente ou até mesmo antes de iniciar opioides fortes.

Depois de décadas de uso empírico, agora é o momento de ir em direção ao profissionalismo e à padronização, a fim de garantir a credibilidade da especialização e daqueles que a praticam. Embora o manejo intervencionista tenha encontrado um lugar definido na dor do câncer, ainda há uma escassez de diretrizes práticas baseadas em evidências para essas terapias intervencionistas. Isso pode ser devido ao número reduzido de ensaios controlados randomizados de boa qualidade que avaliam sua segurança e eficácia. O estabelecimento de diretrizes padronizadas com base em evidências existentes e emergentes funcionará como um passo fundamental para o fortalecimento, credenciamento e disseminação da especialidade no manejo intervencionista da dor do câncer.[11] Isso também garantirá uma melhor tomada de decisão e qualidade de vida dos pacientes que sofrem.

■ PRÉ-REQUISITOS GERAIS APLICÁVEIS A TODAS AS INTERVENÇÕES

- O paciente deve ter recebido um ótimo tratamento analgésico, de acordo com a escala analgésica da OMS, e ser constatado dor resistente, sem controle, ou o desenvolvimento de efeitos colaterais intoleráveis, limitando seu uso ou dose.[6]
- Uma história detalhada (atual e prévia da dor do paciente) e exame físico feito sob medida para a etiologia, e possíveis vias de transmissão anatômica envolvidas, bem como das suas características temporais (início, padrão e curso).
- Documentação precisa da localização (sítios primários e metastáticos), frequência e intensidade da dor, natureza (somática, neuropática, visceral) e seu efeito na qualidade de vida devem preceder intervenções.
- Fatores exacerbadores ou atenuadores.
- A presença e o grau de quaisquer déficits neurológicos, morbidades associadas, alergias a medicamentos, bem como quaisquer contraindicações para intervenções devem ser procuradas e bem documentadas nesta fase.[6]
- A inspeção específica da área, descartando qualquer infecção ou escara no local previsto para a punção é uma obrigação e uma contraindicação absoluta, se for encontrada.[6,7]

- A capacidade do paciente em ficar no decúbito necessário ao procedimento proposto deve ser avaliada.
- Investigações incluindo exames de imagem e laboratorial[140,149] devem ser solicitadas e revisadas. A imagem pode ajudar na base estrutural da dor (compressão do tumor), desvios anatômicos (devido ao tumor) e, às vezes, na seleção da técnica, abordagem e trajetória da agulha para um resultado seguro e eficaz. Com relação ao exame laboratorial, escaneamento hematológico considerado importante para o médico dar segurança ao procedimento deve ser realizado, como perfil de coagulação recente, hemograma completo, glicemia aleatória e outras investigações específicas do caso, antes de contemplar qualquer procedimento invasivo.
- O consentimento informado e esclarecido por escrito, preferencialmente na própria língua do paciente, explicando os objetivos do procedimento, o que esperar, implicações financeiras, prováveis efeitos colaterais e complicações é um pré-requisito obrigatório,[6] devendo ser explicado pelo próprio médico ao seu paciente e familiares.
- Os pacientes devem ser questionados sobre quaisquer dúvidas que posam ter, devendo ser respondidas e documentadas. Aconselhamento sobre local preferencial de saída do cateter e bomba implantável também deve ser procurado e respeitado.
- Um bloqueio diagnóstico ou prognóstico, com anestésico local, para explorar a eficácia, déficits sensoriais e motores associados devem ser contemplados antes de qualquer procedimento terapêutico/neurolítico.[6]
- O médico intervencionista em dor deve ter experiência e familiaridade com o referido procedimento, seguindo técnicas assépticas rigorosas, uso de orientação por imagem, técnica meticulosa, cobertura antibiótica pré-procedimento (quando indicado), e verificação de todos os instrumentos a serem utilizados.

■ CONTRAINDICAÇÕES GERAIS PARA TODAS AS INTERVENÇÕES

Absolutas

- Recusa do paciente.
- Coagulopatia local ou sistêmica não corrigida (INR > 1,5 contagem plaquetária < 50.000).
- Falta de perícia técnica pelo médico.
- Incerteza em relação ao diagnóstico.
- Paciente não cirúrgico.
- Pacientes com dependência de opioides ou comportamento de procura de drogas.
- Alergia aos medicamentos a serem usados.

Relativas

- A quimioterapia antiblástica e neutropenia.
- Défices neurológicos devem ser documentados antes do procedimento.

DIRETRIZES DE MANEJO INTERVENCIONISTA DA DOR DE ACORDO COM O DIAGNÓSTICO CLÍNICO E AS SÍNDROMES DOLOROSAS

As técnicas intervencionistas são usadas para o tratamento de múltiplas síndromes dolorosas no câncer, que variam desde as crises agudas comuns, relacionadas a fraturas patológicas, obstrução por massa tumoral, mialgia, artralgia entre outras, até os sintomas crônicos associados a dores ósseas multifocais, síndromes dolorosas vertebrais, neuralgias e principalmente plexopatias.[164] Indica-se os tratamentos intervencionistas de dor para pacientes com controle inadequado da dor, ou seja, que não respondem mais às terapias convencionais e para aqueles que sofrem com efeitos adversos de farmacoterapia.

DOR DO CÂNCER DE CABEÇA E PESCOÇO

- A dor é um sintoma comum no câncer de cabeça e pescoço (CCP) com uma prevalência tão alta quanto 85% no diagnóstico.[16]
- A dor neuropática foi relatada em 30% dos pacientes com CCP, com até 93% dos pacientes com características de dor mista, nociceptivas e neuropáticas.[17,18]
- A etiologia da dor do CCP pode ser do tumor em si, iatrogênica ou incidental devido às condições associadas existentes.[19]
- A dor pode variar de gravidade a depender de sua localização na região da cabeça, face, boca, orelhas, cervical ou ombro.[20,21]
- O manejo da dor do CCP é particularmente desafiador, considerando a rica inervação neural e as funções regionais da fala, deglutição e a ingestão oral agindo como fatores agravantes.[22]
- A mucosa oral quando submetida à radio e quimioterapia pode ser induzida a mucosite e dor.[22]
- Até 10 a 20% dos pacientes com CCP podem ter alívio inadequado da dor ou efeitos colaterais inaceitáveis com o manejo farmacológico.[23]
- É para esse subgrupo que as técnicas intervencionistas são recomendadas, envolvendo bloqueios de nervos, neuroablação ou infusões de drogas intraespinhais.
- Os bloqueios nervosos que foram empregados com sucesso para a dor do CCP têm como alvo o gânglio trigeminal e nervos glossofaríngeo, occipital, vagal, esfenopalatino e plexo cervical.[24]
- Um processo de três etapas de bloqueios diagnósticos, prognósticos e terapêuticos garante a seleção adequada do paciente e permite que o mesmo sofra de dormência e outros efeitos colaterais associados (os quais seriam transitórios) antes da neurólise.[25]
- Cefaleias occipitais devido à invasão da base do crânio podem ser tratadas sintomaticamente com bloqueios do nervo occipital.[23]
- A radiofrequência percutânea do nervo trigêmeo e seus ramos, do nervo glossofaríngeo e do gânglio esfenopalatino são procedimentos seguros, eficazes e podem ser empregados para combater a dor intratável do CCP.

- Os bloqueios dos nervos maxilar e mandibular são eficazes para a dor do câncer em seus respectivos territórios anatômicos.
- A radiofrequência pulsátil (RFP) é recomendada para os nervos maxilar e mandibular, pois são nervos somáticos com grandes fibras A delta e a coagulação térmica não é recomendada.[26]
- A agulha é inserida através do entalhe mandibular para contato com a placa pterigóideo lateral e, em seguida, redirecionada tanto ântero-superiormente quanto póstero-inferior para o bloqueio dos nervos maxilar e mandibular, respectivamente. Uma corrente estimulante de 50 Hz a 0,5 V é fornecida através de uma agulha de 5 cm com ponta ativa de 5 mm para confirmar parestesias na distribuição do nervo. Após a confirmação, a RFP é realizada a 42 °C e 2 a 3 ciclos de 120 segundos cada.[26]
- A neuroablação glossofaríngea, cirurgicamente, ou a neurólise com álcool foi tentada no passado para o tratamento da dor na base da língua, faringe e amígdalas. Como o nervo glossofaríngeo é um nervo misto, a RFP pulsada, e não a neuroablação, é recomendada. Uma agulha é inserida cegamente ou guiada fluoroscopicamente no ponto médio da linha que une o ângulo da mandíbula e o processo mastoide para entrar em contato com o processo estiloide a uma profundidade não superior a 3 cm.[26] Após a aspiração de sangue ou líquido cefalorraquidiano (LCR), uma corrente sensorial estimulante de 50 Hz a 0,5 V é liberada para reproduzir uma dor concordante. A estimulação motora é feita com 2 Hz em 0,5 a 2 V, o que não deve causar contração do estilofaríngeo.[26] A lesão é feita a 42 °C por 3 ciclos de 120 segundos cada. A RFP do nervo glossofaríngeo é particularmente eficaz para a dor irruptiva, e ajuda a reduzir ou pelo menos estabilizar a dose de medicamentos opioides.

DOR INTRATÁVEL DE CÂNCER TORÁCICO/ PAREDE TORÁCICA

- A dor é o sintoma mais comum de tumores malignos da parede torácica e geralmente indica invasão óssea metastática.[27]
- A invasão do tumor na parede torácica é frequentemente incurável, com o foco do tratamento sendo cuidados paliativos e controle da dor.
- A dor intratável ou os efeitos colaterais intoleráveis da escada analgésica da OMS frequentemente justificam intervenções como bloqueio intercostal, neurólise, radiofrequência pulsada ou implante de bomba intratecal.[28]
- O bloqueio intercostal é recomendado sob controle radiológico ou ultrassonográfico, com a agulha inserida proximal ao ângulo da costela na borda inferior. Após o encontro, a agulha é avançada alguns milímetros mais profundamente e o sulco intercostal é confirmado com 0,5 mL de contraste. A inervação intercostal do nervo intercostal requer o uso de bloqueios diagnósticos em três níveis consecutivos para identificar o nervo envolvido. Bloqueio intercostal com anestésico local e esteroide atuam como bloqueio diagnóstico

antes da neurólise e podem levar a alívio prolongado da dor em alguns pacientes.[28]

- O bloqueio intercostal neurolítico (fenol entre 6 e 10%) é frequentemente empregado para dores intratáveis da parede torácica, já que o bloqueio motor não é uma preocupação importante.[29]

- Quase todo paciente experimenta alívio imediato da dor, porém de curta duração, e até 30% dos pacientes podem experimentar neurite ou dor por desagregação.[29,30]

- O pneumotórax, embora raro, pode ocorrer com necessidade de orientação radiológica.

- A qualidade das evidências, segundo o sistema de pontuação publicado por Guyatt e colaboradores é 0 (eficácia demonstrada em relatos de casos, para ser considerada apenas relacionada ao estudo).[7,31]

- O bloqueio paravertebral torácico é um outro exemplo de técnica intervencionista que pode reduzir dores na região torácica. Muito bem indicado em pacientes que serão submetidos a mastectomia sob anestesia geral. Resulta em menos dor pós-operatória, menor consumo de opioides e recuperação mais rápida.[148]

■ DOR NO CÂNCER ABDOMINAL SUPERIOR

- O câncer de pâncreas, frequentemente diagnosticado em estágio avançado, é geralmente associado com taxas de sobrevida global de 26% em 1 ano e de 6% em 5 anos.[32,33]

- O adenocarcinoma ductal pancreático tem uma taxa de invasão neural de 80 a 100%.[34,35]

- Dor abdominal intensa é o principal sintoma em 70-80% desses pacientes e é frequentemente difícil de tratar.[36,37]

- Infiltração de células neurais pelo câncer, pressão tumoral sobre os nervos, expressão alterada de moléculas de sinalização, neovascularização e inflamação são algumas das etiologias causadoras de dor.[32,34,38]

- Geralmente, a dor situa-se no abdome superior e, às vezes, no dorso. É difusa, mal localizada, profunda, com cólicas, agrava ao deitar-se e alivia a inclinação para a frente.[7]

- O manejo farmacológico é frequentemente associado ao alívio inadequado e incompleto da dor, bem como a efeitos adversos relacionados à droga, como náuseas, vômitos, constipação, boca seca e sonolência.[32] A dor oncológica do tipo visceral pode ser de difícil controle com opioides e outros analgésicos, entretanto pode-se obter resposta favorável aos bloqueios simpáticos.[167]

- Além disso, os mecanismos da dor visceral são dinâmicos e mudam com a progressão da doença, necessitando bloqueios neurolíticos como adjuvantes para reduzir o consumo de opioides.[39]

- A dor do câncer pancreático é mediada por nervos esplâncnicos via plexo celíaco ao cérebro e é passível de tratamento pela neurólise de duas estruturas anatomicamente distintas: plexos celíacos e nervos esplâncnicos.[32,40]

- Os nervos esplâncnicos são fibras aferentes simpáticas pré-ganglionares, retro-crural em localização ao nível da décima segunda vértebra torácica e consiste em nervos esplâncnicos maiores (T5-T10), menores (T10-T11) e ínfimo (T12).[10,41]

- Esses nervos coalescem para formar o plexo celíaco, anterior à aorta, e rodeando a origem do tronco celíaco. O plexo celíaco consiste de 1 a 5 gânglios e é antero-crural em localização no nível dos corpos vertebrais T12-L2.[10,40]

- Consiste de fibras sensoriais aferentes pré e pós-ganglionares, parassimpáticas e viscerais.[15]

- O plexo celíaco transporta sinais nociceptivos das vísceras do abdome superior, incluindo o pâncreas, a vesícula biliar, a porção distal do estômago, intestino delgado e intestino grosso até o cólon transverso.[10]

■ BLOQUEIO NEUROLÍTICO DO PLEXO CELÍACO[50,52,53,152,154,159,161]

- O bloqueio neurolítico do plexo celíaco é a intervenção mais comumente realizada contra a dor do câncer e é altamente eficaz para a dor visceral abdominal alta.[10,42] Esse tipo de técnica analgésica pode ser utilizado em casos de dor intratável oriunda de câncer pancreático ou gastrointestinal alto.[155]

- A malignidade abdominal superior não é uma contraindicação ao bloqueio do plexo celíaco neurolítico.[7]

- A eficácia desse bloqueio no câncer de pâncreas tem sido demonstrada em vários estudos clínicos randomizados.[35,37,43]

- Uma metanálise recente mostrou que os escores da escala visual analógica (VAS) e o uso de analgésicos foram significativamente menores em 2, 4 e 8 semanas no grupo submetido ao bloqueio do plexo celíaco em comparação com o tratamento médico.[32]

- Uma revisão Cochrane de ensaios controlados randomizados encontrou diferença estatisticamente significativa na média do escore EVA e consumo de opioide em 4 semanas em favor do bloqueio do plexo celíaco, em comparação com o grupo controle, em pacientes com dor de câncer de pâncreas não ressecável.[44]

- A literatura sugere que a dor visceral e somática responde mais favoravelmente aos bloqueios neurolíticos quando comparada à dor neuropática.[8]

- O tempo ideal para a realização do bloqueio do plexo celíaco deve ser precoce, sendo considerado no início da doença, onde o eixo celíaco é livre e não há contraindicação para tal abordagem, estando associado ao melhor alívio da dor, com aumento da expectativa de vida e, por último, mas não menos importante, os riscos de neurólise aumentam com a progressão da doença.[2,45]

- Lillemoe at al demonstraram que os pacientes com câncer pancreático que receberam o bloqueio do plexo celíaco antes da dor severa, preveniram ou retardaram o desenvolvimento da dor, fortalecendo as evidências para o papel deste bloqueio no início do curso da doença.[2]

- Um estudo alocou aleatoriamente 109 pacientes em dois grupos com dor visceral decorrente de câncer abdominal ou pélvico inoperável, com uma pontuação na escala visual analógica (EVA) de 40 a 70.[171]

- No grupo 1 foram realizados bloqueios: celíaco, esplâncnico ou hipogástrico superior, antes do segundo degrau da escada analgésica, ou seja, após falha no tratamento da dor com uso de analgésicos não opioides. Já no grupo 2, esses procedimentos intervencionistas só foram executados como quarto degrau após inadequado tratamento da dor com o uso de opioides fortes.[171]
- Foi verificado no grupo 1 uma melhora na qualidade de vida dos pacientes traduzida por um aumento da atividade (e com isso menores complicações relacionadas a restrição ao leito), e benefícios emocionais como um maior controle da depressão. Tudo isso decorrente de uma redução da intensidade álgica que proporcionou um menor consumo de analgésicos melhorando a cognição e reduzindo efeitos indesejáveis como adição.[172,173]
- Mais um estudo que ratifica a tendência atual do benefício da realização precoce do tratamento intervencionista, até mesmo, antes do segundo degrau da escada analgésica.
- As indicações baseadas em evidências e as contraindicações do bloqueio do plexo celíaco ou bloqueio do nervo esplâncnico são as seguintes:

■ INDICAÇÕES[15,39,42,46-48]

- Diagnóstico: verificar que a dor abdominal superior/flanco/retroperitoneal é simpaticamente mediada via plexo celíaco.
- Prognóstico: Avaliar resposta e efeitos adversos do bloqueio do plexo celíaco antes de se realizar a neurólise do mesmo.

Neurólise terapêutica

- Dor oncológica do abdome superior.
- Dor de origem visceral.
- Dor que não responde à Escada Analgésica da OMS.
- Intolerância analgésica associada a efeitos adversos.
- Pancreatite crônica.

Outros

- Dor aguda associada com embolização hepática arterial (terapia anticâncer).

- Angina abdominal (embolização arterial visceral).
- Pancreatite aguda (ação anti-inflamatória).

Contraindicações específicas[7,15,41,48]

- Impossibilidade do paciente em ficar em decúbitos dorsal/ventral.
- Paciente em terapia com dissulfiram.
- Obstrução intestinal.

■ CONSIDERAÇÕES TÉCNICAS SOBRE O BLOQUEIO NEUROLÍTICO DO PLEXO CELÍACO[157,158]

Desde a introdução da técnica de bloqueio do plexo celíaco via percutânea por Kappis em 1914,[49] várias abordagens para acessar o plexo celíaco foram descritas.

A literatura não apresenta diferença estatisticamente significativa entre eles em relação à morbidade ou aos resultados, embora o bloqueio do nervo esplâncnico com álcool no nível T11 pareça ser mais eficaz em termos de alívio da dor e qualidade de vida do que a abordagem transaórtica para o celíaco.[10,55] Pode ser realizado com o paciente em posição de decúbito dorsal ou supino por meio de uma abordagem anterior ou posterior.[6] A orientação por imagem, inclusive fluoroscopia, ultrassonografia (USG) ou tomografia computadorizada (TC) ajuda a orientar a localização precisa da agulha e reduzir a complicação durante a perfusão percutânea.[6,15] A orientação da TC é dispendiosa e orientações contínuas durante o procedimento não são viáveis. Os agentes neurolíticos mais frequentemente aplicados para NCPB são álcool (50-100%) e fenol (5-10%). Devido à alta afinidade do fenol pelas estruturas vasculares, o álcool é o agente de escolha para o NCPB.[15,56] Como a injeção de álcool é dolorosa, deve ser precedida por injeção de anestésico local e as agulhas devem ser lavadas com anestésico local ou solução salina após a injeção para evitar o rastreamento do agente neurolítico.[7] O efeito de bloqueios neurolíticos é temporário, persistindo aproximadamente por 3-6 meses devido à regeneração axonal (Tabela 92.1).

■ BLOQUEIO DO NERVO ESPLÂNCNICO

Embora bloqueio do plexo celíaco e bloqueio do sistema nervoso simpático tenham sido usados de forma inter-

Tabela 92.1. Abordagens intervencionistas para o bloqueio neurolítico do plexo celíaco

Método de abordagem	Posição do paciente	Localização da ponta da agulha
• Abordagem percutânea posterior • Acesso retrocrural clássico • Acesso anterocrural transcrural • Acesso transaórtico • Acesso transdiscal • Acesso transabdominal anterior • Guiada por ultrassom endoscópico	• Decúbito ventral • Decúbito dorsal • Decúbito lateral esquerdo	• 1-2 cm além da margem anterior do corpo vertebral de L1 (posterocranial ao diafragma, no espaço retrocrural) • Anterior e caudal ao diafragma (1-2 cm adiante do espaço retrocrural) • Agulha passa por completo pela aorta • Agulha passa através do disco intervertebral T12-L1 • Agulha introduzida através do epigástrio até tocar o corpo de L2 e então recuar 1-2 cm • Imediatamente adjacente e anterior à face lateral da aorta ao nível do tronco celíaco

Adaptada de: Gupta M, Bhatnagar S; 2015.[117]

cambiável, eles são anatomicamente diferentes. O bloqueio do sistema nervoso simpático envolve o bloqueio dos nervos esplâncnicos, que são ramos do simpático torácico, e constitui suprimento nervoso para o plexo celíaco. Existe uma preferência na realização do bloqueio dos nervos esplâncnicos em relação ao do plexo celíaco diante de distorções da anatomia na região celíaca decorrentes do tumor.[153]

Este procedimento é realizado por via percutânea com o paciente em decúbito ventral, com a inserção da agulha em um túnel na porção média côncava do corpo vertebral T11.[7,54] A agulha deve estar em contato com o corpo T11, dentro de seu contorno em visão fluoroscópica em AP e apenas na sua borda anterior na visão fluoroscópica em perfil. Uma nova técnica de abordagem transdiscal guiada por tomografia computadorizada do bloqueio do nervo esplâncnico tem sido descrita em pacientes com anormalidades anatômicas/organomegalia para reduzir as complicações de paraplegia, pneumotórax, punção hepática ou punção renal.[58]

Efeitos adversos do bloqueio neurolítico do plexo celíaco

Os principais efeitos adversos são diarreia transitória (10-25%), hipotensão ortostática (20-42%) e dor local.[7,32] Outras complicações descritas nos relatos de casos incluem paresia, parestesias (1%), hematúria, pneumotórax, dor no ombro (1%), gastrite duodenite hemorrágica e morte (3,1%).[7,32,59,60] Náuseas, vômitos, letargia também podem ocorrer.[33] A maioria dos efeitos adversos são transitórios e autolimitados, a exemplo da hipotensão assintomática, abscesso retroperitoneal, e dor local após procedimento).[160] Sua segurança tem sido demonstrada em inúmeros estudos observacionais, ensaios clínicos randomizados e meta-análises

Taxas de falha: Existe uma infinidade de literatura para apoiar o resultado favorável com bloqueio neurolítico do plexo celíaco, com taxa de sucesso de aproximadamente 85% (70-100%) em pacientes com carcinoma pancreático.[15,51,59] O efeito de bloqueio é temporário com a probabilidade de dor recorrente aumentando com o aumento da sobrevida, necessitando de um bloqueio de repetição.[15]

Recomendações

O emprego da neurólise de plexo celíaco nos casos de cânceres, como o adenocarcinoma de pâncreas, apresenta melhora significativa na intensidade da dor, quando comparado aos tratamentos analgésicos convencionais.[160] O bloqueio do plexo celíaco parece ser seguro e eficaz para o alívio da dor em pacientes com câncer de pâncreas, com vantagem significativa sobre a terapia analgésica padrão [II B].[39] A qualidade da evidência de acordo com o sistema de pontuação publicado por Guyatt e colaboradores, é 2A+ (nível mais alto de evidência, recomendação positiva).[7,14] O nível de evidência para neurólise do plexo celíaco guiada por ultrassonografia endoscópica é B com recomendação do 2A (útil).[41]

O nível de evidência e recomendação de bloqueio neurolítico do sistema nervoso simpático é 2B+ (Ensaio clínico randomizado com fraqueza metodológica, recomendação positiva). O tratamento intervencionista pode ser considerado assim que os opioides são iniciados.[7]

■ DOR VISCERAL PÉLVICA E PERIANAL ASSOCIADA AO CÂNCER

Os cânceres pélvicos podem resultar em dor excruciante não responsiva ou associada a efeitos colaterais intoleráveis com opioides orais.[61] A dor oncológica pode ser visceral (envolvimento tumoral), somática (comprometimento da musculatura pélvica) ou neuropática (infiltração tumoral ou pressão sobre estruturas neurais).[62] Cerca de 75% dos pacientes apresentarão dor a qualquer momento durante a doença, 50% e 30% terão dor moderada-severa e muito grave, respectivamente.[63] Como a dor visceral no abdome inferior é um componente importante nesses pacientes, o bloqueio neurolítico do plexo hipogástrico superior deve ser empregado com mais frequência.[7]

■ BLOQUEIO NEUROLÍTICO DO PLEXO HIPOGÁSTRICO SUPERIOR[162,163,169]

As fibras aferentes que inervam as vísceras pélvicas (bexiga, próstata, testículos, uretra, cólon descendente e reto, útero, vagina, colo uterino, tubas uterinas, porção superior da vagina).[168] viajam com nervos simpáticos, gânglios, plexos hipogástricos superiores e, portanto, são passíveis de bloqueio percutâneo neurolítico do plexo hipogástrico.[7,64,65] O plexo hipogástrico superior é uma estrutura retroperitoneal localizada bilateralmente de L3 ao terço superior de S1, próximo ao promontório sacral e à bifurcação de veias ilíacas comuns.[7,64] Schmidt e colaboradores revisaram a literatura disponível e encontraram ser o bloqueio neurolítico do plexo hipogástrico superior seguro e eficaz.[64] Mishra e colaboradores em um ensaio clínico randomizado recentemente realizado, relataram que o bloqueio neurolítico do plexo hipogástrico superior é superior à morfina oral em relação à redução do escore de dor, melhora da capacidade funcional e do escore de satisfação global.[66]

As indicações para bloqueio neurolítico do plexo hipogástrico superior são: dor visceral pélvica, dor no câncer pélvico, dor pélvica crônica não oncológica (endometriose) e dor peniana refratária.[64]

Várias técnicas têm sido desenvolvidas para interrupção do sistema nervoso simpático do plexo hipogástrico superior, geralmente guiadas por fluoroscopia ou tomografia computadorizada. Outra forma de realização do bloqueio é guiada por ultrassonografia (USG), com a vantagem de evitar a exposição do paciente à radiação em comparação com os procedimentos executados sob visualização da escopia ou tomografia computadorizada.[164] A abordagem posterior é mais comum, mas uma via anterior também foi descrita.[66]

Plancarte e colaboradores descreveram pela primeira vez a técnica clássica na qual as agulhas eram inseridas bilateralmente no nível das vértebras L5 e S1 não fluoroscopicamente em decúbito ventral, com 70 a 90% dos pacientes obtendo alívio significativo da dor.[67] De Leon-Casasola e colaboradores empregaram a fluoroscopia durante a abordagem clássica, com 69% dos pacientes alcançando alívio satisfatório da dor.[61] Várias técnicas para superar as barreiras anatômicas (processo transverso de L5 e crista ilíaca alta) encontradas durante a abordagem clássica foram descritas incluindo abordagem anterior e posterior guiada por transvibrilância,[68] transdiscal,[69] USG e TC.[65,66] As complicações incluem lesão de vasos ilíacos comuns, vísceras pélvicas, raiz nervosa L5 e discite, que são raras e podem ser evitadas com a devida atenção à técnica, antibióticos pré-operatórios e orientação por imagem.

A neurólise cirúrgica do plexo hipogástrico (neurólise pré-sacral) é um procedimento bem aceito e tem sido bem indicado para dores oriundas de neoplasias geniturinárias femininas cuja dor se apresenta intratável e resistente ao manejo medicamentoso.[168]

Recomendações

A qualidade das evidências segundo o sistema de pontuação publicado por Guyatt e colaboradores é 2C+.[7,14]

■ BLOQUEIO NEUROLÍTICO DO PLEXO HIPOGÁSTRICO INFERIOR

Os plexos hipogástricos inferiores localizam-se nos tecidos pré-sacrais localizados ventralmente às vértebras S2-4 mediais ao forame sacral.[70] O bloqueio neurolítico do plexo hipogástrico inferior é eficaz em termos de redução média no escore de dor e consumo de opioides para condições de dor pélvi-perineal decorrentes de órgãos pélvicos e genitália inferiores, pois são frequentemente poupados pelo bloqueio neurolítico do plexo hipogástrico superior.[70,71]

Schultz descreveu a abordagem transsacral guiada por fluoroscópio para bloqueio do plexo hipogástrico para tratar a dor pélvica inferior crônica.[71] O risco de parestesias transitórias e lesão retal pode ser reduzido com atenção cuidadosa à técnica e uso de orientação por fluoroscopia, conforme descrito por Schultz e colaboradores.[71] Grandes ensaios clínicos randomizados prospectivos que avaliam a segurança e a eficácia dessa técnica relativamente nova são necessários.

Em diversos estudos verificou-se que a neurólise dos plexos celíaco e hipogástrico reduz a intensidade da dor (escala visual analógica) e o consumo de opioides levando a menores efeitos adversos associados a essa terapia analgésica em pacientes oncológicos, que cursam com dor abdominal ou pélvica, quando comparados aos grupos de pacientes com analgesia farmacológica apenas,[145,155,167] porém sem comprovações quanto ao aumento do tempo de sobrevida desses pacientes.[156]

■ BLOQUEIO NEUROLÍTICO DO GÂNGLIO ÍMPAR

Gânglio ímpar ou Gânglio de Walther é uma estrutura não pareada localizada na terminação de cadeias simpáticas lombossacrais bilaterais e fornece fibras nociceptivas e simpáticas ao períneo, reto distal, região perianal, uretra distal, vulva/escroto e terço distal da vagina.[72-74]

É uma estrutura retroperitoneal localizada na junção sacrococcígea, ou ligeiramente abaixo (até 2 cm).[75]

É a dor perineal sustentada visceralmente mediada, que é passível de bloqueio ganglionar ímpar.[76]

Os pacientes frequentemente se queixam de sensação de queimação ou urgência urinária e retal com disfunção associada ao gânglio ímpar.[8] Outras indicações incluem proctite induzida por radiação (dor retal)[77] coccigodinia, sudorese perianal e dor tenesmoide.[78]

Plancarte descreveu pela primeira vez a técnica para o bloqueio ganglionar impar guiado por fluoroscopia, introduzindo uma agulha curvada através da membrana anococcígeo com um dedo inserido no reto para guiar a agulha e prevenir a lesão retal.[79] Outras abordagens descritas na literatura incluem a abordagem trans-sacrococcígea e transdiscal.[72,80] No entanto, quando a USG é usada como a principal modalidade de imagem, a confirmação fluoroscópica da localização da ponta da agulha retroperitoneal e a distribuição apropriada de contraste (sinal de vírgula produzido por 1 a 2 mL de contraste radiográfico) é uma necessidade antes da injeção de agentes neurolíticos (fenol a 6%).[72,79,81]

Quanto mais próximas as agulhas do reto, menor o volume de agente neurolítico (1-8 mL) que deve ser injetado.[8] As complicações incluem lesão retal, lesão dos nervos e neurite.

■ BLOQUEIO NEUROLÍTICO DE RAÍZES SACRAIS BAIXAS

A fenolização intratecal pode ser considerada para a dor perineal somática devido a malignidades pélvicas.[7] Em geral, é empregado como último recurso para dores intratáveis de câncer em pacientes terminais com cateterismo urinário preexistente, ânus artificial ou incontinência urinária e fecal.[7]

É contraindicado em pacientes com expectativa de vida ≥ 6 meses ou anormalidades de coagulação.

A técnica envolve a injeção intratecal lenta de fenol a 6% glicerinado através de uma agulha espinhal de 22G introduzida pelo interespaço L5-S1 com o paciente sentado e inclinado para trás em um ângulo de 45° para maximizar o fluxo em direção às raízes dorsais ou sensoriais.[8] O paciente deve permanecer sentado na posição acima por 6 horas. A qualidade da evidência de acordo com o sistema de pontuação publicado por Guyatt e colaboradores é 0 (eficácia demonstrada em relatos de casos, a ser considerada apenas relacionada ao estudo).[7]

■ TÉCNICAS DE MANEJO DA DOR INTERVENCIONISTA INTRARRAQUIANO/ INTRAESPINHAIS[57]

Técnicas intrarraquianas se sustentam em liberação de medicação em íntima proximidade com as fibras nociceptivas aferentes e os tratos ascendentes.[7,8]

O medicamento administrado atua sobre os receptores espinhais, como os canais N Methyl D Aspartate (NMDA), sódio, cálcio e opioides envolvidos na modulação da dor.[8]

As técnicas intraespinhais podem ser classificadas em epidurais e intratecais, dependendo do local anatômico da administração da medicação.[8]

Para ambas as rotas de administração, existem três sistemas de distribuição de medicamentos: sistemas implantáveis externalizados, parcialmente internalizados e totalmente internalizados.

A expectativa de vida deve idealmente determinar qual sistema deve ser usado com sistemas implantáveis para ser preferido em relação a bombas externas para expectativa de vida de ≥ 3 meses.[82]

O sistema totalmente implantado está associado à redução da infecção e menor manutenção, mas está associado a maior custo inicial e especialização técnica.[8,83]

A via epidural é preferida para analgesia focal e menor expectativa de vida, e a via intratecal, para área mais ampla de analgesia e expectativa de vida maior que algumas semanas.[7,84]

As indicações baseadas em evidências e as contraindicações para as técnicas de analgesia neuroaxial estão descritas a seguir.

Indicações

- Dor severa intratável, apesar de manejo convencional agressivo com opioides oral/intravenoso/transdérmico.
- Efeitos adversos intoleráveis, como náusea, vômito, constipação, disfunção cognitiva, prurido etc., com manejo farmacológico convencional.
- Dor não alivia com outras técnicas intervencionistas, como bloqueios neurolíticos.
- Dor intratável em área bem definida e localizada.

Contraindicações específicas

- Pressão intratecal elevada.
- Patologia espinhal que pode impedir a colocação de dispositivo ou aumentar complicações como estenose do canal vertebral, massa tumoral ao nível da inserção.

Infusão epidural de drogas

A analgesia epidural pode proporcionar um alívio satisfatório da dor, na dor intratável do câncer, com eficácia variando de 76 a 100%.[8,85,86]

Os cateteres podem ser inseridos, tunelizados por via subcutânea, ligados a sistemas de infusão e podem ser mantidos por longos períodos.[8]

Entretanto, dados clínicos apoiam o uso de cateteres intratecais por mais de três semanas.[87]

A infusão peridural requer dosagens maiores, volumes maiores e reabastecimentos mais frequentes em comparação com cateteres intratecais exteriorizados, resultando em custos e taxas de infecção mais elevados.[8]

Os sistemas de infusão peridural estão associados a altas taxas de complicações (43-69%), que incluem deslocamento/obstrução do cateter, infecção, náusea, vômito, sonolência, constipação e fibrose dural.[85,86,88]

Infusão intratecal de drogas

A infusão intratecal de drogas pode ser realizada por cateteres intratecais externalizados ou por sistemas implantáveis de liberação de drogas.[8]

A segurança e a eficácia dos cateteres intratecais externalizados na dor oncológica avançada têm sido demonstradas mesmo por períodos que se estendem por até 1,5 ano.[89,90]

Morfina intratecal é mais eficaz, tem menos efeitos adversos, requer sistema de infusão mais compacto e portátil, com maior período para encher em comparação com sistemas de infusão peridural.[8,91,92]

A infusão intratecal domiciliar é mais barata, associada à melhora da analgesia e da qualidade de vida.[92]

Sistema de administração intratecal de medicamentos

O sistema de bomba intratecal de fármacos (modalidade de tratamento intervencionista), quando empregado precocemente como recurso terapêutico na dor do câncer, tem mostrado grandes benefícios, e consiste na administração contínua de opioides e medicamentos adjuvantes no espaço intratecal por meio da implantação de um cateter por via percutânea. Este por sua vez, permanece conectado a um dispositivo alojado no subcutâneo que funciona como uma bomba eletrônica e reservatório de medicamentos.[124,136]

Quando comparado com a via sistêmica, a bomba de infusão de fármacos proporciona maior analgesia, com menores doses de opioide, menor risco de toxicidade e efeitos colaterais.[125]

Seleção de pacientes

Candidatos com indicação clássica para a instalação do sistema de bomba intratecal de fármacos são aqueles com controle inadequado da dor mesmo com altas doses de opioides, ou pacientes que apresentam efeitos intoleráveis dos mesmos.[126]

Essa modalidade intervencionista está sendo considerada cada vez mais cedo no tratamento dos pacientes com câncer, uma vez que fornece analgesia favorável, segurança, custo-efetividade, reduzindo o consumo desses analgésicos e consequentemente seus efeitos adversos.[127,128]

Como critérios para implantação do sistema de bomba intratecal de fármacos que leva na atualidade a uma antecipação de sua instalação diante da escada analgésica (colocando-se no 3º ou até mesmo 2º degrau) evitando sofrimentos adicionais estão:

- Uma dor decorrente de várias etiologias (neuropática, visceral, somática, óssea etc..)
- Pacientes com elevada carga tumoral, metástase, dor crônica pós-operatório e dor abaixo do pescoço.[129,130]

Embora o custo-benefício deste tratamento enfatize a sua implantação apenas em pacientes com expectativa de vida acima de 3 meses,[131] a melhora da qualidade de vida do mesmo justificaria o custo do dispositivo permitindo a sua instalação em indivíduos com sobrevida acima de 90 dias.[132]

É importante destacar que a análise multidisciplinar de profissionais como oncologistas, neurocirurgiões, anestesistas, psiquiatras, psicólogos, fisioterapeutas, enfermeiros, é fundamental antes da implantação do dispositivo (Tabela 92.2).[133]

Tabela 92.2. Critérios importantes que garantem melhores resultados com dispositivo intratecal

Critérios	Exemplo ideal	Exemplos desfavoráveis
Boa capacidade de lidar com a dor	Boa nutrição, exercício, grupos de apoio social, humor	Automedicação, isolamento social, ansiedade
Expectativas reais	Melhora dos efeitos colaterais, controle da dor similar ao período teste	Alívio completo da dor com retorno a qualidade de vida antes do diagnóstico
Suporte familiar	Presença da família a fim de discutir e tomar decisões em prol do paciente	Falta de consenso entre os membros da família em relação ao tratamento do paciente
Influência mínima dos "gatilhos" psicossociais	Condições financeiras favoráveis	Família com provedor único e vários dependentes
Ausência de distúrbio cognitivo	Capaz de fazer termo de consentimento informado	Presença de distúrbios neuropsiquiátricos
Comorbidades controladas	Realização pré-operatória	Risco cardiopulmonar não avaliado precocemente

Adaptada de: Belverud S, Mogilner A, Schulder M; 2008.[134]

Apesar da eficiência do tratamento das dores oncológicas, a indicação do sistema de bomba intratecal de fármacos está baseado na recomendação do especialista e em experiências pessoais.[135]

Grandes estudos multicêntricos randomizados controlados ainda se fazem necessários para definir critérios e estratégias de tratamento, nos quais todos os profissionais possam seguir apoiando o uso da técnica o mais precocemente possível.[124]

Estes sistemas implantáveis de liberação de drogas para tratamento de dor crônica foram introduzidos em 1980 para fornecer uma taxa contínua fixa de infusão de opioides por via intratecal.[8] Qualquer alteração na dosagem exigia o reabastecimento da bomba com diferentes concentrações de medicamentos.[93,94] Bombas implantáveis operadas por bateria, externamente programáveis, foram introduzidas em 1991.[93] Esse avanço facilitou facilmente as alterações não invasivas da dose em conjunto com a natureza dinâmica da dor do câncer.[94]

A implantação precoce de sistemas implantáveis de liberação de drogas está associada a taxas de sobrevida prolongadas.[95]

Um sistema implantável de liberação de drogas consiste em um cateter intratecal tunelado subcutaneamente ao longo do flanco e conectado a uma pequena bomba eletrônica com uma vida útil da bateria de até 7 anos implantada na parede abdominal anterior, que pode ser controlada por um controle externo de mão.[8]

O uso de sistemas implantáveis de liberação de drogas está associado a custos mais baixos em longo prazo, melhor mobilidade, qualidade de vida, facilidade de uso e sobrevida prolongada.[96]

Smith e colaboradores relataram sistemas implantáveis de liberação de drogas com tratamento médico para resultar em melhor analgesia; reduziram os efeitos adversos relacionados ao medicamento e melhoraram as taxas de sobrevivência em comparação com o tratamento médico sozinho.[94]

Ballantyne em uma revisão da Cochrane relatou que a taxa de sucesso clínico de morfina intratecal e opioides convencionais para dor oncológica é de 85% e 71%, respectivamente.[97]

As complicações potenciais incluem complicações relacionadas ao cateter/fibrose (5%), infecção (2%); efeitos adversos relacionados à droga, massa inflamatória ao redor da ponta do cateter, falha da bateria e mau funcionamento do dispositivo.[98,99]

Um teste de analgesia intraespinhal para avaliar a dor, função, humor e efeitos adversos deve sempre ser considerado antes do implante permanente. Um decréscimo de 50% na dor, juntamente com um perfil favorável de efeitos adversos, é considerado um prognóstico do sucesso sustentado com este tipo de procedimento.[101]

Medicações intratecais

Uma série de medicações intraespinhais para ambas as dores somáticas/viscerais (opioides, anestésicos locais), bem como para dor neuropática (opioides, anestésicos locais, ziconotida, clonidina, baclofeno) é usada isoladamente ou em combinações diferentes.[8]

Os medicamentos mais utilizados incluem morfina, fentanil, bupivacaína, ropivacaína e clonidina.[7]

A clonidina intratecal pode ser adicionada a opioides ou anestésicos locais em doses de 150-600 μg/dia, pois aumenta a analgesia e reduz os efeitos colaterais relacionados ao opioide.[7,8,102]

A bupivacaína, como a clonidina, é particularmente útil para a dor neuropática ou mista.[103]

A ziconotida, um bloqueador do canal de cálcio do tipo N, é aprovada para uso intratecal e tem sido usada com eficácia no tratamento da dor crônica e oncológica.[104] No entanto, alterações cognitivas significativas e alterações psiquiátricas associadas ao seu uso justificam um aumento lento da titulação da dose.[8]

Conversão de dose epidural/intratecal – oral/SC/IV: 300 mg/24 h (morfina oral) = 100 mg/24 h (SC/IV morfina) = 10 mg/24 h (morfina epidural) = 1 mg/24 h (morfina intratecal).

Locais de inserção recomendados: o local de inserção da agulha deve estar a 10-15 cm da posição da ponta do cateter. Um cateter intratecal deve sempre ser inserido no nível lombar abaixo de L1-L2.[7]

Recomendações

Técnicas intra-espinhais para a dor oncológica refratária devem ser realizadas sob supervisão de uma equipe qualificada, como parte do tratamento da dor do câncer. No entanto, seu uso difundido deve ser evitado [IIB].[39]

A qualidade das evidências de acordo com o sistema de pontuação publicado por Guyatt e colaboradores para a administração de medicamentos intratecais é 2B+, e a administração epidural de medicamentos é 2C+ (considerada, preferencialmente relacionada ao estudo).[7,14]

■ OSTEOPLASTIA[175-180,182,186]

A metástase osteolítica tem sido responsável por inúmeras fraturas no paciente oncológico, sendo que 30-80% dessas metástases ósseas envolvem vértebras, com origem primária mais comum em pulmão, mama e próstata.[7,105] Sabe-se que cerca de 1/3 dos pacientes com mestástase óssea apresentam um controle inadequado da dor, mesmo depois de terem sido tratados com as terapias convencionais desde as sistêmicas, como analgésicos e quimioterapias, até as específicas como bifosfonatos e radioterapia.[174,181]

Vertebroplastia

A vertebroplastia envolve a estabilização de fraturas patológicas pela injeção de polimetilmetacrilato de cimento ósseo (PMMC). Esta abordagem foi primeiro utilizada em 1987 por Galibert e Deramond, quando realizaram a vertebroplastia, introduzindo cimento acrílico em um corpo vertebral doloroso por hemangioma.[183]

Recomendações

Intervenções osteoplásticas como vertebroplastia e cifoplastia são recomendadas para o tratamento da dor da coluna devido ao colapso vertebral secundário a metástase óssea ou osteoporose sem o envolvimento do canal vertebral e seu conteúdo.[106,107]

■ OSTEOPLASTIA FORA DA COLUNA VERTEBRAL

Desde Galibert e Daramnond, inúmeros procedimentos foram realizados com sucesso na coluna vertebral, contudo, ainda existe uma escassez de trabalhos evidenciando a eficácia desse tratamento em outros sítios ósseos.[183] Acerca das dores ósseas secundárias à metástase óssea fora da coluna vertebral, vale ressaltar um importante estudo que avaliou prospectivamente 50 pacientes com fraturas metastáticas no fêmur, sacro, pelve, tíbia, e outros, que foram tratados com PMMC após mostrarem-se resistentes ao tratamento convencional.[184]

Seleção de pacientes

- Dor intensa local e refratária ao tratamento convencional.
- Evidência de lesões em exames de imagens como raios X, tomografia computadorizada ou ressonância nuclear magnética.
- Idade maior que 18 anos.
- Expectativa de vida acima dos 3 meses.

Pequenas complicações como náuseas (que melhoraram espontaneamente) e vazamento do cimento para os tecidos moles ao longo do trajeto da agulha (não foi necessário o tratamento) foram registrados. Como complicação tardia, ocorreu fratura de diáfise femoral 1 mês após o procedimento.[184]

Os resultados foram animadores, pois, 47 dos 50 pacientes tiveram melhora da dor, ocorrendo suspensão dos opioides e uma analgesia sustentada até 2 anos após o procedimento.[184]

Percebemos, portanto, que a osteoplastia, seja na coluna vertebral ou em outros sítios ósseos como osso pélvico, tem se mostrado extremamente eficiente no controle da dor, devendo a terapia ser aplicada o mais precocemente possível, antes que ocorram possíveis fraturas.

■ OSTEOPLASTIA COM PARAFUSO

Fraturas ósseas metastáticas são comuns na cabeça e região trocantérica do fêmur. A intervenção profilática, antes da fratura, tem diminuído as dores decorrentes das lesões ósseas e complicações intra e pós-operatório de uma cirurgia terapêutica (após a ocorrência da fratura).[185,187] A estabilização percutânea profilática com parafuso e cimento tem se mostrado uma excelente alternativa em pacientes com fratura de colo de fêmur iminente com doença oncológica avançada e em mau estado geral. Como vantagem tem-se o fato de ser um procedimento realizado sob sedação, minimamente invasivo e com menor tempo de internação hospitalar.[188]

Seleção de pacientes

Ainda não existe consenso quando indicar estabilização não cirúrgica em fraturas patológicas iminentes da região do fêmur proximal.[188]

De acordo com o escore de Mirels que avalia intensidade da dor, natureza, tamanho, e local da lesão, uma pontuação maior ou igual a 8 é altamente indicativa de fixação profilática; já outros autores afirmam que o melhor critério para a indicação de tal procedimento é uma fratura da cortical maior que 30 mm.[189,190]

■ CIFOPLASTIA

A cifoplastia envolve a colocação percutânea de balão intravertebral, sua insuflação para restaurar a altura vertebral e reduzir a angulação cifótica antes da injeção de PMMC, além de permitir uma injeção do cimento sob menos pressão.[7,10]

Cifoplastia comparada a vertebroplastia é mais cara, tecnicamente mais difícil, está associada a menos alívio da dor e menor risco de extravasamento de cimento no canal vertebral.[10,106]

A qualidade da evidência para tratamento de fraturas vertebrais patológicas dolorosas segundo o sistema de pontuação de Guyatt e colaboradores é 2B+ (considerados, de preferência, relacionados ao estudo).[7]

■ PAPEL DAS INTERVENÇÕES PRECOCES NA DOR ONCOLÓGICA

A indicação precoce dos procedimentos, sustentada por seus resultados na paliação, privilegia o maior conforto do paciente oncológico mediante a analgesia sustentada, o menor uso de opioides, que resulta na redução da tolerância e dos efeitos colaterais dos medicamentos desta família, e a priorização da qualidade de vida do paciente. Com melhorias na compreensão dos mecanismos, vias neuroanatômicas de transmissão da dor, crescente especialização em terapias analgésicas intervencionistas e evidências emergentes, há uma chamada crescente para a implementação precoce do tratamento intervencionista da dor em um grupo cuidadosamente selecionado de pacientes.[10,36,108,109]

Evidência é construída sobre os efeitos generalizados do uso prolongado de opioides, como sensibilização central progressiva, imunossupressão, hipogonadismo, disfunção cognitiva e implicações psicossociais.[110,111,166] Estes podem dificultar a capacidade dos sobreviventes de câncer a retomarem uma vida normal, forçando alguns a sugerir que a escada da Organização Mundial de Saúde (OMS) seja virada "de cabeça para baixo" com a implementação precoce de intervenções (Figura 92.1).[112]

Em cerca de 80 a 90% dos pacientes com câncer é possível controlar as dores seguindo a escada analgésica

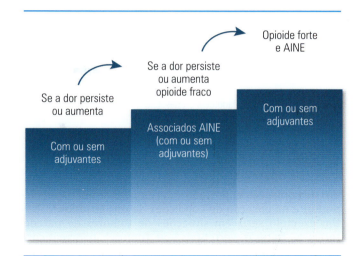

Figura 92.1. Escada Analgésica de Dor proposta pela OMS. AINE: anti-inflamatório não esteroide. (Fonte: Adaptada de Vargas-Schaffer G; 2010.[191])

recomendada pela OMS.[141,143] É sabido que essa escada visa padronizar a introdução dos tratamentos oferecidos, de uma forma gradativa, à medida que a doença avança.[138] Entretanto, embora, grande parte dos autores concordem que o conceito da OMS sobre escada analgésica seja apropriado para muitos casos de dor oncológica, a mesma não deve ser utilizada de maneira generalizada.[144] Na prática, o tratamento dos pacientes com dores oncológicas vem mudando e as técnicas intervencionistas até então aceitas como quarto degrau, ou seja, como última opção terapêutica, têm sido deslocadas para o início dessa escada (segundo ou terceiro degrau) (Figura 92.2).[144]

Os bloqueios neurolíticos podem proporcionar alívio prolongado da dor, evitar efeitos colaterais relaciona-

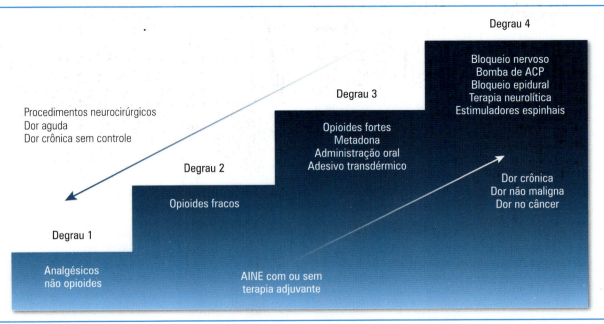

Figura 92.2. Escada Analgésica de Dor Modificada. AINE: anti-inflamatório não esteroide; ACP: analgesia controlada pelo paciente. (Traduzido de Vargas-Schaffer G; 2010.[191])

Tabela 92.3. Benefícios da antecipação dos procedimentos intervencionistas

Redução no consumo de analgésicos (opioides e adjuvantes)
Minimização dos efeitos adversos decorrente do uso de opioides
Conforto e maior qualidade de vida/paliação
Possibilidade de prevenção

Fonte: Elaborada pelo autor, 2018.

dos aos opiáceos e, portanto, desempenhar um papel importante na paliação de condições de dor intratável.[113-115] Um exemplo seria em situações de tumores de parede torácica, fraturas vertebrais, ou tumores pancreáticos, quando a realização precoce de técnicas intervencionistas, como bloqueio neurolítico do plexo celíaco, poderia prover analgesia sustentada, com menor uso de opioides e consequente redução da tolerância e efeitos colaterais dos mesmos.[145]

Nos países mais desenvolvidos, surge a tendência atual de não reservar as estratégias intervencionistas apenas para os 10 a 20% dos pacientes que não melhoraram com os analgésicos e adjuvantes[146,147] ou para aqueles que tiveram sua dor controlada, mas que apresentaram efeitos adversos importantes dos opioides.

A escada analgésica da OMS demonstra uma limitação com seu enfoque apenas na presença ou ausência do alívio da dor desconsiderando os efeitos intoleráveis dos opioides.[137] A utilização de procedimentos intervencionistas poderá levar à redução no uso de largas doses de analgésicos, permitindo mais conforto e melhor qualidade de vida.

Mesmo com os benefícios evidentes de virar a escada "de cabeça para baixo",[112] ainda há percalços. Em luz disso, fatores como acessibilidade e momento da doença devem ser considerados. A literatura tem sugerido que 8-11% dos pacientes com câncer podem se beneficiar dessas intervenções, mas muitas vezes estes não têm acesso a centros onde forneçam esses tratamentos adequadamente ou são encaminhados tardiamente para algum procedimento que possam melhorar sua qualidade de vida.[170] Portanto, está inversão ou antecipação, será particularmente vantajoso em países em desenvolvimento onde a inacessibilidade e indisponibilidade de opioides ainda prevalece e dificulta manejo eficaz da dor.[108]

Além disso, as técnicas intervencionistas fornecem uma possibilidade de prevenção de dores, por exemplo, pós-operatórias ou oriundas de fraturas iminentes por metástase óssea, podendo ser realizado bloqueio nervoso ou osteoplastia respectivamente, e assim poupar o paciente de sofrimento futuro (Tabela 92.3).

■ QUANDO EVITAR INTERVENÇÕES

A escolha de antecipar uma estratégia intervencionista deve ser individualizada com vista nos benefícios e riscos para cada paciente.[137] Uma avaliação padronizada do paciente, com a formulação de um diagnóstico clínico preciso é obrigatória, pois as intervenções são específicas

ao alvo e a seleção adequada de pacientes aumenta a taxa de sucesso.[14,116]

Também é muito importante verificar as expectativas do paciente em relação ao procedimento[150] e avaliar seu estado emocional, pois pode interferir diretamente no resultado do tratamento.[151]

Se não forem preenchidos os critérios acima descritos, é aconselhável que não se efetue a terapia intervencionista. Também, intervenções devem ser normalmente reservadas para dor localizada. O uso exagerado desses procedimentos na presença de dor ou metástase generalizada deve ser evitado, pois elas serão fúteis e contraproducentes.

Bloqueio de nervo em pacientes com dor multifocal pode desmascarar a dor em outros locais; portanto, o uso contínuo e o monitoramento da analgesia são cruciais.

A natureza dinâmica da dor, devido à doença progressiva e ao mau estado físico, não apenas apresenta desafios difíceis, mas também reduz a margem de erro das intervenções analgésicas paliativas.

O intervencionista que realiza as intervenções deve ser adequadamente treinado, bem versado tanto teoricamente como praticamente com as indicações, contraindicações, abordagens, preparação e os solucionadores de problemas do procedimento que está sendo realizado.

Treinamento rigoroso de residência em Intervencionismo em Dor, em conjunto com vivência clínica e experiência prática em cadáveres/manequins, inicialmente sob supervisão de especialistas, somente garante um competente médico de dor intervencionista. Nem o mau prognóstico dos pacientes com câncer nem a participação em poucos dias em oficinas de treinamento justifica a realização dessas intervenções complexas de maneira ética, bem como médico-legal. As habilidades clínicas dos menos competentes devem ser aperfeiçoadas pela observação, orientação especializada, prática em cadáveres/manequins e não pela ação em pacientes com câncer como cobaias. Não se deve esquecer que o objetivo final dessas intervenções é reduzir e não aumentar o sofrimento. É também responsabilidade dos pacientes e seus familiares averiguar as qualificações e perícia dos médicos intervencionistas de dor em suas localidades e de recursos disponíveis e baseado nestas averiguações, optar pela melhor.

Limitações de técnicas intervencionistas de manejo da dor na prática de cuidados paliativos:

- Múltiplos locais;
- Múltiplos tipos;
- Dor dinâmica;
- Estado de desempenho pobre.

■ CONCLUSÃO

A dor oncológica insuportável resistente à escada analgésica da OMS é um pesadelo terapêutico para oncologistas e médicos da dor, com efeito significativo sobre a qualidade de vida do paciente. A maioria desses casos pode ser gerenciada de forma eficaz com várias técnicas de dor intervencionista discutidas neste capítulo. Essas técnicas neurolíticas ou de neuromodulação devem ser empregadas em conjunto com o gerenciamento médico como parte do tratamento interdisciplinar. A instituição precoce de intervenções analgésicas ajuda não apenas no tratamento eficaz da dor, na redução de doses de opioides, em seus efeitos colaterais, mas também tem um benefício de sobrevida. Especialização técnica, infraestrutura adequada, equipe paramédica treinada e seleção adequada de pacientes têm importância fundamental para a segurança e eficácia sustentadas. Bloqueios simples, como injeções de ponto-gatilho, podem ser realizados em um ambiente de cuidados paliativos, enquanto intervenções complexas devem ser contempladas em um ambiente hospitalar.

Deve-se aderir ao ditado da "Intervenção correta, na pessoa certa, pela pessoa certa, na hora e no lugar certos", a fim de obter resultados efetivos. A medicina baseada em evidências nega o uso da intuição como a única base da tomada de decisões clínicas e requer uma revisão crítica da literatura disponível.[68] Mais pesquisas em termos de ensaios clínicos randomizados cegos prospectivos corretamente conduzidos são necessários para estabelecer as indicações e cenários clínicos nos quais essas intervenções serão mais úteis.

Cabe ao médico intervencionista da dor a análise mais apurada sobre quais pacientes poderão ser beneficiados pela analgesia proporcionada pelas técnicas intervencionistas. Fatores como o menor consumo de opioides e redução dos seus consequentes efeitos adversos, melhora da dor quanto à escala visual analógica, e segurança dos bloqueios com efeitos colaterais raros e transitórios, devem ser considerados na tomada da decisão. Para o sucesso dos procedimentos, as devidas verificações devem ser feitas sobre recursos e técnicas empregadas, pessoal treinado e estabelecimento de saúde com tecnologia de suporte condizente com as necessidades do paciente.

Diante dos benefícios expostos, nas condições descritas, conclui-se que a escada analgésica preconizada pela OMS precisa ser reavaliada e as técnicas de bloqueios intervencionistas estarem mais disponíveis para o cuidado aos pacientes como alternativas complementares logo em primeira instância, proporcionando assim maior conforto, melhor qualidade de vida, e uso menor de opioides, principalmente nos pacientes em paliação.

■ REFERÊNCIAS BIBLIOGRÁFICAS

1. Walid MS, et al. Retraction. Regarding: The fifth vital sign-what does it mean? Pain Pract. 2008; 6:417-22.
2. Lillemoe KD, et al. Chemical splanchnicectomy in patients with unresectable pancreatic cancer. A prospective randomized trial. Ann Surg. 1993; 217:447-55.
3. Sloan PA. Anesthesiological interventions for the management of cancer pain. Schmidt RF,Willis WD (ed.). Encyclopedic Reference of Pain. Heidelberg: Springer-Verlag; in Press.
4. Sloan PA, Melzack R. Long-term patterns of morphine dosage and pain intensity among cancer patients. Hosp J. 1999; 14:35-47.
5. World Health Organization. WHO's pain relief ladder. Disponível em: http://www.who.int/cancer/palliative/painladder/en/. Acesso em: 2019 Jan 11.
6. Sloan PA. The evolving role of interventional pain management in oncology. J Support Oncol. 2004; 2:491-500.
7. Vissers KC, et al. Pain in patients with cancer. Pain Pract. 2011; 11:453-75.
8. Christo PJ, Mazloomdoost D. Interventional pain treatments for cancer pain. Ann NY Acad Sci. 2008; 1138:299-328.

9. Minson FP, et al. Interventional procedures for cancer pain management. Einstein. 2012; 10:292-5.
10. Brogan S, Junkins, S. Interventional therapies for management of cancer pain. J Support Oncol. 2010; 8:52-9.
11. Boswell MV, et al. American Society of Interventional Pain Physicians. Interventional techniques: evidence-based practice guidelines in the management of chronic spinal pain. Pain Physician. 2007; 10:7-111.
12. Tay W, Ho KY. The role of interventional therapies in cancer pain management. Ann Acad Med Singapore. 2009; 38:989-97.
13. Eisenberg E, Marinangeli F, Birkhahn J, Paladini A, Varrassi G. Time to modify the WHO analgesic ladder? Pain Clin Updates. 2005; 13:1-4.
14. Van Zundert J, et al. Evidence-based interventional pain medicine according to clinical diagnoses. Pain Pract. 2011; 11:423-9.
15. Jain P, Dutta A, Sood J. Coeliac plexus blockade and neurolysis: an overview. Indian J Anaesth. 2006; 50:169-77.
16. Foley KM. The treatment of cancer pain. N Engl J Med. 1985; 313:84-95.
17. Grond S, et al. Validation of world health organization guidelines for pain relief in head and neck cancer. A prospective study. Ann Otol Rhinol Laryngol. 1993; 102:342-8.
18. Potter J, Higginson IJ, Scadding JW, Quigley C. Identifying neuropathic pain in patients with head and neck cancer: Use of the leeds assessment of neuropathic symptoms and signs scale. J R Soc Med. 2003; 96:379-83.
19. Kou P, Williams JE. Pain Control in Head and Neck Cancer. In: Agulnik M (ed.). Head and Neck Cancer. InTech. 2012; 1:351-71.
20. Vecht CJ, Hoff AM, Kansen PJ, de Boer MF, Bosch DA. Types and causes of pain in cancer of the head and neck. Cancer. 1992; 70:178-84.
21. Grond S, Zech D, Diefenbach C, Radbruch L, Lehmann KA. Assessment of cancer pain: a prospective evaluation in 2266 cancer patients referred to a pain service. Pain. 1996; 4:107-14.
22. Epstein JB, Wilkie DJ, Fisher DJ, Kim YO, Villines D. Neuropathic and nociceptive pain in head and neck cancer patients receiving radiation therapy. Head Neck Oncol. 2009; 1:1-26.
23. Ghei A, Khot S. Pain management in patients with head and neck carcinoma. Otorhinolaryngol Clin. 2010; 2:69-75.
24. Dennis J, Patin MD. Pain control in head and neck cancer. Curr Opin Otolaryngol Head Neck Surg. 1998; 86:85-9.
25. Sist T. Head and neck nerve blocks for cancer pain management. Tech Reg Anesth Pain Manage. 1997; 1:3-10.
26. Raj PP, Erdine S. Pain-relieving procedures: the illustrated guide. Hoboken: Wiley-Blackwell; 2012.
27. David EA, Marshall MB. Review of chest wall tumors: a diagnostic, therapeutic, and reconstructive challenge. Semin Plast Surg. 2011; 25:16-24.
28. Gulati A, Shah R, Puttanniah V, Hung JC, Malhotra V. A retrospective review and treatment paradigm of interventional therapies for patients suffering from intractable thoracic chest wall pain in the oncologic population. Pain Med. 2014; 16(4):802-10.
29. Wong FC, et al. Intercostal nerve blockade for cancer pain: Effectiveness and selection of patients. Hong Kong Med J. 2007; 13:266-70.
30. Swarm RA, Karanikolas M, Cousins MJ. Anaesthetic techniques for pain control. In: Doyle DD, Hanks G, Cherny NI, Calman SK (ed.). Oxford textbook of palliative medicine. New York: Oxford University Press. 2005; 3:378-96.
31. van Kleef M, et al. Thoracic pain. Pain Pract. 2010; 10:327-38.
32. Zhong W, et al. Celiac plexus block for treatment of pain associated with pancreatic cancer: a meta-analysis. Pain Pract. 2014; 14:43-51.
33. American Cancer Society. Atlanta. Cancer Facts and Figures; 2012. Disponível em: http://www.cancer.org/acs/groups/content/@epidemiologysurveilance/documents/document//acspc-031941.pdf. Acesso em: 2019 Jan 11.
34. Bapat AA, Hostetter G, Von Hoff DD, Han H. Perineural invasion and associated pain in pancreatic cancer. Nat Rev Cancer. 2011; 11:695-707.

35. Wong GY, et al. Effect of neurolytic celiac plexus block on pain relief, quality of life, and survival in patients with unresectable pancreatic cancer: a randomized controlled trial. JAMA. 2004; 291:1092-9.

36. de Oliveira R, dos Reis MP, Prado WA. The effects of early or late neurolytic sympathetic plexus block on the management of abdominal or pelvic cancer pain. Pain. 2004; 110:400-8.

37. Staats PS, Hekmat H, Sauter P, Lillemoe K. The effects of alcohol celiac plexus block, pain, and mood on longevity in patients with unresectable pancreatic cancer: a double-blind, randomized, placebo-controlled study. Pain Med. 2001; 2:28-34.

38. Lindsay TH, et al. Pancreatic cancer pain and its correlation with changes in tumor vasculature, macrophage infiltration, neuronal innervation, body weight and disease progression. Pain. 2005; 119:233-46.

39. Ripamonti CI, Santini D, Maranzano E, Berti M, Roila F. ESMO Guidelines Working Group. Management of cancer pain: ESMO Clinical Practice Guidelines. Ann Oncol. 2012; 23:139-54.

40. Ischia S, Ischia A, Polati E, Finco G. Three posterior percutaneous celiac plexus block techniques. A prospective, randomized study in 61 patients with pancreatic cancer pain. Anesthesiology. 1992; 76:534-40.

41. Levy MJ, Wiersema MJ. EUS-guided celiac plexus neurolysis and celiac plexus block. Gastrointest Endosc. 2003; 57:923-30.

42. Yamamuro M, Kusaka K, Kato M, Takahashi M. Celiac plexus block in cancer pain management. Tohoku J Exp Med. 2000; 192:1-18.

43. Kawamata M, et al. Comparison between celiac plexus block and morphine treatment on quality of life in patients with pancreatic cancer pain. Pain. 1996; 64:597-602.

44. Arcidiacono PG, Calori G, Carrara S, McNicol ED, Testoni PA. Celiac plexus block for pancreatic cancer pain in adults. Cochrane Database Syst Rev. 2011; 16:1-28.

45. Ogawa S, Yazaki S, Saeki S, Katumata T. Splanchnic nerve block: The indications and results. Pain Clin. 1989; 10:337-42.

46. Portenoy RK, Waldman SD. Recent advances in management of cancer pain. Part I. Pain Manage. 1991; 4:23-9.

47. Loper KA, Coldwell DM, Lecky J, Dowling C. Coeliac plexus block for hepatic artery embolization: a comparison with intravenous morphine. Anesth Analg. 1989; 69:398-9.

48. Waldman SD. Management of acute pain. Postgrad Med. 1992; 87:15-7.

49. Kappis M. Erfahrungenmit Lokalansthesiebei Bauchoperationen. Verh Dsch Ges Cire. 1914; 1:43-87.

50. Hilgier M, Rykowski JJ. One needle transcrural celiac plexus block. Single shot or continuous technique, or both. Reg Anesth. 1994; 19:277-83.

51. Ischia S, Luzzani A, Ischia A, Faggion S. A new approach to the neurolytic block of the coeliac plexus: The transaortic technique. Pain. 1983; 16:333-41.

52. Ina H, et al. New technique for the neurolytic coeliac plexus block: The transintervertebral disc approach. Anesthesiology. 1996; 85:212-7.

53. Montero Matamala A, Vidal Lopez F, Aguilar Sanchez JL, Donoso Bach L. Percutaneous anterior approach to the coeliac plexus using ultrasound. Br J Anaesth. 1989; 62:637-40.

54. Abram SE, Boas R. Sympathetic and visceral nerve blocks. In: Benumof J (ed.) Clinical Procedures in Anesthesia and Intensive Care. Philadelphia: JB Lippincott; 1992.

55. Suleyman Ozyalcin N, Talu GK, Camlica H, Erdine S. Efficacy of coeliac plexus and splanchnic nerve blockades in body and tail located pancreatic cancer pain. Eur J Pain. 2004; 8:539-45.

56. Lipton S. Neurolysis. Pharmacology and drug selection. In: Patt RB (ed). Cancer Pain. Philadelphia: JB Lippincott; 1993.

57. Candido K, Stevens RA. Intrathecal neurolytic blocks for the relief of cancer pain. Best Pract Res Clin Anaesthesiol. 2003; 17:407-28.

58. Plancarte-Sánchez R, Máyer-Rivera F, del Rocío Guillén Núñez M, Guajardo-Rosas J, Acosta-Quiroz CO. Transdiscal percutaneous approach of splanchnic nerves. Cir. 2003; 71:192-203.

59. Eisenberg E, Carr DB, Chalmers TC. Neurolytic celiac plexus block for treatment of cancer pain: a meta-analysis. Anesth Analg. 1995; 80:290-5.

60. Abdalla EK, Schell SR. Paraplegia following intraoperative celiac plexus injection. J Gastrointest Surg. 1999; 3:668-71.

61. de Leon-Casasola OA, Kent E, Lema MJ. Neurolytic superior hypogastric plexus block for chronic pelvic pain associated with cancer. Pain. 1993; 54:145-51.

62. Plancarte R, de Leon-Casasola OA, El-Helaly M, Allende S, Lema MJ. Neurolytic superior hypogastric plexus block for chronic pelvic pain associated with cancer. Reg Anesth. 1997; 22:562-8.

63. Portenoy RK. Cancer pain. Epidemiology and syndromes. Cancer. 1989; 63:2298-307.

64. Schmidt AP, Schmidt SR, Ribeiro SM. Is superior hypogastric plexus block effective for treatment of chronic pelvic pain? Rev Bras Anestesiol. 2005; 55:669-79.

65. Ghoneim AA, Mansour SM. Comparative study between computed tomography guided superior hypogastric plexus block and the classic posterior approach: A prospective randomized study. Saudi J Anesth. 2014; 8:378-83.

66. Mishra S, Bhatnagar S, Rana SP, Khurana D, Thulkar S. Efficacy of the anterior ultrasound-guided superior hypogastric plexus neurolysis in pelvic cancer pain in advanced gynecological cancer patients. Pain Med. 2013; 14:837-42.

67. Plancarte R, Amescua C, Patt RB, Aldrete JA. Superior hypogastric plexus block for pelvic cancer pain. Anesthesiology. 1990; 73:236-9.

68. McDonald JS. Management of chronic pelvic pain. Obstet Gynecol Clin North Am. 1993; 20:817-38.

69. Gamal G, Helaly M, Labib YM. Superior hypogastric block: transdiscal versus classic posterior approach in pelvic cancer pain. Clin J Pain. 2006; 22:544-7.

70. Mohamed SA, Ahmed DG, Mohamad MF. Chemical neurolysis of the inferior hypogastric plexus for the treatment of cancer-related pelvic and perineal pain. Pain Res Manag. 2013; 18:249-52.

71. Schultz DM. Inferior hypogastric plexus blockade: a transsacral approach. Pain Physician. 2007; 10:757-63.

72. Johnston PJ, Michalek P. Blockade of the ganglion impar (Walther), using ultrasound and a loss of resistance technique. Prague Med Rep. 2012; 113:53-7.

73. Reig E, Abejón D, del Pozo C, Insausti J, Contreras R. Thermocoagulation of the ganglion impar or Ganglion of Walther: description of a modified approach. Preliminary results in chronic, nononcological pain. Pain Pract. 2005; 5:103-10.

74. Green IC, Cohen SL, Finkenzeller D, Christo PJ. Interventional therapies for controlling pelvic pain: What is the evidence? Curr Pain Headache Rep. 2010; 14:22-32.

75. Oh CS, Chung IH, Ji HJ, Yoon DM. Clinical implications of topographic anatomy on the ganglion impar. Anesthesiology. 2004; 101:249-50.

76. Plancarte-Sánchez R, Guajardo-Rosas J, Guillen-Nuñez R. Superior hypogastric plexus block and ganglion impar. Tech Reg Anesth Pain Manag. 2005; 9:86-90.

77. Khosla A, Adeyefa O, Nasir S. Successful treatment of radiation-induced proctitis pain by blockade of the ganglion impar in an elderly patient with prostate cancer: a case report. Pain Med. 2013; 14:662-6.

78. Lim SJ, Park HJ, Lee SH, Moon DE. Ganglion impar block with botulinum toxin type A for chronic perineal pain: a case report. Korean J Pain. 2010; 23:65-9.

79. Plancarte R, Amescua C, Patt RB, Allende S. Presacral blockade of the ganglion of Walther (ganglion impar). Anesthesiology. 1990; 73:740-51.

80. Wemm K, Jr Saberski L. Modified approach to block the ganglion impar (ganglion of Walther). Reg Anesth. 1995; 20:544-5.

81. Munir MA, Zhang J, Ahmad M. A modified needle-inside-needle technique for the ganglion impar block. Can J Anesth. 2004; 51:915-7.

82. Krames ES. Practical issues when using neuraxial infusion. Oncology (Williston Park). 1999; 13:37-44.

83. Kalso E, Heiskanen T, Rantio M, Rosenberg PH, Vainio A. Epidural and subcutaneous morphine in the management of cancer pain: A double-blind cross-over study. Pain. 1996; 67:443-9.

84. De Pinto M, Dunbar PJ, Edwards WT. Pain management. Anesthesiol Clin. 2006; 24:19-37.

85. Hogan Q, et al. Epidural opiates and local anesthetics for the management of cancer pain. Pain. 1991; 46:271-9.

86. Smitt PS, et al. Outcome and complications of epidural analgesia in patients with chronic cancer pain. Cancer. 1998; 83:2015-22.

87. Penn RD, Paice JA, Gottschalk W, Ivankovich AD. Cancer pain relief using chronic morphine infusion. Early experience with a programmable implanted drug pump. J Neurosurg. 1998; 61:302-6.

88. Crul BJ, Delhaas EM. Technical complications during long-term subarachnoid or epidural administration of morphine in terminally ill cancer patients: a review of 140 cases. Reg Anesth. 1991; 16:209-13.

89. Nitescu P, et al. Long-term, open catheterization of the spinal subarachnoid space for continuous infusion of narcotic and bupivacaine in patients with "refractory" cancer pain. A technique of catheterization and its problems and complications. Clin J Pain. 1991; 7:143-61.

90. Nitescu P, et al. Epidural versus Intrathecal morphine-bupivacaine: assessment of consecutive treatments in advanced cancer pain. J Pain Symptom Manage. 1990; 5:18-26.

91. Dahm P, Nitescu P, Appelgren L, Curelaru I. Efficacy and technical complications of long-term continuous intraspinal infusions of opioid and/or bupivacaine in refractory nonmalignant pain: a comparison between the epidural and the intrathecal approach with externalized or implanted catheters and infusion pumps. Clin J Pain. 1998; 14:4-16.

92. Gestin Y, Vainio A, Pégurier AM. Long-term intrathecal infusion of morphine in the homecare of patients with advanced cancer. Acta Anaesthesiol Scand. 1997; 41:12-7.

93. Wallace M, Yaksh TL. Long-term spinal analgesic delivery: a review of the preclinical and clinical literature. Reg Anesth Pain Med. 2000; 25:117-57.

94. Prager JP. Neuraxial medication delivery: the development and maturity of a concept for treating chronic pain of spinal origin. Spine. 2002; 27:2593-605.

95. Smith TJ, et al. Implantable Drug Delivery Systems Study Group. Randomized clinical trial of an implantable drug delivery system compared with comprehensive medical management for refractory cancer pain: Impact on pain, drug-related toxicity, and survival. J Clin Oncol. 2002; 20:4040-9.

96. Bedder MD, Burchiel K, Larson A. Cost analysis of two implantable narcotic delivery systems. J Pain Symptom Manage. 1991; 6:368-73.

97. Ballantyne JC, Carwood CM. Comparative efficacy of epidural, subarachnoid, and intracerebroventricular opioids in patients with pain due to cancer. Cochrane Database Syst Rev. 2005; 1:CD005178.

98. Mercadante S. Problems of long-term spinal opioid treatment in advanced cancer patients. Pain. 1999; 79:1-13 ()

99. Ruppen W, Derry S, McQuay HJ, Moore RA. Infection rates associated with epidural indwelling catheters for seven days or longer: Systematic review and meta-analysis. BMC Palliat Care. 2007; 6:3-20.

100. Prager J, Jacobs M. Evaluation of patients for implantable pain modalities: Medical and behavioral assessment. Clin J Pain. 2001; 17:206-14.

101. Hassenbusch SJ, Stanton-Hicks M, Covington EC, Walsh JG, Guthrey DS. Long-term intraspinal infusions of opioids in the treatment of neuropathic pain. J Pain Symptom Manage. 1995; 10:527-43.

102. Eisenach JC, DuPen S, Dubois M, Miguel R, Allin D. Epidural clonidine analgesia for intractable cancer pain. The epidural clonidine study group. Pain. 1995; 61:391-9.

103. Hassenbusch SJ, et al. Polyanalgesic Consensus Conference 2003: an update on the management of pain by intraspinal drug delivery report of an expert panel. J Pain Symptom Manage. 2004; 27:540-63.

104. Deer T, et al. Polyanalgesic consensus conference 2007: Recommendations for the management of pain by intrathecal (intraspinal) drug delivery: Report of an interdisciplinary expert panel. Neuromodulation. 2007; 10:300-28.

105. Mercadante S. Malignant bone pain: Pathophysiology and treatment. Pain. 1997; 69:1-18.

106. Eck JC, Nachtigall D, Humphreys SC, Hodges SD. Comparison of vertebroplasty and balloon kyphoplasty for treatment of vertebral compression fractures: A meta-analysis of the literature. Spine J. 2008; 8:488-97.

107. Heary RF, Bono CM. Metastatic spinal tumors. Neurosurg Focus. 2001; 1:11-25.

108. Jain PN, Shrikhande SV, Myatra SN, Sareen R. Neurolytic celiac plexus block: a better alternative to opioid treatment in upper abdominal malignancies: an Indian experience. J Pain Palliat Care Pharmacother. 2005; 19:15-20.

109. Bhatnagar S, et al. Early ultrasound-guided neurolysis for pain management in gastrointestinal and pelvic malignancies: An observational study in a tertiary care center of urban India. Pain Pract. 2012; 12:23-32.

110. Lee M, Silverman SM, Hansen H, Patel VB, Manchikanti L. A comprehensive review of opioid-induced hyperalgesia. Pain Physician. 2011; 14:145-61.

111. Ballantyne JC, Mao J. Opioid therapy for chronic pain. N Engl J Med. 2003; 349:1943-53.

112. Burton AW, Hamid B. Current challenges in cancer pain management: does the WHO ladder approach still have relevance? Expert Rev Anticancer Ther. 2007; 7:1501-2.

113. Rosenow JM. Management of cancer pain. JAMA. 2003; 29:1035-1068.

114. Kim PS. Interventional cancer pain therapies. Semin Oncol. 2005; 32:194-9.

115. Fitzgibbon D. Interventional procedures for cancer pain management: Selecting the right procedure at the right time. J Support Oncol. 2010; 8:60-1.

116. Van Zundert J, Van Boxem K, Joosten EA, Kessels A. Clinical trials in interventional pain management: Optimizing chances for success? Pain. 2010; 151:571-4.

117. Bhatnagar S, Gupta M. Evidence-based Clinical Practice Guidelines for Interventional Pain Management in Cancer Pain Indian J Palliat Care. 2015; 21:137-47.

118. Fallon M, et al. ESMO Guidelines Committee Management of Cancer Pain in Adult Patients: ESMO Clinical Practice Guidelines Ann Oncol. 2018; 29:166-191.

119. Portenoy RK. Treatment of cancer pain. Lancet. 2011; 377:2236-47.

120. van den Beukenvan EMH, et al. Prevalence of pain in patients with cancer: a systematic review of the past 40 years. Ann Oncol. 2007; 18:1437-49.

121. Burton AW. Chronic pain in cancer survivor: a new frontier. Pain Med. 2007; 8:189-98.

122. Glare PA, et al. Pain in cancer survivors. J Clin Oncol. 2014; 32:1739-47.

123. Brown MDR, Juan D, Ramirez JD, Farquhar-Smith P. Pain in cancer urvivors. Br J Pain. 2014; 8:139-153.

124. Xing F, et al. Curr Pain Headache Rep. 2018; 1:22-11.

125. Sindt JE, Brogan SE. Interventional treatments of cancer pain. Anesthesiol Clin. 2016; 34:317-39.

126. Burton AW, et al. Epidural and intrathecal analgesia is effective in treating refractory cancer pain. Pain Med. 2004; 5:239-47.

127. Deer TR, et al. Comprehensive consensus-based guidelines on intrathecal drug delivery systems in the treatment of pain caused by cancer pain. Pain Physician. 2011; 14:283-312.

128. Brogan S, Junkins S. Interventional therapies for the management of cancer pain. J Support Oncol. 2010; 8:52-9.

129. Gulati A, Puttanniah V, Hung J, Malhotra V. Considerations for evaluating the use of intrathecal drug delivery in the oncologic patient. Curr Pain Headache Rep. 2014; 18:380-91.

130. Bruel BM, Burton AW. Intrathecal therapy for cancer-related pain. Pain Med. 2016; 17:2404-21.

131. Deer TR, et al. Comprehensive Consensus Based Guidelines on intrathecal drug delivery systems in the treatment of pain caused by cancer pain. Pain Physician. 2011; 14:283-312.

132. Smith TJ, et al. Implantable Drug Delivery Systems Study Group. Randomized clinical trial of an implantable drug delivery system compared with comprehensive medical management for refractory cancer pain: impact on pain, drug-related toxicity, and survival. J Clin Oncol. 2002; 20:440-9.

133. Osenbach RK. Intrathecal drug delivery in the management of pain. In: Fishman S, Ballantyne J, Rathmell J (ed.). Bonica's management of pain. Philadelphia: Lippencott, Williams & Wilkins. 2010; 1437-57.

134. Belverud S, Mogilner A, Schulder M. Intrathecal pumps. Neurotheraputics. 2008; 5:114-22.

135. Kurita GP, Benthien KS, Nordly M, Mercadante S, Klepstad P, Sjogren P. The evidence of neuraxial administration of analgesics for cancer-related pain: a systematic review. Acta Anaesthesiol Scand. 2015; 59:1103-15.

136. Smyth C, et al. Intrathecal analgesia for chronic refractory pain: current and future prospects. Drugs. 2015; 75:1957-80.

137. Tay W, Ho KY. The Role of interventional therapies in cancer pain management. Ann Acad Med Singapore. 2009; 38:989-97.

138. Higginson IJ. Innovations in assessment: epidemiology and assessment of pain in advanced cancer. In: Jensen TS, Turner JA, Wiesenfeld-Hallin Z (ed.). Proc 8th World Congress on Pain, Progress in Pain research and management. Seattle: IASP Press. 1997; 8:155-84.

139. Caraceni A, Portenoy RK. An international survey of cancer pain characteristics and syndromes. Pain. 1999; 82:263-74.

140. Portenoy RK, Lesage P. Management of cancer pain. Lancet. 1999; 353:1695-700.

141. Grond S, Zech D, Schug SA, Lynch J, Lehmann KA. Validation of World Health Organization guidelines for cancer pain relief during the last days and hours of life. J Pain Symptom Manage. 1991; 6:411-22.

142. Zech DF, Grond S, Lynch J, Hertel D, Lehmann KA. Validation of World Health Organization Guidelines for cancer pain relief: a 10-year prospective study. Pain. 1995; 63:65-76.

143. Walker VA, Hoskin PJ, Hanks GW, White ID. Evaluation of WHO analgesic guidelines for cancer pain in a hospital-based palliative care unit. J Pain Symptom Manage. 1988; 3:145-9.

144. Burton AW, Hamid B. Current Challenges in Cancer Pain Management: does the WHO ladder approach still have Relevance? Expert Rev Anticancer Ther. 2007; 7:1501-2.

145. Wong GY, et al. Effect of Neurolytic Celiac Plexus Block on Pain Relief, Quality of Life, and Survival in Patients With Unresectable Pancreatic Cancer. JAMA. 2004; 3:1092-9.

146. Cleeland CS, et al. Pain and its treatment in outpatients with metastatic cancer. N Engl J Med. 1994; 330:592-6.

147. Enting RH, et al. A prospective study evaluating the response of patients with unrelieved cancer pain to parenteral opioids. Cancer. 2002; 94:3049-56.

148. Dirks J, et al. A randomized study of the effects of single-dose gabapentin versus placebo on postoperative pain and morphine consumption after mastectomy. Anesthesiology. 2002; 97:560-564.

149. Erdine S. Interventional treatment of cancer pain. Eur J Cancer Suppl. 2005; 3:97-106.

150. Bender JL, et al. What patients with cancer want to know about pain: a qualitative study. J Pain Symptom Manage. 2008; 35:177-87.

151. Manchikanti L, Fellows B, Singh V. Understanding psychological aspects of chronic pain in interventional pain management. Pain Physician. 2002; 5:57-82.

152. Amr YM, Makharita MY. Comparative Study Between 2 Protocols for Management of Severe Pain in Patients With Unresectable Pancreatic Cancer. Clin J Pain, Egypt. 2013; 29:807-813.

153. Arcidiacono PG, et al. Celiac plexus block for pancreatic cancer pain in adults (Review). Cochrane Database of Systematic Reviews. 2011; 3:1-26.

154. Chambers WA. Nerve blocks in palliative care. Br J Anaesth. 2008; 101, 95-100.

155. de Oliveira R, dos Reis MP, Prado WA. The effects of early or late neurolytic sympathetic plexus block on the management of abdominal or pelvic cancer pain. Pain. 2004; 110:400-408.

156. Fuji-Lau LL, et al. Impact of celiac neurolysis on survival in patients with pancreatic cancer. Gastro End J. 2015; 82:46-56.

157. Garcia RG, et al. Neurólise percutânea do plexo celíaco guiada por ultrassom utilizando um acesso anterior transgástrico e oxigenação apneica de fluxo contínuo: relato de caso. Hospital Israelita Albert Einstein. 2009; 3:361-64.

158. Gunduz OH, Coskun KO. Ganglion blocks as a treatment of pain: current perspectives. J Pain Res. 2017; 10:2815-26.

159. Jones WB, Jordan P, Pudi M. Pain management of pancreatic head adenocarcinomas that are unresectable: celiac plexus neurolysis and splanchnicectomy. J Gastro Onc. 2015; 6:445-51.

160. Kraychete DC, Garcia JBS, Siqueira JTT. Recommendations for the use of opioids in Brazil: part IV. Adverse opioid effects. Rev Dor. 2014; 15:215-23.

161. Mercadante S, et al. Sympathetic blocks for visceral cancer pain management: A systematic review and EAPC recommendations. Critical Reviews in Oncology/Hematology. 2015; 96:577-83.

162. Mercadante S, Fulfaro F, Casuccio A. Pain mechanisms involved and outcome in advanced cancer patients with possible indications for celiac plexus block and superior hypogastric plexus block. Tumori. 2001; 88:243-245.

163. Mishra S, et al. Efficacy of the Anterior Ultrasound-Guided Superior Hypogastric Plexus Neurolysis in Pelvic Cancer Pain in Advanced Gynecological Cancer Patients. Pain Medicine. 2013; 14:837-842.

164. Portenoy RK, Ahmed E. Cancer Pain Syndromes. Hematol Oncol Clin N Am. 2018; 1:1-16.

165. Ripamonti CI, et al. Management of cancer pain: ESMO Clinical Practice Guidelines. Ann Oncol. 2012; 23:139-54.

166. Bhatnagar S, Gupta M. Evidence-based Clinical Practice Guidelines for Interventional Pain Management in Cancer Pain. Ind J Pall Care. 2015; 21:137-47.

167. Schmidt AP, Schmidt SRG, Ribeiro SMO. O bloqueio do plexo hipogástrico superior é eficaz no tratamento de dor pélvica crônica? Rev Bras Anestesiol. 2005; 55:669-679.

168. Wong IY, et al. Effect of Neurolytic Celiac Plexus Block on Pain Relief, Quality of Life, and Survival in Patients With Unresectable Pancreatic Cancer. JAMA. 2004; 29:1092-9.

169. Wyse JM, Chen Y, Sahai AV. Celiac plexus neurolysis in the management of unresectable pancreatic cancer: When and how? World J Gastroenterol. 2014; 20:2186-92.

170. Bhaskar AK. Curr Opin Support Palliat Care. 2012; 6:1-9.

171. Amr YM, et al. Neurolytic Sympathectomy in the Management of Cancer Pain – Time Effect: A Prospective, Randomized Multicenter Study. J Pain Symptom Manage. 2014; 48:944-56.

172. Coyne PJ. When the World Health Organization analgesic therapies ladder fails: the role of invasive analgesic therapies. Oncol Nurs Forum. 2003; 30:777-83.

173. Portnow JM, Strassman HD. Medically induced drug addiction. Int J. 1985; 20:605-11.

174. Roos DE, Fisher RJ. Radiotherapy for painful bone metastases: an overview of the overviews. Clin Oncol. 2003; 15:342-4.

175. Ross JR, et al. Systematic review of role of bisphosphonates on skeletal morbidity in metastatic cancer. BMJ 2003; 327:469-72.

176. Rosen LS, et al. Long-term efficacy and safety of zoledronic acid in the treatment of skeletal metastases in patients with nonsmall cell lung carcinoma and other solid tumors: a randomized, phase III, double-blind, placebo-controlled trial. Cancer. 2004; 100:2613-21().

177. Saad F, et al. Long-term efficacy of zoledronic acid for the prevention of skeletal complications in patients with metastatic hormone-refractory prostate cancer. J Natl Cancer Inst. 2004; 96:879-982.

178. Lipton A, et al. Pamidronate prevents skeletal complications and is effective palliative treatment in women with breast carcinoma and osteolytic bone metastases: long term follow-up of two randomized, placebo-controlled trials. Cancer. 2000; 88:1082-90.

179. de Wit R, et al. The Amsterdam Pain Management Index compared to eight frequently used outcome measures to evaluate the adequacy of pain treatment in cancer patients with chronic pain. Pain. 2001; 91:339-34.

180. Meuser T, et al. Symptoms during cancer pain treatment following WHO guidelines: a longitudinal follow-up study of symptom prevalence, severity and etiology. Pain. 2001; 93:247-57.

181. Urch C. The pathophysiology of cancer-induced bone pain: current understanding. Palliative Medicine. 2004; 18:267-74.

182. Cotton A, et al. Malignant acetabular osteolyses: percutaneous injection of acrylic bone cement. Radiology. 1995; 197:307-10.

183. Galibert P, et al. Preliminary note on the treatment of vertebral angioma by percutaneous acrylic vertebroplasty. Neurochirurgie. 1987; 33:166-8.

184. Anselmetti GC. Treatment of extraspinal painful Bone metastases with percutaneous cementoplasty: a prospective study of 50 pacientes. 2008; 31:1165-73.

185. Ward WG, et al. Metastatic disease of the femur: surgical treatment. Clin Orthop Relat Res. 2003; 415:S230-S244.

186. Popken F, et al. Treatment outcome after surgical management of osseous breast carcinoma metastases. Preventive stabilization vs. management after pathological fracture. Unfallchirurg. 2002; 105:338-43.

187. Ristevski B, et al. Mortality and complications following stabilization of femoral metastatic lesions: a population-based study of regional variation and outcome. Can J Surg. 2009; 52:302-8.

188. Deschamps F, et al. Percutaneous stabilization of impending pathological fracture of the proximal femur. 2011; 35:1428-32.

189. Mirels H. Metastatic disease in long bones. A proposed scoring system for diagnosing impending pathologic fractures. Clin Orthop Relat Res. 1989; 249:256-64.

190. Jawad MU, Scully SP. In brief: classifications in brief: Mirels' classification: metastatic disease in long bones and impending pathologic fracture. Clin Orthop Relat Res. 2010; 468:2825-7.

191. Vargas-Schaffer G. Is the WHO analgesic ladder still valid? Twenty-four years of experience. Canadian Family Physician. 2010; 56:514-7.

Capítulo 93

Complicações dos Procedimentos Intervencionistas no Tratamento da Dor

Carlos Marcelo de Barros
Mariana Oliveira Ferreira
Carlos Alexandre de Freitas Trindade
Anne Caroline Rocha de Carvalho

As complicações referentes aos procedimentos minimamente invasivos para tratamento da dor podem variar desde pequenas alterações locais, como dor no local de punção ou hematomas, até serias alterações anatômicas e/ou funcionais envolvendo o sistema nervoso periférico e central e o sistema cardiovascular. As revisões de literatura enfocam principalmente complicações referentes a bloqueio da coluna lombar devido a prevalência da dor lombar e seu procedimento de bloqueio ter uma incidência maior de realização. No entanto, devemos nos atentar a todas as possíveis e prováveis intercorrências em qualquer tipo de técnica indicada respeitando as particularidades de cada paciente. Este capítulo tem como objetivo levantar as principais complicações decorrentes dos mais variados procedimentos para tratamento da dor e suas causas com a finalidade de reduzir ao máximo as intercorrências e aumentar a segurança para o paciente e equipe, considerando sempre que todo e qualquer procedimento deve ser realizada de acordo com a literatura e suas próprias diretrizes.[1] Há muito a experiência pessoal do médico deixou de fator de correção para balizar determinada conduta, hoje ela é sim um fator importante de segurança para o uso de técnicas consagradas pela literatura médica.

■ COMPLICAÇÕES ASSOCIADAS A HISTÓRIA PREGRESSA DO PACIENTE

Mesmo que minimamente invasivos, consideramos os bloqueios para dor procedimentos cirúrgicos, sendo então necessária a avaliação pré-operatória com revisão de sistemas dos pacientes submetidos a esse tratamento. No paciente oncológico o próprio câncer corrobora para complicações, no entanto a presença de outras patologias pregressas e uso de medicamentos são importantes informações acerca das possíveis intercorrências que podem ser potencializadas durante o procedimento. Atentar-se a anamnese para que sejam levantados sintomas de patologias não diagnosticadas.

Pacientes oncológicos

Pacientes com câncer podem apresentar complicações relacionadas à doença, ao tratamento oncológico ou ao tratamento da dor. Esses pacientes devem estar cientes das complicações relacionadas a estas três condições clínicas. É importante observar se o mesmo esta em uso de quimioterapia e radioterapia e se há necessidade de interromper alguma medicação ou tratamento e quais as consequências dessa conduta no tratamento e no prognóstico do paciente.[2]

A radioterapia causa lesões locais e altera a anatomia que podem aumentar o risco de infecção do sítio de punção e lesões nervosas. Enquanto os quimioterápicos podem reduzir a imunidade também elevando o risco de infecções associadas ao procedimento e alterações na farmacocinética e na farmacodinâmica das drogas utilizadas no tratamento da dor. É importante salientar que esses pacientes podem carregar consigo patologias cardiovasculares, respiratórias, endócrinas e gastrointestinais.

Alterações cardiovasculares

É necessário avaliar se o paciente possui doenças cardiovasculares como: hipertensão arterial crônica, insuficiência cardíaca (IC), infarto agudo do miocárdio (IAM) ou acidente vascular cerebral (AVC) prévios, insuficiência vascular, entre outras. Essas patologias associadas à efeitos adversos esperados do procedimento podem gerar intercorrências reversíveis ou irreversíveis como emergência hipertensiva, infarto agudo do miocárdio, arritmias instáveis, hipotensão grave levando a rebaixamento do nível de consciência, reflexos vasovagais, entre outros.[2] O uso de medicações neurolíticas podem causar arritmias e alterações hemodinâmicas que serão discutidas mais à frente.

Alterações respiratórias

A presença de alterações respiratórias mais comuns como tabagismo, DPOC e asma apenas apresentam risco

Seção 5 – Tratamento Intervencionista da Dor no Câncer

significativo se o paciente apresentar sintomas respiratórios como secreções purulentas, dispneia e febre. Elas devem ser tratadas antes de realizar o procedimento e talvez adiadas por quatro semanas se for possível.[2]

Alergias

O histórico de alergias tem que ser cuidadosamente levantado, muitas vezes paciente consideram alergias os efeitos colaterais da própria medicação ou de outro medicamento utilizado concomitante. Iodopovidina, relaxantes musculares, anestésicos voláteis e conservantes são mais alergênicos dentre as medicações utilizadas, mesmo assim os relatos de alergia são raros, enquanto opioides, anestésicos locais e corticoides são pouco alergênicos e casos de anafilaxia com os mesmos não são comumente relatados. Comumente ocorre que a náusea, vômito, taquicardia e tremores sejam mal interpretados pelo paciente que descrevem estes eventos como alergia. Para tanto o teste cutâneo pode ser previamente utilizado,[2] mas não faz parte da prática comum.

As reações mais comuns documentadas são cutâneas como *rash*, eritema e erupções que mesmo quando leves deve-se suspender o uso imediatamente da medicação suspeita e tratar os sintomas. Reações anafiláticas podem iniciar com hipotensão, taquicardia, dispneia, entre outros sintomas graves. O diagnóstico de choque anafilático deve ser feito rapidamente com o intuito de acelerar o inicio do tratamento.

Distúrbios de coagulação

A formação de hematomas está relacionada a distúrbios de coagulação ou lesões de vasos durante as punções. Para avaliação de riscos de formação de hematomas nos procedimentos para tratamento da dor, as Diretrizes de 2018 da American Society of Regional Anesthesia and Pain Medicine foram revistas e adaptadas. A Tabela 93.1 pode ser utilizada para a uma visualização geral dos riscos associados a cada procedimento, sendo divididos entre categoria de risco baixo, intermediário e alto. Aqueles de alto risco exigem uma abordagem mais intensiva das questões específicas da segurança do paciente para garantir resultados mais seguros.[3]

Pacientes com dor cervical ou dor lombar passando por punções peridurais ou outras intervenções na coluna vertebral pode ter alterações anatômicas significativas, incluindo estenose espinhal, hipertrofia de ligamento amarelo, espondilolistese ou espondilose, que podem comprimir o plexo venoso epidural dentro do reduzido espaço epidural. Além disso podem ser formadas aderências fibrosas e cicatrizes, comprometendo ainda mais a capacidade do espaço peridural e distorcendo a anatomia dos vasos epidurais. O risco de sangramento é ainda maior em pacientes com dor que fazem uso de vários medicamentos concomitantes com efeitos anti agregantes plaquetários (clopidogrel), incluindo anti-inflamatórios não esteroides (aspirina) e inibidores da recaptação de serotonina.[3]

A gravidade do sangramento está relacionada ao seu volume e sua localização, ou seja, dependente da técnica e local do bloqueio. Podemos classificar também o risco de acordo com as técnicas neuroaxiais e as não neuroaxiais.[2]

Técnicas não neuroaxiais

São bloqueios realizados fora do neuroeixo. No geral, os hematomas nessas regiões têm efeitos locais de compressão, mesmo por vezes causando lesões irreversíveis, virtualmente podem ter menor impacto na qualidade de vida do paciente na maioria dos relatos. Por exemplo durante o boqueio do nervo trigêmeo com descompressão de balão ou infiltração de forame oval pode ocorrer sangramento e compressão da inervação e posterior fraqueza facial. Assim como a radiofrequência por termorregulação do gânglio esfenopalatino pode evoluir com hematoma em bochecha e epistaxe. Outras técnicas torácicas e abdominais periféricas não produzem efeitos de compressão e disfunção tão expressivas a ponto de gerar sintomas neurológicos significativos, mas podem geram síndromes compartimentais leves e posterior infecção do hematoma.

Já os bloqueios que envolvem o neuroeixo onde as soluções são injetadas periespinhais, peridurais ou intratecais podem causar complicações catastróficas agudas ou subagudas associadas a compressão da inervação ou mesmo reações relacionadas a medicação em contato com SNC discutidas mais adiante.[2]

A apresentação característica do hematoma no neuroeixo é a dor nas costas de origem radicular, início de déficit sensorial e/ou motor e retenção urinária. Contudo, dor nas costas foi relatada em apenas um terço dos pa-

---

Tabela 93.1. Estratificação dos procedimentos de tratamento de dor em relação ao risco de sangramentos

Baixo	Moderado	Alto
• Bloqueio de nervo periférico	• Bloqueios interlaminares	• Teste e implante de neuroestimulador da medula espinhal
• Injeções intra-articulares e musculoesqueléticas	• Bloqueios transforaminais	• Implante de estimulação do gânglio da raiz do dorsal
• Injeção de pontos-gatilho	• Procedimentos intradiscais	
• Bloqueio facetário torácico e lombar	• Bloqueio simpático (gânglio estrelado, torácico, lombar, celíaco, hipogástrico)	• Cateter intratecal e implante de bomba
• Neuroestimulação de nervo periférico	• Bloqueio gânglio trigêmeo e esfenopalatino	• Vertebroplastia e cifoplastia)
• Implante e revisão de eletrodo de neuroestimulação periférica		• Laminectomia descompressiva percutânea
• Substituição de bomba intratecal		• Epiduroscopia e descompressão epidural

Fonte: Narouze S, et al.; 2018.[3]

cientes.[10] A perda de força dos membros inferiores deve gerar uma forte suspeita. Cerca de metade dos hematomas manifesta-se após a remoção do cateter peridural, às vezes até 12 h após remoção do cateter. Portanto, recomenda-se que a avaliação da força motora seja feita a cada 4 h, até 24 h, mesmo após a remoção do cateter peridural.[10]

O prognóstico do sangramento peridural/subdural tem o pior resultado de todas as complicações neurológicas. A ressonância nuclear magnética é o exame complementar de escolha para investigação dessa hipótese diagnóstica e deve ser realizado imediatamente. O tratamento é neurocirúrgico com retirada do hematoma por laminectomia, no mínimo, é a chave para boa recuperação neurológica. Os principais preditores do resultado são a latência entre formação de hematoma epidural e a intervenção neurocirurgica, a gravidade da fraqueza motora e tamanho do hematoma. Os piores desfechos podem ser devido ao atraso no diagnóstico e gestão inadequada. As falhas comuns descritas foram continuação da infusão peridural, apesar da fraqueza nas pernas; atraso na procura aconselhamento neurocirúrgico e falhas organizacionais, tais como indisponibilidade de imagem por ressonância magnética.[2,10]

Em resumo, os sinais de alarme para hematomas no neuroeixo e que exigem ações imediatas são: bloqueio motor significativo em paciente com peridural torácica; bloqueio motor intenso e inapropriado, incluindo bloqueio unilateral; bloqueio motor marcadamente progressivo durante infusão peridural; bloqueio motor não resolvido, mesmo após cessar infusão peridural; bloqueio motor inesperado recorrente após o reinício da infusão da anestesia peridural, que foi interrompida devido ao bloqueio motor intenso. Visto esses sinais, é mandatório a avaliação e reavaliação neurológica do paciente e cogitar ressonância nuclear magnética de urgência.[10]

O sangramento é mais comum em idosos, pacientes com doenças vasculares e uso de anticoagulantes ou antiagregantes plaquetários.

No caso de pacientes oncológicos é muito mais comum o estado de hipercoagulação e particularmente aqueles com doença avançada e tumores cerebrais primários, adenocarcinoma ovariano, câncer de pâncreas, cólon, estômago, pulmão, próstata e rim.[2] Sendo assim as complicações sistêmicas envolvendo a formação de trombos, como tromboembolismo pulmonar, trombose venosa profunda, acidente vascular cerebral isquêmico e infarto agudo do miocárdio podem ocorrer com mais frequência independente da presença de patologias cardiovasculares prévias. Pacientes com câncer têm um risco seis vezes maior de eventos tromboembólicos, sendo o câncer ativo responsável por 20% dos novos episódios.[2]

Em termos práticos estudos realizados em três centros de tratamento a dor evidenciaram que após 26.061 bloqueios lombares evidenciou-se que não houveram complicações maiores (déficit neurológico permanente ou sangramento clinicamente significativo, como hematoma epidural, com qualquer procedimento. A taxa global de complicações foi de 1,9% (493/26.061). Reações vasovagais foram os eventos mais frequentes (1,1%). Dezenove pacientes (< 0,1%) foram transferidos para serviços de emergência devido a: reações alérgicas, dor torácica, hipertensão sintomática e reação vasovagal importante.[1]

■ COMPLICAÇÕES ASSOCIADAS A MEDICAÇÃO

Intoxicação por anestésico local

• Sistema nervoso central (SNC)

A toxicidade do SNC pode resultar da absorção sistêmica ou de injeções intravasculares inadvertidas já que os anestésicos locais (AL) atravessam com facilidade a barreira hematoencefálica. Seus efeitos no SNC são determinados pela concentração plasmática atingida (Tabela 93.1). Em baixa concentração aparecem distúrbios leves nos sistemas sensoriais e com o aumento da concentração plasmática começam a predominar as atividades excitatórias e convulsivas do SNC.[2] Se houver concentração plasmática suficientemente grande ou rápido aumento, a excitação do SNC pode evoluir para depressão e coma, levando à depressão respiratória e à parada cardiorrespiratória.[4] O potencial de toxicidade do SNC está diretamente relacionado à potência dos anestésicos locais. Agentes lipossolúveis altamente potentes, como a bupivacaína, podem causar toxicidade com uma fração da dose daqueles agentes menos potentes. Esse potencial de toxicidade é modificado por alguns fatores, como uma diminuição na ligação e eliminação de proteínas dos anestésicos locais, acidose sistêmica, hipercapnia e hipercarbia podem aumentar o risco de toxicidade do SNC, entre outros. Por outro lado, a coadministração de agentes depressores do SNC, como barbitúricos e benzodiazepínicos, podem diminuir a probabilidade de convulsões.[5] Apesar disso, os relatos clínicos apontam que as reações de toxicidade do SNC pelo AL em anestesias regionais são incomuns. Pesquisas da França e dos Estados Unidos de mais de 280.000 casos envolvendo anestesia regional mostram uma incidência de convulsões de aproximadamente 1/10.000 com injeções epidurais e 7/10.000 com bloqueios de nervos periféricos.[5]

• Cardiovascular

Em geral são necessárias concentrações sistêmicas superiores às observadas na toxicidade do SNC para gerar toxicidade cardiovascular pelos AL. O potencial de toxicidade cardiovascular, como o da toxicidade do SNC, está relacionado intimamente com a potência, ou liposolubilidade, dos AL. No entanto, enquanto todos os anestésicos locais podem causar hipotensão, arritmias e depressão miocárdica, agentes mais potentes como a bupivacaína, ropivacaína e levobupivacaína, podem gerar resultados desastrosos, como colapso cardiovascular fatal e bloqueio cardíaco completo. Entre os potentes agentes de ação prolongada, a ropivacaína e a levobupivacaína podem ter uma toxicidade cardiovascular mais segura do que a bupivacaína.[5]

Concentrações elevadas de AL demonstraram atrasar a condutividade elétrica cardíaca e reduzir a contratilidade cardíaca. Apesar de todos os ALs perturbem o sistema de condução cardíaco através de um bloqueio dose-dependente de canais de sódio (clinicamente observado como prolongamento do intervalo PR e duração do complexo QRS), várias características exclusivas da bupivacaína justificam a sua maior cardiotoxicidade. Primeiro, a bupivacaína tem uma afinidade inerentemente maior para ligar aos canais de sódio em repouso e inativados do que a lidocaína. Segundo, embora todos os anestésicos locais se liguem aos canais de sódio durante a sístole e dissociam durante

Tabela 93.2. Efeito sistêmico dose-dependente da lidocaína

Concentração plasmática (ug/mL)	Efeito
1-5	Analgesia
5-10	Tontura, tinido, dormência na língua
10-15	Convulsões, inconsciência
15-25	Coma, parada respiratória
> 25	Depressão cardiovascular

Fonte: Barash PG; 2009.[5]

a diástole, ocorre a dissociação da bupivacaína durante a diástole mais devagar que a lidocaína. Esta lenta taxa de dissociação impede uma recuperação completa dos canais de sódio (Tabela 93.2).[5]

Apesar dessas considerações a compreensão atual dos mecanismos moleculares subjacentes à toxicidade cardíaca do anestésico local é limitada (Figura 93.1).

Neurolíticos

As drogas neurolíticas proporcionam efeitos de longo prazo ou permanentes na condução nervosa. Este efeito é chamado neurólise. Os bloqueios neurolíticos são mais indicados para dor do câncer devido as alterações irreversíveis. As drogas neurolíticas têm propriedades físicas e químicas diferentes. Dessa forma o mecanismo de ação e o dano neural resultante do uso dessas drogas são diferentes, bem como seus efeitos colaterais. Atualmente, são utilizados álcool etílico, fenol, glicerol. Algumas substâncias como, ácido ósmico, nitrato de prata, cloreto de sódio hipertônico intratecal e aplicações de soro fisiológico frio foram abandonadas devido aos numerosos efeitos colaterais.[2]

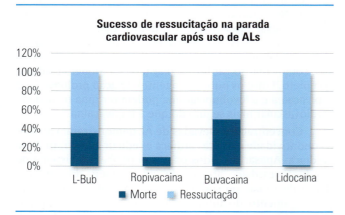

Figura 93.1. Sucesso da ressuscitação de cães após colapso cardiovascular de infusões intravenosas de lidocaína, bupivacaína, levobupivacaína (L-bupiv) e ropivacaína. As taxas de sucesso foram maiores para a lidocaína (100%) do que para a ropivacaína (90%) e a levobupivacaína. (Fonte: Barash PG. Clinical anesthesia: Lippincott Williams & Wilkins; 2009.[5])

- **Complicações gerais das drogas neurolíticas**
  - Neurite: a lesão inflamatória das estruturas nervosas pode ocorrer após o bloqueio do nervo, tem uma taxa observada de 2 a 28% de danos nos nervos periféricos e culmina com dor ou distúrbios sensoriais na topografia de inervação.
  - Parestesia e hipoestesia: são o objetivo da neurólise. No entanto torna-se uma complicação se o paciente que será submetido ao procedimento não tiver entendimento sobre esse efeito.
  - Paralisia: é a complicação mais séria que pode ocorrer após bloqueio neurolítico. Está relacionado a injeção inadvertida de doses intratecais incorretas de drogas neurolíticas.
  - Anestesia dolorosa: é outra complicação importante observada após o bloqueio neurolítico. É mais comum após o bloqueio ganglionar de Gasser, mas também pode ocorrer após bloqueio intercostal e outros bloqueios nervosos periféricos. Ocorre lesão por deaferentação e o paciente evolui com perda de sensibilidade e dor no local de inervação do feixe lesionado.
  - Trauma pelas agulhas, cateteres e outros dispositivos: a agulha ou cateter também podem levar a danos nos nervos durante a injeção dos neurolíticos. A ponta da agulha pode levar a uma diminuição do fluxo sanguíneo local e a defeitos no perineuro e no endoneuro. Além disso, o traumatismo por agulha pode danificar o tecido circundante e a concentração do fármaco injetado no tecido alvo pode causar uma diminuição da eficiência. O desenvolvimento de agulhas rombas que causam muito menos trauma, de eletrodos de medição de impedância, técnicas de estimulação e o uso de imagens reduzem a probabilidade de danos nos nervos.[2]

- **Complicações específicas dos neurolíticos**
- *Álcool etílico*

Como um dos medicamentos neurolíticos mais antigos, o álcool é aplicado em concentrações de 50 a 95%. É o agente usado no bloqueio ganglionar de Gasser, uma variedade de bloqueios nervosos periféricos, plexos celíacos e bloqueios simpáticos lombares. Sua injeção é dolorosa e um anestésico local deve ser injetado antes do bloqueio. O álcool leva à degeneração dos nervos e após o dano neural a neurite pode se desenvolver, incidência dessa complicação pode ser de 10 a 66%. A injeção direta de álcool no tecido nervoso cria um bloqueio de condução. A natureza do efeito muda dependendo da estrutura do tecido nervoso. Nos nervos sensoriais, observa-se hipoestesia ou anestesia; nos nervos motores, paralisia ou paresia é evidente; e nos nervos mistos, ambos são observados. Entre os efeitos colaterais está a inibição da enzima aldeído desidrogenase. Os usuários de antibióticos beta-lactamase, metronidazol, cloranfenicol, tolbutamida ou clorpropamida podem observar a ocorrência de sudorese, flacidez, tontura, náusea e vômito após a injeção de álcool. Uma injeção de alta dose de álcool, dependendo da concentração sanguínea, pode causar um efeito depressivo do SNC.[2]

• Fenol

É um fármaco neurolítico amplamente utilizado que se espalha facilmente para todos os tecidos, afetando todos eles, incluindo a pele, por meio da modificação das estruturas proteicas. Concentrações de fenol de 5% ou mais levam a necrose no contato com a pele. Ele provoca coagulação de proteínas nos nervos, que é semelhante aos efeitos do álcool. Altas concentrações podem causar fibrose excessiva e espessamento da aracnoide devido a degeneração Walleriana e desmielinização segmentar. A degeneração walleriana ou de Waller consiste na degeneração distal do axônio e sua bainha de mielina quando ocorre uma lesão traumática ou química. Inicialmente provoca período curto de estimulação e, posteriormente, depressão no SNC. A absorção sistêmica na circulação suprime o miocárdio e o efeito tóxico nos pequenos vasos leva à hipotensão. O envenenamento por fenol crônico pode causar o surgimento de erupções cutâneas, distúrbios gastrointestinais e danos renais. Quando aplicado como um neurolítico em concentrações de 6 a 10%, não é possível atingir um nível sanguíneo tóxico. Além disso, há um forte efeito antipirético. O efeito do fenol nas estruturas vasculares é maior do que o dos neuro-fosfolipídios no tecido nervoso. Por essa razão, altos volumes de fenol não podem ser aplicados às estruturas vasculares; por exemplo, para um bloqueio ganglionar celíaco, o álcool é preferido.[2]

• Glicerol

É a droga de escolha em relação as demais, principalmente para o tratamento da neuralgia do trigêmeo. Sua alta viscosidade impede que se espalhe para os tecidos adjacentes e tem baixo nível de complicações.

Agentes de contraste

O uso de fluoroscopia como guia para os procedimentos intervencionistas tornou indispensável a utilização de agentes de contraste, principalmente em intervenções que envolvem a coluna vertebral. Para compreensão das complicações associadas aos agentes de contraste faz-se necessária uma breve revisão de sua classificação.

Eles podem ser classificados de duas maneiras: agentes de contraste positivos e negativos.

Os agentes de contraste positivo são aqueles que ao absorver raios X apresentam uma imagem mais pronunciada do tecido desejado. Substâncias não iônicas e iônicas usadas no tratamento da dor estão nesse grupo. Em contrapartida os agentes de contraste negativos são mais transparentes que os outros agentes. Este grupo inclui ar, dióxido de carbono, nitrogênio, óxido nitroso, hélio, oxigênio e xenônio.[2]

Na classificação pela estrutura química podem ser iônicos ou não iônicos.

Os iônicos são soluções com os agentes radiopacos contendo bário e iodo. A presença de ions livres nas soluções iônicas eleva a osmolaridade em oito vezes a quantidade normal, gerando então evidente hiperosmolaridade. As drogas iônicas com propriedades de alta e baixa osmolaridade podem ser manipuladas em dois grupos separados.

A toxicidade do medicamento é elevada quando ocorre a hiperosmolaridade. Todos os medicamentos contêm iodo orgânico são não iônicos, o que explica a aparência do contraste. Esse agentes não iônicos são mais hidrofílicos que os iônicos, o que caracteriza menor toxicidade quando no espaço subaracnóideo ou intravenoso. A osmolaridade de drogas não iônicas é baixa, reduzindo também os efeitos colaterais associados a hiperosmolaridade. Drogas usadas durante os métodos intervencionistas devem ser não iônicas. Exemplos de drogas não iônicas são iohexol, iopamidol, iodixanol e ioversol.[2]

Os agentes de contraste possuem eliminação renal, por conseguinte podem levar a modificações repentinas na função renal. Dessa forma pacientes que fazem uso de metformina podem complicar com acidose lática, sendo então recomendado a descontinuidade temporária da medicação.

Em geral os efeitos colaterais são difíceis de prever no primeiro contato com a medicação, ainda assim é importante identificar possíveis alergias a componentes da solução, como alergia a iodo, que podem se tornar complicações graves com anafilaxia.

Complicações associadas a composição química estão relacionadas a hiperosmolaridade e toxicidade (quimiotoxicidade, osmotoxicidade e toxidade por íons). A primeira já foi citada acima e está mais associada a agentes iônicos devido a sua maior osmolaridade, mas pode ocorrer complicações associadas a hiperosmolaridade em menor escala.

A quimiotoxicidade ocorre quando enzimas se ligam às proteínas e depois as estruturas celulares por meio da membrana celular. As reações dessas ligações podem estar somadas aos efeitos colaterais osmóticos. Podem ocorrer arritmia e alterações no ECG evoluindo com depressão cardíaca. A injeção inadvertida de contraste no espaço subaracnóideo é possível durante a injeção transforaminal ou epidurografia e podem causar lesões na medula espinhal. A osmotoxicidade do agente de contraste depende da hiperosmolaridade. Existe uma diferença significativa de osmolaridade entre os agentes de contraste iônicos e não iônicos conforme foi citado. A osmolaridade para substâncias iônicas é de 600-2.400 mOsm/kg, enquanto o nível de substâncias não iônicas é de 300 mOsm/kg.[2] Os efeitos colaterais variam de leve a grave, em que a maioria são reversíveis e não necessitam de tratamento específico. Após a injeção de substâncias iônicas, efeitos colaterais leves, como dor, sensação de calor e vasodilatação, bem como efeitos colaterais mais graves, como agregação de eritrócitos e lesão endotelial vascular, podem ocorrer. Os efeitos colaterais mais frequentes são náusea, vômito e dor musculoesquelética. Os efeitos colaterais começam 1 a 1,5 h após a injeção e diminuem em 24 h. Dor lombar, zumbido, sudorese e convulsões são vistos com pouca frequência. Em casos raros, isso pode evoluir para neuropatia periférica. Efeitos colaterais como distúrbios sensoriais e motores, mielite, fraqueza motora nos músculos das pernas, câimbras musculares, fasciculações e espasticidade, progredindo para paralisia, ocorrem muito raramente. Em particular, o uso de drogas ionizadas com alta osmolaridade pode resultar em insuficiência renal aguda.[2] Essas complicações são ainda mais raras quando fazemos uso de agentes de contraste não iônicos.

Corticoides

Os esteroides mais comumente usados são acetato de metilprednisolona, triancinolona, acetato de betametasona e dexametasona. Eles diferem em características moleculares e funcionais, tendo suas indicações, contraindicações e complicações associadas a essas diferenças. Uma revisão da literatura revela que uma proporção esmagadora das complicações está relacionada às injeções epidurais transforaminais, das quais as injeções peridurais transforaminais cervicais constituíram a maioria das complicações neurológicas. Dados de utilização de injeções epidurais revelaram que as injeções epidurais transforaminais cervicais constituem apenas 2,4% do total de injeções epidurais e < 5% de todas as injeções epidurais transforaminais.[6]

As partículas de dexametasona são de 0,5 μm e têm um diâmetro 5 a 10 vezes menor do que as células vermelhas do sangue, é solúvel em água e não há propriedade de agregação mesmo com aumento de viscosidade ao ser misturada quando misturada com outros anestésicos. Dessa forma tem rápido efeito inicial comparado a outros agentes, que são menos solúveis na água. No entanto, estudos recentes sobre este assunto mostraram que não há grandes diferenças entre a duração do efeito. A dexametasona não é particulada, sendo a mais indicada para bloqueios na região cervical.

As partículas de triancinolona variam em tamanho entre 0,5 e 100 μm. Partículas em larga escala são 12 vezes maiores que uma hemácia de tamanho médio. Eles causam superagregação.

As partículas de betametasona variam. Existem partículas muito pequenas, assim como partículas acima de 100 μm. Eles causam superagregação.

As partículas de metilprednisolona têm uma composição uniforme e a maioria possui diâmetros menores que os glóbulos vermelhos. Apesar da possibilidade de agregação ser muito baixa, ainda há o risco de embolia.

As formas injetáveis de esteroides são compostas por várias soluções tampão tais como polietilenoglicol, álcool benzílico e cloreto de benzalcónio. Relacionado a isso, a neurotoxidade pode se desenvolver. Estes efeitos tóxicos podem ocorrer muito mais tarde.

Existem várias teorias sobre o uso local dos corticosteroides em procedimentos invasivos de dor. Essas teorias vão desde os efeitos locais com inibição de mediadores químicos inflamatórios com efeitos locais analgésicos e imunoregulador, até redução na sensibilização dos neurônios do corno dorsal da medula e ação sobre a dor central. Em geral, a droga mais utilizada é a metilprednisolona entre 40 e 80 mg. Um anestésico local pode ser adicionado para prolongar a duração do efeito.[2]

• Efeitos colaterais e complicações

Pode surgir lipomatose epidural devido a injeções epidurais de esteroides, no entanto a causa é desconhecida. Esse aumento do tecido adiposo dentro do espaço epidural pode evoluir de forma grave com compressão da medula espinhal e sintomas associados.[2]

Mesmo com aplicação local, as complicações sistêmicas podem ocorrer. Exemplo da desmineralização óssea, mais frequente em idosos e mulheres na menopausa. Um grande estudo de coorte retrospectivo comparou os dados de 3.000 pacientes com dor na coluna que receberam um esteroide peridural lombar com dados de 3.000 controles combinados que não receberam injeções. Cada injeção de corticoide peridural aumentou o risco de fratura em 31%. Portanto, recomenda-se manter a exposição ao corticosteroide a um mínimo, particularmente para pacientes de alto risco. Alterações do eixo hipotalâmico ocorrem com frequência e geral com a Síndrome de Cushing que perduram de 3 a 6 semanas.[7]

Os corticosteroides podem causar uma supressão dose-dependente do sistema imune que surge como resultado das alterações transcricionais que suprimem os genes inflamatórios, regulam os genes anti-inflamatórios e inibem os fagócitos das células B e C. Não há estudos retrospectivos sobre taxas de infecção após uso de corticosteroides para bloqueio, mas relatos de casos mostraram que, após seu uso, uma infecção pode ocorrer em pacientes com condições imunossupressoras existentes, como diabetes, câncer (com e sem metástases) e neutropenia, e em pacientes que tomam corticosteroides orais, com história de infecções, e com insuficiência renal.

Elevação dos níveis de glicose podem ser observados em pacientes com diabetes (insulinodependente ou não); níveis elevados de glicose podem persistir por dois a seis dias após a injeção. Pacientes com diabetes devem receber informações sobre hiperglicemia após a injeção e entender a possível necessidade de ajustar seu tratamento.[7]

Complicações menores sem danos permanentes podem acontecer com mais frequência no bloqueio cervical, como dor cervical axial, dor cervical não relacionada à posição, flacidez na face, náuseas e vômitos, febre na noite após a intervenção (0,3%), sensibilidade no local da injeção, episódio hipotensivo isolado, insuficiência respiratória, fraqueza subjetiva nos braços por 24 horas e insônia, alguns desses ocorrem também após injeção caudal, torácica, lombar, transfacetária (TF) ou interlaminar.

Ao utilizar a técnica de "perda de resistência", a punção acidental dural pode resultar em pneumocéfalo que evolui com cefaleia. Esse tipo de cefaleia é diferente da cefaleia pós-punção resulta em uma dor de cabeça imediata, não está relacionada a uma determinada posição e às vezes está associada a sintomas neurológicos. O rubor pode surgir durante as injeções interlaminares e de transforaminais como resultado dos mecanismos mediados pela imunoglobulina E. A incidência relatada varia de 0,1% a 11%. Isso pode ser evitado pela administração profilática de um anti-histamínico. O soluço persistente, provavelmente devido à estimulação da curva aferente do reflexo do nervo frênico, do nervo vago ou dos nervos simpáticos de T6-T12, desaparece com medidas conservadoras ou clorpromazina.[7]

A injeção indesejada no disco intervertebral durante injeção de corticosteroides não é incomum; pode ser negligenciado por aqueles que realizam o procedimento e, portanto, é insuficientemente relatado na literatura. Isso ocorre mais frequentemente com injeções de transforaminal (de 0,17% a mais de 2%) do que com procedimentos interlaminares (0,02 a 0,07%). Se a agulha for colocada no aspecto antero-inferior do forame (isto é, mais perto do disco), isso provavelmente aumentará as chances de injeção intradiscal.[7] Apesar da colocação ideal da agulha, é possível que ocorra a disseminação intradiscal do fluido de contraste; isso se deve às rotas que ligam o espaço epidural ao disco intervertebral. Isso enfatiza a necessidade de usar fluoroscopia para rastrear essa complicação. A injeção intradiscal é tipicamente inócua, mas se ocorrer infecção, como espondilodiscite, isso pode ter resultados catastróficos. É por isso que alguns especialistas sugerem a administração de antibióticos profiláticos em pacientes com maior risco.[7]

• Complicações maiores

• Traumatismo por agulha

Em 1994, Bogduk apontou que a maioria das complicações não está relacionada ao tipo de corticosteroide injetado, mas mais ligada ao uso de agulhas ou à injeção de outras substâncias além dos corticosteroides, como já foi citado nas complicações por neurolíticos. Estudos de erros médicos, nos quais a maioria das complicações envolveu traumatismo direto do nervo ou lesão da medula espinhal evidenciou que podem ocorrer danos temporários nos nervos espinhais injeções lombares de TF (4,6%), seguidas por injeções interlaminares em todos os níveis (0,25 a 0,33%). O dano neural pode ser minimizado ou evitado se um paciente relata parestesia durante a colocação da agulha e o procedimento é abortado antes da injeção de qualquer substância dentro de uma estrutura neural, o uso de sedação profunda não é recomendado durante esses procedimentos.[7]

Reações oftalmológicas como coriorretinopatia induzida por esteroides foram relatadas, mas são bastante raras.[2] Hemorragia venosa da retina e ambliopia foram relatados após uso de corticosteroides peridurais em volumes acima de 40 mL. Acredita-se que esta complicação seja secundária ao aumento da pressão do fluido espinhal no espaço subaracnóideo com subsequente elevação da pressão venosa retiniana. Foram relatados defeitos transitórios de visão bilateral após a aplicação de 15 mg de triancinolona no TF cervical. Coriorretinopatia serosa central, com descolamento central retina, foi descrita em 7 casos e pode surgir secundariamente à retenção de fluidos devido a corticosteroides epidurais, com um processo de cicatrização normal que requer semanas a meses. Todas essas complicações são descritas apenas em relatos de casos; assim, a incidência não é conhecida.[7]

• Neurovascular

Hematoma epidural e isquemia são exemplos de possíveis complicações vasculares. A maioria das complicações maiores são neurológicas e são descritas anteriormente nesse capítulo em sangramentos e hematomas no em bloqueio de neuroeixo neste artigo.

• Incidência de complicações maiores

Um departamento do FDA, a Divisão de Farmacovigilância II, avaliou complicações neurológicas graves após o uso peridural de corticosteroides através do banco de dados do Sistema de Notificação de Eventos Adversos (FAERS) da FDA. Uma busca foi realizada de 1º de janeiro de 1965 a 23 de abril de 2014, por casos de aracnoidite,

e de 1 de novembro de 1997 a 23 de abril de 2014, para casos de distúrbios graves do sistema nervoso. Isso rendeu um total de 131 casos (incluindo 18 relatos de casos publicados), que incluíram 41 casos de aracnoidite e 90 casos graves de distúrbios do sistema nervoso. Casos de infecções fúngicas devido à contaminação do corticosteroide no composto não foram incluídos. A incidência exata dessas complicações maiores não pode ser estimada devido a vários fatores: subnotificação de complicações na literatura. O número total de injeções epidurais por ano é desconhecido. No entanto, sabemos que 1,3 milhão de injeções peridurais foram dadas a pacientes com 65 anos de idade e mais velhos nos Estados Unidos em 2013. Dados do IMS Health mostram que aproximadamente 604.000 pacientes com menos de 65 anos receberam uma injeção de corticoide epidural em 2013. Estima-se que o número total de injeções de corticoides epidurais realizados anualmente nos Estados Unidos é de 9 milhões.[7] A baixa incidência, de tal forma que isso nunca poderia ser relatado em estudos retrospectivos, prospectivos ou de coorte, mas apenas em relatos de casos ou em "reivindicações fechadas". Um estudo retrospectivo envolveu 4.265 injeções epidurais (interlaminar, TF e caudal) realizadas em 1.857 pacientes durante um período de 7 anos. Nenhuma das principais complicações pôde ser identificada. O número de complicações menores foi menor após uma injeção de TF (2,1%) do que após uma injeção interlaminar (6,0%). Vários estudos de coorte envolvendo um total de mais de 16.000 ESIs consecutivas em todos os níveis também não mostraram quaisquer complicações maiores (Tabela 93.3).[7]

Em resumo, a incidência exata de complicações associadas a injeções peridurais de esteroides atualmente não pode ser determinada, já que isso requer uma triagem populacional extensa, mesmo com o grande número de procedimentos realizados. No entanto os relatos de caso e revisões de literatura podem ajudar a entender e evitar as complicações que venham a surgir. Ainda assim o número de injeções epidurais em relação ao número de relatos de complicações maiores justifica a suposição de que essas complicações são raras

Tabela 93.3. Complicações menores relatadas após injeção de corticoide epidural

Tipo de complicação	Frequência
Todas as menores complicações	2,4% (por injeção)
Punção discal acidental	2,3% (lombar)
Exacerbação transitória da dor	1,1%
Punção dura acidental	0,33 para 1% (lombar) e 0,25 a 2,65% (cervical)
Dor a injeção	0,33%
Tontura persistente	0,14%
Resposta vasovagal	0 a 1% (lombar) e 0,04 a 8% (cervical)

Fonte: Van Boxem K, et al.; 2018.[7]

Complicações neurológicas e região cervical

A rota interlaminar é predominantemente relacionada à lesão da medula espinhal secundária a trauma por agulha, enquanto vários relatos de casos descrevem lesão vascular após uma abordagem de TF cervical.

Torácica

A literatura sobre complicações nessa região é mais escassa, mas os procedimentos nessa região são menos frequentes, o que poderia explicar a menor incidência.

Lombar

Pelo menos 18 casos foram encontrados na literatura, dos quais 4 casos tinham uma etiologia pouco clara: possivelmente secundária a tecido tumoral, hematoma ou lesão da artéria radicular (desde a aorta até artéria lombalis até artéria espinhal). A paraplegia após a injeção da TF foi relatada em 14 casos. O nível de raiz nervosa mais frequente que levou a complicações foi L3 (5 casos), seguido por L5 (3 casos), L1 e L2 (cada 2 casos), e L4 e S1 (cada 1 caso). Para concluir, as complicações são mais prováveis de ocorrer com a técnica interlaminar no nível cervical por trauma direto da medula espinhal e com a técnica de TF de uma complicação neurovascular (cervical e torácica mais frequentemente do que lombar) com a possibilidade de um infarto da medula espinhal, tronco encefálico, cérebro ou cerebelo. Há várias hipóteses para esse dano observado no sistema nervoso central com a técnica TF:

- Danos diretos ao suprimento arterial da medula espinhal.
- Neurotóxica efeito do corticosteroide injetado e/ou conservantes e/ou solventes ("portadores"). As concentrações do solvente na preparação comercialmente disponível tornam improvável a ocorrência de toxicidade.
- Embolização resultando em isquemia após a injeção de uma suspensão de corticosteroide.

Embora a lesão do nervo devido ao traumatismo direto por agulha compreenda uma clara parcela das complicações descritas, a literatura da última década concentrou-se amplamente nas complicações descritas da injeção intravascular acidental de corticosteroides particulados. A literatura frequentemente diferencia entre os corticosteroides particulados (pois essas misturas contêm partículas maiores que os glóbulos vermelhos) e os corticosteroides não particulados (que não contêm partículas). É por isso que a mesma terminologia será usada neste texto. O FDA não usa essa terminologia; em vez disso, diferencia duas categorias químicas baseadas na solubilidade: especificamente, soluções e suspensões. Isso não necessariamente coincide com o arranjo físico dos corticosteroides particulados e não particulados, mas é amplamente comparável. Os dados do Medicare e do IMS Health até 2013 inclusive mostram que os corticosteroides particulados constituem mais de 80% dos produtos comercialmente disponíveis. No entanto, há também pelo menos 3 casos com complicações neurológicas graves envolvendo dexametasona (1 no colo do útero e 2 no nível lombar), mas não está claro se isso ocorreu na forma particulada ou não particulada.

Vascularização

A vascularização da medula espinhal (Figura 93.2) geralmente se origina da aorta pela artéria radicular, sur-

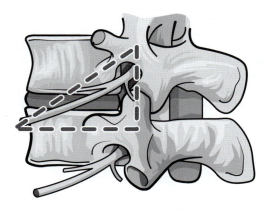

Figura 93.2. Triângulo de Kambin. (Fonte: Van Boxem K, Rijsdijk M, Hans G, de Jong J, Kallewaard JW, Vissers K, et al. Safe use of epidural corticosteroid injections: recommendations of the WIP Benelux Workgroup; 2018.[7]

gindo bilateralmente no nível de cada vértebra. As artérias radiculares correm adjacentes ao nervo espinhal segmentar no neuroforame e fornecem vascularização do nervo, onde geralmente também terminam. No entanto, quando esses ramos continuam na artéria espinhal, eles são referidos como artérias medulares espinhais (anteriores ou posteriores). O terço posterior da medula espinhal é vascularizado por duas artérias espinhais posteriores. Os últimos são relativamente pequenos e correm posterolateralmente ao longo da medula espinhal. Eles recebem o suprimento sanguíneo das artérias medulares espinhais posteriores. Assim, a maior vascularização da medula espinhal (dois terços anteriores) atravessa a artéria espinhal anterior. Isto recebe sangue arterial cranial via ramos da artéria vertebral, no nível cervical por uma média de 3 artérias medulares radiculares e abaixo do nível torácico 8, na maioria dos casos por uma única artéria grande: a artéria de Adamkiewicz (Figura 93.3). A artéria medular espinhal tipicamente (92% dos indivíduos) corre anterossuperior à raiz nervosa com um diâmetro intraforaminal médio de 1,20 mm (0,84 a 1,91 mm).

O triângulo de Kambin (Figura 93.2), também conhecido como triângulo seguro é uma importante referência para realizar o procedimento transforaminal com maior segurança, sua localização visa evitar o traumatismo pela agulha e infusão de medicação em local inadequado evitando os problemas mais relatados e que originam complicações de maior relevância. O método do triângulo seguro e realizado em vista lateral, o ponto final deve ser anterior ao neuroforame (posterior à vértebra ou à posição subpedicular) ou, alternativamente, mais posterior no neuroforame (a posição retroneural). Embora a posição final da agulha na parte cranial do neuroforame pode evitar o traumatismo da raiz nervosa acidental e, portanto, é promovido como um método padrão nos livros didáticos, tem a desvantagem de poder se deparar com uma artéria radicular. Pode-se optar por um posicionamento mais inferior do neuroforame, como a artéria de Adamkiewicz raramente atravessa esse local isso reduz as chances de lesão ou injeção intravascular. A Figura 93.3 mostra a importância da fluoroscopia no diagnóstico de infusão intravascular.

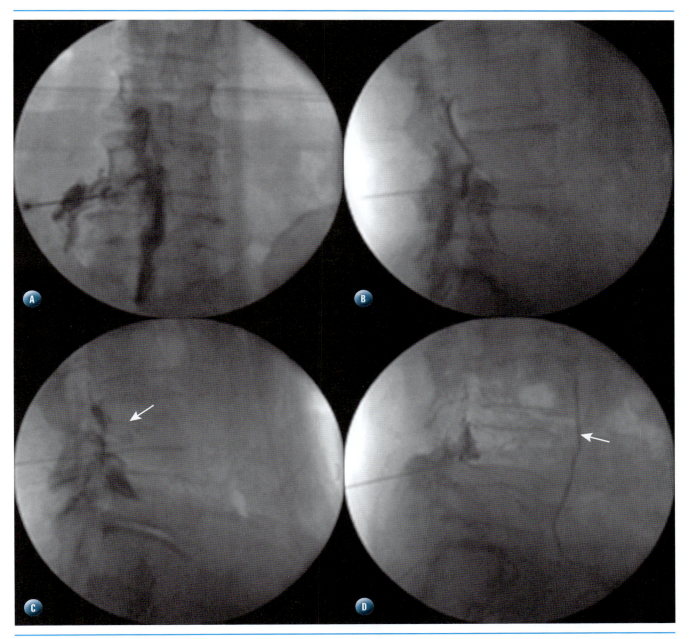

Figura 93.3. **(A-D)** Fluoroscopia da coluna lombar após infusão de contraste não iônico. (Fonte: Hong JH, et al. Analysis of inadvertent intradiscal and intravascular injection during lumbar transforaminal epidural steroid injections: a prospective study. Regional Anest Pain Med. 2013; 38(6):520-5.[11])

    A injeção direta de corticosteroide na artéria espinhal anterior ou na artéria de Adamkiewicz (Figura 93.4) e a embolia resultante podem levar a um infarto da medula espinhal. Esta artéria é o principal suprimento de sangue para o cone medular, mas o curso é imprevisível. Por outro lado, o material que é injetado na aorta abdominal abaixo do nível da artéria de Adamkiewicz pode alcançar o cone através dos colaterais. A vascularização normal pode ser interrompida por cirurgia prévia com um risco aumentado de lesão vascular devido a danos diretos da parede arterial. A parede interna do vaso sanguíneo é revestida com a camada íntima, que consiste de células endoteliais e camadas subendoteliais de tecido conjuntivo frouxo. Trauma direto da agulha pode levar ao desenvolvimento de um retalho intimal que pode causar obstrução arterial.

• *Outras complicações*

Infecção por contaminação

    Vários relatos de infecção fúngica após a administração de corticosteroide peridural foram publicados.[8] Esses casos ocorreram nos Estados Unidos devido à contaminação do acetato de metilprednisolona com o fungo *Exserohilum rostratum*. O produto foi produzido em uma farmácia de manipulação e não continha conservantes. O uso peridural desse preparo específico levou a 753 infecções e centenas de casos de meningite, dos quais pelo menos 24 são conhecidos por terem resultado em morte.[9] Dois casos de meningite possivelmente foram atribuídos à ativação de infecções latentes pela imunossupressão de corticosteroides. Ambas as abordagens epidural e caudal

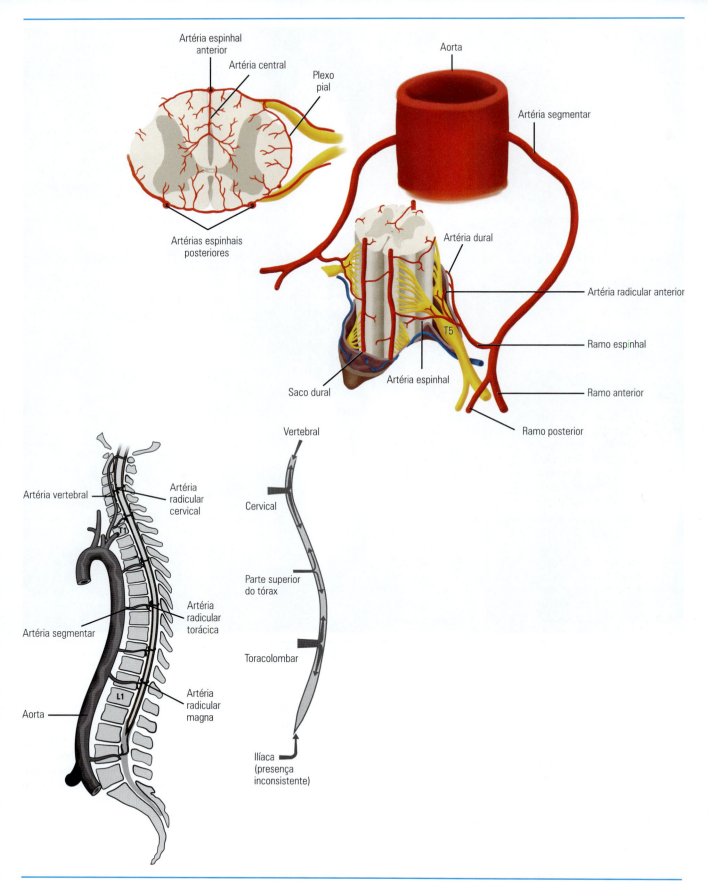

Figura 93.4. Anatomia da vascularização da coluna vertebral. (Fonte: Van Boxem K, Rijsdijk M, Hans G, de Jong J, Kallewaard JW, Vissers K, et al. Safe use of epidural corticosteroid injections: recommendations of the WIP Benelux Workgroup; 2018.[7])

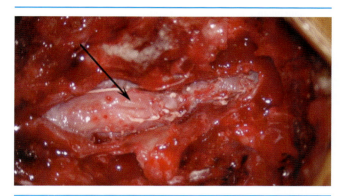

Figura 93.5. Imagem intraoperatória demonstrando as raízes nervosas da cauda equina "pós-drenagem". Apresentam-se grosseiramente edematosas e aderentes (seta), o que é compatível com aracnoidite. Trata-se de um paciente com infecção recorrente por metilprednisolona contaminada por fungos – Carolina do Norte, EUA, 2015. (Fonte: Renfrow JJ, Frenkel MB, Hsu W. Fungal contamination of methylprednisolone causing recurrent lumbosacral intradural abscess. Emerging infectious diseases. 2017; 23(3):552.[12])

foram associadas a um número limitado de casos de aracnoidite (Figura 93.5).[7]

Injeção subdural

O espaço epidural é menor na região cervical, aumentando o risco de injeção subdural. É importante diferenciar os sinais de bloqueio subdural e intratecal. A depressão respiratória ocorre lentamente (5 a 30 minutos) com injeção subdural; após a injeção intratecal direta (subaracnóidea), a apneia e o colapso cardiovascular agudo ocorrem rapidamente (2 a 3 minutos).

Dessa forma parece haver mais complicações neurológicas associadas a procedimentos realizados na região cervical em comparação com a região lombar. Isto é provavelmente devido à proximidade de um maior número de estruturas vasculares e da medula espinhal em si, que pode ser perfurado durante os procedimentos adjacentes à coluna cervical. Considerando essa complexidade, o treinamento completo do especialista em dor e o uso de orientação por imagem são obrigatórios antes de se proceder aos procedimentos cervicais. Há pouca informação sobre a região torácica.[7]

■ COMPLICAÇÕES ASSOCIADAS A TÉCNICA

Bloqueios simpáticos

A denervação simpática produz vasodilatação arterial e arteriolar. Por conseguinte, há redução da pré-carga que resulta em redução do débito cardíaco e podem causar hipotensão significativa com consequências que já foram apresentadas. Para antecipar complicações os parâmetros basais dos sinais vitais de cada paciente devem ser registrados, com saturação, frequência cardíaca e respiratória, pressão arterial e nível de consciência, além de orientar o paciente sobre sinais iniciais de intoxicação ou alergias. O uso de método de imagem para guiar a técnica escolhida faz-se necessário para reduzir o risco de complicações,

• Bloqueio do gânglio estrelado

Devido à proximidade do gânglio com estruturas vasculares importantes, uma dose teste é obrigatória para reduzir o risco de complicações como alteração no nível de consciência ou reação tóxica ao anestésico local. A colocação adequada do anestésico local após a realização do bloqueio pode ser confirmada pela presença de elevação da temperatura no lado bloqueado e a síndrome de Bernard-Horner (miose, ptose e enoftalmia), sendo essa um efeito colateral reversível que pode ou não ocorrer.[2] Os bloqueios de cabeça e pescoço merecem atenção redobrada devido ao risco de complicações graves associada a proximidade de estruturas nobres.

• Bloqueio simpático lombar

A injeção intravascular inadvertida pode causar efeitos tóxicos do anestésico local e a colocação subaracnóidea causa raquianestesia total; assim, a equipe deve estar preparada para esse desfecho raro. O paciente deve ser monitorado em busca de mudanças na força e na sensibilidade do membro inferior. O monitoramento deve ser continuado após o término do bloqueio.[2]

• Bloqueio do plexo celíaco

Antes do procedimento paciente deve estar monitorado conforme já foi orientado. Como o suprimento do sistema nervoso simpático às vísceras abdominais é interrompido com esse bloqueio, a hipotensão é comum e deve ser antecipada. O rebaixamento de nível de consciência pode ocorrer e ser acompanhada da redução do fluxo respiratório, assim a taxa respiratória deve ser determinada antes do bloqueio e a adequação da ventilação deve ser monitorada.[2]

• Analgesia intraespinhal

Quando os narcóticos espinhais são administrados, deve-se atentar a depressão respiratória retardada e a sedação ou sonolência excessiva. A bradipneia e redução da amplitude respiratória podem gerar hipóxia seguida de parada respiratória e parada cardíaca. Paciente devem ser monitorados até 12 h após dose de opioide intratecal ser administrada.[2]

• Procedimentos de cabeça e pescoço

O médico deve ter muito cuidado com a punção inadvertida de vasos sanguíneos ao redor do nervo alvo devido a vascularização frágil e proximidade do SNC. Dessa forma todos os procedimentos precisam ser realizados sob fluoroscopia e a equipe deve estar ciente de todas as possíveis complicações relacionadas aos procedimentos de cabeça e pescoço, muitas já descritas nesse capítulo.

• Procedimentos de radiofrequência

Deve-se monitorar a resposta do paciente durante a estimulação sensorial e motora estando o mesmo suficientemente desperto para responder à estimulação e a mudanças repentinas durante os procedimentos. Lesões motoras reversíveis e/ou irreversíveis podem ocorrer se a lesão for causada na raiz motora.[2]

■ REFERÊNCIAS BIBLIOGRÁFICAS

1. Carr CMM, Plastaras CT, Pingree MJ, Smuck M, Maus TP, Geske JR, El-Yahchouchi CA, Zachary K, McCormick L, Kennedy DJ. Immediate Adverse Events in Interventional Pain Procedures: A Multi-Institutional Study. Pain Med. 2016; 17:2155-61.
2. Raj PP, Erdine S. Pain-relieving procedures: the illustrated guide: John Wiley & Sons; 2012.
3. Narouze S, Benzon HT, Provenzano D, Buvanendran A, De Andres J, Deer T, et al. Interventional spine and pain procedures in patients on antiplatelet and anticoagulant medications: guidelines from the American Society of Regional Anesthesia and Pain Medicine, the European Society of Regional Anaesthesia and Pain Therapy, the American Academy of Pain Medicine, the International Neuromodulation Society, the North American Neuromodulation Society, and the World Institute of Pain. 2018; 43(3):225-62.
4. Groban LMD. Central Nervous System and Cardiac Effects From Long-Acting Amide Local Anesthetic Toxicity in the Intact Animal Model. Reg Anest Pain Med. 2003; 28(1):3-11.
5. Barash PG. Clinical anesthesia: Lippincott Williams & Wilkins; 2009.
6. Manchikanti L, Hirsch JAJ, Reports H. Neurological complications associated with epidural steroid injections. 2015; 19(5):10.
7. Van Boxem K, Rijsdijk M, Hans G, de Jong J, Kallewaard JW, Vissers K, et al. Safe use of epidural corticosteroid injections: recommendations of the WIP Benelux workgroup; 2018.
8. Smith RM, Tipple M, Chaudry MN, Schaefer MK, Park BJJ. Relapse of fungal meningitis associated with contaminated methylprednisolone. 2013; 368(26):2535-6.
9. Chiller TM, Roy M, Nguyen D, Guh A, Malani AN, Latham R, et al. Clinical findings for fungal infections caused by methylprednisolone injections. 2013; 369(17):1610-9.
10. Sagadai S, et al. Residual neurological deficit after central neuraxial blocks. Trends Anaest Crit Care. 2012; 2(4):180-90.
11. Hong JH, et al. Analysis of inadvertent intradiscal and intravascular injection during lumbar transforaminal epidural steroid injections: a prospective study. Reg Anest Pain Med. 2013; 38(6):520-5.
12. Renfrow JJ, Frenkel MB, Hsu W. Fungal contamination of methylprednisolone causing recurrent lumbosacral intradural abscess. Emerg Infect Dis. 2017; 23(3):552.

Índice Remissivo

A

Ablação por radiofrequência, 779, 1096
   de nervos esplâncnicos, 1119
Abordagem
   integral, 361
   interdisciplinar, 234
Absorção, 337
Abstinência, 464
Abuso, 461, 464
   de drogas, 184
   de substâncias, 453, 460
Acantose *nigricans*, 640
Acetaminofeno, 425, 729
Acetato
   de medroxiprogesterona, 512
   de megestrol, 512
Acetil-l-carnitina, 804
Acetominofen, 376
Aciclovir, 505
Ácido(s)
   alfalipoico, 737, 804
   gadotérico, 849
   graxos de ômega-3, 805
   transrretinoico, 804
   zoledrônico, 502, 643
Aconselhamento e orientação, 363
ACTH, 650
Acúmulo de secreções em vias respiratórias superiores, 255
Acupuntura, 459, 475, 493, 807
Acupunturiatria, 475
   cuidados especiais ao paciente oncológico, 482
   dor oncológica, 482
   em oncologia, 481
   fogachos, 486
   limitações metodológicas em pesquisas científicas, 480
   mecanismos de ação, 476
   náuseas e vômitos induzidos por quimioterapia, 485
   reabilitação após tratamento cirúrgico do câncer de mama, 484
   síndrome vasomotora, 486

transtornos emocionais, 487
   vômito, 486
Adenocarcinoma de ovário, 124
Adesiólise, 750
Adicção, 453, 460
Adjuvantes, 334, 459
Adoecimento, 176, 179
   fatores comportamentais, 178
   fatores psicossociais, 178
   mecanismos comportamentais diante do, 177
Afundamento, 582
Agente(s)
   alquilantes, 156, 674, 1005
   antiangiogênicos, 671
   bloqueadores do receptor de n-metil d-aspartato, 706
   de contraste, 845, 1151
      classificação, 847
      complicações, 852
      conceito, 845
      contraindicações, 852
      cuidados, 853
      história, 845
      mecanismo de ação, 846
      paciente oncológico e o uso de, 853
      propriedades dos meios de contraste, 848
      reações adversas, 852
   de platina, 31
   imunomoduladores, 674
   não opioides, 369
   neuroimunomodulatórios, 435
   neurolíticos, 857
   nutracêuticos, 1008
   oncoacelerador, 132
   oncoiniciador, 132
   oncopromotor, 132
   quimioterápicos convencionais não alvo, 674
   tópicos, 434
Agitação, 255
Agonistas
   alfa-2, 434
   do receptor do ácido γ-aminobutírico, 706
   opioides puros, 401

Agulhamento seco, 691

Alcaloides da vinca, 31, 158, 793, 797, 1004

Álcool, 127, 184, 858
    etílico, 1150

Alendronato, 502

Alergias, 1148

Alimentação, 309

Alodinia, 55, 414

Alopecia, 671
    induzida pela quimioterapia, 680

Alterações
    capilares, 673
    cognitivas, 255
    dos cabelos e pelos, 670
    imunes, 139
    mucosas, 673
    na cavidade oral, 497
    na excitabilidade neuronal, 30, 793
    no paladar, 315, 505
    odontológicas, 497
    pigmentares, 671, 673
    salivares, 500
    ungueais, 671

Alucinação, 413

Alvos neurocirúrgicos para controle de dor e de transtornos
    psiquiátricos, 1080

Amifostina, 806

Amígdalas, tumores, 918

Aminopterina, 156

Amitriptilina, 271, 432, 447, 459, 809

Amplitude de movimento, 54

Amputação, 709

Amsacrine, 677

Analgesia
    controlada pelo paciente, 374, 400, 520, 560
    epidural no pós-operatório, 545
    intraespinhal, 1157
    mediada pela acupuntura, 493
    multimodal, 543
    neuroaxial, 1061
    preemptiva, 543

Analgésicos
    intervalos fixos, 397
    não opioides, 421
        ácidos, 423
        em pacientes idosos, 532
        impacto da biodistribuição, 422
        modo de ação, 421
        não ácidos, 425
        tratamento da dor do câncer, 423
    opioides, 184
        em pacientes idosos, 533
    simples, 440
    tópicos, 808
    via oral, 397

Análise
    de custo-benefício, 67
    de custo-efetividade, 67
    de custo-utilidade, 67
    de custos, 67, 68
        com o tratamento e o subtratamento da dor, 63
    de desfechos, 68

Análogo(s)
    da platina, 156
    de corticotrofina ORG 2766, 806

Anamnese, 47

Anamorelina, 513

Anemia pré-operatória, 556

Anestesia
    e câncer, 549, 552
    regional, 555

Anestésicos
    locais, 435
    voláteis, 554

Anorexia, 227, 254, 312

Ansiedade, 181, 227, 272

Ansiolíticos, 251

Antagonistas
    do peptídeo geneticamente relacionado a calcitonina, 742
    dos receptores de serotonina, 239
    opioides, 403

Anti-CTLA4, 159

Anti-inflamatórios
    em pacientes idosos, 532
    não esteroides, 333, 375, 421, 440, 456, 457, 512, 553
        com alta potência e longa meia-vida de eliminação, 424
        com alta potência e meia-vida de eliminação curta, 424
        com baixa potência e meia-vida de eliminação curta, 423
    não hormonais, 369

Anti-PD-1, 159

Anti-PD-L1, 159

Antibióticos antitumorais, 675

Anticoagulantes, 1054

Anticonvulsivantes, 334, 433, 448, 459, 705, 806, 808
    no pós- operatório, 545

Anticorpos, 158
    monoclonais, 742, 1005

Antidepressivos, 251, 271, 334, 431, 442, 459, 705, 806, 809
    inibidores seletivos de recaptação de serotonina, 443, 444
    tricíclicos, 446, 447, 742

Antidiarreico, 452

Antieméticos, 238, 450

Antifolatos, 156

Antimetabólitos, 156, 675

Antimicrotúbulos, 158

Antinocicepção, 18, 20
    induzida pelo medo, 17

Antioxidantes, 705

Antipsicóticos, 448

Aplasia pura dos glóbulos vermelhos, 641
Aprisionamento do nervo cutâneo anterior (abdominal), 1034
Arteriografia, 851
Artralgia, 634
Artrite reumatoide, 703
Artrografia do joelho, 851
Aspectos nutricionais, 309
Aspirina, 424
ASSIST, 469, 470
Assistência nutricional em cuidados paliativos, 313
Assoalho da boca, tumores, 918
Astenia, 226
Atendimentos, 97
    abordagem interdisciplinar, 98
    abordagem multidisciplinar, 98
    abordagem transdisciplinar, 99
Ativação do sistema imunológico, 30
    e inflamação, 793
Atividade(s)
    diárias, 454
    física, 247, 753
Autonomia, 92, 311
    do paciente, 92
    privada, 79
Avaliação, 99
    da qualidade dos cuidados, 224
    da QVRS pelo cuidador ou procurador, 223
    do paciente com dor, 324
    do paciente oncológico e dor, 184
    doença-específica, 222
    dos reflexos, 56
    econômicas, 67
    espiritual, 216
    nutricional, 313
    psicocognitiva, 53
Aventais de chumbo, 839
Azul
    de metileno, 850
    patente, 850

B

B-bloqueadores, 556
Baclofeno, 434
Barreiras físicas, 839
Bem-estar, 221
    espiritual, 225
    existencial, 225
Beneficência, 91, 311
Benzodiazepínicos, 251, 450, 451
Betabloqueadores, 742
Bevacizumabe, 502
Bifosfonatos, 163, 334, 435, 632, 643, 705, 1001
Bleomicina, 675

Bloqueadores NMDA, 436
Bloqueio(s)
    anestésicos, 626, 706, 825, 1111
    de cadeia simpática, 707
    diagnóstico, 752, 824
    do gânglio
        estrelado, 890, 1112, 1157
        ímpar, 898, 973, 1123
        simpático torácico, 987
    do(s) nervo(s)
        do plexo
            lombar, 1017
            sacral, 1023
        esplâncnico, 1119, 1133
            torácicos, 1105
        intercostais e neurólise, 957
        occipital maior, 626, 744
        periféricos, 974, 1030
    do plano
        do eretor da espinha, 906
        serrátil anterior, 899
        transverso abdominal, 909
    do plexo
        celíaco, 892, 1103, 1157
            e nervos esplâncnicos, 1116
        hipogástrico superior, 894, 971, 1108, 1120
    guiado
        por fluoroscopia, 987
        por radioscopia, 984
        por ultrassom, 985
    hipogástrico inferior, 972
    neurais, 781
        não neurolíticos, 781
        neurolíticos, 781
    neurolítico(s), 988, 1111
        de raízes sacrais baixas, 1135
        do gânglio ímpar, 1135
        do plexo
            celíaco, 1132, 1133
            hipogástrico
                inferior, 1135
                superior, 1134
        químicos, 826
    paravertebral torácico, 900, 957
    parietais na dor oncológica, 909
    periféricos, 460
    por radiofrequência, 985
    por reparo anatômico, 984, 987
    regionais, 707
    simpático, 782, 889, 1025, 1157
        lombar, 896, 1157
        para síndrome dolorosa complexa regional, 736
        torácico, 1115
Boca seca, 315

Índice Remissivo

Bomba
- de infusão, 709
  - intratecal, 1039
    - complicações, 1042
    - de fármacos, 751
    - escolha do dispositivo, 1040
    - recarga da bomba, 1041
    - resultados cirúrgicos, 1042
    - técnica de implante, 1041
    - teste pré-implante, 1040

Bortezomibe, 794, 797, 1005
Braquiterapia, 110, 162
Breakthrough pain, 327, 368
Brentuximabe, 1005
Buprenorfina, 332, 333, 343, 372, 406
- em pacientes idosos, 534
- no pós-operatório, 544

Bupropiona, 271, 433
Butirefenonas, 434

C

Cabazitaxel, 1004
Cálcio, 804
Calcitonina, 435, 643
Calcitriol, 643
Calor, 363
Campos elétricos, 866
- de alta intensidade, 867
- de baixa intensidade, 867

Canabinoides, 389, 436, 512, 706
- boa prática clínica para prescrição de, 392
- contraindicações, 391
- efeitos adversos, 391
- eficácia na dor relacionada ao câncer, 390
- farmacologia os, 389
- sintéticos, 239
- situação atual sobre a prescrição no Brasil e no mundo, 391
- uso em dores neuropáticas, 391

Câncer
- anal, 969
- colorretal, 117, 149, 578
- de bexiga, 574
- de cabeça e pescoço, 5, 915
  - complicações do tratamento, 919
  - histopatologia do, 917
  - metástases, 919
  - tratamento da dor, 921
- de colo uterino, 968
- de esôfago, 568
- de mama, 117, 149
- de ovário, 968
- de pâncreas, 5, 589
- de pele não melanoma, 118
- de próstata, 117, 150, 263, 968
- de pulmão, 117, 150
- de vulva, 968
- e estratégias de tratamento, 144
- e os impactos no estado nutricional, 312
- endometrial, 968
- epidemiologia do, 113
- estadiamento do, 106, 149
- etapas do desenvolvimento, 135
- fatores de risco, 113
- fisiopatologia, 121, 144
- incidência, 115
- mortalidade, 115
- nas tubas uterinas, 968
- natureza do, 123
- ósseo, 6
- pélvico tratamento da dor, 970
- retal, 969
- urotelial, 968
- uterino, 968
- vesical, 968

Candidíase oral, 504
Cannabis, 184
Capecitabina, 675
Capsaicina, 434, 435, 706
Caquexia, 227, 507
- avaliação, 509
- biomarcadores de, 510
- diagnóstico, 509
- músculo e composição corporal, 509
- qualidade de vida e avaliação psicossocial, 510
- tratamento, 510
  - do exercício, 511
  - farmacológico, 511
  - nutricional, 511
  - psicossocial, 511

Carbamazepina, 239, 448, 449, 806
Carboplatina, 156, 793, 797, 1004
Carcinogênese, 105
- fatores
  - de risco e protetores, 124
  - dietéticos, 126
  - físicos, 131
  - químicos, 130

Carcinoma
- basocelular de face, 124
- de células escamosas, 917

Carfilzomibe, 1005
Cárie dentária, 503
Cascata metastática, 32
Catecol o-metiltransferase, 340
Cateter(es)
- central(is)
  - de inserção periférica, 560
  - tunelizados, 560

epidurais totalmente implantáveis e externos, 1057

nasal de alto fluxo, 250

percutâneo e tunelizado externo, 1061

peridural, 1059, 1071

periféricos, 560

totalmente implantados ou Port-a-cath®, 560, 1065

venosos centrais, 560

Cavidade nasal, tumores, 918

Cefaleia, 739

no tumor cerebral

apresentação clínica, 623

origem, 623

pós-craniotomia, 626

primária do tipo migrânea, 739

secundária(s)

à quimioterapia, 626

à radioterapia, 626

e *red flags*, 739

em oncologia, 626

Celecoxibe, 512

Células

do câncer, 142

endoteliais, 144

inflamatórias imunes, 144

Células-tronco, 142

Cementoplastias, 1090

Cetamina, 375, 381, 436, 554, 706, 743, 777

administração por via oral, 385

doses e técnicas, 384

em pacientes pediátricos, 524

eventos adversos e contraindicações, 383

farmacologia, 382

indicações, 383

infusão contínua

intravenosa, 386

subcutânea, 385

intranasal administração intranasal, 385

intravenoso, 386

uso subcutâneo, 384

Cetuximabe, 1005

Cicatrização de feridas, 672

Ciclo

celular, 132

de sono, 182

Ciclofosfamida, 674, 1005

Cifoplastia, 780, 1138

Cimento ósseo, 633, 1092

Cimentoplastias, 826, 962

Cinesioterapia segmentar, 492

Cingulotomia anterior estereotáxica, 874

Cintilografia óssea, 631

Cirurgia, 108, 163

Cisplatina, 29, 156, 793, 796, 1004

Cistite hemorrágica, 607

Cistostomia percutânea, 610

Citalopram, 271, 445

Citocromo P450, 433

Citomegalovírus, 505

Cladribina, 675

Classes fisiopatológicas mistas de dor, 12

Classificação TNM, 107

Clomipramina, 271

Clorpromazina, 278, 434

Codeína, 331, 339, 342, 408, 457

em pacientes idosos, 533

Cognição, 182

Colangiografia intraoperatória, 851

Colimação, 843

Comportamento aberrante relacionado a drogas, 464

Compostos de platina, 1004

Compressão do nervo, 11

Comunicação, 99, 311, 362

de más notícias, 94, 197, 198

habilidades e competências, 202

interpessoal

não verbal, 198

verbal, 198

Condrossarcomas, 124, 998

centrais, 998

periféricos, 999

Conduto ileal de Bricker, 575

Conflitos espirituais, 225

Congressos

e outros eventos patrocinados por sociedades não vinculadas à Associação Médica Brasileira, 74, 75

patrocinados por sociedades médicas, 74, 75

Conservação de energia, 247

Constipação, 227, 240, 315, 316, 598

controle da, 317

definição, 241

em pacientes pediátricos, 521

fisiopatologia, 241

induzida

pelos quimioterápicos alcaloides da vinca, 242

por opioide, 241

manejo da, 244

opioides, 411

Contenção, 843

Continuidade do cuidado, 362

Contrastes

baritados, 849

iodados

iônicos hidrossolúveis, 848

lipossolúveis, 848

não iônicos hidrossolúveis, 848

para ressonância magnética à base de gadolínio, 849

para ultrassonografia, 850

Controle automático de exposição, 843

Convulsões, 255
Corantes como agentes de contraste, 850
Cordotomia, 1078
    anterolateral percutânea, 876
        no sistema nervoso periférico, 879
            somático, 879
    cervical percutânea, 964
    percutânea, 829
    por radiofrequência, 779
Corno dorsal da medula espinhal, 27
Corticoides, 251, 644, 1152
    de depósito, 754
Corticosteroides, 239, 334, 433, 451
Corticosteroides em pacientes pediátricos, 523
Cortisol, 650
Crescimento celular, tipos de, 123
Crioablação, 1096
Crioplastia percutânea, 779
Cuidados
    ao paciente oncológico na atenção básica, 347
    de fim de vida, 253
    de suporte, 362
    espirituais, 215, 256
        habilidades necessárias ao, 215
    fundamentais ao final da vida, 256
    paliativos, 91, 171
        alimentação e nutrição, 310
        aspectos éticos, 279
        assistência nutricional em, 313
        comportamento e aspectos psicossociais, 175
        definições e conceitos essenciais, 172
        interações medicamentosas, 440
        intervenção nutricional e desafios alimentares em, 313
        objetivos, 173
        pacientes em, 225
        princípios fundamentais, 172
Cura, 179
Curso(s)
    de graduação, 73, 75
    de pós-graduação
        lato sensu, 73, 75
        stricto sensu, 74, 75
    patrocinados sociedades vinculadas ou não à associação
        médica brasileira, 74, 76
Curva de aprendizado, 64
Custo efetivo, 68

D

Dacriocistografia, 851
Daunorrubicina, 675
Decisão terapêutica em condições de saúde ameaçadoras à vida, 224
Declínio funcional, 254
Deficiência auditiva, 183

Degeneração axonal, 30, 791
Delírio, 413
Delirium, 226, 255, 265
    medicações utilizadas em, 267
Demência, 535, 536
Denosumabe, 435, 502
Dependência, 464
    de substâncias psicoativas, 273
    química, 461, 464
Depressão, 181, 227, 269
    respiratória, 412
Derivados
    de anilina, 425
    pirazolinonas, 425
Dermatite, 577
    alérgica, 578, 582
    de contato, 582
    flagelada e pigmentação, 676
    irritativa, 577, 582
    periestoma, 582
    por infecção, 578, 582
    por trauma mecânico, 582
    química, 582
Dermatomiosite, 640
Desafios dos estudos da qualidade de vida, 225
Descolamento mucocutâneo, 577, 582
Descompressão neurovascular, 626
Desenvolvimento puberal, 652
Desintoxicação, 464
Desipramina, 432
Desnutrição, 312
Desvenlafaxina, 271
Desvio, 464
Dexametasona, 433, 452, 502, 513
Dexmedetomidina no pós-operatório, 546
Dextrometorfano, 706
Diabetes
    risco de, 648
    tipo 1, 657
Diagnóstico por imagem em oncologia, 149
Diarreia, 315, 599
Diatrizoato de meglumina, 848
Dietilditiocarbamato, 806
Diferenças individuais, 225
Dificuldade e/ou dor na deglutição e mastigação, 315
Dignidade
    do paciente, 79
    humana, 79
Dilatação uretral/ureterotomia, 610
Diluição, 563
Dipirona, 333, 369, 425
    aplicação clínica, 426
    em pacientes idosos, 532
    eventos adversos e segurança, 426

Índice Remissivo

farmacocinética, 426
farmacodinâmica, 426
Discografia provocativa, 748
Disfunção
erétil, 610
hepática, 729
intestinal induzida por opioide, 315
renal, 727
Dispneia, 227, 248, 255
avaliação, 248
fisiopatologia da, 248
impacto
emocional, 249
funcional, 249
intensidade, 249
manejo não farmacológico, 249
qualidade, 249
tratamento, 249
Dispositivos intratecais, 975
Disseminação, 32
tumoral e cirurgia, 550
Distanásia, 82, 83
Distração, 364
Distúrbios
de coagulação, 1148
dermatológicos, 667
endocrinológicos secundários, 647
à imunoterapia do câncer, 653
ao tratamento do câncer infantil, 648
hematológicos, 715
hidroeletrolíticos no câncer, 642
osteomusculares, 629
Disúria, 608
Diuréticos de alça, 643
Docetaxel, 158, 676, 794, 797, 1004
Documentação, 100
Doença(s)
e agravos não transmissíveis, 823
gerais, 222
metábolica e câncer, 752
metastática, 165
vascular periférica, 703
Dor(es), 254
abdominal, 588, 1101
aguda, 4, 46, 292, 552
avaliação, 367
características, 368
manejo da, 367
aspectos temporais da, 292
bases fisiopatológicas da, 13
características da, 48
causada pela invasão neoplásica do peritônio parietal, 60
central, 623
medular fisiopatologia da, 627

por neoplasia intramedular, 626
tratamento da, 627
ciática e doença oncológica, 1011
controle de, 661
crônica, 4, 46, 292
no idoso, 316
pós-cirúrgica, 663
custos do tratamento, 70
da metástase óssea, 7
da parede
abdominal, 1034
torácica, 912
de faceta torácica, 955
decorrente de sarcomas musculoesqueléticos, 1035
definição de, 291
derivada da mucosite oral, 497, 498
discogênica, 748
distribuição, 326
duração, 48, 326
e seus correlatos afetivos e emocionais, 22
e subjetividade, 207
em membros
inferiores, 995
superiores, 979
em pessoas sem condições de tomar decisões, 40
em repouso, 454
emocional ou mental, 45
espiritual, 45
espontânea, 454
facetária, 751
torácica, 962
fantasma, 1014
física, 45, 823
e rejeição social, 24
fisiopatologia, 326
idiopática, 454
incidental, 368, 454, 778
induzida pelo tratamento, 28
intensidade, 48, 325
intratável de câncer torácico/parede torácica, 1131
intratorácica no câncer de pulmão, 949
irruptiva, 454, 777
tratamento da, 409
leve a moderada, 330
tratamento de, 456
localização e distribuição, 48
localizada de metástases ósseas, 962
mediada pelo simpático, 11, 885
miofascial, 589, 688, 955
moderada a grave, 331
tratamento de, 457
na parede torácica, 950
não oncológica, 725
neuropática, 4, 11, 46, 28, 291, 327, 613, 729, 732, 777

avaliação da, 618
causada pelo próprio câncer, 614
localização da, 59
pós-quimioterapia, 614
relacionada ao tratamento do câncer, 620
técnicas intervencionistas, 619
tratamento
  intervencionista da, 736
  não farmacológico da, 736
no membro fantasma, 1037
nociceptiva, 4, 10, 11, 46, 326
  miofascial, 46
  somática, 11
  visceral, 11
nos sobreviventes do câncer, 661
oncológica, 292
  abdominal superior, 1132
  aspectos médico-legais, 37, 38
  câncer
    de cabeça e pescoço, 5
    de pulmão, 948
    em geriatria, 527
    epidemiologia da, 3
    pancreático, 5
    taxonomia da, 9
  classificação
    anatômica da, 12
    baseada na gravidade da, 12
    etiológica da, 9
    fisiopatológica da, 10
    temporal da, 12
  de cabeça e pescoço, 1131
  e terminalidade, 79
  em pacientes pediátricos, 519
  fisiopatologia da, 27
  induzida por acidose, 34
  neuropática, 11
  no idoso
    abordagem
      farmacológica, 531
      não farmacológica, 529
    medidas intervencionistas, 535
  tratamento clínico da, 323
orofacial, 916
  e câncer de cabeça e pescoço, 917
óssea, 32, 293, 629, 950
  câncer induzida, 6
  induzida pelo câncer, 662
  manejo da, 632
  metastática, 260
paroxística, 744
pélvica, 967, 1035
periférica, 27
periodicidade, 48

pesquisa básica em, 19
pode ser decorrente de diversas causas, 3
pós-operatória, 31, 919
  controle, 543
  em cirurgias oncológicas, 541
  fatores de risco, 542
pós-radioterapia, 31, 953
precipitada, 454
prevalência, 3
psicogênica, 11, 12, 327
psíquica, 207
  que se manifesta no corpo, 209
qualidade, 99
radicular(es), 749
  torácicas, 954
referida, 48
reflexa simpática, 46
relacionada
  a procedimentos diagnósticos e tratamento do câncer, 952
  ao tumor, 662
  com debilidade, 10
  com o tratamento, 10
  com o tumor, 9
sacroilíaca, 752
secundária
  à metástase óssea, 6
  ao câncer, 46
severa, tratamento de, 458
simpaticomimética, 46
social, 45
somática, 11, 291, 327, 967
  visceral, 60
tipo ou qualidade, 48
torácica, 947, 1033
  não oncológica, causas de, 954
  oncológica, 957
total, 213, 283
  amadurecimento do conceito da, 284
  avaliação da, 286
  conceito multidimensional de, 286
  conceitos, 283
  cuidados paliativos, 285
  definição inicial da, 284
  estratégia de equipe, 289
  estratégia para o manejo da, 287
  pesquisa, 285
tratamento intervencionista da, 824
visceral, 11, 28, 46, 291, 327, 967
  abdominal alta em pacientes terminais, 913
  anatomia e fisiologia da, 587
  crônica pós-operatória, 663
  pélvica e perianal associada ao câncer, 1134
  tratamento intervencionista da, 589

Dose
absorvida, 836
de radiação, 836
efetiva, 839
equivalente, 839
Dosímetros, 841
Doxorrubicina, 675
Drez ou drezotomia, 1076
Drogas e efeitos adversos relacionados, 668
Dronabinol, 239, 512
Duloxetina, 271, 432, 443, 445, 809

E

ECOG Performance Status, 190
e Performance Status de Karnofsky, 190
Edema, 581, 671
pulmonar não cardiogênico, 412
Educação, 100
e aconselhamento, 247
em segurança, 843
médica, 73, 75
cenário ideal para, 76
Efeitos
colaterais, 454
psicológicos, 180
Ejaculação retrógrada, 611
Eletrodo de estimulação
de nervos periféricos, 991
medular, 751, 989
Eletroestimulação do nervo occipital, 745
Emergências oncológicas, 165
Encarceramento de nervos periféricos, 1029
Endotelina-1, 33
Enema(s), 244
opaco, 851
Enobosarm, 513
Envelhecimento e efeitos sobre os mecanismos de dor, 528
Enxaqueca, 739
Enzimas do citocromo P450, 339
Eosinofilia, 641
Epitélios múltiplos, 124
Epônimos, 124
Equidade, 66
Equipamentos de proteção individuais, 842
Eribulina, 1005
Eritema tóxico da quimioterapia, 677
Eritromelalgia, 703
Eritromicina, 239
Eritroplasia, 917
Erros de tratamento, 776
Erupção, 669
Erupção
inflamatórias, 671
morbiliforme, 671

Escada analgésica da OMS, 396, 455
primeiro degrau, 456
questionamento sobre a, 397
segundo degrau, 457
terceiro degrau, 458
Escala de avaliação da espiritualidade, 218
Escitalopram, 271
Escopia, 834
Escuta, 215
Esofagografia, 850
Espaço
epidural, 1061
paravertebral torácico, 901
Espindolol, 513
Espiritualidade, 213, 256
aspectos
do cuidado espiritual, 215
históricos, 213
definição de, 214
e religiosidade, 214
Estadiamento do câncer, 106, 149
Estado geral de saúde, 222
Estágio
de iniciação, 131
de progressão, 132
de promoção, 131
Estase gástrica ou causas abdominais, 239
Estenose, 577, 582
de canal lombar/foraminal, 750
Ésteres etílicos dos ácidos graxos do óleo de papoula iodado, 848
Estimulação
cerebral profunda, 747, 1083
da medula espinhal, 809
de nervo(s)
occipital, 626
periféricos ou de campo, 1084
do cordão espinhal, 616
elétrica
cutânea, 807
da medula espinhal, 1082
da zona de entrada das raízes posteriores, 1083
de nervo periférico, 1081
do córtex motor, 1083
intraforaminal do gânglio sensitivo da raiz dorsal, 1084
nervosa transcutânea, 363, 492, 737
medular, 827, 1046
em dor oncológica, 1050
Estomia
intestinal por câncer colorretal, 578
por doença oncológica, 565
Estratégias
intervencionistas, 779
invasivas, 459

Estresse oxidativo, 789
e vias apoptóticas, 29
Estudos da condução nervosa, 1007
Ética em dor oncológica, 91
Etiodronato, 643
Etomidato, 554
Etoposide, 677
Eutanásia, 82, 83
Evasão dos supressores tumorais e da apoptose, 137
Exacerbação de radiação, 679
Exame(s)
físico, 53
laboratoriais, 191
Exercício físico, 129, 691
Experiência de dor, 46
Exposição, 836
à radiação ultravioleta, 115
Extravasamento, 678
de medicação, 677

F

Fadiga relacionada ao câncer, 226, 245, 254, 654
Fala, 215
Falha cognitiva, 413
Farmacocinética, 337, 462
Farmacodinâmica, 462
Farmacogenética, 338
Farmacogenômica, 338
Fáscia ilíaca, 1019
Fator(es)
comportamentais e psicossociais, 185
de crescimento endotelial vascular, 33
de necrose tumoral, 33
intraoperatórios e recorrência do câncer, 550
liberados pelas células tumorais e células estromais, 34
Fenitoína, 433
Fenobarbital, 278
Fenol, 858, 1151
Fenômeno de Raynaud, 703
Fenotiazinas, 434
Fentanil, 372, 407, 443, 458, 729
em pacientes idosos, 534
no pós-operatório, 544
spray nasal, 498
transdérmico, 332
Ferramentas de planejamento de cuidados clínicos, 223
Fibras
aferentes primárias, 14, 15
C, 55
insolúveis, 316
Fibroblastos associados ao câncer, 143
Fibrose, 676
Final da vida
cuidados fundamentais ao, 256

sinais e sintomas de manejo, 254
uso de antimicrobianos no, 256
uso racional de medicações no, 256
Financiamento da saúde, 64
Finitude da vida, 199
Fisioterapia, 802
no tratamento da dor oncológica, 491
Fistulografia, 851
Flebografia, 851
Fludarabina, 675
Fluoropimidinas, 157
Fluoroscopia, 836
em pulsos, 842
5-fluorouracil, 675
Fluoxetina, 271, 444
Fluoximesterona, 513
Fogachos, 486
Força muscular, 54
Fotobiomodulação da laserterapia de baixa potência, 500
Fotossensibilidade, 671
Fraqueza, 254
Fraturas, 911
de compressão vertebral patológica, 780
de costelas, 911
patológicas, 1011
Freud, Sigmund, 207
Frio, 363
Fumarato de quetiapina, 434
Função esfincteriana urinária e fecal, 254
Furosemida inalatória, 251

G

Gabapentina, 433, 459, 625, 729
em pacientes pediátricos, 522
Gadobutrol, 849
Gadodiamida, 849
Gadopentetato de dimeglumina, 849
Gadoteridol, 849
Gadoversetamida, 849
Gadoxetato dissódico, 849
Ganciclovir, 505
Gânglio(s)
de Walther, 898, 1123
esfenopalatino, 746, 883, 924
estrelado, 890, 933, 981
ímpar, 898, 1123
sacrococcígeo, 898
simpáticos torácicos, 986
Gangliotomias, 880
Gastrostomia, 568
Gemcitabina, 157, 675
Genes
de reparo, 136

supressores tumorais, 135, 136

   tumorais mutações, 134

Gengiva, tumores, 918

Gestão e excelência na assistência, 97

Glândulas salivares, tumores, 918

Glicerol, 859, 1151

Glicocorticoides, 374, 556

Glutamato, 804

Glutamina, 804

Glutationa, 805

Goshajinkigan, 805

Granisetrona, 450

Granulocitoses, 641

Gravidez, radiação e, 842

Grelina, 513

H

Hábitos alimentares inadequados, 114

Haloperidol, 267, 434, 449

Halotano, 555

Hematúria, 607

Hemodiálise, 644

Hemorragia, 581

   mucocutânea, 672

Hemotransfusão, efeito imunomodulador, 556

Hepatoblastoma, 124

Hérnia

   de disco lombar, 749

   paraestoma, 577

   periestoma, 582

Heroína, 462

Herpes-vírus, 504

Heterogeneidade

   temporal do tumor, 143

   tumoral, 142

Hexafluoreto de enxofre, 850

Hidrocodona, 339, 372

Hidromorfona, 407

Hiperalgesia, 55, 414

   mecanismos de, 422

Hiperatividade neuronal, 627

Hipercalcemia, 638, 642

   humoral, 642

   tratamento da, 644

Hiperestesia, 55

Hiperfosfatemia, 646

Hiperglicemia, 551

Hipermagnesemia, 646

Hipernatremia, 642

Hiperpotassemia, 645

Hiperuricemia, 644

Hipnóticos, 554

Hipodermóclise, 561, 562

Hipofaringe, tumores, 918

Hipófise, 656

Hipofisectomia, 1080

   estereotáxica por radiofrequência, 874

Hipofosfatemia, 646

Hipoglicemia, 638

Hipogonadismo central, 651

Hipomagnesemia, 646

Hiponatremia, 642

Hipopituitarismo, 652

Hipopotassemia, 645

Hipotensão, 551

Hipotermia, 552, 803

Hipovolemia, 551

Hipóxia, 551

Histerossalpingografia, 852

Homeostase do cálcio, 30, 789

Hormônio de crescimento, 652

Hormonoterapia, 111, 160

Humor, 494

I

Ibandronato, 502

Ibuprofeno, 512

Idosos, 181

   com déficit cognitivo avançado, 536

Ifosfamida, 674, 1005

IGRT, 162

Imobilidade, 254

Imortalidade celular, 137

Impactação fecal, 245

Impacto biopsicossocial, 942

Implante(s)

   de cateter

      duplo J/dilatação ureteral, 609

      intratecal, 709

   de eletrodo medular, 1050

   de sistemas de liberação de fármacos no sistema nervoso, 1085

IMRT, 162

Imunidade e câncer, 549

Imunoglobulinas, 158

Imunoterapia, 111, 158

Inatividade física, 114

Índice

   de custo-efetividade incremental, 67

   de gerenciamento da dor, 460

   terapêutico, 400

Indometacina, 512

Indução da angiogênese, 138

Infecção(ões), 114

   de pele, 703

   do trato urinário, 608

orais

    não odontogênicas, 504

    odontogênicas, 503

  por contaminação, 1155

  por herpes-vírus, 504

Infertilidade, 611, 651

Infiltração metastática da leptomeninge, 60

Inflamação, 30, 126, 552, 752

Influências genéticas na analgesia por opioides, 339

Informação

  individualizada, 200

  total, 200

Infusões

  intravenosas contínuas de lidocaína, 524

  neuraxial, 783

  no neuroeixo, 826

Ingestão de álcool, 114

Inibidores

  BRAF e MEK, 673

  checkpoint, 653

  da ciclo-oxigenase-2, 512

  da topoisomerase, 157, 677

  da via de sinalização hedgehog, 674

  de ligante de RANK, 163

  de microtúbulos, 1005

  de proteassomos, 1005

  de proteossoma, 31

  do *checkpoint* (receptor) imunológico, 1005

  do fator de necrose tumoral, 706

  do M-TOR, 674

  do proteassoma, 797

  do receptor do fator de crescimento epidérmico, 668

  mitóticos, 676

  multiquinases, 671, 672

  não seletivos da serotonina, 432

  seletivos

    da serotonina, 432

    de COX-2, 426

  tirosina quinase, 160

Injeção(ões)

  contínua de medicamentos, 963

  do nervo periférico, 957

  em tecidos moles e articulações, 779

  espinhais, 963

  no espaço intra-articular, 754

Inovação, 64

Insônia, 267

Inspeção, 53

Instabilidade

  genômica e mutação, 140

  mecânica, 34

Instrumentos combinados para avaliação dos desfechos reportados pelos pacientes, 223

Insuficiência adrenal secundária, 650

Interações medicamentosas, 341, 439, 440

  princípios de, 439

Interdisciplinaridade, 234, 235

Interferon, 159

Interleucina-6, 33

Interleucina-8, 33

Intervenção(ões)

  espirituais, 216

  nutricional e desafios alimentares em cuidados paliativos, 313

Interventional Pain-Relieving Techniques, 619

Intoxicação por anestésico local, 1149

Intravasamento, 32

Invasão local, 32

Invasão tumoral de plexos nervosos, 913

Iobitridol, 848

Iodixanol, 848

Ioexol, 848

Iomeprol, 848

Ionicidade, 847

Iopamidol, 848

Iopromida, 848

Ioxitalamato de meglumina, 848

Irinotecan, 677

Isquemia, 581

Ixabepilona, 1005

J

Justiça, 92, 311

L

Lábios, tumores, 917

Lacan, Jacques, 208

Lamotrigina, 625

Laringe, tumores, 918

Laserterapia de baixa potência, 500

Laxantes, 449

  emolientes, 244

  estimulantes, 244

  formadores de bolo fecal, 244

  lubrificantes, 244

  osmóticos, 243

Leiomiossarcoma, 124

Leis da alimentação, 310

  adequação, 310

  harmonia, 310

  qualidade, 310

  quantidade, 310

Lenalidomida, 706, 1005

Lesão(ões)

  da zona de entrada das raízes dorsais, 1076

  do corno posterior da medula espinhal, 1076

  do nervo induzida pelo tumor e dor neuropática, 34

nervosa por desaferentação, 11
no gânglio de Gasser, 881
osteoblásticas ou escleróticas, 1090
osteoescleróticas/osteoblásticas, 33
osteolíticas, 33, 1089
por pressão, 582
pseudoverrucosa, 578
térmicas de radiofrequência contínua, 864
Leucemia(s)
agudas, 715
linfoide
aguda, 716
crônica, 721
mieloide
aguda, 716
crônica, 719
Leucoplasia, 917
Levomepromazina, 278, 434
Lidocaína, 434, 435, 625, 706
em pacientes pediátricos, 524
no pós-operatório, 546
Ligas acadêmicas, 75
Linfografia, 851
Linfoma
Hodgkin, 722
não Hodgkin, 722
Língua, tumores, 918
Linha de cuidado do diagnóstico ao tratamento, 64
Lipiodol®, 848
Lipossarcoma, 124
Lombalgia, 747
Loperamida, 452
Lubiprostone, 245
Luto normal, 209
Luvas, 841

M

Macimorelina, 513
Magnésio, 804
Magnificação da imagem, 843
Mandato duradouro, 83
Manganês, 850
Manutenção na sinalização de proliferação celular, 135
Massagem, 363
e mobilização de tecidos moles, 492
Massoterapia, 492
Medicação(ões)
adjuvantes, 431
em pacientes idosos, 534
no pós-operatório, 545
intratecais, 620, 1137
Medicina
chinesa, 475

intervencionista da dor, 666, 817
narrativa na prática, 204
nuclear, 259
e dor oncológica, 259
e efeito nas metástases ósseas, 263
terapias alvo em, 263
Medida(s)
clinicamente relevante, 225
de proteção, 839
preventivas, 113
Meditação, 691
Medula espinhal, 462
Melancolia, 209
Melatonina, 513
Memantina, 706
Membro superior, anatomia do, 980
Memória de radiação, 679
Meperidina, 408
Mesencefalotomia, 1079
estereotáxica, 874
Metadona, 332, 372, 406, 458, 729
em pacientes idosos, 533
em pacientes pediátricos, 521
no pós-operatório, 544
Metaloproteinases da matriz, 33
Metamizol, 425, 426
Metástase(s)
leptomeníngeas, 305
ósseas, 59, 1089
nas costelas, 951
tipos de, 33
osteoblástica, 33
Metilfenidato, 247, 410
Metilmetacrilato, 633
Metilnatrexona, 244
Metilprednisona, 513
Metoclopramida, 239, 450
Métodos
de imagem
contrastados, 850
em medicina nuclear, 153
em radiologia, 151
diagnósticos para rastreamento, 149
neurocirúrgicos não ablativos, 1080
Metrotexato, 157
Mexiletina, 435
Microambiente tumoral, 141
Midazolam, 278, 451, 554
Mielofibrose primária, 720
Mielografia, 851
Mieloma múltiplo, 718, 794
Mielotomia, 875
extralemniscal, 1079
puntiforme, 1079
Migrânea, 739

MILD (*minimally invasive lumbar decompression*), 750
Mindfulness, 459
Minerais, 804
Mioclonias, 255
Mipramina, 271
Mirtazapina, 271
Mistanásia, 83
Mobilização de tecidos moles, 492
Modafinila, 247
Modalidades de dano, 87
Modelos
    animais no estudo da dor, 21
    de dor
        inflamatória após dano tecidual, 22
        neuropática, 22
    prognósticos integrados, 190
Moduladores seletivos de receptor de androgênio, 513
Mononeuropatia dolorosa, 59
Morfina, 251, 331, 342, 370, 405, 458
    em pacientes pediátricos, 521
    no pós-operatório, 544
Morte celular programada por apoptose, 138
Mucosite oral, 315, 497, 593, 670, 920
    secundária à quimioterapia, 499
Multidisciplinaridade, 231, 232
Multiprofissionalidade, 231, 232, 235

N

N-acetilcisteína, 805
Nab-paclitaxel, 158
Nabilone, 239
Nalbufina, 409
Naloxona, 244, 409
Naltrexona, 706
Nandrolona, 513
Não maleficência, 91, 311
Náuseas e vômitos, 226, 237, 315, 597
    associados
        a ansiedade, 240
        ao uso de opioides, 239
    induzido
        pela quimioterapia, 238
        pela radioterapia, 239
        por quimioterapia acupunturiatria, 485
    opioides, 411
    secundários a metástase do SNC, 239
Necessidades, 66
    nutricionais, 313
Necrose, 581
    do tecido ósseo, 503
    dos ossos gnáticos, 502
    ocorre por diminuição do fluxo sanguíneo na porção
        intestinal, 577
    pós-radiação, 680

Nefroblastoma, 124
Nefrostomia percutânea, 609
Neoplasias
    classificação das, 123
    hematológicas, 715
    linfoproliferativas, 721
    mieloproliferativas, 718
Nervo(s)
    auricular maior, 939
    ciático, 1023
    craniano, 58
        abducente, 58
        acessório, 58
        facial, 58
        glossofaríngeo, 58
        hipoglosso, 58
        oculomotor, 58
        olfatório, 58
        óptico, 58
        patético, 58
        pneumogástrico, 58
        trigêmio, 58
        troclear, 58
        vago, 58
        vestibulococlear, 58
    cutâneo femoral lateral, 1021
    do plexo braquial, 899, 953
    esplâncnicos, 884
    femoral, 1020
    glossofaríngeo, 881, 930
    intercostais, 880, 899, 953
    laríngeo
        recorrente, 940
        superior, 940
    mandibular e mentoniano, 937
    maxilar e infraorbitário, 937
    obturador, 1021
    occipital maior, 940
    periféricos, 50, 51, 935
    safeno, 1022, 1036
    supraescapular, 1036
    supraorbital, 935
    supratroclear, 935
    trigêmeo, 881, 926
Neuralgia(s)
    cranianas, 60
    de glossofaríngeo, 60
    do pudendo, 1035
    escapular dorsal, 1034
    glossofaríngea, 1033
    infraorbital, 1031
    intercostal, 1033
    mentoniana, 1032
    occipital, 744

peroneal superficial, 1037
pós-herpética, 617, 951
safena, 1036
supraescapular, 1036
supraorbital, 1031
torácica longa, 1034
trigeminal, 60
Neuro-QoL, 223
Neuroadenólise, 1080
Neurocirurgias
ablativas, 1073
não ablativas, 1073
Neuroeixo, 386
Neuroestimulação
epidural alta, 747
invasiva, 1081
medular, 708
Neurofeedback, 808
Neurofisiologia da dor oncológica, 27
Neurolépticos, 434
Neurólise
do plexo
celíaco, 590, 782
hipogástrico superior, 782
dos nervos esplâncnicos, 590
por radiofrequência convencional, 826
química, 620
Neurolíticos, 1150
Neuroma, formação de, 34
Neuromodulação
elétrica, 963
em dor crônica, 1045
medular, 1048
não invasiva, 743
Neuromoduladores medulares, 1045
Neuropatia
diabética, 736
e imunoterapia, 664
induzida pela quimioterapia, 28, 787, 952
fatores de risco, 788
fisiopatologia, 789
incidência e prevalência, 787
no HIV, 737
periférica, 703, 738
induzida por quimioterapia, 663
e radioterapia, 1002
induzida por radioterapia em membros inferiores, 1007
pós-herpética, 738
pós-quimioterapia, 391
pós-radioterapia, 617
sensorial subaguda, 306
Neurotomias periféricas, nervos somáticos, 1075
Neurotoxicidade
aguda, 807

crônica
agentes farmacológicos, 808
não farmacológica, 807
suplementos dietéticos, 808
tratamento intervencionista, 809
induzida por opioides, 412
Neurotropina, 806
Nifedipina, 706
Nimodipina, 806
Nocicepção, 14, 20
Nociceptores
mecanossensitivos com fibras aδ, 15
mecanotérmicos com fibras aδ, 15
polimodais com fibras C, 15
Nortriptilina, 432, 448, 729
Novos agentes quimioterápicos, 668
Nucleotratotomia
estereotáctica do trato espinhal do nervo trigêmeo, 1077
trigeminal pontina, 1078
Nutrição, 309

O

Obesidade, 648
Obstinação terapêutica, 94
Obstrução
intestinal, 239, 240
maligna, 600
urinária, 608
alta, 608
baixa, 609
Olanzapina, 239, 267, 434
Olhar, 215
Omissão, 200, 277
Omnipaque®, 848
Oncogenes, 134, 136
Oncogênese, 131
Oncologia, princípios de, 105
Ondansetrona, 450
Opioides, 95, 251, 273, 329, 372, 395, 397, 440, 552
agonistas, 403
parciais, 403
agonistas-antagonistas, 403
antagonistas, 403
barreiras ao adequado tratamento da dor, 396
classificação dos, 403
constipação, 411
dor aguda e uso crônico de, 373
efeitos
colaterais de, 409
endócrinos, 415
em longo prazo, 416
epidemiologia, 395
escalonamento de dose, 372

farmacocinética, 398

farmacodinâmica, 400

farmacologia dos, 398

fortes, em pacientes idosos, 533

fracos, em pacientes idosos, 533

individualização, 397

intermitentes, 373

intoxicação aguda, 465

mecanismos de ação e receptores, 400

náusea e vômito, 411

neurotoxicidade induzida por, 412

nos diferentes sistemas do organismo, 405

overdose, 465

regulação dos receptores, 401

sistema

cardiovascular, 405

imunológico, 415

nervoso central, 405

respiratório, 405

transdérmicos, 332, 372

uso, 465

prolongado de, 461

via de administracão dos, 399

Ortotanásia, 82, 83

Osseofix®, 1099

Osso temporal, tumores, 918

Osteoartrite, 752

Osteoartropatia hipertrófica, 306, 641

Osteólise, 33

Osteoma osteoide, 995

Osteomalácia oncogênica hipofosfatêmica, 61

Osteonecrose, 502

associada a medicamentos, 501

induzida por corticoides, 664

Osteoplastia, 709, 963, 1093, 1138

com parafuso, 1138

fora da coluna vertebral, 1138

Osteorradionecrose, 502, 921

Osteossarcoma, 999

Ouvido, tumores, 918

Over treatment, 453, 460

Overdose, 464

Oxaliplatina, 29, 156, 793, 796, 1004

Oxandrolona, 513

Oxicodona, 331, 340, 343, 372, 407, 443, 458

em pacientes idosos, 534

no pós-operatório, 544

Oxigênio, 249

Oxigenoterapia, 556

Oximetolona, 513

P

Paciente(s)

em cuidados paliativos, 225

oncológico

avaliação médica da dor no, 47

com dor, abordagem inicial do, 45

Paclitaxel, 158, 676, 794, 797, 1004

Pain Management Index (PMI), 324

Paladar, alteração do, 315, 505

Paliação, 165

Palliative

Performance Scale (PPS), 301

Prognostic Index (PPI), 194, 301

Palpação, 53

Pamidronato, 502, 643, 781

Pâncreas, 5

Paracetamol, 333, 369, 456, 457

em pacientes idosos, 532

Parestesias, 796

Paroxetina, 271

Partículas de óxido de ferro, 850

Paternalismo médico, 92

Patient-Reported Outcomes Measurement Information System (PROMIS) 20, 223

Pemetrexede, 675

Pênfigo paraneoplásico, 641

Pentobarbital, 278

Percepção das mudanças clínicas durante o tratamento, 224

Percussão, 53

Perda

de peso, 312

de uma chance, 87

do controle esfincteriano, 254

Performance Status (PS), 189, 300

de Karnofsky (KPS), 300

Pericitos, 144

Peridural com corticoide, 750

Personalidade, 225

Pertuzumabe, 1005

Pesquisa clínica em paciente oncológico, 42

Pielografia, 851

Plasma rico em plaquetas, 755

Pleura parietal, 959

Plexo

celíaco, 591, 892

cervical superficial, 935

hipogástrico superior, 894

lombar, 1017

Plexopatia, 306

braquial maligna, 950

Policitemia vera, 719

Polineuropatia

distal simétrica, 737

induzida por bortezomibe, 795

Poliquimioterapia, 1001

Pomalidomida, 1005

Posicionamento intratecal *versus* cateter peridural, 783

Preditor(es)
de resposta ao tratamento, 224
de sobrevida, 189
Prednisolona, 451, 452
Prednisona, 513
Pregabalina, 433, 459, 729, 806, 809
em pacientes pediátricos, 522
Presença, 215
Princípio(s)
bioéticos, 311
aplicados à saúde, 91
da prevenção, 93
da proporcionalidade, 93
da veracidade, 93
do duplo efeito, 93
do não abandono, 93
éticos da medicina paliativa, 93
farmacológicos, 337
pela escada analgésica, 397
Procedimentos
fluoroscópicos intervencionistas em dor, 852
guiados por imagem, 824
intervencionistas, 1129
neurocirúrgicos, 1073
Processos inflamatórios, 30
Prognóstico em oncologia, 189
Projeção fluoroscópica, 843
Prolapso, 577
de alça, 582
Promoção de inflamação, 140
Propofol, 278, 554
Prostaglandinas, 33
Protocolo SPIKES, 202
Prurido, 412
Pseudovício, 461
Psicoestimulantes, 411
Psicologia da saúde, 175

Q

Qualidade de vida, 221
definição de, 221
doença e câncer, 222
intervenções, 225
manejo dos sintomas, 225
metodologias para avaliação da, 222
relacionada à saúde, 221
Questionário
de dor McGill, versão brasileira e adaptada, 52
para diagnóstico de dor neuropática, 732
SNAP validado para a língua portuguesa, 217
Quetiapina, 267
Quimioembolização, 161
Quimioprotetores, 805

Quimioterapia, 109, 155, 362
adjuvante, 299
curativa, 299
e couro cabeludo, 680
e efeitos adversos, 667
neoadjuvante, 299
no fim da vida, 300, 306
paliativa, 300
Quimioterápicos implicados na neuropatia pós-quimioterapia, 31

R

Rabdomiossarcoma, 999
Radiação, 836
e gravidez, 842
e meio ambiente, 832
efeitos biológicos, 833
determinísticos, 833
estocásticos, 833
empregados em oncologia, 261
ionizante, 832
Rádio-223, 262
Radiobiologia, 832
Radiocirurgia, 163
Radioembolização, 160
Radiofármacos, 161, 261
Radiofrequência, 863
bloqueio do gânglio da raiz dorsal torácico, 960
convencional, 873
na medula espinhal, 874
no encéfalo, 873
no sistema nervoso central, 873
simpatectomias por, 883
dos nervos esplâncnicos, 1107
pulsada, 750, 866
do gânglio da raiz dorsal, 869
do ramo medial, 869
intra-articular, 869
intradiscal, 869
intravenosa, 869
na dor do câncer, 885
Radiografia, 151
Radioterapia, 109, 161, 362, 633
aspectos biológicos da, 162
como tratamento da dor, 292
conformacional em três dimensões, 162
e alterações dermatológicas, 679
efeitos de avaliação de eficácia e avaliação da dor, 293
em dor óssea, 294
em duas dimensões, 162
estereotáxica
ablativa, 293
corporal, 293
externa, 110

intraoperatória, 163, 1097

novas técnicas de tratamento da dor em, 293

paliativa, 291

em pacientes pediátricos, 523

Raiva, 183

Ramos

infraclaviculares, 981

supraclaviculares, 981

RapidARC, 163

Rash pápulo-pustuloso, 669

Reabilitação, 250

funcional, 603

Reações

adversas aos medicamentos, 343

cutânea mão-pé, 672

hiperqueratótica, 672

Receptor opioide μ (OPRM1), 340

Redução da ingesta oral, 254

Reeducação postural, 492

Reflexos, 56

tendinosos profundos, 56

Relação médico-paciente, 93

Relaxantes musculares, 434

Reorganização de fibras sensoriais e simpáticas, 34

Reparo

de quebra de dupla fita, 135

por excisão, 135

Reprogramação do metabolismo, 139

Responsabilidade civil do médico, 79, 86

Resposta endócrino-metabólica, 552

Ressonância magnética, 152, 632, 852, 1030

Retenção

em um local de órgão distante, 32

urinária, 412

Retração, 582

da estomia, 577

Reuniões multidisciplinares, 233

Reversão direta, 135

Revistas científicas, 74, 76

Riscos da titulação rápida, 373

Risedronato, 502

Risperidona, 239, 267

Rizotomias, 1076

Roncos da morte, 255

Rotação de opioides, 373, 374, 403, 534

S

Saciedade precoce, 315

Sais de amônio, 860

Saliva

efeito do tratamento antineoplásico, 500

espessa, 315

funções da, 500

Samário-153, 261

Sangramento, 581

Sarcoma de Ewing, 996

Sarcopenia, 634

Sedação, 410, 413

paliativa, 256, 275

classificação, 276

conceito, definição e terminologia, 275

indicações e critérios, 276

prescrição da, 278

prevalência de, 276

suporte à equipe assistencial, 280

Segurança e proteção radiológica, 831

Seios paranasais, tumores, 918

Sensação somática, 13

Sensibilidade, 54

vibratória, 55

Sensibilização

central, 792

das fibras sensitivas, 16

Sentimento de doença, 179

Seriografia EED (esôfago, estômago e duodeno), 850

Sertralina, 271, 444, 445

Serviço de dor, 97, 99

Sialografia, 851

Simpatectomias, 1074, 1111

por radiofrequência convencional, 883

Sinais e sintomas

clínicos, 190

de fim de vida, manejo, 254

Sinal

de Babiski, 57

de Hoffman, 57

de Trömner, 57

Síndrome(s)

álgicas com benefício de tratamento antineoplásico sistêmico paliativo, 303

compartimental, 703

consumptiva, 726

da destruição da articulação atlantoaxial e fratura de processo odontoide, 60

da dor

pós-cirúrgica, 953

pós-toracotomia, 954

de ataques de enxaqueca semelhantes ao AVC pós-radioterapia, 626

de Cushing, 638

de dor pós-mastectomia, 898, 953

de eritrodisestesia palmoplantar, 59

de lise tumoral, 644

de queimação perineal relacionada à corticoterapia, 59

de secreção inapropriada de hormônio antidiurético, 637

do complexo de dor regional, 46

do desfiladeiro torácico, 703

dolorosa(s)
    aguda, 58
        pós-amputação, 60
    associadas
        a doença do enxerto contra hospedeiro, 664
        a hormonoterapia, 663
        a radioterapia, 664
    crônicas após cirurgias oncológicas, 60
    complexa regional, 693
        tipos I e II, 693
    de origem neuropática, 60
    miofascial, 685, 992
        abordagem terapêutica, 690
        diagnóstico e avaliação, 689
    não oncológicas, 729
    pós-dissecção cervical, 60
    pós-operatória do assoalho pélvico, 60
    pós-toracotomia, 60
    relacionada
        à radioterapia, 58
        ao acometimento de C7-T1, 60
        ao câncer, 46, 58
        ao tratamento do câncer, 663
        com a invasão tumoral ao nível de T12-L1, 60
        diretamente ao câncer, 662
    sacral relacionada à invasão neoplásica local, 60
    torácicas, 948
paraneoplásicas, 61, 637
    dermatológicas, 640
    endócrinas, 637
    hematológicas, 641
    neurológicas, 639
    osteomioarticulares, 641
    reumatológicas, 640
pós-laminectomia, 750
pós-mastectomia, 60
pós-trombótica, 1014
SUNCT, 624
SUNCT/SUNA secundária, 625
Sweet, 641
vasomotora, acupunturiatria, 486
vertebrais, 951
Sintomas
    controle de, 237, 314
    gastrointestinais, 597
    geniturinários, 607
Sistema(s)
    endógeno de inibição da dor, 17
    implantáveis de liberação de fármacos, 620
    nervoso
        autônomo, 981
        central, 1149
        simpático, 970
    nociceptivo, 46

percutâneos de aumento vertebral, 1098
    vestibular, 239
Sítio primário tratamento do, 164
Sobrevivência, 33
Sobreviventes do câncer avaliação e manejo da dor, 664
Sofrimento existencial, 210
Somestesia, 13
Sonda uretral, 610
Sorafenibe, 502
Sororoca, 255
Spine Jack®, 1098
Substância(s)
    cinzenta periaquedutal, 18
    lícitas e ilícitas, 183
Subtratamento, 70, 453, 460
Suicídio, 83
Suicídio assistido, 82, 83
Sulfato de bário, 846, 849
Sunitinibe, 502, 673
Suplementação de cálcio e magnésio, 804
Suplementos dietéticos, 804
Supositórios, 244

T

Tabaco, 125
Tabagismo, 113
Talamotomia, 1080
    estereotáxica, 874
Talidomida, 512, 706, 796, 797, 1005
Taxanos, 31, 158, 676, 794, 797, 1004
Técnica(s)
    de neuromodulação, 963
    de relaxamento, 364
    do neuroeixo, 619
        abordagem epidural, 619
        abordagem intratecal, 619
    hands-off, 842
    não neuroaxiais, 1148
    paravertebral
        clássica, 1107
        transaórtica, 1104
    percutâneas ablativas/analgésicas, 1094
    retrocrural posterior, 1104
    tap block, 910
Tegafur, 675
Teniposide, 677
Terapia(s), 107
    alternativas, 459
    antineoplásica(s), 155
        sistêmica paliativa, 299
    baseada em anticorpos, 158
    cirúrgica, 362
    citorredutora, 165

cognitivo-comportamental, 364
com alvo molecular, 111
com bifosfonatos, 363
com não opioides, 374
com radionuclídeos, 363
de ablação térmica, 1095
de remediação, 364
do riso, 494
farmacológica, 364
física e ocupacional, 704
gênica, 673
hormonal, 362
intervencionista da dor, 365
manual, 690
multimodal, 361
não medicamentosa, 363
psicológica, 704
Terapias-alvo, 668
Termo de consentimento, 86, 88
Termodinâmica, 866
Termoterapia com uso de calor e frio, 493
Testamento vital, 83
Teste/manobras, 56, 57
da formalina, 21
da placa quente (*hot plate test*), 20
de apoio em uma perna de Rainville, 57
de contorções abdominais, 21
de estiramento femoral, 57
de Hargreaves, 21
de Lasègue, 57
de levantamento da perna estendida, 57
de Lhermitte, 57
de Phalen, 57
de pronação de Rainville, 57
de Slump, 57
de Spurling, 57
de Tinel, 57
de Valsalva, 57
do Randall-Selitto, 20
Testes
nociceptivos, 20, 22
relacionados à estimulação
mecânica, 20
térmica, 20
fria, 21
relacionados ao estímulo químico, 21
Tiotepa, 674
Tireoide, 649, 656
tumores, 919
Tolerância, 461, 464
Tomada de decisão, 93
terapêutica, 228
Tomografia
com contraste, 852

computadorizada, 151
por emissão de pósitrons (PET), 631
single-photon (SPECT), 631
Topiramato, 625, 742
Topotecan, 677
Toque, 215
Toucas de proteção e óculos, 840
Toxicidade pós-radioterapia/quimioterapia, 920
Toxina botulínica, 706, 743
Tradução de sinais, 137
Tramadol, 330, 339, 342, 408, 457
em pacientes idosos, 533
Transfusão sanguínea, 556
Transportador transmembrana abcb1, 340
Transtorno(s)
de ansiedade, 182, 272
depressivo maior, 269
do uso de substâncias, 184
emocionais, acupunturiatria, 487
por uso de substância, 464
psiquiátricos
diagnóstico, 265
tratamento, 265
Traqueostomia por câncer de laringe, 566
Tratados e livros, 74, 76
Tratamento, 99, 107
adjuvante, 108
antineoplásico sistêmico paliativo na dor oncológica
secundária
a metástases ósseas, 303
a metástases viscerais, 305
a dor neuropática relacionada ao tumor, 305
às síndromes paraneoplásicas, 306
curativo, 94
neoadjuvante, 108
oncológico, 821
paliativo, 94, 108, 821
principais modalidades de, 108
radical, 107
Tratotomia
de Lissauer, 1076
e nucleotomia do nervo trigêmeo por radiofrequência, 875
Traumatismo por agulha, 1153
Trazodona, 271
Triângulo de Kambin, 1154
Tricíclicos, 432
Triptanos, 741
Trismo, 921
Trombocitemia essencial, 720
Trombocitose, 642
Trombose venosa profunda, 703, 1012
Tumor(es)
benignos e malignos, 124
cervicais, tumores, 918

da articulação temporomandibular, 919

de Pancoast, 950

embrionários, 124

intracranianos, 917

malignos capacidade de invadir e gerar metástases, 138

neuroendócrinos, 263

orofaciais, 917

Tunelização do cateter, 1066

U

Ultrassonografia, 151, 889

com contraste, 852

e dor torácica oncológica, 964

Urografia

excretora, 851

retrógrada, 851

Urostomia, 576

por câncer de bexiga, 574

Uso

de antimicrobianos no final da vida, 256

e abuso de substâncias psicoativas, 273

indevido, 464

racional de medicações no fim da vida, 256

Utilidade médica, 95

V

Valaciclovir, 505

Varizes periestoma, 578

Vasculite leucocitoclástica, 641

Venlafaxina, 271, 432, 443, 446, 729

Ventilação não invasiva, 250

Vertebral Body Stenting System® (VBS), 1098

Vertebroplastia, 633, 779, 780

Via(s)

ascendentes da dor, 15

de administração de fármacos, 559

descendentes, 17, 18

endovenosa, 559

Vício, 461, 464

Vida, 79

Vimblastina, 158, 1004

Viminol em pacientes idosos, 532

Vinblastina, 677, 793

Vincristina, 29, 158, 677, 793, 797, 1004

Vindesina, 1004

Vinorelbina, 158, 677, 1004

Vírus

Epstein-Barr, 505

oncogênicos, 129

Viscossuplementação, 754

Visipaque®, 848

Vitaminas, 804, 805

E, 805

VMAT, 163

Vômito, 486

Vulnerabilidade, 180

do paciente com dor, 38

X

Xerose, 670

Xerostomia, 593, 921

e tratamento com opioides, 501